MEDICINA EM AMBULATÓRIO
DIAGNÓSTICO E TRATAMENTO

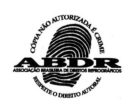

Medicina em Ambulatório – Diagnóstico e Tratamento
Isabela M. Benseñor
Iolanda de Fátima Calvo Tibério
Márcia Martins Silveira Bernik
Fernando Marcuz da Silva
Egídio Lima Dórea
Paulo A. Lotufo
Sarvier, 1ª edição, 2006

Projeto Gráfico/Capa
CLR Balieiro Editores

Fotolitos/Impressão/Acabamento
Gráfica Ave-Maria

Direitos Reservados
Nenhuma parte pode ser duplicada ou
reproduzida sem expressa autorização do Editor

sarvier
Sarvier Editora de Livros Médicos Ltda.
Rua Dr. Amâncio de Carvalho nº 459
CEP 04012-090   Telefax (11) 5571-3439
E-mail: sarvier@uol.com.br
São Paulo – Brasil

Dados Internacionais de Catalogação na Publicação (CIP)
(Câmara Brasileira do Livro, SP, Brasil)

> Medicina em ambulatório : diagnóstico e
> tratamento. -- São Paulo : SARVIER, 2005. --
> (Medicina - "ciência e arte")
>
> Vários autores.
> ISBN 85-7378-152-1
>
> 1. Cuidados médicos ambulatoriais
> 2. Diagnóstico 3. Medicina preventiva 4. Terapêutica
> I. Série.
>
> 05-4445   CDD-616.002
>   NLM-WX 205

Índices para catálogo sistemático:

1. Doenças: Prevenção, diagnóstico e tratamento :
   Medicina ambulatorial   616.002

2. Medicina em ambulatório : Ciências médicas
   616.002

MEDICINA EM AMBULATÓRIO
DIAGNÓSTICO E TRATAMENTO

ISABELA M. BENSEÑOR

IOLANDA DE FÁTIMA CALVO TIBÉRIO

MÁRCIA MARTINS SILVEIRA BERNIK

FERNANDO MARCUZ DA SILVA

EGÍDIO LIMA DÓREA

PAULO A. LOTUFO

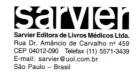

Sarvier Editora de Livros Médicos Ltda.
Rua Dr. Amâncio de Carvalho nº 459
CEP 04012-090   Telefax (11) 5571-3439
E-mail: sarvier@uol.com.br
São Paulo – Brasil

Títulos da série MEDICINA "CIÊNCIA E ARTE"

PERIOPERATÓRIO Procedimentos Clínicos
Fábio Santana Machado / Milton de Arruda Martins / Bruno Caramelli

ORIENTAÇÃO NUTRICIONAL Perda de Peso e Saúde Cardiovascular
Euclides Furtado de Albuquerque Cavalcanti / Isabela M. Benseñor

EPIDEMIOLOGIA Abordagem Prática
Isabela M. Benseñor / Paulo A. Lotufo

HIPERTENSÃO ARTERIÁL Diagnóstico e Tratamento
Robespierre da Costa Ribeiro / Paulo A. Lotufo

MEDICINA EM AMBULATÓRIO Diagnóstico e Tratamento
Isabela M. Benseñor / Iolanda de Fátima Calvo Tibério / Márcia Martins Silveira Bernik / Fernando Marcuz da Silva / Egídio Lima Dórea / Paulo A. Lotufo

COLABORADORES

Alberto Cukier
Professor Associado do Hospital das Clínicas da FMUSP.

Alina Coutinho Rodrigues
Médica Residente da Disciplina de Endocrinologia da FMUSP.

Ana Cecilia Petta Roselli Marques
Doutora em Ciências pela UNIFESP. Pesquisadora do Departamento de Psicobiologia da UNIFESP.

Ana Clara Casamassa Portela
Psicóloga do Hospital das Clínicas da FMUSP.

Ana Luisa Garcia Calich
Residente do Departamento de Clínica Médica da USP.

Ana Luisa Torres Unzer dos Santos
Médica Assistente da Divisão de Obstetrícia e Ginecologia do Hospital Universitário da USP.

Ana Maria Pita Lottenberg
Nutricionista da Disciplina de Endocrinologia do Hospital das Clínicas da FMUSP. Doutora em Nutrição pela FCFUSP.

Ana Maria Sampaio Moreira Grell
Médica Assistente do Hospital Universitário da USP.

Anderson Kiyoshi Kaga
Farmacêutico do Hospital das Clínicas da FMUSP.

Anete Augusta Fioraneli
Médica Assistente do Programa de Saúde da Família do Distrito de Saúde-Escola do Butantã.

Angelina Maria Martins Lino
Médica Assistente do Hospital das Clínicas da FMUSP. Médica Assistente do Hospital Universitário da USP. Doutora pela Disciplina de Neurologia da FMUSP.

Antonio Américo Friedmann
Chefe do Serviço de Eletrocardiografia do Hospital das Clínicas da FMUSP.

Antonio Carlos Pereira Barretto Filho
Médico Assistente do Hospital das Clínicas da FMUSP.

Arlene de Maria Perez
Médica Assistente do Hospital das Clínicas da FMUSP.

Arnaldo Lichtenstein
Médico Assistente do Hospital das Clínicas da FMUSP. Doutor pela Disciplina de Patologia da FMUSP.

Bruno Caramelli
Professor Associado do Departamento de Cardiopneumonia da FMUSP. Diretor da Unidade de Medicina do INCOR.

Célia Maria Kira
Médica Assistente do Hospital Universitário da USP. Doutora pelo Departamento de Clínica Médica da FMUSP.

Celina Wakisaka Maruta
Professor Doutor do Departamento de Dermatologia da FMUSP.

Célio Roberto Gonçalves
Professor Doutor da FMUSP.

Celso Augusto Lemos Júnior
Professor Doutor da Faculdade de Odontologia da USP.

Chin An Lin
Professor Colaborador da FMUSP. Doutor pelo Departamento de Patologia da FMUSP. Médico Assistente do Hospital das Clínicas da FMUSP.

Cláudio Katsushigue Sakurada
Médico Assistente do Hospital Universitário da USP.

Cláudio Pinho
Médico Assistente do INCOR.

Cristiane Maria Carelli Gomes
Fisioterapeuta do Núcleo de Atendimento Domiciliar do Hospital das Clínicas da FMUSP. Pós-Graduanda em Fisioterapia pela UNICAMP.

Cyro Festa Neto
Professor Doutor do Departamento de Dermatologia da FMUSP.

Dahir Ramos de Andrade Júnior
Médico Assistente do Hospital das Clínicas da FMUSP. Doutor pela Disciplina de Gastroenterologia Clínica da FMUSP.

Daniele Queiroz Fucciolo Penalva
Pós-Graduanda da Disciplina de Emergências Médicas da FMUSP.

Edison Ferreira de Paiva
Professor Colaborador da FMUSP. Doutor pela Disciplina de Emergências Clínicas da FMUSP.

Edna Regina Nakandakare
Professora Doutora da FMUSP.

Eduardo Genaro Mutarelli
Professor Doutor pela Disciplina de Neurologia da FMUSP.

Egídio Lima Dórea
Médico Assistente do Hospital Universitário da USP. Doutor pela Disciplina de Nefrologia da FMUSP.
E-mail: e.dorea@uol.com.br

Eli Faria Evaristo
Médico Assistente do Hospital das Clínicas da FMUSP.

Eliana Battaggia Gutierrez
    Diretora da Casa da Aids do Hospital das Clínicas da FMUSP. Doutora pelo Departamento de Moléstias Infecciosas da FMUSP.

Eliane Corrêa Chaves
    Enfermeira do Centro de Promoção da Saúde do Hospital das Clínicas da FMUSP.

Elizabeth In Myung Kim
    Médica Assistente do Hospital Universitário da USP.

Ethel Zimberg Chehter
    Médica Assistente do Hospital das Clínicas da FMUSP.

Etienne Maria Vasconcelos de Macedo
    Médica Assistente do Hospital das Clínicas da FMUSP.

Euclides Furtado de Albuquerque Cavalcanti
    Médico Assistente do Hospital das Clínicas da FMUSP.

Fábio Francisco Oliveira Rodrigues
    Médico Assistente da Divisão de Obstetrícia e Ginecologia do Hospital Universitário da USP. Médico Assistente do Departamento de Obstetrícia e Ginecologia da Faculdade de Ciências Médicas da Santa Casa de São Paulo.

Fábio Franco
    Médico Assistente do Hospital Universitário da USP.

Fábio Morato Castro
    Professor Associado do Departamento de Clínica Médica da FMUSP.

Felício Lopes Roque
    Médico Assistente do Hospital Universitário da USP.

Fernando Marcuz da Silva
    Médico Assistente do Hospital das Clínicas da FMUSP. Mestre pela Disciplina de Gastroenterologia da FMUSP.
    E-mail: f.marcuz@uol.com.br

Fernando P.F. de Campos
    Médico Assistente do Hospital Universitário da USP.

Flávia Barros de Azevedo
    Médica Assistente do Núcleo de Atendimento Domiciliar do Hospital das Clínicas da FMUSP. Pós-Graduanda da Disciplina de Emergências Clínicas da FMUSP.

Flávio Luengo Gimenez
    Médico Assistente do Hospital Universitário da USP.

Francini G.M. Pádua
    Médica Assistente do Hospital das Clínicas da FMUSP.

Gelba Almeida Pinto
    Médica Assistente do Hospital Universitário da USP.

Geraldo Lorenzi-Filho
    Professor Doutor do Departamento de Cardiopneumologia da FMUSP.

Hamilton Horneaux Pompeu
    Médico Assistente da Divisão de Obstetrícia e Ginecologia do Hospital Universitário da USP.

Herlon Saraiva Martins
Médico Assistente do Hospital das Clínicas da FMUSP. Médico Assistente do Hospital Universitário da USP.

Hugo Abensur
Professor Livre-Docente da Disciplina de Nefrologia da FMUSP.

Iolanda de Fátima Calvo Tibério
Professora Colaboradora da FMUSP. Doutora pelo Departamento de Patologia da FMUSP. Médica Assistente do Hospital das Clínicas da FMUSP.
E-mail: iocalvo@uol.com.br

Isabela M. Benseñor
Professora Colaboradora da FMUSP. Livre-Docente pelo Departamento de Clínica Médica da FMUSP. Médica Assistente do Hospital das Clínicas da FMUSP.
E-mail: isabensenor@hcnet.usp.br

Isidio Calich
Médico Assistente do Hospital das Clínicas da FMUSP.

Isolmar Tadeu Schettert
Médico Assistente do Hospital Universitário da USP.

Itamar de Souza Santos
Médico Preceptor do Serviço de Clínica Médica Geral do Hospital das Clínicas da FMUSP. Médico Assistente do Hospital Universitário da USP.

Ivana Lie Makita Abe
Médica Assistente do Programa de Saúde da Família do Distrito de Saúde-Escola do Butantã.

Jacob Jehuda Faintuch
Médico Assistente do Hospital das Clínicas da FMUSP. Doutor pela Faculdade de Medicina da USP.

Jaime Natan Eisig
Médico Assistente do Hospital das Clínicas da FMUSP. Doutor pela Disciplina de Gastroenterologia Clínica da FMUSP.

Jairo Rays
Médico Assistente do Instituto do Coração. Médico Assistente do Hospital Universitário da USP. Doutor pela Disciplina de Cardiologia da FMUSP.

João Mapurunga
Residente de Gastroenterologia do Hospital das Clínicas da FMUSP.

Joel Tedesco
Médico Assistente do Hospital das Clínicas da FMUSP.

Jorge Kalil
Professor Titular da Disciplina de Imunologia da Faculdade de Medicina da Universidade de São Paulo.

José Antonio Atta
Médico Assistente do Hospital das Clínicas da FMUSP. Doutor pela Disciplina de Patologia da FMUSP.

José Antonio Sanches Júnior
Professor Doutor do Departamento de Dermatologia da FMUSP.

José Grindler
   Médico Assistente do Serviço de Eletrocardiografia do Hospital das Clínicas da FMUSP.

Júlio César de Oliveira
   Médico Assistente do Hospital das Clínicas da FMUSP.

Kaori Yokochi
   Médico Assistente da Divisão de Obstetrícia e Ginecologia do Hospital Universitário da USP.

Leonardo Borges de Barros e Silva
   Médico Preceptor do Hospital das Clínicas da FMUSP.

Leticia Gaspar Tunala Mendonça
   Psicóloga do Centro de Promoção da Saúde do Hospital das Clínicas da FMUSP. Doutora pela Faculdade de Psicologia da USP.

Liz Andréa Kawabata Yoshihara
   Médica Assistente do Hospital Universitário da USP. Pós-Graduanda da Disciplina de Emergências Clínicas da FMUSP.

Lucia Maria Costa Monteiro
   Médica do Instituto Fernandes Figueira – Fundação Oswaldo Cruz.

Lucia Mendes de Oliveira Pinto
   Médica Assistente do Hospital Universitário da USP.

Luciano Ferreira Drager
   Médico Assistente do Instituto do Coração. Pós-Graduando do Departamento de Cardiologia da USP.

Lucy Christine Maeda Hirata
   Médica Assistente do Hospital Universitário da USP.

Luís Fernando Farah de Tófoli
   Responsável pela Saúde Mental no Programa de Saúde da Família de Sobral. Doutor pela Disciplina de Psiquiatria da FMUSP.

Luís Otávio Sales Ferreira Caboclo
   Médico Assistente do Hospital das Clínicas da FMUSP.

Luiz Pedro Meireles
   Médico Assistente do Hospital das Clínicas da FMUSP.

Maira Solange Camara dos Santos
   Médica Assistente do Hospital Universitário da USP.

Marcelo Hatanaka
   Médico Assistente do Hospital das Clínicas da FMUSP.

Marcelo Loeser
   Médico Assistente do Hospital Universitário da USP.

Márcia Martins Silveira Bernik
   Diretora da Divisão de Clínica Médica do Hospital Universitário da USP. Doutora pela Disciplina de Endocrinologia da FMUSP.
   E-mail: mbernik@usp.net

Márcia Nery
   Professora Doutora da FMUSP.

Marcia Yoshie Kanegae
Médica Assistente do Hospital Universitário da USP.

Marcio Campos
Médico Asistente do Hospital Universitário da USP.

Marco Antonio Munia
Professor Doutor pela Disciplina de Cirurgia Vascular da FMUSP.

Marcon Censoni A. Lima
Médico Assistente do Hospital das Clínicas da FMUSP.

Marcus Miranda Lessa
Médico Assistente do Hospital Universitário da USP.

Maria do Patrocínio T. Nunes
Professora Associada da Faculdade de Medicina da FMUSP.

Maria Lúcia Bueno Garcia
Médica Assistente do Hospital das Clínicas da FMUSP. Doutora pela Disciplina de Patologia da FMUSP.

Maria Sílvia B.B.F. de Morais
Médica do Complexo Hospitalar de Sorocaba. Membro da Sociedade Brasileira de Cefaléia.

Mariluz dos Reis
Médica Assistente do Hospital das Clínicas da FMUSP. Doutora pelo Departamento de Patologia da FMUSP.

Mario Ferreira Junior
Professor Colaborador da Faculdade de Medicina da USP. Médico Assistente do Hospital das Clínicas da FMUSP.

Maurício Paulo Angelo Miele
Médico Assistente da Divisão de Obstetrícia e Ginecologia do Hospital Universitário da USP.

Mílton de Arruda Martins
Professor Titular da Disciplina de Clínica Médica e Propedêutica da FMUSP.

Miriam Gonçalves Markos Kawabata
Médica Assistente da Divisão de Obstetrícia e Ginecologia do Hospital Universitário da USP.

Mônica Andrade Lotufo
Professora Doutora da Faculdade de Odontologia da USP.

Mônica de Queiroz Telles Spadoni Neves
Médica Assistente do Hospital das Clínicas da FMUSP.

Nelson Wolosker
Professor Doutor pela Disciplina de Cirurgia Vascular da FMUSP.

Paolo José Cesare Biselli
Médico Assistente do Hospital Universitário da USP. Pós-Graduando do Departamento de Patologia da FMUSP.

Patrícia de Rossi
Médica Assistente da Divisão de Obstetrícia e Ginecologia do Hospital Universitário da USP.

Paula M. Awoki
    Médica Assistente da Divisão de Obstetrícia e Ginecologia do Hospital Universitário da USP.

Paulo A. Lotufo
    Professor Associado da Disciplina de Clínica Geral e Propedêutica Superintendente do Hospital das Clínicas da FMUSP.
    E-mail: palotufo@hu.usp.br

Paulo Roberto Corrêa Hernandes
    Médico Assistente do Hospital das Clínicas da FMUSP.

Pérsio Yvon Adri Cezarino
    Médico Assistente da Divisão de Obstetrícia e Ginecologia do Hospital Universitário da USP.

Rafael Aron Schmerling
    Médico Residente de Oncologia do Hospital Sírio-Libanês.

Rafael Stelmach
    Médico Assistente do Hospital das Clínicas da FMUSP. Doutor pela Faculdade de Medicina da Universidade de São Paulo.

Raul Cutait
    Professor Associado do Departamento de Gastroenterologia da FMUSP.

Regeane Trabulsi Cronfli
    Médica Assistente do Hospital do Coração. Doutora pela Disciplina de Endocrinologia da FMUSP.

Ricardo Muniz Ribeiro
    Professor Associado Livre-Docente do Departamento de Ginecologia-Obstetrícia da FMUSP.

Richard Louis Voegels
    Professor Doutor pela Disciplina de Otorrinolaringologia da FMUSP.

Rodrigo D. Olmos
    Médico Assistente do Hospital Universitário da USP. Pós-Graduando do Departamento de Clínica Médica da USP.

Rosamaria Rodrigues Garcia Fanelli
    Fisioterapeuta do Núcleo de Atendimento Domiciliar do Hospital das Clínicas da FMUSP. Mestrado em Fisioterapia pela USP.

Rosana S. Cardoso Alves
    Médica Assistente do Hospital Universitário da USP.

Ruben A. Rosoky
    Professor Doutor pela Disciplina de Cirurgia Vascular da FMUSP.

Sandra Gofinet Pasoto
    Médica Assistente do Hospital Universitário da USP. Doutora pela Disciplina de Reumatologia da FMUSP.

Sérgio Dario Seibel
    Professor Associado da Disciplina de Psiquiatria da Faculdade de Medicina da UNISA. Doutor em Saúde Mental pela UNICAMP.

Sílvia Maria O. Titan
    Pós-Graduanda da Disciplina de Nefrologia da FMUSP.

Simão Augusto Lottenberg
　Professor Colaborador da Disciplina de Endocrinologia da FMUSP. Doutor em Endocrinologia pela FMUSP.

Simone Augusta de Oliveira
　Médica Assistente do Programa de Saúde da Família do Distrito de Saúde-Escola do Butantã. Pós-Graduanda do Departamento de Clínica Médica da FMUSP.

Simone dos Reis Brandão da Silveira
　Médica Assistente da Divisão de Obstetrícia e Ginecologia do Hospital Universitário da USP.

Solange Aparecida T. de C. Brícola
　Farmacêutica do Hospital das Clínicas da FMUSP.

Tatiana de Fátima Gonçalves Galvão
　Médica Assistente do INCOR. Pós-Graduanda do Departamento de Cardiopneumonia da FMUSP.

Tatiana Goldbaum
　Médica Residente da Disciplina de Endocrinologia da FMUSP.

Tomás Navarro Rodriguez
　Médico Assistente do Hospital das Clínicas da FMUSP.

Toshio Chiba
　Médico Assistente do Hospital das Clínicas da FMUSP. Doutor pela Disciplina de Geriatria da FMUSP.

Tseng Leng Na
　Mestre pela Disciplina de Reumatologia da UNIFESP.

Valéria M. Natale
　Médica Assistente do Hospital das Clínicas da FMUSP.

Veruska Menegatti Anastacio Hatanaka
　Médica Assistente do Hospital das Clínicas da FMUSP.

Vilma Takayasu
　Médica Assistente do Hospital Universitário da USP.

Viviani Barnabé
　Fisioterapeuta do Hospital das Clínicas da FMUSP. Doutora pela Disciplina de Fisiopatologia Experimental da FMUSP.

Walter Campos Junior
　Professor Doutor pela Disciplina de Cirurgia Vascular da FMUSP.

Willy Akira Takata Nishizawa
　Médico Assistente do Hospital das Clínicas da FMUSP.

PREFÁCIO

O lugar principal da atenção médica desloca-se cada vez mais da enfermaria para o ambulatório. Muitas doenças em que havia necessidade de internação do paciente hoje são tratadas sempre no ambulatório. Por outro lado, os pacientes que são internados recebem alta assim que for possível, para voltarem rapidamente ao convívio familiar e reintegrarem-se à vida social. A formação dos estudantes e dos residentes tem que seguir, também, essa direção; parte significativa do aprendizado tem que passar a ser feita em ambulatórios e unidades básicas de saúde.

Este livro é dirigido principalmente a estudantes de Medicina, médicos residentes e médicos gerais (clínicos e médicos de família e comunidade) que cuidam de adultos em ambulatório. Foi organizado por um grupo de médicos com grande experiência em prática e ensino de atendimento médico em ambulatório, como docentes do Serviço de Clínica Geral do Hospital das Clínicas e da Divisão de Clínica Médica do Hospital Universitário, da Universidade de São Paulo. Foram selecionados os problemas mais freqüentes que um clínico encontra em um ambulatório geral e convidados profissionais com experiência em assistência e ensino para escrevê-los.

O livro foi planejado levando em conta princípios de atenção integral e multiprofissional, contemplando prevenção e promoção de saúde e sintomas e problemas mais prevalentes. Para prestar atendimento ambulatorial de boa qualidade em Clínica Médica, em Medicina de Família e talvez em todas as áreas da Medicina, o médico deve ter conhecimentos sobre as probabilidades relacionadas aos problemas de seus pacientes. O que é mais provável diante de um paciente com determinados sintomas? É necessário o conhecimento da sensibilidade, da especificidade e do valor preditivo dos testes diagnósticos para responder a esta pergunta. Eles também ajudam a determinar o prognóstico das síndromes e doenças que acometem os pacientes. Os autores deste livro foram orientados a usar, sempre que possível, dados epidemiológicos brasileiros, para que os leitores pudessem ter informações mais próximas de sua prática.

O paciente é quem, de fato, vai tomar a maioria das decisões, no dia-a-dia do ambulatório, e o médico deve preocupar-se sempre em informar adequadamente e esclarecer todas as suas dúvidas, respeitando a autonomia do paciente e contribuindo para a adesão ao tratamento. Todos estes aspectos da prática da Medicina foram contemplados neste livro.

Mílton de Arruda Martins
Professor Titular de Clínica Médica da
Faculdade de Medicina da Universidade de São Paulo

CONTEÚDO

MÓDULO 1 PREVENÇÃO DE DOENÇAS E ESTILO DE VIDA

1. Características do Atendimento Ambulatorial 3
   Isabela M. Benseñor e Veruska Menegatti Anastacio Hatanaka
2. Epidemiologia das Doenças Crônicas e dos Sintomas 19
   Isabela M. Benseñor
3. Rastreamento de Doenças na Prática Ambulatorial 26
   Itamar de Souza Santos, Rafael Aron Schmerling e Mario Ferreira Junior
4. Orientação Nutricional 40
   Euclides Furtado de Albuquerque Cavalcanti e Isabela M. Benseñor
5. Orientações sobre Prática de Atividade Física 47
   Valéria M. Natale
6. Uso e Dependência do Tabaco 62
   Eliane Corrêa Chaves e Leticia Gaspar Tunala Mendonça
7. Aderência ao Tratamento 73
   Júlio César de Oliveira
8. Imunização de Adultos no Ambulatório 78
   Luiz Pedro Meireles

MÓDULO 2 ATENDIMENTO DE SINTOMAS GERAIS

9. O Adulto Febril 85
   Fábio Franco
10. Fadiga 94
    Veruska Menegatti Anastacio Hatanaka
11. Emagrecimento 105
    Simone Augusta de Oliveira
12. Cefaléias Primárias 112
    Maria Sílvia B.B.F. de Morais
13. Tontura e Vertigem 121
    Antonio Carlos Pereira Barretto Filho, Flávia Barros de Azevedo, Cristiane Maria Carelli Gomes, Rosamaria Rodrigues Garcia Fanelli e Ana Clara Casamassa Portela
14. Dor Crônica 142
    Veruska Menegatti Anastacio Hatanaka e Mariluz dos Reis
15. Prescrição de Fisioterapia no Ambulatório 155
    Viviani Barnabé

16. Avaliação do Risco Perioperatório Cardiovascular em Operações Não-Cardíacas 164
Cláudio Pinho e Bruno Caramelli

17. Medicina do Viajante 171
Eliana Battaggia Gutierrez

MÓDULO 3 DOENÇAS DO SISTEMA RESPIRATÓRIO

18. Infecção de Vias Aéreas Superiores 181
Paolo José Cesare Biselli e Mílton de Arruda Martins

19. Asma Brônquica 190
Iolanda de Fátima Calvo Tibério, Rafael Stelmach e Maria do Patrocínio T. Nunes

20. Doença Pulmonar Obstrutiva Crônica 199
Chin An Lin e Alberto Cukier

21. Doenças Alérgicas 204
Jorge Kalil e Fábio Morato Castro

22. Tuberculose 208
Flávio Luengo Gimenez

23. Tosse Crônica 228
Iolanda de Fátima Calvo Tibério

24. Pneumonias 238
Joel Tedesco

25. Tromboembolia Pulmonar 249
Paolo José Cesare Biselli

MÓDULO 4 DOENÇAS DO SISTEMA HEMATOPOÉTICO

26. Anemias 277
Ivana Lie Makita Abe, Simone Augusta de Oliveira e Anete Augusta Fioraneli

27. Linfoadenomegalias 299
Célia Maria Kira

28. Alterações da Coagulação 305
Isolmar Tadeu Schettert

29. Anticoagulação 317
Edison Ferreira de Paiva

MÓDULO 5 SINTOMAS E DOENÇAS DO CORAÇÃO

30. Angina Estável 323
Tatiana de Fátima Gonçalves Galvão e Luciano Ferreira Drager

31. Tratamento Ambulatorial do Paciente Pós-Infarto Agudo do Miocárdio 332
Elizabeth In Myung Kim e Jairo Rays

32. Arritmias Cardíacas 339
Willy Akira Takata Nishizawa, José Grindler e Antonio Américo Friedmann

33. Insuficiência Cardíaca 346
Edison Ferreira de Paiva

34. Hipertensão Arterial 357
Rodrigo D. Olmos

35. Achados de Exame Clínico em Cardiologia: Quando Investigar? 371
Luciano Ferreira Drager e Tatiana de Fátima Gonçalves Galvão

36. Controle dos Fatores de Risco para a Doença Cardiovascular 393
Itamar de Souza Santos e Paulo A. Lotufo

MÓDULO 6 ALTERAÇÕES ENDOCRINOLÓGICAS

37. *Diabetes Mellitus* Tipo 1 401
Alina Coutinho Rodrigues, Tatiana Goldbaum e Márcia Nery

38. *Diabetes Mellitus* Tipo 2 423
Tatiana Goldbaum, Alina Coutinho Rodrigues e Márcia Nery

39. Doenças da Tireóide 440
Daniele Queiroz Fucciolo Penalva

40. Osteoporose 452
Mariluz dos Reis

41. Tratamento das Dislipidemias 461
*Márcia Martins Silveira Bernik, Edna Regina Nakandakare,
Mônica de Queiroz Telles Spadoni Neves e Regeane Trabulsi Cronfli*

42. Obesidade 475
*Márcia Martins Silveira Bernik, Regeane Trabulsi Cronfli,
Simão Augusto Lottenberg e Ana Maria Pita Lottenberg*

43. Doenças da Adrenal 496
Regeane Trabulsi Cronfli e Márcia Martins Silveira Bernik

44. Hipoglicemia 512
Veruska Menegatti Anastacio Hatanaka

MÓDULO 7 ALTERAÇÕES RENAIS E UROLÓGICAS

45. Síndrome Nefrítica 521
Lucia Mendes de Oliveira Pinto

46. Síndrome Nefrótica 533
Gelba Almeida Pinto

47. Infecções Urinárias de Repetição 541
Felício Lopes Roque

48. Hematúria 548
Egídio Lima Dórea

49. Litíase Urinária 553
Etienne Maria Vasconcelos de Macedo

50. Insuficiência Renal Crônica 562
Silvia Maria O. Titan e Hugo Abensur

51. Distúrbios Hidroeletrolíticos na Prática Médica Ambulatorial 572
Paulo Roberto Corrêa Hernandes

MÓDULO 8 SINTOMAS ARTICULARES

52. Ombro Doloroso 581
    Fernando P.F. de Campos e Marcio Campos

53. Cervicalgia 593
    Maira Solange Camara dos Santos e Sandra Gofinet Pasoto

54. Lombalgias 601
    Liz Andréa Kawabata Yoshihara

55. Reumatismo de Partes Moles 611
    Sandra Gofinet Pasoto

56. Lesões Causadas pelos Exercícios 618
    Jacob Jehuda Faintuch

57. Gota 626
    Lucy Christine Maeda Hirata e Cláudio Katsushigue Sakurada

58. Artrite Reumatóide 633
    Vilma Takayasu

59. Osteoartrites 646
    Júlio César de Oliveira e Maria Lúcia Bueno Garcia

60. Lúpus Eritematoso Sistêmico 659
    Arnaldo Lichtenstein

61. Outras Doenças do Tecido Conjuntivo 678
    Maria Lúcia Bueno Garcia

62. Vasculites Sistêmicas – Diagnóstico e Tratamento 700
    Isidio Calich e Ana Luisa Garcia Calich

63. Espondiloartropatias – Artrites Soronegativas 712
    Tseng Leng Na, Chin An Lin e Célio Roberto Gonçalves

64. Artrites Infecciosas 716
    Marcia Yoshie Kanegae

65. Membros Inferiores 722
    Marcelo Loeser

MÓDULO 9 DOENÇAS E SINTOMAS GASTRINTESTINAIS

66. Dispepsia 731
    Fernando Marcuz da Silva

67. Doença do Refluxo Gastroesofágico 745
    Tomás Navarro Rodriguez

68. Dor Abdominal 750
    Itamar de Souza Santos

69. Verminoses 754
    Joel Tedesco

70. Constipação 769
    Ethel Zimberg Chehter

71. Doença Diverticular dos Cólons 774
    Ethel Zimberg Chehter

72. Diarréias Infecciosas Agudas 780
    Joel Tedesco

73. Diarréias Crônicas 797
    Ethel Zimberg Chehter

74. Síndrome do Cólon Irritável 804
    Dahir Ramos de Andrade Júnior

75. Doenças Inflamatórias Intestinais 812
    Itamar de Souza Santos e Leonardo Borges de Barros e Silva

76. Sangramento Gastrintestinal 823
    Jaime Natan Eisig e João Mapurunga

77. Doenças do Reto e do Ânus 827
    Raul Cutait e Marcon Censoni A. Lima

78. Hepatites Virais 832
    Dahir Ramos de Andrade Júnior

79. Obstrução Biliar 851
    Dahir Ramos de Andrade Júnior

MÓDULO 10 TRANSTORNOS PSIQUIÁTRICOS

80. Relação Médico-Paciente e suas Dificuldades 863
    Luís Fernando Farah de Tófoli

81. Transtornos Ansiosos na Prática Médica 871
    José Antonio Atta e Iolanda de Fátima Calvo Tibério

82. Tratamento dos Transtornos Depressivos 879
    José Antonio Atta

83. Somatização 888
    Luís Fernando Farah de Tófoli

84. Demência 898
    Flávia Barros de Azevedo

85. Uso, Abuso e Dependência de Álcool, Tabaco e Outras Substâncias Psicotrópicas 914
    Sérgio Dario Seibel e Ana Cecilia Petta Roselli Marques

MÓDULO 11 DOENÇAS DERMATOLÓGICAS

86. Infecções da Pele e Zoodermatoses 925
    Celina Wakisaka Maruta, José Antonio Sanches Júnior e Cyro Festa Neto

87. Lesões de Pele mais Freqüentes na Prática Clínica 936
    Cyro Festa Neto, Celina Wakisaka Maruta e José Antonio Sanches Júnior

88. Urticária e Angioedema 943
    Arlene de Maria Perez

89. Lesões Bucais de Interesse Clínico 950
    Mônica Andrade Lotufo e Celso Augusto Lemos Júnior

90. Doenças Venéreas 959
    José Antonio Sanches Júnior, Cyro Festa Neto e Celina Wakisaka Maruta

MÓDULO 12 DOENÇAS DO SISTEMA NERVOSO

91. Epilepsia 971
    Eduardo Genaro Mutarelli e Luís Otávio Sales Ferreira Caboclo

92. Doença de Parkinson 984
    Angelina Maria Martins Lino

93. Acidente Vascular Cerebral 989
    *Leonardo Borges de Barros e Silva, Itamar de Souza Santos,
    Eli Faria Evaristo e Herlon Saraiva Martins*

94. Neuropatias Periféricas 1000
    Angelina Maria Martins Lino

95. Distúrbios do Sono – Abordagem Ambulatorial 1010
    Geraldo Lorenzi-Filho e Rosana S. Cardoso Alves

96. Paralisia Facial Periférica 1015
    Angelina Maria Martins Lino

MÓDULO 13 ALTERAÇÕES VASCULARES MAIS COMUNS NO AMBULATÓRIO

97. Varizes 1025
    Nelson Wolosker, Marco Antonio Munia e Walter Campos Junior

98. Insuficiência Arterial Crônica Periférica 1030
    Nelson Wolosker, Marco Antonio Munia e Ruben A. Rosoky

MÓDULO 14 ALTERAÇÕES DO APARELHO VISUAL E AUDITIVO

99. Síndrome do Olho Vermelho 1043
    Marcelo Hatanaka

100. Prevenção da Cegueira 1047
     Marcelo Hatanaka

101. Perdas Auditivas 1053
     Richard Louis Voegels e Marcus Miranda Lessa

102. Zumbido 1061
     Richard Louis Voegels, Marcus Miranda Lessa e Francini G.M. Pádua

MÓDULO 15 ALTERAÇÕES GINECOLÓGICAS E UROLÓGICAS MAIS FREQÜENTES EM AMBULATÓRIO

103. Vulvovaginites 1071
     Ana Maria Sampaio Moreira Grell

104. Incontinência Urinária 1077
     Lucia Maria Costa Monteiro

105. Sangramento Uterino Disfuncional 1087
     Hamilton Horneaux Pompeu e Miriam Gonçalves Markos Kawabata

106. Dismenorréia 1091
     Pérsio Yvon Adri Cezarino e Maurício Paulo Angelo Miele

107. Síndrome Pré-Menstrual 1094
    Kaori Yokochi e Paula M. Awoki

108. Climatério 1099
    *Ricardo Muniz Ribeiro, Patrícia de Rossi e
    Simone dos Reis Brandão da Silveira*

109. Planejamento Familiar 1104
    Patrícia de Rossi

110. Medicamentos Contra-Indicados na Lactação 1116
    Solange Aparecida T. de C. Brícola e Anderson Kiyoshi Kaga

111. Nódulos Mamários 1136
    Ana Luisa Torres Unzer dos Santos

112. Doenças do Sistema Reprodutor 1142
    Fábio Francisco Oliveira Rodrigues

MÓDULO 16 ATENDIMENTOS ESPECIAIS

113. Aids 1149
    Luiz Pedro Meireles

114. Cuidados Paliativos em Ambulatório 1161
    Toshio Chiba

ÍNDICE REMISSIVO 1169

MÓDULO 1

PREVENÇÃO DE DOENÇAS E ESTILO DE VIDA

- Características do atendimento ambulatorial
- Epidemiologia das doenças crônicas e dos sintomas
- Rastreamento de doenças na prática ambulatorial
- Orientação nutricional
- Orientações sobre prática de atividade física
- Uso e dependência do tabaco
- Aderência ao tratamento
- Imunização de adultos no ambulatório

1. CARACTERÍSTICAS DO ATENDIMENTO AMBULATORIAL

Isabela M. Benseñor
Veruska Menegatti Anastacio Hatanaka

O atendimento ambulatorial apresenta algumas características próprias que diferem, por exemplo, do atendimento prestado em uma unidade de emergência ou daquele prestado a um paciente internado.

No pronto-socorro, geralmente, atende-se à queixa do paciente. Na enfermaria, trata-se a doença. O atendimento ambulatorial deve incluir o atendimento da queixa que levou à procura do serviço de saúde e também uma série de atitudes preventivas com os objetivos de promover saúde e prevenir doenças.

FERRAMENTAS UTILIZADAS PELO MÉDICO NO ATENDIMENTO AMBULATORIAL

A principal ferramenta de que o médico dispõe no atendimento ambulatorial são a anamnese e o exame clínico. Estudos da década de 1970 já mostravam a importância da anamnese e do exame clínico para o diagnóstico. Hampton et al., no cenário da medicina ambulatorial inglesa, mostraram em 80 pacientes que anamnese isolada era responsável por 82,5% dos diagnósticos, que anamnese mais exame clínico eram responsáveis por mais 8,75% e que anamnese, exame clínico e exames complementares eram responsáveis por mais 8,75% dos casos[1]. Sandler, também na Inglaterra, mostrou em 630 pacientes que somente anamnese era responsável por 56% dos diagnósticos, anamnese associada a exame clínico por mais 17% e o restante era responsabilidade de exames complementares dirigidos para a queixa específica do paciente[2]. Na época, ao ser encaminhado para uma unidade de referência no serviço de saúde inglês, o paciente era submetido a uma série de exames de rotina que incluíam hemograma e urina I, entre outros, sempre com resultados negativos e levando a um aumento dos gastos. A conclusão do estudo é que não se deve pedir uma cota fixa de exames, e sim dirigir os exames complementares em função da queixa.

Em 1992, Petersen et al. fizeram um estudo semelhante nos Estados Unidos com 80 pacientes concluindo que a anamnese é responsável por 76% dos diagnósticos, anamnese associada ao exame clínico por mais 12% dos diagnósticos e anamnese, exame clínico mais exames complementares por mais 11% dos casos[3].

Em 2000, Roshan e Rao mostraram em um estudo realizado na Índia que, entre 100 pacientes, a anamnese foi responsável pelo diagnóstico de 78,5% deles, anamnese associada a exame clínico, por mais 8,2% dos diagnósticos, e anamnese associada a exames clínico e complementares, por mais 13,3% dos diagnósticos[4]. A tabela 1.1 mostra esses dados de forma comparativa, incluindo os resultados de um estudo brasileiro realizado no Hospital das Clínicas da Faculdade de Medicina da Universidade de São Paulo, onde existe um serviço de pronto atendimento que atende em média 100 pacientes por dia, que são encaminhados do pronto-socorro porque não precisam ficar na emergência, mas necessitam de atendimento por curto período.

Tabela 1.1 – Dados comparativos dos cinco estudos que avaliaram o papel da anamnese, do exame clínico e de exames complementares no diagnóstico clínico.

Autores	Hampton et al.	Sandler	Petersen et al.	Roshan e Rao	Benseñor et al.
Ano	1975	1990	1992	2000	2003
Número de pacientes	80	630	80	98	95
Contribuição (%)					
Anamnese	82,5	56	76	78,6	40,4
Exame clínico	8,75	17	12	8,2	29,4
Exames complementares	8,75	23	11	13,2	29,5
Total	100	96	99	100	98,9

Esse estudo mostrou que a anamnese foi responsável pelo diagnóstico de 60% dos pacientes, anamnese mais exame clínico, por mais 25%, e anamnese, exame clínico e exames complementares, por mais 15% dos diagnósticos (Benseñor et al. dados não publicados). Ou seja, isso mostra que, mesmo dentro de um pronto atendimento inserido dentro de um hospital de referência, a anamnese e o exame clínico ainda são as principais ferramentas de que o médico dispõe.

Essa visão da importância da anamnese é defendida de forma clara pelo epidemiologista David L. Sackett que, atualmente, elabora uma cruzada pela revalorização da anamnese e do exame clínico. Ele aponta que anamnese e exame clínico geram uma ponte entre o médico e o paciente, permitem a elaboração da hipótese diagnóstica e dos diagnósticos diferenciais, economizam custos e permitem o diagnóstico do paciente em fases iniciais da doença[5].

COMO O MÉDICO PENSA?

O diagnóstico é composto por três etapas: a anamnese, o exame clínico e os exames complementares. Vários editoriais, recentemente, e alguns artigos de revisão discutem a perda do espaço da anamnese e do exame clínico perante os exames complementares[6-9]. Para entender esse processo é preciso voltar à definição das estratégias diagnósticas empregadas pelo médico.

David L. Sackett, antes de discutir as estratégias diagnósticas, volta ao conceito de *disease* e *illness*. *Disease*, em português = doença, expressaria as alterações anatômicas, bioquímicas, fisiológicas ou psicológicas, sobre cuja etiologia, mecanismos adaptativos, apresentação clínica, prognóstico e terapêutica podemos ler nos livros de medicina. *Illness*, em português também = doença, seria a conseqüência da doença (*disease*) expressa pelo paciente na forma de sintomas (manifestações sintomáticas da doença/*disease* que o paciente percebe espontaneamente ou após estimulação com perguntas durante a anamnese) e os sinais (manifestações percebidas pelo médico durante o exame clínico). O terceiro componente da doença é o ambiente social, econômico e psicológico em que se situa o paciente. A prática do diagnóstico utiliza os sintomas (*illness*) do paciente para chegar no diagnóstico da doença (*disease*), prestando atenção ao ambiente em que o paciente se encontra. Sackett termina definindo o diagnóstico como "um esforço para reconhecer a classe ou o grupo a que pertencem os sintomas do paciente, com base em nossa própria experiência, nos atos e orientações praticados na consulta clínica, no desejo do paciente de segui-los, o que, por fim, acabará promovendo uma melhora da saúde do paciente"[10].

De acordo com Wessely et al., os pacientes procuram os médicos por causa de sintomas e os médicos diagnosticam doenças que os explicam. Sintomas são a experiência subjetiva de mudanças que ocorrem no organismo do paciente. Doenças são alterações objetivas do corpo. As dificuldades aparecem quando os médicos não conseguem encontrar nenhuma comprovação objetiva da doença ou nenhuma explicação razoável para os sintomas do paciente. Esse é o campo das síndromes funcionais somáticas que englobam um grande número de doenças e também dos transtornos psiquiátricos que juntos se constituem, atualmente, na causa da procura de muitos pacientes pelos serviços médicos. Entre as síndromes funcionais mais comuns, encontramos a dispepsia funcional não-ulcerosa, a síndrome do cólon (ou intestino) irritável, a síndrome pré-menstrual, a dor torácica atípica, a fibromialgia, a cefaléia tensional crônica e a síndrome da fadiga crônica, além de outras[11].

O diagnóstico das síndromes funcionais somáticas e dos transtornos psiquiátricos se baseia em critérios construídos, na sua grande maioria, a partir de sintomas e não de sinais. O papel da anamnese na avaliação desse tipo de diagnóstico é fundamental com praticamente nenhuma contribuição direta do exame clínico para o diagnóstico. Entretanto, nesses casos, o exame clínico será fundamental para afastar os diagnósticos diferenciais e aumentar o grau de certeza do médico em relação ao diagnóstico realizado pela anamnese.

David L. Sackett, em seus textos básicos sobre diagnóstico médico, descreve quatro estratégias que podem ser utilizadas na prática diagnóstica[9]. Na primeira, os médicos fazem diagnósticos simplesmente olhando fotografias ou observando pessoalmente seus pacientes. Essa estratégia recebe o nome de reconhecimento de padrão. Pode-se definir reconhecimento de padrão como a realização instantânea do diagnóstico simplesmente olhando o paciente ou sua fotografia. É o caso de algumas doenças como o hipertireoidismo, a síndrome de Cushing e o alcoolismo. Muitas vezes, é impossível para o médico explicar como ele chegou a esse diagnóstico, por se tratar de um reflexo automático. O reconhecimento de padrão melhora com a experiência clínica, mas já está presente muitas vezes no aluno de propedêutica que inicia seu contato com os pacientes. A segunda estratégia diagnóstica é a técnica da arborização ou do fluxograma. Nessa estratégia, uma série padronizada de perguntas e de exames deve ser realizada de forma obrigatória, dependendo da resposta dada à pergunta anterior. As hipóteses vão sendo sucessivamente eliminadas até se chegar ao diagnóstico mais provável ou correto. Essa estratégia freqüentemente é empregada por profissionais da saúde com menor capacidade de fazer diagnósticos. É o caso do profissional de saúde não-médico que faz a triagem do pronto-socorro, encaminhando os casos que deverão ser atendidos pelo médico dentro da unidade. Essa técnica também é utilizada quando o médico tem pouca experiência no assunto, em protocolos de pesquisa em que o atendimento deve ser padronizado, ou em situações de emergência em que os diagnósticos realizados implicam condutas imediatas. Na prática diária, o médico experiente não usa a estratégia da arborização que leva a uma maior perda de tempo e muitas vezes se prende a um sinal ou sintoma que o paciente não apresenta, o que impede a progressão do fluxo diagnóstico. A terceira estratégia possível é a da exaustão, utilizada por muitos anos em várias escolas médicas. Nesse tipo de estratégia, todas as possibilidades diagnósticas são levadas em consideração. Isso implica uma história longa com gasto de tempo no interrogatório detalhado dos vários aparelhos. Após a anamnese, realiza-se um exame clínico completo, e somente após essa etapa é que são realizadas as primeiras hipóteses diagnósticas. Essa estratégia é extremamente demorada e não traz nenhuma vantagem adicional em relação às outras. O quarto tipo de estratégia é a técnica hipotético-dedutiva, que seria a mais adequada ao médico e que deveria ser sempre ensinada aos estudantes de medicina. O médico, o tempo todo, desde o contato inicial com o paciente, vai elaborando hipóteses e verificando suas plausibilidades. Aventada uma hipótese, ele tenta confirmá-la e, não conseguindo, imediatamente elabora outra hipótese. Ao terminar a anamnese, as hipóteses mais prováveis já estão definidas e muitas vezes o diagnóstico correto também. O objetivo do exame clínico, portanto, é buscar pistas que confirmem as hipóteses mais prováveis ou que, pelo menos, não as contradigam. A estratégia hipotético-dedutiva se baseia nos conhecimentos prévios do médico, na exploração adequada dos sintomas e queixas do paciente e no raciocínio epidemiológico, sempre pensando nas doenças mais comuns em primeiro lugar e partindo progressivamente para as mais raras, à medida que as hipóteses diagnósticas iniciais são descartadas[10].

Alguns autores criticam a estratégia hipotético-dedutiva, desenvolvendo uma linha de pesquisa a partir da resolução de problemas que se interessa pelo modo como o conhecimento médico se organiza, disponibiliza-se e é estocado dentro da memória como um determinante primário do diagnóstico. Essa linha de pesquisa criou vários modelos para explicar esse funcionamento e todos esses modelos tentam responder às perguntas: "como o conhecimento médico se organiza na memória? E como essa organização influencia o modo de pensar o diagnóstico?" Alguns autores concluíram que as diferentes capacidades diagnósticas podem estar muito mais relacionadas ao modo como o conhecimento é estocado dentro do cérebro que pelas estratégias de resolução de problemas[12,13].

Kassirer, em um artigo de 1989 sobre raciocínio clínico, afirmou que os médicos fazem uma série de inferências sobre a causa das alterações que levam à doença. Essas inferências são deduzidas a partir de dados da anamnese, do exame clínico e de exames complementares. Estudos cognitivos mostram que o método utilizado para integrar essas informações depende do problema a ser resolvido[14]. Médicos generalistas utilizam estratégias de pesquisa não-seletivas que, embora aplicáveis em vários cenários, são fracas para a geração de hipóteses. Médicos especialistas utilizam técnicas diagnósticas mais específicas e eficazes[15]. Eddy e Clanton estudaram o processo psicológico que o médico utiliza para fazer o diagnóstico de casos complicados. Eles concluíram que o desafio do diagnóstico diferencial é selecionar a causa mais provável para a doença que o paciente apresenta, a dimensão desse problema, a natureza da informação médica, e isso se junta à incapacidade do ser humano de manipular probabilidades. Essa incapacidade de lidar com as probabilidades acaba levando o médico a trabalhar comparando padrões. Esse processo compreenderia seis fases: agregação dos grupos de sintomas em padrões, seleção da causa chave, definição de uma lista de causas, priorização da lista, seleção do diagnóstico e sua validação.

As hipóteses diagnósticas apresentam a função essencial de criar um contexto (categoria diagnóstica ou, em termos simples, o tipo de doença do paciente) no qual todas as informações subseqüentes podem ser encaixadas. O diagnóstico avança por meio da modificação progressiva das hipóteses e do seu refinamento. Aproximadamente, até sete hipóteses diagnósticas são trabalhadas de cada vez, o que representa o limite da memória de curto prazo. A última etapa do diagnóstico consiste na checagem das hipóteses formuladas, realizando-se o diagnóstico final.

O raciocínio clínico envolve três técnicas: 1. o raciocínio probabilístico que se baseia nas relações estatísticas entre as variáveis envolvidas e que se expressa na forma de cálculos ou de probabilidades de uma determinada doença, na análise da significância dos achados clínicos e na interpretação de testes diagnósticos; 2. o raciocínio causal que constrói um modelo fisiológico e avalia as informações referentes ao paciente em termos de coerência, cabendo a ele verificar as hipóteses diagnósticas; e 3. o raciocínio determinístico ou categórico que faz a compilação do conhecimento sobre um determinado assunto na forma de regras claras. A informação compilada geralmente foi obtida a partir do raciocínio probabilístico ou causal. Como muitos dos diagnósticos realizados pelo médico são rotineiros, usa-se o diagnóstico determinístico para resolver esses casos[9].

VALORIZAÇÃO DA ANAMNESE E DO EXAME CLÍNICO

A partir de 1999, o próprio Sackett iniciou uma cruzada a favor da implementação de uma metodologia científica rigorosa aos estudos diagnósticos, defendendo a criação de estudos simples, com grandes amostras de várias populações e que validem todas as informações e manobras do exame clínico que são utilizadas na anamnese e no exame clínico em níveis de atendimento primários, secundários e terciários por diferentes médicos. A partir desse momento, criou-se um grupo de colaboração internacional com 300 clínicos de 26 países chamado CARE (*Clinical Assessment of the Reliability of the Examination*). O objetivo desse grupo é realizar estudos simples que selecionem pacientes consecutivos em um serviço, com coleta de poucos dados. O CARE está aberto à participação de clínicos de todo o mundo e a aderência é realizada por e-mail. Os protocolos são divulgados via Internet, sendo abertos à participação de todos os clínicos que pertencem ao grupo. Desse modo, grandes amostras de pacientes provenientes de vários tipos de serviços em diferentes locais do mundo estarão disponíveis para análise. O objetivo do CARE é realizar estudos com mais de 100 médicos participantes e mais de 1.000 pacientes, colhendo informações por pouco tempo (menos de dois minutos por paciente) e menos de 15 pacientes por clínico participante (http://www.carestudy.com).

Os primeiros estudos realizados pelo CARE verificaram a acurácia de seis itens clínicos empregados no diagnóstico da doença pulmonar obstrutiva crônica (DPOC) validados contra a espirometria em uma única visita. Os dados desse estudo, que analisou 165 pacientes com idade média de 65 anos (41% com diagnóstico confirmado de DPOC, 27% com suspeita diagnóstica de DPOC e 32% sem DPOC), mostraram a razão de verossimilhança de um diagnóstico prévio de DPOC (razão de verossimilhança positiva – RVP = 5,6), tempo expiratório forçado acima de 9s (RVP = 6,7), fumar por mais de 40 anos (RVP = 3,3), presença de sibilos (RVP = 4), gênero masculino (RVP = 1,6) e idade acima de 65 anos (RVP = 1,6). Somente três elementos de anamnese e exame clínico se associaram ao diagnóstico de DPOC na análise mutivariada: história prévia de DPOC (RVP ajustada de 4,4), presença de sibilos (RVP ajustada de 2,9) e tempo expiratório forçado acima de 9s (RVP ajustada de 4,6). A razão de verossimilhança positiva combinada desses três fatores é de 59 (selando o diagnóstico de DPOC) e a razão de verossimilhança negativa de 0,3 (afastando o diagnóstico de DPOC)[16].

Além dessa iniciativa, a revista JAMA (Journal of the American Medical Association) iniciou, em 1992, uma série de artigos chamada The Rational Clinical Examination, fundada também por David L. Sackett[6].

No primeiro artigo da série intitulado The Science of the Art of the Clinical Examination, Sackett afirma que a anamnese e o exame clínico dão ao médico todas as ferramentas que ele necessita para fazer o diagnóstico, permitem que sejam afastadas hipóteses diagnósticas e permitem, ainda, a identificação de pacientes em estágios iniciais de doenças que poderiam levar à morte[7]. Além disso, tirar uma história e realizar um exame clínico são elementos venerados da arte da Medicina, sendo a melhor série de testes diagnósticos que jamais tivemos. Entretanto, ele também acrescenta que existe uma ciência por trás da arte da Medicina, começando pela particularização em um paciente específico da nossa experiência prévia com grupos similares de pacientes, utilizando-se dos conhecimentos da literatura. Portanto, atualmente, com o uso de sensibilidade, especificidade, valores preditivos positivo e negativo e razões de verossimilhança positiva e negativa que utilizam os conhecimentos de probabilidade condicional descritos pelo reverendo Thomas Bayes há dois séculos, ciência e arte se misturam e se completam[8].

Após cinco anos do lançamento da série, tinham sido publicados 21 artigos e os autores do editorial *The clinical examination – an agenda to make it more rational* comentaram que, apesar do sucesso da série, eles viam com grande ironia a falta de investimento na melhora dos conhecimentos sobre o valor da anamnese e do exame clínico comparados ao grande investimento que se faz na avaliação de testes diagnósticos, muitos dos quais desnecessários, se fosse gasto algum tempo estudando-os[6].

Os objetivos dessa série de artigos foram buscar a identificação dos achados de anamnese e exame clínico que são úteis ou inúteis com base na qualidade da evidência clínica, e estimular novas pesquisas na área. Essa série de artigos do JAMA avaliou, à luz das melhores evidências, vários dados de anamnese e manobras do exame clínico, incluindo uma avaliação baseada em evidências das lombalgias, da esplenomegalia, da palpação do fígado, da pressão venosa central, do melanoma, do infarto do miocárdio, do aneurisma de aorta abdominal, da hipovolemia, da regurgitação aórtica, da meningite aguda, do câncer de mama, do baqueteamento de dedos, da síndrome do túnel do carpo e da lesão de ligamentos do joelho, entre outros temas[17-30].

Além dessa série do *JAMA*, muitos outros autores têm publicado artigos avaliando de forma científica a arte da anamnese e do exame clínico em várias áreas médicas[31-39].

A EPIDEMIOLOGIA E O DIAGNÓSTICO

A peça fundamental para se chegar ao diagnóstico de um determinado paciente é a anamnese, seguida pelo exame clínico, e os exames complementares, devendo-se ainda considerar o próprio acompanhamento clínico do paciente que confirma ou afasta hipóteses diagnósticas feitas previamente. Embora não sejam considerados classicamente como testes diagnósticos, os exames complementares, a anamnese e as manobras do exame clínico também podem ser considerados como testes diagnósticos cuja eficácia pode ser testada[40].

Na prática médica, muitas vezes, deparamo-nos com situações paradoxais, incoerentes, que inviabilizam *a priori* o diagnóstico meticulosamente traçado (o resultado do teste, por exemplo, que destoa do todo; o paciente que se recusa a responder à terapêutica consistente com o seu diagnóstico). A ânsia de encontrar respostas que confrontem com o diagnóstico feito cega-nos para novos diagnósticos, dificultando a condução clínica correta. A medicina baseada em evidências surge nesse âmbito visando à integração da experiência clínica individual com a melhor evidência científica disponível, tentando trazer um pouco mais de precisão a uma prática pouco precisa, que é "fazer o diagnóstico"[41].

Neste capítulo enfatizaremos, à luz da medicina baseada em evidências, a leitura correta de artigos relacionados à validação de novos testes diagnósticos para sua posterior inserção na prática clínica e sua incorporação como parte do processo de elucidação diagnóstica. Artigos de testes diagnósticos visam demonstrar a utilidade de tais testes e, para isso, focam-se em questões como reprodutibilidade do teste, sua acurácia, sua aplicação prática e seus efeitos nas decisões clínicas e nos resultados. Respostas favoráveis a cada um desses pontos são necessárias, porém insuficientes para indicar a realização de um determinado teste. Por exemplo, se o teste não fornece resultados consistentes quando realizado por pessoas diferentes, ou em lugares diferentes, dificilmente será útil. Se raramente fornece informações adicionais, ou mesmo que o faça, se tais informações não afetarem as decisões e os resultados clínicos, também será pouco útil.

O médico quantifica vários sinais do exame clínico qualitativo como presença de cianose, icterícia, anemia, grau de edema ou grau de desidratação em cruzes (variando de + a 4+); alguns médicos, entretanto, usam formas mais simples de classificação do sinal clínico (como leve, moderado ou intenso) ou, às vezes, de forma dicotômica (sinal presente ou ausente). O mesmo acontece para a classificação dos sopros cardíacos quanto à intensidade e a do grau de força muscular ao exame neurológico. Embora haja essa tendência de classificação do sinal, de modo a caracterizar sua intensidade, muitas vezes, torna-se necessário dicotomizar a variável em termos de presente ou ausente, principalmente quando se quer chegar a um diagnóstico. Freqüentemente, são inventados pontos de corte arbitrários para se classificar a variável. Isso acontece para a definição da presença de hipertensão (o ponto de corte atual é pressão arterial sistólica igual ou acima de 140mmHg e pressão arterial diastólica igual ou acima de 90mmHg). Entretanto, é importante lembrar que os pontos de corte mudam com o tempo. Há 30 anos, o ponto de corte para a definição de hipertensão arterial era uma pressão arterial sistólica igual ou acima de 160mmHg e uma pressão arterial diastólica igual ou acima de 95mmHg. O mesmo aconteceu para o diagnóstico de *diabetes mellitus*. O nível sérico de glicose para o diagnóstico de diabetes caiu nos últimos anos de 140 para 126mg/dl.

Se podemos dicotomizar a variável em presente ou ausente, também podemos reclassificá-la de acordo com sua intensidade. É o caso da pressão arterial que, quando elevada, pode ser classificada em leve, moderada e grave. Entretanto, mesmo para o normotenso, já se criaram subdivisões como o indivíduo normal-normal e o normal-alto. Estudos recentes mostram que o indivíduo que não é hipertenso, mas tem a pressão arterial na faixa do normal-alto, apresenta um risco aumentado de doenças cardiovasculares em relação ao indivíduo com pressão normal-normal[42]. Com a publicação do JNC-VII, esses critérios mudaram mais uma vez[43].

Para a interpretação de um teste diagnóstico é necessário o conhecimento de algumas definições. Vamos partir de uma tabela 2 × 2 que vai nos ajudar a entender algumas das definições que nos interessam. Para Epictetus (século II d.C.), as aparências traduzem-se de quatro modos: "as coisas são o que parecem ser; ou não são, nem parecem ser; ou são e não parecem ser; ou não são, mas parecem ser". Assim, ao resultado de um teste diagnóstico cabem quatro possíveis interpretações: a) verdadeiro-positivo, quando positivo na presença da doença; b) falso-positivo, se o teste se revelar positivo em paciente sem a doença; c) verdadeiro-negativo, ao excluir a possibilidade da doença em indivíduo que realmente não a possui; e d) falso-negativo, se, ao descartar a doença, ela está presente (Tabela 1.2).

Tabela 1.2 – Interpretações possíveis para o resultado de um teste diagnóstico.

		Doença	
		Presente	Ausente
Teste	Positivo	Verdadeiro-positivo (a)	Falso-positivo (b)
	Negativo	Falso-negativo (c)	Verdadeiro-negativo (d)

Caracteriza-se sensibilidade como a proporção de indivíduos com a doença que têm um teste positivo para a doença (verdadeiro-positivos). Testes altamente sensíveis são selecionados para as situações em que se quer detectar todos os indivíduos com uma determinada doença na população, sem que haja perdas de casos. Assim, em geral, testes muito sensíveis apresentam-se mais úteis quando resultam negativos, já que a possibilidade de um falso-negativo é menor. Cabe ainda para testes muito sensíveis um papel no início do processo diagnóstico, quando um grande número de possibilidades está sendo considerado e se quer reduzi-las. Assim, na constatação de infecção pelo vírus HIV, quando se deseja detectar todos os casos presentes na população que se submete ao teste, realiza-se o teste ELISA, que se caracteriza pela alta sensibilidade, ainda que isso signifique a inclusão de indivíduos saudáveis dentre aqueles que virão com resultado positivo.

Utilizando a tabela 1.2, calcularemos a sensibilidade de um teste dividindo o número de indivíduos com o teste positivo, que realmente apresentam a doença (casela a), pelo número total de indivíduos doentes (casela a + c), ou seja:

Sensibilidade = a/a + c ou = verdadeiro-positivos/verdadeiro--positivos + falso-negativos

Define-se especificidade como a proporção de indivíduos sem a doença, mas que apresentam um teste negativo para ela (verdadeiro-negativos). Testes com especificidade alta são indicados para confirmar um diagnóstico sugerido por outros testes, já que raramente são positivos na ausência da doença (falso-positivos). Com isso, um teste específico é mais útil clinicamente quando resulta positivo. No caso da infecção pelo HIV, resultado positivo ao teste ELISA exige que se realize o Western blot, teste muito mais específico e capaz de confirmar ou não o diagnóstico realizado pelo primeiro teste (ELISA).

Com a tabela 1.2 calcularemos a especificidade de um teste dividindo o número de indivíduos com teste negativo, que realmente não são portadores da doença (casela d), pelo número total de indivíduos sem a doença (casela b + d), ou seja:

Especificidade = d/b + d ou = verdadeiro-negativo/verdadeiro--negativo+falso-positivo

Alguns exemplos de testes altamente sensíveis cujos resultados negativos excluem o diagnóstico são: visibilização da pulsação da veia retiniana como método diagnóstico de aumento ou não da pressão intracraniana (confirmada por medida direta) – ausência da perda espontânea da pulsação exclui a possibilidade de hipertensão intracraniana em 100%[44]; diagnóstico de ascite (confirmado por método ultra-sonográfico) – ausência de edema de tornozelo afasta possibilidade de ascite em 93% dos casos[45]; câncer como causa de lombalgia – ausência de um conjunto de fatores, representado por idade superior a 50 anos, história ou perda de peso inexplicada ou falência de terapia conservadora, afasta a possibilidade de câncer como causa de lombalgia em 100% dos casos[46].

Alguns exemplos de testes altamente específicos cujos resultados positivos confirmam o diagnóstico: diagnóstico de derrame pleural por meio da percussão pulmonar – presença de macicez à percussão permite o diagnóstico em 100% dos casos; e diagnóstico de esplenomegalia (confirmada por ultra-sonografia) – percussão maciça e palpação positiva evidenciam o seu diagnóstico em 59 a 82% dos casos[47].

Usando, como exemplo, um estudo para a validação de rastreamento de abuso de álcool com o emprego do questionário CAGE*, tendo por referência, ou padrão-ouro, a aplicação do teste de rastreamento de alcoolismo de Michigan e a análise da quantidade de álcool consumida, pode ser criada a seguinte tabela 1.3[48].

Tabela 1.3 – Comparação do teste de CAGE (para diagnóstico de abuso ou dependência do álcool) comparado ao teste de rastreamento de alcoolismo de Michigan e a quantidade de ingestão alcoólica (padrão-ouro de comparação).

		Abuso de álcool		
		Sim	Não	
Número de respostas positivas às quatro questões do questionário CAGE	3 ou 4	60 (verdadeiro +) a	1 (falso +) b	61 a + b
	2, 1, ou nenhuma	c 57 (falso –)	d 400 (verdadeiro –)	c + d 457
		a + c 117	b + d 401	a + b + c + d 518

Sensibilidade: a/(a + c) = 60/117 = 0,51 ou 51%
Especificidade: d/(b + d) = 400/401 = 0,998 ou 99,8%

* CAGE – ver descrição na página 32.

Assim, a capacidade do questionário CAGE em detectar a dependência ou o abuso de álcool é de 51%, com a possibilidade de descartá-la, quando realmente ausente, de 99,8%. Com isso, pode-se afirmar que indivíduos com três ou mais respostas positivas ao questionário CAGE podem ser classificados como dependentes.

Ao aumento de sensibilidade corresponde, para a maioria dos testes, a perda de especificidade. O aumento da especificidade, por sua vez, gera queda da sensibilidade. A relação entre sensibilidade e especificidade pode ser representada graficamente pela curva ROC (*receiver-operating characteristic*). Essa curva compara sensibilidade e especificidade, além da taxa de falso-positivos e de verdadeiro-positivos em múltiplos pontos de corte. Utilizando a curva ROC, pode-se determinar o melhor ponto de corte para um teste diagnóstico (aquele que dá, ao mesmo tempo, a melhor sensibilidade e a melhor especificidade).

Nessa curva, testes de bom poder discriminatório concentram-se no canto superior esquerdo, no qual, à medida que a sensibilidade aumenta (diminuição do ponto de corte), há pouca ou nenhuma perda na especificidade, até que níveis altos de sensibilidade sejam alcançados. A acurácia global de um teste, por sua vez, pode ser descrita como a área sob a curva ROC: quanto maior a área, melhor o teste. Ideal é o teste que, dentre outras características, apresenta altas sensibilidade e especificidade, ou seja, mantém-se no canto esquerdo da curva ROC. A dosagem do hormônio tireotrópico por radioimunoensaio (métodos de segunda e terceira gerações) é altamente sensível e específica (sensibilidade e especificidade acima de 99%), sendo um excelente método para o rastreamento de hiper e hipotireoidismo. Antigamente, os métodos de primeira geração faziam com facilidade o rastreamento do hipotireoidismo, mas apresentavam pouca sensibilidade para o rastreamento do hipertireoidismo (pouco sensíveis)[49].

A acurácia de um teste é definida como a porcentagem de vezes em que o teste acerta. Voltando à tabela 1.2, a acurácia será o número de vezes em que o teste acertou, que engloba o número de vezes em que o teste fez o diagnóstico e o paciente era realmente doente, mais o número de vezes em que o teste não fez o diagnóstico e o paciente não tinha realmente a doença, ou seja:

Acurácia = a + d/a + b + c + d

CURVA ROC

A figura 1.1 mostra a sensibilidade e a especificidade de dois testes diagnósticos para sífilis: *Venereal Disease Research Laboratory* (VDRL) e *Fluorescent Treponemal Antibody Absorption* (FTA-ABS). Observe que a curva do FTA-ABS está muito mais próxima do canto superior esquerdo do gráfico perto do local em que o valor da sensibilidade é de 1 e o valor de 1– especificidade é igual a 0. O VDRL está muito mais longe do

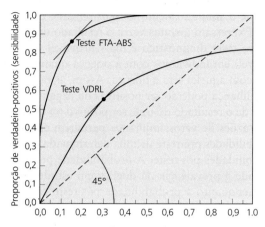

Figura 1.1 – Proporção de falso-positivos (1 – especificidade).

canto superior esquerdo. Isso mostra de forma clara que o FTA-ABS é um teste muito mais sensível e específico que o VDRL para o diagnóstico de sífilis.

Os pontos A e B nessa curva representam os pontos de corte do teste (*cuttof point*) para cada teste e pode ser determinado calculando-se o ponto em que a tangente da linha da curva é igual a 45°. A acurácia do teste é determinada medindo-se a área entre as curvas de cada exame e a linha que sai a 45° do ponto de origem do gráfico.

O ponto de corte de um determinado teste pode afetar sua sensibilidade e sua especificidade. Quando se abaixou o ponto de corte para o diagnóstico de hipertensão arterial ou diabetes, discutido no início do capítulo, aumentamos nossa sensibilidade para fazer o diagnóstico desses fatores de risco para doença cardiovascular. Vamos tentar definir um ponto de corte adequado para o diagnóstico de diabetes na figura 1.2. Se o ponto de corte para o diagnóstico de diabetes fica muito elevado (ponto B), o teste será incapaz de detectar hiperglicemias de leve a moderada intensidade. Por outro lado, se o ponto de corte fica muito baixo (ponto A), alguns indivíduos com valores baixos de glicemia de jejum serão classificados erroneamente como diabéticos. O ponto de corte A tornará seu teste mais sensível e menos específico com proporção maior de falso-positivos. O ponto de corte B se tornará o teste menos sensível, mais específico, com maior proporção de falso-negativos[50].

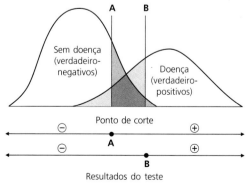

Figura 1.2 – Pontos de corte em testes de rastreamento.

A sensibilidade e a especificidade são características do teste diagnóstico. O médico, em geral, quer que o teste utilizado na realização do diagnóstico seja sensível e específico, e escolher o melhor teste cabe ao laboratório (no caso de um teste sorológico). Entretanto, a pergunta que o profissional da saúde se faz é sempre outra: "uma vez que o teste é positivo, qual a possibilidade de o paciente realmente ser portador da doença?" Ou ao contrário, "uma vez que o teste é negativo, qual a possibilidade de o paciente realmente não ser portador da doença?" Então vamos aos conceitos de valores preditivo positivo e preditivo negativo.

VALOR PREDITIVO

O valor preditivo de um teste constitui-se na probabilidade da doença, dados os resultados do teste. No momento em que o resultado de um teste se encontra disponível, seja positivo ou negativo, os valores de sensibilidade e especificidade do teste não são mais relevantes (desde que se tenha utilizado um teste altamente sensível e específico). O problema, agora, consiste em estabelecer qual a possibilidade de doença após o resultado do teste, ou seja, qual o valor preditivo do teste para a determinação da presença ou da ausência de doença.

O valor preditivo positivo refere-se à probabilidade de o paciente ter a doença, já que o teste resultou positivo e o valor preditivo negativo refere-se à probabilidade de o paciente não ter a doença, haja vista que o resultado do teste foi negativo.

Distintamente dos conceitos de sensibilidade e especificidade, os quais são próprios do teste não se sujeitando a variações, como a prevalência da doença na população em estudo, o valor preditivo depende da prevalência da doença na população testada.

Por prevalência compreende-se a proporção de pessoas com a doença em estudo, em uma população definida, em um determinado ponto do tempo. Com isso, pode-se designá-la como probabilidade prévia (pré-teste), ou seja, a probabilidade da doença antes do conhecimento do resultado do teste que nada mais é que a prevalência da doença na população geral.

Dessa forma, como o valor preditivo é influenciado pela prevalência, a interpretação de um resultado, seja positivo ou negativo, varia de local para local, de acordo com a prevalência da doença estimada na população na qual se está utilizando o teste diagnóstico. Assim, resultados positivos, mesmo de testes muito específicos, quando se referem a pacientes com baixa probabilidade de apresentar a doença, serão, em grande parte, falso-positivos. Resultados negativos, por outro lado, mesmo de um teste muito sensível, quando se referem a pacientes com alto risco da doença, são prováveis falso-negativos.

Dados da prevalência da doença na população em estudo podem ser obtidos por meio de várias fontes de informação, a se considerar: literatura médica, bancos de dados locais e, ainda, julgamento clínico. Embora tal estimativa de prevalência seja raramente muito precisa, o erro presente dificilmente será grande o suficiente para alterar o julgamento clínico com base em sua estimativa. Como a prevalência da doença é determinante poderoso da utilidade de um teste diagnóstico, dever-se-ia considerá-la antes de qualquer teste diagnóstico ser solicitado, lembrando-se aqui o fato de serem os testes diagnósticos mais úteis quando a presença de doença não é muito provável, nem muito improvável.

Na tabela 1.2, o valor preditivo positivo pode ser definido como a relação entre os indivíduos com teste positivo que realmente apresentam a doença (a) sobre o total de indivíduos com o teste positivo (a + b); ou seja:

Valor preditivo positivo = a/a + b ou = verdadeiro-positivos/verdadeiro-positivos + falso-positivos

O valor preditivo negativo será o número de indivíduos que têm o teste positivo, mas não apresentam a doença (d) sobre o total de indivíduos com o teste negativo (c + d); ou seja:

Valor preditivo negativo = d/c + d ou = verdadeiro-negativos/verdadeiro-negativos + falso-negativos

A tabela 1.4 mostra um estudo de validação da ferritina sérica como teste diagnóstico para anemia por deficiência de ferro[51].

Tabela 1.4 – Resultados de uma revisão sistemática da ferritina sérica como teste diagnóstico para anemia ferropriva.

		Anemia ferropriva Presente	Anemia ferropriva Ausente	
Resultado do teste diagnóstico (ferritina sérica)	Positivo (< 65mmol/l)	731 a	270 b	1.001 a + b
	Negativo (≥ 65mmol/l)	c 78	d 1.500	c + d 1.578
		a + c 809	b + d 1770	a + b + c + d 2.579

Sensibilidade: a/(a + c) = 731/809 = 90%
Especificidade: d/(b + d) = 1.500/1.770 = 85%
Valor preditivo positivo: a/(a + b) = 731/1.001 = 73%
Valor preditivo negativo: d/(c+d) = 1.500/1.578 = 95%
Prevalência: (a + c)/(a + b + c + d) = 809/2.579 = 32%

Com isso, o nível sérico de ferritina baixo corresponde em 73% dos casos ao diagnóstico de anemia ferropriva. Já o teste negativo (nível de ferritina alto) descarta o diagnóstico de anemia ferropriva em 95% dos casos, considerando-se prevalência de anemia ferropriva nessa população de 32%.

RAZÕES DE VEROSSIMILHANÇA

As razões de verossimilhança, também chamadas na literatura como razões de probabilidade ou, ainda, no inglês *likelihood ratio*, firmam-se como conceito inovador e poderoso na avaliação de um novo teste diagnóstico, permitindo descrever seu desempenho de forma mais precisa que o simples cálculo de sensibilidade e especificidade. Expressam quantas vezes o resultado de um determinado teste diagnóstico é mais provável (ou menos provável) em indivíduos com a doença quando comparados com aqueles sem a doença. Assim, as razões de verossimilhança poderão ser positivas ou negativas, dependendo de o resultado do teste ser positivo ou negativo.

As razões de verossimilhança permitem converter as probabilidades pré-teste de uma determinada doença em probabilidades pós-teste. A probabilidade pré-teste corresponde à prevalência da doença em estudo na população, enquanto a probabilidade pós-teste corresponde ao valor da probabilidade pré-teste multiplicado pela razão de verossimilhança. As razões de verossimilhança nesse contexto contêm a mesma informação que a sensibilidade e a especificidade, porém com a vantagem de acoplar esses dois conceitos em uma mesma medida. Também permitem que se avalie o teste ao mesmo tempo para diferentes pontos de corte. Com as razões de verossimilhança é possível resumir a informação contida no resultado de um teste em diversos níveis, ou seja, ao longo de uma faixa de resultados do teste (teste alta, moderada ou levemente positivo). Com isso, a sensibilidade referir-se-á à capacidade de cada faixa de resultado do teste (alta, moderada ou levemente provável) identificar indivíduos com a doença. A especificidade também poderá ser caracterizada para cada resultado, estabelecendo-se, para cada um deles, a capacidade de descartar a doença.

A menos que um teste tenha acurácia de 100%, conhecer seus resultados não significa que um indivíduo tem ou não a doença. Em vez disso, podemos nos perguntar: "Quantas vezes esse resultado é possível de ocorrer em alguém com a doença em relação a alguém sem a doença? A razão de verossimilhança indica quanto o resultado de um teste diagnóstico aumentará ou diminuirá a probabilidade pré-teste da doença em questão. Se a razão de verossimilhança for igual a 1 significa que a probabilidade pós-teste é exatamente a mesma da probabilidade pré-teste (ou seja, da prevalência da doença na população). Se a razão de verossimilhança for maior que 1 aumenta a probabilidade de que a doença-alvo esteja presente, e quanto maior a razão, maior será tal probabilidade. Se a razão de verossimilhança for menor que 1 diminui a probabilidade de a doença-alvo estar presente, e quanto menor a razão, menor será tal probabilidade (Quadro 1.1).

Quadro 1.1 – Razão de verossimilhança, probabilidade pré-teste e pós-teste.

Razão de verossimilhança de 1: probabilidade pós-teste exatamente a mesma da probabilidade pré-teste
Razão de verossimilhança maior que 1: aumenta a probabilidade de que a doença-alvo esteja presente, e quanto maior a razão, maior será tal possibilidade
Razão de verossimilhança menor que 1: diminui a probabilidade da doença-alvo, e quanto menor a razão, menor será tal possibilidade

Portanto, o cálculo da razão de verossimilhança positiva (RVP) pode ser realizado de modo muito simples. Voltando ao quadro 1.1, teremos:

> RVP = Sensibilidade/1 – Especificidade = a/a + c sobre 1 – (d/b + d)

Ou, simplificando

> RVP = a/a + c sobre b/b + d

Consideremos a tabela 1.5. A razão de verossimilhança para história positiva de edema de tornozelo é igual a sensibilidade/(1 – especificidade) ou 0,93/0,33 ou 2,8, indicando que uma história positiva é quase três vezes mais freqüente de ser obtida de um paciente com ascite em comparação a um paciente sem ascite[43].

Tabela 1.5 – Razões de verossimilhança para a presença de história de edema de tornozelo no diagnóstico de ascite.

		Presença de ascite na ultra-sonografia abdominal		
		Presente	Ausente	
História de edema de tornozelo	Sim	14 (0,93) a	16 (0,33) b	30 a + b
	Não	c 1 (0,07)	d 32 (0,67)	c + d 33
		a + c 15 (1,00)	b + d 48 (1,00)	a + b + c + d 63

Sensibilidade/(1 – especificidade) = razão de verossimilhança (de ter a doença-alvo) para um resultado de teste positivo = [a/(a + c)]/ [b/(b + d)]/ = 0,93/ 0,33 = 2,8.
(1 – sensibilidade)/especificidade = razão de verossimilhança (de ter a doença-alvo) para um resultado de teste negativo = [c/(a + c)]/ [d/(b + d)]/ = 0,07/ 0,67 = 0,10.
Probabilidade pré-teste: (a + c)/(a + b + c + d) = 15/63 = 24% = prevalência ou probabilidade pré-teste de ter a doença-alvo.
O que a razão de verossimilhança mostra: probabilidade pós-teste da doença-alvo (expressa como chances) = probabilidade pré-teste da doença-alvo (expressa como chances) × razão de probabilidades para o resultado do teste. História positiva: 0,24/0,76 = 0,32 × 2,8 = 0,90/1,90 = 47%. História negativa: 0,24/0,76 = 0,32 × 0,10 = 0,03/1,03 = 3%

Já o cálculo da razão de verossimilhança negativa (RVN) é feito da seguinte maneira.

> RVN = 1 – Sensibilidade/Especificidade = 1 – a/a + c sobre d/b + d

Ou, simplificando:

> RVN = c/a + c sobre d/b + d

A razão de verossimilhança para uma história negativa de edema de tornozelo é igual a (1 – sensibilidade)/especificidade ou 0,07/0,67 ou 0,10, indicando que uma história negativa de edema de tornozelo em pacientes com ascite está presente em somente 1/10 dos pacientes com ascite se comparados aos pacientes sem ascite[43].

A razão de verossimilhança de uma determinada doença, quando aplicada às probabilidades pré-teste dessa doença (prevalência da doença na população), gera as probabilidades pós-teste. Já que a razão de verossimilhança é expressa como chances, a probabilidade pré-teste também deve ser transformada em chances, para poder ser multiplicada pela razão de verossimilhança, e depois retransformada em probabilidade.

Vale aqui lembrar a diferença entre probabilidade e chance. A probabilidade, que é a forma em que são expressos a sensibilidade, a especificidade e os valores preditivos positivo e negativo, é uma proporção (expressa a proporção de indivíduos em que uma determinada característica está presente – por exemplo, no caso do valor preditivo positivo, o número de indivíduos com a doença –, sobre todos os indivíduos com teste positivo). A chance, por sua vez, é a razão entre duas probabilidades. Tanto a probabilidade quanto a chance expressam o mesmo tipo de informação e podem ser transformadas uma na outra. No Brasil, lidamos muito mais com a probabilidade que com a chance. Por exemplo, se um cavalo de corrida tem 20% de probabilidade de ganhar uma prova (probabilidade) significa que ele tem uma chance em cinco de ganhar a prova (chance). O mesmo pode-se dizer para uma copa do mundo. O Brasil tem 33% de probabilidade de ganhar a copa. Em uma bolsa de apostas, o Brasil pagaria 1 para 3.

A fórmula para transformar chance em probabilidade é a seguinte:

> Chance = Probabilidade do evento/1 – probabilidade do evento

No caso da razão de verossimilhança positiva, por exemplo:

> Razão de verossimilhança positiva (chance) = Sensibilidade (probabilidade)/1 – Especificidade (probabilidade)

Para transformar a probabilidade em chance será:

> Probabilidade = Chance/ 1 – Chance

Voltando à tabela 1.5, a probabilidade pré-teste da ascite é de 0,24 e a probabilidade pré-teste de não ter ascite é 1,00 – 0,24 ou 0,76. Portanto, as chances pré-teste de ascite são 0,24/0,76 ou 0,32, e isso pode ser multiplicado por 2,8, gerando as chances pós-teste de ascite de 0,90 (quando a história é positiva para edema de tornozelo) e por 0,10, gerando uma chance pós-teste de 0,03 (quando essa história é negativa). A chance pós-teste pode, então, ser convertida para probabilidade pela fórmula seguinte:

$$\text{Probabilidade pós-teste da doença alvo} = \frac{\text{Chances pós-teste}}{\text{Chances pós-teste} + 1}$$

Assim, as chances pós-teste de 0,90, para uma história positiva de edema de tornozelo, convertem-se em probabilidade pós-teste de 47% (0,90/1,90), e as chances pós-teste de ascite de 0,03, para história negativa, convertem-se em probabilidade pós-teste de 3% (0,03/1,03).

A necessidade de converter probabilidades em chances para, então, novamente convertê-las em probabilidades pode ser simplificada pelo uso do nomograma de

Fagan, conforme descrito na figura 1.3. Fagan publicou uma carta na qual ele mostrava o nomograma que levou seu nome e que se transformou em uma das referências mais citadas da literatura. O nomograma proposto por Fagan transforma a probalilidade pré-teste (prevalência da doença na população estudada) em chance, multiplica pela razão de verossimilhança e converte esse resultado que é calculado na forma de chance novamente para probabilidade, evitando que o leitor tenha que fazer a transformação. Ele pode simplesmente calcular a razão de verossimilhança e transpor para o nomograma, obtendo diretamente o valor da probabilidade pós-teste.

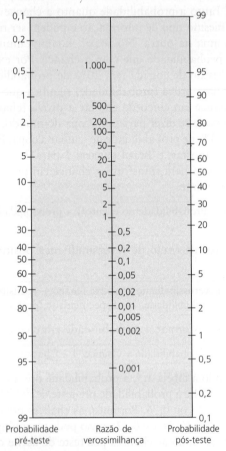

Figura 1.3 – Nomograma de Fagan.

Como proceder com o nomograma de Fagan? Deve-se ancorar uma régua na margem esquerda do nomograma, no caso, no ponto onde está a probabilidade pré-teste de 24% (em nosso exemplo da ascite), e rodá-la (a régua) até que cruze com a linha central do nomograma na razão de verossimilhanças de 2,8 (já calculada), correspondendo à história positiva de edema de tornozelo. O ponto de intersecção da régua com a terceira linha, presente à esquerda, identifica o valor de 50%, correspondente à probabilidade pós-teste. Da mesma forma, roda-se a régua até a razão de 0,10 para a história negativa e nota-se que a probabilidade pós-teste de ascite cai para 3%.

Assim, a razão de verossimilhança poderá acarretar mudanças na probabilidade pré-teste para a probabilidade pós-teste com magnitudes distintas, conforme o seu valor:

- **Razão de verossimilhanças maior que 10 ou menor que 0,1:** introduz mudanças conclusivas a da probabilidade pré-teste para a pós-teste.
- **Razão de verossimilhanças de 5 a 10 e 0,1 a 0,2:** determina mudanças moderadas da probabilidade pré-teste para a pós-teste.
- **Razão de verossimilhanças de 2 a 5 e 0,5 a 0,2:** gera mudanças pequenas, mas ainda importantes na probabilidade pós-teste.
- **Razão de verossimilhanças de 1 a 2 e 0,5 a 1:** altera pouco a probabilidade pós-teste e de forma raramente importante.

Consideremos o seguinte caso clínico: um médico interconsultor é chamado para avaliar uma senhora de 78 anos, no 10º dia pós-operatório de uma cirurgia abdominal e que nas últimas 24 horas evoluiu com taquipnéia progressiva. Ela refere desconforto torácico à inspiração profunda e, ao exame clínico, detectam-se estertores inspiratórios em base pulmonar direita. A imagem radiográfica revela derrame pleural discreto à direita e a gasometria arterial pO_2 de 70mmHg com saturação de O_2 de 92%. Eletrocardiograma sem alterações. Embora essa paciente estivesse realizando profilaxia para trombose venosa profunda, o médico responsável pela avaliação acredita que ela apresente um tromboembolismo pulmonar e, diante de tal suspeita, solicita um teste de mapeamento ventilação/perfusão. O mapeamento mostra o seguinte resultado: probabilidade intermediária para tromboembolismo pulmonar. Embora sem certezas quanto ao diagnóstico, o médico inicia anticoagulação plena da paciente. Mas, seria a anticoagulação a conduta mais correta nesse caso? É a mais conveniente? Ou há necessidade de investigação adicional, uma vez que a anticoagulação plena gera a possibilidade de efeitos colaterais importantes, suficientes para que se pese a sua utilização sem a devida certeza quanto ao diagnóstico? Com a dúvida, o médico inicia uma busca no MEDLINE até se deparar com o estudo publicado acerca do valor do mapeamento ventilação/perfusão no embolismo pulmonar agudo[52]. Segundo esse estudo, a possibilidade de tromboembolismo pulmonar em indivíduos com probabilidade intermediária é de 33%.

Como o médico interconsultor poderá utilizar esse dado? Consideremos a tabela 1.6. Ela representa todos os possíveis resultados obtidos pelo teste de mapeamento ventilação/perfusão e os compara com os resultados apresentados pelo teste padrão-ouro (angiografia pulmonar), que define ou não a presença da doença. Para cada resultado, é possível calcular os valores de sensibilidade, especificidade, valor preditivo positivo e valor preditivo negativo, assim como a razão de verossimilhança positiva e negativa.

Tabela 1.6 – Comparação dos resultados do mapeamento ventilação/perfusão com o resultado do padrão de referência e a razão de verossimilhanças para cada resultado do mapeamento.

Mapeamento V/Q	TEP presente	TEP ausente	Total	Razão de verossimilhanças
Alta probabilidade	102	14	116	18,3
Probabilidade intermediária	105	217	322	1,2
Baixa probabilidade	39	273	312	0,36
Normal	5	126	131	0,1
Total	251	630	881	

TEP = tromboembolismo pulmonar.

Quadro 1.2 – Os resultados do estudo de um teste diagnóstico são válidos?

Houve uma comparação cega e independente com uma referência padrão ("ouro")?
O teste diagnóstico foi avaliado em um espectro apropriado de pacientes tais como aqueles para os quais se destinaria na prática clínica?
O padrão-ouro foi aplicado independentemente do resultado do teste diagnóstico?
O teste (ou conjunto de testes) foi validado em um grupo independente de pacientes?
A metodologia do teste foi descrita com detalhes suficientes para permitir reprodução na prática clínica?

Assim, para a alta probabilidade, a razão de verossimilhança positiva calculada é de 18,3, atingindo-se tal valor por meio da razão entre a freqüência de indivíduos com alta probabilidade, dentre os com tromboembolismo, 102/251 = 0,406, e a freqüência de indivíduos com alta probabilidade, dentre os sem tromboembolismo, 14/630 = 0,022, ou seja, 0,406/0,022. O mesmo poderá ser feito para os demais resultados do mapeamento ventilação/perfusão, inclusive para a probabilidade intermediária. Utilizando-se o nomograma de Fagan, podemos determinar a probabilidade pós-teste a partir da probabilidade pré-teste. Assim, se considerarmos uma probabilidade pré-teste de 70% para essa senhora de 78 anos e, supondo-se que o mapeamento registre alta probabilidade (razão de verossimilhança de 18,3), alinhando os dados no nomograma, teremos uma probabilidade pós-teste de 97%. No caso de mapeamento com probabilidade intermediária, a probabilidade pós-teste será de 74%, e perante mapeamento normal, de 19%[51].

Com esses dados, o médico interconsultor poderá delinear de forma mais adequada a sua conduta, sobretudo se a eles atrelar informações adquiridas no tópico seguinte.

COMO LER UM ARTIGO SOBRE TESTE DIAGNÓSTICO?

OS RESULTADOS DO ESTUDO SÃO VÁLIDOS?

Diante de um artigo sobre um teste diagnóstico possivelmente útil, como se pode rápida e criticamente avaliar sua proximidade da verdade? Respostas a algumas questões simples (Quadro 1.2), encontradas comumente no resumo do artigo, permitem discorrer sobre esse aspecto. A padronização da leitura do artigo de teste diagnóstico por meio de respostas a questionamentos específicos facilita, ao clínico, a identificação de erros que inviabilizam a transferência dos resultados obtidos pelo estudo referentes ao novo teste para a prática clínica.

Validade consiste na capacidade de os dados medirem o que realmente pretendem medir, ou seja, os resultados de uma aferição que correspondem ao estado verdadeiro dos fenômenos que estão sendo medidos. A validação de observações clínicas que permitem aferição por meios físicos é mais fácil de ser realizada. Assim, pode-se determinar laboratorialmente o nível sérico de hemoglobina e compará-lo à constatação clínica de anemia. Já para as aferições clínicas como dor, dispnéia, fraqueza e medo não há padrão físico de validade, necessitando-se, para implementar a validade ou não de tais sintomas, de abordagens formais e estruturadas, por meio de questionários constituídos por perguntas delineadas para aferir fenômenos específicos (como sintomas, sentimentos, dentre outros), denominando-se de construtos o conjunto das perguntas. As respostas a tais perguntas são convertidas em números e agrupadas em "escalas".

A validação de aferições que não podem ser confirmadas diretamente a partir dos sentidos físicos pode ser feita por meio de algumas estratégias: 1. validade de conteúdo, grau em que um determinado método de aferição inclui todas as dimensões do construto que se pretende aferir e nada mais, ou seja, uma escala para dor teria validade se incluísse perguntas sobre dolorimento, ardência, queimação e pontadas, mas não sobre outros sintomas; 2. validade de construto, se os resultados de uma escala variam de acordo com outras aferições sobre o mesmo fenômeno, ou seja, o pesquisador pode mostrar que as respostas de uma escala de dor estão associadas a outras manifestações da intensidade da dor como incapacitação para realizar tarefas habituais, gemidos, sudorese; e 3. validade de critério, existente na medida em que as aferições predizem um fenômeno diretamente observável, comparando-se, por exemplo, as respostas a uma escala de dor com dores de intensidades previamente conhecidas.

Os principais pontos a serem considerados no processo de validação de um teste diagnóstico são:

Houve uma comparação cega e independente com uma referência padrão ("ouro")?

Na avaliação de um estudo concernente a um novo teste diagnóstico deve-se proceder à busca, no artigo, de referências pertinentes, primeiro, quanto ao fato de os pacientes participantes do estudo terem sido ou não submetidos tanto ao teste diagnóstico em validação quanto ao teste padrão-ouro e com o qual o teste a ser validado será comparado. Teste padrão-ouro ou *gold standard* é o melhor teste disponível no momento para a confirmação do diagnóstico de uma determinada doença (por exemplo, no caso do mapeamento pulmonar para o diagnóstico de tromboembolismo pulmonar, o teste padrão-ouro de comparação será a arteriografia pulmonar); segundo, se os resultados do teste eram conhecidos por aqueles que aplicavam e/ou interpretavam os resultados do outro teste. Isso não pode acontecer, pois o conhecimento de um dos resultados influencia na interpretação do outro.

Assim, na validação para o uso da dosagem sérica do antígeno prostático específico (PSA), no rastreamento do câncer de próstata, deve-se utilizar biópsia prostática como o teste padrão-ouro. Todos os indivíduos participantes do estudo deverão ser submetidos à dosagem do PSA e à biópsia prostática. Além disso, na interpretação dos resultados, o patologista responsável pelos laudos das biópsias prostáticas deve estar "cego" para os resultados obtidos com a dosagem do PSA[53].

Por sua vez, o "cegamento" previne vieses, preconceitos e informações de fontes outras que as do teste em estudo e que podem afetar o julgamento de sua validade. Assim, os vieses de consciência e inconsciência, determinantes da superinterpretação do padrão de referência quando o teste diagnóstico é positivo, e da subinterpretação do padrão de referência quando o teste é negativo, deixam de existir.

Há que se constar, ainda, a necessidade premente da utilização de teste padrão adequado para efeitos de comparação, já que, se inadequado, determina perda da validação diagnóstica do teste em estudo. Se o teste em investigação for mais sensível que o padrão, e esse for inexato, os pacientes identificados adicionalmente como tendo a doença poderão ser considerados como falso-positivos em relação ao teste padrão utilizado; por outro lado, se mais específico, pacientes adicionalmente detectados com resultados negativos poderão ser tidos como falso-negativos se comparados ao teste padrão. Entende-se, daí, o papel preponderante do uso de teste padrão-ouro, indicador fidedigno da presença ou não da doença.

Há, no entanto, muitas situações clínicas para as quais nenhum teste padrão-ouro existe e substitutos adequados não estão disponíveis (por exemplo, testes de provocação brônquica para asma; teste de esforço para capacidade funcional a exercícios em pacientes com doença cardíaca e pulmonar). Nesses casos, deve-se confiar na coerência. Para demonstrá-la, deve-se examinar a relação entre o novo teste e as medidas já existentes e avaliar se a nova tecnologia se relaciona a outras variáveis da forma esperada, ou seja, se mede realmente o que se propõe a mensurar.

O teste diagnóstico foi avaliado em um espectro apropriado de pacientes tais como aqueles para os quais se destinaria na prática clínica?

A validade do teste diagnóstico somente se justifica em estudos cuja população envolvida se aproxima da encontrada na prática clínica. Com isso, espera-se que o teste tenha sido aplicado a pacientes com apresentações clínicas as mais diversas possíveis, desde indivíduos com manifestações muito precoces, até mesmo duvidosas, àqueles com clínica óbvia para permitir o diagnóstico por si só. No estudo PIOPED[52], todos os pacientes com suspeita de tromboembolismo pulmonar, fosse essa alta, intermediária ou baixa, presentes nos centros que participaram do estudo, foram eleitos e recrutados, tornando, assim, a amostra compatível com a realidade diária.

Nos estudos de testes diagnósticos cujo espectro da doença (ou da não doença) na amostra difira do espectro encontrado na população para a qual o investigador deseja generalizar os resultados, define-se o viés de espectro. Assim, considerando estudo de concordância interobservador realizado entre radiologistas com respeito à leitura de radiografias de tórax como normal ou alteradas, a taxa de concordância será tanto maior quanto maior o número de radiografias positivas claramente alteradas e de radiografias negativas sem anormalidades suspeitas.

O padrão-ouro foi aplicado independentemente do resultado do teste diagnóstico?

Durante o processo de validação de um novo teste diagnóstico, procura-se aplicar o teste padrão-ouro a todos os pacientes participantes do estudo, independentemente dos resultados obtidos com o novo teste. No entanto, observa-se com freqüência o que se designa de viés de verificação, ou seja, realização do teste padrão-ouro para a confirmação diagnóstica de resultados positivos obtidos com o teste em validação e não aplicação do teste padrão-ouro quando o primeiro diagnóstico é negativo. Em estudo sobre o valor do PSA no rastreamento do câncer de próstata, no qual a biópsia de próstata foi realizada apenas em indivíduos com o valor do PSA acima do ponto de corte arbitrariamente determinado, identifica-se presença de tal vício, responsável pelo menosprezo do número de possíveis resultados falso-negativos[53]. Isso ocorre, sobretudo, se o teste padrão-ouro for invasivo ou implicar riscos para o indivíduo. Visando se sobrepor a esse obstáculo, muitos investigadores empregam uma referência padrão, constituída por períodos prolongados de seguimento do indivíduo com resultados negativos à investigação com o novo teste, para determinar que não se tenha a doença-alvo sem que se submeta aos riscos de possíveis efeitos colaterais atrelados ao teste padrão-ouro.

O teste (ou conjunto de testes) foi validado em um grupo independente de pacientes?

Perante situações clínicas nas quais o diagnóstico se configura a partir da conjunção de critérios clínicos, o melhor indicador de acurácia está na demonstração de níveis similares de acurácia quando o novo teste ou conjunto de testes é avaliado em uma segunda série independente de pacientes. Se o desempenho do teste nessa nova série for similar, reafirma-se sua acurácia. Caso contrário, deve-se buscá-la de formas diferentes. Se, no entanto, nenhum estudo adicional tiver sido feito, reservas devem ser mantidas quanto ao julgamento do novo teste.

A metodologia do teste foi descrita com detalhes suficientes para permitir reprodução na prática clínica?

Se um artigo de diagnóstico conclui pela introdução de um novo teste diagnóstico na prática médica, deve trazer informações suficientemente minuciosas para permitir a reprodução do teste em outros lugares. A ausência de tais dados prejudica toda e qualquer tentativa de viabilizar comercialmente o teste em questão.

Falha em responder a qualquer uma das cinco questões sugeridas anteriormente induz-nos a considerar improvável a transferência do novo teste diagnóstico para os consultórios médicos. Por outro lado, se as respostas preliminares se mostrarem plausíveis, deve-se avançar na avaliação do teste determinando-se a importância de seus resultados.

Essa evidência, quando válida, demonstra uma capacidade importante do teste de distinguir acuradamente pacientes que têm dos que não têm determinada doença?

Estabelecida a validade do teste diagnóstico, em respeito às considerações descritas, inicia-se uma busca ativa por informações contidas no artigo referentes ao novo teste proposto e que afirmem sua importância, justificando seu uso mediante indisponibilidade do teste padrão-ouro e os custos inerentes à sua introdução no mercado.

Precisão do teste

A acurácia do teste diagnóstico, ou seja, a freqüência com que ele acerta o resultado tanto para indivíduos com a doença quanto para aqueles sem a doença, serve-nos de instrumento na constatação do grau de importância do teste em estudo. Para tal, dispomos não apenas de conceitos antigos, como os de sensibilidade e especificidade, mas, também, de idéias renovadoras e poderosas imbuídas nas definições de probabilidades pré e pós-teste.

Antes, no entanto, de estabelecermos a acurácia do novo teste há que se estar certo quanto à sua precisão. Se dois clínicos se propõem a examinar um paciente com possível pneumonia e, para tal, procuram por estertores inspiratórios à ausculta pulmonar, a precisão está na concordância entre ambos quanto à presença ou não desse sinal. Suponhamos que os registros dos dois clínicos na busca de estertores inspiratórios à ausculta pulmonar, ao examinarem 100 pacientes de forma independente, tenham gerado a tabela 1.7.

Os dois clínicos concordam que 24 dos pacientes têm estertores inspiratórios e que 67 não apresentam esse sinal, ou seja, concordam em 91% dos pacientes examinados. Será esse grau de concordância suficiente ou poderia ser melhor? Deve-se reconhecer que algum grau de concordância ocorre por acaso. Qual seria esse grau dentre os 91% de concordância observada nesse exemplo? A resposta é obtida pelo somatório da concordância esperada para a célula *a* e para a célula *d* em relação ao número total de indivíduos examinados, conforme expli-

Tabela 1.7 – A precisão do exame clínico para estertores inspiratórios em amostra de dois observadores independentes.

		Exame do 1º clínico para estertores inspiratórios		
		Positivo	Negativo	
Exame do 2º clínico para estertores inspiratórios	Positivo	24 (esperados 8) a	4 b	28 a + b
	Negativo	c 5	d 67 (esperados 51)	c + d 72
		a + c 29	b + d 71	a + b + c + d 100

Concordância observada: (a + d)/(a + b + c + d) = (24 + 67)/100 = 91%.
Concordância esperada: para célula a: ([a + b] × [a + c])/(a + b + c + d) = (28 × 29)/100 = 8. Para célula d: ([c + d] × [b + d])/(a + b + c + d) = (72 × 71)/100 = 51. (esperado a + esperado d)/(a + b + c + d) = (8 + 51)/100 = 59%.
Concordância além do acaso (κ): (concordância observada – concordância esperada)/(100% – concordância esperada) = (91% – 59%)/(100% – 59%) = 0,78.
Níveis convencionais de κ: 0,0-0,2, quase nenhuma concordância; 0,2-0,4, discreta; 0,4-0,6, moderada; 0,6-0,8, substancial; 0,8-1,0, quase perfeito.

citado na tabela 1.2[12]. Assim, os dois clínicos concordarão em 59% das vezes apenas em decorrência do acaso, restando um potencial de concordância além do acaso de 41%, isto é, três quartos do potencial de concordância além do acaso (0,78) serão atingidos pelos dois clínicos. Essa medida de concordância, designada *kappa* (κ), obedece a um intervalo de –1 (quando a discordância é perfeita), passando pelo 0, até +1 (no qual a concordância é perfeita). Com isso, conforme os níveis de caracterização do coeficiente de correlação *kappa*, pode-se concluir que a concordância entre os dois clínicos foi substancial. É importante lembrar que em fenômenos biológicos um *kappa* acima de 0,60 é excelente[54].

Com a precisão determinada, introduziremos conceitos que identificam a acurácia de um teste diagnóstico.

Acurácia do teste

Os resultados do teste diagnóstico válido serão úteis para os meus pacientes?

Tendo-se encontrado uma revisão sistemática ou um registro individual válido sobre um teste diagnóstico e estabelecendo-se que sua acurácia é suficientemente alta, como integrar seus resultados com a probabilidade pré-teste inerente ao nosso paciente, aplicando-lhe, então, o teste? (Quadro 1.3).

Quadro 1.3 – Os resultados do teste diagnóstico válido serão úteis para os meus pacientes?

O teste diagnóstico é disponível, acurado e preciso?
Pode-se gerar uma estimativa clinicamente sensível da probabilidade pré-teste de nosso paciente?
A partir da experiência pessoal, estatísticas de prevalência, banco de dados ou estudos primários?
Os pacientes do estudo são similares aos nossos?
As probabilidades pós-teste afetarão nossa conduta e auxiliarão nossos pacientes?
Permitirão definir conduta por meio dos conceitos de limiar de teste e limiar de tratamento?
Nossos pacientes serão propícios para seu desempenho?
As conseqüências do teste permitirão aos nossos pacientes alcançar seus objetivos?

O teste diagnóstico é disponível, acurado e preciso?

Não se indicará na prática médica diária um teste indisponível; porém se o teste é acessível, há que se certificar que sua realização e sua interpretação se façam de forma competente e reprodutível, justificando-se suas conseqüências e os custos gerados. Além disso, testes diagnósticos comportam-se de forma diferente em subséries distintas de pacientes, determinando razões de verossimilhanças mais elevadas em estágios tardios da doença e razões menores em estágios iniciais ou precoces.

Pode-se gerar uma estimativa clinicamente sensível da probabilidade pré-teste de nosso paciente?

Para que se possa definir a probabilidade pré-teste cinco diferentes fontes de informação mostram-se vitais: 1. experiência clínica; 2. estatísticas de prevalência regionais ou nacionais; 3. banco de dados; 4. registro original acerca da validação do teste diagnóstico; e 5. estudos realizados especificamente para determinar as probabilidades pré-teste.

Primeiro, recordamos experiências clínicas com pacientes prévios que denotavam o mesmo quadro clínico, registrando rapidamente sua evolução e diagnóstico final em relação às probabilidades pré-teste. Esse processo de recuperação mnemônica freqüentemente é distorcido pela lembrança do último paciente, pelo caso mais dramático ou, ainda, pelo nosso medo de não identificar uma doença rara, mas potencialmente tratável. Em vista de tais fatos, exige-se muita cautela quando da utilização dessa fonte de informações, a menos que destinemos parte de nosso tempo a realizar um banco de dados próprio, com registros de todos os pacientes cujos casos clínicos tenhamos conduzido.

Podem-se utilizar dados estatísticos de prevalência regional ou nacional da doença-alvo na população geral ou amostras específicas dentro dessa população, constituindo-se essas informações em base para a identificação da probabilidade pré-teste.

Bancos de dados locais, regionais ou nacionais, com coleta de informações concernentes a pacientes com o mesmo problema clínico e o registro da freqüência de doenças diagnosticadas nesses pacientes poderão fornecer dados fundamentais para o estabelecimento da probabilidade pré-teste.

Podem-se extrapolar os dados de probabilidade pré-teste dos artigos originalmente associados à validação de um novo teste diagnóstico se o espectro de pacientes participantes for semelhante ao dos nossos pacientes.

Por fim, estudos específicos com documentação das probabilidades pré-teste de um determinado diagnóstico para pacientes com os mesmos sinais e sintomas demonstrados por nosso paciente constituem-se na melhor fonte de informação, já que com menor possibilidade de vieses, desde que submetidos a guias gerais como delineados no quadro 1.4.

Quadro 1.4 – Guias para avaliação crítica de registros sobre probabilidade pré-teste da doença.

A evidência sobre a probabilidade pré-teste é válida?
Os pacientes do estudo representaram o espectro completo dos pacientes vistos na prática médica?
O critério para cada diagnóstico final foi descrito e confiável?
O trabalho diagnóstico foi compreensivo e consistentemente aplicado?
Para pacientes inicialmente não diagnosticados o seguimento foi suficientemente longo e completo?
A evidência sobre a probabilidade pré-teste é importante?
Quais foram os diagnósticos e suas probabilidades?
Quão precisas foram essas estimativas da probabilidade da doença?

As probabilidades pós-teste afetarão nossas condutas e auxiliarão nossos pacientes?

Antes de se realizar um teste diagnóstico no paciente há que se reconhecer o potencial impacto desse teste. Os princípios críticos que ligam os benefícios e os riscos de testar quanto os de tratar são clareados pelos conceitos de limiares de teste e terapêutica. Assim, o risco de um teste diagnóstico deve ser pesado contra o risco de expor pacientes sem a doença a tratamentos desnecessários: pode ser apropriado utilizar um teste de alto risco para identificar pacientes sem a doença se com isso estaremos evitando uma terapia de alto risco. Se o risco de testar excede o risco de tratar tais pacientes, não se deve utilizar o teste mesmo que providencie perfeita informação diagnóstica. Nesses casos, todos os pacientes que se apresentam com probabilidade de doença acima do limiar terapêutico deverão ser tratados sem novos testes diagnósticos. Isso pode ser evidenciado quando, ao realizar determinado teste diagnóstico, obtém-se uma razão de verossimilhança elevada a ponto de gerar uma probabilidade pós-teste tão alta que ultrapassa o limiar de terapêutica. De forma similar, em pacientes com pequena probabilidade de ter a doença, o risco de testar deve ser pesado contra o benefício potencialmente não alcançado de se tratar aqueles poucos pacientes que podem realmente ter a doença. Se o risco de testar excede o benefício de tratar tais pacientes, não seria razoável realizar o teste. Assim, pacientes com probabilidades da doença abaixo do limiar de teste deverão ser considerados sem a doença, descartando-se a necessidade de testes adicionais para isso.

Por outro lado, se o risco de testar for inexistente, os limiares serão determinados pela informação que o teste poderia providenciar à luz da probabilidade da doença antes do teste. Quando a probabilidade da doença é muito elevada ou muito pequena, poderia não ser alterada suficientemente pelos resultados do teste para influenciar a decisão terapêutica: nesses casos, testar é supérfluo e somente adiciona riscos e gastos.

Voltemos ao médico interconsultor e seu dilema em manter ou não a anticoagulação plena na paciente com suspeita de tromboembolismo pulmonar. Para essa doença poderíamos determinar um limiar de teste de 10% e um limiar de terapêutica de 80%. Nessas condições, o mapeamento ventilação/perfusão irá alterar a conduta proposta para a paciente? Se essa paciente se apresenta ao mapeamento com alta probabilidade de tromboembolismo, sua probabilidade pós-teste, como já visto, será de 97%. Se o mapeamento resultar em probabilidade intermediária, a probabilidade pós-teste será de 74% e, se o mapeamento for normal, de 19%. Ora, no primeiro caso, ultrapassa-se o limiar de terapêutica proposto, devendo-se iniciar a terapêutica sem necessidade de novos exames. Por outro lado, tanto para probabilidade intermediária quanto para mapeamento normal, a conduta será de prosseguir na investigação, já que as probabilidades pós-teste se mantêm no intervalo entre o limiar de teste e o limiar de terapêutica. Portanto, nosso médico interconsultor terá que dar um passo atrás e rever sua conduta de anticoagular sua paciente.

Um teste diagnóstico somente deverá ser utilizado se de fato propiciar informações adicionais, responsáveis por mudanças no manuseio dos pacientes que lhes sejam claramente benéficas, ainda que determinem o término da investigação ou a não-introdução de terapêutica específica.

A discussão proposta viabiliza uma medicina não só mais científica, como também muito mais custo-efetiva. Sua realização no meio acadêmico preenche o vácuo representado pela inércia na implementação de novos conhecimentos, além de condizer com o momento socioeconômico atual, caracterizado pela necessidade premente do uso racional de dinheiro.

BIBLIOGRAFIA

LEITURA BÁSICA

1. Hulley SB et al. – Designing Clinical Research. 2nd ed, Philadelphia, Lippincott Williams & Wilkins, 2001.

2. Sackett DL et al. – Evidence-based Medicine – How to Practice and Teach EBM. 2nd ed; Edinburgh: Harcourt Publishers Limited, 2000.

3. Fletcher RH et al. – Clinical Epidmiology – The Essentials. Baltimore, Williams & Wilkins, 1996.

4. Jaeschke R, Guyatt GH, Sackett DL. The Evidence Based Medicine Working Group – How to use an article about a diagnosis test. JAMA 1995; 271:389.

5. Benseñor IM, Lotufo PA. Epidemiologia – Abordagem Prática. São Paulo: Sarvier, 2005.

REFERÊNCIAS BIBLIOGRÁFICAS

1. Hampton JR, Harrison MJG, Mitchell JRA et al. Relative contributions of history-taking, physical examination, and laboratory investigation to diagnosis and management of medical outpatients. BMJ 1975; 2:486. ▪ 2. Sandler G. The importance of the history in the medical clinic and the cost of unnecessary tests. Am Heart J 1980; 100:928. ▪ 3. Petersen M, Holbrook JH, De Von Hales et al. Contributions of the history, physical examination, and laboratory investigation in making medical diagnoses. West J Med 1992; 156:163. ▪ 4. Roshan R, Rao AP. A study of relative contributions of the history, physical examination and investigations in making medical diagnosis. JAPI 2000; 48:771. ▪ 5. Sackett DL. The science of the art of the clinical examination. JAMA 1992; 267:2650. ▪ 6. Simel DL, Rennie D. The clinical examination – an agenda to make it more rational. JAMA 1997; 277:572. ▪ 7. Sapira JD. Why perform a routine history and physical examination? South Med J 1989; 82:364. ▪ 8. Rich E, Crowson TW, Harris IB. The diagnostic value of the medical history – Perceptions of internal medicine physicians. Arch Intern Med 1987; 147:1957. ▪ 9. Bordage G. Where are the history and the physical? Can Med Assoc 1995; 152:1595. ▪ 10. Sackett DL, Haynes RB, Guyatt GH, Tugwell P. Clinical Epidemiology. A Basic Science for Clinical Medicine. 2nd ed., Boston: Little Brown, 1991. ▪ 11. Wessely S, Nimnuan C, Sharpe M. Functional somatic syndromes: One or many? Lancet 1999; 354:936. ▪ 12. Bordage G, Lemieux M. Semantic structures and diagnostic thinking of experts and novices. Acad Med 1991; 66:S70. ▪ 13. Bordage G. Elaborated knowledge: a key to succesful diagnostic thinking. Acad Med 1994; 69:863. ▪ 14. Kassirer JP. Diagnostic reasoning. Ann Intern Med 1989; 110:893. ▪ 15. Eddy DM, Clanton CH. The art of diagnosis: solving the clinicopathological exercise. N Engl J Med 1982; 306:1263. ▪ 16. Straus S, McAlister FA, Sackett DL, Jonathan JD, on Behalf of the CARE-COAD2 Group. Accuracy of history, wheezing, and forced expiratory time in the diagnosis of chronic obstructive pulmonary disease. J Gen Intern Med 2002; 17:684. ▪ 17. Deyo RA, RainvilleJ, Kent DL. The rational clinical examination. What can the history and physical examination tell us about low back pain? JAMA 1992; 208:760. ▪ 18. Grover AS, Barkun NA, Sackett DL. The rational clinical examination. Does this patient have splenomegaly? JAMA 1993; 270:2218. ▪ 19. Naylor CD. The rational clinical examination. Physical examination of the liver. JAMA 1994; 271:1859. ▪ 20. Cook D, Simel, DL. The rational clinical examination. Does this patient have abnormal venous pressure? JAMA 1996; 28:630. ▪ 21. Whited JD, Grichnik JM. The rational clinical examination. Does this patient have a mole or a melanoma? JAMA 1998; 279:696. ▪ 22. Akbar AP, Hemmelgarn BR, Guyatt GH, Simel DL. Is this patient having a myocardial infarction? JAMA 1998; 280:1526. ▪ 23. Lederle FA, Simel DL. The rational clinical examination. Does this patient have aortic aneurysm? JAMA 1999; 281:77. ▪ 24. McGee S, Abernethy WB, Simel DL. The rational clinical examination. Is this patient hypovolemic? JAMA 1999; 281:1022. ▪ 25. Choudhry NK, Etchells EE. The rational clinical examination. Does this patient have aortic regurgitation? JAMA 1999; 281:2231. ▪ 26. Attia J, Hatala R, Cook DJ, Wong JG. The rational clinical examination. Does this adult patient have acute meningitis? JAMA 1999; 282:175. ▪ 27. Barton MB, Harris R, Fletcher SW. The rational clinical examination. Does this patient have breast cancer? The screening clinical breast examination: should it be done? How? JAMA 1999; 282:1280. ▪ 28. D'Arcy CA, McGee S. The rational clinical examination. Does this patient have carpal tunnel syndrome? JAMA 2000; 283:3110. ▪ 29. Myers KA, Farquhar DRE. The rational clinical examination. Does this patient have clubbing? JAMA 2001; 286:341. ▪ 30. Solomon DH, Simel DL, Mates DW, Katz JN, Schaffer JL. The rational clinical examination. Does this patient have a torn meniscus or ligament of the knee. Value of the physical examination. JAMA 2001; 286:1610. ▪ 31. Buzzell KA, Boller MW. Relation of medical history and physical examination to the diagnosis of foot disorders. Journal AOA 1969; 69:388. ▪ 32. Criqui MH, Fronek A, Melville RK et al. The sensitivity, specificity, and predictive value of traditional clinical evaluation of peripheral arterial disease: results from noninvasive testing in a defined population. Circulation 1985; 71:516. ▪ 33. Sox HC, Hickam DH, Marton KI et al. Using the patients history to estimate the probability of coronary artery disease: a comparison of primary care and referral practices. Am J Med 1990; 89:7. ▪ 34. Heckerling PS, Wiener SL, Wolfkiel CJ et al. Accuracy and reproducibility of precordial percussion and palpation for detecting increased left ventricular end-diastolic volume and mass – a comparison of physical findings and ultrafast computed tomography of the heart. JAMA 1993; 270:1943. ▪ 35. Smith BW, Green GA. Acute knee injuries: part I. History and physical

examination. Am Fam Physician 1995; 51:615. ▪ 36. Cuomo F. The value of the history and physical for shoulder pain. West J Med 1995; 163:389. ▪ 37. Davis-Joseph B, Tiefer L, Melman A. Accuracy of the initial history and physical examination to stablish the etiology of erectile dysfunction. Urology 1995; 45:498. ▪ 38. Cleland JGF, Habib F. Assessment and diagnosis of heart failure. J Intern Med 1996; 239:317. ▪ 39. Drager LF, Abe J, Martins MA et al. Impact of clinical experience on quantification of clinical signs at physical examination. J Intern Med 2003; 253:1. ▪ 40. Benseñor IM, Atta JA, Martins MA. Semiologia Clínica. São Paulo: Sarvier, 2002. ▪ 41. Medeiros MMCM, Ferraz MB. A importância da medicina baseada em evidências na prática médica. Bras Reumatol 1998; 38:90. ▪ 42. Joint National Committee on Detection, Evaluation, and Treatment of High Blood Pressure (JNC-VI). The Sixth Report of the Joint National Committee on Prevention, Detection, Evaluation, and Treatment of High Blood Pressure. Arch Intern Med 1997; 157:2413. ▪ 43. Joint National Committee on Detection, Evaluation, and Treatment of High Blood Pressure (JNC-VII). The Seventh Report of the Joint National Committee on Prevention, Detection, Evaluation, and Treatment of High Blood Pressure. JAMA 2003; 289:2560. ▪ 44. Levin BE. The clinical significance of spontaneous pulsations of the retinal vein. Arch Neurol 1978; 35:37. ▪ 45. Williams JWR, Simmel DL. The rational clinical examination. Does this patient have ascites? How to divine fluid in the abdomen. JAMA 1992; 267:2645. ▪ 46. Deyo RA, Rainville J, Kent DL. What can the history and physical examination tell us about low back pain? JAMA 1992; 268:760. ▪ 47. Grover SA, Barkun, Sackett DL. Does this patient has splenomegaly? JAMA 1992; 270:2218. ▪ 48. Beresford TP. Screening for alcohol abuse using the CAGE questionnaire. Am J Med 1987; 82:231. ▪ 49. Helfand M, Redfern CC. Clinical guideline: Part 2. Screening for thyroid disease: an update. American College of Physicians. Ann Intern Med. 1998; 129:144. ▪ 50. Hanrahan EJ, Madupu G. Epidemiology and Biostatistics. East Norwalk: Appleton & Lange, 1994. ▪ 51. Guyatt GH, Oxman AD, Ali M et al. Laboratory diagnosis of iron-deficiency anemia: an overview. J Gen Intern 1992; 7:145. ▪ 52. The PIOPED Investigators. Value of the Ventilation/Perfusion Scan in Acute Pulmonary Embolism. Results of the Prospective Investigation of Pulmonary Embolism Diagnosis (PIOPED). JAMA 1990; 263:2753. ▪ 53. Catalona WJ et al. Measurement of prostate-specific antigen in serum as a screening test for prostate cancer. N Engl J Med 1991; 324:1156. ▪ 54. Guarino JR, Guarino JC. Auscultatory percussion: a simple method to detect pleural effusion. Gen Intern Med 1994; 9:71.

2. EPIDEMIOLOGIA DAS DOENÇAS CRÔNICAS E DOS SINTOMAS

Isabela M. Benseñor

Durante os últimos 50 anos, o Brasil passou por grandes mudanças demográficas e epidemiológicas com grandes conseqüências para a saúde da população. O número de habitantes de 90 milhões em 1970 passou para 170 milhões em 2000, devendo alcançar aproximadamente 130 milhões em 2030. A taxa de urbanização de 30% em 1940 atingiu 83% em 2000. A taxa de natalidade alterou-se de forma drástica: decresceu de 6 (nos anos 60) para 2,16 em 2000. A população brasileira envelheceu e os idosos, em torno de 10 milhões em 2000, deverão ser mais de 21 milhões em 2025. Portanto, o número de idosos dobrará no primeiro quarto do século XXI, como mostrado na tabela 1.8 (1,2, site do IBGE www.ibge.gov.br). As figuras 1.4 a 1.6 mostram, respectivamente, a pirâmide populacional para todo o Brasil em três momentos diferentes (1980, 1991 e 2000), para Estados de São Paulo e do Piauí. (Fig. 1.4). Observa-se que o Brasil, na década de 1980, ainda apresentava uma base larga mostrando uma grande população jovem. A base já se estreita na década de 1990 e fica claramente diminuída na pirâmide de 2000, mostrando também um aumento da população idosa.

Analisando-se por Estado, vemos, em São Paulo (Fig. 1.5), um grande estreitamento da base que também acontece na pirâmide de um estado mais pobre como o Piauí. (Fig. 1.6). A explicação para isso é uma queda da fecundidade e da natalidade associada a um aumento da expectativa de vida. A figura 1.7 mostra a queda da taxa de fecundidade no Brasil comparada à da Inglaterra.

TRANSIÇÃO EPIDEMIOLÓGICA

A transição demográfica levou a uma alteração importante do perfil epidemiológico no Brasil. A mortalidade infantil declinou 4% ao ano durante a última década e a incidência de doenças tropicais como a doença de Chagas e a esquistossomose caiu a níveis muito pequenos. A incidência de aids vem permanecendo estável desde 1996 no platô de 14 casos por 100.000 habitantes. As doenças cardiovasculares são responsáveis por aproximadamente 40% de todas as mortes não-violentas. À exceção do câncer de pele (basocelular e espinocelular, mas excluindo mieloma), os tipos de neoplasias mais comuns são o câncer de mama na mulher e o câncer de

Tabela 1.8 – Previsão do número de habitantes do Brasil até 2035 separados por faixa etária.

Faixa etária Previsão por períodos de 5 anos	0-15 Número (em milhões)	%	15-65 Número (em milhões)	%	65 + Número (em milhões)	%	Total Número (em milhões)
2000	50,3	29,6	109,6	64,5	9,9	5,8	169,9
2005	46,2	26,1	120,5	68,0	10,6	6,0	177,3
2010	45,2	24,3	128,6	69,1	12,3	6,6	186,1
2015	44,4	22,9	135,1	69,6	14,5	7,5	194,0
2020	43,1	21,5	139,8	69,7	17,6	8,8	200,5
2025	41,5	20,2	142,8	69,5	21,2	10,3	205,5
2030	40,2	19,2	143,5	68,6	25,5	12,2	209,2
2035	39,2	18,6	142,9	67,6	29,2	13,8	211,3
2040	38,2	18,0	141,5	66,8	32,2	15,2	211,9
2045	37,0	17,6	138,4	65,7	35,4	16,8	210,8
2050	35,9	17,2	134,3	64,4	38,3	18,4	208,5

Sources: Brazilian National Census, Moreira e de Mello, 2000, p 38.

PREVENÇÃO DE DOENÇAS E ESTILO DE VIDA

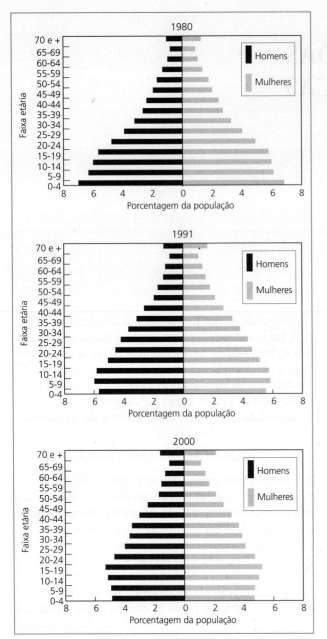

Figura 1.4 – Distribuição etária do Brasil de acordo com o Censo Populacional de 2000. Fonte: IBGE (1980, 1991, 2000).

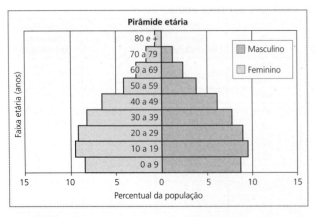

Figura 1.5 – Distribuição etária do Estado de São Paulo de acordo com o Censo Populacional de 2000.

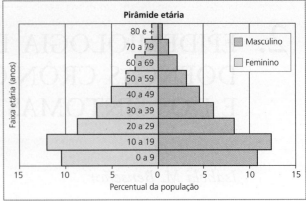

Figura 1.6 – Distribuição etária do Estado do Piauí de acordo com o Censo Populacional de 2000.

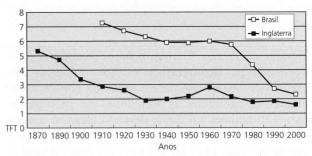

Figura 1.7 – Taxa de fecundidade total (TFT) do Brasil e Inglaterra: vários anos. Fonte: 1970/1990 – Carvalho e Wong (1999); 2000 – CEDEPLAR (1999) e United Kingdom National Statistics (2002).

pulmão no homem. Houve um aumento muito grande das mortes por causa violenta nas últimas duas décadas, principalmente nas áreas metropolitanas (Ministério da Saúde, Brasil, 2003 http://www.datasus.gov.br).

Em relação às doenças cardiovasculares, a doença reumática cardíaca, que era a causa mais importante de morte por doença cardiovascular após a Segunda Guerra Mundial, praticamente desapareceu, sendo substituída em importância pela doença isquêmica coronária e pela doença cerebrovascular. A doença cerebrovascular predominou sobre a isquêmica coronária até o meio dos anos 90. Atualmente, a incidência de doença isquêmica coronária é mais elevada que a de doença cerebrovascular, o que dá ao Brasil um perfil muito semelhante ao de países desenvolvidos. Entretanto, no Brasil, a morte por doença cardíaca (isquêmica ou cerebrovascular) acontece em uma faixa etária muito mais jovem, em indivíduos economicamente ativos, levando a um ônus econômico e social muito elevado[3].

A doença isquêmica e a doença cerebrovascular alcançaram seu ponto máximo nos anos 80 e, a partir de então, vem declinando a uma velocidade de 1% ao ano. Entretanto, taxas elevadas continuam sendo observadas nos homens e principalmente nas mulheres quando comparadas a outros países. A relação homem/mulher para doença isquêmica coronária (DIC) é em torno de 2,4 para a maioria dos países ocidentais, mas no Brasil é de

1,7. Esse aumento da mortalidade feminina ainda permanece pouco explicado e, na sua maioria, consiste em mortes por acidente vascular cerebral em mulheres de meia idade pertencentes ao estrato econômico de baixa renda[4]. Uma possível explicação para a elevada mortalidade em mulheres poderia ser o novo perfil de inserção da mulher no mercado de trabalho de 35,5% em 1990 para 41,9% em 2000 (http://www.dieese.org.br).

Essas mudanças socioeconômicas podem levar a um aumento da carga de trabalho, e isso associado a um suporte social inadequado e à presença de aumento nos fatores de risco para doenças cardiovasculares (obesidade, sedentarismo, hipertensão arterial e diabetes) levaria a um aumento da mortalidade. A tabela 1.9 lista as principais causas de mortalidade por doenças crônicas no Brasil, em 1998, de acordo com o gênero.

Tabela 1.9 – Principais causas de mortalidade por doenças crônicas no Brasil, 1996.

Causas*	Mortalidade proporcional** (%) Total	Gênero masc.	Gênero fem.
Todas as doenças cardiovasculares	32,3	28,8	37,5
Cerebrovascular	10,5	9,1	12,5
Coronária	9,5	9,3	9,9
Insuficiência cardíaca	8,1	6,9	9,8
Cânceres	13,4	12,3	15,0
Pulmão	1,6	2,0	1,1
Aerodigestório superior***	1,5	2,0	0,7
Estômago	1,4	1,5	1,1
Cólon e reto	0,8	0,9	1,1
Mama	—	—	2,2
Próstata	—	1,3	—
Todas as doenças respiratórias	11,5	10,9	12,3
Bronquite e enfisema	4,1	4,1	4,0
Todas as doenças digestórias	5,1	5,6	4,3
Cirroses		3,1	1,4
Diabetes mellitus	3,4	2,4	4,9

Fonte: Datasus, Ministério da Saúde, Rio de Janeiro, RJ, 1998.
* De acordo com a Classificação Internacional de Doenças (10ª revisão).
** Mortalidade proporcional foi obtida dividindo o número de mortes de cada categoria pelo número total de mortes para todas as idades, excluindo as mortes classificadas como "sinais e sintomas mal definidos".
*** Neoplasias do lábio, língua, boca, nariz, faringe, laringe e esôfago.

Entre 1975 e 1996, a prevalência de obesidade aumentou de 2,4 para 6,9% nos homens e para 7% nas mulheres com um comportamento diferenciado de acordo com o gênero e o estrato socioeconômico. Entre 1975 e 1989, houve um aumento acentuado na prevalência de obesidade em todos os grupos populacionais, à exceção de homens que viviam na área rural. De 1989 a 1997, a prevalência de obesidade continuou aumentando mais em homens que em mulheres, mais nas áreas rurais que nos estratos urbanos e mais entre as famílias pobres que entre as famílias ricas[5]. Como em outros países, é complicado definir qual aspecto da cadeia causal, dieta ou diminuição da atividade física, está mais particularmente envolvido nesse processo. Nas últimas quatro décadas, houve alteração da dieta brasileira com aumento do consumo calórico, redução significativa da ingestão de cereais, feijão, raízes e tubérculos, substituição da gordura sólida (banha) e da manteiga por óleo vegetal e margarina e aumento do consumo de ovos, leite integral e laticínios. A tabela 1.10 mostra a prevalência de vários fatores de risco para doenças crônicas no Brasil, e a tabela 1.11, a hospitalização motivada por doenças crônicas de acordo com o Sistema Único de Saúde (de abril de 1998 a março de 1999).

Tabela 1.10 – Fatores de risco para doenças crônicas no Brasil.

Fator de risco	Prevalência	Referência
Pesquisas nacionais		
Obesidade*, PPV, 1996-7	9,8	(1)
Sedentarismo**, PPV, 1996-7	80,8	(1)
Tabagismo, INCA, 1989	32,9	(2)
Diabetes, 1986-88, 30-69 anos	7,6	(3)
Pesquisas regionais (cidade, ano e faixa etária)		
Hipertensão•		
Porto Alegre, 1986-7, 15-64 anos	15,0	(4)
São Paulo, 1986-7, 15-59 anos	11,6	(5)
Rio de Janeiro, 1992, 20 anos ou mais	24,9	(6)
Alcoolismo		
Porto Alegre, 1986-7, 15-64 anos	7,0	(4)
São Paulo, 1986, 15-59 anos	7,7	(5)
Colesterol••		
Porto Alegre, 1986-7, 20-74 anos	15	(7)
São José do Rio Preto, 1986, 30 anos ou mais	16	(8)

* Índice de massa corpórea > 30kg/m².
** Atividade física no lazer no mínimo três vezes por semana.
• Pressão arterial sistólica ≥ 160mmHg ou pressão arterial diastólica ≥ 95mmHg ou uso de medicamentos anti-hipertensivos.
•• Colesterol sérico > 240mg/dl.
(1) Instituto Brasileiro de Geografia e Estatística, Pesquisa de Padrão de Vida. Rio de Janeiro, 1998.
(2) Instituto Nacional do Câncer, Controle de tabagismo: um desafio. Rio de Janeiro, 1992.
(3) Malerbi DA, Franco LJ. *Diabetes Care* **15**:1509-1516, 1992.
(4) Duncan BB et al. *Rev Saúde Pública* **27**:43-48, 1993.
(5) Rego RA et al. *Rev Saúde Pública* **24**:277-285, 1990.
(6) Bloch KV. *Arq Bras Cardiol* **62**:17-22, 1994.
(7) Duncan BB et al. *Arq Bras Cardiol* **51**:385-390, 1988.
(8) Nicolau JC et al. *Arq Bras Cardiol* **59**:433-440, 1992.

Tabela 1.11 – Hospitalização motivada por doenças crônicas de acordo com o Sistema Único de Saúde (de abril/98 a março/99).

Causas*	Hospitalização** (%) Total	Gênero masc.	Gênero fem.
Todas as respiratórias	22,8	23,1	22,3
Asma	4,4	4,0	4,7
Bronquite e enfisema	3,2	3,4	3,0
Todas as cardiovasculares	12,8	12,2	13,7
Insuficiência cardíaca	4,7	4,5	4,8
Coronária	1,4	1,6	1,2
Cerebrovascular	2,5	2,5	2,4
Todas as gastrintestinais	11,0	11,6	10,4
Litíase biliar	2,0	0,6	2,6
Úlcera péptica	1,6	1,3	1,5
Cirrose	0,5	0,9	0,3
Cânceres	4,0	2,8	5,2
Colo uterino	0,3	—	0,5
Mama	0,2	—	0,5
Todas as endócrinas	3,4	3,1	3,8
Diabetes mellitus	1,3	1,0	1,5
Número por milhão	8,7	4,4	4,3

Fonte: Datasus, Ministério da Saúde, Rio de Janeiro, RJ, 1998.
* De acordo com a Classificação Internacional de Doenças (10ª revisão), exceto partos e complicações da gravidez.
** Base: total de hospitalização no País.

Essas mudanças levaram a uma queda da ingestão de carboidratos e a um aumento do consumo de gorduras[6]. No Brasil, dados esparsos sobre atividade física sugerem que menos de 4% de homens e mulheres relatam atividade física pesada relacionada ao trabalho e que 80% das mulheres relatam nunca ter praticado nenhum tipo de atividade física[7].

Novos aspectos provenientes de estudos populacionais, em relação à doença mental comum (depressão e ansiedade), mostram que em torno de 15% da população apresenta algum tipo de transtorno em alguma fase da vida[8]. A prevalência da doença mental comum é mais freqüente nas mulheres e no estrato econômico menos favorecido.

Em relação ao câncer, entre os homens no Brasil, predomina o de pulmão, seguido pelo de próstata e o de estômago. Nas mulheres, o mais freqüente é o câncer de mama, seguido pelo de colo uterino e o de cólon e reto. A tabela 1.12 mostra a distribuição de casos novos de câncer no Brasil, exetuando-se os cutâneos.

Tabela 1.12 – Novos casos de câncer no Brasil, exceto os cutâneos, 1998.

Localização primária	Incidência
	Números dos casos e freqüência relativa
Homens	
Total	127.500
Pulmão	14.800 (11,6%)
Próstata	14.500 (11,4%)
Estômago	13.600 (10,7%)
Cólon e reto	9.200 (7,2%)
Esôfago	5.300 (4,2%)
Mulheres	
Total	134.400
Mama	31.200 (23,2%)
Colo uterino	22.650 (16,9%)
Cólon e reto	9.850 (7,3%)
Estômago	6.750 (5,0%)
Corpo e útero	5.450 (4,1%)
Pulmão	4.800 (3,6%)

Fonte: Instituto Nacional do Câncer, Ministério da Saúde, Rio de Janeiro, 1998.
* O número de casos incidentes foi baseado em três bancos de dados: registro de câncer, subsistema de mortalidade e censo demográfico de 1991.

ATENDIMENTO AMBULATORIAL NO MUNDO

A morbidade ambulatorial pode ser dividida em dois grandes grupos: as queixas sintomáticas e as doenças crônicas.

SINTOMAS

Dados de literatura mostram elevada prevalência da doença mental comum que pode ser caracterizada pela presença de sintomas depressivos e ansiosos convivendo no mesmo indivíduo. Grande parte da morbidade ambulatorial é determinada por esses pacientes que procuram o serviço por queixas somáticas muitas vezes mascarando um quadro depressivo e ansioso. O não-diagnóstico do transtorno psiquiátrico associado acarreta um número exagerado de procura do serviço que permanecerá elevado até que o diagnóstico seja realizado. O treinamento do profissional que atende na rede de atenção básica para o diagnóstico da doença mental comum é fundamental para que se corrija esse problema.

Estudos ingleses mostram que, apesar de as condições de saúde terem melhorado nas últimas décadas, o número de pacientes jovens com queixas somáticas está aumentando progressivamente. Alguns estudos sugerem um efeito da mídia ou das condições ligadas à vida urbana como possíveis desencadeantes desse processo[9].

Estudo de seguimento de três anos em pacientes com sintomas médicos não explicados mostrou que, dos 48 pacientes acompanhados, 69% deles apresentavam pelo menos um diagnóstico psiquiátrico. Todos evoluíram com elevada freqüência de procura de serviços e grande comprometimento funcional[10].

Em dois ambulatórios ingleses, a freqüência de portadores de sintomas médicos não explicados foi de 52%. A presença desses sintomas se associava a gênero feminino, a idades mais jovens e a estar empregado. O diagnóstico psiquiátrico não se associava com sintomas médicos inexplicados, a não ser em pacientes com múltiplos sintomas. Os pacientes com sintomas inexplicados tinham um comprometimento funcional menor, optavam mais por tratamento alternativo e atribuíam o sintoma a uma causa física[11].

DOENÇAS CRÔNICAS

O envelhecimento da população teve como conseqüência o aumento da demanda de tratamento para doenças crônicas. Em vários países, o aumento da prevalência de obesidade teve como conseqüência o aumento da prevalência de diabetes e hipertensão arterial. Outras doenças crônicas com grande demanda ambulatorial são: osteoartrose, doença pulmonar obstrutiva crônica, asma brônquica, *angina pectoris*, insuficiência cardíaca e outras doenças reumatológicas[12].

O quadro 1.5 lista as principais causas de procura por médico generalista nos Estados Unidos (incluindo o especialista em medicina interna e o médico de família) nas duas últimas décadas.

ATENDIMENTO AMBULATORIAL NO BRASIL

Há poucos dados disponíveis sobre morbidade ambulatorial. A maior parte dos dados disponíveis refere-se ao número total de consultas atendidas em cada município e entre os seus distritos divididas em consultas de urgência, primeiras consultas e consultas subseqüentes.

A tabela 1.13 apresenta dados do Distrito de Saúde do Butantã na cidade de São Paulo, com população total de 380.000 habitantes. Esses e outros dados estão disponíveis em sites das prefeituras dos municípios.

Em estudo transversal realizado no Rio Grande do Sul, com 1.260 indivíduos com 15 anos ou mais de ambos os gêneros, avaliaram-se os fatores que levavam as pessoas a procurar um médico. Os fatores associados à procura de consulta médica nos últimos dois meses foram: mulheres que haviam passado por algum evento estressante, ter um seguro saúde e fazer tratamento regular com um médico determinado. Houve também uma

Quadro 1.5 – Principais causas de procura ambulatorial (número e %) por grupos diagnósticos em população americana adulta nos Estados Unidos, 2001.

Diagnóstico primário de acordo com a CID-9	Número de visitas (milhões)	%
Todas as causas*	83.715.000	100
Infecções no trato respiratório alto, excluindo faringite (460-461, 463-466)	3.297.000	3,9
Hipertensão arterial sistêmica (401)	3.205.000	3,8
Diabetes mellitus (250)	2.582.000	3,1
Neoplasias malignas (140-208, 230-234)	2.356.000	2,8
Gravidez normal (V22)	2.260.000	2,7
Artropatias e doenças associadas (710-719)	1.545.000	1,8
Doenças da coluna vertebral (720-724)	1.539.000	1,8
Psicose, excluindo depressão maior (290-295, 296-296,1, 296,4-299)	1.330.000	1,6
Asma (493)	1.286.000	1,5
Sinusite crônica (473)	1.257.000	1,5
Danos potenciais à saúde pessoais ou familiares (V10-V19)	1.220.000	1,5
Doenças reumatológicas (excluindo as da coluna vertebral) (725-729)	1.183.000	1,4
Exame clínico geral (V70)	1.170.000	1,4
Depressão maior (296,2-296,3)	1.097.000	1,3
Neoplasias benignas (210-229, 235-239)	1.054.000	1,3
Faringite aguda (462)	1.003.000	1,2
Doença cardíaca (excluindo doenças isquêmicas do coração) (391-392, 393-398, 402, 404, 415-416, 420-429)	994.000	1,2
Rinite alérgica (477)	981.000	1,2
Todos os diagnósticos restantes*	49.618.000	59,3

* Para todas as causas e todos os diagnósticos restantes estão incluídas as consultas em Pediatria.

correlação entre um conceito ruim do indivíduo sobre a sua própria saúde com uma maior procura pelo médico ou pelo serviço. Entre os indivíduos com doenças crônicas, aqueles que faziam parte dos estratos sociais menos favorecidos apresentavam redução de 62% na probalidade de passar em consulta médica comparados aos indivíduos dos estratos sociais mais favorecidos[13].

Em pesquisa realizada pela Secretaria Municipal da Saúde de Maringá, 7.813 pacientes foram avaliados em outubro de 1991, com o objetivo de verificar se a informação colhida poderia ser utilizada na formulação de indicadores de qualidade do atendimento. Os resultados mostraram que 49,7% dos prontuários não continham nenhum tipo de informação sobre a hipótese diagnóstica e em 14,8% as hipóteses eram ilegíveis. A cobertura de pré-natal era de somente 37%. Somente 70% das crianças com menos de um ano residentes na área foram atendidas durante um mês. Os pacientes que foram atendidos apresentavam história anterior de três consultas médicas realizadas durante o ano precedente, sendo 4,3% deles encaminhados a outros serviços. Os registros nos prontuários eram precários tanto para serem utilizados como fonte de dados para uso das unidades quanto para fontes externas[14].

Em relação à aderência ao tratamento das doenças crônicas, dados da Bahia mostram que somente 30,5% dos hipertensos aderem ao tratamento e não faltam às consultas, 11% aderem ao tratamento, 37% não faltam às consultas e 21,5% não aderem ao tratamento e nem vão às consultas[15].

Tabela 1.13 – Atendimento em consultas de urgência e ambulatoriais (primeira consulta e consultas subseqüentes) em 2003 no Distrito de Saúde Escola do Butantã.

	Urgência/Emergência	Primeira consulta	Consultas Subseqüentes	Total
TOTAL	40.721	101.648	230.874	373.243
Subprefeitura do Butantã	40.721	101.648	230.874	373.243
2076926 Hospital Universitário	13.371	24.264	9.778	47.413
2787512 UBS Jardim Jaqueline	–	1.442	25.566	27.008
2788217 UBS PAULO VI	–	8.963	17.929	26.892
2789256 UBS Vila Sônia	–	8.075	17.123	25.198
2027100 PS Municipal Bandeirantes – Caetano Vila Netto	24.915	–	–	24.915
2787326 UBS Jardim Abril	–	5.866	18.758	24.624
2787784 UBS Jardim São Jorge	–	2.668	21.525	24.193
2788004 UBS José Marcílio Malta Cardoso	–	8.326	14.899	23.225
2786826 UBS Butantã – Samuel Barnsley Pessoa	604	7.887	13.247	21.738
2788764 UBS Vila Borges	–	9.227	11.669	20.896
2787210 UBS Jardim Boa Vista	1.671	2.215	16.034	19.920
2788810 UBS Vila Dalva – Guilherme Henrique P. Coelho	–	3.510	15.824	19.334
2788470 UBS Real Parque – Paulo Mangabeira-Albernaz	–	3.573	13.760	17.333
2786877 UBS Caxingui – Nanci Abranches	–	4.986	10.212	15.198
2788500 UBS Rio Pequeno – Paulo de Barros Franca	–	4.221	10.915	15.136
2091348 CS SES Samuel B. Pessoa	–	3.849	7.830	11.679
2786699 SAE DST/AIDS Butantã	–	1.064	3.616	4.680
2075717 Hospital Municipal Jardim Sarah – Mário Degni	160	649	1.508	2.317
2071371 Hospital SES Infantil Darcy Vargas	–	860	178	1.038
2027240 AMB ESP Jardim Peri Peri	–	3	503	506

USB = Unidade Básica de Saúde; SES = Secretaria de Estado da Saúde; CS = Centro de Saúde; SAE = Serviço de Atendimento Estadual.

Em relação à morbidade, dados da prefeitura do Município de São Paulo mostram que, na faixa etária de 20 a 49 anos para as mulheres, as principais causas de procura pelo atendimento em ordem de freqüência foram: consulta de pré-natal, queixas genituninárias não associadas à gravidez (alterações menstruais, consulta ginecológica de rotina, anticoncepção), hipertensão arterial sistêmica, transtornos psiquiátricos (ansiedade, depressão), *diabetes mellitus*, dispepsia, anemias, infecções de vias aéreas superiores, micoses, obesidade, doenças da tireóide, doença pulmonar obstrutiva crônica e asma, cefaléias, transtornos da refração e da acomodação e epilepsia.

Na faixa etária de 20 a 49 anos para os homens, as principais causas de procura pelo atendimento em ordem de freqüência foram: hipertensão arterial sistêmica, esquizofrenia e outros transtornos delirantes, *diabetes mellitus*, dispepsia, infecções de vias aéreas superiores, tuberculose, transtornos psiquiátricos (depressão e ansiedade), epilepsia, obesidade, doença pulmonar obstrutiva crônica, traumatismos e transtornos relacionados ao álcool.

Excetuando-se as doenças e os sintomas específicos do gênero feminino, as causas de procura são bastante semelhantes. Entretanto, em termos numéricos, a demanda do gênero feminino foi 10 vezes maior que a do masculino.

Na faixa etária de 50 a 59 anos, as causas de procura para ambos os gêneros foram: hipertensão arterial sistêmica, *diabetes mellitus*, menopausa, rastreamento de doenças, transtornos psiquiátricos (ansiedade, depressão), obesidade e alterações endócrinas, dispepsia, transtornos do aparelho geniturinário, esquizofrenia e outros transtornos delirantes e epilepsia.

Na faixa etária acima de 60 anos, as causas de procura por ambos os gêneros foram: hipertensão arterial sistêmica, *diabetes mellitus*, rastreamento de doenças cardíacas, dispepsia, doenças do aparelho geniturinário, infecções de vias aéreas superiores e artrite reumatóide. Nessa faixa etária, hipertensão e diabetes são responsáveis por mais de 50% do atendimento (dados não publicados).

DADOS DO AMBULATÓRIO GERAL E DIDÁTICO

O Ambulatório Geral e Didático (AGD) atende os pacientes que procuraram o Pronto-Socorro do Hospital das Clínicas, mas que, não sendo casos graves, são encaminhados ao pronto atendimento, sendo examinados no mesmo dia. Embora o AGD esteja instalado dentro de um hospital terciário, 80% dos casos atendidos correspondem a casos de atenção básica e os restantes 20% são casos mais graves compatíveis com o atendimento em ambulatório de especialidades. Em ordem de freqüência, as queixas mais comuns de procura do AGD são: sintomas respiratórios, dispepsia, cefaléia, hipertensão arterial sistêmica, dor torácica, *diabetes mellitus*, insuficiência cardíaca congestiva e outros quadros dolorosos. Em aproximadamente 50% dos pacientes que procuram o serviço, é diagnosticado algum tipo de transtorno psiquiátrico, sendo o mais freqüente a depressão, seguida pela ansiedade e pela síndrome do pânico.

Além dos diagnósticos psiquiátricos, são atendidos no AGD casos de síndromes funcionais somáticas, as quais são diagnosticadas em cima de critérios baseados em sintomas sem nenhum teste padrão-ouro para que se faça o diagnóstico. Freqüentemente, os critérios para definição das síndromes são superponíveis, mais freqüentes em mulheres e muitas delas melhoram com doses baixas de antidepressivos. Alguns autores discutem se não haveria um fundo comum em todas as síndromes funcionais somáticas, sendo o paciente rotulado em função do sintoma que predominar. As mais comuns na prática médica clínica são dispepsia funcional não-ulcerosa, síndrome do intestino irritável, síndrome pré-menstrual, fibromialgia, dor torácica não-cardíaca, síndrome da hiperventilação, síndrome da fadiga crônica, cefaléias crônicas, entre outras. No AGD, em ordem de freqüência, as mais comuns são: cefaléias crônicas, dispepsia funcional não-ulcerosa, fibromialgia e síndrome do intestino irritável.

Dados do AGD obtidos no atendimento de 95 pacientes consecutivos mostraram ainda que 11% dos pacientes avaliados não sabiam que eram hipertensos e que 5,3% não sabiam ser diabéticos, dados compatíveis com outras observações. Outras doenças freqüentes foram: alterações da tireóide e doenças reumatológicas, principalmente a osteoartrite[16].

AMBULATÓRIO DE DOENÇAS CRÔNICAS

No ambulatório de doenças crônicas do Hospital das Clínicas da Faculdade de Medicina da USP, os diagnósticos mais freqüentes são hipertensão arterial sistêmica, *diabetes mellitus*, insuficiência cardíaca congestiva, osteoartrite, artrite reumatóide, dislipidemias, depressão e hipertireoidismo. Embora se trate da morbidade de um hospital terciário, o perfil em outros serviços deverá ser semelhante, mas com pacientes de menor gravidade. (Benseñor et al., dados não publicados).

REGISTRO DAS INFORMAÇÕES

O registro das informações em ambulatórios é incompleto, sendo geralmente impossível extrair grande quantidade de informação a partir do prontuário.

Em função dessas dificuldades, criou-se um cartão de seguimento voltado para o diagnóstico de fatores de risco para doença cardiovascular, mas que pode ser adaptado para doenças crônicas. Esse cartão testado na Prefeitura do Município de São Paulo, no atendimento de Saúde do Adulto, foi incorporado no ambulatório do Hospital das Clínicas. O cartão preenchido pode ser dado ao paciente que o levará em todas as consultas em diferentes serviços, permitindo a incorporação de novas informações obtidas em outros locais de atendimento

DIAGNÓSTICOS	DATA

NUNCA ESQUEÇA O SEU CARTÃO

CIGARRO: Não fume. O fumo duplica o seu risco de ter um infarto, câncer de pulmão e outras doenças, além do alto custo.

DIETA: Evite sal, açúcar e gorduras em excesso. Coma fibras naturais (verduras, fruras e cereais).

CONSULTAS PERIÓDICAS: Não falte. É fundamental o controle periódico na consulta médica ou de enfermagem.

EXERCÍCIOS FÍSICOS: Pratique caminhadas regularmente.

MEDICAMENTOS: Tome regularmente os medicamentos prescritos pelo seu médico. Não altere a dosagem nem pare de tomá-los sem autorização.

ATIVIDADES COLETIVAS: Participe das atividades educativas e grupos da UBS.

BEBIDA ALCOÓLICA: Moderação é a regra básica. O excesso de bebida prejudica você e a sua família.

CARTÃO DE ACOMPANHAMENTO AMBULATORIAL

NOME: ____________________

DATA DE NASCIMENTO: ____/____/____

ENDEREÇO: ____________________

MATRÍCULA: ____________________

DATA	PESO	IMC	PRESSÃO ARTERIAL	TABAGISMO	GLICEMIA	COLESTEROL			MEDICAMENTOS PRESCRITOS	OBSERVAÇÕES
ALTURA										

Figura 1.8 – Cartão de atendimento ambulatorial. UBS = Unidade Básica de Saúde.

(pronto-socorro). Ele também pode ser anexado ao prontuário do paciente, funcionando como um resumo dos principais diagnósticos que ele apresenta, os achados laboratoriais e a medicação prescrita (Fig. 1.8).

REFERÊNCIAS BIBLIOGRÁFICAS

1. Andrade L, Walters EE, Gentil V, Laurenti R. Prevalence of ICD-10 mental disorders in a catchment area in the city of Sao Paulo, Brazil. Soc Psychiatry Psychiatr Epidemiol 2002; 37:316. ▪ 2. Berquó, E. Demographic evolution on the Brazilian population during 20th century in population change in Brazil: contemporary perspectives. In: Hogan DJ. Campinas: Population Studies Center. Campinas: NEPO/Unicamp, 2001, p 13. ▪ 3. Lotufo PA. Non-communicable diseases in Brazil: mortality patterns, morbidity studies and risk factors. Arch Latinoam Nutr 1997; 47(2 Suppl 1):25. ▪ 4. Lotufo PA. Premature mortality from heart diseases in Brazil. A comparison with other countries. Arq Bras Cardiol 1998; 70:321. ▪ 5. Monteiro CA, Mondini L, de Souza AL, Popkin BM. The nutrition transition in Brazil. Eur J Clin Nutr 1995; 49:105. ▪ 6. Mondini L, Monteiro CA. Changes in the diet pattern of the Brazilian population (1962-1988). Rev Saude Publica 1994; 28:433. ▪ 7. Lovell PA. Race, gender and regional labor market inequalities in Brazil. Review of Social Economy 2000; 58:277. ▪ 8. Almeida-Filho N, Mari J de J, Coutinho E. et al. Brazilian multicentric study of psychiatric morbidity. Methodological features and prevalence estimates. Br J Psychiatry 1997; 171:524. ▪ 9. Wessely S, Hotpf M. Are some public-health problems better neglected? Lancet 2001; 31:976. ▪ 10. Reid S, Crayford T, Patel A. et al. Frequent attenders in secondary care: a 3-year follow-up study of patients with medically unexplained symptoms. Psychol Med 2003; 33:519. ▪ 11. Nimnuan C, Hotopf M, Wessely S. Medically unexplained symptoms: an epidemiological study on seven specialites. J Psychosom Res 2001; 51:361. ▪ 12. National Ambulatory Medical Care Survey, Hyattsville, MD: National Center on Health Statistics, 1985. ▪ 13. Mendoza-Sassi R, Beria JU, Barros AJ. Outpatient health service utilization and associated factors: a population-based study. Rev Saude Publica 2003; 37:372. ▪ 14. Scochi MJ. – Indicators of quality for medical records and ambulatory care in Maringá (state of Paraná, Brazil, 1991: an exercise in evaluation. Cad Saude Publica 1994; 10:356. ▪ 15. Lessa I, Fonseca J. Race, compliance to treatment and/or consultation and control of arterial hypertension. Arq Bras Cardiol 1977; 68:443. ▪ 16. Benseñor IM. – Tese de Livre-Docência, Departamento de Clínica Médica, Faculdade de Medicina da USP, 2003.

3. RASTREAMENTO DE DOENÇAS NA PRÁTICA AMBULATORIAL

Itamar de Souza Santos
Rafael Aron Schmerling
Mario Ferreira Junior

A recomendação de práticas preventivas pelo profissional de saúde é considerada de importância vital no contexto da promoção da saúde e, por essa razão, todo contato com o paciente deve ser encarado como um momento privilegiado para tanto[1]. Dentro desse contexto, o atendimento ambulatorial deve ser adaptado de modo que o paciente tenha atendida sua necessidade de saúde mais urgente, ao mesmo tempo que sejam abordados, de forma bem estruturada, os riscos de problemas futuros para sua saúde.

Para que isso seja bem-sucedido na prática, é necessário: primeiro, uma mudança de conceito no atendimento de pacientes, com a ampliação do simples **raciocínio clínico baseado em queixas**, de enfoque específico e impacto imediato, para o **raciocínio clínico baseado em fatores de risco à saúde**, cujo enfoque é mais amplo e o impacto a longo prazo; segundo, lançar mão de uma propedêutica clínica dirigida para a prevenção[2]; terceiro, adotar procedimentos e técnicas amparados nas melhores evidências científicas disponíveis no momento.

As principais iniciativas de promoção da saúde na prática clínica incluem: **rastreamento** para a detecção precoce de doenças, **aconselhamento** para hábitos e comportamentos mais saudáveis e **quimioprofilaxia** específica por meio de vacinas ou medicamentos. Este capítulo é dedicado ao rastreamento de doenças, também conhecido por *screening* ou *check-up*.

CONCEITOS E PRINCÍPIOS

Rastreamento (*check-up, screening*) consiste na busca ativa de alterações em exames clínicos ou complementares capazes de indicar a existência presuntiva de doença (ou fatores de risco) em fase ainda subclínica, ou seja, em indivíduos assintomáticos.

A prática de *check-up* vem ganhando popularidade, impulsionada pela grande atenção dada pela mídia ao assunto e pela crescente demanda social por práticas preventivas. Com o desenvolvimento da tecnologia de saúde, os testes diagnósticos mais modernos conseguem detectar alterações em fases cada vez mais precoces para inúmeras doenças, e isso tem feito aumentar o sentimento de esperança, tanto de profissionais de saúde quanto de pacientes, em relação a um potencial de cura eventualmente maior quando a doença diagnosticada ainda se encontra em fase inicial.

Por outro lado, revisões sistemáticas de literatura científica têm mostrado que a simples disponibilidade de um exame diagnóstico, por si só, é insuficiente para que ele seja recomendado de rotina para pessoas assintomáticas da população geral. Para que isso ocorra, é necessário que se satisfaça um conjunto de condições básicas ligadas à doença que se pretende rastrear, ao teste diagnóstico propriamente dito, ao tratamento dessa doença, aos preceitos éticos do rastreamento e ao seu impacto econômico[3].

Em relação a essas condições básicas:

a) No que se refere à **doença que se pretende rastrear**, é importante que ela tenha alta incidência, prevalência e acarrete alta morbidade ou mortalidade no grupo populacional ao qual pertence o paciente, para que o rastreamento seja justificado. Doenças de evolução mais arrastada no tempo prestam-se melhor ao rastreamento que as doenças agudas, nas quais a evolução até o aparecimento de sintomas ou o desfecho é muito rápido. Assim, em uma mesma doença, a forma de evolução mais crônica (e talvez menos fatal) tende a ser mais facilmente diagnosticada no rastreamento que se a evolução for rápida (e talvez mais fatal), gerando o chamado "viés de duração da doença" (Fig. 1.9) pelo qual as formas de evolução menos graves seriam as preferencialmente diagnosticadas em exames periódicos de saúde[4,5].

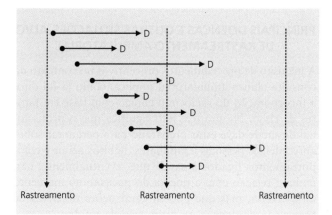

Figura 1.9 – Viés de duração da doença (D).

b) Os **testes usados para o diagnóstico presuntivo** devem apresentar boa sensibilidade (evitando falso-negativos), boa especificidade (evitando falso-positivos), assim como valores preditivos e razão de verossimilhança adequados na população com as características semelhantes às do paciente que está sendo atendido. Além disso, devem ser simples, de boa aceitação, baixo custo e apresentar baixa probabilidade de complicações ou reações indesejadas para o paciente.

c) O **tratamento da doença a ser rastreada** deve estar disponível, rapidamente acessível e ter sua eficácia comprovada, em termos de aumento da sobrevida ou de melhoria da qualidade de vida. De preferência, o tratamento deve ser pouco invasivo, com poucas complicações esperadas e não deixar seqüelas. Deve-se ficar atento ao fato de que a simples antecipação do diagnóstico, por meio do rastreamento, pode dar uma falsa impressão de aumento da sobrevida, o que poderia ser interpretado erroneamente como sucesso do tratamento, mas que, em realidade, trata-se de outro viés, chamado "viés de tempo ganho"[4,5] (Fig. 1.10).

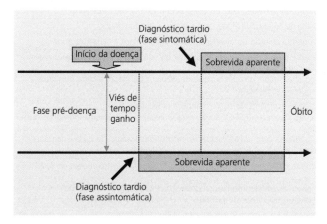

Figura 1.10 – Viés de tempo ganho.

d) Em relação aos **preceitos éticos** que norteiam a prática de rastreamento, deve-se lembrar, primeiramente, do compromisso do profissional de saúde em não causar dano ao paciente (*primun non nocere*), principalmente pelo fato de ele encontrar-se previamente assintomático. A ocultação de riscos potenciais conhecidos em relação à solicitação de exames preventivos, que envolvam tanto as manobras de diagnóstico quanto a terapêutica, pode constituir-se, também, em falta de ética. Por fim, deve-se ter a clareza de que o **único** beneficiário relevante do rastreamento deve ser o próprio paciente, e não se deixar levar por conflitos de interesses, quaisquer que sejam eles.

e) A **relação custo-efetividade do rastreamento** é o último fator a nortear a prática de *check-up*. Ao levar em consideração os custos na análise financeira, além do valor unitário do teste de rastreamento, devem ser incluídos os custos, diretos e indiretos, de outros exames para diagnósticos, tratamentos, complicações, seqüelas, internações, afastamentos etc. Sempre que possível, deve-se basear a conduta em estudos que determinaram, por exemplo, o custo por ano de vida salvo, ou o número de exames necessários para salvar uma vida em determinado período de tempo.

De modo geral, os itens anteriores aplicam-se, prioritariamente, à elaboração de programas amplos de rastreamento de doenças para pessoas da população geral, assintomáticas e sem fatores de risco prévios de importância clínica. Entretanto, servem também para dirigir as condutas do profissional de saúde no atendimento ambulatorial, que deverá decidir e oferecer ao paciente os exames mais indicados caso a caso, com base nas recomendações gerais, para gênero e faixa etária, assim como nas peculiaridades individuais evidenciadas na anamnese.

CLASSIFICAÇÃO DOS NÍVEIS DE RECOMENDAÇÕES

Duas entidades internacionais independentes destacam-se pelo pioneirismo na avaliação das evidências científicas que suportam as práticas de rastreamento em geral: a *Canadian Task Force for Preventive Health Care* – CNFPHC[6] e a *US Preventive Services Task Force* – USPSTF[7]. Outras entidades, principalmente ligadas a associações médicas de especialistas, também vêm divulgando recomendações, dentro de seus âmbitos específicos[8], e as divergências de opiniões têm enriquecido o debate sobre o tema do rastreamento de doenças. No Brasil, o Centro de Promoção da Saúde do Serviço de Clínica Geral do Hospital das Clínicas da Faculdade de Medicina da Universidade de São Paulo, desde 1999, dedica-se a analisar essas recomedações e adaptá-las à nossa realidade[9].

A título de referência, a *US Preventive Services Task Force*, em 2002, divulgou os critérios pelos quais estão sendo atualizadas suas recomendações, que passaram a ser classificadas nos cinco grupos seguintes:

Classe A – A USPSTF **recomenda fortemente** que os clínicos forneçam o serviço aos pacientes elegíveis. A

USPSTF encontrou boa evidência de que o serviço tem efeitos importantes na saúde e conclui que os benefícios superam substancialmente os prejuízos.

Classe B – A USPSTF **recomenda** que os clínicos forneçam rotineiramente o serviço aos pacientes elegíveis. A USPSTF encontrou pelo menos evidência razoável de que o serviço tem efeitos importantes na saúde e conclui que os benefícios superam os prejuízos.

Classe C – A USPSTF **não faz recomendação a favor ou contra** o fornecimento de rotina do (serviço). A USPSTF encontrou pelo menos evidência razoável de que o serviço tem efeitos na saúde, mas conclui que o balanço entre os benefícios e prejuízos é muito pequeno para justificar uma recomendação geral.

Classe D – A USPSTF **recomenda contra** o fornecimento de rotina do serviço as pessoas assintomáticas. A USPSTF encontrou pelo menos evidência razoável de que o serviço não é efetivo ou que os prejuízos superam os benefícios.

Classe I – A USPSTF conclui que a **evidência é insuficiente** para recomendar a favor ou contra o fornecimento rotineiro do serviço. Evidência de que o serviço seja efetivo está em falta, é de qualidade ruim ou conflitante, e o balanço entre benefícios e prejuízos não pode ser determinado.

Classificação semelhante também foi adotada, em seguida, pela *Canadian Task Force on Preventive Health Care*. De todo modo, estas classificações podem servir de referência para um melhor entendimento das evidências a favor ou contra o rastreamento. Em geral, os procedimentos com recomendação classes **A** ou **B** são os de maior interesse para a inclusão na prática clínica ambulatorial.

PRINCIPAIS DOENÇAS E OUTRAS SITUAÇÕES-ALVO DE RASTREAMENTO AMBULATORIAL

A inclusão de procedimentos preventivos no contexto da consulta clínica ambulatorial implica, como já foi dito, a incorporação do raciocínio clínico com base em fatores de risco. Na prática, isso significa que o profissional de saúde deve estar preparado para perguntar sobre antecedentes pessoais e familiares, hábitos gerais e comportamentos ligados à saúde que, eventualmente, não tenham relação com a queixa do paciente no momento da consulta, mas que podem gerar ações objetivas de prevenção de doença ou promoção da saúde.

São inúmeras as situações ou doenças para as quais existem técnicas de rastreamento disponíveis. A seguir indicamos aquelas que vêm sendo mais freqüentemente divulgadas para uso ambulatorial com base exclusivamente no gênero e na faixa etária, sem levar em conta a existência de risco elevado por hereditariedade, doença preexistente etc. Para cada item é ressaltada sua importância epidemiológica e são apresentados comentários críticos com base no conjunto das evidências científicas mais atuais (Quadro 1.6).

Quadro 1.6 – Doenças e situações de risco à saúde que são alvo freqüente de rastreamento ambulatorial, procedimentos disponíveis e recomendações para adultos com base nas evidências científicas atuais.

Doença ou situação de risco	Procedimento(s) disponível(is)	Recomendação
Problema com álcool	Questionário (CAGE)	A todos os indivíduos com ingestão alcoólica freqüente
Depressão	Duas perguntas	A todos os indivíduos. Em caso positivo, tentar detectar sintomas ou sinais de depressão menor e maior
Hipertensão arterial	Medida da pressão arterial	A todos os indivíduos, a cada consulta médica ou, no mínimo, a cada 2 anos
Excesso de peso	Índice de massa corpórea Circunferência abdominal Relação cintura-quadril	A todos os indivíduos que tenham acesso à orientação nutricional ou aos programas de redução ou controle de peso
Distúrbios visuais	Teste de Snellen	A todos os indivíduos acima de 65 anos de idade
Dislipidemia	Dosagem de colesterol total, HDL-C, LDL-C Triglicérides	A homens e mulheres com mais de 35 e 45 anos de idade, respectivamente, pelo menos a cada três anos
Diabetes mellitus tipo 2	Glicemia de jejum	A todos os indivíduos com 45 anos de idade ou mais, pelo menos a cada três anos
Osteoporose	Densitometria óssea	A todas as mulheres acima de 65 anos de idade, pelo menos a cada dois anos
Câncer de colo uterino	Teste de Papanicolaou	A todas as mulheres a partir do início da atividade sexual, pelo menos a cada três anos
Câncer de mama	Auto-exame da mama Exame clínico da mama Mamografia	Não há evidência suficiente para a recomendação a favor ou contra o auto-exame ou o exame clínico da mama, isoladamente Exame clínico e mamografia estão indicados a partir de 40 anos de idade, a cada dois anos e, após os 50 anos de idade, anualmente
Câncer colorretal	Toque retal Sangue oculto nas fezes Enema com duplo contraste Retossigmoidoscopia Colonoscopia	Toque retal de rotina não é recomendado como manobra preventiva Pesquisa de sangue oculto nas fezes (PSOF), anual, está indicada para todos os indivíduos acima de 50 anos de idade Associações entre PSOF, enema com duplo contraste, retossigmoidoscopia (a cada cinco anos), colonoscopia (a cada 10 anos) também podem ser indicadas, desde que disponíveis
Câncer de próstata	Toque retal Dosagem do PSA	Não há evidência suficiente para a recomendação a favor ou contra o rastreamento de rotina do câncer de próstata Homens acima de 50 anos devem ser informados dos riscos e possíveis benefícios do rastreamento e tratamento do câncer de próstata
Câncer de pele	Exame clínico da pele	Não há evidência suficiente para a recomendação a favor ou contra o rastreamento de rotina do câncer de pele

PROBLEMA COM ÁLCOOL

Estima-se que nos EUA 10% dos homens e 2% das mulheres adultos tomam mais de cinco doses de álcool por dia, cinco ou mais vezes por semana. Além disso, mais de meio milhão de americanos estão em tratamento para alcoolismo[10]. Há crescente reconhecimento, entretanto, de que o alcoolismo, entendido pela dependência química, representa apenas uma face dos malefícios do abuso de álcool. Várias pessoas que têm problemas com álcool desenvolvem sinais de disfunções médicas ou sociais sem apresentarem os sinais clássicos de dependência, e outros consumidores assintomáticos estão sob risco de futuros problemas devido ao consumo crônico pesado de álcool ou de intoxicações alcoólicas agudas freqüentes.

O rastreamento para a detecção do abuso de álcool está recomendado para todos os pacientes adultos e adolescentes (recomendação classe **B**). O rastreamento deve englobar uma história cuidadosa de uso de álcool e/ou o uso de questionários padronizados. Pacientes devem ser questionados quanto a quantidade, freqüência e outras características de seu uso de bebidas alcoólicas, incluindo a freqüência de intoxicações agudas e a tolerância ao efeito do álcool. Questionários breves como o (CAGE) ou o (AUDIT) podem ajudar o médico a estimar a probabilidade da presença de abuso de álcool e seus efeitos nas várias esferas da vida pessoal do paciente. Respostas sugestivas de problemas com o álcool devem ser confirmadas com uma discussão mais extensa com o paciente (ou membros da família quando indicado) sobre padrões de uso, problemas já ocasionados e sintomas da dependência. Medidas rotineiras de marcadores bioquímicos como gama-glutamiltransferase sérica não estão recomendadas para propósitos de rastreamento. A discussão com adolescentes deve ser feita com cautela para manter uma relação médico-paciente baseada na sinceridade, respeitando as preocupações do paciente quanto à quebra do sigilo das informações fornecidas[10].

Pacientes com evidência de dependência de álcool devem, quando possível, ser encaminhados ao especialista ou a programas comunitários especializados no tratamento da dependência de álcool. Esses pacientes, ainda, devem ser aconselhados com uma devolução da impressão do médico quanto às evidências da existência desse problema, discussão do papel do álcool nos problemas orgânicos ou psicossociais atuais, e, mais diretamente, na necessidade da diminuição do consumo e no planejamento do seguimento ambulatorial regular. Problemas relacionados com álcool devem ser monitorados para verificar a necessidade de intervenções adicionais. Todas as pessoas que consomem álcool devem ser informadas dos riscos associados ou outras atividades potencialmente perigosas realizadas após seu uso (por exemplo, violência, acidentes de trânsito, prática de sexo sem proteção). O uso de álcool deve ser desencorajado aos menores de idade.

A seguir, estão indicadas as quatro perguntas básicas do questionário CAGE. Com pelo menos uma das respostas afirmativa, deve ser suspeitado o problema com álcool:

C (*cut*) – já passou pela sua cabeça, alguma vez, que você precisa parar de beber?
A (*annoyed*) – as pessoas têm aborrecido você criticando-o por beber?
G (*guilty*) – alguma vez você se sentiu aborrecido ou culpado pelo tanto que está bebendo?
E (*eye-opener*) – alguma vez você teve que tomar alguma bebida logo cedo de manhã para acalmar os nervos ou espantar a ressaca?

DEPRESSÃO

Transtornos depressivos (depressão maior, depressão menor e distimia) são comuns, crônicos e custosos. Segundo a OMS, a depressão maior era a quarta doença de maior impacto no mundo em 1990[11], causando mais incapacitação que doença isquêmica coronária ou acidente vascular cerebral. A prevalência de depressão maior na atenção primária à saúde é da ordem de 5 a 9% e cerca de metade desses pacientes não têm a doença diagnosticada.

A *US Preventive Services Task Force* recomenda o rastreamento de adultos para depressão na prática clínica, desde que esteja disponível e acessível um sistema de suporte adequado para tratar e seguir esses pacientes (recomendação classe **B**). Há boa evidência de que o rastreamento para depressão melhora a identificação de pacientes deprimidos e de que o tratamento adequado diminui sua morbidade (por exemplo, no caso de pacientes com depressão persistente). Estima-se, pelos resultados dos estudos realizados, que seja necessário identificar 11 pacientes deprimidos por meio de rastreamento para produzir uma remissão adicional por 6 a 12 meses. Se considerarmos uma prevalência em torno de 10%, é necessário aplicar o rastreamento em 110 pacientes para se obter uma remissão adicional.

Existem vários questionários de rastreamento para depressão. A maioria deles tem boa sensibilidade (80 a 90%) e média especificidade (70 a 85%). Há pouca evidência para recomendar um instrumento em detrimento de outros, portanto a escolha do questionário a ser utilizado deve ser feita com base na adequação à prática clínica ambulatorial diária. Sugerimos aqui, para esse rastreamento, duas questões simples que são tão efetivas quanto a aplicação de instrumentos mais complexos. A resposta *sim* a qualquer uma das duas perguntas indica teste positivo[10,11]:

1. Nas últimas duas semanas você se sentiu para baixo, deprimido ou sem esperança?
2. Nas últimas duas semanas você sentiu menos interesse ou menos prazer nas suas atividades?

Todos os testes positivos devem desencadear entrevistas que busquem os critérios diagnósticos formalmente aceitos (como os descritos no DSM-IV) para determinar a presença ou a ausência de síndromes depressivas específicas (como depressão maior ou distimia; quadro 1.7). A gravidade do quadro depressivo e as co-morbidades psíquicas comuns (por exemplo, transtorno do pânico, ansiedade ou abuso de substâncias) devem ser investigadas. A periodicidade desse rastreamento não está bem estabelecida.

Quadro 1.7 – Critérios diagnósticos para depressão maior segundo o DSM-IV.

Para transtornos depressivos maiores, ao menos cinco dos seguintes sintomas devem estar presentes na maior parte do dia, quase todos os dias, por pelo menos duas semanas. Ao menos um dos dois primeiros sintomas deve estar presente.

Humor depressivo
Diminuição do interesse nas atividades habituais
Mudança no apetite/peso
Alteração do sono
Agitação ou retardo psicomotor
Fadiga ou perda de energia
Sentimento de culpa ou de menos-valia
Dificuldade para pensar, concentrar ou tomar decisões
Pensamentos recorrentes de morte ou suicídio

HIPERTENSÃO ARTERIAL SISTÊMICA

Hipertensão arterial sistêmica é definida como uma pressão arterial (PA) sistólica acima de 140mmHg ou PA diastólica acima de 90mmHg. É um dos principais fatores de risco para algumas das maiores causas de morbimortalidade no mundo atual como: doença coronária, insuficiência cardíaca congestiva (ICC), acidente vascular cerebral (AVC), aneurisma de aorta abdominal, insuficiência renal crônica (IRC) e retinopatia. Não existem dúvidas, hoje em dia, de que diminuir a PA em adultos hipertensos é benéfico para aumentar a sobrevida.

O rastreamento para hipertensão está indicado para todos os pacientes com idade superior a 18 anos (recomendação classe A)[13]. Não há evidência de um limite de idade para cessar os esforços de rastreamento; pelo contrário, há metanálises mostrando que em pacientes com idade superior a 60 anos ainda há redução da morbidade e da mortalidade com o tratamento da hipertensão arterial[14]. O intervalo ideal em que essas medidas devem ser feitas em indivíduos assintomáticos ainda não está bem claro e depende de julgamento clínico. Há certo consenso entre os especialistas de que esse tempo não deve ultrapassar dois anos, se a PA diastólica estiver abaixo de 85mmHg, e um ano, se ela estiver entre 85 e 89mmHg. O diagnóstico de hipertensão não deve ser firmado em apenas uma consulta, mas sim ser confirmado em uma visita subseqüente.

Esfigmomanômetros (tensiômetros) de coluna de mercúrio são os instrumentos de escolha para o rastreamento pela sua acurácia e disponibilidade. Esfigmomanômetros aneróides devem ser calibrados duas vezes ao ano com os de mercúrio como padrão. PA aferida em casa e monitorização ambulatorial da pressão arterial (MAPA) podem dar informações úteis em algumas circunstâncias especiais (como em pesquisa e na "hipertensão do jaleco branco"), mas não há evidência suficiente, no momento, para garantir seu uso rotineiro em rastreamento.

Todos os cuidados para se obter uma medida correta devem ser observados. Uma vez realizado o diagnóstico de hipertensão, recomendações de mudança de estilo de vida (perda ponderal e atividade física) devem ser reforçadas para todos os pacientes[14]. Quando clinicamente indicada, a terapia medicamentosa também deve ser iniciada. Para que tenhamos a melhor relação custo-benefício do rastreamento, a escolha do medicamento deve dar preferência, quando possível e clinicamente aceitável, aos agentes de menor custo.

SOBREPESO E OBESIDADE

O excesso de peso tem sido relacionado a uma série de doenças, incluindo doença isquêmica coronária, hipertensão, dislipidemia, diabetes, apnéia obstrutiva do sono, colelitíase, tromboembolismo venoso e alguns tipos de neoplasia. Some-se a isso o impacto psicológico da obesidade que, apesar de não extensamente estudado, pode ser bastante significativo. Trata-se de condição bastante freqüente em nosso meio e sua prevalência vem aumentando no decorrer dos anos. Os valores normais são < 85cm para as mulheres e < 100cm para os homens. Além disso, há estudos que correlacionam a obesidade centrípeta, isto é, a relacionada a elevadas relações cintura-quadril, com morbidade, independente do índice de massa corpórea.

No Brasil, a obesidade vem aumentando nas últimas três décadas e dados da última Pesquisa de Orçamento Familiar mostram em São Paulo prevalência de obesidade de 12% (PDF, 2004).

A USPSTF recomenda que as medidas periódicas de altura e peso sejam feitas em todos os pacientes (recomendação classe B)[17]. Em adultos, o índice de massa corpórea (IMC) ou uma tabela de peso ideal podem ser usados em conjunto com a abordagem de outros fatores como co-morbidades existentes, medida da cintura ou relação cintura-quadril (CRQ), como rastreamento para uma avaliação mais detalhada, intervenção ou encaminhamento a especialistas. A freqüência ideal do rastreamento não foi estudada e depende de julgamento clínico. Não há evidências definitivas contra ou a favor do uso da medida da cintura ou da RCQ como um teste de rastreamento de rotina para a obesidade (recomendação classe C). A CTFPHC ainda tem restrições quanto à inclusão do rastreamento para obesidade no exame periódico de saúde devido à falta de efetividade a longo prazo das terapias de redução de peso na grande maioria dos pacientes obesos[18]. Segundo esse grupo, a recomendação de perda de peso deve sempre ser feita, porém, nos pacientes obesos que falharam em perder peso, a manutenção do peso atual é uma alternativa razoável.

O diagnóstico de obesidade pode ser feito por diversos métodos como já citamos, um deles é a medida do IMC, que é fácil, reprodutível e correlaciona-se bem com a quantidade de gordura corpórea. O índice é calculado dividindo-se o peso do paciente em quilogramas pelo quadrado da altura, em metros. Considera-se acima do peso ideal o paciente com IMC > 25, segundo a OMS. A RCQ também é de fácil realização em ambulatório. É calculada dividindo-se a medida da circunferência abdominal (a menor circunferência entre o gradeado costal e a cicatriz umbilical) pela medida do quadril (na altura dos trocanteres femorais). Os valores normais de RCQ são de até 0,95 para homens e de até 0,85 para mulheres. Atualmente, recomenda-se a utilização de medida da cintura no lugar da RCQ pela facilidade de obtenção e melhor reprodutibilidade. A medida da prega cutânea tem melhor correlação com a gordura corpórea total, porém essa técnica requer maior treinamento e tem menor reprodutibilidade inter e intra-observador. Tem menor aplicabilidade na prática clínica. Os pacientes cujo rastreamento revelou obesidade devem ser orientados quanto a um programa de dieta e exercícios físicos e, nos casos clinicamente indicados, prescrever farmacoterapia ou encaminhar para tratamento cirúrgico.

DISTÚRBIOS VISUAIS

Distúrbios visuais são comuns e particularmente prejudiciais entre idosos. Estima-se que cerca de 13% dos indivíduos com idade superior a 65 anos sejam afetados[19]. A integridade física pessoal pode ser comprometida e aumenta o risco de quedas, embora muitas vezes a queixa de dificuldade visual não seja relatada espontaneamente. As causas mais comuns de distúrbios visuais nessa faixa etária são: presbiopia, catarata, degeneração macular e glaucoma[20].

A *US Preventive Services Task Force* e a *Canadian Task Force on Preventive Health Care* recomendam o rastreamento para distúrbios visuais em pacientes com idade superior a 65 anos com o uso da tabela de Snellen (Fig. 1.11; recomendação classe B)[19,20]. A periodicidade em que esse teste deve ser realizado não está ainda bem definida. Há evidência insuficiente para recomendar contra ou a favor do rastreamento de rotina de indivíduos idosos assintomáticos com fundoscopia realizada por médicos generalistas[20].

Existem, porém, várias outras tabelas semelhantes no mercado. Em nosso meio, como o índice de pessoas não-alfabetizadas não é desprezível, é muito utilizada a denominada *illiterate E chart*, onde o símbolo **E** é mostrado várias vezes em quatro posições diferentes ("pontas" para cima, para baixo, para a esquerda e para a direita) e o paciente deve informar, apontando com o dedo, para que posição as "pontas" da letra estão apontando.

O rastreamento de pacientes com distúrbios visuais, muitas vezes, detecta os casos de fácil correção. Segundo o *Baltimore Eye Survey*, mais da metade de uma po-

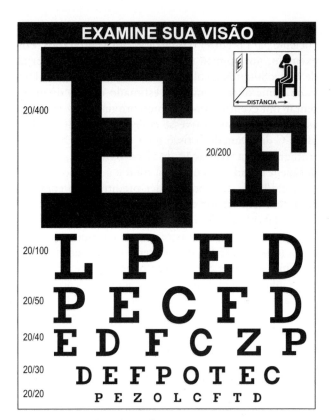

Figura 1.11 – Tabela de Snellen.

pulação de 5.300 pacientes rastreados melhorou sua condição visual após o uso de lentes corretivas, e em 7,5% deles a melhora foi de três ou mais linhas[19]. Idosos em casas de repouso também têm altas taxas de distúrbios visuais. Um estudo com 499 desses pacientes mostrou que em 17% havia cegueira bilateral (acuidade menor ou igual a 20/200) e que 19% deles tinham dificuldades visuais (menor que 20/40); uma proporção substancial dos problemas visuais desses doentes poderia ser contornada com correção adequada da refração ou com tratamento de catarata[19]. Embora o impacto da correção desses distúrbios em âmbito populacional ainda seja desconhecido, tem sido demonstrado que a recuperação da função visual após cirurgia de catarata, por exemplo, leva à melhora subjetiva de uma série de habilidades relacionadas à visão, bem como em medidas objetivas das funções física e intelectual.

DISLIPIDEMIA

No Brasil, as doenças cardiovasculares são a principal causa de mortalidade, com aproximadamente 250.000 óbitos por ano[21]. Nos EUA, o número de óbitos é da ordem de 500.000 por ano, sendo a principal causa de incapacidade e a segunda em anos perdidos de vida[26].

Níveis elevados de colesterol total e da fração LDL (lipoproteína de baixa densidade), e níveis baixos da fração HDL (lipoproteína de alta densidade) são fatores importantes no desenvolvimento da doença isquêmica coronária (DIC). A abordagem, levando em conta os diversos fatores de risco para a DIC, mostrou-se eficiente para predizer o risco de eventos coronários. Por exemplo, um homem de 50 anos com pressão arterial de 120 x 80mmHg, colesterol total de 180mg/dl e HDL-C de 40mg/dl tem um risco estimado de 7% de apresentar um evento coronário nos próximos 10 anos. Se esse mesmo homem tivesse colesterol de 240mg/dl e HDL-C de 30mg/dl, o risco seria de 14%[27]. Outras estratégias para avaliação de risco para DIC, como a dosagem isolada de colesterol total e a relação colesterol total/HDL, têm bom poder preditivo, no entanto, com acurácia menor que a avaliação conjunta de todos os fatores de risco.

O procedimento de rastreamento da hipercolesterolemia (dosagem sérica de colesterol total e suas frações, em jejum) tem boa aceitação entre os pacientes, estimando-se adesão de mais de 80% dos indivíduos ao exame. A relação entre DIC e elevação dos triglicérides (como fator de risco independente) ainda é controversa e, ainda que haja relação causal, o benefício do tratamento da hipertrigliceridemia também não é claro.

Do ponto de vista objetivo, não existem efeitos adversos do rastreamento de dislipidemias para o paciente. Apesar de pouca pesquisa nessa área, alguns indivíduos são identificados com alterações sutis nos níveis de ansiedade. Existe ainda um risco hipotético de que os pacientes, ao saberem que os níveis de colesterol estão dentro dos limites aceitáveis, perderiam o estímulo para adotar hábitos de vida mais saudáveis, porém esse efeito não foi estudado[22].

A terapêutica medicamentosa em pacientes com níveis elevados de colesterol, mas sem DIC instalada (prevenção primária), mostrou redução da ordem de 30% dos eventos coronários e 20% das mortes por DIC. Dentre as classes de substâncias usadas, houve um destaque para os inibidores da HMG-CoA redutase (estatinas). A redução do risco absoluto variou especialmente conforme a gravidade da população em estudo, mostrando maior benefício em pacientes que apresentavam maior número de fatores de risco. Aparentemente, o efeito sobre a mortalidade em pacientes de baixo risco diminui após cinco a sete anos. Apesar de o nível de colesterol não ter um impacto tão grande no risco de DIC em idosos, como em indivíduos de meia-idade, nessa faixa etária os eventos são mais freqüentes, o que justificaria ainda a terapêutica[23].

O benefício de dieta para a redução de eventos coronários em profilaxia primária ainda não foi demonstrado. Estudos controlados mostraram reduções pequenas dos níveis de colesterol (3 a 6%) ao final de seis meses de acompanhamento, a despeito de intervenção intensiva. A explicação para esse fenômeno recai sobre a baixa adesão às restrições alimentares, que não aumentou mesmo após a revelação dos níveis de colesterol aos pacientes. Apenas o subgrupo de pacientes de um estudo, com os maiores níveis de colesterol, teve benefício com essa estratégia[24].

O Programa Nacional de Educação em Colesterol (NCEP) dos EUA, na terceira edição do painel de tratamento em adultos (AT-III), recomenda que todos os adultos devem ter uma dosagem de colesterol total e suas frações e triglicérides em jejum a partir dos 20 anos, a cada cinco anos[25]. Entretanto, o benefício estimado para o tratamento de indivíduos jovens com níveis elevados de colesterol é pequeno, e indefinido, também, para pacientes com história de diabetes, história familiar prematura de doença coronária, hiperlipidemia familiar ou outros fatores de risco[22].

Com base nas evidências e recomendações da USPSTF, recomenda-se que o rastreamento de níveis alterados de colesterol seja feito em homens a partir dos 35 anos e em mulheres a partir dos 45 anos. Indivíduos com história familiar de hiperlipidemia e doença coronária precoce podem ser rastreados, mas deve-se lembrar que fazem parte de grupos de maior risco. A freqüência ideal do rastreamento não é determinada, mas pode ser a cada três ou cinco anos em caso de exames pregressos normais.

DIABETES MELLITUS TIPO 2

Diabetes mellitus (DM) caracteriza-se por um conjunto de alterações metabólicas, das quais a primordial é a alteração na secreção e/ou ação da insulina[26]. O DM tipo 1 é pouco freqüente e não existe recomendação a favor do seu rastreamento periódico. Já o DM tipo 2 é muito mais prevalente e, por seu maior impacto populacional, justifica uma abordagem mais detalhada.

A hiperglicemia persistente tem diversas complicações, como aumento do risco para doença isquêmica coronária e arterial periférica, insuficiência renal crônica (IRC), acidente vascular cerebral (AVC), hiperlipidemia, cegueira e neuropatia. Além das potenciais complicações, outro ponto importante do DM tipo 2 é sua alta prevalência que, no Brasil, é da ordem de 7,6%[27]. Essa cifra é tida como subestimada, pois acredita-se que até metade dos diabéticos não tem a doença diagnosticada devido à falta de sintomas na fase inicial.

O controle rigoroso de DM tipo 2 já se mostrou eficaz na redução de complicações microvasculares[28], porém, até o momento, não se conseguiu evidenciar a redução de eventos ou da mortalidade cardiovascular[29]. Dentre os estudos que tiveram achados similares ao *United Kingdon Prospective Diabetes Study*, e inclusive este, nenhum incluiu indivíduos com DM diagnosticado por rastreamento.

Apesar da alta prevalência e morbidade e do controle medicamentoso satisfatório, não há estudo randomizado e controlado que tenha avaliado o potencial benefício de rastrear indivíduos para a detecção de DM tipo 2[26,29], e, devido ao fato de essa prática já estar disseminada na população, dificilmente um estudo desse tipo será possível, uma vez que é muito alta a probabilidade de contaminação dos grupos aleatórios.

Mesmo tendo em conta a falta de estudos que avaliem a detecção precoce do DM, assume-se que os exames para rastreamento seriam os mesmos que para o diagnóstico: dosagem da glicose plasmática de jejum (GPJ) e teste oral de tolerância à glicose (TOTG). Os critérios para o diagnóstico de DM segundo a *American Diabetes Association* (ADA) estão indicados na tabela 1.14. A GPJ, quando comparada ao TOTG, tem sensibilidade de 50% e especificidade superior a 90%[29], o que faria dela o exame de eleição para o rastreamento, em virtude da facilidade operacional e do baixo custo.

Tabela 1.14 – Critérios para o diagnóstico de *Diabetes mellitus* (DM).

Normoglicemia	Intermediário	*Diabetes mellitus**
GPJ < 110mg/dl TOTG (2h) < 140mg/dl	GPJ ≥ 110 e < 126mg/dl TOTG (2h) ≥ 140 e < 200mg/dl	GPJ ≥ 126mg/dl TOTG (2h) ≥ 200mg/dl Sintomas de DM com glicemia casual > 200mg/dl

* O teste deve ser repetido em outro dia com TOTG ou glicemia casual se houver sintomas.

A USPSTF classifica como recomendação classe **I** o rastreamento populacional de DM do tipo 2, e como **B** para o caso de pacientes com outros fatores de risco, como hipertensão arterial sistêmica e dislipidemia. A classificação das recomendações da ADA é similar, definindo como grupos para os quais o rastreamento pode ter benefício: 1. indivíduos com mais de 45 anos de idade (a cada três anos); 2. fatores de risco para DM (obesidade, sedentarismo, grupo étnico de risco, história familiar, diabetes gestacional ou filho macrossômico, síndrome dos ovários policísticos, hipertensão e hiperlipidemia)[30].

OSTEOPOROSE

Estima-se que metade das mulheres na fase pós-menopausa terão uma fratura relacionada à osteoporose, incluindo 25% que desenvolverão deformidade vertebral e 15% que terão fratura de quadril. Com base nos critérios da OMS para osteoporose (densidade óssea mais de 2,5 desvios-padrões abaixo da média encontrada em mulheres jovens) e para osteopenia (densidade óssea de 1 a 2,5 desvios-padrões abaixo da média encontrada em mulheres jovens), 41% das mulheres brancas com idade superior a 50 anos têm osteopenia e 15% destas mulheres entre 50 e 59 anos têm osteoporose[31]. Acima dos 80 anos a prevalência de osteoporose é superior a 70%. Além disso, o risco de uma mulher com osteoporose sofrer uma fratura também aumenta com a idade.

Para estimarmos os benefícios do rastreamento de rotina em mulheres de diferentes grupos etários, a USPSTF calcula que para prevenirmos uma fratura de quadril em cada faixa etária devem ser rastreadas e tratadas mais de 4.000 mulheres entre 55 e 59 anos, 1.856 entre 60 e 64 anos, 731 entre 65 e 69 anos e 143 entre 70 e 75 anos. Para mulheres entre 60 e 64 anos que tenham um fator de risco adicional que dobre o risco de osteoporose e aumente em 70% o risco de fraturas, esse número é de 1.092, comparável à faixa etária de 65 a 69 anos[32].

A *US Preventive Services Task Force* recomenda que mulheres acima de 65 anos devem ser rastreadas rotineiramente para osteoporose e que o rastreamento se inicie aos 60 anos de idade para mulheres com risco aumentado de fraturas por osteoporose (recomendação classe **B**). Não há evidências de benefício significativo para recomendar o rastreamento em mulheres entre 60 e 64 anos sem fatores de risco adicionais ou para mulheres com idade inferior a 60 anos (recomendação classe **C**). Ainda não há determinação da periodicidade do rastreamento, porém, pelos erros de precisão do teste, estima-se que esse intervalo deve ser de no mínimo dois anos. Não há dados também para determinar a idade para cessar o rastreamento[33].

Atualmente, a medida da densidade óssea no colo do fêmur pela técnica *DXA (dual energy x-ray absortiometry)* é o melhor preditor de fratura de quadril. Para se determinar a efetividade do tratamento, foram avaliados estudos que selecionaram pacientes com osteoporose assintomáticos. Uma metanálise de 11 estudos, totalizando 12.855 mulheres, concluiu que o uso de alendronato reduziu significativamente a incidência de fraturas vertebrais (RR 0,52; IC95% 0,43-0,65), fraturas de antebraço (RR 0,48; IC95% 0,29-0,78), fraturas de quadril (RR 0,63; IC95% 0,43-0,92) e outras fraturas não-vertebrais[32]. Entretanto, o NNT (número necessário para tratar) é muito elevado, acima de 500, com custo de tratamento elevado e presença de efeitos colaterais (dispepsia). Nenhum estudo randomizado mostrou impacto do tratamento da osteoporose sobre a mortalidade. Não há estudos avaliando o efeito do rastreamento em fraturas ou em morbidade relacionada a fraturas.

Todos os parâmetros para definição de osteoporose foram definidos por estudos realizados no hemisfério norte em latitudes maiores. É necessária a criação de parâmetros mais adequados a países tropicais como o Brasil.

CÂNCER DE COLO UTERINO

Segundo o Instituto Nacional do Câncer, no Brasil a incidência anual gira em torno de 17.600 casos novos de câncer de colo uterino. A mortalidade anual estimada é de 400 óbitos, assumindo a quarta posição entre as causas de morte por câncer em mulheres brasileiras. Nos Estados Unidos, em 2001, ocorreram cerca de 12.900 novos casos e 4.400 óbitos por câncer de colo uterino[35].

O fator de risco mais importante para o câncer de colo uterino é a infecção pelo papilomavírus humano (HPV)[36]. A multiplicidade de parceiros sexuais e o baixo nível socioeconômico também têm associação com a incidência do câncer de colo uterino, com o agravante de as mulheres incluídas neste último grupo terem detecção mais tardia da doença[2,3].

A principal estratégia de rastreamento do câncer de colo uterino é a citologia oncótica, ou teste de Papanicolaou, que é tida como uma das intervenções preventivas mais eficazes e pode ser oferecida pelo médico na sua prática clínica ambulatorial[37].

Dados precisos a respeito da sensibilidade e especificidade da citologia oncótica no rastreamento de câncer de colo uterino são deficientes, na maioria das vezes por falhas metodológicas nos estudos. Dependendo do desenho do estudo, já foram relatadas freqüências de falso-positivos que variaram de 1 a 80%, porém em estudos usando biópsias por conização esse índice ficou em torno de 10%[38]. Apesar da falta de dados definitivos, assume-se que a especificidade do Papanicolaou é superior a 90%, podendo atingir 99%[38]. Em parte, essas discrepâncias são atribuídas a erros de leitura do exame e de coleta ou armazenamento do material. A questão dos falso-positivos é especialmente importante quando se verifica o incremento nos gastos de investigação adicional (outros testes usados para confirmar o diagnóstico) e a ansiedade gerada, desnecessariamente, em uma paciente saudável que se vê diante da perspectiva de ter câncer, até que essa hipótese tenha sido afastada.

A detecção de lesões pré-invasivas (neoplasia intra-epitelial cervical 1, 2 e 3) previne a progressão da doença e dá a oportunidade para intervenções com impacto na sobrevida. O impacto dos programas de rastreamento com a citologia oncótica foi verificado em estudos correlacionais nos EUA, Canadá e Europa, com a comparação dos dados antes e após a implementação dos programas. Observou-se redução drástica na incidência da doença invasiva e da mortalidade que variou de 20 a 60% em diferentes estudos[36]. Estudos caso-controle também indicam uma relação protetora dos programas de citologia oncótica da cérvix uterina. Com esses estudos observacionais e a falta de estudos controlados e randomizados, não se pode atribuir a evidência diretamente ao rastreamento, no entanto, a grande força dos indícios levaram muitos países a adotarem o Papanicolaou como método de rastreamento, o que acabou limitando a realização de um estudo controlado por questões éticas[36].

Há dúvida quanto à recomendação quanto à idade do início e do término para a realização da citologia oncótica. Ainda assim, a maioria das entidades recomenda o início do rastreamento quando do início da atividade sexual, já que a abstinência previne a infecção pelo HPV. Em mulheres com idade superior a 65 anos, que vinham em programa de rastreamento com exames normais, acredita-se que não há benefício adicional em continuar com a realização da citologia oncótica periódica[36].

De acordo com um estudo que avaliou oito programas de rastreamento na Europa e Canadá, com um total de 1,8 milhão de mulheres, a incidência de câncer foi reduzida em 64,1%, com o intervalo de 10 anos entre os testes de rastreamento, 83,6% com cinco anos, 90,8% com três anos, 92,5% com dois anos e 93,5% com exames anuais[39]. Com esses dados, a maioria das entidades aceita que não há diferença significativa na realização do exame a cada um, dois ou três anos. Apesar de não haver uma avaliação específica dessa metodologia, é recomendado que inicialmente sejam feitos exames anuais, por três anos consecutivos, e, não havendo alterações, que se continue com o rastreamento a cada três anos[36]. Acredita-se que mulheres imunossuprimidas, que correm um risco de progressão mais rápida da doença, beneficiem-se de intervalos menores de rastreamento. Para mulheres infectadas com HIV, a realização de exames anuais mostrou-se custo-efetiva após dois resultados normais com seis meses de intervalo[40].

Outras técnicas para o rastreamento de câncer de colo uterino vêm sendo descritas, porém, nenhuma delas conseguiu unir a eficácia à simplicidade e o baixo custo do teste de Papanicolaou.

Em resumo: a citologia oncótica (teste de Papanicolaou) é de grande valor como medida preventiva para o câncer de colo uterino, tanto na sua incidência como na mortalidade. Recomenda-se a realização de exames em todas as mulheres sexualmente ativas, desde que não tenha sido retirado cirurgicamente o colo uterino. Inicialmente, os exames devem ser anuais e, com três resultados normais, passa-se a intervalos de três anos. Deve-se avaliar a interrupção do rastreamento em mulheres com 65 anos ou mais, cujos exames recentes foram normais.

CÂNCER DE MAMA

O câncer de mama é a principal causa de mortalidade por câncer em mulheres no Brasil. Nos Estados Unidos, em 2001, 192.200 mulheres foram diagnosticadas com câncer de mama e 40.200 morreram em decorrência dessa neoplasia[41]. No Brasil, a incidência está em torno de 36.100 novos casos e a mortalidade em 9.100 óbitos por ano[34].

Os principais fatores de risco para o câncer de mama são a história familiar, especialmente importante em familiares diretos, e a existência prévia de hiperplasia atípica ou primeira gestação após os 30 anos de idade. Há ainda o risco aumentado em mulheres com história familiar para mutação dos genes BRCA1 e BRCA2, porém sem importância populacional.

As principais estratégias de detecção precoce de câncer de mama que vêm sendo divulgadas, e sobre as quais já existem estudos populacionais consistentes, são a mamografia, o exame clínico periódico e o auto-exame.

Mamografia

A sensibilidade da mamografia é dependente da idade da paciente em virtude da densidade da mama. Em mulheres com mais de 50 anos, a sensibilidade para a detecção de neoplasias de mama no curso de um ano variou de 77 a 95%, porém, em mulheres com menos de 50 anos ou em terapia de reposição hormonal, a sensibilidade variou de 51 a 83%. A especificidade varia de 94 a 97%. Essas características fazem da mamografia o método com maior sensibilidade e especificidade para o rastreamento de câncer de mama.

Há divergência entre os estudos sobre a capacidade de a mamografia periódica reduzir a mortalidade: alguns não verificaram benefício, enquanto outros verificaram redução de até 32% na mortalidade por câncer de mama[42,43]. Na análise de subgrupos, aparece outra questão polêmica, que é o benefício do uso da mamografia em mulheres com idade entre 40 e 49 anos, uma vez que metanálise dos estudos disponíveis não mostrou redução de mortalidade nessa faixa etária[42].

Apesar da controvérsia, a USPSTF classifica a mamografia periódica a partir de 40 anos de idade com recomendação classe **B**, e, embora a evidência de benefício seja fraca para o grupo de mulheres entre 40 e 49 anos, a mamografia pode ser oferecida, o que deve acontecer, também, para mulheres em situação de risco aumentado.

Não existe uma determinação para até quando deve ser realizado o rastreamento, pois poucos estudos incluíram mulheres com mais de 69 anos de idade. Assim, a recomendação para a manutenção da mamografia é baseada somente no conceito de que o risco de câncer de mama aumenta com a idade. Portanto, a mamografia pode ser realizada indefinidamente em mulheres idosas, desde que não tenham co-morbidades que limitem de forma importante sua expectativa de vida.

Não há definição quanto ao intervalo ideal entre as mamografias. Todos os estudos avaliaram o rastreamento com mamografias feitas a cada 12 a 33 meses. Para mulheres entre 50 e 69 anos, há alguma evidência de que exames anuais sejam mais benéficos que bienais. O mesmo não foi observado para mulheres entre 40 e 49 anos.

Exame clínico periódico e o auto-exame da mama

O exame clínico periódico da mama, feito por profissional de saúde, apresenta sensibilidade de 40 a 69% e especificidade de 86 a 99%. Não há evidência de que o exame clínico melhore o desempenho do rastreamento oferecido pela mamografia, quando feito isoladamente.

A evidência para a avaliação de redução de mortalidade atribuída ao auto-exame das mamas é pobre, porém, em 2002, foram divulgados os resultados finais de um amplo ensaio clínico randomizado realizado com milhares de mulheres chinesas, no qual não se verificou diferença da tendência de mortalidade ao longo dos anos de observação entre aquelas que faziam auto-exame e as que não faziam. Por conta da falta de evidências sólidas tanto para a redução de mortalidade como para o possível prejuízo implicado no rastreamento, tanto o auto-exame como o exame clínico periódico das mamas são classificados como recomendação classe **I**. Dessa forma, o médico que adotar ou orientar essas práticas deve esclarecer às pacientes que não há evidência segura de redução da mortalidade. Por outro lado, elas podem implicar maior número de outros exames subsidiários, realização de biópsias desnecessárias etc.

CÂNCER DE CÓLON E RETO

O câncer de cólon e reto, segundo o Instituto Nacional do Câncer do Brasil, tem incidência aproximada de 19.000 casos novos por ano, com discreto predomínio em mulheres. A mortalidade estimada é de 7.600 óbitos/ano, permanecendo entre as cinco principais causas de morte por câncer no Brasil[34].

Os principais fatores de risco para o câncer de cólon e reto são a história familiar, com destaque para as síndromes de polipose adenomatosa familiar e câncer colorretal hereditário não-polipóide[44].

As principais estratégias de detecção precoce de câncer colorretal que vêm sendo divulgadas, e sobre as quais já existem estudos populacionais consistentes, são: exame digital retal, pesquisa de sangue oculto nas fezes (PSOF), retossigmoidoscopia e colonoscopia.

Exame digital do reto

Limitado pela capacidade de detecção de tumores a apenas 7 a 8cm da borda anal, o exame digital do reto tem pouco valor no rastreamento do câncer de reto, sendo capaz de detectar apenas 10% destes (recomendação classe **D**).

Pesquisa de sangue oculto nas fezes

A pesquisa periódica de sangue oculto nas fezes (PSOF) é, até o momento, o único método de rastreamento de câncer de cólon e reto embasado em evidências de trabalhos randomizados e que indicou redução da mortalidade que variou de 15 a 33%[45,46,47].

Sua sensibilidade varia de 26 a 92% e especificidade de 90 a 99%. A grande variabilidade da sensibilidade pode ser atribuída ao número de amostras e à existência ou não de reidratação da amostra. Esse procedimento eleva substancialmente a sensibilidade, porém, à custa de perda de especificidade e do valor preditivo positivo.

A detecção de sangramento digestório pode tanto indicar a presença de uma neoplasia como a de uma lesão pré-maligna (por exemplo, pólipo). O valor preditivo positivo para carcinoma é ao redor de 2 a 11%, e de 20 a 30% para adenomas[44]. Mandel et al. estudaram, de forma prospectiva e randomizada, o efeito da pesquisa do sangue oculto nas fezes na incidência do câncer colorretal. Esse estudo chegou a mostrar uma redução da incidência de 20% do câncer de cólon e reto[48]. Uma explicação pare esse fato é a realização de mais colonoscopias nos pacientes com PSOF positiva e que teriam gerado mais diagnósticos de pólipos, retirados no procedimento.

Mesmo com os benefícios, a grande quantidade de exames falso-positivos torna-se um problema importante em virtude da ansiedade, dos custos e das potenciais complicações decorrentes da investigação. Estima-se que até um terço de uma população submetida a um programa de rastreamento por pesquisa de sangue oculto será submetida a colonoscopia em um período de 13 anos.

Levando em conta a forte evidência de benefício e o custo, recomenda-se o uso anual da pesquisa do sangue oculto nas fezes para homens e mulheres a partir dos 50 anos de idade.

Retossigmoidoscopia

Com sensibilidade estimada em 90% na sua área de alcance e especificidade de 99%, o principal problema desse método é o de não avaliar toda a extensão do cólon. Ao contrário da PSOF, a retossigmoidoscopia não foi avaliada em estudos randomizados e controlados até o momento[49]. A redução da mortalidade atribuída a lesões do cólon esquerdo e reto foi de aproximadamente 60%, com a retossigmoidoscopia em um estudo caso-controle[50], e estimada em 30% se levado em conta todo o cólon[49].

Apesar dessas limitações, devido ao custo e ao risco menor que o da colonoscopia, algumas entidades recomendam a realização de retossigmoidoscopia a cada cinco anos.

Colonoscopia

Ao contrário da pesquisa de sangue oculto nas fezes e da retossigmoidoscopia, a colonoscopia nunca foi avaliada, em estudos prospectivos randomizados, como método de rastreamento de câncer de cólon e reto[49]. No entanto, a colonoscopia é recomendada para o rastreamento por algumas entidades especialmente pela sua alta sensibilidade e especificidade, para câncer ou lesões pré-malignas do cólon e reto. Essa recomendação é baseada principalmente em modelos matemáticos que estimam uma proteção por pelo menos cinco anos (eventualmente até 10 anos) nos pacientes com exame normal.

Dois aspectos limitam o uso da colonoscopia como método de rastreamento: elevado custo do exame e risco de complicações durante o procedimento. Ao contrário da retossigmoidoscopia, a colonoscopia é realizada sob sedação e os riscos de perfuração e sangramentos complicados chegam a 2:1.000 e 1:1.000, respectivamente. O risco de perfuração da retossigmoidoscopia é da ordem de 1:10.000[49].

A USPSTF, em julho de 2002, classificou o rastreamento de câncer de cólon e reto como recomendação classe A, porém sem distinção entre os diferentes métodos citados, limitando-se somente às considerações quanto à eficácia e à qualidade de evidência[44].

Mesmo levando em conta a incidência discrepante do câncer de cólon e reto nos EUA e Europa em relação ao nosso meio, é valiosa a realização do rastreamento. O método que até o presente momento mostrou-se de maior impacto e com evidências mais fortes é a PSOF, que é também o meio mais simples, que conta com maior adesão do paciente e tem menos complicações potenciais.

A colonoscopia pode ser considerada o método preferencial de rastreamento em pacientes de alto risco e como exame de segunda linha na investigação dos pacientes com PSOF positiva, sobretudo pela sua utilização como método terapêutico além de diagnóstico (por exemplo, na retirada de pólipos)[50].

CÂNCER DE PRÓSTATA

O câncer de próstata, segundo o Instituto Nacional do Câncer, gera 25.600 casos novos e 7.900 óbitos anuais, no Brasil. O câncer de próstata ocupa o segundo lugar como neoplasia mais freqüente (o primeiro é o câncer de pele) e é, também, a segunda causa de morte por câncer em homens, atrás apenas do câncer de pulmão[34]. Nos Estados Unidos, em 2001, ocorreram cerca de 198.100 novos casos e 31.500 óbitos por câncer de próstata[35].

Os principais fatores de risco para o câncer de próstata são a idade avançada, a história familiar, com destaque para os indivíduos com familiares de primeiro grau acometidos pelo câncer de próstata em idade precoce, e a raça negra.

As principais estratégias de detecção precoce de câncer de próstata que vêm sendo divulgadas são o exame digital da próstata, a dosagem do antígeno específico prostático (PSA)[51] e a ultra-sonografia transretal.

Exame digital da próstata

A primeira limitação do exame digital da próstata é a possibilidade de avaliação somente das porções posteriores e laterais da glândula, tornando impossível a detecção de 25 a 35% dos tumores localizados em pontos não acessíveis ao exame. Pela definição dos tumores em estágio A, estes não são palpáveis e, portanto, somente os tumores em estágio B ou mais avançados poderiam ser detectados pelo toque[52].

A sensibilidade estimada do exame, em homens assintomáticos, tem relatos bastante distintos, variando de 18 a 68% na detecção de câncer de próstata. O valor preditivo positivo do toque, para câncer de próstata, tem relatos variando de 6 a 33%, com a peculiaridade de ser maior quando realizado por urologistas que por clínicos gerais, limitando dessa forma sua aplicação em ambulatório de atenção primária[52].

Não existem estudos prospectivos, controlados e randomizados, que mostrem a capacidade de detecção precoce e alteração do curso da doença, com o objetivo final de redução de mortalidade, por meio do exame digital da próstata.

Antígeno prostático específico

O antígeno prostático específico (PSA) é uma glicoproteína produzida pelo tecido epitelial glandular da próstata. Os níveis séricos do PSA encontram-se elevados na vigência de várias doenças prostáticas, incluindo adenocarcinoma, prostatite, hiperplasia prostática benigna (HPB), retenção urinária, ou após manipulação da glândula, como em biópsia ou ressecção transuretral. O exame digital pode elevar o nível do PSA, porém nunca de forma que atinja valores clinicamente significativos. Para evitar falso-positivos, diante de um valor de PSA elevado, deve-se procurar confirmá-lo excluindo toda e qualquer condição que sabidamente alteraria seu resultado, por exemplo, repetindo-o com a recomendação de abstinência sexual prévia de pelo menos 48 horas.

A avaliação da sensibilidade do PSA como método de rastreamento é prejudicada, visto que não são realizadas biópsias em indivíduos com o exame normal, o que seria necessário. Mesmo assim, Gann et al. observaram o desenvolvimento de câncer de próstata em 46% dos homens com PSA maior que 4ng/ml e 9% nos que tinham o exame normal, ao longo de 10 anos, com uma sensibilidade de 46% e especificidade de 91%[53]. Em outros relatos, a sensibilidade estimada do PSA variou de 29 a 82%. O valor preditivo positivo do PSA para câncer de próstata varia de 28 a 35%[52].

O nível de PSA acima de 4ng/ml, isoladamente, não tem especificidade satisfatória, já que o número de indivíduos com o PSA entre 4 e 10ng/ml com biópsias sem câncer atinge 75%. Para tentar melhorar a especificidade, existem algumas opções: 1. o ajuste do valor do PSA em relação ao volume da glândula medido por ultra-sonografia é limitado pela falta de acurácia; 2. o uso de limites específicos do nível de PSA de acordo com a idade, em que jovens teriam limites menores e idosos limites maiores, é criticado pela piora da sensibilidade neste último grupo; 3. o ritmo de elevação do PSA, ou a "velocidade do PSA", maior que 0,75ng/ml por ano é mais sugestivo de neoplasia que de hiperplasia benigna; 4. a mensuração do PSA livre e total conseguiria estratificar o risco de câncer em homens com PSA entre 4 e 10ng/ml, já que o câncer de próstata é associado a porcentagens menores de PSA livre que a hiperplasia benigna.

O maior problema do rastreamento do câncer de próstata é a impossibilidade de diferenciação entre o câncer indolente, que não tem impacto clínico para o portador, e o câncer agressivo, que pode acarretar a morte. A heterogeneidade do comportamento do câncer de próstata resulta nos dois tipos de vieses, já citados, associados a rastreamento: o de tempo ganho, em que o grupo rastreado tem tempo de sobrevida aparente maior devido à simples antecipação do diagnóstico, e o de duração da doença, uma vez que por rastreamento tende-se a detectar preferencialmente os tumores de evolução mais lenta e indolentes.

Ultra-sonografia transretal

A ultra-sonografia transretal tem sensibilidade relatada que varia de 57 a 68% em homens assintomáticos. Porém, pela incapacidade de diferenciar entre nódulos benignos e malignos, seu valor preditivo positivo torna-se inferior ao do PSA, sobretudo quando este é normal[52]. Aliado ao custo elevado e o desconforto provocado pelo exame, essa estratégia não é recomendada como método de rastreamento, mas sim como complemento na investigação diagnóstica.

A falta de estudos que mostrem evidências consistentes dos benefícios do rastreamento do câncer de próstata, especialmente a redução de mortalidade, é o principal motivo da não indicação dessa prática, por qualquer um dos métodos antes indicados.

Além disso, o fato de aumentar a probabilidade da detecção de tumores indolentes e sem impacto para a vida do portador pode gerar novos procedimentos de diagnóstico ou tratamentos desnecessários. Tanto a cirurgia como a radioterapia são associadas à morbidade, que prejudica de forma considerável a qualidade de vida. Para a prostatectomia, a mortalidade é de 0,5% e o risco de impotência varia de 20 a 85%, dependendo da definição (total ou de algum grau) e do uso de técnica que poupa a inervação. Outras complicações são a incontinência urinária (2 a 27%) e a estenose uretral (10 a 18%). Com a radioterapia, a mortalidade varia de 0,2 a 0,5%, o risco de impotência de 40 a 67% e o de incontinência 1 a 2%, no entanto, com novas técnicas que vêm sendo introduzidas, espera-se a redução dessas complicações.

Até 1996, a USPSTF recomendava contra qualquer forma de rastreamento para o câncer de próstata (recomendação classe D)[52]. Em 2002, na sua última revisão, a entidade mudou a classificação para a classe I, considerando, portanto, que o conjunto das evidências sobre o assunto é insuficiente para recomendar a favor ou contra o rastreamento do câncer de próstata, de modo que os benefícios ou prejuízos deste não podem ser bem determinados[54,55]. Um aparente consenso entre as várias entidades que têm uma recomendação sobre o assunto é que aos pacientes sejam amplamente informados os riscos e os benefícios possíveis antes de se definir a conduta[23].

Em resumo, para justificar o rastreamento em massa, na realidade brasileira, seria prudente aguardar por resultados mais sólidos dos estudos em andamento. Enquanto isso, no âmbito individual ambulatorial, é fortemente recomendada a discussão dos prós e contras com o paciente, para que a decisão por fazer ou não algum procedimento de rastreamento de câncer de próstata seja livre e bem esclarecida[56].

CÂNCER DE PELE

As neoplasias malignas da pele podem ser divididas em dois grupos: o melanoma e os tumores "não-melanoma", que incluem, fundamentalmente, o carcinoma basocelular e o espinocelular de pele. Segundo o Instituto Nacional do Câncer do Brasil, estima-se a incidência e a mortalidade anuais em 62.200 casos novos e 850 óbitos, respectivamente, para os tumores "não-melanoma". A incidência esperada de melanoma é de 3.050 casos, com mortalidade de 1.085 indivíduos por ano. Assim, os tumores "não-melanoma" de pele são considerados os mais freqüentes, porém com mortalidade bastante reduzida, ao passo que o melanoma é bem menos comum, porém com letalidade bem mais importante[34].

Os principais fatores de risco para o câncer de pele "não-melanoma" são: exposição excessiva à radiação ultravioleta (UV), pele clara e história familiar[35]. Para o melanoma, são fatores de risco: idade maior de 65 anos e presença de mais de 50 nevos no corpo. Merecem destaque algumas características clínicas desses nevos, como assimetria, irregularidade das bordas, diversidade de cores e diâmetro maior que 6mm[57].

A principal estratégia para o rastreamento de câncer de pele é o exame clínico periódico do corpo inteiro. Por meio de estudos com voluntários, estima-se que a sensibilidade e a especificidade do exame da pele sejam de 94 e 98%, respectivamente, quando realizados por dermatologistas. Apesar de não haver dados precisos, estima-se que esses índices sejam inferiores quando o exame é feito por um médico generalista[57].

Com base em experiências que adotaram o rastreamento em massa para câncer de pele, a incidência média de lesão suspeita para melanoma varia de 1 a 3%, podendo atingir até 9%, dependendo da série. Já o número de casos de melanoma confirmados é de 4 em 1.000. A incidência de câncer "não-melanoma" confirmado varia de 1 a 5%.

Não existe estudo controlado e randomizado ou caso-controle que tenha avaliado o impacto do rastreamento em massa sobre a morbidade ou mortalidade por câncer de pele. A perspectiva de que o diagnóstico de melanoma ou de carcinoma baso ou espinocelular em fases mais precoces em indivíduos submetidos a rastreamento traga uma melhoria da saúde é fruto apenas de evidência indireta. Além disso, recomendar o rastreamento de rotina, na população geral assintomática, para doença de baixa incidência (melanoma) ou de baixa morbimortalidade (carcinomas baso e espinocelular) iria de encontro aos princípios básicos do *check-up*.

Ainda que o exame periódico de pele não tenha conseqüências adversas aparentes, é importante ter em conta que, com essa medida, pode-se gerar um excesso de biópsias e até de tratamentos de condições não-malignas.

Não há evidência suficiente para recomendar a favor ou contra o rastreamento em massa do câncer de pele. Mesmo com a detecção de melanomas de espessura menor com o exame da pele periódico, faltam estudos que comprovem esse benefício, sobretudo quanto à mortalidade. A USPSTF classifica o rastreamento como classe I. Dentre as demais entidades que estabelecem diretrizes, não há um consenso quanto ao benefício do exame periódico; no entanto, todas concordam em recomendar a educação populacional para evitar os fatores de risco para o câncer de pele, como evitar exposição solar (especialmente das 10 às 14h00), uso de protetores solares e auto-exame da pele.

REFERÊNCIAS BIBLIOGRÁFICAS

1. US Preventive Services Task Force. Guide to Clinical Preventive Services. 2nd ed, Baltimore: Williams & Wilkins, 1996. ▪ 2. Ferreira Jr, M. Rastreamento de doenças na população geral. Revista Diagnóstico & Tratamento 2001; 6:18. ▪ 3. Ferreira Jr, M. Semiologia da promoção da saúde. In: Benseñor I, Atta JA, Martins MA (eds). Semiologia Clínica. Sarvier: São Paulo, 2001, p 235. ▪ 4. Gates TJ. Screening for cancer: evaluating the evidence. Am Fam Physician 2001; 63:513. ▪ 5. Glezer A, Nascimento CMR, Brito DP et al. Práticas preventivas na atenção primária à saúde. In: Ferreira Jr M (ed). Saúde no Trabalho: Temas Básicos para o Profissional que Cuida da Saúde dos Trabalhadores. São Paulo: Roca, 2000; p 115. ▪ 6. Canadian Task Force on Preventive Health Care. Internet: www.ctfphc.org. ▪ 7. US Preventive Services Task Force. Guide to Clinical Preventive Services. 3rd ed, 2000-2003. Internet: www.ahrq.gov/clinic/uspstfix.htm. ▪ 8. National Guidelines Clearinghouse. Internet: www.guideline.gov/index.asp. ▪ 9. Centro de Promoção da Saúde – CPS – Serviço de Clínica Geral/HCFMUSP. Rotina de Procedimentos Básicos (apostila), São Paulo, 2003. ▪ 10. US Preventive Task Force. Screening for problem drinking In: Guide to Clinical Preventive Services. 2nd ed, 1996 (http://www.ahcpr.gov/clinic/uspstf/uspsdrin.htm). ▪ 11. US Preventive Services Task Force. Screening for depression: recommendations and rationale. Ann Intern Med 2002; 136:760. ▪ 12. Pignone MP, Gaynes BN, Rushton JL et al. Screening for depression in adults: A Summary of the Evidence for the US Preventive Services Task Force. Ann Inten Med 2002; 136:765. ▪ 13. US Preventive Services Task Force. Screening for High Blood Pressure: recommendations and rationale. Am J Prev Med 2003; 25:159. ▪ 14. Paterson C, Logan AG. Hypertension in the elderly: case-finding and treatment to prevent vascular disease. The Canadian Guide to Clinical Preventive Health Care. In: Health Canada Site (http://www.hc-sc.gc.ca/hppb/healthcare/pubs/clinical_preventive/). ▪ 15. Logan AG. Screening for hypertension in young and middle-aged adults. The Canadian Guide to Clinical Preventive Health Care. In: Health Canada Site (http://www.hc-sc.gc.ca/hppb/healthcare/pubs/clinical_preventive/). ▪ 16. Pesquisa de Orçamento Familiar (POF) site: http.ibge.gov.br. ▪ 17. US Preventive Services Task Force. Screening for obesity in adults: recommendations and rationale. Ann Intern Med 2003; 139:930. ▪ 18. Douketis JD, Feightner JW, Attia J, Feldman WF, with the Canadian Task Force on Preventive Health Care. Periodic health examination, 1999 update: 1. Detection, prevention and treatment of obesity. CMAJ 1999; 160:513. ▪ 19. US Preventive Services Task Force. Screening for Visual Impairment. Guide to clinical preventive services. 2nd ed, 1996. ▪ 20. Patterson C. Screening for Visual Impairment in the Elderly. The Canadian Guide to Clinical Preventive Health Care. In: Health Canada Site (http://www.hc-sc.gc.ca/hppb/healthcare/pubs/clinical_preventive/). ▪ 21. DATASUS – MS http://www.datasus.gov.br. ▪ 22. Pignone MP, Plillips CJ, Atkins D et al. Screening and treating adults for lipid disorders: a summary of the evidence. Am J Prev Med 2001; 20(Suppl 3):77. United States Preventive Services Task Force – http://www.ahrq.gov. ▪ 23. Wilson PW, D'Agostinho RB, Levy D et al. Prediction of coronary heart disease using risk factors categories. Circulation 1998; 97:1837. ▪ 24. Elton PJ, Ryman A, Hammer M, Page F. Randomized controlled trial in the Northern England of the effect of a person knowing their own serum cholesterol concentration. J Epidemiol Comunity Health 1994; 48:22. ▪ 25. Executive Summary of the Third Report of the National Cholesterol Education Program (NCEP): Expert Panel on Detection, evaluation and Treatment of High Blood Cholesterol in Adults (Adult Treatment Pane III). JAMA 2001; 285:2486. ▪ 26. American Diabetes Association – Screening for Diabetes. Diabetes Care 2002; 25(Suppl 1):S21. ▪ 27. Sociedade Brasileira de Diabetes – http://www.diabetes.org.br. ▪ 28. Intensive blood-glucose control with sulphonylureas or insulin compared with conven-

tional treatment and risk of complications in patients with type 2 diabetes (UKPDS 33). UK Prospective Diabetes Study (UKPDS) Group. Lancet 1998; 352:837. ▪ 29. Harris R et al. Screening Adults for Type 2 Diabetes: a Review o the Evidence for de US Preventive Services Task Force. Ann Int Med 2003; 138:215. ▪ 30. Screening for Type 2 Diabetes Mellitus in Adults. US Preventive Task Force, 2003; ww.preventiveservices.ahrq.gov. ▪ 31. Nelson HD, Helfand M. Screening for Postmenopausal Osteoporosis. Systematic Evidence Review No. 17: Agency for Healthcare Research and Quality, Research and Quality, 2002 (www. ahrq.gov/clinic/serfiles.htm). ▪ 32. Nelson HD, Helfard M, Woolf SH, Allan JD. Screening for postmenopausal osteoporosis: a review of the evidence for the US Preventive Services Task Force. Ann Intern Med 2002; 137:529. ▪ 33. US Preventive Task Force. Screening for Osteoporosis in postmenopausal women: Recommendations and Rationale. Ann Intern Med 2002; 137:526. ▪ 34. Instituto Nacional de Câncer – www.inca.gov.br. ▪ 35. American Cancer Society – Cancer Fact & Figures 2001 – www.cancer.org. ▪ 36. Woolf SH, Guidelines for Cervical Cancer Screening. 2nd US Preventive Services Task Force, 1996. ▪ 37. Sawaya GF et al. Current approaches to cervical-cancer screening. NEJM 2001; 344:1603. ▪ 38. Sfameni SF, Jobling TW, Trickey NRA, Havelock C. Evaluation of serial cervical cytology in the assessment of preinvasive cervical neoplasia. Aust NZ J Obstet Gynaecol 1989; 29:40. ▪ 39. International Agency for Research on Cancer Working Group on Evaluation of Cervical Cancer Screening Programmes. Screening for squamous cervical cancer: duration of low risk after negative results of cervical cytology and its implication for screening policies. BMJ 1986; 293:659. ▪ 40. Goldie SJ, Weistein MC, Kuntz KM, Freedberg KA. The costs, clinical benefits, and cost-effectiveness of screening for cervical cancer in HIV-infected women. Ann Intern Med 1999; 1307:97. ▪ 41. United States Preventive Services Task Force. Screening for Breast Cancer – Recommendations and Rationale. (www.ahrq.gov/clinic/uspstfix.htm or www.guideline.gov). ▪ 42. Harris RP, Helfand M, Woolf SH et al. Methods of the third US Preventive Services Task Force. Am J Prev Med 2001; 20:21. ▪ 43. Olsen O, Gotzche PC. Screening for breast cancer with mammography (Cochrane Review). The Cochrane Library, issue 4, 2001. ▪ 44. Berg AO, Guidelines for Colorectal Cancer Screening. 3rd US Preventive Services Task Force, 2002. ▪ 45. Mandel JS, Bond JH, Church TR et al. Reducing mortality from colorectal cancer by screening for fecal occult blood. N Engl J Med 1993; 329. ▪ 46. Kronborg O, Fenger C, Olsen J et al. Randomised study of screening for colorectal cancer with faecal-occult-blood test. Lancet 1996; 348:1467. ▪ 47. Hardcastle JD, Chamberlain JO, Robinson MHE et al. Randomised controlled trial of faecal-occult-blood screening for colorectal cancer. Lancet 1996; 348:1472. ▪ 48. Mandel JS, Church TR, Bond JR et al. The effect of fecal occult-blood screening on the incidence of colorectal cancer. N Engl J Med 2000; 343:1603. ▪ 49. Ransohoff DS, Sandler RS. Screening for colorectal cancer. N Engl J Med 2002; 346:40. ▪ 50. Selby JV, Friedman GD, Quesenberry Jr CP, Weiss NS. A case-control study of screening sigmoidoscopy and mortality from colorectal cancer. N Engl J Med 1992; 326:653. ▪ 51. Barry MJ. Prostate-specific-antigen for early diagnosis of prostate cancer. N Engl J Med 2001; 344: 1373. ▪ 52. Woolf SH, Guidelines for Postate Cancer Screening. 2nd US Preventive Services Task Force, 1996. ▪ 53. Gann PH, Hennekens CH, Stampfer MJ. A prospective evaluation of plasma prostate-specific antigen for detection of prostatic cancer. JAMA 1995; 273:289. ▪ 54. Catalona WJ, Partin AW, Slawin KM. Use of percentage of free prostate-specific antigen to enhance differentiation of prostate cancer from benign prostate disease: a prospective multicenter trial. JAMA 1998; 279:1542. ▪ 55. Holmberg L et al. A randomized trial comparing radical prostatectomy with watchful waiting in early prostate cancer. N Engl J Med 2002; 347:781. ▪ 56. Screening for Prostate Câncer. US Preventive Services Task Force. Ann Intern Med. 2002; 137:915. ▪ 57. Berg AO. Introducing the third US Preventive Services Task Force. Am J Prev Med 2001; 20:3.

4. ORIENTAÇÃO NUTRICIONAL

Euclides Furtado Albuquerque Cavalcanti
Isabela M. Benseñor

PIRÂMIDE ALIMENTAR: QUAL A MELHOR?

Em 1992 foi criada uma pirâmide alimentar pelo Departamento de Agricultura dos Estados Unidos (Fig 1.12). Tinha por objetivo dar uma apresentação gráfica para as orientações nutricionais que esse órgão julgava mais adequadas. A pirâmide é muito utilizada até hoje e, até há pouco tempo, era a única pirâmide bem difundida para guiar a escolha dos alimentos.

Com base em estudos que evidenciavam que dietas ricas em gordura de origem animal aumentavam o risco cardiovascular, o Departamento de Agricultura dos Estados Unidos criou a pirâmide alimentar colocando todos os tipos de gorduras, inclusive as de origem vegetal, no topo da pirâmide, indicando que deveriam ser consumidas na menor quantidade possível.

Partindo desse princípio, o de que todas as gorduras são ruins, a pirâmide propõe que as calorias das gorduras e óleos sejam substituídas por calorias provenientes de carboidratos complexos como pão, batata, massa e cereais, que, dessa forma, foram colocados na base da

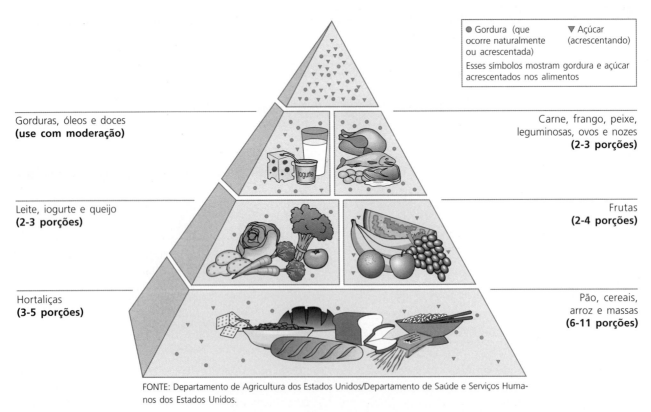

FONTE: Departamento de Agricultura dos Estados Unidos/Departamento de Saúde e Serviços Humanos dos Estados Unidos.

Figura 1.12 – Pirâmide alimentar do Departamento de Agricultura dos Estados Unidos.

pirâmide alimentar. O açúcar simples foi colocado no topo da pirâmide alimentar, pois, além de ser desprovido de fibras e vitaminas, julgava-se que tinha uma absorção mais rápida que os outros carboidratos, gerando picos de glicemia muito elevados.

No entanto, dados de literatura apontaram para algumas falhas da pirâmide alimentar do Departamento de Agricultura: listamos aqui algumas delas:

- A pirâmide parte do pressuposto de que todas as gorduras fazem mal.

De fato, as gorduras saturadas, presentes principalmente na carne vermelha, na manteiga e nos laticínios integrais, e a gordura vegetal hidrogenada, presente na margarina e em muitos outros alimentos industrializados, aumentam o risco cardiovascular[1,2]. Contudo, as gorduras mono e poliinsaturadas, presentes nos óleos vegetais e nas sementes oleaginosas, diminuem o risco cardiovascular[1-8].

- A pirâmide não diferencia os carboidratos.

Em anos recentes, tem-se verificado que, além do açúcar, existem muitas outras fontes de carboidrato com potencial de elevar a glicemia rapidamente. Farináceos (pão, biscoitos, bolos e massas), batata, arroz branco, doces e refrigerantes são alimentos que, além de muito calóricos, são compostos por carboidratos de absorção tão rápida quanto o próprio açúcar. São chamados de carboidratos de alto índice glicêmico, pela capacidade em elevar rapidamente os níveis de glicemia[9,10].

Já os carboidratos presentes em alimentos como cereais integrais, leguminosas e a maioria das frutas e hortaliças são absorvidos mais lentamente e geram aumentos menores e mais graduais na glicemia, sendo chamados de carboidratos de baixo índice glicêmico.

Muitos estudos têm demonstrado que dietas com carboidratos de alto índice glicêmico levam a um risco cardiovascular e de diabetes aumentado. Já as dietas com carboidratos de baixo índice glicêmico são associadas a um melhor perfil lipídico, menor risco de desenvolvimento de diabetes, melhor controle de diabetes preexistente e menor risco cardiovascular[9,11-17].

A hipótese de que alimentos com baixo índice glicêmico teriam papel na prevenção e tratamento de doenças, assim como seu papel no tratamento da obesidade (abordado mais adiante) ainda são motivos de muito debate e controvérsia[18]. No entanto, mesmo as sociedades que não acreditam na importância do índice glicêmico recomendam *per se* a utilização de carboidratos provenientes de grãos integrais, frutas e vegetais em uma alimentação saudável[19].

- A pirâmide não considera as evidências de que dietas ricas em gorduras mono (principalmente) e poliinsaturadas levam a melhor perfil lipídico e controle do diabetes que dietas ricas em carboidratos e pobres em gorduras[3,4,6,7].

- A pirâmide alimentar não diferencia os laticínios.

Os laticínios integrais são altamente calóricos, ricos em gorduras saturadas e aumentam o risco cardiovascular[1,2]. Já os laticínios desnatados são boa fonte de proteína e cálcio, pobres em gorduras saturadas e pouco calóricos, tendo sido comprovado recentemente seu benefício na dieta para hipertensos[20]. Curiosamente, no entanto, ainda não está estabelecido o papel do cálcio e dos laticínios na prevenção de fraturas[21-23].

- A pirâmide não diferencia os alimentos ricos em proteínas.

Existem fontes de proteína pouco saudáveis e ricas em gordura saturada como os cortes mais gordurosos da carne vermelha e outras carnes ricas em gordura. Essas fontes de proteína aumentam o risco cardiovascular e são muito calóricas.

Por outro lado, existem fontes muito saudáveis de proteína, como as leguminosas (feijão, ervilha, lentilha e soja), as sementes oleaginosas e as carnes magras. No grupo das proteínas saudáveis, os peixes merecem um destaque especial, principalmente aqueles ricos em óleos ômega-3, como salmão, sardinha, atum, cavalinha, anchova, manjuba, tainha, arenque e truta[24]. Devem ser ingeridos duas ou mais vezes por semana[25], pois há diversos estudos que demonstram diminuição da mortalidade cardiovascular com esse hábito tanto em prevenção primária[26-29] quanto em secundária[30-32].

- A pirâmide ignora os benefícios cardiovasculares comprovados das bebidas alcoólicas. Os estudos têm demonstrado repetidamente que pequenas quantidades de álcool diminuem significativamente os eventos cardiovasculares[33-39].

- A pirâmide não ressalta a importância da prática dos exercícios e do controle do peso, que também diminuem o risco cardiovascular e proporcionam uma melhora da qualidade de vida[40-43].

Além das evidências científicas demonstrando as falhas na pirâmide alimentar do Departamento de Agricultura dos Estados Unidos, podemos dizer que já houve tempo suficiente para a pirâmide ser testada e que essa não atingiu seus objetivos. Estudos prospectivos com grande número de homens e mulheres não detectaram menor incidência de eventos cardiovasculares ou perda de peso nas pessoas que seguiam os princípios da pirâmide alimentar do Departamento de Agricultura[44,45].

À luz destes conhecimentos, muitos deles recentes, foi criada então por Willett a pirâmide alimentar da Universidade de Harvard[46] (Fig. 1.13).

Logo, de acordo com as evidências científicas disponíveis, recomendamos atualmente a pirâmide alimentar da Universidade de Harvard como a mais adequada para uma alimentação saudável e para a diminuição do risco cardiovascular. Em seguida, abordaremos como orientar a perda de peso de modo saudável para um paciente.

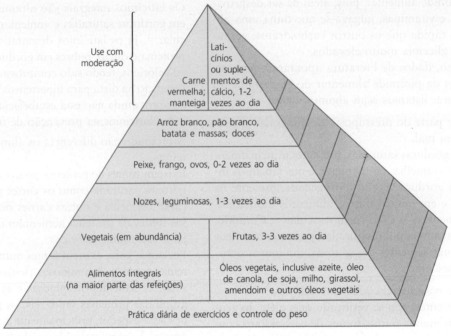

Figura 1.13 – Pirâmide alimentar saudável. Adaptada de Willett, 2002[46].

ORIENTAÇÃO NUTRICIONAL PARA A PERDA DE PESO DE FORMA SAUDÁVEL

ÍNDICE GLICÊMICO E DENSIDADE ENERGÉTICA

A perda de peso no paciente obeso se dá primariamente devido à diminuição da ingestão calórica total, independentemente da composição dos macronutrientes[47-50]. Dietas com baixa porcentagem de gorduras, mas com manutenção do valor calórico total, não levam à perda de peso. Para exemplificar com um estudo[47], foi introduzida uma dieta de 1.200 calorias para um grupo de pacientes. Houve variação na porcentagem de calorias derivadas de gordura, que foi de 10, 35 e 45% nos diferentes subgrupos. Ao final do estudo, que durou 10 semanas, não houve diferença de perda de peso entre os subgrupos.

Dessa forma, estratégias para diminuir a porcentagem de gordura na dieta funcionam em alguns indivíduos porque, nesses casos, geralmente se acompanham de redução na ingestão total de calorias. No entanto, não está comprovado que a diminuição da gordura na alimentação leve à perda de peso significativa a longo prazo[51]. Alguns autores inclusive sugerem que porcentagens de gordura variando entre 18 e 40% não teriam diferença entre si no que diz respeito à perda de peso[52].

Mas, então, como fazer o paciente obeso ingerir menos calorias e perder peso sem que se sinta com fome? Para encontrar a resposta é preciso conhecer dois conceitos: o conceito de **densidade energética** e o conceito já abordado de **índice glicêmico**.

Densidade energética

Densidade energética refere-se à quantidade de calorias existente em determinado peso de um alimento, dado esse que pode ser obtido na embalagem da maioria dos alimentos industrializados (por exemplo, 300kcal/100g).

Utilizando-se esse princípio, para uma mesma quantidade fixa de calorias, come-se maior peso de alimento se ele for de baixa densidade energética que se for de alta densidade energética. Por exemplo, 1 quilo de mamão (36kcal/100g) tem a mesma quantidade de calorias que 90 gramas de brigadeiro (400kcal/100g).

Os estudos têm demonstrado repetidamente que a ingestão de alimentos de baixa densidade energética se relaciona com menor ingestão calórica total. Isso acontece porque os indivíduos tendem a comer uma quantidade e peso de comida constantes, independentemente da densidade energética[53-56].

Exemplificando com um estudo[53]: um grupo de 20 pessoas foi randomizado para ingerir dieta de alta densidade energética (1,5kcal/g) ou dieta de baixa densidade energética (0,7kcal/g). As pessoas ficaram livres durante a pesquisa para ingerir a quantidade de alimentos que desejassem. Ao término de cinco dias, o consumo médio de calorias do grupo que ingeriu alimentos de alta densidade energética foi de 3.000kcal por dia contra 1.570kcal por dia do grupo que comeu alimentos de baixa densidade energética.

A composição dos macronutrientes influencia na densidade energética, já que carboidratos e proteínas têm 4kcal/g, álcool 7kcal/g e gorduras 9kcal/g. A enorme maioria das frutas, as hortaliças e os vegetais têm menos de 1kcal/g.

Dessa forma, como a gordura tem alta densidade energética, costuma haver correlação entre a quantidade de gordura e a densidade energética da dieta. Isso, no entanto, nem sempre é verdadeiro, pois há outros fatores que influenciam na densidade energética, como a quantidade de água nos alimentos. Alimentos desidratados como bolachas, salgadinhos e biscoitos, tão fartamente consumidos, possuem alta densidade energética. Da mesma forma, se tivermos um prato cheio de vegetais regados em azeite de oliva, veremos que o prato como um todo tem baixa densidade energética, apesar da grande porcentagem de calorias derivadas de gordura.

Índice glicêmico

Índice glicêmico refere-se à capacidade do alimento em elevar a glicemia. Nos últimos anos, surgiu a teoria de que dietas com baixo índice glicêmico seriam parte da resposta para prevenir e tratar a obesidade[57]. Salientamos aqui que esse conceito é novo e ainda motivo de muito debate[18].

Sempre que comemos ocorre aumento da glicemia, que depende: 1. da quantidade do alimento; 2. da quantidade de carboidrato no alimento; 3. da rapidez com que o tipo de carboidrato ingerido é absorvido; e 4. da quantidade de insulina produzida em resposta às cargas de carboidrato daquela ingestão.

Segundo a teoria de índice glicêmico[9,11,12,46,57-58], os alimentos ricos em carboidratos de rápida absorção levariam a um pico de glicemia muito alto, com conseqüente pico elevado de insulina. Isso levaria a uma queda rápida da glicose sangüínea, que juntamente com outras alterações hormonais levaria a sinais precoces de fome no organismo.

Alimentos ricos em carboidratos de rápida absorção, como o pão, a batata, a mandioca, o arroz branco, as massas, os biscoitos, os refrigerantes, o açúcar e os doces, além de muito calóricos, têm alto índice glicêmico. Esses alimentos, portanto, devem ser evitados ou ingeridos em menor quantidade, se o objetivo for a perda de peso.

Já os carboidratos presentes em alimentos como cereais integrais, leguminosas e a maioria das frutas e hortaliças geram aumentos graduais e menos intensos na glicemia, não produzindo sinais precoces de fome. Esse tipo de alimento deve ter a preferência de quem quer perder peso. Em estudo recente com crianças acima do peso, verificou-se que crianças que ingeriam café da manhã com alto índice glicêmico (rico em carboidratos altamente refinados e de rápida absorção) beliscavam mais durante a manhã que crianças que ingeriam um café da manhã com a mesma quantidade de calorias, porém com baixo índice glicêmico (rico em carboidratos de absorção e digestão mais lenta)[59].

Conclusão

Se o paciente optar por alimentos com baixa densidade energética (pouco calóricos), poderá comer mais sem engordar tanto, diminuindo assim a desagradável sensação de fome que ocorre durante tentativas de emagrecimento.

Da mesma forma, se comer alimentos com baixo índice glicêmico (pobres em carboidratos de rápida absorção), demorará mais a ter a sensação de fome após a refeição, terminando por ingerir menos calorias ao longo do dia.

COMO ESCOLHER OS ALIMENTOS PARA A PERDA DE PESO

Tendo entendido os conceitos de densidade energética e índice glicêmico, será fácil compreender as orientações de mudança de hábitos alimentares para a perda de peso. As orientações que se seguem terão também um enfoque em alimentação saudável e diminuição do risco cardiovascular. As duas últimas orientações do capítulo serão colocadas em separado, pois incluem alimentos que, apesar de trazerem benefícios cardiovasculares, podem levar ao ganho de peso se introduzidos na alimentação inadequadamente.

1. Substituir os carboidratos de rápida absorção como farináceos em geral (pães, massas, biscoitos, bolos), arroz branco, batata, mandioca, refrigerante e doces por carboidratos de absorção mais lenta, como os presentes nos grãos integrais, frutas e hortaliças. Mesmo se o carboidrato escolhido for de alto índice glicêmico, ficar atento na quantidade e comer apenas um tipo por refeição. Por exemplo, comer duas colheres das de sopa de arroz, **ou** uma porção equivalente de macarrão, **ou** batata, **ou** torta.
Da mesma forma, se for comer aperitivo, **ou** entrada, **ou** sobremesa com carboidratos (pães, torradas ou doces), evitar o carboidrato no prato principal. O mesmo vale para o café da manhã: evitar comer dois tipos de carboidrato na mesma refeição. Comer pão (meio a um), **ou** cereal, **ou** torta, **ou** doce, mais uma vez dando preferência aos carboidratos integrais e de absorção mais lenta.

2. Trocar alimentos comuns pelas suas variações *diet* e *light*, em geral, diminui as calorias do alimento, permitindo a ingestão de uma quantidade maior de alimento para uma mesma quantidade de calorias. Alimentos *diet* em geral são desprovidos de açúcar e alimentos *light* em geral apresentam diminuição de 25% ou mais nas calorias em relação ao produto comum.
No entanto, é preciso tomar cuidado com esses alimentos. Por exemplo, um produto pode ser *diet* e conter a mesma quantidade de calorias que sua variedade comum (por exemplo um chocolate sem açúcar mas com maior porcentagem de gordura).

Da mesma forma, um produto pode ser livre de gordura e colesterol, mas ao mesmo tempo rico em carboidratos altamente refinados e de rápida absorção. É muito comum encontrar esse tipo de propaganda em biscoitos e bolachas. Esses alimentos, além de muito calóricos, são fáceis de ingerir em grande quantidade (como exemplo a bolacha de água e sal). Além disso, o fato de o alimento ser *diet* ou *light* muitas vezes leva as pessoas a pensar que podem ser ingeridos em grande quantidade, o que acaba anulando seus benefícios.

Dessa forma, a pessoa deve adotar o hábito de comparar nas embalagens as calorias dos produtos comuns com suas variedades *diet* e *light* e, quando notar diferença, substituir o produto comum por essas opções, utilizando-as com moderação.

3. Trocar os refrigerantes comuns pelas alternativas *diet* ou *light*. Os refrigerantes comuns são muito calóricos e têm índice glicêmico muito elevado. Os refrigerantes *diet* e *light* têm calorias desprezíveis.
4. Trocar mel e açúcar por adoçante. Ao contrário do que alguns pensam, não há evidências de que o adoçante faça mal a saúde. A obesidade, ao contrário, comprovadamente faz[40].
5. Utilizar os laticínios em geral na sua forma desnatada. O leite integral é rico em gorduras saturadas, que, além de conter muitas calorias, aumentam o risco cardiovascular[1]. Evitar queijos, leites e iogurtes integrais e molhos ou sopas cremosas. Queijos magros, leite e iogurte desnatados são boas fontes de proteína e cálcio e são pouco calóricos, sendo boas opções para o café da manhã e lanches.
6. Evitar ingerir manteiga e margarina. Tanto a gordura da manteiga (saturada) como a da margarina (trans) são prejudiciais à saúde, pois, além de serem muito calóricas, ambas aumentam o risco cardiovascular[1,2].

O mesmo tipo de gordura da margarina também está presente em alimentos que contenham no rótulo "gordura vegetal hidrogenada ou parcialmente hidrogenada", ou seja, a maioria dos biscoitos e salgadinhos industrializados, os sorvetes e os doces industrializados. É também utilizada na fritura dos alimentos em redes de *fast-food*. O paciente deve ingerir essas gorduras (gorduras trans) na menor quantidade possível, principalmente se tiver doença cardiovascular ou predisposição para tal.

Há atualmente no mercado margarinas compostas por um tipo de gordura semelhante à de um óleo vegetal, sem gordura vegetal hidrogenada. Essas são preferíveis em relação à manteiga e à margarina, porém também são calóricas.

7. Evitar frituras. A quantidade de calorias do alimento aumenta até três vezes após a fritura. Prefira alimentos cozidos, grelhados ou assados.
8. Evitar alimentos gordurosos em geral, retirar toda a gordura visível, retirar a pele do frango e a do peixe, dando preferência à carnes mais magras, grelhadas ou assadas.
9. Proteínas de origem animal (carne, ovos, peixe, frango) podem ser ingeridas nas principais refeições (almoço e jantar). Uma quantidade adequada para uma refeição seria a de um bife médio, **ou** um filé de frango, **ou** um ovo, **ou** um filé de peixe. Devem ser escolhidas carnes mais magras, sem gordura visível, evitando-se a carne vermelha quando possível.

Os ovos podem ser ingeridos na quantidade de até um por dia. As suspeitas antigas de que fariam mal à saúde não se confirmaram em estudos mais recentes[60,61]. Em um desses estudos[60], apenas o subgrupo dos diabéticos apresentou uma tendência à maior mortalidade cardiovascular com a maior ingestão de ovos, sendo necessário novos estudos para esclarecer esse achado. Sendo assim, até que haja dados mais conclusivos, ainda é recomendável que diabéticos, pacientes com colesterol elevado ou com doença cardiovascular ingiram no máximo dois ovos por semana. Como já foi colocado previamente, os peixes devem ser ingeridos duas ou mais vezes por semana, principalmente aqueles ricos em gorduras ômega-3. Há vários estudos demonstrando benefícios cardiovasculares com esse hábito[25-32].

10. Usar na alimentação leguminosas como feijão, lentilha, ervilha e soja, pois são ricas em proteínas e têm baixo índice glicêmico. Devem, portanto, fazer parte da dieta de um paciente que deseja perder peso de forma saudável.
11. Ingerir vegetais em abundância. Levando-se em consideração que, quando não há restrição alimentar, as pessoas tendem a comer um peso e quantidade constantes de alimentos, os vegetais podem e devem ser ingeridos em grande quantidade, em todas as refeições principais (almoço e jantar). Dessa forma, provavelmente se comerá os outros alimentos, mais calóricos, em menor quantidade.

Utilizando-se de uma variedade grande de hortaliças e vegetais, é mais fácil ingerir maior quantidade desses alimentos e a alimentação ficará mais balanceada.

Uma boa opção é começar o almoço e o jantar com um prato grande de salada ou sopa de vegetais.

12. Consumir frutas na quantidade de duas a quatro porções ao dia, pois, além de saudáveis[2], apresentam, em geral, menor densidade energética e índice glicêmico que a maioria dos outros alimentos. São boas opções para o café da manhã, para os lanches e para as sobremesas. O abacate e as frutas secas devem ser ingeridos com moderação, pois, apesar de saudáveis, são muito calóricos.
13. Evitar o consumo excessivo de calorias por meio dos sucos. Os sucos, apesar de serem boa fonte de vitaminas, podem ser muito calóricos, principalmente se acrescidos de açúcar. Tomar três copos de suco de laranja ao longo do dia, por exemplo, acrescen-

ta muitas calorias à alimentação do indivíduo. Além disso, tomar suco leva à menor saciedade e ao maior índice glicêmico que se a fruta fosse ingerida inteira, além de possuir menor quantidade de fibras. Maneiras de evitar esse consumo excessivo de calorias por meio dos sucos são:
- Evitar sucos com adição de açúcar, preferindo as formas *diet* e *light* ou naturais.
- Verificar quantos copos de suco está ingerindo ao dia. Um copo de suco natural no café da manhã, por exemplo, pode ser uma boa opção. Tomar dois ou mais copos ao longo do dia provavelmente é excessivo.
- Utilizar sucos de frutas concentradas que precisem ser diluídos em água, sem açúcar ou com adoçante.
- Acostumar-se, progressivamente, a utilizar os sucos diluídos em quantidades cada vez maiores de água.
- Ou, melhor ainda, simplesmente tomar água.

14. Café (preferencialmente com adoçante ou puro) pode ser ingerido com moderação sem culpa ou medo. Não há indícios de que faça mal à saúde e tem calorias desprezíveis[62,63]. Como única ressalva, é recomendado que esse seja filtrado em filtro de papel, pois assim perderá as gorduras saturadas (prejudiciais) no preparo.

Terminadas as orientações alimentares para a perda de peso de forma saudável, seguem-se outras duas orientações de alimentação com enfoque em diminuição do risco cardiovascular. Essas orientações não necessariamente levarão à perda de peso mas, se seguidas, provavelmente diminuirão o risco de eventos cardiovasculares.

1. Há inúmeros estudos demonstrando os benefícios cardiovasculares dos óleos vegetais e sementes oleaginosas[1-7]. No entanto, esses são muito calóricos por terem alta densidade energética. Simplesmente adicionar azeite ou outro óleo à comida habitual levará a ganho de peso. Da mesma forma, passar a ingerir grande quantidade de sementes oleaginosas também levará a ganho de peso.
A estratégia, então, deve ser substituir alimentos calóricos que não são benéficos pelos óleos vegetais que, mesmo assim, devem ser consumidos em pequena quantidade, se o objetivo for a perda de peso. Aqui vão algumas estratégias para que se aumente a ingestão desses alimentos sem ganho de peso.
- Substituir bolachas, salgadinhos e chocolates por porções pequenas de sementes oleaginosas como: castanha, noz, pistache, amendoim, soja. Cuidado apenas com o sal em excesso, lembrando que elas podem ser encontradas em alguns supermercados sem adição de sal.
- Acrescentar óleos vegetais (uma colher das de chá ou sobremesa, por exemplo) a alimentos de baixa caloria como verduras e hortaliças. Essa combinação, além de muito saudável, levará à perda de peso, pois terá como um todo baixa densidade energética.
- Como já foi dito, acrescentar azeite à pizza, ao arroz, à lasanha e a outros alimentos mais calóricos levará a ganho de peso, perdendo-se assim os benefícios desse óleo tão saudável. Se optar por fazer isso, diminuir a quantidade do alimento calórico em questão. Por exemplo, comer um ou dois pedaços de pizza com azeite (pouco) em vez de três ou quatro sem.
- Substituir manteiga e margarina comum por óleo vegetal, tanto no preparo dos alimentos quanto na ingestão com pão. A quantidade calórica será a mesma, mas os últimos previnem doenças cardiovasculares, ao passo que os primeiros são causadores dessas doenças[1,2].

2. Algumas pessoas provavelmente obteriam benefícios da ingestão de uma pequena quantidade de álcool por dia (um cálice de vinho ou uma cerveja, por exemplo), pois há evidências científicas de que uma pequena quantidade teria o efeito de prevenir doenças cardiovasculares[33-39]. No entanto, o álcool também é muito calórico, além de ter potencial de levar ao abuso e à dependência. Se for introduzido na alimentação, deve entrar em substituição a outros alimentos calóricos. Essa decisão deve ser tomada de modo individualizado, pesando-se os riscos, os benefícios e os gostos do paciente.

REFERÊNCIAS BIBLIOGRÁFICAS

1. Hu FB. Dietary fat and coronary heart disease: a comparison of approaches for adjusting for total energy intake and modeling repeated dietary measurements. Am J Epidemiol 1999; 149:531. ▪ 2. Hu FB. Optimal diets for prevention of coronary heart disease. JAMA 2002; 288:2569. ▪ 3. Sacks FM. Randomized clinical trials on the effect of dietary fat and carbohydrate on plasma lipoproteins and cardiovascular disease. Am J Med 2002; 11(Suppl 93):13S. ▪ 4. Kris-Etherton PM. High-monounsaturated fatty acid diets lower both plasma cholesterol and triacylglycerol concentrations. Am J Clin Nutr 1999; 70:1009. ▪ 5. Perez-Jimenez F. Protective effect of dietary monounsaturated fat on arteriosclerosis: beyond cholesterol. Atherosclerosis 2002; 163:385. ▪ 6. Katan MB. High-oil compared with low fat, high-carbohydrate diets in the prevention of ischemic heart disease. Am J Clin Nutr 1997; 66(Suppl 4):974S. ▪ 7. Muller H. The serum LDL/HDL cholesterol ratio is influenced more favorably by exchaging saturated with unsaturated fat than by reducing saturated fat in the diet of women. J Nutr 2003; 133:78. ▪ 8. Jiang R. Nut and peanut butter consumption and risk of type 2 diabetes in women. JAMA 2002; 288:2554. ▪ 9. Jenkins DJ. Glycemic Index: overview of implications in health and disease. Am J Clin Nutr 2002; 76:266S. ▪ 10. Foster-Powell K. International table of glycemic index and glycemic load values. Am J Clin Nutr 2002; 76:5. ▪ 11. Jenkins DJ. High-complex carboydrate or lente carboydrate foods? Am J Med 2002; 113(Suppl 9B):30S. ▪ 12. Willett WC. Glycemic index, glicemic load, and risk of type 2 diabetes. Am J Clin Nutr 2002; 76:274. ▪ 13. Pelkman CL. Effects of glycemic index of foods on serum concentrations of high-density lipoprotein cholesterol and triglycerides. Curr Atheroscler Rep 2001; 3:456. ▪ 14. Liu S. A prospective study of dietary glycemic load, carboydrate intake, and risk of coronary heart disease in US women. Am J Clin Nutr 2000; 71:1455. ▪ 15. Morris KL. Gycemic index, cardiovascular disease, and obesity. Nutr Rev 1999; 57:273. ▪ 16. Salmeron J. Dietary fiber, glycemic load, and risk of NIDDM

in men. Diabetes Care 1997; 20:545. ▪ 17. Salmeron J. Dietary fiber, glycemic load, and risk of NIDDM in women. JAMA 1997; 277:472. ▪ 18. Pi-Sunyer FX. Glycemic index and disease. Am J Clin Nutr 2002; 76(Suppl 1):290S. ▪ 19. Evidence-Based Nutrition Principles and Recomendations for the Treatment and Prevention of Diabetes and Related Complications. American Diabetes Association. Diabetes Care 2003; 26(suppl 1):S51. ▪ 20. Appel LJ. A clinical trial of the effects of dietary patterns on blood pressure. DASH Collaborative Research Group. NEJM 1997; 336:1117. ▪ 21. Cumming RG. Calcium intake and fracture risk: results from the study of osteoporotic fractures. Am J Epidemiol 1997; 145:926. ▪ 22. Feskanich D. Calcium, vitamin D, milk consumption, and hip fractures: a prospective study among postmenopausal women. Am J Clin Nutr 2003; 77:504. ▪ 23. Shea B. Meta-analyses of therapies for postmenopausal osteoporosis. VII. Meta-analysis of calcium supplementation for the prevention of postmenopausal osteoporosis. Endocrinol Rev 2002; 23:552. ▪ 24. Sizer FS. Nutrição: Conceitos e Controvérsias 8ª ed, 2000, p 149. ▪ 25. Buttriss J. The health benefits of eating foods containing omega-3 fatty acids. Prof Nurse 2001; 17:199. ▪ 26. He K. Fish consumption and risk of stroke in men. JAMA 2002; 288:3130. ▪ 27. Albert CM. Blood levels of long-chain n-3 fatty acids and the risk of sudden death. N Engl J Med 2002; 346:1113. ▪ 28. Hu FB. Fish and ômega-3 fatty acid intake and risk of coronary heart disease in women. JAMA 2002; 287:1815. ▪ 29. Isso H. Intake of fish and omega-3 fatty acids and risk of stroke in women. JAMA 2001; 285:304. ▪ 30. Dietary supplementation with n-3 polyunsaturated fatty acids and vitamin E after myocardial infarction: results of the GISSI-Prevenzione trial. Gruppo Italiano per lo Studio della Sopravvivenza nell'Infarto miocardico. Lancet 1999; 354:447. ▪ 31. Burr ML. Effects of changes in fat, fish and fibre intakes on death and myocardial reinfarction: Diet and Reinfarction Trial (DART). Lancet 1989; 2:757. ▪ 32. Harris WS. Clinical evidence for the cardioprotective effects of omega-3 fatty-acids. Curr Atheroscler Rep 2001; 3:174. ▪ 33. Mukamal KJ. Roles of drinking pattern and type of alcohol consumption in coronary heart disease in men. N Engl J Med 2003; 348:109. ▪ 34. Camargo Jr CA. Moderate alcohol consumption and risk of angina pectoris or myocardial infarction in US male physicians. Ann Intern Med 1997; 126:372. ▪ 35. Tanasescu M. Alcohol consumption and risk of coronary heart disease among men with type 2 diabetes mellitus. J Am Coll Cardiol 2001; 38:1836. ▪ 36. Gaziano JM. Moderate alcohol intake, increased levels of high-density lipoprotein and its subfractions, and decreased risk of myocardial infarction. N Engl J Med 1993; 329:1829. ▪ 37. McElduff P. How much alcohol and how often? Population based case control study of alcohol consumption and risk of a major coronary event. BMJ 1997; 314:1159. ▪ 38. Muntwyler J. Mortality and light to moderate alcohol consumption after myocardial infarction. Lancet 1998; 352:1882. ▪ 39. Berger K. Light-to-moderate alcohol consumption and risk of stroke among US male physicians. N Engl J Med 1999; 341:1557. ▪ 40. Peeters A. Obesity in adulthood and its consequences for life expectancy: a lifetable analysis. Ann Intern Med 2003; 138:24. ▪ 41. Williamson DF. Prospective study of intentional weight loss and mortality in never-smoking overweight US white men aged 40-64 years. Am J Epidemiol 1995; 141:491. ▪ 42. Lean ME. Obesity, weight loss and prognosis in type 2 diabetes. Diabet Med 1990; 7:228. ▪ 43. Lee CD. Cardiorrespiratory fitness, body composition, and all-cause and cardiovasuclar disease mortality. Am J Clin Nutr 1999; 69:373. ▪ 44. McCullough ML. Adherence to the Dietary Guidelines for Americans and risk of major chronic disease in men. Am J Clin Nutr 2000; 72:1223. ▪ 45. McCullough ML. Adherence to the Dietary Guidelines for Americans and risk of major chronic disease in women. Am J Clin Nutr 2000; 72:1214. ▪ 46. Willett WC. Coma, Beba e seja Saudável. 1ª ed, Rio de Janeiro, Editora Campus, 2002. ▪ 47. Alford BB. The effects of variations in carbohydrate, protein and fat content of the diet upon weight loss, blood values, and nutrient intake of adult obese women. J Am Diet Assoc 1990; 90:534. ▪ 48. Golay A. Similar weight loss with low or high carbohydrate diets. Am J Clin Nutr 1996; 63:174. ▪ 49. Golay A. Weight loss with low or high carbohydrate diet? Int J Obes Relat Metab Disord 1996; 20:1067. ▪ 50. Roust LR. Effects of isoenergetic, low-fat diets on energy metabolism in lean and obese women. Am J Clin Nutr 1994; 60:470. ▪ 51. Pirozzo S. Advice on low-fat diets for obesity. Cochrane Database Syst Rev 2002; CD00303640. ▪ 52. Willett WC. Is dietary fat a major determinant of body fat? Am J Clin Nutr 1998; 67(Suppl):556S. ▪ 53. Duncan KH. The effects of high and low energy density diets on satiety, energy intake, and eating time of obese and nonobese subjects. Am J Clin Nutr 1983; 37:1983. ▪ 54. Lissner L. Dietary fat and the regulation of energy intake in human subjects. Am J Clin Nutr 1987; 46:886. ▪ 55. Stubbs RJ. Covert manipulation of dietary fat and energy density: effect on substrate flux and food intake in men eating ad libitum. Am J Clin Nutr 1995; 62:316. ▪ 56. Stubbs RJ. Covert manipulation of the ratio of dietary fat to carbohydrate and energy density: Effect on food intake and energy balance in free living men eating ad libitum. Am J Clin Nutr 1995; 62:330. ▪ 57. Brand-Miller JC. Clycemic index and obesity. Am J Clin Nutr 2002; 76(Suppl 1):281S. ▪ 58. Willet WC. Guidelines for healthy Weight. N Engl J Med 1999; 341:427. ▪ 59. Ludwig DS. High Glicemic Index Foods, overeating and obesity. Pediatrics 1999; 103:E261. ▪ 60. Hu FB. A Prospective Study of Egg Consumption and Risk of Cardiovascular Disease in Men and Women. JAMA 1999; 281: 1387. ▪ 61. Kritchevsky SB. Egg consumption and coronary heart disease: an epidemiologic overview. J Am Coll Nutr 2000; 19(Suppl 5):549S. ▪ 62. Willett WC. Coffee consumption and coronary heart disease in women. A ten-year follow-up. JAMA 1996; 275:458. ▪ 63. Willett WC. Coma, beba e seja saudável. 1ª ed, cap 8, 2002, p 146.

5. ORIENTAÇÕES SOBRE PRÁTICA DE ATIVIDADE FÍSICA

Valéria M. Natale

> "Todas as partes do corpo, se usadas com moderação e exercitadas em tarefas para as quais estão habituadas, tornam-se, desta forma, saudáveis e bem desenvolvidas e envelhecem lentamente; porém, se não utilizadas e deixadas inativas, elas se tornam propensas a doenças, com desenvolvimento defeituoso e envelhecem rapidamente."
>
> HIPÓCRATES

No Brasil, um dos principais inimigos da saúde pública é o sedentarismo, estando presente em cerca de 70% da população brasileira – mais que a obesidade, a hipertensão, o tabagismo, o diabetes e o colesterol elevado. O sedentarismo é considerado um fator de risco isolado para o surgimento de doença.

A realização de exercício regular é vista como um importante aspecto do estilo de vida que tem como vantagens auxiliar na prevenção e tratamento de doenças, aumento da longevidade e melhora da saúde física e mental. Apesar desses benefícios, predomina, como já dissemos, na população geral, o sedentarismo. É papel do profissional da saúde, em especial do médico clínico, chamar à atenção para a necessidade da prática de atividade física, porém, para isso é importante que ele esteja capacitado para prescrever atividade física e estimular esse hábito, o que esperamos que seja possível após a leitura deste capítulo.

EPIDEMIOLOGIA DA INATIVIDADE FÍSICA

Dados do IBGE demonstram que cerca de 70% dos brasileiros praticam pouco ou quase nenhuma atividade física regular. Por outro lado, pesquisas comprovam que os hábitos sedentários são responsáveis por 54% do risco de morte por infarto e 37% por câncer. Além das doenças cardiovasculares e o câncer, o sedentarismo contribui para o surgimento do *diabetes mellitus* tipo 2, da obesidade, da osteoporose e de diversas outras doenças crônicas.

RAZÕES PARA A INATIVIDADE FÍSICA

O início e a manutenção da atividade física estão relacionados a variáveis comportamentais, psicológicas e fisiológicas[1]. A falta de tempo aparece como a razão mais citada como um fator impeditivo para a realização de atividade física, e a lesão provocada pelo exercício, como um dos principais motivos para a parada da sua realização. No quadro 1.8 apresentamos os principais fatores motivadores e as barreiras mais comuns para a realização de atividade física.

Quadro 1.8 – Fatores motivadores e barreiras para a realização da atividade física.

Fatores motivadores	Barreiras
Sensação de bem-estar	Falta de tempo
Promoção da saúde	Exercício não proporciona benefícios
Prevenção de doenças cardiovasculares	Falta de confiança
Adjuvante no controle da hipertensão arterial	Dificuldade no acesso
	Muito custoso
Melhora da aparência física	Exercício pouco interessante/ doloroso
Adjuvante no controle do peso corpóreo	Ambiente desagradável
Realização pessoal	Aumento do cansaço
Contato com amigos	Não me faz sentir melhor
Aumento da força física	
Combate à insônia	

BENEFÍCIOS DA ATIVIDADE FÍSICA

Tanto indivíduos saudáveis quanto portadores de doenças crônicas podem beneficiar-se da prática de atividade física e melhorar seu condicionamento físico. Os efeitos deletérios de um estilo de vida sedentário cada vez mais ficam comprovados.

Os quadros 1.9 e 1.10 apresentam um resumo dos benefícios e dos efeitos antropométricos, neuromusculares, metabólicos e psicológicos da atividade física. Em seguida, serão comentados alguns dos principais benefícios da atividade física sobre a saúde.

Quadro 1.9 – Benefícios da atividade física.

- Redução da taxa de mortalidade (todas as causas)
- Redução da mortalidade por doença cardiovascular
- Redução do surgimento de certos tipos de câncer
- Redução do surgimento do diabetes e melhor controle
- Tratamento não-farmacológico da hipertensão
- Redução do risco de osteoporose e de suas complicações
- Melhora do perfil lipídico
- Controle e manutenção do peso corpóreo
- Melhora da saúde mental
- Econômicos

Quadro 1.10 – Efeitos da atividade física sobre o organismo.

Efeitos antropométricos e neuromusculares
- Diminuição da gordura corpórea
- Aumento da massa muscular
- Aumento da densidade óssea
- Fortalecimento do tecido conjuntivo
- Aumento da flexibilidade

Efeitos metabólicos
- Aumento do volume sistólico
- Diminuição da freqüência cardíaca em repouso e no trabalho submáximo
- Aumento da potência aeróbica ($VO_{2máx}$)
- Diminuição da pressão arterial
- Melhora do perfil lipídico
- Melhora da sensibilidade à insulina

Efeitos psicológicos
- Melhora da auto-estima
- Melhora da imagem corpórea
- Diminuição do estresse e da ansiedade
- Melhora da tensão muscular
- Melhora da insônia
- Melhora das funções cognitivas e da socialização

TODAS A CAUSAS DE MORTALIDADE

A atividade física parece retardar todas as causas de mortalidade, principalmente por diminuir as taxas de doença cardiovascular e câncer[2].

DOENÇA VASCULAR ATEROSCLERÓTICA

As taxas de mortalidade por doença cardiovascular são significantemente menores nos indivíduos ativos que nos inativos. Indivíduos inativos são duas vezes mais propensos a desenvolver doença arterial coronária que os ativos[3]. Os mecanismos associados a isso parecem ser multifatoriais, mas incluem a melhora do perfil lipídico, a redução dos níveis pressóricos, a redução do peso, o aumento da sensibilidade à insulina e o aumento da atividade fibrinolítica. A atividade física no início da vida adulta confere proteção contra eventos cerebrovasculares na vida adulta madura. Os mecanismos envolvidos mais importantes na redução da aterogênese pelo exercício parecem estar relacionados ao controle dos lípides e da pressão arterial.

CÂNCER

As duas principais causas evitáveis de câncer são o tabagismo e o consumo de álcool. A inatividade física parece ser outro fator de risco significantemente modificável.

Atualmente, acumulam-se evidências científicas de que a atividade física é um meio de prevenção primária de câncer. E essas evidências são consideradas convincentes para o câncer de cólon e mama, prováveis para o câncer de próstata, possíveis para o câncer de pulmão e endométrio e insuficientes para os outros tipos de câncer. Várias hipóteses plausíveis são aventadas para explicar a associação entre atividade física e câncer, incluindo alterações nos hormônios sexuais e metabólicos endógenos e fatores de crescimento, redução da obesidade e da adiposidade abdominal e possíveis alterações na função do sistema imune. Com relação ao sistema imune, dentre outras alterações possíveis, o exercício moderado parece aumentar a função dos monócitos-macrófagos e das células *natural killer*. O controle de peso pode ter um papel importante porque existe inter-relação entre obesidade e maior risco de câncer em diversos locais do organismo, e adiposidade central tem sido implicada por promover condições metabólicas favoráveis à carcinogênese. Embora a maioria dos estudos tenha focalizado a eficácia da atividade física na prevenção do câncer, dados de literatura sugerem que o exercício também influencia outros aspectos relacionados ao câncer, como o enfrentamento da doença, a reabilitação e a sobrevida após o diagnóstico.

DIABETES MELLITUS

A maioria dos indivíduos com *diabetes mellitus* tipo 2 apresenta obesidade no momento do diagnóstico dessa doença. Tem sido observado que a atividade física diminui o risco de desenvolver *diabetes mellitus* tipo 2[4]. Os mecanismos associados a essa diminuição de risco são a redução do peso, o aumento da sensibilidade à insulina e a melhora do metabolismo da glicose. O exercício também impede ou retarda as complicações do diabetes, especificamente a doença arterosclerótica periférica e coronária. A maioria dos diabéticos tipo 2 tem hiperinsulinemia e a literatura atual sugere que níveis elevados de insulina estão associados com a patogênese da doença vascular aterosclerótica. Os diabéticos que aderem a um programa de exercício físico podem ter uma vida mais saudável e alterar o surgimento das potenciais complicações.

HIPERTENSÃO

A atividade física é considerada um tratamento não-farmacológico da hipertensão. Estudos demonstraram que indivíduos fisicamente ativos tiveram uma taxa de mortalidade de 40 a 60% menor que seus controles sedentários. Outros estudos sugerem que indivíduos inativos têm risco 35 a 53% maior de desenvolver hipertensão que aqueles que praticam exercícios. E esses efeitos parecem ser independentes de outros fatores de risco para hipertensão[5].

OSTEOPOROSE

O desenvolvimento da osteoporese relaciona-se a três fatores: 1. pico deficiente de massa óssea na adolescência; 2. incapacidade de manter esse pico de massa óssea durante as terceiras e quarta décadas de vida; e 3. perda óssea que se inicia durante a quarta e quinta décadas de vida. A atividade física pode afetar positivamente todos esses três fatores. Na mulher pós-menopausa, maior ganho de densidade óssea é obtido quando a atividade física e a reposição estrogênica ocorrem simultaneamente. Um programa de exercício que inclua exercício com pesos irá retardar a progressão da perda óssea e proporcionar melhora da força muscular e do equilíbrio, reduzindo, dessa forma, o risco da osteoporose e de suas complicações[6].

DISLIPIDEMIA

A atividade física produz um efeito positivo nos níveis de lípides séricos. Aqueles que se exercitam regularmente apresentam níveis de HDL-colesterol 20 a 30% mais elevados que os seus pares sedentários[7]. A fração HDL-colesterol tem a função de impedir o depósito de gordura nas artérias, protegendo contra a aterosclerose. O exercício também reduz os níveis de triglicérides e de VLDL-colesterol, porém parece haver menor relação entre os níveis de LDL-colesterol e exercício.

OBESIDADE

A obesidade tem um papel fundamental no desenvolvimento do *diabetes mellitus*, e induz a um risco aumentado de hipertensão, osteoartrose, alguns tipos de câncer, doença isquêmica coronária e de todas as causas de mortalidade. A atividade física diária e o controle dietético são os dois principais fatores para se atingir e manter o peso adequado.

SAÚDE MENTAL

Vários estudos têm demonstrado que o exercício físico pode auxiliar no tratamento tanto da ansiedade quanto da depressão. O mecanismo envolvido na melhora dos pacientes com essas doenças, porém, parece ter uma interferência na função de neurotransmissores. Exercício em pacientes com depressão parece produzir melhores efeitos quando associado a medicamentos e/ou psicoterapia.

BENEFÍCIOS ECONÔMICOS

Os programas de atividade física apresentam uma grande relação custo/benefício. O benefício expressa-se pela quantidade de dinheiro que se economiza em tratamentos de saúde, menor índice de absenteísmo e menor gasto para reabilitar doentes. Estudos realizados na área de promoção da saúde mostram que a melhor combinação de programa de saúde é aquele que envolve programas de atividade física, controle do peso, educação nutricional e gerenciamento do estresse.

RISCOS DA ATIVIDADE FÍSICA

Os riscos da atividade física, assim como as lesões causadas pelo exercício serão tratados em outro capítulo, porém chamaremos a atenção para os três grupos de riscos descritos a seguir.

MORTE SÚBITA RELACIONADA AO EXERCÍCIO

O maior risco associado com exercício físico é a ocorrência de morte súbita. Entre crianças e adultos jovens, as mortes de causa cardíaca são decorrentes de anormalidades, tais como miocardiopatia hipertrófica, síndrome de Marfan, miocardite e anomalias da anatomia das coronárias. Nos adultos saudáveis com mais de 35 anos de idade, a doença coronária aterosclerótica adquirida é a principal causa de morte súbita associada ao exercício. A morte súbita relacionada ao exercício felizmente é pouco freqüente, porém, poderá ser evitada se forem realizados os cuidados clínicos nos indivíduos de maior risco.

MUSCULOESQUELÉTICOS

Os problemas mais comuns associados ao exercício são os danos musculares, que podem ocorrer por excesso de exercício ou o início súbito de uma atividade física sem o aquecimento prévio. Os locais mais freqüentemente lesados são os joelhos, tornozelos e pés. Dois fatores são importantes para determinar o risco da lesão: a idade e a natureza do impacto causada pelo tipo de atividade. Fatores como duração e intensidade do exercício também influenciam o risco de lesão.

DISTÚRBIOS METABÓLICOS E HEMATOLÓGICOS

Outros efeitos adversos da atividade física incluem distúrbios metabólicos e hematológicos. Distúrbios metabólicos são raros, mas incluem hipertermia em ambientes quentes, hipoglicemia em diabéticos, distúrbios eletrolíticos e desidratação. Manifestações hematológicas também são raras e incluem hemoglobinúria, hematúria e rabdomiólise. Geralmente, essas ocorrem em atletas engajados em atividades vigorosas, tais como ciclismo, corrida e esportes que usem motocicletas.

RECOMENDAÇÕES ATUAIS PARA A REALIZAÇÃO DE EXERCÍCIOS

A maioria das entidades sugere recomendações específicas para a atividade física, tais como tipo, freqüência, intensidade e duração da atividade. Tão importante quanto isso é tentar modificar o estilo de vida, fazendo com que o indivíduo sedentário se engaje a um programa de atividade física, seja esse uma simples caminhada ou jardinagem, seja até uma atividade recreacional programada. É fundamental que se escolha aquilo que o paciente acredite ser mais apropriado a si mesmo.

De forma geral, as diferentes entidades concordam com os seguintes pontos ao recomendar a atividade física:

I – Todos os indivíduos com 20 ou mais anos de idade deveriam realizar 20 a 60 minutos de exercício de condicionamento físico (exercício cardiorrespiratório) de moderada intensidade, preferencialmente em todos os dias da semana. Esse exercício poderia ser contínuo ou dividido em sessões de 8 a 10 minutos, desde que perfizessem os 20 a 60 minutos diários.

II – Benefícios adicionais à saúde seriam alcançados adicionando mais tempo de atividade moderada ou substituindo por exercício de maior intensidade.

III – Pessoas com doença arterial coronária sintomática, diabetes ou outras doenças crônicas que queiram aumentar sua atividade física deveriam ser avaliadas por um clínico e receber uma prescrição de acordo com seu estado de saúde.

IV – Homens com mais de 40 anos e mulheres com mais de 50 anos, previamente sedentários, e pessoas com alto risco para doença arterial coronária deveriam primeiro consultar um clínico antes de se engajar a um programa de atividade física moderada ao qual eles não estão acostumados.

V – Exercícios com pesos deveriam ser realizados pelo menos duas vezes por semana. Pelo menos 8 a 10 exercícios de desenvolvimento de força que usem os principais grupos musculares dos braços, pernas, tronco e ombros deveriam ser realizados em cada sessão, com um ou dois sets de 8 a 12 repetições de cada exercício, ou até à presença de fadiga.

PRESCRIÇÃO DA ATIVIDADE FÍSICA

A prescrição de exercícios visa três objetivos básicos: melhora do desempenho físico, redução do risco de desenvolvimento e/ou recorrência de doença e a garantia de uma prática segura a quem se exercita[9].

INTRODUÇÃO DA PRÁTICA DE ATIVIDADE FÍSICA AO PACIENTE

Um dos maiores desafios para o clínico é fazer com que seu paciente introduza a atividade física nos seus hábitos de saúde e tenha aderência definitiva a esse novo estilo de vida. Assim como a cessação do hábito de fumar, a decisão de praticar exercício físico passa por diversos estágios, o indivíduo passa de um estado pré-contemplativo ao contemplativo, até tomar a atitude de iniciar a atividade física.

O aconselhamento médico é fundamental para a tomada de decisão. O quadro 1.11 mostra algumas estratégias que podem ser utilizadas para quebrar os bloqueios que o paciente pode oferecer. É importante que se estabeleça metas viáveis e se ajude a corrigir expectativas pessimistas ou otimistas demais com relação ao exercício.

Para os pacientes que já são ativos, é importante que sejam estimulados a prosseguir com esse saudável estilo de vida.

Quadro 1.11 – Principais bloqueios à prática de atividade física.

Problemas	Sugestões
Falta de tempo	Você não poderia ficar sem ver TV três vezes por semana?
Cansaço	Exercício irá aumentar sua disposição
Clima chuvoso	Existem várias atividades que você pode fazer em casa
Atividades de rotina maçantes	Procure fazer exercício ouvindo música, andar, pedalar podem mostrar cenários interessantes
Falta de prazer para realizar física atividade	Não faça exercício. Comece alguma atividade que ponha você em movimento
Presença de dor	Ligeira dor muscular é comum quando você inicia uma atividade física, em dois a três dias desaparece Aqueça-se corretamente

Quando recomendamos a atividade física é importante que indiquemos o exercício baseado no atual estado de condicionamento físico do indivíduo e nas metas que ele pretende atingir. O quadro 1.12 mostra um modelo de recomendação de atividade física.

Quadro 1.12 – Modelo de recomendações para atividade física.

Estado atual de condicionamento físico	Objetivo do indivíduo	Exercício a ser realizado
Indivíduo sedentário	Flexibilidade	Iniciar alongamento
	Benefícios para a saúde	Iniciar exercício de intensidade leve a moderada
	Condicionamento físico	Iniciar exercício de intensidade moderada (aeróbico)
Indivíduo moderadamente ativo	Flexibilidade	Continuar exercícios de alongamento
	Benefícios para a saúde	Continuar exercício de intensidade leve a moderada
	Condicionamento físico	Continuar exercício de intensidade moderada (aeróbico)
	Força e resistência musculares	Iniciar/continuar treino de exercícios com pesos (musculação)
Indivíduo intensamente ativo	Flexibilidade	Continuar exercícios de alongamento
	Benefícios para a saúde	Meta já alcançada
	Condicionamento físico	Continuar exercício de intensidade alta (aeróbico)
	Força e resistência musculares	Continuar treino de exercícios com pesos (musculação)
	Desempenho de atleta	Participar de uma associação esportiva

AVALIAÇÃO CLÍNICA PRÉ-EXERCÍCIO

Antes de se prescrever um exercício, é importante que se avalie os seguintes aspectos: condições de saúde do indivíduo, perfil dos seus fatores de risco, características de comportamento, perspectivas pessoais e tipo de exercício preferido.

A avaliação clínica pré-exercício, como em qualquer outra avaliação clínica, tem início com a história do indivíduo, principalmente no que diz respeito à atividade física. O quadro 1.13 chama a atenção sobre alguns aspectos que devem ser questionados. Deve ser questionada a presença de fatores de risco para doença coronária (hipertensão, diabetes, níveis elevados de colesterol, tabagismo, história familiar de doença cardíaca antes dos 55 anos de idade). A história sobre o uso de medicamentos não pode ser negligenciada, pois algumas medicações podem interferir com a freqüência cardíaca, com a pressão arterial e com a capacidade para o exercício e, potencialmente, causar danos cardiovasculares ou respiratórios. O exame clínico deve incluir a avaliação dos sistemas cardiovascular, respiratório, musculoesquelético e vascular periférico, porém não deve restringir-se somente a esses sistemas e sim ser completo. Exames de sangue não costumam ser indicados, entretanto, se o indivíduo parece ter fatores de risco para doença arterial coronária, o perfil lipídico pode ser realizado.

Quadro 1.13 – História pré-exercício.

Exercício atual e passado (tipo, freqüência, intensidade, duração)
Motivação atual e barreiras para o exercício
Formas preferidas de atividade física
Crenças sobre benefícios e riscos do exercício
Fatores de risco para doença cardíaca
Limitações físicas que impeçam alguns tipos de exercício
Sintomas induzidos pelo exercício
Doenças atuais (cardíaca, pulmonar, musculoesquelética, vascular, psiquiátrica etc.)
Suporte social para a realização de exercícios
Tempo e facilidades para agendar o exercício
Medicação atual

Existe uma pequena parcela de pacientes em que o risco para a realização de exercícios excede os benefícios que o exercício poderia proporcionar. O quadro 1.14 lista as contra-indicações absolutas e relativas para a realização do exercício. É papel do clínico avaliar essas contra-indicações e discutir opções viáveis com seus pacientes.

Para populações saudáveis, o Departamento Nacional de Saúde e Bem-Estar do Canadá criou um questionário auto-aplicável, o *Physical Activity Readiness Questionnaire* (PAR-Q)[8], que faz sete perguntas básicas sobre a saúde; se o indivíduo responder sim para uma ou mais questões, deverá procurar atendimento médico antes de iniciar o programa de atividade física. O PAR-Q é um bom teste de rastreamento para identificar os indivíduos que deverão ser avaliados posteriormente, tendo especificidade de 80% e sensibilidade de aproximadamente 100% para a identificação de pacientes que têm contra-indicação (Quadro 1.15) para a realização de exercício.

Quadro 1.14 – Contra-indicações à realização de exercícios.

Absolutas
Infarto agudo do miocárdio recente
Angina instável
Taquicardia ventricular e outras arritmias de risco
Aneurisma dissecante de aorta
Insuficiência cardíaca congestiva aguda
Estenose aórtica grave
Miocardite ou pericardite suspeita ou em atividade
Tromboflebite ou trombo intracardíaco
Embolia sistêmica ou pulmonar recente
Infecção aguda
Relativas
Hipertensão arterial sistêmica grave não tratada ou descontrolada
Estenose aórtica moderada
Estenose subaórtica grave
Disritmias supraventriculares
Aneurisma ventricular
Ectopia ventricular freqüente ou complexa
Miocardiopatia
Doença metabólica não controlada (diabetes, doença tireoidiana) ou anormalidade eletrolítica
Doença infecciosa crônica ou recorrente (malária, hepatite etc.)
Doenças reumatológicas, neuromusculares ou musculoesqueléticas exacerbadas pelo exercício
Gravidez complicada

Quadro 1.15 – Questionário de prontidão para a prática de atividade física *Physical Activity Readiness Questionnaire – PAR-Q* (um questionário para pessoas de 15 a 69 anos de idade).

Atividade física é divertida e saudável e, a cada dia, um número cada vez maior de pessoas está se tornando mais ativa. Tornar-se mais ativo é muito seguro para a maioria das pessoas. Entretanto, alguns indivíduos precisam consultar seu médico antes de aumentar sua atividade física. Se você está planejando se tornar muito mais fisicamente ativo ao que é agora, comece respondendo às 7 questões do quadro abaixo. Se você está entre as idades de 15 a 69 anos, o PAR-Q irá dizer se deverá consultar seu médico antes de iniciar a se exercitar. Se você tem mais de 69 anos e não está acostumado a ter atividade física, converse primeiro com seu médico. O bom senso é seu melhor guia quando você responder essas questões. Por favor, leia as questões cuidadosamente e responda cada uma delas honestamente. Responda *sim* ou *não*.
1. Alguma vez seu médico lhe disse que você tem algum problema de origem cardíaca e que você só pode se exercitar sob orientação médica?
2. Você sente dor no peito quando pratica atividade física?
3. No mês passado você teve dor no peito quando estava praticando atividade física?
4. Você perde seu equilíbrio por causa de tontura ou já perdeu a consciência?
5. Você tem algum problema ósseo ou articular que poderia piorar com a alteração da atividade física?
6. Seu médico está lhe prescrevendo alguma medicação (por exemplo, diuréticos) para sua pressão arterial ou para seu coração?
7. Você sabe de algum motivo de saúde que lhe impediria de não realizar atividade física?

Pretende-se com a análise de saúde: a) identificar e excluir indivíduos com contra-indicação para a prática de atividade física; b) identificar indivíduos com sinais ou sintomas de doenças que deverão receber medicação antes de iniciar um programa de atividade física; e c) identificar pacientes que necessitam de um programa de exercício físico supervisionado por médico.

INDICAÇÃO DO TESTE ERGOMÉTRICO

Diversas associações de cardiologia e de medicina esportiva, tanto americanas quanto brasileiras, têm traçado diretrizes para a indicação de teste de esforço na avaliação clínica pré-exercício; de maneira geral, suas indicações estão expostas no quadro 1.16 e as contraindicações são as mesmas que impedem a realização de atividade física (ver quadro 1.14). O Colégio Americano de Medicina Esportiva[9] recomenda que, antes de se iniciar um programa de exercício físico intenso, avaliação clínica e teste de esforço devem ser realizados em: homens com mais de 40 anos de idade, mulheres com mais de 50 anos de idade, pessoas de qualquer idade que tenham dois ou mais fatores de risco ou sinais ou sintomas de doença cardiorrespiratória ou metabólica. Antes de realizar exercício físico moderado, o teste de esforço é recomendado para os indivíduos com diagnóstico de doença cardiorrespiratória ou metabólica. Indivíduos aparentemente saudáveis podem começar a realização de exercício físico moderado sem a realização de exame clínico ou teste especial se o exercício tiver progressão gradual e forem tomadas providências se surgirem sintomas ou sinais de problemas.

A figura 1.14 resume as principais indicações do teste ergométrico antes de um programa de atividade física.

REALIZANDO A PRESCRIÇÃO DE EXERCÍCIOS

A prescrição baseia-se nos seguintes parâmetros: tipo de exercício, intensidade, duração, freqüência e progressão da atividade física.

Antes de falarmos sobre cada um desses parâmetros é importante lembrar que a prática de atividade física traz inúmeros efeitos fisiológicos benéficos, grande parte deles observados nos sistemas cardiorrespiratório e musculoesquelético, porém, efeitos positivos também aparecem nos sistemas endócrino e imune.

Muitos dos benefícios alcançados com o treinamento físico, tanto cardiorrespiratório quanto muscular, diminuem em duas semanas se o exercício físico for substancialmente reduzido, e os efeitos desaparecem dentro de dois a oito meses se a atividade física não for reiniciada.

Tipo de exercício

Simplificadamente podemos classificar os exercícios físicos em cardiorrespiratórios, resistidos (musculação) e de alongamento.

Os exercícios cardiorrespiratórios envolvem o uso de grandes grupamentos musculares, por períodos prolongados e são rítmicos e aeróbicos por natureza (exemplos: caminhada, corrida, ciclismo, remo, dança, patinação etc.). A melhora da capacidade do corpo em utilizar oxigênio eficientemente, resultando em melhora do desempenho cardiorrespiratório, é um dos objetivos do condicionamento físico. A melhora do desempenho cardiorrespiratório pode ser avaliada pelo $\dot{V}O_{2máx.}$, que, por sua vez, está diretamente relacionado à freqüência, à dura-

Quadro 1.16 – Indicações da realização do teste ergométrico na avaliação clínica pré-exercício.

- **Avaliação de pacientes com suspeita de doença isquêmica coronária**
  - *Angina pectoris* típica
  - *Angina pectoris* atípica
- **Avaliação de pacientes com doença arterial isquêmica conhecida**
  - Após infarto do miocárdio
  - Após intervenção
- **Rastreamento de pacientes saudáveis e assintomáticos**
  - Pessoas com ocupações de alto risco (pilotos, condutores de transportes de massas)
  - Homem com mais de 40 anos e mulher com mais de 50 anos que planejam iniciar atividade física intensa
  - Pessoas com diversos fatores de risco para doença isquêmica coronária ou doenças crônicas concomitantes
- **Avaliação da capacidade para exercício em paciente com doença valvar cardíaca** (exceto nos casos de estenose aórtica grave)
- **Pacientes com distúrbios do ritmo cardíaco**
  - Avaliação da arritmia induzida pelo exercício e resposta ao tratamento
  - Avaliação do ajuste do ritmo do marca-passo

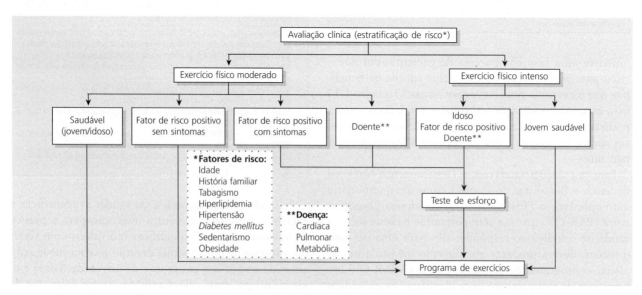

Figura 1.14 – Principais indicações do teste ergométrico antes da atividade física.

ção e à intensidade do exercício. Os exercícios cardiorrespiratórios têm a capacidade de aumentar o consumo máximo de oxigênio ($\dot{V}O_{2máx}$) e, dependendo da intensidade, da duração e da freqüência de realização, o aumento do $\dot{V}O_{2máx}$ pode variar de 5 a 30%. O $\dot{V}O_{2máx}$ representa a quantidade de oxigênio transportado e utilizado pelo metabolismo celular durante o exercício máximo.

Exercícios resistidos, tais como o treinamento com pesos, têm a finalidade de aumentar a força e a resistência dos principais grupos musculares. Não devem ser considerados como uma atividade para aumentar o $\dot{V}O_{2máx}$, porém são importantes no planejamento do programa de exercícios. O *circuit weight training* que envolve 10 a 15 repetições com 15 a 30 segundos de repouso, entre os diversos aparelhos, resulta em uma média de cerca de 5% de incremento no $\dot{V}O_{2máx}$.

Uma das principais aplicações dos exercícios resistivos é em aumentar a força e a resistência muscular em indivíduos idosos, que, devido ao enfraquecimento muscular conseqüente ao processo de envelhecimento, ficam mais propensos a quedas, sendo o exercício resistivo um importante fator de melhora da qualidade de vida desse grupo etário.

A escolha da atividade física a ser desenvolvida deveria ser baseada no nível de condicionamento físico do indivíduo e no seu tipo de interesse. Os exercícios que mais proporcionam um treinamento aeróbico são os que utilizam grandes grupamentos musculares e são mantidos em movimentos rítmicos e contínuos. Exemplos desses exercícios são a caminhada, a caminhada rápida, a corrida, a natação, o remo e subir escadas. A atividade mais popular é a caminhada. Essa atividade não requer equipamentos ou ambientes especiais, tais como ginásios, quadra de esportes ou piscinas. Muitas dessas atividades, se realizadas em uma intensidade leve ou moderada, podem promover benefícios para a saúde, mas não necessariamente um benefício cardiorrespiratório. Por exemplo, uma caminhada por lazer, em baixa intensidade, pode promover benefícios para a saúde, mas não aumentar o condicionamento cardiorrespiratório. Porém, esse poderá ser atingido modificando-se a intensidade, a freqüência e a duração do exercício.

Ao se escolher o tipo de exercício, é importante também observar a presença de doenças preexistentes. Por exemplo, não é adequado prescrever corrida para um paciente com osteoartrose grave. Para pacientes obesos, com artropatias ou idosos, é mais prático prescrever exercícios de baixo impacto, que oferecem menor risco de lesão e maior chance de aderência ao tratamento, tais como o ciclismo, a caminhada e a natação.

Em alguns pacientes, somente será possível iniciar com exercícios do tipo de alongamento para posteriormente introduzir exercícios de condicionamento cardiorrespiratório e muscular.

Cada prescrição de exercício deveria guiar-se de qual tipo de atividade física poderia trazer o máximo de benefício para o indivíduo.

Intensidade do exercício

O aspecto mais difícil da prescrição de exercícios é a intensidade, a qual deve ser moldada para os objetivos do paciente. Ao se determinar o nível de intensidade de exercício, é necessário que se considere os seguintes fatores: nível de condicionamento físico do indivíduo, presença de medicações que possam interferir na freqüência cardíaca, risco de agressão cardiovascular ou ortopédica, preferência pessoal e metas individuais.

A intensidade do exercício pode ser avaliada pela medida do consumo máximo de oxigênio ($\dot{V}O_{2máx}$), da freqüência cardíaca máxima, de escalas de percepção do esforço realizado e da análise do gasto energético.

A medida do $\dot{V}O_{2máx}$ é o método considerado padrão-ouro para avaliação da intensidade do exercício, porém é um método caro e trabalhoso, não sendo muito utilizado na prática diária.

A intensidade ótima para treinamento aeróbico ocorre entre 50 e 85% da capacidade funcional aeróbica ($\dot{V}O_{2máx}$). Indivíduos muito descondicionados deveriam iniciar entre 40 e 50% do seu $\dot{V}O_{2máx}$. A intensidade do exercício poderá ser prescrita com base em diferentes métodos, tais como a freqüência cardíaca alvo, o mais popular deles, ou pelo $\dot{V}O_{2máx}$ analisado ou por escalas de percepção do esforço realizado. Na maioria das vezes, a análise do $\dot{V}O_{2máx}$ é inexeqüível, sendo utilizados outros métodos. Os estudos têm demonstrado que a freqüência cardíaca e a captação de oxigênio são lineares durante o exercício máximo. Assim, a monitorização da freqüência cardíaca tem sido aceita como um indicador da intensidade do exercício.

O Colégio Americano de Medicina Esportiva recomenda que a intensidade prescrita seja:

$$60 \text{ a } 90\% \text{ da freqüência cardíaca máxima;}$$
$$\text{ou}$$
$$50 \text{ a } 85\% \text{ do } \dot{V}O_{2máx}.$$

A intensidade do exercício pode ser classificada de acordo com a porcentagem alcançada da freqüência cardíaca (FC) máxima ou do $\dot{V}O_{2máx}$, de forma que exercício leve é o que atinge 35 a 59% da FC máxima ou 30 a 49% do $\dot{V}O_{2máx}$, moderado de 60 a 79% da FC máxima ou 50 a 74% do $\dot{V}O_{2máx}$, intenso de 80 a 89% da FC máxima ou 75 a 84% do $\dot{V}O_{2máx}$, e o muito intenso > 90% da FC máxima ou > 85% do $\dot{V}O_{2máx}$ (isso para 30 a 60min de treino aeróbico).

Quando o objetivo da atividade física é o condicionamento cardiorrespiratório, a freqüência cardíaca alvo recomendada deveria ser de 65 a 90% da freqüência cardíaca máxima. Essa faixa de freqüência cardíaca é que causa aumento ou manutenção do $\dot{V}O_{2máx}$. Os benefícios para a saúde podem ser atingidos em faixas de freqüência cardíaca mais baixas.

A freqüência cardíaca máxima pode ser avaliada diretamente, quando da execução do teste cardioergoespirométrico para a avaliação do $\dot{V}O_{2máx}$ ou por meio da fórmula: "220 – idade do paciente", porém esse segundo método tem sido criticado, porque ele substima a FC máxima, especialmente em idosos. Uma alternativa para isso é calcular a FC alvo pela equação de Karvonen, utilizando a freqüência cardíaca de reserva, sendo que esta última tem uma correspondência mais próxima com o $\dot{V}O_{2máx}$. Primeiro calcula-se a FC máxima. Para a mulher deve-se subtrair sua idade de 220 e para o homem deve-se subtrair metade de sua idade de 205. O segundo passo é determinar a FC de repouso. Em terceiro lugar, calcular a FC de reserva. A FC de reserva é a FC máxima menos a FC de repouso. Por último, a FC alvo é o produto da intensidade de treinamento (IT), geralmente 60 a 80%, multiplicada pela FC de reserva e adicionada pela FC de repouso.

FC alvo = (FC máxima – FC repouso) × intensidade + FC de repouso

FC de reserva = FC máxima – FC de repouso

FC máxima para mulher = 220 – idade

FC máxima para homem = 205 – (idade/2)

Por exemplo, a FC alvo para um homem de 40 anos com FC de repouso de 80bpm é:

FC alvo limite inferior = (180 – 80) × 0,50 + 80 = 130bpm
FC alvo limite superior = (180 – 80) × 0,85 + 80 = 165bpm
Portanto, a FC alvo poderá variar entre 130 e 165bpm.

Uma vez a FC alvo calculada, o paciente pode monitorar sua FC durante várias etapas do exercício. O pulso mais fácil de palpar é o carotídeo. Devem-se orientar os pacientes, especialmente os idosos, para não palpar muito forte quando forem contar a FC. O pulso radial pode ser outra alternativa. Monitores de FC (freqüencímetros) podem ser utilizados em pacientes que tenham interesse e maior disponibilidade financeira.

A intensidade pode também ser avaliada por meio de escalas de percepção de esforço (EPE), que podem ser equacionadas para a FC desejável durante as atividades individuais (Tabela 1.15).

Tabela 1.15 – Escala de Borg – escala numérica que varia de 6 a 20 de acordo com o grau de esforço percebido.

EPE	Intensidade	FC máxima (%)
<10	Muito leve	< 35
10-11	Leve	35-54
12-13	Moderada	55-69
14-16	Pesada	70-89
17-19	Muito pesada	> 90
20	Máxima	100

EPE = escala de percepção do esforço.

A escala original introduzida por Borg no início dos anos 60 é de 15 graus de dificuldade, cujos números variam de 6 a 20, com uma descrição verbal de cada nível de dificuldade associada a cada número, e auxilia no controle do monitoramento da FC. A escala original foi validada para uma população jovem e representa a FC do momento associada a um determinado nível de esforço. Infelizmente, a FC máxima diminui com a idade e seu nível no momento do esforço e o nível da percepção do esforço podem não combinar completamente. Apesar disso, existe uma relação linear entre FC e intensidade de esforço físico que permanece em todas as idades. Os seguintes valores de percepção de esforço devem ser seguidos:

- Menos que 12 – leve, 40 a 60% da FC máxima.
- 12 a 13 – um pouco difícil (moderado), 60 a 75% da FC máxima.
- 14 a 16 – difícil (pesado), 75 a 90% da FC máxima.

A escala de percepção de esforço pode ser um instrumento útil para populações que têm dificuldade para medir o pulso, para aqueles que têm arritmia e para pacientes que tomam medicação que interferem com a freqüência cardíaca.

Quando se fala em intensidade de exercício, uma questão que vem à mente é qual o gasto calórico estimado para aquele tipo de exercício. Para isso, temos uma fórmula de **gasto calórico estimado** transcrita a seguir:

MET × 3,5 × peso corpóreo em kg/ 200 = kcal/min

Onde um *metabolic* equivalentes (MET) representa o gasto energético médio de um indivíduo em repouso, e diversas tabelas nos oferecem o número de MET de cada tipo de exercício (Tabela 1.16). Indivíduos com idade inferior a 40 anos podem exercitar-se numa faixa que vai de 5 a 10 MET, e essa faixa decresce com a idade, de forma que indivíduos com mais de 80 anos deveriam exercitar-se em uma faixa de 2,5 a 4 MET. A tabela 1.16 mostra a relação entre idade, intensidade de exercício e faixa de MET.

Tabela 1.16 – Met almejados para diferentes faixas etárias.

Intensidade	20-39	40-64	65-79	> 80
Muito leve	< 2,4	< 2,0	< 1,6	< 1,0
Leve	2,4-4,7	2,0-3,9	1,6-3,1	1,1-1,9
Moderada	4,8-7,1	4,0-5,9	3,2-4,7	2,0-2,9
Pesada	7,2-10,1	6,0-8,4	4,8-6,7	3,0-4,3
Muito pesada	> 10,1	> 8,4	> 6,7	> 4,3
Máxima	12,0	10,0	8,0	5,0

Faixa etária (anos)

Para a redução de peso, o Colégio Americano de Medicina Esportiva recomenda o mínimo de gasto de 300kcal/sessão de exercício (três vezes por semana) ou gasto de 200kcal/sessão de exercício (quatro vezes por semana).

Duração do exercício

A duração do exercício necessária para o condicionamento cardiorrespiratório e melhora do $\dot{V}O_{2max}$ varia inversamente com a intensidade do exercício. Quanto maior a intensidade, mais curta a duração do exercício necessária para atingir o condicionamento cardiorrespiratório. Programas de exercício de baixa intensidade e longa duração podem promover resultados semelhantes a programas de exercício de alta intensidade e curta duração. A recomendação atual é a de se realizar 20 a 60 minutos de exercício aeróbico, excluindo-se os períodos de aquecimento e desaquecimento. Porém, indivíduos muito descondicionados podem iniciar o programa de exercícios em múltiplas sessões de curta duração (aproximadamente 10 minutos). Exercícios com mais de 45 minutos de duração estão associados a um risco maior de lesão ortopédica. Para evitar lesão, a freqüência, a duração e a intensidade devem ser gradualmente aumentadas.

Com relação ao gasto calórico, sabe-se que 12 minutos de exercício representam o tempo mínimo de exercício aeróbico que resulta em benefícios para o organismo. Porém, gastos calóricos podem ser mais bem alcançados em sessões de 20 a 30 minutos, excluindo-se o tempo de aquecimento e de desaquecimento.

Freqüência do exercício

O número de sessões de exercício por semana depende da capacidade individual, do grau de condicionamento físico e das metas a serem atingidas. Em geral, recomenda-se de três a cinco sessões por semana. Porém, é necessário lembrar que aqueles que pretendem realizar musculação, que ela seja feita em dias alternados, enquanto os exercícios cardiorrespiratórios podem ser realizados diariamente.

A freqüência ótima de treinamento parece ser de três a quatro sessões por semana. A quantidade de melhora do $\dot{V}O_{2máx}$ tende a atingir um platô quando a freqüência de treinamento é superior a três vezes por semana, enquanto a incidência de lesão aumenta significativamente quando isso acontece.

Sessão de exercício

A sessão de exercício deve compreender três fases: a de aquecimento, a cardiorrespiratória e a de desaquecimento.

A fase de aquecimento deve durar 5 a 10 minutos e tem o papel de preparar o organismo para a transição de repouso para a fase de exercício. O aquecimento preliminar serve para alongar os músculos, aumentar a flexibilidade e aumentar gradualmente a freqüência cardíaca e a circulação. Um aquecimento adequado diminui a incidência de lesão ortopédica e de potenciais respostas isquêmicas adversas. Assim, o aquecimento tem um valor preventivo cardiovascular e musculoesquelético. Um aquecimento ideal para a fase de resistência física do treinamento deveria ser a mesma atividade, porém em intensidade menor.

A fase cardiorrespiratória do exercício deveria durar de 20 a 60 minutos, na freqüência cardíaca ou no nível de esforço percebido previamente predeterminado. Essa fase serve para estimular o transporte de oxigênio e maximizar o gasto energético. Parece haver pequeno benefício cardiovascular adicional quando essa fase dura mais de 30 minutos. Sessões de exercícios muito longas estão associadas à incidência desproporcional de lesão musculoesquelética. A melhora do aumento do $\dot{V}O_{2máx}$ ocorre linearmente com o aumento da intensidade do exercício até um pico de 80% do $\dot{V}O_{2máx}$, depois disso ocorre pequeno ganho cardiorrespiratório adicional.

A fase de desaquecimento segue a fase cardiorrespiratória e deve durar 5 a 10 minutos. Deve-se fazer o mesmo exercício, porém em intensidade muito menor.

Exercícios de alongamento devem ser encorajados. Os grupamentos musculares que devem ser incluídos nessa fase são a musculatura extensora das costas, pernas e membros superiores. Essas atividades irão auxiliar no retorno da pressão arterial e da freqüência cardíaca aos níveis de repouso.

Progressão da atividade física

O primeiro objetivo deve ser engajar o paciente em um programa regular de exercício em freqüência mínima aceitável. Em seguida, enfatizar o aumento da freqüência, em segundo lugar o da duração e por último o da intensidade do exercício.

O período de progressão pode ser separado em três fases: inicial de condicionamento físico, de progressão do condicionamento e de manutenção do condicionamento. Os benefícios originados em cada uma das três fases depende da idade do paciente, estado atual de condicionamento físico, intensidade de seu programa de atividade física e de suas metas pessoais. Em geral, os benefícios da atividade física funcionam como uma curva dose-resposta.

A fase inicial de condicionamento físico dura aproximadamente quatro a seis semanas. Durante essa fase, já é possível observar os efeitos do treinamento. Ocorre redução na FC de repouso, há retorno mais rápido à FC de repouso após a atividade física, há aumento da capacidade para elevar a intensidade e duração do exercício sem incrementar a fadiga.

A fase de progressão do condicionamento físico dura aproximadamente quatro a seis meses. O paciente poderá aumentar a intensidade do exercício para atingir a FC alvo ou aumentar a duração desejada durante a atividade física. Ele continuará a melhorar seu condicionamento cardiorrespiratório, resultando em maior resistência física e menor chance de apresentar fadiga precoce.

A maioria dos pacientes entra na fase de manutenção do condicionamento físico após seis meses de exercício regular. Nessa fase, o indivíduo terá alcançado o condicionamento cardiorrespiratório desejado e não precisará mais aumentar a duração ou a intensidade do exercício. O paciente pode ser orientado sobre outros diferentes tipos de exercício para que mantenha seu interesse na atividade.

De maneira simplificada, podemos sugerir a progressão do programa de exercícios de um indivíduo saudável da seguinte forma: a) a fase inicial com duração de cinco semanas, durante as quais se vai aumentando a duração (iniciando com 12 minutos/sessão) e a intensidade (iniciando com 40-50% $\dot{V}O_{2máx}$) do exercício, geralmente em uma freqüência de três sessões por semana. Na fase de progressão, que pode durar de quatro a cinco meses, findos os quais poderá estar realizando quatro a cinco sessões por semana, com duração de 30 minutos, e intensidade de 70-85% $\dot{V}O_{2máx}$. Na fase de manutenção, que se inicia por volta do sétimo mês, o exercício poderá ser praticado três a quatro vezes por semana, em sessões de 30 a 45 minutos e em intensidade de 70-85% $\dot{V}O_{2máx}$.

Condicionamento muscular

Para que a prescrição da atividade física seja completa, é necessário que se incluam exercícios para aumentar a resistência muscular e a força. A resistência muscular é mais bem desenvolvida utilizando-se pesos leves e grande número de repetições do exercício, enquanto para a força muscular usar pesos mais pesados e menor número de repetições do exercício. O condicionamento muscular pode ser mais bem alcançado por meio de exercícios estáticos (isométricos) ou dinâmicos (isotônicos ou isocinéticos). O treinamento muscular para a maioria dos indivíduos deveria ser realizado de forma rítmica, com velocidade leve ou moderada, utilizando os principais grupamentos musculares.

De forma geral, recomenda-se uma freqüência de duas a três vezes por semana de exercícios utilizando os principais grupos musculares, devendo ocorrer um intervalo de pelo menos 48 horas entre cada sessão. Cada exercício deveria ser repetido 8 a 10 vezes ou até à presença de fadiga (se essa ocorrer antes de um número mínimo de repetições) fazer uma a três séries de cada exercício.

Exercícios de alongamento

O alongamento deveria ser realizado pelo menos duas a três vezes por semana nos principais grupamentos musculares. Além disso, eles devem ser realizados sempre antes e depois de uma sessão de treinamento cardiorrespiratório ou muscular, pois são importantes tanto na fase de aquecimento pré-exercício quanto de desaquecimento pós-exercício. Na fase pré-exercício, o alongamento auxilia no preparo do indivíduo de uma situação de repouso para o estado de trabalho físico, o qual tem um papel importante também na prevenção de lesão, pois ele objetiva: aumento da temperatura corpórea e do fluxo sangüíneo nos músculos em atividade, maior flexibilidade articular, tornar os músculos mais propensos às solicitações do exercício e aumentar a freqüência cardíaca. Já na fase de desaquecimento, o alongamento promove o relaxamento muscular e o aumento do suprimento sangüíneo aos músculos para diminuir fadiga, câimbras e dores musculares.

PRESCRIÇÃO DA ATIVIDADE FÍSICA EM POPULAÇÕES ESPECIAIS

DOENÇA CARDIOVASCULAR

A doença cardiovascular é a principal causa de morte nos países desenvolvidos e em parte dos países em desenvolvimento. Não há dúvida de que o treinamento físico traz benefícios tanto na prevenção da aterosclerose quanto no tratamento de doença isquêmica coronária (DIC), sendo que existe evidência suficiente para demonstrar que o exercício melhora a sobrevida em pacientes com DIC[10].

Os princípios gerais para a prescrição de exercícios no indivíduo saudável também se aplicam ao paciente com DIC. Entretanto, as limitações fisiológicas impostas pela DIC requerem certas precauções de acordo com o estado clínico do paciente. A DIC é uma doença crônica caracterizada por um número definido de fases que ocorrem durante anos ou décadas. Essas fases incluem: doença assintomática, angina estável, angina em progressão, angina instável e infarto do miocárdio. Em indivíduos com DIC ou suspeita de DIC, o passo mais importante é estratificar o risco do paciente. O principal objetivo da estratificação do risco é determinar a probabilidade de ocorrer infarto do miocárdio ou de parada cardíaca subseqüente, ou de insuficiência cardíaca no futuro. Utilizando os dados disponíveis, o clínico precisa fazer o diagnóstico e selecionar a estratégia de investigação inicial. A investigação pode incluir testes não-invasivos, como eletrocardiograma, ecocardiograma, teste ergométrico, encaminhar a um cardiologista para a realização de cateterismo ou realizar teste terapêutico. Antes de iniciar um programa de exercício, o paciente com DIC deve ser submetido a algum tipo de teste de esforço. As condições clínicas e co-morbidades é que indicarão o melhor teste a ser realizado. Após uma completa estratificação de risco, os pacientes poderão ser classificados em suas características funcionais e orientados para exercício com ou sem necessidade de monitoramento. A maioria dos pacientes em prevenção secundária podem ser reestratificados como de baixo risco e realizar a atividade física em casa ou na comunidade. A intensidade pode ser menor que para os indivíduos em prevenção primária. Testes de esforço devem ser repetidos periodicamente e fatores de risco para DIC devem ser modificados e tratados agressivamente.

DIABETES MELLITUS

Pacientes com *diabetes mellitus* podem beneficiar-se de um programa de atividade física regular. Ajustes da ingestão calórica e medicação e, em especial, da insulina, podem ser necessários em algumas situações, para que se possam evitar complicações, tais como hipo ou hiperglicemia pós-exercício. Antes da prescrição do exercício, é importante que o paciente tenha amplo conhecimento de sua doença, inclusive como fazer o controle glicêmico.

Os pacientes diabéticos tem duas ou três vezes mais risco para ter doença cardíaca que os não-diabéticos, por esse motivo, os indivíduos com 35 anos ou mais de idade ou aqueles que têm diabetes há mais de 25 anos devem ser submetidos a um teste ergométrico antes de se engajar em um programa de atividade física.

Exercício no paciente com *diabetes mellitus* tipo 1

Não é o objetivo deste capítulo fazer uma revisão desse assunto, porém, é importante entender o metabolismo de glicose no paciente diabético. As alterações no metabolismo da glicose no paciente com diabetes tipo 1 dependem de diversos fatores: quantidade de insulina administrada, controle metabólico prévio, presença ou não de disfunção autonômica e ingestão calórica.

Um paciente que tenha bom controle glicêmico pode realizar 30 a 45 minutos de exercício aeróbico contínuo sem nenhuma complicação.

Hipoglicemia pode ocorrer durante o exercício se a insulina é administrada 1 a 2 horas antes de seu início. Diferente dos não-diabéticos, diabéticos tipo 1 são incapazes de ajustar seus níveis de insulina durante o exercício. Após o exercício, o nível sustentado de insulina no diabético aumenta a captação de glicose periférica e inibe a gliconeogênese e a glicogenólise, induzindo, dessa forma, a hipoglicemia. Sinais e sintomas de hipoglicemia incluem alterações visuais, fadiga, fome excessiva, aumento da freqüência cardíaca, cefaléia, sudorese e tremor.

Hiperglicemia pode ocorrer durante o exercício em diabéticos que estão utilizando doses insuficientes de insulina antes do exercício. Nessa situação, a produção de substrato (lipólise, gliconeogênese e glicogenólise) não é reprimida por causa da falta de oposição dos hormônios contra-reguladores. Isso resultará em potencialização da hiperglicemia preexistente e pode predispor ao aparecimento de cetoacidose.

Para diabéticos não-atletas que não estão engajados em programa de treinamento vigoroso ou prolongado, ajustes da dose de insulina são raramente necessários. Se o treinamento intensivo é antecipado, a dose de insulina pode precisar ser reduzida de 20 a 50%. Uma outra alternativa é diminuir a insulina que normalmente teria seu pico de ação durante o período de treinamento. O local preferido para a administração da insulina é o abdome. Os pacientes devem evitar a aplicação de insulina nas extremidades porque o aumento do fluxo sangüíneo nessas áreas durante o exercício pode aumentar a absorção da insulina, potencializando o risco de hipoglicemia.

Exercício no paciente com *diabetes mellitus* tipo 2

O exercício representa um fator significativo para o controle de eventos hiperglicêmicos. Ele aumenta a sensibilidade à insulina e sua captação e promove a redução do peso. Esses efeitos são perdidos se o exercício é descontinuado por mais de três dias. Esses pacientes não costumam apresentar hipoglicemia porque têm a manutenção da secreção de insulina endógena. Porém, pacientes em uso de sulfoniluréia têm risco aumentado de apresentar hipoglicemia durante a realização do exercício. Recomenda-se que o paciente ingira um pequeno lanche antes de realizar o exercício para diminuir esse risco.

Complicações

Pacientes com *diabetes mellitus* apresentam alguns riscos relacionados ao exercício a mais que os não-diabéticos. Neuropatia autonômica, doença macrovascular (úlceras em pés e angina), doença microvascular (hemorragia retiniana e proteinúria) ocorrem freqüentemente nos diabéticos e podem contribuir para a maior incidência de danos relacionados ao exercício. Indivíduos que sabem ser portadores dessas complicações devem escolher atividades físicas que não as agravem. Por exemplo, um paciente com neuropatia periférica deveria ser aconselhado a praticar ciclismo em vez de corrida. É importante salientar que os benefícios do exercício nessa população ultrapassam os riscos, porém, os pacientes devem ser bem orientados. Ajustes de dieta e medicação podem ser necessários para garantir a segurança na participação de um programa de atividade física.

HIPERTENSÃO ARTERIAL SISTÊMICA

Como já dissemos, a atividade física é considerada um tratamento não-farmacológico da hipertensão.

O exercício físico aeróbico promove a redução da hipetensão arterial sistêmica, e essa redução depende dos níveis pressóricos iniciais, mas não da idade ou do índice de massa corpórea. A redução dos níveis de pressão arterial em indivíduo normotenso varia de $-2,6$ a $-1,8$mmHg e de $-7,4$ a $-5,8$mmHg em indivíduos hipertensos. Os estudos sugerem que tanto exercícios moderados quanto intensos levam à semelhante redução da pressão arterial, a qual tem sido observada em medidas realizadas durante o monitoramento ambulatorial diário e não durante o sono.

Os mecanismos hemodinâmicos envolvidos na queda dos níveis pressóricos ainda não estão bem estabelecidos, a redução da atividade do sistema nervoso autônomo simpático parece ser a principal responsável e essa resposta parece ser independente da redução do peso corpóreo.

OSTEOARTRITE

A osteoartrite é a causa mais comum de doença articular em humanos. Fatores de risco para essa doença são traumatismo e estresse repetitivo da articulação, obesidade, idade, gênero, raça, defeitos de crescimento, distúrbios endócrinos/metabólicos e doença inflamatória articular prévia. Obesidade, em particular, é um importante fator de risco. A perda de 5kg de peso pode associar-se a uma redução de 50% na chance de desenvolver osteoartrose sintomática de joelho. Em pacientes que já tem osteoartrose sintomática, a redução do peso pode diminuir a gravidade da dor articular. Osteoartrite é rara antes dos 40 anos de idade, porém, aos 65 anos, 80% dos indivíduos apresentam essa doença.

A recomendação de exercício para pacientes com osteoartrite foi um fato controverso até bem pouco tempo, por causa do receio de que o movimento vigoroso poderia causar dano adicional ao tecido periarticular e piorar a dor. Porém, hoje em dia, sabe-se que a inatividade prolongada exacerba a dor e o edema, resultando na perda da mobilidade e eventualmente causando fraqueza e incapacidade funcional. Estudos recentes têm demonstrado a segurança e a eficácia do exercício em pacientes com artrite.

A articulação mais comumente comprometida e incapacitante é a do joelho, seguida pela do quadril. Osteoartrite pode causar diminuição da força dos músculos periarticulares, diminuição da flexibilidade, ganho de peso e diminuição da capacidade aeróbica. Estudos recentes têm demonstrado que pacientes com osteoartrite são capazes de tolerar exercícios de sustentação do peso, tais como a caminhada. Os objetivos de um programa de exercícios em pacientes com essa doença incluem manutenção da mobilidade articular, aumento da força e resistência dos músculos periarticulares, aumento da capacidade aeróbica, auxílio na perda de peso e facilitação da capacidade de realizar as tarefas da vida diária.

Ao se prescrever exercícios para pacientes com osteoartrite certos fatos devem ser levados em consideração. Exercícios de alongamento representam um componente importante no treinamento de um paciente com artrose, especialmente quando localizada nos joelhos. A maximização do uso das articulações das extremidades inferiores capacitará os indivíduos a realizar atividade aeróbica. Antes do exercício, é recomendado o uso de antiinflamatório para reduzir a dor e a inflamação. A inflamação aguda é uma indicação para adiar o exercício que envolve o uso repetitivo da articulação inflamada. Uma vez que a fase aguda esteja resolvida, a reabilitação deverá enfatizar o aumento da mobilidade e da força. Alternativamente, podem-se recomendar diferentes tipos de exercício, não só os de sustentação do próprio peso. Uma bicicleta estática é uma boa alternativa para a caminhada nos dias em que os joelhos estão inflamados e caminhar pode ser a melhor escolha que nadar quando as mãos, os ombros e os cotovelos estão doloridos.

GRAVIDEZ

A gestante ou a mulher que está planejando engravidar deve ser estimulada a manter uma atividade física recreacional. Desde que ela não tenha nenhuma complicação médica ou obstétrica, pode se engajar em um programa de atividade física moderada durante a gravidez. Limitações para a atividade geralmente deverão ser definidas de acordo com as alterações fisiológicas da gravidez. Várias alterações fisiológicas ocorrem durante a gravidez. As alterações cardiovasculares incluem aumento do débito cardíaco/volume sangüíneo e diminuição da resistência vascular sistêmica. Convém observar que após o primeiro trimestre deve-se evitar longos períodos na posição supina. Nessa posição, o útero aumentado comprime a veia cava inferior, diminuindo o retorno venoso. O aumento do trabalho respiratório durante a gravidez leva a uma queda do desempenho durante a atividade aeróbica. Os efeitos do exercício no feto parecem ser mínimos. Estudos concluíram que o exercício materno submáximo não parece afetar adversamente a freqüência cardíaca do feto.

No quadro 1.17 estão listadas as recomendações para a realização de exercício para a gestante sem complicações médicas ou obstétricas. Atividades aeróbicas apropriadas incluem caminhada, natação, ciclismo, exercícios aeróbicos de baixo impacto e hidroginástica. Atividades que devem ser evitadas são aquelas que oferecem risco para traumatismo abdominal ou que são realizadas em situações ambientais extremas. Exercícios de alto impacto, tais como a corrida, podem aumentar o risco de lesão musculoesquelética por causa da maior embebição do tecido conjuntivo da gestante.

Quadro 1.17 – Orientações de exercícios durante a gravidez e o puerério.

Durante a gravidez a mulher pode continuar a se exercitar. Deve fazer exercício leve ou moderado pelo menos três vezes por semana
Exercício intenso pode ser realizado no máximo por 15 minutos e isso pode ser reajustado com a progressão da gravidez
Deve evitar exercício na posição supina (deitada de costas) após o primeiro trimestre
Exercícios de sustentação do peso podem, sob orientação, ser prosseguidos na mesma intensidade antes da gestação. Exercícios como ciclismo e natação diminuem o risco de lesão
Deve receber orientação quanto à menor capacidade aeróbica durante a gestação (parar os exercícios quando estiver cansada e não quando exausta)
Cuidado com exercícios de equilíbrio e os que oferecem risco de traumarismo abdominal
Cuidado com a dieta, a gravidez requer uma ingestão de 300kcal/dia a mais
Cuidado com a temperatura e a hidratação
Exercício pode ser gradualmente reiniciado uma semana após o parto vaginal e 6 a 10 semanas após o parto cesariano

Contra-indicações para a atividade física são hipertensão associada à gravidez, ruptura prematura de membrana, trabalho de parto prematuro em gravidez prévia ou na atual, cérvix incompetente/cerclagem, sangramento persistente no segundo ou no terceiro trimestre e restrição do crescimento intra-uterino. Complicações médicas adicionais devem ser cuidadosamente avaliadas antes de determinar se um programa de exercício é apropriado.

A maioria dos estudos revela que exercícios durante a gravidez não têm nenhum efeito deletério no trabalho de parto. Exercício durante a fase final da gestação diminui o tempo de trabalho de parto e o número de partos como cesárea[11]. Nas mulheres que se exercitaram intensamente, seu peso ao nascimento é reduzido de aproximadamente 320 gramas. O crescimento cefálico e axial é inalterado e não há nenhum estudo sugerindo aumento de morbidade associada ao exercício, seja da mãe, seja do feto.

ASMA

Asma associada ao exercício é extremamente comum[12]. Em estudos randomizados com atletas, foi revelado que aproximadamente 10% destes apresentam asma induzida por exercício. A asma, quando bem controlada, não leva à limitação do desempenho físico.

Asma induzida por exercício (AIE) é uma síndrome clínica caracterizada por sensação de aperto no peito, respiração curta, tosse, chiado, fadiga e período de recuperação prolongado pós-exercício. Estes sintomas estão associados a um aumento transitório da resistência das vias aéreas que ocorre usualmente durante ou pouco tempo após o término do exercício. Vários estímulos têm sido identificados como contribuintes para as crises de AIE. Condições tais como temperaturas frias, baixa umidade, poluentes (alérgenos, pó, irritantes), infecções respiratórias, fadiga, estresse emocional e supertreinamento podem aumentar a ocorrência de AIE.

A maioria dos pacientes com AIE apresenta uma história clássica, entretanto, a maior parte deles desconhece que tem essa condição. Os sintomas são muitas vezes interpretados como resposta normal ao exercício ou falta de condicionamento físico. Fatores que sugerem a existência de AIE estão listados no quadro 1.18.

Quadro 1.18 – Fatores que sugerem asma induzida pelo exercício.

Tosse, chiado, dispnéia ou desconforto torácico durante ou logo após o término do exercício
Sintomas que variam com a estação, a temperatura ou a intensidade da atividade
Queixas de menor capacidade para realizar o exercício
Queixas de que o indivíduo está "fora de forma"
Queixas mínimas com relação à natação ou ao calor, ou com o ambiente úmido
Queixas de "resfriados" freqüentes

O diagnóstico de AIE pode ser extremamente sugerido pela história. Nos casos leves, o diagnóstico pode ser confirmado por um teste terapêutico com medicação. O teste de função pulmonar antes e após o exercício é essencial para o diagnóstico de AIE. Valores abaixo de 80% do predito para o volume expiratório forçado em 1 segundo (VEF$_1$) e a relação VEF$_1$ capacidade vital forçada (CVF) indicam doença obstrutiva. Ocasionalmente, quando a história é inespecífica, o teste de provocação com metacolina pode ser útil. O teste pode ajudar a evitar o abuso de medicações desnecessárias quando o problema respiratório do paciente é de outra etiologia. Uma vez que o diagnóstico seja estabelecido, as opções terapêuticas incluem tratamento não-farmacológico e farmacológico. Os indivíduos deveriam escolher atividades que lhes atraiam, de preferência aqueles mais adequados aos asmáticos. Exercícios que envolvam técnica e coordenação mais que resistência ou são realizados em ambientes quentes e úmidos (natação) podem ser mais bem tolerados pelos pacientes com AIE. Os pacientes deveriam melhorar seu condicionamento físico e evitar fatores precipitantes conhecidos, tais como temperaturas baixas e ambientes secos. A incorporação de atividades de aquecimento e respiração pelo nariz (filtra e aquece o ar) auxilia na prevenção das crises de asma. Exercícios de aquecimento de intensidade submáxima podem induzir um período refratário da AIE. Atletas são geralmente orientados para realizar uma série de corridas rápidas e curtas (10 a 12) ou aquecimento de 10 minutos ou menos com exercício intenso 1 hora antes do evento competitivo para induzir esse período refratário. Intervenções farmacológicas podem ser usadas profilaticamente e como terapia de resgate. Beta-agonistas de ação curta são efetivos em 80 a 95% dos pacientes. A orientação é inalar o beta-agonista 15 minutos antes do exercício. Se os sintomas se desenvolvem durante o exercício, um beta-agonista de demanda deveria ser repetido.

AIE é uma doença comum e deveria ser reconhecida pelo clínico. Educação em saúde e prevenção são fatores importantes para seu manuseio.

DOENÇA PULMONAR

A doença obstrutiva crônica (DPOC) é bastante freqüente e importante causa de mortalidade. Nos pacientes com DPOC, a incapacidade é primariamente resultante de um descondicionamento progressivo. À medida que a doença progride, a limitação da capacidade ventilatória torna o exercício desprazeroso e leva a um estilo de vida sedentário. Respiração curta e intolerância ao exercício são os sintomas mais incapacitantes que os pacientes desenvolvem. Uma maneira de contrapor esse declínio progressivo da capacidade funcional de um paciente com DPOC é o treinamento físico[13]. Destruição irreversível do parênquima pulmonar é a marca registrada da DPOC. Distúrbio da ventilação/perfusão ocorre, impedindo as trocas gasosas. Adicionalmente, o trabalho respiratório é aumentado secundariamente pela resistência aérea aumentada e hiperinsuflação. Não há dúvidas de que o exercício seja benéfico para o paciente com DPOC.

Protocolos de exercício induzem aumento significativo da tolerância ao exercício e melhoram a dispnéia. Embora o exercício possa não aumentar a expectativa de vida desses pacientes, está demonstrado que ele melhora a qualidade de vida e deve fazer parte da prescrição.

OBESIDADE

Obesidade é outro problema comum de saúde atualmente. O número de indivíduos com sobrepeso e obesidade tem aumentado progressivamente.

Excesso de peso está independentemente associado à maior taxa de mortalidade e a outros fatores de risco para o aumento da mortalidade, especificamente hipertensão, hiperlipidemia e *diabetes mellitus*.

Doença isquêmica coronária é mais prevalente em pessoas obesas que em não-obesas. Homens obesos apresentam maior risco de morrer de câncer colorretal e de próstata, e mulheres obesas, maior risco de câncer de endométrio, cervical, ovariano e de mama. A obesidade está também associada a uma variedade de outras condições clínicas, incluindo doença articular degenerativa, doenças do trato digestório (litíase biliar, refluxo gastroesofágico), desordens tromboembólicas, insuficiências cardíaca e respiratória e alterações cutâneas. Infelizmente, obesidade é uma das doenças mais difíceis e frustrantes para se tratar. O paciente e o médico precisam entender que a obesidade é uma alteração crônica e que raramente é curada. É necessário uma deficiência calórica de 3.500kcal para o paciente perder aproximadamente meio quilo de tecido gorduroso. Exercício, especificamente treinamento aeróbico, é a chave para o sucesso da perda de peso. O programa de perda de peso precisa incorporar atividade física para aumentar o gasto calórico, enquanto a ingestão alimentar é reduzida com o objetivo de atingir a deficiência calórica.

A quantidade de energia gasta durante a maioria dos exercícios aeróbicos em períodos típicos (200 a 300kcal por sessão, cinco vezes por semana) é modesta, aproximadamente 500 a 1.000kcal são consumidas por semana. Isso provavelmente tem pequeno efeito em uma perda de peso a curto prazo. O impacto do exercício é mais bem observado no sucesso da manutenção da perda de peso ao longo do tempo. O efeito cumulativo do maior gasto energético é o que causa a perda do peso ao longo do tempo e depois a manutenção dessa perda. Se um indivíduo gasta 500 a 1.000kcal por semana por 52 semanas, aproximadamente 3 a 8 quilos poderiam ser perdidos a cada ano.

A obesidade precisa ser conceituada como uma doença crônica e que o processo de perda e manutenção da redução de peso requer um tratamento prolongado. A capacidade para perder gordura e manter um peso corpóreo desejável não é fácil, mas pode ser atingida por meio de um firme compromisso com o estilo de vida saudável, em que há a incorporação da prática de atividade física.

EXERCÍCIO NO IDOSO

O segredo de uma longa vida saudável é uma combinação de herança genética afortunada e de um estilo de vida saudável. O primeiro fator não pode ser modificado, porém o segundo está nas mãos do indivíduo, sendo que a atividade física é um dos componentes desse estilo de vida saudável. Como já dissemos anteriormente, inatividade física é considerada um fator de risco para a maioria das doenças crônicas. Algumas das alterações fisiológicas observadas no idoso e atribuídas ao envelhecimento podem ser, de fato, mais apropriadamente atribuídas ao estilo de vida sedentário que propriamente ao processo natural de envelhecimento. Alterações funcionais associadas à inatividade são redução do condicionamento aeróbico, perda dos reflexos posturais, perda da massa muscular e redução do cálcio do esqueleto. À medida que o indivíduo envelhece, há tendência a um estilo de vida sedentário. Isso resulta em descondicionamento, fadiga e fraqueza. Quando o organismo é atingido por doença, incapacidade ou lesão, pode-se observar grande tendência para a inatividade e posterior declínio físico. E à medida que o indivíduo continua a declinar fisicamente, há deterioração da sensação de bem-estar, resultando em queda da auto-estima, ansiedade e depressão. Quando se discute atividade física no idoso, é importante entender as alterações fisiológicas associadas com a idade. O quadro 1.19 sumariza algumas das alterações funcionais atribuídas ao envelhecimento. No quadro 1.20 apresentamos os principais benefícios da atividade física para o idoso.

Quadro 1.19 – Alterações funcionais associadas ao envelhecimento.

Cardiovasculares
Queda de 20 a 30% do débito cardíaco, o declínio tem início por volta dos 65 anos
Elevação da pressão sistólica e diastólica de cerca de 10-40mmHg
Queda da freqüência cardíaca máxima em 10 batimentos/minuto/década
Redução da hemoglobina, do hematócrito e do volume de hemácias
Respiratório
Queda da capacidade vital em 40-50%, o declínio tem início por volta dos 70 anos
Musculoesqueléticas
Queda da massa e força muscular em 20%, o declínio tem início por volta dos 65 anos
Queda da massa óssea de 1% por ano após os 35 anos, na mulher: queda de 2-3% por ano após a menopausa
Queda da elasticidade e viscosidade do fluido sinovial
Redução da altura: 65-74 anos
Sistema nervoso central
Redução do número de neurônios
Resposta motora mais lenta
Diminuição do volume cerebral

Quadro 1.20 – Benefícios da atividade física para o idoso.

Melhora do desempenho cardiovascular
Melhora da massa e força muscular
Redução do risco para doença coronária, *diabetes mellitus* e resistência à insulina, hipertensão e obesidade
Melhora da densidade óssea, da complacência arterial e do metabolismo energético
Redução do risco para quedas
Aumento da flexibilidade

A prescrição de exercício para os idosos saudáveis não implica considerações especiais, além daquelas já mencionadas para o adulto jovem e da observação das alterações funcionais associadas ao envelhecimento.

Já os idosos cronicamente doentes apresentam uma série de condições médicas, tais como artrite, doença cardiovascular, demência e depressão. Eles tendem a usar com freqüência o sistema de saúde, a requerer internações mais freqüentes e necessitar de maior cuidado em casa. Quedas são a principal causa de lesão fatal nessa população. Fraqueza muscular, distúrbios da marcha e do equilíbrio são os fatores de risco mais significantes.

Prescrever exercício para o idoso cronicamente doente pode ser um verdadeiro desafio. Exercícios-padrão podem ser exaustivos, dolorosos ou literalmente impraticáveis devido às limitações físicas. Geralmente esses indivíduos são carentes de motivação e conhecimento, mostrando, assim, pouco interesse para o exercício. É responsabilidade do clínico ensinar aos pacientes os benefícios do exercício, apesar das limitações médicas óbvias. O objetivo é começar e manter um programa de baixa intensidade que minimize o risco e maximize os benefícios da terapia adjuvante. Atividade física com ênfase na flexibilidade e força pode promover maior benefício para melhorar a capacidade funcional desse grupo.

Um aspecto que requer julgamento clínico é o uso do teste ergométrico em pacientes cronicamente doentes, pois, em geral, eles raramente têm condições físicas para se submeter a um teste de esforço rigoroso. O nível de intensidade requerida no teste geralmente excede a capacidade de o paciente realizar exercício. Dessa forma, o teste não oferece vantagens e só riscos e custos. Se o paciente tem uma história clínica conhecida e suas condições clínicas estão estáveis, não é uma conduta errada iniciar um programa de exercícios leves sem a realização de um teste ergométrico. Se após vários meses o paciente estiver se exercitando sem dificuldades e desejar aumentar a intensidade do exercício, então a realização do teste de esforço será necessária.

A melhora da qualidade de vida deve ser o objetivo primordial na recomendação de exercícios para o idoso. Além disso, o prazer e a interação social que o exercício pode promover para esses pacientes são os componentes-chave para o sucesso do programa, e é isso que auxiliará na aderência ao programa.

Um outro elemento importante que deve ser considerado é o aspecto financeiro. A maioria dos idosos tem recursos financeiros limitados e, se não houver estabelecimentos públicos onde eles possam desenvolver os seus programas de atividade física, talvez a caminhada seja o único tipo de atividade que possa ser desenvolvido por eles, e essa não deve deixar de ser estimulada.

Todo indivíduo deve exercitar-se em ambiente seguro, e isso é ainda mais verdadeiro para os idosos. Eles apresentam risco aumentado para quedas devido à redução de suas capacidades sensoriais (propriocepção, visão, audição, equilíbrio), fraqueza muscular e distúrbios da marcha. O exercício deve ser desenvolvido em local com assoalho e iluminação adequados. O idoso também é mais suscetível ao frio por causa de sua menor capacidade de perceber a temperatura dos ambientes. Isso possivelmente está relacionado à menor quantidade de tecido gorduroso subcutâneo, vasoconstrição, doença vascular periférica, disfunção autonômica e algumas medicações. O paciente deve ser orientado quanto ao tipo de vestimenta adequado ao ambiente e tipo de exercício.

Um programa de exercícios para idosos deveria inicialmente focar o aumento da flexibilidade. Para alguns pacientes, especialmente para aqueles com grande limitação física, esse talvez seja o único foco do programa. Para aqueles que têm melhores condições físicas, a intensidade do exercício deve ser lentamente aumentada para permitir a adaptação fisiológica ao exercício.

Mesmo os idosos que nunca participaram de uma atividade física podem e devem iniciar um programa de exercícios, os benefícios são muito claros e a capacidade de se adaptar ao exercício não se esgota com o envelhecimento.

OUTRAS CONDIÇÕES

Atualmente, a atividade física tem sido vista como um fator adjuvante terapêutico em outras condições clínicas, especialmente em pacientes hepatopatas crônicos, nefropatas crônicos, nos portadores da síndrome da imunodeficiência adquirida (aids). Nos hepatopatas crônicos, uma atividade física leve pode ser realizada com o objetivo de presevar as condições clínicas enquanto o paciente aguarda o transplante hepático. No nefropata crônico, em esquema de diálise, a atividade física tem sido prescrita para ser realizada em academias associadas a hospitais, em casa e até durante a sessão de diálise, pois o paciente pode, por exemplo, pedalar uma bicicleta estática enquanto faz a hemodiálise. Já nos pacientes com aids, embora a atividade física não leve à melhora dos parâmetros imunológicos, observa-se redução do número de infecções e preservação da massa muscular nesses indivíduos.

REFERÊNCIAS BIBLIOGRÁFICAS

1. Sallis JF, Hovell MF. Determinants of exercise behavior. Exerc Sport Sci Rev 1990; 18:307. ▪ 2. Blair SN, Kohl HW, Paffenbarger RS et al. Physical fitness and all-cause mortality. JAMA 1989; 262:2395. ▪ 3. Jones TF, Eaton CB. Exercise prescription. Am Fam Physician 1995; 52:543. ▪ 4. Helmrich SP, Ragland DR, Leung RW, Paffenbarger RS. Physical activity and reduced occurrence of non-insulin dependent *diabetes mellitus*. N Engl J Med 1991; 325:147. ▪ 5. Paffenbarger RS, Hyde RT, Wing AL, Hsieh C-C. Physical activity, all-cause mortality, and longevity of college alumni. N Engl J Med 1986; 314:605. ▪ 6. Chesnut III CH. Bone mass and exercise. Am J Med 1993; 95(Suppl 5A):34S-36S. ▪ 7. Durstine JL, Haskell WL. Effects of exercise training on plasma lipids and lipoproteins. In: Holloszy JO (ed). Exercise and sport sciences reviews: 44. Boston: Williams and Wilkins, 1994. ▪ 8. Thomas S, Reading J, Shephard RJ. Revision of the Physical Activity Readiness Questionnaire (PAR-Q). Can J Sport Sci 1992; 17:338. ▪ 9. American College of Sports Medicine. ACSM's guidelines for exercise testing and prescription, 6th ed. Baltimore: Lippincott Williams & Wilkins, 2000. ▪ 10. Fletcher GF. How to implement physical activity in primary and secondary prevention. Circulation 1997; 96:355. ▪ 11. Clapp JF, Little KD. The interaction between regular exercise and selected aspects of women's health. Am J Obstet Gynecol 1995; 173:2. ▪ 12. Rupp NT. Diagnosis and management of exercise-induced asthma. Phys Sportsmed 1996; 24:77. ▪ 13. Mink BD. Exercise and chronic obstructive pulmonary disease. Phys Sportsmed 1997; 25:43.

6. USO E DEPENDÊNCIA DO TABACO

Eliane Corrêa Chaves
Leticia Gaspar Tunala Mendonça

O CIGARRO E A SAÚDE

Apesar de os inquéritos epidemiológicos mundiais estarem mostrando uma certa diminuição da prevalência do tabagismo em alguns países, ela ainda é muito elevada, especialmente considerando que ele não é mais concebido como um estilo de vida, mas sim como uma dependência química cujas implicações para a saúde de seus usuários são inúmeras e sérias. Segundo a Organização Mundial da Saúde (OMS), o total de mortes anuais no mundo devido ao uso do tabaco foi de aproximadamente 4,9 milhões, correspondendo a mais de 10 mil mortes por dia[1].

A Organização Mundial da Saúde (OMS) estima que, no mundo, aproximadamente 1 bilhão e 200 mil pessoas sejam fumantes.

Os dados obtidos pelo Instituto Nacional do Câncer (INCA), no estudo sobre prevalência de tabagismo no Brasil entre 2002 e 2003, em 16 capitais brasileiras, mostraram que as prevalências de fumantes na população variaram de 12,9 a 25,2%, cifras menores que a obtida pelo IBGE em 1989, que foi de 31,7% no Brasil como um todo. A comparação entre os dois estudos mostra também que a prevalência entre os homens continua maior que entre as mulheres, embora tenha havido diminuição mais consistente na prevalência dos homens (39,9% em 1989 para 16,9 a 28,2% entre 2002 e 2003) que na das mulheres (25,2% em 1989 para 10 a 22,9% entre 2002 e 2003). Nos grupos com menor escolaridade (menos de oito anos de estudo), a prevalência foi maior que nos grupos com mais escolaridade. A prevalência dos fumantes com mais de 25 anos de idade foi maior que a dos fumantes com menos de 24 anos. Mesmo assim, a última atingiu níveis elevados em algumas capitais, variando de 6,8 a 24,1%[1].

Ainda com base no Relatório do INCA, o índice de cessação do uso de tabaco no Brasil foi aproximadamente 50% superior ao de alguns países, como, por exemplo, os Estados Unidos, cujo índice é de 40%. Esse índice, no Brasil, foi menor entre os indivíduos com menor escolaridade ou de nível social mais baixo[1].

Estudos sobre os prejuízos que o cigarro vem causando na saúde dos fumantes ativos ou passivos vêm confirmando achados já conhecidos há tempos e estabelecendo novos nexos causais no aumento da probabilidade de desenvolvimento ou agravamento de doenças anteriormente não associadas ao cigarro. Pesquisas em várias partes do mundo vêm correlacionando o tabaco ao aumento da probabilidade de o fumante desenvolver câncer em vários locais, tais como pulmão, laringe, faringe, bexiga, pâncreas, cólon, esôfago, rins, fígado, estômago, boca, mama, colo do útero e leucemia. Correlacionam ainda o aumento da probabilidade de doenças cerebrovasculares, úlcera péptica, doenças coronárias, aumento da arteriosclerose, doenças tromboembólicas, doenças pulmonares obstrutivas crônicas e outras doenças pulmonares, osteoporose, doenças periodontais, catarata, hipertensão arterial, menopausa precoce, aborto ou parto prematuro em gestante, disfunção erétil e alteração na composição do esperma. Estudos evidenciam que várias doenças como as cardiovasculares são causas de morbidade e mortalidade nos fumantes. Essas doenças minimamente comprometem a qualidade de vida e algumas, freqüentemente, resultam em morte, roubando aproximadamente de 7 a 10 anos de vida dos fumantes. Os malefícios que o tabaco produz à saúde têm relação estreita e diretamente proporcional com o tempo de utilização e a quantidade de tabaco consumido por dia[2-9].

Os fumantes passivos também sofrem as conseqüências negativas do tabaco. O uso do tabaco pode ser responsável por 80% das fontes poluentes ambientais. Crianças cujos pais as expõem ao fumo passivo têm maior risco de adquirir infecções respiratórias, bronquiolite, bronquite, pneumonia, broncopneumonia, otite, sinusite, tonsilite e asma, além da síndrome de morte súbita em recém-nascidos expostos ao tabaco ambiental logo após o nascimento. Adultos expostos à poluição tabágica durante alguns anos têm maior risco de comprometimento pulmonar, infarto do miocárdio e câncer de pulmão[10,11].

O CIGARRO E O PROFISSIONAL DE SAÚDE

Nas últimas décadas, a quantidade de pesquisas e publicações científicas ou leigas sobre os malefícios do tabaco tem sido tão numerosa que raros são os usuários que não tenham nenhuma informação, mesmo que vaga, nessa direção. No entanto, antes de atingir esse estado atual, o tabaco trilhou uma trajetória curiosa mesmo (ou principalmente) entre os médicos.

Considerando o uso do tabaco apenas entre os povos não-indígenas, pode-se observar que ele se expandiu com velocidade surpreendentemente grande em todas as partes do mundo. Em meados do século XVII, em apenas 50 anos, difundiu-se por toda a Europa e parte da Ásia e, em mais 50 anos, espalhou-se por todos os continentes, em todas as camadas sociais, incluindo as mulheres[12].

O hábito, inicialmente, difundiu-se nas classes abastadas (aristocracia e burguesia) e, em seguida, por meio dos soldados e marinheiros, disseminou-se no povo. Atingiu também o clero, sendo utilizado inclusive no interior das igrejas[12].

Os tratados de medicina do final dos séculos XVI e XVII chegaram a catalogar 59 doenças que podiam ser curadas com essa "erva milagrosa". Por outro lado, no próprio século XVII já havia várias opiniões contrárias aos benefícios da utilização do tabaco, com base em aspectos religiosos, morais e até mesmo de saúde. Um exemplo dessa oposição ao tabaco veio de Jayme I da Inglaterra que afirmava que: "o tabaco é desagradável à vista, odioso ao nariz, nocivo ao cérebro e perigoso aos pulmões". Outro opositor foi o poeta Goethe que já se manifestava contra o fumo passivo. Dizia ele: "fumar é uma perversa indelicadeza. É uma atitude impertinente e anti-social"[12].

Uma contribuição importante sobre o efeito nocivo do tabaco foi a de Bernardino Romazzini, em 1700, em seu livro "De Morbos Artificum" no capítulo "Doenças dos trabalhadores do fumo". Em 1798, Rush, um médico norte-americano, publicou as primeiras observações sobre o efeito nocivo do tabaco. O primeiro estudo bem documentado ocorreu em 1859, elaborado por Buisson, um médico francês que, acompanhando portadores de câncer labial e bucal, estabeleceu relação desses com o hábito de fumar[12].

Pouca coisa foi feita durante um longo período. Apenas no início do século XX, novos trabalhos foram sendo desenvolvidos, associando o tabaco ao câncer e à diminuição da expectativa de vida. No entanto, somente na metade do século XX é que os órgãos oficiais em diversas partes do mundo começaram a se pronunciar sobre o assunto.

Hoje, não há mais dúvida, pelo menos entre os profissionais da saúde, de que o tabaco é responsável por graves prejuízos à saúde de fumantes ativos e passivos, e aparentemente há muitos malefícios que ainda estão em processo de ser conclusivamente desvendados. Eles são tão plurais e abrangentes que sua abordagem não pode nem deve ser exclusiva de uma categoria profissional ou especialidade na área da saúde. Houve momentos em que o uso do cigarro foi preocupação principalmente dos pneumologistas, dos cardiologistas e dos oncologistas.

Hoje, sabe-se que o tabaco é tema importante e obrigatório para os profissionais de saúde que trabalham desde a promoção da saúde até aqueles que atuam no atendimento de doentes graves. Tais profissionais necessitam solidificar seus conhecimentos a respeito do tabaco, não só para orientar e ajudar seus pacientes a livrar-se dele, mas também em casos de fumantes já portadores de alguma doença, saber identificar, avaliar e agir diante de prováveis complicações e insucessos terapêuticos. Desse modo, a ampliação dos conhecimentos sobre os componentes do tabaco e sua interferência na farmacodinâmica de medicações que os usuários já estejam utilizando ou venham a utilizar são indispensáveis para aumentar a probabilidade de benefícios para o paciente e prevenir complicações.

No caso de pessoas em processo do abandono do uso, os profissionais também devem consolidar seus conhecimentos para poder orientar e recomendar condutas úteis para evitar as conseqüências indesejáveis da abstinência como ganho de peso, irritabilidade, alterações de sono, entre outras. Os profissionais de saúde têm papel relevante na abordagem da questão do hábito de fumar junto aos seus pacientes. Além de serem considerados autoridades em assuntos de saúde pela população geral e, portanto, estarem autorizados a emitir opiniões relativas a esse assunto, têm a responsabilidade de disponibilizar informações que possibilitem a seus pacientes fazerem opções mais apropriadas e conscientes sobre temas que os permitam obter melhor qualidade de saúde e de vida. No que se refere ao tabagismo especificamente, algumas atitudes dos profissionais de saúde são fundamentais; uma delas refere-se à posição pessoal do profissional diante do cigarro. Dificilmente o profissional conseguirá ter credibilidade sobre as informações relativas às desvantagens de fumar ou sobre o aconselhamento para o abandono do hábito caso ele próprio seja fumante. Os profissionais devem ter consciência de que suas condutas pessoais sobre a saúde freqüentemente serão referência para seus pacientes.

Uma segunda atitude a ser adotada pelos profissionais de saúde, independente de sua profissão ou especialidade, é incluir na anamnese de seu atendimento dados relativos à eventual presença e características do hábito de fumar em seus pacientes, considerando intensidade e duração, atual ou pregressa, assim como sua exposição passiva ao cigarro. É importante considerar também que, a despeito de as campanhas de saúde e de os meios de comunicação estarem insistentemente veiculando informações sobre os prejuízos causados pelo cigarro, estas podem não estar sendo assimiladas, compreendidas ou mesmo percebidas adequadamente pelos fumantes. Portanto, disponibilizar novamente essas informações e esclarecê-las aos pacientes, tanto quanto necessário, em atendimentos particulares ou em grupo é uma atitude importante, entre outros fatores, para facilitar o início de um processo de autoquestionamento do paciente sobre sua convicção em permanecer fumante.

Sabe-se que os fumantes, no processo de tomada de decisão para parar de fumar, têm que superar ambivalências entre o que perderão e o que ganharão ao abandonar o cigarro. A reiteração das informações sobre os prejuízos decorrentes do cigarro veiculadas pelos profissionais de saúde visa provocar um desequilíbrio nessa ambivalência, favorecendo os ganhos pós-parada. Ainda, nesse sentido, uma outra atitude desejável dos profissionais de saúde é perguntar ao fumante se ele já considerou a possibilidade de parar de fumar, reforçando-a caso a resposta seja positiva, recomendando-a caso seja negativa e oferecendo ajuda em ambos os casos.

O Instituto Nacional do Câncer (INCA) recomenda, além das informações já referidas anteriormente sobre o poder da nicotina de produzir dependência e dos malefícios do cigarro, uma abordagem individual mínima com o objetivo de prevenir o início do uso do cigarro ou interrompê-lo. O método dessa abordagem se dá por meio de cinco ações do profissional, são elas: perguntar (sobre a existência da dependência e sobre as características da história tabagística); aconselhar (recomendando enfática e personalizadamente o abandono do cigarro); preparar (orientando-o sobre como deve proceder para aumentar sua probabilidade de sucesso); acompanhar (mantendo-o orientado e apto a enfrentar o processo de abstinência e a evitação de recaídas); e avaliar a eficácia da sua intervenção[13]. A *Canadian* e a *US Task Force* recomendam ainda que entre as ações aconselhar e preparar haja uma outra, a de negociação, que tem por objetivo estabelecer um processo de troca entre o profissional de saúde e o paciente para que ambos envolvidos possam definir as estratégias e metas a serem seguidas durante o processo de abandono do hábito de fumar[14] (Quadro 1.21).

Essas abordagens consideradas rápidas (*short-term*) têm demonstrado que são eficientes no que se refere à sensibilização do paciente para o abandono e que devem ser aplicadas em todos os contextos ambulatoriais, e não exclusivamente quando a demanda clínica se referir mais especificamente ao tabagismo[15]. Outras formas de intervenções mais longas (*long-term*) serão discutidas mais adiante neste capítulo.

Em situações em que o fumante deseja parar de fumar, mas não se sente capaz de conduzir esse processo sem uma ajuda especializada e, caso o profissional não se considere apto a promover essa ajuda sozinho, ele deve encaminhá-lo a serviços de apoio específicos.

O FUMANTE E O CIGARRO

Para que o profissional de saúde tenha melhores condições de orientar, acompanhar e dar suporte ao seu paciente no processo de abandono do cigarro, é conveniente

Quadro 1.21 – Abordagem mínima.

Fases	Objetivos	Perguntas ou comentários possíveis
Pergunte	Avaliação sobre o desejo de parar de fumar do paciente, suas principais dificuldades e motivações	Você fuma? ou você continua fumando? Há quanto tempo ou com que idade começou? Quantos cigarros você fuma em média por dia? Quanto tempo após acordar você fuma o seu primeiro cigarro? Você está interessado em parar de fumar? Você já tentou parar de fumar antes? Caso afirmativo: O que aconteceu?
Aconselhe	Aconselhamento para parar de fumar, reforçando todos os ganhos que o paciente possa vir a ter com ela. Preferencialmente, deve-se coletar benefícios que estejam associados a estilo de vida, idade, sexo e outras particularidades	Você sabia que parando de fumar sua pele e seu cabelo melhoram. Você pode não sofrer de dificuldades de ereção ao parar de fumar. Você pode economizar um bom dinheiro parando de fumar, vamos fazer as contas? Você já pensou que pode estar mais tempo próximo às pessoas que gosta parando de fumar? Pense na quantidade de vezes que você perde o convívio com eles quando tem que sair do ambiente para fumar.
Negocie	Negociação com o paciente de aspectos práticos do tratamento, como número de encontros, tipo de abordagem etc., até os métodos disponíveis específicos para parar de fumar	Podemos nos encontrar no início uma vez por semana, já que este é o período mais duro, depois vamos espaçando os encontros para quinzenais, mensais e semestrais. O que você acha disso? Poderemos trabalhar de diversas maneiras: com ou sem auxílio de medicamentos; parando de uma só vez ou gradualmente (explicar cada um deles). O que você acha que seria melhor para você nesse momento?
Prepare	Uma vez escolhido o método, preparar o paciente para o seu início	Você conhece os sinais da síndrome de abstinência e o que fazer quando aparecerem? Procure não deixar cigarros por perto, nem cinzeiros Podemos alterar algumas rotinas que lembram muito o cigarro. Você acha que poderia, logo após a refeição, trocar o cigarro por escovar os dentes imediatamente Você convive com pessoas que fumam? Se sim, o que você acha de convidá-las a parar com você ou que pelo menos participem da sua tentativa, não lhe oferecendo cigarros, nem mesmo se você pedir e não fumando perto de você? Você acha que pode pedir isso a elas?
Acompanhe	Estabelecimento de uma rotina de acompanhamento em que possam ser sempre reforçados os ganhos já obtidos, quaisquer que sejam, bem como ajudar o paciente a lidar com possíveis barreiras	Você sentiu que seu paladar melhorou? Que ótimo! Parabéns! Ainda está difícil negociar com seu parceiro para não fumar ao seu lado? O que é que você acha que poderemos fazer?

que ele entenda melhor a relação que se estabelece genericamente entre o fumante e o cigarro e, particularmente, entre seu paciente e seu cigarro. Essa relação envolve questões muito plurais e complexas, desde as mais concretas, mensuráveis e observáveis e já estudadas por várias disciplinas, até as mais abstratas e simbólicas. Muitas vezes, ela apresentará aspectos facilmente conhecidos pelos profissionais de saúde, pois referem-se a conteúdos disponíveis em publicações voltadas para esse fim e percebidas na prática cotidiana do profissional. No entanto, às vezes, as motivações que mantêm alguns fumantes vinculados ao cigarro escapam substancialmente do universo representacional do profissional, de modo que ele correrá o risco de não apreendê-las ou de subestimá-las, perdendo, dessa forma, uma grande oportunidade de ajudar seu paciente. Para evitar essa situação, o profissional deve compreender melhor as características da dependência, ser capaz de eleger estratégias mais eficazes e manter-se sempre acrítico, disposto e sinceramente interessado em escutar o que seu paciente tem a dizer a respeito da sua relação com o cigarro.

O PROCESSO DE ADIÇÃO

Embora seja necessário salientar que a dependência a substâncias psicoativas decorra da combinação de fatores de ordem genética, psicológica e social e que sua instalação é processual e não repentina, é importante enfatizar que a dependência também varia de acordo com a droga[16].

Algumas drogas psicoativas têm aumentado seu potencial em estabelecer dependência em função de algumas características de ordem social, psicológica e farmacológica. A nicotina, substância psicoativa presente no cigarro, conta com condições favorecedoras para facilitar seu poder de criar dependência por meio dessas três formas.

No que se refere aos aspectos de ordem social, além do fato de a nicotina ser considerada uma droga lícita, o ato de fumar cigarro foi associado a comportamento elegante e sofisticado, atitude de confiança, realização, sucesso e independência, principalmente entre 1930 e 1970. Os meios de comunicação e a publicidade dos fabricantes de cigarros exploraram esses estereótipos, influenciando particularmente o comportamento de jovens e adolescentes que buscavam aproximar sua imagem pessoal da imagem veiculada. Essa estratégia incentivadora do consumo, embora atualmente sendo combatida por vários órgãos e instituições de saúde, permanece reverberando no imaginário de muitas pessoas. Ainda na linha de enfatizar a importante influência do comportamento por identificação e imitação de pessoas próximas, os estudos epidemiológicos têm revelado e reiterado informações que mostram maior prevalência da dependência à nicotina entre adolescentes com história de fumantes na família quando comparados com a dos dependentes cujos familiares não eram fumantes[1].

A ausência ou complacência de coibições de ordens social, política e legal, além de interesses econômicos de setores específicos, ainda vêm facilitando a disponibilização do cigarro e, conseqüentemente, seu uso esporádico ou sistemático em vários ambientes públicos e privados, inclusive entre crianças e adolescentes, favorecendo a dependência. O relatório sobre prevalência do tabagismo no Brasil, realizado pelo Instituto Nacional do Câncer – Ministério da Saúde entre 2002 e 2003 em 16 capitais brasileiras, mostrou que 60,2 a 89,9% dos adolescentes entre 12 e 16 anos obtiveram seus cigarros em estabelecimentos comerciais regulares, sem nenhuma dificuldade[1].

Os únicos países que atualmente proíbem amplamente o uso de cigarro em ambientes coletivos são a Noruega, a Irlanda e os Estados Unidos, sendo que este último apenas em algumas cidades.

Os fatores de ordem psicológica e farmacológica são, na sua maioria, interdependentes, ou pelo menos de difícil distinção e, dessa forma, serão abordados em conjunto.

Ao considerarmos as teorias de condicionamento clássico e operante na observação do comportamento humano em relação às drogas psicoativas, temos que uma das condições para o desenvolvimento da dependência é que a droga seja administrada pelo próprio consumidor. Isso significa que a aquisição e a manutenção do comportamento de buscar uma droga baseiam-se, entre outros fatores, no princípio da relação entre o comportamento operante de iniciativa do próprio sujeito (no caso do cigarro, possuí-lo, ascendê-lo e tragá-lo) e o reforço que ele obtém após seu comportamento (no caso do cigarro, a sensação de bem-estar, estimulação mental etc.). Tem sido observado que as drogas dotadas de maior potencial para produzir dependência são aquelas cujo espaço de tempo entre o comportamento e o reforço é menor, uma vez que consolida mais fortemente a associação contingencial entre ambos. A rapidez do surgimento do reforço, ou seja, a rapidez com que a droga atinge e atua no sistema nervoso central (SNC) depende do tipo de droga e da via de administração. No caso da nicotina, o tempo entre o comportamento de tragar e sua ação no SNC é de aproximadamente 10 segundos, isso porque a via inalatória possibilita essa rapidez[16].

Outro fator que influi no poder de a droga estabelecer dependência é a duração da sua ação, ou seja, sua meia-vida. Quanto mais curta, maior a probabilidade de o usuário aumentar a freqüência do comportamento de auto-administração visando restabelecer o efeito desejado, fortalecendo o comportamento. A nicotina tem sua meia-vida no sangue arterial bastante curta, aproximadamente 2 horas, podendo variar de 30 a 120 minutos, isso explica por que muitos fumantes sentem necessidade de fumar a cada hora e meia, ou até a cada meia hora[13,17].

A nicotina é uma droga que causa tolerância para os efeitos euforizantes, isto é, ao longo do tempo de utilização, serão necessárias doses maiores para se obter o mesmo efeito. Desse modo, a motivação principal para a busca do cigarro passa a ser o reforço negativo, ou seja, o desejo de livrar-se dos sintomas da abstinência, mais que o reforço positivo que foi obtido no início da dependência[16-18].

O estabelecimento da dependência é um fenômeno bastante complexo que não pode ser explicado com base unicamente nos condicionamentos e nas características farmacológicas da droga. Vários outros fatores estão presentes. No caso da nicotina, o processo de formação de hábito em torno da droga e das várias contingências e gestuais que envolvem o ato de fumar tem grande influência na manutenção da dependência, na resistência para iniciar a parada e principalmente para facilitar a recaída.

Não se pode esquecer também da herança genética e das co-morbidades como fatores facilitadores ou dificultadores do estabelecimento da dependência. Estima-se que a influência a genética sobre dependência do fumo seja bastante comum.

Finalmente, o risco de o sujeito procurar o cigarro e tornar-se dependente dele parece também estar relacionado a características de personalidade. Pessoas com personalidade predominantemente passivo-dependente, caracterizada por baixa impulsividade e alto nível de ansiedade, têm maior propensão à dependência à nicotina[16].

O PROCESSO DE ABANDONO

O processo de abandono do cigarro, embora possa ser incentivado por profissionais de saúde, familiares ou outras pessoas significativas, necessita ser iniciado por uma decisão deliberada do fumante para aumentar suas chances de sucesso. O processo, mesmo nos casos em que os sintomas de abstinência são suaves ou quase inexistentes, necessita de esforço e dedicação do fumante, pelo simples fato de representar mudança de comportamento, isto é, substituir atitudes já automatizadas por outras que demandarão aprendizado. Nos casos em que a abstinência se manifesta de modo intenso, o esforço é muito maior, muitas vezes envolvendo inclusive sofrimento. Se o fumante não iniciou o processo por decisão própria poderá sucumbir às dificuldades. Prochaska e DiClemente, estudando os processos de mudança de comportamento baseado em aspectos cognitivos e motivacionais, construíram um modelo transteórico que descreve estágios de motivação nos quais há diferentes e crescentes probabilidades de a mudança do comportamento ocorrer. Os estágios aplicados aos fumantes no processo de decidir abandonar o cigarro são os seguintes:

Pré-contemplação – o fumante está confortável na sua opção de continuar fumando e não considera a possibilidade de mudar de comportamento. Percebe muito mais vantagens que desvantagens em continuar fumando.

Contemplação – começa a admitir que o tabagismo é um problema para ele, pode estar percebendo prejuízos em si próprio, mas ainda não considera seriamente sua mudança de comportamento. Em sua avaliação ainda pesam muito as barreiras para a interrupção.

Preparação – a decisão de parar já é presente e a pessoa passa a procurar e refletir mais sistematicamente sobre métodos de interrupção.

Ação – decide definitivamente que quer mudar e põe em curso medidas concretas para fazer a mudança.

Manutenção – persistem seus investimentos contínuos para não retroceder naquilo que já conquistou no estágio de ação, embora o esforço para manter o novo hábito já não precise ser tão intenso quanto na fase anterior.

Recaída – falha nos esforços ou estratégias de manutenção e retorna ao comportamento anterior de fumar. Poderá reiniciar o processo em qualquer fase, a qualquer momento. Essa fase é considerada normal durante o processo e não um fracasso[13].

Outros conceitos interessantes de Prochaska e Velicer[19] e que podem ajudar a pensar e justificar ações de apoio à pessoa que fuma são:

Balanço decisório – todo processo de decisão está permeado por pensamentos e sentimentos ambíguos sobre as vantagens e as desvantagens de continuar um dado comportamento. A sugestão do autor é de que nas fases pré-contemplativa e contemplativa, em que os pacientes se encontraram mais resistentes à mudança, o profissional de saúde deve oferecer informações que possibilitem a visibilidade dos possíveis ganhos da interrupção, para que sejam relativizadas as barreiras que estejam impedindo a tomada de decisão. Já nas fases seguintes, a sugestão é começar a trabalhar essas barreiras, não abandonando o incentivo à percepção de novos ganhos.

Auto-eficácia – refere-se à autopercepção que a pessoa tem de realizar uma mudança de comportamento. É importante mostrar ao paciente que, embora esteja recebendo ajuda, ele é que está fazendo o esforço maior de não fumar. Dessa forma e de outras, pode-se ajudá-lo a perceber sua capacidade de realização e controle de si mesmo.

Processos de mudança – são alguns processos intra ou interpessoais que podem ser incentivados a fim de facilitar a tomada de decisão ou mesmo a ação de parar de fumar, a saber: 1. conscientização: aumento da consciência sobre as causas, conseqüências e tratamentos do hábito de fumar; 2. catarse: estimulação emocional para a produção de um alívio conseqüente; 3. avaliação social e ambiental: avaliação afetiva e cognitiva de como fumar afeta os outros; 4. liberação social: aumento de recursos ou oportunidades na comunidade que facilitam o processo de parar de fumar; 5. auto-avaliação: combinação de avaliações afetivas e cognitivas sucessivas da própria auto-imagem, fumando e não-fumando; 6. controle de estímulos: remoção de "dicas" para fumar e acréscimo de indicadores para comportamentos alternativos saudáveis; 7. apoio social: cuidado, confiança, transparência, aceitação e apoio nas relações que estão mediando a aquisição do novo hábito; 8. contra-condicionamento: substituição do comportamento de fumar por outros mais saudáveis; 9. reforço: fornecimento de conseqüências reforçadoras para os passos dados no processo de mudança; 10. auto-liberação: crença de que é possível mudar e o compromisso de agir nessa direção.

Os estágios e os processos de mudança devem ser compreendidos de forma dinâmica e não necessariamente linear, porém o autor sugere que estes últimos devam ser estimulados, conforme quadro 1.22[19].

Quadro 1.22 – Ênfase nos processos de mudança por estágios de mudança.

Processos de mudança	Estágios de mudança				
	Pré-contemplação	Contemplação	Preparação	Ação	Manutenção
	Conscientização Catarse Avaliação social e ambiental				
		Auto-avaliação	Autoliberação	Liberação social Apoio social Contracondicionamento Controle de estímulos	

Fonte: Prochaska e Velicer[19].

Pesquisas têm mostrado que cerca de 80% dos fumantes querem parar de fumar, no entanto, apenas cerca de 3% deles conseguem, a cada ano. A observação empírica e os dados epidemiológicos têm mostrado que a imensa maioria dos que abandonam o cigarro (em torno de 90%) consegue ser bem-sucedida sem necessitar da ajuda profissional. Utilizam apenas os seus próprios recursos[18]. Outros, no entanto, precisam de ajuda que pode variar de abordagem, desde apenas aconselhamento a seguimento continuado com intervenção comportamental até suporte medicamentoso. É importante enfatizar que, devido ao fato de os fatores motivadores da manutenção da dependência serem demasiadamente complexos, nem sempre há relação direta entre o grau de dependência à nicotina e a dificuldade de abandonar o cigarro.

O acompanhamento e a intervenção do profissional de saúde no processo de abandono do cigarro serão descritos detalhadamente nos itens "Uma proposta de intervenção" e "Apresentação de caso".

PRIORIDADE DE ENFOQUE NA INTERRUPÇÃO DO FUMO

A interrupção do uso do cigarro pode ser feita basicamente de dois modos: abrupta ou gradual. A interrupção abrupta é aquela em que o fumante interrompe completamente o uso do cigarro após o uso habitual. Qualquer outro que não seja o método abrupto é o método gradual[20].

Alguns cuidados devem ser tomados em relação ao ambiente e ao cotidiano do paciente para diminuir os fatores eliciadores do desejo de fumar e, desse modo, favorecer o sucesso da interrupção abrupta. São eles:

- Marcar data para iniciar a interrupção; de preferência no início do dia e em um dia da semana que julgar mais conveniente, isto é, quando houver menor probabilidade de ficar estressado, quando não precisar ficar entre fumantes etc.
- Preparar o ambiente livre de cigarro e artefatos que possam ser associados ao ato de fumar, inclusive odores.
- Mudar sua rotina diária na qual estava incluído o ato de fumar, pelo menos durante os primeiros dias. O objetivo é evitar o eliciamento do desejo de fumar por memória condicionada.
- Dispor de orientações sobre sintomas da abstinência e estratégias para minimizá-los[20].

Essas informações serão apresentadas com detalhamento no item seguinte.

Quando a opção foi pela interrupção gradual, os cuidados deverão ser os seguintes:

- Estabelecer como será feita a interrupção gradual: ela poderá ser feita por redução, isto é, predeterminar uma diminuição diária no número de cigarros a serem fumados. O outro tipo é o adiamento. Significa postergar gradativamente o horário do primeiro cigarro do dia, sem se preocupar com a quantidade de cigarros fumados após esse horário.
- Ambas as estratégias de interrupção gradual devem ter um planejamento de finalização bem definido para evitar que o objetivo de encerrar totalmente o uso do cigarro se perca no tempo. Sugere-se que seja incentivada a determinação de uma data de interrupção total quando o paciente atingir a média de quatro a cinco cigarros por dia, para que ele não torne ritualístico e crônico o uso desses últimos cigarros.
- A duração da redução ou do adiamento não deve ser longa, deve girar em torno de cinco a sete dias[20].

Cada um deles traz benefícios e facilitações no processo de abandono do cigarro. O profissional de saúde deve apresentar as vantagens e as desvantagens de cada método ao seu paciente e optarem conjuntamente pelo mais adequado.

O método abrupto parece ser o mais eficaz, pois tende a reduzir a duração dos sintomas da abstinência. Estudos mostram que esses sintomas geralmente se iniciam algumas horas após o uso do último cigarro; vão-se intensificando até atingir o máximo entre as primeiras 24 a 48 horas ou até 72 horas e diminuem gradativamente até mais ou menos o 20º dia. Após esse período, os sintomas tendem a desaparecer ou, pelo menos, diminuir consideravelmente a freqüência de surgimento e a intensidade. Alguns sintomas, como o desejo de fumar, particularmente em situações estressantes ou naquelas em que a pessoa estava acostumada a fumar, podem perdurar por meses ou anos após a interrupção[13,17].

No caso da interrupção gradual, a duração dos sintomas da abstinência, embora com menor intensidade que na abrupta, geralmente se mantém enquanto a pessoa não abandona completamente o uso do cigarro. Isso prolonga o sofrimento e o desconforto e, em muitos casos, o usuário acaba por abandonar seus esforços.

Outro fator que fala a favor da interrupção abrupta é sua maior probabilidade de apresentar reforços evidentes para o paciente. Algumas manifestações positivas do organismo são percebidas rapidamente. Quatro a cinco dias após o abandono do cigarro, muitas pessoas percebem, por exemplo, melhora do olfato, do paladar e do fôlego. Essas manifestações trazem para o paciente a experiência concreta de como seu corpo responde favoravelmente à ausência do tabaco e o incentiva a continuar no seu esforço de interrupção. No caso da interrupção gradual, essas manifestações tendem a ser menos evidentes e não tão rápidas, facilitando, mais uma vez, a desistência do projeto de abandono do cigarro. Ela pode ser adequada nos casos de pessoas que têm muito medo da crise de abstinência e acreditam que não serão capazes de abandonar o uso abruptamente.

DOS MALEFÍCIOS DO FUMO, DOS BENEFÍCIOS DO ABANDONO E DA NATUREZA DA ADIÇÃO

Muitas das pessoas que buscam ajuda para parar de fumar já tentaram parar anteriormente, com ou sem ajuda, e não foram bem-sucedidas. Essas pessoas muitas vezes atribuem seu insucesso "à falta de vergonha", "à falta de empenho" ou a outras justificativas semelhantes que, em geral, não correspondem ao empenho e ao esforço que fizeram a despeito do resultado. Essas avaliações distorcidas, muitas vezes, podem contribuir negativamente para novos insucessos, na medida em que afetam a autoconfiança, a auto-estima e o auto-respeito, tão necessários para tomar a decisão de parar de fumar e perseverar nela até o abandono completo. Para lidar com esse tipo de situação e também para informar aos pacientes quais são suas vulnerabilidades e aumento de probabilidade de fracasso na tarefa de parar de fumar, é importante que o profissional de saúde inclua nas suas orientações informações relativas aos motivos pelos quais os fumantes continuam fumando.

O profissional deve explicar que o cigarro de tabaco possui um componente psicoativo (a nicotina) que pode causar dependência química. Isso significa que o organismo do fumante pode adaptar-se à exposição crônica de nicotina, de tal modo que venha a ter dificuldades de controlar seu uso e a desenvolver sintomas desagradáveis quando interromper ou diminuir sua utilização.

Outra questão para ser explicada para o fumante é que o cigarro envolve mais um fator importante na manutenção do comportamento de fumar: o hábito. O fenômeno do hábito consiste em associar o gestual do ato de fumar, a sensação de prazer, de descontração, de alívio de tensões, de diminuição de ansiedade ou depressão às situações cotidianas e prosaicas, de tal modo que, quando o fumante se encontra em contingências semelhantes, sente-se compelido a fumar, mesmo que quimicamente a droga ainda não fosse necessária. O processo de abandono do cigarro, portanto, deve abranger estratégias de superação da dependência química e de mudança de comportamento, com vistas a evitar contingências relacionadas ao antigo hábito de fumar.

Outras informações importantes que os profissionais de saúde devem enfatizar aos seus pacientes fumantes ou em processo de interrupção dizem respeito aos malefícios do tabaco e aos benefícios do abandono do seu uso.

Muitos pacientes já ouviram várias vezes essas informações, mas muitas vezes não as associam às manifestações clínicas, muitas das quais já presentes em seu próprio organismo. Por exemplo, pode saber que o tabaco compromete o sistema cardiovascular, mas não faz associação com a sua dificuldade de controlar a sua hipertensão arterial; pode saber que o tabaco aumenta o risco para úlcera gástrica, mas não a associa à dor em queimação que sente na região epigástrica; a dor nos membros inferiores a uma possível deficiência circulatória e assim por diante. O fumante deve, mais que saber sobre os malefícios do cigarro, saber identificá-los em si próprio, isso ajudará a concretizar conceitos que, para pessoas leigas em assuntos de saúde, podem ser por demais abstratos ou distantes da sua realidade. É importante também que o profissional de saúde use o mesmo recurso para destacar os benefícios do abandono do seu uso. Para isso é importante inclusive tentar colocá-los na mesma prioridade que possivelmente o paciente os está colocando. Por exemplo, pode ser pouco reforçador para uma senhora já em fase de menopausa saber que o risco de associação do fumo e da pílula anticoncepcional para doenças tromboembólicas é grande. Mas pode ser bastante motivador para uma jovem cuidadosa da sua aparência perceber que a coloração da sua pele está perdendo o tom acinzentado que tinha até poucos dias antes de parar de fumar, ou que poderá minimizar os riscos de envelhecimento precoce que os componentes do cigarro estavam produzindo em sua pele.

De qualquer modo, os fumantes devem ser informados que o cigarro afeta todos os tecidos de seu corpo produzindo prejuízos a sua saúde, aparência física, função mental e muitas vezes até ao seu comportamento e seu desempenho em várias atividades. Devem ser informados também que muitos dos prejuízos podem ser extensivos às pessoas com as quais convive.

Por outro lado, devem saber que a maioria dos prejuízos pode ser interrompida ou recuperada gradualmente após o abandono do uso. Fumantes com menos de 50 anos de idade apresentam redução de 50% no risco de morte por doenças relacionadas ao tabagismo quando comparadas com as que continuaram a fumar, após 16 anos de abstinência. O risco de câncer de pulmão apresenta redução de 30 a 50% após 10 anos sem tabaco e o risco de doenças cardiovasculares cai pela metade após um ano de abandono do uso[18].

SINAIS, SINTOMAS E CARACTERÍSTICAS DA ABSTINÊNCIA

Os sinais e os sintomas da síndrome de abstinência da nicotina podem instalar-se com uma redução de apenas 50% da droga e há indícios de que ela é mais forte quanto maior for o consumo de tabaco[5].

A abstinência de nicotina decorre da supressão das adaptações na liberação de noradrenalina, dopamina, serotonina, acetilcolina e glutamato. Os sinais e os sintomas são: diminuição da freqüência cardíaca, pressão arterial diminuída, aumento do apetite, ganho de peso, incoordenação motora, tremores, insônia, sonolência diurna, aumento da ansiedade, disforia, irritabilidade, frustração, raiva, anedonia, depressão, deficiência de memória, dificuldade de concentração e atenção, inquietação, piora do desempenho cognitivo, tonturas e cefaléia. Além desses, um sintoma bastante comum e difícil de ser superado é o desejo incontrolável de fumar, também chamado de "fissura", que pode ocorrer várias vezes ao dia, cuja duração é de cerca de 3 a 5 minutos[17]. Pode ocorrer também na fase de abstinência, embora não faça parte dela, aumento da tosse com expectoração, o que pode significar uma recuperação dos movimentos dos cílios que revestem a mucosa dos brônquios, os quais, possivelmente, estavam paralisados.

Conforme já foi citado no item "Prioridade de enfoque para parar de fumar", os sintomas da abstinência geralmente se iniciam após cerca de 8 horas após o último cigarro, atinge sua intensidade máxima em aproximadamente 24 a 72 horas e vai regredindo paulatinamente, até mais ou menos no 20º dia. A freqüência e a intensidade da "fissura" obedecem às mesmas características dos demais sintomas[13,17]. A quantidade de sintomas é variável de pessoa para pessoa, sendo que algumas podem nem sequer apresentá-los. A intensidade também é variável e parece depender de alguns fatores, dentre eles a quantidade de nicotina utilizada na vigência do uso e algumas características de personalidade. As características que a intensidade da abstinência vai adquirindo ao longo do tempo, assim como a perspectiva de atenuação e desaparecimento dos sintomas são informações importantes para ser disponibilizadas para os pacientes, pois, como padrão geral de comportamento, sabe-se que há maior disposição para suportarmos desconfortos ou sofrimentos cujos términos estão previstos.

ESTRATÉGIAS PARA SUPERAR A ABSTINÊNCIA

O período de abstinência é um dos momentos críticos no processo de abandono do uso do cigarro. É o período em que a ambivalência é muito forte. O paciente experimenta de forma bastante evidente o desconforto de estar sem a nicotina, portanto, ele precisa acreditar ou, preferencialmente, sentir também o benefício de estar sem ela. Em decorrência do humor instável e irritável em que o ex-fumante se encontra, não é incomum nesse período que ele perca o incentivo que vinha recebendo de pessoas do seu convívio social ou familiar. Algumas vezes, inclusive, recebendo a sugestão de voltar a fumar. O profissional pode ser então um dos apoios para que ele mantenha sua decisão de permanecer abstinente. Para isso, o profissional tem que assumir uma atitude de acolhimento e compreensão. Deve reforçá-lo no seu esforço e mesmo nos seus deslizes, mas manter a atitude de firmeza, objetividade e determinação em função dos objetivos traçados no início do processo. Esses apenas devem ser revistos caso haja um retrocesso no andamento do processo, isto é, caso o paciente apresente recaída. Nesse caso, deve-se oferecer um novo começo, com nova data para o início, explicando que isso não é infreqüente, não significa fracasso e tampouco quer dizer que ele não será capaz. Devem-se evitar as críticas e os julgamentos relativos a comportamentos que já haviam sido orientados e que foram ignorados. O profissional deve simplesmente repetir a orientação e certificar-se de que ela foi corretamente compreendida.

Algumas orientações bem focais e objetivas podem ser úteis para superar os sintomas da abstinência. São elas: ingerir vários copos de água por dia; programar atividade física diariamente, pelo menos no primeiro mês de abstinência; manter sempre por perto algo pouco calórico para mastigar, comer ou simplesmente colocar na boca; habituar-se a fazer exercícios de alongamento quando a ansiedade incomodar; habituar-se a fazer exercícios de respiração profunda, relaxamento muscular e visualização; investir em uma alimentação balanceada, com baixo valor calórico, preferencialmente com alimentos integrais e ricos em fibras; eleger pessoas que possam dar reforço e incentivo para continuar o projeto, assim como suporte para os momentos de conflito ou descompensações emocionais; investir em lazer ou atividades prazerosas; evitar bebidas alcoólicas; evitar situações de risco de recaída; solicitar aos amigos ou familiares fumantes que fumem distantes, que não ofereçam cigarros e que dificultem o acesso a ele; não experimentar o cigarro em hipótese alguma, isto é, não "colocar-se à prova"; se puder, adiar situações tensas ou problemáticas; manter sempre em mente que, mais ou menos após um mês, a maioria desses cuidados não será mais necessária.

Durante a fase aguda da abstinência uma das questões mais problemáticas para os ex-fumantes é a vontade de comer, preferencialmente alimentos doces, ao mesmo tempo que o ganho de peso é uma preocupação ou até mesmo um fato já presente. De forma geral, um entre 10 fumantes pode ganhar em torno de 10kg ao parar de fumar nos primeiros meses após a interrupção. Cerca de um quinto dos ex-fumantes ganha mais de 5kg. A metade dos fumantes deve ganhar em média de 2 a 4kg. A maioria vai ganhar cerca de 10% do seu peso em até cinco anos após o início do abandono. O maior ganho acontece nos primeiros seis meses e tende a se estabilizar após um ano[13,17,18].

As recomendações voltadas para esse assunto são:

- Não negar, nem minimizar a possibilidade do ganho de peso; as informações devem estar sempre à disposição dos pacientes.
- Reforçar sempre que o benefício de parar de fumar é maior que o ganho de peso.
- Ajudar a definir uma dieta pouco calórica, mas realista, isto é, que não seja mais uma fonte de ansiedade para o paciente.
- Reforçar a importância do exercício físico, inclusive para minimizar o ganho de peso.
- Reforçar o caráter transitório do ganho de peso, enfatizando a perspectiva temporal da estabilização[18].

A "fissura" parece ser o problema mais difícil e imediato a ser superado pelos pacientes e, em alguns casos, o que provoca maior medo e insegurança entre eles. Para ajudá-lo a superar a "fissura", o profissional de saúde deve:

- Informá-lo que a "fissura" é uma manifestação bastante freqüente, que cada episódio dura em torno de 5 minutos e que, cada vez que for superado, o próximo será menos intenso e mais distante temporalmente do anterior.
- Disponibilizar ao paciente as estratégias para superar os "minutos" da "fissura": fazer relaxamento, alongamento, tomar banho, telefonar para algum amigo, fazer uma caminhada, resumindo, qualquer atividade que o mantenha ocupado (as mãos e a mente), pelo menos por 10 minutos[13,18].

UMA PROPOSTA DE INTERVENÇÃO

Existem diversos níveis e formas possíveis de abordagem da pessoa que fuma: ambulatoriais, institucionais, comunitárias, em grupo, individualmente etc[21,22,23]. Cada uma delas possui uma particularidade que deve ser avaliada quanto a sua utilidade e eficiência, a fim de que seja aplicada de acordo com a necessidade de cada contexto institucional e populacional.

Será apresentada em seguida uma proposta de intervenção ambulatorial que é realizada dentro do Centro de Promoção de Saúde do Serviço de Clínica Geral da Faculdade de Medicina da Universidade de São Paulo (CPS), a título de exemplo de aplicação dos conceitos que foram discutidos até aqui neste capítulo. O CPS foi criado em 1999 com três objetivos fundamentais: promover o ensino da promoção da saúde para médicos residentes, internos e outros profissionais da saúde; realizar pesquisas; e oferecer um serviço aos usuários.

Hoje o CPS funciona como um ambulatório do Serviço de Clínica Geral e oferece os seguintes serviços e atividades:

- Rastreamento de doenças e fatores de risco realizado por médicos residentes e internos em clínica geral durante consultas individuais.
- Profilaxia realizada por meio de medicamentos e vacinas.
- Aconselhamento para hábitos de vida e comportamentos mais saudáveis, por meio de palestra e grupos de aconselhamento com uma equipe multiprofissional (psicólogos, enfermeiros, assistente social, nutricionista, educador físico e fisioterapeuta) e também durante a consulta médica.

É nesse contexto que são realizadas as atividades para a abordagem do fumante. O primeiro contato do paciente com o serviço é por meio de uma palestra, na qual são ministradas orientações básicas sobre o atendimento que receberá, bem como informações práticas de promoção da saúde. Em seguida, ele é recebido na consulta médica para que sejam feitos o rastreamento, a profilaxia e o aconselhamento. Nesse momento, ele já recebe a abordagem mínima do fumante (ver item "O cigarro e o profissional de saúde") e aos que desejam parar de fumar são negociadas as estratégias de interrupção seguidas pela consulta médica.

Os pacientes que desejam realizar o processo de interrupção em grupo, ou por qualquer outro motivo o médico julgue necessário que ele seja acompanhado nessa modalidade de atendimento, passam a freqüentar os Grupos de Apoio ao Fumante, que são organizados da seguinte forma:

- São nove encontros semanais (intervenção) e 12 mensais (acompanhamento), coordenados por dois profissionais de saúde (preferencialmente psicólogos, enfermeiros ou médicos), com duração de 2 horas cada encontro, para grupos de 10 a 20 pessoas.
- O método utilizado baseia-se na abordagem cognitivo-comportamental e no modelo transteórico.
- São utilizados formulários de entrada e de acompanhamento (semanal ou mensal, conforme periodicidade do atendimento) que são preenchidos pelos pacientes e têm por objetivos realizar um automonitoramento do processo, bem como fornecer mais informações para os coordenadores do grupo.

A equipe do CPS considera que optar por grupos possui várias vantagens, como maior viabilidade social e econômica, potencialização do compromisso do usuário com o abandono do cigarro e do reforço pelos ganhos obtidos; ampliação do repertório de estratégias de enfrentamento das dificuldades, o cumprimento do papel de lazer, socialização, acolhimento e troca afetiva; e a possibilidade do compartilhamento de dificuldades, sensação de cumplicidade.

Considera-se ainda importante que os coordenadores possuam leveza na condução da sessão, tenham boa capacidade de escuta e comunicação, sejam acolhedores e empáticos, firmes e atualizados[24].

Durante o primeiro encontro é realizada a apresentação dos objetivos do grupo, dos coordenadores e dos participantes, procurando sempre estabelecer um vínculo empático e um ambiente seguro. Para tanto, é feito um contrato, no qual são estabelecidos horário e freqüência das reuniões, critérios de faltas e utilização de medicação (terapia de reposição de nicotina) e sigilo (acordo que mantém em segredo todas as informações pessoais que são ditas durante os encontros). Nesse dia, ainda são trocadas informações sobre o que é o hábito de fumar, que métodos há para realizar a interrupção, que vantagens existem para a pessoa que pára de fumar. Há sempre no grupo pessoas que já passaram pelo processo e que dão seu testemunho aos que estão iniciando. Ao final, propõe-se que durante a semana eles façam um exercício de percepção do hábito e pensem sobre qual dos métodos apresentados para iniciar a interrupção mais se adequaria às necessidades deles no momento. Do segundo ao quarto encontro, é feita a opção pelo método de interrupção e são enfocadas as estratégias para lidar com os obstáculos, desde os sinais de abstinência, até outros de ordem afetiva ou social, e incentivada a percepção dos ganhos da interrupção ou redução.

Do quinto ao nono encontro, embora seja dada continuidade no trabalho descrito antes, é priorizado o fortalecimento de estratégias bem-sucedidas como início do processo de manutenção, que terá continuidade nas 12 reuniões mensais.

Quando o paciente opta por terapia de reposição de nicotina, os adesivos são distribuídos durante as reuniões somente em quantidade suficiente para uso semanal. Ao final de cada sessão é realizada uma técnica de relaxamento, como um instrumento para lidar com a ansiedade gerada pelo processo, e ao longo das nove semanas são feitas orientações nutricionais e de atividade física, preferencialmente por um nutricionista e um educador físico ou fisioterapeuta, respectivamente, para amenizar o ganho de peso e possibilitar a aquisição de hábitos mais saudáveis.

APRESENTAÇÃO DE CASO

A apresentação deste caso baseia-se em um depoimento público que foi realizado por uma paciente* do CPS após ter completado 10 meses de abandono do cigarro:

"Aprendi a fumar quando cursava o colegial. Fumei por 36 anos, por puro prazer. Depois de alguns anos fumando, passei a sentir-me escravizada ao vício. Eu odiava o cheiro de cigarro, a sensação de culpa, a boca amarga, as censuras dos filhos e do esposo, a vergonha e a marginalização como fumante. Eu queria parar mas precisava de ajuda, foi quando vi na Revista Veja SP a lista dos serviços prestados pelo HC à população, incluindo aí a ajuda para parar de fumar.

Em princípio nenhum fumante acredita que vá conseguir parar. Ele tenta algumas vezes e chega à conclusão de que sozinho é quase impossível conseguir. A busca de ajuda se baseia na esperança da existência de uma solução mágica, sem dispêndio de esforço.

Nas primeiras reuniões de grupo, ao ouvir depoimentos de ex-tabagistas, a impressão é de que eles são SUPER-HERÓIS! Parece que a meta é inatingível. Você vai ficando no grupo para ver o que acontece. Depois de duas ou três reuniões o tabagista começa a se interessar pelo grupo e pelas experiências dos demais. O tabagista vê que as sensações e as experiências com o fumo são muito parecidas entre os participantes.

Em 36 anos fumando, gastei aproximadamente R$ 30.000,00 além de tempo, saúde e auto-estima. Durante esse tempo tive a pele ressecada e problemas de respiração. Para fumar sempre me retirei para o ar livre, trocando a convivência de pessoas queridas pelo cigarro. Apesar de gostar do cigarro sempre me senti com um cheiro horrível na boca, nos cabelos e no corpo. Meu paladar foi prejudicado e constantemente salgava demais a comida, escutando reclamações. O cigarro me causou problemas de circulação periférica. Muitas vezes eu sentia meus pés e mãos dormentes. Eu tinha fortes ondas de calor, apesar da reposição hormonal.

Após a tomada de decisão, contra meus hábitos, fiquei na cama a maior parte do dia. Eu tinha medo de enfrentar a realidade do meu dia sem cigarros e fracassar. O segundo, terceiro e quarto dias foram de luta contra o vício, eu me sentia fora do eixo, foi uma luta feroz contra a correnteza. No quinto dia assumi o controle de mim mesma e da situação. Foi quando senti mais equilíbrio para executar e enfrentar minhas tarefas diárias. Do sexto dia em diante lutei contra as freqüentes e constantes fissuras. A partir daí a fissura passou a ocorrer em espaços de tempo cada vez maiores, até se tornar apenas uma forte lembrança periódica. A parte mais difícil foi vencida! Estou em paz comigo mesma.

Sinto que dominei o vício, mas sinto também que não posso vacilar colocando-me em situações de risco como por exemplo as que ocorrem com o uso do álcool. O álcool e o cigarro são quase inseparáveis, por isto, ao tomar um *drink* eu sempre me preparo para enfrentar a forte lembrança do cigarro! No dia-a-dia, no meu íntimo eu me preparo para enfrentar situações difíceis ou de estresse que possam me fazer lembrar do cigarro. Não vou desperdiçar todo o esforço despendido na conquista das vitórias obtidas até aqui.

O que ganhei até aqui?

– Paz na minha família. Já não recebo censuras.

– Utilizo o dinheiro economizado na compra de coisas que me dão prazer.

---

* Agradecemos o trabalho de dedicação de vários de nossos pacientes junto aos grupos de apoio ao fumante que estão representados no depoimento acima.

- Protejo meu organismo dos elementos cancerígenos do cigarro.
- Hoje não me sinto marginalizada por causa do cigarro. Convivo com as pessoas queridas e posso ficar em qualquer lugar sem molestar os demais.
- Já não exalo o cheiro horrível do cigarro. Sinto-me mais feminina e perfumada. Minha pele melhorou!
- Posso respirar melhor e já não poluo o ar. Estou de bem com a natureza e o universo.
- Meu paladar e olfato se tornaram muito mais apurados.
- O meu prazer de fumar foi substituído pelo prazer de viver e de ser saudável!
- Minha circulação periférica melhorou e meu nível de colesterol baixou.
- Apesar de haver parado com a reposição hormonal, as ondas de calor diminuíram bastante.
- Minha auto-estima aumentou e agora, sem os maus odores do cigarro, eu me valorizo mais.
- Não me incomodo que fumem perto de mim, mas a descrição do ritual ainda me afeta.
- Tenho uma vontade enorme de ajudar tabagistas a pararem de fumar, para que possam sentir a mesma alegria que sinto por haver parado!
- A ajuda recebida foi muito importante para minha vida e para minha saúde. Creio que a divulgação desse importantíssimo trabalho poderia resultar em economia para o Sistema Público de Saúde, para economizar em tratamentos e para obter uma melhor qualidade de vida para todos. Obrigada a todos que me ajudaram e me apoiaram para conseguir vencer essa difícil batalha!" (S.C.).

REFERÊNCIAS BIBLIOGRÁFICAS

1. Ministério da Saúde. Instituto Nacional do Câncer. Coordenação de Prevenção e Vigilância. Prevalência de tabagismo no Brasil: Dados dos inquéritos epidemiológicos em capitais brasileiras. Rio de Janeiro: 2004. ▪ 2. Barbone F, Bovenzi M, Cavallieri F, Stanta G. Cigarette smoking and histologic type of lung cancer in men. Chest 1997; 112:474. ▪ 3. Close CE, Roberts PL, Berger RE. Cigarettes, alcohol and marijuana are related to pyospermia. J Urol 1990; 144:900. ▪ 4. Doll R, Peto R, Wheatley K et al. Mortality in relation to smoking: 40 years' observations of male British doctors. BMJ 1994; 309:901. ▪ 5. Hammond EC. Smoking in relation to the death rates of one million men and women. Natl Cancer Inst Mono 1996; 19:127. ▪ 6. Hart GT, Brown DM, Mincer HH. Tabacco use and dental disease. J Tennessee Dental Assoc 1995; 75:25. ▪ 7. Hollenbach KA, Barrett-Connor E, Edelstein S, Holbrook T. Cigarette smoking and bone mineral density in older men an women. Am J Public Health 1993; 83:1265. ▪ 8. Jacobs DR, Adachi H, Mulder I et al. Cigarette smoking and mortality risk: twenty-five-year follow-up of the seven countries study. Arch Intern Med 1999; 159:733. ▪ 9. Liaw K, Chen C. Mortality attributable to cigarette smoking in Taiwan: a 12-year follow-up study. Tabacco Control 1998; 7:141. ▪ 10. Rosemberg J. Tabagismo, moderna e grave epidemia. Disponível em: www.saudetotal.com/academia/tabagismo.htm (23 nov. 1999). ▪ 11. Malloy MH, Kleinmamn JC, Land GH, Schramm WF. The association of maternal smoking with age and cause of infant death. Am J Epidemiol 1988; 128:46. ▪ 12. Ortiz F. A marcante trajetória histórica do tabagismo até a atualidade. In: Rosemberg J. Pandemia do Tabagismo: Enfoques Históricos e Atuais. São Paulo: Secretaria de Saúde do Estado de São Paulo, 2002, p. 11. ▪ 13. Ministério da Saúde. Secretaria Nacional de Assistência à Saúde. Instituto Nacional de Câncer. Coordenação Nacional de Controle do Tabagismo e Prevenção Primária de Câncer. Ajudando seu paciente a deixar de fumar. Rio de Janeiro: 1997. ▪ 14. Canadian Task Force on Preventive Health Care. Counseling for Risky Health Habits: A Conceptual Framework for Primary Care Practitioners. 2001, November, www.ctfphc.org. ▪ 15. Coleman T. ABC of smoking cessation. Use of simple advice and behavioural support. BMJ 2004, 328:397. ▪ 16. Graeff FG. Abuso e dependência de drogas. In: Graef FG, Guimarães FS (eds). Fundamentos de Psicofarmacologia. São Paulo: Editora Atheneu, 1999, p 197. ▪ 17. Campana AAM, Marques AC, Gigliotti et al. Diretrizes básicas sobre a dependência de nicotina. In: Achutti (ed). Guia Nacional de Prevenção e Tratamento do Tabagismo. Rio de Janeiro: Vitro Comunicação Editora; 2001, p 28. ▪ 18. Ministério da Saúde. Instituto Nacional do Câncer. Coordenação de Prevenção e Vigilância. Abordagem e Tratamento do Fumante – Consenso 2001. Rio de Janeiro; 2001. ▪ 19. Prochaska JO, Velicer WF. The Transtheoretical model of health behavior change. Am J Health Promotion, 1997; 12:38. ▪ 20. Ministério da Saúde. Secretaria Nacional de Assistência à Saúde. Instituto Nacional de Câncer. Coordenação Nacional de Controle do Tabagismo e Prevenção Primária de Câncer (Contapp). Deixando de fumar sem mistérios. Rio de Janeiro: 1997. ▪ 21. Coleman T. ABC of smoking, cessation interventions in routine health care. BMJ 2004; 328:631. ▪ 22. Spice P. ABC of smoking, setting up a cessation service. BMJ 2004; 328:699. ▪ 23. Jamrozik K. ABC of smoking, populations strategies to prevent smoking. BMJ 2004; 328:759. ▪ 24. Burke LE, Fair J. Promoting prevention. Skills sets and attributes of health care providers who deliver behavioral interventions. J Cardiovasc Nurs 2003; 18:256.

7. ADERÊNCIA AO TRATAMENTO

Júlio César de Oliveira

A aderência ao tratamento é um problema complexo, sempre presente na prática clínica diária. Esse problema vem crescendo à medida que as pesquisas clínicas demonstram que um número cada vez maior de medicações e intervenções traz mais benefício que prejuízo, tornando os tratamentos cada vez mais complexos. A aderência ao tratamento é uma ligação entre o processo e os resultados na atenção a saúde, além de ser uma importante medida de equilíbrio entre a autoridade do médico e a autonomia do paciente[1,2]. Além disso, a não-aderência ao tratamento costuma trazer grande frustração ao médico e dificuldade de relacionamento com o paciente.

DEFINIÇÃO

Quando se fala em aderência ao tratamento, a quase totalidade da literatura médica a respeito usa a palavra inglesa *compliance*, que significa obediência. A definição de *compliance* é a extensão que o comportamento individual, com relação a tomada de medicamentos, mudanças dietéticas e mudanças de estilo de vida, coincide com as recomendações médicas ou do profissional de saúde. O termo *compliance* possui uma conotação paternalista, de obediência e subserviência, deixando o ônus da não-aderência sob a responsabilidade exclusiva do paciente. Nos últimos anos, parte da literatura tem usado o termo *adherence*, que significa aderência, na abordagem do tema. O termo *adherence* possui uma conotação de concordância e de harmonia. A aderência é influenciada pela doença, pelo paciente, pelo médico e pelo envolvimento das crenças de todas as partes envolvidas. Muito recentemente, o termo *concordance*, que significa concordância, foi introduzido pelo *Royal Pharmaceutical Society of Great Britain*, como uma iniciativa para otimizar os potenciais benefícios dos tratamentos clínicos. O termo concordância tem embutido em sua definição a negociação. A negociação na prática clínica é a arte de resolver os conflitos causados pela crença dos médicos em fazer o que eles acreditam que está profissionalmente indicado e a crença do paciente que ele deve aderir àquilo que é do seu melhor interesse do ponto de vista pessoal e de saúde. Avaliando-se essas considerações, a afirmativa de 1892 de que "A prática da medicina é uma arte baseada na ciência" poderia ser substituída pela afirmativa de que "A prática da medicina é uma habilidade de comunicação, embasada pela medicina baseada em evidências"[3]. Nesse contexto, podemos entender a não-aderência como uma opção do paciente, desde que esse esteja devidamente informado das consequências de sua atitude.

A maioria dos trabalhos utiliza a não-aderência com relação à tomada de medicamentos ou a mudanças no estilo de vida. Apesar disso, a não-aderência pode ser identificada em vários níveis:

- Demora na procura de serviços de saúde em populações de risco.
- Não participação em programas de rastreamento e promoção de saúde.
- Perda de acompanhamento.
- Não seguimento das orientações médicas.

Nesse último item, outros tipos podem ser apontados com relação ao uso das medicações:

- Receber uma prescrição e não providenciar a medicação.
- Tomar uma dose incorreta.
- Tomar a medicação no horário incorreto.
- Não tomar uma ou mais doses da medicação.
- Parar a medicação antes do período correto ou não conseguir uma nova prescrição para um tratamento contínuo[3].

DIMENSÃO DO PROBLEMA

Os custos anuais com a não-aderência são estimados em mais de 100 bilhões de dólares ao ano nos Estados Unidos. Apesar de poder ser influenciada por vários fatores, a aderência ao tratamento medicamentoso em doenças crônicas assintomáticas é estimada em torno de 50%[1,2,4-6]. Tentando analisar melhor esse número, sabe-se que 50 a 60% dos pacientes tomam suas medicações mais de 80% do tempo, o que é considerado uma boa aderência; 5 a 10% dos pacientes tomam suas medicações menos de 20% do tempo, o que é considerado uma não-aderência; e 30 a 40% dos pacientes tomam suas medicações entre 20 e 80% do tempo, sendo considerados parcialmente aderentes. A situação é ainda pior quando se abordam intervenções dietéticas, em que apenas um terço dos pacientes permanece seguindo as orientações após um ano de acompanhamento[4,6]. As doenças agudas também possuem uma baixa aderência. Em um curso de 10 dias de antibioticoterapia para infecção aguda, apenas entre 25 e 75% dos pacientes completam o tratamento[4]. A não-aderência é responsável por 5 a 11% de todas as admissões hospitalares e por 5 a 40% de todas as readmissões hospitalares[1,5].

Esses números podem variar para cada tipo de doença. A hipertensão tem sido a doença mais estudada com relação à aderência. Mesmo assim, estima-se que apenas um terço dos pacientes com hipertensão possui um controle adequado, além do fato de que 50% dos pacientes diagnosticados abandonam o tratamento em um ano e 75% em cinco anos. Mesmo entre os pacientes com bom controle, em torno de 30% deles tomam suas medicações menos de 80% do tempo[4,9,10].

Essa situação é extremamente preocupante, porque leva a várias conseqüências econômicas e de saúde:

- Aparente falha no tratamento, levando a aumentos desnecessários de doses ou de medicações, expondo o paciente a maior risco de eventos adversos e aumentando o custo do tratamento.
- Aumento do número de visitas médicas, levando a um aumento do custo do tratamento.
- Aumento desnecessário nas investigações com exames subsidiários e encaminhamento a especialistas.
- Diminuição da eficácia e dos benefícios de cada tratamento, aumentando o número de pessoas necessário para tratar (NNT) para evitar algum desfecho clínico importante.

Para confirmar essa preocupação, a análise dos desfechos pode ser relacionada à aderência dos pacientes. Uma metanálise mostra que a diferença nos desfechos entre os pacientes considerados aderentes e os pacientes considerados não-aderentes gira em torno de 26% no geral, estando mais relacionada a mudanças comportamentais, a medidas contínuas de aderência e a doenças crônicas, como hipertensão, hipercolesterolemia, doenças intestinais e apnéia do sono[7]. Outro estudo mostra que existe uma associação entre a aderência e a qualidade de vida. Apesar de essa relação ser discreta, os pacientes mais aderentes aos tratamentos possuem melhor pontuação em escalas de qualidade de vida[8].

Outro fator interessante é que os paciente acompanhados em ensaios clínicos e que eram mais aderentes à tomada do placebo têm desfechos melhores que aqueles que eram pouco aderentes ao tratamento ativo. Isso pode acontecer devido ao fato de que os pacientes mais aderentes às medicações também devem ser mais aderentes a exercícios, dietas e modificações do estilo de vida[2].

FATORES ENVOLVIDOS NA NÃO-ADERÊNCIA

Os estudos que tentam identificar os fatores de risco nos pacientes que não aderem às orientações médicas são poucos e divergentes em algumas conclusões, além de serem, em sua maior parte, desenvolvidos com relação a doenças específicas e não com relação à aderência como um todo. Além disso, os modelos que tentam predizer a aderência por meio de modelos multivariados mostraram-se ineficazes. Os fatores que podem influenciar na aderência ao tratamento podem ser relacionados com o próprio paciente, com a aceitação da doença, com a medicação a ser tomada e com a relação entre o provedor de saúde e o paciente. Outros fatores que parecem estar menos envolvidos com a aderência são gênero, etnia, estado marital, religião, grau de escolaridade e estado socioeconômico. Apesar de, no geral, esses fatores terem menor importância, em alguns pacientes específicos um deles pode ter importância primordial.

FATORES RELACIONADOS COM O PACIENTE

Problemas físicos ou psíquicos

Portadores de desordens psíquicas, como esquizofrenia, transtornos ansiosos e depressivos, possuem baixa taxa de aderência, e quanto maiores forem os sintomas psíquicos, menor a aderência[1]. A idade do paciente parece não estar correlacionada à aderência, exceto quando a idade interfere na capacidade cognitiva e de julgamento dos pacientes, principalmente em idosos e adolescentes.

Pacientes com alto grau de dependência física, que dependem de outras pessoas para ingerirem as suas medicações, têm melhor aderência[1].

Aceitação da doença e expectativas com relação ao tratamento

O simples conhecimento da doença não é suficiente para a boa aderência do paciente. É preciso que ele tome consciência da doença, dos riscos que ela implica e acredite que o tratamento pode minimizar esses riscos. Quando o paciente tem dúvidas sobre a real importância da doença, especialmente em doenças crônicas assintomáticas, ou tem dúvidas sobre a eficácia do tratamento, ou quando as suas expectativas com relação ao tratamento não são atingidas, a aderência também diminui[1,11].

Aderência prévia a outras medicações e tratamentos

A história de boa aderência a outros tratamentos previamente está associada a uma melhor aderência ao tratamento atual.

FATORES RELACIONADOS À MEDICAÇÃO

Efeitos colaterais

Quanto maiores, mais freqüentes e mais incômodos ou graves forem os efeitos adversos de uma dada medicação, menor será a aderência a ela.

Número e regime das medicações

Quanto mais prolongado for o tratamento, menor a taxa de aderência dos pacientes. Como já dito antes, em pacientes hipertensos, após cinco anos de tratamento, apenas 25% deles continuam aderentes à medicação.

O número de tomadas diárias das medicações também influencia diretamente a aderência. Quanto maior o número de tomadas, menor a aderência. Existem dados mostrando que regimes de uma ou duas tomadas diárias estão associados a uma aderência de aproximadamente 70%, contra 50% de aderência em três tomadas diárias e 40% de aderência em quatro tomadas diárias[10]. A complexidade do regime de tomadas também deve ser levada em conta. Quanto mais difícil for esse regime, como tomar sempre 30 minutos antes das refeições, ou tomar em jejum e permanecer 1 hora sem ingerir outro alimento, cortar comprimidos ou tomar vários comprimidos de uma só vez etc., menor é a aderência. Outro fator a ser considerado é a adequação do regime de tomada às atividades de vida diária do paciente: quanto mais fácil for essa adequação, melhor a aderência.

O acesso às medicações também interfere diretamente na aderência. Quando as medicações são fornecidas pelo serviço de saúde, ou quando o custo dessas medicações é baixo e acessível para o paciente, a aderência é maior se comparada com medicações de alto custo não fornecidas pelo sistema de saúde[1,11].

RELAÇÃO MÉDICO-PACIENTE

Esse parece ser o principal fator envolvido na aderência do paciente ao tratamento. Apesar de esse ponto ser de difícil mensuração, quanto melhor a relação médico-paciente, melhor a aderência ao tratamento. Essa relação implica confiança, respeito, admiração mútuas, e principalmente resulta em melhor negociação entre as partes, o que determina melhor aderência.

IDENTIFICAÇÃO DA NÃO-ADERÊNCIA

Na prática clínica diária, a identificação da não-aderência é feita basicamente por meio do relato do paciente quando indagado sobre esse item. Existem outras maneiras de se medir a não-aderência, como contadores de comprimidos e dispositivos eletrônicos. Geralmente, os dados de aderência relatados pelos pacientes são melhores que os demonstrados pelos dispositivos eletrônicos. Existem vários motivos pelos quais esses relatos podem não traduzir com exatidão a realidade, como medo da censura, medo da perda de acompanhamento, medo da perda do fornecimento da medicação etc. A abordagem ao paciente com relação a esse tema deve ser de forma aberta, não acusatória, deixando claro quais os objetivos desses questionamentos e as implicações no processo de tratamento desse paciente[4,5].

Existem pacientes que estão mais propensos a uma baixa aderência[4]:

- Pacientes que deixam de comparecer a várias consultas marcadas ou que não mantêm um acompanhamento médico regular de sua doença crônica.
- Pacientes que não conseguem repetir corretamente quais as medicações em uso, quais as doses e o regime de tomada diária.
- Pacientes que retornam à consulta com um número maior que o esperado de medicação restante nos frascos ou cartelas de comprimidos.
- Pacientes que apresentam a falta de resposta clínica habitualmente esperada à terapia instituída.
- Níveis séricos ou urinários de medicação menores que o esperado para a dosagem de medicação prescrita.
- Ausência de um efeito terapêutico da medicação para uma dada dose prescrita (por exemplo, ausência de bradicardia com altas doses de betabloqueadores).
- Pacientes com história de alcoolismo ou abuso de outras substâncias.

Além da identificação dos pacientes com baixa aderência, é importante investigar quais as causas responsáveis pela não-aderência e identificar quais as dificuldades para a tomada das medicações. Algumas vezes, o paciente pode ficar embaraçado em revelar a causa, principalmente quando essa for financeira ou algum comportamento que ele julga condenável.

ESTRATÉGIAS PARA UMA MELHOR ADERÊNCIA

As estratégias para uma melhor aderência possuem um efeito de leve a moderado nos indicadores de aderência, mas representam geralmente intervenções eficazes na prática clínica diária. Existe pouca evidência de que a baixa aderência seja específica de cada doença isoladamente, o que permite que as mesmas estratégias sejam usadas para a maior parte das doenças, lembrando que, independente da doença, a baixa aderência leva a uma evolução pior da saúde do paciente e está relacionada a uma pior qualidade de vida.

Os estudos avaliando a eficácia das intervenções na aderência ao tratamento têm sido muito limitados. A princípio, nenhuma intervenção isolada parece ter uma superioridade consistente quando comparada a qualquer outra[12,13].

PREVENÇÃO PRIMÁRIA DA NÃO-ADERÊNCIA

No início do tratamento de cada doença, o profissional de saúde deve ter em mente a alta prevalência da não-aderência e tentar evitar o máximo possível que isso venha a acontecer:

- Informe o paciente adequadamente sobre sua doença, seus riscos, tratamento e objetivo do tratamento e seus possíveis efeitos colaterais.
- O regime do uso das medicações deve ser o mais simples possível e adequado às necessidades e aos hábitos individuais.
- O paciente deve ser capaz de, no final da consulta, relatar seu entendimento da doença e do regime terapêutico. Se isso não ocorrer, devem-se corrigir eventuais enganos e repetir as instruções novamente.
- Podem ser usados embalagens com compartimentos separados por dia da semana ou calendários para anotação de doses tomadas, quando os pacientes usam uma grande quantidade de medicações, para minimizar os erros.
- Instruções escritas ou materiais impressos também podem ser úteis.
- Deve-se encorajar o envolvimento da família na terapia quando possível.

TRATAMENTO DA NÃO-ADERÊNCIA

O principal aspecto da não-aderência é a sua identificação. Sempre, em todas as consultas, há necessidade de se identificar os pacientes de risco e questionar todos os pacientes sobre a aderência ao tratamento.

Estratégias comportamentais

- A marcação de consultas deve ser em horários convenientes também para os pacientes. Entre em contato com o paciente quando ele não comparecer à consulta, visto que a aderência em pacientes que perdem o acompanhamento é muito baixa.
- As medicações prescritas devem ter o menor custo possível ou ser fornecidas gratuitamente pela rede pública de saúde ou pelas companhias farmacêuticas.
- O regime de tomada das medicações deve ser o mais simples possível, como uma ou duas tomadas diárias, o menor número possível de medicações ou tomadas diretamente supervisionadas por um cuidador.
- A tomada da medicação deve ser associada aos hábitos de vida específicos daquele paciente.
- Reforce a necessidade da tomada das medicações e revise com o paciente a maneira que isso deve ser feito, tentando esclarecer todas as dúvidas e proporcionando maneiras pelas quais ele pode suplantar as dificuldades encontradas.
- O uso de recipientes de dispensação diária de medicamentos pode ser estimulado.
- O contato telefônico ou o uso de cartões com lembretes com relação à medicação também são úteis na melhora da aderência.
- O fácil acesso do paciente a seu médico pode melhorar a aderência[4,6].

Estratégias educacionais

- O paciente deve conhecer sua doença. Devem ser discutidos com ele o tratamento, os objetivos, os riscos da doença e os possíveis efeitos colaterais do tratamento. É importante salientar que o conhecimento não evita o problema.
- Tanto os esclarecimentos verbais quanto os escritos ou figuras ilustrativas podem aumentar o entendimento e a aderência. Evite o uso de termos técnicos.
- Deve-se perguntar ativamente sobre os efeitos colaterais dos medicamentos e as dificuldades encontradas pelos pacientes, e eles devem ser encorajados a dividir com o médico essas dificuldades.
- Deve-se discutir com o paciente os resultados da terapêutica instituída, dando a ele um retorno de todo o esforço feito por ele e pela equipe multidisciplinar para o controle de sua doença.
- Estimule o automonitoramento da doença, como medidas de pressão arterial ou medidas de glicemia capilar ou de pico de fluxo expiratório. Isso leva a um melhor conhecimento da doença, a um maior compromisso do paciente com a sua própria saúde e a uma melhor aderência ao tratamento proposto[4,6].

Estratégias para melhorias na relação médico-paciente

- A satisfação do paciente com seu médico ou provedor de saúde tem a melhor correlação com a aderência ao tratamento.
- A aderência aumenta quando as expectativas do paciente com relação à consulta médica são satisfeitas.
- A consulta deve ser orientada para o paciente, na qual a arte da comunicação verbal e não-verbal é uma das habilidades mais importantes. A comunicação verbal deve ser utilizada na passagem de conhecimento ao paciente, em linguagem acessível, e na passagem de responsabilidade ao paciente no processo de tomada de decisões com relação ao seu tratamento, e divisão de responsabilidade no sucesso desse tratamento. Esse é o "empoderamento" (*empowerment*) do paciente com relação ao cuidado com sua saúde. A comunicação não-verbal, responsável por uma parte substancial dessa comunicação, envolve principalmente a arte de saber ouvir, o que significa que o médico precisa ficar em silêncio, dificuldade inerente nos provedores de saúde. O paciente deseja ser ouvido e isso deve ser estimulado. Outra arma da comunicação não-verbal é o contato visual, que possui um poder quase que mágico no incremento da confiança

do paciente em seu médico. Além disso, existe a possibilidade do toque. Um toque gentil pode dizer mais que mil palavras. Esse treinamento em habilidades de comunicação com o paciente não é fornecido de maneira formal ou corriqueira aos estudantes da área de saúde, o que deixa esse aprendizado baseado na escolha de exemplos médicos que os alunos acham adequados.
- A consciência dos médicos e o treinamento sobre aderência influenciam positivamente a aderência de seus pacientes[3,4,6].

Outras estratégias
Estratégias baseadas em abordagens psicossociais, culturais e de apoio familiar e da comunidade também podem ser interessantes no aumento da aderência ao tratamento, dependendo da doença e da comunidade que estão sendo abordados[4].

CONCLUSÃO
A aderência ao tratamento é um sério problema de saúde pública, enfrentado por todos os médicos e profissionais do setor de saúde, que traz um grande aumento no custo dos tratamentos, piora a qualidade de vida da população e aumenta o número de desfechos desfavoráveis.

A boa relação médico-paciente e a educação dos profissionais de saúde quanto à importância e à abordagem da não-aderência são pontos fundamentais e que devem ser fortalecidos nos cuidados de saúde.

REFERÊNCIAS BIBLIOGRÁFICAS
1. Vermeire E, Hearnshaw H, VanRoyen P, Denekens J. Patient adherence to treatment: three decades of research. A comprehensive review. J Clin Pharm Ther 2001; 26:331. ▪ 2. Blacwell B. Treatment compliance. Kaplan & Sadock's Comprehensive Textbook of Psychiatry. Cap. 27, 2000. ▪ 3. Falk M. Compliance with treatment and the art of medicine. Am J Cardiol 2001; 88:668. ▪ 4. Modest GA. Medical adherence: the phisician-patient relationship. Primay Care Medicine 2000, p 16. ▪ 5. Dumbar-Jacob J, Mortimer-Stephens MK. Treatment adherence in chronic disease. J Clin Epidemiol 2001; 54(Suppl 1):S57. ▪ 6. Miller NH. Compliance with treatment regimens in chronic asymptomatic diseases. Am J Med 1997; 102:43. ▪ 7. DiMatteo MR, Giordani PJ, Lepper HS, Croghan TW. Patient adherence and medical treatment outcomes: a meta-analysis. Med Care 2002; 40:794. ▪ 8. Cote I, Farris K, Feeny D. Is adherence to drug treatment correlated with health-related quality of life? Qual Life Res 2003; 12:621. ▪ 9. Andrade JP, Vilas-Boas F, Chagas H, Andrade M. Epidemiological aspects of adherence to the treatment of hypertension. Arq Bras Cardiol 2002; 79:375. ▪ 10. Peter R. Clinicians and patients with hypertension: unsettled issues about compliance. Am Heart J 1995; 130:572. ▪ 11. Insull W. The problem of compliance to cholesterol altering therapy. J Intern Med 1997; 241:317. ▪ 12. Roter DL, Hall JÁ, Merisca R et al. Effectiveness of interventions to improve patient compliance: a meta-analysis. Med Care 1998; 36:1138. ▪ 13. Haynes RB, McKibbon KA. Kanani R. Systematic review of ramdomised trials of interventions to assist patients to follow prescriptionsfor medications. Lancet 1996; 348:383. ▪ 14. Ruffalo RL, Pawlson LG. Patient compliance. Am Fam Physician 1985; 31:93. ▪ 15. Rosina R, Crisp J, Steinbeck K. Treatment adherence of youth and young adults with and without a chronic illness. Nurs Health Sci 2003; 5:139. ▪ 16. Pampallona S, Bollini P, Tibaldi G et al. Patient adherence inthe treatment of depression. Br J Psychitry 2002; 180:104.

8. IMUNIZAÇÃO DE ADULTOS NO AMBULATÓRIO

Luiz Pedro Meireles

O desenvolvimento de vacinas contra algumas doenças infecciosas transmissíveis, a partir da metade do século XIX, modificou de maneira marcante a prevalência e a mortalidade de algumas doenças transmissíveis. Podemos citar como exemplos a erradicação da varíola no mundo, o controle da poliomielite selvagem, a redução significativa das epidemias de sarampo e dos casos de rubéola congênita. Em quase todos esses exemplos, a doença tinha maior incidência e gravidade em crianças e o impacto da adoção de vacinas observou-se principalmente na infância. Por outro lado, a observação inicial de alguns efeitos adversos da vacina em adultos, particularmente aqueles associados a danos no sistema nervoso central, criou um certo preconceito ao uso de vacinas em adultos, por parte de pacientes e profissionais de saúde. Como resultado de tais fatos, a vacinação em adultos recebeu menor atenção em termos de recurso, pesquisa e divulgação de seu uso.

A partir da década de 1970, com o aumento progressivo de idosos, de pacientes com graus variáveis de imunocomprometimento, da disponibilidade de vacinas com maior eficácia e menor número de efeitos adversos, criou-se um grande número de pacientes suscetíveis a doenças infecciosas transmissíveis preveníveis por vacinas, no segmento de adultos e idosos.

Uma idéia mais precisa sobre tal situação foi dada a partir de publicações na década de 1980, quando se estimou que de 50.000 a 70.000 adultos morriam anualmente nos Estados Unidos da América em conseqüência de infecções por *S. pneumoniae*, vírus da influenza A e B e da hepatite B, em comparação com apenas 1.000 crianças que morriam anualmente pelas mesmas doenças[1].

Em 1993, nos Estados Unidos da América, apenas 14% das pessoas com idade superior a 65 anos e 5 a 7% dos pacientes entre 18 e 64 anos com doenças que predispunham à doença pneumocócica foram vacinados[2]. Após 10 anos de exaustivas campanhas mostrando a eficácia e a segurança das vacinas, a cobertura vacinal contra a influenza em idosos com mais de 65 anos foi de 66,9%; e de 60% contra as doenças pneumocócicas. Entre os objetivos traçados para 2010, o Instituto Nacional de Saúde dos EUA pretende chegar a uma cobertura vacinal para influenza e doenças pneumocócicas acima de 90%[3].

Tais objetivos, além de atender uma demanda social, reduzem os gastos em cerca de 117 dólares por pessoa por ano, em idosos não institucionalizados nos EUA, vacinados contra influenza A e B, e de 8,27 dólares por pessoa por ano em vacinados contra a doença pneumocócica[4].

Em nosso meio, a cobertura vacinal tem média de 61% em São Paulo, com redução considerável da cobertura em âmbito nacional[5].

Visando tornar mais fácil a indicação de vacinas em adultos, para que uma maior aderência dos profissionais de saúde venha refletir na cobertura vacinal, podemos dividir as indicações de acordo com o grau de suscetibilidade às doenças: a) adultos normais (19 a 65 anos); b) idosos (mais de 65 anos); c) adultos com doenças predisponentes; d) risco ocupacional; e) risco comportamental; f) exposição ambiental; e g) gestação.

ADULTOS NORMAIS

Os adultos normais devem ter recebido três doses da vacina de toxóide tetânico e diftérico durante a infância. Caso não tenham recebido, tais doses devem ser feitas com intervalos de um mês entre a primeira e a segunda doses e de 6 a 12 meses entre a segunda e a terceira doses. Caso haja atraso entre as doses subseqüentes, não há necessidade de reiniciar o esquema vacinal, devendo apenas completá-lo. Após tal procedimento deve ser feito um reforço a cada 10 anos ou de acordo com a exposição ao bacilo tetânico (Quadro 1.23).

Quadro 1.23 – Profilaxia do tétano após ferimento.

Histórico de imunização contra o tétano	Ferimento limpo e superficial		Outros ferimentos	
	Vacina	Imunização passiva	Vacina	Imunização passiva
Incerta ou menos de três doses*	Sim	Não	Sim	Sim
Três ou mais doses, última dose há mais de cinco anos	Não	Não	Não	Não
Última dose entre 5 e 10 anos	Não	Não	Sim	Não
Última dose há mais de 10 anos	Sim	Não	Sim	Não

* Aproveitar para indicar a complementação do esquema vacinal.
Vacina – a partir dos 7 anos, dupla tipo adulto dT.
Imunização passiva – preferencialmente imunoglobulina humana antitetânica na dose de 250U por via intramuscular.

O tétano no Brasil, particularmente em São Paulo, tem apresentado um comportamento semelhante ao observado nos países desenvolvidos. A incidência é quase exclusiva em idosos que não tiveram a vacinação inicial completa ou que não fizeram o reforço a cada década.

Estudos mais recentes têm demonstrado uma dicotomia entre os níveis de anticorpos protetores e a real suscetibilidade ao tétano. Tem-se observado que a maioria dos pacientes com tétano não tinha completado, de fato, a imunização primária. Além disso, estudos avaliando a eficácia da vacina mostram 96% de níveis protetores após 13 anos e de 72% após 25 anos. No entanto, os níveis protetores foram encontrados em apenas 77% dos idosos após oito anos[6]. Muitos preconizam que uma dose de reforço seja feita aos 50 anos de idade, época em que uma resposta de anticorpos mais adequada ainda é observada.

Apesar da controvérsia a respeito da melhor proteção e aderência à vacinação, ainda se preconiza que o reforço seja feito a cada 10 anos.

A vacina é composta por toxóide inativado que pode ser usada individualmente contra o tétano ou conjugada contra a difteria (Td). Efeitos adversos, particularmente os de reação local, tendem a aumentar com o número de doses administradas. Portanto, doses desnecessárias devem ser evitadas mesmo na profilaxia pós-exposição. Reações anafiláticas ou neurológicas a doses prévias da vacina contra o tétano e a difteria são as únicas contra-indicações.[6]

IDOSOS

À medida que o sistema imunológico envelhece, menor eficiência em termos de controle das doenças infecciosas tem-se observado em pacientes com idade superior a 65 anos. No entanto, as alterações imunológicas já podem ser vistas a partir dos 50 anos de idade, o que levou os Estados Unidos da América a iniciar, nessa idade, o programa de vacinação contra a influenza. Da mesma forma, dada a baixa cobertura vacinal e a melhor resposta de anticorpos, tem sido advogada a dose de toxóide tetânico e diftérico aos 50 anos. Além disso, uma boa parte dos adultos considerados normais têm, aos 50 anos, outras condições predisponentes às infecções preveníveis por vacinas.

Entre as principais vacinas recomendadas no idoso estão as contra a influenza e o pneumococo.

INFLUENZA

Mais de 90% das mortes atribuídas à influenza A e B são em pacientes com idade superior a 65 anos[7]. Apesar da eficácia de a vacinação antiinfluenza na prevenção da doença cair de 70 a 90% nos adultos com menos de 50 anos para cerca de 30 a 40% nos idosos com mais de 65 anos, reduz a hospitalização em 50 a 60% e a mortalidade em mais de 80%[8].

A vacina é composta por duas cepas do tipo A e uma cepa do tipo B, inativadas, que foram mais prevalentes no ano anterior. São altamente purificadas e contêm apenas vírus não-infeccioso, sendo, portanto, absolutamente segura, mesmo em pacientes imunossuprimidos.

Os efeitos colaterais são quase sempre leves e locais como eritema e dor local. O risco da síndrome de Guillain-Barré é estimado entre um e dois casos por milhão de vacinados, consideravelmente menor que o observado na doença[6].

PNEUMOCOCO

S. pneumoniae causa anualmente 500.000 casos de pneumonia, 50.000 casos de bacteriemia e 3.000 casos de meningite nos Estados Unidos da América. É a principal causa de morte em pacientes com idade superior a 65 anos com doenças preveníveis por vacina. Apesar disso, apenas 60% dos pacientes com idade superior a 65 anos foram vacinados nos EUA[9].

A vacina utilizada é composta de antígenos polissacárides capsulares de 23 cepas de *S. pneumoniae* que representam de 85 a 90% dos sorotipos que causaram doença disseminada. Uma dose de 0,5ml é administrada na região deltóide, por via subcutânea ou intramuscular. Recentemente, as vacinas conjugadas polissacárides-proteínas têm sido utilizadas em crianças com idade inferior a 2 anos com eficácia superior à tradicional na prevenção de otites. Aguardam-se estudos mostrando eficácia superior em idosos[10].

A vacina mostrou-se inefetiva na prevenção de sorotipos não representados na vacina. Além disso, a vacina não reduziu de maneira significativa a incidência de pneumonia, mas principalmente a mortalidade da doença pneumocócica disseminada[6].

VARICELA ZÓSTER

A grande maioria dos adultos é imune à varicela, porém, à medida que a senescência do sistema imune ocorre, aumenta a incidência de herpes zóster. Como a reativação ocorre particularmente em imunossuprimidos, a administração de uma vacina de vírus atenuada é contra-indicada.

Estudos recentes usando uma vacina de vírus inativado têm mostrado resultados promissores na prevenção de zóster sem efeitos significativos. Há necessidade de mais dados para a indicação em idosos e em imunossuprimidos[12].

DOENÇAS PREDISPONENTES

Diversas doenças apresentam condições que predispõem pacientes a infecções preveníveis por vacinas (Quadro 1.24). Entretanto, a despeito de evidências significativas mostrando a eficácia de diversas vacinas, a cobertura vacinal nesse segmento é muito baixa. Menos de 30% dos pacientes com idade inferior a 65 anos e com fatores predisponentes tinham cobertura vacinal contra a influenza[13]. Da mesma forma, menos de 20% dos pacientes com predisposição a doenças pneumocócicas sistêmicas tinham cobertura vacinal[6]. Para tal fato, colaboram a diversidade de indicação, a multiplicidade de vacinas existentes, o desconhecimento médico das indicações e principalmente o receio dos efeitos colaterais[14].

Quadro 1.24 – Recomendação de vacinas para adultos com doenças predisponentes.

Alcoolismo	Pneumococo, influenza
Disfunção esplênica	Pneumococo, meningococo, Haemophillus influenzae tipo B
Cardiopatia grave	Influenza, pneumococo
Cirrose	Influenza, pneumococo, hepatite A
Fístula liquórica	Pneumococo
Diabetes mellitus	Influenza, pneumococo
Deficiência de complemento (C8 e Ca)	Meningococo
Imunossupressão, leucemia, linfoma, radiação, terapia com corticosteróides, quimioterapia, doença maligna generalizada	Influenza, pneumococo, Haemophilus influenzae tipo B
Doença renal crônica	Influenza, pneumococo
Diálise	Hepatite B
Doença pulmonar obstrutiva crônica	Influenza, pneumococo
Asma	Influenza
Gestação	Tétano

ALCOOLISMO E CIRROSE HEPÁTICA

Pacientes com alcoolismo e em menor grau com cirrose hepática apresentam um risco maior de complicação da influenza e doença pneumocócica, tornando clara a indicação de uma dose de vacina pneumocócica e doses anuais de vacina contra a influenza.

Em pacientes com hepatopatia crônica, a infecção pelo vírus da hepatite B e em particular do vírus da hepatite A pode ser extremamente perigosa, sendo indicada a vacinação.

DOENÇAS PULMONARES CRÔNICAS

Doença pulmonar obstrutiva crônica, bronquiectasia, fibrose pulmonar, neoplasias pulmonares estão associadas a um risco aumentado de complicações dos vírus da influenza e pneumonais graves por *S. pneumoniae*. Na asma, apesar de se beneficiar da vacinação contra a influenza, não se comprovou que a vacina antipneumocócica seja vantajosa.

Um ponto importante é a indicação de vacina antiinfluenza nos familiares de pacientes com doenças pulmonares graves, incluindo asma, com redução da circulação do vírus em âmbito familiar.

DOENÇAS CARDÍACAS

Pacientes com doenças cardíacas que levam à congestão pulmonar cronicamente diminuem a eficiência da fagocitose alveolar do pneumócito tipo II. Tal condição predispõe à doença pneumocócica, assim como as complicações de influenza. Portadores de coronariopatia grave também devem ser vacinados.

DIABETES MELLITUS

Os pacientes com *diabetes mellitus*, particularmente os de difícil controle metabólico, apresentam incidência maior de doenças pneumocócicas e complicações de influenza. Além disso, os quadros infecciosos são causas comuns de descompensação diabética.

ASPLENIA

A asplenia anatômica ou funcional aumenta o risco de infecções sistêmicas por agentes encapsulados. Estudos controlados mostram claramente vantagens na administração de vacinas antipneumocócicas e antimeningocócicas. Esses pacientes devem ser revacinados após cinco anos.

Nas indicações eletivas de esplenectomia, a vacinação deve ser pelo menos com duas semanas de antecedência.

IMUNOSSUPRESSÃO

O uso crônico de corticosteróide, imunossupressores, câncer e infecção pelo vírus HIV são indicações para vacinas, dado o risco aumentado de complicações pelo vírus influenza e doença pneumocócica sistêmica. Em todas essas condições, a vacina antipneumocócica deve ser repetida após cinco anos.

A administração de corticosteróides por curto período, administração tópica ou inalatória ou ainda a administração intra-articular não são indicações de vacinações antigripal ou antipneumocócica. Doses superiores a 20mg de prednisona por mais de três semanas são condições que indicam vacinação[14].

Vacinas de vírus vivos atenuados são geralmente contra-indicadas em pacientes imunossuprimidos. Entretanto, pacientes HIV positivos assintomáticos e não gravemente imunossuprimidos devem receber vacinas quando suscetíveis. Por exemplo, os pacientes suscetíveis a sarampo devem receber vacinação.

INSUFICIÊNCIA RENAL

Pacientes com insuficiência renal crônica aumentam o risco de complicação de influenza e doenças sistêmicas pneumocócicas. Indivíduos com síndrome nefrótica, mesmo sem insuficiência renal, têm infecções pneumocócicas graves. Em ambos os casos, recomenda-se que a vacina antipneumocócica seja repetida após cinco anos.

Os pacientes submetidos à diálise apresentam risco aumentado de infecção pelo vírus da hepatite B. Estima-se que cerca de 15 a 20% dos indivíduos submetidos a diálise apresentam evidências de infecção pelo vírus B. Os melhores resultados com a vacinação contra hepatite B são obtidos antes que haja indicação para a diálise.

Em pacientes não-imunes e já submetidos à hemodiálise, a soroconversão é menor e a utilização de três doses dobradas (40mcg por dose) tem revelado melhores resultados. Tais pacientes devem ter anualmente testados os níveis de anticorpos contra o antígeno de superfície da hepatite B (anti-Hbs), os quais devem ser mantidos acima de 10mUI/ml. Quando os níveis de anti-Hbs se reduzirem abaixo desse valor, um reforço deve ser feito.

RISCO PROFISSIONAL

Muitas atividades profissionais apresentam exposição aumentada a algumas doenças cuja prevenção pode ser feita por meio de imunizações. Nessas condições, podemos citar os profissionais de saúde, veterinários e profissionais da área de segurança pública (policiais e bombeiros).

PROFISSIONAIS DE SAÚDE

Os profissionais de saúde apresentam maior probabilidade de entrar em contato com pacientes infectados ou com seus fluidos, aumentando o risco de infecção. Por outro lado, podem ser vetores de infecção para pacientes imunossuprimidos. Dessa forma, a vacinação deve ser feita para a sua própria proteção e para a dos pacientes.

Profissionais de saúde não-imunes a sarampo, rubéola e caxumba devem ser vacinados. Aqueles nascidos após 1957 devem ter documentos com pelo menos uma das seguintes evidências: duas doses de vírus vivos atenuados após 1 ano de idade, sarampo diagnosticado por médico ou evidência sorológica de imunidade.

Epidemias de rubéola entre profissionais de saúde têm colocado em risco gestantes que procuram os serviços de saúde. Dessa maneira, é fundamental que todo profissional de saúde tenha imunidade contra rubéola comprovada por vacinação prévia ou exame sorológico[15].

Todo profissional de saúde deve ser vacinado contra a influenza, incluindo aqueles que prestam serviço em casas de repouso.

Vacina contra a hepatite B deve ser administrada a todo profissional de saúde que possa ter contato de pele, olhos, membranas mucosas ou contato parenteral com sangue ou outros fluidos potencialmente infectantes (sêmen, secreções vaginais ou tecidos humanos não-fixados). Tal recomendação deve ser estendida aos estudantes de áreas correlatas (medicina, enfermagem, fisioterapia etc.)[17].

A vacinação contra a varicela deve ser oferecida a profissionais de saúde não-imunes e que tenham contato com pacientes imunossuprimidos. Caso haja história clínica evidente, a comprovação sorológica torna-se desnecessária, já que em 98% dos casos há confirmação laboratorial.

VETERINÁRIOS E PROFISSIONAIS EM CONTATO COM ANIMAIS

Todos profissionais devem ser vacinados contra a raiva, e aqueles que trabalham com primatas infectados com hepatite A devem ser vacinados contra hepatite A.

PROFISSIONAIS DA ÁREA DE SEGURANÇA PÚBLICA

Tais profissionais têm risco aumentado de contato com sangue e fluidos contaminados com sangue. Apesar de serem orientados quanto à técnica de evitar contaminação, devem ser vacinados contra a hepatite B.

RISCO COMPORTAMENTAL

USUÁRIOS DE DROGAS

A prevalência de infecção pelo vírus da hepatite B varia de 30 a 90% entre os usuários de drogas injetáveis. Dessa forma, a avaliação sorológica prévia faz-se necessária antes da vacinação.

Em usuários de drogas por via oral ou inalatória, têm sido descritas epidemias de hepatite A, cuja vacina deve ser administrada particularmente em áreas de grande prevalência[18].

PROMISCUIDADE SEXUAL

Todo paciente homossexual masculino, bissexual, prostitutas, pacientes com mais de um parceiro sexual nos últimos seis meses ou com doenças sexualmente transmissíveis tem risco aumentado de infecção pelo vírus da hepatite B. Dada a alta prevalência, o estudo sorológico deve ser feito antes da sua administração.

CONTATOS DOMICILIARES DE PACIENTES CRONICAMENTE INFECTADOS COM O VÍRUS DA HEPATITE B

Apesar de ser sexualmente transmitida, a hepatite B pode ser transmitida por meio da contaminação cutânea inaparente em contatos domiciliares. Portanto, não apenas os contatos sexuais mas os contatos domiciliares devem ser sorologicamente testados e vacinados caso negativos.

RESIDENTES EM INSTITUIÇÕES PARA DEFICIENTES MENTAIS

Dessas instituições, 30 a 80% dos residentes têm evidência de infecções pela hepatite B[19]. Deve-se testar sorologicamente e vacinar os suscetíveis posteriormente, preferencialmente antes da institucionalização. Tais pacientes, uma vez institucionalizados, têm maiores complicações da infecção pelo vírus da influenza, particularmente aqueles com predisposição clínica. Devem ser vacinados anualmente.

ASILOS E CASAS DE REPOUSO

Em tais ambientes, são comuns epidemias de influenza com taxas de ataque chegando a 60%, com a vacinação sendo 50 a 60% efetiva na redução da hospitalização[20].

EXPOSIÇÃO AMBIENTAL

Nessa categoria, incluem-se principalmente os viajantes para áreas de risco e de exposição a agentes infecciosos. Tais condições são extremamente variáveis de acordo com a área geográfica, época do ano, grau de exposição etc.

Por exemplo, em áreas de grande prevalência de febre tifóide, viajantes que tenham risco de contato podem ser submetidos a uma vacina conjugada de toxóide parenteral ou uma vacina oral com bactérias vivas atenuadas (contra-indicada em imunossuprimidos).

O médico deve-se informar em locais específicos sobre dados epidemiológicos atualizados e com indicações adequadas de vacinação para cada caso.

Informações podem ser obtidas pela internet nos seguintes endereços:

1. http://www.cdc.gov/travel/travel.html
2. http://www.cve.saude.sp.gov.br

GESTAÇÃO

As gestantes não devem ser imunizadas com vacinas de vírus vivos. Assim, gestantes suscetíveis a sarampo, caxumba ou rubéola devem ser vacinadas apenas no puerpério. Devido ao risco baixo de infecção congênita vacinal, não se justifica o teste de gravidez antes da vacinação de mulheres, apesar da recomendação que se evite gestação nos três meses subseqüentes à vacinação.

Vacinas com toxóides tetânicos e diftéricos devem ser administradas em duas doses a partir do segundo trimestre de gestação nas gestantes não-imunes. As gestantes imunes, mas com o último reforço há mais de cinco anos, devem ser vacinadas com mais um reforço.

REFERÊNCIAS BIBLIOGRÁFICAS

1. William WW, Hickson MA, Kane MA et al. Immunization polices and vaccine coverage among adults: the risk for missed opportunites. Ann Intern Med 1998; 108:616. ▪ 2. Fedson DS, Harward MP, Reid RA et al. Hospital-based pneumococcal immunization: epidemiologic rationale from the shenando ah study. JAMA 1990; 264:1117. ▪ 3. Influenza and Pneumococcal Vaccination Levels among persons Aged > 65 years. MMWR 2002; 51:1019. ▪ 4. Center of Disease Control and Prevention. Behavioral Risk Factor Surveillance System BRFSS Nationwide online prevalence data, 1991. ▪ 5. Informe Técnico da Secretaria de Saúde do Estado de São Paulo. Centro de Vigilância Epidemiológica www.cve.saude.sp.gov.br. ▪ 6. Reid KC, Grizzard TA, Poland AM et al. Adult immunizations: recommendation for practice. Mayo Clin Proc 1999; 74:377. ▪ 7. Zimmerman RK, Ball JA. Immunizations: adult vaccinations. Primary Care 2001; 28:763. ▪ 8. Center for Disease Control and Prevention. Prevention of influenza: recommendations of the Advisory Committee on Immunizations Practice (ACIP). MMWR 1997; 47:1. ▪ 9. Center for Disease Control and Prevention. Prevention for pneumococcal disease: recommendations of the Advisory Committee on Immunization Practice (ACIP) 1997; 46:1. ▪ 10. Ada G, Isaacs D. Carbohydrate-proteins conjugate vaccines. Clin Microbiol 2003; 9:79. ▪ 11. Gardner P, Schaffner W. Current concepts: immunization of adults. N Engl J Med 1993; 328:1252. ▪ 12. Spurgeon D. Chickenpox vaccine may reduce risk of shingles. BMJ 2002; 325:120. ▪ 13. Centers for Disease Control and Prevention. Prevention and control of influenza: recommendations of the Advisory Committee on Immunization Practices (ACIP). MMWR, 1998; 47:1. ▪ 14. Centers for Disease Control and Prevention. Recommendations of the Advisory Committee on Immunization Practice (ACIP): use of vaccines and immune globulins in persons with altered immunocompetence. MMWR 1993; 42:1. ▪ 15. Centers for Disease Control and Prevention. Immunization of health care workers: recommendations of the Advisory Committee on Immunization Practices (ACIP) and the Hospital Infection Control Practices Advisory Committee. MMWR1997; 46:1. ▪ 16. Potter J, Stott DJ, Elder AG et al. Influenza vaccination of health care workers in long term hospitals reduces mortality of elderly patients. J Infect Dis 1997; 175:1. ▪ 17. Poland GA, Nichol KL. Medical students as source of rubella and measles outbreaks. Arch Intern Med 1990; 150:44. ▪ 18. Koziol DE, Saah AJ, Odaka N et al. A comparison of the risk factors for human immunodeficiency virus and hepatitis B infections in homossexual men. Ann Epiemiol 1993; 3:424. ▪ 19. Centers for Disease Control and Prevention. Updated on adult immunization: recommendation of the Immunization Practice Advisory Committee (ACIP). MMWR 1991; 40:1. ▪ 20. Goodman RA, Orenstein WA et al. Impact of influenza A in nursing home. JAMA 1982; 247:1451.

MÓDULO 2

ATENDIMENTO DE SINTOMAS GERAIS

- O adulto febril
- Fadiga
- Emagrecimento
- Cefaléias primárias
- Tontura e vertigem
- Dor crônica
- Prescrição de fisioterapia no ambulatório
- Avaliação do risco perioperatório cardiovascular em operações não-cardíacas
- Medicina do viajante

9. O ADULTO FEBRIL

Fábio Franco

A primeira referência conhecida à febre data do século VI a.C., e as primeiras explicações para seus mecanismos foram as de Hipócrates (século III a.C.), que a atribuía a "variações nos teores dos elementos" (bile, sangue etc.); no período medieval, a possessão demoníaca foi adicionada à lista dos mecanismos responsáveis pela febre. Na época em que Wiliam Harvey (1578-1657) descreveu a circulação do sangue, acreditava-se que ela fosse causada pelo atrito do sangue com os vasos sangüíneos; mais tarde, na era da microbiologia, achava-se que fosse causada pela putrefação das bactérias que se supunha existirem no intestino. Graças aos estudos de Claude Bernard (1813-1878) começou-se a explicar a origem da febre como decorrente de processos metabólicos corpóreos. As primeiras medidas confiáveis, para controlar a febre foram tomadas na metade do século XVIII[1,2].

A temperatura corpórea é mantida, nos mamíferos, dentro de estreita faixa (variação de ± 0,6°C), a despeito de amplas variações na temperatura externa, graças a um complexo mecanismo de retroalimentação, mediado pelo hipotálamo, no qual há fino ajuste das quantidades de calor produzido (por meio de mecanismos tais como quebra do ATP, tremores e calafrios) e dissipado (sudorese, vasodilatação ou vasoconstrição periféricas). No homem, a temperatura oral situa-se em torno de 36,7°C. Na febre, esse ponto de equilíbrio fisiológico é deslocado para valores mais altos. A resposta febril (da qual a febre é apenas um componente) é uma resposta fisiológica complexa que envolve um aumento na temperatura central mediado por citocinas, com a geração de mediadores de fase aguda, gerando ativação fisiológica de vários sistemas, entre os quais o imunológico e o endocrinológico[1-3].

Várias moléculas presentes em componentes de bactérias (por exemplo os lipopolissacárides nos bacilos gram-negativos), vírus, bem como mediadores de processos inflamatórios liberados em situações patológicas diversas (por exemplo as doenças auto-imunes) ou componentes originados de lesão tecidual agem em células mediadoras (especialmente macrófagos), que por sua vez irão liberar polipeptídeos (interleucinas, fator de necrose tumoral e vários outros), que, agindo sobre o centro termorregulador do hipotálamo, deslocam para cima o ponto de equilíbrio de temperatura, causando a febre. Além da ação sobre a temperatura, esses mediadores provocam profundas modificações fisiológicas (resposta de fase aguda) que incluem sonolência, anorexia, alterações na síntese protéica, alterações na produção de hormônios tais como hormônio adrenocorticotrópico (ACTH), glucagon, insulina, catecolaminas, hormônio do crescimento (GH), hormônio tireotrópico (TSH), aldosterona, entre outros. Ocorre também inibição da osteogênese, equilíbrio nitrogenado negativo; as alterações hematológicas incluem leucocitose, trombocitose e redução na eritropoese[1-3].

Há muita discussão a respeito de possíveis benefícios e prejuízos causados pela febre. Estudos mostram melhora da resposta imune a vírus e bactérias sob a ação de citocinas, prolongamento na duração de certas infecções e maior duração na eliminação de vírus quando há uso de antitérmicos. Outros estudos mostraram correlação entre pico mais elevado de temperatura em momento de bacteriemia induzida em laboratório com maior sobrevivência. Porém, não há dados conclusivos para a utilização clínica no que diz respeito à conveniência de suprimir a febre[1], que, além de muito desconfortável, pode produzir piora clínica em alguns pacientes. Mas é indiscutível a utilidade da febre como marcador de doença.

O adulto com febre representa para o clínico um desafio diagnóstico, tendo em vista que a gama de possibilidades etiológicas é enorme, bem como a gravidade e a rapidez de evolução dos processos mórbidos, desde trivial infecção de vias aéreas superiores até meningococcemia fulminante, como exemplos. Muitos pacientes com febre deixam de apresentar outros sintomas e sinais, e ela pode ceder espontaneamente após alguns dias – são os *episódios febris agudos indiferenciados*[4].

A febre pode prolongar-se, sendo então classificada como *febre de origem indeterminada*, que, por definição, é aquela que dura três ou mais semanas; é superior a 38,3°C em várias medidas e permanece sem diagnóstico após uma semana de investigação[5], a qual será abordada mais adiante.

É importante que a abordagem do paciente com febre seja sistemática. Neste capítulo usaremos a estrutura clássica de anamnese e exame clínico para ordenar a investigação, sem a pretensão de abranger as inúmeras possibilidades.

IDENTIFICAÇÃO

IDADE

Adolescentes e adultos jovens – faixa etária de maior incidência da mononucleose infecciosa.

Gerontes – o idoso sofre várias alterações fisiológicas, como redução na imunidade celular, desnutrição calórico-protéica (problemas de dentição, anorexia, impossibilidade de cuidar de si mesmo, abandono, polifarmacoterapia e conseqüente anorexia), que predispõem à reativação de tuberculose e maior vulnerabilidade a infecções. Distúrbios que interfiram com a micção (prostatismo, bexiga neurogênica) predispõem à infecção urinária; indivíduos que vivem em casas de repouso e asilos têm maior incidência de infecções por bactérias resistentes. É importante salientar que a resposta febril pode estar abolida no idoso, mesmo diante de infecções graves. Também nessa faixa etária é maior a freqüência de neoplasias, causas importantes de febre.

PROFISSÃO

Considerar doenças ocupacionais:

Lixeiros – leptospirose.

Veterinários – brucelose, leptospirose.

Profissionais de saúde – hepatites B e C, citomegalovírus.

Presidiários – tuberculose e HIV.

Criadores de aves – psitacose e ornitose (pneumonia intersticial aguda).

Caminhoneiros – malária, doenças sexualmente transmissíveis, dengue.

QUEIXA, DURAÇÃO E HISTÓRIA DA MOLÉSTIA ATUAL

Duração e intensidade da febre – temperatura > 39°C pode indicar quadros graves de infecção.

Calafrios – podem ser indicativos de bacteriemia.

Confusão mental – pode estar associada a meningites, encefalites ou sepse.

Cefaléia – associada a resposta inflamatória da febre, pode indicar abscessos cerebrais, meningite, sinusite (quando localizada em região frontal ou maxilar com rinorréia mucopurulenta). Entretanto, a febre sem nenhuma outra complicação pode levar à cefaléia pela liberação de citocinas.

Otalgia e secreção pelo ouvido – otite média, mastoidite, herpes zóster envolvendo nervo facial.

Sintomas visuais – embolização séptica em endocardite, endoftalmite, arterite temporal.

Dor de garganta e afonia – faringites por vírus ou bactérias, especialmente por estreptococo.

Dor pleurítica – pleurites por *M. tuberculosis* ou vírus Coxsackie; derrame parapneumônico, com ou sem empiema; colagenoses, especialmente lúpus eritematoso sistêmico, e tromboembolismo pulmonar.

Dor torácica – pericardite por enterovírus ou tuberculose.

Dispnéia – pneumonia por agentes habituais ou oportunistas, embolia pulmonar.

Dor abdominal – pielonefrite (associada a disúria, urgência e piúria); apendicite (dor inicialmente epigástrica e a seguir em fossa ilíaca direita); colecistite (dor em hipocôndrio direito, com ou sem história prévia de cólica biliar); abscessos intra-abdominais (freqüentemente sem sintomas específicos); diverticulite (freqüentemente localizada em fossa ilíaca esquerda); peritonite (dor difusa, com distensão abdominal); doença inflamatória pélvica (em baixo-ventre, com descarga vaginal); e enterites infecciosas ou inflamatórias (de instalação mais insidiosa).

Dor lombar – discite, osteomielite de corpo vertebral e abscessos espinhais epidurais.

Dor articular, óssea ou mialgia – artrite séptica, osteomielite; dengue e leptospirose.

ANTECEDENTES PESSOAIS

Uso de drogas imunossupressoras – maior risco para tuberculose e infecções oportunistas, como infecções graves por bacilos gram-negativos e *Candida* sp.

Uso de antibióticos – colite por *Clostridium difficile* e superinfecção com organismos multirresistentes.

Alimentos contaminados – febre tifóide e hepatite A.

Aids – infecções oportunistas.

Viagens recentes – malária, dengue, febre amarela, a depender da região visitada; doença de Lyme e febre maculosa, a depender da região e de picada de carrapatos; histoplasmose (visita a cavernas).

Uso de medicamentos – febre induzida por fármacos; hemólise fármaco-induzida.

Esplenectomia – sepse por bactérias capsuladas (*S. pneumoniae* e *H. influenzae*).

Próteses vasculares, ortopédicas, derivações e próteses valvares – podem infectar-se precoce ou tardiamente por contigüidade e em conseqüência a infecções em locais distantes.

Edema crônico de membros inferiores – erisipelas de repetição ou não.

Bronquiectasia – pode causar abscessos cerebrais; agudizações infecciosas, às vezes por *Pseudomonas*.

HÁBITOS

Promiscuidade sexual, sexo sem proteção – hepatite B, HIV.

Uso de drogas injetáveis – aids, hepatites B e C, endocardite bacteriana, infecções vasculares e de partes moles.

Tabagismo – maior risco de pneumonia, especialmente pneumocócica.

Animais domésticos – arranhadura e contato com fezes de gatos: doença da arranhadura do gato e toxoplasmose; mordedura de gatos e cachorros: infecções por *Pasteurela multocida*.

Alcoolismo – maior incidência de tuberculose pulmonar; abscessos pulmonares por aspiração.

ANTECEDENTES FAMILIARES

Doença meningocócica recente na família – aumenta muito o risco relativo da doença em contatantes próximos.

Tuberculose – aumenta o risco da doença em contatantes respiratórios.

Doenças exantemáticas em crianças – podem infectar adultos suscetíveis.

EXAME CLÍNICO GERAL

Deve ser abrangente e detalhado.

ESTADO GERAL

Embora a avaliação desse parâmetro seja subjetiva, é da maior importância na avaliação da gravidade do quadro febril; a queda do estado geral associada a toxemia, taquipnéia, palidez, distúrbios neurossensoriais, hipotensão, taquicardia são indicativos de sepse.

Taquipnéia, cianose, tosse – podem ocorrer na pneumonia de várias etiologias, mas também na embolia pulmonar; a taquipnéia é sinal precoce na síndrome do desconforto respiratório do adulto, associada a infecções graves e a outras etiologias; infecções respiratórias altas podem levar a quadros obstrutivos respiratórios.

Hipotensão – pode ocorrer no choque, que pode estar associado a sepse bacteriana ou de outras etiologias; a pressão pode estar reduzida em situações nas quais há perda de líquidos – diarréia infecciosa e na síndrome do choque tóxico.

Alterações no nível de consciência – podem estar presentes nos processos infecciosos de sistema nervoso central, com rebaixamento no nível de consciência e sinais localizatórios nos abscessos e coleções cerebrais e parameníngeas; rebaixamento neurossensorial, convulsões e deficiências nas encefalites agudas (especialmente por herpes simples).

Icterícia – pode ocorrer com obstrução e infecção das vias biliares, em que a febre está associada a calafrios, com ou sem dor em quadrante superior direito; hepatites virais clássicas, por citomegalovírus ou vírus da mononucleose infecciosa, e, no contexto epidemiológico adequado, leptospirose e febre amarela; ocasionalmente, a febre tifóide e a mononucleose infecciosa podem apresentar icterícia; hemólise de causas infecciosas, imunológicas e outras.

Lesões cutâneas – a avaliação da pele e mucosas pode revelar os exantemas característicos da rubéola (macular fino, que se inicia na face e migra para as extremidades), sarampo (maculopapular que se inicia em pescoço, face e tronco e a seguir membros), varicela (vesícula sobre a base eritematosa), escarlatina (eritema universal preservando dobras e palidez perioral com a "língua em framboesa"); as lesões purpúrico-necróticas da meningococcemia; as lesões púrpuricas da febre maculosa, a depender da epidemiologia; o exantema malar do lúpus; a eritrodermia da síndrome do choque tóxico; o ectima gangrenoso (que é lesão necrótica que pode ocorrer na sepse por *Pseudomonas aeruginosa*); as lesões da febre tifóide, de 2mm, róseas, em tronco, que cedem à vitropressão; as lesões da sífilis secundária, maculares, maculopapulares ou pustulares, em tronco e extremidades proximais, as lesões descamativas e eritematosas da síndrome da pele escaldada estafilocócica e da síndrome de Stevens-Johnson; as lesões petequiais disseminadas com tenossinovite da doença gonocócica disseminada.

Gânglios – adenomegalia generalizada na síndrome aguda do HIV e no HIV crônico, na mononucleose infecciosa, na sífilis secundária; linfadenomegalia localizada na tuberculose ganglionar, na toxoplasmose, na citomegalovirose, na rubéola, no linfoma.

EXAME CLÍNICO ESPECIAL

Boca, ouvidos, nariz, garganta, pescoço – pode haver alterações na presença de diversas infecções respiratórias, como sinusite (secreção mucopurulenta nasal e em retrofaringe com dor localizada em seios frontal e maxilares), laringite, otites, complicações de infecções piogênicas (celulite orbital, abscesso epidural e empiema subdural). Podem ocorrer infecções graves na retrofaringe, que às vezes se propagam rapidamente, podendo atingir o mediastino; moniliíase oral sugere imunossupressão, incluindo aids e tumores sólidos; lesões vesiculares na mucosa oral sugerem herpes simples primário ou herpangina (enterovírus); petéquias no palato podem estar presentes na endocardite bacteriana ou na mononucleose infecciosa; a "língua em framboesa", eritematosa, pode aparecer na escarlatina, causada por estreptococos; a pesquisa de sinais meníngeos é imperativa para afastar a meningite, embora na doença meningocócica a rigidez nucal esteja presente em apenas metade dos casos.

Tórax e pulmões – a tosse pode estar associada a infecções de vias aéreas superiores e inferiores, com presença de roncos, estertores, sinais de consolidação e derrame, em extensão variável; a mediastinite ocorre por propagação de infecção proveniente da faringe e do esôfago, podendo apresentar dor intensa no tórax, crepitação de subcutâneo e sinais clínicos de envolvimento pericárdico.

Coração – a possibilidade de endocardite bacteriana deve ser considerada, especialmente se há doença valvar preexistente, presença de prótese valvar, sopros cardíacos novos e que se alteram com o tempo, ou sintomas e sinais de insuficiência cardíaca aguda (refletindo lesão destrutiva valvar); o atrito pericárdico ou a redução no volume das bulhas cardíacas, com ou sem sinais de tamponamento ou restrição, quando presente, pode apontar para tuberculose, lúpus ou infecções por vírus (particularmente enterovírus) ou piogênicas.

Abdome – dor localizada ou difusa, sinais de irritação peritoneal, distensão abdominal são achados em abdome inflamatório de causas diversas; a hepatomegalia e a esplenomegalia ajudam o diagnóstico, ocorrendo com a mononucleose infecciosa, o abscesso esplênico, a febre tifóide, a endocardite bacteriana, a malária, as doenças hematológicas, os linfomas e as leucemias.

Genitália e ânus – a doença inflamatória pélvica tem, ao exame, dor à movimentação da cérvix uterina à palpação, com espessamento anexial; na prostatite aguda, a próstata apresenta aumento de volume e dor à palpação; na primoinfecção herpética, há lesões características ao exame dos genitais, podendo haver simultaneamente meningite asséptica, e na orquiepididimite encontra-se aumento e dor à palpação do testículo e adjacências com ou sem febre.

Sistema musculoesquelético – tanto a artrite séptica como a osteomielite podem apresentar-se com edema, dor e eritema sobre a área envolvida; em crianças, a osteomielite acomete mais os ossos longos, enquanto no adulto é mais freqüente nas vértebras, com apresentação insidiosa e percussão dolorosa do local; poliartrite aguda pode estar presente em inúmeras doenças virais, tais como rubéola, hepatite B, doença gonocócica disseminada, ou doença de Lyme; as causas imunológicas são o lúpus eritematoso sistêmico, a artrite reumatóide, que pode, ocasionalmente, apresentar-se com artrite aguda, e a gota, que tem preferência por grandes articulações, podendo cursar com febre; na piomiosite ocorre febre, dor local, edema e dor, sendo difícil a distinção com a fasciíte; a mionecrose por clostrídio ou estreptococo é de instalação abrupta e evolução fulminante, com dor intensa, toxemia e edema intenso, com ou sem a presença de gás, podendo apresentar ou não lesões cutâneas concomitantes; mialgia intensa acompanha a influenza e a leptospirose.

Sistema nervoso – as alterações nas funções cognitivas e motoras apontam para o envolvimento do sistema nervoso central por meningite bacteriana, por vírus e fungos; encefalite, sendo a de causa herpética a mais importante; e a toxemia causada pela sepse, bem como a hipoxemia das pneumonias graves causam quadros confusionais; as mielites e os abscessos parameníngeos causam inicialmente fraqueza e hiporreflexia em membros inferiores, com ou sem envolvimento da função vesical e intestinal, podendo evoluir para espasticidade.

ABORDAGEM DO PACIENTE

O primeiro aspecto na abordagem do paciente febril é a avaliação da gravidade e do risco de morte presentes, especialmente se houver sinais e sintomas sugestivos de sepse (toxemia, taquicardia, taquipnéia, hipotensão, alterações neurossensorais, falência orgânica, sinais meníngeos, sintomas rapidamente progressivos)[2]; considerar de alto risco também paciente com defeitos importantes em suas defesas imunes, seja congênitos, seja decorrentes de doenças ou iatrogênicos. Quando houver sinais de gravidade e risco de morte, os antimicrobianos devem ser utilizados empiricamente com base nos achados clínicos e laboratoriais iniciais.

EXAMES DE LABORATÓRIO

Não existem estudos ou referências que definam com exatidão a escolha dos exames e o momento de sua realização, mas é possível traçar alguns princípios.

Os exames podem servir para: a) avaliar a intensidade da resposta inflamatória; b) determinar os locais envolvidos pela doença e a magnitude da repercussão do processo patogênico; c) determinar a etiologia do processo infeccioso, inflamatório ou tumoral, seja por meio de cultura, histologia, avaliação de resposta imune específica, seja pelo uso de métodos de biologia molecular.

Utilizam-se amplamente os métodos de diagnóstico radiológico, geralmente orientados pelos achados clínicos; para citar alguns exemplos poderíamos mencionar: nas doenças hepáticas – enzimas hepáticas, bilirrubinas, coagulograma, sorologias, ultra-sonografia e biópsias; nas doenças do trato respiratório – radiografia, tomografia de tórax, culturas e pesquisa por amplificação de ácido nucléico de agentes infecciosos presentes em amostras de secreção respiratória; nas doenças do sistema nervoso – tomografia, líquido cefalorraquidiano, técnicas de detecção e amplificação de material genético bacteriano e ressonância magnética; nas doenças cardíacas – ecocardiografia; nas doenças dos órgãos abdominais – ultra-sonografia e tomografia; nas doenças osteomusculares e articulares – provas de atividade inflamatória, exames imunológicos, punções articulares com análise citológica e bioquímica de líquido sinovial, mapeamento ósseo com radioisótopos, ressonância magnética de estruturas suspeitas; nas suspeitas de sepse primária ou secundária – hemoculturas.

FEBRE DE ORIGEM INDETERMINADA

O paciente que apresenta febre duradoura muitas vezes representa um difícil desafio diagnóstico. Em 1907, Cabot[6], ao rever casuística de 784 pacientes com febre de duração maior que duas semanas, valendo-se de dados de pacientes hospitalizados e de necropsias, concluiu que 98% desses pacientes tinham febre tifóide, tuberculose ou infecções piogênicas. Os primeiros autores que abordaram sistematicamente o problema da febre persistente foram, Petersdorf e Beeson (1961), que estudaram 100 casos. Para excluir casos banais e autolimitados e para poder padronizar critérios com o fim de comparações com outros estudos posteriores, esses autores criaram uma definição que se tornou padrão até hoje – a de *febre de origem indeterminada* – febre de mais de três semanas de duração, superior a 38,3°C e com diagnóstico incerto após uma semana de investigação no hospital[4]. Em 1992, Petersdorf sugeriu mudar a definição *para uma semana de investigação intensiva* em vez de *investigação no hospital*, considerando o maior potencial de serem desenvolvidas investigações clínicas em ambulatório. Foi proposto reduzir esse período para três dias de internação ou três visitas ambulatoriais sem diagnóstico. Alguns subgrupos, tais como pacientes com HIV, neutropênicos, transplantados e outros imunossuprimidos constituem grupos de febre de origem indeterminada que devem ser estudados separadamente, já que o espectro de doenças possíveis é completamente diferente, bem como a abordagem diagnóstica e terapêutica – pacientes nesses grupos freqüentemente necessitam de terapêutica empírica precoce, o que não é comum no padrão "clássico" de febre de origem indeterminada.

A esse estudo pioneiro, muito outros se seguiram. A tabela 2.1 mostra os diagnósticos finais dos principais estudos. Note-se que, mesmo após ampla investigação, vários pacientes ficaram sem diagnóstico, o que mostra as dificuldades envolvidas nessa síndrome clínica. A esse propósito, observou-se que, ao longo do tempo, foram reduzindo-se os casos de infecção e tumores, provavelmente por conta de avanços tecnológicos e diagnósticos mais precoces (detecção precoce de tumores, gânglios abdominais, abscessos intra-abdominais, com uso de tomografia).

As séries da década de 1990 apresentaram 30% de casos sem diagnóstico[7].

Levantamento cumulativo de séries de pacientes até 1994 mostra como diagnósticos finais infecção em 28%, doença inflamatória em 21%, neoplasias em 17% e sem causa definida em 19%[9].

DIFICULDADES NA INVESTIGAÇÃO

A investigação de febre de origem indeterminada pode ser uma das mais difíceis tarefas do clínico. Há mais de 200 causas diferentes relatadas (Quadro 2.1). Podem ocorrer manifestações atípicas de doenças comuns; podem faltar manifestações clínicas em áreas afetadas; ou podem estar presentes doenças raras e pouco conhecidas. Além disso, os valores preditivos positivos e negativos dos exames realizados dependem da probabilidade pré-teste da doença, que são baixos quando se pesquisam aleatoriamente doenças raras *a priori*. Considere-se também que, na febre de origem indeterminada, ao contrário de outras situações em medicina, não existe "padrão-ouro" contra o qual cotar os testes diagnósticos.

Hirschmann[9] estudou os diagnósticos de sete séries de pacientes e traz observações relevantes: metade dos casos enquadraram-se em uma de sete doenças (*tuberculose, endocardite, linfoma, tumores sólidos, doença de Still do adulto, vasculites e doenças do colágeno comuns, como lúpus eritematoso sistêmico*).

Os demais casos consistiam principalmente em entidades bem conhecidas – abscessos intra-abdominais, infecção do trato urinário, febre por drogas, doenças inflamatórias do tubo digestório e embolia pulmonar. Observou também que os casos que não tinham diagnóstico ao final da investigação apresentavam bom prognóstico, fato esse também verificado por estudo prospectivo conduzido pelo NIH nos Estados Unidos, envolvendo 347 pacientes com febre de origem indeterminada com mais de um ano de duração, sendo esses os diagnósticos finais: sem febre – 27%, febre factícia – 9%; hepatite granulomatosa idiopática – 13%; neoplasias – 11%; artrite reumatóide juvenil – 9%; infecções – 8%; colagenoses – 6%; miscelânea – 20%; idiopática – 29%. Nesse estudo, de 1978, as abordagens diagnósticas mais produtivas foram aquelas dirigidas para as alterações clínicas e laboratoriais

Tabela 2.1 – Principais séries de pacientes com datas, casuística e diagnósticos finais[2].

Referência	Datas (anos)	Nº de casos	Infecção (%)	Colagenose (%)	Neoplasias (%)	Miscelânea (%)	Sem diagnóstico
Beeson	1952-1957	100	36	13	19	25	7
Van Omen	1959-1960	60	21	13	6	20	40
Deal	1970	34	35	15	20	9	20
Uwaydah	1967-1970	49	43	14	27	6	10
Howard	1969-1976	100	37	19	31	8	5
Larson	1970-1980	105	30	16	31	10	12
Knockaert	1980-1989	199	22,5	21,5	7	26,5	22,5

Quadro 2.1 – Causas de febre de origem indeterminada (identificadas em relatos de casos e séries de pacientes entre 1961 e 1997)[8].

Infecção	Doenças do colágeno
Abscessos intra-abdominais (por exemplo, apendiculares, subfrênicos, diverticulares), abscessos hepáticos, esplênicos, peripancreáticos, perinefréticos, do psoas ou placentários	Doença de Still do adulto, lúpus eritematoso sistêmico, crioglobulinemia, síndrome de Reiter, febre reumática, arterite de células gigantes/polimialgia reumática
Apendicite, colecistite, colangite, fústula aortoentérica, linfadenite mesentérica, abscesso tubovariano	Granulomatose de Wegener, espondilite anquilosante, síndrome de Behçet, poliarterite nodosa
Abscesso intracraniano, sinusite, mastoidite, otite média, abscesso dentário, mastoidite	Vasculite de hipersensibilidade, vasculite urticariforme, síndrome de Sjögren, polimiosite, artrite reumatóide, eritema multiforme
Faringite crônica, traqueobronquite, abscesso de pulmão	Eritema nodoso, policondrite recorrente e, doença mista do tecido conjuntivo, aortite de Takayasu, doença de Weber-Christian, síndrome de Felty, fasciíte eosinofílica
Flebite jugular séptica, aneurisma micótico, endocardite, infecção de cateter intravenoso, infecção de enxerto vascular	**Miscelânea**
Infecção de ferida, osteomielite, infecção de próteses, pielonefrite, prostatite	Hematoma, trombose, embolias pulmonares de repetição, dissecção de aorta, aneurisma de artéria femoral, síndrome pós-infarto do miocárdio, mixoma atrial
Tuberculose, complexo *micobacterium avium*, lepra, doença de Llyme, febre recorrente *(Borrelia recurrentis)*, sífilis, febre Q	Febre por drogas, síndrome de Sweet, febre familiar do Mediterrâneo, síndrome da hiperimunoglobulina D, doença de Crohn, retocolite ulcerativa, sarcoidose, hepatite granulomatosa
Legionelose, ersinose	Tireoidite subaguda (de Quervain), hipertireoidismo, insuficiência adrenal, hiperparatireoidismo primário, hipopituitarismo hipotalâmico, anemia hemolítica auto-imune
Salmonelose (incluindo febre tifóide), listeriose, campilobacteriose, brucelose, tularemia, bartonelose, erliquiose, psitacose	
Chlamidia pneumoniae, tifo murino	Gota, pseudogota
Gonococcemia, meningococcemia	Cirrose, hepatite crônica ativa, hepatite alcoólica, nefrite por *shunt*
Actinomicose, nocardiose, meliodiose, doença de Whipple *(Tropheryma whippelii)*	Malacoplaquia, síndrome de Kawasaki, doença de Kikushi
	Fibromatose mesentérica, pseudotumor inflamatório
Candidemia, criptococose, histoplasmose, coccidioidomicose, blastomicose, esporotricose, aspergilose, mucormicose	Doença de Castleman, síndrome de Vogt-Koyanagi-Harada, doença de Gaucher, síndrome de Schnitzler
Malassezia furfur, Pneumocystis carinii	Síndrome FAPA (febre, estomatite aftosa, faringite, adenite), doença de Fabry
Leishmaniose visceral, malária, babesiose, toxoplasmose, esquistossomose, fascioíase, toxocaríase, amebíase, cisto hidático infectado, triquinose, tripanossomíase	Embolização de colesterol, embolização de silicone, embolização de Teflon
	Infarto de gânglios, crises vasoclusivas da anemia falciforme, displasia ectodérmica anidrótica, neutropenia cíclica, síndrome de Hamman-Rich
Citomegalovírus, HIV, herpes simples, vírus Epstein-Barr, parvovírus B19	Alergia a proteína do leite, pneumonite de hipersensibilidade, alveolite alérgica extrínseca, febre por fumaças de metais, febre por fumaça de polímeros, síndrome hipereosinofílica idiopática
Neoplasia	
Febre de origem indeterminada relatada em todas as neoplasias comuns e em mais 46 outras	Estado epiléptico parcial, acidente vascular cerebral, tumor cerebral, encefalite
	Ducto torácico anômalo, febre psicogênica habitual, febre factícia

encontradas inicialmente. Note-se o elevado número de pacientes que não tinham efetivamente febre, e o grande grupo de causas idiopáticas. Knockaert e Dujardin[11] estudaram 199 pacientes que receberam alta sem diagnóstico após investigação de febre de origem indeterminada e os seguiram prospectivamente. A maioria dos casos resolveu-se espontaneamente e a mortalidade em cinco anos foi de 3,2%, com apenas 12 diagnósticos etiológicos realizados. O quadro 2.2 resume os critérios diagnósticos mínimos para febre de origem indeterminada em artigo de revisão de 2002[11].

Quadro 2.2 – Etapas diagnósticas mínimas para qualificar febre como de origem indeterminada[11].

Fazer uma história cuidadosa
Exame clínico cuidadoso
Hemograma completo com esfregaço analisado por hematologista
Exames bioquímicos de rotina (DHL, bilirrubinas e enzimas hepáticas)
Urina tipo I e sedimento urinário
Mínimo de três hemoculturas
Fator antinúcleo e fator reumatóide
HIV
IgM para citomegalovírus
Febre Q (se houver exposição compatível)
Radiografia de tórax
Sorologia para hepatite (se enzimas hepáticas alteradas)

ESTRATÉGIAS PARA O DIAGNÓSTICO

Em conseqüência da diversidade das causas de febre de longa duração, é difícil construir algoritmos que cubram todo o espectro da febre de origem indeterminada. Muitas tentativas foram feitas[11], mas para a maioria deles não há base científica apesar de terem sido propostos por médicos experientes no assunto. Sugere-se que a abordagem seja individualizada. É também comum a menção à interrupção de todos os medicamentos, já que a febre induzida por drogas pode surgir mesmo após anos de uso. De modo geral, quanto maior a duração da febre, menor o risco de infecção[9]. Somente em 2003, surgiu um algoritmo baseado nos estudos mais recentes (Fig. 2.1).

Aqui são mencionados alguns aspectos a respeito da investigação da febre de origem indeterminada[11]:

Anamnese – deve ser detalhada e completada dinamicamente. Arnow e Flaherty[8] sugerem interrogar uso de álcool, medicações, exposição ocupacional, animais, viagens (doenças familiares e prévias). A anamnese pode enganar – em apenas 25% dos casos com queixas relativas ao sistema nervoso central e em apenas metade dos casos com queixas abdominais havia doença nessas localidades com achados específicos[10].

Padrões de febre – embora se descrevam vários padrões de curva febril, os estudos mostram que esse padrão raramente é de utilidade para o diagnóstico de febre de origem indeterminada. Hirschman[9] sugere que a febre episódica (que tem intervalos afebris) é menos freqüentemente causada por infecções que em casos onde há febre contínua, e abrange várias possibilidades, como doença de Still, carcinoma de cólon, doença de Crohn, febre por medicamentos e doença de Hodgkin. A bradicardia relativa (freqüência cardíaca mais baixa que o esperado em

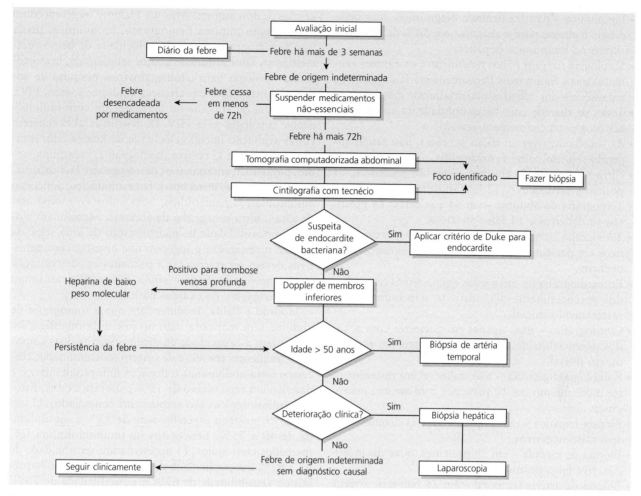

Figura 2.1 – Algoritmo proposto para abordagem de caso de febre de origem indeterminada.

relação ao nível de febre) pode estar presente em febre tifóide, psitacose, brucelose e febre factícia. A presença de sudorese ou calafrios não foi específica em relação à etiologia da febre. Considerar sempre a possibilidade de febre factícia, ou seja, a febre autoprovocada ou aparente, obtida injetando-se bactérias ou outros pirogênios, ou por meio da manipulação de termômetros.

Exame clínico – a maioria dos autores enfatiza que o exame clínico deve ser minucioso e repetido muitas vezes ao longo da investigação, embora não haja estudos que validem a efetividade desse procedimento. Arnow e Flaherty[8] mostram que, em metade dos casos de febre de origem indeterminada em crianças, os achados importantes ao exame clínico surgiram após a internação e que trouxeram pistas para o diagnóstico em 60% dos casos. Em adultos, estima-se que em apenas 10 a 20% dos casos os achados iniciais levaram ao diagnóstico. Menciona-se a importância de observar atentamente a pele e exame oftalmológico completo, áreas nem sempre examinadas com atenção[9].

Investigação laboratorial – é o ponto mais controverso. É evidente que, com a evolução dos métodos diagnósticos, doenças antes de difícil diagnóstico são agora prontamente diagnosticadas em primeira avaliação – por exemplo, métodos laboratoriais mais refinados em reumatologia e bacteriologia mais sofisticada possibilitaram diagnósticos precoces de lúpus e endocardite, que ficaram, portanto, mais raros nas séries recentes de febre de origem indeterminada. É clássico mencionar que os achados iniciais, chamados por de De Kleijin e Knockaert[12] de achados potencialmente diagnósticos, devem guiar a investigação. Mas é preciso mencionar que esses achados muitas vezes levam a erro. O único estudo[13,14] prospectivo que teve por objetivo avaliar o rendimento dos exames laboratoriais na avaliação da febre de origem indeterminada, abrangendo 167 pacientes alocados entre todos os oito hospitais universitários da Holanda, surpreendentemente mostrou que não houve diferença significativa no percentual de pacientes a que se chegou ao diagnóstico, comparando-se os casos em que havia achados potencialmente diagnósticos iniciais com os que não os tinham. Esse estudo mostrou também que houve 65% de "falsos" achados potencialmente diagnósticos, lançando dúvidas a respeito da utilidade dos tão comentados achados iniciais na avaliação da febre de origem indeterminada. Vale a pena mencionar algumas conclusões desse estudo:

- Bioquímica – não fez nenhum diagnóstico, mas pôde dirigir o clínico para o diagnóstico; 50% de falso-positivos na bioquímica hepática.
- Sorologias tiveram baixo rendimento; os exames reumatológicos foram mais freqüentemente falso-positivos na ausência dos achados potencialmente diagnósticos.
- Testes de tireóide com baixa utilidade na ausência de achados potencialmente diagnósticos.
- As sorologias tiveram baixa acurácia, não sendo sugerido seu uso como rastreamento.
- Ultra-sonografia de abdome – em 158 pacientes, 13 positivos verdadeiros, 12 falso-positivos.
- Tomografia de abdome – em 84 pacientes, 14 positivos verdadeiros e 14 falso-positivos.
- Tomografia computadorizada de tórax – três diagnósticos em pacientes sem achados potencialmente diagnósticos.
- Ecocardiografia foi útil apenas em pacientes com achados potencialmente diagnósticos, não indicada em rastreamento inicial.
- Cintilografias – úteis apenas em pacientes com achados potencialmente diagnósticos; inúteis em rastreamento inicial.
- Radiologia digestória – não utilizável em rastreamento; inútil mesmo em 17 pacientes com anemia microcítica.
- Biópsia hepática – em 34 pacientes; três diagnósticos, sem falso-negativos.
- Biópsia de medula – em 39 pacientes, nove diagnósticos, três falso-positivos.
- Biópsia de artéria temporal – em 26 biópsias, arterite temporal positiva em quatro.
- Lavado bronqueoalveolar – baixo rendimento, mesmo com achados potencialmente diagnósticos.
- Biópsia de delgado – nenhum diagnóstico.
- Biópsia de pele e músculo – rendimento de 35% na presença de alterações locais ou em eletroneuromiografia.
- Biópsia de gânglio – em 24 biópsias, rendimento em 50%, em gânglio cervical ou inguinal nenhum diagnóstico; 11/14 se há adenomegalia generalizada.
- Hemoculturas – dois diagnósticos.
- Culturas de urina, escarro e outras – se achados potencialmente diagnósticos positivos.

Os diagnósticos finais dessa série foram: infecções – 26%; neoplasias – 13%; doenças inflamatórias não-infecciosas – 24 %; sem diagnóstico – 30%.

Arnow e Flaherty[9] mostraram o rendimento (diagnósticos por procedimento diagnóstico realizado) de alguns exames: tomografia e/ou ultra-sonografia – 10%; biópsias – 2,8 a 4,6 biópsias por diagnóstico; laparoscopia "as cegas" (ou seja, sem indícios de doença) – 20%. Hirschman[10] mostra rendimento de biópsia de medula e fígado de 20% e rendimento não satisfatório com o uso do mapeamento de corpo inteiro com gálio, com muitos resultados falsos-positivos; outros autores relatam maior eficácia com os métodos radioisotópicos.

Como já mencionado anteriormente, não há padrões de investigação validados, mas compensa mencionar sugestões de dois autores: Arnow e Flaherty[9] sugerem como investigação mínima hemograma, bioquímica, urina tipo I, radiografia de tórax, velocidade de hemossedimentação, fator antinúcleo, fator reumatóide, hemoculturas, sorologia para citomegalovírus, pesquisa de anticorpos heterófilos em crianças e adultos jovens, PPD, tomografia de abdome ou mapeamento com radioisótopos, sorologia para HIV. De Kleijin et al.[12] sugerem como avaliação inicial velocidade de hemossedimentação ou proteína C reativa, hemograma, creatinina, sódio, potássio, transaminases, desidrogenase láctica, creatina fosfoquinase, urina tipo I, fator antinúcleo, anticorpo anticitoplasma neutrofílico, hemoculturas, radiografia de tórax, ultra-sonografia de abdome. Mencionam ainda a impossibilidade de padronização de uma segunda fase de investigação e sugerem que investigações agressivas devem ser reservadas a pacientes em deterioração clínica acelerada. Sugere ainda a repetição, ao longo da investigação, de exames básicos.

Mourad e Palda[7] recomendam que a tomografia de abdome seja realizada logo no início da investigação, já que tem a capacidade de diagnosticar as duas causas mais freqüentes em febre de origem indeterminada: abscessos intra-abdominais e doenças linfoproliferativas; é descrito um rendimento de 19% para esse exame. Estudos radioisotópicos são amplamente empregados. O tecnécio-99 mostrou especificidade de 93% e sensibilidade de 40 a 75%. Leucócitos ou imunoglobulina IgG marcados com índio-111 apresentaram sensibilidade de 45 a 82% e especificidade de 69 a 82%. Gálio-67 apresentou sensibilidade de 67% e especificidade de 78%. O rendimento da biópsia de fígado foi de 14 a 17%, e, surpreendentemente, achados positivos (achados potencialmente diagnósticos) não melhoraram a acurácia desse exame. A mortalidade decorrente das biópsias foi de 0,009 a 0,12%. Menciona-se a importância, em casos selecionados, de biópsias ou Doppler colorido da artéria temporal nos casos em que há suspeita de arterite temporal, levando-se em conta que esse foi o diagnóstico final em 16% e 17% de duas séries de pacientes. O rendimento da mielocultura foi de apenas 2%. A laparotomia exploradora era bastante utilizada na era anterior ao advento da tomografia, mas não há estudos sobre seu impacto atualmente, ficando incerto seu papel na investigação da febre de origem indeterminada. O quadro 2.3 resume a sensibilidade e a especificidade de alguns testes para o diagnóstico de febre de origem indeterminada[14].

TRATAMENTO

De modo geral, não se recomenda o tratamento empírico das febres de origem indeterminada com antibióticos, tuberculostáticos ou esteróides, a não ser em situações de rápida deterioração, tendo em vista a ampla gama de possibilidades de diagnóstico e implicações terapêuticas específicas. Não há estudos validando o tratamento empírico na febre de origem indeterminada[7].

Quadro 2.3 – Sensibilidade e especificidade dos testes utilizados para o diagnóstico de febre de origem indeterminada com as recomendações correspondentes[12].

Teste	Efetividade	Nível de evidência	Grau de recomendação
Critério de Duke (EBA)	Especificidade 99%	Regular (1 estudo de qualidade regular)	Recomendado
TC abdominal	Sensibilidade 71% Especificidade 71%	Regular (1 estudo de qualidade regular)	Recomendado
Cintilografia com tecnécio-99	Especificidade 93% Sensibilidade 40-75% RVP 5,7-12,5	Regular (12 estudos de qualidade regular)	Recomendado
Cintilografia com IgG-índio-111	Sensibilidade 47-82% Especificidade 69-79%	Regular (1 estudo de qualidade regular e um ruim)	Recomendação contra o teste
Cintilografia com leucócitos marcados índio-111	Sensibilidade 45-60% Especificidade 78-86% RVP 2,7-3,2	Regular (1 estudo de qualidade regular e 2 ruins)	Recomendado
Cintilografia com gálio-67	Sensibilidade 70-78% Especificidade 54-67%	Regular (1 estudo de qualidade regular e um ruim)	Recomendação contra o teste
VHS, proteína C, ressonância magnética, ecocardiograma			Evidências para recomendação insuficientes
Terapia empírica			Evidências para recomendação insuficientes
Biópsia hepática	Relação entre testes positivos sobre testes realizados de 14-17%	Regular (2 estudos de qualidade regular)	Recomendada
Cultura de medula óssea	Relação entre testes positivos sobre testes realizados de 0-2%	Regular (2 estudos de qualidade regular)	Recomendação contra o teste
Laparotomia/laparoscopia		Pobre (8 estudos de má qualidade)	Evidências para recomendação insuficientes

EBA = endocardite bacteriana aguda: RVP = razão de verossimilhança positiva; TC = tomografia computadorizada; VHS = velocidade de hemossedimentação.

REFERÊNCIAS BIBLIOGRÁFICAS

1. Mackowiack P. Concepts of Fever 1998. Arch Intern Med 1998; 158:1870. ▪ 2. Mandell G, Bennet JE, Dolin R. Principles and practice of infectious diseases. New York: Churchill Livingstone, 2000, p 604. ▪ 3. Benseñor IM, Atta JA, Martins MA. Semiologia Clínica. São Paulo: Sarvier, 1ª ed., 2002. ▪ 4. Root RK. Clinical infectious diseases: a practical approach. Oxford Universitiy Press, 1999, p 439. ▪ 5. Petersdorf RG, Beeson PB. Fever of unexplained origin: report on 100 cases. Medicine (Baltimore) 1961; 40:1. ▪ 6. Cabot RC. The three long-continued fevers of New England. Med Surg J 1907; 157:281. ▪ 7. Mourad O, Palda V. A comprehensive evidence-based approach to fever of unknown origin Arch Intern Med 2003; 163:545. ▪ 8. Arnow MA, Flaherty JP. Fever of unknown origin. Lancet 1997; 350:575. ▪ 9. Hirschman JV. Fever of unknown origin. Clin Infect Dis 1997; 23:291. ▪ 10. Knockaert DC, Dujardin KS. Long term follow-up of patients with undiagnosed fever of unknown origin. Arch Intern Med 1996; 156:618. ▪ 11. Mourad O, Palda V, Detsky AS. A comprehensive approach to fever of unknown origin. Arch Intern Med 2003; 163:545. ▪ 12. De Kleijin, EM, Knockaert DC. Fever on unknown origin: a new definition and proposal for diagnostic work-up. Eur J Inter Med 2000; 1:1. ▪ 13. De Kleijn EM, Vanden broucke JP, van der Meer JWM. Fever of unknown origin (FUO): a prospective multicenter study of 167 patients with fever of unknown origin, using fixed epidemiological entry criteria. Medicine 1997; 76:392. ▪ 14. De Kleijn EM, van Lier HJJ, van der Meer JWM. Fever of unknown origin (FUO): II Diagnostic procedures in a prospective multicenter study of 167 patients. Medicine 1997; 76:401.

10. FADIGA

Veruska Menegatti Anastacio Hatanaka

Na maioria dos atendimentos ambulatoriais, o clínico geral direciona seu conhecimento para a identificação e o manuseio de doenças crônicas, como hipertensão, diabetes, osteoartrose, dentre outras. Muito do seu tempo é dedicado, ainda, ao reconhecimento e à intervenção sobre fatores ditos de risco, estes envolvidos diretamente no aparecimento de diversas doenças. Porém, nesse cenário, muitas queixas responsáveis por considerável morbidade no paciente recebem atenção inadequada por parte do médico.

Cansaço, tontura, insônia, constipação e dor estão dentre as queixas que conduzem o paciente a uma consulta ambulatorial. A maioria desses sintomas, no entanto, não se associa a um diagnóstico claro, sendo referidos como medicamente inexplicáveis, idiopáticos, atípicos, somatoformes ou funcionais, este último termo sugere uma alteração mais de função que de estrutura.

Sintomas somáticos funcionais constituem-se em importante problema na clínica médica, não somente devido a sua prevalência, mas também ao elevado consumo de recursos do sistema de saúde. Em uma série de atendimentos em clínicas de medicina interna nos EUA, somente 16% dos novos pacientes ambulatoriais tiveram identificada uma causa definitiva biomédica para os sintomas descritos[1]. Um estudo de pacientes hospitalizados na Dinamarca mostrou que quase 20% desses usuários não tinham nenhuma alteração física que justificasse tais internações[2]. Já um estudo alemão acerca de novos pacientes atendidos ambulatorialmente verificou que 52% destes permaneciam com sintomas médicos inexplicáveis após investigação[3].

Se tais sintomas são proeminentes, podem configurar síndromes, incluindo síndrome do cólon irritável e dispepsia não-ulcerosa, estudados em gastroenterologia; fibromialgia, em reumatologia; síndrome pré-menstrual e dor pélvica crônica, focadas em clínicas ginecológicas, e síndrome da fadiga crônica, em neurologia. Porém, mesmo pacientes identificados com qualquer uma dessas síndromes funcionais podem sim apresentar sintomas que não condizem com a síndrome em questão, dificultando ainda mais o processo diagnóstico. Além disso, há evidências concernentes à sobreposição de sintomas (síndromes *overlapping*), identificando-se dois núcleos centrais, um reconhecido como dor de fadiga, englobando síndrome da fadiga crônica e fibromialgia, e outro referido como cardiorrespiratório, ou seja, constituído pela síndrome da dor torácica não-cardíaca e hiperventilação. Em um estudo com pacientes ambulatoriais, cerca de dois terços deles apresentavam-se com sintomas múltiplos[4].

Por outro lado, a pesquisa voltada para tais queixas mostra-se desprezível. Fatores que impedem investigação apropriada incluem: a dificuldade para quantificar a natureza desses sintomas; o fato de serem tais sintomas etiologicamente mais psíquicos que orgânicos; a percepção de tais sintomas como menores e a atitude de uma terapêutica niilista. Em contrapartida a tais dados, há que se considerar: 1. os métodos estão sendo desenvolvidos para melhor estudar informações subjetivas; 2. a natureza não-orgânica de muitos desses sintomas, mais que desestimular a pesquisa, deve encorajá-la, já que 50% das visitas ambulatoriais decorrem de fatores psicossociais; 3. tais sintomas não são menores, podendo causar tanto prejuízo funcional quanto o desencadeado por doenças orgânicas; e 4. a ausência de terapêutica farmacológica específica é conseqüência, em parte, do número insuficiente de estudos.

Nesse contexto, insere-se o sintoma cansaço, conhecido também como fadiga e astenia. Tal sintoma traduz-se na sensação de debilidade física, lassidão, cansaço injustificado ou prévio a qualquer ação física. Os pacientes relatam, muitas vezes, prejuízo importante da capacidade funcional, interferindo o sintoma com suas atividades habituais, vida social e pessoal. A seguir discutiremos acerca do papel desse sintoma na prática médica.

DEFINIÇÃO

Fadiga, ou cansaço, refere-se a um sintoma subjetivo de mal-estar e aversão à atividade física ou ao desempenho objetivamente prejudicado. Denota aspectos físicos e mentais. Constitui-se em uma sensação pobremente definida exigindo história cuidadosa para que se clareie queixas como fadiga, cansaço ou exaustão, distinguindo-as da ausência de energia advinda da perda de motivação ou sonolência, os quais podem ser marcadores para diagnósticos específicos[5].

Fadiga não é algo que se tem ou não. Todos experimentam fadiga, mas somente alguns a apresentam por períodos prolongados ou com intensidade maior. Assim, a real questão não seria "Você tem cansaço?" e, sim, "Qual a intensidade de seu cansaço?"[6].

A fadiga como ocorre na comunidade não pode ser aferida com uma medida simples. Quando pacientes ou clínicos referem-se à fadiga usam tal termo distintamente dos fisiologistas. Fadiga como definida pelos fisiologistas – perda da força ao longo do tempo – difere imensamente da fadiga subjetiva sentida pelo paciente, ou seja, embora 20 a 30% da população tenha fadiga crônica, não se identificam pessoas anormalmente fatigáveis. Apesar de a literatura não ser unânime, ausentam-se compilações evidenciando fatigabilidade neuromuscular anormal em pacientes com síndrome da fadiga crônica. Após a Primeira Guerra Mundial, uma das tarefas do *British Industrial Fatigue Board* foi desenvolver uma forma de se aferir fadiga. Essa empreitada falhou, concluindo-se pela impossibilidade de se mensurar esse sintoma.

A dificuldade em se dimensionar o sintoma fadiga decorre da natureza multifatorial dessa condição. Por exemplo, para os neurofisiologistas, fadiga é um mecanismo aberto para definição e medida precisas. Para os neuropsicólogos, permite espaço para estudos de falência progressiva do desempenho cognitivo em testes formais ou tentativas para usar a teoria de processamento de informações visando explorar a idéia segundo a qual pode a fadiga ser explicada pela capacidade limitada do sistema nervoso. A fadiga pode, também, ser relacionada a variáveis psicológicas, como crenças e expectativas, e evidências experimentais agora sugerem que as crenças individuais sobre fadiga influenciam no desempenho.

Não se deve esquecer que fadiga se caracteriza, ainda, como um estado de sensação, e uma parte da compreensão atual acerca desse sintoma reside no fato de a sensação de fadiga ser distinta de aspectos comportamentais do decaimento do desempenho. O número de sinônimos que existem para fadiga indica a magnitude da tarefa nosológica. Pequenas mudanças na forma de se questionar o paciente a respeito desse sintoma pode afetar profundamente sua prevalência.

Perante tal quadro investigadores têm feito progresso em medir o sintoma subjetivo da fadiga e numerosas escalas estão disponíveis para essa proposta. Assim, a escala de intensidade da fadiga[7] e o perfil de sintomas relacionados à fadiga[8] medem muitas dimensões da doença como sintomas e incapacidades. Outras escalas, como a de Chalder[9], restringem a avaliação à fadiga física e mental apenas. Com isso, não há consenso claro se medidas uni ou multidimensionais são preferíveis.

EPIDEMIOLOGIA

Da mesma forma que a hipertensão arterial, a fadiga subjetiva está normalmente distribuída na população. A prevalência de fadiga clinicamente significativa depende do limiar escolhido para intensidade (usualmente definido em termos de incapacidade associada) e sua duração. Cerca de um quarto da população refere tê-la apresentado em algum momento da vida, por período de duas ou mais semanas. A fadiga é duas vezes mais comum em mulheres que em homens, mas não está fortemente associada à idade ou à ocupação. Alguns estudos atribuem a diferença de prevalência por gênero às altas taxas de distúrbios psiquiátricos entre as mulheres, o que não tem sido confirmado. Por outro lado, uma explicação alternativa reside na própria diferença de duração do sintoma – 10,6 anos em mulheres e 7,9 anos em homens –, a qual seria responsável pelo maior acometimento de mulheres. No que tange à idade, exceto o fato de ser a fadiga incomum antes da adolescência, não se observa nenhuma outra variação consistente[10].

O sintoma fadiga configurou-se na principal razão para visitas médicas em 6,7% dos pacientes atendidos em uma clínica de cuidados primários norte-americana, sendo considerada como sintoma subsidiário nessa mesma clínica em 13,6% dos casos. Ao se avaliar todos os pacientes atendidos, mais de um quinto enfatizou a fadiga como a principal razão da busca pelo atendimento médico[11]. Dados da população americana identificam 23,6% dos pacientes com fadiga como queixa principal (de moderada intensidade, por período mínimo de duas semanas). Destes, 3% dos casos decorriam da utilização de algum medicamento; em 40% dos casos, denotavam-se como conseqüência de traumatismo ou alguma doença; e em 57% das vezes incorriam no critério de causa psíquica ou desconhecida.

Os pacientes geralmente se reportam à queixa de fadiga como sintoma importante (já que incapacitante), enquanto os médicos não a valorizam (visto ser um sintoma inespecífico). Essa discrepância é uma fonte inquestionável de dificuldade potencial na relação médico-paciente, considerando-se, ainda, que na ausência de tratamento o prognóstico de pacientes com fadiga idiopática é surpreendentemente pobre, mantendo-se os sintomas, após período de seis meses, em pelo menos 50% dos pacientes vistos na prática geral.

CAUSAS

Os mecanismos fisiológicos e psicológicos da fadiga são pouco compreendidos. Ela se associa a muitas causas. Em adição a isso, suas causas podem ser multifatoriais na mesma pessoa. A fadiga pode ser encarada como uma via final comum de uma variedade de fatores causais. Estes podem ser divididos em fatores predisponentes, precipitantes e perpetuadores[12]. Os fatores predisponentes incluem gênero feminino e história de fadiga e depressão. Os fatores precipitantes incluem estresses físicos agudos, como infecção pelo vírus Epstein-Barr, estresses psicológicos, como perdas, e estresses sociais, como problemas profissionais. Já os fatores perpetuadores incluem inatividade física, alterações emocionais, estresses sociais ou psicológicos e anormalidades do sono. Com isso, esses fatores devem ser recordados como parte da avaliação clínica. Outros, como anormalidades imunológicas e concentração de cortisol discretamente baixa, são de interesse científico, porém sem valor clínico.

Entre pacientes que se apresentam com fadiga crônica como queixa principal, somente uma pequena proporção irá senti-la a partir de uma doença médica reconhecida (Quadro 2.4). Em não mais que 10% dos pacientes atendidos em cuidados primários encontra-se uma causa orgânica. Essa taxa é ainda menor em pacientes de cuidados secundários. Chen[13] calculou a razão de chances para fadiga associada com certas doenças crônicas (anemia, enfisema, asma e artrite) e encontrou valores entre 1,9 e 2,9, com resultados similares identificados em um estudo inglês.

Quadro 2.4 – Condições médicas que podem apresentar-se com fadiga aparentemente inexplicada[12].

Geral: anemia, infecção crônica, doença auto-imune, câncer
Doenças endócrinas: diabetes, hipotireoidismo, hipoadrenalismo
Distúrbios do sono: apnéia obstrutiva do sono e outros distúrbios do sono
Doenças neuromusculares: miosite, esclerose múltipla
Trato gastrintestinal: doença hepática
Sistema cardiovascular: doença cardíaca crônica
Sistema respiratório: doença pulmonar crônica

A fadiga é o principal sintoma de muitos transtornos psiquiátricos (Quadro 2.5), com razão de chances entre 3 e 6, mas para uma substancial proporção de pacientes com fadiga o sintoma permanece inexplicado ou idiopático. Em geral, quanto mais importante a fadiga e maior o número de queixas somáticas associadas (e inexplicadas), maior a incapacidade e maior a possibilidade do diagnóstico de depressão.

Quadro 2.5 – Diagnósticos psiquiátricos comumente associados à fadiga[12].

Depressão	Abuso de substâncias ilícitas
Ansiedade e pânico	Transtornos somatoformes
Transtornos alimentares	

Têm-se também atrelado o sintoma fadiga a fatores ambientais como, por exemplo, a ausência de atividade física. A maioria dos estudos assume que essa e outras associações à fadiga são independentes. Entretanto, isso pode não ser real. Embora se considere a possibilidade da relação entre fadiga crônica e infecções prévias, poucos estudos abordam esse tópico. Em estudos longitudinais de fadiga pós-infecciosa foi verificado que sintomas psicológicos pré-mórbidos estão associados a um aumento de risco de fatigabilidade subseqüente. Isso sugere que transtornos psiquiátricos pré-mórbidos e/ou traços de personalidade predispõem à síndrome da fadiga crônica.

AVALIAÇÃO

A história clínica assume, aqui, papel preponderante para a identificação de variáveis capazes de precisar as possíveis causas envolvidas na gênese do sintoma fadiga. Assim, perda de interesse e anedonia pontuam para o diagnóstico de depressão; sonolência excessiva poderá alertar para distúrbios do sono ou hipotireoidismo. Dessa forma, a história deverá abranger: 1. avaliação sistemática para doenças freqüentemente associadas com fadiga; 2. questionamentos acerca de sintomas pertinentes aos diagnósticos de depressão ansiosa e distúrbios do sono; 3. informações de como o paciente compreende seus sintomas e de como luta contra eles; e 4. avaliação de estresses sociais.

O exame físico deve focar-se não só na avaliação física como também psíquica de cada paciente com queixa de fadiga, procurando-se por doenças orgânicas e psiquiátricas associadas a esse sintoma. Deve-se inquirir o paciente acerca de sua compreensão da doença que o acomete ("O que você pensa estar errado com você?" ou "O que você imagina ter causado isto?"). Pode-se, assim, identificar pacientes que atribuem ao sintoma fadiga uma intensidade que esse não possui, intensificando, por si só, a sintomatologia em questão.

Como não há indicações específicas para investigações especiais, sugere-se uma padronização de testes de rastreamento (Quadro 2.6)[12].

Quadro 2.6 – Testes de rastreamento para fadiga.

Hemograma completo
Velocidade de hemossedimentação ou proteína C reativa
Testes de função hepática
Uréia e eletrólitos
Hormônio tireotrópico (TSH) e tiroxina livre
Creatinofosfoquinase
Urina tipo I
Glicemia
Teste urinário para proteínas

Testes imunológicos e virológicos não demonstram utilidade na prática médica como investigações rotineiras. Estudos do sono, por sua vez, podem ser feitos para determinar diagnósticos como apnéia obstrutiva do sono e narcolepsia.

SÍNDROME DA FADIGA CRÔNICA

DEFINIÇÃO E EPIDEMIOLOGIA

Síndromes caracterizadas por fadiga persistente, dor, dificuldades do sono e prejuízo cognitivo têm sido comuns na prática clínica por décadas e, talvez, séculos.

Na década de 1980, o interesse nas doenças associadas à fadiga cresceu, visto possível relação destas com várias anormalidades virológicas e imunológicas. Subseqüentemente, o *United States Centers for Disease Control and Prevention* (CDC) nomeou essa doença de síndrome da fadiga crônica e desenvolveu uma definição de caso criada primariamente para padronizar a população de pacientes para estudos clínicos[14].

A revisão de caso de 1994 do CDC constitui-se no critério atual internacionalmente aceito para a síndrome da fadiga crônica. Essa definição requer, no mínimo, seis meses de fadiga persistente, reduzindo substancialmente o nível de atividade da pessoa. Além disso, devem-se observar quatro ou mais dos seguintes sintomas: memória ou concentração prejudicada, odinofagia, linfonodos dolorosos, dor ou rigidez muscular, poliartralgia, cefaléia recente, sono não-restaurador e fadiga pós-exercício. Condições médicas que podem explicar a fadiga prolongada assim como uma série de diagnósticos psiquiátricos (por exemplo, transtornos alimentares, transtornos psicóticos, transtornos bipolares, depressão melancólica e abuso de substâncias com dois anos do início da fadiga) excluem um paciente do diagnóstico de síndrome da fadiga crônica. Aqueles que não apresentarem os critérios sintomáticos ou a intensidade exigida da fadiga poderão ser diagnosticados como portadores de fadiga crônica idiopática. Uma característica notável da definição de caso do CDC está no fato de muitos transtornos psiquiátricos não-psicóticos não serem excludentes para o diagnóstico de síndrome da fadiga crônica. Em adição a isso, tal como em relação aos diagnósticos psiquiátricos, a síndrome da fadiga crônica define-se com base em consensos de especialistas, o que torna seu diagnóstico centrado em critérios sintomáticos, como visualizado no quadro 2.7.

Quadro 2.7 – Critérios diagnósticos para síndrome da fadiga crônica[12].

Critérios de inclusão
Fadiga clinicamente avaliada e medicamente inexplicada, com duração mínima de seis meses, que seja:
  De início recente
  Não resulte de esforço físico
  Não seja substancialmente aliviada pelo repouso
  Associe-se com substancial redução nos níveis prévios de atividades
Ocorrência de quatro ou mais dos seguintes sintomas:
  Prejuízo subjetivo da memória
  Odinofagia
  Linfonodos dolorosos
  Mialgia
  Artralgia
  Cefaléia
  Sono não-recuperador
  Mal estar pós-exercício com duração superior a 24 horas

Critérios de exclusão
Doença médica ativa, não resolvida ou suspeita *ou*
Depressão psicótica, melancólica ou bipolar (mas não depressão maior não complicada), transtornos psicóticos, demência, anorexia ou bulimia nervosa *ou*
Abuso de álcool ou outras substâncias ilícitas *ou*
Obesidade importante

O termo encefalomielite miálgica (ou encefalopatia) tem sido usado na Inglaterra e em alguns outros países para descrever uma doença pobremente compreendida na qual o sintoma proeminente é a fadiga crônica exacerbada por atividade. Esse é um diagnóstico controverso considerado por alguns como a própria síndrome da fadiga crônica e, por outros, como uma condição distinta.

Estimativas da prevalência da síndrome da fadiga crônica têm variado, dependendo da definição usada, do tipo de população estudado e dos métodos empregados. Essas variam de 0,007% a 2,8% na população geral adulta e de 0,006% a 3% em cuidados primários ou na prática geral. A síndrome também ocorre em crianças e adolescentes, porém, aparentemente, em uma taxa menor.

Registros de clínicas terciárias sugerem que a síndrome da fadiga crônica afeta primariamente mulheres jovens, brancas e bem-sucedidas. De fato, a maioria das pessoas que recebem um diagnóstico de síndrome da fadiga crônica tem entre 30 e 40 anos de idade, com preponderância de mulheres acometidas na maioria dos estudos. Entretanto, em estudos de comunidade evidencia-se menor risco de síndrome da fadiga crônica entre indivíduos brancos, comparados com latinos, afro-americanos e americanos nativos. Esses achados sugerem que a prevalência aumentada de síndrome da fadiga crônica entre brancos nas populações clínicas decorre mais de um viés atribuível ao acesso e à utilização do sistema de saúde.

APRESENTAÇÃO CLÍNICA

Como o próprio nome menciona, fadiga é o marcador da síndrome da fadiga crônica. Os pacientes freqüentemente relatam excelente capacitação física e energia prévias à doença, abruptamente interrompidas pelo início do sintoma fadiga, tal como o apresentado por pacientes com clínica compatível com gripe. Após o início da doença, os pacientes referem-se à piora da fadiga perante atividade física. Muitos, ainda, denotam anorexia, náuseas, sudorese noturna intensa, tontura e intolerância ao álcool e outras drogas que afetam o sistema nervoso central. Finalmente, identifica-se prejuízo funcional importante. Quase todos os pacientes se referem à diminuição nos relacionamentos sociais; um terço dos pacientes é incapaz de trabalhar e outro um terço consegue trabalhar apenas em escala reduzida. Recentes estudos baseados em comunidades sugerem que mulheres, membros de grupos minoritários e indivíduos que não trabalham podem experimentar uma incapacidade funcional maior e sintomas mais intensos que homens, brancos e indivíduos que trabalham, respectivamente. Felizmente, o diagnóstico de síndrome da fadiga crônica não está associado com aumento da mortalidade.

Os sintomas de fadiga crônica, assim como a própria síndrome da fadiga crônica, freqüentemente se sobrepõem a outras doenças funcionais como fibromialgia, sensibilidades químicas múltiplas, síndrome do cólon irritável e distúrbio articular temporomandibular. Destes, a síndrome da fadiga crônica tem sido mais bem estudada em relação à fibromialgia, uma síndrome caracterizada pela presença de pontos dolorosos e dor crônica difusa. Apesar das definições contrastantes as duas doenças, 20 a 70% dos pacientes com fibromialgia preenchem critérios para síndrome da fadiga crônica e 35 a 70% dos pacientes com síndrome da fadiga crônica apresentam fibromialgia concorrente.

Em vista da sobreposição quanto à definição de caso, registro de sintomas, características dos pacientes e tratamentos para essas síndromes somáticas funcionais, alguns pesquisadores têm sugerido que essas condições são arbitrariamente classificadas, devendo ser consideradas como manifestações distintas dos mesmos processos biomédicos e psicossociais. De fato, expressões variáveis de uma fisiopatologia comum podem explicar a sobreposição extensa entre essas condições.

FISIOPATOLOGIA

Apesar de décadas de pesquisa, a etiologia da síndrome da fadiga crônica permanece indefinida. Inicialmente, focaram-se os estudos em teorias que enfatizavam o papel de doenças virais agudas e distúrbios psiquiátricos. Investigações subseqüentes apostaram em anormalidades nos "domínios de disparo", ou seja, estrutura e função cerebral, respostas neuroendócrinas, arquitetura do sono, função imunológica, estudos virológicos, capacidade aos exercícios e perfis psicológicos divergentes. Recentemente, têm-se trabalhado com a questão da hereditariedade da fadiga crônica e da síndrome da fadiga crônica, postulando-se ser esta uma síndrome heterogênea, com diferentes anomalias fisiopatológicas, manifestando sintomas similares.

Abordaremos, a seguir, alguns desses campos de estudo.

Estudos genéticos

Encontram-se na literatura médica poucos estudos abordando esse aspecto da síndrome da fadiga crônica, não existindo, até o presente momento, nenhum referente à síndrome e à adoção. Dentre os estudos, destacamos: 1. estudo de história familiar da síndrome da fadiga crônica, cujo resultado sugere que parentes de indivíduos com essa síndrome têm taxas significativamente maiores da doença quando comparados a indivíduos com outras condições médicas[15]; 2. investigação envolvendo gêmeos com idade superior a 50 anos do *Australian Twin Registry*, a qual demonstrou hereditariedade moderada em fadiga com duração superior a um mês, identificando correlação intrapar (ou seja, entre pares de gêmeos) para gêmeos monozigóticos 2,5 vezes maior do que a correlação intrapar para pares dizigóticos[16,17]; 3. estudo com gêmeos do gênero sexo feminino incluídos a partir de um registro de gêmeos com fadiga crônica mostrou taxas de concordância maiores entre gêmeos monozogóticos que dizigóticos conforme três definições: fadiga com duração de, no mínimo, seis meses (42% *versus* 30%), fadiga crônica não explicada por outras condições médicas (39% versus 31%) e doença símile à síndrome da fadiga crônica identificada com base em auto-registros de sintomas e com critérios de exclusão consistentes com os do CDC para a síndrome da fadiga crônica (38% *versus* 11%)[18].

Esses estudos indicam possível efeito genético na transmissão da doença. Porém, tais dados não são passíveis de generalização, visto idade restrita dos indivíduos participantes, uso de medidas breves de fadiga e classificação da síndrome da fadiga crônica com base somente no auto-registro.

Anormalidades do sistema nervoso central

Muitos sintomas registrados por pacientes com síndrome da fadiga crônica – incluindo a própria fadiga, a concentração, a atenção e a memória prejudicadas e a cefaléia – sugerem que o sistema nervoso central possa estar envolvido na fisiopatologia da síndrome. Para determinar tal contribuição, estudos de neuroimagem, neuropsicológicos, neuroendócrinos e de atividades autonômicas têm sido realizados. Alguns serão abordados a seguir:

Estudos de neuroimagem – englobam a avaliação de imagens produzidas por ressonância magnética (RM) e tomografia computadorizada por emissão de fóton único (SPECT). Em relação à RM, destacam-se estudos nos quais detectaram-se anormalidades significativas na substância branca subcortical de pacientes com síndrome da fadiga crônica, em relação a indivíduos saudáveis ou traumatizados, enquanto em outros estudos não se identificaram tais diferenças[19-24]. Além disso, não se verificaram distúrbios neurocognitivos atrelados a tais anormalidades. Já estudos com SPECT têm demonstrado níveis menores de fluxo sangüíneo cerebral regional em pacientes com síndrome da fadiga crônica[19,25], comparativamente a indivíduos saudáveis. Um estudo recente não detectou nenhuma diferença entre gêmeos com síndrome da fadiga crônica e seus co-gêmeos saudáveis[26].

Estudos neuropsicológicos – embora cerca de 85% dos pacientes com síndrome da fadiga crônica relatem alterações cognitivas, como prejuízos na atenção, concentração e memória, não há resultados consistentes em estudos neuropsicológicos.

Estudos neuroendócrinos – uma recente revisão atenta para anormalidades no eixo hipotálamo-hipófise-adrenal e nas vias serotoninérgicas em pacientes com síndrome da fadiga crônica, sugerindo uma resposta fisiológica alterada ao estresse[27-28]. Cerca de um terço dos pacientes tem demonstrado hipocortisolismo central. Em estudo com 32 pacientes com a síndrome pôde-se identificar uma mutação genética que afeta a capacidade de produção de globulina, proteína essencial para o transporte de cortisol no sangue[29]. Por sua vez, a administração de agonistas da serotonina causa um aumento significativo nos níveis séricos de prolactina, sugerindo uma regulação positiva do sistema nervoso central no sistema serotoninérgico. Já em pacientes com depressão observa-se hipercortisolismo e resposta à prolactina, mediada pela serotonina, suprimida[30,31].

Estudos de atividade autonômica – alguns registros têm sugerido melhora do sintoma de hipotensão (este verificado por meio do *tilt* teste) apresentado por pacientes com síndrome da fadiga crônica com a administração de fluidos, sais ou terapia com fludrocortisona. Porém, tal fato não foi avaliado por meio de grandes estudos, parecendo a terapia não ser útil a todos os pacientes com a síndrome.

Anormalidades do sistema imunológico

Têm-se registrado algumas anormalidades concernentes ao sistema imunológico em pacientes com a síndrome da fadiga crônica. Essas incluem: expressão aumentada de marcadores de ativação na superfície da célula de linfócitos T[32,33], sobretudo em células T citotóxicas CD8+, deficiências na função da célula *natural killer* e alta freqüência de vários auto-anticorpos[34,35].

Agentes infecciosos

Têm-se proposto a participação do vírus de Epstein-Barr, herpesvírus humano 6, vírus do grupo Coxsackie, vírus linfotrófico de células T humanas II, enterovírus e retrovírus, entre outros, na etiologia da síndrome da fadiga crônica. No entanto, não há estudos conclusivos de que resulte a síndrome da fadiga crônica de uma infecção específica: alguns pacientes não denotam nenhuma evidência, clínica ou laboratorial, de infecção viral, e agentes antivirais, como aciclovir ou interferon-alfa, não demonstram nenhum benefício no tratamento da síndrome[36,37].

Distúrbios do sono

Pacientes com a síndrome da fadiga crônica relatam dificuldade maior para iniciar o sono, assim como presença de sono interrompido e maior número de cochilos ao longo do dia em relação a indivíduos saudáveis ou cronicamente doentes. Porém, em contraste com pacientes deprimidos, a polissonografia não identifica um distúrbio do sono consistente ou diagnóstico. Além disso, a ruptura do sono não parece relacionar-se com a intensidade ou o grau de prejuízo funcional da fadiga.

Exercícios na síndrome da fadiga crônica

Muitos pacientes com a síndrome da fadiga crônica queixam-se de intolerância aos exercícios, com registros de piora da fadiga, inclusive perante esforços físicos mínimos. Em um estudo no qual foi usado monitoramento objetivo de padrões de atividade física, encontrou-se um menor nível de atividade física entre indivíduos com a síndrome da fadiga crônica em relação aos controles, identificando, ainda, períodos maiores de repouso após picos de atividade física, com somente um quarto dos pacientes efetivamente inativos. Com isso, sugere-se que pacientes com a síndrome da fadiga crônica têm atividade física reduzida, a qual poderia exacerbar ou perpetuar a fadiga.

Alguns estudos têm revelado aumento no ácido láctico em resposta ao exercício e às reduções na capacidade de transporte do oxigênio, no número de mitocôndrias musculares e no condicionamento físico e capacidade para exercícios. Outros demonstram capacidade aeróbica normal ou quase normal e função muscular e concentrações de lactato pós-exercício comparáveis àqueles vistos em indivíduos sedentários. Considerando-se o mesmo nível de atividade física documentada em laboratório, muitos pacientes com síndrome da fadiga crônica não atingem a freqüência cardíaca máxima prevista para a idade. Propõem-se como explicação alterações na percepção da fadiga, a qual é considerada significativamente maior perante esforços mensuráveis menores que em indivíduos sedentários. Assim, tais observações são mais consistentes com esforço submáximo que com descondicionamento físico, possivelmente como resultado de mudanças na percepção de sensações corpóreas, as quais podem perpetuar os sintomas da fadiga crônica.

Transtornos psiquiátricos

Alguns pesquisadores acreditam que a síndrome da fadiga crônica e os transtornos relacionados são manifestações de condições psiquiátricas, tais como transtorno de somatização, hipocondria, depressão maior ou depressão atípica. De fato, pessoas com a síndrome apresentam prevalência maior de transtornos do humor, depressão maior primária, transtornos ansiosos e somatoformes. Na maioria dos casos, o transtorno do humor ou ansiedade precede o início da síndrome.

Há que se considerar, no entanto, que a prevalência de transtornos psiquiátricos dependerá dos instrumentos empregados para sua avaliação. Assim, estudos que utilizam o *Structured Clinical Interview* para DSM-III-R, uma entrevista semi-estruturada realizada por um clínico treinado, encontram taxas menores de transtornos psiquiátricos na síndrome da fadiga crônica. A seguir, dados referentes a algumas das síndromes psiquiátricas e sua correlação com a síndrome da fadiga crônica:

Transtornos de somatização – prevalência de 28% na síndrome da fadiga crônica em comparação à de 0,03% para transtornos somatoformes na comunidade. As diferenças obtidas nas taxas de prevalência para pacientes com síndrome da fadiga crônica parecem depender das atribuições dadas pelo examinador aos sintomas da síndrome. Se os sintomas são considerados decorrentes de causas físicas e não psiquiátricas, a taxa de distúrbios de somatização reduz-se dramaticamente[38,39].

Transtornos ansiosos – atingem taxas de 3,5% a 5,1% na população geral para transtorno do pânico e transtorno ansioso generalizado, respectivamente. Na síndrome da fadiga crônica, a prevalência da síndrome do pânico está estimada em 17 a 25% e a de ansiedade generalizada em 2 a 30%. Essa literatura aponta para uma sobreposição entre síndrome da fadiga crônica e ansiedade. A similaridade neurobiológica entre a síndrome da fadiga crônica e os transtornos ansiosos sugere uma relação entre essas duas doenças.

Depressão maior – as altas taxas de depressão em pacientes com síndrome da fadiga crônica permitem questionar se a síndrome seria uma manifestação atípica da depressão ou se essas taxas decorreriam de uma sobreposição de sintomas, uma resposta emocional à fadiga incapacitante, mudanças virais ou imunes ou alterações na fisiologia cerebral. Muitos pesquisadores sugerem ser a síndrome da fadiga crônica e a depressão maior entidades possivelmente distintas. Enquanto alguns sintomas da síndrome da fadiga crônica são também sintomas da depressão maior, muitos outros não são típicos de transtornos psiquiátricos. Por outro lado, o padrão de sintomas difere significativamente entre os pacientes com e sem o diagnóstico de síndrome da fadiga crônica, não apresentando os sintomas clássicos depressivos (anedonia, culpa e falta de motivação). Ainda, a depressão maior pode estar atrelada com regulação positiva central do eixo hipotálamo-hipófise-adrenal, resultando em hipercortisolismo leve, enquanto na síndrome da fadiga crônica há uma regulação negativa central. Já as anormalidades típicas do sono vistas na depressão não são encontradas na síndrome da fadiga crônica. Enquanto as doses terapêuticas de antidepressivos não são efetivas em tratar os sintomas da síndrome da fadiga crônica, muitos pacientes não apresentam depressão em nenhum momento de suas vidas. Finalmente, sintomas depressivos podem preceder ou ocorrer em resposta à doença.

Pacientes com a síndrome da fadiga crônica freqüentemente atribuem sua doença a causas físicas, minimizando contribuições psicológicas e/ou pessoais. Por exemplo, comparados a pacientes com diabetes e outras doenças crônicas, aqueles com síndrome da fadiga crônica atribuem seus sintomas mais freqüentemente a um "vírus" ou à "poluição" em comparação a seus próprios comportamentos. Tais atribuições causais têm sido relacionadas a um aumento nos sintomas e no prejuízo funcional, assim como com a piora subjetiva e objetiva ao longo do tempo. É notável como os familiares também tendem a atribuir os sintomas dos pacientes a causas somáticas e suas crenças e atribuições sobre a síndrome podem inadvertidamente reforçar o comportamento dos pacientes. Embora se tenha sugerido que atribuições somáticas possam ser um fator de risco para o desenvolvimento da síndrome, no mínimo exacerbam a doença e levam à maior incapacidade.

TRATAMENTO

Fadiga persistente requer manuseio ativo, preferivelmente antes de se tornar crônica. Identificando-se doença específica, esta deve ser tratada. Se nenhuma doença é diagnosticada, ou se o tratamento médico da doença falha em aliviar o sintoma fadiga, a estratégia biopsicossocial é requerida.

O paciente deverá receber informações acerca de sua doença, enfatizando-se sua natureza tratável e a seriedade com a qual deve-se conduzir o acompanhamento, alertando-se, ainda, para a possibilidade de terapêutica comportamental, sobretudo mediante ausência de sinais de doenças específicas.

INTERVENÇÕES NÃO-FARMACOLÓGICAS E COMPORTAMENTAIS

Tratamentos não-farmacológicos, sobretudo programas de exercícios graduais e terapêutica cognitivo-comportamental, têm-se mostrado promissores na melhora dos resultados da síndrome da fadiga crônica. Estudos mais recentes e bem controlados verificaram que mais de 70% dos pacientes que receberam 13 a 16 sessões de terapia cognitivo-comportamental melhoraram seu desempenho funcional, comparado com 20 a 27% dos participantes designados a cuidados médicos habituais ou a técnicas de relaxamento. Aconselhamento também pode ser útil como terapia cognitivo-comportamental no tratamento da fadiga crônica e da síndrome da fadiga crônica em cuidados primários.

Estudos controlados e randomizados de exercícios aeróbicos graduais em comparação com as intervenções de flexibilidade/relaxamento têm registrado melhoras significativas na fadiga, no estado funcional e no condicionamento físico[40,41]. Educação acerca dos benefícios dos exercícios também têm mostrado efetividade no aumento do nível de atividade física de pacientes com síndrome da fadiga crônica. É importante notar que essas medidas comportamentais se sustentam por períodos de 6 a 14 meses até períodos de cinco anos após o tratamento.

TÉCNICAS ALTERNATIVAS E COMPLEMENTARES

Tal qual pacientes com outras doenças crônicas para as quais a medicina convencional mostra-se incapaz de determinar a cura ou o alívio adequado dos sintomas, muitos pacientes com síndrome da fadiga crônica aderem a tratamentos alternativos com resultados incertos. Estes incluem megavitaminas, cura pela energia, terapia com ervas e dietas especiais. Porém, estudos controlados para analisar a efetividade de tais tratamentos são quase inexistentes. Sulfato de magnésio é a única substância que mostrou afetar positivamente a saúde e o desempenho de pacientes com a síndrome da fadiga crônica em um estudo randomizado, duplo-cego, placebo-controlado[42]. No entanto, três estudos subseqüentes não encontraram nenhuma evidência de deficiência de magnésio em pacientes com a síndrome da fadiga crônica[43].

FATORES NUTRICIONAIS

Uma revisão detalhada da literatura sugere que algumas deficiências nutricionais possam ter relevância etiológica na síndrome da fadiga crônica[44]. Essas incluem deficiências de vários tipos de vitaminas B, vitamina C, magnésio, sódio, zinco, L-triptofano, L-carnitina, coenzima Q10 e ácidos graxos essenciais. Qualquer um desses nutrientes pode estar deficitário em pacientes com a síndrome da fadiga crônica, o que parece estar diretamente relacionado à doença e não a dietas inadequadas.

Ácido fólico

A eficácia da suplementação de folato para pacientes com síndrome da fadiga crônica com deficiência limítrofe desse nutriente foi investigada somente em um pequeno estudo *crossover*, duplo-cego, que falhou em encontrar benefícios a partir da suplementação diária com injeções intramusculares de 800mcg de folato por semana[45].

Vitamina B$_{12}$

Não há nenhuma informação disponível provando a eficácia da suplementação da vitamina B$_{12}$ em pacientes com a síndrome da fadiga crônica. Há, no entanto, dados sugerindo que a administração da vitamina B$_{12}$, por via intravenosa, é terapêutica. Porém, similarmente ao ácido fólico, a dose necessária de vitamina B$_{12}$ para uma resposta em pacientes com síndrome da fadiga crônica deverá ser maior quando comparada à dose considerada apropriada para corrigir sua deficiência.

Sódio

Hipotensão mediada por vias neurais tem sido identificada como um achado comum na síndrome da fadiga crônica. De particular interesse destaca-se o fato de quase dois terços dos pacientes evitarem sal e alimentos salgados. Sintomas associados com ingestão inadequada de sódio incluem fadiga após esforço moderado, lassidão, cefaléia, sonolência e incapacidade para a concentração. Esse sintoma tem sido reproduzido por meio da restrição experimental de sal. A capacidade de a ingestão salina afetar a regulação pressórica por meio de seu efeito no volume sangüíneo é bem conhecida, sugerindo que esse subgrupo de pacientes possa beneficiar-se pelo aumento moderado da ingestão salina.

Zinco

É outro mineral freqüentemente deficiente na síndrome da fadiga crônica, podendo acarretar imunossupressão, dor muscular e fadiga. Porém, resultados advindos da suplementação de zinco ainda não se encontram disponíveis, sendo, assim, sua contribuição ao tratamento apenas especulativa.

L-triptofano

Dois estudos indicam que 80% dos pacientes com a síndrome da fadiga crônica apresentam diminuição sérica dos níveis de L-triptofano. Como precursor direto da serotonina, seu baixo nível pode desencadear dificuldades na recuperação de estados depressivos. Porém, a eficácia da suplementação de triptofano no tratamento da fadiga e da depressão em pacientes com a síndrome da fadiga crônica é desconhecida.

L-carnitina

Visto a importante função no metabolismo muscular, a deficiência de carnitina pode prejudicar a função mitocondrial, gerando sintomas de fadiga generalizada concomitantemente à mialgia, fraqueza muscular e piora da fadiga após atividade física. Há evidências sugerindo que alguns pacientes podem sofrer de deficiência de carnitina clinicamente relevante. Estudos envolvendo administração oral de L-carnitina têm revelado resultados conflitantes. Acredita-se que isso se deva ao fato de somente um terço dos pacientes com a síndrome ser respondedor à carnitina. Dos respondedores, alguns melhoram dramaticamente com a administração da L-carnitina.

Coenzima Q10

Como a coenzima Q10 facilita a respiração celular e há a crença de que isso tenha valor terapêutico na síndrome da fadiga crônica, há muito tem feito parte das prescrições para pacientes com a síndrome. Em um estudo com 20 mulheres que necessitavam de repouso no leito após exercício leve, comparando-as com 20 mulheres controles normais, segundo pareamento por gênero, idade e peso, foi constatado que 80% delas eram deficientes em coenzima Q10, com diminuição após exercício leve ou durante o curso de atividades diárias normais. Após três meses de suplementação com 100mg diários da coenzima Q10, a tolerância aos exercícios mais que dobrou, com melhora de todos os pacientes. Cerca de 90% dos pacientes denotaram redução e/ou desaparecimento dos sintomas clínicos e 85% demonstraram fadiga pós-esforço diminuída.

Ácidos graxos essenciais

Baixos níveis de ácidos graxos essenciais parecem ser um fator comum dentre pacientes com a síndrome da fadiga crônica. Acredita-se que isso se deva a alterações no metabolismo dos ácidos graxos essenciais. Em um estudo encontram-se mudanças na razão de metabólitos de ácidos graxos essenciais biologicamente ativos como resposta fisiológica normal ao estresse excessivo ou prolongado. Essas alterações poderiam causar disfunções imunológicas, endócrinas e do sistema nervoso simpático em pacientes com a síndrome da fadiga crônica[46].

Outro autor tem notado que vírus podem reduzir a capacidade das células em formar ácidos graxos essenciais dessaturados-6, enquanto o interferon requer ácidos graxos essenciais dessaturados-6 para exercer seus efeitos antivirais. É possível que a suplementação com ácidos graxos essenciais possa melhorar as anormalidades reológicas encontradas na síndrome da fadiga crônica. A formação da prostaglandina E$_1$, por exemplo, eleva-se com o aumento da ingestão de ácidos graxos ômega-6. Essa prostaglandina tem demonstrado melhorar a fluidez e a filtração da membrana eritrocitária. Além disso, a suplementação com ácidos graxos ômega-6, como com óleos de peixe, uma fonte de ácidos graxos ômega-3, tem mostrado melhorar a filtração dos eritrócitos.

Há pesquisas sugerindo que a suplementação de ácidos graxos essenciais possa ser efetiva para o tratamento da síndrome da fadiga crônica. Estudo com 63 pacientes com história de saúde mental adequada e bons empregos que apresentaram síndrome da fadiga pós-viral por período de pelo menos um ano revelou níveis basais de ácidos graxos essenciais baixos. Receberam randomicamente quatro cápsulas, duas vezes ao dia, de placebo (óleo de oliva) ou uma mistura de 80% de óleo rico em ômega-3 e 20% de óleo de peixe concentrado. Após três meses, 85% dos pacientes tratados disseram sentir-se melhores em comparação a 17% dos que receberam placebo, diferença altamente significativa. Sem exceção, sintomas individuais, incluindo fadiga, dores e depressão, mostraram melhora significativamente maior com a suplementação de ácidos graxos que com o placebo. Além disso, somente no grupo tratado os níveis de ácidos graxos essenciais, monossaturados e saturados atingiram níveis de normalidade.

TRATAMENTO FARMACOLÓGICO – EVIDÊNCIAS EM LITERATURA

Antidepressivos

Há informações restritas na literatura advindas de estudos controlados e randomizados que justifiquem uso de antidepressivos em pessoas com a síndrome da fadiga crônica, embora eles estejam indicados quando depressão, insônia ou mialgia apresentam-se como co-morbidades. Nos estudos disponíveis, os pacientes foram selecionados a partir de clínicas de especialistas, o que pode ter contribuído para maior resistência ao tratamento com os antidepressivos.

Corticosteróides

Revisão na literatura permite-nos encontrar três estudos randomizados, placebo-controlados, em pessoas com a síndrome da fadiga crônica: 1. estudo *crossover*, controlado e randomizado, de fludrocortisona em 20 pacientes com a síndrome aferiu resultados como mudanças na gravidade dos sintomas, por meio de uma escala analógica visual, e estado funcional, não identificando nenhuma diferença entre o tratamento ativo e o placebo, embora o número de participantes possa ter prejudicado os resultados[47]; 2. em estudo randomizado, placebo-controlado, foi administrada hidrocortisona, 25-35mg diários, a 65 pacientes, encontrando uma melhora na escala de auto-registro não confirmada por outras escalas[48]; 3. estudo com hidrocortisona em menores doses (5 ou 10mg diários) em 32 pacientes mostrou melhora a curto prazo, conforme auto-registro em escalas de fadiga – essa perdida com a interrupção da droga. Assim, os estudos mostram evidências insuficientes sobre os efeitos dos corticosteróides em pessoas com a síndrome da fadiga crônica, sendo os benefícios de curta duração, envolvendo-se as altas doses com os efeitos adversos importantes.

Imunoterapia

Não há nenhuma revisão sistemática acerca desse tópico na literatura. Quatro estudos controlados e randomizados envolvendo imunoterapia fazem-se disponíveis: 1. estudo com 30 pacientes, os quais receberam IgG por via intravenosa (1g/kg) ou albumina (placebo) a cada 30 dias, não denotou diferenças após seis meses nas medidas de fadiga ou funcionamento físico e social[49]; 2. estudo com 49 pacientes randomizados para três infusões de IgG por via intravenosa (2g/kg) ou placebo (solução de maltose) mostrou melhora de 10 dos 23 receptores da imunoglobulina, comparado com 3 dos 26 receptores do placebo, em termos de avaliação física dos sintomas e incapacidades[50]; 3. estudo com 71 adolescentes comparando uso de IgG (1g/kg) com placebo, por meio de três infusões dadas mensalmente, revelou diferenças significativas entre tratamento ativo e grupos controles quanto aos resultados funcionais[51]. Apesar de tais dados, deve-se considerar o fato de serem os estudos pequenos, demonstrando apenas benefícios limitados, com efeitos adversos consideráveis.

Dinucleotídeo adenina nicotinamida oral

Um único estudo controlado, randomizado, *crossover*, comparou administração de dinucleotídeo adenina nicotinamida (NADH), 10mg por dia, e placebo durante quatro semanas. Dos 33 pacientes com síndrome da fadiga crônica que completaram o estudo, 26 foram incluídos na análise. Destes, oito apresentaram melhora de 10% comparados com 2 em 26 dos que receberam placebo. A racionalidade para esse tratamento está no fato de a NADH facilitar a geração de ATP, a qual pode estar reduzida em pacientes com a síndrome da fadiga crônica.

PROGNÓSTICO

Estudos longitudinais de variação da duração têm mostrado que, embora 17 a 64% dos pacientes com síndrome da fadiga crônica melhorem, menos de 10% recuperam-se completamente e outros 10 a 20% pioram durante o seguimento. Entretanto, a maioria dos estudos foi conduzida entre pacientes em tratamento terciário, denotando-se melhor prognóstico em cuidados primários. Idade avançada, duração maior da doença, fadiga intensa, co-morbidades psiquiátricas e atribuição de doenças físicas à síndrome da fadiga crônica tendem a ser fatores de risco para pior prognóstico. Diferentemente, crianças e adolescentes recuperam-se mais prontamente, com 54 a 94% mostrando melhora definitiva após seis anos de seguimento. Apesar da considerável morbidade associada com a síndrome, não há evidências de mortalidade aumentada.

CONCLUSÃO

Embora a síndrome da fadiga crônica tenha-se firmado como entidade clínica individualizada, a presença de manifestações sintomáticas coincidentes a outras doenças permite, ainda, a alguns autores reivindicarem sua autenticidade como quadro único e distinto.

Dúvidas pertinentes à fisiopatologia da doença, critérios diagnósticos e sua terapêutica existem, exigindo novos estudos. O tratamento atual baseia-se em sintomas e inclui estratégias farmacológicas e comportamentais. Muitas das intervenções envolvidas para o tratamento da síndrome são questionadas por meio de dados da literatura, evidenciando sua introdução empírica na prática clínica. Em parte, isso se deve aos próprios critérios subjetivos utilizados para o diagnóstico da doença, os quais se baseiam eminentemente em sintomas, sem a notoriedade de testes diagnósticos específicos ou marcadores biológicos de alta acurácia.

Assim, deve-se, perante indivíduos com o possível diagnóstico de síndrome da fadiga crônica, enfatizar a exclusão de outros diagnósticos clínicos, tratar causas somáticas se identificadas e fornecer informações adequadas aos pacientes para que possam colaborar no tratamento hoje disponível para a doença.

REFERÊNCIAS BIBLIOGRÁFICAS

1. Nimnuan C, Rabe-Hesketh S, Wessely S, Hotopf M. How many functional somatic syndromes? J Psychosom Res 2001; 51:549.
2. Fink P. The use of hospitalizations by persistent somatizing patients. Psychol Med 1992; 22:173. ▪ 3. Van Hemert A, Hengeveld M, Bolk J et al. Psychological disorders in relation to medical illness among patients of a general medical outpatient clinic. Psychol Med 1993; 23:167. ▪ 4. Kroenke K, Arrington M, Mangelsdorff D. The prevalence of symptoms in medical outpatients and the adequacy of therapy. Arch Intern Med 1990; 150:1685. ▪ 5. Wessely S. Chronic fatigue: symptom and syndrome. Ann Intern Med 2001; 134:838. ▪ 6. Rose G, Barker D. What is a case? Dichotomy or continuum? BMJ 1978; ii:873. ▪ 7. Krupp LB, LaRocca NG, Muir-Nash J, Steinberg AD. The fatigue severity scale. Application to patients with multiple sclerosis and systemic lupus erythematosus. Arch Neurol 1989; 46:1121. ▪ 8. Ray C, Weir W, Phillips S, Cullen S. Development of a measure of symptoms in chronic fatigue syndrome: the profile of fatigue related symptoms (PFRS). Psychology Health 1992; 7:27. ▪ 9. Chalder T, Berelowitz G, Pawlikowska T et al. Development of a fatigue scale. J Psychosom Res 1993; 37:147. ▪ 10. Lewis G, Wessely S. The epidemiology of fatigue: more questions than answers. J Epidem Commun Health 1992; 46:92. ▪ 11. Cathebras PJ, Robbins JM, Kirmayer LJ, Hayton BC. Fatigue in primary care: prevalence, psychiatric comorbidity, illness behavior, and outcome. J Gen Intern Med 1992; 7:276. ▪ 12. Sharpe M, Wliks D. Fatigue. BMJ 2002; 325:480. ▪ 13. Chen M. The epidemiology of self-perceived fatigue among adults. Prev Med 1986; 15:74. ▪ 14. Afari N, Buchwald D. Chronic fatigue syndrome: a review. Am J Psychiatry 2003; 160:221. ▪ 15. Walsh CM, Zainal NZ, Middleton SJ, Paykel ES. A family history study of chronic fatigue syndrome. Psychiatr Genet 2001; 11:123. ▪ 16. Hickie I, Bennett B, Lloyd A, Heath A, Martin N. Complex genetic and environmental relationships between psychological distress, fatigue and immune functioning: a twin study. Psychol Med 1999; 29:269. ▪ 17. Hickie I, Kirk K, Martin N. Unique genetic and environmental determinants of prolonged fatigue: a twin study. Psychol Med 1999; 29:259. ▪ 18. Buchwald D, Herrell R, Ashton S et al. A twin study of chronic fatigue. Psychosom Med 2001; 63:936. ▪ 19. Schwartz RB, Garada BM, Komaroff AL et al. Detection of intracranial abnormalities in patients with chronic fatigue syndrome: comparison of MR imaging and SPECT. AJR 1994; 162: 935. ▪ 20. Schwartz RB, Komaroff AL, Garada BM et al. SPECT imaging of the brain: comparison of findings in patients with chronic fatigue syndrome, AIDS dementia complex, and major unipolar depression. AJR 1994; 162:943. ▪ 21. Cope H, David AS. Neuroimaging in chronic fatigue syndrome. J Neurol Neurosurg Psychiatry 1996; 60:471. ▪ 22. Natelson BH, Cohen JM, Brassloff I, Lee HJ. A controlled study of brain magnetic resonance imaging in patients with fatiguing illnesses. J Neurol Sci 1993; 120:213. ▪ 23. Buchwald D, Cheney PR, Peterson DL et al. A chronic illness characterized by fatigue, neurologic and immunologic disorders, and active human herpesvirus type 6 infection. Ann Intern Med 1992; 116:103. ▪ 24. Lange G, DeLuca J, Maldjian JA et al. Brain MRI abnormalities exist in a subset of patients with chronic fatigue syndrome. J Neurol Sci 1999; 171:3. ▪ 25. Ichise M, Salit IE, Abbey SE et al. Assessment of regional cerebral perfusion by 99Tcm-HMPAO SPECT in chronic fatigue syndrome. Nucl Med Commun 1992; 13:767. ▪ 26. Lewis D, Mayberg H, Fischer M et al. Monozygotic twins discordant for chronic fatigue syndrome: regional cerebral blood flow SPECT. Radiology 2001; 219:766. ▪ 27. Parker AJR, Wessely S, Cleare AJ. The neuroendocrinology of chronic fatigue syndrome and fibromyalgia. Psychol Med 2001; 31:1331. ▪ 28. Scott LV, Svec F, Dinan T. A preliminary study of dehydroepiandrosterone response to low-dose ACTH in chronic fatigue syndrome and in healthy subjects. Psychiatry Res 2000; 97:21. ▪ 29. Torpy DJ, Bachmann AW, Grice JE et al. Familial corticosteroid-binding globulin deficiency due to a novel null mutation: association with fatigue and relative hypotension. J Clin Endocrinol Metab 2001; 86:3692. ▪ 30. Cleare AJ, Bearn J, Allain T et al. Contrasting neuroendocrine responses in depression and chronic fatigue syndrome. J Affect Disord 1995; 35:283. ▪ 31. O'Keane V, Dinan TG. Prolactin nad cortisol responses to d-fenfluramine in major depression: evidence for diminished responsivity of central serotonergic function. Am J Psychiatry 1991; 148:1009. ▪ 32. Klimas NG, Salvato FR, Morgan R, Fletcher MA. Immunologic abnormalities in chronic fatigue syndrome. J Clin Microbiol 1990; 28:1403. ▪ 33. Straus SE, Fritz S, Dale JK et al. Lymphocyte phenotype and function in the chronic fatigue syndrome. J Clin Immunol 1993; 13:30. ▪ 34. Konstantinov K, von Mikecz A, Buchwald D et al. Autoantibodies to nuclear envelope antigens in chronic fatigue syndrome. J Clin Invest 1996; 98:1888. ▪ 35. Von Mikecz A, Konstantinov K, Buchwald DS et al. High frequency of autoantibodies to insoluble cellular antigens in patients with chronic fatigue syndrome. Arthitis Rheum 1997; 40:295. ▪ 36. Straus SE, Dale JK, Tobi M et al. Acyclovir treatment of the chronic fatigue syndrome: lack of efficacy in a placebo-controlled trial. N Engl J Med 1988; 319:1692. ▪ 37. Wilson A, Hickie I, Lloyd A, Wakefield D. The treatment of chronic fatigue syndrome: science and speculation. Am J Med 1994; 96:544. ▪ 38. Johnson SK, DeLuca J, Natelson BH. Assessing somatization disorder in the chronic fatigue syndrome. Psychosom Med 1996; 58:50. ▪ 39. Manu P, Lane TJ, Matthews DA. Somatization disorder in patients with chronic fatigue. Psychosomatics 1989; 30:388. ▪ 40. Wearden AJ, Morriss RK, Mullis R et al. Randomized, double-blind, placebo-controlled treatment trial of fluoxetine and graded exercise for chronic fatigue

syndrome. Br J Psychiatry 1998; 172:485. ▪ 41. Fulcher KY, White PD. Randomized controlled trial of graded exercise in patients with the chronic fatigue syndrome. Br Med J 1997; 314:1647. ▪ 42. Cox IM, Campbell MJ, Dowson D. Red blood cell magnesium and chronic fatigue syndrome. Lancet 1991; 337:757. ▪ 43. Reid S, Chalder T, Cleare A et al. Chronic fatigue syndrome. Br Med J 2000; 320:292. ▪ 44. Werbach MR. Nutritional Strategies for treating chronic fatigue syndrome. Altern Med Rev 2000; 5:93. ▪ 45. Kaslow JE, Rucker L, Onishi R. Liver extract-folic acid-cyanocobalamin vs placebo for chronic fatigue syndrome. Arch Intern Med 1989; 149:2501. ▪ 46. Gray JB, Martinovic AM. Eicosanoids and essential fatty acid modulation in chronic disease and the chronic fatigue syndrome. Med Hypotheses 1994; 43:31. ▪ 47. Peterson PK, Pheley A, Schroeppel J et al. A preliminary placebo-controlled crossover trial of fludrocortisone for chronic fatigue syndrome. Arch Intern Med 1998; 158:908. ▪ 48. McKenzie R, O'Fallon A, Dale J et al. Low-dose hydrocortisone for treatment of chronic fatigue syndrome. JAMA 1998; 280:1061. ▪ 49. Peterson PK, Shepard J, Macres M et al. A controlled trial of intravenous immunoglobulin G in chronic fatigue syndrome. Am J Med 1990; 89:554. ▪ 50. Lloyd A, Hickie I, Wakefield D et al. A double-blind, placebo-controlled trial of intravenous immunoglobulin therapy in patients with chronic fatigue syndrome. Am J Med 1990; 89:561. ▪ 51. Rowe KS. Double-blind randomized controlled trial to assess the efficacy of intravenous gammaglobulin for the management of chronic fatigue syndrome inadolescents. J Psychiatr Res 1997; 31:133.

11. EMAGRECIMENTO

Simone Augusta de Oliveira

Este capítulo visa apresentar de uma proposta de abordagem do paciente com queixa de perda de peso não-intencional. Esse sintoma representa 8% das queixas ambulatoriais de adultos e cerca de 13% de pessoas idosas, chegando a 50-60% de pacientes sob cuidados domiciliares. Somente 50% dessas queixas são confirmadas, por exemplo, pela história de redução do tamanho das roupas, por medidas de peso seriadas ou pelo relato da família[1,2].

Dos casos de perda de peso, 70% têm uma causa definida após análise da história, exame clínico e exames laboratoriais simples; 25% permanecem idiopáticos, com raros casos nos quais uma neoplasia maligna é reconhecida durante o seguimento do paciente[1].

A perda de peso clinicamente importante pode ser definida como emagrecimento de 4,5kg ou mais de 5% do peso por um período de seis meses e mais que 10% em 12 meses; especialmente de caráter progressivo[3]. Perdas de peso de mais de 10% implicam o aparecimento de desnutrição protéico-calórica, que é associada com alterações fisiológicas, entre as quais disfunções imunológicas dos tipos humoral e celular. Perdas de mais de 20% implicam desnutrição protéico-calórica grave com disfunção orgânica pronunciada[2,4].

O Brasil tem características socioeconômicas próprias que valem ser ressaltadas para avaliação de um paciente com queixa de emagrecimento. De acordo com o Anuário Estatístico de Saúde do Brasil de 2001, indicadores de saúde como saneamento básico e esgotamento sanitário encontram-se distribuídos de forma bastante distinta pelo País. Em Regiões como Norte, Nordeste e Centro-Oeste menos da metade da população tem acesso a sistema de esgotamento sanitário[5].

O crescimento acelerado das populações urbanas, associado à desigualdade na distribuição de renda, levou ao aumento da pobreza no Brasil, de 1960 a 2001. O País tem o terceiro maior índice de desigualdade na distribuição de riqueza do mundo. Em 1999, 25% da população brasileira pertencia a famílias com renda mensal *per capita* de até meio salário mínimo. E, no mesmo ano, havia 10% de desemprego. Outro aspecto importante em saúde é o analfabetismo, em 2000 havia uma taxa de 14% no País sendo, que na Região Nordeste havia 26% e no Sul 8%[5].

CONCEITO

O peso corpóreo pode ser dividido, de maneira simples, em massa de gordura e massa magra. Esta, por sua vez, é constituída pela massa celular corpórea, pelo fluido extracelular e pela massa extracelular sólida como o colágeno e o osso mineral[6].

Há termos de significados clínicos distintos que podem cursar com emagrecimento, como a inanição, a caquexia e a sarcopenia[4,6].

A inanição caracteriza-se por desnutrição protéico-calórica na qual o desencadeante é a ingestão reduzida de alimentos que pode ocorrer por questões socioeconômicas e psiquiátricas. Origina a desnutrição primária.

A caquexia está associada com condições inflamatórias ou neoplásicas que envolvem resposta de fase aguda e a alimentação não reverte as mudanças dos macronutrientes. Pacientes com caquexia perdem quantidades equivalentes de massas magra e de gordura, mas mantêm o volume de água extracelular. A perda de massa magra está centrada na redução da musculatura esquelética e reflete uma diminuição da massa celular[6]. Nesta situação, ocorre um quadro de desnutrição protéico-calórica secundária.

O termo sarcopenia é usado para se referir a mudanças da composição corpórea em idosos, mas também se aplica a pacientes que tentam continuamente perder peso com dietas, pacientes com deficiência do hormônio do crescimento e pacientes com atividade física bastante limitada, como aqueles debilitados por doenças reumatológicas[6]. Na sarcopenia há perda de musculatura esquelética e conseqüentemente de força[6].

ETIOLOGIA E FISIOPATOLOGIA
ETIOLOGIAS ORGÂNICAS

As etiologias mais comumente identificadas em pacientes com perda de peso não-intencional estão listadas em ordem descendente de freqüência[2]:

Neoplasias – são responsáveis por cerca de um terço de todos os pacientes que apresentam perda de peso não-intencional. No Brasil, de acordo com dados do Sistema Único de Saúde, em 1999 as neoplasias eram a segunda causa de morte, com 15% dos óbitos, ocupando a mesma posição de causas externas. Em mulheres, as neoplasias mais freqüentes foram de mama e de colo do útero, e nos homens, de próstata, estômago e pulmão[5].

Sinais e sintomas sugerindo malignidade podem ser ou não específicos, mas geralmente são identificados por história e exame físico. As neoplasias mais freqüentemente envolvidas com emagrecimento são: gastrintestinal, hepatobiliar, hematológica, pulmonar, mamária, genitorinária, ovariana e prostática[2].

Na perda de peso por câncer, encontra-se o fenômeno da caquexia, no qual a agressão tecidual é promovida por enzimas liberadas por células inflamatórias ou lesadas, o que produz substrato para a formação e a propagação de radicais livres. Por essa razão, o corpo precisa localizar e limitar a lesão e degradar os resíduos teciduais. Para essas funções, o organismo desenvolve resposta de fase aguda, que é uma adaptação às alterações fisiológicas. A resposta de fase aguda implica a produção, pelo fígado, de grandes quantidades de proteínas, como opsoninas, inibidores de protease, fatores do complemento, apoproteínas, fibrinogênio e outros. Um exemplo é o aumento da proteína C reativa, que é uma opsonina que se liga a proteínas desnaturadas, lipolissacárides e ácidos nucléicos; seu nível está aumentado em processos inflamatórios ou neoplásicos[6].

Há implicações nutricionais para a resposta da fase aguda, ela é uma atividade que utiliza muita energia e grandes quantidades de aminoácidos essenciais. Isso leva à perda da musculatura esquelética, que, em um processo crônico, contribui para o aumento da morbidade e da mortalidade, uma vez que a musculatura esquelética representa o maior reservatório de proteína do organismo[6].

A degradação muscular é regulada por proteínas que controlam o ciclo celular. Das várias vias celulares proteolíticas, a via do proteossomo ubiquitina tem um papel predominante na regulação da produção e da degradação de proteínas. Muitas citocinas pró-inflamatórias, incluindo o fator de necrose tumoral e a interleucina-1, estimulam a produção do RNA mensageiro da ubiquitina[6].

Doenças gastrintestinais – são as causas de emagrecimento de etiologia orgânica não-maligna mais comuns, responsáveis por cerca de 15% dos casos. Doença péptica ulcerosa, doença inflamatória intestinal, síndromes de dismotilidade (por exemplo gastroparesia e pseudo-obstrução), pancreatite crônica, doença celíaca, constipação, gastrite atrófica e problemas orais (por exemplo, dentição, doença periodontal e xerostomia) são algumas das possíveis etiologias que podem precipitar perda de peso. A história e o exame clínico comumente revelam sintomas e sinais sugestivos de etiologia gastrintestinal[2].

Doenças endócrinas – *diabetes mellitus*, hiper e hipotireoidismo são as endocrinopatias mais comuns relacionadas ao emagrecimento. São menos freqüentes: feocromocitoma, pan-hipopituitarismo, insuficiência adrenal e hiperparatireoidismo[2].

Infecção – tuberculose, doença fúngica, parasitas, endocardite bacteriana subaguda, vírus da imunodeficiência adquirida são algumas possíveis causas. A investigação de fatores de risco, incluindo viagem, ocupação, estilo de vida, moradia e história de exposição, é essencial. Pacientes com a síndrome da imunodeficiência adquirida (aids) podem desenvolver uma síndrome consuntiva, que é uma das doenças definidoras de aids[2].

Medicações – freqüentemente esquecidas, as medicações têm um importante papel como etiologia para a perda de peso não-intencional, particularmente em idosos (Quadro 2.8)[7]. Efeitos adversos, incluindo anorexia, náuseas, diarréia e parageusia (disfunção do paladar), podem alterar a ingestão, absorção e utilização dos nutrientes[2].

Quadro 2.8 – Efeitos das medicações associadas com perda de peso não-intencional no idoso.

Medicação	Anorexia	Parageusia	Disfagia	Náuseas e/ou vômitos
Albuterol		X		X
Alendronato			X	X
Alopurinol		X		X
Amantadina	X			X
Inibidores da ECA		X		
Antibióticos*	X	X	X	X
Drogas anticolinérgicas		X	X	
Drogas antiepilépticas	X			
Anti-histamínicos		X		
Benzodiazepínicos	X			X
Antagonistas de cálcio		X		
Corticosteróides			X	
Descongestionantes	X			
Digoxina	X			X
Agonistas de dopamina		X		X
Agentes hormonais				X
Suplementos de ferro		X	X	X
Levodopa	X	X	X	X
Hipolipemiantes		X		X
Metformina	X	X		X
Metronidazol		X		X
AINH			X	
Analgésicos opióides	X			X
Fenitoína		X		X
Potássio			X	X
IRSS	X			X
Antidepressivos tricíclicos		X		
Xantinas	X			X

*Os sintomas variam com a classe dos antibióticos.
ECA = enzima conversora de angiotensina; AINH = antiinflamatório não-hormonal; IRSS = inibidores da recaptação seletiva de serotonina.

Doenças cardiovasculares – podem levar à perda de peso por vários mecanismos, entre os quais pelo aumento da demanda metabólica e pela redução do apetite e da ingestão calórica[2]. A caquexia é uma complicação de cerca de 20% dos pacientes com insuficiência cardíaca congestiva e um fator de risco independente para a morte. Muitos estudos têm mostrado o papel de citocinas circulantes na caquexia cardíaca, além de haver um aumento do gasto energético de repouso[6].

Doença neurológica – a lesão ao sistema nervoso ou a degeneração podem contribuir para disfunção visceral, disfagia e lesão, e outras limitações funcionais que impedem a ingestão calórica adequada. Um exemplo é a doença de Parkinson, que tem sido associada com dismotilidade intestinal, disfunção defecatória e aumento da demanda calórica. Além disso, as medicações prescritas podem causar xerostomia, anorexia e saciedade. A disfunção cognitiva, como a demência, pode levar a uma diminuição do interesse pela ingestão alimentar e conseqüentemente ao emagrecimento[2].

Doença pulmonar – a perda de peso pode ser uma manifestação secundária de uma doença pulmonar. A doença pulmonar obstrutiva crônica (DPOC) pode levar a um aumento da demanda metabólica secundária ao uso de musculatura acessória da respiração[2]. A desnutrição pode ser documentada em até 50% dos pacientes com DPOC[6].

Doença renal – a uremia produz anorexia, náuseas e vômitos. A proteinúria em pacientes com síndrome nefrótica leva a um equilíbrio calórico negativo e a hemodiálise é acompanhada de muitas oscilações metabólicas associadas com perdas de massa magra.

Doenças do tecido conjuntivo – doenças inflamatórias agudas ou crônicas aumentam a demanda metabólica e também vêm acompanhadas de anorexia, freqüentemente levando a um desequilíbrio nutricional. Além disso, doenças que afetam o intestino, por exemplo a esclerose sistêmica, podem produzir distúrbio da motilidade como disfagia, gastroparesia, pseudo-obstrução e obstipação. O crescimento aumentado de bactérias pode exacerbar a má absorção de nutrientes[2].

ETIOLOGIAS PSICOSSOCIAIS

Indivíduos idosos apresentam prevalência de sintomas depressivos de cerca de 15%, dos quais aproximadamente 4% preenchem critérios para depressão maior. Além disso, 2 a 3% dos pacientes com idade entre 65 e 79 anos apresentam demência, aumentando para 20% naqueles com mais de 80 anos. Estas doenças, depressão e demência, que são pouco diagnosticadas na prática clínica, podem levar à apatia e à dificuldade quanto ao autocuidado. Ocorre também redução do reconhecimento da necessidade de comer levando à perda de peso, que pode ser um dos primeiros sintomas de aparecimento dessas doenças[2].

O envelhecimento em si parece estar relacionado com a regulação da ingestão de alimentos, levando a uma "anorexia fisiológica da idade". A quantidade de colecistoquinina circulante, o hormônio da saciedade, aumenta na circulação. Outras substâncias também são responsáveis pela saciedade e parece haver um papel das citocinas, incluindo a caquetina (ou fator de necrose tumoral) e as interleucinas-1 e 6, nas alterações fisiológicas da regulação da ingestão alimentar[7]. Robbins[8] resumiu a perda de peso no idoso em 9 Ds, que devem ser lembrados (Quadro 2.9).

Quadro 2.9 – Os nove Ds da perda de peso no idoso[8].

Dentição	Depressão
*Dysgeusia**	Demência
Disfagia	Disfunção
Diarréia	Drogas
Doenças crônica	

*Parageusia, em português.

AVALIAÇÃO NUTRICIONAL E INVESTIGAÇÃO DIAGNÓSTICA

É importante, antes de uma investigação diagnóstica, que seja confirmada a perda de peso. Mais da metade dos pacientes que procuram atendimento médico com essa queixa não apresenta emagrecimento significativo, não havendo portanto necessidade de avaliação. A verificação da perda de peso é essencial e os métodos incluem a comparação com pesos anteriores, demonstração de uma mudança no tamanho das roupas, confirmação clara de amigos ou parentes, ou sinais visíveis de caquexia[9].

Na maioria dos pacientes, a etiologia da perda de peso é identificada por meio de anamnese e exame clínico detalhados, nos quais é importante a realização da avaliação alimentar e antropométrica.

ANAMNESE

A primeira etapa é quantificar o emagrecimento e, se necessário, reavaliar o peso em consultas subseqüentes para confirmação. Em seguida, obter a história nutricional do paciente incluindo dados acerca de seu nível socioeconômico. A história nutricional deve mostrar informações sobre adequação das refeições (quantidade do alimento, equilíbrio nutricional etc.), disponibilidade dos alimentos, uso de suplementos, prática de dietas para emagrecimento e ingestão calórica diária. É essencial identificar situações sociais e econômicas, como pobreza, falta de moradia e rendimento inadequado, e também indagar sobre atividades que promovam restrição calórica como o uso de drogas e o etilismo[7,10].

A história clínica deve focar, principalmente, sintomas gastrintestinais como anorexia, náuseas, vômitos, disfagia, diarréia e dor abdominal. Quanto aos antecedentes pessoais, investigar doenças gastrintestinais, cirurgias, afecções renais, hepáticas, cardíacas, respiratórias, reumatológicas, infecções recorrentes, viagens relacionadas ao período de emagrecimento, transtornos psiquiátricos e tabagismo[7,10].

Procurar questionar sobre antecedentes familiares, principalmente neoplasias. E na investigação dos diversos aparelhos, indagar ativamente sobre diversos sintomas quando há poucos ou nenhum sintoma associado ao emagrecimento.

EXAME CLÍNICO

São importantes medidas de peso e estatura com o indivíduo despido ou com roupas leves para se estabelecer a gravidade do emagrecimento e a presença de desnutrição. A desnutrição é um conceito que engloba extremos de subpeso e sobrepeso. Quanto aos indivíduos emagrecidos, o índice de massa corpórea (peso/altura^2) permite a classificação da desnutrição em: grave < 16 moderada, 16-16,99, e leve 17-18,49.

A antropometria pode ajudar nessa avaliação por meio da espessura da prega cutânea da parte posterior média do braço, realizada com paquímetro, e do perímetro muscular no ponto médio dos membros, obtido com a seguinte fórmula:

Perímetro no ponto médio dos membros =
perímetro no ponto médio do braço (cm) −
(π × espessura da prega cutânea tricipital) (cm)

O uso da antropometria é limitado pela necessidade de paquímetros especializados, pela experiência do observador e pelos efeitos potenciais da confusão com edema ou desidratação[10].

Pode-se identificar uma variedade de deficiências nutricionais ao exame da aparência geral do paciente, incluindo a pele, os cabelos, as unhas, as mucosas e o sistema neurológico. Assim, a deficiência de proteína origina fios de cabelos frágeis; a de vitamina C, equimoses; a de zinco, exantema "em tinta descascada" dos membros inferiores e redução da gustação; a de vitamina A, pele grossa e xeroftalmia conjuntival; a de niacina, glossite e hiperpigmentação das áreas expostas à luz solar; a de ferro, anemia e coiloníquia; a de tiamina, síndrome de Wernicke-Korsakoff; a de vitamina B$_{12}$, glossite, queilose, neuropatia periférica e anemia; a de riboflavina, glossite e queilose; a de piridoxina, neuropatia periférica, glossite e queilose; a de folato, anemia, glossite e queilose; a de vitamina E, neuropatia periférica; e a de ácidos graxos essenciais, seborréia nasolabial[10].

AVALIAÇÃO LABORATORIAL

A avaliação do estado nutricional pode ser feita por meio de alguns exames laboratoriais que são pouco específicos[10]:

Albumina sérica − é uma medida altamente sensível de um quadro de desnutrição protéico-calórica. A síntese hepática de albumina é inibida na presença de cirrose hepática, aids e câncer disseminado, enquanto a perda de albumina pelo organismo é acelerada nas doenças inflamatórias intestinais. Outras proteínas podem ser medidas, como a transferrina, a pré-albumina ou o complexo protéico de ligação ao retinol e à fibronectina[10].

Dosagem de vitaminas e minerais − para a identificação da deficiência de micronutrientes específicos[10].

Avaliação da função imunológica − em geral, na desnutrição protéico-calórica ocorre atrofia das estruturas linfóides dependentes do timo e a redução da imunidade mediada pelas células T. A contagem de linfócitos pode estar diminuída e vir acompanhada de anergia a testes cutâneos comuns[10].

Análise da impedância bioelétrica − realizada para a medida da gordura corpórea, da massa magra e da água corpórea total pela diferença na impedância elétrica dos componentes citados. Para o exame, faz-se passar uma corrente fraca entre eletrodos colocados no dorso das mãos e dos pés[10].

Análise do gasto energético − por meio de calorimetria indireta com um calorímetro metabólico móvel[10].

Excreção de creatinina urinária de 24 horas − realizada como uma medida dos compartimentos de massa magra e massa celular corpórea, uma vez que a creatinina é um produto metabólico da creatinina muscular esquelética[10].

Excreção urinária de nitrogênio e equilíbrio nitrogenado − pode ser avaliada medindo-se a diferença entre nitrogênio consumido por via oral, enteral ou intravenosa e a excreção na urina, nas fezes e em outras fontes intestinais[10].

Essas análises do estado nutricional apresentam o grau de desnutrição no qual o paciente se encontra e podem mostrar a distribuição dos compartimentos corpóreos (massas magra e de gordura), auxiliando nos diagnósticos diferenciais de inanição, caquexia e sarcopenia.

Confirmado o emagrecimento e realizada a avaliação nutricional, pode-se proceder à investigação diagnóstica com exames complementares seqüenciais, quando nem a anamnese nem o exame clínico direcionam para a realização de exames específicos. Na figura 2.2 apresentamos um fluxograma, e no quadro 2.10, testes específicos para perda de peso não-intencional[2].

Com relação a estudos realizados sobre investigação de emagrecimento há três nos quais foram mostrados os principais diagnósticos encontrados (Tabela 2.2).

Pode-se observar que as principais etiologias encontradas na investigação do emagrecimento são neoplasias e doenças do trato gastrintestinal. Esses estudos também identificaram outras queixas associadas à perda de peso, entre as quais as mais freqüentes foram anorexia, sintomas gastrintestinais, dor, fraqueza e sintomas respiratórios. Esses sintomas podem constar como queixas principais ou associadas ao emagrecimento[11,12,13].

O estudo de Rabinovitz et al.[11] mostrou a associação entre causa não-orgânica e baixos níveis de velocidade

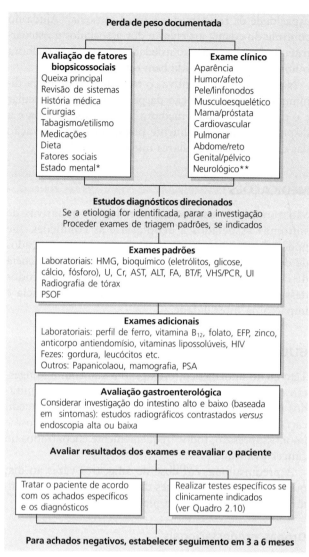

Figura 2.2 – Fluxograma para investigação de perda de peso não-intencional[2]. HMG = hemograma completo; U = uréia; Cr = creatinina; AST = aspartato aminotransferase; ALT = alanina aminotransferase; FA = fosfatase alcalina; BT/F = bilirrubinas totais e frações; VHS/PCR = velocidade de hemossedimentação/proteína C reativa; UI = urina tipo I; PSOF = pesquisa de sangue oculto nas fezes; EFP = eletroforese de proteínas; PSOF = pesquisa de sangue oculto nas fezes; EFP = eletroforese de proteínas; HIV = vírus da imunodeficiência humana; PSA = antígeno prostático específico.

*Estado mental: avaliação de sintomas depressivos.
**Neurológico: incluir Minimental.

Quadro 2.10 – Testes específicos para pacientes com perda de peso não-intencional[2].

Investigações estruturais
  Trânsito intestinal (doença inflamatória intestinal, diarréa, síndrome de má absorção, obstrução)
  Tomografia computadorizada (neoplasia, abscesso, pancreatite, complicações intestinais etc.)
  Ultra-sonografia mesentérica com Doppler versus angiografia (isquemia intestinal)
Investigações funcionais
  Cintilografia gastrintestinal/trânsito colônico (dismotilidade)
Estudos laboratoriais
  PPD, DHL, hormônio do crescimento, testoterona?
Histopatologia
  Intestino delgado (processo de má-absorção), cólon (diarréia), coloração para substância amilóide etc.
Avaliação psicossocial
  Questionário de avaliação, consulta com psicólogo ou psiquiatra

Tabela 2.2 – Causas de emagrecimento em três estudos.

Estudo	Rabinovitz et al.[11]	Thompson e Morris[12]	Marton et al.[13]
	Retrospectivo	Populacional	Prospectivo
Número de pacientes	154	45	91
Neoplasia	35%	16%	18%
Doenças do trato gastrintestinal	17%	11%	13%
Doenças psiquiátricas	16%	18%	8%
Infecções*	6%	2%	3%
Alterações endocrinológicas**	6%	9%	4%
Ingestão inadequada***		16%	7%
Causa desconhecida	23%	24%	26%

*Tuberculose.
**Hipertireoidismo.
***Causa nutricional e etilismo.

de hemossedimentação e causas orgânicas e níveis alterados de fosfatase alcalina e albumina. A combinação destes dois últimos exames laboratoriais apresentou uma baixa sensibilidade, de 17%, mas alta especificidade, de 87%, para o diagnóstico de neoplasia. Porém, é um estudo pequeno e retrospectivo.

O estudo de Thompson e Morris[12] destacou como causa de emagrecimento as doenças psiquiátricas e a ingestão inadequada que tem seu diagnóstico feito pela anamnese, sem necessidade de exames complementares.

O estudo de Marton et al.[13] mostrou achados com relação a alguns exames laboratoriais. A radiografia de tórax foi o exame mais solicitado e em 41% dos pacientes apresentava alterações, como massa, infiltrado, área cardíaca aumentada ou adenopatia. Em cerca de 22% dos pacientes havia alteração bioquímica importante, principalmente elevação de enzimas hepáticas. O exame de urina tipo I estava alterado em 3%, geralmente com glicosúria, o que levava ao diagnóstico de *diabetes mellitus*. Havia pelo menos um teste de triagem anormal em 66% dos pacientes. Dos exames adicionais realizados, as séries radiográficas do trato gastrintestinal alto foram os que mais se alteraram e todos os pacientes submetidos a eles tinham sintomas de trato digestório. Dos pacientes com doença orgânica, 83% tinham achados anormais nos testes de triagem ou nas radiografias seriadas de trato gastrintestinal. Foi encontrado um falso-positivo de 37% nos testes de triagem.

O estudo de Marton et al.[13] ainda fez seguimento dos pacientes por um ano, o que mostrou uma taxa de mortalidade geral de 25%. Quinze por cento dos pacientes apresentaram deterioração clínica, e 40%, prognóstico reservado no seguimento. Os fatores de mau prognóstico encontrados foram: idade (maiores de 80 anos), diagnóstico de neoplasia, estado funcional inicial, peso antes do início do emagrecimento e resultados dos testes de triagem – nenhum dos pacientes que evoluíram mal tinha todos os exames normais.

TRATAMENTO

O tratamento envolve a abordagem de aspectos nutricionais, de exercícios físicos e uso de medicações.

NUTRIÇÃO

As necessidades nutricionais para grupos de pessoas sadias têm sido cuidadosamente definidas com base em evidências experimentais. Para se ter boa saúde, há necessidade de nutrientes que forneçam energia (proteína, lipídeo e carboidrato), vitaminas, minerais e água. No caso de deficiências alimentares por questões socioeconômicas, tornam-se imperativas medidas políticas e econômicas para a melhoria da nutrição populacional. Outro aspecto é a abordagem de hábitos alimentares inadequados por meio da reeducação alimentar[10].

O diagnóstico de doença psiquiátrica como causa do emagrecimento envolve a necessidade de psicoterapias específicas e manejo medicamentoso, principalmente com antidepressivos[14].

Nos casos em que se diagnostica uma doença crônica, existe no organismo processos catabólicos ou hipermetabólicos, geralmente com redução da ingestão de nutrientes que leva a uma desnutrição protéico-calórica. Há extensa documentação, em doenças crônicas, da forte relação entre desnutrição e aumento da morbidade, mortalidade e dias de hospitalização[15].

Em uma revisão do tratamento da desnutrição em doenças crônicas não-malignas, avaliou-se o impacto da administração de suplementos alimentares. Alguns trabalhos mostraram que os suplementos nutricionais podem reduzir a ingestão habitual de alimentos como resultado dos seus efeitos colaterais no apetite e no trato digestório. Em contraste, muitos estudos mostraram que a suplementação ou o enriquecimento da dieta pode aumentar a ingestão. Há necessidade de mais estudos para se verificar o aspecto do tratamento nutricional de pacientes com doenças crônicas[15].

Há evidências de que a presença de uma resposta inflamatória sistêmica seja um marcador de não-responsividade ao tratamento nutritivo. Mesmo ótimas dietas orais, enterais ou parenterais podem ter uma repercussão e um efeito limitados na melhora da saúde de pacientes cronicamente desnutridos. Nesse caso, faz-se necessária a utilização de medicações que aumentem o apetite, promovam o anabolismo e aumentem a massa magra[15].

EXERCÍCIO FÍSICO

Em revisão conduzida por Buskirk[16], observou-se que pessoas com doenças são menos prováveis de praticar exercícios físicos regularmente. Porém, a prática de atividade física promove a redução do risco de morte por doenças cardiovasculares e o auxílio no controle de doenças como a hipertensão e o diabetes. Pode ajudar pacientes com doenças crônicas a melhorarem a sua capacidade de resistência e a força muscular. Ajuda no controle do edema articular e dor associados à osteoartrite. Reduz sintomas de ansiedade e depressão e melhora o humor e a sensação de bem-estar.

Na síndrome consuntiva, o treinamento de força diminui o ritmo de redução da perda de massa muscular e o exercício aeróbico melhora a qualidade de vida e a disposição, presumivelmente por meio da preservação das concentrações celulares mitocondriais[16].

MEDICAÇÕES

São geralmente usadas em abordagens paliativas de sintomas associados à neoplasia e às condições que podem levar à consunção, como os quadros avançados de demência, de infecções crônicas ou de insuficiência de órgãos. Atualmente, são necessários mais estudos dessas medicações para a comprovação da eficácia e impacto na mortalidade.

GLICOCORTICÓIDES

Têm efeito antiemético, orexígeno e aumentam a ingestão alimentar. Porém, seus efeitos parecem ser limitados por curto período e o uso prolongado dessas medicações pode levar à fraqueza, *delirium*, osteoporose e imunossupressão, todos freqüentemente encontrados no câncer avançado[17].

A prednisolona, em dose de 5mg, três vezes ao dia, ou dexametasona, em doses diárias de 3 a 6mg, aumentam o apetite, mais que o placebo[17].

Drogas progestacionais

Em vários ensaios clínicos essas drogas têm mostrado capacidade de aumento do apetite, ingestão calórica, ganho de peso e melhora do estado funcional. O megestrol pode ser usado em doses de 160mg (40mg quatro vezes ao dia) a 800mg por dia. Outra droga que pode ser usada é a medroxiprogesterona. Eles estão contra-indicados em casos de doença tromboembólica, doença coronária ou para pacientes de risco na ocorrência de retenção hídrica[17].

Cipro-heptadina e outras drogas anti-serotoninérgicas

A cipro-heptadina é uma droga anti-serotoninérgica com propriedades anti-histamínicas e efeito estimulador do apetite. Outras drogas usadas são o ondansetron e o granisetron[17].

Agentes pró-cinéticos

Os agentes pró-cinéticos ministrados antes das refeições têm sido usados para aumentar a ingestão calórica. Entre eles temos a metoclopramida e a domperidona[17]. A dose utilizada é 10mg (1 comprimido) meia hora antes das refeições.

Derivados dos canabinóides

São estimuladores do apetite, reduzem sintomas como náuseas e vômitos e resultam no aumento de peso. Entre as medicações estão o dronabinol e o nabilone, derivados sintéticos do tetraidrocanabinol[17].

REFERÊNCIAS BIBLIOGRÁFICAS

1. Sexton ME. Weight loss. In: Taylor RB. Manual of Family Practice. Boston: Little, Brown and Company (Inc), 1997, p 35. ▪ 2. Bouras EP, Lange SM, Scolapio JS. Rational approach to patients with unintentional weight loss. Mayo Clin Proc 2001; 76:923. ▪ 3. Mattar Jr. Emagrecimento. In: Benseñor IM, Atta JA, Martins MA. São Paulo: Sarvier, 2002, p 286. ▪ 4. Roubenoff R, Heymsfield SB, Kehayas JJ et al. Standardization of nomenclature of body composition in weight loss. Am J Clin Nutr 1997; 66:192. ▪ 5. Anuário Estatístico de Saúde do Brasil 2001. Disponível em URL: http//www.datasus.gov.br/. Acesso: março 2003. ▪ 6. Kotler DP. Cachexia. Ann Intern Med 2000; 133:622. ▪ 7. Huffman GB. Evaluating and treating unintentional weight loss in the elderly. Am Fam Physician 2002; 65:640. ▪ 8. Robbins L J. Evaluation of weight loss in the elderly. Geriatrics 1989; 44:31. ▪ 9. Smith L. O paciente com anorexia e/ou perda de peso. In: Meadenovic J et al. Segredos em Atenção Primária. Porto Alegre: Artes Médicas Sul Ltda., 1997, p 487. ▪ 10. Dwyer J, Halsted CH. Nutrição. In: Bracenwald E, Fauci AS, Kasper DL et al. Harrison´s Principles of Internal Medicine. 15th ed, New York: McGraw-Hill, v 1, 2001, p 477. ▪ 11. Rabinovitz M, Pitlik SD, Leifer M et al. Unintentional weight loss: a retrospective analysis of 154 cases. Arch Intern Med 1986; 146:186. ▪ 12. Thompson MP, Morris K. Unexplained weight loss in the ambulatory ederly. J Am Geriatr Soc 1991; 39:497. ▪ 13. Marton KI, Sox HC, Krupp JR. Involuntary weight loss: diagnostic and prognostic significance. Ann Intern Med 1981; 95:568. ▪ 14. Powers PS, Santana CA. Eating disorders, a guide for the primary care physician. Primary Care 2002; 29: 81. ▪ 15. Akner G, Cederholm T. Treatment of protein-energy malnutrition in chronic nonmalignant disorders. Am J Clin Nut 2001; 74:6. ▪ 16. Buskirk ER. Clinical trials for the treatment of secondary wasting and cachexia: perspectives on exercise and wasting. J Nutr 1999; 129:295S. ▪ 17. Inui A. Cancer anorexia-cachexia syndrome: current issues in research and management. Cancer J Clin 2002; 52:72.

12. CEFALÉIAS PRIMÁRIAS

Maria Sílvia B.B.F. de Morais

A cefaléia é uma das queixas mais comuns de dor observadas pelos médicos. Os pacientes podem referir dor intermitente, intensa, crônica, relatando ainda sintomas associados, como visão turva ou desconforto gastrintestinal[1].

Os indivíduos com cefaléia sofrem limitações significativas da sua função, bem como comprometimento da qualidade de vida, o que reflete não só o impacto da dor, como também a redução da produtividade, a falta de controle sobre a dor durante as crises de cefaléia e o temor da próxima crise, gerando ansiedade.

Estudos demonstram que os pacientes com cefaléia crônica apresentam um comprometimento funcional semelhante ao dos pacientes com insuficiência cardíaca congestiva.

As cefaléias podem ser classificadas como primárias ou secundárias, sempre com uma causa orgânica subjacente, tal como a meningite, por exemplo.

Até 1988, a nomenclatura e a classificação das cefaléias não eram uniformes, embora a Sociedade Internacional de Cefaléias existisse há vários anos. Devido a isso, havia diferenças e controvérsias da maneira como os diversos autores nomeavam, classificavam e, portanto, tratavam os pacientes com cefaléia.

A partir daquele ano, foi publicada Classificação da Sociedade Internacional de Cefaléias, 1ª edição, endossada pela Organização Mundial da Saúde, e com princípios já incluídos na Classificação Internacional de Doenças: CID-10.

Em meados de 2003, entrou em vigor a 2ª edição com algumas modificações, das quais a principal diz respeito a critérios na definição de migrânea e de cefaléia do tipo tensional[2].

Qual a importância da classificação das cefaléias?

Primeiramente para que os pesquisadores tenham uma base igual de entendimento, que se reflete em um vocabulário comum a todos.

Além disso, uma classificação precisa é desejável para o clínico, uma vez que ajuda tanto no diagnóstico como na escolha do melhor tratamento.

O quadro 2.11 mostra a classificação das cefaléias da Sociedade Internacional de Cefaléias[2].

As cefaléias primárias, nas quais as próprias são o sintoma e a doença, são subdivididas em quatro grupos principais: migrânea ou enxaqueca, cefaléia do tipo tensional, cefaléia em salvas e outras cefalalgias autonômicas trigeminais e outras cefaléias primárias.

Das cefaléias primárias, as de maior interesse, quer seja pela sua grande incidência, quer pelo seu grau elevado de comprometimento da qualidade de vida, são as migrâneas (enxaquecas), embora a incidência das cefaléias do tipo tensional seja muito significativa.

MIGRÂNEA OU ENXAQUECA

A enxaqueca é uma cefaléia primária de alta prevalência, estimada em 15% da população. Acomete 20% das mulheres, 6% dos homens e 4 a 8% das crianças.

CRITÉRIOS DIAGNÓSTICOS DA SOCIEDADE INTERNACIONAL DE CEFALÉIAS, 2003

Migrânea sem aura

A) Ao menos cinco crises preenchendo os critérios B-D.
B) Crises de cefaléia com duração de 4 a 72 horas quando não tratadas ou tratadas sem sucesso.
C) Cefaléia tem ao menos duas das seguintes características
   1. localização unilateral;
   2. qualidade pulsátil;
   3. intensidade da dor de moderada a grave;
   4. agravamento da dor por atividade física de rotina (andar ou subir escadas).

Quadro 2.11 – Mostra a classificação de todos os tipos de cefaléias primárias e secundárias (Sociedade Internacional de Cefaléia), 2003.

Cefaléias primárias	
1. Migrânea (ou enxaqueca)	1. Associada à sensibilidade pericraniana
1.1. Migrânea sem aura	2. Não associada à sensibilidade pericraniana
1.2. Migrânea com aura	2.2. Cefaléia do tipo tensional episódica freqüente
1. Aura típica com cefaléia tipo migrânea	1. Associada à sensibilidade pericraniana
2. Aura típica com cefaléia não-migrânea	2. Não associada à sensibilidade pericraniana
3. Aura típica sem cefaléia	2.3. Cefaléia do tipo tensional crônica
4. Migrânea hemiplégica familiar	1. Associada
5. Migrânea hemiplégica esporádica	2. Não associada
6. Migrânea tipo basilar	2.4. Cefaléia do tipo tensional provável
1.3. Síndromes periódicas da infância comumente precursoras de migrânea	3. Cefaléia em salvas e outras cefalalgias autonômicas trigeminais
1. Vômito cíclico	4. Outras cefaléias primárias
2. Migrânea abdominal	**Cefaléias secundárias**
3. Vertigem paroxística benigna da infância	5. Cefaléia atribuída a traumatismo craniano e/ou cervical
1.4. Migrânea retiniana	6. Cefaléia atribuída a distúrbio vascular craniano ou cervical
1.5. Complicações da migrânea	7. Cefaléia atribuída a distúrbio intracraniano não-vascular
1. Migrânea crônica	8. Cefaléia atribuída a uma substância ou sua retirada
2. Estado migranoso	9. Cefaléia atribuída à infecção
3. Aura persistente sem infarto	10. Cefaléia atribuída à alteração da homeostase
4. Infarto migranoso	11. Cefaléia ou dor facial atribuída a alteração do crânio, pescoço, olhos, ouvidos, nariz, seios da face, dentes, boca ou outras estruturas faciais ou cranianas
5. Convulsão desencadeada por migrânea	12. Cefaléia atribuída a distúrbio psiquiátrico
1.6. Provável migrânea	**Neuralgias cranianas, centrais e dor facial primária e outras cefaléias**
1. sem aura	13. Neuralgias cranianas e causas centrais de dor facial
2. com aura	14. Outras cefaléias, neuralgias cranianas, centrais ou dor facial primária
3. crônica	
2. Cefaléia do tipo tensional	
2.1. Infreqüente episódica	

D) Durante a cefaléia, pelo menos um dos seguintes sintomas:
1. náuseas e/ou vômitos;
2. fotofobia e fonofobia.

E) Não ser atribuível a outras causas.

Migrânea com aura

A) Ao menos duas crises preenchendo os critérios B-D.
B) Presença de aura definida por pelo menos um dos seguintes critérios, à exceção de fraqueza motora:
1. sintomas visuais completamente reversíveis, incluindo presença de sinais positivos (luzes, pontos ou linhas brilhantes) e/ou negativos (perda da visão);
2. sintomas sensoriais completamente reversíveis, incluindo achados positivos (picadas, agulhadas) e/ou negativos (parestesias);
3. disfasia completamente reversível.

C) Ao menos duas dos seguintes sintomas:
1. visuais homônimos e/ou sintomas sensoriais unilaterais;
2. ao menos um dos sintomas da aura se instala gradualmente (≥ 5 minutos) e/ou sucedem-se a intervalos ≥ 5 minutos.
3. se eles duram ≥ 5 e ≤ 60 minutos.

D) Cefaléia preenchendo os critérios B-D para migrânea sem aura. Migrânea sem aura começa durante a aura ou segue-se a aura dentro de 60 minutos.

E) Não ser atribuível a outras causas.

Complicações da migrânea crônica

A) Cefaléia preenchendo os critérios C e D para migrânea sem aura por ≥ 15 dias de dor por mês há mais de três meses.
B) Não ser atribuível a outras causas.

Embora tenham sido formuladas várias definições de enxaqueca, a Federação Americana de Neurologia define a enxaqueca como "distúrbio familiar caracterizado por crises recorrentes de cefaléia amplamente variável em intensidade, freqüência e duração. As crises são comumente unilaterais e geralmente se associam a anorexia, náuseas e vômitos. Em alguns casos, são precedidas por distúrbios neurológicos e de humor ou associam-se a eles"[3].

QUADRO CLÍNICO

Em geral, a intensidade da dor é de moderada a grave, com duração de 4 a 72 horas. É tipicamente pulsátil (latejante) e está associada, durante a crise, a pelo menos um destes sintomas: náuseas e/ou vômitos, bem como fotofobia e/ou fonofobia.

A enxaqueca apresenta quatro (ou cinco) estágios: pródromo, aura, cefaléia, período de resolução e sintomas residuais.

Os pródromos ou sintomas premonitórios podem estar presentes por até 24 horas antes do início da cefaléia e incluir alterações de humor, irritabilidade, anorexia, náuseas, bocejo, compulsão por alimentos, dificuldade de concentração e raciocínio e retenção hídrica[1].

A aura é definida como sintomas neurológicos focais que precedem uma enxaqueca. Pode preceder ou acompanhar a fase de cefaléia. Os sintomas desenvolvem-se gradualmente, no decorrer de 5 a 20 minutos em geral, durando tipicamente menos de ou até uma hora. É atribuída a uma redução do fluxo sangüíneo cerebral que ocorreria em determinada área do córtex cerebral ou do tronco encefálico e, a depender da localização do fenômeno, corresponderia o sintoma da aura.

Os sintomas da aura podem ser fenômenos visuais como luzes cintilantes, linhas em ziguezague ou recortadas, manchas cegas, dificuldades de focalização ou percepção distorcida. Algumas vezes, as imagens visuais ficam fora de foco ou parecem ser grandes ou pequenas[4].

Outras auras incluem sintomas sensitivos como formigamentos, disfunção motora como fraqueza ou incoordenação, dificuldade de fala, visão dupla ou comprometimento do equilíbrio.

Na enxaqueca basilar, os sintomas de aura podem incluir vertigem, distúrbio auditivo como zumbido e alteração da consciência, inclusive síncope.

A fase de cefaléia tem caracteristicamente sua dor relatada como latejante ou pulsátil, porém alguns pacientes podem descrever dor surda opressiva ou lancinante. Em geral, é hemicraniana ou periorbitária, podendo mudar de lado de uma crise para outra. Raramente é holocraniana.

Após o pico de intensidade máxima da cefaléia, segue-se um período de resolução, durante o qual o paciente pode vomitar e a seguir dormir.

Os sintomas residuais podem incluir fadiga, fraqueza, dificuldade de concentração e confusão mental.

FISIOPATOLOGIA

A migrânea é relacionada em geral a fator genético, ligado ao cromossomo 19. De forma simplificada, poderia entender-se o paciente com migrânea como mais sensível aos estímulos nocivos externos (alguns alimentos, odores, sol, calor etc.) e internos (alterações hormonais, estresse) e com uma resposta inadequada a esses estímulos que então desencadeiam as crises.

O fluxo sangüíneo cerebral regional não mostra alterações sugestivas durante as crises de migrânea sem aura, embora alterações no fluxo sangüíneo do tronco cerebral possam ocorrer, bem como alterações corticais secundárias a ativação da dor. Em contraste, na migrânea com aura ocorre a característica onda de oligoemia[5].

Os neurotransmissores óxido nítrico e o CGRP (*calcitonin-gene-related peptide*) estão claramente envolvidos na gênese da migrânea.

Existem muitas evidências de que a serotonina possa ser particularmente importante em alguns aspectos da fisiopatologia da migrânea, tanto como agente vasomotor, regulando o fluxo sangüíneo cerebral, quanto como neurotransmissor, na regulação da percepção dos estímulos nocivos.

Embora a migrânea no passado tenha sido considerada como primariamente vascular, atualmente se enfatiza a importância da sensibilização das terminações nervosas perivasculares (processo inflamatório neurovascular) e a possibilidade de que as crises possam ter sua origem no sistema nervoso central[5].

Atualmente, acredita-se que a maior parte das crises de enxaqueca seja precipitada por uma soma de fatores desencadeantes, no período de algumas horas, como sol, calor e mudanças na rotina diária.

A fadiga, principalmente por redução no número de horas de sono, pode desencadear a enxaqueca ou a cefaléia do tipo tensional; o estresse também é conhecido como fator desencadeante de ambas.

Ainda em relação às enxaquecas, os desencadeantes alimentares podem ser importantes, embora nem todos os indivíduos sejam sensíveis a eles[1,5].

Os mais freqüentes são: álcool, tiramina (queijos maturados e alimentos fermentados), glutamato monossódico (comida chinesa) e feniletilamina.

CEFALÉIA DO TIPO TENSIONAL

A cefaléia do tipo tensional é a mais comum: sua prevalência na população geral varia em diferentes estudos, de 30 a 78%.

Apesar disso, é a menos estudada das cefaléias primárias, embora tenha o maior impacto socioeconômico. É uma dor leve a moderada, em pressão, fixa, ao redor da cabeça, na nuca ou na região cervical. Pode ser provocada por estresse, má postura, tensão ou esforço visual[1].

Assim, por definição na cefaléia tipo tensional a dor é freqüentemente bilateral, de leve a moderada intensidade em pressão ou aperto, não sendo agravada por esforço físico nem acompanhada por náuseas ou vômitos (pode apresentar anorexia). Foto e fonofobia podem aparecer, mas nunca associadas.

CRITÉRIOS DIAGNÓSTICOS DA SOCIEDADE INTERNACIONAL DE CEFALÉIAS, 2003

Cefaléia do tipo tensional episódica infreqüente

A) Ao menos 10 crises com freqüência inferior a uma vez por mês (< 12 dias por ano) e preenchendo os critérios B-D.

B) Cefaléia durante de 30 minutos a 7 dias.

C) Cefaléia com ao menos duas das seguintes características:
   1. localização bilateral;
   2. em aperto ou opressão (não-pulsátil);
   3. intensidade de leve a moderada;
   4. não agravada por atividade física de rotina (andar ou subir escadas).

D) Com as duas das seguintes características:
   1. sem náuseas ou vômitos (pode ocorrer anorexia);
   2. fotofobia ou fonofobia.

E) Não ser atribuível a outras causas.

Cefaléia do tipo tensional episódica freqüente

A) Ao menos 10 crises com freqüência superior a uma vez por mês, porém inferior a 15 dias por mês há mais de três meses preenchendo os critérios B-D.

B) Cefaléia durando de 30 minutos a 7 dias.
C) Cefaléia com ao menos duas das seguintes características:
 1. localização bilateral;
 2. em aperto ou opressão (não-pulsátil);
 3. intensidade de leve a moderada;
 4. não agravada por atividade física de rotina (andar ou subir escadas).
D) Com as duas das seguintes características:
 1. sem náuseas ou vômitos (pode ocorrer anorexia);
 2. fotofobia ou fonofobia.
E) Não ser atribuível a outras causas.

Cefaléia tensional episódica crônica

A) Cefaléia ocorrendo ≥ 15 dias por mês há mais de 3 meses (≥ 180 dias por mês) preenchendo os critérios B-D.
B) Cefaléia dura horas ou pode ser contínua.
C) Cefaléia tem pelo menos duas das seguintes características:
 1. localização bilateral;
 2. em aperto ou opressão (não-pulsátil);
 3. intensidade de leve a moderada;
 4. não agravada por atividade física de rotina (andar ou subir escadas).
D) Com as duas das seguintes características:
 1. fotofobia ou fonofobia ou náusea leve;
 2. sem náuseas de moderada a grave intensidade nem vômitos.
E) Não ser atribuível a outras causas.

Tanto a cefaléia do tipo tensional episódica freqüente e infreqüente como a crônica podem se apresentar sem rigidez da musculatura pericraniana ou associada a rigidez da musculatura pericraniana.

Embora seja a cefaléia que traz maior prejuízo socioeconômico, não tem despertado um interesse maior de pesquisa em relação a sua fisiopatologia, provavelmente pela sua facilidade de tratamento na forma episódica.

FISIOPATOLOGIA

Ao longo de muitos anos tem sido discutido se na cefaléia do tipo tensional a dor se origina no sistema nervoso central ou periférico, havendo poucos dados de investigação clínica ou laboratorial para a confirmação dessas hipóteses[5].

Ainda que a dor clinicamente seja parecida com a dos tecidos miofasciais, os estudos recentes indicam que um duplo mecanismo, central e periférico, possa estar envolvido.

Em geral, a textura dos músculos do segmento cefálico e ombros está alterada na cefaléia do tipo tensional, tendo sua consistência aumentada, o que já foi comprovado com o uso de um instrumento, inventado e validado recentemente, que define o grau de consistência muscular.

Em relação ao mecanismo central, essas cefaléias podem ser relatadas como relacionando-se a conflitos emocionais e estresse. Em geral, esses fatores podem ser considerados precipitantes, o que também ocorre nas migrâneas.

Acredita-se hoje que, na cefaléia do tipo tensional crônica, o baixo limiar em relação aos estímulos nocivos (dolorosos e térmicos, por exemplo) provavelmente representem uma interpretação alterada, em âmbito central, das informações sensitivas que aí chegam, o que também ocorre em outras dores crônicas.

Nas cefaléias do tipo tensional, pode ocorrer uma alteração no equilíbrio entre o estímulo periférico e sua modulação no sistema nervoso central, porém sua causa inicial e o motivo pelo qual evoluem causando dor são questões ainda sem respostas.

O estímulo inicial pode ser uma situação de estresse psíquico, sobrecarga física, liberação de fatores irritativos miofasciais, ou a combinação de todos esses fatores.

Uma vez que, freqüentemente, a cefaléia do tipo tensional episódica pode evoluir para a forma crônica, uma prevenção efetiva dessa evolução (de um possível mecanismo periférico episódico para eventualmente um mecanismo central, na forma crônica) pode ser importante em estratégias futuras de tratamento[6].

CEFALÉIAS EM SALVAS E OUTRAS CEFALALGIAS AUTONÔMICAS TRIGEMINAIS

Cefaléias em salvas são dores que ocorrem em crises de grande intensidade, em punhaladas, unilaterais, freqüentemente acima, ao redor ou mesmo no globo ocular. Diferente das cefaléias do tipo tensional e das enxaquecas, predominam no gênero masculino, podendo ser observado o fator genético (autossômico dominante) em 5% dos casos. Os períodos de crises (chamados salvas) ocorrem quase diariamente ou até várias vezes ao dia, por semanas ou meses, e podem desaparecer por meses ou anos, embora 10 a 15% dos pacientes tenham sintomas crônicos, sem remissão[7].

As crises predominam durante o sono, durando de 15 minutos até 3 horas. Chamam a atenção os sintomas que podem acompanhar a dor, ipsilateralmente: lacrimejamento, hiperemia ocular, obstrução nasal ou rinorréia, edema palpebral, ptose palpebral, alteração pupilar (miose) e sudorese na hemiface.

OUTRAS CEFALÉIAS PRIMÁRIAS

A hemicrania paroxística crônica, que também está nesse grupo da classificação, tem quadro clínico semelhante, porém ocorre preferencialmente em mulheres, com crises de menor duração, que respondem à indometacina.

As cefaléias desse grupo caracterizam-se por sintomas autonômicos parassimpáticos. Estudos de imagem funcional experimentais e em humanos sugerem que essas cefaléias ativem um reflexo parassimpático trigeminal humano normal, com sinais clínicos de disfunção simpática, secundariamente. As crises dolorosas envolvem a ativação da substância cinzenta hipotalâmica posterior.

Nas considerações finais sobre esse assunto é importante frisar que o diagnóstico das cefaléias primárias é clínico, por meio da anamnese, com ênfase, como vimos, nas características da dor quanto a sua duração, intensidade, período de ocorrência, localização, caráter, sintomas associados, presença ou não de história familiar de cefaléia e principalmente no caso das enxaquecas quanto à existência de fatores desencadeantes (Quadro 2.12).

Quadro 2.12 – Diagnóstico diferencial entre as principais cefaléias primárias.

	Enxaqueca	Tipo tensional	Cefaléia em salvas
Localização	Uni ou bilateral	Bilateral	Unilateral
Duração	4-72 horas	30 minutos-dias	15 minutos-3 horas
Intensidade	Moderada-intensa	Leve-moderada	Muito intensa
Náuseas-foto e fonofobia	Presentes ou não	Não	Não
Sinais na hemiface	Pode ocorrer	Não	Sim

No quadro 2.13 apresentamos as cefaléias com características que indicam investigação imediata[4].

Quadro 2.13 – Sinais de alarme no diagnóstico das cefaléias[4].

Mudança nas características da dor
Ser acordado pela dor durante sono/piora na horizontal
Início da dor após os 50 anos
Cefaléia de início súbito
Características progressivas da dor (freqüência, intensidade, duração)
Início recente em paciente com neoplasia ou HIV
Doença sistêmica concomitante (febre, *rash* cutâneo)
Exame neurológico alterado (sinais focais, papiledema)
Cefaléia precipitada por tosse, atividade sexual ou esforço
Início recente da dor após traumatismo craniano ou queda em idosos

Em relação à avaliação de crianças e adolescentes com cefaléias recorrentes, uma publicação recente feita pela Academia Americana de Neurologia concluiu, após rever, resumir e classificar, com base em evidências, que não há documentação adequada na literatura para recomendar qualquer rotina de exames subsidiários, inclusive punção lombar. O eletroencefalograma não é recomendado como exame de rotina e não há indicação de exames de neuroimagem em crianças com cefaléias recorrentes e exame neurológico normal.

Nessa faixa etária, variáveis que podem indicar presença de lesão estrutural ou expansiva incluem: instalação da cefaléia há menos de um mês, ausência de história familiar de enxaqueca, exame neurológico anormal e ocorrência de crises convulsivas.

Como no adulto, as cefaléias recorrentes ocorrem comumente em crianças e são de diagnóstico clínico, não havendo indicações de exames subsidiários quando a história clínica não está associada a fatores de risco e o exame clínico neurológico é normal.

TRATAMENTO

A Sociedade Brasileira de Cefaléia realizou, de 2000 a 2001, recomendações para o tratamento da crise e de profilaxia com ênfase nas enxaquecas. Essas serão as bases usadas a seguir[3,7,9].

TRATAMENTO NÃO-FARMACOLÓGICO DA ENXAQUECA

Podemos didaticamente dividir o tratamento das cefaléias primárias em farmacológico e não-farmacológico.

O tratamento não-farmacológico, na crise, pode ser utilizado nas dores leves, principalmente nas cefaléias do tipo tensional, em que medidas como repouso temporário ou mudança de atividade podem levar ao alívio da dor.

Em relação ao tratamento não-farmacológico profilático das enxaquecas, o Consenso da Sociedade Brasileira de Cefaléia (2001), após avaliar os diversos métodos com base na literatura existente, concluiu[3]:

1. *Biofeedback* e técnicas de relaxamento podem ser recomendados em casos selecionados (particularmente na criança).
2. Terapia cognitivo-comportamental pode ser útil quando coexiste nível elevado de estresse e motivação do(a) paciente.
3. Dieta só deverá ser restrita em pacientes com desencadeante alimentar comprovado, sendo, portanto, específica e individualizada.
4. Acupuntura permanece à espera de novos estudos com metodologia adequada.
5. Fisioterapia é recomendada em casos selecionados.
6. Psicoterapia é recomendada em casos selecionados.
7. Homeopatia não é recomendada na profilaxia da enxaqueca.
8. Outras terapias não foram citadas pela inexistência de informações científicas sobre sua utilidade.

Na crise de enxaqueca não há evidências de eficácia de nenhuma dessas medidas.

O principal recurso não-farmacológico, de grande importância no tratamento das cefaléias primárias, é o esclarecimento dos indivíduos em relação a suas dores de cabeça.

Estima-se que, nos Estados Unidos, quase metade dos pacientes que sofrem de enxaqueca desistiu de procurar ajuda médica.

Embora considerando os tratamentos ineficazes, os pacientes muitas vezes relatam que a atitude do médico em relação a suas cefaléias levou-os a interromper o tratamento[7].

O aconselhamento do paciente sobre os mecanismos da sua cefaléia, possíveis fatores desencadeantes, o estabelecimento de meta realista no tratamento, esclarecendo que, embora não havendo "cura", pode obter-se um bom controle, com grande melhora na qualidade de vida e sempre reassegurando a ausência de uma doença grave, são as bases para uma boa relação médico-paciente, fundamental para a boa evolução do tratamento[3,7,9].

TRATAMENTO FARMACOLÓGICO PROFILÁTICO DA ENXAQUECA

Seguindo as recomendações para o tratamento profilático das enxaquecas, do Consenso da Sociedade Brasileira de Cefaléia, as indicações de profilaxia[9] devem levar em conta vários critérios:

- Freqüência de três ou mais crises ao mês.
- Grau de incapacidade importante (mesmo se forem poucas crises).
- Falência da medicação de crise.
- Subtipos especiais de enxaqueca: basilar, com aura prolongada, auras freqüentes e atípicas e infarto enxaquecoso.
- Ineficácia da profilaxia não-farmacológica quando essa tiver sido a opção inicial do paciente.

Utilizamos os seguintes grupos farmacológicos na profilaxia da enxaqueca:

Betabloqueadores

Os bloqueadores beta-adrenérgicos têm sido amplamente utilizados há muitos anos. Seu mecanismo exato de ação não está totalmente esclarecido. Aqueles que possuem eficácia comprovada na enxaqueca são propranolol, atenolol, nadolol e metoprolol (Tabela 2.3).

Tabela 2.3 – Doses e efeitos colaterais dos bloqueadores beta-adrenérgicos utilizados na profilaxia da enxaqueca.

Droga	mg/dia	Doses	Efeitos Adversos
Propranolol	40-240	2-3	Hipotensão arterial
Atenolol	25-150	1-2	Bradicardia, insônia
Nadolol	40-120	1-2	Impotência, depressão
Metoprolol	100-200	1-2	Broncoespasmo, astenia

Antidepressivos

Os antidepressivos tricíclicos têm eficácia comprovada por vários estudos na profilaxia da enxaqueca. Admite-se que ajam por inibir a recaptação da serotonina e noradrenalina. Sua ação antimigranosa independe da ação antidepressiva. Essas drogas são particularmente úteis na enxaqueca associada a sintomas depressivos, insônia, abuso de analgésicos e ergóticos, alta freqüência de crises e cefaléia do tipo tensional. Até o momento, não há dados convincentes para a indicação de inibidores seletivos da recaptação da serotonina na profilaxia da enxaqueca. Quanto aos IMAO, as interações medicamentosas e alimentares desaconselham seu uso (Tabela 2.4).

Tabela 2.4 – Doses e efeitos colaterais dos antidepressivos tricíclicos na profilaxia da enxaqueca.

Droga	mg/dia	Doses	Efeitos adversos
Amitriptilina	12,5-75	1-3	Ganho de peso, sono, taquiardia, intestino preso, alteração da libido
Nortriptilina	10-75	1-3	Secura de mucosas

Bloqueadores de canais de cálcio

Grupo heterogêneo de substâncias das quais somente a flunarizina tem atividade antienxaquecosa comprovada (Tabela 2.5).

Tabela 2.5 – Doses e efeitos colaterais dos bloqueadores de canais de cálcio na profilaxia da enxaqueca.

Droga	mg/dia	Doses	Efeitos adversos
Flunarizina	5-10	1	Sonolência, ganho de peso, depressão, parestesias, astenia, síndromes extrapiramidais

Antagonistas serotoninérgicos

Foi o primeiro grupo de medicações eficazes para a profilaxia da enxaqueca.

Os principais fármacos desse grupo são metisergida, pizotifeno e cipro-heptadina, esta última particularmente utilizada na infância. Embora a metisergida seja muito eficaz, seus efeitos adversos exigem particular atenção em seu uso (Tabela 2.6).

Tabela 2.6 – Doses e efeitos colaterais dos antagonistas serotoninérgicos na profilaxia da enxaqueca.

Droga	mg/dia	Doses	Efeitos adversos
Metisergida	2-6	3	Fibrose de serosas, náuseas, vômitos, insônia, ganho de peso, angina, ansiedade, depressão
Pizotifeno	1,5-3	1-3	Sonolência, ganho de peso, boca seca, náuseas

Drogas antiepilépticas

Na última década, estudos têm mostrado que alguns antiepilépticos são eficazes na profilaxia da enxaqueca (Tabela 2.7).

Tabela 2.7 – Doses e efeitos colaterais das drogas antiepilépticas na profilaxia da enxaqueca.

Droga	mg/dia	Doses	Efeitos adversos
Ácido valpróico	500-1.500	2-3	Sonolência, ganho de peso tremor, alopecia
Divalproato de sódio	500-1.500	1-2	Ataxia, náuseas, hepatopatia
Gabapentina	300-2.400	1-3	Sonolência
Topiramato	25-200	1-3	Sonolência, parestesias, perda de peso, anorexia, diarréia, alterações cognitivas, nefrocalcinose

Miscelânea

Outras medicações foram utilizadas na profilaxia da enxaqueca, baseadas nas propostas de fisiopatologia desse tipo de cefaléia. São as drogas dopaminérgicas, antiagregantes plaquetários, anticoagulantes, co-fatores do metalolismo da serotonina (riboflavina) e toxina botulínica. Destas, apenas a riboflavina e a toxina botulínica foram estudadas em protocolos duplo-cegos, com resultados positivos.

TRATAMENTO FARMACOLÓGICO DA CRISE DA ENXAQUECA[3,5,7,8,9]

Enxaqueca sem aura – nas crises fracas, é recomendado tentar repouso em quarto escuro, evitar barulho e, se possível, conciliar o sono. Medidas como o uso de bolsas de gelo e/ou compressão das artérias das têmporas podem ser úteis (Fig. 2.3).

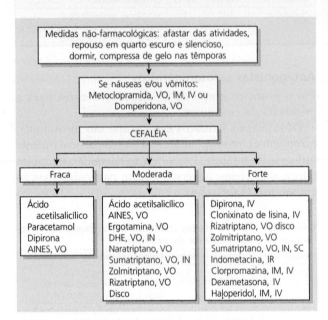

Figura 2.3 – Tratamento da crise de enxaqueca sem aura.

Caso a crise fraca não ceda com medidas gerais, sugere-se o uso de analgésicos comuns (ácido acetilsalicílico, paracetamol, dipirona), antiinflamatórios não-esteroidais (AINE). Além desses medicamentos, se houver presença de náuseas ou vômitos ou ainda em caso de impedir a progressão da crise e para efeito gastrocimético, pode-se usar metoclopramida ou domperidona. Medicações associadas não são recomendadas devido a doses inadequadas dos componentes e soma de efeitos colaterais (Tabela 2.8 e Fig. 2.24).

Nas crises moderadas, além das medicações analgésicas e dos AINE, são recomendados derivados ergóticos ou triptanos, sendo que, em relação aos primeiros, seu emprego deverá ser o mais precoce possível, pois não terão efeitos se forem tardiamente utilizados. Os triptanos podem ser usados em qualquer momento da crise (Tabela 2.9).

Na recorrência da cefaléia após o uso de triptano, a Sociedade Brasileira de Cefaléia recomenda a complementação com AINE (ácido tolfenâmico ou naproxeno).

Na crise intensa, recomenda-se o uso de triptanos, indometacina ou clorpromazina, dexametasona ou haloperidol, também associando-se os antiinflamatórios caso ocorra recorrência[9] (Tabelas 2.10 e 2.11).

Os consensos recomendam que o uso de analgésicos seja limitado a três vezes por semana, no máximo, em um total de 5g de ácido acetilsalicílico ou de equiva-

Tabela 2.8 – Medicamentos que podem ser utilizados no tratamento da crise fraca.

Droga	Dose/posologia (dia)	Classe
Ácido acetilsalicílico	1g, VO, repetir 2-4h após s/n máx 3g	I
Paracetamol	1g, VO, repetir 2-4h após s/n máx 3g	I
Naproxeno sódico	750-1.250mg, VO, repetir 2-4h após s/n máx 1.650mg	I
Ibuprofeno	800-1.200mg, VO, repetir 2-4h após s/n máx 1.600mg	I
Diclofenaco de sódio	50-100mg, VO, repetir 2-4h após s/n máx 200mg	I
Ácido tolfenâmico	200-400mg, VO, repetir 2-4h após s/n máx 600mg	I
Clonixinato de lisina	250mg, VO, repetir 2-4h após s/n máx 500mg	I
Dipirona	500mg, VO, repetir 2-4h após s/n máx 2g	III
Todos podem ser associados ou precedidos	Metoclopramida 20mg VO / Domperidona 20mg VO	I / I
Outras opções: isometepteno 65mg + cafeína 100mg + dipirona 300mg, VO		III

Siglas válidas para todas as tabelas e algoritmos:
VO = via oral; s/n = se necessário; h = horas; g = gramas; mg = miligramas; máx = máximo/dia; IN = via intranasal; DHE = mesilato de diidroergotamina; SC = via subcutânea; IM = via intramuscular; IR = via intra-retal; IV = via intravenosa; SF = soro fisiológico.

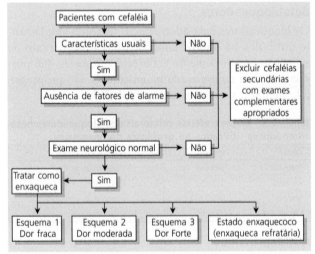

Figura 2.4 – Seqüência de tratamento da crise de enxaqueca na unidade de emergência.

Tabela 2.9 – Medicamentos que podem ser utilizados no tratamento da crise moderada.

Droga	Dose/posologia (dia)	Classe
Ácido acetilsalicílico, ácido tolfenâmico, clonixinato de lisina, como na crise leve. Associar a metoclopramida parenteral na vigência de vômito		
Tartarato de ergotamina	1-2mg, VO, repetir 1-2h s/n máx/dia 4mg	I
DHE	0,5mg em cada narina repetir 15 min após s/n máx/dia 2mg	I
Sumatriptano	50-100mg, VO, 20mg, IN, repetir s/n máx/dia 200mg	I
Naratriptano	2,5mg, VO, repetir s/n máx/dia 5mg	I
Zolmitriptano	2,5-5mg, VO, repetir s/n máx/dia 7,5mg	I
Rizatriptano	5-10mg, VO, 10mg disco dispersível sobre a língua, s/n máx/dia 20mg	I
Triptanos	Em caso de recorrência freqüente de cefaléia associar ácido tolfenâmico 200mg ou naproxeno sódico 550mg VO	II

Tabela 2.10 – Medicamentos que podem ser utilizados no tratamento da crise forte.

Droga	Dose/posologia (dia)	Classe
Dipirona	1g, IV, diluída em SF a 0,9%, máx/dia 2g	III
Clonixinato de lisina	200mg, IV, diluído em 20ml, SF a 0,9%, máx/dia 500mg	III
Sumatriptano	6mg, SC, ou 20mg, IN, ou 50-100mg, VO	I
Rizatriptano	5-10mg, VO, 10mg disco dispersível sobre a língua	I
Zolmitriptano	2,5-5mg, VO	I
Indometacina	100mg, IR, repetir 1h s/n máx/dia 200mg	II
Clorpromazina	0,1-0,7mg/kg, IM ou IV, diluído em SF a 0,9% repetir até 3 vezes nas 24h	I
Dexametasona	4mg, IV, repetir 12-24h s/n	II
Haloperidol	5mg, IM ou IV diluído em SF a 0,9%	II
Triptanos	Associar em caso de recorrência como na crise moderada	II

Tabela 2.11 – Características comparativas dos triptanos usados no tratamento de enxaqueca – alívio da dor.

Medicamento	Sumatriptano	Zolmitriptano	Naratriptano	Rizatriptano
Vias	Parenteral, oral e nasal	Oral	Oral	Oral e disco RPD
Dose	25-50-100mg	2,5mg	2,5mg	10mg
Usual	20mg, spray nasal 6mg, SC			
Alívio da dor em 30min	Oral 10-12% Nasal 27% SC 63%	15-18%	8-10%	20%
Eficácia	Oral 50-61%	62-65%	48%	67-77%
Alívio da dor 2h	Nasal 55-64% SC 81-82%			

Fonte: Headache Quarterly 2001; 12:183.

lente ao mês. Em relação aos ergóticos, a dose máxima por semana é de até 10mg, para prevenir o aparecimento de cefaléia crônica diária ou de manifestações sistêmicas dessas drogas (ergotismo, fibrose retroperitoneal, hemorragia gastrintestinal). Os triptanos estão contra-indicados nas 24 horas após o uso de ergóticos[9].

Em alguns casos a dor persiste mesmo com o tratamento adequado: são as enxaquecas refratárias e seu tratamento é mostrado no quadro 2.14.

Quadro 2.14 – Tratamento da enxaqueca refratária e/ou estado enxaquecoso.

I – Internar
II – Investigar cefaléias secundárias
III – Hidratação e reposição eletrolítica
IV – Dexametasona 10mg, IV (classe III)
V – Se a dor persistir, dexametasona 4mg de 6/6 horas, até 48 horas (classe II), associada a clorpromazina 0,1mg/kg, IV, em 3 minutos, mantendo infusão de SF a 0,9% (classe I) e repetindo a cada 4 horas se necessário ou utilizar, com muito rigor, meperidina 2ml (100mg) diluídos para 10ml e administrando-se 2ml, IV, a cada 30 minutos, até a dor ceder (classe III). Pode-se repetir esquema da meperidina após 6 horas, se necessário
VI – Alta com orientação

Enxaqueca com aura – no tratamento da crise de enxaqueca com aura, devemos lembrar de afastar a presença de fatores de risco para complicações vasculares, como hipertensão arterial, *diabetes mellitus*, dislipidemias, doença vascular periférica ou coronária, uso de anticoncepcionais orais e tabagismo associado, uma vez que alguns medicamentos empregados agem como vasoconstritores[3,7,9].

Na enxaqueca basilar, na hemiplégica familiar e na com aura prolongada, os triptanos, os ergotamínicos e o isometepteno devem ser evitados.

Não há consenso na literatura sobre o tratamento da aura migranosa, e a nifedipina mostrou-se ineficaz, podendo causar piora da cefaléia.

Em relação ao uso dos triptanos no tratamento da enxaqueca com aura, a recomendação principal é a não utilização de sumatriptano subcutâneo durante a fase da aura.

O tratamento da fase de dor é similar ao da enxaqueca sem aura.

A apreciação das evidências disponíveis na literatura teve como base as recomendações:

Classe I – evidência proporcionada por pelo menos um ensaio clínico bem desenhado, randomizado, com grupo controle.

Classe II – evidência proporcionada por pelo menos um estudo clínico do tipo caso controle ou estudos de coorte.

Classe III – evidência proporcionada por *experts* ou estudos não randomizados ou relatos de casos.

CEFALÉIA DO TIPO TENSIONAL

Nas cefaléias do tipo tensional, por serem de intensidade leve a moderada, utilizamos preferencialmente analgésicos e antiinflamatórios não-esteróides nas doses usuais[3,5,7,9].

São utilizados preferencialmente os antidepressivos tricíclicos, como a amitriptilina, para reduzir a freqüência e a intensidade das cefaléias, nos indivíduos cujas dores são tão comuns que exigem analgésicos diários.

Betabloqueadores são utilizados em combinação com antidepressivos para tratar pacientes com cefaléia crônica diária.

Divalproato de sódio é uma droga efetiva para adultos com cefaléia crônica diária, incluindo cefaléia do tipo tensional crônica.

CEFALÉIA EM SALVAS E OUTRAS CEFALALGIAS TRIGEMINAIS AUTONÔMICAS

A abordagem medicamentosa na cefaléia em salvas deve levar em conta, na profilaxia, o caráter episódico ou crônico das crises.

Na forma episódica, pode-se utilizar:

- Verapamil, 80mg a cada 6 ou 8 horas, por via oral (até 600mg/dia).
- Prednisona, 1mg/kg de peso (máximo de 60mg/dia) durante 3 dias, por via oral, reduzir 5 a 10mg a cada três dias.
- Valproato de sódio, 600 a 1.000mg/dia, com aumento progressivo e doses fracionadas ao dia, por via oral.
- Metisergida, 4 a 6mg ao dia, doses fracionadas e aumento progressivo, por via oral.

Estas medicações poderão ser utilizadas isoladamente ou em associação, caso seja necessário, e sua retirada, com segurança, somente deverá ser realizada após um mínimo de sete dias sem crises.

Na forma crônica, utiliza-se também, além das drogas citadas anteriormente, o carbonato de lítio, 300mg, duas a três vezes ao dia, por via oral, com controle da litemia. O verapamil pode ser utilizado até 1.200mg/dia em alguns casos. Novos medicamentos, como a gabapentina e o topiramato, têm sido utilizados.

As crises das cefaléias em salvas são consideradas dores da mais elevada intensidade, comparáveis às cólicas nefréticas. No passado, também eram chamadas de cefaléias suicidas, tal o grau de dor a que atingem.

Dessa forma, na crise, devemos lançar mão de medicamentos já comprovadamente eficientes:

- Tartarato de ergotamina, 2mg, por via sublingual.
- Oxigênio a 100%, através de máscara facial, a 7 litros por minuto, durante 15 a 20 minutos, com o paciente sentado e com o tronco levemente inclinado para a frente.
- Sumatriptano, 6mg, por via subcutânea ou 10 ou 20mg por via intranasal.

REFERÊNCIAS BIBLIOGRÁFICAS

1. Wall PD, Melzack R. Textbook of Pain. 3rd ed, London: Churchill Linvigstone, 1994. ▪ 2. The International Classification of Headache Disorders. 2nd ed, Cephalalgia volume 24, supplement 1, 2004. ▪ 3. US Headache Consortium The Evidence-Based Guidelines for Migraine Headache Guidelines for Migraine Headache in the Primary Care Setting. 1998-2003 – National Guideline Clearinghouse 2003. ▪ 4. Krymchantowski AV. Cefaléias Primárias: Como Diagnosticar eTratar – Abordagem Prática e Objetiva São Paulo: Lemos Editorial, 2002. ▪ 5. Lance J. Mechanism and Management of Headache. 5th ed, Cambridge. Butterworth-Heinemann Ltd, 1993. ▪ 6. Jensen R. Peripheral and central mechanisms in tension-type headache: an update. Cephalalgia 2003; 23(Suppl 1):49. ▪ 7. Silberstein SD, Lipton RB, Goadsky PJ. Headache in Clinical Practice. Oxford: Isis Medical Media Ltd, 1998. ▪ 8. Lewis DW et al. Practice parameters: evaluation of children and adolescents with recurrent headaches. Neurology 2002, 59:490. ▪ 9. Consenso da sociedade Brasileira de Cefaléia. Recomendações para o tratamento profilático da migrânea. Arq Neuropsiquiatr 2002, 60:159.

13. TONTURA E VERTIGEM

Antonio Carlos Pereira Barretto Filho
Flávia Barros de Azevedo
Cristiane Maria Carelli Gomes
Rosamaria Rodrigues Garcia Fanelli
Ana Clara Casamassa Portela

A queixa de tontura é uma das principais causas para a busca de atendimento médico, principalmente na população idosa. Apesar da freqüência com que os médicos clínicos se deparam com essa condição, muitos sentem dificuldade na avaliação do sintoma, que geralmente é difícil e frustrante. A queixa de tontura pode corresponder a três quadros clínicos totalmente diferentes: vertigem, síncope ou pré-síncope e desequilíbrio.

TONTURA

EPIDEMIOLOGIA

A queixa de tontura (denominada de várias maneiras pelos pacientes) é uma das principais queixas do paciente ambulatorial. No *National Ambulatory Medical Care Survey* 1998 (realizado pelo governo norte-americano), foi uma das 20 queixas mais freqüentes, com 1,37% dos pacientes indicando a tontura como uma das razões de ter procurado o médico e 0,85% como a principal razão para aquela consulta médica.

Essa queixa aumenta com a idade, de forma que no mesmo levantamento a tontura era uma das razões da visita para 2,3% dos idosos com 60 anos ou mais e para 3,8% daqueles com mais de 80 anos[1].

Dada a dificuldade de caracterização do tipo de tontura em alguns pacientes e da falta de padronização para relatos na literatura sobre o assunto, não há consenso na literatura sobre o tipo de tontura mais comum, e há variações quanto à prevalência das principais causas de cada tipo de acordo com a população estudada.

Entretanto, podemos inferir que a tontura tipo vertigem é a mais comum no paciente jovem, talvez respondendo por metade dos casos, enquanto no idoso o tipo mais comum é o desequilíbrio, que é encontrado isolado ou associado a outras tonturas na maioria dos casos.

FISIOLOGIA DO EQUILÍBRIO

Os receptores visuais, proprioceptivos e vestibulares provêm a maioria das informações sobre a posição da cabeça e do corpo no espaço. Cada receptor traduz uma forma particular de energia em informação neural.

Os **receptores vestibulares** consistem em células ciliadas localizadas nos canais semicirculares anterior, posterior e lateral, no utrículo e no sáculo de ambos os labirintos. Essas células respondem ao movimento com disparos de potencial de ação, sendo que cada grupamento está estrategicamente posicionado de forma a detectar movimentos lineares ou angulares da endolinfa nas várias direções. Os impulsos assim gerados são conduzidos pelas fibras do oitavo par craniano, que seguem pelo canal auditivo interno, emergem no ângulo cerebelopontino e fazem sinapse com os núcleos vestibulares[2].

Os **receptores proprioceptivos** informam acerca da ação gravitacional, posição e movimento dos músculos e articulações.

Os **receptores visuais** geram informações que permitem a formação de uma imagem retiniana estável durante os movimentos da cabeça.

Em circunstâncias normais, a informação de um receptor corresponde àquela fornecida pelos demais. Por exemplo, ao caminhar, os proprioceptores informam a posição e o movimento relativo das articulações, o indivíduo enxerga o movimento dos arredores e a orelha interna detecta o mesmo movimento.

A **integração** dessas informações ocorre nos núcleos vestibulares e cerebelo. Porém, a percepção de equilíbrio reflete o resultado da integração cortical e da interpretação dos sinais. Há um processo de seleção sensorial no córtex que aumenta ou diminui a importância de cada tipo de informação. Esse processo pode ser voluntário (por exemplo um dançarino ao rodopiar) ou involuntário.

O **sistema efetor**, na forma do sistema musculoesquelético, tem a missão de executar as correções necessárias à manutenção do equilíbrio estático ou dinâmico.

A sensação de tontura surge quando há um desequilíbrio ou discordância entre as informações dos diferentes níveis, ou entre componentes do mesmo nível, e/ou então quando o sistema efetor não consegue executar a contento o resultado do processamento.

Embora o desequilíbrio do sistema receptor vestibular seja classicamente associado à queixa de tontura, em uma parcela significativa dos casos ele não está implicado ou é apenas um co-fator, principalmente em pacientes idosos, em que o mecanismo é freqüentemente multifatorial.

CARACTERIZAÇÃO DA QUEIXA DE TONTURA

Os pacientes podem descrever como tontura uma enorme variedade de sinais e sintomas. Alguns destes nunca seriam descritos como tontura se o paciente tivesse formação médica. O primeiro e mais importante passo do raciocínio clínico será definir com exatidão a sensação que é a queixa do paciente.

Em primeiro lugar, devemos estar atentos para sintomas que são mal descritos como tontura pelo paciente. Estes incluem cefaléia, alterações visuais (especialmente embaçamento), sintomas digestórios (como náuseas ou empachamento) e plenitude auditiva, entre outros. O médico deve propor livremente outras palavras que descrevam melhor o sintoma, como dolorimento, mal-estar ou visão embaçada. Esses sintomas são então abordados conforme a nova definição ajuizada pelo paciente.

Uma vez restando apenas os casos realmente definidos como tontura, notamos que essa é uma definição bastante ampla e que engloba síndromes bastante distintas entre si. Classificar esse sintoma apenas em vertiginoso ou não-vertiginoso muitas vezes não funciona. Muitos pacientes têm dificuldade em chegar a uma conclusão se o que sentem é o que chamamos de vertigem ou não. Além disso, é comum ele sentir mais de um tipo de tontura, e se uma dessas sensações for vertiginosa todo o quadro acabará sendo descrito como vertigem.

Uma forma melhor de definir o quadro é usar a classificação de Drachman e Hart[2], que divide o sintoma em vertigem, pré-síncope, desequilíbrio e atordoamento.

Vertigem é mais bem definida como sensação de movimento (do paciente em relação ao ambiente ou vice-versa) e não como uma sensação "rotatória". Perguntar ao paciente se sente o ambiente "rodar" muitas vezes resulta em uma resposta positiva motivada pela sabedoria popular que tontura faz "tudo rodar". A pergunta deve ser se ele sente (se *realmente* sente ou vê) o movimento que não está lá. A vertigem mais intensa ou de início súbito geralmente vem acompanhada de sintomas autonômicos como náuseas e sudorese, o que ajuda na caracterização.

Pré-síncope é a sensação de desfalecimento, de iminência de perder os sentidos. Se é consumado o desmaio, passa a se chamar síncope. Geralmente vem acompanhada de escurecimento visual, "apito" nas orelhas, palidez cutânea.

Desequilíbrio é a sensação de perda do equilíbrio, porém não envolvendo sensação vertiginosa ou de iminência de perda da consciência. Os pacientes descrevem falta de equilíbrio ao caminhar e ao se levantar, que cessa ao sentar ou deitar. É comumente relatado na forma de "andar como bêbado" ou "falta de firmeza ao andar".

Atordoamento é uma sensação vaga, geralmente descrita como "cabeça pesada", "cabeça vazia" ou "cabeça fora do lugar". Pode ser uma sensação contínua, que não cessa ao se deitar ou sentar, embora possa assim ser atenuada. Esse sintoma não deve ser descartado como sendo psicológico, pois pode ter causas orgânicas, e significativamente reduz a qualidade de vida do paciente.

Muitas vezes, o paciente apresenta mais de um tipo de tontura. É comum a associação de quadros vertiginosos com atordoamento, pois instala-se um estado hipervigilante e o paciente continua se sentindo tonto fora da crise de vertigem. Qualquer tipo de tontura pode levar à limitação das atividades. Doenças como vertigem posicional paroxística benigna e condições como hipotensão postural são relativamente comuns e podem ocorrer em paralelo com outro tipo de tontura. Portanto, o médico não deve temer em definir a tontura do seu paciente como de dois ou mais tipos, e a freqüência e as situações em que cada uma dessas diferentes sensações se instalam devem ser minuciosamente determinadas[2].

RACIOCÍNIO DIAGNÓSTICO

Uma vez definido o tipo ou os tipos de tontura do paciente, cada um elicitará uma seqüência de avaliação e abordagem distinta. A abordagem deve ser centrada na história e no exame clínico, com o objetivo de identificar causas ou fatores associados que sejam passíveis de tratamento. A história é a parte mais importante, enquanto o exame clínico adiciona informações úteis. Os dois sozinhos podem obter o diagnóstico em mais de 80% dos casos[3].

Caso o paciente apresente, isoladamente ou não, uma tontura tipo vertigem, a linha mestra do diagnóstico será diferenciar entre causas periféricas (da orelha interna) e centrais. As periféricas são de longe mais comuns, sendo as principais doenças a vertigem posicional paroxística benigna, a doença de Ménière e a neuronite vestibular (chamada erradamente de "labirintite"). As principais causas centrais são isquêmicas ou neoplásicas. É importante ressaltar que a neuronite não é a causa mais comum de vertigem, mas sim a vertigem posicional paroxística benigna, e o conhecimento do seu diagnóstico e tratamento é de grande importância[3].

Se o paciente relata um ou mais episódios de pré-síncope ou síncope, que mais uma vez podem não ser o único tipo de tontura, há três principais grupos de causas: condições que levam à hipotensão (vasovagais, medicamentosas etc.), doenças cardíacas (arritmias, isquemias, obstruções etc.) e doenças psiquiátricas (depressão, ansiedade etc.). A causa pode ser multifatorial e, embora o diagnóstico de causas graves ou potencialmente letais seja sem dúvida vital, não se deve negligenciar o diagnóstico das condições mais benignas.

Havendo relato de tontura tipo desequilíbrio, condições que afetam o sistema efetor (musculoesquelético) do equilíbrio ou a integração entre os órgãos sensoriais e os efetores devem ser suspeitadas. Doenças neurológicas, uso de medicações sedativas e fraqueza de membros inferiores estão entre as causas mais freqüentes. Esse tipo de tontura é o mais comum em pacientes idosos, nos quais a causa é geralmente multifatorial, e pode ser também conseqüência de outros tipos de tontura, por meio da limitação de atividades e descondicionamento físico.

A tontura tipo atordoamento freqüentemente pode apresentar exame clínico normal ou quase normal se isolada, e por isso há tendência de ser negligenciada pelo médico. Os principais diagnósticos são psiquiátricos ou psicológicos como depressão, ansiedade e o chamado estado hipervigilante; ou pode ser devida a efeitos colaterais de medicamentos[2].

Qualquer que seja o(s) tipo(s) de tontura, a busca por fatores associados como baixa acuidade visual, neuropatia periférica leve, descondicionamento físico e uso de medicações deve ser realizado e tais fatores corrigidos. O médico deve ainda perguntar sobre as conseqüências da tontura ou vertigem, como quedas e limitação das atividades diárias, e procurar preveni-las ou revertê-las. Orientações sobre prevenção de quedas e acidentes devem ser oferecidas a todos os pacientes.

VERTIGEM
ABORDAGEM DIAGNÓSTICA

A tontura do tipo vertigem é a mais comum entre os pacientes jovens, mas não entre os pacientes idosos, nos quais predominam o desequilíbrio e o atordoamento.

Uma vez caracterizado que o paciente tem queixa de tontura tipo vertigem, isoladamente ou em paralelo com outras queixas de tontura de outros tipos, partimos para a busca de dados de anamnese e exame clínico que guiem o diagnóstico[4].

A propedêutica da vertigem é riquíssima.

Os dados propedêuticos, especialmente o exame do nistagmo, tentam nos conduzir para a localização da doença causadora da vertigem: se periférica (envolvendo os labirintos e/ou os nervos vestibulares) ou central (envolvendo o tronco cerebral ou o cerebelo).

Os diagnósticos mais comuns em um paciente com crises vertiginosas são de causas periféricas: vertigem posicional paroxística benigna, vestibulopatia periférica (labirintite ou neuronite) e doença de Ménière. Devemos estar atentos para o uso de medicações vestibulotóxicas, traumatismos prévios e doenças da coluna cervical, pensando nos diagnósticos de vertigem medicamentosa, vertigem pós-traumática e tontura cervical. A maioria das causas centrais de vertigem são incomuns. Estas devem ser suspeitadas quando existem sinais e sintomas neurológicos associados, nistagmo de características centrais ou quando há uma evolução diferente daquela esperada nas causas periféricas.

Anamnese

Vertigem é um forte indicador de doença vestibular, mas não permite localizar a causa no labirinto ou no sistema nervoso central. Vertigem originária do ouvido interno freqüentemente é de início súbito. História de instalação gradual de um quadro de vertigem direciona para o sistema nervoso central. Vertigem intermitente é típica de doenças do ouvido interno, enquanto sintomas contínuos remetem ao sistema nervoso central. Perguntar sobre crises anteriores de vertigem é importante para identificar um quadro intermitente. A neuronite vestibular muitas vezes causa vertigem por alguns dias, de forma que nos primeiros dias do quadro faz diagnóstico diferencial com causas centrais.

Quando a vertigem é intermitente, a duração dos episódios é importante. Entre as causas mais comuns, a vertigem posicional paroxística benigna apresenta crises de menos de 1 minuto, os episódios isquêmicos transitórios comumente duram vários minutos, a doença de Ménière tem crises habituais de minutos de duração, e a crise de neuronite vestibular usualmente dura dias.

Tontura ou vertigem desencadeadas por movimentos da cabeça ou do corpo, especialmente olhar para cima ou para baixo, suscitam imediatamente a hipótese de vertigem posicional paroxística benigna. Faz diagnóstico diferencial com hipotensão postural ou tontura ortostática. É importante lembrar que vários tipos de tontura pioram com o movimento, independente da etiologia[2].

Sintomas associados como náuseas, vômitos e sintomas autonômicos como sudorese fria são indicativos de vertigem mesmo que o paciente não descreva sua tontura como vertigem, e sugerem causa periférica, mas podem ser vistos em doenças vestibulares centrais. Dispnéia e palpitações associadas à tontura ou vertigem sugerem causas não-vestibulares, por exemplo cardíacas.

Sintomas auditivos como hipoacusia, pressão ou dor auricular, zumbido e presença ou história de infecções ou otorréia devem ser ativamente pesquisados, por indicarem causa periférica. Embora a possibilidade de tumor cerebral ou neuroma do acústico (schwannoma vestibular) é um temor freqüente no paciente com tontura ou vertigem, esses tumores se apresentam mais freqüentemente como perda de audição e/ou zumbido.

Devem-se pesquisar sintomas e sinais neurológicos como cefaléia, alterações visuais, fraquezas e alterações de sensibilidade, alterações do nível de consciência, da fala e da deglutição. Esses podem ser marcadores de doença do sistema nervoso central que causem vertigem, como tumores e doença cerebrovascular. História de traumatismo craniano ou cervical que tenham relação temporal com a vertigem deve lembrar o diagnóstico de vertigem pós-traumática.

Deve-se ainda perguntar sobre o uso de medicações ototóxicas como aspirina, diuréticos de alça e aminoglicosídeos, o que pode ter implicação clínica principalmente se uso prolongado com doses elevadas[4].

Exame clínico

Esse inclui exame otológico (com otoscópio) e neurológico (pares cranianos, especialmente V e VII, testes cerebelares, teste de Romberg, exame da marcha, testes motores). Se o teste de Romberg for positivo, recomenda-se repeti-lo com a cabeça virada para um dos lados e verificar se a queda muda de direção, o que reforça o envolvimento do labirinto nesse caso de vertigem, embora não indique com precisão qual dos labirintos está doente.

A avaliação do nistagmo, espontâneo ou provocado, é a propedêutica mais importante. Nistagmo é o movimento rítmico e involuntário dos olhos. O nistagmo típico, mas não exclusivo, das doenças vestibulares tem um componente lento e um rápido, ou seja, os olhos movem-se mais lentamente em uma direção, ao que se segue um movimento rápido oposto de correção. Diz-se que o nistagmo "bate" para uma direção se o componente rápido é naquela direção.

Na vigência de uma crise de vertigem, geralmente há nistagmo presente. Se esse não for observado, isso sugere que a tontura que o paciente descreve como vertigem pode ser de outro tipo, ou até mesmo um sintoma que foi mal definido como tontura como, por exemplo, uma alteração visual ou sensação de náuseas[5].

Em pacientes com disfunção vestibular periférica ou central, nistagmo espontâneo pode estar presente, com o paciente sentado ou em pé, com a cabeça e os olhos em posição central (de repouso). O nistagmo pode estar presente mesmo na ausência de vertigem e, tipicamente, aumenta de amplitude quando o paciente olha na direção do componente rápido e diminui quando olha na direção oposta. A fixação do olhar tende a diminuir o nistagmo das doenças periféricas, de forma que esse é mais bem observado com o paciente de olhos fechados (observando-se o movimento do globo ocular através das pálpebras) ou através de um oftalmoscópio, observando-se o movimento do disco óptico no fundo do olho, com o outro olho fechado.

O nistagmo espontâneo periférico (doenças do labirinto e nervo vestibular) é usualmente horizonto-rotatório e nunca puramente vertical, que "bate" para o lado oposto da lesão, e é suprimido pela fixação visual. O nistagmo espontâneo central (doenças do tronco cerebral ou cerebelo) pode ter qualquer direção, mesmo puramente vertical, "bate" para o lado lesado (ou muda de direção com o tempo), e não é suprimido pela fixação visual. O quadro 2.15 mostra as características do nistagmo periférico e central.

Quadro 2.15 – Características do nistagmo de origem periférica e central.

Características	Periférica	Central
Direção	Horizontal-rotatória	Qualquer direção
Componente rápido	Contrário do lado lesado	Para o lado lesado
Efeito de fixar o olhar	Suprime o nistagmo	Não suprime o nistagmo
Anatomia da lesão	Labirinto ou nervo vestibular	Tronco cerebral ou cerebelo

O tipo mais importante de nistagmo provocado é o nistagmo posicional, cuja avaliação é a chave para o diagnóstico da vertigem posicional paroxística benigna, a forma mais comum de doença vestibular periférica e a principal causa de vertigem em adultos.

Existem várias manobras para testar o nistagmo posicional.

Exames complementares

Muitos casos de vertigem não necessitarão de exames complementares, sendo feito o diagnóstico por meio de anamnese e exame clínico, incluindo-se exames otoscópico e neurológico.

Algumas doenças específicas necessitarão de exames para a confirmação diagnóstica, como audiometria na doença de Ménière, exames de imagem de sistema nervoso central e/ou vasculares nas principais causas centrais, e imagens da coluna cervical na tontura cervical.

Nos casos de diagnóstico mais difícil, ou para a confirmação de hipóteses levantadas, pode ser necessária a realização de eletronistagmografia, provavelmente com teste de estimulação calórica. No primeiro é feito o registro do potencial elétrico entre a córnea e a retina, e daí os movimentos oculares. No segundo introduz-se água fria (30°C) e morna (44°C) em ambas as orelhas, o que provoca nistagmo de características típicas em labirintos normais. Geralmente a estimulação calórica é realizada com monitoração eletronistagmográfica, constituindo um exame só. Esses exames também são chamados de exame otoneurológico e podem ser solicitados diretamente, porém é preferível que nesses casos o paciente seja encaminhado ao otorrinolaringologista.

Principais causas periféricas

As vertigens periféricas podem ser classificadas em posicional paroxística benigna, espontânea prolongada e recorrente.

1. Vertigem posicional paroxística benigna

A vertigem posicional paroxística benigna é a causa mais comum de vertigem no adulto (e no idoso). Seu diagnóstico e tratamento são inteiramente realizados com manobras à beira do leito, dispensando-se exames complementares e medicações.

Epidemiologia – a incidência de vertigem posicional paroxística benigna na população geral é estimada em 10-100 casos novos/100.000/ano. Entretanto, o diagnóstico é feito em cerca de 17% dos pacientes em clínicas especializadas em tontura[4].

Fisiopatologia – deve-se à presença de partículas de carbonato de cálcio (otólitos) que flutuam na endolinfa do canal semicircular posterior, desprendem-se da mácula do utrículo por razões desconhecidas e depositam-se no canal semicircular posterior do labirinto por ação da gravidade e movimentos da cabeça. Cerca de um quinto dos pacientes refere antecedente de traumatismo craniano, e 10-15%, neuronite vestibular prévia, sendo as únicas causas (ou fatores de risco) conhecidas. Quando o canal semicircular posterior é ativado por movimentos da cabeça ou do corpo, a presença dos otólitos aparentemente leva a um sinal disfuncional que causa a vertigem.

Quadro clínico – classicamente, o paciente refere tontura ou vertigem em crises de curta duração (menos de 1 minuto), causadas por movimentos da cabeça. Os movimentos mais comuns são olhar para cima, abaixar-se e rolar na cama. O quadro tem início súbito, e as primeiras crises costumam ser acompanhadas de náuseas e vômitos, quedas e grande incapacitação. Com a evolução, os movimentos são instintivamente evitados, e há habituação, havendo diminuição progressiva dos sintomas. Sem tratamento, o quadro geralmente é autolimitado (provavelmente por habituação neurológica, mesmo com os otólitos presentes), com duração de semanas a mais de um ano. Grande limitação dos movimentos da cabeça ou uso de antivertiginosos podem levar à perpetuação da doença.

Entretanto, o diagnóstico muitas vezes não é fácil. Há uma latência de 1 a 5 segundos entre o movimento e a vertigem, de forma que alguns pacientes não percebem a associação entre os dois. Finalmente, a descrição de tontura ao se levantar, instintivamente atribuída à hipotensão postural, pode ser manifestação de vertigem posicional paroxística benigna.

Diagnóstico – utiliza-se a manobra de Dix-Hallpike, chamada por alguns de Bárány (Fig. 2.5). Posiciona-se o paciente previamente na maca sentado, com a cabeça virada 45 graus para o lado a ser testado, e com os pés voltados à cabeceira da maca, certificando-se de que, ao se deitar, sua cabeça e porção superior dos ombros saiam para fora da maca. A manobra propriamente dita é deitar o paciente rapidamente, com os olhos abertos, até que sua cabeça penda para fora da maca, inclinada 30 graus abaixo do plano da maca, e com a cabeça virada 45 graus para o lado do labirinto testado. É vital explicar para o paciente que se trata de "um teste para labirintite", que sua cabeça será pendida para fora da maca, e que a manobra poderá resultar em vertigem. O paciente deve ser orientado a manter os olhos abertos e "olhar longe" (não fixar objeto algum), e o examinador deve prestar atenção para o surgimento de nistagmo.

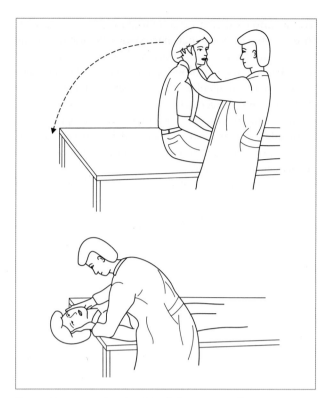

Figura 2.5 – Manobra de Dix-Hallpike ou Bárány[4].

A manobra é positiva quando o paciente descreve tontura (que pode ser rotatória ou não), iniciada após latência de 1 a 5 segundos da manobra e que tenha duração de 10 a 40 segundos. A tontura ou a vertigem é acompanhada de nistagmo horizontal e rotatório durante a sensação vertiginosa. As características do nistagmo de posição desencadeado pela manobra de Dix-Hallpike ou de Bárány são descritas no quadro 2.16[5].

Quadro 2.16 – Características do nistagmo de posição de origem periférica e central.

Características	Periférica	Central
Tempo de início	3-20 segundos	Imediato
Duração	< 1 minuto	> 1 minuto
Fatigabilidade	Marcada	Não apresenta
Vertigem	Freqüente	Mínima ou ausente
Direção do nistagmo	Fixa, independente da posição da cabeça	Muda com alteração posicional da cabeça
Anatomia da lesão	Labirinto ou nervo vestibular	Tronco ou cerebelo

A descrição clássica também exige a repetição da manobra várias vezes para se verificar sua habituação (desaparecimento ou diminuição acentuada do sintoma/nistagmo). Isso não é mais recomendado, pois a manobra propele otólitos do utrículo para o canal semicircular posterior, e pode prolongar o tratamento.

Diagnóstico diferencial – tontura cervical e vertigem posicional central são os mais importantes. O nistagmo inicia-se imediatamente após a posição de cabeça pendente, e teoricamente dura todo o tempo da posição. A vertigem freqüentemente é mínima ou ausente, e a direção do nistagmo varia com a posição da cabeça.

Tratamento – existem várias manobras para o tratamento da vertigem posicional paroxística benigna. A mais aceita e utilizada é a manobra de Epley ou Siment, por ter substrato fisiopatológico. Ela é chamada manobra de reposição canalicular, por perfazer a rotação equivalente ao canal semicircular posterior, jogando os otólitos de volta ao utrículo. Pacientes com doença cervical avançada ou com obstrução carotídea e/ou vertebrobasilar importantes têm contra-indicação relativa para a realização da manobra.

A manobra de Siment ou Epley (Fig. 2.6) parte da posição de cabeça pendente obtida após a manobra de Dix-Hallpike, com a cabeça virada para o lado afetado e a ser tratado. Deve-se esperar a cessação da vertigem/nistagmo antes de começar. Alguns autores sugerem que o paciente deve permanecer sentado por 10 minutos antes da manobra, para o assentamento dos otólitos[5].

A manobra consiste em rodar a cabeça do paciente lentamente para o outro lado (alguns autores falam em 1 minuto para a rotação total), perfazendo 225 graus, até o nariz do paciente apontar para o chão. O paciente precisará rodar parcialmente o corpo, pois o pescoço sozinho não permite toda a rotação, por isso certifique-se de que há espaço na maca para a rotação para aquele lado e peça ajuda ao acompanhante do paciente para auxiliá-lo no movimento. Após a rotação, deixa-se o paciente com o nariz apontando para o chão por 10 a 15 segundos, e em seguida senta-se o paciente, mantendo sua cabeça virada para o lado. Uma vez sentado, roda-se a cabeça para a frente e inclina-se o queixo para baixo 20 graus, e aguarda-se um pouco. É comum o paciente sentir tontura durante e/ou após a manobra.

Alguns autores sugerem uma nova realização da manobra de Dix-Hallpike para se verificar o resultado, e a repetição da manobra de Epley se ainda positiva até o término dos sintomas.

Após a manobra de Siment, o paciente deve ser orientado para evitar movimentos bruscos da cabeça por 48 horas, especialmente angular a cabeça para cima e para baixo e deitar-se ou levantar-se. Dessa forma, evita-se o retorno dos otólitos removidos. Espera-se que após 48 horas estes já tenham sido removidos pelo fluxo endolinfático, e após esse período o paciente deve ser estimulado a retornar às atividades habituais, de forma a relatar no retorno a persistência ou não do sintoma. A

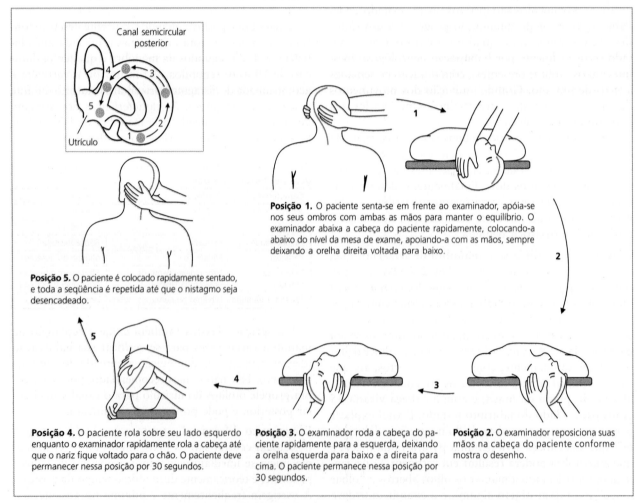

Figura 2.6 – Manobra de Epley ou Siment (Adaptado de Baloh, 1998).

reavaliação pode ser após 72 horas, embora alguns advoguem uma semana. Testa-se novamente o paciente com a manobra de Dix-Hallpike e, se positiva, repete-se o tratamento.

Nos casos em que não houve remissão dos sintomas com a manobra de Epley ou o médico não se sente habilitado a realizá-la, ou ainda o paciente está distante, podem-se indicar os exercícios posicionais de Brandt-Daroff. Estes consistem em o paciente sentar-se ao meio da cama e rapidamente se deitar para um lado, com a orelha do lado doente tocando a cama (se o lado doente não foi determinado, orienta-se a fazer para ambos os lados intercaladamente). Aguarda-se a cessação da vertigem, e o paciente senta-se novamente. Repete-se o ciclo até a cessação dos sintomas ao deitar, ou cerca de dez vezes se isso não ocorrer. As séries de exercícios são repetidas três vezes ao dia, até terem decorrido dois ou mais dias sem que o paciente relate sintomas nas suas atividades diárias. Se houver dúvida quanto ao lado doente (como no caso do paciente distante), pode-se recomendar exercícios bilaterais. Esses exercícios promovem a habituação neurológica ao sintoma, não removendo a causa física (a presença dos otólitos). Podem promover a resolução do sintoma, mas teoricamente não são curativos.

Prognóstico – a remissão dos sintomas e a negativação do Dix-Hallpike é obtida, conforme a literatura, em 44-89% dos casos com uma única intervenção. Isso aumenta para até 100% com mais de uma sessão. A recorrência é relativamente alta, estimada em 15% ao ano. Deve-se orientar o paciente a procurar novamente o médico na recorrência dos sintomas. É importante notar que, mesmo após o tratamento da vertigem posicional paroxística benigna, muitos pacientes permanecerão com a queixa de tontura, de outras etiologias.

2. Vertigem espontânea prolongada

É um tipo de vertigem que se caracteriza por quadro clínico que se instala por tempo prolongado (dois a três meses), cuja melhora só acontece quando o cérebro aprende a compensar a diferença de atividade entre os dois receptores vestibulares. As causas mais freqüentes de vertigem espontânea prolongada são descritas no quadro 2.17[5]. Por ser a mais comum, a neuronite vestibular será descrita em detalhes.

Neuronite vestibular – é a denominação correta da condição chamada de "labirintite" pelos leigos. Várias condições como a vertigem posicional paroxística benigna e a doença de Ménière acabam sendo englobadas na denominação pouco precisa de "labirintite".

Denomina-se vestibulopatia periférica um conjunto de condições de evolução geralmente benigna, cuja fisiopatologia ainda é bastante discutida. Como essas condições freqüentemente sucedem a infecções dos tratos respiratório ou gastrintestinal de origem viral, e há também registros ocasionais de "vertigem epidêmica" afetando pequenas comunidades, postula-se que sejam causadas pela inflamação dos órgãos sensoriais vestibulares da orelha interna (labirintite) ou do nervo vestibular (neuronite), presumivelmente de origem viral.

O quadro típico é o aparecimento súbito e espontâneo de vertigem moderada ou grave. Como todo quadro de vertigem intensa e de início súbito, freqüentemente é acompanhada de náuseas e vômitos, a vertigem posicional benigna piora com mudanças de posição da cabeça e do corpo, como ocorre geralmente com outros tipos de vertigem. Geralmente não há queixa de hipoacusia ou zumbido na neuronite, mas são comuns na labirintite.

A crise mais intensa de vertigem tipicamente dura alguns dias, e a vertigem cessa totalmente em até seis semanas. O nistagmo poderá ainda ser demonstrado por meses.

A duração da crise de vertigem é muito importante no diagnóstico diferencial com as outras causas comuns. A vertigem mais intensa da vertigem posicional paroxística benigna usualmente dura menos de 1 minuto, e na de Ménière, minutos a horas. Se o paciente persiste com vertigem por mais de seis semanas, causas centrais devem ser pesquisadas, especialmente neuroma do acústico e infartos cerebelar ou de tronco.

Quadro 2.17 – Principais causas de vertigem prolongada espontânea.

	História clínica (além de vertigem, náuseas e vômitos)	Exame clínico (além de nistagmo e alterações do equilíbrio)	Conduta além do tratamento sintomático
Otomastoidite	Infecções prévias de orelha, presença de secreção, dor e diminuição da acuidade	Otite média, esclerose do tímpano, colesteatose, granuloma	Antibiótico, cirurgia ou treinamento vestibular
Neurite vestibular (neuronite vestibular)	Episódio de infecção de vias aéreas superiores prévio ao quadro, início subagudo com perda auditiva	—	Corticosteróides e treinamento vestibular
Concussão de labirinto	Traumatismo craniano	Perda auditiva, presença de sangue no conduto auditivo	Treinamento vestibular
Infarto medular lateral	Fatores de risco para doenças cardiovasculares, início agudo, parestesias ou fraqueza facial, diplopia, disfagia	Síndrome de Horner ipsilateral, diminuição da força muscular, perda da coordenação, diminuição de reflexos, fraqueza contralateral em membros	Controle dos fatores de risco para doença cardiovascular
Infarto cerebelar	Doença cardiovascular, fatores de risco para essas doenças, início agudo, importantes alterações do equilíbrio, perda da coordenação dos membros	Ataxia de tronco ou ataxia de membros ou ambas	Controle da fonte de êmbolos, de fatores de risco, treinamento da marcha e do equilíbrio

Adaptado de Baloh, 1998.

Ao exame, nistagmo espontâneo com características periféricas (usualmente horizonto-rotatório e nunca puramente vertical, que "bate" para o lado oposto da lesão, e é suprimido pela fixação visual) está presente. Como a maioria dos casos é unilateral, o nistagmo geralmente é suprimido também ao se pedir para o paciente olhar na direção do lado lesado.

Não há tratamento específico. Os pacientes devem ser orientados que os sintomas mais intensos duram alguns dias e a vertigem cessa em quatro a seis semanas. Os pacientes devem ajustar suas atividades à intensidade dos sintomas. Muitos pacientes necessitarão de repouso no leito nos primeiros dias para controle sintomático, e o médico deve estimular o retorno às atividades assim que possível, com medicação sintomática se necessário[2].

Durante a crise de vertigem, o sintoma pode ser muito incapacitante. Há risco de quedas, especialmente nos pacientes idosos. O uso de antivertiginosos pode aliviar bastante o sintoma, mas não anula o risco de quedas e acidentes. Orientações de repouso parcial e/ou cuidados de segurança devem ser oferecidas.

O uso de medicações antivertiginosas geralmente é indicado, mas não é necessário em todos os casos. As medicações são somente sintomáticas, e podem até atrapalhar a recuperação do paciente, pois inibem a compensação vestibular que levará à remissão dos sintomas. O paciente deve ser orientado no ato da prescrição que o uso deve ser limitado a poucos dias e sobre os riscos do uso crônico.

3. Vertigem recorrente

Caracterizada por episódios de vertigem de curta duração várias vezes por dia. Elas ocorrem quando há alteração súbita, temporária e reversível da atividade neural de repouso do labirinto ou de suas conexões centrais, com recuperação subseqüente das funções normais. O quadro 2.18 resume as principais causas de vertigem recorrente. Por ser a mais comum de todas, a doença de Ménière será descrita em detalhes[5].

Doença de Ménière – é caracterizada por crises de vertigem, classicamente acompanhadas de hipoacusia flutuante, zumbido e plenitude auricular (sensação de "orelha entupida"). Entretanto, não é incomum que a tétrade clássica de sintomas não esteja toda presente. A crise dura de minutos a 1 hora (às vezes algumas horas), geralmente com nistagmo espontâneo presente ao exame.

Acredita-se que os sintomas se devam a uma hidropisia endolinfática, ou seja, a um excesso de fluido endolinfático na cóclea e labirinto, com conseqüente aumento da pressão no sistema endolinfático. Isso leva a três sintomas que geralmente antecedem a vertigem. É provável que a vertigem se deva a um vazamento súbito de endolinfa, que cede após a normalização da pressão e cicatrização. A evolução da doença pode levar a hipoacusia e zumbido fora das crises, por lesão neurossensorial.

Os sintomas são unilaterais na maioria dos casos. A vertigem pode ser acompanhada de náuseas e vômitos, principalmente nos primeiros episódios. Em crises mais graves, outros sintomas vagais podem ocorrer, incluindo palidez e sudorese.

A audiometria, um exame muito importante na suspeita dessa doença, demonstra perda neurossensorial predominante nas freqüências mais baixas (o contrário da presbiacusia ou hipoacusia por exposição a ruído, em que há perda em freqüências mais altas). Essa alteração inicia-se nos estágios precoces da doença, mas pode não ser encontrada na época da primeira crise.

O tratamento clássico envolve dieta e o uso de diuréticos, tipicamente hidroclorotiazida na dose de 25 a 50mg/dia; além de antivertiginosos ou antieméticos nas crises. Se o paciente poderia usar tiazídicos por outra indicação clínica, como hipertensão arterial sistêmica, trocar a medicação em uso ou introduzir um tiazídico diante de suspeita de doença de Ménière. Dieta hipossódica pode ser o tratamento em casos leves.

O tratamento é mais bem conduzido por um otorrinolaringologista que, além de confirmar o diagnóstico, pode oferecer tratamento cirúrgico para os casos mais graves ou refratários a tratamento clínico[4].

4. Vertigem medicamentosa

Quando uma medicação causa tontura como efeito colateral, essa é comumente do tipo desequilíbrio. Drogas cardiocirculatórias podem causar pré-síncope. Algumas

Quadro 2.18 – Principais causas de vertigem recorrente.

	História clínica (além de vertigem, náuseas e vômitos)	Exame clínico (entre as crises)	Tratamento além do sintomático
Doença de Ménière	Alterações flutuantes da acuidade auditiva, sensação de orelha sob alta pressão, zumbidos, quedas	Deficiência da acuidade auditiva para sons de baixa freqüência (unilateral em grande parte dos casos)	Dieta pobre em sal, diuréticos, cirurgia
Doenças auto-imunes da orelha	Alterações flutuantes ou lentamente progressivas da acuidade auditiva associada a sintomas sistêmicos de doença auto-imune	Perda da acuidade auditiva (na maior parte das vezes bilateral), ceratite intersticial, artrites, "rash" cutâneo	Corticosteróides em altas doses
Fístula perilinfa	Perda auditiva, zumbidos após traumatismos, barotraumatismos, tosse, espirros	Sinal da fístula positiva (nistagmo induzido por alterações na pressão do canal auditivo externo)	Repouso
Enxaqueca	Cefaléia com aura visual, dor unilateal latejante, que piora com a movimentação da cabeça, com foto e fonofobia	Sem alterações	Drogas profiláticas
Insuficiência vertebrobasilar	Perda visual, diplopia, ataxia, disartria, parestesias, fraqueza	Sem alterações na grande maioria dos casos	Drogas antiagregantes plaquetárias

Adaptado de Baloh, 1998.

drogas, como anticonvulsivantes, hipnóticos, anti-hipertensivos, álcool e analgésicos podem causar vertigem leve.

Drogas ototóxicas como aminoglicosídeos, salicilatos e furosemida são mais cocleotóxicas e produzem principalmente hipoacusia neurossensorial bilateral e zumbido. Dois aminoglicosídeos, a estreptomicina e a gentamicina, são vestibulotóxicos. Essas drogas aparentemente se concentram na orelha interna, lesando as células sensoriais da cóclea e/ou do labirinto.

A apresentação clínica não será de vertigem franca, mas de desequilíbrio, tontura ao movimento e dificuldade para andar no escuro, uma vez que houve lesão bilateral do labirinto. O quadro inicia-se pouco tempo após o uso da medicação e pode iniciar-se ainda durante a utilização. O dano é permanente.

O tratamento envolverá reabilitação vestibular e o uso de próteses auditivas se necessário. É importante orientar a esse paciente que evite utilizar quaisquer drogas ototóxicas no futuro.

5. Tontura cervical

Certas alterações do pescoço (coluna cervical e musculatura) podem levar a crises de vertigem ou desequilíbrio causados pelo posicionamento do pescoço, e não pelo movimento do pescoço como na vertigem posicional paroxística benigna. Na realização da manobra de Dix-Hallpike, a vertigem ocorre semelhante à da vertigem posicional paroxística benigna, porém não se esgota. Realizando-se uma torção cervical de forma bastante lenta, reproduz-se o sintoma, o que exclui a vertigem posicional paroxística benigna, pois esta necessita de movimento de aceleração para produzir vertigem.

A fisiopatologia pode ser relacionada à alteração da propriocepção cervical ou à obstrução do fluxo sangüíneo arterial. No primeiro caso, mais comum, as facetas articulares de uma porção da coluna cervical estão hiperestimuladas, causando um sinal irreal e incompatível com o sinal do lado contralateral, provocando vertigem. A causa mais comum é a osteoartrose envolvendo as facetas, observada principalmente em idosos. Porém, mesmo em pacientes jovens, um espasmo muscular cervical agudo, provocado por traumatismo por exemplo, pode causar tontura devido à alteração da configuração normal das facetas articulares ocasionada pela tensão muscular.

No segundo caso, um osteófito de osteoartrose pode causar redução temporária do fluxo sangüíneo em uma das artérias vertebrais, geralmente na torção cervical ou olhando para cima. Nesse caso, a apresentação deverá ser de pré-síncope, mas se o paciente corrige a posição rapidamente referirá desequilíbrio ou atordoamento, raramente vertigem. O paciente, entretanto, pode chamar o quadro de vertiginoso, dada sua rápida instalação e apresentação em crises.

Se houver suspeita de compressão arterial, o paciente deve ser avaliado por um ortopedista e pode-se indicar um colar cervical por medida de segurança.

A tontura cervical proprioceptiva deve ser abordada com fisioterapia, o que pode envolver o uso de colar cervical na fase aguda se houver grande tensão muscular cervical. Orientações sobre a postura cervical correta e para alongamentos cervicais podem ser oferecidas pelo médico enquanto se aguarda o início da fisioterapia. Relaxantes musculares e analgésicos podem ser úteis como adjuvantes. O paciente deve ser orientado a manter os cuidados com a postura correta e a realizar alongamentos cervicais diariamente para evitar o retorno do quadro.

Principais causas centrais de vertigem

1. Neuroma do acústico (tumores do ângulo cerebelopontino)

O neuroma do acústico (oitavo par craniano) é o tipo mais comum de tumor, acometendo o ângulo cerebelopontino, que também inclui o meningioma, tumores metastáticos, entre outros. O neuroma é um tumor pouco comum, um schwanoma originário das fibras vestibulares do oitavo par.

Todos esses tumores terão manifestações devidas à compressão do componente auditivo do oitavo par (hipoacusia neurossensorial) e, muito depois, à compressão de estruturas adjacentes (particularmente o quinto e o sétimo nervos cranianos).

A maioria dos pacientes queixa-se de hipoacusia unilateral e zumbido. Os sintomas são insidiosos, constantes e progressivos. Os pacientes geralmente persistem apenas com hipoacusia por vários anos. Apenas uma minoria deles se apresenta com vertigem e nistagmo, que geralmente é leve e raramente terá início abrupto, e nestes uma história prévia de hipoacusia progressiva unilateral deve estar presente. O exame clínico pode mostrar alterações dos nervos trigêmeo e facial (nessa ordem de evolução), e só nos casos mais avançados, alterações cerebelares.

A audiometria desses pacientes demonstrará perda neurossensorial importante no ouvido afetado, o que deve gerar um encaminhamento imediato ao otorrinolaringologista para confirmação diagnóstica e tratamento. A realização da eletronistagmografia mostrará diminuição ou ausência de resposta no ouvido afetado, e o diagnóstico geralmente será confirmado por ressonância magnética ou tomografia computadorizada[1].

2. Insuficiência vertebrobasilar

A isquemia do cerebelo ou tronco encefálico, ou em alguns casos a isquemia isolada do labirinto, pode levar a crises vertiginosas. Esses territórios são irrigados pelas artérias vertebrais e basilar, daí o nome sindrômico de insuficiência vertebrobasilar. Quando há isquemia nesses territórios, geralmente ocorrem sinais e sintomas como perda visual, diplopia, ataxia, disartria, *drop attacks*, disfagia, paresias, além da vertigem.

Quando há crises transitórias e repetidas, deve-se tentar determinar se há obstrução mecânica, roubo de fluxo ou episódios embólicos.

Episódios embólicos no território vertebrobasilar podem levar a episódios isquêmicos transitórios (ou a acidentes vasculares cerebrais), com as manifestações neurológicas descritas anteriormente. A crise vertiginosa causada por esses episódios geralmente dura de vários minutos a 24 horas, enquanto nos dois casos anteriores duram de poucos segundos a alguns minutos.

Se os sintomas são persistentes e de início abrupto, deve-se suspeitar de um acidente vascular cerebral nesse território. Se a instalação dos sintomas foi progressiva é mais sugestivo de tumores.

Outras causas

No quadro 2.19 estão listadas outras causas de vertigem que devem ser lembradas em casos de diagnóstico mais difícil ou com sinais e sintomas sugestivos dessas condições.

Quadro 2.19 – Causas incomuns de vertigem.

Periféricas
Labirintite infecciosa (sífilis e outras)
Otite média crônica ou aguda
Colesteatoma
Fístulas e tumores locais
Centrais
Doenças desmielinizantes (como esclerose múltipla)
Enxaqueca
Neuropatia de nervos cranianos incluindo o oitavo
Epilepsia de lobo temporal
Sistêmicas
Meningite
Sepse
Diabetes mellitus descompensado
Hipotireoidismo descompensado
Vasculites (como lúpus e arterite de células gigantes)

Deve-se ter em mente que essas condições são causas incomuns de vertigem, e sua suspeita diagnóstica não deve excluir de imediato a pesquisa pelas causas mais comuns. É importante que o médico tenha um raciocínio diagnóstico centrado nas doenças mais comuns, com atenção às causas incomuns de importância naquele caso, e não o contrário.

Enxaqueca pode vir associada a crises vertiginosas. O diagnóstico é óbvio quando a vertigem vem acompanhada da cefaléia típica, mas não é sempre assim. Quando se encontra um paciente com enxaqueca e vertigem recorrentes, a abordagem mais fácil é indicar um teste terapêutico: tentar obter a remissão da vertigem com o controle da enxaqueca[5]. Um quarto dos pacientes com enxaqueca apresentam vertigem.

TRATAMENTO SINTOMÁTICO

Tratamento não-farmacológico

Em muitos casos de vertigem a prescrição de medicamentos não será necessária ou nem mesmo indicada. Porém devemos oferecer a todos os pacientes certas orientações que fazem muita diferença.

A maioria das doenças que causam vertigem são benignas, embora de tratamento nem sempre fácil. Entretanto, a sensação de vertigem é por vezes desesperadora e profundamente incapacitante. É de grande importância que o médico ressalte a característica benigna da condição que diagnosticou ou suspeitou fortemente, se for o caso, sem, entretanto, descaracterizar sua grande capacidade de gerar sofrimento. Muitas doenças caracterizam-se por crises repetidas e/ou recaídas, e o paciente deve ser orientado sobre o prognóstico, ao mesmo tempo que é encorajado a manter sua qualidade de vida e padrão de atividades.

Prevenção de acidentes e questões de segurança

A maioria das condições que provocam vertigem caracteriza-se por crises repetidas de vertigem, e a peridiocidade destas pode ser imprevisível. Sempre que um paciente se apresenta com vertigem, devemos nos preocupar com sua segurança, tanto na crise atual como na possibilidade de uma nova crise.

Devemos considerar a possibilidade de hospitalização para pacientes com vertigem intensa, naqueles em que haja sinais e sintomas neurológicos associados e progressivos, ou que tenham dificuldade de autocuidado (morem sozinhos e não tenham cuidador, por exemplo).

A segurança na realização das atividades deve ser debatida em consulta. Deve-se perguntar sobre atividades como dirigir automóvel e moto, atividades esportivas, de lazer e do trabalho que envolvam equilíbrio, e discutir linhas gerais da sua realização. A regra geral é não proibir a atividade, mas propor sua realização de forma adaptada com maior segurança, se possível.

Outra questão importante é a segurança ambiental. Devemos fazer uma busca ativa de fatores de risco ambientais para quedas e acidentes no domicílio e no trabalho se for o caso (ver Quadro 2.21).

Medicações antivertiginosas e antieméticas

Em muitos casos de vertigem a prescrição de medicamentos não será necessária, às vezes por se tratar de casos leves em que bastam orientações, mas também porque em algumas condições o tratamento medicamentoso não é o mais eficaz.

Na vertigem posicional paroxística benigna e na maioria dos casos de tontura cervical, a intervenção com manobras curativas e fisioterapia, respectivamente, é muito mais eficaz, e a prescrição de medicamentos pode retardar a melhora no primeiro e mascarar sintomas atrapalhando as reavaliações no seguimento em ambos[7].

A prescrição de antivertiginosos para certas condições pode trazer alívio sintomático e postergar o diagnóstico de causas graves. De forma geral, antivertiginosos devem ser reservados para casos com sintomatologia mais importante, e sempre receitados por um período curto de tempo. O paciente deve ser sempre orientado sobre os riscos e os efeitos colaterais do uso prolongado dos medicamentos e sobre seu papel eminentemente sintomático, não-curativo.

Nos casos em que o tratamento da vertigem é específico, como na doença de Ménière e nas doenças centrais, devemos evitar o uso de antivertiginosos se possível, uma vez que o alívio sintomático trazido por esses impossibilita a verificação da resposta ao tratamento. Quando for o caso, devemos utilizar doses menores e por períodos mais curtos.

As medicações para tratamento sintomático da vertigem podem ter ação eliminando ou atenuando a sensação vertiginosa (ditos antivertiginosos) ou agir reduzindo os sintomas neurovegetativos (náuseas, vômitos, ansiedade) (ditos antieméticos). Algumas classes de drogas obtêm ambos os efeitos.

A fisiopatologia e a etiologia de muitas afecções labirínticas ainda permanecem indeterminadas, ou não serão determinadas para o paciente em questão. Desse modo, torna-se difícil precisar qual a melhor droga para cada situação. O mecanismo de ação dessas medicações é bastante complexo e não está ainda completamente elucidado.

As principais classes de drogas antivertiginosas e/ou antieméticas e sua forma de utilização estão listadas na tabela 2.12.

Tabela 2.12 – Medicações antivertiginosas e/ou antieméticas.

Classe	Droga	Apresentação	Dose habitual
Bloqueadores dos canais de cálcio	Cinarizina	Comprimidos 25-75mg, gotas	25-75mg/dia 1 ou 2 vezes/dia
	Flunarizina	Comprimidos 10mg, gotas	10 a 20mg/dia 1 ou 2 vezes/dia
Anti-histamínicos-anticolinérgicos	Dimenidrinato	Comprimidos 50-100mg, gotas e ampolas	50-100mg a cada 4-8h
	Difenidol	Comprimidos 25mg	25-50mg a cada 6-12h
	Prometazina	Comprimidos 25mg, ampolas 50mg	25-50mg/dia 1 a 2 vezes/dia

Bloqueadores de canais de cálcio – proporcionam maior fluxo de sangue para o labirinto através de vasodilatação por ação nas células musculares lisas dos vasos. São também anti-histamínicos e anticolinérgicos, de forma que talvez devessem ser classificados juntamente com essa classe, pois provavelmente é esse seu mecanismo antivertiginoso principal. Têm todos os efeitos colaterais de anti-histamínicos e anticolinérgicos e também podem provocar parkinsonismo, ou precipitar o início dos sintomas de doença de Parkinson incipiente, principalmente no uso crônico. Por isso, em pacientes idosos devem ser utilizados em doses menores e por períodos curtos de tempo ou evitados[6-8].

Anti-histamínicos e anticolinérgicos – bloqueiam a ação dos neurotransmissores acetilcolina e histamina nos núcleos vestibulares. É provável que a ação anticolinérgica seja a mais importante como antivertiginosa, de forma que a maioria dos anti-histamínicos, principalmente os de segunda geração, são pouco antivertiginosos. As medicações agrupadas aqui têm efeitos colaterais como sedação e ganho de peso (pela ação anti-histaminérgica) e boca seca, constipação, retenção urinária, confusão e agitação (pela ação anticolinérgica).

Tratamento cirúrgico

Há condições como a doença de Ménière em que o tratamento cirúrgico é uma opção (por meio de descompressões, drenagens, *shunts*), e condições como o neuroma de acústico em que o tratamento é quase sempre cirúrgico.

Porém, existem também modalidades cirúrgicas que podem ser indicadas para tratamento de casos refratários, independente da doença de origem. A chamada cirurgia conservadora envolve a secção da divisão vestibular do oitavo nervo craniano, tentando conservar a função auditiva. A vertigem é eliminada com sucesso na maioria dos casos de vertigem periférica, com baixo porém não desprezível risco de perda auditiva.

A cirurgia destrutiva é o tratamento radical para a eliminação da vertigem de causa periférica, eliminando todo o órgão envolvido. A cirurgia, uma labirintectomia, pode ser realizada através do meato auditivo externo ablando-se o vestíbulo, ou através da mastóide retirando-se o vestíbulo e os canais semicirculares. Essa opção resulta em alta taxa de cura para a vertigem de causa periférica, mas obviamente a custo da perda total da audição no ouvido operado. É geralmente indicada quando o paciente já obteve perda auditiva quase total, bilateral e não reversível, mas persiste com vertigem.

Reabilitação vestibular

Este é o nome de um conjunto de técnicas que visam estimular a plasticidade neuronal, ou seja, mecanismos de autocorreção ou reparação do sistema nervoso central constituídos de habituação, adaptação e substituição. É uma opção para o tratamento das causas de vertigem que não têm tratamento específico, e para os casos de vertigem que não responderam ao tratamento habitual e/ou que sejam crônicos.

PRÉ-SÍNCOPE E SÍNCOPE

ABORDAGEM DIAGNÓSTICA

Síncope é definida como perda de consciência súbita e transitória acompanhada de perda do tônus postural, geralmente por segundos a minutos. Após esse período, chamaríamos de estupor ou coma. Pré-síncope é uma sensação transitória de iminente perda de consciência. Freqüentemente há relatos de fraqueza das pernas, escurecimento ou embaçamento visual, zumbido nos ouvidos; porém não são necessários para a caracterização de pré-síncope.

Pré-síncope pode ser o prelúdio para uma síncope futura e de forma geral ambas são causadas pelas mesmas condições em intensidades diferentes. Apesar da dificuldade que muitos pacientes têm em definir o que sentiram, é muito importante o médico caracterizar que se tratou de uma pré-síncope e não uma vertigem ou tontura súbita e fugaz.

As causas de pré-síncope e síncope podem ser agrupadas conforme seu mecanismo como: 1. causadoras de baixo fluxo sangüíneo cerebral; 2. doenças do sistema nervoso central (neurológicas e psiquiátricas) e 3. condições metabólicas, em ordem de freqüência. Dentre as condições metabólicas, a mais presente na prática clínica é a hipoglicemia.

Na avaliação de um caso de pré-síncope ou síncope devemos sempre lembrar do episódio vasovagal e de hipotensão postural, ambos muito comuns mesmo em pessoas saudáveis. Arritmias ou hipoglicemia podem ser os causadores, e o paciente apresentar-se sem alterações no momento da consulta. Outras condições que causam hipotensão ou hipóxia são os distúrbios do sistema nervoso central que deixam sinais e sintomas ao exame com mais freqüência. Uma busca sucinta por doenças psiquiátricas, a menos que o diagnóstico seja evidente, deve sempre ser realizada.

Anamnese

A história deve ser obtida do paciente e também de alguém que tenha presenciado o episódio, se possível. Devem-se detalhar os eventos que ocorreram imediatamente antes e após o ataque e buscar alterações que venham ocorrendo nas últimas semanas ou meses. Outra preocupação é se houve queda, e daí traumatismo e suas complicações. A história de episódios prévios de pré-síncope e síncope e suas características ajudam a determinar a causa, bem como a urgência diagnóstica.

O paciente deve ser questionado sobre sua posição e o que estava fazendo logo antes do ataque. Se houve estresse psicológico, devemos considerar um episódio vasovagal ou transtornos psiquiátricos. Se houve atividade física, doenças cardiopulmonares devem ser lembradas. A associação com micção, tosse ou defecação pode indicar que a manobra de Valsalva foi a desencadeante. Palpitações e sintomas neurológicos nesse episódio ou na história recente sugerem arritmias e doenças do SNC.

Se o paciente estava sentado ou deitado devemos lembrar de hipoglicemia, hipersensibilidade do seio carotídeo, arritmias cardíacas, hiperventilação, epilepsia ou doenças psiquiátricas. Se estava mudando de posição (levantando-se) pode haver hipotensão postural, mas também vertigem posicional paroxística benigna, causa muito comum de tontura após mudança de posição.

O relato de um observador é sempre valioso e deve ser buscado. Mesmo quando o paciente relata não ter perdido a consciência, alguns podem ter efetivamente desmaiado. A duração exata do episódio e como se deu a recuperação também são mais bem relatados pelo observador[6].

Exame clínico

Como a maioria das causas de pré-síncope e síncope são cardiocirculatórias ou neurológicas, o exame clínico padrão completo, incluindo exame neurológico, é o indicado. Este deve envolver ausculta cardíaca, palpação e ausculta dos grandes vasos (principalmente artérias carótidas) e exame neurológico sucinto mas completo.

A pressão arterial e também o pulso devem ser medidos com o paciente deitado e em pé, em busca de hipotensão postural. O paciente deve permanecer pelo menos 5 minutos deitado antes da primeira medida, colocado de pé sem se sentar primeiro, e a pressão novamente medida após 3 minutos em pé. Uma queda mínima de 20mmHg na pressão sistólica será chamada de hipotensão postural. É importante notar que existe tontura ortostática sem hipotensão postural, principalmente em idosos. A simples reprodução do sintoma ao ficar em pé não será chamada de hipotensão postural, mas de tontura ortostática. A medida do pulso juntamente com a pressão arterial será importante para a suspeita de neuropatia autonômica, quando o pulso não acelera apesar da hipotensão.

A massagem carotídea, que poderia ser realizada em consultório na suspeita de hipersensibilidade do seio carotídeo, é mais bem realizada em ambiente hospitalar, com acesso intravenoso e monitoração eletrocardiográfica[4].

Exames complementares

A maioria dos pacientes necessita de exames complementares para o diagnóstico. Se a causa não for determinada clinicamente, o exame inicial deve ser o eletrocardiograma, que pode fornecer o diagnóstico ou indícios de doenças cardíacas que daí serão investigadas. O exame seguinte é a monitoração ambulatorial eletrocardiográfica (Holter), em busca de arritmias sintomáticas, principalmente se há queixa compatível com arritmias.

Testes neurológicos, como tomografia ou ressonância de crânio e eletroencefalograma, são de pouco auxílio se não houver indícios de doença neurológica, quando então estão indicados.

Se há sinais de baixo débito cardíaco, pode-se indicar um ecocardiograma (procurando valvopatias e obstruções, além do diagnóstico de doença cardíaca), investigação para coronariopatia (vários testes disponíveis, incluindo exames de sangue se o episódio foi recente) e para embolia pulmonar.

Se há diagnóstico de doença cardíaca, mas não da causa da síncope, a investigação pode prosseguir com estudo eletrofisiológico e *loop record* (Holter ativado pelo paciente durante os sintomas, que pode gravar por semanas).

Se não há indício de doença cardíaca ou neurológica ou metabólica, e doenças psiquiátricas já foram afastadas, pode-se tentar o diagnóstico de certeza de episódio vasovagal por meio do *tilt-test*, em que o paciente é colocado em uma cama móvel na posição ortostática, com ou sem a injeção de medicações que sensibilizam o teste, e monitoração que demonstrará a existência de mecanismo vasovagal[6].

Principais causas

1. **Episódio vasovagal (ou síncope neurocardiogênica)** – são episódios de pré-síncope seguidos de síncope (se não houver intervenção) desencadeados por ansiedade, cansaço ou dor (especialmente procedimentos dolorosos como venopunção). Esses episódios são mais comuns em jovens, mas podem ocorrer em qualquer faixa etária. Tipicamente, há um pródromo de até 5 minutos, em que o paciente se sente tonto ou atordoado, com naúseas leves e ocasionalmente palpitações e sensação de fechamento da garganta. Se o paciente se deita nesse período de pré-síncope, geralmente evita a síncope. A síncope pode ocorrer mesmo sentado, e a recuperação da consciência é quase sempre imediata após se deitar. Ao exame clínico notam-se mãos frias, palidez cutânea e taquicardia como pródromos e, após o episódio, rubor em vez de palidez e bradicardia. Essa bradicardia pode durar por até meia hora e determina o tempo que o paciente deve permanecer deitado antes de retomar suas atividades. Com o entendimento atual da sua fisiopatologia, foi proposta a nomenclatura síncope neurocardiogênica. Acredita-se que esses episódios sejam desencadeados quando há acúmulo de sangue no sistema venoso ou liberação de catecolaminas, levando ao aumento das contrações miocárdicas e ativação dos mecanorreceptores cardíacos. Com isso há, paradoxalmente, e apenas em indivíduos predispostos, elevação do tônus parassimpático do sistema nervoso e queda do tônus simpático, resultando em bradicardia sintomática e/ou hipotensão.

   O tratamento clássico envolve medidas para aumentar o volume intravascular, por exemplo meias elásticas e dieta hipersódica. A primeira linha de tratamento medicamentoso são os betabloqueadores, geralmente indicados quando os sintomas são freqüentes ou limitantes. O diagnóstico de certeza é por meio de *tilt-test*, no qual se reproduz o episódio geralmente com o auxílio de medicações sensibilizadoras[4,6].

2. **Hipotensão postural** – a medida da pressão arterial na posição de decúbito dorsal horizontal e em pé deve ser realizada em todos os pacientes queixando-se de pré-síncope. A causa mais comum é uso de medicações anti-hipertensivas ou diuréticos (às vezes encontrados em medicamentos inesperados, como em fórmulas para emagrecer). Também causam hipotensão postural neurolépticos, antidepressivos tricíclicos, levodopa, nitratos, entre muitos outros. O tratamento será a redução da dose da droga ou sua troca se possível. Pacientes idosos são muito mais sensíveis a medicações que causam hipotensão postural, especialmente após uma refeição, quando pode haver queda da pressão sistólica. O ajuste da dose de anti-hipertensivos em idosos exige cuidado para evitar hipotensão postural[9]. Outra causa comum é depleção do volume intravascular, sendo por hemorragia ou por perda de água e sal. Causas comuns de desidratação incluem exposição a calor, exercício vigoroso, diarréia, uso de diuréticos, dietas ou anorexia e hipoalbuminemia. O tratamento será com reposição de água e eletrólitos e eliminação da causa de base.

   É comum em todas as idades a ocorrência de pré-síncope ou síncope após o fim de um período de repouso prolongado no leito, porém é mais intensa em idosos. Ela ocorre devido à hipovolemia relativa, represamento de sangue em território venoso e provavelmente a algum grau de queda da sensibilidade do sistema barométrico. O tratamento mais importante é a prevenção, colocando o paciente sentado ou em deambulação, pelo menos três vezes ao dia por 2 horas. Nos casos envolvendo imobilidade mais prolongada ou repouso total, deve-se indicar fisioterapia diária além das orientações. Uma vez instalado o quadro, que pode durar semanas, o paciente deve ser orientado primeiro a se sentar com as pernas pendentes por alguns minutos antes de se levantar.

   Hipotensão postural pode ser devida à neuropatia autonômica. Quando um paciente apresenta hipotensão postural e seu sistema autonômico está intacto, devemos observar uma elevação da freqüência cardíaca após 3 minutos em pé, de 15 a 30 batimentos por minuto, que ocorre de forma compensatória. A ausência dessa compensação gera a suspeita de disautonomia. Entretanto, esse achado pode ser devido ao uso de medicações, principalmente anti-hipertensivos simpatolíticos. A principal disautonomia é a neuropatia periférica, diabética ou sifilítica, ou devida a amiloidose, neoplasias e inúmeras outras causas[1].

3. **Arritmias** – devemos sempre considerar o diagnóstico de arritmias quando o paciente, queixando-se de pré-síncope ou síncope, é idoso, portador de doença cardíaca ou utiliza drogas que possam causar arritmia (como antidepressivos tricíclicos ou digoxina), queixa-se de palpitações ou tem a tontura enquanto sentado ou deitado.

   É muito comum que o eletrocardiograma simples esteja normal. Se for o caso, e não for feito o diagnóstico por anamnese e exame clínico, deve-se realizar monitoração eletrocardiográfica ambulatorial (Holter) de pelo menos 24 horas.

   O diagnóstico do Holter pode ser uma bradiarritmia ou uma taquiarritmia, porém o diagnóstico definitivo só ocorre se o paciente referir o sintoma na vigência da arritmia, uma vez que são comuns arritmias assintomáticas.

4. **Doenças cardiocirculatórias** – doenças que levam a um menor débito cardíaco podem provocar pré-síncope ou síncope. A lista é extensa, mas algumas condições devem ser lembradas. Uma delas é a estenose aórtica, causa clássica de síncope após exercício e freqüentemente associada a dor precordial. Infarto agudo do miocárdio e tromboembolismo pulmonar são condições que, em uma parte significativa dos casos, podem se apresentar como pré-síncope ou síncope.

A hipersensibilidade do seio carotídeo é uma condição relativamente comum em idosos do genêro masculino portadores de insuficiência coronária ou hipertensão, que apresentam pré-síncope e raramente síncope com movimentos do pescoço, o ato de se barbear, ou uso de adereços comprimindo o pescoço. Faz diagnóstico diferencial com tontura cervical e vertigem posicional paroxística benigna, e seu diagnóstico é feito por massagem carotídea, a ser realizada em ambiente hospitalar.

5. **Doenças psiquiátricas** – os diagnósticos psiquiátricos são mais reconhecidos a cada dia como causa de tontura, principalmente do tipo atordoamento. Porém, síndromes ansiosas, principalmente a síndrome do pânico, reconhecidamente respondem por uma parcela dos casos de pré-síncope. Transtornos conversivos (histeria e somatização) também podem apresentar o sintoma.

Uma vez realizado o diagnóstico, inicia-se o tratamento, com observação cuidadosa do quadro pré-sincopal, após investigação sumária.

6. **Hipoglicemia** – pré-síncope devida à hipoglicemia quase sempre é precedida de palpitações, sudorese, ansiedade e sensação de fome. Cinco a 15 minutos após o início do pródromo, pode ocorrer síncope, a partir de níveis de glicose inferiores a 40mg/100ml. O coma hipoglicêmico comumente vem acompanhado de convulsões e incontinência. O tratamento é a administração de glicose, que pode ser feita por via oral, incluindo o uso de alimentos nos casos mais leves. Atenção especial deve ser dada ao paciente em uso de hipoglicemiantes e insulina, em especial os de duração mais longa. Pacientes gastrectomizados podem apresentar hipoglicemia leve como parte da síndrome do *dumping*.

7. **Hipocapnia e hipóxia** – hipocapnia pode causar pré-síncope, síncope ou atordoamento pela diminuição do fluxo sangüíneo cerebral por vasoconstrição das arteríolas. A causa mais comum é hiperventilação, como em atletas preparando-se para uma corrida, músicos tocando instrumentos de sopro, ou principalmente devido à ansiedade. Uma pCO_2 de 25mmHg pode ser suficiente para produzir sintomas após uma pequena série de inspirações profundas. O sintoma cede prontamente com a redução da ventilação. O tratamento consiste em orientações, mas pode se necessário tratamento psiquiátrico.

Hipoxemia de qualquer causa é fator predisponente para pré-síncope e síncope, que ocorrem após um aumento da demanda pela realização de alguma atividade. Anemia grave é uma causa comum, ou obstrução das vias aéreas ou intoxicação por gases. A exposição inicial a grandes altitudes pode causar os sintomas mesmo em indivíduos jovens e saudáveis.

8. **Doenças intracranianas** – várias doenças acometendo o encéfalo podem causar pré-síncope ou síncope. Um mecanismo comum é a convulsão, que pode ocorrer com ou sem pródromo e em qualquer posição. Convulsões tônico-clônicas generalizadas são de fácil reconhecimento, com o conhecido estado pós-ictal. Convulsões focais e crises de ausência não são tão evidentes. O médico deve estar atento para essa possibilidade, especialmente em pacientes com doenças ou em uso de medicações pró-convulsivas, e solicitar um eletroencefalograma ou encaminhar para o neurologista se necessário.

Outro mecanismo comum é o tromboembólico, que terá capacidade de causar perda da consciência se afetar a artéria basilar ou ambas as carótidas ou vertebrais. Entram como causas de pré-síncope e síncope os episódios isquêmicos transitórios e também os acidentes vasculares cerebrais.

Sempre que há história de perda da consciência, o médico deve analisar a possibilidade de traumatismo, que pode ter ocorrido antes do episódio e daí poder ser fator causal, ou após uma complicação. Uma condição a ser lembrada é a hemorragia subaracnóidea, que geralmente envolve um período de perda de consciência. A presença de cefaléia, meningismo e confusão mental ou sinais focais após um episódio de síncope deve lembrar esse diagnóstico.

9. **Síncope da micção e tussiva** – tanto o ato da micção como o de tossir, e com menor importância o de defecação, podem estar relacionados com pré-síncope e síncope, tendo como mecanismo principal a manobra de Valsalva (elevação da pressão intratorácica por expiração contra a glote fechada). Com o aumento da pressão intratorácica por tempo suficiente (alguns segundos), há redução do retorno venoso e queda do débito cardíaco. Após a retomada da respiração normal, a pressão cai mais ainda por mediação vagal, ocorrendo recuperação após menos de 1 minuto por mediação simpática.

O ato da micção conta também com estimulação vagal direta e pode ocasionar pré-síncope ou síncope mesmo em indivíduos jovens e saudáveis. O sintoma pode ocorrer ao início, durante, ao término ou mesmo logo após urinar. Em pacientes idosos, a somação de outros fatores predispõe a essa ocorrência. Além do tratamento das causas associadas, orienta-se que a micção seja realizada com o paciente sentado, e que aguarde 1 minuto após urinar para se levantar.

Um surto de tosse prolongado pode causar síncope mesmo em indivíduos saudáveis. Quando há obstrução ou doença das vias aéreas, pode ocorrer sintoma mesmo com tosse não prolongada. O ato de defecação causa menos o sintoma, entre outras razões, por ser realizado sentado, mas pode ocorrer em evacuações dificultosas. O paciente deve ser orientado a não realizar a manobra de Valsalva durante a defecação por mais que poucos segundos e poucas vezes, além de ser oferecido tratamento para obstipação.

TERAPÊUTICA

O tratamento de um quadro de pré-síncope ou síncope será o das suas causas. Entretanto, há algumas intervenções que devem ser oferecidas a todo paciente.

Abordagem terapêutica inespecífica

O manejo do paciente com queixa de pré-síncope ou síncope depende intensamente da causa de base. Entretanto, há orientações que podem e devem ser oferecidas a todos os pacientes, envolvendo prevenção de acidentes, e cuidados referentes às possíveis conseqüências de uma síncope[7].

Uma questão fundamental para o paciente que apresentou perda da consciência é se houve traumatismo, especialmente cranioencefálico. É importante lembrar que alguns pacientes perdem a consciência e caem, mas ficam com a impressão de não ter desmaiado. Devemos tentar obter uma descrição do mecanismo de queda pelo relato do paciente ou se possível de observadores, com atenção para se houve traumatismo na cabeça. A observação do padrão de escoriações apresentadas ou o relato do paciente sobre onde tem dor (indicando que pode ter havido impacto naquele local) pode oferecer pistas sobre se houve traumatismo craniano. Traumatismos mais intensos podem sugerir que a queda não foi amparada e o paciente estava inconsciente. Havendo indícios de traumatismo craniano, radiografias ou idealmente tomografia devem ser obtidas. Um período de observação do nível de consciência e atitudes do paciente durante um a três dias deve ser orientado aos acompanhantes.

Algumas situações comuns causam pré-síncope ou síncope, como no episódio vasovagal ou nas síncopes da micção e tussiva. Nesses casos, orientar o paciente a evitar ou adaptar-se a essas situações pode resolver totalmente o problema.

Várias medicações, especialmente as hipotensoras, podem agir como co-fatores para a ocorrência da pré-síncope ou síncope, e muitas vezes são a causa. Em todo paciente com tontura, desse tipo em particular, deve-se realizar uma revisão sistemática das medicações em uso, levando em conta inclusive que ele possa estar tomando algum medicamento errado ou não prescrito. Mesmo que não se determine que certas medicações estejam envolvidas diretamente no problema, essas podem estar atuando como co-fatores, e o ajuste da dose ou troca da droga pode minimizar ou até mesmo resolver o problema.

Prevenção de acidentes e questões de segurança

A discussão sobre formas de prevenir acidentes e sobre a segurança da realização das atividades habituais do paciente fica muito mais difícil quando o tipo de tontura é a pré-síncope ou síncope. Dependendo da causa da tontura, os episódios podem ser inesperados e, diferente de uma crise de vertigem, envolver a perda da consciência ou sua iminência. De forma geral, deve-se tentar, se possível, adaptar as atividades de forma a diminuir-lhes o risco e não eliminá-las por completo (por exemplo tomar banho sentado em uma cadeira em vez de somente fazê-lo com acompanhante, o que limitaria a qualidade de vida).

Além disso, uma vez que há risco de perda da consciência envolvido, é adequado orientar ao paciente que carregue consigo alguma forma de identificação e os telefones de contato dos familiares ou amigos, para o caso de ser socorrido por estranhos.

E, finalmente, devem-se oferecer orientações sobre prevenção de acidentes.

DESEQUILÍBRIO
ABORDAGEM DIAGNÓSTICA

Desequilíbrio é a sensação de perda do equilíbrio sem a sensação de movimento ilusório (chamado vertigem) ou a iminência de perda da consciência (chamada pré-síncope). Tipicamente, os pacientes não relatam sintomas sentados ou deitados, mas sentem-se desequilibrados ao se levantar ou andar. Casos graves podem gerar sintomas com o paciente sentado, ou seja, dificuldade de se equilibrar em uma cadeira sentado.

O desequilíbrio usualmente se instala quando há disfunção da integração entre os dados gerados pelos órgãos sensoriais envolvidos no equilíbrio e o sistema efetor musculoesquelético. Os órgãos sensoriais principais são os da orelha interna, a visão e o sistema proprioceptivo. É importante ressaltar que, em muitos casos, a visão e/ou a propriocepção podem ter um papel mais importante no quadro daquele paciente que os labirintos. Muitos casos prontamente nomeados de "labirintite" têm seu principal fator causal centrado no sistema visual ou proprioceptor, na integração realizada pelo sistema nervoso central, ou no sistema musculoesquelético. Igualmente, em muitos casos em que foi realizada extensa investigação nos órgãos sensoriais e sistema nervoso central, na realidade eram devidos a alterações do sistema efetor musculoesquelético, que freqüentemente é negligenciado na investigação.

O labirinto não é o centro do problema na maioria dos casos de desequilíbrio. A atenção deve ser desviada e muitas vezes centrada na visão e no sistema muscular. É no sistema muscular que a participação da equipe multiprofissional, principalmente fisioterapeutas e terapeutas ocupacionais, é de grande auxílio no tratamento e no diagnóstico.

Doenças neurológicas, juntamente com medicações, são as principais causas de desequilíbrio em pacientes jovens. No idoso, o diagnóstico mais importante é a deficiência sensorial múltipla, e a fraqueza de membros inferiores pode ser a causa ou estar associada. Como utilizam mais medicações, uma delas pode ser a causa ou um co-fator.

O envelhecimento é freqüentemente associado com desequilíbrio devido ao declínio da habilidade do sistema nervoso de coordenar os reflexos posturais. Isso, associado aos achados freqüentes de redução da acuidade visual e perda de força no sistema muscular, que podem ser leves e parte do envelhecimento normal ou mais acentuados e decorrentes de processos patológicos, torna a tontura tipo desequilíbrio a mais comum no paciente idoso.

O desequilíbrio é freqüentemente multifatorial. Mesmo que uma causa tenha sido encontrada, é importante fazer pelo menos uma busca sucinta pelas outras causas mais comuns, principalmente em pacientes idosos. Se mais de uma causa for encontrada, todas devem ser abordadas simultaneamente se possível, e não uma por vez, pois a reversão pode ser demorada, e a causa dita secundária pode ter um papel maior que o esperado no quadro do paciente.

Além disso, a resolução do caso vai muito além do diagnóstico e tratamento. A melhora dos casos é freqüentemente demorada e alguns pacientes podem nunca mais recobrar totalmente seu equilíbrio normal, como no caso de certas doenças neurológicas. A intervenção deve necessariamente incluir medidas de segurança, para prevenção de acidentes e quedas, o que pode significar uma profunda reestruturação dos locais onde o paciente reside e/ou transita. A abordagem multiprofissional, envolvendo fisioterapeuta e terapeuta ocupacional, e por vezes psicóloga e assistente social, faz-se necessária em muitos casos para a reabilitação completa[6].

Anamnese

A avaliação de pacientes com tontura tipo desequilíbrio consiste primeiro em coletar sintomas e dados de história que contribuam para o diagnóstico das condições mais comuns. Além disso, devemos obter dados sobre as limitações impostas pela condição à vida diária do paciente e história de quedas ou pequenos acidentes que poderiam ter resultado em quedas, de forma a traçarmos um plano de prevenção de complicações durante o tratamento e de reabilitação durante e após o tratamento da causa.

Deve-se necessariamente perguntar sobre queixas visuais (mesmo que leves), sintomas de neuropatia periférica, sintomas cerebelares e auditivos e da doença de Parkinson (em maiores de 50 anos). Queixas de fraqueza de membros inferiores devem ser obtidas e detalhadas. A história do nível de atividade do paciente nos últimos poucos anos é fundamental para o diagnóstico de descondicionamento físico, ou como marcador de fraqueza por outras causas. A ocorrência de períodos de repouso por doença ou cirurgia, ou de grande mudança do nível de atividade por razões ambientais, deve ser detalhada.

As medicações em uso pelo paciente devem ser minuciosamente pesquisadas, por serem uma causa muito importante de tontura (mas raramente de vertigem). Drogas de ação central e anti-hipertensivos, bem como uso de álcool, tabaco e cafeína devem ser levantados. As doenças pregressas e atuais do paciente devem ser pesquisadas, especialmente doenças cardíacas, circulatórias e endócrinas.

Deve-se perguntar sobre quedas e pequenos acidentes, tanto para o paciente como para os familiares. Pergunte sobre riscos ambientais, como escadas perigosas, tapetes soltos, objetos soltos no chão, pisos escorregadios, má iluminação, uso de chinelos ou outros calçados inadequados em casa e se o paciente usa os óculos quando em casa.

Exame clínico

É dirigido aos sinais das causas mais comuns, mas também inclui a avaliação da marcha e da força de membros inferiores, mesmo que superficial, em todos os casos.

Testes visuais – uma avaliação simples da acuidade visual por meio de cartazes para leitura a distâncias padronizadas é recomendada, e com alguma freqüência traz resultados surpreendentes de alteração da acuidade visual sem queixa ou oligossintomática, principalmente em pacientes idosos.

Exame neurológico – inclui testes cerebelares, de sensibilidade, de força dos membros, e testes para doença de Parkinson. O teste de Romberg provavelmente será de pouca utilidade diagnóstica, mas serve para quantificar a gravidade do caso e para posterior seguimento. Se o teste for positivo, repeti-lo com os pés afastados e/ou com os olhos abertos permite uma graduação da intensidade do problema.

Exame da marcha – mesmo a observação simples do paciente andando dentro do consultório pode trazer dados importantes, além de permitir a confirmação de se tratar de um caso de tontura tipo desequilíbrio. Se a marcha for quase normal, pedir para o paciente andar na ponta dos pés e/ou nos calcanhares revelará as alterações. Devemos observar a altura e a simetria do passo, a estabilidade do tronco, os desvios da trajetória e pequenos desequilíbrios e se o paciente os corrige no passo seguinte. Atentar para sinais de alterações cerebelares (alargamento da base e queda para um lado), sensoriais (bater ou arrastar os pés no chão) e de parkinsonismo (perda do balanço natural de um ou ambos os braços, inclinação para a frente, rigidez da marcha).

Exames complementares e avaliação fisioterapêutica

Nos casos mais difíceis ou duvidosos, pode ser necessário avaliação oftalmológica, otorrinolaringológica e/ou neurológica especializada. A avaliação realizada por um fisioterapeuta traz dados objetivos e ajuda a programar o tratamento e a reabilitação.

Alguns exames complementares estão indicados na suspeita clínica das condições que eles avaliam. Solicitar tais exames como rotina diagnóstica não é recomendável. Será mais efetivo nesse caso encaminhar o paciente para outros profissionais que consigam estabelecer uma suspeita clínica e realizar uma investigação direcionada.

Os exames podem incluir eletroneuromiografia, na suspeita de neuropatias periféricas; tomografia ou ressonância de encéfalo, na suspeita de doenças do sistema nervoso central; e o exame otoneurológico (inclui eletronistagmografia, teste de estimulação calórica e outros testes) quando há indícios palpáveis de doença labiríntica como um dos principais fatores causais. O exame otoneurológico com alguma freqüência está alterado em idosos assintomáticos, de forma que sua realização pode não ser útil em idosos. Ao receber um idoso com desequilíbrio e exame otoneurológico previamente realizado e alterado, o médico deve lembrar que o desequilíbrio no idoso é geralmente multifatorial e, se decidir tratar o distúrbio labiríntico, deve fazê-lo em paralelo com a finalização da investigação e o tratamento de outras causas associadas.

Na avaliação fisioterapêutica, o fisioterapeuta avaliará alguns dos sistemas responsáveis pelo equilíbrio corpóreo e verificará de forma precisa quais as deficiências físicas que poderiam estar levando o indivíduo a apresentar tal sintomatologia. Dessa forma, são avaliados: força muscular, coordenação, sensibilidade profunda ou propriocepção de diversos segmentos corpóreos, equilíbrio estático, equilíbrio dinâmico, marcha e impacto da tontura na realização das atividades de vida diária. Após avaliar detalhadamente o indivíduo portador de tontura e verificar quais as deficiências que ele apresenta, pode-se traçar o plano de tratamento mais adequado para suprir as necessidades de cada paciente, sempre visando a sua melhora.

Principais causas de desequilíbrio

1. **Doenças neurológicas** – ataxia cerebelar, acidentes vasculares cerebrais e doença de Parkinson.

   Doenças neurológicas, em particular estas três supracitadas, podem causar desequilíbrio de forma evidente, com sinais e sintomas típicos, mas também podem ser encontradas no paciente com queixa de desequilíbrio na sua forma inicial ou com alterações discretas.

   Alterações cerebelares levando a ataxia e desequilíbrio ou acidentes vasculares cerebrais, juntamente com outras doenças neurológicas, devem ser buscadas no paciente com desequilíbrio por meio de exame neurológico, incluindo exame da marcha. Pequenos acidentes vasculares cerebrais podem ocorrer com muito poucos sintomas e não ser notados pelos pacientes, mas somente detectados ao exame.

   A doença de Parkinson na sua forma inicial pode ser de difícil diagnóstico, com as alterações de tremor, bradicinesia, rigidez e/ou instabilidade postural pouco aparentes ao exame, principalmente se o paciente não colaborar ao ser examinado. Deve ser suspeitada se o paciente relata fadiga e fraqueza consideráveis para realizar suas atividades, eventualmente com perda de peso. Para o diagnóstico pode ser necessário um teste terapêutico: introduz-se levodopa, aumentando a dose lentamente (semanalmente), se tolerada, e reavalia-se o paciente periodicamente. Deve-se aguardar idealmente um mês de uso e doses adequadas (tomando pelo menos um comprimido ao dia, ou seja, meio comprimido duas vezes ao dia, ou o dobro disso se tolerado). O paciente deve melhorar de forma evidente para o diagnóstico.

2. **Deficiência sensorial múltipla** – o equilíbrio normal depende da ação integrada dos sistemas visual, proprioceptivo, vestibular, cerebelar e musculoesquelético. Na maioria das condições que causam tontura, um desses sistemas está prejudicado em uma intensidade que os outros sistemas não conseguem compensar. Entretanto, principalmente em pacientes idosos, lesões separadas em múltiplos sistemas podem somar-se causando o quadro de tontura, geralmente do tipo desequilíbrio.

   Alterações comuns que irão compor deficiência sensorial múltipla incluem baixa acuidade visual, descondicionamento físico com pobre controle postural, uso de medicações, doença da coluna cervical, hipofunção vestibular uni ou bilateral, neuropatia periférica leve, entre outros.

   O tratamento identificará e corrigirá as alterações passíveis de intervenção. A correção da visão é muito importante, pois o sistema visual consegue compensar significativamente deficiências em outros sistemas. Além da correção das doenças oculares (incluindo operar catarata se presente), o paciente deve ser encorajado a usar os óculos em casa (o que muitos não fazem) e a melhorar a iluminação da casa à noite, de forma a melhorar o equilíbrio como um todo.

   Fisioterapia ou atividade física devem ser indicadas para a melhora da força muscular e coordenação. O tratamento de doenças osteoarticulares (como osteoartrose) deve ser iniciado ou optimizado. A sedação da dor com analgésicos também contribui.

   As medicações em uso devem ser revistas e deve-se tentar retirar ou reduzir a dose das medicações não essenciais. Suspender medicações em vez de tentar tratar o desequilíbrio com alguma droga é geralmente o melhor tratamento.

3. **Fraqueza de membros inferiores e/ou musculatura postural** – o sistema musculoesquelético é o efetor do equilíbrio, a única via final para a obtenção da estabilidade do tronco à marcha ou posição sentada. Condições que afetam o funcionamento desse sistema têm menor possibilidade de compensação, por ser esse o único sistema efetor, ao contrário de uma condição que afeta um órgão sensorial, que pode ser compensada mais facilmente pelo aumento da ação ou percepção de outro órgão sensorial.

   Várias doenças podem estar associadas à fraqueza muscular, por afetar o sistema nervoso (neurônio motor superior e inferior, raízes, plexos e nervos periféricos), a integração neuromuscular ou os músculos. As neuropatias, as reumatopatias e as doenças primárias do músculo devem ser lembradas nos casos de fraqueza generalizada.

A avaliação é feita principalmente por meio do exame neurológico, testando-se a força muscular de vários grupamentos e observando-se a presença de fasciculações e os reflexos profundos. Uma constatação importante será se a fraqueza afeta grupos musculares localizados ou se é simétrica ou generalizada. Na dúvida, o paciente deve ser encaminhado ao neurologista para diagnóstico.

Fraqueza muscular suficiente para causar desequilíbrio pode ser devida a apenas descondicionamento físico, principalmente em pacientes idosos, mas mesmo nos mais jovens. Todo médico reconhece facilmente a perda de massa e força musculares que ocorre após um período de repouso total, que pode chegar a 10% do peso muscular por semana, ou 1% ao dia. Porém, é preciso também reconhecer o potencial que o sedentarismo ou o repouso parcial com limitação de atividades têm de levar a descondicionamento físico clinicamente significativo.

Uma perda significativa da força muscular necessária para realizar uma tarefa rotineira pode ocorrer após poucos meses do abandono da dita tarefa. Isso é uma complicação comum do idoso com tontura de qualquer tipo, que limita suas atividades por medo de cair ou receio dos familiares, e acaba agravando ou associando o desequilíbrio à queixa de tontura[9].

Pacientes com história de limitação de suas atividades diárias anterior ao início do quadro de desequilíbrio podem ter o descondicionamento físico como co-fator ou até causa principal do sintoma e podem ser orientados a fazer caminhadas ou a retomar suas atividades como parte do tratamento. É importante explicar para o paciente que a obtenção do recondicionamento geralmente demora semanas ou meses.

4. **Uso de medicações e álcool** – um grande número de medicações, bem como o uso de álcool, pode apresentar como efeito colateral tontura, geralmente do tipo desequilíbrio ou atordoamento. O mecanismo é a interferência do funcionamento de algum sistema implicado no equilíbrio, geralmente por ação no sistema nervoso central. Medicações hipotensoras podem comprometer a irrigação cerebral com efeitos análogos. Relaxantes musculares interferem diretamente na função muscular.

Na suspeita da implicação de uma medicação no sintoma, a droga deve ter sua dose dimuída ou ser trocada por outra se possível. Se a medicação já é utilizada há mais tempo que o sintoma, geralmente não é a causa, mas pode ser um co-fator agravante do problema, e sua eliminação ou redução pode ter benefícios clínicos. O quadro 2.20 lista as medicações que mais causam desequilíbrio.

Quadro 2.20 – Medicações que podem causar desequilíbrio.

Hipnóticos e sedativos (como benzodiazepínicos e neurolépticos)
Anticolinérgicos
Anti-histamínicos
Antidepressivos tricíclicos
Relaxantes musculares
Anti-hipertensivos
Álcool
Anticonvulsivantes
Opióides

Abordagem terapêutica geral

Medicações antivertiginosas têm pouco papel no tratamento do desequilíbrio[6-8]. Existem, porém, medidas gerais que melhoram o desequilíbrio, independente das causas:

Atividade física regular – os pacientes com desequilíbrio moderado a grave necessitarão de fisioterapia para a melhora da sua força muscular, mas os casos de desequilíbrio leve a moderado podem ser orientados a realizar caminhadas, com acompanhante se necessário. Uma vez que o objetivo principal do tratamento é permitir ao paciente deambular sem desequilíbrio, nada melhor que a própria deambulação para fortalecer os grupamentos musculares envolvidos na tarefa. Mesmo nos casos em que a fraqueza de membros inferiores não é fator principal ou simplesmente está ausente, o aumento da capacidade do sistema muscular (efetor do equilíbrio) muitas vezes compensa a deficiência dos outros sistemas. A atividade física também melhora o condicionamento cardiovascular e previne quedas nos idosos.

Nos casos mais leves, basta orientar o paciente que saia mais de casa, vá visitar amigos e parentes a pé, que faça pequenas compras quase todos os dias em vez de compras semanais, que vá à padaria todos os dias.

Nos casos menos leves e se o paciente não tem hábito algum de caminhar, orientá-lo a iniciar as caminhadas com 5 a 10 minutos ao dia, quase todos os dias. No início, é preferível um terreno plano, e o paciente pode necessitar de acompanhante para sua segurança. O calçado deve ser adequado, idealmente esportivo como tênis. Daí, aumenta-se gradativamente o tempo, 5 a 10 minutos por semana, ou quanto o paciente tolerar, até se atingir um mínimo de 40 minutos quase todos os dias. O tempo total de atividade física pode ser fracionado ao longo do dia, com resultados semelhantes. Finalmente, pode-se acelerar o passo e/ou partir para terrenos mais irregulares, como calçadas menos conservadas.

Se o paciente tiver impedimento às caminhadas ou preferir outra atividade, hidroginástica é outra excelente opção. Outras atividades como tai-chi-chuan ou ginástica para a terceira idade (se for o caso) também cumprirão bem o papel.

É importante que o paciente seja orientado que a imobilidade e o repouso prolongados não são indicados e que podem piorar o desequilíbrio a médio e a longo prazo.

Suspender medicações – várias classes de medicamentos promovem algum grau de sedação, como benzodiazepínicos, antidepressivos tricíclicos, anticonvulsivantes, anti-histamínicos etc. (ver Quadro 2.20). Em doses baixas e/ou no uso crônico, a sedação pode ser imperceptível para o paciente, mas está ocorrendo, mesmo que na forma de diminuição da atenção e dos reflexos. Todas as medicações sedativas devem ser revisadas e sua real necessidade discutida. Se não puderem ser suspensas, deve-se pelo menos tentar reduzir sua dose ou substituí-las por outras drogas não-sedativas ou menos sedativas.

Mudanças de hábitos – vários maus hábitos dos pacientes podem atuar como fatores de piora do desequilíbrio e devem ser corrigidos. Muitos pacientes não usam os óculos em casa, o que piora o desequilíbrio. A existência do sintoma por algum tempo pode levar o paciente a hábitos sedentários, como ir de carro a todo lugar e parar na porta, evitar de ir a locais da casa com escadas ou degraus e, principalmente, evitar sair de casa de forma geral. Isso leva a mais descondicionamento físico e piora ou leva a manutenção do quadro.

Melhorar o sapato – o calçado do paciente é muito importante. Chinelos ou sapatos que não sejam firmes ou estejam muito velhos atrapalham a marcha. O sapato ideal deve ter 2 centímetros de salto (como um sapato social masculino) para distribuir o peso entre o antepé e o retropé, ser fechado (ou com pelo menos uma tira de couro prendendo o pé atrás) para firmeza, ter sola antiderrapante e o apoio para o arco plantar medial (aquela ondulação na sola do sapato no lado medial). Calçados adequados dão mais firmeza no andar, previnem acidentes e podem atuar positivamente na melhora do desequilíbrio.

Prevenção de acidentes e questões de segurança

Um paciente com desequilíbrio está, por definição, em risco de acidentes e quedas. A prevenção de acidentes deve fazer parte integral da abordagem terapêutica do desequilíbrio e orientada a todos os casos. Uma visita domiciliar e/ou ao ambiente de trabalho gera dados valiosos, e pode ser realizada por uma fisioterapeuta ou terapeuta ocupacional. O quadro 2.21 traz uma lista de riscos ambientais a serem pesquisados e corrigidos.

Quadro 2.21 – Riscos ambientais de acidentes.

Tapetes ou carpetes soltos
Pisos malconservados
Pisos escorregadios, molhados ou encerados
Objetos ou fios soltos no chão
Escadas sem corrimão ou em mau estado
Degraus isolados entre ambientes
Má iluminação
Excesso ou má disposição de mobília
Interruptores de luz de difícil acesso, como só em uma extremidade do corredor e não em ambas
Locais totalmente escuros à noite (utilizar luzes noturnas)
Calçados inadequados
Roupas muito compridas ou apertadas
Animais de estimação
Comportamentos de alto risco (como subir em pequenos bancos em vez de escadas)

Os hábitos do paciente devem ser revistos, como atividades esportivas, visitas a localidades rurais ou com pouca estrutura e atividade profissional que envolva o uso do equilíbrio. A questão da segurança de cada uma dessas atividades deve ser discutida com o paciente e acompanhantes. De forma geral, o paciente não deve ser orientado a abandonar suas atividades, mas a adaptá-las ou diminuir sua intensidade sempre que possível e indicado (por exemplo tomar banho sentado em uma cadeira em vez de receber os cuidados de um acompanhante). Os casos mais leves devem ser estimulados a manter ou até a aumentar suas atividades que forem seguras, ou atividades adaptadas, de forma a auxiliar na melhora do desequilíbrio por meio do condicionamento físico.

Em casos mais graves, ou quando o paciente é muito idoso ou fragilizado, o domicílio e o trabalho podem ter de ser adaptados para permitir a independência e a qualidade de vida, bem como evitar a imobilidade. O quadro 2.22 lista algumas intervenções úteis nesse sentido.

Quadro 2.22 – Adaptações ambientais.

Barra de apoio ao lado do vaso sanitário
Barra de apoio dentro do chuveiro
Cadeira dentro do chuveiro
Remover escadas (colocar rampas) ou corrimãos em ambos os lados
Fixar os tapetes no chão
Corrimãos e barras de apoio nas áreas de circulação
Uso de bengala ou andador
Nivelar o piso (eliminando por exemplo degraus isolados)
Elevar o vaso sanitário, sofá, cama, cadeiras (de forma que o paciente sentado tenha um ângulo de 90 graus nos joelhos e quadris, diminuindo o deslocamento para sentar e levantar)

Medicações sintomáticas

Não existem medicações antidesequilíbrio como existem antivertiginosos. A indicação de medicamentos deve ser baseada no tratamento dos fatores causais encontrados.

Em pacientes idosos ou com história prévia de vertigem, existe a possibilidade de que a alteração da orelha interna seja uma das causas ou fatores contribuintes. Se a causa não estiver aparente ou necessitar de investigação para ser determinada, o tratamento inespecífico do desequilíbrio é o fortalecimento dos membros inferiores e da musculatura postural, corrigir deficiências visuais e suspender medicações que possam estar contribuindo ao desequilíbrio. Se alguma causa for suspeitada, um teste terapêutico nessa direção é mais correto que receitar um antivertiginoso. E se a suspeita de alteração labiríntica é tão forte a ponto de gerar uma prescrição, deve-se solicitar um exame otoneurológico ou a avaliação de um otorrinolaringologista para definir o diagnóstico.

Intervenção fisioterapêutica

Os objetivos do tratamento para portadores de desequilíbrio devem ser baseados nas deficiências físicas encontradas na avaliação. Assim, de forma genérica, a reabilitação visará a aumento da força muscular (principalmente em membros inferiores); treino de coordenação, propriocepção e marcha; orientações quanto à realização de atividades de vida diária e de atividades físicas regulares; proporcionar o aumento do equilíbrio dinâmico e estático; exercícios de alongamento muscular; melhora da postura e, em alguns casos, realização de alguns dos exercícios de reabilitação vestibular.

Intervenção psicológica

O quadro de desequilíbrio é gerador de importantes limitações de atividades, tais como permanecer em pé, ler, realizar movimentos rápidos, dirigir ou socializar-se, afetando a vida biopsicossocial do paciente. Sintomas psicológicos secundários, como ansiedade e depressão, podem vir a surgir após ou durante um surto de tontura. É comum em pacientes idosos a instalação de um "medo de cair", que é considerado uma doença quando traz limitação às atividades.

É fundamental estarmos atentos para a possibilidade dessas complicações psicológicas em nossos pacientes e fornecermos nosso apoio e orientações nos casos mais leves. Alguns pacientes necessitarão de acompanhamento psicológico para a reabilitação completa.

REABILITAÇÃO VESTIBULAR

Esse conjunto de técnicas que visam estimular a plasticidade neuronal foi introduzido na prática médica há poucas décadas, e na última década vem ganhando espaço. Constituem uma opção interessante para o tratamento de vertigens ou labirintopatias crônicas, bem como para o desequilíbrio. No caso da tontura tipo atordoamento, são uma das primeiras linhas de tratamento inespecífico.

FISIOTERAPIA

A fisioterapia vestibular ou labiríntica é empregada com a finalidade de se acelerar o processo de compensação (caso esse não ocorra fisiologicamente) por meio de exercícios específicos e repetitivos dos olhos, da cabeça e de outros segmentos corpóreos, além de reabilitar a motricidade e a sensibilidade profunda, proporcionando, quando possível, a recuperação total ou parcial do equilíbrio (Fig. 2.7).

Após uma anamnese criteriosa e minuciosa do aspecto físico do paciente e o conhecimento causal ou etiológico da sua tontura, uma técnica de reabilitação vestibular deve ser escolhida e aplicada ao paciente conforme suas necessidades individuais, estimulando-se, por exemplo, um ou dois dos sistemas responsáveis pelo equilíbrio ou todos os sistemas na mesma terapia[11].

INDICAÇÕES E PRECAUÇÕES

A recuperação do equilíbrio corpóreo, muitas vezes, ocorre de forma espontânea, também conhecida como compensação fisiológica. Quando tal mecanismo compensatório está parcial ou totalmente ineficiente, atrasando ou impedindo a restauração funcional da estabilidade corpórea, os exercícios propostos na reabilitação vestibular são direcionalmente indicados.

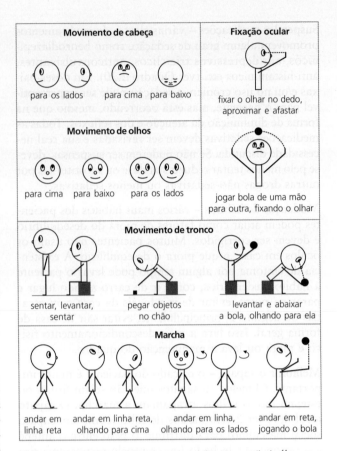

Figura 2.7 – Posições utilizadas na reabilitação vestibular[11].

Esse tipo de reabilitação também pode ser indicado quando se deseja acelerar o processo de compensação vestibular, necessitando o seu início ser o mais breve possível, a depender, é claro, do grau de afecção (fase aguda ou crônica).

Importante destacar que os exercícios devem ser peculiares a cada paciente, enquadrando-se ao tipo de compensação a ele conveniente.

De maneira geral, a reabilitação vestibular é indicada nas vestibulopatias periféricas, envolvendo o labirinto e/ou o VIII nervo craniano; nas vestibulopatias centrais, acometendo os núcleos vestibulares e/ou as vias vestibulares aferentes e eferentes; nos portadores de vertigem postural; na cinetose; nos pós-operatórios de cirurgias otoneurológicas; nos pacientes que apresentam quedas e distúrbios na marcha, principalmente idosos com o equilíbrio deficiente; bem como naqueles com insegurança psíquica e/ou física para deambularem ou manterem-se em uma postura estável.

O programa de reabilitação vestibular dependerá, portanto, de como se encontra física e psiquicamente o indivíduo, assim como os sintomas que ele apresenta, sempre relacionando cada caso a sua fase particular correspondente.

Durante a fase da crise vertiginosa (fase aguda), o repouso é necessário até que passem os sintomas neurovegetativos (náuseas e vômitos) e os episódios de vertigem intensa, pois as movimentações dos segmentos corpóreos e da cabeça não são toleradas pelo paciente.

Já o alívio desses sintomas se deve ao efeito da administração de substâncias antivertiginosas e antieméticas e, tão logo passem, os exercícios de reabilitação vestibular podem ser introduzidos precocemente no tratamento das alterações dos sistemas responsáveis pelo equilíbrio[7].

Nos casos de vertigem crônica, o tratamento deve basear-se em exercícios repetitivos dos olhos, da cabeça e de outros segmentos corpóreos, ou seja, nessa fase a reabilitação vestibular é a melhor opção, pois há a estimulação dos sistemas sensoriais relacionados ao equilíbrio, proporcionando a aceleração do mecanismo de compensação.

Em portadores de insuficiência vertebrobasilar e/ou afecções, principalmente na coluna cervical, a reabilitação vestibular precisa ser aplicada cuidadosamente, mesmo porque qualquer movimento que impeça o fluxo sangüíneo cerebral (como na extensão de cabeça), ou que sobrecarregue a região cervical (nos casos de osteoartrose), poderá agravar qualquer um desses processos deficientes, dificultando acentuadamente a oxigenação e a mobilidade articular.

MECANISMOS DA REABILITAÇÃO

Alguns reflexos são responsáveis pela manutenção do equilíbrio estático e dinâmico, sendo os principais: reflexo vestibulocular (RVO) que, em um primeiro estágio, desencadeia movimentos oculares que permitem uma visão nítida e clara durante os movimentos da cabeça, enquanto o reflexo vestibuloespinhal (RVE), posteriormente, promove movimentos corpóreos compensatórios com o objetivo de se manter a estabilidade postural da cabeça e do corpo. Porém, outros reflexos também participam ativamente nessa manutenção do equilíbrio, proporcionando o controle postural e a locomoção. São eles: reflexo optocinético, cervicocular (RCO), vestibulocólico (ou vestibulocervical), cervicocólico (ou cervicocervical) e o cervicoespinhal (RCE).

Segundo Ganança et al.[7], esses reflexos adquirem maior participação na manutenção do equilíbrio corpóreo aumentando seu ganho nos casos de lesões vestibulares. É o que ocorre com o RCO, que atua direcionando o olhar de acordo com a movimentação cervical e sua respectiva estimulação proprioceptiva, podendo suplementar a função do RVO. À semelhança do que ocorre com o RCO, o RCE também pode suplementar o RVE, em determinadas condições, alterando o tônus muscular relacionado à postura corpórea de acordo com a estimulação proprioceptiva cervical.

A reabilitação vestibular só será possível mediante alguns mecanismos de autocorreção/reparação, também denominados bases neurofisiológicas ou mecanismos de compensação, sendo constituídos de: habituação, adaptação e substituição.

A compensação vestibular estabelece-se pela recuperação funcional do equilíbrio corpóreo perturbado (cuja causa pode ser uma lesão vestibular unilateral), em que o mecanismo de homeostase é novamente restabelecido por um processo de funcionamento diferente ou também chamado compensatório.

O processo de compensação tenta, portanto, primariamente, suprimir a assimetria existente entre os sistemas vestibulares e, *a posteriori*, restaurar a uma normalidade relativa os reflexos vestibulares mimetizando os *inputs* do sistema vestibular normal. Isso se deve à inibição dos núcleos vestibulares contralaterais hiperativos e à ativação dos homolaterais hipoativos no cerebelo, substituindo as informações sensoriais do labirinto lesado. Tal fenômeno envolve uma reaprendizagem "multissensoriomotora" das diversas estruturas integrativas do sistema nervoso central.

Além dos fatores já citados, muitos outros podem também interferir no mecanismo de compensação: idade avançada, tempo de instalação da doença, sedentarismo, uso de diversas drogas, tempo em que se iniciou a reabilitação, estado psíquico e força de vontade, já que o mecanismo de compensação se torna mais difícil em indivíduos psicologicamente afetados e sem motivação para a obtenção da melhora.

O mecanismo de habituação é indicado para recuperar a função vestibular alterada, isto é, restabelecer (reduzindo) as respostas vestibulares alteradas, baseando-se na estimulação vestibular repetitiva.

A adaptação, por sua vez, permite ao indivíduo portador de alguma disfunção vestibular persistente a recuperação de sua orientação no espaço, mantendo-o em equilíbrio estático e/ou dinâmico. Tal condição se deve à capacidade e à habilidade do sistema nervoso central em se adaptar ao mau funcionamento de algum mecanismo dos diversos sistemas responsáveis pelo equilíbrio corpóreo, modificando assim suas respostas neurais com o único objetivo de reduzir a instabilidade.

Por fim, o mecanismo de substituição deve suprimir e corrigir as falhas vestibulares por meio dos sistemas visual e proprioceptivo, mantendo a estabilidade do campo visual e, por conseqüência, o equilíbrio do corpo.

REFERÊNCIAS BIBLIOGRÁFICAS

1. Sloane P, Blazer D, George LK. Dizziness in a community elderly population. J Am Geriatr Soc 1989; 37:101. ▪ 2. Drachman DA, Hart CW. An approach to the dizzy patients. Neurology 1972; 22:323. ▪ 3. Madlon-Kay DJ. Evaluation and outcome of the dizzy patient. J Fam Prat 1985; 21:109. ▪ 4. Nedzelski JM, Barber HO, McIlmoyl L. Diagnoses in a dizziness unit. J Otolaryngol 1986; 15:101. ▪ 5. Baloh RW. Vertigo. Lancet 1998; 352:1841. ▪ 6. Bass EB, Lewis RF. Dizziness, vertigo, motion sickness, near syncope, syncope and disequilibrium. In: Barker LR, Burton JR, Zieve PD. Principles of Ambulatory Medicine. 5th ed, Baltimore: Williams and Wilkins, 1995, p 1198. ▪ 7. Ganança MM, Munhoz MSL, Caovilla HH et al. Estratégias Terapêuticas em Otoneurologia. São Paulo: Atheneu, 2000. ▪ 8. Furman JM, Cass SP. Benign paroxysmal positional vertigo. N Engl J Med 1999; 1590:1598. ▪ 9. Derebery MJ. The diagnosis and treatment of dizziness. Med Clin North Am 1999; 83:163. ▪ 10. Diagnostic and Statistical Manual of Mental Disorders – Fourth Edition (DSM-IV). ▪ 11. Bittar RS, Pedalini ME, Lorenzi MC, Formigoni LG. Treating vertigo with vestibular rehabilitation: results in 155 patients. Rev Laryngol Otol Rhinol (Bord) 2002; 123:61.

14. DOR CRÔNICA

Veruska Menegatti Anastacio Hatanaka
Mariluz dos Reis

> "A verdadeira viagem do descobrimento
> não consiste em buscar novas
> paisagens e, sim, novos olhos"
>
> *Marcel Proust*

A dor constitui-se na razão principal pela qual 75 a 80% das pessoas procuram os serviços de saúde no Brasil. Estima-se que a dor crônica acometa 30 a 40% da população brasileira, representando a principal causa de absenteísmo, licenças médicas, aposentadorias por doença, indenizações trabalhistas e baixa produtividade no trabalho[1].

Tema de revisões constantes, a dor na era aristotélica foi concebida como uma forma particular de emoção. Com Descartes, atrelou-se a dor à disfunção corpórea meramente mecânica, desvinculando-a do campo da filosofia. Freud e Breur resgatam o aspecto emocional da dor na medida em que consideram o homem não mais como um mero apêndice da atividade autônoma do sistema nervoso. Com as investigações contemporâneas, a dor vivida deixa o âmbito único e exclusivamente emocional para ser encarada como uma manifestação que se integra à experiência acumulada de vida de um indivíduo[2].

Desde 1973 a *International Association for the Study of Pain* (IASP) afirma ser a dor uma experiência sensorial e emocional desagradável, associada a uma lesão tecidual presente ou potencial. Segundo essa sociedade, há mais de 600 condições álgicas descritas, dentre quadros de dor aguda e crônica[3].

Diferenciar temporalmente a dor em aguda e crônica não tem sido uma tarefa fácil. Segundo o Comitê de Taxonomia da IASP, três são as categorias de dor: 1. durando menos de um mês; 2. durando de um a seis meses; e 3. durando mais de seis meses. Assim, há quem considere que a dor é crônica quando apresenta duração superior a um mês[4], três meses[5] ou seis meses[6].

Enquanto a dor aguda se apresenta como conseqüência sensorial imediata da ativação do sistema nociceptivo, decorrente de lesão tecidual somática ou visceral, acompanhando de perto o processo de reparação e cicatrização, a dor crônica resulta da persistência de estímulos nociceptivos ou disfunções do sistema nervoso, perdendo sua função biológica e inserindo na sua gênese não somente aspectos neurofisiológicos, como também, psicológicos, cognitivos, comportamentais, sociais, familiares e vocacionais, os quais atuam modulando a experiência dolorosa.

Pacientes com dor crônica registram prejuízos nas escalas de qualidade de vida. Cerca de 58% apresentam sintomas depressivos e ansiosos que contribuem para complicar o manuseio desses pacientes no que tange ao cuidado da dor.

Identificam-se, ao se discutir dor crônica, três grandes mitos a ela relacionados:

1. **Dor crônica é fácil de tratar** – clínicos gerais freqüentemente acreditam que a medicação aliviará completamente a dor. No entanto, o alívio significativo da dor a longo prazo e o retorno ao trabalho somente ocorre em 50% dos pacientes recebendo tratamento para dor crônica com reabilitação multidisciplinar apropriada. Raramente há alívio completo dos sintomas.

2. **Com a melhora da dor, incapacidade e depressão resolvem-se espontaneamente** – isto pode ser verdade se os níveis de incapacidade e depressão forem leves. Tipicamente, porém, depressão e incapacidade excessiva devem ser tratadas concomitantemente visando reduzir a dor. Sintomas psicológicos subtratados podem reduzir a motivação para aderência às recomendações terapêuticas.

3. **Pacientes com dor são facilmente manuseados** – na realidade, até mesmo equipes especializadas no tratamento da dor encontram dificuldades na condução terapêutica de pacientes com dor crônica.

Este capítulo abordará essencialmente a avaliação, o diagnóstico e o tratamento da dor crônica.

ASPECTOS FISIOPATOLÓGICOS

Além do componente temporal, podemos classificar a dor em funcional ou patológica. A dor funcional faz parte da vida habitual do paciente e pode-se apresentar independente de quaisquer doenças, como no caso de câimbras e cefaléia. A dor patológica, por sua vez, inclui a dor nociceptiva e a neuropática.

Dor nociceptiva é a resultante da ativação de nociceptores, ou seja, receptores presentes nas terminações livres das fibras aferentes primárias, especialmente sensíveis a estímulos nocivos ou que podem se tornar nocivos quando persistentes e prolongados. Há três classes principais de nociceptores: 1. mecanoceptores, sensíveis a estímulos mecânicos; 2. termoceptores, sensíveis a temperaturas abaixo de 15°C e acima de 50° C; 3. polimodais, responsivos a estímulos mecânicos, térmicos e químicos[7].

A partir de um potencial gerado em nociceptores, o estímulo segue pelas vias aferentes primárias até a medula espinhal e, através das vias ascendentes, projeta-se no córtex, no qual ocorre a percepção consciente da dor após conexões com estruturas como tálamo e formação reticular.

Tecido danificado, células tumorais e inflamatórias liberam mediadores químicos gerando um processo inflamatório que ativa ou modifica as propriedades aferentes nociceptoras de resposta ao estímulo. Assim, mudanças são estabelecidas na resposta dos neurônios no sistema nervoso central.

Estímulos intensos e prolongados, por sua vez, provocam a liberação de substâncias responsáveis por inflamação, esta podendo durar horas ou dias. Como conseqüência deste processo, estabelece-se o mecanismo de sensibilização periférica, desencadeante do fenômeno de hiperalgesia, ou seja, resposta exagerada aos estímulos dolorosos. A hiperalgesia poderá ser primária, quando relacionada ao local da lesão, ou secundária, envolvendo a periferia da lesão. Verifica-se aumento na atividade espontânea neuronal e diminuição do limiar necessário para a ativação dos nociceptores, proporcionando o aumento da resposta aos estímulos dolorosos.

Enquanto a sensibilização periférica condiz com o comprometimento de nociceptores e fibras aferentes primárias, a sensibilização central decorre de alterações na medula espinhal. Assim, a partir da liberação de substâncias, como substância P e glutamato, decorrente da ativação de aferentes periféricos, observa-se estímulo de potenciais pós-sinápticos pela ação em receptores como NMDA (N-metil-D-aspartato) pertencentes a neurônios da medula espinhal e que estão envolvidos somente com a sensação da dor crônica. A estimulação persistente desses nociceptores determina diminuição do limiar de sensibilidade (o que gera dor espontânea), dor a estímulos normalmente não dolorosos (alodinia) e hiperalgesia, mantidos mesmo perante resolução da lesão tecidual. Há evidências de que a ativação de receptores de NMDA possa estimular mecanismos apoptóticos normais, sugerindo que a dor crônica se constitui em um processo destrutivo que requer tratamento tempo-dependente para limitar o dano causado[8-11].

A dor neuropática ocorre a partir de lesão ou disfunção do sistema nervoso. Condições afetando o sistema nervoso periférico (como a síndrome do túnel do carpo), a medula espinhal (após lesões traumáticas), ou o cérebro (após acidente vascular cerebral) podem causar dor neuropática, a qual se caracteriza pela combinação de deficiências neurológicas e dor.

A interrupção parcial ou total de fibras aferentes causa degeneração de terminações pré-sinápticas da célula desaferentada e alterações funcionais e morfológicas importantes no sistema nervoso central e periférico. Essas alterações podem ser visualizadas na figura 2.8 e correspondem aos mecanismos que caracterizam a neuroplasticidade.

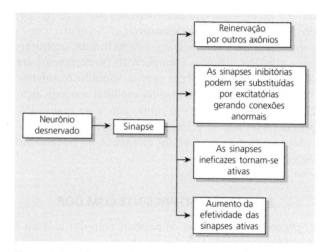

Figura 2.8 – Alterações funcionais e morfológicas presentes perante lesão do nervo.

Assim, perante lesão do nervo pode-se observar: 1. aumento da sensibilidade dos nociceptores; 2. quebra do isolamento entre fibras grossas e que transmitem dor, ou seja, impulso eferente motor pode ativar axônio nociceptivo; 3. impulsos ectópicos espontâneos; e 4. processo de centralização: estímulos inócuos passam a causar dor.

Com a lesão do nervo periférico observa-se a formação de neuroma, ou seja, massa nodular de axônios em regeneração e células de Schwann que não conseguiram atingir seu órgão terminal ou campo receptivo. O neuroma causa dor na região cicatricial com alteração da sensibilidade no dermátomo correspondente ao nervo atingido.

Um exemplo de plasticidade central em humanos é a dor do membro fantasma. Em um estudo envolvendo pacientes no período pré-amputação, 25 pacientes com dor pré-operatória no membro foram randomizados para um de dois grupos. Desses, 11 pacientes receberam, durante 72 horas, hidrocloreto de bupivacaína epidural contínua e morfina no pré-operatório, enquanto os demais 14 pacientes mantiveram-se no grupo controle. Uma semana após a amputação, 64% dos pacientes do grupo controle denotavam dor do membro fantasma, comparado com somente 27% no grupo que recebeu a bupivacaína e a morfina. Após seis meses, 36% dos pacientes no grupo controle e nenhum no grupo com analgesia epidural ainda demonstravam dor. Nesses indivíduos, o anestésico epidural bloqueou as mensagens dolorosas e aparentemente preveniu o remodelamento dos neurônios de dor[12].

Sabe-se que dano aos nociceptores por si só pode induzir à presença de dor resistente a opióides. Quando fibras nervosas são traumatizadas, proteínas dos receptores de opióides, produzidas dentro do corpo da célula neuronal, não podem ser transportadas ao longo do axônio para seu destino final na membrana pré-sináptica. Isso explica por que procedimentos cirúrgicos destinados a destruir ou cortar nervos envolvidos na gênese da dor geralmente não permitem seu alívio prolongado. Procedimentos neurodestrutivos, como neurectomias pré-sacrais para dor pélvica, neurectomias occipitais para cefaléias crônicas e amputação do membro para distrofia simpática reflexa têm-se tornado obsoletos. Transecções parciais da medula espinhal e outros procedimentos neuroablativos continuam a ser realizados, porém, reservam-se primariamente para pacientes oncológicos terminais com dor refratária ao tratamento medicamentoso[8].

AVALIAÇÃO DO PACIENTE COM DOR

O processo de avaliação do paciente com dor crônica é multidimensional. Um dos problemas em se avaliar pacientes com dor crônica encontra-se no fato de o exame clínico e os testes laboratoriais disponíveis freqüentemente não providenciarem informações necessárias para avaliar a gravidade do quadro álgico. Muitos instrumentos de estudo e escalas visuais analógicas que possibilitam medidas precisas da dor estão disponíveis, porém, raramente são usadas. Assim, a dor geralmente é avaliada de forma indireta, o que torna fundamental ouvir e acreditar no paciente: "A dor é aquilo que o paciente diz que dói".

Pode-se determinar a intensidade da dor e o grau de incapacidade por ela promovida por meio de anamnese adequada. Assim, propõe-se abordar:

Percepção do paciente – pode-se solicitar ao paciente que mantenha um diário acerca da dor, incluindo escalas numéricas, para objetivar a dor. Por meio das anotações do paciente a dor deverá ser caracterizada quanto a:
a) Padrão temporal – quando a dor começou? Qual a sua freqüência? Tem alterado sua intensidade?
b) Localização – onde se situa a dor? Há mais de um local álgico?
c) Descrição – com que se parece a dor? Como a definiria?
d) Intensidade – em uma escala de 0 a 10, na qual 0 é ausência de dor e 10 a pior dor, como pontua atualmente a dor? Quantos pontos têm sua maior dor? E a menor dor?
e) Fatores agravantes e adjuvantes – o que piora a dor? O que alivia?
f) Tratamento prévio – quais analgésicos têm usado? Quais os efeitos do tratamento?

Estado emocional do paciente e sua preocupação somática com repercussões sociais possíveis – diz respeito ao grau no qual o paciente permanece focado nos sintomas corpóreos. Pode ser mais bem avaliado entrevistando-se familiar do paciente. Considerar:
a) Efeitos e compreensão do diagnóstico e do tratamento sobre o paciente e seus cuidadores.
b) Significado da dor para o paciente e sua família.
c) Estados prévios de dor significativa e seu efeito sobre o paciente.
d) Respostas habituais do paciente para acomodar-se diante da dor e o estresse por ela gerado.
e) Conhecimento, curiosidades, preferências e expectativas do paciente a respeito dos métodos de tratamento da dor.
f) Importância que o paciente outorga ao uso de substâncias de venda controlada, como opióides, ansiolíticos ou estimulantes.
g) Efeitos da dor e do tratamento sobre aspectos econômicos do paciente.
h) Mudanças de humor resultantes da dor (por exemplo: depressão, ansiedade).

Estado funcional em casa – o que o paciente com dor deixa de fazer como sair com a família e amigos, não comparecer às atividades religiosas ou não se engajar em atividades de lazer. Alguns pacientes, mesmo assim, continuam a registrar dor ou desconforto.

Estado funcional no trabalho – o número de faltas no trabalho e as atividades específicas cortadas em virtude da dor são também índices úteis da intensidade da dor. Desde que essas variáveis possam mudar com o tratamento analgésico, mostram um caminho para avaliar a resposta do paciente a diferentes terapias.

Uso de medicações analgésicas – o consumo de medicações de resgate pode funcionar como parâmetro para a aferição da terapêutica farmacológica e não-farmacológica instituída.

Doenças co-mórbidas – deve incluir doenças de ordem física e psíquica. Seu tratamento permite que os pacientes retornem a funções maiores.

Doenças coexistentes – podem influenciar nas queixas do paciente (como obesidade) e na capacidade do paciente em participar do tratamento (como doenças respiratórias e cardiovasculares).

Visando direcionar o melhor tratamento para o paciente com dor crônica, essa deverá ser identificada como nociceptiva somática ou visceral ou, ainda, como dor neuropática. Para isso, os critérios abordados no quadro 2.23 devem ser considerados.

Quadro 2.23 – Descrição qualitativa da dor.

Tipo de dor	Qualidade
Nociceptivo somático	Bem localizada, contínua, aumenta ao se pressionar a área
Nociceptivo visceral	Difusa, pobremente localizada; referida à outra região corpórea
Neuropático	Superficial, em queimação ou pulsátil; alodínia e hiperalgesia; com paroxismos em pontadas; disestesia

Para que se inicie o cuidado de pacientes com dor crônica, condições médicas graves tratáveis devem ser excluídas. Esse passo pode ser difícil em pacientes com níveis altos de dor ou que mostram comportamentos que indicam dor intensa e capacidade limitada para suportar um exame clínico adequado. No caso de pacientes que não se encontram agudamente doentes, o médico deve esclarecê-los quanto à necessidade de um exame clínico e diagnóstico apropriados antes do início do tratamento. Se necessário, o médico pode solicitar que o paciente retorne em outra consulta na qual seja capaz de tolerar o exame. Nenhum tratamento deverá ser instituído até que o exame clínico adequado tenha sido realizado, excluindo causas facilmente tratáveis.

TRATAMENTO

É de fundamental importância que médico e o paciente interajam para definir objetivos que guiem a terapêutica e os meios para avaliar o progresso no alívio da dor. Para muitos pacientes não há uma esperança realista de cura e terão que conviver com tratamentos prolongados. Os objetivos iniciais poderão ser tão simples como dormir à noite toda e, à medida que a condição do paciente melhora, objetivos mais ambiciosos, como retornar ao trabalho ou participar de atividades recreativas, poderão ser atingidos.

O objetivo final do tratamento da dor crônica concentra-se em possibilitar ao paciente que retome o controle sobre sua vida e o alivie tanto da dor como do sofrimento a ela atrelado. Sentimentos de tristeza, de inadequação ou abandono contribuem para o sofrimento, tornando o apoio psicológico tão importante quanto a introdução de medicações analgésicas.

Geralmente, o tratamento engloba uma abordagem multidisciplinar, envolvendo educação, medicamentos, terapias física, ocupacional e comportamental. A participação da família e de amigos do paciente faz-se necessária para compreender a doença e a base fisiológica da dor crônica, assimilar as expectativas referentes ao tratamento e evitar restrições excessivas ou demandas inadequadas ao paciente com dor crônica.

TRATAMENTO FARMACOLÓGICO
Analgésicos não-opióides

Em 90% dos pacientes a dor pode ser controlada por meio de medidas relativamente simples. Se analgésicos aliviam a dor adequadamente, com tolerabilidade e efeitos colaterais controlados, há pouca razão para outras intervenções. No entanto, quando não efetivos há que se considerar outros métodos, o mesmo no caso de intolerância ou efeitos adversos incontroláveis.

As medicações analgésicas disponíveis dividem-se conforme seu uso direcionado para dor atrelada a processos inflamatórios intermitentes ou para dor crônica, constante. O tratamento de processos inflamatórios intermitentes pode incluir aspirina, acetaminofen, drogas antiinflamatórias não-hormonais (AINH), tramadol e opióides de curta ação.

Os AINH atuam inibindo a cicloxigenase, enzima que catalisa a conversão do ácido araquidônico em prostaglandinas, estas envolvidas no processo inflamatório e na sensibilização das unidades dolorosas centrais e periféricas. A maioria dos AINH inibe tanto a COX-1, constitutivamente presente na maioria dos tecidos e relacionada à regulação da função renal, plaquetária e à proteção da mucosa gástrica e intestinal, como a COX-2, constitutivamente presente no SNC e no aparelho urogenital e, ainda, com produção induzida pelo próprio processo inflamatório. A inibição da COX-1 é a maior razão da ocorrência de complicações atreladas aos antiinflamatórios. Já o efeito antitérmico dos AINH parece ser decorrente da inibição das prostaglandinas no hipotálamo[13-15]. Recentemente, a associação do uso de antiinflamatórios COX-2 com aumento da mortalidade cardiovascular contra-indica o uso de AINH COX-2 específicos.

Embora AINH e opióides de curta ação possam ser úteis no controle da dor decorrente de processos inflamatórios não devem, na maioria dos casos, ser utilizados diariamente a longo prazo. O uso crônico de AINH pode estar associado com efeitos colaterais significantes, incluindo doença renal em estágio terminal: dois a cada 1.000 pacientes que usam essas drogas diariamente por períodos de cinco anos ou mais evoluem dessa forma[11]. Por sua vez, o uso de combinações de analgésicos está associado com risco maior de doença renal. O uso crônico de AINH, aspirina ou acetaminofen associa-se, ainda, com hepatotoxicidade ou coagulopatia. A formação de úlceras ocorre em 2 a 4% dos usuários crônicos de AINH anualmente. Os AINH têm também sido associados com redução da efetividade de alguns anti-hipertensivos (betabloqueadores, inibidores da conversão de angiotensina e diuréticos), além de aumentarem o efeito de sulfoniluréias quando em conjunção com essas drogas. Esses efeitos são geralmente mediados por prostaglandinas e, portanto, não são vistos com opióides.

Não há evidências de nenhuma vantagem quanto à eficácia de um AINH sobre os demais[16]. Sabe-se que o risco de sangramento devido ao AINH aumenta com a idade e é menor com o ibuprofeno. Assim, o misoprostol deveria ser considerado como medida profilática para prevenir complicações gastrintestinais em pacientes com idade maior que 75 anos, doença cardiovascular, história de úlcera péptica ou sangramento gastrintestinal, com NNT, respectivamente, de 105, 58, 11 e 7[17]. Reconhece-se hoje que a efetividade do omeprazol equivale a do misoprostol quanto à redução das ulcerações gastrintestinais na população geral[18,19].

Os AINH produzem analgesia tão boa quanto dose única ou múltipla de opióides fracos sozinhos ou em associação com analgésicos não-opióides.

No quadro 2.24 destacam-se os principais antiinflamatórios disponíveis e suas características.

Quadro 2.24 – Caracterização dos AINH mais empregados no tratamento da dor.

AINH	Propriedades
Acetaminofen (paracetamol)	Inibidor fraco da COX, atua no SNC exercendo pequena atividade analgésica e antipirética. Age sinergicamente com aspirina e cafeína. Indicado para o controle da febre e da dor discreta. Causa hepatotoxicidade em doses elevadas, podendo-se utilizar n-acetilcisteína ou glutationa para antagonizar necrose hepática
Ácido acetilsalicílico (aspirina)	Denota dois componentes: ácido acético e ácido salicílico. Em doses elevadas apresenta ação antiinflamatória. A absorção por via retal é mais lenta que por via oral. Após 30min da absorção, 70% da droga converte-se a salicilato. Inativa irreversivelmente a COX-1 e a COX-2
Cetarolaco	Analgésico potente com ação antiinflamatória moderada, interfere com a liberação de opióides endógenos e a síntese do óxido nítrico. Eficaz para dor crônica discreta e moderada. O efeito analgésico, embora retardado, persiste por tempo maior
Cetoprofeno	Antipirético, atua como analgésico no tratamento das cólicas menstruais e enxaqueca, denotando, ainda, atividade antiinflamatória. Cruza a membrana sinovial
Diclofenaco	Utilizado no tratamento de doenças reumáticas, somente 50 a 60% da droga torna-se biodisponível por via oral em decorrência da primeira passagem hepática. Em 15% dos pacientes acarreta aumento das aminotransferases hepáticas, podendo causar hepatite. Denota relação da inibição de COX-2/COX-1 favorável
Diflunizal	Não cruza a barreira hematoencefálica, daí a ausência de efeito antipirético. Menos irritante do trato gastrintestinal e com menor ação plaquetária que a aspirina
Dipirona	Hidrossolúvel, apresenta elevada potência analgésica e baixa freqüência de efeitos colaterais. Incidência de agranulocitose: um para cada 1 milhão de usuários
Fenilbutazona	Com efeito analgésico, antitérmico e antiinflamatório, pode ser utilizado por curtos intervalos de tempo
Ibuprofeno	Rapidamente eliminado, mostra-se útil no tratamento da dor inflamatória aguda e afecções reumáticas
Indometacina	Potente inibidor da COX, com elevada biodisponibilidade, intenso efeito antiinflamatório e maior risco de efeitos colaterais, não devendo por isso ser utilizada por período superior a duas semanas. Eficaz para doença reumática, dor óssea, cólicas e febre. Como é uricosúrica, utiliza-se para tratamento da gota
Inibidores específicos da COX-2	Contra-indicados pelo aumento de mortalidade cardiovascular associado ao seu uso.
Meloxicam	Elevada potência e meia-vida prolongada, é um inibidor seletivo da COX-2, com alguma atividade na COX-1. Usado, sobretudo, perante doenças reumáticas
Naproxeno	Rapidamente absorvido e com meia-vida longa, causa mais efeitos colaterais digestórios e no SNC que o ibuprofeno
Nimesulida	Fraca inibição da COX-1, com atuação inibitória no metabolismo oxidativo dos neutrófilos, no fator de necrose tumoral, em radicais livres e no fator de ativação plaquetária
Piroxicam	Elevada potência e meia-vida prolongada, denota alguma especificidade à COX-1, o que o torna especialmente tóxico. Utilizado no tratamento da artrite e da dor musculoesquelética
Tenoxicam	Elevada potência e meia-vida prolongada, penetra razoavelmente no tecido sinovial, daí seu uso em doenças reumáticas crônicas

Analgésicos opióides

Utiliza-se o termo genérico opióide para designar todas as substâncias que se unem especificamente aos receptores endógenos opióides, produzindo alguma ação agonista. Essas drogas podem ou não ter um perfil farmacológico similar ao da morfina.

Nos Estados Unidos da América acima de 90% das prescrições contendo opióides destinam-se ao tratamento da dor não-oncológica. A eficácia e a segurança dessas drogas no tratamento das síndromes dolorosas crônicas têm sido demonstradas. Para pacientes com dor moderada ou intensa que não obtiveram alívio com tratamentos específicos ou analgésicos não-opióides, deve-se tentar uma medicação opióide independente da causa da dor.

As medicações opióides comumente em uso agem amplamente por meio de receptores opióides μ, mas quase todas estimulam também receptores *kappa* e delta, além de alguns receptores não-opióides. Junto a sua função inibitória alguns receptores podem denotar funções estimulatórias responsáveis, possivelmente, por alguns dos efeitos colaterais evidenciados com esses medicamentos.

Os opióides podem ser classificados como opiáceos ou alcalóides do ópio (codeína, morfina), opióides semi-sintéticos (buprenorfina) ou sintéticos (metadona)[3]. Quanto à potência, como opióides para o tratamento da dor discreta ou moderada (opióides fracos) ou da dor moderada ou intensa (opióides fortes).

Os opióides são drogas indicadas, sobretudo, para o alívio da dor prolongada, em peso e contínua. A maioria das substâncias disponíveis apresenta efeito de curta duração. Já os fármacos de ação longa (metadona) ou preparados de liberação prolongada (morfina, tramadol, oxicodona, fentanil) permitem analgesia com duração de até 72 horas. Recomenda-se que, uma vez atingida uma boa resposta com opióides de meia-vida curta, proceda-se à substituição desses por agentes de liberação sustentada. Para tal, deve-se considerar a dose equivalente à média diária de opióide de ação curta necessária para o alívio da dor. Essa alteração na terapêutica apresenta algumas vantagens: 1. níveis séricos mais estáveis da droga; 2. aderência maior em decorrência da diminuição do número de tomadas; 3. drogas opióides de liberação sustentada menos comumente estão envolvidas em casos de abuso do medicamento comparativamente com opióides de liberação rápida, visto menor potencial lúdico, menor preço de rua em relação aos opióides de curta duração e maior dificuldade para convertê-las à forma injetável; e 4. determinam menor sedação na medida em que evitam picos séricos como os opióides de curta ação[18,20-23].

Na prática clínica, consideram-se as seguintes categorias de resposta da dor aos opióides[18]:

- Dor respondedora ao opióide: deve-se, aqui, administrar o opióide conforme as recomendações expostas anteriormente.

- Dor pseudo-resistente ao opióide: verifica-se no caso de uso de doses insuficientes e absorção diminuída (vômitos).
- Dor parcialmente resistente ao opióide: perante inflamação de tecidos ósseos e partes moles (associar AINH) e dor de origem neuropática em virtude de compressão nervosa.
- Dor não respondedora ao opióide: dor neuropática por secção nervosa, dor de origem muscular (indicar miorrelaxantes).
- Dor de difícil manejo com opióides: visto componente preponderante psicoemocional e personalidade adictiva.

Seguindo-se os preceitos da Organização Mundial da Saúde (OMS), recomenda-se iniciar o tratamento para dor individualizando-o, com doses administradas a intervalos de tempo fixos, utilizando-se para isso preferencialmente a via oral. Doses adicionais devem ser realizadas sempre que ocorrer dor, independente da medicação analgésica rotineira. No caso da dor de origem oncológica, pode-se estabelecer o uso de fármacos analgésicos de acordo com a escada analgésica preconizada pela OMS, segundo a qual dispõe-se, no primeiro degrau, de analgésicos não-opióides e/ou drogas adjuvantes (drogas cuja indicação primária é outra que o alívio da dor e que são utilizadas para o controle da dor), no segundo degrau, de opióides fracos associados aos analgésicos não-opióides e/ou drogas adjuvantes e, no terceiro degrau, da substituição dos opióides fracos por fortes, mantendo-se os analgésicos não-opióides e/ou drogas adjuvantes.

A seguir, descrevem-se os principais opióides disponíveis para uso.

Opióides fracos

Codeína

Pró-droga da morfina, a codeína apresenta aproximadamente 1/10 da potência da morfina (Quadro 2.25). Disponível para uso por via oral (VO), retal (VR), IM (intramuscular) e SC (subcutânea), sendo a biodisponibilidade por VO de 40%. Sua ação depende da conversão em morfina, esta ocorrendo em 2 a 10% da quantia total administrada. Sabe-se que cerca de 10% dos caucasianos são incapazes de metabolizar a codeína, não se beneficiando, portanto, desse fármaco.

Quadro 2.25 – Doses orais de equivalência aproximada com morfina.

Analgésico	Potência com a morfina
Codeína	1/10
Tramadol	1/5
Propoxifeno	1/54
Meperidina	1/8
Oxicodona	1,5-2,0
Fentanil	75-125
Buprenorfina	60

O intervalo habitual para uso da codeína estende-se de 30 a 60mg a cada 4 horas. Seus efeitos adversos podem ser reduzidos pelo uso concomitante de quinidina, cimetidina, fenotiazinas, haloperidol e alguns inibidores da recaptação da serotonina e aumentados com o tabagismo.

Tramadol

Analgésico sintético de ação central, o tramadol apresenta mecanismo de ação complexo. Atua nos receptores opióides com sua forma dextrógira apresentando especificidade cerca de 20 vezes maior pelos receptores μ. Além disso, aumenta a liberação de serotonina (5-HT), inibe a recaptura de noradrenalina e 5-HT e a sensibilização dos receptores NMDA no sistema nervoso central. Essa dupla ação tem efeito sinérgico e o efeito analgésico somente é revertido parcialmente pela naloxona.

A absorção oral da droga suplanta a absorção parenteral, com biodisponibilidade oral de 70%. Apresenta por VO o dobro da potência da codeína, ou seja, um quinto da potência da morfina, e por via parenteral a 10ª parte da potência da morfina.

O tramadol sofre metabolização hepática e eliminação renal, com meia vida plasmática de 6 horas e duração do efeito de 4 a 6 horas conforme a intensidade da dor. Sua meia-vida reduz-se de 33 a 50% quando combinado à carbamazepina e eleva-se de 20 a 25% na associação à cimetidina. A dose deve ser reduzida em hepatopatas, nefropatas e em idosos com mais de 75 anos.

A dose por via oral é comumente de 50 a 100mg a cada 4-6 horas. Induz menos náuseas que a codeína e seu efeito obstipante é desprezível.

Propoxifeno

Derivado sintético da metadona, exerce atividade analgésica, haja vista afinidade pelo receptor μ e a propriedade de inibir o receptor de NMDA. Em baixas doses, provoca menos náuseas, vômitos, sonolência e xerostomia que a morfina. Sua biodisponibilidade por VO é de 40%. Sua eficácia é diminuída pelo tabagismo; em associação com a carbamazepina favorece o aumento de seus níveis séricos e toxicidade; com o acetaminofen acentua o efeito hipotrombinêmico dos dicumarínicos. Causa menos obstipação e depressão respiratória que doses equianalgésicas de morfina. A possibilidade de causar dependência é pequena. Por via parenteral, apresenta 1/10 e por via oral 1/54 da potência analgésica da morfina.

Opióides potentes

Agonistas puros

Morfina – principal constituinte ativo do ópio, a morfina permite administração por todas as vias possíveis. Constitui-se consensualmente no analgésico opióide forte de eleição para o manejo da dor por câncer.

Absorvida no intestino delgado, a morfina denota biodisponibilidade baixa por via oral (cerca de 25%)

em decorrência da intensa biotransformação hepática. Esta determina a produção de morfina-6-glucuronida (mais potente que a própria morfina e que se liga aos receptores de morfina, contribuindo substancialmente para seu efeito analgésico e para a ocorrência de náuseas, vômitos e depressão respiratória) e a produção de um metabólito inativo, a morfina-3-glucuronida, que não se liga a receptores.

A morfina não apresenta dose-teto, ou seja, o limite da dose é aquele que proporciona alívio da dor ou que resulta em efeitos colaterais incontroláveis ou intoleráveis. A dose inicial deve ser calculada para proporcionar melhor alívio comparativamente às drogas já utilizadas.

No caso de pacientes que usavam previamente de um opióide débil pode-se iniciar a administração na dose de 10mg a cada 4 horas (ou 30mg a cada 12 horas no caso de morfina de liberação sustentada) ou com 50% de aumento, considerando-se a dose equivalente à morfina por via oral (ver Quadro 2.25). Para idosos recomenda-se iniciar o tratamento com as menores doses (5mg a cada 4 horas), visando reduzir a sonolência inicial, confusão e instabilidade. No caso de substituição por um opióide forte alternativo, pode-se requerer uma dose muito mais alta de morfina.

Deve-se instruir o paciente sobre a possibilidade de receber doses adicionais, de acordo com a necessidade, entre os intervalos de doses regulares caso a dor retorne. Mediante não resolução da dor em pelo menos 90%, a dose deve ser ajustada em período de 24 horas. Pode-se, também, dobrar a dose noturna para que o paciente não desperte com dor.

Como alternativa à morfina de liberação rápida, dispõe-se de comprimidos de morfina de liberação sustentada, cuja administração recomenda-se a cada 12 horas. Faz-se conveniente estabelecer a dose analgésica necessária por meio do uso prévio de morfina de liberação rápida para que se possa instituir dose adequada de morfina de liberação sustentada. Assim, faz-se a conversão da dose considerando-se 1mg de morfina de liberação rápida por 1mg de morfina de liberação sustentada. Exemplo: dose de 15mg a cada 4 horas corresponde à dose total de 90mg diários, ou seja, 90mg de morfina de liberação sustentada a serem administrados em dois períodos, portanto, 45mg de 12/12 horas.

Sempre que se receitar opióides deve-se, concomitantemente, prescrever um laxante. Cerca de um terço dos pacientes ou mais evolui com constipação decorrente do uso da morfina, podendo esta ser mais difícil de se manejar que a própria dor.

Para pacientes que apresentam náuseas ou vômitos como efeito colateral da morfina, sugere-se agregar antiemético para uso regular, dando-se preferência ao haloperidol, na dose inicial de 1,5mg/noite.

Apesar de comprovada eficácia, muitos profissionais da saúde mantêm-se avessos ao uso da morfina. As principais razões para isto incluem os seguintes conceitos equivocados:

1. *Morfina causa depressão respiratória* – tal fato não se estabelece enquanto houver dor. A dor é o antagonista fisiológico dos efeitos centrais depressores da morfina, sinalizando ativamente para os centros respiratórios no cérebro, contrabalançando tais efeitos. A relação entre a dose terapêutica e a dose letal de morfina é maior que habitualmente se supõe. Além disso, na overdose de morfina a atividade de vários centros no cérebro é afetada de forma progressiva e ordenada, sendo o córtex comprometido antes do tronco cerebral. Com isso, sobrevém obnubilação e arresponsividade antes que o nível de opióide seja alto o suficiente para suprimir os centros respiratórios.

2. *Morfina causa dependência psíquica* – quando a droga é utilizada de forma correta isso não se estabelece. Ainda, a dependência psíquica atrela-se preponderantemente à personalidade e à conduta da pessoa mais que à droga em si. No caso de pacientes com câncer, as evidências de adição são desprezíveis do ponto de vista epidemiológico. Assim, o preditor mais importante de adição é o uso abusivo prévio de outras substâncias. Se houver forte suspeita de abuso ou adição, o paciente deve ser encaminhado a um psicólogo ou psiquiatra que tenha experiência com dor crônica. Estigmatizar inapropriadamente o paciente como adito pode determinar alienação quanto aos seus cuidadores e família, aprofundar seu isolamento social e prolongar seus sofrimentos. No quadro 2.26 distinguem-se algumas definições de relevância[23].

3. *Morfina é droga indicada somente para pacientes terminais* – essa visão impede o alívio da dor a muitos pacientes, cujas vidas se cerceiam pela presença constante de dor refratária a outros tratamentos. Em

Quadro 2.26 – Definições relevantes para a prescrição de drogas com potencial para adição.

Dependência física	Reflete um estado de adaptação neurofisiológica que se faz presente quando os fenômenos de abstinência ocorrem perante a cessação abrupta ou diminuição intensa na dose da medicação ou quando da administração de um antagonista. É uma consequência esperada do uso de opióides a longo prazo, ocorrendo, também, com vários outros medicamentos (clonidina, benzodiazepínicos, prednisona, tricíclicos e outros)
Tolerância	Presente quando doses cada vez maiores de um opióide fazem-se necessárias para produzir os efeitos iniciais da substância. Não indica vício
Vício	Reflete uma gama de comportamentos de má adaptação, incluindo a perda de controle sobre o uso de opióides, a preocupação com o uso de opióides apesar do alívio adequado da dor e o uso continuado de opióides apesar das consequências adversas aparentes associadas a tais drogas
Uso abusivo	Sugere estar o indivíduo utilizando a droga de maneira que pode implicar perigo para si próprio ou para os outros, ou que a está utilizando para uma indicação diferente daquela pretendida pelo médico que prescreveu a substância
Pseudovício	Refere-se à percepção, por observadores, do comportamento aparente de procura da substância em pacientes portadores de dor grave e que não receberam tratamento efetivo da dor. A preocupação reflete uma necessidade de controlar a dor, não uma procura dos próprios opióides

parte, esse pensamento reflete o treinamento médico com ênfase na cura da doença sem que se preste atenção adequada aos que não podem ser curados.

Meperidina – é um opióide sintético, com 1/8 da potência da morfina, indicado para os casos nos quais os efeitos muscarínicos da morfina são indesejados. Utilizada mais no tratamento da dor aguda, pela meia-vida curta (cerca de 2 a 4 horas). Sua administração prolongada resulta no acúmulo de seu metabólito, a nor-meperidina, que estimula o SNC gerando tremores, mioclonias, agitação, convulsões e prurido, sobretudo na insuficiência renal. Interage, ainda, com inibidores da monoaminoxidase causando síndrome serotoninérgica que se traduz por aumento na concentração de 5-HT no encéfalo, condição que pode-se tornar fatal.

Metadona – opióide sintético, introduzido no mercado nos anos 60, popularizou-se na prevenção da síndrome de abstinência produzida pela interrupção abrupta da administração contínua de opióides. Com meia-vida longa, bloqueia a abstinência por mais de 24 horas. Sua eficácia analgésica, no entanto, é melhor quando utilizada a intervalos de 6 a 8 horas. Agonista μ e bloqueador dos canais de NMDA e da recaptação de 5-HT, a metadona é eficaz no controle da dor neuropática.

A metadona caracteriza-se por rápida absorção por via oral, com biodisponibilidade alta por essa via. Acumula-se no espaço extravascular em decorrência de sua propriedade lipofílica, sendo, então, liberada lentamente. Sua potência analgésica equivale a 5 a 10 vezes à potência da morfina (Quadro 2.27). Com o tempo, observa-se diminuição da excreção renal da metadona, sem que comprometimento renal impeça o uso dessa droga. Produz menos náuseas, constipação e sedação que a morfina. Seu efeito euforizante e a taxa de dependência psicológica e física são menores que de outros opióides.

Quadro 2.27 – Doses orais de equivalência aproximada da metadona com a morfina.

Doses de morfina prévia	Equivalência da metadona
50-100mg/dia	5mg de morfina = 1mg de metadona
100-1.000mg/dia	10mg de morfina = 1mg de metadona
> 1.000mg/dia	15mg de morfina = 1mg de metadona

A metadona não produz metabólitos ativos e seu custo é baixo. É uma droga com eficácia e segurança comprovadas para o tratamento de síndromes dolorosas relacionadas ao câncer, podendo ser utilizada no alívio da dor não-oncológica apesar da pobre literatura disponível abordando tal questão.

Oxicodona – agonista κ e μ, a oxicodona denota propriedades semelhantes à morfina, porém com menos efeitos colaterais (sobretudo náuseas). Sua potência analgésica corresponde, por via oral, a 1,5 a 2 vezes à potência da morfina e, por via parenteral, a 3/4 da potência dessa droga. Isso ocorre por ser a biodisponibilidade oral de 2/3, com maior estabilidade que a morfina. Seu efeito analgésico atribui-se a sua própria ação sem que dele participe metabólitos. Na insuficiência renal, a concentração analgésica da droga aumenta em cerca de 50%, propiciando maior sedação.

Fentanil – o citrato de fentanila, agonista μ, caracteriza-se por potência 75 a 125 vezes maior que a morfina. Utilizado como agente anestésico, sua ação é rápida e a meia-vida curta. Para alívio da dor crônica, disponibiliza-se a droga na forma de adesivo transdérmico. Cerca de 36 a 48 horas após a aplicação do adesivo atinge-se o equilíbrio plasmático, permitindo analgesia por período de até 72 horas. Com a remoção do adesivo, o *clearance* da droga completa-se em 24 horas. O próximo adesivo deverá ser aplicado em área não submetida a tratamento nos três a seis dias precedentes. Sempre que a analgesia não for observada, a dose deverá ser ajustada em 48 horas, com acréscimo de 25mcg/h. Para pacientes em uso de codeína ou dextropropoxifeno em doses superiores a 240mg, deve-se iniciar o tratamento com 25mcg/h. No caso de pacientes em uso de morfina, deve-se dividir a dose de 24 horas em três, usando-se o adesivo na dose mais próxima (em mcg/h) ao valor obtido. Como se faz necessário um período de tempo para que a dose se estabilize com o adesivo de fentanil, é apropriado manter algumas doses de morfina no início do processo de conversão, com morfina de resgate na dose em mcg equivalente à metade da dose do adesivo em miligrama.

Agonistas parciais

Buprenorfina – agonista parcial μ, agonista δ e antagonista κ, 30 vezes mais potente que a morfina por via intramuscular, a buprenorfina denota dissociação lenta dos receptores μ, o que determina analgesia prolongada pela dificuldade de reversão dos seus efeitos pelos antagonistas opióides μ e δ.

A buprenorfina denota baixa biodisponibilidade oral, de maneira a se preferir a via sublingual para a administração da droga, visto que essa via se evita a primeira passagem hepática. Inicialmente prescrita de 4/4 horas, os intervalos devem ser espaçados até se atingir uma dose ao dia. Diferentemente da morfina, denota dose-teto (3 a 5mg), equivalente a 180 a 200mg de morfina por via oral.

A buprenorfina causa mais sedação e menos euforia, náuseas, vômitos e diminuição do trânsito intestinal que a morfina. A depressão respiratória, se presente, não é revertida pela naloxona, mas sim pelo doxapram.

Agonistas-antagonistas

Nalorfina – essa droga em baixas concentrações antagoniza a maioria dos efeitos da morfina e, em concentrações elevadas, apresenta efeito analgésico que mimetiza o da morfina, já que o antagonismo nos receptores μ está acoplado à ação agonista parcial nos receptores δ e κ.

Seu uso pode desencadear síndrome de abstinência, embora seja menos intensa que a da morfina. A ação no receptor κ é a causa da disforia, sedação e diurese, tornando-a inadequada para analgesia.

Antagonistas

Naloxona – potente antagonista opióide puro competitivo, com insignificante atividade agonista, a naloxona apresenta grande afinidade para o receptor μ em baixas concentrações e antagoniza os receptores ε e κ, revertendo o efeito dos opióides analgésicos em elevadas concentrações. Reverte a analgesia, o espasmo das vias biliares, o prurido, a depressão respiratória, a constipação (quando administrada por VO), a sedação, a hipotensão arterial e a vasodilatação causada pelos agonistas opióides e os efeitos psicomiméticos e disfóricos dos agonistas-antagonistas (nalbufina). Porém, não reverte a depressão respiratória da buprenorfina.

Analgésicos adjuvantes

Os analgésicos adjuvantes constituem-se em um grupo de drogas cuja indicação primária é outra que o alívio da dor, sendo, no entanto, utilizados para o controle da dor, sozinhos ou em combinação com analgésicos não-opióides e/ou opióides. Fazem parte do arsenal farmacológico disponível para o tratamento da dor crônica, assim como da dor de origem oncológica.

A seguir, caracterizam-se os analgésicos adjuvantes mais utilizados para o controle da dor crônica.

Antidepressivos

Os antidepressivos são drogas indicadas para o tratamento das dores crônicas em geral, com papel preponderante no tratamento de algumas síndromes álgicas específicas, como cefaléias crônicas e enxaquecas, cervicalgias, dorsalgias ou lombalgias crônicas, neuralgias pós-herpéticas, neuralgia do trigêmeo, intercostal, ciática, fibromialgias, artrites, tendinites, colites, dentre outras.

Atribui-se o efeito analgésico dos antidepressivos ao bloqueio da recaptação da serotonina (clomipramina) ou noradrenalina (maprotilina) ou de ambas (imipramina) nas vias supressoras de dor que, a partir do tronco encefálico, projetam-se nas unidades neuronais da substância cinzenta da medula espinhal e nas estruturas encefálicas envolvidas na modulação da dor aguda e da dor crônica com depressão. Inicialmente, antidepressivos tricíclicos e inibidores da monoaminoxidase atuam ampliando as concentrações sinápticas de dopamina, noradrenalina e/ou 5-hidroxitriptamina. Cronicamente, estabilizam as alterações agudas regulando os receptores de monoaminas e alterando as atividades dos co-moduladores espinhais e encefálicos de monoaminas, como a substância P.

Os antidepressivos tricíclicos, incluindo amitriptilina, imipramina, clomipramina e maprotilina, são os mais usados no tratamento de dor crônica. Estudos evidenciam a propriedade analgésica de tais drogas, as quais são independentes do efeito antidepressivo. Assim, sugere-se que seus efeitos analgésicos se relacionem: 1. à modificação da atividade de neurotransmissores, com o aumento de catecolaminas nas sinapses, determinando sedação, relaxamento muscular, diminuição da ansiedade e normalização do sono, além da inibição da nocicepção no tálamo, tronco encefálico e medula espinhal; 2. ao bloqueio dos receptores de histamina, canais de cálcio e de sódio; 3. à diminuição da síntese das prostaglandinas e atividades de outros receptores como NMDA e glutamato. Com isso:

- exercem efeito antiinflamatório;
- reduzem a sensibilidade dos receptores beta-adrenérgicos centrais;
- potencializam o efeito dos opióides e da adenosina;
- aumentam a ligação aos receptores de morfina;
- inibem a degradação das encefalinas no SNP;
- induzem liberação de peptídeos endógenos;
- atuam sobre os receptores opióides e a proteína G.

O bloqueio da recaptação de noradrenalina, 5-HT e dos receptores de histamina, adrenérgicos e colinérgicos parece justificar a maior eficácia dos antidepressivos tricíclicos em relação aos inibidores da recaptação seletiva da serotonina.

A amitriptilina é o antidepressivo tricíclico mais utilizado no tratamento da dor, sobretudo em pacientes ansiosos, deprimidos e agitados. A nortriptilina é mais bem tolerada por idosos, visto desencadear menos efeitos colaterais, tendo, ainda, papel no controle de náuseas e prurido. A imipramina é indicada para pacientes deprimidos e, assim como a nortriptilina, dá-se preferência a essa droga para pacientes ansiosos, com bulimia, narcolepsia, pânico, úlcera péptica e enurese. A clomipramina, para doentes com distúrbios obsessivo-compulsivos.

O tratamento com antidepressivos tricíclicos inicia-se com doses baixas, 12,5 a 25mg/dia, as quais serão elevadas de acordo com a demanda do paciente, podendo-se chegar até 200mg/dia. Habitualmente, verifica-se a eficácia dessas drogas nas doses de 50 a 150mg/dia. Há que se atentar para possíveis interações medicamentosas e efeitos colaterais dos antidepressivos tricíclicos.

Os inibidores seletivos de recaptação de serotonina são empregados em casos de intolerância ou contra-indicação aos antidepressivos tricíclicos em pacientes com dor, seja oncológica ou não, e na profilaxia da enxaqueca. Apresentam propriedades antinociceptivas, como a fluoxetina, as quais não são bloqueadas pela naloxona, e alguns interferem na concentração espinhal de endorfinas em indivíduos com dor crônica. Apesar disso, apresentam menor eficácia no tratamento da dor em relação aos antidepressivos tricíclicos. Algumas fontes registram que a sertralina, na dose de 150mg/dia, e a paroxetina, na dose de 30 a 70mg/dia, podem reduzir a dor neuropática em 70 a 80% dos casos.

Anticonvulsivantes

Essas drogas destacam-se no tratamento da dor com componente neuropático, com número necessário para tratar (NNT) de 2 a 3. Assim, são indicadas para pacientes com dor em choque e queimação e na presença de alodinia, sensações parestésicas ou disestésicas.

Os anticonvulsivantes de primeira geração, valproato, carbamazepina e clonazepam, têm sido gradativamente substituídos pelos anticonvulsivantes de segunda geração em pacientes com dor crônica. Nos quadros 2.28 e 2.29 caracterizam-se essas drogas, dando-se ênfase às propriedades que permitem decidir qual droga deve ser indicada para uso.

Quadro 2.28 – Anticonvulsivantes de primeira geração.

Difenilhidantoína	Carbamazepina	Valproato
Uso limitado pelos efeitos adversos que incluem sedação e transtornos motores	Biodisponibilidade oral de 80% Farmacocinética não-linear Efeito sobre enzimas hepáticas Equilíbrio: 3-10 dias 70-80% união com proteínas Meia-vida de 8-24h	100% de biodisponibilidade oral Farmacocinética não-linear Efeito sobre enzimas hepáticas Equilíbrio: 2-4 dias 60-95% união com proteínas Meia-vida: 7-17h

Quadro 2.29 – Anticonvulsivantes de segunda geração.

Gabapentina	Felbamato
Biodisponibilidade oral de 60% Farmacocinética não-linear Sem efeitos hepáticos Equilíbrio: 1-2 dias 0% união com proteínas plasmáticas Meia-vida de 6 horas Sem interações com drogas	Biodisponibilidade oral de 90% Farmacocinética linear Sem efeitos hepáticos Equilíbrio: 5-10 dias Meia-vida inferior a 24h Riscos: anemia aplástica, insuficiência hepática
Lamotrigina	**Topiramato**
Biodisponibilidade oral de 65-100% Farmacocinética linear Efeito sobre enzimas hepáticas Equilíbrio: 5-15 dias Meia-vida: 23-36h Interação com drogas presentes	Biodisponibilidade oral de 80% Farmacocinética linear Sem efeitos hepáticos Equilíbrio: 4 dias Meia-vida: 19-23h União com proteínas plasmáticas: 13-17%

As doses requeridas para o tratamento da dor de origem neuropática são próximas às doses responsáveis pela atividade anticonvulsivante. Alguns estudos sugerem, também, que há pouca diferença entre os efeitos colaterais de antidepressivos e anticonvulsivantes.

A carbamazepina apresenta eficácia bem estabelecida no manuseio da neuralgia do trigêmeo e efeito positivo na dor de origem neuropática. Já a gabapentina demonstra eficácia na redução da dor moderada a leve em pacientes com neuropatia diabética (900 a 3.600mg, três vezes ao dia) e na neuralgia pós-herpética (2.400 a 3.600mg, três vezes ao dia). No caso da gabapentina, espera-se efeito no alívio da dor com dose diária de 1.800mg. Em pacientes que atingiram tal dose sem manifestar nenhuma melhora clínica, dificilmente apresentarão algum benefício aumentando-se a dose.

Quanto aos efeitos adversos, estudos indicam o número de pacientes a tratar com anticonvulsivantes para que se induza efeitos adversos número necessário para causar efeito adverso (NNH)*:

- Carbamazepina: 3,7 (IC 95% 2,4-7,8).
- Gabapentina: 2,5 (IC 95% 2,0-3,2).
- Difenil-hidantoína: 3,2 (IC 95% 2,1-6,3).
  IC = Intervalo de confiança a 95% (IC 95%)

---

* NNH = *number needed to harm*.

Corticosteróides

A dexametasona é a droga adjuvante mais comumente utilizada em pacientes oncológicos, com algumas propriedades que a destacam: 1. elevada potência; 2. possibilidade de administração por múltiplas vias; 3. ação antiinflamatória prolongada; 4. mínima ação mineralocorticóide. Age no controle da dor crônica, diminuindo a liberação de substâncias quimiotáticas e vasoativas, inibindo a síntese de prostaglandinas, inflamação e edema e diminuindo a descarga espontânea de nervos lesados.

Portanto, em pacientes com dor decorrente de hipertensão intracraniana, compressão de estruturas nervosas e compressão da medula espinhal a dexametasona exerce um papel importante, devendo ser utilizada seguindo-se as recomendações do quadro 2.30.

Quadro 2.30 – Doses indicadas de dexametasona.

Situação clínica	Dose (mg/dia)
Compressão espinhal	16-32
Hipertensão intracraniana	8-16
Compressão nervosa	4-8

Outras drogas

Neurolépticos

Os neurolépticos assumem um papel no alívio da dor com base em suas propriedades ansiolítica, sedativa, anestésica local e miorrelaxante. Assim, são indicados para pacientes com dor associada a anormalidades psiquiátricas, ansiedade, agitação psicomotora e distúrbios do sono, atuando, ainda, na fase de suspensão do uso de opióides. Há registros de eficácia dos neurolépticos no tratamento da artrite, da síndrome dolorosa miofascial e de outras condições musculoesqueléticas.

Dentre os neurolépticos, identificam-se as fenotiazinas (alifáticas, piperidina, piperazina), as tioxantinas (alifática, piperazina), as dibenzazepinas (dibenzoxapina e dibenzodiazepina) e as butirofenonas (haloperidol e droperidol). Essas drogas promovem efeitos serotoninérgico fraco e anti-histamínico. Em decorrência do efeito anticolinérgico periférico e central, podem provocar aumento da pressão intra-ocular, constipação e retenção urinária.

A clorpromazina e a levomepromazina (fenotiazinas alifáticas) apresentam baixa incidência de efeitos extrapiramidais. O haloperidol (butirofenona), por sua vez, antagoniza o efeito do ácido glutâmico no sistema extrapiramidal. Apresenta efeito dopaminérgico intenso, além de efeito anticolinérgico, gangliopégico e bloqueador adrenérgico fracos.

A flufenazina (piperazina) é muito potente e, diferente dos demais, não provoca sedação importante. O mesmo se observa com a tiaprida e a sulpirida.

Clonidina e outros agonistas alfa-2-adrenérgicos

Com efeitos analgésicos, essas drogas podem ser usadas para dor convencional e de origem neuropática. Permitem estender a duração dos efeitos anestésicos locais, além de demonstrarem efeito sinérgico com os opióides. No entanto, apresentam utilidade clínica limitada, em vista de seus efeitos sedativos e hipotensores.

A clonidina atua na medula e em regiões supra-espinhais, interferindo com o sistema de catecolaminas responsável pela modulação da dor. Doses únicas de clonidina foram efetivas no controle da neuralgia pós-herpética e da dor do câncer.

Cetamina

A cetamina tem sido utilizada no campo da anestesia há mais de 40 anos. Observou-se, no entanto, que em doses subanestésicas age como analgésico. Administrada por via espinhal, atua diminuindo a dor como conseqüência do bloqueio da condução axonal, da modulação da plasticidade central e da inibição da sensibilização central. Interage para isso diretamente com o complexo receptor N-metil-D-aspartato (NMDA). A cetamina está indicada no tratamento de pacientes que apresentam a tríade alodinia, hiperalgesia e aumento da duração da resposta ao estímulo doloroso, sendo esses pacientes os que mais se beneficiam dessa droga. Ainda, estudos demonstram a utilidade desse fármaco no tenesmo, na dor associada à fratura óssea, na dor incidental, na dor de membro fantasma e em outras condições nas quais não há resposta apropriada aos opióides.

A cetamina melhora a resposta aos opióides, motivo pelo qual deve-se ter precaução na administração de opióides a pacientes que a recebem, visto que, ao melhorar a resposta aos opióides, pode desencadear um aumento nos efeitos colaterais dessas drogas caso suas doses não sejam ajustadas. Contra-indica-se esse fármaco para pacientes com antecedentes de epilepsia e quando há aumento da pressão intracraniana.

Bifosfonados

Essas drogas são absorvidas pelos cristais de hidroxiapatita no osso mineral, sobretudo em locais de elevada reabsorção óssea, aí permanecendo por semanas a meses. Atuam inibindo a função osteoclástica e induzindo apoptose ao agir como análogos do pirofosfato, interferindo, assim, nas vias metabólicas celulares (pamidronato, ácido zoledrônico) e/ou formando análogos citotóxicos de ATP (clodronato). Esses efeitos estendem-se aos macrófagos, reduzindo, com isso, a produção de citocinas inflamatórias.

Indicados para dor secundária a metástases ósseas, os bifosfonados inibem o recrutamento e a função dos osteoclastos, reduzindo sua sobrevida e a formação de novos osteoclastos, resultando em diminuição da destruição óssea pelo tumor.

Recomenda-se administrar pamidronato ou clodronato, drogas com grau de evidência nível I no que tange à redução da dor óssea, por via intravenosa, já que a tolerância é maior que por via oral. O pamidronato deve ser fornecido na dose de 90 a 120mg, diluído em solução fisiológica, para infusão intravenosa em 2 horas.

Detectando-se melhora clínica, deve-se repetir o procedimento a cada três a quatro semanas. O clodronato deve ser administrado nas doses de 600 a 1.500mg, diluído para infusão intravenosa em 4 horas.

Relaxantes musculares

O baclofeno, fármaco não-benzodiazepínico, agonista de receptores ácido gama-aminobutírico-B (GABA-B), age inibindo reflexos mono e polissinápticos na medula espinhal e bloqueando a ação de neurotransmissores excitatórios. Assim, seu efeito analgésico relaciona-se possivelmente à ação relaxante muscular e ao mecanismo de ativação da inibição descendente. Antagoniza a acetilcolina, a substância P e o glutamato na medula espinhal. Sua administração deve ser feita de maneira gradual: inicialmente dose de 5mg a cada 8 a 12 horas, aumentando até 30 a 90mg/dia.

A orfenadrina, disponível apenas em associações, denota efeitos anticolinérgico, anti-histamínico e relaxante muscular. Devido a sua atividade noradrenérgica e serotoninérgica, pode desencadear sonolência, boca seca, visão borrada, hipotensão arterial, taquicardia, fadiga e alucinação.

O carisoprodol atua na medula como sedativo e relaxante muscular, sendo contra-indicado para pacientes com porfiria.

A ciclobenzaprina, fármaco com estrutura similar à da amitriptilina, diminui a recaptação de serotonina e atua como relaxante muscular. Sua dose habitual é de 10 a 30mg, à noite. Na fibromialgia, não melhora a fadiga e a rigidez muscular, sendo de pouca resolutividade.

Para ação na musculatura lisa, a nifedipina, bloqueador de canal de cálcio, atua de forma benéfica, como verificado na dor retal do tipo tenesmo e na dor por espasmo esofágico.

Ansiolíticos

Os ansiolíticos, úteis para dor associada a espasmo muscular, facilitam o mecanismo inibitório da GABA. O diazepam parece possuir um efeito adicional sobre a contração muscular provocada pela alteração do fluxo de cálcio através da medula espinhal.

O diazepam e o lorazepam são úteis no espasmo muscular. O bromazepam, o alprazolam, o cloxazolam e a buspirona destinam-se, sobretudo, ao controle da ansiedade, enquanto o lorazepam, o midazolam e o flunitrazepam induzem o sono.

Capsaicina

Esse alcalóide derivado da pimenta promove a liberação e a depleção da substância P presente nas fibras aferentes periféricas que conduzem o estímulo doloroso. Está indicada no tratamento da neuropatia diabética, neuropatia pós-herpética, síndrome pós-mastectomia, dentre outras dores de origem neuropática. São necessárias quatro semanas de tratamento, aplicando-se a droga por via tópica três a quatro vezes ao dia, para se detectar resultados positivos. Alguns pacientes necessitarão da aplicação tópica de anestésico antes da capsaicina para evitar o ardor e a queimação que essa pode desencadear.

Anestésicos locais por via sistêmica

Essas drogas estão indicadas para o alívio da dor neuropática refratária a corticosteróides, antidepressivos e anticonvulsivantes. Seu mecanismo de ação é determinado pela estabilização da membrana neuronal e redução das descargas nervosas espontâneas.

Como representantes, a lidocaína, através de infusão intravenosa, e a flecainida, por via oral, demonstram eficácia no alívio da dor neuropática diabética e na dor por lesão nervosa. A mexiletina, droga mais usada, age bloqueando os canais de sódio e diminuindo a dor, a disestesia, a hiperalgesia, a alodinia e a parestesia.

TRATAMENTO NÃO-FARMACOLÓGICO

Acupuntura

Procedimento terapêutico constituinte da Medicina Tradicional Chinesa denota origem remota. Pode ser realizada pela introdução de agulhas em pontos específicos do corpo ou pela aplicação nas agulhas de estímulos elétricos com freqüências de 2 a 100Hz (eletroacupuntura). Permite desencadear, como efeitos, analgesia, relaxamento muscular, sedação, hipnose, atuação antidepressiva, antiemética, anti-secretora de ácido clorídrico, antiinflamatória, entre outros.

Envolvendo mais de uma dezena de neurotransmissores e seus receptores, tem na analgesia seu efeito mais evidente. A analgesia decorreria de um mecanismo geral denominado contra-irritação, ou seja, processo pelo qual o estímulo nociceptivo em uma região do corpo alivia a dor em uma estrutura distante e/ou profunda, envolvendo para isso possivelmente o controle inibitório nocivo difuso e a hiperestimulação.

Biofeedback

Nessa modalidade terapêutica, procura-se treinar o paciente quanto a comportamentos antálgicos para, então, objetivar o controle do ganho de certas funções corporais, incluindo tensão muscular, freqüência cardíaca e temperatura cutânea. Assim, o paciente pode alterar as suas respostas à dor. Usada, sobretudo, para cefaléia e dor nas costas.

Cinesioterapia

No tratamento não-farmacológico da dor, a cinesioterapia permite ganho e/ou manutenção de amplitude dos movimentos articulares, fortalecimento muscular, desbridamento de retrações teciduais, alongamento musculotendíneo global e localizado, estabilização da propriocepção e do equilíbrio, adequação da postura, aprimoramento da coordenação motora, melhora da capacidade aeróbica e da resistência à fadiga muscular.

A cinesioterapia não deve ser realizada na presença de neoplasia comprometendo a área a ser manipulada, deformidade óssea com rigidez articular, artrite inflamatória aguda, doença vascular e alterações degenerativas em estado avançado.

Estimulação elétrica

Pode-se, aqui, incluir a estimulação elétrica nervosa transcutânea (TENS), estimulação elétrica do nervo periférico, estimulação da medula espinhal e estimulação intracerebral ou cerebral profunda.

TENS – utiliza-se de impulsos elétricos liberados através de eletrodos na pele para as fibras nervosas. Seu mecanismo de ação é controverso. Acredita-se haver alteração nos sistemas de modulação da dor, com ativação do sistema supressor. Assim, estímulos de baixa intensidade, alta freqüência e baixa amplitude, conduzidos através das fibras periféricas mielinizadas de grosso calibre para o corno posterior da medula, determinariam inibição do sistema excitatório pelas fibras de fino calibre. Com estímulos de alta intensidade e baixa freqüência, é possível liberar substâncias endorfínicas, com maior duração da analgesia. Tem por indicação: dor por desaferentação, artrite reumatóide, osteoartrose e síndrome dolorosa miofascial.

Estimulação do nervo periférico – utiliza-se de eletrodos implantados na área de interesse do corpo. O paciente é, então, capaz de liberar uma corrente elétrica na área afetada através de um transmissor.

Estimulação da medula espinhal – usa eletrodos cirurgicamente inseridos dentro do espaço espinhal da medula espinhal. O paciente é capaz de liberar um pulso de eletricidade para a medula espinhal utilizando para isso uma antena presente junto à pele.

Estimulação intracerebral ou cerebral profunda – considerado um tratamento extremo, implica a estimulação cirúrgica do cérebro, comumente o tálamo.

Termoterapia

A termoterapia pode ser de adição (calor) ou de subtração (frio). A termoterapia por adição consiste do emprego de calor superficial (o qual atinge 1 a 3mm de penetração), seja por condução (parafina, compressa quente) seja por convecção (infravermelho, forno de Bier), e do calor profundo (penetra de 1 a 3cm), por conversão (ondas curtas, microondas e ultra-som).

A termoterapia por adição determina vasodilatação, melhora do metabolismo e da circulação local, aumento de fagocitose, aumento da flexibilidade dos tecidos moles, relaxamento muscular, analgesia e redução da rigidez articular. Com isso, obtém-se remoção de substâncias angiogênicas, melhor oxigenação e nutrição tecidual favorecendo a cicatrização e a reparação da área lesada. Observa-se redução dos estímulos dos neurônios aferentes primários nociceptivos nos tecidos, decréscimo da ativação do sistema nervoso periférico e central e, portanto, da dor.

Está indicada quando se pretende alcançar diminuição da contratura muscular, diminuição da rigidez articular, mialgias localizadas e/ou generalizadas, resolução de hematomas e analgesia em bursites, tenossinovites, fibrosites, fibromialgia, tromboflebites superficiais, artrites, doenças vasculares do colágeno, distrofia simpático-reflexa e lombalgias.

Não se deve usar calor local nas seguintes situações: processos inflamatórios agudos, hemorragia, alterações de coagulação idiopática, insensibilidade ao calor, obnubilação, comprometimento da regulação térmica (pelo uso de neurolépticos), áreas com insuficiência vascular ou isquêmica, pele atrófica e tecidos fibrosados, suspeita de tumoração maligna, regiões gonadais e gestação.

Na termoterapia profunda emprega-se o uso de ultra-som, ondas curtas e microondas. Esses métodos não devem ser utilizados em pacientes com câncer, pois podem disseminar as células neoplásicas. O ultra-som é obtido a partir da produção de corrente alternada de alta freqüência (0,8 a 1mHz), considerada faixa terapêutica, convertida, por meio de um transdutor, em vibrações mecânicas que são transmitidas na forma de energia, que pode ser absorvida, refletida e refratada. Já no método de ondas curtas, aplica-se corrente elétrica alternada, de alta freqüência, de modo indutivo ou capacitivo, induzindo aquecimento profundo no tecido. O aquecimento por microondas obtém-se pelo intermédio de radiação eletromagnética nas freqüências de 915 e 2.456mHz e comprimento de onda de 33 e 12cm, respectivamente, que levam à produção de calor de penetração profunda.

Terapia cognitivo-comportamental

Envolve uma ampla variedade de habilidades e métodos de relaxamento permitindo ao paciente preparar-se para a dor e suportá-la. Pode ser utilizada em pacientes com dor de origem oncológica.

Como princípios, a terapia cognitiva inclui: 1. reconhecimento e correção dos pensamentos automáticos; 2. incremento das perspectivas e qualidade de vida; 3. identificação de hipóteses para vivência do componente afetivo da dor; 4 identificação de estratégias para apoio.

Assim, a terapia cognitivo-comportamental para dor crônica visa modificar a experiência subjetiva do paciente permitindo que adquira habilidades cognitivas e comportamentais que lhe possibilitem lidar melhor com a dor.

REFERÊNCIAS BIBLIOGRÁFICAS

1. SUS. Ministério da Saúde. Secretaria Executiva. DATASUS. www.datasus.gov.br. Acesso: 18/06/2004. ▪ 2. Domínguez RD. Elementos para una antropologia del dolor: el aporte de David Le Breton. Acta Bioethica 2000; 1:105. ▪ 3. Teixeira MJ, Teixeira WGJ, Kraychete DC. Epidemiologia geral da dor. In: Teixeira MJ (ed). Dor Contexto Interdisciplinar. Brasil: 2003, p 53. ▪ 4. Magni, G et al. Chronic musculoskeletal pain and depressive symptoms in the general population. An analysis of the 1st National Health and Nutrition Examination Survey. Pain 1990; 43:293. ▪ 5. Anderson HI et al. Chronic pain in a geographically define general population: study of differences in age, gender, social class and pain localization. Clin J Pain 1993; 9:174. ▪ 6. Brattberg G et al. The prevalence of pain amongst the oldest old in Sweden. Pain 1996; 67:29. ▪ 7. Sánchez RP, Suárez RV. Neuroanatomofisiología del dolor. In: Sancho MG (ed). Medicina Paliativa en la Cultura Latina. Espana: Arán Ediciones, 1999, p 455. ▪ 8. Sakata RK, Issy AM. Fisiopatologia da nocicepção e da dor neuropática. In: Schor N (ed). Guias de Medicina Ambulatorial e Hospitalar UNIFESP/Escola Paulista de Medicina. Dor. Brasil: Manole, 2004, p 1. ▪ 9. McQuay HJ. Neuropathic pain: evidence matters. Eur Pain 2002; 6(Suppl A):11. ▪ 10. Brookoff D. Chronic pain: 1. A New Disease? Hospital Practice, www.hosppract.com/issues/2000/07/brook.htm. Acesso: 14/07/04. ▪ 11. Marcus DA. Treatment of nonmalignant chronic pain. Am Fam Physician 2000; 61:1331. ▪ 12. Bach S, Noreng MF, Tjellden NU. Phantom limb pain in amputees during the first 12 months following limb amputation after preoperative lumbar epidural blockade. Pain 1988; 33:297. ▪ 13. Everts B, Währborg P, Hedner T. COX-2-specific inhibitors – the emergence of a new class of analgesic and anti-inflammatory drugs. Clin Rheumatol 2000; 19:331. ▪ 14. Hawkey CJ. COX-2 inhibitors. Lancet 1999; 353:307. ▪ 15. Breyer MD, Harris RC. Cyclooxygenase 2 and the kidney. Curr Opin Nephrol Hypertens 2001; 10:89. ▪ 16. Gotzsche PC. Patients'preference in indomethacin trials: an overview. Lancet 1989; 1:88. ▪ 17. McQuay H. Pain and its control. http://www.jr2.ox.ac.uk. Acesso: 21/06/2004. ▪ 18. Twycross R. Analgesics no opioids. In: Twycross R (ed). Introducing Palliative Care. 4th ed, UK, 2002, part 3. ▪ 19. Jenkins C, bruera E. Nonsteroidal anti-inflammatory drugs as adjuvant analgesics in cancer patients. Palliative Medicine 1999; 13:183. ▪ 20. Brookoff D. Chronic pain: 2. The case for opioids. Hospital Practice, www.hosppract.com/issues/2000/07/brook.htm. Acesso: 14/07/2004. ▪ 21. Ribeiro S, Schmidt AP, Schmidt SRG. O uso de opióides no tratamento da dor crônica não oncológica: o papel da metadona. Rev Brás Anestesiol 2002; 52:644. ▪ 22. McQuay H. Opioids in pain management. Lancet 1999; 353:2229. ▪ 23. Savage SR. Uso de opióide no controle da dor crônica. Clínicas Médicas da América do Norte 1999; 83:715.

15. PRESCRIÇÃO DE FISIOTERAPIA NO AMBULATÓRIO

Viviani Barnabé

Atualmente, a Fisioterapia vem se desenvolvendo rapidamente ampliando sua área de atuação, não somente em hospitais como clínicas, multinacionais, *home care* etc. Tanto em fisioterapia respiratória (UTI, enfermarias e ambulatórios) como em ortopedia, reumatologia, neurologia, hidroterapia, hipoterapia, fisioterapia preventiva e ergonomia. Diante desse avanço, surge a necessidade de mais informações a respeito do trabalho fisioterapêutico junto aos serviços médicos, de modo que associado ao tratamento médico se possa oferecer um atendimento o mais eficaz possível, um retorno à saúde e à qualidade de vida, utilizando-se de um processo menos invasivo em um curto espaço de tempo.

Este capítulo pretende direcionar os profissionais quanto à indicação básica de fisioterapia em ambulatório, assim como a orientação de exercícios, posturas adequadas e prevenção de complicações para pacientes com diagnóstico de artrites e artroses, lombalgia, doença pulmonar obstrutiva crônica (DPOC) e infarto agudo do miocárdio (IAM).

FISIOTERAPIA NAS ARTRITES E NAS ARTROSES

Os exercícios terapêuticos são indicados nas artrites e artroses melhorando ou mantendo a mobilidade articular, a capacidade aeróbica, a força muscular, a *endurance* e aumentando a flexibilidade[1]. Alguns autores realizaram um trabalho de revisão dos maiores estudos a respeito dos exercícios nessas doenças, outros realizaram estudos clínicos controlados e randomizados a respeito do benefício da fisioterapia nas artrites e nas artroses e todos concordam quanto ao benefício trazido pelos exercícios sem exacerbar os sinais e os sintomas apresentados pela doença[2,3]. Isso implica não só a melhora isolada da capacidade aeróbica, o ganho de força muscular ou o aumento da flexibilidade, mas também da qualidade de vida dos pacientes para facilitar o desenvolvimento de suas atividades e diminuir a intensidade dos sintomas[2].

TRATAMENTO

O tratamento consiste em exercícios isométricos, isotônicos, isotônicos com resistência, aeróbicos e recreacionais que devem ser prescritos de acordo com a fase da doença em que o paciente se encontra.

Na **fase aguda**, ou seja, na fase em que as articulações estão inflamadas deve-se utilizar um programa de:

- *Exercícios passivos*: no qual o fisioterapeuta realiza os movimentos de membros superiores e inferiores sem a participação do paciente, com o objetivo de manter a amplitude articular e a flexibilidade muscular assim como melhorar o fluxo sangüíneo para a região afetada. Os exercícios constam de mobilização de ombro (Fig. 2.9), cotovelo, punho (Fig. 2.10) e artelhos, posicionando o membro adequadamente em repouso ao final da mobilização. O mesmo acontecendo com as articulações de membro inferior (quadril, joelho, tornozelo). A mobilização normalmente é realizada com: flexão, extensão e rotação das articulações.

O alongamento passivo leve dos grandes grupos musculares (Figs. 2.11 e 2.12) também pode ser utilizado para manter o alongamento das fibras musculares, evitando encurtamento muscular importante.

- *Exercício ativo assistido leve e ativo livre* no qual o paciente realiza movimentos leves, de membros inferiores e membros superiores, incluindo a mobilização de todas as articulações, inclusive artelhos, com o auxílio do fisioterapeuta[4]. Consta de movimentos de flexão, extensão, abdução, adução e rotação de membros superiores, inferiores e tronco com auxílio do fisioterapeuta, ou seja, o paciente realiza parte do movimento e o fisioterapeuta ajuda a chegar a amplitude total ou a uma amplitude maior da articulação trabalhada (Figs. 2.13 e 2.14). Devem-se realizar poucas repetições em cada articulação.

O alongamento ativo leve dos grandes grupos musculares também pode ser realizado.

ATENDIMENTO DE SINTOMAS GERAIS

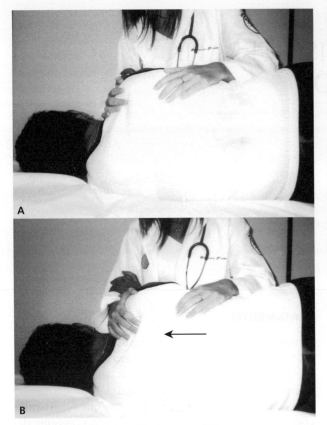

Figura 2.9 – A) Mobilizar a escápula apoiando nas bordas superior e inferior no sentido caudocranial. Início do movimento. **B)** Mobilizar a escápula apoiando nas bordas superior e inferior no sentido caudocranial. Final do movimento.

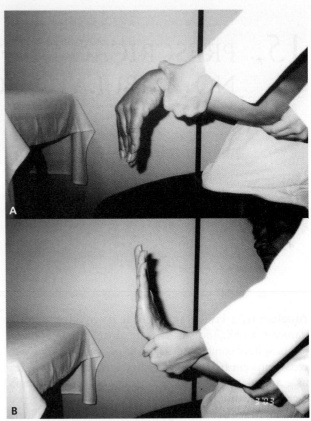

Figura 2.10 – A) Apoiar antebraço do paciente e realizar flexão de punho. Início do movimento. **B)** Em seguida na mesma posição de apoio do antebraço realizar extensão de punho.

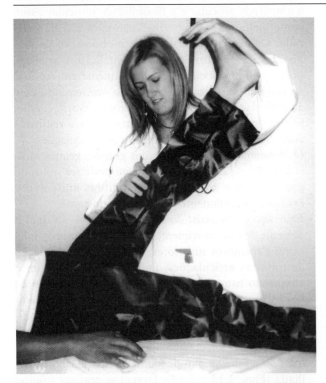

Figura 2.11 – Alongamento de ísquios tibiais. Levar o membro inferior com semi-extensão de joelho e dorsiflexão de tornozelo, no limite do paciente, e manter por mais ou menos 6 segundos.

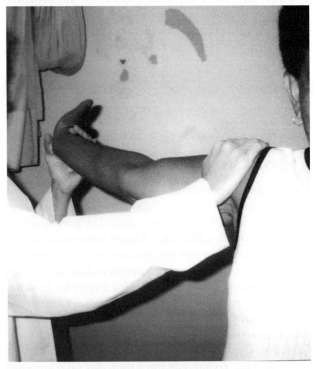

Figura 2.12 – Alongamento de peitoral. Levar o membro superior para trás com a palma da mão voltada para fora do corpo na altura do ombro. Tomar o cuidado de não deixar o paciente elevar o ombro.

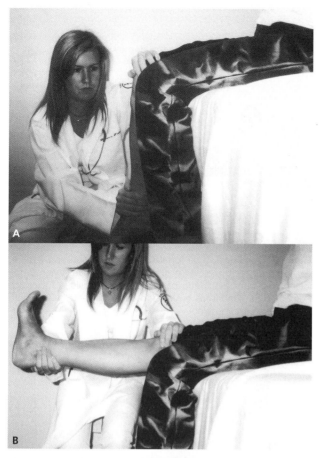

Figura 2.13 – A) Exercício de flexão e extensão de quadríceps. Início do movimento, o terapeuta orienta a direção do movimento. **B)** Exercício de flexão e extensão de quadríceps. Final do movimento em extensão de joelho, o terapeuta orienta a direção do movimento.

- *As orientações* quanto à proteção articular e conservação de energia[5,6] são muito importantes. Proteção articular significa que o paciente deve realizar os movimentos da maneira mais adequada, evitando sobrecarregar as articulações de modo geral, com o menor gasto de energia possível, como por exemplo:
  - usar escadas para pegar objetos que estejam no alto, evitando o excesso de elevação do ombro;
  - evitar dirigir apoiando o cotovelo na porta do carro;
  - carregar bolsas com a alça cruzada na frente do corpo, evitando sobrecarga do ombro e tensão no trapézio;
  - carregar objetos com a força do ombro e cotovelo, evitando forçar os artelhos;
  - suba escada com o apoio do corrimão, de preferência use rampas.

De maneira geral, procurar realizar todos os movimentos sem amplitude total e rotação exagerada, realizar as atividades se possível na altura da cintura pélvica, utilizar as duas mãos para realizar as atividades, não carregar peso, não permanecer muito tempo na posição em pé ou sentada e por fim realizar suas atividades com o menor gasto de energia.

Na **fase crônica** podem-se utilizar diversos tipos de exercícios:

- *Exercícios isométricos*: são apropriados para restaurar ou manter a força muscular. São exercícios em que se realiza contração do músculo sem variar o seu comprimento, podendo-se utilizar a resistência de faixas elásticas. Deve-se realizar o máximo de seis contrações, mantendo-as por um período de 20 segundos em cada grupo muscular[4] (Figs. 2.15 e 2.16).

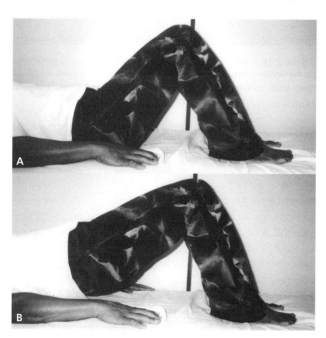

Figura 2.14 – A) Exercício de ponte. Início do movimento: tronco e glúteos apoiados com flexão de joelhos e pés apoiados. **B)** Exercício de ponte. Final do movimento: elevação de quadril mantendo por alguns segundos na posição e retorno a para posição inicial.

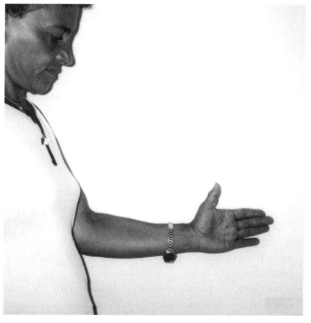

Figura 2.15 – Braço apoiado na parede. Empurrar o braço contra a parede realizando contração isométrica.

157

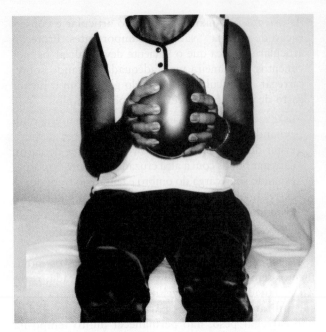

Figura 2.16 – Posição sentada. Apertar a bola com as mãos, uma contra a outra.

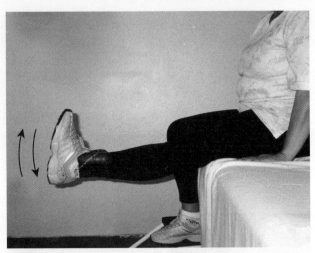

Figura 2.17 – Exercício de fortalecimento de quadríceps. A partir de flexão de joelho, elevar o membro inferior para extensão de joelho com um peso fixado na região de tornozelo. (O exercício isométrico de quadríceps é realizado como paciente desta figura sem o peso de tornozelo.)

- *Exercícios isotônicos* são aqueles em que há uma variação no comprimento do músculo (Figs. 2.17 e 2.18) e devem ser utilizados nos pacientes após a inflamação haver sido controlada e o músculo haver adquirido força suficiente com os exercícios isométricos. Os exercícios não devem resultar em dor ou fadiga, pois a fadiga pode induzir a um aumento da inflamação. Os exercícios isotônicos incluem exercícios aeróbicos como nadar, caminhar, andar de bicicleta, assim como os exercícios globais em ambiente ambulatorial. Os exercícios podem ser individualizados para cada paciente de acordo com o estágio da doença, a idade, a força muscular e interesse do paciente; como também podem ser realizados em grupos separados de acordo com as características citadas[7].
- *Exercícios recreacionais* também podem ser utilizados. Os exercícios recreacionais preservam a mobilidade articular, diminuem a fadiga e apresentam um efeito psicológico benéfico, aumentam a disposição, a auto-estima e diminuem o isolamento social. Eles devem ser instituídos após os demais exercícios haverem sido previamente realizados (Figs. 2.19 e 2.20).
- *Os alongamentos* devem ser realizados para todos os grupos musculares com o objetivo de manter ou melhorar a flexibilidade.
- *A respiração* associada aos exercícios deve ser utilizada melhorando a oxigenação para os tecidos e os músculos.
- *As orientações* para a realização de exercícios em casa, nos dias em que os pacientes não tenham o acompanhamento dos profissionais, devem ser reforçadas.
- *As orientações* quanto à *proteção articular* e *conservação de energia* devem ser realizadas do mesmo modo que na fase aguda.

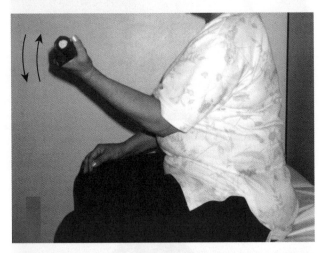

Figura 2.18 – Flexão e extensão de cotovelo. Realizar o movimento de flexão e extensão de cotovelo segurando um peso inicial de meio quilo na mão. Tomar o cuidado de não movimentar o ombro.

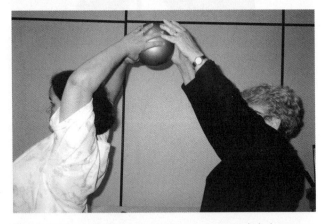

Figura 2.19 – Posição em pé. Realizar a passagem da bola com extensão de ombro e flexão de cotovelo sem aumentar a curvatura da coluna enquanto o outro paciente recebe a bola com flexão de ombro e extensão de cotovelo. Posteriormente trocar a posição.

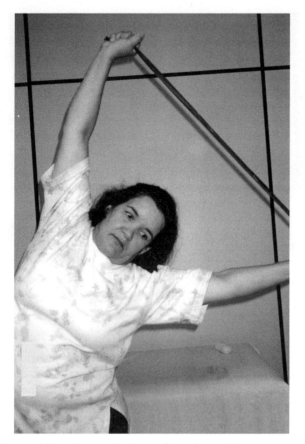

Figura 2.20 – Em pé. Realizar a flexão lateral do tronco para ambos os lados, com o auxílio de um bastão ou uma faixa elástica.

Nas *artroses de coluna* é importante, além do que já foi ilustrado, lembrar do alongamento específico da coluna, do fortalecimento da musculatura abdominal (Fig. 2.21), do posicionamento de lado para se levantar da cama evitando forçar a coluna e a orientação sexual sobre as posições mais adequadas evitando da mesma maneira forçar a coluna.

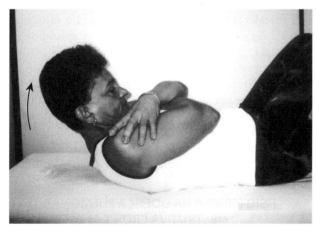

Figura 2.21 – Fortalecimento de abdominal. Posição inicial. Tronco apoiado na cama, braços cruzados à frente do tronco, flexão de joelhos e apoio de pés. Posição final, elevar a cabeça e o tronco levemente contraindo o abdome.

FISIOTERAPIA NAS LOMBALGIAS

A lombalgia (dor lombar) aguda ou crônica é um grande problema médico. Por todo o mundo, cerca de 60 a 80% das pessoas apresentaram em algum momento da vida dor lombar[8]. Os artigos de revisão relatam que os exercícios são benéficos e efetivos para os pacientes com lombalgia na fase aguda ou crônica, porém ainda não se estabeleceu claramente qual tipo de paciente se beneficia mais de determinado tratamento fisioterapêutico e, além disso, é necessário que os estudos definam melhor o tipo, a freqüência, a duração e a intensidade dos exercícios a serem utilizados com cada paciente[9,10].

Embora não tenhamos até o momento *Guidelines* que padronizem a terapêutica mais adequada para as lombalgias crônicas ou agudas, a fisioterapia é contra-indicada somente em raros casos como indicações claras de cirurgias e alterações predominantemente psicológicas[11,12].

O programa mais adequado de fisioterapia para os casos de lombalgia é:

- Inicialmente, as *orientações a respeito da própria lombalgia*, o que é a doença, como ela surgiu e quais implicações trarão para o dia-a-dia do paciente. A partir do momento em que o paciente consegue entender seu problema e a melhor maneira de lidar com ele aumenta a aderência ao tratamento e conseqüentemente sua melhora.
- *As orientações posturais* após uma avaliação detalhada tanto da sua postura estática como também das posturas adotadas para realização das atividades diárias. As posturas mais comumente utilizadas como curvar-se sem flexionar os joelhos, carregar peso, permanecer durante muito tempo na mesma postura, levantar-se da cama sem virar de lado forçando dessa maneira a coluna lombar, elevar objetos a uma altura maior do que se pode suportar, entre outras, devem ser evitadas. Após a verificação da maneira como cada paciente realiza suas atividades diárias no trabalho e em casa, orientar as posturas que devem ser alteradas e as que possibilitam a realização das tarefas com menor esforço muscular e sobrecarga para a coluna lombar.
- Deve-se orientar também quanto à utilização de um colchão mais firme (semi-ortopédico ou ortopédico), evitando-se assim novos episódios de dor lombar ou mesmo piora do quadro.
- *Exercícios isométricos ou isotônicos* podem ser utilizados posteriormente para o fortalecimento progressivo da musculatura visando à melhora do equilíbrio muscular da região afetada, como, por exemplo, o fortalecimento da musculatura abdominal (ver Fig. 2.21).
- Acompanhados de *alongamentos*, principalmente da musculatura relacionada à coluna (paravertebrais e demais músculos) (Figs. 2.22 a 2.25).
- E por fim *condicionamento aeróbico*[13,14,15].

ATENDIMENTO DE SINTOMAS GERAIS

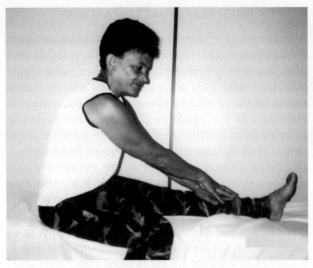

Figura 2.22 – Alongamento dos ísquios tibiais e da região lombar. Extensão do membro a ser trabalhado, flexão do contralateral, mãos sobre o membro em extensão com a intenção de alcançar o pé com a ponta dos dedos, sem fazer flexão de tronco.

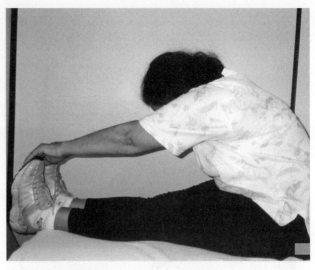

Figura 2.25 – Alongamento de região lombar. Posição sentada, levar membros inferiores em direção aos pés sem realizar flexão exagerada de tronco.

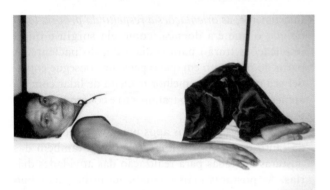

Figura 2.23 – Alongamento e relaxamento da região lombar. Posição inicial: tronco apoiado, membro inferior em flexão de joelho e apoio de pés na direção da linha média. Posição final: a cabeça inclina-se para a lateral oposta à inclinação dos membros inferiores e posteriormente retorna à posição inicial.

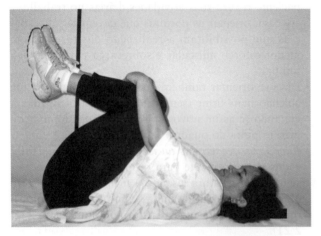

Figura 2.24 – Alongamento e relaxamento da região lombar. Posição inicial: tronco apoiado, membro inferior em flexão de joelho e apoio de pés na maca. Inspirar nessa posição e no momento da expiração trazer as pernas de encontro ao tronco abaixando o queixo em direção ao peito. Auxiliar com os membros superiores.

Existe uma gama enorme de exercícios isométricos e isotônicos que podem ser utilizados nesses casos, dessa maneira, não vamos especificar cada um deles mesmo porque a utilização deles depende da avaliação individual e do estágio particular em que o paciente se encontra.

- As *técnicas manuais de manipulação* da coluna lombar também são bastante utilizadas, obtendo-se ótimos resultados[16,17].
- Pode-se utilizar também *calor, ultra-som, massagem e estimulação elétrica* com o objetivo apenas de proporcionar analgesia e algumas horas de alívio, pois essa terapêutica não oferece nenhum benefício permanente[13].

Concluindo, o paciente com lombalgia deve receber orientações quanto a sua doença e o que pode estar causando a dor lombar, reeducar-se quanto a sua postura, às atividades de vida diária e levar adiante um programa de exercícios de fortalecimento e alongamento que fortalecerá, alongará e reequilibrará a musculatura da região lombar prevenindo novos episódios de lombalgia.

O programa de fisioterapia deve ser estabelecido de maneira criteriosa e individual. Devem-se respeitar as condições em que cada paciente se apresenta, as atividades que exerce, o ambiente que trabalha, sua possibilidade de mudança e adequação e a disponibilidade do paciente em estar realizando essas mudanças. E por fim iniciar o tratamento o mais breve possível.

FISIOTERAPIA NA DOENÇA PULMONAR OBSTRUTIVA CRÔNICA

A fisioterapia é parte integrante do programa de reabilitação pulmonar (RP) na doença pulmonar obstrutiva crônica (DPOC). O conceito de treinar ou condicionar especificamente os músculos respiratórios só veio a se desenvolver a partir de 1976, sendo que os princípios adotados para o treinamento desses grupos musculares desde então não se alteraram, isto é, os músculos da respiração eram e são treinados quanto a força, *endurance* ou ambas[18].

A concepção atual da RP consta de uma programação abrangente e multidisciplinar, compreendendo todas as medidas terapêuticas que possam beneficiar pacientes pneumopatas, ou seja, qualquer exercício físico passa a se comportar como parte integrante do programa total, direcionado para as condições de cada um[19,20]. Os protocolos de exercício dos programas de RP têm enfocado treinamento de *endurance*, enfatizando alta repetição e baixa carga de trabalho. Pacientes que desenvolvem esse tipo de treinamento têm ganho não apenas de força nos grupos musculares exercitados, mas também na *endurance* muscular geral. As DPOC apresentam um nível de condicionamento tão reduzido que exercícios físicos de intensidade leve podem ter impacto de condicionamento[23].

Os estudos e os programas clínicos de RP variam consideravelmente nos métodos de treinamento aplicados às DPOC quanto à variação de freqüência (uma vez por semana, até diariamente), intensidade, duração e à variabilidade dos parâmetros de avaliação dos efeitos dos programas de RP nos pneumopatas, embora a maioria dos estudos mostre benefícios iguais ou similares. Atualmente, os estudos têm-se direcionado para obter padrões de programas de RP reprodutíveis de forma rotineira no dia-a-dia da clínica fisioterapêutica[22-25].

O tratamento fisioterapêutico consta de:

TREINAMENTO DOS MEMBROS INFERIORES E SUPERIORES

Podem ser realizados de diversas maneiras:
– por meio de cicloergômetros;
– esteiras rolantes ou caminhada;
– exercícios feitos contra a força da gravidade (Fig. 2.26).

Esses métodos aumentam a força e a *endurance* dos membros, porém os exercícios contra a gravidade podem ser mais efetivos[26] e têm a vantagem de o paciente poder exercitar-se sem a necessidade de adquirir o equipamento ou limitar suas atividades por não dispor do equipamento no momento. Tem sido sugerido que os exercícios dos músculos esqueléticos com intensidade suficiente podem alterar e fortalecer os músculos respiratórios[27].

TREINAMENTO MUSCULAR RESPIRATÓRIO

O enfoque do treinamento muscular respiratório (TMR) é utilizado para melhorar a força e a *endurance* dos músculos respiratórios prevenindo a fadiga, a falência dos músculos respiratórios e a diminuição da dispnéia. O TRM melhora a pressão inspiratória máxima (Pimáx), a pressão expiratória máxima (Pemáx), diminui a sensação de dispnéia e maior tolerância ao esforço físico[27-29].

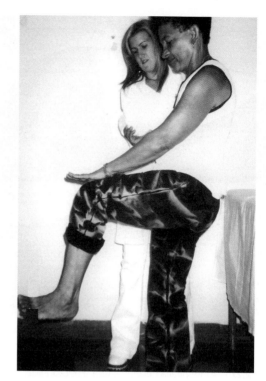

Figura 2.26 – Exercício de marcha elevando o membro inferior que fará a passada em flexão de joelho, quadril e tornozelo com apoio do membro superior homolateral no joelho. Realizar o apoio no chão e repetir com o outro membro.

O treinamento muscular respiratório pode ser realizado por meio de:

• exercícios respiratórios diversos modificando-se a intensidade e o ritmo respiratório;
• incentivadores a fluxo, ajustando-o de tal forma que o paciente desenvolva uma pressão inspiratória equivalente a 30% da Pimáx;
• *treshold*, com a necessidade de se avaliar antes do início do treinamento a Pimáx do paciente para submetê-lo a carga de treinamento adequada.

Reeducação respiratória

A reeducação respiratória é outro recurso fisioterapêutico que pode ser utilizado na DPOC, com a finalidade de diminuir a dispnéia e melhorar as trocas gasosas[29].

As técnicas mais comumente utilizadas na reeducação respiratória são:

• a respiração diafragmática (Fig. 2.27) consiste em ensinar o paciente a sincronizar a inspiração, com a expansão abdominal, o mais lenta e profundamente possível. E na expiração, o músculo diafragma é empurrado para cima pelos músculos abdominais, melhorando a relação tensão-comprimento aumentando conseqüentemente a força efetiva desse músculo.
• a respiração frenolabial (Fig. 2.28) consiste em uma respiração com os lábios franzidos ou os dentes semicerrados, é usada freqüentemente em combinação com a respiração diafragmática e as técnicas de relaxamento. Em geral, os pacientes são instruídos a inspirar len-

ATENDIMENTO DE SINTOMAS GERAIS

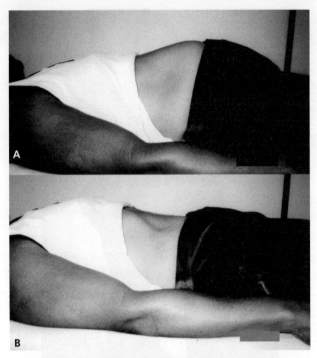

Figura 2.27 – **A)** Respiração diafragmática. Posição inicial: inspirar pelo nariz, levando o ar para a barriga. **B)** Respiração diafragmática. Posição final: expirar pela boca, contraindo o abdome.

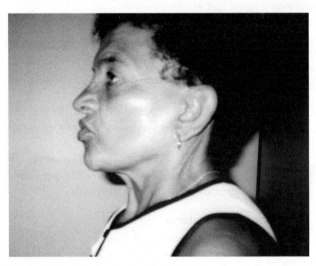

Figura 2.28 – Respiração frenolabial. Inspirar pelo nariz e soltar o ar pela boca com os lábios semi-serrados lentamente.

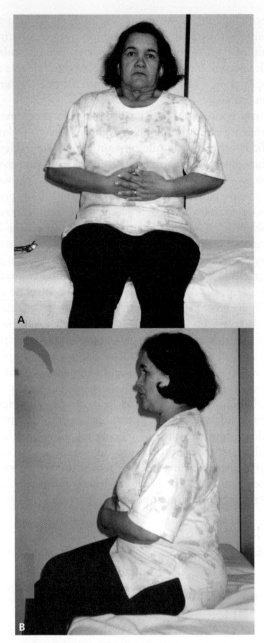

Figura 2.29 – **A)** Respiração frenolabial com o auxílio de propriocepção (com a colocação das mãos sobre o abdome). Inspirar pelo nariz levando o ar para o abdome sem tensionar a cintura escapular. **B)** Respiração frenolabial com o auxílio de propriocepção. Expirar pela boca lentamente, com os lábios semi-serrados.

tamente através do nariz e expirar o mais lentamente possível através da boca com os lábios franzidos. Essa respiração atrasa a expiração e diminui a freqüência respiratória. A expiração lenta provavelmente reduz a resistência das vias aéreas pela diminuição do fluxo aéreo e da turbulência do ar expirado. Essa respiração pode melhorar a relação ventilação/perfusão pelo aumento do volume corrente, minimizando o espaço morto e recrutando mais unidades alveolares da base pulmonar.

O treinamento da respiração frenolabial (Fig. 2.29) é um modo efetivo de o paciente controlar a dispnéia e utilizar a técnica em situações adversas[22,30].

Orientações para casa

Além de todos os exercícios prescritos anteriormente é importante salientar ao paciente a necessidade da realização das atividades físicas em casa e o treinamento dos exercícios nos dias em que não há terapia ambulatorial, pois, somente por meio do treinamento, o paciente poderá utilizar os exercícios de maneira eficaz nos momentos adversos e melhorar seu condicionamento; uma vez que o agendamento ambulatorial na maioria dos serviços varia de uma a duas vezes por semana, o que se considera pouco para melhorar as condições desses pacientes. E, por fim, caminhadas ou outros exercícios aeróbicos.

REFERÊNCIAS BIBLIOGRÁFICAS

1. Semble EL, Loeser RF, Wise CM. Therapeutic exercise for rheumatoid arthrits and osteoarthritis, Semin Arthr Rheum 1990;20:32. ▪ 2. Deyle GD, Henderson NE, Matekel RL et al. Effectiveness of manual physical therapy and exercise in osteoarthritis of the knee. Ann Intern Med 2000; 132:173. ▪ 3. Philadelphia Panel Evidence-Based Clinical Practice Guidelines on Selected Rehabilitation Interventions for Knee Pain. Phys Ther 2001, 81: 1675. ▪ 4. Hicks JE. Syllabus update for joint and connective tissue disease. Scientific basis for the use of exercise for rheumatoide disease. In Course Supplements, Annual Meetings. Americans Congress of Rehabilitation Medicine and American Academy of Physical Medicine and Rehabilitation 1988; I:39. ▪ 5. Walker JM, Helewa A. Physical Therapy in Arthritis. Philadelphia: Saunders, 1996, p 211. ▪ 6. David C, Lloyd J, Rheumatological Physiotherapy. London, 1999. ▪ 7. Hicks JE. Exercise for patients with inflammatory artrits. J Musculoskel Med 1989; 6:40. ▪ 8. Woodwell D. National Ambulatory Medical Care Survey: 1996 Summary. Advance Data #295, Dec 17, 1997. [Download do relatório – pdf]. ▪ 9. Nordin M, Campello M. Physical therapy: exercises and the modalities: when, what and why? Neurol Clin 1999; 17: 75. ▪ 10. Van Tulder MW, Ostelo R, Vlaeyen JW et al. Behavioral treatment for chronic low back pain: a systematic review within the framework of the Cochrane Back Review Group. Spine 2000; 25:2688. ▪ 11. Li LC, Bombardier C. Physical therapy management of low back pain: an exploratory survey of therapist approaches. Phys Ther 2001; 81:1018. ▪ 12. Seeger D. Physiotherapy in low back pain-indications and limits. Schmerz 2001; 15:461. ▪ 13. Rosenthal MD. Lombalgia aguda. http://www.geocities.com/quackwatch/lbp.html ▪ 14. Van Tulder MW, Koes BW, Assendelft WJ et al. Chronic low back pain: exercise therapy, multidisciplinary programs, NSAID's, back schools and behavioral therapy effective; traction not effective; results of systematic reviews. Ned Tijdschr Geneeskd 2000; 144:1489. ▪ 15. Mannion AF, Taimela S, Muntener M et al. Active therapy for chronic low back pain part 1. Effects on back muscles activation, fatigability, and strength. Spine 2001; 26:897. ▪ 16. Gracey JH, McDonough SM, Baxter GD. Physiotherapy management of low back pain: a survey of current practice in northern Ireland. Spine 2002; 27:406. ▪ 17. Anderson GB, Lucente T, Davis AM et al. A comparison of osteopathic spinal manipulation with standart care for patients with low back pain. N Engl J Med 1999; 341:1426. ▪ 18. Dekhuijzen PN, Folgering HT, Van Herwaarden CL. Target-flow inspiratory muscle training during pulmonary rehabilitation in patients with COPD. Chest 1991; 99:128. ▪ 19. Official American Thoracic Society Statement. Pulmonary rehabilitation. Am Rev Respir Dis 1981; 124:663. ▪ 20. MacDonald GL, Hudson LD. Important aspects of pulmonary rehabilitation. Geriatrics 1982; 37:127. ▪ 21. Tiep BL. Disease management of COPD with pulmonary rehabilitation. Chest 1997; 112:1630. ▪ 22. Cambach W, Wagenaar RC, Koelman TW et al. The long term effects of pulmonary rehabilitation in patients with asthma and chronic obstructive pulmonary disease: a research synthesis. Arch Phys Med Rehabil 1999; 80:103. ▪ 23. O'Donnel DE, McGuire M, Samis L et al. General exercise training improves ventilatory and peripheral muscle strength and endurance in chronic airflow limitation. Am J Respir Crit Care Med 1998; 157:1489. ▪ 24. Vaallet G, Ahmaidi S, Seres I et al. Comparison of two Training programmes in chronic airway limitation patients: standardized versus individualized protocols. Eur Respir J 1997; 10:114. ▪ 25. Wijkstra PJ, Vandermark TW, Kraan J et al. Long-term effects of home rehabilitation on physical performance in chronic obstructive pulmonary disease. Am J Respir Crit Care Med 1996; 153:123. ▪ 26. Martinez FJ, Vogel PD, Dupont DN et al. Supported arm exercise in the rehabilitation of patients with severe chronic airflow obstruction. Chest 1993; 103:1397. ▪ 27. Lucas ramos P, Gonzáles-Moro JMR, Garcia de Pedro J et al. Entrenamiento de los músculos inspiratórios en la enfermedad pulmonar obstructiva crónica. Su impacto sobre las alteraciones funcionales y sobre la tolerancia al ejercicio. Arch Bronconeumol 1988; 34:64. ▪ 28. Nield MA. Inspiratory muscles training protocol using a pressure threshold device: effect on dyspnea in chronic obstructive pulmonary disease. Arch Phys Med Rehabil 1999; 80:100. ▪ 29. Wurtemberger G, Bastian K. Functional effects of different training in patients with COPD. Pneumologie 2001; 55:553. ▪ 30. Jamani M, Pires VA, Oishi J et al. Physiotherapeutic intervention effects on the pulmonary rehabilitation of patients with chronic obstructive pulmonary disease (COPD). Rev Fisioter Univ São Paulo 1999; 6:140.

16. AVALIAÇÃO DO RISCO PERIOPERATÓRIO CARDIOVASCULAR EM OPERAÇÕES NÃO-CARDÍACAS

Cláudio Pinho
Bruno Caramelli

O número de procedimentos cirúrgicos no Brasil e no mundo está crescendo gradativamente, em função da melhora das técnicas diagnósticas, cirúrgicas e também do aumento da expectativa de vida, já que a maioria desses procedimentos ocorre na terceira idade. Anualmente, no Brasil, são realizados quase três milhões de procedimentos cirúrgicos a um custo de mais de 2,2 bilhões de reais e um índice de mortalidade de 2,2%. As modificações no perfil da população submetida a intervenções cirúrgicas provavelmente estarão associadas à elevação desses dois parâmetros em função de uma expectativa de maior incidência de complicações perioperatórias, aumento do tempo de internação e necessidade de outros procedimentos diagnósticos e terapêuticos[1].

Devemos, portanto, não medir esforços para reduzir a incidência de complicações, detectando previamente as condições que possam propiciar um aumento de risco, otimizando o tratamento das co-morbidades a ele associadas e fazendo um acompanhamento clínico do paciente submetido a uma intervenção cirúrgica não-cardíaca. Ao conjunto de procedimentos realizados com o objetivo de reduzir a incidência de complicações é dado o nome *de avaliação perioperatória*, uma vez que em sua definição estão inseridos os períodos pré, intra e pós-intervenção cirúrgica.

As avaliações perioperatórias devem ser iniciadas na rotina ambulatorial, e não no ambiente hospitalar imediatamente antes do procedimento. A prática mostra que essas últimas são mais superficiais e geram gastos desnecessários quando se encontram doenças que necessitam de propedêutica especializada, e com isso postergam o procedimento ou levam à alta hospitalar precoce sem sua realização.

A avaliação deve ser iniciada por uma história clínica e exame clínico detalhados para o diagnóstico e gravidade de co-morbidades e as possíveis implicações que o estresse cirúrgico pode ocasionar na sua evolução. Caso não haja evidência de doenças associadas, o paciente for jovem e o procedimento a ser realizado for de baixo risco, a intervenção poderá ser feita imediatamente. Apesar de a doença das artérias coronárias e de suas complicações serem a maior causa de morbimortalidade no perioperatório, as alterações da função pulmonar (principalmente as doenças decorrentes de limitação do fluxo da vias aéreas), das funções renal e hepática, das alterações da crase sangüínea e do metabolismo (principalmente *diabetes mellitus* e disfunções tireoidianas) devem também ser pesquisadas.

AVALIAÇÃO CARDIOVASCULAR ESPECÍFICA

DOENÇA ISQUÊMICA DAS ARTÉRIAS CORONÁRIAS

A possibilidade de o paciente que será submetido a uma intervenção cirúrgica ser portador de aterosclerose coronária (DIC) sempre deve ser questionada, pois essa é responsável pelas mais graves e letais complicações clínicas do perioperatório. Como a doença pode estar presente e ser assintomática, devemos estratificar o risco de o paciente ser portador utilizando os escores de risco existentes. Os mais aceitos são o de Framingham[2], o Circulation Framingham[3] modificado, e o Prospective Cardiovascular Nunster Study (PROCAM)[4]. A presença de elevado risco pode indicar a necessidade de definir inicialmente o diagnóstico por meio de testes indutores de isquemia ou introduzir medidas farmacológicas preventivas na dependência do porte do procedimento cirúrgico a ser realizado[5].

Todos os portadores de doença coronária, se não houver contra-indicação, estarão sob uso de betabloqueadores, estatinas e antiagregantes plaquetários. É comum ocorrer a retirada do antiagregante uma semana antes do procedimento cirúrgico e a não-prescrição de estatina ou do betabloqueador durante a internação. Essas medidas fazem com que a terapêutica fique subotimizada, predisponha a efeitos rebotes (estados pró-trombóticos) e possa propiciar o aparecimento de complicações cardiovasculares isquêmicas. No caso dos antiagregantes plaquetários, o risco de uma complicação isquêmica deve ser comparado ao risco de uma eventual complicação hemorrágica pela não suspensão do ácido acetilsalicílico (AAS). Para intervenções menores, como as odontológicas, não recomendamos a suspensão do AAS. Caso a opção seja pela interrupção do tratamento, deve ser observado um intervalo de sete dias para que a intervenção cirúrgica seja realizada. Entretanto, se o antiagregante for o clopidogrel, esse intervalo deve ser obrigatório e superior a cinco dias.

Os portadores de DIC que forem submetidos a procedimentos de grande porte, invasivos, de longa duração e principalmente operações vasculares de aorta e seus ramos devem obrigatoriamente fazer seu pós-operatório mais prolongado na UTI, após 72 horas de monitorização dos parâmetros cardiovasculares e marcadores de necrose coronária, com preferência para a troponina[1].

HIPERTENSÃO ARTERIAL SISTÊMICA

Também na avaliação perioperatória se faz presente o conceito de que o nível pressórico isoladamente não traduz risco. Diante do paciente hipertenso, devemos inventariar na avaliação a existência de possíveis lesões de órgãos-alvo.

- A hipertrofia ventricular esquerda merece atenção especial, pois é marcadora de risco isolado para eventos isquêmicos coronários e cerebrais, além de arritmias cardíacas e morte súbita. Sua presença leva à possibilidade de isquemia miocárdica pela diminuição da reserva coronária. Esses pacientes em especial não toleram a diminuição abrupta da pressão arterial, pois essa leva à queda da pressão de perfusão pelo comprometimento da curva de auto-regulação do fluxo coronário. Por esse motivo, em pacientes com hipertrofia ventricular esquerda deve-se evitar o uso de drogas que tenham uma ação hipotensora breve, para normalizar o nível pressórico rapidamente e enviar o paciente para a sala de cirurgia com a pressão "normal". Essa medida pode gerar isquemia miocárdica no paciente hipertenso com hipertrofia ventricular esquerda e DIC[6].
- Os pacientes hipertensos em tratamento farmacológico devem receber os medicamentos durante todo o período perioperatório, inclusive no dia da intervenção. Esse cuidado tem por objetivo evitar o aparecimento de efeitos "rebotes" que podem precipitar o aparecimento de crises hipertensivas graves e de síndromes coronárias agudas.
- Os pacientes hipertensos de longa data, de difícil controle e má aderência ao tratamento devem ter as funções sistólica e diastólica do ventrículo esquerdo (VE) avaliadas, principalmente quando da realização de intervenções de grande porte e com grande manejo de volume como nos transplantes (perdas sangüíneas e reposição). Os hipertensos com deficiência da função sistólica e diastólica do VE não toleram volume e podem apresentar fenômenos congestivos e insuficiência cardíaca (ICC) no pós-operatório imediato.
- A hipertensão arterial sistêmica pode levar à lesão renal à deficiência funcional, que deve ser quantificada, já que sua presença é marcador de mau prognóstico.

Imediatamente antes do ato cirúrgico, a ocorrência de estados hiperdinâmicos ou adrenérgicos eleva discretamente os níveis pressóricos, tanto de hipertensos como de normotensos. A medicação pré-anestésica costuma ser suficiente para normalizá-los. A monitorização dos níveis pressóricos no pós-operatório imediato deve ser rigorosa, já que o procedimento cirúrgico (via oral fechada) muitas vezes impede o uso da medicação hipotensora, o que predispõe a efeitos rebotes. Além disso, o hipertenso tende a apresentar hipertensão no pós-operatório imediato, independentemente dos níveis pressóricos prévios.

INSUFICIÊNCIA CARDÍACA CONGESTIVA

A deficiência contrátil da musculatura cardíaca deve ser vista sob dois aspectos. O primeiro se refere a quantificar a função sistólica e diastólica do VE e o segundo relacionado à etiologia.

- Portador de deficiência sistólica importante, com história pregressa e não recente de descompensações (classe funcional da *New York Heart Association* III ou IV), pode ser encaminhado para procedimentos cirúrgicos, desde que compensado hemodinamicamente por terapia otimizada. Caso a operação envolva grandes perdas sangüíneas e reposições de volume, deve ser considerada a utilização de monitorização hemodinâmica invasiva (cateter de artéria pulmonar) para suporte terapêutico e acompanhamento pós-operatório na UTI.
- Portador de deficiência diastólica isolada e clínica progressa de ICC deve receber atenção especial em operações com grande manejo de volume.
- Quadro de descompensação recente, inferior a uma semana, ou presença de difícil controle medicamentoso indica risco elevado de complicações perioperatórias.
- O paciente em ICC classe funcional IV da *New York Heart Association*, apesar de terapia medicamentosa otimizada, é o que tem risco mais elevado e o pior prognóstico. Nesse caso, sempre deve ser considerado postergar o tratamento cirúrgico ou modificar a proposta terapêutica da doença não-cardíaca.
- A constatação da etiologia isquêmica para a deficiência contrátil acrescenta um risco adicional superior ao das outras causas de miocardiopatias.

Muitas vezes, o acesso à terapia oral está bloqueado em decorrência do ato cirúrgico, e por isso os medicamentos devem ser dados de forma parenteral. Por esse motivo, o acompanhamento cardiológico conjunto faz-se necessário durante todo o período perioperatório[6].

DOENÇA OROVALVAR

As doenças orovalvares do coração devem ser vistas sob três aspectos: a freqüência cardíaca (FC), o manejo de volume e a profilaxia de endocardite infecciosa.

O aumento da FC diminui o tempo diastólico prejudicando o enchimento ventricular e reduzindo o débito cardíaco. Essas alterações podem ser potencializadas no portador de doenças orovalvares, principalmente naqueles com lesões hemodinâmicas de magnitude moderada ou grave. Em determinados procedimentos cirúrgicos, existem fases do período perioperatório em que ocorre hipervolemia. Os pacientes orovalvares, que manejam mau volume, como, por exemplo, os portadores de estenose mitral ou aórtica, podem apresentar congestão pulmonar importante, chegando até ao edema agudo dos pulmões.

A estenose mitral merece atenção especial, pois alguns pacientes, mesmo que graves mas assintomáticos, podem ter conduta expectante com tratamento cardiológico clínico. Com isso, alguns portadores de estenose mitral significativa poderão estar diante de um procedimento cirúrgico não-cardíaco. Nessa situação, deve ser mantido um controle rígido da freqüência cardíaca e monitorização hemodinâmica para evitar a hipervolemia e a congestão pulmonar.

A estenose aórtica é a situação mais crítica e de maior risco. Independentemente de estar relacionada a procedimento cirúrgico não-cardíaco, é a doença de maior mortalidade dentre as lesões orovalvares. Todo paciente com estenose aórtica grave deve ser encaminhado para correção cirúrgica antes da operação não-cardíaca. Casos de recusa da correção cirúrgica cardíaca, ou em situações de urgência/emergência, devem ser considerados como de risco muito elevado e ter as mesmas considerações terapêuticas que a estenose mitral grave.

Finalmente, todos os portadores de doença orovalvar têm maior predisposição para endocardite infecciosa. Na dependência do tipo de procedimento cirúrgico e risco de bacteriemia, esses pacientes devem receber profilaxia antibiótica[7].

DISTÚRBIOS DO RITMO CARDÍACO E DA CONDUÇÃO ÁTRIO E INTRAVENTRICULAR

As alterações do ritmo cardíaco devem ser analisadas sob dois aspectos: risco de morte súbita e de desestabilização hemodinâmica.

O risco de morte súbita está presente nas seguintes situações:

- Portadores de atividade ventricular repetitiva, principalmente taquicardia ventricular não sustentada, quando associada à baixa fração de ejeção e isquemia miocárdica. Essa tríade deve ser temida e sua presença considerada como de risco muito elevado.
- Portadores de episódio pregresso de taquicardia ventricular sustentada e pacientes recuperados de parada cardiorrespiratória.
- Miocardiopatas com história pregressa de perda da consciência.

Por serem pacientes de risco elevado, geralmente já estão sob tratamento farmacológico. A orientação no período perioperatório é manter de maneira plena a terapêutica empregada e uma rigorosa monitorização do ritmo cardíaco durante toda a internação. Todas as condições propícias ao aparecimento de distúrbios do ritmo, como hipóxia e alterações eletrolíticas, devem ser rigorosamente evitadas.

A presença de extra-sístoles ventriculares isoladas em portadores de função cardíaca normal, sem DIC, independente do número, não deve merecer atenção especial além da simples monitorização[1-7].

O risco de desestabilização hemodinâmica está presente nas seguintes situações:

- Na presença de taquiarritmias, com freqüência cardíaca (FC) elevada e baixo débito. Muitas vezes esses pacientes já foram diagnosticados e submetidos a tratamento por técnicas de ablação por radiofreqüência. Para aqueles que não tiveram acesso a essa terapêutica, devemos manter antiarrítmicos e realizar o pronto tratamento da crise de taquiarritmia, se houver recidiva durante a internação para o procedimento cirúrgico.
- Na presença de fibrilação atrial (FA) paroxística, persistente ou permanente, com resposta ventricular elevada. O controle da FC na FA permanente é fundamental para evitar descompensação hemodinâmica. O procedimento eletivo cirúrgico não-cardíaco só deve ser realizado com a FC controlada (média inferior a 90bpm). Nos casos de FA paroxística ou persistente, não se deve dar prioridade ao controle do ritmo e sim ao controle da FC. O ritmo pode ser restabelecido no futuro, em momento oportuno. Orientações sobre anticoagulação para evitar episódios tromboembólicos possuem diretrizes específicas e devem ser seguidas.

Com relação aos distúrbios da condução átrio ou intraventricular, os que poderiam colocar em risco o paciente a ser submetido a um procedimento cirúrgico seriam os mesmos que estariam sob risco em situações não-cirúrgicas. Por esse motivo, esses pacientes teriam já previamente indicação de implante definitivo de marca-passo. Por esse motivo, não existe nenhuma indicação para marca-passo provisório profilático em virtude de um procedimento cirúrgico não-cardíaco. A única situação em que isso poderia ser aceito é no paciente infectado (com potencial para contaminar o cabo endocavitário) que tem indicação de marca-passo definitivo, sendo que o procedimento cirúrgico faria parte do tratamento antiinfeccioso. Após o controle do quadro infeccioso, o paciente seria encaminhado para implante definitivo, no pós-operatório tardio, sem esse risco[6,7].

Faz exceção à regra o portador de bloqueio completo de ramo esquerdo, que será submetido a procedimento no qual se faz necessária a introdução de cateteres que, ao serem manipulados no ventrículo direito, possam acarretar bloqueio traumático do ramo direito e conseqüente assistolia. Essa situação é extremamente incomum na prática clínica.

Devemos lembrar que os portadores de marca-passo devem receber atenção especial e ter uma avaliação funcional do aparelho antes e depois do ato cirúrgico. A interferência do bisturi elétrico ainda persiste, mas é muito menor após o uso do bisturi com circuito bipolar na ponta. Profissionais experientes e assessoria técnica para reprogramação do marca-passo devem estar disponíveis e fazendo acompanhamento conjunto no perioperatório desses pacientes.

O cardiodesfibrilador implantável é tecnologia que se incorporou à prática clínica recentemente. Os portadores do cardiodesfibrilador implantável que receberão tratamento cirúrgico de doença não-cardíaca devem ter seu aparelho desligado, na sala operatória, imediatamente antes do início do procedimento cirúrgico e religado imediatamente após seu término. Caso esse procedimento não seja adotado, existe o risco de que o bisturi elétrico forneça a informação de que o algoritmo de detecção do cardiodesfibrilador implantável interpreta como fibrilação ventricular e determina o tratamento com descarga elétrica.

RISCOS RELACIONADOS AO PROCEDIMENTO

RISCOS RELACIONADOS À OPERAÇÃO

Os riscos relacionados ao procedimento cirúrgico devem ser avaliados sob três aspectos: porte da cirurgia, tempo em sala e se o procedimento é eletivo ou de urgência/emergência.

Procedimentos pouco invasivos como operação de mama, cirurgias oftálmicas, endoscópicas (exceto as intrapleurais e peritoneais) e superficiais têm baixo risco (inferior a 1%) de complicações cardiovasculares no perioperatório. Procedimentos mais invasivos, com acesso a cavidades intrapleurais e peritoneais, ginecológicas e urológicas não-superficiais, ortopédicas de grande porte, neurológica, de cabeça e pescoço e endarterectomia de carótidas têm faixa de risco de complicações cardiovasculares esperada, variando entre 1 e 5%. Os maiores riscos dessas complicações ocorrem em procedimentos cirúrgicos com grande perda de sangue e fluidos e na manipulação de leitos arteriais, como nas cirurgias vasculares de aorta e seus ramos[5].

O tempo do procedimento também está diretamente relacionado à presença de complicações cardiovasculares. No entanto, devemos lembrar que tempos cirúrgicos prolongados ocorrem em procedimentos invasivos e de grande porte, que têm maior risco de perdas e reposição de volumes.

Os procedimentos cirúrgicos de emergência/urgência têm risco considerado elevado para complicações cardiovasculares, já que, além do traumatismo agudo, os pacientes também podem ser portadores de DIC. A idade avançada confere risco adicional relevante nessa situação.

Por fim, a perícia do cirurgião, assim como a experiência pessoal da equipe com o procedimento empregado estão relacionadas com o êxito terapêutico, tempo cirúrgico e complicações intra e perioperatórias. Por esse motivo, pacientes operados em serviços de referência, por equipes altamente treinadas e experientes para procedimentos de alto risco, terão menor probabilidade de apresentar complicações perioperatórias cardiovasculares.

RISCOS RELACIONADOS À ANESTESIA

O papel do médico consultante é o de estratificar risco e propor estratégias conjuntas com a equipe anestésica e cirúrgica para minimizar riscos. Não devem ser sugeridas ou propostas técnicas anestésicas para o procedimento. O risco de complicações é inversamente proporcional à familiaridade que a equipe anestésica tem com a técnica empregada e com o tempo de diagnóstico e tratamento de eventuais complicações que ocorram durante o procedimento.

As técnicas de analgesia mais profundas são utilizadas em procedimentos de maior porte cirúrgico, intracavitários, de longa duração, que têm maior perda e reposição de volumes. Por esse motivo, a anestesia geral empregada por equipe experiente, com monitorização rigorosa, parece não conferir risco adicional para a ocorrência de complicações cardiovasculares no perioperatório.

DEFINIÇÃO DO RISCO

PREDITORES PREEXISTENTES

A literatura médica relaciona uma série de marcadores de risco que predispõem ao aparecimento de complicações cardiovasculares no perioperatório. Existem algoritmos que estratificam o risco quando da sua presença isoladamente ou em associação e indicam, caso necessário, uma avaliação complementar. Os mais conhecidos e utilizados são: os escores da *American Society Anesthesiologists Physical Status Classification Scale* – ASA (1963), de Goldman (1977), de Detsky (1986), do *American College of Cardiology* – (ACC) 1996/2002, e do *American College of Physicians* – (ACP), 1997[1-7].

O escore da ASA é utilizado pelos anestesistas e não contempla situações clínicas específicas pregressas quantificando o risco anestésico e morbimortalidade no pós-operatório imediato. O índice de risco cardíaco de Goldman foi o primeiro modelo multivariado para predizer complicações cardíacas a ser validado. Esse índice é muito bom para pacientes de baixo e de alto risco, mas apresenta falhas nas classificações intermediárias e exclui pacientes com angina.

Uma década mais tarde foi publicado um índice de risco cardíaco por Detsky et al. que acrescentava variáveis ao de Goldman e por isso sensibilizou a estratificação de complicações para os pacientes de alto risco, mas manteve as falhas nos de risco intermediário. Mais recentemente, em 1996, os grupos de Eagle e Mangano identificaram variáveis de baixo risco que, a partir de então, foram de fundamental importância para melhor estratificar o risco de eventos cardiovasculares em grupos de baixo, intermediário e elevado riscos. Essas variáveis foram incorporadas pelo ACC e ACP. O algoritmo do ACC engloba também o tipo de operação a ser realizada, o estado funcional do paciente por meio da análise do seu equivalente metabólico e conclui a estratificação com a identificação dos preditores de risco cardiológico prévios. O algoritmo do ACP estratifica risco de maneira bem simples, com base em dados clínicos e eletrocardiograma, reservando para casos específicos a utilização de propedêutica complementar para a identificação de DIC.

As diferenças básicas entre os algoritmos de avaliação pré-operatória da ACC e do ACP são os critérios de indicação de teste não-invasivo para a detecção de isquemia miocárdica (cintilografia miocárdica com estresse farmacológico ou ecocardiografia de estresse farmacológico com dobutamina) e a utilização do estado funcional do paciente. A avaliação perioperatória do ACP, por sua simplicidade, tem uma efetividade de custo e benefício maior que a do ACC, pois utiliza muito mais os dados clínicos e menos os testes invasivos para detectar isquemia miocárdica. Apesar disso, o ACP falha por não utilizar o estado funcional do paciente para estratificá-lo melhor.

Em cada um dos métodos de avaliação perioperatória nota-se o peso maior para as variáveis relacionadas a cada especialidade. Assim, para um mesmo paciente, pode haver diferentes conclusões e níveis de risco dependendo de quem realiza a avaliação. Em nossa opinião, não importa quem faz a avaliação nem qual algoritmo utiliza. O importante é que a avaliação seja bem feita, contendo uma anamnese extensa, exame clínico completo e um relatório claro e legível que compreenda o nome do algoritmo utilizado, para que a linguagem seja familiar a toda equipe médica multidisciplinar. Cada especialista tem uma visão pessoal do risco da doença de base e das complicações relacionadas à intervenção baseadas em conhecimentos adquiridos e na experiência. Esse viés é necessário em uma situação multidisciplinar, como o ambiente perioperatório. É nesse contexto que as decisões devem ser tomadas, apoiadas nas evidências científicas (quando disponíveis), mas sem desconsiderar experiência e opiniões de todos os profissionais envolvidos e do paciente e seus familiares[1-7].

USO RACIONAL DOS EXAMES SUBSIDIÁRIOS

Os exames subsidiários complementam a história clínica e não a substituem. Não existe uma rotina mínima, devendo sua solicitação ser decidida após conhecimento da história e exame clínicos detalhados, com estratificação de risco para DIC se houver evidência de fatores de risco para a doença. Dependendo do porte cirúrgico, da idade e da condição clínica, o paciente pode ser operado sem exames adicionais (jovem, sem outras doenças, que será submetido a operação de baixo risco) ou ser avaliado de maneira mais aprofundada.

Entre os exames laboratoriais adicionais que podem ser solicitados (mas não obrigatórios) na avaliação perioperatória estão: 1. hematócrito e hemoglobina, importantes em casos de anemia ou de operação com previsão de grandes volumes de perda sangüínea; 2. glicemia de jejum, para avaliar o controle glicêmico prévio, principalmente entre os diabéticos, já que o estresse cirúrgico interfere com ele; 3. uréia e creatinina, por meio das quais se avalia a função renal, são importantes marcadores de morbimortalidade em algumas intervenções como as vasculares; 4. potássio, que é íon de fundamental importância para a manutenção funcional das membranas celulares; 5. TGO/AST, para avaliar a presença de doença hepática ativa; 6. função pulmonar e presença de hipóxia em pacientes pulmonares crônicos para avaliar o grau de comprometimento da função respiratória.

O eletrocardiograma é parte integrante da consulta cardiológica e sempre acompanha a avaliação feita pelo cardiologista para ter um conhecimento prévio da identidade basal eletrocardiográfica do paciente. Mas uma análise crítica mostra que em pacientes jovens, sem fatores de risco coronário e que serão submetidos a procedimentos de baixo risco, esse exame pode ser prescindível.

A radiografia do tórax e qualquer outro exame só deverão ser solicitados quando a história clínica evidenciar uma doença específica que necessite de avaliação complementar.

AVALIAÇÃO PERIOPERATÓRIA COMPLEMENTAR

A avaliação perioperatória complementar é necessária quando existe forte evidência ou presença de doença cardíaca que possa ser responsável por complicação cardiovascular no perioperatório. Como a complicação isquêmica é a mais temida, geralmente a avaliação complementar é dirigida para a pesquisa de doença arterial coronária assintomática ou não estratificada o suficiente somente pelo quadro clínico. Quando avaliados para uma operação eletiva, portadores de sintomas sugestivos de DIC, com fatores de risco e estratificação mostrando alta probabilidade para a doença, devem ser encaminhados para testes indutores de isquemia miocárdica. Pelo custo, essa avaliação deve ser iniciada pelo teste ergométrico. A exemplo do que é realizado nas situações fora do ambiente perioperatório, se esse teste for positivo e na dependência da probabilidade e da provável gravidade da DIC, poderá ser indicada a cineangiocoronariografia, antecipada ou não pela cintilografia ou ecocardiograma sob estresse farmacológico.

O diagnóstico de DIC não contra-indica o ato cirúrgico, apenas impõe o racional de discernir qual doença tem maior risco e deverá ter prioridade no tratamento e qual a melhor maneira de fazê-lo para reduzir o risco de complicações[1-7].

Outros métodos que poderão ser utilizados: 1. ecocardiograma, para aprimorar a avaliação da deficiência da função contrátil do VE ou complementar o diagnóstico de doenças cardíacas orovalvares, quantificando sua magnitude, e tomar as medidas necessárias para diminuir o risco de complicações; 2. eletrocardiograma dinâmico (Holter), para estratificar o risco das alterações do ritmo cardíaco e sua potencialidade de ocasionar morte súbita.

TERAPIA PERIOPERATÓRIA

NO PERÍODO PRÉ-OPERATÓRIO

Na avaliação ambulatorial que ocorre nesse período, devemos ter certeza de que as doenças de base, quando existentes, estão compensadas e com sua terapia otimizada. Pacientes com maior risco de complicações cardiovasculares perioperatórias deverão iniciar (caso já não o façam) o uso de betabloqueador. Os estudos que demonstraram a proteção foram realizados com atenolol e bisoprolol, no entanto, é muito provável que se trate de efeito de classe, podendo ser usados outros agentes. O início da administração dessas drogas deve ocorrer preferencialmente uma semana antes do procedimento e continuado por pelo menos sete dias depois. Alguns estudos demonstraram que seu uso por até 30 dias no pós-operatório diminui a mortalidade até seis meses pós-procedimento.

Outra classe de medicamentos que diminuiu eventos cardiovasculares no perioperatório em uma população específica foram as estatinas. O uso desses medicamentos em pacientes submetidos a operações vasculares diminuiu a incidência de complicações cardíacas.

Com relação aos antiagregantes plaquetários, o uso do clopidogrel deve sempre ser suspenso cerca de uma semana antes do procedimento e reintroduzido no pós-operatório imediato, assim que o risco de hemorragia for minimizado. O uso de ácido acetilsalicílico merece outra recomendação: para operações pouco invasivas e de baixo risco de sangramento deve ser mantida a dose terapêutica habitual. Quando a estimativa do risco de hemorragia for elevada e suplantar o risco do evento cardiovascular, a dose deve ser reduzida ou o tratamento interrompido preferencialmente sete dias antes do procedimento[1-7].

NO PERÍODO INTRA-OPERATÓRIO

Toda medicação a ser realizada no intra-operatório deverá ficar a cargo do anestesista e decidida por ele. Para tal, esse deve ter conhecimento da situação cardiovascular prévia (fornecida pelo relatório de avaliação perioperatória) e das possíveis complicações que possam ocorrer em sala cirúrgica e qual a melhor forma de fazer sua orientação terapêutica. A presença do cardiologista na sala cirúrgica se faz necessária em situações muito específicas e pouco comuns na prática clínica.

NO PERÍODO PÓS-OPERATÓRIO

A meta no pós-operatório é manter a orientação terapêutica o mais próximo possível do que era realizado anteriormente à intervenção. Pacientes de alto risco e aqueles submetidos a cirurgia de grande porte, principalmente as vasculares, deverão fazer seu pós-operatório em UTI, com alta tardia. Deverão ter monitorizados os marcadores de necrose miocárdica, com preferência para a troponina. O seguimento com eletrocardiograma deve ser diário. Qualquer evidência de isquemia miocárdica deve ser tratada agressivamente. A terapêutica específica de outras possíveis complicações deve ser decidida em função do evento cardiovascular manifestado, de acordo com diretrizes e as recomendações existentes. À exceção de tratamentos que oferecem maior risco hemorrágico no perioperatório (trombólise), nenhuma particularidade deve ser observada por se tratar de evento ocorrido em ambiente perioperatório[1-7].

CONCLUSÕES

O conceito de avaliação perioperatória, e não somente uma abordagem superficial pré-operatória, deve ser reforçado. O avaliador faz parte de uma equipe, com a função de conhecer os fatores de risco, estratificá-los e propor medidas para diminuir complicações cardiovasculares associadas ao ato cirúrgico. Essas medidas devem ser amplamente divulgadas aos outros membros do grupo: cirurgiões, anestesistas, intensivistas, clínicos e pacientes e seus familiares.

A história clínica detalhada, em ambiente ambulatorial, no período pré-operatório, identifica a maioria das variáveis de risco e diminui o gasto com exames subsidiários, racionalizando-os. Os portadores de risco elevado devem ser estratificados por algoritmos mais atualizados que contemplem o máximo possível de variáveis. Se for isquêmico, pode ser utilizado o ACP e se houver presença de outras doenças, principalmente no campo dos distúrbios do ritmo, deve-se dar preferência a este último.

O uso de betabloqueadores e estatinas e o adequado manejo na dosagem dos antiagregantes plaquetários são as medidas de maior repercussão na prevenção de complicações cardiovasculares no perioperatório.

REFERÊNCIAS BIBLIOGRÁFICAS

1. Machado FS, Martins MA, Caramelli B. Perioperatório – Prodedimentos Clínicos. São Paulo: Sarvier, 2004. ▪ 2. Wilson PWF, D'Agostinho RB, Levy D et al. Prediction of coronary heart disease using risk factors category. Circulation 1998; 97:1837. ▪ 3. Wolters U, Wolf T, Stutzer H, Schroder T. ASA Classification and perioperative variables as predictors of posperative outcome. Br J Anaesth 1996; 77:217. ▪ 4. Assmonn G, Nofer JR, Schulte H. Prospective Cardiovascular Munster Study. Endocrinol Metab Clin North Am 2004; 33:377. ▪ 5. Eagle KA, Levine DM, Moore RD et al. ACC/AHA Guideline update for perioperative cardiovascular evaluation for non-cardiac surgery. J Am Coll Cardiol 2002; 39:542. ▪ 6. ACP- Guideline for assessing and managing the perioperative risk from coronary artery disease associated with major noncardiac surgery. Ann Inter Med 1997; 127:309. ▪ 7. Birkmeyer JD, Siewers AE, Finlayson EVA et al. Hospital volume and surgical mortality in the United States. NEJM 2002; 346:1128. ▪ 8. Poldermans D, Bax JJ, Kertai MD et al. Statins are associated with a reduced incidence of perioperative mortality in patients undergoing major noncardiac vascular surgery. Circulation 2003; 107:1848.

17. MEDICINA DO VIAJANTE

Eliana Battaggia Gutierrez

O deslocamento humano por todo o mundo é crescente. O avanço dos meios de transportes encurta as distâncias, e hoje é possível atingir em 36 horas qualquer destino. Calcula-se que 1.647.000 de indivíduos[1] viajam anualmente a turismo, trabalho, mudando de residência ou refugiando-se de situações de perigo. Cinqüenta milhões dirigem-se dos países industrializados para os países em desenvolvimento[2]. No Brasil, de acordo com as informações da Agência Nacional de Saúde e da Infra-aéro, 65 milhões de passageiros cruzam as fronteiras anualmente. A interligação de mercados mundiais traz o aumento na circulação de mercadorias, alimentos, animais, vetores e doenças. Atividades econômicas, humanitárias, militares e de lazer expõem cada vez mais o homem ao contato com agentes não-habituais ou desconhecidos que, aliados a situações não usuais e à mudança de hábitos, contribuem para o surgimento ou agravamento de doenças nos viajantes. Esses, por outro lado, podem introduzir doenças em seu ambiente[3,4].

A medicina do viajante estuda a ocorrência de doenças relacionadas ao deslocamento da população humana, identifica o aparecimento de doenças emergentes ou reemergentes e os fatores a elas relacionados e indica as medidas mais adequadas para sua prevenção, profilaxia e tratamento. A pesquisa dos aspectos epidemiológicos, clínicos, diagnósticos e terapêuticos e a busca de estratégias de prevenção, profilaxia, proteção e controle das doenças dos viajantes justificam-se dentro deste contexto. Na prática médica, traduz-se na orientação prévia aos viajantes, que inclui as recomendações preventivas e profiláticas, em especial a imunização, e na assistência adequada aos pacientes que retornam doentes de viagem[5,6].

ORIENTAÇÃO PRÉ-VIAGEM

A consulta médica destinada à orientação pré-viagem deve, preferencialmente, ser realizada com quatro a seis semanas de antecedência. Devem ser avaliados a situação específica do viajante, seus antecedentes mórbidos e condições individuais de saúde, o destino a que se dirige, as condições de viagem, as atividades que serão desenvolvidas, o tempo de permanência e as condições de alojamento. A partir dessas informações, devem ser feitas as orientações gerais e as específicas.

O viajante deve ser orientado quanto à melhor forma de se adequar à situação a ser enfrentada para a continuidade de seus hábitos, dietas e medicamentos regulares, a reconhecer sinais ou sintomas de agravamento de doenças prévias, a identificar pelo nome genérico as medicações utilizadas rotineiramente[7].

As orientações gerais são as medidas de proteção relacionadas aos riscos inerentes aos meios de transporte e acidentes individuais, à exposição a agentes físicos e químicos, água e alimentos, contra picadas de insetos, doenças sexualmente transmissíveis, esclarecimento quanto a sinais e sintomas suspeitos de doenças endêmicas no destino e orientação quanto a medidas de diagnóstico e tratamento adequadas e possíveis. De modo simplificado, pode-se dizer que o viajante para um país tropical e pobre que permaneça por curto período, em ambientes com ar condicionado e restrito a áreas urbanas, terá riscos diferentes daquele que, no mesmo país, permanecer por longo período, em áreas rurais ou silvestres, domiciliado nas mesmas condições que a população local[8].

ORIENTAÇÕES GERAIS

MEIOS DE TRANSPORTE

Os meios de transporte, especialmente as viagens aéreas de longa distância, podem trazer situações de risco para a saúde dos viajantes. A imobilidade prolongada aumenta o risco de trombose venosa e embolia. Esse risco é aumentado em viajantes

- de 40 anos ou mais;
- com história de trombose anterior;
- com varizes;
- insuficiência cardíaca congestiva;
- submetidos a cirurgia recentemente;
- em uso de estrogênios;
- gestantes;
- obesos.

Meias elásticas, exercícios e deambulação a cada 2 horas de vôo são recomendados a todos os viajantes. Prescrição de aspirina ou heparina pode ser indicada, considerando individualmente cada caso[1].

PRESSÃO DE AR NAS AERONAVES

A pressão atmosférica dentro das cabines é diminuída em virtude da altitude de vôo, mesmo nas aeronaves pressurizadas. Em decorrência desse fato, há diminuição da pressão parcial de oxigênio intra-alveolar com discreta hipoxemia e expansão dos gases do organismo. A maioria dos viajantes, sendo saudável, não apresenta problemas com a quantidade de O_2 disponível. Viajantes cardiopatas, com doenças respiratórias ou anemia podem apresentar sintomas relacionados à hipóxia nessas condições.

A expansão de gás no organismo é responsável pelo desconforto abdominal e pela entrada e saída de ar na orelha média. Deglutir, bocejar ou mastigar podem minimizar essa sensação.

ALTITUDE

A pressão atmosférica diminui com o aumento da altitude, levando à diminuição da pressão parcial de O_2 e à hipóxia. A partir de 1.500m de altitude há aumento da ventilação com redução da capacidade de exercício. De 3.500 a 5.500m de altitude a hipóxia pode levar a cefaléia, cansaço, náuseas, vômitos, perda da consciência e, em casos extremos, edema agudo de pulmão e cerebral, que pode culminar com a morte.

Os viajantes cardiopatas, pneumopatas, com anemia devem ser desencorajados a viajar a altitudes elevadas. Todos os viajantes devem ser orientados a permanecer dois a três dias em altitudes até 3.000m e depois prosseguir para altitudes mais elevadas. Todos, sem exceção, devem ser orientados a evitar esforços físicos nos primeiros dias e refeições volumosas[9].

DOENÇAS DE TRANSMISSÃO OROFECAL

ÁGUA E ALIMENTOS

A contaminação da água e dos alimentos de forma passiva, através de insetos, mãos ou do ambiente, com agentes infecciosos contidos em matéria fecal, constitui a transmissão orofecal. É a principal causa da diarréia dos viajantes, cuja melhor forma de prevenção é a ingestão de água e alimentos de boa qualidade. A alimentação em casas particulares é mais segura que em estabelecimentos comerciais. Alimentos de vendedores de rua estão associados a um risco muito elevado. Não se recomenda o uso de antibióticos profiláticos para prevenir a diarréia do viajante[10].

Água

Água e gelo podem trazer grande risco à saúde dos viajantes, principalmente daqueles que se dirigem a países subdesenvolvidos. A água de torneira torna-se segura para ingestão ou escovação de dentes após fervura durante 3 minutos ou tratamento com compostos à base de cloro ou iodo. A água engarrafada costuma ser mais segura que a água corrente, embora também possa estar contaminada. As bebidas quentes, refrigerantes e bebidas enlatadas contendo gás carbônico trazem pequeno risco de doença. Bebidas com gelo, sucos misturados com água não engarrafada e bebidas enlatadas ou engarrafadas sem gás carbônico devem ser evitadas.

Alimentos

Os alimentos cozidos e quentes são, em geral, mais seguros que os crus e/ou frios. Frutas devem ser ingeridas se estiverem intactas e puderem ser descascadas. Verduras cruas podem ser contaminadas com bactérias, protozoários e helmintos ou através da água usada na sua limpeza. Comidas frias podem mais facilmente ser contaminadas pelas mãos dos cozinheiros e pela água usada na preparação. De modo geral, a orientação para a alimentação segura em viagem pode ser resumida ao seguinte: ingira apenas o que puder ferver, cozinhar ou descascar.

PICADAS DE INSETOS

Muitas doenças podem ser transmitidas por picadas de insetos, entre elas: malária, dengue, febre amarela, leishmaniose, encefalite japonesa, febre do oeste do Nilo, filariose, tripanossomíase. Assim, deve ser sempre recomendada proteção contra picadas. As medidas consideradas eficazes são:

- repelentes à base de dietiltoluamida em todas as partes expostas do corpo;
- proteção mecânica, através de roupas com mangas e pernas longas;
- mosquiteiros impregnados com permetrina;
- ambientes com ar condicionado e ventiladores.

Orientações mais específicas dependem da área para a qual o viajante se dirige.

IMUNIZAÇÕES

Vacinas são instrumentos seguros e eficazes na prevenção de infecções. Todo indivíduo deve ter o esquema básico de imunização recomendado para sua faixa etária atualizado. A viagem pode ser um excelente momento para essa atualização. A imunização tem como objetivo proteger o viajante e impedir que esse sirva de meio para a introdução ou reintrodução de doenças imunopreveníveis em sua comunidade. Deve ser atualizado o esquema básico de imunização e administradas as vacinas adequadas para a situação específica que o viajante venha enfrentar. Para avaliar a necessidade de administração dessas vacinas, é necessário conhecer a história clínica e vacinal do viajante e a situação epidemiológica de doenças preveníveis por vacinação no local de destino. Nem todas as vacinas recomendadas aos viajantes são disponíveis, gratuitamente, na rede pública de saúde. Consideramos, entretanto, essencial que a orientação quanto à vacinação não seja restrita aos imunobiológicos de acesso universal, mas a todos considerados adequados a cada situação, cabendo ao viajante providenciar as vacinas não disponíveis na rede de saúde pública.

Imunização de rotina

Em nosso meio, as vacinas que fazem parte do calendário de vacinação na infância são: BCG, hepatite B, DPT, antipoliomielite oral, *Haemophilus influenzae* tipo b, sarampo/caxumba/rubéola. Para o adulto, são recomendadas a difteria/tétano (dT) a cada 10 anos, e as vacinas contra pneumococos e influenza, a partir dos 60 anos de idade.

Imunização recomendada em situações especiais

Febre amarela

Vários países exigem a vacinação contra a febre amarela. De forma geral, a vacina é exigida para viajantes que se dirigem a países com transmissão da doença ou provenientes de países onde a febre amarela ocorre e que se destinam a países que possuam condições tais que permitam a transmissão. A consulta à Agência Nacional de Vigilância Sanitária (ANVISA) no Brasil ou à Organização Mundial da Saúde (OMS) permite uma atualização da relação de países que fazem essa exigência.

A vacina é contra-indicada em pacientes com alergia a ovo, crianças abaixo de 6 meses, em gestantes e imunodeprimidos, inclusive pacientes com infecção sintomática pelo HIV. Nos casos de contra-indicação da vacinação, os pacientes devem receber uma carta do médico responsável dirigida à Vigilância Sanitária para a obtenção do Certificado Internacional de Dispensa de Vacinação.

No Brasil observamos uma transição da área de transmissão de febre amarela, com deslocamento para o Leste e para o Sul, mantendo-se estritamente silvestre. A vacina é indicada a todos os viajantes para as regiões com risco de transmissão da doença que não irão permanecer exclusivamente em áreas urbanas. Pescadores, caminhoneiros e ecoturistas constituem, atualmente, os grupos de maior risco.

Hepatite B

A vacina contra a hepatite B tem indicação universal em nosso meio. Deve ser recomendada para todos os viajantes não-imunes à hepatite B. Além de atividades específicas que aumentam o risco de contato com secreções durante a viagem como as desenvolvidas por profissionais de saúde, humanitários e missionários, a vulnerabilidade elevada dos viajantes a doenças sexualmente transmissíveis, entre elas a hepatite B, é mais um fator que torna essa vacina necessária.

Hepatite A

A vacina é recomendada a todos os indivíduos suscetíveis ao vírus da hepatite A que se deslocam para regiões com saneamento básico precário, considerando-se elevado o risco de infecção na ingestão de água e alimentos contaminados.

Influenza e pneumocócica

A imunização estará bem indicada para viajantes que se deslocam para regiões de risco elevado, particularmente com a ocorrência de surtos e epidemias e que se encontram nos grupos etários e clínicos onde sua utilização revelou vantagem quanto à morbidade e à mortalidade.

Raiva

A profilaxia pré-exposição é indicada a viajantes para regiões com transmissão de raiva não controlada, que terão risco de exposição ao vírus rábico nas suas atividades profissionais ou de lazer, isto é, contato com animais domésticos e especialmente silvestres, onde não haja garantia de acesso à profilaxia anti-rábica pós-exposição.

Meningocócicas A, C e conjugada C

Recomendada a indivíduos que se deslocam para regiões com surtos ou epidemias pelos meningococos A e C, para o chamado "cinturão da meningite" na África e para os que realizam a peregrinação à Meca, na Arábia Saudita.

Febre tifóide

Deve ser administrada aos viajantes que se deslocarem para regiões com péssimas condições de saneamento.

Encefalite japonesa

Indicada para os viajantes que permanecerão 30 dias ou mais nas áreas rurais dos países com transmissão, especialmente na região do leste asiático.

Poliomielite

Em nosso meio, a cobertura vacinal contra a poliomielite é elevada na infância. Os viajantes que se dirigem às regiões onde ainda há transmissão dos vírus selvagens de poliomielite e que não têm comprovação da vacinação completa contra a doença devem receber uma dose de vacina contra a poliomielite. Lembramos que a vacina inativada é a mais indicada para os adultos.

Sarampo

Deve ser administrada aos viajantes que não têm vacinação comprovada nem história de sarampo quando se dirigem a países com transmissão da doença.

DIARRÉIA DOS VIAJANTES

Diarréia é o transtorno mais comum do viajante, acometendo até 50% dos que se dirigem a países subdesenvolvidos. Clinicamente, define-se como três ou mais evacuações diárias de fezes não formadas, podendo ser acompanhadas de náuseas, vômitos, dor abdominal, cólicas, tenesmo, eliminação de muco ou sangue. A maior parte dos quadros é autolimitada, durando dois a três dias, com temperatura de até 38°C, raramente acompanhada de vômitos. Entretanto, 10 a 15% têm sintomas por mais de uma semana[11].

O risco de diarréia está relacionado a destino, idade, modo de viagem, estação do ano e cuidados com comidas e bebidas. África, Ásia, Oriente Médio e América Latina são áreas de alto risco, enquanto Europa Central e Sul e algumas ilhas do Caribe são de risco intermediário. A incidência é maior em crianças até 2 anos e adultos jovens[12].

Na avaliação do paciente com diarréia, que deve ser minuciosa, a história alimentar pode fornecer elementos valiosos para o esclarecimento do agente causador. Os patógenos causadores de diarréia nos viajantes mais freqüentemente são: *E. coli* enterotoxigênica, *Shigella* sp., *Campylobacter jejuni*, *Salmonella* sp., *Plesiomonas shigelloides*, *Vibrio* sp. não-cólera e *Aeromonas* sp. Em 10 a 20% dos casos é isolado mais de um patógeno. O rotavírus pode ser encontrado em até 24% dos casos[13]. Alguns alimentos vêm sendo repetidamente associados a surtos por determinados agentes: ovos e *Salmonella*, leite e *Campylobacter*, carne previamente preparada e *Listeria*.

A diarréia aquosa aguda é a forma mais comum da diarréia do viajante, sendo de difícil diagnóstico etiológico. Muitos casos são de gravidade moderada, resolvem-se espontaneamente e a *E. coli* enterotoxigênica é a causa mais freqüente[14]. Vômitos, que podem estar presentes em 10 a 20% dos pacientes, sugerem gastroenterite causada por vírus Norwalk, astrovírus ou calicivírus. Diarréia aquosa explosiva com curta duração pode ser causada por toxinas pré-formadas de *Clostridium perfringens* ou *Bacillus cereus*[15]. Surtos de doença causada por alimentos contaminados por toxinas pré-formadas, vírus Norwalk, *E. coli* enterotoxigênica e *Shigella* sp. são comuns em cruzeiros marítimos. Refeições de aviões têm sido implicadas em surtos de shiguelose e cólera.

História de ingestão de frutos do mar sugere infecção por *Vibrio parahaemolyticus, V. cholerae* não O1, outros *Vibrio* sp. ou *Aeromonas* sp. Diarréia profusa levando à desidratação pode, ocasionalmente, ser causada por *V. cholerae* toxigênico O1 ou O139. A diarréia causada por *Cryptosporidia* sp. e *Cyclospora* sp. é freqüentemente aquosa, profusa e prolongada.

Diarréia inflamatória, com sangue ou muco, febre alta, dor abdominal, tenesmo e leucócitos nas fezes, freqüentemente é causada por *Shigella* sp., *Campylobacter* sp. e *Salmonella* sp. *Clostridium difficile* deve ser considerado em pacientes previamente tratados com antimicrobianos. Entre homossexuais masculinos sexualmente ativos, proctite causada por *Neisseria gonorrhoeae* ou *Chlamidya trachomatis* pode ser confundida com diarréia inflamatória. Deve-se considerar o diagnóstico de malária em pacientes com diarréia, febre, cefaléia, mialgia e vômitos que estiveram em área de transmissão da doença.

A ingestão de grandes peixes predadores de corais, geralmente barracuda, garoupa, caranha ou vermelho, que contêm altas concentrações de toxinas produzidas por dinoflagelados, pode ser seguida de diarréia acompanhada de sintomas neurológicos como parestesias, mialgias e artralgias, e alteração na sensação de temperatura. Além das anteriores, a sensação de dentes soltos se associa ao envenenamento por ciguatera. As toxinas produzidas pelos dinoflagelados causam dois tipos de envenenamento: paralítico e neurotóxico. O envenenamento paralítico manifesta-se entre 5 minutos e 4 horas após a ingestão, com parestesia da boca, lábios, face e dedos, seguida de disartria, disfonia, fraqueza muscular e comprometimento respiratório. Os sintomas de envenenamento neurotóxico são semelhantes, porém de menor gravidade.

A diarréia persistente, que dura 14 dias ou mais, acomete até 3% dos viajantes. A *Giardia lamblia* é importante causa de diarréia prolongada, freqüentemente associada a má absorção e flatulência. O período de incubação varia de uma a duas semanas. Outro agente de importância é o *Cryptosporidium parvum*, mesmo em hospedeiros imunocompetentes. A *Cyclospora cayetanensis*, agente causador de diarréia identificado nas Américas do Norte, Central e do Sul, África, Europa e Ásia, causa doença intermitente, com duração de sete semanas, associada a anorexia, fadiga e perda de peso. *Isospora belli, Entamoeba histolytica* e *Dientamoeba fragilis* também podem ser agentes de diarréia persistente. Helmintos, incluindo *Strongyloides stercoralis, Schistosoma mansoni, Trichuris trichiura* e *Capillaria philipinensis*, podem, ocasionalmente, causar diarréia persistente[16]. Esquistossomose deve ser considerada se houver hepato e esplenomegalia, eosinofilia e história de banhos em rio de água doce em região endêmica. Bactérias também podem causar diarréia persistente, sendo as mais freqüentes *E. coli* enterotoxigênica, *Shigella* sp., *Campylobacter* sp., *P. shigelloides* e *Aeromonas hydrophila*. Em muitos pacientes, com diarréia persistente, a etiologia não é esclarecida apesar da investigação intensa. Em alguns pacientes, pode haver intolerância à lactose. Pode ocorrer aumento da flora aeróbia e anaeróbia do intestino delgado após infecção entérica, levando a sintomas inespecíficos. Problemas gastrintestinais como doença inflamatória do cólon e carcinoma do cólon podem ocorrer coincidentemente com a viagem ou ser exacerbados ou desmascarados pela diarréia aguda do viajante. Diarréia intermitente e dor abdominal após infecção entérica aguda em pacientes sem infecções, anormalidades estruturais ou evidências de má absorção constituem a síndrome do cólon irritável pós-disentérica. Esses pacientes geralmente melhoram com o tempo e parecem responder bem à suplementação com fibras e modificação da dieta.

O espru tropical é uma síndrome rara, porém grave, de diarréia persistente observada em pessoas que moraram em algumas regiões por períodos prolongados. É sugerido por sintomas de má absorção crônica, incluindo fezes gordurosas, perda de peso, anemia e neuropatia.

A reidratação deve ser realizada sempre que necessário. Em diarréias brandas ou moderadas, o uso de agentes antiperistálticos pode ser feito, desde que não haja sangue nas fezes e que a temperatura não exceda 38,5°C.

Na doença leve com poucos dias de duração, reidratação e medicação antidiarréica geralmente são suficientes. Na diarréia aquosa aguda moderada a grave, pode ser feito o tratamento antimicrobiano empírico. A *E. coli* enterotoxigênica é o organismo mais provável nessa situação e o uso de antibióticos, nesses casos, controla os sintomas em um dia, em média. Os antibióticos mais indicados são da classe das quinolonas, usualmente utilizados por três dias. Se a diarréia aquosa persiste mesmo com a antibioticoterapia empírica, deve-se considerar a infecção por *Giardia*, *Cryptosporidium* e *Cyclospora*[17,18]. Os exames de detecção de antígenos para *Giardia* sp. e *Cryptosporidium* sp. são mais sensíveis que o exame de fezes rotineiro para pesquisa de ovos e parasitas e podem ser realizados precocemente. Em situações de recursos limitados, pode-se fazer tratamento empírico com metronidazol para o tratamento de *Giardia*. Para pacientes com diarréia inflamatória ou disenteria e naqueles sem resposta ao tratamento antimicrobiano, culturas de fezes para *Shigella* sp., *Salmonella* sp. e *Campylobacter* sp. e exame de três amostras de fezes para pesquisa de ovos e parasitas são indicados. Deve-se pesquisar a toxina de *C. difficile* nos pacientes que usaram antibióticos[19].

A diarréia persistente requer avaliação mais completa. Deve ser obtida pelo menos uma coprocultura. O exame parasitológico de três amostras de fezes deve incluir técnicas de concentração para melhorar a identificação de *Isospora* sp. e *Cyclospora* sp., porque ambas respondem bem ao tratamento com sulfametoxazol e trimetoprima. A identificação de cepas de *E. coli* enteroinvasiva, enterotoxigênica e enteroaderente requer ensaios e sondas de DNA, que estão disponíveis apenas em laboratórios de pesquisa. Como o diagnóstico dessas infecções é difícil, um tratamento de cinco a sete dias com fluoroquinolona quando houver suspeita é aceitável. Quando a diarréia persiste, especialmente se há perda de peso, fezes sanguinolentas ou sintomas de má absorção, pesquisa de má absorção deve ser considerada. O manejo da diarréia persistente é difícil se os recursos diagnósticos são limitados. Nos casos em que há persistência dos sintomas e não se alcança o diagnóstico, deve-se considerar a possibilidade de infecção por *Cyclospora* ou *Isospora*, sendo apropriado um curso de tratamento com sulfametoxazol e trimetoprima. Outras possibilidades incluem *Giardia*, *Balantidium coli* e *Clostridium difficile*, sendo indicado tratamento empírico com metronidazol[20].

FEBRE NO VIAJANTE

Febre pode ocorrer em até 3% dos viajantes. Para o manuseio correto desses pacientes, além da história clínica e de exame clínico cuidadoso, deve-se investigar minuciosamente a história da viagem com vistas a esclarecer o período provável de incubação, as exposições a agentes biológicos, a imunização do viajante, o uso de medidas preventivas e profiláticas contra malária e outros medicamentos.

Nos pacientes que apresentam febre sem outros sintomas mais proeminentes, as infecções mais prováveis são malária, dengue, riquetsiose, leptospirose e febre tifóide. Na febre acompanhada de hemorragia deve-se suspeitar de menigococcemia, malária, leptospirose, riquetsiose, dengue e febre amarela. O envolvimento do sistema nervoso central leva à suspeita de malária, meningite, encefalite viral, raiva e poliomielite. A presença de sintomas respiratórios sugere infecção por pneumococos, influenza, legionelose, tuberculose, histoplasmose, síndrome de Loeffler. A exposição sexual pode acarretar várias doenças sexualmente transmissíveis que podem evoluir sem sintomas genitais, ente elas HIV e sífilis. A eosinofilia no paciente com febre é comumente observada em pacientes com helmintíases.

MALÁRIA

Malária é a causa mais importante de febre nos viajantes[21]. É causada por protozoários do gênero *Plasmodium*, transmitidos ao homem através da picada de mosquito do gênero *Anopheles* spp. A área de transmissão atual abrange extensas áreas de clima tropical e subtropical (Fig. 2.30). As quatro espécies de *Plasmodium* capazes de causar doença no homem distribuem-se geograficamente de forma que o *P. falciparum* predomina na África sub-saariana e na Melanésia; o *P. vivax*, na América do Sul e Central, norte da África, Oriente Médio e Índia; o *P. ovale*, na região oeste africana e o *P. malariae*, na África, embora possa ocorrer em todos os continentes. Malária causada por *P. falciparum* pode ser fatal e seu diagnóstico deve ser pesquisado, sempre, em todos os pacientes febris que retornam de áreas com transmissão. Alguns pacientes se apresentam afebris no primeiro contato com o serviço de saúde, o que dificulta a suspeita e o diagnóstico da doença.

Embora o período de incubação possa ser de apenas sete dias, a maioria dos pacientes apresenta os sintomas nos primeiros 30 dias após o retorno. O sintoma mais proeminente é febre, acompanhada de calafrios e cefaléia, seguida de sudorese, permanecendo o paciente assintomático no intervalo entre os episódios febris. Mialgia, diarréia, tosse e icterícia discreta podem ser outros sinais e sintomas de apresentação da doença. Ao exame clínico é freqüente o encontro de esplenomegalia. Plaquetopenia sem leucocitose é achado freqüente.

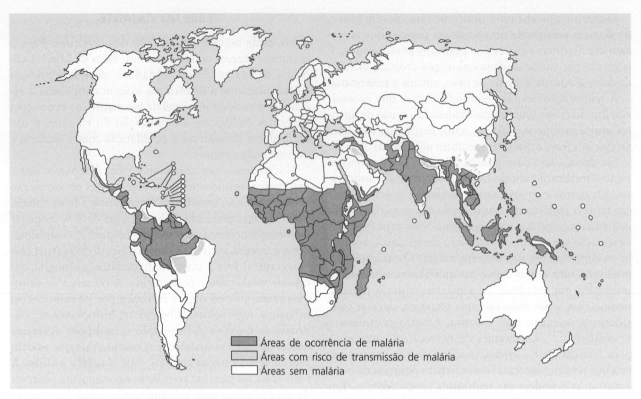

Figura 2.30 – Áreas de ocorrência de malária em 2001. Fonte: Organização Mundial da Saúde, 2001.

O diagnóstico específico é feito pela identificação dos parasitas em sangue, preferencialmente por meio do exame da gota espessa corada pelo método de Giemsa. A pesquisa de parasitas em sangue periférico deve ser solicitada à simples suspeita da doença, uma vez que se trata de procedimento não-invasivo, de grande sensibilidade e especificidade. O tratamento depende do parasita envolvido e do nível de resistência aos antimaláricos descritos na área onde ocorreu a transmissão. A precocidade do tratamento é essencial para o sucesso terapêutico[22].

A prevenção da doença é feita por meio de adoção de medidas que diminuem o risco de picadas dos anofelinos[23]. Proteção mecânica, através de roupas de mangas e pernas compridas, diminui a área exposta às picadas, repelente à base de dietiltoluamida nas áreas de pele expostas, reaplicado várias vezes ao dia; evitar exposição externa ao anoitecer e ao amanhecer, horário em que as fêmeas dos anofelinos são mais ativas, uso de mosquiteiros impregnados com permetrina e permanência em ambientes com ar condicionado ou ventiladores são medidas comprovadamente protetoras[24]. A profilaxia da malária com medicamentos específicos depende das características da viagem, do tempo de permanência e do acesso aos serviços de saúde. No ambulatório dos Viajantes da Faculdade de Medicina da Universidade de São Paulo recomendamos a profilaxia para os viajantes que permanecerão por mais de 14 dias em áreas de transmissão de *P. falciparum*, sem acesso ao diagnóstico e tratamento de malária. Os medicamentos indicados dependem essencialmente do perfil de sensibilidade aos antimaláricos da área. A profilaxia deve ser iniciada antes de o indivíduo se expor ao risco de transmissão, e deve ser prolongada após o retorno. A aderência ao esquema de quimioprofilaxia pode ser baixa, reduzindo a efetividade protetora[25]. Mesmo quando a aderência é excelente, a quimioprofilaxia não impede totalmente a ocorrência de malária, sendo essencial que esse fato fique completamente esclarecido aos viajantes que usaram quimioprofilaxia. Outro instrumento que pode ser utilizado, em situações de falta de acesso a diagnóstico e tratamento, é o tratamento auto-administrado, que deve ser utilizado pelo paciente aos primeiros sintomas de qualquer doença febril. Nesses casos, recomenda-se que os pacientes se retirem da área de transmissão o mais rapidamente possível, para diagnóstico e tratamento adequados[26].

DENGUE

Nos últimos anos observamos a reemergência de dengue como a mais importante arbovirose que atinge o homem, causadora de expressivas morbidade e letalidade. Anualmente, 50.000.000 de casos com 12.000 óbitos ocorrem em regiões tropicais e subtropicais[27]. Recentemente, epidemias de dengue atingiram o Brasil, Singapura, Porto Rico e Havaí. É causado por quatro diferentes sorotipos de flavivírus (dengue 1, 2, 3 e 4) transmitidos ao homem através da picada da fêmea do *Aedes aegypti*, que se alimenta preferencialmente durante o dia[28].

Após incubação de três a oito dias, manifesta-se como febre moderada acompanhada de sintomas respiratórios. Em 50% dos pacientes há cefaléia, retrorbital na maioria das vezes, adenomegalia, dores generalizadas e *rash* cutâneo fugaz. O hemograma é caracterizado por leucopenia e plaquetopenia.

O dengue hemorrágico e a síndrome do choque por dengue, relacionados à hemoconcentração, com elevação do hematócrito, desidratação e alteração do equilíbrio hidroeletrolítico, raramente acometem os viajantes[29].

O diagnóstico de dengue é feito tanto pela identificação de anticorpos específicos da classe IgM, sendo o ELISA a técnica mais empregada em nosso meio, como por meio do isolamento de vírus.

Não há tratamento específico para a doença. São preconizadas medidas de suporte dos pacientes. Os salicilatos devem ser evitados. Nos casos de dengue hemorrágico, hidratação e reposição de eletrólitos são medidas adequadas para evitar a evolução para a síndrome do choque.

A prevenção de epidemias é feita por meio do controle de criadouros de *Aedes aegypti*. A proteção individual recomendada aos viajantes é feita com repelentes tópicos contendo dietiltoluamida.

FEBRE TIFÓIDE E PARATIFÓIDE

As febres entérica, tifóide e paratifóide ocorrem de forma endêmica na Índia, África, América Central e América do Sul[30]. São causadas pela *Salmonella typhi* e *Salmonella paratyphi*, transmitidas através da via oral-fecal. O quadro clínico é insidioso. Após 5 a 21 dias de incubação, os pacientes apresentam febre, cefaléia, dor abdominal e alterações do trânsito gastrintestinal: obstipação ou diarréia. A dissociação pulso-temperatura nem sempre é observada. A roséola tífica ocorre em parcela variável dos pacientes. Leucopenia e trombocitopenia podem estar presentes. A doença evolui para cura na maioria dos pacientes tratados adequadamente. Pequena parcela evolui com complicações, sendo a perfuração ileal a mais temida. Até 10% dos pacientes apresentam recaídas em duas semanas após a cura, mesmo quando corretamente tratados.

Pequena parte dos pacientes, geralmente com colelitíase, nefrolitíase ou hepatopatias, permanece excretando o agente a despeito da cura clínica. São os chamados portadores crônicos.

O diagnóstico é feito pelo isolamento da *Salmonella* em fezes, sangue, medula óssea, em que a positividade é mais elevada, bile e das lesões cutâneas.

O tratamento é feito com antibióticos da classe das quinolonas que, além de altamente efetivas, reduzem a ocorrência de recaídas e de portadores. As medidas de prevenção incluem os cuidados com a ingestão de água e alimentos identificados anteriormente. A vacina para febre tifóide, disponível em nosso meio, diminui significativamente o risco de adquirir a febre tifóide.

Outras doenças, que não são diretamente relacionadas a viagens, como pneumonias, infecções urinárias e do trato respiratório, também devem ser lembradas, devido à sua elevada prevalência. Menos comuns, mas freqüentemente extremamente graves, são as arboviroses, dentre as quais salientamos a febre amarela, relativamente comum em nosso meio, para a qual há prevenção por meio de vacina. Para outras, não dispomos de vacinas, devendo a prevenção repousar sobre medidas gerais de proteção. As viroses hemorrágicas de Lassa, Ebola, Marburg e Criméia-Congo, embora raras, podem ser extremamente graves e de difícil diagnóstico. A permanência do paciente por três semanas ou mais em áreas de transmissão dessas viroses, especialmente se acampado em regiões rurais, em contato com animais doentes ou apresentando lesões produzidas por carrapatos, torna esses diagnósticos mais prováveis[31].

DERMATITES

As dermatites são extremamente freqüentes entre os viajantes. Grande parte delas representam exacerbação de doenças anteriores, devido às mudanças decorrentes da viagem. Outras são reações a drogas e nesses casos lembramos que, além das medicações rotineiras, os viajantes freqüentemente usam de quimioprofilaxia, que pode ser relacionada a reações cutâneas.

As pápulas pruriginosas, múltiplas, aglomeradas e em áreas expostas são as lesões mais comuns no viajante que retorna e, geralmente, estão relacionadas a picadas de insetos. Escabiose e pediculose dependem, para sua transmissão, de contato íntimo entre as pessoas. A lesão ulcerosa mais comum é o ectima, resultante de infecção bacteriana secundária de lesão previamente provocada por picada de inseto ou traumatismo. O impetigo é outra infecção comumente encontrada no viajante, sendo a face a região mais atingida. Embora não muito freqüente, a úlcera resultante da leishmaniose cutâneo-mucosa, doença que ocorre no Oriente Médio, África, América do Sul e Central e países mediterrâneos, deve ser prontamente reconhecida e tratada.

A lesão serpiginosa e migratória resultante da *larva migrans* cutânea, causada por *Ancylostoma braziliensis*, *A. caninum* a *Uncinaria stenocephala*, é associada a deslocamentos para praias tropicais.

A presença de nódulos e edemas subcutâneos pode ser associada à miíase e à tungíase. Abscessos são facilmente reconhecidos por suas características inflamatórias[32].

DOENÇAS SEXUALMENTE TRANSMISSÍVEIS

Estima-se que 5% dos viajantes que viajam pouco tempo e 50% dos que viajam por longos períodos têm relações sexuais com parceiros casuais, muitos dos quais são profissionais do sexo e freqüentemente desprotegidos[33]. Grande número de doenças pode ser transmitida sexualmente[34]. As doenças sexualmente transmissíveis (DST) podem-se manifestar com e sem sintomas e sinais genitais.

As DST com manifestações genitais são, fundamentalmente, as uretrites e as lesões genitais ulcerativas.

As uretrites transmitidas sexualmente podem ser divididas em uretrites gonocócica e não-gonocócica. A uretrite gonocócica, causada pela *Neisseria gonorrhoeae*, no homem apresenta-se como secreção uretral abundante, espessa, purulenta, dois a cinco dias após relação sexual. Na mulher, a sintomatologia é menos exuberante, assintomática em até 50% dos casos, apresentando-se, no restante, como corrimento vaginal, disúria e infecções ascendentes. As uretrites não-gonocócicas podem ser causadas por diversos agentes, sendo o mais freqüente a *Chlamydia trachomatis*, com período de incubação de uma a seis semanas.

As DST ulcerativas mais comuns no viajante são sífilis, cancróide, herpes simples, donovanose ou granuloma inguinal e linfogranuloma venéreo. A importância das lesões ulcerativas decorre não só das manifestações por elas causadas, mas também por facilitarem a transmissão de HIV, como já foi amplamente demonstrado pela literatura.

A sífilis, causada pelo *Treponema pallidum*, após incubação de uma a quatro semanas, apresenta-se, na maioria dos casos, como lesão única, arredondada, de bordas elevadas, fundo limpo e indolor. Lembramos que em até 20% dos pacientes a infecção primária é assintomática e que a despeito da descrição acima, que se aplica à maioria dos casos, outras apresentações podem estar presentes. A sífilis secundária caracteriza-se pela apresentação de reações sistêmicas, 1 a 12 semanas após a manifestação primária, com *rash* atingindo palmas das mãos e plantas dos pés e condiloma lata. A sífilis terciária, relativamente incomum, apresenta sintomas de comprometimento dos sistemas nervoso central e cardiovascular.

O cancróide, cujo agente é o *Haemophilus ducreyi*, tem incubação de um a quatro dias, apresenta-se como múltiplas lesões ulcerativas, dolorosas, com aumento de gânglios inguinais que podem supurar.

O herpes simples, causado pelo vírus *Herpes simplex*, após incubação de dois a sete dias, causa múltiplas ulcerações dolorosas, superficiais. A recorrência é muito comum nessas infecções. O desaparecimento das lesões ocorre espontaneamente, até três semanas após o início do quadro.

A donovanose, cujo agente é o *Calymmatobacterium granulomatis*, após 1 a 10 semanas de incubação, caracteriza-se por úlceras genitais de bordas arredondadas de fundo limpo, indolores, avermelhadas.

O linfogranuloma venéreo, causado pela *Chlamydia trachomatis*, pode levar ao aparecimento de úlceras que se resolvem espontaneamente em poucos dias.

Verrugas genitais, causadas pelo papilomavírus humano, molusco contagioso e ectoparasitoses são outras afecções, que também podem ser transmitidas sexualmente.

As infecções causadas pelos vírus HIV-1, HIV-2, hepatite B, HTLV-I representam grande risco para os viajantes. O principal meio de contato é o sexual e evoluem sem manifestações genitais.

O risco de adquirir DST está relacionado diretamente à freqüência de relações sexuais desprotegidas e a sua prevalência no local de viagem, sendo que as relações com profissionais do sexo aumentam significativamente esse risco[35].

REFERÊNCIAS BIBLIOGRÁFICAS

1. International Health and Travel. World Health Organization, 2002. ▪ 2. Ryan ET, Kain KC. Health advice and immunizations for travels. N Engj J Med 2000; 23:1716. ▪ 3. Hill DR. Health problems in a large cohort of Americans traveling to developing countries. J Travel Med 2000; 7:259. ▪ 4. Bruni M, Steffen R. Impact of travel-related health impairments. J Travel Med 1997; 4:61. ▪ 5. Jong EC, McMullen R. General advice for the international traveler. Infect Dis Clin North Am 1992; 6:275. ▪ 6. Bratton RL. Advising patients about international travel. What they can do to protect their health and safety. Potgrad Med 1999; 106:57. ▪ 7. Walker E, Williams G. ABC of healthy travel. During travel and acclimatisation. Br Med J 1983; 286:865. ▪ 8. Reyes I, Shoff WH. General medical advice for travelers. Emerg Med Clin North Am 1997; 15:1. ▪ 9. Zafren K, Honigman B. High-altitude medicine. Emerg Med Clin North Am 1997; 15:191. ▪ 10. Ansdell VE, Ericsson CD. Prevention and empiric treatment of traveler's diarrhea. Med Clin North Am 1999; 83:945. ▪ 11. Larson SC. Traveler's diarrhea. Emerg Med Clin North Am 1997; 15:179. ▪ 12. Hill DR. Occurrence and self-treatment of diarrhea in a large cohort of Americans traveling to developing countries. Am J Trop Med Hyg 2000; 62:585. ▪ 13. Ericsson CD. Travelers' diarrhea. Epidemiology, prevention, and self-treatment. Infect Dis Clin North Am 1998; 12:285. ▪ 14. Gilligan PH. Escherichia coli. EAEC, EHEC, EIEC, ETEC. Clin Lab Med 1999; 19:505. ▪ 15. Wolfe MS. Acute diarrhea associated with travel. Am J Med 1990; 88:34S. ▪ 16. DuPont HL, Capsuto EG. Persistent diarrhea in travelers. Clin Infect Dis 1996; 22:124. ▪ 17. Okhuysen PC, Ericsson CD. Travelers' diarrhea. Prevention and treatment. Med Clin North Am 1992; 76:1357. ▪ 18. Aranda-Michel J, Giannella RA. Acute diarrhea: a practical review. Am J Med 1999; 106:670. ▪ 19. DuPont H L. Treatment of travelers' diarrhea. J Travel Med 2001; 8(Suppl 2):S31. ▪ 20. Chak A, Banwell JG.Traveler's diarrhea. Gastroenterol Clin North Am 1993; 22:549. ▪ 21. Whitty CJ, Rowland M, Sanderson F, Mutabingwa TK. Malaria. BMJ 2002; 325:1221. ▪ 22. D,Acremont V, Landry P, Darioli R et al. Treatment of imported malaria in an ambulatory setting: prospective study. BMJ 2002; 324:875. ▪ 23. Guidelines for the prevention of malaria in travelers from the United Kingdom. CDR 1997; 7:R138. ▪ 24. Schoepke A, Steffen R, Gratz N. Effectiveness of personal protection measures against mosquito bites for malaria prophylaxis in travelers. J Travel Med 1998; 5:188. ▪ 25. Chatterjee S. Compliance of malaria chemoprophylaxis among travelers to India. J Travel Med 1999; 6:7. ▪ 26. Guidelines for the prevention of malaria in travellers from the United Kingdom. CDR 1997; 7:R138. ▪ 27. Dengue prevention and control. Wkly Epidemiol Rec 2002; 77:41. ▪ 28. Gibbons RV, Vaughn DW. Dengue: an escalating problem. BMJ 2002; 324:1563. ▪ 29. Jelinek T et al. European Network on Imported Infectious Disease Surveillance. Epidemiology and clinical features of imported dengue fever in Europe: sentinel surveillance data from. Clin Infect Dis 2002; 35:1047. ▪ 30. Caumes E, Ehya N, Nguyen J, Bricaire F. Typhoid and paratyphoid fever: a 10-year retrospective study of 41 cases in a Parisian hospital. J Travel Med 2001; 8:293. ▪ 31. Isaacson M. Viral hemorragic fever hazards for travelers in Africa. Clin Infect Dis 2001; 33:1707. ▪ 32. Kain KC. Skin lesions in returned travellers. Med Clin North Am 199; 83:1077. ▪ 33. Matteelli A, Carosi G. Sexually transmitted diseases in travelers. Clin Infect Dis 2001; 32:1063. ▪ 34. MacLean JD, Libman M. Screening returning travelers. Infect Dis Clin North Am 1998; 12:431. ▪ 35. Bloor M, Thomas M, Hood K et al. Differences in sexual behavior between young men and women travelling abroad from UK. Lancet 1998; 352:1664.

MÓDULO 3

DOENÇAS DO SISTEMA RESPIRATÓRIO

- Infecção de vias aéreas superiores
- Asma brônquica
- Doença pulmonar obstrutiva crônica
- Doenças alérgicas
- Tuberculose
- Tosse crônica
- Pneumonias
- Tromboembolia pulmonar

18. INFECÇÃO DE VIAS AÉREAS SUPERIORES

Paolo José Cesare Biselli
Mílton de Arruda Martins

Podemos definir infecção de vias aéreas superiores (IVAS) como uma doença infecciosa aguda acometendo as vias respiratórias superiores: fossas nasais, seios da face, orelha média, faringe, laringe. Pode-se, determinando o sintoma predominante em cada paciente, referir-se a rinite, sinusite, otite média, faringite, tonsilite, laringite. Em muitos pacientes, entretanto, a distinção entre esses diagnósticos não é clara, o que confere vantagem ao termo genérico IVAS.

Mas o significado do termo IVAS pode ser variado. Portanto, alguns autores acreditam que seria melhor relatar qual o segmento anatômico da via aérea acometido, ou predominantemente sintomático[1,2].

Por sua vez, alguns pacientes apresentam-se com predominância de sintomas respiratórios baixos, como tosse e dispnéia. De fato, esses quadros seriam mais bem classificados como infecções de vias aéreas inferiores (IVAI). Entretanto, alguns desses pacientes também são diagnosticados como portadores de IVAS.

Pode-se usar o termo infecção de vias aéreas superiores inespecífica quando se refere a um paciente em que não se consegue determinar um sintoma predominante[3]. Essa definição permite usar termos específicos quando há um segmento que determina o diagnóstico e um termo genérico quando essa distinção não é possível.

Em alguns centros médicos, utiliza-se o termo resfriado comum quando se refere a infecções de vias aéreas com intensidade mais leve e predominância de sintomas altos, como espirros, rouquidão, congestão nasal. Como contraponto, o termo gripe refere-se a infecções de vias aéreas de maior intensidade e predominância de sintomas baixos, como tosse, dispnéia e febre.

Seja qual for a definição usada, podemos entender IVAS como um conjunto de doenças infecciosas que acomete as vias aéreas superiores, que podem ou não ser identificadas isoladamente. A maioria dos casos de IVAS tem etiologia viral e é autolimitada. Assim, não requer tratamento específico e o paciente não se beneficia do uso de antibióticos. Entretanto, por diversos motivos, muitos pacientes recebem drogas antibacterianas. Essa prática tem muitas desvantagens para o próprio paciente e para a comunidade. Assim, este capítulo destina-se a discutir os pontos principais do diagnóstico e tratamento da IVAS, procurando enfatizar a importância do uso racional dos antibióticos.

ETIOLOGIA

A maioria das infecções de vias aéreas superiores é causada por vírus. Muitas espécies diferentes de vírus podem causar sintomas semelhantes, de forma que é difícil identificar o agente etiológico pelo quadro clínico.

Possíveis agentes causadores são rinovírus, adenovírus, coronavírus, influenza, parainfluenza, vírus sincicial respiratório. Tipicamente, o rinovírus e o adenovírus causam infecções de vias aéreas altas, enquanto influenza, parainfluenza e vírus sincicial respiratório estão mais associados a sintomas de infecções de vias aéreas inferiores.

Embora a maioria dos casos seja viral, existem agentes bacterianos causadores de IVAS. Em muitas ocasiões, esses agentes não causaram a infecção inicial, mas apresentam-se como complicadores do quadro clínico.

Assim, *Streptococcus pneumoniae* e *Haemophilus influenzae* são agentes etiológicos comuns de sinusites. Uma pequena parcela das faringites agudas será causada por estreptococo beta-hemolítico do grupo A. *Bordetella pertussis*, *Mycoplasma pneumoniae* e *Chlamydia pneumoniae* são possíveis agentes etiológicos de bronquites agudas.

RINITE

Definimos rinite como inflamação das fossas nasais. Muitas vezes, está associada à sinusite, sendo então denominada de rinossinusite.

Manifesta-se com congestão e coriza nasal, espirros, febre baixa e mialgia. Mas o paciente também pode ter cefaléia, tosse, dor de garganta, otalgia. O período de incubação é cerca de 48 a 72 horas. A doença é autolimitada, durando por volta de uma semana. Algumas vezes o quadro se prolonga até por duas semanas.

Em geral, é causada por rinovírus ou coronavírus. Influenza, parainfluenza, adenovírus e vírus sincicial respiratório também podem causar rinite, embora menos freqüentemente. Não é possível identificar o vírus causador pelo quadro clínico.

O modo principal de transmissão parece ser pelas mãos contaminadas com secreções contendo vírus. A transmissão por aerossol é possível, mas não é muito eficiente.

Não há tratamento específico para esses quadros. O objetivo principal é o manejo dos sintomas do paciente e o cuidado na identificação de eventuais complicações, como sinusite bacteriana e otite.

Podem-se prescrever analgésicos, como dipirona, acetaminofen, para o controle de febre, cefaléia e mialgia. Quando o quadro é muito sintomático, podem-se usar antiinflamatórios não-hormonais para o alívio de certas queixas.

A congestão nasal pode ser tratada com descongestionantes tópicos ou orais. Em geral, prefere-se o uso tópico pelos possíveis eventos adversos das drogas sistêmicas, que podem levar a aumento da pressão arterial. É importante limitar o tempo de uso dos descongestionantes nasais, pois podem causar rebote se utilizados por mais de cinco dias. Pode-se ainda usar ipratrópio tópico no tratamento da congestão nasal, mas essa medicação pode provocar ressecamento nasal.

Os anti-histamínicos parecem ser menos eficazes que quando usados nos pacientes com rinite alérgica, embora sejam prescritos eventualmente. De fato, uma metanálise não mostrou haver eficácia no uso de anti-histamínicos isoladamente no resfriado comum. Mas a combinação de anti-histamínicos e descongestionantes pode ser eficaz para o controle de sintomas, embora não esteja claro se o efeito clínico é relevante[4]. Vitamina C e xaropes expectorantes são ineficazes.

Muitos autores propõem o uso de sais de zinco para pacientes com rinite infecciosa. O zinco pode inibir a replicação *in vitro* do rinovírus. Acredita-se também que esses sais possam proteger a membrana celular de lise induzida por toxinas virais e citocinas e reduzir os sintomas da rinite. Embora existam trabalhos que mostrem efeito benéfico do zinco no controle dos sintomas de pacientes com infecção por rinovírus, duas metanálises, realizadas pelos mesmos autores, mostraram que ainda não há boa evidência da eficácia desse tratamento[5,6].

Medicamentos antivirais ativos contra o rinovírus estão sendo desenvolvidos, mas não há ainda esquemas que possam ser recomendados para o tratamento dessas infecções[7,8]. Se não houver complicações, com evidências de infecção bacteriana secundária, não há razão para se utilizar antibióticos, já que a etiologia é viral.

O desenvolvimento de vacinas para rinovírus e coronavírus seria uma alternativa interessante para o combate às rinites, mas há grande dificuldade nesse processo pela grande variabilidade e taxa de mutação desses patógenos.

SINUSITE

A sinusite é definida como a inflamação dos seios paranasais. Muitas vezes está associada à rinite, pois a inflamação das fossas nasais, obstruindo os ductos de drenagem dos seios da face, favorece o acúmulo de secreções no seu interior. Esse acúmulo de secreção pode causar dor local, pelo aumento da pressão no interior dos seios paranasais com reação periostal, e propiciar infecções secundárias por agentes bacterianos.

A sinusite pode também ser uma complicação de doenças não-infecciosas das fossas nasais, como rinite alérgica, pólipos, corpo estranho.

A maioria dos pacientes, quando são informados sobre o diagnóstico de sinusite, recebe a prescrição de antibióticos. Entretanto, parte das sinusites tem etiologia viral. Ainda, mesmo pacientes com sinusites bacterianas têm, muitas vezes, resolução espontânea em alguns dias, sem usar antibióticos. Estima-se que os vírus causem 13% das sinusites agudas. *Streptococcus pneumoniae*, *Haemophilus influenzae* e *Moraxella catarrhalis* causam 31%, 21% e 2% das sinusites, respectivamente. Outros possíveis agentes causadores são *Staphylococcus aureus*, estreptococos do grupo A e anaeróbios[9].

Os pacientes com sinusite manifestam-se com congestão nasal, cefaléia principalmente na região frontal ou maxilar, que pode piorar quando o paciente abaixa a cabeça, tosse ou tem os seios da face percutidos. Os pacientes podem queixar-se de dor no dente, febre e tosse ao deitar, pelo gotejamento pós-nasal. A secreção nasal é muitas vezes purulenta. Pode ser observada na drenagem nasal anterior ou na região posterior da faringe (sinal da vela), quando se observa a secreção purulenta advinda dos seios da face e fossas nasais sendo drenada para a faringe. Muitos pacientes referem um quadro infeccioso inicial, seguido de aparente melhora e posterior piora, quando desenvolvem a infecção nos seios da face.

A maioria dos pacientes terá resolução do quadro entre 10 e 14 dias, embora eventualmente a evolução seja mais prolongada. Para muitos casos, a prescrição de antibióticos não muda a evolução. De fato, quando a infecção tem etiologia viral não há razão para se usar antibióticos.

Entretanto, a diferenciação entre a sinusite viral e a bacteriana é difícil. Muitos trabalhos tentaram identificar algoritmos para possibilitar essa diferenciação, mas todos têm problemas na interpretação de seus resultados pela dificuldade do uso do padrão-ouro. Considera-se que o melhor método para identificar adequadamente a etiologia da sinusite é a cultura de material colhido dos seios paranasais. Mas, por ser um método invasivo, ele é poucas vezes utilizado, mesmo em trabalhos clínicos.

Algumas características que podem sugerir etiologia bacteriana são: secreção nasal purulenta, dor facial ou maxilar (especialmente unilateral), piora dos sintomas após melhora inicial. O tempo de evolução também é importante, uma vez que a etiologia bacteriana é improvável em um paciente com um quadro com menos de sete dias de duração. Embora cefaléia, tosse, dor facial generalizada e gotejamento pós-nasal sejam freqüentemente considerados importantes, parecem ser inadequados para a distinção entre quadro viral e bacteriano[10].

Pode-se usar radiografia de seios da face na avaliação dos seios paranasais. Opacificação total e presença de nível líquido têm sensibilidade de 80 a 85% para sinusite. Por sua vez, espessamento de mucosa tem baixa especificidade. A ausência de qualquer dos três sinais tem sensibilidade de cerca de 90% para excluir o diagnóstico. Embora a radiografia de seios da face possa ajudar o diagnóstico, não parece ser fundamental para o manejo clínico e não é instrumento suficientemente capaz para distinguir se a etiologia é viral ou bacteriana. Desse modo, consideramos que não deve ser feita rotineiramente, especialmente quando o quadro clínico é muito sugestivo. Tomografia de seios da face é mais sensível que a radiografia simples e pode ser indicada em situações de dúvida diagnóstica.

O tratamento das rinossinusites pode ser dividido entre tratamento sintomático e antibioticoterapia. O tratamento sintomático não foi adequadamente avaliado pela literatura. Sugere-se que a melhora na drenagem dos seios da face é importante. Podem-se usar descongestionantes tópicos ou sistêmicos. Alguns autores utilizam corticosteróides anti-histamínicos e mucolíticos. O paciente deve ser ensinado a fazer lavagens nasais, com soro fisiológico ou água, para favorecer a drenagem dos seios paranasais. Entretanto, o valor dessas medidas é ainda inconclusivo.

É importante também garantir o alívio da dor. Muitos pacientes podem ter melhora apenas com a prescrição de analgésicos. Mas alguns indivíduos precisarão receber antiinflamatórios não-hormonais ou opióides para o controle do sintoma álgico.

Grande parte das rinossinusites agudas evolui com melhora sem o uso de antibióticos. Alguns dados na literatura mostram benefício do uso de antimicrobianos, enquanto outros dados refutam essa estratégia. De fato, a diferença provavelmente ocorre na seleção dos casos. Quando se usa um critério de seleção que provavelmente inclui mais pacientes com sinusite bacteriana, o efeito do antibiótico é detectado. Quando predomina a seleção de casos com etiologia viral, o efeito dessa medicação fica provavelmente diluído no montante de casos para os quais ela não traz nenhum benefício[10].

Uma análise de custo-efetividade da AHRQ (*Agency for Healthcare Research and Quality* – EUA) sugere que para paciente com baixa a moderada probabilidade de sinusite bacteriana, a melhor estratégia seria o tratamento sintomático ou o uso de parâmetros clínicos para decidir pela introdução ou não de antibióticos. Quando a probabilidade de sinusite bacteriana é muito alta (> 83%), o uso empírico de antibióticos é mais custo-efetivo[11].

Nos casos em que se opta pela prescrição de antibióticos, sugere-se o uso de amoxicilina ou sulfametoxazol-trimetoprima. Três metanálises mostram não haver vantagens de antimicrobianos mais caros sobre os anteriormente citados. Entretanto, pela emergência de cepas bacterianas resistentes, é possível que existam sinusites agudas de comunidade para as quais seja preciso usar outros antibióticos[10].

Raras vezes podem ocorrer complicações das rinossinusites, que podem ser extremamente graves. Pode haver celulite periorbitária, sugerida pela presença de edema e dor com sinais flogísticos locais. Alguns pacientes podem desenvolver osteomielite, geralmente complicando uma sinusite frontal. A trombose de seio carvernoso pode ser suspeitada quando o paciente apresenta complicações orbitárias e está muito toxemiado. A extensão da infecção para o sistema nervoso central manifesta-se como meningite e alguns pacientes podem desenvolver abscesso cerebral, com febre baixa, confusão mental, astenia e cefaléia. Pacientes com diabetes mal controlada e indivíduos imunocomprometidos podem desenvolver mucormicose, uma doença fúngica extremamente invasiva e destrutiva que pode iniciar-se nos seios paranasais. Pode ser identificada pela presença de cicatriz enegrecida nos processos turbinados nasais.

Essas complicações são raras. Em geral, requerem internação hospitalar para o tratamento adequado, clínico ou cirúrgico. Os estudos com antibióticos não mostraram complicações graves no grupo placebo, não se podendo, portanto, inferir efeito protetor do uso de antibióticos. Mas quando o médico se depara com um quadro aparentemente grave, com toxemia, dor e edema intensos, é prudente considerar o uso precoce de antimicrobianos e eventualmente intervenção cirúrgica para prevenir complicações, ainda que essa conduta não seja baseada em evidências.

SINUSITE CRÔNICA

Alguns pacientes apresentam um quadro de evolução muito lenta, em geral reentrante, de inflamação dos seios da face. Esses pacientes podem ser chamados de portadores de sinusite crônica. Nesses casos, há obstrução dos seios paranasais com perda do epitélio ciliado normalmente presente, favorecendo a infecção local por bactérias aeróbias e anaeróbias. Eventualmente, esses pacientes têm exacerbação de sua doença, com infecção dos seios da face pelos agentes usualmente causadores das sinusites agudas.

A sinusite crônica pode complicar algumas doenças sistêmicas que favoreçam esse processo inflamatório local: granulomatose de Wegener, deficiência de IgA, HIV, rinite alérgica ou asma.

Os pacientes podem ser investigados com radiografia da face, mas, usualmente, prefere-se fazer tomografia de seios da face, que é mais sensível e específica.

O tratamento pode ser feito com amoxacilina ou penicilina por um mês. Eventualmente, pode-se usar clindamicina ou amoxacilina-clavulonato. Entretanto, os antibióticos são muitas vezes ineficazes para esses quadros. Quando predomina o sintoma de tosse, pode-se usar uma combinação de anti-histamínicos com descongestionantes ou corticosteróides tópicos. Quando o quadro persiste, é possível que seja necessária intervenção cirúrgica para drenagem dos seios ou retirada de eventuais pólipos nasais.

FARINGITE

Faringite, a inflamação da faringe, é uma das causas mais freqüentes de procura a profissionais de saúde em ambulatórios ou prontos-socorros. O paciente queixa-se de dor na garganta, eventualmente com dificuldade para deglutir, febre e linfadenomegalia.

A maioria dessas infecções tem etiologia viral. Estima-se que apenas 5 a 15% delas tenham como causa estreptococo beta-hemolítico do grupo A. Mais raramente ainda, o quadro pode ser causado por gonococo, vírus Epstein-Barr ou HIV ou ser uma manifestação de difteria. Nessas situações mais raras o manejo do paciente pode ser diferente. Entretanto, nos casos habituais, o grande desafio é o tratamento sintomático e a decisão sobre o uso ou não de antibióticos.

Embora a maioria das faringites tenha etiologia viral, grande parte dos profissionais prescreve antibióticos para seu tratamento. De fato, os antibióticos podem trazer alguns benefícios no tratamento da faringite, mas seu uso tem inúmeras limitações[12]:

1. **Reduzem a incidência de febre reumática** – embora o risco do desenvolvimento de febre reumática após faringite estreptocócica possa realmente ser reduzido pelo uso de penicilina, a incidência dessa complicação é muito menor hoje. Assim, o benefício antes demonstrado tem hoje um efeito muito menor. Estima-se que o número necessário para tratar (NNT) para prevenir febre reumática hoje seja entre 3.000 e 4.000, dificilmente justificando a prescrição indiscriminada de antibióticos.

2. **Reduzem o tempo de sintomas em um a dois dias** – nos pacientes em que a cultura de orofaringe para estreptococos foi posteriormente positiva, a administração precoce de antibióticos (entre 48 e 72 horas) reduz o tempo de doença em um a dois dias. Esse efeito é também demonstrado em pacientes com alta probabilidade clínica de faringite estreptocócica. Mas não há benefício na prescrição de antibióticos em situações nas quais a cultura de orofaringe é negativa e a probabilidade clínica de doença bacteriana não é alta.

3. **Glomerulonefrite pós-estreptocócica** – essa é uma complicação muito rara da faringite estreptocócica, mesmo quando não se usa antibiótico. Ainda, não há evidência de que antibióticos previnam essa complicação.

4. **Prevenir complicações supurativas, como abscesso tonsilar** – a incidência dessa complicação também é baixa. Embora existam dados que apontem para a redução do risco dessas complicações pelo uso de antibióticos, outros trabalhos mostram resultados conflitantes. Alguns autores observam que muitos pacientes com complicações supurativas procuram o serviço de saúde já com abscesso. Ou seja, aparentemente o quadro supurativo foi a apresentação inicial, não havendo oportunidade para eventual efeito protetor dos antibióticos. Ponderando a baixa incidência dessa complicação e a falta de dados claros sobre o efeito protetor dos antibióticos, é difícil justificar sua prescrição com tal objetivo.

5. **Prevenção na transmissão da infecção** – os antibióticos reduzem a positividade da cultura de orofaringe em cerca de 24 horas. Não se conhece se há benefício no uso dessa medicação para populações não institucionalizadas. Entretanto, em pacientes que convivem com crianças, o tratamento pode ser considerado para prevenir contágio. Os antimicrobianos podem reduzir a transmissão da doença em escolas e outros ambientes que propiciem o contato próximo dos indivíduos.

Portanto, existem indivíduos que podem beneficiar-se da prescrição de antibióticos quando desenvolvem uma faringite aguda. Mas a prescrição generalizada dessa medicação não traz vantagens para a maioria dos pacientes e pode causar danos aos indivíduos e à comunidade.

DIAGNÓSTICO

A cultura de orofaringe é o método considerado padrão para se definir a presença do estreptococo. Mas o resultado desse exame demora dias, o que não permite seu uso para as decisões terapêuticas.

Existem diversos modelos clínicos para se estimar a probabilidade de a faringite ser por etiologia bacteriana. Alguns desses modelos não são práticos por incluírem muitas variáveis, sendo difícil sua memorização. Um modelo clínico interessante considera apenas quatro características[12]: presença de exsudatos tonsilares, ausência de tosse, febre e linfadenomegalia cervical anterior.

Dependendo da população estudada, a presença de três ou quatro destas características confere um valor preditivo positivo entre 40 e 60%. Por sua vez, a ausência de três a quatro características confere um valor preditivo negativo de cerca de 80%.

Associado aos modelos clínicos, pode-se estimar a probabilidade de faringite estreptocócica por teste rápido do antígeno estreptocócico. Esses testes, quando comparados à cultura de orofaringe, têm sensibilidade entre 65 e 91%, com especificidade entre 62 e 97%. Podem ser usados isoladamente ou ser combinados a modelos clínicos. De fato, quando se associa o teste rápido a modelos clínicos, reduz-se ainda mais o número de prescrições de antibióticos gerando-se um pequeno número adicional de resultados falso-negativos[12].

Há duas críticas ao uso desse teste. Muitos médicos solicitam os testes de antígeno rápido, mas prescrevem antibióticos mesmo quando os resultados são negativos. Outra consideração é que são necessários muitos testes para que se altere a conduta em um paciente, ou seja, muitos pacientes farão o exame para que poucos deixem de receber antibióticos. Assim, parte da economia em antibióticos será usada no gasto adicional de exames complementares, reduzindo a vantagem dessa estratégia.

Com isso, muitos profissionais preferem usar o modelo clínico isoladamente para se definir o uso ou não de antibióticos. Esses modelos, com ou sem o teste antigênico rápido, permitem que o médico identifique com maior precisão os casos nos quais a probabilidade de etiologia estreptocócica é maior. Essas estratégias também geram resultados falso-positivos e negativos. Alguns pacientes serão tratados sem necessidade e outros, que teriam benefício do uso de antibióticos, deixarão de recebê-los. Entretanto, para uma população com baixa incidência de febre reumática, como São Paulo, os riscos dessa estratégia são mínimos e os benefícios são consideráveis.

TRATAMENTO

Os pacientes com faringite devem receber tratamento sintomático para febre e dor de garganta. Devem receber analgésicos e antipiréticos. Eventualmente, será preciso usar antiinflamatórios não-hormonais pela intensidade do quadro. Alguns pacientes podem ter alívio com o uso de anestésicos locais em forma de aerossol, que também podem ser prescritos.

O uso de antibióticos deve ser decidido de acordo com a probabilidade estimada de a infecção ter etiologia bacteriana. Podem-se usar modelos clínicos, teste rápido para antígeno estreptocócico ou combinação desses métodos, conforme descrito anteriormente.

Quando se decide pela prescrição de antimicrobianos, sugere-se o uso de penicilina, em formulação oral por 10 dias ou intramuscular, em dose única. Indivíduos alérgicos à penicilina podem receber eritromicina:

Penicilina V – 500mg, VO, 12/12 horas por 10 dias.
Penicilina benzatina – 1.200.000U, IM, uma ao vez.
Amoxacilina – 500 mg, VO, 8/8 horas por 10 dias.
Eritromicina –500 mg, VO, 12/12 horas por 10 dias.

COMPLICAÇÕES

Os pacientes com faringite têm, em geral, uma evolução muito favorável. Entretanto, alguns podem desenvolver abscesso tonsilar ou retrofaríngeo. Em geral, identifica-se a presença de pus e edema peritonsilar ou edema da faringe posterior. Pode haver obstrução de via aérea, caso haja extensão do processo para a laringe. Metade dos casos dessa complicação é causada por *Streptococcus pyogenes*. Muitos pacientes podem ser tratados com drenagem por punção com agulha e penicilina, não sendo necessária a internação. Entretanto, a depender da extensão do processo, será preciso uma abordagem cirúrgica mais extensa e o paciente deverá ser hospitalizado[13].

A epiglotite é uma complicação muito rara, mas potencialmente fatal. É causada, em geral, pelo *Haemophilus influenzae* B. O paciente manifesta-se com dor de garganta, odinofagia, rouquidão, com rápida evolução. Pode apresentar dispnéia e estridor laríngeo. A laringoscopia indireta mostra edema da epiglote e supraglote, mas pode desencadear piora na obstrução de vias aéreas, devendo apenas ser realizada quando há a possibilidade de se realizar estabilização das vias aéreas. Os pacientes devem ser internados para observação. Se houver sinais de obstrução de vias aéreas, devem ser transferidos para UTI. Sugere-se que o tratamento seja feito com antibióticos com espectro para *Haemophilus influenzae*, *Staphylococcus aureus*, *Streptococcus pneumoniae* e *Streptococcus pyogenes*, como cefuroxima, cefotaxima ou ceftriaxona[13].

Quando o paciente apresenta, ao exame da orofaringe, a presença de pseudomembranas acinzentadas aderentes, com aspecto necrótico e invasão de estruturas adjacentes, deve-se suspeitar de difteria, causada pelo bacilo diftérico (*Corynebacterium diphtheriae*). Essa doença pode acometer ainda nariz, laringe, olhos, pele, sistema nervoso e coração. O diagnóstico pode ser feito por cultura de material de nariz e garganta e pode-se fazer a prova da toxicidade *in vitro*. O tratamento deve ser feito com a antitoxina diftérica.

Na angina de Vincent há placas de exsudato necrótico cinza-escuro, não-aderente e não formando pseudomembranas, com odor fétido e sangramento gengival. O quadro tem etiologia polimicrobiana, sendo causado por espiroquetas, anaeróbios e bacilos fusiformes. O tratamento é feito com clindamicina, sendo alternativas ampicilina/sulbactam ou amoxacilina/clavulonato.

Pacientes que fazem sexo oral podem apresentar faringite gonocócica, que pode ser assintomática ou manifestar-se com dor de garganta e odinofagia. O tratamento é feito com ceftriaxona.

BRONQUITE

Definimos bronquite aguda à síndrome com predomínio de tosse, produtiva ou não, com duração menor que três semanas. Alguns pacientes podem ainda queixar-se de dispnéia ou perceber a presença de sibilos.

Uma parte importante das bronquites ocorre por mecanismos alérgicos e não infecciosos. Pacientes com asma podem apresentar-se predominantemente com tosse, o que dificulta o diagnóstico, pelo menos no episódio inicial. Entretanto, pacientes que desenvolvem um quadro agudo de bronquite têm como sua primeira hipótese diagnóstica um processo infeccioso.

Um dos maiores desafios nesses quadros é a identificação correta de pneumonias. Alguns pacientes com quadros inicialmente virais podem, aparentemente, desenvolver pneumonias secundárias. Mas como a apresentação de bronquites agudas e pneumonias pode ser similar, o diagnóstico diferencial desses quadros é importante.

A radiografia de tórax é o melhor método para se diferenciar adequadamente essas duas síndromes. Entretanto, não parece ser necessário realizar radiografia em todos os pacientes que apresentam sintomas respiratórios baixos. Ausência de febre, taquipnéia (FR > 24ipm), taquicardia (FC > 100bpm) ou alterações ao exame clínico pulmonar podem ser suficientes para reduzir muito a probabilidade clínica de pneumonia. O julgamento clínico também parece adequado para se definir se é preciso ou não realizar radiografia de tórax. Quando se suspeita da possibilidade de pneumonia, a radiografia é indicada[14].

A maioria dos casos de bronquite infecciosa é causada por vírus. Influenza, parainfluenza e vírus sincicial respiratório são os agentes mais freqüentemente responsáveis por esses quadros. Mas, rinovírus, coronavírus e adenovírus, que muitas vezes causam infecções respiratórias altas, podem ser responsáveis por quadros leves de bronquites agudas[15].

As bactérias associadas a bronquites agudas não complicadas são *Bordetella pertussis*, *Mycoplasma pneumoniae* e *Chlamydia pneumoniae*. Estima-se que sejam responsáveis por cerca de 5 a 10% dos casos de bronquites agudas não complicadas. Não há evidências de que *Streptococcus pneumoniae*, *Moraxella catarrhalis* ou *Haemophilus influenzae* sejam agentes etiológicos de bronquites agudas em pacientes sem doença pulmonar prévia[15].

TRATAMENTO

Existem diversos trabalhos randomizados controlados e algumas metanálises avaliando o tratamento de bronquites agudas não complicadas. Embora os dados desses estudos sejam conflitantes em alguns pontos, como duração e intensidade da tosse, o resultado geral parece não favorecer o uso de antibióticos nessas condições. Se houver algum benefício do uso de antimicrobianos, este é muito pequeno, como a redução na duração da tosse[15]. Uma metanálise da Cochrane mostrou que indivíduos com bronquites agudas tratados com antibióticos tinham menor duração da tosse e da sensação de mal-estar com maior chance de ter melhorado na próxima visita médica. Entretanto o NNT deste benefício aproxima-se do número necessário para causar efeito adverso (NNH)* do uso de antimicrobianos para o aparecimento de cefaléia, náuseas, vômitos, lesões de pele e vaginite. Assim, o malefício-benefício dessa estratégia não está bem determinado[16].

Portanto, não recomendamos o uso generalizado de antibióticos para pacientes que apresentem bronquites agudas não complicadas. No entanto, essa recomendação é diferente em pacientes com doenças pulmonares prévias, como será discutido em capítulos específicos.

Pacientes com alta probabilidade de coqueluche devem receber antibióticos. Essa doença é muito rara atualmente, sendo suspeitada apenas quando há epidemias e, em geral, em quadros de tosse prolongada (mais de duas semanas). Pela presença marcante da vacinação, os pacientes não mais apresentam o quadro típico de paroxismos de tosse terminados por um guincho inspiratório, produzido na laringe. O diagnóstico pode ser feito pela cultura de nasofaringe em meio para bordetela ou imunofluorescência de esfregaço de nasofaringe, embora a positividade não seja boa. O tratamento é feito com eritromicina ou sulfametoxazol-trimetoprima por 14 dias. Entretanto, os antimicrobianos parecem ser eficazes para uma resolução mais precoce do quadro apenas quando prescritos nos primeiros 7 a 10 dias, tempo no qual não se suspeita ainda do diagnóstico. Assim, são principalmente usados para reduzir o contágio de outros indivíduos[13,15].

Entre os agentes virais comumente causadores de bronquite aguda está o influenza para o qual existe tratamento antimicrobiano. Esse será discutido posteriormente.

O tratamento sintomático das bronquites agudas parece ser pouco eficaz. Quando o paciente apresenta febre e mialgias, esses sintomas podem ser tratados com analgésico e antipiréticos.

Entretanto, muitas vezes, o principal desejo do paciente é a melhora da tosse. Alguns pacientes respondem ao uso de codeína e dextrometorfano, mas essas medicações parecem ser mais eficazes no tratamento das tosses crônicas. Inalações com beta-2-agonistas podem aliviar os sintomas de alguns pacientes. Embora não adequadamente estudada, inalação com água ou soro fisiológico também pode ser usada para o controle da tosse. Qualquer que seja a medida adotada, é importante explicar ao paciente o tempo de evolução dos sintomas, em geral até 14 dias, e a ausência do benefício dos antibióticos. O mel na dose de uma colher de sobremesa três vezes por dia pode aliviar a tosse.

BRONQUITE PÓS-VIRAL

Alguns pacientes, após um episódio de infecção de vias aéreas, desenvolvem quadro de tosse prolongada. Aparentemente, a infecção inicial foi controlada, com melhora dos sintomas antes presentes, como coriza, obs-

---

NNH = *number needed to harm*.

trução nasal e febre. Persiste, porém, a tosse, em geral não-produtiva, eventualmente acompanhada de dispnéia e sibilos.

Alguns desses pacientes podem ter hiper-responsividade brônquica, a qual pode ser a primeira manifestação de asma. Uma vez excluídas infecções crônicas como tuberculose pulmonar ou pleural ou infecção fúngica pulmonar, esses pacientes podem ser tratados com corticosteróides inalatórios. Quando a hiper-responsividade brônquica é o fenômeno fisiopatológico do quadro, o paciente melhora em 48 a 72 horas.

INFECÇÃO DO TRATO RESPIRATÓRIO NÃO-ESPECÍFICADA

Descrevemos anteriormente as características e o manejo de pacientes com infecções de vias aéreas nos quais predomina o acometimento de um segmento do trato respiratório. Para alguns pacientes, essa distinção não é possível, por não haver um segmento anatômico da via aérea predominantemente afetado. Denominamos tais quadros de infecções do trato respiratório não-especificada[3]. Em muitos casos, esses serão os mesmos pacientes classificados por outros autores como portadores de resfriado comum, tendo sintomas menos intensos e mais preferencialmente em via aérea alta. Embora esses termos não se refiram exatamente aos mesmos pacientes, eles muitas vezes se sobrepõem.

A etiologia dessas infecções é viral. Quando o quadro é mais leve, em geral é causado por rinovírus, coronavírus ou adenovírus. Influenza e parainfluenza também podem causar tais infecções e em geral provocam sintomas de prostração, febre e mialgia mais intensos.

A maioria dos pacientes tem boa evolução, sem tratamento específico. O uso de antibióticos para tais quadros não foi adequadamente avaliado em adultos, mas não parece ser justificado. A presença de secreção nasal purulenta não é capaz de identificar corretamente infecções bacterianas e está freqüentemente associada a quadros de etiologia viral. A prescrição de antibióticos em infecção do trato respiratório não-especificada foi avaliada em crianças e não se identificou benefício dessa estratégia[3].

Portanto, não recomendamos que esses pacientes recebam antibioticoterapia. Devem ser tratados com medicamentos sintomáticos. Analgésicos e antitérmicos podem ser usados para o controle das mialgias e febre. Descongestionantes nasais podem ser prescritos para melhorar os sintomas nasais. Uma metanálise concluiu que os anti-histamínicos não melhoram os sintomas de congestão nasal ou rinorréia no resfriado comum. A combinação de anti-histamínicos e descongestionantes pode oferecer melhora sintomática para crianças de mais idade e adultos. O uso de zinco, da erva *echinacea* e de ar umidificado é controverso[3,4,17].

O interferon parece ser eficaz no manejo dos sintomas do resfriado comum, mas seu perfil de efeitos colaterais impede que seja amplamente recomendado para essa situação clínica. Outras medicações como dipiridamol, palmitato, pleconaril foram avaliadas por uma metanálise quanto a sua eficácia protetora no resfriado comum. Apesar de serem potencialmente benéficas, outros estudos são necessários para que tais medicações sejam recomendadas[7].

Apesar do grande número de medicamentos, sabemos que esses pacientes devem ser tratados, fundamentalmente, com medicações sintomáticas. É possível que a melhor recomendação a ser feita seja realmente repouso e caldo de galinha, como dita a sabedoria popular[18].

É importante orientar e observar esses pacientes quanto ao desenvolvimento de complicações bacterianas. Alguns deles podem evoluir com sinusite bacteriana ou pneumonia secundárias, que devem ser tratadas.

INFLUENZA

A infecção por influenza leva a um quadro geralmente mais sintomático que o resfriado comum, descrito por alguns autores como gripe. O paciente apresenta queda do estado geral, febre e mialgias mais intensas. É também freqüente a presença de coriza, espirros, congestão nasal, dor de garganta, tosse seca, cefaléia, anorexia e fadiga. Alguns pacientes apresentam ainda náuseas, dores abdominais, diarréia e fotofobia.

Existem vários tipos de vírus influenza, mas os tipos A e B são os que habitualmente causam a gripe. As infecções por influenza ocorrem habitualmente nos meses de inverno. No Brasil, os casos concentram-se entre maio e setembro.

O quadro clínico não permite o diagnóstico de certeza de infecção por influenza. Alguns trabalhos avaliaram que, em condições de epidemia, a presença da tosse e febre confere valor preditivo positivo de cerca de 86%. O raciocínio clínico deve então incluir os sintomas do paciente, mas principalmente os dados epidemiológicos, para que a suspeita seja fundamentada[19]. Ainda assim, muitos pacientes com quadro sugestivo podem ter infecções por outros agentes, como pelo próprio rinovírus[20].

Para a confirmação diagnóstica pode-se realizar cultura de secreções nasais ou de orofaringe. A sorologia para influenza também pode ser feita, sendo o diagnóstico sugerido por elevação de quatro vezes no título de anticorpos na fase de convalescença. Por qualquer um desses métodos, o diagnóstico não é rapidamente feito, impossibilitando as decisões terapêuticas.

Portanto, desenvolveram-se testes rápidos para o diagnóstico da infecção por influenza em situações de epidemia. Esses exames permitem que o diagnóstico seja feito em alguns minutos. São realizados por ensaio enzimático ou imunofluorescência e existem diferentes *kits* disponíveis. A sensibilidade desses testes rápidos é em torno de 60 a 70%, com especificidade por volta de 90%. Em situações de epidemia, seu valor preditivo fica razoavelmente alto, permitindo um diagnóstico com boa precisão. A maioria desses testes, no entanto, não permite diferir entre infecção por influenza A e B[19].

Quando identificadas precocemente, as infecções por influenza podem ser tratadas com drogas antivirais. Há quatro medicamentos que podem ser usados. Os antivirais antigos, amantadina e rimantadina, agem na proteína de membrana M2 do vírus influenza A, inibindo a replicação viral e a formação do vírus. São ativos apenas contra o vírus influenza A e podem induzir o aparecimento de resistência rapidamente. Têm efeitos colaterais gastrintestinais e no sistema nervoso central, como ansiedade, dificuldade de concentração e insônia. Os novos antivirais, olsetamivir e zanamivir, são inibidores da neuraminidase viral. Têm ação contra influenza A e B e menos efeitos colaterais que as drogas mais antigas. Os principais efeitos adversos são gastrintestinais, como náuseas e vômitos[21].

Quando usados até 36-48 horas após o início da infecção, os antivirais podem reduzir o tempo de evolução da doença e a intensidade dos sintomas. Podem ainda acelerar o tempo de retorno às atividades habituais. É interessante notar que há melhor evidência para o benefício dessas medicações em populações adultas previamente saudáveis e crianças que em indivíduos de alto risco para complicações. Há pouca evidência de que os antivirais reduzam complicações bacterianas. Essas medicações podem ainda ser usadas como quimioprofilaxia em epidemias sazonais e risco após contato com paciente. Embora também sejam necessários mais dados, os antivirais podem reduzir em 70 a 90% o risco de se adquirir infecção[21,22].

Não recomendamos sempre a prescrição de antivirais. O benefício dessas medicações é pequeno e apenas observado quando usados nas fases iniciais da doença. É indicado apenas nas infecções por influenza e fazer o diagnóstico etiológico de certeza desses quadros virais é difícil. O custo da medicação é alto. Portanto, para um paciente com quadro clínico compatível com gripe, principalmente nos meses de inverno ou em meio a epidemias por influenza, essas drogas podem ser prescritas. Entretanto, seu custo-benefício deve ser extensamente discutido com o paciente (Tabela 3.1).

Tabela 3.1 – Medicamentos antivirais que podem ser utilizados no tratamento de quadros virais.

Medicamento	Dose	Via	Duração
Amantadina*	200mg/dia, 1 a 2 x/dia	Oral	5 dias
Rimantadina*	200mg/dia, 1 a 2 x/dia	Oral	5 dias
Olsetamivir	75-150mg/dia, 12/12h	Oral	5 dias
Zanamivir	20mg/dia, 12/12h	Inalatória	5 dias

* Medicação não autorizada no Brasil para essa indicação.

O tempo de duração de quimioprofilaxia com amantadina e rimantadina durante uma epidemia de influenza A pode ser de quatro a oito semanas, enquanto durar a epidemia. A profilaxia para contatantes familiares de um caso-índice, com olsetamivir e zanamivir, deve ser feita por 7 a 10 dias.

VACINAÇÃO

INFLUENZA

Há dois tipos de vacina contra influenza, obtidos pela fragmentação viral com posterior purificação ou desenvolvidos de modo a conter apenas a hemaglutinina e a neuraminidase. Os dois tipos de vacina têm eficácias comparáveis.

A vacina é preparada a partir dos vírus causadores das epidemias nos anos anteriores. Deve ser administrada anualmente antes do pico de incidência da infecção. No Brasil, recomenda-se que sejam aplicadas em abril e maio, antes do inverno[21].

Análises de estudos sobre a eficácia da vacinação para influenza mostraram redução nas exacerbações de doença pulmonar obstrutiva crônica (DPOC) e diminuição de casos de infecção por influenza confirmados por sorologia (redução de 70%). Entretanto, o benefício da vacinação na redução de episódios clínicos de influenza e dias perdidos de trabalho é muito menor. O efeito dessa vacina na proteção da exacerbação de asma também não está adequadamente definido[23,24,25].

Recomendamos a prescrição de vacina contra influenza para os seguintes grupos:

– Idosos (idade superior a 60 anos).
– Portadores de doenças crônicas (insuficiência cardíaca congestiva, DPOC).
– Portadores de doenças metabólicas (inclusive *diabetes mellitus*).
– Portadores de hemoglobinopatias.
– Pacientes imunossuprimidos.
– Pacientes com disfunção renal e seus contatantes.

As reações à aplicação da vacina são, em geral, locais, como dor e eritema no local da injeção. Ocorrem em 15% dos indivíduos vacinados. São autolimitadas (24 a 48 horas). Reações sistêmicas como febre e mialgias são mais raras e também têm curta duração. Anafilaxia e síndrome de Guillain-Barré são muito raras. Como a vacina é preparada com fragmentos virais, ela não desencadeia quadros de gripe[21].

PNEUMOCÓCICA

No Brasil, recomendamos a vacinação antipneumocócica, em dose única, para indivíduos que tenham alto risco dessas infecções ou nos quais a infecção pneumocócica gera grande impacto de morbidade e morbimortalidade:

– Idosos (idade superior a 60 anos).
– Portadores de doença cardíaca ou respiratória crônica.
– Diabéticos do tipo 1.
– Indivíduos com asplenia orgânica ou funcional.

Existem muitas cepas de *Streptococcus pneumoniae* com antígenos diferentes. Assim, as vacinas contra pneumococo combinam vários desses antígenos para tentar desencadear uma resposta contra as diversas cepas.

A vacina polivalente combina 23 tipos de polissacárides do pneumococo. Quando aplicada, desencadeia produção eficaz de anticorpos mesmo em indivíduos mais idosos, mas não estimula as células T *helper*. A duração da resposta de anticorpos desencadeada por essa vacina é de cerca de três anos. Embora alguns autores recomendem a revacinação, a segunda dose da vacina desencadeia uma produção de anticorpos menor que a primeira[26].

A vacina polivalente confere proteção ao indivíduo (razão de chances 0,47, intervalo de confiança de 0,37-0,59) para doença pneumocócica invasiva, que é definida como a recuperação de *Streptococcus pneumoniae* em cultura de um local estéril. Porém, a vacina parece não reduzir o número de mortes ou pneumonias. Como a doença pneumocócica invasiva confere alta morbimortalidade, o efeito da vacina apenas nessa variável a torna provavelmente custo-efetiva. Portanto, recomendamos sua prescrição nas situações ilustradas acima[26,27].

Para tentar melhorar a resposta imune desencadeada pela vacina polivalente, desenvolveu-se a vacina conjugada. Nesta, liga-se co-valentemente a antígenos polissacárides do pneumococo com proteínas carreadoras. Essa vacina também confere proteção contra doença pneumocócica invasiva e, possivelmente, previne otites em crianças. Entretanto, a vacina conjugada não desencadeia resposta imunológica mais potente que a polivalente. Sendo mais cara e não tendo eficácia superior, seu papel não está ainda adequadamente definido. Outras vacinas estão sendo desenvolvidas, usando proteínas de membrana do pneumococo, para tentar estimular a memória imunológica[26].

As reações à aplicação da vacina polivalente podem ser febre, eritema e dor no local da aplicação. Outras reações já relatadas são astenia, mal-estar, artralgia, artrite, mialgia, cefaléia, parestesias, síndrome de Guillain-Barré, radiculopatias, erupção cutânea, urticária, linfadenites, trombocitopenia, anemia hemolítica, doença do soro e reações anafilactóides.

REFERÊNCIAS BIBLIOGRÁFICAS

1. American Thoracic Society. Definitions and classifications of infectious reactions of the lung. Am Rev Respir Dis 1970; 101:119. ▪ 2. Hope-Simpson RE, Miller DL. The definition of acute respiratory illnesses in general practice. Postgrad Med J 1973; 49:763. ▪ 3. Gonzales R, Bartlett JG, Besser RE et al. Principles of appropriate antibiotic use for treatment of nonspecific upper respiratory tract infections in adults: background. Ann Intern Med 2001; 134:490. ▪ 4. De Sutter AIM, Lemiengre M, Campbell H et al. Antihistamines for the common cold (Cochrane Review). In: The Cochrane Library. Issue 2, 2004. ▪ 5. Jackson JL, Peterson C, Lesho E. A meta-analysis of zinc salts lozenges and the common cold. Arch Intern Med 1997; 157:2373. ▪ 6. Jackson JL, Lesho E, Peterson C. Zinc and the common cold: a meta-analysis revisited. J Nutr 2000; 130:1512S. ▪ 7. Jefferson TO, Tyrrell D. Antivirals for the common cold (Cochrane review). In: The Cochrane Library, Issue 2, 2004. ▪ 8. Greenberg SB. Respiratory consequences of rhinovirus infection. Arch Intern Med 2003; 163:278. ▪ 9. Gwaltney JM JR. Acute community acquired sinusitis. Clin Infect Dis 1996; 23:1209. ▪ 10. Hickner JM, Bartlett JG, Besser RE et al. Principles of appropriate antibiotic use for acute rhinosinusitis in adults: background. Ann Intern Med 2001; 134:498. ▪ 11. Lau J, Zucker D, Engels EA et al. Diagnosis and treatment of acute bacterial rhinosinusitis. Agency for Health Care Policy and Research. Evidence Report/Technology assessment, March, number 9, 1999. ▪ 12. Cooper RJ, Hoffman JR, Bartlett JG et al. Principles of appropriate antibiotic use for acute pharyngitis in adults: background. Ann Intern Med 2001; 134:509. ▪ 13. Koster FT, Barker LR. Respiratory tract infections. In: Barker LR, Burton JR, Zieve PD. Principles of Ambulatory Medicine. 5th ed., Philadelphia: Williams & Wilkins, 1999, p 342. ▪ 14. Metlay JP, Kapoor WN, Fine MJ. Does this patient have community-acquired pneumonia? Diagnosing pneumonia by history and physical examination. JAMA 1997; 278:1440. ▪ 15. Gonzales R, Bartlett JG, Besser RE et al. Principles of appropriate antibiotic use for treatment of uncomplicated acute bronchitis: background. Ann Intern Med 2001; 134:521. ▪ 16. Smucny J, Fahey T, Becker L et al. Antibiotics for acute bronchitis (Cochrane review). In: The Cochrane Library, Issue 2, 2004. ▪ 17. Singh M. Heated, humidified air for the common cold (Cochrane review). In: The Cochrane Library, Issue 2, 2004. ▪ 18. Bender BS, Gainesville FL. Barbara, What's a nice girl like you doing writing an article like this? The Scientific basis of folk remedies for colds and flu. Chest 2000; 118:887. ▪ 19. Montalto NJ, Byrd RC. An office-based approach to influenza: clinical diagnosis and laboratory testing. Am Fam Physician 2003; 67:111. ▪ 20. Boivin G, Osterhaus AD, Gaudreau A. Role of picornavirus in flu-like illnesses of adults enrolled in an olsetamivir treatment study who had no evidence of influenza virus infection. J Clin Microbiol 2002; 40:330. ▪ 21. Forleo-Neto E, Halker E, Santos VJ et al. Influeza. Rev Soc Bras Med Trop 2003; 36:267. ▪ 22. Cooper NJ, Sutton AJ, Abrams KR. Effectiveness of neuraminidase inhibitors in treatment and prevention of influenza A and B: systematic review and meta-analysis of randomized controlled trials. BMJ 2003; 326:1235. ▪ 23. Cates CJ, Jefferson TO, Bara AI. Vaccines for preventing influenza in people with asthma (Cochrane Review). In: The Cochrane Library, Issue 3, 2004. ▪ 24. Poole PJ, Chacko E, Wood-Baker RWB et al. Influenza vaccine for patients with chronic obstructive pulmonary disease (Cochrane Review). In: The Cochrane Library, Issue 3, 2004. ▪ 25. Demicheli V, Rivetti D, Deeks JJ et al. Vaccines for preventing influenza in healthy adults (Cochrane review). In: The Cochrane Library, Issue 3, 2004. ▪ 26. Artz AS, Ershler WB, Longo DL. Pneumococcal vaccination and revaccination of older adults. Clin Microbiol Rev 2003; 16:308. ▪ 27. Dear K, Holden J, Andrews R et al. Vaccines for preventing pneumococcal infection in adults (Cochrane review). In: The Cochrane Library, Issue 3, 2004.

19. ASMA BRÔNQUICA

Iolanda de Fátima Calvo Tibério
Rafael Stelmach
Maria do Patrocínio T. Nunes

DEFINIÇÃO

A definição de asma brônquica vem sendo muito discutida e modificada nos últimos anos. O consenso de que a asma é uma doença de princípio inflamatório, e não apenas a maior resposta contrátil do músculo liso peribrônquico, ocorreu apenas nas últimas décadas do século XX[1].

A definição da asma tem sido constantemente modificada e a mais atual está descrita na *Global Iniciative National of Asthma*[2], em que "a asma é uma doença crônica inflamatória de vias aéreas onde diversas células e elementos celulares desempenham um importante papel. A inflamação crônica causa aumento da hiperresponsividade que tem como conseqüência episódios recorrentes de sibilos, dispnéia, tiragem intercostal e tosse, particularmente à noite e pela manhã. Esses episódios estão normalmente associados à obstrução variável ao fluxo que é normalmente reversível espontaneamente ou com tratamento".

ASPECTOS GERAIS FISIOPATOLÓGICOS

A primeira etapa para o desenvolvimento do quadro asmático é representada, provavelmente, pelo processo de sensibilização. Células dendríticas presentes na mucosa brônquica atuam como células apresentadoras de antígenos, interagindo com linfócitos T *helper*. Os clones de linfócito Th2 alérgeno-específico estimulam a formação de imunoglobulinas do tipo E (IgE) específicas por linfócitos B. Os anticorpos liberados na circulação ligam-se a receptores de alta afinidade presentes em mastócitos.

Após a sensibilização a determinado antígeno (Quadro 3.1), ao ocorrer novo contato com esse agente desencadeante, os pacientes asmáticos desenvolvem um quadro que se instala em poucos minutos, caracterizado fundamentalmente por obstrução de vias aéreas. Esse

Quadro 3.1 – Fatores desencadeantes da asma (modificado GINA, 2002).

Alérgenos domésticos	Alérgenos externos	Outros fatores
Pó doméstico	Pólen	Agentes ocupacionais
Alérgenos de animal	Fungos	Estímulos ambientais
Gato		Fumaça de cigarro
Cão		Infecções respiratórias
Roedores		Infecções parasitárias
Alérgenos de barata		Fármacos
Fungo		

quadro atinge sua intensidade máxima em 10 a 20 minutos e termina em torno de 1 a 2 horas. É denominado reação imediata e ocorre em cerca da metade dos pacientes asmáticos e na maioria dos modelos experimentais.

Outros desencadeantes, que não os imunológicos, podem ser citados, como o contato com estímulos ambientais tais como frio, exercício físico, poluição, soluções hipotônicas ou hipertônicas, hiperventilação, infecções virais ou bacterianas ou até mesmo fatores emocionais.

Nessa fase, a contração da musculatura lisa brônquica é o principal fator responsável pela obstrução de vias aéreas. Embora a IgE ligada aos mastócitos permita a ativação pelo alérgeno, levando à liberação de histamina, prostaglandina (PG) D_2 e leucotrienos, estes últimos parecem ser os principais mediadores responsáveis pelas alterações encontradas na resposta imediata[3,4] (Fig. 3.1).

A reação asmática tardia em humanos pode ser definida, por convenção, como uma redução de 20% no volume expiratório forçado no 1º segundo (VEF_1), 3 a 12 horas após uma inalação padronizada de antígeno que causou uma resposta aguda equivalente a 20% de queda do VEF_1. Geralmente, essa reação costuma resolver-se em torno de 24 horas. Com essa definição como padrão, a reação tardia ocorre em torno de 50% dos pacientes asmáticos[5]. Acredita-se que, apesar de terapêutica específica, alguns pacientes mantenham um quadro residual de obstrução de vias aéreas, muitas vezes só detectado por testes de função pulmonar específicos.

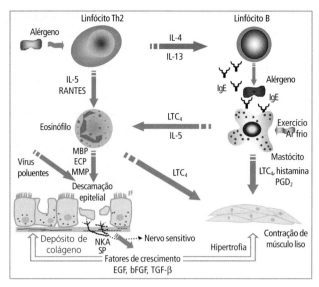

Figura 3.1 – Mecanismos inflamatórios da asma. IL = interleucina; LT = leucotrieno; MPB = proteína básica principal; MMP = metaloproteinase; RANTES = *regulated upon activation normal T-cell expressed and secreted*; ECP = proteína eosinofílica catiônica; EGF = fator de crescimento eosinofílico; bFGF = fator de crescimento de fibroblasto beta; TGF-β = fator de transformação granulocítico beta; NKA = neurocinina A; SP = substância P; LTC$_4$ = leucoticeno C$_4$; PGD$_2$ = prostaglandina D$_2$; IgE = imunoglubulina E.

Essa segunda fase de obstrução, sob o ponto de vista patológico, é caracterizada pela presença de inflamação de vias aéreas. Estudos com biópsias brônquicas de pacientes asmáticos concluíram que o processo inflamatório era composto de eosinófilos, mastócitos e linfócitos, principalmente do subtipo CD4+. Essas alterações foram observadas em pacientes asmáticos graves que faleceram durante uma crise da doença, assim como naqueles com asma leve ou moderada[6,7]. Posteriormente Laitinen et al.[8] demonstraram a presença desse tipo de processo inflamatório em pacientes com diagnóstico recente, antes do início do tratamento, intensificando a idéia de que a inflamação de vias aéreas desempenha um papel fundamental na fisiopatogenia da asma brônquica.

Os diferentes estágios desse processo inflamatório são controlados por sinalizadores específicos. A fase inicial desse processo envolve a aderência das células ao endotélio, sua migração pela parede endotelial e, uma vez no interstício, necessitam ser ativadas. Esses eventos são coordenados pela expressão de moléculas de aderência e liberação de mediadores inflamatórios, que permitirão as interações entre as populações celulares e dessas com fibras nervosas e estruturas da matriz extracelular[9].

Essa compreensão da patogenia produziu mudança substancial na classificação da gravidade da asma, com implicações diretas no tratamento que passou a ser direcionado ao controle da inflamação, e não mais ao simples tratamento do broncoespasmo. É importante lembrar que a asma brônquica é uma doença crônica que evolui em crises, não tem cura, embora o controle possa ser obtido para a maioria dos pacientes.

EPIDEMIOLOGIA

A prevalência mundial de asma brônquica em crianças e adolescentes oscila entre 5 e 22%, avaliada em estudo internacional que contou com dados de cinco capitais brasileiras. A prevalência cumulativa média nesse estudo foi de 13%. Em serviços de pediatria a asma é responsável por aproximadamente 5% das consultas ambulatoriais e até 16% das consultas de emergência. Essa é uma característica da doença, maior morbidade e menor letalidade.

Não se conhece a prevalência da asma no Brasil. Levantamento nos atendimentos a crianças realizado em prontos-socorros da cidade de Santo André (SP) durante 1975 a 1995 mostrou variação na prevalência por 10.000 crianças atendidas. Foi de 42,3% em 1975, 94,7% em 1990 e 64,5% em 1995. Em 1999, ocorreram 30.440 internações por asma no Sistema Único de Saúde (DATASUS). Esses números são muito significativos, uma vez que a doença pode ser controlada adequadamente com tratamento ambulatorial contínuo (DATASUS).

Os óbitos por asma representaram cerca de 0,8% do total. Em 1997, ocorreram 2.672 óbitos por asma no País. Observou-se aumento de mortalidade por asma em várias regiões brasileiras entre a década de 1970 e a de 1990. O incremento médio anual no Rio Grande do Sul, por exemplo, entre 1970 e 1992 na faixa etária de 5 a 19 anos, foi de 8,4%. O desconhecimento sobre o caráter inflamatório da doença, bem como a ausência de um programa de educação e tratamento padronizados podem justificar parte desses números.

As crises de asma são responsáveis pela perda de 3 milhões de dias de trabalho por ano nos Estados Unidos. Para crianças, é a principal causa de faltas escolares. Em média, uma criança com asma falta três vezes mais à escola que a sem esse diagnóstico[10].

DIAGNÓSTICO

O diagnóstico de asma é eminentemente clínico, sendo subsidiado por um número restrito de exames. Os sintomas principais são sibilos, dispnéia, desconforto torácico e tosse que se apresentam de maneira episódica. Sintomas noturnos podem ocorrer e são indicadores de gravidade segundo o *Global Initiative for Asthma* (GINA)[2] (Quadro 3.2). Esses sintomas são mais freqüentemente encontrados em jovens. É preciso ressaltar que a presença de um ou mais critérios dentro de cada nível já define a classificação do paciente. Além disso, o tipo de tratamento que o paciente já esteja fazendo naquele momento também é importante para definir a classificação (Quadro 3.3).

Lembrar que esses sintomas também podem ocorrer em idosos e devem ser levados em conta principalmente em pacientes com crises de chiado que não sejam fumantes. As manifestações clínicas são desencadeadas por diferentes estímulos: infecção de vias aéreas superiores

Quadro 3.2 – Sinais clínicos e funcionais de gravidade da asma (modificado GINA, 2002).

Gravidade	Sintomas	Sintomas noturnos	Função pulmonar
Intermitente	Sintomas ≤ 2x/semana Assintomático e PEF normal entre exacerbações	Até duas vezes por mês	VEF₁ ou PFE ≥ 80% do predito Variabilidade PFE menor que 20%
Leve persistente	Sintomas > 2x/semana e < que 1x/dia	Mais que duas vezes por mês	VEF₁ ou PFE ≥ 80% do predito Variabilidade PFE entre 20 e 30%
Moderada persistente	Sintomas diários Uso diário de beta-2-agonistas Exacerbação ≥ 2x/semana	Mais que uma vez por semana	VEF₁ ou PFE entre 60 e 80% do predito Variabilidade PFE > 30%
Grave persistente	Sintomas contínuos Atividade limitada Exacerbações freqüentes	Freqüentes	VEF₁ ou PFE ≤ 60% do predito Variabilidade PFE > 30%

VEF₁ = volume expiratório forçado no primeiro segundo; PFE = pico de fluxo expiratório.

Quadro 3.3 – Classificação da asma conforme sintomas e forma de tratamento (modificado GINA, 2002).

Sintomas e função pulmonar em vigência de tratamento	Formas de tratamento		
	Nível da gravidade		
Intermitente	Intermitente	Leve persistente	Moderada persistente
Leve persistente	Leve persistente	Moderada persistente	Grave persistente
Moderada persistente	Moderada persistente	Grave persistente	Grave persistente
Grave persistente	Grave persistente	Grave persistente	Grave persistente

(IVAS), exposição a alérgicos ou irritantes, ingestão de ácido acetilsalicílico ou antiinflamatórios não-hormonais, betabloqueadores, inalação de ar frio, exercício, estresse emocional, entre outros (ver Quadro 3.1).

Muitos pacientes têm queixas concomitantes de rinite alérgica: prurido nasal, espirros em salva, rinorréia aquosa e obstrução nasal.

A atopia, definida como produção de grande quantidade de anticorpos tipo IgE, desencadeada pelo contato com os principais alérgenos do meio ambiente, pode ser demonstrada pela dosagem de IgE no soro ou por meio de testes cutâneos para uma série de alérgenos. A associação com atopia individual ou familiar é muito freqüente, sendo que em torno de 90% das crianças e 60% dos asmáticos são atópicos. Acredita-se que a asma brônquica alérgica seja uma doença geneticamente determinada. Os cromossomos 11, 12 e 13 contêm vários genes responsáveis pelo desenvolvimento de atopia e asma. Mutações genéticas no cromossomo 5q parecem ser importantes para o desenvolvimento de inflamação na asma e na atopia, incluindo genes para as citocinas IL-3, IL-4, IL-5, IL-9, IL-12, IL-13 e *growring stimulating factor* (GSF). É importante lembrar que IL-4 é uma das principais citocinas responsável pela diferenciação linfocitária Th2 e pelo estímulo à produção de IgE[2].

A asma na infância é mais freqüente em meninos que em meninas, provavelmente por apresentarem vias aéreas mais estreitas, títulos mais altos de IgE e aumento do tônus de vias aéreas. Essa diferença não mais ocorre a partir dos 10 anos, quando desaparecem as diferenças entre ambos os gêneros em relação ao diâmetro das vias aéreas. As mulheres na puberdade desenvolvem asma mais freqüentemente que os homens e, desse modo, na idade adulta a prevalência de asma é maior em mulheres que em homens[11].

Com o controle dos sintomas asmáticos, os pacientes podem realizar suas atividades diárias, incluindo exercícios físicos. Aproximadamente 48% dos pacientes asmáticos limitam suas atividades esportivas e recreativas devido a sintomas respiratórios. É interessante informar que 12% dos atletas americanos são asmáticos[12].

A teoria da higiene sugere que a prevalência aumentada de asma nos países ocidentais possa estar correlacionada a melhores condições de higiene e menor número de infecções, particularmente na infância. Quadros alérgicos são menos freqüentes em pessoas expostas a agentes infecciosos adquiridos por contaminação orofecal. O uso de alimentos industrializados, semi-esterilizados, poderia influenciar o perfil de comensais presentes no intestino, os quais estimulam o tecido linfóide presente na sua parede. Esse fato contribuiria para uma epidemia de asma e rinite em países industrializados. Outro fator associado à menor prevalência de asma e atopia seria o crescimento em fazendas ou no campo. Isso pode decorrer de vários fatores: famílias grandes, maior contato com animais de estimação, menor incidência de fumo materno e diferentes hábitos alimentares[13].

Existe também uma associação entre índice de massa corpórea elevado e aumento de risco de asma. O mecanismo seria o aumento da pressão intra-abdominal, facilitando o refluxo gastroesofágico com irritação da traquéia. Além disso, com o controle do peso em asmáticos obesos ocorre melhora dos sintomas, morbidade e dos parâmetros funcionais. Tabagismo domiciliar é um fator conhecido de aumento de prevalência de asma brônquica em crianças e precisa ser combatido. Filhos de mães fumantes têm quatro vezes mais episódios de chiado no primeiro ano de vida.

Para caracterizar a gravidade e a efetividade do tratamento da asma, é importante caracterizar se as crises interrompem o sono dos pacientes. Quando as crises ocorrem mais que uma vez por semana, a asma é classificada como moderada ou grave persistente. Com o tratamento adequado, os pacientes não devem ter sintomas noturnos por mais que duas vezes por mês. No entanto, 30% dos pacientes asmáticos aceitam ter sintomas noturnos pelo menos uma vez por semana. Alguns autores consideram que distúrbios do sono podem ser encontrados em até 90% dos pacientes asmáticos.

Ao exame clínico observam-se sibilos e expiração prolongada. Reconhecer sinais de gravidade é de suma importância para a definição de tratamento de uma crise obstrutiva. Os seguintes dados clínicos identificam uma crise de maior gravidade: dispnéia de decúbito, diaforese, uso de musculatura acessória, taquipnéia, taquicardia, pulso paradoxal > 15mmHg, ausência de sibilos.

Os exames complementares são solicitados para a quantificação da gravidade clínica ou para afastar moléstias concomitantes. À espirometria, caracteristicamente, observa-se obstrução ao fluxo aéreo reversível (mas não obrigatoriamente) após broncodilatador. Valores normais de espirometria não excluem o diagnóstico. A repetição da espirometria periodicamente está indicada para o acompanhamento objetivo da resposta à terapêutica.

Um dispositivo prático e de baixo custo que pode substituir a espirometria no controle periódico da asma é o medidor do pico de fluxo expiratório, que pode ser realizado a partir dos 5 anos de idade. A realização diária matinal e noturna da medida do pico do fluxo expiratório guarda estreita correlação com o volume expiratório forçado no primeiro segundo, principal medida de obstrução na espirometria. As medidas de pico de fluxo devem ser feitas duas vezes ao dia, antes e depois do uso de broncodilatador, logo ao acordar e após 10 a 12 horas. No caso de ser realizado apenas uma vez, o melhor seria de manhã antes do broncodilatador. Os valores de pico de fluxo esperados variam conforme gênero, idade e raça. Como existe grande variabilidade para os pacientes com redução importante da função pulmonar, é recomendado para ajuste de terapêutica utilizar o melhor pico de fluxo do paciente e não o percentual do valor predito. Por isso é importante estabelecer os melhores valores para o paciente quando a terapêutica está estabelecida. A partir desse ponto, as medidas de pico de fluxo podem ser realizadas duas a três vezes por semana[2].

A variabilidade do pico de fluxo pode ser uma medida adequada de controle de tratamento dos pacientes asmáticos. Um dos métodos de obter a variabilidade de pico de fluxo seria por meio da determinação da sua amplitude. Essa é obtida pela diferença da medida pré-broncodilatador da manhã após o uso de broncodilatador à noite, expressa como a porcentagem da média dos valores da manhã e da noite. Outro método seria o mínimo valor pré-broncodilatador da manhã durante uma semana expresso como porcentagem do melhor valor do paciente em situação estável (min% máx). Esse segundo método é mais simples e correlaciona-se melhor com a hiper-responsividade brônquica. Se os valores de pico de fluxo são menores que 80% do predito após o uso de broncodilatador ou se a variabilidade for maior que 20%, é necessária uma conduta mais intensiva, particularmente com o uso de corticosteróides sistêmicos, por um período curto para a recuperação do quadro funcional e clínico. Para o controle dessa intervenção, as medidas de pico de fluxo devem ser feitas diariamente.

Os testes de broncoprovocação estão indicados na prática clínica apenas nos casos de dúvida diagnóstica. Um teste de broncoprovocação inespecífica (histamina, metacolina ou carbacol) normal tende a excluir o diagnóstico de asma.

Outros eventuais exames podem tornar-se necessários para o diagnóstico diferencial: identificação de complicações inerentes à asma como pneumotórax ou atelectasia; para o diagnóstico de condições agravantes (sinusopatia, rinite, disfunção de prega vocal, refluxo gastroesofágico); caracterização de fatores alergênicos (testes cutâneos, pesquisa de IgE sérica específica e broncoprovocação específica). Os principais diagnósticos diferenciais para quadros asmáticos encontram-se descritos no quadro 3.4. Muitas vezes, torna-se difícil em pacientes adultos a diferenciação entre asma e doença pulmonar obstrutiva crônica. Nesse sentido, no quadro 3.5 procuramos mostrar alguns dos principais critérios que permitam estabelecer mais claramente esses dois diagnósticos.

Quadro 3.4 – Diferenças entre asma e doença pulmonar obstrutiva crônica (DPOC).

Fatores	Asma	DPOC
Idade média de início dos sintomas	30 anos	65 anos
Sibilos episódicos	Freqüentes	Menos freqüentes, mas podem ocorrer nas exacerbações
Dispnéia paroxística noturna ou tosse	Freqüente	Infreqüente
Rinite e conjuntivite alérgicas e dermatite atópica	Freqüentes	Infreqüentes
História familiar de atopia	Freqüentemente presente	Não auxilia
Papel do fumo	Menos importante	Muito importante principalmente se maior que 20 maços/ano
Propedêutica pulmonar	Normal, sibilos, expiração prolongada, tórax piriforme	Sibilos, roncos, murmúrios vesiculares diminuídos, tórax em barril
Difusão de CO (prova de função pulmonar)	Normal	Diminuída
Hiper-responsividade brônquica	20% de queda do VEF_1 que ocorre freqüentemente com doses menores ou iguais a 16mg/ml de metacolina	20% de queda do VEF_1 não ocorre com doses menores que 25mg/ml de metacolina
Reversibilidade após o uso de beta-2-agonista (sintomas e resposta de VEF_1)	VEF_1 deve aumentar mais de 12% e 200ml após o uso de broncodilatador	Menos de 12% de mudança do VEF_1 ou menos de 200ml de diferença após o uso do broncodilatador
Achados radiológicos	Freqüentemente normais, podem mostrar hiperinsuflação	Hiperinsuflação pulmonar, diminuição da trama vasobrônquica, presença de bolhas de enfisema
	Hiperinsuflação pulmonar	Espessamento brônquico
Escarro induzido	Predomínio de eosinófilos (maior que 4% do total de células)	Presença de neutrófilos e não eosinófilos, predominantemente nas exacerbações de bronquite crônica

Quadro 3.5 – Diagnósticos diferenciais de asma em adultos.

Doença pulmonar obstrutiva crônica	Bronquite crônica Enfisema
Obstrução mecânica	Paralisia de prega vocal Lesão pós-traumática (cirúrgica, por intubação endotraqueal) Estenose laríngea; estenose subglótica Laringotraqueomalacia Neoplasia primária ou metastática Corpo estranho
Cardíaca	Insuficiência cardíaca congestiva Prolapso de válvula mitral Mixoma atrial
Distúrbios somatoformes	Disfunção de prega vocal Síndrome de hiperventilação
Doenças sistêmicas	Fibrose cística Mastocitose Tumor carcinóide

TRATAMENTO

ASPECTOS GERAIS

O fato de a asma brônquica ser uma doença crônica, persistente em muitos casos e que não ter cura, precisa ser enfatizado para pacientes e familiares. Uma história familiar de remissão de sintomas na idade adulta, espontaneamente ou após utilização de terapia alternativa, não deve confundir o médico nem o paciente: é habitual a presença de sintomas leves após infecções virais menosprezados por ambos. É comum o "reaparecimento" da doença na terceira idade.

A utilização diária e contínua de medicação antiinflamatória nos casos de asma persistente deve ser destacada: asma tem controle e não cura. A utilização correta das medicações inalatórias é fundamental e deve ser avaliada em todas as visitas aos serviços de saúde. A via inalatória é considerada, atualmente, a ideal para a administração de broncodilatadores e corticosteróides e, por ser direta, as doses necessárias são muito inferiores às orais. A via inalatória deve ser sempre a de escolha, mesmo em serviços de emergência. O nebulímetro ou inalador dosimetrado, a "bombinha", foi considerada um grande avanço terapêutico. Entretanto, com seu uso indiscriminado, foram relatadas mortes relacionadas à sua utilização. A ligação entre a "bombinha" e alguns casos fatais pode ter explicação no uso abusivo dessa forma de administração por pacientes que insistem na sua utilização, mesmo não obtendo alívio do broncoespasmo, atrasando com isso a procura de um socorro médico, com conseqüente desenvolvimento de fadiga respiratória. Muitos pacientes também acreditam que o uso da "bombinha" provoca dependência ("vício"), o que não é verdadeiro.

Os pacientes sabidamente alérgicos precisam evitar fatores que desencadeiam crises. Algumas medidas domiciliares simples precisam ser instituídas: utilização de pisos laváveis; limpeza dos ambientes com pano úmido e não com vassoura; remoção do quarto do asmático do excesso de livros, brinquedos ou móveis que acumulem poeira; lavagem das roupas de cama com água quente duas vezes por semana; utilização de colcha ou lençol lavável sobre a cama que proteja do pó diurno e seja retirado antes de dormir; não permitir que animais domésticos entrem na casa, principalmente no quarto do alérgico, protetores para colchões e travesseiros que os recobrem totalmente e não apenas parcialmente, principalmente aqueles impermeáveis a ácaros, caso possível utilizar aspiradores de pó com filtro HEPA, no caso de animais domésticos dar banho duas vezes por semana. A redução da umidade do ar em torno de 50% pode auxiliar[2,14].

A alergia a alimentos não é comum e ocorre principalmente na infância. Os sulfitos, que são usados como conservantes de alguns alimentos como batatas industrializadas, camarões, cerveja ou mesmo em alguns vinhos, podem ser responsáveis por quadros alérgicos graves e algumas vezes fatais. Em relação às drogas, alguns pacientes têm exacerbações de asma após o uso de aspirina ou outros antiinflamatórios e, portanto, devem evitar seu uso. Os asmáticos não devem usar beta-bloqueadores[2,14].

TRATAMENTO MEDICAMENTOSO

O objetivo do tratamento medicamentoso é a reversão do broncoespasmo (medicação de alívio) e a prevenção de novos surtos agudos por meio da redução da hiper-reatividade brônquica e da inflamação das vias aéreas (medicação de controle de longa duração).

PLANEJAMENTO TERAPÊUTICO

O planejamento terapêutico da asma requer a classificação inicial de sua gravidade ver (Quadros 3.2 e 3.3). O esquema em níveis sugere que se retirem ou adicionem medicamentos na proporção direta em que o paciente esteja com sintomas intermitentes ou persistentes e clinicamente controlado naquele nível (Quadro 3.6). O objetivo é usar a menor quantidade de medicação que controle o paciente para aquele nível de doença. Durante o curso da doença "subiremos ou desceremos" a quantidade de medicação de acordo com a avaliação clínica do momento. É importante lembrar que as medicações de controle só devem ser retiradas após três meses de uso regular, com controle dos sintomas e melhora funcional. O uso de beta-2-agonista de curta duração por mais de quatro vezes no dia é um indicador de que a asma esteja fora de controle[2,14-30].

Na asma intermitente, o tratamento se restringe ao uso de adrenérgicos beta-agonistas de curta duração – fenoterol, salbutamol, terbutalina (Quadro 3.7) – nos períodos sintomáticos e previamente a exercícios, quando esses desencadearem sintomas. Os agentes beta-adrenérgicos têm a propriedade de relaxar a musculatura lisa, produzindo assim alívio do broncoespasmo, porém não possuem atividade antiinflamatória. O brometo de ipratrópio, único anticolinérgico disponível no mercado, é praticamente isento de efeitos colaterais importantes, mas tem efeito broncodilatador inferior aos beta-2-agonistas[2,14-30] (Quadro 3.8).

Quadro 3.6 – Orientações para o tratamento da asma conforme a classificação (modificado de GINA, 2002).

Gravidade	Drogas de uso contínuo (longa duração)
Intermitente	Não é necessária nenhuma de uso contínuo, apenas beta-2-agonista de demanda
Leve persistente	Corticosteróides inalatórios em doses baixas* ou cromonas ou nedocromil Para crianças pode ser tentado inicialmente cromoglicato ou nedocromil ou mesmo antileucotrieno Teofilina de liberação lenta, desde que mantendo uma concentração sérica de 5-15mcg/ml, pode ser uma opção, embora não seja a alternativa de escolha
Moderada persistente	Corticosteróides inalatórios em dose média e associa-se beta-2-agonista de longa duração, principalmente para os pacientes com sintomas noturnos. Outras associações aos corticosteróides inalatórios seria o uso de antileucotrienos ou teofilina de liberação lenta Caso seja necessário, pode ser aumentada a dose de corticosteróides inalatórios
Grave persistente	Corticosteróides inalatórios em doses altas e Beta-2-agonista de longa duração ou teofilina de liberação lenta e/ou antileucotrienos e Corticosteróides sistêmicos na forma de comprimidos ou xaropes. Uma vez controlados os sintomas, devem-se reduzir progressivamente os corticosteróides sistêmicos até que sejam retirados. Para os pacientes em que não for possível a retirada total dos corticosteróides sistêmicos, deve-se procurar mantê-los com a menor dose possível e com cuidado de associar suplementos de cálcio e vitamina D
	Medicações de alívio imediato que devem ser usadas de demanda
Todos os pacientes	Beta-2-agonistas de curta duração (por exemplo salbutamol 2 a 4 jatos), por até 3 vezes seguidas, com intervalos de 20 minutos, durante as exacerbações

* Usar espaçador ou aerocâmera; após cada dose fazer higiene bucal com bochechos de água com ou sem bicarbonato de sódio.

Quadro 3.7 – Agentes beta-2-adrenérgicos de curta duração (4 a 6 horas).

Princípio ativo	Nome comercial	Composição
Fenoterol aerossol	Berotec	100-200mcg/dose
	Fenozan	100mcg/dose
Fenoterol gotas	Berotec	5mg/20 gotas
Salbutamol aerossol	Aerolin	100mcg/dose
	Saltamol	100mcg/dose
	Teoden	100mcg/dose
	Aerojet	100mcg/dose
Salbutamol gotas	Aerolin	5mg/20 gotas
Salbutamol injetável	Aerolin	0,5mg/ampola de 1ml
Terbutalina	Bricanyl turbuhaler	0,5mg/dose
	Bricanyl duriles	5mg/comprimido de liberação lenta
	Bricanyl injetável	0,5mg/ampola de 1ml

Quadro 3.8 – Anticolinérgicos por via inalatória (brometo de ipratrópio).

Nome comercial	Apresentação
Atrovent aerossol	20mcg/*puff* de ipratrópio
Atrovent gotas 0,025%	12,5mcg/gota de ipratrópio
Duovent (Associação)	40mcg ipratrópio + 100mcg fenoterol/dose
Combivent (Associação)	20mcg ipratrópio + 100mcg salbutamol/dose

Na asma persistente, os fármacos de primeira linha são os corticóides inalatórios. Na atualidade, são considerados as drogas antiasmáticas mais efetivas por exercerem atividade antiinflamatória (Quadro 3.9).

Quadro 3.9 – Corticóides inalatórios.

Beclometasona	Apresentação
Beclosol 50mcg	Nebulímetro
Beclosol 250mcg	Nebulímetro
Clenil 250mcg	Nebulímetro + Jet
Miflasona 200mcg	Pó-Aerolizer
Miflasona 400mcg	Pó-Aerolizer
Clenil A (400mcg/ml)	Flaconete (nebulização)
Aerotide (associação: beclometasona 50mcg + salbutamol 100mcg)	Nebulímetro
Clenil compositum (beclometasona 100mcg + salbutamol 200mcg)	Nebulímetro
Budesonida	**Apresentação**
Busonid 50mcg	Nebulímetro
Busonid 200mcg	Nebulímetro
Cortasm 200mcg	Nebulímetro
Pulmicort 100mcg	Pó + Turbuhaler
Pulmicort 200mcg	Pó + Turbuhaler
Pulmicort (0,25mg/ml)	Frasco (nebulização)
Pulmicort (0,50mg/ml)	Frasco (nebulização)
Flunisolida	**Apresentação**
Flunitec (250mcg)	Nebulímetro + aerocâmara
Triancinolona	**Apresentação**
Azmacort (100mcg)	Nebulímetro + Unispacer
Fluticasona	**Apresentação**
Flixotide 50mcg	Nebulímetro
Flixotide 250mcg	Nebulímetro

Damos preferência a iniciar com doses intermediárias a altas de corticosteróides inalatórios (às vezes é necessário pequeno curso, 5 a 10 dias, de corticóide oral). Controlado o quadro, a dose de corticóides inalatórios vai sendo reduzida gradativamente (25% a cada dois a três meses) até a menor dose necessária. Doses baixas de corticóides inalatórios podem ser substituídas por antagonistas de leucotrienos (Quadro 3.10) ou por cromonas (especialmente em crianças – Quadro 3.11). Se, pelo contrário, o paciente mantiver-se sintomático, especialmente com sintomas noturnos, acrescenta-se ao esteróide inalatório o formoterol ou o salmeterol, beta-2-adrenérgicos de longa duração (Quadro 3.12), ou teofilinas. As teofilinas de ação prolongada são as de melhor administração (Quadro 3.13), porém a estreita faixa terapêutica, acima da qual a incidência de efeitos colaterais – náuseas, vômitos, cefaléia, irritabilidade, insônia, arrit-

Quadro 3.10 – Antagonistas de leucotrienos.

Nome e classe das drogas	Nome comercial	Dose oral/habitual	Observações
Antagonistas de receptores			
Montelucaste	Singulair	10mg 1x dia	Apresentação 5mg para crianças (mastigável)
Zafirlucaste	Accolate	20mg 2 x dia	Usar 1 hora antes ou 2 horas após as refeições
Pranlucaste*	Onon–Ultair*	225mg 2 x dia	
Inibidores da 5-lipoxigenase			
Zileuton*	Zyflo*	600mg 4 x dia	Monitorizar a função hepática

*Não-disponíveis no Brasil.

Quadro 3.11 – Cromonas.

Princípio ativo	Nome comercial	Apresentação
Cromoglicato dissódico	Intal	Aerossol-pó para inalação 20mg/dose Solução para nebulização
Nedocromil	Tilade	Aerossol

Quadro 3.12 – Agentes beta-2-adrenérgicos de longa duração (8 a 12 horas).

Princípio ativo	Nome comercial	Composição
Formoterol	Foradil cápsulas para inalação	12mcg/cápsula
	Fluir cápsulas para inalação	12mcg/cápsula
	Oxis Turbuhaler	6 ou 12mcg/dose
Salmeterol	Serevent spray	25mcg/puff
	Serevent rotadisk	50mcg/dose

Quadro 3.13 – Teofilinas (xantinas de ação prolongada mais freqüentemente utilizadas).

Nome comercial	Composição/unidade
Teofilina	300mg
Talofilina	100, 200, 300mg
Teolong	100, 200, 300mg
Bamifix (bamifilina)	300, 600mg

Quadro 3.14 – Principias efeitos colaterais das medicações para o tratamento da asma (modificado de GINA, 2002).

Medicamento	Efeito colateral
Corticóides	**Locais** Disfonia Candidíase oral **Sistêmicos*** Supressão adrenal Desmineralização óssea Catarata Anormalidades no metabolismo da glicose Aumento do apetite Retenção hídrica Alteração do humor Hipertensão Úlcera péptica
Beta-2-agonistas	Taquicardia Tremores Hipocalemia Hiperglicemia
Teofilina	Náuseas Vômitos Cefaléia Irritabilidade Insônia Arritmias cardíacas Convulsões
Antileucotrienos	Poucos, raras elevações de enzimas hepáticas
Cromonas	Tosse, irritação na garganta e eventualmente broncoconstrição podem ocorrer com o uso do cromoglicato Gosto amargo na boca, cefaléia e náuseas podem ocorrer com o uso do nedocromil

Observação: os efeitos colaterais dos anticolinérgicos citados inicialmente como broncoconstrição paradoxal e boca seca pareciam ser devidos ao cloreto de benzacônio que estava associado à droga na sua forma inalatória. No entanto, atualmente, essa substância foi retirada da associação com o brometo de ipratrópio e atualmente os efeitos colaterais são praticamente inexistentes.

mias cardíacas, convulsões aumenta perigosamente, aliada ao fato de que inúmeros fatores endógenos e exógenos interferem em seu metabolismo, são os motivos fundamentais em que se baseiam os críticos que julgam não haver lugar para a teofilina no tratamento da asma. A injeção por via intravenosa de dose de ataque de maneira rápida, prática comum em todo o País, é procedimento de alto risco, colocando o paciente sob risco de morte. Na asma persistente grave, freqüentemente se mantém o paciente com corticóide oral, na menor dose suficiente para o controle sintomático. Os principais efeitos colaterais das medicações utilizadas para o tratamento da asma estão descritos no quadro 3.14[2,14-30].

O uso de "bombinhas" com espaçadores – dispositivos plásticos colocados entre a medicação e a boca do paciente – tem grande importância, tanto para aumentar o depósito pulmonar (válido também para os broncodilatadores inalatórios) quanto para diminuir os efeitos colaterais.

O portador de asma brônquica intermitente e persistente leve pode ficar sob controle de um médico generalista, enquanto o portador de asma persistente moderada e grave deveria ser seguido por um especialista. Sinais de insuficiência respiratória, mesmo leve, devem ser prontamente tratados com medicação inalatória. A persistência dos sintomas e dos sinais após a medicação de alívio – três inalações em 1 hora – é critério suficiente para encaminhamento a serviço de emergência.

Além disso, pacientes com VEF_1 ou pico de fluxo pré-tratamento menor que 25% do predito ou do seu melhor valor pessoal ou aqueles que após o tratamento inicial mantêm VEF_1 menor que 40% do predito precisam ser hospitalizados. Pacientes com VEF_1 entre 40 e 60% do predito podem eventualmente não ser internados, desde que seja assegurado o acompanhamento ambulatorial, e os com VEF_1 maior ou igual a 60% do predito após o atendimento inicial poderiam ser mais tranqüilamente encaminhados para acompanhamento ambulatorial.

Os pacientes com exacerbações agudas que não melhoram com o uso de beta-2-agonistas inalatórios, repetidos por até três vezes com intervalo de 20 minutos, podem apresentar uma das complicações citadas no quadro 3.15.

O uso de imunoterapia com extratos de alérgenos tem sido utilizado em vários locais no mundo, entretanto, os melhores efeitos são obtidos para pacientes com rinite alérgica. Para os pacientes com asma persistente grave nos quais não se consegue retirar o corticosteróide oral, pode ser necessário utilizar outras drogas, como, por exemplo, metrotrexato, ciclosporina ou sais de ouro. No entanto, esses pacientes devem ser acompanhados por pneumologistas e seu uso deve ser muito cuidadoso[2,14-30].

MEDICINA COMPLEMENTAR

Várias modalidades de tratamento como acupuntura, homeopatia e uso de produtos derivados de ervas são utilizados freqüentemente pelos pacientes, os quais nem sempre informam aos seus médicos alopatas. Não existem estudos conclusivos que evidenciam eficácia dessas modalidades terapêuticas.

Quadro 3.15 – Complicações possíveis dos pacientes asmáticos.

Complicações	Quadro clínico e laboratorial	Incidência	Prognósticos
Insuficiência respiratória aguda	Rebaixamento do nível de consciência, dispnéia importante, aumento da paCO$_2$	Rara	Ruim, necessita de intubação endotraqueal e suporte ventilatório avançado em unidade de terapia intensiva
Morte	Precipitada por insuficiência respiratória ou mesmo episódio de morte súbita	Rara (2 por 100.000 habitantes/ano)	Pode variar de 0,4 (crianças) a 3,9 (adultos negros) por 100.000 habitantes (dados americanos)
Atelectasia	Piora dos sintomas sem melhora com a introdução da terapêutica adequada	Relativamente comum	Bom, sendo que o diagnóstico necessita da realização de radiografia de tórax. Freqüentemente o lobo médio é afetado e faz o diagnóstico incorreto de pneumonia
Pneumotórax	Piora súbita respiratória com dispnéia progressiva, dor torácica	Infreqüente	Bom, se muito grande pode necessitar de drenagem torácica
Enfisema subcutâneo e/ou de mediastino	Dor retroesternal importante, enfisema no subcutâneo, principalmente em região supra-esternal	Ocasional	Bom, desde que seja adequadamente cuidado por equipe de emergência. Excluir ruptura de brônquio ou de esôfago
Cor pulmonale	Cianose, edema de membros inferiores, ascite, estase jugular	Ocasional (pode ser agudo ou crônico)	Depende da correção da causa desencadeante (hipóxia, acidose, retenção de CO$_2$)

paCO$_2$ = pressão parcial de dióxido de carbono.

CONTROLE DA ASMA

O controle da asma pode ser definido como[2,15,16]:

1. Poucos ou idealmente nenhum sintoma de asma, incluindo sintomas noturnos.
2. Poucas ou nenhuma exacerbação.
3. Não precisar ir a unidades de atendimento de emergência.
4. Não precisar usar freqüentemente beta-2-agonista de demanda, de preferência menos que um frasco ao mês.
5. Sem limitações para atividades físicas e esportivas.
6. Pico de fluxo normal com variabilidade menor que 20%.
7. Poucos ou idealmente nenhum efeito colateral das medicações em uso regular.

ASMA INDUZIDA PELO EXERCÍCIO

Para a maioria dos pacientes asmáticos, o exercício é um dos desencadeantes. Para alguns, é o único fator determinante de crises. Considera-se pacientes com asma induzida pelo exercício aqueles que apresentam obstrução brônquica desencadeada pela atividade física que se resolve em torno de 30 a 45 minutos após o término do exercício. Alguns exercícios podem, mais freqüentemente, desencadear esse quadro, como, por exemplo, correr, particularmente em situações de clima seco e frio. A asma induzida pelo exercício é uma forma de hiper-responsividade brônquica e não um tipo específico de asma. Quanto ao tratamento, em pacientes que apresentem exclusivamente sintomas com o exercício, pode ser utilizado beta-2-agonista de curta ou de longa duração pré-exercício. Outras opções seriam cromoglicato, nedocromil, antileucotrienos. Considerando aqueles pacientes que têm as crises desencadeadas também por outros agentes, pode ser tentado corticosteróide inalatório, visto que se considera que a asma esteja fora de controle. Não há indicação de parar os exercícios, mas sim de realizar um melhor treinamento, com período de aquecimento progressivo para evitar o desencadeamento das crises.

DOENÇA DO REFLUXO GASTROESOFÁGICO E ASMA

A relação entre piora de sintomas, particularmente noturnos, de asma e doença do refluxo gastroesofágico ainda gera grandes discussões, embora se saiba que a doença do refluxo gastroesofágico é três vezes mais freqüente em asmáticos. Muitos desses pacientes têm hérnia hiatal e o uso de xantinas pode piorar o quadro por diminuir o tônus do esfíncter inferior do esôfago. A doença do refluxo gastroesofágico deve ser tratada com medidas comportamentais e de preferência bloqueadores de bomba de prótons, sendo que a cirurgia ficaria reservada para um pequeno grupo de pacientes que não melhoram com esse tratamento e principalmente para aqueles com diminuição do tônus de esfíncter inferior de esôfago. No entanto, para pacientes em que os sintomas asmáticos não estão claramente associados aos momentos de refluxo, não se observa melhora do quadro clinicofuncional com as medidas anti-refluxo[2].

ASMA, RINITE E SINUSITE

Em cerca de 75% dos pacientes com asma alérgica é feito o diagnóstico de rinite alérgica, que normalmente precede o quadro asmático. O tratamento da rinite costuma melhorar o quadro asmático (evidência B). Embora tanto a asma quanto a rinite representem situações inflamatórias, algumas drogas funcionam melhor para asma (beta-2-agonistas) e outras melhor para rinite (anti-histamínicos H$_1$). Em associação com asma e rinite, o paciente pode apresentar sinusite aguda ou crônica, que deve ser tratada para que haja controle dos sintomas da asma (evidência B). Pólipos nasais podem estar presentes nos pacientes asmáticos (7 a 15% dos asmáticos), particularmente naqueles sensíveis a aspirina ou antiinflamatórios (36 a 96% dos intolerantes a antiinflamatórios não-hormonais) e após os 40 anos de idade[2].

ASMA INDUZIDA PELA ASPIRINA

A asma induzida pela aspirina é muito mais freqüente em adultos que em crianças, ocorrendo em 4 a 28% dos pacientes asmáticos adultos. As primeiras manifestações clínicas ocorrem em torno da terceira e quarta décadas de vida, iniciando com rinorréia importante e congestão nasal. Os sintomas tornam-se mais freqüentes e aparecem pólipos nasais. O quadro asmático apresenta-se *a posteriori* desencadeado em torno de 1 hora após a ingestão da aspirina associada a rinorréia e eritema conjuntival e facial. Esses quadros podem ser graves com choque e parada respiratória. Os eosinófilos são quatro vezes mais numerosos na parede brônquica desses pacientes e ocorre um aumento na produção de cisteinil leucotrieno, com aumento da expressão da leucotrieno sintase 4. Mesmo que haja suspeita clínica, para o diagnóstico definitivo seria necessário realizar a broncoprovocação específica com aspirina. Esse teste pode ser muito perigoso para o paciente e só deve ser realizado por equipe treinada com suporte avançado de vida para o caso de complicações. O teste é positivo se houver queda de 15% do VEF_1 ou pico de fluxo após broncoprovocação e existam sintomas associados. Se não houver sintomas, a queda deve ser de 20% de VEF_1 e pico de fluxo. O tratamento pode ser feito com corticosteróides ou antileucotrienos. Caso o paciente necessite, deve ser feita dessensibilização com o paciente internado[2].

REFERÊNCIAS BIBLIOGRÁFICAS

1. Hargreave FE, Dolovich J, Newhouse MT. The assessment and treatment of asthma: a conference report. J Allergy Clin Immunol 1990; 85:1098. ▪ 2. Global Initiative for Asthma. Global Strategy for Asthma Management and Prevention Program. National Institutes of Health: National Heart, Lung, and Blood Institute/World Health Organization. Workshop Report. Washington, US Department of Health, Education, and Welfare 2002. Publication nº 02-3659. ▪ 3. Holgate ST, Finnerty JP. Recent advances in understanding the pathogenesis of asthma and its clinical implications. Quart J Med New Series 66 1988; 249:5. ▪ 4. Harris RR, Carter GW, Bell RL et al. Clinical activity of leukotriene inhibitors. Int J Immunopharmacol 1995; 17:147. ▪ 5. Durham SR, Lee TH, Cromwell O et al. Immunologic studies in allergen-induced late asthmatic reactions. J Allergy Clin Immunol 1984; 74:49. ▪ 6. Azzawi M, Bradley B, Jeffery PK et al. Identification of activated T activated lymphocytes and eosinophils in bronchial biopsies in stable atopic asthma. Am Rev Respir Dis 1990; 142:1407. ▪ 7. Corrigan CJ, Kay AB. CD4+ T lymphocyte activation in acute severe asthma. Int Arch Allergy Immunol 1991; 94:270. ▪ 8. Laitinen LA, Laitinen A, Haahtela T. Airflow mucosal inflammation even in patients with newly diagnosed asthma. Am Rev Respir Dis 1993; 147:697. ▪ 9. Leick-Maldonado EA, Lemos M, Tibério IFLC et al. Differential distribution of elastic system fibers in control and bronchoconstricted intraparenchymatous airways in the guinea-pig lung. J Submicrosc Cytol Pathol 1997; 29:427. ▪ 10. Fowler MG, Davenport MG, Garg R. School functioning of US children with asthma. Pediatrics 1992; 90:939. ▪ 11. De Marco R, Locatelli F, Sunyer J, Burney P. Differences in incidence of reported asthma related to age in men and women. A retrospective analysis of the data of European Respiratory Health Survey. Am J Respir Crit Care Med 2000; 16:432. ▪ 12. Natasi KJ, Heinly TL, Blaiss MS. Exercise-induced asthma and athlete. J Asthma 1995; 32:249. ▪ 13. Matinez FD, Helms PJ. Types of asthma and wheezing. Eur Respir J 1998; 27(Suppl):S3. ▪ 14. National Institutes of Health/World Health Organization. National Asthma Education, and Prevention Program. Expert Panel Report 2. Guidelines for the diagnosis and management of asthma. Washington, US Department of Health, Education, and Welfare, 1997. NIH Publication nº 97-4051. ▪ 15. Rowe BH, Spooner CH, Ducharme FM et al. Corticosteroids for preventing relapse following acute exacerbations of asthma (Cochrane review). In: The Cochrane Library, Issue 1. Oxford: Update Software, 2001. ▪ 16. Donahue JG, Weiss ST, Livingston JM et al. Inhaled steroids and the risk of hospitalization for asthma. JAMA 1997; 277:887. ▪ 17. Spitzer WO, Suissa S, Ernst P et al. The use of beta-agonists and the risk of death and near death from asthma. N Engl J Med 1992; 326:501. ▪ 18. Selroos O, Pietinalho A, Lofroos AB, Riska H. Effect of early vs late intervention with inhaled corticosteroids in asthma. Chest 1995; 108:1228. ▪ 19. Olivieri D, Chetta A, Del Donno M et al. Effect of short-term treatment with low-dose inhaled fluticasone propionate on airway inflammation and remodeling in mild asthma: a placebo-controlled study. Am J Respir Crit Care Med 1997; 155:1864. ▪ 20. Greening AP, Ind PW, Northfield M, Shaw G. Added salmeterol versus higher-dose corticosteroid in asthma patients with symptoms on existing inhaled corticosteroid. Allen&Hanburys Limited UK Study Group. Lancet 1994; 344:219. ▪ 21. Pauwels RA, Lofdahl CG, Postma DS et al. Effect of inhaled formoterol and budesonide on exacerbations of asthma. Formoterol and Corticosteroids Establishing Therapy (FACET) International Study Group. N Engl J Med 1997; 337:1405. ▪ 22. Shapiro G, Lumry W, Wolfe J et al. Combined salmeterol 50mg and fluticasone propionate 250mg in the diskus device for the treatment of asthma. Am J Respir Crit Care Med 2000; 161:527. ▪ 23. Matz J, Emmett A, Rickard K, Kalberg C. Addition of salmeterol to low-dose fluticasone versus higher-dose fluticasone: an analysis of asthma exacerbations. J Allergy Clin Immunol 2001; 107:783. ▪ 24. Juniper EF, Svensson K, O'Byrne PM et al. Asthma quality of life during 1 year of treatment with budesonide with or without formoterol. Eur Respir J 1999; 14:1038. ▪ 25. Laviolette M, Malmstrom K, Lu S et al. Montelukast added to inhaled beclomethasone in treatment of asthma. Montelukast/Beclomethasone Additivity Group. Am J Respir Crit Care Med 1999; 160:1862. ▪ 26. Lofdahl CG, Reiss TF, Leff JA et al. Randomized, placebo controlled trial of effect of a leukotriene receptor antagonist, montelukast, on tapering inhaled corticosteroids in asthmatic patients. BMJ 1999; 319:87. ▪ 27. Cates C, Fitzgerald JM. Asthma. Clinical Evidence 2001; 6:1139. ▪ 28. Wennergren G, Kristjansson S, Strannegard IL. Decrease in hospitalization for treatment of childhood asthma with increased use of anti-inflammatory treatment, despite an increase in prevalence of asthma. J Allergy Clin Immunol 1996; 97:742. ▪ 29. Suissa S, Ernst P, Benayoun S et al. Low-dose inhaled corticosteroids and the prevention of death from asthma. N Engl J Med 2000; 343:332. ▪ 30. Georgitis JW. The 1997 Asthma Management Guidelines and therapeutic issues relating to the treatment of asthma. National Heart, Lung, and Blood Institute. Chest 1999; 115:210.

20. DOENÇA PULMONAR OBSTRUTIVA CRÔNICA

Chin An Lin
Alberto Cukier

Doença pulmonar obstrutiva crônica (DPOC) é um estado de doença caracterizado por uma limitação de fluxo de ar que não é totalmente reversível. A limitação do fluxo de ar é progressiva e associada a uma resposta exagerada e anormal dos pulmões às partículas e/ou gases agressores.

As duas condições que determinam a obstrução ao fluxo de ar são **bronquite crônica** e **enfisema pulmonar**.

Na realidade, na maioria dos casos, há uma coexistência dos dois padrões em um mesmo portador. A tendência atual é não distinguir nenhum dos dois padrões e considerar como uma entidade nosológica única.

A DPOC é uma doença bastante prevalente, sendo que nos Estados Unidos é estimado que há cerca de 15 milhões de portadores, sendo que esse número está subestimado se se levasse em consideração que parte considerável de portadores da DPOC está na fase inicial da doença e apresenta poucos ou nenhum sintoma. No Brasil, as estimativas calculam cerca de 7 milhões de portadores de DPOC[12].

A prevalência de DPOC é maior em homens que em mulheres, devido ao maior número de fumantes do gênero masculino. O crescente número de tabagistas na população feminina, muito provavelmente, deverá alterar esse quadro no futuro.

A morbimortalidade de DPOC depende muito de sua gravidade: em estágios mais avançados, a alta freqüência de crises de exacerbação pode provocar perda de dias de trabalho, período prolongado de internação, gasto de medicação e conseqüentemente óbito, o que torna a DPOC uma doença de grande importância para o planejamento de políticas de saúde pública.

FISIOPATOLOGIA

A DPOC é caracterizada por um processo inflamatório crônico na região pulmonar. O processo inflamatório tem início por meio da exposição a algum agente externo, como por exemplo o fumo (maior agente externo que desencadeia o processo inflamatório que levará à DPOC), e instala-se nas vias aéreas, parênquima pulmonar e na região vascular pulmonar. Células inflamatórias, tais como linfócito T (predominantemente CD8+), macrófagos e neutrófilos são ativadas e liberam os mediadores como leucotrienos B_4, interleucina-8 e fator de necrose tumoral que levam a um cíclico processo de destruição e reparação. Nessa fase, o processo de moderação desempenhado por antiproteases, por alguma razão (fator genético, por exemplo), não funciona de forma adequada e o equilíbrio protease/antiprotease não se estabelece, pendendo para um estado de inflamação crônica, com repercussão anatomopatológica, levando ao aumento de número de glândulas produtoras de muco e à hipersecreção mucosa. O processo cíclico de dano/reparo leva cronicamente ao aumento da musculatura lisa dos pequenos brônquios e de colágeno, resultante do processo de reparação, levando a um estreitamento da luz[1-3].

A eliminação do parênquima pulmonar pelo processo inflamatório acaba por destruir, além de leito capilar, as fibras que sustentam a abertura de bronquíolos; o resultado é o processo obstrutivo de vias aéreas e hipertensão pulmonar.

A respeito de fatores de risco que levam ou desencadeiam a DPOC estão a exposição ao tabaco (não importando se é cigarro comum, charuto ou cachimbo), considerado o fator mais importante, exposição aos gases ou partículas suspensas tóxicas (causa ocupacional), e a poluição do ar, tanto em ambiente externo (embora seu papel ainda não esteja bem esclarecido) como em ambiente interno (uso de acessórios como fogão à lenha)[1-3].

DIAGNÓSTICO

Os sintomas predominantes são a tosse, a expectoração e a dispnéia.

O paciente portador de DPOC habitualmente é um fumante ou ex-fumante, com história de tosse e expectoração de longa data. Esses sintomas precedem ou são concomitantes ao aparecimento de dispnéia em cerca de 75% dos casos.

A dispnéia é o sintoma principal, pois gera a incapacidade e tende a ser progressiva[1].

Caracteristicamente, ao lado das manifestações clínicas permanentes e lentamente progressivas, os pacientes tendem a evoluir com exacerbações agudas, quando aumenta o grau da dispnéia, a tosse e o volume da expectoração, que freqüentemente se torna purulenta.

Naqueles pacientes com hipóxia crônica, o desenvolvimento de *cor pulmonale* não é incomum. Nesses casos, os pacientes costumam se apresentar com edema dos membros inferiores e cianose.

O exame clínico, exceto durante as exacerbações, pode ser normal.

Os pacientes com enfisema mais pronunciado tendem a ser magros, taquipnéicos, com tórax em barril, timpanismo à ausculta, utilizando os músculos acessórios da respiração. Aqueles em que predomina a bronquite crônica, por outro lado, têm tendência à obesidade, são menos dispnéicos, cianóticos, com sinais de insuficiência cardíaca direita.

A ausculta pulmonar tenderá a revelar diminuição do murmúrio vesicular quando a obstrução for muito acentuada ou em áreas de bolhas de enfisema. Crepitações podem ser audíveis particularmente nos pacientes bronquíticos. Durante as exacerbações, é freqüente a sibilância[1-3].

Nos casos em que se desenvolve *cor pulmonale*, estase jugular, sopro tricúspide, hiperfonese de segunda bulha, ascite, hepatomegalia, edema de membros inferiores podem ser observados.

Além dos dados clínicos, o único exame complementar necessário para o diagnóstico é a espirometria, que permite caracterizar a limitação ao fluxo aéreo. Três são os parâmetros fundamentais a serem reconhecidos na espirometria: capacidade vital forçada (CVF), volume expiratório forçado do primeiro segundo (VEF_1) e relação entre os dois (VEF_1/CVF). Nos distúrbios ventilatórios obstrutivos, como o que ocorre na DPOC, a redução de VEF_1/CVF abaixo de 0,7 caracteriza a limitação ao fluxo aéreo. A porcentagem de redução do VEF_1 em relação aos valores preditos define a gravidade da limitação. É importante salientar que os pacientes com DPOC costumam cursar assintomáticos ou oligossintomáticos por longos períodos, mesmo com VEF_1 moderadamente reduzido, o que salienta a importância da realização de espirometria em fumantes, mesmo que assintomáticos.

Outros exames, habitualmente, só servem para afastar co-morbidades. O radiograma de tórax geralmente é normal, salvo nas fases mais avançadas, em que pode evidenciar hipertransparência pulmonar, presença de bolhas ou aumento do ventrículo direito.

A oximetria de pulso permite uma avaliação não-invasiva do grau de comprometimento das trocas gasosas. Em pacientes com saturação inferior a 90% está indicada a coleta de sangue arterial para determinação das pressões parciais de oxigênio (paO_2) e gás carbônico ($paCO_2$)[2].

ESTADIAMENTO DE GRAVIDADE

O tratamento da DPOC é escalonado na dependência do nível de gravidade. O estadiamento proposto por diferentes documentos de consenso considera os níveis de obstrução detectados pela espirometria e os dados clínicos. Neste texto nos baseamos na classificação proposta pelo Consenso Brasileiro de DPOC (Quadro 3.16).

Quadro 3.16 – DPOC – estadiamento (I Consenso Brasileiro de DPOC)[3].

Estágio	VEF_1 Dispnéia – incapacidade de sustentação	SpO_2	Hipercapnia
Estágio I Doença leve	> 60% VEF_1/CVF < 90%	> 88%	Não
Estágio II Doença moderada	< 60% > 40%	> 88%	Não
Estágio III Doença grave	< 40%	≥ 88% ou > 88% com VEF_1 < 40%	Não
Estágio IV Doença muito grave	Qualquer valor geralmente inferior a 40%	≤ 88% ou > 88% com dispnéia incapacitante	Sim/não Pode ser não, se a dispnéia for menos intensa

Outro estadiamento, bastante parecido com o do Consenso Brasileiro, é o da GOLD (*Global Initiatives for Obstructive Lung Diseases*).

Estágio 0 – em risco da doença: tosse e secreção crônicas, função pulmonar normal.

Estágio I – doença leve: obstrução leve (VEF_1/CVF < 70% mas VEF_1 ≥ 80% do predito), geralmente com tosse e escarro crônicos, mas não sempre. Nesse estágio, o paciente pode não ter idéia de que a sua função pulmonar não é normal.

Estágio II – doença moderada: piora da obstrução (VEF_1/CVF < 70% e 50% ≤ VEF_1 < 80% do predito), com progressão sintomática, dispnéia aos esforços por exercício.

Estágio III – doença grave: obstrução importante (VEF_1/CVF < 70% e 30% ≤ VEF_1 < 50% do predito). Piora da dispnéia, crises de exacerbação repetitivas, com grande impacto na qualidade de vida e prognóstico do paciente.

Estágio IV – doença muito grave: obstrução muito importante (VEF_1/CVF < 70 e VEF_1 < 30% do predito), ou VEF_1 < 50% do predito com insuficiência respiratória crônica. Nesse estágio, as exacerbações são muito graves e colocam a sobrevida do paciente em risco[1,2].

MANEJO DA DPOC

Os objetivos principais de manejo da DPOC[4] são:

a) Prevenir a progressão da doença.
b) Melhorar os sintomas.
c) Melhorar a tolerância aos exercícios.
d) Reduzir a freqüência de exacerbações.
e) Reduzir a mortalidade.

REDUÇÃO DOS FATORES DE RISCO

A cessação de tabagismo é a única medida que influencia o prognóstico ao limitar a progressão da doença.

As seguintes medidas são consideradas eficazes como técnicas de cessação de tabagismo:

- Aconselhamento prático (pode ser feito por qualquer profissional da área de saúde) e suporte social (com educação, informação a respeito do tabagismo). O aconselhamento tem **evidência A** no sucesso de cessação do tabagismo. Muitas vezes, no ambulatório, 3 minutos de aconselhamento pelo médico em cada consulta que o paciente realiza já é bastante útil[4,5].
- Uso de medicação como a terapia de substituição de nicotina (em qualquer forma: goma de mascar, transdérmica, *spray* nasal etc.) mantém os pacientes em longo período de abstinência tabágica, principalmente aqueles que não obtiveram sucesso com o aconselhamento prático como a medida única. Algumas drogas antidepressivas como bupropiona e nortriptilina funcionam satisfatoriamente no auxílio da cessação do tabagismo. O uso dessas medicações é mais efetivo em pacientes que fumam mais de 10 cigarros/dia. Algumas contra-indicações relativas devem ser levadas em consideração: problemas cardiovasculares, grávidas e fumantes adolescentes. O uso de famacoterapia para auxiliar na cessação do tabagismo tem **evidência A** na efetividade. Algumas medidas heterodoxas como o emprego de acupuntura ainda necessitam de respaldo científico com base em estudos epidemiológicos bem desenhados para recomendarmos o seu uso[6].

Outros fatores de risco, tais como exposição a ambientes de trabalho com poeiras ou gases tóxicos que podem precipitar processo inflamatório pulmonar, devem ser evitados. Com relação à poluição do ar, tanto em ambiente externo como ambiente interno, pacientes em estágio I de DPOC devem evitar prática esportiva em ambiente externo em épocas do ano com índice de poluição elevado. Já em relação à poluição em ambiente interno deve-se realizar manutenção de sistema de condicionamento de ar em ambiente fechado, com constante limpeza dos condutores de ar.

MANEJO DE DPOC ESTÁVEL

O quadro 3.17 resume a estratégia terapêutica ambulatorial da DPOC[4,5].

Quadro 3.17 – Terapêutica ambulatorial da DPOC.

Estágio	Tratamento recomendado	
Todos	Evitar fatores de risco Vacinação contra a gripe	
DPOC leve	Broncodilatador de curta ação quando necessário	
DPOC moderada	Tratamento regular com um ou mais broncodilatadores Reabilitação	Corticóides inalados se ocorrer resposta significativa da função pulmonar ou em caso de exacerbações repetidas
DPOC grave e muito grave	Tratamento regular com um ou mais broncodilatadores Corticóides inalados se ocorrer resposta significativa da função pulmonar ou em caso de exacerbações repetidas Tratamento das complicações Reabilitação Oxigenoterapia prolongada em caso de insuficiência respiratória Considere a possibilidade de tratamentos cirúrgicos	

O tratamento deve ser conduzido com a clareza de que nenhum medicamento ou medida (exceto a cessação do tabagismo) é capaz de deter, a longo prazo, o declínio da função pulmonar. Dessa forma, o controle de sintomas, a melhora da qualidade de vida, a prevenção de crises de exacerbação e a conseqüente redução da freqüência na internação são os objetivos principais do tratamento.

Como salientamos, o tratamento é baseado no estadiamento da gravidade da doença[4,5].

Independentemente do estágio, é primordial a educação do paciente, disponibilizando informações acerca da doença, seus sintomas, aconselhamento a respeito de exercícios, sobre cessação de tabagismo que devem ser colocados à disposição do paciente.

A vacinação contra influenza uma vez por ano (**evidência A**) e possivelmente a antipneumocócica uma vez a cada cinco anos (**evidência B**) estão indicadas em qualquer nível de gravidade. As duas vacinas podem ser administradas ao mesmo tempo. O uso de broncodilatador de curta ação de demanda é recomendado (**evidência A**)[4,5].

Todos os broncodilatadores (incluindo beta-2 de longa ação e teofilina) podem melhorar a tolerância ao exercício físico sem necessariamente aumentar o VEF_1.

Há a recomendação de associar um agente anticolinérgico (brometo de ipratrópio) ao beta-2 de curta ação (**evidência A**). Essa associação potencializa o efeito broncodilatador de ambos.

A teofilina, cujo mecanismo de ação permanece pouco esclarecido, em preparação de liberação lenta pode ser uma opção medicamentosa, no entanto, especial atenção deve ser dada para sua potencial toxicidade.

Entre os portadores de DPOC, há uma parcela de pacientes que apresentam broncoespasmo reversível com o uso de corticóide que poderiam se beneficiar com o uso de corticóide inalatório. Dessa forma, um curso de até três meses (não mais curto que um mês) de corticóide inalatório pode identificar o subgrupo de pacientes que se beneficiariam com o uso de glicocorticóide. Outro grupo de pacientes que eventualmente se beneficiam de corticóides inalatórios são aqueles que cursam com exacerbações freqüentes[5].

O programa de treinamento em exercício está sempre indicado, pois aumenta a tolerância ao esforço físico e à dispnéia (**evidência A**).

A oxigenoterapia domiciliar prolongada (mais de 15 horas por dia) é recomendada aos pacientes que apresentam (**evidência A**):

- $paO_2 \leq 55mmHg$ ou $SaO_2 \leq 88\%$, com ou sem hipercapnia, em repouso, em exercício ou durante sono.
- $paO_2 \geq 55mmHg$ e $\leq 60mmHg$ ou $SaO_2 \leq 89\%$, com sinais de hipertensão pulmonar, sinais de *cor pulmonale* ou policitemia (hematócrito > 55%).

Procedimentos cirúrgicos estão indicados em situações particulares, como bulectomia, cirurgia redutora de volume pulmonar e transplante pulmonar.

TRATAMENTO AMBULATORIAL DE EXACERBAÇÕES DE DPOC

Tratar as exacerbações de DPOC[4,5] requer uma atenção especial, pois, além da insuficiência respiratória, pode haver (quase sempre) descompensações de outras co-morbidades como o *cor pulmonale*. Freqüentemente, as exacerbações levam a uma internação hospitalar.

Os sinais mais comuns da exacerbação de DPOC são: aumento de dispnéia, piora da tosse com aumento de secreção, muitas vezes com mudança de características do escarro. Às vezes, a febre pode estar presente.

A dispnéia pode variar desde piora da tolerância aos exercícios até dispnéia em repouso. A presença de febre, piora da tosse e escarro são sinais de infecção respiratória que constitui a maior causa de descompensações em DPOC (pelo menos 80% dos casos, dos quais 40 a 50% por bactérias, 30% por vírus, 5 a 10% por bactérias atípicas, 10% por agentes concomitantes). Outras causas de descompensações podem ser: tromboembolismo pulmonar, pneumotórax, piora do *cor pulmonale*, piora da poluição do ar e evolução da própria doença.

Infecção – os agentes mais comuns são vírus respiratórios (influenza) *Haemophilus influenzae, Streptococcus pneumonie* e *Moraxella catarrhalis*. Na maioria das vezes, o diagnóstico do agente etiológico não é feito, e o da infecção deve ser feito apenas por meio do quadro clínico. Não há necessidade de confirmação por meio de leucograma e radiografia de tórax (apenas 16 a 21% mostram alguma modificação, seja conseqüente à infecção, seja por outra causa). O antibiótico pode ser instituído com base apenas no quadro clínico.

A instituição de antibiótico deve obedecer ao critério que leva em consideração a manifestação clínica:

Grupo I – pacientes com aumento de dispnéia, volume de escarro e apresenta escarro mucopurulento.

Grupo II – paciente apresenta apenas dois dos três sintomas acima.

Grupo III – paciente com apenas um dos três sintomas acima, acompanhado de pelo menos um dos sintomas a seguir: febre sem causa aparente, piora do sibilo, aumento da tosse, aumento da freqüência cardíaca 20% acima de seu nível basal.

Em qualquer paciente que se enquadre em um desses três grupos justifica-se o início de antibioticoterapia.

Em pacientes que tiverem menos de 60 anos, em estágio I ou II de gravidade, sem outras co-morbidades graves, podem-se usar os seguintes antibióticos, sem preferência de escolha:

- Betalactâmicos*: amoxicilina, amoxicilina com ácido clavulânico ou cefalosporina de 2ª ou 3ª geração.
- Macrolídeos: azitromicina, claritromicina, roxitromicina.
- Quinolonas: ciprofloxacino, levofloxacino.
- Doxicilinas.
- Outros como tetraciclina, cloranfenicol, sufametoxasol-trimetoprima são antibióticos que exigem mais de duas tomadas por dia, com dias prolongados de tratamento, o que provoca baixa aderência. Os demais antibióticos, ao contrário, cada vez apresentam uma posologia mais fácil com menor duração de tratamento, adequando-se totalmente aos hábitos do paciente, encontrando uma aderência maior. Considerar apenas que entre todos, embora com um custo mais elevado, as quinolonas respiratórias apresentam menor índice de resistência, com boa cobertura para os gram-negativos e maior poder de concentração nas mucosas.

Pacientes com mais de 60 anos, com a presença de co-morbidade importante, pelo menos quatro episódios de exacerbação no ano anterior, e uso freqüente de corticóide encontram-se em estágios III e IV de gravidade, em que a instituição de antibiótico deve começar com quinolona, seguida dos demais, como azitromicina, beta-lactâmicos com clavulanato, e cefalosporinas de 2ª ou 3ª geração.

O uso de corticóide sistêmico (por via oral em ambulatório) em exacerbações encontra respaldo na literatura (**evidência A**). O corticóide possivelmente atua favoravelmente na recuperação de descompensação e da função pulmonar. A dose recomendada é de 40mg de prednisona por dia por cerca de cinco a dez dias, seguida de 20mg/dia por mais três a cinco dias. Há evidências de que o tratamento de corticóide sistêmico por 10 dias melhora a saturação de oxigênio e VFE_1. Entretanto, deve-se atentar para a hiperglicemia, que é um dos maiores efeitos colaterais.

Tratamento de *cor pulmonale* – as medidas para o *cor pulmonale* são aquelas que visam ao tratamento da própria DPOC, uma vez que, melhorando a oxigenação (melhora da função pulmonar), há conseqüente melhora na hipertensão pulmonar, no débito cardíaco e na policitemia. Cuidado especial deve ser dado ao digitálico, que não é mais uma droga de escolha para tratar a insuficiência cardíaca congestiva estando indicado só em caso de fibrilação atrial de alta resposta ou

---

* De acordo com o I Consenso Brasileiro de Doença Pulmonar Obstrutiva Crônica 2001[3].

estritamente como sintomático durante período de descompensação de insuficiência cardíaca congestiva. Em DPOC, os digitálicos podem propiciar a ocorrência de arritmias, portanto, seu uso é bastante restrito[4,5].

O uso de diurético pode melhorar o edema, mas deve-se atentar para o fato de que pode piorar a perfusão renal e a hemoconcentração, o que pode aumentar a policitemia. Os vasodilatadores podem provocar vasodilatação periférica, levando a uma queda de débito cardíaco. Seu uso deve ser muito criterioso.

A indicação de flebotomia é controversa, uma vez que, com o uso de medicações e oxigênio, pode-se tratar convenientemente a policitemia, mas seu uso está indicado quando o hematócrito é superior a 55%, com sinais clínicos de hiperviscosidade, como confusão mental ou zumbido, em que a descompensação do *cor pulmonale* não foi controlada com as medidas citadas.

REFERÊNCIAS BIBLIOGRÁFICAS

1. Pauwels RA, Buist AS, Calverley PM et al. Global strategy for diagnosis, management and prevention of chronic obstructive pulmonary disease: NIH/WHO Global Initiative for Chronic Obstructive Lung Disease (GOLD) Workshop Summary. Am J Respir Crit Care Med 2001; 163:1256. ▪ 2. Pauwels RA, Buist AS, Calverley PM et al. Global strategy for diagnosis, management and prevention of chronic obstructive pulmonary disease:NIH/WHO Global Initiative for Chronic Obstructive Lung Disease (GOLD) Workshop Report updated 2003. www.goldcopd.com. ▪ 3. Oliveira JCA, Jardim JRB, Rufino R. I Consenso Brasileiro de Doença Pulmonar Obstrutiva Crônica (DPOC). J Pneumol 2000; 26(supll 1). ▪ 4. Doherty DE. Management of the symptomatic patient. Clin Cornerstone 2003; 5:17. ▪ 5. Soto FJ, Verkey B. Evidence-based approach to acute exacerbations of COPD. Curr Opin Pulm Med 2003; 9:117. ▪ 6. White AR, Rampes H, Ernst E. Acupuncture for Smoking Cessation. The Cochrane Library, Issue 1, 2003. Disponível no site: www.cochrane.org.

21. DOENÇAS ALÉRGICAS

Jorge Kalil
Fábio Morato Castro

RINITE ALÉRGICA

DEFINIÇÃO E QUADRO CLÍNICO

A rinite alérgica é uma das alergias respiratórias mais prevalentes da atualidade, caracterizando-se por intenso processo inflamatório da mucosa nasal. No Brasil, estima-se que 30% da população seja acometida pela doença. Como outras alergias, a rinite é causada pela interação de fatores genéticos e exposição a fatores ambientais, sendo, portanto, mais freqüente entre indivíduos com antecedentes familiares de alergia, sem preferência por gênero ou raça. Inicia-se em qualquer faixa etária, porém é mais freqüente nas crianças e adolescentes. Os alérgenos ambientais (poeira doméstica, ácaros, fungos, epitélio de animais, barata, pólen) são as principais causas dessa alergia[1].

DIAGNÓSTICO

Na anamnese, o paciente deve ser questionado sobre início dos sintomas, freqüência, intensidade e outras características, fatores desencadeantes ou agravantes, história familiar e ambiente onde vive. As manifestações clínicas mais características são prurido, obstrução e congestão nasais e espirros, que podem ou não estar acompanhadas por outros sintomas, como prurido em orofaringe, sintomas oculares (prurido, lacrimejamento, hiperemia conjuntival) e prurido em conduto auditivo.

Com a ocorrência de obstrução nasal prolongada e respiração constante pela boca, na infância, pode ocorrer elevação do lábio superior, sobremordida e elevação do arco do palato. Os olhos podem apresentar-se edemaciados, com cianose da região periorbital (olheiras), secreção mucosa e lacrimejamento. O paciente pode ainda apresentar outros achados sugestivos de alergia, como sulco transverso no dorso do nariz, prega de Dennie-Morgan, ressecamento da pele, ceratose pilar, eczemas etc. O exame do nariz deve ser realizado em todos os pacientes. A mucosa geralmente se encontra avermelhada nas infecções agudas, enquanto a mucosa alérgica típica apresenta-se pálida e edemaciada. O exame minucioso da cavidade nasal possibilita a identificação de pólipos, tumores, corpos estranhos ou desvios de septo[1].

O teste cutâneo de leitura imediata representa o recurso diagnóstico primário para confirmar hipersensibilidade imediata, pois demonstra a presença de anticorpos IgE específicos para os antígenos pesquisados. O teste cutâneo de leitura imediata induz resposta cutânea na forma de pápula e eritema que atinge um pico em 10 minutos quando do emprego de histamina (controle positivo) e em 15 a 20 minutos para os alérgenos. Quando não houver reação ao controle negativo (solução salina), uma erupção com diâmetro médio superior a 3mm associada a prurido representa resposta positiva.

A figura 3.2 resume as etapas diagnósticas da rinite alérgica.

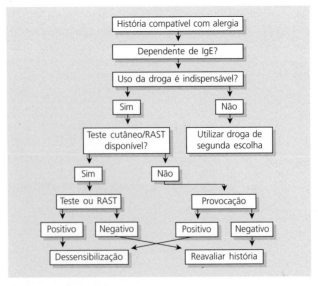

Figura 3.2 – Fluxo para o diagnóstico da rinite alérgica.

A IgE sérica específica, entretanto, pode revelar-se útil quando não houver disponibilidade de extratos para a execução dos testes cutâneos com agulha. Há disponibilidade de numerosos métodos, entre os quais o mais amplamente utilizado é o teste radioalergoabsorvente (RAST).

TRATAMENTO

O tratamento baseia-se em três pontos fundamentais: higiene ambiental, tratamento medicamentosos (anti-histamínicos e antiinflamatórios) e imunoterapia alergenoespecífica.

Controle ambiental (higiene ambiental)[2-4].

- Arejar bem o ambiente, melhor se for ensolarado.
- Forrar travesseiros e colchões com capas impermeáveis aos ácaros.
- Limpar os ambientes semanalmente com pano úmido.
- Desumidificadores ajudam a controlar a umidade relativa do ar, porém podem ressecar o ambiente provocando crises de tosse irritativa e agravando crises de asma.
- Vaporizadores não são indicados em quartos de pacientes alérgicos, por facilitarem a proliferação de fungos.
- Evitar tapetes, carpetes e cortinas ou limpá-los com aspiradores de pó com filtros especiais.
- Evitar mofo e umidade.
- Tirar objetos que facilitem o acúmulo de poeira (livros, bichos de pelúcia, brinquedos em excesso).
- Retirar plantas do dormitório.
- Não usar inseticidas em *spray* ou espiral.
- Evitar animais domésticos dentro da casa.
- Não permitir cigarro dentro de casa.
- Retirar roupas guardadas por muito tempo e lavá-las ou colocar no sol.
- Lavar com freqüência as roupas de cama.

Tratamento medicamentoso – incluem os anti-histamínicos e os antiinflamatórios (Quadros 3.18a e 3.18b). Entre os antiinflamatórios, os corticóides de uso nasal podem ser utilizados duas vezes por dia, na época de piora, sem restrição de uso a longo prazo. Alguns descongestionantes de uso tópico também podem ser utilizados (Quadro 3.18c), assim como os de uso sistêmico. Entretanto, os de uso sistêmico são menos efetivos comparados aos de uso tópico (Quadro 3.18d).

Quadro 3.18a – Anti-histamínicos utilizados no tratamento da rinite alérgica.

Curta duração
Clorfeniramina 4mg, quatro vezes ao dia
Bronferinamina, defenidiamina 25-50mg, três vezes ao dia
Longa duração
Loratadina 10mg
Terfenadina 60mg
Fenoxifenadina 60mg
Clorfeniramina de ação prolongada 8-12mg ao deitar

Quadro 3.18b – Corticóides de uso nasal utilizados no tratamento da rinite alérgica.

Bulometasona 50-120mcg
Budesonida 50 e 100mcg
Flucatisona 50mcg
Aplicar duas vezes ao dia em cada narina

Quadro 3.18c – Descongestionantes tópicos.

	Duração do efeito
Curta ação	
Fenilefrina	4 horas
Ação intermediária	
Nafazolina, tetraidrazolina	4-6 horas
Longa ação	
Oximetazolina, xilometazolina	12 horas

Quadro 3.18d – Descongestionantes de uso sistêmico.

Pseudo-efedrina	60mg a cada 4-6 horas
	120mg a cada 12 horas (ação prolongada)
Efedrina	25-50mg a cada 4 horas

ALERGIA A VENENO DE INSETOS

DEFINIÇÃO E QUADRO CLÍNICO

A ordem himenóptera, constituída por abelhas, formigas e vespas, tem despertado cada vez mais a atenção dos médicos, por provocar importantes reações imunológicas no homem decorrentes de suas ferroadas. A mortalidade por reações agudas causadas por ferroadas desses insetos varia de 0,09 a 0,45 mortes por milhão de habitantes. Essa grande variabilidade encontrada na literatura mundial deve-se principalmente às características de cada região, ao número de espécies de insetos e aos problemas de processamento de dados estatísticos. Certamente, esses números são subestimados. No Brasil, um País com características continentais, basicamente rural, um dos maiores produtores de mel do mundo e que possui mais de 400 espécies de vespas neotropicais, as reações por venenos de insetos certamente ocorrem em uma freqüência maior.

Podemos classificar as manifestações clínicas por mecanismos de hipersensibilidade, de aparecimento imediato, mediadas por IgE; reações tardias de hipersensibilidade mediadas por anticorpos, do tipo citotóxica e por imunocomplexos; reações pseudo-alérgicas; reações tóxicas e secundárias à uma doença de base (Quadro 3.19).

Quadro 3.19 – Manifestações clínicas e mecanismos.

Manifestações clínicas	Mecanismos
Hipersensibilide	Imediata (IgE)
	Citotóxica
	Imunocomplexos
Pseudo-alérgica	Ação direta nos mastócitos
Tóxica	Local
	Sistêmica
Secundária	Doença de base

DIAGNÓSTICO

O diagnóstico das reações alérgicas aos venenos de *Hymenoptera* é feito basicamente por meio da história clínica, do teste cutâneo e da pesquisa de IgE específica ao veneno.

TRATAMENTO

O tratamento dessas alergias pode ser abordado de três formas diferentes: o profilático, o tratamento de emergência e a imunoterapia específica. A profilaxia das reações alérgicas pode ser feita tomando-se algumas precauções simples, como se evitar locais em que existam concentrações desses insetos, evitar o uso de perfumes fortes, evitar andar com os pés descalços próximos a piscinas ou em jardins, utilizar botas em zonas rurais, e ainda, no caso de pacientes sensíveis, orientação para reconhecer e tratar os quadros de anafilaxia, carregando sempre materiais de emergência como adrenalina e/ou anti-histamínicos (EPI-PEN®, ANA-KIT®). O tratamento medicamentoso de urgência deve sempre seguir a seguinte ordem: adrenalina por via subcutânea, anti-histamínico injetável e, por fim, corticosteróides por via parenteral.

A imunoterapia específica tem-se mostrado muito eficiente no tratamento das reações alérgicas aos venenos de himenóptera, com eficácia variando entre 70 e 100% dos tratamentos. É um tratamento de difícil execução, com altos riscos para o paciente e que deverá ser executado por médico especialista com muita experiência na área[5].

DERMATITE ATÓPICA

Dermatite atópica ou eczema atópico é uma doença de caráter crônico e recidivante, clinicamente caracterizada por lesões pruriginosas, descamativas, de distribuição clínica peculiar e variável de acordo com a idade do paciente, sendo considerado o componente cutâneo do complexo atópico.

A prevalência da dermatite atópica vem aumentando, como tem ocorrido nos demais processos alérgicos, atingindo 10% da população pediátrica. Propõe-se que inúmeros fatores possam estar contribuindo para esse aumento, tais como exposição precoce a alérgenos e irritantes ambientais, maior ingestão de aditivos alimentares e menor tempo de aleitamento materno, aliados a uma maior percepção do quadro clínico por parte do médico.

O sintoma clínico mais importante é o prurido, que é facilmente observado em crianças de mais idade. Em lactentes, pode-se traduzir em sintomas como inquietação, dificuldade de dormir e irritabilidade. O prurido é uma conseqüência da inflamação e do ressecamento da pele que ocorre nesses pacientes.

DIAGNÓSTICO

Varia de acordo com a idade do pacientes. Lactentes (0 a 2 anos) portadores de dermatite atópica têm suas lesões distribuídas ao longo do couro cabeludo, face e região extensora dos membros, raramente acometendo a região perineal (área de fraldas). Na face, as lesões tendem a poupar o maciço frontal. Em escolares, adolescentes e adultos as lesões distribuem-se ao longo das porções flexoras dos braços e pernas, nuca e pescoço. O diagnóstico da dermatite atópica é essencialmente clínico, com base nos sintomas, nas características e na distribuição das lesões.

TRATAMENTO

A primeira parte do tratamento consiste em informar o paciente e aos pais sobre o curso natural da doença e de que maneira o médico pode intervir. Aspectos emocionais devem ser abordados, tentando apontar as repercussões que a dermatite atópica leva na formação da personalidade da criança. A cronicidade da doença e a dificuldade em lidar com a própria imagem já são motivos suficientes para que o paciente adote uma postura introspectiva com relação ao mundo que o cerca. Muitas vezes, amparado em seus sintomas, o paciente acaba manipulando seus familiares, que também estão completamente envolvidos e sem uma ajuda especializada podem encontrar dificuldade em lidar com a situação.

O tratamento básico abrange: medidas gerais, hidratação, afastamento dos fatores desencadeantes, anti-histamínicos e corticoterapia tópica. As complicações como infecções fúngicas e bacterianas devem ser prontamente tratadas.

Para o sucesso do tratamento, todos os aspectos devem ser considerados e individualizados, e uma abordagem multidisciplinar, contando com nutricionista e psicóloga, pode ser necessária.

REAÇÕES ADVERSAS A DROGAS

As reações adversas às drogas podem ser classificadas didaticamente em dois grandes grupos como descrito:

1. **Reações previsíveis e efeitos colaterais** – toxicidade, interação entre drogas e ação secundária.
2. **Reações imprevisíveis** – intolerância, idiossincrasia, reações pseudo-alérgicas e alergias.

As alergias por drogas podem ocorrer por todos os mecanismos imunológicos de hipersensibilidade, como reação imediata (anafilaxia, rinite, asma), reação citotóxica (anemia hemolítica, nefrites intersticiais), depósito de imunocomplexos (doença do soro, febre, vasculites) e reação mediada por células (alergias de contato).

Alergia à penicilina – reações alérgicas por penicilina, assunto que tem gerado muitas controvérsias e erros em sua avaliação diagnóstica, são excessivamente valorizadas em sua importância clínica. Hoje, provavelmente, as reações alérgicas e pseudo-alérgicas por antiinflamatórios não-hormonais são mais prevalentes e relevantes. Por outro lado, o grupo da penicilina tem importância por desencadear diferentes manifestações clínicas e por apresentar reações cruzadas com outros atibióticos betalactâmicos (cefalosporina, amoxacilina e carbapenem).

DIAGNÓSTICO

Os antígenos da penicilina podem ser divididos em determinantes antigênicos maiores e menores. Ambos os grupos são importantes do ponto de vista de alergia. O diagnóstico, então, é baseado na comprovação da presença de IgE específica aos determinantes antigênicos da penicilina, por meio do teste cutâneo (determinantes maiores e menores) e pesquisa sérica ou RAST (determinantes menores). O "teste cutâneo", freqüente e grosseiramente realizado em nossas farmácias, é na verdade uma provocação ao medicamento, colocando o paciente em alto risco de desenvolver uma reação anafilática. O teste cutâneo correto tem valor preditivo unicamente para reações imediatas, deve ser realizado com material adequado, em ambiente com todos os aparatos para uma situação de emergência e executado por um especialista em alergologia.

REFERÊNCIAS BIBLIOGRÁFICAS

1. Gelfand BW. Inflammatory mediators in allergic rhinitis. J Allergy Clin Immunol 2004; 114:35. ▪ 2. Storms WW. Pharmacologic approaches to daytime and nighttime symptoms of allergic rhinitis. J Allergy Clin Immunol 2004; 114: 46. ▪ 3. Portnoy JM, Van Osdol T, Williams PB. Evidence - based strategies for treatment of allergic rhinitis Curr Allergy Asthma Resp 2004; 4:439. ▪ 4. Huggins JL, Sooney RJ. Allergen immunotherapy. Am Fam Physician 2004; 70:689. ▪ 5. Castro FF, Antila MA, Croce J. Ocupational allergy caused by urticating hair of Brazilian spidei. J Allergy Clin Immunol 1995, 95:1282.

22. TUBERCULOSE

Flávio Luengo Gimenez

A tuberculose é uma doença muito antiga que tomou novo impulso como resultado da baixa imunidade dos portadores do vírus HIV, o que permitiu uma circulação maior de cepas resistentes da micobactéria, por terapias infrutíferas ou por abandono ao tratamento. A população atualmente está exposta a uma gama maior de bacilos multirresistentes.

HISTÓRICO

Há evidências de que essa doença acompanha a humanidade há muito tempo com achados em múmias (alterações ósseas) no Egito Antigo, onde algumas gravuras de tumbas sugerem deformidades provocadas pela doença espinhal[1,2]. A "peste branca"[2-4] começa a se espalhar pelo mundo através da expansão colonialista dos países europeus e a doença é trazida ao Brasil pelos portugueses infectados, que também vinham aqui tentar a cura do mal. Acreditava-se na época e até recentemente que o ar puro favoreceria o tratamento da doença. Cita-se que o jesuíta Manoel da Nóbrega teria sido portador da tuberculose[3]. A mortalidade por tuberculose, na época, girava em torno de 700 por 100.000 habitantes. Com a revolução industrial e com a maior velocidade de urbanização, ela surge como sério problema de saúde pública. Na época em que Pasteur declarou ao mundo ter isolado o bacilo, um sétimo dos óbitos era causado pela doença pulmonar e cerca de um terço da comunidade de trabalhadores adultos apresentava fortes indícios de contaminação pulmonar pela doença, tornando urgentes medidas que limitassem a disseminação do vetor[5].

EPIDEMIOLOGIA

Incidência

A Organização Mundial da Saúde (OMS), em publicação de 1995, estimou a presença de 8 milhões de casos novos de tuberculose ativa no mundo, somente em 1990, com aproximadamente 2,6 milhões de mortes naquele ano. Atualmente, no mundo, existem aproximadamente 2 bilhões de indivíduos infectados, a grande maioria em países subdesenvolvidos ou em desenvolvimento[2,3]. Outro ponto a notar é a verificação da OMS, em 1996, de que 6 milhões de indivíduos são infectados por tuberculose/HIV no mundo, sendo que a incidência da tuberculose em pacientes portadores de HIV/aids é cerca de *170* vezes maior que na população geral. Como citado anteriormente, dentro dessa perspectiva, o surgimento de infectados portadores de bacilos resistentes aos quimioterápicos de primeira linha também contribui, de certa forma, para maior incidência da doença.

Os países de maior incidência da tuberculose são Índia, China, Indonésia, Bangladesh, Nigéria, Paquistão, Filipinas, Congo, Rússia e Brasil. Os coeficientes de incidência por 100.000 habitantes são mais elevados nas Filipinas (400), Índia (220) e África (entre 100 e 220), enquanto nos países desenvolvidos esses índices são baixos (entre 6 e 10). A tabela 3.2 ilustra a situação em alguns desses países e em outros para análise comparativa.

Tabela 3.2 – Número de casos novos de tuberculose por ano em alguns países. Fonte: Pneumoatual, dados do Ministério da Saúde e da OMS.

Alguns países entre os de maior incidência de tuberculose				
	1985	1990	1995	1996
Índia	1.168.804	1.519.182	1.214.876	1.300.935
China	226.899	375.481	357.829	469.358
Filipinas	151.028	317.008	235.496	276.295
Rússia	64.644	50.641	84.980	111.075
Brasil	84.310	84.990	91.013	85.860
Alguns países para comparação com o Brasil				
	1985	1990	1995	1996
Argentina	15.987	12.309	13.433	13.397
México	15.017	14.437	11.329	10.852
Cuba	680	546	1.607	1.579
EUA	22.201	25.701	22.860	21.337
Reino Unido	6.666	5.908	6.176	6.238
Itália	4.133	4.246	5.627	4.155

No Brasil, ocorrem cerca de 10 casos novos e morrem cerca de 15 indivíduos por dia de tuberculose. Como era de se esperar, a doença atinge as parcelas menos favorecidas da população. A notificação da doença é obrigatória, feita em fichas padronizadas que fornecem os dados às secretarias estaduais. A seguir, apresentamos alguns números que não representam a total realidade, em função da subnotificação dos pacientes diagnosticados, das dificuldades diagnósticas de alguns casos e da presença de enfermos que não chegam aos serviços de saúde. O Ministério da Saúde estima, hoje, um número de 130.000 casos novos por ano (Tabela 3.3).

Tabela 3.3 – Dados da tuberculose no Brasil. Fonte: Pneumoatual, dados do Ministério da Saúde.

Ano	1985	1988	1992	1995	1996	1998
Casos novos notificados	84.310	82.395	85.955	91.013	85.860	82.931
Coeficiente/ 100.000 habitantes	64,6	58,5	57,6	58,6	54,7	51,3

O Centro de Vigilância Epidemiológica Alexandre Vranjac fornece dados relativos a São Paulo citados na tabela 3.4.

Tabela 3.4 – Casos novos e coeficientes de incidência de tuberculose no estado de São Paulo, 1980 a 1999. Fonte: CVE- TBC.

Ano	Casos	Coeficientes*	Ano	Casos	Coeficientes*
1980	14.882	59,6	1990	16.870	54,8
1981	17.178	69,8	1991	17.610	56,0
1982	16.223	62,3	1992	17.723	55,2
1983	16.547	62,3	1993	16.763	51,54
1984	17.749	64,3	1994	16.615	50,28
1985	17.959	64,8	1995	17.276	51,47
1986	17.781	62,8	1996	17.634	51,75
1987	16.848	58,3	1997	17.947	51,89
1988	16.449	55,7	1998**	18.112	51,40
1989	15.220	50,5	1999**	18.675	52,50

* Por 100.000 habitantes.
** Dados provisórios até 16/03/01.

Mortalidade

Levantamentos da OMS indicam em torno de dois milhões e meio de óbitos por tuberculose no mundo em 1990 e três milhões em 1995 (Ministério da Saúde). A tabela 3.5 dá uma idéia das taxas de mortalidade em diferentes partes do mundo.

Tabela 3.5 – Mortalidade da tuberculose no mundo. Fonte: Pneumoatual, Ministério da Saúde.

Regiões	Mortalidade Óbitos	Taxa/100.000 habitantes
Sudeste Asiático	1.087.000	84
Oeste do Pacífico	644.000	48
África	393.000	76
Oeste do Mediterrâneo	249.000	64
Américas (exceto EUA e Canadá)	114.000	25
Leste Europeu	29.000	7
Países Industrializados	14.000	2
Todas as regiões	2.530.000	48

PATOGENIA

Agente etiológico

Esta denominação – bacilo da tuberculose – designa duas espécies da família Mycobacteriaceae, ordem Actinomycetales: *M. tuberculosis* e *M. bovis*. Eles são bacilos álcool-ácido resistentes. *Mycobacterium ulcerans* e *Mycobacterium microti* atingem mais roedores. Já o *Mycobacterium africanum* é causa rara de tuberculose. O *M. tuberculosis* é um bacilo não-móvel, que não forma esporos e tem uma parede celular com alto conteúdo de lípides pesados (peptideoglicanas, arabinogalactana e ácido micólico) e lipopolissacárides. O ácido micólico, o principal componente desse envelope, é o responsável pela característica álcool-ácido resistente do bacilo durante sua coloração pela técnica de Ziehl-Neelsen. É um aeróbio estrito e não forma toxinas. Tem crescimento lento, com um tempo de duplicação de 15 a 20 horas. A coloração usada para sua visualização é a técnica de Ziehl-Neelsen e aproximadamente 10.000 organismos/ml são necessários para dar positividade no escarro e o achado de um único bacilo em uma lâmina já torna o caso altamente suspeito. Koch foi o pioneiro de seu isolamento (Fig. 3.3). Os métodos de cultura usam tanto meios sólidos quanto líquidos e em meio de cultura os bacilos levam de três a seis semanas para crescer; no entanto, no método radiométrico BACTEC, o metabolismo do bacilo pode ser detectado em até 9 a 16 dias, o que agiliza o diagnóstico de casos duvidosos ou difíceis. O *M. tuberculosis* pode ser diferenciado de outras micobactérias por testes simples. Ele cresce lentamente, não tem pigmentos, produz niacina, reduz nitratos, produz catalase sensível ao calor e, finalmente, é sensível à isoniazida-INH (as cepas resistentes ao INH não produzem catalase). O *M. bovis* é niacina-negativo e não reduz nitratos, além de produzir catalase estável ao calor, enquanto as outras micobactérias são niacina-negativas, não reduzem nitratos e são altamente resistentes a INH[2,3,6,7]. O quadro 3.20 mostra os principais representantes do gênero *Mycobacterium*.

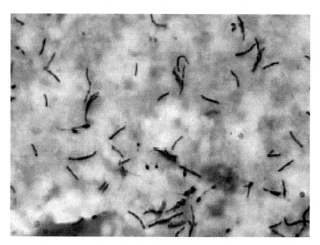

Figura 3.3 – O bacilo de Koch na coloração Ziehl-Neelsen.

Quadro 3.20 – O gênero *Mycobacterium*. Fonte: Mandell et al., 2000.

Micobactérias associadas com doença humana
Mycobacterium tuberculosis complex
M. tuberculosis
M. bovis
M. africanum
Mycobacterium avium complex
M. avium
M. intracellulare
Mycobacterium scrofulaceum
Mycobacterium kansasii
Mycobacterium genevense
Mycobacterium xenopi
Mycobacterium szulgai
Mycobacterium malmoense
Mycobacterium haemophilum
Mycobacteirum marinum
Mycobacterium ulcerans
Mycobacterium leprae
Mycobacterium fortuitum-chelonae complex
M. fortuitum
M. chelonae
Micobactérias usualmente saprofíticas
Mycobacterium gordonae
Mycobacterium terrae complex
Mycobacterium flavescens
Mycobacterium smegmatis

Transmissão da doença

A fonte de infecção é qualquer indivíduo que seja capaz de transmitir o bacilo, o qual é inalado e vai se localizar nas menores vias aéreas, uma vez que as partículas têm o tamanho menor que 5μ. Essas partículas (aerossóis) podem permanecer por horas suspensas no meio ambiente de um quarto de um paciente infectado. As partículas, chamadas de "gotículas de Fluge", carregam dentro de si dois ou três bacilos que ultrapassam assim as defesas mais altas do sistema respiratório e assestam-se no tecido pulmonar, onde começam a replicar[2,3,6-8].

Vários fatores influenciarão na maior ou menor possibilidade de transmissão do bacilo de Koch:

- O número de organismos expelidos no ar.
- A concentração de organismos no ar determinada pelo volume do espaço e sua ventilação.
- A duração do tempo em que a pessoa exposta respira o ar com o bacilo.
- A imunidade prévia da pessoa exposta (presumivelmente). HIV positivos estão mais aptos a adquirir a infecção que os indivíduos com imunidade normal. Esses indivíduos também estão mais propensos a desenvolver a doença, uma vez infectados.
- A gravidade da doença no transmissor e conseqüentemente o maior volume de bacilos expelidos na tosse e/ou espirro.

Calcula-se que uma única fonte de infecção possa contaminar de 10 a 15 pessoas na comunidade e que contatos familiares têm risco de até 20% de adquirir infecção (ao passo que pessoas vizinhas ao seu domicílio têm probabilidade de até 3%).

Fatores de risco para a tuberculose pulmonar

Externos ao paciente
- Profissionais da área de saúde.
- Morar em região de alta prevalência.
- Residir em asilos, hospitais psiquiátricos ou presídios.

Intrínsecos ao paciente
- Baixa resistência geneticamente determinada.
- Raça (os negros parecem mais predispostos à doença).
- Indivíduos altos, magros e astênicos parecem mais propensos à doença (não se tem explicação).
- Idosos (queda da imunidade?).

Patogênese e desenvolvimento do bacilo de Koch no organismo após a inalação – após a inalação, a partícula (de menos de 4μ) vai se alojar no alvéolo, burlando as defesas do aparelho respiratório. Implanta-se então nas paredes dos alvéolos. Se o bacilo vai ou não determinar doença dependerá muito ou da virulência do agente ou da imunidade do hospedeiro[2,6,7]. Se o bacilo é capaz de sobreviver às defesas iniciais, então ele começa a se multiplicar lentamente, dividindo-se a cada 25 a 32 horas dentro do macrófago[6]. O desenvolvimento da tuberculose dependerá de várias "batalhas" entre o hospedeiro e o bacilo invasor[1]. Os bacilos crescem por 1 a 12 semanas, até atingirem 10^3 a 10^4 em número, quando já poderão originar uma resposta celular imune. Essa resposta já pode ser detectada pelo teste tuberculínico (PPD). Antes da resposta imune, o bacilo dissemina-se via vasos linfáticos para os linfonodos hilares e daí através do sangue para outros locais do organismo[6]. Alguns lugares são mais resistentes à infecção pelo bacilo; medula óssea, baço e fígado sempre são invadidos pela micobactéria, sendo que quase nunca a tuberculose se instala em definitivo nesses órgãos. Já os bacilos depositados nas zonas superiores dos pulmões, rins, ossos e cérebro podem achar aí um ambiente ideal para sua multiplicação, sofrendo nesses locais divisão celular antes que a imunidade celular específica se desenvolva e limite seu crescimento[2,3,6,7]. Nos indivíduos com a imunidade celular intacta, coleções de células T ativadas e macrófagos formam os granulomas que impedem ou limitam a multiplicação do organismo; anticorpos também são produzidos, mas parecem não ser protetores[1,2,6]. Os organismos tendem a se localizar nos centros necróticos dos granulomas. Na maioria dos indivíduos, com função imune normal, a proliferação do bacilo pára, uma vez que a imunidade celular se desenvolve (mesmo que pequena quantidade de bacilos viáveis ainda permaneça dentro dos granulomas). Interessante notar que na latência vários trabalhos têm sido feitos para elucidar *como o bacilo consegue ludibriar as defesas orgânicas*. Em revisão recente[8], acredita-se que os macrófagos invadidos pelo bacilo não são efetivos em estimular a produção de citocinas pelos CD4 sensibilizados por bacilos. Também é sugerido que o *M. tuberculosis* induziria os macrófagos a produzirem citocinas imunossupressivas, como interleucina-10 (IL-10) ou fator de crescimento tumoral beta, sendo que essas citocinas alterariam a capacidade de os macrófagos estimularem as células T adequadamente. Um trabalho mais recente indica que os macrófagos assim infectados são refratários aos efeitos do interferon-gama, que é um importante mediador da ativação dos macrófagos[8]. Embora um complexo primário possa às vezes ser visto à radiografia, a maioria das infecções pulmonares pela tuberculose é clínica e radiograficamente inaparente. O PPD positivo é então a única indicação de que houve infecção pelo *Mycobacterium tuberculosis*. Estima-se que aproximadamente 10% dos indivíduos que adquirem infecção pelo bacilo e que não recebem terapia preventiva desenvolverão tuberculose ativa, sendo que o risco maior está nos dois primeiros anos após a infecção (50% dos casos). A capacidade de resposta do hospedeiro pode estar afetada nos casos em que ocorra doenças de base, como silicose, *diabetes mellitus*, imunossupressão (HIV, uso de corticosteróides ou outras drogas imunossupressivas). O risco de desenvolver tuberculose parece ser maior também nos dois primeiros anos de vida. Em indivíduos HIV-positivos, especialmente com CD4 baixo, a tuberculose pode desenvolver-se rapidamente; mais de 50% desses indivíduos podem desenvolver a tuberculose nos dois primeiros anos após adquirir a infecção pelo bacilo. Já o indivíduo que tenha uma infecção latente prévia pelo bacilo de Koch e posteriormente adquira infecção pelo HIV tem risco de desenvolver a tuberculose-doença em uma taxa aproximada de 5 a 10% por ano[1,2,6-9].

Resposta inflamatória – os linfócitos auxiliares produzem dois tipos de reação inflamatória: a benéfica, tipo I, mediada pelo linfócito Th1, que secreta interleucina-2 e gama-interferon, substâncias que ampliarão a atividade fagocitária de macrófagos, estimulando a produção de peróxidos nos lisossomos e a fusão nos fagossomos, o que favoreceria a destruição dos bacilos; e a do tipo II, mediada pelo linfócito Th2, em que haveria a participação de interleucinas-4, 5, 6 e 10, havendo, com isso, coalescência de granulomas, fagocitose inespecífica, liberação de enzimas lisossômicas, produção de fator de necrose tumoral (FNT) alfa, que provocaria assim a destruição tecidual. A reação tipo I *limitaria* a disseminação do bacilo, enquanto a do tipo II *facilitaria* sua disseminação. A necrose tecidual que ocorre apresenta uma alta concentração de gorduras liberadas no local pelo metabolismo do bacilo e é conhecida como necrose de caseificação, e o cáseo quase certamente está relacionado aos mecanismos imunes e de hipersensibilidade. Quer dizer, o cáseo formar-se-ia não porque o bacilo produz destruição, e sim por uma ação do próprio sistema imunológico do hospedeiro. Se o processo de defesa é bem-sucedido, há um equilíbrio parasita-hospedeiro, havendo bloqueio da proliferação bacilar e da expansão da lesão, o que impedirá a progressão da doença. Esta acontecerá se, na infecção inicial, o número de bacilos for excessivamente grande ou as defesas do hospedeiro já estiverem comprometidas, quando então o equilíbrio não chegará a se estabelecer. Ocorrerá doença posteriormente à infecção inicial, havendo quebra do equilíbrio parasita-hospedeiro, por reativação endógena (com rebaixamento dos mecanismos de defesa) e/ou surgimento de cepas mais agressivas (que se multiplicariam mais) ou ainda por reinfecção exógena (com número excessivo de bacilos) associada ou não à imunodeficiência[1-3]. A figura 3.4 esquematiza essa resposta imune.

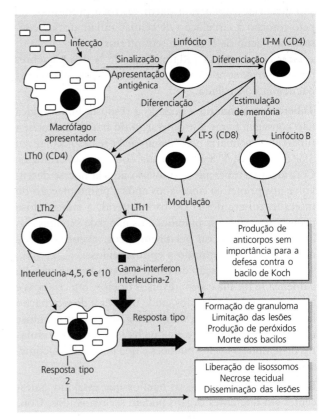

Figura 3.4 – Resposta imune esquematizada na turbeculose.

Quadros possíveis da tuberculose

Várias situações podem ocorrer na infecção tuberculosa, como descrito a seguir.

Eliminação do bacilo – algumas vezes, o bacilo inalado pode ser fagocitado e destruído por macrófagos alveolares, mesmo antes de se multiplicar e causar qualquer inflamação ou mesmo estimular resposta imunológica do hospedeiro. Isso dependerá de sua virulência, de sua viabilidade ao chegar ao alvéolo e da integridade dos macrófagos, a qual é determinada por fatores genéticos e por estímulos não específicos que chegaram ao alvéolo em condições prévias.

Infecção latente – os bacilos podem proliferar dentro dos macrófagos, quando não são destruídos por estes. Os macrófagos liberam citocinas e atraem outras células inflamatórias (macrófagos, monócitos e neutrófilos). Surge o granuloma que coincide com o surgimento da imunidade celular pela positividade ao teste tuberculínico (PPD). É o complexo primário de Ghon.

Persistindo a replicação dos bacilos, eles podem alcançar a drenagem linfática e o gânglio satélite. O conjunto formado pelo foco de Ghon, a linfangite e a adenopatia satélite é chamado de complexo de Ranke.

Ainda nesse período, os bacilos podem disseminar-se, atingindo diversos órgãos. Os bacilos podem alcançar a circulação sistêmica por via linfática, indo pelo ducto torácico, que drena para a subclávia, ou pela invasão direta de capilares a partir do foco pulmonar, ou pelo retorno à circulação de células inflamatórias contendo o bacilo de Koch no seu interior.

Graças à resposta inflamatória, 95% dos pacientes terão controle sobre o bacilo de Koch. Ocorre então uma bacilemia controlada.

Tuberculose primária – quando a resposta imunológica não consegue parar a proliferação do bacilo de Koch, a tuberculose primária pode desenvolver-se. Isso ocorre em 5% dos casos. É a forma mais comum nas crianças. Considera-se tuberculose primária aquela que se desenvolve nos primeiros cinco anos após a primoinfecção ou infecção tuberculosa. De forma geral, a tuberculose primária acomete os pulmões e os gânglios satélites dos hilos, mediastino ou peribrônquicos, eventualmente ocluindo-os, constituindo a epituberculose.

Com a disseminação do bacilo por via hematogênica, a doença se localizará em diversos órgãos. Em crianças e adultos imunossuprimidos, pode ocorrer a disseminação hematogênica maciça e sintomática, que é a tuberculose miliar, um quadro grave em que há lesões micronodulares disseminadas pelos pulmões e que pode ainda acometer outros órgãos.

Reativação endógena – os bacilos que estavam quiescentes em diferentes órgãos podem ser reativados. Condições que determinem imunossupressão do hospedeiro podem desencadear essa reativação endógena, como infecção pelo HIV, insuficiência renal ou hepática, diabetes, linfoma, corticoterapia, idade avançada etc. A reinfecção exógena é muito difícil de ser diferenciada da reativação endógena, mas, do ponto de vista prático, não altera a conduta. A reativação ocorre predominantemente nos pulmões, resultando na tuberculose pulmonar, na sua forma pós-primária ou do adulto.

A figura 3.5 esquematiza as possíveis evoluções da tuberculose em nosso meio, de acordo com os conceitos mais atuais.

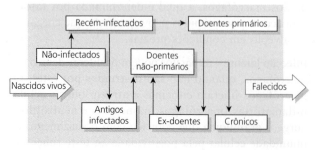

Figura 3.5 – Possíveis situações da tuberculose na comunidade.

QUADRO CLÍNICO

O crescimento lento do bacilo faz com que a doença tenha evolução insidiosa, crônica ou subaguda, e sintomatologia de intensidade crescente. A doença apresenta alguns períodos de relativo bem-estar e até melhora dos pacientes, retardando sua ida ao médico. Alguns pacientes chegam a esperar até seis meses para a procura de atendimento[2,3]. As manifestações da tuberculose são bem variáveis e dependem de diversos fatores, expostos no quadro 3.21.

Quadro 3.21 – Fatores que influenciam os achados clínicos de tuberculose (fonte: Fishman).

Fatores do hospedeiro	Fatores do micróbio	Interação hospedeiro/ micróbio
Idade	Virulência do organismo	Locais de envolvimento
Estado imune Estados de imunodeficiência específicos Desnutrição Fatores genéticos não definidos ainda	Predileção por tecidos específicos (tropismo)	Gravidade da doença
Doenças coexistentes		
Imunização com BCG		

Antes do início da epidemia da aids, cerca de 85% dos casos reportados de tuberculose eram confinados aos pulmões e cerca de 15% aos locais extrapulmonares ou em combinação. Já no portador da aids, a proporção é mais ou menos a seguinte: 38% exclusivamente pulmonar, 30% exclusivamente extrapulmonar e 32% com envolvimento extra e pulmonar, sendo que o envolvimento extrapulmonar tende a aumentar com o progredir da imunodeficiência[2,3,6]. Duas síndromes clínicas são reconhecidas: a primeira ocorre na tuberculose primária, e a segunda, na reativação de um foco primário. A infecção inicial usualmente resulta em pouco ou nenhum sintoma e, quando o teste tuberculínico é positivo (quatro a seis semanas), febre leve e mal-estar se desenvolvem, ocasionalmente com alguns sintomas de hipersensibilidade. Portanto, a primoinfecção pelo bacilo geralmente passa despercebida. Somente pacientes com algum tipo de imunossupressão apresentarão tuberculose primária (crianças com idade inferior a 1 ano, indivíduos HIV-positivos, pacientes sob quimioterapia). Na maioria das pessoas, o bacilo fica em estado de latência, ocorrendo doença secundária a algum tipo de imunodepressão (Quadro 3.22).

Interessante notar que a doença é insidiosa e pode levar as pessoas a procurarem tardiamente o auxílio médico (Tabela 3.6).

Os sintomas podem ser sistêmicos e pulmonares. O sintoma sistêmico mais importante é a febre em baixo grau que, à medida que a doença progride, se intensifica. Ela ocorre mais à tarde e pode não ser acompanhada de outros fenômenos. Quando há defervescência da febre, o que ocorre mais à noite, surgem sudorese e eventuais calafrios. Febres mais altas podem ocorrer, não respeitando o horário clássico, quando há dissemi-

Quadro 3.22 – Populações de risco para tuberculose. Adaptado de Fishman 1999.

Diminuição não específica na resistência
Adolescência
Senescência
Desnutrição
Estado pós-gastrectomia
Uremia
Diabetes mellitus
Diminuição na rsistência devido a efeitos hormonais
Gravidez
Terapia com esteróides
Diminuição na resistência local
Silicose
Diminuição na resistência específica
Linfomas
Terapia imunossupressiva
Sarcoidose
Vacinação com vírus vivos
Infecção pelo HIV

Tabela 3.6 – Tempo de duração dos sintomas em pacientes com tuberculose pulmonar sem tratamento anterior no Instituto Clemente Ferreira. Fonte: Veronesi.

Tempo de sintomas	Nº	%
Até 1 mês	52	35,6
Entre 1 e 3 meses	45	30,8
Entre 3 e 6 meses	24	16,5
Mais de 6 meses	25	17,1
Total	146	100

nação hematogênica maciça ou endobrônquica e podem ocorrer calafrios mais intensos[3]. A freqüência com que a febre tem sido diagnosticada em pacientes com tuberculose varia de 37 a 80%. Um estudo realizado nos EUA mostrou que até 21% dos pacientes não haviam apresentado febre em nenhum período da internação hospitalar por tuberculose[6]. Dos pacientes febris, 34% ficaram afebris dentro de uma semana e 64% depois de duas semanas de iniciado o tratamento. A duração média da febre, após o início do tratamento, foi de dez dias (variando de 1 a 109 dias)[6]. Outros sintomas sistêmicos podem estar presentes: mal-estar, irritabilidade, fraqueza, cefaléia e perda de peso. Adinamia, dores em articulações e mialgias também são descritas. Em algumas revisões, tosse, anorexia e perda de peso são os sintomas mais comuns[1,6,8]. A perda de peso chega a ocorrer em cerca de 70% dos casos[1,2,3]. Havendo desenvolvimento de necrose de caseificação e liquefação concomitantes, o paciente poderá ou não notar que, além da tosse e da expectoração, há leve hemoptise. As grandes hemoptises ocorrem quando há erosão dos aneurismas de Rassmunsen ou quando uma caverna se torna colonizada por fungos[2,3]. Em alguns levantamentos, cerca de 10% dos pacientes com tosse crônica produtiva podem ter tuberculose ativa[1,2,6,7]. Respiração encurtada pode significar doença extensa, com envolvimento dos pulmões e parênquima ou alguma forma de obstrução traqueobronquial que usualmente ocorre nas fases tardias da doença. A tabela 3.7 mostra a freqüência de sintomas em pacientes não tratados de tuberculose, em uma instituição.

Tabela 3.7 – Freqüências de sintomas em pacientes com tuberculose pulmonar sem tratamento anterior no Instituto Clemente Ferreira em 1992. Fonte: Veronesi.

Sintomas		Nº	%
Respiratórios	Tosse seca	43	27,2
	Tosse produtiva	115	72,8
	Dor torácica	37	23,4
	Escarros hemoptóicos	26	16,4
	Dispnéia	25	15,8
	Hemoptise	17	10,7
Gerais	Emagrecimento	109	69
	Febre	83	52,5
	Sudorese noturna	82	51,9
Total		146	100

O exame clínico costuma ser completamente normal no início da doença. Os principais achados são estertores finos detectados na inspiração profunda, seguidos por expiração e tosse forte. Esses estertores são mais detectados nos ápices pulmonares, nos quais a reativação da doença é mais comum de acontecer. Eventualmente, sibilos podem ser auscultados quando existe comprometimento da mucosa brônquica e também pode haver propedêutica de condensação nas formas de pneumonia caseosa[1,3]. A percussão pode detectar macicez na região das clavículas à medida que a doença vai progredindo. Também devemos citar fenômenos alérgicos, ao mesmo tempo do início da infecção, como o eritema nodoso, que aparece graças aos complexos imunes circulantes que resultam em dano vascular localizado, ocorrendo inicialmente nas partes inferiores do corpo e que podem progredir para disseminação se a reação é mais grave. Conjuntivite flictenular também é descrita nessas fases iniciais[6]. Hepatoesplenomegalia pode estar presente nas formas disseminadas da doença, bem como o eritema endurado e a polisserosite[3]. O sintoma rouquidão é importante sinalizador de comprometimento laríngeo e deve ser valorizado pelo clínico[3].

TUBERCULOSE EXTRAPULMONAR

Além do acometimento pulmonar que se dá nas formas anteriormente descritas, qualquer órgão pode ser acometido pelo bacilo de Koch. Serão abordadas as formas mais comuns. A tabela 3.8 mostra incidência dos vários tipos de tuberculose extrapulmonar nos EUA, que não difere muito do Brasil.

Tabela 3.8 – Freqüência das diferentes formas extrapulmonares de turberculose nos EUA. Fonte: Veronesi.

	1969-1973	1990	1997
Pleural (%)	26,5	24,0	20,7
Ganglionar (%)	21,3	30,0	41,3
Genitourinária (%)	17,9	8,8	6,6
Miliar (%)	10,6	7,8	7,4
Osteoarticular (%)	8,8	10,2	11,2
Sistema nervoso central (%)	4,7	6,1	5,2
Peritoneal (%)	3,8	3,4	4,2
Outras (%)	6,4	9,7	3,4

Tuberculose disseminada – a inadequação dos mecanismos de defesa orgânica faz com que o microrganismo se dissemine de forma descontrolada. Essa forma é chamada de miliar. Há formação de pequenos nódulos de 1 a 2mm de diâmetro, formados por granulomas. A apresentação clínica nesses casos é variada, devido ao envolvimento múltiplo de órgãos. Os sintomas de apresentação são febre, perda de peso, sudorese noturna e fraqueza (os clássicos já mencionados), acrescidos de outros dependendo do órgão e da gravidade de acometimento. Tosse produtiva é comum nos casos de acometimento pulmonar na doença disseminada (lembrar o padrão miliar à radiografia de tórax que no HIV-positivo pode tomar a forma de acometimento disseminado). Cefaléia e alterações de comportamento são menos comuns e indicam a possibilidade de envolvimento meníngeo. Ao exame clínico, podemos encontrar em ordem decrescente de freqüência febre, emagrecimento, hepatomegalia, achados pulmonares, linfadenopatia, esplenomegalia. Um exame de fundo de olho poderá mostrar o tubérculo coróide, um granuloma localizado na retina.

Tuberculose em linfonodos – a linfadenite tuberculosa usualmente se apresenta com inchaço doloroso de um ou mais linfonodos, sendo mais envolvidos os da cadeia cervical posterior ou anterior ou aqueles da fossa supraclavicular. No início do processo, não há alterações do tegumento, que se modifica com o passar dos dias, quando o nódulo se torna mais inchado e eventualmente se fistuliza. Os gânglios mediastinais podem, eventualmente, provocar compressão de brônquios, o que pode originar atelectasias com infecções pulmonares secundárias e bronquiectasias, manifestações mais comuns em crianças. Nos indivíduos co-infectados pelo HIV, a tuberculose ganglionar é associada a um acometimento mais disseminado e grave. A prova tuberculínica, geralmente positiva, pode ser negativa na co-infecção pelo HIV, sendo que nesses pacientes o quadro clínico costuma ser bem evidente[10], o achado de bacilos no aspirado ou na biópsia é mais freqüente, além de o granuloma ser menos freqüente[2,3,10]. Em artigo recente, comparou-se a PCR ao diagnóstico convencional nos aspirados por agulha fina de linfonodos com tuberculose. O método apresentou 94,4% de sensibilidade, 38,2% de especificidade, 44% de valor preditivo positivo e 92% de valor preditivo negativo[11], podendo indicar o método em casos selecionados.

Tuberculose pleural – em São Paulo, correspondeu a 64% das tuberculoses extrapulmonares diagnosticadas em 1994[3]. No início do quadro da infecção pela tuberculose, alguns organismos ganham o espaço pleural, dando origem a uma reação local, mediada pela resposta de hipersensibilidade. Esse processo com freqüência resolve-se espontaneamente. No entanto, em alguns pacientes, pode haver febre, acometimento do estado geral, dor pleurítica e dispnéia se a efusão for de volume razoável, o que geralmente não ocorre. Em cerca de 30% dos casos não há evidência radiológica de envolvimento pulmonar. Já em outro tipo de acometimento pleural, o *empiema*, os organismos ganham acesso à pleura pela ruptura de uma caverna tuberculosa ou através de uma fístula broncopleural. A prova tuberculínica costuma ser positiva, podendo inicialmente ser negativa, para depois sofrer viragem[10]. O líquido pleural, quando puncionado, mostra predomínio de linfócitos (> 90%), pobre em células mesoteliais. A determinação da adenosina deaminase (ADA) é um recurso útil com sensibilidade de 87 a 100% e especificidade de 81 a 97% na identificação de tuberculose pleural[12]. Pacientes HIV-positivos, com declínio de sua contagem de linfócitos, apresentam sensibilidades próximas de 95%, ao se utilizar o *cutt off* de 60UI/l[12]. O quadro 3.23 dá mostra como se faz o diagnóstico de tuberculose pleural em nosso meio.

Quadro 3.23 – Critérios diagnósticos de tuberculose pleural em nosso meio. Fonte: Pneumoatual.

Celularidade	1.000-6.000 leucócitos (50-90% de linfócitos, menos de 5% de eosinófilos, podendo haver predomínio de neutrófilos nas fases iniciais), presença de poucas células mesoteliais
Proteína	5 ± 1g/dl
Desidrogenase láctica	500-1.000UI/l, aumentando com a duração do derrame
pH	Usualmente entre 7,30 e 7,40
Glicose	Níveis ligeiramente menores que os séricos
Adenosina deaminase	Valores acima de 60UI/l associam-se a sensibilidade e especificidade acima de 90%
Pesquisa de BAAR	10-25% de positividade descrita na literatura (em nosso meio, positividade ainda menor)
Cultura para bacilo de Koch	25-75% de positividade descrita na literatura

Tuberculose geniturinária – estes pacientes apresentam sintomas locais importantes, como disúria, hematúria, polaciúria, além da dor em flanco. A cólica renal é rara. Muitos pacientes deixam de ser vistos adequadamente, uma vez que os sintomas simulam infecções urinárias. A suspeita deve ser feita quando as culturas de urina se mostram persistentemente negativas[1,2]. Ao mesmo tempo em que é feito o diagnóstico, já pode ter ocorrido grande destruição renal. O envolvimento genital é mais comum na mulher que no homem, estando associado na mulher a dor pélvica, irregularidades menstruais e infertilidade, e no homem, a dor escrotal, epididimite, orquite e prostatite. Muitos pacientes apresentam alterações em exame urinário, sendo a hematúria e a piúria achados constantes; em algumas séries, cerca de 45 a 75% dos pacientes com tuberculose urinária apresentaram concomitantemente alguma alteração radiográfica do tórax. Na fase precoce, é freqüentemente possível detectar modificações em cálice renal, com evidência de necrose de parênquima. Com o avançar da doença, a arquitetura renal se modifica, com estreitamento ureterais e distorção de cálices, evoluindo para atrofia do rim[2,3,13,14]. Com o evoluir da doença, a bexiga torna-se mais rígida, demenor capacidade e a biópsia de sua parede poderá mostrar granulomas. À cistoscopia, aparecem erosões superficiais e hiperemia difusa da mucosa[2,3,10]. A tuberculose parece afetar o rim mais insidiosamente. Há relatos de três casos de insuficiência renal avançada, com alterações da forma renal e presença de bacilos álcool-ácido resistentes e necrose de caseificação com granulomas[14]. Nesta forma, pode ocorrer amiloidose secundária com insuficiência renal[14]. A prova tuberculínica é positiva na tuberculose renal.

Tuberculose óssea – a apresentação usual da tuberculose óssea é a artralgia. Inchaço da articulação envolvida e limitação ao movimento podem ser notados, sendo os sintomas sistêmicos incomuns. Os ossos mais envolvidos são as vértebras, seguidas das epífises dos ossos longos. O joelho e o quadril são as articulações preferencialmente afetadas. Como as epífises ósseas são ricamente vascularizadas nos recém-nascidos e nas crianças de tenra idade, o envolvimento ósseo por tuberculose é mais comum nelas do que nos adultos. Cerca de 1% das crianças jovens que desenvolverem tuberculose terão tuberculose óssea. O atraso no diagnóstico pode ser catastrófico, especialmente na tuberculose de coluna vertebral, pois há risco de paraplegia por compressão de estruturas nervosas. O envolvimento neurológico pode acometer 10 a 60% dos pacientes com tuberculose óssea[15]. Na suspeita de tuberculose óssea, a tomografia e a ressonância magnética suplantam todos os outros exames de rotina e a biópsia óssea deve ser feita se a radiografia de tórax for normal e o escarro e a cultura para bacilo de Koch no escarro forem negativos. O diagnóstico diferencial deve ser feito com as espondilites infecciosas inespecíficas (*S. aureus*), fúngicas e processos neoplásicos (metastáticos). O que ajuda a diferenciar a tuberculose óssea de um processo metastático é que ela acomete em geral duas vértebras contíguas, ao contrário da metástase, que se espalha mais na coluna[3,10,15]. O tratamento cirúrgico deve ser indicado quando houver destruição de mais de 50% do corpo vertebral; os imunocomprometidos, pacientes com cepas multirresistentes e aqueles com deficiência neurológica são os que mais se beneficiarão com o procedimento[15].

Tuberculose do sistema nervoso central – de todas as formas, é a menos freqüente, graças à vacinação de BCG e às modernas quimioterapias, sendo que o aumento considerável de sua incidência vem sendo observado em portadores de imunodepressão profunda, em especial nos portadores de aids. Podemos ter duas formas: a meningoencefalite tuberculosa e o tuberculoma. A meningoencefalite tuberculosa geralmente tem início insidioso, exceto em crianças de tenra idade, quando assume franco caráter agudo. Os sintomas gerais incluem febre, adinamia, anorexia, sendo os mais específicos cefaléia, alterações de comportamento, diminuição do nível de consciência e confusão mental relacionados ao processo inflamatório propriamente dito das meninges. O processo inflamatório cerebral resultante determina náuseas, vômitos, convulsões, além de alterações visuais e de fala. O exame clínico é esclarecedor, dependendo do estágio da doença e do local comprometido. Sinais de irritação meníngea, comprometimento de pares cranianos (IV, II, III, VI, VIII), além de evidências de alterações cerebelares, são os achados mais comuns. Nos casos de meningite tuberculosa, a pesquisa de tubérculos coróides na retina é sinal muito importante, estando presente em até 80% dos casos de meningoencefalite tuberculosa. Edema de papila poderá sugerir hipertensão intracraniana. O liquor tem as seguintes características: pleocitose, predomínio de linfomononucleares (neutrófilos podem aparecer no início da doença), proteínas em concentração alta e glicose baixa. Bacterioscopia negativa e cultura atingem no máximo 15% de positividade. ADA não tem especificidade absoluta, mas é um importante exame, principalmente na diferenciação com outras etiologias de meningites linfomonocitárias[2,3,6,7,16]. A tomografia pode mostrar lesões com pequenos infartos, devido a tromboses vasculares pelo processo inflamatório. Já o tuberculoma é uma lesão que ocupa espaço, em que o líquido cefalorradiano se apresenta normal, com pequena elevação de proteínas. A tomografia mostra a lesão, que às vezes é difícil de ser distinguida de neoplasia.

Tuberculose abdominal – os locais mais comuns de envolvimento são o íleo terminal e o ceco. A sintomatologia mais comum é a dor, que pode ser erroneamente atribuída à apendicite e à obstrução intestinal. O diagnóstico diferencial é feito com o tumor. Lesões retais podem estar presentes, tais como fissuras, fístulas ou abscessos perirretais. Laparoscopia ou colonoscopia com biópsia freqüentemente levam ao diagnóstico correto. A peritonite tuberculosa freqüentemente causa dor e inchaço abdominal, com emagrecimento, febre e anorexia concomitantes. Como alguns pacientes com esse quadro têm outras doenças associadas (como cirrose hepática, por exemplo), o diagnóstico pode ser difícil, pela possibilidade de os sintomas de uma mascararem a outra condição. Indica-se a punção abdominal com cultura, pesquisa da ADA e biópsia de peritônio para o diagnóstico de certeza.

Tuberculose pericárdica – nos pacientes HIV-positivos pode assumir grande importância e deve fazer parte do diagnóstico diferencial de dispnéia de evolução aguda em paciente HIV-positivo com tuberculose concomitante. Os critérios para o diagnóstico são os que se seguem: 1. cultura positiva tanto do tecido pericárdico como de materiais do fluido pericárdico para *M. tuberculosis*; 2. granulomas e bacilos álcool-ácido resistentes vistos no exame histopatológico do tecido pericárdico; ou 3. granulomas no tecido pericárdico com culturas positivas para *M. tuberculosis* em outro local[17]. Os sintomas predominantes são tosse, dispnéia e dor torácica, com sudorese noturna, ortopnéia e perda de peso. Outros achados podem ser: pulso paradoxal, hepatomegalia, veias cervicais distendidas, efusão pleural e abafamento de bulhas[17]. A gênese dessa complicação poderia estar relacionada à indução de citocinas pró-inflamatórias, destacando-se a FNT alfa[2,17].

DIAGNÓSTICO

Para fazer o diagnóstico[3,18-20] da tuberculose, em nosso meio, usualmente se utiliza dos seguintes métodos: exame específico (baciloscopia e cultura, marcadores biológicos), radiografia, prova tuberculínica, anatomopatológico (histologia e citologia), sorologia, bioquímica e biologia molecular.

Exame específico

Baciloscopia – é um método prioritário, porque permite a descoberta da fonte contaminante mais importante da infecção, que é aquele paciente que está eliminando o bacilo (doente bacilífero). Permite detectar 70 a 80% dos casos de tuberculose em uma comunidade. É um método simples e seguro, podendo ser feito em qualquer serviço que disponha de laboratório[1,2,3,10]. É indicada em:

- Pacientes adultos que procuram o serviço de saúde por apresentar queixas respiratórias ou outro motivo qualquer, mas que, espontaneamente ou em resposta a inquérito da equipe de saúde, informaram ter tosse e expectoração por duas semanas ou mais.
- Pacientes que apresentem alterações pulmonares à radiografia de tórax.
- Contatantes de casos de tuberculose pulmonar bacilíferos que apresentam sintomas respiratórios.

Também é utilizada para acompanhar mensalmente a evolução bacteriológica do paciente durante o tratamento. A recomendação atual é a colheita de duas amostras, a primeira durante a consulta e a segunda, independente do resultado da primeira, na manhã do dia seguinte.

O resultado é expresso como negativo ou positivo quantificado em cruzes (+, ++, +++), conforme a quantidade de bacilos encontrados por campo.

Podem ocorrer *duas limitações* básicas à interpretação do exame[3]:

1. É necessária uma quantidade mínima de 5.000 bacilos por ml de secreção, o que é alcançado em lesões que tenham pelo menos 2cm de diâmetro; em infiltrados iniciais, dificilmente haverá positividade à pesquisa direta do bacilo[3]. É um método de baixa sensibilidade. O exame microscópico correlaciona-se bem com a extensão da doença, a presença de cavitação e a qualidade do material. Portanto, o material deve ser adequadamente colhido, se possível, sob supervisão. É um bom marcador de infecciosidade e resposta ao tratamento. Um decréscimo no número de bacilos nos materiais de escarro durante as primeiras semanas de tratamento indica boa resposta, enquanto a não-diminuição ou até o aumento de bacilos no escarro pode significar baixa aderência ou má resposta ao tratamento[1-3].
2. O método cora indistintamente *M. tuberculosis*, micobactérias atípicas e outras bactérias pouco específicas.

Na *falta de escarro* podemos nos valer de outros métodos para obter material, utilizando, por exemplo, escarro induzido por inalação de salina hipertônica (3 a 15%), lembrando que esses pacientes podem ter tosse induzida muito intensa e disseminar o agente pelo ambiente, razão pela qual devem-se utilizar nas áreas de colheita máscaras tipo HEPA, sendo os pacientes atendidos por pessoal devidamente equipado com material de isolamento respiratório[10,11]. A broncoscopia com lavado brônquico e a biópsia de mucosa podem ser alternativas aos pacientes com escarro negativo em que a suspeita de doença é alta. No entanto, mesmo na presença de doença significativa, o bacilo pode estar ausente no lavado. O anestésico usado na broncocospia pode inviabilizar os bacilos da tuberculose. Lembramos que após a broncoscopia, por estímulo, a tosse e a produção de escarro aumentam, devendo-se continuar a colheita de material de escarro[3,10]. A aspiração gástrica tem menos rendimento que a broncoscopia. Pode ser uma alternativa, mas tem a dificuldade de ter de ser feita com a internação do paciente e colhida no final da madrugada, depois de um período de jejum de 10 horas, o que pode trazer muitos incômodos. Em crianças, o *M. tuberculosis* pode ser recuperado dos aspirados gástricos em cerca de 40% daquelas que têm evidência radiográfica de doença pulmonar significativa[10]. Mais incômodo ainda é o método de colheita por aspirado transtraqueal, que pode ser extremamente danoso se não realizado por mãos experientes.

Cultura – é indicada nos pacientes suspeitos de tuberculose pulmonar que estejam persistentemente negativos ao exame direto. Também a utilizaremos nos casos de tuberculose extrapulmonar (meníngea, renal, pleural, óssea, ganglionar). Utilizaremos a cultura na forte suspeita de resistência do bacilo à terapêutica, quando serão também feitos testes de sensibilidade adequados[2,3]. A cultura é mais sensível e específica que a bacterioscopia, detecta entre 10 e 100 germes na amostra e, a rigor, deve ser utilizada nas formas paucibacilares da doença[3]. O maior inconveniente do método é sua demora, três a quatro semanas (método de Lowenstein-Jensen). No entanto, com o sistema de BACTEC, introduzido em 1977, podemos detectar o bacilo em tempo muito menor[2,3,6]. A cultura com tipificação deve ser feita nos casos em que existe a suspeita de outros agentes que não *M. tuberculosis*[3]. Em geral, a sensibilidade da cultura é de 80 a 85% e a especificidade de 98%[2,3,6].

Marcadores biológicos – dois deles se destacam atualmente. 1. *ácido tuberculoesteárico*, que é um metabólito do bacilo, com grande sensibilidade e especificidade para o diagnóstico de meningite tuberculosa, mas que pelo alto custo (usa métodos de cromatografia) pode tornar-se proibitivo em alguns serviços. 2. *ADA*, adenosinadeaminase, que é uma enzima liberada pelo linfócito ativado e também pelos macrófagos, particularmente útil para líquido pleural e LCR (em alguns estudos com sensibilidade de 87 a 100% e especificidade de 81 a 97%).

Radiografia – está indicada em sintomáticos respiratórios negativos à baciloscopia direta, comunicantes de todas as idades sem sintomas respiratórios, suspeitos de tuberculose extrapulmonar, portadores de HIV ou aidéticos.

É um método muito sensível, mas pouco específico, pois a tuberculose pode apresentar muitos padrões radiológicos. Os segmentos mais freqüentemente acometidos são o apical e/ou posterior do lobo superior direito, apicoposterior do lobo superior esquerdo e os superiores dos lobos inferiores. As principais alterações encontradas são as imagens alveolares com coalescências variáveis, raramente formando uma imagem de consolidação, às vezes com cavitações, sendo as cavidades bem definidas, com paredes espessas, geralmente sem níveis hidroaéreos. Os segmentos envolvidos muitas vezes apresentam redução volumétrica. O envolvimento inicial tende a ser unilateral, mas com a progressão da doença o pulmão contralateral pode ser envolvido, assim como as regiões inferiores dos pulmões.

Apresentações radiográficas atípicas são descritas em torno de 30% dos casos em diferentes séries. São elas: imagens alveolares em lobos inferiores; derrame pleural; nódulo solitário de pulmão; massas; linfadenopatia hilar, paratraqueal ou mediastinal; atelectasias (às vezes associadas à linfadenopatia); pneumotórax e padrão miliar (micronódulos com distribuição difusa em ambos os pulmões).

Na *aids*, os padrões radiológicos são um pouco diferentes. Esses pacientes apresentam com maior freqüência linfodenopatia, disseminação broncogênica, doença miliar, doença extrapulmonar e radiografia de tórax normal. Aqui, a correlação entre os achados a clínica, incluindo contagem de CD4 e história da medicação, ajudam o radiologista no diagnóstico[2,3,21].

Outros métodos diagnósticos por imagem – com a contínua evolução dos métodos de imagem, outras técnicas apareceram para o detalhamento e o aprofundamento do diagnóstico da tuberculose. A *tomografia computadorizada* foi um grande ganho. Ela traz subsídios importantes, pois permite a observação mais detalhada de lesões já descritas à radiologia convencional e a visualização de lesões não descritas à radiologia convencional. Revela também a existência e a localização, com grande precisão, de adenomegalias mediastinais[3]. Em associação, a tomografia pode visualizar melhor as alterações do espaço pleural, eventuais aderências e derrames pleurais[3,21]. A *ultra-sonografia* também tem seu papel, e sua maior utilidade é na visualização de derrames pleurais e eventuais imagens duvidosas na pleura. É importante para a diferenciação entre aderências e derrames, assim como para a determinação dos locais de punção torácica[3,21]. Já a *ressonância magnética*, segundo alguns autores, nada acrescentaria ao estudo do parênquima pulmonar. No mediastino não diferenciaria comprometimento neoplásico de processos inflamatórios infecciosos[3,21]. O quadro 3.24 mostra as principais lesões causadas pela tuberculose pós-primária nos pulmões.

Quadro 3.24 – Principais características das lesões causadas pela tuberculose pós-primária nos pulmões. Fonte: Veronesi.

Localização	Segmentos superiores e posteriores Comprometimento contralateral da disseminação endobrônquica
Tipo de lesão	Infiltrados reticulonodulares Cavidades de paredes espessas Lesões em diferentes estágios de evolução Lesões acinares Retração do parênquima acometido
Evolução	Lenta, se comparada aos germes inespecíficos

Prova tuberculínica (PPD)

Após 2 a 10 semanas de exposição ao bacilo, os linfócitos T tornam-se sensibilizados aos seus componentes. A partir daí, a injeção de antígeno tuberculínico determinará a reação local com características inflamatórias[2,3,18]. A prova tuberculínica isolada positiva mostra apenas infecção e não necessariamente doença. Ela é indicada na tentativa de diagnóstico de tuberculose nos indivíduos não vacinados pelo BCG[18]. No Brasil, utiliza-se a tuberculina PPD RT23, que é aplicada por via intradérmica no terço médio da face anterior do antebraço esquerdo, na dose de 0,1ml, equivalente a 2UT (unidades de tuberculina). Se a conservarmos em temperatura de 4 a 8°C, ela se mantém ativa por seis meses. Caso for exposta à luz solar ou congelada, perderá sua atividade e deverá ser desprezada. A leitura do PPD deve ser feita 72 a 96 horas após a aplicação, e medida com régua milimetrada, como mostra a figura 3.6. Deve-se evitar a aplicação nos locais em que houver lesões de pele.

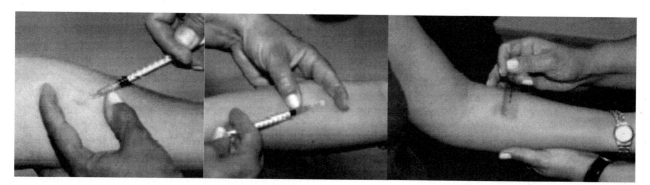

Figura 3.6 – Modo correto de aplicação e leitura do PPD. Fonte: Manual Técnico de Controle de Tuberculose, 2002, Ministério da Saúde.

O resultado, em milímetros, é interpretado como se segue:
0-4mm – não-reator (não infectados ou anérgicos, não vacinados com BCG, em fase de viragem clínica);
5-9mm – reator fraco (infectados pelo bacilo de Koch, por micobactérias atípicas – principalmente se a infecção não for recente – ou vacinados com BCG);
10mm ou mais – reator forte (infectados pelo bacilo de Koch, recentemente, doentes ou não, ou vacinados com BCG recentemente).

A prova tuberculínica pode ser afetada por alguns fatores como desnutrição, aids, sarcoidose, neoplasias, doenças linfoproliferativas, tratamentos com corticosteróides e imunossupressores, e gravidez.

O **HIV-positivo** é considerado **reator** se apresentar endurecimento de 5mm ou mais e **não-reator** se apresentar endurecimento de 0 a 4mm. Aos pacientes não-reatores e em uso de terapia anti-retroviral é recomendado fazer o teste seis meses após o início da terapia por causa da possibilidade da restauração da resposta tuberculínica.

Os vacinados com BCG devem ter o PPD interpretado com cautela, pois as indurações chegam a ter 10mm ou mais.

Profissionais de saúde devem fazer o teste tuberculínico por ocasião de sua admissão (recomendação do Ministério da Saúde).

O quadro 3.25 exemplifica diversas causas de testes tuberculínicos falso-negativos.

Quadro 3.25 – Causas de PPD falso-negativo. Fonte: Fishman, Tratado de Pneumologia.

Fatores relacionados à pessoa sendo testada
Infecções
Virais (sarampo, caxumba, varicela, HIV)
Bacterianas (febre tifóide, brucelose, tifo, hanseníase, coqueluche, tuberculose disseminada, pleurite tuberculosa)
Fúngica (blastomicose Sul-Americana)
Vacinações com vírus vivos (sarampo, caxumba, pólio, varicela)
Desarranjos metabólicos (insuficiência renal crônica)
Estados de baixa proteinemia (afibrinogenemia, estados de depleção protéica grave)
Doenças afetando os órgãos linfóides (doença de Hodgkin, linfoma, leucemia crônica, sarcoidose)
Drogas (corticosteróides e agentes imunossupressores)
Idade (recém-nascidos e idosos com a sensibilidade diminuída)
Estresse (cirurgia, queimaduras, doença mental, reações enxerto versus hospedeiro)
Fatores relacionados à tuberculina usada
Armazenamento inadequado (exposição à luz e ao calor)
Diluições inadequadas
Desnaturação química
Contaminação
Adsorção
Fatores relacionados ao método de administração
Injeção de pouco antígeno
Injeção no subcutâneo
Administração retardada após aspiração para a seringa
Injeção muito próxima de outros testes de pele
Fatores relacionados à leitura e à mensuração do teste
Leitor inexperiente
Erros conscientes ou inconscientes
Erro na medida

O PPD pode ser realizado na tentativa de auxiliar o diagnóstico de tuberculose em condições nas quais a investigação microbiológica foi negativa, o que pode ocorrer nas formas extrapulmonares e, menos freqüentemente, nas pulmonares. O valor dessa investigação é muito pequeno em nosso meio em função de uma série de fatores: o PPD indica infecção pelo bacilo, a qual pode ter permanecido latente, sem evoluir para doença; o PPD pode manter-se positivo por longos períodos após a vacinação com BCG, amplamente difundida no Brasil; contatos repetidos com o bacilo podem manter grande positividade ao teste (reator forte); ao contrário, o PPD pode ser negativo em determinadas condições, mesmo na vigência de tuberculose ativa.

Tem muita utilidade em pacientes de risco, que pode funcionar como indicador de vacinação ou quimioprofilaxia[3,18].

1. Profissionais de saúde não-vacinados e que estejam em contato constante com pacientes tuberculosos ou com aids, se forem não-reatores, devem ser vacinados com BCG.
2. Pacientes com sorologia positiva para HIV, sendo reatores (> 5mm) deverão receber quimioprofilaxia.
3. Crianças não vacinadas com BCG, contatantes de bacilíferos – caso sejam não-reatores, deverão ser vacinadas, caso sejam reatores (> 5mm) deverão receber quimioprofilaxia (quando não há dados que sugiram doença) ou tratamento para tuberculose (na presença de quadro clínico e/ou radiológico sugestivo).

Diagnóstico anatomopatológico

O material colhido deverá sempre ser preparado para exame direto, cultura e exame anatomopatológico para identificar o bacilo e/ou detectar a presença de processo granulomatoso específico compatível com a tuberculose. Os granulomas têm a característica necrose de caseificação e também apresentam no seu interior as células multinucleadas gigantes de Langhans. O típico granuloma tuberculoso apresenta necrose central, células epitelióides e múltiplas células gigantes de Langhans e linfócitos.

Diagnóstico sorológico

Apesar de existir basicamente estimulação das células T na gênese do processo inflamatório da tuberculose, também há estímulo das células B que produzem anticorpos. Eles não têm nenhum papel na defesa contra a doença, mas podem ser detectados e utilizados para diagnosticar a doença. A pesquisa de anticorpos, feita por método simples e rápido, tem limitações como:

- Não identificar o indivíduo sadio do indivíduo doente.
- Não haver antígenos suficientemente específicos, que aumentem a eficácia.

O desenvolvimento das técnicas de obtenção dos anticorpos monoclonais poderá ajudar no diagnóstico das formas paucibacilares[1-3,22,23].

Bioquímica na tuberculose

Os exames laboratoriais gerais raramente são necessários na tuberculose. No entanto, eles podem auxiliar na sugestão de presença de um processo inflamatório[1]. Anemia normocítica e normocrômica com hipoalbuminemia e hipergamaglobulinemia são características da doença avançada. A contagem de células brancas está entre 10.000 e 15.000 células/mm³. Contagens acima de 20.000 células podem sugerir outro processo infeccioso; uma reação leucemóide pode aparecer ocasionalmente na tuberculose miliar, não ocorrendo na tuberculose confinada aos pulmões[1]. Monocitose é vista em menos de 10% dos casos. Hematúria ou piúria deve sugerir a presença de tuberculose renal coexistente. A hiponatremia devida à síndrome de secreção inadequada de hormônio antidiurético pode ser encontrada na meningite tuberculosa, assim como na tuberculose pulmonar isolada. A hiponatremia pode sugerir a hipótese de doença de Addison. A hipercalcemia pode aparecer na tuberculose pulmonar e nas primeiras semanas de terapêutica. Na tuberculose ativa, outros testes não específicos podem estar alterados (velocidade de hemossedimentação, alfa-2-globulinas, gamaglobulinas). As transaminases e a fosfatase alcalina podem estar aumentadas na tuberculose, no entanto, devemos antes afastar comprometimento hepático por outra causa como alcoolismo[1-3]. A tabela 3.9 mostra achados laboratoriais de 265 pacientes com tuberculose pulmonar.

Tabela 3.9 – Anormalidades de laboratório em 265 pacientes com tuberculose. Fonte: Fishman.

Anormalidade	Pacientes com anormalidade (%)
Anemia	60
Leucocitose com neutrofilia	40
Linfopenia	17
Monocitopenia	50
Trombocitose	52
Velocidade de hemossedimentação aumentada	80
Ferritina aumentada	94
Vitamina B_{12} aumentada	57
Anormalidade de ácido fólico	17
Testes de função hepática anormais	33
Hiponatremia	43
Hipoalbuminemia	72

Biologia molecular

A pesquisa crescente de métodos de hibridização do DNA lançou novas perspectivas sobre o diagnóstico. A PCR tem elevada sensibilidade e especificidade[2,3,6,10]. No entanto, a PCR pode detectar ácidos nucléicos de bacilos já mortos, de contaminantes e organismos desconhecidos. Ainda existe um alto índice de resultados falso-positivos. Substâncias inativadoras da polimerase podem determinar, por outro lado, resultados falso-negativos. Na tuberculose em linfonodos, essa técnica tem sido útil com 94,4% de sensibilidade e 38,2% de especificidade, 44% de valor preditivo positivo e 92% de valor preditivo negativo[11,12]. Outra técnica que parece promissora é a amplificação de ácidos nucléicos (teste AMPLICOR), que mostra excelente sensibilidade (> 95%) e especificidade (100%) quando testados em amostras positivas para o bacilo de Koch. Já em amostras de escarro negativas, mostrou sensibilidade de 83 a 85% e especificidade de 99%. O potencial dessa técnica parece muito maior nos pacientes com baciloscopia negativa. Nestes, a técnica parece dar um diagnóstico mais rápido e permite o início mais precoce da terapêutica, eliminando a necessidade de procedimentos invasivos e custosos, e a alta mais precoce dos pacientes internados. Estudos prospectivos de custo-efetividade desses testes ainda são necessários[22,23].

TRATAMENTO

O bacilo da tuberculose tem propriedades que devem ser entendidas para que se compreenda a ação dos medicamentos. A saber:

Aerobiose – dentro dos macrófagos, por causa do pH e da baixa oferta de oxigênio, os bacilos da tuberculose se reproduzem de maneira lenta. Nas lesões fechadas, o crescimento é intermitente, pois há acúmulo de cáseo, acidificação, acúmulo de ácido láctico e CO_2 que dificultam o crescimento do bacilo. Estes bacilos de crescimento lento ou intermitente, que "moram" nas lesões fechadas e dentro das células, são as chamadas populações de bacilos persistentes, responsáveis pelas recaídas ou recidivas. Com a liquefação do cáseo e o esvaziamento da lesão, os bacilos vão encontrar os meios ideais para seu desenvolvimento, porque haverá pH neutro, O_2 abundante e substâncias nutrientes, possibilitando um crescimento rápido. Nessas lesões é onde aparecem as grandes populações de bacilos. Uma falha no tratamento basta para fazer surgir os bacilos resistentes.

Os medicamentos agem em diversos locais. No interior dos macrófagos, a rifampicina, a pirazinamida e o etambutol agem melhor, porque melhor se difundem em meio ácido. A rifampicina age mais nas lesões fechadas, com crescimento bacilar intermitente; já a isoniazida tem ação mais lenta e demorada. Na parede da cavitação, agem melhor a rifampicina, a isoniazida e a estreptomicina.

Multiplicação lenta – por encontrar dificuldades de penetração através da cápsula da bactéria, os medicamentos só agem durante o metabolismo ativo delas. Quanto mais lento o metabolismo, tanto mais lenta a ação. Essa característica determina uma evolução mais crônica da doença e exige tempos de tratamento mais prolongados.

Mutantes resistentes – a incidência de mutantes resistentes para a rifampicina é de 1 em 10 milhões, menos raros para a isoniazida, etambutol e estreptomicina (um em cada 100 ou 10 mil) e mais freqüentes para a etionamida e a pirazinamida (1 em cada mil). A resistência natural tem características determinadas geneticamente. Já a resistência adquirida aparece quando o tratamento for incompleto. Para prevenir a falência de tratamento devido à resistência adquirida, associam-se drogas de alto poder bactericida na fase inicial, a *fase de ataque*, que reduz drasticamente a população de bacilos e a proporção de bacilos resistentes, eliminando também os bacilos com resistência primária. Na *fase de manutenção*, o objetivo é eliminar os germes persistentes e a prevenção de recaídas e recidivas[3]. O quadro 3.26 apresenta as principais causas de resistência do *Mycobacterium tuberculosis*.

Quadro 3.26 – Tipos de resistência do *Mycobacterium tuberculosis*. Fonte: Veronesi.

Resistência natural por mutação genética
Resistência adquirida, por seleção de cepas de germes resistentes por quimioterapia de baixa potência, irregularidade ou abandono
Resistência primária: transmissão de bacilos selecionados por resistência adquirida para pacientes sem tratamento anterior
Multirresistência: resistência a mais de uma droga. No Brasil, resistência a três das mais importantes drogas usadas

A figura 3.7 – mostra o mecanismo de ação das drogas.

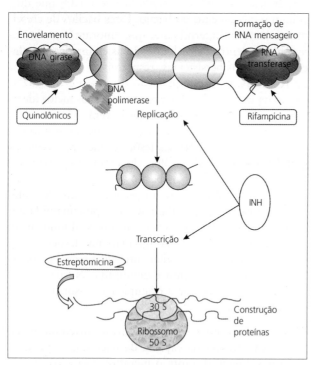

Figura 3.7 – Mecanismos de ação das drogas antituberculosas. Fonte: Veronesi.

O tratamento dos bacilíferos é a atividade prioritária no controle da tuberculose. Dessa forma, podemos eliminar rapidamente as maiores fontes de infecção, que são esses pacientes. Introduzindo a medicação corretamente, sabe-se que em pouco tempo o indivíduo deixa de ser infectante (poucos dias depois de iniciada a quimioterapia). Dessa forma, esses indivíduos não necessitam mais ficar isolados do convívio de sua família. Antes de iniciar o tratamento, devemos conscientizar o indivíduo quanto ao que irá ser feito e da importância de sua adesão e seguimento adequados. Devemos alertar sobre os benefícios do uso da medicação, dos efeitos colaterais e dos malefícios de um seguimento inadequado e do abandono do tratamento. A atual estratégia de tratamento tem como objetivo garantir sua aderência, reduzindo o risco de transmissão da doença na comunidade. É uma estratégia de *tratamento supervisionado*. Nessa estratégia, feita com pelo menos três observações semanais nos primeiros dois meses e depois com uma observação por semana até seu final, deve-se supervisionar o tratamento da doença, dando os remédios em uma única dose diária. Esse tipo de tratamento deve ser aplicado especialmente nos doentes bacilíferos, nas seguintes situações: etilistas, retratamentos por abandono, mendigos, moradores de rua, presidiários e doentes institucionalizados.

ESQUEMAS E POSOLOGIA

O quadro 3.27 e as tabelas 3.10 a 3.13 apresentam o tratamento proposto.

Quadro 3.27 – Direcionamento proposto para os casos de tuberculose. Fonte: Manual de Controle da Tuberculose 2002, Ministério da Saúde.

Situação	Esquema proposto
Caso novo: caso sem tratamento anterior, tratamento por menos de 30 dias ou com tratamento anterior há mais de 5 anos	Esquema básico (esquema I)
Com tratamento anterior (**retratamento**): **recidiva** após cura com o esquema básico ou retorno após abandono do esquema básico	Esquema básico + etambutol (esquema IR)
Tuberculose meningoencefálica	Esquema para tuberculose meningoencefálica (esquema II)
Falência dos esquemas básicos ou básico + etambutol	Esquema para falência (esquema III)

Observações:
a) Define-se como **caso novo** ou sem tratamento anterior os pacientes que nunca se submeteram à terapêutica antituberculosa, ou que o fizeram por menos de 30 dias ou há mais de cinco anos (devemos verificar com o paciente e sua família se realmente não houve tratamento prévio antituberculoso, superior a 30 dias).
b) Define-se como **retratamento** a prescrição de drogas para o paciente já tratado por mais de 30 dias e que venha a precisar de nova terapia por recidiva após cura, retorno pós-abandono ou por falência dos esquemas I ou IR.
c) Considera-se caso de **recidiva** o paciente com tuberculose em atividade que já se tratou anteriormente e recebeu alta por cura, desde que a data da cura e a data do diagnóstico ultrapassem cinco anos. Se esse intervalo exceder cinco anos, o caso é considerado como caso novo e o tratamento preconizado é o esquema básico.
d) Entende-se por **falência** a persistência de positividade do escarro ao final do quarto ou quinto mês do tratamento, tendo havido ou não negativação anterior do exame. São aqueles pacientes que no início do tratamento são fortemente positivos (++ ou +++) e mantêm essa situação até o quarto mês ou aqueles com positividade inicial seguida de negativação e nova positividade por dois meses consecutivos de tratamento.

Tabela 3.10 – Esquema básico (esquema I) – 2RHZ/4RH: casos novos de todas as formas de tuberculose pulmonar e extrapulmonar. Fonte: Manual de Controle da Tuberculose 2002, Ministério da Saúde.

Fases do tratamento	Drogas	Peso do paciente			
		Até 20kg	Mais de 20kg e até 35kg	Mais de 35kg e até 45kg	Mais de 45kg
		mg/kg/dia	mg/dia	mg/dia	mg/dia
1ª fase (2 meses, RHZ)	R	10	300	450	600
	H	10	200	300	400
	Z	35	1.000	1.500	2.000
2ª fase (4 meses, RH)	R	10	300	450	600
	H	10	200	300	400

Rifampicina = R; isoniazida = H; pirazinamida = Z.

Observações:
a) As drogas devem ser administradas preferencialmente em jejum, em uma única tomada; em caso de intolerância digestória, junto com uma refeição.
b) Em casos individualizados cuja evolução clínica inicial não tenha sido satisfatória ou nos casos de tuberculose extrapulmonar, com a orientação de especialistas, o tempo de tratamento pode ser prolongado, na segunda fase por mais três meses (2RHZ/7RH).
c) Os casos de tuberculose associados ao HIV devem ser encaminhados para unidades de referência para serem tratados dos dois problemas (HIV e tuberculose).
d) Geralmente se utilizam as apresentações de drágeas com associação de 200mg de isoniazida e 300mg de rifampicina (duas drágeas) e comprimidos com 500mg de pirazinamida (quatro comprimidos).
e) Utilizado corretamente, sem abandono, o esquema tem eficácia de 98%. O restante é por falha microbiológica (1,5%) e 0,5% corresponde à necessidade de mudança devido a efeitos colaterais.

Tabela 3.11 – Esquema para tuberculose meningoencefálica (esquema II) – 2RHZ/7RH. Fonte: Manual de Controle da Tuberculose 2002, Ministério da Saúde.

Fases do tratamento	Drogas	Peso do paciente			
		Doses para todas as idades	Mais de 20kg e até 35kg	Mais de 35kg e até 45kg	Mais de 45kg
		mg/kg/dia	mg/dia	mg/dia	mg/dia
1ª fase (2 meses, RHZ)	R	10	300	450	600
	H	10	200	300	400
	Z	35	1.000	1.500	2.000
2ª fase (4 meses, RH)	R	10	300	450	600
	H	10	200	300	400

Rifampicina = R; isoniazida = H; pirazinamida = Z.

Observações:
a) Nos casos de concomitância entre tuberculose meningoencefálica e qualquer outra localização, usar o esquema II.
b) A internação é obrigatória sempre que se suspeitar desse diagnóstico.
c) Nos casos de tuberculose meningoencefálica de qualquer idade, recomenda-se o uso de corticosteróides (prednisona, dexametasona ou outros) por um período de um a quatro meses, no início do tratamento.
d) Na criança, a prednisona é administrada na dose de 1 a 2mg/kg de peso -corpóreo, até a dose mínima de 30mg/dia. No caso de se utilizar outro corticosteróide, aplicar a tabela de equivalência entre eles.
e) A fisioterapia na tuberculose meningoencefálica deve ser iniciada o mais cedo possível.

Tabela 3.12 – Esquema básico + etambutol (esquema IR) – 2RHZE/4RHE. Casos de recidiva após cura ou retorno após abandono ao esquema I. Fonte: Manual de Controle da Tuberculose 2002, Ministério da Saúde.

Fases do Tratamento	Drogas	Peso do paciente			
		Até 20kg	Mais de 20kg e até 35kg	Mais de 35kg e até 45kg	Mais de 45kg
		mg/kg/dia	mg/dia	mg/dia	mg/dia
1ª fase (2 meses, RHZE)	R	10	300	450	600
	H	10	200	300	400
	Z	35	1.000	1.500	2.000
	E	25	600	800	1.200
2ª fase (4 meses, RHE)	R	10	300	450	600
	H	10	200	300	400
	E	25	600	800	1.200

Rifampicina = R; isoniazida = H; pirazinamida = Z.

Observações:
a) Levar em consideração as indicações de retratamento discutidas antes.
b) Os casos de recidiva de esquemas alternativos por toxicidade ao esquema I devem ser avaliados em unidades de referência para a prescrição do esquema individualizado.
c) O paciente que apresente alteração da visão deve ser encaminhado para uma unidade de referência com o objetivo de avaliar o uso do etambutol.

Tabela 3.13 – Esquema para falência (esquema III) – 3SZEEr/9EEt. Casos de falência do esquema I e esquema IR (esquema I reforçado). Fonte: Manual de Controle da Tuberculose 2002, Ministério da Saúde.

Fases do tratamento	Drogas	Peso do paciente			
		Até 20kg	Mais de 20g e até 35kg	Mais de 35kg e até 45kg	Mais de 45kg
		mg/kg/dia	mg/dia	mg/dia	mg/dia
1ª fase (3 meses – SZEEt)	S	20	500	1.000	1.000
	Z	35	1.000	1.500	2.000
	E	25	600	800	1.200
	Et	12	250	500	750
2ª fase (9 meses – EEt)	E	25	600	800	1.200
	Et	12	250	500	750

Rifampicina = R; isoniazida = H; pirazinamida = Z.

Observações:
a) Os casos de suspeita de falência ao esquema I ou IR devem ser encaminhados à unidade de referência para avaliação.
b) A estreptomicina deve ser usada por via intramuscular. Em situações especiais, pode ser aplicada por via intravenosa, diluída a 50 ou 100ml de soro fisiológico correndo no mínimo por meia hora.
c) Em casos especiais com dificuldades de aceitação de droga injetável ou para facilitar seu uso supervisionado na unidade de saúde, o regime de uso da estreptomicina pode ser alterado para aplicações de segunda a sexta-feira por dois meses, e duas vezes semanais por mais quatro meses.
d) Em pessoas com idade superior a 60 anos, a estreptomicina deve ser administrada na dose de 500mg/dia (maior nefrotoxicidade).
e) Esse esquema tem taxa de cura em torno de 55 a 65%; taxa de óbito, de 2 a 8%; de falência, de 7 a 25%; de abandono, de cerca de 18%[18].

Reações adversas

A maioria dos pacientes termina o tratamento sem ter grandes reações. Os maiores determinantes dessas reações são dose, horários de administração da medicação, idade do paciente, estado nutricional, alcoolismo, condições da função hepática e renal e co-infecção pelo HIV. No esquema I (veja tabela 3.10), os efeitos mais descritos são intolerância gástrica, manifestações cutâneas, icterícia e dores articulares. Se os pacientes apresentarem esses sintomas, devem procurar o serviço de saúde o mais breve possível. Efeitos menores (Quadro 3.28) ocorrem em cerca de 5 a 20% dos casos e não implicam mudança imediata do esquema adotado. Já os efeitos maiores (Quadro 3.29) são aqueles que implicarão interrupção ou modificação imediata do esquema padronizado, ocorrendo em 2 a 8% dos casos (mais raros). Os efeitos adversos menores podem ser resolvidos em postos de saúde; já os maiores necessitam de conduta mais especializada em unidades de referência.

Irritação gástrica – os medicamentos usados podem causar irritação gástrica. Isoniazida, rifampicina e pirazinamida são as mais implicadas. Em geral, nas primeiras fases do tratamento, há náuseas, pirose e epigastralgia.

Quadro 3.28 – Efeitos colaterais menores das drogas antituberculosas. Fonte: Manual de Controle da Tuberculose 2002, Ministério da Saúde.

Efeito	Droga	Conduta
Irritação gástrica (náuseas, vômitos)	Rifampicina Isoniazida	Reformular os horários de administração da medicação e avaliar função hepática
Epigastralgia e dor abdominal	Pirazinamida	
Artralgia ou artrite	Pirazinamida Isoniazida	Medicar com AAS
Neuropatia periférica (queimação das extremidades)	Isoniazida Etambutol	Medicar com piridoxina
Cefaléia e mudança de comportamento (euforia, insônia, ansiedade e sonolência)	Isoniazida	Orientar
Suor e urina cor de laranja	Rifampicina	Orientar
Prurido cutâneo	Isoniazida Rifampicina	Medicar com anti-histamínicos
Hiperuricemia (com ou sem sintomas)	Pirazinamida Etambutol	Orientação dietética (dieta hipopurínica)
Febre	Rifampicina Isoniazida	Orientar

Quadro 3.29 – Efeitos colaterais maiores das drogas antituberculosas. Fonte: Manual de Controle da Tuberculose 2002, Ministério da Saúde.

Efeito	Droga	Conduta
Exantemas	Estreptomicina Rifampicina	Suspender o tratamento Reintroduzir o tratamento droga a droga após a resolução Substituir o esquema nos casos graves ou reincidentes
Hipoacusia	Estreptomicina	Suspender a droga e substituí-la pela melhor opção
Vertigem e nistagmo	Estreptomicina	Suspender a droga e substituí-la pela melhor opção
Psicose, crises convulsivas, encefalopatia tóxica e coma	Isoniazida	Substituir por estreptomicina + etambutol
Neurite óptica	Etambutol Isoniazida	Substituir
Hepatotoxicidade (vômitos, hepatite, alteração da função hepática)	Todas as drogas	Suspender o tratamento
Trombocitopenia, leucopenia, eosinofilia, anemia hemolítica, agranulocitose, vasculite	Rifampicina Isoniazida	Dependendo da gravidade, suspender o tratamento e reavaliar o esquema de tratamento
Nefrite intersticial	Rifampicina, principalmente intermitente	Suspender o tratamento
Rabdomiólise com mioglobinúria e insuficiência renal	Pirazinamida	Suspender o tratamento

Conduta:

a) Suspender as drogas por 48 a 72 horas, recomendando-se sintomáticos. Cessados os sintomas, reintroduzir a medicação, iniciando com pirazinamida após almoço e rifampicina com isoniazida após desjejum[24].
b) Se houver reinício dos sintomas, supender as drogas por 48 horas e reiniciar na ordem: pirazinamida, isoniazida, rifampicina[24].
c) Se não houver resolução das queixas e se identificar a droga responsável, substitui-se conforme o esquema[24] apresentado no quadro 3.30.

Quadro 3.30 – Conduta na intolerância gástrica dos antituberculosos. (Fonte: Manual de Controle da Tuberculose 2002, Ministério da Saúde).

Intolerância à pirazinamida: substituir pelo etambutol durante os dois meses previstos para o uso da pirazinamida (2RHE/4RH)

Intolerância à isoniazida: substituir pelo etambutol e pela estreptomicina nos dois primeiros meses e etambutol durante os quatro últimos meses (2RESZ/4RE)

Intolerância à rifampicina: substituir pela estreptomicina e pelo etambutol durante os dois primeiros meses e pelo etambutol durante os 10 meses restantes, e o período de tratamento deve passar para 12 meses (2SEHZ/10HE)

Hepatotoxicidade – os medicamentos apresentam interações entre si e com outras medicações, o que pode aumentar o risco de hepatotoxicidade. Pequena porcentagem dos casos apresenta elevação assintomática dos níveis de enzimas hepáticas, com normalização espontânea. Não há necessidade de interromper a medicação. No entanto, se os níveis de enzimas atingirem três vezes seu valor normal, com icterícia e sintomas, deve-se interromper o tratamento. A hepatite medicamentosa ocorre em até 3% dos tratados[2,3,18]. Recomenda-se pesquisar o uso concomitante de outras drogas, como difenil-hidantoína, imidazólicos, azatioprina, que devem ser evitadas na medida do possível. Sempre que houver queixa de icterícia, dor em hipocôndrio direito, pruridos, icterícia, colúria e acolia fecal, proceder à investigação adequada. Recomenda-se que em pessoas com idade superior a 60 anos, baixo peso, mau estado geral ou antecedente de hepatopatia prévia haja monitorização das enzimas hepáticas e, caso estas subam mais que três vezes o nível sérico, considerar a suspensão dos medicamentos em casos determinados. As figuras 3.8 e 3.9 apresentam conduta diante de hepatotoxicidade e do tratamento dos hepatopatas[24].

Hiperuricemia e artralgia – podem ocorrer durante o uso de pirazinamida e em menor freqüência com o etambutol. Geralmente são assintomáticas, mas em determinados pacientes podem determinar gota e artralgias. A artrite pode estar relacionada ao uso de isoniazida, mas não é efeito adverso comum. Nesses casos, dieta hipopurínica e eventualmente antiinflamatórios resolvem o problema. Só suspender a medicação caso haja persistência/piora dos sintomas[3].

Manifestações neurológicas e psiquiátricas – neuropatia periférica está associada ao uso de isoniazida em até 17% dos pacientes que utilizam doses maiores que 300mg/dia e em menor freqüência com o uso do etambutol. A neurite óptica pode manifestar-se com redução do campo visual ou da acuidade da visão de cores. In-

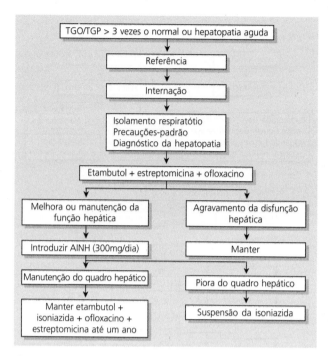

Figura 3.8 – Conduta diante da hepatotoxicidade. Fonte: Consenso Brasileiro de Tratamento da Tuberculose.
TGO = transaminase glutâmico-oxalacética; TGP = transaminase glutâmico-pirúvica; INH = isoniazida.

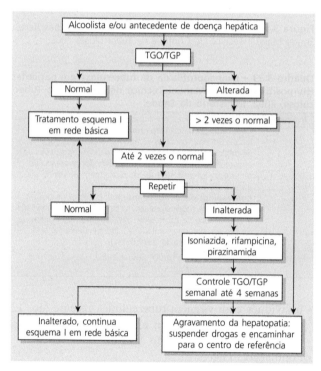

Figura 3.9 – Tratamento da tuberculose no hepatopata. Fonte: Consenso para o Tratamento da Tuberculose.

comum com a isoniazida, relacionada ao etambutol, em geral em doses altas ou por uso prolongado. Distúrbios de comportamento, alteração de ritmo de sono, redução da memória e psicoses já foram descritas com o uso da isoniazida. Na ingestão excessiva de isoniazida, pode haver convulsões e coma. A toxicidade acústica (ou vestibular) é complicação ligada ao uso de estreptomicina. O alcoolismo, o diabetes, a desnutrição e a uremia são fatores predisponentes para as complicações medicamentosas neuropsiquiátricas. O tratamento com vitamina B_6 (piridoxina) pode amenizar esses efeitos, mas, em casos mais graves, deve-se suspender a medicação e encaminhar o paciente à unidade de referência[2,3].

Nefrotoxicidade – a nefrite intersticial é descrita com o uso da rifampicina ou da pirazinamida (cristais de urato), assim como a rabdomiólise com mioglobinúria relacionada à pirazinamida. Ambas são causas de insuficiência renal aguda. A nefrotoxicidade devida à estreptomicina é menos freqüente, mas pode ocorrer. Na insuficiência renal, pode-se seguir a conduta preconizada no quadro 3.31.

Quadro 3.31 – Drogas antituberculosas e insuficiência renal.

Droga	> 50ml/min	50-10ml/min	< 10ml/min	Insuficiência renal grave e hemodiálise/peritoneal
INH	Não	Não	66-100 horas	Após o procedimento
RMP	Não	Não	Não	
PZA	Não	Não	Dose 12-20mg/kg/dia	
SM	Não	24-72 horas	72-96 horas	
EMB	Não	24-36 horas	48 horas	6-8 horas antes da diálise

Reações cutâneas

A isoniazida e a rifampicina são as drogas que mais ocasionam lesões cutâneas. São lesões acneiformes, pruriginosas, em regiões da face, pescoço e faces anterior e posterior do tórax (que podem persistir mesmo com o término do tratamento). O tratamento só deverá ser feito se houver queixas mais graves e com anti-histamínicos. As drogas só deverão ser suspensas se houver prurido incontrolável, *rash* cutâneo extenso e nas dermatites esfoliativas. Atenção ao prurido: pode significar toxicidade hepática.

Alterações hematológicas

Trombocitopenia, leucopenia, eosinofilia, agranulocitose, anemia e vasculite com formação de anticorpos antinucleares são alterações relacionadas à hipersensibilidade e ao uso da isoniazida ou ao esquema intermitente com rifampicina. Púrpuras com o uso do etambutol já foram descritas[2,3]. Nesse caso, suspender a droga e encaminhar à unidade de referência.

Interações medicamentosas

Como sabemos, as drogas antituberculosas interagem entre si e com outros medicamentos. No quadro 3.32 estão relacionadas essas interações[3].

PREVENÇÃO DA TUBERCULOSE

Desnecessário dizer que todos os contatos intradomiciliares dos pacientes com tuberculose devem comparecer

Quadro 3.32 – Interações medicamentosas das drogas para o tratamento da tuberculose. Fonte: Mandell et al., 2000.

Droga antituberculosa	Medicamentos	Interação
Rifampicina	Anticoagulantes	Diminui nível sérico
	Anticoncepcionais	Diminui nível sérico
	Beta-agonistas	Diminui nível sérico
	Captopril e enalapril	Diminui nível sérico
	Cetoconazol	Diminui nível sérico
	Corticóides	Diminui nível sérico
	Digitálicos	Diminui nível sérico
	Hipoglicemiantes	Diminui nível sérico
	Metadona/propafenona	Diminui nível sérico
	Narcóticos/analgésicos	Diminui nível sérico
	Quinidina	Diminui nível sérico
	Teofilina	Diminui nível sérico
	Etionamida	Maior hepatotoxicidade
	Hidantoínas	Maior hepatotoxicidade
	Isoniazida	Maior hepatotoxicidade
	Sulfas (doses altas)	Maior hepatotoxicidade
	Pirazinamida	Maior excreção de ácido úrico
	Sulfoniluréias	Promove hipoglicemia
Isoniazida	Antiácidos	Diminui a absorção de INH
	Imidazólicos	Diminui a absorção de INH
	Hidantoínas	Maior hepatotoxicidade
	Rifampicina	Maior hepatotoxicidade
	Acetaminofen	Diminui seu metabolismo
	Benzodiazepínicos	Aumenta seu efeito
	Carbamazepina	Indução de toxicidade
	Ciclosserina	Maior neurotoxicidade
	Corticóides	Maior metabolismo da INH
	Queijos, vinhos	Inibição da MAO
	Sulfoniluréias	Promove hipoglicemia
	DDI e DDC	Potencializa neurite periférica
Pirazinamida	Rifampicina, isoniazida, cetoconazol	Maior hepatotoxicidade
Etambutol	Antiácidos	Diminui a absorção do etambutol
	DDI e DDC	Potencializa neurite periférica
Aminoglicosídeos	Cefalosporina	Maior nefrotoxicidade
	Polimixinas	Maior nefrotoxicidade
	Drogas curarizantes	Efeito aditivo
Etionamida	Tuberculostáticos	Maiores efeitos adversos
	DDC	Potencializa neurite periférica

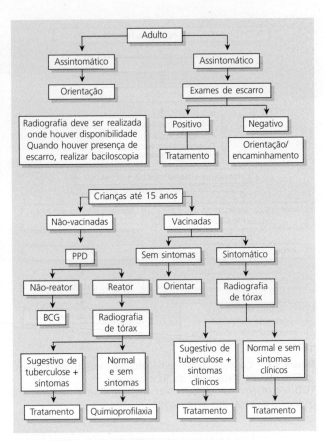

Figura 3.10 – Condutas nos contatos domiciliares de bacilíferos. Fonte: Manual Técnico de Controle de Tuberculose, 2002.

Quadro 3.33 – Quimioprofilaxia da tuberculose em pacientes HIV-positivos. Fonte: Manual Técnico de Controle da Tuberculose, 2002, Ministério da Saúde.

Indicações	Indivíduos sem sinais ou sintomas sugestivos de tuberculose **Com radiografia de tórax normal e**: 1. PPD maior ou igual a 5mm; 2. contatos intradomiciliares ou institucionais de tuberculose bacilífera; ou 3. PPD não-reator ou com enduração entre 0 e 4mm, com registro documentado de ter sido reator ao teste tuberculínico e não submetido a tratamento ou quimioprofilaxia na ocasião **Com radiografia de tórax anormal**: presença de cicatriz radiológica de tuberculose sem tratamento anterior (afastada a possibilidade de tuberculose ativa por meio de exames de escarro e radiografias anteriores), independentemente do resultado do teste tuberculínico (PPD)
Esquema	Isoniazida, 5-10mg/kg/dia (dose máxima: 300mg/dia) por seis meses consecutivos

às unidades de saúde para exames. Os sintomáticos respiratórios devem submeter-se à rotina para o diagnóstico de tuberculose. Os assintomáticos devem fazer radiografia de tórax sempre que houver recurso disponível. A figura 3.10 mostra a conduta perante os contatos domiciliares de casos de tuberculose pulmonar com baciloscopia positiva[24].

Quimioprofilaxia da tuberculose

Será feita com isoniazida na dosagem de 10mg/kg de peso, no máximo 300mg/dia, por seis meses (Quadro 3.33).

Indicações de quimioprofilaxia

- Recém-nascidos que coabitem foco de tuberculose ativo. Administrar isoniazida por três meses e depois desse período se faz o teste tuberculínico. Se a criança for reatora, manter a quimioprofilaxia por mais três meses. Se não, interrompe-se e vacina-se com BCG.
- Crianças com idade inferior a 15 anos, indivíduos não vacinados com BCG, que tiveram contato com caso de tuberculose pulmonar bacilífera, sem sinais da doença, reatores à tuberculina com 10mm ou mais.
- Indivíduos com viragem tuberculínica recente (até 12 meses), isto é, que tiveram um aumento na resposta tuberculínica de no mínimo 10mm.
- População indígena.
- Imunodeprimidos por uso de drogas ou por doenças imunodepressoras e contatos domiciliares de tuberculosos, sempre sob decisão médica.
- Reatores fortes à tuberculina, sem sinais de tuberculose ativa, mas com condições clínicas associadas de alto risco, como alcoolismo, diabetes do tipo 1, silicose, nefropatias graves, sarcoidose, linfomas, pacientes sob uso prolongado de corticóides em dose imunossupressiva, quimioterapia antineoplásica, imunodepressores,

pacientes que à radiografia apresentam imagens compatíveis com tuberculose inativa sem história de tuberculose prévia, e co-infectados pelo HIV e tuberculose.

O PPD deve ser sempre realizado na avaliação inicial do paciente HIV-positivo, independente de seu estado clínico ou laboratorial (CD4+ e carga viral), devendo ser repetido anualmente nos indivíduos não-reatores. Nos não-reatores e em uso de terapia anti-retroviral, recomenda-se fazer o teste a cada seis meses no primeiro ano de tratamento, pois pode haver positividade da prova tuberculínica.

A quimioprofilaxia com isoniazida reduz o risco de adoecimento a partir da reativação endógena do bacilo, mas não protege contra exposição exógena após sua suspensão. Em situações de possível exposição ao bacilo, o paciente deve ser reavaliado quanto à necessidade de prolongamento da quimioprofilaxia (se em uso de isoniazida) ou de instauração de nova quimioprofilaxia (caso essa tenha sido suspensa).

Para pacientes com imunodeficiência moderada ou grave e reação ao PPD > 10mm, sugere-se investigar cuidadosamente a tuberculose ativa (pulmonar ou extrapulmonar) antes de iniciar a quimioprofilaxia.

Indivíduos HIV-positivos e contatantes de bacilíferos com tuberculose isoniazida-resistente **documentada** devem ser encaminhados à unidade de referência para fazer a quimioprofilaxia com rifampicina.

Observações

Não se recomenda a utilização de quimioprofilaxia nos HIV-positivos, não-reatores à tuberculina, com ou sem evidências de imunodeficiência avançada. Repetir PPD a cada seis meses.

Em pacientes com radiografia de tórax normal, reatores à tuberculina, devem-se investigar outras doenças ligadas à infecção pelo HIV antes de iniciar a quimioprofilaxia, pois pode haver infecções oportunistas ou manifestações atípicas de tuberculose nesses pacientes.

Nos HIV-positivos tuberculino-positivos, com radiografia normal, sem sinais e sintomas de tuberculose, deve-se investigar os contatos institucionais (casas de apoio, presídios, abrigos, asilos).

Recomenda-se suspender imediatamente a quimioprofilaxia no caso de surgimento de qualquer sinal de tuberculose ativa, monitorá-la em caso de hepatotoxicidade e lembrar de cautela nos casos de alcoolistas.

SITUAÇÕES ESPECIAIS

Recomendações para o tratamento de HIV-positivos com tuberculose

No quadro 3.34 apresentamos as recomendações para o tratamento de pacientes HIV-positivos com tuberculose, e na tabela 3.14, as doses das drogas antituberculose utilizadas no tratamento da tuberculose em pacientes adultos e adolescentes HIV-positivos.

Quadro 3.34 – Recomendações terapêuticas para pacientes HIV-positivos com tuberculose.

Característica da situação	Recomendação
Paciente HIV-positivo, virgem de tratamento para tuberculose, com contagem de células T CD4+ e carga viral não disponíveis	Tratar a tuberculose durante seis meses, utilizando o **esquema I (E-1)**[1] recomendado pelo Ministério da Saúde, aguardar estabilidade clínica e depois realizar contagem de células T CD4 e de carga viral para avaliação da necessidade de terapia anti-retroviral[2]
Paciente HIV-positivo, virgem de tratamento para tuberculose, com contagem de células T CD4+ acima de 350 células/mm³ (após estabilização do quadro clínico de tuberculose)[2]	Tratar a tuberculose durante seis meses, utilizando o **esquema I (E-1)**[1] recomendado pelo Ministério da Saúde; não iniciar terapia anti-retroviral[3]. Entretanto, sugere-se uma reavaliação clínico-imunológica após 30-60 dias do início do tratamento da tuberculose, para melhor definição da conduta
Paciente HIV-positivo, virgem de tratamento para tuberculose, com contagem de células T CD4+ entre 200 e 350 células/mm³ e carga viral para HIV < 100.000 cópias/ml (após estabilização do quadro clínico de tuberculose)[2]	Tratar a tuberculose durante seis meses, utilizando o **esquema I (E-1)**[1] recomendado pelo Ministério da Saúde; caso indicado, iniciar ou substituir o tratamento anti-retroviral por um dos seguintes esquemas compatíveis com uso concomitante de RMP[4]: • ZDV + 3TC + ABC[5] • 2 ITRN + EFZ[6,8] • 2 ITRN + SQV/RTV[6]
Paciente HIV-positivo, virgem de tratamento para tuberculose, com contagem de células T CD4+ entre 200 e 350 células/mm³ e carga viral para HIV ≥ 100.000 cópias/ml (após estabilização do quadro clínico de tuberculose)[2]	Tratar a tuberculose durante seis meses, utilizando o **esquema I (E-1)**[1] recomendado pelo Ministério da Saúde; caso indicado, iniciar ou substituir o tratamento anti-retroviral por um dos seguintes esquemas compatíveis com uso concomitante de RMP[4]: • 2 ITRN + EFZ[6,8] • 2 ITRN + SQV/RTV[6]
Paciente HIV-positivo, virgem de tratamento para tuberculose, com contagem de células T CD4+ abaixo de 200 células/mm³ (após estabilização do quadro clínico de tuberculose)[2]	Tratar a tuberculose durante seis meses, utilizando o **esquema I (E-1)**[1] recomendado pelo Ministério da Saúde; iniciar ou substituir o tratamento anti-retroviral por um dos seguintes esquemas compatíveis com uso concomitante de RMP[4]: • 2 ITRN + EFZ[6,8] • 2 ITRN + RTV/SQV[6]
Paciente HIV-positivo com meninigoencefalite tuberculosa	Tratar a tuberculose durante nove meses, utilizando o **esquema II (E-2)**[7] recomendado pelo Ministério da Saúde; iniciar ou substituir a terapia anti-retroviral por esquemas compatíveis com o uso concomitante de RMP, a serem escolhidos conforme parâmetros de contagem de células T CD4+ e carga viral para pacientes HIV-positivos virgens de tratamento para tuberculose[2,4,5,6,8]
Paciente HIV-positivo em situação de retratamento para tuberculose	Tratar a tuberculose durante seis meses, utilizando o **esquema I reforçado – IR (E-1R)**[9] recomendado pelo Ministério da Saúde; iniciar ou substituir a terapia anti-retroviral por esquemas compatíveis com o uso concomitante de RMP, a serem escolhidos conforme parâmetros de contagem de células T CD4+ e carga viral para pacientes HIV-positivos virgens de tratamento para tuberculose[2,4,5,6,7,8,10]

Continua na página seguinte.

Quadro 3.34 – Recomendações terapêuticas para pacientes HIV-positivos com tuberculose *(continuação).*

Característica da situação	Recomendação
Paciente HIV-positivo em situação de falha a tratamento anterior para tuberculose	Tratar a tuberculose durante 12 meses, utilizando o **esquema III (E-3)**[11] recomendado pelo Ministério da Saúde; iniciar ou substituir o tratamento anti-retroviral pelo esquema considerado mais adequado do ponto de vista imunológico e virológico[2,4,5,6,7,8,10]
Paciente HIV-positivo com tuberculose multidroga-resistente	Encaminhar aos serviços de referência em tuberculose, para avaliação de especialista e uso de esquemas especiais

[1] Dois meses iniciais com R + H + Z, seguidos de quatro meses com R + H (2RHZ/4RH).

[2] O adoecimento por tuberculose, freqüentemente, promove a elevação da carga viral e a diminuição da contagem de células T CD4+ em pacientes HIV-positivos. Sugere-se iniciar a terapia antituberculose, aguardar a estabilização clínica do quadro e depois utilizar esses exames na avaliação da indicação de terapia anti-retroviral. Para a escolha da opção de tratamento, deve-se também avaliar o risco de toxicidade e a capacidade de adesão do paciente para ambos os tratamentos, considerando a possibilidade de utilizar esquemas anti-retrovirais menos complexos ou mesmo a postergação do início do tratamento anti-retroviral naqueles pacientes com quadros de imunodeficiência menos graves.

[3] Nessa situação, alguns autores consideram a possibilidade de se iniciar o tratamento anti-retroviral, pois há risco de progressão mais rápida da imunodeficiência causada pelo HIV, devendo ser avaliados os parâmetros clínicos e laboratoriais específicos (contagem de células T CD4+ e carga viral) com maior freqüência. Quanto mais próxima de 200 células/mm³ for a contagem de células T CD4+ e/ou maior a carga viral (particularmente se > 100.000 cópias/ml), mais significativa será a indicação para o início da terapia anti-retroviral. É importante considerar a motivação do paciente e a probabilidade de adesão, antes de se iniciar o tratamento.

[4] Pacientes com tuberculose e indicação de uso do esquema I (E-1), mas que não possam utilizar algum dos esquemas anti-retrovirais compatíveis com a rifampicina, devem ser tratados para tuberculose durante 12 meses com esquema para pacientes com intolerância ou contra-indicação para uso de rifampicina recomendado pelo Ministério da Saúde (dois meses iniciais com H + Z + S + E, seguidos de 10 meses com H + E – 2HEZS/10HE).

[5] A experiência clínica com o uso do abacavir em indivíduos HIV-positivos com tuberculose é limitada. Para pacientes sintomáticos ou assintomáticos com imunodeficiência mais grave (contagem de células T CD4+ < 200 células/mm³) e/ou carga viral elevada (> 100.000 cópias/ml), alguns especialistas recomendam utilizar preferencialmente esquemas anti-retrovirais mais potentes, contendo ITRNN ou IP. O uso concomitante de abacavir e outros inibidores da transcriptase reversa análogos de nucleosídeos (ITRN) com RMP não estão contra-indicados, pois não existe nenhuma interação farmacológica com os medicamentos antituberculose descrita até o momento.

[6] Nessas situações, não há dados que permitam escolher entre esquemas com ITRNN ou IP. Entretanto, o uso de ritonavir associado a drogas antituberculose utilizadas no esquema I (E-1) apresenta risco aumentado de hepatotoxicidade. Sugere-se monitorar cuidadosamente as transaminases e outras provas de função hepática do paciente durante o tratamento, e não iniciar o uso de esquema com esse anti-retroviral associado ao esquema I (E-1), caso os níveis basais dessas enzimas hepáticas estejam três vezes acima dos valores de referência.

[7] Dois meses iniciais com R + H + Z, seguidos de sete meses com R + H (2RHZ/7RH). Observar que doses mais elevadas de rifampicina e isoniazida são recomendadas nessa situação.

[8] O efavirenz é contra-indicado durante a gestação. Não há dados conclusivos sobre a segurança do abacavir na gravidez.

[9] Dois meses iniciais com R + H + Z + E, seguidos de quatro meses com R + H + E (2RHZE/4RHE).

[10] Recomenda-se monitorar rigorosamente a aderência (tratamento supervisionado) e coletar material para teste de sensibilidade aos medicamentos antituberculose.

[11] Três meses iniciais com S + Et + E + Z, seguidos de nove meses com Et + E (3SEtEZ/9EtE).

ABREVIAÇÕES:

Medicamentos antituberculose
RMP (R) = rifampicina
INH (H) = isoniazida
PZA (Z) = pirazinamida
EMB (E) = etambutol
SM (S) = estreptomicina
ETH (Et) = etionamida

Medicamentos anti-retrovirais
ZDV = zidovudina
3TC = lamivudina
ABC = abacavir
EFZ = efavirenz
RTV = ritonavir
SQV = saquinavir

ITRN = inibidor da transcriptase reversa análogo de nucleosídeo
ITRNN = inibidor da transcriptase reversa não-análogo de nucleosídeo

Tabela 3.14 – Doses das drogas antituberculose utilizadas no tratamento de tuberculose em pacientes adultos e adolescentes HIV-positivos.

Medicamento	Dose recomendada (mg/kg/dia)	Dose máxima por peso do paciente (mg/dia) < 45kg	Dose máxima por peso do paciente (mg/dia) > 45kg
Rifampicina[1]	10	450	600
Isoniazida[1]	10	300	400
Pirazinamida[2]	25-35	1.500	2.000
Estreptomicina	20	1.000	1.000
Etambutol	25	800	1.200
Etionamida	12	500	750

[1] Pacientes com meningoencefalite tuberculosa deverão utilizar doses mais elevadas de rifampicina (20mg/kg, com dose máxima de 600mg/dia) e isoniazida (20mg/kg, com dose máxima de 400mg/dia), mesmo com peso corpóreo abaixo de 45kg.

[2] Devido ao uso freqüente e concomitante de outras drogas potencialmente hepatotóxicas (por exemplo, sulfamídicos, imidazólicos, inibidores de protease etc.), a dose de pirazinamida pode ser reduzida em pacientes HIV-positivos até o limite mínimo de 25mg/kg/dia, respeitando-se os limites máximos de dose diária estabelecidos conforme o peso corpóreo do paciente.

TRATAMENTO DA TUBERCULOSE MULTIRRESISTENTE

Os pacientes que não se curam após o tratamento com os esquemas padronizados anteriormente, portadores de bacilos resistentes a mais de duas drogas, dentre as quais isoniazida e rifampicina, constituem um grupo de portadores de tuberculose multirresistente. Também se enquadram os pacientes que apresentam resistência natural a rifampicina, isoniazida e outras drogas utilizadas, geralmente a estreptomicina e/ou etambutol. No Brasil, define-se tuberculose multirresistente como a falência a pelo menos rifampicina, isoniazida e uma ou mais drogas dos esquemas I, IR e III. Mais especificamente, esses pacientes terão falência aos esquema I, IR e III, sendo resistentes à isoniazida e à rifampicina. O problema é maior nos países desenvolvidos, onde houve certo relaxamento em relação às campanhas de prevenção e tratamento de tuberculose (pelo seu declínio) e paralelo aumento de pessoas infectadas pelo vírus HIV, sendo que nesses casos a demora para detectar o bacilo de Koch pode ter sido fundamental no surgimento dos bacilos multirresistentes. No Brasil, o problema parece ser restrito, incluindo a maioria dos casos de tuberculose pós-primária não relacionada ao HIV-aids. Cerca de 60% dos casos resulta de abandono e irregularidade do tratamento proposto, o que é grave, em se tratando de um País com enormes problemas na área de saúde. Outros casos parecem ser relacionados com a intolerância aos medicamentos. Os níveis de resistência primária às drogas isoniazida e rifampicina situam-se entre 0,4 e 0,6%, e a três ou mais drogas, 0,1%. No entanto, a resistência adquirida por falhas, abandonos e tratamentos irregulares chega a cerca de 45%. Estima-se que em 1993, do total de casos notificados, cerca de 0,4% era multirresistente. Para esses casos, não há uma regra padronizada pelas Normas do Ministério da Saúde. O paciente deve ser encaminhado a um centro de referência para tratamento de tuberculose e realizar testes de sensibilidade do *M. tuberculosis* aos quimioterápicos. As drogas mais usadas em diferentes esquemas são: kanamicina, ofloxacino, ciprofloxacino, clofazimina, ciclosserina, capreomicina, claritromicina, tiossemicarbazona e ácido paraminossalicílico. O quadro 3.35 sugere terapêutica com medicamentos alternativos para o tratamento da tuberculose multirresistente.

Quadro 3.35 – Medicamentos alternativos para o tratamento da tuberculose multirresistente. Fonte: Manual Técnico de Tratamento da Tuberculose, 1998/ UNIFESP-EPM.

Medicamento	Via	Dose	Intervalo	Duração
Ciprofloxacino	VO	500 ou 750mg	1 vez/dia	12 meses
Ofloxacino	VO	400 ou 600mg	2 vezes/dia	12 meses
Amicacina	IM/IV	500mg ou 1g	Diário	8 meses
Capreomicina	IM	500mg ou 1g	5 vezes/semana, primeiros 2 meses 2 vezes/semana, próximos 6 meses	8 meses
Ciclosserina/ terizidona	VO	500 ou 750mg	1vez/dia	12 meses
Clofazimina	VO	100mg	1vez/dia	12 meses
Metronidazol	VO/IM/IV	500mg	1 vez/dia	12 meses

Não existem ainda condições definitivas para a instituição de esquemas para o tratamento da tuberculose multirresistente. No entanto, os seguintes princípios deveriam ser seguidos[26]:
a) Associação de no mínimo quatro drogas, sendo pelo menos duas delas bactericidas.
b) Associação de medicamentos de diferentes mecanismos de ação.
c) Introdução de drogas usuais sempre que o teste de sensibilidade permitir.
d) Tratamento por mínimo de 12 meses ou seis meses após a negativação da cultura.
e) Possibilidade de extirpação por cirurgia para as lesões tuberculosas em atividade.
f) Controle criterioso de efeitos adversos e possíveis interações medicamentosas.

TRATAMENTO DA GESTANTE

O Consenso Brasileiro de Tuberculose defende que a gestante deve receber o esquema I. Recomenda-se o uso de piridoxina (vitamina B_6) profilaticamente na dose de 10mg/dia. O parto pode ser realizado em maternidade geral, com isolamento respiratório da gestante bacilífera. Na intolerância gástrica, o problema pode ser minimizado com o uso de suspensão. Ao nascimento, se a mãe estiver em tratamento por menos de três meses ou for bacilífera, deve-se dar quimioprofilaxia para a criança, isoniazida na dose de 10mg/kg/dia. A amamentação pode ser continuada, mas a mãe deve usar máscara cirúrgica. Após três meses, a criança deve ser avaliada: faz-se PPD e, se for positivo, a quimioprofilaxia deve ser continuada por mais três meses, e se negativa, interromper e dar BCG para a criança.

REFERÊNCIAS BIBLIOGRÁFICAS

1. Mandell GL, Bennett JE, Dolin R. Principles and Practice of Infectious Diseases, Philadelphia: Churchill Livingstone, 2000. ▪ 2. Veronesi R, Focaccia R. Tratado de Infectologia. São Paulo: Atheneu, 1996. ▪ 3. Fernandes AT. Infecção Hospitalar e suas Interfaces na Área da Saúde. São Paulo: Atheneu, 2000. ▪ 4. Bertolli Filho C. História Social da Tuberculose e do Tuberculoso: 1900-1950. Fiocruz, 2001. ▪ 5. Dunlap EN, Bass J, Fujiwara P et al. Diagnostic standards and classification of tuberculosis in adults and children. Am J Respir Crit Care Med 2000; 161:1376. ▪ 6. Schluger NW. Changing approaches to the diagnosis of tuberculosis. Am J Respir. Crit Care Med 2001; 164:2020. ▪ 7. Schluger NW, Buzynski J. Tuberculosis and HIV infection: epidemiology, immunology and treatment. HIV Clinical Trials 2001; 2:356. ▪ 8. Small PM, Fujiwara PI. Management of tuberculosis in the USA. N Engl J Med 2001; 345:189. ▪ 9. Perez-Rodriguez E, Jimenez Castro D. The use of adenosine deaminase and adenosine deaminase isoenzymes in the diagnosis of tuberculous pleuritis. Curr Opin Pulmonary Med 2000; 6:259. ▪ 10. Lund RJ, Koch MJ, Oldemeyer B et al. Extrapulmonary tuberculosis in patients with end stage renal disease. Intern Urol Nephrol 2000; 32:181. ▪ 11. Eastwood JB, Corbishley CM, Grange JM. Tuberculosis and the kidney. J Am Soc Nephrol 2001; 12:1307. ▪ 12. Weisz RD, Errico TJ. Spinal infections, diagnosis and treatment. Hospital Joint Dis 2000; 59:40. ▪ 13. Thwaites G, Chau TTH, Mai NTH et al. Tuberculous meningitis. J Neurol Neurosurg Psychiatry 2000; 68:289. ▪ 14. Trautner BW, Darouiche RO. Tuberculous pericarditis: optimal diagnosis and management. Clin Infect Dis 2001; 33:954. ▪ 15. Ministério da Saúde: Manual Técnico Para o Diagnóstico e Tratamento da Tuberculose. Brasília, 2002. ▪ 16. Guia de Vigilância Epidemiológica: htttp:www.funasa. gov.br/ pub/GVE/GVEe0534A.htm ▪ 17. Harisinghani MG, McLoud TC, Shepard JA, Mueller PR. Tuberculosis from head to toe. Radiographics 2000; 20:449. ▪ 18. Soolingen van D. Molecular epidemiology of tuberculosis and other mycobacterial infections: main methodologies and achievements. J Intern Med 2001; 249:1. ▪ 19. WOODS GL. Molecular techniques in mycobacterial detection. Arch Pathol Lab Med 2001; 125:122. ▪ 20. I Consenso Brasileiro de Tuberculose – 1997. Coordenação Nacional de Pneumologia Sanitária; Sociedade Brasileira de Pneumologia e Tisiologia. Brasília – DF. ▪ 21. Atualização das Recomendações para Tratamento da Infecção HIV/Tuberculose em Adultos e Adolescentes. Coordenação Nacional de DST e AIDS/Secretaria de Políticas de Saúde/Ministério da Saúde, 2001. ▪ 22. Manual de Padronização, Diagnóstico, Tratamento e Prevenção da Tuberculose Pulmonar Bacilífera. Grupo Multiprofissional de Consenso em Tuberculose Pulmonar Bacilífera. Hospital São Paulo/UNIFESP-EPM. Março, 1998.

SITES IMPORTANTES QUE FORAM CONSULTADOS:

www.pneumoatual.com.br (PNEUMOATUAL)
www.ids-saude.org.br/medicina (MANUAL DE CONDUTAS MÉDICAS)
www.nationaltbcenter.edu/ (NATIONAL TUBERCULOSIS CENTER)
www.aids.gov.br/ (COORDENAÇÃO DE DST AIDS DO BRASIL)
www.cvs.saude.sp.gov.br (CENTRO DE VIGILÂNCIA SANITÁRIA)
www.cve.saude.sp.gov.br (CENTRO DE VIGILÂNCIA EPIDEMIOLÓGICA PROF ALEXANDRE VRANJAC)
www.sbpt.org.br (SOCIEDADE BRASILEIRA DE PNEUMOLOGIA E TISIOLOGIA)
www.saudetotal.com/microbiologia/index.html (SITE DE MICROBIOLOGIA PREMIADO)
www.sucen.sp.gov.br (SUPERINTENDÊNCIA DE CONTROLE DE ENDEMIAS)
http://portalweb01.saude.gov.br/saude/ (MINISTÉRIO DA SAÚDE COM LINKS PARA FUNASA, ANVISA, FIOCRUZ, etc.)
www.cdc.gov/nchstp/tb/pubs/mmwrhtml/maj_guide.htm (GRANDES GUIDELINES DE TUBERCULOSE DO CDC)

23. TOSSE CRÔNICA

Iolanda de Fátima Calvo Tibério

A tosse representa um mecanismo de defesa que possibilita a retirada de corpos estranhos ou excesso de secreções do trato respiratório. No entanto, pode representar a manifestação de uma série de doenças que afetam o parênquima pulmonar ou mesmo que geram compressões intrínsecas ou extrínsecas do trato respiratório. A queixa de tosse crônica é a quinta causa mais comum relacionada ao sistema respiratório que traz o paciente a consultas ambulatoriais. Nos Estados Unidos da América, representa 30 milhões de consultas ao ano. A prevalência estimada dessa queixa é de 14 a 23% em adultos não-fumantes e mais de 50% em pacientes que fumam até 1 maço de cigarros por dia[1,2].

Tosse crônica é definida como a tosse que persiste por mais que três semanas, enquanto a aguda se relaciona à presença dessa queixa por menos que três semanas.

FISIOPATOLOGIA

A tosse apresenta um controle voluntário e um involuntário. A cada episódio ocorre a seguinte seqüência de eventos: 1. inspiração profunda; 2. manobra de Valsalva com contração forçada dos músculos respiratórios contra a glote fechada; 3. saída de ar forçada com abdução das cordas vocais; 4. inspiração prolongada após o término do episódio de tosse.

As vias aéreas são inervadas pelo sistema nervoso adrenérgico, colinérgico e não-adrenérgico não-colinérgico (NANC). A tosse involuntária é um fenômeno mediado principalmente pelo nervo vago, que apresenta fibras nervosas colinérgicas, que tem como principal mediador a acetilcolina e as fibras não-mielinizadas aferentes C, cujos principais mediadores são a substância P, a neurocinina A (NANC excitatório, broncoconstritor) e o óxido nítrico (inibitório, broncodilatador). O nervo vago tem ramos faríngeos, laríngeos superiores, gástrico, cardíacos e esofágicos que também estão envolvidos nos mecanismos de tosse[2,3].

É importante lembrar que a tosse pode ser suprimida ou iniciada voluntariamente, o que sugere uma via aferente de origem cortical. No entanto, a presença de um centro cortical de tosse ainda não está totalmente estabelecida. Estudos com estimulação elétrica sugerem que possivelmente esse centro se distribui em toda a medula[4]. A administração de opióides inibe o reflexo de tosse por ação central, possivelmente por ação no centro da tosse, qualquer que seja sua localização.

ETIOLOGIA

A tosse aguda freqüentemente resulta de infecções virais, particularmente do trato respiratório superior. Após dois dias de início do quadro, aproximadamente 85% dos pacientes apresentam tosse, duas semanas após, 26% ainda continuam tossindo e uma percentagem muito pequena mantém o quadro até seis a oito semanas após o início dos sintomas[5]. Esses pacientes podem apresentar uma doença de base, como por exemplo asma. Cabe ressaltar que os quadros asmáticos que se iniciam após um quadro infeccioso freqüentemente têm uma apresentação clínica mais grave, mas a duração dos sintomas asmáticos em anos costuma ser menor que quando a asma se inicia na infância sem desencadeante infeccioso.

Embora bem menos comum, a tosse aguda pode ser manifestação clínica de uma doença mais grave e potencialmente fatal como pneumonias, embolia pulmonar, insuficiência cardíaca congestiva ou doenças pulmonares aspirativas (Fig. 3.11).

Quando um idoso se apresenta com tosse de início recente, a suspeita clínica deve estar voltada para a investigação de doenças mais graves, lembrando que geralmente nessa faixa etária o quadro clínico pode ser pouco expressivo. Existem evidências irrefutáveis de que não prescrever antibióticos para um paciente com bronquite aguda sem complicações é uma conduta segura, que não aumenta a morbidade do paciente. As principais causas de tosse aguda estão listadas no quadro 3.35.

TOSSE CRÔNICA

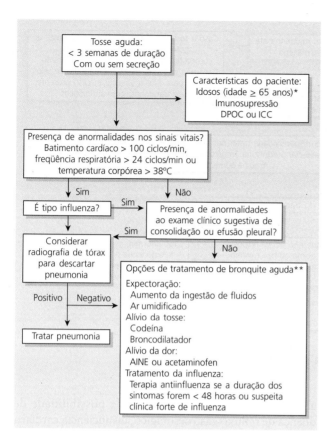

Figura 3.11 – Algoritmo para avaliação e tratamento de tosse aguda em adultos. Modificado de Gonzales[6].

* Pneumonia em pessoas idosas, aquelas com imunossupressão e com doença pulmonar obstrutiva crônica (DPOC) ou com insuficiência cardíaca congestiva (ICC). Alto índice de suspeita é justificável quando avaliar tosse nesses pacientes, mesmo quando os sinais vitais e o exame de tórax parecerem normais.

** Considere o tratamento para *pertussis* se o paciente teve exposição conhecida. Siga as indicações de teste departamentais locais; resultados pendentes, trate com eritromicina por 14 dias. AINE = antiinflamatório não-esteróide.

Quadro 3.35 – Causas de tosse aguda em adultos. Modificado de Irwin et al[2].

Comum	Incomum
Resfriado comum	Asma
Rinite alérgica	Pneumonia
Sinusite bacteriana aguda	Insuficiência cardíaca congestiva
Exacerbação de doença pulmonar obstrutiva crônica	Tromboembolismo pulmonar
Inalação de irritantes (ambiental, ocupacional)	Síndromes aspirativas
	Abscesso pulmonar
Pertussis	Inalação de corpo estranho
	Doença da orelha média ou externa
	Inflamação aguda pleural, mediastinal, pericárdica ou diafragmática

Define-se tosse pós-infecciosa como tosse crônica que aparece após um quadro infeccioso respiratório em um paciente com radiografia de tórax normal. Como freqüentemente esse quadro se resolve espontaneamente sem tratamento, a tosse pós-infecciosa aparece como a causa mais comum de tosse crônica (acima de 25%)[7]. A fisiopatogenia desse quadro parece ser relacionada a uma inflamação de vias aéreas com ou sem um quadro de hiper-responsividade brônquica associada. Em estudos retrospectivos, a prevalência desse quadro varia de 11 a 25%, podendo aumentar de 25 a 50% após surtos infecciosos como o de micoplasma ou *Bordetella pertussis*. Embora para muitos casos em adultos os quadros virais não identificados apareçam como a primeira causa, outros agentes como *M. pneumoniale*, *Chlamydia pneumoniae* TWAR e *B. pertussis* podem também estar implicados[2].

Alguns estudos consideram que a tosse pós-infecciosa ocorre em mais de 20% do casos após um quadro infeccioso (com duração média de quatro a seis semanas), e há evidência sorológica de infecção por *pertussis*. No entanto, com exceção da história de exposição, nenhuma outra característica separa o grupo de pacientes com tosse crônica que tem ou não infecção por *pertussis*. Nos pacientes com tosse crônica mantida, o diagnóstico de asma deve ser pensado. Alguns autores recomendam que se espere por seis a oito semanas após o aparecimento do sintoma antes de iniciar uma investigação detalhada para tosse crônica[6].

Tosse crônica pode ter um ou vários diagnósticos (Quadro 3.36). Suas principais causas em não-fumantes são: 1. gotejamento pós-nasal; 2. tosse crônica como variante de apresentação de quadro asmático; 3. doença do refluxo gastroesofágico. Na verdade, em pacientes não-fumantes, que não usam inibidores de receptores da angiotensina (IECA) com radiografia de tórax normal, a causa da tosse crônica se enquadra em uma das três etiologias citadas acima em quase 100% dos casos[2]. A investigação de um paciente com tosse deve levar em conta a história, a idade, o exame clínico e os fatores de risco para quadros infecciosos respiratórios (Fig. 3.12).

Quadro 3.36 – Causas de tosse crônica em adultos. Modificado de Philip[8]; Goroll e Mulley[9].

Comum	Fumo
	Fumaça de cigarro e outras exposições a irritantes ambientais
	Síndrome do gotejamento pós-nasal
	Asma
	Refluxo gastroesofágico
	Bronquite crônica
	Medicação (por exemplo, inibidores da enzima conversora de angiotensina, betabloqueadores)
	Hiper-responsividade transitória de vias aéreas (por exemplo, após infecção viral)
Incomum	Neoplasia (broncogênica, esofágica ou metastática)
	Insuficiência cardíaca congestiva
	Bronquiectasia
	Infecção pulmonar crônica (por exemplo, tuberculose, histoplasmose, paracoccidioidomicose)
	Inalação crônica de irritantes de vias aéreas (por exemplo, ocupacional)
	Corpo estranho
	Massa intratorácica (por exemplo, aneurisma torácico, bócio mergulhante, linfoadenomegalia mediastinal)
	Irritação de receptores da tosse na orelha (por exemplo, cerúmen impactado, cabelo, corpo estranho)
	Doença pulmonar intersticial (por exemplo, sarcoidose)
	Aspiração recorrente (por exemplo, após acidente vascular cerebral, vômitos freqüentes bulimia, alcoolismo)
	Infecção oportunista (imúnossupressão)
	Linfangite carcinomatosa
	Psicogênica

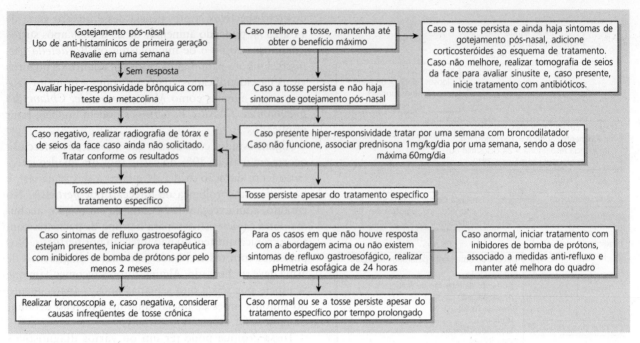

Figura 3.12 – Algoritmo para avaliação e tratamento de tosse crônica em adultos. Modificado de Pratter et al.[21].

DIAGNÓSTICO

HISTÓRIA

Tempo de duração – tosse aguda com menos de três semanas freqüentemente decorre de quadro infeccioso (gripe, sinusite aguda), embora possa ser manifestação de tromboembolismo pulmonar, insuficiência cardíaca ou pneumonia. Tosse crônica em paciente fumante levanta a possibilidade de bronquite crônica, doença pulmonar obstrutiva crônica ou mesmo carcinoma brônquico. Em paciente não-fumante com tosse de mais de três a oito semanas, lembrar da possibilidade de gotejamento pós-nasal, asma ou doença do refluxo gastroesofágico.

Início da tosse após um resfriado – lembrar que pode ocorrer tosse por duas a três semanas após um quadro viral. Tosse persistente que aparece após um quadro gripal sugere complicação infecciosa bacteriana, como sinusite bacteriana ou infecção por *pertussis*. Como a infecção por *pertussis* tem quadro clínico pouco característico em adultos, muitos desses diagnósticos passam despercebidos. Os adultos com *pertussis* apresentam episódios de vômitos após um acesso de tosse e têm tosse persistente por sete a oito semanas.

Por quanto tempo o paciente tem fumado e quantos cigarros por dia – a prevalência de tosse crônica aumenta com o número de cigarros fumados por/dia: 25% para pessoas que fumam até meio maço de cigarro por/dia, 50% dos que fumam até um maço ao dia e a maioria dos que fumam dois ou mais maços apresentam tosse crônica[2].

Decúbitos que desencadeiam a tosse ou em qual época do ano ela era mais intensa – quando a tosse piora com a mudança de decúbito, lembrar da possibilidade de doença de refluxo gastroesofágico, insuficiência cardíaca congestiva, bronquite crônica ou bronquiectasias. Tosse desencadeada pelo ar frio, pelo exercício, contato com animais ou pólen ou mesmo após infecção respiratória aguda sugere o diagnóstico de asma, mesmo sem história de dispnéia ou chiado no peito.

Características do escarro, como purulenta ou com hemoptise – se a secreção for persistentemente purulenta, amarelada ou esverdeada, sugere bronquite crônica, bronquiectasias ou tuberculose. Pacientes com bronquite crônica apresentam secreção clara, principalmente pela manhã. Grande quantidade de secreção sugere bronquiectasias ou abscesso pulmonar. Secreção pútrida em grande quantidade e mal-cheirosa sugere abscesso pulmonar por anaeróbio.

Obstrução nasal, coriza, sensação de muco em região posterior da garganta – embora freqüentes em pacientes com gotejamento pós-nasal, também podem ocorrer naqueles com asma e doença do refluxo gastroesofágico.

Pirose e regurgitação – 60% dos pacientes com doença do refluxo gastroesofágico apresentam essa queixa e os sintomas são suficientemente específicos para justificar um teste terapêutico com inibidores de bomba de prótons.

Dispnéia, febre, perda de peso, dor torácica ou fadiga excessiva – com exceção de pacientes com carcinoma broncogênico, raramente doenças graves se manifestam exclusivamente com tosse crônica. Tosse crônica com ortopnéia e dispnéia paroxística noturna sugere insuficiência cardíaca congestiva. Várias doenças intersticiais podem manifestar-se com tosse crônica e dispnéia aos esforços.

Avaliar a presença de história de asma, alergias ou prurido – mesmo em pacientes com história de rinite alérgica ou asma, uma tosse persistente não associada a chiado e prurido pode não ser reconhecida como manifestação de doença alérgica.

Avaliar se o paciente pertence a algum grupo de risco para HIV ou tuberculose – a infecção por HIV pode associar-se a várias doenças pulmonares como sinusite crônica, infecção por *P. carinii* ou mesmo tuberculose. Caso a radiografia esteja alterada, investigar tuberculose, histoplasmose ou paracoccidioidomicose, ponderando a exposição ambiental mais provável.

Avaliar uso de drogas – particularmente os medicamentos do grupo dos anti-hipertensivos inibidores da enzima de conversão (IECA), mas também betabloqueadores, nitrofurantoína, ciclofosfamida, metotrexato, entre outras.

Avaliar os momentos de melhora e piora das crises de tosse – a tosse que melhora durante férias ou em períodos de menor estresse pessoal pode sugerir tosse psicogênica ou asma.

Avaliar história familiar de alergias, asma ou outras doenças pulmonares – além do componente familiar associado a doenças atópicas, a história familiar de enfisema em pacientes jovens sugere deficiência de alfa-1-antitripsina.

EXAME CLÍNICO

Avaliar a presença de secreção nasal, pólipos, gotejamento pós-nasal, edema de mucosa nasal, aumento das tonsilas, sinais de otite ou cerume impactado, dor à percussão de seios nasais. Realizar a propedêutica pulmonar e cardíaca detalhadamente e avaliar a presença de baqueteamento de dedos e cianose de extremidades (Quadro 3.37).

EXAMES SUBSIDIÁRIOS

Exames laboratoriais gerais – a menos que a história e o exame clínico sugiram um diagnóstico específico, exames laboratoriais de rotina com hemograma e bioquímica raramente são importantes para o diagnóstico e tratamento de um paciente com tosse crônica. No entanto, em pacientes com radiografia de tórax alterada ou manifestações clínicas infrequentes, esses exames podem ser importantes. Por exemplo, a presença de leucopenia pode associar-se a sarcoidose, brucelose e tuberculose, eosinofilia com reações a drogas, vasculites ou infecções parasitárias, velocidade de hemossedimentação alterada com doenças do colágeno e linfangite carcinomatosa, fosfatase alcalina elevada associada a doenças granulomatosas e cálcio sérico elevado associado a carcinomatose e sarcoidose.

Quadro 3.37 – Achados importantes de exame clínico a serem avaliados em paciente com tosse crônica. Modificado de Goroll e Mulley[9]; Weinberger e Braunwald[12].

Sistema ou região	Achado	Causa sugerida/comentários
Geral	Linfoadenopatia ou massas	Causa não-pulmonar de tosse, tal como neoplasia metastática ou aids
Olhos	Eritema conjuntival, choro, fotofobia, edema palpebral	Um mecanismo alérgico
Nasofaringe	Muco orofaríngeo ou eritema e edema	Gotejamento pós-nasal
	Pólipos nasais macios, pálidos, não-edemaciados, massas lisas na cavidade nasal	Rinite alérgica e vasomotora, asma induzida por aspirina, sinusite crônica, fibrose cística, uso de drogas
Peito	Chiado	Geral: asma ou bronquite Localizada: pode ser um sinal de tumor
	Estertores inspiratórios	Doenças pulmonares parenquimatosas, tais como pneumonia, edema pulmonar ou doença pulmonar intersticial
Cardiovascular	Pressão venosa elevada da jugular, cardiomegalia, terceira bulha	Insuficiência cardíaca congestiva
	Pressão venosa elevada da jugular, alta P2, edema periférico	Hipertensão pulmonar
Pele	Dermatite atópica ou eczema	Rinite alérgica e asma
Dedos	Baqueteamento de extremidades	Bronquiectasia, carcinoma pulmonar, fibrose cística, doença pulmonar intersticial ou insuficiência cardíaca congênita

Espirometria – a avaliação de prova de função pulmonar em paciente com suspeita de asma é de fundamental importância. Na asma ocorre obstrução brônquica desencadeada pela contração da musculatura lisa peribrônquica e pela inflamação eosinofílica e linfocitária CD4+ ao redor de vias aéreas. Essa obstrução brônquica pode ser reversível agudamente com o uso de beta-2-agonista ou anticolinérgicos ou ocorrer mesmo espontaneamente. Para caracterizar funcionalmente essa limitação, utiliza-se a espirometria, e, particularmente, o índice mais sensível é o volume expiratório forçado no primeiro segundo (VEF_1). A reversibilidade da obstrução de vias aéreas pode ser caracterizada pela medida pré e pós-broncodilatador. O critério de reversibilidade estabelecido pela *American Thoracic Society* (1997) e pelo GINA[13] recomenda que se considere positivo se houver mais de 12% de melhora do VEF_1 ou na capacidade vital forçada (CVF) após o uso de broncodilatador e mais de 200ml de volume absoluto no VEF_1 ou CVF. O uso de medidas de pico de fluxo pode ser útil para medidas em consultórios e uso domiciliar para o controle dos pacientes.

Embora a avaliação espirométrica possa ser útil nos pacientes com a variante de asma que se manifesta exclusivamente com tosse crônica, ela nem sempre pode ser diagnosticada com o uso desse método, visto que freqüentemente a espirometria apresenta-se normal. Nesses casos, seria interessante realizar a broncoprovocação com metacolina para avaliar se há hiper-responsividade brônquica.

Radiografia de tórax – embora a radiografia de tórax seja normal em mais de 90% dos pacientes com tosse crônica, alguns achados podem guiar a investigação para alguns diagnósticos ou mesmo excluí-los[2]. Pacientes com radiografia de tórax normal têm maior probabilidade de apresentar asma, doença do refluxo gastroesofágico e gotejamento pós-nasal. Recomenda-se não solicitar a radiografia de tórax antes de realizar prova terapêutica para gotejamento pós-nasal em pacientes jovens, grávidas ou naqueles em que a tosse começou após o início de terapia com IECA.

Radiografia de seios da face – para os pacientes com tosse crônica e produtiva (volume de secreção maior ou igual a 30ml em 24 horas), a radiografia de seios da face tem valor preditivo positivo de 81% e valor preditivo negativo de 95% para o diagnóstico de sinusite crônica. No entanto, apesar de essa avaliação sugerir o diagnóstico de sinusite crônica, nem sempre significa que o quadro de tosse é decorrente do gotejamento pós-nasal ou mesmo que a doença de seios da face é responsável pelo gotejamento pós-nasal[2].

Lembrar que para paciente com tosse crônica não-produtiva os valores preditivos positivos e negativos para a radiografia de seios da face são de 57% e 100%, respectivamente[14]. A tomografia de seios da face é mais sensível para detectar as alterações de seios da face, embora haja controvérsias quanto à importância clínica desses achados. Além disso, as imagens falso-positivas podem direcionar inadequadamente a investigação e o tratamento desses pacientes. Por exemplo, a tomografia de seios da face pode encontrar alterações em 80% dos pacientes com quadros gripais que duraram no máximo 48 horas e que evoluem bem sem o tratamento com antibióticos[15].

É importante ressaltar que o diagnóstico de gotejamento pós-nasal só pode ser confirmado após uma resposta favorável ao tratamento e excluir outras causas de tosse crônica.

Tomografia helicoidal de tórax – a realização desse exame pode auxiliar para o diagnóstico de doenças pulmonares, contribuindo para o diagnóstico diferencial entre granuloma e carcinoma broncogênico, e permite o diagnóstico de adenomegalia hilar ou mediastinal. A tomografia helicoidal de tórax tem sensibilidade de 60 a 100% e especificidade de 92 a 100% para o diagnóstico de bronquiectasias, tendo, portanto, sido considerada o exame padrão-ouro para o diagnóstico de bronquiectasias, substituindo o uso de broncoscopia[2].

Citologia de escarro, radiografia de tórax, broncoscopia e tomografia de tórax – devem ser realizados na suspeita de carcinoma broncogênico. É importante considerar que em pacientes não-fumantes com radiografias de tórax normal esse diagnóstico é improvável, sendo desnecessário prosseguir a investigação além da radiografia de tórax.

Realização de pHmetria esofágica de 24 horas – embora a realização desse exame seja o procedimento mais importante para confirmar o diagnóstico de doença de refluxo gastroesofágico como causa da tosse crônica, ele não está indicado para pacientes com doença do refluxo gastroesofágico sem tosse, sem ter realizado previamente uma prova terapêutica com bloqueador de bomba de prótons.

A prevalência de doença do refluxo gastroesofágico na comunidade é de 25% e desses de 10 a 20% dos pacientes têm sintomas respiratórios com tosse, chiado, rouquidão e aumento de secreção brônquica. A monitorização pela pHmetria esofágica de 24 horas pode ser usada para estabelecer uma relação temporal entre os acessos de tosse e os episódios de refluxo, assim como para estabelecer a gravidade do refluxo. Cabe ressaltar que, mesmo que não se estabeleça essa relação com a utilização desse exame, a doença do refluxo gastroesofágico ainda pode ser a causa da tosse crônica. A realização da pHmetria esofágica de 24 horas tem valor preditivo positivo entre 89 e 100% e valor preditivo negativo de 100% para o diagnóstico de doença do refluxo gastroesofágico como causa de tosse. Outros estudos têm mostrado alta sensibilidade e baixa especificidade[16].

Uma proposta de abordagem possível, após excluir asma e gotejamento pós-nasal, seria a realização de prova terapêutica por pelo menos duas semanas com altas doses de inibidor de bomba de prótons (por exemplo, omeprazol 40mg, duas vezes ao dia), tanto como abordagem terapêutica como diagnóstica[17]. A definição de tosse crônica decorrente de doença do refluxo gastroesofágico só é confirmada se houver resolução dos sintomas com o tratamento medicamentoso ou cirúrgico.

Broncoscopia – a realização de broncoscopia em pacientes com radiografia de tórax normal tem baixo poder diagnóstico, devendo apenas ser indicada se após o tratamento para as principais causas de tosse os sintomas persistirem[2]. No entanto, em pacientes com radiografia de tórax alterada pode ser fundamental para o diagnóstico etiológico.

DIAGNÓSTICO

Na abordagem de tosse crônica é importante considerar a contribuição de cada uma das seguintes fases do processo diagnóstico: história – 70%; exame clínico – 49%; espirometria – 24%; broncoprovocação com metacolina – 22%; endoscopia digestória alta – 21%; pHmetria esofágica de 24 horas – 16%; radiografia de seios da face – 15%; radiografia de tórax – 7%; broncoscopia – 4% (Tabela 3.15). Portanto, a abordagem diagnóstica deve considerar fundamentalmente os dados de história e exame clínico e os exames devem ser solicitados para a confirmação das hipóteses diagnósticas mais prováveis, conforme descrito na figura 3.12.

Tabela 3.15 – Sensibilidade das várias modalidades diagnósticas na abordagem da tosse. Modificado de Irwin et al.[11]

Método	Sensibilidade (%)
História	70
Exame clínico	49
Estudos de função pulmonar	24
Teste de broncoprovocação	22
Esofagograma	21
PHmetria esofágica	16
Radiografias de seios da face	15
Radiografias de tórax	7
Broncoscopia	4

Se a radiografia de tórax for normal, as principais causas de tosse crônica são: gotejamento pós-nasal, doença do refluxo gastroesofágico e bronquite eosinofílica[2]. Caso haja anormalidades à radiografia de tórax, considerar as principais etiologias, diante do tipo de alteração encontrada. Por exemplo: infiltrados nodulares sugerem neoplasia, infecções fúngicas ou tuberculose. Se o infiltrado for difuso, lembrar de pneumonias (fúngicas, tuberculose e parasíticas), insuficiência cardíaca, sarcoidose, fibrose intersticial ou mesmo aspiração.

Pacientes não-fumantes com radiografia de tórax normal provavelmente terão gotejamento pós-nasal, asma, doença do refluxo gastroesofágico ou tosse induzida por IECA.

Os pacientes com gotejamento pós-nasal podem apresentar um ou mais dos seguintes achados: descida de secreção na face posterior da faringe, congestão nasal ou mesmo secreção nasal, mucosa da orofaringe edemaciada e elevada ou grande quantidade de muco na orofaringe. Se a tosse for acompanhada de mais de 30ml por dia de secreção nasal, o diagnóstico mais provável será de sinusite crônica. Todos esses achados têm alta sensibilidade, mas baixa especificidade para o diagnóstico de gotejamento pós-nasal. A história de infecção de vias aéreas superiores precedendo o quadro é comum. Independente dessa história, os pacientes freqüentemente respondem ao uso de anti-histamínicos e descongestionantes, sugerindo o diagnóstico de síndrome do gotejamento pós-nasal (Quadro 3.38).

Há muitas causas para a síndrome do gotejamento pós-nasal, como, por exemplo, rinite alérgica ou não, rinite pós-infecciosa, sinusite crônica bacteriana ou fúngica, rinite medicamentosa ou associada à gestação.

A tosse crônica pode ser uma manifestação de asma, chamada de variante asmática com manifestação exclusiva como tosse e que ocorre em 6,5 a 57% dos pacientes e pode ser desencadeada por um quadro infeccioso[13,19]. Os asmáticos apresentam hiper-responsividade brônquica, embora essa não seja específica. Contudo, a ausência de hiper-responsividade brônquica torna o diagnóstico de variante asmática com tosse menos provável[13].

O refluxo gastroesofágico pode causar tosse mesmo sem os sintomas típicos de pirose e regurgitação. A fisiopatogenia desse sintoma ainda não está totalmente estabelecida. Existem duas teorias principais: um mecanismo pode ser devido a microaspirações desencadeando um processo inflamatório laríngeo ou brônquico e outra hipótese sugere que o refluxo ácido no esôfago distal estimularia fibras nervosas vagais que desencadeariam um reflexo de broncoconstrição[20].

A incidência de tosse desencadeada pelo uso de IECA varia de 0,3 a 33%, sendo em média de 10%. A tosse é classe-dependente e não dose-dependente e melhora com

Quadro 3.38 – Diagnóstico diferencial entre rinite alérgica e não-alérgica. Modificado de Lieberman[18].

Manifestação	Rinite alérgica	Rinite crônica não-alérgica
Idade de início	Usualmente antes dos 20 anos de idade	Usualmente após os 30 anos de idade
Sazonalidade	Geralmente com variação sazonal; primavera, outono	Geralmente perene, mas não freqüentemente pior durante mudanças de tempo, tais como as que ocorrem durante o outono e o início da primavera
Fatores desencadeantes	Exposição a alérgenos	Exposição a irritantes, mudanças de temperatura etc.
Natureza dos sintomas		
Prurido	Comum	Rara
Congestão	Comum	Comum
Coriza	Proeminente	Geralmente não-proeminente, mas pode ser dominante em alguns casos
Drenagem pós-nasal	Não-proeminente	Proeminente
Outras manifestações relacionadas (por exemplo conjuntivite alérgica, dermatite atópica)	Freqüentemente presente	Ausente
História familiar	Geralmente presente	Geralmente ausente
Aparência física	Variável, classicamente descrita como pálida, edemaciada, mas pode parecer normal	Variável, eritematosa
Exames auxiliares	Testes alérgicos cutâneos sempre positivos	Testes alérgicos cutâneos negativos
Eosinofilia nasal	Geralmente presente	Presente em 15-20% do tempo (rinite não-alérgica com eosinofilia)
Eosinofilia periférica	Freqüentemente presente, especialmente durante a estação alérgica	Ausente

a retirada da droga. A tosse pode ocorrer de horas até meses após o início do uso dessas drogas. A patogênese da tosse desencadeada pelo uso dessas drogas associa-se ao acúmulo de mediadores como bradicinina, substância P e prostaglandinas que aumentam a sensibilidade do reflexo de tosse. Normalmente, a tosse cessa após um mês da parada da medicação[2].

É importante lembrar que, embora pacientes com carcinoma broncogênico freqüentemente apresentem tosse, raramente ela é a primeira manifestação da neoplasia (0 a 2% dos pacientes). Neoplasias escamosas ou de pequenas células são mais freqüentemente centrais e, desse modo, podem apresentar-se com esse sintoma, associado ou não a hemoptise. Essa neoplasia associa-se a tabagismo, exposições ambientais, como, por exemplo, a asbestos[1,2].

Pacientes com bronquiectasia raramente se apresentam apenas com tosse, mas também com grandes volumes de secreção traqueal, propedêutica pulmonar alterada e à radiografia de tórax notam-se dilatação e espessamento de parede brônquica. No entanto, alguns pacientes têm um exame clínico e radiografia de tórax normais quando a doença é muito localizada. Pode haver história de pneumonia prévia, embora esse episódio ocorra em menos de 50% dos pacientes. Para a confirmação diagnóstica, é necessário realizar a tomografia de tórax.

A melhor abordagem, de acordo com a avaliação custo-benefício, ainda não está estabelecida para pacientes com tosse crônica com radiografia de tórax normal. Se não houver sugestões diagnósticas obtidas pela história e pelo exame clínico deve-se pensar inicialmente em gotejamento pós-nasal, depois asma e em terceiro lugar avaliar a possibilidade de doença do refluxo gastroesofágico. Conforme essa estratégia, devem-se avaliar seios da face e presença de atopia com testes cutâneos ou dosagem de IgE. Caso negativos, realizar espirometria inicialmente, e se caso ela for normal realizar a broncoprovocação com metacolina. Se o resultado for negativo, realizar endoscopia digestória alta e/ou pHmetria esofágica de 24 horas.

Uma alternativa a essa abordagem seria realizar uma prova terapêutica seqüencialmente, caso necessário, para gotejamento pós-nasal, asma e doença do refluxo gastroesofágico. Se a tosse desaparecer com um dos tratamentos, deve-se mantê-lo e não realizar mais nenhuma investigação. Se a tosse melhorar mas não desaparecer, deve-se associar o tratamento para a outra causa mais provável. Essa abordagem é baseada no fato de que, não raro, esses pacientes têm mais de uma causa para a tosse. O tempo de tratamento é variável. Para o gotejamento pós-nasal, o tratamento seria de pelo menos uma semana, enquanto para a doença do refluxo gastroesofágico seriam necessárias pelo menos duas a três semanas. Esses aspectos de abordagem diagnóstica e terapêutica estão descritos nos quadros 3.39 e 3.40 e na figura 3.12.

Quadro 3.39 – Protocolo para a avaliação de tosse crônica. Modificado de Irwin e Madison[3].

1. Realizar história e exame clínico completos, concentrando-se nas causas mais comuns de tosse crônica, solicitando uma radiografia de tórax* para a maioria dos pacientes. Em fumantes ou pacientes usando um IECA, não faça estudos adicionais até resposta à cessação do fumo ou a descontinuação da terapia com inibidor da IECA por pelo menos quatro semanas
2. Dependendo dos resultados da avaliação inicial, da resposta à cessação do fumo ou resposta à descontinuação do uso do inibidor da IECA, faça o seguinte: Radiografia de seios da face e avaliação para quadro atópico Espirometria antes e após broncodilatador ou inalação com metacolina Esofagograma com bário, monitoramento esofágico por 24 horas ou ambos Exame de amostras de escarro para eosinofilia, para avaliar bronquite eosinofílica, exame citológico para avaliar câncer, exame microbiológico para avaliar infecção ou algumas combinações desses testes Broncoscopia flexível Tomografia computadorizada do tórax Estudos cardíacos não-invasivos
3. Determine a causa ou causas de tosse crônica, notando qual terapia específica elimina a tosse. Por que a tosse pode ser simultaneamente devido a mais de uma condição, não descontinue a terapia, que parece ser parcialmente bem-sucedida; em vez disso, seqüencialmente adicione tratamentos para a tosse.

* A radiografia pulmonar é útil para sugerir várias possibilidades diagnósticas diferenciais e subseqüentemente indicar os outros exames de laboratório a serem solicitados. Se for normal ou quase normal, é provável que seja síndrome do gotejamento pós-nasal, refluxo gastroesofágico ou bronquite eosinofílica e não é provável que seja carcinoma broncogênico, sarcoidose ou bronquiectasia. Em pacientes imunocompetentes com radiografias pulmonares normais, considere pedir os testes na seqüência mostrada no protocolo. Se a radiografia pulmonar for anormal, considere as doenças mais comuns sugeridas pelo padrão radiológico, podendo ser realizados estudos de amostras de escarro, tomografia computadorizada de tórax e/ou broncoscopia. Em pacientes imunocomprometidos, avalie infecções pulmonares oportunistas, mesmo quando as radiografias de pulmão forem normais, particularmente se a saturação de oxigênio com exercício for menor que 90%, a contagem de linfócitos CD4+ for menor que 200×10^9 células/ml e/ou se o paciente apresentar outros sinais e/ou sintomas.

IECA = inibidor da enzima conversora da angiotensina.

Quadro 3.40 – Critérios diagnósticos para causas de tosse crônica. Modificado de Irwin et al[2].

Causa	Critérios diagnósticos
Gotejamento pós-nasal	Não definitivos, critérios de diagnósticos objetivos são possíveis. O critério diagnóstico mais útil é a resposta a uma prova terapêutica para gotejamento pós-nasal, excluindo-se as outras causas para a tosse
Tosse crônica como variante de apresentação de quadro asmático	A demonstração de reversibilidade da obstrução de vias aéreas confirma o diagnóstico de asma. O diagnóstico é confirmado em um paciente com tosse e hiper-responsividade de vias aéreas, particularmente se a tosse cessa com o tratamento específico
Doença do refluxo gastroesofágico	Há critério diagnóstico não definitivo. Diagnóstico similar em pacientes com: 1. sintomas proeminentes de refluxo; e/ou 2. sem queixa do trato gastrintestinal, radiografia de tórax normal, não tomando inibidores de inibidor da enzima conversora da angiotensina e em quem o gotejamento pós-nasal foi excluído. Se a terapia empírica for bem-sucedida, o diagnóstico é confirmado; se a terapia empírica falhar, o diagnóstico não é excluído e mais testes são recomendados (pHmetria esofágica com medidas de pressão esofágica proximal e distal)
Bronquite crônica	O critério diagnóstico inclui a presença de tosse e aumento de secreção brônquica na maioria dos dias por, pelo menos, três meses e por mais de dois anos consecutivos em um paciente fumante crônico, no qual as outras causas de tosse tenham sido excluídas
Bronquiectasia	O diagnóstico definitivo é baseado em achados patológicos. O diagnóstico clínico é baseado na história (por exemplo tosse crônica e aumento da produção de secreção brônquica principalmente pela manhã), radiografia pulmonar e imagem da tomografia de tórax, se possível, helicoidal (sensibilidade de 60 a 100%, especificidade de 92 a 100%)

Alguns pacientes com espirometria normal e sem hiper-responsividade apresentam acima de 4% de eosinófilos no escarro induzido, sendo diagnosticados como bronquite eosinofílica. Caso não seja possível realizar o escarro induzido, alguns autores sugerem um teste terapêutico com 30mg de prednisona por duas a três semanas. O diagnóstico de bronquite eosinofílica é relativamente recente e responde satisfatoriamente ao tratamento com corticosteróides.

TRATAMENTO

No caso de tosse aguda, é importante avaliar os seguintes diagnósticos diferenciais (pneumonia, insuficiência cardíaca congestiva, tromboembolismo pulmonar, tuberculose ou neoplasia) e estabelecer, diante da sua gravidade, a necessidade de internação. Lembrar que pacientes idosos podem ter pneumonia sem febre, apenas com tosse, que pode ou não estar associada a taquipnéia e alteração do nível de consciência. Do mesmo modo, pacientes com tosse crônica que passam a apresentar piora clínica importante podem apresentar doenças potencialmente fatais ou uma complicação secundária.

ORIENTAÇÕES GERAIS

Independente da queixa de tosse, cessar o tabagismo é sempre uma orientação fundamental para a promoção da saúde. Evitar contato com irritantes nasais, fumo passivo e manter uma umidade do ar adequada em casa são sempre orientações úteis. Para os pacientes claramente atópicos, evitar o contato com polens, animais dentro de casa, cuidados para reduzir ácaros etc.

TRATAMENTO MEDICAMENTOSO

Gotejamento pós-nasal – o tratamento pode variar conforme a etiologia. O uso de anti-histamínicos, descongestionantes, cromoglicato nasal, anticolinérgicos nasais e antibióticos usados em associação ou isoladamente podem ser necessários para o controle da tosse (Quadro 3.41). Irwin et al.[11] consideram que o uso de anti-histamínicos por 2 a 14 dias pode melhorar a maioria dos pacientes. Com exceção de pacientes que apresentem quadros alérgicos bem estabelecidos, o uso de anti-histamínicos com efeito sedativo pode ser mais efetivo que os de gerações mais novas, particularmente pelos efeitos anticolinérgicos dos anti-histamínicos mais antigos.

Alguns efeitos colaterais de anti-histamínicos mais antigos como sedação, alterações psicomotoras e tonturas são geralmente bem tolerados, principalmente se administrados à noite. Caso contrário, tentar tratamentos mais prolongados com anti-histamínicos de gerações mais novas ou mesmo corticosteróides por via nasal.

O principal efeito colateral associado ao uso de descongestionantes é a insônia. No entanto, retenção urinária, aumento da pressão intra-ocular, taquicardia ou

Quadro 3.41 – Tratamento da síndrome do gotejamento pós-nasal (muitas vezes o tratamento deve ser conjunto). Modificado de Irwin et al[2].

Causa	Tratamento
Trato respiratório superior pós-viral/rinite perene	Anti-histamínicos Descongestionantes
Rinite alérgica	Corticosteróides nasais Cromoglicato nasal Descongestionantes Dessensibilização a alérgeno
Sinusite	Antibióticos para sinusite aguda, com cobertura para *Haemophilus influenzae, Streptococcus pneumoniae, Staphylococcus aureus* e anaeróbios Corticóides nasais Descongestionantes nasais Caso não haja melhora, avaliação otorrinolaringológica para verificar necessidade de eventual procedimento cirúrgico
Rinite vasomotora	Anti-histamínicos Descongestionantes Inalações com brometo de ipratrópio

piora do controle da hipertensão podem ocorrer, embora sejam mais raros[22].

O uso de antibióticos para pacientes com sinusite crônica é controverso. Alguns estudos sugerem as seguintes estratégias: 1. antibioticoterapia por três semanas com cobertura para *Haemophilus influenzae, Streptococcus pneumoniae* e anaeróbios da boca; 2. anti-histamínicos/descongestionantes sistêmicos por no mínimo três semanas; 3. descongestionante nasal por cinco dias. Caso a tosse tenha melhorado, o paciente receberia por três meses corticosteróides nasais. Caso não houvesse melhora, avaliar tratamento cirúrgico[1,11,14].

O tratamento da doença do refluxo gastroesofágico inclui medidas comportamentais, medicamentosas e cirurgia para os casos refratários (Quadro 3.42). Tratamento conservador pode resolver de 70 a 100% dos casos, embora isso ocorra até seis meses após início da terapêutica. Medidas invasivas anti-refluxo, como a fundoplicatura, devem ser avaliadas nos casos refratários, comprovados pela pHmetria de 24 horas em uso de inibidores de bomba de próton e principalmente nos pacientes nos quais se detecta uma diminuição da pressão do esfíncter inferior do esôfago[23].

Quadro 3.42 – Tratamento da doença do refluxo gastroesofágico.

Conservador	Perda de peso Evitar cafeína Evitar deitar-se até 4 horas após uma refeição Parar de fumar Elevação da cabeceira da cama acima de 15cm
Medicamentoso	Preferencialmente com inibidores de bomba de prótons, podendo inicialmente serem utilizados em dose dupla Outras opções: bloqueadores H$_2$ ou antiácidos Pode ser associado pró-cinético
Cirúrgico	Para os pacientes refratários ao tratamento clínico, ou com grandes hérnias de hiato, nos quais se evidencia, por estudo de pHmetria esofágica em uso de bloqueadores de bomba de prótons, que o refluxo se mantém. Além disso, deve ser verificado por estudos manométricos que a pressão na região esofágica distal é realmente baixa

Para os pacientes em uso de IECA com tosse, a conduta é a retirada da droga e a possível substituição por antagonista de receptor de angiotensina II. A melhora é evidente até no máximo quatro semanas[24].

O tratamento do carcinoma de pulmão depende do tipo celular e do estadiamento, e pode compreender ressecção cirúrgica, quimioterapia e radioterapia.

A causa mais comum de bronquite aguda não complicada é viral e o tratamento com antibióticos não é indicado. Para pacientes com doença pulmonar obstrutiva crônica com exacerbações agudas nas quais ocorram dois dos seguintes critérios: 1. aumento da quantidade de secreção; 2. mudança da coloração da secreção, 3. piora da dispnéia; 4. febre, provavelmente devem estar ocorrendo infecção bacteriana secundária e devem ser iniciado os antibióticos para cobertura de *Moraxella catarrhalis, Streptococcus pneumoniae* e *Haemophilus influenzae.*

Para o tratamento de bronquiectasias deve ser instituída antibioticoterapia de amplo espectro e, se possível, utilizar cultura de secreção antes de iniciar o tratamento[14].

Em relação à variante de asma com tosse, é importante ressaltar que pode ser autolimitada e não necessitar de tratamento. Caso se tornar muito prolongada, devem-se iniciar corticosteróides inalatórios, cujo benefício só poderá ser reavaliado após seis a oito semanas de tratamento[25]. Caso não haja melhora, pode ser tentado corticosteróide sistêmico.

O tratamento com antitussígenos inespecíficos ou também chamados de béquicos pode ser realizado para aliviar ou suprimir a tosse nos casos em que sua causa não é conhecida ou enquanto se espera pela efetividade do tratamento específico para a tosse. Muitos pacientes solicitam tais medicações para que possam conseguir dormir ou mesmo para tratar de complicações da tosse crônica. As drogas mais efetivas clinicamente como terapia inespecífica para a tosse são: codeína, dextrometorfano e brometo de ipratrópio (esse particularmente para pacientes com bronquite crônica). Codeína é a droga de escolha, mas interfere com o sono e a alimentação. É um hipnoanalgésico com propriedades antitussígenas que apresenta pequeno risco de dependência, além da facilidade de uso por via oral. Devem ser usadas doses baixas (7,5 a 15mg a cada 6 horas), ou mesmo uma única dose antes de dormir. Alguns pacientes podem precisar de doses maiores, mas os riscos e a dependência à droga devem ser avaliados.

Dextrometorfano é o d-isômero do análogo da codeína levorfano. Não atua em receptores opióides, não possui propriedades analgésicas nem causa dependência. Promove aumento do limiar da tosse e freqüentemente é associado à anti-histamínicos, simpatomiméticos, que são de utilidade questionável. Não há evidências de que o uso de expectorantes possa beneficiar os pacientes com tosse crônica.

Outros medicamentos têm sido utilizados para o alívio da tosse como clobutinol, dropropizina, glaucina, alguns anti-histamínicos, clofenadiol, entre outros.

Na abordagem dos pacientes com tosse crônica, eventualmente pode ser necessária a intervenção cirúrgica, como, por exemplo, em pacientes com doença do refluxo gastroesofágico refratária ao tratamento clínico e com pressão de região distal esofágica muito baixa ou em alguns pacientes com sinusite crônica.

É importante conversar com o paciente sobre o uso de formas de tratamento alternativo como suplementos nutricionais (vitamina C, zinco e betacarotenos). Entre as medicações derivadas de ervas deve-se lembrar que a *efedra* ou *ma-huang* pode ter efeitos colaterais importantes e não deve ser usada. As outras formas de tratamento com derivados naturais não apresentam riscos nem representam um problema para o paciente, desde que usados em concomitância com o tratamento específico da causa da tosse.

Complicações – quando o paciente não está evoluindo bem, questionar possíveis erros na abordagem de indivíduos com tosse ajuda (Quadro 3.43). É importante lembrar que pacientes com tosse crônica podem ter complicações, visto que uma crise de tosse pode gerar até 300mmHg de pressão intratorácica (Tabela 3.16). Eventualmente, pode ocorrer síncope e mesmo fraturas de costelas, mas, no entanto, caso isso aconteça, é importante excluir a presença de metástases ósseas. Lembrar também que muitas das drogas utilizadas para tratamento específico ou inespecífico para a tosse podem gerar confusão mental, alterações urinárias ou mesmo constipação, particularmente em idosos.

Quadro 3.43 – Principais erros na abordagem de pacientes com tosse crônica. Adaptado de Madison[3].

Não considerar todas as causas comuns de tosse quando um dos diagnósticos parece óbvio
Deixar de considerar várias causas para a tosse crônica
Deixar de considerar o uso de inibidores da enzima conversora de angiotensina como causa da tosse
Tratamento de doenças inflamatórias não-alérgicas com anti-histamínicos de segunda geração
Considerar que um teste de broncoprovocação isoladamente alterado seja diagnóstico de asma e essa a única causa da tosse
Não avaliar a resposta à prova terapêutica para refluxo gastroesofágico e após a não utilização da pHmetria esofágica nos pacientes que não responderam ao tratamento
Deixar de considerar que uma resposta terapêutica para tosse associada a doença do refluxo gastroesofágico possa levar de 8 a 12 semanas, e mesmo assim a resposta ainda pode ser parcial
Deixar de considerar que o tratamento medicamentoso da doença de refluxo gastroesofágico possa falhar

Tabela 3.16 – Principais complicações da tosse. Modificado de Irwin et al[2].

Complicações	Prevalência (%)
Percepção de que algo não está bem	98
Exaustão	57
Insônia	45
Mudanças de hábitos de vida	45
Dor musculoesquelética	45
Rouquidão	43
Transpiração excessiva	42
Incontinência urinária	42

Pacientes HIV-positivos com tosse crônica e contagem de CD4+ maior ou igual a 500 células/mm^3 e saturação de oxigênio maior que 90% podem ser avaliados conforme discutido na figura 3.11. Caso contrário, devem ser feitas investigações para agentes oportunistas mesmo que a radiografia de tórax seja normal. Pacientes com risco de neoplasia de pulmão ou que apresentem quadros intersticiais ou bronquiectasias devem ser encaminhados para pneumologistas. Pacientes com sinusite crônica ou com gotejamento pós-nasal refratários ao tratamento clínico devem ser encaminhados para especialista. Como já descrito anteriormente, os pacientes com doença do refluxo gastroesofágico que não responderam a medidas comportamentais e medicamentosas podem beneficiar-se de tratamento cirúrgico.

Prognóstico – geralmente, mesmo sem que um diagnóstico específico tenha sido feito, o prognóstico de pacientes com exame clínico e radiografia de tórax normais é bom. Mesmo que a causa da tosse crônica seja sistematicamente investigada, esta pode ser encontrada em 88 a 100% dos casos, e o tratamento pode ser eficiente em 84 a 98% dos casos[3]. Lembrar que, embora 70 a 100% dos pacientes com doença do refluxo gastroesofágico melhoram com o tratamento clínico, este pode levar mais de seis meses para ser realmente efetivo.

Medicamentos que podem ser utilizados

1. Antibióticos – ver capítulo 24.
2. Anticolinérgicos (uso nasal) – ver capítulo 21.
3. Anti-histamínicos – ver capítulo 21
4. Antitussivos, narcóticos – codeína 7,5 a 15mg a cada 6 horas, ou mesmo uma única dose antes de dormir. Podem ser necessárias doses mais altas.
5. Antitussivos, não-narcóticos – dextrometorfano 5ml a cada 6 horas, dropropizina 10ml a cada 8 horas, dropropizina associada a difenidramina e paracetamol 15ml a cada 12 horas.
6. Broncodilatadores de curta e de longa duração – ver capítulo 19.
7. Corticosteróides inalatórios – ver capítulo 19.
8. Descongestionantes – ver capítulo 21.
9. Cromonas – Estabilizadores de membrana de mastócitos – ver capítulos 19 e 21.

REFERÊNCIAS BIBLIOGRÁFICAS

1. Pratter MR, Bartter T, Akers S, Dubois J. An algorithmic approach to chronic cough. Ann Intern Med 1993; 119:977. ▪ 2. Irwin RS, Boulet LP, Cloutier MM et al. Managing cough as a defense mechanism and as a symptom. A consensus panel report of the American College of Chest Physicians. Chest 1998; 114(2 Suppl):133S. ▪ 3. Irwin RS, Madison JM. Symptom research on chronic cough: a historical perspective. Ann Intern Med 2001; 134:809. ▪ 4. Kase Y, Wakita Y, Kito G. Centrally-induced coughs in the cat. Life Sci 1970; 9:49. ▪ 5. Geppert EF. Tosse. In: Semiologia Clínica. Bensenõr IM, Atta JA, Martins MA. São Paulo: Sarvier, 2002, p395. ▪ 6. Gonzales R, Sande MA. Uncomplicated acute bronchitis. Ann Intern Med 2000; 133:981. ▪ 7. Silverman RS, Sherter CB. Cough. In: Rakel RE, Bope ET. Conn's Current Therapy 2001. Philadelphia: WB Saunders, 2001, p 23. ▪ 8. Philp EB. Chronic cough. Am Fam Physician 1997; 56:1395. ▪ 9. Goroll AH, Mulley Jr AG. Evaluation of chronic cough. In: Goroll AH, Mulley Jr AG. Primary Care Medicine. 4th ed, Philadelphia: Lippincott Williams & Wilkins, 2000, p 271. ▪ 10. Stephenson A, Ostrow DN. Cough and hemoptysis. Curr Pract Med 1999; 2:289. ▪ 11. Irwin RS, Curley FJ, French CL. Chronic cough. The spectrum and frequency of causes, key components of the diagnostic evaluation, and outcome of specific therapy. Am Rev Respir Dis 1990; 141:640. ▪ 12. Weinberger SE, Braunwald E. Cough and hemoptysis. In: Braunwald E, Fauci AS, Kasper DL, et al. Harrison's Principles of Internal Medicine. 15th ed, New York: McGraw-Hill, 2001, p 203. ▪ 13. Global Initiative for Asthma. Global Strategy for Asthma Management and Prevention Program. National Institutes of Health. National Heart, Lung, and Blood Institute/World Health Organization. Workshop Report. Washington, US Department of Health, Education, and Welfare. 2002. Publication Nº 02-3659. ▪ 14. Smyrnios NA, Irwin RS, Curley FJ. Chronic cough with a history of excessive sputum production. The spectrum and frequency of causes, key components of the diagnostic evaluation, and outcome of specific therapy. Chest 1995; 108:991. ▪ 15. Gwaltney JM JR, Phillips CD, Miller RD, Riker DK. Computed tomographic study of the common cold. N Engl J Med 1994; 330:25. ▪ 16. Fuchs KH, Demeester TR, Albertucci M. Specificity and sensitivity of objective diagnosis of gastroesophageal reflux disease. Surgery 1987; 102:575. ▪ 17. Ours TM, Kavuru MS, Schilz RJ, Richter JE. A prospective evaluation of esophageal testing and a double-blind, randomized study of omeprazole in a diagnostic and therapeutic algorithm for chronic cough. Am J Gastroenterol 1999; 94:3131. ▪ 18. Lieberman PL. Rhinitis. Curr Pract Med 1999; 2:1758. ▪ 19. Johnson D, Osborn LM. Cough variant asthma: a review of the clinical literature. J Asthma 1991; 28:85. ▪ 20. Ing AJ: Cough and gastroesophageal reflux. Am J Med 1997; 103:91S. ▪ 21. Pratter MR, Bartter T, Lotano R. The role of sinus imaging in the treatment of chronic cough in adults. Chest 1999; 116: 1287. ▪ 22. Berkowitz RB, Tinkelman DG. Evaluation of oral terfenadine for treatment of the common cold. Ann Allergy 1991; 67:593. ▪ 23. Demeester TR, Bonavina L, Iascone C, Courtney JV, Skinner DB. Chronic respiratory symptoms and occult gastroesophageal reflux. A prospective clinical study and results of surgical therapy. Ann Surg 1990; 211:337. ▪ 24. Lacourciere Y, Brunner H, Irwin R et al. Effects of modulators of the renin-angiotensin-aldosterone system on cough. Losartan Cough Study Group. J Hypertens 1994; 12:1387. ▪ 25. O'Byrne PM, Cuddy L, Taylor DW et al. The clinical efficacy and cost benefit of inhaled corticosteroids as therapy in patients with mild asthma in primary care practice. Can Respir J 1996; 3:169.

24. PNEUMONIAS

Joel Tedesco

Neste capítulo, serão abordadas as doenças que acometem pacientes imunocompetentes. Não serão considerados os pacientes: com síndrome da imunodeficiência adquirida (aids), com contagem absoluta de neutrófilos menor do que 1.000/mm³ e os submetidos a medicações imunossupressoras ou mielossupressoras ou aqueles que usam prednisona em dose maior que 5mg/dia.

As infecções do trato respiratório inferior continuam sendo grandes problemas médicos apesar dos avanços na identificação dos organismos etiológicos e na disponibilidade de novos agentes antimicrobianos. Além disso, existe muita controvérsia com relação à realização do diagnóstico das pneumonias e às escolhas de antimicrobianos para seu tratamento[1].

Os microrganismos chegam até o trato respiratório inferior por: aspiração de secreções da orofaringe contendo a flora bacteriana associada, inalação de aerossóis infectados e disseminação hematogênica.

As conseqüências da chegada de microrganismos no trato respiratório inferior dependem de alguns fatores como: quantidade de microrganismos, virulência dos microrganismos e suscetibilidade do hospedeiro.

As pneumonias são classificadas como: com origem na comunidade e com origem no ambiente hospitalar.

As pneumonias causadas por agentes anaeróbios e os abscessos pulmonares podem ocorrer tanto nas pneumonias adquiridas na comunidade como nas de origem hospitalar. As características das principais pneumonias, seus agentes etiológicos e respectivos tratamentos estão descritos no quadro 3.44. No indivíduo imunocompetente, a pneumonia é caracterizada por um preenchimento rápido do espaço alveolar com células inflamatórias e com fluido. Se a infecção alveolar envolver um lobo anatômico inteiro do pulmão, a condição é denominada *pneumonia lobar* e pode ocorrer uma doença multilobar ao mesmo tempo. Quando o processo alveolar ocorre em uma distribuição irregular e adjacente aos brônquios, sem preencher um lobo inteiro, é denominada broncopneumonia[2,3].

PNEUMONIAS ADQUIRIDAS NA COMUNIDADE

ESSENCIAL PARA O DIAGNÓSTICO

Para o diagnóstico das pneumonias adquiridas na comunidade são essenciais:

- Sintomas e sinais de uma infecção aguda dos pulmões: febre ou hipotermia, tosse com ou sem escarro, dispnéia, desconforto torácico, sudorese e tremores.
- Ruídos respiratórios (estertores finos são bastante freqüentes).
- Infiltração do parênquima pulmonar à radiografia do tórax.
- Ocorrer fora do ambiente hospitalar ou em menos de 48 horas após admissão hospitalar em um paciente que não esteja residindo, ou more, em instituições de auxílio por mais de 14 dias antes do início dos sintomas[1-4].

COMENTÁRIOS

As pneumonias adquiridas na comunidade são bastante comuns. É uma doença com alta mortalidade. Nos Estados Unidos, a mortalidade nos pacientes que necessitam ser hospitalizados é estimada em 14%. É de menos de 1% para pacientes que não necessitam de hospitalização. Os fatores de risco mais importantes para a morbimortalidade são:

- Idade avançada.
- Alcoolismo.
- Co-morbidades médicas.
- Estado mental alterado.
- Freqüência respiratória maior que 40rpm.
- Hipotensão (definido como pressão sistólica menor que 90mmHg ou pressão diastólica menor que 60mmHg).
- Uréia sérica maior que 30mg/dl.

Um preditor de risco e de mortalidade para o paciente com pneumonia de comunidade foi desenvolvido e validado pela *Pneumonia Patient Outcomes Research Team* (PORT). O esquema PORT (também conhecido como índice de gravidade da pneumonia) usa 19 variá-

Quadro 3.44 – Características das principais pneumonias.

Organismo; aparência no escarro	Ocorre em	Complicações	Laboratório	Terapia
Streptococcus pneumoniae (pneumococo). Diplococos gram-positivos	Doenças cardiopulmonares crônicas; após infecções do trato respiratório superior	Meningite bacteriana, endocardite, pericardites, empiema	Coloração pelo método de Gram e cultura do escarro, sangue, líquido pleural	*Preferido*: penicilina G, amoxacilina *Alternativa*: macrolídeos, cefalosporinas, doxaciclina, fluoroquinolonas, clindamicina, vancomicina
Haemophilus influenzae Cocobacilos gram-negativos pleomórficos	Doenças cardiopulmonares crônicas; após infecções do trato respiratório superior	Empiema, endocardite	Coloração pelo método de Gram e cultura do escarro, sangue, líquido pleural	*Preferido*: cefotaxima, ceftriaxona, cefuroxima, doxaciclina, azitromicina, trimetoprima-sulfametoxazol *Alternativa*: fluoroquinolonas, claritromicina
Staphylococcus aureus Cocos gram-positivos em grupo	Moradores em instituições de doentes crônicos, pacientes hospitalizados, epidemia de influenza; fibrose cística, bronquiectasias, usuários de drogas injetáveis	Empiema, cavitação	Coloração pelo método de Gram e cultura do escarro, sangue, líquido pleural	Para cepas suscetíveis a meticilina *Preferido*: uma penicilina penicilinase resistente com ou sem rifampicina, ou gentamicina *Alternativa*: uma cefalosporina; clindamicina, trimetoprima-sulfametoxazol, vancomicina Para cepas meticilina resistente: vancomicina com ou sem gentamicina ou rifampicina
Klebsiella pneumoniae Grupo de bastonetes gram-negativos encapsulados	Etilismo, *diabetes mellitus*; hospital	Empiema, cavitação	Coloração pelo método de Gram e cultura do escarro, sangue, líquido pleural	*Preferido*: cefalosporina de terceira geração Para infecção grave, adicionar aminoglicosídeo *Alternativa*: azitromicina, imipenem, inibidor betalactâmicos / betalactamase, ou fluoroquinolona
Escherichia coli. Bastonetes gram-negativos	Hospitalar; raramente comunitária	Empiema	Coloração pelo método de Gram e cultura do escarro, sangue, líquido pleural	O mesmo para *Klebsiella pneumoniae*
Pseudomonas aeruginosa Bastonetes gram-negativos	Hospitalar; fibrose cística, bronquiectasia	Cavitação	Coloração pelo método de Gram e cultura do escarro, sangue, líquido pleural	*Preferido*: um betalactâmico anti-pseudomonas mais um aminoglicosídeo *Alternativa*: ciprofloxacina mais um aminoglicosídeo ou um betalactâmico anti-pseudomonas
Anaeróbios Flora mista	Aspiração, higiene dentária precária	Pneumonia necrotizante, abscesso, empiema	Cultura do fluido pleural ou do material obtido de aspiração transtraqueal ou transtorácica	*Preferido*: clindamicina, betalactâmico inibidor betalactamase, imipenem
Mycoplasma pneumoniae polimorfonucleares e monócitos, ausência de bactérias	Adultos jovens; outono e verão	Exantemas cutâneos, miringite bolhosa, anemia hemolítica	PCR, cultura[5], fixação do complemento[4] Título de aglutininas frias no soro não ajudam, pois apresenta baixa especificidade e sensibilidade	*Preferido*: doxaciclina ou eritromicina *Alternativa*: claritromicina; azitromicina, ou uma fluoroquinolona
Legionella sp. Poucos PMNs; ausência de bactérias	Outono e verão; exposição a locais de construção contaminados, água, condicionador de ar; comunitária ou hospitalar	Empiema, cavitação, endocardite, pericardite	Imunofluorescência direta ou PCR do escarro ou tecido; cultura do escarro ou tecido[5] Pesquisa de antígeno urinário para *L. pneumophila* sorogrupo 1	*Preferido*: um macrolídeo com ou sem rifampicina; uma fluoroquinolona *Alternativa*: doxaciclina com ou sem rifampicina
Chlamydia pneumoniae Inespecífico	Semelhante clinicamente ao *M. pneumoniae*, mas sintomas prodrômicos mais demorados (até duas semanas). Dor de garganta com rouquidão bastante comum. Pneumonia em adolescentes e adultos jovens	Reinfecção em adultos mais velhos com PDOC ou ICC pôde ser grave ou até fatal	Isolamento do organismo é muito difícil. Estudos sorológicos incluem: microimunofluorescência com antígeno PCR em laboratórios especializados	*Preferido*: doxaciclina *Alternativa*: eritromicina, claritromicina, azitromicina, ou uma fluoroquinolona
Moraxella catarrhalis Diplococos gram-negativos	Doença pulmonar preexistente; idosos; terapia com corticóide ou imunossupressora	Raro, derrame pleural e bacteriemia	Coloração pelo método de Gram e cultura do escarro, sangue, líquido pleural	*Preferido*: trimetoprima-sulfametoxazol, uma cefalosporina de segunda ou terceira geração, amoxacilina-ácido clavulânico, ou um macrolídeo *Alternativa*: uma fluoroquinolona
Pneumocystis jiroveci Inespecífico	Aids, terapia com corticóide ou imunossupressora, câncer	Pneumotórax, insuficiência respiratória, SDRA, morte	Metenamina, Giemsa, no escarro ou fluido de lavagem broncoalveolar	*Preferido*: trimetoprima-sulfametoxazol ou pentamidina mais prednisona *Alternativa*: dapsona mais trimetoprima; clindamicina mais primaquina; trimetrexato mais ácido folínico

DPOC = doença pulmonar obstrutiva crônica; ICC = insuficiência cardíaca congetiva; SDRA = síndrome da deficiência respiratória aguda.

veis clínicas para estratificar os pacientes em cinco classes de risco (Tabela 3.17). Pacientes com idade inferior a 50 anos, sem outras co-morbidades e sem alterações importantes ao exame clínico enquadram-se na classe I. Todos os demais pacientes são distribuídos em categorias de risco com base no esquema de escores. A mortalidade por classe, nos 30 dias, é listada na tabela 3.18. O modelo PORT pode ser usado, juntamente com o julgamento clínico, para a tomada de decisão quanto à necessidade de internação do paciente com pneumonia da comunidade[1-4].

Tabela 3.17 – Sistema de escore para a classificação nos grupos de risco PORT[1].

Características do paciente	Pontos[2]
Fator demográfico	
Idade: homem	Número de anos
Idade: mulher	Número de anos menos 10
Residente em instituições	10
Co-morbidades	
Neoplasias[3]	30
Doença hepática[4]	20
Insuficiência cardíaca congestiva[5]	10
Doença cerebrovascular[6]	10
Doença renal[7]	10
Achados de exame clínico	
Estado mental alterado[8]	20
Freqüência respiratória ≥ 30rpm	20
Pressão sistólica < 90mmHg	20
Temperatura ≤ 35°C ou ≥ 40°C	15
Freqüência cardíaca ≥ 125bpm	10
Exames de laboratório e radiológicos	
pH arterial < 7,35	30
Uréia ≥ 30mg/dl	20
Sódio < 130mEq/dl	20
Glicose > 250mg/dl	10
Hematócrito < 30%	10
Arterial pO_2 < 60mmHg	10
Derrame pleural	10

[1] Modificado e reproduzido de Fine MJ et al. A prediction rule to identify low-risk patients with community-acquired pneumonia. N Engl J Med 1997; 336:243. Copyright © 1997. Massachusetts Medical Society. All rights reserved.
[2] Um escore total para um determinado paciente é obtido pela soma da idade do paciente em anos (idade menos 10 para mulheres) e os pontos para cada característica aplicável.
[3] Qualquer tipo de câncer, exceto basocelular, ou de células escamosas, da pele que esteja ativo no momento da doença ou cujo diagnóstico tenha sido feito há menos de um ano antes da doença atual.
[4] Diagnósticos clínico ou histológico de cirrose ou outra forma de doença crônica do fígado.
[5] Disfunção sistólica ou diastólica documentada pela história, exame clínico e radiografia do tórax, ecocardiograma ou ventriculograma esquerdo.
[6] Diagnóstico clínico de acidente vascular cerebral ou ataque isquêmico transitório, ou acidente vascular cerebral diagnosticado por ressonância magnética ou tomografia computadorizada.
[7] História de doença renal crônica ou elevações dos níveis de uréia e creatinina séricos em anotações médicas.
[8] Desorientações (tempo, espaço, desconhecida a duração), estupor ou coma.

Tabela 3.18 – Risco de mortalidade em 30 dias do sistema PORT.

Número de pontos	Classe de risco	Mortalidade em 30 (%)	Orientações médicas
Ausência de preditores	I	0,1-0,4	Ambulatorial
≤ 70	II	0,6-0,7	Ambulatorial
71-90	III	0,9-2,8	Ambulatorial ou breve internação
91-130	IV	8,2-9,3	Hospitalizado
≥ 130	V	27,0-31,1	Hospitalizado

Dados do: Fine MJ et al. A prediction rule to identify low-risk patients with community-acquired pneumonia. N Engl J Med 1997; 336:243. Copyright © 1997. Massachusetts Medical Society. All rights reserved.

Em pacientes imunocompetentes, a história, o exame clínico, as radiografias e o exame do escarro não são nem sensíveis nem específicos para identificar o microrganismo causador da pneumonia comunitária. Embora ajudem em algumas situações especiais, esses recursos propedêuticos não diferenciam apropriadamente entre causas virais e causas típicas ou atípicas. Portanto, a Sociedade Torácica Americana recomenda o tratamento empírico baseado em dados epidemiológicos. Ao contrário, a Sociedade Americana de Doenças Infecciosas recomenda o uso sistemático de técnicas laboratoriais microbiológicas na tentativa de identificar o agente etiológico para guiar a administração de antibióticos específicos, especialmente em pacientes hospitalizados.

DEFINIÇÃO E PATOGENIA

A pneumonia adquirida na comunidade começa fora do ambiente hospitalar ou tem seu diagnóstico realizado 48 horas após a internação hospitalar em um paciente que não residiu, nos últimos 14 dias, em instituição de cuidados crônicos antes do início dos sintomas. Os mecanismos de defesa pulmonar (reflexo de tosse, sistema de limpeza mucociliar, resposta imune) normalmente protegem e evitam o aparecimento de infecções do trato respiratório inferior após a aspiração de secreções orofaríngeas contendo bactérias, ou depois da inalação de aerossóis infectados. A pneumonia adquirida na comunidade ocorre quando existe um defeito em um ou mais desses mecanismos de defesa, quando uma grande quantidade de agentes infecciosos suplanta a ação protetora desses mecanismos ou quando o agente infeccioso é muito virulento. A causa das pneumonias adquiridas na comunidade não é identificada em 40 a 60% dos casos[1-4]. As bactérias mais comumente identificadas como causadoras de pneumonias da comunidade são:

- *Streptococcus pneumoniae* – responsável aproximadamente por dois terços das bactérias isoladas.
- *Haemophilus influenzae, Mycoplasma pneumoniae, Chlamydia pneumoniae, Staphylococcus aureus, Neisseria meningitidis, Moraxella catarrhalis, Klebsiella pneumoniae*, outros bastonetes gram-negativos, e espécies de legionela são os demais responsáveis pelas pneumonias comunitárias.

O quadro 3.45 mostra alguns dos principais agentes etiológicos causadores de pneumonia da comunidade em grupos especiais de pacientes[1-4].

As causas virais mais comuns das pneumonias da comunidade incluem o vírus da influenza, o vírus sincicial respiratório, o adenovírus e o vírus da parainfluenza. Uma análise detalhada dos fatores de risco epidemiológicos pode ajudar muito na orientação do diagnóstico das seguintes causas de pneumonias: *Chlamydia psittaci* (psitacosis), *Coxiella burnetii* (febre Q), *Francisella tularensis* (tularemia), fungos endêmicos (blastomices, coccidióides, histoplasma) e hantavírus.

Quadro 3.45 – Etiologias em grupos especiais de pacientes.

Paciente em ambulatório, sem doença cardiopulmonar ou fatores modificadores	
S. pneumoniae, M. pneumoniae, C. pneumoniae (isoladamente ou em infecções mistas), H. influenzae, vírus respiratórios, outros (espécies de Legionella, M. tuberculosis, fungos endêmicos)	
Paciente em ambulatório, com doença cardiopulmonar ou fatores modificadores	
Todos os acima mais DRSP, gram-negativos entéricos, anaeróbios aspirados	
Paciente hospitalizado, com doença cardiopulmonar ou fatores modificadores	
S. pneumoniae (incluindo DRSP), H. influenzae, M. pneumoniae, C. pneumoniae, infecção mista (bactéria mais patógeno atípico), gram-negativos entéricos, anaeróbios aspirados, vírus, espécies de Legionella, outros (M. tuberculosis, fungos, P. carinii)	
Paciente hospitalizado, sem doença cardiopulmonar ou fatores modificadores	
Todos os acima, exceto DRSP e gram-negativos entéricos	
CAP grave, sem risco para infecção com P. aeruginosa	
S. pneumoniae (incluindo DRSP), espécies de Legionella, H. influenzae, bacilos gram-negativos entéricos, S. aureus, M. pneumoniae, vírus respiratórios, outros (C. pneumoniae, M. tuberculosis, fungos endêmicos)	
CAP grave, com risco para infecção com P. aeruginosa	
Todos os acima listados, mais P. aeruginosa	

CAP = pneumonia adquirida na comunidade; DRSP = S. pneumoniae resistente.
Nota: com base em múltiplos estudos prospectivos de etiologia usando vários exames laboratoriais e correlacionando com os fatores de risco subjacentes.

ACHADOS CLÍNICOS

Sintomas e sinais – o quadro 3.46 mostra os principais sinais e sintomas e os comentários correspondentes. A maioria dos pacientes com pneumonia adquirida na comunidade apresenta febre de início agudo ou subagudo, tosse com ou sem escarro e dispnéia. Outros sintomas comuns incluem tremores, sudorese, arrepios, desconforto torácico, pleurisia, hemoptise, fadiga, mialgia, anorexia, cefaléia, dor abdominal. Os achados mais comuns ao exame clínico incluem febre ou hipotermia, taquipnéia, taquicardia e leve dessaturação arterial de oxigênio. Muitos pacientes têm uma aparência de doente agudo. O exame do tórax é, na maioria das vezes, exuberante com relação aos ruídos e aos sons da respiração. Existindo derrame pleural, a percussão revelará o sinal de macicez correspondente. O diagnóstico diferencial dos sinais e sintomas do trato respiratório inferior são muitos e incluem doenças de hiper-reatividade brônquica, insuficiência cardíaca congestiva, bronquiolite obliterante, câncer pulmonar, vasculite pulmonar, doença tromboembólica pulmonar e atelectasias. O quadro 3.47 mostra as principais associações de agentes etiológicos e algumas co-morbidades subjacentes[2,3].

Achados laboratoriais – existe muita controvérsia com relação ao valor diagnóstico da coloração pelo método de Gram e da cultura do escarro em pacientes com pneumonia da comunidade (Quadro 3.48). A maioria dos estudos sugere que tanto o valor preditivo positivo como o valor preditivo negativo desses exames sejam muito baixos. Outros estudos argumentam que esses exames devam ser realizados para identificar o agente etiológico e direcionar a escolha de antibióticos, contribuindo,

Quadro 3.46 – Principais sinais e sintomas das pneumonias da comunidade.

Achados	Comentários
Febre, calafrios	Podem estar ausentes no idoso ou no imunossuprimido (inclui aqueles que tomam corticosteróides)
Dispnéia	Presente em apenas 70% dos casos
Piora de doença crônica subjacente	Pode ser a única característica no idoso
Tosse e escarro purulento	A aparência do escarro quase nunca distingue entre uma infecção bacteriana de uma não-bacteriana; a tosse aparece em 80%, e o escarro purulento em 50% dos pacientes
Duração dos sintomas	Tende a ser mais longa nos idosos
Ausência de sintomas respiratórios	Está associada com o aumento da mortalidade, especialmente na ausência de dor pleurítica ou torácica
Doença cardiopulmonar, terapia recente com antibióticos, idade > 65 anos	Provável infecção com pneumococos resistentes e gram-negativos entéricos
Nível de consciência rebaixado, dificuldades de deglutição	Fatores de risco para aspiração; considerar em pacientes com infecções recorrentes
Freqüência respiratória	Raramente < 20rpm/min se for pneumonia; mortalidade aumenta se > 30rpm/min
Ausculta com sons bronquiais ou ergofonia	Sugere consolidação de espaço aéreo
Macicez e redução da ausculta	Podem indicar a presença de derrame pleural
Exantema cutâneo	S. aureus, P. aeruginosa, M. tuberculosis, fungos, Aspergillus, vírus da varicela zóster, herpes simples ou M. pneumoniae
Enzimas hepáticas elevadas	S. pneumoniae, S. aureus, P. aeruginosa, M. tuberculosis, Legionella, H. influenzae, C. immitis, Aspergillus, herpes simples, varicela zóster, C. burnetii, M. pneumoniae, C. psittaci.

Quadro 3.47 – Agentes etiológicos em indivíduos com co-morbidades.

Condição	Patógeno comumente encontrado
Alcoolismo	S. pneumoniae (incluindo PRSP), anaeróbios, bacilos gram-negativos (possivelmente K. pneumoniae)
DPOC/ex-fumante ou fumante atual	S. pneumoniae, H. influenzae, M. catarrhalis, Legionella
Residente em instituições	S. pneumoniae, bacilos gram-negativos, H. influenzae, S. aureus, anaeróbios, C. pneumoniae; considerar M. tuberculosis
Mau estado dentário	Anaeróbios
Contato com morcegos	H. capsulatum
Contato com aves	C. psittaci, C. neoformans, H. capsulatum
Contato com coelhos	F. tularensis
Viagens para o sudeste dos EUA	C. immitis, hantavírus em algumas áreas
Contato com animais de fazenda ou gatas parindo	C. burnetii (febre Q)
Depois de pneumonia por influenza	S. pneumoniae, S. aureus, H. influenzae
Doença estrutural do pulmão (bronquiectasia, fibrose cística)	P. aeruginosa, P. cepacia, ou S. aureus

DPOC = doença pulmonar obstrutiva crônica; PRSP = S. pneumoniae resistente à penicilina.

Quadro 3.48 – Exames para o diagnóstico da pneumonia da comunidade.

Exame	Sensibilidade	Especificidade	Comentários
Radiografia de tórax	65-85%	85-95%	A tomografia computadorizada é mais sensível para infiltrados que a radiografia comum
Tomografia computadorizada	Exame padrão	Não é específico para a infecção	Não deve ser feita rotineiramente, mas pode ajudar na detecção de cavernas e loculações do espaço pleural; deve ser feita em pacientes que não estão evoluindo bem
Hemoculturas	10-20%	Alto quando positivas	Normalmente mostra o pneumococo (em 50-80% das amostras positivas) e define a sensibilidade antibiótica
Coloração pelo método de Gram do escarro	De 10-40%, dependendo do critério	0-100%, dependendo do critério	Pode ser correlacionada à cultura do escarro para definir o organismo predominante e usada para identificar patógenos não suspeitados
Cultura do escarro			Realizar se houver suspeita de resistência medicamentosa ou patógeno não comum, resultado positivo não diferencia de contaminação
Oximetria digital ou gasometria arterial			Ambas definem a gravidade da infecção e a necessidade de oxigenação; se existir suspeita de retenção de CO_2, deve ser realizada
Sorologia para *Legionella*, *C. pneumoniae*, *M. pneumoniae* e vírus			Bom exame mas geralmente necessita de títulos na convalescença após quatro a seis semanas
Antígeno urinário para *Legionella*	50-80%		Específico para o grupo 1, porém, o melhor exame rápido para *Legionella*

assim, para evitar o aparecimento de resistência aos antibióticos, diminuir o custo do tratamento e evitar efeitos colaterais da antibioticoterapia empírica. Algumas diretrizes, reunindo as opiniões de especialistas, recomendam que a coloração do escarro pelo método de Gram seja feita em todos os pacientes com pneumonia da comunidade e que a cultura do escarro seja reservada somente para os pacientes que necessitam de internação hospitalar. Para examinar o escarro, a amostra deve ser colhida antes do início da antibioticoterapia. A colheita da amostra pode ser feita na vigência do tratamento antibiótico quando houver a suspeita de resistência do microrganismo ao antibiótico que está sendo usado. A amostra de escarro obtida deve ser de origem profunda dentro da árvore traqueobrônquica, o que geralmente se segue a um episódio de tosse. A amostra deverá ser grosseiramente purulenta. A cultura só deve ser realizada se a amostra de escarro preencher os critérios citológicos (exceto quando os agentes etiológicos suspeitos forem a legionela ou uma micobactéria). Exames adicionais somente são necessários se o paciente for internado: hemocultura (pelo menos dois pares colhidos com punção em locais diferentes), análises de gases arteriais, hemograma completo com diferencial de leucócitos e perfil bioquímico (glicose, eletrólitos, uréia, creatinina, bilirrubina e enzimas hepáticas). Os resultados desses exames ajudam a avaliar a gravidade da doença e guiam a terapia e o acompanhamento do paciente[1-4].

Imagens – a radiografia de tórax pode confirmar o diagnóstico e identificar alguma outra doença associada. Também pode ser usada para ajudar a avaliar a gravidade da doença e a resposta ao tratamento ao longo do tempo. Os achados radiográficos podem variar desde infiltrados alveolares localizados até áreas de consolidação lobar com broncogramas aéreos e infiltrado intersticial alveolar difuso. Achados adicionais incluem derrame pleural e cavitação. Nenhum padrão radiológico se constitui em aspecto patognomônico da etiologia da pneumonia. A progressão dos infiltrados pulmonares durante a antibioticoterapia, ou a ausência de regressão do quadro radiológico ao longo do tempo, são indicadores de prognóstico ruim e também levantam a suspeita da existência de algum outro quadro pulmonar secundário ou diferente. O desaparecimento dos infiltrados pulmonares pode demorar mais de seis semanas e desaparece mais rapidamente em pacientes jovens, não-fumantes e naqueles que somente tiveram um lobo acometido.

Exames especiais – a indução do escarro está reservada para aqueles pacientes que não conseguem expectorar ou para aqueles nos quais a pneumonia possa ter como causa o *Pneumocystis jiroveci* ou o *Mycobacterium tuberculosis*. As técnicas de aspiração transtraqueal, a broncoscopia por fibra óptica e a aspiração transtorácica por agulha para obter amostra de escarro ou de tecido das vias aéreas inferiores estão reservadas para pacientes especiais. A toracocentese para análise do líquido pleural (coloração, cultura, glicose, desidrogenase láctica, níveis de proteínas totais, contagem de leucócitos com diferencial e determinação do pH) deve ser realizada nos pacientes com derrame pleural para ajudar no diagnóstico e na identificação do agente etiológico e para avaliar a existência de empiema e as complicações parapneumônicas. Exames sorológicos especiais, exames de PCR (*polymerase chain reaction*), culturas especiais e outros métodos diagnósticos mais sofisticados devem ser realizados quando há suspeita de organismos como a legionela, o *Mycobacterium tuberculosis* e a *Chlamydia pneumoniae*. A limitação de muitos desses exames especiais está na demora de se obter o resultado de alguns deles e a baixa sensibilidade e especificidade[1-4].

TRATAMENTO

O tratamento da pneumonia comunitária deve ser iniciado imediatamente após a realização do diagnóstico e após a coleta das amostras para exames, especialmente no paciente que será hospitalizado. Atrasos na coleta de amostras ou na obtenção dos resultados de exames não devem implicar o atraso da administração de antibióticos para o paciente com sinais e sintomas agudos. A decisão sobre a internação hospitalar deve ser feita com base nos critérios da classificação PORT vista anteriormente. As recomendações com relação ao tratamento podem ser divididas em: pacientes que serão tratados ambulatorialmente e pacientes que serão tratados internados no hospital. Uma atenção especial deve ser dada para a crescente resistência de cepas de *Streptococcus pneumoniae* às penicilinas. Uma resistência intermediária à penicilina é definida como concentração inibitória mínima entre 0,1 e 1mcg/ml. Cepas com alto grau de resistência apresentam MIC ≥ 2mcg/ml. A resistência para outros antibióticos (betalactâmicos, trimetoprima-sulfametoxazol, macrolídeos e outros) geralmente acompanha a resistência à penicilina. A prevalência de resistência antimicrobiana varia dependendo do grupo de pacientes, da região geográfica e também ao longo do tempo. O padrão de resistência local deve sugerir e orientar a antibioticoterapia para o paciente em questão, enquanto são aguardados os resultados dos exames de sensibilidade dos materiais obtidos antes da administração do antibiótico. No quadro 3.49 são comentados os princípios básicos para o uso racional dos antibióticos[5].

Tratamento ambulatorial – as opções de tratamento empírico para pacientes tratados ambulatorialmente com pneumonia adquirida na comunidade incluem:

- Macrolídeos – claritromicina 500mg, por via oral, duas vezes ao dia, azitromicina 500mg, por via oral, uma vez ao dia no primeiro dia, e depois 250mg, por via oral, uma vez ao dia, durante quatro dias.
- Doxiciclina 100mg, por via oral, duas vezes ao dia.
- Fluoroquinolona com atividade aumentada para *S. pneumoniae*, como a gatifloxacino 400mg, por via oral, uma vez ao dia, levofloxacino 500mg, por via oral, uma vez ao dia, ou moxifloxacino 400mg, por via oral, uma vez ao dia[6].

Alguns especialistas preferem a doxiciclina ou os macrolídeos para pacientes com idade inferior a 50 anos sem co-morbidades e fluoroquinolona para pacientes com idade superior a 50 anos ou que apresentam co-morbidades. Alternativas de tratamento incluem:

- Eritromicina 250 a 500mg, por via oral, quatro vezes ao dia.
- Amoxacilina potássica com clavulanato – especialmente na suspeita de pneumonia aspirativa – 500mg, por via oral, três vezes ao dia, ou 875mg, por via oral, duas vezes ao dia.
- Cefalosporinas de segunda ou terceira geração como a cefuroxima na dose de 250 a 500mg, por via oral, duas vezes ao dia, cefpodoxima 100 a 200mg, por via oral, duas vezes ao dia, ou cefprozil 250 a 500mg, por via oral, duas vezes ao dia[7].

Existem poucas informações que orientem quanto à duração do tratamento antimicrobiano nas pneumonias comunitárias. A decisão depende da gravidade do quadro, do agente etiológico, da resposta à terapia, da presença de outros problemas médicos e da existência de complicações. O tratamento por mais 72 horas depois que a febre desaparece geralmente é suficiente para as pneumonias causadas por *S. pneumoniae*. Uma duração mínima de duas semanas de tratamento é apropriada

Quadro 3.49 – Princípios de antibioticoterapia nas pneumonias comunitárias.

Recomendação	Evidência
Administrar a primeira dose de antibióticos nas primeiras 8 horas após a chegada ao hospital	Estudos observacionais
Tratar todos os pacientes com suspeita de patógenos "atípicos" e de pneumococo	Estudos observacionais em pacientes com idade superior a 65 anos
A monoterapia com macrolídeo pode ser dada para pacientes ambulatoriais ou internados com risco de DRSP, gram-negativos ou aspiração	Estudos randômicos controlados
Para pacientes ambulatoriais ou internados com risco de DRSP ou de gram-negativos, usar uma associação betalactâmicos /macrolídeo ou a monoterapia com quinolona antipneumocócica. As quinolonas devem ser utilizadas em pacientes alérgicos à penicilina	Estudos randômicos controlados e observacionais; nenhuma evidência de superioridade entre os esquemas de tratamento
Em pacientes com risco de DRSP, os betalactâmicos devem ser um dos seguintes: cefpodoxima, cefuroxima, ampicilina em altas doses, amoxacilina/clavulanato	Suscetibilidade *in vitro* e opinião de especialista
Em pacientes com risco clínico de DRSP, usar a terapia com betalactâmicos por via intravenosa associada a cefotaxima, ceftriaxona, ampicilina/sulbactam, ou altas doses de ampicilina	Suscetibilidade *in vitro* e opinião de especialista
Limitar os antibióticos anti-*Pseudomonas* para pacientes com fatores de risco para *Pseudomonas*; a preocupação maior é a prevenção de resistência e não com a eficácia	Opinião de especialistas
Limitar o uso de vancomicina em terapias empíricas em pacientes com doença grave, especialmente na suspeita de meningite (para evitar o uso excessivo desse importante agente)	Opinião de especialistas
Considerar a atividade das novas quinolonas para o pneumococo: moxifloxacino, gatifloxacino, levofloxacino	
A escolha do agente antimicrobiano mais ativo minimiza a resistência futura	Estudos observacionais, opinião de especialistas
A escolha do agente mais ativo trás benefício clínico	Opinião de especialistas

DRSP = *S. pneumoniae* resistente.

para as pneumonias causadas por *S. aureus*, *P. aeruginosa*, *Klebsiella*, anaeróbios, *M. pneumoniae*, *C. pneumoniae* ou espécies de *Legionella*[6-8].

Tratamento de pacientes hospitalizados – o tratamento empírico para os pacientes com pneumonia comunitária que necessitam ser hospitalizados pode ser dividido em: a) para pacientes internados na enfermaria; e b) para pacientes internados na unidade de terapia intensiva.

Os pacientes cuja gravidade justifique sua internação na enfermaria, e que geralmente só necessitam de cuidados gerais, respondem bem aos antibióticos betalactâmicos de espectro estendido (como ceftriaxona e cefotaxima) associado a um macrolídeo (de preferência a claritromicina ou a azitromicina se o agente suspeito for o *H. influenzae*) ou uma fluoroquinolona (com atividade aumentada contra o *S. pneumoniae*) como a gatifloxacino, levofloxacino ou a moxifloxacino. As alternativas incluem um inibidor de betalactâmicos/betalactamase (ampicilina-sulbactam ou piperacilina-tazobactam) associado a um macrolídeo.

Os pacientes internados na unidade de terapia intensiva devem ser tratados com um macrolídeo ou uma fluoroquinolona (com atividade aumentada contra o *S. pneumoniae*) associada a uma cefalosporina de espectro estendido (ceftriaxona, cefotaxima) ou um inibidor de betalactâmicos/betalactamase (ampicilina-sulbactam ou piperacilina-tazobactam). Pacientes com alergia às penicilinas podem ser tratados com fluoroquinolonas (com atividade aumentada contra o *S. pneumoniae*) associada ou não à clindamicina. Pacientes com suspeita de pneumonia por aspiração devem receber fluoroquinolona (com atividade aumentada contra o *S. pneumoniae*) com ou sem clindamicina, metronidazol, ou um inibidor de betalactâmicos/betalactamase. Pacientes com lesões pulmonares estruturais tais como bronquiectasias ou fibrose cística beneficiam-se de tratamento com penicilina antipseudomonas, como carbapenem ou cefepima associada a fluoroquinolona (incluindo alta dose de ciprofloxacino), até que os resultados das sensibilidades aos antimicrobianos (antibiograma) estejam disponíveis. Quase todos os pacientes hospitalizados com pneumonia adquirida na comunidade recebem antibióticos por via intravenosa. Apesar dessa preferência, nenhum estudo mostrou a superioridade dessa via sobre a oral nos casos em que o paciente tolera a administração por essa via e quando a medicação é bem absorvida. A duração do tratamento segue as mesmas considerações quanto ao tratamento das pneumonias adquiridas na comunidade tratadas ambulatorialmente[9,10].

PREVENÇÃO

A vacina polivalente pneumocócica (contendo antígenos polissacarídicos capsulares das 23 cepas mais comuns de *S. pneumoniae*) tem o potencial de prevenir ou diminuir a gravidade da maioria das infecções por pneumococos em pacientes imunocompetentes. As indicações para a vacinação pneumocócica incluem (o quadro 3.50 resume as indicações de vacinação):

- Idade superior a 65 anos.
- Qualquer doença crônica que aumente o risco de pneumonia da comunidade.

Quadro 3.50 – Usos recomendados da vacina pneumocócica.

Grupos que se beneficiam da vacinação pneumocócica – evidência
Pacientes com idade superior a 65 anos (proteção maior que 75%, especialmente doenças bacterêmicas) Estudos randomizados
Pessoas com idade inferior a 64 anos se: Moram em instituições de cuidados Têm doenças crônicas, como cardiovascular (insuficiência cardíaca congestiva), pulmonar obstrutiva crônica (mas não asma), *diabetes mellitus*, alcoolismo, doença hepática crônica (cirrose), fístulas liquóricas Asplenia anatômica ou funcional Americanos ou nativos do Alasca Estudos não-randomizados (protege entre 65 e 84% naqueles com doenças crônicas)
Imunocomprometidos com idade inferior a 65 anos (tentar vacinar precocemente no curso da doença crônica): Infecção pelo HIV, leucemia, linfoma, doença de Hodgkin, mieloma múltiplo, neoplasia generalizada, doença renal crônica, síndrome nefrótica, terapia imunossupressiva (incluindo uso prolongado de corticosteróides) Estudos observacionais; opiniões de especialistas (benefício indeterminado)
Revacinar todos os pacientes com 65 anos ou mais que receberam inicialmente a primeira dose com idade superior a 5 anos Pacientes imunocomprometidos que tomaram a primeira dose há mais de 5 anos Estudos observacionais; opiniões de especialistas

Pacientes com imunodeficiências e aqueles com alto risco de terem uma infecção pneumocócica fatal devem receber uma dose de reforço (e somente uma) seis anos depois de ter tomado a primeira dose.

Uma dose de reforço, seis anos após a primeira dose, também deve ser administrada para indivíduos imunocompetentes que receberam a primeira dose quando tinham idade inferior a 65 anos.

A vacina da influenza é eficaz na prevenção primária da doença grave pelo vírus da influenza e eficaz também na prevenção de infecções bacterianas secundárias pelo mesmo agente. A vacina da influenza é administrada anualmente para pessoas com risco de complicações causadas pela infecção com o vírus da influenza como:

- Idade superior a 65 anos.
- Residentes em instituições de cuidados crônicos.
- Pacientes com problemas pulmonares ou cardiovasculares.
- Pacientes recentemente internados com problemas metabólicos crônicos.
- Trabalhadores da área da saúde.
- Pessoas que tenham potencial de transmitir a doença para pacientes de alto risco.

Os pacientes internados que tenham a possibilidade de beneficiar-se das vacinas da influenza e pneumocócica devem recebê-las assim que são internados. As vacinas podem ser dadas simultaneamente e não existe nenhuma contra-indicação para aplicá-las imediatamente após um episódio de pneumonia[1-4].

PNEUMONIAS ADQUIRIDAS NO HOSPITAL

ESSENCIAL PARA O DIAGNÓSTICO

- Ocorrer mais de 48 horas após a admissão hospitalar e excluir qualquer infecção presente no momento da internação.
- Pelo menos duas das seguintes condições: febre, tosse, leucocitose, escarro purulento.
- Radiografia do tórax mostrando infiltrado de aparecimento recente ou progressivo.
- Muito comum em pacientes internados em unidade de terapia intensiva, especialmente aqueles que necessitam de ventilação mecânica.

CONSIDERAÇÕES

As pneumonias adquiridas no hospital (nosocomiais) representam causa importante de morbimortalidade apesar das medidas preventivas, dos avanços nos métodos diagnósticos e dos potentes antimicrobianos. A pneumonia nosocomial é a segunda causa mais comum de infecção adquirida em ambiente hospitalar, com taxa de mortalidade em torno de 20 a 50%. Embora a maioria dos casos ocorra em pacientes que não estão em unidades de terapia intensiva, aqueles com maiores riscos são os internados nessas unidades ou que necessitam de ventilação mecânica. Esse grupo de pacientes também é o que tem maior morbimortalidade.

Em um esforço para ajudar no diagnóstico das pneumonias em pacientes recebendo ventilação mecânica, Pugin et al.[9] desenvolveram um índice chamado *clinical pulmonary infection score*. Por meio desse índice calcula-se um escore que varia de 0 a 12, atribuindo valores de 0 a 2 para seis variáveis (febre, leucocitose, secreção purulenta, tipo de infiltrado, oxigenação e patógeno no escarro). Um escore maior que 6 correlaciona-se com a presença de pneumonia[8-10].

O quadro 3.51 relaciona os principais fatores de risco que aumentam a mortalidade das pneumonias hospitalares no paciente em ventilação mecânica.

DEFINIÇÃO E PATOGÊNESE

A pneumonia adquirida em hospital é definida como aquela que se desenvolve mais de 48 horas após a admissão no hospital. A pneumonia associada à ventilação mecânica ocorre mais de 48 horas após a entubação endotraqueal. A colonização da faringe, e possivelmente do estômago, com bactérias, é o passo mais importante na patogenia da pneumonia nosocomial. A colonização da faringe é potencializada por fatores exógenos (ins-

Quadro 3.51 – Fatores de risco para a mortalidade por pneumonias associadas à ventilação mecânica.

Fatores de risco do paciente
Dados de história
Ventilação mecânica prolongada antes da pneumonia
Doença médica (*versus* doença cirúrgica)
Idade superior a 60 anos
Fatores fisiológicos
Doença subjacente grave ou fatal (escore do APACHE entre 11 e 30)
Pneumonia grave (com sepse ou ARDS)
Coma à admissão
Falência de múltiplos órgãos e sistemas
Dados laboratoriais
Infiltrados pulmonares bilaterais
Fatores de risco bacteriológicos
Patógeno de alto risco
P. aeruginosa
Acinetobacter sp.
Stenotrophomonas maltophilia
S. aureus resistente à meticilina
Bactéria resistente, especialmente se a resistência apareceu durante a terapia
Superinfecção após um tratamento
Fatores de risco relacionados à terapia
Uso prévio de antibióticos
Terapia inicial inadequada (microrganismo não sensível ao antimicrobiano)
Dose e esquema inadequado do antimicrobiano

APACHE = *acute physiology and chronic health evaluation*; ARDS = síndrome do desconforto respiratório agudo.

trumentação das vias aéreas superiores com tubos nasogástricos e endotraqueais, contaminação pelas mãos e equipamentos e tratamentos com antibióticos de amplo espectro que promovem a emergência de organismos resistentes) e por fatores ligados ao paciente (má nutrição, idade avançada, alteração do nível de consciência, distúrbios da deglutição e problemas pulmonares ou sistêmicos subjacentes). A aspiração de secreções faríngeas ou gástricas libera as bactérias diretamente nas vias aéreas inferiores. Os mecanismos de defesa alterados no pulmão do paciente hospitalizado aumentam o risco de infecção após a ocorrência da aspiração. A entubação endotraqueal aumenta o risco de infecções do trato respiratório inferior porque representa uma obstrução mecânica da traquéia, alterando o mecanismo de limpeza mucociliar e interferindo com os mecanismos da tosse. A forte aderência das bactérias, como ocorre com as pseudomonas, ao epitélio traqueal e ao biofilme que reveste os tubos endotraqueais torna a eliminação dessas bactérias nessas áreas muito difícil. Mecanismos patogenéticos menos importantes para as pneumonias nosocomiais incluem a inalação de aerossóis contaminados e a disseminação hematogênica de microrganismos. O papel do estômago na patogênese das pneumonias nosocomiais é controverso.

Alguns estudos sugerem que a elevação do pH gástrico, devido ao uso de antiácidos, antagonistas dos receptores de H_2, ou a alimentação enteral, está associada a um crescimento exagerado da flora gástrica com a conseqüente colonização traqueobronquial e o aumento da incidência de pneumonia hospitalar. Sucralfate, um agente citoprotetor que não altera o pH gástrico, está associado à menor incidência de pneumonia associada à ventilação mecânica. Os organismos mais comuns como agentes causadores de pneumonia hospitalar são: *Pseudomonas aeruginosa*, *Staphylococcus aureus*, enterobacter, *Klebsiella pneumoniae*, *Escherichia coli*, *Proteus*, *Serratia marcescens*, *H. influenzae*, estreptococos.

A infecção pela *P. aeruginosa* e pelo acinetobacter tende a causar pneumonia nos pacientes mais debilitados, naqueles com tratamento antimicrobiano prévio e naqueles que necessitam de ventilação mecânica. Os organismos anaeróbios (bacteróides, estreptococos anaeróbios e *fusobacterium*) também podem causar pneumonias nos pacientes hospitalizados. Quando esses agentes são isolados, eles comumente fazem parte da flora polimicrobiana. Micobactéria, fungos, clamídia, vírus, riquétsias e protozoários não são comuns como agentes causadores de pneumonias hospitalares.

ACHADOS CLÍNICOS

Sinais e sintomas – se associados às pneumonias nosocomiais são inespecíficos. No entanto, alguns achados clínicos estão presentes em grande parte dos doentes (febre, leucocitose, escarro purulento, infiltrado pulmonar recente ou progressivo à radiografia do tórax). Outros achados clínicos que podem aparecer são os mesmos que aparecem nas pneumonias adquiridas na comunidade. O diagnóstico diferencial das pneumonias nosocomiais incluem insuficiência cardíaca congestiva, atelectasias, aspiração, síndrome do desconforto respiratório agudo, tromboembolismo pulmonar e reações a medicamentos.

Achados laboratoriais – o quadro 3.52 relaciona os principais métodos diagnósticos para as pneumonias hospitalares e suas respectivas sensibilidades e especificidades. A avaliação inicial mínima, na suspeita de uma pneumonia hospitalar, inclui as hemoculturas colhidas de dois locais diferentes, a análise dos gases arteriais ou a oximetria digital. A hemocultura pode identificar o agente patogênico em 20% de todos os pacientes com pneumonia hospitalar. A positividade da hemocultura está associada a um risco aumentado de complicações e a um risco maior de infecções em outros locais. A avaliação da oxigenação ajuda a definir a gravidade da doença e determina a necessidade de suplementação de oxigênio. A contagem dos elementos figurados do sangue e a química sangüínea não são muito úteis na identificação do agente etiológico específico das pneumonias hospitalares. No entanto, podem ajudar a definir a gravidade e identificar complicações. A toracocentese para a retirada e a análise do líquido pleural (colorações, cultura, glicose, desidrogenase láctica, proteínas totais, contagem de leucócitos com diferencial e determinação do pH) deve ser realizada em pacientes com derrame pleural. O exame do escarro tem as mesmas dificuldades que foram comentadas em relação às pneumonias adquiridas na comunidade. A coloração pelo método de Gram e as culturas não são sensíveis nem específicas para o diagnóstico das pneumonias hospitalares. A identificação de uma bactéria pela cultura do escarro não prova que esse organismo seja o causador da pneumonia. No entanto, essa informação pode ser usada para guiar a sensibilidade a antimicrobianos. Quando existe a suspeita de que a pneumonia seja causada pela *Legionella pneumophila*, pode ser realizada a coloração por anticorpos fluorescentes. A coloração e a cultura do escarro fazem o diagnóstico quando o microrganismo isolado for uma micobactéria ou alguns fungos[6].

Imagens – os achados radiográficos são inespecíficos e podem variar desde infiltrados dos espaços aéreos espalhados pelos campos pulmonares até a consolidação lobar com broncogramas aéreos e infiltrados alveolares difusos e intersticiais. Outros achados podem incluir derrames pleurais e cavitação. A progressão do infiltrado pulmonar na vigência do tratamento antimicrobiano e/ou a ausência de melhora do padrão radiológico ao longo do tempo são indicadores de prognóstico ruim e levantam a possibilidade da existência de um outro processo pulmonar. O desaparecimento completo das imagens radiológicas nas pneumonias hospitalares pode levar seis ou mais semanas.

Quadro 3.52 – Sensibilidade e especificidade dos principais métodos diagnósticos das pneumonias hospitalares.

Método	Sensibilidade/especificidade*	Comentários
Escovado brônquico protegido	33-100% sensibilidade 50-100% especificidade	Avaliação limitada pela ausência de um *gold standard*
BAL broncoscópico	50-90% sensibilidade 45-100% especificidade	Sem *gold standard*
BAL não-broncoscópico	Semelhante aos métodos broncoscópicos, com quase 90% de concordância quando os dois são feitos no mesmo paciente	Sem *gold standard*
Aspiração quantitativa endotraqueal	38-82% sensibilidade 72-85% especificidade	Sem *gold standard*
Aspiração qualitativa endotraqueal	Até 100% de sensibilidade com especificidade menor que 20% para o diagnóstico de pneumonia; sensibilidade ainda alta (> 90%) para a presença de patógeno	
CPIS de pelo menos 6	Sensibilidade de até 90% para a presença de pneumonia	Pode ajudar a guiar a interrupção do uso de antibióticos depois de três dias se o escore começa e permanece baixo

*Todos os tipos de culturas têm menos valor se o paciente já toma antibióticos.
BAL = lavado broncoalveolar; CPIS = escore clínico de infecção pulmonar.

Exames especiais – as aspirações endotraqueais, usando um cateter estéril de sucção e a broncoscopia óptica com lavado broncoalveolar ou com um escovado brônquico, podem ser realizadas para obter uma amostra das secreções das vias aéreas inferiores. Esse procedimento é mais comum nos pacientes com pneumonias associadas à ventilação mecânica. As culturas de aspirado endotraqueal têm um valor preditivo negativo importante, mas apresentam um valor preditivo positivo insignificante no diagnóstico do agente etiológico específico das pneumonias hospitalares[8-10].

TRATAMENTO

O tratamento da pneumonia hospitalar, assim como o da pneumonia comunitária, é geralmente empírico. Por causa da alta mortalidade, a terapia deve ser iniciada o mais precocemente possível nos casos suspeitos. Os esquemas antimicrobianos iniciais devem ser de espectro amplo e apropriado para as condições específicas do paciente. Não existe um consenso sobre o melhor esquema de tratamento. A terapia inicial com antibióticos deve ser determinada pela gravidade da doença, os fatores de risco e o período de internação hospitalar. A terapia empírica para pneumonias hospitalares não muito graves, em paciente sem fatores de risco, ou para uma pneumonia hospitalar grave de início recente (menos de cinco dias após a internação hospitalar), é feita com uma cefalosporina de segunda geração, uma cefalosporina de terceira geração (de espectro não estendido para pseudomonas) ou uma combinação de inibidores de betalactâmicos e betalactamase. A terapia empírica para pacientes graves, de início tardio (mais de cinco dias depois da internação hospitalar), internados na unidade de terapia intensiva ou que estejam com ventilação mecânica deve ser feita com uma combinação de antibióticos dirigidos contra os organismos mais virulentos, especialmente a *P. aeruginosa*, espécies de acinetobacter e de enterobacter. O esquema de antibióticos deve incluir um aminoglicosídeo ou uma fluoroquinolona mais um dos seguintes antibióticos: a) penicilina antipseudomonas; b) cefalosporina antipseudomonas; c) carbapenem; e d) aztreonam (Quadro 3.53).

A vancomicina deve ser adicionada se houver risco de infecção por *S. aureus* resistente à meticilina (especialmente em pacientes em coma, com traumatismo craniano, *diabetes mellitus*, com insuficiência renal ou internado em unidade de terapia intensiva). Em pacientes com fatores de risco para pneumonias anaeróbias (aspiração, cirurgia toracoabdominal recente ou lesão obstrutiva das vias aéreas), a cobertura antimicrobiana deve ser feita com a adição de uma combinação de clindamicina mais um inibidor de betalactâmicos/betalactamase. Um macrolídeo deve ser acrescentado para pacientes com risco de infecção por legionela e para aqueles que estejam tomando corticosteróides em altas doses. Depois dos resultados das culturas realizadas no escarro, no líquido pleural e das hemoculturas, a terapia pode ser aprimorada com o direcionamento do esquema antibiótico para espectro mais focalizado e reduzido. A duração do tratamento deve ser individualizada com base no agente etiológico, na gravidade da doença, na resposta ao tratamento e nas co-morbidades existentes. A terapia para bactérias gram-negativas deve estender-se por 14 a 21 dias[7-9].

Quadro 3.53 – Considerações terapêuticas nas pneumonias associadas à ventilação mecânica. Tipo de paciente, terapia recomendada e evidência.

Pneumonia leve a moderada, sem fatores de risco ou pneumonia grave, sem fatores de risco
Monoterapia com qualquer um dos seguintes grupos básicos:
Cefalosporinas de segunda, terceira ou quarta gerações (cefuroxima, cefotaxima, ceftriaxona, cefepima)
Combinação de inibidores da betalactâmicos/betalactamase (ampicilina/sulbactam, piperacilina/tazobactam)
Fluoroquinolona (ciprofloxacino, levofloxacino, gatifloxacino, moxifloxacino)
Se houver alergia a penicilina, clindamicina e aztreonam
Pneumonia leve a moderada, com fatores de risco
Usar um dos antibióticos dos grupos básicos modificados para os seguintes fatores de risco:
Aspiração: adicionar clindamicina ou usar uma combinação isolada de inibidores da betalactâmicos/betalactamase
Coma, traumatismo craniano, diabetes ou insuficiência renal: usar antibióticos ativos contra *S. aureus*
Terapia com corticosteróide: adicionar um macrolídeo se for uma infecção hospitalar por *Legionella*
Estadia prolongada em UTI, uso prévio de antibióticos, corticosteróides, bronquiectasia: tratar como pneumonia associada à ventilação mecânica (VAP) grave
Pneumonia associada à ventilação mecânica com fatores de risco ou VAP grave, independentemente de fatores de risco
Começar com terapia dupla anti-*Pseudomonas* e acrescentar cobertura para *S. aureus* resistente ou, se houve uso prévio de antibióticos ou aspirado traqueal, mostrar germes gram-negativos
Ciprofloxacino ou aminoglicosídeo (gentamicina, tobramicina, amicacina)
Mais um dos seguintes:
cefepima, imipenem, meropenem, piperacilina, ticarcilina, ticarcilin/clavulanato, piperacilina/tazobactam, aztreonam
mais (se suspeita de *S. aureus* resistente)
vancomicina ou linezolida ou quinupristina/dalfopristina

PNEUMONIAS ANAERÓBIAS E ABSCESSO PULMONAR

ESSENCIAL PARA O DIAGNÓSTICO

- História ou predisposição para aspiração.
- Sintomas indolentes incluindo febre, perda de peso e mal-estar.
- Mau estado dentário.
- Escarro purulento com malcheiro (na maioria dos pacientes).
- Infiltrado em áreas baixas dos pulmões, com áreas únicas ou múltiplas com cavitação ou derrame pleural.

CONSIDERAÇÕES

A aspiração de pequenas quantidades de secreções da orofaringe ocorre durante o sono em indivíduos normais, porém, raramente causa doença. Seqüelas da aspiração de grande quantidade de secreção incluem: asma noturna, pneumonite química, obstrução mecânica das vias aéreas, bronquiectasias e infecções pleuropulmonares. Os indivíduos predispostos a doenças causadas pela aspiração de secreções incluem: pacientes com rebaixamento do nível de consciência devido a medicações ou uso de álcool, convulsões, anestesia geral, doenças do sistema nervoso central, distúrbios da deglutição devidos a doenças esofágicas ou a doenças neurológicas, pacientes com sonda nasogástrica ou entubados. As doenças periodontais e a má higiene dentária aumentam o número de bactérias anaeróbias no material aspirado e o risco de infecção pulmonar anaeróbia. A aspiração do conteúdo orofaríngeo contaminado causa, inicialmente, pneumonia nas regiões baixas do pulmão como os segmentos posteriores do lobo superior e os segmentos superiores e basilares dos lobos inferiores. A posição do corpo no momento da aspiração determina qual zona do pulmão será mais afetada. O início dos sintomas é insidioso. No momento em que o paciente procura atenção médica, podem estar presentes: pneumonia necrotizante, abscesso pulmonar, empiema. Geralmente esses pacientes estão infectados com múltiplas espécies de bactérias. Os demais pacientes infectam-se com bactérias aeróbias e anaeróbias. *Prevotella melaninogenica*, peptostreptococo, *Fusobacterium nucleatum* e espécies de bacteróides são os agentes anaeróbios normalmente isolados[1-4].

ACHADOS CLÍNICOS

Sinais e sintomas – os pacientes com infecções pleuropulmonares anaeróbias normalmente se apresentam com sinais constitucionais como febre, perda de peso e mal-estar. A tosse com escarro malcheiroso sugere a possibilidade de bactéria anaeróbia, embora a ausência de tosse produtiva não descarte infecção por anaeróbio.

Laboratório – o escarro não serve para cultura de germes anaeróbios por causa da flora contaminante. Uma amostra de escarro apropriada somente pode ser obtida pela aspiração transtorácica, toracocentese ou pela broncoscopia com esfregaço protegido de contaminação. A aspiração transtorácica, um procedimento mais agressivo, raramente está indicada porque a drenagem ocorre pelos brônquios e as infecções pleuropulmonares anaeróbias usualmente respondem bem ao tratamento empírico.

Imagens – os diferentes tipos de infecções pleuropulmonares anaeróbias podem ser distinguidos com base na aparência radiológica. O **abscesso pulmonar** aparece como uma cavidade solitária com paredes espessadas envoltas em uma condensação do parênquima pulmonar. Um nível líquido-aéreo pode estar presente. Outras causas de doenças cavitárias pulmonares (tuberculose, micoses, câncer, infarto, granulomatose de Wegner) devem ser excluídas. A **pneumonia necrotizante** mostra múltiplas áreas com cavitação dentro de áreas consolidadas. O **empiema** é caracterizado pela presença de fluido pleural purulento e pode acompanhar qualquer um dos outros dois aspectos radiológicos. A ultra-sonografia pode auxiliar na identificação de derrames e de lojas pleurais.

TRATAMENTO

As penicilinas têm sido os medicamentos de escolha para o tratamento das infecções pleuropulmonares anaeróbias. No entanto, um número crescente de organismos anaeróbios está produzindo betalactamases. Aproximadamente 20% dos pacientes não respondem ao tratamento com penicilinas. Uma resposta mais satisfatória tem sido observada com a clindamicina (600mg, por via intravenosa, a cada 8 horas, até que ocorra a melhora clínica e, depois, 300mg, por via oral, a cada 6 horas) ou com a amoxacilina-clavulanato (875mg, por via oral, a cada 12 horas). Uma outra opção é a associação de penicilina (amoxacilina na dose de 500mg, por via oral, a cada 8 horas, ou penicilina G, 1 a 2 milhões de unidades por via intravenosa, a cada 4 ou 6 horas) mais o metronidazol (500mg, por via oral, ou intravenosa, a cada 8 ou 12 horas). A terapia antimicrobiana deve continuar até a melhora do padrão radiológico. Essa melhora radiológica pode demorar um mês ou mais. Os pacientes com abscesso pulmonar devem ser tratados até que a imagem radiológica desapareça. Quando houver empiema, há necessidade de drenagem com a inserção de um tubo por toracotomia. A drenagem pleural aberta é necessária, às vezes, por causa da existência de loculações no espaço pleural[4,5].

REFERÊNCIAS BIBLIOGRÁFICAS

1. Bartlett JG et al. Practice guidelines for the management of community-acquired pneumonia in adults. Clin Infect Dis 2000; 31:347. ▪ 2. Niederman MS, Mandell LA, Anzueto A, et al. Guidelines for the management of adults with community-acquired lower respiratory tract infections: diagnosis, assessment of severity, antimicrobial therapy and prevention. Am J Respir Crit Care Med 2001; 163:1730. ▪ 3. Campbell GD, Niederman MS, Broughton WA, et al. Hospital-acquired pneumonia in adults: diagnosis, assessment of severity, initial antimicrobial therapy, and preventative strategies: a consensus statement. Am J Respir Crit Care Med 1996; 153:1711. ▪ 4. Pugin J, Auckenthaler R, Mili N, et al. Diagnosis of ventilator-associated pneumonia by bacteriology analysis of bronchoscopic and nonbronchoscopic "blind" bronchoalveolar lavage fluid. Am Rev Respir Dis 1991; 143:1121. ▪ 5. Metlay JP et al. Testing strategies in the initial management of patients with community-acquired pneumonia. Ann Intern Med 2003; 138:109. ▪ 6. Niederman MS et al. Guidelines for the management of adults with community-acquired pneumonia. Diagnosis, assessment of severity, antimicrobial therapy, and prevention. Am J Respir Crit Care Med 2001; 163:1730. ▪ 7. Singh N et al. Rational empiric antibiotic prescription in the ICU. Chest 2000; 117:1496. ▪ 8. Arozullah AM et al. Development and validation of a multifactorial risk index for predicting postoperative pneumonia after major noncardiac surgery. Ann Intern Med 2001; 135:847. ▪ 9. Fagon JY et al. Invasive and noninvasive strategies for management of suspected ventilator-associated pneumonia. A randomized trial. Ann Intern Med 2000; 132:621. ▪ 10. Morehead RS et al. Ventilator-associated pneumonia. Arch Intern Med 2000; 160:1926.

25. TROMBOEMBOLIA PULMONAR

Paolo José Cesare Biselli

Tromboembolia pulmonar é uma doença que se caracteriza por obstrução da artéria pulmonar ou de seus ramos por um êmbolo proveniente, em geral, do sistema venoso profundo. É uma doença de alta prevalência e mortalidade, mas que pode ter uma evolução muito favorável, se adequadamente tratada.

A embolia pulmonar está intimamente ligada à trombose venosa profunda. Cerca de 70% dos pacientes com embolia pulmonar apresentam também trombose venosa profunda. Para os demais pacientes, admite-se que o trombo se desprendeu totalmente e por isso não foi identificado[1].

Por outro lado, por volta de 50% dos pacientes com trombose venosa profunda proximal dos membros inferiores desenvolverão embolia pulmonar. Mais raramente, tromboses da veia ilíaca, átrio direito, veias renais ou dos membros superiores podem originar êmbolos para o pulmão[1].

Alguns autores afirmam que a incidência de embolia pulmonar nos EUA é cerca de 1 por 1.000, com 200.000 a 600.000 casos anuais, causando 5.000 a 20.000 mortes. Essa doença pode ser responsável por 15% das mortes intra-hospitalares[2]. A mortalidade hospitalar por embolia pulmonar é cerca de 30% para pacientes não tratados e 2,5% para pacientes tratados. Em aproximadamente 90% dos casos fatais, o óbito ocorre em até 2 horas do evento[2].

No Brasil, os dados epidemiológicos encontrados sobre embolia pulmonar são provenientes do DATASUS. Em 2001, foram internados pelo sistema público brasileiro 5.791 pacientes com o diagnóstico de embolia pulmonar. Esse número inclui as internações em alguns hospitais particulares conveniados com o SUS, mas não envolve a maioria dos hospitais particulares. Assim, a incidência estimada de embolia pulmonar é 3,4 casos anuais por 100.000 habitantes. Esse número é claramente subestimado, uma vez que apenas o serviço público está sendo avaliado. É possível, ainda, que muitos dos nossos casos de embolia pulmonar não sejam diagnosticados, o que reduz a incidência calculada da doença.

A taxa de mortalidade por embolia pulmonar, de acordo com os dados do DATASUS, foi de 18% em 2001. No primeiro semestre de 2002, o número de internações por embolia pulmonar foi de 3.195, com taxa de mortalidade de cerca de 17%. Apesar de essa taxa de mortalidade ser muito mais alta que a encontrada pelos autores norte-americanos, um eventual erro diagnóstico pode explicar essas diferenças. Se o diagnóstico é feito apenas nos casos mais graves, a taxa de mortalidade será maior, e a incidência, menor.

FATORES DE RISCO

Os fatores de risco para embolia pulmonar e trombose venosa profunda são similares, uma vez que as duas doenças estão intimamente relacionadas. A tríade de Virchow agrupa os diversos fatores de risco em três mecanismos fisiopatológicos: estase venosa, hipercoagulabilidade e lesão da parede vascular. Diversas condições clínicas podem interferir em algum ponto dessa tríade e aumentar o risco de tromboses (Quadro 3.54).

Quadro 3.54 – Fatores de risco[1,3].

Estase, lesão vascular ou estado de hipercoagulabilidade secundário	Estado de hipercoagulabilidade primário (trombofilia)
Imobilização	Deficiência de antitrombina III, Proteína S ou proteína C
Traumatismo grande ou cirurgia recente (quatro semanas)	Resistência à proteína C ativada (fator V de Leiden)
Câncer ativo (tratamento há menos de seis meses ou em terapia paliativa)	Aumento do inibidor do ativador do plasminogênio
História prévia de tromboembolia	Hiper-homocisteinemia?
Débito cardíaco reduzido (ICC)	Aumento dos níveis de fator VIII
Obesidade	Mutação do gene protrombina (polimorfismo G20210A)
Idade avançada	Aumento dos níveis de fator IX
Gestação ou puerpério recente	Aumento dos níveis de fator XI
Anticoncepcionais orais	Desfibrinogenemia
Cateteres intravenosos ou eletrodos em grandes vasos ou câmaras direitas	Aumento dos níveis de fibrinogênio
Trombofilia adquirida (síndrome antifosfolípide, trombocitopenia induzida por heparina, trombocitose pós-esplenectomia)	

ESTASE VENOSA E LESÃO DA PAREDE VASCULAR

Cirurgias, juntamente com tumores, estão entre os principais fatores de risco de trombose e embolia pulmonar. Neurocirurgia e cirurgias ortopédicas são as que oferecem maior risco. O risco de trombose venosa profunda em cirurgias ortopédicas de quadril e joelho realizadas sem profilaxia chega a 45 a 70%, com risco de embolia pulmonar fatal de 1 a 3%. O risco de trombose é ainda alto em pacientes submetidos à cirurgia toracoabdominal, ginecológica ou urológica. Esse risco não está limitado ao período perioperatório, mas estende-se por várias semanas após o procedimento. Pacientes com traumatismos graves também podem ser incluídos nas categorias de alto risco.

Vários autores descrevem associação entre embolia pulmonar e viagens aéreas. Um estudo recente relacionou a distância percorrida durante o vôo e o risco de embolia pulmonar, sugerindo a imobilidade como provável mecanismo para explicar o aumento do risco[4].

A história de um evento tromboembólico é um fator de risco independente para novos episódios. Possivelmente, a lesão de válvulas venosas predispõe a um estado de estase que possibilita novos episódios trombóticos. Ainda, pacientes com repetidos quadros de tromboembolia têm maior risco de um novo episódio que pacientes com apenas um episódio anterior.

HIPERCOAGULABILIDADE

Gestação, puerpério, uso de anticoncepcionais orais ou reposição hormonal são fatores de risco para fenômenos tromboembólicos por serem situações de hipercoagulabilidade.

Pacientes com câncer têm maior risco de fenômenos trombóticos pela própria atividade procoagulante do tumor ou pela ação dos quimioterápicos. Tumores de pulmão, pâncreas, ovário, do trato gastrintestinal e próstata estão mais associados a tromboses. Algumas vezes, o quadro trombótico precede o diagnóstico do tumor.

As trombofilias hereditárias são identificadas em cerca de 50% dos casos de tromboembolia. Embora os defeitos das proteínas anticoagulantes sejam raros na população geral, podem ser encontrados em 5 a 10% dos pacientes com história de trombose. As duas principais mutações são o fator V de Leiden e a mutação do gene da protrombina (G20210A).

A mutação do fator V confere um aumento no risco de tromboembolia de sete vezes para indivíduos heterozigotos e de 80 vezes para indivíduos homozigotos. A mutação do gene da protrombina aumenta o risco de tromboembolia em duas a quatro vezes. As duas mutações são mais freqüentes em indivíduos caucasianos e muitas vezes coexistem, levando a um risco ainda maior[3].

Pacientes com anticorpos antifosfolípide podem desenvolver abortos de repetição, complicações obstétricas e tromboses arteriais e venosas. Cerca de 5 a 15% dos pacientes com tromboembolia são portadores de anticorpos antifosfolípide.

Embora a hiper-homocisteinemia figure na lista das causas de trombofilia relacionadas a um maior risco de embolia pulmonar, esse fato não foi definitivamente comprovado e os estudos são contraditórios. Dessa maneira, a pesquisa da mutação da hiper-homocisteinemia não é necessariamente recomendada na investigação de trombofilia após um episódio de embolia pulmonar.

FISIOPATOLOGIA

A embolia pulmonar inicia-se pelo desprendimento de um trombo e seu deslocamento para a circulação pulmonar. O efeito provocado pelo êmbolo depende da extensão da obstrução, da condição prévia do paciente e do tempo de evolução da embolia. Pacientes debilitados por condições clínicas prévias terão pior evolução e maior comprometimento hemodinâmico. Por sua vez, o quadro será menos grave em pacientes saudáveis e com lenta progressão do quadro embólico, ou seja, com pequenas embolias ocorrendo ao longo de semanas.

Assim, é possível dividir pacientes com embolia pulmonar em três categorias (Quadro 3.55).

Quadro 3.55 – Formas clínicas da embolia pulmonar[1].

Tipo	História	Obstrução	Apresentação	PAP	PAD
Aguda leve	Súbita, aguda	< 50%	Dispnéia com ou sem dor pleurítica e hemoptise	Normal	Normal
Aguda maciça	Súbita, aguda	> 50%	Insuficiência de VD com ou sem instabilidade hemodinâmica e síncope	45/20	12
Subaguda maciça	Evolução em semanas	> 50%	Dispnéia com insuficiência do VD	70/35	8

VD = ventrículo direito; PAP = pressão de artéria pulmonar; PAD = pressão de átrio direito

Pacientes com embolia aguda leve muitas vezes não têm sintomas e são identificados quando se realiza cintilografia pulmonar de indivíduos com trombose venosa profunda. Eventualmente, apresentam dispnéia, hemoptise, febre, taquicardia, taquipnéia e dor pleurítica. A pressão da artéria pulmonar raramente ultrapassa 25mmHg. Em geral, os indivíduos não desenvolvem disfunção de ventrículo direito ou distúrbios gasométricos, embora, às vezes, a redução da pressão parcial de oxigênio (paO_2) seja a única manifestação de embolias leves[1,5].

Quando a obstrução é mais importante, em geral acima de 50%, a disfunção cardiopulmonar predomina. O aumento da resistência vascular pulmonar resultante da embolia provoca elevação da pós-carga de ventrículo direito, que desencadeará diversas alterações fisiopatológicas.

Há evidências de que o aumento da resistência vascular pulmonar não é determinado apenas pelo grau de obstrução da artéria pulmonar. Na realidade, embora também utilizemos essa medida como marcador de gravidade da embolia, a correlação entre o grau de obstrução e a manifestação hemodinâmica é pobre. Estudos experimentais mostraram que o clampeamento da artéria pulmonar direita ou esquerda provoca apenas um leve aumento da pressão de artéria pulmonar e raramente causa falência de ventrículo direito. Por outro lado, obstrução de apenas 25% da região vascular pulmonar pode causar hipertensão pulmonar grave[2].

Identificou-se a participação de vários mediadores inflamatórios na fisiopatologia da embolia pulmonar. Acredita-se que, induzidos pela obstrução arterial, esses mediadores desencadeiem uma vasocontrição pulmonar que, juntamente com a obstrução mecânica, resultará no aumento da resistência vascular pulmonar. Tromboxano A_2, serotonina e endotelina estão entre os mediadores inflamatórios com possível participação no desenvolvimento do aumento da resistência de artéria pulmonar[2].

Uma vez que o ventrículo direito não está preparado para suportar uma alta pós-carga e o aumento de resistência pulmonar é abrupto, desenvolve-se insuficiência cardíaca direita e dilatação do ventrículo direito. A pressão de artéria pulmonar aumenta, mas raramente excede 55mmHg, já que o ventrículo direito não consegue desenvolver maiores pressões abruptamente.

Aumentando a pré-carga de ventrículo direito o coração consegue manter o débito cardíaco à custa do mecanismo de Frank-Starling, sem recorrer a aumento da freqüência cardíaca. Assim, há aumento da pressão diastólica de ventrículo direito, podendo surgir insuficiência tricúspide e elevação da pressão de átrio direito.

A elevação da pressão de átrio direito mediada pela embolia pulmonar, em pacientes sem doenças cardiovasculares prévias, é um bom preditor da gravidade da obstrução. A pressão de átrio direito correlaciona-se com a pressão de artéria pulmonar. Assim, com a pressão de artéria pulmonar menor que 30mmHg, raramente há aumento na pressão de átrio direito. Por sua vez, uma pressão de átrio direito maior que 10mmHg sugere obstrução maior que 50%, enquanto obstruções menores que 25% geralmente se associam a pressões de átrio direito inferiores a 10mmHg.

Essa correlação, porém, não é perfeita. Alguns pacientes podem desenvolver obstruções importantes (> 30%) sem alteração da pressão de átrio direito. Ainda, em pacientes com doenças cardiovasculares prévias, a associação entre a gravidade da obstrução e a pressão atrial direita fica muito prejudicada.

A elevação de pressões e dimensões das câmaras direitas aumenta a tensão da parede miocárdica, determinada pelo produto da pressão e do raio. A tensão da parede é um dos determinantes inversos da perfusão e captação de oxigênio da musculatura cardíaca. Assim, cria-se uma situação de potencial isquemia para o miocárdio ventricular direito[5].

O maior grau de obstrução da circulação pulmonar, por obstrução mecânica ou pela ação dos mediadores inflamatórios, pode gerar uma situação na qual os mecanismos de aumento da pré-carga sejam insuficientes para manter o débito cardíaco.

Com a redução do débito de ventrículo direito, há também queda no débito de ventrículo esquerdo, uma vez que as câmaras estão alinhadas. O aumento do ventrículo direito e o deslocamento para a esquerda do septo interventricular, associado à restrição do pericárdio, podem ainda determinar diminuição na pré-carga de ventrículo esquerdo e maior redução em seu débito[5]. O aumento da freqüência cardíaca pode manter o débito cardíaco, mas muitas vezes esse mecanismo compensatório é insuficiente. Nesse ponto, a redução da pressão arterial é evitada pelo aumento da vasoconstrição sistêmica.

Quando a resistência pulmonar aumenta para um patamar maior, os mecanismos de vasoconstrição podem não ser suficientes para manter a pressão arterial. Começa a haver hipotensão e alguns pacientes podem apresentar síncope. A redução da pressão em aorta, associada ao aumento da tensão da parede do ventrículo direito, favorece ainda mais a isquemia da musculatura cardíaca. Esse fenômeno pode deteriorar mais o já instável sistema hemodinâmico, propiciando infarto de ventrículo direito mesmo na ausência de obstrução coronária. Em algumas situações, a infusão de drogas vasoativas pode melhorar a isquemia e a falência de ventrículo direito por aumentar a pressão em raiz de aorta e o gradiente de perfusão coronária[5].

Desencadeia-se, assim, um ciclo fisiopatológico com falência progressiva do ventrículo direito e redução do débito cardíaco. Enquanto o paciente permanecer hemodinamicamente estável, sua mortalidade é baixa, desde que receba anticoagulação.

Quando o paciente desenvolve choque, a mortalidade aumenta para cerca de 30%. Nesse patamar, muitas vezes, pequenos incrementos de gravidade já causam um efeito hemodinâmico muito maior, com parada cardíaca e mortalidade em torno de 70%. Mas o exato ponto de inflexão da curva de mortalidade, acima do qual pequenos incrementos de gravidade determinam grandes aumentos de mortalidade, não é conhecido. Propõe-se que a disfunção de ventrículo direito seja o marcador de tal ponto, mas isso é ainda controverso. Muitos pacientes com disfunção de ventrículo direito têm baixa mortalidade se adequadamente anticoagulados (Fig. 3.13).

A hipoxemia, muitas vezes encontrada nos pacientes com embolia pulmonar, tem múltiplos mecanismos. Algumas áreas pulmonares que não sofreram embolia ficam mais perfundidas e a ventilação nessas áreas pode não ser suficiente para oxigenar o sangue extra que por elas passa[1].

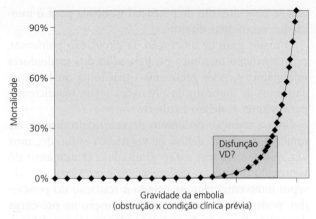

Figura 3.13 – Mortalidade por embolia pulmonar[5]. VD = ventrículo direito.

Por outro lado, pode haver algumas áreas pulmonares com infarto e colapso. Essas áreas, algumas vezes, recebem sangue mas não são ventiladas, criando um efeito *shunt*. Certos indivíduos podem ter uma reabertura do forame oval pelo aumento da pressão de átrio direito. Isso cria um *shunt* intracardíaco que pode ser suspeitado quando o grau de hipoxemia é muito grave e não pode ser corrigido com oxigênio. Algumas vezes, esse fenômeno é também acompanhado de hipercapnia[1].

Quando ocorre redução do débito cardíaco, a concentração de oxigênio no sangue que retorna ao coração é menor. Isso é causado pelo aumento da taxa de extração periférica de oxigênio desencadeada pela baixa oferta desse elemento em uma situação de débito cardíaco reduzido. Pode então haver tempo insuficiente para a oxigenação do sangue muito desoxigenado que passa pelo capilar pulmonar, contribuindo para a hipoxemia[1].

Embora a embolia pulmonar cause um efeito espaço-morto, a hipercapnia é rara, pois o paciente freqüentemente evolui com hiperventilação. Nos casos em que a obstrução é suficientemente grave para elevar a paCO$_2$, a evolução é geralmente fatal[1].

A combinação de redução do débito cardíaco e hipoxemia possibilita a ocorrência de síncope. Eventualmente, os pacientes também se queixam de angina. Ao exame clínico de pacientes com embolia aguda maciça, encontramos sinais de má perfusão periférica, taquicardia, hipotensão, cianose central e periférica. Pode ocorrer confusão mental. Os sinais de insuficiência cardíaca direita também estão presentes, como estase jugular, galope e aumento do desdobramento da segunda bulha pelo atraso da sístole de ventrículo direito.

EMBOLIA PULMONAR SUBAGUDA

Nos pacientes em que a embolia pulmonar evolui ao longo de semanas, o ventrículo direito tem maior tempo de adaptação, desenvolvendo algum grau de hipertrofia. Isso permite que o aumento da pré-carga das câmaras direitas não seja tão grande. Por sua vez, a pressão sistólica de ventrículo direito e a pressão de artéria pulmonar são bem maiores que na embolia aguda[1].

Nessas condições, os pacientes queixam-se de dispnéia progressiva, intolerância ao esforço, eventualmente com tosse não-produtiva. O débito cardíaco em geral está mantido, sendo que a pressão arterial e a freqüência cardíaca devem ser normais. Pode haver estase jugular e presença da terceira bulha, acentuada pela inspiração. Algumas vezes, nota-se hiperfonese do componente pulmonar da segunda bulha[1].

Quando o quadro se intensifica, surgem os sinais de insuficiência de ventrículo direito e redução do débito cardíaco. Eventualmente, um novo episódio embólico pode descompensar uma embolia subaguda tornando-a uma embolia pulmonar maciça aguda[1].

PACIENTES COM DOENÇA CARDÍACA PRÉVIA

Episódios de embolia pulmonar em pacientes com doença cardíaca prévia têm apresentação e comportamento diversos o que em pacientes sadios.

Nesses pacientes, o grau de obstrução da circulação pulmonar necessário para haver comprometimento hemodinâmico é menor. Poucas vezes são identificados pacientes em tais condições com obstruções maiores que 50%, provavelmente porque esses eventos devem ser fatais. A hipoxemia e o aumento da pressão de átrio direito deixam de se correlacionar com a gravidade da obstrução. O débito cardíaco, muito freqüentemente, encontra-se reduzido[1].

APRESENTAÇÃO CLÍNICA

As várias séries de pacientes com embolia pulmonar mostram freqüências de manifestações clínicas variadas. Dispnéia, tosse, síncope, hemoptise, dor pleurítica, febre e trombose venosa profunda são apresentações comuns. O exame clínico pode mostrar hiperfonese do componente pulmonar da segunda bulha, ritmo de galope, estase jugular, estertores, aumento das freqüências cardíaca e respiratória ou sinais de choque[1].

Os sintomas, em geral, desenvolvem-se de maneira abrupta, mas pode haver uma apresentação mais arrastada. Quando se examina o paciente dentro de 24 horas, a presença de taquicardia e sinais de falência de ventrículo direito (estase jugular e ritmo de galope) estão muitas vezes presentes. Quando a avaliação é após 24 horas do evento, a positividade desses sinais é menor[1].

É importante considerar síncope como uma possível apresentação de embolia pulmonar, uma vez que foi relatada em 13% das apresentações. Pacientes com síncope apresentam risco de obstrução superior a 50%, pressão atrial maior que 8mmHg, índice cardíaco menor que 2,5, paO$_2$ menor que 60mmHg, bloqueio de ramo direito novo incompleto, S1Q3T3 e podem sofrer parada cardíaca. Mas determinar a verdadeira incidência de parada cardíaca associada a embolia pulmonar é difícil[1].

Instabilidade hemodinâmica pode ser encontrada em cerca de 10% das apresentações clínicas de pacientes com embolia pulmonar. Esse valor, porém, está sujeito a diversos vícios de seleção, e o estudo MAPPET[6] (*management strategies and determinants of ouctome in acute major pulmonary embolism*) relatou 59% dos pacientes com instabilidade hemodinâmica na apresentação.

DIAGNÓSTICO

Apenas um terço dos pacientes com suspeita de embolia pulmonar realmente apresenta esse diagnóstico. Como a apresentação é muito variada e a doença é grave, os médicos de emergência desenvolvem um alto índice de suspeita desse diagnóstico. Com essa prática, um grande número de pacientes com suspeita diagnóstica precisa ser avaliado e o diagnóstico será excluído na maioria.

Há alguns anos, o diagnóstico de embolia pulmonar era feito apenas com base nos dados clínicos dos pacientes. Percebeu-se, porém, que o quadro clínico era um mau preditor desse diagnóstico[1]. Progressivamente, foram surgindo técnicas para auxiliar o diagnóstico e houve um crescente abandono da avaliação clínica. Porém, diversos estudos atuais mostram que a avaliação do quadro clínico e os fatores de risco são essenciais para a interpretação das técnicas auxiliares e para a conclusão diagnóstica.

Assim, existem várias técnicas diagnósticas disponíveis para se avaliar uma suspeita de embolia pulmonar, que serão descritas a seguir. Posteriormente, apresentaremos alguns fluxogramas propostos para esse diagnóstico, que combinam a avaliação clínica e os exames complementares.

ESTIMATIVA DA PROBABILIDADE PRÉ-TESTE

Como descrito anteriormente, a avaliação inicial do quadro clínico, os fatores de risco, os diagnósticos alternativos e alguns exames inespecíficos iniciais são fundamentais para a decisão clínica.

Alguns estudos[7,8] anteriores já mostravam que a avaliação clínica subjetiva era capaz de caracterizar os pacientes com suspeita de embolia pulmonar em grupos de acordo com a probabilidade do diagnóstico. Outros autores criaram modelos clínicos de avaliação da probabilidade pré-teste, baseados em fatores de risco, apresentação clínica e dados iniciais obtidos da radiografia de tórax e ECG.

Exemplos da avaliação de risco pré-teste são ilustrados nos quadros 3.56 e 3.57.

O modelo apresentado no quadro 3.57 é uma simplificação de um estudo feito com 1.200 pacientes, no qual a probabilidade pré-teste calculada para os grupos foi 3%, 28% e 78% (baixa, moderada e alta probabilidade, respectivamente). Quando o modelo simplificado foi validado, os valores preditivos foram um pouco menores, possivelmente porque os médicos do setor de emergência têm menor limiar para suspeitar do diagnóstico de embolia pulmonar[9].

Existem ainda outros modelos clínicos para a quantificação da probabilidade pré-teste de embolia pulmonar. Há também modelos clínicos para calcular a probabilidade de trombose venosa profunda, igualmente baseados em fatores de risco, apresentação clínica e presença ou não de diagnóstico alternativo (Quadro 3.58)[11].

Quadro 3.56 – Estimativa do risco pré-teste para embolia pulmonar[1].

Alta (> 85%)	Dispnéia, taquipnéia ou dor torácia súbitas sem outra causa com ao menos dois dos seguintes: Fatores de risco presentes (imobilização, fraturas de perna, grande cirurgia) Sinais novos de sobrecarga de ventrículo direito ao ECG Sinais de possível TVP de perna Radiografia: infarto pulmonar, área isquêmica parcial ou hilo acentuado
Intermediária (15-85%)	Pacientes sem critérios de alta ou baixa probabilidade
Baixa (< 15%)	Ausência de dispnéia, taquipnéia ou dor torácica de surgimento súbito Dispnéia, taquipnéia ou dor torácica explicadas por outra condição Ausência de fatores de risco Alterações a radiografia que sejam explicadas por outra condição Anticoagulação adequada na semana anterior (INR > 2 ou TTPAr > 1,5)

TTPAr = correção do tempo de tromboplastina parcial ativada.

Quadro 3.57 – Variáveis usadas na determinação da probabilidade pré-teste[9,10].

Características	Pontos
Sinais de TVP (pelo menos edema e dor)	3
Embolia pulmonar tão ou maior provável que o diagnóstico alternativo	3
Freqüência cardíaca > 100	1,5
Imobilização ou cirurgia nas últimas quatro semanas	1,5
TVP ou embolia pulmonar prévios	1,5
Hemoptise	1
Câncer (em tratamento nos últimos seis meses ou paliativo)	1

TVP = trombose venosa profunda.
Baixa probabilidade: < 2 pontos.
Probabilidade moderada: 2 a 6 pontos.
Alta probabilidade: > 6 pontos.

Quadro 3.58 – Modelo clínico para diagnóstico de trombose venosa profunda[10,11].

Características	Pontos
Câncer ativo (tratamento nos últimos 6 meses ou paliativo)	1
Paralisia, paresia ou imobilização recente dos membros inferiores	1
Cirurgia (< 4 semanas) ou repouso no leito recentemente por mais de três dias	1
Enduração à palpação de trajeto venoso	1
Edema de coxa e perna	1
Edema da perna assimétrico (> 3cm de diferença – medir a 10cm da tuberosidade da tíbia)	1
Edema compressível apenas no lado sintomático	1
Veias superficiais colaterais	1
Presença de diagnósticos alternativos tão ou mais provável	–2

Probabilidade pré-teste – alta: 3 pontos ou mais, moderada: 1 ou 2 pontos, baixa: 0 pontos.

A avaliação empírica da probabilidade de embolia tem resultados semelhantes à avaliação por modelos, principalmente para os pacientes avaliados com o de baixa probabilidade pré-teste. Para pacientes com probabilidade pré-teste alta, aparentemente, o uso dos modelos clínicos parece ser mais preciso, embora os intervalos de confiança se sobreponham. A grande vantagem do uso de modelos clínicos é a padronização das avaliações[11-13].

ECG

As alterações eletrocardiográficas são inespecíficas para embolia pulmonar. Quando a embolia é pequena, pode haver apenas taquicardia. Quando a embolia é maior, com comprometimento hemodinâmico, podem-se notar desvio do eixo para a direita, bloqueio de ramo direito transitório, inversão da onda T de V_1 a V_4 ou surgimento de P *pulmonale*. O padrão clássico S1Q3T3 ocorre apenas em alguns casos[1].

Raramente o ECG é normal na embolia pulmonar, embora muitas vezes as alterações eletrocardiográficas sejam transitórias. As alterações mais freqüentes são as anomalias de ST e T. Algumas alterações do ECG se correlacionam com a gravidade da embolia. Alterações do segmento ST, inversão da onda T, S1Q3T3, desvio do eixo para a direita, pseudo-infarto, bloqueio de ramo direito mostraram-se associados a maiores defeitos de perfusão. Aparentemente, a inversão de T na parede precordial foi a alteração com maior correlação com gravidade. Quando presente, 90% dos pacientes mostraram obstruções maiores que 50% e 81% e pressão de artéria pulmonar maior que 30mmHg[5].

A fisiopatologia das alterações eletrocardiográficas não é bem explicada. É possível que a sobrecarga e a dilatação do ventrículo direito participem do processo. Isquemia miocárdica também poderia explicar algumas das alterações do ECG, mas estudos com MIBI (mapeamento cardíaco com radioisótopos na isquemia) e enzimas cardíacas em pacientes com inversão de onda T não conseguiram demonstrar padrões sugestivos de isquemia[5].

Embora as alterações do ECG sejam variadas e possam sugerir maior gravidade, o exame tem baixa acurácia para o diagnóstico de embolia pulmonar. Desse modo, sua principal importância está em avaliar diagnósticos diferenciais do quadro.

RADIOGRAFIA DE TÓRAX

Existem várias alterações radiológicas associadas ao diagnóstico de embolia pulmonar. Pacientes podem apresentar isquemia parcial periférica (sinal de Westernmark), atelectasias, aumento da sombra da artéria pulmonar, opacidades periféricas em forma triangular ou semicircular dispostas na superfície pleural (giba de Humpton), derrames pleurais[1,5].

Muitas vezes a radiografia é normal. Um paciente com radiografia normal e dispnéia súbita grave sem sibilos pode ter alto valor pré-teste para o diagnóstico de embolia.

A radiografia de tórax não pode ser usada para confirmar ou excluir o diagnóstico de embolia pulmonar. Sua principal importância está em detectar diagnósticos alternativos que expliquem os sintomas do paciente e reduzam a probabilidade de embolia pulmonar. Outra importância da radiografia de tórax é detectar doenças pulmonares que reduzem a acurácia do estudo de perfusão pulmonar, como bolhas, atelectasias, pneumonia, tumores ou congestão pulmonar.

GASOMETRIA ARTERIAL

A paO_2 está quase sempre reduzida na embolia pulmonar maciça, mas em embolias menores pode ser normal. Ainda que o cálculo do gradiente alveoloarterial* > 20mmHg aumente a sensibilidade do teste, essa análise não pode ser usada para excluir o diagnóstico de embolia pulmonar.

O cálculo do espaço morto (Vd/Vt)**, por sua vez, tem alta sensibilidade e especificidade para o diagnóstico de embolia pulmonar. Um aumento do espaço morto, ainda que pequeno, é inevitável nos pacientes com embolia pulmonar. Sua sensibilidade é maior que 90% e especificidade de 85%, definidas por cintilografia pulmonar ou arteriografia. Em pacientes em UTI com diagnóstico de síndrome da insuficiência respiratória aguda (SARA), a sensibilidade foi de 100%, com especificidade de 89%. O cálculo do espaço morto ainda se correlaciona com o grau de obstrução e com a resolução dessa obstrução após terapia trombolítica. A grande dificuldade no uso dessa variável é que seu cálculo é difícil. É preciso medir o volume e a pressão parcial do CO_2 expirado com um capnógrafo ou saco coletor[5].

D-DÍMERO

D-dímero é um produto de degradação da fibrina, formado durante a fibrinólise e que pode ser quantificado. É um marcador muito fiel da presença de algum fenômeno trombótico no organismo, pois, juntamente com a formação da fibrina, ocorre sua degradação pela plasmina e conseqüente produção de seus fatores de degradação.

O teste, de acordo com o método utilizado, é bastante sensível para a ocorrência de qualquer fenômeno trombótico no organismo. Porém, é muito pouco específico, já que pode ser positivo em qualquer outra situação onde ocorra degradação da fibrina, como câncer,

---

* Gradiente alveoloarterial, em São Paulo: 130 menos (paO_2 + $paCO_2$); o valor normal dessa variável é 10mmHg.
** Vd/Vt = $(paCO_2 - peCO_2) / paCO_2$
$PeCO_2$ = pressão parcial de CO_2 no final da expiração.

coagulação intravascular disseminada, sepse, cirurgias, passagem de cateteres, traumatismo, hemorragias.

Desse modo, todos os métodos de detecção de D-dímero têm baixa especificidade para embolia pulmonar e não devem ser usados para confirmar a doença. Sua vantagem é excluir o diagnóstico por terem alta sensibilidade e bom valor preditivo negativo.

Os vários métodos de detecção de D-dímero podem ser divididos em dois grupos. Os métodos que utilizam ELISA são mais sensíveis (alguns dados referem sensibilidade de 100%), mas menos específicos. São trabalhosos e lentos, sendo inadequados para o uso em situação de emergência. Mais recentemente, métodos de ELISA semiquantitativos e quantitativos rápidos por fluorescência foram desenvolvidos. Essas técnicas têm sensibilidade similar ao ELISA tradicional e podem ser realizadas em menos de 1 hora, sendo adequadas para o uso em um setor de emergência[9].

Um teste de D-dímero por ELISA negativo tem alto valor preditivo negativo e é capaz de excluir o diagnóstico de embolia pulmonar. Porém, assumir uma sensibilidade de 100% para determinado exame envolve algum risco, pois poucos testes conseguem ser tão constantes. Assim, para pacientes com um alto risco pré-teste de embolia pulmonar, poderia ser prudente indicar outras avaliações. Mas o diagnóstico pode ser seguramente excluído em pacientes com baixa probabilidade de embolia pulmonar e um teste de ELISA negativo[9,14].

Infelizmente, os testes com ELISA resultam negativos em poucas ocasiões, uma vez que a baixa especificidade gera um grande número de falso-positivos. Isso ocorre particularmente em pacientes idosos e hospitalizados. Menos de 10% desses pacientes com suspeita de embolia apresentam o teste negativo, o que faz com que seja de pouco auxílio.

O outro grupo de métodos para a detecção de D-dímero utiliza a técnica de aglutinação em látex ou em sangue total (SimpliRED). Esses métodos têm a vantagem de ser mais simples, rápidos e mais baratos. Apresentam sensibilidade menor que os testes de ELISA, mas maior especificidade. Há ainda variação entre estas duas técnicas de aglutinação. O teste do látex tem sensibilidade um pouco menor que o teste SimpliRED (80% e 84-94%, respectivamente)[9,10].

Uma vez que a grande vantagem do D-dímero é a exclusão do diagnóstico de embolia, seria adequado que o teste tivesse alta sensibilidade e maior valor preditivo negativo. Essa consideração leva muitos autores a considerarem os testes de aglutinação, principalmente em látex, inadequados para as estratégias diagnósticas de embolia pulmonar, por terem menor sensibilidade[11-15]. Esses autores consideram que o teste em látex deva ser abandonado e que o teste com aglutinação em sangue total possa ser usado apenas para excluir embolia em pacientes com baixa probabilidade pré-teste[12]. Mas alguns consideram que mesmo o teste SimpliRED não tenha capacidade de excluir adequadamente uma hipótese de trombose venosa[15].

Por outro lado, algumas avaliações recentes sugerem que os testes de aglutinação sejam mais adequados para o uso em algoritmos de embolia pulmonar. Uma vez que os testes de ELISA são pouco específicos e têm um grande número de falso-positivos, eles podem ser de pouca utilidade por excluir poucos pacientes com suspeita de embolia. Por sua vez, os testes com aglutinação, sendo mais específicos, resultam negativos em um maior número de pacientes. Se considerarmos os pacientes com baixa probabilidade pré-teste, o valor preditivo negativo do teste de aglutinação pode manter-se alto apesar da menor sensibilidade. Assim, se usarmos o teste apenas para excluir pacientes com baixa probabilidade pré-teste ou em conjunto com outras modalidades diagnósticas, o uso do teste com látex pode ser mais útil que o ELISA[9]. De fato, alguns estudos mostraram uma estratégia adequada para a exclusão de embolia pulmonar com o uso da análise do D-dímero por métodos menos sensíveis aplicados a pacientes com baixa probabilidade pré-teste[9].

ULTRA-SONOGRAFIA

Como embolia pulmonar e trombose venosa profunda são partes da mesma doença e estão fortemente correlacionadas, justifica-se a procura de trombose venosa profunda em pacientes com suspeita de embolia pulmonar. O tratamento para as duas condições é muitas vezes o mesmo, a anticoagulação. Com isso, o encontro de trombose venosa profunda, desde que o paciente não esteja com instabilidade hemodinâmica ou disfunção do ventrículo direito, justifica o tratamento com anticoagulantes, não sendo necessário prosseguir a investigação.

A ultra-sonografia compressível de membros inferiores tem alta sensibilidade para o diagnóstico de trombose venosa profunda proximal em pacientes com sintomas como edema e dor de membros inferiores (97%). A sensibilidade é menor em pacientes com quadro clínico de embolia pulmonar, sem sintomas de trombose venosa profunda[14].

Sendo a sensibilidade menor para a detecção de trombos distais, sugere-se a repetição seriada do exame em 7 a 14 dias em muitos fluxogramas. Como há baixa probabilidade de embolia de um trombo distal, esses algoritmos consideram apenas a necessidade de excluir que ocorra uma progressão do trombo para a região proximal dos membros inferiores[9,11,14].

O estudo de Doppler não adiciona muita acurácia à ultra-sonografia, uma vez que os trombos podem não ocluir totalmente a luz do vaso e que a lentificação do fluxo venoso não é específica de trombose venosa profunda[10,11].

A venografia de membros inferiores permanece o exame padrão para o diagnóstico de trombose venosa profunda, sendo o único realmente sensível para identificar tromboses das veias da perna e veias ilíacas[11].

ECOCARDIOGRAMA

Raramente o ecocardiograma transtorácico detecta trombos na artéria pulmonar. Porém, pode detectar trombos livres no ventrículo ou átrio direito, o que torna a arteriografia pulmonar desnecessária e até relativamente contra-indicada. Com o ecocardiograma transesofágico, eventualmente, consegue-se identificar trombos centrais na artéria pulmonar.

A principal utilidade do ecocardiograma é avaliar diagnósticos diferenciais, o que é especialmente importante em pacientes com hemodinâmica instável. Assim, é possível avaliar as possibilidades de tamponamento cardíaco, ruptura de septo ventricular ou sinais de dissecção de aorta. A presença de disfunção de ventrículo direito aumenta a suspeita de embolia pulmonar. Mas como mesmo grandes embolias podem não alterar a função de ventrículo direito, o ecocardiograma não deve ser usado para excluir esse diagnóstico[1].

CINTILOGRAFIA PULMONAR

O estudo com cintilografia pulmonar avalia a perfusão pulmonar por meio de técnicas de medicina nuclear, usando macroagregados de albumina marcados com ^{99m}Tc. As imagens são captadas em uma gama-câmara, em seis projeções, e avaliadas de acordo com os critérios estabelecidos.

O estudo PIOPED[7] (*Prospective Investigation of Pulmonary Embolism Diagnosis Study*) avaliou a capacidade da cintilografia pulmonar de confirmar ou excluir o diagnóstico de embolia pulmonar. Nesse estudo, os resultados da cintilografia pulmonar eram classificados em normal ou probabilidades muito baixa, baixa, intermediária ou alta para embolia. Com base nesses resultados, a cintilografia pulmonar tornou-se, até hoje, um dos principais exames na avaliação de pacientes com suspeita de embolia pulmonar.

Um estudo de perfusão pulmonar normal (exclui probabilidade intermediária ou baixa) praticamente exclui o diagnóstico de embolia pulmonar, pois mesmo pequenas embolias provocam defeitos de perfusão pulmonar. A probabilidade pós-teste após cintilografia normal depende da probabilidade pré-teste. No PIOPED, pacientes com baixa e moderada probabilidade pré-teste tinham 2 e 6% de risco de embolia com cintilografia normal. Outros dados mostram que o mapeamento ventilação/perfusão normal determina uma probabilidade de embolia pulmonar de 0,2%[14,16].

Por outro lado, um estudo de cintilografia que detecte alta probabilidade de embolia pulmonar apresenta bom valor preditivo para esse diagnóstico (> 85%). Novamente, esse valor preditivo é dependente da probabilidade pré-teste. Pacientes com baixa probabilidade pré-teste estabelecida por médicos experientes e cintilografia com alta probabilidade de embolia podem ter uma grande taxa de resultados falso-positivos (45 a 66%)[10]. A tabela 3.19 exemplifica os resultados do PIOPED relacionando as probabilidades pré-teste com os resultados da cintilografia pulmonar.

Tabela 3.19 – Probabilidade de embolia pulmonar de acordo com a cintilografia[1,5].

Probabilidade pré-teste	Probabilidade da cintilografia			
	Normal/muito baixa	Não diagnóstica		
		Baixa	Intermediária	Alta
Baixa	2	4	16	56
Intermediária	6	16	28	88
Alta	0	40	66	96

Assim, associando-se a probabilidade clínica com os resultados do estudo de cintilografia pulmonar, conseguimos estabelecer diagnósticos definitivos para alguns grupos de pacientes. Porém, pacientes com resultados intermediários (probabilidade baixa ou intermediária) geram dúvidas diagnósticas. Muitas vezes, o termo baixa probabilidade causa uma impressão de exclusão diagnóstica com suspensão errônea da anticoagulação. Assim, é preferível o uso do termo estudo não diagnóstico para esses resultados intermediários.

O estudo de ventilação pulmonar foi idealizado para melhorar a especificidade da cintilografia pulmonar. É realizado, em geral, após a perfusão pulmonar, com a inalação de um gás marcado com Krypton-81m (^{81m}Kr). As mesmas seis projeções do estudo de perfusão são obtidas. Assim, condições clínicas que reduzem a perfusão pulmonar apenas por uma redução da ventilação podem ser identificadas. A embolia pulmonar provoca uma alteração de perfusão sem alteração de ventilação (incongruência). Diversas outras condições clínicas com alteração de ventilação pulmonar causam deficiência de perfusão concordante com a diminuição da ventilação. Nesse caso, a embolia pulmonar não está excluída, mas a alteração de perfusão pode ser explicada por outra doença.

Análises em estudos posteriores demonstraram que o benefício da ventilação é pequeno para melhorar a acurácia da cintilografia pulmonar. Sugere-se que quando o estudo de ventilação não está disponível, o uso do estudo de perfusão isolado é aceitável[1,14,17].

O estudo PISAPED (*Prospective Investigative Study of Pulmonary Embolism Diagnosis*) sugeriu ainda uma classificação diferente dos resultados da cintilografia pulmonar. Segundo esse estudo, usando-se apenas perfusão pulmonar e classificando-se os resultados em positivos ou negativos associados à probabilidade pré-teste, cerca de 76% dos pacientes seriam adequadamente distinguidos, com acurácia de 95%. Nesse âmbito, a arteriografia pulmonar seria necessária em apenas cerca de um quarto dos pacientes[17]. Mas os resultados do estudo PISAPED não foram ainda validados em outros centros nem confrontados com arteriografia[12].

A cintilografia pulmonar apresenta problemas. O estudo deve ser realizado nas primeiras 24 horas após os sintomas, pois o processo de fibrinólise pode alterar os resultados do exame[1,14]. Há uma grande taxa de variação interobservador, principalmente entre os resultados de probabilidades baixa e intermediária[14]. Ainda, a quantidade de pacientes nos quais o estudo cintilográfico apresenta um resultado definitivo é pequena. Aproximadamente 60% dos pacientes com suspeita de embolia pulmonar submetidos a cintilografia pulmonar apresentam resultados não diagnósticos (probabilidade baixa ou intermediária). Apesar de o estudo PISAPED[17] ter demonstrado um resultado melhor para a avaliação clínica associada a estudo de cintilografia pulmonar, muitos pacientes ainda mostram resultados na faixa não diagnóstica e necessitam de exames adicionais para se estabelecer ou excluir o diagnóstico de embolia pulmonar. Por fim, o estudo cintilográfico pulmonar não está disponível em centros médicos menores e fora do horário convencional, o que dificulta seu uso em uma situação de emergência.

TOMOGRAFIA HELICOIDAL

O desenvolvimento da tomografia helicoidal contrastada representou um grande avanço para o diagnóstico da embolia pulmonar. A tomografia convencional não permitia que obtivéssemos as imagens pulmonares em uma mesma incursão respiratória, e a movimentação do paciente afetava a interpretação da imagem. A tomografia helicoidal permite a captação de imagens muito rapidamente, sendo possível que o paciente não se mova durante o exame.

Índices de sensibilidade e especificidade de 90% são relatados para tomografia helicoidal. Porém, quando se avalia a capacidade de detecção de obstruções em artérias subsegmentares, a sensibilidade é bem menor (29 a 63%).

O significado clínico das obstruções subsegmentares tem sido questionado. Por um lado, são obstruções pequenas com baixo grau de comprometimento hemodinâmico. Desse modo, teriam pouca repercussão e os pacientes poderiam ser mantidos sem anticoagulação, desde que não apresentassem trombose venosa profunda concomitante. De fato, um estudo mostrou que um resultado negativo para embolia pulmonar à tomografia helicoidal permitia a suspensão da anticoagulação[18].

Por outro lado, as obstruções subsegmentares podem ser marcadoras de uma embolia maior, com comprometimento hemodinâmico. Os autores que defendem esse ponto de vista ainda afirmam que, para pacientes com disfunção cardiopulmonar prévia, mesmo embolias subsegmentares podem produzir um distúrbio hemodinâmico ou respiratório significativo. Nessa linha, outro estudo mostrou uma evolução não tão benéfica em pacientes que tinham resultados negativos à tomografia helicoidal, embora os autores tenham concluído que a estratégia com tomografia helicoidal seja adequada. Nesse estudo, 5% dos 129 pacientes desenvolveram complicações tromboembólicas em um seguimento de três meses, com três casos de embolia, três de trombose venosa profunda e um óbito[19].

A maioria dos autores admite que a sensibilidade da tomografia helicoidal isolada é muito baixa para excluir o diagnóstico de embolia pulmonar. Ainda que a sensibilidade e a especificidade do exame para as artérias pulmonares centrais sejam boas, a possibilidade de obstruções subsegmentares diminui a confiabilidade do exame.

Na suspeita de embolia maciça, na qual a prevalência das obstruções centrais é maior, a tomografia helicoidal tem um desempenho melhor. Mas enquanto não houver melhora na sensibilidade do exame para a detecção de obstruções subsegmentares, a tomografia não deve ser usada isoladamente para excluir o diagnóstico de embolia pulmonar. Mas pode ser usada em fluxogramas com exames auxiliares, como os que são construídos com a cintilografia pulmonar. Nesse caso, os fluxogramas precisam ser testados clinicamente para que sua eficácia seja demonstrada[20,21].

Apesar desses dados, a tomografia vem tornando-se cada vez mais usada no diagnóstico da embolia pulmonar. A disponibilidade do exame é maior, mesmo em centros médicos menores e horários não comerciais. A especificidade do exame, que é muito melhor que a especificidade geral da cintilografia pulmonar, permite confirmar o diagnóstico sem a necessidade de outros exames em um número maior de pacientes, quando o resultado é positivo. A variação interobservador da tomografia é menor que a variação da cintilografia. Por fim, a tomografia permite também o diagnóstico de outras condições clínicas que fazem parte do diagnóstico diferencial do quadro de embolia pulmonar[9,13].

ARTERIOGRAFIA

A arteriografia continua a ser o teste-padrão para o diagnóstico de embolia pulmonar. O exame é realizado com a inserção de um cateter pela veia femoral, que progride para a artéria pulmonar. Com a injeção de contraste, observam-se falhas de enchimento que fazem o diagnóstico de embolia pulmonar.

O procedimento é invasivo e utiliza contraste. Não há contra-indicações absolutas, embora gestação, hemorragias, insuficiência cardíaca, alergia a contraste, hipertensão pulmonar grave, endocardite, insuficiência renal e trombos no ventrículo direito sejam contra-indicações relativas. A presença de bloqueio de ramo esquerdo é uma indicação de marca-passo temporário durante o procedimento[1,14].

Em geral, o procedimento é bem tolerado. Há risco de arritmias, hipotensão e reações alérgicas ao contraste. Dados anteriores de morbimortalidade giravam em torno de 0,5 a 1,8%, mas dados mais recentes relataram mortalidade nula, com morbidade de 0,3%[9,14].

Sendo a arteriografia pulmonar o padrão para o diagnóstico de embolia pulmonar, sua sensibilidade e especificidade não podem ser exatamente calculadas. Dados obtidos pelo seguimento dos pacientes revelam sensibilidade aproximada de 98% e especificidade por volta de 94-98%[14]. No estudo PIOPED, 1,6% dos pacientes com arteriografia normal desenvolveram embolia pulmonar em um ano de seguimento, sendo a maioria dos episódios no primeiro mês[10].

RESSONÂNCIA MAGNÉTICA

O uso da ressonância magnética pode ser uma boa opção, no futuro, para o diagnóstico da embolia pulmonar. Atualmente, pela grande variação de técnicas e valores de sensibilidade e especificidade, com variação interobservador, essa modalidade diagnóstica é experimental[13,14].

CONCLUSÃO

Existem diversas opções para auxiliar o diagnóstico clínico de embolia pulmonar. A tabela 3.20 mostra várias dessas opções com alguns de seus valores de sensibilidade e especificidade para melhor ilustração.

Tabela 3.20 – Acurácia dos testes diagnósticos para a embolia pulmonar[14].

Teste	Sensibilidade	Especificidade
D-dímero	90-99	40-60
Ultra-sonografia	35	99
Cintilografia ventilação/perfusão	98	10
Tomografia helicoidal	57-100	78-100
Ressonânica magnética	71-87	95-97
Arteriografia pulmonar	98	94-98

Com todas estas opções, tornou-se necessária a criação de algoritmos que facilitassem o raciocínio diagnóstico. Esses algoritmos são variados, uma vez que os dados obtidos da literatura não são uniformes. Assim, existem várias estratégias diagnósticas que podem ser seguidas, algumas apresentadas a seguir.

ESTRATÉGIAS DIAGNÓSTICAS

DIAGNÓSTICO DE TROMBOSE VENOSA PROFUNDA

Pacientes com suspeita clínica de trombose venosa profunda, mas sem quadro compatível com embolia pulmonar, devem ser submetidos à ultra-sonografia. A sensibilidade da ultra-sonografia para o diagnóstico de trombose venosa profunda proximal é de 97%, com especificidade de cerca de 94%. Mas a sensibilidade para trombose profunda das veias da perna é apenas de 73%. O exame padrão para o diagnóstico de trombose venosa profunda é a venografia, que é bastante invasiva[10].

Apesar de as tromboses venosas profundas distais estarem menos associadas a fenômenos tromboembólicos, pode ocorrer extensão proximal do trombo, com conseqüente necessidade de anticoagulação. Repetir a ultra-sonografia em sete dias é uma estratégia segura, que identifica os pacientes que evoluem com extensão proximal do trombo. Porém, estender essa conduta para todos os pacientes com suspeita de trombose venosa profunda é muito caro e não é prático para os serviços de emergência e seus pacientes[10].

Assim, criaram-se outras estratégias para o diagnóstico de trombose venosa profunda dos membros inferiores. Pode-se adicionar, ao fluxograma de decisão, a probabilidade pré-teste, aferida empiricamente ou por modelos clínicos estabelecidos (como o sugerido no quadro 3.58). Pacientes com baixa probabilidade pré-teste e ultra-sonografia inicial negativa teriam o diagnóstico excluído e seriam acompanhados sem anticoagulação. Por outro lado, pacientes com probabilidade pré-teste intermediária ou alta e ultra-sonografia negativa fariam nova ultra-sonografia em sete dias. Se esse novo exame fosse negativo, o diagnóstico seria excluído. Se fosse positivo, confirmava-se o diagnóstico[10].

Outra possível estratégia seria realizar, após a ultra-sonografia inicial negativa, uma dosagem de D-dímero. Pacientes com D-dímero negativo teriam o diagnóstico excluído, enquanto pacientes com D-dímero positivo repetiriam a ultra-sonografia em sete dias. Se essa nova ultra-sonografia fosse negativa, o diagnóstico seria então excluído[10].

Um estudo demonstrou que pacientes com a baixa probabilidade pré-teste, estabelecida empiricamente ou por modelos clínicos, podem ter o diagnóstico excluído apenas com a realização do D-dímero. O D-dímero realizado com aglutinação em sangue total (SimpliRED) foi utilizado por ter maior especificidade (70%), ainda que com menor sensibilidade (85%). Com isso, o exame resultava negativo em maior número de pacientes, permitindo maior proporção de diagnósticos excluídos. Para garantir que o valor preditivo negativo fosse alto, apenas os pacientes com baixa probabilidade clínica (< 10%) e D-dímero negativo tinham o diagnóstico excluído. Isso garantiu que o protocolo conseguisse um valor preditivo negativo de 99,4% para esse grupo, apesar da menor sensibilidade do D-dímero por aglutinação em sangue. Assim, o fluxograma permitia a exclusão do diagnóstico com precisão[22].

Essas abordagens permitem melhor custo-benefício, de modo que não se repete a ultra-sonografia em todos os pacientes cujo exame inicial foi negativo.

DIAGNÓSTICO DE EMBOLIA PULMONAR: PACIENTES HEMODINAMICAMENTE ESTÁVEIS

Há várias estratégias propostas para avaliar pacientes com suspeita de embolia pulmonar que estejam hemodinamicamente estáveis.

Estratégia 1 – uma possível abordagem é calcular a probabilidade pré-teste, pela avaliação clínica subjetiva ou por modelos estabelecidos. Posteriormente, realiza-se o estudo de ventilação/perfusão (V/Q).

Um estudo V/Q normal exclui o diagnóstico de embolia pulmonar. Alguns autores recomendam que também se realize uma ultra-sonografia de membros inferiores nesses pacientes com estudo V/Q normal. Se esse for positivo, admite-se o diagnóstico de embolia e inicia-se o tratamento. Se negativo, o paciente tem baixo risco de embolia e pode ser mantido sem anticoagulação, com seguimento em três meses.

Por outro lado, um V/Q com alta probabilidade confirma o diagnóstico de embolia pulmonar, desde que a probabilidade pré-teste seja alta ou intermediária. Pacientes com estudo V/Q de alta probabilidade, mas baixa probabilidade pré-teste, devem ser mais bem avaliados, com tomografia helicoidal ou arteriografia pulmonar.

Por sua vez, pacientes que tenham estudo V/Q não-diagnóstico, como discutido anteriormente, devem prosseguir na investigação. Tradicionalmente, esses pacientes são encaminhados para a realização de arteriografia pulmonar. Em muitas situações, essa conduta não é prática ou factível. Outra possibilidade seria o uso de ultra-sonografia de membros inferiores. Se a ultra-sonografia detecta trombose venosa profunda, inicia-se anticoagulação ainda que sem o diagnóstico definitivo de embolia pulmonar, uma vez que o tratamento para as duas condições é o mesmo.

Pacientes com V/Q de probabilidade não alta e ultra-sonografia inicial negativa podem ser seguidos com ultra-sonografia seriada, sem anticoagulação. Verifica-se, assim, se há surgimento de trombo, quer por extensão proximal de um trombo distal não detectado, quer por formação de novo trombo. Pacientes com dois ou três exames de ultra-sonografia negativos, realizados nas duas semanas seguintes, não têm risco aumentado de embolia em três meses que pacientes com V/Q normal[23].

Estratégia 2 – uma segunda abordagem é estabelecer a probabilidade pré-teste com base em sinais, sintomas, fatores de risco e presença ou não de um diagnóstico alternativo. Nesse caso, não se usa um modelo clínico para o cálculo da probabilidade pré-teste, mas uma avaliação subjetiva.

Posteriormente, os pacientes são submetidos a detecção de D-dímero (ELISA). Em pacientes com D-dímero negativo, exclui-se embolia pulmonar e, nos com D-dímero positivo, realiza-se ultra-sonografia de membros inferiores. Se a ultra-sonografia confirma trombose venosa profunda, admite-se o diagnóstico de embolia e inicia-se o tratamento. Caso o resultado seja negativo, realiza-se estudo de ventilação/perfusão (V/Q).

Se o estudo V/Q for normal, exclui-se o diagnóstico de embolia pulmonar, e se resultar em alta probabilidade de embolia, o diagnóstico está confirmado e inicia-se o tratamento.

Pacientes com estudo V/Q não-diagnóstico, mas com baixa probabilidade pré-teste também têm o diagnóstico excluído e são mantidos em seguimento sem anticoagulação. Por sua vez, pacientes com estudo V/Q não-diagnóstico mas com probabilidade pré-teste intermediária ou alta são avaliados com arteriografia.

Por meio dessa estratégia conseguiu-se uma taxa de realização de arteriografia de apenas 11%, com freqüência de eventos no seguimento muito baixa[9,26]. Essa é a estratégia diagnóstica sugerida no consenso europeu[25].

Estratégia 3 – Uma terceira alternativa[9,26] é estimar a probabilidade pré-teste por modelos clínicos, realizando, a seguir, a detecção de D-dímero (por algutinação em sangue – SimpliRED). Pacientes com baixa probabilidade pré-teste e D-dímero negativo têm o diagnóstico excluído e são seguidos por três meses, sem anticoagulação. Os demais pacientes realizam estudo V/Q. Se o estudo V/Q for negativo, o diagnóstico também é excluído e os pacientes acompanhados durante três meses, e se o estudo resultar em alta probabilidade, o diagnóstico está confirmado e o tratamento é instituído (mesmo com probabilidade pré-teste baixa; nesse caso o D-dímero é positivo, pois o negativo teria excluído o diagnóstico antes da realização do V/Q. Sendo esse D-dímero realizado em látex, que tem especificidade maior, ainda que baixa, essa abordagem é possível).

Em pacientes com estudo V/Q não-diagnóstico realiza-se ultra-sonografia de membros inferiores. Se for detectada trombose venosa profunda, o diagnóstico está estabelecido e inicia-se a terapêutica. Pacientes sem evidências de trombose à ultra-sonografia são tratados conforme a probabilidade pré-teste e o resultado do D-dímero:

- baixa probabilidade pré-teste: exclui-se o diagnóstico e o paciente é apenas seguido (observação: nesse caso mesmo com D-dímero positivo; o negativo fora excluído antes);
- probabilidade pré-teste intermediária com D-dímero negativo: exclui-se o diagnóstico e o paciente é apenas seguido. Vale lembrar que nesses pacientes foram realizados ultra-sonografia, que se apresentou negativa, e V/Q, com resultado intermediário;
- probabilidade pré-teste intermediária e D-dímero positivo: repete-se a ultra-sonografia em sete dias; se positiva, admite-se diagnóstico de embolia e inicia-se o tratamento; se negativa, exclui-se o diagnóstico e o paciente é acompanhado durante três meses;
- probabilidade pré-teste alta e D-dímero negativo: repete-se a ultra-sonografia em sete dias; se positiva, confirma-se o diagnóstico, iniciando o tratamento; se negativa, exclui-se embolia e o paciente é seguido durante três meses;
- probabilidade pré-teste alta e D-dímero positivo: realiza-se angiografia, que exclui ou confirma o diagnóstico.

Utilizando-se essa estratégia, muito poucos pacientes com fenômenos tromboembólicos foram identificados no seguimento (0,6% dos pacientes nos quais o diagnóstico foi inicialmente excluído). Seu algoritmo está exemplificado na figura 3.14.

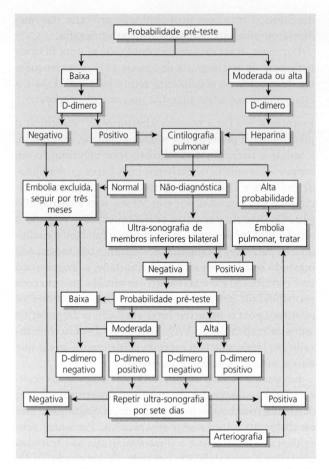

Figura 3.14 – Fluxograma proposto para o diagnóstico de embolia[9].

As limitações do estudo de validação desse fluxograma são que em cerca de 10% dos pacientes o algoritmo não foi exatamente seguido. Apenas um paciente dos 759 que tiveram o fluxograma seguido corretamente e nos quais o diagnóstico foi inicialmente excluído apresentou fenômeno tromboembólico no seguimento. A prevalência geral de embolia pulmonar do estudo foi baixa (9,5%), o que também pode ser uma limitação de aplicabilidade, pois essa característica aumenta os valores preditivos negativos[26].

Estratégia 4 – existem propostas de estratégias diagnósticas com a tomografia helicoidal substituindo a cintilografia pulmonar. Um exemplo do fluxograma da tomografia helicoidal após suspeita diagnóstica é o seguinte[10]:

– se positiva, iniciar tratamento;
– se negativa, realizar ultra-sonografia de membros inferiores (se positiva, iniciar tratamento);
– se negativa, há três opções:
  a) D-dímero: se negativo, excluir o diagnóstico; se positivo, realizar ultra-sonografia seriada ou arteriografia;
  b) utilizar probabilidade clínica: se for baixa ou moderada, realizar ultra-sonografia seriada; se for alta, considerar arteriografia;
  c) considerar arteriografia diretamente.

Apesar de promissores, é importante lembrar que os fluxogramas que utilizam tomografia helicoidal precisam ser mais bem validados para o uso clínico.

Estratégia 5 – outro fluxograma que utiliza a tomografia helicoidal e a probabilidade clínica pré-teste é o seguinte[13]:

– se a probabilidade pré-teste for baixa, realiza-se D-dímero (caso negativo, exclui-se o diagnóstico). Se o D-dímero for positivo, realiza-se tomografia helicoidal. A tomografia positiva confirma o diagnóstico e, se negativa, exclui o diagnóstico;
– se a probabilidade pré-teste for moderada, realiza-se a tomografia helicoidal. Se positiva, inicia-se o tratamento. Se negativa, realiza-se D-dímero. Se o D-dímero for negativo, exclui-se o diagnóstico. Se positivo, realiza-se ultra-sonografia de membros inferiores. Se a ultra-sonografia for negativa, o diagnóstico está excluído; se positiva, confirma-se o diagnóstico;
– se a probabilidade pré-teste for alta, realiza-se a tomografia helicoidal. Se positiva, inicia-se o tratamento. Se negativa, realiza-se a ultra-sonografia de membros inferiores (se positiva, inicia-se o tratamento, se negativa, realiza-se arteriografia).

CUSTO-EFETIVIDADE

Estudos de custo-efetividade também foram realizados para avaliar as estratégias diagnósticas para embolia pulmonar. Usando ultra-sonografia seriada para substituir a arteriografia em pacientes com cintilografia não-diagnóstica, os custos foram reduzidos em 9%, mas a arteriografia é ainda necessária em cerca de 30% dos pacientes com reserva cardiorrespiratória ruim. O uso do D-dímero e o cálculo da probabilidade pré-teste na estratégia diagnóstica também melhoram a relação custo-efetividade.

A tomografia pode ser usada em substituição da arteriografia e da cintilografia pulmonar, em algumas situações, mantendo-se a relação custo-efetividade. Mas o uso isolado da tomografia está associado a maior mortalidade e maiores custos[11].

Em estudo de custo-efetividade, foram analisadas três estratégias diferentes para o diagnóstico de embolia pulmonar. O uso de cintilografia pulmonar e arteriografia foi comparado com uma estratégia usando cintilografia pulmonar, ultra-sonografia e arteriografia, e outra estratégia utilizando cintilografia pulmonar, ultra-sonografia, ultra-sonografia seriada e arteriografia. Na primeira estratégia, pacientes com cintilografia não-diagnóstica eram submetidos à arteriografia. Na segunda estratégia, em pacientes com cintilografia não-diagnóstica foi realizada ultra-sonografia de membros inferiores. Se a ultra-sonografia fosse negativa, realizava-se a arteriografia. Na terceira estratégia, em pacientes com cintilografia não-diagnóstica era realizada ultra-sonografia. Se ela fosse negativa, eram classificados de acordo com a reserva cardiorrespiratória. Pacientes com cintilografia não-diagnóstica, ultra-sonografia negativa e baixa reserva cardiorrespiratória eram submetidos a arteriografia. Por outro lado, em pacientes na mesma situação, mas com reserva cardiorrespiratória normal, realizava-se a ultra-sonografia seriada, que determinava o tratamento final (anticoagulação ou não). Esse estudo concluiu que a terceira estratégia é a mais custo-efetiva para o diagnóstico de embolia pulmonar[27].

PACIENTES COM INSTABILIDADE HEMODINÂMICA

A instabilidade hemodinâminca é um grande marcador de mortalidade da embolia pulmonar. Pacientes com suspeita de embolia pulmonar que se apresentam com choque têm mortalidade maior na primeira hora, o que é improvável em pacientes sem instabilidade hemodinâmica. A mortalidade geral desses pacientes também varia entre 25 e 35%, enquanto a mortalidade de pacientes estáveis varia entre 0 e 10%[5].

A freqüência de embolia maciça, definida como obstrução arterial maior que 50% ou obstrução de duas artérias lobares, é alta, podendo chegar a 50%. Mas apenas cerca de 3% dos pacientes com embolia maciça têm instabilidade hemodinâmica[5].

Uma vez que a mortalidade desse grupo é maior, pacientes com suspeita de embolia pulmonar que se apresentam com instabilidade hemodinâmica não devem seguir o mesmo fluxograma de diagnóstico que pacientes estáveis. No caso de instabilidade, o exame inicial mais apropriado é o ecocardiograma. Sendo a carga de êmbolos maior nesses pacientes, o ecocardiograma tem maior probabilidade de identificar trombos em ventrículo direito, o que já estabelece o diagnóstico. Por outro lado, o ecocardiograma permite a identificação de importantes diagnósticos diferenciais. Pode detectar dissecção de aorta, infarto ou disfunção do miocárdio, hipovolemia, insuficiência valvar, tamponamento cardíaco ou outra doença do pericárdio[11].

Achados no ecocardiograma sugestivos, mas não-diagnósticos, de embolia pulmonar são dilatação ou hipocinesia de ventrículo direito, aumento da relação ventrículo direito/ventrículo esquerdo, movimento paradoxal do septo, dilatação da artéria pulmonar e regurgitação tricúspide. Em pacientes sem doença cardiopulmonar prévia, essas alterações guardam boa correlação com o grau de obstrução pulmonar, principalmente a dilatação de ventrículo direito. Algumas alterações do ecocardiograma são específicas para embolia pulmonar, permitindo boa diferenciação de outras condições que causam disfunção de ventrículo direito, como *cor pulmonale*, embolia pulmonar crônica ou infarto de ventrículo direito. Essas alterações específicas são a alteração do padrão de ejeção sistólico de ventrículo direito (sensibilidade de 48% e especificidade de 98%) e o padrão de disfunção do ventrículo direito com acinesia da parede livre, mas com movimentação normal do ápice (sensibilidade de 77% e especificidade de 94%)[5].

Apesar desses dados úteis, a evidência de embolia pulmonar por esses métodos é indireta. Raramente o ecocardiograma transtorácico consegue identificar êmbolos em trânsito. Quando há dilatação de ventrículo direito, a embolia é quase sempre bilateral, com a presença de êmbolo central ou proximal em 50 a 90% das vezes. Muitos estudos mostraram a eficácia do uso de ecocardiograma transesofágico após o ecocardiograma transtorácico ter demonstrado dilatação de ventrículo direito em pacientes com suspeita de embolia pulmonar. Nessa situação, o ecocardiograma transesofágico tem sensibilidade de 80 a 96,7% e especificidade de 84 a 100% para embolia pulmonar. A sensibilidade é menor para a detecção de trombos além das artérias pulmonares proximais[5].

Um ecocardiograma normal, sem dilatação ou disfunção de ventrículo direito, exclui embolia pulmonar como causa da instabilidade hemodinâmica e um diagnóstico alternativo deve ser procurado. Por outro lado, a dilatação de ventrículo direito não é específica para embolia pulmonar. Ainda assim, alguns autores defendem a possibilidade de trombólise em pacientes com suspeita diagnóstica, instabilidade hemodinâmica refratária e ecocardiograma com sinais indiretos de embolia pulmonar[5,11].

Por outro lado, se o paciente consegue ser estabilizado com drogas e se o ecocardiograma não está disponível ou não consegue identificar trombos, procura-se fazer exames confirmatórios. A cintilografia pulmonar é tradicionalmente usada, mas tem o problema de estabelecer o diagnóstico definitivo apenas em uma pequena porcentagem dos casos. Muitas vezes, exames adicionais são necessários. Os valores de sensibilidade e especificidade da cintilografia pulmonar descritos para pacientes sem instabilidade hemodinâmica são os mesmos nos pacientes instáveis, mesmo quando em ventilação mecânica[5].

A tomografia helicoidal é uma outra opção. Embora tenha baixa sensibilidade para embolias em vasos subsegmentares, os pacientes com instabilidade hemodinâmica tendem a ter êmbolos mais proximais. Isso melhora a sensibilidade da tomografia nesse grupo de pacientes. A sensibilidade é menor quando a tomografia é realizada em um paciente com cintilografia não-diagnóstica, mas a especificidade permanece alta e possibilita o diagnóstico definitivo[5].

A ressonância magnética pode ser outra opção, embora não muito prática no ambiente de emergência. A arteriografia permanece o exame padrão para o diagnóstico, mas esse grupo de pacientes tem maior taxa de complicações. Assim, tenta-se evitar o uso da arteriografia, desde que se consiga estabelecer rapidamente o diagnóstico definitivo com outros métodos[11].

MARCADORES PROGNÓSTICOS

A primeira variável clínica que pode ser utilizada como marcador prognóstico da embolia pulmonar é o quadro hemodinâmico, definido pela pressão arterial e pela presença ou não de choque cardiogênico. Pacientes com instabilidade hemodinâmica têm maior mortalidade (58,3%) que indivíduos hemodinamicamente estáveis (15,1%). Isso explica a necessidade de diferentes abordagens diagnósticas e terapêuticas entre esses dois grupos[28].

Outros fatores clínicos estão associados à maior mortalidade dos pacientes. A presença de doença pulmonar obstrutiva crônica ou insuficiência cardíaca congestiva prediz maior mortalidade, independente do tamanho da obstrução na cintilografia pulmonar. São provavelmente marcadores da baixa reserva cardiopulmonar dos pacientes. Ainda, idade avançada, gênero masculino, menor índice de massa corpórea, restrição ao leito, doenças neurológicas associadas ou tumores são marcadores de menor sobrevida a curto prazo[28].

O grau de obstrução, avaliado tanto pela arteriografia como por cintilografia, também pode ser um marcador de mortalidade em pacientes com embolia pulmonar.

A disfunção do ventrículo direito é outro fator de gravidade. Assim, o ecocardiograma ganha importância. Apesar de ser pouco sensível para o diagnóstico da embolia, pode evidenciar sinais de sobrecarga do ventrículo direito, que está associada à maior mortalidade[28].

A elevação de troponina T foi identificada como fator independente de mortalidade em 30 dias. Esse fenômeno foi atribuído à isquemia do ventrículo direito por sobrecarga, não por obstrução coronária. Embora esse possa ser um marcador interessante de má evolução, precisa ser mais bem estudado[9].

A recorrência precoce de embolia pulmonar também está associada à maior mortalidade. Sinais de disfunção do ventrículo direito ao ecocardiograma correlacionam-se à maior taxa de recorrência precoce. A presença de plaquetopenia na fase aguda também foi identificada como um fator de risco para recorrência precoce. Por sua vez, apesar de alguns autores terem mostrado que a presença de trombose venosa profunda proximal igualmente se correlaciona à recorrência precoce, outros dados mostraram-se conflitantes[28].

Mais estudos são necessários para que se consiga identificar os marcadores de mau prognóstico. Porém, admite-se que pacientes com doenças cardiopulmonares prévias ou algum grau de instabilidade hemodinâmica devam realizar um ecocardiograma. Essa conduta pode permitir identificar pacientes com sobrecarga de ventrículo direito que merecem vigilância mais intensa e, eventualmente, terapêutica mais agressiva[9].

TRATAMENTO

PACIENTES HEMODINAMICAMENTE INSTÁVEIS

Terapia de suporte – pacientes hemodinamicamente instáveis, em geral, têm o tônus adrenérgico muito aumentado. Muitas vezes, isso é necessário para garantir a pressão arterial, o retorno venoso para o ventrículo direito e a pressão de perfusão coronária do ventrículo direito[5].

Pela hipóxia, eventualmente progressiva, é freqüente a necessidade de entubação. Esse procedimento pode piorar o quadro hemodinâmico por várias razões. O uso de sedativos pode antagonizar o estado adrenérgico de que o paciente é dependente. Por outro lado, a insuflação pulmonar pode reduzir o retorno venoso para o ventrículo direito e aumentar a resistência vascular pulmonar, diminuindo ainda mais o débito cardíaco do ventrículo direito. Essas alterações fisiológicas podem deteriorar o quadro hemodinâmico e causar parada cardiorrespiratória. Assim, a entubação deve ser feita com cautela e, se possível, com anestesia tópica. A sedação preferencial é feita com etomidato, uma vez que essa droga preserva o quadro hemodinâmico. A ventilação do paciente com pressão positiva, porém, pode melhorar a oxigenação, por redução de áreas de atelectasia. Deixar o paciente em decúbito sobre o pulmão que sofreu embolia pode melhorar a oxigenação[5].

A expansão volêmica pode ser feita com 1 a 2 litros de cristalóide para pacientes com choque por condição não identificada. De fato, alguns dados mostram que pacientes com embolia pulmonar e choque que recebem volume apresentam melhora do débito cardíaco. Mas alguns pacientes com sobrecarga de ventrículo direito podem desenvolver piora hemodinâmica quando recebem hidratação. O aumento da volemia pode piorar a sobrecarga ventricular direita, com aumento da isquemia muscular e, eventualmente, desvio do septo interventricular para a esquerda. Essas alterações reduzem ainda mais o débito cardíaco e pioram o quadro hemodinâmico. Dessa forma, a administração de volume deve ser cautelosa, principalmente quando as pressões de enchimento do ventrículo direito são elevadas e há evidência de disfunção desse órgão[5].

A terapia com drogas vasoativas deve ser considerada precocemente. A noradrenalina causa vasoconstrição arterial e venosa. Com a estabilização da pressão arterial há melhora da perfusão do ventrículo direito e redução da isquemia a que está submetido, melhorando seu débito. Por sua vez, a vasoconstrição venosa aumenta o retorno venoso e também pode contribuir para uma melhora do débito cardíaco. O efeito beta-1 da noradrenalina sobre o ventrículo direito é ainda outro fator que pode melhorar sua função.

A dobutamina pode aumentar a contratilidade do ventrículo direito, melhorando o débito cardíaco e o transporte de oxigênio, mas pode alterar a relação V/Q e reduzir a pressão parcial de O_2. O efeito vasodilatador beta-2 da dobutamina pode causar vasodilatação periférica. Isso impede seu uso em pacientes com hipotensão grave, que devem receber, primeiramente, noradrenalina[5].

A redução da pressão de artéria pulmonar com vasodilatadores pode ser eficaz em adjunto com a trombólise ou em pacientes com contra-indicações para essa. Pode ainda servir como ponte terapêutica para eventual embolectomia. Uma vez que a presença de mediadores inflamatórios indutores de vasoconstrição pulmonar é um dos grandes responsáveis pelo quadro hemodinâmico, a terapia vasodilatadora pulmonar tem suporte fisiopatológico. Embora algumas estratégias tenham sido tentadas, como inibidores da fosfodiesterase, óxido nítrico, hidralazina, nenhuma droga foi realmente estudada para uso clínico[2]. Inalação com prostaciclina ou óxido nítrico foi identificada como capaz de aumentar o débito cardíaco, reduzir a pressão da artéria pulmonar e melhorar a troca gasosa, mas precisa ser mais bem estudada[2,5].

Heparina – a terapia com heparina deve ser iniciada para todos os pacientes com suspeita de embolia pulmonar, até a exclusão do diagnóstico, a menos que haja contra-indicações para anticoagulação. O tratamento com heparina previne a propagação do coágulo e a recorrência de tromboembolia, a principal causa de morte em pacientes com hemodinâmica estável. Como a recorrência é muitas vezes precoce, é importante iniciar a anticoagulação rapidamente.

A dificuldade de se atingir rapidamente um nível ótimo de tempo de tromboplastina parcial ativado (TTPa) é marcador de recorrência. Portanto, o uso de nomogramas com base no peso é útil para guiar os passos iniciais da terapia com heparina.

Alguns estudos demonstraram evolução semelhante quando se administra heparina por quatro a cinco dias associada a warfarina a partir do primeiro dia e quando se administra heparina por nove a dez dias, com introdução tardia do anticoagulante por via oral. Mas esse protocolo não foi estudado em pacientes com hemodinâmica instável. Assim, sugere-se a administração de heparina por sete a dez dias, com o uso de warfarina apenas três dias após o TTPa atingir o nível terapêutico[5].

Por fim, o uso de heparina de baixo peso molecular não foi avaliado para embolia pulmonar com instabilidade hemodinâmica. Portanto, prefere-se o uso de heparina convencional nesse grupo de pacientes[5]. As técnicas de heparinização e suas complicações serão apresentadas na discussão do tratamento de pacientes com hemodinâmica estável.

Trombólise – tem sido o tratamento de escolha para pacientes com instabilidade hemodinâmica por embolia pulmonar, uma vez que pode reduzir a resistência vascular pulmonar e, conseqüentemente, a sobrecarga sobre as câmaras direitas. A trombólise pode ainda prevenir as complicações tardias da trombose venosa profunda e, embora não esteja provado, pode reduzir o risco de recorrência de embolia, uma vez que o trombo é dissolvido[5,29-34].

De fato, pacientes que apresentam choque cardiogênico podem ser salvos pela trombólise. Esses pacientes representam menos de 5% dos pacientes com embolia pulmonar, mas são um grupo com alta mortalidade. Um pequeno ensaio clínico com oito pacientes mostrou que a trombólise reduziu a mortalidade por embolia pulmonar em pacientes com instabilidade hemodinâmica. Esse ensaio foi pequeno por ter sido abortado previamente pelos resultados observados. Enquanto os quatro pacientes tratados com trombólise sobreviveram, os quatro tratados apenas com anticoagulantes faleceram[30,31]. Esse é o único estudo que demonstra a redução de mortalidade pelo uso da trombólise em pacientes com embolia pulmonar. Os benefícios demonstrados pela maioria dos autores foram em relação à recanalização e às alterações hemodinâmicas. Evidências definitivas da eficácia da trombólise ainda faltam, mas dificilmente serão conseguidas, pois seria necessária uma amostra muito grande para demonstrar benefício na mortalidade[5,34].

As drogas trombolíticas ativam o plasminogênio em plasmina, que degrada a fibrina em peptídeos solúveis. Ainda, a plasmina circulante degrada fibrinogênio solúvel e alguns fatores de coagulação (II, V e VIII)[34].

Os trombolíticos disponíveis para uso, atualmente, são estreptoquinase, uroquinase, ativador do plasminogênio tecidual recombinante (rt-PA, ateplase), APSAC (*anistreplase*) e reteplase. A estreptoquinase é uma proteína bacteriana purificada que se liga ao plasminogênio formando um complexo que converte outras moléculas de plasminogênio em plasmina. É antigênica, não devendo ser readministrada em seis meses, por ser inativada por anticorpos circulantes ou produzir reações alérgicas. Uroquinase é isolada de urina humana ou extraída de cultura de células renais embrionárias. Não é antigênica e converte diretamente o plasminogênio em plasmina. O rt-PA é produzido a partir de DNA recombinante. Também não é antigênico e converte diretamente o plasminogênio em plasmina. É mais específico para fibrina que a uroquinase ou estreptoquinase, o que lhe permite menor ativação do plasminogênio sistêmico e maior ativação do plasminogênio ligado à fibrina nos trombos e coágulos[34].

O desempenho das diferentes drogas trombolíticas é similar na resolução do quadro, desde que sejam administradas em doses equivalentes. Provavelmente é mais importante que o trombolítico seja administrado rapidamente que o tipo específico de droga antitrombolítica utilizada. Ainda assim, ao contrário do infarto do miocárdio, a trombólise na embolia pulmonar ainda parece efetiva 10 a 14 dias após o surgimento dos sintomas[5,34].

Quando se demonstrou que o rt-PA mantinha um efeito fibrinolítico após o fim de sua infusão, idealizou-se a administração da droga em curto tempo. Isso poderia levar a menor risco de sangramento e maior eficiência na lise do trombo. Na infusão lenta, com a liberação de produtos de degradação da fibrina, parte da droga pode ser consumida por proteínas diluídas no plasma e não pelo plasminogênio aderido ao trombo, diminuindo sua eficácia. Porém os estudos com essa estratégia não mostraram melhor resolução do trombo ou menor risco de sangramento. A infusão, em bolo, de rt-PA (0,6mg/kg em 15min) é equivalente ao esquema tradicional de 100mg em 2 horas. A estreptoquinase em bolo não foi testada. A administração do rt-PA por via intravenosa foi também equivalente a sua administração intrapulmonar[5,34].

Antes da infusão do trombolítico, recomenda-se dosar TP, TTPa, fibrinogênio e plaquetas, para detectar se há alguma coagulopatia prévia que complicará o tratamento trombolítico. As contra-indicações para a trombólise são doença em SNC ou canal medular, sangramento interno ativo, cirurgia ou traumatismo recente (< 10 dias), hipertensão grave não controlada e dissecção de aorta. É ainda prudente dosar a hemoglobina e fazer a tipagem sangüínea para o caso de necessidade de transfusão. Não é necessário obter exames de coagulação durante a infusão do trombolítico, pois os resultados não levarão a alteração de conduta. As doses recomendadas de trombolíticos são apresentadas no quadro 3.59.

Quadro 3.59 – Infusão de trombolíticos em pacientes com embolia pulmonar maciça[34].

Estreptoquinase	250.000-500.000 em 15min seguido por 100.000U/h por 24h
Uroquinase	4.400U/kg em 10min seguido por 4.400U/kg/h em 12h
rt-PA	10mg em bolo seguido por 90mg em 2h
APSAC	30mg em 5min
Reteplase	2 infusões em bolo de 10U, separadas por 30min

Observação: antes de iniciar a infusão do trombolítico, suspender a infusão de heparina.

Após a trombólise, deve-se medir TTPa e fibrinogênio para programar o momento de reintroduzir a heparina. Se TTPa for duas vezes maior que o limite superior e fibrinogênio inferior 1g/litro, as medidas devem ser refeitas em 4 horas, até que atinjam tais níveis e a infusão de heparina possa ser reiniciada com segurança[34].

A incidência de sangramento grave com a trombólise é cerca de 10 a 12%, com mortalidade associada à hemorragia em 1 a 2% dos casos. Os dois maiores fatores de risco para sangramento são a infusão prolongada de trombolítico e a realização de procedimentos com punção vascular. A probabilidade de sangramento intracraniano varia entre 0,5 e 2,1%, sendo fatal em metade dos casos. Pacientes idosos, com hipertensão não controlada, com acidente vascular cerebral recente ou craniotomia parecem estar sob maior risco de hemorragia intracraniana. A incidência de hemorragia intracraniana ou hemorragia geral não parece estar ligada ao trombolítico utilizado[5,34].

Sangramento gastrintestinal agudo ocorre, em geral, quando existe uma úlcera péptica ativa não diagnosticada. Pode haver sangramento gastrintestinal tardio (dois a três dias após a trombólise), associado ao desenvolvimento de úlcera de estresse, geralmente em pacientes em mau estado geral. Nesses casos, a trombólise não é o determinante do risco, mas sim o regime de anticoagulação.

Vômito com secreção escurecida é mais comum que sangramento gastrintestinal profuso. É resultado da trombólise e congestão gástrica superficial com erosão. Essa complicação, em geral, tem evolução benigna[34].

Pacientes submetidos à reanimação podem desenvolver sangramentos fatais por lesões provocadas em coração, fígado ou baço que, com a trombólise, evoluem para hemorragias não controláveis e letais. Pode haver tamponamento cardíaco ou, quando realizada punção de artéria femoral, sangramento retroperitoneal. Hematúria microscópica é comum, mas a macroscópica é rara e pode indicar neoplasia de via urinária ainda não manifesta[34].

Para sangramentos em locais compressíveis, o tamponamento mecânico será a melhor abordagem. Porém, pacientes com sangramentos graves de locais não compressíveis devem ter a trombólise suspensa e revertida. Suspende-se a infusão do trombolítico ou de qualquer anticoagulação. Em geral, não há tempo para exames laboratoriais, mas o tempo de sangramento alargado indica que ainda há atividade de plasmina. Essa atividade pode ser antagonizada com a infusão de aprotinina com ou sem ácido trenexâmico por via oral. Os estoques de fibrinogênio devem ser repostos com a administração de concentrado de fibrinogênio ou plasma. Como esses componentes também contêm plasminogênio, a administração do inibidor da plasmina antes ou concomitante é importante. No caso de hemorragia em SNC, é importante a avaliação neurocirúrgica, que deve ser solicitada aos primeiros sinais de alteração neurológica[34].

A segunda complicação do tratamento trombolítico é o desenvolvimento de reações alérgicas à estreptoquinase ou APSAC, que são proteínas bacterianas. Embora a anafilaxia seja rara (< 0,5%), febre ou reações cutâneas são comuns (5 a 7%) e não se sabe se estas são verdadeiramente reações alérgicas. Em geral, há resposta satisfatória com hidrocortisona e anti-histamínicos[34].

Embolectomia – quando há contra-indicações para o tratamento trombolítico, hipotensão persistente apesar de tratamento por mais de 1 hora ou parada cardiorrespiratória atual ou intermitente, pode-se considerar embolectomia cirúrgica. A mortalidade desse procedimento é alta, mas vem diminuindo ao longo do tempo. Atualmente, essa mortalidade varia entre 16 e 46%.

O preditor mais fiel de mortalidade da embolectomia é a parada cardiorrespiratória no evento agudo. As paradas intermitentes têm evolução um pouco melhor que as persistentes. Uma vez que o estabelecimento do diagnóstico definitivo pode atrasar o tratamento, muitas vezes as decisões devem ser baseadas no diagnóstico clínico[5]. Por outro lado, como a mortalidade de pacientes indicados para embolectomia cujo diagnóstico está errado é quase 100%, alguns autores defendem que se deva tentar estabelecer o diagnóstico definitivo. Porém, isso nem sempre é possível[34].

As complicações pós-operatórias da embolectomia são síndrome da insuficiência respiratória aguda, mediastinite, insuficiência renal e, particularmente, seqüelas neurológicas[34].

Embolectomia por cateter é uma opção para pacientes que não estejam em parada cardiorrespiratória, que ainda mantenham pressão com suporte de drogas, mas tenham indicação de embolectomia. O procedimento tem o mesmo risco de morte que a embolectomia cirúrgica em pacientes sem parada cardiorrespiratória, que pode ser tão baixo quanto 3%. A embolectomia por cateter pode reverter a hipotensão, reduzir a pressão de artéria pulmonar e melhorar o débito cardíaco[5], mas o êmbolo é extraído em apenas cerca de dois terços dos pacientes e a mortalidade pode chegar a 30%. Há diferentes técnicas de embolectomia por cateter, como sucção do êmbolo, fragmentação com o cateter ou pulverização com jato de alta velocidade. As técnicas de fragmentação consideram que êmbolos menores em regiões mais distais da árvore pulmonar, onde a área seccional é maior, causariam menor dano hemodinâmico. Nenhuma dessas técnicas foi extensamente estudada[34].

Êmbolos em trânsito – podem ser encontrados no ventrículo direito quando se realiza o ecocardiograma. A decisão terapêutica adequada parece basear-se no tipo de êmbolo encontrado. Os êmbolos do tipo A são finos, muito móveis, longos, caracteristicamente encontrados no átrio direito e provenientes do sistema venoso periférico profundo. Pacientes com tal achado têm alta mortalidade (44% em oito dias), principalmente nas primeiras 24 horas. Esse risco pode ser reduzido pela trombólise e mais substancialmente por cirurgia. Portanto, a presença de êmbolo do tipo A deve ser considerada uma emergência cirúrgica.

Por sua vez, os êmbolos do tipo B são menores, ovais ou redondos, menos móveis e geralmente encontrados no ventrículo direito. Estão muitas vezes associados a condições trombogênicas do ventrículo direito, como insuficiência cardíaca e presença de marcapasso ou corpo estranho. Um estudo que acompanhou tais pacientes demonstrou que 40% deles desenvolveram embolia pulmonar no seguimento. Mas o evento não foi fatal em nenhum caso e o prognóstico foi bom, independente da terapêutica utilizada[5].

Ao contrário dos dados acima, uma metanálise com 119 casos mostrou resultado diverso: mortalidade de 31%, não relacionada ao grau de aderência do trombo. Não houve, ainda, diferença na evolução para as diferentes abordagens, heparina, trombólise ou cirurgia. Assim, os autores desse estudo concluem que os tratamentos são equivalentes e que heparina é a melhor opção para pacientes estáveis[32]. Portanto, não há consenso sobre a abordagem dos pacientes com êmbolos em trânsito e a conduta deve ser individualizada[5].

Parada cardiorrespiratória – o paciente com parada cardiorrespiratória é crítico. Cerca de 70% das paradas cardiorrespiratórias não-traumáticas são por embolia pulmonar ou infarto. O ecocardiograma transesofágico pode auxiliar o diagnóstico enquanto o paciente está sendo ressuscitado e estabilizado. Nessa situação, pode ter sensibilidade de 93%, especificidade de 50%, com um valor preditivo positivo de 87%.

Estudos com ecocardiograma mostraram que 25% das paradas cardiorrespiratórias podem ser por embolia pulmonar. Esse diagnóstico pode ainda ser responsável por 56% das paradas cardiorrespiratórias em atividade elétrica sem pulso e 64% das paradas com dilatação de ventrículo direito sem dilatação de ventrículo esquerdo[5].

A parada cardiorrespiratória por embolia pulmonar é quase uniformemente por atividade elétrica sem pulso e, ao menos inicialmente, é reversível. O tratamento consiste em reanimação cardiopulmonar, estabilização e tratamentos específicos. A própria massagem cardíaca pode provocar a lise do êmbolo.

Existem evidências de que a trombólise possa ser realizada durante a parada cardiorrespiratória. Uma vez que os pacientes com os maiores benefícios são provavelmente os mais graves, é possível que pacientes em parada cardiorrespiratória sejam justamente aqueles que podem ter os melhores benefícios da trombólise. O aumento do uso de trombólise em pacientes com parada cardíaca por infarto agudo do miocárdio justifica ainda mais o uso do trombolítico em paradas por embolia pulmonar[33].

Uma das grandes dificuldades é o estabelecimento do diagnóstico. Uma vez que a trombólise tende a ser tanto mais eficiente quanto mais precoce for sua administração, é importante que o diagnóstico seja feito rapidamente. O ecocardiograma transesofágico pode ser útil no estabelecimento desse diagnóstico. Porém, sendo muitas vezes difícil sua realização, o diagnóstico é freqüentemente estabelecido apenas com base nas suspeitas clínicas[33].

O esquema trombolítico tradicional usa rt-PA em 2 horas, mas diversos outros esquemas já foram tentados. Como é importante que o efeito da trombólise seja rápido, propõe-se um esquema com infusão de 50mg de rt-PA em bolo, repetida após 30 minutos. Outros esquemas propostos são uroquinase (1.000.000 a 3.000.000U), estreptoquinase (25.000 a 1.500.000 U) ou r-TPA (10 a 50mg) em bolo após reanimação sem sucesso. Não parece haver maior incidência de complicações hemorrágicas. Admite-se que a reanimação deve continuar para permitir o efeito do trombolítico ou enquanto se aguarda a embolectomia[5,33].

A sobrevida dos pacientes com embolia pulmonar em parada cardiorrespiratória é de aproximadamente 35%. Essa taxa é o dobro da sobrevida geral em reanimação (14%). Isso sugere que os pacientes com parada cardiorrespiratória possivelmente por embolia pulmonar devam ser agressivamente tratados, pois podem ter um melhor prognóstico[5].

PACIENTES HEMODINAMICAMENTE ESTÁVEIS

Terapia inicial – os pacientes com suspeita de embolia pulmonar com hemodinâmica estável devem ser anticoagulados com heparina até que o diagnóstico seja confirmado ou excluído, desde que não haja contra-indicação para a anticoagulação.

A heparina age potencializando a antitrombina III, que, por sua vez, inibe várias proteases. A antitrombina III inibe a trombina (fator IIa) e os fatores Xa e IXa. A heparina ainda catalisa a inativação da trombina por outro mecanismo, independente da antitrombina III[34].

A anticoagulação com heparina seguida de anticoagulante oral reduz em 80 a 90% o risco de recorrência do tromboembolismo e morte. Embora a heparina não desfaça o trombo, ela age como prevenção secundária, impedindo que haja maior progressão desse por depósito de fibrina no local onde se formou a embolia inicial. Assim, permite que os próprios mecanismos fibrinolíticos do paciente organizem o trombo. Por outro lado, a heparina pode reverter rapidamente a vasoconstrição e a broncoconstrição induzidas por mediadores liberados pela ativação da trombina e agregação plaquetária[34].

A eficácia da heparina depende de se conseguir atingir uma concentração terapêutica adequada nas primeiras horas de tratamento. Portanto, foram criados alguns nomogramas para orientar a infusão de heparina não fracionada (Quadro 3.60). A recomendação é que se consiga um valor de TTPa que corresponda a uma concentração de heparina de 0,2 a 0,4U/ml, determinada pelo método de titulação pela protamina. Como as técnicas variam, é adequado que cada laboratório estabeleça o valor de TTPa que corresponda a essa concentração de heparina, comparando o TTPa com a medida da concentração plasmática de heparina pelo método da protamina. Em geral, o objetivo do médico é manter o TTPa 1,5 a 2,5 vezes maior que o TTPa inicial ou a média do laboratório. A dificuldade de obter esse objetivo está associada a maior risco de recorrência do tromboembolismo. Deve-se monitorizar o TTPa inicial antes da infusão e a cada 4 a 6 horas após o tratamento. Após cada alteração da infusão da heparina, um novo TTPa deve ser obtido, em cerca de 6 horas. Quando a dose estiver adequada, o controle pode ser diário[25,34].

A recorrência da embolia pulmonar pode ocorrer nos primeiros dias após a introdução da terapêutica com heparina, sem representar falha terapêutica. Isso pode acontecer pelo fato de o trombo não estar ainda organizado. Como muitos desses pacientes ainda não atingiram o TTPa adequado, o aumento da infusão de heparina para adequar o TTPa é a conduta mais correta nesses casos[34].

Pacientes com síndrome antifosfolípide já têm o TTPa alargado. Nesses casos, esse exame não é adequado para o acompanhamento da anticoagulação. Problemas com o seguimento pelo TTPa também podem acontecer em outros pacientes, como é o caso da deficiência de antitrombina III, para a qual altas doses de heparina serão necessárias. Quando a administração diária de heparina ultrapassar 40.000U ou quando o TTPa for inadequado para o seguimento, deve-se dosar a concentração de heparina pelo método da protrombina. A dose ideal é entre 0,2 e 0,4U/ml. A menos que a concentração de heparina seja menor que 0,2U/ml, doses diárias maiores que 40.000U não devem ser administradas[34]. Outra forma de monitorizar a anticoagulação quando o TTPa é ineficiente é medir a atividade do fator Xa, que deve estar entre 0,3 e 0,6[25].

O uso da heparina pode desencadear hemorragias em cerca de 15% dos pacientes, mas apenas 5% deles têm sangramentos graves. O tratamento com anticoagulante é contra-indicado em pacientes com acidente vascular cerebral hemorrágico recente. Em geral, os casos de hemorragia grave estão associados a diáteses hemorrágicas prévias, uremia, idade avançada, cirurgia recente ou traumatismo, hipertensão grave, sangramento digestório prévio. Podem ser necessárias a transfusão de sangue e a administração de protamina. Esse antídoto deve ser administrado lentamente. Cada miligrama de protamina neutraliza cerca de 100U de heparina não fracionada. Em geral, não se deve usar mais que 50mg de protamina em uma infusão, a menos que tenha ocorrido intoxicação por heparina[34].

A administração de heparina em altas doses (> 15.000U/dia) por tempo prolongado (acima de dois meses) pode provocar osteoporose. Ela deve ser descontinuada se for detectada perda de massa óssea progressiva. Embora se recomende a administração de cálcio e vitamina D, não há tratamento preventivo demonstrado para evitar a osteopenia induzida pela heparina[34].

Raramente a infusão contínua de heparina pode desencadear depressão de aldosterona, resultando em hiperpotassemia. Esse fenômeno é mais comum em pacientes com diabetes ou insuficiência renal[34]. A heparina pode desencadear trombocitopenia (10% dos pacientes), que deve ser monitorizada. Há dois padrões distintos de trombocitopenia induzida por heparina. No primeiro padrão, a plaquetopenia é leve (100.000 a 150.000 plaquetas), ocorre nos primeiros quatro dias de tratamento e resulta da agregação direta da heparina nas plaquetas. Em geral, esse quadro é assintomático e remite espontaneamente, ainda que o tratamento com heparina seja mantido. No segundo padrão, a plaque-

Quadro 3.60 – Nomograma para a infusão de heparina não fracionada[25,34].

Dose inicial	Bolo de 80U/kg e infusão em 18U/kg/h
TTPa < 35s (r < 1,2)	Novo bolo de 80U/kg e aumentar infusão em 4U/kg/h
TTPa 35-45s (r 1,2-1,5)	Novo bolo de 40U/kg e aumentar infusão em 2U/kg/h
TTPa 46-70s (r 1,5-2,3)	Manter infusão
TTPa 71-90 (r 2,3-3,0)	Reduzir infusão em 2U/kg/h
TTPa > 90 (r >3,0)	Parar infusão por 1 hora e então reduzir velocidade de infusão em 3U/kg/h

topenia ocorre após o quinto dia de tratamento. Porém, pode ocorrer mais precocemente se o paciente for novamente exposto à heparina. Esse fenômeno é mediado por IgG, levando à formação de trombos arteriais e venosos. Além de manifestações trombóticas, o paciente pode desenvolver fenômenos hemorrágicos. O número de plaquetas cai abaixo de 100.000, ou à metade do valor pré-tratamento. Uma vez feito esse diagnóstico, o uso de heparina deve ser suspenso, introduzindo-se danaparóide ou heparinóide. A plaquetopenia deve reverter em cerca de 10 dias. Portanto, a monitorização de plaquetas é essencial em todos os pacientes que recebem heparina. Deve ser feita ao menos a cada dois dias, nas fases iniciais[25,34].

A heparina de baixo peso molecular está progressivamente substituindo a convencional. A principal razão para tal fato é a praticidade de seu uso. Para a formação da heparina de baixo peso molecular, a heparina original é dispolimerilizada, resultando em moléculas de menor peso molecular. Com isso, a proporção de moléculas de heparina que se liga ao fator Xa em relação à que se liga ao fator II é maior. Isso ocorre porque a ligação com o fator II exige um alto peso molecular. Dessa forma, enquanto a proporção é 1:1 para a heparina convencional, a relação é bem maior no caso da heparina de baixo peso molecular (4:1; 2:1).

A heparina de baixo peso molecular liga-se menos a plaquetas, proteínas plasmáticas e células endoteliais. Isso explica o fato de seu comportamento ser muito mais previsível que o da heparina convencional. Assim, é possível administrar a heparina de baixo peso molecular com base apenas no peso do paciente. A monitorização de sua dose, em geral, só é necessária em pacientes obesos e com insuficiência renal. Quando indicada, a monitorização não pode ser feita pelo TTPa. É preciso medir a atividade do fator Xa, deixando-a entre 0,4 e 1U/ml.

A incidência de plaquetopenia e osteopenia com heparina de baixo peso molecular é menor. Apesar de ser uma medicação mais cara que a heparina convencional, há estudos que mostram que seu uso é custo-efetivo. A droga não foi estudada em pacientes com instabilidade hemodinâmica por embolia pulmonar. Em pacientes estáveis, o uso da heparina de baixo peso molecular é seguro[25,34] (Quadro 3.61).

Quadro 3.61 – Heparina de baixo peso molecular – doses.

Enoxaparina	100U/kg, SC, 12/12h (1mg/kg, SC, 12/12h)
Deltaparina	120U/kg, SC, 12/12h ou 200U/kg, SC, 1x/dia
Nadroparina	< 55kg, 4.000U, SC, 12/12h
	55-80 kg, 6.000U, SC, 12/12h
	> 80kg, 8.000U, SC, 12/12h
Tinzaparina	175U/kg, SC, 1x/dia
Reviparina	< 60 kg, 4.200U, SC, 12/12h
	> 60kg, 6.300U, SC, 12/12h
Certoparina	8.000U, SC, 12/12h
Ardeparina	130U/kg, SC, 12/12h

Inibidores da trombina são drogas que estão atualmente sob avaliação clínica. Inibem diretamente a trombina, de modo independente da interação com antitrombina III. São, portanto, mais efetivos que a heparina na inativação da trombina, com melhor curva dose-resposta. Hirudina e seus fragmentos são exemplos dessas drogas. Podem ser monitorizados pelo TTPa e indicados no tratamento da trombocitopenia induzida por heparina. Não há antídoto conhecido para essas drogas[34].

Anticoagulação oral – os pacientes que tiveram um episódio de embolia pulmonar devem ficar anticoagulados por pelo menos três meses e, eventualmente, por toda a vida. Portanto, depois de iniciada a heparina parenteral, deve-se planejar a anticoagulação oral. Em pacientes hemodinamicamente estáveis, pode-se introduzir o anticoagulante oral nos três primeiros dias de anticoagulação com heparina. O anticoagulante deve ser mantido juntamente com a heparina por pelo menos quatro a cinco dias. Após o RNI atingir a faixa desejada (em geral entre 2 e 3) em dois dias consecutivos, a heparina pode ser suspensa. Inicialmente, o RNI deve ser observado semanalmente e a freqüência dos exames progressivamente reduzida, à medida que o paciente vai apresentando estabilidade dos resultados[25].

A warfarina, o anticoagulante oral mais utilizado, deve ser prescrita em jejum, uma vez que sua absorção sofre a interferência de diversas medicações e alimentos. Antibióticos de largo espectro, que alteram a flora intestinal, podem mudar a absorção de vitamina K e modificar o efeito da warfarina. A dose precisa ser constantemente reavaliada. Como vários medicamentos interferem com a biodisponibilidade da droga, o valor do RNI deve ser revisto sempre que alguma medicação for suspensa ou introduzida. Após a estabilização de uma dose adequada para o paciente, os controles poderão ser mensais ou até a cada dois meses.

Inicia-se o medicamento com uma dose entre 2,5 e 5mg por dia. A dose-alvo, em geral, é aquela que produz um RNI entre 2 e 3[25]. Eventualmente, para pacientes com a síndrome antifosfolípide, objetiva-se uma faixa mais alta de RNI, entre 2,5 e 3,5[34].

O tempo de anticoagulação a que o paciente deverá ser submetido depende dos fatores de risco presentes. Pacientes com alto risco de novos episódios trombóticos devem receber anticoagulação indefinidamente. É o caso de indivíduos com câncer, tromboembolia recorrente ou trombofilia grave. Pacientes com neoplasias devem ser tratados com anticoagulantes pelo menos durante o tempo em que a doença estiver ativa. Aqueles com deficiência homozigota da proteína C, proteína S, ou antitrombina III, com síndrome antifosfolípide, fator V de Leiden homozigoto ou com combinações de trombofilias são considerados como de alto risco para tromboses (trombofilia grave). Devem ser anticoagulados por tempo indefinido[3].

Por outro lado, pacientes com fatores de risco transitórios, como cirurgias, imobilização, gestação, puerpério ou uso de estrógenos, geralmente recebem anticoagulação temporária, por cerca de três a seis meses. Pacientes com um episódio único de embolia sem fatores de risco identificados podem ser anticoagulados por seis meses[3,25,34].

Para pacientes com risco moderado, a conduta não é bem estabelecida. Aqueles com trombofilia intermediária, como deficiência heterozigota de proteína C ou S, fator V de Leiden heterozigoto ou mutação no gene da protrombina, estão nesse grupo. Pacientes sem fatores de risco determinados mas com tromboses em locais de alto risco também podem ser incluídos no grupo de risco moderado. Tromboses de veia porta, veia mesentérica, sistema nervoso central ou embolia pulmonar maciça são exemplos desses locais. Embora possamos justificar anticoagulação prolongada para tais pacientes, há necessidade de mais dados de literatura[3].

Na decisão do tempo de anticoagulação, deve-se pesar o risco de hemorragia grave e o risco de um novo evento embólico. Assim, pacientes com um único episódio de embolia, sem fator de risco persistente, mas com uma condição cardiovascular debilitada, podem ser considerados candidatos para anticoagulação indefinida. Nesse grupo de pacientes, um novo evento embólico pode implicar mortalidade tão alta que se prefira correr os riscos da anticoagulação prolongada[25,34] (Quadro 3.62).

Quadro 3.62 – Profilaxia secundária em relação aos fatores de risco[3].

Risco	Características	Duração da profilaxia secundária
Alto	Trombofilia grave* Tumores Tromboembolia recorrente	Permanente
Intermediário	Trombofilia leve** Tromboses em locais de alto risco***	Não bem definido
Baixo	Fator de risco transitório****	Curto tempo (6 meses)

*Deficiência de antitrombina III, deficiência homozigota de proteínas C e S, fator V de Leiden homozigoto, síndrome antifosfolípide ou combinação de trombofilias.
**Deficiência heterozigota de proteína C ou S, fator V de Leiden heterozigoto ou mutação de protrombina.
***Trombose de veia porta, das veias mesentéricas, das cerebrais ou embolia pulmonar maciça.
****Cirurgia, imobilização, gestação, puerpério e uso de anticoncepcionais.

Riscos da anticoagulação – o risco de hemorragia é de aproximadamente 6 a 22 episódios de hemorragia grave por 1.000 pacientes-mês. Os principais determinantes de sangramento são intensidade da anticoagulação, sua duração, idade avançada, uso concomitante de drogas que interferem com a hemostasia (principalmente AAS) e condição clínica do paciente (hipertensão arterial sistêmica, insuficiência renal aguda, acidente vascular cerebral prévio, sangramento intestinal prévio). O risco de sangramento aumenta muito quando o valor do RNI é maior que 4. Ampla variação dos valores de RNI também está associada a um maior risco de hemorragia, independente do RNI médio[34].

Se o paciente desenvolve sangramento importante, o valor do RNI deve ser corrigido para 1 tão logo possível. A suspensão do anticoagulante oral corrige o RNI em cerca de dois dias. A administração de vitamina K_1, oral ou intravenosa, corrige o RNI em cerca de 24 horas. Se for necessária a reversão imediata da anticoagulação, deve-se administrar plasma fresco ou concentrado de fatores de coagulação[34].

Outros efeitos colaterais do uso de anticoagulante oral são raros. Seu uso é contra-indicado no primeiro trimestre de gestação, mas deve ser evitado durante todo o período gestacional. Raramente pode ocorrer síndrome de necrose de pele associada ao uso do anticoagulante oral, que pode ser atribuída à redução dos níveis de proteína S ou C.

Trombólise – sua indicação ainda hoje é muito discutida. Em uma época em que a trombólise de pacientes com infarto do miocárdio foi extensamente estudada e amplamente justificada por grandes pesquisas, a trombólise para pacientes com embolia pulmonar precisa ser mais bem avaliada.

Os pacientes com instabilidade clínica são aqueles que apresentam maiores benefícios do tratamento trombolítico para embolia pulmonar. Assim, a principal indicação de trombólise é a instabilidade hemodinâmica. Mas é interessante estudar marcadores que identifiquem outros grupos de pacientes, sem instabilidade hemodinâmica mas com alto risco de mortalidade, que poderiam ter benefícios de um tratamento mais agressivo.

O ecocardiograma fornece informações muito úteis a esse respeito. Pacientes que não apresentam disfunção de ventrículo direito ao ecocardiograma têm baixa mortalidade. Por sua vez, aqueles com disfunção ventricular direita detectada pelo ecocardiograma apresentam risco de 10% de evoluir para choque cardiogênico, com mortalidade de 5%[31].

Outros critérios de gravidade em pacientes com hemodinâmica estável são presença de forame oval patente, trombo livre no ventrículo direito, pressão de artéria pulmonar maior que 50mmHg e elevação da troponina[31]. Eventualmente, esses pacientes poderiam beneficiar-se do tratamento trombolítico, mas essa hipótese precisa ser comprovada.

O estudo MAPPET avaliou 719 pacientes com embolia pulmonar, hemodinamicamente estáveis, mas com disfunção de ventrículo direito. Apesar de ser um estudo observacional e os grupos não serem absolutamente compatíveis, mostrou uma redução da mortalidade hospitalar e da reincidência de embolia pulmonar entre os pacientes tratados com trombólise[31].

Mas ensaios clínicos realizados em pacientes hemidinamicamente estáveis não conseguiram demonstrar uma redução de mortalidade pelo uso da terapia trombolítica. Demonstrou-se dissolução mais rápida do êmbolo, melhora do desempenho de ventrículo direito, redução da pressão de artéria pulmonar ou melhora da perfusão pulmonar. Embora os autores não tenham demonstrado redução de mortalidade, sugeriram que o grupo de pacientes com hemodinâmica estável mas com disfunção de ventrículo direito pode ser considerado como potencial candidato a trombólise, por apresentar maior gravidade e maiores taxas de mortalidade[31].

Os demais marcadores de gravidade não foram ainda suficientemente estudados para ser considerados indicações de trombólise. Ainda que a disfunção de ventrículo direito em pacientes hemodinamicamente estáveis seja aceita como indicação de trombólise, alguns autores discordam. Há estudos, justificando essa posição, que mostraram aumento de mortalidade associado à trombólise em tais pacientes, o que deixa essa indicação controversa[5].

FILTRO DE VEIA CAVA

As principais indicações para a inserção de um filtro de veia cava são complicações ou falência da anticoagulação ou contra-indicações para essa terapêutica[34-36].

Uma potencial complicação a longo prazo do uso dos filtros de veia cava é a trombose de membros inferiores, com possível evolução para síndrome pós-trombótica. Essa síndrome caracteriza-se por edema e formação de úlceras nos membros afetados. Porém, ainda não há estudos prospectivos randomizados que calculem a taxa dessa complicação[35].

Outras complicações do uso de filtros de veia cava são migração, rotação com potencial perda da eficácia e penetração na parede venosa, com o risco de perfuração de estruturas adjacentes. Eventualmente, pode ocorrer fratura do filtro[34,35].

O único estudo randomizado com o uso de filtros de veia cava avaliou 400 pacientes com embolia pulmonar. Todos os pacientes foram anticoagulados por pelo menos três meses e randomizados para receber ou não o filtro de veia cava. Seu uso reduziu a incidência de embolia pulmonar, se comparado com a anticoagulação isolada, em 8 e 12 dias de seguimento. Após dois anos, porém, embora se mantenha uma tendência a favor do uso do filtro de veia cava, a diferença não foi estatisticamente mais significativa. Em contrapartida, os filtros de veia cava associaram-se a maior número de eventos de trombose venosa profunda. Não houve diferença de mortalidade ou risco de sangramento. Futuros resultados desse estudo serão ainda elucidativos quanto a eventuais outros benefícios e riscos do uso dos filtros de veia cava[37].

Nesse estudo, todos os pacientes foram anticoagulados por pelo menos três meses. Assim, os resultados podem não ser generalizáveis para o típico paciente no qual se indica o uso do filtro de veia cava – aquele com contra-indicação para anticoagulação[34,36].

Há evidências de embolia pulmonar apesar da introdução do filtro de veia cava, que pode chegar a 4% em pacientes de alto risco mantidos sem anticoagulação. Esses dados, porém, são grosseiros, obtidos de estudos incompletos. A recorrência de embolia pulmonar apesar da inserção do filtro de veia cava pode ser explicada por diversos mecanismos. Pode haver formação de colaterais que permitam a embolia por uma via paralela ao filtro. Pode ocorrer formação de trombo acima ou dentro do filtro de veia cava. Embolia de microtrombos, que consigam passar por dentro do filtro, também pode justificar esse quadro. E, finalmente, pode haver embolia a partir de outras regiões venosas, não protegidas pelo filtro[36].

Embora alguns autores recomendem anticoagulação prolongada, se possível, para pacientes nos quais foi introduzido um filtro de veia cava, não há estudos que demonstrem a real necessidade dessa abordagem. De fato, os estudos restrospectivos não mostraram benefício com o uso associado da anticoagulação, mas novas avaliações devem ser realizadas para que se responda adequadamente essa questão[35].

Em geral, recomenda-se a colocação do filtro de veia cava em uma porção infra-renal, para evitar que se provoque insuficiência renal pela sua introdução. Muitas vezes, porém, tal técnica não é factível. Estudos que avaliam a inserção supra-renal dos filtros de veia cava não mostraram piora renal significativa, mas parece haver uma maior taxa de embolia pulmonar e insuficiência venosa. Porém, esses resultados parecem ter sido provocados por diferenças no tipo da população avaliada. Assim, mais estudos também serão essenciais para se determinar a segurança e a eficácia do uso de filtros em veia cava supra-renal. Do mesmo modo, não há dados em literatura que permitam concluir sobre seu uso em veia cava superior[35].

Uma indicação incomum para o uso dos filtros de veia cava é a presença de trombo livre no sistema venoso profundo. Ainda que alguns estudos tenham demonstrado um aumento importante no risco de embolia entre esses pacientes, outros autores defendem que o risco é igual ao de pacientes sem trombos livres, se forem tratados com anticoagulação. Embora essas diferenças possam ser explicadas por diversidade entre as populações selecionadas, a eficácia do uso de filtros de veia cava em pacientes com trombo livre não foi ainda demonstrada. Portanto, atualmente, eles não são indicados em tais circunstâncias[35,36]. Eventualmente, eles são usados em pacientes com câncer ou para profilaxia de embolia pulmonar após traumatismos ou procedimentos ortopédicos. Admite-se que tais pacientes tenham alto risco de embolia pulmonar. Não há dados suficientes para se aprovar tal conduta e deve-se lembrar que o filtro não previne trombose venosa profunda, que carrega morbidade em si. Assim, essa não é uma boa indicação para o uso dos filtros de veia cava[35,36].

Pacientes com baixa reserva cardiopulmonar, com antecedente de embolia pulmonar grave ou com hipertensão pulmonar após episódio de embolia pulmonar são muitas vezes indicados para a colocação de filtros de veia cava. Novamente não há dados que apóiem tal conduta, mas alguns autores admitem que se for considerado que a anticoagulação isolada será inadequada e houver trombo detectado em região venosa profunda pode-se considerar a inserção desses filtros de veia cava em casos isolados[35,36].

Eventualmente, indica-se o filtro de veia cava para pacientes que serão submetidos a trombólise pelo temor de que fragmentos formados durante o procedimento originem novas embolias. Não há dados que comprovem tal conduta e o risco da sua inserção durante o procedimento trombolítico não parece justificar essa abordagem[36]. Pacientes idosos são muitas vezes considerados de risco para a anticoagulação e alguns autores indicam seu uso nesses casos. Uma vez que ele não previne trombose venosa profunda e o risco de sangramento pode ser controlado com a vigilância adequada da anticoagulação, muitos autores não endossam essa indicação[36].

Recentemente, tem havido crescente interesse no desenvolvimento de filtros de veia cava temporários. Essa abordagem pode ser muito interessante, uma vez que muitas das contra-indicações para a anticoagulação são transitórias. Se esses filtros temporários se mostrarem seguros e eficazes, poderão ser muito utilizados[35].

A principal justificativa para o uso dos filtros de veia cava é que o risco de hemorragia é substancial quando se adota anticoagulação prolongada. Alguns autores propõem um risco acumulado de 8,3% em quatro anos de anticoagulação para sangramentos graves (retroperitoneal, sistema nervoso central, que requeiram transfusão ou com redução da hemoglobina em 2g/dl). Duração prolongada da anticoagulação, uso de AAS, cirurgia ou traumatismo recente, idade superior a 65 anos, insuficiência hepática ou renal são fatores que aumentam o risco de hemorragia, mas não são considerados contra-indicações absolutas para a anticoagulação[35].

Por sua vez, traumatismo ou hemorragia recentes em sistema nervoso central, acidente vascular cerebral isquêmico extenso, sangramento ativo ou plaquetopenia significativa (< 50.000) são, em geral, vistos como contra-indicações para a anticoagulação. Nesses pacientes a anticoagulação pode ser de alto risco indicando-se somente o uso de filtros de veia cava[35]. Embora metástase em sistema nervoso central possa ser considerada contra-indicação absoluta para anticoagulação, alguns autores discordam dessa opinião[36].

Quando a trombose é distal, na perna, e a contra-indicação para a anticoagulação é temporária, convém não inserir filtro de veia cava e aguardar para que a anticoagulação possa ser iniciada. Deve-se fazer seguimento da trombose da perna para avaliar se ocorre progressão do trombo para a região da coxa. No caso de progressão, mantendo-se ainda a contra-indicação para a anticoagulação, indica-se a inserção do filtro de veia cava[36].

Pacientes sem contra-indicação absoluta para anticoagulação, mas que desenvolvem complicações graves do procedimento, também são candidatos para a inserção de filtro de veia cava.

Para pacientes com falência do esquema de anticoagulação, deve-se obter documentação objetiva desse fenômeno. Cerca de 5 a 10% dos pacientes anticoagulados podem apresentar progressão do trombo e não se sabe o significado clínico dessa ocorrência. Assim, prefere-se considerar a falência da anticoagulação quando há evidência clínica de propagação do trombo confirmada por exames objetivos. Ainda, nos raros casos de resistência à warfarina, deve-se excluir a síndrome de Trousseau. Esse estado de hipercoagulabilidade associado a tumores caracteriza-se por coagulação intravascular disseminada, com eventos trombóticos arteriais e venosos. Nesse caso, sendo que os trombos se desenvolvem em todo o sistema vascular, o filtro de veia cava é ineficaz e a única abordagem efetiva é o uso de heparina[35,36].

Não há estudos comparativos entre esses vários tipos de filtros. Portanto, não se pode recomendar especificamente determinada marca ou tipo de filtro. Mais estudos devem ser realizados para demonstrar a eficácia dos filtros e seus riscos a longo prazo, que ainda são pouco conhecidos[35].

TROMBOEMBOLIA PULMONAR CRÔNICA
ETIOLOGIA DA HIPERTENSÃO PULMONAR

A hipertensão pulmonar é uma condição clínica em geral insidiosa e que pode acarretar grave incapacidade aos pacientes afetados, com alta taxa de mortalidade. Embora em muitos pacientes não se identifique um fator etiológico, existem algumas doenças identificadas como causas da hipertensão pulmonar. Entre elas, a tromboembolia pulmonar crônica.

Acredita-se que a embolia pulmonar crônica, desenvolvendo-se em múltiplos pequenos episódios assintomáticos ou oligossintomáticos, seja uma possível explicação para o surgimento da hipertensão pulmonar. Outra possibilidade etiológica é a ocorrência de uma recuperação anatômica e hemodinâmica incompleta de um episódio único de embolia pulmonar aguda[38].

Alguns autores discordam destas hipóteses. Afirmam que não há dados suficientes que evidenciem que um único episódio de embolia pulmonar possa desencadear hipertensão pulmonar crônica. Acreditam, também, ser improvável que múltiplos êmbolos pulmonares sejam responsáveis pelas alterações da hemodinâmica pulmonar[39]. Eles observam que as populações com tromboembolia e hipertensão pulmonares apresentam fatores de risco ligeiramente diversos e, portanto, a correlação causa-efeito entre as duas condições não é adequadamente estabelecida. Relatam ainda que o tratamento cirúrgico para a tromboembolia pulmonar crônica não provou grandes benefícios, enfraquecendo a hipótese de causalidade[39].

Acredita-se que a presença do trombo na artéria pulmonar de pacientes com hipertensão pulmonar seja um fenômeno secundário, que contribui para a hipertensão pulmonar, não sendo o fator principal para o desenvolvimento da doença. Admite-se que ocorra trombose *in situ*, possivelmente favorecida pela hipertensão pulmonar[39].

Portanto, é um assunto ainda em discussão. Nessa linha de raciocínio, justifica-se a abordagem terapêutica para o quadro, que será apresentada a seguir[38].

FISIOPATOLOGIA, DIAGNÓSTICO E TRATAMENTO

A evolução fisiopatológica da doença não é bem conhecida. A maioria dos pacientes pode permanecer assintomática por vários anos. O grau de obstrução parece ser um determinante para o desenvolvimento da hipertensão pulmonar. Porém, a doença parece envolver alterações na remodelação vascular pulmonar, semelhante à encontrada em pacientes com hipertensão pulmonar por outras causas. Isso explica a baixa correlação entre a pressão de artéria pulmonar e o grau de obstrução anatômica, a deterioração hemodinâmica detectada na ausência de recorrência de eventos embólicos ou trombose *in situ* e os achados histopatológicos tanto em regiões acometidas como nos pontos não afetados pela tromboembolia[38].

Pacientes não submetidos à intervenção têm alta taxa de mortalidade. A sobrevida em cinco anos é cerca de 30% entre pacientes com pressão de artéria pulmonar superior a 40mmHg e apenas 10% entre pacientes com pressão de artéria pulmonar maior que 50mmHg no momento do diagnóstico[38].

O quadro clínico é insidioso. Os pacientes apresentam dispnéia progressiva aos esforços, com intolerância ao exercício físico. Muitas vezes, tais pacientes são diagnosticados como portadores de distúrbios ansiosos. Eventualmente, a dispnéia é atribuída a descondicionamento ou outra condição cardiopulmonar. O exame físico mostra apenas um aumento da P2, que muitas vezes não é detectado. Cerca de 30% dos pacientes apresentam sopros nos campos pulmonares, originados do fluxo turbulento em artérias parcialmente ocluídas ou recanalizadas[38].

Posteriormente, os pacientes desenvolvem dor torácica aos esforços, pré-síncope ou síncope, resultantes da incapacidade do ventrículo direito de suportar a pressão de artéria pulmonar para aumentar o débito cardíaco quando solicitado. Sugere-se sempre suspeitar de anormalidades da vasculatura pulmonar quando a causa de dispnéia não for esclarecida[38].

A ultra-sonografia de membros inferiores com Doppler pode revelar a presença de trombose venosa prévia em cerca de 35 a 45% dos casos. Porém, o ecocardiograma é geralmente o primeiro exame a ser feito para detectar hipertensão pulmonar. Pode demonstrar vários graus de aumento de átrio e ventrículo direitos, disfunção sistólica de ventrículo direito, insuficiência tricúspide, deslocamento para a esquerda do septo interventricular, redução do diâmetro de ventrículo esquerdo com diminuição da função sistólica e diastólica. O ecocardiograma contrastado pode demonstrar comunicação interatrial patente[38].

O estudo ventilação-perfusão tem importante papel no diagnóstico de tromboembolia pulmonar crônica. Na presença da doença, um ou mais defeitos de perfusão não relacionados com ventilação estarão presentes. Por outro lado, perfusão normal ou pequenos defeitos de perfusão subsegmentares poderão ser encontrados em pacientes com outras causas de hipertensão pulmonar[38].

O grau de deficiência de perfusão não se correlaciona completamente com a gravidade da hipertensão pulmonar. Por outro lado, os defeitos de perfusão não concordantes com defeitos de ventilação podem ser causados por outras obstruções em região central de artérias pulmonares, como sarcomas, vasculites de grandes vasos, doença venoclusiva ou compressão extrínseca[38].

Apesar de o papel da tomografia não estar bem estabelecido no diagnóstico de tromboembolia crônica, esse exame pode auxiliar na identificação de diagnósticos diferenciais. A tomografia pode ainda contribuir para a avaliação do parênquima pulmonar, quanto à presença de doença obstrutiva ou restritiva que contribua para explicar a etiologia da hipertensão pulmonar[38].

Pacientes que apresentam deficiências de perfusão segmentar, ou maior, com dispnéia de causa não estabelecida, devem ser submetidos à arteriografia pulmonar, se houver sinais de disfunção ventricular direita ao ecocardiograma. Por sua vez, pacientes com deficiências de perfusão pós-embólica residual sem sintomas ou anormalidades ao ecocardiograma não devem ser submetidos à arteriografia, a não ser que a anormalidade perfusional acometa mais de 40% da vascularização pulmonar[38].

Os achados na arteriografia são um pouco diversos dos achados no paciente com embolia aguda. Os defeitos de enchimento luminal bem delimitados são substituídos por um complexo padrão de organização e recanalização causado pela resolução parcial do processo embólico. A arteriografia é fundamental para a confirmação do diagnóstico, exclusão de outras causas e avaliação anatômica da extensão do trombo para o planejamento cirúrgico[38].

Eventualmente, realiza-se arterioscopia, que permite algumas vantagens de avaliação pré-operatória. Esse procedimento é realizado em pacientes com pressões de artéria pulmonar relativamente baixa nos quais a arteriografia não consegue indicar com precisão a extensão proximal do trombo. Pode ainda ser realizado para reavaliar as condições de operabilidade em pacientes com hipertensão pulmonar grave que foram considerados inoperáveis pelos achados isolados da arteriografia[38].

A média dos pacientes operados apresenta resistência vascular pulmonar de 800 a 1.000 dinas $\cdot$ s^{-1} $\cdot$ cm^{-5} (300 a 2.000 dinas $\cdot$ s^{-1} $\cdot$ cm^{-5}). Pacientes que apresentam hemodinâmica pulmonar normal, mas que desenvolvem hipertensão pulmonar ao exercício, também são encaminhados para cirurgia. Se a cirurgia é adiada nesses casos, intensa monitorização da hemodinâmica pulmonar deve ser feita[38].

O maior determinante do sucesso cirúrgico é a localização e a extensão do trombo. A consistência entre o distúrbio hemodinâmico e a quantidade de trombo presente em local com acesso cirúrgico é importante para se determinar o sucesso esperado com o procedimento cirúrgico. Se grande parte do trombo se situar em um ponto cirurgicamente inacessível ou a hipertensão pulmonar for principalmente mediada por arteriopatia de pequenos vasos, o resultado hemodinâmico conseguido pela cirurgia será pequeno[38].

A única contra-indicação absoluta para a cirurgia é a presença de doença pulmonar obstrutiva ou restritiva grave. Deve-se realizar arteriografia coronária antes da cirurgia para que, se for necessário, seja realizada revascularização coronária no mesmo procedimento cirúrgico. Alguns autores recomendam inserção de filtros de veia cava em todos os pacientes, exceto nos casos em que os êmbolos são claramente provenientes de outros locais que não o sistema venoso profundo dos membros inferiores[38]. Mas, como discutido anteriormente, outros autores não indicam essa conduta para todos os casos[35].

O procedimento cirúrgico é complexo e necessita de cirurgião experiente. As complicações envolvem lesão pulmonar de reperfusão e falência de ventrículo direito por hipertensão pulmonar residual. Há ainda as complicações relacionadas ao procedimento cirúrgico em si[38].

A lesão pulmonar de reperfusão manifesta-se em 24 horas com hipoxemia e infiltrado radiológico presente na área correspondente à endarterectomia. Caracteriza-se por aumento de permeabilidade capilar mediada por neutrófilos. Pode ter gravidades variáveis. O paciente deve receber tratamento de suporte. Pode haver benefício da administração de óxido nítrico, embora essa conduta não pareça reduzir a necessidade de ventilação mecânica ou reduzir a mortalidade. Alguns pacientes têm sido tratados com sucesso com circulação extracorpórea[38].

A persistência de hipertensão pulmonar residual com falência de ventrículo direito pode ocorrer quando há grande quantidade de trombo não acessível ao cirurgião ou quando a hipertensão pulmonar é basicamente causada por arteriopatia de pequenos vasos. Nesses casos, a abordagem pós-operatória consiste em maximizar a pré-carga de ventrículo direito e usar drogas inotrópicas. O uso do óxido nítrico pode contribuir, mas também não foi demonstrado que melhore a sobrevida ou a necessidade de ventilação mecânica[38].

Embora não haja estudos controlados sobre os efeitos da tromboendarterectomia, os resultados parecem favoráveis. A redução da pressão de artéria pulmonar pode chegar a 65%, com melhora na troca gasosa e tolerância ao esforço. Muitos pacientes com limitação funcional importante (NYHA III ou IV) apresentam melhora de sua classe funcional (NYHA I ou II) e conseguem voltar a atividades habituais[38].

Recomenda-se a manutenção de anticoagulação por toda a vida para tais pacientes. Alguns casos desenvolvem recorrência da tromboembolia e são submetidos a novos procedimentos cirúrgicos[38].

Pacientes nos quais o resultado cirúrgico foi inadequado ou que não são candidatos à cirurgia podem ser indicados para transplante pulmonar. Alguns dados preliminares sugerem benefício do uso de epoprostenol[38].

REFERÊNCIAS BIBLIOGRÁFICAS

1. Riedel M. Venous thromboembolic disease. Acute pulmonary embolism 1: pathophysiology, clinical presentation and diagnosis. Heart 2001; 85:229. ▪ 2. Smulders YM. Pathophysiology and treatment of haemodynamic instability in acute pulmonary embolism: the pivotal role of pulmonary vasoconstriction. Cardiovasc Res 2000; 48:23. ▪ 3. Martinelli I. Risk factors in venous thromboembolism. Thromb Haemost 2001; 86:395. ▪ 4. Lapostolle F, Surget V, Borron SW et al. Severe pulmonary embolism associated with air travel. NEJM 2001; 345:779. ▪ 5. Wood KE. Major pulmonary embolism. Review of a pathophysiologic approach to the golden hour of hemodynamically significante pulmonary embolism. Chest 2002; 121:877. ▪ 6. Kasper W, Konstantinides S, Geibel A et al. Management strategies and determinants of outcome in acute major pulmonary embolism: results of a multicenter registry. J Am Coll Cardiol 1997; 30:1165. ▪ 7. PIOPED Investigators. Value of the ventilation/perfusion scan in acute pulmonary embolism. Results of the Prospective Investigation of Pulmonary Embolism Diagnosis study (PIOPED). JAMA 1990; 263:2753. ▪ 8. Perrier A, Desmarais S, Miron MJ et al. Non-invasive diagnosis of venous thromboembolism in outpatients. Lancet 1999; 353:190. ▪ 9. Rodger M, Wells PS. Diagnosis of pulmonary embolism. Thromb Res 2001; 103:225. ▪ 10. Wells PS, Anderson DR, Ginsberg J. Assessment of dep vein thrombosis or pulmonary embolism by the combined use of clinical model and noninvasive diagnostic tests, Semin Thromb Hemost 2000; 26:643. ▪ 11. Perrier A, Bounameaux H. Cost-effective diagnosis of deep vein trombosis and pulmonary embolism. Thromb Haemost 2001; 86:475. ▪ 12. Perrier A, Bounameaux H. Diagnosis of pulmonary embolism in outpatients by sequential noninvasive tools. Semin Thromb Hemost 2001; 27:25. ▪ 13. Indik JH, Alpert JS. Detection of pulmonary embolism by D-dimer assay, spiral computed tomography, and magnetic resonace imaging. Prog Cardiovasc Dis 2000; 42:261. ▪ 14. Donkers-van Rossum AB. Diagnostic strategies for suspected pulmonary embolism. Eur Respir J 2001; 18:589. ▪ 15. Dempfle CE. Use of D-dimer assays in the diagnosis of venous thrombosis. Semin Thromb Hemost 2000; 26:631. ▪ 16. Hull RD, Raskob GE, Hirsh J. Clinical validity of a normal perfusion lung scan in patients with suspected pulmonary embolism. Chest 1990; 97:23. ▪ 17. Miniati M, Pistolesi M, Marini C et al. Value of perfusion lung scan in the diagnosis of pulmonary embolism: results of the prospective investigative study of acute pulmonary embolism diagnosis (PISA-PED). Am J Respir Crit Care Med 1996; 154:1387. ▪ 18. Goodman LR, Lipchik RJ, Kuzo RS et al. Subsequent pulmonary embolism: risk after a negative helical CT pulmonary angiogram – prospective comparison with scintigraphy. Radiology 2000; 215:535. ▪ 19. Ferretti GR, Bosson JL, Buffaz PD et al. Acute pulmonary embolism: role of helical CT in 164 patients with intermediate probability at ventilation-perfusion scintigraphy and normal results at duplex US of the legs. Radiology 1997; 205:453. ▪ 20. Mullins MD, Becker DM, Hagspiel KD et al. The role of spiral volumetric computed tomography in the diagnosis of pulmonary embolism. Arch Intern

Med 2000; 160:293. ▪ 21. Perrier A, Howarth N, Didier D et al. Performance of helical computed tomography in unselected outpatients with suspected pulmonary embolism. Ann Intern Med 2001; 135:88. ▪ 22. Kearon C, Ginsberg JS, Douketis J et al. Management of suspected deep venous thrombosis in outpatients by using clinical assessment and D-dimer testing. Ann Intern Med 2001; 135:108. ▪ 23. Wells Ps, Ginsberg JS, Anderson DR et al. Use of a clinical model for safe management of patients with suspected pulmonary embolism. Ann Intern Med 1988; 129:997. ▪ 24. Perrier A, Desmarais S, Miron MJ et al. Non-invasive diagnosis of venous thromboembolism in outpatients. Lancet 1999; 353:190. ▪ 25. Task Force on Pulmonary Embolism, European Society of Cardiology. Guidelines of diagnosis and management of acute pulmonary embolism. Eur Heart J 2000; 21:1301. ▪ 26. Wells PS, Anderson DR, Rodger M et al. Excluding pulmonary embolism at the bedside without diagnostic imaging: management of patients with suspected pulmonary embolism presenting to the emergency department by using a simple clinical model and D-dimer. Ann Intern Med 2001; 135:98. ▪ 27. Hull RD, Pineo GF, Stein PD et al. Cost-effectiveness of currently accepted strategies for pulmonary embolism diagnosis. Semin Thromb Hemost 2001; 27:15. ▪ 28. Becattini C, Agnelli G. Risk factors for adverse short-term outcome in patients with pulmonary embolism. Throm Res 2001; 103:V239. ▪ 29. Wells PS, Foster AJ. Thrombolysis in deep vein thrombosis: Is there still an indication? Thromb Haemost 2001; 86:449. ▪ 30. Jerjes-Sanchez C, Ramirez-Riviera A, Garcia M de L et al. Streptokinase and heparin versus heparin alone in massive pulmonary embolism: a randomized controlled trial. J Thromb Thrombolysis 1995; 2:227. ▪ 31. Goldhaber SZ. Thrombolysis in pulmonary embolism: a debatable indication. Thromb Haemost 2001; 86:444. ▪ 32. Kinney EL, Wright RJ. Efficacy of treatment of patients with echocardiographically detected right-sided heart thrombi: a meta-analysis. Am Heart J 1989; 118:569. ▪ 33. Bailén MR, Cuadra JAR, Hoyos EA. Thrombolysis during cardiopulmonary resuscitation in fulminant pulmonary embolism: a review. Crit Care Med 2001; 29:2211. ▪ 34. Riedel M. Venous thromboembolic disease. Acute pulmonary embolism 2: Heart 2001; 85:351. ▪ 35. Streiff MB. Vena caval filters: a comprehensive review. Blood 2000; 12:3669. ▪ 36. Girard P, Tardy B, Decousus H. Inferior vena cava interruption: how and when? Annu Rev Med 2000; 51:1. ▪ 37. Decousus H, Leizorovicz A, Parent F et al. A clinical trial of vena caval filters in the prevention of pulmonary embolism in patients with proximal deep-vein thrombosis. N Engl J Med 1998; 338:409. ▪ 38. Fedullo PF, Auger WR, Kerr KM et al. Chronic thromboembolic pulmonary hypertension. N Engl J Med 2001; 345:1465. ▪ 39. Egermayer P, Peacock AJ. Is pulmonary embolism a common cause of chronic pulmonary hypertension? Limitations of the embolic hypothesis. Eur Respir J 2000; 15:440.

MÓDULO 4

DOENÇAS DO SISTEMA HEMATOPOÉTICO

- Anemias
- Linfoadenomegalias
- Alterações da coagulação
- Anticoagulação

26. ANEMIAS

Ivana Lie Makita Abe
Simone Augusta de Oliveira
Anete Augusta Fioraneli

A anemia é a diminuição dos níveis de hemoglobina seguida ou não da redução do número de eritrócitos, seja por falta de produção de eritrócitos, seja por destruição ou perda de forma absoluta ou relativa. É um fator de risco para a saúde e desenvolvimento intelectual das crianças e está muito relacionada à desigualdade social.

Laboratorialmente, em adultos a anemia é considerada hematócrito menor que 41% e níveis de hemoglobina menor que 13g/dl para homens e hematócrito menor que 37% com hemoglobina menor que 12g/dl para mulheres (Tabela 4.1).

Os eritrócitos ou hemácias são células anucleadas produzidas pela medula óssea. Por meio da hemoglobina, o eritrócito torna-se a célula responsável pelo transporte de oxigênio. O oxigênio necessário para o metabolismo é transportado no sangue pelas hemácias. As hemácias executam com muita competência essa função por meio de duas características: serem ricas em hemoglobina, a proteína responsável pelo transporte de oxigênio (95% da hemácia corresponde à hemoglobina), e anucleadas, o que permite que mude de forma facilitando seu trajeto na microcirculação. Por outro lado, a hemácia só consegue sobreviver por um período um pouco acima de 100 dias. Isso requer que a medula produza constantemente novas hemácias e esse processo recebe o nome de eritropoese[1-3].

Além do transporte de oxigênio do pulmão para os tecidos, a hemácia também transporta o CO_2 dos tecidos para o pulmão, e o óxido nítrico, um potente vasorrelaxante, é liberado durante o trajeto arteriovenoso, aumentando o fluxo sangüíneo e o transporte de oxigênio aos tecidos em hipóxia. Como já discutido, a hemoglobina é formada por duas cadeias de globina associadas ao grupo heme (ferroporfirina IX) ligado de forma co-valente a pontos específicos das cadeias de globina. A configuração da hemoglobina muda de acordo com a oxigenação. A forma sem O_2 da hemoglobina é estabilizada pelo 2,3-difosfoglicerato (2,3-DPG). À medida que o O_2 se liga à hemoglobina, há deformação da estrutura terciária da proteína com aumento da sua afinidade pelo O_2. Nos tecidos periféricos, ocorre o contrário. A cada saída de uma molécula de O_2, cai a afinidade da hemoglobina pelo O_2, facilitando a liberação subseqüente do O_2. Algumas mudanças conformacionais também contribuem para a liberação do O_2 nos tecidos quando cai o pH, e esse efeito recebe o nome de efeito Bohr. Ao nível do mar, a hemoglobina está 97% saturada nos pulmões, e no sangue venoso, 75%. A afinidade da hemoglobina pelo O_2 diminui quando o pH aumenta e o 2,3-DPG e a temperatura caem. O 2,3-DPG é o maior regulador alostérico da afinidade pelo O_2. Na hipóxia, a concentração de 2,3-DPG aumenta em horas, desviando a curva para a direita. Esse mecanismo de defesa facilita a liberação de O_2 nos tecidos, mas dificulta a ligação do O_2 nos pulmões, podendo causar danos em algumas situações de doença.

Tabela 4.1 – Valores de referência (adaptada da Clínica Mayo, 2004).

	Homens	Mulheres
Dosagem de hemoglobina (g/dl)	1-7 dias: 13,5-22 8-14 dias: 12,5-21 15 dias-1 mês: 10-20 2-5 meses: 10-14 6 meses-anos: 10,5-13,5 2 anos: 11-14 3-5 anos: 11-14,5 6-11 anos: 12-14 12-15 anos: 12,8-16 Adulto: 13,5-17,5	1-7 dias: 13,5-22 8-14 dias: 12,5-21 15 dias-1 mês: 10-20 2-5 meses: 10-14 6 meses-2 anos: 10,5-13,5 2 anos: 11-14 3-5 anos: 11,8-14,7 6-11 anos: 12-14,5 12-15 anos: 12,2-14,8 Adulto: 12-15,5
Dosagem de hematócrito (%)	1-7 dias: 42-60 8-14 dias: 39-60 15 dias-1 mês: 31-55 2-5 meses: 28-42 6 meses-2 anos: 33-40 2 anos: 33-42 3-5 anos: 33-43 6-11 anos: 35,8-42,4 12-15 anos: 37,3-47,3 Adulto: 38,8-50	1-7 dias: 42-60 8-14 dias: 39-60 15 dias-1 mês: 31-55 2-5 meses: 28-42 6 meses-2 anos: 33-40 2 anos: 33-42 3-5 anos: 35-44 6-11 anos: 35,7-43,0 12-15 anos: 36,3-43,4 Adulto: 34,9-44,5
Volume corpuscular médio (fl)	1-7 dias: 88-120 8-14 dias: 86-120 15 dias-1 mês: 85-110 2-5 meses: 77-110 6 meses-5 anos: 74-89 6-11 anos: 76,5-90,6 12-15 anos: 81,4-91,9 Adulto: 81,2-95,1	1-7 dias: 88-120 8-14 dias: 86-120 15 dias-1 mês: 85-110 2-5 meses: 77-110 6 meses-5 anos: 74-89 6-11 anos: 78,5-90,4 12-15 anos: 79,9-92,3 Adulto: 81,6-98,3

Outros mecanismos fisiológicos são responsáveis por um suprimento adequado de O_2, incluindo volume sangüíneo, viscosidade do sangue, função cardiopulmonar e fluxo sangüíneo regional.

A eritropoetina é um fator que regula diretamente o aumento e a diminuição de sua produção. A eritropoetina juntamente com a interleucina-3 e o fator estimulador de colônias granulomonocíticas (produzidos pelos linfócitos T) induzem a célula pluripotente (*stem cell*) a diferenciar-se em unidades formadoras de eritróide até pró-eritroblasto que prolifera e se diferencia em reticulócito na medula óssea, com crescente produção de hemoglobina. Fazem parte desse processo nutrientes como ferro, ácido fólico, vitamina B_{12}, proteínas (aminoácidos) e piridoxina. A partir do pró-eritroblasto, ocorrem sucessivas mitoses e diferenciações até se chegar aos reticulócitos, que são células sem núcleo com restos de mitocôndria e ribossomos. Esses ficam dois a três dias na medula e passam para o sangue periférico, quando completarão em um dia a síntese de hemoglobina e se transformarão em eritrócitos maduros. Os eritrócitos duram aproximadamente 120 dias, quando então são retirados da circulação pelas células monocíticas do sistema reticuloendotelial, principalmente no baço. Diariamente, 1% dos eritrócitos são destruídos pelo sistema reticuloendotelial e a medula óssea libera 1% de reticulócitos para o sangue periférico. O eritrócito maduro é um disco bicôncavo de 7,2 a 8,2μm de diâmetro, 2,3 a 2,8μm de espessura na borda e 0,5 a 0,11μm de espessura no centro. A alteração da forma do eritrócito é denominada poiquilocitose; alteração no tamanho, anisocitose, e na cor, anisocromia.

A membrana do eritrócito é formada por uma bicamada lipídica transfixada por proteínas integrais denominadas banda 3 e glicoforinas, que são sustentadas por um citoesqueleto formado por espectrinas α e β, no qual têm ligação vertical por meio da anquirina, proteína 4,2 e proteínas do complexo juncional. Esse complexo é formado por proteína 4,1, monômeros de actina, aducina, tropomiosina, proteína 4,9 e extremidades da espectrina. Essa estrutura da membrana do eritrócito permite funções de deformabilidade e elasticidade dessa célula.

A hemoglobina é uma proteína carreadora de oxigênio. Ela é formada por uma proteína chamada globina, que é composta por duas cadeias tipo α e duas tipo β. Isso varia conforme a idade do indivíduo, podendo ser também α, $γ^a$, $γ^β$ ou ε. Essa proteína se junta a um grupo heme formado a partir do ácido succínico, da glicina e de íon ferroso (ferro^{2+}). Quatro grupos se unem a quatro cadeias de globina e formam a hemoglobina. No período fetal, 90% da hemoglobina é do tipo fetal (Hb F $α_2γ_2$). Com 6 meses de idade a criança passa a ter o mesmo perfil de hemoglobina que o adulto, em que a hemoglobina A_1 ($α_2β_2$) é 96 a 98% do total, a hemoglobina A_2 ($α_2δ_2$) é 2,5% a 3,7% e a fetal é menor que 1,5%.

É importante entender a anemia como expressão de doença com patogênese específica. Um paciente com diagnóstico de anemia por si só não influencia todo o raciocínio etiopatogênico e propostas de tratamento. O diagnóstico deve vir acompanhado de sua patogênese (exemplo: anemia ferropriva). Clinicamente, profissionais de saúde são mais capazes de detectar anemia quanto menor o valor do hematócrito e da hemoglobina. Muitas vezes, os achados são inespecíficos e variam conforme a gravidade e tipo de anemia: assintomático, cansaço, fadiga, palidez, náuseas, irritabilidade, anorexia, cefaléia, tonturas, lipotimia, escotomas, insônia, dispnéia aos esforços, taquicardia, palpitações, angina, insuficiência cardíaca congestiva, sopro cardíaco (mais comum sistólico no foco pulmonar e ápice) e hipotensão. É importante uma anamnese detalhada, levando em conta antecedentes pessoais, familiares, data do diagnóstico, hábitos alimentares, indício de sangramento, ritmo intestinal, fator racial.

Os exames a serem solicitados variam conforme a suspeita clínica e serão discutidos especificamente na abordagem individual das anemias na seqüência deste capítulo. Para avaliação inicial, os exames mais solicitados são: hemograma completo, contagem de reticulócitos e perfil de ferro (dosagem sérica de ferro, capacidade total de ligação do ferro e dosagem de ferritina). O hemograma é realizado por contadores automáticos e para sua interpretação vale relembrar alguns conceitos:

- Hemoglobina (g/dl) é a quantidade total de hemoglobina existente nos eritrócitos de 100ml de sangue[2].
- Hematócrito (%) é a porcentagem de eritrócitos do volume total de sangue[2].
- Volume corpuscular médio (VCM – $μ^3$ ou fl): hematócrito (%) x 10/número eritrócitos
- Hemoglobina corpuscular média (HCM – pg): hemoglobina total (g/dl) x 10/eritrócitos (x10^6μl).
- Concentração de hemoglobina corpuscular média (CHCM): hemoglobina (g/dl) x 100/hematócrito (%).
- *Red blood cell distribution width* (RDW): apresenta-se por meio de curva de freqüência – histograma – com volume em fentolitros x número de células. Sua média é o VCM; deslocado para a direita é macrocitose, e para esquerda, microcitose; base larga significa anisocitose[3]. O RDW-SD é a largura do histograma englobando 80% dos eritrócitos na população medida. É menos utilizado mesmo sendo sensível com pequenas populações de eritrócitos micro ou macrocíticos[3].

As anemias podem ser classificadas morfologicamente levando em conta seu tamanho e o conteúdo de hemoglobina dos eritrócitos. Podem ser também classificadas fisiopatologicamente quando há falta de produção de hemoglobina ou glóbulos vermelhos ou excesso de destruição de eritrócitos ou por perda de sangue (Quadros 4.1 e 4.2).

Quadro 4.1 – Classificação morfológica (laboratorial) das anemias (classificação proposta por Wintrobe, com índices criados por ele, adaptado de Oliveira).

Anemia normocítica normocrômica	VCM (80 a 98-100fl) e CHCM (32 a 36g/dl)
Anemia microcítica hipocrômica	VCM < 80fl e CHCM < 32g/dl, HCM diminuída
Anemia macrocítica normocrômica	VCM > 98-100fl e CHCM (32 a 36g/dl), HCM elevada

Quadro 4.2 – Classificação das anemias de acordo com o VCM[4].

Anemia microcítica (VCM < 80fl)
Anemia ferropriva
Talassemia
Outras condições microcíticas sem deficiência de ferro
  Anemia de doença crônica
  Anemia sideroblástica
Anemia normocítica (VCM 80-100fl)
Anemias nutricionais
Anemia da insuficiência renal
Anemias hemolíticas
• Causas intrínsecas
  Alterações de membrana
  Enzimopatias
  Hemoglobinopatias
• Causas extrínsecas
  Auto-imunes
  Aloimunes
  Microangiopatias
  Infecções
  Agentes químicos
Anemia de doença crônica
Alterações primárias da medula óssea
• Causas intrínsecas
  Anemia aplástica
  Aplasia pura de células vermelhas
  Eritropoese ineficaz
• Causas extrínsecas
  Drogas, toxinas, radiação, vírus
  Induzidas por drogas (zidovudina, metotrexato)
Anemias macrocíticas (VCM > 100fl)
Nutricional (vitamina B_{12}, ácido fólico)
Outras
Alterações hematológicas clonais (mielodisplasia etc.)
Ovalócitos

Apresentação clínica

A apresentação clínica da anemia depende da rapidez da sua instalação, da sua intensidade e da idade do paciente. Níveis leves de anemia são compensados pelo desvio para a direita da curva de dissociação da hemoglobina, com o paciente apresentando-se assintomático ou com sintomas específicos. À medida que o quadro se intensifica surge a dispnéia desencadeada pelo exercício, com aumento da freqüência cardíaca. Abaixo de 7g/dl instala-se insuficiência cardíaca de alto débito por queda da viscosidade sangüínea. A capacidade de adaptação dos pacientes à anemia está muito mais comprometida nos idosos, podendo manifestar-se com um quadro clínico de claudicação intermitente, insuficiência cardíaca congestiva (ICC) ou angina.

Epidemiologia

Um terço da população mundial (2 bilhões de pessoas) sofre de anemia, sendo 25% delas por carência de ferro. No Brasil, Batista Filho estudou a transição epidemiológica no Brasil com base nos resultados de três pesquisas transversais domiciliares realizadas nas décadas de 1970, 1980 e 1990 com amostras de, respectivamente, 95.062, 15.585 e 10.680 indivíduos das regiões Nordeste e Sudeste (Estudo Nacional sobre Família – ENDEF – 1975, Pesquisa Nacional sobre Saúde e Nutrição – PNSN – 1989 e Pesquisa de Padrão de Vida – PPV – 1997). Em contraste com a desnutrição que só persiste em alguns bolsões do Nordeste, um declínio marcante da deficiência estatural e o surgimento de uma epidemia de obesidade, a anemia continuou altamente prevalente, com freqüência de 40 a 50% nos menores de 5 anos e de 30-40% nas gestantes[4]. A conclusão dos autores é que a anemia representa o principal problema carencial do Brasil, sem grandes diferenças numéricas geográficas e afetando em proporções semelhantes todas as regiões do Brasil, ricos e pobres. Em 1995, algumas estimativas apontam em São Paulo uma prevalência de anemia em crianças menores de 5 anos de 46,9%, com outras estimativas variando de 28,5 a 51%. Esses valores são bastante semelhantes aos encontrados no Nordeste, variando de 25,4 a 46,7%.

Analisando-se as tendências temporais no Estado de São Paulo, observa-se uma prevalência de anemia em menores de 5 anos de 22% em 1974/1975, de 35% em 1984 e de 46,9% em 1995, representando um aumento de 116% nos últimos 20 anos. Os bolsões de carência de ferro no Brasil se localizam em Goiás e Mato Grosso, Piauí e Maranhão, Rio Grande do Norte e na divisa de Paraná e Santa Catarina.

Dados não publicados de estudo em idosos na cidade de São Paulo mostraram nessa faixa etária um predomínio da anemia no gênero masculino e as causas mais freqüentes foram anemia de doença crônica e megaloblástica.

Diagnóstico

O diagnóstico de anemia com base no exame clínico pelo grau de descoramento e a quantificação do grau de descoramento (intensidade da anemia) são difíceis de ser realizados com grande discordância interobservador e sem grande melhora da acurácia com maior experiência clínica.

Drager et al. mostraram a influência da experiência clínica na quantificação dos sinais do exame clínico geral qualitativo em 244 médicos divididos em formados há cinco ou mais anos e também há menos de cinco anos e estudantes de medicina. A maioria dos entrevistados quantifica o grau de descoramento em cruzes (quatro níveis). Entretanto, médicos assistentes tendem a empregar muito mais uma forma de avaliação dicotômica em relação a residentes e alunos (p = 0,004). Os valores também foram significativos para outros sinais do exame clínico geral qualitativo como cianose, icterícia, presença de edema e hidratação. Os autores concluem que a experiência clínica leva o médico a uma avaliação dicotômica. Os autores concluem que talvez fosse mais interessante ensinar os alunos a pensar de forma dicotômica desde o início. O modo de quantificar o sinal clínico não se altera com a especialidade escolhida. A forma de avaliar o sinal também não alterou a abordagem diagnóstica[4].

Os autores também estudaram o processo de quantificação do grau de anemia/icterícia por alunos, residentes e médicos, com o objetivo de verificar se a experiência clínica melhorava o desempenho no diagnóstico de 5 pacientes internados. Os pacientes foram avaliados por um grupo de assistentes, residentes e alunos que sugeriam o valor mais provável para o nível sérico de hemoglobina. Criou-se um escore de acerto de 0 a 1. Quanto mais próximo de 1, maior a acurácia. A média do escore para assistentes, residentes e alunos foi estatisticamente não-significativa para anemia e icterícia. A experiência não melhorou a acurácia diagnóstica. Os assistentes, os residentes e os alunos concordavam mais entre si em relação ao valor numérico da hemoglobina do que em relação ao número de cruzes com distribuição totalmente aleatória (Spearman = 0,29).

Sheth estudou a capacidade de a avaliação do grau de palidez conjuntival confirmar ou afastar o diagnóstico de anemia grave (hemoglobina ≤ 9,0g/dl) e o grau de concordância interobservador. Os 332 pacientes com diagnósticos variados foram examinados por três observadores. A razão de verossimilhança positiva para a presença de palidez conjuntival foi de 4,49; para casos *borderline* de 1,80; e para a ausência de palidez conjuntval, de 0,61. Elevando-se o ponto de corte para anemia, as razões de verossimilhança positiva melhoravam também (para hemoglobina = 11g/dl, a razão de verossimilhança positiva era de 16,7) sem alteração da razão de verossimilhança negativa. Os autores concluem que a presença de palidez conjuntival sem outros dados de anamnese ou exame clínico sugerindo anemia é razão suficiente para que se realize a dosagem da hemoglobina. A ausência de palidez conjuntival não afasta o diagnóstico de anemia grave. A concordância interobservador (*kappa* variou de 0,54 a 0,75) é boa quando os critérios utilizados são bem definidos[6].

Importância clínica

Vários estudos mostram que a anemia é extremamente comum, freqüentemente vista como secundária a uma doença crônica e que pode causar impacto importante na morbidade, mortalidade e qualidade de vida em pacientes com outras doenças. Revisão retrospectiva de 20.000 pacientes em hemodiálise mostrou que o achado de hemoglobina de 8g/dl se associou a um risco duas vezes maior de morte comparado a pacientes com hemoglobina de 10 a11g/dl. Em 100.000 pacientes em hemodiálise, o hematócrito > 30% se associou à diminuição da mortalidade. Comparado a eles no grupo com hematócrito < 27%, a mortalidade foi 33 a 51% maior.

Nos pacientes com hematócrito < 30% que tiveram restaurado a níveis acima de 30%, após um ano apresentavam o mesmo risco de morrer que aqueles com hematócrito de 30% no início do estudo. Ou seja, a correção do hematócrito restaurava o risco de morrer aos valores basais.

Vários estudos apontam a anemia como um fator de mau prognóstico na insuficiência cardíaca. Queda de 1% no hematócrito se associaria a um aumento da mortalidade de 1,6%.

Estudo retrospectivo de 78.974 pacientes hospitalizados por infarto agudo do miocárdio (IAM) mostrou que a transfusão de sangue em pacientes com hematócrito < 33% se associou a uma diminuição significativa da mortalidade em 30 dias[7]. Esse efeito positivo desaparecia em pacientes com hematócrito > 33%. Alguns autores avaliaram a reposição de eritropoetina em 1.233 pacientes com ICC ou doença isquêmica coronária (DIC) em hemodiálise para manter a hemoglobina de 42% comparada a hematócrito de 30%[7]. Os desfechos avaliados foram primeiro infarto agudo do miocárdio (IAM) ou morte. Os autores concluem que a mortalidade no estudo diminui conforme aumenta o hematócrito até um certo ponto. Em níveis de hematócrito acima de 32,9g/dl ocorreu elevação da mortalidade no grupo do hematócrito normal, que levou à suspensão do estudo. Eles atribuem esse aumento da mortalidade à maior administração de ferro por via intravenosa lesivo ao coração pela geração de grande quantidade de radicais livres. A análise desses dois últimos estudos leva a crer que o efeito benéfico da elevação da hemoglobina acontece até um hematócrito de 33 a 36%. Uma causa da piora acima desses níveis seria explicada pela má resposta do coração a um aumento da viscosidade do sangue em pacientes com ICC[7].

O impacto na morbidade é demonstrado por vários estudos que mostram uma melhora da hipertrofia ventricular com a correção da hemoglobina em pacientes em hemodiálise. Vários estudos também mostram que o tratamento da anemia diminui a hipertrofia ventricular, impede a dilatação das câmaras cardíacas e melhora a fração de ejeção, o volume sistólico e o débito cardíaco (DC).

Por meio de um ensaio clínico foram avaliados os efeitos do tratamento da anemia em pacientes com ICC, mostrando que após o tratamento houve melhora de 42% na classe funcional da ICC e no grupo sem tratamento houve piora de 11,4%. O número de dias internados e a necessidade de terapêutica diurética, assim como piora da função renal foram sempre maiores no grupo controle[7].

No Ambulatório Geral e Didático do Hospital das Clínicas da FMUSP, em 95 pacientes, o diagnóstico de anemia pelo exame clínico foi realizado em quatro pacientes, sem que nenhuma suspeita clínica tenha sido realizada na anamnese. O exame complementar definiu a causa da anemia nos quatro pacientes. Sete novos diagnósticos foram realizados pelos exames complementares também com definição da causa da anemia. Dos 45 hemogramas solicitados durante o estudo, 16 (35,5%) mostraram algum tipo de alteração, com 11 diagnósticos de anemia (24,4%). Muitos desses hemogramas foram pedidos por outros motivos que não o diagnóstico de anemia. Nessa amostra de pacientes, o hemograma exerceu um papel importante no diagnóstico de anemia entre 11 e 13g/dl. Foram realizados cinco diagnósticos de anemia ferropriva (carcinoma hepatocelular, hipotireoidismo, hipertireoidismo, cólon irritável associado a hepatopatia crônica e mioma), cinco anemias de doença crônica (lúpus, dois acidentes vasculares cerebrais, sinusite e *diabetes mellitus*). Dados de outros estudos mostram a anemia associada a várias doenças crônicas. Trinta a 70% das hepatopatias crônicas, 27% das artrites reumatóides, 28 a 55% dos pacientes com aids e 30 a 60% dos pacientes com carcinomas de pulmão de pequenas células apresentam anemia associada à doença de base. Análise de 5% dos pacientes do sistema público de saúde americano (MEDICARE) encontrou anemia associada a 20% dos casos de aids, 17% das artrites reumatóides, 21% das doenças inflamatórias intestinais, 27% dos pacientes em quimioterapia, 27% dos pacientes em radioterapia e 30% dos pacientes com ICC[7].

ANEMIA FERROPRIVA

A anemia por deficiência de ferro é altamente prevalente e parece intratável em mulheres nos países em desenvolvimento. As crianças, principalmente da faixa pré-escolar, também são bastante acometidas. Então seria interessante um parâmetro clínico que pudesse levantar a suspeita de anemia para investigação; no entanto, alguns estudos mostram que a palidez cutânea e palmar têm baixa sensibilidade para essa doença. A Organização Mundial da Saúde recomenda investigação de anemia para crianças dos 2 aos 5 anos e em gestantes, mas a prevalência dessa doença é alta, mesmo em outras faixas etárias[8,9].

Outro aspecto discutido em relação à anemia ferropriva é quanto ao tratamento. O hemograma é um exame bastante solicitado na prática clínica, mas, no entanto, é muitas vezes negligenciado quando pouco alterado, e não se sabe a partir de que valor exatamente é interessante instituir tratamento. A anemia determina um comprometimento da qualidade de vida e piora o prognóstico de pacientes com co-morbidades[10].

Metabolismo do ferro

O homem adulto tem uma reserva de 50mg/kg de ferro, e a mulher na pós-puberdade, 45mg/kg devido às perdas contínuas pela menstruação. A maior fonte de ferro corpóreo é o ferro heme na forma de hemoglobina e mioglobina. A maior parte do ferro não-heme está na forma de ferritina e hemossiderina. O ferro é utilizado em pequenas quantidades por todos os tecidos para a síntese de enzimas e proteínas que contêm ferro, que incluem citocromo, catalase, ribonucleotídeo redutase, ferroquelatase e mioglobina[8].

A perda de ferro ocorre pela descamação celular do trato gastrintestinal, das células da epiderme e em mulheres em idade fértil, por meio da menstruação. Em uma situação ideal, as perdas são balanceadas por uma ingestão alimentar adequada de ferro, porém a biodisponibilidade desse mineral nas refeições é variada. Considera-se que uma dieta americana tem biodisponibilidade de aproximadamente 16,6%[9].

O ferro é absorvido no intestino delgado proximal. O homem tem duas vias de absorção do ferro, uma do ferro heme e outra do íon ferroso (Fe^{2+}). O ferro heme, sob a ação do meio ácido e de proteases, é liberado de sua apoproteína e transformado em Fe^{3+}, originando uma molécula chamada hemina, que é absorvida. O ferro não-heme, geralmente sob a forma férrica (Fe^{3+}), é convertido em íon ferroso e então absorvido.

Aproximadamente 10 a 15% do ferro de dietas ocidentais não-vegetarianas é ferro heme e sua absorção não é influenciada pela composição da dieta. O ferro não-heme apresenta-se geralmente na forma de hidróxido férrico ou ligado a moléculas orgânicas como fitatos, oxalatos, açúcares, citrato, lactato e aminoácidos. A absorção do ferro não-heme é influenciada pelos constituintes da dieta. São fatores estimuladores da absorção de ferro: proteínas do leite materno, citratos e carnes de boi, de porco, de cordeiro e de peixe. São fatores inibidores da absorção de ferro: proteínas do leite bovino, proteínas vegetais como as da soja, cetoaçúcares, ácidos orgânicos e aminoácidos que formam quelatos solúveis com o ferro, fitatos presentes em grãos e em alguns alimentos vegetais, polifenóis presentes em alguns legumes, chá, café e vinho. Fosfatos e fosfoproteínas reduzem a absorção do ferro da gema do ovo e do leite. O cálcio inibe a absorção de ferro e o zinco pode competir com sua captação[8-10].

O ferro absorvido pode permanecer na célula intestinal sob a forma de depósito na molécula de ferritina ou ser transferido para o plasma, no qual se liga à proteína transportadora transferrina. Um hormônio de cadeia protéica pequena, chamado hepcidina, parece ser responsável pela absorção intestinal de ferro. Ele é produzido pelo fígado e liberado no plasma de animais em dieta com sobrecarga de ferro.

O ferro passa por um ciclo no qual é reaproveitado. Parte do ferro disponível diariamente vem dessa fonte. Os eritrócitos, ao fim de sua vida de quatro meses, são captados pelos macrófagos do sistema reticuloendotelial, principalmente do baço. As hemácias são lisadas e a hemoglobina liberada. Parte desse ferro permanece no macrófago sob a forma de ferritina ou de hemossiderina e parte se liga à transferrina no plasma, completando o ciclo[5].

A ferritina é uma molécula de armazenamento de ferro disponível para depósito do mineral que acabou de chegar na célula ou de mobilização para a liberação no plasma. A hemossiderina parece ser formada por degradação incompleta da ferritina, por um conglomerado de ferro e por outros constituintes subcelulares. É uma forma mais estável de depósito, menos disponível[5].

Epidemiologia

A deficiência de ferro afeta mais de 2 bilhões de pessoas e é estimado que 50% das gestantes nos países em desenvolvimento e até 80% do sul da Ásia apresentam anemia ferropriva. Nos Estados Unidos, aproximadamente 7,8 milhões de mulheres e 700.000 pré-escolares são deficientes em ferro e cerca de 4,4 milhões de mulheres e 240.000 pré-escolares têm anemia ferropriva[7].

No Brasil, a prevalência de anemia carencial é de cerca de 40 a 50% em menores de 5 anos e de 40 a 50% em gestantes.

Entre os idosos, a anemia é a anormalidade hematológica mais comum, porém não deve ser considerada parte do processo normal do envelhecimento. A prevalência de anemia em idosos atendidos em um serviço de emergência na Inglaterra é de 20,1% em homens e 14,7% em mulheres. A anemia ferropriva é a segunda maior causa de anemia, e a anemia de doença crônica é a primeira.

Fisiopatologia

O balanço de ferro é a diferença entre a retenção e as necessidades de ferro. A retenção de ferro é o produto de sua ingestão e biodisponibilidade na dieta, nos suplementos e como contaminante de alimentos. O excesso de ferro é armazenado na molécula de ferritina, o qual pode ser mobilizado se não for suficiente o oferecido pela dieta. Quando esse balanço negativo persiste por um longo período, o estoque é depletado. As conseqüências funcionais são: prejuízo de fenômenos dependentes de ferro como o transporte de oxigênio, o metabolismo oxidativo, o metabolismo nuclear e a transcrição gênica. As conseqüências clínicas a essa baixa reserva de ferro incluem anemia, função imunológica deprimida e diminuição do desempenho no trabalho[8,9].

Três fatores estão envolvidos com a patogênese da anemia por deficiência de ferro: diminuição da síntese de hemoglobina, proliferação celular deficitária e redução da vida do eritrócito, particularmente quando a anemia é grave. A célula produzida contém menor quantidade de ferro, resultando em hipocromia e microcitose. Há hiperplasia relativa eritrocitária na medula óssea, porém tanto essa quanto a contagem de reticulócitos são baixas para o grau de anemia.

Apresentação clínica

Os sintomas de anemia estão relacionados com valores de hemoglobina menores ou iguais a 8g/dl.

Há três estágios no desenvolvimento de anemia ferropriva: o primeiro é chamado de deficiência de ferro pré-latente ou depleção de ferro; o segundo deficiência de ferro latente; e o terceiro, anemia por deficiência de ferro (Quadro 4.3).

Quadro 4.3 – Estágios da anemia ferropriva.

	Estágio 1 (latente)	Estágio 2 (pré-latente)	Estágio 4 (anemia)
Ferro da medula óssea	Reduzido	Ausente	Ausente
Ferritina sérica	Reduzida	< 12mcg	< 12mcg
Saturação de transferrina	Normal	< 16%	< 16%
Protoporfirina eritrocitária e de zinco livres	Normal	↑	↑
Receptor de transferrina sérica	Normal	↑	↑
Conteúdo de hemoglobina do reticulócito	↓ Normal	↓	
Hemoglobina	Normal	Normal	Reduzida
Volume corpuscular médio	Normal	Normal	Reduzido
Sintomas		Fadiga, mal-estar em alguns pacientes	Palidez, pica, alterações epiteliais

↑ = aumentado; ↓ = diminuído.

Em um estudo da década de 1960, foi observado em 471 pacientes com anemia que 64% deles procuraram serviço médico pelos seus sintomas, 16% procuraram pelos sintomas da doença causadora da anemia e 21% dos casos foram descobertos quando estavam sendo investigados por sintomas não relacionados com a anemia[8].

A anemia ferropriva prejudica o crescimento na infância, o qual é restaurado se a anemia for corrigida.

A fadiga e outros sintomas inespecíficos são encontrados como irritabilidade, palpitações, tontura, dispnéia e cefaléia. A fadiga pode ser encontrada mesmo em pacientes com deficiência de ferro sem alteração dos níveis de hemoglobina.

Com relação aos sintomas neuromusculares, observa-se comprometimento do desempenho em exercícios físicos. Há uma redução na habilidade de manter a temperatura corpórea quando o indivíduo é exposto ao frio. Alguns pacientes experimentam neuralgia, distúrbios vasomotores, fraqueza e parestesias. Nos tecidos epiteliais podem ocorrer transformações como achatamento das unhas ou coiloníquia (unhas em colher), atrofia papilar leve na língua ou ausência de papilas, estomatite angular, disfagia para sólidos pela presença de membranas da mucosa do esôfago na chamada síndrome de Plummer-Vinson, acloridria e gastrite.

A deficiência de ferro leva a duas anormalidades no sistema imunológico: diminui a imunidade mediada por linfócito T e a imunidade mediada por células fagocitárias. Por outro lado, observa-se que a deficiência de ferro priva o organismo invasor desse metal. Esses dados evidenciam que o ideal é um balanço adequado de ferro. Ambos, a deficiência e a sobrecarga de ferro são de alto risco para infecções.

A pica é um sintoma notável de deficiência de ferro. Ela pode estar relacionada com a ingestão de substâncias não-alimentares, como no caso de terra, ou mesmo de alimentos, como na ingestão compulsiva de alimentos crocantes como batata crua, cenoura, biscoitos ou sementes de tomate. A pagofagia é uma forma comum de pica na qual o indivíduo ingere uma bandeja de gelo diariamente durante dois meses.

Os distúrbios do sistema geniturinário são freqüentes, mas sabe-se que podem ser tanto a causa da anemia como causados por ela. Algumas alterações no crânio são semelhantes às encontradas na talassemia, os espaços diplóicos estão aumentados e as tábuas externas estão afinadas, às vezes com estriações verticais produzindo uma aparência de cabelo.

Parâmetros laboratoriais

Os critérios da Organização Mundial da Saúde para o diagnóstico de anemia são: valores de hemoglobina menores que 13g/dl em homens e 12g/dl em mulheres. Mas talvez valores inferiores ao limite inferior do método laboratorial seja o melhor parâmetro para o diagnóstico.

A anisocitose é um importante sinal precoce de anemia. Os leucócitos geralmente estão normais, mas pode ocorrer discreta granulocitopenia. As plaquetas aumentam de número, podendo atingir até duas vezes o valor normal e não se sabe o porquê dessa trombocitose. Na medula óssea ocorre discreta a moderada hiperplasia eritróide (Tabela 4.2).

Tabela 4.2 – Valores normais de hemoglobina e hematócrito, segundo Behrman[11].

Idade		Hemoglobina (g/dl)[g/l]	Hematócrito (%)
7 a 12 anos		14 (11-16) 140 [110-160]	48 (44-40) 0,48 [0,44-0,40]
Adulto	Mulher	14 (12-16) 140 [120-160]	42 (47-47) 0,42 [0,47-0,47]
	Homem	16 (14-18) 160 [140-180]	47 (42-52) 0,47 [0,42-0,52]

Para acessar as reservas de ferro são geralmente usados os seguintes parâmetros: ferro sérico, saturação de transferrina e ferritina. Contudo, o ferro sérico exibe variações diurnas com altas concentrações ao final do dia e pode alcançar valores normais após ingestão de carne ou de suplementos de ferro orais. Contraceptivos orais induzem aumento de transferrina sérica e produzem inadequadamente saturação baixa de transferrina. A concentração de ferritina pode estar aumentada em situações como hipertireoidismo, infecções/inflamações, doenças hepatocelulares, neoplasias, consumo de álcool e contraceptivos orais.

A concentração plasmática normal de transferrina é de 2 a 4g/l. Clinicamente, a transferrina é quantificada pelo conteúdo de ferro que ela pode ligar, uma medida chamada capacidade total de ligação do ferro (CTLF). A concentração normal de ferro no plasma é de 18μmol/l (100mcg/dl), e a de CTLF, 56μmol/l (400mcg/dl).

Em relação ao diagnóstico etiológico, no quadro 4.4 encontram-se algumas doenças responsáveis pelo surgimento de anemia ferropriva.

Quadro 4.4 – Fatores etiológicos na anemia ferropriva.

Balanço negativo de ferro	
Ingestão reduzida de ferro	Fluxo menstrual excessivo
Dieta inadequada	Neoplasia ginecológica
Absorção reduzida	Neoplasia de bexiga
Acloridria	Epistaxe
Cirurgia gástrica	Doação de sangue
Doença celíaca	Hemoglobinúria
Bypass duodenal	Sangramento auto-induzido (autoflebotomia)
Drogas que aumentam o pH gástrico	Hemossiderose pulmonar
Taninos, fitatos, farelos	Tuberculose
Metais competidores	Bronquiectasia
Aumento da perda de ferro	Telangiectasia hemorrágica hereditária
Sangramento gastrintestinal	Coagulopatias
Ancilostoma duodenale	Insuficiência renal crônica e hemodiálise
Esquistossomose	Anemia do corredor
Tricuríase	Aumento do consumo
Hemorróidas	Infância
Úlcera péptica	Gestação
Gastrite	Lactação
Hérnia hiatal	Apresentação inadequada para os precursores eritróides
Diverticulose	Atransferrinemia
Neoplasia	Anticorpos anti-receptores de transferrina
Doença inflamatória intestinal	Balanço de ferro anormal
Malformação arteriovenosa	Aceruloplasminemia
Varizes	Hemocromatose autossômica dominante por mutações na ferroportina
Divertículo de Meckel	
Enteropatia induzida pelo leite (infância)	
Uso de salicilato	

O diagnóstico diferencial faz-se com outras anemias hipocrômicas e microcíticas como a talassemia por meio da eletroforese de proteínas.

Tratamento

Nutrição – em homens adultos nas sociedades ocidentais, recomenda-se a ingestão de 5 a 10mg/dia de ferro, e em mulheres, entre 7 e 10mg/dia. As fontes de ferro ocorrem de duas formas: ferro heme e não-heme. Aproximadamente 50% do ferro da carne é ferro heme (protoporfirina de ferro), que tem 15 a 45% de biodisponibilidade. Com exceção do cálcio, os inibidores dietéticos da absorção de ferro não-heme não impedem a absorção de ferro heme. A maioria do ferro da dieta é não-heme e sua absorção varia de 2 a 20%, dependendo das reservas de ferro do indivíduo e da presença de facilitadores e de inibidores na dieta. Os facilitadores da absorção de ferro não-heme incluem a carne e o ácido ascórbico. Fitatos (5 e 6 fosfato inositol) presentes em cereais, vegetais e nozes inibem a absorção de ferro[11].

A amamentação exclusiva até os 6 meses de idade de um recém-nascido normal garante a quantidade suficiente de ferro. A concentração de ferro no leite materno é relativamente pequena, 0,2 a 0,4mg/l, porém a absorção é alta, de cerca de 50%.

Terapia com ferro oral – a preparação mais usada é o sulfato ferroso. Existem ainda o fumarato e o gluconato de ferro. Para os adultos, uma boa resposta é obtida se o ferro elementar for administrado na dose de 200mg/dia. Se a tolerância não for boa, pode-se diminuir a dose para 100mg/dia, porém o tratamento pode ter que se prolongar para se obter o efeito esperado. O tratamento deve prolongar-se para quatro ou seis meses após a normalização da hemoglobina para se repor os estoques de ferro. Os efeitos colaterais mais comuns são: pirose retroesternal, náuseas, cólica abdominal e diarréia. A introdução gradual dos comprimidos diários diminuem esses efeitos gastrintestinais[8-10].

Terapia parenteral de ferro – as indicações para esta terapia são as seguintes: anemia ferropriva grave; paciente incapaz de tolerar a medicação por via oral; quando a perda de ferro é muito rápida como no caso de telangiectasia hemorrágica hereditária; ou da colite ulcerativa; incapacidade de absorção de ferro do trato gastrintestinal; incapacidade de manter o balanço de ferro sob hemodiálise; tem anemia funcional pelo tratamento concomitante com eritropoetina (por exemplo, na anemia da falência renal, em pacientes com doenças crônica ou para doação de sangue autólogo).

A seguir, algumas preparações de ferro utilizadas:

1. Complexo ferro-dextrano 50mg ferro/ml. Deve-se administrar 0,5ml de teste para se avaliar a possibilidade de reação anafilática. Na deficiência de ferro, a dose total pode ser dada em um dia. Pequenas doses podem ser infundidas em velocidade de 1ml/min. Doses maiores devem ser diluídas na seguinte proporção: 5ml da solução em 100ml de solução salina infundida a uma velocidade de 20-60 gotas/min.
2. Gluconato férrico de sódio 12,5mg ferro/ml. São recomendadas doses diárias de 62,5mg ou menos para se evitar toxicidade. Pequenas doses podem ser dadas sem diluição a 1ml/min. Doses maiores devem ser diluídas na proporção de 5ml da solução para 100ml de solução fisiológica e infundida por 1 hora.

A fórmula para a administração por via intravenosa é: ferro a ser injetado (mg) = peso (kg) x [hemoglobina normal – hemoglobina atual (g/dl)] x 2,4 + 500mg[8-10].

ANEMIA DE DOENÇA CRÔNICA

Em muitas doenças sistêmicas, observa-se anemia leve ou moderada que se manifesta um a dois meses após a doença de base. A anemia de doença crônica é classificada dentro das anemias com defeito da síntese de hemoglobina por falha na eritropoese[1]. Infecções ou quadros inflamatórios, neoplasias e traumatismos podem ser causa de anemia de doença crônica. A anemia da insuficiência renal tem fisiopatologia um pouco diferente e geralmente é mais grave. Alguns autores a colocam como entidade separada da anemia de doença crônica[1], enquanto outros a colocam dentro dessa entidade[10].

Epidemiologia

A anemia de doença crônica é a causa mais comum de anemia em pacientes hospitalizados. É também a mais comum em pacientes com infecção por HIV.

Etiologia e fisiopatogenia

O mecanismo patogênico da anemia de doença crônica ainda não está totalmente esclarecido. A anemia da doença crônica aparece algumas semanas após a instalação de uma doença sistêmica. Vários autores sugerem como mecanismo fisipatológico:

- degradação acelerada de eritrócitos/diminuição da vida média dos eritrócitos;
- anormalidades na mobilização e suprimento de ferro;
- inibição da eritropoese por citocinas.

O sistema reticuloendotelial (SRE) estimulado pelo processo inflamatório aumenta o seqüestro extravascular dos eritrócitos, diminuindo sua sobrevida, gerando hemólise moderada. Não se observa resposta apropriada da medula óssea com aumento dos reticulócitos para compensar anemia, sugerindo que um defeito hipoproliferativo seja o mecanismo mais importante na fisiopatologia da anemia de doença crônica.

Uma pequena parte do ferro utilizado pela medula óssea vem por meio da absorção intestinal, e a maior parte, do produto da degradação de eritrócitos pelo SRE – macrófagos. Os níveis séricos de ferritina e as reservas de ferro da medula óssea apresentam-se aumentados na anemia de doença crônica, enquanto se observa diminuição sérica de ferro. Algumas hipóteses justificam a hipoferremia na anemia de doença crônica. Há um aumento da incorporação do ferro à ferritina, o que explica a elevação da ferritina como marcador de fase aguda da anemia de doença crônica. Além disso, o ferro é utilizado tanto pelos mecanismos de defesa do paciente como em quadros inflamatórios de qualquer natureza por bactérias e neoplasias (tumores siderófilos – captam ferro do plasma) que podem utilizar-se de ferro para seu desenvolvimento. A lactoferrina é um produto dos polimorfonucleares que desvia a via do ferro para o SRE. As células do SRE têm receptores para essa molécula, impedindo o uso do ferro por tumores malignos ou hospedeiros que não têm receptor para lactoferrina. Além disso, os enterócitos diminuem sua absorção de ferro na tentativa de proteger o organismo contra processos infecciosos e neoplásicos. Esses mecanismos tentam explicar a hipoferremia na anemia de doença crônica, entretanto não explicam a anemia em si, visto que a correção de ferro não a corrige[11].

A supressão da eritropoese por citocinas inflamatórias como a interleucina-1, fator de necrose tumoral-alfa (TNF-α) e interferons tem sido demonstrada *in vitro* e várias evidências têm demonstrado a ligação das citocinas na patogênese da anemia de doença crônica. Os macrófagos, diante do processo inflamatório, liberam interleucina-1 (IL-1) e em seguida várias outras citocinas e reagentes de fase aguda como interleucina-6, proteína C reativa, haptoglobina, ferritina, ceruloplasmina, fibrinogênio e TNF-α[3]. Em pacientes com artrite reumatóide que apresentam como manifestação extra-articular anemia de doença crônica tem se demonstrado o envolvimento do TNF-α na apoptose das células eritróides na medula óssea. As interleucinas-1 e 6 e o TNF-α induzem à formação de mediadores de fase aguda, entre eles a ferritina, reforçando o envolvimento TNF-α como mediador da anemia de doença crônica, embora essa informação ainda seja controversa[12].

Outras citocinas têm sido estudadas como a hepcidina, um peptídeo hormonal produzido no fígado que aumenta nos processos inflamatórios. A hepcidina pode ser uma das citocinas reguladoras que diminui a absorção de ferro pelos enterócitos e bloqueia a liberação de ferro pelos macrófagos, o que faz parte das alterações do metabolismo de ferro na anemia de doença crônica[12].

Na insuficiência renal crônica, o mecanismo primário é devido à falta ou à diminuição da produção de eritropoetina pelas células justaglomerulares renais. Nos pacientes infectados pelo HIV, discute-se se o próprio HIV ou a liberação de citocinas induzida pela infecção viral ou ambos estão relacionados à inibição da eritropoese[12].

Apresentação clínica

A anemia de doença crônica apresenta-se de forma moderada com hematócrito entre 28 e 32%, hemoglobina até 8,5g/dl, exceto em insuficiência renal, quando pode estar mais baixa. É normocítica em 60 a 70% dos pacientes. O restante dos pacientes com anemia de doença crônica apresenta anemia hipocrômica microcítica leve. A anemia de doença crônica pode ser confundida com anemia ferropriva, pois também apresenta dosagem sérica de ferro diminuída e pode ser hipocrômica microcítica em 30 a 40% dos casos[11-13].

Pacientes com anemia de doença crônica podem apresentar queixas relacionadas à anemia, como taquicardia, cansaço, palpitação, taquipnéia ao exercício, mas geralmente os achados clínicos são moderados e geralmente bem tolerados, de pouca importância clínica. O mais importante é a busca por uma doença de base quando a anemia de doença crônica é o achado inicial de outro processo oculto.

Diagnóstico e parâmetros laboratoriais

Os níveis de ferro apresentam-se baixos acompanhados de diminuição da capacidade de ligação do ferro. A maioria dos pacientes apresenta morfologia normocítica normocrômica. Nos outros casos, a morfologia é microcítica, o que pode abrir espaço para confundir a anemia ferropriva com anemia de doença crônica (Quadro 4.5). Na anemia de doença crônica, os níveis de ferritina estão aumentados, enquanto na anemia ferropriva apresentam-se diminuídos. Ferritina abaixo de 30mcg/l sugere deficiência de ferro associada, visto que

Quadro 4.5 – Medidas clássicas para diferenciação de anemia ferropriva de anemia de doença crônica (adaptado de Bennett)[15].

Variável	Anemia ferropriva	Anemia de doença crônica
Epidemiologia	Mais comum de todas	Mais comum em pacientes hospitalizados
Tipo de anemia	Normocítica normocrômica (estágio inicial); microcítica hipocrômica (estágio mais avançado)	Normocítica normocrômica (60-70%); microcítica hipocrômica (30-40%)
Fisiopatologia principal	Carência de ferro	Supressão da eritropoese por mediadores inflamatórios
Hematócrito (%)	< 31-32	28-32
VCM	↓	↔
HCM	↓	↔
CHCM	↓	↔
RDW*	↑ (> 14%)	↔ ou ↑
Concentração de ferro	↓	↓
Capacidade de ligação de ferro	↑	↓
Porcentagem de saturação de transferrina	↓	↓ ou ↔
Concentração de ferritina	↓	↑
Ferro medular	Ausente	Abundante

* valores em parênteses são variações típicas desses quadros
↓ = diminuição; = ↑ aumento; = ↔ limites normais

geralmente ultrapassa 100ng/ml na anemia de doença crônica. Na co-existência de anemia ferropriva e anemia de doença crônica, a elevação do nível sérico do receptor de transferrina mostra a deficiência de ferro que poderia ficar mascarada na anemia de doença crônica. Entretanto, na avaliação de rotina, alguns autores não encontraram vantagem da dosagem sérica de receptores de transferrina sobre a capacidade de ligação do ferro na diferenciação de anemia ferropriva e anemia de doença crônica. Além disso, na medula óssea observa-se reserva de ferro preservada na anemia de doença crônica. O RDW geralmente é normal ou levemente aumentado, com número de reticulócitos baixo. O ferro sérico, o percentual de saturação de transferrina e a concentração de transferrina sérica estão baixos na anemia de doença crônica.

Pacientes com anemia de doença crônica podem também evoluir no curso de sua doença de base com depleção dos depósitos de ferro. Por exemplo, naqueles pacientes com artrite reumatóide que apresentam ingestão pobre de ferro e perda gastrintestinal de sangue por uso crônico de aspirina e antiinflamatórios, pode haver necessidade de reposição de ferro quando se observa queda brusca do valor da ferritina, sugerindo depleção concomitante dos depósitos de ferro, além da anemia de doença crônica[13].

No renal crônico, a anemia é normocítica normocrômica com VCM, HCM, CHCM e RDW normais. Podem desenvolver anemias carenciais (ferro e/ou folato) decorrentes da hemodiálise[13,14].

Diagnóstico diferencial

O diagnóstico diferencial faz-se com anemia ferropriva, bloqueio hematopoético induzido por drogas, anemias secundárias a infiltração medular por carcinomas, leucemias e linfomas.

Tratamento

O tratamento geralmente se restringe à terapia da doença de base, exceto na insuficiência renal. Nesse caso, o uso de eritropoetina está indicado em pacientes que necessitem de transfusão freqüente e na melhora da qualidade de vida com otimização da resposta hematológica.

Renais crônicos tratados com eritropoetina recombinante evoluem com hiperplasia eritróide medular e aumento do número de reticulócitos circulantes. Nos pacientes infectados por HIV com eritropoetina plasmática menor ou igual a 500UI/l, o uso de eritropoetina humana recombinada está indicado para o aumento do hematócrito, a diminuição do número de transfusões e a melhora da qualidade de vida, exigindo ainda estudos que mostrem o impacto do tratamento na mortalidade desses pacientes.

Em pacientes com artrite reumatóide, alguns estudos sugerem o uso de anticorpo anti-TNF, apresentando resposta satisfatória nos mecanismos de apoptose envolvidos na eritropoese, com melhora da anemia da doença crônica[13,14].

ANEMIA APLÁSTICA ADQUIRIDA

A anemia aplástica é caracterizada por pancitopenia e medula óssea hipocelular, na qual o tecido hematopoético normal é substituído por gordura. Células malignas ou displásticas não são encontradas. Todas as linhagens hematopoéticas estão reduzidas, com exceção de macrófagos, linfócitos, mastócitos e fibroblastos, que estão proeminentes. O início da doença é relativamente agudo na maioria dos pacientes, mas há casos que se iniciam com citopenias isoladas por muitos anos antes do desenvolvimento de pancitopenia.

Essa anemia é uma doença séria, que se não tratada tem sobrevida média de menos de 10 anos por infecções ou hemorragia. Nas últimas décadas, seu prognóstico tem melhorado e os pacientes têm apresentado respostas duradouras. A anemia aplástica pode ter causa congênita (20%) e adquirida (80%), a última será abordada neste capítulo.

A forma mais comum de anemia aplástica é a iatrogênica – falência transitória da medula óssea após quimioterapia citotóxica ou radioterapia. Contudo, pacientes com anemia aplástica adquirida na comunidade raramente apresentam história de exposição a qualquer substância que é tóxica à medula óssea. Vários estudos *in vitro* e observações clínicas sugerem que essa destruição é mediada por mecanismo imunológico. Os fenômenos desencadeadores dessa resposta auto-imune não estão bem estabelecidos, mas acredita-se que infecções virais e fármacos possam ser os responsáveis. Têm-se observado casos de anemia aplástica associados com hepatites virais. Em relação às drogas, existem respostas dose-dependentes, como no caso do benzeno e de drogas antineoplásicas ou respostas idiossincráticas[2] (Quadro 4.6).

Quadro 4.6 – Classificação de anemia aplástica adquirida (adaptado de Oliveira et al.[2]).

Idiopática	Síndrome mielodisplástica hipocelular
Neoplasias hematológicas	Leucemia de células cabeludas
	Leucemia linfóide aguda
Infecciosa	Pós-hepatite
	Parvovírus B19
	HIV
	Infecção por micobactéria
	Vírus Epstein-Barr
Tóxica	Radiação
	Citostáticos
	Idiossincrático
	Gestação
Doenças auto-imunes	Fasciíte eosinofílica
	Doença do enxerto *versus* hospedeiro

Epidemiologia

A incidência de anemia aplástica é da ordem de 2 por milhão na Europa ao ano. Há sugestão de que a doença tenha uma distribuição bifásica, com pico aos 20 anos e após os 65. A incidência é três a quatro vezes maior na China e sudeste da Ásia que na Europa Ocidental e nos Estados Unidos[15,16].

Apresentação clínica

Queixas iniciais de hemorragias, equimoses e distúrbios visuais relacionados a sangramentos da retina podem ocorrer. A contagem de plaquetas cai precocemente na maioria dos casos. Devido à queda de hemoglobina, o paciente pode queixar-se de fadiga e dispnéia aos esforços. Se a contagem de neutrófilos cair, podem ocorrer úlceras na língua ou na boca, assim como infecções cutâneas ou sinusites. Na maioria dos pacientes, todas as séries estão baixas à apresentação[17].

Parâmetros laboratoriais

Há pancitopenia no sangue periférico e nos casos mais graves são encontrados neutrófilos abaixo de 200/μl, plaquetas abaixo de 20.000/μl e reticulócitos abaixo de 60.000/μl. Células progenitoras primitivas não são identificadas na medula e podem ser acessadas por citometria de fluxo fluorescente usando anticorpo monoclonal contra o antígeno CD4 ou por meio de procedimentos de formação de colônias *in vitro*[16, 17].

Diagnóstico diferencial

O diagnóstico diferencial faz-se com doenças hematológicas congênitas ou adquiridas. Algumas delas: anemia de Fanconi – doença autossômica recessiva; disqueratose congênita – síndromes de falência progressiva da medula óssea ligada ao X ou autossômica recessiva ou dominante; neutropenias congênita e cíclica – doenças da produção de neutrófilos; síndromes mielodisplásticas – doenças hematológicas clonais caracterizadas por hematopoese inefetiva; hemoglobinúria paroxística noturna – doença clonal caracterizada por mutação específica de gene responsável por proteínas da superfície celular.

Tratamento

A anemia aplástica adquirida pode remitir espontaneamente. Há critérios que definem quais pacientes terão maior probabilidade de remissão baseados na contagem de células periféricas e no aspecto da medula. As duas principais opções de tratamento são: terapia imunossupressora e transplante de medula óssea. Alguns fatores como idade do paciente, gravidade da doença e disponibilidade de um doador de medula compatível determinam a decisão acerca da terapia a ser instituída.

ANEMIA SIDEROBLÁSTICA

A anemia sideroblástica, causa incomum de anemia hipocrômica, é composta por um grupo heterogêneo de anemias que se caracterizam pela redução da síntese de hemoglobina devido a uma alteração do metabolismo do ferro. A hemoglobina deixa de ser formada pela dificuldade de incorporação do heme à protoporfirina. O ferro é acumulado nas mitocôndrias, levando ao aparecimento de sideroblastos em anel nos precursores eritróides nucleados da medula óssea, que podem ser observados pela coloração azul-da-prússia.

A forma hereditária é ligada ao cromossomo X. Os homens podem desenvolver anemia de grau variável, que pode responder a doses elevadas de piridoxina. As adquiridas podem ser causadas por etanol, isoniazida, cloranfenicol e chumbo, que alteram o metabolismo do heme, ou também podem ser encontradas em associação a doenças neoplásicas ou inflamatórias (por exemplo, carcinoma, leucemia, linfoma, artrite reumatóide). Agentes quimioterápicos alquilantes (como ciclofosfamida) podem levar a uma forma refratária da doença. Algumas vezes pode representar um estágio na evolução de um distúrbio generalizado da medula óssea (mielodisplasia), que pode progredir para leucemia aguda.

Além dos sideroblastos em anéis, pode-se observar hiperplasia eritróide da medula óssea com diminuição da produção de eritrócitos, eritrócitos hipocrômicos e micro-cíticos e aumento do ferro sérico e da saturação da transferrina, com sobrecarga generalizada de ferro. Deve-se sempre pensar nessa etiologia quando houver o achado paradoxal de hiperferremia e saturação da trasferrina quase total em paciente com anemia hipocrômica.

Há comprometimento do crescimento e da maturação de todas as linhagens celulares que se originam das células primordiais hematopoéticas, levando a neutropenia e trombocitopenia ou disfunção plaquetária.

Os pacientes com anemia sideroblástica não apresentam sintomas característicos, a não ser os da própria anemia. A anemia é moderada, com hematócrito entre 20 e 30%, o VCM é normal ou pouco elevado e o esfregaço de sangue periférico mostra uma população de células vermelhas normais e outra hipocrômica.

O diagnóstico é feito pelo exame da medula óssea, com a presença de hiperplasia eritróide, aumento nas reservas de ferro e presença de sideroblastos em anel. Observa-se elevação do ferro sérico e da saturação da transferrina[17].

No tratamento das formas secundárias, deve-se suspender o agente agressor. Para os casos idiopáticos, não existe tratamento específico. Porém, pode-se submeter os pacientes a uma prova terapêutica, com 200mg de piridoxina por dia, durante dois a três meses, apesar de pouca probabilidade de resposta. A terapia de apoio, incluindo transfusões sangüíneas, é indicada para todos os tipos de pacientes. Outras terapias em estudo são a androgenoterapia e citocinas, que raramente são úteis. A eritropoetina não é efetiva em condições que levam a uma disfunção crônica da medula, portanto não é eficaz na anemia sideroblástica.

APLASIA PURA DE CÉLULAS VERMELHAS

É uma síndrome clínica caracterizada pelo acometimento do crescimento e diferenciação de precursores eritróides, levando a uma ausência de células eritróides maduras em medula óssea normocelular, que acaba gerando anemia importante, com reticulopenia.

A forma congênita, a anemia de Diamond-Blackfan, está associada a malformações, e a adquirida, a processos auto-imunes mediados por linfócitos T ou anticorpos IgG contra precursores eritróides, infecções virais ou defeitos intrínsecos das células-tronco (mielodisplasia). É encontrada em associação com doenças como lúpus eritematoso sistêmico, artrite reumatóide, hepatite, mononucleose, leucemia linfocítica crônica, linfomas, timomas, drogas como fenitoína e cloranfenicol e mielodisplasia. Episódios transitórios podem ocorrer após infecções virais, como infecções pelo parvovírus B19[1,2].

O parvovírus B19 infecta as células progenitoras eritróides na medula óssea, levando à suspensão da produção de células vermelhas. Pacientes que já possuem anormalidades hematológicas, como anemia falciforme, talassemia, hemorragias agudas e anemia por deficiência de ferro, estão mais propensos a apresentar quadros mais graves de anemia. A aplasia pura de células vermelhas pode ser a primeira manifestação da mielodisplasia, um distúrbio clonal originário das células-tronco hematopoéticas.

Os sintomas são devidos apenas à anemia, que costuma ser importante.

Diagnóstico

Hemograma apresentando anemia grave, normocrômica. A contagem de reticulócitos costuma ser muito baixa, o esfregaço de sangue periférico é normal e as células da linhagem plaquetária e mielóide não são afetadas. A medula óssea é normocelular, mas os precursores eritróides estão muito reduzidos ou ausentes.

Podem ser realizados exames complementares como radiografia ou tomografia computadorizada de tórax para a avaliação de timoma, imunofenotipagem linfocítica, estudos citogenéticos da medula e análise sérica para se verificar a presença do parvovírus B19.

Diagnóstico diferencial

Deve ser feito com a anemia aplástica, na qual há hipocelularidade da medula óssea e comprometimento das outras linhas celulares, e a mielodisplasia, que apresenta várias anormalidades morfológicas que não são encontradas na aplasia pura de células vermelhas[17].

Tratamento

Os agentes agressores que poderiam estar causando a doença devem ser suspensos e tratar a doença linfoproliferativa de base. Se há timoma, esse deve ser ressecado para se tentar melhora da anemia. Na maioria dos casos, o tratamento de escolha é a terapia imunossupressora com corticóide, globulina antitimócito, ciclofosfamida e ciclosporina. Estudos têm demonstrado que o anticorpo monoclonal CD20 específico rituximab pode induzir remissão duradoura em casos resistentes a essas drogas. E nos casos relacionados ao parvovírus B19 altas doses de imunoglobulina intravenosa podem ser administradas, com resposta satisfatória.

ANEMIA MEGALOBLÁSTICA

A anemia megaloblástica é caracterizada pela presença de gigantismo das células sangüíneas (megaloblastos) que possuem núcleos mais imaturos que o citoplasma. Esse fenômeno ocorre devido a um defeito na síntese de DNA que bloqueia a divisão celular. Essas células eritróides megaloblásticas são destruídas na medula óssea em quantidade excessiva devido à eritropoese ineficaz.

Etiologia
Deficiência de cobalamina
- Ingestão inadequada – vegetarianos (rara).
- Má absorção – produção inadequada de fator intrínseco (anemia perniciosa, gastrectomia total, ausência congênita ou anormalidade funcional do fator intrínseco).
- Distúrbio do íleo terminal – (espru tropical, espru não-tropical, enterite regional, ressecção intestinal, doença de Crohn, neoplasia, distúrbios granulomatosos, má absorção seletiva de cobalamina.
- Competição pela cobalamina – tênia do peixe, síndrome da alça cega.
- Medicamentos – colchicina, neomicina.
- Insuficiência pancreática.

Deficiência de ácido fólico
- Ingestão inadequada – comum em alcoólatras, adolescentes e em alguns lactentes.
- Necessidades aumentadas – gravidez, lactente, neoplasia maligna, hematopoese aumentada, como anemias hemolíticas crônicas, distúrbios cutâneos esfoliativos crônicos, hemodiálise.
- Má absorção – espru tropical, espru não-tropical, medicamentos como anticonvulsivantes.
- Comprometimento do metabolismo – uso de drogas como metotrexato, trimetropima, pirimetamina, triantereno, pentamidina, arabinosídeo C, óxido nitroso, álcool e deficiências enzimáticas.

Outras causas
- Medicamentos que afetam o metabolismo do DNA – azatioprina, 5-fluorouracil, aciclovir, zidovudina.
- Distúrbios metabólicos.
- Anemia megaloblástica de etiologia desconhecida.
- Distúrbios hereditários – síndrome de Lesch-Nylan, acidúria orótica, entre outras[18,19].

Deficiência de cobalamina

A vitamina B_{12} é obtida pela ingestão de alimentos de origem animal. O organismo necessita de aproximadamente 2mcg de cobalamina por dia, quantidade facilmente suprida pela dieta não-vegetariana (5 a 15mcg/dia). A absorção ocorre no íleo, com a ajuda do fator intrínseco, que é secretado pelas células parietais do estômago, sendo limitada a 2-3mcg/dia. Como o fígado mantém uma grande reserva de cobalamina, leva-se de dois a cinco anos após a interrupção da absorção para que haja deficiência[20].

Sua prevalência na população geral não é conhecida, mas sua incidência parece aumentar com a idade. Em um estudo, observou-se que 15% dos adultos com mais de 65 anos tinham evidências de deficiência de B_{12}.

Nas ilhas britânicas, a principal causa de deficiência de B_{12} é a anemia perniciosa (80% dos casos de anemia megaloblástica). A incidência da anemia perniciosa é de aproximadamente 1:10.000 no norte da Europa. É uma doença hereditária, cujo pico ocorre por volta dos 60 anos. Atinge mais mulheres que homens e pode estar associada a outras doenças auto-imunes, como vitiligo, doença de Hashimoto, doença de Addison e hipoparatireoidismo. Manifesta-se como uma gastrite atrófica auto-imune, que resulta em acloridria e diminuição da produção de fator intrínseco, levando à diminuição da absorção da cobalamina[21].

Deficiência de folato

A necessidade de folato é de 100 a 200mcg/dia e a ingestão em uma dieta normal é de 200 a 300mcg. O folato é absorvido pelo intestino delgado e sua reserva é capaz de suprir as necessidades diárias do organismo por até quatro meses.

A suplementação de ácido fólico na gestação mostra redução na incidência de defeitos do tubo neural, fenda palatina e lábio leporino, embora não exista relação significativa entre a incidência desses defeitos e a deficiência de folato materna. Um dos mecanismos prováveis dessas alterações parece ser um defeito no metabolismo do próprio folato[22].

Manifestações clínicas

A anemia megaloblástica por deficiência de cobalamina atinge o sangue, o trato gastrintestinal e o sistema nervoso. As manifestações hematológicas são da própria anemia, como palidez e insuficiência cardíaca nos casos graves, embora possa ocorrer púrpura devido à trombocitopenia. A anemia costuma ser importante, com hematócrito abaixo de 10 a 15%.

As manifestações gastrintestinais são devido à deficiência de cobalamina sobre o epitélio gastrintestinal, que tem rápida proliferação, causando glossite, anorexia, diarréia e outros sintomas gastrintestinais.

Quanto às manifestações neurológicas, atingem nervos periféricos, colunas laterais e posteriores da medula espinhal e o próprio cérebro. Os membros inferiores costumam ser mais atingidos que os superiores e homens são mais acometidos que mulheres. Os sintomas são fraqueza, parestesias de membros, ataxia, comprometimento dos esfíncteres, diminuição dos reflexos e sinais de Romberg e de Babinski positivos. Sintomas psiquiátricos variam desde irritabilidade, depressão, esquecimento até demência grave ou psicose franca. Pode haver comprometimento neurológico, mesmo na ausência de anemia, e esses sintomas podem não sofrer remissão completa após o tratamento[22].

A anemia megaloblástica por deficiência de folato não apresenta comprometimento neurológico. Tanto a deficiência de folato quanto a de B_{12} podem causar esterilidade, que é reversível com a reposição da vitamina[21].

A deficiência de vitamina B_{12} e de folato provoca também hiper-homocisteinemia, que é um fator de risco independente para doença aterosclerótica. Está em estudo o papel da suplementação de ácido fólico para reduzir o nível de homocisteína como método para prevenir doença isquêmica coronária e acidente vascular cerebral. Resultado de ensaio clínico realizado em 2004 mostra somente uma pequena redução do risco sem repercussão clínica e outro ensaio clínico mais recente mostrou aumento do risco cardiovascular com a reposição de folato.

Diagnóstico

O hemograma pode mostrar anemia de grau variável, podendo chegar a hematócrito de 10 a 15%. A anemia é normocrômica macrocítica (VCM 100-140). Pode ou não estar associada a leucopenia e plaquetopenia. Os reticulócitos estão diminuídos para o grau de anemia e o esfregaço de sangue periférico demonstra anisocitose, poiquilocitose e neutrófilos com núcleos hipersegmentados (com 5 ou mais lobos). Hiperplasia eritróide, maturação megaloblástica da região eritróide e metamielócitos gigantes são encontrados ao mielograma[22].

Outras alterações laboratoriais são DHL e bilirrubina indireta aumentadas devido à destruição intramedular, pela eritropoese ineficaz.

Deficiência de vitamina B_{12} – pode-se realizar a dosagem de cobalamina sérica que se encontra diminuída, além de dosagem de ácido metilmalônico e homocisteína sérica (métodos mais sensíveis)[1]. O teste de Schilling atualmente está em desuso. Nesse teste, primeiramente é aplicada uma grande dose de vitamina B_{12} por via intramuscular para saturar as proteínas plasmáticas de transporte. É administrada uma dose de vitamina B_{12} radiomarcada por via oral e coletada urina de 24 horas para se avaliar a quantidade de vitamina B_{12} que foi absorvida e então excretada. A segunda fase do teste consiste em administrar vitamina B_{12} radiomarcada junto com o fator intrínseco[21].

No quadro 4.7 apresentamos o resultado do teste de absorção de vitamina B_{12} radiomarcada nas duas fases do teste.

Quadro 4.7 – Resultado do teste de absorção de vitamina B_{12} radiomarcada.

	Administração de vitamina B_{12}	Administração de vitamina B_{12} + fator intrínseco
Vegetarianos	Normal	Normal
Anemia perniciosa ou gastrectomia	⇓	Normal
Ressecção ileal	⇓	⇓
Síndrome da alça cega intestinal	⇓	⇓

Nos pacientes com anemia perniciosa, anticorpos contra o fator intrínseco estão presentes em 50% dos pacientes e anticorpos contra as células parietais em 90% deles[3]. A endoscopia deve ser realizada para confirmar a gastrite atrófica e excluir carcinoma ou pólipos gástricos, que são duas a três vezes mais comuns em pacientes com anemia perniciosa.

Deficiência de folato – realiza-se a dosagem de ácido fólico sérico e de folato nas células vermelhas, que se encontram diminuídos.

Diagnóstico diferencial

O diagnóstico diferencial deve ser feito com outras causas de anemia macrocítica, como uso de álcool, deficiências da tireóide, mielodisplasia, aplasia pura de célula vermelha, anemia aplástica e uso de drogas como hidroxiuréia e azatioprina.

Tratamento

Pacientes com deficiência de vitamina B_{12} devem ser tratados com seis injeções de hidroxicobalamina (100mcg) em intervalos de três a quatro dias e depois uma vez por ano por toda a vida. Outro esquema possível são injeções por via intramuscular de 1000mcg de cianocobalamina. Nos primeiros cinco dias, essas devem ser diárias; semanais durante o primeiro mês e, depois, mensais para o resto da vida. Pacientes submetidos a gastrectomia ou ressecção ileal devem receber injeções de manutenção desde a cirurgia. Para os vegetarianos, deve-se orientar a ingestão de alimentos enriquecidos com essa vitamina.

Tem sido investigada a presença de outra via de absorção da vitamina B_{12}, que não a do fator intrínseco, sendo provado em alguns estudos que a reposição por via oral tem a mesma eficácia que a por via intramuscular. A dose recomendada é de 1 a 2mg/dia.

Na deficiência de ácido fólico, deve-se indicar o uso de 5mg/dia da vitamina e em casos de má absorção, pode-se administrar uma dose maior, por quatro meses. O tratamento deve ser mantido apenas se a causa não for corrigida. Nos casos de profilaxia em pacientes com anemia hemolítica crônica, como anemia falciforme, 5mg de ácido fólico por semana parece ser suficiente[20-22].

ANEMIA FALCIFORME

É uma doença autossômica recessiva, caracterizada pela presença de hemoglobinas anormais (hemoglobina S) que provocam anemia hemolítica crônica. A hemoglobina S, quando submetida a desoxigenação, sofre um processo de polimerização, que torna a parede da hemácia mais rígida e mais aderente à parede endotelial, a hemácia em foice. Essa hemácia alterada provoca fenômenos vasoclusivos, que se manifestam por crises de dor e outros fenômenos trombóticos, como acidente vascular cerebral[23].

Epidemiologia

A anemia falciforme costuma ocorrer em países mediterrâneos, Turquia, Península Arábica, subcontinente indiano e África, além de acometer pessoas provenientes do Caribe e partes da América Central e do Sul. O gene da hemoglobina S pode ser encontrado em 8% da população negra dos Estados Unidos, mas apenas um em 375 descendentes de negros americanos terão a doença. Na região oeste da África, a freqüência de portadores do gene da anemia falciforme é de 1 para 4, e entre os afrocaribenhos, de 1 para 10. A alta freqüência nessas regiões é devido a sua proteção contra a malária[23].

A expectativa de vida de homens e mulheres com anemia falciforme é de 42 e 48 anos, respectivamente, e, para as formas heterozigotas da hemoglobinopatia SC, 60 e 68 anos. Poucos pacientes sobrevivem até os 70 anos. As maiores causas de óbito são complicações pulmonares, acidentes cerebrovasculares, infecções, seqüestro esplênico agudo e insuficiência crônica de órgãos[24].

Fisiopatologia

A hemoglobina S é o resultado de uma mutação pontual, a alteração de uma base de DNA, que leva à substituição do aminoácido valina para glutamina na sexta posição da cadeia globulínica beta. Essa cadeia alterada é chamada de β^s e o tetrâmero $\alpha_2\beta^s{}_2$, hemoglobina S. Quando a hemoglobina S sofre desoxigenação, ocorre interação hidrofóbica com outra molécula de hemoglobina, iniciando um processo de agregação em grandes polímeros. Essa polimerização leva a uma distorção da forma da hemácia e diminuição da sua deformabilidade, a hemácia em foice. Essas células, além de serem rígidas, podem aderir-se à parede do endotélio, sendo responsáveis pelo fenômeno de vasoclusão da anemia falciforme[25].

O processo de falcização das hemácias depende de vários fatores, como a concentração de hemoglobina S nas células vermelhas e o grau de desoxigenação. A desidratação, a acidose e a hipoxemia aumentam a probabilidade de falcização. Já a presença de hemoglobina F dificulta sua ocorrência, por não participar do processo de formação de polímeros[26].

Manifestações clínicas

As formas mais comuns das síndromes falciformes são a anemia falciforme (forma homozigota para a hemoglobina S), a hemoglobinopatia SC (dupla heterozigose para HbS e HbC e a β-talassemia falciforme (dupla heterozigose envolvendo a HbS e a β-talassemia).

Os pacientes heterozigotos AS apresentam apenas o traço falciforme e não a doença. Não apresentam anemia, entretanto, em situações extremas, podem apresentar crises de dor e defeitos na função tubular renal, com dificuldade para concentrar a urina e hematúria. Não necessitam de tratamento, apenas aconselhamento genético[26].

Na anemia falciforme (hemoglobina SS), a criança herda um gene alterado (S) de cada um dos progenitores. Na hemoglobinopatia SC, a criança adquire um gene S de um dos pais e um gene C do outro pai. Em ambos os casos, não ocorre a produção de hemoglobina A e, na β-talassemia falciforme, o paciente recebe um gene S de um dos pais e um gene da β-talassemia do outro progenitor, podendo ocorrer total inabilidade de produzir a cadeia globínica β (β^0) ou a sua redução (β^+). Entretanto, se a criança herdar um gene de outras formas de hemoglobina, como as D, G e O, apresentará outras variantes mais raras[26].

Pacientes homozigotos para anemia falciforme e α-talassemia têm formas mais leves de hemólise. β^0-talassêmicos desenvolvem o mesmo padrão da anemia falciforme, mas com crises vasoclusivas menos intensas e baço não-infartado. A β^+-talassemia também se manifesta como uma forma mais leve, com menor número de episódios vasoclusivos, baço palpável, hematócrito mais elevado e eletroforese de hemoglobina com a presença de hemoglobina A.

Hemoglobinopatias SC também apresentam quadros clínicos mais leves que a anemia falciforme. Entretanto, apresentam mais retinopatia e necrose isquêmica dos ossos. O hematócrito varia entre 30 e 38%, com 5 a 21% de reticulócitos e menor quantidade de hemácias falcizadas. A eletroforese de hemoglobina mostra aproximadamente 50% de hemoglobina C e 50% de hemoglobina S[25, 26] (Quadro 4.8).

Quadro 4.8 – Distribuição das hemoglobinas nas síndromes falciformes:

Genótipo	Diagnóstico clínico	HbA	HbS	HbA$_2$	HbF
AA	Normal	97-99%	0	1-2%	< 1%
AS	Traço falciforme	60%	40%	1-2%	< 1%
SS	Anemia falciforme	0	86-98%	1-3%	5-15%
Sβ⁰-talassemia	β⁰-talassmia falciforme	0	70-80%	3-5%	10-20%
Sβ⁺talassemia	β⁺-talassmia falciforme	10-20%	60-75%	3-5%	10-20%
AS,α-talassemia	Traço falciforme	70-75%	25-30%	1-2%	< 1%

Sinais e sintomas

As crises dolorosas por vasoclusão podem ocorrer espontaneamente ou desencadeadas por infecção, desidratação, frio ou hipóxia. Aglomerados de células falcizadas ocluem a microvasculatura dos órgãos envolvidos, levando a episódios que podem durar horas a dias, com dor e febre baixa.

O início da doença ocorre durante o primeiro ano de vida, conforme o nível de hemoglobina F vai decrescendo. A primeira manifestação pode ser o edema doloroso de mãos e pés (síndrome mão-pé), que ocorre em lactentes[24]. Crianças estão mais propensas a ter infecções e até sepse, principalmente por salmonelas, estafilococos e pneumococos, devendo-se valorizar qualquer aumento significativo de temperatura. Isso ocorre devido ao hipoesplenismo e aos defeitos na via alternativa do complemento. Osteomielites são freqüentes nesses pacientes.

A crise de seqüestro esplênico agudo manifesta-se pelo aumento súbito do baço acompanhado de queda do hematócrito e aumento dos reticulócitos. É uma das causas de óbito. Ocorre principalmente nos homozigotos SS, com menos de 3 anos de idade, mas pode ocorrer nas outras formas da síndrome falciforme. A maioria das crianças com anemia falciforme sofre auto-esplenectomia antes dos 4 anos de idade. A crise aplástica caracteriza-se pela parada temporária na produção de eritrócitos pela medula óssea. Oitenta por cento dos casos são devido à infecção pelo parvovírus B19. A síndrome torácica aguda pode ser causada por infecção, infarto (ou a combinação de ambos), ou por um êmbolo de gordura que se move de um infarto ósseo. É acompanhada de dor no peito ou em extremidades, febre, desconforto respiratório, baixa saturação de O$_2$ e infiltrado pulmonar. Cerca de 10% das crianças sofrem acidente vascular cerebral, principalmente entre os 4 e 6 anos de idade. Geralmente esses quadros são precedidos de cefaléia intensa ou diminuição no desempenho escolar. A anemia hemolítica crônica produz icterícia e pode levar à formação de cálculos biliares pigmentados. A cirurgia deve ser considerada nos casos de dor em quadrante superior direito de abdome, colecistite e pancreatite. Crianças com anemia falciforme são incapazes de concentrar a urina adequadamente, devido à lesão renal. Podem apresentar hematúria e até proteinúria. Outras manifestações da doença são úlceras de difícil cicatrização na região da tíbia, cardiomegalia, priapismo e atraso na puberdade. A ocorrência de necrose isquêmica dos ossos torna-os suscetíveis à osteomielite por estafilococos e salmonelas. Retinopatia semelhante à encontrada no diabetes pode levar à cegueira.

Diagnóstico laboratorial

O hematócrito varia normalmente entre 20 e 30%. O esfregaço de sangue periférico encontra-se alterado, com células irreversivelmente falcizadas (5 a 50% das células vermelhas). Há reticulocitose (10-25%), hemácias nucleadas e marcas de hipoesplenismo, como corpúsculos de Howell-Jolly e células em alvo. Pode haver leucocitose e trombocitose. Os níveis de bilirrubina indireta apresentam-se aumentados.

Na eletroforese de hemoglobina encontra-se 85 a 98% de hemoglobina S. Na forma homozigota SS, não há hemoglobina A. A hemoglobina F aumenta, sendo que quanto maior o nível dessa hemoglobina, mais benigno o curso da doença. Atualmente, pode-se fazer o diagnóstico pré-natal para casais com risco de gerar uma criança com anemia falciforme, por meio da análise direta de DNA fetal. Esses casais devem receber aconselhamento genético[24,26].

Testes de triagem neonatal para a anemia falciforme estão sendo realizados nos recém-nascidos com o objetivo de se prevenir as complicações dessa doença, como o uso precoce de penicilina oral, para se evitar as infecções por pneumococos.

No Brasil, o Ministério da Saúde, por meio da portaria nº 822 de junho de 2001, tornou obrigatória a triagem neonatal para hemoglobina S em todo o território brasileiro, de forma gratuita e acoplada a um programa de assistência para as crianças e os adultos doentes diagnosticados[26].

Tratamento

A profilaxia com penicilina oral diária é efetiva na redução das taxas de infecção e morte pelo pneumococo, mas sua aderência é baixa. Deve-se imunizar as crianças com a vacina antipneumococo e contra *Haemophilus influenzae* tipo b. Alguns autores recomendam a vacinação contra o meningococo para crianças com disfunção esplênica.

Pacientes com anemia falciforme necessitam de suplementação com ácido fólico. As crises dolorosas, de início, devem ser tratadas em casa com analgésicos orais, aumento na ingestão de líquidos, repouso e aquecimento. Se não houver melhora com o uso de analgésicos simples como o paracetamol, deve-se suplementar com drogas antiinflamatórias não-hormonais, seguidas de codeína. Orientar o paciente a procurar o hospital se houver necessidade do uso de analgésicos opiáceos, devido à maior gravidade do caso. O fator desencadeante deve ser identificado e tratado, deve-se manter o paciente bem hidratado e uma boa oxigenação. Hidratação por via intravenosa pode ser necessária se a ingestão oral for baixa.

Crises de dor que não melhoram, priapismo e derrame articular podem ser tratados com transfusão sangüínea. A hidroxiuréia (500 a 750mg/dia) é a única droga usada para estimular a produção de hemoglobina F. Tem toxicidade relativamente baixa, seus efeitos mielossupressores são reversíveis e parece não induzir o aparecimento de tumores, embora não se tenha certeza da sua segurança a longo prazo e de seu potencial de malignidade secundária. Estudos mostram sua efetividade na redução da freqüência e gravidade das crises dolorosas, da síndrome torácica aguda, da necessidade de transfusões e das hospitalizações.

Outros tratamentos em estudo são o transplante de medula óssea alogênico, transplante de células-tronco do cordão e terapia gênica, além de outras drogas que tentam aumentar a produção de hemoglobina fetal, como o butirato.

TALASSEMIAS

É uma doença hereditária recessiva, caracterizada pela diminuição da síntese das cadeias globínicas (alfa ou beta). Ocorre devido a um efeito combinado entre a produção inadequada de hemoglobina e acúmulo de subunidades globínicas; a primeira levando à hipocromia e à microcitose, e a última, à eritropoese ineficaz e à anemia hemolítica.

Está associada a um espectro muito amplo de apresentações clínicas, variando de morte intra-uterina, anemias graves a formas assintomáticas.

Epidemiologia

A β-talassemia ocorre principalmente na região do Mediterrâneo, África, Oriente Médio, subcontinente indiano e sudeste asiático. Estima-se que a freqüência do gene varie entre 3 e 10% em algumas áreas. A α-talassemia tem freqüência aumentada em negros, índios americanos e grupos asiáticos[27,28].

Fisiopatologia

A hemoglobina normal do adulto é a A, composta pelo tetrâmero $\alpha_2\beta_2$, que representa 98% da hemoglobina circulante. O tetrâmero $\alpha_2\delta_2$ forma a hemoglobina A2, que corresponde a 1 a 2% da hemoglobina circulante do adulto. O tetrâmero $\alpha_2\gamma_2$ forma a hemoglobina F, que é a principal hemoglobina do feto, mas corresponde a apenas 1% da hemoglobina adulta.

A α-talassemia ocorre quando o gene da cadeia α é deletado, levando a uma diminuição da síntese da cadeia globínica α. Quando todos os quatro genes são deletados, ocorre hidropisia fetal. Na forma mais grave da doença, na qual três genes estão acometidos, formam-se tetrâmeros β_4, chamados de hemoglobina H, que têm alta afinidade pelo oxigênio e liberam pouco oxigênio aos tecidos. As hemácias contendo a hemoglobina H são rapidamente removidas da circulação pelo sistema reticuloendotelial, resultando em anemia leve. Na talassemia *minor*, dois genes são deletados, levando à diminuição leve do hematócrito. Quando apenas um gene é deletado, o indivíduo torna-se portador silencioso[28].

A β-talassemia ocorre mais por mutações pontuais que por deleção, resultando em redução β^+ ou ausência da cadeia globínica β (β°). Aproximadamente 200 mutações diferentes já foram descritas em pacientes com talassemia ou doenças relacionadas. Essas alterações levam a um aumento relativo das hemoglobinas A2 e F. O excesso de cadeias α é instável e precipita, resultando em dano da membrana da célula vermelha, com conseqüente hemólise intramedular e no sangue periférico. A medula óssea torna-se hiperplástica devido a um aumento da eritropoese, que é ineficaz, podendo haver deformidades ósseas, osteopenia e fraturas patológicas. Ocorre também esplenomegalia e atraso de crescimento.

Manifestações clínicas

O quadro de α-talassemia pode variar de portador silencioso, anemias leves a hidropisia fetal, dependendo de quantos genes foram afetados. Quando apenas um ou dois genes são deletados, não há sintomas. Mas o diagnóstico é importante para a realização de aconselhamento genético para os casais em risco de gerar um feto homozigoto. Na doença da hemoglobina H, quando três genes estão alterados, ocorre anemia hipocrômica microcítica grave, associada à esplenomegalia. Nas formas mais graves, com quatro genes acometidos, ocorre hidropisia fetal, que é incompatível com a vida.

Pacientes homozigotos para a β-talassemia apresentam a talassemia *major*, cujos sintomas geralmente ocorrem após os 6 meses de idade, devido à troca da hemoglobina F para a hemoglobina A. A redução ou ausência de globina β gera um acúmulo de globina α, que precipita durante o desenvolvimento do eritroblasto devido a sua insolubilidade. Isso acaba levando a uma eritropoese ineficaz, com o aumento da sua destruição na periferia.

Durante o primeiro ano de vida, as crianças desenvolvem anemia importante, necessitando de transfusões regulares. Há alteração no crescimento, deformidades ósseas, hepatoesplenomegalia e icterícia. O curso da doença é modificado consideravelmente com a terapia transfusional, mas pode haver sobrecarga na reserva de ferro (hemossiderose), levando a um quadro clínico semelhante à hemocromatose, com insuficiência cardíaca, cirrose e endocrinopatias. O óbito por insuficiência cardíaca ocorre geralmente entre os 20 e 30 anos[27,28]. Pacientes com talassemia intermédia ou a talassemia *minor* podem ficar sem diagnóstico por muitos anos. São portadores de anemia microcítica hipocrômica, com hemólise crônica, mas não requerem transfusões, apenas em casos de estresse. Podem apresentar sobrecarga de ferro devido às transfusões. Sobrevivem até a idade adulta, mas com hepatoesplenomegalia e deformidades ósseas.

Diagnóstico

α-talassemia – pacientes com dois genes da cadeia globínica α têm anemia leve, com hematócrito entre 28 e 40% e VCM baixo (60 a 75), apesar de a contagem das células vermelhas serem normais ou aumentadas. No esfregaço de sangue periférico, podem-se observar microcitose, hipocromia, células em alvo ocasionais e acantocitose. A contagem de reticulócitos e os parâmetros do ferro são normais. A eletroforese de hemoglobina mostra porcentagens normais de hemoglobina A2 e F. A α-talassemia é um diagnóstico de exclusão em paciente com anemia moderada, microcitose importante, sem elevação das hemoglobinas A2 e F.

Doença da hemoglobina H – esses pacientes apresentam anemia hemolítica importante, com hematócrito entre 22 e 32% e VCM muito baixo (60 a 70). O esfregaço de sangue periférico mostra hipocromia, microcitose, células em alvo e poiquilocitose, a contagem de reticulócitos está aumentada e a eletroforese de hemoglobina mostra 10 a 40% de hemoglobina H.

β-talassemia *minor* – esses pacientes apresentam anemia moderada, com hematócrito entre 28 e 40%, VCM entre 55 e 75fl, contagem de células vermelhas normal ou aumentada, esfregaço de sangue periférico com hipocromia, microcitose e células em alvo, contagem de reticulócitos normal ou elevada e eletroforese de hemoglobina com hemoglobina A2 entre 4 e 8% e ocasional elevação de hemoglobina F [28].

β-talassemia *major* – anemia intensa, com hematócrito abaixo de 10% na ausência de transfusões, esfregaço bizarro, mostrando hipocromia, microcitose, células em alvo e células vermelhas nucleadas, ausência ou pequena quantidade de hemoglobina A, quantidades variáveis de hemoglobina A2 e grande quantidade de hemoglobina fetal.

Diagnóstico diferencial

Formas leves de talassemia devem ser diferenciadas de anemia ferropriva, embora a primeira apresente níveis mais baixos de VCM, contagem normal de células vermelhas e alterações mais intensas no esfregaço com níveis moderados de anemia. É importante essa diferenciação, para se evitar terapia com ferro desnecessária, pelo risco da sobrecarga de ferro. Muitas formas de talassemia podem ser confundidas com outras hemoglobinopatias, mas podem ser diferenciadas pela eletroforese de hemoglobina [28].

Tratamento

A talassemia pode ser diagnosticada pela análise do sangue fetal ou de DNA de amostras do vilo coriônico, logo no início da gestação. Gestantes de grupos raciais de risco, com anemias hipocrômicas leves, deveriam receber aconselhamento genético. Alguns países do Mediterrâneo realizam programas de rastreamento e diagnóstico pré-natal com o objetivo de prevenir a doença, já sendo observada a diminuição na taxa de nascimento de crianças afetadas nesses países.

Pacientes com talassemias leves não precisam de tratamento. O mais importante é identificar os pacientes com microcitose e fazer-se o diagóstico de talassemia, para que eles não sejam submetidos a avaliações freqüentes do perfil de ferro e não recebam suplementação de ferro de forma inadequada.

Pacientes com doença da hemoglobina H devem receber suplementação com ácido fólico e evitar a sobrecarga de ferro e uso de sulfonamidas. A realização de transfusões de sangue regulares e terapia adequada com quelantes de ferro têm melhorado o prognóstico das formas graves da doença. A decisão de se iniciar com esquema de transfusões regulares depende da gravidade dos sintomas, uma vez que leva à sobrecarga de ferro. A esplenectomia deve ser realizada se houver grande demanda de transfusões. Antes da cirurgia, deve-se realizar imunização contra o pneumococo, *Haemophilus influenzae* tipo B e *Neisseria meningitidis*. Deferoxamina é ministrada de rotina como quelante de ferro para se evitar a hemossiderose, com melhora do prognóstico da doença [13]. Seu uso prolongado é associado com complicações oculares e do nervo acústico, atraso de crescimento e doenças ósseas [29].

O uso de deferiprona, outro agente quelante, pode causar neutropenia importante e artrite transitória em aproximadamente 5% dos pacientes, além de embriotoxicidade, teratogenicidade e exacerbação de quadros de fibrose hepática. É usado em várias partes do mundo, sendo questionado por diversos especialistas, devido a seus efeitos colaterais [29].

Embora se realize habitualmente a dosagem de ferritina sérica, alguns estudos recentes sugerem que a carga total de ferro deva ser avaliada por biópsias hepáticas regulares. Transplantes de medula alogênica estão sendo introduzidos para tratamento da talassemia *major*, sendo efetivos quando realizados antes do desenvolvimento de sobrecarga de ferro. É controversa a sua realização em pessoas mais idosas, que já apresentem complicações quanto à sobrecarga de ferro. Nesse grupo, sua falha e mortalidade estão em torno de 30% [30,31].

Estão em estudo a estimulação farmacológica da síntese de hemoglobina fetal, com uso de drogas como o butirato e a hidroxiuréia, e a terapia gênica para substituir os defeitos nos genes das globinas [29-31]. O uso de eritropoetina não é eficaz na talassemia.

ANEMIAS HEMOLÍTICAS

A anemia hemolítica caracteriza-se pela destruição de eritrócitos e hiperplasia da medula óssea como resposta. A anemia hemolítica tem sido classificada de várias formas, mas nenhuma delas é inteiramente satisfatória. A classificação mais utilizada é aquela que considera fatores intrínsecos e extrínsecos da hemácia como etiologia para a hemólise.

A seguir estão os grupos de classificação das anemias hemolíticas e alguns exemplos desses grupos (adaptado de Wintrobe)[1]:

1. Doenças hemolíticas hereditárias

1.1. Defeitos na membrana do eritrócito

Essas anemias caracterizam-se por alterações na membrana do eritrócito e conseqüentemente no formato das células levando a quadros leves de hemólise até a níveis que necessitem de transfusão.

    1.1.1. Esferocitose hereditária
    1.1.2. Síndromes de eliptocitose hereditária
    1.1.4. Doenças estomatocíticas
    1.1.4. Doenças acantocíticas
    1.1.5. Doenças equinocíticas
    1.1.6. Doenças de células em alvo

1.2. Deficiências enzimáticas hereditárias

As anemias mais freqüentes desse grupo são por deficiência de glicose-6-fosfato-desidrogenase (G6PD) que afeta milhões de pessoas no mundo e pertence ao primeiro grupo descrito a seguir. As enzimopatias relacionadas à via glicolítica são relativamente raras e 90% dos casos são associados com a hemólise devido à deficiência da piruvato cinase. O terceiro grupo refere-se a anormalidades no metabolismo de purina e pirimidina.

    1.2.1. Doenças enzimáticas envolvidas na via da hexose monofosfato e no metabolismo da glutationa
    1.2.2. Doenças da glicólise
    1.2.4. Doenças do metabolismo de nucleotídeo de eritrócito

1.4. Defeitos hereditários na estrutura e síntese de hemoglobina

Esse grupo inclui as síndromes falciformes e as talassêmicas.

2. Anemias hemolíticas adquiridas

2.1. Anemias imuno-hemolíticas

Esse tipo de anemia ocorre em pacientes, geralmente, com mais de 40 anos de idade. A forma mais comum e grave dessas anemias são aquelas causadas por anticorpos quentes. A hemólise causada por anticorpo frio mais comum é em resposta a infecções como *Mycoplasma* e mononucleose. Anticorpos quentes são do tipo IgG que se ligam a eritrócitos na temperatura corpórea e anticorpos frios são do tipo IgM que se ligam às hemácias em temperaturas mais baixas, de 0 a 4°C.

2.2. Agentes infecciosos

Esse tipo de anemia é causado pela destruição de hemácias por meio de um efeito direto não-imunológico. Pode ocorrer em infecções por: protozoários – malária, toxoplasmose, leishmaniose, tripanossomíase, babesiose; e por bactérias – bartonelose, infecção por clostrídio, cólera, febre tifóide e outras.

2.3. Substâncias químicas, drogas e venenos

A lesão por esses tipos de agentes ocorre em eritrócitos normais. No quadro 4.9 apresentamos uma lista de agentes oxidantes responsáveis por esse tipo de anemia que também é causada por intoxicação com cobre e chumbo. Com relação aos venenos, a hemólise pode ser provocada por picada de algumas espécies de aranha, cobra e abelha.

Quadro 4.9 – Substâncias e medicamentos causadores de anemia hemolítica.

Sulfonamidas	Anilina
Sulfonas	Fenilsemicarbazida
Fenazopiridina	Fenil-hidrazina
Nitrofurantoína	Cloratos
Fenacetina	Nitratos
Fenol	Oxigênio
Cresol	Hidroxilamina
Naftaleno	Azul-de-metileno (na infância)
Nitrobenzeno	Hematina
Pentaclorofenol	Cisplatina

2.4. Agentes físicos

A hemólise pode ocorrer por lesão térmica em casos de queimadura extensa e por administração de fluidos fisiológicos com temperaturas elevadas. Nesse grupo também está incluída hemólise por fragmentação de eritrócitos, que pode ocorrer em duas situações:

A) anormalidades de grandes vasos e do coração – por exemplo, em casos de próteses valvares;
B) anormalidades de pequenos vasos (anemia hemolítica microangiopática) – púrpura trombocitopênica trombótica, coagulação intravascular disseminada, vasculites, hipertensão maligna e outras.

2.5. Hipofosfatemia

Pode ocorrer anemia hemolítica em casos graves de hipofosfatemia.

2.6. Hemoglobinúria paroxística noturna

É uma doença rara, na qual ocorre hemólise intravascular por um distúrbio da membrana das hemácias que torna as células sensíveis à lise por complemento.

2.7. Anemia da célula esporão na doença hepática

Anormalidades do metabolismo lipídico, na doença hepática, levam à capacidade reduzida do eritrócito de reparação de lesões oxidativas.

Diagnóstico diferencial

Os exames citados a seguir são empregados para a distinção das anemias hemolíticas:

Esfregaço – para evidenciar anormalidades morfológicas das hemácias[1-3, 30].

Teste de Coombs – para a detecção da anemia imuno-hemolítica. O teste positivo indica que os eritrócitos estão ligados a anticorpos do tipo IgG ou componentes do complemento, especialmente C3.

Teste de fragilidade osmótica – é uma medida da resistência da hemácia à lesão osmótica. A fragilidade osmótica está associada com a esferocitose.

Coloração específica para corpúsculos de Heinz – formados em indivíduos portadores de deficiência de G6PD e em esplenectomizados portadores de anemia por hemoglobinopatias[32].

Apresentação clínica

Características da anemia hemolítica congênita – os sintomas apresentados são: anemia de grau variável; icterícia que pode desenvolver-se em períodos de exacerbação sem associação com prurido; crises aplásticas que podem desenvolver-se com infecções pelo parvovírus B19; esplenomegalia leve a moderada, com exceção de crianças com idade superior a 5 anos portadoras de anemia falciforme; colelitíase; úlceras de membros inferiores, mais freqüentes na anemia falciforme e na esferocitose hereditária; anormalidades esqueléticas devido à expansão eritróide da medula óssea.

Características da anemia hemolítica adquirida – a anemia hemolítica pode desenvolver-se agudamente após transfusão de sangue incompatível ou pela ingestão de substância oxidante em pacientes com deficiência de G6PD ou em associação com estado febril agudo. São comuns lombalgia, dor abdominal e de membros, cefaléia, mal-estar, vômitos, calafrios e febre. A dor abdominal pode ser intensa, simulando sinais de abdome agudo. Palidez, icterícia, taquicardia e/ou sintomas de anemia grave podem estar presentes.

A hemólise pode ocorrer de forma insidiosa por um período de semanas ou meses, de forma que há uma adaptação cardiovascular à anemia com pacientes pouco sintomáticos. Palidez e icterícia podem ser os primeiros sinais de doença. Por vezes, as manifestações da doença desencadeante do processo podem ser os primeiros sintomas, como no caso de neoplasias, doenças do colágeno ou de infecções[32].

Parâmetros laboratoriais

As alterações laboratoriais relacionam-se a dois eventos: aumento da destruição dos eritrócitos e elevação compensatória da eritropoese.

Os sinais de aumento da destruição de eritrócitos são hiperbilirrubinemia, aumento de desidrogenase láctica, queda dos níveis de haptoglobina tanto na hemólise intravascular quanto na extravascular. Quando a hemólise ocorre no espaço intravascular, ou seja, quando os eritrócitos são destruídos dentro da circulação, são observadas hemoglobinúria e hemossiderinúria. Os sinais de elevação compensatória da eritropoese, que aparecem três a seis dias após um episódio agudo de hemólise, são reticulocitose e macrocitose ao hemograma, e no esfregaço são encontradas alterações morfológicas – policromatofilia e pontilhado basofílico fino no reticulócito[1,29]. Na medula óssea ocorre hiperplasia eritróide.

HEMOGLOBINÚRIA PAROXÍSTICA NOTURNA

A hemoglobinúria paroxística noturna ou síndrome de Marchiafava-Micheli[1] é uma doença adquirida onde ocorre hemólise intravascular crônica. É uma alteração primária da medula óssea e, além dos eritrócitos, envolve outras linhagens celulares do sangue. A hemoglobinúria paroxística noturna pode evoluir para anemia aplástica, anemia sideroblástica e mielofibrose; raramente evolui para leucemia aguda. A etiopatogenia está relacionada à mutação somática do gene glicofosfatidilinositol A (PIG A) que codifica a proteína chamada glicofosfatidilinositol classe A (GIP). A GIP serve como "âncora" de proteínas à camada bilipídica da membrana celular. Entre essas proteínas encontra-se o DAF (*decay accelerating factor*, CD55) e o MIRL (*membrane inhibitor of reactive IIII*, CD59). O DAF e o MIRL protegem a membrana das células à lise pelo complemento. Na hemoglobinúria paroxística noturna há deficiências de moléculas do CD55 (DAF), CD59 (MIRL) e acetilcolinesterase nos eritrócitos; CD67, CD24, CD16, CD55 e CD59 para polimorfonucleares; CD14, CD55 e CO58 para monócitos; CD55, CD58, CD59, CO24, CD16 para linfócitos e CD55 e CD59 para plaquetas[1,2].

O PIG A é formado por seis éxons e encontra-se no braço curto do cromossomo X. Mais de 100 mutações já foram identificadas, levando, por exemplo, à formação de um códon de interrupção com terminação prematura do peptídeo produzindo proteínas não-funcionais, parcialmente funcionais ou instáveis. Os eritrócitos patológicos são classificados como células de hemoglobinúria paraxística noturna dos tipos I, II e III, conforme sua sensibilidade à lise.

É uma doença principalmente de adultos jovens, mas pode manifestar-se em qualquer idade. A incidência é de 1 a 10:1.000.000.

O quadro clínico mais comum é a hemólise intravascular crônica que varia conforme o número de eritrócitos anormais circulantes e o grau de expressão da anormalidade na membrana, principalmente com anemia normocítica normocrômica. A variação clínica também está relacionada a complicações de doença medular que vai instalando-se no lugar da hemoglobinúria paroxística noturna ou conforme os quadros de trombose. Podem-se observar dores abdominal, nas costas e musculoesquelética, que são associadas à hemólise ou isquemia por trombos em vasos de pequeno e médio calibres. Podem ocorrer síndrome de Budd-Chiari (trombose de veias hepáticas), tromboses da veia porta e das veias esplênica, mesentéricas, cerebral etc. A trombose pode estar ligada à ativação das plaquetas pelo complemento. A hemoglobinúria paroxística noturna pode ser acompanhada de anemia ferropriva por hemoglobinúria e hemossidenúria. A hemoglonúria pode estar presente na primeira urina da manhã, pois durante o sono há acidose respiratória leve que ativa o complemento e leva à hemólise durante a noite (quadro que explica o nome inicialmente dado à doença)[32].

Laboratorialmente, há anemia geralmente normocítica normocrômica, podendo variar com macrocitose e reticulocitose ou microcitose por perda. Podem-se observar granulocitopenia e plaquetopenia (pois essas células também ficam suscetíveis à lise por ativação do complemento em suas membranas). Esses dois achados podem ser a manifestação inicial da doença. Conforme o quadro clínico, é uma doença grave, embora 50% dos portadores de hemoglobinúria paroxística noturna possam sobreviver anos. Pode haver reticulocitose ou número normal de reticulócitos. No teste com sacarose, mistura-se o soro do paciente com soro glicosado a 5% e faz-se incubação com células do paciente, o que estimula a formação de anticorpos que ativam a via clássica do complemento. No teste de Ham, o soro acidificado estimula a ativação da via alternativa do complemento com lise das células da hemoglobinúria paroxística noturna. O resultado pode ser falso-negativo após crise hemolítica por diminuição das células de hemoglobinúria paroxística noturna. A porcentagem de granulócitos da hemoglobinúria paroxística noturna é mais fidedigna ao tamanho do clone que a porcentagem de eritrócitos.

A superfície eritrocitária na hemoglobinúria paroxística noturna liga-se com maior afinidade às moléculas de C3 com ativação de C5 a C9, levando à maior lise celular que em células normais. Na hemoglobinúria paroxística noturna do tipo II, observa-se o complexo C5b-C9 que se forma na superfície do eritrócito e penetra na membrana. Todas as células têm alterações das proteínas que regulam o complemento, mas os eritrócitos são mais suscetíveis à lise. A hemoglobinúria paroxística noturna do tipo II tem aumento moderado da sensibilidade das células, com deficiência parcial de proteínas. Na hemoglobinúria paroxística noturna do tipo III, as células são muito suscetíveis, com deficiência completa de proteínas ancoradas à GIP. Em um mesmo paciente, pode haver os dois tipos de clone. Já se observou uma relação entre hemoglobinúria paroxística noturna e HLA-DR2, sendo esse último considerado fator predisponente no processo auto-imune que a envolve, expondo clones ocultos de células da hemoglobinúria paroxística noturna.

O tratamento pode ser feito com prednisona em dias alterandos (15 a 40mg), pois observou-se que diminui a taxa de hemólise e dose maior nos episódios de crise hemolítica. Andrógenos como esteróides anabólicos, por exemplo, danazol, podem ser usados em pacientes com anemia por hemoglobinúria paroxística noturna. A reposição de ferro pode ser feita, mas pode gerar hemólise por produção de eritrócitos sensíveis. Em casos de mielodisplasia, pode-se optar por transplante de medula óssea alogênico[1-3].

ESFEROCITOSE HEREDITÁRIA

A célula eritrocitária é um disco bicôncavo, com diâmetro de 7-8μm, que resiste na circulação por 120 dias e pode passar por capilares de 3μm e fenestrações esplênicas de 2μm por sua capacidade de deformabilidade[1]. A esferocitose hereditária está classificada dentro das anemias hemolíticas por defeito hereditário de uma das proteínas que acoplam o esqueleto da membrana eritrocitária à dupla camada lipídica sobrejacente. As proteínas relacionadas à esferocitose são a espectrina (cadeia α ou β), a anquirina, a banda 3 e a proteína 4,2. A espectrina e a anquirina dão ao eritrócito essas características de resistência e deformabilidade. Mutações nessas proteínas já foram identificadas com padrões de herança autossômicos dominantes (75%), autossômico recessivo, de novas mutações e não-clássicos. Na esferocitose, a via final comum do defeito hereditário é a instabilidade da espectrina, que leva a uma diminuição da relação superfície/volume da membrana, dando fenótipo esférico ao eritrócito[1-3,30].

Epidemiologia

A incidência em indivíduos da Europa setentrional é de 1:5.000, embora possa ocorrer em qualquer população[2]. Cada mutação apresenta incidência diferente. Mutações na α-espectrina (esferocitose hereditária autossômica recessiva) e na β-espectrina (esferocitose hereditária autossômica dominante) ocorrem em 10% dos pacientes com esferocitose hereditária[2,3]. Mutações na anquirina (esferocitose hereditária autossômica dominante) ocorre em 40 a 50% dos casos e na banda 3 (esferocitose hereditária autossômica dominante) em cerca de 20% dos casos. Mutações na proteína 4,2 (esferocitose hereditária autossômica recessiva) são relativamente raras, exceto no Japão, onde várias famílias já foram descritas.

Etiologia e fisiopatogenia

Ocorrem alterações moleculares heterogêneas por alterações genéticas que causam diminuição quantitativa das espectrinas ou defeitos de síntese dessas proteínas (anquirina, banda 3 e proteína 4,2) nos locais de ligação, impedindo a interação vertical entre o esqueleto da membrana e a dupla camada lipídica. Qualquer alteração de genes que codificam essas proteínas causa alterações da membrana que levam à perda excessiva de lípides com conseqüente perda de área de superfície e formação de esferócitos (esferocitose hereditária). No baço, a circulação lenta (favorecendo o maior contato dos eritrócitos com os macrófagos e aumentando a probabilidade de fagocitose) e o estresse oxidativo contribuem para o aumento do grau de esferocitose e hemólise[2] por maior perda da membrana nesse ambiente, sendo a maioria dessas células lisadas no baço. Entretanto, vários autores sugerem que a função do baço na formação do eritrócito esférico na esferocitose hereditária é muito menos importante do que se pensava previamente. Em estudos *in vitro* e *in vivo*, nota-se que os reticulócitos dos pacientes com esferocitose hereditária, ao saírem da medula, já apresentam redução da superfície celular, diferente de algumas formas de anemia hemolítica auto-imune quando a membrana das células vermelhas maturas diminui por fagocitose no baço e então toma a forma esferocítica. A gravidade da hemólise tem correlação com o conteúdo celular de espectrina dos esferócitos.

Apresentação clínica

Sua apresentação clínica distribui-se em uma classificação que toma por base o grau de anemia, a contagem de reticulócitos, o grau de esferocitose, a morfologia eritrocitária, o padrão.

Portador silencioso – hemoglobina normal; reticulócitos de 1 a 3%, morfologia aparentemente normal; curva de fragilidade osmótica normal a fresco e alterada após incubação (24 horas); conteúdo de espectrina de 100%.

Esferocitose hereditária leve – 20 a 30% dos casos. Hemoglobina de 11 a 15g/dl; reticulócitos 3 a 8%; poucos esferócitos à morfologia; curva de fragilidade osmótica normal a levemente alterada a fresco e alterada após incubação (24 horas); conteúdo de espectrina de 50 a 80%.

Esferocitose hereditária moderada – 60 a 75% dos casos. Hemoglobina de 8 a 12g/dl; reticulócitos acima de 8%; moderada esferocitose à morfologia; curva de fragilidade osmótica alterada tanto a fresco quanto após incubação; conteúdo de espectrina de 50 a 80%.

Esferocitose hereditária grave – 5 a 10% dos casos. Hemoglobina inferior a 6g/dl; reticulócitos acima de 10%; esferocitose acentuada e poiquilocitose à morfologia eritrocitária; curva de fragilidade osmótica bastante alterada tanto a fresco quanto após incubação (24 horas); conteúdo de espectrina de 20 a 55%.

O quadro clínico pode variar desde estado hemolítico compensado por aumento da eritropoese até estado hemolítico grave que depende de transfusão. Em geral, um padrão autossômico recessivo está associado a uma doença clinicamente mais grave. O diagnóstico pode ser estabelecido em qualquer idade. As manifestações mais comuns são esplenomegalia, icterícia intermitente devido à hemólise e/ou obstrução biliar, crises aplásticas. Raramente cursa com gota, úlceras em membros inferiores (geralmente regridem com esplenectomia juntamente com a gota), disfunção da medula espinhal, tumores hematopoéticos extramedulares do tórax e miocardiopatia. Aproximadamente 50% dos recém-nascidos necessitam de exsangüineotransfusão, e lactentes, de transfusões periódicas. Evoluem com meses de idade com quadro compensado leve a moderado, icterícia intermitente (exacerbada por infecções virais) e esplenomegalia. Pacientes idosos podem descompensar por hipofuncionamento da medula óssea e aumento do fluxo sangüíneo esplênico como mononucleose infecciosa e atividade física intensa, podendo evoluir com grave hemólise e anemia[3, 30].

A esferocitose hereditária pode cursar com complicações. A crise hemolítica pode ocorrer por aumento da atividade fagocítica do SRE associada a infecções, mas geralmente de pouco valor clínico. Crise aplástica geralmente está associada à infecção por parvovírus B19, exigindo transfusão de hemácias, mas produz imunidade ao vírus. A crise megaloblástica é comum em gestantes por estar associada à deficiência de ácido fólico. Recomenda-se que todos os pacientes com esferocitose hereditária recebam 1mg de folato diariamente para evitar crise megaloblástica[2]. Em crianças de 0 a 5 anos de idade, a incidência de cálculos biliares de bilirrubinato pela produção aumentada de bilirrubinas pela hemólise é de 5%. Entre 11 e 50 anos, a incidência é de 45% e aumenta para 65% em pacientes com idade superior a 50 anos. Um pequeno número de pacientes com esferocitose hereditária pode cursar com eventos trombóticos.

Diagnóstico e parâmetros laboratoriais

Cursa com esferocitose e reticulocitose no sangue periférico, esplenomegalia e hemólise crônica. Nos casos de hemólise crônica, ocorre aumento da bilirrubina indireta, de urobilinogênio, de DHL, diminuição da haptoglobina e reticulocitose, além de esferócitos no esfregaço de sangue periférico.

Hemograma:

Hemoglobina – varia conforme a descrição da classificação.

VCM – varia com o número de reticulócitos circulantes; é geralmente normal ou levemente diminuído; pode estar macrocítico (elevada reticulocitose).

RDW – normal nos casos mais leves ou elevado pela coexistência de esferócitos. A concentração intracelular de hemoglobina também é conseqüência da desidratação intracelular que se observa na esferocitose hereditária[2] – sendo a anemia microcítica hipercrômica.

Histogramas – A distribuição do volume das hemácias apresenta um deslocamento para a esquerda (na sua distribuição, os esferócitos são células microcíticas); o histograma de concentração de hemoglobina (CHCM) mostra uma população de hemácias hipercrômicas em determinados aparelhos (os esferócitos são células hipersaturadas de hemoglobina) que deslocam a curva da CHCM para a direita.

Morfologia eritrocitária – esferócitos presentes em número variado; policromasia presente e em grau variado; podem ser observados eritroblastos em casos mais graves. Podem aparecer acantócitos em casos de defeitos nos locais de ligação da β-espectrina com a proteína 4,2. Eritrócitos em forma de cogumelos ocorrem em casos de deficiência de banda 3.

O teste da antiglobulina direta (Coombs direto) é negativo. Esse dado é importante no principal diagnóstico diferencial da esferocitose hereditária, que é a anemia hemolítica auto-imune. Testes de estabilidade ao calor e isopropranolol afastam hemoglobinopatias instáveis. A curva de fragilidade osmótica varia conforme a classificação da esferocitose. O teste de fragilidade osmótica mede a capacidade do eritrócito de suportar intumescimento em soluções hipotônicas decrescentes. Com a redução da relação superfície-volume, os eritrócitos na esferocitose têm menor capacidade de intumescimento em ambiente hipotônico em relação aos eritrócitos normais. Uma população de eritrócitos com maior número de esferócitos apresenta aumento da fragilidade osmótica comparado ao grupo de eritrócitos normais. Para aumentar a sensibilidade do teste de fragilidade osmótica, principalmente nos casos de esferocitose leve, usa-se o teste de fragilidade osmótica com incubação. Nesse teste, os eritrócitos são submetidos a estresse metabólico, incubados em ambiente sem glicose por 24 horas. Os eritrócitos da esferocitose hereditária perdem lípides de sua membrana e ficam mais sensíveis ao teste de fragilidade osmótica. A quantificação das proteínas da membrana (eletroforese em gel de poliacrilamida) detecta a diminuição das proteínas relacionadas à esferocitose, mas esse teste se restringe a laboratórios de pesquisa[32]. Outro método que também pode ser utilizado é a ectacitometria que estuda a capacidade de resistência dos eritrócitos a um gradiente osmótico e avalia a capacidade de deformabilidade do eritrócito quando submetido a uma força constante.

Diagnóstico diferencial

Doenças que caracterizam esferocitose no esfregaço de sangue periférico, além da esferocitose hereditária: anemia hemolítica comum (do tipo anticorpo quente), incompatibilidade ABO (recém-nascidos), reação transfusional hemolítica, sepse por clostrídios, queimadura grave, veneno de aranha/abelha/cobra, lesão aguda dos eritrócitos por oxidantes, hipofosfatemia grave, bartonelose.

Tratamento

A esplenectomia é um dos principais tratamentos, efetiva na correção do hematócrito e na contagem de reticulócitos (1 a 3%) em quase todos os pacientes com esferocitose hereditária. Mesmo em formas graves, mantém-se discreta anemia pós-esplenectomia, mas reduz-se o número de transfusões. Os riscos da esplenectomia são sepse bacteriana, principalmente por pneumococos, meningococos ou *Haemophilus influenzae* tipo b, e oclusão venosa mesentérica ou portal. Em crianças com idade inferior a 5 anos, evita-se a esplenectomia, pois o risco de sepse é ainda maior. Pacientes submetidos a esplenectomia devem receber vacina antipneumocócica polivalente antes da cirurgia, e crianças, vacinas antimeningocócicas e contra *H. influenzae* tipo b.

Recomendações para esplenectomia: crianças com esferocitose grave; quando moderada, somente se comprometer a atividade física; em adultos com anemia com comprometimento após esplenectomia, mantendo em sangue periférico corpúsculos de Howell-Jolly, acantócitos, células-alvo e siderócitos que normalmente são removidos pelo baço, é provável a presença de baço acessório que pode ser identificado com cintilografia fígado-baço[32].

REFERÊNCIAS BIBLIOGRÁFICAS

1. Greer MD et al. Wintrobe's Clinical Hematology. 11th ed, Philadelphia: Lippincott Williams & Wilkins, 2003. ▪ 2. Oliveira RA et al. Anemias e Leucemias, Conceitos Básicos e Diagnóstico por Técnicas Laboratoriais. São Paulo: Roca, 2004. ▪ 3. Behrman RE et al. Nelson Textbook of Pediatrics. 16th ed, Philadelphia: WB Saunders, 2000, p 1462. ▪ 4. Batista Filho et al. A transição nutricional no Brasil: tendências regionais e temporais. Cad. Saúde Pública 2003; 19(Sup. 1):S181. ▪ 5. Drager LF, Abe J, Martins MA, Lotufo PA, Benseñor IM. Impact of clinical signs at physical examination. J Intern Med 2003; 254:257. ▪ 6. Sheth TN et al. The relation of conjunctival pallor to the presence of anemia. J Gen Intern Med 1997; 12:102. ▪ 7. Nissenson AR. Anemia: not just an innocent bystander? Arch Intern Med 2003; 163:1400. ▪ 8. Tapiero H et al. Iron: deficiencies and requirements. Biomed Pharmacother 2001; 55:324. ▪ 9. Mukhopadhyay D. Iron deficiency anaemia in older people: investigation, management and treatment. Age Ageing 2002; 31:87. ▪ 10. Beveridge BR. Hypochromic anemia. In: Greer J P et al. Wintrobe's Clinical Hematology. Philadelphia: Lippincott Williams & Wilkins, 2003. ▪ 11. Behrman RE et al. Nelson Textbook of Pediatrics. 16th ed. Philadelphia: WB Saunders, 2000, 1462. ▪ 12. Wians FH, Urban JE, Keffer JH, Kroft SH. Discrimination between iron deficiency anemia and anemia of chronic disease using traditional indices of iron status vs transferrin receptor concentration. Am J Clin Pathol 2001; 115:112. ▪ 13. Papadaki HA, Kritikos HO, Valatas V et al. Anemia of chronic disease in rheumatoid arthritis is associated with increased apoptosis of bone marrow erythroid cells: improvement follwing antitumor necrosis factor-a antibody therapy. Blood 2002; 100:474. ▪ 14. Bennett G.Cecil – Tratado de Medicina Interna. Rio de Janeiro, Guanabara Koogan, 2001. ▪ 15. Geissler K. Pathophysiology and treatment of aplastic anemia. Wiener Klinische Wochenschrift 2003; 115:444. ▪ 16. Sleijfer S. Aplastic anaemia: a review. Netherlands Med. 2003; 61: 157. ▪ 17. Little DR. Ambulatory management of common forms of anemia Am Fam Physician 1999; 59:1598. ▪ 18. Robert C, Brown DL. Vitamin B12 deficiency. Am Fam Physician 2003; 67:979. ▪ 19. Pennypacker LC, Allen RH, Kelly JP et al. High prevalence of cobalamin deficiency in elderly outpatients. J Am Geriatr Soc 1992; 40:1197. ▪ 20. Hoffbrand V, Provam D. ABC of clinical haematology. Macrocytic anemias. BMJ 1997; 314:430. ▪ 21. Nygard O, Nordrehaug JE, Refsum H et al. Plasma homocysteine levels and mortality in patients with coronary artery disease. N Engl J Med 1997; 337:230. ▪ 22. Tucker KL, Mahnken B, Wilson PW et al. Folic acid fortification of the food supply. Potential benefits and risks for the elderly population. JAMA 1996; 276:1879. ▪ 23. Wethers DL. Sickle cell disease in childhood. Part I. Laboratory diagnosis, pathophysiology and health maintenance. Am Fam Physician 2000; 62:1013. ▪ 24. Wethers DL. Sickle cell disease in childhood. Part II. Diagnosis and treatment of major coplications and recent advances in treatment. Am Fam Physician 2000; 62:1309. ▪ 25. Araújo PIC. Traço Falciforme. Educação Médica Continuada – Sociedade Brasileira de Pediatria. Disponível em http://www.sbp.com.br. Acesso em 01/06/2004. ▪ 26. Steinberg MH. Management of sickle cell disease. N Engl J Med 1999; 340:1021. ▪ 27. Weatherall DJ. Fortnightly review: the thalassemias. BMJ 1997; 314:1675. ▪ 28. Olivieri NF. The β-thalassemias. N Engl J Med 1999; 341:99. ▪ 29. Abramson SD, Abramson N. Common uncommon anemias. Am Fam Physician 1999; 59:851. ▪ 30. Olivieri NF. Long-term safety and effectiveness of iron-chelation therapy with deferiprone for thalassemia major. N Engl J Med 1998; 339:417. ▪ 31. Kowdley KV, Kaplan MM. Iron-chelation therapy with deferiprone – toxicity or lack of efficacy? N Engl J Med 1998; 339:468. ▪ 32. Mentzer WC, Kan YW. Prospects for research in Hematologic disorders. JAMA 2001; 285:640.

27. LINFOADENOMEGALIAS

Célia Maria Kira

Os linfonodos, assim como o baço, constituem a maior porção do sistema imune periférico, tendo como função a linfopoese, a filtração da linfa e o processamento de antígenos (virais, bacterianos etc.). Os linfonodos podem aumentar em volume como resposta a uma variedade de infecções, neoplasias, doenças auto-imunes ou doenças metabólicas[1,2].

Estima-se que o corpo humano possua cerca de 600 linfonodos. Eles são usualmente arredondados ou em forma de feijão e estão conectados à circulação sangüínea por meio de vasos aferentes e eferentes, recebendo drenagem de regiões específicas do corpo. A localização de cada grupo de linfonodos no corpo humano é relativamente constante. Os linfonodos podem variar em tamanho de 2 a 15mm, e em pessoas saudáveis os linfonodos periféricos, como os localizados nas regiões cervicais, submandibulares, axilares ou inguinais, podem ser palpáveis, geralmente em dimensões menores que 1,5cm de diâmetro. As figuras 4.1 e 4.2 mostram os linfonodos mais acessíveis à inspeção e à palpação e os linfonodos da região da cabeça e pescoço.

Quando um paciente se apresenta com ou vem encaminhado ao serviço médico por linfoadenomegalia, geralmente esta é o resultado de uma causa infecciosa benigna e autolimitada, cujo diagnóstico pode ser feito com base em história clínica cuidadosa e no exame clínico. Há casos, contudo, em que a linfoadenomegalia pode ser a manifestação de uma doença mais grave, como linfoma, tuberculose, síndrome da imunodeficiência humana adquirida ou câncer metastático.

Nos casos em que a história clínica e o exame clínico não fornecem de maneira clara um diagnóstico provável, surgem dúvidas de como conduzir melhor o caso: 1. que exames laboratoriais são os mais adequados (quando pedir e quando repetir)?; 2. é necessária a realização de uma biópsia do linfonodo e quando fazê-lo?, 3. o paciente precisa ser encaminhado para um especialista – hematologista, infectologista ou oncologista?; e quando encaminhar?

Este capítulo tentará fornecer uma visão ampla da temática e dirimir algumas das dúvidas expostas anteriormente, de forma prática. Tem como objetivos principais a avaliação e o diagnóstico diferencial das linfoadenomegalias periféricas. Propõe um fluxograma diagnóstico que facilite a condução do caso pelo médico que aten-

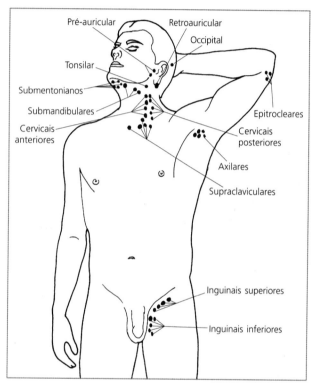

Figura 4.1 – Linfonodos mais acessíveis à inspeção e à palpação (adaptado de Mosby's Guide Physical Examination, 3rd ed, 1995, p 202).

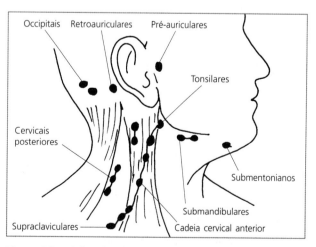

Figura 4.2 – Linfonodos da região da cabeça e pescoço (adaptado de Barbara Bates. Propedêutica Médica, 4ª ed, 1990, p 148).

de o paciente e a melhor utilização dos recursos laboratoriais, inclusive discutindo a necessidade ou não da biópsia ganglionar.

Algumas definições serão apresentadas para um melhor entendimento do texto e também para auxiliar no raciocínio clínico.

DEFINIÇÕES

O termo linfoadenomegalia refere-se aos linfonodos que são considerados alterados, anormais, seja em tamanho, seja em consistência ou em número. Classifica-se como **linfoadenomegalia generalizada** quando os linfonodos estão aumentados em duas ou mais cadeias ganglionares não-contíguas e de **linfoadenomegalia localizada** quando somente uma cadeia está envolvida. Essa diferenciação auxilia na formulação de diagnósticos diferenciais, uma vez que a linfoadenomegalia localizada nos faz procurar processos inflamatórios/infecciosos locais (Quadro 4.10), enquanto a linfoadenomegalia generalizada quase sempre indica a presença de doença sistêmica[3].

Quadro 4.10 – Grupo de linfonodos: localização, drenagem linfática e diagnóstico diferencial (adaptado de Ferrer, 1998).

Localização do gânglio	Drenagem linfática	Causas
Submandibular	Língua, glândulas salivares, submandibulares, lábios e boca, conjuntivas	Infecção da cabeça, pescoço, seios da face, orelhas, olhos, couro cabeludo, faringe
Mentoniano	Lábio inferior, assoalho da boca, ponta da língua, bochecha	Síndrome da mononucleose (vírus Epstein-Barr, citomegalovírus, toxoplasmose)
Jugular	Língua, tonsilas, pavilhão auricular, parótida	Faringite (viral ou bacteriana), rubéola
Cervical posterior	Couro cabeludo e pescoço, pele dos braços e peitorais, tórax, gânglios cervicais e axilares	Tuberculose, linfomas, tumores malignos da cabeça e pescoço
Occipital	Couro cabeludo e cabeça	Infecção local
Retroauricular	Conduto auditivo, pavilhão auricular e couro cabeludo	Infecção local
Pré-auricular	Pálpebras e conjuntivas, região temporal, pavilhão auricular	Infecção local
Supraclavicular direito	Mediastino, pulmões, esôfago	Câncer de pulmão, retroperitoneal ou gastrintestinal
Supraclavicular esquerdo (nódulo de Virchow)	Tórax, ducto torácico, via abdominal	Linfoma, câncer retroperitoneal ou torácico, infecção fúngica ou bacteriana
Axilar	Braços, parede torácica, mamas	Infecções, doença da arranhadura do gato, linfomas, câncer de mama, implantes de silicone, brucelose, melanoma
Epitroclear	Cotovelo e mão	Infecções, linfoma, sarcoidose, tularemia, sífilis secundária
Inguinal	Pênis, escroto, vulva, vagina, períneo, região glútea, parede abdominal baixa, canal anal	Infecções da perna ou pé, doenças sexualmente transmissíveis, linfoma, tumores pélvicos, peste bubônica

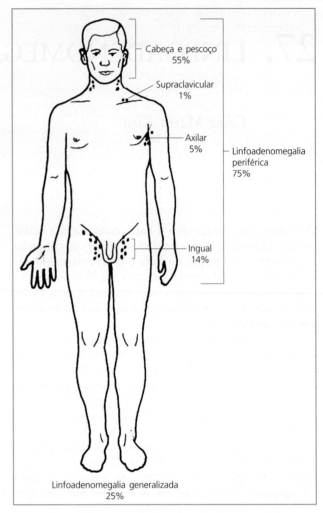

Figura 4.3 – Apresentação da linfoadenomegalia por local anatômico (%) (adaptado de Ferrer, 1998).

A figura 4.3 mostra o resultado de dois estudos realizados em serviço médico de atendimento primário, onde aproximadamente três quartos dos pacientes apresentaram a linfoadenomegalia na forma localizada e um quarto na forma generalizada[4,5].

EPIDEMIOLOGIA

São escassos os dados de literatura referentes à prevalência/incidência de linfoadenomegalia em ambulatório de atendimento primário ou em programas de saúde da família. E quando existentes são, na maioria das vezes, de estudos retrospectivos.

Uma incidência anual de 0,5% de linfoadenomegalia, na população geral, foi encontrada por Allhiser et al[4]. nos Estados Unidos, e Fijten e Blijham[6] na Holanda, que verificaram incidência de 0,6%. Quanto à prevalência de malignidade das linfoadenomegalias, Fijten et al.[6], nesse mesmo estudo holandês, encontraram uma taxa de 1,1% de malignidade e, em outros dois estudos realizados, em serviço de saúde da família, a taxa encontrada foi de 0% e 1,26%, respectivamente[4,5]. Tais dados contrastam com a prevalência de 40 a 60% de malignidade em biópsias de linfonodos, quando estas foram realizadas em centros de referência hematológica[2] ou oncológica[7].

Em locais de atendimento primário, pacientes com 40 anos de idade ou mais têm cerca de 4% de risco de câncer *versus* 0,4% em pacientes com idade inferior a 40 anos[6].

Da América Latina e Central há dados de dois trabalhos: Miyahira et al.[8], no Peru, encontraram uma taxa de 12,1% de malignidade em seu serviço, e Almonte et al.[9], na República Dominicana, uma taxa de 28,2%, porém com casuística pequena.

Não foram encontrados trabalhos brasileiros sobre a prevalência de linfoadenomegalias em adultos nos últimos 15 anos. Entretanto, em linfoadenomegalias em crianças há dois trabalhos muito interessantes realizados em hospitais gerais: Petrilli et al.[10], em São Paulo, discutem qual a melhor conduta diante de um gânglio periférico e quando se indicar a biópsia de gânglio, enquanto Souza et al.[11], em Santos, analisam a eficácia da biópsia ganglionar na elucidação diagnóstica.

COMO DIAGNOSTICAR A LINFOADENOMEGALIA

Embora o número de doenças e situações clínicas associado a linfoadenomegalias seja imenso (Quadro 4.11), a causa da linfoadenomegalia, freqüentemente, torna-se óbvia após uma história clínica cuidadosa e completa e um exame clínico criterioso. Assim sendo, enfatizaremos de maneira sistematizada quais pontos em que o médico deverá estar mais atento em relação a esse dois instrumentos propedêuticos.

História

Dentre as várias perguntas realizadas durante a anamnese, quatro pontos principais foram selecionadas como de importância fundamental[3]:

1. Os sintomas e os sinais que o paciente apresenta são sugestivos de infecção/inflamação ou de uma neoplasia de local específico?
2. Há sintomas sistêmicos como febre, perda de peso, fadiga ou sudorese noturna que possam sugerir, além da tuberculose, linfomas, vasculites, infecções não reconhecidas à primeira vista ou doenças malignas?
3. Há dados epidemiológicos como exposição ocupacional, viagem recente ou comportamento de risco (uso de drogas intravenosas, transfusões sangüíneas, comportamento sexual) que sugiram doenças específicas?
4. O paciente faz uso de alguma medicação habitual? Alguns medicamentos, como a fenitoína, podem causar linfoadenomegalia como efeito colateral, em vez da doença do soro. Outras drogas que podem causar linfoadenomegalia estão listadas no quadro 4.12.

Exame clínico

A palpação das cadeias submandibulares, cervicais anteriores e posteriores, supraclaviculares, axilares e inguinais, assim como a palpação do fígado e do baço, é de fácil e rápida execução e deve ser realizada para confirmar se a linfoadenomegalia é somente localizada ou não[3]. Em estudo realizado em atendimento primário de saúde, foram identificadas somente 17% de linfoadenomegalias generalizadas[12].

E ao se encontrar linfonodos aumentados, as seguintes características devem ser observadas e anotadas[1,3,7]:

Localização – quando a linfoadenomegalia for localizada, as regiões de drenagem dos linfonodos acometidos devem ser examinadas, procurando-se lesões cutâneas, infecções locais ou tumorações. Linfoadenomegalia nas regiões supraclaviculares têm alto risco de malignidade (estimado em 90% nos pacientes com idade superior a 40 anos e 25% nos inferiores a 40)[6]. A região supraclavicular esquerda recebe drenagem da região torácica e abdominal e o encontro do gânglio de Virchow (grande e de consistência pétrea) é altamente relacionado com câncer gastrintestinal. O quadro 4.10 lista a drenagem linfática e as possíveis doenças associadas.

Quadro 4.11 – Doenças associadas a linfoadenomegalia (adaptado de Harrison's Text Book of Medicine, 1998).

- Doenças infecciosas
  Por vírus: Síndrome da mononucleose (vírus Epstein-Barr, citomegalovírus), hepatite por vírus B, herpes simples, varicela zóster, rubéola, sarampo, adenovírus, HIV, ceratoconjuntivite, varíola
  Bacterianas: estreptococcia, estafilococcia, doença da arranhadura do gato, brucelose, tularemia, peste, crancróide, tuberculose, micobacteriose atípica, sífilis primária e secundária, difteria, hanseníase
  Por fungos: histoplasmose, coccidioidomicose, paracoccidioidomicose
  Por clamídia: linfogranuloma venéreo, tracoma
  Por parasitas: toxoplasmose, leishmaniose, tripanossomíase, filariose
  Por rickétsia: tifo, doença das montanhas rochosas
- Doenças imunológicas
  Artrite reumatóide
  Artrite reumatóide juvenil
  Doença mista do tecido conjuntivo
  Lúpus eritematoso sistêmico
  Dermatomiosite
  Síndrome de Sjögren
  Doença do soro
  Hipersensibilidade a drogas: difenil-hidantoína, hidralazina, alopurinol, primidona, sais de ouro, carbamazepina
  Linfoadenomegalia angioimunoblástica
  Cirrose biliar primária
  Doença enxerto *versus* hospedeiro
  Associada ao silicone
- Doenças malignas
  Hematológicas: doença de Hodgkin, linfoma não-Hodgkin, leucemia linfocítica aguda ou crônica, leucemia de células cabeludas, histiocitose maligna, amiloidose
- Doenças de depósito: Gaucher, Niemann-Pick, Fabry, Tangier
- Doenças endocrinológicas: hipertireoidismo
- Outras doenças
  De Castleman (hiperplasia de linfonodos gigantes)
  Sarcoidose
  Linfadenite dermatopática
  Granulomatose linfomatóide
  De Kikuchi (linfadenite hustiocítica necrotizante)
  De Rosai-Dorfman (linfoadenopatia maciça com histiocitose sinusal)
  De Kawasaki (síndrome dos linfonodos subcutâneos)
  Histiocitose X
  Febre familiar do Mediterrâneo
  Hipertrigliceridemia grave
  Transformação vascular dos sinusóides
  Inflamação pseudotumoral do linfonodo

HIV = vírus da imunodeficiência humana.

Quadro 4.12 – Evolução de casos suspeitos de linfoadenomegalias (adaptado de Ferrer, 1998).

Doença	Achados associados	Testes
Síndrome de mononucleose infecciosa	Fadiga, mal-estar, febre, linfocitose atípica	
Vírus Epstein-Barr*	Esplenomegalia em 50% dos pacientes	Pesquisa de anticorpo IgM ou pesquisa de antígeno da cápsula viral
Toxoplasmose*	80 a 90% dos pacientes são assintomáticos	Pesquisa de anticorpo IgM
Citomegalovírus*	Freqüentemente os sintomas são leves	Pesquisa de anticorpo IgM, cultura do vírus em sangue ou urina
Infecção aguda pelo HIV*	Quadro de gripe-símile, rash cutâneo	Pesquisa do anticorpo anti-HIV
Doença de arranhadura do gato	Febre em um terço dos casos, adenomegalia cervical ou axilar	Usualmente quadro clínico, fazer biópsia se necessário
Faringite por estreptococo do grupo A ou gonococo	Febre, secreção faríngea, adenomegalia cervical	Cultura de secreção da orofaringe em meio apropriado
Tuberculose ganglionar*	Presença de coalescência ganglionar, usualmente pouco dolorosa, não é comum fistulizar	Biópsia, pesquisa de PCR para tuberculose
Sífilis secundária*	Rash cutâneo	VDRL, FTAbs
Hepatite pelo vírus B	Febre, náuseas, vômitos, icterícia	Pesquisa do AgHBs, provas de função hepática
Linfogranuloma venéreo	Adenomegalia dolorosa inguinal e coalescente	Sorologia
Cancróide	Úlcera dolorosa nos genitais, adenomegalia dolorosa na região inguinal	Quadro clínico, cultura
Lúpus eritematoso*	Artrite, rash cutâneo, serosite, alterações hematológicas, pode levar a acometimento renal e de sistema nervoso central	Quadro clínico, anti-DNA, complemento total e frações
Artrite reumatóide*	Artrite	Quadro clínico, fator reumatóide
Linfoma*	Febre, sudorese noturna, emagrecimento em 20 a 30% dos casos	Biópsia
Leucemia	Discrasias sangüíneas, hematomas	Blastos ao hemograma, mielograma
Doença do soro	Febre, mal-estar, artralgia, urticária, exposição suspeita, uso de medicação	Quadro clínico, testes imunológicos
Sarcoidose	Adenomegalia hilar, lesões cutâneas, dispnéia	Biópsia
Doença de Kawasaki	Febre, conjuntivite, rash cutâneo, lesões mucomembranosas	Quadro clínico

* Causas de linfoadenomegalia generalizada.

Tamanho – gânglios cervicais e inguinais de até 1 a 1,5cm de diâmetro podem ser considerados normais, por serem resultado de infecções locais prévias ou de traumatismos repetidos, se as demais características forem normais (consistência fibroelástica, mobilidade em relação a planos, indolores etc.). Alguns autores consideram que os gânglios da cadeia epitroclear maiores que 0,5cm ou inguinais maiores que 1,5cm devam ser considerados patológicos[2].

Consistência – a consistência normal de um linfonodo é fibroelástica. A consistência pétrea é encontrada em câncer, geralmente metastático. Consistência fibroelástica, de firme a borrachosa, pode sugerir linfoma ou leucemia crônica. A consistência amolecida sugere infecção ou inflamação local, especialmente se há sinais flogísticos locais.

Coalescência ganglionar – se presente, é sinal de doença sistêmica, podendo ser de etiologia inflamatória/infecciosa (como na tuberculose, sarcoidose ou linfogranuloma venéreo) ou neoplásica (nos carcinomas metastáticos ou linfomas).

Fixação a planos profundos – os gânglios linfáticos normalmente são livres e móveis no espaço subcutâneo. Quando há fixação a planos adjacentes, essa pode ser decorrente ou de invasão (câncer) ou de inflamação no tecido ao redor do gânglio.

Presença de dor local – o crescimento rápido e recente do linfonodo determina a distensão da cápsula e conseqüentemente a dor. Usualmente, a dor ocorre nas inflamações agudas, mas também pode ser devido à hemorragia dentro do gânglio, à estimulação imunológica ou à invasão maligna do linfonodo[13].

A figura 4.4 apresenta um fluxograma prático para auxiliar no diagnóstico diferencial das linfoadenomegalias, orientando a avaliação e a solicitação dos exames complementares.

Reenfatizamos que, na grande maioria dos casos e principalmente nos indivíduos jovens, a história clínica cuidadosa e o exame clínico adequado e criterioso identificam a causa, tais como tonsilite (bacteriana ou por vírus), otite, dermatite, tínea, picada de insetos, impetigo, abscesso dentário etc., quando o tratamento específico deve ser instituído.

Em outros casos existem suspeitas diagnósticas possíveis, sugeridas pela história e pelo exame clínico, porém não-conclusivos, quando então será necessária a realização de exames complementares para a elucidação diagnóstica. Esses exames podem ser gerais, tal como um hemograma ou uma velocidade de hemossedimentação (VHS) ou testes sorológicos para a síndrome *monolike* (HIV, citomegalovírus, toxoplasmose, hepatite por vírus B, o próprio vírus Epstein-Barr) ou até mesmo exames de imagem etc. O quadro 4.12 apresenta a evolução de casos suspeitos de linfoadenomegalia.

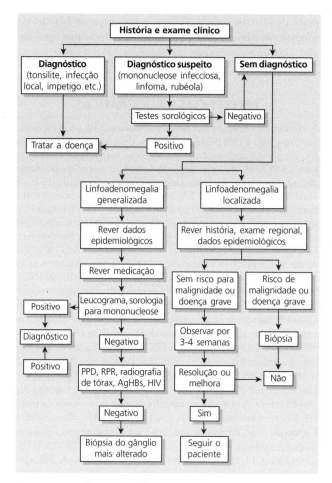

Figura 4.4 – Fluxograma de investigação de linfoadenomegalia (adaptado de Ferrer, 1998).

Uma parcela dos pacientes de causa inconclusiva da linfoadenomegalia e alguns de diagnóstico suspeito, porém com resultados de exames complementares negativos, precisam ser revistos clínica e laboratorialmente. Nos pacientes com linfoadenomegalia localizada com quadro clínico estável e mantendo um bom estado geral, aconselha-se um período de observação de três a quatro semanas, antes de se solicitar biópsia ganglionar, pois o quadro clínico poderá resolver-se espontaneamente ou sua evolução mostrar um diagnóstico conclusivo[1,2]. Nos pacientes com linfoadenomegalia localizada, porém com quadro clínico preocupante ou naqueles com linfoadenomegalia generalizada haverá necessidade de uma revisão da anamnese (dados epidemiológicos, história de medicação) e de um novo exame clínico. Se necessário, novos exames laboratoriais podem ser pedidos, devendo-se também considerar a biópsia ganglionar como um próximo passo para determinar o diagnóstico.

EXAMES COMPLEMENTARES

Os exames complementares (laboratoriais, de imagem) são úteis na confirmação da causa da linfoadenomegalia listada no quadro 4.12, quando já houver suspeita clínica baseada na história e no exame clínico, pois certas manifestações clínicas sindrômicas auxiliam o médico a determinar a causa. Discute-se também neste tópico quando se deve indicar a biópsia ganglionar[3,7].

Hemograma completo – não existe um padrão específico para cada doença (seja benigna, seja maligna), mas ele poderá ser útil nos casos de mononucleose infecciosa (linfocitose com atipia), leucemias agudas (presença de blastos) ou linfoma leucemizado (presença de blastos e linfocitose atípica).

Velocidade de hemossedimentação (VHS) – embora seja um exame inespecífico de atividade inflamatória, se ficar persistentemente elevado, após a fase aguda da doença, poderá indicar a necessidade de investigação posterior e continuada do caso.

Radiografia do tórax – pode mostrar alargamento do mediastino, encontrado em linfomas, sarcoidose, tuberculose e câncer metastático. Lesões parenquimatosas podem ocorrer na tuberculose, na histoplasmose e na sarcoidose.

Testes sorológicos – na suspeita clínica, existem testes específicos para a pesquisa de doenças infecciosas, tais como pesquisa de anticorpos anticápsula viral do vírus Epstein-Barr, pesquisa de anticorpos IgM e IgG para citomegalovírus e toxoplasmose, sorologia para sífilis, pesquisa de PCR para tuberculose, anti-HIV (ELISA e Western blot), entre outros. Em alguns casos (síndrome *monolike*), deve-se repetir a sorologia em 10 a 14 dias, caso o anticorpo IgM apresenta-se negativo na primeira amostra, procurando-se verificar na segunda amostra a positivação do IgM ou o aumento de quatro vezes o título dos níveis de anticorpos anti-IgG.

Bioquímica de sangue – costuma ser inespecífica na maioria das doenças. Pode ocorrer aumento de transaminases hepáticas na mononucleose infecciosa e na toxoplasmose, geralmente não ultrapassando os valores de 200 a 300.

Tomografia computadorizada – pode ser útil para avaliar melhor a área envolvida, pois permite diferenciar linfoadenomegalias de outros alargamentos não-linfáticos (tumores, por exemplo), determinar a localização exata do linfonodo aumentado antes da excisão cirúrgica, particularmente na região cervical, e evidenciar a linfoadenomegalia na região abdominal e no mediastino.

Punção-biópsia por agulha – é a citologia obtida por aspiração de agulha do gânglio comprometido, realizado por um patologista treinado no procedimento. Pode fornecer informações importantes, particularmente nos casos em que a biópsia ganglionar convencional é proibitiva ou tecnicamente difícil. Os resultados falso-positivos são raros, porém há muitos falso-negativos, em virtude de a amostra ser pequena e de o procedimento ser realizado às cegas. Tem sido útil nos casos pediátricos, nos controles de recorrência de câncer e em locais onde não há disponibilidade da biópsia a céu aberto, desde que conte com um patologista treinado.

Biópsia ganglionar a céu aberto – a retirada cirúrgica e o exame histológico do linfonodo são os passos finais na investigação de um paciente com linfoadenomegalia. Deverá ser realizada quando não foi possível determinar a causa através dos testes laboratoriais, se houver um aumento significativo no tamanho do linfonodo ou sua persistência. A biópsia a céu aberto não deve ser realizada quando houver suspeita clínica de mononucleose infecciosa ou de outras infecções causadas por vírus, pois o quadro histopatológico na fase aguda dessas doenças poderá ser confundido com o de linfoma. O linfonodo escolhido para ser removido deve ser o mais alterado possível (com base nos critérios já citados anteriormente: tamanho, consistência etc.). No caso de não existir um linfonodo predominante, a ordem de escolha deve ser a região supraclavicular, pescoço, axila e virilha.

QUANDO ENCAMINHAR AO ESPECIALISTA

Quando o diagnóstico não puder ser estabelecido pela história e pelo exame clínico e o médico que acompanha o caso tiver dificuldades em interpretar corretamente os exames laboratoriais, particularmente alguns testes sorológicos, deve ser solicitada uma interconsulta ao infectologista. O encaminhamento ao oncologista/hematologista deve ser feito quando houver evidência de doença hematológica ou neoplásica, por exemplo, suspeita de leucose aguda, seja pela presença de blastos no sangue periférico, seja pela biópsia ganglionar, que sugira linfoma ou câncer metastático.

O tratamento depende do diagnóstico definitivo.

REFERÊNCIAS BIBLIOGRÁFICAS

1. Harrison's – Principles of Internal Medicine. 14th ed, New York: McGraw-Hill 1998, p 345. ▪ 2. Ghirardelli ML, Jemos V, Gobbi PA. Diagnostic approauch to lymph node enlargement. Haematologica, 1999; 84:242. ▪ 3. Ferrer R. Lymphadenopathy: differential diagnosis and evaluation. Am Fam Physician 1998; 58:1313. ▪ 4. Allhiser JN, McKnight TA, Shank JC. Lymphadenopathy in a family practice. J Fam Practice 1981; 12:27. ▪ 5. Williamson HA. Lymphadenopathy in a family practice: a descriptive study of 249 cases. J Fam Practice 1985; 20:449. ▪ 6. Fijten GH, Blijham GH. Unexploined lymphadenophaty in family pratice. An evaluation of the probability of malignant causes and the effectiveness of physicians workup. J Fam Practice 1988; 27:373. ▪ 7. Pangalis GA, Vassilakopoulos TP, Boussiotis VA et al. Clinical approach to lymphadenopathy. Semin Oncol 1993; 20:570. ▪ 8. Miyahira J, Biaggionni I, Aguero L et al. Linfadenopatia periferica: 10 anos de experiencia de la biopsia ganglionar. Diagnostico 1986; 18:49. ▪ 9. Almonte Y, La Paz PA, Santos EEC et al. Resultados de 39 biopsias en adenopatias cervicales. Acta Med Dominicana 1997; 19:132. ▪ 10. Petrilli AS, Pinus J, Alves AC et al. Adenomegalias em crianças. Jornal de Pediatria 1986; 61:95. ▪ 11. Souza AR, Shimuta AS, Doi Bautzer CA et al. Adenomegalia em crianças – valor da biópsia. Rev Paul Pediatr 1998; 16:7. ▪ 12. Paauaw DS, Wenrich MD, Curtis JR et al. Ability of primary care physicians to recognize physical findings asssociated with HIV infection. JAMA 1995; 274:1380. ▪ 13. De Andrade JM, Marana HR, Sarmento Filho JM et al. Differential diagnosis of axillary masses. Tumori 1996; 82:596.

28. ALTERAÇÕES DA COAGULAÇÃO

Isolmar Tadeu Schettert

HEMOSTASIA E REMODELAÇÃO TECIDUAL

Abordar o fenômeno da hemostasia idealizando uma série de reações cujo objetivo seria produzir um coágulo para estancar um sangramento está aquém da sua importância biológica. Manifestando-se em momentos tão diversos e distintos como no desenvolvimento embrionário, na formação cancerígena, na sepse ou após alterações oxirredutoras teciduais, a hemostasia sangüínea está relacionada aos fenômenos de remodelação tecidual[1].

Em um pequeno sangramento, a liberação de certas substâncias locais controla o fluxo sangüíneo e a produção intersticial local. Há alocação de plaquetas e quimiotaxia de células. As reações químicas sobre substratos ativados produzirão uma matriz provisória de fibrina (conhecida como coágulo). Posteriormente, a matriz provisória será digerida e substituída por uma matriz permanente com polímeros como o colágeno, em que células endoteliais irão penetrar, formando novos vasos. Esse processo acontecerá em diferentes escalas sempre que houver uma remodelação tecidual, desde o período fetal até os últimos segundos de vida.

Nesse contexto, a hemostasia é plenamente atuante e interativa com outros sistemas biológicos, como os das metaloproteinases, da angiogênese e das citocinas inflamatórias (Fig. 4.5).

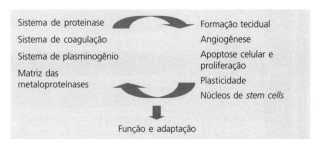

Figura 4.5 – Vias da remodelação tecidual.

As manifestações dos distúrbios da hemostasia podem então ocorrer sob diversos componentes, em diferentes locais e tempos. Podemos dividi-la em três momentos que incluem a hemostasia primária, a hemostasia secundária e a fibrinólise, conectados entre si (Quadros 4.13, 4.14 e 4.15; Figs. 4.6, 4.7 e 4.8).

Quadro 4.13 – Hemostasia primária.

Principais componentes	Plaquetas, endotélio
Principais proteínas	Fator de Von Willebrand, glicoproteínas plaquetárias (GP IIbIIIa, IIb), fator plaquetário 4
Funções primordiais na hemostasia	Agregação e acoplamento de plaquetas formam um tampão hemostático em que é possível reorganizar a estrutura local
Manifestações clínicas de alterações nos seus componentes	Petéquias, equimoses, epistaxes e sangramentos gengivais

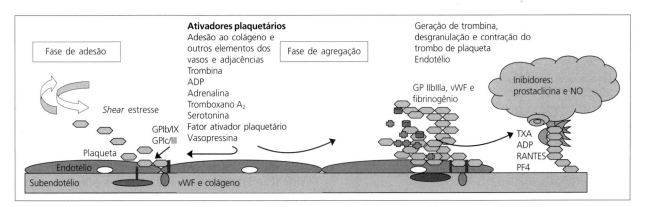

Figura 4.6 – Hemostasia primária. vWF = fator de Von Willebrand; NO = óxido nítrico; TXA = tromboxano A; RANTES = *regulated upon activation normal T-cell expressed and secreted* (secretado e regulado sob ativação por linfócito); FP4 = fator plaquetário 4.

Quadro 4.14 – Hemostasia secundária ou das vias da coagulação (extrínseca, intrínseca e comum).

Principais componentes	Fatores da coagulação, principalmente trombina e proteínas de controle da hemostasia
Principais proteínas	Fatores das vias extrínseca (fatores VII e X) e intrínseca (fatores VIII, IX, X e V) e proteínas de controle da hemostasia (proteínas C/S, trombomodulina, antitrombina III, TAFI)
Funções primordiais na hemostasia	Formação e controle da produção de uma matriz provisória constituída de fibrina
Manifestações clínicas de alterações nos seus componentes	Sangramentos viscerais, hemartroses, hematomas

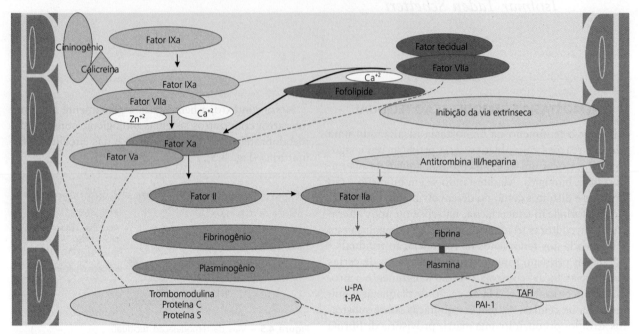

Figura 4.7 – Hemostasia secundária: vias extrínseca (direita) e intrínseca (esquerda) coincidem na via final comum. Nas linhas tracejadas, as proteínas controladoras da hemostasia. uPA = ativador do plasminogênio tipo uroquinase; tPA = ativador do plasminogênio tecidual; PAI-1 = inibidor do ativador do plasminogênio-1; TAFI = inibidor da fibrinólise ativado pela trombina.

Quadro 4.15 – Fibrinólise.

Principais componentes	Trombina, plasminogênio e plasmina
Principais proteínas	
Funções primordiais na hemostasia	Destruição da fibrina formada, ativação da via das metaloproteinases, ativação de proteínas inflamatórias
Manifestações clínicas de alterações nos seus componentes	Tromboses, coagulação intravascular disseminada, malformação tecidual

Correlação das manifestações clínicas e laboratoriais nas alterações da hemostasia

A análise laboratorial é essencial para a discriminação de possíveis alterações na hemostasia. Conforme a manifestação clínica, determinados exames laboratoriais podem ser sugeridos e correlacionados com possíveis diagnósticos (Quadros 4.16 e 4.17).

DOENÇAS DA HEMOSTASIA PRIMÁRIA

Como observado no quadro 4.17, essas doenças apresentam as seguintes características[4]:

Manifestação clínica – petéquias, púrpuras, equimoses, sangramento de mucosas (epistaxe, gengivorragia, sangramento das conjuntivas, do trato digestório e das vias urinárias), hipermenorragia, metrorragia, sangramento após cirurgia ou extração dentária e em sistema nervoso central.

Alteração laboratorial – número das plaquetas, fator Von Willebrand ou formação endotelial anômala.

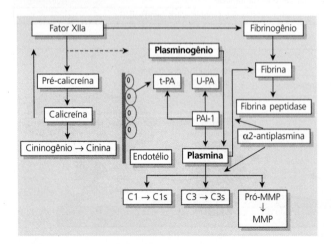

Figura 4.8 – Via da fibrinólise. MMP = metaloproteases da matriz tecidual.

ALTERAÇÕES DA COAGULAÇÃO

Quadro 4.16 – Manifestações clínicas e laboratoriais relacionadas à hemostasia primária.

Manifestação clínica	Qual local da hemostasia pode estar alterado?	Exames iniciais da investigação	Exames complementares	Diagnósticos sindrômicos	
Sangramento cutâneo-mucoso Petéquias Equimoses e púrpuras	Hemostasia primária: interação plaquetas-endotélio	Tempo de sangramento Contagem plaquetária	Provas de agregação plaquetária Análise das glicoproteínas plaquetárias Detecção de anticorpos antiplaquetários Quantificação do antígeno do fator de Von Willebrand (associado à dosagem do fator VIII e do co-fator de ristocetina)	**Alterações plaquetárias**	
				Plaquetopenia	
				Produção diminuída Hereditária (síndrome de Fanconi) Adquirida (anemia aplástica)	Destruição aumentada Não-imunológica (púrpura trombocitopênica trombótica) Imunológica (púrpura trombocitopênica idiopática)
				Alterações qualitativas plaquetárias	
				Hereditárias Alterações nas glicoproteínas: GP IIb/IIIa-Glanzmann, GP Ib, IX, V – síndrome de Bernard-Soulier, CD43 – syndrome de Wyskott-Aldrich	Adquiridas Uremia, disproteinemias, doenças mieloproliferativas, Induzidas por drogas, CIVD, circulação extra-corpórea
				Alterações vasculares	
				Púrpura não-palpável Aumento do gradiente transmural (estase venosa) Integridade mecânica diminuída (púrpura senil)	Púrpura palpável Vasculites Disproteinemias
				Telangiectasias, sarcoma de Kaposi, doença de Fabry	
				Alterações em proteínas envolvidas na função plaquetária e formação de fibrina Doença de Von Willebrand	

CND = coagulação intravascular disseminada

Quadro 4.17 – Manifestações clínicas e laboratoriais relacionadas à hemostasia secundária e à fibrinólise.

Manifestação	Local	Exames	Exames complementares	Diagnósticos sindrômicos
Sangramento visceral Hemartroses Hematomas	Hemostasia secundária proteínas: das vias intrínseca e extrínseca da coagulação	**Tempo de protrombina – TP/ RNI*** Testa a formação de um coágulo in vitro incubando-se plasma calcificado com tromboplastina (uma suspensão de fator tecidual e fosfolípides). Avalia os fatores V, VII e X. Monitoriza o uso de anticoagulantes orais cumarínicos. *Para a padronização de anticoagulação obtida pela fórmula: RNI = (TP paciente/média TPs)^ISI **ISI: International sensitivity index **Tempo de tromboplastina parcial ativado –TTPA/ RT** Avalia a formação de um coágulo in vitro incubando-se plasma calcificado, um ativador tipo tromboplastina e fosfolípides Avalia os fatores VIII, IX, IX. Deficiências do fator XII e atividades reduzidas dos fatores V, X e fibrinogênio	**Avaliação específica dos fatores de coagulação** Avalia a atividade dos fatores de coagulação comparando-se o plasma do paciente com o plasma deficiente de fatores (usando-se o TP e o TTPA como parâmetros, ou pela formação de fator Xa, via método cromogênico). Podem-se mensurar fatores VIII, IX, IX, XII V, VII e X **Presença de inibidores** **Inespecíficos:** detecção de anticoagulante lúpico. Testes de triagem (TTPA, dRVVT, KCT) identificam anormalidades utilizando reagente com baixa concentração de fosfolípides. Então, é realizada uma mistura com plasma normal para a demonstração que a anormalidade é causada por um inibidor inespecífico e não por deficiências de fatores da coagulação. A confirmação é realizada por testes como o PNP (prova de neutralização plaquetária) **Específicos:** Inibidores dos fatores de coagulação (fatores VIII, IX) O TTPA é sensibilizado e correlacionado com plasma normal ou deficiente de um fator específico por mixing tests TT e dosagem de fibrinogênio Avalia as anormalidades no fibrinogênio. Método de Clauss: é baseado na formação de um trombo ou clivagem após adição de quantidade de trombina in vitro **Análise gênica para fatores VIII, IX e Von Willebrand**	**Alterações no tempo de protrombina** Uso de anticoagulantes orais tipo cumarínicos Deficiências de fatores VII, X, V, II (protrombina) e I (fibrinogênio) Doenças hepáticas Alterações do metabolismo da vitamina K (síntese ou absorção) Disfibrinogenemia, afibrinogenemia e hipofibrinogenemia (se < 100mg/dl) CIVD **Alterações no tempo de tromboplastina parcial ativado** Deficiências dos fatores da via Intrínseca da coagulação: XII, XI, IX, VIII, X, V, II (protrombina) e I (fibrinogênio) Uso de heparina não-fracionada Presença de inibidores (anticoagulante lúpico) ou específicos de fatores (antifator VIII) Doenças hepáticas Disfibrinogenemia, afibrinogenemia e hipofibrinogenemia (se < 100mg/dl) CIVD **Alterações no tempo de trombina e na dosagem de fibrinogênio** Controle da fibrinólise primária e secundária (coagulopatias congênitas, adquiridas e de consumo – CIVD e fibrinogenólise) Diagnóstico da disfibrinogenemia, hipofibrinogenemia e afibrinogenemia Diagnóstico diferencial de pacientes com risco trombótico aumentado associado à disfibrinogenemia ou hiperfibrinogenemia

RNI = razão normalizada internacional (em inglês, INR); TP = tempo de protrombina; TTPA = tempo de tromboplastina parcial ativado; dRVVT = Russell *vipei venom time*; KCT = *kaolin clotting time* (são testes de triagem para a detecção de anticorpos antifosfolípedes).

Continua na página seguinte.

Quadro 4.17 – Manifestações clínicas e laboratoriais relacionadas à hemostasia secundária e à fibrinólise *(Continuação).*

Manifestação	Local	Exames	Exames complementares	Diagnósticos sindrômicos
Sangramento difuso	Fibrinólise	Tempo de protrombina – TP/RNI Tempo de tromboplastina parcial ativado –TTPA/ RT Tempo de trombina – TT Dosagem de fibrinogênio	Tempo de lise de euglobulina	**Alterações no tempo de protrombina** Uso de anticoagulantes orais tipo cumarínicos; deficiências de fatores VII, X, V, II (protrombina) e I (fibrinogênio), doenças hepáticas; alterações do metabolismo da vitamina K (síntese ou absorção), disfibrinogenemia, afibrinogenemia e hipofibrinogenemia (se < 100mg/dl), CIVD
				Alterações no tempo de tromboplastina parcial ativado Deficiências dos fatores da via Intrínseca da coagulação: fatores XII, XI, IX, VIII, X, V, II (protrombina) e I (fibrinogênio); uso de heparina não-fracionada, presença de inibidores (anticoagulante lúpico) ou específicos de fatores (antifator VIII), doenças hepáticas; disfibrinogenemia, afibrinogenemia e hipofibrinogenemia (se < 100mg/dl), CIVD
				Alterações no tempo de trombina e na dosagem de fibrinogênio Controle da fibrinólise primária e secundária (coagulopatias congênitas, adquiridas e de consumo – CIVD e fibrinogenólise) Diagnóstico da disfibrinogenemia, hipofibrinogenemia eafibrinogenemia Diagnóstico diferencial de pacientes com risco trombótico aumentado associado à disfibrinogenemia ou hiperfibrinogenemia

Sugerimos a investigação a partir dos seguintes princípios[5, 6, 7]:

- **Há uso de medicamentos que podem causar alteração na hemostasia primária:**

  Antiinflamatórios – aspirina, naproxeno, ibupropeno, piroxicam, indometacina.
  Antibióticos – penicilinas, cefalosporinas, nitrofurantoína.
  Antagonistas do ADP – ticlopidina e clopidogrel.
  Antagonistas do receptor IIb-IIIa – tirofibam, eptifibatide e abciximab.
  Heparina – heparina não fracionada e de baixo peso molecular. Uso recente de heparina por um período superior a cinco dias nos últimos 30 dias (ou nova exposição a essa medicação em 120 dias).
  Cardiovascular – quinidina, bloqueadores dos canais de cálcio, nitroprussiato e nitratos.
  Expansores de volume – dextrano.
  Oncológicas – daunorrubicina, mostarda etc.

  A suspensão desses medicamentos, habitualmente, acarreta na normalização dos valores de hemostasia em uma a duas semanas. Exceção àqueles indutores de uma resposta imune prolongada.

- **A etiologia pode ser hereditária?** História familiar positiva e manifestações na infância. Pode ser uma **pseudoplaquetopenia?** Avaliar se há aglutinação aos diferentes anticoagulantes da coleta (EDTA, citrato).

- O paciente está **aparentemente sadio?** O quadro clínico e o exame clínico mostram apenas alterações relacionadas à plaquetopenia – não há indícios de doenças hepáticas, leucemias, doenças linfoproliferativas, esplenomegalia, doenças auto-imunes ou infecções ou gravidez em curso. Pode ser **púrpura trombocitopênica imunológica** (idiopática).

- Há indícios de microangiopatia? Anemia hemolítica ou insuficiência renal aguda? Pode ser **síndrome hemolítico-urêmica/púrpura trombocitopênica trombótica** (SHU-PTT).

- Há evidências laboratoriais e clínicas que sugerem doença de natureza auto-imune (lúpus eritematoso sistêmico, síndrome do anticorpo antifosfolípide)?

- **Etiologia** – não proceder ao tratamento em virtude somente do valor das plaquetas.

- **Número de plaquetas e risco de sangramento**[8] – raramente há sangramento com plaquetas acima de 50.000/mm³. O risco de hemorragia no sistema nervoso central aumenta quando a contagem de plaquetas está menor que 20.000/mm³, especialmente menor que 10.000/mm³. Assim, por exemplo, pacientes com aplasia de medula toleram muito bem plaquetas entre 10.000 e 20.000/mm³. Um paciente com (púrpura trombocitopênica idiopática pode não ter nenhum sangramento ativo mesmo com plaquetas < 10.000/mm³. Se a plaquetopenia for auto-imune (púrpura trombocitopênica idiopática), o rendimento transfusional diminui significativamente, pois a plaqueta transfundida rapidamente é destruída. Nesses casos, de forma geral, só transfundir se o sangramento é ativo e associado a outras medidas (imunoglobulina ou corticóide). Já um paciente com coagulação intravascular disseminada e sepse, pode sangrar com plaquetas acima de 20.000/mm³. Se o paciente necessitar de punção lombar ou cirurgia de urgência, pode ser necessário manter plaquetas acima de 50.000-100.000/mm³.

Se as alterações clínicas e laboratoriais sugerem distúrbio de hemostasia primário hereditário, o paciente deve ser encaminhado a um centro de hematologia para seguimento e uso específico de fatores de coagulação, conforme os sangramentos.

PÚRPURA TROMBOCITOPÊNICA IDIOPÁTICA

Doença auto-imune com incidência de 100 casos/1milhão de habitantes/ano[9-13].

Forma aguda – o quadro clínico desenvolve-se em dias a semanas e tem duração de até seis meses, costuma acometer crianças, ter resolução espontânea e um bom prognóstico com resposta satisfatória ao corticóide. Essa forma é responsável por 50% das púrpuras trombocitopênicas idiopáticas, costuma ter pródromos de um quadro viral semanas antes e incidência semelhante entre homens e mulheres.

Forma crônica – duração além de seis meses. O hemograma mostra plaquetopenia isolada. Acomete mais mulheres (mulheres:homens = 2-3:1).

O diagnóstico de púrpura trombocitopênica idiopática é de exclusão. O paciente com púrpura trombocitopênica idiopática somente apresenta sinais e sintomas da plaquetopenia.

A presença de anemia auto-imune associada à púrpura trombocitopênica idiopática caracteriza o diagnóstico da **síndrome de Evans**, não diferenciando seu tratamento.

Outras alterações sugerem outros possíveis diagnósticos: leucopenia, anemia (se houver anemia, ela deve ser ferropriva e justificada por um sangramento causado pela plaquetopenia); hepatomegalia, esplenomegalia ou linfadenopatia; febre, artralgia, hemólise, lesão renal; dor óssea, macrocitose.

Além do hemograma, pode ser realizado mielograma para a exclusão de lesão da série megacariocítica e exames imagenológicos (ultra-sonografia de abdome) para a avaliação de acometimento visceral por outra doença, excluindo-se o diagnóstico de púrpura trombocitopênica idiopática. O exame de anticorpos antiplaquetários apresenta baixos valores preditivos, não sendo recomendado.

Tratamento – avaliar se há uma situação emergencial: sangramento importante em mucosas, sangramento no sistema nervoso central ou nas cavidades, necessidade de um procedimento (punção lombar, drenagem de tórax) ou cirurgia de urgência. Nesses casos, é necessário terapêutica imediata. Nessas situações, para o tratamento utiliza-se imunoglobulina por via intravenosa e/ou pulso de metilprednisolona e transfusão de plaquetas.

A púrpura trombocitopênica idiopática da infância nem sempre precisa ser tratada, há grande chance de cura espontânea, e quando necessário, sobretudo se sangramento em mucosas, responde com sucesso ao corticóide (1a 2mg de prednisona/kg de peso).

Em adultos, a púrpura trombocitopênica idiopática quase sempre necessitará de terapêutica. Inicialmente, prescreve-se prednisona (1 a 1,5mg/kg/dia). A duração da terapêutica é de dois meses e, caso não ocorra resposta ou essa resposta torne-se córtico-dependente, está indicada esplenectomia.

Outras terapêuticas imunossupressoras, como azatioprina e rituxomab podem ser empregadas posteriormente caso não se obtenha resposta com plaquetas acima de 50.000/mm³.

MICROANGIOPATIAS TROMBÓTICAS

Apresentam-se em duas formas: púrpura trombocitopênica trombótica (PTT) e síndrome hemolítica-urêmica (SHU)[14-18]. A PTT é uma doença grave (antes da década de 1960, ela tinha mais de 90% de mortalidade e atualmente a mortalidade com tratamento está em 20%). A PTT e a SHU são doenças com fisiopatologias semelhantes, porém manifestações clínicas distintas quanto aos órgãos acometidos (sistema nervoso central na PTT e rins na SHU) e à prevalência em adultos (PTT) e crianças (SHU).

A PTT acomete mais mulheres que homens (3:2), com idade média de 35 anos (pode variar desde a infância até 90 anos). A SHU freqüentemente ocorre após diarréia sanguinolenta e é mais freqüente na infância.

Caracteriza-se como doença microvascular, acometendo arteríolas e capilares. Há depósito de plaquetas com lesão e proliferação endotelial, o que altera a reologia e resulta na destruição de hemácias e aparecimento de esquizócitos no sangue periférico.

Uma enzima da classe das metaloproteases (ADAMTS 13), responsável pela clivagem dos multímeros do fator de Von Willebrand, apresenta-se deficiente nos pacientes com PTT/SHU. Essa deficiência pode ser hereditária ou auto-imune.

A PTT apresenta plaquetopenia, anemia hemolítica microangiopática, febre, manifestações no sistema nervoso central e insuficiência renal leve. Na SHU, habitualmente, há plaquetopenia com sinais de hemólise (esquizócitos), mas o que predomina é a insuficiência renal grave. O tratamento da PTT consiste em corticoterapia, plasmaférese e vincristina. Na SHU, o tratamento é de suporte.

Qualquer paciente adulto com anemia hemolítica microangiopática e plaquetopenia apresenta com grande probabilidade diagnóstico presuntivo de PTT. A hemólise não é mediada por anticorpos. O teste de Coombs habitualmente é negativo.

Ticlopidina e clopidrogel estão implicados no aumento da incidência de PTT.

DISTÚRBIOS PLAQUETÁRIOS HEREDITÁRIOS

Síndrome de Bernard-Soulier (ausência do receptor Ib) – a plaqueta não se liga ao fator de Von Willebrand. Costuma causar leve sangramento de mucosa[19].

Trombastenia de Glanzmann (ausência do receptor IIb-IIIa) – costuma ter leve plaquetopenia, associada à perda da capacidade de agregação plaquetária[20].

Outros – síndrome de Chédiak-Higashi, albinismo oculocutâneo (síndrome de Hermansky-Pudlak), síndrome da plaqueta cinza (deficiência dos grânulos alfa e densos).

Doença de Von Willebrand

É a doença hereditária mais comum[21] que causa sangramento, com freqüência 1:1.000 pessoas. Há três tipos da doença: I, II e III (Quadro 4.18). A mais comum é a doença de Von Willebrand tipo I, autossômica dominante, que pode ocasionar sangramento em trato gastrintestinal, vias urinárias, pele, orofaringe ou manifestar-se apenas após cirurgia ou traumatismo

Quadro 4.18 – Classificação da doença de Von Willebrand.

Tipo	Característica
I	Deficiência parcial quantitativa do fator de Von Willebrand
II	Deficiência parcial qualitativa do fator de Von Willebrand
IIA	Diminuição da função do fator de Von Willebrand dependente de plaquetas, com perda dos multímeros de alto peso molecular
IIB	Aumento da função do fator de Von Willebrand dependente de plaquetas, com perda dos multímeros de alto peso molecular
IIM	Diminuição da função do fator de Von Willebrand dependente de plaquetas, com estrutura multimérica normal
IIN	Diminuição da afinidade do fator de Von Willebrand pelo fator VIII
III	Deficiência completa do fator de Von Willebrand

Os achados laboratoriais mais freqüentes são: tempo de sangramento prolongado, contagem de plaquetas normal, redução na concentração do fator de Von Willebrand sérico, redução da atividade biológica do fator de Von Willebrand (quando medido com o ensaio do cofator da ristocetina) e atividade reduzida do fator VIII.

No tratamento da doença de Von Willebrand são utilizados:

DDAVP (desmopressina) – aumenta a concentração do fator de Von Willebrand tanto em indivíduos normais quanto em pacientes com doença de Von Willebrand leve. Útil em sangramentos leves (epistaxe, sangramento menstrual). Pode ser utilizado em pacientes que serão submetidos a procedimentos cirúrgicos, se comprovadamente houver aumento do fator de Von Willebrand em testes realizados previamente ao procedimento. Dose inicial: 0,3mcg/kg (a cada 24 horas). Os efeitos colaterais são taquicardia, cefaléia e *flushing*. Hiponatremia e sobrecarga volêmica induzidas pelo DDAVP são raras.

Ácido aminocapróico épsilon (5 ou 0-60mg/kg a cada 4-6 horas) ou ácido tranexâmico (20-25mg/kg a cada 8-12 horas) – podem ser utilizados como terapia adjuvante.

Transfusão de concentrado do fator VIII – altamente purificado e tratado com o calor (destrói o HIV e o vírus das hepatites, porém não destrói o parvovírus). Indicado para os tipos II e III da doença de Von Willebrand. Na ausência desse, pode-se usar o crioprecipitado. O crioprecipitado contém 80-100UI de fator VIII; 5 a 10 vezes o valor encontrado no plasma fresco congelado. O concentrado do fator de Von Willebrand de alto peso é útil para todas as formas da doença, sobretudo em sangramentos moderados a graves e em pós-operatório. Pode ser usado duas a três vezes ao dia, durante dois a três dias, para assegurar hemostasia satisfatória. Dose: grandes sangramentos 40-60UI/kg/24 horas – manter fator VIII plasmático > 50UI/dl até interrupção do sangramento. Pequenos sangramentos: 30-50UI/kg/24 ou 48 horas – manter fator VIII plasmático > 30UI/dl. Sangramentos espontâneos ou gengivorragias 23-30UI, dose única.

Plaquetopenia e doenças sistêmicas

Distúrbio plaquetário (com ou sem plaquetopenia) pode ocorrer em muitas doenças sistêmicas. Normalmente, o diagnóstico da doença de base é evidente. Pode haver sintomas sistêmicos, como febre, perda de peso, anorexia. Podem surgir achados ao exame clínico: linfadenopatia, hepatomegalia e esplenomegalia. Costuma estar associado a anemia, leucopenia ou leucocitose[5-6].

Doenças que afetam a medula óssea – aplasia de medula, síndromes de invasão medular (mieloftísicas), síndromes mielodisplásticas, mielofibrose, quimioterapia.

Esplenomegalia – trombose de veia esplênica, hepatopatias, hipertensão portal, leucemia mielóide crônica, leucemia linfóide crônica, linfoma esplênico e leucemia de células pilosas; hipertensão portal.

Outros – doenças infecciosas (calazar, esquistossomose, tuberculose disseminada, malária, vírus Epstein-Barr, HIV, toxoplasmose, citomegalovírus), mieloma múltiplo, infecções graves e sepse, doenças reumatológicas (lúpus) e vasculites sistêmicas (drogas, granulomatose de Wegener).

As púrpuras vasculares não-palpáveis são secundárias a traumatismos, infecção relacionadas a medicamentos e psicogênica.

As púrpuras vasculares palpáveis são manifestações de vasculites (púrpura de Henoch-Schönlein, edema hemorrágico agudo da infância, vasculite paraneoplásica etc.) ou disproteinemias (crioglobulinemias, de Waldenström etc.).

DOENÇAS DA HEMOSTASIA SECUNDÁRIA E TROMBOFILIAS

As alterações da hemostasia secundária caracterizam-se por sangramento visceral, hemartroses e hematomas. Os exames iniciais a serem avaliados que necessariamente apresentam alterações são o tempo de protrombina – TP/RNI[22].

O TP identifica deficiências hereditárias ou adquiridas dos seguintes elementos da coagulação: fibrinogênio, protrombina, fatores V, VII e X.

O RNI monitoriza o uso de anticoagulantes orais cumarínicos que exercem sua função por meio da modificação pós-transcrição dos fatores dependentes da vitamina K – fatores II, VII, IX e X.

O tempo de tromboplastina parcial ativado (TTPA) avalia as deficiências hereditárias ou adquiridas ou a presença de inibidores dos seguintes elementos da coagulação: fatores VIII, IX e XI, pré-calicreína e cininogênio de alto peso molecular. É utilizado para a monitorização do uso das heparinas não-fracionadas.

Outros exames para avaliação dessas alterações são:
Avaliação específica dos fatores de coagulação – avalia a atividade dos fatores de coagulação comparando-se o plasma do paciente com o plasma deficiente de fatores. Podem-se mensurar fatores VIII, IX, IX, XII V, VII e X.

Presença de inibidores – inespecíficos: detecção de anticoagulante lúpico. Testes de triagem (TTPA, dRVVT, KCT). A confirmação é realizada por testes como o PNP (prova de neutralização plaquetária); testes específicos: inibidores dos fatores de coagulação (VIII e IX).

O TTPA é sensibilizado e correlacionado com plasma normal ou deficiente de um fator específico por meio de testes mistos.

Tempo de trombina e dosagem de fibrinogênio – avaliam anormalidades no fibrinogênio.

A análise é feita pelo seqüenciamento genético.

HEMOFILIAS

As hemofilias A e B (deficiência dos fatores VIII e IX) são doenças hereditárias ligadas ao gênero com incidência de 1/10.000 nascidos vivos para a hemofilia A e 1/25.000 a 30.000 nascidos vivos para a hemofilia B[23].

As hemofilias são classificadas conforme o valor dos fatores:

- Menor que 1% de fator VIII ou f IX: forma grave, com sangramentos espontâneos e hemartroses recorrentes.
- Entre 1 e 5% de fator VIII ou IX: forma moderada, com sangramentos ocasionais e hemartroses mais raramente.
- Entre 6 e 30% de fator VIII ou IX: forma leve, com raros episódios de sangramento, sendo relevante seu tratamento principalmente em traumatismos.

O tratamento atual das hemofilias envolve o uso de fatores liofilizados e purificados ou fatores obtidos pela tecnologia de DNA recombinante.

Pode ocorrer o desenvolvimento de inibidores da atividade dos fatores VIII e IX: anticorpos contra os fatores VIII e IX. A terapia deve então ser adaptada para essa condição.

O quadro 4.19 descreve as principais deficiências de fatores da coagulação[22].

Quadro 4.19 – Principais deficiências de fatores da coagulação.

Fator deficiente	Alterações laboratoriais
Fator VIII (hemofilia A)	↑ TTPA; TP e TS normais. Dosagem deficiente de fator VIII
Fator IX (hemofilia B)	↑ TTPA; TP e TS normais. Dosagem deficiente de fator IX
Fator II (protrombina)	↑ TP - TTPA. TT normal. Deficiência de protrombina. Poucos casos descritos
Fator V (para-hemofilia)	↑ TP ↑ TTPA. TT normal. Estimada em 1/100.000 nascidos vivos
Fator VII	↑ TP e TTPA normal. Estimada em 1/500.000 nascidos vivos
Fator X	↑ TP, ↑ TTPA. Teste de Russell positivo. Estimada em < 1/500.000 nascidos vivos
Fator IX	↑ TTPA e TP normal. Dosagem deficiente de fator IX
Fator XIII (fator estabilizador da fibrina)	Exames normais, exceto testes de solubilidade do coágulo Estimada em 1/5.000.000
Deficiência de fibrinogênio (hipofibrinogenemia e fibrinogenemia) e alterações funcionais do fibrinogênio	↑ TP, ↑ TTPA, ↑ TT, ↑ TS. Plaquetopenia e deficiência de Fibrinogênio. Estimada em 1/1.000.000. Podem apresentar alterações nos testes de fibrinólise

TTPA = tempo de tromboplastina parcial ativado; TP = tempo de protrombina; TS = tempo de sangramento, TT = tempo de trombina.

ALTERAÇÕES NOS FATORES DE COAGULAÇÃO DEPENDENTES DA VITAMINA K

As duas isoformas de vitamina K (fitoquinona e menaquinona) obtidas provêm de fontes externas e do metabolismo da flora bacteriana intestinal. Sua carência por duas a três semanas implica alterações nos exames que avaliam os fatores de coagulação dependentes de vitamina K[24].

As principais doenças relacionadas à deficiência de vitamina K são: prematuridade, doença hemorrágica do recém-nascido, ingestão materna de anticoagulantes ou anticonvulsivantes, carência dietética, obstrução biliar, síndromes de má absorção, doença hepática, amiloidose, terapia cumarínica, síndrome nefrótica e doença de Gaucher.

Neste capítulo abordaremos somente as alterações relacionadas à presença de hepatopatia. Nas hepatopatias, o fator VII (meia vida de 1 a 5 horas) é o mais sensível à deficiência de produção hepática. Assim, a alteração no TP precede as outras alterações nos exames de coagulação. Pacientes com hepatopatia apresentam coagulopatias complexas: além da deficiência de produção, há um consumo aumentado desses fatores. O fibrinogênio apresenta diminuição da sua meia-vida. Há aumento da fibrinólise em virtude da incapacidade de inativar o plasminogênio. A formação de produtos de degradação da fibrina (PDF) da fibrinólise prejudica a interação da trombina com seus substratos.

A presença de plaquetopenia é multicausal: sangramentos, hipertensão portal, produção inadequada no caso de alcoolismo, ativação pela fibrinólise.

O tratamento de suporte inclui o uso de vitamina K associado ao uso de agentes antifibrinolíticos (ácido épsilon aminocapróico ou ácido tranexâmico).

TROMBOSES E ANTICOAGULAÇÃO

O aumento dos diagnósticos de tromboses arteriais e venosas e a possibilidade do uso de diferentes medicamentos anticoagulantes possibilitam ao clínico a oportunidade de seguimento desses pacientes com critérios aperfeiçoados[25,26]. O conhecimento advindo dos estados trombofílicos ainda está em evolução e estimativas de risco estão sendo elaboradas concomitantemente aos novos anticoagulantes. Neste tópico abordaremos elementos que se mostraram importantes para o seguimento clínico desses pacientes.

A incidência das tromboses venosas é de 1:1.000 pessoas/ano. O risco aumenta com a idade em 1% por ano a partir dos 50 anos; em crianças a incidência é de 1:100.000 por ano.

As principais complicações da trombose venosa profunda são a incapacidade física e a embolia pulmonar (20% e 1-2% dos pacientes, respectivamente). Em mais de 90% dos pacientes com embolia pulmonar a origem é uma trombose venosa profunda. São detectados 50 a 90 casos de embolia pulmonar fatal em 100.000 necropsias por ano. A maioria das tromboses venosas profundas ocorre nas veias infrapoplíteas, porém o risco de embolia pulmonar é maior nas tromboses venosas profundas proximais.

Nos EUA o diagnóstico de tromboembolismo pulmonar excede 300.000 casos/ano, com cerca de 50.000 mortes/ano. Por meio de dados de necropsia, estima-se que o diagnóstico não seja feito em dois terços dos pacientes com embolia pulmonar.

A seguir apresentamos as alterações que podem levar ao fenômeno da trombose.

Alterações da função endotelial-vascular – o endotélio sintetiza e libera vasodilatadores e inibidores da ativação plaquetária (prostaciclina, EDRF*, ADPases), promove a degradação e a inativação de aminas vasoativas protrombóticas e de trombina e, sob circunstâncias fisiológicas específicas, a liberação de profibrinolíticos e aumenta a eficácia da ação do plasminogênio. A perda desse mecanismo antitrombótico ocorre quando há lesão endotelial e exposição de componentes subendoteliais, estando essa lesão presente em várias doenças (aterosclerose, hipertensão arterial sistêmica, hiper-homocisteinemia).

Alterações reológicas – o sangue tende a fluir em lâminas cilíndricas concêntricas (fluxo de Poiseuille), com um gradiente de velocidade decrescente do centro à periferia do vaso. As lâminas centrais contêm maior número de células, enquanto as periféricas, maior número de plaquetas e fibrinogênio, o que facilita o processo de coagulação quando há lesão vascular. As forças de cisalhamento sob um vaso sangüíneo determinam a formação de trombos com maior quantidade de fibrina ou plaquetas. A trombose arterial ocorre em circunstâncias de turbilhonamento de alto fluxo e aumento das forças que agem sobre o endotélio, levando à maior ativação e à agregação plaquetária pela maior frequência de colisões e pela secreção induzida pelo estresse das células endoteliais de proteínas pró-coagulantes. A trombose venosa ocorre em circunstâncias de estase do fluxo venoso, principalmente quando há incompetência das válvulas venosas, o que leva a lesões endoteliais e disfunção hemostática, desencadeando trombos ricos em fibrina. O fluxo sangüíneo é inversamente relacionado à viscosidade sangüínea, sendo seu aumento associado à elevação das forças de estresse de cisalhamento e lesão endotelial.

Alterações nos componentes sangüíneos – a hemostasia pode ser dividida em primária e secundária e seu controle é feito pela fibrinólise. A hemostasia e a fibrinólise são fenômenos interligados e concomitantes e envolvem vários mecanismos de controle. Outros sistemas de mediadores anticoagulantes importantes são: antitrombina III (ligando-se à trombina, fatores IXa, Xa, XIa e XIIa), proteína C e S (inativando os fatores Va e VIIIa e aumentando a atividade do ativador de plasminogênio) e inibidores da ativação do fator tecidual. Alterações das proteínas antitrombóticas ou fibrinolíticas hereditárias constituem os *estados protrombóticos primários* (Quadro 4.20).

Quadro 4.20 – Trombofilia primária.

Resistência à proteína C ativada (fator V de Leiden e fator V de Cambridge): 5% da população de ascendência caucasiana I (heterozigotos e homozigotos); 40% dos portadores de trombofilias apresentam o fator V de Leiden (G1691A)
Mutação no gene da protrombina (G20210A): estimada em 2% da população caucasiana; 20% dos portadores de trombofilias
Deficiência congênita da proteína C: estimada em até 0,5% da população; 5% dos pacientes com trombofilia acima de 150 diferentes mutações
Deficiência congênita da proteína S: rara na população, 5% dos pacientes com trombofilia. Acima de 130 diferentes mutações
Deficiência congênita de antitrombina: estimada em 0,02% da população, 4% dos pacientes com trombofilia. Acima de 127 diferentes mutações
Deficiência congênita de co-fator II heparina
Fator VIII elevado
Disfibrinogenemia: estimada em 1:1.000.000 nascidos vivos. Diagnóstico diferencial em crianças. Acima de 20 diferentes mutações
Hiper-homocisteinemia: mutações no gene para cistationa beta-sintase e metileno tetrahidrofolato redutase, principalmente a homozigosidase de C677T. Estima-se em 10% o risco relativo no risco total de eventos aterotrombóticos
Deficiência congênita de plasminogênio
Defeitos do ativador ou do inibidor de plasminogênio tecidual
Deficiência congênita do fator XII

Alterações adquiridas das proteínas antitrombóticas ou fibrinolíticas e do endotélio constituem os *estados protrombóticos secundários*. Os pacientes com propensão à trombose são classificados como **trombofílicos** (Quadro 4.21).

---

* *Endothelial cell-derived relaxing factor* (mais conhecido como NO – óxido nítrico –, é um vasodilatador que participa nos mecanismos antiagregantes.

Quadro 4.21 – Trombofilia secundária.

Hiper-homocisteinemia
Síndrome do anticorpo antifosfolípide
Doenças mieloproliferativas
Hemoglobinúria paroxística noturna
Dislipidemias
Neoplasias
Trombose induzida pela liberação de PF4 (*platelet factor* 4) ao uso das heparinas

Alguns estados fisiológicos e patológicos são considerados predisponentes à trombose. Nesses casos, a ação ocorre sobre as trombofilias primárias e secundárias, aumentando o risco do aparecimento de trombose (Quadro 4.22).

Quadro 4.22 – Eventos relacionados ao aparecimento de trombose.

Uso de contraceptivos
Gestação
Imobilização prolongada (acima de cinco dias)
Síndrome nefrótica (perda de proteínas hemostáticas na urina, principalmente antitrombina III)

QUANDO INVESTIGAR TROMBOFILIA?

Em princípio, todo paciente com trombose poderia ser investigado para a presença de trombofilia com os exames citados no início deste capítulo[27-30].

Porém, deve-se considerar de maneira crítica: a terapia será alterada em função destes resultados? Alguns desses testes moleculares apresentam alto valor preditivo conforme a população investigada (por exemplo, fator V de Leiden em 5% das populações caucasianas, porém está praticamente ausente em populações de ascendência negróide).

Deve-se considerar também os casos com maior prevalência familiar, principalmente visando à orientação para as mulheres de métodos anticonceptivos ou de possíveis riscos relacionados à gestação.

Para os pacientes em anticoagulação em nosso serviço recomendamos durante o período de anticoagulação a investigação da síndrome do anticorpo antifosfolípide, pela necessidade de manter a anticoagulação em níveis a partir de um RNI 3,5[30]. Recomendamos também a realização da dosagem de homocisteína pela necessidade da suplementação do ácido fólico. Os testes moleculares (pesquisa do fator V de Leiden e da mutação no gene da protrombina G20210A) podem ser realizados durante o período de anticoagulação ou posteriormente. As dosagens de proteínas C, S e antitrombina III não devem ser realizadas em vigência do uso de antagonistas da vitamina K (warfarina), pois sofrem gamacarboxilação[28].

Quanto ao diagnóstico de trombose, parte-se do princípio de que ele deve ser confirmado com exames imagenológicos em virtude do aumento do risco de sangramento ao uso de um anticoagulante que deve ser plenamente justificado. Os exames apresentam diferentes valores preditivos e deve-se buscar a integração de informações (Tabela 4.3).

Tabela 4.3 – Exames para o diagnóstico de trombose.

Exame diagnóstico	Especificidade (%)	Sensibilidade (%)
Ultra-sonografia de imagem (cinza ou dúplex)		
Pacientes sintomáticos	96	80-96
Pacientes assintomáticos	98	11-77
Ultra-sonografia de imagem (colorida)		
Pacientes sintomáticos	89	93-100
Pacientes assintomáticos	99	54-93
Ultra-sonografia de Doppler		
Pacientes sintomáticos		
TVP proximal	88	85
Ressonância magnética		
TVP proximal	95	97-100
TVP de perna e panturilha		87
Tomografia helicoidal	Boa especificidade Análise em grupos de número restrito > 90	Boa sensibilidade Análise em grupos de número restrito (> 53-98)
Dímero D	19-29	99

TVP = trombose venosa profunda.

TRATAMENTO DAS TROMBOFILIAS

Em relação ao tratamento de uma trombose, as seguintes modalidades podem ser empregadas:

Medicamentosa – inclui o uso de heparinas, anticoagulantes orais e inibidores de trombina.

Trombolítica – usada principalmente nos episódios agudos de tromboses arteriais. Nos casos de trombose venosa somente se o acometimento implicar risco de síndrome pós-flebítica.

Filtros de veia cava – indicados quando houver contra-indicação ao uso de anticoagulantes, em virtude de sangramentos. Indicados principalmente em pacientes oncológicos.

Heparina não-fracionada ou de alto peso molecular

Suas ações são a inibição dos fatores de coagulação via antitrombina III e a liberação do inibidor da via do fator tecidual[31]. O objetivo é manter uma dosagem sérica de 0,2-0,4U/ml.

Para saturar locais de ligação inespecíficos da heparina no plasma e obter um nível ótimo de ação, 5.000UI são infundidas em bolo (ou 80UI/kg em bolo), para a manutenção 18UI/kg/h, com coletas de TTPA de 6/6 horas nas 24 horas iniciais e uma a duas vezes ao dia no seguimento. Deve-se procurar obter um valor de 1,5-2,5 do RNI inicial o mais rapidamente possível. Deve-se aumentar a dose em 2UI/kg/h a cada valor de RNI colhido de 6/6 horas para obter-se a anticoagulação desejada.

A infusão subcutânea pode ser iniciada com 17.500UI duas vezes ao dia, com aferição do TTPA no intervalo das aplicações. O tratamento deve durar no mínimo cinco dias. A heparina será suspensa somente após a anticoagulação adequada obtida com os anticoagulantes orais.

Heparina fracionada ou de baixo peso molecular

A ação é sobre os fatores Xa e IIa. O objetivo é manter um valor sérico de 0,3-0,7U antifator Xa/ml. A biodisponibilidade das heparinas fracionadas implica doses efetivas, sem necessidade de exames de controle da coagulação. O exame recomendado para esse controle seria a dosagem de antifator X. Recomenda-se, porém, essa dosagem em pacientes com sobrepeso, naqueles com insuficiência renal e gestantes.

Pode-se utilizar uma das seguintes heparinas (com as respectivas doses):

Enoxaparina – 1mg/kg duas vezes ao dia. Alguns trabalhos demonstram que infusões subcutâneas uma ou duas vezes ao dia apresentam eficácia equivalente, porém optamos pelo uso em duas vezes ao dia, exceto em protocolos de tratamento específicos realizados no serviço.

Tinziparina – 175U anti-Xa/kg/dia.

Dalteparim – 200U anti-Xa/kg/dia.

Nadroparina – peso inferior a 55kg: 8.200-12.500U de 12/12 horas (1ml: 9.500UI anti-Xa); 55-80kg: 12.500-15.000U de 12/12 horas; superior 80kg: 17.500-18.400U de 12/12 horas (ou 0,4-0,9ml/ duas vezes ao dia). A fraxiparina TX é uma nova formulação ajustada para uma dose semanal. O uso das heparinas será adaptado conforme o caso, porém somente será suspenso após anticoagulação adequada obtida com os anticoagulantes orais.

Efeitos colaterais das heparinas não-fracionadas e fracionadas

Sangramento – está associado a fatores de risco prévios, sendo mais freqüente em mulheres e pacientes com idade superior a 65 anos. O sulfato de protamina inativa 80 a 90% da atividade da heparina não-fracionada e 60% das heparianas fracionadas: equivalência de 100U protamina (1mg/0,1ml) = 1mg de enoxaparina = 100U de dalteparina.

Plaquetopenia e trombose[33] – o diagnóstico pode ser presumido quando houver queda de 30 a 50% da contagem inicial, porém o diagnóstico é comumente associado a uma contagem abaixo de 60.000/µl. Em geral, após cinco dias de tratamento, 2 a 5% dos pacientes utilizando *heparina não-fracionada* desenvolvem plaquetopenia. Os pacientes utilizando *heparina fracionada* apresentam incidência menor que 1% de desenvolver plaquetopenia.

Cinqüenta por cento dos pacientes que desenvolvem plaquetopenia pela heparina apresentam anticorpos antiplaquetários. Deve-se interromper o uso e optar por outras drogas como: inibidores da trombina, hirudina, bivalirrudina, argatrobam, agentes desfibrinogênicos, filtros de veia cava.

A plaquetopenia está associada à liberação de PF4 (*platelet factor 4*) cuja conseqüência é uma trombose associada ao uso de heparina (ver no item Plaquetopenia induzida por drogas).

Osteoporose – ocorre em em cerca de 5% dos pacientes utilizando heparina em doses superiores a 10.000UI/dia por um período superior a seis meses.

O uso de anticoagulantes orais pode ser iniciado no primeiro dia e controles de RNI serão realizados no terceiro e quinto dias e se necessário no sétimo dia. Se o valor de RNI já estiver entre 1,5 a 2 vezes o valor normal, deve-se repetir o exame em 12 a 24 horas e, mantido esses valores, suspender a heparina.

Anticoagulação oral

A terapia anticoagulante oral corretamente empregada apresenta eficácia acima de 90% em prevenir novos episódios trombóticos. Sua ação é inibir a formação de proteínas da coagulação (fatores II, VII, IX e X, que são pró-coagulantes, e proteínas C e S, com propriedades anticoagulantes)[34-35].

Inibe a transformação da vitamina K na sua forma epóxi para sua forma ativa. A forma ativa da vitamina K permite a conversão dos resíduos de ácido glutâmico para resíduos de ácido gamacarboxiglutâmico, que permitem a ligação dos fatores de coagulação aos fosfolípides de membrana, desencadeando a formação de complexos pró ou anticoagulantes sobre essa superfície. Os medicamentos pertencem à classe dos cumarínicos, como a warfarina sódica e a fenprocumona.

O início da ação ocorre conforme a meia-vida dos fatores dependentes de vitaminas K – fator VII: 5-6 horas; fatores IX, X e II (protrombina): 24-48 horas; proteína C: 5-6 horas.

Aumentam a anticoagulação: amiodarona, andrógenos, cimetidina, eritromicina, metronidazol, salicilatos, sulfametoxazol-trimetoprima, tamoxifeno, hormônios tireoidianos, isoniazida, quinolonas, antidepressivo tricíclico.

Diminuem a anticoagulação: barbitúricos, rifampicina, carbamazepina, ácido ascórbico, ciclofosfamida, glicocorticóides, sucralfato, quinidina, mercaptopurina, drogas antitireoidianas.

Alimentos ricos em vitamina K – diminuem a anticoagulação: brócolis, grão-de-bico, ovos, lentilhas, aveia, óleo de oliva, alga-marinha, tomate, feijão, ervilhas, couve-flor, fígado, espinafre. Sugerimos não evitar esses alimentos, mas utilizá-los de forma parcimoniosa.

Efeitos colaterais dos cumarínicos (warfarina)

Sangramento – é o principal efeito colateral da warfarina. Grandes sangramentos ainda ocorrem em 5 a 7% dos casos ao ano. Pacientes com idade superior a 65 anos, com história de sangramento do trato gastrintestinal, acidente vascular cerebral, infarto do miocárdio recente, insuficiência renal e anemia grave apresentam maior risco de sangramento e, portanto, devem ser monitorizados com maior cuidado.

O coagulograma deve ser colhido imediatamente ou o mais cedo possível. O risco de sangramento aumenta com o valor do RNI, porém sangramentos com RNI inferior a 3 devem ser investigados *in loco* para identificar lesões preexistentes.

Polimorfismos no citocromo P_{450} 2C9 aumentam o risco de sangramento e devem ser considerados nos pacientes com intoxicações cumarínicas em baixas doses da medicação.

No tratamento do sangramento, pode-se utilizar vitamina K ou plasma fresco congelado.

Em geral, após 36 a 48 horas começa a haver diminuição na anticoagulação quando se interrompe o uso de warfarina. O uso da vitamina K pode diminuir esse período para 24 horas.

Recomenda-se o seguinte algoritmo para um RNI desejado de 2-3 e intoxicação com warfarina:

Se RNI < 5: interromper o uso do anticoncepcional por via oral e monitorizar em 48 horas.

Se RNI < 5 e sangramento menor: 0,5-1mg de vitamina K 6/6 horas – RNI com 12 e 24 horas.

Se RNI > 5 sem sangramento 0,5-1mg de vitamina K 6/6 horas ou 5mg de vitamina K/dia – RNI em 24 horas. Grandes sangramentos: 5mg de vitamina K/24 horas e plasma fresco congelado 10-20ml/kg/24 horas (divididos 8/8 horas) – RNI 8/8 horas até normal.

Necrose de pele induzida pela warfarina – hipercoagulabilidade pela diminuição da proteína C causando trombose microvascular, que acomete principalmente os locais com maior quantidade de tecido gorduroso, principalmente mamas, nádegas e coxas. O aspecto de equimose que está evoluindo para necrose sugere o diagnóstico. Em geral, inicia-se entre o terceiro e o oitavo dia de uso da warfarina.

Alterações no metabolismo do cálcio – a osteocalcina é uma proteína dependente de vitamina K.

Embolização de colesterol – a apresentação dessa síndrome envolve o aparecimento de lesões purpúreas, dolorosas na região plantar e nos dedos que diminuem a intensidade da cor quando o membro é levantado. Seu aparecimento ocorre três a oito semanas após o início da warfarina. As lesões são decorrentes da embolização de placas ateroscleróticas em artérias intensamente lesadas. O mesmo processo pode ocorrer durante trombólises.

MANUSEIO DA ANTICOAGULAÇÃO PARA PROCEDIMENTOS CIRÚRGICOS

Cirurgias menores

- Dosar o RNI cinco a sete dias antes do procedimento.
- Interromper a warfarina dois dias antes do procedimento se RNI 2-3; três a quatro dias antes se RNI 3-4; cinco dias antes se RNI > 4.
- Realizar o RNI na véspera da cirurgia; pode-se utilizar uma dose de 0,5-1mg de vitamina K por via intravenosa caso esteja anticoagulado.
- Reiniciar warfarina após 8-12 horas do procedimento, se não houver sangramento. Reiniciar com a dose anterior.
- Realizar RNI em cinco a sete dias.

Cirurgias maiores

- Parar a warfarina sete dias antes do procedimento, iniciando heparina por via subcutânea (não-fracionada ou fracionada) com dose anticoagulante.
- Continuar a heparina por via subcutânea até 24 horas antes do procedimento, realizando TTPA/RNI e contagem de plaquetas regularmente. Se heparina fracionada, não é necessário TTPA/RNI.
- No dia anterior ao procedimento, substituir a heparina por via subcutânea por intravenosa por 400-500U/h, mantendo TTPA no limite superior do normal, realizar controles de 6/6 horas. Suspender nas últimas 6 horas pré-operatório.
- Reiniciar heparina em 6 horas pós-operatório ou o mais breve possível, mantendo-a no perioperatório com TTPA no limite superior do normal.
- Profilaxia pneumática compressiva intermitente sobre os membros ou fisioterapia se possível.
- Após 48 a 72 horas, se não houver sinal de sangramento, aumentar gradualmente a infusão de heparina para um TTPA 1,5 a 2 vezes o normal.
- Iniciar warfarina quando começar a ingestão de medicações se não houver sangramento.

Quando o RNI é adequado, descontinuar a heparina.

NOVOS MODELOS PROPOSTOS PARA A COAGULAÇÃO E SUA IMPLICAÇÃO NO USO DOS NOVOS ANTICOAGULANTES

A clássica cascata da coagulação não reflete adequadamente a hemostasia. Por isso, um novo modelo de coagulação com base na interação célula-proteína, e principalmente ao que está sendo designado como *burst of thrombin* (superprodução de trombina), seria mais adequado para o uso dos novos anticoagulantes[36].

O quadro 4.23 apresenta as possibilidades futuras advindas dessa nova abordagem da coagulação, dividindo-a em três etapas[37].

Quadro 4.23 – Novos anticoagulantes e fase da coagulação.

Fase da coagulação	Cascata	Anticoagulante
Iniciação	Fator tecidual/fator VIIa	TFPI/NAPc2
Amplificação	Fator X → Fator IX → Fator VIIIa → Fator Xa → Fator Va	Pentassacáride DX9065a Proteína C recombinante
Propagação	Fator II (trombina) → Fator IIa (trombina)	Hirudina Bivaliriduna Argatrobam H376/95

Iniciação – a coagulação ocorre sobre os fibroblastos. O fator tecidual complexado ao fator VIIa ativa os fatores X e IX, que ativam o fator V, e esse complexo gera pequenas quantidades de trombina.

Amplificação – a coagulação ocorre na superfície das plaquetas, ativadas pela trombina gerada na fase de iniciação, amplificando a ativação de plaquetas e outros fatores.

Propagação – os complexos formados anteriormente (*tenase* e *protrombinase*) levam ao aumento, em larga escala, da produção de trombina, implicada diretamente na produção da fibrina.

Entre as novas classes de anticoagulantes destacamos: heparinas orais (SNAC *heparins**), derivados heparinóides, inibidores do complexo fator tecidual – fator VIIa (anticorpos antifator tecidual, inibidores da via do fator tecidual, NAP – *nematode anticoagulant protein*), inibidores do fator IXa, agentes antifator X, fondaparinux (pentassacáride antiantitrombina), heparinóides (danaparóide), trombomodulina, inibidores da trombina (ximelagatram, lepirudina, hirudina, argatrobam, melagatram, bivalirudina).

REFERÊNCIAS BIBLIOGRÁFICAS

1. Luttun A, Dewerchin M, Collen D et al. The role of proteinases in angiogenesis, heart development, restenosis, atherosclerosis, myocardial ischemia, and stroke: insights from genetic studies. Curr Atheroscler Rep 2000; 2:407. ▪ 2. Collen D. Ham-Wasserman lecture: role of the plasminogen system in fibrin-homeostasis and tissue remodeling. Hematology (Am Soc Henmatol Educ Program) 2001; 1. ▪ 3. Hoffman M, Monroe DM. A cell-based model of hemostasis. Thromb Haemost 2001; 85:958. ▪ 4. Handin RI. Harrison's Principles of Internal Medicine. Disorders of the platelet and vessel wall. 15th ed, New York: McGraw-Hill, 2001. ▪ 5. George JN. Platelets – haematology. Lancet, 2000; 355:1531. ▪ 6. Shattil SJ, Abrams CS, Bennett JS. Williams Hematology. 6th ed, Acquired qualitative platelet disorders due to diseases, drugs, and foods. 2001; 6th ed, New York: McGraw-Hill, ▪ 7. George JN, Rizvi MA. Williams Hematology. 6th ed, Thrombocytopenia. 2001. ▪ 8. Eberst ME. Emergency Medicine: American College of Emergency Physicians. 5th ed, Evaluation of anemia and the bleeding patient. 2000. ▪ 9. Cines DB, Blanchette VS. Immune thrombocytopenic purpura. NEJM 2002; 346:995. ▪ 10. Chong BH, Keng TB. Advances in the diagnosis of idiopathic thrombocytopenic purpura. Semin Hematol 2000; 37:249. ▪ 11. Kiefel V, Santoso S, Weisheit M, Mueller EC. Monoclonal antibod specific immobilization of platelet antigens. Blood 1987; 70:1722. ▪ 12. Berchtold P, Muller D, Beardsley D. International study to compare antigen specific methods used for the measurement of antiplatelet autoantibodies. Br J Haematol 1997; 96:477. ▪ 13. George JN, Woolf SH, Raskob R et al. Idiopathic thrombocytopenic purpura: a practice guideline developed by explicit methods for the American Society of Hematology. Blood 1996; 88:3. ▪ 14. Singer K, Bornstein F, Wiles A. Thrombotic thrombocytopenic purpura. Blood 1947; 2:542. ▪ 15. Nabhan C, Kwaan HC. Current concepts in the diagnosis and management of thrombotic thromboc ytopenic purpura. Hematol Oncol Clin North Am 2003; 17:1. ▪ 16. Moake JL. Thrombotic microangiopathies. NEJM 2002; 347:589. ▪ 17. Furlan M, Robles R, Galbusera M et al. Von Willebrand factor-cleaving in acute thrombotic thrombocytopenic purpura. NEJM 1998; 339:1578. ▪ 18. Tsai HM, Lian ECY. Antibodies to von-Willebrand factor-cleaving protease in acute thrombotic thrombocytopenic purpura. NEJM 1998; 339:1585. ▪ 19. López JA, Andrews RA et al. Bernard Soulier syndrome. Blood 1998; 91:4397. ▪ 20. George JN, Caen JP, Nurden AT. Glanzmann's thrombasthenia: the spectrum of clinical disease. Blood 1990; 75:1383. ▪ 21. Mannucci PM. How I treat patients with von Willebrand disease. Blood 2002; 99:3102. ▪ 22. Colman R, Hirsh J, Marder VJ et al. Hemostasis and Thrombosis: Basic Principles and Clinical Practice. 4th ed, Philadelphia: Lippincott Williams & Wilkins, 2000. ▪ 23. Mannucci PM. Hemophilia and related bleeding disorders: a story of dismay and success. Hematology 2002; 10:1. ▪ 24. Furie F, Bouchard BA, Furie BC. Vitamin K-dependent biosynthesis of gama-carboxyglutamic acid. Blood 1999; 93:1798. ▪ 25. Seligsohn U, Lubetsky A. Genetic susceptibility to venous thrombosis. NEJM 2001; 344:1222. ▪ 26. Hirsh J, Hoak J. Management of deep vein thrombosis and pulmonary embolism. A statement for healthcare professionals from the council on thrombosis (in consultation with the council on cardiovascular radiology), American Heart Association. Circulation 1996; 93:2212. ▪ 27. Bauer KA. The thrombophilias: well-defined risk factors with uncertain therapeutic implications. Ann Intern Med. 2001; 135:367. ▪ 28. Hirsh J, Dalen JE, Anderson DR et al. Oral anticoagulants: mechanism of action, clinical effectiveness, and optimal therapeutic range. Chest 1998; 114:445S. ▪ 29. Bauer KA, Rosendaal FR, Heit AJ. Hypercoagulability: too many tests, too much conflicting data. Hematology 2002; 353. ▪ 30. Rand JH. The antiphospholipid syndrome. In: Beutler E, Lichtman MA, Coller BS, Kipps TJ, Seligsohn U, eds. Williams' Hematology. 6th ed. New York: McGraw-Hill 2000; p. 1715. ▪ 31. O'Shea SI, Ortel TL. Issues in the utilization of low molecular weight heparins. Semin Hematol 2002; 39: 172. ▪ 32. Hirsh J, Warkentin TE, Shaughnessy SG et al.Heparin and low-molecular-weight heparin. Mechanisms of action, pharmacokinetes, dosing, monitoring, efficacy and safety. Chest 2001; 119:64S. ▪ 33. Warkentin TE, Sheppard JA, Horsewood P. Impact of the patient population on the risk for heparin-induced thrombocytopenia. Blood 2000; 96:1703. ▪ 34. Hirsh J, Fuster V, Ansell J, Halperin JL. American Heart Association/American College of Cardiology Foundation guide to warfarin therapy. J Am Coll Cardiol 2003; 41:1633. ▪ 35. Ansell JE , Weitz J I , Comerota AJ. Advances in therapy and the management of antithrombotic drugs for venous thromboembolism. Hematology 2000; 266-284. ▪ 36. Hirsh J, Lee AYY. How we diagnose and treat deep vein thrombosis. Blood 2002; 99:3102. ▪ 37. Moll S, Roberts HR. Overview of anticoagulant drugs for the future. Semin in Hematol 2002; 39:145.

---

* *Sodium N-[8(2-hydroxy benzoyil) amino] caprylate heparin* (são compostos químicos que permitem a biodisponibilidade das heparinas por via oral. Ao atingir a circulação, este complexo é desfeito, e a heparina, liberada na sua atividade anticoagulante.

29. ANTICOAGULAÇÃO

Edison Ferreira de Paiva

A definição de indicações apropriadas para o uso de anticoagulantes com seus respectivos objetivos de tratamento, a padronização da apresentação dos resultados do tempo de protrombina por meio da razão normalizada internacional (RNI) e a criação de serviços de controle de anticoagulação contribuíram para o aumento da utilização da anticoagulação ambulatorial. Fibrilação atrial, embolia pulmonar, trombose venosa profunda e próteses valvares cardíacas estão entre as doenças em que, habitualmente, indica-se a anticoagulação a longo prazo.

Por outro lado, a estreita faixa terapêutica dos anticoagulantes cumarínicos e a influência da alimentação, do álcool e de diversos medicamentos na sua farmacodinâmica fazem com que a anticoagulação oral continue sendo uma intervenção de alto risco.

Novos anticoagulantes têm surgido nos últimos anos e, embora com seus papéis ainda não totalmente definidos, já existem evidências a favor da sua utilização no tratamento ambulatorial.

Neste capítulo, iremos discutir as principais indicações, as medicações que podem ser utilizadas ambulatorialmente e como realizar o controle da anticoagulação.

INDICAÇÃO

São várias as indicações dos anticoagulantes no tratamento ambulatorial, tanto para o término do tratamento que teve início no hospital quanto para a prevenção primária e secundária de eventos tromboembólicos. Os anticoagulantes não exercem efeito direto sobre um trombo já estabelecido, sendo seu objetivo real o de evitar o desenvolvimento do coágulo já formado e as complicações tromboembólicas secundárias a esse trombo[1].

Pacientes internados por tromboembolismo venoso, termo que inclui tanto a trombose venosa profunda quanto a embolia pulmonar, são habitualmente tratados com heparina durante a internação e, após a alta, mantidos com anticoagulantes orais[2].

A duração do tratamento desses pacientes depende do quadro agudo apresentado e dos fatores de risco associados. No caso, por exemplo, de um paciente que desenvolveu trombose venosa profunda após cirurgia ortopédica e que não apresenta outros fatores de risco, seriam suficientes três a seis meses de anticoagulação. Já um paciente com neoplasia pancreática, sem possibilidade de cura, e que desenvolveu embolia pulmonar sintomática, deve receber anticoagulação por tempo indeterminado.

Portadores de fibrilação atrial e aqueles com próteses valvares, particularmente próteses biológicas, apresentam risco de desenvolvimento de tromboembolismo venoso e, mesmo que nunca tenham tido nenhum evento tromboembólico, também necessitam de anticoagulação por tempo indeterminado. Alguns serviços especializados não consideram necessária a anticoagulação de rotina para portadores de próteses valvares biológicas[3].

WARFARINA

Mecanismo de ação

A warfarina é o anticoagulante mais utilizado em todo o mundo no tratamento ambulatorial. Pertence à classe dos cumarínicos e exerce sua atividade por meio da inibição da vitamina K. A vitamina K promove a biossíntese de resíduos do ácido alfa-carboxiglutâmico, que são essenciais para a atividade biológica dos fatores de coagulação II, VII, IX e X, além das proteínas anticoagulantes C e S. Durante o metabolismo normal, a vitamina K é oxidada, dando origem à forma 2,3-epóxido. Esse metabólito é convertido novamente a sua forma ativa pela ação da enzima epóxido-redutase, que é inibida pela warfarina[4].

As meias-vidas dos fatores dependentes de vitamina K são: II, 60 horas; VII, 4 a 6 horas; IX, 24 horas; e X, 48 a 72 horas. Assim, a warfarina leva a uma inibição progressiva dos fatores VII, IX, X e II. Algum efeito anticoagulante já ocorre 24 horas após a administração da medicação, porém, o efeito anticoagulante máximo pode demorar até 96 horas. Por outro lado, a duração da ação de uma única dose é de dois a cinco dias.

Metabolização

A eliminação da warfarina ocorre quase completamente pelo metabolismo hepático dependente do citocromo P_{450}, gerando metabólitos hidroxilados inativos. Os metabólitos são excretados principalmente na urina e, em menor quantidade, na bile.

O *clearance* renal é considerado um fator determinante secundário da resposta anticoagulante à warfarina, não sendo necessários ajustes de dose na presença de insuficiência renal. Já a disfunção hepática pode potencializar a resposta à warfarina, por comprometimento da síntese dos fatores de coagulação e pela redução do seu metabolismo.

Razão normalizada internacional – RNI

A intensidade dos efeitos da warfarina na síntese dos fatores de coagulação difere entre os pacientes e até no mesmo paciente. Devido a isso, é necessária uma monitorização rigorosa. O teste utilizado para a monitorização da terapia é o tempo de protrombina, que das seis proteínas vitamina K-dependente testa apenas três (os fatores II, VII e X).

Para determinar o tempo de protrombina, adiciona-se cálcio e um estrato de tecido (tromboplastina) ao plasma e determina-se o tempo de formação da fibrina. Os extratos de tecido utilizados derivam de órgãos e espécies diferentes, o que exige uma padronização que permita o acompanhamento correto dos níveis de anticoagulação. Com esse objetivo foi criada a RNI, que é obtida calculando-se a relação entre o tempo de protrombina do paciente e o normal, corrigindo-se o resultado pelo índice internacional de sensibilidade (ISI) do *kit* utilizado, de acordo com a seguinte fórmula: INR = (tempo de protrombina do paciente/ tempo de protrombina normal) ISI.

Considerando-se um tempo de protrombina de referência de 12 segundos e um paciente cujo resultado do tempo de protrombina foi de 13 segundos, teríamos uma relação de 1,08, ou seja, 82% de atividade. Entretanto, se considerarmos um *kit* com ISI de 1,2, obteremos uma RNI de 1,12[4].

Dose

Geralmente, inicia-se o tratamento com warfarina com uma dose de 5mg uma vez ao dia, que será também a dose de manutenção para a grande maioria dos pacientes. A prática habitual de se administrar uma dose inicial maior é desnecessária, na maioria dos casos, visto que uma RNI de 2 é geralmente atingida após quatro a cinco dias. A tabela 4.4 apresenta um nomograma para ajuste da dose de warfarina, no início do tratamento anticoagulante.

As proteínas C e S têm função anticoagulante e meia-vida de 8 e 30 horas, respectivamente, fazendo que sua

Tabela 4.4 – Nomograma para ajuste da dose de warfarina no início do tratamento.

Dia	INR	Dose (mg)
1		5
2		5
3	< 1,5 1,5-1,9 2,0-3,0 > 3,0	10 5 2,5 0
4	< 1,5 1,5-1,9 2,0-3,0 > 3,0	10 7,5 5 0
5	< 2,0 2,0-3,0 > 3,0	10 5 0
6	< 1,5 1,5-1,9 2,0-3,0 > 3,0	12,5 10 7,5 0

inibição seja mais precoce que a dos fatores de coagulação, favorecendo o aparecimento de um efeito pró-trombótico no início do tratamento. Devido a esse fato, recomenda-se que pacientes de alto risco recebam heparina junto com o anticoagulante oral, até que seja atingida uma RNI adequada[1-4].

O objetivo da RNI a ser alcançado varia de acordo com a indicação do tratamento. Na maioria das vezes, procura-se manter uma RNI entre 2 e 3, mas, para pacientes com próteses valvares mecânicas ou que apresentaram novos episódios de tromboembolismo venoso, apesar de uma anticoagulação adequada, são necessários valores mais elevados (Tabela 4.5).

Tabela 4.5 – Faixa terapêutica do RNI, de acordo com a indicação de tratamento.

Indicação	INR

Tratamento de TVP
Tratamento de EP
Prevenção de embolia
  valvas cardíacas biológicas
  doença cardíaca valvar
  fibrilação atrial
	2,0-3,0

Valvas cardíacas mecânicas	2,5-3,5
TVP ou EP com RNI 2,0-3,0	3,0-4,5

TVP = trombose venosa profunda; EP = embolia pulmonar; RNI = razão normalizada internacional.

Efeitos colaterais

A warfarina apresenta efeitos potencialmente tóxicos que incluem fenômenos trombóticos, necrose cutânea, reações hematológicas, renais e hepáticas, além, é claro, dos fenômenos hemorrágicos secundários ao seu mecanismo de ação. O efeito anticoagulante desses compostos pode ser antagonizado com o uso de vitamina K, porém, como o antagonismo conferido por esse tratamento exige a síntese dos fatores que foram previamente inibidos, em situações de emergência é necessária a reposição dos fatores de coagulação por meio da infusão de plasma fresco congelado.

A intensidade da anticoagulação correlaciona-se intimamente com a incidência de hemorragia e com o risco de trombose, ou seja, a incidência de eventos tromboembólicos é maior quando a anticoagulação é menor, mas, à medida que a RNI aumenta, eleva a probabilidade de ocorrer sangramentos também se eleva. Um estudo de Hylek et al. revelou aumento de cinco vezes na probabilidade de hemorragia em pacientes com fibrilação atrial tratados com warfarina, quando a RNI era superior a 4,5, e de 17 vezes na incidência de acidente vascular cerebral, quando a RNI estava entre 1 e 2[5].

Contra-indicação

A anticoagulação é contra-indicada sempre que o risco de hemorragia for maior que o benefício potencial da anticoagulação. A warfarina é contra-indicada em gestantes, pois ela atravessa a barreira placentária e pode causar hemorragia fetal, além de poder provocar malformações[6].

Diátese hemorrágica, cirurgia ocular ou de sistema nervoso central recente, traumatismo ou cirurgia de grande porte recente, sangramento ativo, punção venosa em local não compressivo, aneurisma cerebral e alergia à warfarina também são contra-indicações.

Controle da anticoagulação

Alguns fatores determinam o sucesso da anticoagulação, sendo um dos principais a educação do paciente. O conhecimento sobre conceitos básicos de segurança, a importância da monitorização regular da RNI, a interferência de medicações concomitantes e do álcool estão também entre os fatores fundamentais.

Os pacientes devem aprender a importância da anticoagulação no seu caso específico, além de serem orientados quanto à necessidade do uso regular da medicação, na dose recomendada. Tanto o horário da medicação quanto sua relação com a ingestão de alimentos não devem ser modificados e, mesmo quando respeitadas essas regras, o paciente deve entender a importância dos controles laboratoriais regulares. A aspirina deve ser trocada por acetoaminofen ou dipirona, pois não interferem com a função plaquetária. Deve-se também evitar esportes com grande contato físico[2-6].

O paciente precisa estar ciente que, diante de qualquer sinal de alerta, como urina escura, fezes escuras ou com sangue, cefaléia ou dor abdominal persistentes, hemoptise ou qualquer tipo de sangramento, deve entrar em contato com seu médico ou procurar imediatamente um serviço de atendimento de emergência.

Em situações como cirurgias, manipulação dentária ou gravidez podem ser necessárias alterações na dosagem ou mesmo suspensão temporária da anticoagulação.

A monitorização da anticoagulação deve ser feita com regularidade, mesmo em pacientes bem controlados, já que muitos medicamentos e alguns tipos de alimentos podem aumentar ou diminuir o efeito da warfarina. Os quadros 4.24 e 4.25 apresentam as interações mais freqüentes da warfarina com alimentos e medicamentos.

Quadro 4.24 – Interação da warfarina com alimentos.

Aumento do efeito	Diminuição do efeito
Alho	Abacate
Dieta pobre em proteínas	Agrião
	Alface
	Azeite de oliva
	Brócolis
	Chá verde
	Couve
	Espinafre
	Fígado de vaca ou porco
	Mostarda
	Óleo de canola
	Óleo de soja
	Pêra
	Repolho

Quadro 4.25 – Interação da warfarina com medicamentos.

Aumento do efeito	Diminuição do efeito
Ácido nalidíxico	Clortalidona
Acarbose	Colestiramina
Amiodarona	Fenobarbital
Azatioprina	Ginseng
Cimetidina	Hidróxido de magnésio
Cisaprida	Metiltestosterona
Clofibrato	Rifampicina
Eritromicina	Vitamina K
Fenilbutazona	
Fluconazol	
Fluoxetina	
Ginkgo biloba	
Hidrato de cloral	
Ibuprofeno	
Indometacina	
Isoniazida	
Omeprazol	
Propafenona	
Propranolol	
Sulfas	

Se durante os exames de controle o paciente apresentar a RNI acima do valor terapêutico, mas inferior a 5, sem sangramentos significativos, deve-se diminuir a próxima dose ou suspendê-la, introduzindo posteriormente uma dose menor.

Para pacientes com RNI entre 5 e 9, sem sangramentos importantes, suspender uma ou duas doses, monitorizar a INR com freqüência e reintroduzir uma dose menor, quando a RNI estiver no nível terapêutico.

Para pacientes com RNI superior a 9,0, sem sangramentos significativos, suspender a warfarina e administrar vitamina K, 3 a 5mg por via oral, controlando a RNI com freqüência e administrando novas doses de vitamina K, se necessário. Retomar o tratamento com uma dose menor, assim que a RNI atingir o nível terapêutico.

Nos casos em que a RNI for superior a 20, ou houver sintomas importantes, suspender o tratamento com warfarina, administrar vitamina K, 10mg por via intravenosa lentamente e infundir plasma fresco ou concentrado de complexo protrombínico, dependendo da urgência da situação.

Suspensão durante procedimentos cirúrgicos

O tratamento de pacientes que estão sendo submetidos a procedimentos odontológicos e cirúrgicos requer a decisão conjunta entre médicos, cirurgiões e cirurgiões, dentistas responsáveis, sendo, no entanto, obrigatória a determinação da RNI.

Em pacientes submetidos a pequenos procedimentos invasivos, o ajuste da dosagem de warfarina no nível inferior da faixa terapêutica recomendada deve permitir, com segurança, a manutenção da anticoagulação. O local operado deve ser suficientemente limitado e acessível, de modo a permitir o uso eficaz de procedimentos locais de hemostasia. Sob essas condições, os procedimentos odontológicos e cirúrgicos de menor porte podem ser realizados, sem aumento significativo do risco de hemorragias[9].

Outros procedimentos de maior risco de hemorragia exigem a interrupção da medicação. Ao interromper o uso da warfarina, mesmo que por um curto período de tempo, os riscos e os benefícios devem ser cuidadosamente avaliados. Pacientes com alto risco de eventos tromboembólicos e que permaneçam em jejum devido ao procedimento cirúrgico devem receber anticoagulação parenteral até que possa ser retomada a anticoagulação oral.

XIMELAGATRAM

O ximelagatram é um inibidor direto da trombina que apresenta farmacocinética e farmacodinâmica previsíveis, o que permite a administração de uma dose fixa por via oral, sem necessidade de monitorização da anticoagulação, independente do peso do paciente. Seu uso já foi testado na profilaxia do tromboembolismo venoso relacionado a cirurgias ortopédicas, no tratamento de episódios agudos e na profilaxia secundária de eventos trombóticos.

Após administração oral, o ximelagatram é rapidamente convertido a sua forma ativa, o melagatram, que inibe a formação de trombina e a ativação plaquetária. Devido ao seu baixo peso molecular, o ximelagatram inibe tanto a trombina livre quanto a ligada aos trombos.

Apresenta rápido início de ação (meia-vida de 4 a 5 horas), não havendo necessidade de associação com heparina nos primeiros dias e podendo ser interrompido e reiniciado sem perda significativa na cobertura profilática de tromboembolismo venoso[3,8]. São necessários mais estudos antes da sua incorporação na rotina da anticoagulação.

BIBLIOGRAFIA

1. Ansell J, Hirsh J, Dalen J et al. Managing oral anticoagulant therapy. Chest 2001; 119:22S. ▪ 2. Ansell JE. Out-of-hospital coagulation monitoring. J Throm Throm 1999; 7:191. ▪ 3. Halperin JL. Ximelagatran compared with warfarin for prevention of thromboembolism in patients with nonvalvar atrial fibrillation. Rationale, objectives, and design of a pair of clinical studies and baseline patient characteristics (Sportif III and V). Am Heart J 2003; 146:431. ▪ 4. Hirsh J, Dalen JE, Anderson DR et al. Oral anticoagulantes: mechanism of action, clinical effectiveness, and optimal therapeutic range. Chest 2001; 119:8S. ▪ 5. Hylek EM, Singer DE. Risk factors for intracranial hemorrhage in outpatients taking warfarin. Ann Int Med 1994; 120:897. ▪ 6. Hylek EM, Skates SJ, Singer DE. An analysis of the lowest effective intensity of prophylactic anticoagulation for patients with nonrheumatic atrial fibrillation. N Engl J Med 1996; 335:540. ▪ 7. Rosencher N. Ximelagatran, a new oral direct thrombin inhibitor, for the prevention of venous thromboembolic events in major elective orthopedic surgery. Efficacy, safety and anesthetic considerations. Anaesthesia 2004; 59:803. ▪ 8. Schulman S, Wählander K, Lundströn T et al. Secondary prevention of venous thromboembolism with the oral direct thrombin inhibitor ximelagatran. N Engl J Med 2003; 349:1713. ▪ 9. Wenger NK. Managing ambulatory anticoagulation. J Throm Throm 2001; 12:31.

MÓDULO 5

SINTOMAS E DOENÇAS DO CORAÇÃO

- Angina estável
- Tratamento ambulatorial do paciente pós-infarto agudo do miocárdio
- Arritmias cardíacas
- Insuficiência cardíaca
- Hipertensão arterial
- Achados de exame clínico em cardiologia: quando investigar?
- Controle dos fatores de risco para a doença cardiovascular

30. ANGINA ESTÁVEL

Tatiana de Fátima Gonçalves Galvão
Luciano Ferreira Drager

A doença isquêmica coronária (DIC) é um importante problema de saúde pública, não somente devido à sua prevalência, mas também à alta mortalidade e morbidade associadas a ela. Dessa forma, é fundamental seu correto diagnóstico e tratamento. Neste capítulo, abordaremos especificamente o manejo ambulatorial da angina estável, que é a manifestação inicial da DIC em aproximadamente metade dos pacientes[1,2].

AVALIAÇÃO INICIAL

A abordagem ambulatorial da angina estável sempre deve iniciar-se com anamnese e exame clínico detalhados. Clinicamente, angina é definida como uma síndrome caracterizada por desconforto em tórax, mandíbula, dorso, ombros ou braços, sendo tipicamente agravada por estresse físico ou emocional e aliviada com nitroglicerina ou repouso. Para a caracterização da dor, cinco componentes devem ser considerados[3]: tipo, localização, duração, fatores desencadeantes e fatores de melhora. Vários adjetivos são utilizados pelos pacientes para descrever o tipo de dor anginosa. Dor "em aperto", "em opressão", "sufocante" ou em "peso" são as mais comumente descritas. Freqüentemente, pacientes relatam seu sintoma como desconforto, e não como dor. A dor anginosa quase nunca é súbita e aguda, e geralmente não se altera com a movimentação ou a respiração. O episódio anginoso tipicamente possui duração de minutos. Dor com duração de segundos ou então persistindo por horas raramente é anginosa. A localização da dor é usualmente retroesternal ou precordial, sendo a irradiação para pescoço, mandíbula, epigástrio ou membros superiores bastante freqüente.

Sabe-se que a ocorrência de dor atípica é mais comum em mulheres, provavelmente devido à maior prevalência de vasoespasmo, prolapso da valva mitral e síndromes de dor torácica não-coronárias no gênero feminino[4].

Para planejar o manejo da angina, ela deve ser primeiramente classificada em instável ou estável, visto que a presença de angina instável implica maior risco de ocorrência de eventos coronários agudos a curto prazo.

Angina instável é definida como aquela que se apresenta como uma de três formas: angina de repouso (dor ao repouso e usualmente com duração maior que 20 minutos, ocorrendo na primeira semana de apresentação dos sintomas), angina de recente começo (dor aos pequenos esforços ou ao repouso, com início dentro de dois meses da apresentação inicial) ou angina progressiva (previamente diagnosticada, que passa a ocorrer com maior freqüência, ter maior duração ou ser desencadeada por menores limiares de esforço). O manejo da angina instável não será abordado neste capítulo.

Após detalhada história das características da dor, a presença de fatores de risco para DIC[5] deve ser determinada. Tabagismo, dislipidemia, *diabetes mellitus*, hipertensão e história familiar de DIC prematura (história de DIC em familiares de primeiro grau masculinos com idade inferior a 45 anos ou femininos com idade inferior a 55 anos) devem ser questionados. História prévia de acidente vascular cerebral ou doença arterial periférica também devem ser indagadas, devido à maior prevalência de DIC nesses pacientes.

O exame clínico apresenta-se freqüentemente normal em pacientes com angina estável[6]. Entretanto, o exame realizado durante um episódio de dor pode evidenciar a presença de terceira ou quarta bulhas, ritmo de galope, sopro de insuficiência mitral, desdobramento paradoxal da segunda bulha ou estertores crepitantes em bases pulmonares, que desaparecem quando a dor cessa. A presença de qualquer um desses componentes é preditiva de DIC.[7] Apesar de o exame clínico geralmente não auxiliar na confirmação da DIC, sua realização é importante para o diagnóstico de causas não-coronárias de angina, tais como valvopatias, miocardiopatia hipertrófica ou pericardite. Evidências de doença aterosclerótica não-coronária, tais como sopro carotídeo, aneurisma de aorta abdominal ou diminuição de pulsos periféricos, aumentam a probabilidade de DIC. Hipertensão arterial sistêmica, xantomas e exsudatos retinianos apontam para a presença de fatores de risco para DIC.

Depois de realização de história e exame clínico, o médico deve estimar a probabilidade de o quadro apresentado pelo paciente tratar-se realmente de dor anginosa. Para isso, deve ser realizada uma classificação clínica da dor torácica (Quadro 5.1).

Quadro 5.1 – Classificação clínica da dor torácica.

Características da angina típica: 1. desconforto torácico retroesternal com duração e tipo de dor característicos; 2. dor provocada por esforço físico ou estresse emocional; 3. dor aliviada por repouso ou nitrato
Angina típica: apresenta as três características acima
Angina atípica: preenche duas das características acima
Dor torácica não-anginosa: possui uma ou nenhuma das características acima

Adaptado de ACC/AHA 2002 Guideline Update for the Management of Patients with Chronic Stable Angina.

Após a classificação clínica da dor torácica, o médico deve estabelecer a probabilidade pré-teste de DIC para cada paciente. A importância dessa prática deve-se ao fato de essa estimativa afetar a sensibilidade e a especificidade dos testes não-invasivos utilizados na avaliação da DIC. Essa probabilidade deve levar em conta não só as características da dor, mas também a idade e o gênero do paciente, os achados eletrocardiográficos e a presença de fatores de risco para DIC.

EXAMES COMPLEMENTARES

Eletrocardiograma de repouso

O eletrocardiograma (ECG) de 12 derivações deve ser realizado em todos os pacientes com sintomas sugestivos de angina, apesar de ele ser normal em pelo menos 50% dos pacientes com angina estável[8]. Portanto, o ECG normal não exclui DIC. Evidências de sobrecarga de ventrículo esquerdo ou de alterações do segmento ST ou da onda T compatíveis com isquemia miocárdica favorecem o diagnóstico de angina[9]. Existência de onda Q, indicando infarto agudo do miocárdio (IAM) prévio, torna o diagnóstico de DIC muito provável. A presença de arritmias, tais como fibrilação atrial ou arritmias ventriculares, ao ECG de pacientes com dor torácica também aumenta a probabilidade de DIC. Entretanto, essas arritmias também podem ser causadas por outros tipos de doença cardíaca. O mesmo pode ocorrer com bloqueios de ramo ou bloqueios atrioventriculares.

O ECG obtido durante a ocorrência de dor torácica apresenta-se alterado em aproximadamente 50% dos pacientes com angina que possuem um ECG de repouso normal. Comumente ocorre taquicardia sinusal, sendo a bradicardia menos comum. A presença de elevação ou depressão do segmento ST durante a dor estabelece alta probabilidade de angina e indica pior prognóstico. Já em pacientes que apresentam depressão do segmento ST ou inversão de onda T ao ECG de repouso, a "pseudonormalização" dessas alterações durante a dor é outro indicador de DIC[10].

Radiografia de tórax

A radiografia de tórax é freqüentemente normal em pacientes com angina estável. Sua utilidade como exame de rotina não está bem estabelecida. Uma anormalidade nesse exame é mais provável em pacientes com IAM prévio, causas não-coronárias de angina ou com causas não-cardíacas de desconforto torácico.

Exames laboratoriais

Em todos os pacientes, particularmente naqueles com angina típica, condições associadas que podem precipitar angina "funcional" (isto é, isquemia miocárdica na ausência de obstrução coronária significativa) devem ser consideradas e, se presentes, tratadas. Geralmente, essas co-morbidades causam isquemia miocárdica devido ao aumento da demanda miocárdica de oxigênio ou à redução da sua oferta (Quadro 5.2).

Dessa forma, a fim de se avaliar a existência de algumas dessas condições e de fatores de risco para DIC, os exames laboratoriais iniciais que devem ser realizados em todos os pacientes com angina estável são: hematócrito/hemoglobina, glicemia de jejum e colesterol total e frações.

Eletrocardiograma de esforço

O eletrocardiograma de esforço deve ser indicado de forma rotineira para todos os pacientes com angina estável, exceto para aqueles com contra-indicações: síndrome de pré-excitação (Wolff-Parkinson-White), ritmo de marca-passo, depressão do segmento ST maior que 1mm ao repouso e bloqueio de ramo esquerdo e incapacidade física para a realização do teste de esforço.

A interpretação do teste ergométrico deve incluir: sintomas referidos, capacidade de realizar o exercício, resposta hemodinâmica e resposta eletrocardiográfica. A ocorrência de dor torácica compatível com angina é

Quadro 5.2 – Condições que podem desencadear ou exacerbar a isquemia miocárdica.

Aumento da demanda miocárdica de oxigênio		Redução da oferta de oxigênio	
Causas não-cardíacas	**Causas cardíacas**	**Causas não-cardíacas**	**Causas cardíacas**
Hipertermia	Miocardiopatia hipertrófica	Anemia	Estenose aórtica
Hipertireoidismo	Estenose aórtica	Hipoxemia (por asma, pneumonia, doença pulmonar obstrutiva crônica, hipertensão pulmonar ou apnéia do sono)	Miocardiopatia hipertrófica
Uso de cocaína	Miocardiopatia dilatada		
Hipertensão	Taquicardia ventricular ou supraventricular	Anemia falciforme	
Ansiedade		Uso de cocaína	
Fístula arteriovenosa		Hiperviscosidade (por leucemia, trombocitose ou hipergamaglobulinemia)	

Adaptado de: ACC/AHA 2002 Guideline Update for the Management of Patients with Chronic Stable Angina.

importante, particularmente se ela gera a interrupção do exame. Os achados eletrocardiográficos mais importantes são o infra e o supradesnivelamento do segmento ST. A definição mais comumente utilizada para um teste positivo é um infradesnivelamento do segmento ST, horizontal ou descendente, maior ou igual a 1mm; ou então um supradesnivelamento ocorrendo de 60 a 80ms após o final do complexo QRS, durante ou após o exercício[11]. São considerados pacientes de alto risco aqueles que apresentam: alterações eletrocardiográficas que ocorrem com baixas cargas de esforço (menos de 4METS), resposta pressórica anormal (por exemplo, queda da pressão sistólica durante o esforço), incidência elevada de arritmias ventriculares, infradesnivelamento do segmento ST maior que 1mm no primeiro estágio e que 2mm nos estágios seguintes e manutenção das alterações do segmento ST após 5 minutos de recuperação.

Em metanálise de 147 trabalhos publicados, envolvendo 24.074 pacientes submetidos a teste ergométrico e cinecoronarioangiografia, foi encontrada ampla variação na sensibilidade e especificidade do exame[11]. A sensibilidade média foi de 68% (com um desvio-padrão de 16%) e a especificidade média foi de 77% (com um desvio-padrão de 17%). Em um estudo mais recente, incluindo 814 homens, no qual se tomou o cuidado de que todos os pacientes incluídos concordassem em ser submetidos tanto ao teste ergométrico quanto à cinecoronarioangiografia, a sensibilidade foi de 45% e a especificidade de 85%[12]. Dessa forma, podemos notar que o valor diagnóstico do teste de esforço se fundamenta em alta especificidade, que lhe confere um valor preditivo positivo de 90% na detecção de doença isquêmica coronária em pacientes com angina estável e desnivelamento do segmento ST igual ou maior que 1mm, do tipo horizontal ou descendente. Nos pacientes assintomáticos, com as mesmas alterações eletrocardiográficas, o valor preditivo do teste ergométrico no diagnóstico da doença arterial coronária é de 70%, aumentando para 90% se o desnivelamento for igual ou maior que 2mm.

Apesar de a sensibilidade e a especificidade de um teste diagnóstico serem características inerentes ao exame, as características do paciente também podem influenciar. Sabe-se, por exemplo, que o teste de esforço tem maior sensibilidade nos idosos e nos pacientes com doença triarterial que nos jovens e naqueles com doença uniarterial. O exame apresenta menor especificidade em pacientes com valvopatia, hipertrofia de ventrículo esquerdo, depressão do segmento ST ao ECG de repouso e em uso de digoxina[11].

O teste ergométrico também apresenta maior taxa de resultados falso-positivos em mulheres (38 a 67%) que em homens (7 a 44%)[13], principalmente devido à menor probabilidade pré-teste da doença[14]. Este exame possui baixa taxa de resultados falso-negativos, o que indica que um teste negativo exclui de forma confiável a presença de coronariopatia. Apesar das limitações do teste ergométrico no gênero feminino, apenas 30% das mulheres submetidas a esse exame necessitam de um outro teste diagnóstico para confirmar ou afastar doença coronária[15].

Ecocardiografia

O exame ecocardiográfico em repouso, na ausência de isquemia, tem o objetivo de avaliar a função cardíaca global, além de permitir o diagnóstico de hipertrofia ventricular esquerda, importante fator de risco para a doença isquêmica coronária. Entretanto, a maioria dos pacientes submetidos a avaliação diagnóstica por angina não necessita de ecocardiografia. Porém, em um paciente com angina estável e infarto prévio documentado, ou presença de ondas Q ao ECG de repouso, a mensuração da função global do ventrículo esquerdo (ou seja, a fração de ejeção) pode ser importante na escolha apropriada de terapêutica clínica ou cirúrgica, bem como nas recomendações sobre nível de atividade física e processo de reabilitação[16,17]. A ecocardiografia também deve ser realizada em pacientes que apresentam sinais ou sintomas de insuficiência cardíaca, sopro sistólico sugestivo de estenose aórtica, miocardiopatia hipertrófica ou insuficiência mitral e arritmias ventriculares complexas.

Ecocardiografia com estresse físico ou farmacológico e cintilografia de perfusão miocárdica (estudos de imagem sob estresse físico ou farmacológico)

A sensibilidade da cintilografia de perfusão miocárdica é semelhante à da ecocardiografia com estresse e superior à do teste ergométrico na identificação e na localização das lesões, no diagnóstico da doença multiarterial e na detecção do miocárdio viável em pacientes com ou sem onda Q.

As recomendações para a realização de exames de imagem sob estresse físico ou farmacológico como teste inicial para o diagnóstico de pacientes com angina estável são: pacientes com angina estável e contra-indicação para a realização de teste ergométrico e pacientes com revascularização prévia (via cirúrgica ou angioplastia). Para pacientes incapazes de fazer atividade física, recomenda-se um teste de imagem sob estresse farmacológico como exame inicial.

Estudos demonstram que, quando comparada à cinecoronarioangiografia, a cintilografia de perfusão miocárdica tem sensibilidade de 82% e especificidade de 88% na identificação da doença arterial coronária.

Como já citado, a ecocardiografia de estresse tem sensibilidade e especificidade semelhantes aos exames de medicina nuclear na detecção da coronariopatia. Em uma revisão de 36 estudos, envolvendo 3.210 pacientes, a média de sensibilidade foi de 85% para a ecocardiografia sob estresse físico e de 82% para o exame de estresse com dobutamina[16]. Demonstrou-se também maior sensibilidade desse exame para a doença multiarterial que para a coronariopatia uniarterial (90% *versus* 79%)[16].

Cinecoronarioangiografia

A cinecoronarioangiografia deve ser realizada como exame inicial em pacientes com angina conhecida ou suspeita de angina, os quais sobreviveram a uma parada cardíaca.

Após investigação inicial e início de tratamento do paciente, a cinecoronarioangiografia deve ser reservada para os pacientes considerados de alto risco para a ocorrência de um evento cardiovascular.

TRATAMENTO

A angina estável é uma condição clínica cujo prognóstico exibe um perfil bastante variável entre os pacientes. Esse prognóstico varia de acordo com idade do paciente, fatores de risco, padrão observado aos exames complementares e presença ou não de fatores desencadeantes. Portanto, o tratamento da angina estável deve ter os seguintes objetivos: aliviar os sintomas, reduzir a taxa de eventos cardiovasculares (morte ou infarto não-fatal), tratar fatores que desencadeiem ou exacerbem a angina e modificar fatores de risco presentes.

Como a taxa de mortalidade anual da angina estável é estimada em 1,6 a 4% e os sintomas geralmente são bem controlados com o uso de medicação, a terapêutica medicamentosa é a primeira opção de tratamento, reservando-se a cinecoronarioangiografia e os procedimentos invasivos (revascularização miocárdica via cirúrgica ou angioplastia) para os pacientes considerados de alto risco.

São considerados de alto risco os pacientes com as seguintes características: presença de isquemia em múltiplas derivações ao ECG de repouso, alterações em teste não-invasivo para isquemia sugestivas de mau prognóstico (alteração do segmento ST com baixa carga de esforço, queda da pressão sistólica durante o exercício, extensas áreas de isquemia à cintilografia ou à ecocardiografia), função ventricular esquerda deprimida (fração de ejeção do ventrículo esquerdo inferior a 50%), angina refratária ao tratamento medicamentoso, presença de angina e sintomas de insuficiência cardíaca.

Tratamento dos fatores que desencadeiam ou exacerbam a angina

Primeiramente, os fatores que desencadeiam ou exacerbam isquemia miocárdica (ver Quadro 5.2) devem ser diagnosticados e imediatamente tratados.

Tratamento medicamentoso
Agentes antiplaquetários

Ácido acetilsalicílico (AAS) – exerce seu efeito antitrombótico por meio da inibição da enzima cicloxigenase e da síntese do tromboxano A_2 plaquetário. O AAS (em doses de 75 a 325mg ao dia) deve ser utilizado rotineiramente em todos os pacientes com angina estável, na ausência de contra-indicações (alergia ou sangramento gastrintestinal). O uso de AAS em mais de 3.000 pacientes com angina estável foi associado com redução média de 33% no risco de eventos cardiovasculares adversos[18,19]. Em outro estudo, a adição de 75mg de AAS ao sotalol, em pacientes com angina estável, resultou em redução de 34% na ocorrência de morte súbita e infarto agudo do miocárdio e de 32% para eventos vasculares secundários[20].

Ticlopidina – é um derivado das tienopiridinas que inibe a agregação plaquetária induzida por difosfato de adenosina e reduz as concentrações de trombina, colágeno, tromboxano A_2 e fator ativador de plaquetas[21,22]. Ela também diminui a viscosidade sangüínea devido à redução do fibrinogênio plasmático e ao aumento na deformabilidade da hemácia[23]. Essa droga, ao contrário do AAS, não tem seus efeitos comprovados para pacientes com angina estável. Além disso, como esse medicamento pode induzir neutropenia (e, raramente, púrpura trombocitopênica trombótica), ele deve ser utilizado apenas quando há contra-indicação ao uso de AAS.

Clopidogrel – também é um derivado das tienopiridinas e, apesar de atuar de forma similar à ticlopidina, parece ter um melhor efeito antitrombótico[24]. Em um estudo randomizado[25] que comparou clopidogrel com AAS em pacientes com história de infarto do miocárdio, acidente vascular cerebral ou doença vascular periférica, o clopidogrel demonstrou-se um pouco mais efetivo que o AAS na redução do risco combinado de morte por causa vascular, infarto agudo do miocárdio e acidente vascular cerebral isquêmico. A taxa de eventos anuais foi de 5,32% para clopidogrel contra 5,83% para o AAS, com redução relativa do risco de 8,7% dentre 19.185 pacientes acompanhados por pelo menos três anos. O maior benefício foi relativo à prevenção do infarto do miocárdio. Entretanto, como ainda não foram realizados outros estudos para confirmar a eficácia do clopidogrel em pacientes com angina estável, a droga de primeira escolha no tratamento da angina estável continua a ser o AAS, devido à sua melhor relação custo-benefício.

Agentes antitrombóticos

A eficácia de novos agentes antiplaquetários e antitrombóticos, tais como os inibidores da glicoproteína IIb/IIa, IIb/IIIa e a hirudina recombinante no manejo de pacientes com angina estável, ainda não está bem estabelecida[26]. Apesar de pequenos estudos demonstrarem benefícios no uso de doses diárias de heparina de baixo peso molecular subcutânea[27] e de pequenas doses de warfarina (a fim de se atingir uma RNI de 1,47) associadas a doses menores de AAS[28], ainda não há experiência clínica suficiente que justifique o uso rotineiro dessas medicações para pacientes com angina estável.

Terapia antianginosa e antisquêmica

Betabloqueadores – atuam bloqueando os receptores beta-adrenérgicos. Sabe-se que há dois tipos de receptores beta-adrenérgicos: os β_1 (presentes no coração) e os β_2 (presentes na vasculatura periférica e musculatura brônquica). A inibição desses receptores apresenta-se associada com diminuição da freqüência cardíaca, do inotropismo miocárdico e da pressão arterial, o que, por sua vez, gera menor consumo de oxigênio pelo miocárdio. Alguns betabloqueadores possuem atividade agonista parcial, também chamada de atividade simpatomimética intrínseca, e então podem não ocasionar redução da pressão arterial e da freqüência cardíaca ao repouso. Vários tipos de betabloqueadores estão disponíveis para o tratamento da angina. Os efeitos sobre os receptores beta-adrenérgicos e as doses usuais no tratamento da angina estão resumidos no quadro 5.3. Todos os betabloqueadores parecem ser igualmente efetivos para o tratamento da angina. Nos pacientes com angina estável aos esforços, os betabloqueadores reduzem o duplo-produto (pressão arterial multiplicada pela freqüência cardíaca) durante o exercício, bem como retardam ou impedem o início da dor, aumentando o limiar isquêmico[29,30]. No tratamento da angina estável, é convencional o ajuste da dose de betabloqueador até que se alcance uma freqüência cardíaca ao repouso de 55 a 60 batimentos por minuto.

Quadro 5.3 – Propriedades dos betabloqueadores utilizados na prática clínica.

Drogas	Seletividade	Atividade agonista parcial	Dose usual para angina
Propranolol	Não	Não	20-80mg, 2 vezes/dia
Metoprolol	β_1	Não	50-200mg, 2 vezes/dia
Atenolol	β_1	Não	50-200mg/dia
Nadolol	Não	Não	40-80mg/dia
Timolol	Não	Não	10mg, 2 vezes/dia
Acebutolol	β_1	Sim	200-600mg, 2 vezes/dia
Bisoprolol	β_1	Não	10mg/dia
Esmolol (intravenoso)	β_1	Não	50-300mcg/kg/min
Labetalol*	Não	Sim	200-600mg, 2 vezes/dia
Pindolol	Não	Sim	2,5-7,5mg, 3 vezes/dia

*Labetalol é um alfa e betabloqueador.
Adaptado de ACC/AHA 2002 Guideline Update for the Management of Patients with Chronic Stable Angina[11].

Os betabloqueadores são claramente efetivos no controle da angina desencadeada por esforços[31,32]. Estudos controlados comparando essa medicação com antagonistas do cálcio evidenciaram igual eficácia no controle da angina estável[33-36]. Os betabloqueadores são freqüentemente combinados com nitratos no tratamento da angina estável. Essa terapia combinada parece ser mais efetiva que a terapia isolada com um dos dois agentes[37,38]. Os betabloqueadores também podem ser associados a um antagonista do canal de cálcio. Para essa combinação, as diidropiridinas de nova geração, com liberação lenta e longo período de ação, são os antagonistas do canal de escolha[39-43]. A combinação de betabloqueadores com verapamil ou diltiazem deve ser feita com cautela, devido ao risco de ocorrência de bradicardia grave ou de bloqueio atrioventricular.

Em pacientes com angina vasoespástica (angina de Prinzmetal) sem lesões obstrutivas fixas, os betabloqueadores são inefetivos e podem aumentar a tendência ao vasoespasmo coronário, devido à atividade dos receptores alfa-adrenérgicos[44]. Portanto, nessa situação, essa classe de drogas não deve ser empregada.

As contra-indicações absolutas para o uso de betabloqueadores são: bradicardia importante, bloqueio atrioventricular de alto grau preexistente, doença do nó sinusal disfunção ventricular esquerda grave e descompensada e asma. Doença pulmonar obstrutiva crônica, depressão grave e doença vascular periférica são contra-indicações relativas. A maioria dos pacientes diabéticos tolera bem os betabloqueadores, mas essa droga deve ser usada com cautela em pacientes em uso de insulina ou hipoglicemiantes orais, devido ao risco de mascaramento dos sintomas de hipoglicemia.

Em vários estudos randomizados, os betabloqueadores demonstraram melhora da taxa de sobrevida em pacientes com infarto do miocárdio recente. Alguns estudos randomizados e controlados[45-49] avaliaram o efeito dos betabloqueadores em pacientes sem infarto ou hipertensão prévios. Também foi comprovado em ensaios clínicos randomizados que essa classe de drogas melhora a taxa de sobrevida e previne acidente vascular cerebral e insuficiência cardíaca congestiva em pacientes hipertensos[45].

Um benefício em relação à mortalidade, com o uso de betabloqueadores, ainda não foi evidenciado em pacientes com angina estável sem infarto do miocárdio prévio, apesar de a melhora sintomática ter sido bem documentada[46-50].

Antagonistas dos canais de cálcio – ao contrário dos betabloqueadores, os antagonistas dos canais de cálcio constituem-se em um grupo heterogêneo de substâncias químicas. Essas drogas atuam reduzindo o fluxo de cálcio transmembrana e podem ser divididas em três classes: diidropiridínicos (nifedipina), benzodiazepinas (diltiazem) e fenilalquilaminas (verapamil). Todos os antagonistas do cálcio exibem um efeito inotrópico negativo, o que diminui o consumo de oxigênio miocárdico. Essas drogas ocasionam também aumento da oferta de oxigênio miocárdico por meio da vasodilatação coronária. As classes das benzodiazepinas e das fenilalquilaminas possuem também um efeito cronotrópico negativo. O efeito vasodilatador é maior com os diidropiridínicos e a diminuição da contratilidade com o verapamil. As características dos diferentes tipos de antagonistas dos canais de cálcio estão expostas no quadro 5.4.

Quadro 5.4 – Propriedades dos antagonistas dos canais de cálcio utilizados na prática clínica.

Drogas	Dose habitual	Duração da ação	Efeitos colaterais
Diidropiridinas			
Nifedipina	Liberação imediata: 30-90mg/dia Liberação lenta: 30-180 mg/dia	Curta	Hipotensão, tontura, náuseas, *flushing*, constipação intestinal, edema
Anlodipino	5-10mg/dia	Longa	Cefaléia, edema
Felodipina	5-10mg/dia	Longa	Cefaléia, edema
Isradipina	2,5-10mg, 2 vezes/dia	Média	Cefaléia, fadiga
Nicardipina	20-40mg, 3 vezes/dia	Curta	Cefaléia, edema, tontura, *flushing*
Nisoldipina	20-40mg/dia	Curta	Similares aos da nifedipina
Nitrendipina	20mg/dia ou 2 vezes/dia	Média	Similares aos da nifedipina
Miscelânea			
Bepridil	200-400mg/dia	Longa	Arritmias, tontura, náuseas
Diltiazem	Liberação imediata: 30-80mg, 4 vezes/dia	Curta	Hipotensão, tontura, *flushing*, bradicardia, edema
	Liberação lenta: 120-320mg/dia	Longa	
Verapamil	Liberação imediata: 80-160mg, 3 vezes/dia	Curta	Hipotensão, insuficiência cardíaca, depressão miocárdica, edema, bradicardia
	Liberação lenta: 120-480mg/dia	Longa	

Adaptado de ACC/AHA 2002 Guideline Update for the Management of Patients with Chronic Stable Angina[11].

Os antagonistas dos canais de cálcio são a primeira escolha no tratamento da angina variante de Prinzmetal, sendo bastante efetivos no controle dos sintomas e dos episódios isquêmicos.

Vários estudos[51-54] demonstraram que o uso de antagonistas de cálcio da classe dos diidropiridínicos de curta ação aumentam a incidência de eventos cardiovasculares adversos e, portanto, deveriam ser evitados. Em contraste, os antagonistas de cálcio de longa ação, incluindo os diidropiridínicos de liberação lenta e longa ação (como o anlodipino, por exemplo), são efetivos para o alívio dos sintomas em pacientes com angina estável. Eles devem ser utilizados em combinação com betabloqueadores quando o tratamento inicial com essa classe de drogas for ineficaz, ou como substitutos aos betabloqueadores, quando o paciente possuir contra-indicação ao uso de betabloqueador.

Em geral, a insuficiência cardíaca descompensada é uma contra-indicação ao uso de antagonistas de cálcio. Entretanto, as diidropiridinas vasosseletivas de nova geração (por exemplo, anlodipino e felodipina) são toleradas por pacientes com fração de ejeção do ventrículo esquerdo reduzida. Bradicardia, disfunção do nó sinusal e bloqueio do nó atrioventricular são contra-indicações ao uso de antagonistas do cálcio com ação cronotrópica negativa (por exemplo, diltiazem e verapamil). Um intervalo QT longo é contra-indicação ao uso de bepridil.

Nitratos – são vasodilatadores independentes do endotélio que produzem efeitos benéficos tanto por meio da redução do consumo de oxigênio miocárdico quanto da melhora da perfusão miocárdica[55-56]. Os nitratos podem ser absorvidos por via sublingual, através da mucosa nasal (sob a forma de *spray*), por via oral, intravenosa ou transdérmica. Após absorção ocorre metabolização hepática da droga. Seus metabólitos aumentam a atividade do GMP (guanosilmonofosfato) cíclico das células musculares lisas com conseqüente produção de óxido nítrico (NO), levando ao efeito vasodilatador independente da função endotelial. A redução do consumo é conseqüente à venodilatação sistêmica, com diminuição da pré-carga levando à queda da pressão diastólica e da tensão da parede do ventrículo esquerdo. Os nitratos ocasionam também diminuição do trabalho cardíaco por queda da pós-carga (devido à vasodilatação arterial sistêmica). O aumento do fluxo sangüíneo ocorre por vasodilatação coronária e por melhora do fluxo por meio da circulação colateral presente. Os nitratos também exercem efeitos antitrombóticos e antiplaquetários em pacientes com angina estável[57]. As características dos nitratos disponíveis na prática clínica estão resumidas no quadro 5.5. Em pacientes com angina aos esforços, os nitratos melhoram a tolerância aos exercícios, o tempo para o início da angina e a depressão do segmento ST durante o teste de esforço. Em combinação com betabloqueadores ou antagonistas do cálcio, os nitratos produzem melhores efeitos antianginosos e antiisquêmicos em pacientes com angina estável[58-65]. Tabletes de nitroglicerina sublingual e *sprays* de nitroglicerina são recomendados para o alívio imediato de angina de esforço ou de repouso e também podem ser usados como profilaxia para evitar episódios isquêmicos quando administrados alguns minutos antes do exercício. Para o tratamento de

Quadro 5.5 – Características dos nitratos utilizados na prática clínica.

Composto	Via de administração	Dose	Duração do efeito
Nitroglicerina	Tabletes sublinguais	0,3-0,6mg até 1,5mg	1,5-7 minutos
	Spray	0,4mg, conforme necessário	1,5-7 minutos
	Transdérmica	0,2-0,8 mg/h, a cada 12h	8-12h durante terapia intermitente
	Oral de liberação prolongada	2,5-13mg/dia	4-8h
	Intravenosa	5-200mcg/min	Tolerância em 7-8h
Dinitrato de isossorbida	Sublingual	2,5-15mg	60 minutos
	Oral	5-80 mg, 2-3 vezes/dia	8 horas
	Spray	1,25mg/dia	2-3 minutos
	Mastigável	5mg	2-2,5 horas
	Oral de liberação lenta	40 mg, 1-2 vezes/dia	8 horas
	Intravenosa	1,25-5,0mg/h	Tolerância em 7-8h
Mononitrato de isossorbida	Oral	20 mg, 2 vezes/dia 60-240mg, 1 vez/dia	12-24h

Adaptado de ACC/AHA 2002 Guideline Update for the Management of Patients with Chronic Stable Angina[11].

prevenção de recorrência da angina, é recomendável o uso de nitratos de longa ação, tais como dinitrato de isossorbida, mononitratos e *patches* de nitroglicerina transdérmicos. Os principais efeitos colaterais dos nitratos são: cefaléia, náuseas, hipotensão e, raramente, metahemoglobinemia. O principal problema acarretado pelo uso de nitrato é o desenvolvimento de tolerância[66]. O mecanismo de desenvolvimento de tolerância ao nitrato permanece incerto. A administração menos freqüente de nitratos, com um intervalo livre da droga adequado (8 a 12 horas), parece ser o método mais efetivo para se prevenir esse problema[40].

Outras medicações

Estatinas – estudos clínicos randomizados, realizados nos últimos anos, tanto com prevenção primária quanto com prevenção secundária, demonstraram que as estatinas reduzem a incidência de eventos isquêmicos coronários, necessidade de revascularização miocárdica, mortalidade cardíaca e total e acidente vascular cerebral[67-74]. Demonstrou-se também que o maior benefício em termos de risco absoluto foi observado em pacientes com maior risco para a ocorrência de DIC. Para auxiliar os clínicos a identificarem os pacientes que deveriam receber terapia redutora de lípides, vários comitês e organizações formularam diretrizes específicas. A mais utilizada delas é a elaborada pelo *National Cholesterol Education Program* (NCEP) *Adult Treatment Panel* (ATP), que já está em sua terceira versão (NCEP ATP III)[9]. O NCEP ATP III difere do NCEP ATP II[25] no que se refere à categorização dos pacientes dentro dos grupos de risco e às metas de LDL-colesterol para os pacientes de alto risco. De acordo com as diretrizes do NCEP ATP III, a terapia medicamentosa deveria ser iniciada para todos os pacientes de alto risco com nível de LDL-colesterol maior ou igual a 130mg/dl[9].

As estatinas atuam inibindo a HMG-CoA redutase, que é a enzima chave na síntese do colesterol. Essa inibição ocasiona menor síntese hepática de colesterol e aumento compensatório da expressão dos receptores de LDL-colesterol na superfície do fígado[74]. Isso gera um aumento na captação e remoção de LDL-colesterol (*low-density lipoprotein cholesterol*), ocasionando redução nos níveis séricos de LDL-colesterol. As estatinas atualmente utilizadas na prática clínica também elevam o HDL-colesterol (*high-density lipoprotein cholesterol*) em 5 a 15% e reduzem os triglicérides em 7 a 30%, podendo ser então também úteis nas hipertrigliceridemias leves a moderadas. Dessa forma, as estatinas (ou vastatinas, ou inibidores da HMG-CoA redutase), devido a sua eficácia e boa tolerância, são os medicamentos de escolha para se reduzir o nível de LDL-colesterol em adultos (18 a 55% em média)[75]. De acordo com os estudos clínicos supracitados[67-74], os pacientes com DIC estabelecida, incluindo os com angina estável, deveriam receber terapia redutora de lípides, mesmo na presença de elevações discretas a moderadas nos níveis de LDL-colesterol.

Inibidores da enzima conversora de angiotensina – os efeitos cardioprotetores dos inibidores da enzima conversora de angiotensina (IECA) já foram demonstrados em alguns trabalhos[76,77]. Os resultados do estudo *The Hope Outcomes Prevention Evaluation* (HOPE)[78] confirmam que o uso de IECA (no caso ramipril, 10mg ao dia) reduziu as taxas combinadas de mortalidade cardiovascular, infarto agudo do miocárdio e acidente vascular cerebral em pacientes com alto risco para doença vascular, ou com doença vascular presente, na ausência de insuficiência cardíaca. Previamente ao HOPE, vários estudos[79-84] já demonstraram que o tratamento com IECA pode retardar ou prevenir a ocorrência de eventos cardiovasculares em pacientes diabéticos após infarto do miocárdio, ou com hipertensão associada, ou com disfunção ventricular. Dessa forma, os IECA devem ser utilizados em pacientes com DIC conhecida, particularmente em pacientes diabéticos sem lesão grave.

Controle dos fatores de risco/prevenção secundária

Educação, aconselhamento e intervenções comportamentais são elementos importantes para o manejo dos fatores de risco para DIC: o tabagismo, a obesidade, a hipertensão, a dislipidemia, o *diabetes mellitus* e o sedentarismo. A presença de qualquer um desses fatores deve ser diagnosticada e corretamente eliminada (ou, pelo menos, controlada).

Não há, até o momento, estudos que comprovem que o tratamento de novos fatores de risco para DIC, tais como a hiper-homocisteinemia e a elevação dos níveis de lipoproteína (a), sejam benéficos para a redução da ocorrência de eventos cardiovasculares.

Revascularização miocárdica (via cirúrgica ou angioplastia)

Como já anteriormente citado, a estratificação de risco é fundamental para a decisão terapêutica, ficando o tratamento de revascularização miocárdica (via cirúrgica ou angioplastia) reservado para os pacientes de alto risco.

A revascularização miocárdica por via cirúrgica é uma indicação precisa para pacientes com obstrução coronária triarterial (> 70%) com disfunção ventricular, ou obstrução significativa (> 50%) de tronco de coronária esquerda[85-87].

A indicação de angioplastia em doença uniarterial pode justificar-se para angina refratária ao tratamento clínico, visto que estudos[88] demonstram que esse procedimento, nesse grupo de pacientes, ocasiona melhora sintomática e da tolerância ao esforço, sem redução das taxas de mortalidade ou de infarto. Entretanto, a angiografia coronária vem ganhando atualmente maior espaço nas coronariopatias graças à melhora técnica e à redução da reestenose ocasionada pelo uso de *stents*, principalmente daqueles recobertos com medicação (por exemplo, a rapamicina). Os demais casos (por exemplo, os biarteriais) devem ser particularizados, sendo que da decisão sobre qual estratégia de tratamento seguir devem participar o cardiologista, o paciente e seus familiares.

REFERÊNCIAS BIBLIOGRÁFICAS

1. Elveback LR, Connoly DC, Melton III LJ. Coronary heart disease in residents of Rochester, Minnesota 7. Incidence, 1950 through 1982. Mayo Clin Proc 1986; 61:896. ▪ 2. Kannel WB, Feinleib M. Natural history of angina pectoris in the Framingham study. Prognosis and survival. Am J Cardiol 1972; 29:154. ▪ 3. Rutherford JD, Braunwauld E. Chronic ischemic heart disease. In: Braunwald E, ed. Heart Disease. A Textbook of Cardiovascular Medicines. 4th ed. Philadhelphia: WB Saunders, 1992, p 1293. ▪ 4. Douglas PS, Ginsburg GS. The evaluation of chest pain in women. N Engl J Med 1996; 334:1311. ▪ 5. 27th Bethesda Conference. Matching the intensity of risk factor management with the hazard for coronary disease events. September 14-15, 1995. J Am Coll Cardiol 1996; 27:957. ▪ 6. Chatterjee K. Recognition and management of patients with stable angina pectoris. In: Goldman l, Braunwald E, eds. Primary Cardiology. Philadelphia: WB Saunders, 1998, p 234. ▪ 7. Levine HJ. Difficult problems in the diagnosis of chest pain. Am Heart J 1980; 100:108. ▪ 8. Connoly DC, Elveback LR, Oxman HA. Coronary heart disease in residents of Rochester, Minnesota, IV. Prognostic value of the resting electrocardiogram at the time of initial diagnosis of angina pectoris. Mayo Clin Proc 1984; 59:247. ▪ 9. Levy D, Salomon M, D'Agostino RB et al. Prognostic implications of baseline eletrocardiographic features and their serial changes in subjects with left ventricular hypertrophy. Circulation 1994; 90:1786. ▪ 10. Fisch C. Electrocardiography and vactorcardiography. In: Braunwald E, ed. Heart Disease. A Textbook of Cardiovascular Medicine. 4th ed, Philadelphia: WB Saunders, 1992, p 145. ▪ 11. Gibbons RJ, Balady GJ, Bricker JT et al. ACC/AHA 2002 guidelines update for exercise testing: A report of the American College of Cardiology/American Heart Association Task Force on Practice Guidelines (Committee on Exercise Testing). 2002. American College of: Cardiology Website. Availabe at: http://www.acc.org/clinical/guidelines/exercise/exercise clean.pdf Accessed October 17, 2002. ▪ 12. Froelicher VF, Lehmann KG, Thomas R at al. The electrocardiographic exercise test in a population with reduced workup bias: diagnostic performance, computerized interpretation, and multi-variable prediction. Vetterans Affairs Cooperative Study in Health Services (QUEXTA) Study Group. Quantitative Exercise Testing and Angiography. Ann Intern Med 1998; 128:965. ▪ 13. Gibbons RJ. Exercise ECG testing with and without radionuclide studies. In: Wenger NK, Speroff L, Packard B, eds. Cardiovascular Health and Disease in Women. Greenwich, CT: Le Jacq Communications, 1993, p 73. ▪ 14. DeSanctis RW. Clinical manifestations of coronary artery disease: chest pain in women. In: Wenger NK, Speroff L, Packard B, eds. Cardiovascular Health and Disease in Women. Greenwich, CT: Le Jacq Communications, 1993, p 67. ▪ 15. Melin JA, Wijns W, Vanbutsele RJ et al. Alternative diagnostic strategies for coronary artery disease in women: demonstration of the usefulness and efficiency of probability analysis. Circulation 1985; 71:535. ▪ 16. Cheitlin MD, Alpert JS, Armstrong WF et al. ACC/AHA Guidelines for the Clinical Application of Echocardiography. A report of the American College of Cardiology/American Heart Association Task Force on Practice Guidelines (Committee on Clinical Application of Echocardiography). Developed in collaboration with the American Society of Echocardiography. Circulation 1997; 95:1686. ▪ 17. Henry WL, Ware J, Gardin JM et al. Echocardiographic measurements in normal subjects. Growth-related changes that occur between infancy and early adulthood. Circulation 1978; 57:278. ▪ 18. Lewis HD, Davis JW, Archibald DG et al. Protective effects of aspirin against acute myocardial infarction and death in men with unstable angina: results of a Veterans Administration Cooperative Study. N Engl J Med 1983; 309:396. ▪ 19. Cairns JA, Gent M, Singer J et al. Aspirin, sulfinpyrazone, or both in unstable angina. Results of a Canadian multicenter trial. N Engl J Med 1989; 321:129. ▪ 20. Jull-Moller S, Edvardsson N. Jahnmatz B et al. Double-blind trial of aspirin in primary prevention of myocardial infarction in patients with stable chronic angina pectoris. The Swedish Angina Pectoris Aspirin Trial (SAPAT) Group. Lancet 1992; 340:1421. ▪ 21. Mc Tavish D, Faulds D, Goa KL. Ticlopidine. An updated review of its pharmacology and therapeutic use in platelet-dependent disorders. Drugs 1990; 40:238. ▪ 22. Ticlopidine [editorial]. Lancet 1991; 337:459. ▪ 23. De Maat MP, Arnold AE, van Buuren et al. Modulation of plasma fibrinogen levels by ticlipidine in healthy volunteers and patients with stable angina pectoris. Thromb Haemost 1996; 76:166. ▪ 24. Savi P, Laplace MC, Maffrand JP, Herbert JM. Binding of [3H]-2-methylthio ADP to rat platelets-effect of clopidogrel and ticlopidine. J Pharmacol Exp Ther 1994; 269:772. ▪ 25. CAPRIE Steering Committee. A randomised, blinded, trial of clopidogrel versus aspirin in patients at risk of ischaemic events (CAPRIE). Lancet 1996; 348:1329. ▪ 26. van den Bos AA, Deckers JW, Heyndrickx GR et al. Safety and efficacy of recombinant hirudin (CGP 39 393) versus heparin in patients with steble angina undergoing coronary angioplasty. Circulation 1993; 88:2058. ▪ 27. Melandri G, Semprini F, Cervi V et al. Benefit of adding low molecular weight heparin to the conventional treatment of stable angina pectoris. A double-blind, randomized, placebo-controlled trial. Circulation 1993; 88:2517. ▪ 28. Thrombosis prevention trial: randomised trial of low-intensity oral anticoagulation with warfarin and low-dose aspirin in the primary prevention of ischaemic heart disease in men at increased risk. The Medical Research Council's General Practice Research Framework. Lancet 1998; 351:233. ▪ 29. Frishman WH, Helman M, Soberman J et al. Comparison of celiprolol and propranolol in stable angina pectoris. Celiprolol International Angina Study Group. Am J Cardiol 1991; 67:665. ▪ 30. Narahara KA. Double-blind comparison of once daily betaxolol versus propranolol four times daily in stable angina pectoris. Betaxolol Investigators Group. Am J Cardiol 1990; 65:577. ▪ 31. Ryden L. Efficacy of epanolol versus metoprolol in angina pectoris: report from a Swedish multicentre study of exercise tolerance. J Intern Med 1992; 231:7. ▪ 32. Boberg J, Larsen FF, Pehrsson SK. The effects of beta blockade with (epanolol) and without (atenolol) intrinsic sympathomimetic activity in stable angina pectoris. The Visacor Study Group. Clin Cardiol 1992; 15:591. ▪ 33. Wallace WA, Wellington KL, Chess MA, Liang CS. Comparison of nifedipine gastrointestinal therapeutic system and atenolol on antianginal efficacies and exercise hemodynamic responses in stable angina pectoris. Am J Cardiol 1994; 73:23. ▪ 34. de Vries RJ, van den Heuvel AF, Lok DJ et al. Nifedipine gastrointestinal therapeutic system versus atenolol in stable angina pectoris. The Netherlands Working Group on Cardiovascular Research (WCN). Int J Cardiol 1996; 57:143. ▪ 35. Fox KM, Mulcahy D, Findlay I et al. The Total Ischaemic Burden European Trial (TIBET). Effects of atenolol, nifedipine SR and their combination on the exercise test and the total ischaemic burden in 608 patients with stable angina. The TIBET Study Group. Eur Heart J 1996; 17:96. ▪ 36. Van de Ven LL, Vermeulen A, Tans JG et al. Which drug to choose for stable angina pectoris: a comparative study between bisoprolol and nitrates. Int J Cardiol 1995; 47:217. ▪ 37. Waysbort J, Meshulam N, Brunner D. Isosorbide-5-mononitrate and atenolol in the treatment of stable axertional angina. Cardiology 1991; 79(Suppl 2):19. ▪ 38. Krepp HP. Evaluation of the antianginal and anti-ischemic efficacy of slow release isosorbide-5-mononitrate capsules, bupranolol and their combination, in patients with chronic stable angina pectoris. Cardiology 1991; 79(Suppl 2):14. ▪ 39. Kawanishi DT, Reid CL, Morrison EC, Rahimtoola SH. Response of angina and ischemia to long-term treatment in patients with chronic stable angina: a double-blind randomized individualized dosing trial of nifedipine, propranolol and their combination. J Am Coll Cardiol 1992; 19:409. ▪ 40. Meyer TE, Adnams C, Commerford P. Comparison of the efficacy of atenolol and its combination with slow-release nifedipine in chronic stable angina. Cardiovasc Drugs Ther 1993; 7:909. ▪ 41. Steffensen R, Grande P, Pedersen F, Haunso S. Effects of atenolol and diltiazem on exercise tolerance and ambulatory ischaemia. Int J Cardiol 1993; 40:143. ▪ 42. Parameshwar J, Keegan J, Mulcahy D et al. Atenolol or nicardipine alone is an efficacious in stable angina as their combination: a double blind randomised trial. Int J Cardiol 1993; 40:135. ▪ 43. Foale RA. Atenolol versus the fixed combination of atenolol and nifedipine in stable angina pectoris. Eur Heart J 1993; 14:1369. ▪ 44. Tilmant PY, Lablanche

JM, Thieuleux FA et al. Detrimental effect of propranolol in patients with coronary arterial spasm countered by combination with diltiazem. Am J Cardiol 1983; 52:230. ▪ 45. Psaty BM, Smith NL, Siscovick DS et al. Health outcomes associated with antihypertensive therapies used as first-line agents: a systematic review and meta-analysis. JAMA 1997; 277:739. ▪ 46. Pepine CJ, Cohn PF, Deedwania PC et al. Effects of treatment on outcome in midly symptomatic patients with ischemia during daily life. The Atenolol Silent Ischemia Study (ASIST). Circulation 1994; 90:762. ▪ 47. Dargie HJ, Ford I, Fox KM. Total Ischaemic Burden European Trial (TIBET). Effects of ischaemia and treatment with atenolol, nifedipine SR and their combination on outcome in patients with chronic stable angina. The TIBET Study Group. Eur Heart J 1996; 17:104. ▪ 48. Rehnqvist N, Hjemdahl P, Billing E et al. Treatment of stable angina pectoris with calcium antagonists and beta-blockers. The APSIS study. Angina Prognosis Study in Stockholm. Cardiologia 1995; 40(Suppl 1):301. ▪ 49. Von Arnim T. Medical treatment to reduce tital ischemic burden: Total Ischemic Burden Bisoprolol Study (TIBBS), a multicenter trial comparing bisoprolol and nifedipine. The TIBBS Investigators. J Am Coll Cardiol 1995; 25:231. ▪ 50. Savonitto S, Ardissiono D, Egstrup K et al. Combination therapy with metoprolol and nifedipine versus monotherapy in patients with stable angina pectoris. Results of the International Multicenter Angina Exercise (IMAGE) Study. J Am Coll Cardiol 1996; 27:311. ▪ 51. Psaty BM, Heckbert SR, Koepsell TD et al. The risk of myocardial infarction associated with antihypertensive drug therapies. JAMA 1995; 274:620. ▪ 52. Furberg CD, Psaty BM, Meyer JV. Nifedipine: dose-related increase in mortality in patients with coronary heart disease. Circulation 1995; 92:1326. ▪ 53. Estacio RO, Jeffers BW, Hiatt WR et al. The effect of nisoldipine as compared with enalapril on cardiovascular outcomes in patients with non-insulin-dependent diabetes and hypertension. N Engl J Med 1998; 338:645. ▪ 54. Thadani U, Zellner SR, Glasser S et al. Double-blind, dose-response, placebo-controlled multicenter study of nisoldipine: a new second-generation calcium channel blocker in angina pectoris. Circulation 1991; 84:2398. ▪ 55. Abrams J. Nitroglycerin and long-acting nitrates in clinical practice. Am J Med 1983; 74:85. ▪ 56. Kaski JC, Plaza LR, Meran DO et al. Improved coronary supply: prevailing mechanism of action of nitrates in chronic stable angina. Am Heart J 1985; 110:238. ▪ 57. Lacoste LL, Theroux P, Lidon RM et al. Effects of calcium antagonists on the risks of coronary heart disease, cancer and bleeding. Am J Cardiol 1994; 73:1058. ▪ 58. Bassan MM, Weiler-Ravell D, Shalev O. Comparison of the antianginal effectiveness of nifedipine, verapamil, and isosorbide dinitrate in patients receiving propranolol: a double-blind study. Circulation 1983; 68:568. ▪ 59. Bassan MM, Weiler-Ravell D. The additive antianginal action of oral isosorbide dinitrate in patients receiving propranolol. Magnitude and duration of effect. Chest 1983; 83:233. ▪ 60. Tirlapur VG, Mir MA. Cardiorespiratory effects of isosorbide dinitrate and nifedipine in combination with nadolol: a double-blind comparative study of beneficial and adverse antianginal drug interactions. Am J Cardiol 1984; 53:487. ▪ 61. Schneider W, Maul FD, Bussmann WD et al. Comparison of the antianginal efficacy of isosorbide dinitrate (ISDN) 40 mg and verapamil 120 mg three times daily in the acute trial and following two-week treatment. Eur Heart J 1988; 9:149. ▪ 62. Ankier SI, Fay L, Warrington SJ, Woodings DF. A multicentre open comparison of isosorbide-5-mononitrate and nifedipine given prophylactically to general practice patients with chronic stable angina pectoris. J Int Med Res 1989; 17:172. ▪ 63. Emanuelsson H, Ake H, Kristi M. Arina R. Effects of diltiazem and isosorbide-5-mononitrate, alone and in combination, on patients with stable angina pectoris. Eur J Clin Pharmacol 1989; 36:561. ▪ 64. Akhras F, Chambers J, Jefferies S, Jackson G. A randomised double-blind crossover study of isosorbide mononitrate and nifedipine retard in chronic stable angina. Int J Cardiol 1989; 24:191. ▪ 65. Akhras F, Jackson G. Efficacy of nifedipine and isosorbide mononitrate in combination with atenolol in stable angina. Lancet 1991; 338:1036. ▪ 66. Fung HL, Bauer JA. Mechanisms of nitrate tolerance. Cardiovasc Drugs Ther 1994; 8:489. ▪ 67. Sheperd J, Cobbe SM, Ford I et al. Prevention of coronary heart disease with prevastatin in men with hypercholaesterolemia. N Engl J Med 1995; 333:1301. ▪ 68. Downs JR, Clearfield M, Weis S et al. Primary prevention of acute coronary event with lovastatin in men and women with average cholesterol levels. Results of AFCAPS/TEXCAPS. JAMA 1998; 279:1615. ▪ 69. Scandinavian Sinvastatin Survival Study Group. Randomized Trial of cholesterol lowering in 4444 patients with coronary heart disease: The Scandinavian Sinvastatin Survival Study (4S). Lancet 1994; 344:1383. ▪ 70. Packard CJ. Influence of pravastatin and plasma lipids on clinical events in The West Scotland Coronary Prevention Study (WOSCOPS). Circulation 1998; 97:1440. ▪ 71. Sacks FM, Pfeffer MA, Moye LA et al. The effect of pravastatin on coronary events after myocardial infarction in patients with average cholesterol level. N Engl J Med 1996; 335:1001. ▪ 72. The Long-term Intervention with Pravastatin in Ischaemic Disease (LIPID) Study Group. N Engl J Med 1998; 339:1349. ▪ 73. Gould AL, Rossouw JE, Santanello NC et al. Cholesterol Reduction Yields Clinical Benefit: Impact of Statin Trials. Circulation 1998; 97:946. ▪ 74. Vaughan CJ, Murphy MB, Buckley BM. Statins do more than just lower cholesterol. Lancet 1996; 348:1079. ▪ 75. Executive Summary of the Third Report of the National Cholesterol Education Program (NCEP) Expert Panel on Detection, Evaluation, and Treatment of High Blood Cholesterol in Adults (Adults Treatment Panel III). JAMA 2001; 285:2486. ▪ 76. Lonn EM, Yusuf S, Jha P et al. Emerging role of angiotensin-converting enzyme inhibitors in cardiac and vascular protection. Circulation 1994; 90:2056. ▪ 77. Alderman MH, Madhavan S, Ooi Wl et al. Association of the renin-sodium profile with the risk of myocardial infarction in patients with hypertension. N Engl J Med 1991; 324:1098. ▪ 78. Yusuf S, Sleight P, Pogue J et al. Effects of em angiotensin-converting-enzyme inhibitor, ramipril, on cardiovascular events in high-risk patients. The Heart Outcomes Prevention Evaluation Study Investigators. N Engl J Med 2000; 342:145. ▪ 79. Estacio RO, Jeffers BW, Hiatt WR et al. The effect of nisoldipine as compared with enalapril ocardiovascular outcomes in patients with non-insulin-dependent diabetes and hypertension. N Engl J Med 1998; 338:645. ▪ 80. Tatti P, Pahor M, Byington RP et al. Outcome results of the Fosinopril Versus Amlodipine Cardiovascular Events Randomized Trial (FACET) in patients with hypertension and NIDDM. Diabetes Care 1998; 21:597. ▪ 81. Zuanetti G, Latini R, Maggioni AP et al. Effect of the ACE inhibitor lisinopril on mortality in diabetic patients with acute myocardial infarction: data from the GISSI-3 study. Circulation 1997; 96:4239. ▪ 82. Shindler DM, Kostis JB, Yusuf S et al. Diabetes mellitus, a predictor of morbidity and mortality in the Studies of Left Ventricular Dysfunction (SOLVD) Trials and Registry. Am J Cardiol 1996; 77:1017. ▪ 83. Hansson L, Lindholm LH, Niskanen L et al. Effect of angiotensin-converting-enzyme inhibition compared with conventional therapy on cardiovascular morbidity and mortality in hypertension: The Captopril Prevention Project (CAPPP) randomised trial. Lancet 1999; 353:611. ▪ 84. UK Prospective Diabetes Study Group. Tight blood pressure control and risk of macrovascular and microvascular complications in type 2 diabetes: UKPDS 38. BMJ 1998; 317:703. ▪ 85. Alderman EL, Bourassa MG, Cohen LS et al. Ten-year follow-up of survival and myocardial infarction in the randomized coronary artery surgery study. Circulation 1990; 82:1629. ▪ 86. Eleven-year Survival in the Veterans Administration Randomized Trial of Coronary Bypass Surgery for Stable Angina. The Veterans Administration Coronary Artery Bypass Surgery Cooperative Study Group. N Engl J Med 1984; 311:1333. ▪ 87. Varmauskas E. Twelve-year follow-up of survival in the Randomized European Coronary Artery Surgery Study. N Engl J Med 1988; 319:332. ▪ 88. Solomon AJ, Gersh BJ. Management of chronic stable angina: medical therapy, percutaneous transluminal coronary angioplasty, and coronary artery bypass graft surgery, lessons from randomozed trials. Ann Intern Med 1998; 128:216.

31. TRATAMENTO AMBULATORIAL DO PACIENTE PÓS-INFARTO AGUDO DO MIOCÁRDIO

Elizabeth In Myung Kim
Jairo Rays

A doença cardiovascular continua sendo a primeira causa de óbito no Brasil apesar da redução da incidência da doença verificada nas últimas décadas. Aproximadamente 250.000 mortes por doença do aparelho circulatório foram verificadas em 1999 (censo brasileiro publicado em 2001) e 70% desses óbitos pertenciam à faixa etária com idade superior a 60 anos. O infarto agudo do miocárdio (IAM) continua sendo fatal em quase um terço dos pacientes, e a metade desses óbitos ocorre fora do hospital, antes de chegar a um serviço de emergência.

A década de 1980 foi marcante no tratamento de pacientes com IAM devido ao uso de terapia trombolítica (iniciado em 1988). Igual importância tem sido atribuída ao uso rotineiro de ácido acetilsalicílico (AAS), betabloqueador, inibidor de enzima de conversão de angiotensina (IECA), estatina e terapia mais agressiva de revascularização nos pacientes com marcadores de pior prognóstico. A "nova era terapêutica", e não somente a administração de terapia antitrombolítica, recebeu o nome de "a era de reperfusão". Nesse período, observa-se grande redução da mortalidade precoce (intra-hospitalar) e da mortalidade após um ano do IAM.

Levando-se em consideração a importância epidemiológica da doença coronária e o envelhecimento da população brasileira verificados nas últimas décadas, queremos alertar para a importância da prevenção da doença e também para o reconhecimento precoce de pacientes de alto risco que apresentaram um evento cardíaco agudo.

No seu seguimento no ambulatório de clínica geral é importante salientar: estratificação de risco para um novo evento cardiovascular como morte súbita ou um novo infarto agudo do miocárdio, tratamento medicamentoso ambulatorial e orientações comportamentais e dietéticas.

ESTRATIFICAÇÃO DE RISCO PÓS-INFARTO AGUDO DO MIOCÁRDIO

A estratificação de risco pós-IAM tem o objetivo de identificar pacientes com maior risco de reinfarto ou de morte súbita. Os exames utilizados para essa estratificação não identificam todos os pacientes que experimentarão algum evento cardíaco antes ou após a alta hospitalar, porém os testes descrevem o valor preditivo para um futuro evento cardíaco, possibilitando ao médico empregar a terapêutica mais agressiva nos casos de maior risco.

Para a estratificação de risco devem ser levados em consideração os seguintes aspectos: dados de quadro clínico e exame clínico, eletrocardiograma (ECG), função ventricular medida pela fração de ejeção de ventrículo esquerdo (FEVE), teste de esforço (TE), avaliação de miocárdio viável, arritmias ventriculares complexas, estudo de arteriografia coronária (cinecoronariografia) quadro geral de estratificação de risco.

O prognóstico a longo prazo após o IAM é determinado primeiramente pela gravidade da disfunção do ventrículo esquerdo, pela presença de isquemia residual e por arritmia ventricular maligna. Esses fatores e a idade do paciente são importantes, principalmente na mortalidade pós-alta, que ocorre nos primeiros três meses após o IAM.

Quadro clínico e exame clínico – os pacientes de alto risco tendem a ser mais idosos, ter múltiplos fatores de risco para a doença coronária e são portadores de IAM prévio. Apresentam-se com hipotensão arterial, sintomas persistentes de insuficiência cardíaca, arritmia maligna (geralmente apresentada nas primeiras 48 horas pós-infarto), persistência da dor prolongada e angina precoce pós-infarto. A figura 5.1 – "Estudo TIMI com Escore de Risco" – preditor de 30 dias de mortalidade após IAM demonstra bem essa relação. Alguns dados demográficos estão associados com o pior prognóstico: gênero feminino, idade superior a 70 anos, história de *diabetes mellitus*, história prévia de *angina pectoris* e de IAM. O *diabetes mellitus* como fator isolado aumenta o risco de óbito em três a quatro vezes mais quando comparado com a população não-diabética[17].

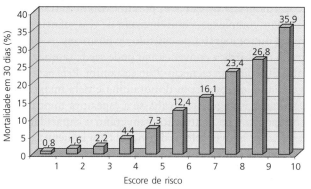

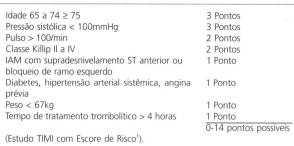

Figura 5.1 – Valor preditor do escore de risco na mortalidade 30 dias após o IAM.

Eletrocardiograma (ECG) – a mortalidade é maior em pacientes com o IAM de parede anterior que o de parede inferior, mesmo levando-se em conta a massa infartada. Pacientes com o IAM de parede inferior associado a infarto de ventrículo direito, detectado por elevação de segmento ST na derivação V_4R, apresentam taxa de mortalidade maior que pacientes com o IAM de parede inferior isolado. Pacientes com bloqueios cardíacos avançados (Mobitz tipo II, bloqueio antrioventricular de terceiro grau) ou anormalidades de condução intraventricular (bifascicular ou trifascicular) no curso de IAM apresentam pior prognóstico quando comparados com aqueles sem alterações eletrocardiográficas.

Função ventricular medida pela fração de ejeção de ventrículo esquerdo (FEVE) – a mortalidade na fase precoce e tardia após o IAM depende de três fatores: função ventricular, miocárdio isquêmico e arritmia ventricular maligna (taquicardia ventricular e fibrilação ventricular). Dentre esses, o fator mais importante é a função ventricular[2]. A ecocardiografia, além da avaliação rotineira da FEVE, apresenta vantagem adicional por detectar outros fatores associados a pior prognóstico,

como aumento de átrio esquerdo[3], regurgitação mitral[4], disfunção diastólica de ventrículo esquerdo[5] e disfunção sistólica de ventrículo direito[6-7]. A FEVE deve ser medida rotineiramente antes da alta hospitalar em todos os pacientes. As medidas nos primeiros dias costumam ser mais baixas por causa de uma disfunção miocárdica temporária ("miocárdio atordoado") que freqüentemente apresenta regressão parcial em um período de 3 a 14 dias. Em revisão de 249 pacientes com estudo ecocardiográfico seriado, 58% dos pacientes apresentaram recuperação ventricular completa ou parcial nesse período[8,9] (Fig. 5.2).

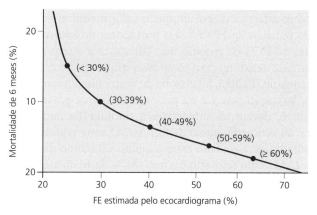

Figura 5.2 – Impacto de função de ventrículo esquerdo na sobrevida após o IAM (adaptado pelo estudo Gissi[2] – Circulation 88:416-429,1993). FE = fração de ejeção.

A FEVE pode ser avaliada pela ventriculografia radioisotópica, que apresenta a vantagem adicional de também avaliar a perfusão miocárdica em repouso e em estresse, podendo fazer uma estimativa da presença de miocárdio isquêmico (Fig. 5.3). Em 2003, o *American College of Cardiology* (ACC), *a American Heart Association* (AHA) e *a American Society for Nuclear Cardiology* (ASNC) reconheceram como de classe I o uso da ventriculografia radioisotópica para a estratificação de risco após IAM com supradesnivelamento de ST[8].

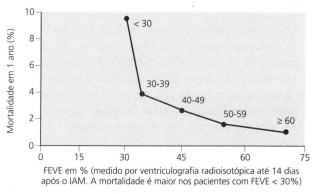

Figura 5.3 – FEVE preditora de um ano de mortalidade após o IAM. Adaptado de Zaret, BL, Wackers, et al. J Am Coll Cardiol 1995; 26:73.

Teste de esforço – é indicado para o paciente classificado clinicamente como de baixo risco. É usado para detectar a isquemia miocárdica residual, avaliar a capacidade de exercício para a reabilitação e em alguns casos identificar arritmia. Após a "era da trombólise", o valor prognóstico do teste de esforço após o IAM ficou reduzido devido à diminuição da mortalidade global dos pacientes. O teste de esforço antes da alta hospitalar não é recomendado usualmente para os pacientes submetidos a angioplastia primária, angioplastia pós-trombólise e cirurgia de revascularização do miocárdio. Esses pacientes devem realizá-lo após seis semanas da alta para o programa de reabilitação. O valor preditivo positivo do teste do esforço pré-alta para morte súbita ou re-infarto é menor do que o valor preditivo positivo da redução da FEVE[10]. Os portadores de anormalidades ao ECG de repouso que dificultam a interpretação de teste de esforço, tais como bloqueio completo do ramo esquerdo (BCRE), hipertrofia de ventrículo esquerdo, repolarização precoce ou presença de marca-passo definitivo, devem ser submetidos a cintilografia miocárdica ou ecocardiograma de estresse. O teste ergométrico pré-alta deve ser feito entre o quinto e o sétimo dia após o IAM como teste submáximo (85% da freqüência cardíaca máxima calculada para a idade), e depois da alta, entre o 14º e o 21º dia, deverá ser feito teste de esforço com sintoma limitado (exercício até a exaustão física, ou até atingir a freqüência máxima calculada para a idade). O paciente que apresentar sinais compatíveis com isquemia ao teste de esforço (infradesnivelamento de ST maior ou igual a 2mm, incapacidade para completar 3 a 4METS de trabalho cardíaco, hipotensão arterial, sintomas como dor precordial ou dispnéia durante o exercício) deverá ser encaminhado para a cinecoronariografia. Para os casos de teste de esforço anormal, porém duvidoso quanto à isquemia miocárdica reversível, indica-se o exercício com estudo de imagens (cintilografia miocárdica). Nesse estudo, o paciente que apresentar FEVE menor que 30% ou isquemia miocárdica extensa que afeta mais de 50% do miocárdio remanescente, mesmo que clinicamente *a priori* fosse considerado de baixo risco, será considerado portador de fatores prognósticos altamente malignos. Uma vez identificado como paciente de alto risco, deverá ser submetido a cinecoronariografia, objetivando-se terapêutica cirúrgica. Se na cintilografia miocárdica o paciente apresentar fração de ejeção maior que 50% e uma pequena área isquêmica induzida pelo estresse (menor que 20%) e principalmente se a isquemia for ainda na zona infartada, será considerado o tratamento clínico[11].

Avaliação de miocárdio viável – a investigação de miocárdio viável e miocárdio isquêmico após o infarto é complementar, pois somente o miocárdio viável pode ser isquêmico, e também porque as técnicas usadas para detectar os dois são parecidas. A disfunção de ventrículo esquerdo (fator preditivo mais importante na estratificação) pode ocorrer devido à necrose do miocárdio, ao "atordoamento" do miocárdio remanescente e à isquemia ou à combinação desses três fatores. O miocárdio "atordoado" normalmente recupera sua função dentro de 14 dias pós-infarto, porém pode tornar-se isquêmico, necessitando da revascularização (angioplastia ou anastomose aortocoronária) para melhorar a função cardíaca. As técnicas mais comumente usadas para detectar a isquemia são a cintilografia de perfusão miocárdica ou a ecocardiografia de estresse, porém existem outras técnicas mais complexas, como imagem de ressonância magnética ou tomografia de emissão de pósitrons. A cintilografia miocárdica convencional pode ser feita utilizando tálio-201 ou com tecnécio-99m sestamibi. Pela ecocardiografia de estresse com dobutamina e pela imagem de ressonância magnética avalia-se a espessura miocárdica no repouso e na contração, bem como a capacidade de reserva. Se houver miocárdio viável com isquemia reversível importante, esse paciente deve ser encaminhado para a cinecoronariografia.

Arritmia ventricular complexa – extra-asístoles ventriculares freqüentes, pareadas, multifocais, fenômeno R/T, taquicardia ventricular e fibrilação ventricular pioram o prognóstico de pacientes após o IAM. Entretanto, ainda não se sabe se são variáveis independentes de outros fatores que pioram o prognóstico dos pós-infartados. O tratamento de arritmias ventriculares no pós-infartado não só não melhora o prognóstico, como também pode piorá-lo, como demonstrou o estudo CAST (*Cardiac Arrytmia Supression Trial*), que usou antiarrítmicos do grupo I da classificação de Vanghan-Williams: procainamida e quinidina. Estudos com amiodarona não mostraram nem melhora nem piora da mortalidade total, apesar de terem diminuído a incidência de mortes súbitas[12]. O estudo MADIT (*Multicenter Automatic Defibrillator Implantation Trial*) II, que ainda precisa ser confirmado, mostrou melhora da sobrevida em pacientes pós-infartados com FEVE menor de 30% com a implantação profilática de desfibriladores. Por todos esses motivos, não se recomenda a realização de eletrocardiograma de 24 horas (Holter) em pacientes assintomáticos depois de IAM.

Estudo de arteriografia coronária (cinecoronariografia) – recomenda-se a realização da cinecoronariografia para:

1. Pacientes classificados clinicamente como de alto risco: angina pós-infarto, portador de insuficiência cardíaca pós-infarto, arritmia maligna (taquicardia e/ou fibrilação ventriculares que ocorreram nas primeiras 48 horas após o IAM).
2. Pacientes classificados clinicamente como de baixo risco: com FEVE menor que 40% ao estudo ecocardiográfico de repouso, com teste de esforço submáximo

realizado cinco a sete dias após o IAM que mostra alterações sugestivas de isquemia, com estudo de cintilografia mostrando isquemia reversível importante.

Embora haja argumentos favoráveis para a arteriografia coronária na estratificação de risco após o IAM oferecendo vantagens por identificar a obstrução e proporcionar o tratamento (angioplastia) simultaneamente, há também algumas limitações. A trombose que causa IAM é um "trombo mole" que agudamente interrompe o fluxo coronário. A ruptura da superfície da íntima da artéria coronária que causa a instabilidade de placa provocando IAM é naquela artéria carregada de lípides em sua parede. Essa placa não é adequadamente identificada pela cinecoronariografia, porque a placa instável responsável pela isquemia pode ter menos de 75% de estenose da luz no momento da angiografia. Além disso, a angiografia coronária não fornece informação funcional de sua oclusão[13].

De acordo com os estudos comparativos do uso rotineiro de angiografia coronária em todos os pacientes após o IAM *versus* o uso selecionado de angiografia em pacientes com isquemia provocada ou espontânea, não houve vantagens em utilizar rotineiramente a cateterização para evitar a incidência de re-infarto ou de morte súbita após o IAM[14-17].

O estudo DANAMI (*Danish Acute Myocardial Infartion Trial*) randomizou 1.008 pacientes após o IAM tratados com trombólise e portadores de isquemia provocada pelo teste de esforço para a angiografia e posterior angioplastia ou para o tratamento clínico. Esses pacientes foram seguidos por dois anos e meio e o resultado revelou que no grupo em que a angioplastia foi realizada houve menos infarto do miocárdio não-fatal e menos angina instável com a hospitalização, demonstrando que a utilização de terapia invasiva adequada para pacientes selecionados é uma arma importante de estratificação e tratamento dos pacientes após o IAM[15] (Fig. 5.4).

A figura 5.5 esquematiza a estratificação de risco coronário da Sociedade Européia de Cardiologia.

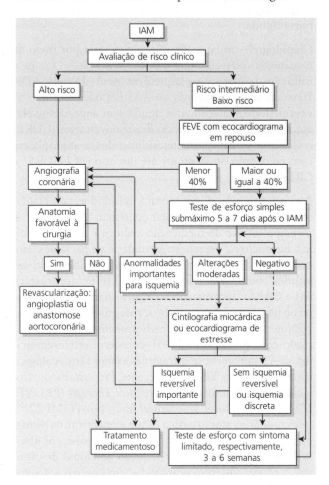

Figura 5.5 – Quadro geral de estratificação de risco da Sociedade Européia de Cardiologia (adaptado de Circulation 1999; 100:130).

TRATAMENTO MEDICAMENTOSO AMBULATORIAL

O tratamento clínico do paciente com insuficiência coronária tem dois objetivos principais: 1. prevenir um novo IAM e diminuir a mortalidade; 2. diminuir os sintomas de angina/isquemia miocárdica e melhorar a qualidade de vida.

Dentre as medicações que podem aumentar a sobrevida dessa população e que diminuem o risco de um novo evento coronário estão os antiagregantes (AAS e clopidogrel), os betabloqueadores, as estatinas e os inibidores da enzima de conversão da angiotensina II[18-20].

MEDICAÇÕES QUE ALTERAM O PROGNÓSTICO

AAS – é a medicação mais testada em pacientes com insuficiência coronária e deve ser utilizada em todos os pacientes, a menos que exista alguma contra-indicação. Seu efeito antitrombótico deve-se à ação na enzima cicloxigenase, que inibe a formação de tromboxano A_2 plaquetário. Em caso de contra-indicação, deve ser prescrito clopidogrel ou ticlopidina. A dose mais eficaz e com

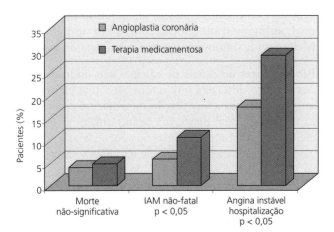

Figura 5.4 – DANAMI – Desfecho clínico em pacientes submetidos a angioplastia coronária comparados a pacientes submetidos a tratamento clínico.

menor risco de complicações hemorrágicas varia entre 81 e 160mg. O benefício de doses mais altas de AAS está restrito a pacientes em vigência de síndrome coronária aguda.

Clopidogrel – inibe a ativação plaquetária por meio de mecanismo diferente que o AAS. Sua ação se faz pela inibição da ativação plaquetária mediada pelo ADP. Deve ser usado associado ao AAS em pacientes que tiveram síndrome coronária aguda sem supradesnivelamento de ST por um período de até nove meses (CURE[1] e CREDO[2]) e em pacientes submetidos a angioplastia com colocação de *stent* por até um ano (PCI-CURE[3] e CREDO[2]).

Agentes redutores de colesterol – os inibidores da HMG-coenzima redutase (estatinas) consistem atualmente na principal classe de medicação redutora do colesterol. Seu benefício na prevenção secundária de pacientes com insuficiência coronária está mais que estabelecido em estudos como o 4S[21] (sinvastatina), LIPID[22] (pravastatina) e CARE[23] (pravastatina). A meta para o LDL-colesterol nessa população deve ser de níveis inferiores a 100mg/dl e o tratamento medicamentoso deve ser iniciado caso os valores de LDL-colesterol estiverem acima de 130mg/dl ou se o tratamento não farmacológico não tiver sucesso. Em estudo recente, *Provastatin or Atowastatin Evaluation and Disfunction Therapy* (PROVE-IT)-*Thrombolysis in Myocardial Infarction* (TIMI-22)[24], que comparou atorvastatina 80mg e pravastatina 40mg, os autores relatam que manter o LDL-colesterol abaixo de 70mg/dl pode trazer redução adicional de eventos cardiovasculares combinados em comparação aos valores estabelecidos de LDL-colesterol inferior a 100mg/dl, após 24 meses de acompanhamento, e que esse benefício já seria evidente com 30 dias de tratamento.

Betabloqueadores – são medicações essenciais no tratamento da fase aguda do IAM. No pós-IAM em estudos com até seis anos de acompanhamento, comprovam seu benefício na redução de eventos como morte súbita e reinfarto. Além disso, essa classe de medicação é extremamente eficaz no tratamento dos sintomas anginosos. Contra-indicações absolutas para o uso dos betabloqueadores são bradicardia/bloqueios atrioventriculares avançados e broncoespasmo. Em pacientes com baixo risco cardiovascular, boa função ventricular e assintomáticos, o uso dos betabloqueadores, a longo prazo, pode ser descontinuado.

Inibidores da ECA – o uso dos inibidores da ECA na redução da mortalidade em pacientes após o IAM com disfunção ventricular e/ou insuficiência está bem estabelecido após a publicação de estudos como o de *Survival and Ventricular enlargement trial* (SAVE) (captopril)[25], *Acute Infarction Ramipril Efficacy* (AIRE) (ramipril)[26], *Fourth International Study of Infarct Survival* (ISIS-4) (captopril)[27] e Grupo Italiano per lo Studio della Sopravivenza nell'Infarto Miocardio (GISSI-3) (lisinopril)[28].

Além disto, novos estudos como o de *The Heart Outcomes Prevention Evaluation Study Investigators* (HOPE) (ramipril)[29] e o *European Trial on Reduction of Cardiac Events with Perindopril in Stable Coronary Artery Disease Investigators* (EUROPA)[30] (perindopril) que avaliaram pacientes de alto risco e insuficiência coronária com função ventricular preservada e estável, respectivamente, também relatam benefício no uso de inibidores da ECA nessas populações sem insuficiência cardíaca congestiva. Esses resultados também sugerem que o efeito dessas medicações independem do seu efeito anti-hipertensivo.

Antagonistas do receptor da angiotensina – o estudo *Valsarton in Acute Myocardial Infarction Trial Investigators* (VALIANT)[30] avaliou o uso do valsartam em pacientes após o IAM, em comparação ao captopril e em associação a esse em pacientes com disfunção ventricular ou insuficiência cardíaca. Os investigadores concluíram que o uso do valsartam foi equivalente ao do captopril, sendo então uma opção nessa população que evolui com disfunção ventricular após o IAM, caso o paciente tenha alguma contra-indicação ao inibidor da ECA. No entanto, não houve vantagens na associação de valsartam e captopril[31].

Bloqueadores da aldosterona – têm papel estabelecido no tratamento de pacientes com insuficiência cardíaca. O eplerenone, um bloqueador específico da aldosterona, foi avaliado em pacientes com IAM e disfunção ventricular importante (fração de ejeção < 40%) no estudo *Eplerenone Post-Acute Myocardial Infarction Heart Failure Efficacy* (EPHESUS)[32]. Houve redução significativa de mortalidade total e cardiovascular nos pacientes tratados com o eplerenone após 16 meses de acompanhamento. Os melhores resultados obtidos foram no subgrupo de pacientes com fração de ejeção do ventrículo esquerdo inferior a 30%.

MEDICAÇÕES SINTOMÁTICAS

Nitratos – medicações que agem como vasodilatadores venosos e coronários e podem ser administrados por via oral, sublingual ou transdérmicos em ambulatório. Melhoram a sintomatologia e a tolerância ao esforço.

Bloqueadores de canais de cálcio – são diidropiridínicos como o diltiazem e o verapamil e têm efeito antianginoso devido a sua reação inotrópica e cronotrópica negativa. Além disso, sua ação também se deve ao efeito vasodilatador nas artérias coronárias epicárdicas, o que explica sua utilidade na angina vasoespástica. Os bloqueadores de canais de cálcio diidropiridínicos de segunda geração, de longa duração, também podem ser utilizados como antianginosos, e os de curta duração, como nifedipina, só devem ser usados em associação com os betabloqueadores, devido ao seu risco de taquicardia reflexa e aumento de mortalidade. Eles devem ser prescritós caso o paciente tenha função ventricular preservada e apresente alguma contra-indicação aos betabloqueadores, ou em associação aos betabloqueadores em pacientes com difícil controle do quadro anginoso.

ORIENTAÇÕES COMPORTAMENTAIS E DIETÉTICAS

Pacientes com evolução clínica favorável podem ter alta hospitalar em cinco a seis dias após o IAM. Nos pacientes que tiveram complicações, a alta deverá ser adiada até que as condições clínicas se tornem estáveis com o tratamento.

Nos primeiros dias após a alta, os pacientes podem deambular dentro de casa, comer à mesa, tomar banho sozinho, assistir à TV e ler jornal, deixando alguns períodos para o repouso. Nesses dias, não devem praticar exercícios isométricos (como, por exemplo, musculação e levantamento de peso). A atividade sexual deve ser postergada até que o teste de esforço submáximo ou com sintoma limitado tenha sido realizado e mostrado resultado satisfatório. O retorno à atividade física deverá ser gradual. É importante receber instrução sobre o uso de nitratos de ação rápida* e também sobre os outros medicamentos prescritos. O paciente deve ser orientado a não usar nitratos se tiver tomado sildenafil nas últimas 48 horas.

Os pacientes assintomáticos após o IAM podem voltar para suas atividades habituais depois do evento, como mostrou o estudo PAMI II**. O paciente cujo trabalho é pesado deverá retornar gradualmente às suas atividades, de acordo com os resultados de testes de isquemia (teste de esforço, ECO com dobutamina e cintilografia miocárdica).

Pacientes assintomáticos de baixo risco podem dirigir após uma semana da alta se a legislação regional permitir. Eles podem viajar de avião dentro de duas semanas[15]. Pacientes que tiveram complicação (parada cardiorrespiratória, hipotensão, arritmia grave, insuficiência cardíaca), podem dirigir duas a três semanas após o controle dos sintomas. Pela legislação brasileira, portadores de doenças cardíacas graves, inclusive os que sofreram cirurgia de revascularização do miocárdio, podem aposentar-se precocemente. Temos uma opinião contrária, pois esses pacientes deveriam ser estimulados a continuar trabalhando desde que a cirurgia tenha sido feita justamente para ajudá-los a permanecer no seu nível de atividade anterior ao evento. Muitos pacientes jovens aposentam-se precocemente, diminuem seu poder aquisitivo e ficam sujeitos à depressão, não só daquela associada ao IAM, mas também pela aposentadoria precoce, que os faz sentirem-se inválidos e improdutivos.

Fumo – os fumantes devem ser estimulados a parar de fumar desde a internação hospitalar. Deve-se enfatizar o papel maléfico do fumo na doença cardiovascular e inclusive envolver os familiares e amigos para tal finalidade. Dentre as modificações de estilo de vida, parar de fumar é o fator mais importante para o prognóstico de sobrevida. Foi demonstrado que em dois anos após a cessação do fumo o risco de IAM não-fatal nos ex-fumantes reduz-se para taxas semelhantes àquelas dos que nunca fumaram.

Atividade física diária – deve ser prescrita desde a alta hospitalar (equivalente a 4-5METS/dia)*** e mantida ao longo dos anos, pois está associada a aumento de sobrevida do paciente pós-infarto. Parar de fumar e exercitar-se têm efeito aditivo sobre o aumento da expectativa de sobrevida[16] (Fig. 5.6).

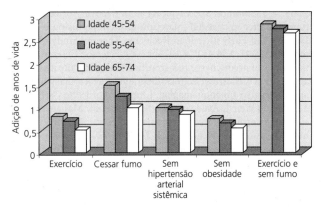

Figura 5.6 – Qualidade de vida e também de sobrevida do paciente após o IAM.

Visão geral – após o IAM, um conjunto de fatores deve ser contemplado: mudança de estilo de vida, controle da hipertensão arterial sistêmica, de *diabetes mellitus*, de obesidade, cessação do fumo, atividade física diária e mudança de hábito alimentar (diminuir o consumo de carne vermelha, de derivados do leite, aumentar o consumo de frutas e de verduras). Todos esses elementos contribuem para melhorar a qualidade de vida e prolongar a sobrevida dos pacientes após o IAM.

REFERÊNCIAS BIBLIOGRÁFICAS

1. Morrow DA, Antman EM et al. TIMI Risk score for ST – elevation myocardial infarction: a convenient, bedside, clinical score for risk assessment at presentation: an intravenous nPA for treatment of infracting myocardium early II trial substudy. Circulation 2000; 102:2031. ▪ 2. Volpia D, Franzosi M. Results of de Gissi – 2 Data Base. Circulation 1993; 88: 416. ▪ 3. Migiland F, Kanp B et al.

---

* Nitratos de ação rápida devem ser usados se o paciente apresentar dor anginosa, de preferência na posição sentada e a mesma dosagem deve ser repetida se não houver alívio da dor em 5 a 10min. Não havendo melhora, o paciente deve ser orientado a procurar imediatamente o serviço de emergência.
** Estudo PAMI II – angioplastia primária em pacientes de baixo risco com IAM: idade inferior a 70anos, FEVE maior ou igual a 45%, obstrução de um a dois vasos coronários, resultado satisfatório da angioplastia, pois eles voltaram ao trabalho em duas semanas.
*** Trabalho de 4 a 5METS: varrer, marcenaria leve, jogar golfe, ou andar em passo rápido.

Prognostic implications of restrictive left ventricula filling in myocardial infarction: serial. Doppler echocardiographic study. J Am Coll Cardiol 1997; 30:1618. ▪ 4. Moller JE, Sondergaard E et al. Pseudoanormal and restrictive filling patterns predict left ventricular dilation and cardic death after a first myocardial infarction. J Am Coll Cardiol 2000; 36:1841. ▪ 5. Zornoff LA, Skali H et al. Right ventricular disfunction and risk of heart failure and mortality after myocardial infarction. J Am Coll Cardiol 2002; 39:1450. ▪ 6. Moller JE, Hillis GS et al. Left atrial volume: a powerful predictor of survival after acute myocardial infarction. Circulation 2003; 107:2207. ▪ 7. Grigrone WF, Enriquez-Sarano GF et al. Ischenic mitral regurgitation: long-term outcome and prognostic implication with quantitative doppler assessment. Circulation 2001; 103:1759. ▪ 8. Alpert JS. Risk stratification for cardiac events after acute ST elevation myocardial infarction II, upto date, 2003. ▪ 9. Solomon SD, Glynn RJ et al. Recovery of ventricular function after miocardial infarction in the reperfusion era: The Healing and Early after load Reclucing Therapy Study. Ann Intern Med 2001; 134:451. ▪ 10. Shaw LJ, Peterson ED et al. A metaanalysis of predischarge risk stratification after acute myocardial infarction with stress electrocardiographic, myocardial perfusion, and ventricular function imaging. J Am Cardiol 1996; 78:1327. ▪ 11. Van de Weif J, Ardessimo D, Betrui A et al. Management of acute myocardial infarction in patients presenting with ST – segment elevation. Eur Heart J 2003; 24:28. ▪ 12. Current review of arrhythmia Trials Cardiology Special Edition 1999; 5:17. ▪ 13. Saunders WB, Braunwald E et al. Heart Disease 6th ed, Philadelphia: WB Saunders Company, 2001; p 1116. ▪ 14. Bates DW, Miller E, Bernsteein SI et al. Coronary angiography and angioplasty after acute myocardial infartion. Ann Interm Med 1997; 126:539. ▪ 15. Pollack CV Jr, Roc MT et al. 2002 update to the ACC/A HA guidelines for the management of patients with instable angina and non-ST segment evaluation myocardial infarction: implications for emergency department practice. Ann Emerg Med 2003; 41:355. ▪ 16. Paffenberger RSJR, Hyde RT at al. The association of changes in physical-activity level and other lifestyle characteristics with mortality among men. N Engl J Med 1993; 328:538. ▪ 17. Haffner SM, Lehto S, Ronnemaa et al. Mortality from coronary heart disease in subjects with type 2 diabetes and non diabetes subjects with and without prior myocardial infarction. N Engl. J Med 1998; 339:229. ▪ 18. Yusuf S, Zhao F, Mehta SR et al (Clopidogrel in Unstable Angina to Prevent Recurrent Events Trial Investigators). Effects of clopidogrel in addition to aspirin in patients with acute coronary syndromes without ST-segment elevation. N Engl J Med 2001; 345:494. ▪ 19. Steinhubl SR, Berger PB, Mann III JT et al. (CREDO Investigators). Early and sustained dual oral antiplatelet therapy following percutaneous coronary intervention: a randomized controlled trial. JAMA 2002; 288:2411. ▪ 20. Mehta SR, Yusuf S, Peters RJ et al. (Clopidogrel in Unstable angina to prevent Recurrent Events trial (CURE) Investigators). Effects of pretreatment with clopidogrel and aspirin followed by long-term therapy in patients undergoing percutaneous coronary intervention: the PCI-CURE study. Lancet 2001; 358:527. ▪ 21. Randomised trial of cholesterol lowering in 4444 patients with coronary heart disease: the Scandinavian Simvastatin Survival Study (4S) Lancet 1994; 344:1383. ▪ 22. Simes RJ, Marschner IC, Hunt D et al. (LIPID Study Investigators). Relationship between lipid levels and clinical outcomes in the Long-term Intervention with Pravastatin in Ischemic Disease (LIPID) Trial: to what extent is the reduction in coronary events with pravastatin explained by on-study lipid levels? Circulation 2002; 105:1162. ▪ 23. Sacks FM, Pfeffer MA, Moye LA et al. (Cholesterol and Recurrent Events Trial Investigators). The effect of pravastatin on coronary events after myocardial infarction in patients with average cholesterol levels. N Engl Med 1996; 335:1001. ▪ 24. Cannon CP, Braunwald E, McCabe CH et al. Comparison of intensive and moderate lipid lowering with statins after acute coronary syndromes. N Engl J Med 2004; 350:1495. ▪ 25. Pfeffer MA, Lamas GA, Vaughan DE et al. Effect of captopril on progressive ventricular dilatation after anterior myocardial infarction. N Engl J Med 1988; 319:80. ▪ 26. The Acute Infarction Ramipril Efficacy (AIRE) Study Investigators. Effect of ramipril on mortality and morbidity of survivors of acute myocardial infarction with clinical evidence of heart failure Lancet 1993; 342:821. ▪ 27. Flather M, Pipilis A, Collins R et al. ISIS-4 (Fourth International Study of Infarct Survival) Pilot Study Investigators. Randomized controlled trial of oral captopril, of oral isosorbide mononitrate and of intravenous magnesium sulphate started early in acute myocardial infarction: safety and haemodynamic effects. Eur Heart J 1994; 15:608. ▪ 28. Gruppo Italiano per lo Studio della Sopravvivenza nell'Infarto Miocardico. Six-month effects of early treatment with lisinopril and transdermal glyceryl trinitrate singly and together withdrawn six weeks after acute myocardial infarction: the GISSI-3 trial. J Am Coll Cardiol 1996; 27:337. ▪ 29. Yusuf S, Sleight P, Pogue J et al. Effects of an angiotensin-converting-enzyme inhibitor, ramipril, on cardiovascular events in high-risk patients. The Heart Outcomes Prevention Evaluation Study Investigators. N Engl J Med 2000; 342:145. ▪ 30. Fox KM. European Trial on Reduction of Cardiac Events with Perindopril in Stable Coronary Artery Disease Investigators. Efficacy of perindopril in reduction of cardiovascular events among patients with stable coronary artery disease: randomised, double-blind, placebo-controlled, multicentre trial (The EUROPA Study). Lancet 2003; 362:782. ▪ 31. Pfeffer MA, McMurray JJ, Velazquez EJ et al. (Valsartan in Acute Myocardial Infarction Trial Investigators). Valsartan, captopril, or both in myocardial infarction complicated by heart failure, left ventricular dysfunction, or both. N Engl J Med 2003; 349:1893. ▪ 32. Pitt B, Remme W, Zannad F et al. (Eplerenone Post-Acute Myocardial Infarction Heart Failure Efficacy and Survival Study Investigators). Eplerenone, a selective aldosterone blocker, in patients with left ventricular dysfunction after myocardial infarction. N Engl J Med 2003; 348:1309.

32. ARRITMIAS CARDÍACAS

Willy Akira Takata Nishizawa
José Grindler
Antonio Américo Friedmann

Arritmias cardíacas são alterações do ritmo cardíaco normal conseqüentes a distúrbios na formação e/ou condução do estímulo elétrico gerado no coração. Podem ser assintomáticas ou causar palpitações, síncope, insuficiência cardíaca ou fenômenos tromboembólicos. Ocorrem tanto em indivíduos hígidos como em portadores de cardiopatias ou outras afecções extracardíacas.

Embora sejam manifestações habitualmente benignas, em ambulatório é importante identificar os critérios de instabilidade das arritmias (4 "D"s – Quadro 5.6), pois os pacientes instáveis necessitam ser encaminhados para um serviço de emergência e tratados imediatamente.

Quadro 5.6 – Critérios de instabilidade das arritmias (4 "D"s).

Diminuição da pressão arterial sistólica (< 90mmHg)
Diminuição do nível de consciência
Dispnéia (edema agudo de pulmão; insuficiência cardíaca congestiva)
Dor precordial (infarto agudo do miocárdio)

O diagnóstico é confirmado pelo eletrocardiograma (ECG) convencional ou pela monitorização eletrocardiográfica ambulatorial (sistema Holter).

Podem ser classificadas em dois grandes grupos:

1. Taquiarritmias – quando há despolarizações precoces (extra-sístoles) ou aumento da freqüência atrial ou ventricular acima de 100bpm (taquicardias).
2. Bradiarritmias – quando há despolarizações tardias (escapes) ou diminuição da freqüência cardíaca inferior a 60bpm (bradicardias).

No ECG, devemos sistematizar a análise do ritmo cardíaco de modo a torná-la a mais completa possível (Quadro 5.7).

Quadro 5.7 – Passos para diagnosticar arritmia.

1. Freqüência cardíaca rápida ou lenta?
2. Intervalo RR regular?
3. Onda P presente e de orientação normal (sinusal)?
4. Complexo QRS estreito?
5. Relação P:QRS?

TAQUIARRITMIAS

EXTRA-SÍSTOLES

São as arritmias mais comuns. Correspondem a batimentos cardíacos precoces. Podem estar presentes em grande parte dos indivíduos normais, manifestando ou não sintomas, tais como palpitações, pontadas, "falhas" (correspondentes às pausas pós-batimentos extra-sistólicos) etc. Podem ser classificadas em supraventriculares ou ventriculares, mono ou polimórficas, isoladas ou pareadas, bigeminadas etc.

Extra-sístole supraventricular (Fig. 5.7) – batimento precoce de QRS igual ou pouco aberrante em relação ao QRS do ritmo sinusal de base do paciente. É precedida por onda P com morfologia diferente da onda P sinusal (extra-sístole atrial) ou sem onda P (extra-sístole juncional). A maioria dos pacientes é assintomática e não precisa ser tratada. Caso o paciente seja muito sintomático, pode ser prescrito um betabloqueador em baixa dose. Deve-se diminuir o consumo de café, álcool, tabaco e drogas simpaticomiméticas presentes em antigripais e fórmulas para emagrecer[1].

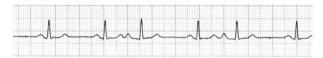

Figura 5.7 – Extra-sístole supraventricular.

Extra-sístole ventricular (Fig. 5.8) – batimento precoce de QRS alargado (duração maior que 0,2s – maior que três quadrados menores no ECG), sem onda P ou com onda P retrógrada. É a arritmia cardíaca mais comumente encontrada na prática clínica[2]. Pode estar presente em até 5% dos ECG de repouso em indivíduos normais e em até 50% das monitorizações eletrocardiográficas de 24 horas dos saudáveis[3]. Existe maior risco de arritmias potencialmente letais em pacientes com 10

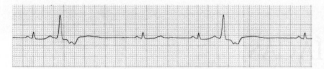

Figura 5.8 – Extra-sístole ventricular.

ou mais batimentos ventriculares ectópicos por hora ou em salvas de três a cinco batimentos consecutivos[4]. Na ausência de cardiopatia estrutural, as extra-sístoles ventriculares geralmente não evoluem para arritmias ventriculares graves nem devem ser tratadas, pois os riscos são maiores que os benefícios. O uso de antiarrítmicos pode desencadear arritmias mais graves e aumentar a mortalidade, como foi demonstrado nos Ensaios de Supressão de Arritmias Cardíacas (*Cardiac Arrhythmias Supression Trials* – CAST e CAST II) feitos em pacientes com infarto agudo do miocárdio (IAM)[5,6]. A presença de extra-sístoles ventriculares em pacientes com doença isquêmica coronária (DIC), insuficiência cardíaca congestiva (ICC) ou cardiomiopatia ocasiona aumento da morbimortalidade. Betabloqueadores ou antiarrítmicos da classe I (procainamida, quinidina ou propafenona, por exemplo) podem ser utilizados no tratamento[7].

TAQUIARRITMIAS

Arritmias com freqüência atrial e/ou ventricular maior que 100 por minuto. São classificadas como supraventriculares quando o QRS é estreito (duração até 0,12 segundo ou três quadrados menores no ECG) ou tem a mesma morfologia do ritmo sinusal de base. Quando o QRS é alargado (duração igual ou maior que 0,12 segundo), a taquicardia pode ser ventricular ou supraventricular, com aberrância de condução. Dentre as taquicardias, selecionaremos as mais importantes na prática clínica ambulatorial.

Taquicardia sinusal (Fig. 5.9) – características eletrocardiográficas: onda P com orientação normal (eixo situado entre 0° e +90°) e freqüência cardíaca (FC) > 100bpm, geralmente não ultrapassando a FC máxima teórica calculada conforme a idade do paciente por meio da fórmula:

$$FC\ máxima = 220 - idade$$

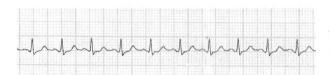

Figura 5.9 – Taquicardia sinusal.

Na maioria das vezes, é secundária a outras causas, como febre, hipovolemia, choque, ICC, ansiedade, tireotoxicose, doenças pulmonares, tromboembolismo pulmonar, anemia, medicamentos (atropina, catecolaminas), uso de cafeína ou nicotina, abstinência de álcool ou outras drogas etc. Deve-se procurar e tratar a causa da taquicardia sinusal sempre que possível. Alguns pacientes com DIC, disfunção de ventrículo esquerdo ou valvopatia cardíaca podem não tolerar taquicardia sinusal[5].

Fibrilação atrial (Fig. 5.10) – taquiarritmia com atividade supraventricular desorganizada e de alta freqüência (geralmente maior que 350 por minuto), ocasionando atividade ventricular irregular. É definida como de alta resposta ventricular quando a freqüência ventricular média se encontra acima de 100bpm, e de baixa resposta ventricular quando menor que 50bpm. Características eletrocardiográficas: taquiarritmia de QRS estreito e RR irregular, com ondas f (fibrilação) de freqüência elevada (entre 350 e 700bpm). É a arritmia cardíaca sustentada mais encontrada na prática ambulatorial. Tem prevalência de 0,4% na população geral, ocorrendo em menos de 1% dos indivíduos com idade inferior a 60 anos e em mais de 6% naqueles com idade superior a 80 anos[5,8]. Os pacientes podem referir sintomas (palpitações, fadiga, dispnéia ou tontura), ter comprometimento hemodinâmico (dor torácica, edema pulmonar ou síncope) ou ser assintomáticos. Pode ser primária ou secundária a outras doenças como hipertensão arterial sistêmica (HAS), valvopatia cardíaca, ICC, DIC, miocardiopatia, tromboembolismo pulmonar, doença pulmonar obstrutiva crônica e hipertireoidismo. Outras possíveis causas são drogas, cafeína, infecções, estresse fisiológico e distúrbios metabólicos. Causas mais raras incluem síndrome de Wolff-Parkinson-White e pericardite. Algumas cirurgias cardíacas associam-se a alto risco de fibrilação atrial (até 35 a 50%, conforme o tipo de cirurgia)[5]. Sua importância está no fato de predispor à ocorrência de acidentes vasculares cerebrais isquêmicos em cerca de 5% ao ano nos pacientes com fibrilação não submetidos à anticoagulação[9]. Cerca de 10 a 40% dos casos novos de acidente vascular cerebral isquêmico apresentam fibrilação atrial[5]. Quando a fibrilação atrial tem duração menor que 48 horas, pode ser tentada a reversão para o ritmo sinusal sem risco de fenômenos tromboembólicos. Nesses casos, recomendamos o encaminhamento a um serviço médico de emergência para a realização de cardioversão elétrica ou química. Nos casos com mais de 48 horas de duração em que se deseja a reversão para o ritmo sinusal, deve-se anticoagular de maneira eficaz por três semanas, realizar a cardioversão elétrica ou química para o ritmo sinusal e manter mais quatro semanas de anticoa-

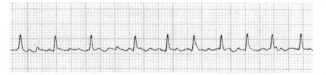

Figura 5.10 – Fibrilação atrial.

gulação eficaz após. A anticoagulação é dita eficaz quando a razão normalizada internacional (RNI) do tempo de protrombina situa-se entre 2 e 3. É preciso pesar riscos, custos e benefícios antes de se propor um esquema de anticoagulação. A mortalidade por acidente vascular cerebral isquêmico em pacientes com fibrilação atrial é duas vezes maior que em pacientes sem fibrilação atrial e a anticoagulação com warfarina reduz o risco de acidente vascular cerebral isquêmico em 66% dos casos[1,8,9]. A principal complicação da terapia anticoagulante é o risco de sangramento (apenas 1% ao ano)[9]. Sugerimos seguir o esquema do *Sixth ACCP Consensus Conference on Antithrombotic Therapy*, publicado em 2001, que será sucintamente descrito a seguir (Quadro 5.8)[9]. Existem fatores de risco maiores e intermediários para o desenvolvimento de acidente vascular cerebral isquêmico. Os fatores de risco maiores são: acidente vascular cerebral, acidente isquêmico transitório ou embolização sistêmica prévios; HAS; disfunção sistólica de ventrículo esquerdo importante; idade superior a 75 anos; valvopatia mitral e prótese valvar cardíaca. Os fatores de risco intermediários são: idade entre 65 e 75 anos; *diabetes mellitus* e DIC com função sistólica de ventrículo esquerdo preservada. Em pacientes com um ou mais fatores de risco maiores ou dois ou mais fatores de risco intermediários, recomenda-se o uso de warfarina, objetivando atingir um tempo de protrombina com RNI de 2 a 3. Caso existam contra-indicações ao uso de warfarina, pode ser utilizado ácido acetilsalicílico 300mg ao dia. Se existir apenas um fator de risco intermediário, sugere-se o uso de ácido acetilsalicílico 300mg ao dia ou warfarina (RNI 2 a 3). Na ausência de fatores de risco maiores ou intermediários, podemos utilizar ácido acetilsalicílico 300mg ao dia, desde que não haja contra-indicações ao seu uso.

Quadro 5.8 – Anticoagulação profilática em fibrilação atrial.

Fatores de risco maiores
- AVC, AIT ou embolização sistêmica prévios
- HAS
- Disfunção sistólica de VE importante
- Idade superior a 75 anos
- Valvopatia mitral
- Prótese valvar cardíaca
- Warfarina (RNI 2 a 3)

Fatores de risco intermediários
- 65-75 anos
- DM
- DIC com função sistólica de VE preservada
  - 2 ou mais → warfarina (RNI 2 a 3)
  - Apenas 1 → ácido acetilsalicílico 300mg/dia

Sem fatores de risco maiores ou intermediários
- Ácido acetilsalicílico 300mg/dia

AVC = acidente vascular cerebral; AIT = acidente isquêmico transitório; HAS = hipertensão arterial sistêmica; VE = ventrículo esquerdo; DM = *diabetes mellitus*; DIC = doença isquêmica coronária.

A warfarina sofre a interferência de diversos fatores externos e internos, tornando o controle do RNI inicialmente difícil. Recomenda-se medir o RNI a cada semana no início da introdução da warfarina e, quando ele estiver nos valores desejados (entre 2 e 3), a cada mês.

Em caso de sangramento, deve-se suspender a warfarina e encaminhar o paciente para o serviço de emergência para a coleta de tempo de protrombina, avaliação clínica e hemostasia do sangramento.

Nos casos em que não seja optado pela anticoagulação, deve-se controlar a freqüência ventricular com drogas (betabloqueador, bloqueador de canais de cálcio ou digoxina). Os bloqueadores de canais de cálcio associam-se a uma melhor tolerância ao exercício e são preferíveis aos betabloqueadores[1]. Nos casos de disfunção ventricular importante, a digoxina é uma boa opção, embora associada a um alto grau de intolerância ao exercício[1].

Flutter atrial (Fig. 5.11) – é a segunda taquiarritmia atrial mais comum, com incidência de 0,4 a 1,2%[5]. Tem atividade atrial mais organizada do que a fibrilação atrial, freqüência atrial mais baixa (ao redor de 300 por minuto) e ritmo ventricular mais regular, com resposta ventricular correspondente a uma fração da freqüência atrial. Exemplo: se a freqüência atrial for 300 por minuto, a freqüência ventricular pode ser 150, 100 ou 75, correspondendo a um bloqueio atrioventricular 2:1, 3:1 ou 4:1, respectivamente. Características eletrocardiográficas: ondas F de *flutter* atrial (aspecto serrilhado e regulares), geralmente negativas em D_2, D_3 e AVF, com freqüência atrial entre 240 e 350 por minuto; bloqueio atrioventricular funcional (mais comumente 2:1 ou 4:1), intervalos RR constantes ou pouco variáveis (bloqueio atrioventricular variável). É um ritmo instável que pode reverter para ritmo sinusal ou progredir para fibrilação atrial. Pode ser confundido com a fibrilação atrial ou com a taquicardia atrial. Quando o *flutter atrial* apresenta freqüência atrial intermediária entre *flutter* e fibrilação atrial e variação de RR acentuada, a tendência é considerar como fibrilação atrial. Antigamente, essa taquiarritmia era denominada fibrilo-*flutter*, terminologia inadequada, pois fibrilação atrial e *flutter* possuem diferentes mecanismos. É uma arritmia comumente vista após cirurgias com o coração aberto, doenças pulmonares, tireotoxicose, alargamento atrial por doença valvar tricúspide ou mitral e disfunção do nó sinusal[5]. Podem ocorrer paroxismos em pacientes com DIC, miocardiopatia, tireotoxicose, alcoolismo ou pericardite. Ocasionalmente, persiste por alguns dias e, mais raramente, por semanas. O tratamento é semelhante ao da fibrilação atrial e consiste em controle da resposta ventricular com digoxina, bloqueador de canais de cálcio ou betabloqueador, reversão para ritmo sinusal (preferencialmente com cardioversão elétrica de 25 a 50J) e anticoagulação nos casos com duração maior que 48 horas[5].

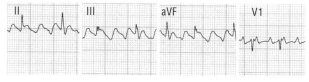

Figura 5.11 – *Flutter atrial.*

Taquicardias atriais (Fig. 5.12) – correspondem a 10-15% das taquiarritmias observadas em idosos, geralmente com DIC ou doença estrutural, doença pulmonar obstrutiva crônica, alterações eletrolíticas ou intoxicação digitálica. Raramente são encontradas em pacientes jovens e saudáveis. São tipicamente paroxísticas. Quando incessantes, podem levar a uma miocardiopatia induzida pela taquicardia[5].

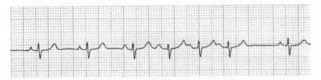

Figura 5.12 – Taquicardia atrial.

Características eletrocardiográficas: taquicardia de QRS estreito e ondas P de morfologia diferente da onda P sinusal, com ondas P precedendo cada complexo QRS. Quando a freqüência atrial é muito alta (> 200bpm), pode ser confundida com o *flutter* atrial e um modo de diferenciá-las é a presença de uma linha isoelétrica entre duas ondas P nos casos de taquicardia atrial.

Taquicardia atrial com bloqueio atrioventricular variável (Fig. 5.13) – é um subtipo de taquicardia atrial muito sugestivo de intoxicação digitálica. Caracteriza-se por freqüência atrial (< 200bpm) maior que a ventricular (< 150bpm), com duas ou mais ondas P para cada complexo QRS e variação do intervalo PR na mesma derivação eletrocardiográfica.

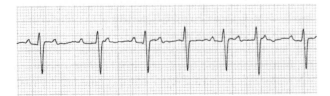

Figura 5.13 – Taquicardia atrial com bloqueio atrioventricular variável.

Taquicardia atrial multifocal – (Fig. 5.14) – geralmente encontrada em idosos e freqüentemente associada à doença pulmonar obstrutiva crônica com hipoxemia importante, à ICC ou ao uso de aminofilina. Pode ocorrer degeneração para fibrilação atrial[5]. Características eletrocardiográficas: freqüência atrial entre 100 e 130bpm, onda P com três ou mais morfologias diferentes na mesma derivação e intervalos PR e RR irregulares. Quando a freqüência atrial é inferior a 100bpm, é denominada ritmo atrial caótico. Distingue-se da fibrilação atrial por não haver perda da condução atrioventricular (ondas P seguidas de complexo QRS). Seu tratamento baseia-se na terapia da doença de base. A recorrência da taquicardia atrial multifocal pode ser suprimida corrigindo-se os distúrbios hidroeletrolíticos (potássio, magnésio etc.) em pacientes predispostos[5].

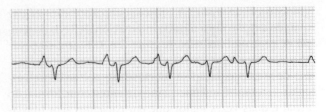

Figura 5.14 – Taquicardia atrial multifocal.

Taquicardia paroxística supraventricular (Fig. 5.15) – taquiarritmia de início e término súbitos, diferentemente da taquicardia sinusal, cuja variação da freqüência cardíaca é sempre gradual. O complexo QRS geralmente é estreito, mas pode estar alargado devido a um bloqueio de ramo prévio ou por aberrância de condução (distúrbio de condução freqüência-dependente), podendo ser confundida com a taquicardia ventricular. A freqüência cardíaca atinge cerca de 200bpm, variando entre 150 e 250bpm. Em geral, ultrapassa a freqüência cardíaca máxima, que corresponde à maior freqüência cardíaca esperada em condições de esforço máximo. As causas mais comuns de taquicardia paroxística supraventricular são a reentrada nodal (onda P não visível durante a taquicardia) e as vias anômalas atrioventriculares, determinantes da síndrome de Wolff-Parkinson-White, em que é possível identificar alterações características ao ECG fora da crise (intervalo PR curto e QRS alargado com onda delta). Na maioria dos pacientes, a taquicardia paroxística supraventricular é benigna e autolimitada. Pode ocasionar sintomas como palpitação, angina, hipotensão, desconforto torácico ou ansiedade. No início da taquicardia, deve-se tentar fazer uma manobra vagal, como a de Valsalva ou a compressão do seio carotídeo (na ausência de sopro carotídeo), para cessar a crise. A manobra vagal pode ser ensinada ao paciente para que ele a realize em episódios futuros. Deve-se evitar, na medida do possível, fatores desencadeantes como cafeína, tabaco, álcool, pseudo-efedrina e estresse[1].

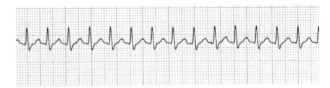

Figura 5.15 – Taquicardia paroxística supraventricular.

Taquicardias ventriculares (Fig. 5.16) – taquiarritmia instável muito raramente vista em consultas ambulatoriais, pois pode degenerar rapidamente para fibrilação ventricular e parada cardiorrespiratória. Caracteriza-se pelo alargamento do complexo QRS (> 0,12s) na ausência de bloqueio de ramo prévio e freqüência cardíaca > 100bpm. O tratamento mais eficaz é a cardioversão elétrica, que deve ser realizada em sala de emergência com os devidos materiais e equipamentos necessários.

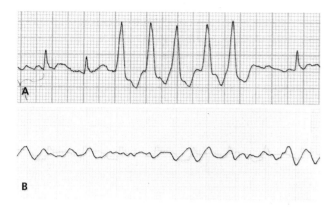

Figura 5.16 – **A)** Taquicardia ventricular. **B)** Fibrilação ventricular.

BRADIARRITMIAS E RITMOS DE ESCAPE

É importante ressaltar que, quando a bradiarritmia resulta em comprometimento hemodinâmico (ver Quadro 5.6), o paciente deve ser encaminhado ao serviço de emergência para a estabilização clínica inicial e, posteriormente, avaliado e tratado de preferência por um cardiologista, pois os bloqueios atrioventriculares de maior gravidade requerem a colocação de um marcapasso definitivo. Várias são as causas de bloqueios atrioventriculares. A mais comum é a fibrose idiopática. O infarto agudo do miocárdio (IAM) resulta em bloqueios atrioventriculares em 14% dos casos de IAM inferior e em 2% dos casos de IAM anterior, geralmente nas primeiras 24 horas de evolução[5].

BRADICARDIA SINUSAL (Fig. 5.17)

Onda P com orientação normal e freqüência cardíaca < 60bpm. Intervalo PR proporcionalmente aumentado quando comparado com o período de freqüência cardíaca normal. Geralmente não se acompanha de sinais de baixo débito cardíaco. Causas: bradicardia fisiológica de atletas devido à estimulação vagal exacerbada, hipotireoidismo e uso de medicamentos (betabloqueadores).

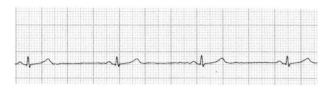

Figura 5.17 – Bradicardia sinusal.

ARRITMIA SINUSAL

Onda P com orientação normal e ritmo cardíaco irregular. Considera-se arritmia sinusal quando a variabilidade do RR for maior que 20% (Figura 5.18). A causa mais freqüente é a respiratória, fisiológica, mais acentuada em crianças, fásica com os movimentos respiratórios; os intervalos RR diminuem durante a inspiração

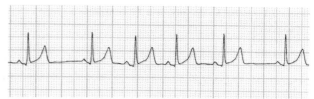

Figura 5.18 – Arritmia sinusal.

(aumenta a freqüência cardíaca) e aumentam durante a expiração (diminui a freqüência cardíaca).

Pode ser não-respiratória, quando as variações não acompanham os movimentos respiratórios, como nos casos de doença do nó sinusal ou síndrome do nó sinusal doente.

BLOQUEIOS ATRIOVENTRICULARES

Bloqueio atrioventricular de primeiro grau (Fig. 5.19) – é o atraso da condução dos átrios para os ventrículos. Características eletrocardiográficas: aumento do intervalo PR (tempo gasto pelo estímulo elétrico do início da contração atrial até atingir os ventrículos) acima do valor máximo normal para a idade e a freqüência cardíaca. Em adultos jovens com freqüência cardíaca normal, corresponde a 0,20s (cinco quadrados menores ou um quadrado maior ao ECG). O intervalo PR varia inversamente com a freqüência cardíaca e aumenta com a idade (Tabela 5.1). Pode ser encontrado em pessoas normais assintomáticas com vagotonia, atletas e idosos. Algumas causas comuns são cardite reumática, uso de digoxina, miocardiopatia chagásica, miocardiopatia isquêmica e doença degenerativa idiopática do sistema de condução (idosos). Tem incidência de 0,5 a 1,5% na população normal. Não costuma manifestar sintomas e geralmente não requer tratamento[4,5].

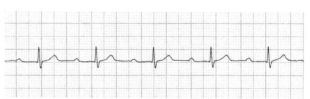

Figura 5.19 – Bloqueio atrioventricular de primeiro grau.

Bloqueio atrioventricular de segundo grau – caracteriza-se por haver uma falha na condução atrioventricular precedida ou não de dificuldade crescente na transmissão do estímulo sinusal para os ventrículos. Dessa maneira, nem todos os estímulos atriais conseguem despolarizar os ventrículos. Subdivide-se em dois tipos: bloqueio atrioventricular de segundo grau tipo Mobitz I, em que existe o fenômeno de Wenckebach (dificuldade de condução progressiva ou condução decremental), e de segundo grau tipo Mobitz II, em que a dificuldade de condução é constante e intermitente.

Tabela 5.1 – Variação do intervalo PR conforme a idade.

Freqüência cardíaca (em batimentos por minuto)	Faixa etária							
	Menos de 1 mês	1-9 meses	10 meses-2 anos	3-5 anos	6-13 anos	14-17 anos	18-40 anos	Acima de 40 anos
Menos de 70	0,14	0,155	0,16	0,17	0,18	0,19	0,20	0,21
71-90	0,13	0,15	0,15	0,16	0,17	0,18	0,19	0,20
91-110	0,12	0,14	0,15	0,155	0,16	0,17	0,18	0,19
111-130	0,11	0,13	0,14	0,145	0,16	0,16	0,17	0,18
131-150	0,11	0,12	0,13	0,135	0,14	0,15	0,16	0,17
Mais de 150	0,10	0,11	0,115	0,125	0,13	0,14	0,15	0,16

Bloqueio atrioventricular de segundo grau tipo Mobitz I (Fig. 5.20) – ocorre uma dificuldade crescente de condução do estímulo sinusal aos ventrículos até haver falha. Características eletrocardiográficas: aumento progressivo do intervalo PR até surgir uma onda P não sucedida de complexo QRS (fenômeno de Wenckebach) e intervalo RR variável. Pode ser encontrado na monitorização eletrocardiográfica contínua em 6% das pessoas normais, principalmente durante o sono[2]. Geralmente não requer tratamento.

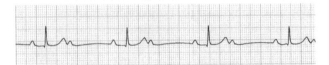

Figura 5.20 – Bloqueio atrioventricular de segundo grau tipo Mobitz I.

Bloqueio atrioventricular de segundo grau tipo Mobitz II (Fig. 5.21) – Ocorrem falhas na condução do estímulo atrial para os ventrículos. Nos ciclos com condução atrioventricular o intervalo PR é constante. Geralmente, a cada dois ou três estímulos atriais, ocorre falha de despolarização dos ventrículos (bloqueio atrioventricular 2:1 e 3:1, respectivamente). Características eletrocardiográficas: PR constante e onda P periodicamente sem o complexo QRS correspondente. Uma das causas mais freqüentes no Brasil é a doença de Chagas. O bloqueio atrioventricular de segundo grau tipo Mobitz II de alto grau (3:1, 4:1 ou mais) e o bloqueio atrioventricular de segundo grau que alterna períodos do terceiro grau podem evoluir para bloqueio atrioventricular total e causar repercussões hemodinâmicas por baixo débito cardíaco, sendo a ICC e a síncope as mais freqüentes[5]. Os quadros de síncope por bradiarritmia são denominados de síndrome de Stokes-Adams. Outros sintomas são palpitações, tonturas e sensação de vazio na cabeça[4]. O tratamento baseia-se na colocação de um marca-passo artificial definitivo.

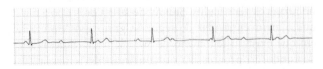

Figura 5.21 – Bloqueio atrioventricular de segundo grau tipo Mobitz II.

Bloqueio atrioventricular de terceiro grau (Fig. 5.22) – como os batimentos sinusais não conseguem despolarizar os ventrículos, há assincronia total entre as atividades atrial e ventricular. O ritmo dos átrios é geralmente sinusal e o dos ventrículos, bem mais lento, é idioventricular de escape. Características eletrocardiográficas: freqüência ventricular muito baixa (em geral < 40bpm) e inferior à freqüência atrial, com dissociação atrioventricular (ondas P sem relação com complexos QRS), RR regular e constante e QRS alargado (quando originado abaixo da bifurcação do feixe de His) ou estreito (quando originado acima da bifurcação). Pode ter um ritmo atrial não-sinusal (fibrilação, *flutter*, taquicardia atrial ou ritmo juncional). Nesses casos, o diagnóstico é feito pelo encontro de ritmo ventricular lento e constante, indicando marca-passo ventricular próprio, sem relação com a atividade atrial. Sintomas de baixo débito cardíaco (insuficiência cardíaca) e de baixo fluxo cerebral como síncopes e até convulsões (Stokes-Adams) são freqüentes. Os casos congênitos são raros, com predomínio do gênero feminino (60%). Em crianças, 30 a 50% têm mães com doença do tecido conjuntivo (geralmente lúpus eritematoso sistêmico). Os adquiridos ocorrem mais freqüentemente em homens na sétima década de vida. As causas mais comuns são a degeneração senil do sistema de condução e a doença isquêmica coronária. Pode ser encontrado em 10 a 15% dos casos de IAM inferior e em 5% dos casos de IAM anterior[5]. Em adultos jovens, ainda prevalece no Brasil a doença de Chagas. O tratamento baseia-se na colocação de um marca-passo definitivo. Nos casos de bloqueio atrioventricular de terceiro grau congênito, a indicação de marca-passo artificial é menos freqüente, pois existe um ritmo de escape rápido o suficiente para prevenir a ocorrência de sintomas[5].

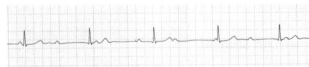

Figura 5.22 – Bloqueio atrioventricular de terceiro grau.

Ritmos de escape – são batimentos tardios de origem não-sinusal. Quando a freqüência de estimulação do nó sinusal diminui muito ou quando o estímulo sinusal é interrompido, outra região do coração localizada nos átrios ou nos ventrículos pode assumir o comando do ritmo cardíaco. Tal fenômeno é denominado de escape, sendo ventricular quando originado abaixo da junção atrioventricular e atrial ou juncional quando supraventricular. As células da junção atrioventricular com capacidade de automatismo têm velocidade de despolarização diastólica espontânea inferior às do nó sinusal e maior que as de outras regiões; por isso, as células da junção atrioventricular com maior freqüência apresentam escapes. O escape é um fenômeno sempre tardio, iniciando-se após uma pausa na inscrição do ECG obrigatoriamente maior que o intervalo RR de base. Quando não há retorno ao ritmo de base sinusal, instala-se um ritmo de escape – atrial, juncional ou ventricular (idioventricular) conforme a sua origem. Na maioria das vezes, esses ritmos de escape são achados eletrocardiográficos sem repercussão hemodinâmica e não requerem tratamento, revertendo espontaneamente ao ritmo sinusal com o aumento da freqüência cardíaca induzida pelo exercício físico.

Leitura recomendada:
Friedmann AA, Grindler J. *Eletrocardiografia Básica*. São Paulo: Editora Sarvier, 2000.

REFERÊNCIAS BIBLIOGRÁFICAS

1. Hebbar AK, Hueston WJ. Management of common arrhythmias: Part I. Supraventricular arrhythmias. Am Fam Physician 2002; 65:2479. ▪ 2. Moreira DAR. Arritmias Cardíacas – Clínica, Diagnóstico e Terapêutica. São Paulo: Artes Médicas, 1995. ▪ 3. Podrid PJ, Kowey PR. Arritmias Cardíacas. MEDSI, 2000. ▪ 4. Marso SP, Griffin BP, Topol EJ. Manual of Cardiovascular Medicine. Philadhelphia: Lippincott, Willams & Wilkins, 2000. ▪ 5. Echt DS et al. Mortality and morbidity in patients receiving encainide, fecainide, or placebo. The Cardiac Arrhythmia Supression Trial. N Engl J Med 1991; 324:781. ▪ 6. Effect of the antiarrhythmic agent moricizine on survival after myocardial infraction. The Cardiac Arrhythmia Supression Trial II Investigators. N Engl J Med 1992; 327:227. ▪ 7. Hebbar AK, Hueston WJ. Management of common arrhythmias: Part II. Ventricular arrhythmias and arrhythmias in special populations. Am Fam Physician 2002; 65:2491. ▪ 8. Fuster and Rydén et al. AHA/ACC/ESC Guidelines for the management of patients with atrial fibrillation. JACC 2001; 38:1266. ▪ 9. Albers GW et al. Antithrombotic therapy in atrial fibrilation. Chest 2001; 119:194S.

33. INSUFICIÊNCIA CARDÍACA

Edison Ferreira de Paiva

A insuficiência cardíaca (IC) é uma das principais causas de internação e de óbito no mundo todo, particularmente entre os pacientes idosos. Nos últimos anos, tem havido um melhor entendimento de sua fisiopatologia, o que, associado à realização de diversos estudos randomizados com grande número de indivíduos, tem permitido o desenvolvimento de novas opções terapêuticas. O objetivo deste capítulo é a sistematização da abordagem desses pacientes, desde a identificação da falência miocárdica até a utilização das novas recomendações terapêuticas disponíveis. Para tanto foram utilizadas as mais recentes diretrizes sobre IC, publicadas nos Estados Unidos, Europa e Brasil[1,2].

EPIDEMIOLOGIA

Nos Estados Unidos, a IC acomete quase 5 milhões de pessoas e, a cada ano, 500.000 novos casos são diagnosticados. Ela é responsável por 12 a 15 milhões de consultas, 6,5 milhões de dias no hospital e 300.000 casos de óbito por ano. A IC acomete principalmente pacientes idosos, sendo que 6 a 10% das pessoas acima de 65 anos apresentam IC e 80% dos pacientes hospitalizados por IC têm mais de 65 anos[3].

A Sociedade Européia de Cardiologia representa países com uma população de cerca de 900 milhões de pessoas, acreditando-se que cerca de 10 milhões sejam portadores de IC. Estima-se que um número semelhante de indivíduos possua disfunção miocárdica, mas ainda não tenha desenvolvido sintomas[1].

No Brasil, os dados do SUS mostraram 398.000 internações e 26.000 óbitos por IC em 2000. Nos pacientes acima de 60 anos, a IC é a principal causa de internação hospitalar. A figura 5.23 mostra a diminuição da mortalidade por IC em mulheres e homens entre 1975 e 2000. Mesmo quando avaliadas as miocardiopatias como um todo, a queda da mortalidade por IC é nítida para homens e mulheres nas últimas décadas (Figs. 5.24 e 5.25). As taxas ajustadas por idade de morte por IC em mulheres e homens por área metropolitana para todo o Brasil estão mostradas nas figuras 5.26 e 5.27. Os dados são consistentes para homens e mulheres em relação às cinco principais áreas com maior mortalidade começando em Belo Horizonte, seguida por Maceió, Salvador, Goiânia e Curitiba (datasus.gov.br).

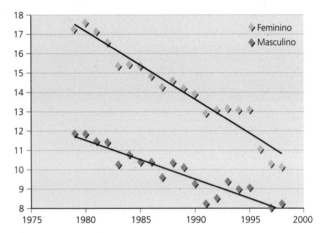

Figura 5.23 – Tendência de mortalidade por doença de Chagas em homens e mulheres nos últimos anos.

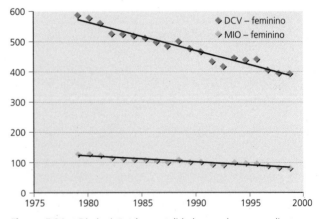

Figura 5.24 – Diminuição da mortalidade por doença cardiovascular (DCV) e miocardiopatias (MIO) em mulheres (40-79 anos) nas últimas décadas (taxas ajustadas por idade) no Brasil.

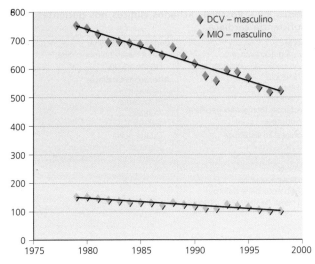

Figura 5.25 – Mortalidade por doença cardiovascular (DCV) e miocardiopatias (MIO) em homens (40-79 anos) nas últimas décadas (taxas ajustadas por idade) no Brasil.

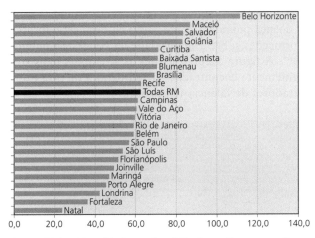

Figura 5.26 – Mortalidade por insuficiência cardíaca em mulheres (45-64 anos) por 100.000 habitantes nas áreas metroplitanas do Brasil (2000).

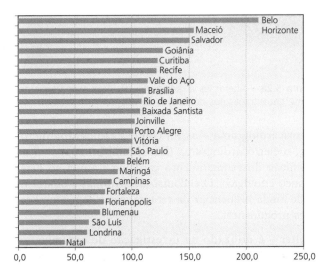

Figura 5.27 – Mortalidade por insuficiência cardíaca em homens (45-64 anos) por 100.000 habitantes nas regiões metropolitanas do Brasil (2000).

Metade dos pacientes com diagnóstico de IC morrerá dentro de quatro anos e, entre os pacientes com IC grave, mais de 50% morrerá no período de um ano. Dados da coorte de Framingham sugerem uma diminuição da mortalidade por IC na década de 1970, estando estabilizada atualmente em função do aumento do número de suscetíveis pelo aumento da prevalência de diabetes e obesidade e do envelhecimento da população.

FISIOPATOLOGIA

Em resposta à diminuição da contratilidade cardíaca, ocorre uma série de adaptações tanto no coração quanto sistêmicas. A queda no volume sistólico leva a um aumento no volume diastólico e na pressão diastólica final, distendendo a fibra miocárdica e proporcionando melhor contração cardíaca (lei de Starling). A redução do débito cardíaco por si só, associada à queda na perfusão renal, ativa os sistemas neurais e humorais, aumentando a atividade do sistema nervoso simpático, estimulando a contratilidade miocárdica e a freqüência cardíaca, aumentado a resistência vascular periférica, o tônus venoso e a retenção hídrica, todos com o objetivo de elevar a pressão arterial[1,2].

Mesmo procurando melhorar o débito cardíaco, esses mecanismos também podem ser deletérios. A persistência de um regime de pressão cronicamente elevado nas câmaras cardíacas acaba por causar hipertrofia e dilatação miocárdica, além de elevação das pressões nos átrios e na circulação sistêmica e pulmonar. A taquicardia e o aumento da contratilidade podem desencadear isquemia, e o aumento da pré-carga agrava a congestão pulmonar. A vasoconstrição excessiva eleva demasiadamente a pós-carga, dificultando o esvaziamento cardíaco, além de prejudicar a perfusão dos demais órgãos, como por exemplo o rim. Ocorre ainda elevação dos níveis de vasopressina, responsável pela absorção de água livre de sódio, podendo gerar hiponatremia[3,4].

Embora o prejuízo na função contrátil seja crucial no desenvolvimento da falência cardíaca, o fluxo sangüíneo alterado, em especial para os rins, desempenha papel fisiopatológico fundamental. A queda no fluxo sangüíneo renal estimula a produção de renina, um peptídeo que converte angiotensinogênio em angiotensina I. Esta é rapidamente convertida para angiotensina II, por meio da enzima conversora da angiotensina (ECA), a mesma enzima responsável pela degradação de cininas vasodilatadoras. Além de ser um potente vasoconstritor, a angiotensina II estimula a secreção de aldosterona, que por sua vez aumenta a reabsorção de sódio e água e elimina potássio nos túbulos renais.

O sistema renina-angiotensina-aldosterona não é o único sistema neuro-hormonal que se encontra ativado. Em modelos experimentais, tem sido relatado aumento de citocinas, como o fator de necrose tumoral, responsável por efeito cardiodepressor e cardiotóxico. A endotelina, um potente vasoconstritor, também é encontrada em níveis elevados na IC.

O aumento no regime de pressão nas câmaras cardíacas estimula, ainda, a produção dos peptídeos natriuréticos atrial e ventricular, este também chamado de peptídeo natriurético cerebral. Embora contribuam com a eliminação do excesso de sódio e água e apresentem efeito vasodilatador, há evidências de resistência à sua ação nos portadores de IC[1,4].

DIAGNÓSTICO

Quadro clínico

História – dispnéia progressiva aos esforços é a queixa mais freqüente dos portadores de falência cardíaca e um dos principais sintomas utilizados na sua classificação funcional. Normalmente, o quadro é progressivo no decorrer do tempo, evoluindo de dispnéia aos grandes esforços até dispnéia no repouso. Causas agudas de IC, como infarto agudo do miocárdio (IAM) ou miocardites virais, podem fazer com que o paciente apresente dispnéia importante como manifestação inicial. Outra queixa comum é a de edema. Geralmente se inicia com inchaço de membros inferiores no final do dia, mas pode evoluir até anasarca, inclusive com ascite, derrame pleural e derrame pericárdico. A ortopnéia e a dispnéia paroxística noturna, comuns nos casos de falência de ventrículo esquerdo, impedem que o paciente permaneça totalmente deitado, o que diminui a probabilidade de aparecimento de edema de face. A dispnéia e o edema são habitualmente justificados pela perda da contratilidade e pela congestão pulmonar e sistêmica secundária à retenção hídrica. Todavia, a origem destes sintomas não pode ser explicada unicamente pelas alterações hemodinâmicas. Estudos durante exercício, em pacientes com IC, não comprovaram uma relação consistente entre congestão pulmonar e dispnéia. Acredita-se que anormalidades na difusão pulmonar, nível de condicionamento cardiovascular, excesso de peso e grau de regurgitação mitral influenciem na intensidade da dispnéia. A fadiga, outro sintoma freqüente nesses indivíduos, é ainda mais difícil de ser explicada. O uso de medicamentos também interfere na manifestação dos sintomas, fazendo com que mesmo indivíduos com grave acometimento miocárdico apresentem pouca sintomatologia e vice-versa.

Palpitação é outra queixa comum, aparecendo principalmente aos esforços. Pode refletir tanto o estado de hiperatividade simpática, que busca melhorar o débito cardíaco, como ser conseqüente à taqui ou bradiarritmias.

Exame clínico – são inúmeras as alterações de exame clínico que podem estar presentes nos pacientes com falência ventricular (Quadro 5.9), desde a perda de peso da caquexia cardíaca, passando por sinais de congestão pulmonar e sistêmica, até sopros cardíacos, que podem ser inespecíficos como o da insuficiência mitral secundária à dilatação do anel valvar ou sugerir o diagnóstico da causa da IC, como, por exemplo, uma estenose mitral[1-4].

Quadro 5.9 – Possíveis achados clínicos nos pacientes com insuficiência cardíaca.

Geral	Congestão pulmonar
Emagrecimento	Estertoração pulmonar fina
Alteração da consciência	Edema agudo
Dispnéia	**Alterações cardíacas**
Palidez	Taquicardia
Cianose	Bradicardia
Icterícia (congestão hepática)	Arritmias
Sudorese	Terceira bulha
Congestão sistêmica	Quarta bulha
Estase jugular	Sopro de insuficiência mitral
Edema de parede	Outros sopros cardíacos (valvopatias)
Ascite	
Derrame pleural	
Hepatomegalia dolorosa	
Edema de membros inferiores	

Exames laboratoriais

Radiografia de tórax – o aumento do índice cardiotorácico auxilia no diagnóstico do acometimento cardíaco e a forma da silhueta cardíaca, dependente de qual câmara se encontra alterada, pode contribuir no diagnóstico etiológico. A radiografia de tórax ajuda ainda a afastar doença pulmonar como causa da dispnéia e fornece informações sobre a intensidade da congestão pulmonar[1-4]. A figura 5.28 apresenta as alterações mais freqüentemente encontradas na radiografia de tórax dos portadores de falência miocárdica.

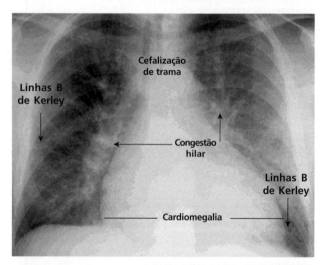

Figura 5.28 – Alterações à radiografia de tórax mais freqüentemente encontradas nos portadores de IC.

Eletrocardiograma – assim como a radiografia de tórax, o eletrocardiograma (ECG) também contribui na definição do acometimento cardíaco e ajuda no diagnóstico etiológico. O encontro de arritmias e bloqueios pode ainda influenciar na terapia, além de ter implicações prognósticas.

Holter – é utilizado na investigação de arritmias intermitentes. Além disso, permite o estudo da variabilidade da freqüência cardíaca, um marcador do estado autonômico que tem valor prognóstico na IC associada a IAM.

Estudo eletrofisiológico – avalia o sistema excitocondutor e permite a indução de arritmias. Está indicado nos pacientes recuperados de parada cardíaca ou síncope, visando à indicação de cardioversor-desfibrilador implantável para tratamento de fibrilação ventricular e taquicardia ventricular sustentada.

Ecodopplercardiograma – é um método rápido, seguro e amplamente disponível, sendo fundamental na investigação da IC. Permite avaliar o tamanho das câmaras cardíacas, a espessura miocárdica, a configuração geométrica do coração, a função sistólica global e segmentar, a função diastólica e valvar e a presença de trombos intracavitários. A principal medida da função do ventrículo esquerdo é a fração de ejeção, considerando-se haver prejuízo da função sistólica quando a fração de ejeção é inferior a 40%. Deve-se ressaltar, entretanto, que a interpretação da fração de ejeção apresenta baixa reprodutibilidade entre diferentes observadores, além de estar prejudicada após um episódio de IAM ou na presença de insuficiência mitral. A ecocardiografia de estresse é útil na investigação de isquemia e na avaliação da viabilidade miocárdica. A detecção de um miocárdio hibernante pode influenciar na terapia e tem implicações prognósticas. Entretanto, não se recomenda uma avaliação sistemática da vitalidade miocárdica em todos os pacientes com IC, reservando-se esta pesquisa para os casos de maior suspeita. O uso repetido da ecocardiografia, no seguimento dos pacientes com IC, justifica-se apenas quando houver uma importante alteração no quadro clínico, sugerindo melhora ou piora importante da função cardíaca.

Cardiologia nuclear – fornece uma medida acurada da função ventricular, principalmente do ventrículo esquerdo. Permite também a investigação de isquemia, que pode ser tanto a causa como um fator de piora da contratilidade miocárdica.

Ressonância magnética – possibilita a medida mais acurada e reprodutível dos volumes cardíacos, da espessura da parede e da função ventricular. Detecta também espessamento pericárdico e necrose miocárdica. A utilização de ressonância com espectroscopia possibilita, inclusive, a medida da reserva energética muscular. É uma ferramenta poderosa, mas ainda é cedo para definir seu papel na avaliação de pacientes com IC. Atualmente, é recomendada quando outras técnicas de imagem não possibilitarem uma avaliação satisfatória.

Teste ergométrico – tem pouca utilidade no diagnóstico da IC, embora um exame normal, com carga máxima, em indivíduo sem tratamento, afaste o diagnóstico de IC. Sua principal indicação é na avaliação da capacidade funcional do paciente, em que tem implicações prognósticas. Um pico de $\dot{V}O_2 < 10$ml/kg/min identifica pacientes de alto risco, enquanto valores superiores a 18ml/kg/min definem um paciente com baixo risco.

Hematologia e bioquímica – os seguintes exames estão indicados rotineiramente nos pacientes com IC: hemograma, glicemia, uréia, creatinina, sódio, potássio, enzimas hepáticas e urina tipo I. Outros testes, como função tireoidiana, marcadores de lesão miocárdica, lípides, provas de atividade inflamatória, podem ser solicitados, dependendo da suspeita clínica. A presença de anemia pode exacerbar os sintomas de IC, enquanto um hematócrito elevado sugere a presença de doença pulmonar ou cardiopatia congênita cianótica. Alterações na função renal e nos eletrólitos podem ser causadas por baixo débito, por doenças subjacentes, como diabetes de longa evolução, ou serem secundárias ao tratamento utilizado. Congestão sistêmica pode ser responsável por alteração nas enzimas ou mesmo nas provas de função hepática. O exame urinário possibilita a detecção de proteinúria e glicosúria, alertando sobre a possibilidade de doença renal de base ou *diabetes mellitus*, condições que podem complicar a evolução dos pacientes com IC.

Peptídeo natriurético cerebral – os estudos têm revelado que um valor de peptídeo natriurético cerebral superior a 17,9pg/ml apresenta sensibilidade de 92% e especificidade de 72% para o diagnóstico de disfunção do ventrículo esquerdo em indivíduos com idade superior a 54 anos. Muitas vezes, é difícil realizar o diagnóstico diferencial entre IC descompensada, embolia pulmonar ou infecção respiratória, mas acredita-se que valores superiores a 100pg/ml, mesmo na sala de emergência, definam o diagnóstico de falência ventricular. Valores superiores a 65pg/ml, associados à suspeita clínica, em paciente ambulatorial, também sugerem o diagnóstico de IC[5].

Fluxograma de diagnóstico

A presença ou ausência de determinada queixa ou alteração ao exame clínico não permite nem o diagnóstico de certeza, nem estima adequadamente a gravidade da doença cardíaca. Assim, a suspeita clínica deve ser sempre confirmada por testes mais objetivos, principalmente os que avaliam a função contrátil (ecocardiograma e ventriculografia por radioisótopos). A figura 5.29 apresenta uma proposta de abordagem diagnóstica na IC.

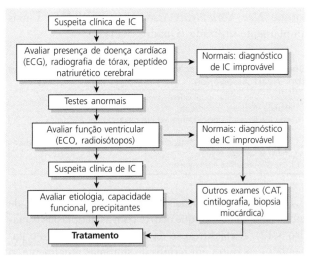

Figura 5.29 – Fluxograma de diagnóstico na insuficiência cardíaca.

Diagnóstico da causa da disfunção ventricular

A identificação da causa responsável pela perda da função ventricular pode ser importante, porque algumas condições que levam à perda da contratilidade são reversíveis ou podem ser controladas. Todavia, na maioria das vezes ou a causa não é identificada ou não pode ser tratada[1,2].

Dentre as causas tratáveis, destacam-se as cardiopatias congênitas, as valvopatias e a miocardiopatia isquêmica. Esta última é responsável pela maioria das causas de IC nos indivíduos com idade inferior a 75 anos e deve ser pesquisada ativamente, sempre que o quadro clínico sugerir. A cardiopatia induzida por agentes tóxicos como álcool, cocaína, crack e certos quimioterápicos (antraciclinas) pode ser reversível após a supressão destes agentes. Além da causa específica, é necessária a investigação de condições clínicas que possam precipitar ou agravar os sintomas de falência cardíaca (Quadro 5.10).

Quadro 5.10 – Condições clínicas que precipitam ou agravam a insuficiência cardíaca.

Atividade reumática
Endocardite infecciosa
Tromboembolismo pulmonar
Arritmias cardíacas
Anemia
Infecções
Tireotoxicose
Gestação
Estresse físico e emocional
Administração excessiva de sal e líquidos
Medicamentos com atividade inotrópica negativa (antiarrítmicos, antagonistas dos canais de cálcio, antidepressivos tricíclicos, lítio)
Medicamentos vasoconstritores e com efeito retentor de sódio e água (antiinflamatórios)
Medicamentos que deprimem a função cardíaca
Não-aderência ao tratamento

CLASSIFICAÇÃO

Uma vez estabelecido o diagnóstico, os sintomas podem ser utilizados para classificar a gravidade da falência cardíaca e monitorar o efeito do tratamento. A classificação proposta pela Associação do Coração de Nova Iorque (*New York Heart Association* – NYHA) é a mais amplamente utilizada (Quadro 5.11).

Quadro 5.11 – Classificação de insuficiência cardíaca da *New York Heart Association*.

Classe I – sem limitação: atividades habituais não causam sintomas (fadiga, dispnéia, palpitação)
Classe II – limitação leve: confortável em repouso, mas atividades habituais causam sintomas
Classe III – limitação importante: confortável em repouso, mas atividades mínimas causam sintomas
Classe IV – sintomas em repouso

Uma outra classificação divide a IC em estágios, de modo semelhante ao que ocorre com as neoplasias (Quadro 5.12). A classificação da NYHA define como o paciente se encontra em termos de sintomas atualmente, o que depende não só da gravidade do acometimento cardíaco, mas também da resposta à terapêutica instituída. Já a classificação em estágios define as várias fases da doença, desde o período sem lesão estrutural, em que o indivíduo apresenta apenas fatores de risco para o desenvolvimento de IC, até o estágio de IC refratária, quando são necessárias medidas de suporte circulatório e transplante cardíaco.

Quadro 5.12 – Estágios da insuficiência cardíaca.

Estágio	Descrição	Etiologia/exemplos
A (paciente de risco)	Indivíduos com risco de desenvolver IC. Não apresentam nenhuma alteração funcional ou estrutural e nunca tiveram sinais e sintomas	HAS, DM, insuficiência coronária, abuso de álcool, antecedente de febre reumática, história familiar
B (IC assintomática)	Já desenvolveram cardiopatia estrutural, mas nunca apresentaram sinais e sintomas de IC	Hipertrofia ou dilatação ventricular esquerda, valvopatia, IAM
C (IC sintomática)	Pacientes com sintomas prévios ou atuais de IC	Fadiga ou dispnéia/ pacientes assintomáticos em tratamento
D (IC refratária)	Sintomas acentuados em repouso, apesar de terapia máxima e que requerem intervenções especializadas	Pacientes hospitalizados ou em tratamento domiciliar, com suporte circulatório ou aguardando transplante

IC = insuficiência cardíaca; HAS = hipertensão arterial sistêmica; DM = *diabetes mellitus*.

TRATAMENTO

Medidas gerais

Controle dos fatores de risco – toda doença que possa contribuir, direta ou indiretamente, para a progressão da cardiopatia ou para o agravamento dos sintomas deve ser identificada e tratada. Estão incluídas a hipertensão, o diabetes e as dislipidemias, todas as doenças relacionadas ao desenvolvimento de aterosclerose e, portanto, geradores potenciais de isquemia e necrose miocárdica. A hipertensão arterial sistêmica e o *diabetes mellitus* podem, ainda, causar perda de função renal, piorando os sintomas de IC.

Dieta – todo paciente cardiopata necessita de aconselhamento dietético para evitar tanto obesidade quanto caquexia. Nos casos de anorexia intensa, refeições pequenas e freqüentes podem ajudá-los a ingerir o equivalente às suas necessidades calóricas, evitando a desnutrição. Uma dieta laxante contribui na prevenção de obstipação intestinal e do conseqüente esforço para evacuar[1,2].

Ingestão de sal – uma dieta com 3 a 4g de sal é alvo realista razoável para aqueles com doença leve e moderada. Esse nível de ingestão é facilmente atingido, evitando a adição de sal aos alimentos após seu preparo e não utilizando alimentos habitualmente salgados.

Ingestão de líquidos – na maioria dos casos, a ingestão de líquidos pode ser liberada de acordo com a vontade do paciente. No entanto, nos casos de IC grave, o excesso de hormônio antidiurético circulante pode gerar hiponatremia, devendo-se basear a restrição hídrica nos níveis de sódio plasmático.

Ingestão de álcool – ele deprime a contratilidade miocárdica e pode precipitar arritmias, devendo ter sua ingestão minimizada.

Tabagismo – deve ser totalmente desencorajado. Os adesivos de nicotina podem ser utilizados com segurança.

Atividade física – diferentemente do que se acreditava no passado, a realização de um programa de exercícios planejado e adaptado a cada caso é de grande ajuda no controle dos sintomas e na melhora psicológica do paciente com IC.

Atividade sexual – a manutenção da atividade sexual contribui para aumentar a auto-estima e melhora a qualidade de vida. Pacientes com classes funcionais III e IV devem evitar o uso de sildenafil por 24 horas, após a utilização de nitratos.

Vacinação – nos pacientes com IC avançada, recomenda-se a vacinação contra gripe (anual) e contra pneumococos (a cada três anos).

Tratamento farmacológico

Inibidores da enzima de conversão da angiotensina – os inibidores da enzima de conversão da angiotensina (IECA) constituem o grupo de medicamentos mais importante no tratamento da IC, pois têm eficácia comprovada tanto na melhora dos sintomas quanto na diminuição da mortalidade. Além de inibirem a formação de angiotensina II e aldosterona, impedem a degradação de bradicininas vasodilatadoras, reduzindo assim a pré e a pós-carga e diminuindo a retenção de sal e água. Exerce, também, ação neuro-hormonal, reduzindo a atividade simpática e a produção de vasopressina e endotelina e atuam favoravelmente no processo de remodelação ventricular. Por inibirem a ação vasoconstritora da angiotensina II na arteríola eferente glomerular, podem diminuir a filtração e comprometer a função renal. Outros efeitos são hipotensão, secundária a seu efeito vasodilatador, e hipercalemia, devida à queda na produção de aldosterona e menor eliminação de potássio nos túbulos renais[6] e estão indicados em todos os pacientes com IC, independentemente da classe funcional e da presença ou não de sintomas. As únicas contra-indicações absolutas são angioedema e estenose bilateral de artéria renal. O uso de doses iniciais pequenas, com aumento progressivo da dose, ajuda na prevenção dos efeitos colaterais, particularmente no aparecimento de hipotensão. Recomenda-se o controle freqüente da função renal e dos níveis de potássio, a princípio a cada uma a duas semanas de aumento na dose, depois a cada três meses e por fim a intervalos de seis meses[1,2,6]. A dose a ser atingida deve ser aquela que provou eficácia nos diversos ensaios clínicos, não se limitando às doses suficientes para melhorar os sintomas do paciente. As recomendações de dose para os diversos IECA disponíveis são apresentadas na tabela 5.2. A tosse relacionada ao uso dos IECA é a principal causa de suspensão do seu uso a longo prazo, sendo sua incidência variável desde 5% a 10%, em estudos na Europa, até 50% em um estudo realizado na China. Uma alternativa, nesses casos, é a substituição do IECA por antagonistas do receptor de angiotensina II (ARA-II)[7,8].

Tabela 5.2 – Recomendação de dose inicial e dose-alvo dos IECA no tratamento da IC.

Medicamento	Inicial (mg/dia)	Alvo (mg/dia)
Captopril	6,25 3 vezes	50 3 vezes
Enalapril	2,5 2 vezes	10 2 vezes
Ramipril	1,25 2 vezes	5 2 vezes
Lisinopril	2,5	20
Trandolapril	1	4
Benazepril	2,5	10
Fosinopril	5	20
Perindopril	2	4

Diuréticos – embora não existam estudos controlados que demonstrem influência dos diuréticos na mortalidade, seu uso é fundamental no controle dos sintomas congestivos e são um elemento-chave para o sucesso de outros medicamentos utilizados no tratamento da IC. Aumentam a diurese e diminuem o volume intravascular, o volume ventricular, a pré-carga, a congestão visceral e, conseqüentemente, os sintomas da IC. A redução do conteúdo de sódio da parede arteriolar leva à vasodilatação e à queda na resistência vascular sistêmica e na pós-carga[1,2]. São três os grupos de diuréticos utilizados no tratamento da IC: os tiazídicos, os diuréticos de alça e os poupadores de potássio. Os tiazídicos inibem o transporte de sódio no início do túbulo contornado distal, no qual é excretado apenas 5 a 8% da carga de sódio. Sendo assim, dependem de uma função renal relativamente preservada e seu efeito não é muito acentuado. São efeitos colaterais comuns dos tiazídicos as reações de hipersensibilidade e as complicações metabólicas como hipocalemia, hipomagnesemia, hiperuricemia, hipercalcemia e dislipidemia. Os diuréticos de alça inibem o transporte de cloro e sódio no ramo ascendente da alça de Henle, tendo assim efeito bem mais intenso que os tiazídicos na inibição da carga de sódio e água filtrados. Possuem efeito vasodilatador venoso, o que permite melhora nos sintomas congestivos, independente de seu efeito diurético. As reações indesejadas incluem hipersensibilidade e hipocalemia e hipomagnesemia menos intensas que as induzidas pelos tiazídicos. Em doses elevadas por via intravenosa podem causar ototoxicidade. Os diuréticos poupadores de potássio têm início de ação mais lento e são menos potentes. Geralmente são utilizados em associação com outros diuréticos, com o objetivo de tratar ou prevenir o desenvolvimento de hipocalemia. Além de reações alérgicas, podem causar hipercalemia e ginecomastia. Este último, apenas quando do uso da espironolactona[9]. São indicados nos pacientes com sintomas congestivos de IC (classes funcionais II a IV), devendo ser, sempre que possível, utilizados em associação com os IECA. Nos casos de comprometimento funcional mais avançado é comum a necessidade de associação de diuréticos, pois, agindo em pontos diferentes do néfron, pode-se conseguir um efeito natriurético mais acentuado. Pacientes com congestão importante do trato digestório apresentam queda na absorção e no efeito dessas medicações, sendo útil o emprego de diuréticos de alça por via intravenosa. Todavia, a utilização da via intravenosa aumenta a probabilidade de depleção do volume intravascular, com queda na pressão arterial e piora da função renal. Na tabela 5.3 estão listados os principais diuréticos utilizados no tratamento da IC, com as respectivas recomendações de dose.

Tabela 5.3 – Doses dos diuréticos utilizados no tratamento da IC.

Diurético	Dose inicial (mg/dia)	Dose máxima (mg/dia)
Tiazídicos		
Hidroclortiazida	25	50-75
Clortalidona	25	50-75
Indapamida	2,5	2,5
De alça		
Furosemida	20-40	250-500
Bumetamida	0,5-1	5-10
Poupadores de potássio		
Espironolactona	25	50
Amilorida	2,5	20
Triantereno	25	100

Betabloqueadores – a ativação simpática e os níveis plasmáticos elevados de noradrenalina desempenham papel primordial na progressão da disfunção ventricular e no prognóstico da IC. Numerosos ensaios clínicos controlados, utilizando betabloqueadores em pacientes com IC crônica, demonstraram sua utilidade na melhora dos sintomas, da função ventricular e da capacidade funcional. A maioria dos estudos mostrou melhora clínica a longo prazo, com redução dos episódios de descompensação e menor necessidade de internação. Vários estudos têm demonstrado uma influência positiva na mortalidade, embora esse efeito ainda não tenha sido demonstrado para todos os betabloqueadores estudados. Recomenda-se sua utilização em todos os pacientes sintomáticos e nos com classe funcional I secundária a IAM, sempre associados a diuréticos e IECA, a menos que haja contra-indicações. O paciente deve estar com sua condição clínica estável, sem a necessidade de medicação intravenosa e sem sinais de retenção hídrica importante. Inicia-se com uma dose baixa, que deve ser dobrada a cada uma a duas semanas, procurando atingir as doses que se mostraram efetivas nos ensaios clínicos (Tabela 5.4)[10,11].

Os betabloqueadores não devem ser utilizados na presença de bloqueios cardíacos de alto grau (segundo

Tabela 5.4 – Doses dos betabloqueadores utilizados no tratamento da IC.

Medicamento	Dose inicial (mg/dia)	Dose alvo (mg/dia)
Bisoprolol	1,25	10
Metoprolol	12,5-25	200
Carvedilol	3,25 2 vezes	25 2 vezes

e terceiro graus e primeiro grau com PR > 0,24) ou se houver antecedentes de hipersensibilidade. Hipotensão, bradicardia, asma, doença pulmonar obstrutiva crônica e insuficiência arterial periférica são contra-indicações relativas que devem ser analisadas em cada caso. É freqüente a ocorrência transitória de piora dos sintomas, hipotensão e bradicardia. Preferentemente, o tratamento dessas complicações deve ser feito pela otimização das doses de diuréticos e de IECA e pela redução nas doses ou suspensão de vasodilatadores e medicações que possam diminuir a freqüência cardíaca. O betabloqueador não deve ser suspenso, a menos que significativamente indicado. Sempre considerar a reintrodução assim que o paciente voltar à estabilidade. Caso seja necessário suporte inotrópico na descompensação de pacientes tratados com betabloqueador, devem-se preferir os inibidores da fosfodiesterase, pois seus efeitos hemodinâmicos não são antagonizados por agentes betabloqueadores[10,11].

Antagonistas do receptor de aldosterona – além de retenção de sódio e água e perda de potássio e magnésio, a aldosterona estimula a produção de fibroblastos e aumenta a fibrose miocárdica e perivascular, provocando disfunção ventricular e diminuição da complacência arterial. Portanto, seu bloqueio apresenta efeitos hemodinâmicos favoráveis e interfere na progressão da lesão miocárdica. Estudos com espironolactona demonstraram que doses entre 12,5 e 50mg melhoram a sintomatologia e diminuem a taxa de mortalidade. É indicada em pacientes com IC avançada (NYHA III e IV), associada ao tratamento padrão com diurético, digital, IECA e betabloqueador. Os níveis séricos de potássio e creatinina devem ser controlados antes e durante o tratamento, devendo-se reduzir a dose em 50%, caso os níveis de potássio estejam entre 5 e 5,5mEq/l, e suspender a medicação se superarem 5,5mEq/l. Não existem estudos que revelem sua eficácia em pacientes assintomáticos[9].

Antagonistas do receptor de angiotensina II – atuam de modo semelhante aos IECA, reduzindo a pré e a pós-carga, modulando a estimulação neuro-hormonal e influenciando favoravelmente a remodelação ventricular. Devem ser considerados para controle dos sintomas nos pacientes que não toleram os IECA, por desenvolverem tosse ou angioedema. Sua eficácia, inclusive com redução na mortalidade, está bem definida para as classes funcionais II a IV, não estando claro se diminui a mortalidade nos pacientes classe funcional I, que não toleraram IECA[6,7]. Não têm efeito na degradação da bradicinina e, portanto, não induzem tosse. A incidência de hipotensão, prejuízo na função renal e hipercalemia é semelhante à induzida pelos IECA. Dois grandes estudos – Val-HeFT e CHARM – avaliaram o uso de, respectivamente, valsartana e candesartana no tratamento da IC. Uma metanálise incluindo estes dois estudos, além de dois outros com um número menor de pacientes, foi recentemente publicada por Dimopoulos et al. O estudo inclui um total 7.666 pacientes e indica que a associação de ARA-II com betabloqueador ou com IECA é eficaz na melhora dos sintomas, mas não acrescenta melhora na mortalidade, sendo útil portanto naqueles pacientes intolerantes ao IECA ou com contra-indicação ao uso de betabloqueador. No entanto, a associação de ARA-II com betabloqueador e IECA não melhora a morbidade ou a mortalidade dos pacientes com IC, sendo assim desaconselhada a introdução de ARA-II para aqueles já em uso de IECA e betabloqueador. A tabela 5.5, apresenta as doses dos ARA-II utilizadas no tratamento da IC[6,7].

Tabela 5.5 – Dose diária recomendada para os ARA-II utilizados no tratamento de IC.

Medicamento	Dose diária (mg)
Losartana	50-100
Valsartana	80-320
Ibesartana	150-300
Candesartana	4-16
Telmisartana	40-80

Digitais – a digoxina e a digitoxina são os glicosídeos cardíacos mais utilizados no tratamento da IC. Modulam a ativação neuro-hormonal, reduzem a atividade simpática e estimulam a ação vagal, diminuem a freqüência cardíaca e retardam a condução do estímulo elétrico no nó atrioventricular. No maior estudo já realizado com digital, em que foram arrolados 6.800 pacientes com falência cardíaca leve a moderada, o uso de digoxina reduziu os sintomas e diminuiu a necessidade de hospitalização, sem, no entanto, causar nenhum impacto na sobrevida. Houve uma pequena diminuição no risco de morte por causa cardíaca, mas que foi compensada pelo aumento no número de mortes por outras causas. Na IC, os digitais são indicados em todos os pacientes com sintomas, ou nos casos com fibrilação atrial e resposta ventricular elevada, mesmo que assintomáticos. Se um paciente sintomático estiver em uso de digital, mas ainda não estiver recebendo IECA e betabloqueador, o digital não deve ser suspenso. Todavia, o ideal é que seja introduzido após otimização do tratamento com diuréticos, IECA e betabloqueadores[1,2,12]. A dose de digoxina em adultos é de 0,25mg/dia, podendo variar de 0,125 a 0,5mg/dia, dependendo da idade, do peso e do grau de função renal do paciente. Quando utilizada para tratamento da IC, doses maiores parecem não ter efeito superior e aumentam o risco de intoxicação, não sendo, portanto, recomendadas. Os efeitos colaterais mais freqüentes incluem arritmias cardíacas (ectópicas, por reentrada e bloqueios), anorexia, náuseas, vômitos, distúrbios visuais e confusão mental. A toxicidade do digital é, geralmente, associada a níveis de digoxina sérica superiores a 2mg/ml, mas pode ocorrer com níveis menores, especialmente na presença de hipocalemia, hipomagnesemia ou hipotireoidismo. Pacientes bradicárdicos ou com bloqueio cardíaco de alto grau (bloqueio atrioventricular de primeiro grau com PR > 0,24 ou pior) não devem receber digital.

Vasodilatadores diretos – hidralazina e nitratos têm sido utilizados no tratamento da IC por produzirem vasodilatação venosa e arterial, respectivamente, diminuindo assim a pré e a pós-carga. Além disso, os nitratos inibem o crescimento miocárdico e vascular, o que retardaria a progressão da IC, e a hidralazina diminui o desenvolvimento de tolerância ao nitrato. Em diretrizes anteriores, a associação dessas medicações era considerada uma alternativa para os pacientes com contra-indicação ou intolerância ao uso dos IECA. Porém, estudos recentes indicam que os ARA-II são uma melhor opção. Se tanto os ARA-II quanto os IECA tiverem contra-indicação, é aceitável a utilização da associação. Os nitratos também podem ser utilizados para o tratamento concomitante de angina e para o alívio da congestão pulmonar. A dose inicial de hidralazina é de 25mg três a quatro vezes ao dia, com dose máxima de 300mg/dia. Quanto aos nitratos, preferem-se os esquemas que permitem várias horas sem nitrato, pois diminuem a probabilidade de desenvolvimento de tolerância. Para o dinitrato de isossorbida, recomenda-se 10mg as 7, 12, 17 e 22 horas, e para o mononitrato de isossorbida, 20mg as 8 e 17 horas. Discos de nitroglicerina devem ser retirados após 16 horas de uso[1,2]. As reações adversas são comuns, principalmente cefaléia, hipotensão, náuseas e vômitos. A grande incidência de efeitos colaterais, associada à necessidade de várias tomadas diárias, faz com que, muitas vezes, o paciente desista do tratamento.

Antagonistas de cálcio – não são recomendados no tratamento da IC sistólica, especialmente o diltiazem e o verapamil, pois são depressores miocárdicos e aumentam a probabilidade de bloqueio cardíaco, quando associados a betabloqueadores. Os antagonistas de terceira geração podem ser considerados no tratamento de hipertensão e angina, associadas à IC.

Inotrópicos positivos – os inotrópicos por via intravenosa são úteis no controle da instabilidade hemodinâmica do paciente internado, sendo os beta-agonistas os agentes mais utilizados, principalmente a dobutamina. Ela aumenta os níveis de AMP cíclico, gerando o sinal para a elevação do cálcio intracelular, o que melhora a contratilidade. Seu uso é insuficientemente documentado em ensaios controlados, e seus efeitos parecem influenciar negativamente o prognóstico. Causa aumento no consumo miocárdico de O_2 e o uso prolongado associa-se a arritmias e taxas de mortalidade mais elevadas[12].

Os inibidores da fosfodiesterase atuam após o receptor, inibindo a enzima responsável pela degradação do AMP cíclico. Estudos com milrinona por via intravenosa não demonstraram queda no número de reinternações ou na taxa de eventos cardiovasculares e revelaram incidência maior de complicações (fibrilação atrial e hipotensão), quando comparados com placebo. O uso crônico por via oral de milrinona, enoximona, vesnarinona e amrinona, invariavelmente, aumentou a incidência de arritmias e a mortalidade[12]. O levosimendam, um novo agente inotrópico intravenoso, sensibilizador do cálcio, parece ser mais seguro que a dobutamina. Mesmo na IC após IAM o levosimendam melhorou os sintomas e reduziu a mortalidade, efeito esse que se manteve após seis meses.

Antiarrítmicos – em geral, não são recomendados no tratamento da IC. A monitorização eletrocardiográfica contínua revela que 90% dos pacientes apresentam algum tipo de arritmia, sendo freqüente a extra-sistolia ventricular multifocal e mesmo a taquicardia ventricular não-sustentada. Entretanto, os mecanismos predisponentes incluem a própria disfunção ventricular, isquemia miocárdica, hiperatividade simpática e os níveis elevados de catecolaminas, estando a melhora da arritmia condicionada ao controle da IC. As indicações para terapia antiarrítmica limitam-se aos pacientes portadores de fibrilação atrial ou taquicardia ventricular, sustentada e não sustentada. Além dos betabloqueadores, que devem fazer parte do esquema terapêutico habitual, apenas a amiodarona tem-se mostrado efetiva, embora nem todos os estudos comprovem influência na mortalidade. A dose de manutenção varia entre 100 e 200mg/dia.

Antitrombóticos – pacientes com IC têm risco aumentado de eventos tromboembólicos, devido a estase venosa, dilatação cardíaca e, provavelmente, aumento da atividade procoagulante. Os poucos estudos existentes não mostraram que o uso de agentes antitrombóticos, no tratamento crônico da IC, diminui a incidência de complicações. Já nos pacientes agudamente descompensados, com necessidade de internação e restrição ao leito, estudos randomizados e controlados demonstram que o uso de heparina reduz o risco de tromboembolismo venoso[12-14].

Suporte circulatório

Entende-se por suporte circulatório qualquer medida temporária para a manutenção das condições circulatórias essenciais ao organismo, até que um tratamento definitivo possa ser feito. A seguir são descritos os procedimentos mais comuns.

Balão intra-aórtico – é o mais amplamente utilizado e pode aumentar o débito cardíaco em até 30%. É indicado no choque cardiogênico e no edema pulmonar que não respondem ao tratamento padrão. Na IC associada à isquemia miocárdica, atua como ponte até a realização de coronariografia diagnóstica e/ou terapêutica.

Bomba de fluxo contínuo – é um dispositivo que trabalha em paralelo ao ventrículo. É capaz de gerar, por um princípio centrífugo, débito independente do apresentado pelo paciente. Pode ser utilizado de forma isolada ou associada ao balão intra-aórtico.

Ventrículo artificial – utilizado principalmente como ponte para transplante, na síndrome pós-cardiotomia e, ocasionalmente, como alternativa ao transplante cardíaco.

Coração artificial – dispositivo implantável que tem sido utilizado como ponte para transplante. Observa-se melhora importante da função ventricular, após período prolongado de circulação assistida, que permite, eventualmente, a remoção do dispositivo.

TRATAMENTO CIRÚRGICO

Revascularização miocárdica – a revascularização do paciente com IC crônica pode ser útil no controle dos sintomas, desde que a disfunção do ventrículo esquerdo não dependa de dano irreversível. A identificação de miocárdio viável pode ser feita com cintilografia com tálio ou ecocardiografia de estresse, mas é necessário muito critério na escolha do paciente potencial, pois a mortalidade cirúrgica é alta e não existem estudos, de bom nível, mostrando que a cirurgia é melhor que o tratamento clínico otimizado.

Cirurgia para insuficiência mitral – nas formas mais avançadas de IC ocorre regurgitação mitral de grau variável no ventrículo dilatado. A plastia da valva mitral tem sido realizada com baixa mortalidade e pode melhorar os sintomas, assim como as variáveis de função ventricular. No entanto, também não existem estudos randomizados e controlados comparando este procedimento com o tratamento clínico otimizado.

Transplante cardíaco – é a única abordagem cirúrgica efetiva no tratamento da IC refratária, embora beneficie poucas pessoas a cada ano. As indicações atuais de transplante baseiam-se na identificação de pacientes com grave prejuízo funcional, como indicado por um $\dot{V}O_2$ inferior a 10ml/kg (menos de 50% do esperado) ou pela dependência contínua de inotrópicos. Outras indicações menos comuns são angina e arritmias ventriculares graves, refratárias às outras opções terapêuticas. A IC só deve ser considerada refratária após a otimização da terapêutica, remoção dos fatores reversíveis e correção dos desencadeantes. Na presença de isquemia, deve-se realizar avaliação criteriosa dos sintomas e da viabilidade miocárdica, sendo que a revascularização deve ser sempre considerada. As contra-indicações ao transplante encontram-se no quadro 5.13.

INSUFICIÊNCIA CARDÍACA

Quadro 5.13 – Contra-indicações ao transplante cardíaco.

Absolutas
• *Definitivas*
AIDS
Câncer há menos de cinco anos
Hipertensão pulmonar fixa (RVP > 6-7 Wood, não caindo abaixo de 4 com vasodilatador)
Incompatibilidade na prova cruzada entre doador e receptor
Falta de aderência ao tratamento
Diabetes tipo 1, com lesões importantes de órgãos-alvo
Doença que comprometa o resultado do transplante
Doença com expectativa de vida menor que o transplante
Doença cerebrovascular ou periférica grave
Doença hepática irreversível (considerar transplante associado)
Perfil psicológico/psiquiátrico desfavorável
Uso de drogas e alcoolismo ativos
Doença pulmonar grave (VEF₁ < 1 litro – considerar transplante associado)
Contra-indicação à imunossupressão
• *Transitórias*
Infecção em atividade
Úlcera péptica em atividade
Embolia pulmonar (< 3 semanas, sem uso de fibrinolítico)

Relativas
Evidência conflitante ou opinião divergente sobre sua utilidade/efetividade
Idade > 60 anos com estado geral conservado
Obesidade mórbida
Insuficiência renal (considerar transplante associado)
TEP/infarto pulmonar nos últimos três meses
Diabetes mellitus tipo 1, sem lesão de órgão-alvo
Diverticulite
Gradiente transpulmonar > 15mmHg
Doença cerebrovascular ou periférica
Insuficiência renal não-secundária à IC (*clearance* > 30ml/kg/min)
Doença neurológica
Tumor com certeza de cura < 3 anos de evolução
HP e RVP de 4-6 Wood, após vasodilatador
Amiloidose/sarcoidose
Hepatite B ou C, sem lesão hepática reversível

AIDS = síndrome da imunodeficiência adquirida; RVP = resistência vascular pulmonar; VEF₁ = volume expiratório forçado no primeiro segundo; TEP = tromboembolismo pulmonar; HP = hipertensão pulmonar.

Escolha da terapia farmacológica

A escolha da terapia farmacológica da IC, nos diversos estágios da doença, é apresentada nos quadros 5.14 e 5.15.

Quadro 5.14 – Escolha da terapia farmacológica na IC.

Disfunção de ventrículo esquerdo	IECA	Diurético	Betabloqueador	Espironolactona
Assintomático	Indicado	Não indicado	Após IAM	Não indicado
Sintomático (NYHA II)	Indicado	Se retenção de fluido	Indicado	Não indicado
Piorando (NYHA III/IV)	Indicado	Associação	Indicado	Indicado
Fase final (NYHA IV)	Indicado	Associação	Indicado	Indicado

Quadro 5.15 – Opções de terapia farmacológica na IC.

Disfunção de ventrículo esquerdo	ARA-II	Digital	Hidralazina/ nitrato	Poupador de K⁺
Assintomático	Não indicado	Se fibrilação atrial	Não indicado	Não indicado
Sintomático (NYHA II)	Se intolerância a IECA	Se fibrilação atrial Melhora de NYHA	Intolerância a IECA e ARA-II	Se hipocalemia persistente
Piorando (NYHA III/IV)	Se intolerância a IECA	Indicado	Intolerância a IECA e ARA-II	Se hipocalemia persistente
Fase final (NYHA IV)	Se intolerância a IECA	Indicado	Intolerância a IECA e ARA-II	Se hipocalemia persistente

Assintomáticos (classe I) – o tratamento com IECA é recomendado em todos os pacientes. Se a causa da perda de função ventricular tiver sido um IAM, recomenda-se associar um betabloqueador. Se houver fibrilação atrial, introduzir digital para o controle da freqüência[1,2].

Sintomáticos (classe II) – introduzir IECA e chegar até a dose recomendada nos estudos. Associar um betabloqueador e seguir o mesmo procedimento. Se houver sinais de retenção de fluido, associar diurético ao IECA e controlar os sintomas, antes da introdução do betabloqueador. Na presença de hipocalemia persistente, associar diuréticos poupadores de potássio. Utilizar digital na presença de fibrilação atrial ou se o paciente, anteriormente, estava em uma classe funcional mais grave (III ou IV). Se houver intolerância aos IECA, considerar a troca por ARA-II.

Progressão (classes III e IV) – inibidores da ECA, betabloqueadores e diuréticos estão indicados. Se necessário, utilizar associação de diuréticos ou a via intravenosa. Para pacientes em classe IV ou III, que tenham melhorado da classe IV, introduzir espironolactona. Mesmo que o paciente não esteja em fibrilação atrial, os digitais são indicados para controlar os sintomas. Considerar transplante cardíaco ou reconsiderar qualquer benefício com revascularização, aneurismectomia ou cirurgia valvar[1,2].

INSUFICIÊNCIA CARDÍACA DIASTÓLICA

Entre 20 e 40% dos pacientes com IC têm função ventricular preservada, sendo sua sintomatologia secundária ao comprometimento da função de relaxamento ventricular. Várias condições estão associadas à disfunção diastólica, incluindo as miocardiopatias restritiva, hipertrófica e infiltrativa. Entretanto, a grande maioria desses pacientes não apresenta uma doença miocárdica identificável.

A IC associada à função sistólica preservada é, principalmente, uma doença de mulheres idosas, a maioria delas com hipertensão arterial. O envelhecimento é associado à perda das propriedades elásticas do coração e dos grandes vasos, o que causa aumento da pressão sistólica e da rigidez miocárdica. Além disso, os idosos apresentam, com freqüência, doenças que podem comprometer a função diastólica ainda mais, como coronariopatia, diabetes, estenose aórtica e fibrilação atrial.

Diagnóstico

O ecocardiograma com Doppler é o método mais utilizado na avaliação do relaxamento ventricular. Entretanto, diversas condições podem tornar essas medidas imprecisas, entre elas a volemia, a freqüência cardíaca e a presença de regurgitação mitral. Na prática, o diagnóstico de IC diastólica é feito quando o paciente apresenta sintomas e sinais típicos de IC e fração de ejeção normais.

Tratamento

Existe muito pouca evidência sobre como tratar a disfunção diastólica, basicamente porque esses pacientes foram excluídos de quase todos os grandes estudos de IC. De modo geral, o tratamento é baseado no controle da pressão arterial, da freqüência cardíaca e da isquemia miocárdica. O quadro 5.16 apresenta os fármacos mais utilizados.

Quadro 5.16 – Tratamento farmacológico da IC diastólica.

Medicamento	Ação
Betabloqueador	Diminui a FC e aumenta o tempo de diástole
IECA	Melhora o relaxamento. Diminui hipertensão e hipertrofia ventricular
Verapamil	Idem ao betabloqueador. Possível melhora funcional, em pacientes com hipertrofia miocárdica
Diuréticos	Podem ser necessários se houver retenção de fluidos, mas devem ser utilizados com cuidado

REFERÊNCIAS BIBLIOGRÁFICAS

1. Task Force for the Diagnosis and Treatment of Chronic Heart Failure, European Society of Cardiology: WJ Remme and K Swedberg (Co-chairmen). Guidelines for the Diagnosis and Treatment of Chronic Heart Failure. Eur Heart J 2001; 22:1527. • 2. Grupo de Estudos de Insuficiência Cardíaca (GEIC), Sociedade Brasileira de Cardiologia. Revisão das II Diretrizes da Sociedade Brasileira de Cardiologia para o Diagnóstico e Tratamento da Insuficiência Cardíaca. Arq Bras Cardiol 2002; 79(Supl IV):1. 3. Hunt SA, Baker DW, Chin MH et al. ACC/AHA Guidelines for the Evaluation and Management of Chronic Heart Failure in the Adult: a Report of the American College of Cardiology/American Heart Association Task Force on Practice Guidelines (Committee to Revise the 1995 Guidelines for the Evaluation and Management of Heart Failure). 2001. American College of Cardiology Web site. Available at: http://www.acc.org/clinical/guidelines/failure/hf_index.htm. • 4. Angeja BG, Grossman W. Evaluation and management of diastolic heart failure. Circulation 2003; 107:659. • 5. Wieczorek SJ, Wu AH, Christenson R et al. A rapid B-type natriuretic peptide assay accurately diagnoses left ventricular dysfunction and heart failure: a multicenter evaluation. Am Heart J 2002; 144:834. • 6. Dimopoulos K, Salukhe TV, Coats AJ, Mayet J et al. Meta-analyses of mortality and morbidity effects of an angiotensin receptor blocker in patients with chronic heart failure already receiving an ACE inhibitor (alone or with a beta-blocker). Int J Cardiol 2004; 93:105. • 7. Cohn JN, Tognoni G, Valsartan Heart Failure Trial Investigators. A randomized trial of the angiotensin-receptor blocker valsartan in chronic heart failure. N Engl J Med 2001; 345:1667. • 8. Pfeffer MA, Swedberg K, Granger CB et al. CHARM Investigators and Committees. Effects of candesartan on mortality and morbidity in patients with chronic heart failure: the CHARM-Overall programme. Lancet 2003; 362:759. • 9. Pitt B, Zannad F, Remme WJ et al. The effect of spironolactone on morbidity and mortality in patients with severe heart failure. Randomized Aldactone Evaluation Study Investigators. N Engl J Med 1999; 341:709. • 10. Packer M, Bristow MR, Cohn J Net al. The effect of carvedilol on morbidity and mortality in patients with chronic heart failure. US Carvedilol Heart Failure Study Group. N Engl J Med 1996; 334:1349. • 11. CIBIS-II Investigators and Committees. The Cardiac Insufficiency Bisoprolol Study II (CIBIS-II): a randomised trial. Lancet 1999; 353:9. • 12. Singh SN, Fletcher RD, Fisher SG et al. Amiodarone in patients with congestive heart failure and asymptomatic ventricular arrhythmia. Survival Trial of Antiarrhythmic Therapy in Congestive Heart Failure. N Engl J Med 1995; 333:77. • 13. Kleber FX, Witt C, Vogel G. THE-PRINCE Study Group. Randomized comparison of enoxaparin with unfractionated heparin for the prevention of venous thromboembolism in medical patients with heart failure or severe respiratory disease. Am Heart J 2003; 145:614. • 14. Samama MM, Cohen AT, Darmon J Yet al. Comparison of enoxaparin with placebo for the prevention of venous thromboembolism in acutely ill medical patients. Prophylaxis in Medical Patients with Enoxaparin Study Group. N Engl J Med 1999; 341:793. • 15. Koerner MM, Durand JB, Lafuente JA et al. Cardiac transplantation: the final therapeutic option for the treatment of heart failure. Curr Opin Cardiol 2000; 15:178. • 16. Rich MW, McSherry F, Williford WO, Yusuf S. Digitalis Investigation Group. Effect of age on mortality, hospitalizations and response to digoxin in patients with heart failure: the DIG study. J Am Coll Cardiol 2001; 38:806. • 17. Follath F, Cleland JG, Just H et al. Steering Committee and Investigators of the Levosimendan Infusion versus Dobutamine (LIDO) Study. Efficacy and safety of intravenous levosimendan compared with dobutamine in severe low-output heart failure (the LIDO study): a randomised double-blind trial. Lancet 2002; 360:196.

34. HIPERTENSÃO ARTERIAL

Rodrigo D. Olmos

A hipertensão arterial sistêmica (HAS) é um fator de risco bem estabelecido para todas as manifestações da doença aterosclerótica. Ela é, de fato, o fator de risco isolado mais importante para as doenças cardiovasculares, particularmente o acidente vascular cerebral (AVC). Sua prevalência é alta (em torno de 20%, a despeito da heterogeneidade dos estudos de prevalência ao redor do mundo)[1] e seu custo é elevado – estima-se que o custo da doença coronária nos EUA seja de aproximadamente US$ 56,3 bilhões anualmente. Além disso, estima-se que nos países desenvolvidos, particularmente os EUA, apenas um quarto dos hipertensos estão adequadamente tratados. No Brasil, a situação é ainda pior. As estimativas de prevalência de HAS apresentam uma grande variabilidade em função de diferentes critérios de classificação, instrumentos e protocolos de medidas, delimitação de amostras, dentre outros problemas. Assim, encontramos estimativas de prevalência de HAS entre 15 e 30% (aproximadamente 15 milhões de hipertensos)[1]. As dificuldades de acesso aos serviços de saúde, a desinformação tanto da população quanto dos profissionais de saúde e a falta de recursos fazem com que no Brasil as estimativas do nível de controle da HAS sejam de aproximadamente 10%. Embora as estimativas de conhecimento da condição de hipertenso, o tratamento da hipertensão e o controle da hipertensão (PA < 140 x 90mmHg) tenham aumentado nos EUA de 1976 a 2000 (51% ↑ 70%; 31% ↑ 59% e 10% ↑ 34%, respectivamente), as porcentagens são ainda muito baixas, particularmente a de controle da hipertensão (34%)[2-8].

FISIOPATOLOGIA

Ainda há muita incerteza sobre a fisiopatologia da HAS. Tradicionalmente, sempre se considerou que um pequeno número de hipertensos (2 a 5%) apresenta uma causa renal ou adrenal subjacente e que o restante apresenta a assim chamada hipertensão essencial, de causa multifatorial. Entretanto, séries mais recentes têm encontrado prevalências de hiperaldosteronismo primário de 5 a 10% entre os hipertensos. Este fato parece ocorrer em virtude da utilização da relação aldosterona:renina plasmática como forma de rastreamento, em vez da obrigatoriedade da hipocalemia associada à HAS. Quanto à hipertensão essencial, inúmeros mecanismos fisiopatológicos estão envolvidos em sua origem, e seus papéis relativos provavelmente diferem entre os indivíduos. Dentre os fatores mais estudados estão ingestão de sal, obesidade, resistência à insulina, sistema renina-angiotensina, sistema nervoso simpático, fatores genéticos, disfunção endotelial, baixo peso ao nascer, nutrição intra-uterina e anormalidades neurovasculares. A discussão detalhada de tais fatores foge da finalidade deste livro-texto.

DIAGNÓSTICO

O primeiro passo no diagnóstico da HAS é a medida correta da pressão arterial. Embora a maioria dos médicos saiba da sua importância, poucos de fato medem a pressão arterial da maneira como ela deveria ser medida, isto é, da maneira padronizada, utilizada nos grandes estudos de HAS que demonstraram correlação da pressão arterial com morbimortalidade cardiovascular. Um estudo com 114 médicos[2] apontou os erros mais comuns cometidos por eles durante a aferição da pressão arterial, como mostra a tabela 5.6.

Tabela 5.6 – Erros mais comuns na medida da pressão arterial.

Tamanho inadequado do manguito	97%
Não-observância do período de 5 minutos de repouso antes da medida	96%
Desinsuflar o manguito rápido demais	82%
Não medir a pressão em ambos os braços	77%
Não utilizar o método palpatório antes de auscultar	62%

Sabe-se que se subestimarmos a pressão arterial diastólica consistentemente em 5mmHg teremos quase dois terços de hipertensos não sendo diagnosticados como tal e, portanto, não recebendo terapêutica adequada. Já superestimando a pressão diastólica em 5mmHg poderia dobrar o número de indivíduos diagnosticados como hipertensos, com todas as conseqüências decorrentes. Medidas casuais de pressão arterial (aquelas obtidas sem a devida atenção ao método) não se correlacionam com lesão de órgãos-alvo, não havendo evidências de que possam ser utilizadas para avaliar a necessidade de terapia farmacológica. Por outro lado, medidas estandardizadas (aquelas que seguem os protocolos recomendados) correlacionam-se com lesão em órgãos-alvo e foram usadas nos grandes estudos randomizados que mostraram os benefícios da farmacoterapia[3]. A medida de forma padronizada perde sua importância quando falamos em atendimento de emergência ou de pacientes internados em enfermaria, nos quais o objetivo da medida da pressão arterial não é avaliar o risco de complicações cardiovasculares a longo prazo, mas sim avaliar extremos de pressão arterial que necessitem de intervenção imediata.

A pressão arterial é um parâmetro fisiológico que varia substancialmente durante todo o dia e está sujeita a influência de inúmeros fatores como respiração, emoções, exercício, refeições, tabaco, álcool, temperatura ambiente, distensão vesical, dor, bem como variação circadiana, sendo mais baixa durante o sono. A tabela 5.7 mostra as variações médias da pressão arterial associadas a diversas atividades.

Tabela 5.7 – Variações médias da pressão arterial associadas a atividades comuns.

Atividade	Variação na pressão arterial em mmHg	
	Sistólica	Diastólica
Participar de uma reunião	+ 20,2	+ 15,0
Trabalhar	+ 16,0	+ 13,0
Ir para o trabalho	+ 14,0	+ 9,2
Andar	+ 12,0	+ 5,5
Vestir-se	+ 11,5	+ 9,7
Trabalhos domésticos	+ 10,7	+ 6,7
Falar ao telefone	+ 9,5	+ 7,2
Comer	+ 8,8	+ 9,6
Conversar	+ 6,7	+ 6,7
Trabalho de escritório	+ 5,9	+ 5,3
Ler	+ 1,9	+ 2,2
Fazer negócios de casa	+ 1,6	+ 3,2
Assistir à televisão	+ 0,3	+ 1,1
Dormir	– 10,0	– 7,6

Nem sempre é possível modificar todos estes fatores, mas podemos minimizar seus efeitos usando uma medida padronizada. Dessa forma, o paciente deve estar o mais relaxado possível, em um consultório tranqüilo e silencioso, com temperatura confortável, e um curto período de descanso deve preceder a medida da pressão arterial. O quadro 5.17 mostra como deve ser a medida padronizada da pressão arterial [4].

Quadro 5.17 – Protocolo de medida da pressão arterial.

1. Paciente sentado em uma cadeira em um local calmo com o braço despido e apoiado em uma mesa ou outro suporte, de forma que o ponto médio do braço esteja na altura do coração, certificando-se de que o paciente não esteja de bexiga cheia, não tenha praticado exercícios físicos, ingerido alimentos, bebidas alcoólicas, café ou fumado até 30 minutos antes. O paciente deve estar sem nenhum tipo de dor
2. Estimar a circunferência do braço despido no ponto médio e selecionar um *cuff* apropriado, de forma que a bolsa de borracha do manguito circule 80% da circunferência do braço
3. Colocar o manguito de forma que a porção central da bolsa de borracha fique sobre a pulsação da artéria braquial
4. A borda inferior do manguito deve ficar posicionada a aproximadamente 2,5cm com da fossa antecubital, na qual deve ser posicionado o estetoscópio
5. Insuflar o manguito rapidamente até 70mmHg e depois de 10 em 10mmHg, enquanto se palpa a artéria braquial, anotando-se a pressão na qual o pulso desaparece e reaparece durante a desinsuflação. Desinsufle o manguito
6. Colocar o diafragma do estetoscópio sobre a artéria braquial e insuflar o manguito até uma pressão de 20-30mmHg acima da previamente determinada com a palpação, então desinsuflar o manguito com velocidade de aproximadamente 2mmHg por segundo enquanto se ausculta o aparecimento dos ruídos de Korotkoff
7. Observar o valor do manômetro na primeira aparição de sons repetitivos (fase I) e quando os sons desaparecem (fase V), desinsuflando o manguito na mesma velocidade por pelo menos mais 10mmHg para se assegurar que nenhum outro som é escutado
8. Anotar os valores das pressões sistólica (fase I) e diastólica (fase V) como o valor par mais próximo, evitando-se arredondar os valores para dígitos terminados em zero ou cinco
9. Deve-se repetir a medida após no mínimo 30 segundos, obtendo-se a média dos dois valores. A depender da situação clínica, podem-se realizar medidas adicionais, no braço oposto, com o paciente deitado e em pé
10. No mínimo duas visitas ambulatoriais são necessárias para o diagnóstico de HAS

O diagnóstico e a classificação da hipertensão devem ser feitos com base na média de duas ou mais medidas em cada uma de duas ou mais consultas ambulatoriais, utilizando sempre o método correto de aferição da pressão arterial. Medidas isoladas de pressão arterial superestimam o diagnóstico de hipertensão em 20 a 30% e deixam de diagnosticar quase um terço de hipertensos verdadeiros. O intervalo entre cada consulta depende do nível da pressão arterial, da presença de lesão de órgão-alvo e de outros fatores de risco. O JNC 6 (Sexto Relatório do Comitê Nacional dos EUA de Prevenção, Detecção, Avaliação e Tratamento da Hipertensão Arterial Sistêmica) classificava a hipertensão conforme o quadro 5.18.

Quadro 5.18 – Classificação da hipertensão arterial sistêmica de acordo com o JNC 6.

Categoria	Pressão sistólica	Pressão diastólica	Recomendação
Ideal	< 120	< 80	Reavaliar em 2 anos
Normal	< 130	< 85	Reavaliar em 2 anos
Normal alta	130-139	85-90	Reavaliar em 1 ano
Hipertensão estágio 1 (leve)	140-159	90-99	Confirmar em 2 meses
Hipertensão estágio 2 (moderada)	160-179	100-109	Avaliar e iniciar tratamento em 1 mês
Hipertensão estágio 3 (grave)	> 180	> 110	Avaliar e iniciar tratamento em 1 semana

O JNC 7 publicado[8] em 2003 introduziu algumas alterações na classificação da HAS, como pode ser visto no quadro 5.19. Já o Consenso Europeu de 2003[21] manteve a classificação da HAS nos mesmos moldes que o JNC 6. Os dois consensos (JNC 7 e Europeu) diferem substancialmente, não só na classificação, como também na abordagem farmacológica que no JNC 7 depende menos do risco cardiovascular total e mais do nível pressórico e no Europeu depende principalmente do risco cardiovascular total estimado, baseado na presença de outros fatores de risco, lesão de órgão-alvo e condições clínicas associadas (doenças cerebrovascular, coronária, renal e vascular periférica). Assim, o JNC 7 apresenta uma abordagem muito mais agressiva de tratamento anti-hipertensivo que seu corolário europeu.

Quadro 5.19 – Classificação da hipertensão arterial sistêmica de acordo com o JNC 7.

Categoria	Pressão sistólica	Pressão diastólica
Normal	< 120	< 80
Pré-hipertensão	120-139	80-89
Hipertensão estágio 1	140-159	90-99
Hipertensão estágio 2	> 160	> 100

A modificação do JNC 7 simplificou a classificação e reconheceu o conceito de que o risco de eventos cardiovasculares já começa a aumentar em pressões acima de 120 x 80mmHg (na verdade, a pressão arterial é uma variável contínua e tem relação linear com o risco cardiovascular), nomeando de normal pressões abaixo desse nível e classificando como pré-hipertensão o que no JNC 6 (e no consenso europeu) era considerado normal e normal alta. Para alguns autores, essa modificação pode repercutir de forma negativa na percepção de saúde de indivíduos que antes eram classificados como normais e agora são classificados como pré-hipertensos, aumentando a demanda por serviços de saúde já escassos. Entretanto, o objetivo dos autores era de que a simplificação da classificação encorajasse os médicos e pacientes a focalizar o tratamento na redução da pressão arterial para níveis em que há grande redução do risco cardiovascular e aumentar o nível de controle da HAS, que é muito baixo mesmo em países desenvolvidos.

Existe um subgrupo de pacientes (por volta de 20%) que são diagnosticados como hipertensos com base em medidas no consultório, mas que apresentam pressão arterial completamente normal quando as medidas são realizadas em casa ou durante a MAPA (monitorização ambulatorial da pressão arterial). É o que se chama hipertensão do jaleco branco (*white coat hypertension*). Esse grupo inclui até 4% de pacientes que apresentam medidas de consultório maiores que 180 x 110mmHg[4]. Além disso, embora não existam estudos de boa qualidade, até 40% dos hipertensos apresentam algum efeito do jaleco branco, que pode ser da ordem de mais de 20 x 10mmHg[5]. Nesses casos, podemos lançar mão da MAPA, que avalia a pressão arterial durante as atividades diárias e durante o sono, sem o viés do consultório e do observador. A MAPA fornece uma estimativa mais reprodutível da pressão arterial de um indivíduo. Inúmeros estudos observacionais mostraram que a MAPA se correlaciona melhor com lesão de órgão-alvo do que as medidas realizadas em consultório, sendo, dessa forma, uma maneira mais útil de determinar o prognóstico cardiovascular. Entretanto, como a literatura a esse respeito ainda não é tão consistente, como no caso das medidas de pressão arterial no consultório, a disponibilidade da MAPA não é tão ampla e seu preço é alto; a MAPA não deve ser usada de rotina para o diagnóstico de hipertensão arterial. Suas indicações são mostradas no quadro 5.20.

Quadro 5.20 – Indicações de MAPA.

Suspeita de hipertensão do jaleco branco
Resistência aparente ao tratamento farmacológico
Hipertensão episódica
Disfunção autonômica
Desenvolvimento de sintomas de hipotensão durante o tratamento farmacológico

A MAPA ainda fornece um outro dado adicional, que é a verificação do descenso noturno. A maioria dos hipertensos essenciais apresenta uma queda de mais de 10mmHg na pressão arterial média durante o sono; entretanto, um subgrupo de hipertensos não apresenta tal queda, o que parece conferir um risco de eventos cardiovasculares maior mesmo quando se ajusta para outras variáveis como idade, gênero, outros fatores de risco cardiovasculares e pressão arterial de base.

Outra maneira de se avaliar a presença do efeito jaleco branco é a automedida domiciliar da pressão arterial. As medidas domiciliares apresentam inúmeros benefícios, como informações quanto ao efeito dos anti-hipertensivos, avaliação do efeito jaleco branco, melhor definição de hipertensão uma vez que fornece maior número de medidas e melhora da aderência do paciente ao tratamento. Entretanto, há algumas desvantagens potenciais como risco maior de erros de medida (devido à técnica inadequada ou problemas com os dispositivos digitais que nem sempre se encontram calibrados), falta de estandardização adequada, falta de consenso sobre os valores de referência que deveriam ser usados e principalmente falta de bons estudos prospectivos que demonstrem a real correlação da medida domiciliar com o risco cardiovascular. Além disso, orientação inadequada quanto às medidas domiciliares pode levar a aferições enviesadas com valores anormalmente elevados decorrentes da medida da pressão arterial em situações de estresse, medo, em vigência de sintomas atribuíveis à hipertensão como tontura e cefaléia, o que leva o paciente à procura excessiva de serviços médicos, comprometendo o tratamento adequado. Assim, as medidas domiciliares podem e devem ser usadas desde que com orientações precisas de quando utilizá-las (medidas em horários predeterminados, de preferência com o paciente em repouso e assintomático) e de como realizar a medida (técnica adequada de aferição), além de verificações regulares da calibração do esfigmomanômetro domiciliar.

Uma vez feito o diagnóstico de hipertensão arterial, devemos avaliar a probabilidade de hipertensão secundária, o estilo de vida e a presença de outros fatores de risco cardiovasculares, a presença de doenças concomitantes que possam afetar o prognóstico ou o tratamento e verificar a presença de lesões de órgão-alvo e, assim, avaliar o risco cardiovascular global do paciente. Esta avaliação tem implicações terapêuticas, uma vez que o tratamento não depende apenas do nível pressórico, mas também e principalmente do risco cardiovascular total.

Uma investigação minuciosa de causas secundárias de hipertensão em todos os pacientes com diagnóstico de hipertensão não é custo-efetiva e tampouco compensadora, uma vez que essas causas são encontradas em aproximadamente 5% dos pacientes. Assim, apenas algumas situações clínicas devem desencadear um processo de investigação de hipertensão secundária. Tais situações podem ser agrupadas de forma didática em dois grupos: hipertensão e resposta inadequada à terapia anti-hipertensiva. Hipertensão inadequada pode ser definida como uma elevação da pressão não esperada para um determinado indivíduo. Por exemplo, um paciente de 18 anos sem história familiar de HAS, que não apresenta sobrepeso com pressão arterial de 154 x 100mmHg em várias consultas, ou um paciente com 60 anos de idade que foi normotenso documentado durante toda sua vida e subitamente desenvolve pressão arterial de 200 x 114mmHg. Uma resposta inadequada à terapia anti-hipertensiva pode ser exemplificada por uma grande queda da pressão arterial com doses baixas de anti-hipertensivos, quando uma dose baixa de diurético tiazídico causa hipopotassemia importante, quando um inibidor da enzima de conversão da angiotensina (IECA) dobra o valor da creatinina e causa hiperpotassemia, além de outros exemplos. Sob tais circunstâncias, deve-se iniciar investigação para uma causa secundária de hipertensão. Não se deve esquecer que muitos pacientes com hipertensão secundária também têm hipertensão essencial, uma vez que esta é fator de risco para o desenvolvimento de doença renal parenquimatosa e doença renal arterial. O quadro 5.21 mostra as principais causas identificáveis de hipertensão arterial.

Quadro 5.21 – Causas de hipertensão secundária.

Apnéia obstrutiva do sono	Síndrome de Cushing
Induzida por drogas	Feocromocitoma
Doença renal crônica	Coartação da aorta
Hiperaldosteronismo primário	Doença tireoidiana
Doença renovascular	

Embora tradicionalmente a prevalência de hipertensão secundária seja descrita como em torno de 5% dos casos de hipertensão, alguns estudos mais recentes sugerem que algumas causas de hipertensão secundária podem ser mais prevalentes que antes imaginado, particularmente o hiperaldosteronismo primário quando diagnosticado pela relação aldosterona plasmática/atividade de renina plasmática (> 50). Uma discussão detalhada sobre diagnóstico e tratamento das causas secundárias de hipertensão pode ser encontrada em outros livro-textos.

Após as considerações sobre investigar ou não uma causa secundária de hipertensão devemos proceder à procura de outros fatores de risco cardiovasculares, bem como lesões de órgãos-alvo da hipertensão. O quadro 5.22 mostra a avaliação inicial dos pacientes hipertensos.

Quadro 5.22 – Avaliação inicial do paciente hipertenso.

Lesão de órgão-alvo	Fatores de risco
Exame clínico (incluindo fundo de olho)	História clínica pessoal e familiar
Uréia e creatinina	Peso, altura e relação cintura-quadril
Eletrólitos	
Hematócrito/hemoglobina	Glicemia de jejum
Urina tipo I	Colesterol total e frações
ECG	Triglicérides

A história clínica deve incluir duração e níveis prévios de hipertensão, sintomas sugestivos de causas secundárias e uso de substâncias que possam aumentar a pressão arterial (alcaçuz, anfetaminas, cocaína, anticoncepcional oral, corticóides, antiinflamatórios não-esteróide, eritropoetina, ciclosporina), avaliação do estilo de vida (hábitos dietéticos, consumo de sal e álcool, tabagismo, nível de atividade física, ganho de peso), história pregressa ou sintomas atuais de insuficiência cardíaca congestiva, doença coronária, doença cerebrovascular, doença vascular periférica, doença renal, *diabetes mellitus*, gota, dislipidemia, asma, ou qualquer outra condição, uso de medicações para tratar qualquer condição clínica presente, terapia anti-hipertensiva prévia (resultados e efeitos colaterais), história familiar de hipertensão ou de qualquer outro fator de risco ou condição clínica.

O exame clínico deve incluir verificação da pressão arterial no braço contralateral, avaliação de hipotensão postural (particularmente em quem já está recebendo anti-hipertensivos), ausculta da carótida, abdome e região femoral para sopros, palpação da tireóide, exame cardíaco e pulmonar, palpação abdominal para avaliar rins aumentados, massas, pulsação aórtica anormal, palpação dos pulsos e avaliação de edema dos membros inferiores, fundoscopia, e avaliação neurológica.

Além dos exames complementares básicos listados no quadro 5.22, alguns exames opcionais podem trazer informações adicionais para a estratificação de risco, embora sua utilização rotineira ainda não seja consenso. A presença de albuminúria na vigência de função renal preservada aumenta o risco cardiovascular; entretanto, ainda existem dúvidas se a microalbuminúria é um fator de risco por si só ou se é apenas um marcador do efeito de outros fatores de risco cardiovascular freqüentemente associados a ela[20]. Alguns estudos mostram que a relação da microalbuminúria com risco cardiovascular na hipertensão começa em níveis mais baixos que os encontrados no diabetes. Fatores de risco emergentes podem ser considerados em alguns indivíduos, como hiper-homocisteinemia e proteína C reativa (PCR) aumentada, particularmente em indivíduos com doença coronária e sem outros fatores de risco maiores. Entretanto, também não fazem parte da investigação básica recomendada nos grandes *guidelines* de HAS, embora a PCR seja um exame recomendável de acordo com o Consenso Europeu. A pesquisa de hipertrofia ventricular esquerda por meio do ecocardiograma bidimensional com Doppler não é recomendada de rotina; entretanto, sabemos que a sensibilidade do ecocardiograma para detectar hipertrofia é maior que a do ECG. O Consenso Europeu também recomenda sua utilização principalmente nos indivíduos que não apresentam alterações ao ECG. Existem inúmeros outros fatores de risco de significado incerto que podem representar apenas marcadores de risco como lipoproteína (a), renina plasmática, fibrinogênio, ácido úrico e *Chlamydia pneumoniae*[34]. O quadro 5.23 mostra as investigações laboratoriais recomendadas pelo Consenso Europeu de hipertensão.

Quadro 5.23 – Investigações laboratoriais de acordo com o Consenso Europeu 2003.

Testes de rotina (essenciais)	Testes recomendados
Glicemia de jejum Colesterol total HDL-colesterol Trigicérides Creatinina Potássio Hematócrito/hemoglobina Urina tipo I ECG	Ecocardiograma Ultra-sonografia com Doppler de carótidas Proteína C reativa Microalbuminúria (essencial em diabéticos) Proteinúria quantitativa de 24 horas (se urina tipo I positiva)

O estudo ultra-sonográfico do coração e das grandes artérias tem respaldo em algumas pesquisas que demonstraram melhor estratificação de risco quando se utilizam tais estudos associados aos exames de rotina básicos. Um estudo europeu com 1.074 hipertensos mostrou que houve modificação significativa na classificação do estado de risco dos pacientes quando se realizou ecocardiograma e Doppler de carótidas além dos exames de rotina[22]. De acordo com a classificação de rotina, 18,7% foram classificados como de baixo risco, e 81,3%, como de risco intermediário. Após a adição dos estudos com ultra-sonografia, apenas 11,1% foram classificados como de baixo risco; 35,5%, como de risco intermediário; e mais de 50% passou a ser classificado como de alto risco para eventos cardiovasculares. Entretanto, se optarmos por utilizar a abordagem anti-hipertensiva preconizada pelo JNC 7, esta estratificação mais minuciosa perde importância, uma vez que nesse consenso o peso maior, por motivos de simplificação, recai sobre a hipertensão arterial em si e menos sobre o risco cardiovascular total.

TRATAMENTO

Benefícios gerais

Inúmeros estudos observacionais e grandes estudos randomizados placebo controlados consistentemente têm mostrado que o tratamento com drogas anti-hipertensivas diminui o risco de AVC fatal e não-fatal, eventos cardíacos e morte em homens e mulheres com hipertensão sistólica ou diastólica, sem efeitos adversos sobre a qualidade de vida, que pode inclusive melhorar[6]. Como já mencionado, a relação da pressão arterial com o risco de eventos cardiovasculares é contínua e independente de outros fatores de risco. Para indivíduos entre 40 e 70 anos, cada aumento de 20mmHg na pressão arterial sistólica ou 10mmHg na diastólica na faixa de pressão arterial que vai de 115 x 75 a 185 x 115mmHg dobra o risco de eventos cardiovasculares[8,10]. As reduções na incidência de AVC, demonstradas em estudos clínicos com drogas anti-hipertensivas, são da ordem de 35 a 40%; as de IAM, da ordem de 20-25%; e as de insuficiência cardíaca congestiva, maiores que 50%. Estima-se que uma redução sustentada da pressão arterial sistólica durante 10 anos em pacientes com HAS estágio 1 e de fatores de risco adicionais previne uma morte para cada 11 pacientes tratados e, no caso de pacientes com lesão de órgão-alvo ou doença coronária, apenas nove teriam que ser tratados para prevenir uma morte[11].

Objetivos do tratamento

O objetivo básico do tratamento e da prevenção da HAS é a redução da morbimortalidade cardiovascular. Há duas abordagens básicas no tratamento e na prevenção da HAS[12]. A primeira é uma abordagem populacional, na qual o objetivo é a redução da média pressórica populacional, o que resultaria em redução da mortalidade cardiovascular tão grande quanto o tratamento específico de hipertensos com drogas anti-hipertensivas. A estratégia populacional depende de um conjunto de ações de saúde pública voltadas principalmente para a disseminação de informações para uma melhora do estilo de vida da população e ações junto à indústria alimentícia para a redução da quantidade de sal adicionada aos alimentos industrializados e a melhora da rotulação dos alimentos com boas informações nutricionais. Esta estratégia é muito mais preventiva que propriamente terapêutica. A segunda abordagem é uma estratégia de alto risco, na qual o objetivo é a identificação de indivíduos hipertensos e tratamento individualizado. Esta é a abordagem que será tratada neste capítulo. As duas abordagens não são mutuamente excludentes, e ambas devem ser implementadas.

Quando iniciamos o tratamento de indivíduos hipertensos, o objetivo final é a redução da morbimortalidade cardiovascular e renal, a curto prazo, entretanto, o objetivo é atingir uma pressão arterial menor que 140 x 90mmHg na maioria dos casos. Os objetivos pressóricos do tratamento anti-hipertensivo têm sido alvo de inúmeros estudos e suscitam muitas discussões sobre qual deve ser o nível ideal para cada grupo de pacientes. Embora o nível de 140 x 90mmHg seja o universalmente recomendado para a maioria dos hipertensos, níveis mais baixos para diabéticos e pacientes com doença renal (< 130 x 80) são recomendados. Alguns estudos sugerem que talvez níveis ainda mais baixos devam ser atingidos em pacientes com proteinúria acima de 1g/dia, embora esta ainda não seja uma recomendação universal[32,33,35]. O quadro 5.24 mostra as metas do tratamento de acordo com o grupo de pacientes. No passado, o objetivo central era o controle da pressão diastólica, mais recentemente, entretanto, o objetivo principal passou a ser o controle primário da pressão sistólica, uma vez que a maioria dos pacientes hipertensos terá suas pressões diastólicas controladas quando suas sistólicas estiverem abaixo de 140mmHg. Além disso, um grande corpo de evidências tem demonstrado que a pressão sistólica e principalmente a pressão de pulso são preditoras de mortalidade cardiovascular mais importantes que a pressão diastólica[13,14], particularmente em indivíduos com mais de 60 anos (a pressão de pulso deveria até mesmo fazer parte da estratificação de risco cardiovascular de pacientes hipertensos). Parece que a principal causa do baixo nível de controle pressórico encontrado em diversos países, principalmente na Europa, deve-se ao baixo controle da pressão sistólica, uma vez que muitos médicos ainda têm a percepção de que a pressão diastólica é o objetivo central do controle pressórico. Em alguns estudos, o nível de controle da pressão diastólica excede 90%, já o de pressão sistólica fica entre 60 e 70%.

Quadro 5.24 – Metas de tratamento para pacientes hipertensos.

Grupo de pacientes	Meta pressórica (mmHg)
Maioria dos pacientes	< 140 x 90
Pacientes com diabetes ou doença renal	< 130 x 80
Pacientes com doença renal e proteinúria > 1g/24h	< 125 x 75[35] (?)

O tratamento da HAS engloba medidas não-farmacológicas e terapia medicamentosa. A decisão para iniciar a terapia medicamentosa não deve ser baseada apenas nos níveis pressóricos, mas sim deve levar em conta o risco cardiovascular global do paciente, por meio da avaliação de outros fatores de risco e da presença de lesões de órgãos-alvo. Esse ponto deve ser ressaltado. O nível de pressão arterial isoladamente não é um indicador seguro do risco de eventos cardiovasculares em um indivíduo. Dentre os hipertensos, apenas um subgrupo desenvolve complicações. Dessa forma, a identificação precoce de tais indivíduos é de extrema importância para que intervenções individualizadas sejam realizadas para reduzir a morbimortalidade cardiovascular. A identificação de tais indivíduos depende da avaliação do risco cardiovascular global, que deve ser usado como principal parâmetro no planejamento terapêutico do paciente hipertenso. Embora isso esteja bem demonstrado, o JNC 7 dá mais ênfase ao tratamento da hipertensão em si, justificando tal posição por três razões principais: 1. devido ao dia-a-dia extremamente atarefado, muitos médicos acham que o tempo e o esforço exigido para realizar a estratificação são tão grandes que eles acabam não a realizando; 2. a variabilidade biológica é tal que os esquemas de estratificação de risco podem resultar em predições inexatas e incorretas, o que, no pior cenário, poderia classificar equivocadamente indivíduos como de baixo risco, negando-lhes o tratamento apropriado; 3. a HAS é isoladamente um fator de risco extremamente robusto e provavelmente o fator modificável mais importante[23].

Outros objetivos do tratamento são satisfação global, menor custo, baixa incidência de efeitos colaterais e melhora na qualidade de vida do paciente.

Tratamento não-farmacológico

Comumente, utilizam-se os termos tratamento não-farmacológico e modificações do estilo de vida como sinônimos. Alguns autores, entretanto, fazem alguma distinção, definindo o primeiro como o manejo da hipertensão sem o uso de drogas e o segundo para distinguir modificações comportamentais de dietéticas. Neste texto não faremos distinção entre tais termos, utilizando-os de maneira intercambiável. O quadro 5.25 mostra as principais medidas não-farmacológicas úteis no tratamento da hipertensão arterial.

Quadro 5.25 – Medidas não-farmacológicas úteis no tratamento da hipertensão.

Perda de peso	Atividade física
Dieta saudável	Consumo moderado de álcool
Redução da ingestão de sódio	Cessação do tabagismo

As mudanças no estilo de vida são parte importante e indispensável do tratamento da HAS. Até o JNC 5 de 1993 eram consideradas como adjuvantes, aumentando de importância no decorrer dos anos, sendo hoje consideradas um componente independente do tratamento da hipertensão. Elas reduzem a pressão arterial, aumentam a eficácia das drogas anti-hipertensivas e reduzem o risco cardiovascular global, uma vez que agem sobre outros fatores de risco cardiovascular. Além disso, não causam efeitos colaterais, melhoram a qualidade de vida e têm custo baixo quando comparadas à terapia farmacológica[15]. A *Dietary Approaches to Systemic Hypertension* (DASH)[16] associada à redução do consumo de sódio[17] tem um impacto sobre a pressão arterial semelhante ao de uma droga anti-hipertensiva. A associação das outras medidas aumenta ainda mais sua eficácia. O quadro 5.26 mostra as recomendações para as mudanças de estilo de vida e seu impacto sobre a pressão arterial.

Perda de peso é uma das abordagens não-farmacológicas mais efetivas para o tratamento e prevenção da hipertensão em pacientes obesos e com sobrepesos. Um grande número de evidências provenientes de estudos observacionais e clínicos indica que o peso é positivamente associado à pressão arterial e à hipertensão e que a

Quadro 5.26 – Recomendações e impacto das medidas não-farmacológicas.

Medida	Recomendação	Redução aproximada da PAS
Perda de peso	Atingir IMC < 25kg/m²	5-20mmHg/10kg de perda de peso
Dieta DASH	Consumir dieta rica em frutas, verduras e derivados do leite desnatados	8-14mmHg
Redução do consumo de sódio	Reduzir o consumo para menos que 6g de sal por dia (100mmol ou 2,4g de sódio)	2-8mmHg
Atividade física	Atividade física aeróbica regular (p. ex. caminhar rapidamente pelo menos 30 minutos por dia, na maioria dos dias da semana)	4-9mmHg
Consumo moderado de álcool	Limitar consumo em não mais que duas doses por dia para homens e uma dose por dia para mulheres	2-4mmHg

IMC = índice de massa corpórea.

perda de peso reduz a pressão arterial[18]. O risco de hipertensão em adultos obesos é cerca de seis vezes maior que em indivíduos não-obesos. A média de redução da pressão sistólica e diastólica em 11 estudos de perda de peso foi de 1,6/1,1mmHg por kg de peso perdido. Quedas na pressão arterial são observadas com perdas de peso tão pequenas quanto 4 a 5kg. Orientações dietéticas individualizadas, associadas a atividades em grupo, podem reduzir o peso pelo menos a curto prazo, como mostram inúmeros estudos.

O papel da dieta no tratamento e na prevenção da hipertensão tem ficado mais claro com a publicação de estudos avaliando padrões dietéticos em vez da avaliação de nutrientes específicos (gorduras, potássio, cálcio, magnésio, fibras) como vinha ocorrendo nas últimas décadas sem produzir respostas definitivas e consistentes[19]. Existem alguns estudos observacionais e pelo menos dois estudos de intervenção controlados mostrando que dietas vegetarianas reduzem a pressão arterial[19]. O DASH foi um estudo dietético controlado desenhado para testar o efeito de uma mudança do padrão dietético sobre a hipertensão. A dieta DASH enfatiza frutas, verduras e laticínios desnatados, incluindo grãos integrais, frango, peixe e nozes, reduzindo gorduras, carne vermelha, doces e bebidas contendo açúcar. Essa dieta é rica em potássio, cálcio e magnésio. O estudo incluiu 459 indivíduos e mostrou uma redução marcante da pressão arterial entre os indivíduos hipertensos, de 11,4mmHg na pressão arterial sistólica e de 5,5mmHg na pressão arterial diastólica[16].

Algumas outras substâncias também demonstraram alguma influência sobre a pressão arterial. Estudos observacionais e uma metanálise de estudos clínicos mostraram que a suplementação de potássio reduz a pressão arterial[24]. Entretanto, como é possível atingir um alto consumo de potássio por meio da dieta em vez de pílulas, a estratégia preferencial é a orientação para o consumo de dietas ricas em potássio, como a dieta DASH, rica em frutas e verduras. Suplementação de ácidos graxos poliinsaturados ômega-3 (> de 3g por dia) demonstrou redução da pressão arterial em hipertensos; entretanto, devido aos efeitos colaterais de doses tão altas de óleo de peixe, não há recomendação para seu uso rotineiro. Ácidos graxos monoinsaturados (azeite de oliva) presentes na chamada "dieta do Mediterrâneo" foram alvo de poucos estudos. Um estudo recente com dieta estilo Mediterrâneo demonstrou queda de 8 e 6mmHg na pressão arterial sistólica e pressão arterial diastólica, respectivamente[25]. Além disso, a dieta do Mediterrâneo também demonstrou ter impacto sobre a recorrência de infartos agudos do miocárdio, como demonstrado no *Lyon Diet Heart Study*[26]. Por último, alguns estudos epidemiológicos têm mostrado que a ingestão elevada de proteínas reduz a pressão arterial. Entretanto, tal efeito ainda deve ser submetido ao rigor de ensaios clínicos randomizados.

Um consumo elevado de sódio afeta a pressão arterial desfavoravelmente. Existe um grande número de evidências, incluindo estudos em animais, epidemiológicos, clínicos e metanálises demonstrando tal relação. A despeito disso, ainda há alguma discussão em torno do assunto, na maioria das vezes por meio de pesquisadores financiados pela indústria alimentícia e de bebidas, grandes beneficiárias do elevado consumo de sal nas sociedades industrializadas. Estudos recentes mostram que a redução da ingestão de sódio previne a hipertensão[27], facilita o controle da hipertensão em indivíduos sob medicação anti-hipertensiva[28], particularmente em idosos, e previne eventos cardiovasculares em indivíduos obesos[29,30]. Todos os dados reforçam as recomendações da maioria dos *guidelines* de se reduzir a ingestão de sal para no máximo 6g/dia (equivalente a 100mmol de sódio-2,4g de sódio). Tal objetivo pode ser atingido sem grande sacrifício em termos de sabor, evitando apenas comida industrializada com alta concentração de sal e evitando-se excessos na preparação dos alimentos. Resultados do recentemente publicado estudo *DASH-sodium*[17] mostram, entretanto, que níveis mais baixos de ingestão de sódio (por volta de 65mmol/dia) podem produzir queda adicional da pressão arterial, como mostra a figura 5.30.

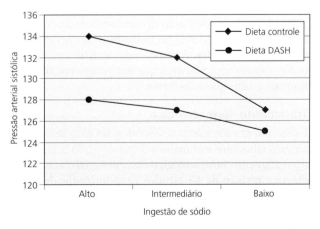

Figura 5.30 – Efeitos da redução da ingestão de sal em uma dieta típica Americana (controle) e na dieta DASH. Adaptado de Sacks FM et al.[17]

Comparando-se a dieta controle (com alto teor de gorduras e pobre em frutas e verduras) com alta concentração de sal (143mmol/dia), a dieta DASH com a menor concentração de sal (65mmol/dia) reduziu a pressão arterial sistólica em 7,1mmHg nos não-hipertensos e em 11,5mmHg nos hipertensos. Tais resultados, associados a inúmeras outras evidências, suportam a recomendação de redução da ingestão de sal tanto individualmente (estratégia de alto risco) como do ponto de vista populacional. Uma dieta hipossódica, além de todas as ações já comentadas, afeta de maneira significativa a terapia anti-hipertensiva. Ela diminui a excreção de potássio em pacientes recebendo diuréticos, uma vez que menos sódio fica disponível no túbulo distal para a troca pelo potássio. Assim, uma dieta hipossódica previne a perda corpórea de potássio, aumentando os benefícios da terapia diurética sobre a morbimortalidade cardiovascular. No estudo *Systolic hipertension in the Elderly Program* (SHEP)[36], pacientes com hipopotassemia não apresentaram redução nos desfechos cardiovasculares quando comparados aos pacientes com potássio normal, a despeito de uma queda semelhante da pressão arterial. Uma dieta hipossódica também aumenta a eficácia anti-hipertensiva dos IECA e dos bloqueadores de receptor de angiotensina, por estimular o sistema renina-angiotensina-aldosterona, além de também aumentar sua eficácia em reduzir proteinúria.

O aumento da atividade física, particularmente em indivíduos sedentários, reduz a pressão arterial, independente de alterações concomitantes do peso. Uma metanálise de ensaios clínicos randomizados recentemente demonstrou redução de cerca de 4mmHg na pressão arterial sistólica dos indivíduos que realizaram exercícios aeróbicos[31]. A atividade física, além de reduzir diretamente a pressão arterial, ajuda a perder peso e a manter a perda de peso, além de melhorar a qualidade de vida. A recomendação é de que todas as pessoas realizem pelo menos 30 minutos de exercícios aeróbicos na maioria dos dias da semana.

Cessação do tabagismo é imprescindível, uma vez que reduz o risco cardiovascular total, embora não tenha nenhum efeito significativo sobre a pressão arterial.

Por último, a moderação do consumo de álcool pode reduzir a pressão arterial em indivíduos que bebem mais de três doses por dia. A recomendação é de que se limite o consumo para não mais que duas doses por dia para homens e uma para mulheres.

Tratamento farmacológico

Existe um grande número de evidências provenientes de ensaios clínicos e metanálises demonstrando o benefício do tratamento farmacológico da hipertensão arterial. A clássica revisão de 14 estudos randomizados de tratamento anti-hipertensivo *versus* placebo do final da década de 1980 já havia demonstrado que o tratamento farmacológico por um período médio de cinco anos estava associado a uma redução média de 5-6mmHg na pressão arterial diastólica, e que tal redução estava associada com a diminuição na incidência de AVC de 35 a 40% e de doença coronária de 20 a 25%[37] em adultos de meia-idade com hipertensão diastólica. A grande maioria desses ensaios clínicos avaliou regimes com base em diuréticos e/ou betabloqueadores. Mais recentemente, inúmeros ensaios clínicos avaliando regimes anti-hipertensivos com base em IECA, bloqueadores de canal de cálcio e bloqueadores de receptor de angiotensina II têm sido publicados, mostrando também redução da morbimortalidade cardiovascular em pacientes mais idosos e com hipertensão predominantemente sistólica. Sabe-se, com grande segurança, que a redução da pressão arterial é um desfecho intermediário importante e está associada à diminuição de desfechos cardiovasculares, entretanto ainda há controvérsias sobre qual seria o melhor regime de drogas anti-hipertensivas e se drogas diferentes produzem efeitos salutares diferentes além daquele proveniente da redução pura e simples da pressão arterial. De acordo com os mais novos ensaios clínicos publicados a este respeito, embora os resultados sejam variáveis, em geral a redução da morbimortalidade cardiovascular foi mais dependente da redução da pressão arterial e não de efeitos específicos de drogas. A maior parte das diferenças entre drogas ocorreu em desfechos secundários.

O JNC 7 inovou na recomendação do tratamento farmacológico da HAS. Esse consenso recomenda que todos os hipertensos sejam tratados e que alguns, inclusive, iniciem o tratamento farmacológico com a associação de duas drogas. O JNC 6 e o Consenso Europeu apresentam um esquema mais complexo de orientações, que depende da presença de fatores de risco e pode retardar o início de tratamento farmacológico em um hipertenso que, pela estratificação de risco, tenha apresentado risco baixo. O quadro 5.27 apresenta o esquema de estratificação e tratamento utilizado pelo JNC 6 e em linhas gerais pelo Consenso Europeu.

Quadro 5.27 – Estratificação de risco e tratamento conforme o JNC 6.

Pressão arterial	Grupo de risco A[1]	Grupo de risco B[2]	Grupo de risco C[3]
Normal alta (130-139/85-89)	Modificação de estilo de vida	Modificação de estilo de vida	Tratamento farmacológico
Estágio 1 (140-159/90-99)	Modificação de estilo de vida por até 12 meses	Modificação de estilo de vida por até 6 meses	Tratamento farmacológico
Estágios 2 e 3 (≥ 160/≥ 100)	Tratamento farmacológico	Tratamento farmacológico	Tratamento farmacológico

[1] Sem fatores de risco, sem lesão de órgão-alvo e sem doença cardiovascular.
[2] Pelo menos um fator de risco, não incluindo diabetes, sem doença cardiovascular.
[3] Lesão de órgão-alvo, doença cardiovascular e/ou diabetes, com ou sem outros fatores de risco.'

Já o JNC 7 recomenda modificações de estilo de vida isoladamente apenas para os pacientes com pré-hipertensão, considerando-se nesses casos o início de tratamento farmacológico se houver concomitância de diabetes ou doença renal, se a pressão arterial não for controlada para menos de 130 x 80mmHg após uma tentativa com mudanças no estilo de vida. Para os hipertensos, o JNC 7 utiliza o esquema apresentado na figura 5.33.

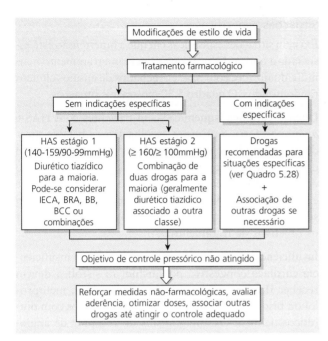

Figura 5.33 – Esquema de tratamento do JNC 7. IECA = inibidores da enzima de conversão da angiotensina; BRA = bloqueadores do receptor de angiotensina; BB = betabloqueadores, BCC = bloqueadores do canal de cálcio.

Outro dado importante e que devemos ressaltar é a recomendação do uso dos diuréticos tiazídicos como primeira escolha e como parte fundamental de qualquer combinação de drogas (desde que não haja uma indicação obrigatória para outra droga ou intolerância ou efeitos colaterais). Os diuréticos tiazídicos são as drogas mais bem estudadas no tratamento da HAS e demonstraram-se imbatíveis mesmo quando comparados com drogas mais novas[38,39]. Além disso, têm custo extremamente baixo, e com doses baixas apresentam poucos efeitos colaterais. Entretanto, muitos médicos ainda prescrevem anti-hipertensivos mais novos (e caros) como tratamento inicial em grande número de pacientes. Inúmeros estudos têm demonstrado que a maioria dos hipertensos necessita de duas ou mais drogas para o controle da hipertensão. Assim, uma discussão de qual seria a droga inicial perde um pouco sua finalidade e devemos pensar no melhor esquema de drogas. Se a pressão arterial estiver mais de 20/10mmHg acima do objetivo, deve-se considerar o início do tratamento com duas drogas. Caso contrário, inicia-se o tratamento com uma droga, adicionando-se duas drogas se a primeira não atingir seu objetivo em doses adequadas.

Há cinco classes de drogas que podem ser usadas como tratamento de primeira escolha na hipertensão: diuréticos tiazídicos, betabloqueadores, inibidores da enzima de conversão da angiotensina, bloqueadores do receptor de angiotensina e bloqueadores do canal de cálcio. Os alfabloqueadores, antes considerados tratamento de primeira linha, caíram para segundo plano após os dados do estudo (ALLHAT)[38], que demonstraram que os pacientes randomizados para receber doxazosina apresentaram um risco de desenvolver insuficiência cardíaca congestiva duas vezes maior que o grupo randomizado para clortalidona. Embora este achado seja controverso e alvo de críticas, os alfabloqueadores passaram a ser considerados drogas de segunda escolha para o tratamento da HAS. Além dos alfabloqueadores, os vasodilatadores diretos, como hidralazina ou minoxidil, e os agentes de ação central, como clonidina e metildopa, também são considerados drogas de segunda linha, podendo ser utilizados apenas em combinações de drogas se houver necessidade. O quadro 5.28 mostra as principais drogas anti-hipertensivas e suas doses habituais.

Quadro 5.28 – Drogas anti-hipertensivas orais.

Classe	Droga	Dose diária e freqüência
Diuréticos tiazídicos	Clortalidona	12,5-25mg (1x/dia)
	Hidroclorotiazida	12,5-25mg (1x/dia)
	Indapamida	1,25-2,5mg (1x/dia)
Diuréticos de alça	Furosemida	20-80mg (1-2x/dia)
	Bumetanida	0,5-2mg (2x/dia)
Diuréticos poupadores de potássio	Amilorida	2,5-5mg (1x/dia)
	Trianetereno	25-50mg (1x/dia)
	Espironolactona	12,5-50mg (1x/dia)
Betabloqueadores	Propranolol	40-320mg (2-3x/dia)
	Atenolol	25-200mg (1-2x/dia)
	Metoprolol	50-200mg (1-2x/dia)
	Bisoprolol	2,5-10mg (1x/dia)
	Carvedilol	12,5-100mg (2x/dia)
	Pindolol	5-60mg (2x/dia)
Inibidores da enzima de conversão da angiotensina	Captopril	50-300mg (2-3x/dia)
	Enalapril	5-40mg (1-2x/dia)
	Lisinopril	5-40mg (1x/dia)
	Ramipril	2,5-20mg (1-2x/dia)
	Fosinopril	10-80mg (1-2x/dia)
	Benazepril	5-40mg (1-2x/dia)
	Quinapril	10-80mg (1-2x/dia)
	Trandolapril	1-8mg (1x/dia)
Antagonistas da angiotensina II	Losartana	25-100mg (1-2x/dia)
	Valsartana	80-320mg (1x/dia)
	Irbesatana	150-300mg (1x/dia)
	Candesartana	8-32mg (1x/dia)
	Telmisartana	20-80mg (1x/dia)
Bloqueadores de canal de cálcio não-diidropiridínicos	Diltiazem	180-360mg (3-4x/dia)
	Diltiazem SR	180-360mg (1-2x/dia)
	Diltiazem CD	180-360mg (1x/dia)
	Verapamil	180-480mg (3-4x/dia)
	Verapamil retard	180-240mg (2x/dia)
Bloqueadores de canal de cálcio diidropiridínicos	Nifedipina retard	30-120mg (2x/dia)
	Nifedipina oros	30-120mg (1x/dia)
	Isradipina	2,5-10mg (1-2x/dia)
	Felodipina	5-20mg (1x/dia)
	Nicardipina	20-60mg (2-3x/dia)
	Nisoldipina	20-60mg (1x/dia)
	Amlodipina	5-20mg (1x/dia)
Alfabloqueadores	Prazosina	2-20mg (2-3x/dia)
	Terazosina	1-20mg (1-2x/dia)
	Doxazosina	1-16mg (1x/dia)
Simpatolíticos centrais de ação periférica	Clonidina	0,1-0,8mg (2x/dia)
	Metildopa	250-2000mg (2x/dia)
	Reserpina	0,05-0,25mg (1x/dia)
Vasodilatadores diretos	Hidralazina	25-300mg (2-4x/dia)
	Minoxidil	2,5-80mg (1-2x/dia)

Do ponto de vista custo-efetividade, não há dúvidas de que os diuréticos tiazídicos devam ser considerados as drogas ideais para iniciar o tratamento na maioria dos hipertensos, principalmente no Brasil e particularmente no Sistema Único de Saúde (SUS) entretanto qualquer uma das drogas de primeira linha pode ser utilizada. Quanto às combinações de drogas, sempre que possível um diurético deve estar presente. As atividades anti-hipertensivas dos IECA e dos betabloqueadores são aditivas e complementares às dos tiazídicos e bloqueadores de cálcio; assim, combinações efetivas de duas drogas seriam: tiazídico + IECA, tiazídico + betabloqueador, ou bloqueadores do canal de cálcio + IECA, ou bloqueadores do canal de cálcio + betabloqueador. Já os bloqueadores do canal de cálcio associados aos tiazídicos apresentam efeitos menos aditivos que as combinações acima descritas. Deve-se ter cuidado com a associação dos bloqueadores do canal de cálcio não-diidropiridínicos (verapamil e diltiazem) com betabloqueador. Pacientes com menos de 50 anos respondem muito bem aos IECA e aos betabloqueadores, podendo-se utilizá-los como tratamento inicial nesse grupo de pacientes; já pacientes mais idosos respondem melhor aos tiazídicos e aos bloqueadores do canal de cálcio. Geralmente, pacientes negros também respondem melhor aos tiazídicos ou associações contendo tiazídicos. O quadro 5.29 apresenta os principais efeitos colaterais e as contra-indicações das drogas anti-hipertensivas.

Situações específicas

Existem situações específicas em que a hipertensão está associada a outras doenças que exigem um tratamento mais individualizado, com base em achados de ensaios clínicos randomizados. O quadro 5.30 mostra tais situações.

Doença cardíaca isquêmica – em pacientes com HAS e *angina pectoris*, a primeira escolha são os betabloqueadores, seguindo-se os bloqueadores do canal de cálcio de longa ação. Pacientes hipertensos pós-infarto agudo do miocárdio devem receber betabloqueadores, IECA e eventualmente espironolactona. Outras drogas podem ser associadas conforme a necessidade para se atingir os objetivos de tratamento.

Insuficiência cardíaca – pacientes com HAS e insuficiência cardíaca congestiva por disfunção sistólica devem receber IECA, betabloqueadores (carvedilol, metoprolol ou bisoprolol) e espironolactona associados com diuréticos de alça. Os antagonistas do receptor de angiotensina podem ser usados se os IECA não forem tolerados. Para controle adicional da hipertensão, a anlodipino pode ser associada. Para indivíduos assintomáticos, mas com disfunção sistólica demonstrada, IECA e betabloqueadores são recomendados. Para a insuficiência cardíaca congestiva por disfunção diastólica não há nenhuma recomendação específica baseada em grandes ensaios clínicos; entretanto IECA, bloqueadores do canal de cálcio não-diidropiridínicos e betabloqueadores podem

Quadro 5.29 – Efeitos colaterais e contra-indicações das drogas anti-hipertensivas.

Classe de drogas	Efeitos colaterais	Comentários
Diuréticos tiazídicos	Distúrbios hidroeletrolíticos (↓K, ↓Mg, ↓Na, ↑Ca), alterações metabólicas (↑ácido úrico, ↑glicose, ↑LDL-colesterol, ↑TGL), *rash*, disfunção erétil	Baixas doses (12,5-25mg) são efetivas e não causam efeitos metabólicos indesejáveis. Perdem eficácia com disfunção renal (creatinina > 1,5mg/dl)
Diuréticos de alça	Mesmos que os tiazídicos, com maior risco de distúrbios hidroeletrolíticos. Aumentam a excreção de cálcio	Reservados para pacientes com insuficiência renal e retenção hidrossalina
Betabloqueadores	Broncoespasmo, disfunção do nó sinusal, depressão da condução atrioventricular, precipitação ou piora de disfunção ventricular, congestão nasal, fenômeno de Raynaud e sintomas do sistema nervoso central (pesadelos, excitação, depressão, confusão), fadiga e disfunção erétil	Contra-indicados na asma, bloqueio atrioventricular avançado (segundo e terceiro graus). Cuidado com pacientes com insuficiência vascular periférica grave e aqueles usando outras drogas que deprimem a condução no nó atrioventricular (amiodarona, bloqueadores do canal de cálcio não-diidropiridínicos, digoxina)
IECA	Tosse, hipotensão, disfunção renal, hiperpotassemia, angioedema, *rash*, alterações do paladar, proteinúria e alterações hematológicas	Contra-indicados na gravidez
Bloqueadores do receptor de angiotensina	Hiperpotassemia, disfunção renal, raramente angioedema	Contra-indicados na gravidez
Betabloqueadores do canal de cálcio não-diidropiridínicos	Edema, cefaléia, bradicardia, obstipação intestinal, tontura, bloqueio atrioventricular, insuficiência cardíaca congestiva, polaciúria	Aprovados para angina e arritmias. Não devem ser usados em insuficiência cardíaca congestiva por disfunção sistólica. Cuidado com associação com betabloqueador
Betabloqueadores do canal de cálcio diidropiridínicos	Edema, tontura, palpitações, rubor facial, cefaléia, hipotensão, taquicardia, obstipação intestinal, polaciúria	Evitar seu uso em insuficiência cardíaca congestiva sistólica e angina, exceto anlodipino
Alfabloqueadores	Hipotensão postural, palpitações, tonturas, cefaléia, cansaço, disfunção sexual, efeitos anticolinérgicos	Podem fornecer alívio para sintomas prostáticos. São menos efetivos que os diuréticos na prevenção de eventos cardiovasculares
Simpatolíticos centrais	Sedação, boca seca, disfunção sexual, cefaléia, bradicardia. Metildopa pode causar hepatite e anemia hemolítica	Pode ocorrer hipertensão rebote mesmo com retirada gradual. Devem ser utilizados apenas em último caso
Vasodilatadores diretos	Taquicardia, cefaléia; hidralazina – lúpus induzido por drogas, congestão nasal e *rash*; minoxidil – hirsutismo, derrame pericárdico e trombocitopenia	Podem precipitar angina. Devem ser usados com um betabloqueador e diurético

Quadro 5.30 – Terapia anti-hipertensiva individualizada.

Fator de risco ou doença associada	Terapia inicial	Terapia de segunda escolha	Observações e precauções
Hipertensão não-complicada	Duréticos tiazídicos em baixas doses, betabloqueadores, IECA ou bloqueadores do canal de cálcio diidropiridínicos de longa ação	Combinações das drogas de primeira escolha	Alfabloqueadores não são recomendados como primeira escolha. Betabloqueadores não devem ser escolhidos como terapia inicial isolada em pacientes com mais de 60 anos
Hipertensão sistólica isolada	Diurético tiazídico em dose baixa ou bloqueadores do canal de cálcio diidropiridínicos de longa ação		Pode-se evitar hipocalemia usando-se um agente poupador de potássio em pacientes recebendo diuréticos
Diabetes mellitus com nefropatia	IECA, alternativamente um bloqueador do receptor de angiotensina II	Diuréticos tiazídicos, betabloqueadores, bloqueadores do canal de cálcio de longa ação	Se creatinina sérica > 1,5mg/dl, deve-se utilizar um diurético de alça em vez do tiazídico se controle volêmico for necessário. Cuidado com diuréticos poupadores de potássio
Diabetes mellitus sem nefropatia	IECA	Bloqueadores de receptor de angiotensina II, diuréticos tiazídicos, betabloqueadores, bloqueadores do canal de cálcio de longa ação	
Angina	Betabloqueadores (considerar associação de IECA)	Bloqueadores do canal de cálcio de longa ação	
IAM prévio	Betabloqueadores ou IECA (ou ambos)	Combinações de outros agentes	
Disfunção sistólica	IECA (diuréticos, betabloqueadores e espironolactona associados)	Bloqueadores de receptor de angiotensina II, hidralazina/nitrato, anlodipino	Evitar o uso de bloqueadores do cálcio não-diidropiridínicos (diltiazem e verapamil)
Doença renal	IECA (com diuréticos associados)	Combinações de outros agentes	
Hipertrofia de ventrículo esquerdo	Não afeta a escolha inicial		Evitar vasodilatadores (hidralazina e minoxidil)
Doença arterial periférica	Não afeta a escolha inicial		Evitar betabloqueadores em pacientes com doença grave
Dislipidemia	Não afeta a escolha inicial		

ser utilizados associados a tiazídicos ou diuréticos de alça, na dependência do grau de congestão e da função renal.

Diabetes mellitus – neste caso, a recomendação é de redução da pressão arterial para menos que 130 x 80mmHg, o que na grande maioria dos casos demanda duas ou mais drogas anti-hipertensivas. Os tiazídicos, os betabloqueadores, IECA, os antagonistas do receptor de angiotensina e os bloqueadores do canal de cálcio são todos efetivos em reduzir a incidência de doença cardiovascular e cerebrovascular em diabéticos hipertensos. Evidência para a superioridade de um ou outro agente é vaga e contraditória. Como a maioria dos pacientes com HAS e diabetes necessitará de mais de duas drogas para o controle da pressão arterial, parece razoável incluir um inibidor do sistema renina-angiotensina-aldosterona (IECA ou antagonistas do receptor de angiotensina) na combinação. Se houver nefropatia diabética associada, os regimes com IECA e antagonistas do receptor de angiotensina são os esquemas de escolha. Embora dois estudos publicados em 2001[40,41] tenham demonstrado que os antagonistas do receptor de angiotensina são eficazes em prevenir a progressão da nefropatia diabética em diabéticos tipo 2, esses estudos o comparam com placebo, e nenhum estudo comparou IECA e antagonista do receptor de angiotensina. Assim, em função do grande número de evidências da ação dos IECA na nefropatia diabética e do custo dos antagonistas do receptor de angiotensina recomendamos que os IECA sejam os bloqueadores do sistema renina-angiotensina-aldosterona de escolha em pacientes com diabetes tipo 2 e nefropatia, reservando os antagonistas do receptor de angiotensina para casos em que há intolerância aos IECA.

Doença renal – pacientes com doença renal (*clearance* de creatinina < 60ml/min ou presença de albuminúria > 300mg/dia) beneficiam-se de redução da pressão arterial para menos de 130 x 80mmHg e de esquemas com IECA e antagonistas do receptor de angiotensina. Um aumento do valor de creatinina de até 35% é aceitável quando a terapia com IECA e antagonistas do receptor de angiotensina é iniciada, não sendo uma razão para descontinuar o tratamento, a não ser que haja hiperpotassemia. Muitas vezes, há necessidade de associação de diuréticos de alça.

Hipertensão sistólica isolada do idoso – indivíduos idosos com hipertensão sistólica isolada devem receber tiazídicos e/ou bloqueadores do canal de cálcio. Os IECA e os betabloqueadores são menos efetivos, mas podem fazer parte da associação se houver necessidade. Deve-se atentar para a ocorrência de hipotensão postural que ocorre com mais freqüência nesse subgrupo de pacientes, particularmente se houver concomitância de diabetes, uso de diuréticos, venodilatadores (nitratos, alfabloqueadores, sildenafil) e algumas drogas psicotrópicas muito comuns nessa faixa etária.

Hipertensão refratária ou resistente – pacientes que não conseguem o controle pressórico a despeito de aderência a um esquema com doses plenas de três drogas, incluindo um diurético, apresentam hipertensão resistente ou refratária. Após avaliação da aderência ao tratamento farmacológico e às medidas não-farmacológicas, devemos investigar causas secundárias de hipertensão (ver quadro 5.21). Se a investigação resultar negativa, outras condições podem ser a causa de refratariedade (Quadro 5.31).

Quadro 5.31 – Causas de hipertensão refratária.

Não-aderência ao tratamento
Medida inadequada da pressão arterial
Condições associadas a excesso de volume
Ingestão aumentada de sódio
Retenção hídrica devido à doença renal
Terapia diurética inadequada
Causas secundárias de hipertensão (ver Quadro 5.21)
Condições associadas
Obesidade
Excesso de ingestão alcoólica
Outras causas
Doses inadequadas
Combinações inadequadas
Antiinflamatórios não-hormonais
Cocaína, anfetaminas e outras drogas ilícitas
Simpatomiméticos (descongestionantes, anorexígenos)
Corticóides
Anticoncepcionais orais
Eritropoetina
Alcaçuz

Outras situações – existem inúmeras condições clínicas associadas que podem influenciar a escolha de um esquema anti-hipertensivo. Assim, pacientes com enxaqueca podem beneficiar-se da associação de betabloqueador ao seu esquema anti-hipertensivo, bem como pacientes com fibrilação atrial ou tremor essencial. Pacientes com doença aterosclerótica difusa podem beneficiar-se da associação de IECA, conforme demonstrou o estudo HOPE[42]. Pacientes com prostatismo podem beneficiar-se da associação de alfabloqueadores. Mulheres com osteoporose beneficiam-se dos tiazídicos, por reduzirem a excreção de cálcio. Já pacientes com asma não devem receber betabloqueador. Em pacientes com depressão evitam-se os betabloqueadores e os alfa-agonistas centrais. Indivíduos com gota não devem receber tiazídicos. Aqueles com bloqueio de ramo de segundo ou terceiro grau não devem receber betabloqueador ou bloqueadores do canal de cálcio não-diidropiridínicos. Pacientes com insuficiência cardíaca congestiva por disfunção sistólica não devem receber bloqueadores do canal de cálcio não-diidropiridínicos. Indivíduos com doença vascular periférica avançada, particularmente se houver úlceras, devem evitar os betabloqueadores. Gestantes não devem receber IECA ou antagonistas do receptor de angiotensina.

Combinações de drogas

Estima-se que cerca de 70% dos hipertensos não atingem o controle adequado com a monoterapia. Um estudo realizado no serviço de triagem do Hospital das Clínicas da FMUSP em 1998 mostrou que 60,7% dos hipertensos estavam usando monoterapia[43]. Outros estudos mostram que, em 85% dos pacientes sem controle adequado, o esquema terapêutico (monoterapia + tratamento não-farmacológico) não é modificado. Nos 15% em que alguma ação é realizada, um terço recebe uma dose maior da monoterapia, um terço muda de droga e apenas um terço (5% dos pacientes sem controle) recebe combinação de drogas[44]. Dessa forma, fica evidente que a combinação de drogas é largamente subutilizada e contribui substancialmente para os baixos índices de bom controle pressórico. Assim, a terapia combinada deve ser amplamente estimulada não só com as drogas separadamente, mas particularmente utilizando-se medicamentos combinados em doses fixas, o que, além de melhorar o controle pressórico, melhora a aderência ao tratamento, a um custo mais baixo e com menos efeitos colaterais, uma vez que doses baixas de duas drogas combinadas podem ter um efeito anti-hipertensivo sinérgico sem causar tantos efeitos colaterais decorrentes de doses altas. No Brasil existem algumas dessas combinações de drogas como IECA + tiazídicos, betabloqueadores + tiazídicos, betabloqueadores + tiazídicos e tiazídicos + diuréticos poupadores de potássio; entretanto, ainda não dispomos de combinações com medicamentos genéricos, nem tampouco tais combinações são fornecidas pela rede pública, o que torna seu uso restrito no País. Não obstante, devemos sensibilizar as autoridades e reeducar os médicos para a utilização das combinações de dose fixa que têm-se mostrado extremamente úteis na Europa e nos EUA.

Seguimento

A freqüência das consultas depende do grau de hipertensão e das condições associadas, em geral consultas mensais ou mais freqüentes são necessárias até o controle pressórico. Uma vez atingido o controle da HAS e dos outros fatores de risco, consultas semestrais são suficientes. A avaliação da função renal e dos eletrólitos deve ser realizada no início do tratamento, imediatamente após o controle da pressão arterial e depois uma ou duas vezes por ano durante o seguimento.

Outros componentes do tratamento

O tratamento das co-morbidades e principalmente dos outros fatores de risco é imprescindível e deve ser iniciado concomitantemente. Além disso, todos os esforços devem ser realizados para melhorar o controle pressórico. A questão da aderência ao tratamento é motivo de muitas discussões e estudos[8,45]. Uma metanálise de 38 estudos[45], investigando inúmeras intervenções (simplificação dos esquemas terapêuticos, educação dos pacientes, motivação dos pacientes, intervenções organizacionais complexas etc.), encontrou que apenas a simplificação do esquema de doses, reduzindo o número de tomadas de duas a três vezes ao dia para uma dose diária e algumas técnicas motivacionais, apresentou efeito significativo sobre a aderência ao tratamento. O JNC 7 ressalta que a motivação do paciente é um fator central na aderência e que tal motivação depende de inúmeros fatores, dentre os quais empatia e confiança no médico. O envolvimento do paciente no seu tratamento apresenta vantagens e deve ser estimulado.

O papel do médico no controle pressórico não deve ser menosprezado. Além de responsável pela motivação do paciente, este é o responsável pelo manejo adequado da HAS, o que muitas vezes não é realizado de acordo com todo o conhecimento acumulado sobre hipertensão arterial. Muitos médicos ficam satisfeitos com pacientes hipertensos sem queixas, mesmo que sua pressão arterial esteja aquém do desejado, deixando de associar drogas ou de aumentar as doses ou de reforçar medidas não-farmacológicas. Além da assim chamada inércia clínica, a prescrição de tratamentos em desacordo com os *guidelines* baseados em evidências não só pode comprometer o tratamento em si, reduzindo os benefícios, como também aumenta os custos de forma importante. Em estudo comparativo recente[46], foi avaliada a diferença de custo entre as drogas prescritas e as sugeridas pelos *guidelines* baseados em evidências em 133.624 pacientes (> de 2 milhões de prescrições), demonstrando que 40% das prescrições poderiam ser mudadas para regimes mais apropriados de acordo com as recomendações dos *guidelines*, e que esta mudança resultaria em uma economia de 11 milhões de dólares (cerca de um quarto das despesas totais).

O quadro 5.32 apresenta os principais pontos no tratamento da hipertensão arterial.

Quadro 5.32 – Principais mensagens.

A medida correta da PA é fator importante no tratamento.
O risco cardiovascular começa a aumentar a partir de PAS de 115mmHg e PAD de 75mmHg.
Redução da PA para menos que 120 x 80mmHg diminui a incidência de IAM, ICC, AVC, doença renal e salva vidas.
A pressão sistólica (> 140mmHg) é um fator de risco cardiovascular mais importante que a pressão diastólica em indivíduos com mais de 50 anos.
Grande parte dos hipertensos apresenta outros fatores de risco cardiovascular, que devem ser tratados adequadamente.
Diuréticos tiazídicos são as drogas mais baratas e mais eficazes no tratamento da HAS, devendo-se sempre ser utilizadas, salvo se houver contra-indicações.
O benefício do controle da PA é mais importante do que possíveis benefícios de drogas específicas.
Modificações de estilo de vida (medidas não-farmacológicas) são efetivas no tratamento e na prevenção da HAS e devem ser amplamente estimuladas.
Combinações de drogas são necessárias na maioria dos pacientes, particularmente nos de maior risco como diabéticos e com doença renal.
A empatia entre o paciente e o médico contribui para confiança, motivação e controle da HAS.
Esquemas terapêuticos com menos doses diárias aumentam a aderência.

PA = pressão arterial; PAS = pressão arterial sistólica; PAD = pressão arterial diastólica; IAM = infarto agudo do miocárdio; ICC = insuficiência cardíaca congestiva; AVC = acidente vascular cerebral, HAS = hipertensão arterial sistêmica.

REFERÊNCIAS BIBLIOGRÁFICAS

1. Olmos RD, Lotufo PA. Epidemiologia da hipertensão arterial no Brasil e no mundo. Rev Bras Hipertens 2002; 9:21. ▪ 2. McKay DW, Campbell NRC, Parab LS et al. Clinical assessment of blood pressure. J Hum Hypertens 1990; 4:639. ▪ 3. Campbell NRC, McKay DW. Accurate blood pressure measurement: Why does it matter? CMAJ 1999; 161:277. ▪ 4. McAlister FA, Straus SE. Measurement of blood pressure: an evidence based review. BMJ 2001; 322:908. ▪ 5. Reeves RA. Does this patient have hypertension? How to measure blood pressure. JAMA 1995; 344:31. ▪ 6. Mulrow CD, Pignone M. What are the elements of good treatment for hypertension? BMJ 2001; 322:1107. ▪ 7. Burt VL, Whelton P et al. Prevalence of hypertension in the US adult population. Results from the Third National Health and Nutrition Examination Survey, 1988-1991. Hypertension 1995; 25:305. ▪ 8. Chobanian AV, Bakris GL et al. Seventh Report of the Joint National Committee on Prevention, Detection, Evaluation, and Treatment of High Blood Pressure: The JNC 7 – Complete Report. Hypertension 2003; 42:1206. ▪ 9. Joint National Committee on Prevention, Detection, Evaluation, and Treatment of High Blood Pressure: The Sixth Report of the Joint National Committee on Prevention, Detection, Evaluation, and Treatment of High Blood Pressure. Arch Intern Med 1997; 157:2413. ▪ 10. Lewington S, Clarke R et al. Age-specific relevance of usual blood pressure to vascular mortality: a meta-analysis of individual data for one million adults in 61 prospective studies. Lancet 2002; 360:1903. ▪ 11. Ogden LG, He J et al. Long-term absolute benefit of lowering blood pressure in hypertensive patients according to the JNC 6 risk stratification. Hypertension 2000; 35:539. ▪ 12. Rose G. Strategy of prevention: lessons from cardiovascular disease. BMJ 1981; 282:1847. ▪ 13. Mangoni AA. Diastolic and pulse pressure: The old and the new? Hypertension 2004; 43:531. ▪ 14. Benetos A, Safar M, Rudnichi A et al. Pulse pressure: a predictor of long term cardiovascular mortality in a French male population. Hypertension 1997; 30:1410. ▪ 15. McCarron DA, Reusser ME. Nonpharmacologic therapy in hypertension: from single components to overall dietary management. Prog Cardiovasc Dis 1999; 41:451. ▪ 16. Appel LJ, Moore TJ et al. A clinical trial of the effects of dietary patterns on blood pressure. DASH Collaborative Research Group. N Engl J Med 1997; 336:1117. ▪ 17. Sacks FM et al. Effects on blood pressure of reduced dietary sodium and the Dietary Approaches to Stop Hypertension (DASH) diet. DASH-Sodium Collaborative Research Group. N Engl J Med 2001; 344:3. ▪ 18. Appel LJ. Lifestyle modification as a mean to prevent and treat high blood pressure. J Am Soc Nephrol 2003; 14:S99. ▪ 19. Olmos RD, Benseñor IM. Dietas e hipertensão arterial: Intersalt e o estudo DASH. Rev Bras Hipertens 2001; 8:221. ▪ 20. Volpe M, Cosentino F, Ruilope LM. Is it time to measure microalbuminuria in hypertension? J Hypertens 2003; 21:1213. ▪ 21. Guidelines Committee. 2003 European Society of Hypertension-European Society of Cardiology guidelines for the management of arterial hypertension. J Hypertens 2003; 21:1011. ▪ 22. Cuspidi C, Ambrosioni E et al. Role of echocardiography and carotid ultrasonography in stratifying risk in patients with essential hypertension: the Assessment of Prognostic Risk Observational Survey. J Hypertens 2002; 20:1307. ▪ 23. Franco V, Oparil S, Carretero OA. Hypertensive Therapy: Part I. Circulation 2004; 109:2953. ▪ 24. Whelton PK, He J, Cutler JA et al. Effects of oral potassium on blood pressure. Meta-analysis of randomized controlled clinical trials. JAMA 1997; 277:1624. ▪ 25. Ferrara LA, Raimondi S et al. Olive oil and reduced need for antihypertensive medications. Arch Intern Med 2000; 160:837. ▪ 26. Lorgeril M, Salen P et al. Mediterranean diet, tradicional risk factors, and the rate of cardiovascular complications after myocardial infarction. Final report of the Lyon Diet Heart Study. Circulation 1999; 99:779. ▪ 27. The trials of hypertension prevention collaborative research group. Effects of weight loss and sodium reduction intervention on blood pressure and hypertension incidence in overweight people with high-normal blood pressure. Arch Intern Med 1997; 157:657. ▪ 28. Whelton PK, Appel LJ et al. Efficacy of sodium reduction and weight loss in the treatment of hypertension in older persons: nain results of the randomized, controlled trial of nonpharmacologic interventions in the elderly (TONE). JAMA 1998; 279:839. ▪ 29. Tuomilehto J, Jousilahti P, Rastenyte D. Uri-

nary sodium excretion and cardiovascular mortality in Finland: A prospective study. Lancet 2001; 357:848. ▪ 30. He J, Ogden LG et al. Dietary sodium intake and subsequent risk of cardiovascular disease in overweight adults. JAMA 1999; 282:2027. ▪ 31. Whelton SP, Chin A, Xin X, He J. Effect of aerobic exercise on blood pressure: a meta-analysis of randomized, controlled trials. Ann Intern Med 2002; 136:493. ▪ 32. Jafar TH, Stark PC, Schmid CH et al. Progression of chronic kidney disease: the role of blood pressure control, proteinuria, and angiotesin converting enzyme inhibition. A patient-level meta-analysis. Ann Intern Med 2003; 139:244. ▪ 33. Kaplan NM. What is goal blood pressure for the treatment of hypertension? Arch Intern Med 2001; 161:1480. ▪ 34. Padwal R, Straus SE, McAlister FA. Cardiovascular risk factors and their effects on the decision to treat hypertension: evidence based review. BMJ 2001; 322:977. ▪ 35. Garg J Messerli AW, Bakris GL. Evaluation and treatment of patients with systemic hypertension. Circulation 2002; 105:2458. ▪ 36. SHEP Cooperative Research Group. Prevention of stroke by antihypertensive drug treatment in older persons with isolated systolic hypertension. JAMA 1991; 265:3255. ▪ 37. Collins R, Peto R, MacMahon S et al. Blood pressure, stroke, and coronary heart disease. Part 2: short-term reductions in blood pressure: overview of randomised drug trials in their epidemiological context. Lancet 1990; 335:827. ▪ 38. The ALLHAT Officers and Coordinators for the ALLHAT Collaborative Research Group. Major cardiovascular events in hypertensive patients randomized to doxazozin vs chlorthalidone. The Antihypertensive and Lipid-Lowering Treatment to Prevent Heart Attack Trial (ALLHAT). JAMA 2000; 283:1967. ▪ 39. Blood Pressure Lowering Treatment Trialists' Collaboration. Effectes of different blood-pressure-lowering regimens on major cardiovascular events: results of prospectively-designed overviews of randomised trials Lancet 2003; 362:1527. ▪ 40. Brenner BM, Cooper ME et al. Effects of losartan on renal and cardiovascular outcomes in patients with type 2 diabetes and nephropathy. N Engl J Med 2001; 345:861. ▪ 41. Lewis EJ, Hunsicker LG et al. Renoprotective effect of the angiotensin-receptor antagonist irbesartan in patients with nephropathy due to type 2 diabetes. N Engl J Med 2001; 345:851. ▪ 42. Yusuf S, Sleight P, Pogue J et al. Effects of an angiotensin-converting-enzyme inhibitor, ramipril, on cardiovascular events in high-risk patients: the Heart Outcomes Prevention Evaluation Study Investigators. N Engl J Med 2000; 342:145. ▪ 43. Akashi D, Issa FK et al. Tratamento anti-hipertensivo. Prescrição e custo de medicamentos. Pesquisa em hospital terciário. Arq Bras Cardiol 1998; 71:55. ▪ 44. Pool JL. Is it time to move to multidrug combinations? Am J Hypertens 2003; 16:36S. ▪ 45. Schroeder K, Fahey T, Ebrahim S. How can we improve adherence to blood pressure-lowering medication in ambulatory care? Systematic review of randomized controlled trials. Arch Intern Med 2004; 164:722. ▪ 46. Fischer MA, Avorn J. Economic implications of evidence-based prescribing for hypertension. Can better care cost less? JAMA 2004; 291:1850.

* *A versão simplificada pode ser encontrada em*: Chobanian AV, Bakris GL et al. Seventh Report of the Joint National Committee on Prevention, Detection, Evaluation, and Treatment of High Blood Pressure: The JNC 7 (Express) Report. JAMA 2003; 289:2560. (http://www.nhlbi.nih.gov/guidelines/hypertension/jncintro.htm)

35. ACHADOS DE EXAME CLÍNICO EM CARDIOLOGIA: QUANDO INVESTIGAR?

Luciano Ferreira Drager
Tatiana de Fátima Gonçalves Galvão

A detecção de qualquer achado ao exame clínico geralmente não surge do acaso. Ao contrário, muito antes de se examinar um paciente, os dados obtidos por meio da anamnese fornecem valiosas informações que podem guiar o raciocínio diagnóstico e até mesmo antecipar achados ao exame clínico. Por exemplo, uma história de síncope em um paciente de 80 anos, sem outras co-morbidades anteriormente conhecidas, leva a pensar na possibilidade de obstrução de carótidas, podendo ser detectado um sopro carotídeo ao exame. Da mesma forma, podemos esperar, em vez do sopro arterial, que o mesmo paciente possa apresentar um sopro cardíaco compatível com estenose aórtica, situação clínica em que a síncope pode estar presente. Portanto, o ponto inicial de achados ao exame clínico deve ser uma anamnese detalhada e só a partir daí será seguida por um exame clínico igualmente minucioso. Apesar de isto parecer óbvio, na prática é causa comum de inúmeros erros ou atrasos no diagnóstico, o que pode comprometer o prognóstico do paciente. Para se ter uma dimensão dessa sistematização, Hampton et al. estudaram a importância relativa da anamnese, exame clínico e de exames laboratoriais em 80 pacientes ambulatoriais. A anamnese *per se* foi responsável por 82,5% dos diagnósticos, cabendo a exames clínico e laboratoriais 8,75% cada um[1].

Vale destacar que o conhecimento das doenças por parte dos médicos (envolvendo epidemiologia, fisiopatologia, história natural, diagnóstico e tratamento) também é importante para o reconhecimento e a valorização ou não de cada achado. Afinal, como um verdadeiro dogma da Medicina, aqui também vale a frase de que "só se cumprimenta quem você conhece".

Entretanto, em alguns casos, podemos encontrar sinais ao exame clínico que não suspeitávamos anteriormente, sendo que a procura por sua origem dependerá de um contexto clínico que indique investigações adicionais. Se por um lado a pesquisa revelar uma doença incipiente ou mesmo clinicamente silenciosa com importantes repercussões imediatas ou futuras, por outro, tratar apenas o achado e não o paciente pode gerar desgastes e custos desnecessários[2-3].

Ao mencionarmos custos, lembre-se que investigar não significa necessariamente gastar dinheiro em exames complementares caros e considerados "de última geração". Muitas vezes, resolvemos muitos problemas com a simples realização de exames facilmente acessíveis como o eletrocardiograma. Com a tendência mundial de uma Medicina cada vez mais cara e impraticável, uma seqüência lógica e ordenada de exames deve ser considerada. Saiba que exame pedir para saber o que fazer diante de um resultado alterado.

Neste capítulo mostraremos os sinais mais prevalentes da semiologia cardiovascular, abordando quando deveremos investigar cada um deles. Não se pretende aqui fazer uma revisão detalhada de toda a semiologia cardiovascular, já tão bem detalhada em outras publicações.

INSPEÇÃO GERAL

Fácies

Constitui a expressão fisionômica do indivíduo. No passado era muito utilizado como importante característica de determinadas doenças, criando-se até nomes próprios para sua correlação (por exemplo, fácies renal). Atualmente, não vem sendo muito utilizado como um dado semiológico importante, já que é um sinal de baixa sensibilidade e especificidade para inúmeras doenças, podendo representar apenas variações da normalidade. Ao mesmo tempo, com a tendência cada vez maior de um tratamento mais precoce e eficaz, muitas doenças têm seu curso natural modificado, impedindo que as manifestações se exteriorizem a ponto de modificar a fisionomia do paciente. Portanto, nenhum dos fácies deve ser valorizado como um único dado isolado e sim como ponto inicial para outros achados ao exame clínico. Alguns fácies, contudo, são característicos e/ou cursam com importantes repercussões cardiovasculares, sendo detalhados a seguir:

Fácies mitral – o chamado fácies da estenose mitral (Fig. 5.32) é observado em fases mais graves desta valvopatia como conseqüência da hipertensão pulmonar. É caracterizada pela ocorrência do *flush malar* (bochechas avermelhadas) e freqüentemente acompanhada de outros sinais como a cianose periférica e a distensão jugular como resultado da insuficiência ventricular direita. Não é um achado específico da estenose mitral, sendo observada em indivíduos normais, na policitemia, uso de corticóides e na exposição solar.

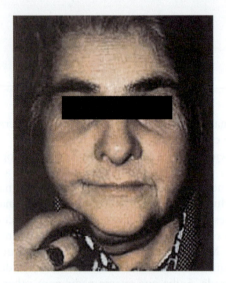

Figura 5.32 – Fácies mitral.

Fácies cushingóide – é o fácies "em lua cheia", caracterizado por bochechas coradas e crescimento excessivo de pêlos na região do buço, costeletas e queixo (Fig. 5.33). Ocorre como manifestação do hipercortisolismo, sendo uma causa de hipertensão secundária. É freqüentemente acompanhado por outros achados como obesidade e estrias atróficas.

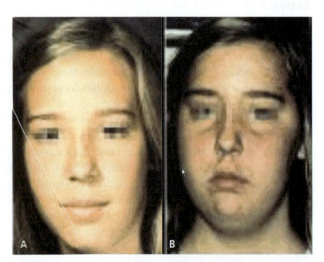

Figura 5.33 – Fácies cushingóide. **A)** Paciente de 12 anos de idade, hígida. **B)** Mesma paciente, 13 anos após desenvolver Cushing (Fonte: Modificado de: Cushing Images – www.emedicine.com).

Fácies mixedematoso – o paciente com hipotireoidismo grave (mixedema) apresenta um fácies caracterizado por rosto inchado e apático (Fig. 5.34). O edema, bastante acentuado em torno dos olhos, não apresenta cacifo. O cabelo e as sobrancelhas mostram-se ressecados, ásperos e quebradiços. A pele é seca.

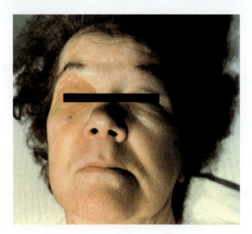

Figura 5.34 – Fácies mixedematosa.

Fácies da doença de Graves – olhos brilhantes, exoftalmia geralmente simétrica e bilateral, expressão de espanto e pescoço volumoso (Fig. 5.35). No diagnóstico diferencial, não confundir com a exoftalmia constitucional.

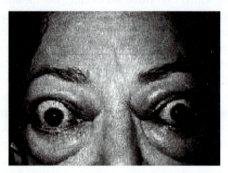

Figura 5.35 – Fácies da doença de Graves. Fonte: (Images in Endocrinology – Medstudents. www.medstudents.com.br).

Fácies do mixoma familiar – o mixoma constitui o tumor cardíaco primário mais comum, constituindo cerca de 30 a 50% do total. Acomete principalmente mulheres e em 86% dos casos está localizado no átrio esquerdo[4]. Mixomas familiares perfazem cerca de menos de 10% dos casos e parecem ter uma transmissão autossômica dominante. Alguns pacientes com mixomas cardíacos apresentam outros achados compatíveis com a chamada síndrome do mixoma ou síndrome de Carney, que consistem de mixomas em outras localizações (mama, pele), presença de nevos pigmentados e distúrbios endócrinos como adenoma hipofisário, doença adrenocortical nodular pigmentada e tumores testiculares[5]. Esses pacientes tendem a ser mais jovens, sendo mais provável a existência de mixomas em outras localizações além do átrio esquerdo.

Fácies da distrofia muscular – as distrofias musculares envolvem um grupo de doenças hereditárias no qual há um envolvimento direto do músculo cardíaco em graus variáveis. Pacientes com a forma miotônica (uma das cinco classificações da distrofia muscular) podem cursar com importantes alterações faciais, caracterizadas por uma face inexpressiva, sombria e com ptose em decorrência da fraqueza dos músculos elevadores (Fig. 5.36).

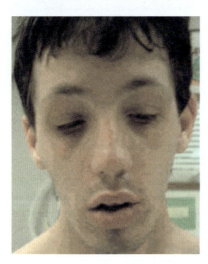

Figura 5.36 – Fácies na distrofia muscular miotônica (Fonte: The Chinese University. www.aic.whk.edu.hk).

Fácies de elfo – esse padrão típico é observado em certas formas da estenose aórtica supravalvar (síndrome de Williams). Além do acometimento valvar, esta síndrome é caracterizada por retardo mental, hiperacusia auditiva, estenose das artérias pulmonares e sistêmicas periféricas, hérnia inguinal. O fácies peculiar de duende é caracterizado por fronte proeminente, epicanto, pontes nasal e mandibular subdesenvolvidas (Fig. 5.37), estrabismo, anormalidades de dentição. Virtualmente, todas as pessoas com a síndrome de Williams apresentam deleção na região 7q11.23 do cromossomo 7 que contém o gene da elastina, impedindo a formação desta proteína responsável pelas propriedades elásticas teciduais.

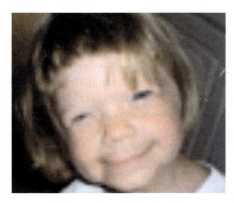

Figura 5.37 – Fácies de elfo.

▶ **Quando investigar?**

A identificação de fácies característico constitui o início para a suspeita clínica de inúmeras doenças. Desperta muitas vezes no médico a curiosidade de determinadas particularidades, norteando o diagnóstico em algumas situações. Diante de um fácies sugestivo de determinada doença, procure outros sinais e sintomas para reforçar a suspeita e então proceda à investigação apropriada para cada caso (por exemplo, o achado do *flush malar* e de um sopro diastólico em ruflar reforça o diagnóstico de estenose mitral. A realização do ecocardiograma permite a quantificação da estenose e as repercussões hemodinâmicas desta valvopatia, visando um tratamento definitivo). Na estenose aórtica supravalvar, o reconhecimento dessa aparência característica, mesmo em lactentes, deve alertar o médico para a possibilidade de doença sistêmica. Esses pacientes têm riscos semelhantes de morte súbita e endocardite que a observada na estenose aórtica valvar[6].

Biótipo

Síndrome de Marfan (Fig. 5.38) – os pacientes com esta doença apresentam-se com hipermotilidade articular, estatura elevada, *pectus escavatum*, escoliose, cifose torácica reduzida, longas extremidades, segmento inferior (púbis-pés) maior que o superior (cabeça-púbis), aracnodactilia. Essa doença autossômica dominante envolve na maioria dos casos mutações no gene da fibrilina-1, sendo esta proteína um importante componente dos tecidos conjuntivos elásticos e não-elásticos. Isso promove alterações na composição do tecido conjuntivo, levando a muitas anormalidades oculares, cardiovasculares e or-

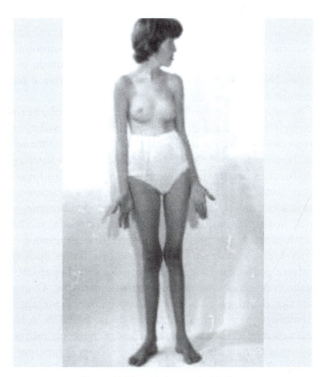

Figura 5.38 – Síndrome de Marfan.

topédicas observadas nesses pacientes. Particularmente no sistema cardiovascular, as manifestações mais comuns envolvem o prolapso da valva mitral e a dilatação dos seios de Valsalva, com formação progressiva de aneurisma de aorta, insuficiência aórtica e até mesmo dissecção[7]. A importância da investigação desses pacientes justifica-se pelo fato de que a dilatação da aorta é observada em 50% das crianças, sendo que 60 a 80% dos adultos mostram sinais ao ecocardiograma de aneurisma de aorta e insuficiência aórtica[7]. Esses pacientes devem ser monitorados e tratados de forma agressiva com controle da pressão arterial e substituição do arco aórtico por próteses se necessário, para evitar complicações como a ruptura ou dissecção da aorta.

Síndrome de Down – o fácies geralmente é pequeno e arredondado, com achatamento da ponte nasal, fissuras palpebrais oblíquas, epicantos proeminentes, orelhas pequenas e de implantação baixa, língua relativamente grande. A importância da investigação de achados na síndrome de Down consiste no fato de que a maioria dos casos de morbidade e mortalidade desses pacientes é decorrente de doenças cardíacas congênitas (presente em 40 a 50% dos casos)[8].

EXAME DA PELE E ANEXOS

Coloração da pele

Uma das alterações mais comuns na pele é a cianose. Ela pode ser periférica ou central[9]. A primeira surge em decorrência da redução do fluxo periférico tais como ocorre na insuficiência cardíaca, na insuficiência vascular periférica e em áreas expostas durante baixas temperaturas. Ela pode ser observada principalmente nos leitos ungueais e nariz. A cianose central, que surge em decorrência de *shunts* intracardíaco e intrapulmonar direito-esquerdo, envolve o corpo inteiro, incluindo tecidos bem perfundidos tais como na conjuntiva e na membrana mucosa da cavidade oral.

Outra doença que cursa com alterações na coloração da pele é a hemocromatose. Esta doença autossômica recessiva é caracterizada pelo acúmulo de ferro na forma de hemossiderina em diversos tecidos, podendo levar às disfunções hepática, cardíaca, pancreática e ao hipogonadismo. A incidência é maior em homens e raramente ocorre antes da quinta década. Caracteristicamente, a pele apresenta-se com pigmentação bronzeada, sendo acompanhada por perda de pêlos axilares e pubianos.

A icterícia pode ser observada em pacientes após o infarto pulmonar bem como naqueles com hepatomegalia congestiva e na chamada cirrose cardíaca. O uso crônico de drogas como a amiodarona, um agente antiarrítmico que prolonga a duração do potencial de ação e a refratariedade das fibras cardíacas, pode promover o surgimento de efeitos colaterais, tais como a hiperpigmentação azul-acinzentada, principalmente em regiões da face (Fig. 5.39). Embora reações de fotossensibilida-

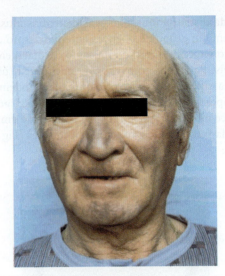

Figura 5.39 – Impregnação cutânea pela amiodarona (Fonte: Berger MS. Blue-gray centrofacial hyperpigmentation. American Academy of Family Physician. www.aafp.org).

de com a amiodarona possam ocorrer em cerca de 50% dos pacientes, há relatos na literatura de que a hiperpigmentação azul-acinzentada ocorre em menos de 10% dos casos[10]. Evidências mostram que as altas concentrações de iodo nos tecidos acometidos sugerem que o depósito é constituído pela própria amiodarona ou seus metabólitos[10]. A baixa taxa de eliminação da amiodarona, associada a uma alta afinidade pelos tecidos adiposos, pode justificar o atraso na resolução das alterações dermatológicas com a suspensão da droga.

▶ **Quando investigar?**

A presença de cianose do tipo central deve ser sempre investigada pela sua relação com doenças cardíacas congênitas. Já na cianose periférica, esta deve ser interpretada dentro do quadro clínico do indivíduo, sendo um achado normal em pessoas que fazem vasoconstrição quando expostas a uma temperatura mais baixa. O surgimento de hiperpigmentação deve ser caracterizado com relação a sua cor, distribuição, exposição solar, doenças associadas, atopias e drogas. Icterícia em pacientes com quadro clínico de insuficiência cardíaca não requer a realização de ultra-ssonografia (a não ser na suspeita de outras doenças associadas), já que esta evidenciará apenas hepatomegalia, o que foi detectado clinicamente. Deve ser entendida como consequência da congestão hepática secundária à disfunção ventricular e investimentos no tratamento cardíaco devem ser priorizados. A pigmentação bronzeada na pele em pacientes sem exposição solar que justifique tal coloração, principalmente se associada a outros sinais e sintomas como artralgias, hepatomegalia, sinais de insuficiência cardíaca, entre outros, levanta a suspeita clínica de hemocromatose, devendo ser realizada a dosagem de transaminases, ferro, ferritina, saturação de transferrina séricos e biópsia hepática. A importância dessa investigação justifica-se porque, além do acometimento cardíaco envolvido, pode ocorrer o surgimento de *diabetes mellitus*, sangramento por varizes esofágicas e cirrose hepática, sendo que em presença desta última há incidência de 15 a 20% de carcinoma hepatocelular[11]. A hiperpigmentação azul-acinzentada em usuário de amiodarona já estabelece o diagnóstico, sem necessidade de exames complementares. Nesses casos, recomenda-se evitar a exposição solar e a suspensão ou troca da droga por outro antiarrítmico.

Baqueteamento digital

O baqueteamento digital (também conhecido como hipocratismo digital, dedo em baqueta de tambor) consiste em uma alteração em que toda a falange distal se torna mais grossa, acompanhado por aumento do tamanho da unha que também adquire aspecto convexo e brilhante (unha em vidro de relógio – figura 5.40). Esta alteração ungueal ocorre como manifestação de diversas doenças sistêmicas, tais como doenças cardíacas congênitas, endocardite subaguda, *cor pulmonale*, fístula arteriovenosa pulmonar, bronquiectasias, empiemas, pneumoconioses, neoplasias, retocolite ulcerativa, doença de Crohn, cirrose, intoxicações, entre outras. No baqueteamento inicial, o ângulo entre a unha e a base ungueal retifica-se, enquanto na sua forma tardia a base da unha torna-se visivelmente edemaciada e o ângulo entre a unha e sua base ultrapassa os 180° (Fig. 5.41A e B).

▶ Quando investigar?

A investigação do baqueteamento digital deve ser norteada por dados da anamnese e outros achados ao exame clínico, para uma correta seleção de exames que chegarão ao diagnóstico etiológico. As unhas curvas, que constituem uma variante do normal, não devem ser confundidas com o baqueteamento e, portanto, não merecem investigações adicionais. Nessa condição, o ângulo entre a unha e sua base é normal (Fig. 5.41C).

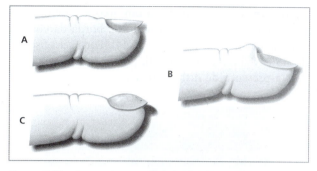

Figura 5.41 – Baqueteamento digital. **A)** Edema da base da unha. **B)** Ângulo entre sua base acima de 160 graus. **C)** Ângulo entre a unha e sua base abaixo de 180 graus.

Alterações cutâneas

Xantomas – são nódulos constituídos de colesterol localizados no subcutâneo ou sobre os tendões em pacientes com hiperlipoproteinemia grave, estando associados com formas genéticas dessa doença (Fig. 5.42).

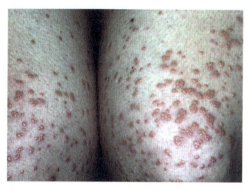

Figura 5.42 – Xantomas. (Fonte: Medstudents. www.medstudents.com.br).

Xantelasmas – constituem em depósitos intracelulares de lípides circunscritos, amarelados e discretamente elevados (Fig. 5.43), causados por níveis elevados de triglicérides associados com deficiência relativa de lipoproteína de alta densidade (HDL). A presença de xantelasma é um forte marcador de dislipidemia, devendo ser abordado e tratado de forma agressiva.

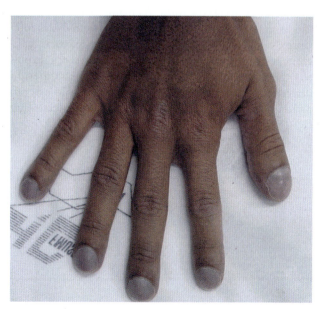

Figura 5.40 – Hipocratismo digital.

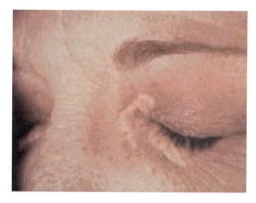

Figura 5.43 – Xantelasma.

Arco corneano – consiste em um arco de cor branco-acinzentada que se localiza perto da borda da córnea, não interferindo na visão (Fig. 5.44). Pode ser observado no envelhecimento normal, porém sua presença sugere a presença de dislipidemias.

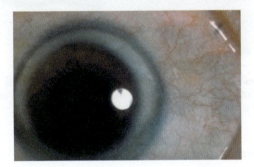

Figura 5.44 – Arco corneano (Fonte: www.eyesearch.com).

Nódulos de Osler – são pequenos nódulos subcutâneos violáceos, dolorosos, que se desenvolvem nas polpas digitais ou em regiões mais proximais dos dedos (Fig. 5.45). Essas lesões são encontradas mais comumente na forma subaguda da endocardite, porém não são patognomônicas dessa condição, já que podem ser observadas em presença de bacteriemia, lúpus eritematoso sistêmico, entre outros[12]. A freqüência de aparecimento destes nódulos vêm diminuindo desde o surgimento dos antibióticos. Estudos mostram que estes nódulos podem corresponder a microêmbolos de vegetações na endocardite[13].

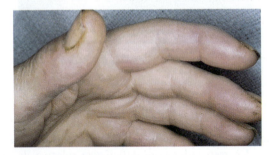

Figura 5.45 – Nódulos de Osler.

Manchas de Janeway – são máculas eritematosas ou hemorrágicas, indolores, localizadas nas palmas das mãos e plantas dos pés, sendo uma conseqüência de eventos embólicos sépticos (Fig. 5.46).

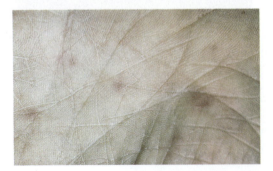

Figura 5.46 – Lesões de Janeway.

Fenômeno de Raynauld – consiste em uma resposta vascular exagerada a temperaturas frias ou ao estresse emocional. O fenômeno é clinicamente manifestado como uma mudança abrupta e demarcada da coloração dos dedos em decorrência de uma vasoconstrição anormal das artérias digitais e de arteríolas cutâneas (Fig. 5.47). Ele é dito primário quando não há doenças associadas e secundário na presença de doenças que o justifiquem, como o lúpus eritematoso sistêmico e a esclerodermia. A forma secundária é também conhecida como síndrome de Raynauld.

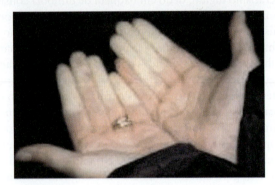

Figura 5.47 – Fenômeno de Raynauld.

Embolia por colesterol – ocorre migração distal de cristais de colesterol que se desprendem de placas ateroscleróticas ulceradas na aorta, artéria ilíaca ou artérias femorais em pacientes com aterosclerose difusa. Esses cristais de colesterol obstruem pequenas artérias periféricas (100 a 300μm), causando isquemia, inflamação tecidual local e necrose. É mais comumente observada em procedimentos que envolvem a manipulação da aorta, tal como ocorre no cateterismo cardíaco, na angiografia ou na inserção do balão intra-aórtico[14]. A incidência média de embolia por colesterol tem sido estimada em 0,1% dos cateterismos cardíacos[15], podendo também complicar cirurgias da aorta. As manifestações cutâneas são as mais comuns, tipicamente em extremidades inferiores, e incluem o surgimento de livedo reticular, gangrena, cianose e ulceração (Fig. 5.48). A presença de pulsos pediosos preservados no membro acometido diferencia a embolia por colesterol da oclusão arterial aguda de artérias mais calibrosas. Insuficiência renal

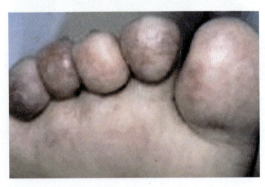

Figura 5.48 – Embolia por colesterol.

não-oligúrica é uma manifestação esperada quando ocorre embolia renal, sendo caracterizada por aumento lento e progressivo da creatinina. Nesse sentido, diferencia-se da nefrotoxicidade induzida por contraste, já que nesta última situação o pico de lesão renal é de cerca de 48 horas. Outras manifestações envolvem o acometimento neurológico e a embolização mesentérica.

Petéquias – apesar de serem alterações inespecíficas da endocardite, já que ocorrem também em inúmeras situações (uso de agentes antiplaquetários, por exemplo), constituem a alteração dermatológica mais comum dessa doença[16]. Podem ser encontradas nas extremidades e nas mucosas do palato e conjuntiva.

Hematomas – a presença de hematomas, na óptica da semiologia cardiovascular, deve ser sempre correlacionada como uma complicação do uso de medicações fibrinolíticas e anticoagulantes orais, como a warfarina (Fig. 5.49).

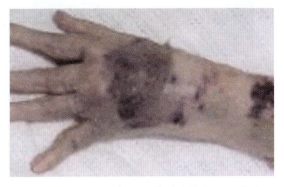

Figura 5.49 – Hematomas (Fonte: Singh VN. Dermatologic manifestations of cardiac diseases. www.emedicine.com).

Marca-passo e desfibriladores implantáveis (Fig. 5.50) – a presença destes aparelhos em um paciente deve ser bem caracterizada com relação ao motivo de sua indicação, o modo de estimulação e de que forma o paciente vem verificando seu funcionamento, já que são inúmeras as disfunções identificadas, como falência do gerador, perda de captura, *oversensing* (potenciais da musculatura esquelética promovidos pela contração dos músculos peitorais podem ser sentidos pelo marca-passo, inibindo o seu funcionamento), *undersensing* (diminuição da sensibilidade do marca-passo em reconhecer o estímulo elétrico do paciente, enviando um estímulo artificial inadequadamente), fratura do eletrodo, choques inadequados (como no caso dos desfibriladores) etc. Portadores de desfibrilador implantável constituem um grupo de alto risco para a ocorrência de morte súbita e como tal devem ser tratados. Por outro lado, também é importante conhecermos a função ventricular do portador de marca-passo e entendermos o modo de estimulação adotado. Muitas vezes, temos pacientes com modos de estimulação não apropriados para o caso e há a possibilidade de fazermos a atualização dessa estimulação (conhecido como *upgrade*). Atualmente, existem

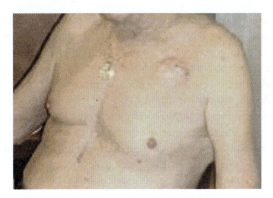

Figura 5.50 – Marca-passo (Fonte: Singh VN. Dermatologic manifestations of cardiac diseases. www.emedicine.com).

diversos tipos de marca-passo, como os biventriculares (um eletrodo em cada ventrículo) que promovem a chamada ressincronização cardíaca, de particular interesse para a melhora da função ventricular de pacientes com disfunção ventricular e bloqueio de ramo esquerdo. A identificação desses aparelhos na região torácica e por vezes no abdome é particularmente importante em paciente vítima de parada cardiorrespiratória. Nessas circunstâncias, o uso inadequado de desfibrilador externo próximo ou sobre os aparelhos pode promover danos em seu funcionamento.

▶ Quando investigar?

Da mesma forma que os demais sinais já citados, a observação de qualquer alteração cutânea deve ser correlacionada com outros achados ao exame clínico, já que a maioria deles (petéquias, hematomas, nódulos de Osler, lesões de Janeway, arco corneano etc.) não é específica de uma determinada doença. Dessa maneira, qualquer achado deve ser considerado com cautela, diferenciando achados presentes em indivíduos normais (arco corneano, por exemplo) de manifestações cutâneas de doenças cardiovasculares, tais como aqueles com o mesmo arco corneano, porém com xantelasmas e nível sérico elevado de colesterol. Esta diferenciação tem implicações preventivas, terapêuticas e prognósticas importantes na interpretação de cada achado. A vasocontrição exagerada das extremidades durante baixas temperaturas pode ocorrer em indivíduos normais, não necessitando de investigações, exceto se este achado corrobore outros que sugiram a presença de doenças do colágeno. Pacientes que evoluem com lesões cutâneas em extremidades e piora progressiva da função renal após procedimentos invasivos que envolvam a manipulação da aorta devem ser investigados para a possibilidade de embolia por colesterol. A presença de elevação da velocidade de hemossedimentação, eosinofilia e diminuição do complemento reforçam o diagnóstico, sendo muitas vezes necessária a biópsia da região acometida para sua confirmação[14]. Monitorizar a função renal e analise a presença de deficiências neurológicas ou sintomas que sugiram isquemia mesentérica. Hematomas em pacientes que fazem uso de anticoagulante oral devem ser sempre investigados com a dosagem do RNI (*International Normalized Ratio*), que é uma correção da análise do tempo de protrombina com base na sensibilidade de cada reagente. Dependendo do resultado, podemos optar pela suspensão da droga, uso de vitamina K ou até mesmo transfusão de plasma fresco para o fornecimento de fatores de coagulação. Pacientes que usam marca-passos e desfibriladores implantáveis requerem acompanhamento ambulatorial com o especialista para a verificação contínua desses aparelhos. Cabe ao clínico suspeitar e realizar uma investigação correta de sintomas que sugiram alguma alteração do seu funcionamento como tonturas, palpitações freqüentes, pré-síncope, síncope e disparo de choques destes no caso de desfibriladores. Em caso de cirurgia, estes pacientes precisam ser monitorizados e freqüentemente usarão de ímãs para que o uso de outros aparelhos durante o procedimento cirúrgico como o bisturi elétrico não interfira nos dispositivos. Se esses pacientes são vítimas de parada cardiorrespiratória, devem-se afastar as pás do desfibrilador desses aparelhos ou preferencialmente inverter a posição das pás, para que o choque não os danifique.

OLHOS

Apesar de ser considerado um campo particular da Oftalmologia, o exame dos olhos pode fornecer importantes informações sobre manifestações oculares de doenças sistêmicas, tais como ocorre no *diabetes mellitus* e na hipertensão arterial. A fundoscopia ou exame de fundo de olho consiste na inspeção das estruturas do pólo superior do olho, com a visibilização direta da papila, arteríolas e vênulas, retina e mácula[17]. É um importante instrumento diagnóstico em clínicas médica, neurológica, endocrinológica e cardiológica. Idealmente, o exame oftalmológico deveria fazer parte integrante da rotina no exame clínico de todos os pacientes, especialmente se é a primeira vez que ele é examinado.

Fundoscopia na hipertensão arterial sistêmica – a principal e também a mais precoce alteração encontrada na hipertensão arterial sistêmica é o espasmo arteriolar. Quando localizado, dizemos que ele é focal e, se generalizado, constitui o espasmo arteriolar difuso. Esta vasoconstrição arteriolar faz com que a relação normal arteríola/vênula, que é de 2:3, passe para 1:2 ou mesmo 1:3[17]. Outras alterações observadas são os exsudatos (moles e duros), hemorragias, edema de papila e deslocamento exsudativo da retina. Para a análise do fundo de olho em hipertensão, a classificação de Keith e Wegener é muito utilizada para a definição da gravidade das lesões encontradas. Ela envolve quatro graus:

- Grau I – sinais retinianos mínimos, consistindo em discreto estreitamento ou esclerose dos vasos retinianos.
- Grau II – sinais acentuados de esclerose, reflexo dorsal aumentado, compressão das veias nos cruzamentos arteriais e estreitamento arteriolar focal e generalizado. A pressão arterial é geralmente mais alta que nos pacientes do grau I e seu prognóstico é pior.
- Grau III – edema de retina, exsudatos algodonosos e hemorragias, com arteríolas focal ou difusamente estreitadas (Fig. 5.51). A hipertensão arterial geralmente mostra valores de pressão arterial sistólica ≥ 180 mmHg e/ou pressão arterial diastólica >110mmHg.
- Grau IV – estão presentes os achados encontrados no grau III mais edema de papila.

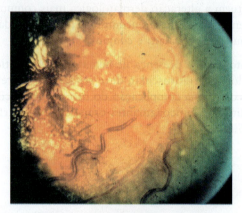

Figura 5.51 – Retinopatia hipertensiva.

Fundoscopia na endocardite – podem ser observadas lesões denominadas máculas de Roth, que são caracterizadas por hemorragias retinianas superficiais com bordas avermelhadas e uma região central mais pálida. Não são patognomônicas de nenhuma doença, já que podem ser encontradas em inúmeras situações, tais como endocardite, mieloma múltiplo, na retinopatia pelo vírus HIV, na anemia grave e na leucemia (Fig. 5.52).

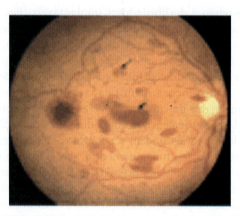

Figura 5.52 – Mácula de Roth. (Fonte: Leach MJ. Retinal hemorrhages and Roth's spots in acute leukemia. N Eng J Med 2002;347:e1).

▶ Quando investigar?

Na seqüência habitual do exame clínico, quando estamos diante de um paciente hipertenso e realizamos a fundoscopia, estamos à procura de lesões nos chamados órgãos-alvo, já que são marcadores de prognóstico nesses pacientes. A detecção de qualquer alteração à fundoscopia, sugestiva de retinopatia hipertensiva, leva-nos a tomar uma conduta mais agressiva no controle pressórico, já que outros órgãos podem estar acometidos (coração, rins, cérebro) e que muitas das lesões são reversíveis. Na situação inversa, ou seja, em que realizamos a fundoscopia inicialmente (por exemplo, uma primeira consulta ao oftalmologista), podemos observar as lesões descritas em um paciente que desconhecia ser hipertenso. A investigação nesses casos é iniciada pela confirmação da medida da pressão arterial e posteriormente pela avaliação de lesões em outros órgãos-alvo. Na prática, deve-se ter em mente que muitas vezes lidamos com fundoscopias em que coexistem alterações de duas ou mais doenças, tais como o *diabetes mellitus* e a hipertensão. Como citado anteriormente, a detecção de máculas de Roth deve ser interpretada em concordância com outros achados obtidos na anamnese e no exame clínico para sua correta interpretação e investigação, que é totalmente diferente dependendo da suspeita diagnóstica.

PESCOÇO

Pressão venosa jugular

Informações valiosas sobre a dinâmica do ventrículo direito podem ser obtidas por meio da análise do pulso venoso da veia jugular interna[18]. Ele pode ser avaliado mais facilmente do lado direito da região cervical pelo favorecimento anatômico da transmissão das mudanças hemodinâmicas do átrio direito. Basicamente, duas informações devem ser obtidas para a análise da veia jugular interna: o nível de pressão venosa e o padrão de ondas no pulso venoso. Para a estimativa da pressão venosa, deve-se colocar o paciente deitado em posição de 45° e medir a altura do topo da distensão da veia jugular interna. O limite considerado normal é de 4cm acima do ângulo esternal, o que corresponde a uma pressão venosa central em torno de 9cmH$_2$O, uma vez que o átrio direito está localizado cerca de 5cm abaixo do ângulo esternal[9]. Normalmente, durante a inspiração a pressão jugular diminui, mas com o aumento da amplitude das pulsações do pulso jugular.

Refluxo abdominojugular

Esta manobra pode ser testada com a aplicação firme na região periumbilical por 10 a 30 segundos observando-se as veias jugulares enquanto o paciente respira calmamente[19]. Em indivíduos normais, a pressão venosa jugular aumenta menos de 3cmH$_2$O e reverte após a manobra. Em casos de insuficiência ventricular direita ou esquerda, no infarto de ventrículo direito e na insuficiência tricúspide, a pressão venosa jugular permanece elevada. Na ausência dessas condições, a detecção do refluxo aumentado sugere pressão venosa central ou a capilar pulmonar elevadas.

Pulso venoso

O pulso venoso jugular segue a seqüência observada no ritmo cardíaco (Fig. 5.53). Dessa forma, temos que a *onda a* resulta da distensão venosa durante a sístole do

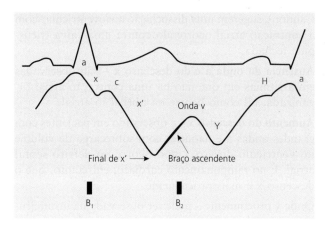

Figura 5.53 – Padrão de ondas do pulso venoso jugular e a relação com o ciclo cardíaco (Fonte: Braunwald E. O Exame físico. In: Braunwald E (ed). Tratado de Medicina Cardiovascular. 4ª ed, São Paulo: Editora Roca, 1996, p 23).

átrio direito; o *descenso x* ocorre pela redução da pressão atrial, secundário ao relaxamento desta câmara; a *onda c* representa o artefato do pulso arterial carotídeo associado ao efeito da protrusão do assoalho do átrio direito em direção ao interior da cavidade atrial, que ocorre durante o período de contração isovolumétrica do ventrículo direito; o *descenso x'* é conseqüente à redução da pressão atrial direita secundária à descida do assoalho atrial durante a sístole do ventrículo direito; a *onda v* surge em decorrência do aumento da pressão atrial direita durante o enchimento diastólico desta câmara; o *descenso Y* significa o declínio da pressão atrial com a abertura da valva tricúspide; e a *onda H* corresponde ao enchimento lento das câmaras direitas após o descenso Y.

Alterações do padrão e amplitude destas ondas dão pistas para a existência de doenças cardiovasculares.

▶ Quando investigar?

Freqüentemente, observamos uma subutilização deste método, ora pelo desconhecimento dos médicos, ora pela dificuldade de visibilização da ondas, como acontece em idosos. Apesar destas dificuldades, o exame do pulso venoso jugular fornece informações importantes que indicam a necessidade de aprofundarmos o diagnóstico, como veremos nos exemplos a seguir.

Elevação da pressão venosa jugular – reflete um aumento na pressão atrial direita, ocorrendo em doenças como insuficiência cardíaca, hipervolemia, obstrução do orifício da valva tricúspide e na obstrução da veia cava superior[9], devendo ser investigada apropriadamente.

Sinal de Kussmaul – consiste no aumento paradoxal na altura da coluna da pressão venosa jugular durante a inspiração, ocorrendo em pacientes com pericardite constritiva crônica em pacientes com insuficiência cardíaca, infarto de ventrículo direito e na estenose tricúspide.

Onda a proeminente – sugere um aumento da contração atrial como ocorre na sobrecarga de ventrículo direito, na hipertensão pulmonar e na estenose tricúspide. Quando se tornam muito amplificadas (ondas a de

Cannon), sugerem uma dissociação atrioventricular com a contração atrial ocorrendo contra uma valva tricúspide fechada.

Ausência da onda a e do descenso x – são observadas em arritmias em que não há uma contração atrial organizada, tal como ocorre na fibrilação atrial.

Aumento do descenso x – é observado em pacientes com grandes ondas a e naqueles com sobrecarga de volume no ventrículo direito, como ocorre no defeito septal atrial. É no tamponamento cardíaco, entretanto, que o descenso x é mais proeminente.

Onda v proeminente – pode ser observada na insuficiência tricúspide e na comunicação interatrial.

Na pericardite constritiva, ocorre uma **descendente y rápida e profunda** (indicando que o fluxo retrógrado do sistema venoso para o coração está limitado à diástole precoce), seguido por uma rápida elevação até o platô diastólico (onda H), sem uma onda a proeminente. Às vezes, os descensos x e x' são salientes, causando pulsação venosa jugular em forma de "W". Uma **descendente y exagerada** também é vista em qualquer condição em que haja disfunção miocárdica, dilatação ventricular e pressão venosa elevada[9].

É observada uma **onda h elevada** na miocardiopatia restritiva, pericardite constritiva e infarto ventricular direito.

PULSO ARTERIAL

É comum observarmos examinadores que se preocupam em palpar o pulso arterial apenas para verificar a freqüência cardíaca. Contudo, a palpação do pulso arterial fornece informações preciosas sobre o estado funcional do sistema cardiovascular. Seu volume e contorno são determinados por uma combinação de fatores, incluindo o volume sistólico do ventrículo esquerdo, a velocidade de ejeção, a complacência relativa e a capacidade do leito arterial, bem como as ondas de pressão que resultam de fluxo anterógrado do sangue e as reflexões do pulso arterial, retornando da circulação periférica.

Durante o exame clínico, deve-se palpar bilateralmente os pulsos temporal, carotídeo, radial, braquial, femoral, poplíteo, pedioso e tibial posterior, procurando extrair informações sobre freqüência, regularidade, simetria, forma e estado da parede arterial. O pulso carotídeo é o mais representativo do pulso aórtico. Contudo, deve haver muita cautela em sua palpação, especialmente em indivíduos idosos, nos quais é prudente evitar a compressão simultânea da artéria.

Pulso normal – é caracterizado por elevação rápida e uniforme imediatamente após a primeira bulha cardíaca, até atingir um ápice pouco saliente, aproximadamente mesossistólico. Este pico inicial reflete a velocidade de pico do sangue ejetado do ventrículo esquerdo. Logo após esta fase, ocorre a inclinação descendente do pulso arterial, menos acentuada que a inclinação, sendo observada uma incisura que é relacionada ao fechamento da valva aórtica. Esta deflexão é freqüentemente registrada, porém raramente palpável. Segue-se um pequeno aumento da onda de pulso e um declínio gradual durante a diástole. À medida que o pulso é transmitido para a periferia, a elevação é mais acentuada, o pico sistólico é maior e a incisura é substituída por um entalhe dicrótico mais suave.

Alterações no pulso arterial – quando ocorre o aumento da resistência vascular periférica, como ocorre na hipertensão e no enrijecimento da parede arterial, como é observado no envelhecimento, há elevação na velocidade da onda de pulso e um pico mais rápido e de maior amplitude. A detecção de assimetria ou reduções na amplitude dos pulsos traz importantes implicações clínicas: ela pode sugerir a presença de obstruções tais como ocorre na aterosclerose; doenças do arco aórtico, incluindo a dissecção de aorta e a arterite de Takayasu; estenose aórtica supravalvar, no qual ocorre um fluxo preferencial em direção à artéria inominada trazendo como conseqüência uma amplitude maior de pulso no braço direito em relação ao esquerdo; embolias ou tromboses arteriais; origem anômala de grandes vasos, entre outros. Na coartação da aorta, os pulsos carotídeos e braquiais são amplos, com rápida elevação, embora apresentem amplitude reduzida e com pico tardio na artéria femoral. Este atraso no pulso pode ser detectado quando se palpa simultaneamente a artéria braquial e a femoral (Fig. 5.54). Alterações na freqüência e no ritmo

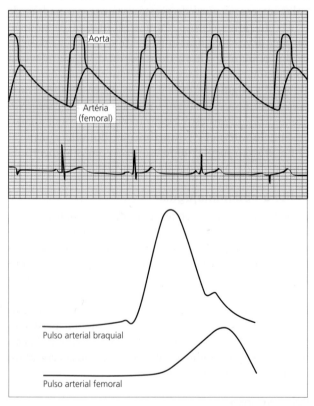

Figura 5.54 – Pulsos braquiais e femorais na coartação da aorta (Fonte: Braunwald E. O Exame clínico. In: Braunwald E (ed). Tratado de Medicina Cardiovascular. 4ª ed, São Paulo: Editora Roca, 1996, p 26).

devem sempre ser caracterizadas. Assim, um pulso pode ser bradicárdico, taquicárdico, rítmico ou arrítmico. Apesar de a palpação não fornecer o diagnóstico etiológico, alerta o médico para a necessidade de investigação com o eletrocardiograma.

As alterações mais comuns do pulso arterial são descritas a seguir.

- Pulso *parvus et tardus* – a pressão de pulso (diferença entre as pressões sistólica e diastólica) apresenta-se diminuída e o pulso é fraco e pequeno (pouco amplo). A ascensão mostra-se lenta e o pico prolongado (Fig. 5.55). Pode ocorrer na insuficiência cardíaca congestiva, na hipovolemia e na estenose aórtica grave em decorrência do menor volume de ejeção e na exposição ao frio em decorrência do aumento da resistência periférica.

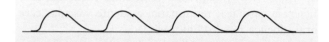

Figura 5.55 – Pulso *parvus et tardus*.

- Pulso "em martelo d'água" ou de Corrigan – pulso caracterizado por uma pressão de pulso elevada, com rápida ascensão e colapso durante a sístole. Ele reflete uma baixa resistência à ejeção de grandes volumes de sangue pelo ventrículo esquerdo. Este tipo de pulso é encontrado na insuficiência aórtica.
- Pulso *bisferiens* – é um pulso arterial aumentado com um duplo pico sistólico (Fig. 5.56). Este tipo de pulso é detectado mais prontamente pela palpação da carótida. Ele ocorre em situações nas quais grandes volumes são ejetados rapidamente, como é observado na insuficiência aórtica pura ou em combinação com a estenose. Pode também ocorrer na miocardiopatia hipertrófica, sendo que o primeiro pico é associado com rápida ejeção do sangue na aorta durante o início da sístole, seguido por rápido declínio com a manifestação da obstrução observada nessa situação no meio da sístole. O segundo pico ocorre por transmissão do pulso gerado em decorrência da obstrução. Apesar da didática, esse pulso é mais facilmente registrado que detectado com a palpação. Vale destacar que o pulso *bisferiens* pode ser encontrado ainda em certas condições de estados hiperdinâmicos e raramente em indivíduos normais.

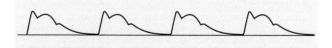

Figura 5.56 – Pulso *bisferiens*.

- Pulso dicrótico – este pulso não deve ser confundido com o pulso *bisferiens*, pois, ao contrário deste último, o segundo pico ocorre durante a diástole, logo após a segunda bulha (Fig. 5.57). A onda que se segue ao fechamento da valva aórtica (denominada entalhe dicrótico) está aumentada em níveis superiores a 50% da pressão de pulso[9]. Este tipo de pulso pode ocorrer em indivíduos normais que estão hipotensos pela diminuição da resistência capilar periférica, como ocorre na febre. Raramente é detectado em adolescentes ou indivíduos acima de 40 anos, mas pode ser encontrado no tamponamento cardíaco, na insuficiência cardíaca e no choque hipovolêmico, condições em que um baixo volume sistólico é ejetado em uma aorta elástica.

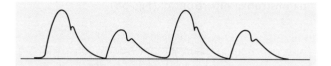

Figura 5.57 – Pulso dicrótico.

- Pulso alternante – o pulso alterna-se em amplitude de um batimento para outro, apesar de o batimento ser basicamente regular. É um sinal de depressão da função ventricular esquerda e costuma ser acompanhado de uma terceira bulha. Por vezes, só é detectado por técnicas de esfigmomanometria.
- Pulso bigeminado – ocorre pelo surgimento de batimentos prematuros ou extra-sistólicos, geralmente ventriculares, ocorrendo uma vez a cada dois batimentos, resultando em alternância da força de pulso, podendo ser confundido com o pulso alternante. Difere deste último por não ser regular, com o batimento fraco sempre se seguindo ao menor intervalo. Pode ser observado em arritmias como o bigeminismo, o bloqueio atrioventricular de segundo grau Mobitz 1 com relação de condução 3:2 e em extra-sístoles atriais bloqueadas após um batimento sinusal.
- Pulso paradoxal – caracteriza-se por uma diminuição palpável na amplitude do pulso ou mesmo desaparecimento durante a inspiração tranqüila. Contudo, dependendo da intensidade do fenômeno, essa alteração do pulso pode não ser detectada e sim um exagero na redução fisiológica da pressão arterial sistólica durante a inspiração (maior que 10mmHg)[20]. Esta alteração ocorre por redução do volume ejetado pelo ventrículo esquerdo e da transmissão da pressão intratorácica negativa para a aorta. O pulso paradoxal pode ser observado no tamponamento cardíaco (com freqüência é a primeira manifestação dessa condição), pericardite constritiva, asma, enfisema pulmonar (estas duas últimas por apresentarem alterações marcantes da pressão intrapleural), choque hipovolêmico, embolia pulmonar, obstrução da veia cava superior, gravidez e em casos extremos de obesidade. O pulso paradoxal é pesquisado com uma respiração mais profunda e lenta que o normal. O examinador insufla o manguito em um nível superior ao da pressão sistólica e desinsufla lentamente em 2 a 3mmHg por segundo. Quando um nível

correspondente ao da pressão sistólica é alcançado, verifica-se que os sons de Korotkoff são intermitentes com as fases da respiração; desaparecem na inspiração e ressurgem na expiração. Anotar esse valor da pressão no manômetro. Continuar a desinsuflar o manguito até o instante em que esta intermitência desaparece, anotando o valor correspondente. A diferença entre as duas leituras reflete o grau de influência da inspiração sobre a pressão sistólica[21]. Valores maiores que 10mmHg de diferença confirmam o diagnóstico de pulso paradoxal. O chamado pulso paradoxal reverso (aumento inspiratório da pressão arterial) pode ocorrer na miocardiopatia obstrutiva hipertrófica[23] (Fig. 58).

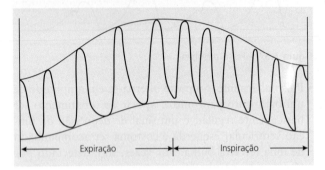

Figura 5.58 – Pulso paradoxal.

▶ **Quando investigar?**

Ao avaliar o pulso arterial, devemos partir da premissa de que confiamos em nosso método para que não façamos diagnósticos errôneos. Detectar uma falsa assimetria de pulso pode gerar preocupações e investigações desnecessárias. Para diminuir esse problema, empregar tempo e atenção palpando-se todos os pulsos arteriais. Eles podem ser proeminentes e exagerados na presença de condições que muitas vezes não requerem investigações específicas do sistema cardiovascular como ansiedade, anemia, febre, gravidez, entre outras.

Salvo essas considerações, **sempre** investigar alterações de ritmo, freqüência, assimetria e amplitude do pulso. Essa investigação pode ser realizada apenas com o eletrocardiograma, na investigação de uma taquicardia, por exemplo; pode requerer a realização de ecocardiograma para a investigação de uma valvopatia que justifique o pulso e a ausculta cardíaca (ver adiante); ou pode mesmo necessitar da complementação diagnóstica com a realização de tomografia computadorizada ou angiorressonância magnética de aorta, como é o caso da coartação de aorta, que é uma causa secundária de hipertensão e passível de tratamento definitivo com a correção cirúrgica. A detecção de pulso paradoxal deve levar o médico a definir rapidamente o diagnóstico etiológico em conjunto com outros achados do exame clínico, já que algumas condições apresentam risco iminente de morte, como o tamponamento cardíaco. Por exemplo, se um paciente em pós-operatório de cirurgia cardíaca evoluiu rapidamente com choque, ingurgitamento jugu-

lar, bulhas abafadas e pulso paradoxal, até que se prove em contrário está com tamponamento cardíaco e uma punção pericárdica deve ser realizada imediatamente.

PRESSÃO ARTERIAL

O objetivo principal da medida da pressão arterial é identificar pacientes hipertensos, bem como aqueles em risco potencial de hipertensão (ver adiante). Muitas vezes, obtemos a pressão arterial de um paciente como forma de avaliar a resposta ao tratamento anti-hipertensivo.

Uma vez realizado o diagnóstico de hipertensão, a abordagem deve ser integral, procurando modificar o estilo de vida, avaliando a presença de outros fatores de risco cardiovascular, investigando causas secundárias de hipertensão sempre quando houver suspeita (ver adiante) e avaliando a presença ou ausência de lesões de órgãos-alvo (hipertrofia ventricular esquerda, insuficiência cardíaca, retinopatia, acidente vascular cerebral, doença renal crônica etc.).

Recentemente foi publicado o *Joint National Committee on Prevention, Detection, Evaluation, and Treatment of high Blood Pressure 7* que classifica os valores obtidos da pressão arterial[23]. Essa nova versão introduziu o conceito da chamada pré-hipertensão (pressão arterial sistólica entre 120 e 139mmHg ou pressão arterial diastólica entre 80 e 89mmHg) e a inclusão em uma mesma categoria dos estágios 2 e 3 (Tabela 5.8). O termo pré-hipertensão foi introduzido como forma de alertar o médico para a promoção de modificações no estilo de vida, já que pacientes com estes níveis pressóricos têm um risco duas vezes maior de tornarem-se hipertensos em relação às pessoas com níveis abaixo dos mencionados para este grupo[24].

Tabela 5.8 – Classificação e abordagem da pressão arterial em indivíduos com mais de 18 anos.

Classificação da pressão arterial	Pressão arterial sistólica (mmHg)	Pressão arterial diastólica (mmHg)
Normal	< 120	< 80
Pré-hipertensão	120-139	80-89
Hipertensão estágio 1	140-159	90-99
Hipertensão estágio 2	≥ 160	≥ 100g

Fonte: Modificado de Chobanian AV, Bakris GL, Black HR et al. The seventh report of the Joint National Committee on prevention, detection, evaluation, and treatment of high blood pressure. JAMA 2003; 289:2560.

A medida da pressão arterial deve ser realizada com técnica e ambiente adequados. Padrões comumente encontrados são os da hipertensão sistólica isolada (encontrada comumente em idosos em conseqüência das alterações estruturais e funcionais da parede arterial), da pressão arterial convergente (valores da pressão sistólica e diastólica muito próximos), como ocorre em pacientes com insuficiência cardíaca congestiva descompensada, e da pressão arterial divergente (valores da pressão sistólica e diastólica muito distantes), como é observado em portadores de insuficiência aórtica.

Atenção especial deve ser dada para a ocorrência da chamada lacuna auscultatória, caracterizada por um intervalo silencioso entre as pressões sistólica e diastólica. Se essa lacuna não for reconhecida, poderá resultar em uma estimativa por demais baixa da pressão arterial sistólica ou uma estimativa por demais alta da pressão arterial distólica (Fig. 5.59).

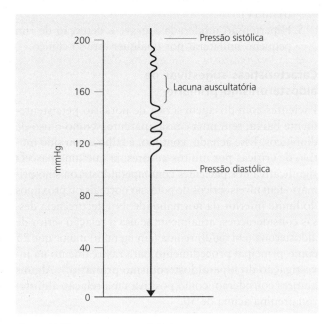

Figura 5.59 – Lacuna auscultatória.

▶ Quando investigar?

A aferição e a interpretação da pressão arterial devem ser feitas com cautela, considerando-se os valores obtidos com medidas prévias, o uso e a modificação de medicamentos etc. Lembrar da conhecida "hipertensão do jaleco branco" (medida elevada da pressão arterial em consultório com valores normais obtidos em outros ambientes) e do "efeito jaleco branco" (paciente sabidamente hipertenso, que durante medidas no consultório apresenta valores bem maiores do que o observado em outros ambientes) para se tomar uma conduta. Aumentar inadvertidamente um medicamento por não considerar estas situações clínicas promove iatrogenias como hipotensão postural. Ao detectar uma elevação da pressão arterial em indivíduo sem história de hipertensão, recomenda-se a rotina de seguimento apresentada na tabela 5.9.

Tabela 5.9 – Rotina de seguimento.

| Pressão arterial inicial || Seguimento |
Sistólica (mmHg)	Diastólica (mmHg)	
< 130	< 85	Reavaliar em 1 ano
130-139	85-89	Reavaliar em 6 meses
140-159	90-99	Confirmar em 6 meses
160-179	100-109	Confirmar em 1 mês
≥ 180	≥ 110	Intervenção imediata ou reavaliar em 1 semana

* Considerar intervenção de acordo com a situação clínica do paciente (fatores de risco maiores, co-morbidades e danos de órgãos-alvo).

Como característica de uma doença complexa, a hipertensão envolve interações genéticas e ambientais importantes, sendo raramente fruto de uma alteração monogênica. Cerca de 90 a 95% dos casos de hipertensão são ditos essenciais ou primários e são assim denominados por não terem uma causa identificável descrita (componentes genéticos certamente estão envolvidos em sua gênese). Contudo, uma pequena parcela dos casos apresenta uma causa identificável (Quadro 5.33) e na maioria das vezes com possibilidade de cura ou melhora da hipertensão com o tratamento apropriado. Este último grupo é classificado como hipertensão secundária e, para a sua suspeição e correta investigação, algumas dicas são importantes:

Quadro 5.33 – Causas identificáveis de hipertensão arterial sistêmica.

Síndrome da apnéia obstrutiva do sono
Drogas (antiinflamatórios não-esteróides, inibidores da cicloxigenase 2, cocaína, anfetamina, descongestionantes, anoréticos, anticoncepcionais, ciclosporina, tacrolimus, eritropoetina etc.).
Doenças renais crônicas
Aldosteronismo primário
Doença renovascular
Síndrome de Cushing e tratamento crônico com esteróides
Feocromocitoma
Coartação da aorta
Doenças da tireóide e paratireóide

Fonte: Modificado de Chobanian AV, Bakris GL, Black HR et al. The seventh report of the Joint National Committee on prevention, detection, evaluation, and treatment of high blood pressure. JAMA 2003; 289:2560.

Indícios de hipertensão secundária

- Início de hipertensão antes dos 30 anos ou após os 50 anos de idade.
- Hipertensão arterial refratária à terapia.
- Tríade de feocromocitoma: palpitações, sudorese e cefaléia de aparecimento concomitante e em crises.
- Uso de fármacos e drogas que podem elevar a pressão arterial.
- Fácies ou biótipo de doença que cursa com hipertensão: doença renal, hipertireoidismo, acromegalia, síndrome de Cushing.
- Presença de sopros abdominais.
- Assimetria de pulsos femorais.
- Aumento de creatinina sérica.
- Hipopotassemia espontânea (< 3mEq/l).
- Exame de urina anormal (proteinúria ou hematúria).

Drogas

Investigar todos os medicamentos usados pelo paciente, para detectar possíveis associações com a gênese da hipertensão (Quadro 5.34).

Características sugestivas da síndrome da apnéia obstrutiva do sono (é necessária a realização de polissonografia para sua confirmação)[25]

Pacientes com roncos freqüentes, períodos de pausas respiratórias durante o sono, despertares freqüentes, sonolência diurna. Entre os fatores associados à síndrome da apnéia do sono citam-se história familiar, obesidade, aumento da circunferência cervical, aumento da

Quadro 5.34 – Fármacos e drogas que podem induzir hipertensão.

Classes	Efeito pressor	Ação sugerida
Imunossupressores Ciclosporina*, tacrolimus* Glicocorticóide	Intenso	Inibidor da enzima conversora de angiotensina e antagonista do canal de cálcio*
Antiinflamatórios não-esteróides Inibidores das ciclooxigenases 1 e 2	Eventual, muito relevante com o uso contínuo	Observar função renal e informar os efeitos adversos
Anorexígenos/ sacietógenos Anfepramona Sibutramina Vasoconstritores	Intenso Moderado Variável, mas transitório	Suspensão/redução da dose Avaliar a redução de pressão arterial com perda de peso Usar por tempo determinado
Hormônios Eritropoetina Anticoncepcionais orais Terapia de reposição estrogênica Hormônio de crescimento	Variável	Avaliar hematócrito e dose Avaliar a substituição do método Avaliar riscos e custo/benefício Suspensão
Antidepressivos Inibidores da monoaminoxidase Tricíclicos	Intenso Variável	Abordar como crise adrenérgica Abordar como crise adrenérgica
Drogas ilícitas e álcool Anfetaminas, cocaína e derivados Álcool	Efeito agudo intenso Variável	Tratamento não-farmacológico

*Avaliar nível sérico.

relação cintura-quadril, hipotireoidismo, diabetes, acromegalia, insuficiência renal crônica, gravidez. Estudos mostram que cerca de 50% dos indivíduos com a síndrome da apnéia obstrutiva do sono são hipertensos[26].

Características sugestivas de hipertensão renovascular[2]

Suspeita moderada (testes não-invasivos como a cintilografia renal são recomendados)

1. Hipertensão grave em criança ou adulto jovem, ou após os 50 anos.
2. Desenvolvimento súbito ou piora da hipertensão em qualquer idade.
3. Hipertensão e piora inexplicada da função renal.
4. Hipertensão refratária ao regime adequado de três drogas.
5. Hipertensão e detecção de sopro abdominal em região epigástrica, subcostal ou no flanco.
6. Hipertensão moderada em pacientes tabagistas, pacientes com doença aterosclerótica em outras regiões (cerebrovascular, coronária, vascular periférica) e pacientes com elevação inexplicada, porém estável do nível de creatinina.

Alta suspeita (pode considerar a realização de arteriografia diretamente)

1. Hipertensão grave (pressão diastólica maior que 120mmHg) em pacientes com elevação progressiva do nível de creatinina e refratariedade ao tratamento, especialmente em tabagistas e pacientes com doença aterosclerótica em outras regiões (cerebrovascular, coronária, vascular periférica).
2. Piora da função renal na resposta ao inibidor da enzima de conversão de angiotensina.
3. Edema agudo de pulmão recorrente.
4. Hipertensão acelerada ou maligna (retinopatia grau III ou IV).
5. Hipertensão moderada a grave e detecção de rim pequeno unilateral por qualquer estudo clínico.

Características sugestivas de aldosteronismo primário

Pacientes com dosagem sérica de potássio persistentemente baixa, sem uma causa aparente, como o uso de diuréticos. Esse achado, contudo, é falho e tem sido motivo de críticas por muitos autores, já que uma parcela significativa dos pacientes com hiperaldosteronismo primário tem níveis séricos de potássio normais ou próximos do limite inferior da normalidade. Em decorrência dessas considerações, atualmente se usa a relação sérica de aldosterona (em ng/dl):renina (em ng/ml/h) maior que 25 como principal procedimento para rastreamento na investigação do hiperaldosteronismo primário[28]. Alguns autores consideram como positiva uma relação aldosterona:renina acima de 50.

Características sugestivas da síndrome de Cushing e tratamento crônico com esteróides

Pacientes com hipertensão, fácies cushingóide, obesidade do tipo central, estrias violáceas principalmente em região do abdome.

Características sugestivas de feocromocitoma

1. Pacientes hipertensos com paroxismos súbitos em relação a situações de estresse (anestesia, angiografia, parto); provocação farmacológica (cafeína, betabloqueadores, nicotina, histamina, glicocorticóides, antidepressivos tricíclicos) e manipulação de tumores (palpação, micção).
2. Crises súbitas de cefaléia, sudorese, palpitações, nervosismo, náuseas e vômitos.

Características sugestivas de coartação da aorta

Pacientes hipertensos com pulsos carotídeos e braquiais amplos e amplitude reduzida e com pico tardio na artéria femoral.

INSPEÇÃO E PALPAÇÃO DO PRECÓRDIO

Ictus cordis

A inspeção do precórdio deve ser iniciada com o examinador localizado preferencialmente em pé, ao lado do paciente. A inspeção fornece dados importantes sobre o padrão respiratório do paciente (freqüência, regularidade e profundidade das respirações). O *ictus* ou ápice cardíaco fica normalmente localizado no quarto e quinto espaços intercostais, tomando-se como referência a linha hemiclavicular. Caracteriza-se por uma curta pulsação sistólica inicial do ventrículo esquerdo que toca a parede torácica. Ele apresenta um diâmetro aproximado de 1 a 2cm à palpação, sendo de pequena amplitude e com sensação de um golpe delicado. A duração do *ictus* envolve geralmente os dois terços da sístole, não se estendendo até a segunda bulha.

Frêmitos – os frêmitos são assim chamados por representarem a sensação tátil de um sopro.

▶ Quando investigar?

Alterações do padrão descrito acima para as características do *ictus* podem sugerir desde variações anatômicas até estados fisiológicos, passando por achados importantes de doenças cardiovasculares. O detalhamento adicional ao exame clínico agregará valores que indiquem a necessidade de pormenorizar a investigação.

Ictus **não visível ou palpável** – o *ictus* pode não ser visível ou palpável, especialmente estando o paciente em decúbito dorsal. Nesse caso, peça ao paciente para inclinar parcialmente para o decúbito lateral esquerdo. Se mesmo assim não puder encontrá-lo, uma expiração profunda seguida de um breve período de apnéia pode ajudar. Causas como obesidade, enfisema, hipertrofia muscular significativa da parede torácica podem tornar impossível a identificação do *ictus*. Lembrar que alguns pacientes podem apresentar dextrocardia, sendo que o *ictus* será encontrado do lado direito.

Ictus **desviado** – pode ser encontrado na gravidez, na elevação diafragmática esquerda, nas deformidades torácicas, no desvio do mediastino e na cardiomegalia.

Aumento do diâmetro do *ictus* – uma área do *ictus* com mais de 2 x 2cm sugere a presença de hipertrofia ventricular esquerda.

Alterações da amplitude do *ictus* – a amplitude é aumentada em estados hipercinéticos, como no hipertireoidismo e na anemia, na estenose aórtica e na regurgitação mitral. O impulso pode ser hipocinético (de menor amplitude) na miocardiopatia.

Aumento da duração do *ictus* – uma duração aumentada, que se aproxima da segunda bulha cardíaca, sugere hipertrofia ventricular esquerda.

A inspeção e a palpação do *ictus* podem fornecer ainda informações sobre a presença de terceira e quarta bulhas e sobre a condição do ventrículo direito. No primeiro caso, utilizando-se de apenas um dedo e estando o paciente em decúbito lateral esquerdo e em apnéia após a expiração, a terceira bulha pode ser detectada como um breve impulso mesodiastólico e um impulso imediatamente antes do *ictus* indica a presença da quarta bulha. Por outro lado, quando se palpa a borda esternal esquerda no terceiro, quarto e quinto espaços intercostais, a identificação de impulsos de maior amplitude e duração sugerem sobrecargas, como ocorre na estenose e na hipertensão pulmonar.

Presença de frêmitos – a detecção de frêmito à palpação sugere a intensidade maior de um sopro, já que estamos tendo sua percepção com a palma das mãos, mesmo antes de realizar a ausculta cardíaca. Em geral, a presença desse dado semiológico antecipa a presença de valvopatia mais grave. O frêmito também pode ser percebido em situações em que ocorre fluxo turbulento em localização diferente à do precórdio, tal como ocorre nas fístulas arteriovenosas.

PERCUSSÃO CARDÍACA

Método hoje em desuso, por fornecer resultados incertos. A percussão pode ser utilizada para determinar a borda cardíaca, porém resultados falso-positivos podem ocorrer pela sobreposição de regiões do pulmão sobre o coração. No entanto, duas situações merecem comentários: em casos de grandes aumentos de átrio esquerdo, pode ser detectada macicez na percussão do quinto e sexto espaços intercostais da região paravertebral esquerda; em grandes derrames pericárdicos, pode-se detectar macicez no segundo e terceiro espaços intercostais, que desaparecem com o paciente em posição ortostática, caracterizando a presença do sinal de Lewis.

AUSCULTA CARDÍACA

Para uma interpretação correta dos achados da ausculta cardíaca, é aconselhável que se empregue um plano sistemático, ouvindo em seqüência e seletivamente a primeira bulha (B1), a segunda bulha (B2), o intervalo sistólico e o intervalo diastólico. A partir disto, deve-se determinar a intensidade, a qualidade e a separação de cada um dos sons auscultados (incluindo sopros, cliques, desdobramento de bulhas e sua relação com a respiração etc.). Obviamente, uma ausculta cardíaca bem realizada requer treinamento, havendo grandes diferenças interobservador. Examinadores com pouca experiência e que dedicam pouco tempo à ausculta cardíaca freqüentemente não detectam corretamente e/ou interpretam de forma errônea os achados. Portanto, é imprescindível a dedicação a esta parte do exame clínico, sempre considerando o estado hemodinâmico e as situações associadas que o paciente apresenta ao examiná-lo (febre, gravidez, ansiedade, anemia, presença de tireoidopatias etc.).

Bulhas

A **primeira bulha** ocorre logo antes da pulsação arterial, correspondendo ao fechamento das valvas mitral e tricúspide. Estes dois componentes são mais bem auscultados no ápice e na borda esternal esquerda, respectivamente. Um desdobramento estreito de B1 é um achado normal, mais bem auscultado na borda esternal esquerda. Geralmente a primeira bulha não é influenciada pela respiração, mas é mais bem audível na expiração[29-31].

A **segunda bulha** ocorre imediatamente após o pico de pulso carotídeo, correspondendo ao fechamento das valvas aórtica e pulmonar. É audível mais facilmente no segundo e terceiro espaços intercostais ao longo das bordas esternais. A B2 é mais aguda que a B1 e divide-se em dois componentes: os ruídos de fechamento aórtico (A2) e pulmonar (P2). Este último é mais suave do que A2, transmitido menos amplamente e normalmente não é audível no ápice. A intensidade de A2 depende do relacionamento anatômico da aorta e a parede torácica anterior, bem como o nível de pressão da aorta. O desdobramento de B2 é mais bem avaliado com o paciente deitado, primeiro durante a respiração normal e depois com respiração lenta e profunda. O desdobramento de B2 considerado normal é aquele que ocorre durante a inspiração, já que nesta fase a pressão intratorácica torna-se mais negativa, havendo aumento do volume sangüíneo em câmaras direitas e prolongamento da sístole ventricular direita. Como conseqüência, há um retardo no fechamento da válvula pulmonar. Por outro lado, o retorno venoso para o lado esquerdo do coração diminui, a sístole ventricular esquerda encurta-se ligeiramente e o fechamento aórtico torna-se mais precoce.

A **terceira bulha (B3)** é um som de baixa freqüência gerado pela brusca desaceleração da coluna de sangue contra as paredes ventriculares no final da fase de enchimento rápido.

A **quarta bulha (B4)** ocorre em decorrência da desaceleração da coluna de sangue que é impulsionada pelos átrios na fase de contração atrial contra a massa de sangue existente no interior do ventrículo esquerdo no final da diástole.

▶ Quando investigar?

O quadro 5.35 mostra as alterações mais comumente observadas na ausculta das bulhas e se há indicação ou não de investigação.

Quadro 5.35 – Achados na ausculta das bulhas.

Bulhas	Achado	Investigar?*
B1	1. Aumento de intensidade	1. **Não**. A hiperfonese de B1 pode ser encontrada em crianças, em indivíduos magros, pessoas com o diâmetro ântero-posterior reduzido e na taquicardia sinusal. **Sim**. B1 pode estar aumentada na estenose mitral, mixoma do átrio esquerdo[32], prolapso da valva mitral, intervalo PR curto.
	2. Diminuição de intensidade	2. **Não**. A hipofonese de B1 pode ocorrer em pacientes com diâmetro ântero-posterior aumentado, obesos, idosos e em atletas. **Sim**. A sonoridade de B1 fica diminuída no prolongamento do intervalo PR, fibrose ou calcificação da válvula mitral, insuficiência ventricular grave, bloqueio de ramo esquerdo, doenças do pericárdio e insuficiência mitral.
	3. Desdobramento estreito	3. **Não**. É considerado normal.
	4. Desdobramento amplo	4. **Sim**. Pode ocorrer na estenose tricúspide, anomalia de Ebstein e no bloqueio de ramo direito.
B2	1. Aumento de intensidade	1. **Não**. Mesmo motivo de B1. **Sim**. A hiperfonese de B2 é encontrada na hipertensão arterial sistêmica e pulmonar, comunicação interatrial, tetralogia de Fallot, dilatações da aorta, aortite.

Continua na página seguinte.

Quadro 5.35 – Achados na ausculta das bulhas *(continuação).*

Bulhas	Achado	Investigar?*
	2. Diminuição de intensidade	**2. Não.** Mesmo motivo de B1. **Sim.** A hipofonese de B2 pode ser encontrada na hipotensão, estenose e insuficiência aórtica, estenose pulmonar, insuficiência cardíaca, doenças do pericárdio.
B2	3. Desdobramento amplo (aumento do desdobramento habitual que persiste por todo o ciclo respiratório) Expiração / Inspiração	**3. Não.** Pode ocorrer em crianças normais. **Sim.** É encontrado no bloqueio de ramo direito, embolia pulmonar, CIA, estenose pulmonar (retardo no fechamento da valva pulmonar).
	4. Desdobramento fixo (desdobramento que não varia com a respiração) Expiração / Inspiração	**4. Sim.** Pode ocorrer na CIA, drenagem anômala parcial das veias pulmonares, insuficiência ventricular direita, embolia pulmonar e na hipertensão pulmonar grave.
	5. Desdobramento paradoxal (desdobramento aparece na expiração e desaparece na inspiração) Expiração / Inspiração	**5. Sim.** Pode ocorrer por retardo do fechamento da valva aórtica (sobrecarga de VE, estenose aórtica grave, infarto agudo do miocárdio, bloqueio de ramo esquerdo) e por antecipação do fechamento da valva pulmonar (pré-excitação de VD – síndrome de Wolff-Parkinson-White).
B3	Presença	**Não.** A terceira bulha pode ocorrer em crianças, adolescentes, gestação, ansiedade, febre e anemia. **Sim.** É um achado freqüente nas miocardiopatias, hipertensão arterial sistêmica e pulmonar, estenoses aórtica e pulmonar, insuficiência mitral e aórtica, bloqueio atrioventricular total, persistência do canal arterial, CIA e CIV. É um marcador de gravidade da insuficiência cardíaca.
B4	Presença	**Não.** Apesar de ser um achado quase sempre associado a alguma doença significativa, pode ocorrer em situações específicas como gestação, na ansiedade e em idosos[33]. Se não houver outros achados, uma investigação mais detalhada não é necessária. **Sim.** Pode ocorrer na hipertrofia ventricular esquerda, isquemia miocárdica, miocardiopatias, fibrose miocárdica, estenose pulmonar e aórtica, insuficiência aórtica, bloqueio atrioventricular total.

Observe que um mesmo achado pode ter significados completamente diferentes. Correlacionar sempre com dados da anamnese e outros achados ao exame clínico que justifiquem a investigação.
CIA = comunicação interatrial; VE = ventrículo esquerdo; VD = ventrículo direito; CIV = comunicação intraventricular.

Sopros

O sopro cardíaco é gerado pelo fluxo turbulento através das câmaras (átrios e ventrículos)[34]. Constituem um dos sinais mais importantes pela associação com a presença de doença cardíaca estrutural[35].

Os achados auscultatórios descritos no quadro 5.36 referem-se às doenças valvares mais comumente encontradas no ambulatório e aborda a necessidade ou não de investigações adicionais, tais como a realização do ecocardiograma e em alguns casos de estudos hemodinâmicos. Obviamente, não se pretende esgotar todos os tipos de sopros que podem ser encontrados durante a ausculta[34-35] (Figs. 5.60 a 5.63).

Quadro 5.36 – Características dos sopros auscultados e diagnóstico etiológico.

Características do sopro	Diagnóstico provável	Necessidade de investigação?	Achados associados
Sistólico, regurgitativo, suave, audível na ponta do coração e com irradiação para a região axilar. B1 pode ser hipofonética	Insuficiência mitral (Fig. 5.60)	Sim	Pode ser acompanhado por estalido ou clique protomesossistólico, característico do prolapso da valva mitral
Diastólico, com timbre grave (em ruflar), mais intenso na protodiástole, diminuindo de intensidade da mesodiástole na e nova intensificação telediástole (reforço pré-sistólico)	Estenose mitral (Fig. 5.61)	Sim	Hiperfonese de B1 e estalido de abertura mitral. O reforço pré-sistólico está ausente na fibrilação atrial, por não haver contração atrial efetiva*
Diastólico, agudo, suave, aspirativo, mais bem audível no foco aórtico acessório. É mais bem auscultado com a flexão do tórax e com a pausa expiratória	Insuficiência (Fig. 5.62)	Sim	Pressão arterial divergente; pulso em martelo d'água; sinal de Duroziez (sopro diastólico auscultado com o diafragma do estetoscópio sobre a artéria femoral); sinal de Musset (impulsões na cabeça rítmica com o pulso); sinal de Müller (pulso observado na úvula); sinal de Becker (pulsações visíveis nos vasos retinianos). Em casos graves, podemos auscultar um ruflar protodiastólico semelhante ao que ocorre na estenose mitral. Este sopro, denominado de Austin Flint, ocorre porque o fluxo regurgitante proveniente da valva incompetente impede a abertura completa do folheto anterior da mitral, gerando um turbilhonamento proveniente do átrio esquerdo durante a diástole. Entretanto, neste caso não ocorre a B1 hiperfonética ou o estalido de abertura mitral
Sistólico, rude e intenso, ejetivo, mais bem audível em foco aórtico. Apresenta irradiação para o pescoço, carótida direita e região medioclavicular	Estenose aórtica (Fig. 5.63)	Sim	Pode ocorrer o desdobramento paradoxal de B2, diminuição da amplitude e aumento da duração dos pulsos carotídeos e radiais (pulso *parvus et tardus*). Pode ocorrer uma situação em que, à medida que deslocamos o estetoscópio para a área mitral, o sopro sistólico torna-se mais puro, musical e agudo, imitando a insuficiência mitral. A este fenômeno damos o nome de Gallavardin, não estando associado à presença de valvopatia mitral. Portanto, não é necessária a realização de investigações adicionais neste caso
Sistólico regurgitativo, mais audível em borda esquerda baixa. Geralmente não se irradia para a região axilar	Insuficiência tricúspide	Sim	Observa-se um aumento da intensidade do sopro à inspiração profunda em borda esternal esquerda (manobra de Rivero-Carvallo), diferenciando do sopro encontrado na insuficiência mitral
Sistólico, ejetivo, mais audível no segundo e terceiro espaços intercostais esquerdos	Estenose pulmonar	Sim	Pode estar acompanhado por desdobramento amplo de B2 e P2 hipofonética. *Ictus* do ventrículo direito com amplitude e duração aumentadas
Sistólico, pequena intensidade, auscultado ao longo da borda esternal esquerda, de característica ejetiva, suave e de timbre musical	Sopro inocente	Não**	Origina-se geralmente da vibração de folhetos pulmonares. É encontrado em situações de aumento do débito cardíaco (gestação, febre, hipertireoidismo etc.). Ocasionalmente os sopros inocentes podem ser contínuos, como o sopro venoso, que desaparece com a compressão jugular, ou o sopro mamário, auscultado em gestantes
Sistólico, mais intenso em foco pulmonar conseqüente ao hiperfluxo através desta valva	Comunicação interatrial	Sim	Desdobramento amplo e fixo da segunda bulha
Holossistólico, de timbre alto e muito intenso, melhor audível em borda esternal esquerda (terceiro e quinto espaços intercostais)	Comunicação interventricular	Sim	Freqüente o achado de frêmitos
Contínuo, áspero, em maquinaria, freqüentemente com um intervalo silencioso no final da diástole	Persistência do canal arterial	Sim	Freqüente o achado de frêmitos
Contínuo, tipo zumbido, mais audível com a campânula, sem intervalo silencioso, com maior intensidade na diástole	Sopro venoso	Não**	Pode ser encontrado em crianças de 5 a 15 anos, causado em geral pelo hiperfluxo das veias jugulares

* Outros achados podem estar presentes em pacientes com estenose mitral importante: **sopro de Graham-Steele,** que consiste no achado de insuficiência pulmonar decorrente do comprometimento das câmaras direitas nesta valvopatia; **sopro de Carey-Coombs,** que ocorre em pacientes na fase ativa da doença reumática. Neste caso, a valvulite aguda promove a formação de insuficiência mitral, o que determina um aumento do volume no átrio esquerdo e conseqüente aumento do fluxo sangüíneo na diástole, fazendo vibrar a valva que se encontra espessada. Isso promove o surgimento do sopro diastólico, em ruflar, porém sem reforço pré-sistólico.

** Se houver dúvida diagnóstica e/ou o examinador for inexperiente, deve-se consultar outro examinador ou mesmo realizar a investigação necessária.

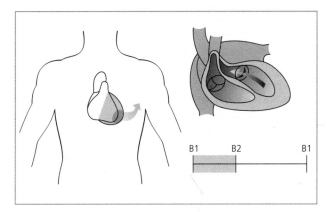

Figura 5.60 – Características auscultatórias da insuficiência mitral.

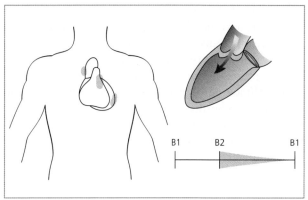

Figura 5.62 – Características auscultatórias da insuficiência aórtica.

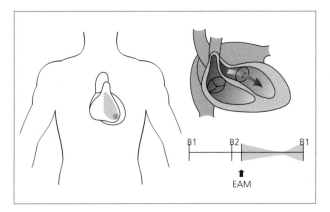

Figura 5.61 – Características auscultatórias da estenose mitral. Observe a presença do estalido de abertura mitral (EAM).

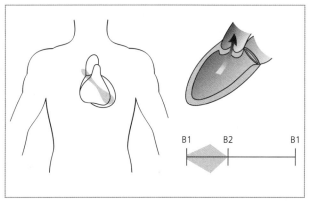

Figura 5.63 – Características auscultatórias da estenose aórtica.

Atrito pericárdico

O atrito pericárdico é um ruído cardiovascular causado pela inflamação do saco pericárdico. Ele pode ocorrer em diversas situações clínicas, tais como na pericardite viral ou como conseqüência de pós-operatório de cirurgia cardíaca. O ruído característico apresenta-se como um som em raspadura, de timbre alto (mais bem audível com o diafragma do estetoscópio) e de intensidade variável, aumentando quando o paciente se inclina para a frente e expira. Não se limita a uma fase do ciclo, podendo ter três componentes curtos que ocorreriam durante a sístole atrial, sístole ventricular e diástole ventricular. Vale destacar que esse achado é comum em pós-operatório de cirurgia cardíaca, não devendo, portanto, gerar preocupação para o paciente.

Sopro carotídeo

O achado do sopro carotídeo é um sinal de obstrução das carótidas, decorrente, em sua maioria, da formação de placas ateroscleróticas. Outras causas menos comuns incluiriam as arterites. Contudo, é freqüente não se auscultar um sopro e encontrar uma estenose carotídea significativa ao Doppler, mesmo em pacientes que tiveram um acidente vascular cerebral. Portanto, este sinal é de baixa sensibilidade para a detecção de obstrução carotídea e não deve ser tomado isoladamente para a nossa decisão de investigação. Devemos nortear por outros fatores de risco e/ou pela presença de sintomas neurológicos compatíveis com a manifestação de um ataque isquêmico transitório ou por acidente vascular cerebral propriamente dito.

Exame abdominal

O exame abdominal envolve o domínio das técnicas de inspeção, ausculta, percussão, palpação e realização de manobras especiais para a investigação de certos sinais como a ascite. De particular interesse na semiologia cardiovascular, o achado de um fígado volumoso, de borda lisa e sensível à palpação, acompanhado ou não de ascite, pode ser conseqüência da presença de insuficiência cardíaca ou de síndromes restritivas, tal qual ocorre na pericardite restritiva. Nesses casos, pode ocorrer elevação de transaminases hepáticas e icterícia como decorrência da congestão hepática. Por meio da anamnese e de outros achados ao exame clínico podemos identificar o paciente cardiopata, bem como suas manifestações sistêmicas. Ainda assim, é comum vermos muitos pedidos de ultra-ssonografia abdominal com a constatação de hepatomegalia devido à detecção de um fígado palpável ao exame, sem a correlação clínica do médico para diferenciar sua etiologia como de origem cardíaca.

Por outro lado, um fígado palpável não indica necessariamente anormalidade, podendo corresponder a uma característica individual, dependendo do biótipo. Obviamente, nesses casos, nenhuma investigação deve ser feita se tratar de um indivíduo cuja história clínica e exame clínico não revelem nada mais que um fígado palpável no rebordo costal.

A aorta abdominal é outra víscera de especial importância para o exame cardiovascular, principalmente porque alterações na sua estrutura podem determinar o aparecimento de doenças graves e por vezes fatais, como o aneurisma e a dissecção de aorta. Sabe-se que a aterosclerose é um dos principais fatores que levam ao surgimento do aneurisma de aorta. Ela promove alterações em sua parede, com enfraquecimento e diminuição da elasticidade da aorta. Como conseqüência, pode haver ruptura da aorta e esse risco é tanto maior quanto maior for o diâmetro do aneurisma.

Outra doença da aorta muito importante é a dissecção dessa artéria, constituindo uma urgência cardiológica. Ela se caracteriza pelo rompimento súbito da camada íntima da artéria, com entrada de sangue na camada média e conseqüente formação de um falso lúmen que pode ser de extensão variável. Esses pacientes apresentam-se com quadro de dor súbita de forte intensidade, com a descrição freqüente de dor "rasgando". Em associação, observam-se sintomas vasovagais como náuseas, vômitos, tonturas e em alguns episódios podem ocorrer síncopes, acidentes vasculares cerebrais e paraplegia, dependendo da região de acometimento da dissecção. Ao exame clínico, podemos encontrar assimetria ou desaparecimento de pulsos em determinadas regiões, insuficiência aórtica (quando a dissecção é proximal e envolve o anel aórtico) e hipotensão com sinais de choque.

Com relação à ausculta, a detecção de sopros abdominais é importante por revelar a presença de estenoses na aorta e em seus ramos. Na doença renovascular, por exemplo, ocorre estenose da artéria renal, com conseqüente diminuição do fluxo e surgimento de hipertensão arterial secundária.

▶ Quando investigar?

Devemos ser criteriosos diante da detecção de uma aorta palpável. Em pacientes com fatores de risco como hipertensão, hipercolesterolemia, a palpação de uma massa pulsátil, podendo ou não estar acompanhada de dor à palpação, deve nos levar a pensar na possibilidade de estarmos diante de um aneurisma. Nesses casos, devemos proceder à investigação com a utilização de métodos como tomografia computadorizada, ressonância magnética de aorta, dependendo da disponibilidade do serviço. Por outro lado, é comum palparmos a aorta abdominal de pacientes jovens, longilíneos, magros e sem fatores de risco, devendo ser considerado um achado normal.

Já o diagnóstico de aneurisma da aorta em região torácica pode surgir por meio de uma investigação de dor torácica ou mesmo acidentalmente após a realização de uma radiografia de tórax por algum outro motivo. Esses pacientes devem ser investigados para se avaliar a extensão do aneurisma e avaliação para a possibilidade de um tratamento cirúrgico.

Na presença de dissecção de aorta, é imperioso uma investigação imediata com ecocardiograma transtorácico e transesofágico, tomografia computadorizada e ressonância magnética. A indicação destes exames baseia-se na localização da dissecção, experiência e disponibilidade do serviço que recebe esse paciente.

O achado do sopro abdominal deve ser sempre investigado, pela possibilidade de detecção de estenoses. Na hipertensão renovascular, esse achado pode não ser tão freqüente (em torno de 10%), porém, sua presença é muito sugestiva dessa causa de hipertensão secundária.

Edema de membros inferiores

O edema ou "inchaço" constitui um sinal inespecífico, já que é comum a muitas situações clínicas envolvendo diferentes mecanismos fisiopatológicos. As causas de edema podem ser classificadas em dois grupos: **causas gerais ou sistêmicas**, que incluem insuficiência cardíaca congestiva, hipoalbuminemia e retenção excessiva de sal e água; e **causas locais**, como estase venosa, estase linfática (linfedema) e declive prolongado. Uma vez detectado o edema, ele deve ser caracterizado com relação à sua natureza (edema mole ou duro), distribuição, presença de ulcerações, pigmentação, acometimento do pé, simetria ou se o edema é bilateral ou não.

▶ Quando investigar?

A presença de edema de membros inferiores requer que o médico sempre faça uma anamnese e exame clínico inicial para descartar situações benignas como o edema ortostático de edemas que representem manifestações de importantes doenças. Particularmente no sistema cardiovascular, sua presença pode ser um sinal de insuficiência cardíaca congestiva, sendo comum a presença de outros sinais como estase jugular, hepatomegalia, refluxo hepatojugular, desvio do *ictus cordis*, presença de B3 etc. Neste caso, a investigação e o tratamento devem seguir aos da própria disfunção ventricular. Edemas assimétricos ou unilaterais devem ser sempre investigados.

- Trombose venosa profunda – nesta situação, o edema normalmente é assimétrico e mole. O membro é quente, os pulsos estão presentes e freqüentemente encontramos dor, calor e rubor. O sinal de Homans (dor na panturrilha à dorsiflexão dos pés) é um achado de baixo valor preditivo para a presença ou ausência da trombose venosa profunda (Fig. 5.64). Em um estudo envolvendo 124 pacientes com suspeita clínica de trombose venosa profunda que foram submetidos à flebografia para sua confirmação, o sinal de Homans foi encontrado em uma freqüência semelhante nos pacientes com e sem trombose[36]. Sua importância clínica justifica-se por ser uma das principais causas do tromboembolismo pulmonar (Fig. 5.65). O diagnóstico envolve, além da avaliação clínica, a realização do Doppler de membros inferiores.

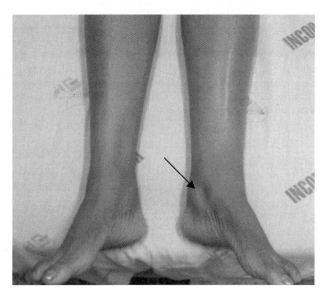

Figura 5.64 – Trombose venosa profunda.

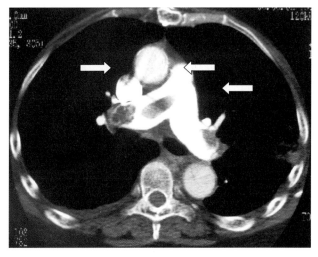

Figura 5.65 – Tomografia de tórax da mesma paciente da figura 5.64, mostrando a presença de falhas de enchimento do contraste nas artérias pulmonares, compatível com o diagnóstico de embolia pulmonar (setas) como complicação da trombose venosa profunda.

CONSIDERAÇÕES FINAIS

Os achados expostos anteriormente deixam claro a importância do conhecimento para a tomada de decisões, sem se esquecer do bom senso para julgar cada caso e considerar as nuances e diferenças existentes em cada indivíduo. Vimos em diversas oportunidades que um mesmo achado pode ter significados completamente diferentes, sendo o contexto – palavra tão explorada neste capítulo – um ponto de alicerce para uma correta necessidade de investigação. Por outro lado, alguns sinais ao exame clínico requerem investigação detalhada inquestionável. Cabe ao médico, dentro da chamada boa prática da Medicina (*Good practice*)[37] trilhar corretamente cada caminho, evitando desgastes pessoais e socioeconômicos desnecessários.

Agradecimentos

À contribuição fundamental de A. Falcetti Júnior (www.falcetti.com.br) na elaboração das figuras contidas neste capítulo.

REFERÊNCIAS BIBLIOGRÁFICAS

1. Hampton JR, Harrison MJG, Mitchell JRA et al. Relative contributions of history-taking, physical examination, and laboratory investigation to diagnosis and management of medical outpatients. BMJ 1975; 2:486. ▪ 2. Pryor DB, Shaw L, McCants CB et al. Value of the history and physical in identifying patients at increased risk for coronary artery disease. Ann Intern Med 1993; 118:81. ▪ 3. Sandler G. The importance of the history in the medical clinic and the cost of unnecessary tests. Am Heart J 1980; 100:928. ▪ 4. Salcedo EE, Cohen GI, White RD, Davison MB. Cardiac tumors: diagnosis and treatment. Curr Probl Cardiol 1992; 17:73. ▪ 5. Carney JA, Gordon H, Carpenter PC et al. The complex of myxomas, spotty pigmentation, and endocrine overactivity. Medicine 1985; 64:270. ▪ 6. Friedman WF, Silverman N. Congenital heart disease in infancy and childhood. In: Braunwald E, Zipes DP, Libby P (ed). Heart Disease. A Textbook of Cardiovascular Medicine. 6th ed, Philadelphia: WB Saunders, 2001, p 1505. ▪ 7. Marsalese DL, Moodie DS, Vacante M et al. Marfan's síndrome: natural history and long-term follow-up of cardiovascular involvement. J Am Coll Cardiol 1989; 14:422. ▪ 8. Freeman SB, Taft LF, Dooley KJ et al. Population-based study of congenital heart defects in Down syndrome. Am J Med Genet 1998; 80:213. ▪ 9. Braunwald E, Perloff JK. Physical examination of the heart and circulation. In: Braunwald E, Zipes DP, Libby P (ed). Heart disease. A textbook of cardiovascular medicine. 6th ed, Philadelphia: WB Saunders, 2001, p 27. ▪ 10. Blackshear JL, Randle HW. Reversibility of blue-gray cutaneous discoloration from amiodarone. Mayo Clin Proc 1991; 66:721. ▪ 11. Fargion S, Fracanzani AL, Piperno A et al. Prognostic factors for hepatocellular carcinoma in genetic hemochromatosis. Hepatology 1994; 20:1426. ▪ 12. Keil H. The rheumatic subcutaneous nodules and simulating lesions. Medicine 1938; 17:261. ▪ 13. Yee J, McAllister K. The utility of Osler's nodes in the diagnosis of infective endocarditis. Chest 1987; 92:751. ▪ 14. Om A, Ellahham S, DiSciascio G. Cholesterol embolism: An underdiagnosed clinical entity. Am Heart J 1992; 124:1321. ▪ 15. Davis K, Kennedy JW, Kemp Jr HG et al. Complications of coronary arteriography from the collaborative study of coronary artery surgery (CASS). Circulation 1979; 59:1105. ▪ 16. Karchmer AW. Infective Endocarditis. In: Braunwald E, Zipes DP, Libby P (ed). Heart disease. A Textbook of Cardiovascular Medicine. 6th ed, Philadelphia: WB Saunders, 2001, p 1723. ▪ 17. De Paula AA. Fundoscopia. JBM 1998; 75:36. ▪ 18. Swartz MH. Jugular venous pressure pulse: Its value in cardiac diagnosis. Prim Cardiol 1982; 8:197. ▪ 19. Ewy GA. The abdominojugular test: technique and hemodynamic correlates. Ann Intern Med 1988; 109:456. ▪ 20. Reeve R, Reeve FJ, Lin TK. Paradoxal pulse – revisited. Am Heart J 1976; 92:120. ▪ 21. López M. Pulso arterial. In: López M, Medeiros JL (ed). Semiologia Médica. As Bases do Diagnóstico Clínico. 3ª ed. São Paulo, Atheneu Editora, 1990, p 259. ▪ 22. Assumi RA, Mason DT, Vera Z et al. Reversed pulsus paradoxus. N Engl J Med 1973; 289:1272. ▪ 23. Chobanian AV, Bakris GL, Bla-

ck HR et al. The seventh report of the Joint National Committee on prevention, detection, evaluation, and treatment of high blood pressure. JAMA 2003; 289:2560. ▪ 24. Vasan RS, Larson MG, Leip EP et al. Assessment of frequency of progression to hypertension in non-hypertensive participants in The Framingham Heart Study. Lancet 2001; 358:1682. ▪ 25. Drager LF, Ladeira RT, Brandão-Neto RA. Síndrome da apnéia obstrutiva do sono e sua relação com a hipertensão arterial sistêmica. Evidências Atuais. Arq Bras Cardiol 2002; 78:531. ▪ 26. Lattimore JD, Celermajer DS, Wilcox I. Obstructive sleep apnea and cardiovascular disease. J Am Coll Cardiol 2003; 41:1429. ▪ 27. Mann SJ, Pickering TG. Detection of renovascular hypertension. State of the art. Ann Intern Med 1992; 117:845. ▪ 28. Kater CE. Hiperaldosteronismo primário: novas tendências. Rev Bras Hipertens 2002; 9:165. ▪ 29. Harwey WP. Heart sounds and murmurs. Circulation 1964; 30:262. ▪ 30. Abrams J. Current concepts of the genesis of heart sounds. I. First and second sounds. JAMA 1978; 239:2787. ▪ 31. Abrams J. Current concepts of the genesis of heart sounds. II. Third and fourth sounds. JAMA 1978; 239:2029. ▪ 32. Gershlic AH, Leech G, Mills PG, Letham A. The loud first sound in left atrial myxoma. Br Heart J 1984; 52:403. ▪ 33. Spodick DH, Quarry-Pigott VM. Fourth heart sound as a normal finding in older persons. N Engl J Med 1973; 288:140. ▪ 34. Braunwald E, Perloff JK. Physical examination of the heart and circulation. In: Braunwald E, Zipes DP, Libby P (ed). Heart Disease. A Textbook of Cardiovascular Medicine. 6th ed, Philadelphia: WB Saunders, 2001, p 27. ▪ 35. Grinberg M, Spina GS, Rossi EG. Exame do Coração. In: Benseñor IM, Atta JA, Martins MA (ed). Semiologia Clínica. 1ª ed, São Paulo: Sarvier, 2002, p 50. ▪ 36. Cranley JJ, Canos AJ, Sull WJ. The diagnosis of deep venous thrombosis. Fallibility of clinical symptoms and signs. Arch Surg 1976; 111:34. ▪ 37. Eledrisi MS. We must save the art of Medicine. Arch Intern Med 2000; 160:1701.

36. CONTROLE DOS FATORES DE RISCO PARA A DOENÇA CARDIOVASCULAR

Itamar de Souza Santos
Paulo A. Lotufo

O conhecimento da existência de fatores ambientais ou próprios a um indivíduo que propiciam risco maior do aparecimento de uma doença é relativamente recente, embora a observação clínica remonta à escola hipocrática que já descrevia que indivíduos obesos tinham risco maior de morrer subitamente.

O ponto de virada no conhecimento moderno veio com os resultados do Framingham Heart Study no início dos anos 60[1]. Em 1948, quando este estudo foi iniciado, pouco se sabia sobre os fatores de risco mais importantes para doenças cardíacas ou cerebrovascular apesar de a doença coronária estar se tornando cada vez mais freqüente tanto como angina do peito como, principalmente, pelo aumento de infartos do miocárdio e morte súbita de causa cardíaca. O objetivo do Framingham Heart Study foi o de identificar os fatores comuns ou característicos que contribuem para o surgimento da doença coronária, seguindo um grande número de indivíduos que ainda não haviam apresentado doença coronária clínica, história de infarto ou doença cerebrovascular. Inicialmente, foram recrutados 5.209 homens e mulheres entre 30 e 62 anos na cidade de Framingham, Massachusetts e iniciou-se uma primeira etapa de entrevistas clínicas, exame clínico e exames complementares, que mais tarde foram analisados para se identificar padrões comuns relacionados ao desenvolvimento de doença coronária. Desde 1948, esses pacientes vêm retornando ao estudo a cada dois anos para reavaliação. Foi um projeto de tanto sucesso que uma nova coorte com os filhos e respectivos cônjuges foi iniciada em 1971 (*offspring cohort*) e atualmente está sendo recrutada uma terceira geração deste estudo (*generation III cohort*) com os filhos da segunda geração.

Ao longo dos anos, a monitorização cuidadosa da população do Framingham Study nos levou à identificação dos principais fatores de risco cardiovascular – hipertensão arterial, dislipidemia, tabagismo, obesidade, diabetes e sedentarismo –, bem como informação valiosa quanto ao papel dos triglicérides, HDL-colesterol, idade e gênero na gênese das doenças cardiovasculares. A partir do conhecimento destes fatores de risco e de sua importância relativa no desenvolvimento da doença coronária, foram desenvolvidos alguns instrumentos para estimar o risco de um determinado indivíduo apresentá-la a longo prazo. Atualmente, essas ferramentas vêm tendo cada vez mais destaque e inclusive as recomendações atuais no tratamento de dislipidemia levam em consideração essa estimativa de risco. Apresentaremos as duas principais formas adotadas atualmente para realizar essa estimativa.

Nos últimos anos, entretanto, novos estudos mudaram a percepção do paciente diabético cujo risco é maior que o estimado inicialmente. Esse conceito e suas implicações no tratamento dos demais fatores de risco serão discutidos no decorrer deste capítulo.

Estimativas do risco cardiovascular

A forma talvez mais utilizada nos dias de hoje ainda são as tabelas de risco de Framingham atualizadas[2], método adotado pelo National Heart, Blood and Lung Institute. Estes algoritmos estimam o risco total de doença coronária (incluindo neste conceito *angina pectoris*, infarto do miocárdio não-fatal ou morte por doença coronária) no decorrer de 10 anos. Tabelas separadas são utilizadas para homens e mulheres e os fatores para estimar risco incluem idade, colesterol total (ou LDL-colesterol quando disponível), HDL-colesterol, pressão arterial sistólica, tabagismo e diabetes. Não devem ser incluídos nessa estimativa pacientes com doença coronária já conhecida. Outras formas de doença cardíaca ou vascular (como doença cerebrovascular e episódio isquêmico transitório) não estão incluídas na análise.

Deve ser feito um somatório dos pontos encontrados em cada passo e o escore final levado à última tabela nos dará o risco estimado de desenvolver doença coronária em 10 anos, em homens e mulheres, respectivamente (Tabelas 5.10 e 5.11).

Tabela 5.10 – Tabela de escore de Framingham para homens.

Passo 1

Idade

Anos	Pontos LDL	Pontos
30-34	−1	[−1]
35-39	0	[0]
40-44	1	[1]
45-49	2	[2]
50-54	3	[3]
55-59	4	[4]
60-64	5	[5]
65-69	6	[6]
70-74	7	[7]

Passo 2

LDL-colesterol

(mg/dl)	(mmol/L)	Pontos LDL
< 100	< 2,59	−3
100-129	2,60-3,36	0
130-159	3,37-4,14	0
160-190	4,15-4,92	2
≥ 190	≥ 4,92	2

Colesterol

(mg/dl)	(mmol/L)	Pontos
< 160	< 4,14	[−3]
160-199	4,15-5,17	[0]
200-239	5,18-6,21	[1]
240-279	6,22-7,24	[2]
≥ 280	≥ 7,25	[3]

Passo 3

HDL-colesterol

(mg/dl)	(mmol/L)	Pontos LDL	Pontos
< 35	< 0,90	2	[2]
35-44	0,91-1,16	1	[1]
45-49	1,17-1,29	0	[0]
50-59	1,30-1,55	0	[0]
≥ 60	≥ 1,56	−1	[−2]

Passo 4

Pressão arterial

Sistólica (mmHg)	Diastólica (mmHg) < 80	80-84	85-89	90-99	≥ 100
< 120	0 [0] pontos				
120-129		0 [0] pontos			
130-139			1 [1] pontos		
140-159				2 [2] pontos	
≥ 160					3 [3] pontos

Nota: Quando a pressão sistólica e diastólica levam a estimativas diferentes do nº de pontos, use o valor mais elevado.

Passo 5

Diabetes

	LDL pontos	Pontos colesterol
Não	0	[0]
Sim	2	[2]

Passo 6

Fumante

	LDL pontos	Pontos colesterol
Não	0	[0]
Sim	2	[2]

Soma dos passos 1-6

Passo 7

Somando os pontos

Idade	_____
LDL-colesterol ou colesterol	_____
HDL-colesterol	_____
Pressão arterial	_____
Diabetes	_____
Fumante	_____
Total de pontos	_____

Determinação do risco de doença isquêmica coronária pelo nº total de pontos

Passo 8

Risco de DIC

Pontos LDL Total	10 anos Risco de DIC (%)	Pontos do colesterol total	Risco de DIC em 10 anos (%)
< −3	1		
−2	2		
−1	2	[< −1]	[2]
0	3	[0]	[3]
1	4	[1]	[3]
2	4	[2]	[4]
3	6	[3]	[5]
4	7	[4]	[7]
5	9	[5]	[8]
6	11	[6]	[10]
7	14	[7]	[13]
8	18	[8]	[16]
9	22	[9]	[20]
10	27	[10]	[25]
11	33	[11]	[31]
12	40	[12]	[37]
13	47	[13]	[45]
≥ 14	≥ 56	[≥ 14]	[≥ 53]

Comparação com uma pessoa de mesma idade com risco médio excluindo angina

Passo 9

Idade (anos)	Risco médio de DIC em 10 anos (%)	Risco médio de DIC em 10 anos (%)	Risco médio de DIC em 10 anos comparado a pessoa com perfil de risco baixo (%)
30-34	3	1	2
35-39	5	4	3
40-44	7	4	4
45-49	11	8	4
50-54	14	10	6
55-59	16	13	7
60-64	21	20	9
65-69	25	22	11
70-74	30	25	14

Chave

Cor	Risco relativo
Verde	Muito baixo
Branco	Baixo
Amarelo	Moderado
Rosa	Alto
Vermelho	Muito alto

*O risco sem angina exclui angina *pectoris* como evento cardiovascular.
**O risco baixo é calculado comparando-se a pessoa de mesma idade, pressão arterial normal, LDL-colesterol entre 100-129mg/dl ou colesterol total entre 160-199mg/dl, HDL-colesterol para homens e 55mg/dl para mulheres, não-fumante e sem diagnóstico de diabetes.
A estimativa do risco é derivada da experiência do Estudo de Framingham em população branca do Estado de Massachusetts, EUA. Adaptado de Wilson et al., 1998.

Tabela 5.11 – Tabela de escore de Framingham para mulheres.

Passo 1

Idade		
Anos	Pontos LDL	Pontos
30-34	−9	[−9]
35-39	−4	[−4]
40-44	0	[0]
45-49	3	[3]
50-54	6	[6]
55-59	7	[7]
60-64	8	[8]
65-69	8	[8]
70-74	8	[8]

Passo 2

LDL-colesterol		
(mg/dl)	(mmol/L)	Pontos LDL
< 100	< 2,59	−2
100-129	2,60-3,36	0
130-159	3,37-4,14	0
160-190	4,15-4,92	2
≥ 190	≥ 4,92	2

Colesterol		
(mg/dl)	(mmol/L)	Pontos
< 160	< 4,14	[−2]
160-199	4.15-5,17	[0]
200-239	5.18-6,21	[1]
240-279	6,22-7,24	[1]
≥ 280	≥ 7,25	[3]

Passo 3

HDL-colesterol			
(mg/dl)	(mmol/L)	Pontos LDL	Pontos
< 35	< 0,90	5	[5]
35-44	0,91-1,16	2	[2]
45-49	1,17-1,29	1	[1]
50-59	1,30-1,55	0	[0]
≥ 60	≥ 1,56	−2	[−3]

Passo 4

Pressão arterial					
Sistólica (mmHg)	Diastólica (mmHg)				
	< 80	80-84	85-89	90-99	≥ 100
< 120	−3 [−3] pontos				
120-129		0 [0] pontos			
130-139			0 [0] pontos		
140-159				2 [2] pontos	
≥ 160					3 [3] pontos

Nota: Quando a pressão sistólica e diastólica levam a estimativas diferentes do nº de pontos, use o valor mais elevado.

Passo 5

Diabetes		
	LDL pontos	Pontos colesterol
Não	0	[0]
Sim	2	[2]

Passo 6

Fumante		
	LDL pontos	Pontos colesterol
Não	0	[0]
Sim	2	[2]

Soma dos passos 1-6

Passo 7

Somando os pontos	
Idade	_____
LDL-colesterol ou colesterol	_____
HDL-colesterol	_____
Pressão arterial	_____
Diabetes	_____
Fumante	_____
Total de pontos	_____

Determinação do risco de doença isquêmica coronária pelo nº total de pontos

Passo 8

Risco de DIC			
Pontos LDL Total	10 anos Risco de DIC (%)	Pontos do colesterol total	Risco de DIC em 10 anos (%)
≤ −2	1	[≤ −2]	[1]
−1	2	[−1]	[2]
0	2	[0]	[2]
1	2	[1]	[2]
2	3	[2]	[3]
3	3	[3]	[3]
4	4	[4]	[4]
5	5	[5]	[4]
6	6	[6]	[5]
7	7	[7]	[6]
8	8	[8]	[7]
9	9	[9]	[8]
10	11	[10]	[10]
11	13	[11]	[11]
12	15	[12]	[13]
13	17	[13]	[15]
14	20	[14]	[18]
15	24	[15]	[20]
16	27	[16]	[24]
≥ 17	≥ 32	[≥ 17]	[≥ 27]

Comparação com uma pessoa de mesma idade com risco médio excluindo angina

Passo 9

Idade (anos)	Risco médio de DIC em 10 anos (%)	Risco médio de DIC em 10 anos (%)	Risco médio de DIC em 10 anos comparado a pessoa com perfil de risco baixo (%)
30-34	< 1	< 1	< 1
35-39	< 1	< 1	1
40-44	2	1	2
45-49	5	2	3
50-54	8	3	5
55-59	12	7	7
60-64	12	8	8
65-69	13	8	8
70-74	14	11	8

Chave	
Cor	Risco relativo
Verde	Muito baixo
Branco	Baixo
Amarelo	Moderado
Rosa	Alto
Vermelho	Muito alto

*O risco sem angina exclui angina *pectoris* como evento cardiovascular.
**O risco baixo é calculado comparando-se a pessoa de mesma idade, pressão arterial normal, LDL-colesterol entre 100-129mg/dl ou colesterol total entre 160-199mg/dl, HDL-colesterol para homens e 55mg/dl para mulheres, não-fumante e sem diagnóstico de diabetes.
A estimativa do risco é derivada da experiência do Estudo de Framingham em população branca do Estado de Massachusetts, EUA. Adaptado de Wilson et al., 1998.

Outro sistema de estimativa de risco bastante utilizado é o desenvolvido em Nova Zelândia e adotado pela Sociedade Européia de Cardiologia[3]. Essas tabelas estimam o risco absoluto anual de uma pessoa apresentar um evento cardiovascular (angina, infarto do miocárdio, morte por doença coronária, doença cerebrovascular ou episódio isquêmico cerebral transitório). Essa estimativa também exclui pacientes com doença coronária conhecida. Deve-se encaixar cada paciente no quadro adequado, levando-se em consideração, gênero, idade, presença ou ausência de diabetes e de tabagismo, pressão arterial sistólica e relação colesterol total:HDL-colesterol do paciente. A cor do quadrado selecionado indica o risco absoluto anual de evento cardiovascular desse paciente, sendo a região de menor risco e a de maior risco (Fig. 5.66).

Deve-se ressaltar que no desenvolvimento dessas tabelas foram utilizados apenas os fatores de risco que apresentaram maior impacto nos estudos realizados. Não obstante, outros fatores de risco também são conhecidos (como história familiar significativa de doença coronária, hipertrigliceridemia e hipercolesterolemia familiar) e indivíduos com esses fatores provavelmente têm um risco absoluto maior que o indicado pelas tabelas. Dessa forma, nessas situações em especial, o julgamento clínico é necessário para estratificar o risco de o paciente desenvolver doença coronária no futuro.

O paciente diabético

Há muito tempo se reconhece que a presença de diabetes tipo 2 está associada com um aumento significativo no risco de doença arterial coronária (doença coronária)[5]. Na última década, entretanto, essa associação foi reconhecida como cada vez mais forte. Parte desse efeito certamente se deve à presença mais freqüente de outros fatores de risco cardiovasculares nessa população.

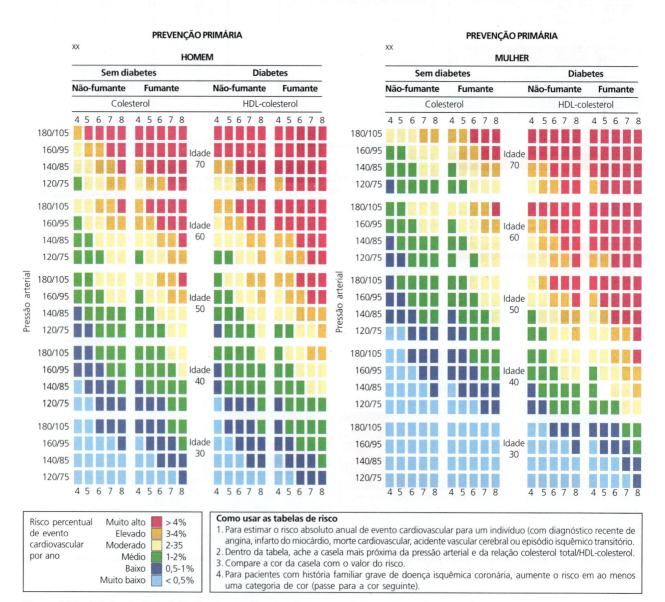

Figura 5.66 – Tabelas da Nova Zelândia para a estimativa do risco anual de evento cardiovascular[4].

As recomendações atuais da *American Diabetes Association* (2003)[10] para pacientes adultos diabéticos em relação às metas de controle dos fatores de risco cardiovasculares estão apresentadas na tabela 5.12.

Tabela 5.12 – Recomendações da Associação Americana de Diabetes para controle dos fatores de risco da doença cardiovascular.

Parâmetro		ADA 2003
Controle glicêmico	Hemoglobina A$_{1c}$	< 7%
	Glicemia pré-prandial	90-130mg/dl
	Glicemia pós-prandial	< 180mg/dl
Controle da pressão arterial	Sistólica	< 130mmHg
	Diastólica	< 80mmHg
Controle de lípides	LDL-colesterol	< 100mg/dl
	HDL-colesterol	> 40mg/dl
	Triglicérides	< 150mg/dl

Alguns pacientes diabéticos, quando são aplicadas para eles as tabelas de estimativa de risco cardiovascular, apresentam menos de 20% de probabilidade de desenvolver doença coronária em 10 anos. Esses pacientes são geralmente os mais jovens. Entretanto, se projetarmos esses mesmos dados para a idade de 65 anos veremos que a maioria deles tem o risco estimado maior que 20%. Essa alta probabilidade desses pacientes desenvolverem doença coronária precoce é a justificativa para a adoção de metas mais rígidas mesmo nos pacientes mais jovens.

Diabetes e hipertensão

Em estudos observacionais, pacientes diabéticos e hipertensos apresentam duas vezes mais risco de desenvolver doença cardiovascular que hipertensos não-diabéticos. Pacientes diabéticos e hipertensos também estão sob maior risco de desenvolver complicações específicas do diabetes como retinopatia e nefropatia[11]. O *Sixth Report of the Joint National Committee on Prevention, Detection, Evaluation, and Treatment of High Blood Pressure* do NIH/NHLBI (JNC 5) de 1997 já reconhecia o benefício do tratamento medicamentoso de pacientes diabéticos com pressão arterial normal alta (> 135x85mmHg)[12] e isso se manteve no JNC 7. Resultados do estudo *United Kingdom Prospective Diabetes Study* (UKPDS) mostram que a cada queda de 10mmHg na pressão arterial sistólica, o risco de complicações relacionadas ao diabetes cai em 12%, as mortes relacionadas ao diabetes em 15%, infarto do miocárdio em 11% e complicações microvasculares em 13%. Não há evidência de limiar de risco, o que sugere que maiores diminuições levariam a maiores benefícios[11,13].

Diabetes e dislipidemia

A concentração média de LDL-colesterol nos indivíduos diabéticos não é significativamente diferente dos não-diabéticos. O padrão mais típico de dislipidemia do paciente diabético é de triglicérides altos, HDL-colesterol baixo e LDL-colesterol pequenos e densos. Este subtipo de LDL-colesterol, porém, parece ser mais aterogênico mesmo em concentrações consideradas normais[14].

Diabetes e tabagismo

A maioria dos trabalhos mais antigos documentando o impacto do tabagismo na saúde não discutia separadamente os resultados em subgrupos de pacientes com diabetes, sugerindo que os riscos identificados eram equivalentes aos encontrados na população geral. Estudos posteriores, focados em indivíduos com diabetes, consistentemente mostraram um risco aumentado de morbidade e de morte prematura associado com o desenvolvimento de complicações macrovasculares entre tabagistas. O tabagismo também está relacionado com o desenvolvimento precoce de complicações microvasculares do diabetes e pode ter um papel no desenvolvimento do diabetes tipo 2[15].

A cessação do tabagismo é uma das poucas intervenções que pode ser recomendada com segurança e com custo-efetividade para todos os pacientes. Grandes estudos randomizados têm demonstrado a eficácia e custo-benefício de certas formas de aconselhamento em mudança do comportamento quanto ao tabagismo em pacientes tanto na atenção primária à saúde quanto hospitalizados. Estes trabalhos, em conjunto com estudos mais limitados, especialmente voltados para pacientes diabéticos, sugerem que o aconselhamento quanto à interrupção do tabagismo é efetiva na diminuição do uso do tabaco nessa população de alto risco. O uso de fármacos pode reduzir os sintomas de abstinência relacionados ao cigarro e os benefícios de sua prescrição relacionados ao aumento do índice de sucesso na suspensão do tabagismo ultrapassam em muito seus riscos, exceto em situações especiais como gravidez, em que as avaliações devem ser feitas caso a caso[15].

Conclusões

O *Framingham Heart Study* continua extremamente atual, mesmo após completar seu 50º aniversário. Parece haver uma tendência nas associações médicas internacionais de maior impacto em individualizar o tratamento dos pacientes com fatores de risco para doença coronária de acordo com seu risco para desenvolver doença coronária no futuro, reservando tratamentos mais agressivos e metas mais rígidas para aqueles de maior risco. Isso parece implicar um impacto tanto em âmbito individual, tornando esses pacientes menos suscetíveis, quanto populacional, já que intervenções que não diminuiriam tanto o *risco relativo* dos indivíduos (como abaixar "ainda mais" os níveis de LDL-colesterol, por exemplo), quando aplicadas em uma população de mais alto risco, reduzem de maneira satisfatória o *risco absoluto*, resultando em melhor relação custo-benefício. Saber lidar com os instrumentos que estimam tal risco pode ser de grande importância para o tratamento desses pacientes em futuro próximo.

REFERÊNCIAS BIBLIOGRÁFICAS

1. NHLBI Framingham Heart Study http://www.nhlbi.nih.gov/about/framingham/. ▪ 2. Wilson PWF, D'Agostino RB, Levy D et al. Prediction of coronary heart disease using risk factor categories. Circulation 1998; 97:1837. ▪ 3. Second Joint Task Force of European and other Societies on Coronary Prevention. Prevention of Coronary Heart Disease in Clinical Practice European Heart Journal 1998; 19:1434. ▪ 4. New Zealand Guidelines Group http://www.nzgg.org.nz/. ▪ 5. Kannel WB, McGee DL. Diabetes and glucose tolerance as risk factors for cardiovascular disease: the Framingham Study. Diabetes Care 1979; 2:120. ▪ 6. Haffner SM, Lehto S, Rönnemaa T et al. Mortality from coronary heart disease in subjects with type 2 diabetes and in nondiabetic subjects with and without prior myocardial infarction. N Engl J Med 1998; 339:229. ▪ 7. Malmberg K, Yusuf S, Gerstein HC et al. Impact of diabetes on long-term prognosis in persons with unstable angina and non-Q-wave myocardial infarction. Results of the OASIS (Organization to Assess Strategies for Ischemic Syndromes) Registry. Circulation 2000; 102:1014. ▪ 8. Heart Outcomes Prevention Evaluation Study Investigators. Effects of an angiotensin converting enzyme inhibitor, ramipril, on cardiovascular events in high-risk persons. The Heart Outcomes Prevention Evaluation Study Investigators. N Engl J Med 2000; 342:145. ▪ 9. Third Report of the National Cholesterol Education Program (NCEP) Expert Panel on Detection, Evaluation, and Treatment of High Blood Cholesterol in Adults (Adult Treatment Panel III). Circulation 2002; 106:3143. ▪ 10. American Diabetes Association. Standards of Medical Care for Patients with Diabetes Mellitus. Diabetes Care 2003; Suppl 1:S33. ▪ 11. American Diabetes Association. Treatment of Hypertension in Adults with Diabetes. Diabetes Care 2003; Suppl 1:S80. ▪ 12. The Sixth Report of the Joint National Committee on Prevention, Detection, Evaluation, and Treatment of High Blood Pressure. NIH Publication No. 98-4080. ▪ 13. UK Prospective Diabetes Study Group. Tight blood pressure control and risk of macrovascular and microvascular complications in type 2 diabetes: UKPDS 38. BMJ 1998; 317:703. ▪ 14. American Diabetes Association. Management of Dyslipidemia in Adults with Diabetes. Diabetes Care 2003; Suppl 1:S83. ▪ 15. American Diabetes Association. Smoking and Diabetes. *Diabetes Care* 2003; Suppl 1:S89.

MÓDULO 6

ALTERAÇÕES ENDOCRINOLÓGICAS

- *Diabetes mellitus* tipo 1
- *Diabetes mellitus* tipo 2
- Doenças da tireóide
- Osteoporose
- Tratamento das dislipidemias
- Obesidade
- Doenças da adrenal
- Hipoglicemia

37. DIABETES MELLITUS TIPO 1

Alina Coutinho Rodrigues
Tatiana Goldbaum
Márcia Nery

CONCEITO

O *diabetes mellitus* tipo 1 é doença metabólica que se apresenta com hiperglicemia inadequada secundária a deficiência na secreção de insulina.

A *American Diabetes Association*[1] recomenda dividir o *diabetes mellitus* tipo 1 em: tipo 1a (imunomediado) e 1b (deficiência grave da insulina não-imunomediada).

O diabetes tipo 1, previamente denominado de insulino-dependente ou *diabetes mellitus* de início na juventude, é responsável por 5 a 10% dos casos. O *diabetes mellitus* tipo 1a resulta de destruição das células beta do pâncreas auto-imunomediada. Marcadores desta destruição imune das células incluem anticorpos anti-células das ilhotas (ICA512), contra insulina, contra descarboxilase do ácido glutâmico (GAD65) e contra tirosino-fosfatases IA1 e IA2. Geralmente, mais do que um destes anticorpos estão presentes em 85 a 90% dos indivíduos quando a hiperglicemia de jejum é detectada. A taxa de destruição celular imune é muito variável nesse tipo de diabetes, sendo mais rápida em lactentes e crianças e mais lenta em adultos. Alguns pacientes, particularmente crianças e adolescentes, podem desenvolver cetoacidose como primeira manifestação da doença. A depender da população avaliada, 5 a 15% parece ser tipo 2, entretanto expressam auto-anticorpos; nestes, a progressão para a dependência da insulina desenvolve-se rapidamente (em três anos).

O diabetes tipo 1a pode surgir em qualquer idade, geralmente acontece em crianças, em indivíduos que não têm história familiar de diabetes e não são obesos. Os portadores estão também predispostos a outras doenças auto-imunes como a de Graves, tireoidite de Hashimoto, doença de Addison, vitiligo, doença celíaca, hepatite auto-imune, miastenia grave e anemia perniciosa. A doença de Graves, a tireoidite de Hashimoto e a doença celíaca são as mais comuns.

O diabetes idiopático (ou tipo 1b) não tem uma etiologia ainda conhecida. Alguns desses pacientes têm insulinopenia permanente e estão predispostos à cetoacidose, mas não há evidência de auto-imunidade. Apenas uma pequena parte dos diabéticos fazem parte desta categoria que tem forte herança familiar.

QUADRO CLÍNICO

O diabetes tipo 1, tipicamente, surge em crianças que não apresentam sobrepeso ou obesidade e com história recente de poliúria, polidipsia, polifagia, perda de peso e, muitas vezes, cetoacidose diabética. Entretanto, com a epidemia de obesidade em todo o mundo, o crescente índice de massa corpórea e a alimentação rica em gorduras e carboidratos, a prevalência de *diabetes mellitus* tipo 2 em crianças tem aumentado muito. Relatos recentes estimam prevalência de 8 a 45% de diabetes não-imunomediado em crianças. A diferenciação e a classificação inicial devem ser feitas com base na apresentação clínica. No *diabetes mellitus* tipo 2 na criança, o quadro é arrastado, a perda de peso é mínima e ao longo do tempo pode haver características que sugerem resistência à insulina, como síndrome dos ovários policísticos e acantose nigricante. Cerca de 85% dessas crianças apresentam sobrepeso ou são obesas, 74 a 100% têm parentes de primeiro ou segundo graus com diabetes, mais de 33% tem cetonúria e 5 a 25% cetoacidose na apresentação, podendo dificultar o diagnóstico[2].

DIAGNÓSTICO

O diagnóstico do diabetes é feito por meio de quadro clínico clássico de poliúria, polidipsia, polifagia e perda ponderal associado a documentação de glicemias elevadas em jejum ou testes de tolerância à glicose oral repetidos e confirmados em segunda ocasião (exceto em condições de sinais e sintomas sugestivos de diabetes). Os critérios são:

1. Sintomas de diabetes (poliúria, polidipsia e perda inexplicada de peso) e glicemia casual (em qualquer momento do dia) ≥ 200mg/dl ou
2. Glicemia plasmática de jejum (de pelo menos 8 horas ≥ 126mg/dl ou
3. Glicemia plasmática ≥ 200mg/dl 2 horas após sobrecarga de glicose oral no teste de tolerância à glicose oral com 75g de glicose dissolvida em água[3].

Seguindo-se ao diagnóstico do diabetes, os níveis de peptídeo C sérico basal e estimulado e o peptídeo C urinário podem ser usados para acessar a função das células pancreáticas. A detecção de peptídeo C em diabéticos tipo 1 é considerada expressão de atividade residual de células, que permite um melhor controle metabólico[4,5]. Gandullia et al. observaram que o peptídeo C sérico em jejum > 1ng/ml refletia a produção residual de insulina endógena, permitindo menor requerimento de suplementação de insulina e melhor controle. A função também pode ser acessada pelo peptídeo C urinário[6]. Quanto mais precoce é o início do diabetes, menores são os níveis de peptídeo C basal e estimulado, sendo os níveis maiores correlacionados com melhor controle metabólico, os quais podem ser preservados pelo tratamento com insulina[7].

EPIDEMIOLOGIA

Dados de prevalência mundial – segundo dados da *International Diabetes Federation* (http://www.idf.org), a prevalência mundial do diabetes tipo 1 em 2003 foi estimada em 0,09% (4,9 milhões de pessoas em todos os grupos etários), sendo na região norte-americana a mais alta prevalência estimada, de 0,25%.

Dados de prevalência brasileira – dados relativos ao censo de 1988 mostram que a prevalência de diabetes no Brasil (tipos 1 e 2), considerando as faixas etárias de 30 a 69 anos, é de 7,6%, com taxas variáveis de acordo com a capital analisada, sendo menor em Brasília (5,2%) e maior em São Paulo (9,66%)[8.] O programa Hiperdia do Ministério da Saúde (http://hiperdia.datasus.gov.br), por meio de sistema informatizado, cadastra e acompanha os portadores de hipertensão arterial e/ou diabetes captados no plano nacional de reorganização da atenção à hipertensão arterial e ao *diabetes mellitus* em unidades do Sistema Único de Saúde. Dos dados fornecidos, entre 1999 e 2004, são 154.994 diabéticos tipo 1, sendo 31,4% mulheres e 68,6% homens. Estes dados certamente subestimam o número de portadores.

COMPLICAÇÕES AGUDAS

Estado hiperglicêmico não-cetótico e cetoacidose diabética

O estado hiperosmolar não-cetótico e a cetoacidose são as complicações metabólicas agudas mais sérias que podem acometer o paciente diabético. Ambas as condições podem surgir no paciente diabético tipo 1, sendo a segunda situação característica do *diabetes mellitus* tipo 1 e muitas vezes forma da sua apresentação inicial que carrega consigo mortalidade < 5%. O edema cerebral é responsável por 57 a 87% de todas as mortes na cetoacidose diabética e outras possíveis causas são hipocalemia, hipercalemia, hipoglicemia e complicações no sistema nervoso central como hematoma, trombose, sepse e infecções, pneumonia aspirativa, edema pulmonar, síndrome do desconforto respiratório do adulto. A cetoacidose diabética é mais comum em crianças com idade inferior a 4 anos e baixo nível socioeconômico[9].

Patogênese

A cetoacidose diabética é causada por diminuição da insulina circulante efetiva associada a aumento dos hormônios contrarreguladores, como glucagon, hormônio de crescimento, catecolaminas, cortisol, levando a aumento da produção de glicose hepática e renal e prejuízo no consumo de glicose periférica com resultante hiperglicemia, hiperosmolaridade, aumento da lipólise com formação de corpos cetônicos (beta-hidroxibutirato, acetoacetato) com cetonemia e acidose metabólica. A hiperglicemia e acidose resultam em diurese osmótica, desidratação e perda de eletrólitos.

Fatores precipitantes

O fator precipitante mais comum é a infecção. Comumente, o *diabetes mellitus* tipo 1 apresenta-se com cetoacidose diabética ao diagnóstico e está associado à descontinuação ou suplementação inadequada de insulina.

Fatores de risco para cetoacidose diabética

Redução inadvertida ou supressão das doses de insulina com a finalidade de perder peso (principalmente nas meninas). Adolescência (período em que a supervisão dos pais diminui e a autonomia do paciente aumenta associada a aumento da resistência a insulina pelos contrarreguladores).

Critérios diagnósticos de cetoacidose diabética

Os critérios diagnósticos para cetoacidose diabética estão resumidos no quadro 6.1[10].

Quadro 6.1 – Diagnósticos para cetoacidose diabética e avaliação de gravidade[10].

	Leve	Moderada	Grave
Glicemia	> 250	> 250	> 250
pH arterial	7,25-7,3	7,0-7,24	< 7,0
Bicarbonato sérico (mEq/l)	15-18	10-15	< 10L
Cetonas urinárias*	Positivo	Positivo	Positivo
Cetonas séricas	Positivo	Positivo	Positivo
Osmolaridade efetiva (mOsm/kg)**	Variável	Variável	Variável
Anion gap	> 10	> 12	> 12
Alteração sensorial	Alerta	Alerta/sonolento	Estupor/coma

* Método de reação por nitroprussiato.
** 2Na (mEq/l) + Glc (mg/dl) /18.

COMPLICAÇÕES CRÔNICAS

Patogênese

Sabe-se que o diabético tipo 1 está sujeito a inúmeras complicações. Dados de animais de experimentação e estatísticas clínicas têm mostrado que as complicações específicas do diabetes (microangiopatia: retinopatia, neuropatia e nefropatia) estão fortemente relacionadas ao componente hiperglicêmico do diabetes. Níveis elevados de glicemia exercem seus efeitos em múltiplos órgãos de maneira direta e indireta, fortemente relacionados à duração e à intensidade da hiperglicemia. Os altos níveis de glicemia podem interferir com o metabolismo do cristalino, da retina e do axônio periférico, provocando a catarata, retinopatia e neuropatia. Níveis elevados de glicemia alteram o metabolismo das células endoteliais e sangüíneas e também da composição das proteínas. A parede e o conteúdo de pequenos vasos são afetados, resultando em problemas locais de fluxo e hipóxia. A formação de produtos glicosilados não-enzimáticos de proteínas, o aumento das concentrações de sorbitol e a formação de diacilglicerol têm sido propostos como os mecanismos pelos quais a hiperglicemia causa complicações crônicas[11]. Entretanto, a hiperglicemia é necessária mas não suficiente para a delicada rede de complicações do diabetes. Outros mecanismos como produção de fatores angiogênicos, acúmulo de sorbitol nos tecidos com mudanças nos gradientes osmóticos, glicosilação de proteínas, alteração da reatividade vascular, mudanças no metabolismo do óxido nítrico e anormalidades em fatores de relaxamento derivados do endotélio são causas potenciais de lesões. Além disso, metabolismo alterado de ácidos graxos e proteínas com deficiência relativa ou absoluta de insulina é também causa de complicações[11].

Retinopatia diabética

A retinopatia diabética é a causa mais freqüente de novos casos de cegueira entre adultos. O mais forte preditor do desenvolvimento de retinopatia diabética é a duração da doença, quanto maior é o tempo de duração do diabetes maiores são os riscos de desenvolvimento da nefropatia diabética[12]. No WESDR (The Wisconsin Epidemiologic Study of Diabetic Retinolathy II), 80% dos diabéticos tipo 1 de início na infância tinham algum tipo de retinopatia após 15 anos de doença, sendo em 25% a prevalência de retinopatia proliferativa neste grupo ao fim de 15 anos[13].

A ocorrência desta complicação também está relacionada ao grau de controle metabólico. As lesões envolvem vasos de pequeno calibre e membranas basais progredindo desde lesões não-proliferativas leves caracterizadas por aumento da permeabilidade vascular à retinopatia não-proliferativa moderada a grave com oclusão vascular e até a retinopatia proliferativa, na qual existe neovascularização da retina e vítreo (Quadro 6.2). O edema macular pode estar presente em todas estas fases e caracteriza-se por espessamento da retina.

Quadro 6.2 – Escala de retinopatia diabética. Adaptado do *The Airlie House Classification Scheme*[14].

Nível de gravidade da doença	Achados observados à oftalmoscopia com dilatação
Retinopatia diabética não-aparente	Sem anormalidades
Retinopatia diabética não-proliferativa muito leve	Somente microaneurismas
Retinopatia diabética não-proliferativa leve	Microaneurismas associados a exsudatos algodonosos e/ou hemorragias retinianas leves
Retinopatia diabética não-proliferativa moderada	Microaneurismas associados a anormalidades intra-retinianas microvasculares ou hemorragias retinianas moderadas
Retinopatia diabética não-proliferativa grave	Qualquer um dos seguintes: 20 ou mais hemorragias intra-retinianas em quatro quadrantes, definitivo *venous beading* em dois ou mais quadrantes, anormalidades intra-retinianas microvasculares proeminentes em um ou mais quadrantes
Retinopatia diabética proliferativa	Um ou mais dos seguintes: neovascularização definitiva, hemorragia vítrea ou pré-retiniana

A perda visual é causada principalmente devido ao descolamento da retina por distorção causada pela neovascularização, hemorragia vítrea e pré-retinal, glaucoma neovascular com perda da visão e catarata.

Sem tratamento, 50% dos pacientes que desenvolvem retinopatia diabética proliferativa tornam-se cegos em cinco anos e, com os tratamentos apropriados, o risco de cegueira diminui para menos de 5%.

Avaliação da retinopatia no diabético tipo 1 – não esperemos sinais e sintomas marcantes da retinopatia diabética para suspeitar desse diagnóstico. Comumente, existem poucos sintomas até que a perda visual significativa ocorra. Diante da falta de sinais e sintomas que identifiquem corretamente o início do comprometimento visual e da existência de tratamentos que previnem perda visual e progressão da doença, a Associação Americana de Diabetes[15] recomenda o exame oftalmológico para os pacientes diabéticos dos tipos 1 e 2 (acessado por meio da oftalmoscopia indireta com dilatação pupilar e *stereo fundus photography*, sendo o primeiro mais sensível para a detecção do espessamento retinal do edema macular e da neovascularização precoce).

Recomendações da ADA para exame oftalmológico em diabéticos do tipo 1 estão apresentadas no quadro 6.3[15].

Os achados de retinopatia não-proliferativa moderada a grave requerem exames mais freqüentes para a determinação da melhor época para o início do tratamento. Em pacientes sem retinopatia, a determinação

Quadro 6.3 – Recomendações para exame oftalmológico da ADA.

Grupo de pacientes	Recomendação do primeiro exame	Seguimento
Diabetes mellitus tipo 1	Após 3-5 anos do diagnóstico da doença se o paciente tem idade ≥ 10 anos	Anual
Gestação em paciente diabética	Prévio à concepção e durante o primeiro trimestre	Seguimento depende dos achados no primeiro trimestre

de seguimento anual não está bem estabelecida, já que esses pacientes têm baixa incidência de progressão para edema macular e retinopatia proliferativa. Essas recomendações não se aplicam a pacientes que desenvolvem diabetes gestacional, pois estes não estão sob risco de desenvolvimento de retinopatia. A oftalmoscopia indireta é um método de fácil acesso à retinopatia diabética, entretanto, exige, para a correta avaliação, médicos com experiência no reconhecimento dessas lesões.

NEUROPATIA DIABÉTICA

É a forma mais comum de neuropatia em países desenvolvidos, sendo responsável por 50-75% das amputações não-traumáticas. É uma doença bastante heterogênea e o comprometimento dos nervos envolve o sistema nervoso periférico sensorial e motor distal e proximal, assim como o sistema nervoso autônomo. Está presente em 42% dos pacientes diabéticos após 20 anos de doença[16].

A neuropatia periférica somatossensorial é causada por desarranjo metabólico nos neurônios. Já o comprometimento vascular focal parece ser responsável pela mononeuropatia focal, na qual provavelmente existe obstrução da *vasa nervorum* com isquemia levando a essas alterações[11]. O quadro clínico é variável e envolve múltiplos órgãos e sistemas. Abrange desde a neuropatia sensitiva distal em bota e luva até a falência autonômica total com hipotensão ortostática refratária a tratamento. O paciente pode apresentar neuropatia periférica motora com amiotrofia, plexopatia, radiculopatia, síndromes compressivas, neuropatia periférica sensitiva simétrica distal, neuropatia dolorosa aguda e neuropatia dolorosa crônica.

A polineuropatia distal sensitiva, pelo comprometimento das fibras sensoriais do tipo C, resulta em perda da sensação protetora contra estímulos nocivos, dolorosos e térmicos, aumentando o risco de amputação em 1,7 vez. Diante da presença de deformidade, conseqüência da neuropatia (pé de Charcot), o risco aumenta em 12 a 36 vezes se há história prévia de ulceração. O risco de ulceração apresenta-se aumentado em homens, duração de doença acima de 10 anos, pobre controle metabólico e com complicações cardiovasculares, retinianas e renais[17]. Já a neuropatia autônomica é um marcador de aumento da mortalidade. Uma vez desenvolvida, a mortalidade aproxima-se de 25-50% em 5-10 anos[18].

De acordo com a convenção de Santo Antônio[19], os principais grupos de distúrbio neurológico nos pacientes diabéticos consistem em:

Neuropatia subclínica – determinada por anormalidades em testes eletrodiagnósticos e testes sensoriais quantitativos, sem sinais e sintomas.

Neuropatia clínica difusa – esta pode ser proximal ou distal e tem grande comprometimento sensoriomotor simétrico e disfunção autonômica.

Neuropatia focal – incluem as mononeuropatias e a síndrome compreensíveis.

NEUROPATIA PERIFÉRICA

Tipos

- Neuropatia hiperglicêmica.
- Polineuropatia periférica: sensorial e autonômica.
- Neuropatia focal ou multifocal: craniana, toracoabdominal, focal dos membros.
- Amiotrofia diabética.
- Mistas.

Neuropatia hiperglicêmica – neuropatia de rápida recuperação caracterizada por sintomas sensoriais distais desconfortáveis em membros inferiores em pacientes diabéticos pobremente controlados. Estudos de condução nervosa mostram redução da velocidade de condução que rapidamente melhora com o estabelecimento da euglicemia. Paradoxalmente, pacientes diabéticos descontrolados podem apresentar, transitoriamente, sintomas sensoriais distais com rápido estabelecimento da normoglicemia.

Polineuropatia simétrica – é a forma mais comum de acometimento nervoso do diabetes. É predominantemente sensorial e autonômica com relativamente pouco envolvimento motor. Tem início insidioso e é irreversível. Com o progredir da doença, existe a ascensão de deficiência proximal dos membros e, tardiamente, afeta a parede abdominal anterior e espalha-se lateralmente ao redor do tronco. O vértice da cabeça e o centro da face podem ser afetados. Variantes têm sido descritas: a dolorosa de pequenas fibras, a variante dolorosa crônica, a síndrome pseudo-siringomiélica e a síndrome atáxica (pseudotabes diabética).

Neuropatia dolorosa aguda – descrita, principalmente, em pacientes com perda rápida de peso. É caracterizada por dor intensa em queimação na porção distal dos membros inferiores com hiperestesia cutânea em pernas, principalmente à noite. A função motora e os reflexos estão preservados e a perda sensorial é leve.

Neuropatia focal e multifocal – a causa parece ser um pouco diferente da neuropatia simétrica distal. Nos pacientes acometidos, geralmente idosos, os nervos predominantemente afetados são os cranianos, os toracoabdominais e os dos membros, nesta ordem. O terceiro par craniano é o mais freqüentemente afetado (podendo causar confusão com aneurisma de comunicante posterior em caso de dilatação pupilar), seguido pelo acometimento do sexto e sétimo pares cranianos. A neuropatia truncal apresenta-se com dor em cintura com ou sem hiperestesia. O início desses acometimentos geralmente é súbito, associado com dor, e apresenta remissão espontânea, na grande maioria das vezes.

Diagnóstico

O diagnóstico da neuropatia diabética periférica pode ser acessado por meio do Escore de Neuropatia Periférica de Michigan (*The Michigan Diabetic Neuropathy Score* – MDNS) que foi estudado por Feldman et al.[20] e usado no DCCT (*Diabetes Control and Complication Trial*).

O MDNS consiste em um exame neurológico clínico quantitativo constituído por teste de percepção vibratória, teste do monofilamento de 10g, exame da força muscular, teste do reflexo aquileu.

Por meio de um questionário simples (*The Michigan Sensory Neuropathy Inventory* – MSNI é possível suspeitar de neuropatia periférica com apenas 15 perguntas. São questões sobre dormência, perda de sensibilidade ao toque, cãibras em pernas e pés, sensação de alfinetadas, hiperpatia, perda de sensação da temperatura, ulcerações, dor pior à noite e história prévia de amputação (Quadro 6.4). Resposta positiva a 4 ou mais questões correlaciona-se confiavelmente com neuropatia.

Quadro 6.4 – Questionário do MDSN e MSNI.

1. Suas pernas e/ou pés são dormentes?	Sim ☐ Não ☐
2. Você tem alguma queimação em pernas e/ou pés?	Sim ☐ Não ☐
3. Seus pés são sensíveis ao toque?	Sim ☐ Não ☐
4. Você tem cãibras em suas pernas e/ou pés?	Sim ☐ Não ☐
5. Você tem sensação de agulhadas nas pernas e/ou pés?	Sim ☐ Não ☐
6. O contato da roupa incomoda a sua pele?	Sim ☐ Não ☐
7. Você já teve úlcera em seu pé?	Sim ☐ Não ☐
8. Ao tomar banho você é capaz de distinguir a água quente da fria?	Sim ☐ Não ☐
9. Seu médico já lhe contou que você tem neuropatia?	Sim ☐ Não ☐
10. Você se sente fraco a maioria do tempo?	Sim ☐ Não ☐
11. Seus sintomas são piores à noite?	Sim ☐ Não ☐
12. Suas pernas doem quando você anda?	Sim ☐ Não ☐
13. Você sente seus pés quando anda?	Sim ☐ Não ☐
14. A pele de seus pés é seca a ponto de ferir?	Sim ☐ Não ☐
15. Você já teve amputação?	Sim ☐ Não ☐

Diagnóstico da neuropatia periférica esquematizado

Exame clínico – inspecionar os pés procurando por evidência de pele excessivamente seca, formações calorosas, fissuras, ulceração e deformidades (pé plano, dedos em martelo, dedos sobrepostos, hálux valgo, subluxação de articulações, proeminência na cabeça dos metatarsos, convexidade medial com achatamento do cavo sugerindo fraturas (pé de *Charcot*) e amputação.

Teste do monofilamento – teste simples que consiste na aplicação de um filamento de náilon de 10g no dorso do primeiro pododáctilo e, em seguida, em 10 pontos da planta dos pés. O paciente é questionado se sente o filamento. Caso o sinta em oito ou mais aplicações, indica que a sensibilidade protetora está preservada (escore 0); percepção de uma a sete aplicações, sensibilidade reduzida (escore 1); e a não percepção, ausência de sensação (escore 2).

O Consenso Internacional do Pé Diabético recomenda a detecção da neuropatia por meio do teste do monofilamento de 5.07 de Semmes-Weinstein aplicando-se em três pontos dos pés (cabeça do primeiro metatarso, falange proximal do primeiro pododáctilo e cabeça do quinto metatarso) (Quadro 6.5). A sensação é considerada ausente diante das duas de três respostas incorretas e o paciente é considerado em risco de ulceração. O Consenso Brasileiro de Complicações Crônicas do Diabetes recomenda também outras áreas de teste: primeiro, terceiro e quinto pododáctilos e primeiro, terceiro e quinto metatarsos.

Quadro 6.5 – Sistema de classificação de risco conforme o Consenso Internacional do Pé Diabético[21].

Categoria	Risco	Freqüência de avaliação
0	Neuropatia ausente	Uma vez por ano
1	Neuropatia presente	Uma vez a cada 6 meses
2	Neuropatia presente, sinais de doença vascular periférica e/ou deformidade nos pés	Uma vez a cada 3 meses
3	Amputação prévia/úlcera prévia	Uma vez a cada 1-3 meses

Reflexos tendíneos – faz-se a percussão do tendão de Aquiles com a graduação da resposta obtida: escore 0 para normal, 1 para fraqueza leve a moderada e 2 para fraqueza grave.

Sensibilidade vibratória – usando um diapasão 128Hz, testamos a vibração na proeminência da cabeça do primeiro metatarso. O paciente é questionado quando ele deixa de sentir a vibração. Quando o pacinte deixa de sentir a vibração, o diapasão é colocado sobre uma proeminência óssea do examinador que classifica a vibração percebida por ele. Vibração que dura menos de 10 segundos significa percepção da vibração presente no paciente; vibração maior que 10 segundos, percepção reduzida no paciente; e a percepção está ausente se não é percebida pelo paciente e é pelo examinador. O diagnóstico definitivo da neuropatia periférica é feito por meio de estudos de eletroneuromiografia.

NEUROPATIA AUTONÔMICA

O diabetes também acomete o sistema nervoso autônomo e este comprometimento marca importante aumento da mortalidade nesses pacientes. Como afeta vários órgãos e sistemas, a anamnese e o exame clínico direcionados contribuem para o diagnóstico dessas condições[22].

Questões sobre órgãos e sistemas para o diagnóstico de disautonomia

Aparelho sudomotor – presença de pele seca, xerostomia, sudorese nas mãos, pés secos e frios.

Aparelho genital – dificuldade de ereção ou de manter a ereção nos homens.

Aparelho urinário – perda de urina (urinar por extravasamento na bexiga neurogênica flácida do diabético).

Aparelho gastrintestinal – náuseas, vômitos, sensação de plenitude após refeição sugerindo gastroparesia diabética, obstipação ou diarréia.

Sistema nervoso simpático – queixas de tontura ortostática sugerindo hipertensão ortostática e taquicardia mantida.

Testes para acessar a neuropatia autonômica[23]

A neuropatia autonômica pode ser avaliada em vários testes:

Testes de avaliação do reflexo sudomotor com iontoforese com pilocarpina.

Teste para avaliação cardiovascular – pode ser acessado por meio de inúmeras avaliações, como o teste de sensibilidade barorreflexa, eletrocardiograma basal para medição do intervalo QT, monitorização da variabilidade da freqüência cardíaca em 24 horas, monitorização ambulatorial da pressão arterial e, o de mais simples realização, a medida da pressão arterial em ortostase.

Teste de sensibilidade barorreflexa – durante a manobra de Valsalva, é feita a medição e a avaliação da variabilidade do intervalo R-R. O que o teste pode ser capaz de detectar é a ausência de bradicardia mediada pelo barorreflexo estimulado pela manobra de Valsava, esta variabilidade pode estar prejudicada em pacientes diabéticos.

Eletrocardiograma basal para a medida do intervalo QT – este intervalo pode estar aumentado em pacientes diabéticos.

Medida da variabilidade da freqüência cardíaca em 24 horas – baixa variabilidade na freqüência cardíaca é interpretada como balanço simpatovagal a favor da atividade simpática com efeito arrritmogênico. Esta alteração pode estar presente em pacientes diabéticos.

Monitorização ambulatorial da pressão arterial em 24 horas – monitora-se a pressão arterial durante 24 horas e a ausência de descenso noturno (queda de pelo menos 10% na pressão arterial durante a noite) é sinal de neuropatia autonômica incipiente.

Medida da pressão arterial em ortostase – após a medição da pressão arterial do paciente sentado é feita a medida da pressão arterial em pé após 1 minuto. A queda da pressão arterial sistólica em 20mmHg ou queda da pressão arterial diastólica em 10mmHg é compatível com a neuropatia autonômica, desde que sejam afastadas outras causas de hipotensão ortostática.

Testes para avaliação gastrintestinal – a cintilografia de esvaziamento gástrico é o método mais acurado para acessar a gastroparesia. É de fácil execução, não-invasivo, entretanto falta padronização da técnica, da composição da refeição, do cálculo das taxas de esvaziamento. O volume médio da refeição usada no teste deve ser de aproximadamente 300 a 500ml com conteúdo calórico total maior que 300 calorias. Gastroparesia é usualmente definida quando a taxa de esvaziamento é maior que 2 desvios-padrão da variação do controle[24].

Testes para avaliação geniturinária – por meio de estudos de urodinâmica.

NEFROPATIA DIABÉTICA

O surgimento da nefropatia está também relacionada à duração da doença. É a causa mais comum de doença renal em estágio terminal nos EUA e também no Brasil. Uma vez desenvolvida a nefropatia incipiente, que é a microalbuminúria (excreção de mais de 30mg/dia ou > 20mcg/min de albumina na urina), existe aumento de 10-20% na taxa de excreção de albumina por ano em 80% dos diabéticos do tipo 1 afetados, com progressão da nefropatia para macroalbuminúria em cerca de 10-15 anos. Uma vez desenvolvida a nefropatia macroalbuminúrica, a taxa de filtração glomerular declina de forma variável ao longo dos anos, culminando com o desenvolvimento de doença renal em estágio terminal em 50% dos diabéticos do tipo 1 em mais 10 anos e em mais 75% em 15 anos se não for instituída nenhuma intervenção para esses pacientes. Com o surgimento da nefropatia incipiente, é comum o aparecimento da hipertensão arterial, justificando a pesquisa por nefropatia nos diabéticos do tipo 1 que se apresentam com hipertensão arterial ao diagnóstico.

Para o rastreamento da nefropatia em pacientes diabéticos do tipo 1 recomenda-se pesquisa da microalbuminúria anualmente. Pode-se testar uma amostra de urina (de preferência a da manhã) com fitas para a detecção de proteinúria e, se o resultado for positivo, fazer a dosagem da proteinúria de 24 horas para a quantificação; diante de negatividade, testar microalbuminúria. Os métodos recomendados para rastreamento da nefropatia diabética são os seguintes:

Medida da razão albumina/creatinina em amostra urinária – método simples, prático, que provê informação acurada. Melhor utilizar urina da manhã para evitar as variações posturais.

Microalbuminúria de 24 horas – coleta da urina durante 24 horas para análise da microalbuminúria.

Coleta por tempo – coleta da urina com medida da microalbuminúria em 4 horas ou durante a noite.

O diagnóstico de microalbuminúria se fará após confirmação de positividade de microalbuminúria em duas a três coletas em três a seis meses (devido à variabilidade na excreção de albumina na urina) e tendo sido afastadas causas de possíveis falso-positivos (hipertensão importante, infecção urinária, estado febril agudo, insuficiência cardíaca, hiperglicemia transitória e exercício) que produzem elevações na excreção urinária de albumina.

Uma vez detectada a microalbuminúria a retestagem anual pode ser feita para verificar progressão, resposta ao uso de terapia com inibidor da enzima de conversão da angiotensina e antagonista dos receptores de angiotensinogênio e até mesmo regressão espontânea (definida como diminuição de 50% na excreção que pode acontecer em até 58% dos pacientes, demonstrando que a presença não significa progressão inexorável para nefropatia)[24] (Tabela 6.1).

Tabela 6.1 – Definição de anormalidades na excreção de albumina.

Grupo	Amostra urinária isolada (mcg de creatinina)	Coleta em 24h (mg/24h)	Coleta por tempo (mcg/min)
Normal	< 30	< 30	< 20
Microalbuminúria	30-299	30-299	20-199
Albuminúria clínica	≥ 300	≥ 300	≥ 200

VASCULOPATIA DIABÉTICA
DOENÇA ISQUÊMICA CORONÁRIA

A doença cardiovascular caracterizada por doenças isquêmica coronária (DIC), cerebrovascular e vascular periférica são a principal causa de morte em indivíduos diabéticos. O diabético do tipo 1, apesar de não apresentar, a princípio, os fatores de risco cardiovasculares tradicionais (resistência à insulina, hipertensão arterial sistêmica e dislipidemia) tem risco bastante aumentado de doença cardiovascular.

O fator preditor mais importante de doença cardiovascular prematura nesses pacientes é o tempo de duração da doença. Como o diabetes tipo 1 geralmente tem início na infância, esses pacientes apresentam DIC na terceira e quarta décadas de vida. Além disso, a DIC do paciente diabético, freqüentemente, é mais grave ao diagnóstico e tem maior morbimortalidade.

Após os 30 anos de idade, a mortalidade devido à DIC aumenta rapidamente em homens e mulheres diabéticos do tipo 1. Na idade de 55 anos, a taxa de mortalidade cumulativa devido à DIC pode chegar a 35 +/5%[25].

The Diabetes UK Cohort estudou 23.751 pacientes diabéticos do tipo 1 diagnosticados com menos de 30 anos entre 1972 e 1993. Esse grande estudo mostrou que, com média de seguimento de 17 anos, a mortalidade por doença cardiovascular foi de 37,3% e por doença cerebrovascular de 5,6% (neste, principalmente na faixa etária de 20-39 anos com aumento de risco de cinco vezes no homem e de sete vezes na mulher)[26].

Estudo de coorte de diabético do tipo 1[27] mostrou, em um seguimento de 14 anos, que os mais fortes preditores para DIC foram duração do diabetes (os pacientes que morreram por DIC tinham em média 9,4 a mais de duração de diabetes), nível de HDL-colesterol mais baixo, apolipoproteína B mais alta, nível de LDL-colesterol mais elevado. Também foram importantes presença de retinopatia e elevação no nível de uréia e creatinina.

Rastreamento de complicações

Diagnosticar DIC assintomática em diabéticos permite a implementação de programa para a redução de morbimortalidade cardiovascular, início de terapêutica com medicações antiisquêmicas e identificação precoce do paciente em que a revascularização é apropriada[28].

Indicações para a realização de testes para a avaliação de DIC em diabéticos:

- Sintomas cardíacos típicos ou atípicos.
- ECG de repouso sugestivo de isquemia ou infarto agudo do miocárdio.
- Doença arterial periférica ou doença carotídea oclusiva.
- Vida sedentária, idade > 35 anos e plano de realização de programa de exercício vigoroso.
- Dois ou mais fatores de risco em adição ao diabetes:

Colesterol total ≥ 240mg/dl, LDL-colesterol ≥ 160mg/dl ou HDL-colesterol < 35mg/dl*.
Pressão arterial acima de 140 x 90mmHg**.
Tabagismo.
História familiar de DIC precoce (homens < 55 anos e mulheres < 65 anos).
Micro/macroalbuminúria positiva.

Testes utilizados para rastreamento de DIC

Teste de esforço – utilizado em pacientes que podem se exercitar e apresentam eletrocardiogramas interpretáveis (sem bloqueio de ramo esquerdo, sem Wolff-Parkinson-White, sem marca-passo, sem elevação de segmento ST > 1mm, sem efeitos de digitálicos). É um teste simples, sensível (quando atingida freqüência cardíaca adequada para avaliação – aproximadamente 85% da freqüência cardíaca máxima para a idade). É capaz de detectar, principalmente, doença multivaso e comprometimento da descendente anterior. Também fornece a capacidade física em equivalente metabólico do indivíduo e o consumo de oxigênio ($\dot{V}O_2$) quando se trata de teste ergoespirométrico além de ser um marcador de bom prognóstico quando normal.

Cintilografia de perfusão miocárdica – avalia a isquemia por meio do grau de captação e distribuição do radiotraçador, além de acessar a viabilidade miocárdica. Quantifica, com precisão, a gravidade e a extensão da isquemia e possibilita a mensuração da fração de ejeção nos pacientes, com importantes informações prognósticas. Semelhante ao ecocardiograma (ECO) estresse em doença acometendo vários vasos, entretanto, na presença de infarto agudo do miocárdio prévio e em doença de um único vaso é superior ao ECO estresse.

A presença de imagens normais, com DIC detectável ao cateterismo cardíaco, indica bom prognóstico.

ECO estresse – avalia a isquemia por meio de movimentação regional anômala da parede acometida. Para boas e confiáveis imagens, é necessário um ecocardiografista experimentado que possa obter imagens de alta qualidade em até 60 segundos após o término do exercício. Comparável à cintilografia na doença de múltiplos vasos. Tanto na cintilografia quanto no ECO estresse, o mecanismo desencadeador da isquemia pode ser o esforço físico (esteira ou bicicleta) ou farmacológico em indivíduos que não podem fazer esforço físico.

---

* Na ocasião da realização deste consenso estava em vigência o NCEP II. As novas recomendações de metas lipídicas, a partir do NCEP III[29] determinam, para diabéticos, o objetivo de tratamento como colesterol total < 200mg/dl, LDL-colesterol < 100mg/dl e HDL-colesterol > 45mg/dl; desta forma, estas recomendações de rastreamento podem estar superestimando níveis de lípides.

** As recomendações atuais para níveis pressóricos ideais no paciente diabético são de tratamento para pressões acima de 130 x 80mmHg[30], justificando, talvez, incluir valores acima desse nível como fator de risco para rastreamento de doença cardiovascular.

Seguimento dos pacientes de acordo com os achados no teste não-invasivo confrontados com o risco pré-teste

O quadro 6.6 mostra como a partir da correlação entre o risco pré-teste e os testes de rastreamento não-invasivos deve-se definir o seguimento dos pacientes.

Quadro 6.6 – Classificação do tipo de seguimento baseado no risco pré-teste e nos testes de rastreamento não-invasivos.

Risco pré-teste	Testes de rastreamento			
	Normal	Alterações de baixo risco	Alterações de risco moderado	Alterações de alto risco
Baixo (0-1 FR)	A	C	D	D
Moderado (2-3 FR)	A	C	C	D
Alto (4-5 FR)	B	C	C	D

FR = freqüência cardíaca; A = seguimento de rotina: reavaliação anual de sintomas e sinais de insuficiência cardíaca congestiva e doença cardiovascular e testes de rastreamento de 3-5 anos; B = seguimento de perto: avaliação clínica mais freqüente e rastreamento em 1-2 anos; C = imagem; D = referir ao cardiologista, possível cateterização.

DOENÇA ARTERIAL PERIFÉRICA

É o fator mais importante relacionado ao resultado de uma úlcera no pé do paciente diabético. Geralmente não há lesões arteriais periféricas específicas do diabetes. A doença arterial periférica no diabético é mais freqüente, afeta indivíduos mais jovens, sem diferenças quanto a gênero, de progressão mais rápida, multissegmentar e predomínio distal.

Os sintomas dividem-se:

Estágio 1 – doença arterial oclusiva sem sintomas clínicos.

Estágio 2 – claudicação intermitente.

Estágio 3 – dor isquêmica em repouso.

Estágio 4 – ulceração ou gangrena.

O diagnóstico é dado por meio de dados do exame clínico (aspecto externo, história de claudicação e dor em repouso, exames específicos como ecodoppler com a medida do índice tornozelo-braço ≤ 0,8, sendo significativo para obstrução arterial e arteriografia, que é o padrão-ouro, mostrando o tipo e o local da obstrução).

HIPERTENSÃO

O diabetes tipo 2 e a hipertensão arterial sistêmica são comumente associados. Eles agem sinergicamente para a aceleração do dano vascular. Em torno dos 45 anos, 40% dos pacientes com *diabetes mellitus* são hipertensos, aumentando para 60% na idade de 75 anos. Nos pacientes diabéticos do tipo 1, a hipertensão está mais freqüentemente associada ao dano renal.

A presença da hipertensão aumenta todas as complicações micro e macrovasculares dos diabéticos. Está associada a duplicação da prevalência da microalbuminúria, hipertrofia ventricular esquerda e sinais eletrocardiográficos de isquemia. A hipertensão em diabéticos não só é mais comum, como também tende a ser mais persistente e com descenso noturno menor, podendo refletir neuropatia autonômica incipiente.

A excreção urinária de albumina está significativamente relacionada à elevação de pressão sistólica e diastólica. Tanto em diabéticos do tipo 1 como do tipo 2, o controle da pressão é capaz de reduzir a microalbuminúria e a doença renal em estágio terminal. Nível chamado de normal-alto (130 a 139/85 a 89mmHg) está associado com aumento de risco cardiovascular. Redução ainda maior de eventos cardiovasculares é alcançada naqueles com níveis de pressão diastólica abaixo de 80mmHg, sendo recomendados níveis pressóricos abaixo de 130/80mmHg como objetivo em todos os diabéticos.

TRATAMENTO DO DIABETES

VALORES-ALVO DURANTE O CONTROLE DE PACIENTES DIABÉTICOS DO TIPO 1

Na tabela 6.2 apresentamos os valores de glicemia capilar recomendados para o controle ideal em pacientes diabéticos do tipo 1 em esquema de insulinização intensiva recomendados.

Tabela 6.2 – Metas de controle do diabetes do tipo 1.

	Pré-prandial	Pós-prandial	Limite superior*	Limite inferior**
< 5 anos	100-200	< 200	200	100
> 5 anos	80-120	< 160	120-150	70
Adulto	80-110	< 140	100	70
Hipoglicemia assintomática***	100-150	150-200	200	150
Gestante****	70-110	< 140	100	70

*Limite glicêmico para o qual se recomenda bolo de insulina suplementar (dose de correção).
**Limite glicêmico para o qual se recomenda redução de 50% do bolo de insulina suplementar (dose de correção).
***Manter estes níveis por 3-4 semanas até que o paciente restaure a sensibilidade à hipoglicemia.
****Os níveis são mais rigorosos para não permitir problemas no desenvolvimento do feto como macrossomia.

DIETA

Devido à complexidade das orientações nutricionais é recomendado que haja um profissional nutricionista conhecedor e experiente na terapia nutricional em diabetes e que ele seja o responsável pela dieta do paciente. Entretanto, é necessário que todos os membros da equipe multidisciplinar tenham conhecimento sobre terapia nutricional e sejam capazes de dar suporte aos pacientes com diabetes que necessitem de mudanças no estilo de vida.

Objetivos da terapia nutricional para pacientes com diabetes[31]

- Atingir e manter o controle metabólico: manter os níveis de glicemia em faixa normal ou próxima ao normal para prevenir ou reduzir o risco de complicações do diabetes.

- Atingir perfil lipídico que reduza o risco de doença macrovascular.
- Atingir níveis pressóricos que reduzam riscos de doença vascular.
- Prevenir e tratar complicações crônicas do diabetes: modificar a ingestão nutricional e o estilo de vida para prevenção adequada e tratar obesidade, dislipidemia, doenças cardiovasculares, nefropatia e hipertensão.
- Melhorar a saúde com educação por escolhas alimentares saudáveis e manejo da dieta para permitir atividade física com segurança.
- Prover educação para o automanejo.

A dieta balanceada deve conter carboidratos, proteínas e lípides capazes de satisfazer as necessidades nutricionais e estilo de vida dos indivíduos diabéticos, levando-se sempre em consideração as co-morbidades que provocarão mudanças no cardápio.

O Consenso Brasileiro de Conceitos e Condutas para o *Diabetes Mellitus* da Sociedade Brasileira de Diabetes recomenda dieta hipocalórica (20-25kcal/kg) para pacientes com índice de massa corpórea (IMC) > 25kg/m², 25-35kcal/kg de peso para pacientes com IMC normal (18,5-24,9kg/m²) e > 35kcal/kg de peso para pacientes com baixo peso, divididas em cerca de quatro porções diárias, fazendo-se restrições necessárias aos portadores de co-morbidades e complicações.

Proporções dos nutrientes na dieta

Carboidratos – desde 1994, a ADA[32] recomenda que 60 a 70% da energia total diária seja distribuída entre carboidratos e gorduras monossaturadas. Não existem ainda evidências suficientes para mudar essa recomendação. O controle metabólico e o ajuste do peso ideal podem modificar essa proporção. Vários fatores influenciam a resposta glicêmica aos alimentos: quantidade e tipo de carboidrato (glicose, frutose, sucrose, lactose), cozimento e processamento do alimento, outros componentes do alimento (gorduras e substâncias naturais que lentificam a absorção – lecitina, fitato, tanino). Entretanto, a quantidade de carboidrato consumida nas refeições e lanches parece ser mais importante que sua qualidade[33]. As doses de insulina por refeição devem ser ajustadas de acordo com a quantidade de carboidratos, pois estudos mostram correlação entre a dose de insulina pré-refeição e a glicemia pós-prandial relacionada à quantidade de carboidrato da refeição. Em pacientes que não contam carboidratos ou que usam doses fixas de insulina nas pré-refeições, é ideal não haver grandes variações alimentares para não correr risco de hiper ou hipoglicemias; entretanto, esta abordagem deixa o paciente muito restrito quanto a sua alimentação.

Influência do índice glicêmico na dieta do diabético – o índice glicêmico é um sistema de "ranqueamento" para alimentos ricos em carboidratos e descreve o quanto e em quanto tempo a glicemia eleva após a ingestão de um alimento testado em comparação com um carboidrato de referência, geralmente glicose ou pão branco. Dietas com baixo índice glicêmico parecem reduzir os níveis de glicemia pós-prandial. Entretanto, os dados não fornecem evidências suficientes para a recomendação de dieta com baixo índice glicêmico como estratégia primária no planejamento alimentar dos diabéticos do tipo 1. Metanálise recente de 14 estudos[35] (356 pacientes) com seguimento médio de 10 semanas mostrou redução da hemoglobina glicosilada em 0,43% (IC 95%: 0,13-0,72). Esse estudo recomenda escolher alimentos com baixo índice glicêmico em lugar de alimentos com alto índice, pois os primeiros produzem efeitos benéficos pequenos, porém significativos, no controle glicêmico dos diabéticos a médio prazo. Não existem, até o momento, recomendações definitivas para o uso de alimentos com baixo índice glicêmico em pacientes diabéticos do tipo 1. Sua utilização pode ser encorajada por ter boa tolerabilidade e prováveis efeitos benéficos.

Fibras na dieta do *diabetes mellitus* – assim como a população geral, os diabéticos são encorajados a ingerir fibras na dieta, porque elas provêm de vitaminas, minerais e de outras substâncias saudáveis. Estudos a curto prazo sugerem benefícios da suplementação de fibras na dieta do *diabetes mellitus* tipo 1 com tendência à melhora no perfil glicêmico sem efeitos no perfil lipídico e doses de insulina e com poucos efeitos colaterais significativos[36]. Dietas ricas em fibras não parecem comprometer a aderência a longo prazo, provavelmente melhoram o controle glicêmico e reduzem o número de hipoglicemias, devendo, dessa forma, haver um encorajamento quanto ao consumo de fibras na dieta ou alimentos ricos em fibras.

Proteínas – a quantidade média de proteína ingerida pelo americano é de 15-20% da quantidade total de energia diária. As proteínas não interferem com a elevação da glicemia pós-prandial; entretanto, dietas com percentuais acima de 20% de ingestão protéica não são recomendadas, pois estudos avaliando a proporção de nutrientes alimentares não incluíram dietas com a ingestão acima deste nível. Portanto, não se sabe o efeito no desenvolvimento da nefropatia. Com o desenvolvimento de nefropatia, deve-se iniciar restrição protéica de 0,8g/kg/dia (10% do total das calorias diárias). Restrição adicional pode ser útil em pacientes selecionados.

Gorduras – estudos demonstrando efeitos específicos dos lípides no paciente diabético não são disponíveis, dessa forma adotam-se as recomendações nutricionais semelhantes ao paciente não-diabético: < 10% de energia derivada das gorduras saturadas; pacientes com níveis de LDL-colesterol > 100mg/dl podem beneficiar-se de dieta com < 7% de gordura saturada. A ingestão de colesterol deve ser limitada em < 300mg/dia e em indivíduos com LDL-colesterol > 100mg/dl e para < 200mg/dia de colesterol total. Dietas ricas em carboidratos e < 10% de energia derivada de gorduras pouco saturadas aumentam os níveis de glicose plasmática, insulina, triglicérides e algumas vezes de HDL-colesterol. Dietas com grandes quantidades de gorduras monoinsaturadas não melhoram a glicemia de jejum e a hemoglobina glicosilada e ainda podem levar a ganho de peso. Também dever ser consumidas com muita moderação as gorduras *trans*, presentes em biscoitos crocantes, sorvetes, *doughnuts* e frituras em gordura vegetal hidrogenada. As gorduras *trans* aumentam o LDL-colesterol e diminuem o HDL-colesterol. Já a suplementação de ácidos graxos poliinsaturados ômega-3 conseguida por meio de duas a três porções de peixe por semana está indicada. Exemplo prático de prescrição de dieta para diabético. Paciente de 25 anos, *diabetes mellitus* tipo 1 há 10 anos, peso de 60kg, IMC = 22kg/m².

Cálculo de calorias totais diárias: pacientes com peso normal (IMC: 18,5-25kg/m²). Não é necessária restrição calórica neste grupo. A dieta deve ser normocalórica, 25-35cal/kg/dia, dependendo da atividade física e do momento biológico. Como é adulto jovem, pode necessitar de calorias adicionais.

Prescrição: 1.800kcal distribuídas em 60% de carboidratos, com 25% de gorduras e 15% de proteínas ao longo de quatro refeições diárias, incluindo um lanche noturno (preferência a carboidratos de baixo índice glicêmico e ricos em fibras).

CONTAGEM DE CARBOIDRATOS – UM MÉTODO PARA MELHOR CONTROLE GLICÊMICO

O que é contagem de carboidratos?

É quantificar o número de carboidratos no conteúdo de uma refeição. Pode ser feito por meio de tabelas com quantidade de carboidratos por porção de alimentos ou observando as tabelas de valores nutricionais que existem disponíveis nos alimentos.

Por que contar carboidratos?

Estudos mostram grande correlação entre a dosagem da insulina pré-refeição e a resposta pós-prandial ao conteúdo de carboidratos da refeição. Conforme já referido anteriormente, as glicemias pós-prandiais correlacionam-se com a quantidade de carboidratos da refeição, logo, ajustando a dose de insulina para o conteúdo de carboidratos da refeição, é possível atingir um bom controle. Vários estudos mostram melhora do controle metabólico e maior satisfação dos pacientes. Indivíduos do estudo *Diabetes Control and Complications Trial* (DCCT) que revelaram seguir um plano alimentar pelo menos em 90% das vezes e ajustar a insulina pré-refeição com base na quantidade de carboidratos tiveram níveis de hemoglobina glicosilada 1% menores que os indivíduos que planejavam menos freqüentemente suas refeições[37,38]. Com as evidências de que o controle intensivo é capaz de prevenir ou retardar o surgimento de microcomplicações, o uso da contagem de carboidratos ajuda nesse controle. Quando o paciente não conta carboidratos tem a opção de receber doses fixas de insulina para cada refeição; entretanto, isso pode ser "desagradável ou não ideal", pois a ingestão de carboidratos, nesses casos, tem que ser fixa para manter o bom controle, limitando o paciente. Os pacientes apreciam ter flexibilidade para comer e escolher o alimento. Mesmo que o paciente não faça correção pré-prandial da glicemia, a contagem é importante para estimar a variação da glicemia pós-prandial.

Como contar carboidratos?

Por meio de tabelas preestabelecidas da quantidade de carboidratos por porção de determinado alimento é possível estimar a quantidade de carboidratos daquela refeição. Essa técnica é útil não só para pacientes em uso de insulinoterapia intensiva ou automonitorização, mas também pode auxiliar na estimativa das possíveis variações nas glicemias pós-prandiais, possibilitando ajustes de insulina. Manter o consumo de carboidrato estável em cada refeição pode ajudar a estabilizar os níveis glicêmicos.

Passos fáceis na contagem de carboidratos:

1. Verificar a glicemia antes (para possíveis ajustes se hipo ou hiperglicemia).
2. Identificar os alimentos que contêm carboidratos: frutas, cereais, leite, iogurte, massas.
3. Quantificar as porções que irá comer: por exemplo, 1 copo de leite + 1 pão pequeno + 1 maçã.
4. Contar as gramas de carboidratos de cada alimento e somar (com base em tabelas de quantificação de carboidratos e em rótulo dos alimentos com informações nutricionais).
5. Quantificar o número de unidades de insulina necessário para a refeição com base na relação carboidrato:insulina. Por exemplo: para cada 20 gramas de carboidrato usar 1UI de insulina, logo, se a refeição tem 160g usar 08UI de insulina (160g/20g = 08 UI) antes da refeição.

A razão de carboidrato:insulina pode ser feita empiricamente, iniciando-se com uma relação base de 1:20g ou com base em quilo de peso (Tabela 6.3). Os ajustes da relação insulina e carboidrato com o seguimento serão feitos a partir da resposta pós-prandial de cada indivíduo isoladamente e em relação aos horários do dia que podem variar as relações da insulina:carboidratos.

Tabela 6.3 – Razão carboidratos/insulina pelo peso em kg.

Peso em kg	Razão insulina:carboidrato para início
45-49,9	1:16
50-59,9	1:15
60-64,9	1:14
65-69,9	1:13
70-89,9	1:12
90-99,9	1:11
100-109,9	1:10
110-119,9	1:9
120-139,9	1:8
140-159,9	1:7
> 160	1:6

Correção das glicemias pré-prandiais

Dose de correção – dose usada para ajuste das glicemias pré-prandiais (trazer a glicemia pré-prandial para o valor normal antes do aumento habitual que acontece antes da refeição). Quando o paciente se alimenta, existe elevação glicêmica que depende basicamente do conteúdo de carboidratos da refeição, da sensibilidade individual à insulina, do horário da refeição (pela manhã existe maior resistência à insulina que à noite na maioria dos indivíduos). Não existe uma regra para saber o quanto a glicemia elevará após a refeição. Alguns autores estimam em aumento de 4mg/dl a cada grama de carboidrato. É lógico deduzir que ter uma glicemia pré-prandial elevada produzirá um acréscimo ainda maior na glicemia pós-prandial, piorando o controle. Idealmente, deve-se corrigir essa glicemia para valores pré-prandiais normais para a idade e também aplicar o bolo de insulina para cobertura dos carboidratos daquela refeição. Iniciar a correção a partir da glicemia limite superior desejada para o paciente, com acréscimos de insulina a cada aumento estipulado na glicemia[37]. Os ajustes das doses de correção serão por tentativa e erro, observando-se a resposta individual de cada paciente ou testando-se a correção: no momento da refeição medir a glicemia, se elevada, corrigi-la com x unidades de insulina, não comer e observar o quanto reduziu na glicemia após 2 horas. Podemos iniciar com uma relação de 0,5UI para cada 50mg/dl de elevação se criança ou se as unidades totais de insulina < 10UI; e de 1UI para cada 50mg/dl de elevação se adulto ou se >10UI totais de insulina por dia[37]. Exemplo prático: o paciente conta os carboidratos da refeição = 100g. Tem pré-estimado a relação carboidrato:insulina de 1:10 e correção de glicemia pré-prandial para valores acima de 100, suplementando 1UI a cada 50mg/dl. Tem glicemia pré-refeição de 250mg/dl (alvo pré-prandial abaixo de 80-110mg/dl). Como ficará essa correção mais a contagem de carboidratos? Insulina para "cobrir" carboidratos = 10UI + insulina para corrigir a glicemia pré-prandial 250-100 = 150/50 = 3UI (cada unidade baixará 50mg/dl aproximadamente), logo, o paciente fará uso de 13UI antes dessa refeição.

Observações importantes – se for corrigir a glicemia ao dormir, usar metade da dose calculada (por aumento da sensibilidade da insulina à noite). Quanto maior a dose da insulina usada para a correção, maior o tempo necessário para corrigir.

INSULINA

Insulina é necessária para o metabolismo normal de carboidratos, lípides e proteínas. Desde a sua criação em 1922, o curso da doença alterou-se significativamente da morte inexorável, após o diagnóstico da doença, a um estilo de vida semelhante aos pacientes sem diabetes. A insulina é obtida do pâncreas do porco ou boi ou pode ser igual a insulina humana por tecnologia de DNA recombinante.

Por que usar insulinoterapia intensiva no controle do diabético?

O DCCT mostrou que a terapia insulínica intensiva obtida pela utilização de mais que três doses de insulina diária ou uso de bomba de insulina guiadas por monitorização em comparação com duas doses de insulina produziu uma queda na hemoglobina glicosilada média em comparação com o grupo de terapia convencional (9,0 x 7,2%), resultando em redução significativa do risco de desenvolvimento de complicações microvasculares (retinopatia em 76%, IC 95%:62-85%; nefropatia em 39%, IC:95% 21-52%; e neuropatia em 60%, IC 95%:38-74%).

A tabela 6.4 mostra a média da hemoglobina glicosilada em adolescentes e adultos no DCCT comparando-se os grupos submetidos ao tratamento convencional (duas doses diárias de insulina) com o tratamento intensivo[39].

Tabela 6.4 – Média da hemoglobina glicosilada.

Tipo de tratamento	Hemoglobina glicosilada do adolescente (%)	Hemoglobina glicosilada de adultos (%)
Terapia convencional	9,76 ± 0,12	9,0 ± 0,05
Terapia intensiva	8,06 ± 0,13	7,12 ± 0,03

Estes benefícios nas reduções das microcomplicações se mantiveram por mais quatro anos após o término desse estudo, com extensão da terapia insulínica intensiva para o grupo controle convencional[40].

Problemas maiores com a terapia insulínica intensiva

Não houve diferenças estatisticamente significativas entre os dois grupos quanto à mortalidade, entretanto o grupo de tratamento intensivo apresentou risco três vezes maior no desenvolvimento de hipoglicemias graves (nível inferior a 50mg/dl com risco de morte, necessitando de auxílio para tratamento).

Tipos de insulina

As insulinas disponíveis podem ser de ação ultra-rápida (lispro e aspart), rápida (regular), intermediária (lenta e NPH) e longa (ultralenta e glargina). Todas com diferentes inícios de ação, pico e duração, podendo ser usadas isoladamente ou em combinação[41] (Tabela 6.5).

Tabela 6.5 – Características dos vários tipos de insulina[41].

Tipo		Início de ação (h)	Pico (h)	Duração efetiva (h)	Duração máxima (h)
Insulinas lentas	Ultralenta	6-10	10-16	18-20	20-24
	Lenta	2-4	6-12	12-18	16-20
	NPH	2-4	6-1	10-16	14-18
	Glargina	>2	Plana	24	24
Insulina rápida	Regular	0,5-1	12-3	3-6	6-8
Insulina ultra-rápida	Lispro	< 0,25	0,5-1,5	3-4	4-6
	Aspart	< 0,25	0,5-1,5	3-4	4-6

Como usar as insulinas – abordagem prática

Com os resultados do DCCT e diante das complicações a longo prazo e início precoce da doença, a recomendação para o tratamento de pacientes diabéticos é a instituição de terapia insulínica intensiva guiada por monitorização. Para o manejo adequado do paciente diabético do tipo 1 que apresenta variações importantes no controle glicêmico ao longo do dia é necessário acompanhamento por profissional especializado em tratamento do diabetes tipo 1 além de equipe multidisciplinar de suporte. É uma terapia por via parenteral, que acarreta riscos, necessita de educação continuada e deve ser instituída por quem tem experiência em tratamento nesses casos para a obtenção dos melhores desfechos possíveis.

O esquema de terapia intensiva tenta imitar o que acontece com a secreção de insulina em indivíduos não-diabéticos, mimetizando os picos de insulina gerados no período pós-prandial para a regularização das glicemias pós e manutenção de insulina basal nos períodos sem alimentação.

O esquema basal-bolo de insulina possibilita simular o que acontece com o pâncreas do indivíduo não-diabético. São oferecidas doses de insulina de ação lenta ou intermediária (basal) associada à insulina rápida ou ultra-rápida (bolo) ao longo do dia com o objetivo de manutenção da estabilidade glicêmica. Em trabalho realizado em pacientes diabéticos do tipo 1, comparou-se o uso de insulina NPH à noite associada à insulina regular pré-refeição com insulina NPH à noite associada à lispro, e insulina NPH e lispro pré-refeição com NPH à noite. Nesse estudo, a insulinização intensiva com doses múltiplas de lispro e NPH, em baixas doses, resultou em níveis de hemoglobina A_{1c} menores que os outros grupos[42].

No quadro 6.7 encontra-se resumida a forma de administração das insulinas basal e bolo para o controle intensivo com múltiplas injeções diárias. A insulina lispro e a aspart devem ser aplicadas 15 minutos antes das refeições (ou até imediatamente antes) – café da manhã, almoço e jantar – e também antes de lanche, se eles tiverem mais que 15g de carboidratos. Ao usar insulina regular pré-prandial, utilizá-la 30 a 45 minutos antes da refeição. A insulina NPH deve ser usada antes das principais refeições e ao dormir, sempre 1 hora antes da refeição. Caso se faça misturas de insulinas, aplicar 15 minutos antes das refeições (na mistura NPH com a lispro) e 45 minutos antes na mistura NPH com a regular. Ao dormir, pode ser utilizada a NPH ou a glargina (neste caso, não são necessárias as doses de NPH antes das refeições). Este esquema deve ser utilizado juntamente com monitorização intensiva e ajustado por médicos treinados no tratamento do diabético do tipo 1. A medida da glicemia pós-prandial deve ser feita 2 horas após a refeição. Quando ajustar a insulina não modificar muito os horários para não haver confusão quanto aos resultados obtidos. Ao ajustar a NPH ou glargina, aguardar dois a três dias para novos ajustes.

Os ajustes das doses devem ser, muitas vezes, baseados no esquema tentativa-erro-acerto, pois apesar de existirem recomendações diversas quanto aos valores de insulina para o início e a manutenção da terapia insulínica no indivíduo, a variação individual é muito grande, não permitindo uma regra homogênea. A dose total diária de início do esquema é variável, podendo-se iniciar 0,4-0,8UI/kg/dia de insulina total dividida entre insulina basal e bolo. (adolescentes podem requerer doses maiores de início 0,75-1UI/kg/dia)[43]. No caso do uso da insulina glargina utilizar 60-80% da dose total diária calculada para a insulina basal NPH, podendo ser iniciada ao dormir, antes do jantar ou pela manhã, em uma média de 0,3UI/kg/dia.

A proporção basal:bolo de insulina deve ficar em torno de 40-60% de insulina basal. O cálculo da dose da insulina pré-refeição deve ser feito com base na contagem de carboidratos, permitindo flexibilidade na alimentação. O uso de doses fixas é alternativa para quem não deseja contar carboidratos ou apresenta limitações para seu uso (aprendizado, negação), permitindo neste caso variações alimentares que tendem a piorar o controle. Como já visto anteriormente no paciente que conta carboidratos, inicia-se a relação insulina:carboidrato a partir do peso ou empiricamente em contagem de 1:20 de insulina:carboidrato com ajustes destas proporções conforme as glicemia pós-prandiais (2h), lembrando que a sensibilidade à insulina e a quantidade e a qualidade de carboidratos variam ao longo do dia, podendo esta proporção carboidrato:insulina variar também. Exemplo: paciente que necessita de 1:20 no café da manhã, 1:15 no almoço e 1:25 no jantar.

O momento ideal de aplicação da insulina deve ser:

Glargina – ao dormir ou de manhã. Eventualmente, o paciente pode precisar de duas doses diárias ao usar de manhã (fazer 1 hora antes da refeição).

NPH – doses pré-prandiais 1 hora antes das refeições e ao dormir (em casos de pacientes que utilizam apenas duas doses diárias de NPH, recomenda-se não utilizar antes do jantar pelo risco de hipoglicemia de madrugada).

Quadro 6.7 – Sugestão do esquema basal para uso de insulina (bolo ao longo do dia associado à monitorização).

Café		Almoço		Jantar		Ao dormir	Madrugada
Glicemia pré-prandial	Glicemia pós-prandial	Glicemia pré-prandial	Glicemia pós-prandial	Glicemia pré-prandial	Glicemia pós-prandial	Glicemia ao dormir	Glicemia às 03:00h
N + L/R/A		N + L/R/A		N + L/R/A		N	
	L/R/A		L/R/A		L/R/A		Glargina	

L = lispro; N = NPH; R = regular; A = aspart.

Rápida (regular) – 30-45 minutos antes da refeição.

Ultra-rápida (lispro/aspart) – 15 minutos antes (em pacientes mal aderentes que comem a mais que a contagem pode ser feito após a refeição contando-se carboidratos retrogradamente).

Em pacientes com gastroparesia diabética é preferível usar a insulina regular pré-refeição ou a insulina lispro após a refeição.

Comparando-se a insulina lispro com a regular no controle: a insulina lispro pode ser aplicada de forma mais próxima às refeições até mesmo imediatamente antes, enquanto a regular deve ser aplicada 30-45 minutos antes. A lispro melhora significativamente o controle glicêmico pós-prandial e reduz os episódios de hipoglicemia noturna, comparada à insulina regular. Além disso é mais bem tolerada e permite maior comodidade. Não houve diferença quanto à hemoglobina glicosilada entre os dois grupos[44].

Modo de aplicar

Por meio de seringas com capacidade de 0,3, 0,5 e 2ml. Verificar se cada medida corresponde a 0,5, 1 ou 2UI antes de prescrever a seringa para o paciente. Ainda existem as canetas, incluindo as de baixa dosagem, além de dispositivos para pacientes com deficiências visuais. As injeções devem ser feitas no subcutâneo e a agulha deve entrar a 90 graus. Em indivíduos magros, pode-se fazer uma prega cutânea e injetar a 45 graus para evitar a punção do músculo. Não é necessário aspirar antes de aplicar. Para pacientes que utilizam canetas aplicadoras, é importante manter a agulha no tecido depois da aplicação por pelo menos 5 segundos após a completa pressão do êmbolo para garantir a liberação completa da dose. Para diminuir o incômodo da aplicação, o local deve estar relaxado, a insulina em temperatura corpórea (aquecer entre as mãos antes de aplicar).

Locais de aplicação

A insulina pode ser injetada no tecido subcutâneo do braço, nas porções anteriores e laterais da coxa, nádegas e abdome. É importante fazer a rotação dos locais de aplicação para prevenir a lipo-hipertrofia e lipoatrofia que podem interferir com a absorção. Deve-se fazer a rotação dentro da mesma área de aplicação para evitar variações dia a dia, pois os locais têm taxa variável de absorção, sendo mais rápida no abdome, seguido dos braços, coxas e nádegas. O exercício aumenta a taxa de absorção. Na figura 6.1 apresentamos os locais de aplicação da insulina.

Mistura de insulinas

A insulina glargina não deve ser misturada com outras insulinas devido ao baixo pH do seu diluente. Insulina ultra-rápida pode ser usada misturada com a intermediária ou ultralenta e injetada 15 minutos antes das refeições. Insulinas NPH não devem ser misturadas com

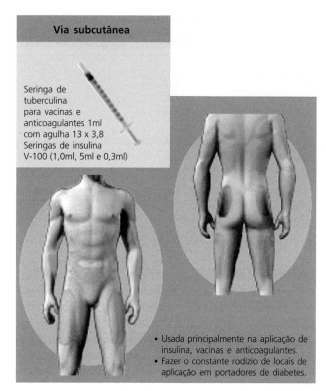

Figura 6.1 – Locais de aplicação.

insulinas lentas, pois o fosfato de zinco pode precipitar e a insulina de longa ação pode-se converter em de curta ação com duração não previsível. A mistura de insulina lenta com insulina de curta ação não é recomendada, a não ser que o paciente esteja bem controlado com essa mistura. O zinco da insulina lenta liga-se à insulina de curta ação e retarda sua ação.

BOMBA DE INSULINA

Por meio de cateter inserido no subcutâneo, este dispositivo injeta quantidades predeterminadas de insulina no paciente na forma de infusão basal ao longo do dia e bolo de insulina antes das refeições. Metanálise[45] recente de 52 estudos forneceu fortes evidências de que a terapia com bomba de insulina está associada à melhora do controle glicêmico (diminuição da hemoglobina A_{1c} e glicemias médias, principalmente se a duração da terapia com a bomba for maior que 1 ano com redução significativa da hemoglobina A_{1c} de 1,2% (Tabela 6.6).

Complicações potenciais da bomba de insulina como cetoacidose diabética, hipoglicemia, mau funcionamento e infecção no local têm sido relatadas. Parece que a bomba de insulina está associada com redução de episódios de hipoglicemias leve e grave; entretanto, 39 estudos que relataram hipoglicemia não mostraram diferenças. Houve associação com o aumento de risco de cetoacidose diabética não evidente em estudos publicados após 1993. Aumento de infecções no local do cateter variaram de 0,06 a 0,27/paciente/ano. Os dados quanto a aspectos psicológicos do paciente e perspecti-

Tabela 6.6 – Resumo dos resultados das metanálise*.

Parâmetros	Resultados	Número de estudos	Valor de p
Hemoglobina A$_{1c}$	- 0,4%	37	0,039
Hemoglobina A$_{1c}$**	- 0,2%	37	0,3
Hemoglobina A$_{1c}$***	- 1,2%	37	< 0,001
Glicemia jejum média	- 58,1mg/dl	21	< 0,001
Glicemia jejum média dos adultos	- 33,2mg/dl	21	0,017
Glcemia jejum média das crianças	- 116mg/dl	21	0,002
Dose de insulina	- 0,12UI/kg/dia	12	< 0,001
Ganho de peso	+ 2,97kg	7	< 0,001

* Análise de resultado de 37 estudos pareados (avaliação dos mesmos pacientes pré e pós-bomba de insulina).
** Uso de bomba por menos um de um ano.
*** Uso de bomba por mais mais de um ano.

vas são de difícil análise por falta de padronização do método de acesso. Mesmo esses dados limitados sugerem que não há despechos desfavoráveis relativos ao uso da bomba.

Um possível viés dessa metanálise é que muitos dos estudos avaliados utilizaram terapias insulínicas convencionais com poucas doses diárias. Talvez os benefícios do uso da bomba de insulina não sejam tão grandes em relação às desvantagens e custo da terapia diante de esquemas mais intensivos de insulinização.

Combinadas com medicações orais
Metformina

Hiperglicemias de jejum são devidas à produção hepática de glicose relacionada a deficiência de insulina portal e hormônios contrarreguladores. As terapêuticas para melhorar o controle glicêmico são limitadas e incluem, na maioria das vezes, grandes doses de insulina intermediária e de longa ação, aumentando o risco de hipoglicemia e o ganho de peso. O uso de bomba de insulina é uma opção terapêutica, entretanto, é custosa, associada a ganho de peso e não disponível para todos. A metformina é comumente prescrita para tratar pacientes diabéticos do tipo 2 e exerce seu maior efeito na redução da produção hepática de glicose e dessa forma, diminui o nível de glicemia de jejum, podendo ajudar a quebrar a seqüência de ganho de peso, hiperglicemia, aumento das necessidades de insulina e de novo, ganho de peso.

O ganho de peso pode levar a resistência à insulina, piorando e dificultando ainda mais o controle. Na puberdade, os níveis de hemoglobina glicosilada são maiores que nas crianças pré-puberes e nos adultos. Esse fenômeno de aumento de resistência com necessidade de doses maiores pode dificultar o controle glicêmico. Podem ser necessárias doses de até 1,2-1,4UI/kg/dia (principalmente nas mulheres). A liberação do hormônio de crescimento na puberdade dos pacientes com diabetes do tipo 1 é exagerada e contribui para o aumento da resistência. Alguns estudos têm verificado a possível aplicação da metformina no auxílio ao controle de pacientes diabéticos do tipo 1 utilizando doses elevadas e com aumento aparente da resistência. Meyers et al.[46] estudaram a metformina em comparação com o placebo em 62 indivíduos em uso de bomba de insulina e, ao fim de seis meses, houve diminuição significativa do requerimento de insulina no grupo que utilizou a metformina, entretanto, não houve diferenças quanto à hemoglobina glicosilada, perfil lipídico, eventos hipoglicêmicos e peso nesses pacientes. Os autores sugerem que a metformina possa ser utilizada em pacientes que usam bomba e que requerem doses elevadas de insulina. Hamilton et al.[47] observaram que metformina em comparação ao placebo, em população de pacientes usuários de esquema intensivo de insulina com doses maiores que 1UI/kg/dia e hemoglobina glicosilada acima de 8%, apresentaram redução modesta porém significativa (0,6%) na hemoglobina glicosilada e diminuição de cerca de 10% no requerimento de insulina. Houve aumento da freqüência de hipoglicemias, sem ganho de peso.

Existem posições divergentes quanto ao uso da metformina em pacientes diabéticos do tipo 1. Os que são contrários a essa prática argumentam que, sendo o diabetes tipo 1 uma condição que pode rapidamente levar ao estado de cetoacidose diabética, a utilização da metformina pode impor risco adicional de piora de acidose nesses pacientes.

Acarbose

Outra medicação que vem sendo utilizada experimentalmente em pacientes diabéticos do tipo 1 é a acarbose, um inibidora da alfa-1-glicosidade intestinal que reduz a elevação da glicemia pós-prandial em pacientes diabéticos do tipo 2 levando a reduções de 0,5 a 1% na hemoglobina glicosilada. Estudos multicêntricos, randomizados recentes[48,49], utilizaram acarbose em comparação com placebo por um mês e meio a três meses em pacientes diabéticos do tipo 1 e observaram diminuições modestas porém significativas na glicemia pós-prandial, sem diferenças quanto a episódios hipoglicêmicos. Houve redução significativa da hemoglobina glicosilada no estudo do Escobar-Jimenez et al.[47] Efeitos colaterais gastrintestinais foram mais freqüentes no grupo que utilizou acarbose.

A justificativa da utilização da acarbose por esses autores é a redução no requerimento de insulina e nas glicemias pós-prandiais sem impor riscos ao portador de diabetes tipo 1, podendo ser um coadjuvante no tratamento. Outro possível uso é a utilização de acarbose antes das refeições na tentativa de redução da hipoglicemia induzida por exercícios por meio da manutenção de glicemias estáveis durante exercício nos pacientes tratados intensivamente com insulina[50]. O alerta em relação à utilização dessa medicação é o risco de hipoglicemias refratárias. Sendo uma medicação que inibe a alfa-1-glicosidase intestinal, o tratamento da hipoglicemia em pacientes usando acarbose deve ser feito com glicose em sua forma mais simples, sem necessidade de degradação.

HIPOGLICEMIA

Hipoglicemia é a presença de glicose sérica inferior a 50mg/dl com ou sem sintomas. Hipoglicemia grave é um episódio caraterizado por glicemia baixa que requer assistência para o reconhecimento e o tratamento do evento que pode resultar em confusão mental, convulsão e coma.

QUADRO CLÍNICO

O quadro clínico caracteriza-se pela presença de sinais e sintomas neurogênicos ou autonômicos (sudorese, palpitações, tremores, fome e ansiedade) e/ou neuroglicopênicos (dificuldade de concentração, cansaço, tontura, visão borrada, convulsão e coma).

FATORES DE RISCO COMUNS

Consumo calórico diário inadequado – esquecimento ou atraso nas refeições, desnutrição e doença.

Aumento da sensibilidade à insulina – perda de peso, exercício, medicações associadas.

Prejuízo na produção de glicose – ingestão de álcool (que inibe a gliconeogênese), doença hepática, insuficiência renal (redução da neoglicogênese renal e redução do *clearance* de insulina).

O reconhecimento das hipoglicemias é importante para determinar adequações na dieta, atividade física e, principalmente, reduções nas doses de insulina para evitar essa complicação desagradável e até mesmo fatal. Os episódios mais preocupantes, dentre as hipoglicemias, são as que acontecem durante a madrugada, enquanto o paciente dorme.

Hipoglicemia não-percebida – é a hipoglicemia sem sintomas autonômicos durante o evento. Os sintomas autonômicos precedem os sintomas neuroglicopênicos e servem de alerta para o paciente. Esta complicação é uma situação importante vista principalmente em pacientes sob tratamento intensivo e naqueles com doença prolongada. Os pacientes em controle glicêmico intensivo podem experimentar múltiplos episódios de hipoglicemia, tornando-se cada vez menos sensíveis, enquanto naqueles com duração de doença acima de 20 anos são predispostos devido ao aumento de falência autonômica. Esta condição predispõe ao desenvolvimento de neuroglicopenia grave, letargia, convulsão, coma e até morte.

Hipoglicemia de madrugada – muitas vezes não percebida pelo paciente, impõe o risco de desenvolvimento de convulsão, coma e morte, pois pode evoluir para níveis excessivamente baixos sem serem percebidos. Muitas vezes pode ser suspeitada diante de hiperglicemias pela manhã (fenômeno de Somogy) e por glicemias ao dormir inferior a 100mg/dl.

TRATAMENTO

Aguda – se o paciente está acordado e consciente, oferecer alimento que contenha cerca de 15g de carboidratos de absorção rápida (suco com açúcar, duas balas) verificando melhora dos sintomas após cerca de 15 minutos, repetindo a glicemia capilar se não houver melhora dos sintomas com repetição do tratamento. Evitar o uso de carboidratos de absorção prolongada ou comidas com gorduras, que retardam a absorção, pois ocasionam demora na recuperação da hipoglicemia gerando ansiedade e avidez por mais comida com supercorreção e hiperglicemias posteriores.

Paciente desacordado ou incapaz de ingestão oral – glicose venosa (20-50ml de glicose a 50% diluída seguida de infusão de soro glicosilado a 5-10% para manter glicose acima de 100mg/dl) ou, de forma mais prática, podendo ser feita por qualquer pessoa, glucagon 1mg por via intramuscular no adulto e 0,5mg na criança. Como a ação do glucagon é rápida, o paciente deve alimentar-se assim que possível para garantir níveis estáveis.

Crônica – devem-se reduzir as doses de insulina que correspondam aos momentos do dia com hipoglicemia e deixar o paciente com níveis glicêmicos entre 150 e 200mg/dl durante três a quatro semanas para que ele recupere a percepção de sintomas (em casos de hipoglicemias não reconhecidas).

CONDIÇÕES ESPECIAIS

Exercícios

Respostas metabólicas – durante a atividade física em pacientes com *diabetes mellitus* tipo 1, cuidados especiais têm que ser tomados a respeito da glicemia. Durante o exercício, são realizados ajustes metabólicos para preservar normoglicemia e raramente indivíduos não-diabéticos desenvolvem hipoglicemia ao exercício. Em pacientes diabéticos do tipo 1, pode haver tanto hiperglicemia quanto hipoglicemia ao exercício. Como conseqüência da insulinopenia, por terapia inadequada, pode haver liberação excessiva de hormônios contrarreguladores durante a atividade física, aumentando os níveis glicêmicos e corpos cetônicos, podendo precipitar cetoacidose diabética. Ao contrário, a presença de altos níveis de insulina, devido à administração exógena, pode atenuar ou impedir a mobilização de glicose e outros substratos, precipitando hipoglicemia.

Avaliação antes da atividade física – antes da realização de um programa de atividade física o paciente diabético deve ser avaliado quanto às macro e microcomplicações que podem ser agravadas com o exercício. Exame clínico e história cuidadosa devem focar sinais e sintomas de doenças cardiovasculares, olhos, pés, rins e sistema nervoso.

- *Nefropatia* – nenhuma recomendação especial até o momento para paciente com micro ou macroalbuminúria. Não há razões significativas para limitar a atividade física de baixa a moderada atividade. Entretanto, atividade física muito intensa ou extenuante deve ser provavelmente desencorajada, a não ser que seja feita monitorização pressórica.
- *Retinopatia* – na presença de retinopatia grave com proliferação, deve-se evitar exercícios com impacto e isométricos pelo risco de descolamento da retina e aumento da pressão intra-ocular.
- *Neuropatia periférica* – a perda da sensação protetora do pé pode expor a risco de ulcerações/lesões por pressão. Acessar a sensibilidade protetora por meio do teste do monofilamento de 1g é importante para recomendar ou contra-indicar exercícios para pacientes que perderam a sensação protetora (pés de risco).
- *Cardiovascular* – sabe-se que a aterosclerose no paciente diabético é precoce e mais grave. Os pacientes devem ser avaliados antes da atividade física, considerando idade, tempo de doença, co-morbidades e intensidade da atividade física.

Cuidados com a glicemia – como a atividade física aumenta a sensibilidade à insulina, o paciente pode aumentar o risco de apresentar hipoglicemias durante e após o exercício. Na presença de glicemias muito elevadas deve-se adiar o exercício até o controle da glicemia pelo risco de elevação ainda maior e precipitação de cetoacidose diabética. Para a prevenção de hipoglicemias após atividade física, podem ser feitas duas abordagens: suplementação de alimentos antes da atividade física e redução das doses de insulina antes do exercício. A primeira abordagem pode resultar em hipercorreções gerando níveis glicêmicos elevados, entretanto, pode ser preferida em pacientes magros que podem beneficiar-se do ganho de peso regulado. Caso a glicemia antes da atividade física esteja menor que 100mg/dl, suplementar cerca de 15g de carboidratos de absorção prolongada. Caso, a glicemia esteja acima de 140mg/dl, não suplementar (a não ser que seja exercício prolongado).

Ajuste de doses de insulina antes do exercício – estudo de Rabasa-Lhoret et al.[50] mostrou que, em indivíduos diabéticos do tipo 1 que iriam se exercitar em torno de 90min após as refeições, a redução proporcionada da insulina ao tipo de exercício prevenia hipoglicemias, resultando em leve aumento das glicemias antes do exercício com redução de 75% nos episódios de hipoglicemia (Tabela 6.7).

Tabela 6.7 – Ajustes da insulina conforme a intensidade do exercício medido por consumo de oxigênio.

Consumo de O_2 (VO_2) (%)	Redução da dose (%) 30 minutos de exercício	Redução da dose (%) 60 minutos de exercício
25	25	50
50	50	75
75	75	–

Se o exercício é praticado à noite, o lanche ao dormir deve ser maior.

Gestação e diabetes tipo 1

A educação e os cuidados com a gestante diabética são fundamentais antes da concepção e durante a gestação para a prevenção de excesso de abortamentos espontâneos, malformações congênitas, macroglossia fetal, distocias de parto e hipoglicemia neonatal. É imprescindível o acompanhamento multidisciplinar dessas pacientes com médico endocrinologista ou profissional familiar com o manejo do diabetes e obstetra preparado para acompanhar gestações de alto risco. O objetivo glicêmico no período pré-concepção e no primeiro trimestre é manter a hemoglobina A_{1c} o mais normal possível sem risco de hipoglicemias para a mãe. Vale salientar que as modificações hormonais interferem com a manutenção das glicemias e influenciam no controle. Durante o primeiro trimestre, é comum a diminuição do requerimento de insulina e tendência à hipoglicemia. Com a evolução da gestação, há aumento progressivo das doses, caracterizando aumento de resistência à insulina induzido por hormônios gestacionais hiperglicemiantes, principalmente no terceiro trimestre.

Diabéticos pobremente controlados podem ter recém-nascidos macrossômicos, gerando problemas no parto e risco de hipoglicemia e hipocalcemia neonatal. Por outro lado, diabéticos com controle intensivo podem ter recém-nascidos com baixo peso.

Cuidados na gestação[51] – manutenção das glicemias pré-prandiais entre 80 e 110mg/dl e pós-prandiais menor que 155mg/dl, hemoglobina A_{1c} inferior a 1% do valor limite superior ou o mais normal possível, desde que sem risco de hipoglicemia para a mãe.

Mensurar a proteinúria – pacientes com excreção de proteínas superior a 190mg/24h apresentam risco aumentado de doenças hipertensivas na gestação. Pacientes com proteinúria superior a 400mg/24h têm, mais freqüentemente, recém-nascidos com restrição ao crescimento intra-uterino. Aconselhar às mães sobre os riscos de piora da função renal na gestação nos casos anteriormente relatados, lembrando que o controle rigoroso da pressão é muito importante, sendo os inibidores da enzima conversora de angiotensina, mesmo em presença de proteinúria, proibidos. Podem-se usar outros anti-hipertensivos, como a alfametildopa e também os bloqueadores dos canais de cálcio, destacando-se os não-diidropiridínicos (verapamil e diltiazem), que reduzem proteinúria.

Medidas de função tireoidiana e anticorpos – importantes pela concomitância de outras doenças auto-imunes, podendo estar presente hipo ou hipertireoidismo em 5 a 10% das gestantes diabéticas. Presença de altos títulos de anticorpos anti-tireoperoxidase, principalmente no primeiro trimestre, é preditora de aumento de risco de tireoidite pós-parto.

Fundo de olho antes da gestação e a cada um a dois meses – a gestação pode piorar a retinopatia diabética, sendo recomendável o exame antes da gestação e o acompanhamento rigoroso. Se presente insuficiência renal com creatinina acima de 3 ou *clearance* de creatinina abaixo de 50ml/min, pode haver piora definitiva da função renal em mais de 40% das pacientes, devendo ser um aspecto a ser considerado pela mulher em fase fértil. Atenção para neuropatias periféricas, principalmente as compressivas, que podem piorar durante a gestação.

TRATAMENTO DAS COMPLICAÇÕES ESPECÍFICAS

Retinopatia diabética

Várias situações podem acelerar a progressão da retinopatia diabética: puberdade, gravidez, cirurgia de catarata, descontrole glicêmico e hipertensão, sendo as duas últimas condições passíveis de modificações ativas para a prevenção da progressão.

Controle glicêmico – no DCCT, a terapia insulínica intensiva com redução da hemoglobina glicosilada de 9% para 7,2%, resultou em diminuição de 76% (IC 95%:62-85%) no risco médio de desenvolvimento de retinopatia, 39% na microalbuminúria (IC 95%:21-52%) e 60% (IC 95%:38-74%) de ocorrência de neuropatia clínica. A partir deste trabalho, recomenda-se manter a hemoglobina glicosiladas abaixo de 7% ou abaixo do limite superior do método para prevenir surgimento de novos casos e progressão de casos existentes.

Controle da pressão – o estudo EUCLID[52] avaliou o uso de lisinopril em pacientes diabéticos do tipo 1 sem macroalbuminúria e sem hipertensão e notou redução em 50% da progressão da retinopatia em dois anos de seguimento; entretanto os pacientes do grupo lisinopril apresentavam níveis menores de hemoglobina glicosilada no *baseline* e o efeito em progressão da retinopatia pode ser devido à redução da pressão em diabéticos hipertensos subdiagnosticados.

Fotocoagulação a laser – previne perda visual em grande proporção de pacientes com retinopatia não-proliferativa grave e retinopatia proliferativa[53,54]. Como as taxas de perda visual são baixas em retinopatia não-proliferativa leve a moderada e existe risco com o tratamento, a fotocoagulação com laser deve ser reservada para pacientes com características de alto risco (neovascularização próxima do disco óptico ou alguma hemorragia vítrea com neovascularização retiniana) e para olhos com edema macular significativo, com redução em 50% do risco de perda moderada da visão (fotocoagulação local)[54].

Vitrectomia – para pacientes com hemorragia vítrea grave ou neovascularização grave na ausência de hemorragia grave.

Nefropatia diabética

Controle glicêmico – com o DCCT mostrou-se que a terapia insulínica intensiva reduziu em 39% a ocorrência de microalbuminúria (IC 95%:21-52%) e em 54% (IC 9 6,5%:19-74%) a albuminúria. Estes benefícios persistiram pelo menos por quatro anos após os primeiros anos do DCCT[55].

Controle da hipertensão – o aparecimento da hipertensão no diabético do tipo 1 é usualmente causado por doença renal e tipicamente se manifesta com o surgimento da microalbuminúria. Tanto a hipertensão arterial sistólica quanto a diastólica aceleram a progressão da retinopatia. Monitorizando-se indivíduos diabéticos do tipo 1, observou-se que o aumento da pressão sistólica durante o sono precedeu o desenvolvimento da microalbuminúria, sendo este achado menos evidente em quem não apresentou descanso noturno[56]. O tratamento agressivo da hipertensão diminui a queda da taxa de filtração glomerular, aumenta a expectativa de vida dos pacientes diabéticos do tipo 1 e reduz a necessidade de diálise e transplante de 73 para 31% 16 anos após o desenvolvimento da nefropatia estabelecida.

Objetivos de tratamento – deve atingir níveis pressóricos abaixo de 130 x 80mmHg. Para pacientes com macroalbuminúria > 1g/dia, os níveis devem ser ainda mais rigorosos, abaixo de 125 x 75mmHg. Muitos agentes são capazes de reduzir os níveis pressóricos no paciente com diabetes. Entretanto, a despeito de reduções semelhantes na pressão, os inibidores da enzima conversora de angiotensina reduzem o nível de albuminúria e a taxa de progressão da doença renal. Outros estudos mostram que há benefício em reduzir microalbuminúria em pacientes normotensos com *diabets mellitus* tipo 1. Esse efeito também é observado com os antagonistas dos receptores da angiotensina, sendo essa classe de drogas recomendada para todos os pacientes com microalbuminúria e estágios avançados de nefropatia. Se houver contra-indicações ao uso de inibidores da enzima conversora de angiotensina, os antagonistas dos receptores da angiotensina, podem ser usados com benefício comprovado. Pode-se usar também os bloqueadores do canal de cálcio não-diidropiridínicos, que reduzem o nível de albuminúria sem, no entanto, diminuir a taxa de queda da filtração glomerular. Outras drogas usadas são os diuréticos e os betabloqueadores.

Restrição protéica – com o início da nefropatia franca, recomenda-se restrição protéica de 0,8g/kg/dia, com restrições mais intensas feitas, em casos selecionados, diante de adicional queda na taxa de filtração glomerular.

Uso de contrastes radiológicos – atenção especial deve ser dada a pacientes diabéticos que serão submetidos a exames contrastados. Nessa situação, será melhor usar contrastes nas menores quantidades possíveis, tentar fazer uso de contrastes não-iônicos e instituir hidratação 12 horas antes e 12 horas após o procedimento asociada ao uso de L-acetil-N-cisteína.

Encaminhamento ao especialista – com a progressão da nefropatia com queda do *clearance* abaixo de 60ml/min/m² (insuficiência renal crônica grau 3), recomenda-se o acompanhamento em conjunto com o nefrologiasta, a fim de prover melhor manejo de complicações como osteodistrofia renal, distúrbios de eletrólitos e anemia.

Neuropatia diabética

O DCCT mostrou que a insulinoterapia intensiva reduziu a incidência da neuropatia em 60% dos casos. Diante de neuropatia estabelecida, seriam ideais tratamentos que estabilizassem e, preferivelmente, revertessem a neuropatia diabética. Alguns tratamentos têm sido estudados, como os inibidores da aldose-redutase (mostrando modesta melhora na velocidade de condução nervosa e sintomas)[57], substâncias neurotróficas, fator de crescimento vascular endotelial, inibidores da proteína cinase e inibidores da hidroximetilglutaril coenzima A redutase. Enquanto não se estabelece o papel definitivo dessas substâncias estabilizadoras da doença, são utilizadas medicações paliativas para os acometimentos dos diversos aparelhos.

Neuropatia periférica sensitiva – atenção com os pés: evitar calçados apertados, usar calçados bem confortáveis e palmilhas protetoras, cortar as unhas em formato quadrado sem arredondar os cantos, examinar com atenção os pés diariamente à procura de pontos de pressão, fissuras, calosidades, micoses e feridas. Em caso de pés diabéticos, a avaliação especializada por equipe multidisciplinar, constituída de podólogos, ortopedistas, fisioterapeutas e endocrinologista, deve ser indicada.

Neuropatia periférica dolorosa – predominantemente nos membros inferiores, varia de leve incômodo a dores lancinantes. Os sintomas podem mudar de intensidade ao longo do tempo freqüentemente com exacerbação noturna e a privação do sono.

Tratamento – dispomos de várias medicações para alívio das dores (Quadro 6.8).

Quadro 6.8 – Medicação para o alívio da dor na neuropatia diabética.

Medicamento		Dose de início/dia – aumento semanal	Doses usuais de tratamento
Antidepressivos tricíclicos	Amitriptilina	10-10mg	75-150mg
	Nortriptilina	10-10mg	75-150mg
Inibidores seletivos da captação de serotonina	Paroxetina	10-10mg	20-60mg
Anticonvulsivantes	Carbamazepina	200-200mg	1.000-1.600mg
	Oxacarbazepina	300-300mg	1.200-1.400mg
	Gabapentina	900-300mg	1.800-3.600mg
	Clonazepam	0,5-0,5mg*	5-20mg
Antiarrítmico	Mexilitina	150-150mg	600-1.200mg
Analgésicos não-opióides	Tramadol	150-150mg	200-400mg
Opióides	Oxicodona	20mg de 12/12h-10mg	40-160mg
	Morfina	15-30mg de 08/08h	90-360mg
Analgésico tópico	Patch de lidocaína de 5%	Aplicar na área dolorosa	3 patches por 12 horas

*A cada três a cinco dias.

Alguns autores sugerem que a gabapentina possa ser a primeira escolha pela eficácia demonstrada em estudos clínicos e poucos efeitos colaterais, entretanto, a limitação é o preço. Se a dor não aliviar com a dose máxima, adicionar outras drogas como tramadol, antidepressivos tricíclicos, oxacarbazepina, que é mais bem tolerada que os antidepressivos tricíclicos. A carbamazepina continua sendo utilizada com sucesso (começar com 100mg duas vezes ao dia e aumentar até 1,2g).

Métodos físicos – a estimulação elétrica transcutânea dos nervos parece melhorar sigificativamente a dor na neuropatia. Acupuntura, *spray* de dinitrato de isossorbida, estimulação da medula espinhal são outras formas de amenizar a dor da neuropatia periférica.

Gastroparesia – aumenta o risco de desenvolvimento de candidíase gástrica e esofágica. Deve-se instituir alimentação em pequenas quantidades ao longo do dia, evitando alimentos gordurosos e ricos em fibras e iniciando a refeição a partir de alimentos sem gordura em sua composição, de forma a deixar o trânsito dos alimentos menos lento. Dietas elementares são úteis, mas pouco palatáveis. Podem ser usados procinéticos como metoclopramida 10mg três vezes/dia, eritromicina 250-500mg 3 vezes/dia e domperidona 10-20mg 3 vezes/dia. Em casos refratários, pode ser necessário jejunostomia para manter a nutrição.

Diarréia – uso de eritromicina 250-500mg 3 vezes/dia produz alívio dos sintomas (deve-se afastar outras causas de diarréia antes de fornecer tratamento específico). Pode ser necessária a adição de loperamida e clonidina para melhor conter as dejecções diarréicas.

Neuropatia autonômica – medidas preventivas de orientação quanto à mudança de posição deitada para sentada e deitada/sentada para em pé, uso de meias elásticas compressivas até a coxa para minimizar o represamento de sangue em membros inferiores, suplementação de líquidos e dieta rica em sal, uso de fluorocortisona em casos refratários ao tratamento (50-150mcg/dia) para o aumento da volemia com a desvantagem de possível hipertensão em decúbito.

Disfunção erétil – uso de vasodilatadores como o sindenafil (atenção para os coronariopatas usuários de nitratos pelo risco de hipotensão grave), uso de próteses penianas.

Vasculopatia diabética

Tratamento – a despeito dos benefícios atingidos na prevenção e progressão de microcomplicações em diabéticos do tipo 1 com o controle intensivo, a incidência de eventos cardiovasculares não foi significativamente diferente entre os dois grupos, embora houvesse tendência de melhora no grupo de tratamento intensivo. Esses resultados podem dever-se ao fato de que a média de idade da população estudada era de indivíduos jovens e o tempo necessário para o surgimento de doença isquêmica coronariana é longo, embora precoce, em diabéticos do tipo 1, principalmente com idade superior a 30 anos. O controle intensivo associado à manutenção do controle metabólico estrito lentifica as complicações macrovasculares. Recomendam-se metas de níveis pressóricos inferiores a 130 x 80mmHg, LDL-colesterol abaixo de 100mg/dl, colesterol total abaixo de 200mg/dl, HDL-colesterol acima de 45mg/dl, triglicérides abaixo de 150mg/dl e hemoglobina A_{1c} inferior a 7%, abandono do tabagismo e prática de atividade física pelo menos 150 minutos por semana. Em estudo feito em diabéticos do tipo 2 (que possuem fisiopatologia e perfil metabólico diferentes dos diabéticos do tipo 1), estas intervenções multifatoriais produziram redução significativa de doença cardiovascular (redução do risco em 53% de desfechos compostos de infarto agudo do miocárdio não-fatal, cirurgia de revascularização, angioplastia coronariana, acidente vascular cerebral não-fatal, amputação e cirurgia para doença aterosclerótica periférica) em 7,8 anos de seguimento, além de redução de risco de neuropatia, retinopatia e neuropatia autonômica[58]. Esse estudo pode sugerir que cuidados metabólicos intensivos, em conjunto, também sejam adequados para a prevenção de doença cardiovascular em diabéticos do tipo 1.

Monitorização do diabetes – faz parte do programa de terapia dos pacientes diabéticos do tipo 1, principalmente os pacientes em esquema de insulinização intensiva.

- *Sumário dos exames para monitorização:*
  - Glicemias capilares na freqüência de três ou mais por dia.
  - Hemoglobina A_{1c} a cada 2/2 ou 3/3 meses ou conforme indicação do especialista que acompanha.
  - Função renal: creatinina e *clearance* anuais com monitorizações mais freqüentes em vigência de neuropatia estabelecida (associadas à dosagem de eletrólito).
  - Proteinúria: microalbuminúria anual. A monitorização dos níveis após diagnóstico de micro ou macroalbuminúria é uma opção para seguimento da progressão e resposta ao tratamento.
  - Auto-anticorpos: anticorpos antitireoperoxidase, antitireoglobulina, antigliadina, antiendomísio, antiácido transglutâmico para doença celíaca.
  - Função tireoidiana, cortisol sérico anual ou conforme a suspeita clínica.

- *Glicemia capilar* – por meio de punção em polpa digital é colhida pequena amostra de sangue total. A freqüência da monitorização deve ser ditada pela necessidade e metas individuais. Recomendam-se três ou mais medidas quando em esquema de tratamento intensivo. Para a utilização da contagem de carboidratos e correção das glicemias pré-prandiais, as medidas pré-prandiais são importantes, assim como medidas ao dormir e às 3 horas da manhã (para a monitorização e procura da hipoglicemia de madrugada que pode ser assintomática). O controle da glicemia pós-prandial é feito com medidas 2 horas após a refeição.

Abordagem prática – se o paciente não dispõe de fitas, podem-se fazer medidas pré-prandiais diariamente, reservando algumas para os momentos em que tiver sintomas de hiper ou hipoglicemias e, cerca de cinco dias antes da consulta para o ajuste das dose, medir em todos os horários (oito fitas por dia, pré e pós-refeição, ao dormir e às 3 horas) para o ajuste da dose de correção e contagem de carboidratos e algumas medidas às 3 horas para detectar hipoglicemia oculta. Existem aparelhos que fazem medidas das glicemias em locais especiais que não a polpa digital produzindo medidas acuradas, possivelmente com menos dor, sendo uma alternativa aos pacientes.

LIMITAÇÕES A MONITORIZAÇÃO E CUIDADO NO PACIENTE DIABÉTICO

Custo elevado, muitas vezes não disponível aos pacientes. Entendimento inadequado do uso e interpretação dos resultados. Desconforto psicológico e físico associado ao exame.

Deve-se ter cuidado com a calibração do aparelho para medidas fidedignas (uso de glicemia sérica como controle).

Lembrar que, em alguns aparelhos, os níveis de glicemia plasmática são cerca de 10 a 15% maiores que a glicose do sangue total. Olhar o manual de instruções para orientação.

Hemoglobina A_{1c} – reflete a história glicêmica prévia de cerca de 120 dias que corresponde à vida média da hemácia. O nível ideal de tratamento deve estar abaixo do limite superior do método e tolerável até 1 ponto percentual acima. Pequenas variações na hemoglobina glicosilada refletem grandes variações na média da glicemia sérica (Tabela 6.8).

Tabela 6.8 – Correlação entre os níveis de hemoglobina A_{1c} e os valores médios de glicemia plasmática.

Hemoglobina A_{1c} (%)	Média da glicemia plasmática (mg/dl)
6	135
7	170
8	205
9	240
10	275
11	301
12	345

Sistema de monitorização contínua da glicemia (CGMS – Continuous Glycemia Monitoring System) – o CGMS é um método invasivo para a monitorização dos níveis glicêmicos onde, por meio de cateter sensor implantado no subcutâneo (como o cateter da bomba de insulina) são feitas medidas seriadas das glicemias a cada 5/5min por 72 horas e os resultados plotados em um gráfico. Há forte correlação entre o CGMS e as glicemias capilares[59]. É um método útil para a detecção de hipoglicemias não reconhecidas, principalmente à noite, especialmente naqueles com excelentes níveis de hemoglobina A_{1c} e níveis de glicemia pré-prandial alvo, onde podem não ser evidentes as hipoglicemias noturnas e pós-prandiais na monitorização rotineira. O uso do CGMS fornece meios para se otimizar o esquema basal-bolo dos diabéticos do tipo 1[60].

Glicosúria – pode ser medida em amostra urinária isolada, ou em materiais colhidos em 4 a 24 horas. Reflete a média da glicose plasmática durante o período da coleta excretada na urina. É um método fácil, de baixo custo, porém limitado, fazendo da monitorização por glicemia capilar a preferível.

Cetonúria – a presença de cetonúria pode indicar cetoacidose iminente ou já estabelecida, e requer atenção imediata. Pacientes com glicemias que persistem acima de 300mg/dl, com doença ou estresse agudo ou na gravidez apresentam sintomas como náuseas vômitos e dor abdominal. Indivíduos normais podem ter cetose, em pequenas quantidades, na urina de jejum, assim como gestantes em jejum, devendo ser a positividade valorizada no contexto de quadro clínico sugestivo e história compatível com a alteração. As fitas de identificação da cetonúria detectam o beta-hidroxibutirato e não o acetoacetato. O beta-hidroxibutirato é a cetona produzida em maior quantidade na cetoacidose diabética. Entretanto, com o tratamento da doença instituindo-se a insulinização venosa, há conversão progressiva de acetoacetato em beta-hidroxibutirato, dando a falsa impressão de piora da cetoacidose.

Cetonemia – faz a medida das cetonas sangüíneas sem gerar confusão quanto à conversão do acetoacetato em beta-hidroxibutirato.

TRANSPLANTE DE PÂNCREAS

A *American Diabetes Association* recomenda transplante de pâncreas para pacientes com controle metabólico e qualidade de vida ruins, a despeito de otimização da terapêutica, devendo ser considerado o transplante de pâncreas e rim no caso de necessidade de transplante renal.

O transplante de pâncreas resulta em níveis de hemoglobina A_{1c} melhores que a terapia insulínica intensiva, estabilização das complicações micro e macrovasculares, melhor qualidade de vida, a despeito da necessidade de imunossupressão.

TRANSPLANTE DE ILHOTAS

O primeiro relato de transplante de ilhotas em humanos data de 1980, onde foi feito transplante autólogo de ilhotas em um paciente com pancreatite crônica que seria submetido a pancreatectomia total por dor refratária. Os relatos de transplante alogênico de ilhotas nos anos 80 apresentaram taxas de sucesso de menos de 19%.

Técnicas diferentes e novos esquemas imunossupressores com o uso de tacrolimus e sirolimus em vez de corticóides tradicionais produziram taxa de sucesso de 100% em sete pacientes tratados[61]. Sabe-se que o transplante de pâncreas resulta em níveis de hemoglobina A_{1c} melhores que em pacientes com esquema de insulinização intensiva, além de estabilização da neuropatia, reversão de acúmulo mesangial e espessamento da membrana basal nos rins e estabilização de complicações macrovasculares. O transplante de ilhotas pode funcionar como alternativa de tratamento em pacientes selecionados[62]. Como funciona o transplante de ilhotas: o pâncreas é obtido do doador e digerido por colagensase para a separação do tecido exócrino. Por centrifugação por gradiente, remove-se o excesso de células exócrinas e os resíduos. Estas ilhotas purificadas são infundidas dentro de um cateter colocado percutaneamente através do fígado na veia portal para que a infusão das ilhotas vá para os sinusóides hepáticos[61].

PROGNÓSTICO DO *DIABETES MELLITUS* TIPO 1

É uma doença crônica com prevalência elevada de complicações a longo prazo que comprometem a qualidade de vida do indivíduo e aumentam a mortalidade. O controle glicêmico intensivo associado à manutenção do controle metabólico dentro dos alvos recomendados evita/lentifica a progressão da doença. Entretanto, alguns pacientes parecem estar "protegidos" das complicações a longo prazo. Estudo de coorte transversal com 400 portadores de diabetes tipo 1 com duração maior que 50 anos foi analisado. A média de idade dos indivíduos do estudo foi de 68,9 anos, 54% homens e idade média do início do diabetes de 13,7 anos, 29% hipertensos e 35,7% com microalbuminúria.

Características dessa população:
- Índice de massa corpórea normal (média de 25kg/m^2).
- HDL-colesterol elevado (média de 71,15mg/dl).
- Doses baixas de insulina (média de 0,52UI/kg/dia).
- Hemoglobina A_{1c} média de 7,6% (valor de referência de 3,8-5,0%).
- Parentes longevos.
- Consumo moderado de álcool.
- Os dados foram consistentes com proteção fortemente determinada por herança genética de longevidade e em parte pelos níveis elevados de HDL-colesterol[63].

TRATAMENTO IDEAL DO PORTADOR DE *DIABETES MELLITUS* TIPO 1/ RESUMOS DAS RECOMENDAÇÕES

- Acompanhamento por profissional capacitado e com experiência em tratamento do diabetes tipo 1.
- Suporte familiar e multidisciplinar (psicólogos, nutricionistas, enfermagem).

- Rastreamento regular de micro e macrovasculocomplicações.
- Terapia insulínica intensiva com automonitorização para manter níveis pré e pós-prandiais ideais e hemoglobina A_{1c} até valor limite superior do método.
- Controle pressórico para níveis menores que 130 x 80mmHg.
- Tratamento da dislipidemia com manutenção de colesterol total < 200, LDL-colesterol < 100mg/dl (opção < 70mg/dl em pacientes de muito alto risco), triglicérides < 150mg/dl e HDL-colesterol > 45mg/dl.
- Prática de atividade física orientada.

REFERÊNCIAS BIBLIOGRÁFICAS

1. The Expert Committee on the Diagnosis and Classification of Diabetes Mellitus: Report of the Expert Committee on the Diagnosis and Classification of Diabetes Mellitus. Diabetes Care 1997; 20:1183. ▪ 2. Type 2 diabetes in children and adolescents. American Diabetes Association. Diabetes Care 2003; 23:381. ▪ 3. The Expert Committee on the Diagnosis and Classification of Diabetes Mellitus: Report of the Expert Committee on the Diagnosis and Classification of Diabetes Mellitus. Diabetes Care 1997; 20:1183. ▪ 4. Gjessing HJ, Matzen LE, Froland A, Faber OK. Correlations between fasting plasma C-peptide, glucagon-stimulated plasma C-peptide and urinary C-peptide in insulin-treated diabetics. Diabetes Care 1987; 10:487. ▪ 5. Gandullia E, Bonioli E, Monteverde R et al. Significance of the evaluation of C-peptide in children with type 1 diabetes mellitus. Pediatr Med Chir 1986; 8:687. ▪ 6. Sjoberg S, Gunnarsson R, Ostman J. Residual C-peptide production in type I diabetes mellitus. A comparison of different methods of assessment and influence on glucose control. Acta Med Scand 1983; 214:231. ▪ 7. Effects of age, duration and treatment of insulin-dependent diabetes mellitus on residual beta-cell function: observations during eligibility testing for the Diabetes Control and Complications Trial (DCCT). The DCCT Research Group. J Clin Endocrinol Metab 1987; 65:30. ▪ 8. Ministério da Saúde/SPS. Estudo multicêntrico sobre a prevalência do diabetes mellitus no Brasil. Informe Epidemiológico do SUS 1992; 1:47. ▪ 9. Dunger DB, Sperling MA, Acerini CL et al. ESPE/LWPES consensus statment on diabetic ketoacidosis in children and adolescents. Arch Dis Child 2004; 89:188. ▪ 10. Kitabchi AE, Umpierrez GE, Murphy MB, et al. Hyperglycemic crises in diabetes. Diabetes Care 2004; 27:S94. ▪ 11. Nathan DM. The pathophysiology of diabetic complications: how much does the glucose hypothesis explain? Ann Intern Med 1996; 124:86. ▪ 12. Porta M, Sjoelie AK, Chaturvedi N et al. Risk factors for progression to proliferative diabetic retinopathy in the EURODIAB Prospective Complications Study. EURODIAB Prospective Complications Study Group. Diabetologia 2001; 44:2203. ▪ 13. Klein R, Klein BE, Moss SE et al. The Wisconsin Epidemiologic Study of Diabetic Retinopathy. II. Prevalence and risk of diabetic retinopathy when age at diagnosis is less than 30 years. Arch Ophthalmol 1984; 102:520. ▪ 14. Grading Diabetic Retinopathy from Stereoscopic Color Fundus Photographs – An Extension of the Modified Airlie House Classification. ETDRS report number 10. Early Treatment Diabetic Retinopathy Study Research Group. Ophthalmology 1991; 98:786. ▪ 15. Fong DS, Aiello L, Gardner TW et al. Retinopathy in diabetes. Diabetes Care 2004; 27: S84. ▪ 16. O'Brien IAD, Corrall RJM. Epidemiology of diabetes and its complications. N Engl J Med 1988; 318:1619. ▪ 17. Mayfield JA, Reiber GE, Sanders LJ et al. Preventive foot care in people with diabetes. Diabetes Care 2004; 21:2161. ▪ 18. Gerritsen J, Dekker JM, TenVoorde BJ et al. Impaired autonomic function is associated with increased mortality, especially in subjects with diabetes, hypertension, or a history of cardiovascular disease. The Hoorn Study. Diabetes Care 2001; 24:1793. ▪ 19. Consensus Statement. Report and recommendations of the SanAntonio conference on diabetic neuropathy. American Diabetes Association American Academy of Neurology. Diabetes Care 1988; 11:592. ▪ 20. Feldman EL, Stevens MJ, Thomas PK et al. A practical two-step quantitative clinical and electrophysiological assessment for the diagnosis and staging of diabetic neuropathy. Diabetes Care 1994; 17:1281. ▪ 21. Grupo de Trabalho Internacional sobre Pé Diabético. Consenso Internacional do Pé diabético – 1999 publicado sobre a direção de Hermelinda Cordeiro Pedrosa, tradução de Ana Cláudia de Andrade documento preparado pela Secretaria de Estado de Saúde do Distrito Federal 2001 Ministério da Saúde. ▪ 22. Spallone V, Guido M. Diagnosis of cardiovascular autonomic neuropathy in diabetes. Diabetes 1997; 46:67s. ▪ 23. Horowitz M, O'Donovan D, Jones KL et al. Samsom gastric emptying in diabetes: clinical significance and treatment. Diabete Med 2002; 19:177. ▪ 24. Perkins BA, Ficociello HL, Silva KH et al. N Engl J Med 2003; 348:2285. ▪ 25. Krolewski AS, Kosinski EJ, Warram JH et al. Magnitude and determinants of coronary artery disease in juvenile-onset, insulin-dependent diabetes mellitus. Am J Cardiol 1987; 59:750. ▪ 26. Laing SP, Swerdlow AJ, Carpenter LM et al. Mortality from cerebrovascular disease in a cohort of 23,000 patients with insulin-treated. Diabetes Stroke 2003; 34:418. ▪ 27. Weiss B, Turner J, Gibney GF et al. Long-term predictors of coronary artery disease and mortality in type 1 diabetes, QJM 2001; 94:623. ▪ 28. Consensus Development Conference on the Diagnosis of Coronary Heart Disease in People with Diabetes American Diabetes Association. Diabetes Care 1998; 21:1551. ▪ 29. Third Report of the National Cholesterol Education Program (NCEP) Expert Panel on Detection, Evaluation, and Treatment of High Blood Cholesterol in Adults (Adult Treatment Panel III) final report. National Cholesterol Education Program (NCEP) Expert Panel on Detection, Evaluation, and Treatment of High Blood Cholesterol in Adults (Adult Treatment Panel III). Circulation 2002; 106:3143. ▪ 30. Seventh Report of the Joint National Committee on Prevention, Detection, Evaluation, and Treatment of High Blood Pressure JAMA 2003; 289:2560. ▪ 31. Nutrition Principles and Recommendations in Diabetes American Diabetes Association the Following Terms are Preferred: Professional Practice Committee and the Executive Committee. Diabetes Care 2004; 27:S36. ▪ 32. American Diabetes Association: Nutrition Recommendations and Principles for People with Diabetes mellitus (PositionStatement). Diabetes Care 1994; 17:519. ▪ 33. Franz MJ Carbohydrate and diabetes: is the source or the amount of more importance? Curr Diab Rep 2001; 1:177. ▪ 34. Brand-Miller J, Hayne S, Petocz P, Colagiuri S. Low-glycemic index diets in the management of diabetes: a meta-analysis of randomized controlled trials. Diabetes Care 2003; 26:2261. ▪ 35. Giacco R, Parillo M, Rivellese AA et al. Long-term dietary treatment with increased amounts of fiber-rich low-glycemic index natural foods improves blood glucose control and reduces the number of hypoglycemic events in type 1 diabetic patients. Diabetes Care 2000; 23:1461. ▪ 36. Kaufman FR, Halvorson M, Carpenter S. Use of a plastic insulin dosage guide to correct blood glucose levels out of the target range and for carbohydrate counting in subjects with type 1 diabetes. Diabetes Care 1999; 22:1252. ▪ 37. Delahanty LM, Halford BH. The role of diet behaviors in achieving improvedglycemic control in intensively treatedpatients in the diabetes control and complications trial. Diabetes Care. 1993; 16:1453. ▪ 38. The Effect of Intensive Treatment of Diabetes on the Development and Progression of Long-Term Complications in Insulin-Dependent Diabetes Mellitus the Diabetes Control and Complications Trial Research Group 1993; 329:977. ▪ 39. Retinopathy and nephropathy in patients with type 1 diabetes four years after a trial of intensive insulin therapy, by The Diabetes Control and Complications Trial/Epidemiology of Diabetes Interventions and Complications Research Group. N Engl J

Med 2000; 342:381. ▪ 40. Consenso Brasileiro sobre Diabetes 2002. diagnóstico e classificação do diabetes melito e tratamento do diabetes melito do tipo 2. Rio de Janeiro: Diagraphic 2003, p 1. ▪ 41. Ciofetta M, Lalli C, Sindaco PD et al. Contribution of postprandial versus interprandial blood glucose to HbA1c in type 1 diabetes on physiologic intensive therapy with lispro insulin at mealtime. Diabetes Care 1999; 22:795. ▪ 42. Dorchy H, Roggemans MP, Willems D. Glycated hemoglobin and related factors in diabetic children and adolescents under 18 years of age: a Belgian experience. Diabetes Care 1997; 20:2. ▪ 43. Holcombe JH, Zalani S, Arora VK, Mast CJ. Lispro in adolescents study group. Comparison of insulin lispro with regular human insulin for the treatment of type 1 diabetes in adolescents. Clin Ther 2002; 24:629. ▪ 44. Weissberg-Benchell, Antisdel-Lomaglio J, Seshadri R. Insulin pump. Diabetes Care 2003; 26:1079. ▪ 45. Meyer L, Bohme P, Delbachian I et al. The benefits of metformin therapy dring continuous subcutaneous insulin infusion treatment of type 1 diabetic patients. Diabetes Care 2002; 25:2153. ▪ 46. Hamilton J, Cummings E, Zdravkovic V et al. Metformin as an adjunct therapy in adolescents with type 1 diabetes and insulin resistance. Diabetes Care 2003; 26:138. ▪ 47. Escobar-Jimenez F, de Leiva A, Pinon F et al. Clinical effectiveness and tolerance of acarbose in the treatment of insulin-dependent diabetic patients (type I). Med Clin (Barc). 1993; 100:488. ▪ 48. Riccardi G, Giacco R, Parillo M et al. Efficacy and safety of acarbose in the treatment of Type 1 diabetes mellitus: a placebo-controlled, double-blind, multicentre study. Diabet Med 1999; 16:228. ▪ 49. Rabasa-Lhoret R, Burelle W, Ducros F et al. Use of an alpha-glucosidase inhibitor to maintain glucose homoeostasis during postprandial exercise in intensively treated type 1 diabetic subjects. Diabetic Med 2001; 18:739. ▪ 50. Preconception care of women with diabetes. American Diabetes Association: Clinical Practice Recommendations. Diabetes Care 2004, 27(Suppl1):S76. ▪ 51. The EUCLID Study Group. EURODIAB Controlled Trial of Lisinopril in Insulin-Dependent Diabetes Mellitus. Effect of lisinopril on progression of retinopathy in normotensive people with type 1 diabetes. Lancet 1998; 351:28. ▪ 52. Early Treatment Diabetic Retinopathy Study Research Group. Early photocoagulation for diabetic retinopathy: ETDRS report. Ophthalmology 1991; 98(Suppl):766. ▪ 53. Diabetic Retinopathy Study Research Group. Photocoagulation treatment of proliferative diabetic retinopathy: clinical application of diabetic retinopathy study (DRS) findings. Ophthalmology 1981; 88:583. ▪ 54. The Diabetes Control and Complications Trial/ Epidemiology of Diabetes Interventions and Complications Research group. Retinopathy and nephropathy in patients with type 1 diabetes four years after a trial of intensive therapy. N Engl J Med 2000; 342:381. ▪ 55. Lurbe E, Redon J, Kesani A, Pascual JM. Increase in noturnal blood pressure and progression to microalbuminuria in type 1 diabetes. N Engl J Med 2002; 347:797. ▪ 56. Hotta N, Toyota T, Matsuoka K et al. Clinical efficacy of fidarestat, a novel aldose reductase inhibitor, for diabetic peripheral neuropathy: a 52-week multicenter placebo-controlled double-blind parallel group study. Diabetic Neuropathy Study Group. Diabetes Care 2001; 24:1776. ▪ 57. Gaede P, Vedel P, Larsen N et al. Multifactorial intervention and cardiovascular disease in patients with type 2 diabetes. Engl J Med 2003; 348:383. ▪ 58. Zavalkoff SR, Polychronakos C. Evaluation of conventional blood glucose monitoring as an indicator of integrated glucose values using a continuous subcutaneous sensor. Diabetes Care 2002; 25:1603. ▪ 59. Boland E, Monsod T, Delucia M et al. Limitations of conventional methods of self-monitoring of blood glucose: lessons learned from 3 days of continuous glucose sensing in pediatric patients with type 1 diabetes. Diabetes Care 2001; 24:1858. ▪ 60. Shapiro AM, Lakey JR, Ryan EA et al. Islet transplantation in seven patients with type 1 diabetes mellitus using a glucocorticoid-free immunosuppressive regimen. N Engl J Med 2000; 343:230. ▪ 61. Robertson RP, Davis C, Larsen J et al. Pancreas and islet transplantation for patients with diabetes. Diabetes Care 2000; 23:112. ▪ 62. Bain SC, Gill GV, Dyer PH et al. Characteristics of type 1 diabetes of over 50 years durationthe golden years cohort. Diabet Med 2003; 20:808.

38. DIABETES MELLITUS TIPO 2

Tatiana Goldbaum
Alina Coutinho Rodrigues
Márcia Nery

O *diabetes mellitus* compreende um grupo de doenças metabólicas que se caracteriza por hiperglicemia secundária a deficiência na produção de insulina, aumento da resistência periférica à insulina ou ambos[1].

A prevalência do *diabetes mellitus* tipo 2 está aumentando rapidamente, adquirindo características epidêmicas em vários países, particularmente naqueles em desenvolvimento. Contribuem para esta tendência o aumento das taxas de sobrepeso e obesidade e as mudanças no estilo de vida da população mundial, com alterações na estrutura da dieta e redução da prática de exercícios físicos[2].

No Brasil, um estudo multicêntrico conduzido em 1988 em nove capitais de estados brasileiros mostrou que a prevalência de diabetes e intolerância à glicose em indivíduos entre 30 e 69 anos de idade é de 7,6% e 7,8%, respectivamente[3]. Neste levantamento, as cidades das Regiões Sul e Sudeste, áreas de maior desenvolvimento econômico, apresentaram as maiores taxas de prevalência da doença[3]. Também no Brasil, as modificações no consumo alimentar (baixa ingestão de alimentos ricos em fibras, aumento da proporção de gorduras saturadas e açúcares na dieta) e o estilo de vida sedentário estão implicados na gênese da obesidade, *diabetes mellitus* e outras doenças crônicas[2].

Estudos recentes apontam para o aumento do número de internações hospitalares[4], assim como aumento da taxa de mortalidade proporcional atribuída ao diabetes. No Estado de São Paulo, em 1992, o diabetes foi citado como causa básica em 4% dos óbitos e como causa mencionada em 10,1% dos atestados de óbito[5]. É possível, entretanto, que esses valores sejam ainda mais altos, pois no Brasil o diabetes tem sido subnotificado como causa de morte, sendo a causa do óbito muitas vezes atribuída apenas às complicações da doença.

DIAGNÓSTICO E CLASSIFICAÇÃO DO *DIABETES MELLITUS*

A classificação do *diabetes mellitus* proposta pela *American Diabetes Association* procura agrupar as diversas formas da doença conforme sua fisiopatologia (Quadro 6.9). A classificação correta dos pacientes tem impor-

Quadro 6.9 – Classificação etiológica do *diabetes mellitus*.

I – *Diabetes mellitus* tipo 1 (destruição das células β, geralmente levando a deficiência absoluta de insulina)
A) Imunomediado
B) Idiopático
II – *Diabetes mellitus* tipo 2 (pode variar entre resistência insulínica predominante com deficiência relativa de insulina a um defeito predominantemente secretor com resistência insulínica associada)
III – Outros tipos específicos
  A) Defeitos genéticos da função da célula β
    1. MODY
    2. DNA mitocondrial
    3. Outros
  B) Defeitos genéticos da ação insulínica
    1. Resistência insulínica tipo A
    2. Leprechaunismo
    3. Síndrome de Rabson-Mendenhall
    4. Diabetes lipoatrófico
    5. Outros
	C) Doenças do pâncreas exócrino
	  1. Pancreatite
	  2. Traumatismo/pancreatectomia
	  4. Neoplasia
	  5. Fibrose cística
	  6. Hemocromatose
	  7. Pancreatopatia fibrocalculosa
	  8. Outros
	D) Endocrinopatias
	  1. Acromegalia
	  2. Síndrome de Cushing
	  3. Glucagonoma
	  4. Feocromocitoma
	  5. Hipertireoidismo
	  6. Somatostinoma
	  7. Aldosteronoma
	  8. Outros
	E) Induzido por drogas
	  1. Vacor
	  2. Pentamidina
	  3. Ácido nicotínico
	  4. Glicocorticóides
		5. Hormônio tireoidiano
		  6. Diazóxido
		  7. Agonistas beta-adrenérgicos
		  8. Tiazídicos
		  9. Alfa-interferon
		  10. Outros
		F) Infecções
		  1. Rubéola congênita
		  2. Citomegalovírus
		  3. Outros
		G) Formas incomuns de diabetes imunomediado
		  1. Síndrome do *stiff-man*
		  2. Anticorpos anti-receptor de insulina
		H) Outras síndromes genéticas associadas ao diabetes
		  1. Síndrome de Down
		  2. Síndrome de Klinefelter
		  3. Síndrome de Wolfram
		  4. Ataxia de Friedreich
		  5. Distrofia miotônica
		  6. Síndrome de Prader-Willi
		  7. Outros
		IV – *Diabetes mellitus* gestacional

Adaptado de Diagnosis and Classification of Diabetes Mellitus. American Diabetes Association, 2004.

tantes implicações prognósticas e terapêuticas. Entretanto, na prática clínica, apesar dos recursos diagnósticos disponíveis, nem sempre é possível diferenciar entre várias formas do diabetes. Além disso, a classificação atualmente aceita tem imperfeições: sob a nomenclatura de *diabetes mellitus* tipo 2, por exemplo, agrupam-se provavelmente entidades clínicas com mecanismos fisiopatológicos distintos e que se expressam pelo predomínio da disfunção de células β pancreáticas ou do aumento da resistência periférica à insulina.

O diagnóstico do diabetes baseia-se no estabelecimento de valores de glicemia acima dos quais aumenta de forma significativa o risco de complicações associadas à doença (Quadro 6.10). A glicemia plasmática de jejum e o teste de tolerância oral à glicose (TTOG) são testes diagnósticos capazes de prever o desenvolvimento de retinopatia diabética[6] e de doença arterial coronária. Valores de glicemia plasmática de jejum > 125mg/dl e glicemia plasmática de 2 horas ao TTOG > 140mg/dl associaram-se a um aumento significativo do risco de doença arterial coronária em um estudo[7].

Quadro 6.10 – Critérios para o diagnóstico de diabetes e condições relacionadas.

Normoglicemia	Glicemia de jejum alterada ou intolerância a glicose	Diabetes*
Glicemia jejum < 100mg/dl	100 ≤ glicemia jejum < 126mg/dl	Glicemia de jejum ≥ 126mg/dl
Glicemia de 2h TTGO < 140mg/dl	140 ≤ glicemia de 2h TTGO < 200mg/dl	Glicemia de 2h TTGO ≥ 200mg/dl
		Sintomas de diabetes e glicemia casual ≥ 200mg/dl

Adaptado de Diagnosis and Classification of Diabetes Mellitus. American Diabetes Association, 2004.
*Na ausência de sintomas inequívocos de hiperglicemia, o diagnóstico de diabetes deve ser confirmado por meio da repetição do teste em um dia subseqüente.

A reprodutibilidade dos valores de glicemia é fundamental na interpretação dos resultados dos testes diagnósticos para diabetes. Há uma variação significativa dos resultados se os testes são repetidos em um intervalo de duas a seis semanas. O coeficiente intra-individual de variação em um estudo foi de 6,4% para a glicemia de jejum e de 16,7% para a glicemia de 2 horas no TTOG. Portanto, é essencial que os resultados alterados sejam confirmados por uma segunda dosagem. Atualmente, por questão de comodidade e custo, a *American Diabetes Association* recomenda que a glicemia plasmática de jejum seja utilizada como teste diagnóstico de rotina. O TTOG deve ser reservado para uso em pesquisas ou em situações em que os valores de glicemia de jejum não confirmaram o diagnóstico. Não se recomenda o uso da hemoglobina glicosilada (HbA$_{1c}$) para o diagnóstico do diabetes. As principais razões são a falta de padronização dos *kits* de HbA$_{1c}$ e a correlação imperfeita entre HbA$_{1c}$, glicemia plasmática de jejum e glicemia de 2 horas no TTOG[8].

Glicemia de jejum alterada e intolerância à glicose

São reconhecidos atualmente dois estados metabólicos intermediários entre a homeostase normal da glicose e o estado diabético. A glicemia de jejum alterada e a intolerância à glicose são denominadas genericamente de estados "pré-diabéticos", em referência ao aumento do risco de desenvolvimento de diabetes associado a essas condições. Além disso, as duas condições, mas particularmente a intolerância a glicose, parecem estar associadas a um maior risco de desenvolvimento de doença cardiovascular. Intervenções terapêuticas como dieta, exercício físico e alguns agentes farmacológicos têm demonstrado prevenir ou retardar o aparecimento de diabetes em indivíduos com intolerância à glicose. Entretanto, o impacto dessas intervenções sobre o risco cardiovascular ainda não foi determinado.

ASPECTOS GERAIS

O diabetes tipo 2, antigamente denominado *diabetes mellitus* não-insulino dependente, acomete indivíduos com resistência à insulina e que geralmente apresentam deficiência relativa e não absoluta de insulina. Corresponde a cerca de 80-90% dos casos de diabetes. De forma geral, os portadores da doença não necessitam de insulina para sua sobrevivência, mas, com o tempo, muitos deles apresentarão diminuição da capacidade secretora das células β e necessitarão de insulina para um melhor controle glicêmico.

A natureza exata do mecanismo responsável pela gênese do diabetes tipo 2 não é conhecida. A resistência insulínica encontrada nos pacientes do tipo 2 tem sido atribuída a vários fatores inter-relacionados. Estes incluem fatores genéticos (ainda não identificados) que são agravados com o tempo pelo envelhecimento, estilo de vida sedentário e pela obesidade visceral.

O *diabetes mellitus* tipo 2 é caracterizado por dois defeitos fisiopatológicos distintos: perda da capacidade secretora das células β pancreáticas e resistência à insulina (Fig. 6.2). Perda da resposta aguda de insulina a uma sobrecarga de carboidratos, um defeito que ocorre pre-

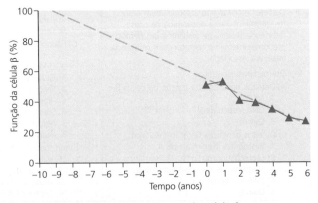

Figura 6.2 – Deterioração progressiva da célula β.

cocemente na história natural da doença, em geral quando os níveis de glicemia de jejum atingem 115mg/dl, determina o aparecimento de hiperglicemia pós-prandial. No momento do diagnóstico, pacientes diabéticos do tipo 2 já perderam cerca de 50% da função das células β[9,10]. Resistência à insulina no hepatócito e nos tecidos periféricos, particularmente no músculo esquelético, leva ao aumento da produção hepática de glicose e à redução da captação e utilização da glicose. O mecanismo envolvido pode estar associado a defeitos no receptor de insulina, redução do número de receptores ou atenuação da resposta pós-receptor à insulina.

A hiperglicemia crônica pode determinar maior redução na secreção de insulina, além de aumento da resistência insulínica. Esse efeito é conhecido como *glicotoxicidade* e explica-se, ao menos em parte, por *down-regulation* no sistema de transporte de glicose em células β e tecidos sensíveis à insulina. Da mesma forma, os altos níveis de ácidos graxos livres circulantes associados ao diabetes podem também agravar a resistência à insulina e reduzir a secreção de insulina, por meio de um fenômeno denominado *lipotoxicidade*[11].

QUADRO CLÍNICO

Os sintomas clássicos de poliúria, sede, turvação visual recorrente, parestesias e fadiga são manifestações da hiperglicemia e da diurese osmótica e, portanto, podem estar presentes em qualquer forma de diabetes. Entretanto, muitos pacientes com *diabetes mellitus* tipo 2 desenvolvem hiperglicemia de forma insidiosa e podem ser relativamente assintomáticos no início da doença. Em um estudo, 47% dos indivíduos diabéticos em cidades brasileiras desconheciam o diagnóstico[3]. Ao contrário do diabetes tipo 1, a cetoacidose não costuma ocorrer espontaneamente, estando geralmente associada a uma situação de estresse grave, como traumatismo ou infecção.

Prurido generalizado e vulvovaginite de repetição são freqüentes em mulheres com diabetes do tipo 2. Deve-se suspeitar de diabetes em mulheres com candidíase vaginal crônica, que tenham dado à luz a crianças com peso superior a 4,1kg ou que tenham história de poliidrâmnio, pré-eclâmpsia ou perdas fetais não explicadas. Ocasionalmente, disfunção erétil pode ser a queixa inicial em homens.

Os pacientes são geralmente adultos e apresentam algum grau de obesidade. Os pacientes que não são obesos (conforme o índice de massa corpórea) tendem a apresentar um aumento da porcentagem de gordura corpórea distribuída principalmente na região abdominal, mas podem não apresentar achados de exame clínico característicos no momento do diagnóstico. Diabéticos obesos podem apresentar qualquer forma de distribuição de gordura. Entretanto, o diabetes tipo 2 parece estar mais associado, tanto em homens quanto em mulheres, com a presença de depósitos de gordura na parte superior do corpo (especialmente abdome, tronco, pescoço e face). Esta forma de distribuição da gordura caracteriza-se por uma alta relação cintura/quadril e tem sido denominada "andróide" em oposição à forma "ginecóide", em que o tecido adiposo se concentra nas coxas e quadril, e menos na parte superior do corpo.

TRATAMENTO

Objetivos do controle glicêmico

O quadro 6.11 lista os objetivos no controle glicêmico do diabetes tipo 2.

Quadro 6.11 – Objetivos do controle glicêmico*.

HbA$_{1c}$	Até um ponto acima do limite superior do método
Glicemia pré-prandial	90-130mg/dl
Glicemia pós-prandial	< 180mg/dl**

Adaptado de Standards of Medical Care in Diabetes. American Diabetes Association, 2004.

* Os objetivos do controle glicêmico devem ser adaptados conforme as características do paciente. Metas menos rigorosas podem ser estabelecidas para pacientes idosos, com pequena expectativa de vida, ou que apresentem episódios graves ou freqüentes de hipoglicemia.

** As medidas de glicemia pós-prandial devem ser realizadas 1-2 horas após as refeições.

Avaliação do controle glicêmico

Apesar de não ser recomendada para o diagnóstico de *diabetes mellitus*, a medida da HbA$_{1c}$ é instrumento fundamental na monitorização do controle glicêmico. Os valores de HbA$_{1c}$ refletem a glicemia média dos últimos dois a três meses e, portanto, são uma medida da eficácia do tratamento (Tabela 6.9). A automonitorização da glicemia, por meio dos aparelhos denominados glicosímetros, permite ao paciente avaliar os resultados do tratamento, além de possibilitar um melhor ajuste das medicações e ser útil na prevenção de hipoglicemia. A freqüência e o horário ideal da automonitorização da glicemia em diabéticos do tipo 2 não são conhecidos. No Serviço de Endocrinologia do Hospital das Clínicas da FMUSP, recomendamos que diabéticos do tipo 2 em uso de hipoglicemiantes orais monitorizem semanalmente a glicemia pós-prandial. Para os pacientes que fazem uso de insulina intermediária/lenta *bed-time*, recomendamos o controle da glicemia de jejum, glicemia pós-prandial e glicemia pré-jantar (para avaliar a necessidade de uma dose de insulina de ação intermediária/

Tabela 6.9 – Correlação entre o nível de HbA$_{1c}$ e a glicemia média.

HbA$_{1c}$(%)	Glicemia média (mg/dl)
6	135
7	170
8	205
9	240
10	275
11	310
12	345

Adaptado de Standards of Medical Care in Diabetes. American Diabetes Association, 2004.

lenta pela manhã). Medidas de glicemia capilar na madrugada devem ser solicitadas em caso de suspeita de hipoglicemia. A freqüência das medidas deverá ser avaliada individualmente. Para pacientes bem controlados, consideramos que a monitorização semanal é adequada. Diabéticos do tipo 2 em insulinização intensiva devem seguir os mesmos princípios da monitorização dos diabéticos do tipo 1.

NUTRIÇÃO

Restrição calórica – a restrição calórica e a perda de peso são elementos fundamentais no tratamento do diabético do tipo 2 obeso. Após alguns dias de dieta com redução da ingestão calórica, a produção hepática de glicose diminui, com conseqüente redução da glicemia de jejum, antes mesmo que qualquer perda de peso tenha ocorrido. Entretanto, a redução da glicemia a longo prazo depende da perda de peso (e a glicemia pode voltar a apresentar elevações discretas quando o indivíduo retoma uma dieta para a manutenção do peso). A melhora do controle glicêmico secundária à perda de peso está associada ao controle dos defeitos fisiopatológicos básicos do *diabetes mellitus* tipo 2: o grau de resistência insulínica é reduzido e há aumento da sensibilidade das células β a concentrações de glicose.

A abordagem que tem como objetivo atingir um "peso ideal" é geralmente muito frustrante, pois a maioria dos pacientes não consegue alcançar as metas propostas. Além disso, tem-se demonstrado que pequenas perdas de peso podem trazer enormes benefícios à saúde. Por essas razões, tem-se recomendado como objetivo inicial para o paciente obeso uma perda de 10% do peso corpóreo total nos primeiros seis meses.

Na escolha do cardápio, deve-se dar preferência aos alimentos com baixa densidade calórica e, provavelmente, aos alimentos com menor índice glicêmico (consulte o capítulo anterior para obter mais explicações sobre o índice glicêmico dos alimentos). A quantidade diária de calorias da dieta deve ser calculada com base no metabolismo basal de cada indivíduo. Este cálculo pode ser feito de forma direta por meio da calorimetria, mas pode ser obtido de forma aproximada, de acordo com a tabela 6.10.

Ganho de peso associado ao uso de insulina – o ganho de peso é um efeito colateral comum do tratamento com insulina ou sulfoniluréias. Em um estudo, o ganho de peso foi de 3,5 a 4,8kg para o tratamento com insulina ou sulfoniluréias *versus* nenhum ganho de peso para o tratamento com metformina[12]. Dois estudos recentes ilustram como esse problema pode prejudicar o controle metabólico dos pacientes. Cerca de 30% das mulheres diabéticas do tipo 1 em um estudo omitiram doses de insulina ocasionalmente[13], enquanto 9% das diabéticas tipo 1 em um segundo estudo omitiram doses de insulina de forma regular, com o objetivo de limitar o ganho de peso[14].

Composição da dieta – de forma geral, a dieta do diabético deve seguir os mesmos princípios da dieta saudável de um indivíduo não-diabético. A dieta deve ser individualizada e escolhida conforme os hábitos e as preferências de cada paciente.

Algumas recomendações úteis incluem o fracionamento da dieta (com refeições menores a cada 4 horas) e a substituição de bebidas muito calóricas e de alto índice glicêmico (como refrigerantes) pelos seus similares *diet*. Sucos são geralmente percebidos como alimentos saudáveis. Entretanto, podem afetar de forma significativa o controle glicêmico e a quantidade diária de calorias. Sucos de maracujá ou limão (com adoçante) são geralmente preferíveis ao suco de laranja. O consumo moderado de frutas (duas porções diárias) pode ser incentivado, especialmente nos intervalos entre as grandes refeições (Quadro 6.12).

EXERCÍCIO FÍSICO

Efeitos imediatos – a resposta fisiológica ao exercício físico está alterada em indivíduos diabéticos, dependendo da concentração plasmática de insulina no momento do exercício, do local e do momento da aplicação da insulina. Durante a atividade física, diabéticos bem controlados com insulina geralmente apresentam queda da glicemia maior que indivíduos normais. Isso ocorre porque, com o aumento do consumo de glicose pelos músculos, há queda da glicemia, mas a concentração exógena de insulina não pode ser reduzida. Além disso, o aumento da temperatura e o do fluxo sangüíneo associados ao exercício podem acelerar a absorção da insulina, principalmente se a aplicação de insulina foi recente ou realizada na perna ou braço que está sendo exercitado[15].

Paradoxalmente, diabéticos com controle metabólico ruim podem apresentar elevação importante da glicemia durante o exercício. Contribui para esse efeito a falta de insulina, que reduz a captação de glicose pelos músculos e não pode evitar o aumento da produção hepática de glicose mediada pelos hormônios contra-reguladores (particularmente adrenalina, cortisol e hormônio do crescimento).

Em pacientes com *diabetes mellitus* tipo 2 em uso de hipoglicemiantes orais, o exercício físico tende a reduzir a glicemia. Entretanto, esse efeito parece ser depen-

Tabela 6.10 – Estimativa do metabolismo basal conforme o grau de atividade física.

Adultos não obesos	Homens	Mulheres
Atividade Leve	30kcal/kg/dia	25kcal/kg/dia
Atividade moderada	35kcal/kg/dia	30kcal/kg/dia
Atividade intensa	40-45kcal/kg/dia	35-40kcal/kg/dia
No leito	1.500-1.800kcal/dia	1.400-1.600kcal/dia
Adultos obesos		
Em atividade	16-20kcal/peso ideal/dia	
Inativos	1.000-1.200kcal/dia	

Quadro 6.12 – Recomendações da ADA para a alimentação no diabético do tipo 2.

Carboidratos	
Grãos integrais, frutas, vegetais e leite desnatado são fontes importantes de carboidratos e devem ser incluídos em uma dieta saudável. Em relação aos efeitos hiperglicemiantes dos carboidratos, a quantidade total é mais importante que o tipo de carboidrato*. Indivíduos recebendo tratamento intensivo com insulina devem ajustar as doses de insulina pré-prandial, conforme a quantidade de carboidratos das refeições. Uma vez que a sacarose e as quantidades isocalóricas de amido produzem elevação semelhante da glicemia, a sacarose e os alimentos contendo sacarose não devem ser completamente retirados da dieta do indivíduo diabético. Entretanto, devem ser substituídos por outras fontes de carboidratos e, se consumidos, cobertos com insulina ou outras medicações hipoglicemiantes. Adoçantes não-nutritivos são seguros quando consumidos dentro dos limites estabelecidos pelo FDA. Apesar da possibilidade de redução da glicemia pós-prandial com o consumo de dietas com baixo índice glicêmico, ainda não há evidências suficientes na literatura que justifiquem sua recomendação rotineira. O consumo de fibras deve ser incentivado, da mesma forma que para indivíduos não-diabéticos. Carboidratos e gorduras monoinsaturadas devem fornecer 60-70% do total de calorias diárias. Sacarose e alimentos contendo sacarose devem ser ingeridos no contexto de uma dieta saudável.	Para indivíduos diabéticos com função renal normal, não há evidências de que a ingestão de proteínas deva ser maior que a habitualmente recomendada (15-20% do total de calorias). O efeito a longo prazo de dietas ricas em proteínas e pobres em carboidratos não é conhecido. Apesar de poderem produzir perda de peso a curto prazo, não há evidências de que os resultados podem ser mantidos a longo prazo.
Proteínas	**Gorduras**
Em diabéticos do tipo 2 bem controlados, a ingestão de proteínas não aumenta a concentração plasmática de glicose. Entretanto, as proteínas são potentes estimuladoras da secreção de insulina.	Menos de 10% do total de calorias ingeridas deve ser derivado de gorduras saturadas. Alguns indivíduos (diabéticos com LDL-colesterol > 100mg/dl, por exemplo) podem beneficiar-se da redução da ingestão de gorduras saturadas para menos de 7%. Para reduzir as concentrações de LDL-colesterol, a quantidade de calorias derivadas de gorduras saturadas deve ser reduzida (se há necessidade de perda de peso) ou substituída por carboidratos ou fontes de gordura monoinsaturada (se não há necessidade de restrição calórica). A quantidade de colesterol na dieta não deve ultrapassar 300mg por dia. Indivíduos com LDL-colesterol >100mg/dl podem beneficiar-se de restrições maiores (< 200mg/dia). O consumo de ácidos graxos transinsaturados deve ser reduzido. O consumo de gorduras poliinsaturadas deve corresponder a 10% do total de calorias diárias.
	Micronutrientes
	Não há evidências de que a suplementação de vitaminas e sais minerais seja benéfica em diabéticos que não apresentam deficiências nutricionais específicas. A suplementação rotineira de antioxidantes não é recomendada, pois não há estudos que demonstrem seus efeitos a longo prazo.

* A ADA ainda não reconhece a importância do consumo de carboidratos de baixo índice glicêmico no controle do diabetes.
Adaptado de Evidence-Based Nutrition Principles and Recommendations For The Treatment and Prevention of Diabetes and Related Conditions. American Diabetes Association, 2002.

dente do momento da última refeição do paciente. Em um estudo, não houve alteração da glicemia em pacientes que estavam em jejum antes do exercício, mas sim naqueles que se exercitaram após uma refeição[16].

Efeitos a longo prazo – os efeitos da atividade física a longo prazo são diferentes em diabéticos dos tipos 1 e 2. A resistência insulínica presente de forma quase universal no *diabetes mellitus* 2 pode ser reduzida por meio da prática de exercícios com duração superior a seis semanas. Uma metanálise de estudos controlados que avaliou o efeito do exercício físico em diabéticos do tipo 2 mostrou redução de 0,7% nos valores de HbA_{1c} em indivíduos de diferentes raças, recebendo diferentes medicações (hipoglicemiantes orais, insulina ou nenhuma medicação). A melhora do controle glicêmico foi atribuída à redução da resistência à insulina e ocorreu na ausência de perda de peso significativa[17].

Além do efeito sobre o controle glicêmico, o exercício pode reduzir o risco cardiovascular em indivíduos diabéticos. Em um estudo prospectivo envolvendo 2.896 adultos diabéticos, aqueles que faziam caminhadas por pelo menos 2 horas por semana tiveram menor mortalidade cardiovascular que os indivíduos sedentários. O risco de mortalidade foi ainda menor para aqueles que faziam caminhadas durante 3 a 4 horas por semana[18].

Apesar dos benefícios bem estabelecidos, a aderência à prática de exercícios físicos ainda é pequena e a maioria dos pacientes diabéticos são inativos fisicamente. Em um estudo com 1.480 diabéticos, 31% não realizavam nenhuma forma de atividade física e 38% realizavam atividade física em nível inferior ao recomendado[19].

Recomendações práticas – a prática regular de atividade física é provavelmente benéfica para todos os indivíduos diabéticos, mesmo para aqueles com doença avançada e de longa evolução. Entretanto, todos os pacientes devem ser submetidos a uma avaliação física antes do início do programa de exercícios com o objetivo de identificar complicações micro ou macrovasculares que possam ser agravadas pela atividade física. Alguns pacientes deverão ser submetidos a um teste ergométrico (Quadro 6.13) ou a uma cintilografia miocárdica na presença de contra-indicações a este último.

Quadro 6.13 – Indicações de teste ergométrico para pacientes que iniciarão atividade física moderada a intensa.

Idade > 35 anos
Idade > 25 anos e *diabetes mellitus* tipo 1 > 15 anos de duração *diabetes mellitus* tipo 2 > 10 anos de duração
Presença de qualquer fator de risco adicional para doença isquêmica coronária
Presença de doença microvascular (retinopatia proliferativa ou nefropatia, incluindo microalbuminúria)
Doença arterial periférica
Neuropatia autonômica

Adaptado de Physical Activity/Exercise and Diabetes. American Diabetes Association, 2004.

Um programa inicial razoável consiste em 10 minutos de aquecimento e alongamento, seguidos de 20 minutos de exercícios aeróbicos leves como caminhar ou andar de bicicleta. A atividade física deve ser realizada regularmente (pelo menos três vezes por semana) e, idealmente, no mesmo horário em relação às refeições e à aplicação de insulina. A duração e a intensidade do exercício devem ser aumentadas gradualmente, conforme tolerado pelo paciente.

Em geral, exercícios aeróbicos são preferidos. Entretanto, o tipo de exercício deve ser escolhido conforme a presença de co-morbidades. Pacientes com retinopatia proliferativa devem evitar exercícios isométricos intensos (como levantar peso), que podem causar aumento importante da pressão arterial e precipitar o descolamento de retina. Por outro lado, pacientes com neuropatia devem evitar exercícios traumáticos com sobrecarga de peso (como corridas de longa distância ou escaladas) que podem provocar fraturas ou úlceras de estresse nos pés. Calçados adequados e confortáveis também são necessários.

Recomendações especiais para pacientes que utilizam insulina – os pacientes devem ser orientados a ingerir grande quantidade de líquidos durante o exercício. A dose de insulina deve ser adaptada conforme a necessidade do paciente, mas algumas considerações gerais incluem:

1. Medir a glicemia antes, durante e após o exercício de tal forma que as alterações da glicemia possam ser documentadas e previstas nas próximas ocasiões. Se glicemia > 250mg/dl, a atividade física deve ser suspensa até que um valor mais baixo seja atingido.
2. Reduzir em 30% a dose de insulina que age naquela hora do dia.
3. Evitar a aplicação de insulina em regiões do corpo que serão mais exercitadas. Por exemplo, o braço é um local adequado para a aplicação de insulina antes de passeios de bicicleta, enquanto o abdome é um local mais apropriado em caso de exercícios que envolvem os braços e as pernas (como o tênis, por exemplo).
4. Comer um lanche extra na forma de 15 a 30g de carboidratos de absorção rápida (como doces ou sucos) antes do início do exercício e aproximadamente a cada 30 minutos durante o exercício.
5. Ingerir carboidratos de absorção lenta após o término do exercício com o objetivo de reduzir o risco de hipoglicemia tardia (cerca de 4 a 8 horas após o término da atividade física).

TRATAMENTO MEDICAMENTOSO

Devido à natureza progressiva da doença, grande parte dos pacientes diabéticos necessitará de tratamento medicamentoso após alguns anos de evolução. Esse fato foi claramente demonstrado no *United Kingdom Prospective Study* (UKPDS), em que a porcentagem de pacientes que atingiram valores de hemoglobina glicosilada inferiores a 7% foi reduzida de 50% em três anos para 25% em nove anos de seguimento[10]. A dificuldade em se manter os valores de hemoglobina glicosilada dentro dos limites estabelecidos pode estar relacionada a fatores ambientais (falta de aderência à dieta, exercício físico e tratamento medicamentoso), mas reflete fundamentalmente o declínio progressivo da função das células β pancreáticas.

IMPLICAÇÕES DO *UNITED KINGDOM PROSPECTIVE STUDY*

No UKPDS[10] foram randomizados 5.102 pacientes com diagnóstico recente de *diabetes mellitus* tipo 2 com o objetivo de comparar uma estratégia de tratamento intensivo (monoterapia com clorpropramida, glibenclamida, insulina ou metformina) com um grupo controle submetido a tratamento convencional com dieta. Durante o seguimento, medicações hipoglicemiantes ou insulina precisaram ser associadas em todos os grupos para manter os níveis de glicemia nos valores predeterminados (glicose < 108mg/dl no grupo intensivo e glicose < 270mg/dl no grupo controle).

1. O grupo de tratamento intensivo (que atingiu valores médios de HbA_{1c} de 7%) apresentou redução de 25% na incidência de complicações microvasculares (retinopatia, nefropatia ou neuropatia) em relação ao grupo de tratamento convencional (valor médio de HbA_{1c} de 7,9%). Esses resultados reforçam a hipótese de que a hiperglicemia tem um papel central na etiologia dessas complicações.
2. Não houve diferença estatisticamente significativa entre a incidência de complicações macrovasculares entre os dois grupos. Uma redução de 16% (p = 0,052) no risco de infarto do miocárdio fatal, não-fatal e morte súbita combinados foi observada.
3. Um pequeno número de pacientes apresentou episódios de hipoglicemia grave, com uma morte atribuída à hipoglicemia em 27.000 pacientes-ano.
4. Alguns estudos anteriores ao UKPDS sugeriam que o tratamento intensivo com sulfoniluréias ou insulina pudesse causar aumento da mortalidade cardiovascular devido aos efeitos adversos do hiperinsulinismo. Entretanto, esta hipótese não se confirmou no UKPDS: não houve aumento da mortalidade nos grupos de tratamento com sulfoniluréia ou insulina, apesar do ganho de peso e dos níveis mais altos de insulina plasmática.
5. Os pacientes com sobrepeso inicialmente randomizados para tratamento intensivo com metformina apresentaram menor risco de mortalidade relacionada ao diabetes, mortalidade por todas as causas e infarto do miocárdio, quando comparados aos pacientes tratados de forma convencional, mas surpreendentemente não apresentaram redução do risco de complicações microvasculares.
6. Pacientes randomizados para controle rigoroso da pressão arterial (e que atingiram valores médios de pressão arterial de 144/82mmHg contra valores de 154/87 no grupo de tratamento menos rigoroso) apresentaram redução do risco de complicações micro e macrovasculares. Na análise dos desfechos, não houve diferença significativa entre o uso de captopril e de betabloqueadores.

Esses dados permitem concluir que, de forma geral, os riscos de hipoglicemia e os riscos teóricos do hiperinsulinismo não superam os benefícios do tratamento intensivo. Refutam ainda a tese de que pacientes com *diabetes mellitus* tipo 2 (ao contrário dos pacientes com *diabetes mellitus* tipo 1) tenderiam a se beneficiar menos do controle glicêmico intensivo devido a sua menor expectativa de vida (decorrente da idade avançada e da presença de co-morbidades cardiovasculares). Finalmente, esses resultados demonstram que o controle pressórico no paciente diabético é tão ou mais importante que o controle glicêmico, uma vez que possibilitou a redução do risco de complicações micro e macrovasculares.

Hipoglicemiantes orais – o papel de cada agente hipoglicemiante no tratamento do *diabetes mellitus* tipo 2 é mostrado na figura 6.3 e o seu mecanismo de ação é mostrado na tabela 6.11. A tabela 6.12 resume os principais medicamentos utilizados via oral para controle do diabetes tipo 2.

DROGAS QUE AUMENTAM A SECREÇÃO DE INSULINA

Sulfoniluréias

O receptor de sulfoniluréia é um componente do canal de potássio dependente de ATP da célula β pancreática. A ligação de sulfoniluréia leva à inibição desses canais, o que altera o potencial de repouso da célula e determina o influxo de cálcio e a secreção de insulina. Dessa forma, a resposta da célula β à glicose e outros secretagogos (como aminoácidos, por exemplo) é aumentada, com maior secreção de insulina para um mesmo nível glicêmico.

Devido ao seu mecanismo de ação e diminuição freqüente da eficácia após algum tempo de uso, alguns autores sugeriram a possibilidade de que o uso crônico dessas drogas pudesse levar à exaustão das células β. Entretanto, conforme demonstrado no UKPDS[10], o declínio inexorável da função das células β parece ser uma

Tabela 6.11 – Mecanismo de ação dos medicamentos utilizados por via oral para controle do diabetes tipo 2.

Medicamento	Redução da glicemia de jejum (mg/dl)	Redução da HbA$_{1c}$ (%)
Sulfoniluréias	60-70	1,5-2,0
Metformina	60-70	1,5-2,0
Nateglinida	20-30	0,7-1,0
Repaglinida	60-70	1,5-2,0
Glitazonas	50-60	1,0-2,0
Acarbose	20-30	0,7-1,0

Adaptado e modificado do Consenso Brasileiro sobre Diabetes[28].

Tabela 6.12 – Nome dos principais medicamentos utilizados por via oral no tratamento do diabetes tipo 2.

	Nome comercial	Dose mínima (mg)	Dose máxima (mg)	Nº de tomadas/dia
Sulfoniluréias				
Clorpropramida	Diabinese	125	500	1
Glibenclamida	Daonil Euglicon	2,5	20	1-2
Glipizida	Minidiab	2,5	20	1-2
Glicazida	Diamicron	40	320	1-2
Glicazida MR	Diamicron MR	30	120	1
Glimepirida	Amaryl Glympepil	1	8	1
Biguanidas				
Metformina	Glifage Glucoformin Dimefor	1.000	2.550	2-3
Inibidores alfa-glicosidase				
Acarbose	Glucobay	150	300	3
Metiglinida	Não existe no Brasil			
Repaglinida	Novonorm Prandim Gluconorm	0,5	16	3
Nateglinida	Starlix	120	360	3

Adaptado e modificado do Consenso Brasileiro sobre Diabetes[28].

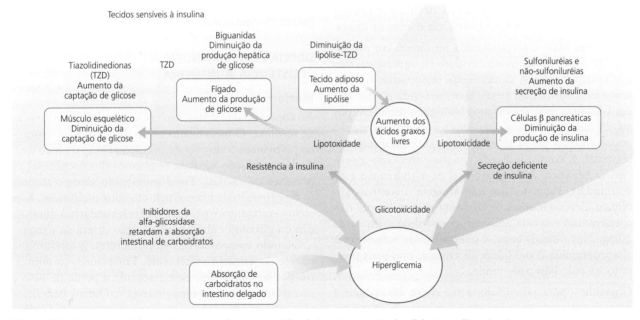

Figura 6.3 – Modo de ação dos principais medicamentos utilizados no tratamento do *diabetes mellitus* tipo 2.

característica própria do estado diabético, independente da modalidade de tratamento instituída (ver Fig. 6.2).

Quando comparado ao placebo, o tratamento com sulfoniluréia produz uma redução de 1 a 2% na hemoglobina glicosilada[20]. Os agentes dessa classe são igualmente eficazes, mas apresentam algumas diferenças em relação ao metabolismo e à duração de ação.

As sulfoniluréias são geralmente bem toleradas. Os dois efeitos colaterais mais comuns são ganho de peso, tipicamente de 2 a 5kg, e hipoglicemia, mais freqüente em idosos, pacientes com insuficiência renal, indivíduos que fazem refeições em horários irregulares ou que fazem uso de sulfoniluréias de longa ação (como clorpropramida e glibenclamida). Outros efeitos colaterais menos freqüentes incluem náuseas, fotossensibilidade e elevação de enzimas hepáticas.

Clorpropramida – apresenta meia-vida de 32 horas, com duração de ação de até 60 horas. É lentamente metabolizada pelo fígado. Uma vez que seus metabólitos retêm atividade hipoglicêmica, a eliminação do efeito biológico é completamente dependente da excreção renal. Seu uso é, portanto, contra-indicado em pacientes com insuficiência renal.

Cerca de 15% dos pacientes que usam clorpropramida desenvolvem *flushing* facial após a ingestão de bebidas alcóolicas e, ocasionalmente, uma reação dissulfiram-*like* completa, com náuseas, vômitos e até síncope. Outros efeitos colaterais associados à clorpropramida incluem retenção hídrica e hiponatremia, secundários ao aumento da secreção de hormônio antidiurético e potencialização de sua ação no túbulo renal. A hiponatremia é geralmente uma condição benigna, com valores de Na$^+$ entre 125 e 130mEq/l. Raramente, desenvolve-se hiponatremia sintomática, com valores de Na$^+$ inferiores a 125mEq/l. A clorpropramida foi durante muitos anos a sulfoniluréia mais prescrita na rede básica de saúde no Brasil. No entanto, devido aos problemas já expostos, vem sendo cada vez menos utilizada.

Glibenclamida – é metabolizada no fígado em produtos com pouca ou nenhuma atividade hipoglicêmica, mas que podem tornar-se clinicamente importantes na presença de insuficiência renal. Sua meia-vida é estimada em 1-2 horas, mas seus efeitos biológicos persistem por até 24 horas. Sua meia-vida longa a torna uma opção pouco atraente para pacientes idosos ou com insuficiência renal. É contra-indicada em pacientes com insuficiência hepática. A dose habitual de manutenção é de 5-10mg/dia. Pacientes que não atingem o controle glicêmico ideal com doses de 10-15mg provavelmente não apresentarão resposta adicional com a dose máxima de 20mg. Nos últimos anos, a glibenclamida substituiu a clorpropramida como o hipoglicemiante oral mais prescrito na rede básica de saúde.

Glipizida – para potencializar seu efeito em reduzir a hiperglicemia pós-prandial, deve ser ingerida 30 minutos antes das refeições, uma vez que sua rápida absorção é retardada quando a droga é ingerida com alimentos. É metabolizada no fígado em produtos inativos, mas cerca de 10% da droga é excretada inalterada na urina. Deve ser utilizada com cautela em pacientes com insuficiência renal ou hepática, mas, devido à sua meia-vida curta, é considerada uma medicação adequada para uso em idosos.

Glimepirida – essa droga parece ligar-se com menor afinidade ao miocárdio, que contém canais de K$^+$ dependentes de ATP semelhantes àqueles encontrados em células β pancreáticas. A glimepirida poderia, dessa maneira, reduzir o pré-condicionamento isquêmico de forma menos intensa que as outras sulfoniluréias[5]. Entretanto, a importância clínica desse fenômeno ainda não está bem estabelecida.

Secretagogos não-sulfoniluréias (glinidinas)

Agem de forma semelhante às sulfoniluréias: interagem com canais de cálcio dependentes de ATP das células β pancreáticas. Diferem das sulfoniluréias por sua meia-vida curta, o que resulta em estímulo breve e episódico da secreção de insulina. Há duas conseqüências importantes dessa diferença. Em primeiro lugar, a hiperglicemia pós-prandial é atenuada devido à maior secreção de insulina imediatamente após uma refeição. Em segundo lugar, uma vez que menos insulina é secretada entre as refeições, há risco teórico menor de hipoglicemia no período pós-prandial tardio[22].

A eficácia da repaglinida é similar à das sulfoniluréias, enquanto a nateglinida parece ser um secretagogo um pouco menos potente. Efeitos colaterais incluem hipoglicemia e ganho de peso, que são provavelmente menos intensos que com sulfoniluréias. Uma desvantagem dessa classe é a necessidade de várias tomadas diárias junto com as refeições. A repaglinida e a nateglinida são metabolizadas pelo fígado e excretadas pelos rins e, portanto, também devem ser usadas com cautela em pacientes com insuficiência renal ou hepática.

DROGAS QUE DIMINUEM A RESISTÊNCIA À INSULINA

Metformina

Ao contrário das sulfoniluréias, não estimula a secreção de insulina. O mecanismo exato de ação do metformina permanece controverso, mas seu principal efeito é reduzir a produção hepática de glicose (gliconeogênese) na presença de insulina. Foi demonstrado ainda o aumento da captação de glicose pelos tecidos periféricos. Esse efeito, entretanto, é provavelmente secundário à diminuição da glicotoxicidade e não à ação direta da droga.

Quando comparado às sulfoniluréias, a metformina parece ter eficácia semelhante. Entretanto, ao contrário das sulfoniluréias, está associada a perda de peso e menor incidência de hipoglicemia[23]. Outros benefícios têm sido atribuídos ao tratamento com metformina, como redução do LDL-colesterol e triglicérides.

Cerca de 50% dos pacientes apresentam alterações gastrintestinais, como dor abdominal, náuseas e diarréia[23]. A freqüência dos efeitos colaterais pode ser reduzida quando se utiliza a metformina juntamente com as refeições e com o aumento gradual da dose da medicação. O risco de acidose láctica é de aproximadamente 1:30.000 pacientes-ano. Dessa forma, recomenda-se que a metformina seja evitada em pacientes com maior risco de desenvolver essa complicação: pacientes com insuficiência renal (creatinina > 1,5mg/dl para homens e creatinina > 1,4mg/dl para mulheres), insuficiência cardíaca, insuficiência hepática e etilistas. A metformina deve ser suspensa 48-72 horas antes de qualquer exame contrastado.

Tiazolidinedionas – o principal efeito das TZD é o aumento da captação de glicose pelas células musculares esqueléticas[24]. Esse efeito parece ser mediado pela ligação das TZD a um receptor nuclear, presente em células adiposas e musculares e denominado PPAR-gama.

Assim como a metformina, as TZD não estimulam diretamente o pâncreas a produzir insulina. Na realidade, as concentrações de insulina estão geralmente reduzidas. Entretanto, as TZD aumentam a eficiência das células β, provavelmente por reduzirem os níveis de glicose e ácidos graxos, atenuando os efeitos da glico e lipotoxicidade.

A troglitazona foi a primeira droga dessa classe a ser comercializada. Entretanto, foi retirada do mercado devido a relatos de hepatotoxicidade. As duas drogas dessa classe atualmente disponíveis são a rosiglitazona e a pioglitazona. Quando usadas em monoterapia, produzem redução da hemoglobina glicosilada de 1 a 2%, com eficácia semelhante a sulfoniluréias e metformina[25,26].

O tratamento com rosiglitazona está associado ao aumento dos níveis de colesterol total, LDL e HDL-colesterol. A elevação de LDL-colesterol não é necessariamente prejudicial, uma vez que estudos com a troglitazona mostraram elevação preferencial de partículas maiores e menos aterogênicas de LDL. Os estudos com pioglitazona mostraram redução de triglicérides e aumento do HDL-colesterol, sem modificações consistentes nos níveis de LDL ou colesterol total.

O ganho de peso é um efeito colateral comum e parece envolver principalmente o tecido subcutâneo periférico, com redução dos depósitos de gordura visceral (estes últimos mais associados à resistência à insulina). Outros efeitos colaterais incluem edema e, mais raramente, anemia. Ganho de peso e edema são mais freqüentemente observados em pacientes que utilizam TZD em associação com insulina[22]. O FDA ainda recomenda a dosagem de enzimas hepáticas a cada dois meses durante o primeiro ano de tratamento e periodicamente a partir do segundo ano. Entretanto, não há até o momento associação consistente entre rosiglitazona e pioglitazona e hepatotoxicidade. As TZD não devem ser utilizadas em pacientes com formas avançadas de insuficiência cardíaca congestiva (ICC classe funcional III ou IV) ou insuficiência hepática.

Inibidores da alfa-glicosidase

Inibem competitivamente a enzima alfa-glicosidase, presente na borda em escova do epitélio intestinal e responsável pela quebra de moléculas de dissacarídeos e outros carboidratos mais complexos. Dessa forma, retardam a absorção de carboidratos, reduzindo a hiperglicemia pós-prandial. Sua eficácia é consideravelmente menor que a de sulfoniluréias e metformina: quando comparados ao placebo, os inibidores da alfa-glicosidase produzem redução de 0,5 a 1% na hemoglobina glicosilada. Ao reduzir a glicemia pós-prandial, poderiam oferecer um benefício teórico, uma vez que a hiperglicemia pós-prandial tem sido associada a complicações crônicas[27]. No entanto, até o momento não há estudos comprovando a eficácia dessa medicação em prevenir essas complicações. Contra-indicações ao seu uso incluem doença inflamatória intestinal, cirrose e insuficiência renal com creatinina > 2.

Insulina de ação prolongada – na maioria dos casos de *diabetes mellitus* tipo 2, a insulina de ação prolongada é utilizada inicialmente em dose única noturna, com a finalidade de inibir a produção hepática de glicose e corrigir a glicemia de jejum, em pacientes com controle metabólico ruim apesar do uso de hipoglicemiantes orais. Em pacientes diabéticos tipo 2 (de forma análoga ao que ocorre com diabéticos do tipo 1), pode também ser utilizada com a finalidade de prover a cobertura de insulina basal de 24 horas. As insulinas utilizadas com esses objetivos são: NPH, lenta, ultralenta e glargina. A tabela 6.13 resume os tipos de insulina e suas características. O quadro 6.14 explica a rotina a ser seguida para início da insulina de ação prolongada.

Tabela 6.13 – Tipos de insulina e suas características.

Insulinas humanas	Início (h)	Pico (h) efetiva (h)	Duração máxima (h)	Duração
Ultra-rápida (lispro/aspart)	< 15 min	0,5-1,5	3-4	4-6
Rápida regular	0,5-1	2-3	3-6	6-8
NPH	2,0-4	6-10	10-16	14-18
Lenta	2,0-4	6-12	12-18	16-20
Ultralenta	6,0-10	10-16	18-20	20-24

Adaptado e modificado do Consenso Brasileiro sobre Diabetes[28].

Quadro 6.14 – Rotina de início da insulina de ação prolongada.

Mantenha os hipoglicemiantes orais (ou eventualmente reduza a dose)
Introduza uma única dose de insulina na hora de deitar (0,1UI/kg)*
  Insulina NPH na hora de dormir
  Insulina glargina na hora de dormir
  Considere 70/30 ou 75/25 pré-jantar se glicemia pós-jantar >180mg/dl
Ajuste a dose conforme a glicemia de jejum
Aumente a dose de insulina a cada 3-5 dias, conforme necessário (desde que não ocorra hipoglicemia noturna)**
  2UI se glicemia de jejum >120mg/dl
  4UI se glicemia de jejum >140mg/dl
  6UI se glicemia de jejum >160mg/dl

*Pacientes obesos podem necessitar de doses iniciais de até 0,2UI/kg.
**Recomendamos a dose máxima de 0,5UI/kg ou 80UI.

As insulinas NPH e lenta promovem a cobertura das 24 horas desde que administradas duas vezes ao dia. A administração da dose da noite antes de dormir (22-23 horas) e não antes do jantar reduz o risco de hipoglicemia e mantém o efeito da insulina durante as primeiras horas da manhã (quando ocorre o "fenômeno do amanhecer", com aumento da secreção de hormônios contra-reguladores e maior resistência insulínica).

A insulina ultralenta tem duração de ação maior que a NPH e a lenta, mas ainda assim não é capaz de manter uma cobertura de 24 horas. As maiores desvantagens da insulina ultralenta são a variabilidade do ritmo de absorção e do pico de ação.

A insulina glargina é um análogo da insulina com modificações moleculares estruturais (Gly^{A21}, Arg^{B31}, Arg^{B32}) que resultam em diminuição da solubilidade no pH fisiológico. A formação de microprecipitados após a injeção subcutânea retarda sua passagem para a circulação, o que possibilita uma cobertura de 24 horas e ausência de pico de ação na maioria dos pacientes.

Insulina de curta ação – utilizada para suprir a necessidade de insulina no período pós-prandial. O pico de ação da insulina regular ocorre em 24 horas e sua duração é de 6-8 horas. Entretanto, seu início de ação relativamente lento pode resultar em hiperglicemia no período pós-prandial precoce, assim como sua longa ação pode induzir hipoglicemia no período pós-prandial tardio.

Quando comparadas à insulina regular, as insulinas lispro e aspart apresentam início e pico de ação mais precoces e duração de ação mais curta. Apresentam, portanto as vantagens de reduzir o risco de hipoglicemia no período pós-prandial tardio e de permitir maior flexibilidade aos horários de aplicação da insulina (uma vez que podem ser administradas minutos antes das refeições).

Abordagem prática do tratamento medicamentoso – apesar dos benefícios comprovados do controle glicêmico em prevenir as complicações microvasculares do diabetes, grande parte dos pacientes não atinge as metas propostas pelos consensos. No entanto, os objetivos a serem atingidos devem ser individualizados e reavaliados de acordo com a presença de co-morbidades e o risco das complicações do tratamento agressivo, especialmente a hipoglicemia.

O tratamento com insulina deve ser considerado para pacientes que se apresentam inicialmente com sintomas graves, emagrecimento rápido, cetonúria ou valores de glicemia de jejum superiores a 350mg/dl. De forma geral, pacientes magros tendem a apresentar predominância do defeito de secreção das células β sobre o aumento da resistência insulínica e, dessa maneira, podem beneficiar-se em alguns casos da introdução precoce de insulina. É preciso lembrar ainda que cerca de 10% dos adultos que desenvolvem hiperglicemia têm *diabetes mellitus* tipo 1 e devem, na medida do possível, ser diferenciados dos diabéticos tipo 2 magros.

Os pacientes que não preenchem os critérios acima e que não apresentaram resposta satisfatória às intervenções não-farmacológicas (dieta e exercício físico) devem iniciar o tratamento com medicações hipoglicemiantes orais.

Como escolher o melhor hipoglicemiante oral para cada paciente? – pacientes com hemoglobina glicosilada > 1 ponto acima do limite superior do método devem iniciar terapia com um agente secretagogo ou com um sensibilizador de insulina. À exceção dos inibidores da alfa-glicosidase e da nateglinida, que são geralmente menos eficazes, todas as outras drogas produzem redução semelhante nos níveis de hemoglobina glicosilada (1,5 a 2%).

Devido à sua associação com perda de peso e seu desempenho favorável no subgrupo de pacientes estudado no UKPDS, a metformina tem sido considerada a droga de primeira escolha para diabéticos obesos sem contra-indicação para seu uso. Além disso, por não estar associada à hipoglicemia, é uma droga que pode ser utilizada com segurança por pacientes cujo controle está se aproximando dos níveis euglicêmicos.

O uso de agentes secretagogos tem sido considerado por muitos autores como a intervenção medicamentosa inicial para diabéticos do tipo 2 magros, em que a deficiência de insulina pode ser mais importante que a resistência periférica. Entretanto, deve-se estar atento à alta freqüência de efeitos colaterais (hipoglicemia e ganho de peso).

O uso de glinidas pode estar indicado para aqueles pacientes que necessitam de um agente secretagogo e têm horários de refeição muito irregulares. No entanto, esses benefícios devem ser pesados contra o alto custo dos medicamentos dessa classe.

Pelo que foi discutido anteriormente, é possível que as TZD possam oferecer proteção cardiovascular adicional para diabéticos do tipo 2. Até o momento, entretanto, não existem estudos que comprovem seus efeitos a longo prazo sobre o risco micro ou macrovascular. Além disso, devido a seu potencial para ganho de peso e edema, não são geralmente utilizadas em monoterapia.

Considerações especiais

Insuficiência renal – evitar metformina (se creatinina > 1,4mg/dl em mulheres ou creatinina > 1,5mg/dl em homens). Clorpropramida e glibenclamida devem ser utilizadas com cuidado. Dar preferência ao uso de glipizida ou glicazida em doses menores que as habituais.

Insuficiência hepática – evitar metformina e glipizida. TZD estão contra-indicadas. Considerar glicazida ou glibenclamida em doses menores que as habituais.

Pacientes idosos – evitar clorpropramida e glibenclamida devido ao maior risco de hipoglicemia. Considerar glicazida, glipizida ou glimepirida. Metformina pode ser utilizada com avaliação prévia da função renal.

Gravidez e lactação – hipoglicemiantes orais são contra-indicados. Usar somente insulina.

A terapia combinada deve ser considerada quando houver falha da monoterapia ou desde o início do tratamento, se os níveis de hemoglobina glicosilada forem muito elevados. Não há evidências de que uma combinação específica seja mais efetiva do que outra em reduzir os níveis glicêmicos ou prevenir complicações vasculares. No UKPDS, o subgrupo de pacientes que recebeu sulfoniluréias + metformina apresentou aumento de mortalidade por causas relacionadas ao diabetes. Uma vez que os efeitos deletérios dessa combinação não são plausíveis biologicamente, seu uso continua a ser recomendado.

Se os objetivos do tratamento não são atingidos com o uso de dois agentes hipoglicemiantes, uma terceira droga ou terapia com insulina deve ser iniciada. Um estudo que avaliou o efeito da adição de troglitazona em pacientes diabéticos com controle ruim, apesar do uso de uma sulfoniluréia e metformina, mostrou redução adicional de 1,4% na hemoglobina glicosilada[29].

Uma vez que é improvável que a adição de um terceiro agente hipoglicemiante reduza a hemoglobina glicosilada em mais de 1,5% dos casos, a terapia com insulina deve ser considerada em pacientes que apresentem valores muito altos de hemoglobina glicosilada apesar do uso de duas medicações. Uma insulina de ação prolongada deve ser administrada preferencialmente na hora de deitar, com a finalidade de inibir a produção hepática de glicose e corrigir a glicemia de jejum. A hipoglicemia noturna parece ser menos freqüente em diabéticos do tipo 2 (quando comparados aos diabéticos do tipo 1) e em pacientes que usam insulina glargina (quando comparados aos que usam insulina NPH)[30].

Quando se inicia o uso da insulina de ação prolongada *bed-time*, recomendamos a monitorização da glicemia pré-jantar. Valores persistentemente elevados de glicemia nesse horário podem indicar a necessidade de aplicação de uma segunda dose de insulina pela manhã. Os pacientes devem ser orientados a monitorizar a glicemia pós-prandial (2 horas após as refeições). É possível considerar a introdução de análogos de insulina de ação rápida (lispro, aspart, regular) se os valores de glicemia pós-prandial se mantiverem acima de 180mg/dl, apesar do uso de insulina de ação prolongada pela manhã e *bed-time* em associação aos hipoglicemiantes orais. A insulina de ação rápida deve ser administrada preferencialmente antes das refeições associada aos maiores níveis de glicemia pós-prandial. As doses iniciais variam de 2 a 4UI e devem ser ajustadas conforme a necessidade (consulte o capítulo anterior para obter mais detalhes sobre o controle da glicemia pós-prandial com base no fator de sensibilidade à insulina e na contagem de carboidratos).

De forma geral, quando há necessidade de introdução de insulina de ação rápida, recomenda-se suspender o uso de agentes secretagogos (alguns autores preferem manter sulfoniluréias e/ou glinidas na tentativa de obter um controle glicêmico mais estável). Sensibilizadores da ação insulínica são habitualmente mantidos.

Terapia combinada de insulina + metformina e insulina + TZD produz melhor controle glicêmico com doses menores de insulina. A terapia combinada de insulina + TZD está associada a maior ganho de peso e edema quando comparada a insulina + metformina.

O esquema sugerido antes (insulina de ação prolongada na hora de deitar e insulina de ação rápida pré-prandial) apresenta a desvantagem de necessitar de múltiplas aplicações diárias de insulina. Para pacientes que necessitam de insulina basal e prandial, mas que desejam evitar múltiplas aplicações, é possível utilizar um esquema de pré-mistura (ou mistura pelo próprio paciente) de NPH e regular (ou NPL e Lispro) em duas aplicações, pela manhã e antes do jantar. A desvantagem deste esquema é a pouca flexibilidade dos horários das refeições e o risco um pouco aumentado de hipoglicemia noturna.

Pacientes diabéticos do tipo 2, com mais de 10-15 anos de evolução da doença, e que passam a apresentar episódios de cetoacidose, emagrecimento importante, com valores baixos de peptídeo C podem estar manifestando sinais de falência pancreática. Esses indivíduos necessitarão de doses crescentes de insulina para a otimização do controle metabólico.

Utilizando o peptídeo C

A insulina é sintetizada como uma molécula precursora denominada pró-insulina, que é clivada e dá origem a quantidades eqüimolares de insulina e peptídeo C (do inglês *connecting peptide*). Dessa forma, o peptídeo C tem sido utilizado como marcador da função secretora das células β em algumas situações clínicas (no diagnóstico diferencial de hipoglicemia, por exemplo). No caso do *diabetes mellitus* tipo 2, alguns estudos têm procurado demonstrar a capacidade do peptídeo C em identificar pacientes com falência secundária a sulfoniluréias ou pacientes em uso de insulina, mas que poderiam voltar a ser tratados exclusivamente com dieta e medicações orais. Nesses estudos, pacientes com necessidade de insulina para manter o controle metabólico apresentaram os menores valores de peptídeo C. Entretanto, alguns fatores como porcentagem de gordura corpórea e controle glicêmico prévio e atual (pela glicotoxicidade) podem afetar os níveis circulantes de peptídeo C. Além disso, tem-se demonstrado que valores de peptídeo C pós-estímulo (glucagon, glicose ou refeição mista) correlacionam melhor com a função pancreática do que valores de jejum, mas tornam essa avaliação mais complexa e dispendiosa.

Diante dessas limitações, o Serviço de Endocrinologia do Hospital das Clínicas da FMUSP tem utilizado valores de peptídeo C em jejum inferiores a 0,7 como marcadores auxiliares da necessidade de insulina. A decisão de se suspender ou introduzir insulina tem sido baseada fundamentalmente no quadro clínico e no controle glicêmico. Da mesma forma, valores de peptídeo C inferiores a 0,7 não são considerados indicação absoluta de suspensão de sulfoniluréias.

TRATAMENTO DAS CO-MORBIDADES E COMPLICAÇÕES CRÔNICAS ASSOCIADAS AO DIABETES

Hipertensão arterial sistêmica

A hipertensão arterial afeta cerca de 20 a 60% dos pacientes diabéticos. Nos pacientes diabéticos do tipo 2, a hipertensão arterial geralmente está presente como parte da síndrome metabólica, aumentando o risco de complicações macro e microvasculares: acidente vascular cerebral, doença isquêmica coronária, doença arterial periférica, retinopatia e nefropatia. Depois do UKPDS, vários outros estudos têm demonstrado os benefícios do controle pressórico agressivo em pacientes diabéticos[31,32]. Estudos epidemiológicos demonstram que valores de pressão arterial > 120/70mmHg estão associados a maior risco de eventos cardiovasculares e mortalidade em indivíduos diabéticos. Com base nessas evidências, a *American Diabetes Association*[33] recomenda níveis de pressão arterial inferiores a 130/80mmHg para pacientes diabéticos.

Os benefícios de intervenções não-farmacológicas no controle pressórico, como restrição de sódio e perda de peso, não foram especificamente estudados em populações diabéticas, mas provavelmente podem ser extrapolados para esses indivíduos e são recomendados[33].

Há poucos estudos comparando diferentes classes de anti-hipertensivos no tratamento do paciente diabético. No UKPDS, não houve diferença significativa entre os grupos tratados com captopril ou betabloqueador. Estudos posteriores têm mostrado o efeito de inibidores da angina conversora de angiotensina (ECA) e bloqueadores do receptor de angiotensina em retardar o desenvolvimento e a progressão da nefropatia diabética. Além disso, os inibidores da ECA têm sido associados a menor risco cardiovascular, independentemente dos níveis pressóricos atingidos[32]. Outros estudos têm mostrado um excesso de eventos cardiovasculares e um aumento no risco de progressão de nefropatia associados ao uso de bloqueadores de canal de cálcio diidropiridínicos. Estes achados, entretanto, não foram confirmados quando a anlodipino foi comparada ao enalapril e à clortalidona no estudo ALLHAT.

A ADA recomenda que inibidores da ECA, betabloqueadores, diuréticos e bloqueadores de canal de cálcio não-diidropiridínicos sejam utilizados como drogas de primeira linha no tratamento da hipertensão arterial em indivíduos diabéticos. Devido aos motivos já expostos, sugere que os inibidores da ECA sejam considerados os medicamentos de escolha (ou que pelo menos façam parte de qualquer associação de medicações anti-hipertensivas utilizadas) e que os bloqueadores de canal de cálcio diidropiridínicos sejam utilizados como medicamentos de segunda linha, sempre associados a outras classes de medicamentos. Alfabloqueadores devem ser usados apenas em situações específicas (como na hiperplasia prostática benigna, por exemplo).

Dislipidemia

O perfil lipídico dos pacientes diabéticos do tipo 2 caracteriza-se por aumento dos triglicérides, redução do HDL-colesterol e concentrações de LDL-colesterol que não são significativamente diferentes da população não-diabética. No entanto, há um excesso de partículas pequenas de LDL-colesterol altamente aterogênicas. O tratamento da dislipidemia em pacientes diabéticos tem mostrado reduzir o alto risco de eventos cardiovasculares dessa população.

A prioridade no tratamento da dislipidemia é a redução do LDL-colesterol para valores inferiores a 100mg/dl. Em pacientes com LDL-colesterol >130mg/dl, o tratamento medicamentoso com estatinas associado a mudanças no estilo de vida está indicado. Para pacientes com LDL-colesterol entre 100 e 129mg/dl, várias alternativas terapêuticas podem ser empregadas, como intervenções nutricionais agressivas isoladas ou tratamento medicamentoso inicial. Se o HDL-colesterol é inferior a 40mg/dl e os valores de LDL-colesterol mantêm-se entre 100 e 130mg/dl, fibratos ou niacina podem ser utilizados (atenção ao efeito hiperglicêmico da niacina em altas doses). No caso da dislipidemia mista, a associação de estatinas e fibratos pode ser empregada, com a devida monitorização das enzimas hepáticas e musculares, especialmente nos pacientes com nefropatia (Quadro 6.15).

Quadro 6.15 – Objetivos do tratamento da hipertensão e da dislipidemia em pacientes diabéticos.

Pressão arterial	< 130/80mmHg
LDL-colesterol	< 100mg/dl
HDL-colesterol	> 40mg/dl
Triglicérides	< 150mg/dl

Adaptado de Standards of Medical Care in Diabetes. American Diabetes Association, 2004.

Uso de antiagregantes plaquetários

A *American Diabetes Association*[34] recomenda o uso de AAS em pacientes diabéticos do tipo 2 nas seguintes situações:

Prevenção secundária – pacientes com história de infarto agudo do miocárdio, procedimentos de revascularização miocárdica, acidente vascular cerebral ou acidente isquêmico transitório e doença arterial periférica.

Prevenção primária – pacientes com mais de 40 anos ou que apresentem fatores de risco adicionais para doença isquêmica coronária (história familiar de doença isquêmica coronária, hipertensão, tabagismo, dislipidemia ou albuminúria).

O uso de AAS não é recomendado para pacientes com idade inferior a 21 anos devido ao risco de síndrome de Reye.

Pé diabético

A Organização Mundial da Saúde (OMS) define o pé diabético como infecção, ulceração e/ou destruição dos tecidos profundos associadas a anormalidades neurológicas e vários graus de doença vascular periférica nos membros inferiores. Estima-se que a prevalência de uma úlcera nos pés seja de 4 a 10% na população diabética. A incidência de amputações situa-se entre 6 e 8/1.000 indivíduos diabéticos/ano, sendo que 85% dos casos de amputação são precedidos por uma úlcera no pé.

As lesões do pé diabético freqüentemente resultam da associação de dois ou mais fatores de risco. Admite-se, entretanto, que o principal fator de risco para a ulceração é a neuropatia periférica. A neuropatia sensitiva está associada à perda da sensibilidade dolorosa, percepção da pressão, temperatura e propriocepção. A neuropatia motora pode acarretar atrofia e enfraquecimento dos músculos intrínsecos dos pés, resultando em deformidades, em flexão dos dedos e padrão anormal da marcha, enquanto a neuropatia autonômica leva à redução da secreção sudorípara, determinando o ressecamento da pele com o aparecimento de rachaduras e fissuras. À neuropatia periférica associam-se a perda da mobilidade das articulações e a doença arterial periférica, comuns em indivíduos diabéticos. Desse modo, admite-se que a formação de úlceras é decorrente da interação entre fatores externos (traumatismos, o que inclui o uso de calçados inadequados) e fatores internos (perda da sensibilidade protetora, alteração da biomecânica dos pés e do fluxo sangüíneo arterial).

Todos os pacientes devem ser examinados pelo menos uma vez ao ano com o objetivo de detectar potenciais problemas nos pés. Pacientes com fatores de risco comprovados devem ser examinados mais freqüentemente a cada um a seis meses. Os pacientes devem ser questionados a respeito de sintomas de neuropatia (dor, formigamento e perda da sensibilidade) e sintomas de insuficiência arterial periférica (claudicação intermitente, dor em repouso). À inspeção, os pés podem apresentar palidez ou hiperemia reativa (sinais de isquemia crítica). Contudo, devido à neuropatia autonômica, os pés podem apresentar-se relativamente quentes. Especial atenção deve ser dada a doenças ungueais (unhas encravadas ou corte inadequado das unhas), além da presença de úlceras, calosidades, rachaduras e maceração interdigital. Uma vez que a ausência de sintomas não afasta a possibilidade de neuropatia periférica, um cuidadoso exame neurológico dos pés é obrigatório.

Monofilamento de Semmes-Weinstein – estudos prospectivos demonstraram que a incapacidade de percepção de um monofilamento de 10g nos dedos ou dorso do pé prevê futuras ocorrências de úlceras nos pés. Aplique o monofilamento perpendicularmente à superfície da pele, sem que o paciente possa vê-lo. Pressione o monofilamento sobre a pele e pergunte ao paciente se ele sente a pressão aplicada e onde a pressão está sendo aplicada. Repita a aplicação duas vezes no mesmo local. A sensação protetora está presente se o paciente responder corretamente a duas das três aplicações. Os pontos de aplicação estão ilustrados na figura 6.4.

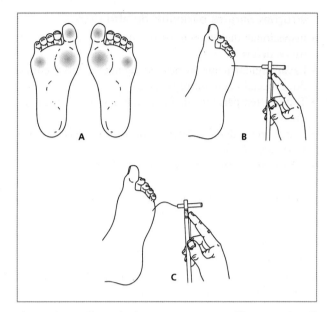

Figura 6.4 – **A)** Locais de teste para o monofilamento. **B** e **C)** Aplicação do monofilamento.

O Consenso Brasileiro de Complicações Crônicas da Sociedade Brasileira de Diabetes (1999) recomenda outras áreas de teste: primeiro, terceiro e quinto pododáctilos e primeiro, terceiro e quinto metatarsos.

Teste do diapasão de 128Hz – aplique o diapasão sobre a parte óssea dorsal da falange distal do hálux, sem que o paciente possa vê-lo. Repita essa aplicação duas vezes. A sensação protetora está presente se o paciente responde corretamente a pelo menos duas das três aplicações. Se o paciente é incapaz de perceber a vibração no hálux, o teste é repetido em segmentos mais proximais, como o maléolo ou a tuberosidade da tíbia (Fig. 6.5).

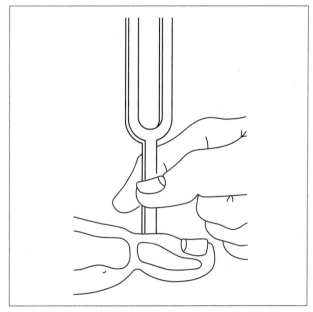

Figura 6.5 – Teste do diapasão.

Instruções para os pacientes de alto risco

- Inspecionar diariamente os pés, inclusive as áreas entre os dedos.
- Lavar regularmente os pés, enxugando-os com cuidado, especialmente entre os dedos.
- Testar a temperatura da água, que não deve ultrapassar 37°C.
- Evitar andar descalço, dentro ou fora de casa, ou usar sapatos sem meias.
- Não usar agentes químicos ou emplastros para remover calos.
- Inspecionar diariamente a parte interna dos sapatos.
- Não tentar autocuidado, como corte de unhas, se a visão estiver deficiente.
- Usar loções hidratantes ou óleos para a pele ressecada, evitando a área entre os dedos.
- Evitar o uso de meias com costuras internas ou externas. Usar preferencialmente aquelas sem costura.
- Cortar as unhas de forma reta, sem aprofundar os cantos (Fig. 6.6).
- Remover os calos com a ajuda de um profissional de saúde treinado.
- Notificar qualquer ocorrência de bolha, corte, arranhão ou ferimento à equipe de saúde.

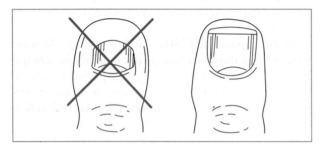

Figura 6.6 – Forma adequada de cortar as unhas.

Tratamento da úlcera

A maioria das úlceras é tratada ambulatorialmente e requer de 6 a 14 semanas para cicatrizar. Entretanto, úlceras mais complicadas com infecção profunda ou gangrena necessitam de um tempo mais prolongado para a cicatrização e geralmente requerem um período inicial de internação hospitalar.

Alívio da pressão nos pés – limitar caminhadas, evitar ficar em pé para não colocar o peso do próprio corpo sobre a úlcera. Se necessário, usar muletas ou cadeira de rodas. Usar calçados temporários, como sandálias ortopédicas especiais e palmilhas individualizadas.

Correção da doença arterial periférica – os resultados dos procedimentos de revascularização em pacientes diabéticos não diferem daqueles realizados em não-diabéticos. Cessar o tabagismo. Tratar adequadamente a hipertensão e a dislipidemia.

Cuidados com o local da lesão – usar curativos absorventes, não-aderentes, não-oclusivos. Inspecionar freqüentemente a lesão. Antibióticos tópicos e cicatrizantes não têm benefício comprovado. Banhos de imersão são contra-indicados devido ao risco de maceração da pele.

Infecção no pé diabético – o quadro clínico da infecção inclui inflamação local, drenagem purulenta e crepitação, com graus variáveis de gravidade (desde celulite não complicada até fasciíte necrotizante). Febre e leucocitose estão ausentes em até dois terços dos pacientes e a hiperglicemia geralmente indica infecção grave[35]. Os princípios fundamentais do tratamento da infecção são o desbridamento com remoção do tecido necrótico e a rápida introdução de antimicrobianos (Quadro 6.16).

Quadro 6.16 – Tratamento da infecção associada ao pé diabético.

Tipo	Agentes causais	Tratamento antimicrobiano inicial
Sem risco de perda do membro	Cocos gram-positivos	Via oral: cefalosporina de 1ª geração (cefalexina 1g 6/6h), clindamicina (300-450mg 6/6h) ou amoxacilina-clavulanato (500/125mg 8/8h). Via intravenosa: cefalosporina de 1ª geração (cefalotina 1g 6/6h ou cefazolina 1g 8/8h), oxacilina (2g 4/4h) ou clindamicina (600mg 6/6h ou 900mg 8/8h)
Com risco de perda do membro*	Cocos gram-positivos Bacilos gram-negativos Anaeróbios	Via oral: ciprofloxacino (500mg 12/12h) + clindamicina (300-450mg 6/6hs) Via intravenosa: ciprofloxacino (200-400mg 6/6h ou 900mg 8/8h) ou ceftazidima 2g 8/8h + clindamicina (600mg 6/6h) ou 900mg 8/8h)
Com risco de morte	Idem ao acima	Se possível consultar o grupo de infectologia/CCIH do serviço

* Em caso de osteomielite, o tratamento inclui o uso de antimicrobianos e, muitas vezes, o desbridamento agressivo com amputação do osso acometido. Após a resolução cirúrgica, o antimicrobiano deverá ser mantido por 4 a 6 semanas.
Adaptado de Guia de Utilização de Antimicrobianos e Recomendações para a Prevenção de Infecções Hospitalares. Hospital das Clínicas da FMUSP, 2003-2004.

Nefropatia diabética

A nefropatia é complicação freqüente do *diabetes mellitus* tipo 2, com incidência cumulativa de 31% em 10 anos em um estudo brasileiro[36]. Representa a principal causa de insuficiência renal terminal em programas de diálise, com elevadas taxas de mortalidade. Uma vez instalada a insuficiência renal terminal, a sobrevida em dois anos é de apenas 50%, sendo a doença cardiovascular a principal causa de morte[37].

Convencionou-se dividir a evolução da nefropatia diabética em três estágios: incipiente ou fase de microalbuminúria, clínica ou fase de macroalbuminúria e insuficiência renal terminal (uremia) (Quadro 6.17).

Quadro 6.17 – Estágios da nefropatia diabética de acordo com o nível de albuminúria.

Estágio	Amostra isolada (ajustada para creatinina urinária) (mg/g)	Amostra *overnight* (mg/min)	Urina de 24h (mg/24hs)
Normoalbuminúria	< 30	< 20	< 30
Microalbuminúria	30-300	20-200	30-300
Macroalbuminúria	> 300	> 200	> 300

Fase de nefropatia incipiente – acomete 20 a 40% dos pacientes após 10 a 15 anos do início do diabetes. Devido à variação diária na excreção de albumina, o diagnóstico é estabelecido por meio de dois ou três resultados positivos em um intervalo de três a seis meses. Devem ser excluídas causas de albuminúria não relacionadas à nefropatia, como exercício físico intenso, mau controle glicêmico e pressórico, infecções do trato urinário, insuficiência cardíaca descompensada, febre, hematúria, menstruação e gestação.

A presença de microalbuminúria é preditor do desenvolvimento de proteinúria franca, além de ser marcador de risco independente de cardiopatia isquêmica e mortalidade[38].

Fase de nefropatia clínica – a progressão para macroalbuminúria ocorre em 20 a 40% dos pacientes em um período de 15 a 20 anos após o início do diabetes. Uma vez instalada a proteinúria, há perda progressiva da função renal, de modo que 10% dos pacientes evoluem para insuficiência renal crônica em 10 anos. Em pacientes diabéticos do tipo 1, a redução da taxa de filtração glomerular é de cerca de 1ml/min/mês. Nos pacientes diabéticos do tipo 2, o declínio do ritmo de filtração glomerular é mais heterogêneo, podendo variar de 0,5 a 1,8ml/min/mês. A velocidade de evolução da nefropatia diabética pode, entretanto, ser significativamente alterada com a introdução das medidas de proteção renal (ver a seguir).

Investigação – no momento do diagnóstico do *diabetes mellitus* tipo 2, é obrigatória a pesquisa de proteinúria por meio de uma amostra de urina tipo I. Se o resultado é positivo, recomenda-se a coleta de urina de 24 horas para a quantificação da excreção de proteína. Um resultado negativo, no entanto, não afasta a presença de microalbuminúria e deve ser complementado com um teste mais sensível (pesquisa de microalbuminúria). Rastreamento para retinopatia é particularmente importante em pacientes com anormalidades urinárias. A instalação de nefropatia em um paciente com *diabetes mellitus* tipo 2 sem retinopatia constitui indicação de investigação de outras causas de proteinúria (Quadro 6.18).

Quadro 6.18 – Indicações de biópsia renal em pacientes diabéticos do tipo 2 com proteinúria[39].

Sedimento urinário contendo eritrócitos dismórficos ou cilindros hemáticos
História de doença renal não-diabética
Rápido aumento da proteinúria (em semanas)
Proteinúria > 5g/24h
Albuminúria na ausência de retinopatia
Rápida perda da função renal sem explicação aparente
Perda da função renal na ausência de proteinúria

Estratégias de prevenção do desenvolvimento e progressão da nefropatia diabética – as atuais recomendações no tratamento do paciente portador de nefropatia diabética estão resumidas no quadro 6.19.

Quadro 6.19 – Recomendações para o manejo de portadores de nefropatia diabética.

Pressão arterial < 130/80mmHg
HbA$_{1c}$ até um ponto acima do limite superior do método
LDL-colesterol < 100mg/dl
Cessação do tabagismo
Ingestão diária de proteínas de 0,8g/kg

Grandes estudos prospectivos têm demonstrado que, quando comparados a outros anti-hipertensivos, os inibidores da ECA retardam a progressão de micro para macroalbuminúria e podem reduzir a velocidade da perda de função renal em pacientes diabéticos do tipo 1 com macroalbuminúria. Bloqueadores do receptor de angiotensina reduzem a progressão de micro para macroalbuminúria e diminuem o risco de doença renal terminal em pacientes diabéticos do tipo 2. Dessa forma, estes são considerados os medicamentos de escolha para pacientes diabéticos do tipo 2 com microalbuminúria ou formas mais avançadas de nefropatia, hipertensos ou não. No caso de contra-indicação ou intolerância ao uso de inibidores da ECA ou antagonistas do receptor de angiotensina, considerar o uso de diuréticos, betabloqueadores ou bloqueadores de canal de cálcio para o tratamento da hipertensão.

Retinopatia diabética

É a causa mais freqüente de casos novos de cegueira entre adultos de 20 a 74 anos. Após os primeiros 20 anos de doença, praticamente todos os pacientes com *diabetes mellitus* tipo 1 e mais de 60% dos pacientes com *diabetes mellitus* tipo 2 apresentarão algum grau de retinopatia. Entre os pacientes diabéticos do tipo 2, cerca de 21% já apresentam retinopatia no momento do diagnóstico.

A retinopatia diabética progride de uma forma não-proliferativa leve, caracterizada por aumento da permeabilidade vascular, para uma forma não-proliferativa moderada a grave, caracterizada por oclusão vascular, até a forma proliferativa com formação de neovasos na retina e na face posterior do vítreo. O edema macular (espessamento da retina secundário a extravasamento do conteúdo vascular) pode ocorrer em qualquer estágio da retinopatia. Gravidez, puberdade, controle glicêmico ruim, hipertensão e cirurgia para correção de catarata podem acelerar o desenvolvimento destas alterações.

A perda da visão decorrente da retinopatia diabética resulta de diversos mecanismos: comprometimento da visão central por edema de mácula ou má perfusão capilar, distorção e descolamento de retina secundários à formação de neovasos na retinopatia proliferativa e hemorragia vítrea resultante do sangramento desses vasos neoformados.

O tratamento da retinopatia diabética inclui o controle dos fatores de risco (controle glicêmico intensivo e tratamento da hipertensão). A presença de retinopatia não contra-indica o uso de AAS quando necessário.

A fotocoagulação com laser diminui o risco de progressão da retinopatia e está indicada nos casos de retinopatia não-proliferativa grave, bem como nos casos de retinopatia proliferativa com neovascularização ou hemorragia vítrea. O procedimento também está indicado na presença de edema de mácula.

Uma vez que a retinopatia diabética é relativamente assintomática até que importante perda visual se instale, é fundamental que os pacientes diabéticos sejam submetidos a exames oftalmológicos periódicos com o objetivo de detectar alterações em fase inicial (Quadro 6.20).

Quadro 6.20 – Recomendações para a realização de exame oftalmológico em pacientes diabéticos.

Grupo de pacientes	Primeira avaliação	Seguimento
Diabetes mellitus tipo 2	No momento do diagnóstico	Anual
Gestante com diabetes preexistente	Antes da concepção e no primeiro trimestre	A critério do médico

Adaptado de Retinopathy in Diabetes. American Diabetes Association, 2004.

RASTREAMENTO E PREVENÇÃO DO DIABETES MELLITUS TIPO 2

Apesar de não existirem evidências definitivas sobre o impacto do diagnóstico precoce do *diabetes mellitus* por meio do rastreamento de indivíduos assintomáticos, a ADA recomenda o rastreamento da doença em intervalos regulares para os pacientes que preencham os critérios abaixo citados no quadro 6.21.

Quadro 6.21 – Recomendações para o rastreamento de *diabetes mellitus* tipo 2 em indivíduos assintomáticos*.

Todos os indivíduos com idade superior a 45 anos, particularmente aqueles com índice de massa corpórea > 25kg/m². Em caso de resultado negativo, repetir o teste a cada 3 anos.

O rastreamento mais precoce ou mais freqüente deve ser considerado para indivíduos sobrepeso (índice de massa corpórea > 25kg/m²) e que tenham fatores de risco adicionais:
 Sedentarismo
 História familiar de diabetes (parentes de primeiro grau)
 Mulheres que tenham dado à luz a crianças com peso superior a 4,1kg ou que tenham tido diagnóstico de diabetes gestacional
 Hipertensão (140/90mmHg)
 HDL-colesterol < 35mg/dl e/ou triglicérides > 250mg/dl
 Síndrome dos ovários policísticos (SOP)
 Diagnóstico anterior de intolerância à glicose ou à glicemia de jejum alterada
 Outras condições clínicas associadas à resistência insulínica (por exemplo, SOP ou acantose nigricante)
 História de doença vascular

* A ADA recomenda a utilização da glicemia plasmática de jejum como teste de escolha para rastreamento de indivíduos assintomáticos.

Alguns estudos têm demonstrado o benefício de intervenções comportamentais e farmacológicas em prevenir ou retardar o desenvolvimento de *diabetes mellitus* em indivíduos normoglicêmicos ou com intolerância à glicose.

Em um desses estudos, o *Diabetes Prevention Program* (DPP)[40], 3.234 indivíduos com alto risco para desenvolvimento de diabetes (índice de massa corpórea > 24kg/m², glicemia de jejum entre 95 e 125mg/dl e glicemia em 2 horas ao TTOG entre 140 e 199mg/dl) foram randomizados para três grupos: 1. mudanças intensivas do estilo de vida, com o objetivo de perder 7% do peso inicial por meio de um dieta pobre em gordura e cerca de 150 minutos de exercícios físicos por semana; 2. tratamento com metformina 850mg duas vezes ao dia, mais informações sobre dieta e exercício físico; e 3. placebo mais informações sobre dieta e exercício. O estudo foi interrompido precocemente, pois uma análise preliminar demonstrou, após um seguimento de três anos, que menos pacientes no grupo de orientação intensiva haviam se tornado diabéticos (14 *versus* 22 e 29% nos grupos metformina e placebo, respectivamente). Apesar de inferior à estratégia de orientação intensiva, a metformina reduziu significativamente o risco de desenvolvimento de diabetes quando comparado ao placebo.

Assim como a metformina, as glitazonas e a acarbose têm sido associadas à prevenção do diabetes em pacientes de alto risco. O STOP-NIDDM[41] randomizou 1.429 pacientes com intolerância à glicose para receber acarbose 100mg três vezes ao dia ou placebo durante uma média de 3,3 anos. O tratamento com acarbose resultou em menor risco de diabetes ao final do seguimento (RR 0,75; IC 95%:0,63-0,90). O estudo *Heart Outcomes Prevention Evaluation* (HOPE)[42] mostrou, de forma surpreendente, que, em portadores de doença cardiovascular, o ramipril pode retardar ou prevenir o desenvolvimento de diabetes tipo 2. As possíveis explicações para esses achados incluem o aumento da sensibilidade à insulina e/ou do fluxo sangüíneo para o pâncreas.

Não há, entretanto, até o momento evidências conclusivas de que essas intervenções possam reduzir o risco de complicações micro e macrovasculares associadas ao *diabetes mellitus*. Dessa forma, as implicações práticas desses estudos ainda estão por ser determinadas.

REFERÊNCIAS BIBLIOGRÁFICAS

1. Diagnosis and classification of diabetes mellitus. American Diabetes Association. Diabetes Care 2004; 27(Suppl1):S5. ▪ 2. Sartorelli DS, Franco LJ. Tendências do *diabetes mellitus* no Brasil: o papel da transição nutricional. Cad Saúde Pública, Rio de Janeiro 2003; 19(Sup1):S29. ▪ 3. Malerbi DA, Franco JL. Multicenter study of the prevalence of diabetes mellitus and impared glucose tolerance in the urban Brazilian population aged 30-69 Yr. Diabetes Care 1992; 15:1509. ▪ 4. Franco LJ, Rocha JSY. O aumento das hospitalizações por diabetes na região de Ribeirão Preto, SP, no período de 1988-97. Diabetes Clínica 2002; 6:108. ▪ 5. Franco LJ, Mameri C et al. Diabetes como causa básica ou associada de morte no Estado de São Paulo, Brasil, 1992. Revista de Saúde Pública 1998; 32:2375. ▪ 6. Engelgau MM, Thompson TJ et al. Comparison of fasting and 2-hour glucose and HbA1c levels for diagnosing diabetes: diagnostic criteria and performance revisited. Diabetes Care 1997; 20:785. ▪ 7. Charles MA, Shipley MJ et al. Risk factors for NIDDM in white population: Paris prospective study. Diabetes 1991; 40:796. ▪ 8. William's Textbook of Endocrinology 10ª edição 2003. Type 2 diabetes mellitus. 10th ed, 2003, p 1427. ▪ 9. UK Prospective Diabetes Study Group. UK prospective diabetes 16: overview of 6 years' therapy of type II diabetes: a progressive

disease. Diabetes 1995; 44:1249. ▪ 10. Turner RC, Cull CA, Frighi V, Holmann RR. UK Prospective Diabetes Study (UKPDS) Group. Glycemic control with diet, sulfonylurea, metformin or insulin in patients with type 2 diabetes mellitus: progressive requirement for multiple therapies. JAMA 1999; 281:2005. ▪ 11. LeRoith D. Beta-cell dysfunction and insulin resistance in type 2 diabetes: role of metabolic and genetic abnormalities. Am J Med 2002; 113(suppl 6A): 3S. ▪ 12. UK Prospective Diabetes Study Group. UK prospective diabetes 13: Relative efficacy of randomly allocated diet, sulphonylureas, insulin or metformin in patients with newly diagnosed non-insulin-dependent-diabetes followed for three years. BMJ 1995; 310:83. ▪ 13. Polonsky WH, Anderson BJ et al. Insulin omission in women with IDDM. Diabetes Care 1994; 17:1178. ▪ 14. Biggs M, Basco MR. Insulin withholding for weight control in women with diabetes. Diabetes Care 1994; 17:1186. ▪ 15. Koivisto VA, Felig P. Effects of leg exercise on insulin absorption in diabetic patients. N Eng J Med 1978; 298:79. ▪ 16. Poirier P, Tremblay A et al. Impact of time interval from the last meal on glucose response to exercise in subjects with type 2 diabetes. J Clin Endocrinol Metab 2000; 85:2860. ▪ 17. Boule NG, Haddad E et al. Effects of exercise on glycemic control and body mass in type 2 diabetes mellitus: a meta-analysis of controlled clinical trials. JAMA 2001; 286:1218. ▪ 18. Gregg EW, Gerzoff RB et al. Relationship of walking to mortality among US adults with diabetes. Arch Intern Med 2003; 163:1440. ▪ 19. Nelson KM, Reiber G et al. Diet and exercise among adults with type 2 diabetes: findings from the third National Health and Nutrition Examination Survey (NHANES III). Diabetes Care 2002; 25:1722. ▪ 20. Schade DS, Jovanovic L, Schneider J. A placebo-controlled randomized study of glimepiride in patients with type 2 diabetes mellitus for whom diet therapy is unsuccessful. J Clin Pharmacol 1998; 38:636. ▪ 21. Klepzig H, Kober G, Matter C. Sulfonylureas and ischaemic preconditioning: a double-blind, placebo-controlled evaluation of glimepiride and glibenclamide. Eur Heart J 1999; 20:403. ▪ 22. Inzucchi SE. Oral antihyperglycemic therapy for type 2 diabetes. Scientific review. JAMA 2002; 287:360. ▪ 23. Bailey CJ, Turner RC. Metformin. N Eng J Med 1996;334:574. ▪ 24. Maggs DG, Buchanan TA, Burant CF. Metabolic effects of troglitazone monotherapy in type 2 diabetes mellitus. Ann Intern Med. 1998; 128:176. ▪ 25. Kirk JK, Pearce KA, Summerson JH. Troglitazone or metformin in combination with sulfonylureas for patients with type 2 diabetes? J Fam Pract. 1999; 48:879. ▪ 26. Horton ES, Whitehouse F, Whitcomb RW. Troglitazone in combination with sulfonylureas restores glycemic control in patients with type 2 diabetes: the Troglitazone Study Group. Diabetes Care, 1998; 21:1462. ▪ 27. Donahue RP, Abbot RD, Reed DM, Yano K. Postchallenge glucose concentration and coronary heart disease in men of Japanese ancestry: Honolulu Heart Program. Diabetes 1987; 36:689. ▪ 28. Consenso Brasileiro sobre Diabetes: Diagnóstico e Classificação do *Diabetes Mellitus* tipo 2 – Rio de Janeiro. Diagraphics. Sociedade Brasileira de Diabetes. 2002. ▪ 29. Yale JF, Valiquett TR et al. The effect of a thiazolidinedione drug, troglitazone, on glycemia in patients with type 2 diabetes mellitus poorly controlled with sulfonylurea and metformin: a multicenter, randomized, double-blind, placebo-controlled trial. Ann Intern Med 2001;134:737. ▪ 30. Yki-Järvinen H, Dressler A et al. Less nocturnal hypoglycemia and better post-dinner glucose control with bedtime insulin glargine compared with bedtime NPH insulin during insulin combination therapy in type 2 diabetes. Diabetes Care 2000; 23:1130. ▪ 31. Tuomilehto J, Rastenyte D et al. Effects of calcium-channel blockage in older patients with diabetes and systolic hypertension. Systolic Hypertension in Europe Trial Investigators. N Engl J Med 1999; 340:677. ▪ 32. The Heart Outcomes Prevention Evaluation Study Investigators. Effects of an angiotensin-converting enzyme inhibitor, ramipril, on cardiovascular events in high-risk patients. N Engl J Med 2000; 342:145. ▪ 33. Hypertension Management in Aduts with Diabetes. American Diabetes Association. Diabetes Care 2004; 27(Suppl 1):S65. ▪ 34. Standards of medical care in diabetes. American Diabetes Association. Diabetes Care 2004; 27(Suppl 1):S15. ▪ 35. Guia de Utilização de Antimicrobianos e Recomendações para a Prevenção de Infecções Hospitalares. Hospital das Clínicas da Faculdade de Medicina da USP. 2003-2004. ▪ 36. Murussi M, Baglio P, Gross JL et al. Risk factors for microalbuminuria and macroalbuminuria in type 2 diabetic patients. Diabetes Care 2002; 25:1101. ▪ 37. Bruno RM, Gross JL. Prognostic factors in Brazilian diabetic patients starting dialysis: a 3,6-year follow-up study. J Diabetes Complications 2000; 14:226. ▪ 38. Mattock MB, Morrish NJ et al. Prospective study of microalbuminuria as predictor of mortality in NIDDM. Diabetes1992; 41:736. ▪ 39. Wolf G, Ritz E. Diabetic nephropathy in type 2 diabetes prevention and patient management. J Am Soc Nephrol 2003; 14:1396. ▪ 40. Knowker WC, Barrett-Connor et al. Reduction in the incidence of type 2 diabetes with lifestyle intervention or metformin. N Engl J Med 2002; 346:393. ▪ 41. Chiasson JL, Josse RG et al. Acarbose for prevention of type 2 diabetes mellitus: the STOP-NIDDM randomized trial. Lancet 2002; 359:2072. ▪ 42. Yusuf S, Sleight P et al. Effects of an angiotensin-converting-enzyme inhibitor, ramipril, on cardiovascular events in high-risk patients. The Heart Outcomes Prevention Evaluation Study Investigators. N Engl J Med 2000; 342:145.

39. DOENÇAS DA TIREÓIDE

Daniele Queiroz Fucciolo Penalva

As doenças da tireóide são extremamente freqüentes na prática clínica. Utilizando-se a dosagem do hormônio tireotrópico (TSH) e do T₄ livre (T₄-L), as doenças da tireóide podem ser divididas em quatro grupos: hipotireoidismo clínico (TSH elevado com T₄-L diminuído), hipotireoidismo subclínico (TSH elevado com T₄-L normal), hipertireoidismo clínico (TSH diminuído com T₄-L aumentado) e hipertireoidismo subclínico (TSH diminuído com T₄-L normal). Além destas alterações, a tireóide também pode apresentar aumento de tamanho (bócio) e presença de nódulos.

HIPOTIREOIDISMO

Epidemiologia

O hipotireoidismo é a segunda doença endócrina mais comum nos EUA, com prevalência estimada em cerca de 18/1.000 na população geral. É uma doença que se torna extremamente comum com o avançar da idade, chegando a afetar cerca de 3% das mulheres idosas[1].

Etiologia

Podemos dizer que 95% dos casos de hipotireoidismo são de causa primária da tireóide e apenas 5% são devidos a outras causas.

Das causas não-iatrogênicas de hipotireoidismo primário, sem dúvida, a mais comum é a tireoidite de Hashimoto, também conhecida como tireoidite linfocítica crônica. A incidência da tireoidite de Hashimoto é estimada em 0,3 a 1,5 caso por 1.000/ano. É 15 a 20 vezes mais freqüente nas mulheres que nos homens. Ocorre habitualmente entre os 30 e 50 anos de idade, porém pode ser vista em qualquer faixa etária[2].

Fisiopatologia

O bócio na tireoidite de Hashimoto é geralmente simétrico. Microscopicamente, ocorre um processo difuso de destruição epitelial, infiltração de células linfóides e fibrose. Os folículos tireoidianos tornam-se menores e também há diminuição da quantidade de colóide. A quantidade de parênquima tireoidiano remanescente é muito variável. Em alguns casos apresenta-se aumentado, por provável hiperplasia compensatória ao metabolismo de iodo deficiente. Na tireoidite de Hashimoto o processo de destruição da glândula inicia-se por uma agressão imunológica. Altos títulos de anticorpos anti-tireoglobulina (anti-TG) e antiperoxidase (anti-TPO) estão presentes na maior parte desses pacientes e especula-se a participação de linfócitos T *killer* ou *natural killer* neste processo[3]. A destruição progressiva das células tireoidianas leva a um quadro de tireoidite atrófica, que é o estágio final da tireoidite de Hashimoto, também chamada de tireoidite atrófica.

Quadro clínico

O quadro clínico da tireoidite de Hashimoto inicia-se com um aumento gradual da glândula associado ao desenvolvimento, também gradual, do hipotireoidismo. Os sinais e os sintomas não são específicos e podem estar presentes em cerca de 20% dos pacientes na primeira consulta.

Pele e anexos – a pele apresenta-se fria e pálida, por vezes amarelada, com atrofia da epiderme e hiperceratose. Há também diminuição do suor. Os pêlos e os cabelos tornam-se ralos e com tendência à queda. As unhas ficam frágeis. O edema característico do hipotireoidismo (mixedema) é generalizado e não depressível e ocorre por depósito de glicosaminoglicanos no espaço interstícial[4,5].

Olhos – edema periorbital é característico e também causado por depósito de glicosaminoglicanos no espaço interstícial[5].

Sistema cardiovascular – ocorre diminuição do débito cardíaco mediada pela bradicardia, redução do enchimento ventricular e pela diminuição da contratilidade.

Em pacientes com hipotireoidismo grave pode haver derrame pericárdico. A resistência vascular sistêmica pode aumentar em 50% e o relaxamento diastólico apresenta-se lentificado. Entretanto, o aparecimento de insuficiência cardíaca não é comum. Ocorre também um prolongamento do intervalo QT, predispondo à irritabilidade ventricular[6-8].

Outras anormalidades que ocorrem e são inespecíficas, porém contribuem para a progressão da aterosclerose nesses pacientes, são: hipertensão arterial sistêmica, hipercolesterolemia e hiper-homocisteinemia[9].

Sistema respiratório – fadiga, dispnéia aos esforços e hipoventilação por fraqueza muscular são algumas das alterações verificadas. Pode haver alteração das trocas gasosas. Em paciente com macroglossia e obesidade, existe maior risco de apnéia[10].

Trato gastrintestinal – diminuição da motilidade intestinal resultando em constipação, diminuição do paladar, atrofia gástrica, ganho de peso e, raramente, ascite.

Anemia – a anemia normocrômica normocítica pode estar presente. Deve-se sempre ter em mente que os pacientes com hipotireoidismo de causa auto-imune podem apresentar anemia perniciosa também.

Alterações reprodutivas – mulheres podem apresentar oligo ou amenorréia ou até mesmo hipermenorréia e menorragia. Estas alterações menstruais resultam em diminuição da fertilidade[11].

Homens podem apresentar níveis baixos de testosterona livre e total por diminuição da SHBG (*sex hormone-binding globulin*)[12].

Disfunção neuromuscuclar – sonolência, lentificação, alterações de memória e psicose já foram descritas. Além disso, o paciente apresenta com mais freqüência: síndrome do túnel do carpo, depressão dos reflexos tendíneos, fraqueza muscular proximal e, em casos raros, rabdomiólise.

Anormalidades metabólicas
- Hiponatremia – por redução do *clearance* de água livre.
- Aumento reversível da creatinina sérica.
- Elevação das concentrações séricas de ácidos graxos livres, colesterol total e LDL-colesterol por diminuição do *clearance* de lípides[9].
- Concentrações plasmáticas de homocisteína podem estar elevadas.

É importante lembrar que em pacientes idosos o quadro clínico pode ser confundido com outras doenças, como doença de Alzheimer e depressão.

Diagnóstico
Os sinais e os sintomas característicos do hipotireoidismo hoje em dia não são tão freqüentes (Tabela 6.14). Atualmente, com a facilidade em se dosar o TSH, o diagnóstico muitas vezes é feito de forma mais precoce, quando o paciente ainda é assintomático ou oligossintomá-

Tabela 6.14 – Freqüência dos sintomas.

Sinal/sintomas	%	Sinal/sintomas	%
Fraqueza	99	Pele fria	83
Pele seca/áspera	97	Língua espessa	82
Letargia	91	Edema facial	79
Lentificação da fala	91	Cabelo áspero/queda	76
Edema palpebral	90	Palidez cutânea	67
Sensação de frio	89	Esquecimento	66
Diminuição do suor	89	Constipação	61

tico. No entanto, a anamnese bem feita indica a causa do hipotireoidismo do paciente que vem nos procurar. A história de um tratamento no passado para hipertireoidismo com radioiodoterapia ou tireoidectomia sugere um quadro de hipotireoidismo iatrogênico. Irradiação de crânio pode levar a uma quadro de hipotireoidismo central. A presença de bócio difuso, firme, indolor e simétrico, sem sinais de tireotoxicose, sugere tireoidite de Hashimoto.

Na investigação de hipotireoidismo primário normalmente se encontram T_4 livre baixo e TSH alto. Além disso, não há necessidade de se fazer exames de imagem, como a cintilografia, por exemplo[1]. Nestes casos, a dosagem de auto-anticorpos (anti-TPO e anti-Tg) confirma o diagnóstico.

A PAAF (punção aspirativa por agulha fina) pode ser útil no diagnóstico, porém na prática é pouco solicitada. Os achados característicos de doença auto-imune são: presença de linfócitos e macrófagos, colóide escasso, células epiteliais com características de células de Hürthle[13].

A ultra-sonografia da tireóide mostra uma glândula com parênquima difusamente hipoecóico, que pode estar atrofiado em estágios mais avançados da doença. A presença de múltiplos nódulos não é incomum[14].

Exames laboratoriais a serem pedidos:

Dosagem do TSH sérico – este é o teste mais sensível para a detecção de hipotireoidismo primário em pacientes ambulatoriais. No entanto, ele não serve como teste isolado para as seguintes situações: suspeita de doença hipofisária ou hipotalâmica, em pacientes hospitalizados, em pacientes que usam drogas que afetem a secreção de TSH (por exemplo, dopamina, glicocorticóides, fenitoína, análogos da somatostatina, antagonistas dopaminérgicos e amiodarona). O primeiro radioimunoensaio (RIE) a ser utilizado até o final da década de 1980 foi o TSH de 1ª geração, que era capaz de fazer apenas o diagnóstico de hipotireoidismo. Em seguida, os ensaios de 2ª e 3ª gerações tornaram a dosagem de TSH o teste de função tireoidiana mais utilizado e o mais apropriado para rastreamento de doenças da tireóide. Hoje em dia, o ensaio de 3ª geração é o mais realizado e sua sensibilidade é de 0,01-0,02mU/l[15]. Na presença de um resultado mostrando TSH alto, deve-se pedir outra amostra para confirmar o resultado e também medir o T_4 livre.

Dosagem de T₄ livre – este teste deve ser pedido quando o TSH estiver alto. As seguintes situações podem ocorrer:
- Presença de T₄ livre baixo com TSH alto: faz diagnóstico de hipotireoidismo primário.
- Presença de T₄ livre normal com TSH alto: indica hipotireoidismo subclínico.
- Presença de T₄ livre baixo e TSH não adequadamente alto pode sugerir hipotireoidismo secundário. Neste caso, a diferenciação deve ser feita entre causas hipofisárias e hipotalâmicas.

Dosagem de colesterol – todo paciente com hipercolesterolemia deve ser investigado para hipotireoidismo. E o contrário também deve ser feito. É importante lembrar que o controle do colesterol pode ser feito, em muitos casos, apenas com a correção do hipotireoidismo[9].

Tratamento

Na maioria dos pacientes, o hipotireoidismo é uma condição que vai perdurar para sempre, e por isso o tratamento será para toda a vida. O tratamento nada mais é do que a reposição hormonal com tiroxina sintética (T₄), exceto em casos de tireoidite subaguda, na qual a conduta é observadora.

A dose inicial de tiroxina é de 1,7mcg/kg/dia, o que normalmente fica entre 100 e 150mcg/dia. Em pacientes adultos saudáveis é possível iniciar o tratamento com dose plena ou próximo dela, porém se o paciente for idoso recomenda-se que se inicie o tratamento com 1mcg/kg/dia e a titulação da dose seja feita de forma mais lenta. Para pacientes com risco de doença cardiovascular é prudente iniciar com 25mcg/dia e aumentar a dose a cada quatro a seis semanas. Em crianças a dose vai até 4mcg/kg/dia[1].

Após iniciar a reposição, o paciente poderá sentir melhora dos sintomas com duas semanas de tratamento, porém a monitorização deverá ser feita após três a seis semanas do início do tratamento:

- Pacientes com hipotireoidismo primário: o ajuste da dose de tiroxina dependerá dos níveis de TSH, que deverá ficar entre 0,3 e 1µU/ml. Cada dosagem de TSH deverá ser feita somente após um mês da modificação da dose de tiroxina.
- Paciente com hipotireoidismo secundário: o ajuste da dose de tiroxina será baseado nos níveis de T₄ livre e T₃ livre (se disponível). O ideal é que fiquem no limite superior da normalidade.

O tratamento com doses excessivas de tiroxina causa hipertireoidismo subclínico ou até mesmo hipertireoidismo clínico, aumentando o risco de fibrilação atrial principalmente em idosos que, quando apresentam um valor de TSH baixo, correm um risco três vezes maior de ter fibrilação atrial do que a população geral[16]. Além disso, esses pacientes com TSH baixo apresentam perda de massa óssea acelerada, principalmente mulheres menopausadas[17].

Seja qual for a causa do hipotireoidismo, os objetivos do tratamento são a melhora dos sintomas e a normalização do TSH. Para pacientes com tireoidite de Hashimoto, o tratamento também tem como objetivo a diminuição do tamanho do bócio. Ao se chegar na dose terapêutica adequada, a monitorização poderá ser feita anualmente na maioria dos casos.

É importante lembrar que existem algumas condições que podem atrapalhar o tratamento: pode haver aumento das proteínas ligadoras dos hormônios tireoidianos em situações como gravidez, uso de anticoncepcionais hormonais e uso de terapia de reposição hormonal em mulheres menopausadas. Nesses casos, deve-se aumentar a dose de tiroxina. Por outro lado, a ligação dos hormônios tireoidianos com suas proteínas ligadoras pode estar diminuída em idosos, em pacientes em uso de andrógenos, nefropatas e hepatopatas, sendo necessário, nesses casos, diminuir a dose da tiroxina[18].

HIPERTIREOIDISMO

Epidemiologia e etiologia

A incidência anual da doença de Graves em mulheres é da ordem de 0,5 por 1.000, sendo que a maioria dos casos ocorre entre 40 e 60 anos de vida.

A doença de Graves ocorre de 5 a 10 vezes mais em mulheres que em homens. A prevalência é similar entre brancos e asiáticos e um pouco menor em negros. É considerada a doença auto-imune mais prevalente nos EUA. Dos casos de hipertireoidismo, 60 a 80% são por doença de Graves e isso depende também da ingestão de iodo da população[19]. Outras causas de hipertireoidismo são: tireoidite, excesso de reposição de tiroxina, uso de amiodarona e nódulo tireoidiano hiperfuncionante.

Fisiopatologia

A doença de Graves e a tireoidite de Hashimoto compartilham vários anticorpos: antitireoglobulina, antiperoxidase e possivelmente o anticorpo antico-transportador Na-I. O anticorpo anti-receptor de TSH não só estimula a hipersecreção hormonal, como também causa hipertrofia e hiperplasia dos folículos tireoidianos. O resultado disto é o típico bócio difuso dessa doença.

Há também infiltração linfocítica, resultando em formação de centros germinativos. Estes linfócitos intratireoidianos são a principal fonte de auto-anticorpos. Por outro lado, as células da tireóide são fontes de antígenos, alvo dos anticorpos estimuladores e expressam moléculas que modulam a auto-imunidade intratireoidiana[19].

Há vários fatores que predispõem ao aparecimento da doença de Graves:

Fatores genéticos

- A concordância em gêmeos homozigóticos é em torno de 20%.
- Polimorfismo do gene CTL4: recentemente este gene foi descrito como relacionado a uma maior predispo-

sição ao desenvolvimento da doença de Graves e também está envolvido na resposta imunológica desta doença.
- Alguns HLA também estão descritos como associados à doença de Graves: HLA-DR3, HLA-DQ1*0501 são exemplos desta categoria.

Fatores ambientais e endógenos
- O principal grupo acometido é o das mulheres.
- Estresse também estaria envolvido como fator iniciador.
- Tabagismo: está fortemente associado à oftalmopatia da doença de Graves.
- Regiões deficientes em iodo: a suplementação de iodo precipita o hipertireoidismo pelo fenômeno de Jod-Basedow.
- Aids: a terapia anti-retroviral tem sido associada à doença de Graves.

Quadro clínico

As manifestações de qualquer hipertireoidismo (independente da causa) são determinadas pela gravidade e duração da doença e pela idade do paciente. A doença de Graves determina manifestações típicas, não relacionadas somente ao aumento das concentrações de hormônios tireoidianos, que são a oftalmopatia de Graves e a dermopatia infiltrativa (mixedema pré-tibial).

Os sintomas mais comuns, presentes em mais de 50% dos pacientes, são: nervosismo, fadiga, taquicardia ou palpitações e intolerância ao calor. Além disso, é comum observar perda de peso, apesar do aumento de apetite.

Ao exame clínico nota-se hiperatividade, agitação e fala rápida. A palpação do pescoço dos pacientes com doença de Graves evidencia bócio difuso que pode ter tamanho variado, desde pequeno até um bócio de grandes dimensões. Outras alterações são citadas a seguir.

Pele e anexos – geralmente a pele é quente (pelo aumento do fluxo sangüíneo) e úmida (pelo aumento da calorigênese). As unhas podem ser quebradiças e soltar-se de seu leito. Pode haver hiperpigmentação em casos mais graves e também vitiligo e *alopecia areata*. O cabelo torna-se mais fino.

Dermopatia infiltrativa – é vista somente na doença de Graves, sendo a manifestação menos comum dessa doença (5% dos casos). A incidência da dermopatia tem diminuído ao longo dos anos, talvez por se fazer o diagnóstico de hipertireoidismo mais cedo e por se iniciar o tratamento o mais precocemente também. É freqüentemente localizada na região ântero-lateral do tornozelo e chamada de mixedema pré-tibial (Fig. 6.7). A pele fica grossa, violácea, hiperpigmentada, com uma aparência de casca de laranja. Estas lesões geralmente são indolores[20]. A causa dessa infiltração é o acúmulo de glicosaminoglicanos na derme, principalmente de ácido hialurônico, secretado por fibroblastos[21].

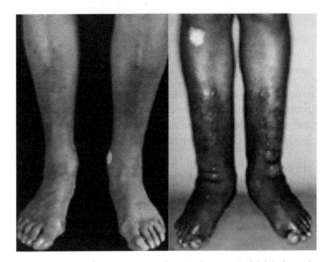

Figura 6.7 – Diferentes graus de mixedema pré-tibial (adaptado de Burman KD. Hyperthyroidism em Becker: Principles and Practice of Endocrinology and metabolism, 2001).

Olhos – a oftalmopatia é evidente em 50% dos pacientes, sendo que os homens idosos são os mais sujeitos a tê-la na sua forma grave e é mais comum em tabagistas. É caracterizada por uma inflamação da musculatura extra-ocular e da gordura e do tecido conjuntivo da órbita. Sabe-se que há receptores de TSH nos tecidos retrobulbares e suspeita-se que anticorpos anti-receptores de TSH contribuam para o desenvolvimento da oftalmopatia, além da participação de citocinas neste processo. Os sintomas mais freqüentes são: retração palpebral (ou *lid lag*), edema periorbital, exoftalmo, ulceração da córnea (por proptose grave), diplopia e compressão do nervo óptico[19,22].

Sistema cardiovascular – ocorre incremento do débito cardíaco por aumento das necessidades de oxigênio pela periferia e pela elevação da contratilidade do miocárdio. Há também aumento da freqüência cardíaca, diminuição da resistência vascular periférica e alargamento da pressão de pulso. A taquicardia é comum mesmo durante o repouso e sono[23].

A fibrilação atrial é uma complicação comum em idosos e merece atenção especial, pois pode levar à falência cardíaca[6]. Sua prevalência varia de 5 a 20%[24]. Além da fibrilação atrial, outras arritmias podem ocorrer: contrações prematuras atriais, *flutter* atrial e taquicardia atrial paroxística[25].

Sistema respiratório – dispnéia pode ocorrer por aumento do consumo de oxigênio e da produção de CO_2, fraqueza da musculatura respiratória e por redução da capacidade de exercício[25]. Além disso, pode haver compressão da traquéia pelo bócio, caso este seja grande e pacientes previamente asmáticos podem ter exacerbação da asma.

Sistema gastrintestinal – pode ocorrer perda de peso por aumento da calorigênese, aumento do trânsito intestinal com hiperdefecação e má absorção apesar da hiperfagia. Pacientes idosos cursam mais freqüentemente com anorexia. Outros sintomas possíveis são: vômitos, disfagia e alterações da função hepática, particularmente aumento das concentrações de fosfatase alcalina e, raramente, colestase.

Sistema musculoesquelético – o hipertireoidismo pode aumentar a reabsorção óssea e a porosidade do osso cortical, reduzindo o volume do osso trabecular, levando à osteoporose e ao aumento do risco de fraturas[26, 27].

Sistema nervoso – tremores são comuns no hipertireoidismo e geralmente são finos e de extremidades. Os reflexos tendíneos podem estar exacerbados. É comum encontrar fraqueza da musculatura proximal com diminuição da massa muscular.

Diagnóstico

O diagnóstico da doença de Graves é feito com base na história clínica e no exame clínico do paciente e nas alterações laboratoriais. A dosagem de TSH é um bom teste para rastreamento, porém o diagnóstico só será confirmado com a dosagem de T_4 livre, quando se demonstra um excesso de hormônios tireoidianos na circulação. Com o uso dos ensaios de TSH de 3ª geração, normalmente se observa que pacientes com hipertireoidismo apresentam valores de TSH < 0,02µU/ml[28].

Ocasionalmente, o estudo de captação de iodo radioativo é necessário para diferenciar a doença de Graves da tireoidite, especialmente em mulheres no pós-parto. Na doença de Graves, a captação é difusa, enquanto na tireoidite a captação é baixa[29].

Deve-se pesquisar também a presença da auto-anticorpos. A dosagem de anticorpos anti-receptores de TSH apresenta-se positiva normalmente em 80 a 99% dos casos de doença de Graves, dependendo do tipo de ensaio que é utilizado. Os outros anticorpos também estão presentes: antitireoglobulina em cerca de 30% dos casos e antiperoxidase em 80%[3,30].

Diagnóstico da oftalmopatia – a oftalmopatia é clinicamente evidente em 20 a 25% dos pacientes com doença de Graves, porém exames de imagem, tais como tomografia computadorizada ou ultra-sonografia de órbitas, identificam acometimento assintomático do nervo óptico em 90% dos casos[22]. Deve-se pedir a tomografia ou ressonância magnética quando houver acometimento de apenas um olho, para se excluir outras causas de oftalmopatia.

Tratamento

O tratamento atual para o hipertireoidismo consiste no uso de drogas antitireoidianas, radioiodoterapia e cirurgia.

Drogas antitireoidianas

No Brasil estão disponíveis o metimazol e o propiltiouracil. A principal ação dessas drogas é a de inibir a organificação do iodo e o acoplamento de iodotironinas, inibindo, assim, a síntese hormonal.

O propiltiouracil também inibe a conversão periférica de T_4 em T_3 (o hormônio biologicamente ativo). Sua meia-vida no plasma é de 1 a 2 horas. Já o metimazol reduz as concentrações séricas de anticorpos anti-receptores de TSH e aumenta a atividade das células T, sugerindo uma ação imunossupressiva. Sua meia-vida é de 3 a 4 horas.

Essas drogas estão indicadas para todos os pacientes com doença de Graves, na esperança de se obter remissão durante o tratamento ou garantir o eutireoidismo antes do tratamento com iodo radioativo ou cirurgia. Cerca de 30 a 40% dos pacientes tratados com drogas antitireoidianas permanecem eutireóideos após 10 anos de suspensão de tratamento. No entanto, caso haja recorrência após o tratamento, dificilmente se consegue remissão tentando usar novamente esses medicamentos[19].

A resposta ao tratamento é imprevisível e há diversos fatores candidatos a preditores de recorrência, embora não tenham sido clinicamente provados. Acredita-se que pacientes jovens (idade inferior a 40 anos), homens, pacientes com bócios grandes, oftalmopatia e altos índices de anticorpos anti-receptores de TSH ao diagnóstico têm maior probabilidade de não ter remissão permanente[18], o que nos leva a questionar se esses pacientes não se beneficiariam de um tratamento definitivo (radioiodoterapia ou cirurgia) mais precocemente.

A dose inicial de metimazol é de 10 a 20mg ao dia em dose única e a de propiltiouracil 75 a 100mg ao dia em três doses diárias. Os ajustes devem ser feitos a cada quatro a seis semanas, de acordo com os sintomas e os resultados laboratoriais. Sabe-se que esse tratamento não traz benefícios para o paciente se for mantido por mais de 18 meses[19].

Os efeitos colaterais dessas drogas são raros, porém graves, e ocorrem em cerca de 3 em cada 1.000 pacientes-ano. A agranulocitose é mais comum em pacientes com idade superior a 40 anos, porém pode ocorrer independentemente da dose, da idade e da duração do tratamento. Em geral, o paciente apresenta-se com febre e dor de garganta e deve-se suspender o medicamento e iniciar o tratamento da infecção o mais rápido possível. Não se deve reiniciar o antitireoidiano após um episódio de agranulocitose, devendo-se encaminhar o paciente à radioiodoterapia. A outra complicação das drogas antitireoidianas são os efeitos hepatotóxicos (necrose hepática aguda e hepatite colestática) que podem ser fatais[31].

Bloqueadores beta-adrenérgicos

Os bloqueadores beta-adrenérgicos são os medicamentos mais indicados para auxílio no tratamento da doença de Graves, na medida em que melhoram boa parte dos sintomas, tais como tremores, ansiedade e palpitações. São indicados em pacientes com sintomas moderados a graves e devem ser retirados quando se atinge o eutireoidismo[31].

Radioiodoterapia

A radioiodoterapia é considerada como o tratamento de escolha nos Estados Unidos. O objetivo desse tipo de tratamento é destruir o tecido tireoidiano suficiente para curar o hipertireoidismo, levando o paciente ao eutireoidismo ou ao hipotireoidismo. A dose é de 5 a 15mCi, dependendo do tamanho da glândula. É contra-indicado na gravidez e na lactante, mas indicado em pacientes com idade superior a 50 anos pelo alto risco de fibrilação atrial e para pacientes com recorrência do hipertireoidismo, a não ser que se indique a cirurgia[32].

A oftalmopatia pode piorar ou ser induzida principalmente em pacientes tabagistas com a radioiodoterapia, de forma transitória ou permanente, porém é prevenível com o uso de glicocorticóides (40mg de prednisona ao dia, iniciando uma semana antes da radioiodoterapia e retirada lentamente em três meses após o tratamento)[33].

A administração de drogas antitireoidianas imediatamente antes ou depois da radioiodoterapia pode prejudicar seu efeito, principalmente o propiltiouracil. Sugere-se, então, manter somente betabloqueadores em pacientes com hipertireoidismo leve a moderado e em casos graves manter a droga por quatro a oito semanas antes da radioiodoterapia para diminuir a secreção de hormônios tireoidianos, reduzindo os riscos de tireotoxicose.

Cirurgia

A tireoidectomia subtotal pode ser indicada para pacientes com bócios muito grandes ou que apresentam nódulos suspeitos concomitantes. No preparo para a cirurgia, o paciente deve estar em eutireoidismo (por meio do uso de antitireoidianos) e receber iodo na semana que antecede o procedimento. As principais complicações da cirurgia são a lesão do nervo laríngeo recorrente, hipotireoidismo, hipoparatireoidismo e sangramento em região cervical[31-34].

TIREOIDITE LINFOCÍTICA SUBAGUDA

A tireoidite subaguda ou tireoidite de Quervain é um diagnóstico diferencial importante de doença de Graves e, por isso, merece algumas considerações neste capítulo.

Epidemiologia

É a principal causa de tireoidite e ocorre principalmente em mulheres entre 30 e 50 anos de idade. A incidência em mulheres é de 19,1 por 100.000/ano e em homens é de 4,4 por 100.000/ano[35].

Quadro clínico

A tireoidite de Quervain tem, provavelmente, origem em uma infecção viral prévia do trato respiratório. É autolimitada e inicia-se de modo abrupto, causando sintomas locais de dor e aumento da glândula e sintomas generalizados de hipertireoidismo: taquicardia, palpitações, sudorese, agitação, perda de peso etc. Ao exame clínico, a palpação da tireóide é bastante dolorosa, com irradiação para mandíbula, orelhas e tórax, e notam-se sinais de hipermetabolismo, tais como pele quente e úmida, temperatura corpórea elevada e tremores de extremidades. Não há sinais de oftalmopatia.

Normalmente a recuperação total demora de quatro a seis meses. A fase inicial de tireotoxicose pode durar cerca de seis semanas, seguida de uma fase de eutireoidismo e posteriormente a fase de hipotireoidismo, que é a mais demorada (semanas a meses). A última fase é a de recuperação, na qual os testes de função tireoidiana se normalizam.

Diagnóstico

Os achados laboratoriais característicos dessa doença na fase de tireotoxicose são aumento importante da velocidade de hemossedimentação, contagem de leucócitos normal ou discretamente elevada, TSH baixo ou indetectável, T_3 e T_4 aumentados e elevação de tireoglobulina. Normalmente, não se detectam os auto-anticorpos. A captação de iodo radioativo encontra-se muito baixa nesses casos, o que diferencia da doença de Graves, que apresenta captação bastante aumentada.

Tratamento

O tratamento da tireoidite subaguda é sintomático, pois trata-se de uma doença autolimitada. Não é indicado o uso de drogas antitireoidianas. No caso de haver sintomas de tireotoxicose, podem-se administrar beta-bloqueadores e para o tratamento da dor na região cervical recomenda-se o uso de antiinflamatórios não-hormonais. Casos de dor muito intensa podem ser tratados com prednisona em doses de 20 a 40mg/dia.

DOENÇAS SUBCLÍNICAS DA TIREÓIDE

HIPOTIREOIDISMO SUBCLÍNICO

Definição – hipotireoidismo subclínico é laboratorial, ou seja, é a elevação do TSH acima do limite superior do valor de referência associado a concentrações normais de T_4 e T_3 livres. O paciente apresenta poucos ou nenhum sintoma ou sinal de disfunção tireoidiana.

Epidemiologia – a prevalência do hipotireoidismo subclínico varia de acordo com a população estudada, pois ela aumenta com a idade. Em mulheres com mais de 60 anos de idade, a prevalência pode chegar a 20%[35]. Na população geral, a prevalência fica entre 8 e 9%[35,36]. Dos pacientes com hipotireoidismo subclínico, cerca de 2 a 5% ao ano progredirão para hipotireoidismo clínico. Essa progressão depende do nível inicial do TSH e da presença de anticorpos[35].

Etiologia – as causas do hipotireoidismo subclínico são as mesmas do hipotireoidismo clínico[4]:

- Tireoidite crônica auto-imune.
- Doença de Graves tratada por radioiodoterapia, tireoidectomia subtotal ou drogas antitireoidianas.

- Cirurgia prévia de cabeça e pescoço.
- Radiação prévia de cabeça e pescoço.
- Deficiência de iodo.
- Medicamentos: lítio, iodo, amiodarona.
- Hipotireoidismo secundário.
- Congênita.
- Idiopática.

Deve-se lembrar também que o hipotireoidismo subclínico pode ser causado por uma elevação transitória do TSH e estar presente em pacientes com hipotireoidismo clínico que estejam recebendo uma dose insuficiente de levotiroxina[36,37].

Quadro clínico – normalmente, o paciente apresenta-se assintomático, porém em cerca 30% dos casos pode haver sintomas sugestivos de deficiência de hormônios tireoidianos: pele seca, queda de cabelo, constipação, ganho de peso, fadiga, letargia, alteração de memória etc.[38]. Muitos estudos mostram complicações cardíacas, tais como alterações da contratilidade do miocárdio e disfunção diastólica do ventrículo esquerdo, tanto no repouso como no esforço. Além disso, também se descreveu a associação do hipotireoidismo subclínico com aterosclerose e maior risco de infarto do miocárdio em mulheres idosas[39]. Alguns estudos, como o *Colorado Study*[36], evidenciaram um aumento do colesterol total e do LDL-colesterol em pacientes com hipotireoidismo subclínico em relação à população eutireoidiana. Depressão, perda de memória, alterações cognitivas e queixas neuromusculares podem estar presentes mais freqüentemente neste grupo de pacientes que na população geral.

Diagnóstico – como já mencionado anteriormente, a definição de hipotireoidismo subclínico é laboratorial, ou seja, o diagnóstico é feito com a constatação da elevação do TSH acima do limite superior do valor de referência associado a concentrações normais de T_4 e T_3 livres. É necessário repetir o exame em um período de duas semanas a três meses, no máximo, para confirmação do quadro e exclusão de formas transitórias de hipotireoidismo subclínico.

Tratamento – o do hipotireoidismo subclínico vem sendo debatido há anos. As possíveis vantagens do tratamento seriam a prevenção da progressão de casos para hipotireoidismo clínico, a diminuição dos níveis de colesterol e do risco de morte por doenças cardiovasculares e a melhora dos sintomas de hipotireoidismo[38]. O que se sabe hoje em dia é que o tratamento precoce não altera a progressão da doença, mas pode aliviar os sintomas. No entanto, uma grande revisão da literatura foi publicada em 2004 por um comitê com representantes da *American Thyroid Association, the American Association of Clinical Endocrinologists* e a *Endocrine Society*, para servir de base para o tratamento do hipotireoidismo subclínico. Esta revisão deixou claro que muitos dos estudos que mostravam benefícios no tratamento não tinham poder estatístico significante, invalidando a necessidade de se tratar todos os pacientes com hipotireoidismo subclínico indiscriminadamente[39]. O que ficou definido:

a) Hipotireoidismo subclínico com TSH entre 4,5 e 10mUI/l – não se recomenda o tratamento de rotina com levotiroxina para esses pacientes. Não existem dados que mostrem a melhora dos sintomas nesses pacientes com o tratamento. A função tireoidiana deverá ser reavaliada em um período de 6 a 12 meses.

b) Hipotireoidismo subclínico com TSH acima de 10mUI/l – este é o grupo de pacientes que pode beneficiar-se do tratamento, pois há evidências de melhora dos sintomas nesses casos. Além disso, há cerca de 5% de progressão para hipotireoidismo clínico neste grupo. Ainda assim, em relação ao perfil lipídico, as evidências são inconclusivas: existe um potencial benefício ainda não comprovado.

c) Hipotireoidismo subclínico na gestação – todas as mulheres nessa situação devem ser tratadas com levotiroxina para normalizar o TSH. O controle deve ser feito a cada seis a oito semanas e a dose deve ser ajustada de acordo com a necessidade[40-43].

HIPERTIREOIDISMO SUBCLÍNICO

Definição – assim como no caso do hipotireoidismo subclínico, a definição de hipertireoidismo subclínico é laboratorial, ou seja, é a diminuição do TSH abaixo do limite inferior do valor de referência associado a concentrações normais de T_4 e T_3 livres.

Epidemiologia – a prevalência do hipertireoidismo subclínico na população geral varia em torno de 0,7 a 2,1%[35]. É uma condição mais comum em mulheres que em homens, em brancos que em negros, em idosos e naqueles com baixa ingestão de iodo. Dos pacientes com hipertireoidismo subclínico com TSH abaixo de 0,1mUI/l, cerca de 1 a 2% ao ano progredirão para hipertireoidismo clínico. Pacientes com adenomas grandes e funcionantes ou bócio multinodular tóxico estão entre os que apresentam maior risco de progredir para um quadro de hipertireoidismo clínico, principalmente quando expostos a uma situação de excesso de iodo.

Etiologia – as causas de hipertireoidismo subclínico são as mesmas de hipertireoidismo clínico. A principal causa de hipertireoidismo subclínico é o excesso de levotiroxina em pacientes que tratam o hipotireoidismo clínico. Adenoma ou bócio multinodular funcionante, doença de Graves leve ou inicial, tireoidite silente ou pós-parto, tireoidite subaguda, uso de medicamentos como amiodarona, dopamina, glicocorticóides em altas doses e doença não-tireoidiana grave são também causas de hipertireoidismo subclínico[44].

Quadro clínico – o hipertireoidismo subclínico, tanto exógeno quanto endógeno, está associado a alterações cardíacas e risco de perda de massa óssea.

- Alterações cardíacas: tem-se demonstrado que o hipertireoidismo subclínico pode levar ao aumento da freqüência cardíaca, da massa do ventrículo esquerdo e da contratilidade miocárdica. Pode haver batimentos atriais prematuros, e a prevalência de fibrilação atrial é mais alta em pacientes com mais de 60 anos com TSH abaixo de 0,1mUI/l que na população geral (risco três vezes maior).
- Alterações ósseas: estudos mostraram que mulheres menopausadas com TSH suprimido apresentam um aceleramento da perda óssea, que pode chegar a 2% ao ano. Nenhum estudo, entretanto, mostrou aumento do risco de fraturas[44].
- Um estudo demonstrou que o hipertireoidismo subclínico pode estar associado a maior risco de desenvolvimento de demência, particularmente de doença de Alzheimer, na presença de anticorpos antiperoxidase positivos[3]. Porém, esses dados ainda precisam ser confirmados.

Diagnóstico – o de hipertireoidismo subclínico é laboratorial, ou seja, é feito com a dosagem do TSH, que se encontra abaixo do limite superior do valor de referência, associado a concentrações normais de T_4 e T_3 livres.

Seguimento e tratamento – o do hipertireoidismo subclínico depende do tipo de alteração que o indivíduo apresenta, ou seja, se a causa do distúrbio é exógena (uso de levotiroxina) ou endógena. O mesmo comitê que definiu as orientações para o tratamento do hipotireoidismo subclínico também se manifestou a respeito do hipertireoidismo subclínico[34]. As atuais recomendações são:

a) Hipertireoidismo subclínico endógeno com TSH entre 0,1 e 0,45mUI/l – deve-se fazer uma nova dosagem do TSH, T_4 ou T_3 livres para confirmar o diagnóstico em até três meses. Caso o TSH se mantenha nestes níveis, pode-se observar o quadro, fazendo mais um teste em 3 a 12 meses, desde que o paciente não apresente fibrilação atrial ou outra arritmia. Não se recomenda o tratamento para esses pacientes, pois não há evidências suficientes que comprovem o benefício do tratamento nesses casos.
b) Hipertireoidismo subclínico endógeno com TSH abaixo de 0,1mUI/l – repetir a dosagem em quatro semanas ou antes se houver fibrilação atrial. O tratamento deverá ser instituído no caso de doença de Graves ou bócio nodular. Todo paciente com mais de 60 anos, com risco de ter fibrilação atrial, perda de massa óssea ou sinais e sintomas de hipertireoidismo deve ser tratado[45-48].
c) Hipertireoidismo subclínico exógeno com TSH abaixo de 0,45mUI/l – a maneira mais fácil de tratar esses pacientes é ajustando a dose da levotiroxina. Pacientes em tratamento para carcinoma de tireóide devem ficar com o TSH suprimido. Assim, esta orientação não se aplica a esses casos[49,50].

Os riscos do tratamento para o hipertireoidismo subclínico são: reações alérgicas com o uso de drogas antitireoidianas, incluindo agranulocitose, hipotireoidismo pós-radioiodoterapia e exacerbação da oftalmopatia de Graves nesses pacientes submetidos ao iodo radioativo[49,50].

DOENÇA NODULAR DA TIREÓIDE

Epidemiologia e etiologia

Os nódulos de tireóide são relativamente comuns na população geral. Estima-se que a prevalência varie entre 5 e 50%, dependendo da população estudada e da sensibilidade dos métodos de detecção utilizados[51]. Especialmente nos indivíduos com mais de 60 anos de idade a prevalência pode chegar a 50%[2]. Os nódulos palpáveis são detectados quatro vezes mais em mulheres que em homens (5,3% x 0,8%)[52,53] e são mais comuns em pessoas que vivem em regiões deficientes de iodo[54].

A grande maioria desses nódulos tem natureza benigna, sendo que os nódulos malignos representam menos de 5% de todos os nódulos detectados. A incidência anual de câncer de tireóide varia nas diversas regiões do mundo, entre 0,5 e 10 casos para cada 100.000 pessoas. Mesmo assim, o diagnóstico de nódulo de tireóide sempre traz a preocupação de ser um câncer, principalmente para o paciente que nota o nódulo pela palpação de seu pescoço.

Dentre os benignos os nódulos colóides são os mais comuns e dos malignos os carcinomas papilíferos são os mais prevalentes (Quadro 6.22).

Quadro 6.22 – Tipos de tumores da tireóide.

Adenoma	Carcinoma	Nódulo colóide
Macrofolicular	Papilífero (75%)	Nódulo dominante em um bócio multinodular
Microfolicular	Folicular (10%)	**Outros**
Embrionário	Medular (5-10%)	Tireoidite subaguda
Adenoma de células de Hürthle	Anaplásico (5%)	Tireoidite linfocítica crônica
Adenoma atípico	Linfoma de tireóide (5%)	Doença granulomatosa
Adenoma com papila	**Cistos**	Cisto dermóide
Adenoma em anel de sinete	Cisto simples	Agenesia unilateral de lobo
	Tumores mistos (cisto/sólido)	

Avaliação

O nódulo pode ser detectado pelo próprio paciente durante a palpação de seu pescoço, pelo médico durante o exame clínico ou ainda ser descoberto incidentalmente durante um exame de imagem. A avaliação desse nódulo vai variar não conforme a maneira como ele foi descoberto, mas de acordo com alguns fatores[51]:

- Idade: nódulos malignos são mais freqüentes em pessoas com menos de 20 anos ou mais de 60 anos de idade.

- Gênero: de uma maneira geral, os nódulos de tireóide são mais freqüentes em mulheres, conforme já mencionado, porém tendem a ser mais malignos nos homens.
- História familiar de nódulo benigno e/ou maligno.
- História natural da lesão: crescimento rápido da lesão, rouquidão, dor e adenomegalia cervical sugerem malignidade.
- Passado de irradiação da região cervical: indivíduos que receberam algum tipo de irradiação na infância superior a 0,5Gy têm incidência de 1-7% de câncer de tireóide, ocorrendo de 10 a 30 anos depois.

Ao exame clínico algumas características levam à suspeita de malignidade: um nódulo único, firme e duro, que não se move à deglutição, com linfonodos presentes em uma glândula de textura normal. Por outro lado, a presença de uma glândula difusamente multinodular pode ser sinal de bócio benigno, porém é preciso lembrar que a malignidade pode ocorrer em nódulos de bócio multinodular.

Atualmente, a avaliação de um nódulo de tireóide inicia-se com a punção aspirativa por agulha fina (PAAF). A PAAF é um teste acurado, seguro, barato, que pode ser feito ambulatorialmente e que tem poucas complicações. Além disso, é o único teste capaz de diferenciar com certa precisão um nódulo maligno de um benigno, diminuindo, assim, o número de indicações de cirurgias[55]. Quando esse procedimento é feito por mãos experientes e analisado por citopatologistas capacitados, esperam-se resultados falso-negativos em menos de 5% das amostras e falso-positivos em cerca de 1%[56]. A amostra colhida é satisfatória (diagnóstica) em 85% dos casos e geralmente são possíveis quatro interpretações:

1. Citologia benigna: 75% dos casos.
2. Citologia maligna: 5% dos casos.
3. Citologia suspeita ou indeterminada: 20% dos casos.
4. Citologia insuficiente ou não-diagnóstica: 15% dos casos.

É importante lembrar que as lesões classificadas como suspeitas são malignas em cerca de 45% dos casos[57]. Assim, é necessário rebiopsiar esses pacientes. Da mesma maneira, as lesões classificadas como não-diagnósticas devem ser repuncionadas, visto que cerca de 10% delas são malignas.

Diante de um paciente com nódulo na tireóide, muitos especialistas defendem a dosagem de TSH como o primeiro teste a ser feito, mesmo antes da PAAF, a fim de se verificar a presença de hiper ou hipotireoidismo. A presença de TSH suprimido leva a solicitar o mapeamento de tireóide com ^{123}I para avaliar a funcionalidade deste nódulo, lembrando que nódulos quentes dificilmente são malignos e que somente 5% de todos os nódulos solitários de tireóide são funcionantes.

A ultra-sonografia é um exame que não se pedia rotineiramente para a avaliação inicial desses pacientes, porém hoje em dia seu uso tem sido mais indicado. Não é um exame que consiga diferenciar com precisão um nódulo benigno de um maligno[58], mas pode ser bastante útil em caracterizar a doença nodular quanto ao tamanho e ao número de nódulos presentes na glândula, em selecionar pacientes candidatos à PAAF, em guiar uma punção (melhorando sua acurácia), no seguimento de nódulos não-operados e no seguimento de pacientes operados por câncer[59,60].

Tratamento e seguimento dos diversos nódulos
Nódulo único benigno não-funcionante

Com o tempo, o nódulo benigno pode crescer, diminuir ou até mesmo desaparecer espontaneamente, mas muitos permanecem do mesmo tamanho. A maioria desses nódulos é colóide[61]. Embora alguns autores defendam que o aumento de tamanho dos nódulos benignos não seja preditor de malignidade[65], estes devem ser repuncionados em 6 a 12 meses nas seguintes situações: aumento do tamanho do nódulo, recorrência de um cisto, PAAF inicial não-diagnóstica e nódulos clinicamente suspeitos com citologia benigna.

O tratamento destes nódulos pode ser feito com supressão com tiroxina ou cirurgia. A supressão com tiroxina baseia-se no fato de que o TSH seria o responsável pelo crescimento do nódulo (por estimulação). Dessa forma, a administração de tiroxina suprimiria a secreção de TSH e conseqüentemente haveria diminuição do tamanho do nódulo. Entretanto, essa conduta tem sido bastante debatida e muitos autores sugerem não haver benefícios a longo prazo e, além disso, há risco de efeitos adversos, tais como perda de massa óssea, principalmente em mulheres menopausadas, e alterações do ritmo cardíaco relacionados ao hipertireoidismo causado nesses pacientes[51,55]. A cirurgia, por sua vez, consiste na lobectomia unilateral e pode ser indicada para pacientes com nódulos grandes, com risco de compressão da traquéia ou por questões estéticas.

Nódulo único benigno e bócio multinodular funcionante

Dificilmente um nódulo autônomo é maligno, porém todos os pacientes devem ser tratados devido aos risco que o hipertireoidismo pode trazer a eles, principalmente em idosos. Os nódulos tóxicos tendem a ser grandes (> 2,5cm) e o paciente apresenta-se com tireotoxicose clínica e laboratorialmente.

O tratamento de escolha é a radioiodoterapia, porém a cirurgia pode ser uma opção igualmente eficaz, especialmente em pacientes com bócio multinodular de grande tamanho com compressão de estruturas vitais. O uso de drogas antitireoidianas e a injeção percutânea de etanol podem ser alternativas do tratamento. As drogas antitireoidianas estão indicadas no pré-operatório e às vezes antes da radioiodoterapia para diminuir o risco de piorar o hipertireoidismo.

Bócio multinodular não-funcionante

Pacientes com bócio multinodular atóxico devem ser tratados nas seguintes situações:

- Desconforto em região cervical.
- Questões estéticas.
- Compressão de traquéia ou esôfago ou obstrução do sistema venoso.
- Crescimento do bócio, com extensão para a região intratorácica (bócio mergulhante).

Os pacientes com bócio mergulhante devem ser submetidos à tomografia computadorizada ou ressonância magnética de tórax e pescoço para avaliar a real extensão da glândula. Também é fundamental excluir a presença de nódulos malignos, puncionando-se o(s) nódulo(s) dominante(s) ou suspeito(s) à ultra-sonografia[55].

A tireoidectomia bilateral subtotal é o tratamento de escolha para esses pacientes, porém, depedendo da extensão do bócio, a toracotomia também será realizada. A terapia supressiva com tiroxina não é indicada pelos mesmos motivos dos nódulos únicos não-funcionantes. A radioiodoterapia é muito eficaz em diminuir o tamanho do bócio, melhorando os sintomas compressivos.

Carcinoma bem diferenciado de tireóide (papilífero ou folicular)

Cirurgia – o tratamento inicial de todo tumor malígno de tireóide é cirúrgico. O objetivo da cirurgia é remover todo o tecido tumoral do pescoço, para diminuir o risco de recorrência[57]. A extensão da cirurgia depende dos fatores de risco, ou seja, um paciente que apresenta carcinoma papilífero de menos de 1,5cm de diâmetro, unifocal e intralobar, é de baixo risco de recorrência e pode ser submetido à lobectomia apenas. O mesmo vale para um paciente com carcinoma folicular minimamente invasivo, que não invade estruturas vasculares[60,61]. Muitos argumentam em pró da tireoidectomia total ou subtotal associada à dissecção de linfonodos cervicais, alegando que há menor risco de recorrência e que facilita a ablação pós-operatória do tecido tireoidiano remanescente. Alguns autores acreditam que essa conduta mais radical deveria ser empregada até mesmo nos pacientes de baixo risco[62]. O problema dessa abordagem é o aumento de complicações cirúrgicas: lesão do nervo laríngeo recorrente e hipoparatireoidismo. Mesmo assim, não há dúvidas quanto à necessidade de seu uso em pacientes com tumores que não possam ser classificados como de baixo risco.

Radioiodoterapia – a ablação com iodo radioativo (^{131}I) pós-cirúrgica é indicada para destruir o tecido tireoidiano remanescente por três razões: 1. a destruição do tecido remanescente aumenta a sensibilidade das medidas de tireoglobulina durante o seguimento; 2. destrói microcarcinomas ocultos; e 3. a presença de grandes remanescentes de tecido tireoidiano na região cervical pode atrapalhar a realização de pesquisas de corpo inteiro durante o seguimento pós-operatório. Alguns autores não recomendam a ablação para pacientes de baixo risco[63], enquanto outros sugerem que para esses pacientes a decisão de fazer ou não a radioiodoterapia deve ser individualizada. Para pacientes de alto risco não há dúvidas quanto à necessidade de se fazer a ablação póscirúrgica. Uma pesquisa de corpo inteiro é feita em quatro a seis semanas após a cirurgia com 2mCi e sem reposição de levotiroxina para verificar se há captação no leito tireoidiano e, se houver, a ablação será feita logo a seguir. A dose de iodo a ser utilizada na ablação pode ser baixa (30mCi) ou alta (100mCi). Normalmente, a dose de 30mCi é escolhida nos casos em que os restos tireoidianos são considerados pequenos pela pesquisa de corpo inteiro. Além disso, é um procedimento de menor custo e não requer hospitalização devido à baixa radioatividade. Porém, muitos autores preferem a dose de 100mCi para tratar tumores microscópicos[64].

Seja qual for a dose escolhida, 6 a 12 meses depois é realizada uma nova pesquisa de corpo inteiro para se verificar a ablação completa dos restos tireoidianos.

Terapia hormonal – o crescimento das células tumorais é controlado pelo TSH, e a inibição da secreção do TSH, pela administração de levotiroxina em doses altas pode melhorar as taxas de recorrência e sobrevida desses pacientes[65,66]. A dose de levotiroxina é de 2,2 a 2,8mcg/kg e o objetivo é manter a dosagem de TSH menor ou igual a 1,0μUI/ml, com níveis normais de T$_4$ livre.

Seguimento a longo prazo – o seguimento destes pacientes é feito por toda a vida com os seguintes exames:

1. **PCI** – este exame deve ser feito com TSH acima da 25μUI/ml, para que as possíveis células tumorais presentes sejam estimuladas a captar o iodo. Para que isso aconteça, deve-se suspender a levotiroxina seis semanas antes do dia do exame e associar uma dieta pobre em iodo. Antes da captação é necessário dosar o TSH e a tireoglobulina. O maior problema desse procedimento são os sintomas de hipotireoidismo devido à falta de levotiroxina. Uma opção para pacientes que não toleram os sintomas de hipotireoidismo ou que não podem ficar sem a reposição hormonal (pacientes com doenças cardiopulmonares graves) é utilizar o TSH recombinante (rhTSH), que estimula a captação de iodo por tecido tireoidiano normal e tumoral e a liberação de tireoglobulina[14,16,17]. O problema do uso do rhTSH ainda é o custo. Seja qual for o método escolhido para a elevação do TSH, se a pesquisa de corpo inteiro mostrar captação de iodo, deve-se fazer uma nova ablação, e 4 a 10 dias após esta uma nova pesquisa de corpo inteiro é feita à procura de outros locais que captem o iodo.

2. **Tireoglobulina** – o tecido tireoidiano é o único tecido que secreta tireoglobulina e, por isso, ela é um bom exame para seguimento de tumores papilíferos e foliculares como marcador tumoral, porém não deve ser

utilizada para rastreamento de câncer de tireóide, pois pode estar elevada em outras situações: tireotoxicose, tireoidite e adenomas[65]. Em pacientes submetidos à tireoidectomia total seguida de ablação dos restos tireoidianos espera-se que a tireoglobulina seja indetectável (< 2ng/ml). A medida de tireoglobulina é complementar à pesquisa de corpo inteiro e deve ser feita quando o TSH estiver aumentado. Nesta situação, se a tireoglobulina estiver < 2ng/ml durante o estímulo com rhTSH ou < 5ng/ml em pacientes sem levotiroxina, é sinal de que não há doença recorrente ou persistente, porém, se a tireoglobulina for maior que 5ng/ml em pacientes sem levotiroxina ou maior que 2ng/ml em pacientes submetidos ao rhTSH, é sinal de que existe doença recorrente e indica nova ablação[67]. Alguns pacientes apresentam anticorpos antitireoglobulina, o que pode atrapalhar sua interpretação.

3. **Exame clínico e ultra-sonográfico** – a palpação do leito tireoidiano e de linfonodos cervicais deve ser feita toda vez que o paciente for avaliado pelo médico que o acompanha e a ultra-sonografia deverá ser solicitada para pacientes de alto risco e para aqueles com alterações ao exame clínico. Se houver alguma imagem suspeita, a lesão deverá ser puncionada[67].

REFERÊNCIAS BIBLIOGRÁFICAS

1. Hueston WJ. Treatment of hypothyroidism. Am Fam Physician 2001; 64:1717. ▪ 2. Tunbridge WMG, Evered DC, Hall R et al. The espectrum of thyroid disease in a community. The Whickham Survey. Clin Endocrinol (Oxf) 1977; 7:481. ▪ 3. Saravanan P, Dayan CM. Thyroid autoantibodies. Endocrinol Metab Clin North Am 2001; 30:315. ▪ 4. Heymann WR. Cutaneous manifestations of thyroid disease. J Am Acad Dermatol 1992; 26:885. ▪ 5. Smith TJ, Bahn RS, Gorman C. Connective tissue, glycosaminoglycans and diseases of the thyroid. Endocr Rev 1989; 10:366. ▪ 6. Klein I, Ojamaa K. Thyroid hormone and the cardiovascular system: from theory to practice. J Clin Endocrinol Metab 1994; 78:1026. ▪ 7. Klein I, Ojamaa K. Thyroid hormone and the cardiovascular system. N Engl J Med 2001; 344:501. ▪ 8. Gomberg-Maitland M, Frishman W. Thyroid hormone and cardiovascular disease. Am Heart J 1998; 135:187. ▪ 9. O'Brien T, Dinneen SF, O'Brien PC et al. Hyperlipidemia in patients with primary and secondary hypothyroidism. Mayo Clin Proc 1993; 68:860. ▪ 10. Siafakas NM, Salesiotu V, Filaditaki V. Respiratory muscle strength in hypothyroidism. Chest 1992; 102:189. ▪ 11. Krassas GE, Pontikides N, Kaltsas T et al. Disturbances of menstruation in hipothyroidism. Clin Endocrinol (Oxf) 1999; 50:655. ▪ 12. Donnelly P, White C. Testicular dysfunction in men with primary hypothyroidism; reversal of hypogonadotrophic hypogonadism with replacement thyroxine. Clin Endocrinol (Oxf) 2000; 52:197. ▪ 13. Belfiore A, La Rosa GL. Fine-needle aspiration biopsy of the thyroid. Endocrinol Metab Clin North Am 2001; 30:361. ▪ 14. Hegedüs L. Thyroid ultrasound. Endocrinol Metab Clin North Am 2001; 30:339. ▪ 15. Ross DS. Serum thyroid-stimulating hormone measurement for assessment of thyroid function and disease. Endocrinol Metab Clin North Am 2001; 30:245. ▪ 16. Sawin CT, Geller A, Wolf PA et al. Low serum thyrotropin concentrations as a risk factor of atrial fibrillation on older persons. N Engl J Med 1994; 331:1249. ▪ 17. Uzzan B, Campos J, Cucherat M et al. Effects on bone mass of long-term treatment with thyroid hormones: a meta-analysis. J Clin Endocrinol Metab 1996; 81:4278. ▪ 18. Surks MI, Sievert R. Drugs and thyroid fucntion. N Engl J Med 1995; 333:1688. ▪ 19. Weetman AP. Graves' disease. N Engl J Med 2000; 343:1236. ▪ 20. Fatourechi V, Fransway AF. Dermopathy of Graves' disease (pretibial myxedema). Medicine 1994; 73:1. ▪ 21. Schwartz KM, Fatourechi V, Ahmed DDF et al. Dermopathy of Graves' disease (pretibial myxedema): long-term outcome. J Clin Endocrinol Metab 2002; 87:438. ▪ 22. Noth D, Gebauer M, Müller B et al. Graves' ophthalmopathy: natural history and treatment outcomes. Swiss Med Wkly 2001; 131:603. ▪ 23. Shimizu T, Koide S, Noh JY e. Hyperthyroidism and the management of atrial fibrillation. Thyroid 2002; 12:489. ▪ 24. Gomberg-Maitland M, Frishman W. Thyroid hormone and cardiovascular disease. Am Heart J 1998; 135:187. ▪ 25. Kahaly G, Hellermann J, Kahaly-Mohr S et al. Impaired cardiopulmonary exercise capacity in patients with hyperthyroidism. Chest 1996; 109:57. ▪ 26. Wejda B, Hintze G, Katschinski B et al. Hop fractures and the thyroid: a case control study. J Intern Med 1995; 332:241. ▪ 27. Bauer DC, Ettinger B, nevitt MC et al. Risk for fracture in women with low serum levels of thyroid-stimulating hormone. Ann Intern Med 2001; 134:561. ▪ 28. Ross DS. Serum thyroid-stimulating hormone measurement for assessment of thyroid function and disease. Endocrinol Metab Clin North Am 2001; 30:245. ▪ 29. Meier DA, Kaplan MM. Radioiodine uptake and thyroid scintiscanning. Endocrinol Metab Clin North Am 2001; 30:291. ▪ 30. Rapoport B, Chazenbalk GD, Jaume JC et al. The thyrotropin (TSH) receptor: interaction with TSH and autoantibodies. Endocr Rev 1998; 19:673. ▪ 31. Franklyn JA. Drug therapy: the management of hyperthyroidism. N Engl J Med 1994; 330:1731. ▪ 32. Allahabadia A, Daykin J, Holder RL et al. Age and gender predict the outcome of tratment for Graves' disease. J Clin Endocrinol Metab 2000; 85:1038. ▪ 33. Maugendre D, Gatel A, Campion L et al. Antithyroid drugs and Graves' disease – prospective randomized assessment of long-term treatment. Clin Endocrinol (Oxf) 1999; 50:127. ▪ 34. Chou FF, Wang PW, Huang SC. Results of subtotal thyrodectomy for Graves' disease 1999; 9:253. ▪ 35. Vanderpump MPJ, Turnbridge WMG, French JM et al. The incidence of thyroid disorders in the community: a twenty-year follow-up of the Whickham Survey. Clin Endocrinol (Oxf) 1995; 43:55. ▪ 36. Canaris GJ, Manowitz NR, Mayor G et al. The Colorado thyroid disease prevalence study. Arch Intern Med 2000; 160:526. ▪ 37. Surks MI, Ortiz E, Daniels GH et al. Subclinical thyroid disease: scientific review and guidelines for diagnosis and management. JAMA 2004; 291:228. ▪ 38. Adlin V. Subclinical hypothyroidism: deciding when to treat. Am Fam Physician 1998; 57:776. ▪ 39. Chu JW, Crapo LM. The treatment of subclinical hypothyroidism is seldom necessary. J Clin Endocrinol Metab 2001; 86:4591. ▪ 40. McDermott MT, Ridgway EC. Subclinical hypothyroidism is mild thyroid failure and should be treated. J Clin Endocrinol Metab 2001; 86:4585. ▪ 41. Hak AE, Pols HAP, Visser TJ et al. Subclinical hypothyroidism is an independent risk factor for atherosclerosis and myocardial infarction in elderly women: The Rotterdam Study. Ann Intern Med 2000; 132:270. ▪ 42. Cooper DS. Subclinical hypothyroidism. N Engl J Med 2001; 345:260. ▪ 43. Col NF, Surks MI, Daniels GH. Subclinical thyroid disease: clinical applications. JAMA 2004; 291:239. ▪ 44. Hollowell JG, Staehling NW, Flanders WD et al. Serum TSH, T4 and thyroid antibodies in the United States population (1988 to 1994): National Health and Nutrition Examination Survey (NHANES III). J Clin Endocrinol Metab 2002; 87:489. ▪ 45. Fatourechi V. Subclinical thyroid disease. Mayo Clin Proc 2001; 76:413. ▪ 46. Biondi B, Palmieri EA, Lombardi G et al. Effects of subclinical thyroid dysfunction on the heart. Ann Intern Med 2002; 137:904. ▪ 47. Sawin CT, Geller A, Wolf PA et al. Low serum thyrotropin concentrations as a risk factor for atrial fibrillation in older persons. N Engl J Med 1994; 331:1249. ▪ 48. Toft AD. Subclinical hyperthyroidism. N Engl J Med 2001; 345:512. ▪ 49. Faber J, Jensen IW, Petersen L et al. Normalization of serum thyrotropin by means of

radioiodine treatment in subclinical hyperthyroidism: effect on bone loss in postmenopausal women. Clin Endocrinol (Oxf) 1998; 48:285. ▪ 50. Kalmijn S, Mehta KM, Pols HAP et al. Subclinical hyperthyroidism and the risk of dementia. The rotterdam Study. Clin Endocrinol (Oxf) 2000; 53:733. ▪ 51. Gharib H. Changing concepts in the diagnosis and management of the thyroid nodules. Endocrinol Metab Clin North Am 1997; 26:777. ▪ 52. McCaffrey TV. Evaluation of the thyroid nodule. Cancer Control 2000; 7:223. ▪ 53. Tunbridge WMG, Evered DC, Hall R et al. The espectrum of thyroid disease in a community. The Whickham Survey. Clin Endocrinol (Oxf) 1977; 7:481. ▪ 54. Welker MJ, Orlov D. Thyroid nodules. Am Fam Physician 2003; 67:559. ▪ 55. Mazzaferri EL. Management of a solitary thyroid nodule. N Engl J Med 1993; 328:553. ▪ 56. Singer P, Cooper DS, Daniels GH et al. Treatment guidelines for patients with thyroid nodules and well-differentiated thyroid cancer. Arch Intern Med 1996; 156:2165. ▪ 57. Roman SA. Endocrine tumors: evaluation of the thyroid nodule. Curr Opin Oncol 2003; 15:66. ▪ 58. Feld S. AACE clinical practice guidelines for the diagnosis and management of thyroid nodules. Thyroid Task Force. Endocr Pratc 1996; 2:78. ▪ 59. Medeiros-Neto G, Tomimori EK, Camargo RYA et al. Combined ultrasonographic and cytological studies in the diagnosis of thyroid nodules. Biochimie 1999; 81:447. ▪ 60. Marqusee E, Benson CB, Frates MC et al. Usefulness of ultrasonography in the management of nodular thyroid disease. Ann Intern Med 2000; 133:696. ▪ 61. Mittendorf EA, Tamarkin SW, McHenry CR. The results of ultrasound-guided fine-needle aspiration biopsy for evaluation of nodular thyroid disease. Surgery 2002; 132:648. ▪ 62. Hermus AR, Huysmans DA. Treatment of benign nodular thyroid disease. N Engl J Med 1998; 338:1438. ▪ 63. Alexander EK, Hurwitz S, Heering JP et al. Natural history of benign solid and cystic thyroid nodules. Ann Intern Med 2003; 138:315. ▪ 64. Cobin RH, Gharib H et al. Thyroid carcinoma task force: AACE/AAES/Surgical guidelines for clinical practice: management of thyroid carcinoma. Endocr Pract 2001; 7:202. ▪ 65. Schlumberger MJ. Papillary and follicular thyroid carcinoma. N Engl J Med 1998; 338:297. ▪ 66. Mazzaferri EL, Kloos RT. Current approaches to primary therapy for papillary and follicular thyroid cancer. J Clin Endocrinol Metab 2001; 86:1447. ▪ 67. Haugen BR, Pacini F, Reiners C et al. A comparison of recombinant human thyrotropin and thyroid hormone withdrawal for the detection of thyroid remnant or cancer. J Clin Endocrinol Metab 1999; 84:3877.

40. OSTEOPOROSE

Mariluz dos Reis

DINÂMICA DO TECIDO ÓSSEO E DEFINIÇÃO DE OSTEOPOROSE

O pico de massa óssea de um indivíduo é atingido dos 20 até no máximo 30 anos e recebe a interferência de fatores genéticos, da ingestão adequada de cálcio e da prática de exercícios. A associação do pico de massa óssea com os processos de perda óssea que ocorrem durante a vida, tais como envelhecimento, menopausa e fatores listados no quadro 6.23, resultam na densidade mineral óssea atual de um indivíduo.

Quadro 6.23 – Medicamentos e doenças relacionadas à osteoporose.

Hipercortisolismo (endógeno ou exógeno)	Insuficiência hepática
Hiperparatireoidismo primário ou secundário	Hipogonadismo
Hipertireoidismo	Medicamentosa
Doenças inflamatórias intestinais	Anticonvulsivantes
Diabetes mellitus tipo I	Drogas citotóxicas
Doença celíaca	Lítio
Gastrectomia	Tamoxifeno
Anorexia nervosa	Alumínio
Mieloma múltiplo	Heparina
Artrite reumatóide	

No indivíduo adulto, cerca de 25% do osso trabecular e 3% do cortical são remodelados anualmente. O constante remodelamento ocorre por meio da reabsorção pelos osteoclastos e subseqüente formação e mineralização óssea pelos osteoblastos. Esta seqüência, que deve estar rigidamente acoplada para garantir a integridade do esqueleto, ocorre em pequenas áreas, dispersas no esqueleto, chamadas unidades de remodelamento ósseo, ativadas em locais e tempos distintos.

Os hormônios calciotrópicos (paratormônio, 1,25-vitamina D – $1,25(OH)_2D_3$), hormônios gonadais e citocinas (mediadores químicos protéicos liberados no microambiente celular) regulam o processo de remodelamento ósseo, sendo que um desequilíbrio entre fatores reabsortivos e de formação óssea pode resultar em um processo de perda da massa e da arquitetura óssea.

A qualidade óssea é determinada pela arquitetura do osso (resultante de remodelamento e mineralização adequados) e pelo acúmulo de danos, microfraturas, no decorrer da vida.

A densidade mineral óssea e a qualidade do tecido ósseo determinam a resistência do tecido ósseo às fraturas.

A Organização Mundial da Saúde define a osteoporose como uma doença sistêmica do esqueleto caracterizada pela diminuição da massa óssea e deterioração da sua microarquitetura, acarretando fragilidade e aumento do risco de fratura[1].

EPIDEMIOLOGIA

A prevalência da osteoporose e a incidência de fraturas variam de acordo com o gênero e a raça. A prevalência da osteoporose não é adequadamente conhecida, calcula-se, porém, que afeta cerca de 75 milhões de pessoas na Europa, EUA e Japão. Nos EUA, acomete cerca de 30% das mulheres na pós-menopausa[2-4].

No Brasil, estima-se que sua prevalência na população acima de 45 anos seja de 35,1 a 52% nas mulheres e de 19,1 a 29,2% nos homens, afetando quase 20 milhões de brasileiros[5].

Calcula-se que a cada ano 1,5 milhão de americanos desenvolvem fraturas, sobretudo de quadril e coluna, decorrentes de osteoporose[2]. A incidência de fraturas como conseqüência aumenta com a idade, é maior em brancos e mulheres. No Brasil, deve-se considerar a grande miscigenação da população, tendo em vista a menor incidência de fraturas nos negros.

As fraturas da coluna vertebral são mais freqüentes que as de quadril, entretanto, somente de um terço a metade delas são diagnosticadas clinicamente. Acredita-se que mais de 50% das mulheres brancas aos 85 anos sejam afetadas por fraturas vertebrais.

Nos EUA, aproximadamente 90% de todas as fraturas de quadril das mulheres idosas brancas podem ser atribuídas à osteoporose, e geram um custo anual de 8,68 bilhões de dólares[6]. As fraturas de quadril necessitam com freqüência de intervenções cirúrgicas e aumentam, em torno de 15 a 20%, a mortalidade nessa faixa etária. A maioria desses pacientes requer cuidados ambulatoriais ou institucionais e menos de um terço retorna à vida normal após 12 meses do episódio da fratura[7].

Com o aumento da expectativa de vida da população, espera-se um crescimento da incidência de fraturas de quadril e vértebras. Essa perspectiva torna, sem dúvida, a osteoporose um problema de saúde pública progressivamente maior, com importantes conseqüências socioeconômicas.

CLASSIFICAÇÃO

A osteoporose é classificada em primária e secundária. A secundária está associada às doenças e/ou aos medicamentos que aceleram a perda óssea (quadro 6.21)[8,9], e a primária divide-se em idiopática, afetando crianças e jovens, e involutiva, acometendo indivíduos adultos. A osteoporose involutiva é classificada em tipo I ou pós-menopausa, e tipo II ou relacionada ao envelhecimento. A do tipo I afeta principalmente mulheres em um período de 15 a 20 anos após a menopausa (6 mulheres:1 homem); e a do tipo II predomina após os 70 anos (2 mulheres:1 homem)[2].

Na osteoporose do tipo I, a deficiência estrogênica ocasiona um aumento da reabsorção óssea mediado pelas citocinas, com conseqüente diminuição do paratormônio. A queda do paratormônio aumenta a excreção renal de cálcio e diminui a produção de $1,25(OH)_2D_3$, que acarreta menor absorção de cálcio no intestino (Fig. 6.8).

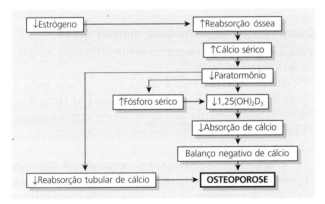

Figura 6.8 – Fisiopatologia da osteoporose da pós-menopausa (tipo I).

Na osteoporose do tipo II, a diminuição da formação óssea e o hiperparatireoidismo secundário são os responsáveis pela perda óssea. A partir da quarta década de vida, inicia-se o desacoplamento entre a formação e a reabsorção óssea, ocorrendo uma taxa aproximada de perda óssea entre 0,3 e 0,5% ao ano, mas que se intensifica com o envelhecimento.

Com o envelhecimento, ocorre, na medula óssea, diminuição da capacidade de produção dos precursores dos osteoblastos, reduzindo o número de unidades formadoras de colônia de fibroblastos e, conseqüentemente, dos osteoblastos. O hiperparatireoidismo secundário pode ser desencadeado pela hipocalcemia decorrente de alterações relacionadas ao envelhecimento, ou seja, diminuição dos receptores de $1,25(OH)_2D_3$ no intestino e menor produção de $1,25(OH)_2D_3$ pelos rins (Fig. 6.9).

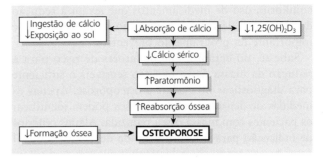

Figura 6.9 – Fisiopatologia da osteoporose senil (tipo II).

Embora a idade e a menopausa sejam importantes na fisiopatologia da osteoporose involutiva, questiona-se porque somente de 10 a 20% das mulheres na pós-menopausa e parte dos indivíduos idosos desenvolvem esta doença.

Postula-se que a osteoporose tipo I não seja resultado somente da deficiência estrogênica secundária à menopausa, mas também de fatores adicionais a essa deficiência, que amplificam a perda óssea e que estão presentes preferencialmente em alguns indivíduos. Dentre os fatores adicionais, estes são relevantes: menor nível de estrógeno sérico (estudos discordantes), baixo pico de massa óssea que ocasiona massa óssea reduzida na época da menopausa, aumento da produção de citocinas que favorecem a reabsorção óssea, diminuição da formação óssea, aumento da sensibilidade do osso ao paratormônio ou às citocinas[2].

IDENTIFICAÇÃO DOS PACIENTES DE RISCO

A presença de uma fratura vertebral aumenta o risco de uma segunda fratura vertebral em quatro vezes. Devido à osteoporose ser comumente assintomática até que a fratura ocorra, é fundamental reconhecer quais são os indivíduos com risco de desenvolver as dos tipos I e II, como descrito no quadro 6.24[8,9].

As situações que favoreçam quedas e conseqüentemente fraturas devem ser identificadas, tais como redução da acuidade visual, processos demenciais, alteração de

Quadro 6.24 – Fatores de risco para osteoporose.

Fatores maiores
Gênero feminino
Massa óssea baixa
Fratura prévia
Raça asiática ou caucásica
Idade avançada em ambos os gêneros
História materna de fratura de colo do fêmur e/ou osteoporose
Menopausa antes dos 40 anos não tratada
Uso de corticosteróides por mais de três meses

Fatores menores
Amenorréia primária ou secundária
Hipogonadismo em homens
Perda de peso ou índice de massa corpórea menor que 19kg/m²
Tabagismo
Etilismo
Sedentarismo
Uso de medicamentos que induzem perda óssea
Dieta pobre em cálcio durante a vida
Imobilização prolongada

Adaptado do Consenso Brasileiro de Osteoporose, 2002.

equilíbrio, uso de medicamentos que levam à redução do estado de alerta. A identificação destes processos é importante na programação preventiva.

Sabe-se, no entanto, que os fatores de risco para a redução da massa óssea não são sensíveis o suficiente para diagnosticar ou excluir a osteoporose. Apenas as medidas de densidade mineral óssea podem identificar os pacientes com massa óssea reduzida. Alguns critérios de indicação para a mensuração da densidade mineral óssea foram propostos pelos grupos que estudam osteoporose (Quadros 6.25 e 6.26) [8,9].

Quadro 6.25 – Indicações para mensuração da densidade mineral óssea.

Todas as mulheres com 65 anos ou mais
Mulheres com menos de 45 anos, com deficiência estrogênica
Mulheres na peri e pós-menopausa (com 1 fator de risco maior ou 2 menores)
Mulheres com amenorréia secundária prolongada (por mais de 1 ano)
Todos os indivíduos que tenham sofrido fratura por traumatismo mínimo ou atraumática
Indivíduos com evidências radiográficas de osteopenia ou fraturas vertebrais
Homens com 70 anos ou mais
Indivíduos com perda de estatura maior que 2,5cm ou hipercifose torácica
Indivíduos em uso de corticosteróides por 3 meses ou mais (dose maior que 5mg de prednisona)
Mulheres com índice de massa corpórea menor que 19kg/m²

Adaptado do Consenso Brasileiro de OP, 2002.

Quadro 6.26 – Indicações para mensuração da densidade mineral óssea.

Todas as mulheres com 65 anos ou mais independente dos fatores de risco
Mulheres jovens, na pós-menopausa, com 1 ou mais fatores de risco (ser branca, na pós-menopausa e mulher)
Mulher na pós-menopausa com fratura

Adaptado do National Osteoporosis Foundation, 2003.

Deve-se incluir na lista dos indivíduos indicados para mensuração da densidade mineral óssea aqueles portadores de doenças ou usuários de medicamentos que induzam osteoporose, como citado no quadro 6.23.

ESTUDO DO TECIDO ÓSSEO

Marcadores bioquímicos do metabolismo ósseo

O osteoblasto é uma célula diferenciada e madura, produz fosfatase alcalina, colágeno tipo I e proteínas não-colágenas da matriz óssea.

A fosfatase alcalina é uma enzima produzida principalmente no tecido ósseo, fígado e rins. Está localizada na membrana celular dos osteoblastos. É largamente usada como marcador dessas células.

A matriz óssea consiste de aproximadamente 90% de colágeno tipo I, e o restante, de proteínas não-colágenas, incluindo a osteocalcina e a sialoproteína. Estas proteínas podem agir na regulação da mineralização e atuar como mediadoras da aderência das células à matriz óssea. A osteocalcina corresponde a aproximadamente 10% da matriz não-colágena, sendo o mais específico marcador de fenótipo dos osteoblastos[10].

Os marcadores bioquímicos de formação óssea (fosfatase alcalina óssea e/ou total no soro, osteocalcina sérica e propeptídeo do colágeno tipo 1 no soro) e os de reabsorção óssea (pontes de ligação de colágeno – *cross-links* – urinárias ou séricas, tais como piridinolinas totais, piridinolina e/ou deoxipiridinolina livre, N ou C telopeptídeo que são liberados pela ação proteolítica dos osteoclastos sobre o colágeno) podem ser utilizados na tentativa de caracterizar a taxa de remodelamento ósseo e avaliar a resposta ao tratamento, principalmente com drogas anti-reabsortivas. Quanto maior o nível dos marcadores de formação e reabsorção, maior deve ser a taxa de remodelamento ósseo. Se houver predomínio dos marcadores de reabsorção, mais rápida e possivelmente maior deve ser a perda óssea[11].

São exames pouco usados na rotina da avaliação da taxa de remodelamento ósseo de um paciente individualmente e indicados preferencialmente em estudos populacionais. Algumas justificativas são que os marcadores bioquímicos séricos e urinários têm uma variabilidade dia a dia de até 30%, em especial quando medidos na urina. Portanto, é necessária uma variação acima desse valor para ser considerada significativa. Os marcadores séricos têm variações de 15 a 20%. Deve-se lembrar que os níveis dos marcadores de reabsorção são maiores pela manhã e os de formação variam de acordo com o período menstrual (mais elevados na fase lútea)[12].

Quantificação da densidade mineral óssea

Vários métodos são freqüentemente utilizados na avaliação do tecido ósseo[9-11].

A **densitometria óssea** é o principal exame para o diagnóstico da osteoporose. É realizada por técnica de DEXA (absorciometria por raios X com dupla energia) e fornece valores reprodutíveis em locais importantes de fraturas associadas à osteoporose.

O **diagnóstico de osteoporose**, segundo os critérios propostos pela OMS (Quadro 6.27), é realizado pela avaliação densitométrica da coluna lombar em ântero-posterior e do fêmur proximal, colo femoral e/ou fêmur total e antebraço. Esta classificação está bem estabelecida para mulheres na pós-menopausa. Não há consenso no uso destes critérios em jovens, homens ou em osteoporose secundária[1].

O maior valor preditivo para fratura se dá quando se mede a densidade mineral óssea no próprio local de interesse. Uma diminuição de 1 desvio-padrão da den-

Quadro 6.27 – Critérios densitométricos para o diagnóstico de osteoporose.

Em relação ao índice T (adulto jovem)	
Normal	DMO até –1,0 DP
Osteopenia	DMO de –1,1 a –2,5 DP
Osteoporose	DMO abaixo de –2,5 DP
Osteoporose estabelecida	DMO abaixo de –2,5 DP com fratura por fragilidade óssea

Organização Mundial da Saúde – OMS, 1994. DMO = densidade mineral óssea; DP = desvios-padrão.

sidade mineral óssea em relação ao esperado para o adulto jovem saudável (índice T) representa um risco aumentado de 2 a 2,4 vezes para fratura vertebral e de 1,7 vez para fratura não-vertebral.

A densitometria óssea isolada informa a situação atual do paciente quanto à sua densidade mineral óssea, mas são os exames comparativos que permitem inferir sobre a eficácia terapêutica e a evolução da doença (perda, ganho ou massa óssea baixa, porém estável). Exames comparativos devem ser feitos preferencialmente no mesmo aparelho, para diminuir o erro que ocorre quando analisamos exames de diferentes aparelhos, mesmo com calibragens adequadas.

Lembrando que o erro de precisão da medida é de 1% para a coluna e 1,5% para o quadril, devem ser consideradas variações da densidade mineral óssea estatisticamente significativas ou relevantes do ponto de vista clínico, aquelas maiores de 3% para vértebras e 4,5% para o quadril. Portanto, variações da densidade mineral óssea inferiores desses valores podem ser devido ao erro de precisão do método[10].

É importante salientar que, uma vez determinada a redução da massa óssea, deve-se fazer o diferencial de osteoporose com outras doenças osteometabólicas, tais como osteomalacia e hiperparatireoidismo, e excluir causas de osteoporose secundária com a ajuda de exames laboratoriais (Quadro 6.28).

Quadro 6.28 – Exames laboratoriais na avaliação da osteoporose secundária e exclusão de outras doenças osteometabólicas.

Alteração laboratorial	Doença provável
Aumento de creatinina sérica	Insuficiência renal
Aumento de transaminases	Hepatopatia
Aumento de cálcio sérico	Hiperparatireoidismo primário ou malignidade
Diminuição de cálcio sérico	Má absorção, deficiência de vitamina D, osteomalacia
Diminuição do fósforo sérico	Osteomalácia
Aumento da fosfatase alcalina	Doença hepática, doença de Paget, fratura, outras doenças osteometabólicas
Diminuição de albumina sérica	Desnutrição
Diminuição do hormônio tireoestimulante (TSH)	Hipertireoidismo
Anemia e alteração da eletroforese de proteínas	Mieloma múltiplo
Diminuição do cálcio urinário de 24 horas	Má absorção, deficiência de vitamina D
Diminuição de 25-OH vitamina D sérica	Deficiência de vitamina D, osteomalacia

O **exame radiológico simples** de coluna torácica, lombar e pelve deve ser solicitado se um paciente se queixa de lombalgia, dor coxofemoral ou observa-se redução de altura. Tem valor limitado no diagnóstico de osteoporose, pois somente se altera quando mais de 30% da massa óssea for perdida. Auxilia na detecção de fraturas, osteoartrose, doença óssea metastática, mieloma múltiplo, sacroileíte, entre outros diagnósticos. Um dos critérios de fratura vertebral é quando a redução da altura anterior, média ou posterior da vértebra for maior que 20% da altura posterior da mesma vértebra ou da vértebra adjacente.

Deve-se estar alerta para a presença concomitante de fatores que interferem na densitometria, como presença de osteófitos vertebrais, calcificação de aorta torácica ou osteoartrose da cabeça do fêmur que podem alterar a medida de densidade mineral óssea, deixando-a falsamente normal.

Outros métodos como ultra-sonografia óssea periférica (calcâneo, patela, tíbia), DEXA periférica (calcâneo, antebraço e falange), tomografia computadorizada quantitativa (coluna e quadril) ou periférica (antebraço) podem ser usados para avaliação de risco de fratura, mas não são validados para o diagnóstico osteoporose e avaliação do tratamento.

A **biópsia óssea e sua análise pela histomorfometria** são usadas no esclarecimento diagnóstico e diferencial das doenças ósseas quando os marcadores bioquímicos do remodelamento e de imagem apresentam dados conflitantes e principalmente na programação e avaliação terapêutica.

A técnica de inclusão do tecido ósseo em plástico (metilmetacrilato) possibilita que o tecido ósseo seja estudado sem ser descalcificado, permitindo cortes muito finos para uma diferenciação perfeita entre o tecido mineralizado e não-mineralizado (osteóide). Tal técnica possibilita a quantificação de vários parâmetros morfológicos (histomorfometria óssea) e fornece informações sobre formação, reabsorção e mineralização óssea.

TRATAMENTO

Considerando-se recentes revisões, será feita a seguir uma descrição das propostas de tratamento para osteoporose (Quadro 6.29)[8,9,11,13-16]. As descrições são baseadas nos principais estudos que determinaram as evidências científicas[17,18].

Quadro 6.29 – Tratamento para mulheres com osteoporose tipo I e II.

Prevenção
Atividade física
Cálcio
Vitamina D
Bisfosfonatos
Modulador seletivo dos receptores do estrógeno
Terapia de reposição hormonal (na presença de sintomas vasomotores)
Tratamento
Atividade física
Agentes anti-reabsortivos
Cálcio
Vitamina D
Bisfosfonatos
Modulador seletivo dos receptores do estrógeno
Calcitonina
Estimuladores de formação
Paratormônio

O paciente deve ser informado do que é a osteoporose, do seu risco de fratura, das opções terapêuticas e seus efeitos adversos. O conhecimento da necessidade de atividade física, medidas dietéticas, mudanças comportamentais e ambientais aliado a uma relação médico-paciente adequada são de fundamental importância para a aderência à programação terapêutica de longa duração.

Apesar de o aumento da densidade mineral óssea ser desejado em um plano de tratamento, o objetivo final da intervenção é a prevenção de fratura.

Com o objetivo de diminuir o risco de fratura podem ser instituídas recomendações para a população geral. São elas: ingestão adequada de cálcio e vitamina D durante a vida, exercícios regulares com fortalecimento muscular, não fumar, identificação e tratamento do alcoolismo, uso de protetores de quadril para os indivíduos de alto risco de quedas, evitar o consumo excessivo de cafeína, evitar o uso de medicamentos que afetam o equilíbrio e tratar fatores de risco como diminuição de acuidade visual e/ou auditiva.

Adequação ambiental deve ser lembrada, como boa iluminação em todo o ambiente, banheiro com barras de apoio, banheiro próximo ao quarto, piso antiderrapante, retirar tapetes e objetos pequenos do chão, objetos de uso diário devem ser de fácil alcance, corrimão e demarcação do limite dos degraus com faixa antiderrapante.

Alguns critérios foram instituídos para orientar a indicação do tratamento quando valores densitométricos são encontrados abaixo da normalidade nas mulheres (Quadro 6.30).

Quadro 6.30 – Indicações de tratamento de osteoporose.

Mulheres na pós-menopausa com DMO de índice T abaixo de –2,0 DP (NOF/2003) ou –2,5 DP (CBO/2002), pela dexametasona central, sem fator de risco
Mulheres com DMO de índice T abaixo de –1,5 DP, pela dexametasona central, com 1 ou mais fator de risco
Mulheres com fratura prévia vertebral ou de quadril atraumática
Mulheres nas quais as medidas preventivas não-farmacológicas não foram efetivas e persiste a perda óssea (CBO)

DMO = densidade óssea; NOF = National Osteoporosis Foundation, 2003; CBO = Consenso Brasileiro de Osteoporose, 2002.

Exercícios

A atividade física regular tem inúmeros benefícios na saúde de indivíduos de qualquer idade. Há forte evidência de que a atividade física no jovem contribui para um maior pico de massa óssea.

No adulto, alguns acreditam que o exercício possa aumentar discretamente a massa óssea, porém faltam estudos para avaliar este efeito. Mas, no idoso com ingestão adequada de cálcio e vitamina D, o exercício físico regular tem, provavelmente, um modesto efeito em retardar o declínio da densidade mineral óssea. O exercício nesta fase aumenta a massa e a força muscular, melhora o equilíbrio, o padrão da marcha, as reações de defesa, a propriocepção e, portanto, reduz as quedas. Não há evidência experimental de que o exercício diminua as fraturas por osteoporose como consequência da redução das quedas.

Um adulto jovem acamado pode ter perda de 1% na densidade mineral óssea de coluna em uma semana, podendo necessitar de quase um ano para ganhar esta mesma massa com o aumento da atividade física. A prática de exercícios com carga, que incluem andar, subir escadas e dançar, são adequados para a prevenção e o tratamento da osteoporose. A atividade óssea proposta deve ser realizada três vezes por semana, em dias alternados, por no mínimo 30 minutos. Exercícios aeróbicos de alto impacto são contra-indicados na osteoporose e a natação, atividade sem carga, não é indicada.

Antes da indicação de atividade física, o paciente deve ser avaliado quanto a sua função cardiorrespiratória e devem-se excluir situações que possam contra-indicar a prática esportiva.

Cálcio e vitamina D

O cálcio é um nutriente importante para a prevenção e tratamento de osteoporose. Como dito anteriormente, a ingestão de cálcio durante a vida é necessária para um pico adequado de massa óssea. Se o cálcio ingerido for abaixo da necessidade diária, o cálcio estocado no tecido ósseo ("banco de cálcio") será mobilizado para manter a normalidade do nível sérico e ocorrerá perda da integridade do osso.

A vitamina D é fudamental para a absorção de cálcio. Uma exposição adequada ao sol é necessária para a produção da vitamina D na pele. A vitamina D, também considerada um hormônio, pode ser de origem vegetal (vitamina D_2 ou ergocalciferol) ou animal (vitamina D_3 ou colecalciferol), ambas são equivalentes para a suplementação oral. Os idosos têm redução da produção de vitamina D pela pele mesmo com exposição solar adequada. Pele pigmentada, exposição solar através do vidro e bloqueador solar diminuem a produção de vitamina D pela pele.

Estudos controlados, randomizados, demonstraram que a ingestão adequada de cálcio pela dieta ou suplementos aumentou a densidade mineral óssea de coluna e houve redução de fraturas vertebrais e não-vertebrais. Estudos prospectivos em idosos que receberam cálcio e vitamina D mostraram redução nas fraturas de quadril e não-vertebrais.

É sugerido que a mulher acima de 50 anos deva consumir pelo menos 1.200mg de cálcio elementar por dia (limite de segurança até 2.500mg/dia). A *National Academy of Sciences* recomenda ingestão diária de 400 a 600UI de vitamina D nos adultos com idade superior a 50 anos. No Brasil, País rico em dias ensolarados, o Consenso Brasileiro de Osteoporose de 2002 (CBO) recomenda que se faça essa reposição somente nos idosos acima de 70 anos ou institucionalizados ou naqueles que não tenham exposição à luz solar. Nesses casos, a *National Osteoporosis Foundation* (NOF) recomenda a ingestão de 800UI por dia.

A dose de cálcio suplementar deve ser baseada no conteúdo de cálcio dos alimentos ingeridos pelo paciente, principalmente leite e derivados (Quadro 6.31)[17]. Os suplementos de cálcio devem ser ingeridos preferencialmente às refeições para facilitar a absorção, no máximo 500mg de cálcio elementar por tomada. Os sais de cálcio disponíveis são carbonato (40% de cálcio elemen-

Quadro 6.31 – Conteúdo de cálcio nos alimentos.

Alimento	Quantidade	Quantidade de cálcio (mg/porção)
Leite integral	1 copo (200ml)	228
Leite desnatado	1 copo (200ml)	248
Queijos amarelos	100g	± 900
Queijo minas	100g	635
Coalhada	100g	490
Sardinha	100g	402
Brócolis cozido	100g	130
Iogurte	100g	120
Requeijão	100g	107
Espinafre cru	100g	95
Couve	100g	82
Laranja	1 unidade média (150g)	68
Pescada	100g	62
Cenoura crua	100g	56

tar), citrato (21% de cálcio elementar), lactato (13% de cálcio elementar) e gluconato (9% de cálcio elementar). Os principais efeitos colaterais são náuseas, dispepsia e obstipação.

Um controle de cálcio sérico e urinário pode identificar pacientes de risco para calculose renal, indivíduos com hipercalcemia por superdosagem de medicamentos e aqueles com baixa ingestão ou absorção de cálcio (cálcio urinário menor que 75mg/24 horas). Em uma dieta normal, o limite máximo de cálcio urinário em 24 horas é de 250mg para o gênero feminino e 300mg para o masculino.

O uso de calcitriol (vitamina D ativa) deve ser feito com cautela, pois pode levar com mais freqüência à hipercalcemia e à hipercalciúria.

O cálcio e vitamina D não devem ser indicados como tratamento único na osteoporose. A maioria dos estudos clínicos que avaliaram medicamentos para osteoporose usou suplementação de cálcio e vitamina D nos grupos controle e de intervenção.

Terapia de reposição hormonal

As pesquisas dos efeitos da terapia de reposição hormonal na densidade mineral óssea, no período pós-menopausa precoce, são geralmente estudos randomizados e controlados. O uso de estrógeno por 5-10 anos após a menopausa é capaz de manter os níveis de massa óssea da pré-menopausa. O estrógeno pára a perda óssea na fase inicial, média e tardia da pós-menopausa pela inibição da reabsorção óssea, resultando em aumento de 5 a 10% da densidade mineral óssea de um a três anos. Porém, a maioria dos estudos mostra que após cinco anos da descontinuação da terapia de reposição hormonal, a densidade mineral óssea fica indistinguível daquela das mulheres que nunca usaram reposição hormonal.

Os estudos dos efeitos da reposição hormonal na redução de fraturas não são controlados, são observacionais e freqüentemente retrospectivos (caso-controle). Estudos epidemiológicos demonstraram redução de cerca de 50% para fraturas vertebrais e de 25% para fraturas não-vertebrais em usuárias de reposição hormonal por cinco anos. O maior efeito de redução de risco de fraturas com reposição hormonal ocorre nas mulheres mais jovens (com menor risco). O sangramento vaginal, a trombose venosa profunda e a embolia pulmonar são riscos do uso prolongado desta terapia. Recentes trabalhos randomizados não confirmaram a redução no risco de doença coronária nas pacientes em uso de hormônio, dado inicialmente sugerido por estudos observacionais, mas não se deve tirar conclusões sobre terapêuticas baseadas em estudos observacionais.

Um grande estudo prospectivo, randomizado, duplo-cego, placebo controlado (*Women's Health Initiative*) demonstrou aumento do risco relativo para doença coronária (29%), câncer de mama invasivo (26%), acidente vascular cerebral (41%) e aumento de duas vezes para tromboembolismo venoso no grupo em uso de estrógeno e progesterona por 5,2 anos. Reduziu fratura em todos os locais (34%), incluindo o quadril[18]. Esses dados contra-indicam o uso da terapia de reposição hormonal com finalidades outras que não a melhora dos sintomas vasomotores por curto período de tempo.

Portanto, a indicação da terapia de reposição hormonal deve ocorrer nas pacientes com sintomas vasomotores, sem risco de coronariopatia ou câncer de mama, com ou sem redução da massa óssea ou osteoporose.

Devem-se usar as menores doses, no menor tempo possível, para alcançar seus objetivos por curto intervalo de tempo (6 meses). Mulheres histerectomizadas podem usar somente estrógeno, caso contrário, deve-se associar estrógeno com progestágenos para reduzir o risco de câncer de endométrio.

O ginecologista deve participar tanto da indicação quanto do monitoramento das possíveis complicações da reposição hormonal.

Moduladores seletivos dos receptores de estrógeno

Os moduladores seletivos dos receptores de estrógeno têm efeito agonista estrogênico no osso e no metabolismo lipídico e efeito antagonista no útero e na mama.

O raloxifeno foi aprovado pelo FDA para prevenção e tratamento da osteoporose na mulher na pós-menopausa. Previne a perda óssea, aumenta discretamente a massa óssea vertebral e reduz o risco de fraturas vertebrais em 40 a 55% em mulheres com osteoporose. Não há evidência que reduza o risco de fraturas não-vertebrais.

Ele aumenta o risco de trombose venosa profunda de grau similar ao causado pela reposição hormonal e tem efeito teratogênico. Diminui a incidência de câncer de mama invasivo, receptor de estrógeno positivo nas mulheres na pós-menopausa e reduz o nível do LDL-colesterol, sem aumentar o nível de triglicérides. O efeito do raloxifeno na prevenção de doença e morte de origem coronária está sendo avaliado em 10.000 mulheres na pós-menopausa no estudo RUTH (*Raloxifene Use for the Heart*) com término esperado para 2005. O raloxifeno pode aumentar a incidência de sintomas vasomotores ("fogachos").

O lasofoxifeno, um modulador seletivo dos receptores do estrógeno mais potente, está em fase III de investigação clínica e ainda não foi comercializado.

O tamoxifeno, usado no tratamento e prevenção do câncer de mama, pode manter a massa óssea na mulher na pós-menopausa, mas seu efeito sobre prevenção de fraturas não está estabelecido.

Bisfosfonatos

Os bisfosfonatos são análogos estáveis do pirofosfato, ligam-se avidamente à superfície óssea e têm uma meia-vida no osso de vários anos. Quando o osteoclasto fagocita os cristais ósseos contendo esse agente, sua atividade metabólica é alterada. Os bisfosfonatos são potentes inibidores da reabsorção óssea, pois interferem no recrutamento, na diferenciação e na ação dos osteoclastos, diminuindo sua função. Eles agem, também, aumentando a apoptose (morte programada) dos osteoclastos.

O primeiro bisfosfonato desenvolvido para uso clínico foi o etidronato, com ação inibitória sobre a mineralização óssea. Para minimizar essa ação, foram desenvolvidos bisfosfonatos de segunda e terceira gerações, que se diferenciam principalmente pela potência anti-reabsortiva. São eles: alendronato, clodronato, ibandronato, pamidronato, risedronato, tiludronato e zoledronato.

Estudos clínicos controlados indicam que o alendronato aumenta a massa óssea e reduz a incidência de fraturas vertebrais, de quadril e de todas as fraturas não-vertebrais em 50% em três a quatro anos.

Estudos clínicos controlados indicam que o risedronato aumenta a massa óssea e reduz o risco de fraturas vertebrais em 40% e de todas as não-vertebrais em 30% em três anos.

O alendronato e o risedronato foram aprovados pelo FDA para a prevenção e tratamento da osteoporose. O CBO 2002 propõe, também, os bisfosfonatos como opção no tratamento da osteoporose em homens. Os bisfosfonatos atuam na osteoporose induzida pelos corticosteróides. Eles são uma opção ao tratamento após descontinuação da terapia de reposição hormonal.

A biodisponibilidade dos bisfosfonatos é baixa, entre 1 e 3% da dose ingerida e é diminuída pela ingestão concomitante com alimentos. Devem ser ingeridos em jejum com um copo cheio de água. O paciente deve permanecer em pé ou sentado por 30 minutos antes de se alimentar. Os principais efeitos colaterais são os gastrintestinais, tais como dor abdominal, náuseas, diarréia e úlcera gástrica ou esofágica. Podem ocorrer defeito de mineralização (etidronato em dose contínua e insuficiência renal) e erupção cutânea. Não devem ser usados em pacientes com *clearance* de creatinina abaixo de 30ml/min. Faltam evidências que afirmem segurança no uso dos bisfosfonatos na gravidez.

O ganho de massa óssea e os efeitos colaterais foram semelhantes comparando o uso semanal ao diário. A vantagem do uso semanal é provavelmente a maior aderência ao tratamento. O etidronato cíclico deve ser usado 400mg/dia por duas semanas a cada três meses. Apresenta dados de redução de fratura em coluna, mas não nas fraturas não-vertebrais.

O pamidronato, o tiludronato, o ibandronato e o zoledronato não são aprovados pelo FDA para uso em osteoporose, sendo que os dois últimos estão em avaliação para indicação no tratamento desta doença.

Calcitonina

A calcitonina, um peptídeo produzido pelas células C da tireóide, reduz a reabsorção óssea pela inibição direta da atividade osteoclástica. Estudos controlados indicam que ela diminui a taxa de fraturas vertebrais em 54%. Em um grande estudo, ela reduziu o risco de fraturas vertebrais em 21%, sem alterar o risco de fraturas não-vertebrais. A calcitonina pode diminuir a dor aguda de uma fratura.

A calcitonina de salmão é aprovada pelo FDA para o tratamento da osteoporose em mulheres com pelo menos cinco anos de pós-menopausa. Diretrizes de tratamento da osteoporose no Canadá consideram que a calcitonina pertence à segunda linha no tratamento da osteoporose pós-menopausa.

A calcitonina de uso nasal é bem tolerada, alguns pacientes queixam-se de irritação nasal e epistaxe.

Teriparatide

O paratormônio é um hormônio produzido pelas glândulas paratireóides e que regula os níveis séricos de cálcio e de fósforo. Ele estimula a 1-alfa-hidroxilase, que favorece a síntese renal de $1,25(OH)_2D_3$, aumenta a reabsorção tubular de cálcio e inibe a reabsorção de fósforo.

O paratormônio estimula o final da diferenciação dos precursores da linhagem osteoclástica, aumenta o número e a atividade dos osteoclastos e inibe a apoptose dessas células. Estudos sugerem que ele aumenta o número de unidades de remodelamento ósseo. O paratormônio apresenta, *in vitro*, efeito bifásico no tecido ósseo, aumentando a reabsorção quando empregado cronicamente ou em concentrações elevadas. Seu uso contínuo leva à inibição da transcrição e da síntese do colágeno. Em dose baixa intermitente, paradoxalmente, leva ao aumento da formação óssea. Esse efeito anabólico do paratormônio pode ser atribuído a estes fatos: retardo da apoptose dos osteoblastos e aumento da síntese e liberação de fatores locais que estimulam a formação óssea, tais como a IGF-I e a TGF-β[20].

O paratormônio, em uso subcutâneo, levou a um aumento de 9% na densidade mineral óssea da coluna e cerca de 5% no quadril. Houve redução de novas fraturas vertebrais em 65% e não-vertebrais em 54% após 18 meses de uso. Sua eficácia não foi demonstrada após dois anos de tratamento.

O teriparatide, paratormônio recombinante humano (1-34), foi aprovado pelo FDA para o tratamento de osteoporose em mulheres na pós-menopausa, sendo o único medicamento com efeito estimulador da formação óssea aprovado. O CBO 2002 propõe, também, o teriparatide como opção no tratamento da osteoporose em homens.

Alguns pacientes podem queixar-se de câimbras nas pernas e tontura. Como o paratormônio causou um aumento da incidência de osteossarcoma em ratos, pacientes com risco aumentado de osteossarcoma (doença de Paget óssea, após radiação do esqueleto, metástase óssea, hipercalcemia ou história de neoplasia do esqueleto) não devem usá-lo.

Terapia combinada

A terapia combinada, geralmente de um bisfosfonato com um não-bisfosfonato, leva a pequenos aumentos na densidade mineral óssea quando comparada com monoterapia, no entanto, o impacto sobre a taxa de fraturas é desconhecido.

A associação concomitante de paratormônio e alendronato não mostrou sinergismo. O uso concomitante de alendronato pode reduzir os efeitos anabólicos do paratormônio.

Outros

Fitoestrógenos – os estrógenos naturais, particularmente os fitoestrógenos, têm um fraco efeito similar ao estrógeno e, embora existam alguns estudos animais promissores, não se demonstrou redução de fratura em humanos. Os flavanóides naturais (isoflavona) e semi-sintéticos (ipriflavona) não são aprovados para o tratamento da osteoporose.

Tibolona – é um esteróide sintético que age, direta ou indiretamente pelos seus metabólitos, nos receptores estrogênicos, androgênicos e da progesterona com diferente ação, dependendo do tecido-alvo. A tibolona previne a perda óssea na pós-menopausa recente ou tardia, mas seu efeito na prevenção de fratura aguarda comprovação. Seu uso é indicado na Europa para a prevenção de osteoporose e alívio dos sintomas vasomotores.

Análogos de vitamina D – o calcitriol é um análogo sintético da vitamina D, foi aprovado pelo FDA para manejo de hipocalcemia e doença osteometabólica em pacientes com insuficiência renal e hipoparatireoidismo, mas não há dados consistentes sobre a redução de fraturas na osteoporose. O alfacalcidol (vitamina D ativa) não tem efeito estabelecido sobre o risco de fraturas.

Fluoreto de sódio – o fluoreto estimula a formação óssea, porém, dependendo da dose utilizada, a qualidade do osso formado não é adequada. As evidências de que reduza o risco de fraturas são controversas.

ESCOLHA DO TRATAMENTO NA MULHER NA PÓS-MENOPAUSA

Mulheres com fratura

A fratura vertebral é provavelmente a forma mais comum de osteoporose em mulheres na pós-menopausa, com mais de 60 anos. O risco de outra fratura vertebral após a primeira fratura é de 20% em um ano e, portanto, a mensuração da densidade mineral óssea não mudará a decisão de terapia imediata. Com base em evidências científicas, o alendronato, o risedronato e o raloxifeno são as melhores opções de tratamento[14].

Em pacientes com fraturas não-vertebrais com densidade mineral óssea baixa (índice T ≤ –1), deve-se considerar o tratamento com base na idade do paciente, fatores de risco adicionais e no tipo de fratura (todo paciente com osteoporose com fratura de quadril deve ser tratado, enquanto fraturas dos dedos geralmente não são conseqüência da osteoporose)[14].

Mulheres sem fraturas

Se a mulher na pós-menopausa tem osteoporose pelos critérios densitométricos da Organização Mundial da Saúde, o risco de fratura justifica o tratamento[14]. Se a ela tem osteopenia, deve-se considerar o tratamento preventivo, principalmente para índice T ≤ –2 na densitometria ou se há outros fatores de risco para fraturas além da densidade mineral óssea[14].

A escolha do tratamento depende da idade. A terapia de reposição hormonal não deve ser indicada para o tratamento preventivo da perda óssea em mulheres na pós-menopausa recente. Ela está indicada somente para o tratamento de sintomas por um pequeno período de tempo. O raloxifeno é uma opção para reduzir o risco de fraturas vertebrais na pós-menopausa de médio ou longo tempo, pensando-se também na redução do risco de câncer de mama. Os bisfosfonatos (alendronato e risedronato) não têm ação extra-óssea, mas reduzem o risco de fraturas vertebrais, quadril e outras fraturas. Os bisfosfonatos podem ser usados, em qualquer momento, na mulher na pós-menopausa e são uma escolha para mulheres de alto risco de fraturas não-vertebrais, incluindo idosas. Deve-se lembrar que o cálcio e a vitamina D mostraram efeito em redução de fraturas não-vertebrais em idosos[14].

O paratormônio, que reduz fraturas vertebrais e não-vertebrais, é uma opção para o tratamento da osteoporose grave[14].

PREVENÇÃO E TRATAMENTO DA OSTEOPOROSE INDUZIDA POR CORTICOSTERÓIDES

A avaliação da densidade mineral óssea pela densitometria e radiografia ósseas está indicada no início da terapia por corticosteróides quando esta terapia tiver a duração de mais de três meses e ocorrer em dose maior ou igual a 5mg de prednisona/dia ou equivalente. Deve-se repetir a avaliação óssea cada seis meses[9,11].

Todos os pacientes em tratamento com corticosteróides devem receber suplementação de cálcio e vitamina D.

Os bisfosfonatos estão indicados na prevenção e tratamento de osteoporose induzida por corticosteróides. Um estudo controlado e randomizado com paratormônio mostrou aumento da densidade mineral óssea em pacientes em uso de corticosteróides.

Faltam estudos avaliando a calcitonina na prevenção de fraturas. Observou-se ganho de densidade mineral óssea em pacientes em uso prolongado de corticosteróides. Na prevenção, houve redução da perda óssea induzida pelo corticosteróide, mas não houve aumento da densidade mineral óssea.

ACOMPANHAMENTO DO TRATAMENTO

A resposta ao tratamento pode ser avaliada realizando-se a densitometria óssea anual ou a cada dois anos. Deve-se lembrar, no entanto, que as drogas podem reduzir o risco de fratura mesmo sem haver aparente ganho de densidade mineral óssea.

O uso dos marcadores bioquímicos é controverso, pois ocorre grande variabilidade, com erro de precisão de mais de 20%. Porém, em três meses de tratamento pode ocorrer queda dos marcadores de reabsorção que antecedem, em dois a três anos, as mudanças da densidade mineral óssea.

DÚVIDAS QUANTO AO DIAGNÓSTICO E AO TRATAMENTO DA OSTEOPOROSE

A *National Osteoporosis Foundation* publicou em 2003 uma lista de dúvidas que estavam sem esclarecimento e alerta para as inúmeras incertezas que permanecem no manejo desta doença, principalmente na osteoporose/osteopenia em mulheres antes da menopausa e em homens. Algumas destas questões são descritas[8].

1. Como avaliar adequadamente a resistência óssea para poder identificar os pacientes de alto risco de fraturas?
2. Como o pico de massa óssea pode ser aumentado ao máximo nas crianças, adolescentes e adultos jovens?
3. Qual é o plano efetivo de exercício (intensidade, duração, freqüência e tipo) para a prevenção e tratamento da osteoporose?
4. Em pacientes com massa óssea moderadamente reduzida, qual a efetividade dos diferentes agentes farmacológicos na prevenção de fraturas?
5. Quais terapias são efetivas na prevenção e tratamento da osteoporose em homens, mulheres na pré-menopausa e mulheres que não são da raça branca?
6. Quais terapias são mais efetivas em pacientes com distúrbios alimentares?
7. Por quanto tempo as terapias anti-reabsortivas deveriam ser usadas?
8. A combinação medicamentosa é útil? Se for, com quais medicamentos? Quais pacientes devem recebê-la?
9. Identificar agentes que aumentem significativamente a massa óssea e retornem a estrutura óssea ao normal.
10. O que deveria ser feito para modificar os fatores de risco para quedas?

Recomendações posológicas[9]:

– Alendronato sódico: 10mg/dia ou 70mg/semana por via oral.
– Calcitonina nasal: 200UI/dia.
– Paratormônio (1-34): 20mcg/dia por via subcutânea.
– Raloxifeno: 60mg/dia por via oral.
– Risedronato sódico: 5mg/dia ou 35mg/semana por via oral.

REFERÊNCIAS BIBLIOGRÁFICAS

1. World Health Organization (WHO). Assessment of fracture risk and its application to screening for postmenopausal osteoporosis. WHO, Technical Report Series, Geneva 1994; 843:5, 121. ▪ 2. Mundy GR. Osteoporosis. In: Mundy GR, ed. Bone Remodeling and its Disorders. 2nd ed, Londres: Martin Dunitz, 1999; 208. ▪ 3. Eastell R. Treatment of postmenopausal osteoporosis. N Engl J Med 1998; 338:736. ▪ 4. Kanis JA. Diagnosis of osteoporosis. Osteoporos Int 1997; 7(Suppl 3):S108. ▪ 5. Marques Neto JF, Lederman R. eds. Tendências epidemiológicas. In Osteoporose – Brasil ano 2000. São Paulo: Limay Editora, 1995, p 25. ▪ 6. Wasnich RD. Epidemiology of osteoporosis in United States of America. Osteoporos Int 1997; 7(Suppl 3): S68. ▪ 7. Kleerekoper M, Avioli LV. Evaluation and treatment of postmenopausal osteoporosis. In Favus MJ, ed. Primer on the Metabolic Bone Diseases and Disorders of Mineral Metabolism. 3rd ed, Philadelphia: Lippincott-Raven Publishers, 1996, p 264. ▪ 8. National Osteoporosis Foundation. Physician's guide to prevention and treatment of osteoporosis – 2003. Disponível: www.nof.org/physguide/note_to- readers.htm. ▪ 9. Consenso Brasileiro de Osteoporose. Rev Bras Reumatol 2002; 42:343. ▪ 10. Aubin JE. Advances in the osteoblast lineage. Biochem Cell Biol 1998; 76:899. ▪ 11. Brown J, Josse R. Clinical practice guidelines for the diagnosis and management of osteoporosis in Canada. Can Med Assoc J 2002; 167:S1. ▪ 12. Vieira JGH. Exames e métodos laboratoriais relacionados com o metabolismo ósseo. Manual Fleury de Diagnóstico de Doenças Osteo-metabólicas, 2003/2004. ▪ 13. Altkorn D, Vokes T. Treatment of postmenopausal osteoporosis. JAMA 2001; 285:1415. ▪ 14. Delmas PD. Treatment of postmenopausal osteoporosis. Lancet 2002; 359:2018. ▪ 15. French L, Smith M, Shimp L. Prevention and treatment of osteoporosis in postmenopausal. J Fam Pract 2002; 51:875. ▪ 16. NIH Consensus Development Panel on Osteoporosis Prevention, Diagnosis and Therapy. Osteoporosis prevention, diagnosis and therapy. JAMA 2001; 285:785. ▪ 17. Writing Group for the Women's Health Initiative Investigators. Risks and benefits of estrogen plus progestin in healthy postmenopausal women: principal results for the Women's Health Initiative Randomized Controlled Trial. JAMA 2002; 288:321. ▪ 18. Delmas PD. Treatment of postmenopausal osteoporosis. Lancet 2002; 359:2020. ▪ 19. Franco G. Tabela de composição química dos alimentos. 9ª ed, São Paulo: Livraria Atheneu Editora, 1992, p 107. ▪ 20. Jilka RL, Weinstein RS, Bellido T et al. Increased bone formation by prevention of osteoblast apoptosis with parathyroid hormone. J Clin Invest 1999; 104:439.

41. TRATAMENTO DAS DISLIPIDEMIAS

Márcia Martins Silveira Bernik
Edna Regina Nakandakare
Mônica de Queiroz Telles Spadoni Neves
Regeane Trabulsi Cronfli

EVIDÊNCIAS DE ESTUDOS CLÍNICOS DE TRATAMENTO FARMACOLÓGICO

Nos últimos 50 anos as relações causais entre hipercolesterolemia e aterosclerose vêm sendo estabelecidas através de inúmeros estudos e as evidências atualmente acumuladas são inquestionáveis.

Alguns clássicos estudos populacionais como o de Framingham e o *Multiple Risck Factor Intervention Trial* (MRFIT)[1] demonstraram que concentrações elevadas de colesterol aumentam o risco de doença isquêmica coronária (DIC).

Paralelamente, vários estudos experimentais demonstraram que dietas ricas em gordura saturada e colesterol resultam em elevação de colesterol plasmático[2].

Com base nos conhecimentos acumulados pelos estudos populacionais e experimentais, surge uma nova linha de evidências representada pelos estudos clínicos. Inúmeros estudos, tanto de prevenção secundária como primária, vêm demonstrando o efeito benéfico da redução dos níveis de colesterol.

Alguns estudos da década de 1980 foram pioneiros. O *Lipid Research Clinics Coronary Primary Prevention Trial*[3], com colestiramina, mostrou uma redução de risco de 19% em eventos coronários, com diminuição de 20% em LDL-colesterol. O *Helsinki Heart Study*[4], com genfibrozil, mostrou redução de risco de 34% em infarto do miocárdio e morte súbita.

A partir da década de 1990 foram realizados vários estudos com estatinas. O *Scandinavian Simvastatin Survival Study* (4S) mostrou uma redução significativa de 30% no risco de mortalidade global com diminuição média de LDL-colesterol de 36%[4]. A dose de sinvastatina foi titulada para reduzir o colesterol total a níveis entre 116 e 201mg/dl. Houve também diminuição de risco de morte por causa cardiovascular em 42% e redução de 34% no risco de eventos coronários. É importante ressaltar que nesse estudo os pacientes se beneficiaram similarmente do tratamento, independente do nível basal de LDL-colesterol.

O *West of Scotland Coronary Prevention Study* (WOSCOPS) avaliou 6.595 homens de 45 a 64 anos de idade sem história prévia de infarto do miocárdio, que foram randomizados para receber 40mg de pravastatina ou placebo. O risco de infarto do miocárdio não-fatal ou morte por doença coronária foi reduzido em 31%, com diminuição de 26% no LDL-colesterol[5].

Juntos, os resultados dos estudos 4S e *WOSCOPS* confirmaram que a redução de colesterol é uma estratégia apropriada no controle da doença coronária, tanto na prevenção primária como secundária. Contudo, nestes estudos, os pacientes apresentavam risco relativamente alto de doença coronária ou por doença sintomática preexistente ou por níveis bastante elevados de colesterol total e LDL-colesterol. Permanecia, portanto, a questão se haveria benefício em se diminuir níveis de colesterol discreta ou moderadamente elevados. Alguns estudos posteriores (CARE, LIPID e AFCAPS/TexCAPS) acumularam evidências de que esse benefício é relevante.

No estudo CARE[6], de prevenção secundária, 4.159 homens e mulheres com história de infarto do miocárdio foram tratados com pravastatina 40mg ou placebo. O nível médio de LDL-colesterol no início do estudo era de 139mg/dl e foi reduzido para 98mg/dl com pravastatina. Após cinco anos de seguimento, em média, houve redução de 24% de risco de infarto do miocárdio ou morte por evento coronário. O benefício foi maior em mulheres que em homens.

No estudo LIPID[7], de prevenção secundária, 9.014 homens e mulheres (31 a 75 anos) com história de infarto do miocárdio ou angina instável foram tratados por um período de seis anos com pravastatina 40mg ou placebo. O nível basal de colesterol total era de 155 a 271mg/dl, muito semelhante ao da população geral americana. Houve redução de 24% na mortalidade por doença coronária, de 22% na mortalidade global, de 24% no risco de infarto do miocárdio não-fatal e de 19% no risco de acidente vascular cerebral. O estudo LIPID foi o segundo com estatinas a demonstrar redução na taxa de mortalidade por todas as causas.

O estudo de prevenção primária AFCAPS/TexCAPS[8] incluiu 6.605 homens (45 a 73 anos) e mulheres (55 a 73 anos) com nível médio de colesterol total de 221mg/dl, LDL-colesterol médio de 150mg/dl, HDL-colesterol médio de 36mg/dl para homens e 40mg/dl para mulheres e triglicérides médio de 158mg/dl. Os pacientes foram tratados com lovastatina ou placebo, sendo que a lovastatina reduziu o LDL-colesterol em 25% e aumentou o HDL-colesterol em 6%. Houve redução de risco para o primeiro evento coronário em 37%. Este foi o primeiro estudo de prevenção primária a demonstrar benefício no tratamento de pacientes sem doença coronária evidente, com níveis médios de colesterol total e LDL-colesterol e níveis baixos de HDL-colesterol.

Restava então a dúvida se haveria benefício em se diminuir níveis de colesterol considerados dentro dos limites da normalidade para o consenso americano de 2001. Estudos como o HPS, o ALLHAT-LLT (em hipertensos) e o ASCOT (em hipertensos) auxiliaram nesta resposta.

O MRC/BHF *Heart Protection Study*[9] foi um estudo que avaliou o uso de 40mg de sinvastatina ou placebo em 20.536 pacientes com doença coronária, outra doença arterial oclusiva ou *diabetes mellitus*. O risco de mortalidade de causa coronária, infarto do miocárdio não-fatal, procedimentos de revascularização e acidente vascular cerebral não-fatal diminuiu significativamente. Esta redução foi independente de nível basal de lipides, doença associada, idade, gênero, tabagismo, hipertensão ou tratamentos associados.

O *Antihypertensive and Lipid-Lowering Treatment to Prevent Heart Attack Trial* (ALLHAT-LLT)[10] incluiu 10.355 hipertensos (homens e mulheres de várias etnias) acima de 55 anos e com ao menos um fator de risco para doença coronária, com níveis de LDL-colesterol entre 120 e 189mg/dl (pacientes sem doença coronária) ou entre 100 e 129mg/dl (com doença coronária) e triglicérides < 350mg/dl. Eles foram randomizados para pravastatina ou tratamento convencional. Não houve diferença estatisticamente significativa em risco cardiovascular entre os dois grupos. Uma possível explicação pode ser a pequena diferença na redução de colesterol entre os dois grupos, provavelmente pela pequena aderência. Além disso, há contovérsias sobre o tamanho da amostra para o tipo de estudo.Também houve alta porcentagem de mudança (aproximadamente 30%) do grupo de tratamento convencional para o grupo de tratamento com pravastatina. Deve-se salientar, entretanto, que no grupo afro-americano os eventos foram reduzidos significativamente no grupo pravastatina.

Um estudo inglês com objetivos parecidos, mas desenho diferente, o ASCOT-LLA mostrou resultados positivos

O *Anglo-Scandinavian Cardiac Outcomes Trial-Lipid-Lowering Arm* (ASCOT-LLA)[11] estudou 10.305 pacientes hipertensos com ao menos três outros fatores de risco cardiovascular, com níveis de colesterol normais ou discretamente elevados, que foram randomizados para tratamento com atorvastatina ou placebo. O acompanhamento estava planejado para cinco anos, mas o estudo foi interrompido dois anos antes, mostrando 36% de redução de risco de infarto do miocárdio não-fatal e morte por doença coronária, 27% de diminuição de risco de acidentes vasculares cerebrais e 29% de risco de eventos coronários. Os achados do estudo ASCOT acrescentam apoio adicional ao conceito da avaliação do risco global do paciente para definição de seu tratamento.

Dois estudos bastante recentes, o PROVE-IT e o ALLIANCE, abordaram o aspecto da redução de LDL-colesterol abaixo dos valores indicados como ideais pelo ATP III de 2001, usando altas doses de estatina.

Segundo os resultados do estudo PROVE-IT[12], o tratamento intensivo e precoce (n = 4.162) por dois anos com dose alta de atorvastatina (80mg) foi superior ao tratamento com menor dose de pravastatina (40mg) em pacientes que haviam sido hospitalizados por síndromes coronárias agudas e com colesterol inicial abaixo de 240mg/dl. Ao final do estudo, o nível médio de LDL-colesterol havia sido reduzido para 95mg/dl com pravastatina e 62mg/dl com atorvastatina. O nível médio de HDL-colesterol aumentou em 8,1% com pravastatina e 6,5% com atorvastatina, enquanto a proteína C reativa caiu para 2,1 e 1,3mg/dl, respectivamente. No grupo tratado com pravastatina ocorreu morte por qualquer causa, infarto do miocárdio, angina instável com hospitalização, revascularização do miocárdio ou acidente vascular cerebral em 26,3% dos indivíduos, enquanto no grupo que recebeu atorvastatina esses desfechos ocorreram em 22,4% dos pacientes, resultando em 16% de diminuição de risco favorecendo a atorvastatina em altas doses.

Esse benefício começou a se instalar a partir de 30 dias da randomização. Os índices de acidente vascular cerebral não diferiram entre os grupos. Todos os subgrupos de pacientes se beneficiaram de doses altas de atorvastatina. Embora ambas as estatinas foram bem toleradas, houve uma taxa significativamente maior de toxicidade hepática com altas doses de atorvastatina (3,3% *versus* 1,1%). Esse estudo trouxe uma importante contribuição para a teoria de que o colesterol deve ser reduzido a níveis menores que os adotados pelo consenso americano de 2001.

Em março de 2004, no Congresso do *American College of Cardiology*, foram apresentados os resultados ainda não publicados do estudo ALLIANCE (*Aggressive Lipid-Lowering Initiation Abates New Cardiac Events*). Esse estudo[13] comparou altas doses de atorvastatina (até 80mg) com o tratamento convencional, demonstrando benefício significativo após quatro anos, sem grandes problemas de segurança. Todos os pacientes apresentavam história de insuficiência cardíaca congestiva, definida por infarto do miocárdio recente, angioplastia, revascularização do miocárdio ou angina instável, com nível de LDL-colesterol entre 110 e 200mg/dl com medicação ou entre 130 e 250mg/dl para os que não usavam medicação. Os pacientes randomizados para atorvastatina receberam uma dose média de 40mg ao dia, reduzindo o LDL-colesterol de 147 para 95mg/dl, comparado a 147 para 111mg/dl no grupo convencional.

Houve redução de 47% em infarto do miocárdio não-fatal. Esse estudo confirmou a hipótese de que o tratamento agressivo, com doses mais altas de estatina, diminuindo LDL-colesterol a níveis abaixo dos preconizados, reflete em benefício aos pacientes.

A idade foi o aspecto principal abordado pelo estudo PROSPER[14]. Esse estudo examinou a eficácia do tratamento com pravastatina em homens e mulheres de 70 a 82 anos de idade e com alto risco de desenvolvimento de doença coronária e acidente vascular cerebral. O colesterol basal variava entre 150 e 350mg/dl. Houve redução de eventos coronários em 19% e mortalidade por causa coronária em 24%. Não houve redução em acidente vascular cerebral, mas sim diminuição de 25% em ataques isquêmicos transitórios. Novos casos de câncer foram encontrados 25% mais freqüentemente no grupo pravastatina. Esse resultado, entretanto, não é confirmado por metanálise de todos os estudos com pravastatina e de todos os estudos com estatinas, na qual a incidência de câncer não se mostrou aumentada.

Em 6 de junho de 2004, no 64º Congresso da *American Diabetes Association*, foram apresentados os resultados ainda não publicados do estudo CARDS *(Collaborative Atorvastatin Diabetes Study)*. Esse estudo demonstrou que pacientes diabéticos com ao menos um fator de risco para doença coronária, mas sem colesterol elevado, beneficiam-se de tratamento com atorvastatina 10mg ao dia. O CARDS foi um estudo duplo-cego que randomizou 1.428 pacientes diabéticos para tratamento com atorvastatina 10mg ao dia e 1.410 para placebo[15]. O nível de LDL-colesterol inicial era 118 no grupo placebo e 119mg/dl no grupo atorvastatina, caindo para 73mg/dl ao final do tratamento. Houve redução no risco relativo de morte de causa coronária, infarto do miocárdio não fatal, hospitalização por angina instável, ressuscitação por parada cardíaca, revascularização do miocárdio ou acidente vascular cerebral em 37%. A redução de risco para acidente vascular cerebral foi de 48%. A mensagem desse estudo é que talvez, a qualquer nível de LDL-colesterol inicial, os diabéticos do tipo 2 possam se beneficiar de tratamento com estatinas.

Os estudos HPS, ASCOT e PROVE-IT foram decisivos para a mudança no consenso americano de 2001, resultando em uma adenda publicada em julho de 2004.

Muito se avançou em relação ao uso ideal de estatinas na última década por meio de inúmeros estudos clínicos que responderam várias questões. Estão em andamento vários outros, para responder dúvidas ainda não totalmente elucidadas na redução de colesterol. Eles comparam doses altas de estatinas com moderadas e baixas. O estudo TNT compara o efeito de atorvastatina 80mg com 10mg; o estudo IDEAL, atorvastatina 80mg com simvastatina 20mg; e o estudo SEARCH simvastatina em altas e baixas doses.

Além do LDL-colesterol, quase todas as lipoproteínas que contêm apolipoproteína B – VLDL, IDL, Lp(a) e LDL oxidada – são aterogênicas. Uma característica comum destas lipoproteínas aterogênicas é que elas contêm quantidades variadas de colesterol éster e apolipoproteína B-100 ou B-48. Além disso, a Lp(a) contém apo(a), uma proteína que é ligada à apo-B e é homóloga ao plasminogênio, podendo contribuir para a aterogênese por mecanismos relacionados à trombose. Finalmente, o potencial aterogênico de LDL-colesterol difere entre LDL-colesterol de diferentes tamanhos e densidades, sendo as LDL-colesterol pequenas e densas as mais aterogênicas.

Remanescentes de lipoproteínas que contêm apo-B também são aterogênicos. Essas partículas, remanescentes de quilomícrons e de VLDL, que são partículas de densidade intermediária (IDL), são captadas pelos macrófagos, inclusive da parede das artérias, que se transformarão em células espumosas. Outra classe de lipoproteínas aterogênicas contendo apo-B são as lipoproteínas ricas em triglicérides, que são associadas com lipemia pós-prandial. Se por um lado os grandes quilomícrons e as VLDL ricas em triglicérides parecem não ser aterogênicas, os remanescentes derivados dessas partículas o são.

Tem havido interesse renovado dos pesquisadores no papel dos triglicérides e HDL-colesterol como fatores de risco para doença cardiovascular. Os estudos clínicos com objetivo de reduzir níveis de triglicérides e elevar níveis de HDL-colesterol esclarecerão a sua importância terapêutica.

No estudo de prevenção secundária *Bezafibrate Infarction Prevention* (BIP) (n = 3.090) o tratamento com bezafibrato por seis anos foi associado a uma redução não-significativa de 7,3% de risco de infarto do miocárdio e morte súbita[16]. O bezafibrato elevou os níveis de HDL-colesterol em 18% e diminuiu os níveis de triglicérides em 21%. Uma reanálise, entretanto, mostrou que os pacientes com níveis de triglicérides elevados (> 200mg/dl) se beneficiaram do tratamento.

Os dados do *Veterans Affairs High-Density Lipoprotein Intervention Trial* (VA-HIT)[17] reforçam a hipótese de que a elevação dos níveis de HDL-colesterol pode reduzir o risco de doença coronária. Os participantes desse estudo eram homens diabéticos (n = 627) e não-diabéticos (n =1.904) com níveis de HDL-colesterol inferiores a 40mg/dl e níveis de LDL-colesterol inferiores a 140mg/dl. Comparado a placebo, o tratamento com genfibrozil reduziu em 22% morte por evento coronário ou infarto do miocárdio não-fatal e em 24% morte por evento coronário, infarto do miocárdio não-fatal e acidente vascular cerebral confirmado. Um ano após a randomização os níveis de colesterol total e triglicérides ficaram 4 e 31% mais baixos nos pacientes usando genfibrozil em relação a placebo, e os níveis de HDL-colesterol eram 6% mais altos. Os níveis de LDL-colesterol nunca diferiram significativamente entre os grupos. Os investigadores concluíram que a redução nos eventos coronários foi associada ao aumento dos níveis de HDL-colesterol.

Um estudo recente mostrou que a combinação de ácido nicotínico e estatina resulta em aumento importante de HDL-colesterol[18].

Novas drogas que aumentam HDL-colesterol estão sendo estudadas e sua eficácia testada.

DEFINIÇÃO DA POPULAÇÃO A SER TRATADA E OBJETIVOS DO TRATAMENTO

O mais recente Consenso sobre tratamento de dislipidemias é o norte-americano, do *National Cholesterol Education Program, third Adult Treatment Panel* (ATP III), publicado em 2001 e 2002[19,20] e revisado em julho de 2004[21].

Os principais aspectos do ATP III são: 1. o diagnóstico de dislipidemia; 2. o diagnóstico diferencial do tipo de dislipidemia; 3. a classificação de risco do paciente em desenvolver doença coronária; e 4. o estabelecimento de objetivos de tratamento baseado no risco.

DIAGNÓSTICO DE DISLIPIDEMIA

O ATP III considera que todo adulto de 20 anos ou mais deve se submeter à dosagem de perfil lipídico e, se não houver alterações, a cada cinco anos. O perfil lipídico deve ser colhido em jejum e deve conter colesterol total, HDL-colesterol e triglicérides. LDL-colesterol pode ser dosado diretamente ou calculado pela fórmula de Friedwald: LDL-colesterol = CT – HDL-colesterol – (TG/5). A fórmula só pode ser utilizada quando a dosagem de triglicérides estiver abaixo de 400mg/dl para que o cálculo não seja alterado por VLDL-colesterol de composição anormal. A classificação de acordo com os valores está descrita no quadro 6.32.

Quando a concentração de triglicérides estiver acima de 200mg/dl, o médico também deve calcular o nível de colesterol não proveniente de HDL-colesterol, que é correspondente ao valor de colesterol total menos HDL-colesterol e reflete o valor de LDL-colesterol somado ao VLDL-colesterol. Em pacientes com níveis de triglicérides elevados o colesterol não-HDL é um alvo secundário de tratamento. Os níveis de colesterol não-HDL são classificados da mesma forma que os níveis de LDL-colesterol (Quadro 6.32), sempre 30mg/dl acima de LDL-colesterol.

Quadro 6.32 – Classificação do perfil lipídico para adultos de acordo com o ATP III.

Dosagem (mg/dl)	Classificação
LDL-colesterol	
< 100 (< 70 para pacientes de muito alto risco)	Ótimo
100-129	Adequado
130-159	Discretamente elevado
160-189	Elevado
≥ 190	Muito elevado
Colesterol total	
< 200	Desejável
200-239	Discretamente elevado
≥ 240	Elevado
HDL-colesterol	
< 40	Baixo
≥ 60	Desejável
Triglicérides	
< 150	Desejável
150-199	Discretamente elevado
200-499	Elevado
≥ 500	Muito elevado
Colesterol não-HDL	
< 130 (< 100 para pacientes de muito alto risco)	Ótimo
130-159	Adequado
160-189	Discretamente elevado
190-219	Elevado
≥ 220	Muito elevado

DIAGNÓSTICO DIFERENCIAL DAS DISLIPIDEMIAS

As principais causas de dislipidemias são as doenças genéticas (dislipidemias primárias), doenças sistêmicas ou medicamentos que contribuem para as alterações lipídicas (dislipidemias secundárias) e a síndrome metabólica (Quadros 6.33, 6.34 e 6.35). Em pacientes que apresentem LDL-colesterol acima de 190mg/dl deve-se tentar identificar uma causa genética. Uma boa anamnese e exame clínico cuidadoso são fundamentais para o diagnóstico etiológico da dislipidemia, que atualmente ainda é fundamentalmente um diagnóstico clínico.

Quadro 6.33 – Principais causas de dislipidemias primárias.

Hipercolesterolemia	Hipertrigliceridemia	Doenças do metabolismo de HDL	Dislipidemias combinadas
Hipercolesterolemia familiar heterozigota Traço autossômico dominante com expressão fenotípica completa na infância; mutações genéticas reduzem o número de receptores de LDL-colesterol de alta afinidade em 50%. Freqüência é de 1 em 500; aumento de 2 a 4x LDL-C; xantomas tendíneos em 75%, arco corneano, aterosclerose prematura, com DIC aos 40 anos	**Hipertrigliceridemia familiar** Freqüência de 1 em 300; em geral triglicérides 200-500mg/dl, mas pode chegar acima de 1.000mg/dl; pode causar doença aterosclerótica precoce em algumas famílias	**Hipoalfalipo-proteinemia familiar**	**Hiperlipidemia familiar combinada** Freqüência de 1 em 100; há produção aumentada de apo-B; associada a risco aumentado de doença coronária 10 anos mais tarde que na hipercolesterolemia familiar; doença presente em aproximadamente 10% dos infartados
Hipercolesterolemia familiar homozigota Freqüência de 1 em 1 milhão; início DIC na infância até os 20 anos; sempre há xantomas	**Hiperquilomicronemia familiar** Raríssima; atenção ao risco de pancreatite quando o nível de triglicérides está próximo de 1.000mg/dl	Deficiência de apo-AI/CIII	**Disbetalipoproteinemia tipo III** Há acúmulo de remanescentes de quilomícrons e VLDL-colesterol no plasma; DIC precoce; rara; apo-E2/E2
Hipercolesterolemia poligênica Freqüência 1-5%	Deficiência de lipase lipoprotéica	Doença de Tangier	
Defeito familiar de apo-B-100	Deficiência de apo-CIII	Apo-AI milano	
Hiperlipidemia familiar combinada	Hiperlipidemia familiar combinada	Deficiência de LCAT	

LCAT = lecitina-colesterol-aciltransferase.

TRATAMENTO DAS DISLIPIDEMIAS

Quadro 6.34 – Principais causas de dislipidemia secundária.

Aumento de LDL-colesterol	Hipotireoidismo, síndrome nefrótica, hepatopatia, colestase, anorexia
Aumento de triglicérides	Consumo excessivo de álcool, obesidade, gravidez, hipotireoidismo, insuficiência renal, diuréticos, beta-bloqueadores, estrógeno, anticoncepcionais orais, síndrome de Cushing, *diabetes mellitus*
Diminuição de HDL-colesterol	Sedentarismo, tabagismo, *diabetes mellitus*, obesidade, hipertrigliceridemia

Quadro 6.35 – Critérios para o diagnóstico de síndrome metabólica pelo ATP III. Diagnóstico: presença de três ou mais fatores de risco.

Fatores de risco	Nível de definição
Circunferência da cintura homens mulheres	> 102cm > 88cm
Glicemia de jejum Triglicérides	≥ 100mg/dl ≥ 150mg/dl
HDL-colesterol homens mulheres	< 40mg/dl < 50mg/dl
Pressão arterial	≥ 130/≥ 85mmHg

Adaptado de National Cholesterol Education Program Adult Treatment Panel III.

CLASSIFICAÇÃO DE RISCO PARA DESENVOLVIMENTO DE DOENÇA ISQUÊMICA CORONÁRIA

Primeira etapa: identificação de DIC ou equivalente

Durante a anamnese e exame clínico deve-se identificar uma série de fatores que contribuem para o risco de desenvolvimento de doença coronária. Como primeira etapa, o médico deve identificar a presença já estabelecida de doença coronária ou doença aterosclerótica clínica (equilavente a doença coronária), que confere alto risco para eventos coronários.

História de infarto do miocárdio, angina, revascularização do miocárdio, angioplastia ou alterações eletrocardiográficas isquêmicas conferem diagnóstico clínico de DIC.

Condições de risco equivalente à DIC são doença arterial periférica, aneurisma de aorta abdominal, doença arterial carotídea sintomática e *diabetes mellitus*.

Doença arterial periférica pode ser diagnosticada por sinais clínicos e sintomas de isquemia de extremidades, acompanhados de sinais de aterosclerose significativa ou alterações de velocidade de fluxo ao Doppler.

A doença arterial carotídea é considerada equivalente à DIC para a classificação de risco quando é acompanhada de sintomas cerebrais como ataque isquêmico transitório ou acidente vascular cerebral, além de evidência angiográfica ou ultra-sonográfica de aterosclerose significativa com mais de 50% de obstrução (Quadro 6.36).

Os pacientes que apresentam diagnóstico de DIC ou de doença aterosclerótica clínica equilavente em risco à doença coronária são classificados como de alto risco.

Quadro 6.36 – Primeira etapa da classificação de risco. Identificação de doenças de alto risco para eventos coronários: DIC e equivalentes.

Doença isquêmica coronária	DIC
Doença arterial periférica	Equivalente à DIC
Aneurisma de aorta abdominal	Equivalente à DIC
Doença arterial carotídea: ataque isquêmico transitório ou acidente vascular cerebral de origem carotídea ou obstrução de carótida > 50%	Equivalente à DIC
Diabetes mellitus	Equivalente à DIC

Segunda etapa: identificação da presença dos principais fatores de risco

A identificação dos outros principais fatores de risco além do colesterol é importante tanto para a classificação de risco dos pacientes sem evidência clínica de DIC ou equivalente como para tratamento desses outros fatores de risco. O ATP III considera como principais os seguintes fatores de risco: idade maior ou igual a 45 anos do gênero masculino ou 55 anos do feminino, tabagismo, hipertensão (pressão arterial = 140/90mmHg ou uso de anti-hipertensivos), HDL-colesterol baixo (< 40mg/dl), história familiar de DIC em parentes de primeiro grau do gênero masculino de menos de 55 anos ou do feminino de menos de 65 anos (Quadro 6.37).

Quadro 6.37 – Segunda etapa da classificação de risco. Identificação de principais fatores de risco para DIC.

Tabagismo
Hipertensão arterial sistêmica (≥ 140/90mmHg ou uso anti-hipertensivo
HDL-colesterol baixo (< 40mg/dl)
Idade (≥ 45 anos, homens; ≥ 55 anos, mulheres)
História familiar de DIC em parente de 1º grau: < 55 anos se homem ou < 65 anos se mulher

Outros fatores adicionais podem influenciar o risco de desenvolvimento de DIC. Eles incluem os fatores relacionados ao estilo de vida (obesidade, sedentarismo e dieta aterogênica) e os fatores de risco emergentes (lipoproteína (a), homocisteína, fatores pró-inflamatórios aterogênica e pró-trombóticos, glicemia de jejum alterada, evidência de doença aterosclerótica subclínica). Os fatores de risco relacionados ao estilo de vida devem ser tratados e os emergentes podem ajudar na decisão da intensidade da terapêutica.

Os pacientes que não apresentam diagnóstico de DIC ou de equivalentes (ver Quadro 6.41) e que apresentam menos de dois fatores principais de risco (ver Quadro 6.42) além de LDL-colesterol elevado são classificados na categoria de baixo risco.

Terceira etapa: pontuação de risco por meio das tabelas de Framingham

Os pacientes que não apresentam diagnóstico de DIC ou de equivalentes, mas que apresentam dois ou mais fatores de risco além de LDL-colesterol elevado devem ser classificados em risco de desenvolvimento de eventos coronários em 10 anos utilizando-se as tabelas de risco de Framingham[20] para cada gênero (Tabelas 6.15 e 6.16). Pode-se determinar através das tabelas 3 níveis de risco

Tabela 6.15 – Cálculo de estimativa de risco de desenvolvimento de doença isquêmica coronária em 10 anos para homens. Tabela de pontos de Framingham.

Idade	Pontos	Idade	Pontos
20-34	–9	55-59	8
35-39	–4	60-64	10
40-44	0	65-69	11
45-49	3	70-74	12
50-54	6	75-79	13

Colesterol total (mg/dl)	Pontos				
	20-39 anos	40-49 anos	50-59 anos	60-69 anos	70-79 anos
< 160	0	0	0	0	0
160-199	4	3	2	1	0
200-239	7	5	3	1	0
240-279	9	6	4	2	1
≥ 280	11	8	5	3	1

Estado de tabagismo	Pontos				
	20-39 anos	40-49 anos	50-59 anos	60-69 anos	70-79 anos
Não-tabagista	0	0	0	0	0
Tabagista	8	5	3	1	1

Pressão arterial sistólica (mmHg)	Se não tratada	Se tratada
< 120	0	0
120-129	0	1
130-139	1	2
140-159	1	2
≥ 160	2	3

HDL-colesterol (mg/dl)	Pontos
≥ 60	–1
50-59	0
40-49	1
< 40	2

Pontuação total	Risco em 10 anos (%)	Pontuação total	Risco em 10 anos (%)
< 0	< 1	9	5
0	1	10	6
1	1	11	8
2	1	12	10
3	1	13	12
4	1	14	16
5	2	15	20
6	2	16	25
7	3	≥ 17	≥ 30
8	4		

Tabela 6.16 – Cálculo de estimativa de risco de desenvolvimento de doença isquêmica coronária em 10 anos para mulheres. Tabela de pontos de Framingham.

Idade	Pontos	Idade	Pontos
20-34	–7	55-59	8
35-39	–3	60-64	10
40-44	0	65-69	12
45-49	3	70-74	14
50-54	6	75-79	16

Colesterol total (mg/dl)	Pontos				
	20-39 anos	40-49 anos	50-59 anos	60-69 anos	70-79 anos
< 160	0	0	0	0	0
160-199	4	3	2	1	1
200-239	8	6	4	2	1
240-279	11	8	5	3	2
≥ 280	13	10	7	4	2

Estado de tabagismo	Pontos				
	20-39 anos	40-49 anos	50-59 anos	60-69 anos	70-79 anos
Não-tabagista	0	0	0	0	0
Tabagista	9	7	4	2	1

Pressão arterial sistólica (mmHg)	Se não tratada	Se tratada
< 120	0	0
120-129	1	3
130-139	2	4
140-159	3	5
≥ 160	4	6

HDL-colesterol (mg/dl)	Pontos
≥ 60	–1
50-59	0
40-49	1
< 40	2

Pontuação total	Risco em 10 anos (%)	Pontuação total	Risco em 10 anos (%)
< 9	< 1	18	6
9	1	19	8
10	1	20	11
11	1	21	14
12	1	22	17
13	2	23	22
14	2	24	27
15	3	≥ 25	≥ 30
16	4		
17	5		

para os pacientes: maior que 20% (que equivale a risco de DIC), de 10 a 20% e abaixo de 10%.

A tabela de Framingham não deve ser usada para pacientes com diagnóstico de DIC. Para os pacientes com nenhum ou um fator de risco além de LDL-colesterol elevado, a pontuação pela tabela de Framingham não é necessária porque seu risco é menor que 10%, exceto em alguns pacientes com níveis muito elevados de LDL-colesterol.

Quarta etapa: classificação em categorias de risco

Em resumo, o ATP III revisado em julho de 2004[21] estabelece quatro categorias de risco. A primeira é a categoria de alto risco, que compreende os indivíduos com diagnóstico de doença isquêmica coronária, equivalentes de DIC (ver Quadro 6.36) e presença de dois ou mais fatores de risco com mais de 20% de probabilidade de desenvolvimento de eventos coronários em 10 anos. A segunda é a categoria de risco moderadamente elevado, que engloba indivíduos com dois ou mais fatores de risco e 10 a 20% de probabilidade de desenvolvimento de eventos coronários em 10 anos. A terceira é a categoria de risco moderado, que inclui indivíduos com dois ou mais fatores de risco e menos de 10% de probabilidade de desenvolvimento de eventos coronários em 10 anos. A quarta categoria é a de baixo risco, que compreende indivíduos com apenas um ou nenhum fator de risco. Para cada uma delas há um objetivo diferente de tratamento.

ESTABELECIMENTO DE OBJETIVOS DE TRATAMENTO BASEADO NO RISCO

A revisão do ATP III do *National Cholesterol Education Program* americano publicada em julho de 2004 sugere algumas mudanças nas metas de tratamento, baseada em cinco estudos recentes publicados entre 2002 e 2004.

A mudança de estilo de vida permanece como uma modalidade essencial no tratamento.

Em geral, os novos estudos reforçaram as recomendações anteriores. Em particular, eles reiteram as recomendações para os diabéticos e idosos. Além disso, eles trouxeram novas informações na eficácia da redução de risco em pacientes com níveis relativamente baixos de LDL-colesterol.

O quadro 6.38 mostra o algoritmo de objetivos do tratamento e a classificação com níveis de corte de LDL-colesterol para instalação de mudança de estilo de vida e de terapia medicamentosa.

Quadro 6.38 – Níveis de corte de LDL-colesterol para início de tratamento medicamentoso e não-medicamentoso e objetivos de tratamento de acordo com a classificação de risco. Adaptado no ATP III revisado em 07/2004.

Categoria de risco	Objetivo de LDL-colesterol (mg/dl)	Início de terapia não-medicamentosa (mg/dl)	Instalação de terapia medicamentosa (mg/dl)
Alto risco DIC Equivalentes de DIC Risco em 10 anos > 20%	< 100 Opcional: < 70	≥ 100 Opcional: em qualquer nível	≥ 100 (início imediato) < 100 opcional (início imediato ou após 12 semanas de mudança de estilo de vida)
Risco moderadamente elevado 2 ou mais fatores de risco Risco em 10 anos 10-20%	< 130 Opcional: < 100	≥ 130 Opcional: em qualquer nível	≥ 130 (início imediato ou após 12 semanas de mudança de estilo de vida) 100-129: opcional (início imediato ou após 12 semanas de mudança de estilo de vida)
Risco moderado 2 ou mais fatores de risco Risco em 10 anos < 10%	< 130	≥ 130 Opcional: em qualquer nível	≥ 160 (após 12 semanas de mudança de estilo de vida) ≥ 190 (após 12 semanas de mudança de estilo de vida)
Risco baixo 0-1 fator de risco	< 160	≥ 160 Opcional: em qualquer nível	160-189: opcional (após 12 semanas de mudança de estilo de vida)

Para pacientes de alto risco, o objetivo para LDL-colesterol permanece em menos de 100mg/dl.

Entretanto, um alvo de menos de 70mg/dl representa uma opção terapêutica. A decisão de se baixar o nível de LDL-colesterol para menos de 70mg/dl pode ser favorecida pela presença de DIC além de: 1. fatores de risco múltiplos, especialmente *diabetes mellitus*; 2. fatores de risco não controlados, especialmente tabagismo; 3. múltiplos fatores de risco da síndrome metabólica, especialmente triglicérides igual ou acima de 200mg/dl e colesterol não-HDL igual ou acima de 130mg/dl com HDL-colesterol abaixo de 40mg/dl; e 4. pacientes com síndromes coronárias agudas. Mudança de estilo de vida é recomendada aos pacientes de alto risco se o LDL-colesterol for de 100mg/dl ou mais ou em pacientes com obesidade, sedentarismo, hipertrigliceridemia, HDL-colesterol baixo ou síndrome metabólica, independente do nível de LDL-colesterol. Sempre que LDL-colesterol estiver igual ou acima de 100mg/dl está indicada a introdução simultânea de dieta e medicamento. Se o LDL-colesterol basal for menor que 100mg/dl e o paciente é de muito alto risco, o uso de medicação para se atingir LDL-colesterol abaixo de 70mg/dl é uma opção terapêutica com embasamento clínico. Os pacientes de alto risco com nível de triglicérides elevado ou HDL-colesterol baixo podem ser candidatos à adição de fibrato ou ácido nicotínico a estatina e resina.

Para os pacientes de risco moderadamente elevado, o objetivo de LDL-colesterol permanece < 130mg/dl. Entretanto, um alvo < 100mg/dl representa uma opção terapêutica com embasamento em evidências de eficácia de redução de risco de estudos de prevenção primária. Se após instituição de terapia não-medicamentosa o nível de LDL-colesterol permanecer igual ou acima de 130mg/dl, deve-se iniciar o tratamento medicamentoso. Quando os níveis basais de LDL-colesterol se mantêm entre 100 e 129mg/dl após instituição de terapia não-medicamentosa, o início da terapia medicamentosa é uma opção com embasamento de estudos clínicos que mostraram eficácia adicional.

Risco moderado indica introdução de terapia não-medicamentosa se o LDL-colesterol estiver igual ou acima de 130mg/dl ou em qualquer nível de LDL-colesterol se houver obesidade, sedentarismo, hipertrigliceridemia, HDL-colesterol baixo ou síndrome metabólica. A terapia medicamentosa deve ser iniciada se LDL-colesterol igual ou maior que 160mg/dl.

Para os pacientes de baixo risco, o objetivo é LDL-colesterol menor que 160mg/dl. Deve-se introduzir medicação para pacientes com nível igual ou acima de 190mg/dl. Quando o valor basal estiver entre 160 e 189mg/dl, deve-se levar em conta se há algum fator de risco grave (tabagismo importante, hipertensão não-controlada, forte história familiar de DIC e HDL-colesterol muito baixo); múltiplos fatores de risco emergentes, estilo de vida inadequado e risco de eventos coronários em 10 anos próximo a 10%.

Em pacientes com níveis de triglicérides elevados, o objetivo primário do tratamento é atingir o alvo de LDL-colesterol. Deve-se instituir mudança de estilo de vida para atingir peso adequado e intensificar a atividade física. Além disso, se o paciente estiver utilizando medicamentos que potencialmente elevam os triglicérides, estes devem ser retirados ou sua dosagem diminuída. Esses medicamentos são: corticóides, estrógenos, betabloqueadores e outros. Outro aspecto importante é a identificação de alguma causa secundária de dislipidemia. O controle da ingestão de álcool também tem efeito benéfico. Se a concentração de triglicérides permanecer acima de 200mg/dl após o objetivo de o LDL-colesterol ter sido alcançado, para qualquer categoria de risco, o colesterol não-HDL-colesterol é um alvo secundário de tratamento. Os níveis de colesterol não-HDL são classificados da mesma forma que os níveis de LDL-colesterol, sempre 30mg/dl acima de LDL-colesterol. Se a concentração de triglicérides estiver entre 200 e 500mg/dl após ser atingido o alvo para LDL-colesterol, o tratamento farmacológico está indicado para alcançar o objetivo para colesterol não-HDL. Uma alternativa é intensificar o tratamento com a droga hipolipemiante inicial ou adicionar ácido nicotínico ou fibrato para maior redução de VLDL-colesterol. Quando a concentração de triglicérides atinge 500mg/dl, inicialmente é necessário prevenir pancreatite reduzindo triglicérides. Para tanto, é necessário dieta muito pobre em gordura, com 15% ou menos de calorias vindas de gordura, atividade física e perda de peso, uso de fibrato ou ácido nicotínico (se não se tratar de hiperquilomicronemia). Uma vez que a concentração de triglicérides se reduza para níveis abaixo de 500mg/dl, retorna-se ao objetivo primário, que é redução de LDL-colesterol.

É importante identificar a síndrome metabólica (ver Quadro 6.35) e, se presente, iniciar tratamento não-farmacológico, intensificando atividade física e controle de peso. Se ainda presente após três meses, iniciar tratamento farmacológico associado. Deve-se tratar a hipertensão, usar aspirina em pacientes com doença isquêmica coronária e tratar triglicérides elevados e HDL-colesterol baixo.

Nos indivíduos com concentração reduzida de HDL-colesterol (< 40mg/dl), o objetivo primário de tratamento ainda é a redução de LDL-colesterol. O tratamento não-farmacológico por meio de dieta saudável, atividade física e cessação de tabagismo é essencial. Se a concentração de triglicérides estiver elevada, acima de 200mg/dl, a conduta deve visar atingir o alvo de colesterol não-HDL. Se a concentração de triglicérides estiver abaixo de 200mg/dl em paciente de alto risco (doença isquêmica coronária ou equivalente), está indicado o tratamento com ácido nicotínico ou fibrato.

TRATAMENTO NÃO-FARMACOLÓGICO

Os principais elementos de alteração de estilo de vida que resultarão em melhora da dislipidema são: redução de ingestão de gordura saturada e colesterol, aumento de atividade física, perda de peso, cessação de tabagismo, controle de consumo de álcool e aumento da ingestão de fibras e de ésteres de fitoesteróis alimentares. Todos os indivíduos com LDL-colesterol elevado são candidatos à alteração de estilo de vida. Para indivíduos com diagnóstico de síndrome metabólica, que aumenta o risco de doença isquêmica coronária independente do nível de LDL-colesterol, a alteração no estilo de vida é a primeira e mais importante opção de tratamento.

TRATAMENTO NUTRICIONAL

A composição da dieta em relação à ingestão calórica diária deve ser de 25 a 35% de gorduras, sendo até 20% de monoinsaturadas, até 10% de poliinsaturadas, até menos de 7% de saturadas e menos de 200mg/dia de colesterol. A ingestão de ácidos graxos trans, que leva a aumento dos níveis de colesterol, deve ser baixa. A ingestão de gordura monoinsaturada na proporção recomendada pode ajudar na redução dos níveis de triglicérides e aumentar os níveis de HDL-colesterol em pacientes com síndrome metabólica. Entretanto, pacientes com níveis de triglicérides acima de 500mg/dl devem reduzir a ingestão de gordura para menos de 15% do número total de calorias.

Os carboidratos devem ser predominantemente carboidratos complexos, incluindo grãos, frutas e vegetais, sendo que sua ingestão deve ser de 50 a 60% do total diário de calorias. A ingestão de proteínas deve ser de aproximadamente 15% do total diário de calorias. Deve-se incentivar de maneira enfática o consumo de vegetais e frutas. Oferta de cálcio adequado e ingestão de sódio controlada também devem ser orientados. É recomendada a ingestão de 20 a 30 gramas por dia de fibras e de 2 gramas de fitoesteróis. Os fitoesteróis competem com o colesterol no momento da absorção intestinal, aumentando a expressão do receptor de LDL-colesterol no fígado, reduzindo, portanto, a concentração plasmática de colesterol. Um estudo incluindo pacientes da cidade de São Paulo e da cidade de Ribeirão Preto demonstrou que, em nosso meio, o enriquecimento da dieta com fitoesteróis é capaz de diminuir as concentrações plasmáticas de colesterol total e LDL-colesterol em torno de 10%, não alterando as concentrações plasmáticas de colesterol e de triglicérides[22,23].

O óleo de peixe é outra intervenção dietética promissora. Os ácidos graxos ômega-3 (eicosapentaenóico-EPA, deicosa-hexanóico-DHA e em alguns casos alfa-linolênico) existentes no óleo de peixe estão associados à diminuição da deicosa-hexanóico, trigliceridemia, redução da incidência de morte súbita e infarto do miocárdio, redução do risco de arritmias e inibição da agregação plaquetária. Os mecanismos envolvidos parecem estar ligados tanto a alterações no metabolismo lipídico (talvez por indução do PPAR-α), quanto na cascata de coagulação. Os ácidos graxos ômega-3 podem ser utilizados na hipertrigliceridemia grave por deficiência de lipoproteína lipase e na hipertrigliceridemia em gestantes e crianças. Eles podem reduzir os triglicérides em até 30 a 40%.

Em relação a bebidas alcoólicas, pacientes apresentando hipertrigliceridemia devem eliminar seu consumo, e os com hipercolesterolemia isolada devem controlar a sua ingestão. Embora alguns estudos observacionais tenham indicado relação entre consumo moderado de álcool e número reduzido de eventos cardiovasculares, os efeitos adversos do álcool superam seus possíveis benefícios e, portanto, o álcool não deve ser recomendado como uma substância cardioprotetora.

A redução isolada de gordura proposta no tratamento das dislipidemias não produzirá perda de peso, a não ser que se reduza o total de calorias ingeridas. Portanto, os pacientes que também apresentem sobrepeso ou obesidade necessitam de dieta planejada individualmente, levando em conta o grau de sobrecarga ponderal do paciente, de modo a ajudar a criar uma deficiência de 500 a 1.000kcal/dia. Para o cálculo das necessidades calóricas diárias, recomendamos o uso das fórmulas descritas no quadro 6.39. O capítulo 42 relata mais detalhadamente alguns aspectos da dieta hipocalórica.

Quadro 6.39 – Fórmulas para cálculo das necessidades calóricas diárias.

Gênero masculino
RCE = 662 – 9,53 x idade + NAF (15,91 x peso + 539,6 x altura)
Desvio-padrão = 199

Gênero feminino
RCE = 354 – 6,91 x idade + NAF (9,36 x peso + 727 x altura)
Desvio-padrão = 162
Planejamento para indivíduos, usar 2 desvios-padrão para cima ou para baixo em função da anamnese alimentar
RCE = requerimento calórico estimado
Peso atual em kg; idade em anos; altura em metros

Valores de NAF (nível de atividade física)		
	Masculino	Feminino
Sedentária	1,00	1,00
Leve	1,11	1,12
Moderada	1,25	1,27
Intensa	1,48	1,45

Adaptado de National Academic Press, 2003 www.nap.edu.

O quadro 6.40 sintetiza a composição nutricional da dieta recomendada pelo ATP III e o quadro 6.41 descreve algumas etapas do tratamento não-farmacológico. Na consulta inicial, o médico orienta a redução de gordura saturada e de colesterol. Após seis semanas, se o paciente não atingiu seu objetivo de LDL-colesterol, o médico deve recomendar o aumento da ingestão de fibras e de ésteres de fitoesteróis alimentares. Na terceira consulta, depois de seis semanas, após o LDL-colesterol ter sido reduzido tanto quanto possível com dieta, os elementos da síndrome metabólica tornam-se o principal alvo, se presentes. A perda de peso e a atividade física nos indivíduos com síndrome metabólica também reduzem o nível de LDL-colesterol. No acompanhamento, a aderência à mudança de estilo de vida deve ser avaliada pelo menos a cada quatro a seis meses.

Quadro 6.40 – Composição nutricional da dieta recomendada pelo ATP III.

Nutriente	Ingestão recomendada
Total de gorduras	25 a 35% do total de calorias
Gorduras saturadas	< 7% do total de calorias
Gorduras poliinsaturadas	Até 10% do total de calorias
Gorduras monoinsaturadas	Até 20% do total de calorias
Colesterol	< 200mg/dia
Carboidratos	50 a 60% do total de calorias
Proteínas	15% do total de calorias
Fibras	20 a 30 gramas por dia
Total de calorias	Ajustar dependendo do objetivo de peso; atividade física é recomendada e deve levar a gasto de ao menos 200kcal/dia

Quadro 6.41 – Algumas etapas do tratamento não-farmacológico.

Consulta inicial	Segunda consulta após seis semanas	Terceira consulta após seis semanas	Consultas a cada 4 a 6 meses no mínimo
Orientação de mudança de estilo de vida	Se o objetivo de LDL-colesterol não atingido: intensificar orientação	Se o objetivo de LDL-colesterol não atingido: iniciar tratamento farmacológico Tratar a síndrome metabólica	Monitorar aderência à mudança de estilo de vida
Reduzir ingestão de gordura saturada e colesterol Iniciar atividade física moderada	Reduzir ingestão de gordura saturada e colesterol Adicionar ésteres de fitoesteróis Aumentar a ingestão de fibras	Intensificar a redução de peso Aumentar a atividade física	Reorientação de todas as condutas anteriores

ATIVIDADE FÍSICA

Há sólidas evidências demonstrando o benefício da atividade física tanto em prevenção primária como secundária. Para a maioria dos pacientes, a atividade física deve ser iniciada lentamente e a intensidade aumentada gradualmente. O exercício pode ser feito de maneira contínua ou intermitente ao longo do dia[24]. Natação ou caminhadas lentas podem ser as atividades aeróbicas iniciais. O paciente pode começar andando por 30 minutos, três vezes por semana, e chegar a 45 minutos de caminhada vigorosa, no mínimo cinco vezes por semana. Essa atividade leva a uma perda de 100 a 200 calorias por dia. Um gasto de 1.000kcal por semana com exercício, se não for reposto com calorias extras da alimentação, leva a uma perda de peso de aproximadamente 12kg em um ano.

A composição ideal de uma sessão de exercícios compreende aquecimento e alongamento por 5 minutos, exercício aeróbico por 30 a 40 minutos, exercícios de resistência muscular localizada por 15 a 20 minutos e relaxamento e alongamento 5 a 10 minutos. A intensidade do exercício pode ser calculada como porcentagem da freqüência cardíaca máxima para idade (220 menos idade). A intensidade mínima para o benefício para a saúde é de 55% da freqüência cardíaca máxima (FCM). A intensidade mínima para a melhora da aptidão cardiorrespiratória é de 60% da FCM. Não se deve prescrever exercício que ultrapasse a intensidade de 90% da FCM em prevenção primária ou 80% em prevenção secundária[25].

Em prevenção secundária, o exercício deve ser reiniciado duas semanas após infarto do miocárdio ou cirurgia de revascularização do miocárdio[26]. Inicialmente, deve-se limitar a caminhadas de 10 minutos. Assim que o paciente estiver totalmente estável, a atividade física pode ser aumentada sob supervisão, com monitorização de sintomas (como dor ou desconforto precordial, dispnéia, lipotimia), freqüência cardíaca e pressão arterial. Após teste de esforço reduzido sem sintomas, o paciente pode iniciar condicionamento que inclua 20 a 30 minutos de musculação três a quatro vezes por semana, além do exercício aeróbico. Pacientes com arritmias ou angina necessitam de teste ergométrico e supervisão médica. Geralmente, a freqüência recomendada de treino é de 10 batimentos, menor que a associada com a anormalidade. Em pacientes idosos, um período inicial de exercício supervisionado pode servir como uma introdução e avaliação de possíveis complicações do exercício como arritmias e angina. A maioria dos pacientes de prevenção secundária conseguem se exercitar em casa. O teste ergométrico deve ser feito pelo menos anualmente.

CESSAÇÃO DE TABAGISMO

A cessação de tabagismo é um tópico extremamente importante no tratamento do paciente dislipidêmico. Todo indivíduo que fuma deve ser aconselhado a parar de fumar a cada consulta médica. Para o paciente que parou de fumar, a manutenção da cessação de tabagismo deve ser freqüentemente reforçada. Em qualquer consulta médica, inicial ou de acompanhamento, deve-se indagar o paciente a respeito de sua situação atual de tabagismo. As intervenções médicas, mesmo que muito curtas, com duração de 3 minutos, são, de algum modo, eficazes. Entretanto, intervenções mais longas aumentam a eficácia.

Deve-se alertar o paciente sobre o ganho de peso que pode ocorrer após a cessação de tabagismo e mudanças na dieta e atividade física devem ser instituídas para a prevenção do ganho de peso, que, sem prevenção, pode ser de 5 a 6kg.

TRATAMENTO FARMACOLÓGICO

Embora as mudanças de estilo de vida sejam a maneira mais econômica de se tratar dislipidemias, muito freqüentemente é necessária a adição de tratamento farmacológico. A decisão de se iniciar tratamento farmacológico é mediada por vários fatores, incluindo avaliação da razão risco/benefício, custo e aderência. A instalação do tratamento farmacológico pode representar um compromisso muito duradouro ou até por toda a vida do paciente e, portanto, o melhor julgamento clínico é essencial nessa decisão tão importante. Felizmente, o médico dispõe atualmente de uma grande variedade de drogas hipolipemiantes, com custos variados e diferentes efeitos colaterais. Além disso, esses agentes apresentam efeitos específicos nas diversas frações lipídicas, permitindo a adequação do tratamento farmacológico aos diversos tipos de dislipidemia (Quadros 6.42 e 6.43).

As indicações de tratamento farmacológico em relação ao aumento de LDL-colesterol e colesterol não-HDL foram discutidas no item *Estabelecimento de objetivos de tratamento baseado no risco*, apresentado anteriormente (ver também Quadro 6.38).

Um resumo das características das principais drogas hipolipemiantes está descrito no quadro 6.44[27].

Quadro 6.42 – Principais classes de drogas hipolipemiantes e seus efeitos nos lípides.

	LDL-colesterol	HDL-colesterol	Triglicérides
Resinas quelantes de sais biliares	↓15-30%	↑5%	— Pode haver aumento
Inibidores da HMG-CoA redutase	↓20-60%	↑5-15%	↓10-40%
Fibratos	— ↓10-15%	↑5-20%	↓20-50%
Ácido nicotínico e acipimox	↓20-30% (acipimox apresenta eficácia menor)	↑15-35% (acipimox apresenta eficácia menor)	↓20-50% (acipimox apresenta eficácia menor)

Quadro 6.43 – Seleção de drogas com base no tipo de aumento das frações lipídicas.

	Monoterapia	Combinação de drogas
LDL-colesterol elevado e triglicérides < 200mg/dl	Resinas quelantes de sais biliares Inibidores da HMG-CoA redutase (estatinas) Ácido nicotínico	Resina + estatina Estatina + ácido nicotínico a (possível risco de miopatia) Resina + ácido nicotínico
LDL-colesterol elevado e triglicérides 200-499mg/dl	Ácido nicotínico Estatina Fibratos	Ácido nicotínico + estatina (possível risco de miopatia) Estatina + fibrato (atenção: risco aumentado de miopatia usar com precaução) Ácido nicotínico + resina Ácido nicotínico + fibrato

TRATAMENTO DA HIPERCOLESTEROLEMIA ISOLADA

Resinas quelantes de ácidos biliares

As resinas quelantes de ácidos biliares estão em uso clínico como medicamentos hipolipemiantes por mais de três décadas, e há vasta experiência clínica acumulada sobre eficácia, tolerabilidade e impacto em desfechos clínicos. A introdução das estatinas, que apresentam melhor tolerabilidade e maior redução de colesterol, levaram a um declínio no uso de resinas como monoterapia. Seu principal mecanismo de ação é interromper a recirculação normal de ácidos biliares ricos em colesterol. No fígado, os ácidos biliares são sintetizados do colesterol. Sob condições fisiológicas, aproximadamente 3% dos ácidos biliares é excretado: o restante segue recirculação êntero-hepática após absorção no íleo distal. As resinas ligam-se aos ácidos biliares no intestino, impedindo sua recirculação de volta ao fígado e aumentando sua excreção em 2 a 10 vezes. A depleção dos ácidos biliares via excreção leva a aumento da síntese hepática de ácidos biliares, o que reduz o colesterol intra-hepático. Devido à interrupção da circulação êntero-hepática de ácidos biliares, aumento da sua excreção fecal e diminuição do colesterol intra-hepático, as resinas causam super-regulação de receptores de LDL-colesterol, o que permite reconhecimento, ligação e remoção de lipoproteínas que contêm apo-B e apo-E. A eficácia a longo prazo da resina é diminuída pela estimulação secundária da atividade da HMG-CoA redutase no fígado, que aumenta a síntese de colesterol.

TRATAMENTO DAS DISLIPIDEMIAS

Quadro 6.44 – Principais drogas que alteram o metabolismo de lipoproteínas.

	Quelantes de sais biliares	Ácido nicotínico	Inibidores da HGM-coA redutase	Fibratos	Ezetimibe
Drogas disponíveis e doses diárias	Colestiramina: 4-24g	Ácido nicotínico: 500mg-6g Acipimox (derivado menos potente do ácido nicotínico): 250-750mg	Rosuvastatina 5-40mg Atorvastatina 10-80mg Sinvastatina 5-80mg Pravastatina 10-40mg Fluvastatina 20-80mg Lovastatina 10-80mg	Bezafibrato 200-600mg Bezafibrato retard 400mg Gemfibrozil 600-1200mg Ciprofibrato 100mg Fenofibrato micronizado 200-250mg Etofibrato 500mg	Ezetimibe 10mg
Uso principal	Diminuição de LDL-colesterol	Diminuição de LDL-colesterol Diminuição de triglicérides Aumento de HDL-colesterol	Diminuição de LDL-colesterol	Diminuição de triglicérides Aumento de HDL-colesterol Efeitos variáveis em LDL-colesterol	Diminuição de LDL-colesterol
Efeitos sobre lípides	LDL-colesterol: ↓ 15-30% HDL-colesterol: ↑ 3-5% TG: pode haver aumento	LDL-colesterol: ↓ 20-30% HDL-colesterol: ↓ 15-35% TG: ↓ 20-50%	LDL-colesterol: ↓ 20-60% HDL-colesterol: ↑ 5-15% TG: ↓ 10-40%	LDL: efeito variável, em geral ↓ 10-15% HDL-colesterol: ↑ 5-20% TG: ↓ 20-50%	LDL-colesterol: ↓ 15-20% HDL-colesterol: ↑ 3% TG: ↓ 10%
Principais contra-indicações	Obstrução biliar Disbetalipoproteinemia familiar TG > 400mg/dl	Hepatopatia Úlcera péptica Sangramento arterial Gota	Hepatopatia Gravidez Insuficiência renal	Insuficiência renal ou hepática Cirrose biliar primária Calculose biliar	Hipersensibilidade à droga Gravidez e lactação (relativas)
Precauções	Pode piorar hipertrigliceridemia (TG > 200mg/dl)	Pode piorar hiperglicemia e hiperuricemia	Uso concomitante de fibratos, ácido nicotínico, ciclosporina	Uso concomitante de estatina pode levar à miopatia	Não administrar com fibrato, colestiramina, genfibrozil, ciclosporina
Principais efeitos colaterais	Sintomas gastrintestinais Obstipação Absorção diminuída de outras drogas	Rubor facial Hepatotoxicidade Hiperuricemia Alterações gastrintestinais altas	Miopatia Aumento de enzimas hepáticas	Efeitos gastrintestinais Calculose biliar Potenciação do efeito de anticoagulantes orais	Lombalgia Artralgia

Adaptado de Gotto AMJr.: Contemporary Diagnosis and Management of Lipid Disorders, 2001[27].
TG = triglicérides.

O efeito terapêutico predominante da colestiramina é a diminuição de colesterol total e de LDL-colesterol, da ordem de 15 a 30%. Pode haver aumento de até 5% de HDL-colesterol. Os efeitos sobre a concentração de triglicérides são variáveis, podendo ocorrer aumento. Quando a concentração basal de triglicérides está elevada, o risco de aumento com o tratamento com colestiramina é maior.

A colestiramina é administrada sob a forma de pó que, devido ao seu sabor, induz baixa aderência em alguns pacientes.

Os principais efeitos colaterais são gastrintestinais e incluem flatulência, dor abdominal não-específica, refluxo gastroesofágico e obstipação. A colestiramina pode atuar como quelante de algumas drogas administradas conjuntamente como tiroxina, digoxina, warfarina, diuréticos, betabloqueadores e uma variedade de antibióticos. A administração dessas drogas 1 hora antes ou 4 a 6 horas após a ingestão da colestiramina pode minimizar esse problema.

Inibidores de HMG-CoA redutase

Os inibidores da HMG-CoA redutase ou estatinas foram introduzidos na prática clínica há aproximadamente 15 anos e isso significou um avanço importante no tratamento farmacológico das dislipidemias. As estatinas disponíveis atualmente são rosuvastatina, atorvastatina, sinvastatina, lovastatina, pravastatina e fluvastatina (Quadro 6.44).

As estatinas induzem a inibição parcial da HMG-CoA redutase, enzima limitante na síntese de colesterol, diminuindo, dessa forma, a produção intracelular de colesterol. A resultante diminuição do colesterol intracelular causa supra-regulação do receptor de LDL-colesterol, o receptor de membrana que reconhece, liga e internaliza lipoproteínas circulantes que contêm apo-B ou apo-E em sua superfície. Portanto, a administração de inibidores da HMG-CoA redutase resulta em aumento da depuração plasmática de LDL-colesterol e, em menor proporção, de VLDL-colesterol e IDL. A síntese hepática de partículas que contêm apo-B pode também ser afetada pelas estatinas, embora o efeito quantitativo desse mecanismo proposto é controverso.

Há variação tanto das doses estabelecidas como na redução máxima de LDL-colesterol esperada de cada estatina. Ocorre redução de LDL-colesterol em cerca de 30 a 35% com as seguintes doses equivalentes: 5mg de rosuvastatina = 10mg de atorvastatina = 20mg de sinvastatina = 40mg de lovastatina ou pravastatina = 80mg de fluvastatina. Dobrando-se a dose, com as estatinas em que isso é possível, há um acréscimo de redução de aproximadamente 6 a 8%. As doses diárias máximas utilizadas são de 40 a 80mg de rosuvastatina, 80mg de atorvastatina, 80mg de sinvastatina, 8mg de lovastatina, 40mg de pravastatina e 80mg de fluvastatina. Dessa forma, a redução máxima aproximada de LDL-colesterol alcançada é de 65% com a rosuvastatina, 60% com a atorvastatina, 47% com a sinvastatina, 42% com a lovastatina, 34% com a pravastatina e 24% com a fluvastatina.

O uso de estatinas está geralmente associado a aumento de HDL-colesterol da ordem de 5 a 15%.

VLDL-colesterol, que contém apo-B e apo-E na sua superfície, pode ser depurada pelo hepatócito ou pelo tecido periférico que sofreu supra-regulação do receptor de LDL-colesterol, e os níveis de triglicérides circulantes podem sofrer redução de 10 a 40%. As estatinas não alteram significativamente a concentração de lipoproteína(a). Os potenciais efeitos colaterais das estatinas têm sido intensamente analisados nos últimos 15 anos. As principais alterações detectadas são miopatia e alteração de enzimas hepáticas. Todas as estatinas parecem estar associadas com algum grau de elevação de transaminases, embora a incidência seja menor que 2% quando a toxicidade é definida como elevação de enzimas hepáticas acima de três vezes o valor normal. As alterações de função hepática são mais comuns nos primeiros 4 a 12 meses de tratamento ou após titulação de dose, sendo recomendada monitorização periódica da função hepática.

A miopatia clinicamente significativa induzida por estatinas é rara. Entretanto, pode ocorrer rabdomiólise em aproximadamente 0,1% dos pacientes que recebem estatina em monoterapia, quando a rabdomiólise é definida como um aumento de 10 vezes da creatinofosfocinase (CPK) associada à dor muscular intensa e à mioglobinúria. O médico deve alertar o paciente sobre esse possível efeito colateral e monitorar sintomas de dor muscular e escurecimento da urina. A incidência de miopatia é aumentada quando o uso de estatinas é combinado ao uso de fibratos, ácido nicotínico, inibidores de proteases, ciclosporina, eritromicina, antibióticos macrolídeos e nefazodona. A incidência de miopatia aumenta se a insuficiência renal basal está presente quando a estatina é usada em associação com essas medicações.

A maioria das estatinas é metabolizada através da via do citocromo P_{450} (CYP_{450}). Há, portanto, a possibilidade de interações das drogas com substratos competidores, inibidores ou indutores de isoenzimas dessa família. Diversas enzimas da via do citocromo P_{450} estão envolvidas na biotransformação da fluvastatina, embora estudos *in vitro* indiquem que sua metabolização seja feita primariamente pelo CYP-2C9. Outras estatinas são metabolizadas predominantemente pelo CYP-3A4.

Entretanto, a pravastatina não é metabolizada pela via do citocromo P_{450}. Portanto, é menos provável a ocorrência de efeitos colaterais como a miopatia quando a pravastatina é administrada em combinação a outras drogas que inibem as enzimas da via do citocromo P_{450}.

As estatinas podem ser usadas em combinação com outras drogas hipolipemiantes de mecanismos de ação diversos, causando sinergismo na melhora do perfil lipídico. Estatinas e resinas quelantes de sais biliares podem ser administradas conjuntamente devido a seus efeitos complementares. A resina reduz LDL-colesterol por aumentar a perda fecal de sais biliares e, como resposta à redução do colesterol, há supra-regulação dos receptores de LDL-colesterol e estimulação secundária de HMG-CoA redutase, na tentativa de manter a concentração de colesterol. A adição de estatina inibe em parte a estimulação secundária da HMG-CoA redutase, produz maior supra-regulação dos receptores de LDL, diminuindo a concentração de colesterol. Os pacientes em geral toleram as combinações, pois doses menores de cada droga podem ser utilizadas. As estatinas podem ser combinadas a fibratos em pacientes com dislipidemia mista. O tratamento com fibrato em pacientes com hipertrigliceridemia tem o potencial de elevar a concentração de LDL-colesterol se estiver associado um defeito de receptor apo-B/E (LDL), resultando em depuração diminuída de LDL-colesterol. Embora a combinação de fibratos com estatinas teoricamente melhore a eficácia das drogas, está associada a aumento do risco de miopatia, assim como na combinação com ácido nicotínico.

Ezetimibe

O ezetimibe é uma droga hipolipemiante que inibe a absorção intestinal de colesterol da dieta biliar por meio de bloqueio da passagem pela parede intestinal. Ele pode ser administrado em monoterapia ou em combinação a uma estatina para reduzir colesterol total, LDL-colesterol e apolipoproteína-B. O uso de 10mg/dia de ezetimibe leva a uma redução média de 19% em LDL-colesterol e 10% em triglicérides e aumento de 3% em HDL-colesterol. Ainda não foi estudada a segurança da associação de ezetimibe a fibratos ou ácido nicotínico, não devendo ser usados no momento.

O ezetimibe não inibe ou estimula a via do citocromo P_{450}. Entretanto, a associação com colestiramina, genfibrozil e ciclosporina afetaram a biodisponibilidade do ezetimibe, aumentando sua concentração no sangue. Nos estudos clínicos, seus efeitos colaterais principais foram lombalgia e artralgia em pequeno número de casos.

TRATAMENTO DAS DISLIPIDEMIAS MISTAS

Ácido nicotínico e derivado acipimox

O ácido nicotínico ou niacina é uma vitamina B que, em doses farmacológicas, melhora o perfil lipídico. Tanto o ácido nicotínico com seu derivado acipimox exercem um efeito primário no fígado, diminuido a produção de VLDL-colesterol. Além disso, diminuem a síntese de apo-B e das LDL-colesterol e a remoção das HDL-colesterol, e aumentam o catabolismo da lipoproteína (a). Outro efeito é o periférico, inibindo a lipase hormônio-sensível, intracelular, do tecido adiposo, diminuindo a liberação de ácidos graxos livres para o fígado e, conseqüentemente, a formação das VLDL-colesterol. Esse efeito periférico pode ser transitório. O tratamento com ácido nicotínico está associado à redução das LDL-colesterol pequenas e densas, mais aterogênicas. A redução do colesterol total e LDL-colesterol é de até 30%, dos triglicérides e das VLDL-colesterol de até 50%, e a elevação do HDL-colesterol é de até 35%. Alguns estudos sugerem diminuição dos níveis de lipoproteína(a).

O ácido nicotínico e seu derivado acipimox são rapidamente absorvidos quando ingeridos por via oral, distribuindo-se para todos os tecidos e posteriormente são eliminados pela urina.

A intolerância ao ácido nicotínico é freqüente, provocando rubor facial, prurido, eritema, arritmia, dores abdominais e náuseas. Ademais, pode causar aumento das transaminases hepáticas (em 5%) e do ácido úrico (em 5 a 10%) e hiperglicemia (em 10%).

A indução ou piora da hiperglicemia induzida pelo uso de ácido nicotínico pode ser secundária à alteração da sensibilidade periférica à insulina. Diabetes, entretanto, não é uma contra-indicação absoluta ao uso de ácido nicotínico, mas ele deve ser usado com cautela nos indivíduos com história documentada de diabetes ou intolerância à glicose ou glicemia de jejum alterada, com monitorização adequada. O derivado acipimox é mais bem tolerado, não elevando a glicemia e a uricemia.

Hiperuricemia e gota podem ser precipitadas pelo uso de ácido nicotínico em 5 a 10% dos indivíduos, e os pacientes que apresentem história de gota devem ser alertados para esse efeito colateral.

O rubor cutâneo, efeito colateral mais freqüente, é limitante do uso de ácido nicotínico, sendo provavelmente mediado pela liberação de prostaglandina. Pode ser minimizado pela ingestão de 100mg de aspirina antes de sua administração. A forma de liberação lenta é muito mais bem tolerada. Da mesma forma, o derivado acipimox é mais bem tolerado.

Um outro efeito colateral muito preocupante e potencialmente fatal é a insuficiência hepática, que pode ser fulminante. Aproximadamente 5% dos pacientes que utilizam mais que 3g/dia de ácido nicotínico apresentam níveis elevados de transaminases. Como esses pacientes são assintomáticos, é adequada a monitorização intermitente da função hepática. Quando há discreta elevação de transaminases, está indicada a redução da dose, o que pode levar à normalização dos níveis das enzimas. Entretanto, elevações persistentes de transaminases de mais de três vezes o valor normal são indicativas de retirada da droga.

A miopatia é rara em pacientes em monoterapia, mas o risco apresenta-se aumentado quando o ácido nicotínico é associado a estatinas ou fibratos. A monitorização de CPK é útil se o paciente apresentar dor muscular.

Os sintomas gastrintestinais são comuns e pode ocorrer exacerbação de úlcera péptica. Náuseas e desconforto abdominal podem ocorrer em até 20% dos pacientes em uso de ácido nicotínico.

A dose de ácido nicotínico é de 2 a 6g/dia, dividida em três a quatro tomadas. Aconselha-se iniciar a terapêutica com doses pequenas (100-250mg/dia), com aumento progressivo. O derivado acipimox é apresentado na forma de comprimidos de 250mg e a dose máxima diária é de 750mg.

Fibratos

São fármacos derivados do ácido fíbrico, indicados no tratamento da hipertrigliceridemia sempre que houver falha da intervenção dietética específica. Além do clofibrato, droga inicialmente introduzida a partir de 1962, fazem parte deste grupo: bezafibrato, fenofibrato, genfibrozil, etofibrato e ciprofibrato, todos em uso no Brasil.

Seu mecanismo de ação é complexo e não totalmente esclarecido. Os fibratos agem tanto nas vias de formação quanto nas vias de catabolismo de partículas ricas em triglicérides. Os fibratos estimulam os receptores proliferadores dos peroxissomos (PPAR), uma subfamília de receptores nucleares que controlam uma variedade de funções celulares, como metabolismo de lípides e lipoproteínas, oxidação de ácidos graxos, metabolismo de glicose, adipogênese e diferenciação celular. A ativação de PPAR pode regular a transcrição de vários genes, incluindo os que aumentam a expressão de efluxo de colesterol mediado por apo-AI. Os PPAR são fatores de transcrição intranucleares e sua subclasse alfa, quando ativada, inibe a transcrição da apolipoproteína CIII (que se contrapõe à ação da lipase das lipoproteínas), aumenta a produção da lipase das lipoproteínas e estimula a transcrição de apo-AI e apo-AII, o que contribui para elevar o nível circulante de HDL-colesterol. Além disso, os PPAR podem ter efeito direto sobre os vasos, o que pode influenciar a aterosclerose a nível da parede dos vasos.

Os fibratos aumentam o catabolismo de lipoproteínas ricas em triglicérides por meio da ativação da enzima lipase lipoprotéica, que catalisa a hidrólise de quilomícrons e VLDL-colesterol, resultando na formação de partículas remanescentes de quilomícrons e IDL. A ativação da lipase lipoprotéica também resulta na transferência de colesterol da superfície de VLDL-colesterol para HDL-colesterol, levando à relação inversa freqüentemente observada entre triglicérides e HDL-colesterol.

O efeito dos fibratos sobre o LDL-colesterol é complexo. A ativação da lipase lipoprotéica em pacientes hipertrigliceridêmicos com atividade reduzida do receptor apo-B/E pode aumentar a via catabólica de VLDL-colesterol, resultando em aumento de partículas de LDL-colesterol que não podem ser efetivamente retiradas de circulação. Os fibratos aumentam a afinidade dos receptores B/E pelas LDL-colesterol e provocam a redistribuição das subfrações de LDL-colesterol, diminuindo a concentração relativa das LDL-colesterol pequenas e densas mais aterogênicas. Além disso, tornam as LDL-colesterol, *in vitro*, menos suscetíveis à oxidação.

Os fibratos reduzem a síntese hepática das VLDL-colesterol, em decorrência do menor fluxo de ácidos graxos livres para o fígado. Também aumentam a excreção de colesterol hepático pelas vias biliares. Eles podem reduzir a lipemia pós-prandial. Estudos experimentais mostraram possível ação inibidora da enzima HMG-CoA redutase pelos fibratos, interferindo, desse modo, na cascata de síntese do colesterol. Apresentam alto grau de ligação à albumina, são metabolizados no citocromo P_{450} (CYP-3A4) e interagem com as drogas que utilizam a mesma via metabólica. São administrados por via oral e absorvidos pelo trato gastrintestinal. A excreção é feita quase totalmente por via renal, após conjugação com o ácido glicurônico.

Quando a trigliceridemia endógena for muito elevada (> 500mg/dl), o que acarreta maior risco de pancreatite aguda ou de trombose, deve-se iniciar a terapêutica farmacológica, nos tipos de hipertrigliceridemia em que está indicada, concomitante à restrição alimentar. Na hiperquilomicronemia não está indicado o tratamento farmacológico com fibratos.

A redução da trigliceridemia, com doses habituais de fibratos, situa-se em torno de 20 a 50%, tomando-se o cuidado de manter dieta adequada. A redução relativa será tanto maior quanto mais alto for o nível basal de triglicérides. Paralelamente, ocorre aumento da fração HDL-colesterol, em média de 10% em relação ao valor basal, mas esse aumento pode chegar eventualmente até cerca de 20%.

As doses habitualmente usadas são: clofibrato 1.000 a 2.000mg ao dia, bezafibrato 200mg três vezes ao dia, bezafibrato *retard* 400mg uma vez ao dia, genfibrozil 1.200mg ao dia, ciprofibrato 100mg ao dia, fenofibrato micronizado 200mg ao dia, etofibrato 500mg ao dia.

Os principais efeitos colaterais dos fibratos são gastrintestinais e podem ocorrer em até 5% dos pacientes. O aumento da incidência de colelitíase pelo uso do clofibrato não foi documentado com os outros fibratos. Alterações de função hepática podem estar presentes ocasionalmente, mas insuficiência hepática ou progressão para hepatopatia crônica não são documentadas com os fibratos. Miopatia é rara com o uso de fibratos em monoterapia, mas pode ocorrer com maior freqüência quando os fibratos são usados em combinação com as estatinas. A miopatia decorrente do uso da associação de estatina e fibrato é mais freqüente quando há insuficiência renal prévia. Os fibratos potencializam a ação da warfarina e, portanto, o tempo de protrombina deve ser monitorizado.

REFERÊNCIAS BIBLIOGRÁFICAS

1. Neaton JD, Wentworth D. Serum cholesterol, blood pressure, cigarette smoking, and death from coronary heart disease. Overall findings and differences by age for 316099 white men. Multiple Risk Factor Intervention Trial Research Group. Arch Intern Med 1992; 152:56. ▪ 2. Faggioto A, Ross R, Harker L. Studies of hypercholesterolemia in the nonhuman primate. I. Changes that lead to fatty streaks formation. Arteriosclerosis 1984; 4:323. ▪ 3. The Lipid Research Clinics Coronary Primary Prevention Trial results. I: Reduction in incidence of coronary heart disease. JAMA 1984; 251:351. ▪ 4. Randomized Trial of Cholesterol Lowering in 4444 Patients with Coronary Heart Disease: the Scandinavian Simvastatin Survival Study (4S). Lancet 1995; 345:1274. ▪ 5. Sheperd J, Cobbe SM, Ford I et al. Prevention of coronary heart disease with pravastatin in men with hypercholesterolemia. West of Scotland Coronary Prevention Study Group. N Engl J Med 1995; 333:1301. ▪ 6. Sacks FM, Pfeffer MA, Moye LA et al. The effects of pravastatin on coronary events after myocardial infarction in patients with average cholesterol levels. Cholesterol and recurrent events trial investigators. N Engl J Med 1996; 335:1001. ▪ 7. Prevention of cardiovascular events and death with pravastatin in patients with coronary heart disease and a broad range of initial cholesterol levels. The Long-Term Intervention with Pravastatin in Ischemic Disease (LIPID) Study Group. N Engl J Med 1998; 339:1349. ▪ 8. Downs JR, Clearfield M, Weis S et al. Primary prevention of acute coronary events with lovastatin in men and women with average cholesterol levels: Results of AFCAPS/TexCAPS. Air Force/Texas Coronary Atherosclerosis Prevention Study. JAMA 1998; 279:1615. ▪ 9. MRC/BHF Heart Protection Study of cholesterol lowering with simvastatin in 20,536 high risk individuals: a randomized placebo-controlled trial. Lancet 2002; 360:7. ▪ 10. ALLHAT Officers and Coordinators for the ALLHAT Collaborative Research Group Major outcomes in moderately hypercholesterolaemic hypertensive patients randomized to pravastatin vs usual care: the Antihypertensive and Lipid-Lowering Treatment to prevent Heart Attack Trial (ALLHAT-LLT) JAMA 2002; 288:2998. ▪ 11. Sever PS et al. Prevention of coronary and stroke events with atorvastatin in hypertensive patients who have average or lower-than-average cholesterol concentrations, in the Anglo-Scandinavian Cardiac Outcomes Trial-Lipid-Lowering Arm (ASCOT-LLA): a multicentre randomized trial. Lancet 2003; 361:1149. ▪ 12. Cannon CP, Braunwald E, McCabe CH et al. Comparison of intensive and moderate lipid lowering with statins after acute coronary syndromes; the Pravastatin or Atorvastatin Evaluation and Infection Therapy-Thrombolysis in Myocardial Infarction (TIMI) 22 Investigators. N Engl J Med 2004; 350:15. ▪ 13. Design of the Aggressive Lipid Lowering Initiation Abates New Cardiac Events (ALLIANCE). Am J Cardiol 2000; 86:250. ▪ 14. Shepherd J, Blauw GJ, Murphy MB et al. PROSPER study group. Pravastatin in elderly individuals at risk of vascular disease (PROSPER): a randomized controlled trial. Prospective Study of Pravastatin in the Elderly at Risk. Lancet 2002; 360:1623. ▪ 15. Colhoun HM et al. Design of the Collaborative Atorvastatin Diabetes Study (CARDS). Diabet Med 2002; 32:259. ▪ 16. Secondary prevention by raising HDL cholesterol and reducing triglycerides in patients with coronary artery disease: the Bezafibrate Infarction Prevention (BIP) study. Circulation 2000; 102:21. ▪ 17. Rubins HB, Robins SJ, Collins D et al. Gemfibrozil for the secondary prevention of coronary heart disease in men with low levels of high-density lipoprotein cholesterol. Veterans Affairs High-Density Lipoprotein Intervention Trial Study Group. N Engl J Med 1999; 341:410. ▪ 18. Bays HE, Dujovne CA, McGovern ME et al. Advicor Versus Other Cholesterol-Modulating Agents Trial Evaluation (ADVOCATE). Comparison of once-daily, niacin extended-release/lovastatin with standard doses of atorvastatin and simvastatin. Am J Cardiol 2003; 91:667. ▪ 19. Expert Panel on Detection, Evaluation and Treatment of High Blood Cholesterol in Adults. Executive Summary of the Third Report of the National Cholesterol Education Program (NCEP) Expert Panel on Detection, Evaluation and Treatment of High Blood Cholesterol in Adults (Adult Treatment Panel III). JAMA 2001; 285:2486. ▪ 20. National Cholesterol Education Program (NCEP) Expert Panel on Detection, Evaluation and Treatment of High Blood Cholesterol in Adults (Adult Treatment Panel III). Third Report of the National Cholesterol Education Program (NCEP) Expert Panel on Detection, Evaluation and Treatment of High Blood Cholesterol in Adults (Adult Treatment Panel III) final report. Circulation 2002; 106:3143. ▪ 21. National Cholesterol Education Program Report. Implications of Recent Clinical Trials for the National Cholesterol Education Program Adult Treatment Panel III Guidelines. Circulation 2004; 110:227. ▪ 22. Lottenberg AM, Nunes VS, Nakandakare ER, Neves M, Bernik M et al. The human cholesteryl ester transfer protein I405V polymorphism is associated with plasma cholesterol concentration and its reduction by dietary phytosterol ester. J Nutr 2003; 133(Suppl 6):1800. ▪ 23. Lottenberg AM, Nunes VS, Nakandakare ER et al. Eficiência dos ésteres de fitoesteróis alimentares na redução de lípides plasmáticos em hipercolesterolêmicos moderados. Arq Bras Cardiol 2002; 76:1. ▪ 24. Orgado CO, Bortoloto LA, Doria E et al. Exercício intervalado é melhor que exercício contínuo para diminuir pressão arterial 24h pós-exercício em hipertensos. Revista de Cardiologia do Estado de São Paulo 2003; 13:48. ▪ 25. Bray GA. Contemporary Diagnosis and Management of Obesity. 2nd ed, Newtown, PA, Handbooks in Health Care, 2003. ▪ 26. Fletcher GF: How to implement physical activity in primary and secondary prevention. A statement for healthcare professionals from the Task Force on Risk Reduction, American Heart Association. Circulation 1997; 96:355. ▪ 27. Gotto Jr AM. Contemporary Diagnosis and Management of Lipid Disorders. 2nd ed, Newton, PA, Handbooks in Health Care, 2001.

42. OBESIDADE

Márcia Martins Silveira Bernik
Regeane Trabulsi Cronfli
Simão Augusto Lottenberg
Ana Maria Pita Lottenberg

DEFINIÇÃO

Embora alguns autores definam obesidade como qualquer aumento na quantidade de gordura corpórea, parece mais razoável defini-la como o acúmulo de tecido adiposo em proporção capaz de causar prejuízos à saúde daqueles que o possuem.

Esse aumento na quantidade de gordura pode-se fazer de maneira uniforme, por todo o corpo, ou ser concentrado em regiões específicas do corpo, o que faz com que, nem sempre, o diagnóstico de obesidade seja visualmente fácil de ser feito. Devem ser consideradas as diferenças na proporção e na distribuição da gordura corpórea existentes entre os gêneros.

As mulheres possuem maior quantidade de gordura corpórea que os homens, principalmente em função de apresentarem uma tendência ao arredondamento das formas corpóreas, com maior acúmulo de gordura na região dos joelhos, quadris e nádegas. Além disso, há diferença importante na tendência à distribuição do excesso de gordura no homem e na mulher. O homem tende a acumular esse excesso na porção superior do corpo, levando ao que é conhecido como obesidade de tipo andróide, central ou em forma de maçã, enquanto a mulher tende a fazê-lo na porção inferior do corpo, levando à obesidade do tipo ginecóide, periférica ou em forma de pêra. Essa diferença na distribuição do excesso de gordura acarreta diferentes conseqüências para a saúde, que serão discutidas mais adiante.

Deve ainda ser lembrado o fato de que a quantidade e a distribuição da gordura corpórea também variam com a idade de um indivíduo, havendo a tendência à substituição progressiva de tecido muscular por tecido adiposo, caso não sejam realizados exercícios físicos que contraponham essa tendência.

Contudo, além do fato de que a distribuição da gordura corpórea poder variar em função do gênero, da idade e da atividade física, sabe-se que ela também varia em função do estado hormonal. Assim, as mulheres em fase reprodutiva apresentam menor quantidade de gordura visceral e, após a menopausa, ocorre rápido aumento dessa quantidade para níveis semelhantes aos dos homens.

EPIDEMIOLOGIA

A prevalência crescente da obesidade é um fato observado mundialmente, a ponto de a Organização Mundial da Saúde (OMS) ter considerado estarmos vivendo uma situação de epidemia global de obesidade. Embora em diferentes graus, a população de todo o mundo mostra sinais incontestáveis de que seu peso vem aumentando progressivamente, ainda que determinados grupos étnicos apresentem maior tendência à obesidade.

Segundo os dados publicados de 1999-2000 do *National Health and Nutrition Examination Survey* (NHANES), 30,5% da população americana apresenta índice de massa corpórea acima de 30, e 24% preenche critérios para o diagnóstico de síndrome metabólica, apresentando dislipidemia, alterações glicêmicas, hipertensão e acúmulo de gordura na região abdominal.

Estima-se que, no hemisfério ocidental, incluindo a América do Sul, a proporção de adultos que apresentam problemas relacionados ao excesso de peso gire em torno de, pelo menos, 50% da população. Os últimos estudos epidemiológicos sobre excesso de peso realizados em nosso país apontam para o fato de que cerca de 34% da população brasileira apresenta excesso de peso e aproximadamente 12,5% apresenta obesidade[1].

Talvez o elemento mais assustador revelado pelos dados estatísticos mais recentes seja o fato de que o crescimento do excesso de peso e da obesidade tende a ser mais intenso nas faixas etárias mais jovens, o que possivelmente explica os recentes aumentos na freqüência de adolescentes que chegam à idade adulta com excesso de peso. Esses dados contêm, além disso, a explicação para o impressionante aumento da prevalência da obesidade em crianças: no Brasil, ela aumentou cerca de 20% entre 1974 e 1997[2].

Nos países em desenvolvimento, como o nosso, vem ocorrendo a chamada transição nutricional, processo que representa a erradicação da subnutrição e sua substituição pela obesidade. Dados recentes apontam para o fato de que os índices de desnutrição da população favelada brasileira já estão bem inferiores aos de obesidade. Por outro lado, a prevalência de obesidade entre 1989 e 1997 no quarto quartil de renda (o mais alto) da população feminina da Região Sudeste do Brasil sofreu uma redução de 13,2 para 8,2%, fato que não se observou na Região Nordeste[3]. Em estudo realizado com 6.578 funcionários ativos da Universidade de São Paulo[4], Lotufo também demonstrou que a obesidade esteve mais associada a níveis inferiores de ocupação. Os dados desse estudo em relação à distribuição do índice de massa corpórea (IMC) por gênero e nível socioeconômico são muito semelhantes aos descritos na "pesquisa de Padrão de Vida" do IBGE realizada nas regiões urbanas e rurais do Sudeste e Nordeste do Brasil em 1996. Monteiro et al. mostraram que a prevalência de obesidade nas mulheres do quartil inferior de renda (15%) era quase o dobro daquelas no quartil superior (8,2%)[5]. Essa proporção mostra semelhanças com a observada entre a freqüência de obesidade no nível operacional (24,9%) em comparação com o nível superior (11,7%) do estudo de Lotufo. Essa razão inversa entre estrato socioeconômico e IMC em mulheres foi também observada em outros estudos[6,7].

FATORES ETIOLÓGICOS

O primeiro passo na avaliação do paciente obeso é a avaliação das potenciais causas dessa condição. A obesidade pode ser classificada etiologicamente em: hipotalâmica, endócrina, nutricional, devida a estilo de vida sedentário, genética, devida ao uso de drogas e à cessação de tabagismo e idiopática. Embora as causas secundárias de obesidade sejam raras, as síndromes endócrinas e hipotalâmicas, tais como hipotireoidismo, síndrome de Cushing, síndrome de Prader-Willi e lesão hipotalâmica, devem ser consideradas.

Uma causa comum de ganho de peso é o uso de drogas, muitas delas de uso freqüente na prática clínica. Como exemplo podemos citar alguns antidepressivos, alguns antipsicóticos, lítio, anticonvulsivantes, algumas drogas utilizadas no tratamento do *diabetes mellitus*, contraceptivos orais, corticosteróides, anti-histamínicos, alfa e betabloqueadores.

Estilo de vida sedentário e dieta hipercalórica sempre contribuem para o aumento de peso. Um excesso de ingestão de apenas 100kcal/dia resulta em ganho aproximado de 5kg ao ano, o que significa um ganho de cerca de 50kg por década!

Três componentes governam o equilíbrio energético: gasto energético, ingestão calórica e genética.

Cerca de dois terços das calorias que ingerimos são gastas (oxidadas ou "queimadas") no processo de manutenção do metabolismo de repouso ou taxa metabólica basal (TMB), que corresponde à energia envolvida na manutenção da temperatura corpórea, da respiração, dos batimentos cardíacos, da atividade cerebral etc.

Entretanto, o gasto energético possui outros componentes além da TMB. Aproximadamente 10% do seu total é dissipado por meio da resposta térmica à alimentação, que pode ser inibida por bloqueio beta-adrenérgico, sugerindo importante função do sistema nervoso simpático nesse processo. Há dúvidas sobre se o efeito térmico dos alimentos poderia ser um dos fatores responsáveis pelo desenvolvimento da obesidade. Numa revisão recente[8], estudos apropriadamente conduzidos mostraram claramente que a obesidade reduz o efeito térmico dos alimentos e que a resistência à insulina foi o fator de maior importância nessa redução na resposta térmica à alimentação. Quando havia resistência à insulina, o efeito térmico estava reduzido. Em pequenos animais, o tecido adiposo marrom, que é controlado pelo sistema nervoso simpático, é muito importante na termogênese (produção de calor) nos ambientes frios. Esse sistema também é importante na manutenção da temperatura corpórea de mamíferos recém-nascidos, incluindo os humanos.

O terceiro componente do gasto energético é a atividade física e o exercício. A energia utilizada para a atividade física está relacionada a peso corpóreo e freqüência, intensidade e duração dessa atividade.

Para a maioria dos indivíduos, somente cerca de um terço das calorias é despendida em exercício físico voluntário, de tal forma que as necessidades energéticas das 24 horas são, habitualmente, equivalentes a 1,5 x TMB.

A ingestão calórica total de um indivíduo sofre modificações ao longo de sua vida, observando-se um pico de ingestão no final da adolescência e início da vida adulta e um declínio progressivo após esse período. Em qualquer idade, os homens consomem mais calorias que as mulheres. Homens de meia-idade têm um decréscimo na ingestão calórica de 450kcal/dia ao longo de dez anos[9]. O aumento no peso corpóreo ao longo desses 10 anos sugere que o gasto energético deva ter diminuído ainda mais.

A ingestão calórica referida nos questionários alimentares está, provavelmente, subestimada. Trabalhos realizados com água marcada radioativamente mostraram que indivíduos normais subestimam sua ingestão calórica em cerca de 20%, e indivíduos obesos, em 30% ou mais[10,11]. Essa tendência a subestimar a ingestão calórica levou ao conceito errôneo de que indivíduos obesos freqüentemente não comem mais que os magros. O aumento no gasto calórico total à medida que aumenta o peso corpóreo, conforme medido por uma variedade de métodos, evidencia que os indivíduos com sobrepeso, em média, comem mais[12].

De maneira geral, vem-se observando uma tendência crescente do aumento de consumo de gorduras na dieta através dos tempos, mais acentuada nas duas últimas décadas[13,14]; por outro lado, a análise de vários estudos populacionais realizados com populações de 20 países demonstrou correlação significativa da ingestão de gordura com o índice de massa corpórea. Esses dados são corroborados pelos resultados de estudos fisiológicos que demonstram que alimentos com alta densidade energética (definida como alta quantidade de energia por volume de alimento) diminuem a saciedade e que alimentos ricos em fibras (que possuem menor densidade energética) promovem maior saciedade.

Além disso, o excesso de calorias sob a forma de gorduras parece predispor a um maior depósito de gorduras no organismo que o mesmo excesso de calorias ingerido sob a forma de carboidratos. Uma das razões para esse fato é a maior capacidade adipogênica das gorduras.

Além dos fatos mencionados anteriormente, devem ser destacadas as amplas diferenças na predisposição ao ganho de peso que podem ser observadas entre indivíduos e entre comunidades, que se manifestam como diferenças entre prevalências de obesidade e sobrepeso.

A espécie humana adaptou-se a um ambiente sujeito a escassez periódica de alimentos. A atual abundância associada a estilo de vida sedentário são os principais responsáveis pelo desenvolvimento da epidemia de obesidade.

Os efeitos da interação ambiental e genética são sinergéticos para o desenvolvimento de obesidade. Eles podem estar envolvidos em determinar a suscetibilidade para o ganho de massa gordurosa em resposta aos fatores de risco, tais como dietas ricas em gordura e diminuição da atividade física. Além disso, podem estar envolvidos na suscetibilidade dos obesos em desenvolver co-morbidades associadas à obesidade, como diabetes tipo 2, dislipidemia e hipertensão arterial.

O papel relativo de fatores genéticos, culturais e ambientais foi objeto do "Estudo das Famílias de Quebec"[15], que concluiu que a contribuição dos fatores genéticos na obesidade é por volta de 30%, sendo cerca de 60% proveniente de fatores ambientais, e 10%, de fatores culturais.

Estudos genéticos de adoção, de famílias e de gêmeos monozigóticos criados separadamente desde o nascimento comparados aos criados juntos, fornecem informações da influência genética, confirmando que a hereditariedade do IMC varia em torno de 30%[16].

Aparentemente, com o passar do tempo e o aumento da fartura de alimentos associado ao desenvolvimento tecnológico, as diferenças de hábitos de vida estão se tornando mais importantes que as diferenças genéticas na etiologia de sobrepeso e obesidade.

DIAGNÓSTICO E CLASSIFICAÇÃO

O peso ideal é o associado à menor morbidade e mortalidade para a população. Nesse sentido, classificar um indivíduo em relação à obesidade é uma tentativa de prever risco de doenças e estabelecer metas de tratamento. O diagnóstico de obesidade pode ser quantitativo, no que se refere à massa de tecido adiposo, e qualitativo, no que se refere ao padrão de distribuição de gordura corpórea.

O cálculo da gordura corpórea total pode ser feito por meio de vários métodos: água copórea total, potássio corpóreo total, medida de pregas cutâneas, bioimpedância elétrica, absorciometria de fótons com raios X de energia dupla (Dexa). Esta última contitui-se em um bom método experimental de se medir gordura corpórea total, permitindo que diferentes tipos de tecido possam ser quantificados e analisados quanto à sua distribuição. Gordura corpórea acima de 25% para homens e acima de 33% para mulheres define obesidade. Entretanto, a Dexa é um método dispendioso e, por isso, usado apenas para estudos[17].

O método mais simples, rápido, barato e reprodutível de se classificar obesidade na prática clínica em adultos é o IMC ou índice de Quetelet. O cálculo é feito dividindo-se o peso em quilos pelo quadrado da altura em metros[18]. O IMC apresenta boa correlação com adiposidade corpórea. Entretanto, pode superestimar o grau de adiposidade, por exemplo, em mulheres negras e em atletas, e subestimá-lo em indivíduos de origem asiática. A classificação do peso de acordo com o IMC está descrita na tabela 6.17. À medida que o IMC aumenta, o mesmo ocorre com o risco de desenvolvimento das co-morbidades relaciomadas à obesidade[19].

Tabela 6.17 – Classificação de obesidade conforme o índice de massa corpórea (IMC) e risco de co-morbidades.

IMC (kg/m^2)	Classificação	Risco de doença
< 18,5	Baixo peso	Outros problemas clínicos
18,5-24,9	Normal	Normal
25-29,9	Pré-obeso ou sobrepeso	Discreto
30-34,9	Obesidade grau I	Moderado
35-39,9	Obesidade grau II	Grave
≥ 40	Obesidade grau III	Muito grave

Adaptado de Bray, 2003[19].

Em crianças e adolescentes a aplicação direta do IMC não é satisfatória. A Força Tarefa Internacional para Obesidade da Organização Mundial da Saúde promoveu um estudo[20] envolvendo seis países, com quase 100.000 crianças e adolescentes de cada gênero. A curva de IMC foi estruturada de modo que na idade de 18 anos o IMC se igualou ao da idade adulta. A tabela 6.18 mostra o IMC para cada idade e gênero considerados para o diagnóstico de sobrepeso e obesidade infantil e de adolescentes.

Tabela 6.18 – Índices de massa corpórea para o diagnóstico de sobrepeso e obesidade infantil.

Idade (anos)	Masculino	Feminino	Masculino	Feminino
2	18,4	18	20,1	20,1
2,5	18,1	17,8	19,8	19,5
3	17,9	17,6	19,6	19,4
3,5	17,7	17,4	19,4	19,2
4	17,6	17,3	19,3	19,1
4,5	17,5	17,2	19,3	19,1
5	17,4	17,1	19,3	19,2
5,5	17,5	17,2	19,5	19,3
6	17,6	17,3	19,8	19,7
6,5	17,7	17,5	20,2	20,1
7	17,9	17,8	20,6	20,5
7,5	18,2	18	21,1	21
8	18,4	18,3	21,6	21,6
8,5	18,8	18,7	22,2	22,2
9	19,1	19,1	22,8	22,8
9,5	19,5	19,5	23,4	23,5
10	19,8	19,9	24	24,1
10,5	20,2	20,3	24,6	24,8
11	20,6	20,7	25,1	25,4
11,5	20,9	21,2	25,6	26,1
12	21,2	21,7	26	26,7
12,5	21,6	22,1	26,4	27,2
13	21,9	22,6	26,8	27,8
13,5	22,3	23	27,2	28,2
14	22,6	23,3	27,6	28,6
14,5	23	23,7	28	28,9
15	23,3	23,9	28,3	29,1
15,5	23,6	24,2	28,6	29,3
16	23,9	24,4	28,9	29,4
16,5	24,2	24,5	29,1	29,6
17	24,5	24,7	29,4	29,7
17,5	24,7	24,8	29,7	29,8
18	25	25	30	30

Adaptado de Cole et al., 2000[20].

O acúmulo de gordura abdominal confere risco aumentado de desenvolvimento de doenças relacionadas à obesidade, provavelmente refletindo o aumento de gordura visceral. Intolerância à glicose, hipertensão, hipertrigliceridemia e baixos níveis de HDL-colesterol estão mais intimamente associados ao aumento de gordura visceral que ao de gordura corpórea. A quantidade de gordura abdominal pode ser determinada pela ressonância magnética, pela tomografia computadorizada e pela ultra-sonografia. Entretanto, estes são métodos dispendiosos. Por outro lado, foi demonstrado que a medida da circunferência da cintura, um método simples, rápido, barato e reprodutível, apresenta boa correlação com o conteúdo de gordura abdominal. Ela representa a medida do maior perímetro abdominal entre a última costela e a crista ilíaca. No quadro 6.45 é demonstrada a correlação da medida da cintura com o aumento de risco de desenvolvimento de co-morbidades. A circunferência abdominal é particularmente útil para avaliação de risco de pacientes com IMC abaixo de $35kg/m^2$.

Quadro 6.45 – Risco de co-morbidades associado à medida da cintura.

	Alto risco
Homens	≥ 102cm
Mulheres	≥ 88cm

Adaptado de: National Intitutes of Health, National Heart, Lung and Blood Institute, 1998[18].

A relação cintura-quadril é outro índice utilizado para identificar indivíduos com acúmulo de gordura visceral. Os valores considerados de risco são: acima de 0,9 em homens e acima de 0,85 em mulheres. Entretanto, vários autores consideram que a simples medida da cintura já é suficiente e mais reprodutível.

CONSEQÜÊNCIAS DO EXCESSO DE PESO

Vários estudos epidemiológicos fornecem evidências consistentes da forte correlação existente entre a obesidade e o risco de desenvolvimento de diversas co-morbidades que devem, por isso, ser ativamente pesquisadas no portador de excesso de peso, tanto por meio da anamnese, quanto da realização de exames complementares.

Por esse motivo, o aumento do peso corpóreo está associado à elevação no risco de morte, fato percebido há muitos anos pelas companhias de seguros e bastante demonstrado por grandes estudos[21-25]. A morbidade e a mortalidade dos obesos[26] aumentam de forma alarmante e exponencial com IMC = $30kg/m^2$. O risco de morte prematura duplica em indivíduos com IMC > $35kg/m^2$. A ocorrência de morte súbita inexplicada é até 13 vezes mais freqüente em mulheres obesas com IMC > $40kg/m^2$, quando comparadas a mulheres de peso normal[27]. Nessa faixa de peso, o risco de morte por *diabetes mellitus*, doenças cardiorrespiratórias e cerebrovasculares, certas formas de neoplasia e outras doenças é significativamente maior[28].

As doenças cujo risco de aparecimento aumenta pelo excesso de peso podem ser classificadas em duas categorias fisiopatológicas. Na primeira delas, o aumento do risco é resultado das alterações metabólicas associadas ao excesso de gordura. Essa categoria inclui *diabetes mellitus*, dislipidemias, colelitíase, hipertensão arterial, doença cardiovascular, alterações endócrinas e algumas formas de câncer associadas à obesidade. Na segunda categoria fisiopatológica, os problemas são conseqüência do aumento da própria massa de gordura. Nela estão incluídas alterações articulares e dermatológicas, refluxo gastroesofágico, varizes de membros inferiores e a apnéia do sono. No quadro 6.46 estão relacionadas as doenças relacionadas ao excesso de peso.

Além do aumento da massa de gordura, em si, sua distribuição é um fator muito importante no desenvolvimento de várias doenças. Desde a identificação de vários peptídeos secretados pelo adipócito (adipsina, leptina e FNT-α, entre outros), essa célula vem sendo considerada uma célula endócrina, e o tecido adiposo,

Quadro 6.46 – Alterações patológicas relacionadas à obesidade.

Cardiovasculares	Hipertensão arterial, doença coronária, doença cerebrovascular, varizes de membros inferiores, trombose venosa
Respiratórias	Dispnéia, apnéia do sono, síndrome de hipoventilação
Gastrintestinais	Hérnia de hiato, colelitíase, esteatose hepática, esteato-hepatite e cirrose, hemorróidas, hérnias de parede abdominal, câncer colorretal
Metabólicas	Dislipidemia, resistência à insulina, *diabetes mellitus* tipo 2, hiperuricemia
Obstétricas	Aumento de complicações peripartais, macrossomia fetal
Ginecológicas	Câncer de mama, câncer de endométrio, câncer de colo uterino
Urológicas	Câncer de próstata, incontinência urinária
Dermatológicas	Dermatites por sudorese, micoses, linfedema, celulite, *acanthosis nigricans*
Ortopédicas	Osteoartrose, osteoartrite, lombalgia
Endócrinas	Hipercortisolismo, ovário policístico, hiperandrogenismo, irregularidades menstruais, diminuição da fertilidade
Psiquiátricas	Depressão, ansiedade

um órgão endócrino. A distribuição da gordura é importante na resposta aos produtos endócrinos do adipócito. O acúmulo de gordura em adipócitos viscerais é modulado por vários fatores. Andrógenos e estrógenos produzidos pelas gônadas e adrenais, bem como a conversão periférica de Δ^4-androstenediona a estrona nos adipócitos, são fundamentais na distribuição da gordura corpórea. A distribuição de gordura do tipo masculino ou andróide e a do tipo feminino ou ginecóide desenvolvem-se durante a adolescência. O acúmulo crescente de gordura visceral na vida adulta guarda relação com o gênero, mas os efeitos do cortisol, diminuindo os níveis do hormônio do crescimento e mudando os níveis de testosterona, são fatores importantes no acúmulo de gordura relacionado à idade. O aumento na gordura visceral causa elevação no grau de resistência à insulina e conseqüente hiperinsulinemia associadas à obesidade. Juntas, a hiperinsulinemia e a resistência à insulina aumentam o risco das co-morbidades.

O *diabetes mellitus* tipo 2 (DM 2) é uma condição freqüentemente associada ao excesso de peso, em ambos os gêneros e em todos os grupos étnicos. O risco de desenvolver DM 2 aumenta com o grau e a duração do excesso de peso e com uma distribuição mais central da gordura corpórea. O *Health Professionals Study*, um grande e importante estudo que analisou a relação entre IMC e DM 2, mostrou que o risco de desenvolver DM 2 foi menor nos homens com IMC < 24kg/m² e que, à medida que o IMC aumentava, esse risco também aumentava, de modo que, para um IMC = 35kg/m², o risco relativo chegava a aumentar até 40 vezes ou 4.000%[29]. Um outro grande estudo realizado com mulheres, o *Nurse's Health Study*, também mostrou forte correlação entre IMC e risco de desenvolver DM 2. Nesse estudo, o menor risco de desenvolver DM 2 estava associado a IMC < 22kg/m² e, para IMC > 35kg/m², o risco ajustado para a idade de desenvolver DM 2 atingia 60,9%, ou seja, mais de 6.000%[30]. O ganho de peso também aumenta o risco de desenvolver diabetes. Mais de 80% dos casos de DM 2 podem ser atribuídos a um aumento do peso. O já mencionado *Health Professionals Study* demonstrou que, enquanto o ganho de peso se associava a um risco aumentado de DM 2, perda de 3kg estava associada a uma redução do risco relativo de desenvolver essa doença. Com perda de 5 a 11kg, o risco relativo reduziu para cerca de 50%.

Se considerarmos o IMC aos 18 anos de idade, um ganho de 20kg aumenta o risco de desenvolver DM 2 em 15 vezes, enquanto uma redução de 20kg reduz esse risco a quase zero[19].

O ganho de peso parece preceder o aparecimento do DM 2. Além disso, nos estudos de seguimento de longo termo, a duração do excesso de peso e a mudança na glicose plasmática durante a realização de um teste oral de tolerância à glicose também mostraram forte correlação.

Hipertensão arterial sistêmica (HAS) é um achado freqüente no indivíduo com excesso de peso. Para se realizar a aferição da pressão arterial em indivíduos obesos deve-se utilizar aparelho que possua manguito adequado à circunferência do braço do paciente, uma vez que o uso de manguito de tamanho convencional tende a superestimar o valor obtido.

Comparando-se indivíduos com e sem hipertensão arterial, uma das maiores diferenças encontradas é um aumento de prevalência de obesidade no grupo de hipertensos. No estudo de Framingham[31], 70% dos casos de hipertensão em homens e 61% nas mulheres puderam ser diretamente atribuídos ao excesso de adiposidade. Calculou-se nesse estudo que para cada quilograma de peso ganho ocorre um aumento da pressão arterial sistólica de 1mmHg em média. Por outro lado, demonstrou-se claramente que a redução de peso, mesmo quando modesta, é capaz de trazer benefícios ao paciente hipertenso tanto na redução dos níveis pressóricos, como na melhora de outras condições freqüentemente associadas à obesidade. A cada 10kg de redução de peso obtém-se uma diminuição de 5 a 20mmHg na pressão arterial[32,33].

A interação de fatores hormonais, genéticos, dietéticos, renais e hemodinâmicos provavelmente é responsável pelo desenvolvimento de hipertensão arterial em pacientes obesos. A hiperinsulinemia pode contribuir ativando o sistema nervoso simpático e levando à retenção de sódio. A hipertensão e a vasoconstrição levam à redução do fluxo sangüíneo no músculo esquelético, acarretando piora da resistência à insulina, perpetuando o processo.

Nos indivíduos com peso normal, a hipertensão provoca hipertrofia concêntrica do coração, com espessamento das paredes ventriculares. Por outro lado, nos indivíduos com excesso de peso, ocorre dilatação excêntrica. O aumento da massa adiposa produz um aumento da volemia e do débito cardíaco que levam a aumento do estresse da parede do ventrículo esquerdo e à conseqüente dilatação, de acordo com a lei de LaPlace. Essas alterações resultam em elevação da pós-carga, predispondo à hipertrofia excêntrica do ventrículo que, por sua vez, predispõe à disfunção diastólica. Se essa hipertrofia for insuficiente para compensar a dilatação da câmara, o estresse da parede permanece aumentado, favorecendo o desenvolvimento de disfunção sistólica do ventrículo esquerdo e conseqüente insuficiência cardíaca. O ventrículo direito parece responder de maneira similar, mesmo na ausência de doença pulmonar vascular ou parenquimatosa. As alterações cardíacas estruturais e funcionais devidas ao excesso de peso isoladas ou combinadas com hipertensão[34] estão resumidas no quadro 6.47.

Quadro 6.47 – Comparação das alterações estruturais cardíacas e hemodinâmicas em pacientes com obesidade isolada, hipertensão isolada e obesidade e hipertensão combinadas.

Variável	Obesidade isolada	Hipertensão isolada	Obesidade e hipertensão
Freqüência cardíaca	Normal	Normal	Normal
Pressão arterial	Normal	Elevada	Elevada
Débito cardíaco	Elevado	Normal	Elevado
Resistência vascular periférica	Diminuída	Elevada	Normal ou elevada
Volume de ventrículo esquerdo	Aumentado	Normal	Aumentado
Complacência de ventrículo esquerdo	Normal ou aumentada	Normal ou aumentada	Aumentada
Hipertrofia de ventrículo esquerdo	Excêntrica	Concêntrica	Híbrida
Disfunção diastólica de ventrículo esquerdo	Freqüentemente presente	Freqüentemente presente	Freqüentemente presente
Disfunção sistólica de ventrículo esquerdo	Eventualmente presente	Freqüentemente ausente	Eventualmente presente
Insuficiência de ventrículo esquerdo	Eventualmente presente	Eventualmente presente	Freqüente
Hipertrofia de ventrículo direito	Eventualmente presente	Freqüentemente ausente	Eventualmente presente
Dilatação de ventrículo direito	Eventualmente presente	Freqüentemente ausente	Eventualmente presente
Insuficiência de ventrículo direito	Eventualmente presente	Freqüentemente ausente	Eventualmente presente

Adaptado de Alpert e Hashimi, 1993[32].

O excesso de peso corpóreo está associado a aumento do peso do coração, pelo maior trabalho cardíaco. Contudo, o aumento do peso do coração não é proporcional ao do peso corpóreo, de modo que o peso do coração de um obeso representa um percentual menor do peso corpóreo que o de um indivíduo magro. O trabalho cardíaco aumentado associado ao excesso de peso pode produzir cardiomiopatia e **insuficiência cardíaca**. A perda de peso diminui o coração e essa diminuição apresenta uma correlação linear com a perda de peso, tanto em homens quanto em mulheres[34].

Um fator importante no aumento da pressão arterial induzida pelo ganho de peso é a elevação desproporcional no débito cardíaco em relação ao da massa de tecido adiposo. A explicação para esse aumento adicional no débito cardíaco poderia ser a estimulação da atividade simpática.

Outro aspecto a ser lembrado na etiologia da hipertensão do paciente obeso é a contribuição da maior ingestão de sódio decorrente do aumento da ingestão calórica.

Obesos grau III apresentam risco aumentado de desenvolvimento de trombose venosa profunda e tromboembolismo pulmonar.

Dados do *Nurses' Health Stdudy* mostram que o risco de mulheres americanas desenvolverem **doença isquêmica coronária** aumenta 3,3 vezes com um IMC maior que 29kg/m², quando comparado com o de mulheres com IMC menor que 21kg/m². Mulheres com IMC de 27 a 29kg/m² apresentam aumento do risco relativo de 1,8 vez. Um dado bastante relevante é que ganho de peso independente do IMC inicial aumenta gradativamente o risco de desenvolvimento de doença coronária. Isso é particularmente evidente no quintil mais elevado, no qual o ganho de peso foi maior que 20kg[35].

A **dislipidemia** pode ser importante na relação entre IMC e aumento do risco de desenvolvimento de doença isquêmica coronária[36]. Há uma correlação positiva entre IMC e triglicérides, bem como uma relação inversa entre IMC e HDL-colesterol. A distribuição central de gordura também é importante nas anormalidades lipídicas. A circunferência da cintura apresenta correlação com os níveis de triglicérides e HDL-colesterol tão boa ou melhor que a relação cintura-quadril ou diâmetro sagital. A perda de peso reduz discretamente os níveis de colesterol e aumenta os níveis de HDL-colesterol. A distribuição central de gordura também está associada a aumento dos níveis de LDL-colesterol com partículas pequenas e densas, mais ricas em colesterol, e redução dos níveis de LDL-colesterol com partículas mais ricas em triglicérides[36]. Para um mesmo nível de colesterol, o risco de doença coronária é maior quando há maior número de partículas de LDL-colesterol (com partículas pequenas e densas).

Indivíduos com excesso de peso e sem pneumopatia prévia raramente apresentam alterações na função pulmonar decorrentes da obesidade, a não ser que esta seja de grau muito elevado. A obesidade mórbida pode causar alteração na função pulmonar de várias maneiras. Em primeiro lugar, um aumento da gordura na parede torácica e no abdome limita a excursão respiratória pela redução do volume pulmonar. Esta se acentua na posição supina, o que aumenta o trabalho mecânico da respiração em cerca de 30% nos casos de obesidade moderada e em até três vezes na síndrome de hipoventilação devida à obesidade grave, também conhecida como **síndrome de Pickwick**. Nela, há distúrbio na ventilação/perfusão que resulta em troca gasosa anormal, levando à hipóxia que causará expansão da volemia, com prejuízo para a função ventricular. Essa síndrome se caracteriza por hipercapnia crônica, episódios de sonolência diurna, transtornos do sono e cianose produzida pela poliglobulia compensatória. Estudos de polissonografia mostram que esses pacientes apresentam arritmias ventriculares e fibrilação ventricular[37].

Outra importante alteração respiratória que pode acompanhar a obesidade é a síndrome da apnéia do sono, definida como uma parada da passagem de ar pelas vias aérea superiores com duração mínima de 10 segundos. Essas paradas respiratórias ocorrem inúmeras vezes e apenas durante o sono. É uma doença crônica, progressiva, incapacitante, com alta morbidade e mortalidade, cuja prevalência é de 9% na população masculina de 30 a 60 anos e de 4% da população feminina após a menopausa. Em obesos mórbidos sua incidência ultrapassa 50%. O principal sintoma é o ronco, presente em mais de 90% dos casos, também ocorrendo sonolência diurna, cansaço, dificuldade de concentração, deficiências neurocognitivas, irritabilidade, sintomas depressivos, ansiedade, cefaléia matinal, alterações de personalidade e diminuição da libido. A obesidade é um fator anatômico importante na etiologia dessa síndrome por causar estreitamento das vias aéreas superiores. A obstrução dessas, interrompendo a passagem de ar, ocorre pela aposição da língua, paredes laterais da oro e hipofaringe e palato mole. O estreitamento anatômico das vias aéreas superiores provocado pela obesidade está relacionado à hiperatividade tônica neuromuscular com a função de manter as vias aéreas abertas. Assim sendo, o nível basal de ativação neuromuscular tônica da faringe é substancialmente mais alto nesses pacientes, a fim de compensar a redução do calibre dessas vias. Durante o sono, esse fenômeno compensatório neuromuscular diminui, o que contribui para o colapso transitório das vias aéreas.

Uma vez interrompido o fluxo de ar, a hipóxia e a hipercapnia resultantes estimulam os corpos carotídeos e os quimiorreceptores centrais. Também ocorre ativação do sistema nervoso simpático e dos centros respiratórios, aumento do esforço respiratório até ocorrer um despertar ou uma superficialização do sono com reabertura das vias aéreas e retorno à respiração normal. As alterações gasométricas, o esforço respiratório contra a glote fechada e a reação de despertar desencadeiam intensa hiperatividade simpática aguda, o que pode levar a arritmias cardíacas graves, variações significativas do débito cardíaco, da pressão arterial sistêmica e pulmonar, da pressão de perfusão cerebral e da pressão intacraniana. A hiperatividade aguda e repetitiva do sistema nervoso autônomo causa um aumento crônico do tônus simpático, confirmado pela dosagem de catecolaminas que, por sua vez, ocasiona hipertensão arterial sistêmica. De 40 a 80% dos pacientes com síndrome de apnéia obstrutiva do sono, independente do peso, idade e gênero, apresentam hipertensão arterial e de 26 a 48% dos hipertensos apresentam apnéia do sono. Esta síndrome pode levar a hipertensão pulmonar, hipertrofia de ventrículos direito e esquerdo, *cor pulmonale* e insuficiência cardíaca direita. Também ocorre aumento da mortalidade em decorrência de infarto agudo do miocárdio e acidente vascular cerebral. O diagnóstico da síndrome de apnéia obstrutiva do sono é feito pela polissonografia, que também determina seu índice de gravidade. A primeira e principal medida terapêutica para esses casos é a perda de peso[38].

Comparando-se mulheres obesas e não-obesas, verifica-se que a incidência de **colelitíase** aumenta paralelamente ao do IMC, e sobe abruptamente quando o IMC excede 30kg/m², podendo chegar a um risco até sete vezes maior quando o IMC[39] é maior que 45kg/m².

O risco aumentado de colelitíase no obeso pode ser parcialmente explicado pelo aumento do *turnover* de colesterol, relacionado à gordura corpórea total. A produção de colesterol relaciona-se linearmente à gordura corpórea: aproximadamente 20mg de colesterol adicional são sintetizados para cada kg extra de gordura corpórea. As altas concentrações de colesterol que juntamente com os ácidos biliares e fosfolípides compõem a bile aumentam a possibilidade de formação de cálculos de colesterol na vesícula biliar. Há um aumento na possibilidade de formação de cálculos biliares de 10 a 26% durante a perda de peso, devido ao aumento do fluxo de colesterol por meio do sistema biliar. Em pacientes submetidos a tratamento cirúrgico para obesidade ou à dieta de baixíssimas calorias, nos quais a perda de peso é muito grande e rápida, há aumento importante na incidência de colelitíase.

A obesidade é uma das principais causas de **refluxo gastroesofágico**. A hipótese etiológica mais provável é de que indivíduos obesos apresentam um aumento da pressão intra-abdominal, que favorece o refluxo, sendo que a barreira da junção esofagogástrica estaria enfraquecida por outros mecanismos. Vários estudos mostram que 60 a 70% desses pacientes têm coexistência de **hérnia de hiato**. A perda de peso é recomendada para a redução dos sintomas de refluxo e esofagite de refluxo.

A incidência de **esteatose hepática** em indivíduos obesos varia de 60 a 90%. Um estudo mostrou que, em indivíduos com IMC maior que 40kg/m², apenas 2% de fígados eram normais, havendo 56% de fígados com infiltração gordurosa e 42% com infiltração gordurosa associada à fibrose ou cirrose[40]. Histologicamente, a **esteato-hepatite** é idêntica à hepatite alcoólica, contudo, apesar desses achados, pacientes com esteato-hepatite não-alcoólica geralmente têm evolução benigna. A hiperinsulinemia parece ser o principal fator etiopatogênico para a esteatose hepática, uma vez que a insulina inibe a eliminação hepática de ácidos graxos e favorece o acúmulo de ácidos graxos livres e triglicérides nos hepatócitos. Como parte da investigação laboratorial dos obesos, devem-se dosar as transaminases e, quando alteradas, a avaliação deve ser complementada com ultra-sonografia de abdome. A redução de peso acarreta diminuição importante dos depósitos de gordura no fígado e normalização das transaminases.

A obesidade também se associa à maior incidência de **neoplasias malignas**. Mulheres com mais de 35% de excesso de peso têm risco 55% a mais de desenvolver cânceres de vesícula biliar, colo de útero, endométrio, ovário e, possivelmente, mama. Homens com mais de 35% de excesso de peso têm risco 40% a mais de desenvolver cânceres de cólon e próstata. Os cânceres de ovário, mama, colo de útero e próstata são dependentes das alterações dos níveis de hormônios sexuais que ocorrem nos obesos. Vários estudos mostram que tanto a obesidade centrípeta quanto o consumo de dieta rica em gorduras saturadas pobre em fibras aumentam o risco de câncer[41].

A obesidade causa uma série de **anormalidades no sistema endócrino**, que, por sua vez, aumentam a morbidade e a mortalidade dos obesos. A produção aumentada de **cortisol** observada em indivíduos obesos pode ser reproduzida em indivíduos com peso normal tornados obesos com superalimentação, uma vez que a secreção de cortisol é diretamente proporcional ao peso corpóreo. No entanto, o teste de supressão da produção de cortisol por dexametasona é normal em indivíduos obesos, o que permite diferenciá-los dos portadores de síndrome de Cushing. Uma das teorias para explicar o desenvolvimento de obesidade visceral está baseada no aumento dos níveis de cortisol. Segundo essa teoria, a obesidade e o estresse levariam a um aumento do cortisol plasmático que, por sua vez, levaria à obesidade visceral, que muito se assemelha ao quadro clínico da síndrome de Cushing.

Em ambos os gêneros, a obesidade associa-se a **anormalidades no sistema reprodutivo**. Existe uma elevação significativa de estrógenos em obesas pós-menopausa devido à maior atividade da enzima aromatase no tecido adiposo, que causa a conversão de andrógenos a estrógenos. Nas obesas em idade fértil, é freqüente a ocorrência de irregularidade menstrual conseqüente a alterações hormonais. Essas mulheres apresentam elevação dos andrógenos e diminuição da proteína carregadora dos hormônios sexuais (SHBG). Esses distúrbios hormonais são mais freqüentes nas mulheres com obesidade andróide e a eles se associa o hiperinsulinismo. Tanto a obesidade andróide quanto o hiperandrogenismo apresentam associação independente à resistência periférica à insulina, à dislipidemia e à síndrome dos ovários policísticos. Todos esses fatores ligados à obesidade andróide na mulher levam a um aumento do risco para doença macrovascular.

Observa-se diminuição da SHBG, bem como do nível de testosterona total no homem obeso. Ocorre, além disso, um aumento do nível de estrógeno devido à maior ação da enzima aromatase no tecido adiposo periférico. Conseqüentemente, observa-se redução dos níveis de LH e FSH que, contudo, não leva à feminilização porque o nível de SHBG é muito baixo, o que faz com que a concentração de testosterona livre seja, em geral, normal.

Na maioria dos obesos os testes de **função tireoidiana** são normais. É importante ressaltar que freqüentemente encontramos sérias alterações de função da tireóide em obesos decorrentes da administração iatrogênica ou de automedicação com hormônios tireoidianos ou de TRIAC (derivado do T_3 com ação predominante termogênica) em doses abusivas.

Em indivíduos obesos, o excesso de peso acarreta sobrecarga mecânica para os ossos e as articulações, desempenhando papel importante na patogênese, nas manifestações clínicas e na evolução das **doenças musculoesqueléticas**. A **osteoartrite** é a causa mais freqüente de doenças articulares e inúmeros estudos epidemiológicos comprovam sua associação com a obesidade. A teoria biomecânica sugere que a obesidade leva a aumento da pressão e da força sobre a articulação, resultando na ativação dos mecanismos de degradação da cartilagem articular, esclerose do osso subcondral e formação de osteófitos. Outra teoria é a de que algum fator metabólico afetaria as estruturas articulares, estimulando o desenvolvimento da osteoartrite.

Estudos populacionais têm demonstrado que pessoas obesas, com IMC entre 30 e 35kg/m², apresentam risco quatro a cinco vezes maior de desenvolver osteoartrite de joelho quando comparadas a controles de peso normal. A articulação do joelho sofre forças de impacto de cerca de seis vezes o peso corpóreo durante a deambulação e cada quilo de elevação no peso corpóreo eleva em 14 a 32% o risco de aparecimento de alterações radiológicas e osteolíticas. Existe também um risco aumentado de pessoas obesas desenvolverem osteoartrite de quadril, embora essa associação não seja tão forte como na osteoartrite de joelho[42].

A obesidade troncular é identificada como fator de risco para dor em coluna lombar e, principalmente, **hérnia discal**.

AVALIAÇÃO CLÍNICA E LABORATORIAL DO PACIENTE OBESO

A anamnese do paciente obeso deve abranger uma história detalhada da obesidade, incluindo peso ao nascimento, idade do início da obesidade, existência de fator desencadeante, padrão alimentar, hábito de atividade física, tabagismo, alcoolismo, tratamentos anteriores, medicações utilizadas e expectativas do paciente. O padrão alimentar é um dado importante a ser caracterizado[43] para melhor direcionar a terapêutica. Os padrões mais comuns incluem o distúrbio do comer compulsivo (*binge eating disorder*), a hiperfagia prandial, o "comedor noturno", o "beliscador" e o "madrugador". O distúrbio do comer compulsivo caracteriza-se por episódios descontrolados de alimentação compulsiva, de ocorrência mais freqüente no final da tarde. A hiperfagia prandial é mais comum no gênero masculino e caracteriza-se por ingestão alimentar excessiva, apenas nos horários de refeições programadas. Os "comedores noturnos" omitem o desjejum e, eventualmente, também o almoço, alimentando-se principalmente no final do dia. O "beliscador" caracteriza-se por realizar inúmeras pequenas refeições não programadas no decorrer do dia e é um padrão comum em mulheres cuja atividade é mais restrita ao lar. Um comportamento menos comum é o do "madrugador", caracterizado por acordar várias vezes durante a madrugada para alimentar-se.

Além do padrão alimentar é importante a caracterização da possível etiologia da obesidade[44], levando-se em consideração tanto as possíveis doenças que podem ser causa de obesidade, como os aspectos do estilo de vida (cessação de tabagismo, sedentarismo, dieta hipercalórica, uso de medicamentos).

A presença de doenças orgânicas que induzem ganho de peso e a de doenças associadas à obesidade devem ser avaliadas individualmente, de acordo com a existência de sinais e sintomas. O paciente obeso deve ser submetido a exame clínico detalhado. Desse modo, se o paciente for hipertenso, apresentar obesidade centrípeta, pletora facial, estrias e afilamento da epiderme, será obrigatória a dosagem de cortisol urinário de 24 horas ou a realização de teste de supressão de cortisol após 0,5mg de dexametasona, por via oral, à meia-noite do dia anterior à coleta. Esses são considerados testes iniciais no diagnóstico de síndrome de Cushing. Da mesma forma, deve-se sempre pequisar sintomas e sinais clínicos de hipotireoidismo, além de realizar análise de nível sérico de hormônio tireoestimulante (TSH). Pacientes que apresentem sintomas visuais e cefaléia crônica devem submeter-se à avaliação oftalmológica e neurológica e realizar exames de imagem em crânio para o diagnóstico de lesões do sistema nervoso central que possam levar à hiperfagia. Em mulheres com história de hirsutismo e amenorréia, é necessário realizar dosagem de LH e andrógenos para o diagnóstico de síndrome dos ovários policísticos. Em pacientes com sintomas e sinais de apnéia do sono ou de hipoventilação, é importante a realização de polissonografia, teste de função pulmonar e gasometria.

Em crianças e adolescentes é de extrema importância a avaliação e o acompanhamento do crescimento durante o período de perda de peso[45,46].

Pacientes com excesso de peso freqüentemente apresentam outros fatores de risco cardiovascular. É extremamente importante que se estime o risco cardiovascular do paciente obeso[47], a fim de se determinar a intensidade de intervenção para alterações lipídicas ou hipertensão. Em pacientes com excesso de peso, o controle dos fatores de risco cardiovascular merece ênfase semelhante ao tratamento para perda de peso.

Todos os componentes da **síndrome metabólica** (ver quadro 6.35) devem ser avaliados em pacientes com excesso de peso. Para o diagnóstico dessa condição, utilizam-se critérios menos rígidos que no diagnóstico de dislipidemia, hipertensão, diabetes e obesidade isoladamente. Por isso, um conjunto de alterações metabólicas menos intensas já é suficiente para se estabelecer esse diagnóstico[47]. A justificativa para essa conduta é o fato de que o risco de doença cardiovascular é muito mais elevado quando as alterações metabólicas estão presentes concomitantemente. O objetivo do diagnóstico da síndrome metabólica é identificar mais precocemente indivíduos com resistência à insulina e a dislipidemia que a acompanha (HDL-colesterol baixo, triglicérides elevados e LDL-colesterol – partículas pequenas e densas), disfunção vascular (elevação na pressão arterial) e risco elevado de desenvolvimento de *diabetes mellitus* tipo 2.

Os indivíduos que apresentam IMC entre 19 e 25kg/m^2 são considerados saudáveis em relação ao peso e devem ser orientados a manter dieta saudável e exercício físico regular. Já indivíduos com IMC acima de 30kg/m^2 apresentam risco aumentado, considerando-se a saúde global. É interessante que se faça uma avaliação de risco para indivíduos com IMC entre 25 e 30kg/m^2, incluindo avaliação de gordura visceral (medida da cintura) e co-morbidades como diabetes, hipertensão e dislipidemia. Esse risco se correlaciona com a necessidade de se instituir tratamento visando à perda de peso e não diretamente define risco cardiovascular. O quadro 6.48 ilustra o esquema para ajuste de IMC, refletindo o aumento de risco (ou necessidade de mais tratamento) imposto pela presença de co-morbidades como alterações lipídicas, glicêmicas, de pressão arterial, presença de apnéia do sono e osteoartrite, além de intensidade de ganho de peso desde os 18 anos.

Quadro 6.48 – Cálculo de IMC ajustado pelas co-morbidades.

Pontuação	Zero	+ 1	+ 3	Pontos
IMC	—	—	—	
Ganho de peso desde 18 anos (em kg)	< 5	5-15	> 15	
Triglicérides (mg/dl)	< 150	≥ 150	≥ 200	
HDL-colesterol (mg/dl) – homens	≥ 40	< 40	< 35	
HDL-colesterol (mg/dl) – mulheres	≥ 50	< 50	< 40	
Pressão arterial (mmHg) em não tratados	< 130/< 85	≥ 130/≥ 85	> 140/≥ 90	
Glicemia jejum (mg/dl)	< 100	≥ 100-125	≥ 126	
Circunferência abdominal em mulheres (cm)	< 88	—	≥ 88	
Circunferência abdominal em homens (cm) (se IMC 22-30kg/m^2)	< 102	—	≥ 102	
Apnéia do sono	Ausente	—	Presente	
Osteoartrite	Ausente	Presente	—	
IMC ajustado	—	—	—	

Adaptado de Bray, 2003[9].

O ajuste do IMC para condições mórbidas associadas identifica pacientes que muito se beneficiarão da perda de peso. Entretanto, antes do início de qualquer tipo de tratamento é importante a avaliação de prontidão do paciente para mudanças de comportamento. O teste de prontidão será apresentado mais adiante.

Outra etapa importante é o estabelecimento de objetivos mínimos e realistas de perda de peso, de acordo com o IMC ajustado para condições associadas. A partir daí, podem-se definir as condutas terapêuticas mais adequadas para cada faixa de risco. Este organograma é apresentado no quadro 6.49. Uma vez alcançado o objetivo mínimo, pode-se ou não estabelecer um novo objetivo. O tempo proposto para qualquer tipo de tratamento é de, no mínimo, seis meses, incluindo etapa de manutenção de peso de duração igual ou superior ao período de perda de peso.

Quadro 6.49 – Condutas para o alcance de objetivo mínimo de perda de peso de acordo com IMC ajustado para riscos associados.

IMC ajustado	Risco	Objetivo mínimo de perda de peso	Conduta
< 25	Muito baixo	Manter peso	Dieta saudável Exercício
< 30	Baixo	5% do peso inicial	Exercício Dieta Terapia comportamental
30-34	Moderado	10% do peso inicial ou IMC ajustado < 30	Medicação Dieta Terapia comportamental Exercício
> 35	Alto	Redução de IMC em 3 unidades	Medicação Dieta Terapia comportamental Exercício
> 40	Muito alto	Redução de IMC em 3 unidades	Medicação Dieta Terapia comportamental Exercício Cirurgia se houver falha dos outros tratamentos

Adaptado de Bray, 2003[19].

TRATAMENTO NÃO-FARMACOLÓGICO
TÉCNICAS DE MODIFICAÇÃO DE COMPORTAMENTO

Inúmeros estudos clínicos demonstraram que a terapia comportamental deve ser incorporada ao tratamento para perda de peso, sendo uma ferramenta bastante útil.

As seguintes estratégias comportamentais podem ser adotadas:

1. Avaliação da motivação do paciente em iniciar o programa.
2. Automonitorização de hábitos alimentares e atividade física.
3. Definição de objetivos do tratamento.
4. Técnicas de manejo de ansiedade associada à compulsão alimentar.
5. Controle de estímulos que possam acarretar aumento importante de ingestão alimentar.
6. Resolução de problemas: planejamento e implementação de atitudes saudáveis em relação a situações que possam gerar comportamentos alimentares inadequados.
7. Reforço positivo: recompensas preestabelecidas por obtenção de êxito em cada uma das etapas do programa.
8. Reestruturação cognitiva: atitudes irrealistas são substituídas por medidas adequadas ao programa.
9. Suporte familiar e social: aderência da família em relação à mudança no estilo de vida.
10. Prevenção de recaídas: o tratamento deve ser exaustivamente repetitivo.

As evidências sugerem que a motivação do paciente é um componente extremamente importante para o sucesso de um programa de perda de peso. Portanto, deve-se avaliar a motivação do paciente para iniciar o programa e também sua prontidão para implementação do plano. O passo seguinte é o estabelecimento de técnicas apropriadas para a motivação do paciente para o tratamento.

O teste de prontidão[48] está descrito a seguir e compreende seis etapas de avaliação, incluindo uma orientação ao paciente de acordo com suas respostas (Quadro 6.50).

TRATAMENTO NUTRICIONAL

Um componente fundamental de qualquer programa de perda de peso é o tratamento nutricional. A dieta deve ser planejada individualmente e levar em conta o grau de sobrecarga ponderal do paciente de modo a ajudar a criar uma deficiência de 500 a 1.000kcal/dia. Dietas com essas características são denominadas de baixas calorias.

Para o cálculo das necessidades calóricas diárias, recomendamos o uso das fórmulas descritas no quadro 6.39.

Dependendo das co-morbidades e do risco cardiovascular do paciente, devem-se seguir as recomendações dietéticas do NCEP-ATP III[47]. Para os indivíduos dislipidêmicos, a composição da dieta em relação à ingestão calórica diária deve ser: 50 a 60% de carboidratos, 15% de proteínas, 25 a 35% de gorduras, sendo até 20% de monoinsaturadas, até 10% de poliinsaturadas, até 7% de saturadas e menos de 200mg/dia de colesterol. Recomenda-se a redução da ingestão de gordura-*trans*, bem como a ingestão de 20 a 30 gramas por dia de fibras e de 2g/dia de sitosterol[49].

A redução isolada de gordura não produzirá perda de peso, a não ser que se reduza o total de calorias ingeridas. A substituição isocalórica de gorduras por carboidrato reduzirá o percentual de calorias provenientes da gordura, mas não causará perda de peso[49].

Quadro 6.50 – Teste de prontidão para mudança de estilo de vida e testes diagnósticos de padrão alimentar.

Parte 1 – Prontidão para o início do programa: objetivos e atitudes

1. Comparado a tentativas anteriores, quão motivado para a perda de peso você está agora?

1	2	3	4	5
Nada	Discretamente	Moderadamente	Bem	Extremamente

2. Qual o seu grau de certeza em relação à sua aderência ao programa de perda de peso, até que você atinja o seu objetivo mínimo?

1	2	3	4	5
Nenhum	Discreto	Moderado	Quase certo	Certeza absoluta

3. Analise todos os fatores externos neste momento: estresse no trabalho, obrigações familiares etc. De que maneira você toleraria o esforço requerido para aderir a uma dieta?

1	2	3	4	5
Não toleraria	Toleraria pouco	Moderadamente	Toleraria bem	Bem facilmente

4. Pense honestamente quantos quilos você gostaria de perder e em que velocidade. Imaginando como ideal a perda de peso de meio a um quilo por semana, quão realista é a sua expectativa?

1	2	3	4	5
Muito irrealista	Irrealista	Pouco realista	Realista	Muito realista

5. No período de dieta você fantasia sobre comer uma grande quantidade de alimentos prediletos?

1	2	3	4	5
Sempre	Freqüentemente	Ocasionalmente	Raramente	Nunca

6. No período de dieta você se sente privado, nervoso ou triste?

1	2	3	4	5
Sempre	Freqüentemente	Ocasionalmente realista	Raramente	Nunca

Parte 1 – Total de pontuação:_____

Se sua pontuação foi: 6-16: Este pode não ser um bom momento para você iniciar um programa de perda de peso. Motivação e aderência inadequadas associadas a objetivos irrealistas podem bloquear o seu progresso. Pense sobre o que pode estar contribuindo para isto e tente modificar esta situação antes de iniciar o programa.

    7-23: Você está quase pronto para iniciar o programa. Você deve pensar em meios para melhorar a sua prontidão antes de iniciar o programa.

    24-30: Você está apto em relação a objetivos e atitudes

Parte 2 – Diagnóstico de padrão alimentar

7. Quando alimentos estão presentes em momentos de conversa ou leitura desperta em você o desejo de comer, mesmo não estando com fome?

1	2	3	4	5
Nunca	Raramente	Ocasionalmente	Frequentemente	Sempre

8. Com que freqüência você come devido à fome?

1	2	3	4	5
Sempre	Freqüentemente	Ocasionalmente	Raramente	Nunca

9. Você tem problemas em controlar a sua ingestão quando seus alimentos favoritos estão por perto?

1	2	3	4	5
Nunca	Raramente	Ocasionalmente	Freqüentemente	Sempre

Parte 2 – Total de pontuação:_____

Se sua pontuação foi: 3-6: Você pode, ocasionalmente, comer mais do que gostaria, mas não parece resultar de responsividade a estímulos ambientais. O controle das atitudes que o levam a comer pode ser altamente útil.

    7-9: Você pode ter uma tendência moderada a comer só porque o alimento está disponível. Aderir a dieta pode ser mais fácil se você tentar resistir aos estímulos externos e comer somente quando estiver com fome.

    10-15: Na maior parte das vezes você come em resposta ao simples fato de pensar no alimento. Elabore maneiras de diminuir sua exposição a tentações, para que você coma somente em resposta a sua fome.

Parte 3 – Controle sobre a alimentação

Se algumas das situações descritas a seguir ocorrer durante um período de dieta, você comeria maior ou menor quantidade de alimentos imediatamente após e pelo resto do dia?

10. Embora você tenha planejado não comer naquele momento, um amigo o convida para um lanche.

1	2	3	4	5
Comeria menos	Comeria um pouco menos	Não faria diferença	Comeria um pouco mais	Comeria muito mais

11. Você quebra a sua dieta comendo um alimento muito rico em gordura.

1	2	3	4	5
Comeria menos	Comeria um pouco menos	Não faria diferença	Comeria um pouco mais	Comeria muito mais

12. Você tem sido fiel à sua dieta e decide testar-se comendo algo que você considera uma ameaça.

1	2	3	4	5
Comeria menos	Comeria um pouco menos	Não faria diferença	Comeria um pouco mais	Comeria muito mais

Continua na página seguinte.

Quadro 6.50 – Teste de prontidão para mudança de estilo de vida e testes diagnósticos de padrão alimentar *(Continuação).*

Parte 3 – Pontuação total:_____
Se sua pontuação foi: 3-7: Você se recupera rapidamente dos erros. Entretanto, se você alternar com freqüência um comportamento de comer fora de controle e fazer uma dieta muito restrita, pode ter um sério problema alimentar e deve procurar ajuda profissional.
8-11: Você não perde a aderência pelo fato de fazer refeições não planejadas. Você apresenta um comportamento flexível.
12-15: Você tem uma tendência à superalimentação após um evento que faça você quebrar a dieta. Sua reação a esse momento deve ser melhorada.

Parte 4 – Compulsão alimentar

13. Você já comeu grande quantidade de alimentos rapidamente e sem controle?

2	0
Sim	Não

14. Se a sua resposta ao item 13 foi afirmativa, com que freqüência você adotou este comportamento durante o último ano?

1	2	3	4	5	6
Menos que uma vez ao mês	Uma vez ao mês	Algumas vezes ao mês	Uma vez por semana	Três vezes por semana	Diariamente

15. Você já induziu vômito ou usou laxantes ou diuréticos para controlar o seu peso?

2	0
Sim	Não

16. Se você respondeu sim na questão 15, com que freqüência você apresentou este tipo de comportamento durante o último ano?

1	2	3	4	5	6
Menos que uma vez ao mês	Uma vez ao mês	Algumas vezes ao mês	Uma vez por semana	Três vezes por semana	Diariamente

Parte 4 – Pontuação total:_____
Se sua pontuação foi: 0-1: Parece que comer compulsivamente e indução de vômitos ou uso de laxantes e diuréticos não é um problema para você
2-11: Fique atento ao se padrão alimentar. Relate à equipe multiprofissional se esse comportamento ficar mais freqüente.
12-19: Você provavelmente apresenta um sério problema de bulimia. Necessita de tratamento específico.

Parte 5 – Emoções e alimentação

17. Você come mais do que gostaria quando tem sentimentos negativos como ansiedade, depressão, irritabilidade ou solidão?

1	2	3	4	5
Nunca	Raramente	Ocasionalmente	Freqüentemente	Sempre

18. Você tem dificuldade em controlar a sua alimentação quando está feliz? Você comemora a felicidade comendo?

1	2	3	4	5
Nunca	Raramente	Ocasionalmente	Freqüentemente	Sempre

19. Quando acontecem episódios desagradáveis de relacionamento ou após um dia difícil no trabalho, você come mais do que gostaria?

1	2	3	4	5
Nunca	Raramente	Ocasionalmente	Freqüentemente	Sempre

Parte 5 – Pontuação total:_____
Se sua pontuação foi: 3-8: Você provavelmente não deixa as emoções afetarem o seu padrão alimentar.
9-11: Eventualmente você come em resposta a estímulos emocionais. Monitore esse comportamento para entender quando e por que ele ocorre e prepare-se para encontrar atividades alternativas.
12-15: Freqüentemente você come em resposta a estímulos emocionais. Tente lidar com os sentimentos que o estimulam a comer emocionalmente e encontre outras maneiras de expressá-los.

Parte 6 – Atitudes em relação à atividade física

20. Com que freqüência você pratica atividade física?

1	2	3	4	5
Nunca	Raramente	Ocasionalmente	Freqüentemente	Sempre

21. Você está confiante de que pode praticar atividade física regularmente?

1	2	3	4	5
Não	Discretamente	Moderadamente	Altamente	Completamente

22. Quando você pensa em atividade física imagina um quadro positivo ou negativo?

1	2	3	4	5
Completamente negativo	Moderadamente negativo	Neutro	Moderadamente positivo	Completamente positivo

23. Quanto você está confiante de que você pode conciliar atividade física na sua rotina diária?

1	2	3	4	5
Nada	Discretamente	Moderadamente	Altamente	Extremamente

Parte 6 – Pontuação total:_____
Se sua pontuação foi: 4-10: Você provavelmente não está praticando atividade física tanto quanto deveria. Determine se seu comportamento em relação à atividade física não está bloqueando seu caminho. Então mude o que o atrapalha e inicie sua caminhada!
11-16: Você deve ter uma atitude mais positiva em relação à atividade física para que possa praticá-la com mais freqüência. Pense sobre meios agradáveis de se tornar mais ativo que se encaixem no seu estilo de vida.
17-20: Parece que você está pronto para praticar atividade física.

Após responder todo o questionário você está apto a julgar melhor suas facilidades e dificuldades para mudança de hábitos. Lembre-se que o primeiro passo é entender as condições que influenciam os seus hábitos.

As evidências sugerem que a realização de dietas de baixas calorias são capazes de produzir perda de até 8% do peso inicial em um período de 3 a 12 meses. Também foi comprovado que essa perda de peso reduz a quantidade de gordura abdominal.

A utilização de diários alimentares, onde o paciente registra a quantidade e a qualidade do alimento ingerido, é útil tanto para a avaliação dos hábitos alimentares antes do início do tratamento como para avaliação da aderência ao esquema dietoterápico proposto. A escolha do melhor agente farmacológico, quando indicado, baseia-se fortemente nessas informações. O diário também pode auxiliar na coleta de informações como estado de humor, local e circunstâncias relacionadas às refeições. O paciente passa a ter maior percepção sobre sua ingestão alimentar e sentir-se responsável pelo próprio sucesso, aumentando sua motivação. O quadro 6.51 mostra um exemplo de diário alimentar.

Quadro 6.51 – Exemplo de diário alimentar.

Data e hora	Refeição	Alimentos ingeridos e quantidade	Local da refeição	Fazia alguma outra atividade na refeição?	Com quem faz a refeição	Dificuldades

Uma tabela de contagem de calorias e de substituições é bastante útil para que o paciente possa controlar melhor sua ingestão calórica, fazendo-o de maneira balanceada (Anexo 1).

Deve-se incentivar de maneira enfática o consumo de vegetais e frutas. Oferta de cálcio adequado e ingestão de sódio controlada também devem ser orientados.

ATIVIDADE FÍSICA

A atividade física é parte essencial da prevenção e do tratamento da obesidade devido ao fato de contribuir modestamente para a perda de peso, diminuir o depósito de gordura abdominal e aumentar a aptidão cardiorrespiratória.

A manutenção da atividade física após perda de peso é uma importante ferramenta para impedir ganho de peso novamente. Além disso, há benefício na redução do risco de desenvolvimento de doenças cardiovasculares e diabetes além daqueles produzidos somente pela perda de peso.

Para a maior parte dos pacientes obesos a atividade física deve ser iniciada lentamente, e a intensidade, aumentada gradualmente. O exercício pode ser feito de maneira contínua ou intermitente ao longo do dia[50]. Natação ou caminhadas lentas podem ser as atividades aeróbicas iniciais. O paciente pode começar andando por 30 minutos, três vezes por semana, e chegar a 45 minutos de caminhada vigorosa, no mínimo cinco vezes por semana. Essa atividade leva a uma perda adicional de 100 a 200 calorias por dia. Um gasto de 1.000kcal por semana com exercício, se não for reposto com calorias extras da alimentação, leva a uma perda de peso de aproximadamente 12kg em um ano.

A composição ideal de uma sessão de exercícios compreende aquecimento e alongamento por 5 minutos, exercício aeróbico por 30 a 40 minutos, exercícios de resistência muscular localizada por 15 a 20 minutos e relaxamento e alongamento 5 a 10 minutos. A intensidade do exercício pode ser calculada como porcentagem da freqüência cardíaca máxima para idade (220 – idade). A intensidade mínima para benefício para a saúde é de 55% da freqüência cardíaca máxima (FCM). A intensidade mínima para a melhora da aptidão cardiorrespiratória é de 60% da FCM. Não se deve prescrever exercício que ultrapasse intensidade de 90% da FCM[18,19]. O quadro 6.52 propõe um esquema de progressão de atividade física para pacientes com sobrepeso e obesidade graus I e II.

Quadro 6.52 – Proposta de programa inicial de exercício aeróbico.

Progressão	Freqüência	Duração	Intensidade
Semana 1	3 vezes/semana	20 minutos	55% FCM
Semana 2	3 vezes/semana	25 minutos	60% FCM
Semana 3	3 vezes/semana	30 minutos	60% FCM
Semana 4	3 vezes/semana	30 minutos	65% FCM
Semana 5	4 vezes/semana	30-40 minutos	65% FCM
Semana 6	4 vezes/semana	30-40 minutos	65-70% FCM
Semana 7	4 vezes/semana	30-45 minutos	65-70% FCM
Semana 8	5 vezes/semana	30-45 minutos	65-70% FCM

FCM = freqüência cardíaca máxima = 220 – idade.

Os pacientes devem ser encorajados a aumentar a atividade física na sua rotina, reduzindo também o tempo com atividades sedentárias. Uma vez estabelecido o hábito de praticar atividade física, parte razoável dos pacientes continuará a praticá-la a longo prazo. Um estudo com pequeno grupo de pacientes diabéticos com sobrepeso ou obesidade do Ambulatório de Doenças Metabólicas da Divisão de Clínica Médica do Hospital Universitário da USP mostrou que, após seis meses de término de um programa dirigido de atividade física, uma porcentagem razoável dos pacientes mantinha-se ainda ativa[51].

TRATAMENTO FARMACOLÓGICO

O tratamento farmacológico beneficia todos os indivíduos com IMC igual ou acima de 30kg/m². Para os indivíduos com IMC entre 25 e 30kg/m², deve-se levar em consideração a presença de componentes da síndrome metabólica, apnéia do sono, osteoartrite e magnitude de ganho de peso a partir dos 18 anos, para cálculo do IMC ajustado (ver Quadro 6.48).

O sucesso do tratamento está diretamente relacionado ao grau de mudança de comportamento. Portanto, como primeiro passo, é importante que se avalie a prontidão para a mudança (ver Quadro 6.50). Os medicamentos anorexígenos irão, por meio de vias biológicas, reforçar o comportamento de restrição calórica e modificar o comportamento alimentar. Entretanto, o paciente pode, com facilidade, driblar o efeito biológico do medicamento. Para que se maximize a perda de peso é essencial que o paciente esteja pronto a alterar comportamentos já há muito tempo arraigados.

Outra questão crucial é a de haver um objetivo bastante realista a ser alcançado. Dependendo do grau de obesidade, o objetivo não será a normalização do peso. Contudo, perda de 5 a 10 % do peso inicial pode significar benefício substancial à saúde. Cabe ao médico idealizar um objetivo realista, prioritariamente focado em benefícios para a saúde do paciente (ver Quadro 6.49). O sucesso na mudança de estilo de vida é estabelecer-se a cada fase pequenas metas para se evitar o fracasso.

Os medicamentos antiobesidade produzem efeitos colaterais e é importante que o paciente seja informado anteriormente ao início do tratamento, inclusive para que ele opine na escolha do tipo de medicação. Um outro aspecto a ser esclarecido ao paciente antes da introdução da medicação é o ganho de peso que invariavelmente ocorre após a retirada da medicação se não houver uma real mudança de hábito alimentar e de atividade física.

Se o paciente for um candidato apropriado, inicia-se o tratamento com medicação e programa de mudança de comportamento. É considerada falência de tratamento a incapacidade do paciente em perder 2kg ou mais após quatro a oito semanas do início. Pacientes não-responsivos não devem permanecer utilizando medicação.

As evidências advindas dos estudos clínicos demonstram que a perda de peso é de 5-8kg após aproximadamente seis meses. Se o paciente abandona o tratamento, como é freqüente, há ganho de peso, a não ser que as mudanças de comportamento tenham sido eficazes, tornando-se hábitos rotineiros.

O médico desempenha papel importante no progresso do paciente provendo reforço positivo pelo sucesso e estabelecendo estratégias construtivas em áreas problemáticas. Quando a perda de peso se estabiliza, o médico deve enfatizar o objetivo de manutenção de peso a longo prazo.

A redução de peso atribuível apenas à farmacoterapia é muito discreta. E em estudos de duração de 36 a 52 semanas, a redução adicional de peso em comparação a placebo foi de 8,1% para pacientes que receberam fentermina, 5% para aqueles que utilizaram sibutramina, 3,4% para aqueles que receberam orlistat e 1,5% para os que utlizaram cloridrato de dietilpropiona[52].

Os medicamentos antiobesidade podem ser classificados com base em seus mecanismos de ação[53]. Os medicamentos de efeito sistêmico ou anorexígenos diminuem a ingestão calórica e podem aumentar discretamente o metabolismo basal. Os medicamentos disabsortivos diminuem a oferta calórica por inibir a absorção de nutrientes. Um esquema dos medicamentos disponíveis atualmente para tratamento da obesidade está descrito no quadro 6.53.

Os agentes noradrenérgicos de ação central são estruturalmente relacionados à anfetamina em diversos graus, como a dietilpropiona, o mazindol e o fenproporex. Eles exercem seus efeitos anorexígenos no hipotálamo, por meio da redução da recaptação de noradrenalina nas fendas sinápticas. O efeito final é de diminuição da sensação de fome, diminuindo assim a ingestão calórica. Estudos publicados com esses medicamentos envolveram pequeno número de pacientes por curtos períodos. Eles parecem não induzir tolerância, mas devem ser usados com muita precaução em pacientes com potencial para uso abusivo. Os agentes noradrenérgicos devem ser usados por períodos curtos, normalmente até três meses.

Os efeitos colaterais incluem insônia, nervosismo, irritabilidade, cefaléia, náuseas, constipação, elevação da pressão arterial, taquicardia e xerostomia. O mazindol pode eventualmente desencadear síndrome do pânico em pacientes predispostos. Esses medicamentos devem ser usados com extrema cautela em indivíduos com doença isquêmica coronária ou insuficiência cardíaca

Quadro 6.53 – Drogas mais utilizadas para tratamento da obesidade.

Droga	Custo	Tempo de uso	Ação	Dose	Efeitos adversos
Sibutramina	Alto	Pode ser prolongado	Inibe a recaptura de noradrenalina, dopamina, serotonina	10-15mg/dia, dose única	Aumento da freqüência cardíaca e da pressão arterial
Dietilpropiona	Baixo	Curto prazo	Inibe o centro da fome pela noradrenalina	40-150mg/dia, 1 a 2 doses	Aumento da freqüência cardíaca e da pressão arterial, ansiedade, insônia
Fenproporex	Baixo	Curto prazo	Inibe o centro da fome pela noradrenalina	10-50mg/dia, 1 a 2 doses	Aumento da freqüência cardíaca e da pressão arterial, ansiedade, insônia
Mazindol	Baixo	Curto prazo	Inibe a recaptura de noradrenalina, dopamina	1-4mg/dia	Aumento da freqüência cardíaca e da pressão arterial, ansiedade, insônia, síndrome do pânico
Orlistat	Alto	Longo prazo	Inibe a lipase pancreática, diminui a absorção de gordura	120-360mg/dia, 1-3 doses	Diminui a absorção de vitaminas lipossolúveis, diarréia, epigastralgia, flatulência

congestiva, visto que eles podem desencadear angina, taquicardia e hipertensão.

Os agentes serotoninérgicos (fenfluramina e dexfenfluramina) aumentam a disponibilidade da serotonina nas fendas sinápticas por meio do aumento de sua liberação ou inibição de sua recaptação. A sibutramina é um agente mais recente (disponível desde 1998) que inibe a recaptação da serotonina e da noradrenalina e, mais discretamente, da dopamina. Ela é uma betafenetilamina com um grupo ciclobutil na cadeia lateral. Sabe-se atualmente que a porção da estrutura da anfetamina responsável por seus efeitos indesejáveis não se encontra no radical fenetilamina, que induz o efeito anorético. Assim, a sibutramina é uma substância que compartilha com a anfetamina o seu núcleo anorético, mas apresenta menos efeitos colaterais.

A sibutramina promove perda de peso por meio de um duplo mecanismo de ação. Ela promove saciedade e aumenta discretamente o gasto energético, contrabalançando a redução do metabolismo basal que acompanha a perda de peso. A sibutramina promove saciedade e não anorexia e, portanto, funciona melhor em um programa que enfatize o controle da quantidade dos alimentos ingeridos.

A perda de peso decorrente do uso de sibutramina é dose-dependente. A dose inicial é de 10mg, mas pode ser aumentada para 15mg em dose única diária. A quantidade de perda de peso com sibutramina é relacionada à intensidade da intervenção comportamental. A sibutamina é uma droga que pode ser usada a longo prazo e é muito eficaz na manutenção do peso. Estudos mostraram sucesso na manutenção de peso perdido com sibutramina com até dois anos de seguimento[54]. Em geral, a maioria dos estudos clínicos informam que três quartos dos pacientes usando 15mg de sibutramina por dia perdem mais que 5% do peso basal e que 80% manterá a perda de peso por dois anos. Aproximadamente 5% dos pacientes não toleram a medicação devido aos efeitos colaterais, sendo que 20% não respondem aos efeitos da sibutramina.

Os principais efeitos colaterais da sibutramina são elevação da pressão arterial, taquicardia, xerostomia, insônia, astenia. A sibutramina deve ser usada com bastante precaução em pacientes com doença cardiovascular e indivíduos utilizando inibidores seletivos da recaptura da serotonina. Ela não deve ser usada em indivíduos que usam inibidores da monoaminoxidase ou até duas semanas da sua retirada. Também não deve ser usada em associação a outros agentes adrenérgicos.

O orlistat é uma droga que inibe parte da absorção intestinal de gordura por meio do bloqueio da ação enzimática da lipase pancreática. Em estudos experimentais, o orlistat mostrou-se um potente inibidor da lipase pancreática, diminuindo a hidrólise intestinal de triglicérides de maneira dose-dependente. A inibição da absorção é de aproximadamente um terço da gordura ingerida, o que leva a uma perda de peso gradual. Em estudos clínicos, o orlistat mostra efeito dose-dependente na absorção de gordura e na perda de peso. Ele reduz o LDL-colesterol, a pressão arterial em pacientes hipertensos, melhora a tolerância à glicose e atrasa a progressão para o *diabetes mellitus* tipo 2[55,56].

Os efeitos secundários do orlistat são inerentes ao seu mecanismo de ação: a falta de absorção de parte das gorduras leva à sua eliminação nas fezes, o que acarreta a presença de fezes mais amolecidas e gordurosas e de gotículas oleosas nas evacuações. Diarréia, flato com descarga e incontinência fecal são evidenciados apenas em pacientes que apresentem ingestão acentuada de alimentos gordurosos. Os pacientes em uso de orlistat tendem a diminuir a ingestão de gorduras para evitar os efeitos colaterais mais intensos da medicação. O estudos mostram discreta diminuição das vitaminas A, D e E, mantendo-se, porém, dentro dos limites normais. É recomendada a suplementação vitamínica em indivíduos usando orlistat por mais de três meses.

O orlistat pode ser usado por períodos prolongados. Há estudos clínicos de seu uso com até quatro anos de seguimento. Ele deve ser usado na dose de 120mg duas ou três vezes ao dia, às refeições.

Há outros medicamentos não aprovados especificamente para o uso de drogas anti-obesidade, mas que se mostraram úteis em alguns estudos. Alguns estudos demonstraram sucesso da fluoxetina[57] em induzir perda de peso a curto prazo, mas esse efeito não se manteve após seis meses. A bupropiona[58] e a venlafaxina podem ser boas escolhas em pacientes obesos deprimidos. Há estudos clínicos em andamento do topiramato como agente antiobesidade.

O papel do sistema endocanabinóide na obesidade vem sendo estudado. Indivíduos obesos podem apresentar um sistema endocanabinóide muito reativo. Estudos clínicos recentemente concluídos (RIO-Lipids) mostram que o bloqueio do receptor CB1 restaura o equilíbrio do sistema endocanabinóide, envolvido no equilíbrio energético central e perifericamente, levando à perda de peso e à melhora de outros parâmetros metabólicos. Esse grupo de drogas parece bastante promissor.

TRATAMENTO CIRÚRGICO

Cirurgia em pacientes com excesso de peso acarreta maior risco anestésico, intra e pós-operatório, quando comparado a indivíduos de peso normal. A cirurgia para a perda de peso está indicada em um número limitado de pacientes com obesidade grave, que apresentem IMC igual ou maior que 40kg/m² ou igual ou maior que 35kg/m² e comorbidades graves, como apnéia do sono com hipertensão pulmonar, artropatias que dificultem a locomoção e diabetes ou hipertensão ou dislipidemia de difícil controle clínico. A cirurgia deve ser reservada para os pacientes nos quais o tratamento clínico a longo prazo (mínimo de dois anos com aderência) não tenha sido eficaz. Além disso, o paciente deve apresentar condições psiquiátricas favoráveis, além de prontidão para mudança de estilo de vida. É extremamente importante que o paciente seja completamente orientado em relação aos riscos envolvidos no procedimento, além da rotina a ser adotada no período pós-operatório. Não é indicada cirurgia em pacientes que apresentem risco cirúrgico inaceitável, como nas pneumopatias graves, insuficiência renal, insuficiência cardíaca, cirrose hepática, depressão ou dependência de álcool e drogas[59].

A localização do tratamento cirúrgico afeta o equilíbrio energético. A cirurgia afeta a ingestão alimentar por influenciar o tamanho da câmara gástrica ou por alterar a absorção intestinal, ou ambos. O procedimento mais comum nos anos 70 era a derivação (bypass) jejunoileal. A grande alça cega do intestino delgado levava a várias alterações metabólicas decorrentes em parte da má absorção, levando ao abandono dessa técnica.

A tendência hoje predominante, substituindo a derivação jejunoileal, iniciou-se com Mason e Ito em 1967. As primeiras dessas técnicas foram as derivações gástricas, em que se reduz o reservatório gástrico a não mais que 30ml de capacidade, com orifício de saída não superior a 1,5cm. Um segundo grupo derivado das derivações gástricas é o da gastroplastia vertical com bandagem. Na década de 1990, foi introduzido o procedimento de Fobi e Capella, que associa a redução do reservatório gástrico e a restrição de seu esvaziamento pelo emprego de um anel de contenção com derivação gastrojejunal em Y de Roux. Esta é uma técnica cirúrgica bastante adotada. Outro tipo é a introdução de anel ou banda de constrição inflável.

Paralelamente às cirurgias que restringem a ingestão de alimentos, persistem desde o fim da década de 1970 as cirurgias disabsortivas. A derivação biliopancreática introduzida por Scopinaro associa gastrectomia parcial com redução de área de mucosa intestinal disponível para a absorção de nutrientes.

As cirurgias do tipo derivação gástrica reduzem drasticamente a capacidade do estômago de receber alimentos e provocam uma chegada dos nutrientes ao jejuno sem o devido preparo. Isso pode gerar sintomas do tipo *dumping*. Na técnica de Capella, a restrição mecânica é acentuada pela colocação de um anel que torna o esvaziamento da pequena câmara mais lento e aumenta a sensação de saciedade precoce. As cirurgias resultam em perdas ponderais da ordem de 40% do peso inicial, com melhora das co-morbidades.

Uma série de complicações está associada aos procedimentos cirúrgicos. A mortalidade é cerca de 1%. Sepse, ulcerações pépticas, desnutrição, anemia, deficiência de ferro, folato e vitamina B_{12} e reoperação são as complicações mais freqüentes.

REFERÊNCIAS BIBLIOGRÁFICAS

1. Monteiro CA, Benicio MHD'A , Conde WL, Popkin BM. Shifting obesity trends in Brazil. Eur J Clin Nutr 2000; 43:341. ▪ 2. Fórum Nacional sobre Promoção da Alimentação Saudável e Prevenção da Obesidade na Idade Escolar Promovido pela ABESO e SBEM em 10/06/2003 na Faculdade de Saúde Pública da USP. ▪ 3. Monteiro CA, Conde WL. A tendência secular da obesidade segundo estratos sociais: Nordeste e Sudeste do Brasil, 1975-1989-1997. Arq Bras Endocrinol Metab 1999; 43:186. ▪ 4. Lotufo PA. Avaliação de estudo de rastreamento em local de trabalho com o uso do escore de Framingham: risco de doença cardiovascular em população brasileira, 1998. Tese (Livre-Docência) Faculdade de Medicina da Universidade de São Paulo. Departamento de Clínica Médica. Disciplina de Clínica Geral. ▪ 5. Monteiro CA, Conde WL, Popkin BM. Independent effects of income and education on the risk of obesity in the Brazilian adult population. J Nutr 2001; 131:881S. ▪ 6. Nakamura S, Nakamura K,Tanaka M. Increased risk of coronary heart disease in Japanese blue-collar workers. Occup Med (Lond) 2000; 50:11. ▪ 7. Wamala SP, Wolk A, Orth-Gomer K. Determinants of obesity in relation to socioeconomic status among middle-aged Swedish women. Prev Med 1997; 26:734. ▪ 8. De Jonge L, Bray GA. The thermic effect of food and obesity: a critical review. Obes Res 1997; 5:622. ▪ 9. Kromhout D. Changes in energy and macronutrients in 871 middle-aged men during tem years of follow-up (the Zutphen study). Am J Clin Nutr 1983; 37:287. ▪ 10. Schoeller DA, Fjeld CR. Human energy metabolism: what have we learned from the doubly labeled water method? Annu Ver Nutr 1991; 11:355. ▪ 11. Schutz Y, Jequier E. Resting energy expenditure, thermic effect of food and total energy expenditure. In: Bray GA, Bouchard C, James WP (eds) Handbook of Obesity. New York: Marcel Dekker, 1997; p 443. ▪ 12. Ravussin E, Lillioja S, Anderson TE et al. Determinants of 24-hour energy expenditure in man. Methods and results using a respiratory chamber. J Clin Invest. 1986; 78:1568. ▪ 13. Monteiro CA, MondiniL, Souza ALM, Popkin BM. The nutrition transition in Brazil. Eur J Clin Nutr 1995; 49:105. ▪ 14. Bray GA, Popkin BM. Dietary fat intake does affect obesity! Am J Clin Nutr 1998; 68:1157. ▪ 15. Pérusse L, Despres JP, Lemieux S et al. Familial aggregation of abdominal visceral fat level: results from Quebec Family Study. Metabolism 1996; 45:378. ▪ 16. Bouchard C. Genetics of obesity:overview and research direction. In: Bouchard CB (ed). The Genetics of Obesity. Boca Raton: CRC Press, 1994; p 223. ▪ 17. Ryan DH, Bray GA. Pharmacological Treatment of Obesity. In: Lebovitz HE (ed). Therapy for Diabetes Mellitus and Related Disorders. 4th ed, American Diabetes Association, 2004, p 136. ▪ 18. National Intitutes of Health, National Heart, Lung and Blood Institute. Clinical Guidelines on the Identification, Evaluation, and Treatment of Overweight and Obesity in Adults: the Evidence Report. Obes Res 1998; 6(Suppl. 2):51S. ▪ 19. Bray GA. Comtemporary Diagnosis and Management of Obesity. 2nd ed, Newtown: Handbooks in Health Care, 2003. ▪ 20. Cole TJ, Bellizzi MC, Flegal KM, Dietz WH. Establishing a standard definition for child overweight and obesity worldwide: international survey. Br Med J 2000; 320:1240. ▪ 21. Society of Actuaries. Build Study of 1979, Chicago, Society of Actuaries/Association of Life Insurance Medical Directors of America, 1980. ▪ 22. Lew EA. Mortality and weight: insured lives and the American Cancer Society studies. Ann Intern Med 1985; 103:1024. ▪ 23. Waaler HT. Height, weight and mortality. The Norwegian experience. Acta Med Scand Suppl 1984; 679:1. ▪ 24. Manson JE, Willet WC, Stampfer MJ et al. Body weight and mortality among women. N Engl J Med 1995; 333:677. ▪ 25. Ajani UA, Lotufo PA, Gaziano JM et al. Body mass index and mortality among US male physicians. Ann Epidemiol no prelo, 2004. ▪ 26. Sjostrom LV. Mortality of severely obese subjects. Am J Clin Nutr 1992; 55:516S. ▪ 27. Manson JE, Stampfer MJ, Hennekens CH et al. Body weight and longevity. A reassessment. JAMA 1987; 257:353. ▪ 28. Bray GA. Coherent preventive and management strategies for obesity. In: Chadwick DJ, Cardew G (eds). The Origins and Consequences of Obesity. Ciba Foundation Symposium 201. London: John Wiley, 1996, p 228. ▪ 29. Chan JM, Rimm EB, Colditz GA et al. Obesity, fat distribution, and weight gain as risk factors for clinical diabetes in men. Diabetes Care 1994; 17:961. ▪

30. Colditz GA, Willet WC, Rotnitzky A et al. Weight gain as a risk factor for clinical diabetes mellitus in women. Ann Intern Med 1995; 122:481. ▪ 31. Hubert HB, Feinleib M, Mc Namara PT, Castell WP. Obesity as na independent risk factor for cardiovascular disease: a 26-year follow-up of participants of the Framingham Heart Study. Circulation 1983; 67:968. ▪ 32. The Trials of Hypertension Prevention Collaborative Research Group. Effect of weight loss and sodium reduction intervention of blood pressure and hypertension incidence in overweight people with high-normal blood pressure. The Trials of Hypertension Prevention, phase II. Arch Intern Med 1997; 157:657. ▪ 33. He J, Wheton PK, Appel LJ et al. Long-term effects of weight loss and dietary sodium reduction on incidence of hypertension. Hypertension 2000; 35:544. ▪ 34. Alpert MA, Hashimi MW. Obesity and the heart. Am J Med Sci 1993; 306:117. ▪ 35. Willett WC, Manson JE, Stampfer MJ et al. Weight, weight change, and coronary heart disease in women. Risk within the 'normal' weight range. JAMA 1995; 273:461. ▪ 36. Desperes JP, Krauss RM. Obesity and lipoprotein metabolism. In: Bray GA, Bouchard C, James WP (eds). Handbook of Obesity. New York: Marcel Dekker, 1997, p 651. ▪ 37. Kopekman PG. Altered respiratory function in obesity: sleep disorder breathing and Pickwickian syndrome. In: Bjorntorp P, Brodoff BN (eds). Obesity. Philadelphia: Lippincott, 1992, p 568. ▪ 38. Strohl KP, Strobel RJ, Parisi RA. Obesity and pulmonary function. In: Bray GA, Bouchard C, James WP (eds). Handbook of Obesity. New York: Marcel Dekker, 1997, p 725. ▪ 39. Ko CW, Lee SP. Obesity and gallbladder disease. In: Bray GA, Bouchard C, James WP (eds). Handbook of Obesity. New York: Marcel Dekker, 1997, p 709. ▪ 40. Klain J, Fraser D, Goldstein J et al. Liver histology abnormalities in the morbidly obese. Hepatology 1989; 10:873. ▪ 41. Deslypere JP. Obesity and cancer. Metabolism 1995; 44(Suppl 3):24. ▪ 42. Bollet AJ. Obesity and musculoeskeletal disease. In: Bjorntorp P, Brodoff BN (eds). Obesity. Philadelphia: Lippincott, 1992, p 563. ▪ 43. Bernik MMS, Halpern A, Sampaio S et al. Relation between eating behavioural patterns and degree of obesity. Int J Obes 1990; 4:545. ▪ 44. Halpern A, Neves MQTS, Marsiaj HI, Bernik MMS. Survey of obesity onset in patients applying for a weight reduction program. Diabetes Res Clin Pract 1990; 10(Suppl. 1P):S77. ▪ 45. Halpern A, Neves MQTS, Sampaio S, Ruopollo P et al. Obesity in childhood and adolescence: evaluation of growth during treatment. Int J Obes 1990; 4:555. ▪ 46. Halpern A, Neves MQTS, Halpern ZSC et al. Growth rate x weight loss outcome during a weight reduction program for children and adolescents. Int J Obes 1990; 14:2. ▪ 47. Expert Panel on Detection, Evaluation, and Treatment of High Blood Cholesterol in Adults: Executive Summary of the third report of the National Cholesterol Education Program (NCEP) Expert Panel on Detection, Evaluation, and Treatment of High Blood Cholesterol in Adults (Adult Treatment Panel III). JAMA 2001; 285:2486. ▪ 48. Brownell KD: Dieting readiness. Weight Control Digest 1990; 1:1. ▪ 49. Lottenberg AM, Nunes VS, Nakandakare ER et al. The human cholesteryl ester transfer protein I405V polymorphism is associated with plasma cholesterol concentration and its reduction by dietary phytosterol ester. J Nutr 2003; 133(Suppl 6):1800. ▪ 50. Orgado CO, Bortoloto LA, Doria E et al. Exercício intervalado é melhor que exercício contínuo para diminuir pressão arterial 24h pós-exercício em hipertensos. Revista de Cardiologia do Estado de São Paulo 2003; 13 (Supl. B):48. ▪ 51. Cronfli RT, Cezar C, Navarro ZB, Bernik MMS. Pode um programa dirigido de exercícios ser capaz de modificar a atividade física habitual de pacientes diabéticos? Congresso Paulista de Endocrinologia & Metabologia, 5. Arquivos Brasileiros de Endocrinologia & Metabologia 2003; 47(Supl. 2):S181. ▪ 52. Glazer G. Long-term pharmacotherapy of obesity 2000. Arch Intern Med 2001; 161:1814. ▪ 53. Yanovski SZ, Yanovski JA. Drug obesity. N Engl J Med 2002; 346:591. ▪ 54. Wirth A, Krause J. Long-term weight loss with sibutramine: a randomized controlled trial. JAMA 2001; 286:1331. ▪ 55. Heymsfield SB, Segal KR, Hauptman J et al. Effects of weight loss with orlistat on glucose tolerance and progression to type 2 diabetes in obese adults. Arch Intern Med 2000; 160:1321. ▪ 56. Lingarde F. The effect of orlistat on body weight and coronary heart disease risk profile in obese patients: The Swedish Multimorbidity Study. J Intern Med 2000; 248:245. ▪ 57. Goldstein DJ, Rampey AH, Dornseif BE et al. Fluoxetine: a randomized clinical trial in the maintenance of weight loss. Obes Res 1993; 2:92. ▪ 58. Harto-Truax N, Stern WC, Miller L et al. Effects of bupropion on body weight. J Clin Psychiatry 1983; 44:183. ▪ 59. Halpern A, Mancini MC. Manual de Obesidade para o Clínico. São Paulo: Roca, 2002.

ANEXO 1 – TABELA DE CALORIAS DE GRUPOS DE ALIMENTOS

VERDURAS

Acelga, agrião, aipo, alface, almeirão, aspargo, cebola, cebolinha, escarola, espinafre, erva-doce, palmito, pepino, pimentão, rabanete, repolho, rúcula, salsão e tomate.

LEGUMES COZIDOS (40kcal)

1 pires de chá
Abóbora, abobrinha, alcachofra, beringela, beterraba, brócolis, broto de feijão, cenoura, chuchu, cogumelo em conserva, couve-manteiga, couve-flor, espinafre, ervilha torta, jiló, quiabo, vagem.

CEREAIS E LEGUMINOSAS (70kcal)

Alimento	Porção
Arroz cozido	2 colheres das de sopa
Arroz a grega	1 1/2 colher das de sopa
Arroz integral	2 colheres das de sopa
Batata cozida/assada	1 unidade pequena
Batata-doce cozida/assada	1 unidade pequena
Creme de espinafre	2 colheres das de sopa
Creme de milho	2 colheres das de sopa
Farofa	2 colheres das de sopa
Feijão (50% grão/caldo)	1/2 concha
Ervilha, lentilha	2 colheres das de sopa
Feijão-branco	2 colheres das de sopa
Grão-de-bico	2 colheres das de sopa
Inhame cozido	2 unidades pequenas
Maionese de legumes	1 1/2 colheres das de sopa
Mandioca	1 fatia pequena
Mandioquinha	1 pedaço pequeno
Milho	3 colheres das de sopa
Risoto de brócolis	2 colheres das de sopa
Soja	2 colheres das de sopa
Trigo	2 colheres das de sopa
Tremoço	1 pires de chá
Tutu de feijão	2 colheres das de sopa

PÃES E BOLACHAS SALGADAS (70kcal)

Alimento	Porção
Biscoito de polvilho	5 unidades
Bisnaguinha	1 1/2 unidade
Bolacha *cream cracker*	2 unidades
Bolacha de água	2 unidades
Bolacha de água e sal	2 unidades
Croissant simples	1 unidade pequena
Pão de batata	1/2 unidade
Pão de ciabata	1/2 unidade
Pão de queijo	1/2 unidade
Pão de forma tradicional	1 fatia
Pão de forma integral	1 fatia
Pão de forma *light*	1 fatia
Pão de glúten	1 fatia
Pão de hambúrguer	1/2 unidade
Pão de hot-dog	1/2 unidade
Pão francês	1/2 unidade
Pão italiano	1/2 fatia
Pão sírio	1/2 unidade
Torrada *diet*	1 fatia
Torrada aperitivo	7 unidades

MASSAS

Alimento	Porção	Calorias (kcal)
Canelone de frango	2 unidades	180
Cappeleti de presunto	1 prato de sobremesa	280
Lasanha	1 porção média	315
Macarrão ao sugo	1 prato de sobremesa	100
Miojo	1 pacote	452
Nhoque de batatas	2 colheres das de sopa	120
Panqueca de carne moída	1 unidade	120
Polenta cozida	1 fatia média	100
Polenta frita	1 fatia pequena	115
Purê de batata	3 colheres das de sopa	105
Ravióli	1 prato de sobremesa	280

MATINAIS

Alimento	Porção	Calorias (kcal)
Achocolatado em pó *diet*	2 colheres das de sopa	82
Farelo de cereal	1/2 xícara	160
Aveia em flocos	2 colheres das de sopa	86
Barra de cereal *diet*	1 unidade	67
Farinha láctea	2 colheres das de sopa	60

LEITES E IOGURTES

Alimento	Porção	Calorias (kcal)
Bebida láctea *diet* de frutas	1 copo/200ml	192
Iogurte *diet* natural integral	1 copo/200ml	85
Iogurte *diet* natural desnatado	1 copo/200ml	86
Iogurte *diet* com polpa de frutas	1 copo/200ml	72
Iogurte *light* de frutas	1 copo/200ml	72
Leite integral	2 colheres das de sopa	120
Leite em pó integral	1 copo/200ml	120
Leite semidesnatado	1 copo/200ml	74
Leite desnatado	1 copo/200ml	65
Leite de soja integral	1 copo/200ml	88

QUEIJOS

Alimento	Porção	Calorias (kcal)
Cream-cheese	1 colher das de sopa	70
Cream cheese light	1 colher das de sopa	60
Cottage	1 colher das de sopa/25g	21
Foundue de queijo	5 colheres das de sopa	371
Gongorzola	1 porção/30g	119
Gouda	1 fatia/15g	53
Gruyere	1 fatia/25g	78
Minas frescal	1 fatia/30g	60
Minas frescal light	1 fatia/30g	40
Mozarela	1 fatia/15g	43
Mozarela de búfala	1 unidade	65
Prato	1 fatia/15g	54
Prato *light*	1 fatia/15g	35
Provolone	1 fatia/25g	88
Queijo ralado	1 colher das de sopa	60
Requeijão	1 colher das de sopa	80
Requeijão *light*	1 colher das de sopa	50
Ricota	1 fatia/50g	87
Tofu	1 fatia/35g	40

CARNES, OVOS e PEIXES

Alimento	Porção	Calorias (kcal)
Almôndega frita	3 unidades	210
Atum em conserva em óleo	3 colheres das de sopa/20g	126
Bacalhoada	3 colheres das de sopa	170
Bacon	1 fatia fina	150
Bife à milanesa	1 unidade	276
Bife à *parmeggiana*	1 unidade	298
Bife rolê	1 unidade	212
Bife frito	1 unidade	178
Bife grelhado	1 unidade	117
Bisteca de porco assada	1 unidade	200
Camarão frito com casca	8 unidades pequenas	185
Carne assada/cozida	1 fatia	75
Carne moída refogada	3 colheres das de sopa	150
Coxa de frango frita	1 unidade pequena	200
Coxa de frango sem pele assada	1 unidade pequena	160
Dobradinha	3 colheres de sopa	66
Empanado de frango em pedaços	4 unidades	257
Feijoada	1 concha	258
Fígado frito	1 unidade	136
Filé de frango à milanesa	1 unidade	186
Filé de frango grelhado	1 unidade	110
Hambúrguer grelhado	2 unidades	105
Lingüiça de porco cozida	1 gomo	147
Lingüiça de porco frita	1 gomo	155
Lombo de porco assado sem gordura	1 fatia	181
Omelete simples	1 unidade/65g	110
Ovo cozido	1 unidade	90
Ovo de codorna cozido	6 unidades	95
Ovo frito	1 unidade	175
Peixe de água doce cozido/assado	1 posta	150
Pescada frita	1 unidade	150
Rabada	3 colheres das de sopa	237
Sardinha em molho comestível	3 filés	150
Estrogonofe	1 concha	321

SOPAS

Alimento	Porção	Calorias (kcal)
Caldo verde	2 conchas/260ml	324
Canja de galinha	2 conchas/260ml	143
Sopa creme de ervilha	2 conchas/260ml	156
Sopa creme de queijo	2 conchas/260ml	161
Sopa creme de vegetais e legumes	2 conchas/260ml	78
Sopa de carne e macarrão	2 conchas/260ml	96
Sopa de cebola	2 conchas/260ml	58
Sopa de feijão com macarrão	2 conchas/260ml	98

DOCES DIETÉTICOS

Alimento	Porção	Calorias (kcal)
Abacaxi em calda *light*	1 fatia	58
Achocolatado em pó dietético	2 colheres das de sopa	82
Adoçante aspartame	1 saquinho	4
Arroz doce *diet*	1 potinho	70
Bala *halls diet*	1 unidade	8
Bala *diet*	1 unidade	10
Bolacha *waffer diet*	1 unidade	45
Bolo simples *diet*	1 fatia	100
Canjica *diet*	1 potinho/100g	130
Chiclete	1 unidade	6
Chocolate *diet*	1 barrinha	90
Flan de baunilha *diet*	1 potinho	42
Gelatina dietética	1 copinho	8
Geléia de frutas *diet*	1 colher das de sopa	15
Goiabada *diet*	1 fatia	10
Musse de chocolate *diet*	1 potinho	48
Muffin diet	1 unidade/50g	119
Pudim de pão *diet*	1 fatia/70g	81
Rocambole de chocolate *diet*	1 fatia	70
Salada de frutas *diet*	1 potinho	39
Sorvete *frozen yogurt diet*	1 taça	67
Sorvete *diet* de flocos	1 bola	136
Sorvete *diet* de morango	1 bola	110

FAST FOODS E LANCHES

Alimento	Porção	Calorias (kcal)
Acarajé	1 unidade	556
Baked potato com requeijão	1 unidade	300
Beirute de queijo presunto maionese salada	1 unidade	600
Cheese salada com maionese	1 unidade	406
Cuscuz paulista	1 pedaço	278
Esfirra aberta de carne ou ricota	1 unidade	75
Esfirra fechada de carne	1 unidade	150
Falafel (completo)	1 unidade	754
Hambúrguer	1 unidade	296
Hot dog com *ketchup*, mostarda e maionese	1 unidade	425
Hot dog simples	1 unidade	300
Porção de batata grande	1 porção/136g	415
Porção de batata pequena	1 porção/68g	190
Misto-quente	1 unidade	300
Pão francês com carne louca	1 unidade	300
Pastel de queijo	1 unidade	360
Pizza de calabresa	1 fatia/120g	285
Pizza de frango com requeijão	1 fatia/120g	220
Pizza marguerita	1 fatia/120g	339
Pizza de mozarela	1 fatia/120g	230
Quibe frito	1 unidade pequena/80g	180
Suflê de cenoura	1 fatia	70
Suflê de legumes	1 fatia	72
Suflê de queijo	1 fatia	82
Torta de frango	1 fatia/100 g	280
Torta de liquidificador com queijo e presunto	1 pedaço/60g	140
Torta de palmito	1 fatia/100g	260

FRUTAS (60kcal)

Alimento	Porção
Abacate	2 colheres das de sopa
Abacaxi	1 fatia média
Acerola	1 porção grande
Ameixa	2 unidades
Ameixa seca	2 unidades
Amora	1 pires de chá
Banana	1 unidade
Caju	1 unidade média
Caqui	1 unidade pequena
Carambola	1 unidade
Cereja	4 unidades
Damasco	1 unidade média
Figo	1 unidade média
Figo seco	1 unidade média
Framboesa	1 pires de chá
Fruta-do-conde	1 unidade pequena
Goiaba	1 unidade média
Grape *fruit*	1 unidade pequena
Jabuticaba	1 pires de chá
Jaca	4 bagos
Kiwi	1 unidade média
Laranja	1 unidade média
Limão	3 unidades
Lixia	3 unidades pequenas
Maçã	1 unidade pequena
Mamão	1 fatia pequena
Melão	1 fatia grande
Melancia	1 fatia grande
Manga	1/2 unidade média
Maracujá	1 unidade média
Mexerica	1 unidade grande
Morango	1 pires de chá
Nectarina	1 unidade pequena
Pêra	1 unidade média
Pêssego	1 unidade grande
Tâmara	3 unidades
Uva	1 cacho pequeno
Uva passa	1/2 pires de chá

GORDURAS, ÓLEOS E MOLHOS

Alimento	Porção	Calorias (kcal)
Azeite de oliva	1 colher das de sopa	90
Azeite de dendê	1 colher das de sopa	110
Banha de porco	1/2 colher das de sopa	75
Catchup	1/2 colher das de sopa/10g	11
Creme de leite	1 colher das de sopa	60
Creme de leite *light*	1 colher das de sopa	50
Leite de coco	1 colher das de sopa/20ml	50
Leite de coco *light*	1 colher das de sopa/20ml	25
Maionese	1 colher das de sopa	110
Maionese *light*	1 colher das de sopa	66
Manteiga	1 colher das de sobremesa	110
Margarina	1 colher das de sobremesa	80
Margarina *light*	1 colher das de sobremesa	43
Molho à bolonhesa	3 colheres das de sopa	50
Molho branco sem creme de leite	3 colheres das de sopa	64
Molhos para saladas		
agridoce	1 colher das de sopa	17
french	1 colher das de sopa	80
iogurte	1 colher das de sopa	28
italiano	1 colher das de sopa	53
ranch	1 colher das de sopa	70
Molho de soja (*shoyo*)	1 colher das de sopa	10
Molho de tomate	3 colheres das de sopa	30
Molho rosê	1 colher das de sopa	110
Mostarda	1/2 colher das de sopa/10g	8
Óleo vegetal	1 colher das de sopa	90
Vinagrete	4 colheres das de sopa	110

BEBIDAS

Alimento	Porção	Calorias (kcal)
Água de coco	1 copo/200ml	38
Água tônica *diet*	1 copo/200ml	1
Capuccino *diet*	1 xícara de café/60ml	29
Chá com limão *diet*	1 copo/200ml	3
Coca-Cola *light*	1 copo/200ml	1
Gatorade	1 copo/200ml	45
Ice tea *light*	1 lata/340ml	12
Refresco *diet*	1 copo/200ml	6
Suco natural de abacaxi	1 copo/200ml	44
Suco natural de laranja	1 copo/200ml	90
Suco natural de maracujá	1 copo/200ml	40
Suco natural de melão	1 copo/200ml	32
Suco pronto de frutas *light*	1 copo/200ml	20

DOCES

Alimento	Porção	Calorias (kcal)
Açúcar	1 colher das de sopa	80
Bala	1 unidade	40
Bolo comum	1 fatia média	170
Bolo de chocolate	1 fatia média	300
Bolo de chocolate (com cobertura)	1 fatia média	359
Cereja em calda	1 unidade	10
Chantili	1 colher das de sopa	140
Cocada	1 unidade média	210
Doce de leite	1 colher das de sopa	120
Geléia de frutas	1 colher das de sopa	80
Merengue de limão	1 fatia média	280
Pamonha	1 porção média	260
Pé-de-moleque	1 unidade pequena	180
Pudim de leite	1 porção média	110
Pudim de chocolate	1 porção média	150
Quindim	1 unidade pequena	160
Sonho	1 unidade média	450

Preparações de diversos restaurantes

Alimento	Porção	Calorias (kcal)
Abobrinha recheada	470g	594
Arroz árabe/sírio	1 colher das de sopa	73
Babaganuche	200g	167
Charutinho de folha de uva	330g	327
Charutinho de repolho	380g	254
Coalhada fresca	180g	110
Coalhada seca	1 colher das de sopa	52
Esfirra de carne	1 unidade/60g	78
Esfirra de espinafre	1 unidade/60g	108
Esfirra de frango	1 unidade/60g	126
Esfirra de palmito	1 unidade/60g	140
Esfirra de queijo	1 unidade/60g	177
Esfirra de ricota e espinafre	1 unidade/60g	137
Esfirra fechade de carne	1 unidade/60g	82
Esfirra fechada de queijo (festa)	1 unidade/60g	54
Falafel	1 unidade	110
Homus	200g	626
Kafta	250g	291
Quibe cru	1 prato de sobremesa/260g	371
Quibe de bandeja/assado	180g	324
Quibe frito	1 unidade/80g	201
Michui de filé mignon	300g	458
Michui de frango	200g	263
Tabule	1 colher das de sopa	29
Arroz *shop-suey*	1 colher das de sopa	54
Chop-suey	100g	145
Frango a passarinho	100g	275
Frango xadrez	100g	167
Missoshiro	1 concha/130ml	20
Rolinho primavera	1 unidade	181
Sashimi de atum	1 unidade/20g	30
Sashimi de namorado	1 unidade/20g	20
Sashimi de salmão	1 unidade/20g	45
Sashimi de tainha	1 unidade/20g	36
Sushi califórnia	1 unidade/20g	40
Sushi de atum	1 unidade/20g	47
Sushi de pargo	1 unidade/20g	44
Sushi de salmão	1 unidade/20g	60
Yakimeshi (risoto)	100g	145
Yakisoba	1 colher das de sopa	40
Borsht (sopa de beterraba)	1 concha – 130ml	80
Bureka (pastel de ricota)	1 unidade média	324
Chalá (pão)	1 fatia fina	162
Guefilte fish (bolinho de peixe)	1 unidade média	288
Knishes (pastel de batata)	1 unidade média	300
Matzá (pão sem fermento)	1 unidade	72
Spaetzle (macarrão)	1 colher das de sopa	80
Tzibale (patê de ovos)	1 colher das de sopa	55
Varenikes (pastel cozido)	1 unidade média	115
Cozido espanhol	4 colheres das de sopa	492
Guacamole (México)	4 colheres das de sopa	108
Pato ao vinho (França)	4 colheres das de sopa	638
Picadinho indiano	6 colheres das de sopa	296
Taco (México)	1 unidade	467
Torta de batata de frigideira (Alemanha)	1 fatia média	569
Tortilla (México)	1 unidade	618

FRIOS

Alimento	Porção	Calorias (kcal)
Apresuntado	1 fatia/15g	22
Blanquet de peru	1 fatia/5g	8
Copa	1 fatia/6g	22
Mortadela	1 fatia/15g	50
Mortadela *light*	1 fatia/15g	45
Peito de peru	1 fatia/15g	14
Presunto cozido	1 fatia/15g	18
Salame	1 fatia/2,5g	11
Salsicha	1 unidade	136
Salsicha de frango	1 unidade	42
Patê de presunto	1 colher das de sobremesa	51
Patê de ricota	1 colher das de sobremesa	56

PETISCOS E SALGADINHOS

Alimento	Porção	Calorias (kcal)
Amendoim torrado	1 colher de sopa	150
Azeitona	1 pires de café	45
Batata frita tradicional	4 unidades	50
Baconzitos, cebolitos, doritos, cheetos	10 unidades	80
Batata frita	1 pires de chá	230
Batata palha	2 colheres das de sopa	63
Bolinha de queijo	1 unidade/25g	68
Bolinho de bacalhau	1 unidade	160
Castanha-de-caju	1 colher das de sopa	115
Castanha-do-pará	2 unidades	131
Croquete de carne	1 unidade	90
Coxinha de frango	1 unidade/50g	187
Empada de palmito	1 unidade	250
Empada de frango	1 unidade	288
Fondue de queijo com pão italiano	4 espetos	300
Mandioca frita	2 pedaços médios	240
Minipizza de queijo	1 unidade	192
Empanados de frango em pedaços	3 unidades	226
Nozes	2 unidades	130
Ovinhos de amendoim	1 punhado/20g	120
Picles	1 colher das de sopa	2
Pinhão	2 unidades	70
Pipoca	1 xícara	60
Pistache torrado	5 unidades	91
Risole	1 unidade pequena	88
Pão de queijo	3 unidades pequenas	145
Quiche de queijo	1 unidade	450
Tapioca de queijo e coco	1 unidade	215

BISCOITOS

Alimento	Porção	Calorias (kcal)
Aveia e mel	6 unidades	180
Bono	1 unidade	112
Bolacha com cobertura de chocolate	5 unidades	150
Coco	7 unidades	180
Wafer de chocolate branco	3 unidades	150
Bolacha de maisena	4 unidades	85
Milho verde	3 unidades	90
Bolacha de chocolate recheada	2 unidades	140
Bolacha de chocolate recheada, coberta de chocolate	1 unidade	150
Bolacha wafer de chocolate	3 unidades	160
Prestígio	2 unidades	140

SORVETES

Alimento	Porção	Calorias (kcal)
Creme	1 bola média (60g)	108
Flocos	1 bola média (60g)	120
Coco	1 bola média (60g)	104
Picolé de limão	1 unidade	64
Picolé de uva	1 unidade	69
Picolé de chocolate	1 unidade	124

43. DOENÇAS DA ADRENAL

Regeane Trabulsi Cronfli
Márcia Martins Silveira Bernik

As glândulas adrenais estão localizadas no pólo superior de cada rim – daí serem também conhecidas como glândulas supra-renais – e são compostas de duas porções distintas, o córtex e a medula. Histologicamente, o córtex adrenal adulto é composto por três zonas: a externa, conhecida como *zona glomerulosa*, a intermediária, conhecida como *zona fasciculata*, e a interna, conhecida como *zona reticular*[1]. Entretanto, as duas zonas mais internas parecem funcionar como uma unidade. A *zona glomerulosa* constitui cerca de 15% do volume do córtex adrenal adulto, é responsável pela produção de aldosterona e é primariamente regulada pelo eixo renina-angiotensina-aldosterona[2]. A *zona fasciculata* é a mais espessa camada do córtex adrenal, respondendo por até 75% do seu volume e, assim como a zona reticular, é primariamente ACTH-dependente e sintetiza cortisol e andrógenos. Postula-se que as células da zona *fasciculata* são capazes de responder agudamente ao estímulo do hormônio adrenocorticotrófico (ACTH), levando a um aumento da produção de cortisol, ao passo que as células da zona reticular mantêm a secreção glicocorticóide basal, bem como a induzida por estimulação prolongada por ACTH.

A medula adrenal é funcionalmente relacionada ao sistema nervoso simpático. Ela é composta quase que inteiramente por células cromafins, que secretam adrenalina e noradrenalina em resposta ao estresse.

O colesterol é o precursor da biossíntese de todos os hormônios esteróides[3]. A conversão do colesterol em esteróides adrenocorticais ocorre por meio de uma série de reações mediadas por enzimas (Fig. 6.10). O ACTH, regulador primário das células das zonas *fasciculata* e reticular, é secretado pelos corticotrofos da hipófise anterior. O controle hipotalâmico da secreção de ACTH é exercido primariamente pelo hormônio liberador de corticotropina (CRH), um peptídeo produzido principalmente no núcleo paraventricular e secretado no sistema porta-hipofisário. Outro hormônio envolvido na regulação da secreção do ACTH é a arginina-vasopressina.

A atividade do eixo hipotálamo-hipófise-adrenal é regulada por vários fatores. Sob circunstâncias desassociadas ao estresse, ela fica sob controle de um ou mais marca-passos do ritmo circadiano.

Contudo, vários fatores de estresse podem ativar o eixo hipotálamo-hipófise-adrenal. Há, também, vários fatores de *feedback* negativo capazes de inibir a atividade desse eixo, como os glicocorticóides em relação à secreção do CRH e do ACTH.

Os andrógenos adrenais (deidroepiandrosterona – DHEA – e seu sulfato, DHEA-S; Δ^5-androstenediol; e Δ^4-androstenediona) são esteróides sintetizados pelo córtex adrenal sob a influência do ACTH e, provavelmente, de outros fatores que atuem sinergicamente a ele.

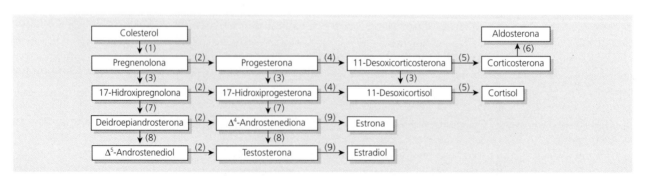

Figura 6.10 – Biossíntese dos hormônios esteróides (números representam as enzimas que catalisam cada reação).

Quanto à aldosterona, quatro são os principais fatores que influenciam sua secreção em pessoas saudáveis, a saber: o sistema renina-angiotensina (via angiotensina II), o potássio plasmático, os níveis de sódio (talvez por meio do fator natriurético) e o ACTH. A angiotensina II é o regulador predominante da secreção de aldosterona, enquanto o ACTH talvez module o observado ritmo circadiano (níveis mais altos de aldosterona plasmática são observados no início da manhã).

Tanto o cortisol quanto a aldosterona presentes no plasma podem circular em sua forma livre ou ligados a uma globulina, a CBG (*corticosteroid-binding-globulin*) e à albumina. A metabolização dos esteróides adrenais ocorre principalmente no fígado; os metabólitos inativos são excretados na urina. Somente uma fração relativamente pequena (aproximadamente 1%) do cortisol secretado diariamente é excretada inalterada na urina como cortisol "livre". A medida da excreção do cortisol livre urinário nas 24 horas representa uma integral do cortisol livre plasmático durante o período de coleta da urina.

INSUFICIÊNCIA ADRENOCORTICAL PRIMÁRIA (DOENÇA DE ADDISON)

ETIOLOGIA E EPIDEMIOLOGIA

Trata-se de uma doença rara, com prevalência reportada de 39 por milhão de habitantes na faixa etária dos 25 aos 69 anos no Reino Unido e de 60 por milhão de habitantes na Dinamarca, sendo 2,6 vezes mais comum em mulheres e mais freqüentemente diagnosticada da terceira à quinta décadas da vida[4,5]. Sua etiologia (Quadro 6.54) tem mudado ao longo do tempo: antes de 1920, a tuberculose era a causa mais freqüente em todo o mundo; a partir de 1950, a adrenalite auto-imune com atrofia adrenal tem respondido por cerca de 80% dos casos nos países de Primeiro Mundo, embora a tuberculose ainda represente causa importante nos países do Terceiro Mundo[6]. Outra causa de considerável freqüência são as infecções por fungos, havendo casos devidos a todos os tipos de fungos de ocorrência comum, à exceção de *Candida*. Em nosso meio, a blastomicose é responsável por considerável número de casos, ao passo que nos EUA a histoplasmose é a infecção fúngica mais freqüentemente causadora da doença de Addison. A aids também tem importância como causa de insuficiência adrenocortical primária, uma vez que infecções oportunistas, como as devidas a citomegalovírus ou tuberculose, podem causar adrenalite em pacientes em estágio avançado de aids[7]. Além disso, as adrenais são locais freqüentes de metástases de tumores dos pulmões, do trato gastrintestinal, mamas e rins. Linfomas de Hodgkin e não-Hodgkin também podem apresentar envolvimento das glândulas adrenais, insuficiência adrenal primária e aumento adrenal bilateral. À medida que aumenta o número de portadores de aids e que portadores de doenças malignas tem maior expectativa de vida, serão vistos mais casos de insuficiência adrenal primária[6].

Quadro 6.54 – Etiologia da insuficiência adrenocortical primária.

Idiopática /auto-imune
Tuberculose
Outras causas
  Vascular
    Hemorrágicas: sepse, anticoagulantes, coagulopatia, traumatismo, cirurgia, gestação
    Infarto: trombose, embolia, arterite
  Infecção fúngica: histoplasmose, paracoccidiodomicose, blastomicose, coccidioidomicose, criptococose
  Síndrome da imunodeficiência adquirida
  Metástases
  Linfomas
  Amiloidose
  Sarcoidose
  Hemocromatose
  Irradiação
  Adrenalectomia bilateral
  Inibidores enzimáticos: cetoconazol, etomidato, metopirona, aminoglutetimida, trilostano
  Agentes citotóxicos: mitotano
  Congênita: hipoplasia adrenal, deficiência glicocorticóide familiar, leucodistrofia adrenal

QUADRO CLÍNICO

A apresentação clínica depende da velocidade e do grau de destruição adrenal, além de fatores extra-adrenais que possam precipitar uma crise de insuficiência adrenocortical aguda (crise addisoniana ou crise adrenal)[6]. Assim, a maioria dos casos de etiologia auto-imune ou invasiva é de aparecimento insidioso e gradualmente progressivo; contudo, um fator de estresse intercorrente pode desencadear uma crise. A hemorragia adrenal também se apresenta com uma crise addisoniana. Devido ao fato de as formas de apresentação clínica desses três subtipos de insuficiência adrenocortical primária serem bastante diferentes, discutiremos seus quadros clínicos separadamente.

INSUFICIÊNCIA ADRENOCORTICAL PRIMÁRIA CRÔNICA

O desenvolvimento gradual da insuficiência adrenal pode passar despercebido pelo paciente e pelo médico até que haja perda significativa da função adrenocortical. Contudo, se analisarmos retrospectivamente, constataremos que os sintomas estavam presentes meses e, até, anos antes de que se fizesse o diagnóstico.

A hiperpigmentação generalizada de pele e mucosas é a mais clássica e uma das manifestações mais precoces da doença de Addison. Sua presença, associada a qualquer dos outros achados clínicos da tabela 6.19 deve levantar a suspeita diagnóstica dessa doença[7]. Ela é mais

Tabela 6.19 – Achados clínicos na insuficiência adrenocortical primária crônica.

Sinais/sintomas	Freqüência (%)
Fraqueza e fadiga, anorexia, perda de peso	100
Hiperpigmentação	92
Hipotensão	88
Sintomas gastrintestinais	88
Desejo de sal	19
Sintomas posturais	12

Adaptado de Baxter e Tyrrell, 1995.

acentuada nas regiões da pele expostas à luz solar, bem como na pele das dobras dos dedos, cotovelos e joelhos. As linhas das palmas das mãos, os leitos ungueais, os mamilos, as aréolas mamárias e as mucosas perianal e perivaginal costumam, também, apresentar-se hiperpigmentadas nessa condição. Cicatrizes de ferimentos ocorridos após o início da insuficiência adrenal também se hiperpigmentam, ao passo que as anteriores a esse evento não. Fraqueza generalizada, fadiga e mal-estar, anorexia e perda de peso também são achados sempre presentes. Perturbações gastrintestinais, especialmente náuseas e vômitos, ocorrem na maioria dos pacientes; já a diarréia é menos freqüente.

Hipotensão arterial ocorre em cerca de 90% dos pacientes e é acompanhada de sintomas ortostáticos e, ocasionalmente, síncope. O vitiligo pode ocorrer em 4 a 17% dos pacientes com doença de Addison auto-imune, mas é raro quando a doença se deve a outras causas.

Hipoglicemia intensa pode ocorrer em crianças, sendo mais rara em adultos. Contudo, mesmo nestes pode ser desencadeada por jejum prolongado, febre, infecção ou náuseas e vômitos.

A ocorrência de amenorréia é comum na doença de Addison, podendo ser devida à perda de peso e à doença crônica, bem como à falência ovariana. Pode ocorrer perda de pêlos axilares e pubianos nas mulheres, como resultado da deficiência da secreção de andrógenos adrenais.

INSUFICIÊNCIA ADRENOCORTICAL PRIMÁRIA AGUDA (CRISE ADRENAL)

Uma crise adrenal representa um estado de insuficiência adrenocortical aguda e ocorre em portadores da doença de Addison que sejam expostos a estresses como infecção, traumatismo, cirurgia ou desidratação devido a deprivação salina, vômitos ou diarréia. Seus sinais e sintomas estão listados no quadro 6.55.

Quadro 6.55 – Achados clínicos da insuficiência adrenocortical primária aguda.

Hipotensão arterial e choque
Fraqueza, apatia, confusão mental
Febre
Desidratação, hipovolemia, hiponatremia, hipercalemia
Náuseas, vômitos, anorexia
Dor abdominal ou em flanco
Hipoglicemia

Adaptado de Baxter e Tyrrell, 1995.

A intensidade da anorexia, náuseas e vômitos aumenta, piorando a depleção volumétrica e a desidratação. Em função disso, freqüentemente ocorre choque hipovolêmico – daí ser importante considerar a insuficiência adrenal como uma possível causa de colapso vascular inexplicado. Pode ocorrer dor abdominal, de modo a simular uma emergência abdominal aguda. É comum a ocorrência de fraqueza, apatia e confusão mental. Também, febre é bastante comum, podendo ser devida a uma infecção ou ao hipoadrenalismo *per se*. A hiperpigmentação cutâneo-mucosa costuma estar presente – salvo nos casos em que o desenvolvimento da insuficiência adrenal seja rápido – e seu encontro deve sugerir o diagnóstico. Outros achados que sugerem o diagnóstico de crise addisoniana são hiponatremia, hipercalemia, linfocitose, eosinofilia e hipoglicemia.

INSUFICIÊNCIA ADRENAL AGUDA POR HEMORRAGIA

O quadro clínico típico de pacientes com hemorragia adrenal bilateral e destruição adrenal aguda é o de piora progressiva naquele já previamente acometido por uma doença grave. É importante ressaltar que os clássicos achados clínicos da doença de Addison – hiperpigmentação, perda de peso e sintomas gastrintestinais crônicos prévios – estão ausentes.

Os pacientes com maior risco de desenvolver hemorragia adrenal são os portadores de doença tromboembólica, os portadores de coagulopatia espontânea ou iatrogênica e os que estão em período pós-operatório. Os sintomas habituais de apresentação (Tabela 6.20) são dor abdominal, torácica, em flanco ou nas costas. É comum a ocorrência de febre, hipotensão levando ao choque e anormalidades eletrolíticas, bem como de náuseas, vômitos e confusão mental. Portanto, o diagnóstico de hemorragia adrenal aguda deve ser sempre considerado em um caso em que ocorra deterioração progressiva do quadro clínico de um portador de doença tromboembólica, ou com coagulopatia ou que se encontre no período pós-operatório e que desenvolva dor abdominal ou em flanco não explicada, colapso vascular, febre, anormalidades eletrolíticas ou hipoglicemia.

Tabela 6.20 – Achados clínicos na hemorragia adrenal.

Sinais/sintomas	Freqüência (%)
Gerais	
Hipotensão/choque	74
Febre	59
Náuseas e vômitos	46
Confusão mental	41
Taquicardia	28
Cianose/lividez	28
Locais	
Dor abdominal, em flanco ou nas costas	77
Ausência de rigidez abdominal ou em flanco	38
Distensão abdominal	28
Rigidez abdominal	20
Dor torácica	13

Adaptado de Baxter e Tyrrell, 1995.

ACHADOS AOS EXAMES LABORATORIAIS, ELETROCARDIOGRÁFICOS E ICONOLÓGICOS[9]

Na destruição adrenal de desenvolvimento gradual – tanto a hipercalemia quanto a hiponatremia são manifestações clássicas da deficiência mineralocorticóide da insuficiência adrenal primária e sua presença deve sugerir esse diagnóstico. O hemograma costuma revelar a presença de anemia normocítica normocrômica, neutropenia, eosinofilia e linfocitose relativa. Também são comuns as elevações nos níveis de uréia e de creatinina decorrentes da desidratação e da depleção volumétrica. Pode ocorrer acidose metabólica de leve intensidade. Em cerca de 6% dos casos também ocorre hipercalcemia de leve a moderada.

Os achados eletrocardiográficos são ondas de baixa voltagem, uma verticalização do eixo QRS e alterações inespecíficas do segmento ST e das ondas T secundárias a anormalidades eletrolíticas.

Radiografias do abdome costumam revelar a presença de calcificação adrenal em cerca da metade dos portadores da doença de Addison de causa tuberculosa e em alguns pacientes com insuficiência adrenal causada por doenças de caráter invasivo ou hemorrágico. A tomografia computadorizada de abdome é o método mais sensível para detectar a presença de calcificação ou de aumento adrenal. Em relação ao volume das adrenais, é mais freqüente que ele se encontre normal ou reduzido. Pode-se encontrar aumento adrenal bilateral associado à insuficiência adrenal em casos devidos a tuberculose, blastomicose, outras infecções fúngicas, citomegalovírus, doenças infiltrativas malignas e não-malignas e hemorragia adrenal.

Na hemorragia adrenal aguda – podem ocorrer hiponatremia e hipercalcemia em pequeno número de casos, mas a regra é a elevação nos níveis de uréia. O aumento no número de eosinófilos também é sugestivo do diagnóstico, que é freqüentemente estabelecido somente quando os estudos de imagem revelam aumento adrenal bilateral.

INSUFICIÊNCIA ADRENOCORTICAL SECUNDÁRIA

A causa mais comum de insuficiência adrenocortical secundária (causada por deficiência de produção de ACTH) é a depressão da produção de ACTH resultante de tratamento com glicocorticóides por tempo prolongado. Por outro lado, os tumores hipofisários ou hipotalâmicos são as causas mais comuns de ocorrência natural de secreção diminuída de ACTH e o tratamento cirúrgico ou radioterápico pode também contribuir para o desenvolvimento de hipopituitarismo. Nos pacientes com tumores hipotalâmicos ou hipofisários, a deficiência de ACTH está quase sempre acompanhada de deficiências de outros hormônios da hipófise anterior (GH, LH, FSH e TSH), uma vez que as células produtoras de ACTH são mais resistentes ao dano hipofisário.

QUADRO CLÍNICO

Tal como a do tipo primário, a insuficiência adrenocortical secundária apresenta-se mais freqüentemente de maneira crônica. Contudo, uma apresentação de caráter agudo pode ocorrer em pacientes não diagnosticados que sejam sumetidos a estresse, bem como naqueles pacientes que já estejam diagnosticados e tratados mas que não recebam aumento da dose do corticóide durante um quadro infeccioso, cirurgia ou traumatismo. Da mesma forma, pode ocorrer apoplexia hipofisária – infarto hemorrágico de um tumor hipofisário – capaz de causar um quadro agudo de insuficiência adrenocortical secundária.

Duas diferenças principais distinguem os achados clínicos da insuficiência adrenocortical primária dos da secundária. Em primeiro lugar, como não há elevação do ACTH na insuficiência secundária, a hiperpigmentação cutâneo-mucosa não ocorre nessa condição. Em segundo lugar, os sinais e os sintomas decorrentes da deficiência mineralocorticóide (depleção volumétrica, desidratação e hipercalemia) geralmente não estão presentes na forma secundária. Também a hipotensão arterial é menos intensa, exceto dos casos de apresentação de caráter agudo. Nos casos de insuficiência secundária, a hiponatremia pode estar presente mas é menos intensa e mais devida à inabilidade em excretar uma sobrecarga hídrica do que à perda de sódio.

DIAGNÓSTICO

Embora o diagnóstico de insuficiência adrenal deva ser confirmado inclusive por meio de avaliação do funcionamento do eixo hipófise-adrenal, não se deve retardar o tratamento do paciente sob suspeição desse diagnóstico e, sobretudo, não se deve submetê-lo a testes diagnósticos que possam levar à intensificação da depleção de volume, da desidratação e da hipotensão. Assim, se o paciente estiver agudamente doente, deve-se iniciar a terapêutica, tendo-se como base os achados clínicos anteriormente descritos, somados aos resultados de exames laboratoriais, eletrocardiográficos e iconológicos semelhantes aos que também descrevemos, deixando-se para estabelecer o diagnóstico de certeza apenas quando seu quadro clínico já for mais estável.

Caso existam dados sugestivos de doença hipofisária ou de apoplexia hipofisária, a realização de radiografia, tomografia computadorizada ou ressonância magnética de sela túrcica pode ser útil.

Um método específico para fazer o diagnóstico de insuficiência adrenal aguda é a avaliação dos níveis plasmáticos de cortisol durante a crise[9]. Se o cortisol plasmático estiver em níveis elevados, o diagnóstico de crise adrenal está afastado. Se os valores do cortisol plasmático durante o estado de choque forem normais ou baixos, a existência de insuficiência adrenal aguda é uma grande possibilidade. Níveis de cortisol plasmático baixos e os de ACTH elevados são suficientes para se estabelecer o diagnóstico da doença de Addison.

Uma vez que os níveis basais de esteróides adrenais, tanto na urina quanto no plasma, podem estar normais nos casos de insuficiência adrenal parcial, a realização de testes de avaliação da reserva adrenocortical torna-se necessária para se estabelecer o diagnóstico.

Um teste de estímulo rápido por ACTH deve ser realizado sempre que surgir a possibilidade da existência de insuficiência adrenal[10]. Esse tipo de teste avalia a reserva adrenal e é o procedimento inicial tanto para se avaliar a possibilidade de insuficiência adrenal primária quanto secundária.

O teste não requer jejum prévio e pode ser realizado a qualquer hora do dia. Deve-se obter uma amostra prévia para a dosagem do cortisol basal e, a seguir, administrar 250mcg de ACTH sintético por via intravenosa, colhendo-se novas amostras para a dosagem do cortisol 30 e 60 minutos após essa injeção. Espera-se que, em resposta ao estímulo pelo ACTH, ocorra um pico de cortisol de 30 a 60 minutos depois. Se o valor desse pico atingir cerca de 20mcg/dl, não há insuficiência adrenal. Em virtude de não haver diferença no valor do pico de cortisol atingido após uma dose de 250, de 5 ou, mesmo, de 1mcg de ACTH sintético, mais recentemente muitos autores têm defendido o emprego da dose de 1mcg, uma vez que ela fornece uma indicação mais sensível da função adrenocortical e tem sido a mais indicada para diferenciar o subgrupo de pacientes que desenvolvem insuficiência adrenal após uso prolongado de terapêutica por glicocorticóide, que respondem normalmente ao teste de estímulo com 250mcg de ACTH, mas apresentam resposta reduzida à dose de 1mcg[11].

Como o teste de estímulo rápido por ACTH exógeno estabelece o diagnóstico de insuficiência adrenal mas não é capaz de distinguir se ela é de causa primária ou secundária, a mensuração dos níveis plasmáticos basais de ACTH torna-se indispensável. Nos portadores da doença de Addison os níveis basais de ACTH excedem grandemente o valor superior da faixa de normalidade, ao passo que, nos portadores de insuficiência adrenal secundária, os valores encontram-se dentro da normalidade ou, mesmo, suprimidos[10].

Quando se suspeita de deficiência parcial de ACTH e reserva hipofisária diminuída, a despeito de um teste de estimulação rápida por ACTH com resultados normais, deve-se proceder a outros tipos de teste de estímulo da função hipofisária, como o teste de estímulo por metopirona ou o teste de tolerância à insulina. O primeiro é indicado em pacientes com suspeita de doença hipotalâmica ou hipofisária nos quais a hipoglicemia seja contra-indicada e naqueles com terapêutica glicocorticóide prévia. A metopirona bloqueia a síntese de cortisol pela inibição da 11-beta-hidroxilase, enzima que converte 11-desoxicortisol em cortisol. Essa intervenção causa estímulo da secreção de ACTH que, por sua vez, elevará os níveis de 11-desoxicortisol. O teste consiste na administração de uma dose oral de 30mg/kg de metopirona às 23 horas, seguida da determinação dos níveis plasmáticos de 11-desoxicortisol às 8 horas da manhã seguinte[12].

O outro teste, o de tolerância à insulina, também conhecido como teste da hipoglicemia induzida por insulina, baseia-se no fato de que a ocorrência de uma hipoglicemia em níveis inferiores a 40mg de glicose/dl evoca a ativação mediada por estresse do eixo hipotálamo-hipófise-adrenal, causando intensa liberação de cortisol, bem como do ACTH e do hormônio do crescimento (GH). Em função disso, é um teste utilizado em pacientes com suspeita de possuírem tumor hipotalâmico ou hipofisário, uma vez que se pode, a um só tempo, avaliar a resposta do ACTH e do hormônio GH. É um teste que possui riscos clínicos óbvios, só devendo ser realizado na presença de um médico. Para a indução de hipoglicemia, utiliza-se a dose de 0,15U de insulina regular/kg, por via intravenosa, em paciente em jejum matinal, devendo-se colher amostra de sangue basal e após 30, 60 e 90 minutos para a determinação da glicemia e dos níveis de cortisol (e de ACTH e GH, se for o caso)[12].

TRATAMENTO DA INSUFICIÊNCIA ADRENAL

O objetivo do tratamento da insuficiência adrenal consiste em restabelecer níveis de glico e mineralocorticóides equivalentes aos de um indivíduo com função hipotálamo-hipofisária-adrenal normal, sob circunstâncias semelhantes.

Insuficiência adrenal aguda (crise addisoniana) – existindo forte suspeita clínica de estar ocorrendo uma crise addisoniana, sua terapêutica deve ser iniciada imediatamente. Nessa situação, empregam-se altas doses de glicocorticóides, tendo como fundamento o fato de que, diante de uma doença grave, as adrenais respondem com uma produção aumentada de cortisol. Além disso, sendo a droga de escolha a hidrocortisona (sob a forma de fosfato ou hemossuccinato sódico), pode-se, com altas doses, também suprir a necessidade da administração adicional de mineralocorticóide, uma vez que, em doses suprafisiológicas, a hidrocortisona possui razoável efeito retentor de sódio. As doses vão sendo gradativamente reduzidas (ver Quadro 6.54) e, nos casos de insuficiência adrenal primária, pode começar a haver necessidade de se acrescentar mineralocorticóide, na forma de fludrocortisona. Nos casos de insuficiência secundária, além de não haver necessidade de se adicionar mineralocorticóide, a retenção de sódio e água causada pela hidrocortisona pode ser excessiva; nesses casos, pode-se substituí-la por doses parenterais equivalentes de esteróides sintéticos, tais como prednisolona ou dexametasona[6,9,13].

A utilização de acetato de cortisona por via intramuscular está contra-indicada como tratamento de uma crise adrenal, em função de que sua absorção é lenta, requer conversão hepática a cortisol, não é capaz de fornecer níveis adequados de cortisol e não suprime adequadamente o ACTH.

A administração por via intravenosa de soro glicosado e fisiológico é utilizada para corrigir a depleção volumétrica, a hipotensão arterial e a hipoglicemia. Por vezes, devido à intensa deficiência de volume, pode haver dificuldade na reversão da hipotensão e do choque, uma vez que mesmo os agentes vasopressores podem não atuar enquanto não forem administrados glicocorticóides (Quadro 6.56).

Quadro 6.56 – Tratamento da crise adrenal (crise addisoniana).

Substituição glicocorticóide
Administrar 100mg de hidrocortisona (fosfato ou hemossuccinato sódico) por via intravenosa (IV) de 6/6h, por 24h
Reduzir a dose para 50mg IV de 6/6h a partir do segundo dia se o paciente estiver estável
Se o paciente permanecer estável, continuar a redução da dose para 10mg IV de 8/8h, até o quarto ou quinto dia, dose em que já poderá haver necessidade de reposição mineralocorticóide
Se o paciente tiver complicação adicional (principalmente sepse), pode haver necessidade de se manter a dose de 50-100mg de hidrocortisona IV de 6/6h até que seu quadro clínico se estabilize

Medidas gerais e de suporte
Corrigir a depleção volumétrica, desidratação e hipoglicemia pela administração IV de soro fisiológico e glicose
Avaliar e tratar a infecção e outros possíveis fatores desencadeantes

Adaptado de Aron et al., 2001[10].

Terapêutica de manutenção – os portadores da doença de Addison requerem terapêutica de reposição glico e mineralocorticóide por toda a vida[6,7,13]. A hidrocortisona constitui a primeira escolha nas preparações glicocorticóides disponíveis, por apresentar maior potência mineralocorticóide que os outros análogos do cortisol. A dose de manutenção diária de hidrocortisona para adultos varia de 15 a 30mg/dia, sendo dividida em duas doses: de 10 a 20mg no período da manhã, ao levantar, e 5 a 10mg no final da tarde. A segunda escolha entre as preparações de glicocorticóides recai no acetato de cortisona, uma vez que sua absorção oral é rápida e essa preparação é rapidamente convertida em cortisol. A dose dessa droga necessária para a reposição de glicocorticóide de um adulto é em torno de 37,5mg/dia. Outras opções de corticóides são a prednisona, a prednisolona ou a dexametasona, em doses equivalentes. A reposição mineralocorticóide é feita pela administração de 9-alfa-fludrocortisona, na dose de 0,05 a 0,2mg/dia. Embora a maioria dos pacientes nessa condição requeira reposição de mineralocorticóide, há um pequeno número deles que se mantém bem apenas com o glicocorticóide. O melhor parâmetro para saber se um paciente necessita de reposição de mineralocorticóide são seus níveis de potássio plasmático, uma vez que a falta de mineralocorticóide leva à hipercalemia.

Com o tratamento, ocorre regressão dos sintomas de insuficiência adrenal, incluindo o retorno da sensação de bem-estar, recuperação do peso, pressão arterial normal, clareamento da hiperpigmentação e retorno à atividade física normal.

É de suma importância que o portador de insuficiência adrenal seja instruído adequadamente sobre a natureza do problema que possui, uma vez que a ocorrência de uma crise adrenal aguda pode ser evitada nessas condições. O paciente deve ser informado sobre a necessidade de tratamento por toda a vida, bem como de receber pronta assistência médica em casos de doença aguda ou acidentes. É conveniente que ele tenha sempre consigo um cartão, entre os seus documentos, com informações médicas a respeito do seu problema, alertando sobre a necessidade de se administrar doses suplementares de glicocorticóides. De maneira geral, o paciente deve ser instruído a aumentar a dose de glicocorticóide para 60 a 80mg/dia, caso desenvolva doenças menores, como gripe, retornando à dose habitual em 24 a 48 horas, caso apresente melhora da intercorrência; não há necessidade de aumento da dose de mineralocorticóide[9]. Caso os sintomas persistam ou piorem, o paciente deve manter a elevação da dose e entrar em contato com o médico.

A ocorrência de vômitos pode causar dificuldade em ingerir ou absorver a medicação oral e a ocorrência de diarréia em pacientes addisonianos pode desencadear uma crise adrenal devido às rápidas perdas de fluidos e eletrólitos. Em função desses fatos, os portadores de insuficiência adrenal devem ter em mente que, caso apresentem esses sintomas, deverão procurar assistência médica imediata, para receber glicocorticóide e hidratação por via parenteral.

SÍNDROME DE CUSHING

CLASSIFICAÇÃO, ETIOLOGIA E EPIDEMIOLOGIA

A exposição prolongada a altos níveis de hormônios glicocorticóides, seja qual for a sua causa, leva a um conjunto de sinais e sintomas conhecidos como síndrome de Cushing. Na grande maioria dos casos, ela é de causa exógena (iatrogênica), resultado da administração de terapêutica glicocorticóide por tempo prolongado. A síndrome de Cushing de causa espontânea (endógena) pode ser resultado de funcionamento anormal da hipófise, de uma ou de ambas as supra-renais ou, ainda, ser conseqüência da secreção de ACTH por tumores não-hipofisários (a chamada síndrome do ACTH ectópico). Chama-se doença de Cushing ao tipo específico de síndrome de Cushing causado pela produção excessiva de ACTH por um tumor hipofisário. Dessa maneira, a síndrome de Cushing pode ser classificada em ACTH-dependente ou ACTH-independente.

Os tipos de síndrome de Cushing ACTH-dependentes (doença de Cushing e síndrome do ACTH ectópico) caracterizam-se pela secreção excessiva crônica de ACTH, que causa hiperplasia das zonas *fasciculata* e reticular das adrenais, acarretando um aumento da secreção adrenocortical de cortisol, andrógenos e desoxicorticosterona.

A síndrome de Cushing ACTH-independente deve-se a doenças que atingem primariamente as adrenais e, por isso, os níveis de ACTH estão suprimidos pelo excesso de produção de cortisol. Ela pode ocorrer como resultado de uma neoplasia adrenal primária (adenoma ou carcinoma) ou de hiperplasia nodular adrenal.

A doença de Cushing é a causa mais freqüente da síndrome de Cushing, sendo responsável por cerca de 70% dos casos[14,15]. Acomete oito vezes mais mulheres que homens, principalmente na faixa etária dos 20 aos 40 anos, podendo, contudo, acometer indivíduos desde a infância até os 70 anos de idade. Considera-se, atualmente, que o aparecimento espontâneo de adenomas hipofisários compostos por células secretoras de ACTH (corticotrofos) seja a causa primária da doença de Cushing e que a hipersecreção de ACTH e o hipercortisolismo deles conseqüentes levam às anormalidades endocrinológicas e à disfunção hipotalâmica características dessa doença. Tal hipótese é sustentada pelo fato de que a remoção cirúrgica seletiva desses adenomas leva ao retorno do funcionamento normal do eixo hipotálamo-hipófise-adrenal.

Em torno de 15 a 20% dos casos de portadores de síndrome de Cushing ACTH-dependente são causados por hipersecreção ectópica de ACTH. Tal síndrome ocorre quando tumores não-hipofisários sintetizam e secretam ACTH biologicamente ativo. Também foi demonstrada produção de CRH em tumores ectópicos secretores de ACTH, contudo não se sabe se ele desempenha algum papel na patogênese da síndrome. A apresentação clínica mais freqüente da síndrome do ACTH ectópico, responsável por cerca de 50% dos casos, ocorre em portadores de tumores de células pequenas do pulmão, embora a hipersecreção de ACTH costuma ocorrer em apenas 0,5 a 2% desses casos. Outros tumores causadores dessa síndrome são os tumores carcinóides do pulmão, timo, intestino, pâncreas e ovário; tumores de ilhotas pancreáticas; feocromocitomas e tumores afins. A síndrome do ACTH ectópico é mais comum em homens, tendo seu pico de incidência entre os 40 e os 60 anos de idade[16].

Os tumores adrenais primários são responsáveis por cerca de 10% dos casos da síndrome de Cushing. A grande maioria dos casos ocorre devido à existência de adenomas adrenocorticais, sendo bastante rara a ocorrência de carcinomas; ambos são mais comuns em mulheres.

Embora a ocorrência da síndrome de Cushing seja extremamente rara em crianças, cerca da metade dos casos costuma ser devido a carcinomas adrenais nessa época da vida. As meninas são mais acometidas que os meninos, e a faixa de idade preferencial é a que vai de 1 aos 8 anos. Já na adolescência é mais comum após os 10 anos de idade (cerca de 35% dos casos), na maioria dos casos, não havendo diferença de incidência entre os gêneros[17].

QUADRO CLÍNICO

Os principais sinais e sintomas encontrados nos portadores da síndrome de Cushing são os que se seguem[15] e sua prevalência aproximada encontra-se resumida na tabela 6.21.

Alterações metabólicas – o ganho de peso costuma ser um sintoma tão freqüente nessa síndrome, de tal sorte que a obesidade é sua manifestação clínica mais comum. Ela é, tipicamente, de distribuição central, atingindo principalmente face, pescoço, tronco e abdome, com adelgaçamento relativo dos membros. O acúmulo de gordura na região facial leva ao típico "fácies de lua

Tabela 6.21 – Achados clínicos na síndrome de Cushing.

Sinais/sintomas	Freqüência (%)
Gerais	
Obesidade	90
Hipertensão arterial	85
Cutâneos	
Hirsutismo	75
Pletora	70
Estrias	50
Acne	35
Equimose	35
Musculoesqueléticos	
Osteopenia	80
Fraqueza	65
Neuropsiquiátricos	85
Labilidade emocional	
Euforia	
Depressão	
Psicose	
Disfunção gonadal	
Impotência, diminuição da libido	85
Distúrbios menstruais	70
Metabólicos	
Intolerância à glicose	75
Diabetes mellitus	20
Hiperlipidemia	70
Poliúria	30
Cálculos renais	15

Adaptada de Aron et al., 2001[10].

cheia", presente em cerca de 75% dos casos e acompanhado de pletora facial na maioria deles. O acúmulo de gordura em torno do pescoço é proeminente nas fossas supraclaviculares e na região retrocervical, nesta última podendo levar à formação de giba. A ocorrência de intolerância à glicose é alta, da ordem de 75%, a de *diabetes mellitus* gira em torno de 20%, e a de dislipidemia, em torno de 70% dos casos.

Alterações cutâneas – são freqüentes e, muitas delas, sugerem o diagnóstico de hipercortisolismo. Dentre as mais comuns encontra-se a atrofia de epiderme e do tecido conjuntivo subjacente, levando a um adelgaçamento cutâneo que causa um efeito de transparência na pele e de pletora facial. A ocorrência de equimoses devidas a mínimos traumatismos está presente em cerca de 40% dos casos. Estrias cutâneas costumam ocorrer em cerca de 50% dos casos, sendo, contudo, raras em pacientes com mais de 40 anos de idade; elas costumam ser largas, de tonalidade avermelhada ou purpúrea e mais comumente localizadas na região abdominal, podendo também ocorrer em mamas, quadris, nádegas, coxas e axilas. Devido ao hiperandrogenismo, a acne também costuma ser freqüente. Nos casos de síndrome do ACTH ectópico, pode ocorrer hiperpigmentação cutânea.

Hirsutismo – cerca de 80% das mulheres portadoras da síndrome de Cushing desenvolvem hirsutismo decorrente de hipersecreção de andrógenos adrenais. O mais comum é a ocorrência de hirsutismo facial, podendo também ocorrer aumento da pilificação no abdome, mamas, tórax e porção superior das coxas. Acne e seborréia costumam acompanhar o hirsutismo.

Hipertensão arterial – este é um achado clássico da síndrome de Cushing, ocorrendo em cerca de 75% dos casos. Em torno da metade dos pacientes apresenta pressão arterial diastólica maior que 100mmHg.

Disfunção gonadal – é um achado muito comum nesses casos, devendo-se, em mulheres, à secreção aumentada dos andrógenos adrenais e, nos homens (e, em menor extensão, também nas mulheres), ao hipercortisolismo (que causa supressão de LH, com conseqüente redução da produção gonadal de andrógenos). Em função dessas alterações, os distúrbios menstruais são de ocorrência muito freqüente.

Transtornos psiquiátricos – costumam ocorrer na maioria dos portadores da síndrome de Cushing. Os sintomas mais leves são a labilidade emocional e o aumento da irritabilidade, podendo também ocorrer ansiedade, depressão, diminuição da memória e da capacidade de concentração. Os distúrbios do sono, como a insônia e o despertar precoce, costumam estar presentes na maioria dos casos. Não é rara a ocorrência de euforia, sendo que alguns pacientes apresentam quadros de mania. Transtornos psiquiátricos mais graves, principalmente depressão intensa, podem ocorrer em menor número de casos.

Fraqueza muscular – acomete mais freqüentemente a porção proximal dos membros inferiores e está presente em cerca de 60% dos casos.

Osteoporose – é devida aos efeitos do excesso de glicocorticóides no esqueleto e é responsável pela ocorrência freqüente de fraturas de causa indeterminada, tipicamente nos pés, costelas ou vértebras. De 15 a 20% dos casos apresentam fraturas vertebrais detectáveis à radiografia[9].

Cálculos renais – são conseqüência da hipercalciúria induzida pelo hipercortisolismo e ocorrem em cerca de 15% dos pacientes.

Poliúria – habitualmente devida à inibição da secreção de vasopressina (hormônio antidiurético) pelo cortisol e ao conseqüente aumento do *clearance* de água livre urinário e, mais raramente, devida à hiperglicemia, que está presente em cerca de 30% dos casos.

DADOS QUE SUGEREM CAUSAS ESPECÍFICAS PARA UM DETERMINADO CASO DE HIPERCORTISOLISMO

Doença de Cushing – apresenta o quadro clínico mais clássico: predominância em mulheres, início geralmente entre os 20 e os 40 anos de idade e lenta progressão ao longo de vários anos. Nessa condição, raramente ocorrem hiperpigmentação e alcalose hipocalêmica e as manifestações de hiperandrogenismo limitam-se a hirsutismo e acne. O aumento na secreção de cortisol e de andrógenos adrenais é moderado.

Síndrome do ACTH ectópico em (carcinomas) – diferentemente do diagnóstico anterior, essa síndrome ocorre predominantemente em homens, tendo sua mais elevada incidência entre os 40 e os 60 anos de idade. O quadro clínico de hipercortisolismo está, freqüentemente, limitado a hipertensão arterial, intolerância à glicose e fraqueza, e o tumor primário é, em geral, aparente. É comum ocorrerem hiperpigmentação, hipocalemia e alcalose, bem como emagrecimento e anemia. O hipercortisolismo instala-se rapidamente e a hipersecreção esteróide é, freqüentemente, intensa, com níveis de glicocorticóides, andrógenos e desoxicorticosterona igualmente elevados.

Síndrome do ACTH ectópico em (tumores benignos) – um pequeno número de pacientes portadores de tumores mais benignos, especialmente carcinóides brônquicos, podem manifestar quadros de evolução mais lenta, com maior riqueza de manifestações clínicas, semelhantes aos de uma síndrome de Cushing decorrente de adenoma hipofisário, e o tumor responsável pelo quadro pode não ser aparente. Decorre daí certa confusão, uma vez que alguns pacientes com tumores ocultos produtores de ACTH ectópico podem apresentar semelhanças com a doença de Cushing.

Adenomas adrenais – o quadro clínico é de instalação gradual e sugestivo de hipercortisolismo isolado, cuja intensidade varia de leve a moderada. Os níveis plasmáticos de andrógenos encontram-se em níveis normais ou subnormais.

Carcinomas adrenais – manifestam, geralmente, quadro clínico de secreção aumentada de glicocorticóides, andrógenos e mineralocorticóides de rápida instalação e progressão. Causam aumentos marcantes tanto nos níveis plasmáticos de cortisol quanto nos de andrógenos adrenais. É comum a ocorrência de hipocalemia, bem como de dores abdominais, de massas abdominais palpáveis e de metástases hepáticas e pulmonares.

DIAGNÓSTICO

Para que se possa proceder o diagnóstico de um paciente de aspecto cushingóide é necessário que se proceda sua avaliação geral, incluindo a da presença de outras doenças, do uso de determinadas drogas e medicações, da existência de alcoolismo, bem como de depressão, uma vez que esses fatores podem interferir com os resultados de determinadas avaliações laboratoriais, como discutiremos mais adiante.

Uma vez que o tratamento adequado dos portadores da síndrome de Cushing só poderá ser realizado se forem bem estabelecidos o correto diagnóstico e a classificação do problema, além da história e da avaliação clínica, também é necessária a realização de uma avaliação laboratorial para que se possa estabelecer corretamente o diagnóstico e determinar a causa do hipercortisolismo.

O primeiro passo, perfeitamente realizável em pacientes ambulatoriais, é a documentação bioquímica de que existe hipercortisolismo de causa endógena. Com essa finalidade, tanto o teste de supressão com 1mg de dexametasona noturna quanto a dosagem do cortisol urinário de 24 horas poderão ser escolhidos como avaliação inicial. No primeiro caso, deve-se administrar 1mg de dexametasona por via oral às 23 horas ao paciente com suspeição clínica de hipercortisolismo, procedendo-se à coleta de amostra para a dosagem do cortisol plasmático às 8 horas da manhã seguinte, em veia periférica, previamente puncionada com escalpe venoso 30 minutos antes da coleta[12]. Uma resposta normal, ou seja, o encontro de níveis de cortisol plasmático inferiores a 5mcg/dl exclui o diagnóstico de hipercortisolismo endógeno em 98% dos casos, as únicas exceções correspondendo aos raros portadores de síndrome de Cushing episódica ou de metabolização anormal da dexametasona. O teste deve ser evitado em pacientes com obesidade muito acentuada, naqueles recebendo terapêutica estrogênica e nos que estejam usando drogas que aceleram o metabolismo da dexametasona (como difenil-hidantoína e outros anticonvulsivantes, como fenobarbital e primidona). Pacientes etilistas crônicos podem apresentar achados clínicos e bioquímicos sugestivos de síndrome de Cushing, tais como níveis elevados de cortisol plasmático com variação circadiana anormal, excreção urinária de corticosteróides aumentada e não supressibilidade do cortisol com dexametasona. Contudo, os testes podem normalizar-se após quatro semanas da cessação da ingestão etílica.

A dosagem do cortisol urinário de 24 horas é um teste inicial igualmente aceitável e o de escolha nos casos de portadores de obesidade acentuada, das pacientes em uso de terapêutica estrogênica e naqueles que estejam utilizando drogas que acelerem a metabolização da dexametasona[12,15]. Os níveis de cortisol urinário estão elevados em mais de 90% dos portadores de síndrome de Cushing, mas também podem estar elevados nos submetidos a estresse crônico, depressão e alcoolismo. A dosagem do cortisol urinário de 24 horas tem maior valor diagnóstico que a do cortisol plasmático, uma vez que um indivíduo pode apresentar níveis normais de cortisol plasmático em determinados horários e, mesmo assim, ser portador de hipercortisolismo, uma vez que os níveis poderão estar alterados fora desses horários e que a simples perda do ritmo circadiano de secreção do cortisol pode levar ao desenvolvimento da síndrome de Cushing.

O encontro de resultado anormal em um ou em outro teste deve ser confirmado pela realização do outro e, se ambos os testes mostrarem resultados anormais, o hipercortisolismo endógeno estará presente e o diagnóstico de síndrome de Cushing estará estabelecido, se as condições que possam causar resultados falso-positivos tiverem sido excluídas[12,15]. Caso a realização desses testes forneça resultados considerados limítrofes, deve-se proceder à realização do teste de dois dias de supressão com dexametasona, que consiste na administração de 0,5mg por via oral, a cada 6 horas, durante dois dias, seguida da dosagem dos 17-OH urinários ou do cortisol livre urinário de 24 horas. Se os resultados do primeiro forem maiores ou iguais a 2,5mg/24h ou 1mg/g de creatinina ou os do segundo menores que 20mcg/dl (ou, tanto em um quanto em outro, os níveis pós-dexametasona forem, no mínimo, 50% menores que os níveis basais), o diagnóstico de síndrome de Cushing fica afastado, uma vez que é muito pequena a possibilidade de resultados falsos nesse teste[9,12].

PROBLEMAS NO DIAGNÓSTICO DA SÍNDROME DE CUSHING

A distinção entre os portadores de síndrome de Cushing de leve intensidade e os de hipercortisolismo endógeno fisiológico de leve intensidade representa um difícil problema[9,12,14,15]. A condição chamada de "pseudo-síndrome de Cushing" inclui pacientes na fase depressiva de distúrbios afetivos, portadores de desvios do hábito alimentar, como anorexia e bulimia nervosas, além de etilistas crônicos e abstinentes de álcool. Tais condições podem apresentar achados bioquímicos sugestivos de síndrome de Cushing, incluindo elevações do cortisol livre urinário, perda do padrão circadiano de secreção do cortisol e perda da supressibilidade do cortisol após a administração de 1mg de dexametasona. O diagnóstico definitivo pode ser extremamente difícil de ser estabelecido, particularmente em pacientes obesos com hipercortisolismo de leve intensidade, acompanhado de hirsutismo, de hipertensão ou de depressão. O teste mais capaz de distinguir uma síndrome de Cushing de leve intensidade de uma pseudo-síndrome de Cushing é a combinação da supressão com dexametasona seguida pela estimulação com a administração de CRH (hormônio liberador de corticotrofina). Para tanto, deve-se administrar ao paciente 0,5mg de dexametasona, por via oral, a cada 6 horas, em um total de oito doses, seguidas, imediatamente, por um teste de estímulo com CRH (1mcg/kg, por via intravenosa), iniciado 2 horas após ter-se completado a administração da dexametasona. O encontro de níveis de cortisol plasmático superiores a 1,4mcg/dl (38,6nmol/l) após 15 minutos da administração de CRH consegue identificar a maioria dos pacientes com síndrome de Cushing.

DIAGNÓSTICO DIFERENCIAL

Uma vez tendo-se chegado ao diagnóstico de síndrome de Cushing de causa endógena, outros testes devem ser realizados para que se possa estabelecer sua causa específica, ou seja, esclarecer se o caso em questão é devido ao funcionamento inadequado da hipófise, de uma ou ambas as adrenais ou, ainda, se há produção hormonal ectópica. Tais testes são de dois tipos: aqueles que avaliam a integridade do eixo hipófise-adrenais e exames de imagem, utilizados principalmente para avaliar o tamanho e a forma da hipófise e das adrenais, e para localizar tumores ectópicos produtores de ACTH.

O teste clássico de supressão por altas doses de dexametasona (0,5mg a cada 6 horas no terceiro e quarto dias, seguidos de 2mg a cada 6 horas no quinto e sexto dias, com coleta da urina de 24 horas no primeiro, segundo, quinto e sétimo dias, para a dosagem dos 17-OH urinários), desde que acrescido pela dosagem do cortisol livre urinário e utilizando-se o critério de supressão deste último superior a 90% e supressão dos 17-OH superior a 64% dos valores basais, é excelente (especificidade de 100%) para a distinção entre a doença de Cushing e a síndrome do ACTH ectópico.

Quando se dispõe de um ensaio confiável e sensível de ACTH (como o ensaio imunorradiométrico), a medida simultânea do ACTH e do cortisol plasmático pode diferenciar a síndrome de Cushing ACTH-dependente (tumor hipofisário ou não-hipofisário produtor de ACTH) do hipercortisolismo ACTH-independente. Os tumores adrenais secretores de cortisol, a hiperplasia micronodular adrenal e a síndrome de Cushing factícia costumam demonstrar níveis suprimidos de ACTH (níveis basais inferiores a 5pg/ml ou 1,1pmol/l), bem como fraca resposta à estimulação por CRH (resposta máxima inferior a 10pg/ml ou 2,2pmol/l). Pacientes com tumores secretores de ACTH habitualmente apresentam níveis de ACTH plasmático superiores a 10pg/ml (2,2pmol/l), freqüentemente até maiores que 52pg/ml (11,5pmol/l). O maior desafio no diagnóstico diferencial da síndrome de Cushing ACTH-dependente é a identificação do tumor fonte de produção de ACTH. A grande maioria desses pacientes (cerca de 90%) tem um tumor hipofisário, enquanto os restantes abrigam um tumor ectópico. Porém, embora os níveis de ACTH plasmático sejam habitualmente mais elevados nos casos de ACTH ectópico que nos portadores de adenomas hipofisários secretores de ACTH, há considerável superposição entre os níveis desse hormônio produzidos nessas duas situações. Além disso, muitos dos tumores ectópicos produtores de ACTH encontram-se radiologicamente ocultos no momento do diagnóstico clínico e podem não se tornar clinicamente aparentes por muitos anos após o diagnóstico inicial.

A realização de ressonância magnética da hipófise, principalmente se acrescida da administração de contraste (gadolínio), é de grande valia na identificação da fonte produtora da síndrome de Cushing ACTH-dependente, uma vez que irá identificar um adenoma hipofisário em 50 a 60% dos pacientes. Se o paciente em questão apresentar os clássicos achados laboratoriais sugestivos de hipercortisolismo ACTH-dependente de origem hipofisária somado ao encontro de lesão hipofisária inequívoca à ressonância magnética, a probabilidade da doença de Cushing é de 98 a 99%. Deve-se, contudo, ressaltar que aproximadamente 10% da população na faixa etária dos 20 aos 50 anos apresenta incidentalomas hipofisários identificáveis à ressonância magnética e que, portanto, alguns pacientes com síndrome do ACTH ectópico poderão apresentar achados radiográficos sugestivos de lesão hipofisária.

Uma vez que a maioria dos tumores produtores de ACTH de localização não-hipofisária é de localização torácica, a realização de uma tomografia computadorizada de alta resolução do tórax é de utilidade para o encontro do local produtor de ACTH em caso de síndrome do ACTH ectópico. Uma vez que a ressonância magnética tem sensibilidade ainda maior para o encontro dessas lesões, que costumam ser tumores carcinóides brônquicos, a realização desse tipo de exame pode ser ainda de maior valia que a tomografia computadorizada em tais casos.

Nos casos em que haja a suspeita diagnóstica de Cushing ACTH-dependente e não se consegue identificar tumor hipofisário ou ectópico produtor de ACTH, pode-se proceder à realização de cateterismo do seio petroso inferior com coleta de amostra de sangue para a dosagem de ACTH pós-estímulo pelo CRH (hormônio liberador de corticotrofina).

Quando se trata da localização de tumores adrenais causadores de síndrome de Cushing ACTH-independente, tanto a tomografia computadorizada quanto a ressonância magnética constituem ótimos métodos diagnósticos. De modo geral, os adenomas adrenais causadores de hipercortisolismo possuem diâmetro superior a 2cm; contudo, tumores bem maiores (em geral, maiores que 6cm) e/ou aqueles contendo áreas de necrose devem levantar a suspeita de serem carcinomas de adrenal.

TRATAMENTO

Seja qual for a causa da síndrome de Cushing, seu tratamento deve objetivar a retirada ou a destruição da fonte produtora do hormônio anormalmente produzido, restabelecendo, dessa maneira, a secreção normal do cortisol, sem causar dano adrenal ou hipofisário, de modo a poder evitar a necessidade de uso permanente de terapêutica de reposição para compensar deficiências hormonais dele conseqüentes[9,15].

O tratamento atual da **doença de Cushing** é voltado ao controle da hipersecreção hipofisária de ACTH.

O melhor método para obtê-lo é a realização de microcirurgia (hipofisectomia seletiva transesfenoidal). Esse procedimento costuma ter sucesso em cerca de 85% dos casos, quando realizado por um neurocirurgião experiente.

A radioterapia com o emprego de raios gama é utilizada principalmente nos casos em que ocorrer persistência ou recorrência da doença após a realização da microcirurgia. Costuma causar remissão da doença em 55 a 70% desses casos, de um a três anos após a realização da radioterapia. Entretanto, é importante que se saiba que cerca de 55% dos adultos desenvolvem pan-hipopituitarismo e que as crianças e adolescentes desenvolvem deficiência de hormônio de crescimento após a realização de tal terapêutica.

O uso de drogas que inibem a secreção adrenal de cortisol pode ser útil como terapêutica complementar aos procedimentos anteriores. Assim, o cetoconazol em doses de 600 a 1.200mg/dia pode ser efetivo no tratamento do hipercortisolismo, devendo-se lembrar de sua freqüente hepatotoxicidade que, contudo, pode ser transitória. Da mesma forma, tanto a metopirona, quanto a aminoglutetimida também podem inibir a secreção de cortisol. Deve ser ressaltado que essas drogas são caras, causam efeitos gastrintestinais que podem limitar sua efetividade e que não há dados de seguimento a longo prazo que avalizem seu emprego como único tratamento para a doença de Cushing. Assim, tanto o cetoconazol, quanto a aminoglutetimida costumam ser utilizados enquanto se aguarda a resposta de uma terapêutica ou na preparação de pacientes para a cirurgia.

A cura da síndrome do ACTH ectópico costuma ser possível nos casos de ocorrência de tumores mais "benignos", como os carcinóides brônquicos ou tímicos ou os feocromocitomas. O tratamento é dificultado se houver presença de tumores malignos metastáticos ou intenso hipercortisolismo. A terapêutica direcionada ao tumor primário pode ser mal sucedida, obrigando o emprego de outros meios para corrigir a situação de excesso de hormônios esteróides. Assim, a hipocalemia intensa pode requerer suplementação de altas doses de potássio, bem como o uso de espironolactona para bloquear os efeitos mineralocorticóides. Aqui, o uso de drogas que inibam a síntese esteróide (cetoconazol, metopirona e aminoglutetimida) pode ser de utilidade, porém, como elas podem causar hipoadrenalismo, a secreção esteróide precisa ser monitorizada e, se necessário, deve-se administrar suplentação de esteróides. A dose de cetoconazol habitualmente empregada nesses casos é de 400 a 800mg/dia, em doses fracionadas, e costuma ser bem tolerada.

Caso o hipercortisolismo não possa ser controlado, a realização de adrenalectomia bilateral pode vir a ser necessária.

A adrenalectomia unilateral nos casos de portadores de adenomas adrenais é um tratamento eficiente e com prognóstico excelente. A adrenalectomia laparoscópica tem sido largamente empregada em pacientes que apresentam tumores adrenais pequenos e causou sensível redução no tempo de hospitalização. Convém lembrar que tais pacientes desenvolvem insuficiência adrenal pós-operatória, uma vez que o eixo hipotálamo-hipofisário e a adrenal contralateral encontram-se suprimidos pelo hipercortisolismo prolongado e que, por isso, devem receber reposição glicocorticóide tanto durante quanto após a cirurgia, até que a adrenal remanescente possa se recuperar.

No caso de carcinomas adrenais, o tratamento é menos satisfatório, uma vez que o tumor freqüentemente já se encontra em metástase (habitualmente para o retroperitônio, fígado e pulmões) no momento do diagnóstico. Embora seja raro que ocorra cura cirúrgica, o procedimento pode, ao menos, levar a uma redução da massa tumoral e do grau de hipersecreção esteróide. Havendo persistência de secreção de cortisol não-supressível no pós-operatório imediato, deve-se pensar em remanescente tumoral ou metástase.

O tratamento medicamentoso dos carcinomas adrenais utiliza o mitotano em doses de 6 a 12g/dia, divididos em três a quatro doses; essa dose, contudo, freqüentemente precisa ser reduzida devido à ocorrência de sintomas colaterais, que ocorrem em cerca de 80% dos pacientes (diarréia, náuseas e vômitos, depressão, sonolência). Com o uso do mitotano, cerca de 70% dos pacientes conseguem redução da secreção esteróide, mas somente 35% conseguem redução no tamanho do tumor. Para controlar a hipersecreção esteróide em pacientes que não respondam ao mitotano, pode-se utilizar tanto o cetoconazol, quanto a metopirona ou a aminoglutetimida, individual ou conjuntamente. Nem a radioterapia nem a quimioterapia convencional demonstraram ser de utilidade nos casos de carcinoma adrenal.

Nos casos de hiperplasia nodular adrenal em que puder ser demonstarda dependência de ACTH, ela deve ser tratada como os outros casos de doença de Cushing. Quando não houver dependência de ACTH, como nos casos de hiperplasia micronodular e em alguns casos de hiperplasia macronodular, a adrenalectomia bilateral é a conduta terapêutica apropriada.

FEOCROMOCITOMA

Feocromocitomas são tumores produtores de catecolaminas originários das células cromafins do sistema nervoso simpático. A maioria deles secreta noradrenalina, quase sempre associada à secreção de adrenalina – e, às vezes, também de dopamina –, sendo raros os casos em que ocorre secreção predominante ou exclusiva de adrenalina apenas. Além das catecolaminas, tem sido reportado que os feocromocitomas podem produzir uma grande variedade de peptídeos ativos, dentre os quais se encontram vasopressina, somatostatina, CRH, ACTH, beta-endorfina, peptídeo intestinal vasoativo, interleucina-6, neuropeptídeo Y, calcitonina, serotonina, gastrina e neurotensina, entre outros, fazendo com que a apresentação clínica de alguns desses tumores possa ser bastante atípica, a depender da magnitude da secreção de cada uma das substâncias que eles produzirem[6,13,18].

Embora a manifestação mais típica de feocromocitomas seja a hipertensão arterial, eles constituem uma causa bastante rara de hipertensão arterial, uma vez que apenas 1 em 1.000 (0,1%) portadores de hipertensão diastólica apresenta um feocromocitoma. Entretanto, várias razões tornam importante sua detecção: primeiro, porque a hipertensão devida a um feocromocitoma é freqüentemente curável por meio da remoção cirúrgica do tumor; segundo, porque os portadores de feocromocitomas apresentam alto risco de ter um paroxismo letal; terceiro, porque, como há a possibilidade, ainda que pequena (em torno de 5%), de malignidade entre os feocromocitomas, sua detecção precoce e a remoção cirúrgica podem reduzir a ocorrência de metástases e, por fim, porque sua presença pode ser a pista para a existência de doenças endócrinas e não-endócrinas familiares associadas, como discutiremos adiante.

Embora tais tumores sejam encontrados em qualquer faixa etária de ambos os gêneros, é mais freqüente que sejam diagnosticados por volta da quarta ou quinta década de vida. Dados do Registro Nacional de Câncer da Suécia indicam incidência de feocromocitomas de cerca de 2 por milhão naquela população.

QUADRO CLÍNICO

A apresentação clínica de feocromocitoma pode ser bastante variável, em função não somente das substâncias por ele produzidas, como também do padrão de secreção destas substâncias. Além disso, embora a maioria dos tumores funcionantes produza sintomas a maior parte do tempo, eles são de intensidade variável e costumam ser percebidos como episódicos ou paroxísticos por cerca de metade dos pacientes. Mais da metade dos portadores de feocromocitomas apresenta hipertensão arterial mantida e a maioria também tem paroxismos superimpostos. Poucos pacientes não têm nenhum sintoma ou hipertensão entre os paroxismos, nem apresentam nenhuma evidência de liberação exagerada de catecolaminas nesses períodos. Ocasionalmente, tais tumores podem apresentar mínimas manifestações clínicas e ser encontrados por acaso durante a realização de tomografia computadorizada ou de ressonância magnética[6,18]. O quadro 6.57 enumera os sintomas mais comumente descritos.

Quadro 6.57 – Sintomas mais freqüentes em pacientes com hipertensão devida a feocromocitoma.

Sintomas durante ou após os paroxismos
Dor de cabeça
Sudorese
Batimentos cardíacos de forte intensidade (com ou sem taquicardia)
Ansiedade ou medo de morte iminente
Tremores
Fadiga ou exaustão
Náuseas e vômitos
Dor abdominal ou torácica
Perturbação visual
Sintomas entre os paroxismos
Aumento da sudorese
Pés e mãos frios
Perda de peso
Constipação

Adaptada de Aron et al., 2001[10].

Durante um paroxismo causado por feocromocitoma, o paciente apresenta sintomas que simulam aqueles causados por injeção de adrenalina ou noradrenalina. Um episódio típico geralmente se inicia com a sensação de que algo está ocorrendo dentro do tórax, havendo mudança do padrão respiratório para o de uma respiração mais profunda. A seguir, como resultado do aumento do débito cardíaco mediado pelos receptores β1, o paciente torna-se consciente de seus batimentos cardíacos e essa sensação de palpitação estende-se por todo o tronco e cabeça, causando cefaléia ou sensação de peso na cabeça. A estimulação dos receptores periféricos alfa causa intensa vasoconstrição, que resulta em mãos frias e úmidas e palidez facial. É freqüente que ocorra um aumento intenso da pressão arterial, como resultado da combinação de débito cardíaco aumentado e vasoconstrição, que, por sua vez, são conseqüência da liberação de grandes quantidades de catecolaminas. Em função da diminuição da perda de calor e do aumento do metabolismo, pode ocorrer, na seqüência, aumento na temperatura ou *flushing*, levando a uma sudorese reflexa, que pode ser profusa e, em geral, segue-se aos primeiros efeitos cardiovasculares.

Ocorre, também, elevação dos níveis glicêmicos, como resultado do aumento da glicogenólise e da inibição da liberação de insulina mediada pelos receptores alfa.

À exceção dos paroxismos muito leves, o paciente experimenta grande ansiedade e, quando os episódios são prolongados ou muito intensos, podem ocorrer náuseas, vômitos, alterações visuais, dor abdominal ou torácica, parestesias ou tonturas. É comum que o paciente sinta-se extremamente cansado após um desses episódios, exceto quando eles são de curta duração ou de leve intensidade.

É mais comum que tais episódios ocorram várias vezes na mesma semana e durem até 15 minutos; contudo, sua freqüência pode variar de meses a minutos, bem como sua duração variar de minutos a dias. Habitualmente, à medida que passa o tempo, tais paroxismos aumentam de freqüência, embora não costumem mudar muito suas características. Freqüentemente, esses episódios são desencadeados por atividades que comprimem o tumor, como, por exemplo, mudanças de posição, exercício ou defecação.

É importante ter-se em mente que, embora os sintomas acima descritos sejam os mais freqüentemente citados por pacientes capazes de uma comunicação clara, a variabilidade de apresentação dos sintomas pode levar a confusão e, mesmo, induzir a erro de diagnóstico. Mulheres que comecem a apresentar tais sintomas por volta da menopausa podem, por exemplo, ter os mesmos confundidos com as "ondas de calor" tão características dessa fase e, às vezes, o diagnóstico só será pensado quando houver falha no alívio dos sintomas com a reposição hormonal ou quando se surpreender elevação da pressão arterial durante a ocorrência de um paroxismo. A hipertensão causada por um feocromocitoma que se manifesta no final da gestação é outra situação que pode levar a erro diagnóstico, pois pode ser confundida com pré-eclâmpsia. Além disso, pelo fato de muitos feocromocitomas produzirem, como mencionado anteriormente, quantidades significativas de outros peptídeos, podem ocorrer manifestações atípicas, como hipercalcemia conseqüente à produção de proteína semelhante ao paratormônio, febre devida à produção de leucotrienos e síndrome de Cushing causada por produção de ACTH ou de CRH.

Há pacientes que apresentam tumores persistentemente secretores de catecolaminas e com sintomas crônicos, além de também terem episódios como os anteriormente descritos, como resultado de aumentos transitórios de catecolaminas. Tais pacientes manifestam intolerância ao calor, sudorese aumentada e perda de peso (ou, no caso de crianças, dificuldade em ganhar peso), como resultado da elevação da taxa metabólica; podem apresentar intolerância à glicose e, mesmo, *diabetes mellitus*, como conseqüência do aumento da glicogenólise e da diminuição da secreção de insulina. Habitualmente, são hipertensos que, caracteristicamente, apresentam grandes flutuações da pressão arterial, com aumentos acentuados, podendo ser seguidos por episódios de hipotensão e síncope. Devido à redução do volume plasmático causada pela vasoconstrição crônica, é comum que ocorra hipotensão postural quando a pressão está elevada. É bastante típico que a hipertensão arterial não responda aos anti-hipertensivos habitualmente utilizados e que drogas como a guanetidina e bloqueadores ganglionares causem respostas pressóricas paradoxais. Pode-se encontrar massa palpável no abdome ou no pescoço, e a palpação profunda do abdome pode desencadear um paroxismo típico.

O feocromocitoma pode também ocorrer como doença hereditária, tanto isoladamente como, mais comumente, em associação com outros tumores endócrinos. Na endocrinopatia múltipla do tipo 2a (MEN *type* 2a), também conhecida como síndrome de Sipple, além do feocromocitoma o paciente pode também apresentar um carcinoma medular da tireóide (tumor produtor de calcitonina) e um adenoma de paratireóide, produtor de paratormônio. Em outra modalidade de endocrinopatia múltipla, a do tipo 2b (MEN *type* 2b), os feocromocitomas ocorrem em associação a carcinomas medulares de tireóide e a neuromas de mucosa, que são pequenos e numerosos e podem ser encontrados dispersos na boca e no intestino. Tais síndromes obedecem ao padrão de transmissão autossômica dominante com penetrância incompleta[19].

Devido às características já descritas desses tumores, várias são as possíveis complicações deles decorrentes, que podem, inclusive, determinar a morte de seus portadores. Sabe-se, por exemplo, que os pacientes que apresentam hipertensão persistente podem desenvolver retinopatia ou nefropatia hipertensiva. Estudos *post morten* demonstram a presença de miocardite, caracterizada por degeneração focal, e necrose de fibras miocárdicas, somadas a várias características inflamatórias, em um número significativo de pacientes com feocromocitomas. Também podem ser encontrados agregados de plaquetas e depósitos de fibrina em arteríolas pulmonares. Tais alterações podem estar associadas a alterações ao ECG, porém podem não se tornar aparentes até que o paciente seja exposto a um intenso estresse cardiovascular, do qual resulte insuficiência cardíaca. Graves conseqüências da hipertensão arterial, como acidentes vasculares cerebrais, insuficiência renal, insuficiência cardíaca congestiva, dissecção de aneurisma de aorta e infarto agudo do miocárdio, podem ser encontradas nos pacientes que abrigam feocromocitomas por longos períodos.

DIAGNÓSTICO

O diagnóstico de feocromocitoma é baseado na suspeita clínica e em sua confirmação bioquímica[6,17,18]. Sua presença deve ser suspeitada em pacientes que apresentem sintomas paroxísticos; em casos de hipertensão arterial de caráter intermitente, eventualmente lábil ou resistente à terapêutica convencional; em crianças com hipertensão arterial; em pacientes hipertensos que também manifestem diabetes e quadro que sugira hiperatividade metabólica; em pacientes hipertensos cujos sintomas se assemelhem aos sintomas que descrevemos anteriormente; em pacientes hipertensos cujos sintomas sejam desencadeados por exercício físico, mudança de posição, estresse emocional ou pelo uso de drogas anti-hipertensivas como guanetidina ou bloqueadores ganglionares; e, finalmente, em pacientes que desencadeiam crise hipertensiva ou entram em choque durante indução anestésica de cirurgia ou parto.

Também devem ser investigados os pacientes que apresentam doenças que costumam associar-se a feocromocitomas (neurofibromatose, adenomas de mucosa, doença de Von Hippel-Lindau, carcinoma medular de tireóide) e aqueles cujos parentes de primeiro grau tenham feocromocitomas ou outras manifestações de endocrinopatias múltiplas (MEN *type* 2a ou 2b)[21].

A confirmação bioquímica da suspeita de feocromocitoma baseia-se no encontro de níveis elevados de catecolaminas ou de seus metabólitos. Uma vez que os níveis de catecolaminas plasmáticas ou urinárias e seus metabólitos costumam estar claramente elevados nos portadores de feocromocitoma que apresentem hipertensão mantida ou sintomas, ao selecionar um exame em particular, é mais importante a escolha do teste que seja mais bem realizado pelo laboratório escolhido para realizá-lo que da substância em particular a ser dosada. Uma dosagem confiável de catecolaminas, metanefrinas ou ácido vanilmandélico (VMA) é habitualmente suficiente para confirmar o diagnóstico. É também importante que drogas e alimentos que interferem com essas dosagens sejam eliminados (Quadro 6.58).

Pacientes com tumores maiores podem excretar quantidades desproporcionalmente elevadas de metabólitos das catecolaminas porque as aminas podem ser metabolizadas por enzimas intratumorais antes de sua liberação.

Quadro 6.58 – Substâncias que interferem nas dosagens das catecolaminas e de seus metabólitos urinários*.

Compostos	Substâncias interferentes
Adrenalina Noradrenalina Dopamina	Podem ser aumentadas por compostos altamente fluorescentes como tetraciclinas e quinidina; por alguns alimentos** e drogas que contenham catecolaminas; e por levodopa, metildopa, labetalol e etanol
Metanefrina Normetanefrina	Aumentadas por catecolaminas, inibidores da monoaminoxidase (IMAO) e outras, dependendo do método
Ácido vanilmandélico Ácido homovanílico	Aumentados por catecolaminas, por alimentos contendo vanilina ou por levodopa. Diminuídos por clofibrato, dissulfiram e IMAO

Adaptada de Aron et al., 2001[10].
* Os valores podem estar elevados em situação de estresse excepcional, doença ou atividade física extenuante.
** Por exemplo, bananas contêm quantidades significativas de noradrenalina.

Tumores malignos podem liberar grandes quantidades de dopamina, levando ao aumento da dopamina plasmática e à excreção de grandes quantidades de ácido homovanílico na urina.

Nos pacientes que evoluem com paroxismos breves e infreqüentes e com intervalos assintomáticos, a confirmação diagnóstica pode apresentar mais dificuldade em ser estabelecida. Isso porque, apesar de que grandes quantidades de catecolaminas sejam produzidas durante esses breves episódios, a quantidade total excretada durante o período de 24 horas de coleta da urina pode não estar claramente aumentada – diferentemente daqueles pacientes cujos tumores secretam catecolaminas de maneira contínua. Portanto, pode ser necessário que se proceda à coleta de amostras de sangue ou de urina especificamente durante um paroxismo cuidadosamente observado.

Em pacientes com massas adrenais descobertas incidentalmente e que não tenham outras manifestações além de aumentos moderados na pressão sangüínea pode ser difícil ou, mesmo, impossível excluir a presença de feocromocitoma minimamente funcionante. Se tais tumores forem menores que 5cm, seus portadores deverão ser acompanhados cuidadosamente e reestudados periodicamente.

Um recurso que pode ser utilizado em pacientes que apresentem paroxismos pouco freqüentes é a realização do **teste do glucagon**, uma vez que esse hormônio é capaz de induzir um paroxismo. Tal teste constitui-se, entretanto, em procedimento cujo risco de realização exclui seu emprego em pacientes que apresentem *angina pectoris*, alterações visuais ou outros sintomas mais graves durante a ocorrência de um paroxismo. Consiste na injeção intravenosa de 1mg de glucagon, dose que é capaz de induzir a ocorrência de um paroxismo em cerca de 90% dos portadores de feocromocitoma. Para interromper o paroxismo induzido é necessário o emprego de fentolamina, que deve, portanto, estar à mão no momento do teste.

Outro recurso, utilizado para diferenciar os casos de pacientes que mantenham níveis elevados de catecolaminas mais em decorrência de estimulação neurogênica do que pela liberação por um tumor, é o **teste de supressão pela clonidina**. Consiste na administração de 0,3mg de clonidina de 2 a 3 horas antes da coleta de sangue para a dosagem dos níveis de noradrenalina. Esse é um procedimento que pode ser utilizado durante uma consulta ou toda vez em que não seja possível proceder à coleta de sangue após repouso adequado.

Nos eventuais pacientes em que as dosagens químicas se mostrarem inconclusivas, pode-se instituir terapêutica com bloqueadores alfa-adrenégicos, tais como prazosina ou fenoxibenzamina, por um período de um a dois meses, e observar os efeitos dessa terapêutica tanto no tipo quanto na freqüência dos paroxismos, assim como na pressão arterial. Habitualmente, ocorrerá uma atenuação dessas manifestações por algumas semanas, porém dificilmente por um período equivalente ao dos casos em que não há feocromocitoma.

Além dos pacientes com manifestações clínicas típicas de feocromocitoma, aconselha-se investigar os indivíduos que se considera apresentarem alto risco para tal doença, conforme listados no quadro 6.59.

Quadro 6.59 – Pacientes que devem ser investigados para feocromocitoma.

Hipertensos jovens
Hipertensos com:
Sintomas listados no quadro 6.57
Perda de peso (sem outra causa identificada)
Tonturas
Hipotensão ortostática
Choque não esclarecido
História familiar de feocromocitoma ou de carcinoma medular de tireóide
Neurofibromatose e outras síndromes neurocutâneas
Neuromas mucosos
Miocardiopatia
Hipertensos com intensa labilidade da pressão arterial
História familiar de feocromocitoma
Choque ou resposta pressórica muito intensa com:
Indução anestésica
Parto
Cirurgia
Procedimentos invasivos
Drogas anti-hipertensivas
Evidência radiológica de massa adrenal

Adaptada de Aron et al., 2001[10].

PATOLOGIA

Feocromocitomas podem ocorrer em qualquer localização onde haja tecidos cromafins. Mais de 95% dos feocromocitomas são encontrados no abdome, 85% deles nas adrenais, provavelmente porque a medula adrenal possui a maior quantidade de células cromafins do organismo. As localizações abdominais extra-adrenais mais comuns são intra ou perirrenais, na parede da bexiga e no órgão de Zuckerland. Os de localização torácica costumam estar no coração ou no mediastino posterior. As lesões intracranianas costumam ser de origem metastática. Os tumores podem ser multicêntricos, particularmente quando são de origem familiar ou quando ocorrem em crianças (cerca de um terço das crianças apresentam tumores múltiplos *versus* menos de 10% dos adultos). A maioria dos feocromocitomas possui menos de 100g, embora seu tamanho possa variar de menos de 1g a vários quilos. Suas células tendem a ser grandes e contêm grânulos de catecolamina similares aos encontrados na medula adrenal. Às vezes, apresentam células multinucleadas, com núcleo pleomórfico, mitoses e extensão para os vasos e a cápsula, sem que isso indique que o tumor seja maligno. De acordo com os resultados de estudos de que dispomos, a incidência de tumores malignos varia de menos de 5% a pouco mais de 10% e podem ser reconhecidos à cirurgia quando houver infiltração local significativa ou quando forem encontradas metástases[18].

Pode haver recorrência em cerca de 5 a 10% dos casos de um feocromocitoma que se julgava curado. Sabe-se que os tumores de localização extra-adrenal são os que apresentam maior risco de recorrência, devendo, por isso, ser reinvestigados em intervalos regulares, após a cirurgia que os extirpou.

Sabe-se que em casos de hiperplasia medular adrenal, encontrada na síndrome de neoplasia endócrina múltipla, pode ocorrer um quadro clínico em nada diferente do de um feocromocitoma.

LOCALIZAÇÃO DOS TUMORES

Firmado o diagnóstico e tendo em vista a variabilidade da localização anatômica do tumor, conforme descrito anteriormente, é necessário que se proceda a sua localização, a fim de possibilitar sua extirpação. A realização de tomografia computadorizada é o procedimento de escolha, por ser não-invasivo, capaz de detectar tumores a partir de 1cm de diâmetro, com cerca de 96% de precisão. Uma alternativa é a realização de ressonância magnética, que possui sensibilidade de 100%, porém especificidade de apenas 67%. Ela se revela, entretanto, melhor na localização de massas extra-adrenais, produzindo imagens de feocromocitomas com mais brilho que as dos outros tumores adrenais.

Uma outra técnica mais recentemente desenvolvida para a localização de neoplasias cromafins é a que utiliza a 131-metaiodobenzilguanidina (MIBG), um composto radioativo que é captado seletivamente pelas células adrenérgicas, resultando em imagens detectáveis dentro de 48 a 72 horas após sua administração. Esse método é mais útil na localização de pequenos locais multicêntricos e tumores metastáticos ou na demonstração de que uma massa detectada por outras técnicas se constitui em um tumor adrenal. Possui sensibilidade de cerca de 77%, especificidade em torno de 96% e acurácia da ordem de 86%[20].

TRATAMENTO

O tratamento dos feocromocitomas depende de sua extirpação cirúrgica. Contudo, a terapêutica com bloqueadores adrenérgicos vai permitir que ocorra redução nos sintomas, da pressão arterial e da ocorrência dos paroxismos, inclusive os que possam ser desencadeados pelos estudos de localização do tumor, devendo, por isso, ser instituída tão logo se confirme o diagnóstico. Tal terapêutica permitirá a expansão do leito vascular e do volume plasmático e reduzirá a necessidade de transfusão de grandes quantidades de sangue para manter a pressão durante a cirurgia.

As drogas mais utilizadas dessa categoria são a fentolamina, a prazosina e a fenoxibenzamina. Eventualmente, em casos em que ocorre taquicardia acentuada ou arritmias, o emprego de propranolol pode ser de utilidade; contudo, ele não deve ser utilizado até que se tenha estabelecido um bloqueio alfa-adrenérgico.

Geralmente, são necessários apenas alguns dias de bloqueio adrenérgico para a realização de estudos pré-operatórios de localização do tumor e preparo para a cirurgia. Entretanto, nos casos de pacientes que tenham tido infarto do miocárdio recente, naqueles com sinais eletrocardiográficos ou evidência clínica de miocardiopatia por catecolaminas ou, ainda, em pacientes no último trimestre de gestação, há vantagens em se estender a terapêutica medicamentosa por período mais prolongado. Ela poderá ser mantida até o nascimento do bebê ou até que a complicação tenha sido resolvida.

O preparo do paciente com bloqueadores adrenérgicos reduz o risco anestésico e cirúrgico. Os pacientes devem ser submetidos à monitorização contínua da pressão e dos padrões eletrocardiográficos, sendo que a fentolamina ou, particularmente, o nitroprussiato de sódio podem ser úteis para se reduzir a pressão arterial, caso necessário. Quando os métodos de imagem conseguem precisão em localizar o tumor, as vias de acesso posterior ou pelo flanco são as preferidas para tumores adrenais. Já se houver a suspeita de que possa haver tumores intra-abdominais de localização extra-adrenal, a abordagem que permite melhor exploração das adrenais, dos gânglios simpáticos, da bexiga e outras estruturas pélvicas é feita através de incisão transabdominal. Em mãos habilidosas esses tumores poderão ser extirpados inclusive através de cirurgia laparoscópica, procedimento que pode reduzir significativamente a morbidade pós-cirurgia.

A retirada do tumor leva a uma queda da pressão arterial a níveis de cerca de 90/60mmHg quando o volume sangüíneo tenha sido restabelecido. Se houver persistência de pressão arterial baixa ou má perfusão periférica, pode ser necessária expansão de volume com sangue total, plasma ou outros fluidos, conforme necessário.

A não ocorrência de queda da pressão arterial após a retirada do tumor – mesmo que na presença de bloqueio adrenérgico – é indicativa da presença de tecido tumoral adicional[18].

Nos pacientes cujos tumores produzem hipertensão persistente, a queda inicial da pressão arterial pode ser seguida por sua elevação no período pós-cirúrgico. Contudo, os sintomas de estimulação simpática desaparecem e a pressão arterial tende a se normalizar nas próximas semanas. Caso a pressão arterial se mantenha elevada na ausência de outros sintomas, deve-se pensar em outra causa para a hipertensão, como a essencial, ou mesmo a renovascular. Por outro lado, nos pacientes cujos tumores produzem pouca quantidade de catecolaminas e que não tenham outros sintomas que não a hipertensão arterial, é comum que não se obtenha a normalização dos níveis pressóricos após a retirada do tumor. Quando ocorrem tumores bilaterais, situação que implica a retirada de ambas as adrenais, deve-se instituir terapêutica de reposição dos esteróides adrenais.

Portadores de feocromocitomas devem ser cuidadosamente seguidos após a retirada dos tumores, uma vez que, embora cerca de 5 a 10% deles sejam malignos, raramente podem ser reconhecidos durante a cirurgia. Além disso, outros 5 a 10% dos pacientes tratados podem ter recorrência tardia. Os portadores de tumores extra-adrenais e aqueles cujas células tumorais contenham quantidades aumentadas de DNA nuclear apresentam maior risco de recorrência, devendo ser reavaliados regularmente por vários anos.

Pacientes com tumores malignos não-ressecáveis, de metástases ou aqueles que, por outras razões, não tenham tido cirurgias de extirpação tumoral bem-sucedidas, podem ser controlados por meio de tratamento medicamentoso por longos períodos. As drogas empregadas com essa finalidade são a fenoxibenzamina e, às vezes, a prazosina, podendo ser utilizadas cronicamente. Embora alguns pacientes com tumores malignos possam morrer precocemente em decorrência de doença disseminada, a maioria apresenta sobrevida prolongada.

REFERÊNCIAS BIBLIOGRÁFICAS

1. Neville AM, O'Hare MJ. Histopathology of the human adrenal cortex. *Clin Endocrinol Metab* 1985; 14:791. ▪ 2. Drury PL. Disorders of mineralocorticoid activity. *J Clin Endocrinol Metab* 1985, 14:175. ▪ 3. Gwynne JT, Strauss JF. The role of lipoproteins in steroidogenesis and cholesterol metabolism in steroidogenic glands. *Endocr Rev* 1982; 3:299. ▪ 4. Stuart-Mason A, Mead TW, Lee JAH et al. Epidemiological and clinical picture of Addison's disease. *Lancet* 1968; 2:744. ▪ 5. Nerup J. Addison's disease – a review of some clinical, pathological and immunological features. *Dan Med Bull* 1974; 21: 201. ▪ 6. Miller WL, Tyrrell JB. The adrenal cortex. In: Felig P, Baxter JD, Frohman LA (ed). *Endocrinology and Metabolism*, 3rd ed, New York: Mc Graw-Hill, 1995. ▪ 7. Piedrola G et al. Clinical features of adrenal insufficiency in patients with acquired immune deficiency syndrome. *Clin Endocrinol* (Oxf) 1996; 45:97. ▪ 8. Baxter ID, Tyrrells JB. Desordes of Adrenal. In: Felig P, Baxter ID, Mc Graw-Hill, 1995. ▪ 9. Aron DC, Findling JW, Tyrrell JB. Glucocorticoids & adrenal androgens. In: Greenspan FS, Gardner DG (eds). *Basic & Clinical Endocrinology*. 6th ed, Mc Graw-Hill, 2001. ▪ 10. Snow K et al. Biochemical evaluation of adrenal dysfunction: the laboratory perspective. *Mayo Clin Proc* 1992; 67:1055. ▪ 11. Tordjman K et al. The role of the low dose (1mg) adrenocorticotropin test in the evaluation of patients with pituitary disease. *J Clin Endocrinol Metab* 1995; 80:1301. ▪ 12. Tsigos C, Kamilaris TC, Chrousos GP. Adrenal diseases. In: Moore WT, Eastman RC (eds). *Diagnostic Endocrinology*, 2nd ed, St. Louis: Mosby, 1996. ▪ 13. Orth DN, Kovacs WI. The adrenal cortex. In: Wilson JD et al. (eds). *Williams Textbook of Endocrinology*. 9th ed, Philadelphia, Saunders, 1998. ▪ 14. Aron Dc, Tyrrell JB (eds). Cushing's syndrome. *Endocrinol Metab Clin North Am* 1994; 23:451. ▪ 15. Tsigos C, Chrousos GP. Clinical presentation, diagnosis and treatment of Cushing's syndrome. *Curr Opin Endocrinol Diabetes* 1995; 2:203. ▪ 16. Wajchenberg BL et al. Ectopic adrenocorticotropic hormone syndrome. *Endocr Rev* 1994; 15:752. ▪ 17. Magiakow MA et al. Cushing's syndrome in children and adolescents. *N Engl J Med* 1994; 331:752. ▪ 18. Goldfien A. Adrenal medula. In: Greenspan FS, Gardner DG (eds). *Basic & Clinical Endocrinology*. 6th ed, New York: Mc-Graw-Hill, 2001. ▪ 19. Mulligan LM, Ponder BAJ. Genetic basis of endocrine disease: Multiple endocrine neoplasia Type 2. *J Clin Endocrinol Metab* 1995; 80:1989. ▪ 20. Bravo EL. Adrenal medullary function. In: Moore WT, Eastman RC (eds). *Diagnostic Endocrinology*. 2nd ed, New York: Mosby, 1996. ▪ 21. Eisenhofer G et al. Plasma normetanephrine and metanephrine for detecting pheochromocitomas in von Hippel-Lindau disease and multiple endocrine neoplasia type 2. *N Engl J Med* 1999; 340:1872.

44. HIPOGLICEMIA

Veruska Menegatti Anastacio Hatanaka

O nível de glicose sérica em humanos mantém-se normalmente em uma estreita faixa (aproximadamente 65 a 140mg/dl), independente da situação alimentar (jejum ou após refeições), em decorrência do equilíbrio rígido entre produção e uso de glicose. Quando a produção de glicose excede o uso, a glicemia aumenta; perante o uso maior que a produção ocorre o oposto, com queda dos níveis glicêmicos.

Classicamente, a hipoglicemia é definida como concentração de glicose plasmática inferior a 50mg/dl (2,7mmol/l). Porém, os mecanismos contra-reguladores da hipoglicemia fazem-se sentir mediante níveis glicêmicos maiores. Assim, o primeiro mecanismo contra-regulador, denominado supressão da secreção endógena de insulina, encontra-se ativo com diminuição da glicemia em 10 a 15mg/dl (~0,6 a 0,8mmol/l) abaixo dos valores do estado pós-absortivo, ou seja, glicemia plasmática em torno de 76 a 72mg/dl (~4,2 a 4mmol/l). Já a liberação de hormônios contra-reguladores ocorre após uma diminuição adicional similar da glicemia, determinando níveis glicêmicos em torno de 67mg/dl (~3,7mmol/l). Assim, uma definição mais conservadora de hipoglicemia abrange qualquer diminuição da glicemia sérica abaixo de 75mg/dl (4,2mmol/l). Este conceito adquire sua importância não apenas em termos fisiológicos, mas ao estabelecer o limite inferior dos níveis glicêmicos em regimes de terapia intensiva para o diabetes tipos 1 e 2, na tentativa de prevenir hipoglicemia recorrente e hipoglicemia silenciosa, evitando-se, com isso, disfunção cerebral[1].

FISIOLOGIA DA CONTRA-REGULAÇÃO DA GLICOSE PERANTE HIPOGLICEMIA

METABOLISMO CEREBRAL

Embora o cérebro apresente elevada demanda energética, estimada em torno de 1mg/kg/min, ou 100g/24 horas em um adulto, sua reserva energética é baixa. Além disso, embora seja capaz de oxidar substratos outros que a glicose, como cetonas e lactato, para gerar energia, na prática, este metabolismo não ocorre. Estudos recentes comprovam que durante a hipoglicemia mais de 90% da energia necessária para a função cerebral advém da oxidação da glicose. Se tais dados forem associados à incapacidade do cérebro em gerar glicose e à presença de reservas energéticas suficientes para somente poucos minutos, torna-se compreensível a dependência quase total deste órgão ao suprimento contínuo de glicose proveniente da circulação arterial[1].

A partir da circulação, a glicose atinge as células cerebrais através de proteínas transportadoras, sendo o processo independente de insulina. Em animais, identificou-se mecanismo de aumento da expressão dos transportadores cerebrais de glicose mediante hipoglicemia crônica induzida por insulina. Tal mecanismo parece ocorrer em humanos, justificando a presença de hipoglicemia silenciosa.

FISIOLOGIA DO METABOLISMO DA GLICOSE

Dentre os fatores que regulam a produção e o uso da glicose destaca-se a insulina, cujos níveis, em condições normais, elevam-se com o aumento da glicemia, acelerando o uso da glicose e suprimindo sua produção, e diminuem com a queda dos níveis séricos de glicose, com resultante diminuição no seu uso e aumento da produção endógena.

As taxas referentes à produção e ao uso da glicose são também influenciadas pelos níveis séricos de glucagon, adrenalina, cortisol e hormônio do crescimento, independente das mudanças na concentração da insulina.

No estado designado pós-absortivo (intervalo de 4 a 6 horas que se segue à ingestão de uma refeição), as concentrações médias de glicose mantêm-se em torno de 80 a 90mg/dl e as taxas de uso de glicose em aproximadamente 2mg/kg/min. Nesse período, o cérebro se responsabiliza por 50% de toda a glicose corpórea utilizada. Tecidos sensíveis à insulina, como muscular, adiposo e hepático concorrem para menos de 30 a 50% do uso da glicose. Esta situação se altera logo após uma refeição quando há entrada de glicose nesses tecidos, visando à reposição dos estoques de glicogênio[1].

Com o jejum prolongando-se para além do período pós-absortivo, há queda progressiva dos níveis glicêmicos até que se atinja, em 48 a 72 horas, uma queda de aproximadamente 45 a 60mg/dl, o qual pode ser mantido durante semanas. Concomitantemente, ocorre aumento dos níveis de ácidos graxos livres e cetonas corpóreas em muitas vezes, até valores de 1 a 2mmol/l em 72 horas. O uso da glicose diminui, permanecendo em torno de 1mg/kg/min. Essas mudanças resultam, em parte, da diminuição da concentração de insulina plasmática que permite acelerar a lipólise, com o aumento da formação de corpos cetônicos. Músculos e outros tecidos tornam-se progressivamente dependentes desses substratos.

No estado absortivo, há aumento imediato da concentração de insulina plasmática, ao qual se segue supressão da produção endógena de glicose. Assim, a glicogenólise hepática é suprimida e o depósito de glicose estimulado. Após 4 horas de uma refeição, o fígado retoma à liberação de glicose para a circulação, de forma que se igualem a taxa de glicose liberada e a de uso, permitindo estabilidade das concentrações plasmáticas de glicose.

O SISTEMA CONTRA-REGULADOR DA GLICOSE

Muitos estudos indicam ser o cérebro o centro responsável pela percepção do estado hipoglicêmico. Em cães nos quais se induziu hipoglicemia periférica com a administração de insulina, com manutenção simultânea da euglicemia cerebral em decorrência da infusão de glicose diretamente nas artérias carotídeas e vertebrais bilaterais, observou-se diminuição quase completa das respostas contra-reguladoras hormonais quando comparados a cães com neuroglicopenia cerebral.

Por sua vez, o fígado de cães e ratos comporta-se experimentalmente como sensor, ativando a resposta simpático-adrenal quando induzida hipoglicemia. Além disso, demonstra-se capacitado a responder estimulando produção de glicose nos estados de hipoglicemia prolongada, inclusive na ausência de hormônios contra-reguladores (adrenalectomizados), indicando auto-regulação da produção de glicose hepática. Apesar dessas observações, o cérebro ainda permanece o órgão-chave na percepção da hipoglicemia, com estudos em animais identificando o hipotálamo ventromedial como a região envolvida nessa função.

Assim, embora o sistema contra-regulador esteja localizado em diferentes órgãos, encontra-se primariamente centrado no cérebro, o qual sente a hipoglicemia e determina a secreção de hormônios contra-reguladores e o estímulo neural da medula adrenal e de terminações adrenérgicas. Contribuindo para a resposta desencadeada perante a hipoglicemia, aliam-se as ilhotas pancreáticas, as quais respondem diretamente à hipoglicemia e aos sinais neurogênicos centrais.

Atualmente, descrevem-se como fatores contra-reguladores a supressão da secreção endógena de insulina, a liberação de hormônios antiinsulina, alguns substratos e a chamada auto-regulação hepática.

Reconhecidos como hormônios de ação rápida, o glucagon e a adrenalina são fundamentais para a contra-regulação da hipoglicemia em sua fase inicial. A ausência de um dos dois hormônios não é compensada até mesmo com o aumento da resposta do outro, permitindo que se desenvolva hipoglicemia grave. Na ausência do glucagon, há prejuízo no aumento compensatório da produção de glicose endógena, o que possibilita a diminuição da glicemia para níveis, em experimentos laboratoriais, em torno de 40mg/dl, comparativamente a 60mg/dl em animais-controle, apesar do aumento compensatório na secreção de adrenalina. Já o bloqueio alfa e beta-adrenérgico farmacológico permite avaliar a função da adrenalina como hormônio contra-regulador da hipoglicemia, verificando-se exercer efeitos em vários órgãos, com supressão da secreção de insulina endógena, estímulo da produção hepática e renal de glicose, inibição do uso periférico de glicose e estímulo da lipólise.

Referidos como hormônios de ação lenta, o hormônio do crescimento e o cortisol exercem seus efeitos horas após aumentos em seus níveis plasmáticos, não sendo apreciados antes de 3 horas da instalação da hipoglicemia. O hormônio do crescimento gera estímulo para o aumento da produção de glicose, além de limitar o seu uso, funções estas compartilhadas pelo cortisol. Ambos aumentam os níveis séricos de ácidos graxos livres e glicerol, aumentando a gliconeogênese através do estímulo da lipólise[1].

Quando a hipoglicemia é grave (nível glicêmico de 30 a 35mg/dl), a produção endógena de glicose aumenta apesar do bloqueio contra-regulador neuro-humoral completo. Esse mecanismo tem sido referido como auto-regulação hepática e funciona como sistema de emergência, visando proteger o cérebro quando outros fatores contra-reguladores falham em prevenir hipoglicemia grave.

ASPECTOS CLÍNICOS

À medida que ocorre diminuição dos níveis glicêmicos, obtém-se uma seqüência típica de respostas (Quadro 6.59).

Quadro 6.60 – Respostas esperadas conforme níveis glicêmicos encontrados.

Limiar (mg/dl)	Resposta
~80	Secreção de insulina diminuída
~65	Aumento do glucagon, adrenalina, cortisol e hormônio do crescimento
~55	Sintomas
~45	Disfunção cognitiva

Embora típicos, os sintomas de hipoglicemia são inespecíficos, podendo-se atribuí-los à hipoglicemia somente mediante a tríade de Whipple, ou seja, sintomas consistentes com hipoglicemia, na vigência de nível glicêmico baixo, sendo aliviados após elevação da glicemia para nível normal ou acima deste. Os sintomas de hipoglicemia podem ser divididos em duas categorias: neurogênicos (ou autonômicos) e neuroglicopênicos[2].

Sintomas neurogênicos resultam da percepção de mudanças fisiológicas causadas por disparos do sistema nervoso autônomo mediante hipoglicemia. Os adrenérgicos englobam: tremores, palpitações e ansiedade. Os colinérgicos: sudorese, fome e parestesias.

Sintomas neuroglicopênicos resultam diretamente da privação cerebral de glicose. Incluem: dificuldade em raciocinar ou confusão mental e sensações de calor, fraqueza e fadiga, assim como insuficiência cognitiva mais grave, mudanças comportamentais, crises convulsivas, coma e, por fim, morte[2].

A hipoglicemia silenciosa caracteriza-se pela perda da capacidade do indivíduo em perceber o episódio hipoglicêmico, portanto, impedindo que tome condutas para abortá-lo. Isso reflete mudanças dos limiares glicêmicos para a resposta do sistema nervoso autônomo que passa a desencadear sintomas neurogênicos em níveis glicêmicos muito próximos aos responsáveis pela falência cognitiva. A magnitude das respostas aos baixos níveis glicêmicos depende mais da concentração mais baixa da glicemia plasmática que da magnitude da queda. Pacientes com hipoglicemia prévia mudam o limiar glicêmico capaz de desencadear sintomas para concentrações séricas de glicose mais baixas.

CLASSIFICAÇÃO DOS DISTÚRBIOS HIPOGLICÊMICOS

Podem-se classificar os distúrbios hipoglicêmicos com base nas características clínicas do paciente, como visualizado no quadro 6.61.

Pacientes aparentemente saudáveis podem apresentar hipoglicemia relacionada a causas distintas das vistas em pacientes aparentemente doentes. Em pacientes hospitalizados, há risco de hipoglicemia iatrogênica. Drogas podem determinar hipoglicemia em qualquer paciente. Assim, ingestão acidental de drogas hipoglicemiantes, erros de dispensação de medicamentos e reação idiossincrásica estão relacionados a episódios de hipoglicemia[3].

Em pacientes saudáveis com episódios de hipoglicemia considerar sempre a possibilidade de insulinomas.

As causas de hipoglicemia hiperinsulinêmica em adultos aparentemente saudáveis englobam as seguintes condições: hipoglicemia fictícia pelo uso de insulina ou sulfoniluréia; insulinoma, responsável por episódios hipoglicêmicos durante períodos de jejum; síndrome da hipoglicemia pancreatogênica não-insulinoma, causada por hiperplasia tecidual, com hipoglicemia manifestando-se, sobretudo, no período pós-prandial; e auto-imunidade à insulina[3].

Alguns pacientes apresentam sintomas hipoglicêmicos do tipo autonômico pós-prandiais, na vigência de concentrações glicêmicas normais ou subnormais. Perante tal quadro, cunhou-se o termo *hipoglicemia reativa* representando a ocorrência de sintomas autonômicos 2 a 4 horas após a ingestão alimentar. A confirmação dessa entidade clínica faz-se por meio da presença de sintomas autonômicos durante teste de tolerância oral à glicose, com glicemia atingindo um valor inferior a 50mg/dl. Porém, há que se atentar para erros diagnósticos com esse teste, já que algumas pessoas poderão denotar glicemia inferior a 50mg/dl sem nenhuma sintomatologia, conduzindo há erros, caso se baseie apenas nos níveis glicêmicos para a classificação do paciente. Pacientes com hipoglicemia reativa identificada recaem em uma das três seguintes categorias: 1. pessoas com teste de tolerância oral à glicose normal (hipoglicemia funcional); 2. pessoas submetidas à modificação cirúrgica do trato gastrintestinal superior (hipoglicemia alimentar); e 3. pessoas com níveis glicêmicos elevados em 1 ou 2 horas no teste de tolerância oral à glicose (hipoglicemia no diabetes inicial).

A incidência de hipoglicemia pós-prandial em pacientes submetidos à cirurgia gástrica varia de 5 a 37%, distinguindo-se da síndrome de *dumping*, a qual pode causar sintomas similares 1 hora após a ingestão alimentar em decorrência da contração da volemia, esta devida ao rápido esvaziamento de conteúdo hiperosmolar gástrico para o intestino delgado.

No entanto, não se recomenda o uso do teste de tolerância oral à glicose para avaliar sintomas pós-prandiais, já que muitos pacientes mantêm-se assintomáticos na vigência de níveis glicêmicos baixos. Assim, o ideal está em se aferir a glicemia perante a ocorrência espontânea

Quadro 6.61 – Classificação clínica dos distúrbios hipoglicêmicos.

Hipoglicemia	
Pacientes aparentemente saudáveis	**Pacientes aparentemente doentes**

Sem doença coexistente
Drogas
  Etanol
  Salicilatos
  Quinino
  Haloperidol
Insulinoma
Hiperplasia de ilhotas
Hipoglicemia hiperinsulinêmica persistente da infância
Síndrome da hipoglicemia pancreatogênica não-insulinoma
Hipoglicemia fictícia
Exercícios extenuantes
Hipoglicemia cetótica
Doença coexistente compensada
Drogas
  Disopiramida
  Bloqueador beta-adrenérgico
  Drogas contendo tióis ou grupos sulfidril desencadeando síndrome insulina auto-imune
Desnutrição
	Drogas
	Pentamidina e pneumonia por *P. cariini*
	Sulfametoxazol e trimetoprima e insuficiência renal
	Propoxifeno e insuficiência renal
	Quinino e malária cerebral
	Quinino e malária
	Salicilatos tópicos e insuficiência renal
	Doenças predisponentes
	Recém-nascido pequeno para a idade gestacional
	Síndrome de Beckwith-Wiedemann
	Eritroblastose fetal
	Criança de mãe diabética
	Doença de depósito do glicogênio
	Defeitos no metabolismo de aminoácidos e ácidos graxos
	Síndrome de Reye
	Doença cardíaca congênita cianótica
	Hipopituitarismo
	Deficiência isolada do hormônio do crescimento
	Deficiência isolada do hormônio adrenocorticotrófico
	Doença de Addison
	Galactosemia
	Intolerância à frutose hereditária
	Deficiência à carnitina
	Defeito no transportador de glicose tipo 1 no cérebro
	Doença hepática grave adquirida
	Tumor de células não-beta
	Sepse
	Insuficiência renal
	Insuficiência cardíaca congestiva
	Acidose láctica
	Jejum
	Anorexia nervosa
	Remoção pós-operatória de feocromocitoma
	Hipoglicemia anticorpo receptor insulina
	Paciente hospitalizado
	Doenças predisponentes à hipoglicemia
	Nutrição parenteral prolongada e insulinoterapia
	Choque

de sintomas pós-prandiais. Nessas condições, a maioria das pessoas denotará níveis glicêmicos normais e, entre essas, a psiconeurose será o principal diagnóstico.

Em algumas pessoas saudáveis, a ingestão de grandes quantidades de etanol e carboidrato livre (e não complexado), pode causar hipoglicemia em 3 a 4 horas.

MÉTODOS DIAGNÓSTICOS PARA ADULTOS COM HIPOGLICEMIAS

A investigação para adultos com hipoglicemia somente será válida caso se comprove a presença de níveis glicêmicos baixos durante manifestação espontânea de sintomas e que são corrigidos com a administração de glicose. Portanto, há necessariamente que se identificar presença da tríade de Whipple. Nem sempre é possível fazê-lo considerando-se as dificuldades em se aferir adequadamente a glicemia durante sintomas espontâneos que ocorram durante as atividades cotidianas. Nesses casos, exames adicionais fazem-se necessários[4].

PACIENTES APARENTEMENTE SAUDÁVEIS

Jejum prolongado (72 horas) – teste diagnóstico clássico para hipoglicemia, exige protocolos rígidos para sua realização. Na ausência de sintomas ou sinais de hipoglicemia e nos pacientes sem concentrações glicêmicas abaixo de 40mg/dl, o jejum deve ser encerrado em 72 horas. Se o paciente denota sintomas de hipoglicemia com nível glicêmico no intervalo hipoglicêmico, deve-se terminar o teste mesmo antes de 72 horas. Este teste permite mensurar níveis plasmáticos de glicose, insulina, peptídeo C e pró-insulina. Indivíduos com distúrbios hipoglicêmicos mediados pela insulina denotarão concentrações séricas de insulina igual ou superior a 6µU/ml. Já aqueles com distúrbios hipoglicêmicos não-mediados pela insulina e indivíduos saudáveis com glicemia igual ou inferior a 50mg/dl terão concentrações de insulina de 5µU/ml ou menos. Pacientes com insulinoma apresentam concentrações de insulina que raramente excedem 100µU/ml. Valores iguais ou superiores a 1.000µU/ml sugerem administração recente de insulina ou presença de anticorpos para insulina[4].

Teste da refeição mista – está indicado para indivíduos com história de sintomas neuroglicopênicos 5 horas após ingestão alimentar. O paciente come uma refeição similar à que induz os sintomas durante atividades cotidianas. O teste será positivo se o paciente experimentar sintomas neuroglicopênicos concomitantes à glicemia plasmática baixa. Com isso, o teste permitirá confirmação bioquímica da história e não um diagnóstico. Considerando-se que pacientes com insulinoma podem apresentar sintomas neuroglicopênicos após as refeições, todos aqueles com teste da refeição mista positivo deverão se submeter ao teste do jejum prolongado (72 horas). No caso de pacientes com teste positivo, com ou sem história de neuroglicopenia pós-prandial confirmada bioquimicamente, e um teste de jejum prolongado (72 horas) negativo, síndrome hipoglicêmica pancreatogênica não-insulinoma deve ser cogitada. Esses pacientes deverão ser submetidos ao teste de estimulação seletiva do cálcio arterial. Com resposta negativa a esse teste, devem-se explorar outras possíveis causas para explicar a hipoglicemia pós-prandial[4].

Teste da supressão do peptídeo C – o teste da supressão do peptídeo C pode ser utilizado para se obter informações diagnósticas adicionais, sobretudo se o teste do jejum prolongado (72 horas) não for conclusivo. Além disso, adquire papel como teste de rastreamento. Baseia-se na observação de que a secreção das células beta (medida pelos níveis de peptídeo C) é suprimida durante hipoglicemia para os menores níveis em indivíduos com insulinoma comparativamente aos normais. Sugere-se substituir o teste do jejum prolongado pelo da supressão do peptídeo C como referência diagnóstica para indivíduos com neuroglicopenia[4].

Anticorpos para insulina – a detecção de anticorpos para insulina caracteriza diagnóstico de hipoglicemia auto-imune para insulina. Ocasionalmente, podem ser detectados em indivíduos sem hipoglicemia e, raramente, em pacientes com insulinomas.

Hemoglobina glicosilada – concentrações de hemoglobina glicosilada são significativamente menores em pacientes com insulinomas, encontrando-se valores inferiores a 4,1% em somente 25% dos pacientes com insulinomas[4].

Resposta da insulina à injeção seletiva de cálcio arterial – realizado em unidades de intervenção vascular, requer acesso a vários vasos intra-abdominais, podendo ser visto como um teste bioquímico dinâmico. Um aumento de duas a três vezes nas concentrações de insulina em resposta à injeção de cálcio em uma ou mais artérias sugere que a região do pâncreas servida pela artéria abriga células beta anormais, tanto insulinoma quanto hiperplasia/nesidioblastose. Assim, pode ser o teste dinâmico de escolha para avaliar a possibilidade de insulinoma no paciente com insuficiência renal crônica.

PACIENTES APARENTEMENTE DOENTES

Em indivíduos com doença coexistente, pode ser suficiente reconhecer a doença de base e sua associação com hipoglicemia. Pacientes hospitalizados gravemente doentes com comprometimento sistêmico são de risco para hipoglicemia iatrogênica, além da hipoglicemia associada à própria doença de base.

HIPOGLICEMIA INDUZIDA POR DROGAS

Álcool – na hipoglicemia de jejum induzida pelo álcool, o paciente apresenta-se freqüentemente comatoso, com níveis glicêmicos inferiores a 2,2mmol/l. Há história de consumo moderado a excessivo de álcool (50 a 300g) sem ingestão alimentar durante as 6 a 36 horas prévias. Pode-se detectar o álcool no sangue ou na respiração do paciente, porém sua concentração é comumente inferior a 30mmol/l. Os níveis plasmáticos de cetona estão elevados (> 0,6mmol/l), porém podem permanecer indetectáveis com testes de rastreamento que não reajam com beta-hidroxibutirato, predominante na urina e plasma nessas condições. A inibição pelo álcool da gliconeogênese hepática é a causa imediata da hipoglicemia. Assim, pacientes adequadamente nutridos e obesos conseguem manter a glicemia durante 12 horas ou mais, já que o álcool não inibe a liberação de glicose dos estoques de glicogênio preexistente. Além disso, poderá haver retardo na recuperação do paciente do estado de hipoglicemia, já que o álcool inibe o efeito da hipoglicemia na estimulação do hormônio do crescimento, vasopressina, hormônio adrenocorticotrófico, cortisol e até glucagon[5].

Pacientes em coma induzido por hipoglicemia relacionada à ingestão alcoólica recuperam-se imediatamente após a restauração da normoglicemia através de glicose intravenosa, sendo essa recuperação permanente. A resposta à glicose pode ser retardada quando o edema cerebral já tenha se desenvolvido. Nesse caso, iniciar medidas direcionadas ao edema cerebral caso não haja resposta do paciente após 15 minutos da administração de glicose. Na cetoacidose alcoólica, caracterizada por história de ingestão alcoólica excessiva crônica, vômitos, dor abdominal intensa e acidose metabólica nos dois a quatro dias precedentes, desenvolve-se, em alguns pacientes, hipoglicemia. Nesses pacientes deve-se atentar para a administração de tiamina antes da reposição glicêmica evitando-se, assim, precipitação da encefalopatia de Wernicke.

O álcool, ainda, pode exacerbar a hipoglicemia induzida pela insulina e pelas sulfoniluréias. Há divergências entre diversos autores quanto à capacidade do álcool em exacerbar a hipoglicemia induzida pela insulina, enquanto, no caso das sulfoniluréias, o mecanismo aventado encontra-se na capacidade do álcool em aumentar a secreção de insulina em resposta à sobrecarga de glicose. Esse mecanismo, no entanto, restringe-se apenas a algumas combinações de álcool e açúcar, como no caso da combinação gin e tônica[5].

Sulfoniluréias – idosos são mais freqüentemente atingidos por hipoglicemia induzida pelas sulfoniluréias. Comum a todos os casos, identifica-se a necessidade de longos períodos de tratamento hiperglicêmico, uma vez estabelecida hipoglicemia induzida pelas sulfoniluréias. Assim, períodos de infusão de glicose de 36 horas ou mais, até sete dias em alguns casos, podem ser necessários, sobretudo mediante tentativas de suicídio.

Dentre as causas de hipoglicemia iatrogênica induzida por sulfoniluréias listam-se: 1. incapacidade em antecipar os efeitos da redução de peso e ajustes na dieta; 2. estabelecimento de normoglicemia e controle do diabetes; 3. atividade física inesperada; 4. jejum; 5. ausência de carboidrato na dieta; 6. adição de uma ou mais drogas que interagem entre si na terapêutica[5].

Como as sulfoniluréias determinam liberação de insulina pré-formada a partir das células beta, seja por ação direta seja pela sensibilização à ação de certos insulinotrofos endógenos, como a leucina, produzem hipoglicemia de jejum e não do tipo reativa (hipoglicemia decorrente do aumento da secreção de insulina em resposta à sobrecarga de glicose), daí o diagnóstico diferencial incluir causas de hipoglicemia hiperinsulinêmica, como insulinomas.

O tratamento exige administração de glicose por via intravenosa em quantidades suficientes para manter hiperglicemia leve, sendo comumente requerida por período de 36 horas ou mais, dependendo da dose e da natureza da sulfoniluréia ingerida. Diazóxido, antídoto específico para hipoglicemia induzida por sulfoniluréias, ou octreotida, a qual inibe a liberação de insulina induzida por sulfoniluréias, devem ser utilizados caso a droga tenha sido ingerida com intuito suicida ou se houver dificuldade em manter o nível glicêmico através da infusão de glicose.

Hidrocortisona por via intravenosa e outras medidas para coma hipoglicêmico prolongado, incluindo dexametasona por via intravenosa e infusão de manitol, devem ser iniciadas se a restauração da normoglicemia sozinha não restabelecer a consciência dentro de 15 a 20 minutos. A maioria dos pacientes recupera-se completamente. No entanto, sobretudo em idosos, a morte pode advir. A alta somente será permitida após a descoberta do medicamento responsável pelo quadro clínico e a certeza de sua completa eliminação do organismo[5].

Biguanidas – metformina, uma biguanida, não usualmente produz hipoglicemia, mesmo em doses com intenção suicida, quando tomada sozinha. A presença de hipoglicemia atrelada à acidose láctica perante dose exacerbada de metformina deve atentar para a possibilidade de insuficiência hepática aguda.

Quinino – atuando similarmente às sulfoniluréias, desencadeia hipoglicemia sintomática após ingestão de grandes doses, sobretudo em pacientes com insuficiência renal. Em pacientes com diabetes compromete as respostas contra-reguladoras à hipoglicemia, podendo levar à morte. Octreotida, responsável pelo bloqueio do efeito insulinotrófico, pode ser utilizada no tratamento da hipoglicemia induzida pelo quinino.

Disopiramida – causa comum de hipoglicemia induzida por drogas em não-diabéticos, assume função hipoglicêmica sozinha ou em tratamento combinado, com ênfase em idosos e pacientes com insuficiência renal.

Bloqueadores adrenorreceptores – antagonistas beta-adrenorreceptores não-seletivos como propranolol podem causar hipoglicemia, inclusive com óbito. Sendo essas drogas associadas com supressão da secreção insulina e estímulo da secreção de hormônios contra-reguladores, desconhece-se o mecanismo responsável pela determinação da hipoglicemia.

Inibidores da enzima conversora da angiotensina – desencadeiam hipoglicemia, sobretudo quando em associação com drogas hipoglicemiantes. Talvez a melhora da sensibilidade à insulina esteja envolvida nesse processo.

Salicilatos – com mecanismo de ação incerto, os salicilatos podem induzir hipoglicemia, atingindo preponderantemente jovens. Estão possivelmente envolvidos com a diminuição da gliconeogênese hepática e o aumento da liberação de insulina.

Paracetamol – capaz de induzir hipoglicemia, em altas doses, ao desencadear necrose hepática aguda.

Pentamidina – hipoglicemia, com níveis de insulina e concentrações de peptídeo C elevados, atribui-se à capacidade da pentamidina em induzir danos às células beta, guiando em muitos casos à hiperglicemia permanente e diabetes.

HIPOGLICEMIA FICTÍCIA

A hipoglicemia fictícia caracteriza-se pela hipoglicemia auto-induzida com o uso clandestino de drogas hipoglicemiantes, como insulina e sulfoniluréias.

No que se refere à insulina, os pacientes que apresentam tal diagnóstico denotam geralmente entre 15 e 40 anos de idade e reconhecem os efeitos da insulina como pacientes ou por meio de contato com indivíduos que utilizam a droga.

Comumente, a história obtida é precisa, dificultando o diagnóstico e a diferenciação com insulinomas. Quando o diagnóstico é feito no primeiro episódio, pode haver problemas para diferenciá-lo da tentativa de suicídio, a menos que o nível de insulina plasmático seja maior que 10.000pmol/l.

Quando o paciente é atendido durante o ataque de hipoglicemia, as dosagens séricas de insulina, peptídeo C e substratos pró-insulina favorecem o diagnóstico, tornando-o mais fácil. Caracteristicamente, a concentração de insulina plasmática é inadequadamente elevada (> 30pmol/l), com níveis indetectáveis de peptídeo C e pró-insulina. Pacientes com insuficiência renal podem ter níveis de peptídeos normais ou até elevados (100 a 300pmol/l), enquanto os níveis de pró-insulina estão suprimidos[6].

Já quanto às sulfoniluréias, a hipoglicemia pode decorrer mais comumente do uso acidental que deliberadamente inadequado. A diferenciação de insulinoma pode ser difícil, se não impossível, sem a análise sangüínea ou urinária para sulfoniluréias.

Insulina plasmática e níveis de peptídeo C são sempre inadequadamente elevados, assim como níveis de pró-insulina, tal qual em pacientes com insulinomas.

HIPOGLICEMIA AUTO-IMUNE

A hipoglicemia auto-imune é reconhecida mediante a presença de anticorpos direcionados contra a insulina, o receptor de insulina ou a interação insulina-receptor de insulina. O termo síndrome da auto-imunidade à insulina foi cunhado para descrever a síndrome de hipoglicemia, níveis elevados de insulina e altos níveis de anticorpos contra insulina em indivíduos nunca expostos à terapia com insulina exógena[7].

Anticorpos contra a insulina desenvolvem-se em 40 a 100% dos pacientes tratados com insulina mesmo que humana. Foram ainda demonstrados em pacientes utilizando insulina lispro e em mulheres recebendo insulina humana durante a gestação.

Os anticorpos contra a insulina têm sido, ainda, encontrados em pacientes jamais expostos à insulina exógena. Assim, cerca de 40% dos diabéticos do tipo 1 recentemente diagnosticados apresentam anticorpos contra a insulina, além de 30% dos não-diabéticos com outras doenças auto-imunes, sobretudo tireoidiana, 10% dos pacientes recebendo alfa-interferon para hepatite viral crônica e 1 a 8% dos indivíduos saudáveis, sem história de diabetes ou doença auto-imune.

Os títulos de anticorpos contra a insulina observados em pacientes tratados com insulina associam-se à diminuição dos níveis de insulina livre após injeção em bolo de insulina, meia-vida da insulina livre aumentada, aumento maior da glicemia pós-prandial e leve aumento nas requisições diárias de insulina. Em vista disso, com raras exceções, anticorpos que se desenvolvem após o início da terapia com insulina não parecem causar hipoglicemia.

Independentemente da origem, anticorpos contra insulina denotam pouco significado clínico. Raramente, associam-se com e parecem ser a causa de hipoglicemia clinicamente significativa. Alguns pacientes podem apresentar resistência à insulina intercalada com episódios intermitentes de hipoglicemia intensa e marcante diminuição das necessidades de insulina. Nesses indivíduos, o soro contém anticorpos contra insulina com elevada capacidade de ligação à insulina e uma lenta taxa de dissociação dos complexos insulina-anticorpo. Assim, postulou-se que a insulina, nesses casos, encontra-se armazenada em níveis elevados no soro enquanto complexada a anticorpos contra insulina, determinando a lenta taxa de dissociação da insulina dos complexos da hipoglicemia intermitente.

Clinicamente, pacientes com a síndrome da insulina auto-imune apresentam-se com neuroglicopenia grave caracterizada por sintomas de confusão mental, perda da consciência e, até mesmo, coma. Nos casos mais leves há queixas de episódios recorrentes de sintomas adrenérgicos e neuroglicopênicos. A hipoglicemia é mais freqüente no período pós-prandial, embora se registre hipoglicemia de jejum e exacerbada por exercícios. Por outro lado, hiperglicemia pode ser verificada imediatamente após uma refeição[7].

Níveis séricos de insulina são marcantemente elevados, com níveis usuais maiores que 100μU/ml. Níveis excedendo 100.000μU/ml já foram registrados. Os níveis de insulina livre podem ser normais ou elevados e os de peptídeo C não são suprimidos.

Alguns mecanismos têm sido aventados para justificar a hipoglicemia associada com anticorpos contra a insulina:

1. Efeito tampão do anticorpo contra insulina, resultando em ligação e liberação da insulina secretada independente das concentrações vigentes de glicose sérica.
2. Ligação cruzada dos complexos insulina-receptor de insulina por anticorpos contra insulina, resultando na potencialização ou no prolongamento da ação da insulina.
3. Desenvolvimento de anticorpos antiidiotípicos para os anticorpos contra a insulina, capazes de ativar diretamente os receptores de insulina.
4. Estímulo direto da secreção de insulina por anticorpos contra a insulina.

Na maioria dos casos, tem-se registrado presença preponderante da primeira explicação supracitada. Assim, com a sobrecarga de glicose, os pacientes freqüentemente demonstram hiperglicemia inicial apesar da resposta secretora de insulina. A esta se segue hipoglicemia, com intervalo de 2 a 3 horas. Portanto, anticorpos contra insulina devem-se ligar à insulina secretada em resposta ao aumento da glicose, reduzindo a resposta inicial da insulina, o que resulta em hiperglicemia e posterior secreção de insulina. Com a queda da concentração de glicose, a secreção de insulina diminui e a concentração total decai. Nesse momento, a insulina ligada ao anticorpo é liberada, resultando em aumento da concentração de insulina livre que permanece inadequadamente alta em relação aos níveis glicêmicos.

Anticorpos contra a insulina de baixa afinidade e alta capacidade de ligação parecem resultar, mais comumente, em hipoglicemia que anticorpos com alta afinidade e baixa capacidade de ligação. Visto que anticorpos contra a insulina encontrados em pacientes diabéticos tratados com insulina (sem hipoglicemia) não diferem freqüentemente dos encontrados em pacientes não-diabéticos com hipoglicemia, não está claro por que estes anticorpos não produzem hipoglicemia mais comumente em pacientes diabéticos. Uma possível explicação está na incapacidade dos pacientes diabéticos insulino-dependentes em produzir insulina suficiente para aumentar o *pool* de insulina a um grau capaz de resultar em hipoglicemia.

Com isso posto, podem-se listar como critérios necessários para o diagnóstico de hipoglicemia devida a anticorpos contra a insulina:

1. Hipoglicemia pós-prandial tardia, precedida por hiperglicemia inicial em resposta a uma refeição ou sobrecarga de glicose oral.
2. Achado laboratorial de substância interferente ao se quantificar insulina.
3. Achado de excessiva ligação da insulina a proteínas precipitáveis pelo polietilenoglicol no soro, ao se usar um método de ligação da insulina radioativa ou como demonstrado por níveis elevados de anticorpos contra a insulina pelo método ELISA.
4. Alteração da cinética da insulina caracterizada por um pico prolongado e declínio retardado nos níveis de insulina livre ou total ou ambos quando comparado com glicemia correspondente e concentrações de peptídeo C. Em condições habituais espera-se seqüencialmente declínio mais rápido da glicose que da insulina, e da insulina mais rápido que das concentrações de peptídeo C. Na hipoglicemia auto-imune a ordem será: glicose muito mais rápida que insulina e peptídeo C mais rápido ou com a mesma velocidade da insulina[7].

A maioria dos casos de anticorpos contra a insulina e a hipoglicemia ocorre na vigência de doença auto-imune com ou sem medicações precipitantes, sendo a hipoglicemia transitória com resolução espontânea e sem seqüelas permanentes.

Em pacientes com sintomas importantes e prolongados e naqueles com anticorpos contra a insulina devidos à gamopatia monoclonal, para os quais não se espera resolução espontânea, várias terapias têm sido tentadas: refeições fracionadas e pequenas ao longo do dia (6/dia); tratamento com acarbose visando reduzir a hiperglicemia pós-prandial e o estímulo para a secreção de glicose; uso de diazóxido, octreotida e pancreatectomia parcial para limitar a secreção de insulina; e prednisona (30 a 60mg/d) e plasmaférese para diminuir os títulos de anticorpos circulantes.

MORTE DECORRENTE DE HIPOGLICEMIA

Embora esteja clara a capacidade da hipoglicemia em produzir morte, desconhecem-se os mecanismos exatos envolvidos nessa evolução. Necropsias realizadas não revelam padrões histopatológicos únicos, identificando-se mudanças anatômicas patognomônicas apenas quando a morte se estabelece após 12 horas ou mais de coma e mesmo nesses casos podem-se encontrar alterações variáveis à necropsia.

Um aumento rápido e substancial nos níveis glicêmicos ocorre após a morte, pela glicogenólise hepática, tornando, portanto, a mensuração da glicemia inadequada nesse período.

REFERÊNCIAS BIBLIOGRÁFICAS

1. Bolli G, Fanelli C. Physiology of glucose counterregulation to hypoglycemia. Endocrinol Metab Clin North Am. 1999; 28:467. ▪ 2. Cryer P. Symptoms of hipoglycemia, thresholds for their occurrence, and hypoglycemia unawareness. Endocrinol Metab Clin North Am. 1999; 28:495. ▪ 3. John Service F. Classification of hypoglycemic disorders. Endocrinol Metab Clin North Am. 1999; 28:501. ▪ 4. John Service F. Diagnostic approach to adults with hypoglycemic disorders. Endocrinol Metab Clin North Am. 1999; 28:519. ▪ 5. Marks V, Derrick Teale J. Drug-induced hypoglycemia. Endocrinol Metab Clin North Am. 1999; 28:555. ▪ 6. Marks V, Derrick Teale J. Hypoglycemia: factitious and felonious. Endocrinol Metab Clin North Am. 1999; 28:579. ▪ 7. Redmon J, Nuttall F. Autoimmune hipoglycemia. Endocrinol Metabol Clin North Am. 1999; 28:603.

MÓDULO 7

ALTERAÇÕES RENAIS E UROLÓGICAS

- Síndrome nefrítica
- Síndrome nefrótica
- Infecções urinárias de repetição
- Hematúria
- Litíase urinária
- Insuficiência renal crônica
- Distúrbios hidroeletrolíticos na prática médica ambulatorial

45. SÍNDROME NEFRÍTICA

Lucia Mendes de Oliveira Pinto

As doenças glomerulares produzem basicamente três padrões de alterações urinárias usados para classificá-las: nefrítico, nefrótico e crônico, ou inespecífico. Surgida da análise do sedimento urinário essa classificação adquiriu maior importância quando ficou claro, após o desenvolvimento de técnicas imuno-histoquímicas e do melhor entendimento da fisiopatologia das doenças renais, que cursar com um ou outro padrão de sedimento urinário estabelecia relações entre as doenças, tanto em caráter fisiopatológico como evolutivo (Quadro 7.1).

Quadro 7.1 – Análise do sedimento urinário nas doenças glomerulares.

Nefrótico	Nefrítico	Crônico
Proteinúria maciça	Hematúria e leucocitúria	Proteinúria e hematúria discreta
Corpos gordurosos	Cilindros hemáticos	Cilindros granulosos e céreos
Cilindros gordurosos	Proteinúria variável	

Quando os rins são acometidos por agravos que lesem os glomérulos, como no caso das agressões onde ocorre participação do sistema imunológico de maneira primária ou secundária à ação de agentes infecciosos, aparecem na urina elementos que em condições normais seriam contidos pela barreira de filtração glomerular, como proteínas e hemácias. Quando nos referimos à barreira de filtração glomerular falamos sobre o complexo arquitetônico formado pelo endotélio capilar, membrana basal glomerular (diversos tipos de colágeno, proteoglicanos e outras moléculas) e células epiteliais. Acredita-se que o dano direto à superfície de filtração seja secundário ao depósito de imunocomplexos circulantes ou à interação de imunoglobulinas com antígenos "plantados" nas células endoteliais, ocasionando ativação da resposta inflamatória com afluxo de células e demais mediadores inflamatórios junto à barreira de filtração glomerular, podendo ou não ocorrer ativação do sistema complemento. De acordo com a intensidade dessa resposta, estabeleceu-se o uso dos termos síndrome nefrótica e síndrome nefrítica. O primeiro denomina quadros em que o glomérulo responde com perda de proteína de maneira maciça (acima de 3,5g/1,73m^2/24h) e o segundo caracteriza-se pela riqueza do processo inflamatório glomerular refletido no sedimento urinário (hemácias dismórficas, cilindros hemáticos, leucocitúria), cursando, em geral, com prejuízo da função renal e hipertensão arterial. Já o padrão de sedimento do tipo "crônico" é muito mais pobre em sua caracterização, bastando conter alguma proteína e cilindros hialinos e/ou granulosos. O objetivo dessa classificação também é facilitar a estratégia para a formulação de um diagnóstico diferencial diante das glomerulopatias.

Sendo assim, o termo síndrome nefrítica ao qual nos ateremos neste capítulo se aplica às diversas doenças, puramente renais ou secundários à doenças sistêmicas, em geral de apresentação aguda, em que o padrão de resposta renal à lesão inclui o encontro de sedimento urinário alterado, com hematúria (acima de 5 hemácias/campo em aumento de 400x ou 10.000/ml), proteinúria (acima de 150mg e, em geral, inferior a 1.500mg/24h), hipertensão arterial, redução do volume urinário e/ou edema, podendo ou não ocorrer perda da função renal. Nem sempre todos esses fatores precisam estar presentes ao mesmo tempo para denominarmos o quadro de síndrome nefrítica. É importante ressaltar que a definição de hematúria pode variar conforme a técnica utilizada para a análise do sedimento urinário. Por exemplo, quando essa análise é realizada por citometria de fluxo, aceita-se até 30.000 hemácias por ml como valor normal.

A pobreza do sedimento urinário nas doenças que cursam com síndrome nefrótica provém do fato de que são na maioria das vezes doenças que não cursam com grande inflamação glomerular e devido à não-ocorrência de depósito de imunocomplexos, como acontece na glomerulopatia de lesões mínimas, na nefropatia diabética ou na amiloidose. Uma exceção é o caso da síndrome nefrótica da nefropatia membranosa, em que ocorre depósito de imunocomplexos mas do lado subepitelial da membrana basal. Nesse caso, embora ocorra ativação do complemento com liberação de fatores quimiotáticos (C3a e C5a), eles estarão separados do espaço vascular pela membrana basal, não tendo acesso às células mononucleares circulantes ou neutrófilos.

Portanto, pensar em síndrome nefrítica é geralmente pensar em inflamação glomerular.

DEFINIÇÃO

No quadro 7.2 apresentamos um resumo da síndrome nefrítica.

Quadro 7.2 – Características que definem a síndrome nefrítica.

Hematúria – acima de 5 hemácias/campo (400x) ou acima de 10.000/ml
Proteinúria – acima de 150mg/24h e menos de 3,5g/1,73m²/24h
Hipertensão arterial
Queda de filtração glomerular
Edema

As manifestações citadas são decorrentes da intensidade do processo inflamatório glomerular, ou seja, da glomerulonefrite, e da expansão do volume extracelular (incluindo o subcompartimento intravascular) decorrente da lesão renal.

Os achados histológicos renais podem variar desde lesões imperceptíveis à microscopia óptica, como leves expansões da matriz mesangial, até quadros mais graves, nos quais ocorre proliferação endocapilar e formação de crescentes epiteliais glomerulares, como no caso das glomerulonefrites rapidamente progressivas. É importante ressaltar que diversas doenças podem apresentar-se com os mesmos achados clínicos da síndrome nefrítica, devendo-se somar as manifestações extra-renais às lesões estruturais encontradas à análise histológica, juntamente com a identificação de imunoglobulinas ou outros elementos do sistema imunológico como frações do complemento na circulação e no tecido renal, para caracterizar o distúrbio primário. Isso não significa que necessariamente precisemos sempre de biópsia renal para definir uma doença, mas sim que achados semelhantes podem aparecer em doenças diferentes, sendo necessário muitas vezes aprofundar a investigação com avaliação pela microscopia renal.

Podemos dividir as doenças causadoras de síndrome nefrítica em duas grandes categorias: as primárias glomerulares (Quadro 7.3) e as secundárias às doenças sistêmicas (Quadro 7.4).

Quadro 7.3 – Doenças renais que podem cursar com síndrome nefrítica.

Nefropatia da IgA
Glomerulonefrite membranoproliferativa (tipos I e II)
Glomerulonefrite rapidamente progressiva
Glomeruloesclerose segmentar e focal primária
Glomerulopatia fibrilar
Síndrome de Alport (hereditária)

Quadro 7.4 – Doenças sistêmicas que podem cursar com síndrome nefrítica.

Glomerulonefrite difusa aguda pós-estreptocócica
Glomerulonefrite difusa aguda pós-infecciosa outra (endocardite, *shunt*, osteomielite, citomegalovírus, malária etc.)
Lúpus eritematoso sistêmico
Crioglobulinemia mista essencial ou pós-viral B ou C
Púrpura de Henoch-Schöenlein
Vasculites
Poliarterite microscópica
Granulomatose de Wegener
Doença de Goodpasture (anticorpos antimembrana basal)

Atenção: o termo "podem cursar" é utilizado para lembrar que uma mesma entidade pode cursar com quadro sindrômico nefrítico, nefrótico ou ambos em diferentes situações. Por exemplo, a glomerulonefrite membranoproliferativa e a glomeruloesclerose segmentar e focal na maior parte das vezes se apresentam com proteinúrias acima de 3,5g/dia, mas cursam com freqüência com perda de função renal e hipertensão arterial.

ABORDAGEM

A análise do sedimento urinário (urina fresca) e a estimativa grosseira do ritmo de filtração glomerular por meio da creatinina sérica são prioritárias. Quando a função renal estiver estável, uma das alternativas para a medida da depuração de creatinina (*clearance* de creatinina) é sua estimativa por uma das várias fórmulas, das quais a mais conhecida é a de Cockroft e Galt[1], originalmente descrita em 1976 para estimar o *clearance* de creatinina em pacientes com função renal normal ou pouco alterada. No estudo original foi medido *clearance* de creatinina por meio da coleta de urina de 24 horas para a dosagem de creatinina em 249 pacientes com idades entre 18 e 92 anos, com creatinina sérica entre 0,99 e 1,78mg/dl, sendo 96% do gênero masculino e não sendo especificada a distribuição de raça na população. A partir dos dados obtidos foi desenvolvida a equação abaixo:

$$\text{Clearance de creatinina} = \frac{(140 - \text{idade}) \times \text{peso (kg)} \ (\times 0,85 \text{ para mulheres})}{72 \times \text{creatinina sérica (mg/dl)}}$$

RFG = 0,84 × *clearance* de creatinina
RFG = ritmo de filtração glomerular

Entre os nefrologistas tem-se usado a equação desenvolvida pelo estudo MDRD (*Modification of Diet in Renal Disease*): MDRD *Equation*[2], a qual abrange com maior sensibilidade diferentes populações.

A equação MDRD foi desenvolvida a partir de um estudo no qual o RFG foi medido diretamente por meio do *clearance* urinário do ^{125}I-iotalamato em mais de 500 indivíduos com grande gama de doenças renais, entre americanos de descendência européia e africana.

A equação original MDRD 1 estima o RFG considerando a dosagem sérica de uréia e albumina, enquanto a equação modificada (simplificada) MDRD 2 se aproxima em sensibilidade da original considerando apenas a dosagem sérica de creatinina, a idade, o gênero e a raça, sendo de mais fácil aplicação:

(MDRD 1)
RFG = 170 × $(S_{creat.})^{-0,999}$ × $(idade)^{-0,176}$ × (0,762 gênero feminino) × (1,18 negro) × $(BUN)^{-0,170}$ × $albumina^{0,318}$

(MDRD 2)
RFG = 186 × $(creatinina\ sérica)^{-1,154}$ × $(idade)^{-0,203}$ × (0,742 gênero feminino) × (1,212 negros)

As fórmulas descritas só têm valor quando a creatinina, a ingestão protéica e o peso dos pacientes forem estáveis, sendo, portanto, de aplicabilidade duvidosa no caso de pacientes com lesão renal aguda, situação na qual a creatinina sérica pode variar a cada momento.

Quando se avalia um paciente com história de edema, hipertensão arterial e redução do volume urinário devemos sempre pesquisar se há alterações do sedimento urinário (hematúria, proteinúria), já que poderemos estar diante de um caso de síndrome nefrítica. Para facilitar a abordagem desse paciente, precisamos iniciar a investigação diagnóstica levando em conta os seguintes dados: gênero e idade do paciente, presença de sinais de doença sistêmica ou manifestações extra-renais (febre, infecções, lesões cutâneas, lesões articulares etc.) e grau de prejuízo de filtração glomerular. Desde o início deve ser dada atenção especial ao controle da pressão arterial com correção de hipervolemia, devendo-se usar medidas e medicações que não prejudiquem a evolução da doença. Caso a perda da função renal não seja muito importante (creatinina < 2mg/dl) e não se observa hipercalemia (potássio < 5,5mEq/l), podem-se utilizar inibidores de enzima de conversão ou antagonistas de receptores de angiotensina II para o controle da pressão arterial. Caso a perda da função seja muito importante ou ainda não se tenha idéia clara da evolução do quadro, deve-se optar pelo uso de medicações que não incorram no risco de prejudicar o ritmo de filtração glomerular, tais como bloqueadores de canais de cálcio (amlodipina), betabloqueadores (propranolol, atenolol) ou vasodilatadores primários (hidralazina), em associação ou não ao uso de diuréticos tiazídicos ou de alça (furosemida), conforme a gravidade da hipervolemia. Durante a gestação associada à toxemia gravídica, o quadro clínico e laboratorial pode simular uma síndrome nefrítica ou nefrótica, sendo verificada hipertensão arterial (definida na gestação como superior a 140 × 90mmHg), com proteinúria (na gestação o limite normal é de até 300mg/24h) e hematúria secundárias à endoteliose glomerular. Nesses casos, deve ser realizada abordagem diferenciada, já que são contra-indicados inibidores de enzima de conversão devido ao risco de malformações fetais e uso restrito de diuréticos (apesar de grandes edemas) devido à fisiopatologia de a doença ocasionar hipovolemia relativa. Nesses casos, deve-se proteger o sistema nervoso central com uso do sulfato de magnésio (4 a 6g por via intravenosa em 20 minutos, seguido de 2 a 3g/h); expandir o espaço intravascular com administração de fluidos e dar preferência ao uso de vasodilatadores de ação direta, como hidralazina (5 a 10mg por via intravenosa) ou betabloqueadores como labetolol (efeito alfa e beta-adrenérgicos em dose de 1mg/kg), objetivando reduzir pressão arterial diastólica abaixo de 110mmHg.

AVALIAÇÃO LABORATORIAL PARA DIAGNÓSTICO DIFERENCIAL

A investigação deve incluir os seguintes exames: hemograma completo; uréia e creatinina; sódio e potássio; proteinúria de 24 horas; *clearance* de creatinina; eletroforese de proteínas; estreptolisina O (ASLO); fator antinuclear (FAN); anti-DNA; CH_{50}, C3 e C4; provas de atividade inflamatória (velocidade de hemossedimentação, proteína C reativa, mucoproteínas); triglicérides; colesterol e frações; crioglobulinas; sorologia para hepatites B, C e HIV; ANCA-c e ANCA-p; anticorpos antimembrana basal (anti-GBM); hemoculturas no caso de quadro febril; pesquisa de cadeias leves na urina (proteínas de Bence Jones).

Alguns desses exames, tais como a pesquisa de proteína de Bence Jones, são mais específicos para investigação de doenças que em geral cursam com síndrome nefrótica, como o mieloma múltiplo, mas como existem muitas doenças que podem cursar com um ou outro quadro sindrômico vale a pena serem lembrados também na investigação da síndrome nefrítica.

É importante ressaltar que a procura de proteínas na urina deve incluir técnicas que detectem tanto albumina (detectada em fitas urinárias do tipo *dipstick* quando em concentrações superiores a 300 ou 500mg/24h) como imunoglobulinas ou cadeias leves, detectadas pela técnica do ácido sulfossalicílico. Portanto, urina positiva para proteína pelo ácido sulfossalicílico e negativa pelo *dipstick* em paciente idoso com insuficiência renal sugere quadro de presença de cadeias leves na urina, levantando a suspeita de quadro de mieloma múltiplo.

Atenção: o uso de contraste iodado pelo paciente nas 24 horas prévias à coleta da urina pode falsear positivamente a pesquisa de proteinúria na urina tanto pelo *dipstick* quanto pelo ácido sulfossalicílico.

A pesquisa de hematúria deve ser realizada por meio de fitas urinárias e microscopia óptica. A sensibilidade das fitas é muito grande, chegando a detectar 2 a 4 hemácias por campo, fazendo com que um resultado negativo praticamente exclua a presença de hematúria patológica. Já os resultados falso-positivos são freqüentes. As fitas urinárias detectam o grupo heme presente tanto na hemoglobina como na mioglobina. Portanto, no caso de fita urinária positiva para heme com ausência de hemácias à microscopia, devemos pensar em mioglobinúria (rabdomiólise) ou hemólise intravascular. A análise da morfologia das hemácias presentes no sedimento urinário também pode trazer informações úteis, já que em doenças glomerulares elas aparecem dismórficas secundariamente à perda de segmentos da membrana celular com formação de grumos (cilindros hemáticos patognomônicos de glomerulopatias). A hematúria pode ser micro ou macroscópica, sendo que a coloração da urina não guarda correlação com a intensidade do sangramento, já que basta 1ml de sangue em 1 litro de urina para que a coloração se altere.

Conforme a inflamação glomerular curse ou não com ativação e consumo de fatores do sistema do complemento, podemos agrupar as doenças em dois grupos diferentes (Fig. 7.1).

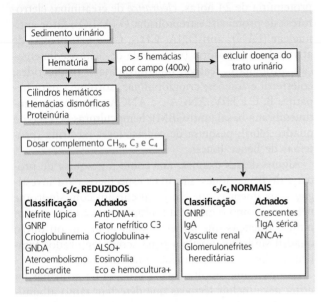

Figura 7.1 – Fluxograma baseado no consumo de complemento.

HIPÓTESES DIAGNÓSTICAS BASEADAS NO SEDIMENTO URINÁRIO, FUNÇÃO RENAL E IDADE DOS PACIENTES

1. Quadro de hematúria, proteinúria discreta, ausência de hipertensão arterial (HAS) sem perda da função renal (quadro compatível com histologia de glomerulonefrite focal):

   Menos de 15 anos – GNDA frusta, nefropatia por IgA, nefropatia de membrana fina, nefrite hereditária, púrpura de Henoch-Schönlein, glomerulonefrite proliferativa mesangial.
   Entre 15 e 40 anos – nefropatia por IgA, nefropatia da membrana fina, lúpus, nefrite hereditária, glomerulonefrite proliferativa mesangial.
   Acima de 40 anos – nefropatia da IgA.

2. Quadro de hematúria, cilindros hemáticos, proteinúria, edema, hipertensão arterial e perda da função renal (quadro compatível com glomerulonefrite difusa):

   Menos de 15 anos – GNDA, glomerulonefrite membranoproliferativa.

   Entre 15 e 40 anos – GNDA, lúpus, glomerulonefrite rapidamente progressiva, glomerulonefrite fibrilar, glomerulonefrite membranoproliferativa.
   Acima de 40 anos – glomerulonefrite rapidamente progressiva, vasculites, crioglobulinemia mista, glomerulonefrite fibrilar, GNDA.

3. Proteinúria acima de $3,5g/1,73m^2/24h$ (síndrome nefrótica):

   Menos de 15 anos – doença de lesões mínimas, glomeruloesclerose segmentar e focal, glomerulonefrite proliferativa mesangial.
   Entre 15 e 40 anos – glomeruloesclerose segmentar e foca, doença de lesões mínimas, nefropatia membranosa (inclusive lúpus), nefropatia diabética, toxemia gravídica, GNDA.
   Acima de 40 anos – glomeruloesclerose segmentar e focal, nefropatia membranosa, nefropatia diabética, doença de lesões mínimas, nefropatia da IgA, amiloidose primária ou secundária à doença de cadeias leves (15 a 20% dos pacientes acima de 60 anos), nefroesclerose benigna, GNDA.

SÍNDROME NEFRÍTICA NA PRÁTICA CLÍNICA

A seguir procuraremos abordar de maneira didática as doenças mais prevalentes no dia-a-dia do médico clínico geral. Precisamos ressaltar que a abordagem inicial deverá, além de tecer hipóteses diagnósticas, nortear conduta de maneira ágil, baseada na estimativa do grau de prejuízo da função renal já existente e na rapidez com que tal processo se desenvolveu, sendo fundamental que durante todo o período de investigação e tratamento se procure manter a perfusão renal adequada e se evite qualquer outra lesão associada ao parênquima renal, tais como drogas ou contraste, que não sejam imprescindíveis (Quadro 7.5).

Quadro 7.5 – Características clínicas da síndrome nefrítica.

Glomerulonefrite difusa aguda pós-estreptocócia (GNDA)
Nefropatia por IgA
Púrpura de Henoch-Schönlein
Glomerulonefrite lúpica
Glomerulonefrite rapidamente progressiva (GNRP)
Vasculites sistêmicas
Nefrite hereditária (Alport)
Glomeruloesclerose segmentar e focal (GESF)
Glomerulonefrite membranoproliferativa (GNMP)

GLOMERULONEFRITE DIFUSA AGUDA PÓS-ESTREPTOCÓCICA

O protótipo de glomerulonefrite é a glomerulonefrite difusa aguda (GNDA) pós-estreptocócica desencadeada pela infecção de pele (impetigo) ou vias aéreas superiores por algumas cepas de estreptococus do grupo A de Lancefield (beta-hemolíticos). A GNDA afeta primariamente crianças, com pico de incidência entre 2 e 6 anos de idade. Apenas 15% dos acometidos são crianças menores de 2 anos ou adultos acima de 40 anos. Pacientes do gênero masculino apresentam incidência duas vezes maior que os do gênero feminino. A apresentação sub-clínica com hematúria microscópica é quatro vezes mais freqüente que o desenvolvimento da síndrome nefrítica plena[3].

Apesar de há muito tempo reconhecido, o mecanismo fisiopatológico da GNDA não foi completamente elucidado. Acredita-se que a inflamação glomerular seja secundária à formação de imunocomplexos circulantes que se depositam no glomérulo, ativando o sistema do complemento e recrutando neutrófilos e monócitos/macrófagos. A microscopia eletrônica revela depósitos granulares de imunocomplexos (IgG e C3) no espaço subepitelial da membrana glomerular (*humps*). Os glomérulos afetados mostram-se hipercelulares devido aos infiltrados de células polimorfonucleares somados à proliferação mesangial e endotelial. Essas alterações desaparecem em seis a oito semanas.

Manifestações clínicas

Classicamente, as manifestações são de início abrupto com o surgimento de hematúria, proteinúria, hipertensão arterial e perda da função renal, com gravidade que pode variar desde oligossintomático até insuficiência renal aguda oligúrica. A gravidade da apresentação inicial do ponto de vista da função renal não guarda correlação com o prognóstico. O tempo de latência entre a infecção de orofaringe e o desenvolvimento da nefrite é de 7 a 21 dias (média de 10 dias). Lembrete: quando o tempo de latência for inferior a uma semana, é mais provável que o quadro nefrítico seja secundário à exacerbação de nefropatia por IgA. Já para as infecções de pele, o tempo de latência é mais longo (14 a 21 dias), podendo ser superior a três semanas. A hematúria é microscópica em dois terços dos casos, sendo que nos um terço restante em que é franca, o risco do desenvolvimento de oligúria transitória é maior. Anúria é infreqüente e se persistir sugere que tenha ocorrido formações de crescentes glomerulares. Hipertensão ocorre em 75% dos casos[4]. Usualmente, é leve ou moderada, mais importante no início do quadro e de rápida resolução após o retorno da diurese. Anti-hipertensivos são necessários apenas em metade dos casos. Sinais e sintomas de insuficiência cardíaca congestiva, tais como estase jugular, ritmo de galope (B3), dispnéia e congestão pulmonar podem ser manifestações preponderantes. Edema é o sintoma de apresentação em dois terços dos pacientes, sendo que na evolução 90% dos pacientes o apresentarão. O edema é secundário à retenção renal de sal e água, tipicamente manifestando-se em face e extremidades superiores, sendo que ascite e anasarca podem ser encontradas em crianças. Encefalopatia pode apresentar-se como confusão mental, cefaléia, sonolência e convulsões, sendo mais freqüente em crianças e tendo sua etiologia associada a processo vasculítico de sistema nervoso central e não à hipertensão. As manifestações clínicas resolvem-se em uma a duas semanas, com o edema e a hipertensão cedendo com a retomada da diurese[5]. A hematúria e a proteinúria podem persistir por meses, mas raramente se encontra hematúria após o segundo ano (caso a proteinúria persista, especialmente a albuminúria, deve-se pensar na ocorrência de glomerulonefrite proliferativa de outra etiologia, sendo essa uma das indicações de biópsia). Portanto, embora a maioria absoluta dos casos evolua espontaneamente para recuperação total, foram relatados casos em que ocorreu evolução para insuficiência renal crônica 30 a 40 anos após o episódio agudo[6].

Diagnóstico diferencial

O diagnóstico diferencial da GNDA inclui a nefropatia por IgA e a púrpura de Henoch-Schönlein (principalmente quando a hematúria for macroscópica), glomerulonefrite membranoproliferativa, glomerulonefrite crescêntica rapidamente progressiva mediada por imunocomplexos, anticorpo antimembrana basal ou pauciimune. A ocorrência de glomerulonefrite em paciente com febre persistente levanta suspeita sobre nefrite secundária a infecções ocultas, como abscessos, *shunt* ou endocardite.

Avaliação laboratorial

Hematúria macro ou microscópica, dismorfismo eritrocitário, cilindros hemáticos podem ser encontrados no sedimento urinário, existindo raras descrições em que o sedimento é normal[7]. A proteinúria está quase sempre presente, usualmente em níveis não-nefróticos (50% dos pacientes têm menos de 500mg/24h, embora 20% dos adultos possam apresentar proteinúrias acima de 3,5g/24h). Queda importante do ritmo de filtração glomerular pode ser vista em 60% dos adultos com mais de 55 anos, sendo incomum em crianças e adultos jovens[8]. Pode ocorrer hiperpotassemia secundária a hipoaldosteronismo hiporreninêmico transitório. A pesquisa de estreptococo e a cultura de orofaringe ou pele revelam a presença da bactéria na grande maioria dos casos, a depender da sensibilidade da técnica utilizada. As técnicas sorológicas são mais sensíveis, sendo identificados anticorpos contra estreptolisina O (ASLO) ou hialuronidase. Títulos de ASLO superiores a 200 unidades podem ser encontrados em 90% dos pacientes com infecções de orofaringe. No diagnóstico de GNDA, a elevação dos títulos (2× ou mais) em dosagens seriadas é mais específica que seu valor absoluto, já que esse pode ser influenciado pelas condições socioeconômicas e geográficas da população estudada. A elevação dos títulos de ASLO é encontrada em dois terços dos pacientes com infecções de orofaringe e em apenas um terço dos que apresentam infecções cutâneas. A ativação do sistema complemento pela via alternativa é verificada na GNDA, sendo na fase inicial CH_{50} e C3 reduzidos, enquanto C1q, C2 e C4 encontram-se normais. Seus níveis tendem a normalizar em oito semanas, devendo-se desconfiar de outras glomerulopatias, como GNMP, endocardite, lúpus, doença ateroembólica ou deficiência congênita de fatores do sistema complemento caso essa normalização não ocorra.

Tratamento

O tratamento da GNDA é apenas de suporte clínico, basicamente voltado para a correção da hipervolemia e suas conseqüências como hipertensão arterial e insuficiência cardíaca congestiva, devendo ser realizado controle de ingestão de sal e água em associação ao uso de diuréticos de alça conforme necessário. Deve-se evitar o uso de diuréticos poupadores de potássio (amilorida, triantereno ou espironolactona), já que freqüentemente pode ocorrer hiperpotassemia, sendo necessário o uso de resinas trocadoras de potássio no trato gastrintestinal ("Sorcal" poliestirenossulfonato de cálcio). Quando a hipertensão não for puramente hipervolêmica, podem ser usados anti-hipertensivos, sendo que, apesar de a renina plasmática em geral ser baixa nesses pacientes, o uso de captopril tem-se associado a um controle pressórico eficaz, com melhora do ritmo de filtração glomerular[9]. Não há evidências de que o tratamento precoce das infecções estreptocócicas, quer faringites quer impetigos, altere o risco do desenvolvimento de GNDA, embora existam dados a favor do uso de penicilina benzatina profilática na redução da incidência de GNDA em crianças contatantes em crises epidêmicas de GNDA[10].

NEFROPATIA POR IgA

A nefropatia por IgA é a glomerulonefrite primária mais comum no mundo nos dias de hoje, sendo também a glomerulopatia de maior prevalência na avaliação das biópsias renais realizadas no Estado de São Paulo (dado ainda não publicado fornecido pela Sociedade Paulista de Glomerulopatias) em 2003. Foi descrita por Berger[11] na década de 1950, sendo também conhecida como doença de Berger. O diagnóstico é realizado por meio do achado de depósitos predominantes de imunoglobulina A no mesângio renal pelas técnicas de imunofluorescência.

A nefropatia por IgA é causa de insuficiência renal crônica terminal em 15 a 20% dos pacientes após 10 anos de evolução, valor esse que se eleva para 30 a 40% após 20 anos[12]. Acreditava tratar-se de doença mais benigna, ao contrário das estatísticas atuais. Sabe-se hoje que os fatores associados ao mau prognóstico incluem gênero masculino, hematúria microscópica persistente, presença de hipertensão arterial, início tardio dos sintomas, grau de proteinúria e grau de prejuízo de função renal na época do diagnóstico[13]. A teoria mais fundamentada acerca da fisiopatologia da doença baseia-se em dados que sugerem que a nefropatia por IgA seja ocasionada pela galactosilação aberrante de moléculas de IgA poliméricas de origem em mucosa, o que ocasionaria um defeito no clareamento hepático e mesangial dessas moléculas que, por fim, se depositariam no mesângio glomerular[14,15], desencadeando uma série de eventos que teriam como principal foco a célula mesangial.

Além da apresentação idiopática, diversas doenças podem se associar ao encontro de nefropatia por IgA, tais como espondilite anquilosante, síndrome de Reiter, artrite reumatóide, doença celíaca, hepatopatias crônicas, HIV, hepatite B, e algumas neoplasias, como micose fungóide.

Manifestações clínicas

O curso da nefropatia por IgA é muito variável, desde casos benignos até glomerulonefrites rapidamente progressivas com insuficiência renal persistente.

Quarenta a 50% dos pacientes podem apresentar como manifestação inicial episódios de hematúria macroscópica um a dois dias após o início de infecções de vias aéreas superiores, gastroenterocolites, pneumonias ou infecções do trato urinário. O episódio em geral é breve (24 horas), mas pode durar até uma semana, podendo cursar com dores lombares. Cerca de 30 a 40% dos pacientes podem ter como apresentação inicial achado de hematúria microscópica com algum grau de proteinúria em exames fortuitos. Outros 20% podem apresentar-se já com insuficiência renal avançada. Insuficiência renal aguda é pouco freqüente, ocorrendo em cerca de 10% dos casos, sendo que quadros de síndrome nefrótica são incomuns, ocorrendo em menos de 5% dos casos, principalmente crianças e adolescentes[16].

A grande maioria dos pacientes apresenta um curso indolente expresso por hematúria intermitente ou persistente, sendo que os episódios de hematúria macroscópica vão tornando-se mais escassos. Como acontece com as outras glomerulopatias potencialmente cronificantes, os pacientes que evoluem pior são aqueles com elevação de creatinina, elevação de pressão arterial e/ou proteinúria persistentemente acima de 1g/dia. Pacientes que apresentam episódios isolados de hematúria macroscópica têm potencial evolutivo menor que aqueles com hematúria microscópica persistente com algum grau de proteinúria. Em muitos pacientes que progridem, o ritmo de perda de função renal é relativamente lento e não detectável pelas técnicas rotineiras. Medidas diretas de ritmo de filtração glomerular (RFG) por meio de radioisótopos têm demonstrado que 32% dos pacientes que inicialmente tinham RFG normal evoluem com redução após cinco anos[17]. A queda de RFG pode ser de 1 a 3ml/min por ano, não sendo possível detectá-lo por meio das dosagens de creatinina plasmática. No caso de pacientes com proteinúria acima de 3,5g/dia, a queda do RFG pode ser de 9ml/min por ano. Acredita-se que os pacientes que evoluíram lentamente com elevação progressiva de creatinina acima de 3mg/dl já teriam atingido uma "fase de não-retorno", independentemente da terapia adotada a partir de então.

Os achados histológicos variam desde leve expansão mesangial, com proliferação intracapilar segmentar discreta, até quadros de proliferação intra e extracapilar graves, com formação de crescentes. A imunofluorescência revela depósitos de IgA no mesângio, comumente acompanhados de depósitos de IgG e C3. Na evolução surgem lesões tubulointersticiais, atrofia tubular e fibrose intersticial, sendo esses marcadores de mau prognóstico.

Tratamento

Pacientes com função renal normal, sem proteinúria, normotensos, e com lesões benignas na biópsia renal devem ser acompanhados sem tratamento[18]. Pacientes com um ou mais fatores prognósticos ruins, como hipertensão ou proteinúria acima de 1g/dia, alteração de função renal ou presença de lesões moderadas ou graves à biópsia renal podem ser candidatos a uma ou mais modalidades terapêuticas[19].

Acredita-se que o tratamento da hipertensão arterial deva ser precoce e de preferência com uso de inibidores de enzima de conversão (IECA), com o objetivo de reduzir a pressão intraglomerular, a proteinúria e, conseqüentemente, a progressão da lesão glomerular. O consenso é de que a pressão arterial deva ser baixada o máximo possível desde que não apareçam efeitos colaterais ($\leq$ 130/80mmHg). Já se sabe que os IECA podem atenuar o efeito da angiotensina II sobre a proliferação celular e acúmulo de matriz extracelular, atrasando o desenvolvimento de esclerose glomerular. O uso de inibidores de enzima de conversão tem sido usado com sucesso em pacientes normotensos com glomerulopatias progressivas com proteinúria acima de 1g/dia; portanto, acredita-se que deva ser utilizado em pacientes com nefropatia por IgA mesmo quando normotensos, desde que exista algum grau de proteinúria (150 a 400mg/dia)[20]. A associação de antagonistas de receptor de angiotensina II parece incrementar o efeito antiproteinúrico[21].

Pacientes adultos com proteinúria persistente (acima de 1g/dia), apesar do uso de IECA e de antagonistas de receptores de angiotensina II, são candidatos a terapias mais agressivas como as que se seguem.

Corticosteróides – pacientes com lesões leves a moderadas, com proteinúria importante (muitas vezes em níveis nefróticos) podem ser tratados com corticosteróides desde que precocemente, já que parece que o corticóide é capaz de reverter as lesões proliferativas desde que em sua fase inicial[22]. Esquema proposto: metilprednisolona 1g intravenosa por três dias, no início dos meses 1, 3 e 5, concomitantemente com prednisona oral 0,5mg/kg de peso em dias alternados do mês 1 ao 6.

Imunossupressores – diversos esquemas terapêuticos têm sido usados para o tratamento de pacientes com lesões mais graves, não existindo um consenso sobre a melhor conduta. A associação de prednisona a azatioprina parece ser benéfica para um subgrupo de pacientes com proteinúria acima de 3g/dia, creatinina basal entre 1,4 e 2,5mg/dl, com lesões histológicas de apenas moderada gravidade[23]. Ciclofosfamida tem sido utilizada, muitas vezes em associação com warfarina e dipiridamol, em casos mais graves[24], assim como micofenolato mofetil (MMF)[25]. A experiência ainda é limitada para que se proponha esquema terapêutico específico com o uso dessas drogas. Nos casos de glomerulonefrites crescênticas, os esquemas utilizados não diferem daqueles utilizados nas glomerulonefrites rapidamente progressivas idiopáticas: pulso de metilprednisolona por via intravenosa, seguido de prednisona por via oral; ciclofosfamida por via oral ou intravenosa e/ou plasmaféreses[26].

Óleo de peixe – como terapêutica de prevenção ou em associação a outras modalidades, tem-se difundido o uso do óleo de peixe. Sendo ele rico em ômega-3, ácido eicosapentanóico (EPA) e ácido docosa-hexanóico (DHA), os quais competem com o ácido araquidônico produzindo prostaglandinas e leucotrienos com menor efeito biológico, acredita-se que poderia induzir um atraso na progressão da inflamação glomerular, por meio de menor proliferação, menor agregação plaquetária e menor vasoconstrição. A idéia foi posta em prática há 20 anos em estudo que envolveu 20 pacientes, mostrando resultados benéficos[27]. Desde então, vários grupos obtiveram resultados discrepantes com uso do óleo de peixe, até que um estudo duplo-cego de 106 pacientes da Clínica Mayo[28] em pacientes com proteinúria acima de 2g/dia e redução discreta de função renal (creatinina média em torno de 1,5mg/dl) conseguiu mostrar fortes evidências do efeito protetor do óleo de peixe. Com o uso de 1,8g de EPA e 1,2g de DHA por dois anos ocorreu redução de *clearance* de creatinina de 0,3ml/min/ano nos pacientes tratados, contra queda de 7,1ml/min/ano nos pacientes não-tratados. Interessantemente, não foi notada redução de proteinúria nesse período. Tem-se proposto também dieta com baixa carga de antígenos (redução de glúten, ovos, leite e derivados, carnes) objetivando menor ativação antigênica da IgA de mucosa[29]; amigdalectomia[30] e uso de altas doses de imunoglobulinas[31] sem evidências conclusivas.

PÚRPURA DE HENOCH-SCHÖNLEIN

A púrpura de Henoch-Schönlein é uma doença multissistêmica caracterizada por vasculite leucocitoclástica com depósito de imunocomplexos contendo IgA em diversos órgãos. A lesão histopatológica renal é indistinguível da nefropatia por IgA, no entanto são verificados com mais freqüência depósitos de IgA em alças capilares. A púrpura de Henoch-Schönlein tipicamente afeta crianças com menos de 10 anos de idade, preferencialmente do gênero masculino. É precedida de infecção de vias aéreas superiores e acompanha-se de dor abdominal, artralgias, erupção purpúrica em membros inferiores e hematúria. A associação com hipersensibilidade a drogas é descrita. As manifestações renais são em geral autolimitadas, podendo ocorrer, no entanto, insuficiência renal progressiva[32]. Apesar de não existirem estudos controlados, tem-se usado corticóide nos quadros nefríticos mais graves.

GLOMERULONEFRITE LÚPICA

Acometimento renal no lúpus eritematoso sistêmico é extremamente comum, sendo que 90% dos pacientes apresentam alterações em biópsias renais. A manifestação renal mais comum é a presença de proteinúria, observada em 75% dos pacientes[33]. Hematúria e elevação de creatinina são encontradas em 40% e 30%, respectivamente. Dada a prevalência de lúpus eritematoso sistêmico em mulheres jovens, vale a pena lembrar que a dosagem de creatinina plasmática varia conforme a massa muscular do indivíduo, podendo uma jovem de 16 anos com 40kg com dosagem de creatinina de 1,1mg/dl, apresentar *clearance* de creatinina inferior de 60ml/min.

A glomerulonefrite lúpica pode-se manifestar em paciente com sinais de doença sistêmica, tais como febre, artralgia, lesões de pele etc. ou como doença renal pura, na qual só se identificam sinais e sintomas relacionados à agressão renal, como alterações do sedimento urinário, prejuízo de função renal ou hipertensão. A inflamação glomerular pode-se apresentar de várias maneiras, fazendo com que as manifestações laboratoriais de nefropatia variem desde hematúria isolada até proteinúria nefrótica ou glomerulonefrite rapidamente progressiva.

Costuma-se classificar os tipos de glomerulopatias lúpicas em seis tipos, conforme os achados de microscopia óptica (*World Health Organization*[34]):

I – Tipo I – a) "normal"; b) normal em microscopia óptica, mas com depósitos à microscopia eletrônica ou imunofluorescência.
II – Mesangiopatia pura – a) expansão de matriz mesangial com pouca proliferação; b) expansão de matriz mesangial com moderada hipercelularidade.
III – Glomerulonefrte segmentar e focal (graduações conforme a atividade de lesão e cronicidade) – menos de 50% dos glomérulos são afetados.
IV – Glomerulonefrite difusa (com graduações conforme a atividade de lesão e cronicidade) – mais de 50% dos glomérulos são afetados.
V – Nefropatia membranosa.
VI – Glomerulonefrite esclerosante avançada.

Nos casos de lesões mesangiais puras não existe indicação de tratamento desde que não evoluam, já que o prognóstico em geral é bom.

Já o prognóstico das lesões focais é menos claro, já que o envolvimento renal pode variar conforme o local do rim analisado por meio de biópsia percutânea. O paciente pode receber corticóide sistêmico para o tratamento de manifestações extra-renais ou, no caso de maior gravidade de apresentação, ser tratado como o paciente com lesão proliferativa difusa. Embora os pacientes com esse tipo de lesão (tipo IV) possam receber corticóide de maneira isolada, muitos estudos sugerem que a sobrevida renal aumenta quando se associa uma droga imunossupressora com efeito citotóxico como a ciclofosfamida[35].

Esquema proposto: ciclofosfamida por via oral (2 a 2,5mg/kg/dia) ou intravenosa através de bolo mensal (parece ser menos tóxica quando usada por via intravenosa; iniciando com dose 0,75g/m² de superfície corpórea, almejando a manutenção da contagem de leucócitos acima de 3.000/mm³, elevando a dose até o máximo de 1g/m², administrada em solução salina em 60 minutos). Usualmente se associa corticóide por via oral em dose de 0,5mg/kg/dia. No caso de quadros mais graves, com insuficiência renal aguda mais grave e indícios de altos níveis de imunocomplexos circulantes, costuma-se iniciar a terapêutica com pulso de metilprednisolona por via intravenosa 500 a 1.000mg por três dias para a obtenção de imunossupressão rapidamente, já que a resposta à ciclofosfamida pode demorar de 10 a 14 dias para se manifestar[36]. Nos pacientes que entram em remissão em seis meses, a orientação é mantê-los por mais 12 a 18 meses em uso de azatioprina ou micofenolato[37].

No caso da glomerulonefrite membranosa, quando o paciente é assintomático ele não é tratado. Quando evolui com síndrome nefrótica e perda de função renal, pode ser tratado como o paciente com lesão proliferativa difusa ou usando-se a associação alternada de corticóide e clorambucil por seis meses, como no esquema de Ponticelli[38].

GLOMERULONEFRITE RAPIDAMENTE PROGRESSIVA

O termo glomerulonefrite rapidamente progressiva (GNRP) é usado para caracterizar quadro de insuficiência renal aguda de evolução acelerada secundária a intenso processo de inflamação glomerular com proliferação celular. Como critérios diagnósticos deve ocorrer: perda de pelo menos 50% de função renal em até três meses, achados urinários compatíveis com a gravidade de processo inflamatório glomerular, biópsia evidenciando glomerulonefrite crescêntica (mais de 50% dos glomérulos contêm crescentes). Crescentes são proliferações celulares extracapilares compostas por células epiteliais parietais em associação às células inflamatórias infiltrantes. A formação de crescentes tipicamente acompanha formas graves de glomerulonefrite, na qual ocorre dano e ruptura da membrana basal. O risco de cronificação é muito grande[39].

A glomerulopatia crescêntica não é uma entidade única e sim uma fase evolutiva compatível com diversas glomerulopatias. Quando é encontrado esse aspecto à microscopia óptica, para o diagnóstico é essencial o resultado da imunofluorescência, a qual dividirá a glomerulopatia crescêntica em três categorias: mediada por imunocomplexos, mediada por anticorpos antimembrana basal glomerular (anti-GBM) ou pauciimune. Portanto, conforme a presença e/ou distribuição dos depósitos imunes encontrados no tecido renal teremos:

Tipo 1 – GNRP com depósitos lineares de IgG ao longo da membrana basal glomerular. Anticorpos antimembrana basal glomerular (anti-GBM) podem ser detectados no soro. Pode ocorrer associação com hemorragia alveolar, síndrome de Goodpasture clássica ou somente presença de depósitos renais.

Tipo 2 – GNRP caracterizada pelo depósito de imunocomplexos ao longo da membrana basal glomerular. Em muitos casos pode-se manifestar no lúpus, na nefropatia por IgA ou, raramente, na GNDA.

Tipo 3 – GNRP (pauciimune) é caracterizada pela ausência de depósitos imunes no rim. Muitos pacientes apresentam quadros de vasculites. Interessantemente, a presença desse tipo de glomerulonefrite se associa com freqüência à detecção da ANCA circulante.

Um outro fator clínico que distingue as GNRP pauciimunes e com anti-GBM daquelas em que ocorre depósito de imunocomplexos é que nas primeiras a incidência de hemorragia alveolar é muito maior.

O prognóstico e o tratamento dessas diferentes apresentações de GNRP são similares. Inicia-se com pulso de metilprednisolona 1g por via intravenosa por três dias seguido de prednisona por via oral 0,5 a 1mg/kg/dia; e ciclofosfamida (por via oral ou também na forma de pulsoterapia por via intravenosa conforme esquema apresentado para o tratamento de glomerulonefrite lúpica grave). Plasmaférese é indicada quando ocorre hemorragia alveolar com altos níveis de anticorpos antimembrana basal glomerular circulantes[40].

VASCULITES SISTÊMICAS

Acometimento renal é freqüente nas vasculites sistêmicas, principalmente na poliarterite nodosa, na granulomatose de Wegener e nas vasculites de hipersensibilidade (doença do soro, crioglobulinemia mista). São doenças graves que cursam com perda da função renal com freqüência necessitando de diálise e hipertensão arterial mediada por ativação do sistema renina-angiotensina secundariamente à isquemia.

A classificação das vasculites é complexa e foge ao escopo deste capítulo, portanto, chama-se apenas a atenção para as manifestações renais freqüentemente observadas nas vasculites que envolvem médios e pequenos vasos como a granulomatose de Wegener e as poliarterites. A granulomatose de Wegener afeta artérias de pequeno e médio calibres e associa-se à formação de granulomas no trato respiratório (seios da face ou pulmões). Uma biópsia de seio da face em paciente com sinusite e lesão renal pode fazer o diagnóstico. A biópsia renal mostra glomerulonefrite necrotizante com crescentes e ausência de depósitos de imunocomplexos. Os pacientes podem manifestar-se apenas com doença respiratória por longo período, após o qual apresentam síndrome nefrítica. Em 90% dos casos, detecta-se a presença de auto-anticorpos direcionados contra antígenos citoplasmáticos de neutrófilos. Existem dois tipos de ANCA, o ANCA-c e o ANCA-p. Os antígenos citoplasmáticos aos quais esses anticorpos são dirigidos podem ser a protease-3, no caso do ANCA-c, e mieloperoxidase, no caso do ANCA-p. Nos casos da granulomatose de Wegener em geral se encontra o ANCA-c, enquanto nas poliarterites ou nas glomerulonefrites necrotizantes idiopáticas em geral se encontra o ANCA-p. Existem evidências de que o curso da doença renal se correlaciona ao achado de tipo específico de ANCA, sendo que o ANCA-c se associa às doenças mais agressivas e de pior prognóstico[41]. O tratamento também é a associação de corticóide e ciclofosfamida na forma de pulsoterapia[42].

As poliarterites, das quais fazem parte a poliarterite nodosa clássica, a poliangeíte microscópica e a doença de Churg-Strauss são doenças que acometem as artérias de pequeno calibre, arteríolas e capilares, cuja apresentação pode ser semelhante à granulomatose de Wegener, com exceção de que não ocorre sinusite nem formação de granulomas. O prognóstico dos pacientes não tratados é muito ruim, com sobrevida em 5 anos de 13%[43]. Insuficiência renal, isquemia mesentérica, cardiopatia e isquemia cerebral são as principais causas de óbito. O tratamento é realizado com o uso de corticóide em associação à ciclofosfamida.

Outra causa de vasculite sistêmica é a crioglobulinemia mista essencial caracterizada pela presença de crioglobulinas circulantes. Crioglobulinas são imunoglobulinas que precipitam em baixas temperaturas e redissolvem quando aquecidas a 37°C. Elas aparecem na circulação na forma de complexos formados por um antígeno, um anticorpo da classe IgG específico para o antígeno e um anticorpo IgM fator reumatóide direcionado para a IgG. O evento inicial para a síntese desses anticorpos não é bem definida, mas em muitos casos pode-se detectar a presença de vírus da hepatite B ou C e até mesmo HIV. O envolvimento renal é descrito na crioglobulinemia mista tipos II e III. Mais de 60% dos pacientes com imunocomplexos circulantes têm lesão renal. O quadro clínico pode manifestar-se com artralgias, fadiga, púrpuras, linfadenomegalia, fenômeno de Raynaud e hepatoesplenomegalia. Hipocomplementemia em geral acompanha a atividade da doença. Patologicamente, a crioglobulinemia mista essencial caracteriza-se pela presença de trombos intraluminais que na verdade são precipitações de imunocomplexos circulantes no tecido renal. O tratamento é o mesmo dado às outras vasculites sistêmicas, mas pode incluir o uso de plasmaférese para retirada de crioglobulinas circulantes. No caso das hepatites virais B e C, o tratamento com negativação da viremia ocasiona remissão completa do quadro renal[44].

NEFRITE HEREDITÁRIA OU SÍNDROME DE ALPORT

A síndrome de Alport é caracterizada pela presença de lesão ocular, insuficiência renal e deficiência auditiva neurossensorial. A herança genética é X dominante, autossômica dominante ou, raramente, autossômica recessiva, o que influenciará diretamente o fenótipo final. Por exemplo, famílias com X dominante apresentam insuficiência renal e surdez, as quais são menos graves em mulheres. Ao contrário, quando a herança é autossômica dominante ou recessiva, resulta em insuficiência renal sem alterações oculares ou auditivas. O achado histológico renal é de adelgaçamento com laminações da membrana basal glomerular. As manifestações são hematúria e proteinúria. A maioria dos homens progride para insuficiência renal crônica terminal em torno dos 40 anos e não existe terapia específica[45].

GLOMERULOESCLEROSE SEGMENTAR E FOCAL

A glomeruloesclerose segmentar e focal (GESF) pode ser primária (idiopática) ou secundária (nefropatia do HIV, heroína, lítio, linfoma, hiperfluxo, doença do refluxo vesicoureteral, obesidade mórbida). O diagnóstico é realizado apenas por meio de biópsia renal com achado de esclerose segmentar e focal. Pode ser evidenciado depósito de IgG e C3 nas regiões esclerosadas de maneira não exuberante, não ocorrendo consumo de complemento nem sinais de atividade inflamatória sistêmica exuberante. Tanto uma como outra costumam apresentar-se com mais freqüência como quadros de síndrome nefrótica, mas muitas vezes na apresentação inicial chamam a atenção a presença de hematúria e hipertensão arterial, simulando quadro de síndrome nefrítica. O tratamento de GESF é controverso, sendo limitado aos casos de síndrome nefrótica, na qual se objetiva basicamente redução de proteinúria, eventualmente por meio do uso de corticóide e, mais comumentemente, de inibidores de enzima de conversão e/ou antagonistas de receptores de angiotensina II[46,47].

GLOMERULONEFRITE MEMBRANOPROLIFERATIVA

A glomerulonefrite membranoproliferativa (GNMP), também chamada de mesangiocapilar ou glomerulonefrite lobular, é uma forma incomum de glomerulonefrite que em sua forma idiopática acomete pacientes entre 8 e 30 anos de idade. O nome dessa doença deriva do achado histológico em microscopia óptica: espessamento da membrana basal glomerular secundário ao depósito de imunocomplexos e interposição de citoplasma de células mesangiais entre a membrana basal e as células endoteliais, e hipercelularidade dando aparência lobular ao glomérulo.

De acordo com a microscopia eletrônica, são identificadas duas formas de GNMP:

Tipo 1 – caracterizada pelo encontro de imunocomplexos no mesângio e no espaço subendotelial (presente nas doenças com estimulação crônica do sistema imune como lúpus, hepatite B, endocardite subaguda, infecção de *shunt* ventriculoperitoneal, crioglobulinemia mista e hepatite C).

Tipo II – caracterizada pela presença de depósitos imunes densos ao longo da membrana basal dos glomérulos, túbulos e cápsula de Bowman. A imunofluorescência desses depósitos é positiva para C3, mas geralmente negativa para imunoglobulinas.

Hipocomplementenemia é comum em ambas as GNMP, sendo que na GNMP tipo I ocorre ativação da via clássica e, na GNMP tipo II, a ativação do sistema complemento ocorre pela via alternativa com redução acentuada de C3 devido ao intenso catabolismo do C3 circulante por uma IgG denominada fator nefrítico.

Em adição a essas doenças anteriormente mencionadas, as GNMP podem também ser secundárias a lipodistrofia parcial, deficiências hereditárias de fatores do sistema complemento, abscessos viscerais crônicos, leucemia linfocítica crônica, melanomas, deficiência de alfa-1-antitripsina, uso de clorpropamida, esquistossomose e linfomas não-Hodgkin.

A doença pode manifestar-se de quatro maneiras: a) síndrome nefrítica; b) episódios recorrentes de hematúria macroscópica associados a infecções de vias aéreas superiores; c) hematúria ou proteinúria incidentalmente descoberta; e d) edema insidioso secundário à síndrome nefrótica.

A função renal costuma estar preservada ou levemente alterada quando a doença é diagnosticada, embora insuficiência renal possa ser observada nos casos de síndrome nefrótica. Muitos pacientes evoluem para insuficiência renal crônica em ritmo lento, sendo de pior prognóstico as GNMP do tipo II.

O tratamento da doença de base quando presente pode resolver todo o quadro, como no caso do tratamento das hepatites virais B e C. Nos casos de GNMP idiopáticas, o prognóstico costuma ser pior, sendo que 50 a 60% dos pacientes não tratados evoluem para insuficiência renal crônica terminal em 10 a 15 anos, enquanto outros 25 a 40% se mantêm estáveis. Um dos fatores prognósticos mais importantes é a analise do interstício renal à microscopia: o achado de atrofia tubular e fibrose intersticial é de péssimo prognóstico. O tratamento pode ser realizado pelo do uso de corticóide e medicações anti-plaquetárias (aspirina e dipiridamol).

QUANDO INDICAR BIÓPSIA RENAL?

A biópsia renal percutânea pode ser indicada por uma série de razões, incluindo o estabelecimento de um diagnóstico de certeza, sugerindo a necessidade de tratamento específico, ou avaliando o grau de atividade da lesão, estimando potencial de recuperação ou grau de irreversibilidade sujeito à cronificação do dano tecidual.

A rotina de avaliação de uma biópsia renal inclui a análise do fragmento sob microscopia óptica, imunofluorescência e microscopia eletrônica. A justificativa para o uso rotineiro da microscopia eletrônica se fortaleceu após estudos evidenciarem que a associação dessa técnica acrescentava importantes informações ao diagnóstico[48]. Os diagnósticos que requerem microscopia eletrônica são: lesões mínimas, nefropatia membranosa do lúpus, doença de membrana fina e nefropatia do HIV.

A biópsia pode ser indicada para investigação de hematúria glomerular isolada (nefropatia da IgA, doença de membrana fina, síndrome de Alport), investigação de proteinúria não-nefrótica, investigação de síndrome nefrótica ou síndrome nefrítica, ou ainda no esclarecimento de insuficiência renal aguda sem causa definida. No caso das hematúrias puras ou das proteinúrias não-nefróticas, em geral só se indica a realização de biópsia quando existe algum sinal de evolução e/ou gravidade (piora de função renal, hipertensão etc.). No caso da síndrome nefrótica não se indica biópsia quando a causa provável é a nefropatia diabética ou amiloidose, sendo indicada biópsia no caso de nefrite lúpica para a definição do tipo da lesão. Na falta de sinais de doença sistêmica na presença de síndrome nefrótica, existem três diagnósticos possíveis: nefropatia membranosa, doença de lesões mínimas e glomeruloesclerose focal. A necessidade de biópsia nesses casos tem sido controversa, mas, como as modalidades terapêuticas tendem a se diversificar, a tendência atual é biopsiar mais. Em estudo relatado, a realização de biópsia nesses pacientas foi capaz de influenciar na decisão terapêutica em 86% dos casos[49].

No caso da síndromes nefríticas, muitas vezes os sinais e os achados laboratoriais de doenças sistêmicas são suficientes para a realização do diagnóstico, como no caso da GNDA, da crioglobulinemia mista ou na doença de anticorpos anti-GBM. A necessidade de realização de biópsia renal no lúpus é variável. Pacientes com insuficiência renal e sedimento urinário sugerindo atividade quase sempre apresentam glomerulonefrite proliferativa difusa, sendo a histologia dispensável. A maior indicação de biópsia ocorre naqueles pacientes com achados clínicos intermediários da doença, como proteinúria e hematúria discretas, ou sedimento nefrótico puro. Nesses casos, o diagnóstico pode variar de lesão proliferativa focal, proliferativa difusa ou membranosa, sendo que cada uma delas requer tratamento específico.

A repetição de biópsias pode ser importante para diagnosticar mudanças no padrão da nefrite lúpica, assim como para determinar a hora de interromper a terapêutica imunossupressora, quando os achados de cronicidade sugerem irreversibilidade da lesão.

A presença de vasculites de grandes vasos pode ser diagnosticada pela realização de arteriografia, enquanto nas vasculites de pequenos vasos a análise tecidual é geralmente necessária, como no caso da granulomatose de Wegener ou poliarterite microscópica. O achado de anticorpos circulantes do tipo ANCA também não são suficientemente patognomônicos a ponto de excluírem a realização de biópsia.

Avaliação pré-biópsia inclui a realização de ultra-sonografia renal para identificar a presença de dois rins e caracterizar ausência de cistos que dificultem a realização do procedimento. Devem ser suspensas medicações à base de aspirina ou antiinflamatórios não-hormonais pelo menos uma semana antes do procedimento e a pressão da paciente deve estar controlada. Devem-se realizar hemograma, coagulograma, tempo de sangramento e certificar-se de que não há infecção urinária.

Contra-indicações: diátese hemorrágica, rins muito pequenos, hipertensão grave, múltiplos cistos renais, hidronefrose, infecção perirrenal ou cutânea. Rim único não é contra-indicação à realização de biópsia percutânea, embora tenha se dado preferência à realização de biópsia a céu aberto ou por laparoscopia, já que atualmente se acredita que a punção percutânea pode ser menos ofensiva que uma anestesia geral[50].

O procedimento deve ser realizado sob supervisão da ultra-sonografia, já existindo transdutores acoplados a pistolas automáticas. Devem ser obtidos vários fragmentos. A principal complicação é o sangramento que pode manifestar-se por meio de hematúria macroscópica em 3 a 10% dos pacientes. Pode ocorrer hipotensão em 1 a 2%, sendo necessária transfusão em 0,1 a 0,3%, cirurgia para conter o sangramento em 0,1 a 0,4% e nefrectomia em 0,06%. A mortalidade é de 0,08 a 0,12%[51-53].

REFERÊNCIAS BIBLIOGRÁFICAS

1. Cockcroft DW, Gault MH. Prediction of creatinine clearance from serum creatinine. Nephron 1976; 16:3141. ▪ 2. Levey AS, Bosch JP, Lewis JB et al. A more accurate method to estimate glomerular filtration rate from serum creatinine: a new prediction equation. Modification of Diet in Renal Disease Study Group. Ann Intern Med 1999; 130:461. ▪ 3. Rodriguez-Iturbe B. Poststreptococcal glomerulonephritis. In: Glassock RJ (ed). Current Therapy in Nephrology and Hypertension. St. Louis: Mosby-Year Book, 1998, p 141. ▪ 4. Glassock RJ, Adler SG, Ward HJ, Cohen AH. Primary glomerular diseases. In: Brenner BM, Rector FC Jr (eds). The Kidney. 4th ed, Philadelphia: WB Saunders, 1991, p 1182. ▪ 5. Richards J. Acute post-streptococcal glomerulonephritis. W V Med J 1991; 87:61. ▪ 6. Baldwin DS. Chronic glomerulonephritis: nonimmunologic mechanisms of progessive glomerular damage. Kidney Int 1982; 21:109. ▪ 7. Rodriguez-Iturbe B, Rubio L, Garcia R. Attack rate of poststreptococcal nephritis in families. A prospective study. Lancet 1981; 1:401. ▪ 8. Washio M, Oh Y, Okuda S et al. Clinicopathological study of poststreptococcal glomerulonephritis in the elderly. Clin Nephrol 1994; 41:265. ▪ 9. Parra G, Rodriguez-Iturbe B, Colina-Chourio J, Garcia R. Short-term treatment with captopril in hypertension due to acute glomerulonephritis. Clin Nephrol 1988; 29:58. ▪ 10. Johnston F, Carapetis J, Patel MS et al. Evaluating the use of penicillin to control outbreaks of acute poststreptococcal glomerulonephritis. Pediatr Infect Dis J 1999; 8:327. ▪ 11. Berger J, Hinglais N.: Les dépots intercapillaires d'IgA-IgG. J Urol Néphrol (Paris) 1968; 74:649. ▪ 12. D'Amico G. Influence of clinical and histological features on actuarial renal survival in adult patients with idiopathic IgA nephropathy, membranous nephropathy and membranoproliferati-

ve glomerulonephritis: survey of the recent literature. Am J Kidney Dis 1992; 20:315. ▪ 13. Alamartine E, Sabatier JC, Guerin C et al. Prognostic factors in mesangial IgA glomerulonephritis: an extensive study with univariate and multivariete analysis. Am J Kidney Dis 1991; 18:12. ▪ 14. Allen AC. Abnormal glycosylation of IgA: is related to the pathogenesis of IgA nephropathy? Nephrol Dial Transplantation 1995; 10:1121. ▪ 15. Monteiro RC. Mecanismos imunológicos da nefropatia da IgA. In: Atualidades em Nefrologia 4. São Paulo, Sarvier, 1996; p 104. ▪ 16. Packham DK, Hewitson TD, Yan HD. Acute renal failure in IgA nephropathy. Clin Nephrol 1994; 42:349. ▪ 17. Rekola S, Bergstrand A, Bucht H. Deterioration of GFR in IgA nephropathy as meansured by 51Cr-EDTA clearance. Kid Int 1991; 40:1050. ▪ 18. Costa RS, Droz D, Noel LH. Long standing spontaneous clinical remission and glomerular involvment in primary IgA nephropathy. Am J Nephrol 1987; 7:440. ▪ 19. Strippoli GF, Manno C, Schena FP. A evidence-based survey of therapeutic options for IgA nephropathy: assessment and criticism. Am J Kidney Dis 2003; 41:1129. ▪ 20. Praga M, Gutierrez E, Gonzalez E et al. Treatment of IgA nephropathy with ACE inhibitors: a randomized and controlled trial. J Am Soc Nephrol 12003; 4:1578. ▪ 21. Russo D, Minutolo R, Pisani A et al. Coadministration of losartan and enalapril exerts additive antiproteinuric effect in IgA nephropathy. Am J Kidney Dis 2001; 38:18. ▪ 22. Lai, KN, Lai FM, Ho CP et al. Corticosteroid theraphy in IgA nephropathy with nephrotic syndrome: a long term controlled trial. Clin Nephrol 1986; 26:174. ▪ 23. Yoshikawa N, Ito H, Sakai T. A controlled trial of combined theraphy for newly diagnosed severe childhood IgA nephropathy. J Am Soc Nephrol 1999; 10:101. ▪ 24. Walker Rg, Yu SH, Kincaid-Smith P. The treatment of IgA nephropathy with ciclophosphamide, dipyridamole and warfarin: a two year prospective trial. Clin Nephrol 1990; 34:103. ▪ 25. Choi MJ, Eustace JA, Gimenez LF. Mycophenolate mofetil tratment for primary glomerular diseases. Kidney Int 2002; 61:1098. ▪ 26. Tumlin JA, Lohavichan V, Hennigar R. Crescentic, proliferative IgA nephropathy: clinical and histological response to methylprednisolone and intravenous cyclophosphamide. Nephrol Dial Transplant 2003; 18:1321. ▪ 27. Donadio JV, Bergstralh EJ, Offord KP. A controlled trial of fish oil in IgA nephropathy. N Engl J Med 1994; 331:1194. ▪ 28. Donadio JV, Grande JP, Bergstralh EJ. The long term outcome of patients with IgA nephropathy treated with fish oil in a controlled trial. J Am Soc Nephrol 1999; 10:1772. ▪ 29. Ferri C, Puccini R, Langombardo G. Low-antigen-content diet in the teatment of patients with IgA nephropathy. Nephrol Dial Transplant 1993; 8:1193. ▪ 30. Xie Y, Nishi S, Ueno M et al. The efficacy of tonsillectomy on long-term renal survival in patients with IgA nephropathy. Kid Int 2003; 63:1861. ▪ 31. Rostoker G, Desvaux-Belghiti D, Pilatte Y. High doses immunoglobulin therapy for severe IgA nephropathy and Henoch-Schoenlein purpura. Ann Intern Med 1994; 120:476. ▪ 32. Coppo R, Amore A, Gianoglio B. Clinical features of Henoch-Schoenlein purpura. Italian Group of Renal Immunopathology. Ann Med Interne (Paris) 1990; 150:143. ▪ 33. Cameron JS. Lupus nephritis. J Am Soc Nephrol 1999; 10:413. ▪ 34. Churg J, Bernstein J, Glassock RJ. Renal Disease. Tokyo: Ikagu-Shoin, 1995, p 151. ▪ 35. Austin HA III, Klippel JH, Balow JE et alo. Therapy of lupus nephritis: controlled trial of prednisone and cytotoxic drugs. N Engl J Med 1986; 314:614. ▪ 36. Steinberg AD, Steinberg SC. Long-term preservation of renal function in patients with lupus nephritis receiving treatment that includes cyclophosphamide versus those treated with prednisolone alone. Arthritis Rheum 1991; 34:945. ▪ 37. Mok CC, Lai KN. Mycophenolate mofetil in lupus glomerulonephritis. Am J Kiddney Dis 2002; 40:447. ▪ 38. Ponticelli C: Treatment of lupus nephritis: The advantages of a flexible approach. Nephrol Dial Transplant 1997; 12:2057. ▪ 39. Bruns FJ, Adler S, Fraley DS et al. Long term follow-up of agressive treated idiophatic rapidly progressive glomerulonephritis. Am J Med 1989; 86:400. ▪ 40. Smith PK, D'Apice JF. Plasmapheresis in rapidly progressive glomerulonephritis Am J Med 1978; 65:564. ▪ 41. Franssen C. Difference between anti-myeloperoxidase and anti-proteinase 3 associated renal disease. Kidney Int 1995; 47:193. ▪ 42. de Groot K, Adu D, Savage CO. The value of pulse cyclophosphamide in ANCA-associated vasculitis: meta-analysis and critical review. Nephrol Dial Transplant 2001; 16:2018. ▪ 43. Eustace JA, Nadasdy T, Choi M. Disease of the month: the Churg-Strauss syndrome. J Am Soc Nephrol 1999; 10:2048. ▪ 44. Rennke HG. Secondary membranoproliferative glomerulonephritis. Kidney Int 1995; 47:643. ▪ 45. Jais JF, Knebelmann B, Giatras I. X-Linked Alport Syndrome: Natural History and Genotype-Phenotype Correlations in Girls and Women Belonging to 195 Families: A "European Community Alport Syndrome Concerted Action" Study. J Am Soc Nephrol 2003; 14:2603. ▪ 46. Cameron JS, Turner DR, Ogg CS et al. The long-term prognosis of patients with focal segmental **glomerulosclerosis**. Clin Nephrol 1978; 10:213. ▪ 47. Wilmer W, Rovin B, Hebert C. Management of glomerular proteinuria: a commentary. J Am Soc Nephrol 2003; 14:3217. ▪ 48. Haas, M. A reavaluation of routine electron microscopy in the examination of native renal biopsies. J AM Soc Nephrol 1997; 8:70. ▪ 49. Richards NT, Darby S, Howie AJ et al. Knowledge of renal histologyalters patient management in over 40% of cases. Nephrol Dial Transplantation 1994; 9:1255. ▪ 50. Mendelssohn DC, Cole EH. Outcomes of percutaneous kidney biopsy, including those of solitary native kidneys. Am J Kidney Dis 1995; 26:580. ▪ 51. Madaio MP. Renal biopsy. Kidney Int 1990; 38:529. ▪ 52. Appel GB. Renal biopsy: how effective, what technique, and how safe. J Nephrol 1993; 6:4. ▪ 53. Parrish AE. Complication of percutaneous renal biopsy: a review of 37 years' experience. Clin Nephrol 1992; 38:135.

46. SÍNDROME NEFRÓTICA

Gelba Almeida Pinto

As alterações glomerulares podem manifestar-se sob a forma de três padrões clínicos e alterações urinárias diferentes: nefrite focal, nefrite difusa e padrão nefrótico.

A síndrome nefrótica resulta da perda urinária de proteína maior que 3,5g/1,73m²/dia e, apesar de apresentar diferentes etiologias, é caracterizada pela presença de edema, hiperlipidemia, hipoproteinemia, complicações tromboembólicas e infecciosas e outros distúrbios metabólicos. Classicamente, é definida pela tríade: proteinúria maciça (> 3,5g/24h), hipoalbuminemia (< 3,0g/dl) e edema periférico. A presença de proteinúria maciça isolada sem os outros componentes é sugestiva de doença glomerular, mas não está necessariamente associada às conseqüências clínicas da síndrome nefrótica.

FISIOPATOLOGIA

Existem basicamente três tipos de proteinúrias: glomerular, tubular e a de hiperfluxo. A proteinúria que determina a síndrome nefrótica é a glomerular.

A passagem de proteínas plasmáticas maiores que 70kD pela membrana capilar glomerular normalmente é restrita, devido à seleção por carga e tamanho molecular[1,2]. A restrição por carga é devida à presença de glicosaminoglicanos polianiônicos que impedem a passagem de moléculas polianiônicas, como a albumina. A seletividade por tamanho molecular parece decorrer da presença de poros com raios de aproximadamente 40 a 45Å na membrana basal glomerular, o que restringe a permeabilidade de proteínas maiores que 150kD. A proteinúria glomerular pode resultar da perda da seletividade por cargas (lesões mínimas) e/ou tamanho (membranosa). A albumina é a principal proteína perdida; entretanto, outras proteínas plasmáticas podem ser encontradas, bem como inibidores de coagulação, transferrina, dentre outros.

CONSEQÜÊNCIAS CLÍNICAS
Edema
O edema é o achado clínico mais comum em pacientes com síndrome nefrótica. Duas teorias têm sido propostas para explicá-lo[3]:

1. Hipoalbuminemia com a diminuição da pressão oncótica, determinando depleção do volume plasmático.
2. Retenção primária de sódio induzida pela doença renal.

A hipovolemia devido à redução da pressão oncótica plasmática provocada pela hipoproteinemia foi considerada por muitos anos como a causa principal da retenção renal de sal e água. O aumento da reabsorção tubular de sódio era visto como um mecanismo homeostático compensatório à hipovolemia, mediado pela ativação de sistemas controladores de volume e pressão como o sistema renina-angiotensina-aldosterona, vasopressina e sistema nervoso simpático. Entretanto, várias evidências se opõem a esta hipótese. Normalmente, os componentes do gradiente de pressão oncótica transcapilar atuam sinergisticamente para manter o líquido dentro do espaço vascular. Em indivíduos normais, a pressão coloidosmótica do plasma é de aproximadamente 26mmHg. A pressão oncótica intersticial é mais alta do que se pensava anteriormente, 10 a 15mmHg, devido ao acúmulo de albumina filtrada pela parede capilar. Em pacientes com síndrome nefrótica, a pressão intersticial oncótica pode chegar até a 2,6mmHg, pela menor entrada de albumina no interstício[4]. Como resultado, há pouca mudança no gradiente transcapilar e conseqüentemente menor tendência à hipovolemia. Associadamente, outros fatores também limitam o movimento de fluido para o interstício, incluindo a complacência intersticial e o aumento do fluxo linfático. Isso poderia justificar o achado de que os adultos com síndrome nefrótica, apesar das dificuldades metodológicas, geralmente apresentam volume plasmático normal ou aumentado[5]. Entretanto, a ausência de depleção de volume plasmático em paciente nefrótico não exclui totalmente o papel da hipovolemia na formação do edema. A depleção inicial pode ativar mecanismos compensatórios que tenderiam a retornar o volume plasmático para a normalidade, à custa de expansão de volume extracelular e edema. A resolução do edema com a infusão de albumina favorece a teoria da hipovolemia. Contudo, essa resposta não é uniforme[6].

Outras observações contrárias à hipótese da hipovolemia como causa do edema nefrótico, favorecendo a retenção primária de sódio pelo rim são: presença de níveis pressóricos aumentados durante a proteinúria nefrótica; níveis elevados de peptídeo atrial natriurético e reduzidos de atividade de renina plasmática; o bloqueio do sistema renina-angiotensina-aldosterona não determina o aumento esperado da natriurese, caso a retenção do sódio decorresse de uma ativação compensatória deste sistema[7]; ausência de edema em situações de proteinúria sem doença renal intrínseca; presença de retenção de sódio nas fases iniciais de recidiva antes do aparecimento de proteinúria maciça e hipoalbuminemia[8]; e natriurese sem reversão da proteinúria nos estágios iniciais da remissão.

Vários mecanismos são propostos para explicar a retenção primária de sal pelo rim na síndrome nefrótica. Estudos em animais de experimentação com síndrome nefrótica unilateral ou glomerulonefrite sugerem que a retenção de sódio decorre de um aumento da sua reabsorção nos túbulos coletores, que são o local de ação do peptídeo atrial natriurético e da urodilatina. Duas anormalidades diferentes têm sido identificadas: aumento da atividade da Na^+-K^+-ATPase nos túbulos coletores corticais, com aumento da reabsorção de sódio para o capilar peritubular e resistência relativa à ação do peptídeo atrial natriurético, decorrente em parte do aumento da atividade da fosfodiesterase acarretando maior degradação do GMP cíclico, segundo mensageiro do peptídeo atrial[9].

Outra possibilidade é um aumento da reabsorção proximal de sódio pela elevação da atividade do transportador Na^+-H^+ (NHE3), que é responsável pela maior parte do transporte proximal de sódio[10]. Também tem sido descrito aumento da natriurese após a desnervação renal, sugerindo um papel da atividade neurorrenal.

Resumindo, os papéis relativos da retenção primária de sal e da hipovolemia na síndrome nefrótica parecem ser variáveis. Esta variabilidade foi demonstrada em um estudo com trinta crianças com doença de lesões mínimas, em que nove se apresentam relativamente normoalbuminêmicas (albumina: 3,7g/dl), com fração de excreção de sódio diminuída (0,5 vs. 1,1 na remissão) e com sinais de expansão volêmica, representando retenção primária renal. Oito tinham edema, hipoalbuminemia (1,8g/dl), porém sem sinais de hipovolemia. E treze apresentavam edema, hipoalbuminemia (1,6g/dl) e sinais de hipovolemia, com aumento da atividade plasmática de renina e aldosterona. Os fatores responsáveis por essas diferenças, apesar de graus similares de hipoalbuminemia, ainda não são entendidos. Uma possibilidade é a de que pacientes com perda protéica rápida podem apresentar queda do gradiente oncótico transcapilar, pela ausência de queda da pressão intersticial, com conseqüente hipovolemia.

Apesar de diversos estudos, a importância da hipovolemia ou retenção primária de sódio permanece não esclarecida e parece variar nos diferentes pacientes. Uma teoria que parece unificar essas duas hipóteses é a de que a retenção primária do sódio poderia decorrer de um processo inflamatório intersticial. Isso explicaria o fato da síndrome nefrótica associada à doença de lesões mínimas, raramente associada à inflamação, freqüentemente se associar à hipovolemia. Por outro lado, um infiltrado inflamatório poderia determinar a liberação de substâncias vasoativas que promoveriam a retenção de sódio tanto pelo aumento da sua reabsorção como pela queda da filtração glomerular[11].

Como a mensuração do volume intravascular dos pacientes não é confiável, algumas características clínicas podem sugerir o estado volêmico:

a) Pacientes com ritmo de filtração glomerular menor que 50% do normal, albumina sérica maior que 2g/dl e hipertensão provavelmente apresentam volume intravascular aumentado.
b) Pacientes com ritmo de filtração glomerular maior que 75% do normal e hipoalbuminemia grave (menor que 1g/dl), provavelmente apresentam hipovolemia.

Pacientes com síndrome nefrótica podem apresentar episódios de hipovolemia que podem resultar em hipotensão ortostática e até insuficiência renal aguda, sobretudo após a terapia com diurético. A insuficiência renal aguda, apesar de rara, pode ser irreversível e ocorre principalmente em idosos e quando do uso associado de antiinflamatórios não-esteroidais. Em revisão de pacientes com síndrome nefrótica que apresentaram insuficiência renal aguda foi verificado que 85% dos casos apresentavam doença de lesões mínimas e 8% esclerose glomerular focal[12]. A insuficiência renal aguda é incomum em outros estados de síndrome nefrótica, mas foi descrita na associada com infecção pelo HIV.

Hiperlipidemia e lipidúria

Alterações do metabolismo lipídico são comuns nas doenças renais. Os pacientes com síndrome nefrótica desenvolvem diversas anormalidades do perfil lipídico, sendo as mais comuns a hipercolesterolemia e a hipertrigliceridemia. Existe um aumento variável nos níveis de VLDL (*very low density lipoprotein*), IDL (*intermediate density lipo*protein) e LDL (*low density lipoprotein*). A fração HDL (*high density lipoprotein*) geralmente está normal. A Lp(a) (lipoproteína A encontra-se aumentada, independente da classe da apoproteína A, e este aumento é reversível após a remissão da síndrome nefrótica ou do tratamento com antiproteinúrico[13]. O aumento do VLDL-colesterol e do LDL-colesterol estão usualmente associados à elevação das apoproteínas B, C-II e E, mas as apoproteínas A-I e A-II estão normais. Um estudo com 100 pacientes com síndrome nefrótica mostrou que o colesterol total excedia 200mg/dl em 87%, 300mg/dl em 53% e 400mg/dl em 25%[14].

Dois mecanismos estão envolvidos na dislipidemia associada à síndrome nefrótica: aumento da síntese e diminuição do catabolismo das lipoproteínas que contêm colesterol e apoproteína B. Esses mecanismos patogênicos parecem diferir nos indivíduos com hipercolesterolemia isolada e combinada (hipercolesterolemia e hipertrigliceridemia). Estudo realizado por Vega demonstrou que os indivíduos com hipercolesterolemia tinham taxas catabólicas diminuídas do LDL-colesterol. As partículas de LDL-colesterol eram ricas em colesterol e não havia aumento da produção da apoproteína B. Por outro lado, aqueles com dislipidemia combinada tinham taxas catabólicas aumentadas de LDL-apoB, LDL pobres em colesterol e aumento da síntese de LDL-colesterol. Nesse estudo, houve correlação positiva entre a taxa catabólica e o nível plasmático de triglicérides[15].

A resposta hiperlipidêmica é ativada em parte pela redução da pressão oncótica e está inversamente relacionada a sua queda. Estudos *in vitro* demonstraram que a queda da pressão oncótica estimula diretamente a transcrição hepática do gene da apoproteína B[16]. O motivo que determina o aumento da síntese hepática de lipoproteínas pela redução da pressão oncótica ainda é desconhecido. Esse fator só explica parcialmente as anormalidades lipídicas, desde que as alterações lipídicas no rato nefrótico sejam reproduzidas só parcialmente no animal analbuminêmico. Uma relação causal entre diminuição da permisseletividade glomerular e metabolismo lipídico é provável. Uma glicoproteína ácida foi isolada da urina de pacientes com síndrome nefrótica e está correlacionada com lipólise diminuída[17].

A hipertrigliceridemia também é encontrada em pacientes com síndrome nefrótica. A diminuição do metabolismo é o mecanismo responsável. Sua causa ainda é desconhecida. Em estudos animais verificou-se que o defeito está associado à perda de albumina, mas não com a pressão oncótica. Esse achado sugere um papel para uma outra substância normalmente não-filtrada, ainda não identificada[18].

A lipidúria está freqüentemente presente na síndrome nefrótica. Os lipídeos urinários são compostos primariamente de ésteres de colesterol e em menor proporção de colesterol. Podem ser vistos dentro das células tubulares renais (*oval fat bodies*, em português corpos gordurosos ovais), livres ou dentro de cilindros hialinos ou granulares (cilindros gordurosos). Sua origem ainda é indefinida. O processo inicial é a filtração da lipoproteína ligada ao colesterol, pariculatmente o HDL-colesterol. Algumas dessas são captadas pelas células tubulares proximais. Devido à necessidade do aumento da permeabilidade glomerular para que ocorra a lipidúria, sua presença é essencialmente diagnóstica de alguma forma de glomerulopatia. A principal exceção é a doença renal policística[19].

Complicações tromboembólicas

Pacientes com síndrome nefrótica têm incidência aumentada (10 a 40%) de tomboembolismo arterial e venoso, principalmente tombose venosa profunda e tombose de veia renal. As complicações tromboembólicas têm-se tornado grande fator de preocupação no curso da doença. O mecanismo da hipercoagulabilidade ainda não é completamente compreendido, sendo que vários fatores podem estar envolvidos[20] (Quadro 7.6).

Quadro 7.6 – Coagulação na síndrome nefrótica.

Aumento da viscosidade sangüínea
Hemoconcentração
Aumento do fibrinogênio plasmático
Aumento da formação de fibrina intravascular
Aumento de alfa-2-macroglobulinas
Aumento do plasminogênio ativador tecidual
Aumento dos fatores II, V, VII, VIII, X, XIII
Diminuição dos fatores IX, XI, XII
Diminuição da alfa1-1-antitripisina
Diminuição da atividade fibrinolítica
Diminuição do plasminogênio plasmático
Diminuição de antitrombina III
Diminuição de proteína S
Ttrombocitose
Aumento da agregabilidade plaquetária

A trombose da veia renal é mais freqüente em pacientes com glomerulonefrite membranosa, particularmente nos com proteinúria maior que 10g/dia, ocorrendo em 20 a 30% dos pacientes adultos. A maioria é assintomática, e o diagnóstico só é efetuado quando da ocorrência de embolia pulmonar. Somente 10% apresentam sintomatologia, como: dor em flanco, hematúria macroscópica, aumento do tamanho renal e perda de função. Os melhores métodos diagnósticos são angiografia venosa renal seletiva, tomografia ou ressonância magnética.

A trombose venosa profunda também é freqüente. A maioria é assintomática, podendo ocorrer em qualquer leito vascular.

A trombose de leito arterial é menos comum na síndrome nefrótica, podendo ser importante causa de morbidade. Um aumento do risco de eventos coronários é relatado. Estudo retrospectivo e controlado mostrou risco relativo para infarto do miocárdio de 5,5, e morte por trombose coronariana de 2,8[21].

Infecção

Os pacientes com síndrome nefrótica são mais suscetíveis a infecções. Esta foi a principal causa de mortalidade em crianças antes do advento da antibioticoterapia. Atualmente, pacientes nefróticos em esquema de imunossupressão, nos quais as infecções virais são freqüentes, constituem a população de maior risco. Recentemente, a vacina antipneumocócica tem sido utilizada com sucesso, apesar de alguns relatos de peritonite mesmo após a vacinação[22]. O mecanismo responsável pela diminuição da imunidade ainda não é compreendido, contudo níveis reduzidos de imunoglobulina G parecem estar envolvidos.

Disfunção endócrina

Os testes de função tireoidiana apresentam resultados variados, dependendo do grau de filtração glomerular. Em associação, a presença de hipoalbuminemia, o aumento da concentração de ácidos graxos livres e o uso de medicamentos podem afetar a função da tireóide. A perda urinária de globulina (TBG – *thyroxine-binding globulin*), leva a baixa concentração de T_4 total em aproximadamente 50% dos pacientes com ritmo de filtração glomerular normal. Entretanto, os níveis de tiroxina livre são sempre normais. Adicionalmente, o nível de triodotironina total está diminuído devido à perda da globulina, e o T_3 reverso total encontra-se normal e o T_3 reverso livre pode estar aumentado. A relação T_3/T_4 é normal, indicando que não existe distúrbio na conversão periférica e produção normal de T_3. Apesar dessas anormalidades, os pacientes em geral são clinicamente eutireoidianos sem necessidade de reposição hormonal. Entretanto, alguns pacientes com reserva tireoidiana limitada ou que estejam em suplementação com T_4 podem tornar-se hipotireóideos pela perda urinária de T_4. A resolução do hipotireoidismo ocorre com a remissão da síndrome nefrótica[23]. A presença associada da insuficiência renal pode determinar alterações mais importantes na função tireoidiana. E caso haja suspeita clínica de hipotireoidismo, deve-se confirmar com a dosagem de TSH e T_4 livre.

O tratamento com corticóide pode acarretar redução da síntese de TSH e inibição da conversão periférica de T_4 em T_3. Na prática, a melhor forma de se avaliar a função tireoidiana nessa situação é pela mensuração de T_4 livre. Os indivíduos com níveis diminuídos devem ser tratados como hipotireóideos.

A síndrome nefrótica está associada a alterações nos níveis de cálcio e vitamina D. Existe perda urinária da proteína carreadora da vitamina D, que é relativamente pequena (59kD), sendo facilmente filtrada pelo glomérulo. A 25-hidroxivitamina D (calcidiol), precursora do calcitriol, também pode ser excretada. Assim, basicamente, os indivíduos apresentam-se com níveis reduzidos de calcidiol e da proteína carreadora de vitamina D. Conseqüentemente à perda da proteína carreadora, nos pacientes com síndrome nefrótica, faz-se necessária a dosagem da 1,25-hidroxivitamina D livre, para se ter uma real avaliação da condição do indivíduo. Adicionalmente, a hipoalbuminemia também determina diminuição do cálcio total. Em geral, a concentração do cálcio total cai aproximadamente 0,8mg/dl para cada 1g/dl de redução da albumina. A concentração sérica de cálcio pode ser corrigida na presença de hipoalbuminemia pela seguinte equação:

$$Ca^+ \text{ corrigido} = \text{cálcio total} + 0,8 \times (4,5 - \text{albumina})$$

Em geral, os pacientes com síndrome nefrótica e alterações leves nos níveis de calcidiol e proteína carreadora, mas com valores normais de paratormônio e na ausência de insuficiência renal ou corticoterapia, apresentam pouco risco de osteopenia ou osteomalacia, não sendo necessária a suplementação[24]. Entretanto, em situações de síndrome nefrótica persistente, recidivante, associada à perda da função renal ou terapia com corticosteróide pode ser necessária a suplementação com vitamina D oral e/ou cálcio.

Hipoalbuminemia

A hipoalbuminemia decorre de perdas urinárias e aumento do catabolismo da albumina. A produção hepática de albumina aumenta de 145 ± 9mg/kg/dia para 213 ± 17mg/kg/dia na síndrome nefrótica[25]. A regulação da produção hepática está associada à perda urinária da albumina, e não à sua concentração sérica ou pressão oncótica. Perdas urinárias persistentes ocasionam desnutrição.

Muitas drogas estão associadas à albumina, conseqüentemente a hipoalbuminemia pode induzir um aumento na proporção de droga livre circulante, podendo ser tóxica em algumas situações, como prednisolona e warfarina.

CAUSAS

A proteinúria maciça e a síndrome nefrótica podem ocorrer em associação com diversas doenças primárias do glomérulo e sistêmicas. A nefropatia diabética é a principal causa de proteinúria nefrótica em adultos[26]. Aproximadamente 30% dos adultos apresentam *diabetes mellitus*, amiloidose ou lúpus eritematoso sistêmico. Os demais casos decorrem de doenças primárias, como doença de lesões mínimas (causa mais freqüente em crianças), glomeruloesclerose focal e membranosa (causas mais comuns em adultos). Em estudo com 233 biópsias renais realizadas em adultos com síndrome nefrótica e ausência de *diabetes mellitus* e lúpus eritematoso entre 1995 e 1997, foi mostrado que as principais causas eram de nefropatia membranosa e glomeruloesclerose focal (33% cada), doença de lesões mínimas (15%) e amiloidose (4%, sendo 10% em pacientes acima de 44 anos)[27]. Qualquer tipo de glomerulopatia, sobretudo a membranosa, pode estar associado à neoplasia (carcinoma, sarcoma, linfoma ou leucemia) e essa possibilidade deve ser considerada, sobretudo em indivíduos mais idosos. É importante a realização de imunoeletroforese urinária de rotina para afastar mieloma e amiloidose primária.

A síndrome nefrótica pode ocorrer em pacientes com glomerulonefrite pós-infecciosa, membranoproliferativa e nefropatia por IgA; entretanto, esses pacientes apresentam caracteristicamente um sedimento do tipo nefrítico com hematúria e cilindros hemáticos.

Várias doenças sistêmicas incomuns podem causar a síndrome nefrótica. A nefropatia por HIV pode manifestar-se inicialmente como síndrome nefrótica e insuficiência renal. A pré-eclâmpsia também se associa freqüentemente com proteinúria nefrótica, o que determina pior prognóstico fetal (Quadro 7.7).

Quadro 7.7 – Causas de síndrome nefrótica.

Glomerulopatia fibrilar
Amiloidose
Doença de depósito de cadeias leves
Pré-eclâmpsia
Doenças infecciosas (glomerulonefrite pós-estreptocócica, endocardite infecciosa, sífilis, hepatites B e C, HIV, malária, esquistossomose, filariose, toxoplasmose)
Neoplasias malignas, a maior parte associada à glomerulopatia de lesões mínimas ou membranosa (tumores sólidos: pulmão, cólon, estômago, mama, rim, tireóide, próstata, ovário, melanoma, adrenal, feocromocitoma, mesotelioma, leucemias e linfomas)
Doenças sistêmicas (lúpus eritematoso sistêmico, crioglobulinemia, artrite reumatóide, dermatomiosite, doença de Sjögren, sarcoidose)
Síndromes heredofamiliares e metabólicas (*diabetes mellitus*, hipotireoidismo, doença de Graves, Alport e Fabry)
Drogas (sais de ouro, penicilamina, antiinflamatórios não-esteroidais, captopril, interferon-alfa lítio, rifampicina, clorpropamida)
Drogas ilícitas (heroína)
Alérgenos, venenos e imunizações (difteria, pertussis, veneno de cobra, antitoxinas)

DIAGNÓSTICO

A proteinúria geralmente é mensurada em urina de 24 horas, sendo considerado como normal valores menores que 150mg/24 horas. Estudos recentes têm descrito uma medida alternativa que consiste na relação proteína:creatinina (mg:mg) em amostra de urina isolada, na qual o resultado de 2,4 corresponde a uma excreção urinária de 2,4g/dia. A limitação desse método acontece em situações nas quais a excreção urinária de creatinina é substancialmente diferente do valor esperado. Logo, a relação vai subestimar a excreção protéica em um adulto com maior massa muscular, devido à maior excreção de creatinina. A relação também varia de acordo com a etnia, em que negros não-hispânicos e mexicanos apresentam maior excreção de creatinina que os brancos. Entretanto, o teste é reprodutível e pode ser utilizado para a monitorização da resposta terapêutica e evolução em indivíduos com doença renal.

A partir do momento em que a proteinúria tenha sido comprovada, a etiologia pode ser sugerida pelos achados de história e exame clínico, particularmente para indivíduos com doença sistêmica, como *diabetes mellitus* ou lúpus eritematoso, HIV e uso de drogas (antiinflamatórios, sais de ouro, penicilamina).

Vários testes sorológicos podem ser pedidos para a avaliação diagnóstica de pacientes com síndrome nefrótica. A validade desses testes é incerta por dois motivos: o teste *per se* não é diagnóstico e a positividade do teste não implica necessariamente que a doença seja a responsável pela glomerulopatia. Estudo em 87 indivíduos adultos com síndrome nefrótica mostrou que 24 tinham anticorpo positivo e somente 15 apresentavam lúpus[28]. Contudo, existem testes sorológicos altamente sugestivos de determinada doença e que podem até dispensar a realização da biópsia renal, como a presença de proteína monoclonal na eletroforese do soro ou urinária, que é indicativa de amiloidose; a pesquisa positiva de anticorpos antiestreptocócicos após antecedente de faringite ou impetigo e que é altamente sugestivo de glomerulonefrite pós-estreptocócica; a presença de altos títulos circulantes de crioglobulinas (criocrito igual a 2 a 7%) em pacientes com púrpura não-trombocitopênica e sintomas sistêmicos e que indicam crioglobulinemia mista, que está freqüentemente associada à infecção pelo vírus da hepatite C; sorologia positiva para sífilis em indivíduos com sífilis secundária, sugerindo nefropatia membranosa devido à sífilis.

A relação entre presença de vírus da hepatite B e nefropatia é incerta. O vírus geralmente induz à nefropatia membranosa, sendo mais comum em crianças com transaminases alteradas. Porém, a presença da sorologia positiva não prova que a doença renal é decorrente da infecção viral. A remissão da proteinúria é freqüente nesse tipo de doença e a imunossupressão está contra-indicada pelo risco de hepatite crônica ativa. A associação entre doença renal e infecção pelo vírus C é mais comum sob a forma de glomerulonefrite membranoproliferativa, com ou sem crioglobulinemia. Assim, a sorologia é indicada nessas alterações. Muito embora hipocomplementenemia seja indicativa de nefrite lúpica, a biópsia renal é necessária para a determinação do tipo de glomerulopatia.

A biópsia renal é o exame geralmente indicado quando a etiologia da síndrome nefrótica persistente é incerta e para a determinação de plano terapêutico. Estudo em 28 adultos com proteinúria nefrótica demonstrou que o conhecimento histológico da doença determinou mudança terapêutica em 86%[29]. A biópsia deve ser contra-indicada em estados de diátese hemorrágica, rins diminuídos de tamanho (menores que 9cm, indicativos de doença crônica), hipertensão grave não controlada, doença policística bilateral e tumor renal, hidronefrose e estados renais infecciosos ativos. A principal complicação da biópsia é o sangramento, que pode ir desde a hematúria microscópica que ocorre na maior parte dos pacientes, hematúria macroscópica transitória (3 a 10%), sangramento grave com hipotensão (1 a 2%), até a necessidade de intervenção cirúrgica para coibir o sangramento (0,1 a 0,4%), com uma taxa de nefrectomia de aproximadamente 0,06%. Outras complicações menos comuns são a fístula arteriovenosa (4 a 18%) e a infecção (0,2%)[30]. A biópsia renal geralmente não está indicada em crianças com síndrome nefrótica antes do tratamento com corticóide, pela alta prevalência de doença de lesões mínimas.

TRATAMENTO

O tratamento visa à remissão da proteinúria e conseqüentemente ao controle do quadro de edemas.

DIETA

O tratamento começa com a prescrição de dieta com restrição de sódio. A restrição de sódio deve ser de aproximadamente 3g/dia[31] e é essencial para um bom controle do edema.

Não existe um consenso acerca da quantidade de proteínas na dieta a ser prescrita. Dietas hiperprotéicas não levam à melhora dos níveis de albumina e não são indicadas. Dietas hipoprotéicas com 0,6g/kg/dia não mostraram diminuição dos níveis de proteinúria, a não ser dietas com proteína de soja usando 0,7g/kg/dia. Para pacientes com depuração de creatinina inferior a 25ml/min existe uma recomendação de dieta com restrição protéica (0,6g/kg/dia)[32].

DIURÉTICOS

Uma vez que os pacientes nefróticos têm um conteúdo total de sódio aumentado, para a diminuição do edema é necessário induzir um equilíbrio negativo de sódio por meio de dieta pobre em sal e diuréticos.

Os diuréticos de escolha são os que agem na alça de Henle, em especial a furosemida. Habitualmente, são necessárias doses altas (80 a 120mg/dia), e em pacientes muito edemaciados que podem ter uma absorção irregular do medicamento deve-se usá-lo por via intravenosa. Em casos de resposta diurética pobre, pode-se associar diuréticos tiazídicos (hidroclorotiazida ou clortalidona 25mg/dia)[33]. Outra possibilidade para o edema refratário é a infusão combinada de albumina (200ml a 20%) e furosemida por via intravenosa (60mg)[34]. O uso de infusão de albumina isoladamente como reposição protéica não é recomendado.

O edema deve ser revertido com diuréticos de forma gradual para evitar hipovolemia e conseqüente piora da função renal. Outra complicação freqüente no uso dos diuréticos é a hipocalemia. Recomendam-se controle periódico do potássio sérico e suplementação quando necessário.

DISLIPIDEMIA

A hiperlipidemia dos pacientes persistentemente nefróticos deve ser considerada como fator de risco para doença cardiovascular e receber tratamento adequado[18]. O tratamento ótimo nesses pacientes vai depender dos outros fatores de risco (tabagismo, hipertensão arterial, história familiar de doença cardiovascular, *diabetes mellitus*, obesidade etc.) e da possibilidade de remissão da doença em curto espaço de tempo[35].

O tratamento com dieta em geral é pouco eficaz. O tratamento farmacológico de escolha são as estatinas que proporcionam bom controle nos níveis de LDL-colesterol e menor efeito sobre o nível de triglicérides. Para níveis elevados de triglicérides, podem-se usar os fibratos. Ambos são usados em doses usuais.

O uso de inibidores de enzima de conversão da angiotensina (IECA) leva à melhora nos níveis de lípides, de maneira indireta, por melhorar os níveis de proteinúria. A magnitude da melhora será tanto maior quanto maior o efeito antiproteinúrico com o uso de IECA[36].

COMPLICAÇÕES TROMBOEMBÓLICAS

O tratamento dos eventos tromboembólicos deve ser a anticoagulação com heparina por via intravenosa seguida de warfarina, que deve ser mantida enquanto o paciente permanecer nefrótico.

A anticoagulação profilática não é recomendada. Alguns autores sugerem a profilaxia em portadores de glomerulopatia membranosa com albumina inferior a 2g/dl[37].

HIPERTENSÃO

O controle da pressão arterial é fundamental para evitar a progressão da doença renal. As drogas de escolha são os inibidores de enzima de conversão da angiotensina (IECA) ou os antagonistas de receptores de angiotensina (ARA). No caso de contra-indicação destes, podem-se usar betabloqueadores ou bloqueadores de cálcio.

TRATAMENTO DA PROTEINÚRIA

A proteinúria é um preditor de progressão de doença renal; portanto, a remissão da proteinúria é a meta terapêutica.

Uso de inibidores de enzima de conversão de angiotensina (IECA) – diversos estudos têm demonstrado os efeitos de redução da pressão intraglomerulrar e conseqüente diminuição da proteinúria com uso de IECA. Está bem estabelecido que seu uso leva à diminuição da proteinúria e diminui a progressão da doença renal.

O efeito máximo antiproteinúrico dos IECA é obtido em torno de 28 dias de uso, sugerindo que outros mecanismos, além das alterações na hemodinâmica glomerular, estejam implicados. Os IECA estão indicados mesmo em pacientes normotensos e observa-se diminuição nos níveis de proteinúria mesmo sem alteração na pressão arterial[38-40].

Os ARA são tão efetivos quanto os IECA em reduzir a excreção renal de proteínas e deve ser considerado como uma escolha em casos de intolerância ao IECA, especialmente por tosse.

Estudos recentes sugerem um efeito antiproteinúrico superior quando se usa a combinação de IECA e ARA, e esta possibilidade deve ser usada quando o efeito antiproteinúrico desejado não for alcançado com uso isolado de IECA[41]. O efeito antiproteinúrico depende do equilíbrio de sódio e aumenta com dieta pobre em sal, uso de diuréticos e dieta hipoprotéica.

TRATAMENTO DA SÍNDROME NEFRÓTICA SECUNDÁRIA

As causas de síndrome nefrótica secundária apresentam tratamentos específicos de acordo com a causa da doença que, como conseqüência, levam à remissão total ou parcial da proteinúria. Por exemplo, quimioterapia e/ou cirurgia de tumores pode melhorar a síndrome nefrótica associada a câncer. Pacientes com síndrome nefrótica e hepatite B devem receber interferon-alfa e a mesma terapia está indicada para hepatite C.

TRATAMENTO DA SÍNDROME NEFRÓTICA PRIMÁRIA

O tratamento da síndrome nefrótica primária vai ocorrer após um diagnóstico histológico ou uma forte suspeita clínica (em crianças). Conforme o tipo histológico, existem diversos esquemas terapêuticos.

Lesões mínimas – a dose terapêutica para adultos é de 1mg/kg/dia por duas semanas e para crianças é 60mg/m²/dia por seis semanas. O tratamento deve ser mantido por mais seis semanas após a remissão completa. Pacientes com recaídas ou resistência a corticosteróide podem ser tratados com ciclofosfamida 2mg/kg/dia por 8 a 12 semanas ou clorambucil 0,1 a 0,2mg/kg/dia por oito semanas[42].

Glomeruloesclerose focal – o tratamento neste tipo de glomerulopatia é controverso. Crianças e adultos devem receber prednisona 60mg/kg/dia por 16 semanas. Em casos de recaídas ou resistência, pode-se usar ciclofosfamida ou ciclosporina. Diversos estudos têm demonstrado os efeitos protetores na progressão da glomeruloesclerose focal dos IECA ou ARA, dessa forma, estas drogas estão indicadas isoladamente ou em associação aos imunossupressores[43-45].

Glomerulopatia membranosa – as propostas de tratamento são diversas e de difícil análise, pois essa doença tem evolução muito lenta e alta taxa de remissão espontânea. De modo geral, propõe-se dividir os pacientes pelo risco de progressão da doença renal e níveis de proteinúria:

- Baixo risco (proteinúria < 4g/dia): a proposta para esses pacientes é o tratamento de suporte com o uso de inibidores de enzima de conversão da angiotensina.
- Médio risco (proteinúria entre 4 e 8g/dia): esses pacientes devem receber esquemas de prednisona e clorambucil ou ciclofosfamida de forma alternada por seis meses[46]; outro esquema proposto é ciclosporina[47].
- Alto risco (proteinúria superior a 8g/dia): a ciclosporina e o uso combinado de prednisona e agentes citotóxicos são propostos como terapia[48].

Alguns trabalhos recentes sugerem tratamento da glomerulonefrite membranosa com micofenolato mofetil[49].

Glomerulonefrite membranoproliferativa – assim como as outras formas, o tratamento é controverso. Corticosteróide associado a anticoagulantes (dipiridamol, aspirina e warfarina) têm sido propostos. A ciclosporina também parece ter boa resposta se usada por longos períodos[1].

REFERÊNCIAS BIBLIOGRÁFICAS

1. Comper WD, Glasgow EF. Charge selectivity in kidney ultrafiltration. Kidney Int 1995; 47:1242. ▪ 2. Goode NP, Shires M, Davison AM. The glomerular basement membrane charge-selectivity barrier: an oversimplified concept? Nephrol Dial Transplant 1996; 11:1714. ▪ 3. Humphreys MH. Mechanisms and management of nephrotic edema. Kidney Int 1994; 45:266. ▪ 4. Noddeland H, Riisnes SM, Fadnes HO. Interstitial fluid colloid osmotic and hydrostatic pressures in subcutaneous tissue of patients with nephrotic syndrome. Scand J Clin Lab Invest 1982; 42:139. ▪ 5. Geers AB, Koomans HA, Roos JC. Functional relationships in the nephritic syndrome. Kidney Int 1984; 26:324. ▪ 6. Luetscher JA, Hall AD, Kremer VL. Treatment of nephrosis with concentrated human serum albumin. Effects of renal function and on excretion of water and some electrolytes. J Clin Invest 1950; 29:896. ▪ 7. Dusing R, Vetter H, Kramer HJ. The rennin-angiotensin-aldosterone system in patients with nephritic syndrome: effects of 1-sar-8 ala-angiotensin II. Nephron 1980; 25:187. ▪ 8. Vande Walle JG, Donckerwolcke RAMG, Van Isselt JW. Volume regulation in children with early relapse of minimal-change nephrosis with or without hypovolaemic symptoms. Lancet 1995; 346:148. ▪ 9. Ichikawa I, Rennke HG, Hoyer JR. Role for intrarenal mechanisms in the impaired sal excretion of experimental nephritic syndrome. J Clin Invest 1983; 71:91. ▪ 10. Klisic J, Zhang J, Nief V. Albumin regulates the Na+/H+ exchanger 3 in OKP cells. J Am Soc Nephrol 2003; 14:3008. ▪ 11. Rodriguez-Iturbe B, Herrera Acosta J, Johnson RJ. Interstitial inflammation, sodium retention, and the pathogenesis of nephrotic edema: a unifying hypothesis. Kidney Intern 2002; 62:1379. ▪ 12. Smith JD, Hayslett JP. Reversible renal failure in the nephrotic syndrome. Am J Kidney Dis 1992; 19:201. ▪ 13. Stenvinkel P, Berglund L, Heimburger O. Lipoprotein (a) in nephrotic syndrome, Kidney Int 1993; 44:1116. ▪ 14. Radhakrishnan J, Appel AS, Valeri A. The nephrotic syndrome, lipids and risk factors for cardiovascular disease. Am J Kidney Dis 1993; 22:135. ▪ 15. Vega GL, Toto RD, Grundy SM. Metabolism of low density lipoproteins in nephritic dyslipidemia: comparison of hypercholesterolemia alone and combined hyperlipidemia. Kidney Int 1995; 47:586. ▪ 16. Yamauchi A, Fukuhara Y, Yamamoto S. Oncotic pressure regulates gene transcriptions of albumin and apolipoprotein B in cultured rat hepatoma cells. Am J Physiol 1992; 263:C397. ▪ 17. Staprans I, Anderson CD, Lurz FW. Separation of a lipoprotein lipase cofactor from the alpha 1-acid glycoprotein fraction from urine of nephritic patients. Biochim Biophys Acta 1980; 617:514. ▪ 18. Appel G. Lipid abnormalities in renal disease. Kidney Int 1991; 39:169. ▪ 19. Duncan KA, Cuppage FE, Grantham JJ. Urinary lipid bodies in policistic kidney disease. Am J Kidney Dis 1985; 5:49. ▪ 20. Bernard DB. Extrarenal complications of the nephrotic syndrome. Kidney Int 1988; 33:1184. ▪ 21. Ordoñez JD, Hiatt RA, Killebrew EJ. The increased risk of coronary heart disease associated with nephrotic syndrome. Kidney Int 1993; 44:638. ▪ 22. Fuchshuber A, Kuhnemund O, Keuth B. Pneumococcal vaccine in children and young adults with chronic renal disease. Nephrol Dial Transplant 1996; 11:468. ▪ 23. Fonseca V, Thomas M, Katrak A. Can urinary thyroid hormone loss cause hypothyroidism? Lancet 1991; 338:475. ▪

24. Korkor A, Schwartz J, Bergfeld M. Absence of metabolic bone disease in adult patients with the nephritic syndrome and normal renal function. J Clin Endocrinol Metab 1983; 56:496. ▪ 25. Ballmer PE, Weber BK, Roy-Chaudhury P. Elevation of albumin synthesis rates in nephritic patients measured with (1-13 C) leucine. Kidney Int 1992; 41:132. ▪ 26. Ritz E, Stefanski A. Diabetic nephropathy in type II diabetes. Am J Kidney Dis 1996; 27:167. ▪ 27. Haas M, Meehan SM, Karrison TG. Changing etiologies of unexplained adult nephritic syndrome: a comparison of renal biopsy findings from 1976-1979 and 1955-1997. Am J Kidney Dis 1997; 30:621. ▪ 28. Howard AD, Moore Jr. Gouge SF. Routine serologic tests in the differential diagnosis of theadult nephritic syndrome. Am J Kidney Dis 1990; 15:24. ▪ 29. Richards NT, Darby S, Howie AJ. Knowledge of renal histology alters patient management in over 40 percent of patients. Nephrol Dial Transplant 1994; 9:1255. ▪ 30. Appel GB. Renal biopsy: How effective, what technique and how safe. J Nephrol 1993; 6:4. ▪ 31. Orth RS, Eberhard R. The nephrotic syndrome. N Engl J Med 1998; 338:1202. ▪ 32. htpp://Kidney.org/professionals/kdoqui/guidelines/cfm. ▪ 33. Fliser D, Schroeder M. Neubeck M: Coadministration of thiazides increases the efficaccy of loop diuretics even in patients with advanced renal failure. Kidney Int 1994; 46:482. ▪ 34. Fliser D, Zurbruggen I, Mutschler E et al. Coadministration of albumin and furosemide in patients with the nephrotic syndrome. Kidney Int 1999; 55:629. ▪ 35. Massy ZA, Ma JZ, Louis TA, Kasiske BL. Lipid-lowering therapy in patients with renal disease. Kidney Int 1995; 48:188. ▪ 36. Spitalewitz S, Porush JG, Cattran D, Wright N. Treatment of hyperlipidemia in the nephritic syndrome: the effects of pravastatin therapy. Am J Kidney Dis 1993; 22:143. ▪ 37. http: www.hdcn.com/symp/01asn/apple/applns2.htm. ▪ 38. Gansevoort RT, de Zeeuw D, de Jong PE. Is the antiproteinuric effect of ACE inhibition mediated by interference in the renin-angiotensin system? Kidney In 1994; 45:861. ▪ 39. Gansevoort RT, de Zeeuw D, de Jong PE. Dissociation between the course of the hemodynamic and antiproteinuric effects of angiotensin I converting enzyme inhibition. Kidney Int 1993; 44:579. ▪ 40. Weidmann P, Boehlen LM, de Courten M. Effects of different antihypertensive drugs on human diabetic proteinuria. Nephrol Dial Transplant 1993; 8:582. ▪ 41. Campbell R, Sangalli F, Perticucci E, Aros C. Effects of combined ACE inhibitor and angiotensin II antagonist treatment in human chronic nephropathies. Kidney Int 2003; 63:1094. ▪ 42. Bargaman JM. Management of Minimal lesion glomerulonephritis: evidence-based recommendations. Kidney Int 1999; 55:513. ▪ 43. Cattran DC, Appel GB, Hebert LA et al, for the North American Nephrotic Syndrome Study Group. A randomized trial of cyclosporine in patients with steroid-resistant focal segmental glomerulosclerosis. Kidney Int 1999; 56:2220. ▪ 44. Rydel, JJ, Korbet, SM, Borok, RZ, Schwartz, MM. Focal segmental glomerular sclerosis in adults: presentation, course, and response to treatment. Am J Kidney Dis 1995; 25:534. ▪ 45. Korbet SM. Treatment of primary focal segmental glomerulosclerosis. Kidney Int 2002; 62:2301. ▪ 46. Ponticelli C, Zucchelli P, Passerini P et al. A 10-year follow-up of a randomized study with methylprednisolone and chlorambucil in membranous nephropathy. Kidney Int 1995; 48:1600. ▪ 47. Ambalavanan S, Fauvel JP Sibley RK, Myers BD. Mechanism of the antiproteinuric effect of cyclosporine in membranous nephropathy. J Am Soc Nephrol 1996; 7:290. ▪ 48. Cattran DC, Greenwood C, Ritchie S et al. A controlled trial of cyclosporine in patients with progressive membranous nephropathy. Kidney Int 1995; 47:1130. ▪ 49. http://www.hdcn.com/symp/01as/cay/cat1.htm.

47. INFECÇÕES URINÁRIAS DE REPETIÇÃO

Felício Lopes Roque

Infecção do trato urinário (ITU) é a infecção bacteriana mais comum na espécie humana, levando a cerca de 7 milhões de consultas ambulatoriais/ano nos Estados Unidos da América[1]. Em nosso meio, infelizmente, não há dados a esse respeito, mas nada faz supor que as infecções urinárias tenham menor incidência. Mais de 50% das mulheres terão um episódio de ITU ao longo da vida[2]. Destas, aproximadamente 20 a 30% terão infecções urinárias de repetição[3,4], em sua maioria cistites de repetição. Em homens, ITU de repetição são menos freqüentes e sempre demandam a busca de um fator predisponente.

Pela sua grande incidência, as ITU de repetição levam a um custo social considerável, tanto em termos de diagnóstico e tratamento, como em absenteísmo do trabalho e morbidade dos indivíduos afetados[5]. Além disso, levam à administração freqüente de antimicrobianos, com a possível conseqüência adversa de selecionar cepas resistentes. Assim, o manejo das infecções urinárias de repetição é importante para o clínico, o obstetra, o ginecologista, o urologista, o geriatra, o infectologista, o nefrologista, o médico de família, entre outros especialistas. Por outro lado, não há evidência de que as ITU de repetição, na ausência de anormalidades anatômicas ou funcionais do trato urinário, causem problemas como hipertensão ou insuficiência renal[6,7]. Esta informação deve ser transmitida ao portador de ITU de repetição, pois é um motivo freqüente de preocupação. Não há evidência de que as ITU de repetição causem aumento de mortalidade; na verdade, a infecção urinária funciona como um marcador de saúde débil, especialmente em idosos[7].

O manejo das infecções urinárias de repetição varia, dependendo do gênero do indivíduo afetado, do agente infeccioso envolvido, da infecção ser ou não complicada e da resposta à estratégia inicial de prevenção instituída.

As ITU recorrentes podem ser decorrentes de duas situações patogênicas: **recidivas**, também conhecidas como recaídas, ou **reinfecções**. Considera-se **reinfecção** quando a recorrência é causada por uma cepa bacteriana diferente daquela que causou a infecção inicial e **recaída** ou **recidiva** quando se trata da mesma cepa, que teria persistido em um foco no trato urinário[8]. Entretanto, como freqüentemente a flora fecal serve como reservatório para uropatógenos, muitas vezes é difícil determinar se de fato houve recaída ou se houve reinfecção com uma mesma cepa a partir da flora retal. Do ponto de vista clínico, define-se **recidiva** como recorrência de ITU por uma mesma espécie bacteriana em até duas semanas pós-tratamento da ITU inicial e **reinfecção** como recorrência após duas semanas da ITU inicial, mesmo que se trate do mesmo agente. Quando houver urocultura estéril documentada, a recorrência será sempre a reinfecção, independente do tempo entre os episódios. É importante distinguir entre reinfecção e recidiva, pois a última demanda avaliação urológica, terapêutica mais prolongada e às vezes terapêutica cirúrgica[6,8]. A grande maioria das cistites recorrentes é por reinfecção.

Inicialmente, serão revistos os aspectos ligados à patogênese das infecções urinárias de repetição e posteriormente serão discutidas as condições peculiares do manejo destas, em cada situação clínica.

FISIOPATOLOGIA

A maioria das ITU não complicadas na mulher, mesmo quando de repetição, não está relacionada a nenhuma anormalidade anatômica ou funcional do trato urinário[8]. O homem é relativamente protegido da ocorrência de ITU de repetição, quer pela anatomia da uretra, quer pelas propriedades antibacterianas das secreções prostáticas[7]. Assim, no homem com ITU de repetição sempre se procura pela presença de infecção oculta na próstata ou pela presença de alguma causa de estase. Como toda infecção, depende de fatores do hospedeiro e de fatores do patógeno. Em indivíduos saudáveis, infecção urinária ocorre, em 99% das vezes[7], por via ascendente, e os uropatógenos originam-se da própria flora fecal, colonizando inicialmente a região periuretral e a uretra distal até atingirem a bexiga. Alteração da flora vaginal normal, especialmente a diminuição da presença de lactobacilos produtores de H_2O_2, com conseqüente alteração do pH vaginal, predispõe à colonização do intróito vaginal por *Escherichia coli* e às ITU. Muitos fatores genéticos, biológicos e comportamentais parecem predispor à ocorrência de ITU de repetição[6].

Mulheres com ITU de repetição têm maior colonização vaginal por uropatógenos. Em um estudo de 1975, Stamey e Sexton encontraram bacilos gram-negativos em 56% das culturas vaginais colhidas no período assintomático de nove mulheres com ITU de repetição e em 24% de 20 mulheres sem esse antecedente (p = 0,0003)[6].

Além disso, os uropatógenos, especialmente *Escherichia coli*, têm maior propensão de aderir às células do uroepitélio de mulheres com ITU de repetição. Isso parece ser geneticamente determinado. Mulheres com ITU de repetição têm probabilidade três a quatro vezes maior de ser não secretoras dos antígenos dos grupos sangüíneos ABH[5,9]. O gene secretor codifica uma das muitas glicosiltransferases que determinam a composição de carboidratos das glicoproteínas e glicoesfingolípides da superfície da célula epitelial; muitas delas servem como local de ligação das *E. coli*[9]. As não-secretoras, ao contrário das secretoras, apresentam em seu uroepitélio um receptor glicoesfingolipídico ao qual as *E. coli* uropatogênicas aderem com grande afinidade, facilitando a ocorrência das ITU de repetição[8]. Esse mesmo glicoesfingolípide também foi demonstrado no rim.

Indivíduos que apresentam no grupo sangüíneo P o fenótipo P1 têm maior risco de desenvolver pielonefrites de repetição.

Fatores de virulência da bactéria parecem também estar ligados à ocorrência de ITU. Por exemplo, colonização por *E. coli* com fímbrias P é um fator de risco importante para pielonefrites agudas. Características das cepas bacterianas que favoreçam a ocorrência de cistites são menos conhecidas, mas parece que hemolisinas e certos tipos de fímbrias ocorrem, com maior freqüência, em linhagens de *E. coli* associadas a cistites[8].

FATORES DE RISCO
MULHERES PRÉ-MENOPAUSA

Fatores de risco específicos para infecções urinárias de repetição foram pouco estudados. Em um estudo caso-controle recente, o mais forte fator de risco pela análise multivariada, para ITU de repetição em mulheres de 18 a 30 anos, foi a freqüência de intercurso sexual. Aquelas com quatro a oito relações no mês anterior à última ITU tinham razão de chances de 5,8 (IC 95%: 3,1-10,6) e aquelas com nove ou mais relações tinham um de 10,3 (IC 95%: 5,8-18,3) em relação às mulheres com zero a três coitos no último mês. Outros fatores de risco foram: idade inferior a 15 anos quando da primeira ITU e ter mãe com história de ITU, que aumentam em duas a quatro vezes o risco de ITU de repetição, e uso de espermicida no último ano. Como em outros estudos, não houve diferença em relação a hábitos de micção pré ou pós-coito, freqüência miccional, hábitos de higiene íntima e índice de massa corpórea[10]. Entretanto, esses fatores comportamentais nunca foram avaliados em estudos prospectivos randomizados[8].

Outros fatores imutáveis do hospedeiro, como a anatomia pélvica, parecem influir no risco de ITU de repetição. Em recente estudo caso-controle, 100 mulheres jovens com ITU recorrentes foram comparadas com 113 controles sem essa história quanto a dados clínicos, medidas anatômicas perineais, características da micção e volume residual pós-miccional. A distância entre a uretra e a vagina foi menor entre os casos que entre os controles, embora em termos absolutos essa diferença tenha sido de 0,2cm. Por outro lado, não houve nenhuma diferença entre casos e controles quanto a características da micção e volume residual pós-miccional[8,11].

O uso de diafragma com espermicida, condons com espermicida e uso prévio de antibióticos, especialmente betalactâmicos, alteram o microambiente vaginal e, assim, predispõem à colonização do intróito vaginal por uropatógenos e conseqüentemente às ITU de repetição[5].

Pouco se conhece acerca da resposta imune às infecções urinárias. Parece que esta não influi na ocorrência de ITU de repetição e serve mais para limitar o impacto sistêmico de uma infecção tecidual[7]. Durante uma ITU, parece haver produção local de interleucinas-6 e 8 pelo uroepitélio. A interleucina-8 é uma citocina inflamatória que promove a migração de neutrófilos através das células uroepiteliais e parece prevenir a ocorrência de infecções urinárias. Um estudo em 12 crianças com passado de 16 pielonefrites, comparadas com um grupo controle sem este antecedente, mostrou que a expressão de um dos receptores de interleucina-8 (IL-8R), chamado de CXR1, está reduzida nos neutrófilos das crianças com pielonefrites de repetição. Segundo alguns autores, esta seria a explicação molecular para a suscetibilidade aumentada de alguns indivíduos a pielonefrites[6].

Parece não haver relação com qualquer antígeno de histocompatibilidade e susceptibilidade a ITU de repetição[5].

Nas cistites agudas, a resposta imune é muito fraca e a produção local de anticorpos é de curta duração. Ainda falta muito conhecimento desse processo para que, no futuro, uma vacina mais eficaz contra essas infecções seja desenvolvida[9]. Houve alguns estudos recentes, fase II, que imunizaram mulheres com ITU de repetição com uma vacina aplicada sob a forma de supositório na mucosa vaginal, contendo bactérias mortas de 10 cepas uropatogênicas, e quando a vacina foi repetida a intervalos de quatro semanas houve eficácia em retardar o aparecimento de novas ITU durante o período de observação de cerca de seis meses[6].

MULHERES PÓS-MENOPAUSA

A incidência anual de ITU em mulheres com idade superior a 50 anos é de cerca de 9% ao ano, em estudos norte-americanos[12]. Parte delas tem ITU de repetição.

Não houve, até o momento, nenhum estudo que tenha avaliado prospectivamente os fatores de risco para ITU em mulheres pós-menopausa. Os dados disponíveis são de estudos caso-controle ou de ensaios clínicos.

Os níveis estrogênicos reduzidos pós-menopausa associam-se com maior incidência de ITU de repetição provavelmente por alterarem a ecologia microbiana vaginal, além de levarem à atrofia da mucosa vaginal, uretral e vesical, predispondo à incontinência urinária. O tratamento com estriol tópico corrigiu esta propensão[13].

Recente estudo caso-controle avaliou os fatores de risco para ITU em mulheres saudáveis de 55 a 75 anos e nesse grupo os fatores de risco significativos foram: atividade sexual (maior que 1 vez/semana), história prévia de ITU, episódios de incontinência urinária (maior que 1 vez/mês) e *diabetes mellitus*[12].

Em um outro estudo caso-controle, em mulheres pós-menopausa, observou-se que, ao contrário do que ocorre em mulheres jovens, fatores fisiológicos e mecânicos que alteram o esvaziamento vesical, em vez de fatores comportamentais, são fortemente associados a ITU de repetição. Os principais distúrbios urológicos associados foram incontinência urinária, presença de cistocele, presença de resíduo pós-miccional. É interessante notar que só seis mulheres tinham um resíduo pós-miccional maior que 100ml. A análise multivariada mostrou que, além da incontinência urinária, ITU antes da menopausa e estado não-secretor de grupos sangüíneos são fortemente associados às ITU de repetição[8,14].

No quadro 7.8 estão resumidos os principais fatores de risco para ITU de repetição em mulheres[15].

Quadro 7.8 – Fatores de risco para ITU de repetição em mulheres nos vários grupos etários[12] (modificado de Stamm e Raz[15]).

Faixa etária	Fator de risco
Jovens pré-menopausa (15-50 anos)	Coito Uso de diafragma/espermicida Espermicida Uso de antimicrobianos Antecedente materno de ITU ITU prévia ITU na infância Estado não-secretor (?)
Mulheres saudáveis pós-menopausa (50-75 anos)	Coito ITU prévia Incontinência urinária *Diabetes mellitus* Cistocele Cirurgia urogenital prévia Depleção estrogênica Resíduo pós-miccional Estado não-secretor
Mulheres idosas e/ou institucionalizadas > 70 anos	Sondagem vesical Incontinência urinária Cirurgia urogenital prévia Diminuição do nível de consciência Paciente restrita ao leito Uso de antimicrobianos

HOMENS

Em homens, as ITU de repetição ocorrem com maior freqüência em idosos e está indicada a busca por fatores predisponentes, especialmente hipertrofia prostática, calculose, prostatite aguda ou crônica e outras causas de estase. Muitas vezes, também as ITU de repetição se associam com o uso crônico de sonda vesical de demora. Em homens jovens, ITU de repetição são pouco comuns. São considerados fatores predisponentes, nesses casos, relações homossexuais ou com parceira infectada[16].

ABORDAGEM E TRATAMENTO
CISTITES DE REPETIÇÃO EM MULHERES

O quadro que, com maior freqüência, apresenta-se em consultório é o da mulher jovem, com vida sexual ativa, com cistites de repetição. Nesse caso, é importante tranqüilizar a paciente e esclarecer a natureza "benigna" desse problema e a inutilidade de exames à procura de anormalidades anatômicas do trato urinário ou da fisiologia da micção. Na vigência de ITU, deve-se inicialmente tratar a infecção de acordo com a síndrome clínica que a paciente apresente. Assim, mulheres com cistite aguda devem receber antibioticoterapia de curta duração, em geral por três dias, a depender do antibiótico utilizado[8]. Pielonefrites, por outro lado, devem receber inicialmente tratamento por 14 dias.

Quando se trata de cistite recidivante (menos de duas semanas após tratamento de episódio anterior), deve-se colher cultura e antibiograma e introduzir antibioticoterapia por mais tempo, 7 a 10 dias, de preferência com uma fluoroquinolona, e adequar o tratamento de acordo com o antibiograma. Deve-se considerar avaliação de foco oculto de infecção (cálculo, por exemplo) ou anormalidade anatômica. Se ocorrer nova recidiva, considerar tratamento por quatro a seis semanas[3,17].

Quando se trata de provável reinfecção (novo episódio há mais de duas semanas do término do tratamento anterior), deve-se tratar novamente por três dias e considerar uma estratégia de prevenção que será discutida posteriormente[17].

Não há diretrizes baseadas em evidências específicas para o tratamento inicial do paciente com ITU de repetição. A figura 7.2 mostra uma sugestão de abordagem, baseada em opinião de especialistas[17].

O antibiótico a ser escolhido deve variar de acordo com o perfil de sensibilidade dos uropatógenos encontrados em determinada região. Esse perfil varia muito nas diferentes comunidades[2]. No Brasil, os poucos dados publicados acerca da sensibilidade dos uropatógenos referem-se, em sua maioria, a infecções nosocomiais[18]. No Hospital Universitário da USP, avaliou-se retrospectivamente o perfil de sensibilidade *in vitro* de uropatógenos aos vários antimicrobianos em pacientes com idade maior ou igual que 13 anos[19]. Foram analisadas todas as uroculturas positivas consideradas comu-

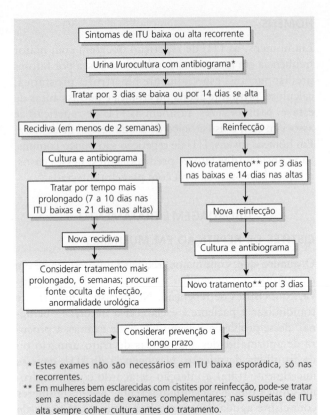

Figura 7.2 – Fluxo de tratamento da ITU baixa ou alta recorrente.

* Estes exames não são necessários em ITU baixa esporádica, só nas recorrentes.
** Em mulheres bem esclarecidas com cistites por reinfecção, pode-se tratar sem a necessidade de exames complementares; nas suspeitas de ITU alta sempre colher cultura antes do tratamento.

nitárias, ou seja, colhidas em pronto-socorro, ambulatório ou em pacientes internados há menos de 48 horas no hospital, entre janeiro de 1999 e dezembro de 2001. Houve um total de 5.357 uroculturas positivas, sendo 80,8% delas colhidas em mulheres e 19,2% em homens. Nesse grupo, atendido no Hospital Universitário da USP, houve um grande número de idosos; mais de 25% das uroculturas positivas eram de pacientes com idade superior a 65 anos.

A tabela 7.1 mostra os dados obtidos que, até onde sabemos, são os mais representativos do perfil de sensibilidade de uroculturas comunitárias em comunidade brasileira. Apesar de esses dados não serem específicos de pacientes com ITU de repetição, nada faz supor que neles os uropatógenos sejam menos resistentes.

A maioria dos autores estabelece que determinada droga não deve ser usada na antibioticoterapia empírica de infecções urinárias, mesmo quando esporádicas e não complicadas, quando mais de 20% das cepas isoladas são resistentes a ela[20]. Uma questão que sempre se levanta é se a resposta clínica ao sulfametoxazol-trimetoprima não seria superior à prevista pela sensibilidade *in vitro*. Recentemente, estudo conduzido em Israel, em que a resistência *in vitro* ao co-trimoxazol foi de 29%, a taxa de insucesso no tratamento foi de 23% de forma geral e de 46% entre indivíduos com patógenos resistentes[21].

Nesse sentido, em nosso meio, onde quase 37% das *E. coli* e quase 33% de todos os uropatógenos (Tabela 7.1) são resistentes à combinação sulfametoxazol-trimetoprima, esta droga não é indicada para uso empírico. As recomendações terapêuticas norte-americanas, em que apenas 10% das *E. coli* são resistentes ao co-trimoxazol[22], não se aplicam ao Brasil ou, pelo menos, em São Paulo.

As opções para terapia ambulatorial empírica, em nosso meio, recaem sobre a nitrofurantoína, com 96,6% das *E. coli* e 86% dos uropatógenos como um todo, sendo ela sensíveis; e sobre quinolonas, também com 96% das *E. coli* e mais de 91% dos isolados como um todo, sendo sensíveis.

Tem-se preconizado o uso da nitrofurantoína especialmente nas cistites. Entretanto, esta droga necessita ser tomada por sete dias, ao contrário das quinolonas, que podem ser usadas por três dias ou até eventualmente em dose única[2,20]. Além disso, no Brasil não dispomos da apresentação monoidrato de nitrofurantoína, que pode ser usada de 12/12 horas. É necessário, para o tratamento, usar nitrofurantoína 50 a 100mg de 6/6 horas, o que dificulta a aderência. A nitrofurantoína é uma droga de baixo custo por comprimido; atualmente, entretanto, devido às diferenças posológicas e às apresen-

Tabela 7.1 – Perfil de sensibilidade *in vitro* de cepas isoladas em uroculturas comunitárias de pacientes com idade maior ou igual a 13 anos do Hospital Universitário da USP entre 1999 e 2001[19].

Uropatógeno*	Sensibilidade das cepas isoladas aos antimicrobianos**						
	Sulfametoxazol/ trimetoprima	Nitrofurantoína	Norfloxacino	Ciprofloxacino	Cefalotina	Ceftriaxona	Ampicilina
Escherichia coli (61%)	63,2% (3255)	96,6% (3252)	96% (3251)	96,1% (3255)	86,5% (3258)	99,6% (3252)	55,1% (3257)
Staphylococcus saprophyticus (7%)	93,6% (375)	99,7% (383)	100% (11)	99,5% (375)	91,75% (12)	100% (2)	34,2% (374)
Proteus sp. (6%)	78,2% (316)	4,2% (311)	94,5% (311)	94% (316)	78,8% (316)	97,1% (311)	71,2% (316)
Klebsiella sp. (5%)	87,8% (246)	53,2% (237)	96,2% (246)	95,9% (246)	83,3% (246)	99,2% (240)	1,2% (246)
Enterococcus sp. (4%)	16,7% (6)	99% (195)	78,6% (14)	63,6% (187)	14,3% (7)	33,3% (6)	99% (195)
Todos	67,1% (4970)	86% (5249)	94,5% (4245)	91% (5153)	78,9% (4366)	96,5% (4271)	49,6% (5336)

** Entre parênteses mostra-se o percentual em que este agente foi isolado nas uroculturas positivas.
** Entre parênteses mostra-se o número total de uroculturas positivas para o agente em que foi testado esse antimicrobiano.

tações disponíveis no Brasil, o custo do tratamento de uma cistite com nitrofurantoína acaba sendo equivalente ao do norfloxacino que deve ser usado por três dias. Uma preocupação que surge com o crescente uso de quinolonas nas ITU não-complicadas é o surgimento de resistência[2,18].

A tendência atual nas cistites agudas não-complicadas é fazer tratamento empírico, sem coleta de urocultura; assim, os dados relativos ao perfil de sensibilidade de bactérias comunitárias nessa situação clínica tendem a se tornar escassos[20].

Conforme já dito anteriormente, a avaliação urológica ou por exames de imagem não está indicada nas cistites de repetição. Os estudos que avaliaram o valor da urografia excretora, da cistoscopia ou mesmo da ultra-sonografia de rins não encontraram anormalidades que levassem à mudança de conduta[8]. Em pacientes que mantenham hematúria após o tratamento da infecção, por outro lado, está indicada a investigação urológica.

PIELONEFRITES DE REPETIÇÃO

Pielonefrites de repetição são menos comuns. Cada episódio deve ser tratado por 14 dias inicialmente, podendo-se seguir o algoritmo sugerido na figura 7.2.

Em homens, classicamente é investigada calculose, obstrução ao fluxo devido a aumento da próstata ou foco de persistência da infecção associado a prostatite. Além da anamnese, são realizados exames como ultra-sonografia, tomografia computadorizada ou urografia excretora.

Em mulheres jovens, a investigação de pacientes com pielonefrites não-complicadas de repetição é geralmente feita na primeira recorrência, embora raramente essa abordagem seja custo-efetiva. Vários autores propõem investigar a partir da segunda recorrência. Quando, entretanto, não tiver havido resposta rápida ao tratamento, ou seja, em 48 a 72 horas, essas mulheres já terão realizado uma investigação radiológica inicial mesmo em um episódio isolado[8].

PACIENTES CRONICAMENTE SONDADOS

Nesses pacientes, a incidência de bacteriúria aumenta a cada dia de sondagem em cerca de 5 a 8% ao dia[23]. Em pacientes sondados há mais de 30 dias, a incidência de bacteriúria aproxima-se de 100%. Não se recomenda urocultura de rastreamento nesses pacientes. Devem-se tratar os episódios sintomáticos, em geral com febre, piúria franca ou sinais de sepses, como ITU complicadas e cateter trocado[3].

PACIENTES COM CALCULOSE

Cerca de 15% dos cálculos do trato urinário são de origem infecciosa. Freqüentemente se apresentam como ITU de repetição, que devem ser tratadas como ITU complicadas. São de difícil tratamento, especialmente os cálculos coraliformes, sendo freqüentemente necessário acompanhamento por especialistas. Não há dados suficientes para o estabelecimento de diretrizes terapêuticas baseadas em evidências. Nessa situação, além de tratamento mais prolongado, muitas vezes deve-se manter antibioticoterapia, até que o cálculo tenha sido removido.

PREVENÇÃO

Novamente, o principal tema é a prevenção de cistites em mulheres jovens. Vários estudos mostraram que micção após o intercurso sexual não diminui o risco de cistite[2]. Também não dispomos de evidências que recomendem determinada freqüência de micção, padrão de uso de papel higiênico, uso de duchas vaginais ou outras medidas de higiene perineal específicas.

Ingestão mais liberal de líquidos, embora não tenha sido estudada adequadamente, parece ser uma medida razoável na prevenção de ITU de repetição[6].

Pacientes com ITU de repetição e que usem diafragma ou preservativo com espermicida devem ser orientadas quanto à mudança do método contraceptivo, ou pelo menos para a diminuição do contato com espermicida.

Sucos ou tabletes feitos de algumas frutas vermelhas, conhecidas como *cranberries* (em português oxicocos), que são semelhante ao *blueberry*, porém vermelhos, comuns no hemisfério norte, são usados há décadas para a prevenção e tratamento de infecções urinárias. Essas frutas contêm substâncias que interferem na aderência de *E. coli* ao uroepitélio. Metanálise recente[24] concluiu que, apesar das limitações dos estudos realizados, especialmente quanto ao tipo de preparação utilizada e à tolerância a longo prazo, há alguma evidência, a partir de dois estudos controlados randomizados, de que o uso desse suco diminui o número de ITU em um período de 12 meses em mulheres. Se a mesma estratégia é efetiva em homens ou pacientes com anormalidades anatômicas não se sabe. Entretanto, esse fruto é raro no Brasil, e tabletes com seu extrato são muito difíceis de encontrar e caros em lojas de fitoterápicos importados.

Mulheres com cistites de repetição têm a possibilidade de serem tratadas com antibioticoprofilaxia. Antes de se iniciar a profilaxia, deve-se documentar que a ITU anterior foi adequadamente tratada com urocultura estéril após uma ou duas semanas do último tratamento. Está indicada quando ocorrem duas ou mais ITU sintomáticas em um período de seis meses ou três ou mais em um período de 12 meses. O grau de desconforto propiciado pelas ITU é o que deve guiar a necessidade de introdução da profilaxia[8].

Há três estratégias possíveis que podem ser discutidas com a paciente. Aquelas mulheres em que se observa nítida relação entre atividade sexual e recorrência de cistite podem receber antibioticoprofilaxia pós-coito; a dose utilizada é menor que uma dose de tratamento em geral (Tabela 7.2). Dependendo da freqüência de relação sexual, essa estratégia pode permitir um consumo menor de antimicrobiano. Outra abordagem bastante eficiente é a instituição de antibioticoprofilaxia contínua, em geral noturna, também com dose baixa. Vários estudos mostraram que esta reduz a recorrência em 95% comparada com placebo ou com a experiência prévia da paciente[6]. Habitualmente, esse tratamento é instituído por seis meses, visto que em muitas mulheres esse é o período em que ocorrem mais recorrências. Se após a suspensão do antibiótico continuar havendo ITU de repetição, pode-se continuar a profilaxia por mais tempo, dois anos ou mais. Em alguns trabalhos, foi usada profilaxia por cinco anos, com boa eficiência, tolerabilidade e sem o aparecimento de resistência bacteriana significativa. Os efeitos colaterais em geral foram gastrintestinais, *rash* cutâneo ou vulvovaginite por *Candida* sp.[2].

Tabela 7.2 – Dosagens utilizadas em profilaxia* e número esperado de ITU/ano[2,6].

Antibiótico	Profilaxia pós-coito Dosagem (mg)	Incidência anual esperada de ITU	Profilaxia contínua Dosagem	Incidência anual esperada de ITU
Nitrofurantoína	100	0,1	50 a 100mg à noite	0-0,7
Norfloxacino	200	0	200mg	0
Cefalexina	250	0,03	125 a 25mg	0,1-0,2
Cefaclor			250mg	Semelhante à cefalexina
Sulfametoxazol-trimetoprima **	200/40	0,3	200mg/40mg à noite	0-0,2
	400/80	0	200mg/40mg 3x/semana	0,1
Ciprofloxacina	125	0	125mg	0
Levofloxacino	250	0	***	
Gatiloxacino	400	0	***	

* Na escolha do agente devemos nos basear no perfil de sensibilidade nos episódios documentados de ITU, história de alergias e custo.
** Esta taxa de recorrência foi obtida em áreas de baixa prevalência de resistência.
*** Estas drogas não devem ser utilizadas continuamente.

Outra abordagem a ser considerada, que não propriamente profilática, mas que é uma alternativa às estratégias acima, é propor autodiagnóstico e autotratamento. Isso só foi testado em mulheres relativamente bem esclarecidas, como estudantes universitárias, ou mulheres tratadas em clínicas especializadas em ITU e que, portanto, estariam mais motivadas[4]. É necessário que as ITU prévias tenham sido documentadas; nestes estudos verificou-se que as pacientes conseguiram sensibilidade e especificidade entre 85 e 95% sem efeitos adversos significativos. Praticamente todas tiveram resolução dos sintomas. Em relação àquelas tratadas com profilaxia contínua, elas apresentaram uma taxa maior de recorrência, mas como o tratamento foi iniciado precocemente, conforme orientação prévia, o desconforto foi mínimo. O consumo de antibióticos também foi menor.

Uma sugestão que integra as abordagens acima é sugerida na figura 7.3, embora essa abordagem deva sempre ser discutida com a paciente e adequada ao seu estilo de vida.

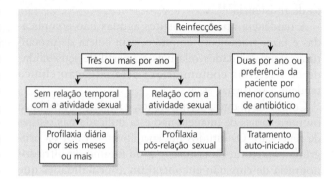

Figura 7.3 – Esquema sugerido para tratamento de ITU baixas recorrentes[3].

As mulheres que estejam sob profilaxia com quinolonas, as quais são contra-indicadas em gestantes, devem ser mantidas com contracepção efetiva. Outro problema é que alguns antibióticos como sulfametoxazol-trimetoprima interferem com o metabolismo estrogênico e podem reduzir o efeito contraceptivo dos anticoncepcionais hormonais. Assim, deve-se propor a utilização de métodos de barreira associados para a contracepção.

Em mulheres pós-menopausa, o uso de estriol tópico intravaginal diminuiu a incidência de ITU de repetição em alguns estudos. A dose empregada é de 0,5mg/noite durante 14 noites, seguida por 0,5mg duas vezes por semana[13,14]. O tempo de utilização adequado ainda precisa ser melhor definido. Muitas mulheres estão em uso desse medicamento também por outra indicação como vaginite atrófica. Essa abordagem não foi diretamente comparada com antibioticoprofilaxia, mas ambas parecem ser igualmente efetivas[6]. O uso de reposição estrogênica por via oral deu resultados conflitantes nos diversos estudos e ITU de repetição não constituem uma indicação para usá-la[6,12].

Em pacientes cronicamente sondados, o uso de antibioticoprofilaxia não está indicado. Embora a incidência de bacteriúria seja quase universal após 30 dias de sondagem, o número de episódios sintomáticos é relativamente pequeno, cerca de um a cada 100 dias de cateterização[25]. Vários estudos mostraram não estar indicada a pesquisa nem o tratamento de bacteriúria assintomática nesses casos. O uso de antibioticoprofilaxia ambulatorial somente leva ao aparecimento de cepas resistentes, que nessa população já são freqüentes. Aqueles com ITU sintomáticas devem ser tratados; se possível, o cateter deve ser removido ou trocado. Até o momento a principal estratégia é a prevenção, evitando-se sondagem de demora sempre que possível, mantendo-se técnica asséptica na inserção, além de sistema de drenagem fechado. Preferir usar cateterização intermitente sempre que possível[20].

REFERÊNCIAS BIBLIOGRÁFICAS

1. Foxman B. Epidemiology of urinary tract infection: Incidence, morbidity and economic costs. Dis Mon 2003; 49:53. ▪ 2. Fihn SD. Clinical practice. Acute uncomplicated urinary tract infection in women. N Engl J Med. 2003; 349:259. ▪ 3. Stamm WE, Hooton TM. Management of urinary tract infections in adults. N Engl J Med 1993; 329:328. ▪ 4. Gupta K, Hooton TM, Roberts PL et al. Patient-initiated treatment of uncomplicated recurrent urinary tract infections in young women. Ann Intern Med 2001; 135:9. ▪ 5. Madersbacher S, Thalhammer F, Marberger M. Pathogenesis and management of recurrent urinary tract infection in women. Curr Opin Urol 2000; 10:29. ▪ 6. Hooton TM, Stamm WE. Recurrent urinary tract infection. In:2004 UpToDate® disponível no site www.uptodate.com, acessado em 20/05/2004. ▪ 7. Rubin RH. Pyelonephritis: diagnostic and therapeutic issues. In The American Society of Nephrology Board Review Course and Update Official Course Syllabus, 1997, p 999. ▪ 8. Hooton TM. Recurrent urinary tract infection in women. Int J Antimicrob Agents 2001; 17:259. ▪ 9. Stapleton A. Prevention of recurrent urinary tract infection in women. Lancet 1999; 353:8. ▪ 10. Scholes D, Hooton TM, Roberts PL et al. Risk factors for recurrent urinary tract infection in young women. J Infect Dis 2000; 182:1177. ▪ 11. Hooton TM, Stapleton AE, Roberts PL et al. Perineal anatomy and urine-voiding characteristics of young women with and without recurrent urinary tract infections. Clin Infect Dis 1999; 29:1600. ▪ 12. Hu KK, Boyko EJ, Scholes D et al. Risk factors for urinary tract infections in postmenopausal women. Arch Intern Med 2004; 164:989. ▪ 13. Raz R, Stamm WE. A controlled trial of intravaginal estriol in postmenopausal women with recurrent urinary tract infections. N Engl J Med 1993; 329:753. ▪ 14. Raz R, Gennesin Y, Wasser J et al. Recurrent urinary tract infections in postmenopausal women. Clin Infect Dis 2000; 30:152. ▪ 15. Stamm WE, Raz R. Factors contributing to susceptibility of postmenopausal women to recurrent urinary tract infections. Clin Infect Dis 1999; 28:723. ▪ 16. Hooton TM Stamm WE. Management of of acute uncomplicated urinary tract infections in adults. Med Clin North Am 1991; 75:339. ▪ 17. Kunin CM. Urinary Tract Infections and Pyelonephritis In Cecil Textbook of Medicine 2.1th ed, Philadelphia Sounders, 2000. ▪ 18. Lopes A A, Salgado K, Martinelli R et al. Aumento na freqüência de resistência a norfloxacino e ciprofloxacino em bactérias isoladas de urocultura. Rev Assoc Med Bras 1998; 44:196. ▪ 19. Roque FL de Campos FPF Lotufo PA. Perfil de sensibilidade *in vitro* de bactérias comunitárias isoladas em urocultura em um hospital universitário comunitário em São Paulo. Pôster no XXI Congresso Brasileiro de Nefrologia, Brasília, 2002. ▪ 20. Warren JW, Abrutyn E, Hebel JR et.al. Guidelines for antimicrobial treatment of uncomplicated acute bacterial cystitis and pyelonephritis in women. Clin Infect Dis 1999; 29:745. ▪ 21. Raz R, Chazan B, Kennes Y et al. Empiric use of trimethoprim-sulfamethoxazole (TMP-SMX) in the treatment of women with uncomplicated urinary tract infections, in a geographical area with a high prevalence of TMP-SMX-resistant uropathogens. Clin Infect Dis 2002; 34:165. ▪ 22. Talan DA. Urinary tract infection. N Engl J Med 2003; 349:1674. ▪ 23. Choong S, Wood S, Fry C et al. Catheter associated urinary tract infection and encrustation. Int J Antimicrob Agents, 2001; 17:305. ▪ 24. Jepson R, Mihaljevic L, Craig J. Cranberries for preventing urinary tract infections. Cochrane Database Syst Rev 2004; 2:CD001321. ▪ 25. Warren JW. Catheter-associated urinary tract infections. Infect Dis Clin North Am 1997; 11:609.

48. HEMATÚRIA

Egídio Lima Dórea

Hematúria é uma das condições clínicas mais comumente encontradas na prática urológica, sendo responsável por cerca de 20% de todas as consultas e por 3,9 a 13,6% de todas as internações. Caracteriza-se pela presença aumentada de eritrócitos no sedimento urinário. Esta pode ser categorizada como macroscópica (detectada por mudança na cor da urina) ou microscópica (visível somente com o auxílio do microscópio). Indivíduos adultos, habitualmente, excretam cerca de 105 eritrócitos em 12 horas. O achado de mais de dois eritrócitos por campo é considerado hematúria. Entretanto, essa definição pode variar até 10 células por campo, dependendo das técnicas utilizadas pelos diferentes laboratórios. A hematúria pode originar-se de qualquer parte do trato urinário. E tanto a hematúria macroscópica quanto a microscópica podem ser manifestações de importantes processos patológicos, incluindo malignidade. É de consenso que a hematúria macroscópica deve ser exaustivamente investigada. Entretanto, comumente, é um achado incidental, e seu rastreamento de rotina ainda é duvidoso, devido à sua ocorrência intermitente e pela baixa incidência de doenças urológicas significativas associadas. Rastreamento em 10.000 homens adultos revelou hematúria oculta em 2,5%. Aproximadamente um quarto desses indivíduos investigados apresentava alterações de bexiga, incluindo neoplasia em dois. Entretanto, mais de um terço dos que tinham hematúria microscópica não foi submetido a exames diagnósticos subseqüentes[1]. Outro estudo com 2.000 homens demonstrou prevalência de hematúria em 4%, e somente um indivíduo apresentou neoplasia de bexiga[2].

A hematúria deve ser determinada em urina recente, adequadamente coletada e no jato médio, sendo considerada presente quando observada em duas ocasiões diferentes em três. Ela pode ser avaliada por meio da contagem em câmara (determinação do número de eritrócitos por ml de urina excretada); exame indireto por meio da fita para exame de urina (labstix) e exame direto do sedimento urinário obtido por centrifugação. O teste labstix, que demonstra a habilidade da hemoglobina em catalisar a reação entre o peróxido de hidrogênio e um cromógeno, que se torna verde e cuja intensidade da coloração vai estar diretamente relacionada com a quantidade de hemoglobina presente, é altamente sensível (91 a 100%), e sua negatividade virtualmente exclui hematúria. Entretanto, testes falso-negativos podem ocorrer em situações de consumo excessivo de vitamina C e presença de formaldeído, por diminuírem o poder oxidativo da fita, bem como situações nas quais o pH urinário se encontra abaixo de 5,1 ou se as fitas tiverem sido expostas ao ar. A especificidade limitada do método (65 a 99%, para duas a cinco hemácias por campo), devido à reação cruzada com mioglobina e hemoglobina ou por estados de desidratação com aumento da densidade urinária, implica a necessidade da confirmação da hematúria pelo exame microscópico adequado.

HEMATÚRIA MICROSCÓPICA

A prevalência de hematúria microscópica varia de acordo com a idade e gênero das populações estudadas, do método empregado para a detecção e do número de testes utilizados para o rastreamento. Em seis estudos, a prevalência variou de 0,18 a 16,1%[3,4]. Em estudo com pacientes com idade superior a 50 anos, a hematúria foi observada em aproximadamente 18,7%[5]. Entretanto, a maior prevalência de hematúria em indivíduos mais idosos ainda não está comprovada. Somente dois estudos demonstraram maior prevalência de hematúria em mulheres[6]. A hematúria microscópica pode ser de caráter transitório, ocasionada por exercício vigoroso (parece estar diretamente relacionada à intensidade do esforço e desaparece em 72 horas), relação sexual antes da coleta da urina, traumatismos e contaminação menstrual. É episódica, relacionada ao ciclo menstrual, decorrendo de implantes endometriais no trato urinário.

A hematúria pode ser classificada para fins práticos em glomerular e não-glomerular. Em estudo com 157 homens com hematúria microscópica de causa desconhecida, nos quais foi realizada biópsia renal, identificou-se doença glomerular em 16%[7]. A presença associada de cilindros eritrocitários e/ou proteinúria significativa é mais indicativa de hematúria glomerular. Mesmo em situações de sangramento maciço, a proteinúria habitualmente não ultrapassa 300mg por dia. Outro achado importante à microscopia de fase é a presença de hemácias dismórficas, causada por diferenças de osmolalidade e de pH do túbulo distal, por sua fagocitose através do epitélio tubular com conseqüente perda de hemoglobina e pela passagem através da membrana basal glomerular. Vários estudos têm determinado a utilidade clínica do dismorfismo na avaliação da hematúria microscópica. Entretanto, um estudo controle demonstrou variabilidade interobservador inaceitável[8]. Assim, técnicas automáticas estão sendo desenvolvidas para a detecção das hemácias dismórficas. Habitualmente, a hematúria é definida como glomerular quando mais de 80% de 100 eritrócitos contados no sedimento são dismórficos (forma, tamanho e coloração citoplasmáticas diferentes). Metanálise de 20 estudos demonstrou que a sensibilidade e a especificidade do dismorfismo era de 0,88 (0,86 a 0,91) e 0,95 (0,93 a 0,97) respectivamente[9]. Esses autores concluíram que o valor preditivo negativo desses testes não foi suficiente para excluir doenças urológicas, sobretudo em população de risco. Atualmente, o achado de mais de 5% de acantócitos na urina, eritrócitos em forma de anel com protrusões vesiculares, parece ser um excelente marcador preditivo de sangramento glomerular, com especificidade de 98% e sensibilidade de 52%[10].

O diagnóstico diferencial de hematúria microscópica é amplo, incluindo desde causas vasculares, como malformações arteriovenosas, até hipercalciúria (Quadro 7.9).

Quadro 7.9 – Causas de hematúria.

Vasculares: distúrbios de coagulação, anticoagulação excessiva, embolia ou trombose arterial, malformação arteriovenosa, fístula arteriovenosa, síndrome de Nutcracker (compressão da veia renal esquerda entre a aorta e a mesentérica superior), trombose de veia renal

Glomerular: nefropatia por IgA, doença de membrana basal fina (incluindo síndrome de Alport), outras glomerulonefrites primárias ou secundárias

Intersticiais: nefrite intersticial alérgica, nefropatia por analgésicos, doença renal cística, pielonefrite aguda, tuberculose renal, rejeição ao transplante

Uroepiteliais: neoplasias malignas, exercício vigoroso, traumatismos, necrose papilar, uretrites, cistites, prostatite, doenças parasitárias (esquistossomíase), nefrolitíase

Outras causas: hipercalciúria, hiperuricosúria e anemia falciforme

Dentre as doenças glomerulares que causam hematúria isolada, as mais freqüentes são a nefropatia por IgA e a doença de membrana fina (hematúria familiar benigna), e menos comumente a nefrite hereditária (síndrome de Alport). O diagnóstico diferencial da hematúria glomerular varia de acordo com a região geográfica. Assim, a nefropatia por IgA é mais comum na Ásia (29,2%), que na América do Norte (5%), ou mesmo no Estado de São Paulo (6,5%). Análise de biópsia renal em 165 pacientes com diagnóstico de hematúria isolada, após realização de exames de imagem e cistoscopia, não revelou alterações em 78 pacientes, sendo que 49 apresentavam nefropatia por IgA[11]. Os prognósticos da nefropatia por IgA não-proteinúrica e da nefropatia por membrana fina são excelentes. Logo, o papel da biópsia renal para a investigação da hematúria isolada sem proteinúria ainda não está definido. Habitualmente, devido ao baixo risco de progressão dessas doenças e visto que a biópsia raramente altera o tratamento, só é recomendada a monitorização anual desses pacientes para o desenvolvimento posterior de hipertensão, doença renal progressiva e proteinúria.

Causas de hematúria não-glomerular envolvendo o rim e o trato urinário superior incluem: neoplasia, nefrolitíase, doença cística (rins policísticos e rim espongiomedular), papilite necrotizante, defeitos metabólicos como hipercalciúria e hiperuricosúria e uso excessivo de anticoagulantes.

A litíase renal é uma das principais causas de hematúria não-glomerular, ocorrendo em cerca de 2 a 3% da população e com risco de aparecimento de aproximadamente 12% em homens brancos[12]. Habitualmente, o paciente apresenta história de dor abdominal, podendo estar associada à disúria e à polaciúria. A maior parte dos cálculos é composta de cálcio, ácido úrico, cistina e estruvita (combinação de fosfato, amônia e magnésio). Os métodos diagnósticos incluem: ultra-sonografia, é rápida e de fácil disponibilidade, e com boa sensibilidade para a detecção de cálculos de localização renal, entretanto com baixa sensibilidade para os ureterais (19%); radiografia simples de abdome, que pode visualizar cálculos radiopacos, como os de oxalato e fosfato de cálcio, sendo pouco úteis nos de ácido úrico ou compostos de cistina e fosfato amoniacal magnesiano (estruvita); pielografia intravenosa, considerada o método-ouro para a detecção de litíase, com sensibilidade de 64 a 87% e especificidade de 92 a 94%, mas com a potencialidade de efeitos adversos associados ao meio de constrate utilizado; e, atualmente, a tomografia helicoidal sem contraste, que apresenta sensibilidade de 95 a 100% e especificidade de 94 a 96%, o que sugere ser este o método definitivo para a exclusão diagnóstica de litíase renal em paciente com hematúria ou dor abdominal[13].

A hipercalciúria e a hiperuricosúria são importantes causas de hematúria em crianças (30 a 35% dos casos) e adultos[14]. Sua fisiopatologia parece estar associada à presença de microcálculos não detectáveis. Habitualmente, tende a regredir com a normalização das taxas de excreção por meio do tratamento com tiazídicos ou alopurinol.

Doença falciforme e traço falcêmico também estão associados à hematúria. O traço falcêmico está presente em aproximadamente 8% da população norte-americana, com a doença afetando 1 em cada 600 indivíduos. A hematúria parece decorrer da congestão e conseqüente falcização das hemácias na medula renal, levando ao seu extravasamento e à isquemia e necrose papilar. O sangramento ocorre preferencialmente pelo rim esquerdo. Ocasionalmente, hemácias em foice podem ser encontradas no sedimento urinário[15]. A cistoscopia e a urografia excretora devem ser realizadas para determinar o local do sangramento, bem como para afastar outras alterações associadas.

As fístulas e as malformações arteriovenosas variam dependendo da sua localização e tamanho. Estas podem ser classificadas em congênitas e adquiridas, habitualmente após traumatismo ou biópsia renal ou nefrolitotomias. O tratamento vai depender da causa e das manifestações, desde a simples observação até a nefrectomia total ou parcial.

Embolia e trombose da artéria renal decorrente de fibrilação atrial, endocardite bacteriana, ruptura de placa de ateroma da aorta, aneurisma dissecante da aorta e doenças vasculares inflamatórias podem determinar diversas manifestações renais, dependendo da extensão do envolvimento, do grau de obstrução e da presença de circulação colateral. O achado de hematúria pode ocorrer em até 50% dos casos, associada ou não a outras alterações.

As causas de hematúria envolvendo o trato urinário inferior incluem alterações da bexiga, uretra e próstata. A infecção do trato urinário é um problema comum, afetando cerca de 10 a 20% das mulheres, sendo menos comum em homens. A hematúria microscópica associada à piúria pode ser encontrada em aproximadamente 40 a 60% dos casos de cistite. Logo, a presença de hematúria ou bacteriúria em indivíduo com sintomas inflamatórios agudos é altamente sugestiva de infecção bacteriana. Culturas devem ser obtidas e o tratamento adequado introduzido. A presença de piúria e hematúria com culturas estéreis pode sugerir doenças sexualmente transmissíveis, cistites virais ou tuberculose renal, e medidas diagnósticas adequadas devem ser tomadas.

As neoplasias uroteliais, sobretudo de próstata e bexiga, são responsáveis por cerca de 5% dos casos de hematúria microscópica, muito embora essa estimativa varie de acordo com a população e região estudadas e do tipo de estudo[6]. O risco de câncer de bexiga aumenta consideravelmente com a idade, sobretudo a partir dos 65 anos, sendo mais comum na raça negra. Os fatores de risco para o carcinoma de células transicionais da bexiga ou do trato urinário são tabagismo, doenças ocupacionais com exposição a produtos químicos utilizados na indústria do couro, borracha e tintas; consumo excessivo de fenacetina, tratamento pregresso com ciclofosfamida e ingestão de ácido aristolóquico, encontrado em produtos para emagrecimento, e esquistossomose urinária.

Hematúria microscópica é comumente encontrada em pacientes em uso de anticoagulantes orais. Muito embora seja fácil atribuí-la ao anticoagulante, causas urológicas significativas têm sido relatadas em 13 a 45% dos casos[16]. Atualmente, os esquemas de anticoagulação preconizados não predispõem à hematúria. As causas mais comuns de hematúria associada à anticoagulação incluem: hiperplasia prostática benigna, urolitíase, condições inflamatórias e neoplasias.

HEMATÚRIA MACROSCÓPICA

A presença de hematúria macroscópica está freqüentemente associada à doença significativa do trato urinário. Alguns aspectos da história e do quadro clínico podem direcionar o local da lesão, bem como sua etiologia. A presença de coágulos na urina sugere mais comumente um sangramento vesical, entretanto locais mais altos também podem ser responsáveis, e neste caso a dor da cólica ureteral pode estar presente. A presença de proteinúria em concentrações menores que 1g/dia, comumente, não reflete doença glomerular. Adicionalmente ao exame de urina de rotina, o teste das três amostras pode auxiliar na localização do local da lesão. Este teste consiste na coleta e análise comparativa de amostras de igual volume em momentos diferentes: primeiro jato, médio e final. A hematúria que ocorre no início da micção é mais sugestiva de lesão uretral. A lesão próxima ao trígono determina hematúria mais terminal. Já as lesões renais, ureterais e difusas de bexiga determinam graus equivalentes de hematúria nas três amostras.

Estudo de 1.000 casos de hematúria macroscópica demonstrou que as principais causas eram as doenças de bexiga (cistite e tumores) seguidas pelas de próstata (hiperplasia benigna, prostatite e neoplasia)[17] (Tabela 7.3). O acompanhamento e a terapêutica adequados dependerão da etiologia. A abordagem da hematúria macroscópica deve ser a mesma da microscópica.

Tabela 7.3 – Causas de hematúria macroscópica (análise de 1.000 casos).

Diagnóstico	Pacientes (%)
Renais: tumores, pielonefrite, litíase, traumatismo, hidronefrose, doença renal policística, glomerulonefrite crônica	15,2
Ureterais: litíase, tumores	6,5
Vesicais: cistite, tumores, litíase	39,5
Prostáticas: hiperplasia benigna, prostatite crônica, carcinoma	23,8
Uretrais: litíase, gonorréia, tumores, estenose	4,3
Outras causas: tuberculose, hemofilia, síndrome urêmica, trombocitopenia, anticoagulação excessiva	1,2
Hematúria essencial	8,5
Total	100

ABORDAGEM DO PACIENTE COM HEMATÚRIA

O primeiro passo na avaliação de um paciente com hematúria é a realização de uma história e um exame clínico cuidadosos. As informações obtidas à anamnese podem direcionar o diagnóstico para causas de hematúria de origem não-glomerular, como nefropatia por analgésicos, anemia falciforme, nefrites intersticiais (captopril, cefalosporinas, ciprofloxacino, furosemida e hidroclorotiazida, omeprazol, penicilinas, rifampicina, trimetoprima-sulfametoxazol), papilite necrotizante (uso de ácido acetilsalicílico, negros com traço ou anemia falciforme e em diabéticos), hiperplasia prostática benigna, cistite hemorrágica (ciclofosfamida), urolitíase (inibidores da anidrase carbônica, indinavir, ritonavir, triantereno), dentre outras. Os fatores de risco para as neoplasias uroteliais também devem ser pesquisados.

O exame clínico deve incluir avaliações cardiovascular (ritmo e sopros), abdominal (pesquisa de visceromegalias ou massas em flanco), prostática, genitália externa e pesquisa de edema periférico e petéquias (Quadro 7.10).

Quadro 7.10 – Achados ao exame clínico e possíveis causas de hematúria.

Desidratação grave	Trombose de veia renal
Edema periférico	Síndrome nefrótica, vasculites
Fibrilação atrial	Embolia de artéria renal
Hipertensão arterial	Glomeruloesclerose com ou sem proteinúria
Sopro abdominal	Fístula arteriovenosa
Aumento prostático	Infecção urinária
Fimose, estenose meatal	Infecção urinária

O teste mais importante a ser efetuado é uma análise adequada da urina. A presença de bacteriúria e piúria em indivíduos com clínica sugestiva de infecção confirmada por urocultura não demanda investigação adicional. Exceto se a hematúria persistir após quatro a seis semanas do tratamento. O exame microscópico da urina fornece dados que permitem diferenciar um sangramento glomerular de um não-glomerular. Caso os achados sejam sugestivos de sangramento glomerular, a presença associada de proteinúria significativa (relação proteína urinária:creatinina urinária maior que 0,3 ou proteinúria de 24 horas maior que 300mg) ou perda de função renal é indicativa de avaliação nefrológica adequada e possivelmente da realização de biópsia renal.

Caso o exame não seja sugestivo de origem glomerular, o trato urinário superior deve ser avaliado, com o objetivo de detectar neoplasias, como carcinoma de células renais, carcinoma de células transicionais da pelve e urotélio, cálculos, doença renal cística e lesões obstrutivas. Atualmente, o exame preferido, pela sua maior sensibilidade e especificidade em detectar massas menores que 3cm, é a tomografia helicoidal sem contraste, podendo ser realizada posteriormente com o contraste em situações de maior risco para neoplasias renais. Comparativamente à tomografia, a ultra-sonografia apresenta sensibilidade de 82% e especificidade de 91% para a detecção de massas entre 2 e 3cm. Já a urografia excretora, 52% e 82%, respectivamente[18]. Muito embora a tomografia computadorizada seja de custo mais elevado, a utilização dos outros métodos diagnósticos geralmente está associada à realização de exames adicionais, os quais determinam aumento do custo. A presença de uma lesão suspeita de ser maligna demanda encaminhamento para o urologista. O achado de doença renal policística deve ser avaliado pelo nefrologista. Indivíduos jovens (menores de 40 anos), cujos achados de imagem sejam normais e que sejam de baixo risco para a presença de neoplasia urotelial, devem ter exame de urina de 24 horas para afastar uricosúria e hipercalciúria. Sendo negativos, exames adicionais não são necessários.

A fonte da hematúria pode ficar sem diagnóstico em até 70% dos casos após essa investigação inicial. Nesses casos, torna-se necessária a avaliação do trato urinário inferior, com enfoque principal na neoplasia de bexiga. A realização da cistoscopia é indicada na avaliação de indivíduos com fatores de risco reconhecidos e exame citológico urinário positivo. Sua indicação em indivíduos com idade inferior a 40 anos sem fatores de risco é controversa, podendo ser acompanhados com exames citológicos urinários anuais[19]. Entretanto, homens e mulheres com idade superior a 50 anos com hematúria microscópica persistente devem ser submetidos à cistoscopia. A cistoscopia é sempre indicada em casos de hematúria macroscópica devido à maior prevalência de neoplasia nessa situação. Estudo envolvendo 3.152 homens com idade superior a 60 anos, dos quais 20% apresentavam hematúria e 319 foram adequadamente avaliados, mostrou que 22 apresentaram câncer (bexiga em 17 e próstata em 5). Desses 22 homens, 17 tinham história de tabagismo[20]. A cistouretroscopia representa o exame definitivo na avaliação do trato urinário inferior. Adicionalmente à visualização da uretra, próstata e bexiga, podem ser realizados lavados e biópsias de lesões suspeitas. Entretanto, a cistoscopia apresenta sensibilidade limitada para a detecção de carcinoma *in situ*. Em estudo recente, demonstrou-se que a tomografia contrastada apresentou sensibilidade de 100% e especificidade de 98% para a detecção de neoplasia de bexiga, podendo diminuir a necessidade da realização de cistoscopia em algumas situações[13].

O exame citológico da urina é menos sensível que a cistoscopia para a detecção de câncer de bexiga (66-79%), mas tem elevada especificidade (95-100%), sendo virtualmente diagnóstico de neoplasia quando positivo[21]. A sensibilidade pode ser aumentada com a coleta da primeira urina da manhã em três dias consecutivos. A sensibilidade é maior para a detecção de carcinoma *in situ*. Atualmente, diversos marcadores urinários têm sido

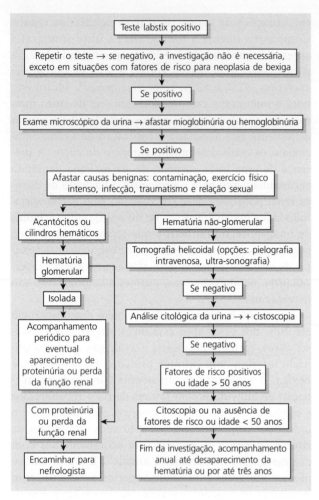

Figura 7.4 – Algoritmo para a investigação de hematúria.

descritos para a detecção precoce do câncer de bexiga como o BTA (*bladder tumor antigen*) e o NMP-22 (*nuclear matrix protein*), porém até o momento seu papel na avaliação da hematúria ainda é incerto[22] (Fig. 7.4).

Apesar de uma avaliação completa, a hematúria pode ficar sem causa reconhecida em cerca de 20% dos casos. Neoplasia urológica pode aparecer subseqüentemente em 1 a 3% dos casos, e geralmente nos três primeiros anos[23, 24]. Assim sendo, recomenda-se análise microscópica da urina anualmente até que a hematúria desapareça ou por até três anos se ela persistir em indivíduos considerados de risco, ou seja, tabagistas, maiores de 50 anos ou com exposição ocupacional. O aparecimento de novos sintomas ou o aumento da intensidade da hematúria demanda uma nova avaliação completa.

REFERÊNCIAS BIBLIOGRÁFICAS

1. Ritchie CD, Bevan EA, Collier SJ. Importance of occult haematuria found at screening. Br Med J 1986; 292:681. ▪ 2. Thompson IM. The evaluation of microscopic haematuria: a population based study. J Urol 1987; 138:1189. ▪ 3. Woolhander S, Pels RJ, Bor DH. Dipstick urinalysis screening of asymptomatic adults for urinary tract disorders. JAMA 1989; 262:1214. ▪ 4. Hiatt RA, Ordonez JD. Dipstick urinalysis screening, asymptomatic microhematuria, and subsequent urological cancers in a population based sample. Cancer Epidemiol Biomarkers Prev 1994; 3:523. ▪ 5. Messing EM, Young TB, Hunt VB. Home screening for hematuria: results of a multi clinic study. J Urol 1992; 148:289. ▪ 6. Sutton JM. Evaluation of hematuria in adults. JAMA 1990; 263:2475. ▪ 7. Sparwasser C, Cimniak HU, Treiber U. Significance of the evaluation of asymptomatic microscopic hematuria in young men. Br J Urol 1994; 74:723. ▪ 8. Raman GV, Pead L, Lee HA. A blind controlled trial of phase-contrast microscopy by two observers for evaluating the source of hematuria. Nephron 1986; 44:304. ▪ 9. Offringa M, Benbassat J. The value of urinary red cell shape in the diagnosis of glomerular and post-glomerular haematuria. A meta-analysis Postgrad Med J 1992; 68:648. ▪ 10. Kohler H, Wandel E, Brunck B. Acanthocyturia – a characteristic marker for glomerular bleeding. Kidney Int 1991; 40:115. ▪ 11. Topham PS, Harper SJ, Furness PN. Glomerular disease as a cause of isolated microscopic haematuria. QJ Med1994; 87:329. ▪ 12. Menon M, Parulkar BC, Drach GW. Urinary lithiasis: etiology, diagnosis and medical management. Campbel's urology. 7th ed, Philadelphia, Saunders, 1998. ▪ 13. Lang EK, Macchia RJ, Thomas R. Computerized tomography tailored for the assessment of microscopic hematuria. J Urol 2002; 167:547. ▪ 14. Andres A, Praga M, Bello I. Hematuria due to hypercalciuria and hyperuricosuria in adults patients. Kidney Int 1989; 36:96. ▪ 15. Fogazzi GB, Leong SO, Cameron JS. Don't forget sickled cells in the urine when investigating a patient for haematuria. Nephrol Dial Transplant 1996; 11(4):723. ▪ 16. Van Savage JG, Fried FA. Anticoagulant associated hematuria: a prospective study. J Urol 1995; 153:1594. ▪ 17. Lee LW, Davis E. Gross Urinary hemorrhage: a symptom, not a disease. JAMA 1953; 153:782. ▪ 18. Warshauer DM, McCarthy SM, Street L. Detection of renal masses: sensitivities and specificities of excretory urography /linear tomography, US and CT. Radiology 1988; 169:363. ▪ 19. Jones DJ, Langstaff RJ, Holt SD. The value of cystourethroscopy in the investigation of microscopic haematuria in adult males under 40 years: a prospective study of 100 patients. B J Urol 1988; 62:541. ▪ 20. Britton PJ, Dowell AC, Whelan P. A community study of bladder cancer screening by the detection of occult urinary bleeding. J Urol 1992; 148:788. ▪ 21. Rife CC, Farrow GM, Utz DC. Urine cytology of transitional cell neoplasms. Urol Clin North Am 1979; 6:599. ▪ 22. Grossfeld GD, Litwin MS, Stuart Wolf J. Evaluation of asymptomatic microscopic hematuria in adults: The American Urological Association best practice policy part II: Patient evaluation, cytology, voided markers, imaging, cystoscopy, nephrology evaluation and follow-up. Urology 2001; 57:604. ▪ 23. Golin AL, Howard RS. Asymptomatic microscopic hematuria. J Urol 1980; 124:389. ▪ 24. Carson CC, Segura JW, Greene LF. Clinical importance of microhematuria. JAMA 1979; 241:149.

49. LITÍASE URINÁRIA

Etienne Maria Vasconcelos de Macedo

A litíase do trato urinário é a terceira afecção mais freqüente do trato urinário, após infecções e doenças da próstata. A incidência vem apresentando elevação progressiva, mantendo em torno de 0,1 a 0,3% ao ano, com prevalência de 5 a 15% na população geral. Ocorre predominantemente entre a terceira e a quinta década de vida, com pico entre 25 e 35 anos[1]. A proporção no gênero masculino é de 3:1 a 2:1. Predomina na raça branca, sendo a prevalência na população negra de 2 a 6%. Segundo estimativas, 12% dos homens e 5% das mulheres apresentarão pelo menos um episódio sintomático de litíase urinária até os 70 anos de idade.

A probabilidade de um parente de primeiro grau também apresentar nefrolitíase é de 40 a 60%. Alterações gênicas ligadas à nefrolitíase estão sendo identificadas[2,3]. Três ou quatro *loci* já foram identificados, envolvidos com excreção de cálcio, oxalato e citrato.

Os fatores ambientais, culturais e socioeconômicos também são importantes na litogênese[4], estando relacionados principalmente à disponibilidade de alimentos e aos costumes alimentares (Quadro 7.11).

Quadro 7.11 – Fatores envolvidos na formação dos cálculos.

Baixo volume urinário
Hipercalciúria
Hipocitratúria
Fatores dietéticos
Baixa ingestão hídrica
Tipo de líquido ingerido
Alta ingestão de cloreto de sódio
Alta ingestão protéica
Baixa ingestão de cálcio
História prévia de cálculo
Hiperoxalúria

As causas metabólicas são responsáveis por 70 a 90% da incidência (Tabela 7.4).

Tabela 7.4 – Alterações metabólicas e freqüência de aparecimento nos indivíduos com cálculos[5].

Alteração metabólica	Freqüência (%)
Hipercalciúria	60
Hiperuricosúria	36
Hipocitratúria	30
Hiperoxalúria	8
Hiperparatiroidismo primário	2
Ácidose tubular renal tipo I	1

Nos pacientes com cálculo único sem tratamento, a probabilidade da formação de um segundo é de 15% em um ano, 35 a 40% em cinco anos, e 60 a 70% em 10 a 20 anos (Fig. 7.5).

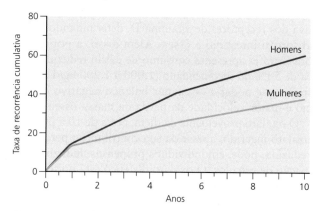

Figura 7.5 – Incidência cumulativa de recorrência após o primeiro episódio de cálculo em homens e mulheres.

Cerca de 30% dos pacientes adultos requer algum tipo de hospitalização e 10 a 15 % necessitam de algum tipo de procedimento para a retirada dos cálculos[6]. Os progressos significativos nas técnicas de litotripsia extracorpórea e percutânea permitem a remoção da maioria dos cálculos. No entanto, quanto mais jovem o indivíduo, maior a probabilidade de a doença estar relacionada a alterações metabólicas, com a ocorrência de múltiplos episódios. O tratamento clínico profilático pode diminuir os episódios agudos em até 80% nos indivíduos formadores crônicos[7]. Portanto, o diagnóstico de litíase urinária deve ser seguido de avaliação metabólica e terapia permanente visando prevenir dor e morbidade.

FATORES DIETÉTICOS

A ingestão adequada de líquidos é fundamental para reduzir a supersaturação da urina. Dos pacientes litiásicos, cerca de 50% apresentam diurese menor que 2.000ml por dia. Com diurese de 2 a 4 litros por dia, a probabilidade de formar de cálculos diminui. O consumo de líquidos deve ser de aproximadamente 30ml/kg/dia, preferencialmente na forma de água, chás e sucos de frutas cítricas (alta concentração de citrato).

Estudo prospectivo, randomizado, envolvendo pacientes com primeiro episódio de litíase mostrou importância do consumo de líquidos na recorrência. A taxa de recorrência em cinco anos nos pacientes que não receberam tratamento medicamentoso ou alteraram a dieta foi de 12% naqueles que mantiveram aumento da ingestão de líquido, contra 27% naqueles com consumo habitual[8].

A dieta exerce papel importante na formação de cálculos, afetando diretamente a composição da urina[9].

Como a maioria dos cálculos é constituída de oxalato de cálcio, a presença de hipercalciúria tenderia a indicar restrição de cálcio. No entanto, a ingestão de cálcio apresenta efeito paradoxal na tendência à formação do cálculo.

A restrição pode elevar o risco de formação de cálculo pela menor disponibilidade de cálcio na luz intestinal para se ligar ao oxalato, resultando em maior absorção de oxalato e hiperoxalúria secundária. A restrição crônica de cálcio também pode levar à regulação positiva dos receptores de vitamina D, determinando maior absorção intestinal e óssea. Além disso, a população brasileira já apresenta consumo de cálcio reduzido, cerca de 50% do recomendado (1.000 a 1.200mg/dia), restrição que poderia ocasionar balanço negativo de cálcio e maior velocidade da perda da massa óssea.

O oxalato proveniente da dieta, cerca de 10 a 20% do oxalato ingerido, apesar da sua contribuição percentual reduzida, pode, em indivíduos propensos, induzir a formação de cálculos. O oxalato dietético está presente em grande quantidade em alimentos de origem vegetal, como espinafre e beterraba. O tomate contém baixo teor de oxalato, e não oferece risco para a formação de cálculos. Nozes e amendoim, apesar dos menores teores, o apresentam de forma solúvel e mais absorvível, podendo ocasionar aumento da oxalúria (Tabela 7.5).

Tabela 7.5 – Alimentos com elevado teor de oxalato.

Alimento	Quantidade	Oxalato (mg)
Beterraba cozida	½ copo	675
Escarola	20 folhas	273
Chocolate em pó	⅓ copo	254
Quiabo cozido	8-9 unidades	146
Couve cozida	½ copo	123
Amendoim	½ xícara	113
Cenoura cozida	½ copo	45
Morango	½ copo	35
Laranja	1 unidade	24
Tomate	1 unidade	2

Não há comprovação de que a restrição de oxalato leve à menor formação de cálculos, sendo recomendado apenas evitar alimentos com elevado teor ou com elevada disponibilidade de oxalato.

A ingestão de cálcio exerce efeito tão importante quanto a de oxalato sobre a oxalúria, podendo sua restrição ocasionar hiperoxalúria.

A ingestão elevada de sódio provoca aumento na excreção de cálcio. Por expansão da volemia, ocorre diminuição da reabsorção de sódio no túbulo proximal, determinando diminuição da reabsorção de cálcio e aumento de sua excreção. Os indivíduos com nefrolitíase são mais sensíveis ao efeito hipercalciúrico do sódio dietético[8]. Aumento na ingestão de sódio de 80 para 200mEq/dia pode elevar a calciúria em 40%. Esse aumento na excreção também leva a balanço negativo de cálcio, podendo acarretar osteopenia. Portanto, a avaliação da ingestão de sódio, e sua relação com a calciúria, é importante nos pacientes com nefrolitíase. Considera-se que a excreção urinária de sódio não deve ultrapassar 150mEq/dia, e a ingestão não ser maior que 6g/dia.

A ingestão de alimentos ricos em potássio pode ter efeito protetor na formação de cálculos. Em estudo epidemiológico, foi observada relação entre ingestão reduzida de potássio e maior risco de formação de cálculos.

O consumo elevado de proteínas na dieta, especialmente de origem animal, também é um fator relacionado à formação de cálculos. Aumenta a geração de ácidos pelo metabolismo dos aminoácidos sulfurados, e de ácido úrico pelo metabolismo das purinas. A sobrecarga protéica também determina aumento do fluxo plasmático renal, aumentando a filtração glomerular, com conseqüente aumento da carga filtrada de sódio e cálcio. O aumento da carga ácida, ao ser tamponada pelo osso, eleva a carga de cálcio filtrada. Além disso, a sobrecarga ácida aumenta a reabsorção tubular de citrato, reduzindo sua excreção.

A recomendação de ingestão de proteínas é de 0,8 a 1,2g/kg/dia, não mais que 50% de origem animal.

As purinas, precursoras do ácido úrico, estão presentes em maior quantidade nas leguminosas, miúdos e frutos do mar. O efeito hiperexcretor ocorre somente quando a ingestão de alimentos ricos em purina é superior a 175mg/dia. Pacientes litiásicos, com hiperuricosúria, devem evitar alimentos de origem animal rico em purinas e o álcool (Tabela 7.6).

Tabela 7.6 – Quantidade de purina em 100g de alimento.

Alimentos ricos em purinas	mg em 100g de alimento
Sardinha	295
Fígado	232
Rim	200

PROMOTORES DA LITOGÊNESE

HIPERCALCIÚRIA

A litíase cálcica é responsável por 80% das nefrolitíases, e a hipercalciúria é o distúrbio metabólico mais freqüentemente encontrado, acometendo cerca de 50 a 70% dos pacientes. A hipercalciúria pode ser secundária a hipercalcemia, imobilização prolongada, depleção de fósforo, diuréticos de alça, acidose e hipertireoidismo, entre outros.

A excreção normal de cálcio deve ser menor que 4mg/kg/dia, portanto é considerado hipercalciúria para homens excreção maior que 250 a 300mg/dia e para mulheres 250 a 300mg/dia.

Quadro 7.12 – Estados hipercalcêmicos.

Vitamins A and D (vitaminas A e D)
Imobilization (imobilização)
Thyrotoxicosis (tireotoxicose)
Addison's disease (doença de Addison)
Milk-Alkali syndrome (síndrome do excesso de leite e alcalinos)
Inflamatory disorders (doenças inflamatórias)
Neoplasic related diseases (alterações associadas às neoplasias)
Sarcoidose
Tiazídicos e outros medicamentos
Rabdomiólise
Aids
Doença da paratireóide
Doença de Paget
Nutrição parenteral

Adaptado de Pont[10] – As iniciais das principais causas de hipercalcemia em inglês formam a palavra vitamin (em português vitamina) criando uma regra mnemônica.

A hipercalciúria idiopática é definida como excreção urinária elevada de cálcio na vigência de normocalcemia. Pode ser atribuída a aumento primário da absorção intestinal de cálcio (hipercalciúria absortiva), redução da absorção tubular de cálcio (hipercalciúria renal), perda renal de fosfato, aumento primário na síntese de vitamina D, aumento primário na reabsorção óssea.

A subdivisão de hipercalciúria em absortiva, reabsortiva e renal está sendo cada vez menos utilizada. No entanto, para o tratamento e prevenção, é importante sua compreensão.

A hipercalciúria reabsortiva é causada pelo excesso de reabsorção óssea, devido a algum grau de hiperparatireoidismo, com aumento relativo de paratormônio, ou por excesso de formação local de interleucinas e prostaglandinas com mobilização de cálcio ósseo. A ingestão de grandes quantidades de cálcio sérico provoca aumento de sua excreção urinária.

Hipercalciúria absortiva tipo I é causada por aumento na absorção intestinal de cálcio, mediado diretamente pela vitamina D ou pelos receptores intestinais. Nesses casos, o paratormônio pode estar deprimido.

O excesso na ingestão de cálcio também pode ser responsável pela hiperabsorção, levando à hipercalciúria absortiva tipo II.

A hipercalciúria renal resulta de alteração tubular primária, com capacidade reduzida de absorver o cálcio filtrado. O aumento do cálcio urinário ocasiona pequena diminuição do cálcio sérico, resultando em aumento do paratormônio, da síntese de vitamina D e, em conseqüência, da reabsorção óssea.

Para a prática clínica, essa subdivisão permite que o tratamento e a prevenção das hipercalciúrias idiopáticas possam ser mais racionais. Na hiperabsorção intestinal, reduzir a ingestão para aproximadamente 400mg/dia ou administrar elementos com capacidade de se ligar ao cálcio intestinal, como o fosfato de celulose.

Na hipercalciúria renal, a prescrição de diuréticos como tiazídicos diminui a excreção de cálcio.

Entre os pacientes com hipercalciúria idiopática, 30 a 50% apresentam redução da massa óssea, fato que também ocorre nas crianças com hipercalciúria[11,12].

Estudos histomorfométricos em ossos desses pacientes mostram aumento da reabsorção osteoclástica, com redução da formação óssea e distúrbios de mineralização graves. Mulheres pós-menopausa com antecedente de nefrolitíase mostram diminuição significativa da massa óssea em relação a mulheres de mesma idade e tempo pós-menopausa. Crianças com hipercalciúria apresentam densidade do osso trabeculado menor que crianças normais.

Portanto, em pacientes com hipercalciúria é importante a solicitação da densitometria óssea. Detectando-se osteopenia, deve-se evitar a restrição de cálcio, controlar a hipercalciúria com tiazídicos e monitorizar a perda da massa óssea, com possibilidade de intervir com bifosfonados, que inibem a reabsorção óssea e a excreção de cálcio.

Na fosfatúria renal, outra causa relacionada à hipercalciúria idiopática, ocorre alteração do transporte tubular de fósforo, com conseqüente redução dos níveis plasmáticos de fósforo. Mesmo ainda dentro dos níveis normais, essa queda estimula a síntese de vitamina D e conseqüente aumento da absorção intestinal de cálcio.

O aumento primário da síntese de vitamina D é raro e de difícil diagnóstico, devido à dificuldade de sua dosagem. No entanto, não se deve esquecer as situações iatrogênicas, pelo elevado consumo de vitaminas.

Nas doenças granulomatosas, como na sarcoidose, ocorre produção excessiva de 1-alfa-hidroxilase, enzima que transforma a 25-vitamina D em 1,25-vitamina D, a forma mais ativa. Nesses casos, o mais importante é o diagnóstico precoce e o controle da doença.

A ácidose tubular renal tipo I ou distal também está associada à hipercalciúria e à formação de cálculos. É reconhecida clinicamente pela presença de acidose metabólica hiperclorêmica, na ausência de insuficiência glomerular. O pH urinário é inadequadamente alcalino e a carga de ácido excretada pequena. A acidose metabólica ocorre por falência das células tubulares distais em secretar H$^+$, inabilidade do túbulo distal em gerar e manter uma diferença de potencial intratubular negativa, devido a defeito no transporte distal de sódio, ou ainda por retrodifusão de H$^+$ para a célula tubular.

A acidose metabólica promove descalcificação óssea e redução da produção de 1,25(OH)$_2$D$_3$ ao nível das células tubulares renais. A hipocalcemia induz hiperparatireoidismo secundário e desmineralização óssea. A redução na capacidade de acidificação urinária aumenta a acidose intracelular, ocasionando maior consumo de citrato pelas células tubulares. Dessa forma, a hipercalciúria, associada a hipocitratúria, leva à formação de cálculos, podendo também ocorrer nefrocalcinose.

Na infância, os principais sintomas são deficiência pondo-estatural e hipotonia, associados à doença óssea metabólica. Em adultos, ocorre acidose tubular renal tipo I incompleta, caracterizada por ausência de acidemia, inabilidade em reduzir o pH urinário com sobrecarga ácida, sendo menos freqüente doença óssea metabólica.

HIPEROXALÚRIA

O oxalato é o constituinte mais presente dos cálculos renais, no entanto, a maioria dos indivíduos excreta níveis normais de oxalato na urina. A ingestão de oxalato varia de 80 a 200mg/dia, sendo absorvido pelo intestino 10 a 20%, e o restante é eliminado nas fezes. A produção endógena, cerca de 10 a 20mg/dia, é responsável por aproximadamente 50% do total de sua excreção, sendo considerada normal de 20 a 40mg/dia. A hiperoxalúria pode ser primária ou secundária. O aumento da síntese de oxalato em decorrência de defeito genético enzimático caracteriza a hiperoxalúria primária. A hiperoxalúria secundária decorre da hiperabsorção intestinal de oxalato ou aumento das substâncias precursoras (Quadro 7.13).

Quadro 7.13 – Principais causas de hiperoxalúria.

Aumento da síntese	Hiperoxalúria primária tipos I e II
	Deficiência de piridoxina
Aumento de substrato	Ácido ascórbico
	Etilenoglicol
Hiperabsorção intestinal	Hiperoxalúria entérica	Doença de Crohn
		Doença celíaca
		Bypass jejunoileal
		Insuficiência pancreática
		Obstrução ou ressecção biliar
		Síndrome da alça cega
	Dieta rica em oxalato
	Desequilíbrio intraluminal entre cálcio e oxalato

O consumo excessivo de vitamina C, maior que 2 a 4g/dia, leva a aumento de ácido ascórbico e conseqüente aumento de oxalato pelo fígado[6]. Pacientes litiásicos devem ser orientados a não consumir doses maiores que 1g/dia.

O etilenoglicol, substância anticongelante, utilizada principalmente para evitar o congelamento da água dos radiadores em países de clima frio, faz parte também da produção de certos medicamentos, como o acetaminofen. A intoxicação aguda pode levar à precipitação intratubular de cristais de oxalato de cálcio.

Na hiperoxalúria entérica há hiperabsorção de oxalato da dieta associada à má absorção de gordura por doenças crônicas intestinais, ou procedimentos cirúrgicos intestinais como ressecção ileal. A má absorção de gorduras leva ao acúmulo de ácidos graxos no lúmen intestinal, os quais se ligam ao cálcio disponível, via reação de saponificação. O mecanismo básico para a não-absorção de oxalato é a sua ligação com cálcio intestinal formando oxalato de cálcio. A concentração de cálcio luminal tem papel determinante na quantidade de oxalato absorvida da dieta. Portanto, se ocorre aumento na ingestão de oxalato ou na oferta de ácidos graxos, ou ainda diminuição na oferta de cálcio, ocorre uma redução da ligação do cálcio com oxalato resultando na sua maior absorção. Dessa forma, entendemos por que a redução na ingestão de cálcio pode favorecer a formação do cálculo[13].

Pacientes com síndrome de má absorção possuem fatores adicionais para a formação de cálculos. O aumento da perda de líquido pelo trato intestinal leva à redução do volume urinário. Na acidose metabólica, na diminuição do pH urinário e na excreção de citrato ocorre formação de cristais de ácido úrico e oxalato de cálcio (Fig. 7.6).

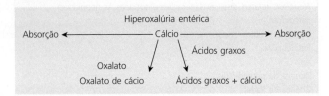

Figura 7.6 – Hiperoxalúria entérica.

A vitamina B_6 atua como co-fator na transaminação de glioxilato a glicina. Havendo deficiência dessa vitamina, ocorre acúmulo do glioxilato ocasionando aumento da síntese de oxalato e conseqüente hiperoxalúria.

O uso prolongado de antibióticos, levando à alteração da flora gastrintestinal, pode provocar a diminuição da degradação de oxalato pela perda da bactéria *Oxalobacter formigenes*, aumentando também o risco de hiperoxalúria.

HIPERURICOSÚRIA

A hiperuricosúria é caracterizada por valores acima de 750mg/dia para mulheres e 800mg/dia para homens. No entanto, valores acima de 600mg/dia já podem propiciar a formação de cálculos. O ácido úrico provém cerca de 50% (400mg) das purinas ingeridas na dieta e o restante da produção endógena, síntese de novo das purinas e catabolismo tecidual. A eliminação é em média 25% por via intestinal e 75% pela excreção renal. A incidência de hiperuricosúria como causa metabólica da formação de cálculos varia de acordo com as condições nutricionais da população estudada. No Brasil, em estudo multicêntrico de pacientes com litíase, a incidência de hiperuricosúria foi de 30%[14].

A ingestão elevada de proteínas, além de aumentar a excreção de ácido úrico, mantém o pH urinário baixo pela sobrecarga de ácidos, diminuindo a excreção de citrato e favorecendo a precipitação de cristais de ácido úrico[15]. A supersaturação com ácido úrico é resultado de acidificação urinária persistente, hiperuricosúria e volume urinário reduzido (Quadro 7.14).

Quadro 7.14 – Fatores associados ao aumento da excreção de urato.

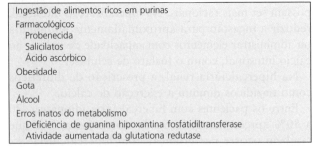

Os cristais de ácido úrico funcionam como núcleo de cristalização para o oxalato de cálcio ou podem precipitar a formação de cálculo puro de ácido úrico. Os cálculos de ácido úrico puro são radiotransparentes, quando complexados ao oxalato ou fosfato de cálcio tornam-se radiopacos.

Pacientes com alterações metabólicas apresentam recorrência mais freqüente. Em casos mais graves de hiperuricemia, como em doenças mieloproliferativas e lise tumoral, pode ocorrer formação de massas de precipitados com obstrução ureteral bilateral, levando à insuficiência renal aguda.

CISTINÚRIA

A cistinúria é responsável por 1 a 4% dos casos de litíase. É uma doença hereditária autossômica recessiva, caracterizada por anormalidade no transporte de membrana, envolvendo epitélio tubular renal e mucosa intestinal. Ocorre aumento na excreção urinária de cistina, arginina, lisina e ornitina. A cistina, por ser mais insolúvel, forma cristais levando à formação de cálculos. A forma homozigota da doença está relacionada a alto risco de formação de cálculos, com dosagens de cistinúria maior que 400mg/dia. Em pacientes heterozigotos, a cistinúria, embora mais elevada, não atinge níveis de supersaturação.

Afeta ambos os gêneros com igual freqüência e gravidade. O início dos sintomas geralmente ocorre entre a segunda e a terceira décadas. A presença de cristais hexagonais é fortemente sugestiva da doença, sendo a avaliação qualitativa utilizada primeiramente para a confirmação diagnóstica, seguida da dosagem quantitativa. O cálculo de cistina pode, em fase inicial, ser radiotransparente e posteriormente com a agregação de oxalato de cálcio, tornar-se radiopaco. Apesar de pouco freqüente, a cistinúria deve ser sempre pesquisada, pois há tratamento específico.

Os cálculos de cistina estão freqüentemente associados a obstrução do trato urinário, infecção urinária de repetição e com conseqüente alteração da função renal. O tratamento por litotripsia extracorpórea é pouco eficaz, uma vez que os cálculos são freqüentemente resistentes às ondas de choque.

INIBIDORES DA LITOGÊNESE

CITRATO

O citrato é um ácido tricarboxílico que faz parte do metabolismo intermediário nas mitocôndrias em tecidos de animais e plantas. É utilizado em funções metabólicas no fígado e rim, sendo seu principal reservatório o osso. Não se liga a proteínas plasmáticas, sendo filtrado livremente pelo glomérulo. No túbulo proximal, cerca de 80% da carga filtrada é absorvida. A células tubulares proximais têm capacidade de absorver o citrato para ser utilizado nos processos intracelulares. Na dependência do estado acidobásico da célula tubular, mais ou menos citrato será absorvido.

O citrato possui efeito solubilizante e efeito inibidor da cristalização dos sais de cálcio. Apresenta alta afinidade pelo íon cálcio, formando complexo citrato-cálcio, não dissociável e bastante solúvel. Também adsorve a superfície de cristais pré-formados de oxalato e fosfato de cálcio, bloqueando as zonas de crescimento.

A excreção urinária normal de citrato sofre a influência de vários fatores como idade, gênero, conteúdo de ácido cítrico e protéico da dieta, exercícios físicos e estado acidobásico. A urina de idosos e crianças tem menos citrato, e mulheres pré-menopausa excretam mais citrato que homens. A dieta rica em proteína, assim como exercícios físicos extenuantes, aumentam a excreção ácida, induzindo elevação da absorção de citrato.

A citratúria normal varia amplamente de pessoa para pessoa, sendo considerada normal maior que 400mg/dia[16]. Doenças que cursam com acidose intracelular cortical renal, como insuficiência renal crônica, síndromes de má absorção intestinal, acidose tubular distal, e uso crônico de diuréticos, como acetazolamida e tiazídicos, levam à maior absorção de citrato filtrado e conseqüente hipocitratúria. Infecção urinária por bactérias que consomem citrato para seu metabolismo também é causa de hipocitratúria.

No entanto, uma parcela de pacientes com hipocitratúria por aumento da absorção tubular de citrato não apresenta acidose intracelular cortical. Nesses casos de hipocitratúria idiopática, suspeita-se de diminuição da absorção intestinal de álcalis por carência na dieta ou alteração da mucosa intestinal[17].

Cerca de 3 a 5% dos pacientes com cálculo renal têm como única anormalidade identificável na urina a deficiência de citrato[18]. Na grande maioria dos casos, está associada a outras anormalidades bioquímicas, encontrando-se reduzido em 70% dos pacientes com cálculos de oxalato de cálcio e em 20% naqueles com cálculo de ácido úrico[19].

GLICOSAMINOGLICANOS

Glicosaminoglicanos (GAG) ou mucopolissacárides são polímeros constituídos por unidades dissacarídicas repetitivas. São poliânions, com cargas negativas constituídas por sulfatos e fosfatos. São amplamente distribuídos pelos tecidos ligados a proteínas, formando proteoglicanos, sendo sintetizados por quase todos os tipos de células.

Utilizando-se métodos adequados para sua dosagem, é possível observar que pacientes litiásicos apresentam menor excreção urinária em relação a indivíduos controles[20]. No entanto, o papel dos GAG na litogênese ainda é controverso, poderiam inibir ou promover a formação de cristais. Quando dissolvidos, observa-se ação inibitória, mas, quando imobilizados, observa-se efeito promotor, podendo o poliânion agregado ao cristal induzir aumento na velocidade de crescimento do cálculo[21]. Portanto, não havendo cálculo, teriam ação inibitória pela sua carga negativa capaz de estabilizar o cálcio urinário, porém, na presença de cálculo, funcionariam como matriz carregada negativamente, atraindo os íons cálcio, facilitando o seu crescimento.

MAGNÉSIO

O magnésio é o segundo cátion intracelular mais abundante após o potássio. Metade do magnésio orgânico encontra-se no osso, o restante circula no plasma. Os trabalhos na literatura quanto ao papel do magnésio urinário na litogênese são conflitantes. Dependendo da sua concentração na urina, pode inibir ou promover a cristalização. Em concentrações fisiológicas promove o crescimento, porém parece inibir a agregação. Johansson et al. administraram magnésio por quatro anos em pacientes com litíase cálcica, com níveis normais de magnésio sérico e urinário. Pacientes que receberam magnésio apresentaram menor recorrência de litíase, 85% contra 60% dos não tratados[22].

É conduta em pacientes com litíase a avaliação do magnésio urinário e correção se houver excreção reduzida. Em pacientes com níveis normais, não havendo evidências confirmatórias, não é rotina sua reposição.

ALTERAÇÕES ANATÔMICAS E INFECÇÕES

Alterações anatômicas que comprometam o fluxo urinário ou o esvaziamento das vias urinárias podem levar à formação de cálculos. O fluxo urinário depende da pressão de filtração glomerular, do peristaltismo ureteral e da gravidade. A peristalse ureteral começa em regiões proximais do sistema coletor, contraindo inicialmente a musculatura circular e após a longitudinal do ureter. Esse processo previne a transmissão retrógrada de pressão para a pelve renal. Havendo obstrução ao fluxo, a pressão ureteral aumenta, impedindo sua oclusão na contração. A pressão transmitida à pelve e à papila renal causa abertura dos ductos coletores terminais e refluxo pielotubular. Nessa situação, a infecção urinária é complicação freqüente.

Malformações congênitas, como estenose de junção pielocalicinal, do sistema calicinal, de inserção do ureter na bexiga, ou do trato inferior, que propiciem estase ou esvaziamento inadequado da bexiga, podem propiciar a formação de cálculos. Da mesma forma, alterações adquiridas ou genéticas que aparecem mais tardiamente como cistos, rins policísticos, rim em esponja medular estão também associadas à formação de cálculos.

A associação de litíase urinária com infecção torna o tratamento mais complexo. A formação de nichos bacterianos e resíduos celulares formam núcleos para o crescimento dos cálculos. As bactérias produtoras de urease, que desdobram a uréia em amônio, aumentam o pH urinário, propiciando a precipitação de sais mistos de amônia, cálcio, fósforo e magnésio. Por mais prolongada que seja a terapia com antibióticos, a taxa de recorrência de infecção é alta, pois as bactérias permanecem no interior dos cálculos. O tratamento deve incluir a retirada dos cálculos e antibioticoterapia guiada pelo antibiograma.

A infecção e o crescimento silencioso do cálculo podem levar à formação de cálculos coraliformes e perda progressiva da função renal, assim como a ocasionar infecções sistêmicas, com sepse.

A abordagem dos cálculos coraliformes requer, na grande maioria das vezes, remoção cirúrgica. A nefrolitotomia percutânea e a cirurgia aberta são os procedimentos mais indicados.

QUADRO CLÍNICO

A dor em cólica crescente e lancinante em região lombar, podendo ter irradiação para pontos ureterais e genitália externa, é o sintoma mais freqüente, principalmente em seu primeiro episódio.

Os espasmos dolorosos podem irradiar, menos freqüentemente, para a região dorsal contralateral e região torácica. Os fatores desencadeantes podem ser movimentos abruptos, ou atividade física intensa, confundindo o paciente, que tenta relacionar com dor muscular. No entanto, o paciente com cólica nefrética não encontra posição de melhora da dor, tornando-se agitado na procura da posição mais confortável. Freqüentemente, a dor intensa é acompanhada de náuseas, vômitos, podendo ocorrer também diarréia pelo aumento do trânsito intestinal.

A dilatação da cápsula renal por hidronefrose aguda pode desencadear dor lombar na região renal. Já cálculos na porção terminal do ureter ou na junção ureterovesical ou bexiga podem levar à dor em região anterior de abdome, inguinal, testículos ou grandes lábios, e região do reto e períneo. O diâmetro da uretra é maior que as junções ureteropélvica e ureterovesical, pontos de maior resistência à passagem do cálculo, portanto, a passagem pela uretra pode ser indolor ou com discreto desconforto. No entanto, quando o cálculo permanece mais tempo na bexiga, ultrapassando o diâmetro da uretra, esse pode dificultar a diurese, causando obstrução ou semi-obstrução do jato urinário.

A história deve incluir antecedentes de hematúria ou cólica, doenças relacionadas a distúrbios metabólicos do cálcio, ácido úrico e doenças endócrinas. Antecedentes familiares também são relevantes.

A urina, principalmente quando se encontra hematúria macroscópica, pode ser útil na determinação do quadro. Nesses casos, deve-se fazer o diagnóstico diferencial com cistite hemorrágica, anemia falciforme e neoplasias do trato urinário. A presença de infecção do trato urinário concomitante deve ser afastada.

O quadro clínico crônico pode ser assintomático entre os episódios de agudização. Na presença de infecção urinária, podem ocorrer queixas inespecíficas, como peso em região lombar ou no trajeto dos ureteres.

Deve-se atentar para sinais e sintomas de alterações ósseas, como antecedentes de fraturas, escolioses, ou presença de calcificações subcutâneas.

AVALIAÇÃO LABORATORIAL

Para pacientes com episódio único de litíase não é consenso que deva ser feita investigação metabólica completa. É necessário no mínimo urina tipo I, coleta de urocultura, cálcio, fósforo, ácido úrico, eletrólitos e creatinina. A pesquisa de cistina deve ser feita porque, embora rara, o diagnóstico e terapia precoce alteram de forma significativa o curso da doença. Alterações no cálcio e fósforo sérico demandam continuar a investigação com dosagem de paratormônio.

Para pacientes com múltiplos cálculos ou cálculos complexos é necessário o perfil bioquímico completo. No entanto, são necessárias pelo menos duas coletas para obter sensibilidade de 90 a 92% na determinação da alteração metabólica presente. Havendo possibilidade e disposição, devem ser feitas três coletas consecutivas de urina de 24 horas, elevando a sensibilidade para 98%. Os fatores principais a serem investigados na urina, além do volume, são cálcio, fosfato, sódio, ácido úrico, oxalato, citrato, creatinina, pH e magnésio. É importante ressaltar que o laboratório precisa estar habituado com esses exames, facilitando o trabalho do paciente com dosagens na mesma amostra e possibilitando a confiança do médico nos resultados obtidos (Tabela 7.7).

Tabela 7.7 – Parâmetros urinários normais de referência em indivíduos com função renal normal.

24 horas	Homens	Mulheres	Ambos
Cálcio (mg)	< 300	< 250	< 4,0mg/kg
Ácido úrico (mg)	< 800	< 750	
Creatinina (mg)			1-2
Sódio (mEq)			75-150
Potássio (mEq)			25-125
Magnésio (mg)			> 43
Citrato (mg)			> 300

AVALIAÇÃO RADIOLÓGICA

A maioria dos cálculos, 80 a 90%, contém quantidade suficiente de cálcio para que sejam visualizados nas radiografias simples de abdome. No entanto, preparo intestinal inadequado, estruturas ósseas sobrepostas, técnica radiográfica inadequada e erro do observador podem diminuir a sensibilidade. A composição do cálculo determina sua radiopacidade. Cálculos de oxalato de cálcio e fosfato de cálcio são mais radiopacos, seguidos dos cálculos de fosfato de amônia, menos opacos. Os cálculos de cistina podem ser discretamente radiopacos, dependendo da quantidade de cálcio agregado. Cálculos de ácido úrico puro podem ser invisíveis à radiografia, assim como os de xantina.

A urografia excretora apresenta alta sensibilidade e especificidade para a detecção de cálculos, além de permitir avaliação do grau de obstrução. É o método de escolha para o diagnóstico, podendo ser substituído pela tomografia helicoidal sem contraste em pacientes em risco de nefrotoxicidade ou reações alérgicas (Fig. 7.7).

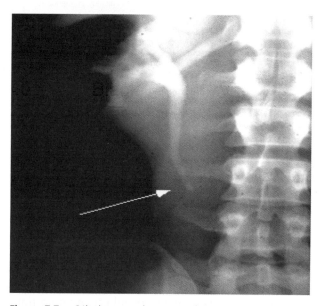

Figura 7.7 – Cálculo ureteral na urografia excretora.

A ultra-sonografia é o procedimento ideal para pacientes que devem evitar radiação, mulheres gestantes e em idade fértil. É sensível para a detecção de obstrução do trato urinário e pode detectar cálculos radiotransparentes. No entanto, apresenta menor sensibilidade para cálculos pequenos e em ureter.

A tomografia helicoidal sem contraste tornou-se o exame *gold standard* para o diagnóstico de cálculos urinários[23]. Em estudo envolvendo 417 pacientes, sensibilidade, especificidade e acurácia do exame, foi respectivamente 95%, 98% e 97%[24] (Quadro 7.15).

TRATAMENTO

MEDIDAS GERAIS

A primeira medida no tratamento é garantir ingestão adequada de líquidos, 2,5 a 3 litros/dia, para alcançar diurese de aproximadamente 30ml/kg/dia. Para obter tal volume urinário deve ser acrescida à ingestão as perdas insensíveis, em geral 500ml/dia. Em situações de clima seco, atividade física excessiva ou perdas aumentadas pelo trato intestinal, é adequado que se faça freqüentemente a medida da diurese para ajustar a ingestão. No entanto, consumo muito elevado causa diluição dos fatores inibidores da litogênese, não colaborando, portanto, para sua prevenção. Devem-se ingerir líquidos com

Quadro 7.15 – Procedimentos de imagem na avaliação da litíase urinária.

Procedimento	Vantagens	Desvantagens
Radiografia de abdome	Baixo custo e simplicidade do exame Pouca radiação	Necessita de radiologista treinado para interpretação Limitada sensibilidade e especificidade
Ultra-sonografia	Útil no evento agudo Equivalente à urografia excretora para diagnóstico Sem exposição à radiação	Baixo custo Menor sensibilidade com cálculos pequenos
Urografia excretora	Útil para hidronefrose Útil para confirmação diagnóstica e planejamento da terapêutica Estabelecida anteriormente como *gold standard*	Necessita de radiologista experiente Custo médio Requer uso de contraste intravenoso Moderada exposição aos raios X
Tomografia computadorizada helicoidal	Provável novo *gold standard* Pode distinguir cálculos de tumor ou sangue	Alto custo Exposição moderada ao raios X
Ressonância magnética	Grande potencial para localizar cálculos ureterais	Alto custo Pouco tolerado por muitos pacientes Ocorrência de falso-negativos

baixa osmolaridade, principalmente água e chás. Os chás-mates apresentam muito oxalato e portanto devem ser consumidos com moderação. O consumo de sucos de frutas cítricas, ricas em citrato e potássio, também deve ser estimulado. Das bebidas alcoólicas, o vinho tinto pode ter efeito protetor na formação de cálculos, pelos elementos fenólicos.

A atividade física deve ser recomendada, existindo relação entre sedentarismo e litíase. É importante ressaltar a importância de manter a hidratação durante e depois dos exercícios. A restrição alimentar deve ser baseada nos resultados dos estudos metabólicos.

HIPERCALCIÚRIA

Deve-se, de maneira geral, recomendar dieta pobre em sódio, evitar proteínas animais em excesso e manter a ingestão de cálcio, 1.000 a 1.200mg/dia. A restrição de cálcio não é recomendada, como já comentado, pois pode aumentar o risco de formação do cálculo.

Nos casos de hipercalciúria renal, é indicada a prescrição de diuréticos tiazídicos (hidroclorotiazida ou clortalidona), podendo associar amiloride ou trianterene. A dose deve ser a mínima necessária para normalizar a calciúria de 24 horas, medida 7 a 10 dias após a administração contínua. A terapia pode diminuir em 90% a incidência de novos cálculos[3]. A hipocalemia deve ser evitada, pois reduz a excreção de citrato. Os diuréticos de alça não devem ser utilizados por aumentarem a calciúria. O balanço positivo de cálcio que ocorre com a administração dos tiazídicos pode ter o benefício adicional de diminuir a perda de massa óssea e a incidência de fraturas de colo de fêmur em idosos.

Na hipercalciúria por hiperfosfatúria renal, é recomendada a administração de sais de fósforo, neutros ou alcalinos, 1.000 a 1.500mg/dia, em cápsulas de 500mg.

Na hiperabsorção intestinal de cálcio, o tratamento visa reduzir ou adequar a ingestão de cálcio para níveis ao redor de 400mg/dia, ou administrar elementos com capacidade de se ligar ao cálcio intestinal como o fosfato de celulose.

No entanto, 30 a 50% dos pacientes com hipercalciúria idiopática apresentam redução da massa óssea. Nesses pacientes com descalcificação e hipercalciúria, já foi observada a elevação de marcadores do catabolismo ósseo. Portanto, é necessário realizar densitometria óssea e acompanhar a velocidade de perda da massa óssea. Medicações que bloqueiam a reabsorção óssea podem ser indicadas.

HIPERURICOSÚRIA

O tratamento para nefrolitíase por cálculo de ácido úrico deve incluir a manutenção da diurese acima de 2 litros por dia para diminuir a concentração de ácido úrico, alcalinização da urina e administração de alopurinol[25]. A hidratação e a alcalinização da urina podem levar à dissolução do cálculo de ácido úrico. Atingindo pH urinário maior que 6,5, 90% do ácido úrico urinário encontrar-se-á na forma de sal mais solúvel, minimizando o risco de precipitação. Preferência deve ser dada ao citrato de potássio, em doses de 60 a 80mEq/dia. O bicarbonato de sódio pode ocasionar aumento da excreção de cálcio e aumentar o depósito de oxalato de cálcio.

É necessário investigar os excessos de ingestão de purinas, devendo-se mantê-la abaixo de 150mg/dia.

Havendo produção endógena importante, além da dieta, é indicada a associação com bloqueadores da xantinoxidase, como o alopurinol. Geralmente, é necessário para pacientes com excreção de ácido úrico maior que 1.000mg/dia ou pacientes que não responderam à alcalinização e à hidratação, com formação freqüente de cálculos. A dose deve ser ajustada de acordo com as medidas da uricosúria.

HIPEROXALÚRIA

O oxalato na urina, pelo seu elevado poder de saturação, contribui para a litogênese mesmo quando pouco aumentado. Os alimentos ricos em oxalato devem ser evitados.

A ingestão de cálcio deve ser mantida ao redor de 1g/dia, podendo ser necessário adicionar carbonato de cálcio às dietas, para se ligar ao oxalato no lúmen intestinal. Apesar de parte do cálcio poder ser absorvida, há queda proporcionalmente maior na excreção de oxalato. Citrato de potássio pode ser necessário para corrigir a acidose metabólica, se presente.

Além da diminuição da ingestão de alimentos ricos em oxalato, dieta pobre em gorduras pode ajudar a reduzir a quantidade de ácidos graxos e oxalato livre no lúmen intestinal. No entanto, essa dieta pode ser inadequada em pacientes com má absorção e síndrome do intestino curto. A colestiramina liga-se aos ácidos biliares e ao oxalato, podendo ser utilizada em algumas situações.

Nas hiperoxalúrias primárias, está indicada a reposição de vitamina B_6, na dose de 100mg duas vezes ao dia.

CISTINÚRIA

Para reduzir a saturação urinária de cistina, deve-se garantir volume de diurese de pelo menos 30ml/kg/dia. A maior solubilidade da cistina é em pH urinário de 6,5 a 7,0. O citrato de potássio deve ser utilizado nas doses necessárias para manter o pH nesses níveis, evitando-se valores maiores que 7,5, que poderiam favorecer a precipitação de fosfato de cálcio. O bicarbonato de sódio fornece sobrecarga adicional de sódio, aumentando a calciúria, o que contribui para aumentar a saturação urinária e induzir à calcificação do cálculo de cistina.

A alfa-mercaptopropionilglicina interfere nas pontes sulfidrílicas e transforma a cistina em composto mais solúvel. É indicada para pacientes com cistinúria maior que 400mg/dia. A dose para reduzir a excreção de cistina para valores menores que 200mg/dia varia de 600 a 2.000g/dia. A toxicidade renal e hepática é baixa, mas deve-se periodicamente fazer dosagem de proteinúria e enzimas hepáticas. A D-penicilamina apresenta maior número e freqüência de efeitos colaterais. A N-acetil-L-cisteína e o captopril são medicamentos de segunda escolha, utilizados quando não há disponibilidade da droga ou não é tolerada.

HIPOCITRATÚRIA

Quando constatada hipocitratúria, isolada ou em associação com outros distúrbios metabólicos, o objetivo deve ser manter o citrato urinário maior que 400mg/dia. O aumento da excreção pode ser conseguido com a administração de citrato de potássio ou bicarbonato de potássio. O citrato de potássio pode ser manipulado em cápsulas de 500 a 1.000mg ou utilizado sua forma comercial, disponível no mercado, o Litocit®. Deve ser ingerido logo após ou durante as refeições, no entanto, pela elevada freqüência de intolerância gástrica, como azia e náuseas, muitas vezes não se consegue atingir níveis adequados de citratúria.

Para crianças, pode-se usar a formulação em xarope (200mg em 500ml de xarope de groselha, administrando-se 10 a 20ml/dia) ou efervescente (Polycrita K Cristal – não disponível no mercado).

A prescrição para pacientes com função renal reduzida, insuficiência hepática, hipocalcemia, acidose tubular renal tipo IV, assim como a associação com medicamentos retentores de potássio, como diuréticos poupadores e inibidores da enzima conversora da angiotensina, deve ser monitorada pelo risco de hipercalemia. A administração com sais de hidróxido de alumínio causa aumento da absorção de alumínio e pode levar à toxicidade aguda.

A terapia com frutas cítricas, especialmente o limão, fornece dose razoável de citrato, no entanto, não é suficiente para manter os níveis urinários desejáveis. O suco de laranja, apesar de ser fonte de citrato e potássio, tem alguns efeitos indesejáveis. A presença de cálcio e oxalato e a geração de oxalato pelo metabolismo da vitamina C levam ao aumento da excreção de oxalato.

REFERÊNCIAS BIBLIOGRÁFICAS

1. Perrone HC, Schor N. Nefrolitíase na infância. In: Schor N, Heilber IP. Calculose Renal. Fisiopatologia, Diagnóstico e Tratamento. São Paulo: Sarvier, 1995, p 129. ▪ 2. Goodman HO, Holmes RP. Genetic factors in calcium oxalate stone disease. J Urol 1995; 153:301. ▪ 3. Coe FL, Parkx PA et al. The pathogenesis and treatment of kidney stones. N Engl J Med 1992; 327:1141. ▪ 4. Ljunghall S. Family history or renal stones in a population study of stones formers and health subjects. Br J Urol 1979; 51:249. ▪ 5. Coe FL, Keck J. The natural history of calcium urolithiasis J Am Med 1977; 238:1519. ▪ 6. Santos DR, Pineiro ME. Avaliação prospectiva do tratamento ambulatorial de pacientes com litíase renal. J Bras Urol 1986; 12(6):217. ▪ 7. Goldfarb S. Dietary factors in the pathogenesis and therapy of nephrolithiasis. Endocrinol Metab Clin North Am 1990; 19:805. ▪ 8. Pak CYC. Etiology and treatment of urolithiasis. Am J Kidney Dis 1991; 18(6):624. ▪ 9. Pont A. Unusual causes of hypercalcemia. Endocrinol Metab Clin North Am 1989; 18:753. ▪ 10. Heilberg IP, Schor N. Hipercalciúria idiopática. In: Schor N, Heilberg IP. Calculose Renal. Fisiopatologia, Diagnóstico e Tratamento. São Paulo: Sarvier, 1995, p 43. ▪ 11. Chalmers AH, Cowley DM. Stability of ascorbate in urine: relevance to analyses for ascorbate and oxalate. Clin Chem 1985; 31:1703. ▪ 12. Curhan CG, Willet WC. A prospective study of dietary calcium and other nutrients and the risk of symptomatic kidney stones. N Engl J Med 1993; 328:833. ▪ 13. Laranja SMR, Heilberg IP. Estudo multicêntrico de litíase renal no Brasil. In: Schor N, Heilberg IP. Calculose Renal. Fisiopatologia, Diagnóstico e Tratamento. São Paulo Sarvier, 1995, p 295. ▪ 14. Breslau NA, Brinkley L. Relationship of animal protein-rich diet to kidney stone formation and calcium metabolism. J Clin Endocrinol Metab. 1988; 66:140. ▪ 15. Cupisti A, Morelli E. Low urine citrate excretion as maion risk factor for recurrent calcium oxalate nephrolithiasis in males. Nephron 1992; 61:73. ▪ 16. Pak CYC Citrate and renal calculus: new insights and future directions. Am J Kidney Dis 1991; 17:420. ▪ 17. Nicar MJ, Skurla L. Low urinary citrate excretion in nephorolithiasis. Urol 1983; 21:8. ▪ 18. Schwille PO, Diete S. A citrate in urine and serum and associeted variables in subgroups of urolithiasis. Nephron 1982; 31:194. ▪ 19. Michelacci YM, Glashan RQ. Urinary excretion of glycosaminoglycans in normal and stone forming subjects. Kidney Int 1989; 36:1022. ▪ 20. Gohel MD, Shum DKY. The dual effect of macromolecules in the crystallization of calcium oxalate endogenous em urine. Urol Res 1991; 19:13. ▪ 21. Johansson G, Backman U. Effects of Magnesium hydroxide in renal stone disease. J Am Coll Nutr 1982; 2:179. ▪ 22. Asplin JR. Uric acid stones. Semin Nephrol 1996; 16:412. ▪ 23. Levy FL, Adams-Huet B. Ambulatory evaluation of nephrolithiasis: an update of a 1980 protocol. Am J Med 1995; 98:50. ▪ 24. Smith RC, Verga M Diagnosis of acute flank pain: value of unenhanced helical CT. AJR 1996; 166:97. ▪ 25. Dalrymple NC, Verga M The value of unenhanced helical CT in the management of acute flank pain. J Urol 1998; 159:735.

50. INSUFICIÊNCIA RENAL CRÔNICA

Silvia Maria O. Titan
Hugo Abensur

A insuficiência renal crônica (IRC) pode ser definida como uma perda não-reversível da função renal por um período superior a três meses[1]. Após a lesão inicial, caracteriza-se pela redução lenta e progressiva de massa renal com o posterior surgimento de complicações em diversos órgãos e sistemas. O ritmo de filtração glomerular (RFG) é extremamente variável, dependente de gênero e idade, entre outros fatores. A taxa de depuração média de inulina de um jovem do gênero masculino é de 127ml/min/1,73m^2 e de 118ml/min/1,73m^2 no gênero feminino. A partir da terceira década de vida, o RFG decai aproximadamente 1ml/min/1,73m^2 por ano e denominamos IRC quando o RFG encontra-se abaixo de 60ml/min/1,73m^2 por mais de três meses.

Diversas doenças primárias renais e sistêmicas podem culminar em perda crônica de função renal, sendo as principais causas o *diabetes mellitus*, a hipertensão arterial, as glomerulopatias, as pielonefrites crônicas e a doença de rins policísticos. Apesar de o mecanismo inicial da lesão renal variar de acordo com cada etiologia, os mecanismos relacionados à progressão da nefropatia crônica são semelhantes. Esses mecanismos são alvo de intensos estudos e parte fundamental na prevenção secundária da IRC.

Os rins são responsáveis pela manutenção do meio interno, regulando o volume extracelular e o balanço dos íons, além de tomar parte no metabolismo ósseo e secretar hormônios que interferem na produção hematopoética e na regulação da pressão arterial. Diferentemente do que ocorre na insuficiência renal aguda, o processo de perda de função na IRC aparece ao longo de anos, com o surgimento de sintomas apenas em fases já avançadas da doença. Essa característica deve-se à enorme capacidade de adaptação dos néfrons, mas também é responsável pelo atraso no diagnóstico de pacientes com IRC.

DADOS EPIDEMIOLÓGICOS

A IRC vem tornando-se uma doença cada vez mais prevalente em todo o mundo, principalmente devido ao aumento na incidência e prevalência de *diabetes mellitus*, hipertensão arterial, obesidade e dislipidemias, bem como em decorrência da maior expectativa de vida da população. As estimativas para 2010 nos EUA atingem um número aproximado de 651.000 pacientes renais crônicos, 520.000 dialíticos e 178.000 transplantados, com aumento na população de pacientes renais crônicos projetado em 4,1% ao ano[2]. Sendo assim, o custo dos programas de diálise e transplante renal poderá tornar-se proibitivo, tornando urgentes as medidas de prevenção de IRC e de atenção adequada ao paciente nefropata na fase pré-dialítica.

No Brasil, segundo censo da Sociedade Brasileira de Nefrologia realizado em 2002, a prevalência de IRC é de 304 pacientes por milhão de habitantes e há cerca de 50.000 pacientes em programa de diálise (dados ainda não publicados). A prevalência de pacientes em diálise nos Estados Unidos é superior a 1.000 por milhão de habitantes, indicando que no Brasil muitos portadores de IRC ainda morrem sem diagnóstico e tratamento adequado.

Os dados americanos do *United States Renal Data System* mostram a importância das nefropatias diabética e hipertensiva como agentes etiológicos de IRC, bem como a parcela crescente de idosos em programa de diálise (Tabelas 7.8 e 7.9).

Tabela 7.8 – Dados demográficos referentes a pacientes iniciando diálise entre 1995 e 1999 nos Estados Unidos (USRDS).

	Total	%	Idade mediana (anos)
Total IRC	392.847	100,0	63
Diabetes mellitus	168.663	42,9	63
Glomerulonefrites	38.738	9,9	54
Glomerulopatias secundárias/vasculites	9.407	2,4	47
Nefrite intersticial/pielonefrites	15.604	4,0	66
Hipertensão/nefropatia isquêmica	103.688	26,4	70
Doenças císticas/hereditárias/congênitas	12.150	3,1	51
Tumores e neoplasias	7.375	1,9	69
Miscelânea	14.881	3,8	56
Etiologia incerta	15.205	3,9	68
Dados faltantes	7.136	1,8	57

Tabela 7.9 – Dados demográficos referentes a pacientes em programa de hemodiálise até 1999 nos Estados Unidos (USRDS).

	Total	%
Homem	110.418	52,7
Mulher	99.219	47,3
0-19 anos	931	0,4
20-44 anos	32.942	15,7
45-64 anos	77.353	36,9
65-74 anos	53.670	25,6
≥ 75 anos	44.741	21,3
Diabetes	84.193	40,2
Hipertensão	59.381	28,3
Glomerulonefrites	24.261	11,6
Doença cística	5.793	2,8
Outras afecções urológicas	4.028	1,9
Todos	209.637	100,0

FISIOPATOLOGIA

A IRC progride de forma insidiosa e o rim mantém a capacidade de regulação da homeostase até fases bem avançadas da doença. Conforme proposto em modelos experimentais da década de 1980[3-6], isso decorre da capacidade de adaptação dos néfrons remanescentes diante da redução da massa renal, por meio de hipertrofia e hipertensão glomerulares, aumento no ritmo de filtração por glomérulo e incremento na função tubular. No entanto, a longo prazo, esse mesmo mecanismo de adaptação aparentemente benéfico torna-se lesivo, gerando proteinúria, esclerose glomerular e agravamento na perda de massa renal funcionante. Esse círculo vicioso seria um dos principais determinantes na progressão das nefropatias crônicas.

O papel da lesão glomerular hemodinamicamente mediada passou a ser extensivamente estudado e novos modelos foram propostos visando reforçar o papel da hipertensão glomerular na história natural da IRC. A aplicação de dieta hiperprotéica sabidamente eleva o fluxo plasmático renal e a filtração glomerular, gerando hipertensão e hiperfiltração glomerulares. Por outro lado, a restrição protéica mostrou-se benéfica na redução da progressão da nefropatia crônica tanto em trabalhos clínicos[7,8] como em modelos experimentais[9].

Posteriormente, surgiram estudos experimentais que mostraram um efeito renoprotetor das drogas inibidoras da enzima de conversão da angiotensina (ECA), independente de seu efeito anti-hipertensivo[10,11]. Esse efeito renoprotetor dos inibidores da ECA poderia decorrer de sua ação preferencial sobre a arteríola eferente, com conseqüente queda na pressão glomerular, sem um decréscimo significativo de ritmo de filtração glomerular renal e por néfron. Outras drogas anti-hipertensivas, que atuam preferencialmente sobre a arteríola aferente, apesar de reduzirem a pressão arterial, não apresentam o mesmo efeito benéfico sobre a hemodinâmica glomerular, conferindo um menor efeito renoprotetor. A redução no ritmo de progressão das nefropatias crônicas com o bloqueio da angiotensina foi demonstrada em ensaios clínicos[12,13] que utilizaram os inibidores da ECA e, mais recentemente, em trabalhos que utilizaram os antagonistas do receptor 1 da angiotensina II (antagonistas do receptor AT1 – ARA)[14-16].

Os mecanismos através dos quais a agressão mecânica da fase de hipertrofia e hiperfiltração glomerulares geram lesão glomerular não são totalmente compreendidos, mas estão provavelmente relacionados à liberação de citocinas inflamatórias pelas células do aparelho glomerular, lesão endotelial, microtromboses e lesão podocitária, culminando em esclerose glomerular[17].

A lesão glomerular não decorre exclusivamente de mecanismos hemodinamicamente mediados. Além da agressão não-imunológica, a nefropatia crônica também é determinada por mecanismos imunológicos, preponderante em algumas glomerulopatias e vasculites sistêmicas.

Outro mecanismo de lesão proposto, mas que é objeto de discussão em literatura, diz respeito à própria proteinúria. Alguns autores sugerem que o incremento da reabsorção tubular de proteínas nas nefropatias proteinúricas cause lesão tubular por ativação de citocinas inflamatórias, agravando a IRC e a hiperfiltração dos néfrons remanescentes[18-20]. O grau de proteinúria é um preditor clínico de evolução para nefropatia crônica em diversas glomerulopatias primárias[21,22]. Tanto a aplicação de dieta hipoprotéica quanto o uso de inibidores sabidamente reduzem a proteinúria e a progressão da nefropatia, mas as duas medidas também alteram a hemodinâmica arteriolar. Assim, ainda não está esclarecido se a proteinúria é causa ou marcador de gravidade da nefropatia crônica.

A IRC é uma fase final comum a diversas nefropatias de etiologias heterogêneas. Entretanto, os mecanismos de progressão da nefropatia são multifatoriais e provavelmente semelhantes (Fig. 7.8). Essa constatação traz importantes implicações terapêuticas, como veremos mais adiante.

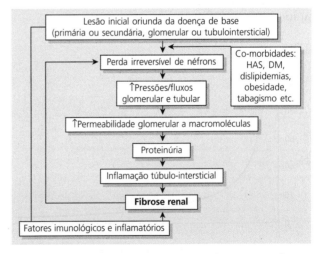

Figura 7.8 – Mecanismos de agressão renal comuns às diversas nefropatias crônicas. HAS = hipertensão arterial sistêmica; DM = *diabetes mellitus*.

MARCADORES LABORATORIAIS DE FUNÇÃO RENAL

Conforme mencionado, a perda de função renal é insidiosa, manifestando-se clinicamente apenas em fases tardias da doença. Sendo assim, é importante que detectemos a perda de função renal precocemente por meio de algum marcador laboratorial. Para que uma substância reflita idealmente o ritmo de filtração glomerular, ela deve ser livremente filtrada nos glomérulos e não ser nem absorvida nem secretada nos túbulos. A inulina preenche tais características, mas a medida de sua depuração é extremamente trabalhosa. A creatinina é o marcador de função renal mais amplamente utilizado até o presente momento. Sua depuração guarda boa correlação com a depuração de inulina[1]. No entanto, há uma pequena secreção tubular de creatinina, que aumenta percentualmente conforme há perda de função renal. Assim, a depuração de creatinina quase sempre superestima o RFG real, e essa margem de erro aumenta nas fases adiantadas da IRC. Por sua vez, o uso da creatinina sérica (em vez de sua depuração) como marcador de função renal deve ser feito criticamente: a perda de função torna-se laboratorialmente perceptível apenas quando o RFG já caiu ao redor de 50% (Fig. 7.9). Como depende também da massa muscular, o mesmo valor de creatinina pode traduzir RFG totalmente distintos, dependendo de idade, gênero e raça, sendo mais difícil sua avaliação em pacientes idosos, crianças, desnutridos, obesos e pacientes com amputações. De acordo com as diretrizes americanas (K/DOQI[1]), a creatinina sérica não deve ser usada como único marcador de função renal. A depuração estimada por equações poderá ser utilizada no lugar da depuração medida da creatinina, sem prejuízo da avaliação clínica (fórmulas de Cockcroft-Gault e do MDRD em adultos, Quadro 7.16).

Técnicas de avaliação do RFG com base no decaimento plasmático de substâncias excretadas por filtração glomerular, como EDTA, iodotalamato ou iodo-hexol, dentre outros, existem, mas ficam habitualmente restritas a protocolos de pesquisa por ser dispendiosas e pouco práticas.

Quadro 7.16 – Fórmulas de RFG para adultos com base na creatinina sérica.

Cockcroft-Gault	(140 – idade) x peso (kg)
	72 x creatinina sérica (mg/dl)
	(x 0,85 se gênero feminino)
MDRD	170 x creatinita sérica (mg/dl)$^{-0,999}$ x idade$^{-0,176}$ x SUN*$^{-0,170}$ x albumina (g/dl)^{0,318}
	(x 0,762 se gênero feminino)
	(x 1,18 se raça negra)

*SUN = uréia (mg/dl)/2,14

Recentemente, a medida da proteína de baixo peso molecular, cistatina C, sintetizada em ritmo constante e catabolizada por filtração glomerular, foi proposta como potencialmente mais útil que a medida de creatinina para a avaliação do RFG. No entanto, o custo mais elevado, a pouca disponibilidade de sua determinação em rotina, além da necessidade de uma melhor avaliação na prática clínica ainda inviabilizam seu uso no lugar da creatinina.

CLASSIFICAÇÃO

Para chamar a atenção às medidas preventivas, diagnósticas e terapêuticas, a IRC pode ser classificada conforme a tabela 7.10, de acordo com as diretrizes americanas[1].

Tabela 7.10 – Classificação da insuficiência renal crônica.

Fases	Descrição	Depuração da creatinina (ml/min/1,73m²)	Ação (incluindo as precedentes)
	Aumento de risco	> 90 (com fatores de risco para IRC)	Rastreamento e redução no risco de IRC
1	Lesão renal* com RFG normal ou↑	> 90	Diagnóstico e tratamento, tratamento de co-morbidades, redução na progressão, redução de risco cardiovascular
2	Lesão renal com redução leve no RFG	60-89	Estimativa de progressão
3	Lesão renal com redução moderada no RFG	30-59	Avaliação e tratamento das complicações
4	Grave redução no RFG	15-29	Preparação para terapia substitutiva renal
5	Falência renal	< 15 (ou diálise)	Terapia substitutiva (se uremia presente)

* Diagnóstico por história clínica e/ou presença de hematúria glomerular e/ou proteinúria (microalbuminúria, proteinúria glomerular ou tubular).

QUADRO CLÍNICO E LABORATORIAL

A noctúria, decorrente da perda da capacidade de concentração urinária, costuma ser um dos primeiros sintomas da IRC, mas dificilmente é valorizada pelo paciente. Posteriormente, surgem os sintomas decorrentes da uremia, dos distúrbios hidroeletrolíticos e do acúmulo de outras escórias não-mensuráveis (Quadro 7.17), acometendo diversos órgãos e sistemas do corpo.

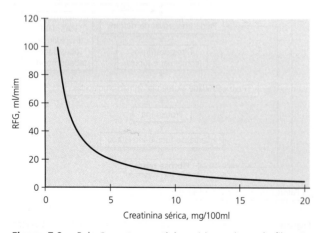

Figura 7.9 – Relação entre creatinina sérica e ritmo de filtração glomerular.

Quadro 7.17 – Sinais e sintomas de insuficiência renal crônica.

	Sintomas e sinais
Geral	Fadiga, cansaço, perda de apetite, soluços, perda de massa muscular, edema, hipertensão arterial, sinais de desnutrição
Neurológico	Sonolência, redução da atenção e da capacidade cognitiva, alterações de memória, lentificação, mioclonias, convulsões, confusão mental e coma
Periférico	Neuropatia sensitivomotora, síndrome das pernas inquietas
Cardiovascular	Pericardite, tamponamento pericárdico, miocardiopatia urêmica, aceleração da aterosclerose, calcificação vascular
Pulmonar	Pleurite, pneumonite, edema pulmonar, respiração de Kusmaull
Gastrintestinal	Náuseas, vômitos, gastrite erosiva, pancreatite, ascite, parotidite
Hematológico	Anemia por deficiência de eritropoetina, disfunção plaquetária, alteração de função neutrofílica
Endocrinometabólico	Hiperparatireoidismo secundário e alteração no metabolismo ósseo, impotência e redução da libido, alteração de ciclo menstrual, dislipidemias, intolerância a glicose

Note que, com certa freqüência, a IRC manifesta-se por meio de situações já emergenciais, como tamponamento pericárdico, edema agudo de pulmão, parada cardiorrespiratória, acidose metabólica e hipercalemia graves, convulsões e estados comatosos. Nessas circunstâncias, é comum surgir dúvida entre a natureza aguda ou crônica da nefropatia. Os distúrbios hidroeletrolíticos e os sintomas urêmicos são comuns tanto à insuficiência renal aguda (IRA) quanto à IRC, mas ajudam no diagnóstico diferencial: 1. anamnese; 2. achados ultra-sonográficos compatíveis com alterações crônicas nos rins, como alteração de ecogenicidade e de tamanho e contornos renais; 3. achados fundoscópicos compatíveis com nefropatias diabética e hipertensiva; 4. presença de sinais de osteodistrofia renal; 5. presença de anemia normocrômica normocítica.

Laboratorialmente, encontramos:

- Elevação de uréia e creatinina séricas.
- Inicialmente, a concentração sérica de sódio mantém-se normal. Posteriormente, os mecanismos de compensação são ultrapassados e o indivíduo passa a apresentar balanço positivo desse íon, agravando o edema e a hipertensão arterial. Apesar do balanço positivo de sódio, freqüentemente observamos nas fases mais adiantadas da IRC o surgimento de hiponatremia hipervolêmica decorrente da maior ingestão e retenção de água.
- Hipercalemia, com risco de alterações do ritmo cardíaco, potencialmente fatais. A hipercalemia resulta tanto da perda de capacidade de excreção renal desse íon, como da troca entre o intra e o extracelular que ocorre como mecanismo compensatório da acidose metabólica. Assim, principalmente nas situações de emergência, devemos atuar terapeuticamente sobre esses dois mecanismos de geração da hipercalemia. As alterações eletrocardiográficas que podem ser encontradas incluem, em ordem de gravidade da hipercalemia: presença de onda T apiculada, redução na amplitude da onda P e alargamento do complexo QRS, até que esse adquira a forma sinusoidal.
- Hipocalcemia e hiperfosfatemia, decorrentes da redução da produção renal do metabólito ativo da vitamina D e da diminuição da capacidade fosfatúrica do rim. Com isso, há uma redução na absorção intestinal de cálcio e tendência progressiva à hipocalcemia e hiperfosforemia. Essas alterações, associadas à deficiência de vitamina D, estimulam a secreção de paratormônio, causando hiperparatireoidismo secundário (ver adiante).
- Acidose metabólica, resultante da perda de capacidade de excreção de ácidos fixos, que habitualmente se dá por meio da acidez titulável e da excreção de amônio. A acidose metabólica agrava a hipocalcemia, além de intensificar a desmineralização óssea por ser parcialmente compensada pelos tampões ósseos.
- Anemia secundária à deficiência na produção de eritropoetina e ao aumento na resistência à ação desse hormônio.
- Elevação do *anion gap* em fases avançadas da doença (fosfatos, uratos etc.).
- O exame de urina pode revelar a presença de proteinúria, hematúria com ou sem dismorfismo eritrocitário, leucocitúria, cilindrúria, dados importantes para a avaliação da etiologia da IRC.
- Outros exames que ajudam a esclarecer a etiologia da IRC são: proteinúria de 24 horas, que permite separar proteinúrias nefróticas de não-nefróticas; eletroforese de proteínas séricas, que quantifica a hipoalbuminemia que aparece nos quadros nefróticos e em pacientes desnutridos; imunoeletroforese de proteínas no sangue e na urina, quando houver suspeita de paraproteinemia; fundoscopia, para avaliação de sinais de retinopatias diabética, hipertensiva e estigmas de nefroesclerose maligna; eletrocardiograma, radiografia torácica e ecodopplercardiograma para avaliação de lesão em órgãos-alvo (hipertensão arterial sistêmica, *diabetes mellitus* e doenças de depósito, como a amiloidose); ultra-sonografia de vias urinárias, para avaliação de tamanho e ecogenicidade renal, além de afastar a possibilidade de obstrução de via urinária e tumores; sorologias para hepatites B, C e HIV e pesquisa de auto-anticorpos quando houver suspeita clínica de doenças auto-imunes e vasculites.

PREVENÇÃO E TRATAMENTO DA IRC NA FASE PRÉ-DIALÍTICA

Infelizmente, a nefropatia crônica é uma doença sem cura e a perda de função renal progride até fases terminais, quando o tratamento dialítico ou o transplante renal tornam-se necessários. No entanto, o médico pode atuar de forma importante na desaceleração do processo de perda de função renal, por meio do controle de fatores de risco, das co-morbidades do nefropata e dos distúrbios metabólicos decorrentes da IRC. Para isso, é necessário que o cuidado na fase pré-dialítica seja intenso e precoce, devendo ser realizado por profissionais habilitados. A comunidade médica deve familiarizar-se com o diagnóstico, prevenção e tratamento da IRC, evitando também o encaminhamento tardio para o nefrologista. A não realização dessas medidas implica perda acelerada de função renal, atraso no início do tratamento dialítico, sua indicação em piores condições clínicas e complicações relacionadas ao acesso vascular. Sabidamente, o encaminhamento tardio do paciente com IRC tem influência sobre a mortalidade do mesmo[23].

Entre as medidas de tratamento e prevenção da IRC, podemos enumerar:

1. Rigoroso controle da hipertensão arterial, o qual é a medida mais eficaz de prevenção das nefropatias crônicas. A princípio, todas as classes de anti-hipertensivos podem ser utilizadas na IRC, mas, à medida que a doença avança, os diuréticos tiazídicos perdem sua eficácia e, em fases bem mais avançadas, o uso dos inibidores da ECA pode tornar-se perigoso, quer seja pela piora do ritmo de filtração glomerular, quer seja pela ocorrência de hipercalemia.

Conforme mencionado anteriormente, o papel renoprotetor das drogas inibidoras da ECA e dos antagonistas do receptor AT1 vem sendo amplamente estudado. Acredita-se que a renoproteção conferida por essas drogas ocorra independentemente de seu efeito anti-hipertensivo. Os mecanismos de atuação seriam a redução da hipertensão glomerular decorrente dos efeitos sobre a hemodinâmica arteriolar renal, a ação antiproteinúrica e o eventual efeito antiinflamatório e antifibrótico dessas classes de drogas[24]. Vários trabalhos clínicos já demonstraram os efeitos benéficos da inibição do sistema renina-angiotensina-aldosterona na nefropatia diabética nos pacientes com *diabetes mellitus* tipos 1[25] e 2[12-16] e em outras nefropatias proteinúricas[26,27]. Sendo assim, essas drogas devem ser preferencialmente utilizadas nos pacientes com IRC, mesmo que associadas a outras drogas anti-hipertensivas. Entretanto, devemos estar sempre vigilantes ao surgimento de hipercalemia e eventual piora de função renal precipitada pelo uso dessas drogas. Ainda é discutível o papel renoprotetor do bloqueio da angiotensina nas nefropatias crônicas não-proteinúricas e ensaios clínicos multicêntricos são necessários.

Outra questão importante, ainda não respondida, refere-se à equivalência e ao papel aditivo potencial entre antagonistas do receptor AT1 (ARA) e inibidores da ECA. Apesar de os ARA serem uma classe nova de drogas, seu papel renoprotetor já foi comprovado em ensaios clínicos com portadores de nefropatia secundária ao *diabetes mellitus* tipo 2[14-16]. O papel renoprotetor da associação dessas duas drogas ainda precisa ser mais bem estudado e ensaios clínicos já estão em andamento[28].

2. Controle glicêmico rigoroso em pacientes diabéticos, conforme preconizado pela *American Diabetes Association*, o que inclui controle periódico de glicemia de jejum e de hemoglobina glicosilada. O papel da hemoglobina glicosilada como parâmetro de controle glicêmico em pacientes renais crônicos já foi comprovado[29,30]. A acurácia desse método poderia estar comprometida, uma vez que o metabolismo da hemoglobina se encontra alterado na IRC. Vale notar que o controle glicêmico adequado está associado a um aumento de sobrevida de pacientes dialíticos, provavelmente por desacelerar o processo de aterosclerose e reduzir a incidência de eventos coronários e outras complicações micro e macrovasculares do *diabetes mellitus*[31].

A nefropatia diabética apresenta três fases: a primeira, denominada nefropatia incipiente, corresponde a uma fase assintomática, na qual notamos apenas a presença de microalbuminúria, com proteinúria inferior a 300mg/dia. A segunda, denominada nefropatia clínica ou instalada, cursa com proteinúria de 24 horas superior a 300mg/dia e perda progressiva da função renal. Por último, ocorre a IRC terminal, que pode ser antecedida ou não por síndrome nefrótica. Assim, uma das medidas mais importantes de prevenção da nefropatia diabética é a mensuração anual da microalbuminúria. A presença de microalbuminúria corresponde a um risco aumentado de nefropatia macroalbuminúrica[32,33], devendo ser iniciadas medidas de tratamento (inibidores da ECA) e prevenção (controle dos fatores de risco de progressão de IRC).

3. Diagnóstico e tratamento de dislipidemias, uma vez que estas promovem a aterosclerose e, possivelmente, o próprio processo de glomeruloesclerose e progressão da IRC[34]. Ainda não está claro na literatura se o controle das dislipidemias reduz a evolução da nefropatia crônica. No entanto, como a ocorrência de co-morbidades é bastante comum em portadores de IRC (hipertensão arterial sistêmica, *diabetes mellitus*, obesidade, tabagismo, doença coronária e insuficiência vascular periférica), o tratamento da hipercolesterolemia e da hipertrigliceridemia faz-se necessário.

Assim, conforme preconizado[35], pacientes com doença coronária, diabetes ou vasculopatias periféricas devem ter a concentração de LDL-colesterol sérico reduzida a valores inferiores a 100mg/dl; aqueles com dois ou mais fatores de risco (hipertensão arterial sistêmica, tabagismo, história familiar de doença coronária positiva, HDL-colesterol inferior a 40mg/dl ou idade superior a 45 anos em homens e 55 anos em mulheres) devem ter seu LDL-colesterol mantido em concentração inferior a 130mg/dl; o restante da população deve ter a concentração de LDL-colesterol inferior a 160mg/dl.

Há um certo receio por parte de médicos e nefrologistas em tratar adequadamente as dislipidemias devido à maior incidência de rabdomiólise secundária ao uso de estatinas e fibratos em pacientes com IRC (particularmente quando tais drogas são usadas em associação). No entanto, esse risco não deve impedir o tratamento correto e rigoroso das dislipidemias, dada sua importância na gênese da aterosclerose. A eficácia e a segurança do uso das estatinas já foram demonstradas em estudos clínicos[36].

4. Controle de outros fatores de risco das síndromes metabólicas, como obesidade, sedentarismo e hiperuricemia. A obesidade sabidamente eleva o risco de proteinúria ao longo dos anos[37], provavelmente relacionado a mecanismos de hiperfiltração e esclerose glomerulares. Em indivíduos uninefrectomizados e com função renal normal e sem proteinúria à época da cirurgia, a presença de obesidade prediz de forma significativa o risco de proteinúria e de perda de função renal[38]. Por outro lado, já há trabalhos clínicos que mostram que a redução de peso em indivíduos com nefropatias proteinúricas está associada a uma redução da proteinúria[39]. Assim, particular atenção deve ser dada a medidas dietéticas, atividade física e tratamento da obesidade em renais crônicos.

Menos evidente é a relação entre hiperuricemia e progressão de nefropatia crônica. Aproximadamente 75% dos pacientes renais crônicos apresentam hiperuricemia, quer seja pelo uso de diuréticos, quer seja pela perda de capacidade de excreção de urato. Por sua vez, a hiperuricemia está associada a uma série de conhecidos fatores de risco cardiovascular e de nefropatia, como hipertensão, obesidade, idade, raça negra, intolerância à glicose, uso de álcool, intoxicação por cobre, uso de ciclosporina e de diuréticos, entre outros[40]. Assim, a presença de associação positiva entre hiperuricemia e doença cardiovascular e nefropatia crônica não é surpreendente, persistindo a dúvida se há uma relação causal ou se o ácido úrico serve apenas como um marcador de risco aumentado. De qualquer forma, persiste por ora a recomendação de tratar a hiperuricemia no paciente renal crônico com drogas redutoras da produção de ácido úrico (e não com drogas uricosúricas).

5. Cessação de tabagismo – diversos estudos epidemiológicos já mostraram que o tabagismo eleva a proteinúria, tanto na população geral quanto em portadores de nefropatia diabética ou por hipertensão[41]. Aparentemente, o tabagismo também está relacionado a uma pior evolução de nefropatia crônica, mas ainda não está claro se a cessação do tabagismo tem impacto na história natural da IRC. Os mecanismos de lesão relacionados envolveriam aumento na atividade simpática e na produção de angiotensina II, elevação de pressão arterial, redução de fluxo plasmático renal, agravamento de aterosclerose, lesão endotelial, entre outros[41]. A cessação do tabagismo também precisa ser enfatizada devido à presença de outras co-morbidades clínicas que, quando somadas, elevam consideravelmente o risco global e de eventos coronários nessa população de pacientes.

6. Orientação nutricional adequada, sendo a mais importante de todas a redução na ingestão de sódio. Nas fases mais adiantadas da IRC, restrições de potássio, fósforo e ingestão hídrica podem tornar-se necessárias. Quando aplicada, a dieta hipoprotéica não deve implicar desnutrição do paciente, já consumido pela própria doença de base. Assim, a presença de uma equipe multidisciplinar é sempre aconselhável e assegura melhor orientação e aderência do paciente.

7. Correção dos distúrbios do cálcio, fósforo, vitamina D e paratormônio, conforme será discutido mais adiante.

8. Correção da acidose metabólica que, na fase pré-dialítica, pode ser feita com a orientação dietética e com a administração de bicarbonato de sódio por via oral. Entretanto, a administração do bicarbonato traz como desvantagem o aumento na ingestão de sódio.

9. Tratamento da anemia conforme preconizado[42], o que inclui a administração de eritropoetina e a identificação das potenciais causas de resistência a sua ação. São elas: deficiências de ferro (a mais comum), deficiências de vitamina B_{12} e de ácido fólico, processos infecciosos ou inflamatórios, intoxicação por alumínio, osteíte fibrosa, hemoglobinopatias, hemólise e desnutrição. A saturação de transferrina deverá ser mantida entre 25 e 40%, o hematócrito entre 33 e 36% e a hemoglobina entre 11 e 12g/dl. Os índices hematimétricos e o perfil de ferro devem ser monitorizados até que as metas sejam alcançadas e verificados periodicamente. Habitualmente, a partir de valores inferiores a 60ml/min/m² de depuração de creatinina já começa a surgir deficiência na produção de eritropoetina. A correção da anemia desde o seu surgimento é crucial para a prevenção secundária de doença cardiovascular no paciente renal crônico, como será comentado adiante, afora melhorar o desempenho e a qualidade de vida do paciente.

10. Evitar agentes e drogas potencialmentre nefrotóxicos, como o uso de exames com contraste iodado, drogas antiinflamatórias, antibióticos em doses não-ajustadas etc. A preservação de função renal residual é importante mesmo após o início do tratamento dialítico. Diante da piora súbita de função renal, devemos sempre afastar outros fatores de "agudização" como hipovolemia (desidratações, diarréia, vômitos, excesso de uso de diuréticos), uso de inibidores da ECA e antagonistas do receptor AT1 (ARA), surgimento de componente renovascular, principalmente em idosos, diabéticos e hipertensos graves, obstrução do trato urinário e controle excessivamente rápido da pressão arterial em pacientes hipertensos graves, sem permitir o reequilíbrio da auto-regulação renal (Quadro 7.18).

Quadro 7.18 – Abordagem clínica geral do paciente com insuficiência renal crônica (IRC).

Afastar causas reversíveis de IRC, como atividade lúpica, insuficiência renal obstrutiva, estenose de artérias renais
Prevenir a progressão das nefropatias
Tratar as complicações decorrentes da uremia
Evitar o emprego de drogas que pioram a função renal (antiinflamatórios não-hormonais, certos antibióticos e contrastes radiológicos); corrigir causas de "agudização" diante da piora súbita de função renal, como estados de hipovolemia, piora de débito cardíaco, infecções urinárias, uso de inibidores da ECA, antagonistas do receptor AT1, ciclosporina etc.
Preparar o paciente para terapia de substituição da função renal

IRC E OSTEODISTROFIA RENAL

A osteodistrofia renal compreende um espectro de alterações ósseas presentes na IRC que pode cursar com dor, perda funcional e risco de fraturas patológicas. Os distúrbios de vitamina D, cálcio, fósforo e paratormônio começam a aparecer já nas fases iniciais da IRC, persistindo ao longo do curso da doença e intensificando-se no período dialítico. Somam-se a esses distúrbios primários as alterações no metabolismo ósseo relacionadas a moléculas inflamatórias presentes no paciente urêmico, no dialítico e no transplantado. O uso crônico de corticóide e de outras drogas imunossupressoras em portadores de glomerulopatias e transplantados também contribui para a rarefação óssea e o aumento no risco de fraturas.

Genericamente, a doença óssea pode ser classificada como de alta e baixa remodelação ou doença mista. O padrão-ouro para o diagnóstico de cada tipo de acometimento ósseo é a biópsia óssea com análise histomorfométrica e marcação com tetraciclina. No entanto, esse método é trabalhoso e requer laboratório e pessoal habilitados em tais técnicas.

A doença de alta remodelação, conhecida como osteíte fibrosa, decorre de hiperparatireoidismo secundário. Com a redução da massa renal, ocorre perda da capacidade fosfatúrica do rim e tendência progressiva à hiperfosforemia. Paralelamente, a produção do metabólito ativo da vitamina D (1,25-diidroxivitamina D) torna-se deficiente, com conseqüente redução na absorção intestinal de cálcio. Esses dois fatores geram hipocalcemia. A presença desses três estímulos, ou seja, hipocalcemia, deficiência de calcitriol e hiperfosforemia, estimulam a produção e liberação de paratormônio nas paratireóides. É possível que haja uma resistência à ação óssea do paratormônio, gerando valores ainda mais elevados do hormônio. Com o tempo, a glândula passa por hipertrofia e hiperplasia, podendo tornar-se autônoma e hiperprodutora de paratormônio. No osso, o paratormônio gera uma ativação na remodelação óssea, com aumento na formação de osteóide e osso não-lamelar, além de aumento no número e na atividade de osteoclastos[43], com conseqüente aumento na porosidade do osso. A deficiência de vitamina D também interfere no processo de diferenciação de osteoblastos, com prejuízo da mineralização óssea. Paralelamente, ocorre substituição da medula óssea por tecido fibroso (daí o nome osteíte fibrosa), com agravamento da anemia e aumento da resistência à ação da eritropoetina.

A doença de baixa remodelação compreende a osteomalacia e a doença adinâmica. A primeira caracteriza-se por defeito na mineralização óssea com conseqüente acúmulo de osteóide não-mineralizado. Sua principal causa é a intoxicação por alumínio e outros metais pesados (ferro, estrôncio, cádmio) e responde mal ao tratamento com vitamina D. Já a doença adinâmica é caracterizada por taxa muito baixa de remodelação óssea, com osteóide normal ou reduzido e diminuição no número de osteoblastos e osteoclastos. Sua gênese não é totalmente esclarecida, mas ocorre com mais freqüência em estados de hipoparatireoidismo relativo, excesso de uso de calcitriol e cálcio, intoxicação por alumínio, desnutrição, *diabetes mellitus*, em idosos e pacientes em diálise peritoneal ambulatorial contínua (Tabela 7.11).

Tabela 7.11 – Osteodistrofia renal.

Patologia	Descrição	Patogênese	Freqüência (%)
Osteíte fibrosa	Fibrose peritrabecular, aumento na taxa de remodelação	Hiperparatireoidismo secundário, uremia e fatores inflamatórios	50
Osteomalacia	Aumento de osteóide com defeito na mineralização óssea	Intoxicação por alumínio e fatores ainda desconhecidos	7
Doença mista	Presença de características tanto de osteíte fibrosa como de osteomalacia	Hiperparatireoidismo secundário, intoxicação por alumínio e fatores desconhecidos	13
Doença adinâmica	Superfície óssea hipocelular, praticamente sem remodelação	Intoxicação por alumínio, hipoparatireoidismo relativo, entre outros	27

Adaptado de Hruska et al[43].

A osteodistrofia renal permanece assintomática por muitos anos. O surgimento dos sintomas é tardio e inespecífico, sem manter necessariamente relação com a gravidade do acometimento ósseo. A dor óssea pode ocorrer tanto na osteíte fibrosa como na osteomalacia ou doença mista, sendo mais comum na osteomalacia e na intoxicação por alumínio. Pode ocorrer no dorso, quadril, joelhos e pernas, ao redor de articulações, podendo tornar-se muito intensa. Fraturas espontâneas podem ocorrer e devem ser lembradas diante do surgimento de dores mais intensas e súbitas. Outros sintomas são ainda a presença de miopatia com prejuízo de força muscular, lesões em ligamentos e tendões, prurido, calcificação corneoconjuntival com o surgimento de síndrome de "olho vermelho" e redução da acuidade visual. A ocorrência de calcificações vasculares em pele e partes moles pode levar a necrose isquêmica de pele, tecido subcutâneo e músculos, com risco de ulcerações, gangrenas e amputações[44].

Por último, naqueles pacientes com IRC ou diálise de longa data e em crianças podem ocorrer deformidades ósseas mais graves, com atraso de crescimento, fácies leonino, estigmas clínicos de raquitismo, escoliose lombar, cifose torácica, alterações em caixa torácica secundárias a fraturas de costelas, deformidades em quadril, rádio e ulna e tumores marrons[44].

Outra questão particularmente importante em relação ao produto cálcio x fósforo (Ca x PO$_4$) e que tem recebido particular ênfase na literatura é o aumento no risco cardiovascular decorrente do processo de calcificação vascular[45]. Pacientes com fosforemia muito elevada e aqueles com produto Ca x PO$_4$ acima de 72mg^2/dl apresentam maior mortalidade[46]. A hiperfosforemia e a presença de Ca x PO$_4$ elevados também estão associadas a um maior risco de calcificação coronária em pacientes jovens em diálise, a qual pode ser detectada pela tomografia computadorizada com feixe de elétrons[47]. O aumento no risco cardiovascular pode decorrer tanto do depósito de cristais nas placas ateromatosas, como dos efeitos deletérios do paratormônio (implicado atualmente como participante na inflamação crônica da uremia) sobre a função cardíaca[48].

O diagnóstico precoce e o tratamento intensivo da osteodistrofia renal e dos distúrbios do metabolismo de cálcio e fósforo são partes cruciais no atendimento ao paciente com insuficiência renal crônica. A hipocalcemia deve ser tratada com a reposição de cálcio, habitualmente feita com carbonato de cálcio, objetivando a normalização da concentração sérica. A hiperfosforemia deve ser tratada inicialmente com a restrição dietética de fósforo, ou seja, com a redução da ingestão de alimentos como carne, leite e seus derivados, ovo (principalmente a gema), refrigerantes, pães com grãos integrais, nozes, cereais e legumes. Mantendo-se o fósforo sérico superior a 5mg/dl, devemos iniciar o uso de quelantes de fósforo. Estão disponíveis atualmente no mercado o carbonato de cálcio, o acetato de cálcio, o sevelamer e o hidróxido de alumínio, que devem ser administrados às refeições. Os quelantes que contêm cálcio são indicados particularmente naqueles pacientes que apresentam hipocalcemia concomitante. No entanto, tornam-se prejudiciais naqueles pacientes hipercalcêmicos (comum em fases mais adiantadas de hiperparatireoidismo secundário), por elevarem o produto Ca x PO$_4$. Os quelantes com alumínio são eficazes e estão indicados quando o produto Ca x PO$_4$ se encontra superior a 70mg^2/dl, mas também apresentam como desvantagem os efeitos tóxicos sobre o próprio osso. Assim, seu uso não deve ser superior a 15 dias. O sevelamer é o único quelante que não contém nem cálcio nem alumínio, mas é uma droga ainda nova no mercado e de custo mais elevado.

Como a biópsia óssea nem sempre está disponível, o clínico vê-se obrigado a diagnosticar e tratar o paciente com base apenas no quadro clínico e medidas laboratoriais de cálcio, fósforo, fosfatase alcalina (marcador de remodelação óssea) e paratormônio. No entanto, não há valores laboratoriais que guardem perfeita correlação com a histologia óssea. Genericamente, concentrações baixas de paratormônio e fosfatase alcalina estão associadas à doença adinâmica e osteomalacia, e concentrações mais elevadas, à presença de osteíte fibrosa. O acompanhamento seriado dos níveis de paratormônio deve ser realizado sempre com o mesmo teste, uma vez que os diferentes métodos de dosagem de paratormônio têm significados e interpretações diferentes.

A elevação progressiva de paratormônio deve ser tratada com pulso (oral ou intravenoso) de calcitriol ou de outro metabólito de vitamina D, desde que o produto cálcio x fósforo não esteja muito elevado (a administração de vitamina D aumenta a reabsorção intestinal de cálcio e fósforo, podendo gerar valores proibitivos de fosforemia e calcemia). Se não houver resposta clínica, está indicado o tratamento cirúrgico, com a realização de paratireoidectomia subtotal, total ou total com auto-implante.

O diagnóstico de certeza da intoxicação por alumínio só pode ser feito por meio de biópsia óssea e seu tratamento deve ser feito com desferoxamina. Felizmente, a incidência de intoxicação por alumínio caiu drasticamente com o tratamento mais rigoroso da água de diálise e com o menor uso de quelantes de fósforo contendo alumínio.

IRC E DOENÇA CARDIOVASCULAR

Tanto o paciente pré-dialítico quanto o paciente já em terapia substitutiva renal merecem particular atenção em relação à doença cardiovascular. Quer seja pela presença de fatores de risco em comum, quer seja pela intensificação da aterosclerose depois do surgimento do estado urêmico, esses pacientes apresentam incidência e prevalência elevadas de doença coronária e de insuficiência cardíaca. A principal causa de óbito em pacientes dialíticos é cardiovascular[49]. Em pacientes iniciando diálise nos Estados Unidos podemos encontrar 50% de prevalência de doença isquêmica e de insuficiência cardíaca e 80% de hipertrofia ventricular esquerda[50]. A mortalidade do evento cardiovascular nesses pacientes é mais elevada que na população geral[51]. A mortalidade geral e a cardiovascular observadas após infarto agudo do miocárdio em 34.189 pacientes dialíticos foi de 60% e 40% após um ano e 90% e 70% após cinco anos. A realização sistemática de cineangiocoronariografia em pacientes iniciando diálise revelou a presença de doença coronária em 73,3% nos portadores de nefropatia diabética e em 44,4% naqueles com IRC de outras etiologias, sendo 73% das lesões multiarteriais[52].

A doença cardiovascular na população de renais crônicos deve-se à presença de: *fatores de risco tradicionais*, como idade, hipertensão arterial, *diabetes mellitus*, obesidade, tabagismo, dislipidemias, sedentarismo; *fatores de risco intensificados pela uremia*, como hiper-homocisteinemia, elevação de lipoproteína (a), fatores trombogênicos e disfunção endotelial; e *fatores de risco cardiovascular relacionados à uremia*, como sobrecarga hídrica, anemia, hiperparatireoidismo secundário, calcificação vascular, desnutrição, acúmulo de toxinas urêmicas, estado inflamatório crônico, qualidade de diálise e sobrecarga hemodinâmica imposta pela própria fístula arteriovenosa, principalmente se proximal.

A estratificação de pacientes renais crônicos e dialíticos também é uma questão complexa. A sensibilidade e a especificidade dos métodos de estratificação não-invasiva são menores que as descritas para a população geral. Considerando a elevada probabilidade de doença coronária entre pacientes dialíticos, a forma ideal de abordagem inicial, estratificação e tratamento de doença isquêmica é alvo de intensos estudos e ainda precisa ser mais bem determinada (Fig. 7.10).

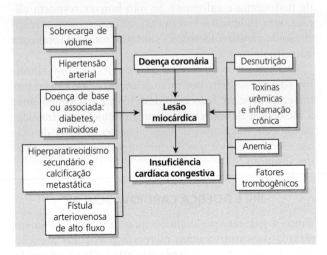

Figura 7.10 – Miocardiopatia urêmica.

Outra manifestação de doença cardiovascular muito comum em pacientes com insuficiência renal crônica, freqüentemente subdiagnosticada, é a insuficiência vascular periférica. Em estudo recente, a prevalência de doença arterial periférica encontrada foi de 22% em pacientes pré-dialíticos, 30,6% em dialíticos e 14,6% em transplantados[53]. A maior parte desses pacientes era assintomática. O risco de doença carotídea e de acidente vascular cerebral também se encontra elevado em portadores de nefropatia crônica. Em pacientes que iniciam diálise, a prevalência de acidente vascular cerebral por dados de história varia entre 7 e 15%[46,54]. Apesar de haver um certo receio em relação ao risco de realização de endarterectomia em pacientes com IRC, estudo recente mostra que o procedimento é seguro, com riscos de acidente vascular cerebral e mortalidade semelhantes aos da população com função renal normal[55].

DIÁLISE E TRANSPLANTE RENAL

Quando a depuração de creatinina se encontra entre 10 e 15ml/min/1,73m² e começam a surgir sinais e sintomas de uremia, o paciente deverá ser encaminhado para algum método de terapia substitutiva renal. A hemodiálise, a diálise peritoneal (manual ou automática com máquina cicladora) e o transplante renal (doador vivo relacionado, doador vivo não-relacionado e doador cadáver) são as três opções atualmente disponíveis. Ao longo dos anos, o paciente pode variar o método, de acordo com suas predileções, características clínicas, qualidade de diálise, dificuldades de acesso, disponibilidade de doadores etc. Não há limite no número de transplantes para um mesmo paciente (Fig. 7.11).

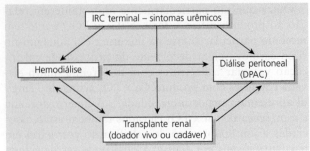

Figura 7.11 – Tipos de terapia substitutiva renal. DPAC = diálise peritoneal ambulatorial contínua.

A escolha do método e do momento de início da diálise e a complexidade do tratamento dialítico e transplante renal fogem ao objetivo deste capítulo, sendo uma área exclusiva de atuação do nefrologista. Para o clínico geral, é importante salientar que a terapia substitutiva renal requer algum tempo para seu preparo e que não deve ser iniciada nem tardiamente nem em condições adversas (paciente desnutrido, sem avaliação das comorbidades, sem acesso etc.). Sendo assim, é crucial que o encaminhamento para o nefrologista seja precoce e que o tratamento até então já tenha incorporado as medidas preventivas e terapêuticas citadas ao longo do texto.

CONCLUSÃO

A IRC vem aumentando sua incidência de forma quase epidêmica, transformando-se em um sério problema de saúde pública. A elevada morbimortalidade desses pacientes, a gravidade das doenças associadas, o custo e as dificuldades associadas ao tratamento dialítico e ao transplante renal fazem com que as medidas de prevenção primária, diagnóstico precoce e prevenção secundária sejam imperativas. Além disso, a prevenção e o tratamento das duas principais causas de nefropatia crônica no mundo, *diabetes mellitus* e hipertensão arterial são fundamentais para a prevenção da IRC.

Nesse contexto, o clínico geral tem papel fundamental no atendimento ao portador de nefropatia crônica incipiente, devendo estar apto a prontamente reconhecer, prevenir, tratar e encaminhar tal paciente para serviços especializados.

REFERÊNCIAS BIBLIOGRÁFICAS

1. Clinical Practice Guidelines for Chronic Kidney disease: Evaluation, Classification and Stratification. Am J Kidney Dis 2002; 39(Suppl 1):S1. ▪ 2. Xue JL, Ma JZ, Louis TA et al. Forecast for the number of patients with end-stage renal disease in the United States to the year 2010. J Am Soc Nephrol 2001; 12:2753. ▪ 3. Hostetter TH, Olson JL, Rennke HG et al. Hyperfiltration in remnant nephrons: a potentially adverse response to renal ablation. Am J Physiol 1981; 241:F85. ▪ 4. Anderson S, Meyer T, Rennke HG et al. Control of glomerular hypertension limits glomerular injury in rats with reduced renal mass. J Clin Invest 1985; 76:612. ▪ 5. Zatz R, Dunn R, Meyer TW et al. Prevention of diabetic glomerulopathy by pharmacological amelioration of glomerular capillary hyper-

tension. J Clin Invest 1986; 77:1925. ▪ 6. Zatz R, Meyer TW, Rennke HG et al. Predominance of hemodynamic rather than metabolic factors in the pathogenesis of diabetic glomerulopathy. Proc Natl Acad Sci 1985; 82:5963. ▪ 7. Zeller K, Whittaker E, Sullivan L et al. Effect of restricting dietary protein on the progression of renal failure in patients with insulin-dependent *diabetes mellitus*. N Engl J Med 1991; 324:78. ▪ 8. Klahr S, Levey AS, Beck GJ et al. The effects of dietary protein restriction and blood-pressure control on the progression of chronic renal failure. N Engl J Med 1994; 330:877. ▪ 9. Brenner BM, Meyer TW, Hostetter TH. Dietary protein intake and the progressive nature of kidney disease: the role of hemodynamically mediated glomerular injury in the pathogenesis of progressive glomerular sclerosis in aging, renal ablation, and intrinsic renal disease. N Engl J Med 1982; 307:652. ▪ 10. Anderson S, Rennke HG, Brenner BM. Therapeutic advantage of converting enzyme inhibitors in arresting progressive renal disease associated with systemic hypertension in the rat. J Clin Invest 1993; 77:1993. ▪ 11. Anderson S, Rennke HG, Garcia D et al. Short and long term effects of antihypertensive therapy in the diabetic rat. Kidney Int 1989; 36:526. ▪ 12. Lewis E, Hunsicker LG, Bain RP et al. The effect of angiotensin-converting enzyme inhibition on diabetic nephropathy. N Engl J Med 1993; 329: 456. ▪ 13. Maschio G, Alberti D, Janin G et al. Effect of the angiotensin-converting enzyme inhibitor benazepril on the progression of chronic renal insufficiency. N Engl J Med 1996; 334:939. ▪ 14. Parving HH, Lehnert H, Mortensen JB et al. The effect of irbesartan on the development of diabetic nephropathy in patients with type 2 diabetes. N Engl J Med 2001; 345:870. ▪ 15. Lewis E, Hunsicker LG, Clarke WR et al. Renoprotective effect of the angiotensin-receptor antagonist irbesartan in patients with nephropathy due to type 2 diabetes. N Engl J Med 2001; 345:851. ▪ 16. Brenner BM, Cooper ME, Zeeuw D et al. Effects of losartan on renal and cardiovascular outcomes in patients with type 2 diabetes and nephropathy. N Engl J Med 2001; 345:861. ▪ 17. Zatz R. Insuficiência renal crônica. In: Zatz R (ed). Fisiopatogia Renal. São Paulo: Atheneu, 2000:283. ▪ 18. Remuzzi G, Bertani T. Mechanism of disease: pathophysiology of progressive nephropathies. N Engl J Med 1998; 339:1448. ▪ 19. Praga M, Morales E. Renal damage associated with proteinuria. Kidney Int Suppl 2002; 82:42. ▪ 20. Jafar TH, Stark PC, Schmid CH et al. Proteinuria as a modifiable risk factor for the progression of non-diabetic renal disease. Kidney Int 2001; 60:1131. ▪ 21. Cattran DC. Idiopathic membranous glomerulonephritis. Kidney Int 2001; 59:1983. ▪ 22. Donadio JV, Bergstralh EJ, Grande JP et al. Proteinuria patterns and their association with subsequent end-stage renal disease in IgA-nephropathy. Nephrol Dial Transplant 2002; 7:1197. ▪ 23. Sesso R, Yoshihiro MM. Time of diagnosis of chronic renal failure and assessment of quality of life in haemodialysis patients. Nephrol Dial Transplant 1997; 10:2111. ▪ 24. Agarwal R. Proinflammatory effects of oxidative stress in chronic kidney disease: role of additional angiotensin II blockade. Am J Physiol Renal Physiol 2003; 4:F863. ▪ 25. Parving HH, Hovind P. Microalbuminuria in type 1 and type 2 *diabetes mellitus*: evidence with angiotensin converting enzyme inhibitors and angiotensin II receptor blocker for treating early and preventing clinical nephropathy. Curr Hyperten Rep 2002; 5:387. ▪ 26. Jafar TH, Schmid CH, Landa M et al. Angiotensin converting enzyme inhibitors and progression of nondiabetic renal disease. A meta-analysis of patient-level data. Ann Intern Med 2001; 135:73. ▪ 27. Kshirsagar AV, Joy MS, Hogan SL et al. Effect of ACE inhibitors in diabetic and nondiabetic chronic renal disease: a systematic overview of randomized placebo-controlled trials. Am J Kidney Dis 2000; 35:695. ▪ 28. Campbell R, Sangalli F, Perticucci E et al. Effects of combined ACE inhibitors and angiotensin II antagonist treatment in human chronic nephropathies. Kidney Int 2003; 3:1094. ▪ 29. Little RR, Tennill AL, Hohlfing C et al. Can glycohemoglobin be used to assess glycemic control in patients with chronic renal failure? Clin Chem 2002; 48:784. ▪ 30. Joy MS, Cefalu WT, Hogan SL et al. Long-term glycemic control measurements in diabetic patients receiveing hemodialysis. Am J Kidney Dis 2002; 39:297. ▪ 31. Morioka T, Emoto M, Tabata T et al. Glycemic control is a predictor of survival for diabetic patients on hemodialysis. Diabetes Care 2001; 24:909. ▪ 32. Remuzzi G, Schieppati A, Ruggenenti P. Nephropathy in patients with type 2 diabetes. N Engl J Med 2002; 346:1145. ▪ 33. Ritz E, Orth SR. Primary Care: Nephropathy in patients with type 2 *diabetes mellitus*. N Engl J Med 1999; 341:1127. ▪ 34. Wanner C, Quaschning T. Dyslipidemia and renal disease: pathogenesis and clinical consequences. Curr Opin Nephrol Hypertens 2001; 10:195. ▪ 35. Executive summary of the third report of the National Cholesterol Education Program (NCEP) Expert Panel on detection, evaluation, and treatment of high blood cholesterol in adults (adult treatment panel III). JAMA 2001; 285:2486. ▪ 36. Saltissi D, Morgan C, Rigby RJ et al. Safety and efficacy of simvastatin in hypercholesterolemic patients undergoing chronic renal dialysis. Am J Kidney Dis 2002; 39:283. ▪ 37. Tozawa M, Iseki K, Iseki C et al. Influence of smoking and obesity on the development of proteinuria. Kidney Int 2002; 62:956. ▪ 38. Praga M, Hernández E, Herrero JC et al. Influence of obesity on the appearance of proteinuria and renal insufficiency after unilateral nephrectomy. Kidney Int 2000; 58:2111. ▪ 39. Morales E, Valero MA, León M et al. Beneficial effects of weight loss on overweight patients with chronic proteinuric nephropathies. Am J Kidney Dis 2003; 41:319. ▪ 40. Johnson RJ, Kivlighn SD, Kim YG et al. Reappraisal of the pathogenesis and consequences of hyperuricemia in hypertension, cardiovascular disease, and renal disease. Am J Kidney Dis 1999; 33:225. ▪ 41. Orth SR. Smoking and the kidney. J Am Soc Nephrol 2002; 13:1663. ▪ 42. Abensur H, Alves MAR. Diretrizes da Sociedade Brasileira de Nefrologia para a condução de anemia na insuficiência renal crônica. J Bras Nefrol 2000; 22(Supl 5):1. ▪ 43. Hruska KA, Teitelbaum SL. Mechanisms of disease: Renal osteodystrophy. N Engl J Med 1995; 333:166. ▪ 44. Llach F, Bover J. Renal osteodystrophy. In: Brenner BM, Rector FC (eds). The Kidney. Philadelphia: Saunders, 1991, p 2187. ▪ 45. Cannata-Andía JB, Rodríguez-Garcia M. Hyperphosphatemia as a cardiovascular risk factor – how to manage the problem. Nephrol Dial Transplant 2002; 17(Suppl 11):16. ▪ 46. Block GA, Hulbert-Shearon TE, Levin NW et al. Association of serum phosphorus and calcium X phosphate product with mortality risk in chronic hemodialysis patients: a national study. Am J Kidney Dis 1998; 31:607. ▪ 47. Goodman WG, Goldin J, Kuizon BD et al. Coronary-artery calcification in young adults with end-stage renal disease who are undergoing dialysis. N Engl J Med 2000; 342:1478. ▪ 48. Amann K, Ritz E, Wiest G, et al. A role of parathyroid hormone for the activation of cardiac fibroblasts in uremia. J Am Soc Nephrol 1994; 4:1814. ▪ 49. Executive Summary. United States Renal Data System 1999 Annual Data Report. Causes of death in ESRD. Am J Kidney Dis 1999; 34 (Suppl 1):S87. ▪ 50. Levin A, Foley RN. Cardiovascular disease in chronic renal insufficiency. Am J Kidney Dis 2000; 36(Suppl 3):S24. ▪ 51. Herzog CA, Ma JZ, Collins AJ. Poor long-term survival after acute myocardial infarction among patients on long-term dialysis. N Engl J Med 1998; 339:799. ▪ 52. Joki N, Hase H, Nakamura R et al. Onset of coronary artery disease prior to initiation of haemodialysis in patients with end-stage renal disease. Nephrol Dial Transplant 1997; 12:718. ▪ 53. Leskinen Y, Salenius JP, Lehtimaki T, et al. The prevalence of peripheral arterial disease calcification in patients with chronic renal failure: requirements for diagnostics. Am J Kidney Dis 2002; 40:472. ▪ 54. Ganesh SK, Hulbert-Shearon T, Port FK et al. Mortality differences by dialysis modality among incident ESRD patients with and without coronary artery disease. J Am Soc Nephrol 2003; 14:415. ▪ 55. Sternbergh WC, Garrard CL, Gonze MD et al. Carotid endarterectomy in patients with significant renal dysfunction. J Vasc Surg 1999; 29:672.

51. DISTÚRBIOS HIDROELETROLÍTICOS NA PRÁTICA MÉDICA AMBULATORIAL

Paulo Roberto Corrêa Hernandes

DISTÚRBIOS DO POTÁSSIO

Introdução

O potássio é o cátion mais abundante do corpo, sendo que 98% está localizado no compartimento intracelular e apenas 2% no extracelular. A relação do potássio intracelular com o extracelular (Ki/Ke) é o principal determinante do potencial de membrana e é regulado primariamente por uma bomba de sódio-potássio localizada na membrana celular da maioria das células. Apesar do seu pequeno percentual, o potássio extracelular tem um efeito marcante na relação Ki/Ke. Isso resulta em um potássio sérico normalmente regulado em uma faixa estreita que varia de 3,5 a 5mEq/l. A ingestão diária de potássio é de cerca de 80 a 120mEq. Os rins são responsáveis por 90% da excreção de potássio e o trato gastrintestinal pelos 10% restantes. Catecolaminas e insulina são os principais reguladores da distribuição transcelular de potássio deslocando-o do extra para o intracelular[1]. O efeito do estado acidobásico depende da natureza do distúrbio: nas acidoses orgânicas como as da cetoacidose diabética e acidose láctica, praticamente não há efeito na potassemia, enquanto nas acidoses não-orgânicas (minerais), como na acidose da insuficiência renal, cada redução de 0,1 unidade de pH gera um aumento de 0,24 a 1,7mEq/l no potássio sérico.

O potássio filtrado (cerca de 700 a 800mEq/dia) é maciçamente reabsorvido nos segmentos proximais do néfron, sendo que a fração excretada depende da ação da aldosterona nos segmentos distais do néfron.

Como descobrir a causa de uma hipocalemia (K+< 3,5mEq/l)?

A hipocalemia pode resultar de aumento de perda (o mais comum), passagem (*shift*) transcelular (menos freqüente) ou diminuição da ingestão de potássio (raramente). Hipocalemia devido à passagem de potássio para o intracelular pode ser causada por alcalose, drogas como broncodilatadores beta-agonistas, teofilina, cafeína, insulina, vitamina B_{12} e raramente bloqueadores de canal de cálcio ou em quadros de tireotoxicose. Diminuição da ingestão de potássio (< 1 grama/dia), embora rara, pode gerar hipocalemia, devido à perda de 10 a 15mEq/dia pelos rins apesar da baixa ingestão. Hipomagnesemia pode causar, por mecanismo ainda incerto, hipocalemia grave por aumento da excreção renal de potássio, sendo encontrada habitualmente em alcoólatras e desnutridos. Nos pacientes com perda gastrintestinal há vômito ou diarréia. No diferencial do grupo mais importante, que é o da perda renal de potássio, é muito útil verificar se estamos diante de um paciente com ou sem hipertensão arterial. Nos pacientes normotensos, as principais etiologias são: diuréticos tiazídicos e de alça, diurese osmótica (*diabetes mellitus*), gentamicina, anfotericina B, acidose tubular renal e síndrome de Bartter. Nos hipertensos, estaremos provavelmente diante de hiperaldosteronismo, primário ou secundário. Se houver nível elevado de renina, pensaremos em estenose de artéria renal (hipertensão renovascular), hipertensão maligna ou síndrome de Cushing. Se a renina estiver diminuída, a hipótese é hiperaldosteronismo primário (adenoma de córtex adrenal produtor de aldosterona).

Na prática clínica, diuréticos e diarréia são as principais causas de hipocalemia. Após isso, no grupo dos hipertensos, as dosagens de renina, aldosterona e cortisol serão fundamentais no diagnóstico diferencial. Nos pacientes normotensos em que há dificuldade diagnóstica, o encontro de níveis baixos de bicarbonato sérico favorecerá o diagnóstico de acidose tubular renal, enquanto níveis elevados de bicarbonato são compatíveis com o grande efeito mineralocorticóide visto na síndrome de Bartter. Abuso de diuréticos ou laxantes pode mimetizar essa rara síndrome e deveria ser cogitado em qualquer paciente com hipocalemia de etiologia incerta e descartado por meio de testes urinários específicos para diuréticos e pesquisa de fenolftaleína nas fezes[2]. O quadro 7.19 resume as principais etiologias de hipocalemia.

Quadro 7.19 – Etiologias de hipocalemia.

Passagem do compartimento extracelular para o intracelular: alcalose, beta-agonistas, teofilina, cafeína, insulina, vitamina B_{12}, tireotoxicose, descongestionantes (pseudo-efedrina e fenilpropanolamina), intoxicação por verapamil ou cloroquina
Perda gastrintestinal: vômitos, diarréia, laxativos (fenolftaleína)
Perda renal
Paciente normotenso: hipomagnesemia, diuréticos tiazídicos e de alça, diurese osmótica (*diabetes mellitus*), gentamicina, anfotericina B, altas doses de penicilina, acidose tubular renal, síndrome de Bartter, defeitos genéticos
Paciente hipertenso: com renina diminuída – hiperaldosteronismo primário com renina aumentada – hipertensão renovascular, maligna ou associada à síndrome de Cushing

Quadro 7.20 – Etiologias de hipercalemia.

Pseudo-hipercalemia: garroteamento prolongado, hemólise, trombocitose e leucocitose graves
Passagem do compartimento intracelular para o extracelular: acidose, deficiência de insulina, destruição celular (traumatismo, rabdomiólise, hemólise, lise tumoral), betabloqueador
Insuficiência renal: aguda ou crônica avançada
Hipoaldosteronismo: hiporreninêmico, da doença de Addison, provocado por medicamentos – inibidores da ECA, diuréticos poupadores de potássio, bloqueadores de receptor de angiotensina II, antiinflamatórios não-hormonais e trimetoprima

Como descobrir a causa de hipercalemia?

Hipercalemia pode ser factícia (pseudo-hipercalemia), ser devida à passagem transcelular, por aumento de ingestão ou por diminuição da excreção de potássio. A pseudo-hipercalemia será analisada detalhadamente mais adiante. A passagem do potássio para o compartimento extracelular pode dever-se a acidose metabólica, aumento rápido de osmolaridade associada à deficiência de insulina, destruição celular (traumatismo, rabdomiólise, hemólise, lise tumoral) e betabloqueadores, que sozinhos raramente ocasionam hipercalemia significativa. Devido à habilidade dos rins em excretar grande quantidade de potássio, a elevação dos níveis séricos de potássio só ocorrerá se houver diminuição da excreção associada ao aumento da ingestão. A aumentada oferta de potássio pode ser por via oral (substitutos de sal) ou por via intravenosa (penicilina potássica ou sangue estocado). Entretanto, a causa mais importante de hipercalemia é a diminuição da excreção renal de potássio devido à insuficiência renal aguda ou crônica avançada, com *clearance* de creatinina inferior a 15ml/min. Se o comprometimento da função renal não puder explicar a hipercalemia, a grande hipótese passa a ser deficiência de mineralocorticóide, como a que ocorre no hipoaldosteronismo hiporreninêmico (nos diabéticos e na anemia falciforme), na doença de Addison, no uso de inibidores de enzima de conversão de angiotensina (como captopril e enalapril), bloqueadores de receptor de angiotensina II, antiinflamatórios não-hormonais que inibem a síntese de prostaglandina, e conseqüentemente a síntese de renina. Há também as drogas antagonistas de mineralocorticóide, como os diuréticos poupadores de potássio (espironolactona, amilorida e triantereno), e a trimetoprima, principalmente quando utilizada em altas doses como no tratamento de infecções por *Pneumocystis carinii*. Resumindo, na prática clínica, as causas mais importantes de hipercalemia são as insuficiências de dois órgãos vizinhos, rins e adrenais[3]. O quadro 7.20 resume as principais etiologias de hipercalemia.

Em que pacientes deve o médico solicitar dosagem periódica do potássio sérico?

- Pacientes em uso de medicamentos que deslocam o potássio para o compartimento intracelular como insulina, beta-agonistas (por exemplo, salbutamol) e vitamina B_{12}, provocando, portanto, hipocalemia.
- Pacientes em uso de medicamentos que deslocam o potássio para o compartimento extracelular como os betabloqueadores (por exemplo, propranolol), provocando, portanto, hipercalemia.
- Pacientes em uso de medicamentos que provocam perda renal de potássio como diuréticos de alça (furosemida), tiazídicos (hidroclorotiazida e clortalidona), aminoglicosídeos (gentamicina e amicacina), anfotericina B e corticosteróides, gerando hipocalemia.
- Pacientes em uso de medicamentos que provocam hipoaldosteronismo, como os inibidores de ECA (captopril, enalapril), bloqueadores de receptor de angiotensina (losartana), diuréticos poupadores de potássio (espironolactona, triantereno e amilorida), sulfametoxazol-trimetoprima em altas doses, como no tratamento de pneumonia por *Pneumocystis carinii*, todos gerando hipercalemia.
- Portadores de *diabetes mellitus* com hipocalemia devido a poliúria, reposição de insulina; e hipercalemia se desenvolverem hipoaldosteronismo hiporreninêmico ou insuficiência renal crônica.
- Nos pacientes com insuficiência renal aguda ou crônica (com *clearance* de creatinina inferior a 15ml/min), pois tendem à hipercalemia.
- Nos portadores de insuficiência adrenal (doença de Addison) que apresentam hipercalemia.

Em que pacientes deve o médico solicitar dosagem eventual do potássio sérico?

- Nos pacientes que apresentam vômitos ou diarréia, que podem ocasionar hipocalemia.
- Na investigação de hipertensão arterial secundária, na qual o achado de hipocalemia com renina diminuída orienta para o diagnóstico de hiperaldosteronismo primário, e com renina elevada, para o diagnóstico de hipertensão renovascular ou hipertensão maligna.
- Na investigação de quadros de poliúria, já que hipocalemia pode gerar tubulopatia renal com perda da capacidade de concentração urinária, fazendo o diagnóstico diferencial com *diabetes mellitus*, *diabetes insipidus*, hipercalcemia e fase poliúrica da insuficiência renal aguda e crônica.
- Na investigação de quadro de fraqueza muscular com rabdomiólise (aumento de creatinofosfoquinase, transaminase glutâmico-oxalacética, desidrogenase láctica e aldolase) que pode decorrer de hipocalemia.

- Na investigação de provável insuficiência adrenal primária, na qual o achado de hipercalemia com função renal normal reforça a presença de deficiência de aldosterona.

Quando desconfiar de um falso resultado de dosagem sérica de potássio?

Pode-se obter pseudo-hipercalemia quando ocorre aumento do potássio sérico secundário à saída do potássio intracelular durante a flebotomia ou a estocagem da amostra sangüínea. Durante a flebotomia, a combinação de oclusão venosa por garroteamento prolongado e mão apertada pode resultar em liberação local de potássio. Se isso é suspeitado, deve-se colher amostra de sangue de uma veia livre e com a mão aberta. O potássio também pode ser liberado no tubo de ensaio por hemólise, trombocitose importante (> 900.000 plaquetas/mm^3) e leucocitose grave (> 70.000 leucócitos/mm^3). Se tal fato é cogitado, a dosagem deve ser repetida usando-se amostra de sangue fresco heparinizado colhido cuidadosamente para evitar hemólise.

Quando encaminhar um paciente com hipocalemia ao pronto-socorro?

Pacientes com hipocalemia leve (K$^+$ = 3,0 a 3,5mEq/l) geralmente são assintomáticos. Entretanto, com hipocalemia mais grave (K$^+$ < 2,5mEq/l), podem ocorrer fraqueza generalizada, rabdomiólise e paralisia. Qualquer grau de hipocalemia pode aumentar a incidência de arritmia cardíaca, especialmente em pacientes já portadores de cardiopatia ou em uso de digoxina. Em hipocalemia moderada ou grave, as alterações eletrocardiográficas são mínimas, sendo geralmente limitadas à presença de onda U[4].

Assim sendo, pacientes com potássio sérico inferior a 2,5mEq/l, particularmente aqueles com fraqueza muscular, mialgia ou onda U ao eletrocardiograma realizado no ambulatório ou consultório, devem ser encaminhados ao pronto-socorro para receber reposição de potássio intravenosa.

Quando encaminhar um paciente com hipercalemia ao pronto-socorro?

Hipercalemia grave é mais comum em pessoas idosas com algum grau de insuficiência renal, tratadas com suplementação de potássio. A hipercalemia é habitualmente assintomática, sendo descoberta em exames laboratoriais de rotina. Podemos classificá-la como leve (K$^+$ = 5,5 a 6,5mEq/l), moderada (K$^+$ = 6,5 a 7,5mEq/l) e grave (K$^+$ > 7,5mEq/l).

Quando o potássio sérico é superior a 6,5mEq/l, o paciente pode apresentar fraqueza generalizada, paralisia e arritmia cardíaca, incluindo morte súbita. Em geral, a gravidade da apresentação clínica correlaciona-se à da hipercalemia. Mudanças no eletrocardiograma também refletem a gravidade da hipercalemia. Em quadros leves e moderados encontramos em geral apenas onda T apiculada. Se a hiperpotassemia é mais grave ocorre prolongamento do intervalo PR, seguido do desaparecimento de onda P e alargamento do QRS, podendo evoluir para fibrilação ventricular. Embora alguns pacientes apresentem progressão gradual dos achados eletrocardiográficos, muitos evoluem rapidamente. Assim, hiperpotassemia em associação com alterações eletrocardiográficas constitui uma verdadeira emergência médica.

Como tratar uma hipocalemia?

Para calcular o total de potássio que deve ser reposto, usamos a regra que relaciona uma deficiência de 100mEq para cada redução de 0,3mEq/l no potássio sérico. Assim, um paciente com potássio sérico de 2,5mEq/l necessitará de pelo menos 300mEq de potássio para corrigir sua deficiência. Além disso, esse paciente terá deficiência corpórea total mais discreta em pH sérico de 7,50 que em pH de 7,30, já que o pH alcalino pode, independentemente, diminuir o potássio sérico pelo *shift* intracelular.

Em hipocalemias leves ou moderadas (K$^+$ > 2,5mEq/l), a reposição pode ser por via oral, por meio de dieta (melão, tomate, frutas cítricas e refrigerantes com laranja), além de cloreto de potássio na forma de cápsulas, comprimidos efervescentes e xaropes; sendo necessários, habitualmente, 50 a 100mEq/dia para manter a concentração normal de potássio sérico nos pacientes com perda aumentada, como por exemplo naqueles que usam diuréticos.

Nas hipocalemias graves (K$^+$ < 2,5mEq/l), o paciente deverá ser encaminhado ao pronto-socorro para receber cloreto de potássio por via parenteral, não excedendo 20mEq/hora em veia periférica. Se necessário, pode-se administrar até 40mEq/hora através de cateter venoso central com monitorização cardíaca contínua. Lembramos que cada ampola de 10ml de cloreto de potássio a 19,1% contém 25mEq de potássio. Obviamente qualquer droga que esteja envolvida na gênese da hipocalemia deverá ser suspensa.

Como tratar uma hipercalemia?

O tratamento dependerá do nível sérico de potássio e de eventuais alterações eletrocardiográficas. Em hipercalemia leve (de 5,5 a 6,5mEq/l), com ECG geralmente normal, deve-se orientar dieta pobre em potássio, suspender medicamentos que potencialmente causem hipercalemia (como espironolactona ou captopril), introduzir resina trocadora de íons, como sulfona poliestireno de cálcio ("Sorcal"), na dose de 15g a cada 6 horas por via oral ou 30 a 60g por enema de retenção. A resina tem início de ação em 1 a 2 horas e duração de 4 a 6 horas. Outro método de remover potássio é por meio de diálise indicada obviamente nos pacientes com insuficiência renal.

Em hipercalemia moderada (6,5 a 7,5mEq/l), o paciente deverá ser encaminhado ao pronto-socorro, quando serão tomadas medidas para deslocar o potássio para o compartimento intracelular, seja através de solução polarizante (10UI de insulina regular com 50ml de glicose a 50% por via intravenosa), seja através de inalação com beta-agonista. Os dois métodos têm início de ação em 20 minutos e duração de efeito de 4 a 6 horas no caso da insulina e 2 a 4 horas no caso do beta-agonista.

Se a hipercalemia for grave (> 7,5mEq/l), apresentando freqüentemente alterações eletrocardiográficas, os médicos do pronto-socorro prescreverão como estabilizador de membrana gluconato de cálcio a 10% na dose de 10ml por via intravenosa e na velocidade de 2ml/min. O início de ação é em 1 a 3 minutos e a duração de efeito de 30 a 60 minutos. Poderá ser prescrito também bicarbonato de sódio se houver acidemia grave.

Fica evidente, portanto, que a gravidade de uma hipercalemia é definida não só pelo nível sérico do potássio, mas também pelos achados eletrocardiográficos.

Nos casos de hipercalemia decorrente de hipoaldosteronismo como o que ocorre na doença de Addison, deve-se instituir o uso de mineralocorticóide, como a fludrocortisona ("Florinefe"), na dose de 0,05 a 0,1mg/dia.

DISTÚRBIOS DO SÓDIO

O sódio é o principal íon do compartimento extracelular e o grande responsável pela osmolaridade plasmática, dada pela fórmula:

Osmolaridade = 2 × (sódio + potássio) + uréia/6 + glicose/18

Como a uréia é um osmol inefetivo por atravessar livremente a membrana entre o intra e o extracelular e o potássio tem concentração plasmática de poucos miliequivalentes, podemos dizer que, não havendo hiperglicemia significativa (*diabetes mellitus*), a osmolaridade plasmática seria aproximadamente de 2 × sódio + 10 (valores normais de 275 a 295mOsm/l).

Hipernatremia (sódio sérico > 150mEq/l) sempre denota hipertonicidade, indicando, em geral, deficiência de água corporal total. Hiponatremia (sódio sérico < 135mEq/l), entretanto, é um distúrbio extremamente mais complexo, podendo associar-se à tonicidade baixa, normal ou alta e ocorrer em situações de água corporal total, diminuída, normal ou aumentada.

Como descobrir a causa de uma hiponatremia?

Inicialmente verificar o método utilizado na dosagem do sódio. Se for por espectrofotometria de chama, poderemos estar diante de pseudo-hiponatremia, decorrente de hipertrigliceridemia ou paraproteinemia. Podemos tirar a dúvida dosando a osmolaridade plasmática que no caso viria normal (hiponatremia isotônica), ou eliminando este artefato laboratorial dosando o sódio com eletrodos íon-específicos.

Se a osmolaridade vier aumentada (hiponatremia hipertônica), estaremos provavelmente diante de um paciente com *diabetes mellitus* ou que recebeu recentemente manitol.

A dificuldade é maior nos pacientes com hiponatremia hipotônica, sendo indicado neste momento avaliar por meio do exame clínico o volume de água no extracelular do paciente, e se necessário a dosagem de sódio urinário (Na$^+$ urinário).

Se o paciente estiver desidratado (hiponatremia hipotônica hipovolêmica), estará tendo perda renal (Na$^+$ urinário > 20mEq/l) devido a uso de diuréticos, por diurese osmótica (*diabetes mellitus*), nefrite perdedora de sal ou hipoaldosteronismo, ou perda extra-renal (Na$^+$ urinário < 10mEq/l), devido a vômitos, diarréia ou sudorese excessiva.

Se o paciente estiver edemaciado (hiponatremia hipotônica hipervolêmica) com Na$^+$ urinário < 10mEq/l, as hipóteses serão insuficiência cardíaca congestiva, cirrose hepática ou síndrome nefrótica. Se verificarmos Na$^+$ urinário > 20mEq/l, a principal hipótese será insuficiência renal aguda ou crônica.

Se o paciente não estiver nem desidratado nem edemaciado (hiponatremia hipotônica isovolêmica), com Na$^+$ urinário > 20mEq/l, a principal hipótese é a síndrome de secreção inapropriada de hormônio antidiurético[5] e seus dois grandes diagnósticos diferenciais: hipotireoidismo e insuficiência adrenal. A síndrome de secreção inapropriada de hormônio antidiurético decorre de doenças pulmonares (tumores, abscessos, tuberculose), do sistema nervoso central (tumores, hematomas, abscessos), ou de drogas como clorpropamida, ciclofosfamida, carbamazepina, tricíclicos, antiinflamatórios não-hormonais, entre outras.

Como descobrir a causa de uma hipernatremia?

A sensação de sede é protetora em relação ao desenvolvimento de hipernatremia, que ocorre geralmente em pacientes incapazes de obter água devido à alteração do nível de consciência ou à presença de doença muito debilitante.

Se o exame clínico mostrar um paciente com aumento do volume de fluido extracelular (por exemplo, edemaciado e hipertenso), devemos pensar em hiperaldosteronismo primário, síndrome de Cushing ou iatrogenia (pacientes recebendo soluções salinas hipertônicas ou bicarbonato de sódio).

Na imensa maioria dos casos, o que se vê é um paciente com depleção do volume de fluido extracelular (desidratado), geralmente por perda de fluidos hipotônicos em doentes incapazes de obter água. Tais perdas podem ser extra-renais (diarréia, sudorese, queimadura), caracterizadas por oligúria, sódio urinário baixo e osmolaridade urinária > 800mOsm/l.

As perdas podem ser renais, por uso de diuréticos, diurese osmótica (*diabetes mellitus*, manitol ou hipercalcemia). Se o volume urinário estiver aumentado e a osmolaridade urinária for < 250mOsm/l, a principal hipótese passa a ser *diabetes insipidus*.

Finalmente, a hipernatremia pode decorrer da ingestão inadequada de água, porque o paciente está em coma (por exemplo, devido a um acidente vascular cerebral), ou apresenta hipodipsia associada a doenças hipotalâmicas neoplásicas, vasculares ou granulomatosas.

Em que pacientes o médico deve solicitar dosagem periódica do sódio sérico?

Naqueles que podem desenvolver hiponatremia, ou seja:

- Nos portadores de insuficiência renal, hipotireoidismo ou hipoadrenalismo.
- Nos diabéticos não-compensados.
- Nos usuários crônicos de diuréticos, antiinflamatórios, clorpropamida, carbamazepina e antidepressivos.
- Nos cronicamente edemaciados (cardiopatas, cirróticos e nefróticos).
- Nos portadores de polidipsia psicogênica.

E nos que estão sujeitos a apresentar hipernatremia:

- Demenciados, com seqüelas neurológicas e dificuldade de deglutição.
- Nos portadores de doenças hipotalâmicas que podem ter distúrbios nos mecanismos de sede.
- No acompanhamento dos pacientes com *diabetes insipidus*.

Em que pacientes o médico deve solicitar dosagem eventual do sódio sérico?

- Naqueles que apresentam vômitos, diarréia, febre e sudorese intensas.
- Nos desidratados.
- Na investigação de poliúria, câimbras ou rabdomiólise.
- Naqueles com sinais ou sintomas de encefalopatia (letargia, apatia, desorientação, agitação, *delirium*, convulsões, hiporreflexia ou deficiências focais).

Quando encaminhar um paciente com hiponatremia ao pronto-socorro?

Os sintomas de hiponatremia são primariamente neurológicos, e geralmente raros, a menos que o sódio fique inferior a 120-125mEq/l. Entretanto, o ritmo de desenvolvimento da hiponatremia é mais importante que o valor absoluto do sódio: se a instalação da hiponatremia é lenta, há tempo para o cérebro excretar osmóis e assim proteger-se do edema. O pior prognóstico ocorre em hiponatremia grave (Na$^+$ < 120mEq/l), que se instalou agudamente (ritmo de desenvolvimento > 0,5mEq/l/hora). Além disso, a encefalopatia hiponatrêmica é mais grave em crianças, mulheres antes da menopausa (o estrogênio diminui a habilidade de o cérebro adaptar-se ao edema), nos pacientes com hipoxemia e nos etilistas. O quadro clínico da hiponatremia inclui: anorexia, náuseas, câimbras, fraqueza muscular, letargia, desorientação, agitação, *delirium*, convulsões, hiporreflexia, deficiências focais, paralisia pseudobulbar (mutismo, disartria e disfagia), respiração de Cheyne-Stokes, depressão respiratória e apnéia[6].

Assim sendo, deverá ser encaminhado ao pronto-socorro o paciente que apresentar hiponatremia com sintomas ou sinais neurológicos, independente do nível sérico de sódio, ou aquele que apesar de assintomático apresentar Na$^+$ < 120mEq/l.

Quando encaminhar um paciente com hipernatremia ao pronto-socorro?

As manifestações clínicas atribuíveis à hiponatremia incluem tremores, irritabilidade, ataxia, espasticidade, confusão, convulsões, coma e apnéia. Os sintomas são mais prováveis se o aumento da concentração de sódio for aguda. Hipernatremia crônica é caracterizada pelo aumento da osmolaridade intracelular do sistema nervoso central devido à captação e geração de solutos (osmóis idiogênicos) que previnem a desidratação celular. Em hipertonicidade aguda, os sintomas neurológicos geralmente aparecem com osmolaridade > 320mOsm/l, coma quando > 340mOsm/l e apnéia se > 360mOsm/l. Como na prática clínica a quase totalidade dos pacientes hipernatrêmicos está desidratada e com sintomas neurológicos, pode-se generalizar que os portadores de hipernatremia devem ir ao pronto-socorro pelo menos para o início do tratamento.

Como tratar uma hiponatremia?

Nos pacientes assintomáticos do ponto de vista neurológico e que geralmente apresentam Na$^+$ > 120mEq/l, basta corrigir a doença de base:

- No grupo hipovolêmico, diminuindo ou suspendendo os diuréticos, tratando o *diabetes mellitus* com hipoglicemiantes orais ou insulina, repondo mineralocorticóide (Florinefe) nos portadores de hipoaldosteronismo, tratando sintomaticamente vômitos, diarréia e sudorese por hipertermia e, quando necessário, expandindo o paciente com solução de cloreto de sódio a 0,9% (soro fisiológico).
- No grupo hipervolêmico, orientar restrição hídrica, lembrando que mesmo a ingestão de menos de 1 litro de água por dia gera um aumento lento no sódio, de no máximo 1,5mEq/l/dia. Podemos acelerar a correção com diuréticos, associados eventualmente a digital e vasodilatadores se houver insuficiência cardíaca, e indicar diálise se houver insuficiência renal.
- No grupo euvolêmico indicamos corticóide para tratar a doença de Addison, levotiroxina para tratar hipotireoidismo e suspendemos drogas que provoquem hiponatremia (como clorpropamida). No caso de haver síndrome de secreção inapropriada de hormônio antidiurético, enquanto não se trata a doença de base (por exemplo com a exérese de um tumor pulmonar ou cerebral), pode-se orientar restrição hídrica ou diminuir o efeito do hormônio antidiurético com lítio ou demeclociclina.

Já nos pacientes que apresentam sintomas neurológicos ou nas hiponatremias graves (Na$^+$ <120mEq/l), torna-se necessário administrar sódio ativamente e, nesse caso, a correção não pode ser intempestiva, para evitar-se a ocorrência da síndrome de desmielinização osmótica. Nesta entidade, ocorre mielinólise pontina ou extrapontina e tem as seguintes características:

- Quadro clínico: tetraparesia espástica, paralisia pseudobulbar, labilidade emocional, agitação, paranóia, depressão, ataxia, parkinsonismo, incontinência urinária e coma.
- Curso: com a correção rápida da hiponatremia o paciente pode melhorar da encefalopatia hiponatrêmica e dois a seis dias após aparecem os sintomas de mielinólise. Esse curso bifásico pode não ocorrer, apresentando o paciente piora progressiva do quadro neurológico. A melhora é gradual, podendo levar de duas semanas a um ano, e as seqüelas mais comuns são espasticidade, disartria e déficit de memória.
- Imagem: não há correlação entre o tamanho da lesão à ressonância magnética e a gravidade clínica e tais imagens podem levar até 7 dias para aparecer.
- Liquor: pode haver hiperproteinorraquia.
- Eletroencefalograma: lentificação generalizada.
- Fatores de risco: mulher na pré-menopausa, alcoolismo, hipóxia, hipocalemia e hiponatremia crônica.
- Fisiopatologia: correção rápida da hiponatremia, por qualquer método.
- Tratamento: puramente de suporte (L-dopa, antidepressivos, neurolépticos, fisioterapia, fonoaudiologia).
- Prevenção[7]: nas primeiras 48 horas, que são as críticas, variar o nível sérico de sódio no máximo em 0,5mEq/l/h. Assim, por exemplo, o sódio de 110mEq/l após 24 horas seria de 122mEq/l. Em algumas situações especiais, como nas hiponatremias agudas em pacientes fortemente sintomáticos, a correção deve ser mais rápida. Por exemplo, em paciente com convulsões decorrentes de sódio de 112mEq/l podemos variá-lo nas primeiras 3 horas na taxa de 1mEq/l/h, levando-o a 115mEq/l. Verificando que não há novas convulsões, reduzimos para 0,5mEq/l/h nas próximas 6 horas, atingindo uma taxa de 118mEq/l. A elevação do sódio de 112 para 118mEq/l em 9 horas pode ocasionar uma surpreendente melhora neurológica. Não há a menor necessidade de aumentar agudamente o nível de sódio para níveis normais.

Para se corrigir uma hiponatremia pode-se usar a fórmula:

Deficiência de Na$^+$ =
água corpórea total × (Na$^+$ desejado – Na$^+$ atual)

Água corpórea total =
0,6 × peso em crianças e homens jovens
0,5 × peso em mulheres jovens e homens idosos
0,45 × peso em mulheres idosas

Quantidade de sódio em mEq/l presente nas soluções de:

Cloreto de sódio a 0,9% (soro fisiológico)	154
Cloreto de sódio a 3%	513
Cloreto de sódio a 5%	855
Ringer-lactato	130

Para finalizar, daremos um exemplo prático: um homem jovem de 70kg, hemodinamicamente estável, apresenta hiponatremia crônica de 105mEq/l devido a uso de diurético, dieta hipossódica e ingestão de água livre. Decidiu-se elevar o sódio para 120mEq/l a uma taxa de 0,5mEq/l/h, usando cloreto de sódio a 0,9%.

Deficiência de Na$^+$ = 0,6 × 70kg × (120 – 105) = 630mEq.
Precisaremos de 630/154 = 4 litros de cloreto de sódio a 0,9%

Para variar o sódio em 15mEq (de 105 para 120) na taxa de 0,5mEq/l/h, precisaremos de 30 horas. Portanto, prescreveremos 4.000ml de soro fisiológico em 30 horas, ou seja, 133ml/hora. Como essa taxa é uma estimativa, os eletrólitos devem ser monitorados. Quando o sódio atingir 120mEq/l, a solução salina será interrompida e serão administrados alimentos ricos em sal, como canja de galinha, além de restrição hídrica, para gradualmente atingir-se um nível sérico de sódio normal em alguns dias.

Como tratar uma hipernatremia?

No tratamento, identificar a condição de base que levou à hipernatremia é necessária para a condução satisfatória do caso. Saber se a instalação do distúrbio foi rápida (em horas) ou lenta (em dias) é também importante, pois a adaptação do sistema nervoso central faz-se lentamente. Além disso, o quadro clínico pode determinar a rapidez do tratamento a ser instituído. A deficiência de água livre pode ser estimada como a diferença entre a água corpórea total normal (ACTN) e a água corpórea total apresentada no momento do diagnóstico da hipernatremia (ACTD).

$$ACTD = ACTN \times (140/Na^+)$$

Tomando como exemplo um homem de 70kg, com o sódio sérico de 160mEq/l, temos:

ACTN = 0,6 × 70 = 42 litros
ACTD = 42 × 140/160 = 36,75 litros
Deficiência de água = 42 – 36,75 = 5,25 litros

É importante frisar que o cálculo da deficiência de água livre não representa inteiramente os objetivos de reposição do tratamento. É preciso equacionar a reposição com as possíveis perdas de água que ainda estejam ocorrendo, além de determinar a condição de base responsável pela hipertonicidade, para que seja tratada. A correção excessivamente rápida da hipernatremia é perigosa, particularmente em pacientes hipertônicos há mais de 24 horas, pelo risco de letargia e convulsões secundárias ao edema cerebral. O sódio plasmático deveria ser corrigido a uma taxa inferior a 0,5mEq/l/h nos pacientes assintomáticos e 1mEq/l/h nos sintomáticos, sempre monitorando a natremia e o estado de hidratação. Como regra geral, recomenda-se que metade da deficiência de água seja reposta nas primeiras 24 horas acrescidas das perdas contínuas e das perdas insensíveis (25 a 50ml/h), e o restante nas 48 horas seguintes.

No início do tratamento, quando existe habitualmente hipotensão ou mesmo choque, a reposição da volemia torna-se a prioridade, devendo ser feita com solução de cloreto de sódio a 0,9% (cuja osmolaridade é de 308mOsm/l, portanto freqüentemente menor que a do paciente) ou colóide. Não há nenhuma incongruência em administrar inicialmente solução com sódio a um paciente que está hipernatrêmico, já que, desse modo, evita-se queda abrupta da osmolaridade com conseqüente edema cerebral, e a presença de sódio na solução faz com que mais água fique no compartimento intravascular, evitando a piora da hipotensão e a progressão de eventual insuficiência pré-renal para necrose tubular aguda. Após a reversão dos sinais de colapso vascular, inicia-se a reposição hipotônica com cloreto de sódio a 0,45% (50% de soro fisiológico + 50% de soro glicosado a 5%). Nos casos de hipernatremia acompanhada de hiperglicemia, a glicosúria com diurese osmótica piora a hipertonicidade. Nesses casos, a deficiência de água pode ser estimada empiricamente em 10% do peso do paciente e a reposição pode ser mais rápida.

Nos pacientes com estoque de sódio normal, como nos casos de *diabetes insipidus*, basta repor água por via oral ou soro glicosado a 5% por via intravenosa, além, é claro, da reposição de hormônio antidiurético.

Nos raros casos associados à hipervolemia, administra-se soro glicosado a 5% e diurético de alça, como furosemida.

REFERÊNCIAS BIBLIOGRÁFICAS

1. Halperin M, Kamel KS. Potassium. Lancet 1998; 352:135. ▪ 2. Gennari FJ. Hypokalemia. N Engl J Med 1998; 339:451. ▪ 3. Rastergar A, Soleimani M. Hypokalaemia and hyperkalaemia. Postgrad Med J 2001; 77:759. ▪ 4. Malcolm ST. Distúrbios eletrolíticos. In: Eletrocardiograma. 2ª ed, Porto Alegre: Artes Médicas, 1997, p 258. ▪ 5. Reeves WB, Bichet DG, Andreoli TE. Posterior pituitary and water metabolism. In: Williams Textbook of Endocrinology. 9th ed, Philadelphia: WB Saunders Company, 1998, p 341. ▪ 6. Lee BW, Coggins CH. Hyponatremia. In: Quick Consult Manual of Evidence – Based Medicine. 1st ed, Philadelphia: Lippincott-Raven, 1997, p 40. ▪ 7. Adrogué HJ, Madias NE. Hyponatremia. N Engl J Med 2000; 342:1581.

MÓDULO 8

SINTOMAS ARTICULARES

- Ombro doloroso
- Cervicalgia
- Lombalgias
- Reumatismo de partes moles
- Lesões causadas pelos exercícios
- Gota
- Artrite reumatóide
- Osteoartrites
- Lúpus eritematoso sistêmico
- Outras doenças do tecido conjuntivo
- Vasculites sistêmicas – diagnóstico e tratamento
- Espondiloartropatias – artrites soronegativas
- Artrites infecciosas
- Membros inferiores

52. OMBRO DOLOROSO

Fernando P.F. de Campos
Marcio Campos

O ombro doloroso é queixa freqüente na prática médica geral com relatos de prevalência de 8 a 20% na população com idade superior a 30 anos, havendo maior predominância entre os idosos.

O conhecimento das doenças crônicas e agudas que acometem o ombro permite, muitas vezes, ao clínico geral o diagnóstico (por meio de história e exame clínico criteriosos e exames de imagem) e o tratamento sem a obrigatoriedade do encaminhamento ao ortopedista ou reumatologista.

O ombro doloroso pode estar associado a inúmeras condições clínicas reumatológicas ou ortopédicas do próprio ombro ou de doenças torácicas, abdominais ou da coluna cervical e pode ainda acompanhar doenças metabólicas e tumorais. A história de traumatismo bem como a maneira como este se estabeleceu pode ajudar no diagnóstico da lesão.

O diagnóstico, a interpretação dos exames e o tratamento das doenças do ombro requerem o conhecimento da função e anatomia das estruturas ligadas a esta articulação[1,2].

ANATOMIA

A cintura escapular é composta pelos ossos: úmero, escápula e clavícula, além da musculatura e dos ligamentos adjacentes. A movimentação normal do ombro depende do movimento integrado e uniforme das articulações glenoumeral, acromioclavicular, esternoclavicular e escapulotorácica. Durante a elevação, abdução e flexão do ombro ocorre também o deslizamento da escápula pela face póstero-lateral do tórax e o giro da clavícula sobre seu próprio eixo (movimento que é permitido pela presença de discos nas articulações esternoclavicular e acromioclavicular).

A cápsula articular glenoumeral é constituída por cápsula fibrosa, ligamentos e *labrum* glenóide, é espessada pelos músculos do manguito rotador adjacente à articulação e pelo tendão da cabeça longa do bíceps.

A articulação glenoumeral é dentre as articulações do corpo humano a que sofre luxação mais freqüentemente. Esta articulação é feita entre a cabeça do úmero e a "rasa" fossa glenóide da escápula. O diâmetro e a profundidade da fossa glenóide são aumentados pelo *labrum* glenóide fibrocartilaginoso. O fato de ser uma articulação rasa permite a movimentação quase que hemisférica do braço à custa de fina estabilidade. Esta estabilidade depende da integridade das estruturas que compõem o "tecido mole" adjacente, muito mais que de estruturas ósseas envolvidas na articulação.

A estabilidade glenoumeral deve-se a componentes estáticos e dinâmicos. A estabilidade estática da articulação do ombro é assegurada pelas superfícies articulares dos ossos, complexo cápsula-*labrum* e ligamentos. A estabilidade dinâmica é mantida pelos músculos do manguito rotador, músculos rotadores escapulares e tendão da cabeça longa do bíceps.

O manguito rotador é de extrema importância para a estabilidade fina do ombro. Os músculos que compõem o manguito são responsáveis pela manutenção da cabeça umeral em contato com a glenóide durante a movimentação do ombro. Individualmente, esses músculos têm funções importantes: o músculo subescapular, que é anterior na articulação e importante rotador interno; o músculo supra-espinhal encontra-se superiormente e realiza a abdução e elevação do membro; os músculos infra-espinhal e redondo menor, que estão posteriormente, executam a rotação externa do ombro.

Quando o músculo deltóide se contrai, por exemplo, se o manguito rotador estiver lesado, haverá deslocamento da cabeça umeral superiormente comprimindo a bursa e o próprio manguito contra o acrômio. Esse impacto, que geralmente ocorre à noite, é muito doloroso e característico da lesão do manguito rotador.

A estabilidade da escápula é muito importante para a movimentação do ombro, pois na movimentação da cintura escapular as articulações glenoumeral e escapulotorácica trabalham simultaneamente.

Em indivíduos normais, aproximadamente um terço da elevação é atribuída à movimentação escapulotorácica e dois terços é promovida pela articulação glenoumeral[1-3].

As estruturas do ombro estão organizadas em quatro camadas:

1. A camada mais superficial é constituída pelos músculos deltóide, peitoral maior e menor e trapézio, e logo abaixo o acrômio, a clavícula e o ligamento coracoacromial (Fig. 8.1).
2. Abaixo dessa camada superficial está a bursa subacromial ou subdeltóidea, que permite o livre deslizamento das estruturas inferiores (manguito rotador) em relação à capa superior – principalmente o acrômio (Figs. 8.1 e 8.2).
3. Abaixo da bursa desliza o manguito rotador. A compressão repetitiva do manguito rotador pela tuberosidade maior do úmero contra o acrômio e/ou ligamento coracoacromial durante a abdução é responsável por alterações inflamatórias e degenerativas mais comuns do manguito rotador.
4. Abaixo do manguito rotador estão: a cápsula fibrosa, os ligamentos glenoumerais e o espaço articular (cabeça umeral e glenóide).

HISTÓRIA CLÍNICA

Aproximadamente 85% dos pacientes com queixa de dor no ombro são portadores de doença primária do ombro e o restante portadores de dor irradiada (principalmente da coluna cervical) ou de dor referida de outras doenças clínicas.

As causas de dor no ombro variam com a idade. Os adolescentes e os adultos jovens apresentam geralmente lesões causadas por traumatismos (dentre eles o esporte é a causa mais importante) ou sobrecarga musculoarticular do ombro (ocupacional). Dentre os idosos, a dor do ombro decorre principalmente de lesões degenerativas do manguito rotador, como a tendinite ou mesmo as rupturas, parcial ou completa, desses tendões. Nessa faixa etária também ocorre, com alguma freqüência, a capsulite adesiva (ombro congelado) e a osteoartrose.

História de traumatismo, doenças crônicas (*diabetes mellitus*, hipotireoidismo), neoplasias (mama, pulmão, rim, próstata) ou uso de corticosteróide são dados importantes na avaliação do ombro doloroso. No caso das neoplasias, a dor do ombro costuma ser intensa e de caráter progressivo, permanece por todo o dia e não se altera com a movimentação. O uso de corticóide por tempo prolongado pode causar a osteonecrose da cabeça umeral, que também se manifesta com dor à mobilização do ombro.

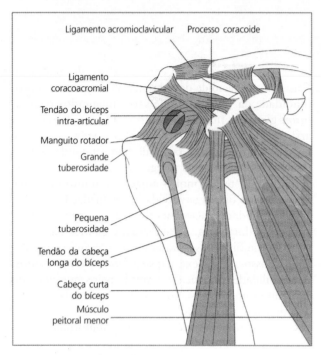

Figura 8.1 – Articulação glenoumeral (vista anterior). Adaptado de Dalton, 1998.

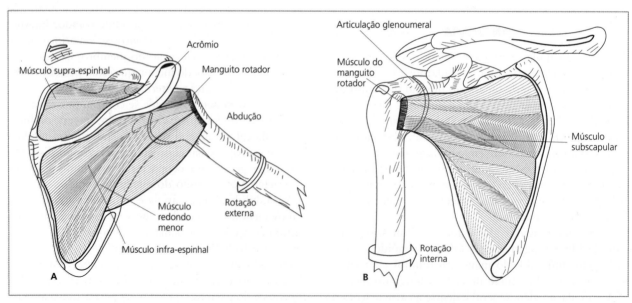

Figura 8.2 – Principais músculos que compõem o manguito rotador. **A)** Vista posterior. **B)** Vista anterior.

A maior parte (90%) das luxações glenoumerais são anteriores e decorrem de traumatismo desportivo. No entanto, as luxações posteriores ocorrem principalmente em pacientes que apresentam convulsões tônico-clônicas generalizadas ou vítimas de choque elétrico. Não é raro essas luxações passarem despercebidas pelo médico ou serem confundidas com capsulite adesiva.

O tipo de atividade ocupacional ou prática de esporte são dados importantes na história. O trabalho com as mãos elevadas ou carregar peso sobre os ombros são exemplos de ocupações que causam lesões no ombro. Esportes como natação e tênis também são exemplos de atividades traumáticas ao ombro.

Há casos em que a localização da dor pode auxiliar o diagnóstico por apresentar padrão característico, que são:

Dor lateral ou deltóidea – é a referida na região do músculo deltóide, lateral, agravada por elevação do braço. É a dor clássica associada à síndrome do impacto e aos vários estágios da tendinite do manguito rotador (arco doloroso). Quando acompanhada de enrijecimento e limitação dos movimentos de rotação e abdução, pode tratar-se de capsulite adesiva. Quando esse padrão de dor é acompanhado de fraqueza muscular para rotação externa e/ou abdução (principalmente para iniciar esses movimentos), deve-se pensar em tendinite do manguito rotador com ou sem ruptura.

Dor anterior do ombro – é um padrão menos freqüente que a dor lateral, pode caracterizar o comprometimento das articulações acromioclavicular e glenoumeral, ou os tendões anteriores: cabeça longa do bíceps, subescapular, peitoral.

Dor posterior do ombro – é menos freqüente. Geralmente associada a doenças da coluna cervical e contraturas musculares de origem postural ou tensional. Entretanto, lesões do manguito rotador podem causar dor em toda a área da escápula.

Dor localizada – a osteoartrite ou subluxação da articulação acromioclavicular devem ser sempre suspeitadas quando o padrão de dor for bem localizado a ponto de o paciente definir com o dedo o local afetado. Outro exemplo de dor localizada é a tendinite da cabeça longa do bíceps, quando ela é localizada na região anterior do ombro.

Dor referida – se ela não se alterar com a movimentação, é mais provável que seja dor referida, porém, se ocorre piora com a movimentação ativa e/ou passiva, muito provavelmente é o ombro o local afetado.

EXAME CLÍNICO

O exame clínico do ombro envolve a inspeção estática, a palpação e a inspeção dinâmica (mobilização), comparando-se o lado acometido com o contralateral (tomado como normal). Na inspeção estática, procura-se edema ou aumento de partes moles, eritema, equimoses, cicatrizes, protuberâncias ósseas anormais (deformidades), atrofia muscular, e a palpação servirá para confirmar a inspeção.

Determinar a origem da dor é muito importante e inicia-se com exame da coluna cervical (pescoço), escápula, ombro, cotovelo e punho. Para tanto, será necessário empregar a combinação de movimentos passivos (Fig. 8.3) e ativos com e sem resistência.

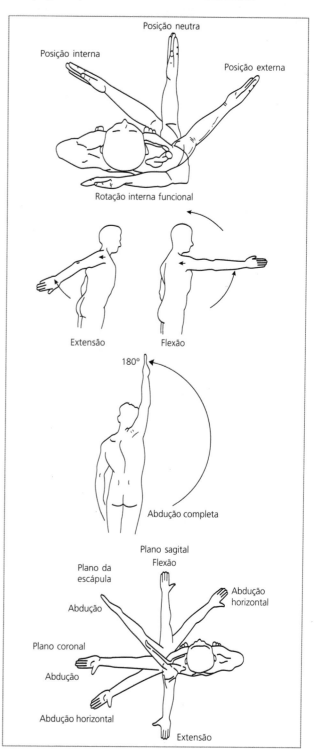

Figura 8.3 – Movimentos da articulação do ombro (adaptado de Godinho).

583

A mobilização ou movimentação ativa e passiva de ambos os ombros deve ser testada na abdução, flexão, extensão, rotações interna e externa (estas duas últimas com o braço junto ao corpo ou em abdução de 90 graus). Quando não houver impedimento ou prejuízo na movimentação passiva do ombro, é pouco provável que haja comprometimento da articulação glenoumeral (por exemplo, artrose). Por outro lado, se a dor é menor com a movimentação passiva em comparação com a ativa, a lesão deve ser de elementos periarticulares e não da articulação (por exemplo, tendinite do músculo rotador).

A movimentação ativa é feita solicitando-se ao paciente que execute movimentos como:

Abdução – elevar os braços lateralmente até que os dedos apontem o teto. Normalmente se consegue movimento de 180 graus. Ao executar essa manobra, podemos observar: 1. dificuldade para iniciar o movimento, ou 2. a amplitude pode estar diminuída (não se consegue chegar com ambas as mãos à mesma altura). A dor no início da abdução sugere doença do tendão do músculo supra-espinhoso; na metade do movimento, impacto subacromial; e no final artrite acromioclavicular – manobra do arco doloroso (Fig. 8.4).

ciente coloca o cotovelo junto ao corpo, com o antebraço fletido a 90 graus o examinador segura o cotovelo contra o corpo do paciente enquanto este faz a abdução. O tendão da cabeça longa do bíceps pode ser pesquisado com o teste de Speed[1-5] (Fig. 8.6).

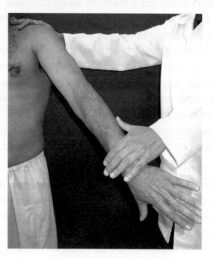

Figura 8.5 – Teste de Jobe (teste para o músculo supra-espinhal). Abdução no plano da escápula contra resistência, antebraço em pronação).

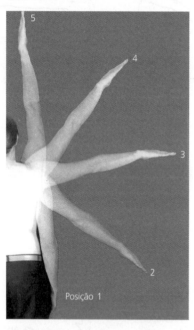

Figura 8.4 – Arco doloroso: abdução completa de 180 graus. A dificuldade para iniciar o movimento (da posição 1 para a 2) pode corresponder à lesão do tendão do músculo supra-espinhal, dor na posição 2 (passiva) pode corresponder a impacto grave, moderado a 60 graus e leve quando aparece na posição 3, ou seja, 90 graus. Dor na posição 4 e 5 pode corresponder à artrite acromioclavicular.

O teste do tendão do músculo supra-espinhoso sob resistência é feito com o braço abduzido, cotovelo estendido, antebraço pronado (teste de Jobe) (polegar apontado para baixo), segura-se no punho e pede-se para o paciente elevar o braço (Fig. 8.5). Abdução sob resistência testa os músculos deltóide e supra-espinhal. O pa-

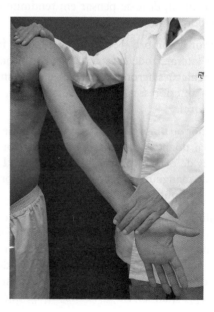

Figura 8.6 – Teste de Speed (teste para tendão da cabeça longa do bíceps e estruturas subacromiais). Abdução no plano da escápula sob resistência, cotovelo estendido e antebraço em supino.

Adução – pede-se para o paciente pegar o ombro contralateral. A manobra sob resistência para esse movimento é feita com leve abdução do ombro, o examinador segura o cotovelo do paciente e pede para ele juntar o cotovelo ao corpo oferecendo resistência. Dessa forma, testa-se principalmente o músculo peitoral maior.

Extensão – movimento realizado no sentido posterior, partindo da posição de repouso no plano sagital, a amplitude é de aproximadamente 60 graus.

Flexão – com o cotovelo estendido e o antebraço em supino, pede-se para o paciente elevar o braço anteriormente. Sob resistência, testa-se o bíceps e seus tendões. Nessa manobra fica mais fácil palpar o tendão da cabeça longa, pois com esse movimento expõe-se a depressão entre as tuberosidades da cabeça do úmero (canaleta) na região anterior do ombro.

Rotação interna – solicita-se ao paciente que coloque o dorso da mão nas costas, encostando o polegar na apófise espinhosa o mais superior possível (lombar ou torácica). Pode-se testar esse movimento sob resistência segurando o punho do paciente com o braço junto ao corpo, cotovelo fletido a 90 graus, impedindo-o de encostar sua mão no abdome. A dor ou a diminuição da amplitude desse movimento testa o acometimento do músculo subescapular que forma o manguito rotador. O teste de Gerber (ou *lift off*) (Fig. 8.7) é feito com o paciente na posição ortostática, rotação interna e extensão do ombro, mão atrás do tronco e cotovelo fletido em 90 graus. Solicita-se então que o paciente mantenha a mão distante do tronco, contra resistência do examinador. Nos casos de disfunção do músculo subescapular, a mão do paciente não vence a resistência e cai de encontro ao tronco[7].

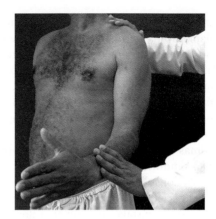

Figura 8.8 – Rotação externa sob resistência (teste para os músculos infra-espinhal e redondo menor). Solicita-se ao paciente que execute a rotação externa do braço com o cotovelo junto ao corpo e cotovelo fletido sob oposição do examinador.

DOENÇAS MAIS PREVALENTES
SÍNDROME DO IMPACTO

A síndrome do impacto resulta da compressão de estruturas do manguito rotador e da bursa subacromial entre a grande tuberosidade da cabeça do úmero e o acrômio. Essa compressão ocorre com freqüência quando se executa atividades com os braços elevados acima da cabeça acompanhada por dor de grau variado. A síndrome do impacto é suspeitada quando os sintomas persistem e interferem com o desempenho da atividade normal e habitual[8].

A síndrome do impacto é mais freqüente entre as quarta e quinta décadas da vida, porém pode acometer jovem. Seu desenvolvimento depende da atividade do paciente e das condições do espaço subacromial (onde passa o músculo supra-espinhal, a cabeça longa do bíceps e a bursa; delimitado pelo acrômio e ligamento corocoacromial superiormente e a cabeça umeral e tuberosidade maior inferiormente) (Fig. 8.9). Um acrômio mais "ganchoso" ou osteófitos na articulação acromioclavicular (artrose), por exemplo, podem diminuir a luz desse espaço e causar o impacto.

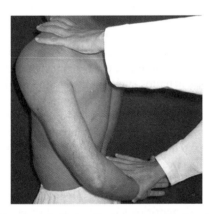

Figura 8.7 – Teste de Gerber (teste para o músculo subescapular). Paciente na posição ortostática faz rotação interna e extensão do ombro, coloca a mão atrás do tronco e flexiona o cotovelo em 90 graus. Solicita-se então que ele mantenha a mão distante do tronco, contra resistência do examinador.

Rotação externa – com o braço junto ao corpo, cotovelo fletido em 90 graus, desloca-se o antebraço lateralmente, mantendo o cotovelo fixo (geralmente se consegue amplitude de 45 a 60 graus). Pode-se testar esse movimento sob resistência pedindo para o paciente cruzar os dedos das mãos na nuca e tentar puxar a cabeça anteriormente. O teste da rotação externa sob resistência também pode ser feito pedindo-se para o paciente executar a rotação externa do braço com o cotovelo junto ao corpo e o cotovelo fletido sob oposição do examinador (Fig. 8.8). A dor ou diminuição da amplitude desse movimento testa os rotadores externos, principalmente o tendão e o músculo infra-espinhal (80% da força) e menos importante o músculo redondo menor (20% da força).

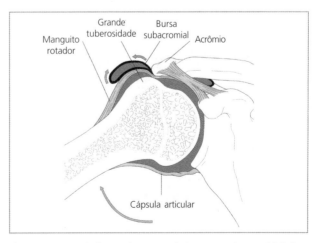

Figura 8.9 – Articulação glenoumeral. Impacto subacromial (adaptado de Dalton).

O impacto crônico, se não tratado adequadamente, leva a inflamação da bursa (bursite), tendinite do manguito rotador e ruptura dos tendões do manguito rotador (95% dos casos de rotura do manguito rotador são causados por impacto crônico). Dessa forma, a bursite subacromial representa fenômeno reativo ao impacto, tornando-se espessada e fibrótica, muitas vezes necessitando de tratamento cirúrgico.

Os sintomas da síndrome do impacto são muito semelhantes à tendinite do manguito rotador. Elevar o braço provoca dor sobre o deltóide lateral ou braço (apenas 10% dos pacientes descrevem a dor na região anterior do ombro). De instalação gradual, a dor é também notada à noite ao dormir sobre o ombro acometido.

O diagnóstico geralmente é confirmado pelo exame clínico; entretanto, alguns exames especializados poderão ser necessários para diferenciar tendinite ou ruptura do manguito rotador. Caracteristicamente, vamos encontrar:

- Dor ao executar a abdução e elevação do braço no plano da escápula que geralmente se inicia a 90 graus.
- Não há dor no início da movimentação ativa contra resistência.
- Movimentação normal da articulação glenoumeral (sem bloqueio mecânico).
- Força muscular preservada ou diminuída por atrofia muscular.

A manobra do arco doloroso determinará o grau do impacto: leve quando a dor aparece somente aos 90 graus, moderado quando é desencadeada aos 60 graus e grave quando ocorrer aos 45 graus (ver Fig. 8.4).

Outra manobra também utilizada para a pesquisa do impacto é o sinal de Hawkins, que consiste em fletir o braço a 90 graus e rodar internamente o ombro (polegar para baixo), dessa forma aproxima-se mais a grande tuberosidade do úmero ao acrômio (Fig. 8.10).

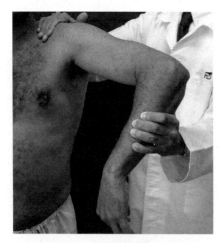

Figura 8.10 – Manobra de Hawkins (teste irritativo de estruturas subacromiais). Flexão passiva do braço a 90 graus no plano da escápula, cotovelo em 90 graus de flexão, faz-se a rotação interna máxima do ombro.

O dolorimento subacromial deve ser pesquisado aplicando-se firme pressão ao local[6,7] (Fig 8.11).

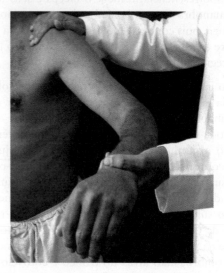

Figura 8.11 – Teste do impacto. Examinador apóia uma das mãos sobre o ombro do paciente, e com a outra mão, passivamente, provoca abdução do braço. Este movimento pode provocar dor a 30, 60, 90 graus ou mais.

Exames complementares – devemos iniciar investigação sempre com radiografia simples, pois algumas alterações ósseas auxiliarão o diagnóstico. Essas alterações podem ser: 1. no acromio (formato irregular, má fusão óssea ou osteófito); 2. na articulação acromioclavicular (artrose com osteófito); ou 3. seqüelas de fraturas do ombro. Esses achados sugerem estreitamento do espaço subacromial e conseqüentemente aumento do impacto nas estruturas que passam por esse espaço (músculo supra-espinhal, bursa e tendão da cabeça longa do bíceps). Com o tempo, instala-se processo inflamatório que pode evoluir para ruptura completa dessas estruturas.

Na suspeita de lesão do manguito rotador, a ultrasonografia pode ser solicitada pois lesões tendíneas ou processos inflamatórios são avaliados por esse método. A radiografia contrastada também diagnostica as lesões do manguito rotador, porém tem a desvantagem de ser um exame invasivo.

A ressonância magnética é o exame mais completo, pois por meio dela poderemos ver mínimas lesões dos tendões e das outras estruturas relacionadas à síndrome do impacto. Deve ser solicitada no caso de insucesso de tratamento ou para planejamento cirúrgico.

Tratamento – o tratamento conservador deve ser realizado pelo menos inicialmente em todos os pacientes com síndrome do impacto e a grande maioria melhora após um período de três a quatro meses. Esse tratamento consiste em repouso do ombro por poucos dias na fase aguda, assim como uso de antiinflamatórios não-hormonais, analgésicos e crioterapia. Passada a fase aguda ou inicial, deve-se iniciar o mais cedo possível o tratamento fisioterápico. Neste momento, a avaliação criteriosa das atividades do paciente deve ser realizada para orientação desse tratamento, que visa a analgesia, equilíbrio muscular e amplitude de movimento. Os movimentos acima de 90 graus devem ser evitados na fase inicial, e aos poucos, à medida que a dor for diminuindo, permite-se aumentar essa amplitude.

Não se deve imobilizar o ombro ou qualquer outra articulação por muito tempo. Semanas ou mesmo até dias de imobilização, dependendo do paciente, pode evoluir para capsulite adesiva. Nos pacientes mais jovens (20 a 30 anos) a chance de sucesso é bem maior, pois dificilmente o manguito rotador está roto. Já nos pacientes com idade superior a 50 anos, o risco de ruptura é maior com conseqüente maior probabilidade de indicação cirúrgica para o tratamento. De modo geral, a cirurgia está indicada após 3 a 12 meses de insucesso com o tratamento conservador bem realizado. A cirurgia irá ampliar o espaço subacromial e reparar as lesões do manguito rotador. Pode-se realizar cirurgia aberta ou por via artroscopia.

TENDINITE DO MANGUITO ROTADOR

A tendinite do manguito rotador compreende principalmente a inflamação do tendão do músculo supra-espinhal e menos freqüentemente dos outros tendões. Movimentos repetitivos com os braços elevados como puxar, empurrar, sustentar peso etc., executados de forma crônica, desencadeiam irritação nos tendões. Essa é a causa principal da queixa de dor no ombro dos pacientes com idade superior a 30 anos[9].

A maior parte dos pacientes não refere traumatismo ou queda. Edema, hemorragia e inflamação causam dor principalmente ao executar movimentos com os braços elevados acima da cabeça, e dor ao se deitar sobre o ombro (o que muitas vezes desperta o paciente). A dor é de localização lateral e o paciente fricciona a mão sobre o músculo deltóide para explicar sua localização.

O exame clínico mostra:

- Dolorimento focal subacromial e em deltóide lateral.
- Impacto subacromial.
- Dor à movimentação ativa sob resistência à abdução (músculo supra-espinhal) e rotação externa (músculo infra-espinhal).
- Articulação glenoumeral com movimentos normais.

O impacto subacromial é testado com o examinador colocando uma das mãos sobre o ombro do paciente e a outra segura o punho e abduz passivamente o ombro nos planos da escápula e lateral, provocando impacto (ver Fig. 8.10). O teste do "arco doloroso" (dor entre 60 e 120 graus) é positivo.

A força muscular deve estar normal, porém sua avaliação pode ser prejudicada pela presença da dor. Assim sendo, pode-se injetar xilocaína no local da dor e a seguir testar a força muscular que se apresentará normal.

O termo bursite, amplamente utilizado, deve ser empregado com cautela, pois raramente a bursa se encontra isoladamente inflamada. O que ocorre é um processo inflamatório do tendão que pode estender-se para a bursa, resultando, portanto, em tendinite acompanhada de bursite. O comprometimento isolado mais freqüente é o do tendão e não o da bursa.

Exames complementares e tratamento – o tratamento conservador é preconizado inicialmente para todas as tendinites do manguito rotador. Nas fases agudas, de dor mais intensa, usam-se antiinflamatórios não-hormonais, analgésicos, crioterapia e fisioterapia (analgesia e exercícios passivos leves). O afastamento do paciente de suas atividades profissionais é geralmente necessário, pois na maioria deles os movimentos realizados no trabalho (digitação – DORT – doença ocupacional relacionada ao trabalho, esforços com os membros elevados etc.) são os responsáveis pela tendinite.

Nos casos crônicos, o tratamento (basicamente fisioterapia e antiinflamatórios não-hormonais ou hormonais) é mais prolongado que nos casos agudos, que melhoram em poucas semanas ou meses. Nesses casos mais prolongados, causas anatômicas para a tendinite como a síndrome do impacto deve ser pesquisada que, eventualmente, pode necessitar de tratamento cirúrgico.

O uso de infiltrações com corticóide intra-articular ou subacromial é de uso comum, mas também muito criticado. Acredita-se que, quando usado poucas vezes (± duas aplicações em quatro meses) e quando bem indicado (quadros crônicos, sem lesões completas e sem contra-indicações clínicas) pode auxiliar na recuperação desses pacientes.

RUPTURA DO MANGUITO ROTADOR

A ruptura do manguito ocorre como resultado de síndrome do impacto crônico ou degeneração progressiva dos tendões por traumatismos repetitivos em 95% dos casos ou por traumatismo agudo de maior intensidade em 5% dos casos. Dentre os músculos que compõem o manguito rotador, o supra-espinhal é o mais freqüentemente lesado (Fig. 8.12).

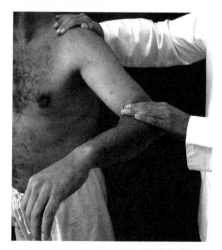

Figura 8.12 – Teste da abdução sob resistência (teste ativo). Abdução no plano da escápula sob resistência do examinador com cotovelo fletido. Testa a integridade do músculo supra-espinhal.

Pacientes com história de tendinite do manguito rotador, uso crônico de corticosteróide e idosos são de maior risco para ruptura. A lesão bilateral não é incomum nesses grupos de pacientes. Muitas vezes, o paciente relata dor crônica (tendinite) que se intensificou após traumatismo ou movimento brusco não usual. Existe associação entre luxação e rotura do manguito rotador em pacientes com idade avançada.

A ruptura é rara nos indivíduos jovens, acontecendo principalmente no traumatismo agudo de grande impacto.

O manguito roto é incapaz de manter a cabeça umeral na glenóide, assim a cabeça do úmero pode migrar superiormente. A lesão, se não corrigida, tende a aumentar, piorando a dor e diminuindo a amplitude dos movimentos, evoluindo para artropatia degenerativa.

O paciente irá se queixar de fraqueza muscular, dificuldade para colocar a mão atrás da cabeça, dor noturna e perda da função do ombro e/ou sintomas semelhantes à tendinite do manguito rotador. O paciente não conseguirá fazer abdução do braço sob resistência (Fig. 8.13).

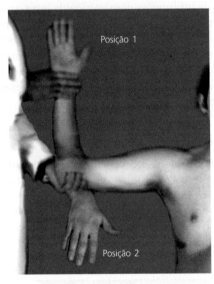

Figura 8.13 – Teste para o músculo redondo menor (teste do chifre caído). Braço abduzido a 90 graus. Passivamente o examinador leva o antebraço até a posição 1 e solicita que o paciente assim o mantenha. Com a lesão do músculo redondo menor o antebraço cai para a posição 2.

Se a ruptura for pequena e ocorrer no sentido das fibras do tendão, prevalecerá dor à impotência funcional. Porém, se a ruptura for grande e afetar mais de um tendão ou for transversal ao sentido das fibras o paciente irá se queixar de fraqueza, dor e perda funcional (não consegue colocar mão sobre a cabeça, abduzir o braço, incapacidade para puxar ou empurrar objetos, colocar o dorso da mão nas costas – a depender do músculo lesado). Pode haver história de dor pregressa insidiosa antes do evento agudo. Nesses casos, encontra-se o sinal do "braço caído" – eleva-se o braço do paciente a 90 graus e pede-se para ele mantê-lo nessa posição. O sinal é positivo quando o paciente não consegue segurar ou manter o braço nessa posição. Da mesma forma, o paciente não consegue descer lentamente o braço elevado até colocá-lo junto ao corpo. O diagnóstico é marcado pela fraqueza muscular. Em rupturas crônicas (meses ou semanas), a palpação da fossa escapular pode evidenciar atrofia dos músculos supra e infra-escapular.

Exames complementares – quando se suspeita de lesão do manguito rotador, o melhor exame para se detectar, quantificar e planejar o tratamento é a ressonância magnética, porém há de se considerar seu alto custo. Na impossibilidade de se solicitar a ressonância magnética, a ultra-sonografia é útil e visualiza a maioria das lesões, excetuando-se as pequenas e as incompletas.

A radiografia e a tomografia computadorizada podem mostrar alterações indiretas como elevação da cabeça umeral e osteófitos, ou seja, as prováveis causas do impacto que podem ter levado à ruptura do manguito rotador.

Tratamento – o tratamento das lesões do manguito rotador depende principalmente da extensão da lesão, da idade e da atividade do paciente. Se o paciente for jovem, o tratamento cirúrgico deve ser indicado para se evitar aumento da lesão. Geralmente, esses casos são ocasionados por traumatismo, estando os tendões e o osso em boas condições para a reparação. Já para os pacientes mais idosos, cujas lesões são degenerativas, pode-se tentar o tratamento conservador, que inclui o uso de antiinflamatórios não-hormonais, fisioterapia e diminuição das atividades. Porém, se o paciente for ativo, apresentar boas condições clínicas e tendões em condições de sutura, a cirurgia também deve ser realizada para se obter melhora da dor e dos movimentos do paciente. Em lesões extensas e de longa data, a probabilidade de sucesso com a cirurgia é menor, fato este que deve ser considerado quando da sua indicação. A cirurgia pode ser realizada a céu aberto ou por via artroscópica (com retorno mais rápido às atividades). Realiza-se a descompressão subacromial (ressecção da região ântero-lateral do acrômio) e reparação das lesões do manguito.

CAPSULITE ADESIVA (OMBRO CONGELADO)

A capsulite adesiva é caracterizada por contratura da cápsula articular, sendo uma condição clínica de etiologia desconhecida caracterizada por dor e restrição ativa e passiva dos movimentos do ombro (principalmente elevação, rotações interna e externa) sem que se observe nenhum bloqueio mecânico ósseo ou incongruência articular (osteoartrose).

A cápsula articular perde sua distensibilidade e em casos de longa evolução há formação de aderências ou adesões entre a cápsula e a cabeça do úmero[9].

Ocorre mais freqüentemente entre as quarta e sexta décadas de vida, muitas vezes é idiopática, ou mais provavelmente multifatorial. Permanece ainda obscuro se a contratura da cápsula do ombro é um processo passivo relacionado ao desuso ou se é um processo ativo devido à inflamação.

A ruptura ou a tendinite do manguito rotador (mais freqüente), bursite subacromial, fraturas da cabeça ou colo do úmero, radiculopatia cervical ou paralisia após acidente vascular cerebral bem como o uso de tipóia por tempo prolongado são fatores predisponentes para o ombro congelado[10]. É comumente observada em portadores de *diabetes mellitus*, dislipidemias, doenças da tireóide, gota, doenças auto-imunes, alcoolismo, após acidente vascular cerebral e pós-operatório de neurocirurgia. As mulheres são mais acometidas na proporção de 2:1.

Os sintomas são muito semelhantes aos da tendinite do manguito rotador. Os pacientes relatam dor crônica e enrijecimento da articulação glenoumeral. A limitação funcional é ampla e vai desde não conseguir colocar a mão sobre a cabeça passando pela frente do tórax (pentear-se, por exemplo), pegar objetos em prateleiras altas, até não conseguir colocar o dorso da mão nas costas (manobra de Apley), não necessariamente acompanhadas de dor.

O exame clínico demonstra perda importante da amplitude dos movimentos tanto passivos como ativos, comparando-os com o ombro normal. Já os pacientes com tendinite ou ruptura do manguito rotador apresentarão limitação da movimentação ativa, porém não da movimentação passiva.

O diagnóstico apóia-se na demonstração da perda da amplitude dos movimentos não associados a artrite ou processo doloroso periarticular[6,7].

Os movimentos mais utilizados para demonstrar a limitação da amplitude são o teste de Apley (colocar o dorso das mãos nas costas – geralmente se alcança T8 a T10), elevação completa dos braços, abdução e rotação externa (Fig. 8.14).

No diagnóstico diferencial, além da tendinite e lesão do manguito rotador e osteoartrose, deve-se lembrar da luxação inveterada posterior que também se apresenta com restrição importante de movimento, principalmente da rotação externa.

Exames complementares – a radiografia simples deve ser feita para se afastar o bloqueio articular mecânico osteoarticular, como seqüela de fraturas, incongruência articular por artrose ou luxação inveterada. A radiografia contrastada, apesar de ser um exame invasivo, mostrará enchimento incompleto da cápsula e fechará o diagnóstico.

A ressonância magnética, exame muito sensível porém de alto custo, indicará encurtamento capsular que juntamente com a história e exame clínico elucidará também o diagnóstico.

A ultra-sonografia pode ser realizada para se examinar as condições dos tendões do manguito rotador e da cabeça longa do bíceps. As lesões do manguito rotador podem evoluir para diminuição das atividades e conseqüentemente para capsulite adesiva.

Tratamento – a capsulite adesiva, na grande maioria dos casos, tem evolução natural para a cura, sem necessidade de atuação invasiva na articulação. O tratamento então é clínico-medicamentoso, especialmente no início quando a dor é mais importante. Podem ser utilizados antiinflamatórios não-hormonais, e hormonais como analgésicos ou antidepressivos tricíclicos. O tratamento fisioterápico é de grande valia tanto na fase inicial como em uma segunda etapa para a restauração progressiva da amplitude de movimentos e função.

O tratamento pode variar de 2 a 12 meses. Se não for obtido o restabelecimento dos movimentos e melhora da dor, passamos a utilizar medidas mais invasivas, como bloqueio do nervo supra-escapular e procedimentos cirúrgicos (manipulação sob anestesia geral, liberação capsular artroscópica, entre outras).

TENDINITE E RUPTURA DO TENDÃO DA CABEÇA LONGA DO MÚSCULO BÍCEPS

As lesões da cabeça longa do bíceps podem ser classificadas em três categorias principais: 1. tendinites; 2. subluxação ou luxação; e 3. ruptura. Essas lesões podem ser isoladas ou associadas às lesões do manguito rotador que é o mais freqüente. Como a bainha do tendão da cabeça longa do bíceps é extensão direta da cápsula articular (inserção na glenóide), processos inflamatórios dessa articulação, como doença reumatóide, podem acometer o tendão do bíceps[11] (Fig. 8.15).

Elevações repetitivas do braço ou movimentos semelhantes ao de pentear o cabelo ou colocar as mãos sobre a cabeça podem causar inflamação e microrupturas, que, se não tratadas, ocasionam degeneração tecidual. Em indivíduos jovens, o comprometimento primário do tendão ocorre por esforços físicos como levantar peso ou carregar criança no colo, dentre outros. O

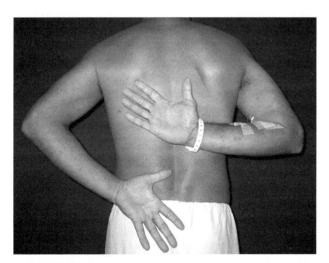

Figura 8.14 – Teste de Apley. O paciente coloca o dorso da mão nas costas, tentando encostar o indicador na apófise espinhosa mais alta, geralmente se alcança de T8 a T10 – teste dos músculos rotadores internos (músculo subescapular).

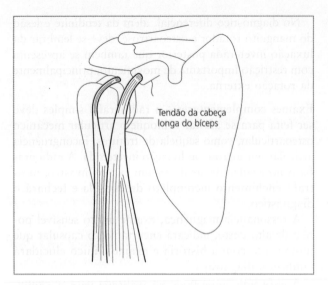

Figura 8.15 – Tendinite e ruptura da cabeça longa do bíceps.

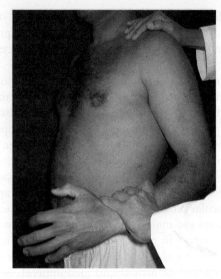

Figura 8.16 – Teste de Yergason (teste para músculo bíceps). Cotovelo fletido em 90 graus, braço junto ao corpo, antebraço pronado. Solicita-se que o paciente realize supinação ativa contra resistência do examinador.

paciente queixa-se de dor na face anterior do ombro, com irradiação para o músculo bíceps que se agrava com a flexão do cotovelo sob resistência ou flexão anterior resistida do ombro. O paciente consegue apontar com seu dedo o local preciso da dor[10].

Nos casos mais graves pode ocorrer até a ruptura completa do tendão da cabeça longa do músculo bíceps. Esta lesão é mais comum após os 40 anos de idade. O indivíduo sem preparo físico adequado que produzir movimento brusco sobre tendão inflamado pode sofrer ruptura que se caracteriza por dor de instalação súbita, acompanhada de tumoração na região anterior do braço.

Fatores de risco para a ruptura são: tendinite, ruptura do manguito rotador e do bíceps contralateral, idade superior a 50 anos, desequilíbrio da musculatura do ombro, doença reumatóide e infiltração repetida de corticosteróide.

A ruptura da cabeça longa do bíceps não está associada à fraqueza importante porque a cabeça curta do bíceps e o músculo braquiorradial são responsáveis pela maior parte da flexão e supinação do cotovelo.

O diagnóstico de tendinite é suspeitado quando há dor na face anterior do ombro confirmado por dolorimento à palpação da canaleta bicipital (que se localiza anteriormente a 2,5cm abaixo da protuberância acromial, outra forma de pesquisar a canaleta é palpando-se a cabeça do úmero e promover rotação interna e externa). Podemos utilizar dois testes para esse diagnóstico: 1. teste de Speed (ver Fig. 8.6) – exacerbação da dor quando se faz a flexão do braço sob resistência (com antebraço em supino); 2. teste de Yergason (Fig. 8.16) – cotovelo em 90 graus, antebraço pronado e braço junto ao corpo; solicita-se a supinação ativa contra resistência[1-4].

A tendinite bicipital é agravada pelo impacto, pois para chegar à glenóide o tendão da cabeça longa passa entre a cabeça do úmero e abaixo da superfície do acrômio. Assim, o movimento do arco doloroso (abdução completa, finalizando com os braços elevados) causará ou piorará a dor. No caso de dor crônica e impotência funcional ativa mas não passiva por aproximadamente seis meses indica a possibilidade do diagnóstico de luxação ou subluxação da cabeça longa do bíceps que deverá ser investigada.

Exames complementares – as radiografias simples ou contrastadas auxiliam apenas com sinais indiretos nos casos de luxação ou ruptura da cabeça longa do bíceps.

A ultra-sonografia é muito sensível para diagnósticos da cabeça longa do bíceps, pois esse tendão é facilmente acessível tanto no exame estático como no dinâmico. Por meio desse exame, tanto as tendinites como as luxações e rupturas desse músculo podem ser diagnosticadas.

A tomografia computadorizada simples como a contrastada representa boas ferramentas para análise do tendão do bíceps no sulco intertubercular e portanto, para diagnosticar as luxações e rupturas tendíneas com mais segurança.

A ressonância magnética é bastante sensível para o diagnóstico das tendinites nos seus vários graus, porém, às vezes, as luxações e as rupturas são de difícil visualização. Apresenta a vantagem de analisar também precisamente o manguito rotador que geralmente está associado às lesões da cabeça longa do bíceps.

Tratamento – a tendinite do bíceps está geralmente associada aos movimentos do membro superior. Excesso de movimentos esportivos ou no trabalho são as causas mais freqüentes dessa lesão. Portanto, o tratamento terá que afastar total ou parcialmente o paciente de suas atividades habituais. Medidas que visem diminuir o processo inflamatório como o uso de medicamentos ou fisioterapia costumam ser eficazes, principalmente nos quadros agudos. Nos casos mais prolongados, deve-se lembrar da possibilidade da subluxação ou luxação da cabeça longa do bíceps, assim como rupturas parciais.

Para a maioria dos pacientes com ruptura da cabeça longa do bíceps, o tratamento conservador também é o mais utilizado. Apesar da perda de força que varia entre 8 e 20% e do problema estético, a opção não-cirúrgica deve ser tomada, pois a recuperação é bem mais rápida, a cirurgia é de médio porte e há pouca deficiência funcional quando não corrigido cirurgicamente. Nos atletas jovens e que necessitam do membro lesado, o tratamento cirúrgico é mais bem-considerado[1-3].

Os pacientes candidatos à cirurgia (além dos atletas) são os portadores de luxações sintomáticas e rupturas acompanhadas de lesão do manguito rotador e que não obtiveram sucesso com o tratamento conservador por seis meses.

OSTEOARTROSE GLENOUMERAL

É doença pouco freqüente, uma vez que a articulação glenoumeral não suporta peso. Subluxação ou luxação prévia, fratura da cabeça do úmero e/ou glenóide, ruptura do manguito rotador (artropatia do manguito roto) são as causas mais freqüentes. O traumatismo geralmente precede essa doença. A osteoartrite primária geralmente ocorre em mulheres com idade superior a 60 anos.

O uso crônico de corticosteróide pode ocasionar necrose asséptica da cabeça do úmero que pode evoluir para artrose glenoumeral[6,7].

Apesar do quadro clínico muito semelhante, a osteoartrose glenoumeral deve ser diferenciada da doença reumatóide que freqüentemente acomete o ombro nas fases mais avançadas da doença. O acometimento uniarticular faz pensar em osteoartrite mais que em doença reumatóide.

Os sintomas são também muito semelhantes ao do ombro congelado: o paciente queixa-se de dor na face anterior do ombro e diminuição progressiva da amplitude dos movimentos. A dor é agravada pelos exercícios físicos e melhora com repouso, podendo eventualmente ocorrer dor noturna. O diagnóstico nesse caso é muito auxiliado pela radiografia que mostrará sinais de artrose: diminuição do espaço articular, esclerose da cabeça umeral e presença de osteófito.

Ao exame clínico pode-se observar derrame articular difuso que quando de grandes proporções provoca aumento de toda a cintura escapular, inclusive infraclavicular. A limitação da amplitude de movimentos acompanhada de dor e creptação da articulação auxiliam no diagnóstico.

Exames complementares – com a radiografia simples podemos fazer o diagnóstico da artrose na grande maioria dos casos. A artrose pode ser apenas da cabeça umeral ou, em estágios mais avançados, também da glenóide. Irregularidades, osteófitos e cistos ósseos subcondrais sugerem que o quadro álgico se deve à incongruência articular que causa limitação de movimento e dor de intensidade variada. Na suspeita de necrose avascular, a cintilografia ou a ressonância magnética fazem o diagnóstico precocemente.

A tomografia computadorizada pode ser solicitada, em alguns casos, principalmente de indicação cirúrgica, para estudo mais detalhado das alterações osteoarticulares.

Tratamento – a incongruência articular causa dor. No início, o quadro álgico é intermitente, associado principalmente aos esforços físicos. Com o passar do tempo e com a evolução da artrose, a dor torna-se mais intensa concomitantemente com a diminuição da amplitude dos movimentos. Na crise dolorosa, o tratamento baseia-se no uso de medicamentos analgésicos e antiinflamatórios não-hormonais bem como fisioterapia (para analgesia) e cinesioterapia. Preconiza-se, na medida do possível, a movimentação da articulação para se evitar a capsulite adesiva. Alguns antiartrósicos de utilização por via oral (Diacerina) e de administração intra-articular (hialuronato de sódio) estão sendo utilizados com alguns bons resultados.

Nos casos de dor mais importantes, nos quais o tratamento conservador não consegue oferecer uma qualidade de vida satisfatória ao paciente, o tratamento cirúrgico está indicado. Geralmente, o procedimento utilizado é a colocação de prótese para alívio principalmente do quadro álgico, ou mais raramente a artrodese da articulação glenoumeral.

TENDINITE CALCÁREA

Não é raro encontrar depósitos de cálcio (cristais de fosfato de cálcio) nos tendões do manguito rotador do paciente com queixa de dor no ombro. Geralmente (74% dos casos) esses depósitos são observados no músculo supra-espinhal. A bilateralidade das calcificações ocorre em 25% dos casos. As mulheres são mais acometidas, principalmente entre as quarta e quinta décadas da vida. Essa doença apresenta várias denominações, dentre elas: calcificação periarticular, bursite calcificante, doença de Duplay, tendinite calcificante ou cálcica.

A presença de calcificação no tendão pode ser assintomática (fase crônica ou silenciosa) e durar anos. Em estudo prospectivo de 5.061 pacientes, detectaram-se 138 com calcificação periarticular e destes 70 relataram desconforto pelo menos uma vez, sendo o restante assintomático. Outro relato descreveu que 35 a 45% dos pacientes com calcificação no ombro desenvolveram sintoma de dor. O aspecto radiológico relaciona-se com os sintomas; quando sintomáticos os depósitos tendem a ser menos definidos e aumentam de tamanho. Os assintomáticos tendem a ser bem definidos e granulares. Não há correlação entre o desenvolvimento de calcificação e traumatismo, ocupação, outros distúrbios metabólicos ou com outros depósitos intracavitários (vesícula biliar ou rins). A etiologia permanece obscura.

A fase aguda ou dolorosa é de instalação abrupta, acompanhada de impotência funcional e limitação da movimentação ativa e passiva. Dentre as doenças que causam dor no ombro, excetuando-se as fraturas, a tendinite calcárea é a que provoca a dor mais importante e sua principal complicação é a capsulite adesiva[1-4].

Exames complementares – basta a radiografia simples de ombro (frente em rotação externa e interna) e a história de dor intensa de caráter cíclico para que possamos fazer o diagnóstico de tendinite calcárea. A calcificação em topografia do músculo supra-espinhal (região superior da cabeça umeral) é facilmente visível.

A ultra-sonografia e a ressonância magnética serão úteis somente para a localização mais precisa da calcificação, quando de um eventual e raro tratamento cirúrgico.

Tratamento – o tratamento da tendinite calcárea é na grande maioria das vezes, conservador. Isso ocorre, principalmente, por ser essa doença cíclica e autolimitada. É sabido que a dor e a impotência funcional ocorrem por alguns dias e que mesmo sem tratamento cessa espontaneamente. Durante o período sintomático, que é muito incapacitante, são necessárias medidas que visem diminuir a inflamação como crioterapia, imobilização parcial com tipóia por poucos dias e uso de medicação por meio de antiinflamatórios não-hormonais e analgésicos. Sessões de fisioterapia para analgesia e mobilização passiva (para evitar a capsulite adesiva) são eficazes. Muito raramente faz-se necessária a ressecção cirúrgica das calcificações. Isso será necessário no caso da falha do tratamento conservador. Outra opção terapêutica mais recente e com resultados ainda inconclusivos é a litotripsia, que produz ondas de choque para promover a reabsorção dos depósitos calcáreos.

O OMBRO DO PACIENTE APÓS ACIDENTE VASCULAR CEREBRAL

O ombro doloroso é complicação freqüente após acidente vascular cerebral, implicando negativamente a recuperação do paciente. Foram descritas incidências de ombro doloroso em 16 a 72% dos pacientes que tiveram acidente vascular cerebral.

A causa da dor no ombro hemiplégico é multifatorial, dentre elas podemos apontar: subluxação ou luxação glenoumeral, espasticidade dos músculos do ombro, síndrome do impacto, traumatismo de partes moles, ruptura do manguito rotador, capsulite glenoumeral, tendinite bicipital, neuropatia por tração do plexo braquial e fratura.

Acredita-se que o traumatismo ou lesão ocorra nas estruturas do ombro durante as atividades de rotina do paciente. Assim, o correto posicionamento e manejo do membro plégico previne a dor no ombro. O grupo multidisciplinar, parentes e cuidadores (todos ligados ao trato com o paciente após acidente vascular cerebral) devem ser orientados em como evitar lesões do membro parético ou plégico. A profilaxia deve iniciar imediatamente após o acidente vascular cerebral.

Fisioterapia com movimentação passiva pode originar dor, por causar impacto, tendinite ou mesmo ruptura do manguito rotador. Assim, os movimentos nesses casos devem ser de pequena amplitude.

Uma vez instalada o dor no ombro desses pacientes, o tratamento pode ser conseguido com antiinflamatórios não-hormonais. A estimulação elétrica neural transcutânea mostrou resultados satisfatórios, permitindo o aumento da amplitude de movimentos sem causar dor.

REFERÊNCIAS BIBLIOGRÁFICAS

Anderson BC. Shoulder impingement syndrome UpToDate 2002 [CD-ROM].
1. Andrade RP. Semiologia do ombro. In: Godinho GG (ed). Clínica Ortopédica. Série Atualização em Cirurgia do Ombro. Rio de Janeiro: Medsi, 2000. ▪ 2. Daigneault J, Cooney Jr LM. Shoulder pain in older people. J Am Geriatr Soc 1998; 46:1144. ▪ 3. Dalton SE. Axial and peripheral joints: the shoulder. In: Klippel JH, Dieppe PA. Rheumathology. 2nd ed, Vol. 1, London: Mosby, 1998, p 7. ▪ 4. Naredo E, Aguado P, De Miguel E et. al. Painful shoulder: comparison of physical examination and ultrasonographic findings. Ann Rheum Dis 2002; 61:132. ▪ 5. Zoppi Filho A. Tendinite calcária. In: Godinho GG, (ed). Clínica Ortopédica. Série Atualização em Cirurgia do Ombro. Rio de Janeiro: Medsi, 2000, p 111. ▪ 6. Woodward TW, Best TM. The painful shoulder: part I: Clinical evaluation. Am Fam Physician 2000; 61:3079. ▪ 7. Woodward TW, Best TM. The painful shoulder: part II: Acute and chronic disorders. Am Fam Physician 2000; 61:3291. ▪ 8. Ferreira Filho AA. Síndrome do impacto e lesão do manguito rotador. In: Godinho GG (ed). Clínica Ortopédica. Série Atualização em Cirurgia do Ombro. Rio de Janeiro: Medsi, 2000, p 111. ▪ 9. Wainner RS, Hasz M. Management of acute calcific tendinitis of the shoulder. J Orthop Sports Phyiol Ther 1998; 27:231. ▪ 10. Walsh K. Management of shoulder pain in patients with stroke. Postgrad Med J 2201; 77:645. ▪ 11. Walch G, Nové-Josserand L. Tendão da cabeça longa do bíceps (Long biceps tendon). In: Godinho GG (ed). Clínica Ortopédica. Série Atualização em Cirurgia do Ombro. Rio de Janeiro: Medsi, 2000, p 1.

53. CERVICALGIA

Maira Solange Camara dos Santos
Sandra Gofinet Pasoto

O segmento cervical da coluna vertebral, em decorrência de sua estrutura anatômica peculiar, apresenta grande mobilidade, o que o torna bastante suscetível aos microtraumatismos da vida diária. Esse e outros fatores que discutiremos neste capítulo fazem da cervicalgia uma queixa altamente prevalente, ocorrendo em cerca de 25% das pessoas na faixa etária de 25 a 29 anos e em até 50% da população com mais de 45 anos[1].

Deve ainda ser considerado que a coluna cervical constitui o envoltório protetor de uma importante porção do neuroeixo e também abriga as artérias vertebrais. Portanto, em algumas afecções, o comprometimento desse segmento da coluna pode levar a complicações neurológicas que, apesar de pouco freqüentes, podem ser bastante graves, variando desde a braquialgia decorrente de compressão radicular, até paraplegia e quadriplegia secundárias à lesão medular.

Sendo assim, apresenta grande importância o estudo das características epidemiológicas, etiopatogenia, apresentações clínicas, avaliação diagnóstica e abordagem terapêutica da cervicalgia. Inicialmente, para melhor compreensão dos aspectos clínicos, faremos uma breve revisão das particularidades anatômicas da coluna cervical.

ANATOMIA

Algumas características estruturais fazem da coluna cervical o segmento mais móvel de toda a coluna vertebral. A seguir, descrevemos sucintamente os principais aspectos estruturais da coluna cervical[2-4].

Das sete vértebras cervicais, a primeira (atlas) e a segunda (áxis) são modificadas, permitindo os movimentos de rotação e inclinação da cabeça. A presença da articulação atlantoaxial, uma articulação sinovial entre a face anterior do processo odontóide do áxis e a face posterior do arco anterior do atlas, garante grande parte do movimento de rotação da cabeça, já que o processo odontóide constitui um pivô para a rotação do atlas.

Abaixo do áxis, as demais vértebras cervicais formam um arco com convexidade anterior. Essas vértebras articulam-se através dos discos intervertebrais e também através das articulações zigoapofisárias (ou facetárias) e uncovertebrais (articulações neurocentrais ou de Luschka) (Fig. 8.17).

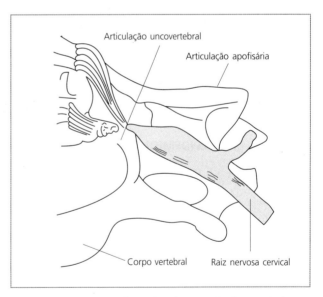

Figura 8.17 – Esquema ilustrativo de uma vértebra cervical mostrando a distribuição anatômica das articulações zigoapofisárias, uncovertebrais e das raízes nervosas (que emergem a partir dos forames de conjugação).

Cada disco intervertebral é constituído por uma porção periférica fibrocartilaginosa, que circunda um núcleo pulposo.

As articulações zigoapofisárias são articulações diartrodiais e permitem poucos graus de rotação e lateralização.

Já as articulações uncovertebrais, assim denominadas pela presença dos processos unciformes (localizados bilateralmente nas superfícies superiores e posteriores dos corpos vertebrais) (Fig. 8.17), eram antes tidas como diartrodiais, contudo não foi confirmada a presença de membrana sinovial.

Tanto as articulações zigoapofisárias como as uncovertebrais circundam os forames intervertebrais, que contêm as raízes nervosas posteriores (sensitivas) e anteriores (motoras), além das artérias e veias radiculares (Fig. 8.17). Assim sendo, não apenas as protrusões discais como também o acometimento das articulações zigoapofisárias e uncovertebrais por processos degenerativos com formação de osteófitos podem levar à compressão das raízes nervosas cervicais. Entretanto, o processo unciforme, localizado próximo ao forame intervertebral, atua como uma barreira protetora contra a compressão da raiz nervosa. Assim, embora as alterações degenerativas das articulações uncovertebrais sejam comuns, a sintomatologia relacionada ao seu acometimento é relativamente rara. Nesse sentido, deve também ser considerado que as raízes nervosas anteriores (motoras), devido à maior proximidade com os processos unciformes, são menos suscetíveis à compressão que as posteriores (sensitivas), as quais são adjacentes às articulações zigoapofisárias e, portanto, mais vulneráveis à presença de osteófitos nessas articulações (Fig. 8.17).

Salientamos também que, em contraste com a coluna lombar, as raízes nervosas cervicais emergem da coluna a partir do corpo vertebral e não do disco intervertebral. Assim sendo, as protrusões discais são causas raras de compressão radicular cervical.

Um complexo de ligamentos, longitudinal anterior, longitudinal posterior, amarelo e interespinhosos, inserindo-se nas vértebras e discos intervertebrais, contribui também para a estabilidade e a mobilidade da coluna cervical.

EPIDEMIOLOGIA

A cervicalgia é um problema relativamente comum na prática clínica. Estima-se que sua prevalência na população varia entre 10 e 15%[5-7]. É uma condição mais freqüente em mulheres e aumenta com a idade[6-9].

A menor prevalência de dor cervical relatada em populações asiáticas sugere uma variação cultural[10]. Nas populações da Europa e América do Norte, aproximadamente um terço dos adultos cursará com cervicalgia ao longo de um ano de seguimento e por volta de 5 a 10% dos adultos apresentarão problemas cervicais com algum grau de limitação funcional[8,9].

Os principais fatores identificados na população geral relacionados aos episódios de cervicalgia foram condições de saúde pública precárias, fatores psicológicos e queixa prévia de dor cervical. A história de traumatismo cervical parece ser um fator de risco isolado para o desenvolvimento de cervicalgia crônica[11]. A intensidade da dor e episódios prévios de cervicalgia parecem estar associados com pior prognóstico e evolução para cronicidade[12].

Embora a cervicalgia esteja associada a uma série de fatores de risco físico e psicossociais, bem como atividades ocupacionais e fatores posturais, estes dados não se encontram claramente demonstrados, sobretudo em função da qualidade metodológica precária e do número limitado de estudos.

ETIOLOGIA E FISIOPATOGENIA

Inicialmente, ressaltamos que a cervicalgia pode ser oriunda do comprometimento de estruturas da coluna cervical e também pode refletir a presença de lesão em outras localizações (dor referida) (Quadro 8.1).

Quadro 8.1 – Causas de cervicalgia (dor referida).

Acometimento da articulação acromioclavicular
Disfunção da articulação temporomandibular
Doenças cardíacas
Arterial coronária
Pericardite
Doenças pulmonares
Tumor de Pancoast
Câncer broncogênico
Lesões do mediastino
Aneurisma ou dissecção de aorta
Outras lesões mediastinais
Lesões do diafragma
Hérnia de hiato
Inflamação diafragmática
Doenças abdominais
Colecistite calculosa
Úlceras gástrica e duodenal
Doenças pancreáticas
Doenças cervicais (não localizadas na coluna)
Faringite, laringite, câncer de laringe, traqueíte
Tireoidite
Linfadenite
Dissecção de carótida

Na primeira situação, podem estar envolvidos músculos, ligamentos, cápsulas e facetas articulares, raízes nervosas e dura-máter. Além disso, tais estruturas podem ser afetadas por diferentes processos patológicos: degenerativos[4,13], inflamatórios[14-16], metabólicos[17,18], infecciosos[19], ou tumorais[20] (Quadro 8.2).

Quadro 8.2 – Causas de cervicalgia (processos patológicos localizados na coluna cervical).

Envolvimento de tecidos moles
Síndromes miofasciais
Neuralgia occipital
Torcicolo (congênito, espasmódico, relacionado à droga, psicogênico)
Causas mecanicodegenerativas
Osteoartrose
Protrusões discais
Hiperostose esquelética idiopática difusa (DISH)
Causas inflamatórias
Artrite reumatóide
Artrite reumatóide juvenil
Espondilite anquilosante
Síndrome de Reiter
Febre reumática (raramente)
Causas metabólicas
Pseudogota, gota (raramente)
Causas tumorais
Primárias
Metastáticas
Causas infecciosas
Osteomielite (piogênica, tuberculosa)
Causas neurovasculares
Costela cervical
Músculo escaleno

Entre essas diferentes etiologias de cervicalgia, destacam-se pela sua grande prevalência os processos degenerativos, osteoartrose e espondilose cervical, os quais acometem principalmente pacientes de meia-idade e idosos. Dessa forma, observa-se que a doença degenerativa da coluna cervical é a causa mais comum de radiculopatia e mielopatia em pacientes com mais de 55 anos de idade[4].

A espondilose cervical é decorrente de uma degeneração dos discos intervertebrais, os quais sofrem um processo de perda do conteúdo hídrico e fragmentação. Traumatismos ocupacionais repetidos podem contribuir para o desenvolvimento desse processo, sendo observada grande incidência dessa doença em trabalhadores braçais, ginastas e dançarinos. Além disso, malformações congênitas, como as laminares, podem causar sobrecarga dos discos intervertebrais adjacentes, contribuindo também para seu processo degenerativo. O material discal pode então se protundir ou podem ocorrer herniações do núcleo pulposo através do ânulo fibroso fragmentado, causando estreitamento do forame de conjugação e conseqüente compressão das raízes nervosas. Enfatizamos ainda que os processos degenerativos articulares e discais se concentram principalmente nos segmentos C5-C6 e C6-C7, que são justamente os locais de maior mobilidade da coluna cervical[13].

Outras condições reumatológicas, como artrite reumatóide, artrite reumatóide juvenil e espondilite anquilosante, são menos freqüentes que os processos degenerativos, mas merecem consideração especial devido à gravidade do acometimento cervical.

No caso da artrite reumatóide, o comprometimento cervical pode ser até fatal, já que a sinóvia reumatóide inflamada e hipertrófica (*pannus*) pode atingir a primeirra e segunda vértebras cervicais, ocasionando ruptura ligamentar com conseqüente subluxação atlantoaxial e compressão medular. Embora a maior parte dos pacientes com subluxação atlantoaxial não apresente sinais de compressão medular, a possibilidade dessa grave complicação deve sempre ser considerada[14].

Na artrite reumatóide juvenil, também pode ocorrer subluxação atlantoaxial, bem como fusão das articulações zigoapofisárias com conseqüente rigidez cervical[15].

Já a espondilite anquilosante se caracteriza por processo de entesopatia inflamatória, com calcificação ligamentar, levando à anquilose óssea, com espaços discais intervertebrais usualmente preservados. Essa anquilose óssea dos ligamentos interdiscais leva à importante rigidez da coluna cervical, que fica mais vulnerável a fraturas e lesão medular[16].

Estas e as demais etiologias de cervicalgia (Quadro 8.2) podem ser diferenciadas por meio das avaliações clínica, radiológica e laboratorial cuidadosas. Além disso, é importante identificar a presença de sinais e sintomas indicativos de comprometimento neurológico associado, como a síndrome de compressão radicular, síndrome mielopática e das artérias vertebrais. A seguir, discutiremos a fisiopatologia de cada uma destas síndromes.

FISIOPATOLOGIA DAS MANIFESTAÇÕES NEUROLÓGICAS

Síndrome radicular (cervicobraquialgias)

Como vimos, as raízes nervosas podem ser comprimidas nos forames intervertebrais por protrusões discais ou pela presença de osteófitos nas articulações zigoapofisárias e uncovertebrais. Posteriormente, a raiz pode ser acometida por alterações nas articulações zigoapofisárias e, anteriormente, fica vulnerável a lesões discais ou das articulações uncovertebrais. Lembramos que as raízes nervosas anteriores (motoras), devido à maior proximidade com os processos unciformes, são menos suscetíveis à compressão que as posteriores (sensitivas), as quais são adjacentes às articulações zigoapofisárias e, portanto, mais vulneráveis à presença de alterações degenerativas nessas articulações (Fig. 8.17). Além disso, as protrusões discais não são causas freqüentes de compressão radicular cervical, pois, diferente da coluna lombar, as raízes nervosas cervicais emergem da coluna a partir do corpo vertebral e não do disco intervertebral. A compressão deve-se principalmente a osteófitos (causa mais comum) nas articulações zigoapofisárias e pode levar à ocorrência de braquialgia, parestesias, hiporreflexia e fraquezas de grupos musculares, seguindo a distribuição dermatomérica e miomérica da raiz acometida. Entretanto, como as raízes nervosas ocupam menos de um terço da abertura foraminal, deve existir estreitamento considerável do forame, para que ocorram esses sintomas. Finalmente, salientamos que, raramente, a compressão radicular pode estar associada a uma síndrome de compressão medular, o que ocorre principalmente em indivíduos com estreitamento congênito do canal espinhal[2-4,13,21,22]. O quadro clínico das radiculopatias será detalhado mais adiante.

Síndrome mielopática

É bem menos freqüente que as cervicobraquialgias e ocasionada por compressão medular decorrente da invasão do canal espinhal por protrusões discais, proliferação osteofitária, ou menos comumente por processos infecciosos, neoplásicos, ou subluxações. De fato, observa-se que essa síndrome ocorre principalmente em indivíduos com estreitamento congênito do canal medular. Caracteriza-se pela presença de sintomatologia neurológica grave, como fraqueza muscular de membros superiores ou inferiores, espasticidade com reflexos exacerbados abaixo do nível de compressão medular, parestesias, perda sensitiva e distúrbios da micção e intestinais. Deve ainda ser lembrado que as síndromes mielopáticas podem manifestar-se simetricamente (em ambos lados do corpo) ou de forma assimétrica (síndrome de Brown-Séquard)[3,13,20,21].

Síndrome da artéria vertebral

A coluna cervical abriga e conduz as artérias vertebrais através dos forames localizados nos processos tranversos. Com a ocorrência de alterações degenerativas articulares e discais, essas artérias podem ser deslocadas lateral e posteriormente e, com o movimento de rotação da cabeça, pode haver compressão da artéria contralateral, levando à diminuição do fluxo sangüíneo para os tecidos cerebrais. Em conseqüência, podem ocorrer vertigens, nistagmo, fraqueza, disartria e síncope. Deve ser enfatizado que tais manifestações ocorrem principalmente nos pacientes com aterosclerose, já que eles estão sujeitos à isquemia cerebral mais intensa[3].

APRESENTAÇÕES CLÍNICAS – HISTÓRIA E EXAME CLÍNICO

Neste capítulo, abordaremos os sintomas e os sinais relacionados ao acometimento de estruturas da coluna cervical. Contudo, salientamos que a *história e o exame clínico devem ser completos*, analisando-se a possibilidade de condições que, apesar de associadas à cervicalgia, refletem a presença de lesão em locais distantes (dor referida) (Quadro 8.1). Além disso, várias causas de cervicalgia, como os processos inflamatórios, tumorais e infecciosos (Quadro 8.2), podem acompanhar-se de manifestações sistêmicas, como febre e emagrecimento (que são, portanto, *sinais de alerta*, e/ou acometimento de outros sistemas orgânicos, bem como de outras partes do sistema musculoesquelético[3]. São particularmente importantes os dados quanto a atividades ocupacionais e esportivas.

A dor é o sintoma mais freqüente das doenças da coluna cervical. A cervicalgia, em geral, é uma *dor do tipo mecânico*, ou seja, intermitente e exacerbada pelos movimentos. *Dor constante* deve lembrar a possibilidade de processo inflamatório, como a artrite reumatóide[14], artrite reumatóide juvenil[15] e espondilite anquilosante[16]. Deve também ser enfatizado que a cervicalgia pode irradiar-se para a cabeça, região escapular, coluna torácica superior, região pré-cordial, ombros e membros superiores[3]. A *localização da dor e sua irradiação* devem ser bem determinadas.

História de *cefaléia* (dor retrorbital, temporal, ou occipital) sugere acometimento cervical alto, ou seja, das três primeiras vértebras e estruturas adjacentes, e pode ser decorrente de irritação radicular, disfunção autonômica, espasmo muscular na região occipital e alterações degenerativas das articulações zigoapofisárias dessas vértebras. Caracteristicamente, trata-se de cefaléia não-pulsátil, que piora com os movimentos da cabeça e pescoço, espirros e tosse, sendo também mais intensas, no final do dia[3,23].

A *braquialgia* ocorre quando a alteração patológica se situa de C5 a T1, sendo que dor no ombro pode ser decorrente de irritação da raiz nervosa C5. A dor nas radiculopatias pode manifestar-se insidiosamente, entretanto, muitas vezes, apresenta caráter agudo, sendo desencadeada por traumatismo e agravada pelos movimentos da cabeça, tosse e espirros. Além disso, caracteristicamente, essa dor é acompanhada por *parestesias, hiporreflexia* e até mesmo *fraqueza muscular*, seguindo a distribuição das fibras nervosas da raiz acometida (ver mais adiante). Lembramos ainda que esses sintomas, em geral, são unilaterais, mas podem apresentar-se bilateralmente[3].

Os pacientes com distúrbios da coluna cervical podem ainda referir a presença de *disfagia*, que é conseqüente à compressão da faringe ou esôfago por osteófitos anteriores. Similarmente, um osteófito posterior pode comprimir a medula. Além disso, como citado previamente, podem ocorrer *vertigens, disartria* e *síncope* em decorrência de compressão das artérias vertebrais[3].

A síndrome de Barré-Lieou consiste de manifestações clínicas, como tontura, ataxia, nistagmo, midríase e sudorese, decorrentes de disfunções autonômicas e neurovasculares em pacientes acometidos por artrose cervical[24].

Outro sintoma é a *rigidez*, e o exame da movimentação cervical ativa e passiva permite diferenciar a restrição mecânica da movimentação daquela induzida pela tensão muscular associada à dor. Considerando-se um adulto jovem normal, o pescoço pode fletir-se até que o queixo quase toque o manúbrio esternal e, à extensão completa, o occipício torna-se praticamente perpendicular à face posterior do pescoço (90 graus de flexoextensão). Já à rotação completa, a face anterior da mandíbula alinha-se com o acrômio (90 graus de rotação) e pode-se observar a contração do músculo esternocleidomastóideo contralateral. À inclinação lateral, a cabeça forma um ângulo de aproximadamente 45 graus com o acrômio[25].

À palpação do pescoço, podem ser detectados pontos dolorosos localizados em tecidos musculares (*trigger points* ou *pontos-gatilho*), que são indicativos das síndromes miofasciais, e também em proeminências ósseas[23].

Como nas síndromes radiculares, a dor pode associar-se à presença de parestesias, hiporreflexia, fraqueza e, menos freqüentemente, hipotrofia muscular, é importante relembrarmos a distribuição dermatomérica e por miótomos das raízes nervosas cervicais, já que esse conhecimento se faz necessário para a localização da raiz acometida (Fig. 8.18 e Quadro 8.3). Quanto aos dermátomos, resumidamente, observamos que as raízes C5 e C6 inervam a porção lateral do braço e antebraço, enquanto T1 inerva sua parte medial (Fig. 8.18). A mão é inervada pelas raízes de C6 (primeiro e segundo dedos), C7 (terceiro dedo) e C8 (quatro e quinto dedos) (Fig. 8.18). Já com relação aos miótomos, para orientar o exame clínico e facilitar o diagnóstico do segmento neurológico comprometido, descrevemos resumidamente a inervação dos músculos do membro superior, bem como suas respectivas funções e reflexos (Quadro 8.3)[13,25].

O exame clínico permite ainda alguns testes diagnósticos. Para a identificação de radiculopatia, pode ser empregado o *teste de Spurling*: com as mãos sobre a cabeça do paciente sentado, o examinador gira e inclina a cabeça do mesmo para o lado doloroso e, em seguida,

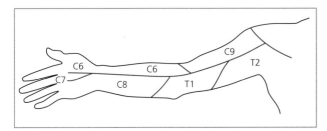

Figura 8.18 – Distribuição da inervação (dermátomos) no membro superior.

Quadro 8.3 – Inervação e funções dos músculos do membro superior.

Disco	Raiz	Músculo	Função	Reflexo
C4-C5	C5	Deltóide Bíceps	Elevação do braço Flexão do antebraço	Bicipital
C5-C6	C6	Bíceps Extensores do punho	Flexão do antebraço	Bráquio radial
C6-C7	C7	Tríceps Flexores do punho Extensores dos dedos	Extensão do antebraço	Tricipital
C7-T1	C8	Flexores dos dedos Intrínsecos da mão		–
T1-T2	T1	Intrínsecos da mão		–

aplica uma pressão para baixo sobre a cabeça do paciente por 10 segundos. A dor e as parestesias são reproduzidas ou agravadas se a manobra for positiva[4,13,25].

Por outro lado, o paciente com comprometimento da raiz nervosa de C6 pode ter alívio da dor, abduzindo o ombro e colocando a mão sobre a cabeça[4].

Já o *teste de Adson* é uma forma indireta de avaliar a permeabilidade da artéria subclávia, que pode ser comprimida pela presença de costela cervical ou por contratura dos músculos escalenos anterior e médio. O examinador palpa o pulso radial do paciente em abdução, extensão e rotação externa do braço. O paciente então respira profundamente, prende a respiração e vai rodando a cabeça em direção ao lado testado. Uma diminuição da amplitude do pulso radial durante essa manobra é indicativo de compressão da artéria subclávia[3,25].

AVALIAÇÕES RADIOLÓGICA E LABORATORIAL

Radiologia

Radiografia simples – é a primeira etapa da avaliação radiológica, que, posteriormente, será sofisticada, dependendo da complexidade e da gravidade do caso, bem como se houver indicação cirúrgica. A radiografia deve ser sempre analisada nas incidências ântero-posterior, lateral e oblíquas. As incidências oblíquas permitem melhor visualização das alterações das articulações zigoapofisárias e do estreitamento foraminal. As incidências em flexão e extensão são utilizadas para avaliar a estabilidade cervical. Além disso, se há indícios de acometimento cervical alto, também deve ser analisada a incidência odontóide com a boca aberta. A radiografia simples permite a observação da perda da lordose cervical (que pode ser decorrente de espasmo muscular doloroso), presença de espondilolistese (desalinhamento de um corpo vertebral em relação a outro), bem como alterações decorrentes de processos degenerativos, como diminuição dos espaços discais e osteófitos[3,4]. Contudo, deve ser lembrado que, muitas vezes, alterações radiológicas secundárias a processos degenerativos podem também ser observadas em indivíduos assintomáticos. Assim, para a interpretação dos achados radiológicos, deve sempre ser considerada a clínica do paciente[26].

Tomografia computadorizada (TC) – esta técnica permite a identificação e a caracterização de lesões vertebrais e intervertebrais, extradurais, intradurais e medulares, decorrentes de traumatismo ou de etiologia não-traumática, como infecciosa e neoplásica. Deve ser salientado que a injeção de contraste intravenoso ou intratecal (mielo-TC) permite melhor delineamento das lesões, aumentando a acurácia diagnóstica do método. A TC é particularmente útil em indivíduos que apresentem contra-indicações para o exame de ressonância magnética, por exemplo, por portarem dispositivos metálicos, como próteses ou marca-passo[27].

Ressonância magnética (RM) – permite a caracterização de lesões intra-ósseas da coluna cervical e, em relação à TC, fornece melhor informação quanto a anormalidades de tecidos moles. De fato, é muito útil para a identificação de lesões intramedulares. A RM tem ainda as vantagens de não utilizar radiação ou necessitar de contraste intratecal. Além disso, permite a visualização da coluna em seu todo. Atualmente, para pacientes com espondilose cervical e sintomas neurológicos, é considerada o melhor método de imagem para o estudo diagnóstico inicial, embora, em casos de radiculopatia, alguns cirurgiões prefiram a TC com mielografia[28].

Mielografia – por ser um exame invasivo e que necessita da injeção de contraste, tem sido cada vez menos empregada. Tem maior utilidade quando realizada juntamente com a tomografia[27].

Mapeamento ósseo com radioisótopos (cintilografia) – esta técnica tem importância clínica em casos de artropatias inflamatórias e, principalmente, de doenças neoplásicas, detectando múltiplas áreas de envolvimento esquelético.

Eletroneuromiografia

A eletroneuromiografia tem grande importância na avaliação de pacientes com miopatias ou alterações do sistema nervoso central. Contudo, se o exame neurológico é típico de radiculopatia cervical, o estudo eletroneuromiográfico tem pouca utilidade diagnóstica. Assim, no estudo da cervicalgia com sintomas neurológicos associados, a eletroneuromiografia deve ser empregada em casos nos quais os achados clínicos e radiológicos são menos característicos. Por exemplo, alguns pacientes podem apresentar o quadro de radiculopatia em associação com síndromes de compressão de nervos periféricos, síndrome do túnel do carpo (nervo mediano) e neuropatia ulnar. Tal associação clínica, referida como "double-crush syndrome", que pode causar confusão diagnóstica, é bem caracterizada pela eletroneuromiografia[3].

Exames laboratoriais

O hemograma, velocidade de hemossedimentação, proteína C reativa, fator reumatóide, anticorpos antinucleares e eletroforese de proteínas são úteis para o diagnóstico de artropatias inflamatórias e podem estar alterados também nas doenças neoplásicas. O HLA-B27 está associado às espondiloartropatias soronegativas, como a espondilite anquilosante[3].

TRATAMENTO

Manejo do paciente

A cervicalgia é uma queixa freqüente na prática clínica e pode estar presente em diferentes condições clínicas; além do que, em uma parcela considerável de pacientes, nenhuma causa específica é identificada. Um importante aspecto na condução dos casos é o estabelecimento do prognóstico. A maioria das condições musculoesqueléticas relacionadas à dor cervical respondem rapidamente ao tratamento e resolvem-se sem seqüelas. Alterações cervicais associadas a acidentes automobilísticos ("síndrome do whiplash") podem ser mais refratárias e aproximadamente 20 a 70% dos pacientes ainda cursarão com dor após seis meses do traumatismo. Até dois terços dos pacientes com cervicalgia sem deficiência neurológica ou doença sistêmica apresentam resposta favorável a longo prazo; contudo, um terço irá queixar-se de dor, inclusive com algum grau de repercussão no seu estilo de vida. Pacientes com dor radicular freqüentemente não alcançam alívio completo da dor[29].

O tratamento deve ser orientado conforme a causa subjacente e tem como principais objetivos promover alívio da dor, restaurar a movimentação e prevenir a perda de função a longo prazo.

A instituição da terapêutica apóia-se na gravidade dos sintomas, presença ou ausência de sinais neurológicos – é importante reconhecer pacientes com sinais de compressão das raízes nervosas e mielopatia. Esse grupo de pacientes pode beneficiar-se da intervenção cirúrgica, ao passo que os demais são tratados de forma conservadora.

Repouso e imobilização

O repouso e a imobilização com colar cervical são recomendados na fase aguda, sobretudo na dependência da intensidade da dor. Em determinadas situações, o repouso no leito faz-se necessário ainda que por poucos dias.

O colar cervical deve ser retirado à noite e, nos pacientes que não toleram seu uso, pode-se orientar inicialmente o uso da toalha de banho enrolada no pescoço. Esse artifício tem por objetivo fornecer conforto e alívio local, além de avaliar a tolerância ao uso do colar cervical. É importante salientar que tais recomendações são freqüentemente prescritas por convenção e não existe evidência científica de sua utilidade clínica, inclusive nas condições relacionadas a traumatismo[30].

Os colares cervicais são comumente usados no período agudo após herniação do disco cervical para limitar a mobilização e irritação da raiz nervosa.

Tratamento farmacológico

Os analgésicos são comumente prescritos para alívio da dor nas cervicalgias agudas. Geralmente, o uso de analgésicos simples, tais como salicilatos, dipirona e acetaminofen, bem como dos antiinflamatórios não-hormonais são suficientes. Essas medicações são empregadas nas doses habituais e, quando se faz necessário seu uso crônico, é importante que se esteja atento à ocorrência de efeitos colaterais e ao perfil de segurança dessas drogas[31].

O uso de analgésicos narcóticos só deve ser orientado na presença de dor intensa e devem ser prescritos por um curto período de tempo. Habitualmente, são usados derivados opióides e os mais comuns na prática são: codeína na dose de 15 a 60mg, em intervalos de 4 a 6 horas; oxicodona e hidroxicodona na dose de 5 a 7,5mg, a cada 4 ou 6 horas; e tramadol 50 a 100mg, a cada 4 ou 6 horas (dose máxima de 400mg/dia).

Os antiinflamatórios hormonais podem ser instituídos nos quadros agudos, quando associados à presença de limitação à mobilização e deficiência neurológica[31]. A prednisona pode ser usada na dose de 0,5mg/kg/dia por curto período de tempo (máximo de 5 a 7 dias), ou um produto injetável associando-se fosfato com propionato de betametasona, ou um sal de dexametasona ou metilprednisolona.

A prescrição de relaxantes musculares não deve ser feita de forma habitual e, portanto, deve ser evitada, já que nenhum ensaio clínico testando sua eficácia foi conduzido até o momento[32].

As medicações para tratar dor neuropática crônica, incluindo radiculopatia, incluem antiinflamatórios não-hormonais, antidepressivos que bloqueiam a norepinefrina (amitriptilina, nortriptilina, desipramina etc.), cortisona e anticonvulsivantes; gabapentina também pode ser usada. Alguns dos antidepressivos usados têm utilidade na sedação noturna e/ou nos casos associados com depressão.

Postura e ergonomia

O tratamento da cervicalgia subaguda ou crônica (duração superior a três meses) deve incluir reeducação postural.

O paciente deve ser adequadamente orientado a assumir a postura correta nas suas atividades diárias, inclusive nas laboratais. Os pacientes são habitualmente orientados por meio do trabalho de fisioterapeutas habilitados em reeducação postural global[31].

Terapia física

Métodos físicos, tais como calor, estimulação elétrica e ultra-som, dentre outros, podem ser usados para relaxar a musculatura no período agudo e após lesão cervical de tecidos moles; no entanto, a maior parte da eficácia do seu uso ainda não foi objeto de ensaios clínicos.

O gelo, usualmente sob a forma de bolsa, pode ser recomendado na fase inicial, por até três dias, na freqüência de duas a três vezes ao dia, com duração de 20 a 30 minutos.

A dor de radiculopatia pode ser tratada com tração. A tração também é indicada no tratamento da espondilose cervical. Deve-se salientar que a tração só deve ser orientada após se excluir fratura, instabilidade ou infecção, via de regra, por meio de métodos radiológicos[4].

A estimulação elétrica transcutânea é amplamente utilizada para o alívio de condições álgicas graves, sobretudo aquelas relacionadas à radiculopatia cervical. É um método considerado seguro e amplamente aceito, ainda que de eficácia questionável[4].

Terapia manual

A terapia manual engloba todos os procedimentos nos quais as mãos são usadas para mobilizar, manipular, aplicar tração ou massagear os tecidos e, dessa forma, engloba uma variedade de técnicas[33].

De forma geral, a terapia manual demonstrou-se efetiva para a dor cervical mecânica em curto prazo, quando usada em combinação com outros tratamentos. Artigos de revisão sugerem que a terapia manual possa ser efetiva para o tratamento da cervicalgia. Sua indicação deve apoiar-se na segurança de que o diagnóstico foi estabelecido de forma correta, a fim de afastar doenças orgânicas ou aquelas que, além de não se beneficiarem da terapia manual, apresentam risco de piora dos sintomas e inclusive de sérias complicações e até morte. Devemos salientar que esse risco é muito baixo e principalmente relacionado a complicações da circulação posterior (vertebrobasilar). As principais contra-indicações para a terapia manual são: história de câncer, perda de peso inexplicada, dor em repouso, acidente vascular cerebral prévio, uso de anticoagulantes ou imunossupressores[33].

Acupuntura

O uso da acupuntura apóia-se em efeitos psicológicos e físicos. Segundo a acupuntura tradicional, seus efeitos específicos referem-se ao alívio da dor por estímulos de pontos específicos através de agulhas. Estudos controlados são conflitantes e, da mesma forma que não revelaram nenhuma vantagem sobre o placebo, outros demonstraram eficácia aparente. A despeito da falta de comprovação científica, a acupuntura tem sido empregada de forma ampla nos pacientes com sintomas crônicos e em associação com outras terapias para alívio da dor[4].

Infiltrações locais

A eficácia da terapia dirigida aos *trigger points* (pontos-gatilho), embora seja controversa, pode levar a alívio da dor de imediato e algumas vezes de forma prolongada, bem como de espasmos musculares após injeção local de anestésicos.

Injeções de esteróides e anestésicos (tipicamente bupivacaína e lidocaína) têm sido utilizadas para promover alívio da dor e melhora do espasmo muscular em pacientes com cervicalgia. Essas infiltrações são aplicadas nos pontos-gatilho e nos pontos dolorosos e o maior benefício é observado nos pacientes com radiculopatia e dor de caráter miofascial[31].

Tratamento cirúrgico

A cirurgia é indicação em dois grupos: nas radiculopatias cervicais e nas mielopatias. Um dos fatores primários na patogênese das radiculopatias e mielopatias é a compressão e, nessa situação, o objetivo da terapia é eliminar essa pressão. A indicação cirúrgica mais amplamente aceita é a presença de uma deficiência neurológica relacionada à compressão que não regride com o tratamento[3].

REFERÊNCIAS BIBLIOGRÁFICAS

1. Holt L. Frequency of symptoms for different age groups and professions. In: Hirsch C, Zotterman Y. Cervical pain. New York: Pergamon Press, 1971, p 17. ▪ 2. Bland JH, Boushey D. Anatomy and physiology of the cervical spine. Semin Arthritis Rheum 1990; 20:1. ▪ 3. Nakano KK. Neck pain. In: Kelley WN, Harris ED, Ruddy S, Sledge CB. Textbook of Rheumatology. Philadelphia: WB Saunders Co, 1993, p 397. ▪ 4. Swezey RL. Chronic neck pain. Rheum Dis Clin North Am 1996; 22:411. ▪ 5. Makela M, Heliovaara M, Sievers K et al. Prevalence, determinants, and consequences of chronic neck pain in Finland. Am J Epidemiol 1991; 134:135. ▪ 6. Andersson HI, Jlestsson G, Leden I, Rosenberg C. Chronic pain in a geographically defined general populations studies of differences in age, gender, social class, and pain localization. Clin J Pain 1993; 9:174. ▪ 7. Bratberg G, Thorslund M, Wikman A. The prevalence of pain in a general population. The results of a postal survey in a country of Sweden. Pain 1989; 37:215. ▪ 8. Bovim G, Schrader H, Sand T. Neck pain in the general population. Spine 1994; 19:1307. ▪ 9. Cote P, Cassidy JD, Carroll L. The Saskatchewan health and back pain survey. Spine 1998; 23:1689. ▪ 10. Lau EMC, Sham A, Wong KC. The prevalence of and risk factors for neck pain in Hong Kong Chinese. J Public Health Med 1996; 18:396. ▪ 11. Croft PR, Lewis M, Papageorgiou AC et al. Risk factors for neck pain: a longitudinal study in the general population. Pain 2001; 93:317. ▪ 12. Borghouts AJ, Koes BW, Bouter LM. The clinical course and prognostic factors of non-specific neck pain: a systematic review. Pain 1998; 77:1. ▪ 13. McCormack BM, Weinstein PR. Cervical spondylosis: an update. WJM 1996; 165:43. ▪ 14. Bland JH. Rheumatoid subluxation of the cervical spine. J Rheumatol 1990; 17:134. ▪ 15. Hensinger RN, DeVito PD, Ragsdale CG. Changes in the cervical spine in juvenile rheumatoid arthritis. J Bone Joint Surg Am 1986; 68:189. ▪ 16. Hunter T, Dubo HI. Spinal fractures complicating ankylosing spondylitis. A long-term followup study. Arthritis Rheum 1983; 26:751. ▪ 17. Ryan LM. Calcium pyrophosphate dihydrate crystal deposition and other crystal deposition diseases. Curr Opin Rheumatol 1993; 5:517. ▪ 18. Staub-Schmidt T, Chaouat A et al. Spinal involvement in gout.

Arthritis Rheum 1995; 38:139. ▪ 19. Lukhele M. Tuberculosis of the cervical spine. S Afr Med J 1996; 86:553. ▪ 20. Barros Filho TEP, Mendonça Netto ABF. Afecções da coluna cervical. In: Barros Filho TEP, Basile Jr R. Coluna Vertebral. Diagnóstico e Tratamento das Principais Patologias. São Paulo: Sarvier, 1995. ▪ 21. Haldeman S. Diagnostic tests for the evaluation of back and neck pain. Neurol Clin 1996; 14:103. ▪ 22. Simeone RA, Rothman RH. Cervical disc disease. In: Rothman RH, Simeone RA. The spine. Philadelphia: WB Saunders Co, 1982, p 440. ▪ 23. Sheon RP, Moskowitz RW, Goldberg VM. Dor reumática dos tecidos moles: diagnóstico, tratamento, prevenção. Rio de Janeiro: Revinter, 1989, p 39. ▪ 24. Barnsley L. The spine-neck pain. In: Klippel JH, Dieppe PA. CD-Rom Rheumatology. 2nd ed, 1997. ▪ 25. Hoppenfeld S. Propedêutica ortopédica: coluna e extremidades. Rio de Janeiro: Atheneu, 1987, p 109. ▪ 26. Friedenberg ZB, Miller WT. Degenerative disc disease of the cervical spine. A comparative study of asymptomatic and symptomatic patients. J Bone Joint Surg (Am) 1963; 45: 1171. ▪ 27. Bell GR, ROSS JS. Diagnosis of nerve root compression. Myelography, computed tomography, and MRI. Orthop Clin North Am 1992; 23:405. ▪ 28. Brown BM, Schwartz RH, Frank E, Blank NK. Preoperative evaluation of cervical radiculopathy and mielopathy by surface coil MR imaging. AJR 1988; 151:1205. ▪ 29. Tsan I. Rheumatology: 12. Pain in the neck. CMAJ 2001; 164:1182. ▪ 30. Gennis P, Miller L, Gallagher EJ et al. The effect of soft cervical collars in persistent neck pain in patients with whiplash injury. Acad Emerg Med 1998; 3:568. ▪ 31. Dreyer SJ, Boden SD. Nonoperative treatment of neck and arm pain. Spine 1998; 23:2746. ▪ 32. Quebec Task Force on Spinal Disorders. Scientific approach to the assessment and management of activity-related spinal disorders. A monograph for clinicians. Report of the Quebec Task Force on Spinal Disorders. Spine 1987; 12 (Suppl):S1. ▪ 33. Gross AR, Aker PD, Quartly C. Manual therapy in the treatment of neck pain. Rheum Dis Clin North Am 1996; 22:579.

54. LOMBALGIAS

Liz Andréa Kawabata Yoshihara

A coluna lombar é uma estrutura importante tanto para a locomoção como para o suporte de peso de todo o corpo, distribuindo sua carga para os ossos sacroilíacos e para os membros inferiores. Por ter uma maior liberdade de movimento, juntamente com a coluna cervical, são os segmentos da coluna mais acometidos por doenças.

ANATOMIA

A região lombar é formada por cinco vértebras (Fig 8.19) unidas entre si por duas articulações zigoapofisárias que são responsáveis pelo movimento entre dois segmentos na região posterior e pelo disco intervertebral e pelo ligamento longitudinal anterior e posterior na região anterior, que compõe o que chamamos de unidade funcional espinhal (menor unidade de movimento do segmento lombar) (Fig. 8.20). A estabilidade da coluna se dá por dois tipos de suporte: o originário das articulações ósseas e a causada por ligamentos (passiva) e pela estrutura muscular (ativa) que se liga aos processos transversos e espinhoso das vértebras[1].

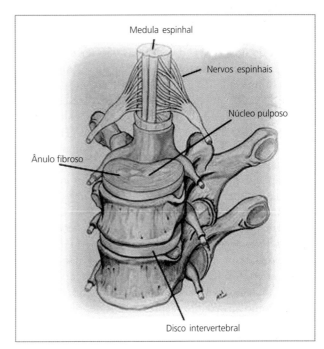

Figura 8.20 – Vértebras sobrepostas e suas relações.

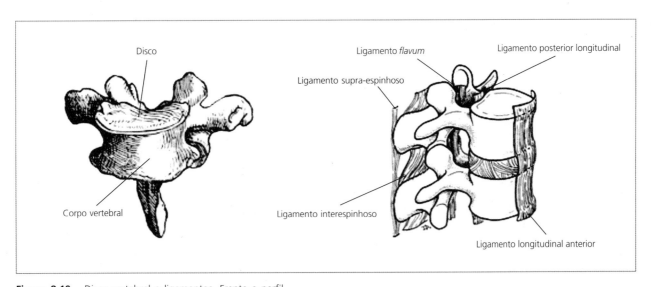

Figura 8.19 – Disco vertebral e ligamentos. Frente e perfil.

Terminações nervosas são encontradas em ligamento longitudinal posterior, músculo, dura-máter, trama vascular e periósteo dos ossos, facetas articulares e no anel fibroso. O disco intervertebral, o ligamento amarelo e os interespinhais não têm sensibilidade dolorosa. As fibras sensoriais dessas estruturas e as provenientes das articulações sacroilíacas formam os nervos sinovertebrais e passam via ramos recorrentes dos nervos espinhais das vértebras de L1 a S1.

INCIDÊNCIA

As lombalgias são responsáveis por elevado grau de incapacidade e morbidade. Das queixas álgicas, está atrás apenas das cefaléias em freqüência. Dentre as doenças crônicas é a principal causa de absenteísmo e incapacidade.

Cerca de dois terços das pessoas vão ter dor lombar em alguma fase de sua vida[2]. Apesar de ser uma doença tão antiga quanto a humanidade, vivemos um problema de saúde pública com o aumento crescente dessas queixas associado a prejuízos gravíssimos do ponto de vista socioeconômico. Acomete ambos os gêneros, independente da faixa etária, mas predominantemente entre os indivíduos de 30 a 50 anos. É a principal causa de incapacidade relacionada ao trabalho em indivíduos com idade superior a 45 anos[2]. Como fatores de risco podemos mencionar o levantamento de peso, a capacidade física do trabalhador, trabalho em posições inadequadas (não-ergonômicas), vibração, obesidade e descondicionamento físico, mas sua ausência não exclui o diagnóstico. Também existem várias condições psicológicas relacionadas às lombalgias (transtornos psiquiátricos como ansiedade e depressão). A depressão é uma complicação freqüente dos pacientes com lombalgia crônica. Cigarro e obesidade estão associados ao aumento de risco[5].

HISTÓRIA NATURAL

A maioria dos quadros de lombalgia é autolimitada. Em indivíduos com lombalgia isolada não se detecta causa anatômica em 85% dos casos[4], 67% dos pacientes recuperam-se em uma semana, 33% em sete semanas e 5% evoluem para cronificação. A recorrência é comum, em torno de aproximadamente 40% em seis meses.

Em relação à lombalgia causada por hérnia de disco, 10% dos pacientes apresentam dor persistente após seis semanas, quando já estaria indicada uma conduta cirúrgica; 67% dos pacientes evoluem com melhora do quadro após seis meses[2].

Na estenose medular, 15% dos pacientes melhoram em quatro anos, 70% evoluem com estabilização do quadro e 15% apresentam piora ao longo do tempo.

DIFICULDADES DIAGNÓSTICAS

As principais dificuldades diagnósticas na lombalgia[3] são: a falta de correlação entre os achados clínicos e os de imagem por dificuldade de localização precisa da dor (decorrente da presença de uma rede nervosa por demais entrelaçada), a falta de correlação entre o sintoma dor com os achados anatômicos e histológicos e a dificuldade inerente à interpretação de fenômenos dolorosos.

TIPOS DE DOR

As lombalgias podem apresentar-se na forma de quatro tipos de dor:

1. Dor local – é causada por qualquer processo patológico que irrite as terminações sensoriais. Apesar de os estados dolorosos serem acompanhados de edema, este na maioria das vezes não aparece ao exame clínico por acometer estruturas profundas. A dor local geralmente é referida como contínua, mas pode ser intermitente, variando com a posição ou com a atividade. A dor pode ser aguda ou crônica e, embora freqüentemente difusa, é sempre percebida no local ou bem próximo ao local acometido. Pode-se observar contratura muscular freqüentemente notada ao executar certos movimentos ou assumir posturas específicas. Percussão e/ou pressão no local acometido pode suscitar dor.
2. Dor referida – pode ser de dois tipos: originária da coluna e sentida em regiões do mesmo dermátomo ou originárias da região abdominal ou pélvica percebidas na coluna. A dor por acometimento da região superior da coluna lombar pode ser observada em coxas e pernas, e a lombar baixa (segmentos sacrais), em região glútea e posterior de coxas e pés. Manobras que alteram o local da dor apresentam efeito similar na dor referida. Pode ser confundida com dor visceral, mas normalmente tem sua irradiação do abdome para as costas.
3. Dor radicular – apresenta algumas características da dor referida, porém de maior intensidade, com irradiação distal e circunscrita à região da raiz. Os mecanismos são estiramento, torção, irritação e compressão da raiz, principalmente dentro do forame intervertebral. Em pacientes com estenose espinhal, o quadro de claudicação lombar deve-se a um componente de isquemia além de compressão. A dor freqüentemente é surda, mas com certos movimentos e manobras pode tornar-se lancinante, como no caso da tosse e do espirro. Os sintomas apresentam-se no trajeto da raiz. A dor radicular pode ser acompanhada de sintomas como formigamento, parestesias e perda da sensibilidade. Podem estar associados a achados de exame clínico como falta de força, atrofia, perda do reflexo e edema de estase.

4. Dor resultante de espasmo muscular – é geralmente caracterizada por dor local. Pode ser de tal intensidade a ponto de levar a distorções de postura. Pode ser crônica, tendo uma característica surda e localizando-se sobre a musculatura acometida.

A dor também pode ser classificada como primária ou secundária, com ou sem envolvimento neurológico, em estruturas adjacentes ou a distância. Pode também apresentar origens diversas: inflamatória, infecciosa, metabólica, traumática (degenerativa ou funcional), neoplásica ou congênita. Ou, ainda, pode ser classificada como aguda (lumbago), crônica, ciatalgia ou lombociatalgia. A ciatalgia pode refletir a compressão da raiz nervosa pelo núcleo pulposo ou a estenose medular, mas também pode ocorrer devido a fibromialgia, bursite trocantérica profunda, hipertrofia ligamentosa ou espasmo muscular.

CAUSAS

Mecânico-degenerativas

São as causas mais freqüentes, devido a lesões musculoligamentares e a doenças espinhais (discopatias) por processos degenerativos relacionados à idade, como a espondilolistese, a hérnia discal e a estenose medular[6]. Tem origem em alterações estruturais, biomecânicas, vasculares ou da interação desses fatores. Freqüentemente levam a espasmo paravertebral, independente da causa. A lombalgia idiopática, hoje chamada de lombalgia mecânica comum ou lombalgia inespecífica, é a mais prevalente. A capacidade de o disco intervertebral absorver impacto e pressões tende a diminuir com a idade devido à desidratação, ao surgimento de fissuras entre o núcleo e o anel fibroso, levando à estimulação de nociceptores anulares e à diminuição da altura do disco com aumento de forças axiais e rotacionais sobre as articulações zigoapofisárias.

A fisiopatologia da dor está na dependência de sobreposição de forças sobre a unidade funcional espinhal provocando lesões, ativação do processo inflamatório do disco intervertebral e estímulo de nociceptores.

Dores musculares – são as chamadas síndromes dolorosas miofasciais que acometem o músculo quadrado lombar, ileocostal, longo, espinhal e ileopsoas na região lombar e que podem simular uma ciatalgia quando ocorrem nos músculos glúteos (mínimo, médio e máximo), piriforme e extensor da fáscia lata[1] (Fig. 8.21). Podem ser de forte intensidade e não há substrato anatomopatológico que as confirme, embora possam ser observadas contraturas musculares locais.

Discopatias – a degeneração discal decorre da osteoartrose de coluna e é a causa mais comum de dor lombar em indivíduos de meia-idade e idosos. Causa lombalgia crônica com períodos de agudização. Geralmente é secundária a traumatismo axial e depende da fragilidade óssea e da intensidade do traumatismo podendo chegar a um encunhamento da vértebra ou até mesmo a sua explosão.

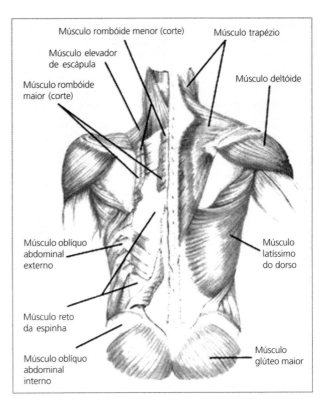

Figura 8.21 – Músculos que compõem as costas e que dão sustentação à coluna.

a) Desidratação: diminuição da altura do corpo vertebral, alteração da densidade (sinal do vácuo ou da calcificação) à radiografia e à tomografia de tórax e redução do sinal à ressonância magnética.
b) Fissuras e rupturas: foco de hipersinal periférico à ressonância magnética. Se concêntrica, é chamada de fissura, e se radial, de ruptura. Se essas alterações modificam os contornos dos discos intervertebrais de forma global, observa-se presença de abaulamentos (*bulging*); e se focal, de hérnias (Figs. 8.22 e 8.23).

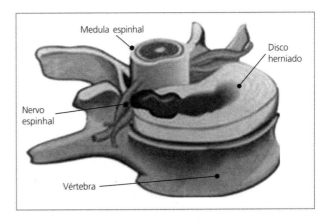

Figura 8.22 – Hérnia discal.

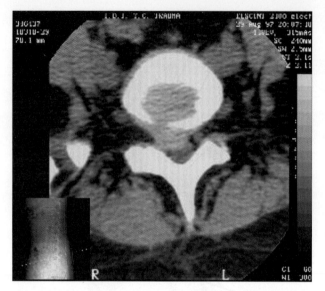

Figura 8.23 – Imagem de hérnia discal em tomografia computadorizada.

Espondilolistese – é quando uma vértebra se desloca sobre outra, devido geralmente ao estresse repetido e crescente sobre as superfícies interarticulares. Os sintomas podem variar desde dor lombar baixa até ciatalgia e achado radiológico assintomático. É graduada conforme a porcentagem de deslocamento de uma vértebra sobre outra: grau 1 até 25%, grau 2 entre 25 e 50%, grau 3 entre 50 e 75% e grau 4 de 75 a 100%. O maior problema é a instabilidade mecânica e a tração de elementos neurais[1]

Hérnia discal – ocorre quando o anel fibroso, devido à pressão intervertebral e à degeneração das fibras dos ligamentos, rompe-se, e o núcleo pulposo prolapsa, podendo comprimir a raiz e levando a inflamação e sintomas ciáticos. A dor radicular é aguda, em choque, queimor e/ou agulhada, acompanha o trajeto do nervo e piora com a manobra de Valsalva, com a flexão do tronco para a frente e na posição sentada. Os abaulamentos podem ser simétricos ou assimétricos e as hérnias podem ser protrusas (base de implantação larga) e extrusas (base de implantação estreita), sendo estas últimas divididas em contidas ou não contidas, de acordo com a posição em relação ao ligamento posterior.

Estenose de canal medular – a degeneração discal com espessamento da faceta articular pode levar à estenose medular, principalmente em pacientes idosos. A dor que varia de intermitente a constante, geralmente em peso e que irradia para os membros inferiores, piora com a deambulação e com a posição ortostática, melhora na posição sentada, em decúbito lateral ou dorsal e com as pernas fletidas. Não se altera com a manobra de Valsalva. Alterações osteocartilaginosas do platô ou das articulações zigoapofisárias e cápsulo-ligamentares levam à ruptura da cartilagem e do osso subcondral com lesões e neoformação óssea. As modificações da medula óssea consistem na substituição da medula hematopoética por tecido fibroso vascularizado. Com a evolução do processo, há substituição da medula hematopoética por medula amarela (gordurosa). Na fase tardia, teremos o predomínio da esclerose óssea (tecido fibrótico e neoformação óssea) caracterizado por aumento de densidade na radiografia e na tomografia computadorizada. Nas lesões capsulares decorrentes da artrose, há diminuição da espessura da cartilagem e do espaço articular que se acompanha das manifestações ósseas reacionais (esclerose, cistos e osteófitos), distensão de cápsula (derrame e sinovite) e de cistos sinoviais com espessamento do ligamento amarelo. Essas alterações, acompanhadas ou não do desalinhamento dos corpos vertebrais, podem levar à diminuição dos diâmetros do canal vertebral e dos forames intervertebrais.

Não-mecânicas

Inflamatórias – merecem destaque as espondiloartropatias soronegativas como espondilite anquilosante, síndrome de Reiter, espondilite psoriática, espondiloartropatias relacionadas às doenças inflamatórias intestinais, além da artrite reumatóide. Nestas doenças, os ligamentos longitudinais anterior e posterior são os mais acometidos, evoluindo com calcificação e ossificação. Quase sempre cursam com acometimento das articulações sacroilíacas, com lesões erosivas e até anquilose. Acometem indivíduos geneticamente predispostos e têm como marcadores o antígeno de histocompatibilidade HLA-B27. Em alguns casos, a doença pode ser precedida por um processo infeccioso.

Infecciosas – as espondilodiscites representam um grande desafio diagnóstico. Geralmente é uma lombalgia insidiosa acompanhada de febre baixa, perda de peso e acometimento do estado geral. Os microrganismos atingem a coluna por via hematogênica, linfática, por contigüidade e até por inoculação direta. Pode estender-se às regiões adjacentes e às articulações sacroilíacas. São mais freqüentes em idosos e diabéticos, podendo formar abscessos, comprimir medula e causar fraturas. As discites são dores intensas que ocorrem no pós-operatório de cirurgias da coluna. Como outras causas infecciosas temos a tuberculose (mal de Pott) e a sífilis que pode levar à artropatia da Charcot com hipomotilidade toracolombar.

Metabólicas – as mais freqüentes são a osteoporose, a osteomalacia e o hiperparatireoidismo que cursam com diminuição da massa óssea. Podem causar fraturas.

Repercussão de doenças sistêmicas – doenças congênitas e malformações.

Psicossomáticas – estados emocionais levam à dor ou agravam causas de dor já existentes. Geralmente, a sensibilidade é dolorosa, superficial ou de distribuição não-anatômica, apresenta alterações regionais e acompanha-se de fraqueza generalizada. É imprecisa e mutante, com irradiação bizarra e associada a ansiedade, depressão e ganhos secundários.

Neoplásicas – causadas por expansão do periósteo, por compressão das raízes, fraturas patológicas, instabilidade segmentar ou compressão medular. Em jovens é um quadro mais benigno. Após os 21 anos, 70% dos casos associam-se a tumores malignos, que geralmente acometem a região anterior da vértebra (corpo e pedúnculos). O quadro 8.4 ilustra os sinais de alerta na avaliação das lombalgias.

Quadro 8.4 – Sinais de alerta na avaliação das lombalgias.

História	Exame físico
Piora da dor em repouso ou à noite	Massa abdominal ou pélvica
Febre	Alteração esfincteriana
Emagrecimento	Deficiência neurológica
Traumatismo	Dor à percussão vertebral
Disfunção sexual	

Dor referida – é a dor visceral referida na região lombar. Pode ser causada por distúrbios gastrintestinais, pancreáticos ou geniturinários (calculose renal, prenhez ectópica, dismenorréia).

Fibromialgia e síndrome miofascial – são causas comuns de dor lombar que não apresentam um substrato anatomopatológico que as confirme, embora possam ser palpados os *tender points* (pontos dolorosos) e os *trigger points* (pontos-gatilho) ao exame clínico.

COMO INVESTIGAR

História

a) Idade: nos jovens as causas mais comuns são os estiramentos musculares e ligamentares, as malformações congênitas, as relacionadas a traumatismo, as espondiloartropatias e as hérnias discais. Nos indivíduos de mais idade, é maior a incidência de osteoporose, colapso vertebral e estados degenerativos como estenose espinhal e lesões malignas primárias ou secundárias (Quadro 8.5). Nesses casos, deve-se pesquisar fatores de risco para neoplasias (Quadro 8.6).
b) Gênero (Quadro 8.7): nos homens há maior incidência de doença de Reiter e de espondilite anquilosante, enquanto nas mulheres, principalmente na pós-menopausa, há maior incidência de fraturas por osteoporose.
c) Atividade profissional que implique sobrecarga da região lombar.
d) História de traumatismo.
e) História familiar: pode haver correlação com espondiloartropatias, neoplasias e com degeneração espinhal.
f) Natureza da dor (Quadro 8.8): deve-se caracterizar tipo, localização, intensidade, sintomas associados como parestesias e fraqueza, fatores de melhora e piora, além das atividades de vida diárias e ocupacionais e limitações associadas. A instalação aguda é sugestiva de origem mecânica ou infecciosa. A protrusão discal e a dor radicular melhoram com a posição de perna elevada com flexão dos joelhos, e pioram na posição sentada, em pé ou durante crise de tosse. A dor crônica associada às espondiloartropatias é muito

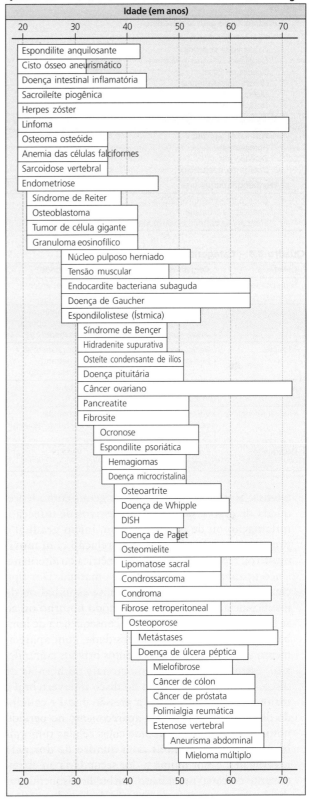

Quadro 8.5 – Faixa etária associada aos distúrbios de lombalgia.

Quadro 8.6 – Achados que sugerem presença de tumor.

Idade > 50 anos
História de câncer prévia
Dor durando mais de um mês
Sem melhora ao repouso
Ausência de melhora com o tratamento conservador

Quadro 8.7 – Freqüência por gênero em pacientes com lombalgias.

Predomínio no gênero masculino
Espondiloartropatias
Osteomielite vertebral
Neoplasias benignas e malignas
Doença de Paget
Fibrose retroperitoneal
Úlcera péptica
Distúbios mecânicos relacionados ao trabalho
Predomínio no gênero femino
Polimialgia reumática
Fibromialgia
Osteoporose
Doença da paratireóide
Freqüência comparável
Doença intestinal inflamatória
Doenças da pituitária
Endocardite bacteriana subaguda

Quadro 8.8 – Categorias de lombalgias.

Categoria	Origem/entidade patológica	Qualidade
Somática superficial	Pele, tecidos subcutâneos (celulite)	Aguda, ardente
Somática profunda	Músculos, fáscia, periósteo, ligamentos, articulações, vasos, dura-máter (artrite)	Dor contínua aguda e obtusa, incômoda
Radicular	Nervos vertebrais (disco herniado estenose vertebral)	Dor radiante e penetrante, formigamento
Neurogênica	Nervos sensoriais-motores mistos (neuropatia femoral)	Ardente
Visceral-referida	Víscera abdominal, víscera pélvica, aorta (nervos sensoriais autônomos)	Incômoda, colicativa, violenta
Psicogênica	Córtex cerebral (doença conversiva simulação)	Variável

intensa. Sintomas constitucionais gerais como febre, queda de peso e fadiga são sugestivos de infecção, inflamação ou de neoplasias com início gradual e progressivo, não apresentando relação com movimento ou repouso, podendo ser simétrica ou alternante e acompanhada ou não de rigidez matinal. Dor tipo claudicação é sugestiva de estenose espinhal ou de insuficiência arterial. Dor no período noturno ou ao se levantar pela manhã pode ser conseqüência de lombalgia mecânica de forte intensidade, com aparecimento súbito, ou após movimentos bruscos como flexão, estresses físicos ou emocionais ou hérnias de disco. A embebição aquosa do disco intervertebral é maior à noite, aumentando a pressão discal e causando dor. Outra causa de seu aparecimento no período noturno é o osteoma osteóide cujas células tumorais liberam prostaglandinas com quadro de dor pela madrugada. E por último a dor secundária ao estreitamento do canal raquidiano, atribuída à isquemia radicular, com aumento da pressão do líquido cefalorraquidiano que se acumula no período noturno. O quadro clínico apresenta-se como dor em panturrilhas acompanhada de claudicação intermitente que piora descendo a ladeira e melhora na posição sentada. Nesse caso, o sinal de Lasègue é negativo, fazendo o diagnóstico diferencial com a hérnia discal. Esse tipo de quadro acomete mais os idosos e pacientes com espondiloartropatias soronegativas, apresentando como característica a exacerbação matinal dos sintomas. A dor que surge com o movimento corpóreo ou por períodos prolongados em pé pode ser devido a estreitamento de canal, discartrose, alterações degenerativas devido a posturas inadequadas ou deformidades de coluna, diferença de cumprimento de membros inferiores, retificação da lordose, hiperlordoses, síndromes miofasciais e fibromialgia. Dor na face anterior da coxa até o joelho pode ser atribuída à neuralgia crural; se acompanhada de parestesia dolorosa ântero-lateral da coxa, pode tratar-se de meralgia parestésica. Causada pela compressão do nervo fêmorocutâneo que ocorre na obesidade, alterações posturais, traumatismos, doenças uterinas e ginecológicas, doenças inflamatórias ou metabólicas. Assim, os sinais de alerta são: febre, emagrecimento, massa abdominal ou pélvica, alteração esfincteriana, deficiências neurológicas, e dor à percussão vertebral em indivíduos com idade superior a 50 anos. É importante caracterizar limitações devido ao quadro doloroso. As lesões nervosas obedecem à distribuição estabelecida.

g) Presença de rigidez matinal.
h) Episódios anteriores e tratamentos prévios.
i) Dor referida: vários órgãos apresentam dor referida nas costas, principalmente os do trato gastrintestinal alto, mas isso também pode acontecer na calculose renal, endometriose, aneurisma de aorta e neoplasias.
j) Fatores associados: a presença de parestesias, hipoestesias ou fraqueza muscular nos faz lembrar de compressão ou tração nervosa, e alterações esfincterianas, de estenose espinhal e de doenças com acometimento dos nervos sacrais. Febre é outra queixa importante, junto com perda ponderal, retenção ou incontinência urinária (Quadro 8.6).
k) Pesquisar depressão, somatização, insatisfação com o trabalho, uso e abuso de álcool e drogas e ganhos secundários.

É importante procurar sintomas e sinais de comprometimento sistêmicos, ganho psicológico ou social que possam amplificar ou prolongar a dor e o comprometimento neurológico.

Exame clínico

Se a história for sugestiva de lombalgia mecânica, o exame pode-se centrar no sistema musculoesquelético e nervoso da coluna lombossacral. Mas, abordagem mais extensa será necessária em caso de não melhora do quadro ou se há suspeita de doença sistêmica.

Inspeção – a coluna normal tem uma cifose dorsal e uma lordose no plano sagital. Diminuição da lordose pode significar espasmo da musculatura paravertebral e hiperlordose pode ser observada nas distrofias musculares e na obesidade centrípeta por fraqueza da musculatura abdominal. É possível determinar alterações como pronunciamento de qualquer curvatura, giba (angulação cifótica aguda indicativa de fratura ou anormalidade congênita), escoliose, alinhamento de ombro, escápula e pelve, assimetria de bacia, musculatura paravertebral e glútea (trofismo, fasciculações) e alterações cutâneas com manchas, nódulos, bolhas (herpes zoster) e sinais flogísticos. Pode-se também observar posição antálgica, como é o caso da dor ciática que ocorre com a flexão da coxa e do joelho reduzindo a extensão da raiz. A inspeção deve ser feita com o paciente despido, em pé em local bem iluminado. Também deve ser feita com o movimento, assim podem-se avaliar as limitações. Pode-se pedir que o paciente flexione o tronco para a frente, mantendo os pés afastados 15cm, e observar a mobilidade e a flexibilidade da coluna. O teste de Schober (Fig. 8.24) é realizado marcando-se nas costas do paciente a proeminência da quinta vértebra lombar e a distância correspondente a 10cm acima da primeira medida. Após a flexão, essa distância deve ser medida novamente e deve ter pelo menos 5cm a mais, caso contrário, o teste será positivo. O valor normal do ângulo dessa flexão é de 80° e a distância até o chão deve ser medida para seguimento. Na extensão, o ângulo que deve ser esperado é de 30°, podendo estar diminuído na espondilolistese e no acometimento das articulações interfacetárias. A flexão lateral deve chegar com a ponta do dedo médio na altura dos joelhos e o ângulo esperado é de 35°, com dor desencadeada de causa muscular ou por protrusão discal lateral. A rotação lateral deve ser de 45°.

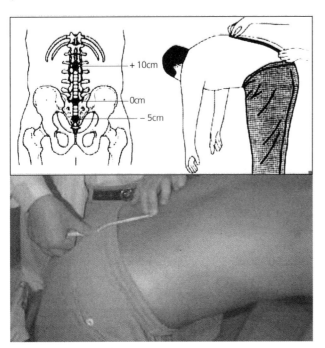

Figura 8.24 – Teste de Schober.

Percussão e palpação – são os últimos passos do exame. Palpar inicialmente as regiões não-dolorosas. Devem-se conhecer as estruturas palpadas e o significado de cada ponto de dor. Dor no ângulo costovertebral pode indicar doença renal, supra-renal ou dos processos transversos das duas primeiras vértebras lombares. Hipersensibilidade de qualquer outro processo transverso pode indicar fratura ou distensão local. Dor no processo espinhoso pode indicar lesão discal, infecção, inflamação ou fratura. Dor na faceta articular entre L5 e S1 é consistente com doença discal lombossacral, mas também pode aparecer na artrite reumatóide. Devem-se palpar os processos espinhosos e verificar seu alinhamento, que pode auxiliar no diagnóstico de espondilolistese. Devem-se pesquisar calor local, espasmo muscular e dor irradiada.

Semiotécnica específica

a) Flexão: neste movimento ocorre um aumento da pressão interdiscal por causa da gravidade, que impele o disco para trás no sentido ântero-posterior, movimento impossível em pacientes com hérnia ou protrusão discal.

b) Extensão ou hiperextensão: impele o disco para a região ventral, diminuindo a profundidade dos recessos laterais com redução do diâmetro sagital. Nos pacientes com estenose do canal, a dor lombar após 30 minutos de extensão é acompanhada de ciatalgia bilateral. Esses pacientes devem fazer exercícios de flexão. A dor que piora com esse movimento é a de artrose zigoapofisária.

c) Teste de Trendelenburg: em que o paciente deve ficar equilibrado em um pé só. Para que consiga fazer isso é necessário a integridade de L5 que sustenta a bacia por meio da contração do glúteo médio.

d) Manobra de Valsalva: aumenta a pressão do líquido cefalorraquidiano sobre as raízes nervosas. Se houver exacerbação da dor ou se a irradiação for para o pé, é muito provável que haja compressão radicular. Deve ser pesquisada solicitando ao paciente que provoque tosse.

e) Manobra de Lasègue (Fig. 8.25): é pesquisada em decúbito dorsal horizontal com uma mão imobilizando o ilíaco e a outra elevando a perna para cima. É positiva quando existe dor com a elevação da perna a menos de 45°, ou quando há piora no dermátomo de L4-L5 e L5-S1. Quando positiva a 60° representa compressão radicular e é positiva nas hérnias póstero-laterais, foraminais ou não. A especificidade aumenta e a sensibilidade diminui se está presente no membro contralateral sem queixa. Esse sinal pode ser negativo nas ciatalgias causadas por estreitamento do canal raquidiano. Dor à flexão superior a 60° pode ser causada por afecção articular ou muscular com acometimento dos isquiotibiais.

f) Manobra de Romberg: é pesquisada deixando-se o paciente em pé com os pés juntos, de olhos fechados por 10 segundos, sendo positivo se houver sinais de instabilidade postural. Pode indicar presença de canal estreito, principalmente quando acompanhada de dor à extensão de coluna.

g) Sinal das pontas: pede-se que o paciente ande nas pontas dos pés (não consegue em compressão de S1) e depois com os calcanhares (não consegue em compressão de L5).

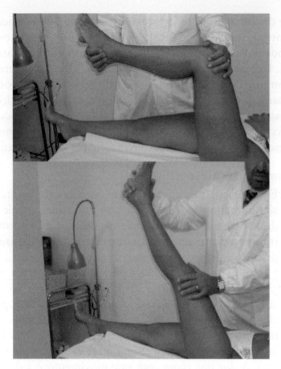

Figura 8.25 – Sinal de Lasègue (avaliar L4 – L5 e S1).

h) Sinal do arco de corda: faz-se a manobra de Lasègue até que a dor apareça e depois se flexiona o joelho. Se houver diminuição ou desaparecimento da dor, é positivo. Usado quando o Lasègue é duvidoso.
i) Pesquisa de reflexos: ausência do patelar, comprometimento de L3 e L4 e ausência do aquileu de S1.
j) Pesquisa de força de flexão e extensão do hálux: flexão e extensão do hálux contra resistência. Se houver perda de força indica compressão da raiz L5, e se perda de força no segundo e terceiro dedos, comprometimento de S1.

A força muscular deve ser graduada de 0 a 5. Grau zero é sem tônus, grau 1 evidencia tônus sem movimento, grau 2 movimento que não vence a gravidade, grau 3 força vence a gravidade, grau 4 força que vence a resistência parcialmente e grau 5 força que vence a resistência completamente.

O exame clínico também pode ser dividido em posições que facilitem o exame, minimizando o tempo e o desconforto do paciente:

a) Em pé: é possível visualizar curvaturas e deformidades posturais, alinhamento das pregas glúteas, asas de ilíacos e dos joelhos. Ao fazer o movimento de agachamento, podemos testar a força e a integridade das articulações desde o quadril até os dedos dos pés. A potência da extremidade distal é testada com a elevação na ponta dos pés e pode-se avaliar a quinta raiz lombar pelo teste de Trendelenburg. A marcha em calcanhar testa a raiz L4. Deve-se fazer a flexão. Se houver aumento da dor, sugere anomalia nos elementos anteriores da coluna, incluindo doença do disco. A dor que piora com a extensão sugere doenças nos elementos posteriores da coluna, incluindo as articulações apofisárias. Já na curvatura lateral dolorosa, é difícil determinar a causa exata. Se for do mesmo lado do movimento, sugere a articulação apofisária do mesmo lado e se for do lado oposto pode ser de músculo, fáscia ou ligamento.
b) Movimento de curvatura para a frente sobre a mesa: é possível detectar o tônus muscular aumentado ou os defeitos ósseos sobre os processos vertebrais, além da dor em articulações sacroilíacas.
c) Movimento de ajoelhar: pode-se testar o reflexo aquileu.
d) Sentado sobre uma cadeira: pode-se testar a potência da dorsiflexão do pé, função da quinta raiz nervosa lombar, por um minuto.
e) Sentado sobre a mesa do exame: pode ser testado o reflexo patelar (Fig. 8.26), raiz nervosa L4 e o reflexo de Babinski, que deve ser plantar, nível de L1 e L2. Pode ser testada a simetria dos flexores do quadril.

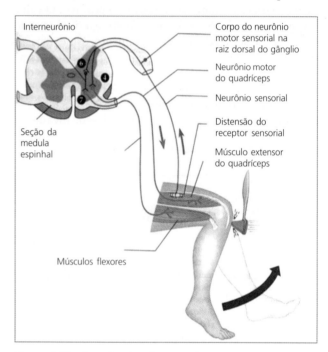

Figura 8.26 - Pesquisa de reflexo patelar.

f) Supino sentado: é excelente para testar as raízes, os nervos e as articulações do quadril. Das anomalias neurológicas possíveis, a fraqueza muscular persistente é o indicador mais confiável da compressão nervosa, já que os achados sensoriais e os reflexos são menos confiáveis. O sinal de Lasègue (Fig. 8.25) detecta a irritação do nervo ciático (L4, L5 e S1), conforme mencionado anteriormente. Nessa posição, é possível verificar o comprimento das pernas e realizar o teste de Patrick ou Fabre (flexão, abdução e rotação externa) e a força muscular: flexão (S1) e extensão (L3 e L4) do joelho, adução (L2 e L3) e abdução (L4 e L5) do quadril, eversão (L5 e S2), inversão (L4), flexão (S1 e S2) e dorsiflexão (L4 e L5) do pé. Deve-se testar as três raízes nervosas mais afetadas: L4 – fraqueza dos quadríceps observada na extensão dos joelhos, causando instabilidade, atrofia da musculatura da coxa e perda sensorial ântero-medial da perna; L5 – fraqueza na extensão do artelho maior e em menor intensidade nos eversores e dorsiflexores do pé com alteração de sensibilidade ao longo da porção tibial anterior e dorsomedial do pé; S1 – fraqueza do gastrocnêmio, diminuição do reflexo patelar e da sensibilidade em panturrilha e face lateral do pé.

g) Decúbito dorsal ventral: é utilizado para testar o alongamento femoral com a flexão dos joelhos. Se a dor for frontal na coxa, há acometimento de L2 e L3, e se medial, de L4. Pode-se testar a força glútea: contratura das nádegas e assimetria sugerem lesão de S1.

Podem ocorrer algumas inconsistências no exame devido a exageros por parte do paciente com o objetivo de benefícios trabalhistas. São elas:

- história indicando impossibilidade de retorno das atividades comparada à gravidade das queixas;
- sintomas descritos de forma exagerada ou histriônica;
- durante o exame pode-se detectar calor com mínima pressão ou em áreas onde não há queixa dolorosa;
- rotação axial não causando dor lombar;
- observar se, espontaneamente, o paciente não apresenta melhor mobilidade que no exame formal;
- observar o paciente se trocar ou subir e descer da maca;
- se a queixa não obedecer a distribuição anatômica neurológica, motora ou sensorial, verificar o teste de Weddel – quadro 8.9.

Quadro 8.9 – Teste de Weddel.

Dor ao toque superficial
Teste de estímulo
carga axial
rotação vertebral em um plano
Teste de distração
resultados incompatíveis com o teste de confirmação
Distúrbios regionais
anomalias não coincidem com as estruturas neuroanatômicas
Exagero
verbalização desproporcional

Não devem ser esquecidas as doenças da região abdominal, pélvica, retal ou sistêmicas que podem ser responsáveis por dor neste local. Há sinais de alerta que nos fazem pensar em outras doenças além da lombalgia aguda.

a) Para tumor e infecção: acima de 50 anos ou abaixo de 20, história de câncer, sintomas como febre, calafrios, perda de peso sem outra explicação, antecedente de infecção bacteriana recente, drogaditos, imunossuprimidos, dor com piora noturna ou em decúbito dorsal.
b) Para fratura: traumatismo maior ou menor em idosos osteoporóticos.
c) Para síndrome da cauda eqüina: anestesia em sela, disfunção de bexiga, deficiência neurológica progressiva ou grave em membros inferiores.

Exames complementares

Dependendo de cada caso, alguns exames complementares trarão auxílio diagnóstico. Podem auxiliar: hemograma, velocidade de hemossedimentação (especialmente para pesquisar infecção ou mieloma), dosagem de cálcio, fósforo, fosfatase alcalina, fosfatase ácida (na suspeita de neoplasia prostática), eletroforese de imunoglobulinas e avaliação reumatológica. Entretanto, os exames não devem ser pedidos rotineiramente e sim baseados nas queixas e na anamnese e exame clínico do paciente.

a) A radiografia de frente e perfil é imprescindível no quadro agudo e no quadro de cronificação após quatro semanas, exceto se houver a presença de sinais de alerta quando deve ser pedido inicialmente.
b) Mielografia pode auxiliar no diagnóstico de tumores, indicada em casos específicos de compressão radicular não esclarecida por métodos de imagem.
c) Tomografia computadorizada e ressonância magnética são importantes pela precisão anatômica, possibilitando uma análise mais acurada de cada caso. Estão indicadas na lombalgia aguda com evolução atípica e na lombalgia de evolução insatisfatória, cuja causa não foi determinada após seis semanas de tratamento clínico.
d) Exames radiológicos dinâmicos podem ser utilizados como auxiliar na elucidação fisiopatológica da dor.
e) Cintilografia pode auxiliar nos casos em que haja os sinais de alerta e na suspeita de doenças ósseas difusas.
f) Eletroneuromiografia pode avaliar o acometimento nervoso, sendo fundamental no diagnóstico diferencial de outras doenças do sistema nervoso periférico.
g) Densitometria óssea: auxilia apenas na avaliação dos casos com deformidade vertebral ou osteopenia radiológica, ou nos casos de osteopenia secundária (uso de corticóide, hiperparatireoidismo).

TRATAMENTO

Repouso – é eficaz, sendo preferível a posição em decúbito supino com os joelhos fletidos e os pés apoiados no leito ou com a flexão das pernas em 90° com as coxas e o mesmo ângulo com a bacia (posição de Zassirchon), porque nessa posição há diminuição da pressão sobre discos intervertebrais e musculatura paravertebral. Sua duração deve ser a mais curta possível, pois não leva à diminuição no tempo de recuperação[1]. O retorno gradual às atividades normais é melhor que o repouso prolongado para tratar as lombalgias agudas[2].

Medicamentos – indicados para controle da dor e recuperação mais rápida possível.

a) Analgésicos não opióides: acetaminofen (500-750mg de 6/6 horas), dipirona (500mg de 6/6 horas), ácido acetil salicílico (500-1000 mg de 6/6 horas) são também indicados nas lombalgias agudas e constituem uma boa alternativa.
b) Analgésicos opióides: não são recomendados na lombalgia crônica pelo risco de dependência química, porém podem ser utilizados por curto espaço de tempo nas lombalgias agudas, principalmente quando as medicações anteriores não foram eficazes: codeína

(30mg até de 4/4 horas), tramadol (50-100mg de 6/6 horas), propoxifeno, morfina (30mg até de 4/4 horas).
c) Antiinflamatórios não-hormonais: são as medicações mais empregadas. Devem ser utilizados nas doses habituais, isoladamente ou em associação com outros medicamentos. Causam efeitos colaterais como sangramento digestório, além de retenção de sódio com edema. Diclofenaco potássico (50-100mg de 8/8 horas), cetoprofeno (50-100mg de 8/8 horas), piroxicam (20mg/dia). Os antiinflamatórios tipo cicloxigenase-2 estão contra-indicados pelo aumento da mortalidade cardiovascular associada ao seu uso[7].
d) Antiinflamatórios hormonais: podem ser utilizados em casos selecionados de lombalgia aguda com radiculopatia. Lembrar dos seus efeitos adversos no uso prolongado. Os mais utilizados são prednisona (5-60mg/dia), deflazacort (6-90mg/dia) ou betametasona na dose de 1ml por via intramuscular.
e) Relaxantes musculares (carisoprodol, benzodiazepínicos, ciclobenzaprina) podem ser usados na lombalgia aguda com ansiedade e dor de origem muscular por pouco espaço de tempo.
f) Calcitonina: está indicada exclusivamente para os casos de fraturas osteoporóticas, metástases ósseas e doença de Paget na dose de 100-200UI por via intranasal ou subcutânea.
g) Antidepressivos e neurolépticos podem ser usados no tratamento da lombalgia crônica. Pode ser usada a imipramina ou amitriptilina 25-75mg/dia; neurolépticos como a clorpromazina (25-50mg/dia) e a periciazina (10-20mg/dia).

Tratamento por meios físicos: são meramente coadjuvantes e indicados quando corretamente utilizados e com equipamento adequado:

- Calor: aumenta a extensibilidade dos tecidos, causa vasodilatação e remoção de catabólitos teciduais, aumenta a ação de endorfinas e diminui a rigidez articular. As fontes de calor mais utilizadas são: ondas curtas, ultra-som e microondas. Por aumentar a atividade da colagenase, é contra-indicado na fase aguda da dor lombar, principalmente das hérnias discais.
- Frio: está indicado nas lombalgias agudas e nas reagudizações das crônicas, diminuindo o metabolismo, a inflamação e a dor; reduz o edema e a hiperemia.
- TENS (estimulação elétrica): apesar de amplamente utilizado, sua eficácia é controversa.

Manipulação vertebral – pode trazer alívio sintomático, mas tem efeito limitado, devendo ser utilizada nas lombalgias agudas sem acometimento radicular por médicos capacitados para tal procedimento.

Exercícios físicos – não são recomendados na fase aguda e sim para diminuir recorrências e nos casos crônicos que podem ter melhora importante. Na estenose medular, exercícios de bicicleta e caminhadas são indicados com pequenos períodos de repouso quando a dor é mais intensa.

Injeções de corticóide epidural – podem ser usadas nas hérnias discais com lombociatalgias e ciatalgias como alívio sintomático, e nas estenoses medulares.

Acupuntura – é indicada para o alívio sintomático da dor, com boa eficácia, mas não muda o prognóstico da doença.

Cirurgia – sempre deve-se tentar o tratamento conservador. Na hérnia discal, o período que se espera é de um mês. A discectomia leva a alívio da dor mais completo em relação ao tratamento conservador em um período de quatro anos, mas não apresenta diferença após 10 anos[1]. A minidiscectomia e a discectomia artroscópica nos casos selecionados têm a mesma eficácia, mas a discectomia percutânea e a discectomia com laser são menos eficazes. A laminectomia descompressiva está indicada no caso de dor intensa e persistente na estenose medular, apesar de poder haver recorrência.

PREVENÇÃO

Exercícios aeróbicos com alongamento de costas e pernas e fortalecimento da musculatura paravertebral são comprovadamente eficazes e reduzem a freqüência da recorrência da lombalgia. Coletes são dispositivos que, ao elevarem a pressão intra-abdominal ao redor da coluna, diminuem o estresse sobre ela, aliviando a dor e trazendo relaxamento muscular, porém no uso crônico podem levar à hipotonia muscular e até à osteoporose. Reeducação postural estimula a participação ativa do paciente na promoção de sua saúde. Estudos de metanálise têm mostrado que as "escolas de coluna" apresentam a curto prazo os melhores resultados. Estudos epidemiológicos sugerem que parar de fumar e perda de peso têm valor preventivo[1]. Ergonomia aplicada ao ambiente de trabalho facilita o retorno às atividades anteriores e reduz a natureza crônica da dor, ensinando a postura correta para o levantamento e o carregamento de cargas pesadas, o manuseio de cargas não pesadas em posições biomecânicas desfavoráveis, as posturas incorretas por tempo prolongado e os efeitos vibratórios sobre o corpo do trabalhador[3].

REFERÊNCIAS BIBLIOGRÁFICAS

1. Benseñor IM, Atta JA, Martins MA. Semiologia Clínica. São Paulo: Sarvier, 2002, p 541. ▪ 2. Borenstein DG. Low back pain. In: Barker LR, Burton JR, Zierve PD – Principles of Ambulatory Medicine. 5th ed, Baltimore: Williams & Wilkins. ▪ 3. Cecin, HA: 1º Consenso Brasileiro sobre Lombalgias e Lombociatalgias da Sociedade Brasileira de Reumatologia? Comitê de Coluna Vertebral, julho de 2002. ▪ 4. Deyo RA, Weinstein JN. Low back pain. N Eng J Med 2001; 344:363. ▪ 5. Deyo RA, Bass JE. Lifestyle and low back pain: the influence of smoking and obesity. Spine 1989; 315:501. ▪ 6. Lehrich JR, Katz JN, Sheon RP. Approach of diagnosis and evaluation of low back pain. Up to date 2001, volume 9 nº 3. ▪ 7. Juni P, Nartey L. Reichenbach S et al. Risc of cardiovascular events and rofecoxilo: cumulative meta-analysis. Lancet 2004; 364:2021.

55. REUMATISMO DE PARTES MOLES

Sandra Gofinet Pasoto

O termo reumatismo de partes moles, também reconhecido como reumatismo extra-articular ou não-articular, designa um conjunto de afecções dos tecidos moles periarticulares, como cápsulas articulares, tendões e suas inserções ósseas (ênteses), ligamentos, bainhas tendíneas, bursas, fáscias, músculos e nervos, que, do ponto de vista clínico, caracterizam-se principalmente pela sintomatologia dolorosa localizada e/ou irradiada e também pela rigidez musculoesquelética[1,2].

A lesão destas estruturas pode ser decorrente de[3]:
- Disfunções mecânicas: traumatismo agudo ou crônico (secundário a esforços repetitivos), com sobrecarga, uso excessivo, ou compressão de estruturas periarticulares.
- Alterações degenerativas.
- Processos inflamatórios: como nas artropatias inflamatórias generalizadas afetando estruturas periarticulares (por exemplo, a artrite reumatóide), doenças por depósito de cristais (com depósitos periarticulares de cristais de urato ou cálcio) ou por agentes infecciosos.

Não existe uma classificação universalmente aceita para os reumatismos de partes moles, contudo, com base na localização das queixas clínicas, podem ser didaticamente classificados em[2]:
- Localizados: dor miofascial, tendinites, bursites, capsulites e síndromes compressivas de nervos periféricos acometendo segmentos articulares específicos, como, por exemplo, a tendinite do manguito rotador do ombro, a bursite trocantérica, a epicondilite lateral do cotovelo, a compressão do nervo mediano ao nível do túnel do carpo, a bursite pré-trocantérica.
- Generalizados: como a fibromialgia, que, clinicamente, caracteriza-se principalmente pela presença de dor musculoesquelética generalizada e persistente.

Vemos então que, na verdade, os reumatismos de partes moles compreendem um amplo grupo de afecções, cujo conhecimento é de grande relevância para o clínico, principalmente considerando sua prevalência e impacto socioeconômico, como discutiremos a seguir.

Neste capítulo, abordaremos a fibromialgia e as mais freqüentes síndromes miofasciais regionais quanto aos seus respectivos quadro clínico, diagnóstico e tratamento, bem como aspectos gerais das tendinites e bursites.

FIBROMIALGIA

CONCEITO E CRITÉRIOS DE CLASSIFICAÇÃO

Há descrições clínicas compatíveis com a fibromialgia desde o século XIX, que foi designada inicialmente como fibrosite[4]. Contudo, somente nas duas últimas décadas, a fibromialgia foi reconhecida como uma síndrome distinta, tornando-se mais sistemático o seu estudo.

O primeiro estudo clínico controlado, realizado por Yunus et al., em 1981, contribuiu grandemente para a caracterização desta entidade como uma síndrome clínica distinta e sugeriu a denominação de fibromialgia[5].

Como o próprio termo indica, ela representa o protótipo dos reumatismos de partes moles. Do ponto de vista clínico, caracteriza-se principalmente por dores musculoesqueléticas generalizadas envolvendo músculos, tendões e ligamentos, bem como pela presença de pontos dolorosos pré-definidos na palpação muscular (*tender points*). Outros importantes achados clínicos são os distúrbios do sono (com sono não-repousante ou não-restaurador), rigidez matinal, indisposição e fatigabilidade[6].

Apesar desse exuberante quadro álgico musculoesquelético, não se observa um processo inflamatório tecidual nos pacientes com fibromialgia, sendo ainda desconhecida sua etiologia. De fato, um de seus aspectos mais marcantes é a discrepância entre a grande intensidade dos sintomas diante da normalidade dos exames radiológicos e laboratoriais, como as provas de atividade inflamatória (velocidade de hemossedimentação, alfa-1-glicoproteína ácida e proteína C reativa)[6].

Dessa forma, salientamos que o diagnóstico da fibromialgia é eminentemente clínico, não existindo, pelo menos até o presente, testes laboratoriais diagnósticos. Na verdade, como discutiremos mais adiante, as avaliações radiológica e laboratorial são úteis para o diagnóstico diferencial, com a identificação de outras doenças, como a artrite reumatóide em fase inicial, a polimialgia reumática e o hipotireoidismo.

Nesse sentido, em 1990, foram estabelecidos pelo Colégio Americano de Reumatologia os critérios de classificação da fibromialgia, não com o objetivo de serem empregados como critérios diagnósticos para o paciente individual, que pode ter o diagnóstico clínico desta doença, sem preencher todos estes critérios. O objetivo foi criar uma padronização internacional que, permitindo maior homogeneidade entre diferentes trabalhos, contribuiria para o aprimoramento do estudo da fibromialgia quanto aos seus aspectos etiológicos, clínicos e terapêuticos[7]. Esses critérios são expostos no quadro 8.10 e na figura 8.27.

Quadro 8.10 – Critérios de classificação da fibromialgia propostos pelo Colégio Americano de Reumatologia (1990)[7].

- Dor musculoesquelética generalizada por pelo menos três meses consecutivos, com distribuição axial (cervical, torácica anterior, torácica posterior, ou lombar) e acometendo os lados direito e esquerdo do corpo, bem como acima e abaixo da cintura
- 11 ou mais de 18 *tender points** especificados (indicados na Fig. 8.28)

* Um *tender point* é definido como um ponto da superfície corpórea sob o qual se localiza uma inserção tendínea, bursa, ou tecido muscular e que se torna doloroso ao receber uma pressão de cerca de 4kg/cm² aplicada por um "dolorímetro" (equivalente à pressão requerida para "imprimir à pele" a polpa digital do examinador).
Nota: Ambos os critérios são necessários para o diagnóstico.

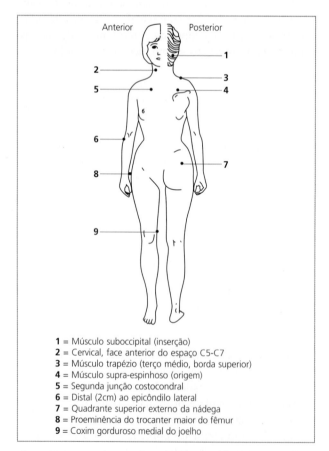

1 = Músculo suboccipital (inserção)
2 = Cervical, face anterior do espaço C5-C7
3 = Músculo trapézio (terço médio, borda superior)
4 = Músculo supra-espinhoso (origem)
5 = Segunda junção costocondral
6 = Distal (2cm) ao epicôndilo lateral
7 = Quadrante superior externo da nádega
8 = Proeminência do trocanter maior do fêmur
9 = Coxim gorduroso medial do joelho

Figura 8.27 – Localização dos 9 pares de *tender points* importantes para o diagnóstico da fibromialgia, segundo os critérios do Colégio Americano de Reumatologia (1990)[7].

Enfatizamos ainda que, devido à ausência de um substrato anatômico que pudesse explicar a etiopatogenia da fibromialgia e também pela presença de sintomas semelhantes aos da depressão maior e dos distúrbios de somatização, ela tem sido motivo de controvérsia. Entretanto, como abordaremos mais adiante, inúmeras evidências sugerem que a síndrome fibromiálgica seria uma condição clínica distinta causada por sensibilização do sistema nervoso central à dor, ou seja, por alterações nos mecanismos de percepção do estímulo doloroso.

CARACTERÍSTICAS EPIDEMIOLÓGICAS

A fibromialgia é importante causa de dor musculoesquelética crônica. De fato, depois da osteoartrite, é considerada a segunda doença reumatológica mais comum[8].

A prevalência da fibromialgia na população geral é de cerca de 2%, havendo forte predomínio no gênero feminino (10:1), sendo considerada a causa mais comum de dor musculoesquelética generalizada em mulheres na faixa etária de 20 a 55 anos[6,9,10]. Sua freqüência aumenta com a idade. Nos Estados Unidos, é de cerca de 2% aos 20 anos, enquanto, aos 70 anos, chega a 8% no gênero feminino. As mulheres na faixa etária dos 30 aos 55 anos representam a maior parte (75%) dos pacientes com fibromialgia[9,10].

PATOGÊNESE E ETIOLOGIA

Por vários anos, a fibromialgia foi considerada uma doença primária do músculo, observando-se alterações sugestivas de hipóxia tecidual e um processo inflamatório local, sendo então denominada fibrosite[4]. Contudo, em estudos mais recentes, não foram encontradas alterações musculares histológicas ou metabólicas significativas[11].

Por outro lado, apesar de a causa e de a fisiopatologia da fibromialgia serem ainda desconhecidas, têm sido descritas diversas anormalidades "funcionais" no sistema nervoso central (SNC) em pacientes com esta afecção, as quais poderiam levar a alterações na percepção do estímulo doloroso. O conhecimento destas alterações é importante para compreendermos as alternativas terapêuticas propostas para a fibromialgia[12].

A ocorrência de distúrbios do sono na maioria dos pacientes (mais que 75% apresentam um sono não-repousante)[6], provavelmente pela intrusão de ondas alfa rápidas durante o sono não-REM (fenômeno mais freqüentemente detectado em indivíduos com fibromialgia que em controles normais)[13,14], sugere a possibilidade de envolvimento do SNC na fisiopatogenia desta doença.

É também interessante o achado nos pacientes com fibromialgia de alterações nas concentrações liquóricas de vários neuropeptídeos envolvidos na transmissão do estímulo doloroso, sendo observados níveis elevados da substância P (a qual apresenta uma ação pró-nociceptiva) e níveis diminuídos dos principais metabólitos da norepinefrina (com ação antinociceptiva)[15-17].

Outro fator que pode contribuir para a exacerbação da sensação dolorosa é a diminuição dos níveis centrais de serotonina (5-HT), conforme sugerido pelas baixas

REFERÊNCIAS BIBLIOGRÁFICAS

1. Fenelon C. Soft tissue rheumatism. In: David C, Lloyd J, eds. Rheumatological Physiotherapy. London: Mosby, 1999, p 117. ▪ 2. Mendonça LLF, Battistella L, Balthazar PA, Cossermelli W. Reumatismo de partes moles: abordagem crítica dos aspectos clínicos. Rev Hosp Clin Fac Med 1993; 48:248. ▪ 3. Cawston TE, Riley GP, Hazleman BL. Tendon lesions and soft tissue rheumatism – great outback or great opportunity? Ann Rheum Dis 1996; 55:1. ▪ 4. Simons DG. Muscle pain syndromes. Part I. Am J Physiol Med 1975; 54:289. ▪ 5. Yunus MB, Masi AT, Calabro JJ et al. Primary fibromyalgia (fibrositis): clinical study of 50 patients with matched normal controls. Sem Arthritis Rheum 1981; 11:151. ▪ 6. Wolfe F. Fibromyalgia: the clinical syndrome. Rheum Dis Clin North Am 1989; 15:1. ▪ 7. Wolfe F, Smythe HA, Yunus MB et al. The American College of Rheumatology 1990 criteria for the classification of fibromyalgia. Report of the Multicenter Criteria Committee. Arthritis Rheum 1990; 33:160. ▪ 8. Clauw DJ. Fibromyalgia. In: Ruddy S, Harris Jr ED, Sledge CB, editors. Kelley's textbook of Rheumatology. 6th ed. Philadelphia: WB Saunders Co, 2001, p 417. ▪ 9. Wolfe F, Ross K, Anderson J et al. The prevalence and characteristics of fibromyalgia in the general population. Arthritis Rheum 1995; 38:19. ▪ 10. Lawrence RC, Helmick CG, Arnett FC et al. Estimates of the prevalence of arthritis and selected musculoskeletal disorders in the United States. Arthritis Rheum 1998; 41:778. ▪ 11. Simms RW. Fibromyalgia is not a muscular disorder. Am J Med Sci 1998; 315:346. ▪ 12. Leventhal LJ. Management of fibromyalgia. Ann Intern Med 1999; 131:850. ▪ 13. Moldofsky H. Sleep and fibrositis syndrome. Rheum Dis Clin North Am 1989; 15:91. ▪ 14. Roizenblatt S, Modlofsky H, Benedito-Silva AA, Tufik S. Alpha sleep characteristcs in fibromyalgia. Arthritis Rheum 2001; 44:222. ▪ 15. Russel IJ, Vaeroy H, Javors M, Nyberg F. Cerebrospinal fluid biogenic amine metabolites in fibromyalgia/ fibrositis syndrome and rheumatoid arthritis. Arthritis Rheum 1992; 35:550. ▪ 16. Russell IJ, Orr MD, Littman B et al. Elevated cerebrospinal fluid levels of substance P in patients with the fibromyalgia syndrome. Arthritis Rheum 1994; 37:1593. ▪ 17. Korszun A, Sackett-Lundeen L, Papadopoulos E et al. Melatonin levels in women with fibromyalgia and chronic fatigue syndrome. J Rheumatol 1999; 26:2675. ▪ 18. Yunus MB, Dailey JW, Aldag JC et al. Plasma tryptophan and other amino acids in primary fibromyalgia: a controlled study. J Rheumatol 1992; 19:90. ▪ 19. Russel IJ, Michalek JE, Vipraio GA et al. Platelet 3H-imipramine uptake receptor density and serum serotonin levels in patients with fibromyalgia/fibrositis syndrome. J Rheumatol 1992; 19:104. ▪ 20. Offenbaecher M, Bondy B, de Jonge S et al. Possible association of fibromyalgia with a polymorphism in the serotonin transporter gene regulatory region. Arthritis Rheum 1999; 42:2482. ▪ 21. Kwiatek R, Barnden L, Tedman R, Jarrett R et al. Regional cerebral blood flow in fibromyalgia: single-photon-emission computed tomography evidence of reduction in the pontine tegmentum and thalami. Arthritis Rheum 2000; 43:2823. ▪ 22. van Denderen JC, Boersma JW, Zeinstra P et al. Physiological effects of exhaustive physical exercise in primary fibromyalgia syndrome (PFS): is PSF a disorder of neuroendocrine reactivity? Scand J Rheumatol 1992; 21: 35. ▪ 23. Crofford LJ, Pillemer SR, Kalogeras KT et al. Hypothalamic-pituitary-adrenal axis pertubations in patients with fibromyalgia. Arthritis Rheum 1994; 37:1583. ▪ 24. Bennett RM, Cook DM, Clark SR et al. Low somatomedin-C in fibromyalgia patients: an analysis of clinical specificity and pituitary/hepatic responses. Arthritis Rheum 1993; 36(9S):62. ▪ 25. Bennett RM. Disordered growth hormone secretion in fibromyalgia: a review of recent findings and a hypothesized etiology. Z Rheumatol 1998; 57(Suppl 2):72. ▪ 26. Bou-Holaigah I, Calkins H, Flynn JA et al. Provocation of hypotension and pain during upright tilt table testing in adults with fibromyalgia. Clin Exp Rheumatol 1997; 15:239. ▪ 27. Martinez-Lavin M, Hermosillo AG, Mendoza C et al. Orthostatic sympathetic derangement in subjects with fibromyalgia. J Rheumatol 1997; 24:714. ▪ 28. Boissevain MD, McCain GA. Toward an integrated understanding of fibromyalgia syndrme. II. Psychological and phenomenological aspects. Pain 1991; 45:239. ▪ 29. Aaron LA, Bradley LA, Alarcon GS et al. Psychiatric diagnoses in patients with fibromyalgia are related to health care-seeking behavior rather than to illness. Arthritis Rheum 1996; 39:436. ▪ 30. Goldenberg DL. Do infections trigger fibromyalgia? Arthritis Rheum 1993; 36:1489. ▪ 31. Goldenberg DL, Mossey CJ, Schmid CH. A model to assess severity and impact of fibromyalgia. J Rheumatol 1995; 22: 2313. ▪ 32. Yunus MB. Genetic factors in fibromyalgia syndrome. Z Rheumatol 1998; 57(Suppl 2):61. ▪ 33. Yunus MB, Khan MA, Rawlings KK. Genetic linkage analysis of multicase families with fibromyalgia syndrome. J Rheumatol 1999, 26:408. ▪ 34. Goldengerg DL. Clinical manifestations and diagnosis of fibromyalgia. 2002 Up To Date. ▪ 35. Hudson JI, Goldenberg DL, Pope Jr HG et al. Comorbidity of fibromyalgia with medical and psychiatric disorders. Am J Med 1992; 92:363. ▪ 36. Clauw DJ, Chrousos GP. Chronic pain and fatigue syndromes: overlapping clinical and neuroendocrine features and potential pathogenic mechanisms. Neuroimmunomodulation 1997; 4:134. ▪ 37. Clauw DJ. Fibromyalgia: more than just a musculoskeletal disease. Am Fam Physician 1995; 52:843. ▪ 38. Goldengerg DL. Differential diagnosis of fibromyalgia. 2002 Up To Date. ▪ 39. Pincus T. A pragmatic approach to cost-effective use of laboratory tests and imaging procedures in patients with musculoskeletal symptoms. Prim Care 20:795, 1993. ▪ 40. Neeck G, Crofford LJ. Neuroendocrine pertubations in fibromyalgia and chronic fatigue syndrome. Rheum Dis Clin 2001; 26:989. ▪ 41. Goldengerg DL. Pathogenesis and treatment of fibromyalgia. 2001 Up To Date. ▪ 42. Goldenberg DL. Fibromyalgia syndrome a decade later: what have we learned? Arch Intern Med 1999; 159: 777. ▪ 43. Wallace DJ. The fibromyalgia syndrome. Ann Med 1997; 29: 9. ▪ 44. Goldenberg DL, Felson DT, Dinerman H. A randomized, controlled trial of amitriptyline and naproxen in the treatment of patients with fibromyalgia. Arthritis Rheum 1986; 29:1371. ▪ 45. Carette S, McCain GA, Bell DA, Fam AG. Evaluation of amitriptyline in primary fibrositis. A double-bind, placebo-controlled study. Arthritis Rheum 1986; 29:655. ▪ 46. Godfrey RG. A guide to the understanding and use of tricyclic antidepressants in the overall management of fibromyalgia and other chronic pain syndromes. Arch Intern Med 1996; 156:1047. ▪ 47. Bennett RM, Gatter RA, Campbell SM et al. A comparison of cyclobenzaprine and placebo in the management of fibrositis. A double-blind controlled study. Arthritis Rheum 1988; 31:1535. ▪ 48. Carette S, Bell MJ, Reynolds WJ et al. Comparison of amitriptyline, cyclobenzaprine, and placebo in the treatment of fibromyalgia. A randomized, double-blind clinical trial. Arthritis Rheum 1994; 37:32. ▪ 49. Goldenberg DL, Mayskiy M, Mossey CJ et al. A randomized, double-blind crossover trial of fluoxetine and amitriptyline in the treatment of fibromyalgia. Arthritis Rheum 1996; 39:1852. ▪ 50. McCain GA, Bell DA, Mai FM, Halliday PD. A controlled study of the effects of a supervised cardiovascular fitness training program on the manifestatins of primary fibromyalgia. Arthrits Rheum 1988; 31:1135. ▪ 51. Ferraccioli G, Ghirelli L, Scita F et al. EMG-biofeedback training in fibromyalgia syndrome. J Rheumatol 1987; 14:820. ▪ 52. Haanen HCM, Hoenderdos HTW, van Romunde LKJ et al. Controlled trial of hypnoterapy in the treatment of refractory fibromyalgia. J Rheumatol 1991; 18:72. ▪ 53. Goldenberg DL, Kaplan KH, Nadeau MG et al. A controlled study of a stress-reduction, cognitive-behavioral treatment program in fibromyalgia. J Musculoskeletal Pain 1994; 2:53. ▪ 54. Deluze C, Bosia L, Zirbs A et al. Electroacupuncture in fibromyalgia: results of a controlled trial. BMJ 1992; 305:1249. ▪ 55. Sheon RP, Moskowitz RW, Goldberg VM. Dor reumática dos tecidos moles. Diagnóstico, tratamento, prevenção. 2a ed, Revinter: Rio de Janeiro, 1989, p 1. ▪ 56. Bonica JJ. Management of myofascial pain syndromes in general practice. JAMA 1957; 164:732. ▪ 57. Campbell SM. Regional myofascial pain syndromes. Rheum Dis Clin North Am 1989; 15:31.

56. LESÕES CAUSADAS PELOS EXERCÍCIOS

Jacob Jehuda Faintuch

Os estudos epidemiológicos dos últimos 50 anos, unanimemente, mostraram que a ausência de atividade física e o condicionamento físico inadequados se associam a aumento da mortalidade cardiovascular e geral, a uma maior incidência de *diabetes mellitus* e de doenças cardiovasculares não-fatais. A prática da atividade física, associada à melhora do condicionamento físico, pode reverter esse cenário pessimista[1].

Conta-se, entretanto, que Pheidipides, em 496 a.C., morreu após correr na planície de Marathon[2]; e, mais recentemente, a atleta suíça Gabriela Andersen-Scheiss, na maratona das olimpíadas de 1984, em Los Angeles, terminou a prova se arrastando e ficou com importante seqüela neurológica. Embora ela tenha sido muito aplaudida por terminar a corrida em condições tão adversas, nunca mais vai correr. Esses corredores de maratona exemplificam como a atividade física exaustiva pode causar lesões. Em nosso meio, o jogador Oscar Schmidt, cestinha do basquete nacional, tem uma ficha médica impressionante: quatro fraturas de mão direita e uma fratura de tornozelo, além de dores persistentes no joelho esquerdo[3] decorrentes de sua carreira esportiva. Entretanto, o efeito protetor da prática rotineira de exercícios físicos sobre os riscos cardiovascular e osteomuscular já está bem documentado, embora durante a execução dos exercícios e imediatamente após tenha sido descrito um aumento dos riscos[1,3].

No estudo de Framingham, observou-se que para um indivíduo de 50 anos, não-fumante nem diabético, o risco de infarto do miocárdio durante uma determinada hora do dia é de 1 em 1 milhão. Se esse indivíduo for sedentário, seu risco durante o exercício físico aumenta em 100 vezes, mas continua baixo, ou seja, 1 em 10 mil. Da mesma forma, apesar de os riscos na população cardiopata durante o exercício serem maiores, eles ainda são aceitáveis em condições controladas.

Cabe ressaltar, ainda, que a prática regular de exercícios físicos reduz o risco de um evento durante a execução do exercício; portanto, o treinamento físico reduz não só o risco basal, como também o risco imediato durante o exercício, resultando em proteção geral. O exercício físico é benéfico, principalmente quando praticado de forma moderada e sob orientação médica, superando em muito os possíveis prejuízos a ele associados[4,5].

IDENTIFICAÇÃO DE RISCOS PARA A PRÁTICA DE EXERCÍCIOS FÍSICOS

É importante identificar as pessoas que apresentam maior risco e necessitam de acompanhamento especializado durante a realização de exercícios físicos ou não devem praticar esportes-ginástica[5].

As lesões mais temidas relacionam-se ao aparelho cardiocirculatório; portanto, não devem praticar exercícios físicos os portadores de *angina pectoris* instável, insuficiência cardíaca descompensada (fração de ejeção < 30%) e arritmia não controlada (arritmia ventricular complexa em repouso ou induzida por exercício). A miocardiopatia hipertrófica é provavelmente a causa mais comum de morte súbita cardíaca em atletas jovens. Embora alguns portadores de miocardiopatia hipertrófica possam tolerar altos níveis de atividade física, outros, com graus menores de espessamento de parede, podem apresentar morte súbita. Indivíduos com lesões caracterizadas por obstrução da via de saída do ventrículo esquerdo moderadas ou graves, ou doença vascular pulmonar apresentam risco expressivo de síncope ou morte súbita. O exercício na tetralogia de Fallot piora a hipóxia e a dispnéia. Indivíduos com estenose aórtica grave, portadores de síndrome de Marfan (por causa do risco de dissecção aórtica) e de displasia ventricular direita devem evitar atividades mais intensas.

DORES TORÁCICAS RELACIONADAS AO EXERCÍCIO

A dor na parede torácica e na parte superior do abdome é sintoma freqüente e quando piora com o exercício pode simular dor de origem cardiovascular (que apresenta a maior morbimortalidade). O diagnóstico diferencial é mais difícil quando a história é vaga e com início insidioso. As dores musculoesqueléticas podem originar-se nas costelas, esterno, articulações ou estruturas miofasciais. A síndrome da parede torácica dolorida ocorre em até 20% dos pacientes que procuram o médico com suspeita de afecção cardiovascular.

A síndrome da costela dolorida (*slipping rib*) causa dor marginal costal intermitente, relacionada à postura ou ao movimento. A dor pode ser reproduzida pela pressão em um ou mais pontos da margem costal, desde a sétima até a décima primeira costela. A musculatura intercostal pode ser lesada, causando dor entre as costelas, que piora ao movimento, à inspiração profunda e à tosse, com dor à compressão da musculatura.

Nessas condições, os exames radiológicos geralmente não permitem o diagnóstico específico, porém auxiliam no diagnóstico diferencial.

O uso de antiinflamatórios, anestésicos locais e a interrupção das atividades que desencadeiam a dor geralmente permitem a cessação do incômodo.

DOENÇA DE OSGOOD-SCHLATTER

Também denominada erroneamente como osteocondrite da tuberosidade tibial, é doença muito comum no gênero masculino na faixa etária dos 11 aos 15 anos. Atinge garotos que praticam esportes, especialmente corrida, chutes e saltos; sendo, em um quarto dos casos, bilateral. A etiologia mais aceita é a tração inadequada pelo músculo quadriceptal, com inflamação crônica inespecífica e formação de tecido ósseo de reparação.

A queixa é dor e aumento de volume na tuberosidade tibial. A dor piora durante e após atividades físicas específicas como subir escadas e ao correr. Ao exame clínico o joelho não apresenta anormalidades, havendo dor e aumento do volume da tuberosidade tibial. A dor piora quando há resistência contra a extensão e pode ocorrer inflamação da bursa na inserção do tendão patelar. O quadríceps normalmente é retraído nesses pacientes.

A radiografia em perfil com leve rotação interna permite melhor visualização da tuberosidade. Na fase inicial não há alteração óssea, que aparece após três a quatro semanas do início da dor, com a presença de um ou mais fragmentos ósseos avulsos. Há grande tendência para recidiva da dor durante o crescimento, mas geralmente o curso é autolimitado.

O tratamento consiste em repouso (apenas para atividades que exigem tração forte do quadríceps) e fisioterapia com programas de alongamento; a presença de um ossículo móvel, doloroso, bem separado da tuberosidade e facilmente palpável é indicação de ressecção.

ALTERAÇÕES HEMATOLÓGICAS DECORRENTES DOS EXERCÍCIOS

Os atletas, mais especificamente os de resistência, tendem a apresentar uma pequena diminuição no nível de hemoglobina sangüínea quando comparados com uma população normal. Como o nível de hemoglobina sangüínea caracteriza a anemia, esta pode ser chamada de *anemia do esportista ou do atleta ou do esforço físico*.

A *pseudo-anemia* é uma adaptação da hemoconcentração que ocorre quando o organismo é submetido a um trabalho intenso. Os atletas que treinam em alta intensidade liberam renina, aldosterona e vasopressina para aumentar os níveis de água e sal corpóreos. Também ocorre aumento do nível sérico de hormônio antidiurético; sendo o resultado final dessas alterações um aumento do volume plasmático. Esse mecanismo pode ocorrer mesmo após uma única sessão de exercício, com expansão de 10% do volume plasmático em 24 horas.

A *hemólise por traumatismo* ocorre quando as hemácias circulantes se rompem devido a impactos, como os que ocorrem durante uma corrida. Trata-se de uma hemólise intravascular mas pouco expressiva. Há diminuição dos níveis séricos de haptoglobina sangüínea. O ferro liberado das hemácias hemolisadas é reciclado e novamente ligado à hemoglobina recém-formada, de forma que raramente ocorre anemia. Pesquisas feitas com ciclistas demonstram que a hemólise que ocorre em função dos exercícios é benéfica para o organismo pois remove as células mais velhas e rígidas e estimula uma síntese compensatória de novas hemácias, que são mais flexíveis e passam pela microcirculação.

O diagnóstico da hemólise esportiva está na dependência de três fatores:

- aumento no tamanho das hemácias, com maior número de células jovens;
- aumento no número de reticulócitos;
- baixo nível de haptoglobina;

Raramente aparecem hemácias deformadas ao exame microscópico da urina.

O tratamento da hemólise por impacto inclui o uso de sapatos de corrida acolchoados, correção de peso em obesos, pisar corretamente e correr em superfícies macias (por exemplo, grama).

Anemia por deficiência de ferro

A principal causa de anemia em atletas é ocasionada pela ingestão deficiente de ferro. Deve-se fazer a reposição de ferro mesmo em mulheres com hemoglobina no limite inferior da normalidade. A dosagem da ferritina, nessas mulheres sem anemia, já pode mostrar depleção de ferro.

A anemia ferropriva, normalmente suave, é comum entre as atletas do gênero feminino e rara entre os homens.

Recomendações – ao atender a mulher atleta, na dúvida e caso não se possa dosar a ferritina, reponha ferro. O ferro pode ser suplementado na forma de sulfato ferroso. A absorção do sulfato ferroso é melhor em jejum (meio ácido). Entretanto, poucos pacientes suportam a ingestão de ferro em jejum pela intolerância gástrica. Sendo assim, pode-se repor o sulfato ferroso às refeições até três comprimidos por dia no café, almoço e jantar, dependendo da intensidade da anemia.

Como prevenir a anemia – aumentando a carne vermelha ou carne escura de aves; evite tomar café ou chá durante as refeições; prefira suco de laranja; ovos mexidos preparados em panelas de ferro, assim como o cozimento de tomates e sopas de vegetais nas mesmas panelas enriquecem os alimentos com ferro. Ingerir alimentos mistos como pescados ou frutos do mar com ervilha, feijão e outras leguminosas; a proteína das aves e dos pescados aumenta a absorção do ferro presente nos legumes.

Doença falciforme

A doença falciforme é uma alteração genética, caracterizada por um tipo de hemoglobina anormal (HbS). Estima-se que a doença falciforme esteja presente em 20 a 30 mil brasileiros. A atividade esportiva é uma das principais causas de falcização, portanto não deve ser estimulada.

O portador assintomático de HbS ou heterozigoto para HbS, não é anêmico, não apresenta anormalidades físicas e tem vida normal. Há atletas portadores de HbS. Esses indivíduos têm riscos discretamente mais elevados de morte súbita, necrose papilar renal e infarto de baço. Os casos de morte súbita foram secundários à rabdomiólise, que ocorreu em atletas com estigma falcêmico submetidos a exercícios intensos, logo após a chegada em locais elevados (a maioria dos portadores de HbS tolera altitudes de até 2.440m, porém, alguns, em altitudes menores, já apresentam problemas). A rabdomiólise causa mal-estar, náuseas, vômitos, mialgia, anúria ou urina tipo Coca-Cola. Recomendamos para esses indivíduos boa hidratação (pode-se absorver entre 1,9 e 2,3 litros de água por hora, e a presença de glicose na solução aumenta tanto a absorção de água como a de sódio) e aclimatização cuidadosa ao calor e altitudes. É importante destacar que a freqüência de portadores assintomáticos de HbS no Brasil é variável, de 2 a 8%, conforme a intensidade da população negra inserida na região.

Coagulação e atividade física

Parte do efeito benéfico da atividade física na redução da morbidade e mortalidade cardiovascular é mediada por meio dos efeitos nos fatores trombogênicos. Exercício físico em indivíduos sadios produz ativação transitória do sistema de coagulação, que é acompanhada por aumento na capacidade fibrinolítica. Portanto, em circunstâncias normais, o exercício previne a trombose. Entretanto, pacientes com cardiopatia isquêmica, que não podem aumentar seu potencial fibrinolítico, podem apresentar aumento considerável do risco para eventos isquêmicos agudos, quando se expõem a exercícios físicos intensos irregularmente. Há casos na literatura indicando a conexão entre exercícios e o início de trombose.

Para evitar a ocorrência de trombose durante e após os exercícios, recomenda-se:

- evitar hemoconcentração ingerindo líquidos antes, durante e após o exercício;
- enfatizar que o uso de eritropoetina está proibida para qualquer atleta.

Hemorragia gastrintestinal

Cerca de 2% dos maratonistas e triatletas apresentam fezes hemorrágicas após uma competição, e cerca de 20% dos corredores de longa distância apresentam sangue oculto nas fezes da primeira defecação após uma corrida. A quantidade de sangue excretada está mais correlacionada com a intensidade do esforço que com a distância percorrida. Estudos endoscópicos feitos um dia após a maratona mostraram danos superficiais na mucosa do estômago que desapareciam rapidamente. Mais preocupantes foram as colites isquêmicas. A perda aumentada de sangue causa cólicas no hipogástrio e diarréia sanguinolenta durante a corrida ou treinamento intenso. A causa da colite hemorrágica é a presença de desidratação grave associada a um desvio da corrente sangüínea do intestino para os músculos. A colite isquêmica, em alguns casos, pode ter como conseqüência a remoção parcial do cólon, fato já ocorrido com alguns atletas de competição. A colite isquêmica suave responde satisfatoriamente a uma terapia conservadora.

TENDINITES

É a forma mais comum de comprometimento de atletas e/ou de praticantes eventuais de esportes. Não são, em geral, provocadas por traumatismos diretos, mas principalmente por esforços físicos acentuados e repetitivos, como ocorre muitas vezes em academias, em práticas domésticas sem orientação adequada e nas corridas em parques e outras áreas.

A mais freqüente é a chamada tendinite patelar, que compromete principalmente corredores, praticantes de balé e adolescentes (entre 12 e 16 anos) que exageram na prática de futebol. A seguinte é a tendinite do cotovelo (*tennis elbow*), sabidamente comum em jogadores amadores de tênis, mas rara em profissionais. Isso ocorre porque o amador quase sempre não tem preparo suficiente para evitar as repercussões das vibrações transmitidas pela própria raquete, não pratica exercícios adequados de alongamento e aquecimento antes da partida e muitas vezes utiliza raquetes pesadas ou empunhaduras impróprias na tentativa de conseguir golpes mais fortes e certeiros.

A tendinite do supra-espinhoso (do ombro) acomete especialmente praticantes de natação e freqüentadores habituais de academia.

As tendinites caracterizam-se pelo aparecimento de dor no início da atividade física, que diminui durante a atividade, piorando novamente após.

A conduta terapêutica inclui:

- aplicação de gelo nas primeiras 48 horas; nunca por mais de 30 minutos e até o máximo de quatro aplicações por dia;
- administração de antiinflamatório não-esteróide;

Diagnóstico e controle evolutivo: realizar ultra-sonografia da área afetada, que deverá ser repetida quando a dor aumenta ou antes de atividades e antes de atividades mais intensas, de modo a prevenir eventual ruptura. Quando ocorre ruptura, deve-se optar pelo tratamento cirúrgico.

LESÃO MUSCULAR

A distensão muscular, ou ruptura muscular, é também freqüente em esportistas. Quando o número de fibras rotas do músculo é pequeno, a dor e a incapacitação funcional são limitadas e alguns autores chamam esse quadro de "contratura muscular".

Tratamento:

- aplicação imediata de gelo, por 30 minutos, repetida a cada 4 horas;
- administração de antiinflamatório não-esteróide;
- uso de relaxante muscular;
- fisioterapia;
- controle pela ultra-sonografia.

Quando o número de fibras rotas é maior, aparece o sinal característico da "pedrada", ou seja, o paciente sente a nítida sensação que foi atingido por uma pedra na área comprometida. Segue-se o imediato aparecimento de hematoma que, dependendo da posição em que o paciente permanece após o evento, pode-se localizar em outras regiões. Com o paciente em pé, por exemplo, embora a lesão ocorra no terço médio da coxa, a formação do hematoma vai ser notada no cavo poplíteo. A ressonância magnética pode ser usada para eliminar eventuais dúvidas.

Quando o paciente escuta um verdadeiro estalo, seguido de dor e incapacitação de movimentos e depressão visível, ocorreu ruptura muscular total (grau 3). O tratamento é urgente e cirúrgico.

LESÕES DE JOELHO

São representadas sobretudo por comprometimento de meniscos, ligamentos cruzados e ligamentos colaterais. Quando há ruptura de ligamento cruzado anterior, é comum a presença de hemartrose. O exame radiográfico deve ser feito para afastar a possibilidade de fratura.

Conduta:

- aplicação de gelo, por 30 minutos, a cada 2 horas;
- punção articular, se necessário;
- administração de antiinflamatórios não-esteróides;
- imobilização;
- encaminhamento imediato para o especialista.

ENTORSE DO TORNOZELO

A própria história clínica geralmente define o diagnóstico, pois o paciente quase sempre refere que virou o pé ao pisar em superfície irregular, buraco no chão ou sobre o pé de outra pessoa. O quadro clínico também é indicativo:

- edema imediato;
- dor;
- hematoma;
- grande dificuldade para deambular;

A avaliação radiográfica é útil para afastar o risco de fratura.

Conduta:

- aplicação de gelo por 30 minutos, a cada 2 horas;
- imobilização;
- uso de muletas;
- administração de antiinflamatório não-esteróide;
- fisioterapia;
- encaminhamento ao especialista.

OSTEOARTROSE CAUSADA POR ESPORTES

Também conhecida como osteoartrite, é a doença mais comum dentre as reumatológicas e a mais importante causa de limitação funcional do aparelho locomotor. Há evidente discordância entre achados radiológicos e queixa dolorosa. Indivíduos que acumularam maior número de horas de prática esportiva até os 50 anos tiveram maior risco relativo de fazer artroplastia de quadril por coxoartrose, quando comparados a pessoas com menos horas de práticas esportivas. As atividades de maior risco foram: atletismo, tênis e modalidades disputadas em gramados (Quadro 8.13).

Quadro 8.13 – Localizações mais prováveis para o desenvolvimento preferencial de osteoartrose em atletas competitivos.

Esportes	Articulações
Futebol	Joelho, tornozelo, talar, quadril, coluna
Rugbi	Joelho, tornozelo, tarso
Balé	Talar
Ginástica	Ombro, cotovelo, carpo
Ciclismo	Patelofemoral
Box	Carpometacarpo
Arremesso de dardo	Ombro

A atividade física moderada, para recreação, protege contra a osteoartrose de joelho quando comparada ao sedentarismo. Corredores de longa distância, entre 50 e 72 anos, apresentam menor comprometimento funcional locomotor e procuram menos por serviços médicos que os controles sedentários na mesma comunidade. Portanto, a prática esportiva leve ou moderada não está relacionada com o risco de desenvolver a osteoartrose. Entretanto, lesões prévias decorrentes do esporte e a prática esportiva em condições de instabilidade articular constituem-se em fatores de risco reconhecidos.

Um bom tênis evita lesões por esforços prolongados e impactos repetitivos. O impacto repetitivo pode provocar lesões no tornozelo, joelho, quadril e coluna. Os tênis com sistemas de amortecimento absorvem parte do impacto dos pés e, melhor ainda, distribuem para uma área maior esforços que podem estar concentrados em um ou outro ponto; por isso, reduzem o risco de inflamações e lesões articulares.

Os tênis de corrida devem apresentar uma estrutura rígida na região do calcanhar, para prevenir torções, e um bico levantado, para evitar tropeços em terrenos acidentados. Alguns modelos possuem estrutura estabilizadora no solado – um plástico que transfere o peso do calcanhar para o bico do tênis.

As pessoas que se apóiam mais sobre a parte interna do pé são chamadas pronadoras; para elas são recomendados os tênis com estrutura mais reforçada na borda interna. Os supinadores com pés altos, com menor área de contato com o chão, precisam de calçados com reforços nas bordas externas. Recomenda-se a compra do tênis na parte da tarde, quando os pés estão mais edemaciados, que ao acordar.

HIPERURICEMIA DECORRENTE DA PRÁTICA DE ATIVIDADE FÍSICA

Qualquer situação enfrentada pelo organismo humano que aumente a necessidade metabólica, seja ela fisiológica ou não, requer aumento da produção de energia, acelerando a conversão de ATP em AMP e, conseqüentemente, a produção de ácido úrico.

Elevação da uricemia é descrita em jogadores de futebol, golfe, corredores de maratona, meia maratona, triatletas e levantadores de peso. As mudanças metabólicas, causadas pelo desequilíbrio entre o ataque oxidativo e a defesa antioxidante, são chamadas de estresse oxidativo e podem conduzir a uma degeneração acelerada da fibra muscular e ser o estímulo inicial para as lesões induzidas pelo exercício. Os danos oxidativos só ocorrerão se a produção de radicais livres ultrapassar a capacidade do sistema de defesa antioxidante do corpo. O ácido úrico tem propriedades antioxidantes como remoção de radicais livres, neutralização de metais iônicos e preservação do ascorbato plasmático. A hiperuricemia é vista, atualmente, como uma resposta benéfica no contexto da prática de esportes e ginástica.

A desidratação observada entre maratonistas pode favorecer a cristalúria e a formação de cálculos renais. Recomendamos como medidas preventivas: adequação do peso corpóreo, ingestão de pelo menos 2 litros de líquidos por dia, restrição de bebidas alcóolicas e ingestão de carboidratos com periodicidade suficiente para se evitar o catabolismo protéico.

CEFALÉIA DE ESFORÇO

Também chamada de cefaléia benigna do exercício, aparece geralmente durante a prática de atividades longas, aeróbicas, podendo surgir também logo após o exercício. Costuma desaparecer com o correr do dia. Recomenda-se a diminuição da intensidade do esforço. No acompanhamento desses casos, leva-se em conta o diagnóstico diferencial com lesões cerebrais invasivas, com malformações vasculares cerebrais e o feocromocitoma.

Mesmo que a dor desapareça rapidamente, a ocorrência de cefaléia durante o exercício exige repouso de pelo menos 24 horas e exame clínico neurológico. Deve-se investigar toda cefaléia associada ao esforço de aparecimento súbito em pacientes sem queixa anterior.

A cefaléia pós-traumática, comum em esportes de contato, mesmo que a intensidade do traumatismo possa parecer pequena, apresenta sinais e sintomas variados. Recomenda-se exame clínico e imagenológico cauteloso e afastamento das atividades esportivas.

AFECÇÕES OTORRINOLARINGOLÓGICAS DURANTE A PRÁTICA DE ESPORTES

A otite externa é mais comum em atletas aquáticos (natação, mergulho, pólo etc.), podendo ser causada por *Pseudomonas aeruginosa*, *Aspergillus* e *Candida* sp. Manifesta-se por meio de otalgia, prurido e sensação de "orelha tapada". Ao exame clínico observa-se exsudato, edema e eritema da pele do conduto auditivo externo. O tratamento pode ser feito com antibióticos (neomicina ou polimixina em solução), antiinflamatórios não-hormonais e anti-alérgicos. O atleta deve ser afastado da água por dois dias e evitar o uso de cotonetes que traumatizam o conduto auditivo externo. O uso de tocas e/ou protetores auriculares deve ser recomendado.

Oto-hematomas e abscessos de pavilhão auricular ocorrem em esportes de contato (futebol, basquete, artes marciais, jiu-jitsu, boxe, entre outros). O tratamento pode ser cirúrgico (drenagem) ou clínico (antibioticoterapia).

O barotrauma – lesão tecidual por alteração de pressão ambiental – ocorre em esportes aéreos (paraquedismo, asa-delta, acrobacia aérea) e esportes náuticos/subaquáticos. O barotrauma de orelha média é a afecção mais comum do mergulho, podendo manifestar-se como pressão e dor na orelha, vertigem, transudato, hemotímpano, ruptura da membrana timpânica com perda auditiva condutiva. O tratamento envolve o uso de descongestionantes (tópicos/sistêmicos), antibioticoterapia sistêmica e não mergulhar até a normalização completa do quadro.

O traumatismo acústico, ou perda auditiva induzida por ruído (PAIR), ocorre em modalidades esportivas como tiro, automobilismo, motociclismo, entre outros. Há perda auditiva progressiva que exige avaliações auditivas periódicas e uso de protetor auricular.

LESÕES OCULARES DURANTE A PRÁTICA DE EXERCÍCIOS

A incidência de lesões oculares decorrentes de práticas esportivas é de 12%. Entre os pacientes que necessitaram de admissão hospitalar em nosso meio, o futebol é o esporte que mais se associa a traumatismo ocular. No hemisfério norte a lesão ocular é mais comum no hóquei.

O traumatismo contuso, se for muito intenso, pode acarretar ruptura do globo ou de suas estruturas internas. Nos não tão intensos, pode ocorrer lesão do segmento anterior causando hifema (hemorragia intra-ocular anterior devido à lesão de vasos da íris ou corpo ciliar). A incidência de hifema em traumatismos oculares relacionados ao esporte é de 87%. O uso de óculos de proteção é recomendado em todos os exercícios que podem associar-se a traumatismos oculares.

Após traumatismo contuso (principalmente em míopes) com compressão do globo ocular no sentido ântero-posterior e distensão no sentido látero-lateral, o vítreo, que é inelástico, exercerá uma tração na chamada base vítrea, local de forte adesão vitreorretiniana, rasgando a retina nessa porção. Por esse rasgão, o fluido vítreo passará para o espaço sub-retiniano, descolando (dissecando) a retina por onde passar. Os sinais precoces são o aparecimento súbito de *flashes* ou manchas e perda de campo visual, como se uma cortina tivesse sido colocada no campo de visão.

Sinais e sintomas de urgência merecedoras de exame oftalmológico imediato:

- perda súbita ou borramento de visão (uni ou bilateral);
- *flash* de luz ou manchas no campo visual;
- distorção de imagem;
- visão dupla (diplopia);
- alteração na cor dos objetos (diminuição da tonalidade);
- olho muito vermelho;
- dor ocular intensa;
- forte sensação de corpo estranho;
- todo tipo de traumatismo.

A exposição aos raios ultravioleta pode provocar pterígio, catarata e lesão na mácula (que prejudica a visão central dos olhos).

ASMA INDUZIDA PELO EXERCÍCIO

Os exercícios físicos podem desencadear broncoespasmo em 40 a 90% dos asmáticos. Os exercícios podem ser classificados em mais desencadeadores, como a corrida, e menos desencadeadores, como a natação.

A asma induzida pelo exercício é causada pela hiperventilação, pelo ar frio e pela baixa humidade do ar respirado. Há aumento da resistência na via aérea, lesão da mucosa brônquica e aumento da permeabilidade broncovascular.

A manifestação clássica da asma induzida pelo exercício é o sibilo que aparece aproximadamente 6 minutos após o início de exercício vigoroso. Às vezes, a única manifestação é o aparecimento de tosse.

A incidência de asma em atletas que praticam esportes de inverno chega a 50% e em atletas que praticam outros tipos de esporte chega a 20%.

O tratamento farmacológico é primariamente feito com a inalação de beta-2-estimulantes. Os mais usados nessa categoria são os de início rápido e curta duração como os agonistas beta-adrenérgicos salbutamol e terbutalina. São usados também o formoterol, de início rápido e longa duração e o salmoterol de início demorado e longa duração.

As drogas permitidas para asmáticos em esportes competitivos são:

- corticosteróides inalatórios;
- teofilinas oral e sistêmica;
- agentes anticolinérgicos inalatórios;
- antileucotrienos orais.

Os agonistas beta-2-adrenérgicos inalatórios exigem notificação; os corticosteróides orais ou sistêmicos e os agonistas beta-2-adrenérgicos orais ou sistêmicos e estão banidos.

ALTERAÇÕES DO SISTEMA IMUNOLÓGICO ASSOCIADAS AO EXERCÍCIO FÍSICO

Atletas treinando regularmente apresentam risco diminuído de infecção de vias aéreas comparados a pessoas sedentárias. Porém, nos atletas que treinam além de suas capacidades (sobretreinamento ou supertreinamento), esse risco aumenta, igualando-se, ou até mesmo ultrapassando, o risco observado nas pessoas sedentárias. Os exercícios moderados aumentam o número e/ou a atividade dos linfócitos granulares grandes, também denominados células naturalmente citotóxicas ou NK (*natural killer*). Esses linfócitos destroem especialmente as células infectadas por vírus e células cancerosas. Há um período de queda da imunidade após o término da prática de exercícios intensos chamado de "janela imunológica" que pode ter relação com a maior incidência de infecção de vias aéreas superiores em atletas com sobrecarga de treinamento.

Tanto o estresse físico como o mental-psicológico podem influenciar o sistema imunológico. Terapias que produzem relaxamento influem positivamente no sistema imunológico, sendo recomendáveis em épocas de treinamento físico intensivo. A ingestão periódica de carboidratos e o sono regular atenuam a depressão imunitária associada ao estresse físico. De manhã os níveis do hormônio cortisol, conhecido por suprimir as defesas do organismo, estão elevados e os níveis de IgA secretados na saliva e em secreções nasais (que participam da primeira "linha de defesa" contra ataques de vírus e bactérias) estão diminuídos. O impacto do exercício intenso nesse horário aumenta o problema.

DOENÇAS INFECCIOSAS DURANTE AS PRÁTICAS ESPORTIVAS

Algumas infecções apresentam incidência aumentada em praticantes de exercícios físicos. Outras apresentam comportamento inverso, sendo menos freqüentes nesses indivíduos.

A infecção cutânea pelo *vírus Herpes simplex* ocorre com grande freqüência em atividades que exigem contato humano. Os locais usuais de infecção primária pelo vírus *Herpes simplex* são o perioral e o ocular (geralmente tipo 1) e genital (tipo 2). As lesões vesiculares podem ser limitadas ou extensas, e os sintomas variam desde leve prurido até dor intensa, com febre ou mialgia. O envolvimento ocular inclui conjuntivite folicular com adenopatia local, podendo surgir vesículas ou edema nas pálpebras. Não se deve usar corticosteróides tópicos. O tratamento é útil se iniciado na fase prodrômica ou eritematosa, antes do aparecimento de vesículas. As drogas utilizadas são aciclovir, famciclovir e valaciclovir nas doses usuais.

As *verrugas*, causadas pelo papilomavírus, também ocorrem com freqüência em atividades que exigem contato humano. As verrugas nas mãos são primariamente um problema cosmético, porém as plantares podem ser muito dolorosas.

O molusco contagioso é causado por um poxvírus. Os fatores de risco são contato íntimo, abrasão da pele e piscinas.

A sudorese, a abrasão, a fricção e a higiene inadequada são fatores de risco para muitas infecções de pele. A maioria das infecções de pele é causada pelo *Staphylococcus aureus*. O *impetigo* é uma infecção superficial de pele, que se manifesta com vesículas pequenas e pruriginosas, sendo altamente contagioso. A foliculite é uma infecção de folículos pilosos, com eritema, pápulas ou pústulas, mais freqüentemente na região glútea e axilar. A foliculite adquirida após a freqüência a piscinas com teor de cloro inadequado é causada por *Pseudomonas aeruginosa*. A foliculite pode evoluir para furunculose ou celulite.

As micoses superficiais (infecções por *tinea*) ocorrem com maior freqüência em atividades que produzem sudorese, abrasão ou são praticadas em ambientes úmidos.

A leptospirose já foi descrita em nadadores e participantes de triatlon. O diagnóstico depende da suspeita clínica e permite antibioticoterapia adequada.

A giardíase pode ser adquirida durante a prática de esportes em rios e lagos, causando anorexia, dores abdominais, eructação e flatulência. A sensibilidade do exame coprológico é de no máximo 70% e o tratamento usual é com o metronidazol.

Cryptosporidium tem os mesmos fatores de risco que a giardíase. O organismo sobrevive em piscinas mesmo com bom teor de cloro na água e causa diarréia aquosa. Em indivíduos imunocompetentes a infecção é quase sempre autolimitada.

LESÕES MAIS FREQÜENTES NAS DIVERSAS MODALIDADES – COMO EVITÁ-LAS

Basquete – o impacto e o corpo a corpo podem causar lesões. São freqüentes entorses no tornozelo, lesões no joelho e dores nas costas. A prática em quadras com piso adequado, o uso de tornozeleira, tênis apropriado e o alongamento e o fortalecimento da musculatura, tendões e ligamentos previnem esse tipo de lesões. O tênis ideal depende das características do pé (normal, plano ou cavo) e da pisada (neutra, com supinação ou pronação).

Corrida – pode causar desde contraturas musculares até fraturas de estresse. Piso ruim e tênis inadequado, além de falta de aquecimento, podem causar lesões ortopédicas. A avaliação prévia identifica possíveis encurtamentos da perna, que podem ser corrigidos com palmilhas; aumentar gradualmente a distância percorrida e ingerir alimentos e líquidos apropriados para evitar lesão muscular.

Balé – *ginástica olímpica* – dores nas costas, tendinopatias, joanetes e distensões de tornozelo são referidas. O uso de tutores nos pés para prevenir joanetes, palmilhas adequadas e aquecimento-alongamento devem ser enfatizados.

Futebol – o joelho é a articulação mais atingida; podem ocorrer desde ruptura total do tendão da patela até lesões dos ligamentos cruzados (principalmente o anterior). Lesões dos meniscos são freqüentes entre os profissionais, enquanto fraturas de antebraços e punhos ocorrem entre amadores. Os exercícios em aparelhos, bicicleta ou piscina reforçam os joelhos e aprender a cair, como fazem os judocas, minimizam as lesões.

Judô – as fraturas dos dedos das mãos e as luxações nos ombros podem causar seqüelas para o resto da vida; o fortalecimento da musculatura da região superior do corpo deve ser estimulada. Portadores de rinite e asma brônquica podem ter crises desencadeadas pela poeira do tatame.

Natação – a água contaminada pode aumentar o risco de micoses, dermatites, otites, leucorréia e até hepatite. O ambiente úmido facilita a proliferação de fungos. A atividade física na água pode causar desidratação. O local deve ter ótimo sistema para tratar e drenar a água. O uso de chinelos diminui o risco de micose de vestiário. Os pós antimicóticos podem atenuar o risco de infecções. Deve-se ingerir água ou bebidas isotônicas.

Tênis – podem ocorrer lesões no ombro, cotovelo e coluna; alongamento e fortalecimento dos músculos do lado menos usado do corpo ajudam a prevenir as lesões.

Vôlei – o impacto causado pelos saltos, a força necessária para bater na bola podem lesar as articulações dos ombros e joelhos; são recomendados exercícios em aparelhos para equilibrar a musculatura de ambos os lados do corpo e exercícios compensatórios em piscina para aliviar a lombalgia (que ocorre com certa freqüência).

EXERCÍCIOS FÍSICOS E A MULHER

Exercícios durante a gravidez

As mulheres no segundo e terceiro trimestres da gravidez que fazem ginástica apresentam mais distensões musculares nas pernas, braços e dores nas costas que as não-grávidas.

A tríade – distúrbios alimentares, amenorréia e osteoporose

Há prevalência crescente de distúrbios alimentares entre as atletas comparadas à população adolescente em geral.

A triagem para a tríade pode ser feita no momento dos exames de pré-participação e durante a avaliação clínica de alterações menstruais, distúrbios alimentares, alterações de peso, arritmias cardíacas (bradicardia, entre outras), depressão ou fratura de estresse.

A suspensão total do treinamento durante o tratamento não é uma boa solução. Assim sendo, a não ser que haja complicações graves, o treinamento em volume menor e intensidade decrescente deve ser permitido. Em geral, não se recomenda que atletas participem de competições durante o tratamento para evitar passar a mensagem de que o desempenho esportivo é mais importante que a saúde.

A amenorréia associada ao exercício é um diagnóstico de exclusão, e todas as outras causas de amenorréia devem ser excluídas por meio de uma avaliação médica completa. Não parece haver um percentual de gordura corpórea específico abaixo do qual cessa a menstruação regular. Algumas atletas com amenorréia recuperam suas menstruações depois de intervalos de descanso, mesmo sem um aumento no peso ou na gordura corpórea, sugerindo que a amenorréia não é causada apenas pelo baixo peso ou pelo baixo percentual de gordura corpórea.

Medidas de densidade óssea indicam que a massa mineral está diminuída em todo o esqueleto nas mulheres que sofrem da tríade. Essas mulheres apresentam risco aumentado de fraturas de estresse. Mulheres amenorréicas deveriam ser orientadas a ingerir pelo menos 1.500mg de cálcio elementar por dia.

É obviamente importante que sejam identificadas as mulheres sob risco para a tríade da atleta. Pacientes com osteopenia e/ou osteoporose podem desencadear lesões na coluna cervical (menos freqüentemente em outras partes da coluna), mesmo com exercícios de baixo impacto. Devem ser evitadas atividades que exijam flexão da coluna e/ou esforços intensos.

Exercícios físicos e fase menstrual

No período pré-menstrual e nos primeiros dias do fluxo menstrual há maior incidência de lesões traumáticas musculoesqueléticas devido ao comprometimento da coordenação neuromuscular, destreza manual e pela lentificação das reações. Entretanto, cabe enfatizar que a prática de esportes e ginástica atenua a dismenorréia.

RECOMENDAÇÕES GERAIS

- Realização de várias refeições durante o dia, pequenas, mas freqüentes, para ganho de massa muscular e perda de gordura. Ingestão de sucos, isotônicos ou água antes, durante e após os exercícios. O café da manhã tem importância fundamental para o equilíbrio alimentar e deve ser tomado logo após o acordar.
- Orientação para descansar mais um dia, se ainda persistir o cansaço do treino anterior.
- Uso de postura e movimentos corretos realizando aquecimentos e alongamentos depois de cada treino.
- Cuidados com o sono. A necessidade de sono varia de acordo com o indivíduo e a época, mas o sono regular melhora o desempenho na prática de atividades físicas.
- Oriente o praticante de atividade física a ser realista. Ele é único e deve aprender a se respeitar.

REFERÊNCIAS BIBLIOGRÁFICAS

1. Balady GJ. Survival of the fittest – more evidence. NEJM 2002; 346:852. ▪ 2. Faintuch JJ, Carazzato JG. Who should avoid practising sports? Rev Hosp Clin Fac Med S Paulo 1995; 50:251. ▪ 3. Connelly MT, Inui TS. Principles of disease prevention. In: Braunwald E, Fauci AS, Kasper DL et al. Principles of Internal Medicine. 15th ed, New York: McGraw-Hill, 2001, p.46. ▪ 4. Parkkari J, Kujala UM, Kannus P. Is it possible to prevent sports injuries? Sports Med 2001; 31:985. ▪ 5. Houde SC, Melillo KD. Cardiovascular health and physical activity in older adults. J Adv Nursing 2002; 38:219. ▪ 6. Gregory PL, Biswas AC, Batt ME. Musculoskeletal problems of the chest wall in athletes. Sports Med 2002; 32:235. ▪ 7. Carazzato JG, Amatuzzi MM. Medicina do Esporte. São Paulo, Rocca, 2002. ▪ 8. Faintuch JJ, Lotufo PA, Carazzato JG. Hematologic features of olympic volley-ball athletes. Rev Hosp Clin Fac Med S Paulo 1994; 49:231. ▪ 9. Faintuch JJ, Lima FR, Carazzato JG. Iron deficiency in female athletes. Rev Hosp Clin Fac Med S Paulo 1998; 53:181. ▪ 10. Hilberg T, Jeschke D, Gabriel HH. Hereditary thrombophilia in elite athletes. Med Sci Sports Exerc 2002; 34:218. ▪ 11. Brandt KD. Osteoarthritis. In: Braunwald E, Fauci AS, Kasper DL et al. Principles of Internal Medicine, 15th ed, New York: McGraw-Hill, 2001, p.1988. ▪ 12. Armstrong LE, Vanheest JL. The unknown mechanism of the overtraining syndrome: clues from depression and psychoneuroimmunology. Sports Med 2002; 32:185. ▪ 13. Kara-José N, Touma L. Exame oftálmico. In: Bensenõr IM, Atta JA, Martins MA. Semiologia Clínica. São Paulo, Sarvier, 2002, p 161. ▪ 14. Maffulli N, Arena B. Exercise in pregnancy: how safe is it? Sports Med 2002; 10:15. ▪ 15. Maffulli N, Smith F, Smith PA. Musculoskeletal differences between males and females. Sports Med 2002; 10:98. ▪ 16. Maffulli N, Lebrun C. Female athlete triad. Sports Med 2002; 10:23. ▪ 17. Maffulli N, Pfeifer S, Pasquale P. The female athlete: some gynecologic considerations. Sports Med 2002; 10:2.

57. GOTA

Lucy Christine Maeda Hirata
Cláudio Katsushigue Sakurada

Gota é uma síndrome clínica decorrente do depósito de cristais de monourato de sódio nas articulações, estruturas periarticulares e no tecido subcutâneo. Clinicamente, caracteriza-se por ataque súbito e intenso de artrite, geralmente monoarticular, comprometendo preferencialmente articulações de membros inferiores. Se não tratado adequadamente, o quadro clínico pode tornar-se crônico, com aparecimento de depósitos subcutâneos de urato (tofos) e deformidades articulares.

EPIDEMIOLOGIA

Gota é uma doença comum, que afeta principalmente homens, entre 30 e 50 anos de idade; é a forma mais comum de doença articular inflamatória nesse segmento da população[1], e proporcionalmente acomete aproximadamente 7 a 9 homens para cada mulher[2]. A prevalência de gota nas mulheres após a menopausa aumenta, em associação ao uso de diuréticos para tratamento da hipertensão arterial e insuficiência renal[2]. Entre os idosos, a distribuição entre os gêneros é mais eqüitativa.

É rara em crianças, em mulheres na pré-menopausa e em homens com menos de 30 anos de idade; nesses casos, deve-se investigar a possibilidade de hiperuricemia por defeitos enzimáticos ou causas secundárias.

A prevalência da gota de acordo com vários estudos é de 0,3 a 3,7%[3] e estimada em 2,6 a 8,4 por 1.000 adultos, e aumenta com a idade para 24 por 1.000 em homens e 16 por 1.000 em mulheres entre 65 e 74 anos[4].

Alguns fatores são associados ao desenvolvimento de hiperuricemia e gota: hereditariedade, insuficiência renal, alguns medicamentos, consumo de etanol e obesidade[5].

ETIOPATOGENIA

A artrite gotosa é decorrente do depósito de cristais de monourato de sódio nas articulações. Os cristais são fagocitados pelos macrófagos, que então liberam mediadores da inflamação, intensificando a resposta inflamatória, humoral e celular.

Apesar de a gota, caracteristicamente, ocorrer em pacientes com hiperuricemia (concentração sangüínea de ácido úrico acima de 7mg/dl em homens e 6mg/dl em mulheres[2]), ela não está presente em todos os casos. Os níveis séricos de ácido úrico estão normais em 40% dos pacientes com gota aguda[6]. Por outro lado, não se sabe ainda porque algumas pessoas hiperuricêmicas desenvolvem gota e outras não.

O risco de gota aumenta com o grau e a duração da hiperuricemia[7]. O seguimento de pacientes do gênero masculino saudáveis por 15 anos mostrou que a incidência de gota foi de 2% para um nível sérico de urato de 8mg/dl, 19,8% para níveis de 9 a 10mg/dl e de 30% para um nível acima de 10mg/dl[1]. A concentração acima de 8mg/dl favorece a precipitação de urato nos tecidos.

Seres humanos não expressam a enzima uricase, que degrada o ácido úrico, produto final do metabolismo das purinas[2,3]. As purinas e seus derivados estão envolvidos na síntese dos ácidos nucléicos. A produção normal de ácido úrico é de 600mg por dia. Em dieta normal, aproximadamente 5-6mmol de urato são produzidos diariamente, sendo que 3-4mmol são produzidos de forma endógena e 1-2mmol são provenientes da dieta. Excreção de mais de 800mg de ácido úrico em 24 horas, em pacientes sem restrição dietética, é considerada excesso de produção[8]. Aproximadamente 70% do urato produzido diariamente é excretado pelos rins, sendo filtrado no glomérulo, reabsorvido no túbulo proximal e secretado distalmente. O restante é eliminado pelo trato gastrintestinal. A concentração sérica de urato é o resultado da quantidade ingerida na dieta, da produção endógena, e da sua excreção renal e extra-renal. O mecanismo mais freqüente de hiperuricemia é a diminuição da excreção urinária de urato (hipoexcreção), que ocorre em 85 a 90% dos pacientes[3,8,9], enquanto os casos restantes resultam do excesso de produção ou de mecanismos combinados.

CLASSIFICAÇÃO

A gota pode ser classificada de acordo com a origem da hiperuricemia (primária ou secundária) e também de acordo com o quadro clínico, em fases distintas. É importante ressaltar que essas classificações são úteis diante de um paciente com diagnóstico de gota, pois permitem melhor caracterização do seu quadro clínico, bem como determinar metas terapêuticas específicas de cada fase da doença e também prognósticos.

Classificação de acordo com a origem da hiperuricemia

1. Hiperuricemia primária
   a) Aumento da produção de purina idiopática ou por deficiências enzimáticas (síndrome de Lesch-Nyhan).
   b) Diminuição do *clearance* renal de ácido úrico (idiopático).
2. Hiperuricemia secundária
   a) Aumento do catabolismo e *turnover* de purinas: doenças mieloproliferativas, linfoproliferativas, anemias hemolíticas crônicas, psoríase, hipotireoidismo, sarcoidose, drogas citotóxicas etc.
   b) Diminuição do *clearance* renal de ácido úrico: doença renal intrínseca, alteração funcional do transporte tubular por efeito de drogas como tiazídicos, ciclosporina, AAS em doses baixas, levodopa, pirazinamida, etambutol, niacina, etanol etc.

Classificação de acordo com o quadro clínico

A gota pode ser classificada em quatro fases:

1. Hiperuricemia assintomática.
2. Artrite gotosa aguda.
3. Gota intercrítica.
4. Gota tofácea crônica.

HIPERURICEMIA ASSINTOMÁTICA

A hiperuricemia assintomática é o termo usado para designar pacientes com nível sérico de ácido úrico superior a 7mg/dl em homens e superior a 6mg/dl em mulheres, mas que não apresentam nenhuma manifestação de doença. É uma condição freqüente e incide em 2 a 13% da população geral[3] e em 10% da população masculina maior de 40 anos de idade. Embora ela predisponha à ocorrência de gota e nefrolitíase, a maioria dos indivíduos hiperuricêmicos permanece assintomática pelo resto da vida.

A hiperuricemia assintomática não requer tratamento medicamentoso[10]. É importante, no entanto, pesquisar a sua causa e, se possível, promover as correções necessárias, orientando principalmente mudanças de hábitos alimentares e diminuição da ingestão alcoólica.

A hiperuricemia freqüentemente está associada à síndrome metabólica (hipertensão arterial, obesidade, resistência à insulina e dislipidemia)[3,11], portanto, não se pode perder a oportunidade de orientar a prevenção de doenças cardiovasculares.

GOTA AGUDA

A crise aguda de gota caracteriza-se por artrite de início repentino, na maioria das vezes, monoarticular. Em 75% dos casos, compromete uma articulação de membros inferiores, e esse fato ocorre devido à temperatura corpórea ser mais baixa nesses locais, diminuindo a solubilidade do urato. A localização mais típica, ocorrendo em 50% dos casos, é o comprometimento da primeira metatarsofalangeana, e nesse local a artrite recebe o nome de podagra. Aproximadamente 85 a 90% dos pacientes apresentam podagra em algum momento da doença. Outras articulações de membros inferiores que podem ser acometidas são as metatarsofalangeanas, interfalangeanas, tarso, tornozelos e joelhos.

As crises geralmente começam à noite e as dores acentuam-se de forma contínua e persistente. Essa característica decorre do fato de que, durante a noite, a água é reabsorvida do espaço articular, o que aumenta a concentração e o depósito dos cristais de ácido úrico. Associado à dor intensa, o paciente apresenta sinais inflamatórios locais como edema, aumento de temperatura e eritema. A intensidade da crise atinge seu pico um a dois dias após o início dos sintomas.

O início da crise aguda pode ser espontâneo ou desencadeado por fatores como traumatismo, cirurgia, infecção ou qualquer alteração da concentração sérica de ácido úrico, que pode ser conseqüência da ingestão de álcool, alimentos ricos em purina, uso de drogas como diuréticos, salicilatos em baixas doses, tuberculostáticos, ou a interrupção da medicação habitualmente utilizada para controlar os níveis de ácido úrico.

O quadro de artrite dura em média 3 a 10 dias, e após a melhora do edema pode ocorrer descamação da pele e prurido no local acometido.

As articulações dos membros superiores como punhos, metacarpofalangeanas, interfalangeanas e cotovelos também podem ser comprometidas, mas em menor freqüência.

GOTA INTERCRÍTICA

Após a recuperação da crise aguda de gota, o paciente entra em uma fase assintomática, denominada gota intercrítica. Embora muitos pacientes tenham apenas um ataque durante a sua vida, a evolução mais característica é a recorrência das crises.

GOTA TOFÁCEA CRÔNICA

Com a progressão da doença, as crises podem suceder-se, e as características do quadro articular podem modificar-se, com aumento do tempo de duração das crises, diminuição do intervalo entre os ataques, e a artrite pode tornar-se crônica.

Após o primeiro episódio, cerca de 60% dos pacientes têm nova crise no primeiro e no segundo ano, 78% já tiveram o segundo ataque[1].

Ataques recorrentes de gota são mais freqüentes em pacientes com história longa de doença e o comprometimento tende a ser poliarticular, ascendente e com padrão assimétrico. Além da primeira metatarsofalangeana, são acometidos dorso do pé, calcanhar, tornozelos, joelhos, dedos, punhos e cotovelos. A evolução crônica leva à possibilidade de deformação das articulações e à formação de tofos.

Tofos são nódulos de depósitos de cristais de urato no tecido subcutâneo, e sua formação correlaciona-se com a duração e o nível da hiperuricemia. É mais freqüente em pacientes com nível sérico de ácido úrico superior a 9mg/dl, início da doença em idade jovem e na apresentação poliarticular[1]. Após aproximadamente 10 anos de artrite gotosa recorrente, os tofos desenvolvem-se em cartilagens, tendões e bursas[7], e localizam-se mais freqüentemente na bursa olecraneana do cotovelo, tendão de Aquiles, superfícies articulares das mãos e pés, joelhos, punhos e pavilhões auriculares.

Os tofos podem causar deformidades nos locais acometidos, com destruição articular, osteoartrite crônica secundária e compressão de nervos.

COMPLICAÇÕES

Uma complicação freqüente da gota é o acometimento renal, que pode ocorrer como nefrolitíase, e nefropatia gotosa aguda e crônica[3,8].

- A nefrolitíase ocorre em 10 a 25% dos pacientes com gota primária[8]. A formação de cálculos de ácido úrico ou mistos no trato urinário decorre da excreção elevada de ácido úrico pelo rim e do baixo pH da urina desses pacientes, que diminui a solubilidade do ácido úrico, formando cristais que vão se depositar no parênquima renal. Cálculos de fosfato e oxalato de cálcio podem se agregar aos cristais de ácido úrico.
- A nefropatia aguda pode ocorrer secundariamente ao tratamento quimioterápico de doenças mieloproliferativas e linfoproliferativas, ou devido à obstrução do fluxo urinário secundária ao depósito de cristais de ácido úrico nos ductos coletores e ureteres.
- A nefropatia crônica é decorrente de depósitos de cristais e formação de microtofos no parênquima renal, podendo levar a um quadro de insuficiência renal progressiva.

DIAGNÓSTICO

O diagnóstico definitivo de gota requer a identificação direta dos cristais de monourato de sódio no líquido sinovial, que à microscopia de luz polarizada aparecem como cristais em formato de agulha e não-birrefringente. O achado de cristais com essas características nos tofos também confirma o diagnóstico de gota.

Na impossibilidade de identificar os cristais de ácido úrico, a apresentação clínica clássica, associada à história familiar positiva e à melhora rápida dos sintomas com antiinflamatórios permitem realizar um diagnóstico presuntivo de gota.

História clínica sobre o comprometimento articular deve detalhar o tipo e o número de articulações acometidas, início, duração e intervalos das crises, sintomas gerais, fatores desencadeantes, antecedentes pessoais e familiares de artropatias, gota e nefropatias, hábitos alimentares, ingestão alcoólica e uso de medicamentos. O exame clínico deve ser completo, devendo incluir o exame de todas as articulações, pesquisando-se a presença de sinais inflamatórios, deformidades e nódulos. Exames laboratoriais podem confirmar o diagnóstico de gota. Na suspeita de gota secundária, exames específicos auxiliam na confirmação dessas doenças.

Exames complementares

- Análise do líquido sinovial por meio da microscopia de luz polarizada para pesquisa de cristais, e exames citológicos e microbiológicos se houver dúvida da presença de infecção.
- Dosagem de ácido úrico sérico: a presença de hiperuricemia, embora importante, não é um elemento necessário para o diagnóstico, pois em 40% dos pacientes com ataque de gota, os níveis de ácido úrico estão normais[6], e a hiperuricemia pode ocorrer em outras doenças como artrite reumatóide, osteoartrite e artrite séptica que podem mimetizar um quadro de artrite gotosa.
- A mensuração da excreção urinária de ácido úrico em 24 horas é fundamental na avaliação dos pacientes, para identificar o paciente hiper, normo ou hipoexcretor. Esse dado é útil na escolha do tratamento a ser instituído para corrigir a hiperuricemia.
- Os exames gerais incluem hemograma, avaliação da função renal (uréia, creatinina, sedimento urinário) e provas de atividade inflamatória.
- A radiografia não é muito útil no diagnóstico inicial da artrite gotosa aguda. Os achados são inespecíficos, podendo-se observar edema de partes moles envolvendo a articulação afetada. Nessa fase, a radiografia é útil para afastar outras causas de artrite, como a pseudogota (condrocalcinose)[5]. Na gota tofácea crônica, a radiografia mostra alterações típicas como calcificação do tofo, erosão óssea intra e periarticular, lesões em saca-bocado, com bordas escleróticas e espiculadas[12].
- A ressonância magnética não é um exame de rotina na avaliação da gota. Ela é útil quando há necessidade de diferenciar entre gota tofácea e artrite neoplásica ou infecciosa.

Diagnóstico diferencial

Os principais diagnósticos diferenciais são:

- Celulite e artrite séptica: exames bacteriológicos podem auxiliar no diagnóstico diferencial.
- Pseudogota (artrite microcristalina por depósito de cristais de pirofosfato de cálcio). À microscopia de luz polarizada, os cristais são curtos e de extremidades rombas.

- Artrite reumatóide e artropatias soronegativas: confundem-se com a gota crônica, principalmente quando ocorre o envolvimento de mais de uma articulação e o comprometimento de articulações de membros superiores. Quadris e ombros raramente são comprometidos na gota. Quadro clínico, exames laboratoriais, radiografias e análise do líquido sinovial podem auxiliar na diferenciação. Biópsia pode ser necessária para diferenciar tofo de nódulo reumatóide.

TRATAMENTO

Os objetivos do tratamento são a resolução rápida da dor e do processo inflamatório e a prevenção de recorrência das crises e de complicações decorrentes de depósitos de ácido úrico no tecido subcutâneo (tofos), nas articulações e rins. De maneira geral, os medicamentos utilizados visam tratar a crise aguda, prevenir novas crises e reduzir os níveis séricos de ácido úrico.

MEDIDAS GERAIS

Dieta – uma dieta restritiva em purina pode reduzir em 15% os níveis de uricemia[13]. Dieta pobre em purinas consiste em evitar alimentos com alta concentração de tecidos ativos metabolicamente como: carne vermelha, fígado, rins, frutos do mar, salmão, sardinha, grão de leguminosas, cereais e cerveja. Uma dieta hipocalórica contribui também para diminuir o nível de ácido úrico. Insulina estimula a troca sódio-hidrogênio no túbulo renal e aumenta a secreção de hidrogênio e a reabsorção não só de sódio, mas também de ácido úrico. Dieta hipocalórica aumenta a sensibilidade à insulina e conseqüentemente a excreção urinária de uratos[14]. Outro fator é que a dieta hipocalórica ajuda a reduzir o excesso de peso, que é um fator de risco para gota, pois diminui o nível de ácido úrico e de lípides[15].

Álcool – é fundamental restringir a ingestão de bebidas alcoólicas, em especial a cerveja[16].

Medicamentos hiperuricêmicos – sempre que possível, devem-se evitar medicamentos que reduzem a excreção renal de ácido úrico como diuréticos tiazídicos, aspirina, niacina e outros. Quando a hiperuricemia é decorrente do uso de diuréticos, uma alternativa é a substituição por bumetanida, um diurético que não aumenta a uricemia[17].

TRATAMENTO MEDICAMENTOSO

Medicamentos utilizados no controle da gota
- Antiinflamatórios:
  - antiinflamatórios não-hormonais;
  - glicocorticóides.
- Colchicina.
- Redutores de ácido úrico:
  - drogas que aumentam a excreção renal: uricosúricos;
  - inibidores de síntese de ácido úrico.

Tratamento da crise aguda

Na fase aguda, utilizam-se medicamentos para reduzir a inflamação e combater a dor. As opções farmacológicas são os antiinflamatórios não-hormonais, a colchicina, os glicocorticóides, a corticotropina e os analgésicos. Deve-se recomendar repouso para evitar recorrências.

Não se deve tratar a hiperuricemia durante a crise aguda de gota.

Antiinflamatórios não-hormonais – a escolha da droga depende, além da sua eficácia, dos seus efeitos colaterais e da presença de co-morbidades. Os antiinflamatórios não-hormonais são as drogas de primeira escolha no tratamento da gota aguda, exceto se houver histórico de úlcera péptica, hipertensão arterial sistêmica, insuficiência renal ou falência cardíaca[2,4,7]. Esses medicamentos promovem rápido alívio da dor e redução da inflamação e são muito mais eficazes que qualquer analgésico.

Os principais antiinflamatórios não-hormonais utilizados são indometacina, ibuprofeno, naproxeno, sulindac, diclofenaco, piroxicano, cetoprofeno. O fator mais importante para o alívio dos sintomas é a precocidade do início do tratamento[1]. Se o tratamento for iniciado nos primeiros 30 minutos após o início dos sintomas, o ataque pode ser resolvido em algumas horas[18,19].

Para se obter maior eficácia, deve-se prescrever a dose máxima recomendada no início dos sintomas, manter por 24 horas após a resolução do ataque agudo e depois reduzir gradualmente por um período de dois a três dias. Noventa porcento dos pacientes obtêm remissão completa da crise entre cinco e oito dias após o início da medicação[1].

Os antiinflamatórios de meia-vida curta como indometacina e ibuprofeno são muito utilizados porque têm rápido início de ação. A indometacina alivia a dor em 2 a 4 horas. Inicia-se com dose de 50 a 75mg e doses subseqüentes de 50mg a cada 6 horas[9]. A dose usual varia entre 150 e 300mg por dia. A dose usual de ibuprofeno é de 800mg a cada 8 horas.

O uso de antiinflamatórios não-esteróides é limitado pelos seus efeitos colaterais como cefaléia, gastropatia, redução do *clearence* de creatinina, hipercalemia e alterações hepáticas. Portanto, o uso dessas substâncias deve ser evitado ou usado com precaução nos casos de disfunção renal preexistente, hepatopatia, insuficiência cardíaca descompensada ou história de sangramento gastrintestinal.

Colchicina – um dos mais antigos tratamentos da gota, é uma droga antimitótica derivada da raiz da erva *Colchicum autumnale*.

A colchicina age principalmente por meio da inibição da fagocitose dos cristais de ácido úrico pelos neutrófilos[7]. Ela ainda age bloqueando a liberação de fatores quimiotáticos, reduzindo a mobilidade e a aderência de leucócitos polimorfonucleares, inibindo a fosforilação da tirosina e a formação de leucotrino B4. A colchicina tem atividade antiinflamatória, mas não tem atividade analgésica. É uma medicação muito eficaz, principalmente quando administrada nas primeiras 24 horas do início da crise de gota[2,9]. Inicia-se com 0,5mg a cada hora, na dose máxima de 3 comprimidos [2], não havendo vantagens de se usar doses maiores e por tempo prolongado, tendo em vista que existem alternativas mais seguras e eficazes. Mais de 80% dos pacientes experimentam efeitos colaterais como náuseas, vômitos, diarréia ou dor abdominal, antes da melhora clínica completa[1,14]. A colchicina é pouco tolerada por idosos[4,6].

A colchicina por via intravenosa não é recomendada, não devendo ser usada no tratamento da gota aguda, pois foi relacionada à ocorrência de óbitos e de graves complicações, como supressão da medula óssea, lesão renal, hepática e cerebral[2]. Vários relatos de óbitos foram associados ao uso inadequado de colchicina por via intravenosa desde 1985[2,14,20].

Corticosteróides – os glicocorticóides podem ser administrados por via oral, intramuscular, intravenosa ou intra-articular, e são indicados para os pacientes que não toleram ou não responderam aos antiinflamatórios não-hormonais e à colchicina[14]. Os glicocorticóides são muito usados nos pacientes com insuficiência renal[6].

A dose inicial de prednisona é de 0,5 a 0,75mg/kg por dia (40 a 60mg/dia, durante sete dias). Os principais efeitos colaterais são intolerância à glicose, hipertensão e aumento do risco de infecção.

A injeção intra-articular de esteróides é um recurso útil e altamente eficaz para pacientes com comprometimento monoarticular, mas ela só deve ser realizada após ter sido descartado quadro infeccioso. A dose de acetato de metilprednisolona varia de 5 a 10mg para pequenas articulações a 20 a 60mg para grandes articulações[7].

Outro recurso medicamentoso, embora pouco usado em nosso meio, é a corticotrofina (ACTH)[1,7,21], que poderia ser utilizada em pacientes com gota aguda e em complicações que contra-indiquem outros esquemas terapêuticos. No entanto, são necessários estudos para determinar sua eficácia e vantagens de sua utilização. A dose utilizada, de 40UI por via intramuscular, deve ser repetida cada 8 a 24 horas. ACTH não é mais eficaz que corticosteróide sistêmico. Um dos problemas do ACTH é o alto risco de ataque rebote[9] e não poder ser usado em pacientes que fizeram uso recente de esteróides sistêmicos, pois a ação do ACTH depende de um eixo adrenal não suprimido.

Tratamento da gota intercrítica

Colchicina e antiinflamatórios não-hormonais em baixas doses são freqüentemente utilizados na prevenção de novos ataques de gota, principalmente no início da terapêutica redutora da hiperuricemia[2,6,7,10]. A associação de colchicina profilática com drogas redutoras de ácido úrico previne novo ataque em 85% dos casos[1].

A introdução isolada de drogas que reduzem os níveis de ácido úrico pode levar à flutuação da uricemia e precipitar um ataque agudo. A precipitação de um ataque agudo decorrente do uso dessas drogas ocorre em 25% dos pacientes. Por esse motivo, a profilaxia sempre deve ser iniciada antes dos medicamentos redutores de uricemia[7].

A colchicina administrada em baixas doses (0,5mg uma ou duas vezes ao dia) diminui a celularidade do líquido sinovial de pacientes com gota assintomática e reduz a inflamação intercrítica subclínica[7,17]. Na profilaxia, a colchicina é mais indicada que os antiinflamatórios não-hormonais por provocar menos efeitos colaterais. A alternativa para os pacientes que não toleram a colchicina é a administração de antiinflamatórios não-hormonais em baixas doses, como 25mg de indometacina ou 250-500mg de naproxeno[17].

A duração da terapia profilática ainda não está bem estabelecida. Depende de vários fatores como duração e gravidade da gota, nível sérico de ácido úrico e presença ou não de tofos. Alguns autores[1,2,6] têm proposto que se mantenha a colchicina por três a seis meses após a remissão do ataque agudo e a normalização dos níveis de ácido úrico. Emerson[7] propõe o uso da colchicina profilática por até um ano após a correção da uricemia. Posteriormente, o paciente deve continuar apenas com as drogas redutoras de ácido úrico.

Um único ataque de gota não justifica a introdução de tratamento preventivo. O uso de drogas redutoras de ácido úrico está indicado para o paciente que teve dois ou mais ataques de gota ou que tenha tofos ou antecedente de nefrolitíase e se, abordando as causas da hiperuricemia, não se conseguiu reduzir a uricemia abaixo de 7mg/dl[7].

O objetivo da terapia redutora da hiperuricemia é reduzir o risco de ataques agudos, prevenir lesão renal e a progressão da artrite para o quadro de gota tofácea crônica, bem como promover a reabsorção de depósitos de tofos, quando presentes[6]. Com a redução dos níveis séricos de ácido úrico abaixo de 6mg/dl, obtém-se importante diminuição do risco de recaída da gota. Para a reabsorção do tofo, é necessário reduzir a uricemia para abaixo de 5mg/dl.

Drogas redutoras de ácido úrico – as drogas redutoras de ácido úrico são os inibidores da enzima xantinoxidase e os agentes uricosúricos. Para a escolha da terapia mais adequada, é fundamental a determinação da excreção de ácido úrico na urina de 24 horas[2]. Pacientes com eliminação urinária acima de 800mg em 24 horas são considerados hiperexcretores. Pacientes hipoexcretores beneficiam-se de agentes uricosúricos, enquanto aqueles com excesso de produção beneficiam-se dos inibidores da síntese de ácido úrico.

Alopurinol – é uma droga inibidora da atividade da enzima xantinaoxidase. Ela reduz a produção de ácido úrico, inibindo a conversão de hipoxantina para xantina e de xantina para ácido úrico. Por esse motivo, é a droga mais indicada para os casos de hiperuricemia secundária ao excesso de produção. O alopurinol é a droga mais usada no tratamento da hiperuricemia e indicado para pacientes com problemas renais, história de nefrolitíase[2,10] e naqueles com resposta inadequada às drogas uricosúricas. O alopurinol é indicado também para evitar risco de nefropatia úrica nos pacientes com doença mieloproliferativa e linfoproliferativa que serão submetidos à quimioterapia. Além de ser a droga de escolha para os casos de excesso de produção de uratos, é também eficaz nos casos de hiperuricemia secundária à hipoexcreção[18]. Portanto, quando não for possível estabelecer-se o mecanismo da hiperuricemia, deve-se optar pelo alopurinol. O tratamento deve ser iniciado após a remissão completa de uma crise aguda[4] e após a introdução de colchicina profilática, para evitar a exacerbação de crises no início do uso dessa medicação nos primeiros 6 a 12 meses.

Para evitar o risco de precipitação de um ataque agudo de gota, inicia-se o tratamento com doses baixas, de 50 a 100mg/dia. Aumenta-se 50 a 100mg a cada duas semanas, até que o nível de ácido úrico seja menor que 6mg/dl. A dose usual de alopurinol para pacientes com função renal normal é de 300mg/dia. Nessa dose, ela reduz os níveis de ácido úrico para menos de 7mg/dl em 70% dos pacientes[8].

A dose de alopurinol deve ser ajustada em pacientes com problemas renais[2,5,10]. A dose é de 300mg/dia para pacientes com função renal normal (*clearance* de creatinina > 90ml/min), 200mg/dia para *clearence* de 60ml/min, 100mg/dia para *clearence* de 30ml/min e de 100mg/dia a cada dois a três dias para *clearence* de 10ml/min. Em idosos, a dose de alopurinol deve ser diminuída[4]. Pacientes em terapêutica anticoagulante devem ter a dosagem reajustada e o uso de azatioprina deve ser interrompido ou reduzido em 75% antes do início do alopurinol[7].

Os efeitos colaterais do alopurinol incluem reação de hipersensibilidade, *rash*, urticária, distúrbios gastrintestinais, cefaléia e nefrite intersticial. A ausência de resposta ao tratamento hipouricêmico é pouco freqüente. Os principais motivos de recorrência de ataque de gota são a falta de informação do paciente em relação a sua doença e o seu tratamento, consumo excessivo de álcool, uso de diuréticos e obesidade.

Uricosúricos – os agentes uricosúricos são drogas que aumentam a excreção urinária de ácido úrico. São recomendados para pacientes com menos de 60 anos, que tenham função renal normal e sejam hipoexcretores de ácido úrico (< 70mg/24 horas) e não tenham antecedente de nefrolitíase. Os mais comuns são o probenecida, a sulfinpirazona e a benzbromarona.

A probenecida é eficaz no controle preventivo em 60 a 85% dos pacientes[8], e age bloqueando, no túbulo proximal, a reabsorção do ácido úrico filtrado. Essa ação é inibida com baixas doses de salicilatos, e por esse motivo não se usa probenecida para pacientes que tomam aspirina. Inicia-se com doses de 250mg duas vezes por dia, 85% dos pacientes reduzem a uricemia para 6mg/dl com 2g/dia[1], podendo-se aumentar a dose até 3g por dia.

A sulfinpirazona tem também efeito antiplaquetário, e por esse motivo está indicada para pacientes com gota recorrente e que necessitam de terapia antiplaquetária. Obviamente, deve ser evitada em pacientes com problemas de sangramentos ou de coagulação. Inicia-se com 50mg duas vezes ao dia, podendo aumentar gradualmente a dose até 100 a 400mg, dividido em duas doses diárias.

Os principais efeitos colaterais são a reação de hipersensibilidade e o risco de desenvolver nefrolitíase úrica pela precipitação de cristais de ácido úrico. Para reduzir o risco de precipitação do ácido úrico, deve-se iniciar o tratamento com doses baixas e ingerir grande quantidade de líquidos com o objetivo de manter um volume urinário diário de no mínimo 2.000ml. É necessário alcalinizar a urina para manter o pH urinário acima de 6,0 utilizando bicarbonato de sódio 1g três a quatro vezes por dia[7].

A benzbromarona é um potente agente uricosúrico[4]. É uma boa alternativa para pacientes com gota tofácea, que não toleram o alopurinol, em pacientes gotosos transplantados em uso de ciclosporina e naqueles com insuficiência renal que não respondem ao alopurinol[17]. Dose de 50mg a 100mg por dia geralmente é suficiente para controlar a hiperuricemia[22].

Tratamento da gota tofácea

A maioria dos pacientes com gota tofácea beneficia-se da terapia com alopurinol. Para aumentar a reabsorção dos tofos, é necessário atingir uricemia abaixo de 5mg/dl[9]. Para atingir esses níveis, pode ser necessária a associação do alopurinol com um agente uricosúrico. A retirada cirúrgica de tofos pode ser indicada, mas excepcionalmente, em casos de tofos grandes ou deformidades provocadas pela sua presença (Fig. 8.28).

SITUAÇÕES CLÍNICAS ESPECIAIS

GOTA EM IDOSOS

Existem algumas diferenças clínicas quando o paciente é idoso[6,23], pois muitos são portadores de doenças crônicas, podem estar em uso de algum medicamento como AAS em baixas doses ou diuréticos tiazídicos[4], além de poderem apresentar perda da função renal. O quadro clínico difere dos pacientes mais jovens; freqüentemente os ataques são poliarticulares, podendo acometer os membros superiores. Sintomas gerais e febre podem ocorrer, o que pode confundir o diagnóstico diferencial com artrite reumatóide ou artrite séptica; nesses casos, é fundamental a aspiração do líquido sinovial para análise[6]. O quadro tende a ter evolução crônica em vez de ataques agudos intermitentes e a formação de tofos é mais freqüente e mais precoce.

Osteoartrose é freqüente nessa faixa etária, e as articulações interfalangeanas que apresentam nódulos (Bouchard e Heberden) podem ser comprometidas pela gota[6].

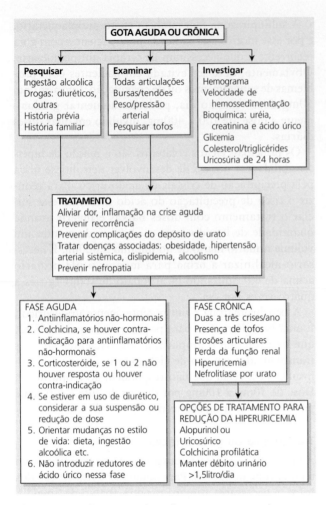

Figura 8.28 – Fluxograma de avaliação e tratamento da gota.

Nessa população, é comum a presença de co-morbidades como úlcera péptica, problemas renais, hipertensão arterial e insuficiência cardíaca, o que faz com que freqüentemente não seja possível administrar antiinflamatórios não-hormonais. A colchicina, por sua vez, é pouco tolerada pelos idosos. Freqüentemente, os corticosteróides são a droga de escolha para essa população. Em relação às drogas redutoras de acido úrico, o alopurinol é o mais apropriado para a maioria dos pacientes[6].

GOTA EM TRANSPLANTADOS

Gota é comum em pacientes transplantados, com prevalência de 2 a 13% entre os transplantados renais e incidência de 31% de gota nos oito anos seguintes após um transplante cardíaco[14].

Muitos pacientes submetidos a transplantes podem apresentar diminuição da função renal e os que são tratados com ciclosporina têm risco aumentado de desenvolver gota; hiperuricemia ocorre em aproximadamente 80% dos transplantados e gota ocorre em 10% ou mais, após alguns anos do transplante[2].

Nesses pacientes, o uso de antiinflamatórios não-hormonais é contra-indicado pela diminuição da função renal, bem como o uso de colchicina. Corticosteróide, muitas vezes, já faz parte da prescrição de manutenção desses pacientes. Durante um ataque agudo de gota, a dose de prednisona pode ser aumentada para 0,5 a 1mg/kg/dia, por três a sete dias, e após reduzir para a dose de manutenção em duas semanas[14]. Para os quadros monoarticulares, a melhor opção terapêutica é a injeção intra-articular de corticóide, após afastar a possibilidade de infecção. Para os quadros de poliartrite, o aumento da dose do corticóide pode ser uma alternativa.

Muitos pacientes transplantados evoluem com múltiplos ataques de gota e vão necessitar de drogas redutoras de ácido úrico, e o alopurinol é a droga de escolha, pois a insuficiência renal nesses pacientes torna ineficaz o uso de uricosúricos.

REFERÊNCIAS BIBLIOGRÁFICAS

1. Harris MD, Siegel LB, Alloway JA. Gout and hyperuricemia. Am Fam Physician 1999; 59:925. ▪ 2. Terkeltaub RA. Gout. N Engl J Med 2003; 349:1647. ▪ 3. Lloyd A, Burchett I. The role of the laboratory in the investigation and management of hyperuricemia. Pathology 1998; 30:141. ▪ 4. Sturrock RD. Gout. BMJ 2000; 320:132. ▪ 5. Rott KT, Agudelo CA. Gout. JAMA 2003; 289:2857. ▪ 6. Doornum SV, Ryan PFJ. Clinical manifestations of gout and their management. MJA 2000; 172:493. ▪ 7. Emmerson BT. Drug therapy: The management of gout. N Engl J Med 1996; 334:445. ▪ 8. Pittman JR, Bross MH. Diagnosis and management of gout. Am Fam Physician 1999; 59:1799. ▪ 9. Davis Jr JC. A practical approach to gout. Postgrad Med 1999; 106:115. ▪ 10. Mikuls TR, MacLean CH, Olivieri J et al. Quality of care indicators for gout management. Arthritis Rheum 2004; 50:937. ▪ 11. Pal B, Foxall M, Dysart T et al. How is gout managed in primary care? A review of current practice and proposed guidelines. Clin Rheumatol 2000; 19:21. ▪ 12. Dearborn JT, Jergesen HE. The evaluation and initial management of arthritis. Orthopedics 1996; 23:215. ▪ 13. Snaith ML. ABC of rheumatology: gout, hyperuricaemia, and crystal arthritis. BMJ 1995; 310:521. ▪ 14. Schlesinger N, Schumacher Jr HR. Gout: can management be improved? Curr Opin Rheumatol 2001; 13:240. ▪ 15. Dessein PH, Shipton EA, Stanwix AE et al. Beneficial effects of weight loss associated with moderate calorie/carbohydrate restriction, and increased proportional intake of protein and unsaturated fat on serum urate and lipoprotein levels in gout: a pilot study. Ann Rheum Dis 2000; 59:539. ▪ 16. Gibson T, Rodgers AV, Simmonds HA et al. A controlled study of diet in patients with gout. Ann Rheum Dis 1983; 42:123. ▪ 17. Pascual E. Management of crystal arthritis. Rheumatology 1999; 38:912. ▪ 18. Wortmann RL. Effective management of gout: an analogy. Am J Med 1998; 105:513. ▪ 19. Schumacher HR Jr, Boice JA, Daikh DI et al. Randomised double blind trial of etoricoxib and indometacin in treatment of acute gouty arthritis. BMJ 2002; 324:1488. ▪ 20. Bonnel RA, Villalba ML, Karwoski CB et al. Deaths associated with inappropriate intravenous colchicines administration. J Emerg Med 2002; 22:385. ▪ 21. Taylor CT, Brooks NC, Kelley KW. Corticotropin for acute management of gout. Ann Pharmacother 2001; 35:365. ▪ 22. Perez-Ruiz F, Alonso-Ruiz A, Calabozo M et al. Efficacy of allopurinol and benzbromarone for the control of hyperuricaemia. A pathogenic approach to the treatment of primary chronic gout. Ann Rheum Dis 1998; 57:545. ▪ 23. Simkin PA. Gout and hyperuricemia. Curr Opin Rheumatol 1997; 9:268.

58. ARTRITE REUMATÓIDE

Vilma Takayasu

Artrite reumatóide é uma doença inflamatória sistêmica de causa desconhecida, cuja principal manifestação é a presença de artrite periférica de distribuição simétrica, erosiva e de evolução crônica.

A doença apresenta manifestações articulares e extra-articulares variáveis com flutuação tanto da intensidade como da duração da atividade inflamatória. Alguns pacientes apresentam somente quadro de oligoartrite de breve duração com mínima alteração funcional, enquanto outros evoluem com quadro de poliartrite persistente e progressiva associado a manifestações sistêmicas com intenso comprometimento funcional. Até recentemente, acreditava-se que o tratamento deveria ser instituído e revisto de forma lenta e progressiva, iniciando-se com a medicação mais segura e freqüentemente menos eficaz e, se após alguns meses a atividade inflamatória persistisse, estaria indicada a associação ou troca por outro fármaco mais eficaz. Esse tipo de abordagem era baseado na crença de que a doença era insidiosa e relativamente benigna. Atualmente, sabe-se que a artrite reumatóide tem grande potencial de diminuir a sobrevida dos pacientes, além de causar graves limitações físicas. Assim, o tratamento deve ser instituído de forma precoce e com rigor necessário para o controle do processo inflamatório na tentativa de se evitar danos a órgãos vitais, assim como a erosão da cartilagem e do osso que determinam a deformidade e limitação funcional[1,2].

EPIDEMIOLOGIA

A incidência anual da artrite reumatóide na população geral é de aproximadamente 30/100.000 habitantes e a prevalência é semelhante em todo o mundo, ocorrendo em cerca de 1% da população. Há, entretanto, exceções notáveis com prevalência de até 5% em certas populações nativas americanas e quase ausência de artrite reumatóide na população rural negra africana.

A doença predomina em mulheres na proporção de 3:1. O início pode ocorrer em qualquer idade, porém, é mais freqüente entre a quarta e a quinta década de vida e cerca de 80% de todos os portadores de artrite reumatóide desenvolvem a doença entre 35 e 50 anos.

ETIOLOGIA E GENÉTICA

A artrite reumatóide tem etiologia multifatorial com contribuição significativa tanto de fatores genéticos como ambientais. A influência genética pode ser demonstrada por meio da agregação familiar e a partir de estudos em gêmeos que, apesar de compartilharem a mesma influência ambiental, apresentam maior concordância de artrite reumatóide nos monozigóticos quando comparados com os dizigóticos. Além disso, a suscetibilidade e/ou gravidade da artrite reumatóide é determinada pelos genes do HLA da classe II. As moléculas do HLA-DR4 associadas com a artrite reumatóide são as moléculas Dw4 e Dw14, que são codificadas pelos alelos DR1β* 0401 e DRβ1*0404, respectivamente. Até 70% dos pacientes com artrite reumatóide expressam o HLA-DR4, em comparação com 28% do grupo controle. Essa associação da artrite reumatóide com as moléculas do HLA-DR4 é observada em várias populações, incluindo brancos da América do Norte e Europa, índios Chipewa, japoneses, e populações nativas na Índia, no México, na América do Sul e no sul da China. Outras populações não apresentam associação de artrite reumatóide com HLA-DR4 como os judeus de Israel, que apresentam associação de artrite reumatóide com HLA-DR1, e os índios Yakima da América do Norte, com o HLA-Dw16. Essa aparente discordância pode ser explicada pela análise da molécula do HLA-DR, que é composta de duas cadeias, uma cadeia α não-polimorfa e uma cadeia β altamente polimorfa. As variações alélicas na molécula do HLA-DR refletem diferenças nos aminoácidos da cadeia β, com as principais alterações de aminoácidos ocorrendo nas três regiões hipervariáveis da molécula. Cada uma das moléculas HLA-DR que se associam à artrite reumatóide apresentou uma seqüência idêntica ou muito semelhante de aminoácidos na terceira região hipervariável da cadeia β da molécula. Assim, as cadeias β das moléculas do HLA-DR associadas à artrite reumatóide, incluindo HLA Dw4 (DRβ1*0401), HLA-Dw14 (DRβ1*0101), HLA-Dw15 (DRβ1*0405), HLA-DR1 (DRβ1*0101) e HLA-Dw16 (DRβ*1402), contêm os mesmos aminoácidos nas posições 67 até 74, à exceção de uma única alteração de um aminoácido básico por outro (arginina → lisina) na posição 71 do HLA-Dw14. Essa seqüência de aminoácidos codifica a seqüência de aminoácidos LLEQRRAA ou LLEQKRAA que estão presentes nos portadores de artrite reumatóide, enquanto os genes não associados a ela carreiam uma ou mais diferenças nessa região[1] (Tabela 8.1).

Embora existam algumas diferenças, está claro que os alelos associados com DR4 são mais freqüentes em pacientes com doença mais grave e erosiva e os alelos associados com DR1 são mais freqüentes em portadores de doença mais leve ou soronegativa (ausência de fator reumatóide).

Deve-se ressaltar que esses alelos de suscetibilidade estão presentes em 5 a 15% da população geral e, portanto, a grande maioria dos portadores desses alelos não tem doença, impossibilitando a utilização do estudo genético no diagnóstico precoce de artrite reumatóide.

Essa associação com o HLA da classe II pode explicar a heterogeneidade da distribuição geográfica e étnica da doença, pois observa-se que diferentes membros da família HLA-DR (HLA-DR4, HLA-Dw16 ou HLA-DR1) predominam em diferentes grupos étnicos[2].

Outros genes também podem influenciar a expressão da doença. Certos alelos como o HLA-DR15 (DRβ1*1101), HLA-DR2 (DRβ1*1501), HLA-DR3 (DRβ*0301) e HLA-DR7 (DRβ1*0701) podem proteger contra a presença de artrite reumatóide, pois são observados em menor freqüência nos portadores de AR, enquanto os alelos HLA-DQ (DQβ1*0301, DQβ1*0302 e DQ1β*0501), que freqüentemente estão associados ao HLA-DR4 e HLA-DR1, estariam associados à artrite reumatóide. Genes fora do sistema HLA também modulam a expressão da doença, incluindo genes que controlam a expressão do receptor a antígenos nas células T e as cadeias pesadas e leves de imunoglobulinas, genes que determinam polimorfismo do FNT-α e da IL-10.

Fatores externos ou ambientais também podem influenciar a apresentação da artrite reumatóide. Embora ainda não existam evidências conclusivas de que um agente infeccioso poderia induzir artrite reumatóide em indivíduos geneticamente suscetíveis, a infecção ainda é considerada como causa potencial de artrite reumatóide. A inflamação crônica observada na artrite reumatóide poderia ser causada por atividade persistente das células T em resposta a um antígeno persistente (agente infeccioso) ou a auto-antígenos modificados (colágeno, imuneglobulina); além disso, poderia ocorrer a ativação persistente das células T por antígenos derivados da sinóvia que apresentariam reação cruzada com determinantes antigênicos introduzidos durante exposição prévia a antígenos estranhos ou agentes infecciosos. Possíveis mecanismos de indução de doença podem ser sugeridos por meio de estudos de indução de artrite em modelos animais, pelo isolamento de agentes específicos a partir de sinóvia humana e a partir da existência de homologia entre componentes de organismos infecciosos, sinóvia e cartilagem. Além disso, vários estudos sorológicos demonstram possível associação de artrite reumatóide com infecção prévia pelo vírus Epstein-Barr, parvovírus B19, citomegalovírus, retrovírus, micoplasma, proteus e micobactéria.

FISIOPATOLOGIA

A inflamação sinovial está no centro da fisiopatologia da artrite reumatóide. O exame histológico demonstra angiogênese proeminente, hiperplasia celular, infiltrado celular inflamatório e alteração na expressão de moléculas de adesão, proteinases, inibidores de proteinases e muitas citocinas. As alterações sinoviais variam com a progressão da doença. Nas primeiras semanas ocorre edema e depósito de fibrina, cuja correspondência clínica é a dor e o edema articular. Após um curto período, a camada sinovial torna-se hiperplástica, contendo várias camadas celulares de sinoviócitos tipos A e B. Abaixo das células sinoviais ocorre infiltração de células monucleares, incluindo linfócitos T e B e macrófagos.

Embora não se conheça o estímulo desencadeante inicial dessas alterações, várias evidências sugerem que o processo inflamatório é impulsionado por linfócitos T CD4+ que infiltram a sinóvia. Os linfócitos T produzem várias citocinas, incluindo o IFN-γ e o fator estimulante de colônia de granulócitos-macrófagos, que podem levar à ativação de macrófagos e um aumento na expressão de moléculas do HLA. Além disso, os linfócitos T produzem uma variedade de citocinas que promovem proliferação e diferenciação de linfócitos B em plasmócitos com conseqüente produção de imunoglobulinas e fator reumatóide com posterior formação de imunocomplexos.

Tabela 8.1 – Gene HLA-DRβ1 conferindo suscetibilidade em diferentes populações étnicas.

	Cadeia β (HLA-DR)	Aminoácidos nas posições 67 a 74	Prevalência na artrite reumatóide (%)	Risco relativo
Brancos	β1*0401 (DR4/Dw4)	LLEQKRAA	50	6
	β1*0404 (DR4/Dw14)	LLEQRRAA	30	5
	β1*0101 (DR1/Dw1)	LLEQRRAA	24	1
Japoneses	β1*0405 (DR4/Dw15)	LLEQRRAA	71	3,5
Yakima	β1*1402 (DR6/Dw16)	LLEQRRAA	83	3,3
Judeus (Israel)	β1*0101 (DR1/Dw1)	LLEQRRAA	28	6

Simultaneamente ao processo inflamatório crônico na sinóvia, ocorre inflamação aguda no líquido sinovial com o predomínio de células polimorfonucleares. Vários mecanismos desempenham o papel de estimular a exsudação do líquido sinovial como ativação do complemento, produção de citocinas, de histamina e de produtos do metabolismo do oxigênio. A produção de grandes quantidades de produtos do metabolismo do ácido araquidônico pelas vias da cicloxigenase e lipoxigenase aumenta ainda mais o processo inflamatório.

O mecanismo exato de destruição articular não está completamente elucidado, mas está relacionado com a formação de tecido sinovial localmente invasivo – *pannus* –; que é característico de artrite reumatóide. Inicialmente, há invasão da cartilagem pelo *pannus* sinovial composto de fibroblastos em proliferação, pequenos vasos sangüíneos e um pequeno número de células mononucleares. Esse tecido de granulação vascular é capaz de produzir grandes quantidades de metaloproteases (colagenase, estromelisina e outras proteases neutras) que são enzimas capazes de determinar a lesão cartilaginosa e ativar osteoclastos com conseqüente desmineralização e lise óssea. Na fase tardia da doença, o *pannus* celular é substituído pelo *pannus* fibroso que contém quantidade mínima de vascularização. Embora a origem tecidual do *pannus* celular não esteja totalmente esclarecida, acredita-se que ela se origine de sinoviócitos tipo B que perderiam o controle inibitório proliferando de forma independente. Apesar desses achados, o mecanismo patogênico exato envolvido na formação do *pannus* permanece uma incógnita.

A análise quantitativa de citocinas no tecido sinovial inflamado mostra pequena quantidade de citocinas derivadas de linfócitos (IL-2, IL-7 e IFN-γ), porém, outras citocinas estão presentes em concentrações maiores. As principais citocinas envolvidas são o fator de necrose tecidual-α (TNF-α) e a interleucina-1 (IL-1) que estão presentes em grande quantidade no líquido e no tecido sinoviais e são produzidas pelo sinoviócitos tipo A e macrófagos. O TNF-α e a IL-1 são potentes estimuladores sinoviais induzindo proliferação, expressão de metaloproteases, expressão de moléculas de adesão, secreção de outras citocinas e produção de prostaglandinas. O TNF-α e a IL-1 atuam de forma sinérgica em relação à função efetora, determinando a remodelação e a destruição articular[1-3].

As manifestações sistêmicas poderiam ser explicadas pela liberação de moléculas efetoras inflamatórias a partir da sinóvia (TNF-α, IL-1 e IL-6).

Estudos em animais sugerem papel fundamental do TNF-α e da IL-1 na patogênese da artrite reumatóide. Camundongos que receberam TNF-α exógeno ou que receberam indução da produção de TNF-α desenvolveram ou exacerbaram sinovite. Além disso, o tratamento de artrite em modelos animais com bloqueadores de TNF-α ou de IL-1 apresenta melhora de atividade de doença. Embora não exista modelo animal perfeito para artrite reumatóide, esses dados são importantes, pois trariam bases racionais para o tratamento.

CARACTERÍSTICAS CLÍNICAS

A artrite reumatóide geralmente apresenta início insidioso com fadiga, anorexia, fraqueza generalizada e sintomas musculoesqueléticos vagos até o aparecimento característico de artrite. Esse pródromo pode persistir por semanas a meses, dificultando o diagnóstico até a instalação progressiva de poliartrite simétrica de pequenas e grandes articulações. O início com menor freqüência é agudo e desencadeado por situação de estresse como infecção, cirurgia, estresse emocional ou puerpério. Pode-se observar doença monoarticular no início da doença[1-4].

Não há associação entre a forma de apresentação da doença e o padrão de progressão. O curso pode ser curto e episódico, progressivo e prolongado ou apresentar-se de forma intermediária. A maioria dos pacientes apresenta atividade inflamatória persistente, porém, com flutuação da intensidade, e após 10 a 20 anos mais de 80% dos pacientes apresentarão algum grau de limitação funcional.

ENVOLVIMENTO ARTICULAR DA ARTRITE REUMATÓIDE

A dor articular agravada pelo movimento é a manifestação mais comum na artrite reumatóide. Inicialmente, a inflamação sinovial causa, além da dor, tumefação, calor e limitação dos movimentos, porém, eritema é um achado infreqüente. A dor origina-se predominantemente na cápsula articular, que é ricamente suprida com fibras para dor e muito sensível para estiramento e distensão. Inicialmente, o movimento é limitado pela dor. A articulação inflamada é mantida em flexão com o objetivo de aumentar ao máximo o volume articular e reduzir ao mínimo a distensão da cápsula. Posteriormente, anquilose fibrosa ou óssea ou contraturas de tecidos moles levam a deformidades fixas.

Rigidez generalizada é freqüente e geralmente é máxima após períodos de inatividade. Rigidez matinal com mais de 1 hora de duração é manifestação quase invariável de artrite inflamatória e sua duração pode ser útil para o acompanhamento da atividade de doença.

Todas as articulações diartrodiais podem ser comprometidas na artrite reumatóide, porém, as mais freqüentemente envolvidas são as articulações interfalângicas proximais e as metacarpo-falângicas das mãos, punhos, joelhos, tornozelos e pés. O comprometimento de articulação interfalângica distal raramente é observada na artrite reumatóide.

Ocasionalmente, ocorre espessamento dos tendões flexores das mãos devido à tenossinovite, e nódulos podem-se formar na extensão das bainhas tendíneas palmares, resultando na incapacidade de extensão completa dos dedos, levando ao dedo em gatilho. Os nódulos podem causar ruptura dos tendões, principalmente do extensor longo do polegar (extensor da interfalângica distal do polegar). Ruptura dos tendões extensores, principalmente do quarto e quinto quirodáctilos, também pode ocorrer devido à inflamação persistente. Síndrome do túnel do carpo ocorre em 1 a 5% dos casos[1-4].

O comprometimento do punho mostra inicialmente redução da extensão e posteriormente ocorrem erosões com subluxação volar e desvio radial do carpo, resultando em processo estilóide proeminente e desvio lateral. Ruptura tendínea também pode ocorrer no punho.

O cotovelo também apresenta freqüentemente limitação da extensão. O derrame ou sinovite pode ser percebido como um abaulamento da cabeça do rádio e do olécrano. A sinovite também pode causar neuropatia devido à compressão do nervo ulnar com parestesia do quarto e do quinto quirodáctilos. Bursite olecraniana também é observada. O cotovelo é o local mais freqüente para a presença de nódulos reumatóides. Eles sempre devem ser procurados devido sua importância diagnóstica e de prognóstico[1].

O ombro tende a ser envolvido tardiamente. Doença na articulação glenoumeral causa limitação álgica restringindo os movimentos, podendo evoluir para o ombro congelado. Lesão do manguito rotador é freqüente. Derrames são relativamente raros, mas quando ocorrem podem ser detectados na face anterior da articulação glenoumeral, como uma elevação da depressão da região infraclavicular e da região da cabeça do úmero[2].

O comprometimento dos pés é freqüente na fase inicial da doença e apresenta padrão semelhante ao das mãos. Dor das articulações metatarsofalângicas pode ser acentuada, resultando em andar antálgico com tendência a sobrecarregar o calcâneo e/ou levar à hiperextensão dos pododáctilos. Com a progressão da doença e erosão articular, ocorre subluxação plantar das cabeças dos metatarsos com deformidade dos pés e conseqüente calosidade plantar. Envolvimento do tarso e das bainhas tendíneas também é freqüente, acarretando inversão ou eversão do pé com calor e edema local. Dor em região de calcâneo pode estar associada à bursite retrocalcânea, mas também ser decorrente de tendinite ou ruptura do tendão de Aquiles ou fratura de estresse. Quando a articulação tibiotalar está comprometida, pode ocorrer compressão do nervo tibial posterior levando à parestesia do pé.

O exame do joelho mostra espessamento sinovial, derrame articular, restrição aos movimentos e frouxidão ligamentar com deformidades e atrofia do quadríceps. Além disso, a fossa poplítea deve ser examinada procurando-se a presença de cisto de Baker.

Envolvimento do quadril ocorre somente na doença bem estabelecida. Ocorre dor na região do quadril, coxa, região lombar ou no joelho[3,4].

As deformidades características de artrite reumatóide ocorrem na fase crônica da doença (Figs. 8.29, 8.30 e 8.31) e incluem: desvio radial do punho com desvio ulnar dos dedos, muitas vezes com subluxação palmar das falanges proximais (desvio em Z), deformidade em pescoço de cisne (flexão das interfalângicas distais com hiperextensão das interfalângicas proximais) e em casa de botão (hiperextensão das interfalângicas distais com flexão das interfalângicas proximais) e hiperextensão da

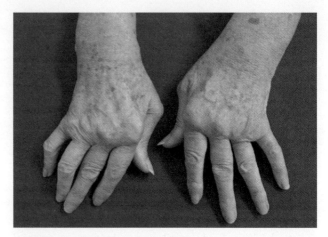

Figura 8.29 – Artrite reumatóide. Alargamento de punhos, atrofia interóssea, subluxação das articulações metacarpofalângicas, desvio ulnar dos dedos.

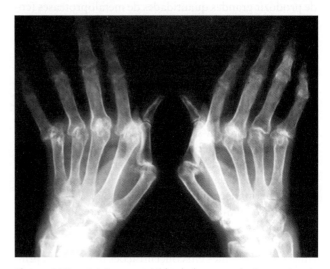

Figura 8.30 – Artrite reumatóide de longa evolução mostrando osteopenia difusa, subluxação das articulações metacarpofalângicas, desvio ulnar dos dedos, diminuição dos espaços articulares e erosões.

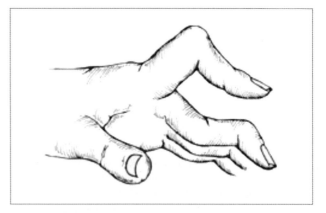

Figura 8.31 – Deformidades típicas de artrite reumatóide. Deformidade em casa de botão (flexão da interfalângica proximal e hiperextensão da interfalângica distal) e deformidade em pescoço de cisne (hiperextensão da interfalângica proximal e flexão da interfalângica distal).

primeira interfalângica com conseqüente perda de mobilidade do polegar e da preensão de pinça. Deformidades típicas também se desenvolvem nos pés, incluindo eversão na parte posterior do pé (articulação subtalar), subluxação plantar da cabeça dos metatarsos, alargamento do antepé, hálux valgo, desvio lateral e subluxação dorsal dos dedos dos pés.

A coluna cervical está freqüentemente envolvida na artrite reumatóide. O paciente queixa-se de rigidez dolorosa cervical, com limitação de movimentos. O comprometimento radicular tem origem principalmente em C1 e C2. Compressão medular também pode ocorrer.

Quase 30% dos portadores de artrite reumatóide têm envolvimento da articulação cricoaritenóide e os sintomas incluem rouquidão e estridor inspiratório. A articulação temporomandibular apresenta-se freqüentemente comprometida, provocando dor e limitação da abertura oral.

ENVOLVIMENTO SISTÊMICO DA ARTRITE REUMATÓIDE

Sintomas gerais como fadiga e perda de peso podem ocorrer no início da doença e predominar sobre os sintomas articulares. Posteriormente, ocorre extensão do processo inflamatório para as articulações e outros sistemas orgânicos. A presença de manifestações sistêmicas de importância clínica ocorre em indivíduos com altos títulos de fator reumatóide. Portadores de fator reumatóide que apresentam manifestações extra-articulares (vasculite, amiloidose e pneumopatia) têm pior prognóstico, com menor expectativa de vida quando comparados à população geral. Em algumas populações, a presença de HLA-DR1 e DR4 está associada com a maior presença de doença extra-articular[1-4].

Nódulos subcutâneos – ocorre em 20% dos portadores de artrite reumatóide soropositivos e raramente estão presentes nos pacientes sem fator reumatóide. Os nódulos localizam-se em área de pressão como cotovelos, articulações dos dedos, proeminências sacral e isquiática, occipício e tendão de Aquiles. São nódulos firmes e aderentes ao periósteo e o exame histológico mostra necrose fibrinóide central circundada por fibroblastos.

Os nódulos reumatóides geralmente refletem o nível de atividade de doença e estão presentes em doenças agressivas. Ocasionalmente, observa-se a nodulose reumatóide (nódulos disseminados e múltiplos) que predomina no gênero masculino e ocorre na presença de doença articular de baixo grau de atividade ou mesmo em remissão.

Os nódulos subcutâneos podem regredir com o controle da artrite reumatóide. A nodulose reumatóide paradoxalmente pode piorar com o tratamento com metotrexato, mesmo na presença de melhora da atividade global da doença[1-4].

Alterações hematológicas – a maioria dos pacientes com artrite reumatóide apresenta leve anemia hipocrômica normocítica, que é proporcional à velocidade de hemossedimentação e à atividade de doença. Essa anemia de doença crônica raramente tem concentração de hemoglobina inferior a 10g/dl e, quando isso ocorre, outra causa (sangramento gastrintestinal, deficiência de folato e vitamina B_{12} e toxicidade a medicações) deve ser considerada. Trombocitose e eosinofilia também são freqüentes na artrite reumatóide e estão associadas com o grau de atividade inflamatória e não requerem tratamento específico[1,2].

Síndrome de Felty – é caracterizada pela presença de leucopenia e esplenomegalia nos portadores de artrite reumatóide. Essa síndrome ocorre principalmente nos portadores de artrite reumatóide deformante de longa evolução, soropositiva e na presença de nódulos subcutâneos. Cerca de um terço desses pacientes não mostra sinovite ativa quando a síndrome de Felty se instala e muitos apresentam ulceração de membros inferiores, hiperpigmentação e anticorpos antinucleares.

Infecções bacterianas ocorrem em decorrência da granulocitopenia (polimorfonucleares < $1.000/mm^3$) e representam a principal causa de morte nos portadores de síndrome de Felty.

O tratamento é incerto. A esplenectomia pode determinar melhora transitória e a terapia medicamentosa é a mesma utilizada na artrite reumatóide[3,4].

Doença pulmonar – o comprometimento pulmonar pode ser decorrente tanto de atividade de doença como de toxicidade a drogas. Diversas alterações podem ocorrer, como derrame pleural, doença pulmonar intersticial, nódulos reumatóides e bronquiolite obliterante com pneumonia em organização.

Derrame pleural – o envolvimento da pleura é a forma mais comum de doença pulmonar, ocorre em mais de 50% dos pacientes e geralmente é assintomático. É mais freqüente em homens e na presença de outras manifestações extra-articulares. O derrame tem teor elevado de proteínas, baixa concentração de glicose e baixa contagem leucocitária (< $5.000/mm^3$).

Doença intersticial pulmonar e nódulos reumatóides – pneumopatia intersticial é mais freqüente em homens portadores de artrite reumatóide de longa evolução, associada à presença de fator reumatóide e nódulos subcutâneos. A apresentação clínica e a evolução são semelhantes à fibrose pulmonar idiopática. A fibrose pulmonar pode ser demonstrada pela tomografia computadorizada de alta resolução e biópsia pulmonar. O tratamento permanece controverso quando a doença intersticial é considerada de início recente e na presença de atividade inflamatória. Prednisona (1 a 1,5mg/kg/dia) deve ser introduzida e agentes imunossupressores (ciclofosfamida ou azatioprina) podem ser de auxílio nos pacientes sem resposta adequada[1].

Os nódulos pulmonares são geralmente assintomáticos e encontrados em pacientes soropositivos que apresentam quadro articular exuberante e com nódulos em outras localizações. Os nódulos tendem a ser periféricos e apresentam tamanhos variados (< 1cm a vários centímetros). Eventualmente, podem cavitar e formar fístulas broncopleurais. O exame histológico do nódulo revela zona central necrótica circundada por fibroblastos em proliferação. O diagnóstico diferencial inclui neoplasia, tuberculose e infecção fúngica.

A presença de nodulose pulmonar e pneumoconiose em portadores de artrite reumatóide caracteriza a síndrome de Caplan. Os nódulos pulmonares são múltiplos, maiores que 1cm de diâmetro e de distribuição periférica. A síndrome de Caplan ocorre principalmente em indivíduos expostos a pó de carvão. Exposição a outras substâncias como a sílica e o asbesto também pode acarretar nodulose nesses pacientes[2].

Bronquiolite obliterante com pneumonia em organização – os pacientes iniciam com uma doença aguda semelhante a quadro viral que evolui com febre, astenia, tosse e dispnéia. A insuficiência respiratória instala-se de forma progressiva e a radiografia simples revela infiltrado pulmonar difuso. O prognóstico geralmente é bom, pois a corticoterapia em doses elevadas é eficaz. O quadro descrito deve ser diferenciado da bronquiolite obliterante ou constritiva secundária ao metotrexato, que não responde ao tratamento e apresenta prognóstico ruim.

Doença cardíaca – existem duas formas principais de comprometimento cardíaco: pericardite e miocardite.

Pericardite – durante a evolução da doença, menos de 10% apresenta pericardite clínica e mais de 30% tem evidência ecocardiográfica de derrame pericárdico. A maioria dos pacientes com pericardite clínica apresenta fator reumatóide e doença ativa com outras manifestações sistêmicas. Raramente ocorre tamponamento pericárdico. O tratamento baseia-se no controle da atividade da doença reumatóide, e a prednisona (1mg/kg/dia) pode ser introduzida para controle sintomático nos casos em que os antiinflamatórios não-hormonais não foram efetivos. A pericardite crônica constritiva representa uma complicação infreqüente e, nesses casos, a pericardiectomia pode ser necessária.

Miocardite – a presença de miocardite é rara e os pacientes com miocardite evoluem de forma insidiosa, com sinais e sintomas de insuficiência cardíaca. Comprometimento granulomatoso do endocárdio e do sistema de condução também é descrito. Pacientes com vasculite reumatóide podem muito raramente, apresentar arterite coronária, levando a infarto agudo do miocárdio. Esse diagnóstico deve ser considerado somente quando há evidência de vasculite em outros locais e ausência de fatores de risco para doença aterosclerótica.

Doença renal – efeitos diretos da artrite reumatóide no rim são raros e incluem glomerulonefrite focal, possível nefropatia membranosa e vasculite reumatóide. A nefropatia induzida por fármacos é muito mais comum, incluindo antiinflamatórios não-hormonais, ouro, D-penilamina e ciclosporina. Além disso, pacientes com doença inflamatória de longa evolução podem desenvolver amiloidose secundária.

Doença vascular – a vasculite sistêmica que complica a artrite reumatóide é incomum. Geralmente ocorre em portadores de artrite reumatóide de longa evolução e, quando aparece precocemente, está associada a prognóstico reservado. Os pacientes com vasculite apresentam artrite reumatóide mais grave, com doença articular destrutiva, nódulos reumatóides e altos títulos de fator reumatóide. Vasculite na artrite reumatóide pode manifestar-se nas seguintes formas: arterite distal que varia de infartos periungueais (comum) a gangrena digital (raro), úlceras cutâneas semelhantes a pioderma gangrenoso, doença neurovascular com neuropatia sensitiva ou sensoriomotor (mononeurite múltiplex), arterite visceral com comprometimento de nervos periféricos, intestino, pulmões, coração, baço e outros órgãos, e púrpura palpável que é rara na artrite reumatóide e geralmente relacionada à toxicidade medicamentosa.

Lembrar também que o uso crônico de corticosteróides pode predispor à aterosclerose e vasculopatia obstrutiva.

O tratamento precisa ser individualizado. Nos pacientes com vasculite sistêmica difusa envolvendo nervos periféricos, dedos, vísceras e sistema nervoso central, a inflamação deve ser tratada inicialmente com altas doses de prednisona associada ou não a agentes citotóxicos como a ciclofosfamida. Pequenas doses de aspirina ou outro agente antiplaquetário e pentoxifilina assim como inibidor de TNF-α também devem ser considerados. Nos casos de vasculite localizada (infartos periungueais e úlceras de extremidades), o tratamento deve ser dirigido para o controle da atividade da artrite reumatóide associado a cuidados locais com cicatrizantes e redução de traumatismo nas áreas envolvidas. O tabagismo deve ser suspenso[1-4].

Doença ocular – o envolvimento ocular mais freqüente é a ceratoconjuntivite seca que ocorre em 10 a 35% dos pacientes. O sintoma varia desde olho seco, até sensação de corpo estranho e presença constante de secreção mucóide. A produção de lágrimas pode ser avaliada pelo teste de Schirmer ou pela coloração de rosa-bengala. O tratamento é sintomático.

Episclerite provoca olho vermelho doloroso, raramente compromete a acuidade visual e geralmente se correlaciona com a atividade da doença. Esclerite é menos freqüente e, se não tratada, evolui para escleromalacia. Outras alterações incluem uveíte, nodulose episcleral e ceratite ulcerativa periférica. Todas essas condições podem requerer corticosteróides e agentes citotóxicos tópico ou sistêmico.

Drogas utilizadas no tratamento da artrite reumatóide também podem lesar o olho. Glicocorticóides podem causar catarata e glaucoma, os sais de ouro podem levar a depósitos em conjuntiva e córnea e a cloroquina pode causar ceratopatia e retinopatia[1,2].

Sistema nervoso – a compressão do nervo contra uma estrutura fixa pela sinóvia inflamada determina neuropatias periféricas, sendo que os nervos mais freqüentemente lesados são o mediano, o ulnar, o tibial posterior e o ramo interósseo posterior do nervo radial. A dor e a parestesia dos nervos afetados apresentam acentuação noturna e podem irradiar a partir do local de compressão. O tratamento medicamento pode ser eficaz se a inflamação articular puder ser controlada, porém, o tratamento cirúrgico pode ser necessário para prevenir atrofia muscular permanente.

Subluxação atlantoaxial secundária à erosão do processo odontóide e/ou do ligamento transverso de C1 pode levar a deslocamento posterior do processo odontóide e causar mielopatia. Invaginação basilar com deslocamento do processo odontóide para dentro do forame magno também pode resultar em compressão medular. A presença de compressão medular é indicada pela presença de sinal de Babinski, hiper-reflexia e deficiência motora. Esse tipo de comprometimento está associado à artrite reumatóide erosiva de longa evolução. Envolvimento da coluna cervical subaxial, incluindo subluxação, espondilodiscite e alteração das articulações interapofisárias podem ocorrer em múltiplos níveis, determinando dor e comprometimento neurológico.

Geralmente o sistema nervoso central é poupado na artrite reumatóide, mesmo na presença de vasculite, porém, já foram descritos acidente vascular cerebral, convulsão, hemorragia, encefalopatia e meningite devida a vasculite, amiloidose e/ou nódulo reumatóide na dura-máter e no plexo coróide cerebral[3].

EXAMES COMPLEMENTARES

Não há exames específicos para o diagnóstico de artrite reumatóde. Entretanto, o fator reumatóide, que é um grupo de anticorpos que reagem contra o fragmento Fc de IgG, está presente no soro de mais de 75% dos pacientes com artrite reumatóide. Os exames mais utilizados detectam principalmente fator reumatóide de IgM. A presença de fator reumatóide não é específica de artrite reumatóide. O fator reumatóide ocorre em 5% da população normal e sua freqüência aumenta com a idade, sendo observada em 10 a 20% dos indivíduos sadios com idade superior a 65 anos. Além disso, a presença de fator reumatóide pode ser observada em várias doenças como sífilis, sarcoidose, endocardite infecciosa, tuberculose, lepra e infecções parasitárias. Altos títulos de fator reumatóide estão associados com doença articular mais grave e manifestações extra-articulares. Anticorpos antinucleares ocorrem em cerca de 20% dos casos.

Alteração das provas de atividade inflamatória inespecífica, como elevação de velocidade de hemossedimentação, proteína C reativa e de gamaglobulinas, é observada. Anemia e plaquetose também ocorrem freqüentemente.

O exame do líquido sinovial confirma a artrite inflamatória, embora nenhum achado seja específico. O líquido é geralmente turvo, com viscosidade diminuída, nível de proteína aumentado e concentração de glicose levemente diminuída ou normal. A contagem de leucócitos varia de 5 a 50.000 células por microlitro, com predomínio de polimorfonucleares. Uma contagem de leucócitos acima de 2.000 células por microlitro com mais de 75% de polimorfonucleares é altamente sugestiva de artrite inflamatória, embora não-patognomônica de artrite reumatóide. O complemento total e as frações C3 e C4 estão acentuadamente diminuídos no líquido sinovial como resultado da ativação da via clássica do complemento por imunocomplexos produzidos localmente.

Nos estágios iniciais da doença, a avaliação radiográfica mostrará somente edema de partes moles e derrame articular. Posteriormente, com o progredir da doença, as alterações tornam-se mais pronunciadas, porém, nenhum achado é diagnóstico de artrite reumatóide. O diagnóstico, no entanto, é apoiado por um padrão típico de anormalidades, que incluem a tendência do comprometimento simétrico, osteopenia justarticular, diminuição dos espaços articulares e erosões. A osteopenia justarticular pode ser evidente após semanas, enquanto a perda de cartilagem articular e as erosões se desenvolvem após meses do início de doença. As erosões são inicialmente visíveis no processo estilóide da ulna e nas regiões justarticulares marginais, onde a superfície óssea não está recoberta por cartilagem. O principal valor da radiografia é o fato de determinar a extensão do dano articular, particularmente quando se está monitorando o efeito de medicações modificadoras de doença[1-4].

DIAGNÓSTICO

O tempo médio de duração de doença entre o início e o diagnóstico é de nove meses. Esse atraso é explicável pela natureza inespecífica dos sintomas iniciais. O diagnóstico de artrite reumatóide não apresenta dificuldade nos casos de doença estabelecida e, na maioria dos pacientes, o quadro típico se estabelece em um a dois anos do início dos sintomas. O diagnóstico é mais difícil na fase precoce da doença, quando somente sintomas constitucionais ou artralgia ou artrite intermitente e de distribuição assimétrica podem estar presentes. O diagnóstico definitivo de artrite reumatóide pode necessitar de um período de observação até o aparecimento de achados clínicos característicos e a exclusão de outras doenças inflamatórias[1-4].

Em 1987, o *American College of Rheumatology* elaborou critérios revisados para a classificação de artrite reumatóide (Quadro 8.14). Esses critérios são muito eficazes em distinguir artrite reumatóide em atividade de outras artropatias inflamatórias (sensibilidade: 77-

Quadro 8.14 – Critérios diagnósticos do *American College of Rheumatology* (1987). Pelo menos quatro critérios devem ser preenchidos para o diagnóstico de artrite reumatóide. Pacientes com dois ou mais diagnósticos clínicos não devem ser excluídos.

Critérios*	Descrição
1. Rigidez matinal	Rigidez matinal articular e periarticular com duração > 1 hora
2. Artrite em três ou mais áreas articulares**	Edema de partes moles ou derrame articular presente por pelo menos 6 semanas
3. Artrite de mãos	Edema de punhos, MCF ou IFP por pelo menos 6 semanas
4. Artrite simétrica	Envolvimento bilateral e simultâneo da mesma área articular (definido no item 2) por pelo menos 6 semanas
5. Nódulos reumatóide	Nódulos subcutâneos sobre proeminências ósseas, superfícies extensoras ou regiões justarticulares
6. Fator reumatóide	Detectado por metodologia adequada na qual o resultado positivo tenha sido observado em menos de 5% dos controles normais
7. Alterações radiológicas	Erosões ou evidência inequívoca de descalcificação óssea na região periarticular em radiografia de mãos e punhos

* Os critérios 2 a 5 devem ser observados por médicos.
** As 14 áreas articulares possíveis são: interfalângicas proximais (IFP), metacarpofalângicas (MCF), punhos, cotovelos, joelhos, tornozelos e matatarsofalângicas (MTF) direitas ou esquerdas.

95% e especificidade: 85-98%). Embora tenham sido elaborados como um meio de classificação da doença para estudos epidemiológicos, esses critérios podem ser utilizados como diretrizes para definir o diagnóstico. Evidências sugerem que essa classificação apresenta falhas quando utilizada na vigência de doença em remissão e também nas fases iniciais da doença.

DIAGNÓSTICO DIFERENCIAL

O diagnóstico diferencial de artrite reumatóide inclui outras doenças inflamatórias (lúpus eritematoso sistêmico, espondiloartropatia soronegativa, polimialgia reumática, entre outras), doenças metabólicas (gota), doença articular degenerativa (osteoartrose), doenças infecciosas (Lyme, febre reumática, infecção pelo parvovírus humano B19) e síndromes paraneoplásicas[1-4].

TRATAMENTO

O objetivo do tratamento da artrite reumatóide é controlar ou prevenir o dano articular, manter a função e diminuir a dor.

A avaliação inicial dos portadores de artrite reumatóide deve incluir sintomas de doença ativa (presença de dor articular, duração da rigidez matinal, grau de fadiga), estado funcional, evidência objetiva de atividade de doença (contagem das articulações com sinovite, nível de velocidade de hemossedimentação e proteína C reativa), problemas articulares mecânicos (perda de movimentação, crepitação, instabilidade, desalinhamento e/ou deformidade articular), presença de doença extra-articular e alterações radiológicas. Doenças concomitantes também devem ser consideradas[5].

A avaliação laboratorial inicial deve incluir hemograma completo, fator reumatóide, velocidade de hemossedimentação e proteína C reativa. A avaliação da função renal e hepática é necessária, pois muitos agentes anti-reumáticos causam toxicidade renal e hepática e são contra-indicados se há comprometimento funcional prévio. O estudo radiológico inicial deve incluir a radiografia das mãos, pés e outras articulações já afetadas, auxiliando o diagnóstico e permitindo o acompanhamento dos danos estruturais posteriores.

A cada visita, o médico deve avaliar a presença de comprometimento sistêmico e se a doença articular inflamatória está ativa. Os sintomas podem não refletir adequadamente a atividade inflamatória e as dosagens periódicas da velocidade de hemossedimentação da proteína C reativa são necessárias. É importante determinar se o declínio funcional é resultante de inflamação, dano mecânico ou de ambos para se determinar o tratamento adequado[1,5].

A presença de fatores que indicam pior prognóstico deve ser considerada: início precoce de doença, presença de altos títulos de fator reumatóide, velocidade de hemossedimentação elevada, edema de mais de 20 articulações e presença de manifestações extra-articulares. Estudos demonstram que pacientes com doença poliarticular ativa e fator reumatóide positivo têm mais de 70% de possibilidade de desenvolver lesão articular com erosões dentro dos seis primeiros anos de doença, além disso, os portadores de indicadores de pior prognóstico apresentam sobrevida menor, em média de 10 a 15 anos, quando comparada com indivíduos sem artrite reumatóide. Dessa forma, os portadores de artrite reumatóide que apresentam início recente, particularmente aqueles com fatores que determinam pior prognóstico, devem receber tratamento agressivo assim que o diagnóstico seja estabelecido.

O tratamento deve ser conduzido por médico que tenha experiência e segurança na condução dos portadores de artrite reumatóide. Se o profissional não tiver essa capacitação, os pacientes devem ser encaminhados ao especialista. Além disso, todos os pacientes com agudizações freqüentes, atividade inflamatória inaceitável (ou seja, persistência de doença ativa após três meses de terapia máxima), ou dano articular progressivo, devem ser encaminhados ao reumatologista para a mudança da droga anti-reumática modificadora de doença[1,2,6].

Devemos considerar que, embora o objetivo final do tratamento seja a remissão completa da doença, isso não ocorre freqüentemente. A remissão completa de doença é atingida quando ocorre ausência de: rigidez matinal, fadiga, dor articular secundária a processo inflamatório (não considerar dor mecânica), sinovite ao exame clínico articular, progressão radiológica, níveis normais de velocidade de hemossedimentação e ausência de manifestações sistêmicas (Quadro 8.15).

ARTRITE REUMATÓIDE

Quadro 8.15 – Critérios do *American College of Reumathology* (ACR) para a remissão de artrite reumatóide[1].

Pelo menos cinco dos itens abaixo por pelo menos dois meses seguidos:
1. Rigidez matinal < 15 minutos
2. Ausência de fadiga
3. Ausência de artralgia
4. Ausência de dor ou desconforto à movimentação
5. Ausência de edema articular ou nas bainhas tendíneas
6. Ausência de progressão radiológica articular
7. Velocidade de hemossedimentação < 30mm/h (mulheres) ou 20mm/h (homens)
Fatores que excluem remissão clínica completa:
Manifestação clínica de vasculite ativa
Pericardite
Pleurite
Miosite
Perda de peso sem causa definida ou febre secundária à artrite reumatóide

Se a remissão completa não é atingida, os esforços são para controlar a atividade da doença, aliviar a dor, manter a atividade funcional para o cotidiano e maximizar a qualidade de vida (Fig. 8.32).

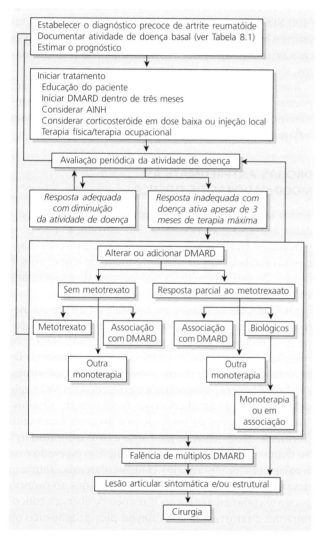

Figura 8.32 – Esquema de tratamento da artrite reumatóide. Uma resposta subóptima ao metotrexato é definida como intolerância, ausência de resposta adequada com dose superior a 25mg/semana ou contra-indicação à medicação. DMARD = droga anti-reumática modificadora de doença; AINH = antiinflamatório não-hormonal.

TRATAMENTO NÃO-FARMALÓGICO

O tratamento é iniciado com a educação do paciente sobre a doença e os riscos de lesão articular com conseqüente limitação funcional, assim como revisando os riscos e os benefícios das modalidades terapêuticas disponíveis.

Tanto a fisioterapia como a terapia ocupacional têm como objetivo a preservação do movimento articular e da força muscular. Inicialmente, com a presença de inflamação articular, movimentos passivos e exercícios isométricos são mais bem tolerados. A hidroterapia facilita a realização de exercícios isotônicos e isométricos sem o aumento de estresse sobre as articulações. Com o aumento da tolerância ao exercício e controle da atividade de doença, exercícios contra resistência devem ser introduzidos de forma progressiva. Os pacientes devem ser orientados a evitar qualquer atividade física que produza aumento da dor 1 hora após o término do exercício[1,2].

Aplicação de calor ou frio local são indicados devido a seu efeito miorrelaxante e indutor de analgesia. A maioria dos pacientes relata maior tolerância ao exercício após exposição ao calor, mas alguns apresentam maior alívio com o frio. O uso de *splints* também deve ser considerado, pois proporciona repouso articular reduzindo a dor e prevenindo contraturas.

TRATAMENTO FARMALÓGICO

A terapia farmacológica da artrite reumatóide baseia-se na combinação de antiinflamatórios e drogas anti-reumáticas modificadores de doença (DMARD). Tanto os antiinflamatórios não-hormonais como os corticosteróides podem reduzir o processo inflamatório, porém não são capazes de modificar a evolução natural da doença. Para ser considerado um DMARD, o fármaco deve ser capaz de prevenir destruição articular (erosões e/ou estreitamento do espaço articular), ou seja, ser capaz de alterar a progressão da doença[1,3].

Antiinflamatórios não-hormonais – esses medicamentos têm tanto poder analgésico como antiinflamatório e geralmente são introduzidos em pacientes com artrite reumatóide para o controle sintomático.

O mecanismo de ação dos antiinflamatórios não-hormonais baseia-se na inibição da enzima cicloxigenase que inibe a conversão do ácido araquidônico a prostaglandinas. A cicloxigenase existe em duas formas: a cicloxigenase-1, que é expressa continuamente em muitas células (plaquetas, células da mucosa gástrica e intestinal, e células endoteliais) sendo responsável pelos efeitos salutares das prostaglandinas, e a cicloxigenase-2 que representa a forma induzida por citocinas e ocorre no processo inflamatório[1,3,5,6].

Os efeitos colaterais mais importantes dos antiinflamatórios não-hormonais não-seletivos são as alterações gastrintestinais com ulceração, perfuração e hemorragia. Os fatores de risco para efeitos adversos gastrintestinais incluem: idade avançada (≥ 75 anos), história de doença péptica, uso concomitante de corticosteróides e anticoagulantes, doses altas e uso de múltiplos antiinflamatórios não-hormonais, alcoolismo e presença de outras doença graves. Alguns estudos sugerem que, por ano, cerca de 1:1.000 portadores de artrite reumatóide necessitará de hospitalização devido a sangramento ou perfuração do trato gastrintestinal relacionados ao uso de antiinflamatórios não-hormonais.

Para os portadores de artrite reumatóide que se beneficiariam com o uso de antiinflamatórios não-hormonais e que são de alto risco para efeitos adversos gastrintestinais, é aconselhável a seguinte conduta: uso de baixas doses de prednisona em vez de antiinflamatórios não-hormonais, uso de salicilatos não-acetilados ou o uso concomitante de um antiinflamatório não-hormonal e um agente gastroprotetor. Os antiinflamatórios inibidores da COX2 não devem mais ser prescritos devido ao aumento da mortalidade por doença cardiovascular associado a esses medicamentos[7]. Os agentes gastroprotetores que são efetivos na redução de ulceração gastrintestinal associados a antiinflamatório não-hormonal incluem doses elevadas de bloqueadores H_2 (famotidina 40mg duas vezes/dia), inibidores da bomba de prótons (por exemplo, omeprazol 20mg/dia) e análogos da prostaglandina (misoprostol, 100 a 200mcg quatro vezes/dia). A eficácia do uso de antiácidos e ranitidina para prevenir dispepsia ou para proteção de gastropatia induzida por antiinflamatórios não-hormonais é questionável. Os antiinflamatórios não-hormonais também afetam o trato intestinal baixo causando perfuração ou piorando doença inflamatória intestinal. Hepatite aguda por antiinflamatório não-hormonal é rara, ocorrendo em 1:25.000 pacientes.

Os antiinflamatórios não-hormonais podem causar toxicidade renal. Alguns fatores contribuem para a nefrotoxicidade: idade maior que 60 anos, doença renal prévia, insuficiência cardíaca congestiva, ascite e uso de diuréticos.

Todos os antiinflamatórios não-hormonais, exceto os salicilatos não-acetilados (salicilato de sódio, trissalicilato de colina e magnésio), interferem com a função plaquetária e prolongam o tempo de sangramento. Para todos os antiinflamatórios não-hormonais antigos, exceto a aspirina, o efeito no tempo de sangramento desaparece com a suspensão da droga. A aspirina inibe permanentemente a função plaquetária e a reversão no prolongamento do tempo de sangramento só ocorre quando novas plaquetas são produzidas.

Em termos de eficácia, todos os antiinflamatórios não-hormonais parecem ser equivalentes quando analisados em grupos de portadores de artrite reumatóide, porém, a resposta individual é variável e um determinado antiinflamatório não-hormonal pode apresentar resposta satisfatória para um e ausência de resposta em outro. Caso o primeiro antiinflamatório não-hormonal escolhido não apresentar eficácia em duas a três semanas, um outro antiinflamatório não-hormonal deve ser tentado.

Corticosteróides – embora apresentem efeito antiinflamatório inquestionável, não alteram a progressão natural da doença e apresentam sérios efeitos colaterais quando usados em terapia prolongada.

Corticosteróides podem ser utilizados por períodos curtos para o controle de crise aguda e grave ou para o controle de manifestações extra-articulares (pleurite, pericardite, lesões oculares). Freqüentemente, sinovite persistente recorre quando o corticosteróide é suspenso, mesmo nos pacientes que já estão recebendo terapia com um ou mais DMARD, e esses pacientes acabam dependentes de corticoterapia.

A dose do esteróide deve ser a menor dose que atinja o efeito clínico desejado, não ultrapassando 10mg/dia de prednisona quando se tratar de doença articular. Todos os pacientes tomando corticosteróide cronicamente devem receber orientações e/ou tratamento para prevenir osteoporose. Densitometria óssea deve ser realizada periodicamente, e os pacientes devem receber suplementação de cálcio elementar (1.500mg/dia) e vitamina D (400-800UI/dia). Na ausência de contra-indicações, reposição hormonal em mulheres pós-menopausa e terapia com agentes anti-reabsortivos, principalmente bifosfonatos, devem ser consideradas.

Injeções intra-articulares de triamcinolona, 10-40mg, podem ser utilizadas esporadicamente para o alívio sintomático quando uma ou duas articulações persistem inflamadas[1,5,6].

DROGAS ANTI-REUMÁTICAS MODIFICADORAS DE DOENÇA

Todos os pacientes com artrite reumatóide são candidatos à terapia com DMARD. Sua introdução não deve ultrapassar três meses para qualquer paciente com diagnóstico estabelecido de artrite reumatóide e que, apesar do uso de antiinflamatório não-hormonal, mantém atividade de doença.

Os DMARD utilizados no controle da artrite reumatóide incluem hidroxicloroquina, sulfassalazina, metotrexato, leflunomida, etanercept e infliximab. Dentre os prescritos com menor freqüência estão azatioprina, D-penicilamina, sais de ouro, minociclina e ciclosporina.

Muitos fatores influenciam a escolha do DMARD, que deve ser baseada na eficácia, na facilidade de administração, nos custos da medicação e do monitoramento (incluindo necessidade de retornos e custos laboratoriais), no tempo necessário até atingir o benefício esperado e na freqüência e gravidade dos efeitos colaterais. Também devem ser considerados fatores relacionados ao próprio paciente como aderência ao tratamento, doenças concomitantes e fatores que determinam pior prognóstico ou gravidade da doença. Descrição do esquema posológico a ser administrado está demonstrada na tabela 8.2 [1,5,6].

Mulheres em idade fértil devem receber contraceptivos eficazes, pois a maioria dos DMARD é contra-indicada na gravidez e durante a amamentação.

Tabela 8.2 – Principais DMARD utilizados no tratamento da artrite reumatóide.

Agente farmacológico	Tempo aproximado para o benefício	Dose de manutenção	Observações
Hidroxicloroquina	2-6 meses	200mg 2x/dia, VO	
Sulfassalazina	1-3 meses	1.000mg 2-3 x/dia, VO	Dose inicial = 500mg 2x/dia e aumento progressivo de 500mg/semana, até atingir dose de manutenção
Metotrexato	1-2 meses	7,5-25mg/semana VO; 7,5-25mg/semana, IM	Dose inicial = 7,5mg/semana ,VO. Se há tolerância com resposta inadequada, aumentar para 15mg/semana. Dose máxima é de aproximadamente 20-25mg/semana
Leflunomida	4-12 semanas	20mg/dia em dose única, VO, se tolerado; se não, 10mg/dia	Dose inicial = 100mg/dia por três dias consecutivos
Etanercept	Poucos dias a 12 semanas	25mg por via subcutânea, 2x/semana	Início da infusão = semana zero. Repetir a dose na semana 2, 6, 10 e 14
Infliximab	Poucos dias a 4 semanas	3-10mg, IV	
Azatioprina	2-3 meses	50-150mg/dia, VO	
D-penicilamina	3-6 meses	250-700mg/dia, VO	
Sais de ouro por via oral	4-6 meses	3mg 2x/dia	
Sais de ouro por via intramuscular	3-6 meses	25-50mg, IM, a cada 2-4 semanas	Dose-teste = 10mg, IM, seguido por dose adicional de 25mg na segunda semana e então 50mg/semana até dose cumulativa de 1g. Se resposta inadequada com dose cumulativa de 800mg, suspender a medicação
Minociclina	1-3 meses	100mg 2x/dia, VO	
Ciclosporina	2-4 meses	2,5-4mg/kg/dia, VO	Dose inicial 2,5mg/kg/dia em duas doses e aumentar a dose para 0,5mg/kg/dia a cada 2-4 semanas até observar resposta clínica ou atingir a dose máxima de 5mg/kg/dia

Considerando segurança, facilidade posológica e custos, muitos selecionam inicialmente a hidroxicloroquina ou a sulfassalazina, porém, quando o paciente apresenta atividade de doença intensa ou com indicadores de pior prognóstico, o metotrexato ou a terapia combinada deve ser preferida. Se um paciente com artrite reumatóide não tenha atingido remissão ou uma resposta satisfatória ao DMARD inicial, o metotrexato como monoterapia ou como terapia combinada deve ser prescrito. Os pacientes que apresentam contra-indicação para metotrexato ou aqueles que não atingem controle satisfatório da atividade inflamatória por ausência de eficácia (doses superiores a 25mg/semana) ou por intolerância à medicação devem receber tratamento com outros DMARD, tanto isolado quanto em combinação e o tratamento com agentes biológicos deve ser considerado.

Antimaláricos – tanto o sulfato de hidroxicloroquina como o difosfato de cloroquina devem ser utilizados em portadores de doença leve, pois somente 25 a 50% apresentarão resposta ao tratamento. A vantagem da cloroquina é sua baixa toxicidade. O efeito colateral mais sério é a retinite pigmentar, que pode causar perda visual. Assim, o exame oftalmológico deve ser realizado a cada 6 a 12 meses. Outras reações adversas incluem *rash*, cólicas abdominais, diarréia, neuropatia e miopatia, que geralmente regridem quando a medicação é suspensa[1,5].

Sulfassalazina – é considerada agente de segunda linha no tratamento da artrite reumatóide com eficácia semelhante ao ouro e à penicilamina. A dose inicial e de 0,5g duas vezes ao dia com aumento semanal progressivo de 0,5g até atingir dose diária de 3g. Náuseas e desconforto abdominal podem ocorrer nos primeiros meses de tratamento e são minimizados com o aumento gradual da dose. Neutropenia (10-25%) e trombocitopenia (2-5%) são efeitos colaterais graves e, portanto, o hemograma deve ser realizado a cada duas a quatro semanas nos três primeiros meses e então a cada três meses. A sulfassalazina também causa hemólise em pacientes com deficiência de glicose-6-fosfato-desidrogenase (G-6-PD). A resposta clínica torna-se aparente dentro de quatro meses, quando deverá ser avaliada a necessidade para alteração da terapia[1].

Metotrexato – atualmente, muitos acreditam que o metotrexato seja o tratamento de escolha para pacientes com artrite reumatóide que não respondem aos antiinflamatórios não-hormonais. O metotrexato é geralmente bem tolerado e produz efeito visível em duas a três semanas – comparado com dois a seis meses de início de ação dos sais de ouro, penicilamina e antimaláricos. A dose inicial oral é de 7,5mg por semana. Se há tolerância com resposta inadequada, a dose oral deve ser aumentada.

Estudos indicam que a tolerância ao metotrexato é maior que qualquer outro DMARD e mais da metade dos pacientes continuam a usá-lo por mais de três anos. Sua suspensão ocorre mais em decorrência dos efeitos colaterais que da ausência de eficácia. O efeito colateral mais freqüente é a irritação gástrica e a estomatite. Estomatite, náuseas, diarréia e talvez alopecia podem ser reduzidos com a administração concomitante diária de ácido fólico (1mg) ou ácido folínico (2,5-5mg ingerido 24 horas após o metotrexato) sem perda significativa da eficácia do metotrexato. Se ainda persiste a necessidade de minimizar a toxicidade gastrintestinal, ele pode ainda ser administrado por via intramuscular ou subcutânea. Contra-indicações para o uso de metotrexato são: presença de qualquer hepatopatia prévia, perda de função renal, doença pulmonar significante e alcoolismo[1,5].

Elevação de enzimas hepáticas representa o efeito colateral mais freqüente do uso de metotrexato e felizmente hepatotoxicidade com fibrose e cirrose é rara. A monitorização de enzimas hepáticas, hemograma, creatinina e albumina sérica devem ser realizados a cada quatro a oito semanas. A biópsia hepática está indicada nos pacientes que mesmo suspendendo a medicação persistem com aumento de transaminases após 6 a 12 meses e naqueles com queda dos níveis de albumina. Supressão da medula óssea com citopenia e infecção são outras complicações que podem ocorrer. O uso concomitante de metotrexato e outro antagonista do metabolismo do folato deve ser avaliado cuidadosamente, pois pode ocorrer pancitopenia. Até a presente data, não está estabelecido se o metotrexato aumenta o risco de malignidade. O uso da probenecida também deve ser evitado, pois é observado aumento dos níveis séricos do metotrexato e conseqüentemente aumento de toxicidade. Pneumonite intersticial grave ocorre raramente com qualquer dose e geralmente responde à suspensão da medicação e de corticoterapia. Como o metotrexato é teratogênico, anticoncepção efetiva está indicada.

Leflunomida – é um composto químico inibidor de síntese de pirimidina. Vários estudos clínicos têm estabelecido que a leflunomida é uma alternativa para o metotrexato como monoterapia ou em associação a ele. A dose inicial de leflunomida é de 100mg/dia, por três dias consecutivos, seguido de dose de manutenção de 20mg/dia.

Os efeitos adversos mais freqüentes são diarréia, *rash*, alopecia reversível e hepatotoxicidade. Cinco porcento dos pacientes que recebem leflunomida e mais de 60% dos que recebem associação de leflunomida e metotrexato apresentam elevação das enzimas hepáticas. A circulação êntero-hepática representa importante mecanismo no metabolismo da leflunomida e determina sua longa meia-vida. Sem o *washout* com colestiramina, a eliminação da droga pode durar até dois anos. Além disso, a medicação é carcinogênica e teratogênica, sendo contra-indicada em mulheres em idade fértil ou em homens que ainda desejam filhos. Outras contra-indicações incluem: presença de doença hepática prévia, imunodeficiência e uso concomitante de rifampicina (eleva o nível sérico de leflunomida).

Antifator de necrose tecidual-α (anti-TNF-α) – dois são os bloqueadores do fator de necrose tecidual-α (TNF-α) – etanercept e infliximab. Ambos são agentes biológicos que atuam inibindo a progressão do processo inflamatório por meio da ligação de alta afinidade com o TNF-α, impedindo sua interação com seu receptor. O etanercept é uma fusão protéica composta de um receptor de TNF e uma porção Fc:IgG$_1$ modificada geneticamente e deve ser administrado na dose de 25mg por via subcutânea duas vezes por semana. O infliximab é um anticorpo quimérico (homem-camundongo) anti-TNF e administrado por via intramuscular na dose inicial de 3 a 10mg/kg e repetido após 2, 6, 10 e 14 semanas[1,5,6].

Estudos clínicos mostram que ambos são altamente eficazes no tratamento da artrite reumatóide e melhora substancial é observada em cerca de 60% dos casos. Tanto o etanercept como o infliximab apresentam benefício quando utilizados em conjunto com o metotrexato e atualmente o infliximab é recomendado somente em associação com o metotrexato, pois o uso associado aumenta a resposta clínica e previne a formação de anticorpos neutralizantes da droga.

O etanercept geralmente é bem tolerado e pequena irritação no local da aplicação é o efeito colateral mais freqüente. Infliximab também é bem tolerado, mas pode causar anafilaxia e induzir à formação de anticorpos anti-DNA.

Como o TNF tem papel importante na proteção contra infecções e gênese tumoral, dúvidas em relação à segurança a curto e a longo prazo ainda persistem. O uso desses agentes já foi relacionado com sepse, tuberculose, micobacteriose atípica, infecções fúngicas e outras infecções oportunistas. Portanto, agentes anti-TNFα devem ser usados com cautela nos pacientes com qualquer suscetibilidade à infecção ou antecedente de tuberculose e ser suspensos temporariamente em todos os pacientes com infecção aguda.

Outras possíveis alterações associadas ao uso de inibidores de TNF são: anemia aplástica e quadros semelhantes à esclerose múltipla.

Até o momento parece não haver necessidade de monitorização laboratorial durante o tratamento com os inibidores de TNF. Quanto à segurança a longo prazo, ainda não existem dados conclusivos. O tratamento apresenta custo elevado, necessidade de administração parenteral e nem todos respondem a essa terapêutica. Além disso, reativação da doença ocorre após a suspensão da medicação.

Azatioprina – é um citostático efetivo para artrite reumatóide grave. A dose inicial é de 1mg/kg, com aumento gradual conforme a necessidade de até 2,5 a 3mg/kg. Seu efeito colateral potencial com toxicidade grave, incluindo hepatotoxicidade, imunossupressão e infecções oportunistas restringem seu uso[1,5,6].

D-penicilamina – atualmente, é utilizada muito raramente, pois apresenta eficácia semelhante aos sais de ouro e maior toxicidade. Se utilizada, a monitorização cuidadosa dos efeitos colaterais (doenças auto-imunes, tal como síndrome de Goodpasture e *miastenia gravis*) é imperativa.

Sais de ouro – são indicados para pacientes com doença erosiva que apresentam falência terapêutica ou não toleram o metotrexato. Seu mecanismo de ação é desconhecido. São contra-indicados nos pacientes com insuficiência renal hepática e disfunção hematopoética.

Dose-teste inicial de 10mg de sais ouro intramuscular (tiomalato ou aurotioglicose) deve ser administrada na primeira semana, seguida por dose de 25mg na segunda semana e 50mg/semana a partir da terceira semana por 20 semanas. Se não há resposta após dose cumulativa de 800mg, a medicação deve ser suspensa. Se a resposta é boa, a administração deve ser continuada, até dose total de 1g. Se o controle da doença é mantido, o intervalo de administração pode ser prolongado (50mg a cada 2-4 semanas) por um período indefinido.

As manifestações de toxicidade incluem dermatite, estomatite, proteinúria, neutropenia e reação nitritóide. Cerca de um terço dos pacientes apresentam toxicidade aos sais de ouro e a taxa de mortalidade é menor que 0,4%. Sais de ouro por via oral, auranofina, apresentam menor eficácia e menos efeitos colaterais que por via intramuscular, embora diarréia seja comum. A dose oral de auranofina é de 3mg duas vezes ao dia[1,5].

Minociclina – deve ser reservada para casos leves, pois sua eficácia é modesta. O mecanismo de ação não é claro. A dose é de 200mg/dia. Efeitos adversos são incomuns, exceto por tontura, que ocorre em 10% dos casos.

Ciclosporina – a utilização da ciclosporina é limitada pela sua toxicidade, principalmente hipertensão e diminuição da função renal, e só está indicada nos casos refratários.

Associação de medicamentos – terapia com associação de dois ou três DMARD pode ser considerada em indivíduos que apresentaram falha terapêutica ou resposta incompleta com agentes isolados. Embora alguns estudos demonstrem a eficácia da associação de DMARD no controle da artrite reumatóide, estudos posteriores ainda são necessários para se recomendar a associação de medicamentos no tratamento inicial dos portadores de artrite reumatóide.

TRATAMENTO CIRÚRGICO

O tratamento cirúrgico deve ser considerado nos pacientes que apresentam níveis inaceitáveis de dor, perda da movimentação e lesão articular estruturada com limitação funcional. Procedimentos cirúrgicos incluem liberação do túnel do carpo, sinovectomia, ressecção das cabeças metatársicas, artroplastia total e fusão articular.

Sinovectomia pode determinar alívio dos sintomas a curto prazo, porém, não retarda a erosão óssea nem altera a história natural da doença. Tenossinovectomia do punho pode ser necessária para se evitar a ruptura tendínea.

Artroplastia e colocação de prótese total apresentam melhores resultados em quadril, joelhos e ombros e são indicadas para alívio sintomático e redução da limitação[1].

REFERÊNCIAS BIBLIOGRÁFICAS

1. American College of Rheumatology Subcommittee on Rheumatoid Arthritis Guidelines. Guidelines for the manegement of rheumatoid arthritis – 2002 Update. Arthritis Rheum. 2002; 46:328. ▪ 2. Lipsky PE. Rheumatoid artrhritis. www.harrissonsonline.com, chapter 312 1-13, New York: McGraw-Hill Co, 2002. ▪ 3. Lee DM, Weinblatt ME. Rheumatoid arthritis. Lancet 2001; 358:903. ▪ 4. Venables PJW, Mini BA. Clinical features of rheumatoid arthritis. Uptodate, 2001, 9. ▪ 5. Pisetsky DS, St Clair EW. Progress in the treatment of rheumatoid arthritis. JAMA 2001; 286:2787.

59. OSTEOARTRITES

Júlio César de Oliveira
Maria Lúcia Bueno Garcia

A osteoartrite, também conhecida como osteoartrose ou doença óssea degenerativa, é um distúrbio das articulações diartrodiais caracterizada clinicamente por dor articular e limitação funcional e radiologicamente por estreitamento do espaço articular, aparecimento de osteófitos e alterações na integridade da cartilagem. É causa importante de limitação, levando a importante impacto econômico por queda na produtividade, uso crônico de analgésicos e custos com intervenções ortopédicas. Apesar de a fisiopatologia da osteoartrite ainda não ser totalmente compreendida, sabe-se que alguns fatores de risco como idade, peso e profissão exercem papel importante no desencadeamento e perpetuação da doença. Não se conhece ainda um tratamento que interfira no fator etiológico principal, restando apenas o alívio da dor como maior objetivo. As intervenções ortopédicas ficam reservadas para casos refratários aos tratamentos não invasivos[1,2].

EPIDEMIOLOGIA

A osteoartrite é, sem dúvida, a forma mais comum de artropatia. É a doença mais freqüente nos consultórios clínicos, sendo responsável pela incapacidade de trabalho de aproximadamente 15% da população adulta do mundo. No Brasil, atinge o valor de 65% das causas de incapacidade para o trabalho, ocupando o terceiro lugar na lista dos que recebem auxílio-doença pela Previdência Social[3]. As articulações mais acometidas são as que suportam peso como os joelhos, os quadris, a coluna cervical e a coluna lombossacral, e as de atividade intensa como mãos e punhos atingindo preferencialmente as interfalângicas distais (dando origem aos nódulos de Heberden), as interfalângicas proximais (dando origem aos nódulos de Bouchard), e a primeira articulação carpometacárpica conhecida como rizartrose.

Estima-se que nos adultos com idade superior a 30 anos a osteoartrite sintomática dos joelhos ocorre em 6% dos pacientes, e dos quadris, em 3%. A prevalência da osteoartrite aumenta com a idade, sendo 2% nas mulheres com menos de 45 anos, aumentando para 30% entre os 45 e 60 anos, chegando a 68% naquelas acima dos 65 anos, levando-se em conta os aspectos radiográficos. Antes dos 50 anos, a prevalência de osteoartrite é maior nos homens. Após os 50 anos, as mulheres são mais afetadas nas articulações das mãos, pés e joelhos, enquanto os homens são mais afetados no quadril. O acometimento das articulações interfalângicas distais das mãos ocorre principalmente em mulheres e possui um padrão familiar, tendo um aumento de duas a cinco vezes na prevalência As articulações mais expostas a traumatismos repetitivos ou uso excessivo também apresentam incidência maior de osteoartrite. A obesidade está intimamente relacionada com a osteoartrite, já tendo sido demonstrado que a redução do peso corresponde a uma redução no risco de osteoartrose subseqüente. Existe ainda uma associação negativa entre osteoporose e tabagismo em relação à osteoartrite, embora não se conheça uma explicação para tal achado[3,4].

FISIOPATOLOGIA

A cartilagem articular tem como função permitir a movimentação articular com quase nenhum atrito e dissipar a força para toda a superfície articular e tecidos adjacentes. A cartilagem é formada por condrócitos e pelo interstício, formado por colágeno tipo II e proteoglicanos. Durante a sobrecarga, o líquido deve ser liberado gradualmente para a superfície articular, e esse processo é revertido quando a sobrecarga é removida, permitindo uma proteção do osso subcondral e nutrição dos condrócitos, que se encontram em uma matriz avascular. O deslizamento suave da superfície articular é auxiliado pela alta viscosidade do líquido sinovial secundária à presença do ácido hialurônico, proteoglicano produzido pelo condrócito da cartilagem. A osteoartrose deve ser vista como um desbalanço entre a reparação e a degradação desse tecido cartilaginoso da superfície articular.

Estudos demonstram que lesões de esforço repetitivo (microtraumatismos) sobre a superfície articular e seu aparato de sustentação constituem o principal mecanismo indutor e/ou perpetuador da osteoartrite. O estresse mecânico constante, atuando sobre a superfície articular, iniciaria a lesão e fissura da cartilagem, a qual induziria aumento da fagocitose dos restos cartilaginosos pelas células sinoviais e o afluxo dos condrócitos reparadores da cartilagem articular acometida. Entretanto, concomitantemente, alguns condrócitos degeneram e passam a liberar enzimas que lisam colágeno e proteínas, perpetuando o dano cartilaginoso, aumentando as fissuras nessa superfície. As enzimas do líquido sinovial como as hialuronidases (lisadora dos proteoglicanos) e outras teriam acesso agora à matriz protéicopolissacárida e colágena da cartilagem por meio das fissuras provocadas, aumentando sua degradação, diminuindo assim sua propriedade elástica e flexibilidade. Assim, a síntese da matriz está aumentada na osteoartrite, mas não o suficiente para compensar a remoção[5].

Dentre as enzimas proteolíticas e colagenolíticas podemos citar as metaloproteinases, principalmente a colagenase e a estromelisina, que estão importantemente implicadas na remoção da matriz cartilaginosa. Além disso, os proteoglicanos e as outras moléculas produzidas apresentam alteração na composição e na propriedade de agregação. O nível do inibidor endógeno de metaloproteinases presente na articulação aumenta, mas não da mesma maneira que essas enzimas. A ativação dos condrócitos deve-se a ação de citocinas, particularmente pela interleucina-I (IL-1) e aparentemente pela interleucina-6 (IL-6) e pelo fator de necrose tumoral (TNF), produzidas por monócitos e/ou macrófagos achados no tecido sinovial. A IL-1 age nos condrócitos reduzindo a formação da matriz, aumentando a produção de enzimas degradantes e inibindo sua proliferação. A aceleração do processo de degradação da cartilagem pode ocorrer mesmo na ausência de estresse físico ou de anormalidade anatômica, se os fatores bioquímicos estiverem defeituosos.

Vários fatores de crescimento podem estimular a síntese de componentes da matriz cartilaginosa pelos condrócitos, mas seu papel na patogênese da osteoartrite ainda permanece obscuro. O mais estudado é o fator de crescimento insulina-símile (IGF-1), que provavelmente é produzido na membrana sinovial. Os condrócitos nos pacientes com osteoartrite apresentam número maior de receptores para IGF-1 com relação ao normal, mas estes possuem uma resposta diminuída ao seu estímulo. Os fatores de crescimento agem não só aumentando a síntese de proteoglicanos, mas também inibindo os efeitos catabólicos da IL-1, por diminuição da expressão dos receptores da IL-1 nos condrócitos[3,4].

As principais alterações na cartilagem são o aparecimento de fissuras o estreitamento e a ulceração. A exposição de áreas da superfície da cartilagem a estresse mecânico leva a um aumento da espessura da camada subcondral do osso, levando à esclerose subcondral. A expansão do processo erosivo pode penetrar na camada subcondral e levar à perda de osso trabecular, formando cistos ósseos subcondrais. Ocorre ainda crescimento marginal de osteófitos, talvez na tentativa de aumentar a área de absorção do estresse mecânico. Estes osteófitos mudam a configuração da articulação, diminuindo assim sua mobilidade, sendo que, no início, podem aparecer antes mesmo da diminuição do espaço articular à radiografia. Posteriormente, com o evoluir da moléstia ou dependendo de sua localização, pode possibilitar pinçamento de estruturas próximas, como ocorre com as raízes nervosas na emergência de vértebras lombares, ocasionando a clássica "dor ciática".

A osteoartrite não parece ser uma doença primariamente inflamatória, apesar de poderem ser encontrados vários graus clínicos de sinovite em alguns pacientes. O líquido sinovial de articulações de pacientes com osteoartrite pode conter vários mediadores inflamatórios, como prostaglandina E_2, que também está presente na cartilagem, e infiltrado de células mononucleares maior que em articulações normais. Entretanto, o líquido intra-articular da osteoartrite caracteriza-se por apresentar-se geralmente com teor inflamatório leve, isto é, aspecto claro e denso, coágulo de mucina firme e células variando entre 200 e 2.000/ml à custa de linfomononuclear, preenchendo critérios de líquido sinovial tipo II (baixo grau de inflamação). Esta inflamação, apesar de pequena intensidade, pode contribuir tanto para a causa da doença como para sua perpetuação.

Fisiopatologicamente, a dor existente nos pacientes com osteoartrite pode ser derivada de estruturas articulares, periarticulares e ósseas, e não está relacionada com o grau de alteração anatômica. As alterações articulares que podem causar dor são sinovite, alterações ósseas, alterações periarticulares e fatores psicossociais. A sinovite pode gerar dor por poder induzir tanto elevação periostal quanto distensão da cápsula sinovial e pinçamento das vilosidades sinoviais. Quanto às alterações ósseas, podemos citar as microfraturas trabeculares, a pressão no osso subcondral e a hipertensão na superfície óssea. As dores causadas por alterações periarticulares são geralmente devido a danos ligamentares, espasmos musculares, bursites, e pinçamento de estruturas próximas a osteófitos ou posição anômala (desvios) que a articulação pode apresentar. Existem ainda outros fatores que influem na percepção da dor. Fatores psicossociais como ansiedade, depressão, ganho secundário e falta de suporte social levam a aumento da percepção da dor e piora da limitação, devendo ser abordadas. As demandas físicas contínuas envolvendo as articulações como obesidade e estresse repetitivo relacionado ao trabalho agravam e perpetuam a dor. Outro ponto a ser lembrado é a integridade do sistema muscular, pois a diminuição dos reflexos de proteção articular e a fraqueza muscular também são fatores de desenvolvimento de dor na osteoartrite.

Os fatores relacionados com incapacidade na osteoartrite são superpostos aos fatores relacionados com a dor. Estado geral, co-morbidades, atrofia e fraqueza muscular, depressão e outros distúrbios psicossociais, demandas ocupacionais e acometimento de múltiplas articulações são fatores preditores de incapacidade. Como em outras doenças musculoesqueléticas, a incapacidade tende a atingir idades mais avançadas, pacientes mais pobres e com menor grau de instrução, não-brancos, separados ou divorciados.

FATORES DE RISCO SISTÊMICOS

Etnia – existem dados controversos sobre as diferenças étnicas. O estudo do *National Health and Nutrition Examination Survey I* sugere maior taxa de osteoartrite de joelhos em mulheres afro-americanas, mas essa diferença não foi encontrada nos homens. Esse estudo também não revelou diferenças na prevalência de osteoartrite de quadril. Outro estudo, o *Johnston County Osteoarthritis Project,* não encontrou diferenças entre incidência de osteoartrite entre homens e mulheres, mas incidência 35% maior de osteoartrose de quadril em afro-americanos que em americanos brancos. Afro-americanos com osteoartrose de joelhos e quadril têm achados radiográficos mais graves, envolvimento bilateral e alteração da mobilidade mais freqüente que americanos brancos. Outros fatores biológicos, genéticos, de estilo de vida e socioeconômicos podem ter contribuição relativa nas diferenças étnicas de incidência[1,3].

Estado hormonal e densidade óssea – a incidência aumentada de osteoartrite em mulheres pós-menopausa e a diminuição na prevalência e na incidência de osteoartrite radiológica em mulheres tomando estrógeno, observadas em estudos de coorte, sugerem que a deficiência de estrogênio poderia ser um fator causal para a osteoartrite. Porém, estudos de caso-controle avaliando o uso prévio ou atual de estrógeno não conseguiram firmar esses resultados. Mulheres com maior exposição a estrógenos endógenos ou exógenos durante o decorrer da vida apresentam maior densidade mineral óssea, o que parece estar relacionado com um maior risco de osteoartrite de joelho e quadril. Por outro lado, a exposição ao estrógeno em mulheres com osteoartrite instalada pode retardar as alterações do *turnover* ósseo e do osso subcondral. Tudo isso sugere um papel complexo e possivelmente conflitante do estrógeno na osteoartrite.

Existe relação inversa entre osteoartrite e osteoporose. Estudos mostram que altas densidades minerais ósseas estão associadas à prevalência maior de osteoartrite de quadril, joelho e mão. Um estudo mostra que mulheres com osteoartrite de quadril e com formação de osteófitos apresentam densidade mineral óssea 8 a 12% maior que mulheres sem osteoartrite. Mulheres com osteoartrite de joelho têm perda óssea menor em três anos que mulheres sem a doença, e os níveis de osteocalcina, um marcador do *turnover* ósseo, são menores em mulheres com osteoartrite que em mulheres sem osteoartrite. Dados do estudo de *Framingham* mostram que, apesar de a alta densidade mineral aumentar o risco de osteoartrite, uma vez já estabelecida a doença, essa alta densidade mineral óssea pode ser um fator protetor contra a progressão da doença. Indivíduos com perda óssea e osteoartrite de joelhos apresentam maior possibilidade de acelerar sua progressão.

Fatores nutricionais – evidências indicam que a exposição a substâncias oxidantes contribui para o desenvolvimento de doenças relacionadas com a idade, entre elas a osteoartrite. Além disso, os condrócitos dão origem a espécies reativas de oxigênio, as quais danificam o colágeno da cartilagem e o hialuronato, que dá viscosidade ao líquido sinovial. Dietas com alta ingestão de antioxidantes poderiam conferir defesa contra esse tipo de lesão tecidual. No estudo longitudinal *Framingham Knee OA Cohort Study*, houve redução de três vezes no risco de progressão radiográfica da osteoartrite com maior ingestão de vitamina C, comparado com menor ingestão. Também houve risco menor de dor em joelho durante o estudo. A ingestão de vitamina C parece não afetar os achados radiográficos incidentais (não relacionados a quadro clínico), e os estudos com beta-caroteno e vitamina E trouxeram resultados inconsistentes. A vitamina D é parte fundamental no metabolismo ósseo. Baixos níveis de vitamina D predispõem à progressão da osteoartrite. A progressão está aumentada três vezes nos grupos com baixa ingestão de vitamina D, além dos grupos com baixo e médio níveis séricos de vitamina D.

Fatores genéticos – fatores genéticos podem influir na incidência de até 50% dos casos de osteoartrite de quadril e mãos, e em menor porcentagem nos casos de osteoartrite de joelhos. Os genes provavelmente relacionados incluem genes do receptor da vitamina D, do fator de crescimento insulina símile I (IGF-1), das proteínas oligoméricas da cartilagem e regiões do HLA. Estudos recentes mostram envolvimento do cromossomo 2q em acometimentos familiares e envolvimento do cromossomo 11q em mulheres com osteoartrite de quadril. Parece que os genes relacionados com a osteoartrite afetam a ocorrência da doença em várias articulações, mas pode ser que existam genes específicos para locais específicos, como o quadril[1].

Marcadores bioquímicos do metabolismo ósseo e cartilaginoso – estão sendo estudados marcadores do metabolismo ósseo e cartilaginoso, além de marcadores da inflamação sinovial, tanto no sangue, quanto na urina e no líquido sinovial. Os marcadores incluem moléculas presentes especialmente durante a síntese e a degradação da matriz cartilaginosa, como marcadores da síntese e da degradação do colágeno tipo II (propeptídeo C), proteínas oligoméricas da matriz cartilaginosa e dois epítopos da *agreccan*: o epítopo 846 e o ceratam sulfato. Em pacientes com rápida progressão da doença, níveis séricos de proteínas oligoméricas da cartilagem e de ácido hialurônico estão freqüentemente elevados, o que pode refletir a presença de sinovite naqueles com a doença. Espera-se que esses marcadores sejam capazes de identificar pessoas de alto risco para o desenvolvimento e progressão da doença, além de identificar a eficácia do tratamento designado a controlar a degeneração óssea, contribuindo assim para o tratamento e o acompanhamento da osteoartrite[2].

FATORES BIOMECÂNICOS LOCAIS

Obesidade – indivíduos com sobrepeso apresentam prevalência maior de osteoartrite de joelho. Por algum tempo não estava claro se a imobilidade causada pela doença era a causa do sobrepeso. Estudos recentes mostram que o sobrepeso precede a osteoartrite e que indivíduos com osteoartrite, sendo obesos, têm um risco maior de progressão radiográfica da doença. Essa relação de risco parece ser mais importante nas mulheres. Naqueles com sobrepeso, a redução do peso pode reduzir o risco para osteoartrite, estimando-se que uma diminuição de 5kg reduz o risco de osteoartrite de joelho em 50%. Um pequeno estudo com inibidores de apetite mostrou relação estreita entre a perda de peso e a melhora dos sintomas da doença. A associação de obesidade com osteoartrite de quadril é mais fraca que com a osteoartrite de joelho com acometimento bilateral. Fisiopatologicamente, acredita-se que a sobrecarga articular pode induzir à quebra da estrutura cartilaginosa e à falência de ligamentos e outras estruturas de suporte. Em cada aumento de 0,5kg no peso há um acréscimo de força de 1 a 1,5kg em cada joelho, sendo esse efeito provavelmente causa do aumento do risco de osteoartrite em obesos. Poucos estudos correlacionam a osteoartrite de mãos com o sobrepeso, sugerindo alguma alteração metabólica intermediária, mas esta alteração não foi identificada. Esta relação entre osteoartrite e obesidade ganha mais importância devido à obesidade ser um sério e progressivo problema de saúde. Estima-se que 25% das mulheres e 20% dos homens nos EUA sejam obesos, um aumento de mais de 50% nos últimos 10 anos[3,4].

Ambiente mecânico articular – certas alterações no ambiente mecânico articular afetam adversamente a distribuição de carga na articulação. O estudo da influência dos fatores mecânicos na osteoartrite torna-se ainda mais complexo pelo fato de que esses podem ser produzidos pela própria doença, como também perpetuadores dela. Exemplos dessas alterações mecânicas são a flacidez do joelho, que pode apresentar-se como a rotação da tíbia em relação ao fêmur, e a deformidade no plano frontal ou deformidade em varo-valgo, que aumenta com a idade e é mais comum nas mulheres. A deformidade em varo-valgo é maior em joelhos não-artríticos que em joelhos de pacientes controles, sugerindo que uma parte do aumento da deformidade do joelho com osteoartrite precede o desenvolvimento da doença e pode predispor a essa deformidade. A deformidade ântero-posterior pode aumentar em indivíduos com osteoartrite e parece declinar com a gravidade da doença[3].

A propriocepção é a percepção da posição articular no espaço, consciente e inconsciente, sendo fundamental para a estabilidade articular. A acurácia proprioceptiva diminui com a idade, especialmente em idosos sedentários e limitados. A propriocepção é menor em indivíduos com osteoartrite que naqueles sem osteoartrite, levando a crer que essa deficiência precede o aparecimento da doença, podendo também perpetuá-lo.

O alinhamento do joelho é definido pela posição com relação ao quadril e ao calcanhar. O mau alinhamento prediz um pior resultado cirúrgico, mas parece não ter relação com a evolução natural da doença.

Carga da cartilagem articular – a cartilagem articular normal apresenta um sistema de suporte de carga direcionado pela alta quantidade de água e pela permeabilidade da matriz de colágeno e proteoglicanos. A pressurização da matriz intersticial durante a carga contribui com mais de 90% do suporte dessa carga, protegendo a matriz de colágeno e proteoglicanos do estresse excessivo e reduzindo o atrito nas superfícies articulares. Alterações patológicas na composição e na organização molecular modificam o balanço, a biomecânica e a carga articular, levando à deformação cartilaginosa excessiva. A erosão cartilaginosa, um achado patológico cardinal, não aparece até que a cartilagem tenha perdido consideravelmente a rigidez. Essas alterações cartilaginosas são as principais características da artropatia degenerativa, onde se fundamenta a fisiopatologia da osteoartrite, como já citado anteriormente.

Dano articular e deformidade – displasias articulares, fraturas de superfícies articulares, alterações meniscais e ligamentares que aumentam a instabilidade articular precedem o aparecimento de osteoartrite em grande porcentagem das articulações acometidas. A relação entre o traumatismo articular agudo e o desenvolvimento de osteoartrite pós-traumática ainda não é totalmente entendida, mas está claro que fraturas de superfície articular, deslocamentos articulares, rupturas ligamentares e meniscais aumentam o risco de osteoartrite tardiamente. Aparentemente, os fatores preditores desse desenvolvimento são o alto índice de massa corpórea, alto nível de atividade, mau alinhamento ou instabilidade articular residual e persistência de incongruência da superfície articular[4].

Fatores ocupacionais musculares – atividades nas quais o indivíduo faça movimentos repetitivos, que sobrecarregam as articulações e fatiguem a musculatura que protege a articulação, aumentam o risco de osteoartrite nessa articulação. Devido ao fato de muitos casos de osteoartrite em homens serem relacionados a atividades ocupacionais, a identificação de atividades ergonômicas particulares, que danificam as articulações, fornece uma oportunidade de prevenir e modificar a evolução da doença.

Esportes – a participação em certos esportes de competição aumenta o risco de osteoartrite. Os impactos articulares repetitivos e a carga torsional também parecem estar relacionados com a degeneração articular, como vista em jogadores de beisebol. Os esforços para diminuir o risco de osteoartrite em esportistas consistem em uso de equipamentos de proteção, modificação nas regras para diminuir os impactos diretos e em treinamento para aumentar a estabilidade articular. O diagnóstico e o tratamento precoce das lesões articulares, com correta reabilitação, também devem diminuir o risco de osteoartrite.

Fraqueza no sistema de sustentação – a fraqueza do quadríceps é comum em pacientes com osteoartrite de joelhos. Esta fraqueza pode estar associada ao fato de o indivíduo minimizar o uso dessa musculatura devido à dor articular causada pela osteoartrite. Entretanto, essa fraqueza muscular também existe em pacientes com osteoartrite sem história de dor, nos quais a massa muscular não é diminuída, mas normal ou até aumentada devido à obesidade. A cada 5kg/cm^2 de aumento de força na musculatura extensora, existe uma redução de 20% na estimativa de risco de prevalência radiográfica da doença e de 29% na estimativa de risco de osteoartrite sintomática de joelhos.

CLASSIFICAÇÃO

Podemos classificar a osteoartrite em relação a sua etiologia e em relação aos locais de acometimento articular (Quadro 8.16). A osteoartrite primária tem uma etiologia ainda não totalmente esclarecida, sendo já discutida anteriormente. A osteoartrite secundária possui uma causa que pode ser reconhecidamente relacionada com o desenvolvimento da doença, como doença articular inflamatória prévia, sobrecarga articular por esforços repetitivos, lesões traumáticas, processos metabólicos que enfraquecem a cartilagem e deformidades anatômicas ou congênitas adquiridas. Quanto ao número e à localização de acometimento articular na osteoartrite, podemos classificá-la como mono (uma articulação), óligo (duas-três articulações acometidas) ou poliarticular (acometimento de quatro ou mais articulações) ou generalizada.

Quadro 8.16 – Classificação da osteoartrite.

Osteoartrite primária
Localizada (central ou periférica)
Mãos: nódulos de Heberden, artropatia interfalângica erosiva
Pés: hálux valgo, artelhos em martelo, osteoartrite talonavicular
Joelhos: compartimento medial, lateral e patelofemoral
Quadris: excêntrica, concêntrica e difusa
Coluna vertebral: articulações interapofisárias, osteófitos, discos intervertebrais
Outros locais únicos: ombro, temporomandibular, carpometacárpicas
Generalizada: três ou mais áreas acometidas
Osteoartrite secundária
Doenças inflamatórias da articulação: doenças inflamatórias do tecido conjuntivo
Lesões traumáticas: fraturas, lesões meniscais, microtraumatismos repetitivos
Sobrecarga articular: atividade esportiva, atividade laboriosa
Processos metabólicos: acromegalia, hemocromatose, ocronose
Deformidades anatômicas congênitas ou adquiridas: displasias congênitas

Osteoartrite periférica – caracteriza-se por atingir articulações que suportam peso como coxofemoral, joelhos (gonartrose) e tornozelos (mais comuns em homens), além de poder atingir mãos (metatarsofâlangicas, interfalângicas proximais e distais e trapézio-metacárpica – rizartrose, mais comuns em mulheres e tapeceiros (Fig. 8.33). Nessas localizações, pode induzir o aparecimento de nódulos endurecidos por calcificação localizados nas margens e superfícies dorsolaterais da articulação que, como já mencionados anteriormente, são característicos da osteoartrite. Quando localizados na coluna, são chamados de osteófitos ou bicos de papagaio, devido a sua semelhança com essa estrutura quando analisados à radiografia, e nódulos de Heberden e Bouchard ao acometerem as interfalângicas distais e proximais, respectivamente. Esses nódulos geralmente são indolores ou pouco dolorosos e permitem a funcionabilidade articular até atingirem graus muito avançados, sendo seu tratamento geralmente indicado por motivos estéticos.

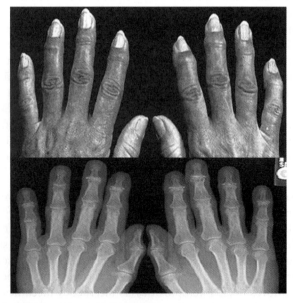

Figura 8.33 – Osteoartrite de mãos.

Osteoartrite central ou axial ou espondiloartrose – acomete preferencialmente a coluna cervical (C5 a C7) e a lombossacral (L3 a S1). O processo degenerativo atinge discos intervertebrais, articulações interapofisárias e uncoartrose, podendo apresentar desvios, osteofitose e prolapso lateral do disco degenerado com compressão a montante de estruturas (raízes nervosas), provocando a dor típica radicular ou irradiada e/ou parestesia e reflexos osteotendíneos em seu metâmero correspondente. A hipertonia antálgica da musculatura paravertebral (sinal de Ramond) perpetua a dor, sendo por vezes necessário associar relaxantes musculares para seu alívio (Fig. 8.34).

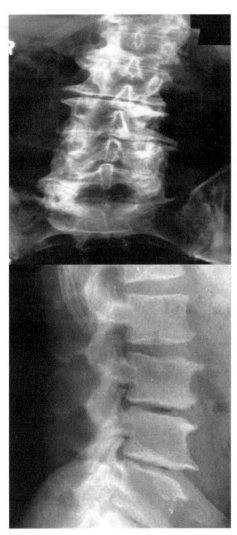

Figura 8.34 – Osteoartrite de coluna.

CRITÉRIOS DIAGNÓSTICOS E MANIFESTAÇÕES CLÍNICAS

O diagnóstico da osteoartrite é baseado, como já dito anteriormente, na anamnese e no exame clínico (manifestações clínicas), sendo que os exames de imagem como a radiografia simples confirmam a hipótese diagnóstica, e provas de atividade inflamatória como velocidade da hemossedimentação normais ou pouco alteradas permitem afastar possíveis processos concomitantes como tumores e outras afecções inflamatórias articulares. Portanto, por ser uma doença articular de acometimento generalizado e sem caráter inflamatório sistêmico, manifesta-se acompanhada de bom estado geral na maioria dos pacientes[2].

A anamnese e o exame clínico localizam a doença e o estado clínico e, associados ao quadro radiológico, permitem conhecer seus fatores predisponentes, perpetuadores e potencializadores de limitação física, como inflamação e frouxidão articular, acometimento ligamentar ou tendíneo, entesopatia, bursite, espasmo da musculatura periarticular, lesão nervosa e acesso à capacidade funcional do indivíduo.

Clinicamente, a osteoartrose caracteriza-se pelo desenvolvimento gradual de dor articular, rigidez, "sensação parestésica" de membros superiores e/ou inferiores, limitação e deformidade ou seqüela.

A dor na osteoartrite apresenta-se, caracteristicamente, acompanhada de sensação de intumescimento e rigidez. A dor caracteriza-se por ser do tipo mecânico, aumenta com o movimento (dor vespertina após o uso) e melhora ou desaparece com o repouso, mas por vezes referida como em "peso" ou "cansaço". Também pode apresentar piora no início do movimento após o repouso, com duração de alguns segundos, levando à sensação de "travar" ou de "rigidez" (dor protocinética ou do início do movimento). A dor de repouso e a noturna podem desenvolver-se a medida que a doença avança. O aumento da intensidade dolorosa geralmente é proporcional ao desempenho físico. Se consideramos que a cartilagem não é inervada, temos que admitir que a dor articular resulta da ação de vários fatores como a pressão exercida sobre as áreas do osso subcondral expostas; elevação periostal relacionada com a formação de osteófitos, microfraturas trabeculares, sinovite e distensão capsular. O espasmo da musculatura, os traumatismos ou os depósitos de cristais, como os de hidroxiapatita ou pirofosfato de cálcio, podem perpetuar e incrementar a intensidade da dor do paciente, podendo contribuir para a sua limitação. Outra característica da osteoartrite é a marcha "falsear" quando em deambulação, tendo que para isso estar geralmente associada à lesão de ligamentos laterais mediais ou meniscais. Os achados de exame clínco mais comuns são edema das margens articulares, limitação de movimento e crepitação ao movimento da articulação.

As parestesias podem manifestar-se por desconforto articular associado a "formigamento" ou sensação de peso e são relativamente fugazes, ou por sintomas e sinais de pinçamento de estruturas próximas a osteófitos como raízes nervosas.

Os critérios de classificação hoje existentes apresentam limitações. Levando-se em conta as alterações radiológicas, entre 40 e 50% dos pacientes com achados radiológicos compatíveis não possuem nenhuma sintomatologia, e, por outro lado, existe um subgrupo menor de indivíduos que possuem achados de história e exame clínco compatíveis com osteoartrite, mas não apresentam nenhuma alteração radiológica. Além disso, a alteração radiográfica com maior valor diagnóstico difere nas diferentes articulações acometidas. Até o momento não existem critérios diagnósticos para a osteoartrite de coluna vertebral ou outros locais de acometimento além do quadril, joelho e mãos[3].

Osteoartrite de joelho – a osteoartrite de joelho pode acometer os três compartimentos, sendo o tibiofemoral medial o mais lesado (75%), seguido pelo patelofemoral (50%) e pelo tibiofemoral lateral (25%). Está particularmente associada à obesidade; a lesão causa subluxação da patela e deformidade em valgo. Apresenta-se como uma das principais causas de deambulação dolorosa e ao exame clínico freqüentemente se encontra crepitação e limitação na amplitude do movimento (Fig. 8.35). A presença de derrames articulares não é rara, mas estes geralmente são pequenos e de difícil reconhecimento. Os critérios diagnósticos encontram-se no quadro 8.17.

Osteoartrite de quadril – a osteoartrite de quadril pode acometer a porção súpero-lateral (60%), freqüentemente associada à displasia do acetábulo, a porção medial (25%) e ser concêntrica (15%), mais associada com a osteoartrite generalizada. Há uma associação marcada com atividades ocupacionais, como trabalhar na lavoura, e em menor grau com obesidade, lesão e nódulos de Heberden. A dor é referida tipicamente na virilha, podendo também ser na face anterior da coxa (Fig. 8.36). A maioria dos pacientes com dor no "quadril" sofrem de dor lombar. O exame clínico mostra limitação da rotação interna, evoluindo com limitação de todos os movimentos com a progressão da doença. Os critérios diagnósticos encontram-se no quadro 8.18.

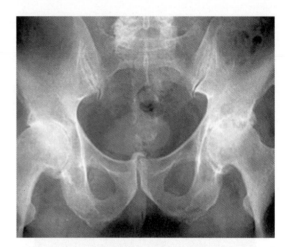

Figura 8.36 – Osteoartrite de quadril.

Quadro 8.18 – Critérios diagnósticos para osteoartrite de quadril.

Dor no quadril além de pelo menos dois dos seguintes critérios:
Velocidade de hemossedimentação menor que 20mm/h
Osteófitos femorais ou acetabulares à radiografia
Estreitamento do espaço articular na radiografia
Sensibilidade: 89%; especificidade: 91%; razão de verossimilhanças positiva: 9,9; razão de verossimilhanças negativa: 0,1. Com base em uma prevalência de 10% em indivíduos entre 65 e 74 anos, 52% dos indivíduos com os critérios apresentam osteoartrite e 99% daqueles sem os critérios não possuem osteoartrite de quadril

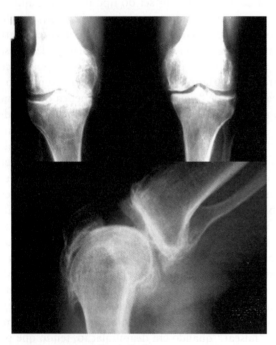

Figura 8.35 – Osteoartrite de joelhos.

Quadro 8.17 – Critérios diagnósticos para osteoartrite de joelhos.

Dor no joelho
Osteófitos à radiografia
Rigidez matinal menor que 30 minutos
Crepitação
Líquido sinovial sugestivo de osteoartrite ou idade maior que 40 anos (se o líquido não for obtido)
Sensibilidade: 94%; especificidade: 88%; razão de verossimilhanças positiva: 8,3; razão de verossimilhanças negativa: 0,10. Com base em uma prevalência de 30%, em indivíduos entre 64 e 94 anos, 77% dos indivíduos com os critérios apresentam osteoartrite e 97% dos que não possuem os critérios não têm osteoartrite de joelho

Osteoartrite de mãos – a osteoartrite de mãos pode ter um acometimento das articulações interfalângicas distais, formando os nódulos de Heberden (70%), as articulações metacarpofalângicas (60%) e todas as outras articulações (menos que 30%), incluindo as interfalângicas proximais, formando os nódulos de Bouchard, e o acometimento da articulação carpometacárpica do polegar, conhecida como rizartrose. Está fortemente associada com obesidade e osteoartrite do compartimento tibiofemoral. Existe ainda uma forma erosiva da doença nas mãos, que, além da diminuição do espaço articular, esclerose subcondral e formação de cistos subcondrais e osteófitos, apresenta ainda inflamação e erosão da articulação interfalângica distal, podendo levar a deformidades, com desvio lateral e flexor. Os critérios para o diagnóstico de osteoartrose de mãos encontram-se no quadro 8.19.

Quadro 8.19 – Critérios diagnósticos para osteoartrite de mãos.

Dor ou rigidez nas mãos < 30 minutos
Aumento rígido em 2 ou mais de 10 articulações selecionadas (2ª e 3ª IFD – Heberden, 2ª e 3ª IFD – Bouchard e 1ª carpometacárpica – rizartrose)
Edema em menos de duas articulações metacarpofalângicas
Aumento rígido em duas ou mais articulações IFD ou deformidade em uma ou mais de 10 articulações selecionadas
Sensibilidade: 93%; especificidade: 97%; razão de verossimilhanças positiva: 31; razão de verossimilhanças negativa: 0,1. Com base em uma prevalência de 70% em indivíduos maiores de 70 anos, 99% dos indivíduos com os critérios apresentam osteoartrite, e 86% dos indivíduos sem os critérios não possuem osteoartrite de mãos

ACHADOS LABORATORIAIS

Os achados laboratoriais não são uma ferramenta importante no diagnóstico da osteoartrite. A velocidade de hemossedimentação é costumeiramente normal ou levemente elevada em estágios de inflamação, não excedendo 30 a 35mm/h. O líquido sinovial apresenta coloração clara, alta viscosidade, coágulo de mucina firme, e a celularidade é inferior a 2.000/mm^3, à custa de linfomononucleares (% de polimorfonucleares abaixo de 25%), preenchendo critérios assim de líquido sinovial tipo II, com baixa atividade inflamatória.

É necessário identificar marcadores mais sensíveis e específicos para o diagnóstico precoce de osteoartrite e principalmente para o monitoramento da evolução e prognóstico da doença. Alguns marcadores estão em investigação, sendo detectáveis na urina, no sangue e no líquido sinovial. Entre esses marcadores estão os componentes da cartilagem, como epítopos de keratam sulfato (KS-5D4; KS-AN9PI; KS-2D3), epítopos de sulfato de condroitina (CS-3B3; CS-7D4; CS-846), propeptídeo C do colágeno tipo II e proteínas da matriz oligomérica da cartilagem, indicando reparo da cartilagem. Existem ainda os marcadores derivados do osso, que indicam atividade da região subcondral. Níveis urinários elevados de colágeno ligado à piridinolina e à deoxipiridinolina indicam ação catabólica, enquanto os de osteocalcina e fosfatase alcalina específica do osso indicam ação anabólica de reparação no osso subcondral. Os marcadores de proliferação sinovial incluem o colágeno tipo II, e o nível sérico de ácido hialurônico parece ser preditor da progressão da doença na osteoartrite de joelhos. Infelizmente, nenhum desses marcadores foi testado em estudos populacionais, não se sabendo ainda qual sua real utilidade.

MÉTODOS DE IMAGEM

Radiografia – os achados mais comuns à radiografia das articulações de pacientes com osteoartrite segundo critério de Kellgren são o estreitamento do espaço articular, a esclerose do osso subcondral e a formação de cistos subcondrais e osteófitos. Apesar de os sinais radiológicos serem altamente sugestivos do diagnóstico da doença, devemos relembrar que sua presença não implica sintomas clínicos, pois existe dissociação clínico-radiológica em aproximadamente 40% dos casos[6].

Para melhor visualização das alterações radiológicas, são necessárias incidências bidirecionais para a articulação dos joelhos, além da incidência para a articulação patelofemoral, mas nos quadris e nas mãos a incidência ântero-posterior geralmente é suficiente. A posição de flexão durante a realização do exame pode levar a uma diminuição do espaço articular, induzindo a uma interpretação errônea do exame.

Ultra-sonografia – a ultra-sonografia é útil para a mensuração da espessura e integridade da cartilagem, mas esse procedimento ainda não está padronizado, ficando reservado para a detecção de derrame articular na articulação do quadril, para o diagnóstico de cisto de Baker e para acometimentos ligamentares e tendíneos.

Tomografia computadorizada – a tomografia de articulações na osteoartrite não acrescenta benefício de conduta e prognóstico em relação a radiografia e ultra-sonografia ou ressonância magnética, portanto não fazendo parte da investigação e conduta rotineira na osteoartrite. Pode ser utilizada nos casos de osteoartrite de coluna.

Ressonância magnética – a ressonância magnética também pode fornecer dados sobre a espessura e a integridade da cartilagem, mas essa técnica ainda não foi totalmente padronizada, apresentando a vantagem de que diferentes tecidos da articulação podem ser vistos por várias seqüências.

Artroscopia – a artroscopia fornece uma visão direta e ampliada de todas as superfícies articulares do joelho, dando a informação direta do estágio de destruição da cartilagem. É um método seguro e rápido, mas ainda apresenta a desvantagem de ser um método invasivo. Até o presente momento nenhum outro exame de imagem consegue reproduzir a visão da artroscopia[6].

PRINCIPAIS ERROS DIAGNÓSTICOS E DIAGNÓSTICO DIFERENCIAL

Os principais erros diagnósticos ocorrem na interpretação errônea dos sintomas e dos sinais clínicos (dor e deformidades) e radiológicos.

A interpretação errada da dor pode ocorrer quando:

- Não é decorrente da osteoartrite, mas de outra origem como lesão mecânica, doença neurológica ou de tecido frouxo, que ocorrem independentemente da osteoartrite.
- É decorrente da osteoartrite mas não da articulação suspeita, como na dor referida no joelho em indivíduos com osteoartrite de quadril.
- É decorrente da alteração em tecido frouxo, secundária ao processo de osteoartrite, como tendinite, bursite, entesopatia, alterações ligamentares.
- As interpretações das deformidades incluem diagnósticos de doenças que produzem sinais e sintomas clínicos semelhantes aos da osteoartrite, como osteoartropatia hipertrófica, artrite psoriática, mucopolissacaridoses, artropatia neurogênica (articulação de Charcot), condrocalcinose.

A interpretação equivocada da radiografia ocorre quando a osteoartrite ainda se encontra em estágios iniciais, ou quando existe artrite de outras causas em articulações previamente acometidas pela osteoartrose, na síndrome de hiperostose idiopática difusa e nas artropatias metabólicas e neurogênicas.

Para se evitar erros diagnósticos, uma história clínica detalhada, com a incidência familiar de osteoartrite, o tempo e as circunstâncias de ocorrência dos primeiros sintomas, infecções prévias e doenças associadas, é extremamente importante. Além disso, o exame clínico cuidadoso, com o exame articular completo, a palpação dos nódulos e edema são importantes para a avaliação da articulação acometida[1,6].

TRATAMENTO

O tratamento da osteoartrose inclui desde intervenções comportamentais, até intervenções terapêuticas não-farmacológicas, farmacológicas tópicas, intra-articulares e sistêmicas, chegando até o tratamento cirúrgico e terapias não-convencionais. Apesar de todo esse arsenal, o tratamento da osteoartrite é baseado principalmente nos sintomas e não na causa. O objetivo principal a curto prazo é a diminuição da dor, e a longo prazo, o objetivo é melhorar a capacidade funcional e diminuir a progressão da doença[7].

INTERVENÇÃO COMPORTAMENTAL

Intervenção baseada em telefonema individualizado – as estratégias de intervenção por meio de telefonema têm como atrativo o fato de que a maioria dos indivíduos possui um telefone. As barreiras de acesso do paciente com incapacidade ao serviço de saúde diminuem. Estudos longitudinais e experimentais que avaliam telefonemas de indivíduos leigos para rever a medicação do paciente, sintomas, retornos marcados e discussão de limitações para manterem compromissos demonstraram benefício no acompanhamento de doenças crônicas, além de mostrar que isso pode ser feito com custo muito baixo. A mesma intervenção feita durante as visitas clínicas regulares não se traduz em benefício e até pode piorar o estado funcional[7].

Programas de grupo – a educação do paciente com relação a sua doença é parte vital do tratamento da osteoartrite. Programas incluindo conteúdo da educação do paciente, técnicas de mudanças comportamentais, interação social recíproca e estruturas baseadas em teorias psicológicas melhoram o estado de saúde e produzem uma diminuição moderada da dor. Além disso, esses programas também diminuem as visitas ao médico, resultando em impacto econômico altamente positivo. Apesar de estes dados demonstrarem a importância da educação do paciente, nos EUA apenas 2% participa desse tipo de intervenção, devido a sua implementação fora dos sistemas de saúde. Para que esses benefícios sejam alcançados, essas intervenções deveriam estar estritamente ligadas aos cuidados de saúde desses pacientes[7].

Medidas ambientais – adaptar o meio onde o paciente vive (ambiente socioprofissional) e os fatores sociais que o envolvem é extremamente importante. Aumentar o tamanho da cadeira, elevar o assento sanitário, reduzir a necessidade do uso de escadas, o uso de bengalas, muletas ou andadores podem aumentar a capacidade funcional e diminuir a dor.

TRATAMENTO MEDICAMENTOSO SISTÊMICO

Analgésicos comuns – o paracetamol é geralmente recomendado para o controle da dor na osteoartrite devido ao seu perfil de toxicidade, eficácia e custo. A redução da dor com o uso de paracetamol é em torno de 30%, e, em alguns estudos comparando paracetamol com ibuprofeno e naproxeno (antiinflamatórios não-hormonais), evidenciou-se que a eficácia do paracetamol é igual à dos antiinflamatórios não-hormonais. Estudo usando a associação de paracetamol com codeína, um opióide, e comparação com o uso isolado de paracetamol, demonstrou melhor redução da dor no grupo paracetamol e codeína, porém um terço dos pacientes desse grupo abandonaram o tratamento devido à ocorrência de efeitos colaterais. A dose de paracetamol não deve ultrapassar 4g/dia e deve ser usado com cautela em pacientes em uso de warfarina, pelo aumento na meia-vida desta, e em pacientes com doença hepática e alcoolismo, devido ao aumento do potencial hepatotóxico. Apesar de o paracetamol estar sendo fracamente associado com o desenvolvimento de insuficiência renal por meio de estudos de caso-controle, este ainda permanece como droga de primeira escolha em pacientes com alteração da função renal.

A utilização de outros analgésicos como dipirona ou fórmulas associadas com relaxantes musculares não demonstrou superioridade de resposta clínica *versus* efeito colateral em relação ao paracetamol isolado[8].

Antiinflamatórios não-hormonais – em indivíduos nos quais não se obteve resposta com analgésicos comuns, o uso de antiinflamatórios não-hormonais deve ser considerado. Estes agem inibindo a cicloxigenase e podem ser ministrados em doses menores (analgésicas) que as habitualmente usadas para seu efeito antiinflamatório. Os antiinflamatórios também produzem redução de aproximadamente 30% na dor relacionada à osteoartrite. Os estudos comparando os vários tipos de antiinflamatórios não mostram diferença de eficácia entre eles, nem diferença de eficácia com relação ao uso de paracetamol. Por seu perfil de tolerância, pelo menor custo e pela menor indução de efeitos colaterais, o ibuprofeno é recomendado como a primeira linha de antiinflamatórios não-seletivos. Os principais efeitos colaterais dos antiinflamatórios são os eventos gastrintestinais altos, como ulceração, e as complicações dela decorrentes, como sangramento, perfuração e obstrução, além de insuficiência renal. Os fatores de risco importantes para a hemorragia digestória alta são idade acima de 65 anos, história de ulceração péptica ou hemorragia digestória alta prévia, uso concomitante de glicocorticóides orais e possivelmente tabagismo e álcool. Os fatores de risco associados com o desenvolvimento de insuficiência renal são idade acima de 65 anos, hipertensão arterial sistêmica, insuficiência cardíaca congestiva e uso concomitante de diuréticos ou inibidores da enzima conversora da angiotensina, além de insuficiência renal preexistente.

O uso dos antiinflamatórios inibidores seletivos da cicloxigenase-2 (COX-2), está contra-indicado pelo uso aumentado de doença cardiovascular[9].

Outra alternativa que pode ser utilizada para a profilaxia de sangramentos e ulcerações é o uso de antiinflamatórios não-hormonais não-seletivos associados a um agente gastroprotetor. O uso do misoprostol, um estabilizador da prostaglanina E, na dose de 200mg quatro vezes ao dia, mostrou ser eficaz em prevenir tanto o aparecimento de úlceras quanto suas complicações, como sangramento e perfuração, diminuindo a incidência em mais de 50%. Efeitos colaterais como diarréia e flatulência podem ocorrer de forma dose-dependente. O omeprazol mostrou diminuição no aparecimento das úlceras endoscópicas e eficácia no tratamento já existentes, mas não há dados quanto a seu efeito nas complicações dessas úlceras, não sendo aprovado ainda pelo FDA (Food and Drugs Administration) para ser usado como profilaxia, apesar de ser rotineiramente utilizado com essa proposta. Os bloqueadores do receptor histamínico H$_2$ não se mostraram eficazes como o misoprostol, para prevenção[8,10].

Com relação aos efeitos renais, os inibidores seletivos da COX-2 não possuem efeito nefroprotetor, sendo tão deletérios ao rim quanto os antiinflamatórios não-hormonais não-seletivos.

A diacereína, um antiinflamatório sem ação na cicloxigenase e na lipoxigenase, com ação inibitória na interleucina-1, foi estudada em comparação e em associação com um antiinflamatório não-hormonal. Os resultados demonstraram que a diacereína é melhor que o placebo, mas seu início da ação aparece após seis semanas. A associação de diacereína e antiinflamatórios não-hormonais mostrou ser mais eficiente que o uso das drogas isoladamente. Mais estudos deverão provar os efeitos da diacereína sozinha ou em associação.

Quanto aos antiinflamatórios hormonais esteróides, como prednisona (metilprednisolona), dexametasona e hidrocortisona, os efeitos colaterais como osteoporose, risco aumentado de fraturas ósseas, síndrome de Cushing, hipertensão e intolerância à glicose sobrepõem-se ao benefício de melhora da sintomatologia e, portanto, devem ser evitados na osteoartrite.

Opióides – para pacientes que não respondem à terapia com analgésicos comuns e com antiinflamatórios não-hormonais, ou que apresentam contra-indicações ou intolerância a essas medicações, o uso de outros analgésicos deve ser considerado. A codeína e o dextropropoxifeno são opióides que podem causar dependência, mas, apesar de tudo, têm sido usados, usualmente em combinação com antiinflamatórios não-hormonais ou paracetamol. Não existem estudos de comparação formal entre opióides sozinhos ou em combinação com antiinflamatórios não-hormonais. Os efeitos colaterais podem ocorrer como dependência, tolerância, obstipação e depressão respiratória[8,10].

O tramadol é um opióide sintético com ação nos receptores opióides do sistema nervoso central e com ação inibitória sobre a recaptação de serotonina e noradrenalina, inibindo a transmissão dolorosa para a medula espinhal. Os estudos mostram que o tramadol possui eficiência equivalente aos antiinflamatórios não-hormonais na melhora da dor. A tolerância ao tramadol parece ser relativamente menor que a dos outros opióides, e os efeitos da retirada também parecem ser mais brandos. A terapia a longo prazo com opióides deve ser usada com cautela, pelo potencial desenvolvimento de dependência[11].

Drogas adjuvantes – existem ainda algumas alternativas para os pacientes não-responsivos ao tratamento com analgésicos, antiinflamatórios não-hormonais e opióides, como a associação de drogas que podem estimular a eficácia desses agentes e tratar os sintomas concomitantes que exacerbam a dor, ou fornecer analgesia para tipos específicos de dor. Essas drogas podem ser os antidepressivos tricíclicos, como imipramina ou amitriptilina (associação de depressão ou dor crônica de longa evolução), anticonvulsivantes como carbamazepina (associação de compressão nervosa), anti-histamínicos como hidroxizina e neurolépticos como o cloridrato de clorpromazina[8].

Condroprotetores – o sulfato de glicosamina e o de condroitina têm sido usados recentemente por meio da venda por lojas de produtos naturais e livros populares que apóiam seu uso, tornando-os cada vez mais comuns entre muitos consumidores. Estudos recentes mostram que essas substâncias podem ser absorvidas pelo trato gastrintestinal e ser capazes de aumentar a síntese de proteoglicanos na cartilagem articular. A condroitina pode aumentar a síntese de RNA mensageiro pelos condrócitos e inibir parcialmente a elastase leucocitária, reduzindo a degradação do colágeno e dos proteoglicanos da cartilagem articular. Numerosos ensaios clínicos têm sido realizados com glucosamina e condroitina, mas todos exibiam deficiência na randomização, cegamento, taxas de conclusão, além de muitos serem patrocinados pelas indústrias responsáveis pela distribuição do medicamento, sugerindo alguns vieses que podem ter exagerado o benefício. Além disso, esses estudos avaliaram apenas sintomas, não se podendo tirar conclusões sobre o efeito desses agentes na progressão da osteoartrite. Apesar disso, a idéia de uma terapêutica que remeta à condroproteção, sendo útil para a prevenção da deterioração da cartilagem através dos anos, parece extremamente interessante[8,10,11].

TRATAMENTO MEDICAMENTOSO TÓPICO

O tratamento com cremes e pomadas na osteoartrite pode e deve ser usado como adjuvante ou mesmo como monoterapia. Substâncias contendo salicilatos, cânfora, anestésicos locais e substâncias que penetram na pele vêm sendo largamente utilizadas para o tratamento de dores musculoesqueléticas. As vantagens são a ausência de efeitos colaterais sistêmicos e a possibilidade do uso de menor dose de outras medicações utilizadas sistemicamente. O uso de substâncias tópicas é suportado por ensaios clínicos controlados. O diclofenaco tópico mostrou-se melhor que o placebo. O creme de capsaicina, uma substância que causa depleção de substância P, reduz a dor em aproximadamente 8% quando comparada ao placebo. Uma certa sensação de queimação local ou aumento da dor a traumatismos locais pode acontecer com o uso da capsaícina[8,10,11].

TRATAMENTO INTRA-ARTICULAR

Lavagem intra-articular – a lavagem articular com solução salina para a remoção de fragmentos de cartilagem mostrou ser o procedimento que promove melhora sintomática da dor e da limitação por um certo período na osteoartrite. Estudos controlados ainda apresentam resultados conflitantes nesse aspecto, mas tendem a mostrar benefício na associação de lavagem articular com o manejo clínico habitual.

Corticoterapia intra-articular – a injeção de glicocorticóides para a osteoartrite de joelhos tem sido recomendada quando existem sinais de inflamação ou derrame articular. Nos estudos, essa prática parece ser mais efetiva quando comparada ao placebo durante apenas uma ou duas semanas, tendo efeito semelhante ao placebo a longo prazo, do ponto de vista de sintomatologia. O glicocorticóide é um inibidor da síntese de IL-1β e TNF-α, o que nos leva a crer que essa intervenção deveria ter um efeito biológico favorável no reparo da cartilagem, o que ainda não foi totalmente comprovado na literatura[8].

Ácido hialurônico – o ácido hialurônico é um glicosaminoglicano que tem sido estudado nos últimos anos. Sua injeção intra-articular promove efeito semelhante ao do diclofenaco do ponto de vista de melhora da dor quanto de melhora da capacidade funcional, mas apresenta incidência menor de efeitos colaterais[11].

Transplante de cartilagem – as técnicas e os resultados dos transplantes de cartilagem levam a crer que esse tipo de tratamento deve ter um lugar de destaque em futuro próximo. Existem os transplantes osteocondrais autólogos, que são usados para repor pequenos defeitos; transplantes osteocondrais alogênicos, usados geralmente para grandes defeitos traumáticos. O sucesso a longo prazo dessa técnica ainda não foi determinado. Ainda existe a engenharia tecidual de células ativas biologicamente. A terapia com condrócitos autólogos apresenta resultados preliminares promissores. Outra terapêutica seria usar células mesenquimais indiferenciadas em uma biomatriz, que seriam capazes de funcionar como uma cartilagem hialina adulta. Estudos ainda devem ser realizados para desenvolver e aperfeiçoar essas técnicas, para fornecer uma superfície articular funcional por um longo período.

ALTERAÇÃO DA BIOMECÂNICA ARTICULAR

Fisioterapia

Exercício – o exercício físico é uma intervenção efetiva na osteoartrite leve e moderada, sendo um componente importante tanto na prevenção primária quanto na secundária e na terciária. A inatividade prolongada provocada pela osteoartrite pode resultar em baixa capacidade aeróbica, e um aumento do risco de doença cardiovascular, obesidade e outros problemas relacionados à inatividade. Além disso, existem evidências de que a fraqueza muscular, a movimentação inadequada e a sobrecarga de peso estão intimamente ligadas com os sinais e os sintomas de osteoartrite. Sabe-se ainda que a execução de exercícios diminui a sintomatologia da osteoartrite e a ingestão de analgésicos e aumenta a capacidade funcional de pacientes com osteoartrite de joelhos e quadril. Existem três tipos de exercícios usados em pacientes com osteoartrite, mas ainda não há evidência suficiente para recomendar um programa em relação ao outro. Os exercícios de movimentação e flexibilidade da articulação, como os alongamentos, ajudam a manter a nutrição e a saúde da cartilagem, além de protegê-la contra carga excessiva e melhorar a comodidade e a funcionalidade do paciente. Exercícios de condicionamento muscular melhoram a estabilidade articular, diminuem a progressão da doença e também protegem a articulação da sobrecarga. Por fim, os exercícios aeróbicos, como as caminhadas, além de serem fator protetor contra outras doenças crônicas, diminuem os sintomas da osteoartrite e melhoram a qualidade de vida do indivíduo. Os exercícios podem ser feitos individualmente ou em grupos, com ou sem supervisão. Em pacientes com derrame articular, os exercícios isométricos são preferidos. Em pacientes com aumento da dor relacionada ao exercício no início do treinamento, é indicado o repouso e a atividade física apenas com monitoramento médico ou de outro profissional da área. O aumento das medicações analgésicas também pode ser necessário no início do treinamento[7].

Ultra-sonografia – a terapia com ondas ultra-sônicas aumenta a extensibilidade dos tecidos frouxos, o que poderia ser efetivo nas contraturas. Apesar disso, os trabalhos randomizados falharam em mostrar qualquer efeito analgésico com seu uso.

Fototerapia – a terapia com laser e a fototerapia são formas não convencionais de tratamento para certos tipos de dor crônica. O mecanismo de analgesia dessas terapias ainda é pouco conhecido. Infelizmente, os estudos são pequenos e de qualidade pobre para determinar a real efetividade desse tratamento[7].

Estimulação nervosa elétrica transcutânea – mostrou ser uma modalidade eficaz de terapia nos pacientes com osteoartrose, diminuindo a dor e rigidez e aumentando a tolerância ao exercício em um pequeno estudo controlado. Mais estudos são necessários antes da disseminação dessa terapia.

Banhos térmicos – apesar de ser uma prática popular e em moda, os banhos térmicos foram pouco estudados, não se sabendo sua real eficácia no tratamento da osteoartrite.

Massagem – a massagem pode ser uma terapia válida nos casos de contratura muscular observada nas articulações, principalmente nos períodos de exacerbação da dor. Esta terapia é baseada na possibilidade de o espasmo muscular ser uma causa de dor. Um estudo controlado mostrou diminuição estatisticamente significativa na dor e na incapacidade em pacientes tratados com massagem, comparados com uma massagem "simulada". Apesar disso, a diferença não foi clinicamente significativa, não nos ajudando como proceder ou indicar essa prática.

Terapia quente-frio (termoterapia) – o uso de calor ou frio no tratamento da osteoartrose vem sendo preconizado há muito tempo. O calor facilita o relaxamento muscular, podendo ter por isso um efeito analgésico. O frio reduz a emissão de impulsos dolorosos, diminuindo a percepção da dor. Nenhum estudo definitivo investigou a eficácia desses métodos. O uso do calor pode ser útil no início do exercício para aliviar a dor e diminuir a rigidez.

Órteses

Órteses como braçadeiras, palmilhas, calçados ortopédicos, talas, entre outros, são alternativas simples, eficazes e custo-efetivas na osteoartrose, principalmente de joelhos. O uso de palmilhas e calçados ortopédicos podem diminuir o impacto na articulação, além de reduzir a carga lateral do joelho. As braçadeiras diminuem a sensação de instabilidade, melhoram a propriocepção e controlam a instabilidade lateral. Essas intervenções parecem não impedir a progressão da osteoartrose.

Diminuição do peso

Como já discutido anteriormente, a obesidade é um dos fatores de risco para o desenvolvimento da osteoartrite. Além de essa doença ser mais prevalente nos obesos, estes apresentam uma progressão radiológica mais acentuada e maior sintomatologia quando comparados com os não-obesos. A redução de peso é a prescrição clássica para os indivíduos com osteoartrite. Essa redução de peso diminui o risco do indivíduo em desenvolver osteoartrite sintomática de joelhos, além de melhorar a sintomatologia da osteoartrite já instalada[1,2].

TRATAMENTO CIRÚRGICO

O tratamento cirúrgico é reservado para os indivíduos com osteoartrite grave e com falência nas outras tentativas menos invasivas de tratamento.

Osteotomias – as osteotomias são indicadas em osteoartrites recentes e confere alívio dos sintomas e diminui a progressão da doença.

Artroscopia – o desbridamento artroscópico associado à lavagem articular também pode aliviar os sintomas mecânicos, mas apresenta benefício limitado quando o espaço articular já se encontra muito estreitado.

Artrodese – a artrodese, ou fusão articular, alivia eficazmente a dor e é freqüentemente usada para articulações do carpo, mãos e pés e da coluna espinhal. Artrodese das grandes articulações proximais das extremidades superiores e inferiores não são bem toleradas devido à grande deficiência funcional associada com a perda da mobilidade dessas articulações.

Artroplastia – a substituição total da cartilagem foi o mais importante avanço no tratamento da osteoartrite no século XX. A substituição da cartilagem é a mais efetiva de todas as intervenções médicas na osteoartrite, diminuindo muito a dor mesmo nos estágios mais avançados da doença e restaurando o estado funcional do indivíduo quase a níveis normais[8,10].

A substituição articular total (próteses articulares) é usada principalmente para articulações que suportem peso como coxofemoral e joelhos. Esses procedimentos cirúrgicos apresentam expectativa de viabilidade em torno de 10 a 15 anos, tendo que ser substituídos depois desse período, assim, tem durabilidade limitada em pacientes com expectativa de vida maior que 20 anos e que têm atividades de alta demanda. As principais causas de falência da artroplastia são a osteolise e a frouxidão asséptica, resultado da interação entre a corrosão e os resíduos do material implantado e as células (macrófagos, fibroblastos, osteoblastos e osteoclastos). Portanto, a artroplastia é indicada quando o paciente apresenta grande limitação de movimentação por dor ou seqüela articular, e no qual a terapêutica conservadora medicamentosa ou pouco invasiva não apresentou resultados.

TERAPIAS NÃO-CONVENCIONAIS

Acupuntura – os trabalhos estudando acupuntura para osteoartrite comparada a um placebo inerte ou a falsa acupuntura mostraram diminuição na dor, mas esses resultados não mostraram significância do ponto de vista estatístico. Os dados de eficácia da acupuntura para osteoartrite ainda são inconclusivos mas promissores, estando em andamento um estudo multicêntrico avaliando a eficácia, a segurança e a custo-efetividade da acupuntura para osteoartrite.

Homeopatia – como em outra doenças, o uso da homeopatia na osteoartrite não parece mostrar alívio da dor ou da incapacidade além do efeito placebo.

Osteopatia e quiropraxia – nos EUA, a quiropraxia é uma abordagem clássica, enquanto na França a osteopatia é um procedimento em moda. Não existe estudo controlado para avaliar a eficácia e a segurança desses tratamentos.

AVALIAÇÃO ECONÔMICA DO MANUSEIO DA DOR NA OSTEARTRITE

Existem poucos dados sobre a avaliação econômica do tratamento do osteoartrite, ao contrário de várias outras doenças. A avaliação da custo-efetividade do tratamento da osteoartrite pode ser feita por meio de questionários de avaliação geral da qualidade de vida, como o SF-36 (MOS 36-*item short form health survey*) ou questionários específicos para a doença, como o WOMAC (*Western Ontario and McMaster Universities*). A grande importância da osteoartrite é em relação à incapacidade, tanto por dor quanto por deformidade, além do grande impacto na qualidade de vida dos pacientes. Nos EUA é a segunda causa de aposentadoria precoce, isso sem falar do grande impacto na restrição nas atividades de lazer.

PROGNÓSTICO: INCAPACIDADE FÍSICA?

A osteoartrite é uma doença crônica e progressiva das articulações que leva a aumento da dor e diminuição da funcionalidade. Estudos epidemiológicos de osteoartrite de joelhos mostraram que após 15 anos 56% dos pacientes ficaram estáveis clinicamente e 44% apresentaram agravamento no quadro clínico. Não se sabe quanto o tratamento atual da osteoartrite pode alterar o prognóstico da doença a longo prazo. Os estudos epidemiológicos sugerem que idade avançada, história familiar, ocupação e lesão articular são fatores de risco para o desenvolvimento de osteoartrite. Se a modificação desses fatores de risco diminuirão os sintomas e a progressão da doença não é sabido. O tratamento da osteoartrite permanece como um desafio para o paciente e seu médico (Fig. 8.37).

DESTAQUES PARA O CLÍNICO

1. O diagnóstico da osteoartrite é baseado na observação clínica.
2. A presença de nódulos de Heberden ou Bouchard ou osteofitose de coluna são diagnósticos de osteoartrite. No entanto, não são capazes de discernir se esta é primária ou secundária ou de afastar doenças concomitantes.
3. Diante da anamnese e da radiografia diagnóstica de osteoartrite, se for o primeiro atendimento ou se apresentar mudança nas características da dor, deve sempre ser adicionado aos exames solicitados a velocidade de hemossedimentação, na tentativa de triagem de coexistência de processo concomitante como pinçamento de estruturas, tumores ou outros processos inflamatórios.
4. Paracetamol na dose de 4g por dia é tão efetivo quanto os antiinflamatórios não-hormonais com menos efeitos colaterais.
5. Nenhum antiinflamatório não-hormonal é mais efetivo que outro.
6. A terapia física para osteoartrite de joelhos pode aumentar os escores relatados pelo menos em 40% quando comparada com o placebo.
7. Medicinas alternativas são tão efetivas quanto os antiinflamatórios não-hormonais.

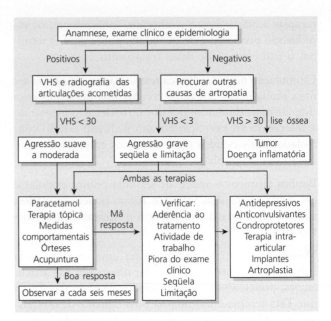

Figura 8.37 – Fluxograma de tratamento. VHS = velocidade de hemossedimentação.

REFERÊNCIAS BIBLIOGRÁFICAS

1. Felson DT, Lawrence RC, Dieppe PA et al. Osteoarthritis: New Insights: Part 1: The Disease and Its Risk Factors. Ann Intern Med 2000; 133:635. ▪ 2. Felson DT, Lawrence RC, Reva C. Osteoarthritis: New Insights: Part 2: Treatment Approaches. Ann Intern Med 2000; 133:726. ▪ 3. Pastore HH. Manual de Reumatologia: Doença Articular Degenerativa: Osteoartrose. Serviço de Reumatologia do Hospital das Clínicas da Faculdade de Medicina da Universidade de São Paulo, 2002. ▪ 4. Easton BT. Evaluation and Treatment of the Patient with Osteoarthritis. Family Practice 2001; 50:791. ▪ 5. Pinals RS. Mechanisms of joint destruction, pain and disability in osteoarthritis. Drugs 1996; 52 (Suppl 3):14. ▪ 6. Balint G, Szebenyi B. Diagnosis of osteoarthritis. Drugs 1996; 52 (Suppl 3):1. ▪ 7. Perrot S, Menkes CJ. Nonpharmacological approaches to pain in osteoarthritis. Drugs 1996; 52 (Suppl 3):21. ▪ 8. Wollheim FA. Current pharmacological treatment of osteoarthritis. Drugs 1996; 52(Suppl 3):27. ▪ 9. ▪ 10. Katz WA. Pharmacology and clinical experience with tramadol I oteoarthritis. Drugs 1996; 52 (Suppl 3): 39. ▪ 11. Tugwell, P. Economic evaluation of the management of pain in osteoarthritis. Drugs 1996; 52(Suppl 3):48.

60. LÚPUS ERITEMATOSO SISTÊMICO

Arnaldo Lichtenstein

HISTÓRICO

O lúpus eritematoso sistêmico é uma doença multissistêmica, que acomete quase todos órgãos do corpo humano, podendo envolver, portanto, todas as especialidades médicas para seu manejo.

O termo *lupus erythemateux* foi inicialmente usado por Cazenave e Clausit em 1852. Neste tratado, comentou-se sobre fotossensibilidade, reumatismo e alta incidência em mulheres jovens.

O termo "lúpus", do latim *lobo*, já era usado desde o tempo de Paracelsus (1493-1541) para descrever as úlceras cutâneas eritematosas da face.

Em seu tratado do tratamento do *lupus vulgaris* em 1845, Herba e Kaposi afirmavam que Hipócrates (460-370 a.C.) usava o termo *herpez esthiomenos* como sinônimo de lúpus. Descreveu-se a semelhança das lesões cutâneas às asas de uma borboleta. Em 1875, Kaposi descreveu duas formas do lúpus cutâneo: a discóide e a *lupus erythematosus aggratus of dessiminatus*. Descreveu também os sintomas constitucionais como febre, dor articular, anemia, linfadenopatia, alteração de consciência e coma, e complicações pleuropulmonares, levando ao óbito.

Foi com Virchow, em 1865, que a doença começou a ser mais bem compreendida. Naquela época, muitas doenças cutâneas, como erisipela, hanseníase, tuberculose e câncer eram diagnosticadas como lúpus.

Willian Osler em publicações entre 1895 e 1904 salientou a importância das manifestações sistêmicas, podendo estas inclusive aparecer sem a manifestação cutânea. Especulou a possibilidade de a doença ser devida a alterações vasculares.

Em 1904, Jadassohn, em Viena, reviu extensamente a literatura existente (mais de 400 referências), sendo a primeira tentativa de trazer a doença do campo da Dermatologia para a Clínica Médica.

Em 1948, Hargrave, com a descoberta das células LE, deu início à abordagem moderna ao lúpus eritematoso sistêmico, culminando na descoberta dos anticorpos antinucleares em 1948[1].

INCIDÊNCIA

O lúpus eritematoso sistêmico acomete predominantemente mulheres jovens. A relação mulheres/homens é de cerca de 9 (8 a 13), variando nas idades de aparecimento. Assim, entre crianças a relação mulher/homem é de 1,4 a 5,8/1, e em idosos, de 2/1. Sua prevalência na população mundial é bastante variável, chegando a 124 casos/100.000, contrastando em muito com a prevalência de 1,51/100.000 descrita entre as décadas de 1950 a 1970. Esse fato provavelmente não se deve ao aumento da incidência do lúpus eritematoso sistêmico, mas à melhoria do diagnóstico, em suas formas mais precoces e menos graves, bem como à melhoria das técnicas laboratoriais atuais. Nas americanas de ascendência africana, o risco de lúpus eritematoso sistêmico é de 1:250.

CRITÉRIOS DIAGNÓSTICOS

O lúpus eritematoso sistêmico é uma doença em que o diagnóstico se baseia em critérios diagnósticos[2]:

Rash malar – eritema fixo, plano ou elevado sobre as eminências malares, tendendo a poupar o sulco nasolabial.

Rash discóide – placas elevadas, eritematosas, com placa queratótica aderente e rolha folicular. Cicatriz atrófica pode ocorrer em lesões antigas.

Fotossensibilidade – erupção cutânea resultante de reação incomum da luz solar, contada pelo paciente ou observada pelo médico.

Úlceras orais – ulceração oral ou nasofaríngea, geralmente indolores, observadas pelo médico.

Artrite não-erosiva – envolve duas ou mais articulações periféricas, caracterizada por dor, edema ou derrame.

Serosite – a) pleurite: história de dor pleurítica ou atrito pleural auscultado por médico ou evidência de derrame; b) pericardite: documentada por eletrocardiograma ou atrito pericárdico ou evidência de derrame pericárdico.

Acometimento renal – a) proteinúria persistente maior que 0,5g/dia ou maior que 3+; ou b) cilindros celulares que podem ser hemácias, hemoglobina, granular, tubular ou misto.

Acometimento neuropsiquiátrico – a) convulsões: na ausência de drogas agressoras ou alterações metabólicas como uremia, cetoacidose ou desbalanço hidroeletrolítico; ou b) psicose: na ausência de drogas agressoras ou alterações metabólicas como uremia, cetoacidose ou desbalanço hidroeletrolítico.

Acometimento hematológico – a) anemia hemolítica: com reticulocitose; ou b) leucopenia: menos de 4.000/mm^3 em duas ou mais ocasiões; ou c) linfopenia: menos de 1.500/mm^3 em duas ou mais ocasiões; ou d) trombocitopenia: menos de 100.000/mm^3 na ausência de drogas agressoras.

Distúrbio imunológico – a) células LE; ou b) anti-DNA nativo; ou c) anti-Sm; ou d) teste falso-positivo para sífilis por pelo menos seis meses.

Anticorpos antinucleares – título anormal de anticorpos antinucleares por imunofluorescência ou teste equivalente em qualquer tempo, na ausência de drogas associadas ao "lúpus induzido por drogas".

Com quatro ou mais critérios temos uma especificidade de mais de 95% de estarmos com um paciente lúpico. Resultados falsos-positivos de 4% e falsos-negativos de 4%.

A tabela 8.3 relaciona a prevalência do aparecimento das manifestações ao diagnóstico e na evolução da doença.

Estes critérios são apenas orientadores do diagnóstico, bem como padronização para comunicação internacional. Muitas vezes, não esperamos que o paciente preencha os critérios para o início do tratamento.

Tabela 8.3 – Manifestações na apresentação e cumulativas do lúpus eritematoso sistêmico.

Manifestação	Na apresentação (%)	Cumulativa (%)
Rash malar	30	56
Lúpus discóide	14	27
Fotossensibilidade	29	54
Artrite	40	70
Proteinúria	21	53
Convulsões	4	10
Psicose	2	5
Pericardite	6	18
Pleurite	16	38
Leucopenia	18	46
Plaquetopenia	9	20

PATOGÊNESE

A exata etiopatogenia do lúpus eritematoso sistêmico permanece desconhecida. Uma interação multifatorial complexa entre vários fatores genéticos e ambientais está envolvida. Muitos genes estão envolvidos com a susceptibilidade à doença. A interação do gênero, meio hormonal e eixo hipotálamo-hipófise-adrenal modificam essa suscetibilidade e expressão clínica da doença.

O papel genético do lúpus eritematoso sistêmico é conhecido. Há grande associação de parentes próximos com manifestações ou de lúpus eritematoso sistêmico ou de outras auto-imunidades, como anemia hemolítica, púrpura trombocitopênica ou tireoidites. Gêmeos idênticos têm risco de desenvolver doença de 25-50% e gêmeos dizigóticos de 5%. Porém, na maioria dos casos, não há identificação dessa predisposição genética. Alteração de um único gene pode ser identificada naqueles pacientes com deficiência dos componentes iniciais de complemento que estão predispostos a desenvolver lúpus eritematoso sistêmico, porém na maior parte das vezes múltiplos genes estão envolvidos (estima-se em pelo menos quatro genes).

A presença de HLA classe II, tipo DR2 e DR3, é encontrada em lúpicos de diversas etnias e está associada a aumento de cerca de duas a cinco vezes de desenvolver lúpus eritematoso sistêmico. Também está relacionada à presença de certos anticorpos, como anti-Sm, anti-Ro, anti-La, anti-RNP, anti-DNA.

A incidência maior de lúpus eritematoso sistêmico em mulheres em idade fértil e a maior incidência em portadores da síndrome de Klinefelter indicam componemte hormonal da doença. De fato, as mulheres com lúpus eritematoso sistêmico apresentam menores níveis de testosterona e DHEA (por aumento da oxidação da testosterona ou da atividade da aromatase tecidual) e há correlação inversa de seus níveis com a atividade da doença. Em alguns homens com lúpus eritematoso sistêmico verificou-se queda dos níveis séricos de testosterona e aumento de LH. O excesso de estrógenos com atividade hormonal androgênica pode ser responsável, em homens e mulheres, por alterações da resposta imune.

Defeitos nos mecanismos da regulação imune como na depuração de células apoptóicas e de imunocomplexos são contribuintes importantes no desenvolvimento do lúpus eritematoso sistêmico.

A perda da tolerância imune, aumentando a carga antigênica, e das células T-*helper*, a supressão inadequada das células B e a mudança da resposta imune das células T-*helper*-1 (Th1) para Th2 levam a uma hiper-reatividade das células B e à produção patológica de auto-anticorpos.

Finalmente, alguns fatores ambientais são necessários para o desencadeamento da doença, como drogas e produtos químicos, luz ultravioleta, fatores da dieta (broto de alfafa, que contém L-canavanina, induz sintomas semelhantes ao lúpus eritematoso sistêmico), vírus e estrógenos[3].

LÚPUS ERITEMATOSO SISTÊMICO DESENCADEADO POR DROGAS

No quadro 8.20 estão relacionadas as drogas implicadas com o aparecimento do lúpus induzido por drogas.

Quadro 8.20 – Medicamentos associados à indução de lúpus.

Anticonvulsivante: carbamazepina*, difenitoína*, etossuximida*, mefentoína, primidona, trimetadiona
Anti-hipertensivos: hidralazina*, metildopa*, captopril
Antibióticos: isoniazida*, sulfassalazina*, penicilina, tetraciclina, estreptomicina, sulfonamida, griseofulvina, nitrofurantoína
Antiarrítmicos: procainamida*, quinidina*
Betabloqueadores: atenolol, acebutolol, practolol
Antitireoidianos: propiltiouracil, metiltiuracil
Miscelânea: penicilamina*, clorpromazina*, fenilbutazona, tiazídicos, anticoncepcionais, levodopa, carbonato de lítio

* Associação mais bem estabelecida.

Há correlação de cerca de 100% com a presença de anticorpos anti-histona. O paciente pode estar usando a droga por meses a anos antes de desenvolver essa síndrome. Com o diagnóstico, a droga deve ser retirada e geralmente há regressão dos sintomas em dias a semanas. A resolução laboratorial leva meses. Às vezes, o uso de corticóide pode ser necessário se houver acometimento visceral importante e seu uso não deve ser prolongado[3].

ATIVIDADE LÚPICA

A atividade da doença pode ser definida como o processo inflamatório, reversível, que gera as manifestações clínicas e laboratoriais. No lúpus eritematoso sistêmico, quadros de exacerbação e remissão da doença são característicos. Sua quantificação, contudo, não é tão simples, sendo então criados vários índices para tal.

O uso de índices para quantificar a atividade da doença deve ser feito com cautela. Devem ser usados como orientadores e não como regra imutável. É mais uma homogenização de linguagem que um guia para o dia-a-dia. Podem ajudar na avaliação de novos tratamentos para a doença.

Dentre os mais de 60 índices existentes, o SLEDAI (*systemic lupus erithematosus desease activity index*) é um dos mais utilizados. Várias são as críticas feitas aos índices, como reprodutibilidade, não-inclusão de alguns sintomas etc.

O quadro 8.21 resume o SLEDAI[4]. Por meio dele são analisadas 24 variáveis e medidas a atividade da doença, o dano causado pela doença e sintomas gerais. Porém, não é avaliado o bem-estar do paciente.

São dados pesos 8 para o sistema nervoso central e vascular, 4 para o rim e músculo esquelético, 2 para a

Quadro 8.21 – Descrição do SLEDAI.

Peso	Escore	Descritor	Definição
8		Convulsões	Início recente. Excluir causas metabólicas, infecciosas ou drogas
8		Psicose	Atividades normais prejudicadas devido a sérias alterações da percepção alterada da realidade. Inclui alucinações, incoerência, perda acentuada de associações, conteúdo de pensamento imprevisível, pensamento ilógico acentuado, comportamento bizarro, desorganizado ou catatônico. Excluir uremia e drogas
8		Síndrome cerebral orgânica	Alteração da função mental com transtorno de orientação, memória ou outra função intelectual, com instalação rápida e flutuação das manifestações clínicas. Inclui alteração de consciência com capacidade reduzida de focar e inabilidade para manter atenção ao meio com pelo menos dois das seguintes: distúrbio de percepção, discurso incoerente, insônia, ou sonolência diurna, atividade motora aumentada ou diminuída. Excluir causas metabólicas, infecciosas e/ou drogas
8		Distúrbio visual	Alterações da retina do LES. Inclui corpos cetóides, hemorragia retiniana, exsudato seroso ou hemorrágico na coróide ou nervo óptico. Excluir hipertensão, infecção e drogas
8		Alterações de nervos cranianos	Aparecimento recente de neuropatia sensorial ou motora envolvendo nervos cranianos
8		Cefaléia lúpica	Cefaléia grave, persistente; pode ser enxaqueca, mas deve ser não-responsiva à analgesia com narcóticos
8		Acidente vascular cerebral	Aparecimento recente de acidente cerebrovascular. Excluir aterosclerose
8		Vasculites	Ulceração, gangrena, nódulos digitais dolorosos, infartos periungueais, pontos hemorrágicos, ou com biópsia ou arteriografia mostrando vasculites
4		Artrites	Mais de duas articulações com dor e sinais inflamatórios (dor, edema ou derrame)
4		Miosites	Musculatura proximal dolorosa/fraca, associada à elevação de creatinina fosfoquinase/aldolase ou eletroneuromiografia alterada ou biópsia mostrando miosite
4		Cilindros urinários	Presença de clindros de hemoglobina ou de hemácias
4		Hematúria	> 5 hemácias/campo. Excuir cálculos, infecções ou outras causas
4		Proteinúria	> 0,5g/24h. Aparecimento recente ou aumento de mais de 0,5g/24h
4		Leucocitúria	> 5 leucócitos/campo. Excluir infecções
2		Novo *rash*	Aparecimento recente ou recorrência de *rash* inflamatório
2		Alopecia	Aparecimento recente ou recorrência de perda de cabelos focal ou difusa
2		Úlceras orais	Aparecimento recente ou recorrência de ulcerações orais ou nasais
2		Pleurite	Dor torácica tipo pleural, atrito pleural, ou derrame ou espessamento pleural
2		Pericardite	Dor pericárdica, com pelo menos um dos seguintes: atrito, derrame ou confirmação com eletrocardiograma ou ecocardiograma
2		Complemento baixo	Queda de CH_{50}, C3 ou C4 abaixo dos valores normais
2		Aumento de anti-DNA	Aumento acima dos níveis normais
1		Febre	> 38°C. Excluir infecção
1		Trombocitopenia	< 100.000 plaquetas/mm^3
1		Leucopenia	< 3.000 leucócitos/mm^3. Excluir drogas

serosa, pele e imunológico e 1 para constitucional e hematológico. A nota máxima teórica é 105, porém raramente se chega à metade.

Não há graduação nessa escala, sendo que a maioria dos pacientes (54%) obtém até 10 pontos e nenhum atinge mais que 45 pontos.

Esse índice reflete a impressão de quem cuida desses pacientes lúpicos, nos quais a atividade pode ser laboratorial (medida pelo complemento e anti-DNA), nos órgãos (sistema nervoso central, vascular, orteoarticular, renal e hematológico), bem como gerais (febre). O acompanhamento, portanto, deve ser periódico, mesmo em paciente assintomático. Queixas vagas como fraqueza, astenia, mialgia devem ser valorizadas, porém muitas vezes não tem tradução laboratorial nem são contempladas com esse índice de atividade.

FATOR ANTINÚCLEO

Os achados histopatológicos primários do lúpus eritematoso sistêmico são inflamação, vasculites, depósitos de imunocomplexos e vasculopatia. O papel da ação direta dos auto-anticorpos ainda é incerto.

Inicialmente descritos em 1957, os anticorpos antinucleares deram grande impulso no conhecimento dessa doença.

Muitas dúvidas ainda existem por parte do profissional que cuida do doente acerca da utilidade do fator antinúcleo para o diagnóstico e acompanhamento do paciente com lúpus eritematoso sistêmico. A tabela 8.4 mostra a freqüência da positividade desse teste nas diversas condições clínicas.

Tabela 8.4 – Freqüência da positividade do fator antinúcleo em diferentes condições clínicas.

Condição	Frequência (%)
Lúpus induzido por drogas	100
Lúpus eritematoso sistêmico	99
Esclerose sistêmica	90
Síndrome de Sjögren	80
Doença mista do tecido conjuntivo	99
Polimiosite e dermatomiosite	70-80
Artrite reumatóide	40-50
Vasculite sistêmica	10-15
Infecções crônicas	10-50
Hepatite auto-imune tipo I	90-100
Doenças neoplásicas	30-40
Indivíduos normais	4-8
Idoso saudável	10-15
Parentes de primeiro grau de pacientes lúpicos	20-30

Assim, podemos ver que a presença de fator antinúcleo positivo não significa que o paciente tenha lúpus eritematoso sistêmico, nem necessariamente uma doença auto-imune, ou mesmo que tenha uma doença.

Os padrões do fator antinúcleo à imunofluorescência seguem características distintas e que se correlacionam com o antígeno, tendo ainda uma boa correlação com doenças específicas.

Apresentamos nas figuras 8.38 a 8.43 os padrões encontrados à imunofluorescência[5].

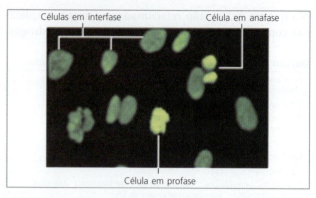

Figura 8.38 – Padrão nuclear homogêneo.

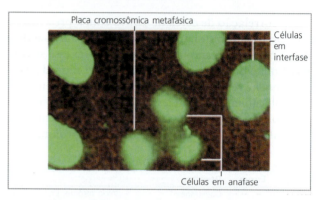

Figura 8.39 – Padrão nuclear pontilhado fino denso.

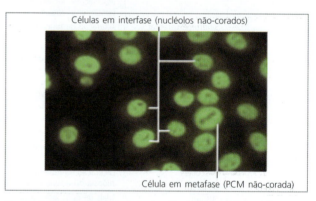

Figura 8.40 – Padrão nuclear pontilhado fino. PCM = placa cromossômica metafásica.

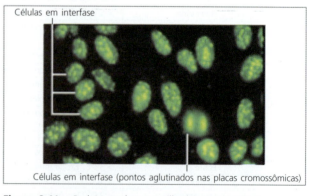

Figura 8.41 – Padrão nuclear pontilhado centrométrico.

LÚPUS ERITEMATOSO SISTÊMICO

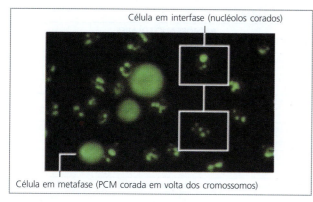

Figura 8.42 – Padrão nuclear granuloso. PCM = placa cromossômica metafásica.

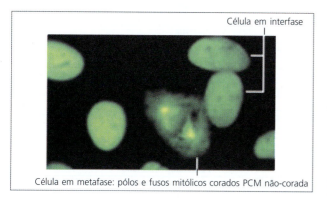

Figura 8.43 – Padrão aparelho mitótico tipo NuMA-1. PCM = placa cromossômica metafásica.

Para sabermos quais são os antígenos que ascendem a reação de imunofluorescência, uma célula especial, a Hep-2, foi desenvolvida. Na figura 8.44 apresentamos uma célula Hep-2, na qual vemos que estruturas são os verdadeiros antígenos da reação de imunofluorescência.

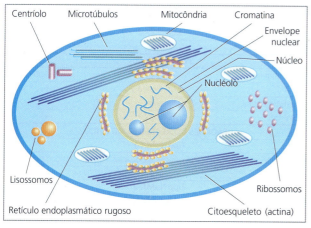

Figura 8.44 – Estrutura da célula Hep-2.

Assim, vemos que nem todo fator antinúleo se refere a antígenos nucleares.

Em uma análise mais complexa temos uma correlação do padrão do fator antinúcleo à imunofluorescência, com os antígenos específicos e as doenças mais freqüentemente correlacionadas (Quadro 8.22).

No quadro 8.23 apresentamos uma correlação entre alguns auto-anticorpos e doenças.

Quadro 8.23 – Associações clínicas de alguns auto-anticorpos.

Auto-anticorpo	Condição clínica associada
Anti-DNA nativo	LES
Anti-Sm	LES
Anti-PCNA	LES
Anti-RNP ribossômico	LES
Anti-sn-RNP	LES, DMTC, ES
Anti-SS-A/Ro	SSj, LES, lúpus eritematoso neonatal, AR, ES, CBP
Anti-SS-B/La	SSj, LES, lúpus eritematoso neonatal
Anti-Scl-70	ES (forma difusa)
Anti-Jo-1	PM
Anti-Mi-2	DM
Anti-PM/Scl	Superposição PM e ES
Anti-Ku	LES, superposição PM e ES
Anticentrômero	ES (forma limitada)
Antifibrilarina	ES (forma difusa)
Anti-RNA polimerase I	ES (forma difusa)

AR = artrite reumatóide; CBP = cirrose biliar primária; DM = dermatomiosite; DMTC = doença mista do tecido conjuntivo; ES = esclerose sistêmica; LES = lúpus eritematoso sistêmico; SSj = síndrome de Sjögren; PM = polimiosite.

Na tabela 8.5 apresentamos a freqüência de aparecimento dos anticorpos no lúpus eritematoso sistêmico.

Tabela 8.5 – Freqüência de aparecimento dos anticorpos no lúpus eritematoso sistêmico.

FAN	98%
Anti-DNA (dupla hélice)	80-90% (bastante específico)
Anti-DNA (simples)	80-90%
Anti-Sm	30% (bastante específico)
Anti-RNP	30-40%
Anti-Ro (SS-A)	25%
Anti-La (SS-B)	15-20%

Portanto, ao pedirmos um exame de auto-anticorpos, tipo fator antinúcleo, sabendo-se de toda a sua complexidade, devemos ter em mente a nossa real hipótese diagnóstica, e a correta interpretação dos resultados evitará sofrimento e angústia do médico e do paciente.

TRATAMENTO

ACOMPANHAMENTO DO PACIENTE EM AMBULATÓRIO

Muitos médicos generalistas, após o diagnóstico dessa doença, preferem o encaminhamento do paciente para um especialista: reumatologista, imunologista, nefrologista; ou de acordo com as manifestações clínicas: dermatologista, neurologista, pneumologista ou cardiologista. A vida do paciente, além da dificuldade causada pela própria doença, passa agora por uma peregrinação a médicos. Acreditamos que o especialista deva ser chamado sempre que houver dúvidas. Por exemplo, a visita a um oftalmologista deve ser periódica, sempre que o paciente usar cloroquina. A anticoncepção deve ser sempre discutida com ginecologista quando a paciente usar drogas teratogênicas. O nefrologista deve sempre estar presente quando o tratamento proposto para a atividade renal não surtir o efeito necessário. E assim por diante.

Quadro 8.22 – Padrões de fluorescência, auto-antígenos e doenças associadas.

PADRÕES NUCLEOLARES ASSOCIADOS À CROMATINA			PADRÕES NUCLEOLARES		
Homogêneo (PCM corada)			**Homogêneo (PCM não-corada)**		
Auto-antígenos	Doenças	Especificidade	Auto-antígenos	Doenças associadas	Especificidade
DNA	LES	+++	PM-Scl	PM/ES	+++
Cromatina	LES	+++	To/Th	ES	+++
Histona	LID, LES, miscelânea	+	B23 (nucleofosmina)	ES, DRAI, neoplasias	+
Pontilhado fino denso (PCM corada)			**Pontilhado (PCM com pontos isolados)**		
Auto-antígeno	Doenças associadas	Especificidade	Auto-antígenos	Doenças associadas	Especificidade
Proteína 75kD	Miscelânea	+	RNA polimerase I	ES	+++
Outros	Miscelânea	+	NOR-90	ES, miscelânea	++
Pontilhado fino denso e nucleolar (PCM corada)			**Granuloso (PCM corada ao redor dos cromossomos)**		
Auto-antígenos	Doenças associadas	Especificidade	Auto-antígeno	Doenças associadas	Especificidade
DNA topoisomerase I (Scl-70)	ES difusa	+++	Fibrilarina	ES	+++
Outros	Miscelânea	+	Outros	Miscelânea	+
Pontilhado fino grumoso (PCM variavelmente corada)			**PADRÕES CITOPLASMÁTICOS ASSOCIADOS AO CITOESQUELETO**		
			Fibrilar linear		
Auto-antígenos	Doenças associadas	Especificidade	Auto-antígenos	Doenças associadas	Especificidade
Ku	LES, sobreposição, PM/ES, HAP	++	Actina	HAI	++
Outros	Miscelânea	+	Miosina não-muscular	Miscelânea	+
PADRÕES NUCLEOLARES ASSOCIADOS AO RNA			**Fibrilar filamentar**		
Pontilhado fino (PCM não-corada)			Auto-antígeno	Doenças associadas	Especificidade
Auto-antígenos	Doenças associadas	Especificidade	Vimentina	Miscelânea	+
Ro/SS-A, La/SS-B	SSj, LES, LE neonatal	++	**Fibrilar segmentar**		
Outros	Miscelânea	+	Auto-antígeno	Doenças associadas	Especificidade
Pontilhado grosso (PCM não-corada)			Vinculina	Miscelânea	+
Auto-antígenos	Doenças associadas	Especificidade	**PADRÕES CITOPLASMÁTICOS ASSOCIADOS A ORGANELAS CITOPLASMÁTICAS**		
Sm	LES	+++	**Pontilhado reticulado**		
U1-RNP, U2-RNP	LES, DMTC	++	Auto-antígenos	Doenças associadas	Especificidade
Pontilhado grosso reticulado (PCM não-corada)			Mitocôndria	CBP, miscelânea	++
Auto-antígeno	Doenças associadas	Especificidade	PDE-2	CBP	+++
Hn-RNP	LES, DMTC, miscelânea	+	**Pontilhado polar**		
Outros	Miscelânea	+	Auto-antígeno	Doenças associadas	Especificidade
PADRÕES NUCLEOLARES DISTRIBUÍDOS COMO PONTOS NUCLEARES ISOLADOS			Aparelho de Golgi	Miscelânea	+
Pontilhado centromérico			**Pontilhado fino denso**		
Auto-antígeno	Doenças associadas	Especificidade	Auto-antígenos	Doenças associadas	Especificidade
CENP-A, CENP-B, CENP-C	ES, CBP	+++	RNP ribossômico	LES	+++
			Outros	Miscelânea	+
Múltiplos pontos isolados			**Pontilhado fino**		
Auto-antígenos	Doenças associadas	Especificidade	Auto-antígenos	Doenças associadas	Especificidade
Sp-100	CBP, HAI, DRAI	++	tRNA sintetases (Jô-1, PL-7, PL-12)	PM	+++
Outros	Miscelânea	+		Miscelânea	+
Raros pontos isolados			Outros		
Auto-antígeno	Doenças associadas	Especificidade	**Pontos isolados**		
P80-coilin	Miscelânea, SSj, CBP	+	Auto-antígenos	Doenças associadas	Especificidade
PADRÕES NUCLEOLARES ASSOCIADOS AO CICLO CELULAR			EEA-1	Miscelânea	+
Pontilhado pleomórfico			Fosfatidilserina	Miscelânea	+
Auto-antígeno	Doença associada	Especificidade	GW-180	Miscelânea	+
PCNA	LES	+++	**PADRÕES DO APARELHO MITÓTICO**		
Pontilhado pleomórfico, centromérico na PCM e ponte intercelular corada			**Tipo NuMA-1**		
			Auto-antígeno	Doenças associadas	Especificidade
Auto-antígeno	Doenças associadas	Especificidade	NuMA-1	SSj, DRAI, miscelânea	++
CENP-F (Na)	Neoplasia, DRAI, miscelânea	+	**Tipo NuMA-2**		
PADRÕES NUCLEOLARES ASSOCIADOS AO ENVELOPE NUCLEAR			Auto-antígeno	Doença associada	Especificidade
Membrana nuclear contínua (PCM não-corada)			NuMA-2	Miscelânea	++
			Centriolar		
Auto-antígeno	Doenças associadas	Especificidade	Auto-antígeno	Doenças associadas	Especificidade
Laminina	HAI, DRAI, SAF, miscelânea	+	Centríolo	ES, miscelânea	+
Membrana nuclear pontilhada (PCM não-corada)			**Ponte intercelular**		
Auto-antígeno	Doenças associadas	Especificidade	Auto-antígeno	Doença associada	Especificidade
Proteína 210kD	HAI, miscelânea	+	Corpo intermediário	Miscelânea	+

AR = artrite reumatóide; CBP = cirrose biliar primária; DM = dermatomiosite; DRAI = doença reumática auto-imune; DMTC = doença mista do tecido conjuntivo; ES = esclerose sistêmica; HAI = hepatite auto-imune; HAP = hipertensão arterial pulmonar; LES = lúpus eritematoso sistêmico; LID = lúpus induzido por drogas; PCM = placa cromossômica metafásica; SAF = síndrome do anticorpo antifosfolípide; SSj = síndrome de Sjögren; PM = polimiosite.

Neste item, daremos diretrizes gerais para o acompanhamento ambulatorial do paciente com lúpus eritematoso sistêmico[6].

O tratamento divide-se em medidas não-farmacológicas e farmacológicas.

Dentre as medidas não-farmacológicas citamos:

- Evitar exposição solar (raios ultravioleta), através de uso diário de protetor solar com fator de proteção solar 30. Note-se que a radiação ultravioleta pode desencadear atividade não só cutânea, mas também visceral.
- Evitar vacinação com microrganismos vivos. Em especial para pacientes em uso de imunossupressores e corticóide em doses altas.
- Evitar anticoncepcionais com estrógenos em altas doses. Preferir os de baixas dosagens, e os com progesterona apenas. A reposição hormonal, se indicada, ainda é alvo de estudos.
- Evitar situações de estresse.
- Evitar fatores de risco para eventos cardiovasculares mais que em uma população em geral. Incluem a cessação do tabagismo, moderação na ingestão alcoólica, controle da pressão arterial, do diabetes e hiperlipidemia, bem como a prática regular de exercício.

Quanto ao tratamento farmacológico, diversas classes de medicações são utilizadas:
- Antiinflamatórios não-hormonais.
- Antimaláricos.
- Corticóides.
- Imunossupressores.

No quadro 8.24 fazemos uma relação das diversas modalidades terapêuticas farmacológicas, para as manifestações mais comuns.

Quadro 8.24 – Modalidades terapêuticas para as manifestações lúpicas.

Manifestação	AINH	Antimalárico	Corticóide	Imunossupressor
Alopecia	–	–	?	?
Anemia hemolítica	–	–	+	+
Artralgia	+	+	+	–
Artrite	+	+	+	+
Cardite	–	–	+	+
Febre	+	–	+	–
Mal-estar	–	+	+	–
Mialgia	+	+	+	–
Miosite	–	–	+	+
Plaquetopenia	–	–	+	+
Pneumonite	–	–	+	+
Rash malar/discóide	–	+	+	–
Doença de Raynaud	–	–	?	?
Renal	–	–	+	+
Serosite	+	–	+	–
SNC	–	–	?	?
Vasculite	–	–	+	+

+ benéfico; – não-benéfico; ? controverso; SNC = sistema nervoso central; AINH = antiinflamatório não-hormonal.

A primeira constatação é a de que para o tratamento de várias manifestações não é necessário o uso de corticóide ou de imunossupressores.

Antiinflamatórios não-hormonais – as lesões gastrintestinais podem ser evitadas e controladas com o uso de protetores gástricos. Seu uso deve ser bastante criterioso em pacientes com atividade renal.

Antimaláricos – basicamente, são usadas a hidroxicloroquina e a cloroquina, com prioridade para a primeira. São usadas como antiinflamatórios, provavelmente inibindo a fosfolipase A_2. Estão indicadas para sintomas gerais como mialgia e acometimento cutâneo-articular, sem acometimento de órgãos internos. A dose inicial é de 400mg/dia para a hidroxicloroquina e 250mg/dia para a cloroquina e têm início de ação em semanas. A toxicidade da retina é rara com a hidroxicloroquina, principalmente em doses baixas, atingindo 0,5%. Com seu uso crônico, recomendamos a avaliação oftalmológica anual.

Corticóides – são usados por via oral (principalmente a prednisona) e intravenosa (metilprednisolona na forma de pulsoterapia com 1g, intravenosa/$1,75m^2$ de superfície corpórea/dia por três dias consecutivos por pelo menos três meses consecutivos). Lembramos que, após a pulsoterapia, uma dose diária por via oral deve ser mantida, o que não deve ocorrer com a pulsoterapia com ciclofosfamida. Não recomendamos (como a maioria dos autores) sua aplicação intramuscular na forma de depósito.

Dentre os efeitos colaterais mais freqüentes temos:
- Aparência – apesar de não causar sérios danos físicos, é este o efeito colateral que mais acarreta no abandono do tratamento: fácies de lua cheia, giba, gordura centrípeta, hirsutismo, acnes, estrias diminuem a auto-estima das pacientes (em geral mulheres jovens). Podem ser minimizados usando-se a menor dose eficaz. Alguns autores recomendam o uso em dias alternados.
- Insônia, irritabilidade, euforia, má concentração – podem execerbar traços de personalidade como depressão, mania e psicoses e paranóia. Lembramos que a própria atividade lúpica pode levar a manifestações semelhantes.
- Hiperglicemia – pode ser de difícil controle, principalmente quando houver infecção ou uso de fenitoína concomitante.
- Hipocalemia – é potencializada com o uso de tiazídicos. É mais intensa quando houver hiperaldosteronismo, como na insuficiência cardíaca e na síndrome nefrótica.
- Hipertensão arterial – deve-se ter em mente a redução da ingestão de sal, principalmente nos pacientes com retenção hídrica, pelos efeitos mineralocorticóides.
- Hiperlipidemia – será mais bem discutida no item Acometimento cardíaco do lúpus eritematoso sistêmico.
- Miopatia – muitas vezes se confunde a miopatia do corticóide com a atividade lúpica. Geralmente o corticóide não leva à inflamação muscular, não elevando enzimas musculares.

- Dispepsia ou piora de uma úlcera péptica – são contoladas com antiácidos ou bloqueadores de secreção ácida (anti-histamínicos ou de bomba de prótons).
- Alterações de cristalino – podem levar à catarata e ao aumento da pressão intra-ocular, ou piorar um glaucoma.
- Osteoporose – o corticóide diminui a absorção de cálcio da dieta, induz ao hiperparatireoidismo secundário e altera a matriz de colágeno produzida pelo osteoblasto. Deve ser evitada com o uso de cálcio (1.500mg entre dieta e suplementação) e vitamina D_3 (400U duas vezes por dia). Para pacientes recebendo corticóide há meses, a densitometria deve ser feita, com eventual uso de bifosfonados. A osteonecrose pode ser uma grande complicação do seu uso crônico e muitas vezes a cirurgia é indicada.
- Suscetibilidade a infecções – hoje a maioria dos pacientes morre por infecções. Seu uso, portanto, sempre deve ser criterioso quanto à dosagem e ao tempo de tratamento.
- Síndrome de Addison – não é infreqüente. Após uso de mais de 10 dias de corticóide, recomendamos sua retirada gradual. Na sua presença, hidrocortisona (300mg/dia, por via intravenosa, dividida em três doses) deve ser usada. Lembramos que em situação de estresse a dose de corticóide deve ser auamentada.
- Outros – irregularidade menstrual, sudorese noturna, pancreatite, pseudotumor cerebral são complicações possíveis.

Imunossupressores – são indicados para acometimento grave do lúpus eritematoso sistêmico. São mais usadas a azatioprina e a ciclofosfamida. A dose inicial da azatioprina é de cerca de 50mg/dia (0,5-1mg/kg). Pode ser usada para tentar-se diminuir a dose de corticóide e para manifestações viscerais mais leves do lúpus eritematoso sistêmico.

A ciclofosfamida pode ser usada por via oral (inicialmente 50mg/dia; 0,5-1mg/kg) ou na forma de pulsoterapia mensal (1g/1,75m² de superfície corpórea, inicialmente por três meses e a seguir mais espaçado). Dentre seus efeitos colaterais estão:

- Náuseas.
- Alopecia.
- Suscetibilidade a infecções por supressão medular.
- Esterilidade (falência ovariana e azospermia).
- Cistite hemorrágica (mais freqüente com o uso oral e previnível com o uso de mercaptoetano de sulfonato sódico – MESNA), fibrose de bexiga e carcinoma de bexiga.

COMO ACOMPANHAR UM PACIENTE COM LÚPUS EM AMBULATÓRIO?

Recomendamos para todo paciente, sem acometimento específico de órgãos, dosagens periódicas de complemento sérico (total, C3 e C4), hemograma, urina tipo I e uréia (creatinina), que devem ser feitas no acompanhamento.

A seguir mostramos um fluxograma que pode ajudar no manejo de pacientes lúpicos:

a) **Febre** – antiinflamatórios não-hormonais (AAS 500mg a 1.000mg até quatro vezes/dia, acetaminofen 500mg até três vezes/dia ou dipirona). Os corticóides são indicados em situações de exceção em que as infecções foram excluídas.

b) *Rash* cutâneo – evitar exposição à luz ultravioleta. Uso de chapéu ou boné, roupas com manga comprida, uso de protetor solar (FPS 30, inclusive em calvas e orelhas).
   1. **Terapia tópica** – lesões ativas podem ser tratadas com corticoides tópicos (hidrocortisona, triancinolona duas a três vezes/dia).
   2. **Terapia sistêmica** – hidroxicloroquina 400mg/dia (uma ou duas vezes) ou cloroquina 250mg/dia. A dose pode ser dobrada. Avaliação oftalmológica periódica é recomendada.

c) **Artrite**
   1. **Antiinflamatórios não-hormonais** – intolerância gastrintestinal ocorre freqüentemente com o uso dos antiinflamatórios clássicos. Ocasionalmente, há subida das enzimas hepáticas. Cuidado nos pacientes com acometimento renal.
   2. **Antimaláricos** – podem ser eficazes no tratamento da dor e inflamação articular, fadiga e *rash* cutâneo. Podem ser usados na tentativa de diminuir a dosagem de corticóides. No Brasil, temos a hidroxicloroquina (comprimido de 400mg) e a cloroquina (comprimido de 250mg). A quinacrina é menos usada pelos seus efeitos colaterais.
   3. **Corticóides** – a prednisona em doses baixas (10 a 20mg/dia) é reservada para pacientes com sintomas constitucionais não-responsivos aos outros antiinflamatórios.
   4. **Metotrexato** – é uma boa alternativa para o antimalárico ou baixas doses de corticóide para o tratamento de artrites persistentes, *rash* cutâneo ou serosite. A dosagem de 50-100mg/dia (1 comprimido = 50mg) deve ser reduzida na insuficiência renal.

d) **Serosite** – pode ser tratada com antiinflamatório não-hormonal, como na artrite. Em situações de pericardite com sinais restritivos, o corticóide pode ser indicado por curto espaço de tempo (doses altas de 1mg/kg/dia de prednisona são raramente necessárias).

e) **Pneumonite** – alterações pulmonares podem desaparecer espontaneamente. A grande dificuldade é estabelecer o diagnóstico das alterações radiológicas. Uma atividade lúpica muitas vezes é indistinguível de infecção oportunista. Muitas vezes, a biópsia pulmonar a céu aberto é necessária. A pneumonite lúpica grave requer tratamento agressivo com corticóide em altas doses (1mg/kg/dia de prednisona ou pulsoterapia) ou imunossupressão com ciclofosfamida (1-2mg/kg/dia por via oral ou intravenosa na forma de pulsoterapia, 1g/1,75m² por um dia) ou ainda azatioprina (1-3mg/kg).

f) **Alterações hematológicas**
   1. **Anemia hemolítica** – caso esteja abaixo de 7-8g/dl em pacientes jovens, o corticóide é necessário em doses de 40-60mg/dia de prednisona (divididos em duas a três doses). Os idosos, pela própria aterosclerose coronária e cerebral, requerem tratamento com níveis de hemoglobina.
   2. **Trombocitopenia** – geralmente responde bem ao corticóide (o objetivo é alcançar 80.000 a 100.000U/mm^3). Quando estão muito baixas (menor que 50.000U/mm^3), recomendamos doses altas de corticóide (60mg/dia de prednisona ou até mesmo na forma de pulsoterapia), com ou sem imunoglobulina (400mg/kg por via intravenosa/dia por cinco dias). Danazol, azatioprina, vincristina, alcalóides da vinca são alternativas menos usadas. Pulsoterapia de ciclofosfamida pode ser usada para plaquetopenia refratária.
   3. **Leucopenia** – geralmente, tratando-se de linfopenia, não trazem sérios riscos de infecção, e o tratamento deve ser orientado para as manifestações concomitantes.

g) **Vasculite** – para as de dedos e palmas das mãos, ou seja, de pequenos vasos, doses baixas de corticóide (20mg/dia de prednisona) podem resolver. Para vasos médios e grandes, altas doses de corticóide são necessárias (60mg/dia de prednisona).

h) **Comprometimento neurológico**
   1. **Convulsões** – além dos anticonvulsivantes (300mg de fenitoína, com monitorização do nível sérico e se necessário fenobarbital 20-60mg), o corticóide pode ser necessário após o diagnóstico correto tratando-se de vasculite (a ressonância magnética de crânio pode ser necessária, bem como exclusão de infecções, uremia etc.).
   2. **Psicose** – a discussão mais detalhada é feita no item de lúpus eritematoso sistêmico e sistema nervoso central. Para o controle do surto, o haloperidol deve ser usado, quer por via oral (5mg/dia) quer por via intramuscular.
   3. **Lesão do parênquima cerebral** – corticóides em altas doses devem ser usados (60mg/dia de prednisona divididas em três doses) por três a quatro semanas. Se não houver resposta, a pulsoterapia de corticóide ou de ciclofosfamida deve ser usada.
   4. **Acometimento de nervos periféricos** – podem ser usados 60mg/dia de prednisona, 1-3mg/kg de azatioprina ou ainda 1-2mg/kg de ciclofosfamida.

i) **Doença renal** – veja no item Acometimento renal do lúpus eritematoso sistêmico. Como regra geral, quanto maior e mais aguda a lesão, mais agressivo dever ser o tratamento. Sedimento urinário e estimativa do clearance de creatinina são fundamentais. A biópsia renal é discutida mais adiante. Controlar a hipertensão e evitar drogas e agentes nefrotóxicos é parte integrante do tratamento.

ANTICOAGULANTE LÚPICO

O anticorpo anticardiolipina, primeiramente detectado em 1906, é na realidade um dos anticorpos antifosfolípides. É um antifosfolípide mitocondrial. Foi indentificado como VDRL (*venereal disease research laboratory*) positivo em pacientes que não tinham sífilis, daí o termo VDRL falso-positivo em pacientes lúpicos. Posteriormente, em 1983, técnicas de imunoensaio foram desenvolvidas, e são muito mais sensíveis que o VDRL para a detecção da anticardiolipina. Nos anos 90, foi verificado que alguns anticorpos anticardiolipina necessitam de uma proteína carregadora de fosfolípide, a β2-glicoproteína I para se ligar à cardiolipina. Essa necessidade é uma característica de pacientes com lúpus eritematoso sistêmico e portadores da síndrome do antifosfolípide, mas não de pacientes com sífilis. Nestes últimos, além de não haver necessidade da β2-glicoproteína I, a cardiolipina é inibida por ela. Na realidade, os anticorpos anticardiolipina são anticorpos contra as proteínas ligadoras do fosfolípide e não contra os fosfolípides diretamente[7].

Na prática, há possibilidade de detecção de três grupos de anticorpos: anticoagulante lúpico, anticardiolipina e anticorpos anti-β2-glicoproteína I. O primeiro é detectado por técnica de coagulação, no qual ele prolonga os tempos de coagulação. Os dois últimos são detectados por imunoensaio, que medem a reatividade imunológica ao fosfolípide ou à proteína ligadora ao fosfolípide (cardiolipina e β2-glicoproteína I, respectivamente). Portanto, pode-se esperar que por esses métodos de detecção eles não sejam idênticos. Em geral, o anticoagulante lúpico é mais específico para a síndrome antifosfolípide, enquanto os anticorpos anticardiolipina são mais sensíveis.

Apesar do nome, o anticoagulante lúpico está associado a fenômenos tromboembólicos. Apesar de a superfície de fosfolípides usada nos métodos de coagulação, *in vitro*, favorecer a inibição das vias procoagulantes e prolongar os tempos de coagulação, o microambiente das membranas celulares, *in vivo*, pode promover maior inibição das vias anticoagulantes e favorecer tromboses.

Algumas hipóteses tentam explicar essa promoção, *in vivo*, da trombose: a primeira é a ativação de células endoteliais, medida pelas moléculas de adesão, secreção de citocinas e metabolismo de prostaciclinas; a segunda hipótese é a associação de anticorpos anticardiolipina, com autoanticorpos anti-LDL oxidado, estes são sabidamente os maiores contribuintes da aterosclerose e lesão endotelial; a terceira hipótese é a de que a β2-glicoproteína I seja um anticoagulante natural; a última relaciona o evento da trombocitopenia induzida pela heparina. Ambas as síndromes exibem plaquetopenia e tromboses.

A prevalência de antifosfolípides e de anticorpos anticardiolipina em pacientes com lúpus eritematoso sistêmico varia de 12 a 30% e 15 a 34%, respectivamente.

Estima-se que 50 a 70% dos pacientes lúpicos, com anticorpos antifosfolípides vão desenvolver a síndrome antifosfolípide em 20 anos de acompanhamento. Não há indicação de anticoagulação profilática nos lúpicos que apresentam esses anticorpos circulantes.

Critérios diagnósticos da síndrome antifosfolípide:

- Trombose vascular – um ou mais episódios de trombose arterial, venosa ou de pequenos vasos, em qualquer tecido ou órgão.
- Complicações da gravidez – uma ou mais mortes inexplicáveis de fetos normais a partir da 10ª semana ou um ou mais nascimentos prematuros de recém-nascidos normais antes da 34ª semana, ou três ou mais abortos consecutivos inexplicáveis antes da 10ª semana de gestação.
- Anticorpos anticardiolipinas – anticardiolipina IgG ou IgM em níveis moderados ou altos em duas ou mais ocasiões com intervalo de seis semanas.
- Anticoagulante lúpico – detecção em duas ou mais ocasiões com intervalo de seis semanas.

O diagnóstico definitivo faz-se com pelo menos um critério clínico e um critério laboratorial.

O tratamento após o primeiro evento trombótico em pacientes com a síndrome do antifosfolípide deve ser feito com anicoagulante oral para se obter uma razão normalizada inernacional (RNI) pelo menos entre 2 e 2,9 pelo resto da vida.

LÚPUS E GRAVIDEZ

O lúpus eritematoso é doença que afeta predominantemente mulheres em idade fértil. Com a melhora do controle da doença, as dúvidas sobre gestações são cada vez mais freqüentes. Assim, cada vez mais trabalhos são feitos nessa área. A incidência de gestações que não chegam ao termo é de 25% nas lúpicas, comparadas aos 10% de uma população geral.

A anticoncepção, se feita, deve ser com baixas doses de estrógeno em pacientes com doença estável, sem história de tromboembolismo de pulmão ou presença de anticorpos antifosfolípides. Nesses casos, métodos de barreira (por exemplo cóndons) ou progesterona podem ser usados.

A fertilidade na paciente lúpica sofre interferência de vários fatores: ciclos irregulares e anovulatórios são comuns na atividade da doença e com o uso de corticóides. A insuficiência renal crônica que pode advir do lúpus eritematoso sistêmico é causa de amenorréia. O uso da ciclofosfamida é causa de amenorréia permanente em 11 a 59% das vezes. É mais comum com o uso oral e depende da idade da paciente e da dose cumulativa.

As dúvidas sobre piora da doença com a gravidez persistem. As recrudescências poderiam ocorrer em qualquer trimestre da gravidez e não teriam gravidade maior que fora da gravidez. Porém, a gravidez, apesar de não dever ser desaconselhada, deve ser tratada como de alto risco.

Outra dúvida é o momento de engravidar. Aconselha-se que haja pelo menos seis meses de remissão da doença. Este é outro conceito controverso, mas pode ser estabelecido como estabilização da função renal, proteinúria menor que 1g/dia e normalização do complemento sérico.

As complicações obstétricas também são alvo de estudos. Acredita-se que a incidência de pré-eclâmpsia esteja aumentada, atingindo 5 a 38% das gestações, sendo dependente de hipertensão preexistente, nefrite e de anticorpos antifosfolípides. A diferenciação de pré-eclâmpsia e surto de nefrite no final da gestação pode ser muito difícil, pois ambas podem aumentar a pressão arterial, piorar a função renal, com proteinúria e provocar edema. Devem-se estar atentos às atividades em outros órgãos e à queda do complemento, que raramente ocorre na pré-eclâmpsia. O uso de corticóide pode ser usado na nefrite lúpica, mas este piora a pré-eclâmpsia[8].

Outra dúvida freqüente é sobre o uso das diversas drogas disponíveis para tratar o lúpus eritematoso sistêmico e seus efeitos no feto.

No quadro 8.25 apresentamos a relação de efeitos colaterais das drogas na gravidez.

Quadro 8.25 – Efeitos das principais drogas utilizadas no lúpus eritematoso sistêmico no feto.

Droga	Efeito no feto	Aconselhamento
Antiinflamtório não-hormonal	Possível efeito adverso na contração uterina e na função plaquetária Patência do ducto arterioso	Evitar se possível, principalmente nas últimas semanas
Hidroxicloroquina	A retirada durante a gestação provoca recaída	Cloroquina, mas não hidroxicloroquina, está associada a teratogênese: evitá-la
Corticóide	Doses altas estão associadas a rotura prematura de membrana, restrição do crescimento e complicações maternas como diabetes gestacional, hipertensão e necrose avascular. Não causa teratogênese	Evitar os fluorados (dexametasona e betametasona) que atravessam mais a placenta
Azatioprina	Teratogênese em animais. Casos de polidactilia. Muitos estudos mostram ser bem tolerados	Melhor evitar, a menos que a imunossupressão seja imperativa
Ciclofosfamida	Teratogênico	Evitar na gravidez. Fazer anticoncepção pelo menos até três meses após sua retirada (também em homens)
Micofenolato mofetil	Toxicidade vista em animais	Evitar durante a gravidez. Anticoncepção por pelo menos seis meses após sua retirada
Ciclosporina A	Sem toxicidade em animais. Segurança confirmada em estudos. Sem estudos a longo prazo	Pode ser considerada se a imunossupressão for imperativa

Mulheres que têm abortamento de repetição com menos de seis semanas de gestação apresentam de 10 a 20% de presença de anticorpos antifosfolípides.

O manejo de pacientes que querem engravidar e possuem antifosfolípides ainda é controverso. Alguns estudos analisaram o uso de corticóides, AAS e anticoagulação com heparina (anticoagulantes orais são contraindicados na gravidez)[7,8]. A heparina é tão eficaz quanto o corticóide na prevenção de perdas fetais. Por outro lado, a heparina em conjunto com baixas doses de AAS, foi mais efetiva que AAS para nascimentos vivos de mulheres com anticorpos antifosfolípides e perdas fetais antes da 10ª semana de gestação. Um outro estudo foi feito em pacientes com anticorpos antifosfolípides e perdas fetais de repetição, mas sem tromboses e não portadoras de lúpus eritematoso sistêmico. Nelas, o uso de AAS não fez diferença. Por outro lado, o uso de imunoglobulina não teve melhora quando comparado com heparina e AAS.

Assim, após a confirmação da viabilidade fetal em mulheres com síndrome do antifosfolípide elas devem receber heparina. Se houver perdas fetais de repetição com menos de 10 semanas e não houver tromboembolismo, dose de 5.000U de 12/12 horas deve ser administrada. Se a história de perda for após a 10ª semana, uma dose de heparina de 15.000 a 20.000U/dia deve ser indicada. A heparina de baixo peso molecular pode substituir a heparina comum.

A síndrome do lúpus neonatal caracteriza-se por bloqueio cardíaco permanente, lúpus cutâneo transitório, citopenias e outras manifestações de recém-nascidos de mães lúpicas. O bloqueio cardíaco é dependente da positividade de anticorpos anti-SSA ou anti-SSB na mãe e sua presença associa-se a 7% (1,5 a 20,5%) com o risco dessa manifestação.

NEFRITE LÚPICA

A lesão renal em pacientes com lúpus eritematoso sistêmico é extremamente comum. Na apresentação, 40 a 75% dos pacientes apresentam evidências de acometimento renal. Em 4 a 8% dos pacientes, o acometimento renal é a primeira manifestação do lúpus eritematoso sistêmico e quase todos os pacientes com lúpus eritematoso sistêmico, com ou sem alterações urinárias ou de função renal, apresentam imunocomplexos à biópsia renal.

A Organização Mundial da Saúde classifica as lesões renais em seis tipos básicos, com suas subdivisões:

I – Glomérulos normais
   a) normal por todas as técnicas
   b) normal à microscopia óptica, porém com depósitos à microscopia eletrônica ou imunofluorescência

II – Alteração mesangial pura
   a) espessamento mesangial e/ou hipercelularidade leve
   b) hipercelularidade moderada

III – Glomeruronefrite focal e segmentar
   a) lesões necrotizantes ativas
   b) lesões ativas e esclerosantes
   c) lesões esclerosantes

IV – Glomerulonefrite difusa
   a) sem lesões segmentares
   b) com lesões necrotizantes ativas
   c) com lesões ativas e esclerosantes
   d) com lesões esclerosantes

V – Glomerulonefrite membranosa difusa
   a) glomerulonefrite membranosa pura
   b) associada a lesões do tipo II (a ou b)
   c) associada a lesões do tipo III (a-c)
   d) associada a lesões do tipo IV (a-d)

VI – Glomerulonefrite esclerosante avançada

Para cada um destes tipos histológicos há critérios de atividade e cronicidade do acometimento:

- Glomérulos

Atividade: extensão da celularidade, infiltração de polimorfonucleares, necrose e cariorrexe, quantidade, tipo e localização dos depósitos, alas em arame, trombos, crescentes epiteliais, estruturas microtubulares (partículas virais).

Cronicidade: esclerose focal ou global, colapso capilar e espessamento da membrana basal, crescentes fibrosos, adesões.

- Túbulos

Atividade: alteração vacuolar, aumentos de gotas hialinas, degeneração celular e necrose focal, depósitos na membrana basal tubular à imunofluorescência, tubulite.

Cronicidade: atrofia tubular, espessamento da membrana basal tubular.

- Interstício

Atividade: edema intersticial, infiltrado focal de linfócitos, plasmócitos e monócitos.

Cronicidade: fibrose intersticial com ou sem infiltrado mononuclear.

- Vasos

Artérias:
Atividade: hiperplasia fibromixomatosa mioíntima (alteração em "casca de limão").
Cronicidade: esclerose arterial e arteriolar.

Arteríolas:
Atividade: alterações hialinas (material proteináceo, granular eosinofílica subendotelial com depósitos à microscopia eletrônica e imunoglobulinas e complemento à imunofluorescência), necrose fibrinóide com ou sem trombose.

No quadro 8.26 mostramos uma correlação entre os achados renais à biópsia com a microscopia eletrônica e a imunofluorescência com os achados clínico-laboratoriais.

Quadro 8.26 – Achados histopatológicos renais e sua correlação com as alterações clínico-laboratoriais.

Microscopia óptica	Microscopia eletrônica	Imunofluorescência	Alterações clínico-laboratoriais
Nefrite lúpica mesangial Mesângio normal ou com espessamento leve, com aumento de células e matriz	Depósitos mesangiais. Partículas virais	IgG, C3, C1q e às vezes IgA e IgM no mesângio	Proteinúria leve e hematúria microscópica
Nefrite lúpica proliferativa focal Mesângio espessado. Hipercelularidade focal com necrose fibrinóide, picnose nuclear, cariorrexe. Crescentes segmentares. Lesões esclerosantes focais	Hipercelularidade. Polimorfonucleares segmentares, com depósitos grandes subendoteliais e raramente subepiteliais. Crescentes. Partículas virais	Depósitos de imunoglobulinas e complemento masangial e focal	Proteinúria, às vezes com nível nefrótico. Hematúria, sedimento "sujo". Insuficiência renal moderada
Nefrite lúpica proliferativa difusa Hipercelularidade difusa variável, com ou sem necrose focal. Lesões tipo alça em arame. Trombos hialinos. Raros corpos hematoxilínicos. Padrão membrano-proliferativo ocasional	Depósitos subendotelial, subepitelial e masangial. Crescentes. Partículas virais	Depósitos de imunoglobulinas e complementos granulares ou difusos	Proteinúria freqüentemente e níveis nefróticos. Sedimento "sujo". Hipertensão. Insuficiência renal em níveis variáveis
Nefrite lúpica membranosa Espessamento difuso da parede capilar. Aumento leve e variável de células mesangiais	Depósitos subepiteliais com distribuição irregular. Depósitos mesangiais. Partículas virais	Depósito de imunoglobulinas e complementos difuso e granular ao longo dos capilares e no mesângio	Proteinúria em níveis nefróticos, pequena hematúria

A primeira questão que se impõe é a real necessidade e quando biopsiar o rim. Se por um lado pode nos dar um prognóstico renal, sabe-se que a porcentagem de pacientes que no decorrer da evolução mudam o padrão histológico pode chegar a 50%. As alterações histológicas que mostram a gravidade da inflamação glomerular podem indicar o risco para pior prognóstico, porém não prevêm nenhuma resposta terapêutica. Além disso, alguns estudos mostram que, tendo-se a história e os dados sobre a função renal e exame de urina, o médico acerta o diagnóstico histológico em cerca de 80% das vezes. Por outro lado, se a alternativa terapêutica não for mudada com o resultado da histologia, por que biopsiar? Devemos ter em mente que a biópsia renal pode trazer surpresas, como a presença de alterações não relacionadas diretamente ao lúpus, como necrose tubular aguda, nefrite intersticial etc. Finalmente, a biópsia pode dar o diagnóstico de cronicidade importante, em que os esforços terapêuticos devam ser cessados.

Todas estas variáveis devem ser consideradas antes da indicação desse procedimento. Assim, agora daremos o que existe na literatura sobre as condutas a serem tomadas[9].

TRATAMENTO

O curso da nefrite lúpica é muito variável. Pacientes com nefrite mesangial ou proliferativa leve (classes II e III) ou membranosa (classe V) podem permanecer estáveis, remitir ou se transformar em nefrite lúpica proliferativa grave (classe IV). O tratamento das formas leves da nefrite lúpica é geralmente direcionado às manifestações extra-renais do lúpus eritematoso sistêmico. Doses moderadas de corticosteróides são administradas, com possível adição de azatioprina se a resposta for pobre.

Por outro lado, o tratamento da forma mais grave, que é a nefrite lúpica proliferativa difusa, requer intervenção agressiva com o uso de imunossupressores.

Trabalhos feitos desde a década de 1980 já demonstraram a superioridade da associação da pulsoterapia de ciclofosfamida ao esquema de pulsoterapia com metilprednisolona. Quando se comparam os dois esquemas isolados ou em conjunto, temos uma taxa de remissão de 29%, 65% e 85% para pulsoterapia de corticóide, ciclofosfamida e os dois pulsos, respectivamente. As recrudescências são também menores quando se compara corticóide com associação das duas pulsoterapias: 36% contra 0%[10].

Outros estudos mostram a superioridade do uso diário oral de ciclofosfamida, azatriopina e corticóide em relação ao uso isolado de corticóde em relação a rim terminal.

Porém, todos os trabalhos carecem de um controle mais rígido, como a padronização da lesão renal inicial, bem como a definição do que é remissão (parcial ou total). Além disso, o número de pacientes em cada estudo é pequeno[11].

Por outro lado, o uso da ciclofosfamida tem graves efeitos colaterais, como a amenorréia, a falência ovariana, bem como a incidência maior de infecções e o herpes zóster. A cistite hemorrágica e o carcinoma de células transicionais do epitélio urológico também ocorrem, porém em incidência menor quando a droga é feita em pulso, quando comparada à administração oral.

O tratamento nem sempre é eficaz e juntamente com os efeitos colaterais fazem com que novas modalidades terapêuticas sejam testadas:

Ciclosporina A – inibe a calcineurina, diminuindo a síntese de interleucina-2 e outras linfocinas pelo linfócito T ativado. Seu uso na nefrite lúpica teria a base teórica de que o bloqueio da produção de linfocinas possa inibir a ativação das células T e B, diminuindo a formação de imunocomplexos, seu depósito e posterior lesão mediada por células responsáveis pela auto-agressão. Poucos estudos envolvendo poucos pacientes demonstraram efeitos parciais e pouco duradouros na nefrite lúpica membranosa. Porém, vários deles envolveram pacientes que não tinham respondido inicialmente a outras terapias, portanto, mais graves. Na nefrite proliferativa, mostrou bons efeitos na redução de proteinúria, sem contudo melhorar o *clearance* de creatinina. Entre seus efeitos colaterais estão a própria nefrotoxicidade, a hipertensão, a hiperplasia gengival e a hipertricose, que diminuem com uso de doses menores, como 4 a 6mg/kg. Ela pode ser usada nas nefrites proliferativas em conjunto com outras drogas.

Micofenolato mofetil – é um inibidor da síntese de purinas, que foi inicialmente usado em rejeição de transplantes com sucesso. Seu metabólito, o ácido micofenólico, inibe a desidrogenase inosina monofosfato, uma enzima limitante da síntese das purinas. Estudos iniciais mostraram-se encorajadores, porém ainda não há grande número de pacientes, nem acompanhamento a longo prazo. Em estudo com 13 pacientes, mostrou queda importante da proteinúria, queda da creatinina e normalização das provas de atividade mantida por 13 meses. Os principais efeitos colaterais, além da possível imunodepressão, são gastrintestinais, como diarréia, gastrite, esofagite, que melhoram com a redução da dose, que normalmente é de 1 a 2g/dia.

Imunoglobulina intravenosa – seu uso poderia solubilizar os complexos imunes renais ou bloquear os receptores Fc das células imunes ou glomerulares. Em estudo em crianças com nefrite refratária a ciclofosfamida, houve grande melhora da proteinúria e da creatinina. Seu custo ainda é muito alto e ainda faltam estudos para sua recomendação rotineira.

Plasmaférese – o uso associado à prednisona ou ciclofosfamida em doses diárias não mostrou superioridade em relação às drogas isoladas. Também não houve melhora quando se associou à pulsoterapia de ciclofosfamida. Seu uso deve estar restrito aos casos graves de lúpus eritematoso sistêmico, com púrpura trombocitopênica trombótica ou nos casos de síndrome antifosfolípedes graves.

A seguir, um esquema proposto para o manejo da nefrite lúpica grave é descrito pos Austin e Balow[12]:

- Doença leve ou moderada:
  Prednisona (1mg/kg/dia) por até oito semanas
  – Se uma resposta completa ocorrer (urina tipo I normal, sem proteinúria, complemento normal e atividade lúpica mínima), manter prednisona em dias alternados e monitorizar recrudescências.
  – Se houver resposta incompleta ou nenhuma, iniciar pulsos mensais com a ciclofosfamida.
- Doença moderada a grave:
  Prednisona (1mg/kg/dia), mais pulso mensal de ciclofosfamida (0,75g/m^2) (0,5g/m^2 se o *clearance* de creatinina for menor que um terço do normal) por seis meses. Aumentar doses até o máximo de 1g/m^2 ou até que os leucócitos caiam a menos de 1.500/μl no 10º-14º dia.
- Doença grave:
  Prednisona (1mg/kg/dia), mais pulso mensal de ciclofosfamida.
  Pulso de metilprednisolona (1g/m^2 diário por três dias, repetindo mensalmente por 6-12 meses).
- Transição das drogas de indução para a manutenção (em seis meses):
  Em alguns pacientes, a ciclofosfamida pode ser interrompida em seis meses e substituída por prednisona em dias alternados, se houver remissão total.
  Caso contrário, manter pulsos de ciclofosfamida a cada três meses.
- Alternativas para indução e manutenção:
  Indução: prednisona (1mg/kg/dia), mais
  Pulso de metilprednisolona (1g/m^2 diário por três dias, repetindo mensalmente por 6-12 meses se houver melhora gradativa).
  Dose diária de ciclofosfamida, 2mg/kg/dia por 2-6 meses.
  Dose diária oral de clorambucil 3-6mg/m^2/dia por 2-6 meses (raramente).
  Pulso oral de ciclofosfamida (de 0,5g semanal a 1g/m^2 mensal).
  Manutenção: prednisona em dias alternados (0,25mg/kg), mais:
  Azatioprina 2mg/kg/dia.
  Micofenolato mofetil 500-3.000mg/dia.
- Duração da terapia:
  Ciclofosfamida: continuar a cada quatro meses por um ano após remissão total. Pacientes com proteinúria fixa e isolada ou elevação persistente do DNA nativo isolado, pode ser considerado em remissão. Se houver dúvidas, a biópsia renal pode ser útil.
  A dose em dias alternados de prednisona pode ser reduzida e até abolida se houver remissão total por mais de três anos.

MANIFESTAÇÕES HEMATOLÓGICAS DO LÚPUS

PLAQUETOPENIA

A plaquetopenia auto-imune ocorre em até 25% dos pacientes com lúpus eritematoso sistêmico, e a plaquetopenia grave, em aproximadamente 5% dos casos. Por outro lado, cerca de 30% dos pacientes com púrpura plaquetopênica idiopática apresentam anticorpos antinucleares. Nesses pacientes, principalmente com altos títulos de anticorpos, muitas vezes desenvolvem lúpus eritematoso sistêmico no decorrer do tempo e, portanto, o acompanhamento, mesmo na remissão completa, deve ser feito.

A presença de IgG associada à plaqueta é freqüentemente encontrada no lúpus eritematoso sistêmico. Isso não significa nem que o paciente desenvolva plaquetopenia, nem que essa imunoglobulina tenha papél fisiopatológico.

Os anticorpos antiplaquetas ligam-se a uma ou mais glicoproteínas da superfície (geralmente o complexo glicoproteína IIb-IIIa). Essas plaquetas são então fagocitadas pelos macrófagos esplênicos, do fígado, linfonodos e da medula, que carregam receptores da região Fc da imunoglobulina. A fagocitose é mais eficiente quando os anticorpos forem das classes IgG_1 ou IgG_2.

Há correlação entre plaquetopenia e anticorpos antifosfolípides fazendo parte, muitas vezes, da síndrome do antifosfolípide. Felizmente, a ocorrência de hemorragias fatais devido à plaquetopenia são raras no lúpus eritematoso sistêmico.

O tratamento é baseado nos estudos feitos com púrpura plaquetopênica auto-imune e com algumas séries de pacientes com lúpus eritematoso sistêmico. O corticóide é a droga de escolha. As doses iniciais ainda são alvo de debates. Acreditamos que em plaquetopenia grave (< 50.000) doses iniciais altas devam ser usadas (quer 1mg/kg de prednisona quer na forma de pulsoterapia) e não um aumento progressivo como querem alguns autores. Porém, isso decorre mais de experiência pessoal que de estudos bem controlados.

ANEMIA

Muitos pacientes com lúpus eritematoso sistêmico desenvolvem anemia no decorrer de sua doença. Esta pode ser decorrente de sangramentos do aparelho digestório (por uso de antiinflamatórios), por processo inflamatório crônico ou por hemólise pela presença de auto-anticorpos. Podemos ainda encontrar anemia devido a uma insuficiência renal crônica, que muitos pacientes desenvolvem. Além destas causas, outras mais raras foram descritas em pacientes com lúpus eritematoso sistêmico, como a aplasia pura de série vermelha.

A presença de anemia normocítica normocrômica ou microcítica, com ferro sérico diminuído, e capacidade de ligação do ferro diminuída, característica de uma doença crônica está presente em até 70% dos pacientes com lúpus eritematoso sistêmico.

A positividade do teste de Coombs varia de 10 a 30% dos pacientes e anemia hemolítica ocorre em cerca de 10%.

LEUCOPENIA

O lúpus eritematoso sistêmico pode apresentar leucopenia às custa de uma linfopenia devido à destruição por auto-anticorpos antilinfocítos. Porém, já foram descritos anticorpos antineutrófilo e anti-*stem cell*. Além disso, os pacientes podem apresentar mielotoxicidade pelo uso de imunossupressores, como a ciclofosfamida, o que muitas vezes torna o diagnóstico da atividade lúpica mais difícil.

A incidência de leucopenia é de 45 a 65% e a de linfopenia atinge 80%. Tanto linfócitos B quanto T estão reduzidos, enquanto que *null cells* estão aumentadas. A incidência de anticorpos linfocitotóxicos chega a um terço dos casos.

De fato, a contagem de leucócitos é muito útil para diferenciarmos se a presença de febre e de sintomas gerais é devida a uma infecção ou à atividade lúpica (aparecendo leucocitose ou leucopenia, respectivamente). Porém, uma grande complicação é que muitas vezes uma infecção desencadeia a atividade lúpica. Nesses casos, encontraremos leucocitose. Além disso, o uso de corticóides provoca leucocitose[3].

MANIFESTAÇÕES NEUROPSIQUIÁTRICAS DO LÚPUS

As manifestações neuropsiquiátricas do lúpus eritematoso sistêmico são alvo de muita discussão. A primeira grande dúvida é saber se aquela menifestação é devido ao lúpus eritematoso sistêmico ou concomitante a ele. Como exemplo, citamos a cefaléia e a depressão. Ambas as manifestações são altamente prevalentes na população geral, bem como em pacientes com doenças crônicas. Com isto, fica difícil até mesmo saber a real incidência das manifestações neuropsiquiátricas do lúpus eritematoso sistêmico.

Num consenso de especialistas de 1990, foram definidos quadros clínicos de sistema nervoso central decorrentes do lúpus eritematoso sistêmico, que são listados em ordem decrescente de importância[13, 14]:

1. Covulsões primariamente generalizadas.
2. Psicoses.
3. Mielite transvesa.
4. Disfunção cognitiva global (demência).
5. Convulsões focais (motoras ou sensitivas).
6. Convulsões parciais complexas.
7. Acidente vascular cerebral.
8. Disfunções cognitivas limitadas (objetivas).
9. Estado epeléptico.
10. Neuropatia óptica.
11. Meningite asséptica.
12. Alterações de movimento.
13. Disfunção cognitiva de atenção.
14. Alterações do eletroencefalograma.
15. Alterações do líquido cefalorraquidiano.
16. Transtornos esquizofreniformes.
17. Alterações de angiografia cerebral.
18. Alterações de tomografia cerebral.
19. Transtornos afetivos maiores.
20. Crises de ausência.
21. Ataque isquêmico transitório.
22. Cefaléia vascular.
23. Cefaléia intratável.
24. Esquizofrenia.
25. Hipertensão intracraniana benigna.
26. Disfunção cognitiva limitada (subjetiva).
27. Outros sintomas de síndromes psiquiátricas.
28. Ansiedade generalizada/ataque de pânico.
29. Cefaléia tensional.

Estas manifestações foram, agrupadas em 1999, para uma padronização de nomenclatura e divididas em[15]:

1. Meningite asséptica.
2. Doença cerebrovascular.
3. Síndrome desmielinizante.
4. Cefaléia (incluindo enxaqueca e hipertensão intracraniana benigna).
5. Alteração de movimento (coréia).
6. Mielopatia.
7. Convulsões.
8. Estado confusional agudo.
9. Transtornos ansiosos.
10. Disfunções cognitivas.
11. Transtornos do humor.
12. Psicoses.

A abordagem do paciente com manifestações neuropsiquiátricas deve sempre excluir causas não relacionadas com a agressão de sistema nervoso central pelo lúpus eritematoso sistêmico, como infecções, medicações, distúrbios metabólicos e ateroscleróticos. Uma vez definido que a causa dessas manifestações é uma atividade lúpica, tratamento agressivo deve ser imediatamente iniciado.

Não há marcadores dessa atividade. Muito se comentou sobre a antiproteína P como marcador. Isso não foi reproduzido por todos os autores, porém muitos afirmam que a atividade gerando quadros psiquiátricos possa ser detectada por esse marcador.

Vários são os esquemas terapêuticos propostos, porém achamos que a corticoidoterapia por via oral em altas doses (1mg/kg de predenisona) ou em pulsoterapia ou a ciclofosfamida em pulsoterapia devam ser usadas.

Uma outra questão levantada é a de que quadros psiquiátricos possam ser induzidos por corticóides em altas doses. Assim, em paciente com psicose lúpica tomando corticóide, haveria a dúvida de se baixar ou elevar a dose. Não há nada de conclusivo dessa relação na literatura. Portanto, achamos que o paciente deve ser tratado como portador de atividade lúpica e não como apresentando efeito colateral de drogas.

ACOMETIMENTO CARDIOVASCULAR NO LÚPUS

Muitos autores reconhecem que o acometineto cardiovascular do lúpus eritematoso sistêmico é uma das principais causas de óbito da doença. Alguns autores afirmaram, na década de 1970, que as mortes no início do diagnóstico da doença eram devidas principalmente à atividade do lúpus eritematoso sistêmico, enquanto as mortes tardias eram conseqüentes a problemas cardiovasculares, fazendo assim um padrão bimodal de mortalidade[16].

De fato, 6 a 15% dos pacientes apresentam doença coronária sintomática e até 8% podem ter um acidente vascular cerebral não-fatal. O risco de infarto agudo do miocárdio nas lúpicas de 35-44 anos é 50 vezes maior que em população controle. O lúpus eritematoso sistêmico está associado a um aumento de pelo menos cinco a nove vezes de doença arterial coronária. Usando-se técnicas mais sofisticadas, demonstrou-se que até 43% de pacientes assintomáticos tinham alterações de perfusão miocárdicas à cintilografia com mapeamento cardíaco com tecnécio-99 (MIBI) com dipiridamol (porém esses estudos não tiveram grupo controle). Em estudos com Doppler de carótidas, foram identificados 50 de 149 pacientes com placas. Estima-se que o risco de eventos coronários em 10 anos no lúpus eritematoso sistêmico seja cerca de 13 a 15%.

Se considerarmos que se trata de uma população de jovens, o lúpus eritematoso sistêmico pode, a exemplo do *diabetes mellitus*, ser considerado fator de risco para eventos vasculares.

A fisiopatologia dessas alterações não está bem estabelecida. A coronarite lúpica é muito rara. O maior encontro é de placas ateroscleróticas. As alterações da circulação cerebral são mais complexas e envolvem tromboses *in situ*, embolia de origem cardíaca, hemorragias, vasculites e microinfartos.

Devemos salientar que os pacientes com lúpus têm os fatores de risco tradicionais para aterosclerose, como dislipidemias (em especial aumento de triglicérides e queda de HDL-colesterol). Obesidade, hipertensão, sedentarismo, fumo, diabetes são variáveis comuns nestes pacientes. Quinze por cento apresenta homocisteína elevada. Muitos desses fatores de risco estão associados à atividade da doença (nefrite levando à hipertensão, síndrome nefrótica levando à hipertrigliceridemia) ou ao uso de corticóides (que eleva a pressão, a glicemia e a homocisteína). Acredita-se que para cada aumento de 10mg de prednisona temos um aumento de 7,5mg/dl nos níveis de colesterol. A inflamação lúpica crônica também exerce papel importante na lesão endotelial, bem como na hipercoagulabilidade (aumento da proteína C reativa, fator de necrose tumoral, fibrinogênio e inibidor 1 do ativador de plasminogênio). Além disso, anticorpos antifosfolípides reagem de maneira cruzada com LDL-colesterol oxidada, ascelerando a aterosclerose, devido à maior incorporação de LDL-colesterol pelo macrófago. Isso deve deixar o médico atento a estes riscos. Porém, não é preconizada investigação de rotina de doenças coronárias para pacientes assintomáticos.

Outro ponto controverso é o uso do AAS profilático. A exemplo dos diabéticos, pacientes com lúpus eritematoso sistêmico têm merecido grande atenção nesse aspecto. Autores recomendam o uso de AAS nas seguintes situações[17]:

- História prévia de infarto agudo do miocárdio, acidente vascular cerebral ou ataque isquêmico transitório.
- Presença de anticorpos antifosfolípides ou anticardiolipina (que não estejam anticoagulados).
- Hipertensos.

- Diabéticos.
- Hipercolesterolêmicos.
- Tabagistas.

Além da aterosclerose coronária, a atividade lúpica pode acometer endocárdio, miocárdio e pericárdio[18].

LESÃO VALVAR

O acometimento valvar no lúpus eritematoso sistêmico varia desde um espessamento dos folhetos, com ou sem disfunção, até a lesão valvar mais característica, que é a endocardite de Liebman-Sacks (endocardite verrucosa estéril, descrita em 1924). Portanto, é de se esperar que os estudos mostrem grande variação de sua incidência, de 18 a 74%. Essas lesões podem ser graves o suficiente para demandar troca valvar. São, também, predisponentes à endocardite infecciosa, porém a antibioticoterapia profilática não é consenso entre os estudiosos.

A patogênese da lesão valvar ainda é incerta, mas vários fatores contribuintes são conhecidos: vegetação verrucosa, degeneração fibrinóide das cúspides, valvulite, cicatriz fibrosa (piorada pelo uso de corticóide) e vasculite. A relação entre anticorpos antifosfolípides e lesão valvar é controversa: ela é vista com maior incidência nos pacientes com a síndrome do antifosfolípide e naqueles com lúpus eritematoso sistêmico e anticorpos antifosfolípides.

MIOCARDITE

A miocardite lúpica é relativamente incomum, atingindo cerca de 9% dos pacientes. Muitos desses pacientes, felizmente, não apresentam manifestações clínicas e tem o diagnóstico baseado em exames complementares. O ecocardiograma mostra hipocinesia difusa em 6% dos pacientes lúpicos[19].

Dentre as manifestações clínicas podemos ter: arritmias, distúrbios de condução, bloqueios cardíacos, miocardiopatia dilatada, insuficiência cardíaca. As manifestações da cardite lúpica raramente são as primeiras manifestações do lúpus eritematoso sistêmico, e podem acompanhar pericardite, endocardite ou miosite esquelética.

Dentre os achados patológicos cardíacos que possam explicar a fisiopatologia da manifestação estão os depósitos de imunocomplexo e de complemento nas paredes vasculares e nos tecidos perivasculares, rodeados de processo inflamatório.

Há aumento da incidência de certos auto-anticorpos, como anti-ribonucleoproteínas, antimiocárdico, anti-Ro, antifosfolípides, porém seu papel fisiopatológico ainda não está definido.

O diagnóstico após suspeita clínica (e muitas vezes apenas uma taquicardia inexplicável pode ser a única manifestação) é feito com o ecocardiograma. Os achados ao ecocardiograma são os mesmos de outras miocardiopatias, porém devemos estar atentos nesse exame para a concomitância de endocardite e pericardite.

A biópsia miocárdica, apesar de muito propagada há alguns anos, perdeu muito em sua especificidade e sensibilidade, devendo ser indicada com muito critério em situações de exceção.

A cintilografia miocárdica com gálio apresenta boa sensibilidade, porém pouca especificidade e, portanto, não auxilia no diagnóstico de miocardite lúpica.

Outros exames como SPECT (*single photon emission tomography*) apresentam grande sensibilidade (89%), porém ainda são de valor incerto na prática clínica.

O tratamento é feito com base mais em relatos de pequenas coleções de pacientes que em estudos randomizados. Baseia-se no uso de corticóide em altas doses, geralmente em pulsoterapia. Esta é mais indicada quanto mais grave estiver o paciente. Deve ser seguida de prednisona também em altas doses (1mg/kg/dia). Há relatos do uso de azatioprina e ciclofosfamida. Concomitantemente à imunossupressão, devemos tratar a insuficiência cardíaca com os mesmos recursos que temos para as de outras etiologias.

PERICARDITE

É a manifestação cardíaca mais freqüente do lúpus eritematoso sistêmico. Derrame pericárdico aparece em 40 a 60% dos ecocardiogramas. As pericardites sintomáticas ocorrem em 25% dos pacientes e o tamponamento cardíaco é raro. Em necrópsias, o acometimento pericárdico chega a dois terços dos casos.

Apesar de termos descrito quatro pacientes lúpicos com tamponamento cardíaco, a presença de grandes quantidades de líquido no pericárdio nos faz suspeitar de outras condições concomitantes, como uremia, infecções virais ou mesmo bacterianas.

PULMÃO E LÚPUS

O acometimento do trato respiratório é relativamente freqüente no paciente com lúpus eritematoso sistêmico. Alguns estudos indicam seu acometimento em até metade dos pacientes, durante sua evolução.

O acometimento pode ser: pneumonia infecciosa, pleurite com ou sem derrame, pneumonite lúpica aguda, hemorragia alveolar, hipoxemia aguda reversível, pneumonite crônica intersticial/fibrose, bronquiolite obliterante com pneumonia em organização, fraqueza muscular respiratória, hipertensão pulmonar, tromboembolismo pulmonar, doença pulmonar obstrutiva, disfunção respiratória alta.

A gravidade pode variar desde pleurite assintomática até hemorragia pulmonar fulminante. O acometimento respiratório no lúpus está associado à uma mortalidade duas vezes maior comparados a indivíduos sem a doença.

A pleura é freqüentemente acometida no lúpus eritematoso sistêmico. Estudos mostram que cerca de 7 a 9% dos lúpicos, em determinado momento, apresentam acometimento. Durante a evolução da doença, essa porcentagem aumenta muito. É mais comum em homens e negros. Pode ser uni ou bilateral. Geralmente, o derrame é leve ou moderado. Ocorre dor pleural, dispnéia, tosse e febre. Pode ser a primeira manifestação da doença. A análise do líquido pleural é particularmente útil na diferenciação com infecção pleural. Geralmente, é um exsudato sero-hemorrágico, com predomínio ou de polimorfonucleares ou de linfócitos. O fator antinúcleo está geralmente presente, porém até 10% dos líquidos pleurais de outras etiologias também apresentam positividade, porém em títulos menores. A resolução pode raramente ser espontânea, e corticóide em doses baixas são geralmente suficientes para seu controle.

O acometimento parenquimatoso pulmonar pode ser: pneumonite lúpica aguda, hemorragia alveolar, hipoxemia aguda reversível, pneumonite crônica intersticial/fibrose, bronquiolite obliterante com pneumonia em organização.

A pneumonite lúpica aguda ocorre de 1 a 4%. Manifesta-se com dispnéia, tosse, febre e algumas vezes hemoptise. À radiografia de tórax verifica-se hipoxemia e infiltrado pulmonar. A mortalidade é alta, chegando à 50%. Novamente, um quadro infeccioso deve ser excluído. Nem sempre as culturas são suficientes, e broncoscopia ou biópsia pulmonar a céu aberto são necessárias. Os achados histológicos são de dano alveolar difuso, com encontro de inflamação alveolar (alveolite) e necrose, hemorragia alveolar, edema, membrana hialina, pneumonite intersticial e trombose em capilares. Estes achados são inespecíficos, podendo ser encontrados na síndrome do desconforto respiratório agudo de várias etiologias. Depósitos de imunoglobulinas e complemento são variáveis. As alterações vasculares são incomuns. O tratamento não está padronizado, porém, devido à gravidade, altas doses de corticóide ou pulsoterapia de metilprednisolona devem ser inicialmente tentadas. Imunossupresão com ciclofosfamida, metotrexato ou azatioprina são outras alternativas.

A hemorragia alveolar ocorre em cerca de 2% dos pacientes com lúpus eritematoso sistêmico. Poucas são as séries de pacientes com essa manifestação, sendo menos que 100 pacientes descritos, com mortalidade de 25 a 90%. O acometimento é abrupto, com queda do estado geral, dispnéia e tosse. Algumas vezes, aparece febre. Curiosamente, a hemoptise não aparece em 42 a 66% das vezes. Ocorre hipoxemia, muitas vezes intensa, com necessidade de ventilação mecânica em mais da metade dos pacientes. A radiografia de pulmão mostra infiltrado bilateral difuso. Uma das características mais importantes no seu diagnóstico é a queda da hemoglobina sérica. A concomitância com a nefrite lúpica é alta e varia de 60 a 93%. Novamente, quadro infeccioso tem que merecer atenção e está presente em cerca de um terço dos pacientes. O lavado broncoalveolar, muitas vezes, é necessário para se excluir infecções, e o achado de macrófagos com pigmentos de hemossiderina é característico. Muitas vezes, biópsia pulmonar a céu aberto é necessária. Os achados histológicos são muito semelhantes às da pneumonite lúpica aguda, porém cada vez mais se encontram sinais de microangeítes e capilarites. Depósitos de IgG a outros anticorpos, assim como o de C3 no alvéolo, interstício e endotélio capilar podem ser encontrados. O tratamento também não está padronizado, porém, devido à gravidade, altas doses de corticóide ou pulsoterapia de metilprednisolona devem ser inicialmente tentadas. Na dúvida, antibioticoterapia de amplo espectro deve ser iniciada, antes mesmo da confirmação de culturas. Imunossupressão com ciclofosfamida e azatioprina são outras alternativas. A plasmaférese pode ser utilizada concomitantemente.

A doença pulmonar intersticial crônica é manifestação rara, ocorrendo em 4 de 120 pacientes necropsiados em um grande estudo. Achados tomográficos sem correlação clínica podem chegar até um terço dos casos. Ocorre infiltrado intersticial bilateral, concomitantemente pleurite, elevação do diafragma ou atelectasia. Há padrão restritivo na prova de função pulmonar. Os achados histológicos não diferem da fibrose encontrada na pneumonite intersticial ou fibrose pulmonar idiopática. Há dúvidas se em muitos pacientes não se trata de uma cronificação da pneumonite lúpica aguda. O tratamento é muito controverso. Acompanhamento com tomografia de tórax, lavado broncoalveolar ou mapeamento com gálio não costumam fornecer grandes informações nesses pacientes. A biópsia pulmonar pode indicar informações sobre celularidade e fibrose, dando idéia da resposta ao corticóide, que pode ser uma alternativa terapêutica.

A disfunção da musculatura respiratória é relativamente freqüente no lúpus eritematoso sistêmico, sendo responsável pela síndrome do pulmão que encolhe (*shrinking lung disease*), que se caracteriza por diminuição dos volumes pulmonares, elevação das cúpulas diafragmáticas e freqüentemente atelectasias em bases. A dispnéia associada a poucos achados radiológicos é a combinação mais sugestiva dessa síndrome. A fraqueza de outras musculaturas concomitantemente é bastante incomum. Aderências pleurais de outras etiologias são outros fatores para a síndrome do pulmão que encolhe. O tratamento com corticóide deve ser com cautela, uma vez que essa droga pode estar relacionada à miopatia. O mais prudente é o uso de teofilina em associação com beta-agonistas.

O acometimento de vias aéreas superiores no lúpus eritematoso sistêmico é raro. As vias aéreas inferiores apresentam seu acometimento mais bem caracterizado no lúpus. São as bronquiolites que podem ser obliterantes ou constritivas, e a bronquiolite obliterante com pneumonia em organização. Ambas, bastante raras, sendo que apenas a segunda é mais bem caracterizada. Manifesta-se pos dispnéia, tosse e febre, e a radiografia de tórax mostra infiltrado intersticial. Há hipoxemia e a prova de função pulmonar apresenta padrão restritivo. A biópsia pulmonar fornece o diagnóstico definitivo e muitos pacientes se beneficiam bastante com corticóides.

A hipertensão pulmonar encontrada em pacientes lúpicos pode ser secundária a tromboembolismo de pulmão crônico ou acometimento pulmonar. Há, porém a presença dessa entidade sem esses desencadeantes, e sua descrição na literatura varia de 5 a 14% em poucas séries de pacientes. Há associação com o fenômeno de Raynaud e presença de anticorpos antifosfolípides. Estes últimos podem, na realidade, mostrar a associação com tromboembolismo crônico. As manifestações clínicas são as de uma hipertensão pulmonar primária, com dispnéia ao exercício até *cor pulmonale*. O tratamento é igualmente desapontador. A anticoagulação deve ser considerada.

Em nossa experiência com necropsia de 113 pacientes, encontramos 7 que faleceram devido à atividade pulmonar (ou seja, 18% das mortes devido à atividade pulmonar da doença). Dos possíveis acometimentos pulmonares, o encontro histológico mais freqüente nos pulmões foi a hemorragia alveolar. Está presente em grande porcentagem dos pacientes que faleceram devido à atividade lúpica pulmonar, atividade lúpica extra-pulmonar e aqueles com infecções bacterianas e oportunistas. Este encontro não é um achado que nos permita, isoladamente, direcionar nosso raciocínio para uma etiologia específica (atividade da doença ou infecção). Acreditamos que o achado da hemorragia alveolar deva ser interpretado mais como uma gravidade do quadro do que indicativo de atividade lúpica pulmonar. Outro achado freqüente em nossos pacientes foi a vasculite pulmonar. Este achado é mais freqüente na atividade lúpica que na infecção, podendo ser um orientador no manejo do paciente lúpico. A pneumonite intersticial e a bronquiolite obliterante com pneumonia em organização foram raramente encontradas.

MORTALIDADE DO LÚPUS ERITEMATOSO SISTÊMICO

A mortalidade de pacientes com lúpus eritematoso sistêmico caiu entre 1954 e 1974 de 50% de sobrevida em quatro anos para mais de 90% em 10 anos. O advento de imunossupressores, técnicas dialíticas e transplante renal, antibioticoterapia e avanços em suporte ao paciente contribuíram em grande parte para isso. Por outro lado, a melhoria do laboratório para a detecção de novos pacientes com lúpus eritematoso sistêmico em suas formas precoces e em outros pacientes com formas leves completam o quadro de avanços. Contudo, desde a década de 1970 os índices de mortalidade permaneceram inalterados e ainda relativamente elevados, uma vez que são mulheres jovens em sua grande maioria.

Alguns trabalhos mostram a mudança no perfil dessa mortalidade. Em nosso meio, detectamos que o paciente com lúpus eritematoso sistêmico, em sua maioria, não morre mais da atividade da doença. As infecções decorrentes do tratamento agressivo e da própria imunodepressão causada pela doença despontam como as principais causas dessa mortalidade.

Conduzimos um trabalho em que vimos que a mortalidade de nossos pacientes com lúpus eritematoso sistêmico atinge 14% e as causas infecciosas somam 58% das mortes em pacientes lúpicos. A porcentagem de homens que morrem mantém-se a mesma que de uma população lúpica geral.

As dificuldades para o diagnóstico de infecções, em especial as oportunistas, e o fato de infecções graves poderem simular ou estar superajuntadas à atividade lúpica nos alertam para a procura exaustiva de infecções em pacientes lúpicos graves (Tabela 8.6).

Há trabalhos que dividem a mortalidade em precoce e tardia a partir do diagnóstico de lúpus eritematoso sistêmico. Na primeira, a atividade da doença prevalece, enquanto na segunda, fenômenos cardiovasculares são mais freqüentes.

Tabela 8.6 – Causas primárias de morte de pacientes lúpicos (casuística brasileira baseada em 113 necropsias).

Causa primária de morte	Número de pacientes
Atividade lúpica	**38**
Sistema nervoso central	11
Pulmonar	7
Cardíaco	6
Hematológico	6
Renal	4
Renal e cardíaco	2
Troboembolismo pulmonar	1
Gastrintestinal	1
Infecção	**65**
Agente infeccioso indeterminado	29
Bactéria	21
Oportunista	15
Tuberculose	3
Tuberculose e *Cryptococcus*	2
Tuberculose e *Strongyloides*	1
Tuberculose e *Aspergillus*	1
Aspergillus	3
Aspergyllus e *Candida*	1
Candida	2
Cryptococcus	1
Fungo indeterminado	1
Outras causas	**7**
Hemotórax pós-*intracath*	2
Choque hipovolêmico pós-biópsia	1
Choque hipovolêmico pós-cirúrgico	1
Intra-operatório	1
Ruptura de aneurisma de aorta	1
Doença de Chagas	1
Indeterminadas	**3**
Total	**113**

REFERÊNCIAS BIBLIOGRÁFICAS

1. Ruiz-Irastorza G, Khamashta MA, Castellino G, Hughes GRV. Systemic lupus erythematosus. Lancet 2001; 357:1027. ▪ 2. Tan EM, Cohen AS, Fries JF et al. The 1982 revised criteria for the classification of systemic lupus erythematosus. Arthritis Rheum 1982; 25:127. ▪ 3. Mok CC, Lau CS. Pathogenesis of systemic lupus erythematosus. J Clin Pathol 2003; 56:481. ▪ 4. Bombardier C, Gladman DD, Urowitz MB et al. Derivation of SLEDAI. A disease activity index for lupus patients. Arthritis Rheum 1992; 35:630. ▪ 5. Site do Laboratório Fleury na internet: Fleury.com.br – Luis Eduardo Coelho Andrade e Paulo Leser. ▪ 6. Ioannou Y, Isenberg DA. Current concepts for management of systemic lupus erythematosus in adults: atherapeutic challenge. Postgrad Med J 2002; 78:599. ▪ 7. Levine JS, Rauch DWBJ. The antiphospholipid syndrome. NEJM 2002; 346:752. ▪ 8. Mok CC, Wong RWS. Pregnancy in systemic lupus erythematosus. Postgrad Med J 2001; 77:157. ▪ 9. Antonovych TT. Pathology of Systemic Lupus Erythematosus – Armed forces of pathology american registry of pathology. Washington, 1995. ▪ 10. Zimmerman R, Radhakrishnan J, Valeri A, Appel G. Advances in the treatment of lupus nephritis. Annu Rev Med 2001; 52:63. ▪ 11. Lupus EJ. The treatment of lupus nephritis: revisiting Galen. Ann Intern Med 2001; 135:297. ▪ 12. Austin HA, Balow JE. Treatment of lupus nephritis. Semin Nephrol 2000; 20:265. ▪ 13. Jennekens FGI, Kater L. The central nervous system in systemic lupus erythematosus. Part 1. Clinical syndromes: a literature investigation. Rheumatology 2002; 41:605. ▪ 14. Jennekens FGI, Kater L. The central nervous system in systemic lupus erythematosus. Part 2. Pathogenetic mechanisms of clinical syndromes: a literature investigation. Rheumatology 2002; 41:619. ▪ 15. ACR Ad Hoc Committee on Neuropsychiatric Lupus Nomenclature. The American College of Rheumatology nomenclature and case definitions for neuropsychiatric lupus syndromes. Arthritis Rheum 1999; 42:599. ▪ 16. Schattner A, Liang MH. The cardiovascular burden of lupus, a complex challenge Arch Intern Med 2003; 163:1507. ▪ 17. Prevention of cardiovascular disease in systemic lupus erythematosus-proposed guidelines for risk factor management. Rheumatology 2004; 43:7. ▪ 18. Boumpas DT, Austin III HA, Fessler BJ et al. Systemic lupus erythematosus: emerging concepts. Part 1: Renal, neuropsychiatric, cardiovascular, pulmonary, and hematologic disease. Ann Intern Med 1995; 122:940. ▪ 19. Wijetunga M, Rockson, S. Myocarditis in systemic lupus erythematosus. Am J Med 2002; 113:419. ▪ 20. Murin S, Wiedemann H, Matthay RA. Pulmonary manifestations of systemic lupus erythematosus. Clin Chest Med 1998, 19:641. ▪ 21. Iriya SM, Capelozzi VL, Calich I et al. Causes of death of patients with systemic lupus erythematosus in Sao Paulo, Brazil: A 113 autopsy study. Arch Intern Med 2001; 161:1557.

61. OUTRAS DOENÇAS DO TECIDO CONJUNTIVO

Maria Lúcia Bueno Garcia

ESCLERODERMIA

A palavra esclerodermia tem origem na língua grega *sklerosis* e significa endurecimento, portanto, literalmente, "pele dura", e refere-se a uma síndrome que se relaciona com um grupo de doenças que envolvem três aspectos principais:

1. Crescimento anormal do tecido conjuntivo, principalmente pele, esôfago e alguns órgãos internos, com espessamento da matriz extracelular e fibrose posterior.
2. Estreitamento arteriolar com obliteração progressiva do lúmen.
3. Alteração específica do sistema imune dos linfócitos T e B, com resposta à custa de infiltrado mononuclear e auto-anticorpos.

O quadro final culmina em fibrose e isquemia dos tecidos afetados.

PREVALÊNCIA DA DOENÇA/SINTOMAS

A doença é mais prevalente em mulheres (4 a 8:1) acima de 40 a 50 anos. A forma localizada, denominada linear, predomina em adolescentes; a morféia dos 20 a 40 anos; a forma sistêmica dos 35 a 55 anos. As formas localizadas incidem predominantemente em descendentes europeus e a sistêmica atinge mais freqüentemente a raça negra, com quadros clínicos mais graves. Nos Estados Unidos estima-se prevalência de 286/1milhão de habitantes, e no mundo, de 1-4/1milhão. No Brasil, não há dados para estimar a prevalência, sabendo-se aumentar a incidência em locais com exposição à sílica, como no Ceará[1].

PATOGÊNESE

A fisiopatologia da esclerodermia sistêmica ainda não está totalmente esclarecida, não se definindo por que o fibroblasto estimulado apresenta produção intensa de matriz sem controle, diferentemente do que ocorre em processos de reparação em tecidos normais. As alterações patológicas abrangem espectro de variáveis estágios de desenvolvimento e progressão de três células principais e respectivos tecidos afetados: fibroblasto, células endoteliais e células do sistema imune.

As alterações funcionais dessas células resultam na tríade de alterações patológicas da esclerose sistêmica, caracterizada por:

- Fibrose tecidual progressiva e extensa com depósito exagerado de colágeno e outros componentes do tecido conjuntivo na matriz extracelular cutânea e visceral.
- Doença microvascular caracterizada por proliferação da íntima, depósito concêntrico de material de mucina e colágeno na região subendotelial e estreitamento e trombose do lúmen vascular de pequenas artérias e arteríolas, induzindo obliteração parcial ou total e isquemia do tecido afetado.
- Alterações imunológicas tanto humoral (linfócitos B) como celular (linfócitos T), que incluem a produção de vários auto-anticorpos (alguns deles altamente específicos de doença), o infiltrado crônico de células mononucleares em tecidos principalmente nas fases precoces da doença, predominando macrófagos e linhagens de células T, com produção desregulada de linfocinas e fatores de crescimento.

No momento, não estão definidas qual ou quais desses componentes têm maior importância na patogênese do processo ou qual é a exata inter-relação deles. Porém, um componente crucial na patogênese desse distúrbio é a ativação persistente e desregulada de transcrição de genes de vários componentes do colágeno e outras proteínas da matriz extra-celular nos fibroblastos, resultando em produção descontrolada de colágeno e seu depósito progressivo nos tecidos. Esse processo resulta em alterações fibróticas e vasculares com diminuição do componente inflamatório, em que ao estágio final é representado por fibrose e atrofia dos órgãos afetados[2].

Os achados histopatológicos da pele incluem espessamento grave da derme com acúmulo maciço de colágeno denso, causando atrofia da epiderme, aplainando a *rete peg,* e substituição das glândulas sudoríparas e sebáceas e dos folículos pilosos. Pode ser visto infiltrado inflamatório proeminente na interface dermoadiposa, especialmente nas lesões precoces. Os capilares da derme profunda mostram lesão endotelial com espessamento fibroso, mas sem evidência de vasculite. Nos pulmões, a arquitetura da membrana alveolocapilar e do parênquima do interstício são invadidos por fibrose e grande infiltrado de células mononucleares. São freqüentes os achados de alterações vasculares proeminentes com proliferação da íntima, causando estreitamento ou completa obliteração dos pequenos vasos. Essas alterações levam a aumento da pressão na artéria pulmonar, podendo induzir *cor pulmonale* crônico. As lesões renais expressam grave estreitamento e obliteração completa das arteríolas de médio calibre, acúmulo subintimal de perda de tecido conjuntivo e fibrose na íntima e região perivascular. O glomérulo aparenta isquemia sem sinas de glomerulite. Em casos de longa duração, pode-se instalar fibrose extensa intersticial, perivascular e periglomerular. Outros órgãos afetados como o esôfago e o miocárdio apresentam graus variados de fibrose, infiltrado mononuclear e obliteração com fibrose microvascular.

Possíveis agentes causadores: genético, ambiental, microquimerismo, hormonal e imunológico.

Genético – apesar de a ativação de alguns genes poder predispor um paciente à esclerose sistêmica (fator de risco aumentado) e ser fator prognóstico, a doença não apresenta evidências de transmissão vertical (pais para filhos). A incidência entre irmãos também não é significativa, atingindo apenas 4,2% em gêmeos idênticos e 5,9% em gêmeos dizigotos. Porém, os achados de auto-anticorpos específicos é significativamente maior nesses familiares. Esses fatos indicam que fatores de herança genética são importantes na produção de auto-anticorpos, mas não são suficientes para desenvolver a doença.

Os dados que sugerem contribuição do fator genético na expressão da doença são:

– Maior acometimento de amostragem familiar.
– Alta incidência de distúrbios auto-imunes e auto-anticorpos em familiares de portadores de esclerose sistêmica.
– Incidência aumentada em raça negra e em diferentes etnias e aumento de prevalência de certos alelos (HLA) e complexo de histocompatibilidade principal (MHC) entre diferentes grupos étnicos e entre pacientes com quadros clínicos diferentes da doença com padrão variado de auto-anticorpos.
– Aumento da expressão do gene Spl (fator regulador de transcrição de expressão de genes de produção de colágeno), proteínas Smad (regulador de transcrição de genes moduladores de produção de mediadores intracelulares) e genes do códon 10 reguladores da produção de TGF-β (polimorfismo genético).
– Polimorfismo do gene de transcrição de fibrilarina-1 associado à maior ocorrência de esclerodermia da tribo Choctaw nos Estados Unidos e em japoneses.

Ambiental – a fisiopatologia baseia-se no princípio da semelhança ou mimetismo molecular, em que epitopos apresentam similaridades estruturais com proteínas de agentes virais, bacterianos ou partículas de substâncias físicas ou químicas, que induziriam a produção de auto-anticorpos específicos contra auto-antígenos em pessoas geneticamente predispostas. Dentre eles podemos citar agentes infecciosos, físicos e químicos.

Agentes infecciosos – agentes imputados como prováveis deflagradores do processo são o herpes vírus e citomegalovírus humano. A associação de retrovírus e esclerodermia inclui a demonstração de seqüência homóloga entre algumas proteínas retrovirais e o antígeno topoisomerase I (Scl-70) da esclerose sistêmica.

Agentes ambientais – a esclerodermia tem sido implicada com exposição de mineradores à sílica (Ceará, Brasil), pó de metais como ouro, e carvão. Outro agente é o cloreto de vinil, o qual pode causar espessamento de pele e fenômeno de Raynaud com úlceras digitais. Outros materiais são implicados como solventes orgânicos, particulados atmosféricos, tintura de cabelo, derivados de combustível, fumo industrial, exposição à radioterapia e drogas (quimioterápicos como bleomicina e ciclosporinas, ergotaminas, clonidina, interferons, betabloqueadores inespecíficos, estrógenos, narcóticos, agentes simpatomiméticos e cocaína). A hipótese de que implantes de silicone induzem esclerodermia é controversa na literatura, embora alguns autores considerem não haver relação entre implantes de silicone e doença auto-imune definida ou indeterminada.

Microquimerismo – esclerodermia é mais comum em mulheres multíparas. Durante a gestação e parto, células fetais e maternas alogênicas atravessam a barreira placentária em transporte bidirecional e persistem na circulação e tecidos da mãe ou da criança, como resultado da compatibilidade HLA II (DRN I) entre a mãe e o feto. Esse neoantígeno poderia desencadear reação enxerto x hospedeiro em mulheres geneticamente predispostas, induzindo aumento de transcrição de genes que facilitariam a produção de TGF-β que induziria a proliferação de fibroblastos e células produtoras de colágeno, e de auto-anticorpos pelos linfócitos B[3].

A teoria é baseada nos seguintes fatos:

– células fetais são encontradas na circulação materna após décadas do parto, e DNA fetal (filhos do gênero masculino) foi encontrado em amostras de pele de pacientes acometidas;
– existe forte associação entre quantidade de tecido fetal em pele materna e incidência de esclerose sistêmica;
– alta semelhança clínica, histopatológica e sorológica entre a síndrome enxerto x hospedeiro e esclerose sis-

têmica, incluindo alteração esofágica, pulmonar, acometimento de pele, infiltrado linfocitário e fibrose dos tecidos afetados, e produção de auto-anticorpos.

Hormonal – a incidência da doença é quatro a oito vezes maior em mulheres que em homens, e com idade acima dos 40 anos, sugerindo haver correlação da patogênese com níveis de hormônios circulantes em pacientes geneticamente predispostas.

Desregulação do sistema imune – as alterações ocorrem tanto na imunidade humoral como na celular.

Humoral – alta freqüência de auto-anticorpos na esclerodermia e sua especificidade para diferentes apresentações clínicas demonstram o papel dos auto-anticorpos na fisiopatologia da enfermidade, mostrando sua utilidade no estabelecimento diagnóstico e prognóstico, além do padrão de envolvimento sistêmico, gravidade e progressão da doença[4], como:

– 90% apresentam fator antinúcleo positivo (homogêneo, ou pontilhado ou nucleolar);
– anti-Scl-70 (antitopoisomerase I) presente em 40% de esclerose sistêmica, predizendo acometimento pulmonar e pior prognóstico;
– anticentrômero positivo em 55 a 90% de pacientes com síndrome de CREST e apenas em 1% nos pacientes com esclerose sistêmica progressiva, predizendo o tipo de acometimento cutâneo;
– a concomitância de anti-Scl-70 e anti-centrômero é rara.

Outros auto-anticorpos, embora mais raros, podem estar presentes, como:

– anti-RNA polimerase I e III em pacientes com doença rapidamente progressiva e envolvimento grave de órgãos internos;
– anti PM-Scl-70 encontrados em pacientes com esclerodermia com maior risco de miopatia inflamatória.

Celular – o infiltrado que encontramos nos tecidos tem predominância de linfócito T CD4 e expressa marcadores de antígenos DR classe II MHC. A expansão dessas células faz-se de modo oligoclonal, o que sugere resposta dirigida a antígeno específico, apesar de este antígeno ainda não ter sido identificado. Essas células inflamatórias liberam citocinas e fatores de crescimento, caracterizadas principalmente pela produção de interleucina(IL)-4 pelos linfócitos Th2 *helper*, induzindo a expressão exacerbada de TGF-β. Essa cinina apresenta características específicas como:

– ativar e estimular com alta potência a produção de fator de crescimento de colágeno, fibronectina e proteoglicanos em fibroblastos, células endoteliais e de musculatura lisa vascular;
– aumentar a expressão de receptores de TGF-β em fibroblasto, fato que perpetuaria o processo;
– diminuir a produção de proteínas degradadoras de colágeno, como metaloproteinases, e estimulação da produção de inibidores de proteases (auto-anticorpos IgG anti-matriz metalloproteinases), como o inibidor tecidual de metaloproteinase 1, que é responsável pela quebra da matriz extracelular[5]. Aumentar a produção de fibrilarinas (expressão gênica por meio de polimorfismo), que é uma proteína da matriz extracelular com componente estrutural das microfibrilas do tecido conjuntivo;
– aumentar a expressão e a produção de fator de crescimento do tecido conjuntivo 2 (CCN2) pelos fibroblastos[6];
– lesão das células endoteliais aumentando a expressão de antígenos MHC classes I e II e ligantes de molécula 1 de aderência intercelular, com aderência e plaquetas e formação de trombos intravasculares;
– migração de fibroblastos para a parede vascular que aumentam a secreção de colágeno local e podem sofrer transformação para miofibroblastos com capacidade contrátil;
– diminuição da produção endotelial de fatores vasodilatadores como o óxido nítrico, prostaciclinas e proteína relacionada com o gene da calcitonina, com manutenção da produção de endotelina, um potente vasoconstritor e estimulador da produção de colágeno no lúmen vascular.

A ativação do endotélio também é observada pela expressão de E-seletina, TGF-β e endotelina-1. Os monócitos também são ativados, com aumento da produção de ânions superóxidos, IL-6, IL-1 e TGF-β. Todos esses fatos associados contribuem para a produção descontrolada de colágeno em pele e vasos, causando os sinais e os sintomas da doença.

TIPOS CLÍNICOS

O grupo de doenças que denominamos de esclerodermia divide-se em duas classes principais: esclerodermia localizada e sistêmica. A localizada limita-se à pele e a sistêmica pode abranger todo o corpo. Ambos os grupos subdividem-se em subgrupos (Quadro 8.27).

Quadro 8.27 – Subgrupos de esclerodermia.

Esclerodermia localizada	Esclerodermia sistêmica
Morféia	Esclerodermia limitada (CREST)
Esclerodermia linear	Esclerodermia difusa (estenose sistêmica pulmonar)
	Sine esclerodermia

ESCLERODERMIA LOCALIZADA

Refere-se às doenças localizadas na pele e nos tecidos correlatos e, em alguns casos, no tecido muscular subjacente. Órgãos internos não são afetados, e ela não pode generalizar-se, nunca assumindo forma sistêmica com afecção de órgãos internos. Por vezes, a atividade da doença cessa espontaneamente com o tempo, mas as alterações cutâneas e as lesões prévias deixam seqüelas sérias, por vezes limitantes.

Há duas formas de esclerodermia localizada: morféia e a esclerodermia linear.

Morféia – palavra originária também do grego (*morphea*) que significa "forma" ou "estrutura". O termo refere-se a áreas localizadas de esclerodermia. Os primeiros sinais da doença assumem o aspecto de placas ovaladas avermelhadas da pele com espessamento denso. O centro de cada área torna-se esbranquiçado com bordas violetas. Essas áreas apresentam diminuição da sudorese (*xeros* = seco) e com hipotricose (pouco crescimento capilar). As placas localizam-se geralmente no peito, epigástrio, dorso e por vezes em face, braços e pernas. A morféia pode ser localizada ou generalizada na pele. A morféia localizada limita-se de uma a várias placas, variando seu tamanho de 0,5 a 30cm de diâmetro. Essas alterações podem aparecer em áreas expostas à radioterapia. Algumas pessoas apresentam a forma de morféia e esclerodermia linear concomitante. A forma de apresentação clínica denominada morféia generalizada ocorre quando as placas na pele se tornam muito endurecidas, escuras e disseminadas em extensas áreas do corpo. Independente de sua apresentação clínica, a atividade da doença freqüentemente desaparece espontaneamente em alguns anos, mas deixando seqüelas com placas escurecidas e aderidas e por vezes acompanhadas de fraqueza muscular.

Esclerodermia linear – como sugerido pelo nome, a doença apresenta-se como uma única linha ou banda de espessamento de pele com ou sem escurecimento. Usualmente, localiza-se nos braços em direção às pernas, mas, em algumas pessoas, dirige-se para a testa. Nesses casos, são denominadas de lesão em "golpe de sabre" (ou golpe de espada de sabre, proveniente da língua francesa "*coup de sabre*") descrevendo a linha bem visível da frente ao pescoço[7,8].

ESCLERODERMIA SISTÊMICA OU ESCLEROSE SISTÊMICA

É o termo para a doença esclerosante que não atinge somente a pele, mas também os tecidos dos órgãos internos. A esclerose sistêmica é dividida em difusa e limitada (ou localizada). Freqüentemente apresenta alguns dos sintomas denominados como síndrome de **CREST**, definida pelo acrônimo de sintomas clínicos: Calcinose, Raynaud, Esôfago, Sclerodactilia e Telangiectasias.

Calcinose – é a formação de depósitos de cálcio no tecido conjuntivo que pode ser detectado pela radiografia e, por vezes, à palpação clínica. Localiza-se tipicamente em pontas de dedos, mãos, face e tronco e na pele sobre os cotovelos e joelhos. Quando os depósitos de cálcio fraturam através da pele, podem procovar úlceras dolorosas e indolentes.

Raynaud – fenômeno de Raynaud é a condição em que os capilares das mãos e/ou pés (predominância distal em dedos) apresentam hiper-responsividade a estímulos como o frio ou ansiedade. Apresentam três fases: branca (vasoespasmo com queda da irrigação distal), cianose (hipoperfusão com aumento da hemoglobina reduzida acima de 5g/dl nessa região) e vermelha (fase de reperfusão). Além disso, a região acometida apresenta-se fria e dormente. Quanto mais tempo durar a fase cianótica, mais grave será o fenômeno de Raynaud, podendo levar a necrose distal, úlceras e gangrenas de ponta de dedos e progredir para perda das falanges distais. O paciente refere geralmente como área arroxeada das pontas dos dedos das mãos e pés à exposição ao frio.

Esôfago – alteração esofágica secundária dismotilidade dos músculos esofágicos por espessamento e fibrose e diminuição das glândulas salivares e parotídeas.

Esclerodactilia – esclerodactilia (do grego *sklerosis* endurecimento, *dactilia* = dedos) é o termo aplicado ao espessamento e à aderência da pele dos dedos, resultante do depósito extenso de colágeno nas camadas da pele, com afinamento da ponta dos dedos, chamados dedos em ponta de lápis e perda das dobras na superfície da região extensora de articulações interfalângicas distais e proximais. A pele pode apresentar-se brilhante, escurecida, seca e glabra (com perda de pêlos) ou com hipotricose (diminuição de pêlos).

Telangiectasias – são dilatações dos vasos terminais na pele e/ou mucosas (tele = final, angio = vaso; ectasia = dilatação), visíveis, avermelhadas nas mãos, face e cavidade oral; são causadas pelo edema e dilatação dos capilares venosos. Apesar de não serem dolorosas, esses pontos avermelhados podem gerar problemas cosméticos.

ESCLERODERMIA LIMITADA

A esclerose limitada tipicamente se instala gradualmente e afeta a pele em certas áreas como dedos, mãos, face e parte distal de braços e pernas. Muitos pacientes apresentam o fenômeno de Raynaud por anos antes de iniciar o espessamento de pele. Outros iniciam com doença abrangendo grande parte do dorso, que melhora com o tempo, deixando apenas a face, mãos com graves aderências de pele e espessamento, seguindo-se a esse quadro o aparecimento de telangiectasias e calcinose. Devido à predominância de sinais de CREST em indivíduos com doença limitada, os termos esclerodermia limitada e síndrome de CREST são considerados atualmente sinônimos. A síndrome de CREST diferencia-se da esclerose sistêmica progressiva por apresentar acometimento predominantemente distal e na face, que apesar de mais intenso, raramente afeta o tronco, e apresenta menor risco de lesão renal. Apesar de maior risco de hipertensão pulmonar, apresenta melhor prognóstico que a esclerose sistêmica progressiva. Associa-se mais freqüentemente com cirrose biliar primária.

ESCLERODERMIA DIFUSA

Também denominada de esclerose sistêmica progressiva, geralmente é de aparecimento mais agudo, com espessamento da pele atingindo rapidamente grande parte do corpo, afetando mãos, face, parte superior dos braços e pernas, tronco e epigástrio com padrão simétrico. Internamente, pode acometer órgãos-chave como pulmão, intestino, rins e coração. Pacientes com doença difusa apresentam sintomas gerais como astenia, anorexia e perda ponderal, artrites ou artralgias. As alterações cutâneas podem apresentar edema difuso e brilhante, com aspecto de "mãos em almofadas" (*puffy hands*), acompanhadas de sensação de rigidez e prurido.

O dano da esclerose sistêmica tipicamente progride por anos. Após três a cinco anos, os pacientes podem atingir a fase de estabilidade, sem sinais de atividade, que pode durar anos. Durante essa fase, o espessamento de pele estaciona. O dano de órgãos internos pode progredir. Os sintomas articulares e gerais como astenia e anorexia podem apresentar melhora. Gradualmente, porém, a pele volta a alterar-se. Menos colágeno é feito e o corpo parece livrar-se do excesso de colágeno. Esse processo denomina-se de "amolecimento" (*softening*) e tende a ocorrer em ordem inversa ao espessamento: as últimas áreas espessadas são as primeiras a amaciar. A pele de alguns pacientes retorna aparentemente ao estado próximo da normalidade, enquanto em outros a pele permanece fina, frágil, sem sudorese e glabra. Os órgãos internos apresentam seqüelas, principalmente se apresentarem dano avançado (fase de fibrose irreversível).

Pacientes com esclerose difusa com lesão grave de coração, rins, pulmão e aparelho digestório apresentam pior qualidade de vida e prognóstico. Felizmente, apenas um terço dos pacientes apresentam esse tipo de acometimento, mantendo a importância de seu diagnóstico precoce e monitorização cuidadosa (Quadro 8.28).

SINE ESCLERODERMIA

Também denominada de esclerose sistêmica *sine* esclerose (*sine* = do latim "sem") é atribuído aos casos de fibrose de órgãos internos e vasos (pulmões, rins, miocárdio e aparelho digestório) sem acometimento de pele. Devido ao início da doença ser indolente com diagnóstico difícil e a presença de anticorpos específicos serem infreqüentes, a Associação Americana de Reumatologia definiu critérios diagnósticos para a esclerose sistêmica.

ACOMETIMENTO VISCERAL DA ESCLEROSE SISTÊMICA

Pulmonar – 10 a 15% dos pacientes com esclerose sistêmica desenvolvem doença pulmonar grave. É uma das lesões viscerais mais graves, devido à baixa resposta terapêutica, com evolução para falência respiratória progressiva grave e óbito. Os sintomas mais proeminentes são taquidispnéia e tosse seca secundária à fibrose pulmonar intersticial ou hipertensão pulmonar. Vários pacientes permanecem assintomáticos apesar de apresentarem alterações no parênquima pulmonar. Em alguns casos, a hipertensão pulmonar fulminante pode causar evolução rápida para êxito letal. A fibrose pulmonar está associada à presença do anticorpo sérico antitopoisomerase I (anti Scl-70). A hipertensão pulmonar está associada à vasculopatia grave com síndrome de CREST e presença de anticorpo anticentromérico (anti-ACA).

Cardíaco – acometimento de 15 a 20% dos pacientes com esclerose sistêmica. Os sintomas predominantes são dor torácica, arritmias, vários graus de bloqueio cardíaco, miocardiopatia com falência de ventrículo esquerdo ou biventricular secundários à fibrose pulmonar. *Cor pulmonale* pode desenvolver-se secundário a hipertensão de artéria pulmonar. Usualmente, o acometimento pericárdico é assintomático; entretanto, o achado de derrame pericárdico ao ecocardiograma e/ou à necrópsia atinge 50% dos pacientes.

Renal – a nefropatia é secundária à isquemia progressiva de arteríolas renais, em particular as médias e pequenas, podendo provocar aumento de renina sérica e vasoespasmo renal secundário. Até recentemente, a doença renal da esclerose sistêmica era a forma visceral que apresentava evolução mais rápida para o óbito (15% da estenose sistêmica pulmonar). É conhecida como crise renal da esclerodermia e tipicamente caracterizada por início abrupto de hipertensão maligna e insuficiência renal rapidamente progressiva, hiper-reninemia, anemia hemolítica microangiopática. Geralmen-

---

Quadro 8.28 – Critérios diagnósticos e classificação de esclerose sistêmica.

Esclerodermia definida: esclerodermia acometendo regiões próximas de articulações metacarpofalângicas e metatarsofalângicas ou dois de três critérios:
1. esclerodactilia (esclerodermia limitada aos dedos)
2. cicatrizes puntiformes digitais ou perda de partes distais
3. fibrose pulmonar bilateral

Esclerodermia difusa cutânea – placas de esclerodermia localizadas acima dos cotovelos ou joelhos e /ou tronco (abdome e peito)

Esclerodermia cutânea limitada – placas de eclerodermia em região distal aos cotovelos, joelhos e acima das clavículas.

Sídrome de CREST – **C**alcinose subcutânea, fenômeno de **R**aynaud, disfunção **E**sofágica, e **S**clerodactilia e **T**elangiectasia (três de cinco devem estar presentes)

Síndrome Overlaps – esclerodermia difusa ou limitada associada a sinais típicos de uma ou mais doença do tecido conjuntivo ou doença auto-imune

Doença mista do tecido conjuntivo – padrão de esclerodermia, lúpus eritemartoso sistêmico, polimiosite, artrite reumatóide e presença de anti-U1-snRNP.

Esclerose sistêmica *sine* esclerodermia – padrões sistêmicos sem acometimento de pele

Doença do tecido conjuntivo indiferenciada – padrão de esclerodermia, mas sem critério clínico ou laboratorial de doença definida

Esclerodermia localizada – placas fibróticas assimétricas de pele sem doença sistêmica

Morféia – limitada (placa única), generalizada (múltiplas placas)

Esclerodermia linear – bandas fibróticas longitudinais em pele ("golpe de sabre")

Esclerodermia nodular – nódulos semelhantes à quelóide de pele

te, é acompanhada de cefaléia grave, alterações visuais por retinopatia hipertensiva, tonturas e outros sinais de encefalopatia hipertensiva e/ou lesão de outros órgãos-alvo como infarto do miocárdio e edema pulmonar por insuficiência cardíaca congestiva. O tratamento precoce e agressivo, principalmente baseado em IECA, pode reverter esse processo, o qual, do contrário, é fatal[9].

Endocrinológico – é comum ocorrer disfunção tireoidiana com níveis hormonais baixos e de auto-anticorpos antitireóide elevado produzindo variados graus de hipotireoidismo secundário à fibrose da glândula.

A disfunção erétil é secundária à vasculopatia, pode ser precoce ou tardia na doença. Pode ocorrer ressecamento vaginal com dispareunia e prurido vulvar devido à diminuição de secreção das glândulas vaginais.

Síndrome *sicca* (ceratoconjuntivite *sicca* (xeroftalmia e xerostomia) – síndrome seca com diminuição da função de glândulas exócrinas em mucosas de face secundária a infiltrado mononuclear e espessamento do colágeno com fibrose das glândulas salivares e lacrimais.

Outros sistemas acometidos – mais raramente pode acometer bexiga urinária com sintomas de cistite (disúria, polaciúria), pneumoperitônio por pneumatoses cistóides intestinais, neuralgia do trigêmeo e roncos por acometimento das cordas vocais.

DIAGNÓSTICO

Os quadros de esclerodermia localizada são diagnosticados pelo exame clínico e ausência de alterações sistêmicas ou de exames de laboratório ou de imagem. O diagnóstico de esclerodermia difusa é feito pelos achados clínicos (história e exame clínico), biópsia de pele e/ou órgãos afetados e auto-anticorpos[10]. Na história lembramos que o acometimento geralmente é lento (meses), com poliartralgias e fenômeno de Raynaud incidindo em 90% dos casos, podendo preceder os outros sintomas em até anos. As mãos podem evoluir para edema com alterações parestésicas e aparecimento de úlceras digitais. Pode existir queixa de incapacidade de cumprir atividades diárias, referindo a paciente apresentar "mão tortas", geralmente em flexão quando em fase final. Sintomas gerais como febre, astenia e perda ponderal podem acompanhar os casos sistêmicos da doença. Síndrome *sicca* (xerostomia, xeroftalmia) estão presentes em 20 a 50% dos casos. As queixas digestórias são comuns e caracterizadas como boca seca e dificuldade de deglutição devido à microstomia e à xerostomia, com predomínio de queixas secundárias às alterações esofágicas como parada do alimento no terço médio do esterno. Os sintomas dispépticos por refluxo gastroesofágico também são freqüentes, com sensação de queimação retroesternal, empachamento pós-prandial, tosse seca, podendo ocorrer aspiração de decúbito à noite com quadros asmatiformes ou sufocamentos súbitos ou pneumonias de repetição. Podem ocorrer distensão abdominal, cólicas e diarréia se houver acometimento intestinal. Muita atenção deve ser dada para sintomas de órgãos internos como dispnéia, tosse seca, edema de membros inferiores, hipertensão arterial, que são preditivos de pior prognóstico. A esses sintomas somam-se queixas de distúrbio do humor, mais freqüentemente com polaridade de depressão. Sexualmente, o homem pode queixar-se de impotência e a mulher de dispareunia e prurido vaginal. As mulheres podem referir gestações normais, mas a presença de nefropatia predispõe a abortamentos e prematuridade pela hipertensão arterial e concomitantemente vasculopatia placentária.

EXAME CLÍNICO

Pele – acometimento com espessamento, aderência e rigidez, acompanhada de secura e lesões tróficas como diminuição de pêlos. Verificar principalmente os aspectos sugestivos de esclerodermia com o fenômeno de Raynaud, edema de mãos (*puffy hands*) com a pele brilhante, redução das pregas das superfícies extensoras das interfalângicas distais e do enrugamento facial, úlceras distais em dedos, calcinose, redução do fechamento das pálpebras e microstomia (Fig. 8.45). Na síndrome de **CREST** predominam as lesões de pele distais e simétricas (mãos e pés) e de face, sendo que na esclerose sistêmica acomete preferentemente parte proximal de braços e pernas, epigástrio e dorso. No entanto, a agressividade das lesões cutâneas costumam ser mais intensas no CREST, evoluindo para acroesclerose distal com esclerodactilia precoce, associado à ulceração e perda por necrose isquêmica e gangrena das falanges distais e retração com seqüela fixa em flexão dos dedos. Na face, pode ocorrer xeroftalmia (olhos secos, 20%), sendo freqüente a presença de telangiectasias (pele e mucosa oral e língua) e de microstomia que dificulta a alimentação e higiene bucal e dentária. A microstomia pode ser diagnosticada pela

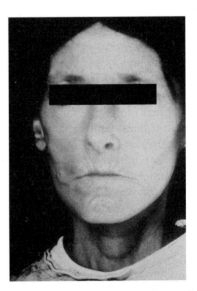

Figura 8.45 – Fácies esclerodérmicos com microstomia e diminuição das pregas faciais.

limitação da abertura da boca (diâmetro menor que a altura de três dedos da mão justapostos) por endurecimento e rigidez da pele e musculatura periorbicular, acompanhada de diminuição das pregas periorbiculares.

Pulmonar – variados graus de insuficiência respiratória, com estertores em velcro bilateralmente decorrentes da fibrose pulmonar e sinais de *cor pulmonale* (B2 hiperfonética fixa em foco pulmonar, estase jugular, hepatomegalia, edema de membros inferiores) secundários à hipertensão pulmonar.

Cardíaco – podem ocorrer arritmias (secundárias à fibrose miocárdica), miocardiopatia dilatada com variados graus de insuficiência cardíaca congestiva ou insuficiência cardíaca direita com sinais de restrição; *cor pulmonale* secundário à hipertensão pulmonar, pericardiopatias exsudativas (com derrame) ou fibrosantes ou mesmo quadros isquêmicos por acometimento de microcirculação.

Renal – apresenta variados graus de perda da função e podem evoluir para crise grave de hipertensão arterial de origem renal esclerodérmica, com sinais de hipertensão maligna rapidamente progressiva que podem levar ao óbito. No aparelho digestório, em especial no esôfago, predominam os sintomas em relação aos sinais clínicos. O intestino delgado pode cursar com fibrose e isquemia da mucosa e muscular, produzindo síndrome de má absorção e distúrbios da motilidade, causando quadros mistos de cólicas, diarréia e distensão abdominal. Em casos de penumoperitônio, secundário a pneumatosis abdominal, podemos constatar sinais propedêuticos de abdome agudo perfurativo com ausência de ruídos hidroaéreos, distensão abdominal e descompressão brusca positiva.

EXAMES DE LABORATÓRIO

Inespecíficos – pode haver anemia discreta por hemólise microangiopática (por traumatismo das hemácias nos pequenos vasos) ou doença crônica, provas de atividade inflamatórias elevadas como velocidade de hemossedimentação (em torno de 30 a 50) e proteína C reativa, acompanhados de hipergamaglobulinemia geralmente policlonal. As enzimas musculares podem elevar-se em grau pequeno até três vezes o valor normal. A uréia e a creatinina elevadas indicam lesão renal acompanhadas de alteração do sedimento urinário, como hematúria discreta e cilindrúria associada à proteinúria. Anemia, trombocitopenia e hipertensão associadas à alteração microscópica da urina são preditivas de lesão renal e risco aumentado de crises hipertensivas renais. Pode ocorrer diminuição da produção dos hormônios tireoidianos (T_3 e T_4) por fibrose da glândula tireóide.

Específicos – 90% das escleroses sistêmicas apresentam auto-anticorpos positivos, geralmente fator antinúcleo, padrão homogêneo ou pontilhado. Porém, esse dado não é específico. O padrão de fator antinúcleo mais sugestivo de estenose sistêmica pulmonar é o pontilhado com expressão de anti-Scl-70 positivo. Este auto-anticorpo está presente em 30 a 40% das estenoses sistêmicas pulmonares, e apenas em 1% das síndromes de CREST, sendo altamente sugestivo de acometimento sistêmico. Apresenta também valor prognóstico de gravidade por ditar alta probabilidade de lesão de órgãos internos. Seus títulos não apresentam correlação com a atividade da doença, podendo não diminuir com sua inatividade. Por outro lado, sua presença em portador de fenômeno de Raynaud sem sinais de doença esclerosante indica alta possibilidade de aparecimento de doença auto-imune, em especial estenose sistêmica pulmonar em futuro próximo. A presença isolada de Scl-70 sem sinais clínicos não implica presença de doença atual ou futura. Existem duas proteínas a que são dirigidos os anticorpos anti Scl-70: topoisomerase I que tem alta correlação com a incidência de doença pulmonar associada a pior prognóstico e topoisomerase III. A síndrome de CREST apresenta associação em 55 a 90% com o fator antinúcleo padrão nucleolar ou pontilhado, e anticorpo anticentrômero positivo, que também não apresenta relação com níveis séricos e atividade de doença. Outros auto-anticorpos podem ser encontrados na esclerose sistêmica, mas com menor importância clínica, como os citados a seguir:

Anti-RNA polimerases I, II e III: associada à doença esclerodermia difusa em pele (4 a 20%) e acometimento renal (com menor afecção de pulmão e de músculos).

Antifibrilarina (U3sdRNP): associada a 8 a 10% em pacientes negros com associação de doença muscular e cardiopulmonar. A esclerodermia limitada está associada em 10% dos casos com anti-Th RNP (endorribonuclease).

Anti-PM-Scl-70: está associado a esclerodermia com acometimento muscular.

Anti-B-23 – (fosfoproteína nucleolar ou nucleofosmina): está associada à hipertensão pulmonar e de sobreposição.

Anti-u1-RNP (ribonucleoproteína): descrito para o fator antinúcleo pontilhado com antígenos extraíveis do núcleo positivos sugere associação de doenças auto-imunes, sendo indicativo de doença mista do tecido conjuntivo e, portanto, é necessário verificar a presença de outras doenças auto-imunes como lúpus eritematoso sistêmico e dermatopoliomiosite.

Fator reumatóide: positivo em 40% das escleroses sistêmicas. Porém, sua presença indica síndrome de Sjögren ou artrite reumatóide associada.

EXAMES DE IMAGEM

Radiografia – de mãos pode demonstrar reabsorção das falanges distais, atrofia de partes moles, osteoporose difusa e necrose asséptica avascular dos ossos do carpo secundária à isquemia. A radiografia de tórax pode demonstrar os sinais de acometimento intersticial pulmonar e hipertensão de artéria pulmonar com aumento de câmaras cardíacas direitas e diminuição da vasculatura pulmonar (hipertransparência do parênquima). Porém, sua sensibilidade é baixa, sendo positiva em casos mais avançados de doença.

Tomografia computadorizada de tórax (alta resolução) – pode demonstrar as alterações citadas na radiografia de tórax, mas com maior sensibilidade, especificidade e precocidade. Estima-se que 75% dos pacientes com radiografia de tórax normal demonstrem alterações à tomografia.

Prova de função pulmonar – nos casos de fibrose pulmonar, apresenta graus variados de diminuição da capacidade difusional do monóxido de carbono e da complacência pulmonar. É o exame capaz de diagnosticar mais precocemente a doença intersticial pulmonar.

Cintilografia pulmonar com gálio – pode demonstrar sinais de alveolite. Apresenta alta sensibilidade, mas baixa especificidade, sendo indicada para o diagnóstico de atividade e tratamento.

Lavado broncoalveolar – pode demonstrar sinais de alveolite, com alta sensibilidade e baixa especificidade. É também indicado para o diagnóstico de atividade de doença e tratamento.

Ecodopplercardiograma – pode indicar alteração na contratilidade, áreas inativas, espessamento e diminuição da complacência miocárdica, com predomínio de câmaras direitas, e mensurar o grau de hipertensão da artéria pulmonar.

Eletrocardiograma de repouso e de esforço e Holter – pode detectar arritmias, predominantemente bloqueios, que estão presentes em 50% dos casos de acometimento cardíaco. Áreas de isquemia pós-esforço também podem ser verificadas.

Exames contrastados do aparelho digestório – esofagograma, radiografia contrastada de esôfago-estômago e duodeno, trânsito intestinal, enema opaco: podem demonstrar dismotilidade, refluxo gastroesofágico, aparecimento de divertículos de delgado (jejuno, íleo) ou cólon, sinais de edema e má absorção com trânsito acelerado e mucosa em mosaico. A eletromanometria esofágica, o tempo transitório de radioisótopo (deglutograma e esofagograma com radioisótopo) e a pHmetria complementam o diagnóstico de dismotilidade e refluxo gastroesofágico e são os exames que permitem maior precocidade diagnóstica. A endoscopia digestória alta evidencia alterações inflamatórias do refluxo gastroesofágico[11].

Capilaroscopia – dilatação e tortuosidade dos vasos do leito ungueal examinados à videocapilaroscopia do leito ungueal. Apresenta alta sensibilidade e especificidade em portadores do fenômeno de Raynaud, sendo que 20% dos pacientes que apresentam alterações sugestivas de estenose sistêmica pulmonar sem clínica desenvolverão a doença em dois anos. A videocapilaroscopia dinâmica do leito ungueal pode discernir entre Raynaud primário e secundário, doença precoce ou tardia, atividade, gravidade (agressividade), progressão e prognóstico (em casos de estenose sistêmica pulmonar) de doença e efeitos terapêuticos na vasculopatia. As alterações características são aumento de permeabilidade, diminuição do número de capilares pré-existentes com tortuosidade e gigantismo, neovascularização e hiper-reatividade vascular. O exame é dinâmico (com marcador fluoresceinado), seguro, não-invasivo e fácil de ser executado[12].

Ultra-sonografia de partes moles – evidencia espessamento que geralmente não é detectado ao exame clínico.

Ressonância magnética – é o exame mais sensível para se indicar espessamento e acometimento de partes moles e órgãos internos, porém é também mais caro, e só indicado quando outros exames não proporcionaram o diagnóstico ou o grau de invasão de doença.

Biópsia de pele e órgãos afetados – descrita anteriormente.

ALGORITMO DIAGNÓSTICO

Na figura 8.46 apresentamos o algoritmo diagnóstico para esclerodermia.

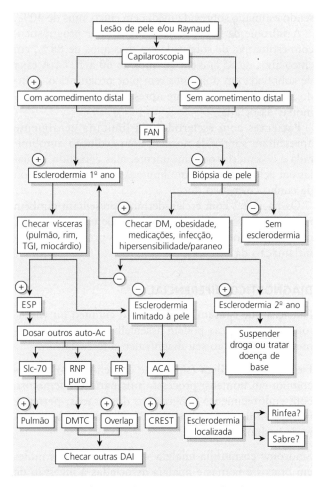

Figura 8.46 – Algoritmo diagnóstico para esclerodermia.
ESP = esclerose sistêmica progressiva; DAI = doença auto-imune; DMTC = doença mista do tecido conjuntivo; FAN = fator antinúcleo; FR = fator reumatóide; ScL-70 = antiesclero 70 ou antitopoisomerase I; ACA = anticentrômero; OVERLAP = associação de doenças auto-imunes; RNP (puro) = antirribonucleoproteína; CREST = síndrome de CREST (condrocalcinose, Raynaud, alteração esofágica, esclerodactilia e telangiectasia); TGI = trato gastrintestinal.

ESTADIAMENTO DA GRAVIDADE E PROGNÓSTICO

O acometimento de órgãos internos está relacionado com pior prognóstico, e quando seu diagnóstico for tardio, apresenta evolução para falência do órgão por fibrose irreversível. Sessenta por cento das mortes por esclerose sistêmica são secundárias à lesão do pulmão e/ou coração[13]. Porém, o prognóstico de pacientes com esclerose sistêmica difusa está melhorando. A estimativa de sobrevida em cinco anos passou de 40 para 60%, e a sobrevida em 10 anos, de 15 para 40%. A taxa de mortalidade caiu de 92 para 44% nas crises de hipertensão renal esclerodérmica após a introdução dos inibidores da enzima conversora da angiotensina. O prognóstico também se relaciona com maiores alterações dos exames, como queda de função renal, anemia, redução da capacidade de difusão pulmonar e diminuição das proteínas séricas (albumina).

Pacientes com aparecimento de doença em idade mais avançada, acometimento difuso de pele e rapidamente progressivo com sinais de fibrose grave em três anos, presença de espessamentos tendíneos e antitopoisomerase e lesão pulmonar apresentam pior prognóstico, sendo estimada sobrevida média em cinco anos de 40%.

A síndrome de CREST apresenta melhor prognóstico, com estimativa de sobrevida em dois anos de 88%, em cinco anos de 85% e em 10 anos de 60 a 70%. A taxa de sobrevida em dois anos tem pior prognóstico, caindo para 40% se o paciente apresentar hipertensão pulmonar associada.

Pacientes com esclerodermia limitada geralmente apresentam sobrevida normal, com evolução autolimitada e cessando espontaneamente, mas deixando seqüelas em pele, por vezes com limitação de movimentos ou de cunho cosmético (face).

Os pacientes com esclerodermia apresentam também risco 2,5 vezes maior de incidência de câncer de pele, mama e pulmonar (órgãos acometidos previamente pela inflamação da doença).

DIAGNÓSTICO DIFERENCIAL

Doenças que causam espessamento cutâneo ou vasculopatias periféricas podem assemelhar-se à esclerodermia e pertencer ao seu diagnóstico diferencial.

Fasciíte eosinofílica (síndrome de Schulman) – mais comum em homens; processo inflamatório edematoso com endurecimento progressivo dos braços, pernas e tronco. A histologia demonstra infiltrado predominante de eosinófilos.

Síndrome eosinofilia-mialgia – edema de partes moles em braços e pernas e mialgia associadas à ingestão de triptofano.

Escleromixedema (mucinose papular) – pele semelhante à esclerodermia, mas atinge indivíduos de 30 a 70 anos que apresentam paraproteína sérica, geralmente classe IgG, com cadeia leve tipo λ.

Escleredema: acomete predominantemente região superior do tronco e ombros. É condição transitória, seguindo-se de infecções ou diabéticos do tipo I.

Doença enxerto *versus* hospedeiro – quadro clínico de pele semelhante, mas com história prévia de enxerto ou drogas desencadeantes de reação enxerto *versus* hospedeiro.

Porfiria cutânea *tarda* – doença secundária ao pigmento do metabolismo da hemoglobina, as porfirinas, que produzem quadro semelhante de edema e úlceras distais.

Síndrome de carcinóide – tumor autônomo produtor de histamina, causa *flush* cutâneo e edema periférico. Os quadros são autolimitados em crises, acompanhados de hipotensão e taquicardia.

Hanseníase – doença infecciosa causada pelo *Mycobacterium leprae*, que leva ao espessamento de pele devido à inflamação induzida pelo infiltrado bacilar. O fenômeno de Raynaud não ocorre e a histologia demonstra granuloma, podendo conter BAAR (bacilo álcool-ácido resistente).

Dermatopatia traumática/lesão de esforço repetitivo (LER) – espessamento de pele localizado secundário a traumatismos agudos, exposição a grandes diferenças de temperatura ou lesão de esforço repetitivo ou traumatismo agudo intenso. Existe na história o traumatismo e não ocorre lesão de microcapilares como na esclerodermia.

Hiper/hipotireoidismo – as tireoidopatias apresentam infiltrado mixedematoso (mucopolissacáride) de pele e por vezes órgãos internos (hipotireoidismo) semelhante ao infiltrado de colágeno da esclerodermia. Porém, os outros sintomas de disfunção tireoidiana não estão presentes na esclerodermia, a não ser que esteja associada ao hipotireoidismo.

Síndrome de Eaton-Lambert/esclerose lateral amiotrófica/esclerose múltipla – apesar de essas síndromes neurológicas poderem apresentar edema distal, os sinais e os sintomas característicos como parestesias, paresias, acometimento de esfíncteres, fasciculação e outros não estão presentes na esclerodermia, pois nela não é freqüente o acometimento do sistema neurológico.

Crioglobulinemia – doença desencadeada por auto-anticorpos que precipitam ao frio (crioglobulinas), apresentam fenômeno de Raynaud e livedo reticular com edema semelhante à parte esclerodermia, porém sem o espessamento progressivo grave do tecido celular subcutâneo.

Atrofia de Sudeck – distrofia simpatomimética reflexa (disautonômica) ou síndrome ombro-mão: disfunção autonômica geralmente pós-traumática dos vasos de membros, em especial dos superiores, assimétrica, associada ao membro de maior preponderância (LER? Pós-traumatismo?) causando espessamento, pele fina, parestesias, atrofia e osteoporose localizada. Diferencia-se da esclerodermia por ser assimétrica e localizada, sem auto-anticorpos séricos ou espessamento de colágeno à biópsia.

Síndrome de POEMS – ou mieloma osteosclerótico, pode apresentar espessamento de pele. Porém, a síndrome é caracterizada por Polineuropatia, Organomegalia, Endocrinopatia, presença de proteína M sérica (paraproteína) e alterações de pele (do inglês Skin), perfazendo seu acrônimo POEMS.

Micose fungóide – tumor de células linfóide T que infiltram a pele progressivamente. O diagnóstico diferencial caracteriza-se pela ausência de Raynaud e à biópsia apresenta infiltração monoclonal do tumor.

Tromboangeíte obliterante – isquemia distal com necrose e gangrena progressiva, associada ao uso do tabaco. Não está associada a espessamento de pele.

Vasculopatia diabética – isquemia distal com acometimento de microcirculação e neuropatia associada. Apesar de poder apresentar escleredema com espessamento de pele e reação esclerótica subjacente com sinais de atrofia, não possui associação com o fenômeno de Raynaud nem produção de auto-anticorpos específicos de esclerodermia.

Amiloidose – aspecto clínico semelhante por apresentar infiltração progressiva de pele e vísceras, mas por tecido amilóide. Pode ser secundária a doenças auto-imunes, tumores ou infecções crônicas.

TRATAMENTO

Não-medicamentoso

- Baseia-se predominantemente em medidas de suporte, evitar exposição ao frio e parar de fumar.
- Avaliação médica freqüente para verificar órgãos-alvo (pulmão, rim, coração e aparelho digestório), tanto com exame clínico como laboratorial (monitorização para a detecção precoce).
- Aconselhamento e orientação do paciente e seus familiares e cuidadores, fornecendo fontes de aprendizado sobre a doença e orientação para ajudar o paciente sem superproteção ou abandono.
- Encaminhamento para grupos de apoio de esclerodermia para palestras e intercâmbio de informações sobre problemas e soluções para atividades diárias e obtenção da maior independência possível para cada caso (adaptação do domicílio como trincos de portas especiais, louças de banheiro com manoplas de suporte, piso antiderrapante, botões de eletrodomésticos adaptados para as condições das mãos, botões de roupa trocados, velcros etc.).
- Apoio psicológico se apresentar polaridade para transtorno do humor.
- Manter atividade física, se possível natação em piscina aquecida que mantém força muscular com flexibilidade, mobilidade articular e aumento da circulação periférica.
- Fisioterapia contínua para musculatura de face, membros, mãos e pés, com exercícios ativos e passivos e de relaxamento, com e sem calor, que melhoram a circulação das áreas afetadas, impedindo a contração dos tecidos de pele e articulares afetados pela fibrose e aderência.
- Terapia ocupacional: para adaptação de atividades como abotoar jaquetas, escovar os dentes, passar fio dental, vestir-se, pentear-se, usar talheres etc.
- Cosméticos faciais e cirurgias plásticas restauradoras em áreas sem atividade de doença.
- Implante peniano se presente impotência sexual.
- Medidas disciplinares para refluxo gastroesofágico: refeições fracionadas, em pequena quantidade, pastosas ou líquidas até 2 a 3 horas antes do decúbito. Evitar alimentos condimentados, apimentados, café e álcool, pois aumentam a agressão gástrica.
- Elevação da cabeceira da cama.
- Oxigênio suplementar domiciliar em pacientes com $PaO_2 < 60mmHg$ após o exercício.
- Cirurgiões dentistas e ortodentistas: orientação de higiene e cuidados com os dentes e cavidade oral.
- Medidas para aumentar a umidade da cavidade oral: aumentar a ingestão de água, chupar gelo, balas e chicletes sem açúcar, evitar ingestão alcoólica (desidrata a mucosa).
- Vacinar-se regularmente para pneumonia.
- Laserterapia para telangiectasias de face.
- Cirurgia cosmética para morféia e esclerodermia linear (áreas seqüelares, sem atividade de doença).

Medicamentoso

Não existe até o momento droga validada na literatura que comprovadamente cesse a evolução progressiva da doença. Assim sendo, a terapêutica enfoca principalmente o tratamento dos sintomas da doença e suporte clínico e não a sua causa. Porém, algumas medicações são utilizadas para diminuir a progressão da moléstia, sendo denominadas de drogas moduladoras.

Drogas moduladoras – penicilamina, ciclofosfamida, metotrexato, azatioprina.

Penicilamina (por via oral, 250 a 500mg/dia) – é a única droga que demonstrou apresentar diminuição do espessamento e talvez melhora da sobrevida em cinco anos em trabalho retrospectivo na esclerose sistêmica progressiva.

Ciclofosfamida – em pulsoterapia por via intravenosa demonstrou resposta em portadores de alveolite pulmonar, antes da instalação da fibrose intersticial terminal. Alguns trabalhos apresentaram resultados parciais também com a ciclofosfamida por via oral[14].

Azatioprina (por via oral, 50 a 200mg/dia) – mostrou-se a segunda opção para visceropatias, mas com efeitos não significativos a longo prazo e com feitos colaterais.

Metotrexato – está entre as drogas de segunda opção para o espessamento de pele na esclerose sistêmica, na dose de 7,5 a 20mg/dia por via oral. Porém, seus efeitos não se mostraram significativos a longo prazo, podendo ser agente de indução de fibrose pulmonar.

Corticoterapia – pode ser aconselhada apenas para casos agudos de edema de pele, início de doença pulmonar e artrites não-responsivas a antiinflamatórios não-hormonais, ou para pacientes que apresentem miosite. Mesmo nesses casos, é necessária atenção especial para os efeitos colaterais, como necrose asséptica óssea, em especial de cabeça de fêmur.

TRATAMENTO DOS SINTOMAS E SINAIS

Analgésicos comuns e relaxantes musculares – dipirona, acetaminofen, carisoprodol auxiliam no tratamento da dor e atividades fisioterápicas, porém com pouca resposta clínica a longo prazo.

Antiinflamatórios não-hormonais – podem ser utilizados nos casos de artrites, artralgias e tenossinovites e *puffy hands*. Devido à doença ser progressiva e crônica, seu uso deve ser acompanhado de protetores gástricos e monitorização cuidadosa de lesão renal.

Analgésicos potentes e sedativos – derivados de morfina, diazepínicos, neurolépticos. Apesar de poderem apresentar resposta clínica parcial sintomática, levam o paciente à imobilidade e à piora do humor, o que pode agravar a evolução da doença. Além disso, podem ser indutores de esclerodermia. Portanto, só devem ser utilizados em casos terminais ou especiais (para algum procedimento). Os antidepressivos, em especial os tricíclicos, como drogas para tratamento de dores crônicas, podem apresentar resposta clínica analgésica e relaxante muscular associada à estabilização do humor.

Pele fina e seca – emolientes, hidratantes e protetores solares. Evitar contato com água muito fria (vasoconstrição) ou muito quente (lesão e ressecamento da pele) e exposição com substâncias de limpeza, como soda cáustica e sabões fortes, se necessário usar luvas de borracha. Em úlceras distais, podem ser usadas pomadas de nitroglicerina ou cremes de antibióticos. Outra medida é a utilização de pele artificial criada por bioengenharia para proteção de úlceras distais graves.

Fenômeno de Raynaud – aquecimento, evitar contato com superfícies ou ambientes frios, vasodilatadores: bloqueadores de canais de cálcio (nifedipina de ação prolongada, 30-60mg/dia/por via oral), pentoxifilina, prostaglandinas por via intravenosa (iloprostano ou epoprostano), antiadesivos plaquetários (AAS, pentoxifilina).

Aparelho digestório – esôfago: medidas disciplinares para boca seca, disfagia e refluxo gastroesofágico. Se necessário, saliva artificial durante o dia (xerostomia). Passagem de sonda nasoenteral ou gastrostomia em pacientes com dismotilidade e dificuldade grave de deglutição. Antiácidos e/ou bloqueadores de secreção gástrica (bloqueadores H+ como omeprasol, lanzoprasol ou pantoprasol, ou bloqueadores H_2 como ranitidina) e/ou sucralfato para combater refluxo gastroesofágico. Pró-cinéticos (bromoprida) não apresentaram diferenças significativas em relação ao refluxo, porém trabalhos demonstram melhora clínica com metoclopramida pré-prandial. A cisaprida se utilizada deve ser monitorada devido ao aumento do bloqueio intracardíaco e risco de arritmias súbitas. **Intestino**: antiespasmódicos para cólicas e dieta obstipante, se possível hipercalórica para a síndrome de má absorção com reposição oral ou parenteral de nutrientes (vitamina B_{12}, ácido fólico e $FeSO_4$). Octreotida (análogo de somatostatina) e antibióticos em casos de diarréia pseudo-obstrutiva ou hiperproliferação bacteriana, como tetraciclina 500mg 6/6h.

Trato respiratório – ciclofosfamida por via intravenosa, azatioprina por via oral. Vasodilatadores bloqueadores de canais de cálcio (verapamil) ou IECA por via oral. Outros vasodilatadores podem ser tentados, apesar de não apresentarem diferenças estatísticas a longo prazo como hidralazina, isoproterenol, prazozina. Nos casos não-responsivos, resta apenas a indicação de transplante pulmonar, mas com altos riscos.

Trato urinário – monitorização da pressão arterial e sedimento urinário, inibidores da enzima conversora de angiotensina precoce (captopril 37,5 a 75mg/dia por via oral em 3 vezes) no início dos sintomas e sinais e controle intenso da hipertensão arterial sistêmica se instalada (enfoque em detecção precoce e tratamento das crises hipertensivas renais). Outros vasodilatadores podem ser utilizados na tentativa de reverter a hipertensão maligna instalada nas crises hipertensivas renais da esclerodermia, mas sem diferença comprovada como hidralazina, clonidina, prazozina, minoxidil, propranolol e nitroprussiato de sódio. A diálise é a terapêutica indicada na falência renal irreversível. Alguns casos de sucesso com transplantes renais nos casos não-responsivos foram citados na literatura. Em pacientes com doença renal suave, deve ser tomado muito cuidado para serem evitados estados de hipofluxo renal como hipovolemia, uso indiscriminado de diuréticos e vasodilatadores e drogas vasoconstritoras, sob o risco de desencadear insuficiência renal grave.

Coração – inibidores da enzima conversora de angiotensina, tratamento das arritmias (bloqueios com marca-passo).

Trato genital – implantes penianos, cremes vaginais.

Aparelho locomotor – atividades físicas diárias

TERAPÊUTICA PARA SER VALIDADA

Agentes imunossupressores – ciclosporina A, minociclina, indução de tolerância oral.

Agentes vasoativos – prostaciclinas (iloprostano ou epoprostenol) e Bosentan (bloqueador de receptor de endotelina para hipertensão pulmonar), bloqueadores de cálcio de atividade prolongada (nifedipina de ação prolongada)[15,16].

Antifibróticos – anticorpos monoclonais anti-TGF-β; antifibrilarina-1; halofugiona (droga inibidora de colágeno tipo I); luz ultravioleta tópica[17].

Biologia molecular – bloqueio do gene de fibrilarina-1 e TGF-β.

Imunomoduladores – estabilizadores de linfócitos T e B, anticininas de células mononucleares, estabilizadores de endotélio vascular, antimoléculas de adesão (ICAM, V-CAM).

Relaxantes teciduais – relaxina, hormônio liberado na gravidez para relaxamento uterino, na tentativa de relaxar tecidos conjuntivos e bloquear o processo de fibrose.

Transfusão de *stem cell* e interferon-gama e bloqueadores de linfócitos Th1 – ainda estão apenas em trabalhos experimentais, principalmente em casos de fibrose pulmonar[18].

Propostas futuras – monitorização mais adequada da doença utilizando-se marcadores clínicos e biológicos mais sensíveis e específicos de atividade e maior segurança de utilização de drogas.

DERMATOPOLIMIOSITE

Dermatomiosite significa inflamação (*ite*) dos músculos e da pele. Polimiosite é quadro de miopatia inflamatória primária sem sinais de acometimento cutâneo. Várias doenças podem produzir inflamação da musculatura por invasão inflamatória direta ou reação à distância. Neste capítulo, versaremos sobre as inflamações musculares diretas relacionadas a distúrbios da auto-imunidade. Boham e Peter[20], 1975, propuseram classificação das miosites inflamatórias idiopáticas em seis grupos: polimiosite, dermatopolimiosite, dermatopolimiosite juvenil, polimiosite associada a neoplasias, polimiosite associada a vasculites e polimiosite associada a outras doenças do colágeno. Dalakas, 1992, propôs a adição de uma terceira entidade a esse grupo, denominada miosite por corpúsculo de inclusão e reposição do termo "doença vascular do colágeno" por "doença reumática auto-imune"[21]. Neste capítulo, enfocaremos as doenças reumáticas auto-imunes com miosite primária e presença de auto-anticorpos, subdividindo-a em quatro principais afecções: polimiosite, dermatopolimiosite, doença mista do tecido conjuntivo e dermatomiosite *sine* miosite.

Clinicamente, caracterizam-se por apresentar agressão progressiva direta preferencial da musculatura esquelética proximal, com dor e fraqueza em cinturas escapular e pélvica, elevação sérica de enzimas musculares (creatinofosfoquinase CPK, transaminase glutâmico-oxalacética TGO, transaminase glutâmico-pirúvica TGP, aldolase e desidrogenase láctica DHL), presença de auto-anticorpos séricos e evolução para posterior atrofia muscular se não houver resposta clínica. Nos quadros de dermatomiosite também ocorrem erupções cutâneas hiperemiadas e edematosas fotossensíveis. Na polimiosite o acometimento de pele está ausente. A polimiosite é a miosite primária mais comum no adulto. Os quadros de dermatomiosite *sine* (sem) miosite referem-se às lesões de pele de dermatomiosite, sem miosite por pelo menos seis meses ou mais de doença instalada.

A entidade denominada de miosite por corpúsculo de inclusão, que está agrupada nas miosites inflamatórias idiopáticas ou síndrome das miosites segundo Dalakas, apresenta quadro clínico, laboratorial e achados patológicos semelhantes, porém com acometimento distal freqüente, corpúsculo de inclusão intracitoplasmático de composição amilóide (o que sugere etiologia degenerativa) à microscopia ultra-estrutural e não resposta terapêutica, além da ausência de marcadores de auto-anticorpos séricos. Assim, neste capítulo daremos ênfase às miopatias com presença de auto-anticorpos, considerando a miosite por corpúsculo de inclusão como diagnóstico diferencial.

PREVALÊNCIA

A prevalência de cada entidade é diferente. A polimiosite incide preferencialmente em mulheres (3:1) na faixa etária dos 30 a 50 anos. A dermatomiosite apresenta dois picos de incidência: em crianças dos 2 aos 12 anos sem preferência de gênero com predomínio do acometimento de pele e edema também denominada de dermatomiosite juvenil, e tardia, acometendo igualmente homens e mulheres, em torno do 45 a 65 anos, na qual apresenta maior risco de ser paraneoplásica (20% dos casos, razão de chances = 3,1, IC 95% = 2,6 a 3,5), especialmente para câncer de ovário, pulmonar, pâncreas, estômago e cólon-retal. O risco de ser paraneoplásica é maior no primeiro ano de diagnóstico da dermato ou polimiosite, e normaliza (torna-se igual à população geral para a mesma idade e gênero) após cinco anos do diagnóstico. O risco de polimiosite desenvolver câncer é menor que dermatomiosite, atingindo razão de chances = 1,3, e estão incluídos entre os tipos de neoplasia linfoma de Hodgkin, câncer de pulmão e de bexiga[22]. Em revisão retrospectiva de 30 anos de seguimento, Wakata et al. concluíram que, no momento do diagnóstico, a maioria das neoplasias está em estágio avançado, não permitindo cura[23].

A doença mista do tecido conjuntivo afeta mais mulheres (5:1), na faixa dos 35 a 55 anos e tem características de pelo menos duas de três doenças: polimiosite, lúpus eritematoso sistêmico e esclerodermia.

A miosite por corpúsculo de inclusão não apresenta preferência de gênero e incide na faixa etária dos 20 aos 50 anos. Estima-se que a incidência mundial de miosites imunes ocorre em torno de 50 a 90/milhão de pessoas, com incidência anual de 5 a 10/milhão, apresentando aumento na última década. Acredita-se que essa incidência ainda está subestimada nos casos mais suaves e, por haver critérios diagnósticos diferentes, por vezes os casos não são diagnosticados corretamente. Parece ter incidência aumentada em negros e hispânicos, com evolução mais grave.

PATOGÊNESE

De acordo com cada entidade, a fisiopatologia é diversa.

A dermatomiosite apresenta patogênese baseada em alterações progressivas primárias vasculares, com características inflamatórias mediadas por mecanismo humoral e responsável por isquemia muscular, com vasculites de pequenos vasos da derme, com predomínio de linfócitos. Estas alterações estão vinculadas à liberação de auto-anticorpos (ou seriam epifenômeno?) por mecanismo humoral predominante via linfócitos B com depósito de IgG e complemento, estimulados por linfócitos T CD4 *helper* e suas cininas inflamatórias.

A polimiosite apresenta dano primário em célula muscular, como infiltrado inflamatório linfomonoplasmocitário em torno do endomísio, afetando diretamente o miócito, induzindo alterações que culminan com a apoptose. Essas alterações são produzidas por alteração dos linfócitos B (formação de auto-anticorpos anti-PM-1 ou anti-Jo-1, anti-SRP) e T CD8+ citotóxico diretamente sobre a miofibrila, com infiltrado inflamatório endo e perimisial do tipo policlonal, invadindo e destruindo fibras musculares não-necróticas expressando MHC classe I[24-26].

A doença mista do tecido conjuntivo apresenta características clínicas e laboratoriais das doenças que acometem o paciente (esclerose sistêmica pulmonar, dermatopolimiosite, lúpus eritematoso sistêmico), com menor afecção renal. Atualmente, tende-se a abandonar a nomenclatura doença mista do tecido conjuntivo por síndromes "overlap" ou síndromes de superposição, que podem apresentar associações de qualquer doença auto-imune. Acredita-se que a patogênese é baseada em distúrbio do sistema imunológico com características múltiplas das doenças acometidas. Apresenta auto-anticorpos antígenos extraíveis do núcleo positivos com altos índices de anti-U1-RNP isolado ou em associação de anti-SSA, anti-SSB, anti-PM/Scl-70, anti-Ku. Nas síndromes de superposição, pode ocorrer a presença de qualquer auto-anticorpo relacionado com a doença acometida, por exemplo, anti-SSA, anti-SSB e fator reumatóide para a síndrome de Sjögren e artrite reumatóide, respectivamente.

A dermatomiosite *sine* miosite apresenta lesões cutâneas clássicas, sem afecção muscular diagnosticada tanto clinicamente como por enzimas musculares séricas e ressonância magnética. Pode ser complicada com pneumonite intersticial e pneumomediastino e ser uma síndrome paraneoplásica.

A miosite por corpúsculo de inclusão é uma reação inflamatória a custa de células linfomonoplasmocitárias perimisiais, sem a presença de auto-anticorpo específico ou inespecífico, e histologicamente com a presença em alguns miócitos de corpúsculo róseo de inclusão intracelular que à ultra-estrutura correspondem à substância beta-amilóide.

Em resumo:

Polimiosite – infiltrado inflamatório endo/perimisial linfomono + anti-PM-1(anti-Jo-1), anti-SRP.

Dermatomiosite – infiltrado inflamatório arteriolar/capilar, anti-Mi2.

Doença mista do tecido conjuntivo – características das doenças acometidas + anti-U1RNP puro (antígenos extraídos do poli-núcleo) anti-PM/Scl70, anti U2-RNP, anti-Ku.

Miosite por corpúsculo de inclusão – corpúsculo de inclusão intracitoplasmático, ausência de auto-anticorpos.

Em termos genéticos, assim como as outras doenças do tecido conjuntivo, a poli-núcleo e a dermatomiosite apresentam aspectos relacionados com expressões de genes, como o polimorfismo genético com influência ambiental. O fator genético aplica-se por ser doença de:

– incidência com predomínio em populações de certa etnia (negros e hispânicos);
– relação de maior expressão de classe II MHC, mais especificamente HLA genes contendo os haplotipos A1, B8, DRB1*0301 e DQA1*0501 fortemente relacionados com padrão de miosites;
– presença de polimorfismo de genes que regulam a expressão de resposta de citocinas a antígenos ambientais como TNF-α (fator de necrose tumoral) e IL-1RA (antagonista do receptor de interleucina-1) associados à dermatomiosite juvenil;
– genes alelos que codificam a resposta a agentes infecciosos denominados *loci* GM e KM são fatores de risco importante para aparecimento de dermato e polimiosite.

Fatores ambientais também podem influenciar o aparecimento de dermato e polimiosite como algumas infecções virais e bacterianas, vacinas, suplementos alimentares, implantes e exposição ambiental ocupacional.

QUADRO CLÍNICO E DIAGNÓSTICO

A Sociedade Americana de Reumatologia preconizou critérios diagnósticos para dermato e polimiosite, propostos por Bohan e Peter em 1975, mostrados no quadro 8.29.

O quadro clínico é semelhante nas entidades citadas: sintomas progressivos de dor e fraqueza muscular proximal (predominância em cinturas pélvica e escapular) com limitação para as atividades clínicas diárias como levantar-se da cadeira, subir escadas, pentear o cabelo, pendurar roupas no varal, vestir-se. O acometimento mais precoce costuma ser da cintura pélvica, com fraqueza para subir escadas. Sessenta e seis por cento dos casos apresentam também lesão dos músculos flexores do pescoço e 25% dos casos são acompanhados de dor muscular e edema. O acometimento distal pode ocorrer, sendo mais freqüente nas miosites do corpúsculo de inclusão.

Quadro 8.29 – Critérios diagnósticos de poli e dermatomiosite.

1. Fraqueza proximal progressiva simétrica
2. Tríade eletroneuromiográfica
   Potenciais polifásicos de baixa amplitude
   Potenciais de fibrilação, mesmo em repouso
   Descargas bizarras repetitivas de alta freqüência
3. Aumento sérico das enzimas musculares
   CPK
   Aldolase
   DHL
   Transaminases
4. Biópsia com inflamação crônica:
   Necrose tipos I e II das fibras musculares
   Degeneração e regeneração das miofibras com variação do diâmetro
   Infiltrado focal de células mononucleares intersticial ou perivascular
5. *Rash* característico de dermatomiosite
   Gottron (máculas)
   Gottron (pápulas)
   Heliotropo

Diagnóstico definitivo – polimiosite: todos 4 primeiros critérios; dermatomiosite: quaisquer 3 dos 4 primeiros critério mais *rash* cutâneo

Diagnóstico provável – polimiosite: quaisquer 3 dos 4 primeiros critérios dermatomiosite: quaisquer 2 dos 4 primeiros critérios mais *rash* cutâneo

Diagnóstico possível – polimiosite: quaisquer 2 dos 4 primeiros critérios dermatomiosite: qualquer 1 dos 4 primeiros critérios mais *rash* cutâneo

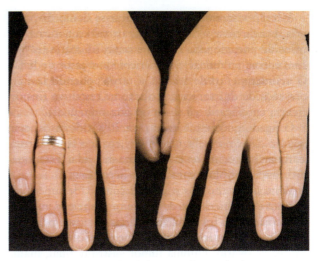

Figura 8.48 – Gottron (sinal de Gottron): mácula descamativa em face extensora das articulações de dedos e mãos.

As três alterações cutâneas principais na dermatomiosite incluem: poiquilodermia, fotodistribuição e alterações ungueais. As lesões mais características da dermatomiosite são manchas violáceas nas pálpebras, principalmente superiores (heliotropo, Fig. 8.47), faceis extensoras de articulações distais (Gottron, Fig. 8.48) com descamação fina. Preferencialmente dedos das mãos, pés e cotovelos. As lesões de pele geralmente são assintomáticas ou associadas a prurido discreto.

As outras lesões são eritema subungueal (leito ungueal), telangiectasia cuticular e hipertrofia da cutícula e achados de úlceras em pontas de dedos e mucosa oral secundárias a vasculites com pontos de infarto. As lesões poiquilodérmicas também são comuns, associadas a eritemas em face exposta como em "V", no tronco e pescoço ou também chamado de hiperemia em xale (fotossensibilidade). A fotossensibilidade atinge a face, podendo produzir hiperemia em "asa de borboleta" semelhante ao lúpus eritematoso sistêmico, mas geralmente acompanhada de heliotropo e hiperemia dos sulcos nasogenianos. Os sinais das "mãos de mecânico" caracterizados por placas rugosas descamativas hiperqueratóticas e hiperpigmentadas em superfícies laterais dos dedos e palmares, associados a fenômeno de Raynaud, artrites e artralgias (20 a 25% dos casos). Em crianças, a dermatomiosite juvenil apresenta quadro de dermatite aguda acompanhada de edema, com preferência em face e membros, por vezes com sensações parestésicas de formigamento, calcinose e vasculites, com transformação trombótica e infarto de tecidos lesados como pele, cólon e retina. Podem ocorrer o fenômeno de Raynaud e livedo reticular[27]. Calcinose ocorre em 25% dos casos no início da apresentação clínica e acomete 50% dos pacientes em algum momento durante o curso da doença. O gene promotor de polimorfismo do TNF-alfa-308 é fator de risco nesses pacientes. Calcinose é causa importante de morbidade na dermatomiosite juvenil e está comumente associada com a demora da instituição ou resistência à terapêutica[28].

O esôfago é acometido nos quadros de polimiosite. Geralmente associado com alteração da motilidade dos músculos estriados da deglutição de orofaringe, cricofaríngea e esôfago no terço proximal, provocando disfonia, disfagia alta, com sensação de alimentos "entalados" na garganta. Podem ser causas de regurgitação e aspiração diurna e noturna e predispor a aparecimento de divertículo nessas regiões. Esses pacientes podem referir emagrecimento relacionado à dificuldade de deglutição.

Como sintomas gerais podemos citar anorexia, perda de peso, astenia, rigidez matinal, artralgias e artrites. São raros os casos de febre.

Os olhos podem ser acometidos, apresentando retinopatia secundária às vasculites.

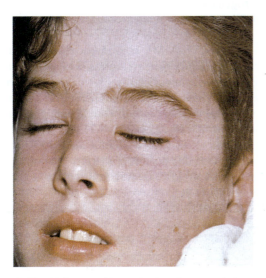

Figura 8.47 – Heliotropo, hiperemia de sulcos nasogenianos.

A lesão visceral pode apresentar-se como dispnéia progressiva, tosse seca, dispnéia paroxística noturna nos casos de pneumopatia (30%) e miocardiopatia (60%), com edema pulmonar e periféricos (nos casos de ICC). O acometimento de serosas é raro, podendo levar à presença de dor torácica e síndrome restritiva (insuficiência cardíaca direita, sem edema pulmonar).

O fígado pode estar lesado em 20% dos casos, com quadro clínico semelhante ao de hepatites com astenia, sintomas vagos, anorexia e fraqueza muscular. Esses quadros podem evoluir para cirrose hepática[29].

Vinte por cento dos pacientes com idade superior a 50 anos e quadro clínico de dermatomiosite podem apresentar neoplasia primária com dermatomiosite paraneoplásica. Os tumores mais comumente encontrados são câncer de ovário, linfoma tumor gastrintestinal, mama e pulmão, que podem ser inicialmente assintomáticos ou só aparecerem seis meses após a instalação da dermatomiosite.

EXAME CLÍNICO

Miosites – apresentam paresia proximal, geralmente simétrica em vários graus (I a IV), de acordo com a agressividade/tempo de doença. Essas deficiências motoras não apresentam componente de acometimento neural e devem ser quantificadas para diagnósticos e acompanhamento de tratamento. São as provas deficitárias (braços e pernas estendidos – Mingazzini), tempo de levantar-se de uma cadeira/10 vezes/10 minutos, e referência de atividades diárias. Cada feixe muscular deve ser testado e graduado objetivamente (Quadro 8.30).

Quadro 8.30 – Classificação da força muscular.

5	Poder de resistência normal
4	Poder de resistência diminuído, mas a contração é possível contra resistência
3	Contração muscular somente contra a gravidade
2	Contração muscular possível somente quando a gravidade é eliminada
1	Contração sem mobilidade
0	Sem contração

As lesões de pele são fáceis de ser identificadas, pois, por serem fotossensíveis (pioram com a exposição ao sol, acometem as regiões expostas (face, membros superiores). Podem ocorrer, além do heliotropo e Gottron, lesões hiperemiadas em região de sulcos faciais (nasogeniano) e malar, pescoço e região exposta de cólon torácico em "V" ou em "xale" e braços com aspecto hiperemiado, edemaciado e por vezes descamativo com prurido. Deve ser verificada também a presença de eritema subungueal e telangiectasia cuticular com lesões ulceradas (principalmente distais) e calcinose (principalmente distal é mais comum na forma infantil, dita dermatomiosite juvenil). No adulto, é importante verificar os sinais das "mãos de mecânico" (assemelhando-se às mãos sujas de graxa), com valor prognóstico pela associação à síndrome anti-sintetase com miosite e lesão pulmonar.

Podem ocorrer artrites e artralgias, localizando-se em mãos, punhos, cotovelos, joelhos e ombros, em padrão assimétrico.

A polimiosite pode apresentar acometimento pulmonar com estertores distais em velcro bilaterais nos casos de pneumonite intersticial. A fibrose pulmonar evolutiva pode produzir graus variados de falência pulmonar, como taquidispnéia, cianose e dispnéia a mínimos esforços. Se ocorrerem serosites com derrame pleural, pode-se acestar a diminuição de murmúrios vesiculares e egofonia.

O coração pode ser lesado, podendo-se detectar estertores inspiratórios pulmonares bilaterais, taquicardia com B3 (ritmo de galope protodiastólico), arritmias (geralmente bloqueios com bradicardia), estase jugular, hepatomegalia dolorosa e edema de membros inferiores.

EXAMES DE LABORATÓRIO

Lembramos que o diagnóstico de miosite primária se baseia na exclusão das outras causas de miopatias, que são muito mais comuns, e em alterações de quatro tipos de exames principais:

1. elevação de enzimas musculares (CPK, TGO, TGP, aldolase e DHL); 2. presença de auto-anticorpos séricos; 3. alteração da eletroneuromiografia com a tríade sugestiva; e 4. biópsia de músculo com necrose e regeneração das fibras musculares em variados graus.

Enzimas musculares

O marcador clássico de miosites é a elevação das enzimas musculares. Devemos, no entanto, relembrar que sua elevação reflete agressão muscular inespecífica, podendo ocorrer em miosites secundárias como traumatismos, exercício físico, processos catabolizantes como infecção grave, medicações (narcóticos, hipolipemiantes, barbitúricos e outros) e aplicações intramusculares (Diseadex).

As enzimas musculares são: CPK (creatino fosfoquinase); TGO (ou AST, transaminase glutâmico-oxalacética ou aspartato aminotransferase); aldolase; e DHL (desidrogenase láctica).

A CPK é a enzima mais precoce no sangue em casos de miosites e a mais sensível. A fração mais expressiva é a MM (ou CPK-MM), com maior concentração em musculatura esquelética. As outras frações MB (maior concentração em miocárdio) e BB (maior concentração em cérebro) podem elevar-se, mas não ultrapassam 10% do total, mesmo a fração MB com acometimento miocárdico concomitante (Quadro 8.31). A CPK total geralmente expressa valores acima de 1.000UI/ml em quadros agudos de miosites primárias e seu nível sérico está associado ao grau de lesão muscular.

Quadro 8.31 – Isoenzimas CPK.

MM	Musculatura esquelética estriada
MB	Músculo cardíaco Músculo embrionário Músculo em regeneração
BB	Musculatura lisa Cérebro e medula espinhal

A TGO pode ser encontrada em musculatura estriada e fígado. Nas miosites, apresenta grandes aumentos que podem ser acompanhadas da elevação de TGP (transaminase glutâmico-pirúvica ou ALT alanina aminotransferase). Porém, a TGP geralmente aumenta proporcionalmente à TGO em casos de agressão hepática, manifestando nas miosites níveis desproporcionalmente menores que a fração TGO, mais sensível e específica para esses processos.

A aldolase pode elevar-se desde o início da inflamação muscular, sendo específica desse tecido. Porém, é menos sensível que a CPK.

A DHL pode ser produzida nos seguintes tecidos ou células: muscular, hemácia, fígado e pulmão. A isoenzima da fração muscular é a mais específica nos processos de miosite. Sua dosagem não é feita rotineiramente em hospitais.

Auto-anticorpos

Fator antinúcleo é sensível (90%), mas não específico. O fator reumatóde ocorre em menos de 30% dos pacientes, assim como outros auto-anticorpos anti-U1RNP, anti-SSA, anti-SSB, anti-PM/Scl70, anti-Ku, que, apesar de não apresentarem especificidade para polimiosite, permitem definir como miosite auto-imune dentre as miosites inflamatórias idiopáticas e/ou associação de superposição de doenças auto-imunes. No quadro 8.32 são listadas as doenças auto-imunes relacionadas com a dermato e polimiosite e seus auto-anticorpos.

Quadro 8.32 – Doenças auto-imunes e auto-anticorpos associados a dermato e polimiosite.

Doença auto-imune	Auto-anticorpo
PM	FAN (H, P), anti-sintetase (Jo-1), anti-SRP
DM	FAN (H, P), anti-Mi2
DMTC	FAN (H ou P), ENA (RnPU1 ou U2)
LES	FAN (H, Pe, P), DNAn (FAN padrão Pe), ENA(Sm, SSA, SSB), histona
Esclerodermia	FAN (H, P), anti-Scl-70, anti-PM/Scl-10, anti-Ku
CREST	FAN (H, Nu), anti-centrômero
HAI	FAN (H, Pe), músculo liso, mitocondrial fígado-rim, DNAn, fígado solúvel
Cirrose biliar primária	FAN (H, Pe), DNAn, mitocondrial, fator reumatóide
Artrite reumatóide	Fator reumatóide, FAN (H)
Síndrome de Sjögren	FAN (H ou P), ENA (SSA ou RO, SSB ou La)
Granulomatose de Wegener	cANCA (anticorpo anticitoplasma de neutrófilo padrão citoplasmático)
Poliarterite nodosa	pANCA (anticorpo anticitoplasma de neutrófilo padrão perinuclear)

DAI = doença auto-imune; FAN = fator antinúcleo; H = padrão homogêneo; P = padrão pontilhado; Pe = padrão periférico; Nu = padrão nucleolar; PM = polimiosite; DM = dermatomiosite; DMTC = doença mista do tecido conjuntivo; LES = lúpus eritematoso sistêmico; CREST = **C**ondrocalcinose, **R**aynaud, alteração **E**sofágica, E**S**clerodactilia e **T**elangiectasia; HAI = hepatite auto-imune; ENA = antígenos extraíveis do núcleo; DNAN = DNA nativo ou dupla hélice.

Anticorpos específicos de miosite – são anticorpos anticitoplasmáticos específicos de doença inflamatória auto-imune idiopática e subdivididos em quatro grupos: Anti-sintetase, anti-SRP, anti-Mi2, outros.

1. Os anticorpos anti-sintetase são compostos por cinco frações assim designadas: anti-Jo-1 (ou antPM-1), anti-treonil RNAT sintetase ou anti Pl-7, antialanil RNAt sintetase ou anti-Pl-12, antiisoleucil RNAt sintetase ou anti-OJ, e o antiglicil RNAt sintetase ou anti-EJ, que catalisam a ligação do respectivo aminoácido que é correlacionado com o RNA transportador. O anti-Jo-1 é 10 vezes mais comum em polimiosite que em dermatomiosite. A síndrome anti-sintetase da polimiosite é definida por polimiosite, poliatrite simétrica não-erosiva, pneumonite interscial com fibrose, fenômeno de Raynaud, sinal das "mãos de mecânico", febre baixa e anticorpos anti-sintetase séricos (anti-Jo-1, anti-Pl-12, anti-Pl-7), mostrando a importância clínica e prognóstica desses auto-anticorpos. Esses pacientes apresentam início agudo de polimiosite, predominando na primavera, HLA haplotipos DR3, DRw52, DQA1*0501, tendência a aumentar a miosite com drogas, resposta moderada à terapêutica, sobrevida em cinco anos de 70% e evolução fatal por complicações pulmonares.
2. **Anti-SRP** (anticorpo antipartícula de reconhecimento de sinal) – é um complexo de seis proteínas e uma molécula de RNA que mediam a translocação de proteínas recentemente sintetizadas ao retículo endoplasmático. Clinicamente, apresenta início abrupto do quadro clínico de polimiosite, por vezes com acometimento muscular distal, associação com miocardiopatia e refratariedade à terapêutica com mau prognóstico.
3. **Anti-Mi-2** – é um complexo helicase antinuclear (CHD3 helicase/CHD4 helicase) composto de oito proteínas. É encontrado em 5 a 10% de pacientes com dermatomiosite, mas 95% apresentam *rash* típicos. Apresenta associação com HLA-DR7, DRw53, DQA1* 0201, boa resposta terapêutica e bom prognóstico.
4. Outros raros e pouco estudados anticorpos específicos de miosites (anti-56kDa) no momento ainda estão sem definição para importância clínica. Apesar de específicos (80%), os auto-anticorpos específicos de miosites primárias apresentam sensibilidade baixa, em torno de 35 a 45%. Porém, sua presença é preditiva de quadro clínico, resposta terapêutica e prognóstico (Quadro 8.33). Devem ser solicitados em casos complexos ou com necessidade de predizer prognóstico.

Quadro 8.33 – Anticorpos específicos de miosites primárias auto-imunes.

Auto-anticorpo	Quadro clínico	Miosite	Resposta terapêutica	Prognóstico*
	Início abrupto; síndrome anti-sintetase*** e sintomas gerais**	Moderada a grave	Moderada com escapes	Pobre (< 75%)
Anti-SRP	Início abrupto; miosite sem *rash* Pior em negras e pode causar miocardiopatia	Grave	Pobre	Ruim (< 30%)
Anti-Mi-2	DM clássica	Suave	Boa	Boa (> 95%)

*Baseado em sobrevida de cinco anos; **Polimiosite associada a pneumonite intersticial; ***Febre, artrites, sinal das "mãos de mecânico" e fenômeno de Raynaud.

Eletroneumiografia

Acometimento muscular, sem afecção neuronal. É altamente sugestivo de polimiosite com a tríade: potenciais polifásicos de baixa amplitude, fibrilações e irritabilidade insercional e potenciais de ação de alta freqüência, por vezes bizarras.

Apesar de altamente sugestiva de polimiosite, não é específica de polimiosite primária, podendo ocorrer nas outras formas de miosites sem acometimento nervoso.

Biópsia de músculo

Apesar de alguns autores afirmarem que a biópsia muscular é o padrão-ouro para o diagnóstico[41], só será válido se já estiverem afastadas todas as outras causas de miosites secundárias, permanecendo o dignóstico diferencial entre miosites primárias: dermatomiosite, polimiosite e miosites de corpúsculo de inclusão. Na verdade, as alterações histológicas, apesar de sugestivas, não são específicas de miosites primárias. A tríade completa ocorre em 40% dos pacientes e 10% dos acometidos podem apresentar resultados normais (Diseadex).

Indica-se a biópsia de musculatura estriada afetada com orientação clínica, geralmente da musculatura proximal lesada. No entanto, se houver dúvidas, a localização do melhor feixe muscular para biópsia seria indicada ou por eletroneumiografia ou ressonância magnética. Com a eletroneumiografia, a aplicação das agulhas para a execução do exame pode alterar a histologia do músculo, preconizando-se, por esse motivo, sua realização no músculo suspeito e biopsiar seu oposto, devido à simetria do processo. A ressonância magnética permite a localização do feixe muscular sem alterá-lo; no entanto, seus achados são sensíveis, mas não-específicos da doença como ocorre com a eletroneumiografia. A polimiosite apresenta infiltrado periendomisial e intramiócito à custa de linfócito CD8 citotóxico e grau variado de necrose e regeneração das fibras musculares, com diferentes diâmetros. A área vascular apresenta atrofia dos vasos com espessamento do colágeno. Essas alterações são altamente sugestivas de polimiosite, mas se seu achado depende da precocidade, da localização e do estágio da lesão. Esse fato decorre da distribuição em placas, podendo variar desde discretas alterações inespecíficas, até granulomas, podendo incluir os achados típicos.

Biópsia de pele afetada

Os achado são: infiltrado de linfócito T helper CD4 e linfócito B pela imuno-histoquímica no interstício e perivascular, com hiperplasia da íntima, consumo de IgG e complemento pela imunofluerescência, caracterizando vasculite na dermatomiosite, cujo diagnóstico diferencial com lúpus eritematoso pode ser muito difícil. Essa vasculite pode evoluir para trombose e obliteração com infarto da área irrigada (pele distal e cólon) principalmente em crianças (dermatomiosite juvenil). Podem ocorrer poiquilodermia e calcinose, principalmente nos casos de dermatomiosite juvenil. A calcinose da cútis é vista como depósito amorfo basofílico na derme e subcutis. Esses achados podem variar de acordo com o estágio e tipo de lesão biopsiada, podendo apresentar desde quase nehuma alteração, até necrose extensa ou fibrose reparadora. As lesões de pele poiquilodérmica, eritemas descamativos ou lúpus-*like* e pápula de Gottron da dermatomiosite amiopática e dermatomiosite apresentam aspectos histológicos idênticos.

EXAMES DE SANGUE INESPECÍFICOS

Atividade inflamatória – o valor da velocidade de hemossedimentação pode estar pouco elevada em 50% dos casos em atividade, e acima de 50mm/h em apenas 20% dos casos (Diseadex).

Hemograma – pode ocorrer anemia discreta secundária à anemia de doença crônica ou hemólise. Os leucócitos e as plaquetas não se alteram, a não ser leucocitose durante a atividade ou trombocitopenia quando associada a consumo nas vasculites com trombose e necrose tecidual.

EXAMES DE IMAGEM

Eletrocardiograma – 60% dos casos de miocardiopatias com arritmias variadas como bloqueios de ramo e alterações inespecíficas são constatados ao eletrocardiograma como complexos pequenos e alterações difusas da repolarização ventricular.

Prova de função pulmonar – as provas de difusão com monóxido de carbono são mais precoces que as imagens de radiografia simples. Podem aparecer também alterações na capacidade vital forçada devido às afecções distais pulmonares (quadros intersticiais, pleurais e nodulares difusos). É sensível também para acompanhamento terapêutico.

Simples – as pneumopatias das dermato e polimiosites podem manifestar-se sob variados aspectos como: pneumonia intersticial (41%), alveolite difusa (36,2%) e pneumonia em organização com bronquiolite obliterante (< 22,8%).

Porém, sua detecção à radiografia simples de tórax apresenta baixa sensibilidade na detecção de quadros intersticiais pulmonares suaves a moderados. Quando já estão presentes as alterações, o quadro clínico geralmente é de moderado para grave. As lesões nodulares podem ser mais precocemente vistas, assim como as afecções pleurais.

Tomografia computadorizada de alta resolução – sensível e precoce para o diagnóstico dos quadros pulmonares, porém sua especificidade depende do tipo de lesão apresentada e de sua associação com o quadro clínico. É excelente método para acompanhamento terapêutico, juntamente com a prova de função pulmonar.

Ressonância magnética – miosites: é o melhor exame para o diagnóstico de inflamação muscular precoce, principalmente em T2. Pode apresentar precocemente edema de fibras e fibrose. Porém esses diagnósticos são feitos pela história e exame clínico, geralmente não necessitando de sua indicação diagnóstica. É útil na localização dos grupos afetados para biópsia, com a vantagem de não ser invasiva ou alterar a histologia local, no diagnóstico de miosites suaves nos quadros suspeitos de dermatomiosite *sine* miosites. Pneumonites: as alterações pulmonares são precocemente diagnosticadas à ressonância, principalmente quando feitos cortes finos.

Mapeamento pulmonar – é precoce e altamente sensível para a inflamação pulmonar bilateral, mas não apresenta especificidade, auxiliando nos quadros de determinação de atividade de alveolites.

BRONCOSCOPIA E LAVADO BRANCOALVEOLAR

Sensíveis na detecção de alveolite ativa, mas os achados são inespecíficos.

PESQUISA DE NEOPLASIA

Nos casos de apresentação clínica em paciente com idade superior a 55 anos, principalmente se o quadro clínico for de dermatomiosite, a investigação clínica de neoplasias deve ser feita com base em idade, gênero, riscos familiares e ambientais de exposição de cada caso. A pesquisa deve ser baseada na hipótese diagnóstica mais provável para o paciente, com base na história e exame clínicos bem feitos e abrangentes. Dos tumores encontrados, o de ovário é o mais comum entre as mulheres com dermatomiosite em idade adulta e está associado com aparecimento de lesões bolhosas e vesiculadas relacionadas com depósito de imunoglobulina subepidérmica. Casos de pápulas foliculares hiperqueratóticas generalizadas nas palmas das mãos e plantas dos pés e alopecias não cicatrizantes são freqüentemente associados a neoplasias malignas internas[27]. A pesquisa de exames deve incluir os testes de triagem de câncer que seriam pertinentes para a idade do paciente (exame retal, PSOF = pesquisa de sangue oculto nas fezes, urina tipo I, bioquímica de sangue, radiografia de tórax, PSA em homens; exame ginecológico, Papanicolaou e Ca-125, ultra-sonografia transvaginal ou tomografia para a visualização de ovários em mulheres). Se essa triagem for negativa, não deve ser feita pesquisa diagnóstica mais extensa, por não ser custo-efetiva, pois algumas neoplasias somente se tornam detectáveis meses (até dois anos) após o início dos sintomas da dermato ou polimiosite. Se forem positivas, seguir a pesquisa até ser firmado o diagnóstico.

ACOMPANHAMENTO DE DOENÇA E EVOLUÇÃO CLÍNICA

Os melhores dados para o acompanhamento clínico são as queixas do paciente e o exame clínico. Neste último, as provas deficitárias de força muscular para a determinação das miosites são muito importantes para estabelecer objetivamente o grau de força atingida. Outra prova importante é a de levantar da cadeira sucessivamente por até 10 minutos. As lesões de pele são acompanhadas pelo exame clínico. Entre os exames de laboratório, o acompanhamento das miosites é feito pelos níveis das enzimas musculares, em especial a CPK, que é a mais sensível. As visceropatias como pulmão podem ser acompanhadas por meio das queixas clínicas, prova de função pulmonar e tomografia computadorizada. O esôfago e o trato gastrintestinal são analisados por meio das queixas clínicas. Se necessário, imagens radiográficas contrastadas. A evolução depende da precocidade do diagnóstico e tratamento, resposta terapêutica ao corticóide e presença de visceropatias.

DIAGNÓSTICO DIFERENCIAL

Miosites por corpúsculo de inclusão – apresentam quadro clínico e laboratorial semelhante ao de polimiosite. Porém, atingem pacientes entre 30 e 50 anos sem preferência de gênero, podendo acometer musculatura distal também. Na histologia, demonstram corpúsculo intracitoplasmático róseo que demonstrou ser substância amilóide, denominado corpúsculo de inclusão. Não apresenta resposta a corticoterapia ou auto-anticorpos.

Polimialgia reumática – acomete pacientes com idade superior a 55 anos, com clínica de dores musculares geralmente sem fraqueza. A limitação de movimentação é por dor isolada que não deixa seqüela. As provas de atividade inflamatória como velocidade de hemossedimentação estão bem aumentadas.

Miopatia do lúpus eritematoso sistêmico e outras doenças auto-imunes – apresentam fraqueza progressiva, mas geralmente não aumentam as enzimas musculares alteradas e são de acometimento distal e proximal.

Miopatia por droga (em especial corticoterapia) – várias drogas podem provocar miopatias com fraqueza progressiva. Dentre elas a mais importante é o corticóide, que é indicado para tratamento da dermato e polimiosites. O diagnóstico diferencial baseia-se no fato de o corticosteróide não elevar enzimas musculares e ocorrer melhora com a sua suspensão. Outras drogas podem provocar doença muscular com elevação de enzimas e quadro misto de dor e/ou fraqueza progressiva, como os hipolipemiantes, em especial lovastatina, principalmente se associados a fibratos, podendo atingir níveis de CPK total acima de 1.000UI. Outras drogas que podem produzir miopatias são hidroxicloroquina, triptofano, penicilamina, álcool, colchicina, drogas anti-retrovirais do coquetel para HIV, como a zidovudina.

Hipo e hipertireoidismo – podem apresentar infiltração e fraqueza de musculatura com elevação de CPK, principalmente nos casos de hipotireoidismo. Podem acometer também miocárdio e serosas. Porém, não apresentam predomínio proximal e evolução para necrose tecidual com as alterações de pele apresentadas na dermatomiosite.

Distrofias musculares familiares (Duchenne, Becker) e doenças mitocondriais – apresentam quadro clínico de fraqueza progressiva proximal com elevação de enzimas musculares séricas. Mas apresentam fator hereditário claro, sem a presença de auto-anticorpos.

Miopatias metabólicas (doença de depósito de glicogênio) – podem apresentar miastenia de predomínio proximal, mas são diferenciadas das miosites pelo teste de exercício de isquemia do antebraço, no qual ocorre aumento de amônia sérica, como esperado, porém sem elevação do lactato.

Esclerose múltipla, esclerose lateral amiotrófica, polirradiculoneurite, polimiosite, miastenia *gravis* – são afecções neurológicas que produzem fraqueza muscular progressiva. Porém, o padrão muscular não é proximal e a eletroneuromiografia demonstra alteração neuropática e não-miopática.

Infeccções – síndrome *monolike*, toxoplasmose, hepatites B e C, HIV, HTLV-I, toxocaríase, tuberculose, citomegalovirose, hantavirose, leptospirose, meningococcemia, endocardite infecciosa, sepse, miosite tropical (por estafilococos) e outras doenças infecciosas podem provocar miosite reacional ou lesão direta com fraqueza e dor muscular. À anamnese, deve ser determinada a epidemiologia possível das infecções, e exame clínico, localização da infecção e sorologias pertinentes devem ser solicitados. Lembramos que as doenças infecciosas são muito mais freqüentes que a dermato e polimiosites, devendo ser primeiramente afastadas para depois firmarmos seu diagnóstico final.

Imobilidade – pacientes internados por períodos prolongados em terapia intensiva (miopatia do doente crítico) ou com seqüelas neuromusculares crônicas e com imobilidade grave e caquexia podem apresentar evolução com atrofia e fraqueza progressiva dos feixes musculares pela imobilidade, com evolução para retração fixa se não houver intervenção terapêutica, principalmente de mobilização física passiva e ativa.

PROGNÓSTICO E EVOLUÇÃO CLÍNICA

A evolução clínica e o prognóstico estão vinculados a: precocidade do diagnóstico, agressividade da doença, resposta terapêutica, acometimento visceral (miocárdio e pulmão), presença de anti-PM-1 ou anti-Jo-1, anti-Mi2 e idade superior a 55 anos (paraneoplasia).

Cerca de um terço dos pacientes com polimiosite apresentam involução espontânea do processo, e dois terços seqüelas musculares limitantes. Nos quadros agudos ainda sem seqüelas dificilmente induz ao óbito, a não ser por lesão de órgãos internos ou aspiração de vias aéreas pela regurgitação e sufocação ou pneumonia secundárias. Os pacientes que apresentam seqüelas musculares graves com imobilidade podem evoluir para a formação de escaras com quadros de infecção de repetição em pele (escaras infectadas), pulmonares (aspirativas) e/ou urinárias. O óbito geralmente é por infecção (sepse) e não por atividade da doença.

Em pacientes com acometimento visceral, o óbito está relacionado aos casos de pneumopatia e cardiopatia com evoluções agudas catastróficas (não-responsivas às medicações) ou cronificadas, com falência terminal progressiva dos órgãos afetados. O acometimento pulmonar pode ser grave e ditar prognósticos e está associado com o aparecimento do auto-anticorpo anti-PM-1 (anti-Jo-1) em 30%, e o miocárdico, com o anti-SRP.

A sobrevida estimada em cinco anos é apresentada na tabela 8.7.

Tabela 8.7 – Sobrevida de pacientes com diferentes apresentações de dermato e poliomiosites.

Doença	Sobrevida em 5 anos (%)
PM	80
PM + PM-1	75
PM + anti-SRP	30
DM	85
DMJ	> 95
DM + neoplasia	60
DM + anti-Mi2	> 95
DMTC	90

PM = polimiosite; DM = dermatomiosite; DMJ = dermatomiosite juvenil; DMTC = doença mista do tecido conjuntivo.

Os quadros de dermatomiosite associados à neoplasia tendem a regredir se o processo proliferativo maligno for extirpado ou curado clinicamente em tempo. O óbito geralmente está associado a sepse, carcinomatose ou pneumonia aspirativa.

A incapacidade física (limitações de atividade diária), com base nos questionários de acessos de saúde, está relacionada à duração da doença e aos efeitos colaterais dos corticosteróides.

Os níveis de enzimas musculares (em especial CPK) e a deficiência motora na apresentação inicial da doença não estão relacionados com pior prognóstico[30].

Os pacientes que apresentam evolução não esperada devem ser examinados novamente para excluir provável causa de miosite inflamatória, especialmente as infecciosas.

TRATAMENTO

Antes de iniciar a terapêutica, lembramos que o diagnóstico tem que ser acurado, e o **estado clínico, avaliado objetivamente,** para servir de **monitorização do tratamento.** Os **cuidados pré- tratamento** e a monitorização não-laboratorial estão listados a seguir:

- Os testes pré-tratamento consistem em avaliação da força muscular (manobras de sustentação de braços e pernas – manobra de Mingazzini) e de cada grupo de feixe muscular, principalmente os proximais, e o teste de sentar-levantar 10 vezes por minuto.
- Uma fisioterapeuta poderá executar os testes de força muscular e orientar o paciente para um programa de recuperação.

- Exercícios programados que levem em consideração o grau de inflamação são importantes para uma boa resolução.
- Repouso no leito é muito importante e atividade física ativa deve ser evitada durante a inflamação grave. Mobilidade passiva deve ser tentada nesse período para evitar seqüelas e prevenir fraturas. Com a melhora do paciente, é instituído o programa de exercício ativo-assistido e, após, exercícios ativos.

A boa resposta terapêutica está associada a três fatores: precocidade da instituição terapêutica, corticoterapia e ausência de visceropatias.

Tanto para dermato como para polimiosite, o tratamento preconizado é a corticoterapia, que costuma apresentar boas respostas clínicas com remissão dos sintomas e sinais. Nos casos resistentes, utilizam-se os imunomoduladores de doença, como azatioprina, metotrexato, ciclofosfamida e imunoglobulina por via intravenosa. Nos casos paraneoplásicos, o tratamento da neoplasia de base, se curada, pode reverter a dermatomiosite.

Porém, não há estudos controlados randomizados que demonstrem que qualquer dessas drogas individual ou associadamente é melhor. Para afecções raras, como as miosites inflamatórias, apenas estudos multicêntricos controlados e randomizados envolvendo clínicos, reumatologistas e neurologistas definirão a melhor terapia[30]. Esses achados são confirmados por Amato em outubro de 2003[31], por meio de revisão estudos duplo-cego controlados com placebo porém com amostra insuficiente para definir o tratamento de dermato e polimiosites, mesmo para corticoterapia. Portanto, os comentários a seguir baseiam-se na aplicabilidade clínica dos estudos realizados até o momento.

Miosite

Corticóide – o tratamento de escolha é a corticoterapia por via oral ou intravenosa (corticosteróide) que costuma apresentar alta e precoce resposta clínica e laboratorial. Pode ser administrada sob forma de pulsoterapia por via intravenosa (1g de solumedrol/3dias a cada mês durante 6 meses) ou por via oral (1-3mg/kg/dia de prednisona) tanto na forma juvenil como na forma adulta. A resposta ao tratamento costuma ser satisfatória, com redução das enzimas musculares séricas e melhora da força muscular. A recuperação da paresia é dependente do número de miócitos ainda viáveis que restaram pós-fase aguda. A via de ação baseia-se em achados histológicos, demonstrando diminuição do infiltrado de linfócitos, T CD8+ e B, além de macrófagos, redução da expressão de moléculas de aderência intercelular e antígenos de complexo de histocompatibilidade principal nas células endoteliais após o tratamento. Para se classificar o caso como corticóide-resistente, a terapêutica deve ser administrada por seis semanas. Os casos resistentes podem ser tratados com imunomoduladores e quimioterápicos A manutenção faz-se com a menor dosagem de corticosteróide possível para manter sem atividade a doença, que é acompanhada por dosagens de enzimas séricas musculares e sintomas. A manutenção de corticoterapia a longo prazo implica efeitos colaterais indesejáveis, em torno de 32 a 41% dos pacientes, como miopatia com fraqueza muscular, hipertensão arterial sistêmica, dermatomiosite, osteoporose, necrose asséptica óssea (em especial cabeça de fêmur e vértebras), doenças oportunistas fúngicas em pele e fâneros, além dos efeitos estéticos como ganho de peso, fácies cushingóide, atraso de crescimento em crianças, víbices e acnes. Devido às alterações ósseas provocadas pelos corticosteróides, preconiza-se a associação profilática de bifosfonados por via oral juntamente com a corticoterapia para minimizar esses efeitos[30].

Imunomoduladores – metotrexato, azatioprina, ciclosporina A, ciclofosfamida, imunoglobulina por via intravenosa, micofenolato mofetil, anti-TNF-α, plasmaférese e leucoférese: preconiza-se a utilização de drogas moduladoras de doença (que cessem a atividade e a reativação da doença de base) em casos dependentes ou resistentes à corticoterapia.

Metotrexato – utilizado com baixas doses semanais, à semelhança da artrite reumatóide (7,5 a 20mg/semanal por via oral). Pode ser utilizado tanto em crianças como em adultos e parece ser a droga de melhor relação benefício-risco dentre as de segunda linha de tratamento para polimiosite e dermatopolimiosite juvenil[32]. Boham et al.[33] trataram 25 pacientes com polimiosite esteróide-resistentes com metotrexato oral e detectaram 88% de melhora significativa, sendo que 43% conseguiram diminuir a dosagem de corticosteróide. Os efeitos colaterais podem ser detectados por meio de exames de sangue (hemograma, enzimas hepáticas) e provas de avaliação pulmonar (presença de tosse seca, dispnéia, prova da função pulmonar e tomografia computadorizada) por poder deflagrar doença intersticial pulmonar. Pode induzir esterilidade em crianças e adultos jovens. Aconselha-se a associação profilática de ácido folínico por ter ação antifolato.

Azatioprina – é comumente utilizada como droga de controle de doenças auto-imunes na tentativa de retirar o corticosteróide. É utilizada na dose de 50 a 200mg/dia por via oral, com boa tolerabilidade. Estudos retrospectivos citam boa resposta clínica e laboratorial em 75% dos casos. O esquema de associação com metotrexato não mostrou melhora terapêutica ou prognóstica. O Instituto Nacional de Saúde norte-americano (NIH) sugere que a terapia com metotrexato seja superior à azatioprina ou ao corticosteróide isolado em alguns pacientes que não respondem adequadamente à prednisolona[30]. O efeito colateral é hepático e mielotóxico, podendo ser monitorizado por meio de exames sangüíneos (hemograma e enzimas hepáticas) e infertilidade, além de teratogênese.

Ciclosporina A – comumente utilizada para transplante, tem ação predominantemente imunossupressora em células linfóides T. A dosagem é de 3-10mg/kg/dia. Em dermato e polimiosites, inclusive dermatomiosite juvenil, estudos sugerem resposta terapêutica com melhora semelhante ao metotrexato. Os efeitos colaterais são predominantemente infecções oportunistas e falência renal, além de ser de alto custo. A associação de ciclosporina e metotrexato parece aumentar a incidência de melhora clínica e permitir a redução ao corticosteróide nos casos resistentes à monoterapia.

Ciclofosfamida – utilização controversa na literatura, com trabalhos sugerindo resultados antagônicos. Pode ser utilizado por via oral ou intravenosa em pulsoterapia. Porém, aparentemente, parece haver resposta em processos pulmonares intersticiais. Os efeitos colaterais mais freqüentes são imunodepressão com infecções oportunistas, mielo e hepatotóxico, além da infertilidade e maior predisposição ao aparecimento de tumores com o uso a longo prazo.

Imunogloubulina por via intravenosa – Dalakas em 1993[34] apresentou estudo randomizado, duplo-cego e controlado com placebo em 15 pacientes com dermatomiosite refratária com melhora clínica, laboratorial e histológica (microscopia óptica e imunofluorescência) em 60% dos pacientes tratados e nenhuma melhora com o grupo placebo. A dosagem preconizada foi de 2g/kg/mês/3 meses por via intravenosa. Implantou o *cross-over* (tratamento posterior no grupo placebo) com resposta clínica em 80% dos pacientes. Por meio dos estudos de imuno-histoquímica, detectou diminuição do depósito e complemento nas lesões, e redução da expressão de moléculas de adesão I-CAM e V-CAM, linfócitos T, TGF-β e MHC classe I, sugerindo ação da droga predominantemente imunomoduladora. Reed e Lopez[32] preconizam que é medicação promissora para casos resistentes a corticosteróide em dermatomiosite juvenil. Danieli et al.[35] e Mastaglia Zilko[36] sugerem ser a imunoglobullina por via intravenosa boa opção em pacientes parcialmente resistentes a corticosteróides e ciclosporina A. Porém, Grogan e Katz[37] ressaltam que, apesar de apresentar poucos efeitos colaterais, mesmo em uso prolongado, a terapêutica com imunoglobulina por via intravenosa, apresenta alto custo, necessidade de repetição dos ciclos de tratamento e risco potencial de efeitos colaterais, o que impede que seja considerada droga de primeira escolha para dermato e polimiosites.

Plasmaférese e leucoférese – a falta de eficácia nos estudos de literatura, o elevado custo e as complicações potenciais induzem a não justificativa na utilização de plasmaférese ou leucoférese em dermato e polimiosites, com exceção nos pacientes com gamopatia monoclonal associada[30,35].

Micofenolato mofetil – trabalhos sugerem boa resposta imunomoduladora com baixos efeitos colaterais e não reduzindo a fertilidade. Seu efeito na literatura foi comprovado principalmente em casos de nefrite lúpica. Em dermato e polimiosites parece ter alguma eficácia, principalmente em casos com lesão de pele. A dosagem preconizada é de 1-3g/dia/por via oral, com monitorização do nível sérico e função renal[38,44].

Anti-TNF-α – anticorpo monoclonal quimérico anti-TNF-α e recombinante solúvel humano de receptor de TNF parecem ter ação benéfica em dermatomiosite juvenil, mas são poucos os trabalhos em literatura[34].

Outras condutas não-imunomoduladoras de doença

Analgesia – geralmente não é necessária na fase aguda, pois é incomum o aparecimento de dor, com exceção dos casos de dermatomiosite infantil ou em adolescentes ou em casos de retrações instaladas com limitação à mobilização. Se houver dor, iniciar com analgésicos comuns (dipirona ou acetaminofen), podendo ser associados antiinflamatórios não-hormonais em casos de atividade clínica de doença. Se o uso dos antiinflamatórios não-hormonais foi mantido, é necessário monitorizar a lesão renal e associar protetores gástricos. O uso de analgésicos potentes como derivados de morfina, neurolépticos e antidepressivos geralmente são desnecessários, exceção dos casos com associação neoplásica. Os relaxantes musculares comuns podem ser usados com resposta parcial.

Medidas não-medicamentosas para o aparelho locomotor – na fase aguda, como já comentado, devem ser evitados exercícios ativos. Se houver seqüelas musculares, recomenda-se sempre a manutenção de atividade, pois a inatividade conduz a atrofia e retrações que culminam nas seqüelas irreversíveis. A atividade pode ser ativa (natação, alongamento, com fisioterapeuta, calor para relaxamento, técnicas de relaxamentos como ioga e meditação, acupuntura para analgesia nos exercícios), ou passiva, feita pelo próprio paciente, ou por outra pessoa (fisioterapeuta e/ou cuidador). Aos familiares e convivas devem saber ajudar nas manobras de dependência e incentivar a possível independência do paciente. Para isso, recomenda-se orientação para o paciente e seus convivas, freqüentar centros e grupo de apoio para pacientes miopáticos, adaptação de utensílios domésticos para sua limitação. O terapeuta ocupadonal e o fonaudiólogo devem ajudar na orientação de adaptação das atividades diárias (vestir, escovar os dentes e os cabelos, alimentar-se, fazer a comida etc.) e na mastigação, deglutição e fonação.

Medidas terapêuticas para a dermatite – evitar exposição ao sol, protetores solares, hidratantes e emolientes. Se na presença do fenômeno de Raynaud, evitar exposição de climas e superfícies frias e utilizar vasodilatadores como bloqueadores de cálcio (nifedipína de ação prolongada) e pentoxifilina, associados a antiadesivos plaquetários como o AAS (200mg/dia por via oral). A corticoterapia tem efeito benéfico nas lesões de pele e fâneros da dermatomiosite. Se não ocorrer resposta adequada, podem ser associadas a cloroquina (250mg-500mg/dia por via oral) ou azatioprina.

Medidas terapêuticas para a esofagopatia – as alterações de motilidade da musculatura extrínseca de deglutição podem ser amenizadas com refeições fracionadas em pequena quantidade, de preferência pastosas ou líquidas. A última refeição, noturna, deve preceder em pelo menos 2 a 3 horas o decúbito para evitar regurgitação e aspiração. Evitar alimentos com temperaturas extremas (muito quentes ou muito frios) e condimentados (pimenta) para não ocorrer espasmo da musculatura esofágica.

REFERÊNCIAS BIBLIOGRÁFICAS

1. De Barros Hatem EJ, Cavalcante FMTB. Silicosis in pit diggers in Serra de Ibiapaba, Ceará, Brazil. Proccedings of the VIIth International Pneumoconiosis Conference. NIOSH, Publication n° 90-108, part II, 1990, p1316. ▪ 2. Jimenez SA, Derck CT. Following the molecular pathways toward an understanding of the pathogenesis of systemic sclerosis. Ann Intern Med 2004; 140: 37. ▪ 3. Arlett CM. Microchimerism and scleroderma: an update. Curr Rheum Rep 2003; 5:154. ▪ 4. Ho KT, Reveille JD. The clinical relevance of autoantobodies in scleroderma. Arthritis Res Ther 2003; 5:80. ▪ 5. Sato S, Hayakawa I, Hasegawa M et al. Function blocking autoantibodies against matrix metalloproteinase-1 with systemic sclerosis. J Invest Dermatol 2003; 120:542. ▪ 6. Leask A, Denton CP, Abraham DJ. Insights into the molecular mechanism of chronic fibrosis: the role of connective tissue growth factor in scleroderma. J Inv Dermatol 2004; 122:1. ▪ 7. Dourmishev LA, Dourmishev AL, Schwartz RA. Dermatomyositis: cutaneous manifestations of its variants. Int J Dermatol 2002; 41: 625. ▪ 8. Selim MA, Shea CR. Dermathopathologic manifestations of rheumatologic diseases. Pathol Case Rev 2004; 92:66. ▪ 9. Steen VD. Scleroderma renal crisis. Rheum Dis Clin North Am 2003; 29:315. ▪ 10. Merckel PA, Clements PJ, Reveille JD. OMERACT 6. Current status of outcome measure development for clinical trials in systemic sclerosis. Report from OMERACT. J Rheumol 2003; 30:1630. ▪ 11. Ponge T, Bruley dês Varannes S. Digestive involvement of scleroderma. Rev Prat 2002; 52:1896. ▪ 12. Cutolo M, Grassi W, Cerinic MM. Raynaud´s phenomenon and the role of capyllaroscopy. Arthritis Rheum 2003; 48:3023. ▪ 13. Launay D, Hachulla E. Cardiac and pulmonary involvement in scleroderma. Rev Prat 2002; 52:1901. ▪ 14. White B. Interstitial lung disease in scleroderma. Rheum Dis Clin North Am 2003; 29:371. ▪ 15. Lin AT, Clements PJ, Furst DE. Update on disease-modifying antirheumatic drugs in the treatment of systemic sclerosis. Rheum Dis Clin North Am 2003; 29:409. ▪ 16. Denton CP, Black CM. Pulmonary hypertension in systemic sclerosis. Rheum Dis Clin North Am 2003; 29:335. ▪ 17. Sule SD, Wigley FM. Treatment of scleroderma: an update. Expert Opin Investig Drugs 2003; 12:471. ▪ 18. Sakkas l, Platsoucas C. Is systemic sclerosis an antigen-driven T call disease. Arthritis Rhem, 2004; 50:1721. ▪ 19. Health Topics: Scleroderma. National Institutes of Health, 1-20, 2001. http://www.niams.nih.gov/hi/topics/scleroderma/scleroderma.htm. ▪ 20. Boham A, Peter JB. Polymyositis and dermatomyosists. [Revisão, 2 partes]. N Engl J Med 1975; 292:344, 403. ▪ 21. Dalakas MC. Clinical, immunopathologic and therapeutic considerations of inflammatory myopathies. [Review]. Clin Neuropharmacol 1992; 15:327. ▪ 22. Hill CL, Zhang Y, Sigurgeisson B et al. Frequency of specific cancer types in dermatomyositis and polymyositis: a population-based study. Lancet 2001; 357:96. ▪ 23. Wakata N, Kurihara T, Saito E, Kinoshita M. Polymyositis and dermatomyositis associated with malignancy: a 30-year retrospective study. Int J Dermatol 2002; 41:729. ▪ 24. Cherin P, Herson S. Intravenous immunoglobulin in polymyositis and dermatomyositis. Rev Med Intern 1999; 20 (Suppl 4):436S. ▪ 25. Figarella-Branger D. Civatte M, Bartolli C, Pellissier JF. Cytokines, chemokines, and cell adhesion molecules in inflammatory myopathies. Muscle Nerve 2003; 28:659. ▪ 26. Eyamrd B. Polymyositis, dermatomyositis and inclusion body myositis, nosological aspects. Presse Med. 2003; 2:1565. ▪ 27. Dourmishev LA, Dourmishev AL, Schwartz RA. Dermatomyositis: cutaneous manifestations of its variants. Int J Dermatol, 2002; 41:625. ▪ 28. Selim MA, Shea Christopher R. Dermatopathologic manifestations of rheumatologic diseases. Pathol Case Rev 2004; 9:66. ▪ 29. Abraham S, Begaum S, Isenberg D. Hepatic manifestations of antoimune rheumatic diseases. Ann Rheum Dis 2004; 63:123. ▪ 30. Choy EHS, Isenberg DA. Treatment of dermatomyositis and polymyositis. Rheumatology (Oxford) 2002 ; 41:7. ▪ 31. Amato AA, Griggs RC. Treatment of idiopathic inflammatory myopathies. Curr Opin Neurol 2003; 16:569. ▪ 32. Reed AM, Lopez M. Juvenile dermatomyositis: recognition and treatment. Paediatr Drugs 2002; 4:315. ▪ 33. Boham A, Peter JB, Bowman RL, Pearson CM. Computer-assisted analysis of 153 patients with polymyositis ans dermatomyositis. Medicine 1977; 56:255. ▪ 34. Reed AM, Lopez M. Juvenile dermatomyositis: recognition and treatment. Paediatr Drugs 2002; 4:315. ▪ 35. Danieli MG, Malcangi G, Palmieri C et al. Cyclosporin A and intravenous immunoglobulin treatment in polymyositis and dermatomyositis. Ann Rheum Dis 2002; 61:37. ▪ 36. Mastaglia FL, Zilko PJ. Inflammatories myopathies: how to treat the difficult cases. J Clin Neurosci 2003; 10:99. ▪ 37. Grogan PM, Katz JS. Inflammatory myopathies. Curr Treat Options Neurol 2004; 6:155. ▪ 38. Morder KG. Mycophenolate mofetil: new applications for this immunosupressant. Ann Allergy Asthma Immunol. 2003; 90:15. ▪ 39. Mastaglia FL, Garlep MJ, Phillips BA, Zilko PJ. Imflammatory myopathies: clinical, diagnostic and therapeutic aspects. Muscle Nerve 2003; 27:407. ▪ 40. Wortmann RL. Polymyositis and Dermatomyositis. Diseadex General Medicine News and Alerts. Feb 2000. www.usp.br, Diseadex, http//gateway2.ovid.com/ovidweb.cgi. ▪ 41. Briemberg HR, Amato AA. Dermatomyositis and polymyositis. Curr Treat Options Neurol 2003; 5:349. ▪ 42. Dalakas MC, Illa I, Dambrosia JM et al. A controlled trial of high-dose intravenous immunoglobulin infusions as treatment fro dermatomyositis. N Engl J Med 1993; 329:1993. ▪ 43. Dalakas MC. High-dose intravenous immunoglobulin in inflammatory myopathies: experience based on controlled clinical trials. Neurol Sci 2003; 24 (Suppl4):S256. ▪ 44. Dalakas MC. Therapeutic approaches in patients with inflammatory myopathies. Semin Neurol 2003; 23:199.

62. VASCULITES SISTÊMICAS – DIAGNÓSTICO E TRATAMENTO

Isidio Calich
Ana Luisa Garcia Calich

O termo vasculite significa inflamação de um vaso sangüíneo arterial ou venoso, e a confirmação diagnóstica é feita pela histopatologia. Observa-se ao microscópio infiltrado constituído inicialmente por neutrófilos e posteriormente por linfócitos de localização peri e intravasculares. A parede do vaso apresenta necrose segmentar com características tintoriais de material fibrinóide (necrose fibrinóide) e proliferação endotelial. Posteriormente, o infiltrado inflamatório é substituído por fibroblastos ativados que vão originar a fibrose vascular. As deformidades resultantes da parede do vaso dão origem a complicações clínicas, tais como fenômenos isquêmicos, formação de trombos, aneurismas e hemorragia por ruptura do vaso[1].

As vasculites podem ocorrer em praticamente todo o organismo, pois a rica rede vascular arterial e venosa é constituída por vasos de diferentes calibres, desde os maiores, como a artéria aorta e a veia cava, até os finos vasos que constituem a rede capilar. Esses dados evidenciam a grande complexidade das manifestações clínicas dessas doenças.

A lesão vascular origina-se por via sangüínea de duas maneiras: por meio de fatores circulantes em contato direto com o endotélio ou que chegam à parede de vaso e através de seus nutrientes vasculares (*vasovasorum*). Esta última via de chegada explica como a lesão pode ter início na adventícia ou na camada muscular. Vários fatores do sangue circulante são responsáveis pelo desencadeamento da vasculite, tais como células (neutrófilo, linfócito, eosinófilo, monócito) e seus produtos (proteases, linfocinas, citocinas), proteínas do sistema complemento e do sistema de coagulação, plaquetas etc. A ativação desses elementos depende de um fator desencadeante (etiológico) desconhecido na maioria das vezes. Entretanto, vários estudos mostram uma correlação com certos vírus (hepatite B, citomegalovírus, parvovírus), bactérias, micobacterioses, drogas e antígenos tumorais[2].

CLASSIFICAÇÃO

As vasculites são agrupadas em primárias e secundárias. As primárias apresentam como lesão dominante a inflamação dos vasos, enquanto as secundárias são aquelas em que as alterações vasculares surgem associadas a outras doenças cujo comprometimento principal não são os vasos (por exemplo, artrite reumatóide, esclerodermia, lúpus eritematoso sistêmico). Dentre as inúmeras formas de classificação das vasculites primárias[3], aquela que melhor se adapta em relação às características clínicas e patológicas utiliza o calibre dos vasos acometidos e o tipo histológico de agressão (Quadro 8.34).

Quadro 8.34 – Classificação das vasculites primárias conforme o calibre dos vasos afetados.

Vasos de grande calibre e lesões granulomatosas
   Arterite de células gigantes (arterite temporal)
   Arterite Takayasu

Vasos de médio calibre   Não-granulomatosa – poliarterite nodosa clássica

Vasos de médio e pequeno calibre
   Granulomatosa – síndrome de Churg-Strauss e granulomatose de Wegener
   Não-granulomatosa – angiíte do sistema nervoso central

Vasos de pequeno calibre
   Poliangiíte microscópica
   Púrpura de Henoch-Schönlein
   Vasculite de hipersensibilidade – desencadeada por drogas associada a neoplasias
   Crioglobulinemia

Vasos de grande, médio e pequeno calibre
   Doenças de Behçet
   Síndrome de Cogan
   Poliangiíte de superposição (associação de doenças)

A determinação do calibre dos vasos é grosseira e imprecisa, mas útil para fins práticos, e a diferenciação é feita do seguinte modo:

- Vasos de grande calibre: artéria aorta e ramos para o pescoço, membros superiores e membros inferiores.

- Vasos de médio calibre: ramos primários da aorta para as vísceras e ramos maiores intraviscerais.
- Vasos de pequeno calibre: artérias menores intraviscerais, arteríolas, capilares e vênulas.

Obs.: nas doenças acima citadas, nem sempre o acometimento é restrito ao calibre do vaso, isto é, podem estar presentes lesões em vasos mais calibrosos ou mais finos.

FISIOPATOLOGIA

Seguindo-se a um estímulo inicial desconhecido na maioria das vezes, ocorre uma série de eventos intra e extravasculares que resultam em agressão da parede desses vasos. Esta surge por meio da participação de um dos mecanismos responsáveis pela resposta imune[4], em que a classificação é a seguinte:

Tipo 1 – participam os eosinófilos e mastócitos e a imunoglobulina IgE (síndrome de Churg-Strauss).

Tipo 2 – interação do anticorpo com receptor celular (púrpura trombocitopênica auto-imune, anemia hemolítica auto-imune).

Tipo 3 – mediada por imunocomplexos (lúpus eritematoso sistêmico).

Tipo 4 – imunidade celular mediada por linfócito T e macrófago (granulomatose de Wegener). Nessa doença também participa o mecanismo tipo-2 (anticorpo anticitoplama de neutrófilo – ANCA).

CRITÉRIO DE CLASSIFICAÇÃO PARA DIAGNÓSTICO

Quando o quadro clínico desenvolvido pelo paciente é característico de uma determinada síndrome vasculítica, torna-se relativamente fácil o diagnóstico, que é confirmado por exames complementares, sendo introduzida a terapêutica adequada. Entretanto, na maioria das vezes, principalmente em fases iniciais da doença, o quadro clínico é complexo e de difícil diagnóstico. Nesse sentido, procurando identificar quais as manifestações mais importantes em cada vasculite sistêmica, o Colégio Americano de Reumatologia apresentou em 1990[5] um critério de classificação para diagnóstico das vasculites primárias. Incluiu 1.000 pacientes com diagnóstico confirmado do tipo de vasculite sistêmica com dados obtidos de 47 centros de referência, tendo analisado 500 itens que incluíam história, exame clínico, exames laboratoriais, angiografias, biópsias, tratamento e necropsias. O estudo resumia em relacionar as manifestações de cada doença e compará-las com o conjunto das manifestações das demais vasculites, e assim sucessivamente. Os dados foram submetidos a avaliação estatística e interpretados quanto a sua sensibilidade e especificidade. Para cada uma das sete vasculites primárias estudadas, foram constituídos critérios de classificação, de acordo com os dados selecionados que tiveram valor significativo (Quadro 8.35).

É importante salientar que esse critério serviu para classificar e diagnosticar determinado tipo de vasculite dentro de um grande grupo de pacientes em que a possibilidade de um outro diagnóstico já tenha sido excluída. Portanto, ele não serve para classificar e muito menos para diagnosticar um caso que se apresenta com manifestações sistêmicas, mas que não tenha seu diagnóstico confirmado de vasculite sistêmica. Exemplificando, um paciente com endocardite bacteriana com febre, dor articular, petéquias, lesão renal com hematúria e proteinúria, sopro cardíaco, hemossedimentação elevada, anemia e leucocitose apresenta várias manifestações que preenchem critérios de alta sensibilidade e especificidade para uma vasculite sistêmica. Desse erro de interpretação decorrerá um grave erro diagnóstico com conseqüências fatais para o paciente.

Quadro 8.35 – Critérios de classificação das vasculites primárias.

Poliarterite nodosa (10 itens)	Granulomatose de Wegener (4 itens)	Arterite de células gigantes (5 itens)

Perda de peso maior que 4kg
Livedo reticular
Dor testicular
Mialgia
Mono/polineuropatia
Pressão arterial mínima, maior que 100mmHg
Creatinina/uréia elevadas
Sorologia para vírus B
Alterações arteriográficas
Biópsia arterial com infiltrado inflamatório
Positividade de 3 entre os 10 itens:
  Sensibilidade de 82,2%
  Especificidade de 86,6%
	Sedimento urinário anormal
	Radiografia pulmonar com nódulos ou cavidades ou infiltrado fixo
	Úlcera oral/nasal
	Biópsia vascular com granuloma
	Positividade de 2 entre os 4 itens:
	  Sensibilidade de 88,2%
	  Especificidade de 92%
		Idade maior que 50 anos (início)
		Cefaléia localizada
		Sensibilidade na artéria temporal
		Hemossedimentação maior que 50mmHg
		Biópsia com arterite necrotizante
		Positividade de 3 entre os 5 itens:
		  Sensibilidade de 93,5%
		  Especificidade de 91,2%

	Vasculite de hipersensibilidade (5 itens)	**Arterite de Takayasu (6 itens)**

Síndrome de Churg-Strauss (6 itens)	Idade maior que 16 anos (início)
	Fator desencadeante conhecido ou muito provável
	Púrpura palpável
	Rash maculopapular
	Biópsia com granulócitos periarteriolar ou venular
	Positividade de 3 entre os 5 itens:
	  Sensibilidade de 71%
	  Especificidade de 83,9%
		Idade menor que 40 anos (início)
		Claudicação de uma extremidade
		Pulso arterial braquial diminuído
		Diferença na pressão arterial braquial maior que 10mmHg
		Sopro na artéria subclávia ou aorta
		Estreitamento ou oclusão nas artérias de grande calibre
		Positividade de 3 entre os 6 itens:
		  Sensibilidade de 90,5%
		  Especificidade de 97,8%

Asma
Eosinofilia maior que 10%
Mono/polineuropatia
Infiltrado pulmonar não-fixo
Anormalidade dos seios paranasais
Biópsia com eosinófilos extravasculares
Positividade de 4 entre os 6 itens:
  Sensibilidade de 85%
  Especificidade de 99,7%
	Púrpura de Henoch-Schönlein (4 itens)	

	Idade menor que 20 anos (início)
	Púrpura palpável
	Dor abdominal aguda
	Biópsia com granulócitos na parede de arteríolas ou vênulas
	Positividade de 2 entre os 4 itens
	  Sensibilidade de 87,1%
	  Especificidade de 87,7%	

DIAGNÓSTICO LABORATORIAL

A identificação por imunofluorescência e por radioimunoensaio (ELISA) de um grupo de anticorpos a partir de 1989 proporcionou melhor compreensão da fisiopatogenia das vasculites sistêmicas, em especial da granulomatose de Wegener e da poliangiíte microscópica[6]. Esses anticorpos (c-ANCA e p-ANCA) interagem, respectivamente, com antígenos citoplasmáticos de neutrófilos (grânulos azurófilos), proteinase-3 (PR3) e mieloperoxidase, que são transferidos para a membrana dos neutrófilos após ativação celular pelo TNF-α. Outros antígenos citoplasmáticos como elastase, catepsina G, e ferritina têm sido identificados em outras doenças, mas cujo papel patogênico ainda não está definido. Admite-se que fatores externos (infecção) e internos (genéticos) atuem como desencadeantes da migração dos antígenos para a membrana celular, estimulando a produção e facilitando o contato com os respectivos anticorpos. Dessa interação resulta a ativação de neutrófilos que passam a apresentar, em sua membrana, moléculas de aderência, liberam superóxido e enzimas proteolíticas, cujo conjunto favorece a ligação neutrófilo-endotélio. O conjunto desses elementos, mais as citocinas liberadas por linfócitos e monócitos, provocam lesão na célula endotelial. Alem disso, o ANCA exerce um papel inibitório sobre certas enzimas, como alfa-1-antitripsina e ceruloplasmina, favorecendo a destruição protéica. A evidência de que o ANCA exerça um papel patogênico foi comprovada experimentalmente em animais, nos quais, após sua administração por via intravenosa, induziu o aparecimento de vasculite necrotizante[7].

Tem sido observado nos últimos anos, diferente do anticorpo antifosfolípide, um outro anticorpo antiendotélio presente no soro de pacientes com vasculite, com capacidade de interagir com receptores da membrana celular. As técnicas usadas para sua identificação consistem em imunofluorescência, ELISA (radioimunoensaio), e por FACS (fluorescência de células ativadas selecionadas). Esse anticorpo, após interagir com a célula endotelial, ativa o sistema complemento e com a participação de outras interleucinas (TNF-α, IL-1 e interferon-γ) amplificam o processo inflamatório, favorecendo a formação de trombos[8].

O anticorpo c-ANCA (a-PR3) é encontrado no soro de pacientes com granulomatose de Wegener e nas glomerulonefrites com crescentes sem depósito de imunoglobulinas à imunofluorescência (pauciimunes). Ele está presente em cerca de 90% dos pacientes com a forma sistêmica (respiratória alta, pulmonar e renal) da granulomatose de Wegener, caindo sua freqüência nas formas mais localizadas[9]. Além disso, títulos elevados de c-ANCA são observados quando a doença está em atividade, caindo sensivelmente quando o paciente entra em remissão. Novo aumento na titulação pode significar reativação da doença, mesmo sem haver evidências clínicas detectáveis. O anticorpo p-ANCA (antimieloperoxidase) é encontrado em outras vasculites sistêmicas, tais como síndrome de Churg-Strauss, poliangiíte microscópica, vasculites desencadeadas por drogas (propiltiouracil) e doenças não relacionadas a vasculites (doença de Crohn)[10].

Outros exames laboratoriais podem ser úteis na avaliação geral de um paciente com vasculite sistêmica. O hemograma revela anemia, leucocitose e plaquetose, de acordo com a gravidade do quadro. Plaquetopenia por consumo pode ser observada, resultante da interação do anticorpo antiendotélio e a célula endotelial com formação de microtrombos murais. Nesses casos, os valores de dímero-D no soro estarão elevados. A hemossedimentação, assim como as outras provas de atividade inflamatória (proteína C reativa, alfa-1-glicoproteína) encontram-se elevadas quando a doença está em atividade e sua normalização indica boa resposta ao tratamento. As provas que avaliam a situação específica de cada órgão são úteis quanto à evolução e ao prognóstico do paciente (creatinina, uréia e exame de urina para avaliar o comprometimento renal), transaminases, bilirrubinas, provas de coagulação, proteínas séricas para a avaliação da função hepática, e as enzimas CK e aldolase para verificar a presença de lesão muscular. Além disso, deve ser feita uma investigação completa cardíaca, pulmonar e neurológica para se ter um posicionamento exato da situação clínica global do paciente.

Alguns exames mais especializados têm papel importante para o diagnóstico das vasculites. A eletroneuromiografia deve ser solicitada sempre que houver suspeita de acometimento neurológico do tipo mononeurite múltiplex ou polineuropatia periférica, além de ser útil para avaliar os músculos. Nesses casos, a biópsia apresenta papel decisivo para confirmar a lesão da *vasonervorum* (microcirculação dos nervos), ou dos vasos nutrientes dos músculos. Assim, a biópsia é útil para diagnosticar lesões de vasos de pequeno calibre, mas não dos vasos maiores, pois, além de oferecer riscos durante o procedimento, é de pouco valor diagnóstico.

A arteriografia é de fundamental importância para o diagnóstico das arterites de vasos de grande e médio calibres. O exame revela a presença de aneurismas, estenoses e lesões isquêmicas, cujas imagens orientam tanto quanto à gravidade do acometimento, como com relação à conduta terapêutica (clínica ou cirúrgica).

A ultra-sonografia dos vasos maiores é utilizada como diagnóstico e acompanhamento da doença, principalmente da arterite de Takayasu, pois o procedimento é de fácil reprodutibilidade e avalia as variações do fluxo sangüíneo durante a terapêutica.

A ressonância magnética tem valor na avaliação dos grandes vasos e nas lesões de pequenos vasos cerebrais. Do mesmo modo que a arteriografia, a ressonância magnética mostra as alterações da parede e da luz do vaso, com a vantagem de ser realizada sem contraste (angiorressonância), ou com contraste não-iodado com menos efeitos colaterais (gadolínio). No estudo das vasculites cerebrais, a ressonância magnética identifica pontos isquêmicos e hemorragia por meio do extravasamento do contraste ao redor dos vasos lesados.

ARTERITE DE CÉLULAS GIGANTES (ARTERITE TEMPORAL)

Dados clínicos – doença de origem desconhecida, é a mais freqüente das vasculites primárias, ocorrendo em mulheres com idade superior a 50 anos. Os sintomas gerais são: febre que não ultrapassa a 38°C, emagrecimento, e dores musculares que predominam nas cinturas escapular e pélvica. Essas dores são semelhantes às da polimialgia reumática, doença que se acredita pertencer ao mesmo espectro da arterite temporal. As dores surgem principalmente após a imobilização noturna de algumas horas. Os sintomas específicos que sugerem fortemente o diagnóstico são: cefaléia frontal ou unilateral que não cede com analgésicos comuns, dor à palpação da artéria temporal lesada, hiperestesia unilateral no couro cabeludo com dificuldade para pentear o cabelo, dor na mandíbula à mastigação, obrigando o paciente a interromper a alimentação, e finalmente, o mais importante e mais grave, dificuldades visuais que podem começar como amaurose fugaz intermitente e que, se não tratada corretamente, pode evoluir com perda súbita e total de visão unilateral. Se a doença progredir, poderá ocorrer o mesmo no outro olho. Sintomas menos freqüentes podem ocorrer, tais como diplopia por vasculite da musculatura extrínseca do olho, arterite coronária, isquemia cerebral e tosse persistente devido à arterite de vasos brônquicos[11].

Dados laboratoriais – entre os exames laboratoriais, apenas as provas inflamatórias agudas, principalmente a hemossedimentação, têm importância para o diagnóstico, assim como no controle durante o tratamento. Em geral, os valores são muito elevados, maior que 80mm/h, e confirmam o diagnóstico, diante de um quadro clínico compatível. Os valores caem rapidamente, diante de uma resposta favorável ao tratamento. De acordo com a gravidade e o tempo de evolução, podem surgir anemia, queda da albumina e alteração discreta das enzimas hepáticas, principalmente a gama-glutamiltransferase.

Diagnóstico – a confirmação diagnóstica é feita pela biópsia da artéria temporal sensível à palpação. Retira-se, com anestesia local, 3cm da artéria e fazem-se cortes a cada milímetro, até encontrar a lesão indicativa da doença. No caso de ser normal, deve-se biopsiar o lado oposto, pois, às vezes, podem-se encontrar as lesões na artéria assintomática. Com quadro clínico sugestivo, apesar de a biópsia ser normal, o tratamento deve ser iniciado de imediato. A ultra-sonografia ou mesmo a arteriografia da artéria temporal para localizar o ponto da lesão para fazer a biópsia têm sido de pouca ajuda e não devem ser utilizadas como conduta rotineira. A alta freqüência de aterosclerose nos pacientes com arterite temporal induz a resultados falso-positivos.

Histopatologia – os achados histopatológicos importantes à biópsia são: panarterite com necrose e proliferação da camada média, ruptura da camada elástica limitante interna e externa, proliferação endotelial e infiltrado celular constituído por linfócitos e células gigantes com esboço de granuloma. Após tratamento, as lesões cicatrizam com fibrose residual.

Tratamento – desde a introdução dos glicocorticóides a partir de 1950 no tratamento da arterite temporal, houve queda acentuada de casos de cegueira de 60% para 20%, assim como das complicações das artérias intracranianas e da mortalidade. Além disso, a probabilidade de perda de visão parcial após o início do tratamento com glicocorticóides caiu significativamente para valores em torno de 1%. A dose inicial de prednisona varia de 40 a 60mg por dia, e em dose única, ou, em alguns casos, em doses fracionadas. O tempo de tratamento é prolongado, em geral superior a um ano, sendo que a dose é progressivamente reduzida a partir de quatro a seis semanas. A pulsoterapia com metilprednisolona 1g/dia por três dias consecutivos seguido da dose-padrão diária tem sido preconizada nos casos de perda súbita de visão, mas ainda não está comprovada sua superioridade sobre o tratamento convencional[12].

Os efeitos colaterais dos glicocorticóides (diabetes, hipertensão arterial, osteoporose, catarata, obesidade, dentre outros menos freqüentes) fazem com outras drogas (imunossupressores) sejam testadas ou associadas aos glicocorticóides. Estudos feitos com prednisona em doses menores para diminuir os efeitos colaterais, associada a metotrexato 15mg semanais, ou ciclofosfamida 0,5g por via intravenosa/semanal por três semanas, ou azatioprina 2mg/kg/dia, ou dapsona 100mg/dia, mostraram ser boas alternativas, mas que precisam ser testadas por tempo mais prolongado. Entretanto, depois de obtida a remissão da doença, a substituição dos glicocorticóides por essas drogas deve ser tentada para minimizar seus efeitos colaterais.

Mais recentemente, surgem relatos de bons resultados no tratamento com drogas anti-TNF-α, mas serão necessários mais estudos para comprovar sua eficácia e utilização rotineira na arterite temporal.

ARTERITE DE TAKAYASU

Dados clínicos – também chamada de doença sem pulso ou síndrome do arco aórtico, acomete principalmente mulheres jovens com idade variando de 15 a 40 anos, e, apesar de algumas evidências sugerirem auto-imunidade, ainda sua origem é controvertida. As alterações laboratoriais observadas em alguns casos, como positividade do fator antinúcleo e fator reumatóide, imunocomplexos circulantes e complemento sérico no limite inferior de normalidade podem ser apenas epifenômenos secundários à agressão tecidual e não alterações primárias responsáveis pelo aparecimento da doença. O processo inflamatório modifica a estrutura dos vasos acometidos, provocando estenose (isquemia de membros e órgãos) e dilatação (aneurismas), cujo rompimento é responsável pela morte súbita de alguns pacientes.

Ela se apresenta inicialmente com sintomas inespecíficos como febre, perda de peso, astenia, tontura, cefaléia ou palpitação. Suspeita-se dessa doença quando surgem sintomas ou sinais definidos como distúrbio visual, convulsão, hemiparesia, parestesias, claudicação ou síncope. O dado de exame clínico fundamental para o diagnóstico é a ausência de pulso radial, femoral ou carotídeo, associado à presença de sopro auscultado nas referidas artérias. A hipertensão arterial grave em jovens pode ser decorrente de estenose da aorta ou da artéria renal e tem importante significado no diagnóstico diferencial[13].

Dados laboratoriais – os exames laboratoriais não têm valor diagnóstico, e somente servem para monitorizar o tratamento, por meio das provas inflamatórias de fase aguda (hemossedimentação, proteína C reativa, alfa-1-glicoproteína ácida). A normalização desses exames indica que a doença entrou em remissão e que a medicação pode ser reduzida gradativamente.

Diagnóstico – é feito basicamente por arteriografia, que confirma a presença de estenoses e aneurismas. De acordo com o local e o tamanho, esses aneurismas devem ser retirados antes que se rompam, evitando uma das complicações graves e fatais da arterite de Takayasu. A ultra-sonografia também é muito útil para o diagnóstico e o acompanhamento dos pacientes, principalmente durante o tratamento. Esse exame mostra a melhora do fluxo sangüíneo arterial nos casos de boa resposta e pode ser repetido várias vezes, pois não utiliza contraste, ao contrário da arteriografia. A ressonância magnética também tem seu valor diagnóstico, podendo ser realizada sem o contraste, sendo porém mais bem visualizada com a utilização do contraste gadolínio (não-iodado). Seus custos elevados limitam o uso somente para casos especiais.

Histopatologia – tem pouco valor diagnóstico nessa doença, além dos riscos em se biopsiar artérias de grande calibre. Estas apresentam um infiltrado de células mononucleares, algumas vezes com esboço de granuloma e tecido fibrótico. Atualmente, poucas doenças podem ser confundidas com a arterite de Takayasu. A aortite sifilíca, doença extremamente rara nos dias atuais, apresenta deformidades no arco aórtico e aneurismas em grandes artérias que se assemelham com a arterite de Takayasu. Também, o comprometimento de vasos arteriais por fungos, produzindo aneurismas micóticos, pode ser incluído no diagnóstico diferencial. Lesões ateroscleróticas podem evoluir com aneurismas e apresentar alterações semelhantes à arteriografia, porém, a faixa etária em que surgem essas manifestações é o grande fator discriminatório.

Tratamento – independente da atividade clínica da doença; os corticóides são utilizados como droga de primeira escolha no tratamento da arterite de Takayasu. Os sintomas gerais respondem imediatamente, assim como o edema do endotélio vascular, facilitando o fluxo sangüíneo, que é bem visualizado por meio da ultra-sonografia (ecodoppler). As lesões mais antigas não apresentam esse tipo de resposta devido à fibrose cronicamente estabelecida. Inicia-se o tratamento com prednisona 1mg/kg/dia durante três a seis semanas, de acordo com a resposta observada pela ultra-sonografia e pelos exames que avaliam a atividade inflamatória. A redução de 5% da dose faz-se semanalmente, até chegar a 10mg/dia, quando então é retirado 1mg por semana. Procedendo-se dessa maneira, obtém-se mais de 50% de remissão completa em pelo menos três anos. Os demais casos apresentam recidiva durante a redução da medicação ou não chegam a entrar em remissão. Nestes casos, deve-se associar um imunossupressor, havendo preferência atualmente para o metotrexato, devido a facilidade no uso (uma vez por semana), eficiência comprovada e baixo custo. Muitos casos são mantidos por longo período somente com o metotrexato, evitando, desse modo, os efeitos colaterais indesejáveis devido ao uso prolongado dos corticosteróides[14]. Outros imunossupressores também podem ser empregados, como a azatioprina e a ciclofosfamida, com bons resultados. Mais recentemente, têm sido utilizadas outras drogas, como rituximab, anti-TNF-α e micofenolato mofetil, sendo necessário mais experiência para confirmar sua eficácia[15]. Por ser uma doença mais comum em jovens, a ciclofosfamida deve ser utilizada com precaução devido a sua toxicidade, principalmente pela indução de esterilidade definitiva.

Outros cuidados nessa doença são importantes, como a hipertensão arterial grave, cuja falta de um controle adequado se constitui em causa de óbito. A hipertensão arterial renovascular é responsável pela deterioração da função renal, pela ruptura de aneurismas e por acelerar a aterosclerose já favorecida pelo uso da cortisona.

O tratamento não-medicamentoso baseia-se em retirada de aneurismas, angioplastia transluminal, pontes arteriais com *bypass* e autotransplante renal para suprimir a artéria renal estenosada. Todos esses procedimentos são úteis e, quando bem indicados, prolongam significativamente a sobrevida dos pacientes. Em geral, mais de 90% dos pacientes têm sobrevida superior a cinco anos.

POLIARTERITE NODOSA CLÁSSICA

Dados clínicos – considerada a principal representante do grupo das arterites que acometem vasos de médio calibre, essa doença ocorre predominantemente no gênero masculino (2:1), com maior incidência em torno de 40 anos. Sua origem também é desconhecida, apesar de algumas vezes a doença surgir em um período de seis meses após a infecção pelo vírus da hepatite B. Na fisiopatogenia da poliarterite nodosa clássica, a participação do sistema imunológico é bem conhecida, com depósito de imunocomplexos no endotélio nas bifurcações vasculares. A apresentação clínica da doença é muita variada, ocorrendo sintomas gerais inespecíficos, tais como febre, emagrecimento, astenia, dores musculares, e sintomas mais específicos que caracterizam a lesão de um órgão. Em geral, esses dados estão muito relacionados a alterações isquêmicas ou hemorrágicas decorrentes das lesões vasculares. Os órgãos mais freqüentemente afetados são rins, sistema nervoso central e periférico, coração (infarto) e intestino (isquemia mesentérica). Raramente, são observados os nódulos subcutâneos decorrentes da inflamação das artérias mais superficiais, assim como as lesões em vasos pulmonares e cutâneas. O acometimento renal é muito comum e acontece de duas maneiras: por vasculite da artéria renal ou de seus ramos intra-renais, provocando isquemia e hipertensão arterial ou, menos freqüentemente, das arteríolas e capilares renais, determinando glomerulite com hematúria e proteinúria. A presença dessas alterações glomerulares com sintomas gerais inespecíficos (febre, mialgia, artralgia) e na ausência de artérias maiores acometidas é observada na poliangiíte (poliarterite) microscópica. O sistema nervoso periférico é afetado, em decorrência do acometimento do *vasonervorum* (pequenos vasos que nutrem as fibras nervosas), e ocasiona alterações denominadas de mononeurite múltiplex. Essas lesões se traduzem clinicamente como formigamento e adormecimento nas mãos e pés, perda da sensibilidade, e alterações de maior gravidade, como perda dos movimentos distais dos membros. Quando a neuropatia se manifesta nas extremidades dos membros inferiores, a biópsia do nervo sural confirma o diagnóstico de vasculite em quase 80% dos casos, mas essa porcentagem diminui na ausência de sintomas para 20%. As arterites intracranianas ocasionam isquemias transitórias que revertem espontaneamente, ou acidentes vasculares cerebrais (isquêmicos e hemorrágicos) de graves conseqüências, muitas vezes fatais. A lesão coronária traduz-se por angina e infarto e é de difícil diagnóstico em vida nos pacientes com mais de 50 anos, pois a cinecoronariografia confunde a lesão inflamatória arterial com o trombo aterosclerótico, e somente o exame histopatológico diferenciaria as duas entidades. O quadro doloroso abdominal é decorrente de lesões isquêmicas das artérias celíaca e mesentérica (superior e inferior) que podem provocar necrose com gangrena das alças intestinais. Nesses casos, a intervenção cirúrgica com ressecção das alças lesadas é o único meio com possibilidades de reverter esse quadro com alto índice de mortalidade[16].

Outras manifestações clínicas podem ocorrer, tais como livedo reticular, úlceras cutâneas, artrite e colecistite.

As formas limitadas da poliarterite são aquelas em que não ocorrem manifestações sistêmicas. Elas se situam preferencialmente no apêndice, na vesícula e no testículo. Os achados histopatológicos são idênticos aos da forma clássica.

Dados laboratoriais – os exames laboratoriais não têm valor diagnóstico e apenas servem para comprovar a atividade inflamatória, como também para avaliar o comprometimento de determinados órgãos. Assim, pode ser observada anemia normocítica normocrômica, leucocitose (atingindo, às vezes, 30.000/mm^3), provas de fase ativa elevadas, eletroforese de proteínas com hipoalbuminemia e hipergamaglobulinemia. As provas imunológicas, tais como fator antinúcleo, fator reumatóide, complemento sérico, imunocomplexos circulantes, raramente se apresentam alteradas. A positividade do p-ANCA associado a um quadro clínico com acometimento de dois ou mais órgãos sugere fortemente vasculite sistêmica.

Diagnóstico – nas fases iniciais da doença, é muito difícil fazer o diagnóstico, pois ela se apresenta com manifestações variadas que se confundem com inúmeras doenças, principalmente as infecciosas (por exemplo, endocardite bacteriana). A presença do vírus da hepatite B pode ter significado diagnóstico, pois a associação dessas duas afecções tem valor significativo. Devem ser afastadas ainda doenças como outras vasculites sistêmicas, doenças neoplásicas (leucemia de células cabeludas, leucemia promielocítica) e abuso de drogas (anfetaminas).

A exemplo do que ocorre nas demais vasculites dos vasos de médio calibre, o diagnóstico pode ser confirmado por arteriografia. O exame contrastado das artérias revela estenose, microaneurismas ao nível da bifurcação dos vasos intraparenquimatosos, com incidência mais freqüente nos rins, fígado e vasos do mesentério.

Histopatologia – a biópsia na região acometida tem alto grau de positividade, sendo os locais preferenciais o nervo sural, músculo, testículo e pele. A biópsia visceral, de importante valor diagnóstico, apresenta alto risco de hemorragia, devendo-se evitá-la sempre que possível. Os achados histológicos característicos são: necrose fibrinóide, ruptura da limitante interna, proliferação endotelial e infiltrado inflamatório constituído por células polimorfonucleares e mononucleares. A imunofluorescência do vaso analisado é geralmente negativa, pois a remoção do anticorpo e do complemento pelas células do infiltrado é precoce, geralmente em menos de 72 horas. As lesões são vistas nas artérias musculares de médio e pequeno calibres e, ocasionalmente, ao nível das bifurcações. Como a doença cursa em surtos, as lesões encontram-se em diferentes estágios de evolução: no início, o infiltrado celular é predominantemente constituído por polimorfonucleares e, posteriormente, por linfócitos e monócitos. As lesões evoluem com fibrose e provocam deformidade e enfraquecimento da parede dos vasos, facilitando o aparecimento das complicações tardias, como os acidentes vasculares isquêmicos e hemorrágicos.

Tratamento – o da poliarterite nodosa passou por profundas modificações quanto ao seu curso e prognóstico, desde que os corticóides passaram a fazer parte do esquema terapêutico. A sobrevida subiu de 15 para 50% em cinco anos, e a associação com drogas imunossupressoras, principalmente ciclofosfamida, estendeu essa sobrevida para 80%. Após a confirmação diagnóstica, inicia-se corticosteróide, 1mg/kg/dia (prednisona) em dose única diária, ou pulso com metilprednisolona 1g/dia intravenosa por três dias consecutivos, seguido de corticóide oral em dose que varia de 0,5 a 1mg/kg/dia, de acordo com a gravidade do caso. A ciclofosfamida também pode ser utilizada sob forma de pulso intravenoso (700mg/m²) a cada quatro semanas, ou por via oral na dose de 2-3mg/kg/dia. Nas formas graves, recomenda-se o uso concomitante das duas drogas sob forma de pulso, seguidas de corticosteróide por via oral[17]. Nos estudos feitos com associação da plasmaférese, não foi observada superioridade na resposta terapêutica, a não ser quando o vírus da hepatite B está presente. Também, a azatioprina (2 a 3mg/kg/dia) pode ser utilizada, principalmente após o tratamento inicial mais agressivo, na tentativa de manter a doença em remissão. Nos últimos ano, têm sido observados bons resultados com o uso de imunoglobulina por via intravenosa (400mg/dia por cinco dias) nos casos de não haver resposta com as medicações usuais[18]. As maiores complicações terapêuticas observadas são de natureza infecciosa, tanto por bactérias como por fungos. Quando a poliarterite nodosa clássica está relacionada ao vírus da hepatite B, a conduta terapêutica sofre modificações. As doses elevadas de corticóide não ultrapassam de um mês e devem ser rapidamente reduzidas à metade. Concomitantemente, a terapêutica antiviral com interferon-α é introduzida na dose de 5 milhoes de unidades por via subcutânea três vezes por semana, durante quatro meses, se ocorrer o desaparecimento da antigenemia do vírus B. Caso contrário, o tratamento deve perdurar por um ano. Em casos de má resposta, ou seja, em que persistem altos níveis de antigenemia, pode ser associado um outro agente antiviral, a lamivudina, que reduz a carga viral, mas de pouco efeito na eliminação do vírus[19].

SÍNDROME DE CHURG-STRAUSS

Dados clínicos – também chamada de angiíte granulomatosa e alérgica, essa doença era considerada, inicialmente, como uma variante da poliarterite nodosa clássica. Mais recentemente, observou-se que ela se enquadra mais no grupo das vasculites de pequenos vasos e somente quando não tem um controle adequado é que apresenta lesões em vasos arteriais de médio calibre. Entretanto, suas características histológicas são bem diferentes da poliarterite nodosa clássica. É uma doença com baixa incidência em nosso meio, ocorrendo igualmente em ambos os gêneros em torno de 40 anos, e que se desenvolve em portadores de rinite alérgica e asma brônquica. Os sintomas gerais são inespecíficos, como febre, astenia, dores no corpo. O quadro evolui com tosse seca e dores torácicas mal definidas, podendo significar o início das manifestações pulmonares constituídas por infiltrado inflamatório de caráter migratório em ambos os pulmões. Nessa fase, já se observa eosinofilia que pode ultrapassar a 10.000/mm³. A segunda manifestação clínica mais freqüente é a neuropatia periférica que incide em 75% dos pacientes e apresenta-se como uma mononeurite múltiplex, principalmente nos membros inferiores, e de caráter sensitivo, podendo evoluir com complicações motoras graves. As queixas são de formigamento e perda da sensibilidade distal seguido da perda da força e dos movimentos das mãos e pés. As demais complicações clínicas por ordem de freqüência são cardíaca (60%), gastrintestinal, articular (56%), cutânea (50%) e renal (menos de 30%)[20].

Dados laboratoriais – os exames laboratoriais revelam anemia, leucocitose com eosinofilia, e aumento das provas inflamatórias. O anticorpo p-ANCA (antimieloperoxidase) é encontrado na grande maioria dos pacientes, constituindo-se em importante elemento diagnóstico, assim como o aumento da imunoglobulina IgE. Ambos podem ser usados para monitorização, detectando previamente um novo surto da doença.

Diagnóstico – clinicamente, difere da panarterite nodosa clássica, pela alta incidência de acometimento pulmonar e baixa renal, laboratorialmente pela eosinofilia e histologicamente pela presença de lesões vasculares com granuloma eosinofílico. Quando há rinite e lesões pulmonares, o quadro assemelha-se a outro tipo de vasculite: a granulomatose de Wegener. As lesões não-destrutivas, tanto nasais como pulmonares, ao lado de eosinofilia e da biópsia dirigida, orientam no diagnóstico da síndrome de Churg-Strauss. Na presença de lesão renal e p-ANCA positivo, o quadro pode ser confundido com poliangiíte microscópica.

Histopatologia – a lesão tecidual característica da síndrome de Churg-Strauss consiste em vasculite de pequenos vasos com infiltrado constituído por células mononucleares e presença de granuloma acompanhado de grande quantidade de eosinófilos.

Tratamento – os corticosteróides devem sempre ser indicados como droga de primeira escolha para o tratamento da síndrome de Churg-Strauss. O esquema é semelhante ao da pancreatite nodosa clássica, ou seja, prednisona 1mg/kg/dia até a remissão do quadro e, após, manutenção com doses reduzidas, até a retirada total ou dependendo do caso, mantendo doses baixas de 5 a 10mg/dia. As lesões pulmonares regridem progressivamente, em geral com normalização da função respiratória. A neuropatia periférica e a miocardiopatia não respondem da mesma maneira, evoluindo cronicamente com seqüelas importantes. Nesse caso, devem ser utilizados outros medicamentos, como os imunossupressores (ciclofosfamida ou metotrexato), associados à plasmaférese que, além da resposta favorável que podem proporcionar, permitem a diminuição das doses de cortisona, minimizando os efeitos colaterais. A vantagem no uso do metotrexato, além de sua baixa toxicidade, reside no seu uso de dose única semanal, proporcionando maior comodidade para o paciente. Entretanto, deve-se estar atento para a hipersensibilidade pulmonar que alguns pacientes apresentam como efeitos colaterais dessa droga. Apesar do entusiasmo inicial obtido com o uso de micofenolato mofetil, é preciso maior número de resultados para que seja incluído no tratamento da síndrome de Churg-Strauss[21].

GRANULOMATOSE DE WEGENER

Dados clínicos – granulomatose de Wegener é uma vasculite sistêmica que acomete os pequenos vasos arteriais e venosos, atingindo igualmente ambos os gêneros, cuja maior incidência ocorre na faixa dos 40 anos de idade. Seu caráter agressivo impõe um diagnóstico imediato, e o início de uma terapêutica agressiva para evitar a progressão rápida e fatal. A forma completa ou generalizada atinge seios da face (sinusite, perfuração de mucosas e septo nasal), pulmão (tosse, hemoptise, nódulos, estenose subglótica) e rim (glomerulonefrite), podendo ainda afetar outras regiões como olhos (proptose por granuloma retrorbitário), orelhas (otite média), pele (úlceras cutâneas), coração e cérebro (granulomas). As queixas iniciais em geral são inespecíficas, como cefaléia, astenia, mialgias, artralgias, emagrecimento e febre persistente, e podem ser confundidas com inúmeras outras doenças. Sinusite e tosse crônica com secreção mucopurulenta e sanguinolenta são sugestivas da granulomatose de Wegener, cuja progressão provoca destruição dos seios e do septo nasal, associado a cavitações pulmonares. O aparecimento de dor ocular unilateral associada a proptose deve-se ao crescimento de granuloma retrorbitário, que evolui muitas vezes com perda da visão. As lesões no sistema nervoso central, responsáveis pelo aparecimento da cefaléia, podem ser devido à presença de granulomas intracerebrais ou por extensão dos granulomas desenvolvidos nos seios da face e retrorbitário, provocando comprometimento dos pares cranianos, aracnoidite e hemorragias. O rim acometido evolui com glomerulonefrite rapidamente progressiva, inicialmente com hematúria e proteinúria, seguido de insuficiência renal com elevação de creatinina e uréia[22].

Dados laboratoriais – os exames laboratoriais, inicialmente, podem ser inespecíficos, mostrando apenas a atividade inflamatória do processo. Entretanto, de acordo com a evolução da doença, surgem anemia, leucocitose, alteração da função renal (uréia, creatinina, sódio, potássio, urina), pulmonar (saturação O_2, gasometria) e liquor com aumento de células e proteínas. Mais recentemente, a identificação de anticorpos anticitoplasma de neutrófilos (c-ANCA) mostrou ser de grande importância e de alto valor diagnóstico nessa doença. Cerca de 80 a 100% dos pacientes com a forma generalizada da granulomatose de Wegener expressam esse anticorpo no soro, sendo que nas formas limitadas essa positividade cai para 50%, e nos doentes em remissão a titulação do anticorpo diminui, podendo ficar negativo. Alguns casos apresentam associadamente o p-ANCA. Os estudos atuais têm mostrado que esses anticorpos têm um papel importante na fisiopatogenia da doença, pois sua interação com o endotélio vascular induz lesão tecidual por meio da liberação de mediadores da inflamação.

Histopatologia – a biopsia da lesão é fundamental para confirmar o diagnóstico. No fragmento, observa-se vasculite em artérias e veias de pequeno calibre com necrose tecidual infiltrada com células mononucleares e gigantes, formando granulomas. O tecido inflamado obtido pode não evidenciar o vaso central acometido. Nesses casos, deve-se repetir a biópsia para obter a amostra desejada.

Tratamento – deve ser iniciado imediatamente, por meio do uso de corticosteróides (diário ou pulso), juntamente com ciclofosfamida (diário ou pulso). O esquema-padrão utiliza prednisona 1mg/kg/dia associado a ciclofosfamida 2 a 3mg/kg/dia. Nas formas graves, dá-se preferência ao pulso de corticóide (metilprednisolona 1g por via intravenosa por três dias consecutivos) e ciclofosfamida por via intravenosa (700mg/m^2), seguido de corticóide diário (prednisona 1mg/kg/dia). O esquema de pulsos por via intravenosa pode ser repetido a cada quatro semanas, de acordo com a evolução do paciente. Em muitos casos (75%), obtém-se a remissão total do quadro, com excelente evolução e aumento da sobrevida, podendo, entretanto, ocorrer recorrência da doença em 50% dos pacientes[23]. Apesar de a utilização de pulso ser mais eficiente nas formas graves, tem-se mostrado inferior ao esquema convencional por via oral quando utilizado por períodos longos. Nas formas ativas de menor gravidade, os resultados com metotrexato têm induzido remissão em mais de 70% dos pacientes, sugerindo-se seu uso por ser menos tóxico que a ciclofosfamida. Quando a doença está localizada nas vias aéreas superiores, assim como em algumas formas generalizadas, têm sido associados antibióticos (sulfometoxazol-trimetoprima), com resultados favoráveis. Este antibiótico também é utilizado como profilaxia da doença e como preventivo de pneumonia por *Pneumocystis carinii* nos pacientes que recebem ciclofosfamida[24]. Além do metotrexato, micofenolato mofetil e a leflunomida têm sido testados com resultados promissores. Outras medidas terapêuticas como gamaglobulina por via intravenosa e globulina antitimocítica são utilizadas com resultados favoráveis, mas ainda necessitam de mais estudos para serem incorporadas ao arsenal terapêutico. Mais recentemente, as drogas anti-receptores de célula B (anti-CD20), como o rituximab, que tem demonstrado excelentes resultados no tratamento de linfomas não-Hodgkin, passaram a ser utilizadas em doenças auto-imunes e na granulomatose de Wegener, alguns casos relatados mostraram resultados animadores[25].

ARTERITE DO SISTEMA NERVOSO CENTRAL

Doença relativamente rara, a arterite do sistema nervoso central acomete principalmente mulheres em torno dos 40 anos. Podem ocorrer duas formas diferentes: a primeira delas chamada de arterite ou angiíte benigna do sistema nervoso central tem instalação abruta, com febre elevada e cefaléia intensa e inicialmente sem sinais neurológicos. Acomete vasos de médio calibre, que podem provocar fenômenos isquêmicos e hemorrágicos intracerebrais. Os exames laboratoriais apresentam-se pouco alterados e o diagnóstico é feito por arteriografia ou angiorressonância, que mostram irregularidades na parede dos vasos (estenoses e dilatações). O tratamento é feito precocemente com corticóide (pulso de metilprednisolona 1mg por via intravenosa por três dias consecutivos), seguido de prednisona 1mg/kg/dia, até a remissão. O quadro é chamado de benigno devido à regressão completa obtida após o tratamento, sem complicações que prejudiquem a qualidade de vida dos pacientes. A outra forma, chamada de arterite ou angiíte granulomatosa do sistema nervoso central, tem sua evolução lentamente progressiva, com manifestações iniciais de cefaléia, distúrbios cognitivos, parestesias nos membros, evoluindo com sofrimento difuso e irreversível do sistema nervoso central, com êxito letal em praticamente todos os casos não tratados ou sem resposta terapêutica. Os vasos acometidos são de pequeno calibre próximo das meninges, e o diagnóstico é realizado por meio de biópsia orientada pela ressonância magnética. Deve ser feita a cultura do fragmento obtido, pois o diagnóstico diferencial principal é com infecções por agentes de baixa virulência, cuja evolução tem um comportamento semelhante, tanto do ponto de vista clínico como por imagem. O tratamento da angiíte granulomatosa do sistema nervoso central deve ser agressivo desde o início, com pulso de corticóide e ciclofosfamida, procurando deter a evolução da doença e aumentar a sobrevida dos pacientes.

POLIANGIÍTE MICROSCÓPICA

Dados clínicos – essa doença foi individualizada como poliangiíte microscópica no Consenso sobre vasculites realizado em Chapel Hill, North Caroline, em 1994, quando separou essa doença do grupo da poliarterite nodosa clássica[26]. Inicialmente chamada de poliarterite microscópica, devido as suas características de acometer pequenos vasos (capilarite) do rim e pulmão, atualmente é denominada de poliangiíte microscópica. Além disso, como ela apresenta ausência de depósitos imunes nos órgãos afetados (rim e pulmão) e geralmente apresenta p-ANCA no soro, muitos casos são confundidos inicialmente com a granulomatose de Wegener.

A apresentação inicial da doença é por meio de queixas gerais como febre, mialgia, artralgia, emagrecimento, evoluindo com hematúria e proteinúria, acompanhado de alterações respiratórias de tosse, escarro sanguinolento. Esses quadros podem evoluir com insuficiência renal e respiratória[16].

Dados laboratoriais – as alterações laboratoriais iniciais são de anemia discreta, leucocitose, elevação das provas inflamatórias de fase aguda, seguidas de hematúria e proteinúria como manifestação da lesão renal. A presença de p-ANCA ajuda no diagnóstico diferencial com a granulomatose de Wegener (c-ANCA).

Histopatologia – o diagnóstico de poliangiíte microscópica pode ser feito por meio da biópsia renal. Observa-se uma glomerulite sem granulomas, e à imunofluorescência comprova-se a ausência de depósitos imune (pauciimune).

Tratamento – é feito inicialmente com corticóide (prednisona, 1mg/kg/dia) com ótimos resultados, ocorrendo remissão, geralmente sem necessidade de introduzir drogas imunossupressoras. Entretanto, nos casos mais graves, a conduta é semelhante à poliarterite nodosa clássica, com a utilização de ciclofosfamida, metotrexato ou azatioprina nas mesmas doses e tempo de tratamento[27].

PÚRPURA DE HENOCH-SCHÖNLEIN

Dados clínicos – essa vasculite que acomete pequenos vasos ocorre principalmente em crianças de idade escolar e tem evolução benigna na maioria dos casos. Entretanto, quando surge em adultos, evolui geralmente com complicações sistêmicas de caráter crônico e progressivo. Sua etiologia é desconhecida e, após um curto período de mal-estar, surgem púrpuras sem plaquetopenia nos membros inferiores e nádegas acompanhadas de artralgias ou poliartrite. As manifestações viscerais manifestam-se nos rins (glomerulonefrite) e no trato gastrintestinal (dor abdominal, hemorragia e intussuscepção)[28]. O quadro renal varia desde discreta hematúria até nefrite com componente nefrótico importante. Não há como prever a evolução do quadro renal nem quanto tempo vai durar o surto da doença, assim como não há evidências de que a terapêutica possa interferir, alterando o prognóstico. Os casos mais graves (não ultrapassam a 5%) podem resultar em insuficiência renal crônica. As formas mais leves de púrpura com ou sem discreta hematúria duram cerca de dois meses, podendo apresentar recorrências até um ano, sem complicações futuras. Nos adultos de idade avançada, a incidência de lesão renal rapidamente progressiva é alta, levando à insuficiência renal.

Dados laboratoriais – os exames laboratoriais revelam: hemograma sem anemia com discreta leucocitose, número normal de plaquetas (importante para o diagnóstico), provas inflamatórias de fase aguda elevadas e exame de urina normal ou alterado de acordo com a presença ou não de envolvimento renal. Na avaliação imunológica, observa-se na fase aguda aumento do nível de IgA sérica e de imunocomplexos circulantes com IgA, sugerindo a participação dessa imunoglobulina na fisiopatogenia da doença.

Histopatologia – nos tecidos, pele, rim e mucosa intestinal, observa-se uma vasculite leucocitoclástica com depósito de IgA e complemento C3 nos vasos. Esse achado histopatológico orienta no diagnóstico diferencial com as outras vasculites, que têm apresentação clínica semelhante.

Tratamento – consiste inicialmente em medidas conservadoras, como repouso e, quando necessário, analgésicos e antiinflamatórios não-hormonais. Como a maioria das crianças evolui bem, faz-se o controle laboratorial de sangue e urina até a resolução do processo, e posteriormente permanece o controle urinário a cada três meses, até completar um ano. As alterações urinárias discretas são observadas do mesmo modo, sem necessidade de introdução do corticóide. Entretanto, em casos de glomerulonefrite com componente de proteinúria maior que 1g/24h, é recomendada a introdução de corticóide (prednisona 1mg/kg/dia). Se houver evidências de glomerulonefrite rapidamente progressiva, deve associar-se ciclofosfamida 2mg/kg/dia por um período variável, dependendo da evolução da doença, porém nunca inferior a seis semanas. Esse esquema pode ser feito sob forma de pulso, ou seja, metilprednisolona 1mg por via intravenosa por três dias consecutivos, seguida de prednisona 0,5mg/kg/dia e pulso de ciclofosfamida 700mg/m² por via intravenosa a cada quatro semanas[29,30]. A imunoglobulina por via intravenosa foi utilizada em pacientes sem resposta aos tratamentos usuais, porém os resultados não permitiram conclusões por terem sido realizados sem um grupo controle. Apesar da extensa literatura sobre o tratamento da nefropatia na púrpura de Henoch-Schölein, não há evidências concretas até o momento de que essa terapêutica mude o curso natural da doença e que detenha a evolução para nefropatia crônica com insuficiência renal[31]. A manifestação gastrintestinal de dor abdominal e hemorragia intestinal, entretanto, responde muito bem ao uso de corticóides, por um período não superior a quatro semanas.

VASCULITE POR HIPERSENSIBILIDADE

Como o próprio nome expressa, a vasculite por hipersensibilidade reflete uma resposta imunológica exacerbada a um estímulo antigênico exógeno ou endógeno. Dentre os exógenos, os mais freqüentes são medicamentos (antibióticos, antiinflamatórios), inseticidas, corantes e alimentos[32,33]. Os endógenos são aqueles cujo antígeno pertence ao próprio organismo (auto-antígeno) ou é um auto-antígeno modificado por um hapteno de procedência exógena. A resposta imune é feita por anticorpos, que se ligam aos antígenos, formando imunocomplexos, os quais se fixarão nos receptores da célula endotelial dos vasos capilares. Ocorre ativação do sistema complemento, quimiotaxia de neutrófilos com liberação de suas enzimas proteolíticas, determinando a vasculite leucocitoclástica. Por outro lado, a agressão pelo antígeno pode ser feita diretamente sobre o endotélio, ocasionando um acúmulo de linfócitos ao redor do vaso e com mínima lesão de sua parede.

A agressão da pele manifesta-se com equimoses, petéquias, púrpuras, eritema polimorfo e urticária. Internamente, podem ocorrer lesões em rins, coração e pulmões. Um exemplo clássico dessa doença e facilmente reprodutível experimentalmente em cobaios é a doença do soro, que se desenvolve após sete dias da administração de soro heterólogo. Quando as manifestações clínicas são extensas, pode haver necrose das extremidades, evoluindo com gangrena e necessidade de amputação dos membros.

Tratamento – inicialmente, consiste em suspender o elemento desencadeante e adotar medidas conservadoras locais, como anti-histamínicos, corticóide tópico e proteção com curativo oclusivo. Nos casos é mais graves, utilizam-se corticóides por via oral em doses variáveis, de acordo com a intensidade do quadro. O prognóstico é bom com resolução das lesões.

Vasculite relacionada à neoplasia (paraneoplásica) – a maioria dos antígenos tumorais que se encontram nos tumores sólidos, linfomas e leucemias, apresenta uma estrutura composta por antígenos próprios modificados por agentes virais ou elementos químicos, constituindo-se em antígenos reconhecidos pelo sistema imune como não-próprios, provocando resposta imune com a produção de anticorpos e resposta tipo celular. Quando antígeno e anticorpo entram em contato, formam-se imunocomplexos que, ao se depositarem nos vasos, provocam vasculite. Essas lesões ocorrem geralmente em vasos de pequeno calibre, dando origem à vasculite leucocitoclástica, mas podem inflamar vasos de médio calibre, ocasionando quadros semelhantes à poliarterite nodosa. A lesão vascular e o tumor ocorrem concomitantemente, mas, às vezes, a vasculite precede até um ano ao aparecimento do tumor[34].

A vasculite paraneoplásica é resistente à terapêutica, se não for tratado concomitantemente o processo tumoral. Por outro lado, o tratamento do tumor é acompanhado de resposta rápida da inflamação vascular. Assim, deve-se investigar minuciosamente um paciente com vasculite leucocitoclástica que não vem respondendo aos tratamentos habituais, iniciando a pesquisa de um tumor que ainda não se manifestou clinicamente.

CRIOGLOBULINEMIA MISTA

As crioglobulinas são imunoglobulinas que precipitam em baixas temperaturas e se ligam a receptores do endotélio vascular, provocando a vasculite leucocitoclástica. Há três tipos: a crioglobulinemia tipo I, é representada por uma imunoglobulina monoclonal e que geralmente vem associada às neoplasias (linfomas); a crioglobulinemia tipo II, chamada de mista, é constituída por IgM monoclonal (fator reumatóide) associada à IgG policlonal e é observada isoladamente (por isso era chamada de mista essencial), ou associada a outras doenças, como linfomas e síndrome de Sjögren; crioglobulinemia tipo

III, constituída por IgM policlonal (fator reumatóide) e IgG policlonal que está associada a doenças auto-imunes, infecções e doença hepática crônica. A crioglobulinemia tipo II mista deixou de ser chamada essencial porque se observou que cerca de 80% delas estavam associadas ao vírus da hepatite C (inicialmente, acreditava-se ser associada ao vírus B). Após se localizar no fígado, o vírus estimula o sistema imune na produção de crioglobulinas, as quais formam agregados que se depositam nos vasos em baixas temperaturas, provocando as vasculites[35].

Dados clínicos – as principais manifestações clínicas provocadas pela crioglobulina são: púrpuras nos membros inferiores, artrite, neuropatia periférica, hepato/esplenomegalia, fenômeno de Raynaud, síndrome de Sjögren e glomerulonefrite, sendo as mais graves a neurológica e a renal.

Dados laboratoriais – o diagnóstico é feito pela presença da crioglobulina no soro. A amostra deve ser guardada em baixa temperatura e observada em pelo menos sete dias, período em que pode aparecer o crioprecipitado. Outras alterações são observadas como provas inflamatórias de fase aguda elevadas, vírus C presente, fator reumatóide positivo, complemento baixo, enzimas hepáticas e musculares alteradas, hematúria e proteinúria, e eletroneuromiografia identificando a neuropatia periférica.

Tratamento – a terapia dirigida mais importante é no combate ao vírus C, que é feita com drogas antivirais, como o interferon-alfa e a ribavirina[36]. A queda nos níveis de viremia é acompanhada de níveis séricos mais baixos de crioglobulinas, em conseqüência de menor estímulo aos clones de células B. As púrpuras e a artrite podem ser controladas com doses baixas de corticóide. Para o tratamento da glomerulonefrite e da neuropatia utiliza-se a plasmaférese, associada a corticóide em doses elevadas, mas, após melhora transitória, a crioglobulinemia retorna aos níveis elevados anteriores. O uso de imunossupressores, como a ciclofosfamida, é reservado para os casos em que não se detecta o vírus C, porém, mesmo assim, os resultados são contraditórios.

DOENÇA DE BEHÇET

Dados clínicos – descrita no começo do século passado por um dermatologista turco Hulusi Behçet, essa doença é mais comum no Japão, onde a prevalência é de 1 caso por 1.000 habitantes, sendo de origem desconhecida e incide principalmente em jovens com idade ao redor de 25 anos.

Considera-se o diagnóstico de doença de Behçet quando o paciente apresenta três episódios de úlceras orais em um ano, acompanhado de duas das quatro manifestações seguintes: úlcera recorrente genital, uveíte ou vasculite retiniana, vasculite cutânea e pathergia (pápula eritematobolhosa cutânea no local de punção com agulha)[37]. As outras complicações clínicas são trombo-flebite superficial e trombose venosa profunda, arterite de grandes vasos com formação de aneurismas, neuropatia central (meningoencefalite) e periférica (polineuropatia), mono ou oligoartrite nos membros inferiores. As lesões mais graves ocorrem nos olhos, provocando cegueira, arterite pulmonar com aneurisma e hemorragia por ruptura, e lesões no sistema nervoso central. Apesar disso, o prognóstico é bom, com sobrevida média de 95% em cinco anos, sendo menor naqueles com as complicações mais graves da doença[38].

Dados laboratoriais – a avaliação imunológica revela alterações que sugerem a participação do sistema imune, tais como presença de anticorpos antimucosa, linfocitotoxicidade para células epiteliais, imunocomplexos circulantes, imunofluorescência positiva da afta oral e presença de anticorpos antifosfolípides (anticardiolipina e/ou anticoagulante lúpico) em 25% dos pacientes.

Tratamento – visa basicamente à melhora dos sintomas e das complicações, sem mudar o curso natural da doença. Utilizam-se agentes tópicos para o alívio das úlceras orais e vaginais como pomada de triancinolona e anestésicos locais. Quando as lesões são profundas e ulceradas, várias drogas podem ser utilizadas para a melhora das lesões, tais como antiinflamatórios, corticóide oral (20mg/dia por via oral) e colchicina (1mg/2 vezes/dia por via oral), dapsona, talidomida (100mg/dia por via oral), ou levamisol (imunoestimulante), além do uso associado de pentoxifilina. A trombose venosa com anticorpos antifosfolípides é tratada com anticoagulação, que será mantida por longo prazo, somente se não houver aneurismas arteriais, pois sua ruptura durante o uso de anticoagulantes é geralmente fatal[39]. Várias drogas imunessupressoras têm sido testadas para o controle da progressão das lesões oculares e do sistema nervoso central. Pulso de corticóide e ciclofosfamida, azatioprina, metotrexato, clorambucil, ciclosporina, levamisol, sulfassalazina, tacrolimus e interferon-alfa-2β têm sido testados em vários estudos, mostrando serem de valor, mas nenhum deles apresenta comprovação de remitir a doença permanentemente. Estudos japoneses feitos nos últimos anos têm constatado que o uso de penicilina benzatina 1,2 milhões de unidades por via intramuscular cada três semanas, associado à colchicina diária, diminui significativamente o número de crises anuais de artrite[40].

Comentários finais – o grande avanço no conhecimento das moléculas de várias células do organismo contribuiu para o emprego das novas drogas desenvolvidas por engenharia genética no tratamento das vasculites sistêmicas. Elas atuam interagindo com receptores e moléculas de superfície de membrana celular, bloqueiam receptores solúveis ou inibem as citocinas. Além disso, foram desenvolvidas drogas imunossupressoras com atuação mais específica sobre a imunidade celular, ao lado de maior eficácia e menos efeitos colaterais que as anteriores. Os principais agentes desenvolvidos nos últimos anos e as respectivas doenças em que têm sido utilizados são:

Anti-receptor de TNF-α[41] – granulomatose de Wegener[42], arterite temporal[43], doença de Behçet[44].

Micofenolato mofetil – granulomatose de Wegener[45], síndrome de Churg-Strauss[46].

Imunoglobulina intravenosa – vasculite sistêmica ANCA-positivo[47], síndrome de Churg-Strauss[48], vasculite com neuropatia periférica[49], poliarterite nodosa[50], crioglobulinemia mista[51].

Leflunomida – granulomatose de Wegener[52].

Rituximab – crioglobulinemia[53].

REFERÊNCIAS BIBLIOGRÁFICAS

1. Sneller MC, Fauci AS. Pathogenesis of vasculitis syndrome. Adv Rheumatol 1997; 81:221. ▪ 2. Sundy JS, Haynes BF. Pathogenic mechanism of vessel damage in vasculites syndrome. Rheum Dis Clin North Am 1995; 21:861. ▪ 3. Alarcon-Segovia D. Classification of necrotizing vasculitides in man. Clic Rheum Dis 1980; 6:660. ▪ 4. Macedo MS. Hipersensibilidade imediata. In: Calich V, Vaz C. Imunologia. Rio de Janeiro: Editora Revinter, 2001. ▪ 5. Hunder, GG et al. The American College of Rheumatology. Criteria for the Classification of Vasculitis. Arthritis Rheum 1990; 1065. ▪ 6. Boomsma MM et al. Prediction of relapses in Wegener's granuloma by measurement of anti-neutrophil cytoplasmic antibodies levels, a prospective study. Arthritis Rheum 2000; 43:2025. ▪ 7. Gross WL. Immunopathogenesis of vasculites. In: Klippel JH, Dieppe PA. Rheumatology. 2nd ed, Mosby International, 1998, p 1. ▪ 8. Tripathy NK et al. Complement and cell mediated cytotoxicity by antiendothelial cell antibodies in Takayasu's arteritis. J Rheumatol 2001; 28:805. ▪ 9. Langford CA, Balow JE. New insights into the immunopathogenesis and treatment of small vessel vasculitis of the kidney. Curr Opin Nephrol Hypertens 2003; 12:267. ▪ 10. Bajema IM et al. Evolving concepts about the role of antineutrophil cytoplasm autoantibody in systemic vasculites. Curr Opin Rheumatol 1999; 11:34. ▪ 11. Langford CA. Takayasu's arteritis, Giant cell arteritis and Polymialgia rheumatica. In: Weisman MH et al. Treatment of Rheumatic Diseases. 2nd ed, WB Saunders Company, 2001, p. 353. ▪ 12. Wilke WW, Hoffman GS. Treatment of corticosteroid-resistant giant cell arteritis. Rheum Dis Clin North Am 1995; 21:21. ▪ 13. Calich I. Arterite primária da aorta vista pelo clínico. In: Bonamigo et al. Doenças da Aorta e seus Ramos – Diagnóstico e Tratamento. 1ª ed, Fundo Editorial Byk, 1991, p 287. ▪ 14. Hoffman GS et al. Treatment of glucocorticoid-resistant of relapsing Takayasu arteritis with methotrexate. Arthritis Rheum 1994; 37:578. ▪ 15. Uthman I. Pharmacological therapy of vasculitis: an update. Curr Opin Pharmacol 2004; 2:177. ▪ 16. Valente RM, Conn DL. Polyarteritis nodosa and microscopic polyangiitis. In: Klippel JH, Dieppe PA. Rheumatology 2nd ed, Mosby International, 1998, p 1. ▪ 17. Bacon PA. Therapy of vasculites. J Rheumatol 1994; 21:788. ▪ 18. Richter C et al. Treatment of ANCA-associated systemic vasculites with high-dose intravenous immunoglobulin. Clin Exp Immunol 1995; 101:2. ▪ 19. Guillevin L et al. Treatment of polyarteritis nodosa related to hepatitis B virus with interferon-alfa and plasma exchange. Ann Rheum Dis 1994; 53:334. ▪ 20. Valente RM et al. Vasculitis and related disorders. In: Kelley WN et al. Texbook of Rheumatology 5nd ed, Philadelphia, WB Saunders Company, 1997, p 1079. ▪ 21. Assif C. Churg-Strauss sindrome: Successful treatment with mofetil mycophenolate. Br J Dermatol 2004; 3:598. ▪ 22. Hoffman GS et al. Wegener's granulomatosis: an analysis of 158 patients. Ann Intern Med 1992; 116:488. ▪ 23. Koldingsnes W et al. Wegener's granulomatosis long term follow-up of patients treated with pulse cyclophophamide. Br J Rheumatol 1998; 37:659. ▪ 24. de Groot, K et al. Therapy for the maistenance of remission in sixty-five patients with generalized Wegener's granulomatosis. Methotrexate versus trimethoprim-sulfamethoxazole. Arthritis Rheum 1996; 39:2052. ▪ 25. Speks U et al. Response to Wegener granulomatosis to anti-CD20 chimeric monoclonal antibody therapy. Arthritis Rheum 2001; 44:2836. ▪ 26. Jennete JC et al. Nomeclature of systemic vasculites. Proposal of an international consensus conference. Arthritis Rheum 1994; 37: 87. ▪ 27. Guillivan L, Lhote F. Treatment of polyarteritis nodosa and microscopic polyangiitis. Arthritis Rheum 1998; 41:2100. ▪ 28. Szer IS. Henoch-Schönlein purpura. In: Klippel JH, Dieppe PA. Rheumatology 2nd ed, Mosby International, 1998, p 1. ▪ 29. Oner A et al. The effect of triple therapy on rapidly progressive type of Henoch-Schönlein nephritis. Pediatr Nephrol 1995; 9:6. ▪ 30. Faedda R et al. Regression of Henoch-Schönlein disease with intensive immunosupressive treatment. Clin Pharmacol Ther 1996; 60:576. ▪ 31. Salsbury FT. Corticosteroid therapy does not prevent nephritis in Henoch-Schönlein purpura. Pediatr Nephrol 1993; 7:69. ▪ 32. Merkel PA. Drugs associated to vasculites. Curr Opin Rheumatol 1998; 10:45. ▪ 33. Sommer T, Finegold SM. Vasculitis associated to infections, immunization, antimicrobial drugs. Clin Infect Dis 1995; 20:1010. ▪ 34. Green JM. Vasculitis associated with malignancy. Medicine 1988; 64:220. ▪ 35. Agnello V. Mixed cryoglobulinemia secundadry to hepatitis C infection. Rheum Dis Clin North Am 1996; 22:1. ▪ 36. McHutchinson JG et al. Interferon alfa-2b alone or in combination with ribavirin as initial treatment for chronic hepatitis C. N Engl J Med 1998; 339:1485. ▪ 37. International Study Group for Behçet's Disease. Criteria for diagnosis of Behçet's disease. Lancet 1990; 335:1078. ▪ 38. Kaklamani V et al. Behçet's disease. Semin Arthritis Rheum 1998; 27:197. ▪ 39. Tuzun H et al. Manegement of aneurysms in Behçet's disease. Surgery 1997; 121:150. ▪ 40. Calguneri M et al. The effect of prophylactic penicillin treatment on the curse of arthritis episodes in patients with Behçet's disease: a randomized clinical trial. Arthritis Rheum 1996; 39:2062. ▪ 41. Booth AD et al. Infliximab improves endothelial dysfunction in systemic vasculitis: a model of vascular inflammation. Circulation 2004; 109:1718. ▪ 42. Lamprecht P et al. Induction of remission with infliximab in therapy-refractory Wegener's granulomatosis – Follow-up of six patients. Dtsch Med Wochenschr 2002; 127:1876. ▪ 43. Andonopoulos AP et al. Experience with infliximab (anti-TNF alpha monoclonal antibody) as monotherapy for giant cell arteritis. Ann Rheum Dis 2003; 62:1116. ▪ 44. Sfikakis PP. Behcet's disease: a new target for anti-tumour necrosis factor treatment. Ann Rheum Dis 2002; 61(Suppl 2):51. ▪ 45. Langford CA et al. Mycophenolate mofetil for remission maintenance in the treatment of Wegener's granulomatosis. Arthritis Rheum 2004; 51:278. ▪ 46. Assaf C et al. Churg-Strauss syndrome: successful treatment with mycophenolate mofetil. Br J Dermatol 2004; 150:598. ▪ 47. Mouthon L.Treatment of ANCA-positive systemic vasculitis with intravenous immunoglobulins. Rev Med Interne 1999; 20(Suppl 4):431s. ▪ 48. Tsurikisawa N, Taniguchi M, Saito H et al. Treatment of Churg-Strauss syndrome with high-dose intravenous immunoglobulin. Ann Allergy Asthma Immunol 2004; 92:80. ▪ 49. Levy Y, Uziel Y, Zandman GG et al. Intravenous immunoglobulins in peripheral neuropathy associated with vasculitis. Ann Rheum Dis 2003; 62:1221. ▪ 50. Ysebaert L et al. Polyvisceral arteritis in chronic graft-versus-host disease: antiphospholipid-negative thrombotic syndrome mimicking polyarteritis nodosa. Bone Marrow Transplant 2002; 29:873. ▪ 51. Yebra M. Severe cutaneous vasculitis following intravenous infusion of gammaglobulin in a patient with type II mixed cryoglobulinemia. Clin Exp Rheumatol 2002; 20:225. ▪ 52. Metzler C et al. Maintenance of remission with leflunomide in Wegener granulomatosis. Rheumatology (Oxford), edit. 2004. ▪ 53. Arzoo K et al. Treatment of refractory antibody mediated autoimmune disorders with an anti-CD20 monoclonal antibody (rituximab). Ann Rheum Dis 2002; 61:863.

63. ESPONDILOARTROPATIAS – ARTRITES SORONEGATIVAS

Tseng Leng Na
Chin An Lin
Célio Roberto Gonçalves

As artrites soronegativas, denominadas atualmente espondiloartropatias, representam um grupo de doenças reumáticas, caracterizado pelo envolvimento de articulações periféricas, axiais, isto é, coluna vertebral, pele, mucosas e olhos, muitas vezes sobrepostas. Assim sendo, para se caracterizar esse grupo são necessários:

1. envolvimento de articulações sacroilíacas e da coluna, principalmente lombar;
2. artrites periféricas de forma assimétrica com envolvimento de articulações maiores dos membros inferiores;
3. ausência da positividade de fator reumatóide;
4. envolvimento de enteses (inserções ligamentares, cápsula articular, tendões), podendo ocorrer erosões e/ou neoformação óssea, formando exostoses conhecidas como esporões;
5. envolvimento extra-articular como olhos, valvas cardíacas, principalmente aórtica, pele, parênquima pulmonar, mucosas, como a uretral, entre outros;
6. agregação familiar, com positividade para HLA-B27;
7. sobreposição de manifestações clínicas entre as diversas enfermidades, por exemplo, a uveíte pode estar presente tanto na artrite psoriásica como na espondilite anquilosante[1].

Fazem parte deste grupo:
– Espondilite anquilosante.
– Espondiloartropatia psoriásica.
– Espondiloartropatia das doenças inflamatórias intestinais.
– Síndrome de Reiter e outras espondiloartropatias reativas.

O Grupo Europeu de Estudos de Espondiloartropatias, com a finalidade de facilitar ao clínico seu diagnóstico, estabeleceu critérios de diagnóstico que são úteis como ferramenta auxiliar na identificação de artrites soronegativas (Quadro 8.36).

Quadro 8.36 – Critérios diagnósticos das espondiloartropatias.

Critérios	Definição
Dor na coluna do tipo dor inflamatória com pelo menos quatro dos seguintes componentes e pelo menos três meses de duração 1. Início antes dos 45 anos de idade 2. Instalação insidiosa 3. Melhora com exercício 4. Associada à rigidez matinal da coluna	História ou sintomas recorrentes de dor na coluna (lombar, torácica ou cervical)
Sinovite	Artrites assimétricas presentes ou no passado, ou artrites predominantemente em membros inferiores
Espondiloartropatia	Presença de dor inflamatória na coluna **ou** sinovite **e** uma ou mais das condições a seguir 1. História familiar: primeiro ou segundo degrau de parentesco com diagnóstico de espondilite anquilosante, psoríase, irites agudas, artrites reativas ou doença inflamatória de intestino 2. Presença ou passado de psoríase diagnosticada por médico 3. Presença ou passado de colite ulcerativa ou doença de Crohn diagnosticada por médico e confirmada por radiografia ou retossigmoidoscopia 4. Dor atual ou no passado alternando entre os glúteos 5. Dor espontânea atual ou no passado ou contratura nos locais de inserção do tendão de Aquiles ou na fáscia plantar (entesite) 6. Episódio de diarréia ocorrendo dentro de um mês antes do início das artrites 7. Uretrites não-gonocócicas ou cervicite ocorrendo dentro de um mês antes do início das artrites 8. Sacroilite bilateral de mínima a anquilosada ou unilateral de moderada a anquilosada

Esses critérios diagnósticos têm sensibilidade e especificidade acima de 85% e, juntamente com a história e as manifestações clínicas atuais do paciente, devem fechar o diagnóstico, entretanto cabe ao clínico tomar a decisão final.

As espondiloartropatias, antes consideradas raras, quanto a sua incidência, atualmente parecem ser muito mais prevalentes. Em estudo na Europa Ocidental, mostrou-se que em alguns países a incidência de espondiloartropatia pode assemelhar-se à de artrite reumatóide. Nota-se grande concorrência entre HLA-B27 e espondiloartropatias. Muitas vezes a associação entre o alelo de histocompatibilidade e as artrites soronegativas chega a ser de 80% (espondilite anquilosante), caindo para 35-75% (espondiloartropatia enteropática). Entretanto, a simples presença de HLA-B27 não acarreta a obrigatoriedade da concorrência de espondiloartropatia, na ausência de outros dados clínicos. Mesmo porque o HLA-B27 tem uma incidência de cerca de 7% na população européia ocidental (caucasóide), e a espondiloartropatia pode ocorrer sem a presença do alelo, portanto, o teste de HLA-B27 como ratreamento não se justifica.

Algumas formas de espondiloartropatias inflamatórias, por terem manifestações clínicas menos definidas, são chamadas de indiferenciadas. Geralmente, apresentam-se como oligoartrites e não têm associação com doenças inflamatórias do intestino ou psoríase. Apresentam geralmente dactilites, episódios isolados de uveíte e insuficiência valvar aórtica. Por terem quadro clínico pouco definido, essas formas são subdiagnosticadas[1,2].

PATOGENIA

As espondiloartropatias apresentam na sua etiopatogenia espectro de estímulos desencadeadores multifatoriais em pacientes geneticamente predispostos. Nas articulações envolvidas, ocorre inflamação com participação de macrófagos e linfócitos T (aumento dessas populações) e citocinas pró-inflamatórias (interleucinas-1β, fator de necrose tumoral-α e interferon-γ), que, perpetuando este processo inflamatório, seja da membrana sinovial (artrite), seja das inserções dos tendões, ligamentos e ou fáscias (entesites), pode resultar na destruição da cartilagem e erosão óssea, com reparação por neoformação óssea e/ou calcificação das ênteses, levando à deformidade articular e à anquilose[1,2].

Aparentemente, a existência de um agente que serve como gatilho (bactérias, como shiguela, salmonela, iersinia, clamidia etc.) desencadeando a seqüência de eventos auto-imunes nas espondiloartropatias não está ainda bem definida. Porém, a existência de peptídeo bacteriano, levando as células T a reagir de forma cruzada (mimetismo molecular) contra células de tecido conjuntivo como os componentes articulares, parece existir pelo menos na espondilite anquilosante.

Na artrite psoriásica, a ocorrência de traumatismo pode, como gatilho, desencadear o quadro clínico. Nesse caso, o estresse emocional e psicológico parece exercer um papel mais importante que o traumatismo físico.

A presença de HLA-B27 parece ter papel de grande importância na ocorrência das espondiloartropatias. Há evidências de que ocorra mimetismo molecular com o epítopo da molécula do HLA-B27. O peptídeo bacteriano, desencadeia a auto-imunidade, resultando no quadro clínico articular. Outros genes, como $PSORS_1$ na psoríase e NOD_2 na doença de Crohn, estão sendo investigados para se determinar seus papéis na gênese das espondiloartropatias.

ESPONDILITE ANQUILOSANTE

De longe é a forma mais representativa das espondiloartropatias. Apresenta associação importante com HLA-B27, ocorrendo a presença do alelo em quase 90% dos portadores de espondilite anquilosante. O quadro clínico tem início de forma insidiosa, geralmente antes dos 45 anos de idade, com incidência maior entre a segunda e a terceira década. A dor é geralmente na região lombossacral, piorando no repouso e melhorando com o movimento. O diagnóstico é clínico, e a associação com uveíte anterior (de 25 a 40% de pacientes), história familiar de espondilite anquilosante, presença de entesite no tendão de Aquiles ou na fáscia plantar e dor na região sacroilíaca, de caráter inflamatório, ajudam a estabelecer o diagnóstico.

Os critérios modificados de Nova Iorque são bastante úteis para o diagnóstico:

1. Lombalgia que melhora com exercício e piora em repouso por pelo menos três meses.
2. Limitação do movimento lombar em dois planos (adução-abdução, flexão-extensão).
3. Expansibilidade torácica diminuída para a idade e para o gênero.
4. Sacroiliíte bilateral de leve a grave intensidade e unilateral de moderada a grave intensidade.

O diagnóstico de espondilite anquilosante é estabelecido com a presença de sacroiliíte (critério 4), mais um dos demais critérios[1,2].

O diagnóstico clínico é confirmado pelo exame radiológico, com a presença de sacroiliíte. Às vezes, nas fases iniciais a cintilografia com tecnécio e/ou a ressonância magnética são necessárias. Provas laboratoriais de atividade inflamatória, como velocidade de hemossedimentação, auxiliam no diagnóstico, sendo que resultados normais não excluem a doença em atividade.

Quadros brandos de mal-estar, fraqueza, febre baixa e inapetência com conseqüente perda de peso podem acompanhar o quadro de dor lombar de instalação lenta e insidiosa, podendo retardar ou dificultar o diagnóstico precoce da doença. Osteopenia da região lombar à radiografia (correspondendo à osteoporose) pode ser bastante prevalente, devido ao processo inflamatório e a sua cronicidade (por ação das citocinas), inatividade e estímulo muscular. A osteoporose predispõe a fraturas patológicas com deformação óssea progressiva, agravando a cifose dorsal, podendo, porém, ocorrer em qualquer nível da coluna vertebral.

A uveíte anterior (iridociclite e irite aguda) pode ocorrer em episódios, de forma uni ou bilateral, provocando borramento da visão, dor, vermelhidão com fotofobia. O acometimento ocular é uma manifestação extra-articular freqüente e tende a acontecer em pacientes com HLA-B27 positivo.

Quadro articular periférico, mono ou oligoarticular, geralmente de membros inferiores, com acometimento de articulações coxofemorais (artrite rizomélica) são mais freqüentes na forma de início infanto-juvenil, evoluindo, em muitos casos, com limitação do quadril e anquilose dessas articulações[1,2].

ESPONDILOARTROPATIAS REATIVAS E SÍNDROME DE REITER

As espondiloartropatias e/ou artrites reativas, por definição, são manifestações inflamatórias para e/ou articulares que ocorrem logo após (intervalo de três a quatro semanas) um evento-gatilho, que pode ser uma infecção urinária (o agente mais comum é a *Chlamydia trachomatis*), ou enterites por enterobacter, como *Salmonella, Shigella, Yersinia* e *Campylobacter*. Além de infecções urinárias (uretrites) ou em genitália externa (balanites e vulvites), as artrites reativas contam com outros eventos extra-articulares, como conjuntivite (em cerca de 30% dos pacientes), uveíte anterior aguda (em 5% dos pacientes) e lesões ulceradas de mucosa oral. Quando a tríade conjuntivite, uretrite e artrite ocorre em um mesmo surto, é denominada síndrome de Reiter.

As artrites reativas geralmente são assimétricas, assépticas, com duração de quatro a cinco meses. Podem ser recorrentes, com sintomas de fraqueza ou dores musculares que podem durar até um ano. Dactilites (dedos em salsicha) com tenossinovites e entesopatias podem estar presentes. Cerca de 15 a 30% dos pacientes podem desenvolver sacroiliítes e/ou espondilite, tendo este acometimento axial correlação com HLA-B27.

Nos indivíduos com infecção por vírus HIV (aids), tem-se observado maior associação de artrites reativas, com incidência aumentada nessa população.

ARTROPATIA PSORIÁSICA

Psoríase é uma doença dermatológica que pode acometer até 3% da população branca. A incidência é igual tanto em homem como em mulher. Um pouco mais de 10% dos portadores de psoríase podem apresentar envolvimento articular, seja a forma axial com sacroiliíte e espondilite, seja as formas periféricas de mono, oligo ou poliartrite, mimetizando, às vezes, um quadro reumatóide. A psoríase precede em 80% dos casos as manifestações articulares, mas o contrário pode ocorrer em 15% dos casos. O quadro articular tem início entre 30 e 50 anos de idade, mas pode ser mais precoce. A associação com HLA geralmente ocorre na psoríase de início precoce[1,2].

ESPONDILOARTROPATIAS DAS DOENÇAS INFLAMATÓRIAS DO INTESTINO

Portadores de retocolite ulcerativa e doença de Crohn (independente do grau de acometimento) podem ter associado um quadro articular periférico e/ou axial, incluindo espondilite e sacroiliíte. A incidência pode chegar a 39% e muitas vezes o acometimento articular é assintomático. Cerca de 25% dos portadores de doença inflamatória de intestino apresentam envolvimento axial. O processo inflamatório articular necessariamente não coincide com a fase ativa e/ou remissiva do quadro intestinal. Em alguns estudos, reporta-se que cerca de 20 a 70% dos portadores de espondiloartropatias, sem histórico de doença inflamatória de intestino, podem apresentar inflamação subclínica do intestino. Desses, cerca de 6% evoluirão para retocolite ou doença de Crohn[1,2].

TRATAMENTO

Medidas não-medicamentosas – exercícios físicos, hidroginástica, natação, sessões de hidroterapia e fisioterapia em grupo (incluindo cinesioterapia passiva). Evidências mostram que as medidas físicas podem melhorar os movimentos (melhora funcional) e minimizar as deformidades, principalmente em espondilite anquilosante. Outras medidas como mudança do ambiente de trabalho, com modificação de disposição dos equipamentos e móveis, de modo a evitar queda, esbarrão e traumatismo, mudança de hábito como cessação de tabagismo também são benéficas. Uso de cintas e talas não mostram benefício a longo prazo[3,4].

Medidas medicamentosas – antiinflamatórios não-hormonais em dose plena, em crises de piora com sintomas álgicos, são indicados, sendo que se preconiza como primeira escolha a indometacina nas doses habituais (75 a 150mg/dia por via oral, divididas em três a quatro tomadas). Metotrexato tem sido usado em pacientes com sinovite persistente ou na forma periférica, embora seu benefício ainda não tenha sido comprovado. A sulfassalazina deve sempre ser utilizada associada ou quando ocorre falha do metotrexato nas doses de 30 a 50mg/kg/dia em quatro tomadas. A ciclosporina deve ser prescrita nos quadros refratários ou com contra-indicações ao metotrexato e principalmente nas manifestações oculares recidivantes, sempre com acompanhamento do oftalmologista, assim como nas formas cutâneas, com acompanhamento do dermatologista. O uso de amitriptilina, iniciando com a dose de 25mg à noite, pode ajudar a amenizar o quadro álgico e melhorar a qualidade de sono em alguns pacientes[5,6].

O antibiótico deve somente ser utilizado para tratamento de uretrites bacterianas e pode diminuir a incidência de surtos de artrite reativa. Injeção local de corticosteróide em quadros persistentes de artrite ou entesites deve ser usada sempre de forma parcimoniosa, nunca como regra.

Tratamentos experimentais – o uso experimental em ensaios clínicos randomizados duplo-cego, controlados por placebo de drogas antifator de necrose tumoral-α, infliximab (por via intravenosa, 5mg/kg de peso) e etanercept (25mg, via subcutânea, duas vezes por semana, já aprovado pela FDA), tem demonstrado melhora em artrites periféricas, entesites e espondilite. O uso dessas medicações tem um futuro promissor, principalmente em pacientes que não toleram o uso de metotrexato e antiinflamatórios não-hormonais ou seguem curso longo de tratamento com corticóide. Entretanto, o alto custo, as vias de aplicação, a imunidade decorrente do uso dessas medicações e o uso prolongado são efeitos adversos que devem ser levados em consideração[7].

Além das drogas anti-TNF-α, talidomida (com reconhecida ação leve contra TNF-α) e pamidronato (um bifosfonado de uso intravenoso com propriedade antiinflamatória) também estão sendo testados para o tratamento das espondiloartropatias.

REFERÊNCIAS BIBLIOGRÁFICAS

1. Khan MA. Update on espondyloarthropathies. Ann Inter Med 2002; 136:896. ▪ 2. Sampaio-Barros PD, Carvalho MAP. Consenso Brasileiro de Espondiloartropatias. Sociedade Brasileira de Reumatologia. Projeto Diretrizes. Associação Médica Brasileira e Conselho Federal de Medicina, agosto de 2004. ▪ 3. Mease PJ. Disease-modifying antirheumatic drug therapy for spondyloarthropathies: advances in treatment. Curr Opin Rheumatol 2003; 15:205. ▪ 4. Marshall RW, Kirwan JR. Methotrexate in the treatment of ankylosing spondylitis. Scand J Rheumatol 2001; 30:313. ▪ 5. Braun J, Sieper J. New and old therapeutic options in ankylosing spondylitis – is there an indication for sulfasalazine? J Rheumatol 2002; 61:151. ▪ 6. Geher P, Gomor B. Repeated cyclosporine therapy of peripheral arthritis associated with ankylosing spondylitis. Med Sci Monit 2001; 7:105. ▪ 7. Haibel H, Brandt J, Rudwaleit M et al. Treatment of active ankylosing spondylitis with pamidronate. Rheumatology 2003; 42:1018.

64. ARTRITES INFECCIOSAS

Marcia Yoshie Kanegae

Define-se artrite infecciosa como toda reação inflamatória que ocorre no espaço articular decorrente de um processo infeccioso causado por bactéria, vírus, fungo ou parasita.

As artrites sépticas, causadas por bactérias, continuam sendo uma das doenças que mais rapidamente promove destruição da articulação e do tecido ósseo envolvidos. Apesar dos novos e potentes antibióticos e de técnicas mais efetivas de diagnóstico e drenagem articular, a morbidade e a mortalidade da artrite bacteriana não apresentaram queda significativa nas duas últimas décadas. Em vista desses fatores, torna-se importante o diagnóstico precoce e o tratamento adequado.

Uma série de fatores pode contribuir para a artrite infecciosa, uma vez que a articulação normal é muito resistente à infecção. Fatores de risco independentes identificados em estudo prospectivo incluem: idade maior que 80 anos, infecção cutânea, cirurgia articular recente, presença de prótese articular e condições de co-morbidade do paciente, especialmente *diabetes mellitus*, artrite reumatóide, cirrose hepática, insuficiência renal crônica, malignidade e estado de imunossupressão[1].

FISIOPATOLOGIA

O pré-requisito para se desenvolver artrite séptica é que a bactéria alcance a membrana sinovial.

Isso pode ocorrer por:

- via hematogênica, secundária a bacteriemia a partir de infecção distante, ou em usuários de drogas intravenosas. Na maioria dos casos, o foco primário não é observado;
- inoculação direta secundária a traumatismos penetrantes e aspiração articular diagnóstica ou terapêutica;
- disseminação a partir de infecção de tecidos moles adjacentes através da cápsula articular (celulites, bursites ou tenossinovites)[2];
- disseminação de osteomielite periarticular.

Uma vez dentro da articulação, os fagócitos sinoviais e os polimorfonucleares que migraram da corrente sangüínea vão fagocitar as bactérias. Enzimas proteolíticas liberadas vão causar necrose sinovial da cartilagem e do tecido ósseo adjacente. Necrose de condrócitos é observada em menos de 48 horas após injeção intra-articular de bactérias.

Existem evidências em artrites bacterianas experimentais de que a sinovite inflamatória e a destruição da cartilagem podem progredir mesmo sem a presença de bactérias viáveis[3].

ARTRITE BACTERIANA

A causa mais freqüente de artrite séptica em adultos jovens é causada pela *Nesseria gonorrhoeae*. Nas artrites não-gonocócicas destacam-se as bactérias gram-positivas, principalmente *Staphylococcus aureus* e *Streptococcus* sp. Devido às diferenças no quadro clínico e no diagnóstico da artrite gonocócica da não-gonocócica, essas duas condições serão discutidas separadamente. A apresentação clássica da artrite não-gonocócica é dor aguda, de início súbito, acompanhada de derrame articular com restrição tanto da movimentação ativa quanto passiva[4,5]. Em geral, em 80 a 90% dos casos, o quadro é monoarticular. A mortalidade da artrite séptica poliarticular é duas vezes maior que a monoarticular[6].

O joelho é a articulação mais freqüentemente afetada, em adultos representa mais de 50% de todos os casos (Tabela 8.8).

Tabela 8.8 – Freqüência do envolvimento articular na artrite bacteriana (porcentagem).

Articulação	Crianças	Adultos
Joelho	41	48
Coxofemoral	23	24
Cotovelo	12	11
Tornozelo	14	7
Pulso	4	7
Ombro	4	15
Esternoclavicular	0,4	8
Sacroilíaca	0,4	2
Interfalângicas, metacarpofalângicas	1,4	1

A maioria dos pacientes apresenta febre, e calafrios não são freqüentes, a não ser quando o paciente apresenta hemocultura positiva. O diagnóstico diferencial da artrite bacteriana não-gonocócica deve ser feito com crise aguda de gota, artrite hemorrágica pós-traumatismo, artrite viral, doença de Lyme e apresentação aguda de doenças sistêmicas reumáticas, tais como síndrome de Reiter e artrite reumatóide. A diminuição do pH do líquido sinovial provocada pela infecção articular pode precipitar o depósito de cristais, por isso seu encontro não afasta infecção articular. Em adultos com *S. aureus*, é o responsável por 60% de todas as infecções[4,5,7]. Nos últimos 50 anos, houve pouca alteração na incidência de bactérias (Tabela 8.9).

Tabela 8.9 – Microrganismos mais freqüentemente associados com artrite séptica em adultos.

Agente Infeccioso	%
Neisseria gonorrhoeae	> 50
Microrganismos não-gonococos	< 50
Staphylococcus aureus meticilino-resistente	40 - 70
Bacilos gram-negativos	11 - 32
Streptococcus sp.	25
Staphylococcus epidermidis	5
Haemophilus influenzae	1
Anaeróbios	2
Associação de agentes	< 10

O procedimento mais importante quando se pensa em artrite bacteriana é a artrocentese e o estudo do líquido sinovial. Quando se suspeita de artrite gonocócica ou por *Haemophilus*, o líquido sinovial deverá ser semeado em ágar-chocolate e incubado com 5 a 10% de dióxido de carbono.

A coloração pelo método de gram apresenta mais sensibilidade quando é feita no líquido sinovial centrifugado. A positividade é maior com microrganismos gram-positivos.

A contagem de leucócitos e o diferencial de células são dados que ajudam na suspeita clínica de infecção articular. Geralmente, o número de leucócitos é maior que 50.000/mm³, com mais de 80% de polimorfonucleares, porém esses níveis também podem estar presentes na crise aguda de gota e na artrite reumatóide. Lembrar que nos pacientes imunocomprometidos o número de leucócitos pode ser menor.

O estudo bioquímico do líquido sinovial, incluindo a dosagem de glicose e desidrogenase láctica, não fornecem dados adicionais que permitam o diagnóstico de artrite infecciosa[8].

Aproximadamente 50% dos pacientes com artrite bacteriana não-gonocócica apresentam hemocultura positiva e, muitas vezes, a hemocultura é positiva quando a cultura do líquido sinovial é negativa[5]. Ocasionalmente, o microrganismo pode ser recuperado da cultura da membrana sinovial principalmente quando fungo ou micobactéria estão envolvidos. É importante pesquisar qualquer foco de infecção extra-articular. A maioria dos pacientes apresenta leucocitose periférica, velocidade de hemossedimentação elevada, assim como proteína C reativa, mas são testes inespecíficos.

Radiografias da articulação comprometida devem ser feitas precocemente, para afastar uma possível osteomielite associada e também para acompanhar as alterações evolutivas que ocorrem durante a artrite séptica. Osteoporose periarticular já é evidente na primeira semana de infecção. Diminuição do espaço articular e erosões são evidentes com 7 a 14 dias, mas a velocidade com que essas alterações ocorrem depende da virulência do microrganismo.

Em articulações como quadril, ombro, sacroilíaca e esternoclavicular, que são mais difíceis de se acompanhar clinicamente, a tomografia computadorizada e a ressonância magnética oferecem mais detalhes, como erosões ósseas precoces, extensão para partes moles e derrame articular mínimo[9,10].

Alterações cintilográficas podem ser detectadas após horas a dias da infecção articular. O mapeamento com tecnécio não consegue diferenciar a inflamação infecciosa da não-infecciosa[11]. O mapeamento com gálio é mais específico e ajuda a diferenciar em crianças pequenas a captação da cartilagem de crescimento que ocorre com o tecnécio.

CONDIÇÕES ASSOCIADAS À ARTRITE BACTERIANA E FATORES PREDISPONENTES

Usuário de drogas intravenosas – durante a última década, o uso de drogas intravenosas tem-se tornado fator predisponente importante para artrite bacteriana não-gonocócica. Possivelmente, a bacteriemia transitória durante a injeção dessas drogas ilícitas predispõe[12] à artrite séptica. Os agentes infecciosos envolvidos com mais freqüência são *S. aureus* e bacilos gram-negativos. As articulações mais comprometidas são o esqueleto axial e a esternoclavicular[13]. Aproximadamente 20% dos pacientes com infecção esternoclavicular desenvolvem abscesso de parede torácica ou mediastino[13]. Exploração cirúrgica precoce, tanto para obter material para cultura quanto para avaliar a extensão para o mediastino, deverá ser feita.

Artrite infecciosa no idoso – pacientes idosos, com doença sistêmica associada, ou outra doença articular como a artropatia de Charcot, osteoartrose ou traumatismo são predispostos a ter infecção articular. Como era de se esperar, a mortalidade nesses pacientes é mais alta, assim como o risco de lesão articular é maior que em pacientes mais jovens. A maioria dos pacientes não apresenta febre nem leucocitose periférica. A artrite séptica de ombro pode ser mais comum no idoso e freqüentemente diagnosticada como tendinite ou ombro congelado, postergando o diagnóstico e o tratamento adequados[2,14,15].

Pacientes com outras doenças sistêmicas – pacientes com anemia falciforme apresentam maior risco de artrite séptica por *Salmonella* e outras bactérias encapsuladas. Apesar da alta incidência de infecções oportunistas, a artrite séptica é observada apenas ocasionalmente nos pacientes infectados pelo HIV, sendo os agentes mais comuns o *Stapylococcus aureus* e o *Streptococcus pneumoniae*. As artrites sépticas são causas de complicações em pacientes com artrite reumatóide. O principal diagnóstico diferencial deve ser feito com exacerbação ou reativação da própria artrite. O agente etiológico mais comum é o *Staphylococcus aureus*, e a articulação mais acometida, o joelho[16]. Pacientes com doença de longa evolução e em uso de corticosteróide estão mais predispostos.

TRATAMENTO

Se existe a suspeita clínica de infecção articular e a punção do líquido sinovial providenciada, o tratamento com antibiótico deve ser iniciado imediatamente. Enquanto se aguarda o resultado da cultura, o quadro clínico e a coloração pelo método de Gram orientarão a escolha do antibiótico. Se o Gram revelar cocos gram-positivos, iniciar com oxacilina, ou se há *S. aureus* resistentes intra-hospitalar, vancomicina.

Se houver cocos gram-negativos, iniciar com ceftriaxona. Se forem em bacilos gram-negativos, prescrever aminoglicosídeo associado com antibiótico betalactâmico ou cefalosporina de terceira geração (Quadro 8.37).

Quadro 8.37 – Antibioticoterapia sugerida conforme o agente etiológico.

Microrganismo	Antibiótico	Dose (função renal normal)
S. aureus (meticilina sensível)	Oxacilina ou clindamicina	1-20g, IV, 4/4h 600mg, IV, 6/6h
S. aureus (meticilina resistente)	Vancomicina	15mg/kg, IV, 12/12h
N. gonorrhoeae	Ceftriaxona ou penicilina cristalina	2g, IV/dia 12-24milhões U/dia (4-6h)
Salmonella sp.	Cefotaxima ou ciprofloxacin	1g, IV, 8/8h ou 2g, IV, 4/4h 200-400mg, IV, 12/12h
Pseudomonas sp.	Carbenicilina ou ceftazidima	1-2,g, IV, 8/8h

Assim que a cultura revelar qual o agente responsável pela infecção, ajustar o antibiótico com base na sensibilidade. A maioria dos antibióticos é administrada por via intravenosa por pelo menos duas semanas, freqüentemente seguidos por mais uma ou duas semanas por via oral. Em pacientes com doenças sistêmicas ou com infecção articular mais intensa, o tempo de tratamento é mais prolongado, entre quatro e seis semanas. Não há nenhum estudo controlado mostrando a melhor via nem o tempo ótimo de duração do tratamento. A resposta clínica do paciente é que vai orientar essa duração. A maioria dos antibióticos atinge uma alta concentração no líquido sinovial infectado, devendo-se evitar o uso de antibióticos intra-articulares pelo risco de nova contaminação e também pela sinovite química.

A infecção em prótese articular necessita de uso mais prolongado de antibiótico e, na maioria dos casos, a prótese deverá ser removida e o reimplante feito somente quando a articulação for considerada estéril.

A drenagem adequada do líquido sinovial é um aspecto primordial no tratamento, tanto para erradicar a infecção quanto para melhorar a amplitude de movimentos e diminuição da dor.

A drenagem cirúrgica inicial é recomendada se a aspiração por agulha for tecnicamente difícil ou não proporcionar drenagem adequada, como na articulação do quadril e do ombro, ou se houver osteomielite coexistente e quando existe a possibilidade de extensão para partes moles, como na infecção da articulação esternoclavicular.

A artroscopia é um procedimento intermediário que poderá beneficiar alguns pacientes e evitar a artrostomia[16]. Apesar dos resultados promissores, por ser uma técnica onerosa e necessitar de aparato técnico, não é uma primeira alternativa para a drenagem inicial em artrite séptica, e sim somente uma alternativa para a abordagem cirúrgica.

A fisioterapia também tem um papel primordial no tratamento e deverá ser iniciada precocemente. Na fase aguda supurativa, a tendência do paciente é manter a articulação em ligeira flexão, o que poderá levar a deformidades; considerar o uso de *splints* e o início de exercícios quer passivos quer ativos precocemente. Para maior conforto, o paciente deverá também estar recebendo medicação analgésica em doses adequadas.

ARTRITE GONOCÓCICA

A artrite gonocócica é considerada uma das formas de apresentação clínica da infecção gonocócica disseminada, sendo esta aceita como complicação da gonorréia aguda não tratada (uretrite, cervicite, proctite ou faringite) que ocorre em aproximadamente 0,5 a 3% dessas infecções.

Pacientes com infecção gonocócica disseminada são jovens, saudáveis e sexualmente ativos. Somente 25% dos pacientes apresentam queixas geniturinárias. Mulheres que foram contaminadas perto do período menstrual ou durante a gestação estão mais propensas a desenvolver infecção gonocócica disseminada[17].

Poliartralgia migratória ou aditiva é o sintoma inicial na maioria dos pacientes com infecção gonocócica disseminada. Os sintomas constitucionais, como febre de grau moderado, calafrios e mal-estar generalizado, estão geralmente presentes. Em dois terços dos pacientes, pode ser observado o aparecimento de tenossinovite, sendo esta principalmente no dorso da mão, punho, tornozelo e joelho. Apenas 50% dos casos desenvolvem artrite com derrame articular importante. Na maioria das vezes, é monoarticular, podendo ser poliarticular, comprometendo com maior freqüência os joelhos, os punhos, as mãos e os tornozelos.

Outro achado é a presença de lesões cutâneas, que podem manifestar-se como *rash*, pápulas, pústulas, vesículas, bolhas e mesmo áreas de necrose cutânea com vasculites. As lesões são freqüentemente notadas na admissão do paciente, podendo progredir em 48 horas após a introdução da antibioticoterapia, mas se não forem tratadas involuem espontaneamente. Situam-se com maior freqüência nas extremidades e no tronco, raramente na face e nas plantas dos pés. A biópsia dessas lesões demonstra inflamação perivascular, infiltrado neutrofílico intra-epiderme e, raramente, a *N. gonorrhoeae* é isolada nessas lesões.

Algumas vezes, novas lesões cutâneas podem aparecer depois do início do tratamento com antibiótico, mas logo desaparecem. Outras manifestações possíveis, mas também infreqüentes são endocardite, hepatite, meningite e mesmo síndrome da angústia respiratória no adulto[18].

Como toda doença infecciosa, o diagnóstico definitivo de infecção gonocócica disseminada depende do isolamento do seu agente etiológico. *Neisseria gonorrhoeae* tem sido isolada em menos de 10% das hemoculturas e em menos de 25% das culturas do líquido sinovial feitas no meio de Thayer-Martin ou agar-chocolate.

O trato geniturinário é, sem dúvida, o local que permite os melhores percentuais de isolamento, 50 a 75% nos homens (uretra) e 80 a 90% nas mulheres (cérvix)[16].

A introdução de novas técnicas de biologia molecular, com o desenvolvimento de sondas para o DNA da *N. gonorrhoeae*, representa grande avanço no diagnóstico da infecção gonocócica. Uma vantagem adicional desse método é a de também permitir a identificação de co-infecção por *Clhamydia* nesses pacientes, o que ocorre em 20 a 70% dos casos[19]. Essas novas técnicas não permitem estabelecer o perfil de sensibilidade da cepa bacteriana envolvida.

Até 1980, a incidência de cepas de *N. gonorrhoeae* resistentes à penicilina era muito baixa; no entanto, a partir desta data, houve aumento do número de relatos de cepas causadoras de infecção gonocócica disseminada resistentes a este grupo de antibióticos[18,19]. A maior parte das publicações de origem americana e canadense de 1992 e 1993 têm preconizado as cefalosporinas de terceira geração, como a ceftriaxona na dose de 2g/dia por via intravenosa, como antibiótico de primeira escolha (empírica) nesses casos[18,21,22]. Contudo, De Coninck (Bélgica, 1993), em recente revisão sobre infecção gonocócica disseminada, mantém a penicilina G como tratamento inicial da doença[23], na dose de 100.000 a 200.000U/kg por via intravenosa a cada 4 horas.

A terapêutica parenteral deverá ser mantida até a melhora clínica, que geralmente ocorre entre 3 e 4 dias e, posteriormente, o tratamento com antibióticos orais deve ser mantido por 7 a 10 dias. Os antibióticos orais mais freqüentemente utilizados são amoxacilina associada com ácido clavulânico 500mg de 8/8h e cefalexina 500mg de 6/6h.

Quando houver alergia à penicilina e à cafalosporina, o uso de quinolona, como ciprofloxacino 400mg por via intravenosa de 12/12h é uma boa opção. Porém, em pacientes grávidas essa medicação não é recomendada. Os novos macrolídeos, como a roxitromicina, azitromicina e claritromicina são boas opções. Quando se suspeita de co-infecção pela *Chlamydia trachomatis* a doxicilina na dose de 100mg por via oral de 12/12h deverá ser associada.

Qualquer que seja o antibiótico empregado, espera-se melhora clínica substancial em 48 a 72 horas. Essa melhora clínica também é utilizada para o propósito de diagnóstico da infecção gonocócica disseminada. Por isso, torna-se cada vez mais importante insistirmos no isolamento do agente etiológico causador da artrite séptica, determinando seu perfil de sensibilidade pelo antibiograma.

TUBERCULOSE OSTEOARTICULAR

O acometimento dos ossos e das articulações ocorre durante a infecção primária do *M. tuberculosis*, a partir de disseminação linfática e hematogênica de um foco primário que em geral é pulmonar, podendo também ocorrer disseminação por contigüidade a partir de órgãos ou tecidos adjacentes contaminados.

A tuberculose osteoarticular pode comprometer qualquer osso ou articulação, mas há predileção pelas vértebras e articulações que suportam peso como quadril, joelhos, tornozelos e pés. O envolvimento de múltiplos locais não é incomum, podendo ocorrer em um terço dos casos.

Na coluna, as vértebras dorsais baixas e lombares altas são as de localização preferencial. Ocorre inicialmente destruição da borda articular anterior e lesão do disco com diminuição do espaço articular, resultando em colapso do corpo vertebral anterior, produzindo uma deformidade conhecida como "giba". A dor é o sintoma mais importante, geralmente noturna. Compressão medular pode determinar parestesia, alterações da sensibilidade e paraplegias. A infecção pode estar localizada em apenas uma vértebra, mas comumente se dissemina por contigüidade. Abscesso paravertebral ou de psoas comumente acompanham a tuberculose vertebral e podem ser extensos. No quadril, a claudicação é o sinal clínico inicial A dor, em geral, é referida no joelho, com limitação da mobilidade ativa e passiva do quadril afetado. Nas articulações periféricas, o comprometimento geralmente é monoarticular. Pode ocorrer osteomielite justarticular.

O quadro clínico é insidioso, com períodos de latência que podem variar de meses a anos após a infecção primária. Sintomas sistêmicos como febre, sudorese noturna e perda de peso podem ou não estar presentes. Menos de 50% dos pacientes com doença osteoaticular terão doença pulmonar em atividade na época do diagnóstico. A radiografia do tórax é normal em mais da metade dos pacientes.

Na tuberculose, o líquido sinovial é geralmente turvo, a citologia revela nas fases iniciais baixa celularidade com predomínio linfocitário. Quando há comprometimento ósseo ou cartilaginoso importante, o número de leucócitos pode variar de 10.000 a 100.000 células/mm³. Além disso, o diferencial de células passa a mostrar predomínio de polimorfonucleares, ao contrário da maioria dos outros fluidos corpóreos acometidos pela doença. Ocorre também aumento das proteínas e diminuição da glicose, mas são achados inespecíficos.

O diagnóstico definitivo é feito quando o *M. tuberculosis* é identificado no líquido sinovial ou no tecido envolvido. O líquido sinovial deve ser corado para a pesquisa de BAAR, resultando em 20% de positividade. Esse valor aumenta para 80% quando a cultura é feita.

A biópsia da membrana sinovial pode revelar a presença de achados histológicos típicos em 90% dos pacientes. A ausência de granulomas com necrose caseosa não afasta o diagnóstico; o fragmento da biópsia também deve ser encaminhado para cultura, com positividade de 90% dos pacientes.

A tríade de achados radiológicos, como osteoporose justarticular, erosão periférica da sinóvia ao redor da articulação e pequena destruição da cartilagem articular, é bem sugestiva de tuberculose articular. A tomografia e a ressonância são excelentes para demonstrar alterações precoces nos tecidos moles periarticulares.

O tratamento da tuberculose osteoarticular deve ser feito nas mesmas bases já definidas para a tuberculose pulmonar, com pequenas variações na sua duração (Quadro 8.38). A manutenção do esquema inicial deverá ser baseado nos testes de sensibilidade. O tratamento cirúrgico está indicado para pacientes com tuberculose vertebral complicada com anormalidades neurológicas, instabilidade da coluna ou grandes abscessos paravertebrais ou do psoas.

Quadro 8.38 – Tratamento da tuberculose óssea e articular.

Medicação	Dose (dose máxima)
Isoniazida	5mg/kg/dia (300mg)
Rifampicina	10mg/kg/dia (600mg)
Pirazinamida*	15-30mg/kg/dia (2.000mg)

* Manter apenas nos dois meses iniciais e completar seis meses com isoniazida e rifampicina.

ARTRITE POR FUNGOS

O comprometimento articular na evolução de doença fúngica não é freqüente, embora microrganismos como *Candida, Histoplasma capsulatum, Criptococcus neoformas, Paracoccidioides brasiliensis, Sporotrix schenckii* e *Coccidioides immitis* sejam reconhecidos como causa de artrite[24].

A patogênese do comprometimento articular nem sempre está bem estabelecida. Em alguns pacientes, a maioria com doença disseminada, os fungos têm sido isolados na membrana sinovial ou no líquido articular. Em outros pacientes, o líquido sinovial mostra grau moderado de inflamação; os estudos histopatológicos da sinóvia não mostram granulomas nem organismos fúngicos. Nesses casos, o comprometimento articular pode ser decorrência de reação de hipersensibilidade. Tais considerações devem ser levadas em conta na decisão sobre a terapêutica adequada.

No Brasil, o fungo que mais freqüentemente acomete as articulações e os ossos é o *Paracoccidioides brasilienses*. Ele provoca micose profunda, com comprometimento de um ou vários órgãos, principalmente pele, pulmão, mucosas, gânglios linfáticos. As manifestações osteoarticulares ocorrem em 5% dos casos. Embora possa ocorrer em qualquer idade e mesmo em crianças, os pacientes são em sua maioria provenientes da zona rural, do gênero masculino, entre 20 e 55 anos de idade.

A artrite, quando se manifesta, geralmente é secundária à extensão direta do osso subjacente, mas a porta de entrada geralmente ocorre pela inalação dos esporos, com infecção primária no pulmão. As manifestações clínicas articulares são variadas, podendo evoluir como poliartrite semelhante à artrite reumatóide, ou como oligo ou monoartrite, até mesmo sem evidências de detecção do foco primário.

O diagnóstico é feito com a realização de exames inespecíficos e específicos para fungos, como reação de fixação de complemento, imunoeletroforese por dupla difusão, exame histopatológico da membrana sinovial, cultura do líquido sinovial em meio de Sabouraud.

Ao exame radiológico, é característica a presença de lesões líticas de contornos nítidos e regulares, com preferência para a epífise e a metáfise e na porção medular em virtude da maior vascularização dessas regiões.

O tratamento é feito com sulfadiazina, na dose de 100mg/kg/dia, dividida em quatro tomadas, nos pacientes em que é possível o uso por via oral. Nos casos mais graves, anfotericina B (0,4 a 0,6mg/kg/dia) por via intravenosa. O cetoconazol e o itraconazol são também opções terapêuticas.

ARTRITES POR VÍRUS

As infecções virais podem cursar com sintomas articulares, que podem tornar-se aparentes já durante a fase prodrômica. As doenças reumáticas de origem viral são um verdadeiro desafio diagnóstico, pela dificuldade de estabelecer relações temporais e de isolar o vírus ou seus antígenos nas estruturas envolvidas, mesmo quando são disponíveis técnicas microbiológicas apropriadas. Muitas vezes, o mecanismo envolvido na patogênese do quadro clínico é secundário a uma reação de hipersensibilidade, depósito de imunocomplexos ou mesmo infecção inicial de linhagens de células do sistema imunológico, com conseqüente alteração da resposta imunológica[25].

As infecções pelos alfavírus cursam com sintomas articulares na maioria dos pacientes e podem ocorrer em epidemias. Na atualidade, destaca-se o vírus da dengue.

O vírus da rubéola pode desencadear sintomas articulares em 50% das mulheres na faixa etária de 20 a 40 anos, em 6% dos homens e raramente em crianças.

A artralgia é mais comum que a artrite e inicia-se precocemente, até uma semana antes do quadro cutâneo. Há preferência por pequenas articulações (interfalângicas, metacarpofalângicas) e, posteriormente, joelhos, punhos, tornozelos e cotovelos. Em geral, o quadro regride em trinta dias.

Após vacinação pelo vírus da rubéola, 15% dos pacientes podem apresentar sintomas articulares, em média, 15 dias após a vacina, com duração de um a cinco dias.

O vírus da hapatite C está associado a diversas síndromes auto-imunes, tais como crioglobulinemias, síndrome de Sjögren, podendo cursar com artralgias ou artrites.

Na hepatite B, 10 a 25% dos pacientes podem ter quadro articular. Na síndrome da imunodeficiência adquirida, a incidência de artrite varia de 0,1 a 12%. Esses valores aumentam se a síndrome de Reiter ou a artrite psoriática, que podem ser manifestações da infecção pelo HIV, forem consideradas.

No diagnóstico das artarlgias relacionadas a vírus, a história clínica e os dados epidemiológicos são muito importantes. Juntamente com as reações sorológicas específicas, a análise do líquido sinovial e mesmo o estudo histopatológico resultam em achados inespecíficos que só é possível em laboratórios muito especializados.

No tratamento das artrites relacionadas por vírus, são utilizados antinflamatórios não-hormonais, lembrando-se que, em indivíduos com suspeita de dengue, convém evitar o uso do ácido acetilsalicílico e seus derivados, em virtude de sua forma hemorrágica.

A utilização de antivirais específicos é feita no tratamento dos pacientes com aids, viroses em imunodeprimidos e comprometimento de órgãos vitais. Os agentes antivirais mais importantes em algumas infecções que provocam artrite são: aciclovir contra os herpesvírus, interferon contra o vírus das hepatites B e C.

Na maioria dos pacientes com artrite relacionada a viroses, o prognóstico é bom, mas em alguns casos de rubéola, ou pós-vacina de rubéola e imunodeprimidos, o curso da artrite pode-se estender por meses a anos. Por isso é importante salientar algumas medidas preventivas para se evitar o aparecimento de artrites por vírus: medidas sanitárias como combate aos mosquitos vetores de vírus, uso de material descartável para aplicação de injeção, hábitos de higiene e noções sobre transmissão; e vacinação anti-rubéola antes da menarca, para reduzir o risco de artrite pós-vacinal.

REFERÊNCIAS BIBLIOGRÁFICAS

1. Kaandorp CJ, Van Schaardenburg D, Krijnen P. Risk factors for septic arthritis in patients with joint disease. A prospective study. Arthritis Rheum1995; 38:1819. ▪ 2. Goldenberg DL. Bacterial arthritis. In: Kelley WN, Harris ED, Ruddy S, Sledge, CB. Textbook of Rheumatology. 3rd ed, Philadelphia,WB Saunders Company, 1989, p1567. ▪ 3. Smith RL, Schurman DJ, Kajiyama, G et al. The effects of antibiotics on the destruction of cartilage in experimental infectious arthritis. J Bone Joint Surg 69:1063, 1986. ▪ 4. Goldenberg DL, Cohen AS. Acute infectious arthritis. Am J Med 1976; 60:369. ▪ 5. Goldenberg DL, Reed JJ. Bacterial arthritis. N Engl J Med 1985; 312:764. ▪ 6. Epstein JH, Zimmerman B III, Ho Jr G. Polyarticular septic arthritis. J Rheumatol 1986; 13:1105. ▪ 7. Meijers KA E, Dijkmans BAC, Hermans J et al. Non Gonococcal infectious arthritis: a retrospective study. J Infect 1987; 14:13. ▪ 8. Shmerling RH Delbanco TL, Tosteson ANA, Trentham DE. Synovial fluid tests. What should be ordered? JAMA 1990; 264:1009. ▪ 9. Resnick CS, Amann AM, Walsh JW. Chronic septic arthritis. Radiol Clin North Am 26:1295. ▪ 10. Rosenberg D, Baskies AM, Deckers PJ. Pyogenicsacroileitis. An absolute indication for computerized scanning. Clin Orthop 1984; 184:128. ▪ 11. Sundberg SB, Savage JP, Fosters BK. Technetium phosphate bone scan in the diagnosis of septic arthritis in childhood. J Pediatr Orthop 1989; 9:579. ▪ 12. Chandrasekar PH, Narula AP. Bone and joint infections in intravenous drug abusers. J Infect Dis 1986; 8:904. ▪ 13. Wohlgethan JR, Newberg AH, Reed JL. The risk of abscess from sternoclavicular septic arthritis. J Rheumatol 1988; 15:1302. ▪ 14. Vicen, GM, Amirault JD. Septic arthritis in the elderly. Clin Orthop 1990; 251:241. ▪ 15. Leslie BM, Harris JM, Driscoll D.Septic arthritis of the shoulder in adults. J Bone Joint Surg 1989; 71A:1516. ▪ 16. Broy SB, Stulberg SD, Schmid FR. The role of arthroscopy in the diagnosis and management of septic joint. Clin Rheum Dis 1986; 12:489. ▪ 17. O'Brien JP, Goldenberg DL, Rice PA. Disseminated gonococcal infection: a prospective analysis of 49 patients and review of pathophysiology and immune mechanisms. Medicine 1983; 62:395. ▪ 18. Kerke KK, Mascola JR, Miller TA. Disseminated gonococcal infection. Am Fam Physic 1992; 45:209. ▪ 19. Vlaspolder F, Mutsaers JAEM, Blog F, Notowicz A. Value of DNA probe assay compared with that culture for diagnosis of gonococcal infection. J Clin Microbiol 1993, 31:107. ▪ 20. Cantabrana A, Dominguez S, Gobierno J, Millan-mon A. The association of acute gouty arthritis and arthritis due to penicillin resistent gonococcus. Med Clin Barc 1992; 98:718. ▪ 21. Scopelitis E, Martinez-Osuna P. Gonococcal arthritis. Rheum Dis Clin North Am 1993; 19:363. ▪ 22. Bureau of Communicable Disease Epidemiology. Interim guidelines for the treatment of uncomplicated gonococcal infection. Can Med Assoc J 1992; 14:1587. ▪ 23. De Coninck A. Infection gonocociqüe disséminé. Acta Urol Bel 1993; 61:139. ▪ 24. Castañeda OJ, Alarcón, GS. Paracoccidioides brasilienses arthritis. Report of a case and review of the literature. J Rheumatol, 1985; 12:356. ▪ 25. Philips PE. Viral arthritis.Curr Opin Rheumatol 1997; 4:337.

65. MEMBROS INFERIORES

Marcelo Loeser

Procuraremos abordar neste capítulo doenças comuns nos membros inferiores como erisipela e a celulite, além de mencionar a insuficiência venosa e arterial.

O paciente freqüentemente se queixa de dores nos membros inferiores, as quais podem ser decorrentes de diversas etiologias, e cabe ao clínico diferenciar e iniciar a investigação para tratar de forma mais adequada. As dores de etiologia vascular podem ser de origem arterial, venosa ou linfática. Muitas vezes, o paciente pode apresentar associação destes fatores, complicando ainda mais o diagnóstico e a conduta.

Durante a história clínica, existem alguns aspectos importantes a serem definidos:

- características da dor (pontadas, parestesias, por exemplo);
- localização (abaixo ou acima dos joelhos, região lateral das pernas);
- intensidade (forte ou fraca);
- associação com a atividade física (proto ou telecinética);
- período do dia em que mais incomoda ou aparece;
- evolução;
- interferência nas atividades diárias.

Ao exame clínico, é importante a investigação/observação dos membros com o paciente em pé e deitado (decúbito dorsal horizontal). Inicialmente, deve-se procurar por veias varicosas, veias perfurantes comunicantes insuficientes (falhas/depressões palpáveis habitualmente na face medial dos membros inferiores), insuficiência das veias safenas magna e parva (interna ou externa, respectivamente), presença de dermatite ocre, dermatofibrose, eczema, úlceras, lesões interdigitais (fúngicas), edema, além de malformações dos membros inferiores como um todo.

A palpação das veias é de extrema importância, assim como a percussão, pois permite o diagnóstico de trombose e de refluxo.

INSUFICIÊNCIA VENOSA CRÔNICA

A insuficiência venosa crônica é causa freqüente de incapacidade física e de afastamento do trabalho, podendo também se considerar um problema de saúde pública. Apresenta-se mais freqüentemente nas mulheres devido aos hormônios e à gravidez.

Estatísticas feitas pela Faculdade de Medicina da UNESP de Botucatu – SP apontam um acometimento de 10% da população na idade adulta, com aproximadamente 2% dos casos em sua forma mais grave (úlcera aberta ou cicatrizada)[1]. Cabral demonstrou que 50% da população apresenta algum grau de insuficiência venosa crônica ao exame clínico, mas somente 20% apresenta sintomas[1]. Desses sintomáticos, cerca de 25% tiveram indicação de tratamento cirúrgico[1]. Portanto, apesar da alta prevalência, a maioria dos pacientes pode ser tratada com acompanhamento clínico.

ETIOLOGIA

A insuficiência venosa crônica é o conjunto de alterações fisiopatológicas dos sistemas venosos superficial, profundo e veias perfurantes. Ela pode ser decorrente de:

a) varizes, causa mais freqüente;
b) seqüela de trombose venosa profunda; ou
c) malformações congênitas.

A classificação proposta pelo *American Venous Forum* para insuficiência venosa crônica é a CEAP. Ela classifica a doença como:

C – clínica;
E – etiológica;
A – anatômica;
P – fisiopatológica.

A clínica pode ser classificada como:

Co – quando o paciente não tem nenhum sinal ou sintoma;
C1 – varizes reticulares;
C2 – varizes;
C3 – varizes e edema;
C4 – apresenta dermatoesclerose e dermatite ocre;
C5 – apresenta as mesmas características de C4 mais uma úlcera cicatrizada;
C6 – apresenta todas as alterações de pele de C4 e úlcera venosa em atividade.

A etiologia aborda a causa da insuficiência venosa crônica. Esta pode ser primária, secundária ou congênita.

A classificação anatômica leva em consideração a localização anterior ou posterior, acomete todo o membro ou apenas uma porção.

A classificação fisiopatológica levaria em consideração as complicações decorrentes da insuficiência ou obstrução do sistema venoso profundo, ocasionando estase venosa do sistema venoso superficial.

SINTOMATOLOGIA

As queixas mais precoces são dores e parestesias às quais se seguem edema, hiperpigmentação e alterações tróficas da pele, subcutâneo e fâneros dos membros inferiores, tais como queda de pêlos, eczemas, dermatites, celulites e ulcerações, além da maior facilidade de infecções bacterianas e micóticas.

DIAGNÓSTICO

A clínica, como sempre, é fundamental para o diagnóstico, ou seja, a história de sensação de peso nas pernas com piora durante o período vespertino, pré-menstrual ou com a pendência dos membros, associada ou não a edema de membros inferiores. O paciente pode ainda relatar história familiar de varizes, episódios prévios de trombose venosa ou embolia pulmonar, traumatismo importante com ou sem fratura associada dos membros inferiores, cirurgia ortopédica prévia em membros inferiores, lesão penetrante em membro inferior (ferimento por arma de fogo ou por instrumento pontiagudo).

Quando se pensa no tratamento cirúrgico, deve-se realizar o Doppler, com o qual pode-se visualizar as veias dos sistemas profundo e superficial, e com manobra própria é identificada a presença de fluxo em todo o sistema venoso (na verificação da presença de oclusão venosa) e a função das válvulas venosas (para estabelecer a presença de refluxo venoso).

Outros exames que podem ser realizados, pensando em indicação específica como avaliação pré-operatória para algumas técnicas cirúrgicas, são a flebografia ascendente e descendente e a medida direta da pressão venosa deambulatória.

INSUFICIÊNCIA ARTERIAL CRÔNICA

- Claudicação intermitente.
- Dor isquêmica de repouso.
- Isquemia crítica com perda tecidual (lesão trófica, gangrena).

Os quadros arteriais citados anteriormente são decorrentes de lesões ateroscleróticas, podendo ainda representar uma evolução natural da doença. Contudo, sabe-se que a claudicação por si só apresenta evolução benigna, com baixo risco de perda de membro, principalmente se tratada.

A dor isquêmica de repouso representa uma fase avançada da oclusão arterial, na qual já não existe mais compensação do equilíbrio entre oferta e demanda de oxigênio no membro, em situação de repouso. São pacientes com alto risco de perda de membro, porém com boas chances terapêuticas se adequadamente avaliados.

A presença de lesão trófica (perda tecidual, gangrena) representa uma situação na qual pelo menos uma parte do membro já foi perdida e objetiva-se salvar não apenas o membro e sim o paciente como um todo.

Deve-se lembrar que a aterosclerose é uma doença sistêmica, comprometendo, além dos membros inferiores, cérebro, coração, rins e demais órgãos.

Durante o exame clínico, é importante se observar alterações na pele como pêlos, coloração, temperatura, úlceras e outras lesões. A inspeção dos pulsos deve sempre ser realizada, palpando-se todos os pulsos, não só dos membros inferiores (temporal superficial, carotídeo, braquial, radial, ulnar, aórtico, femoral, poplíteo, tibial posterior e dorsal do pé). Ainda, sobre os pontos de palpação deve-se realizar a ausculta à procura de sopros – indício de lesão aterosclerótica e frêmitos – sugestivos de fístulas arteriovenosas.

Em casos de suspeita clínica, podem-se realizar exames de imagens para a confirmação diagnóstica, priorizando-se exames não-invasivos, como ultra-sonografia Doppler e angiorressonância. Reserva-se a arteriografia para o planejamento cirúrgico ou quando há intenção terapêutica por métodos endovasculares.

A intervenção cirúrgica, quer para revascularização, quer para desbridamento ou amputação, deve ser individualizada, levando-se em conta o aspecto da lesão, a possibilidade de revascularização, o risco operatório, a independência do paciente, sua qualidade de vida e a possibilidade de reabilitação.

CELULITE

A pele é a camada de proteção para a entrada de microrganismos que habitam nossa pele como comensais; os organismos mais comuns são *S. pyogenes* e *S. aureus*. Dessa forma, qualquer prejuízo dessa barreira poderá ocasionar a invasão do tecido celular subcutâneo por esses organismos e iniciar um processo infeccioso local com gravidade variável.

Dessa forma, o clínico deverá estar atento às possíveis causas de porta de entrada como picadas de insetos e animais, traumatismos fechados, foliculites, onicomicose e *tinha pedis*, além de outras. Diante de uma dessas situações, o tratamento preventivo deve ser iniciado.

A celulite difere da erisipela por não apresentar uma margem bem definida, haver uma elevação em relação ao tecido circunvizinho e ser uma infecção das camadas mais profundas (derme e subcutâneo).

Na grande maioria dos casos, pode-se fazer o seguimento no ambulatório, mas algumas características devem ser levadas em consideração para que possamos indicar um tratamento hospitalar como:

1. Celulite extensa com toxicidade sistêmica que necessitará de antibiótico parenteral e observação rigorosa.
2. Pacientes com diminuição de pulso periférico e extremidade infectada e pálida, fria e edemaciada com possível indicação de fascectomia.
3. Celulite com necrose cutânea e/ou presença de gás no subcutâneo (possíveis agentes anaeróbios como bacteróides e peptoestreptocócicos e peptocócicos) e com possível necessidade de drenagem cirúrgica e antibiótico parenteral.

TRATAMENTO

Deve-se considerar, portanto, esses critérios para iniciar o tratamento no ambulatório ou no hospital. O diagnóstico é geralmente clínico. Em revisão recente, Morton mostrou que a positividade de hemoculturas foi de 4% em 272 pacientes estudados[2]. Não se procede de forma rotineira cultura de aspirados das lesões, devido à sua baixa especificidade[4]. Em algumas situações a ressonância magnética poderá diferenciar uma celulite de uma fasciíte necrotizante. A ultra-sonografia pode ser útil em determinar se há ou não coleções no trajeto da infecção[2].

Ambulatorialmente, as cefalosporinas de primeira geração como cefalexina 500mg de 6/6 horas ou cefadroxil 500mg de 12/12 horas por 7-10 dias são boas opções, principalmente nos pacientes alérgicos à penicilina; outra opção é o ciprofloxacino, que confere boa cobertura para os estafilococos de comunidade. Muijsers e Jarvis mostraram que uma dose única diária de moxifloxacino pode ser utilizada (400mg por dia)[3].

Em âmbito hospitalar, a primeira opção é a oxacilina na dose de 1-2g por via intravenosa de 4/4 ou de 6/6 horas por 7-10 dias, podendo prolongar o tratamento por mais tempo, conforme a necessidade de cada paciente. Como alternativa para pacientes alérgicos à penicilina existe a cefalotina, 1g por via intravenosa de 4/4 ou 6/6 horas, além de cefazolina 0,5-1,5g por via intravenosa e intramuscular de 6/6 ou 8/8 horas, com uma dose máxima de 12g/dia.

Para pacientes diabéticos e/ou vasculopatas com lesões exalando odores pútridos, é necessário cobertura mais ampla, pensando em cobrir também germes gram-negativos e anaeróbios; nesses casos, pode-se associar metronidazol (500mg por via oral de 6/6 ou 8/8 ou 15mg/kg por via intravenosa uma vez e então 7,5mg/kg por via intravenosa de 6/6 horas com um máximo de 1g/dose) e cefalosporinas de terceira geração como ceftriaxona 1g por via intravenosa de 12/12 horas para cobrir gram-negativos.

Outras medidas devem ser adotadas, como elevação dos membros inferiores para facilitar o retorno venoso e o repouso para o controle da infecção mais precoce (devem-se estar atentos a possíveis portas de entrada como infecções fúngicas dos pés).

No caso de mordidas de cachorros ou gatos, boa opção é a amoxicilina-clavulanato ou moxifloxacina mais clindamicina, pois apresentam boa cobertura contra *Pasteurella multocida* e outras *pasteurellas*.

Na suspeita do envolvimento articular, deve-se pesquisar a mobilidade da articulação referida, pois, caso seja muito dolorosa, há possibilidade de artrite e talvez seja necessário uma avaliação especializada.

ERISIPELA

A erisipela é uma condição clínica semelhante à celulite, mas que costuma ter um início abrupto e acometimento de vasos linfáticos (linfangite). Pode ocorrer também após pequenos traumatimos, picadas de insetos e infecções fúngicas dos pés.

Às vezes, a febre antecede o aparecimento da infecção da pele, que se caracteriza por eritema intenso, edema principalmente das bordas, dor local. Caso não seja prontamente tratada, pode levar à formação de metástases infecciosas como em linfonodos regionais e até pulmão.

Como é muito pequena a positividade e a especificidade de esfregaços das lesões, hemoculturas podem ser colhidas[2]. Os principais agentes infecciosos são o *S. pyogenes* e o *S. aureus*. O tratamento com penicilina ainda é a primeira escolha, mas nas apresentações bolhosas deve-se cobrir preferencialmente o *S. aureus* com uma droga específica como a oxacilina 2g por via intravenosa de 4/4 ou 6/6 horas e em casos de alergia à penicilina, recomenda-se o uso de cefalosporinas de primeira geração; nos casos de foliculites, não há necessidade do uso de antibióticos, a não ser que haja erisipela associada.

Erisipelas por estreptococo beta-hemolítico podem precipitar quadros de glomerulonefrites com sua tríade de hipertensão, edema e hematúria.

ÚLCERAS

Úlceras cutâneas são causadas por uma variedade de condições tais como doença vascular periférica, insuficiência arterial, úlceras de pressão, entre outros (Quadro 8.39). O tratamento da úlcera geralmente é associado ao da doença de base, além de visar o aumento do fluxo sangüíneo, reduzindo o edema e evitando a pressão local, além dos traumatismos; o controle de infecções secundárias deve ser sempre lembrado por acelerar a cicatrização da lesão. O tratamento da lesão consiste em curativos freqüentes e desbridamento local, se necessário, para a retirada do material necrótico. Medidas locais podem ser usadas, como o uso de sulfadiazina de prata a 1% associado a nitrato de cério a 0,4%, com boa atividade contra *Pseudomonas aeruginosa* e *S. aureus*, por sua ação bacteriostática e favorecimento da replicação de queratinócitos e propriedades antiinflamatórias.

Quadro 8.39 – Causas de úlceras.

Insuficiência venosa
- Insuficiência das valvas profundas (pós-trombótica)
- Insuficiência de comunicantes
- Hipo/aplasia de valvas venosas
- Fraqueza da parede venosa (doenças do colágeno)
- Angiodisplasia com formação de fístulas arteriovenosas
- Compressão ou obstrução das veias (tumores, linfoadenomegalia, trombose das veias pélvicas)
- Tromboflebite, ruptura de varizes

Oclusão arterial
- Doença arterial periférica
- Macro/microembolismo
- Embolia gordurosa
- Tromboangeíte obliterante (doença de Buerger)
- Fístula arteriovenosa (adquirida ou congênita)
- Displasia fibromuscular

Doenças da microcirculação
- Fenômeno de Raynaud, esclerodermia
- Hipertensão: *ulcus hypertensivum* (úlcera de Martorell)
- Aumento da viscosidade sangüínea
- Reações pós-tranfusionais

Físicas ou químicas
- Pressão (decúbito)
- Traumatismos, queimaduras, eletricidade e congelamentos

Doenças infecciosas
- Erisipela (bolhosa), ectima, fasciíte necrotizante (*Streptococcus haemolyticus*), pioderma ulceroso (*S. aureus*), gangrena gasosa (*clostridium*), ectima gangrenoso (*Pseudomonas*), embolia séptica (*Meningococcus* e outros), endocardite bacteriana, antrax (*Bacillus anthracis*), difteria (*Corynebacterium diphteriae*)
- Osteomielite
- Complicações de mordidas de animais
- Herpes, citomegalovírus, sífilis maligna
- Hanseníase, tuberculose, micobactérias atípicas
- *Leishaniose*
- Maduromicoses
- Histoplasmose

Doenças neurológicas
- Diabetes, hanseníase, neuropatia alcoólica, *tabes dorsalis*, siringomielia, espinha bífida, esclerose múltipla, poliomielite

Vasculites
- Pequenos vasos: vasculite leucocitoclástica de pequenos vasos, poliangeíte microscópica, granulomatose de Wegener, granulomatose alérgica (Churg-Strauss), púrpura de Henoch-Schönlein
- Vasos médios: poliarterite nodosa, doença de Kavasaki
- Grandes vasos: arterite de células gigantes (polimialgia reumática, arterite de Takayasu)

Doenças hematológicas
- Anemia falciforme, talassemias, esferocitose familiar, deficiência de G-6-PD, trombocitemia essencial, púrpura trombocitopênica idiopática, policitemias, disproteinemias (doença de Walenström, mieloma)

Doenças da coagulação
- Deficiência do fator V de Leiden, anticoagulante lúpico positivo, anticardiolipina, distúrbios da fibrinólise, deficiência da antitrombiana III, deficiência e proteína C e S, necrose pelo Marcoumar, coagulação intravascular disseminada

Adaptado de Roberts, 2003.

Quando as medidas locais falharem, devem-se iniciar os antibióticos sistêmicos.

A seguir, abordaremos algumas causas de úlceras nos membros inferiores.

Insuficiência venosa – deve-se primariamente ao mau funcionamento das valvas das veias, que pode ser adquirido ou congênito; deve-se afastar a coexistência de insuficiência arterial, pois o principal mecanismo de tratamento é a compressão por meio de meias elásticas. O tratamento cirúrgico de reconstrução das valvas afetadas ainda não é feito. A técnica mais empregada consiste na ligadura, na remoção ou na embolização das veias superficiais. No caso das veias perfurantes, as quais têm papel hemodinâmico mais importante, podem ser ligadas por incisões múltiplas ou por via endoscópica – subfascial; quando há insuficiência profunda, essas técnicas têm papel paliativo. O tratamento sistêmico com a pentoxifilina pode ter algum papel[4]. Para úlceras muito grandes, faz-se necessário o uso de enxertos, autólogos ou de tecidos cultivados que ainda estão em experimentação e funcionariam como ponte para que os fibroblastos do paciente possam desenvolver-se e fechar a ferida.

Doença arterial oclusiva – a oclusão faz-se progressiva como conseqüência da arteriosclerose sistêmica e o segmento femoropoplíteo é o mais comumente afetado, levando a dano dos segmentos posteriores, tibiais e fibrilares. Oclusões de vasos calibrosos requerem cirurgias de revascularização com pontes de veias safenas ou próteses de Dacron. Outra técnica é o tratamento endovascular associado ou não à trombólise. A terapia genética com fator endotelial de crescimento é alvo de pesquisa.

Diabetes – o conhecido pé diabético é principalmente causado por neuropatia periférica associado ou não à insuficiência arterial. Aproximadamente 60 a 70% dos pacientes apresentam neuropatia apenas; 15 a 20%, doença vascular apenas; e 15-20%, ambos os fatores causadores[4]. O tratamento consiste em alívio da pressão sobre a área afetada, controle glicêmico rigoroso, controle da infecção local e desbridamento da lesão (químico ou cirúrgico).

Decúbito – locais de risco para aparecimento de úlceras de decúbito são: calcanhar, maléolos, sacro e trocanteres. Outros fatores de risco são mau estado nutricional e incontinência fecal e urinária. O tratamento consiste no desbridamento cirúrgico seguido de curativos freqüentes com solução salina e hidrocolóides, os quais removem a fibrina e induzem à granulação.

Doenças infecciosas – em portadores do vírus da imunodeficiência (HIV), algumas infecções são mais freqüentes como sífilis terciária e tuberculose, e pode-se ter feridas por *Herpes simplex* e citomegalovírus.

Vasculites – apresentam-se por púrpura, eritema, nódulos ou bolhas devido a infarto da pele. Vasculites ulcerativas podem ser causadas por anticorpos antineutrófilos (ANCA). O tratamento será com costicosteróides e imunossupressão.

Úlcera de Martorell – a hipertensão grave leva à hipertrofia da íntima seguida de obliteração da luz vascular e conseqüentemente isquemia e ulceração da pele (Fig. 8.49).

Doenças hematológicas – várias formas de anemia cursam com úlceras como por exemplo anemia falciforme, talassemias, esferocitose hereditária e deficiência de G-6-PD.

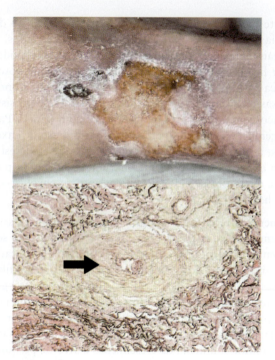

Figura 8.49 – Úlcera de Martorell. Note a hipertrofia da íntima (seta).

DIAGNÓSTICO DE ÚLCERAS DE MEMBROS INFERIORES

A topografia tem valor diagnóstico; as úlceras venosas ocorrem principalmente sobre os maléolos; úlceras arteriais são mais freqüentes nos pododáctilos e as úlceras diabéticas aparecem sobre as áreas de pressão. As úlceras venosas ainda se caracterizam pela presença de depósito de hemossiderina e hiperqueratose com atrofia da pele. As úlceras arteriais também são suspeitadas pela não-palpação dos pulsos periféricos, além dos antecedentes individuais.

No caso de diabetes, a neuropatia poderá ser diagnosticada pelo monofilamento de Semmes-Weinstein.

Bordas irregulares de coloração violácea com púrpuras associadas podem sugerir vasculites e se faz necessário confirmação pelo exame histológico (Fig. 8.50).

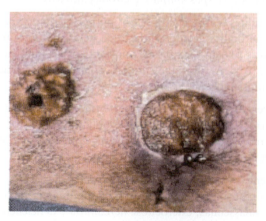

Figura 8.50 – Úlcera por anticoagulante lúpico.

DIABETES MELLITUS E INFECÇÕES FÚNGICAS

Já é bem definido que a *tinha pedis* e a onicomicose podem trazer sérias conseqüências aos indivíduos diabéticos[5].

TINHA PEDIS

É dividida em três categorias:

- Interdigital.
- *Mocacin* ou hiperqueratótica – descamação fina com eritema variável pela planta do pé. *T. rubrum* é o agente mais comum e sua erradicação é difícil de se fazer pelo tratamento tópico[5].
- Vesicobolhosa – *T. mentagrophytes* é o agente mais freqüente de lesões bolhosas (costuma aparecer após infecção interdigital)[5]. Infecção bacteriana posterior é comum.

ONICOMICOSE

É definida como a infecção das unhas por fungos, sendo que o agente mais comum é o *Trichophiton rubrum*[5]. É classificada como:

- Lateral e distal – constitui a maioria dos casos e é confinado a uma pequena porção da unha.
- Superficial – descoloração da unha de aspecto branco-amarelado.
- Proximal – mais comum em imunodeprimidos como diabéticos e soropositivos para imunodeficiência adquirida humana e também em pacientes com insuficiência vascular periférica.

Diagnóstico – como as unhas demoram muito tempo para se renovarem, um diagnóstico malfeito no início pode trazer mais problemas no futuro. O diagnóstico é feito pela microscopia que visualiza elementos dos fungos nas unhas e posterior cultura para avaliar a espécie do fungo.

Um pedaço ou um raspado da unha é colocado em hidróxido de potássio (KOH a 20%) e observado ao microscópio; a seguir é colocado no meio de agar-Saboraud por três semanas, só então se não houver o crescimento do fungo o resultado poderá ser considerado negativo. Deve-se fazer esse procedimento pois o tratamento é caro e não isento de efeitos colaterais[6-9].

Tratamento – é preciso lembrar ao paciente que nem sempre a cura micológica representará a volta da unha ao seu aspecto original, isto porque é muito freqüente ocorrer uma distrofia da unha tanto por traumatismo como por doença do leito ungueal. No entanto, não se deve menosprezar essa doença, pois em indivíduos diabéticos e idosos a onicomicose pode servir como porta de entrada para celulites de repetição, levando até à perda do membro com piora da qualidade de vida[10].

A freqüência de cura é baixa (em torno de 30%)[11]. O tratamento pode ser:

1. Tópico
   - Há vários trabalhos indicando que o tioconazol tem eficácia de 20 a 70%, principalmente nas micoses laterais e distais e nas mais superficiais[5,11,12]. Ainda não há consenso sobre o uso associado de formulações sistêmicas[5,11,12].
   - Em idosos pode-se considerar a primeira escolha[5,11,12].
   - O uso de ciclopirox 8% tem melhor eficácia em preparações de esmalte[10].

2. Sistêmico
   - Segundo o Consenso Europeu, as únicas drogas licenciadas para uso sistêmico são: griseofulvina (muito tóxica), terbinafina (menor interação medicamentosa) e itraconazol (também ativo contra *Candida albicans*)[5,11,12].
   - Cetoconazol não é mais indicado devido à hepatotoxicidade.
   - Conforme recente estudo que comparou a terbinafina 250mg diariamente por três a quatro meses e esquema de pulsos – três ou quatro – de itraconazol (400mg/dia por sete dias com intervalos de 21 dias), há superioridade muito maior da terbinafina[13,14].

   A falência do tratamento (ou seja, o não desaparecimento da lesão) pode ser considerada como conseqüência da resistência do fungo ao agente empregado. Nesses casos, pode-se recorrer à retirada cirúrgica da unha.

3. Interações medicamentosas
   - Lembrar que os azoles podem potencializar o efeito hipoglicêmico dos antidiabéticos, tais como glipizida, glibenclamida, glimeperida, das tiazolidinedionas, como pioglitazona e rosiglitazona, e das metiglinidas, como repaglinida e nateglinida.
   - Os azoles também diminuem o *clearance* dos antagonistas de cálcio.
   - Deve-se monitorizar também o tempo de protrombina nos pacientes que usam de warfarina sódica.

ARTICULAÇÃO COXOFEMORAL

A queixa de dor em membros inferiores é muito freqüente e faz-se necessário perguntar ao paciente qual a porção do membro que está afetada, sendo muito freqüente ele não saber o local exato; daí a importância do exame clínico para estabelecer um parâmetro objetivo que possa guiar nossa investigação laboratorial; a culpa não é só da falta de objetividade dos pacientes, mas muitas vezes essas dores apresentam aspectos muito difusos e intermitentes que podem dificultar sua localização.

A articulação em questão tem as suas particularidades, pois está localizada profundamente a uma massa muscular muito grande. Deve-se iniciar com a palpação para se estabelecer se há dor nas regiões dos trocanteres, podendo selar o diagnóstico por uma Bursite, a qual costuma cursar com dor difusa pelo membro e irradiar para baixo. O tratamento nesses casos consiste no uso de antiinflamatórios não-hormonais por períodos bem delimitados e em casos de sua falência deve-se encaminhar para o ortopedista, que poderá fazer uma infiltração local com corticosteróide.

Outra causa de dor no membro inferior é, sem dúvida, a osteoartrose de cabeça de fêmur que deverá ser lembrada em pacientes com excesso de peso ou que tenham hábitos de vida com muito impacto, como os jogadores de futebol. O exame clínico por meio da movimentação passiva do membro pode revelar crepitações e limitação da movimentação devido à dor. A radiografia pode avaliar inicialmente o grau de comprometimento, podendo-se indicar a artroplastia total; nesses pacientes, deve-se contra-indicar atividade física de impacto e favorecer a hidroginástica (Fig. 8.51).

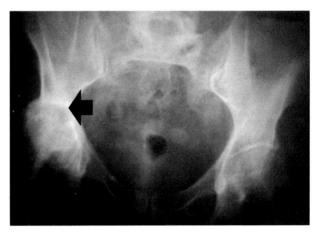

Figura 8.51 – Osteoartrose de quadril direito com fusão quase completa entre a cabeça do fêmur e o quadril.

JOELHOS

A dor é a principal manifestação clínica de doenças dessa articulação, mas devemos estar atentos para malformações que podem ser tratadas antes de ocorrerem danos mais sérios; é o caso do geno varo e do geno valgo (lembrar que o "valgo não cavalga"). Pacientes com essas malformações deverão passar por orientações quanto à atividade física que poderão fazer, evitando o impacto excessivo, e ser encaminhados a ortopedistas para avaliar a necessidade ou não de procedimentos cirúrgicos de correção, preventivos. A figura 8.52 mostra uma radiografia de joelho com sinais de osteoartrose. É uma das causas mais freqüentes de dor em joelho.

Nos casos de dor e falseio ao deambular, deve-se lembrar sempre das lesões de meniscos, que deverão ser testadas pela manobra de Apley, que poderá indicar qual menisco está afetado, se o medial, se o lateral (Fig. 8.53).

Antes de tudo, pode-se fazer a palpação de várias estruturas ósseas, ligamentares e cápsulas, podendo-se verificar também a ocorrência de bursites.

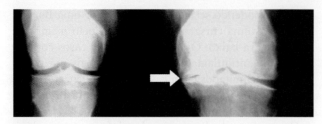

Figura 8.52 – Osteoartrose de joelho esquerdo com redução do espaço articular medial.

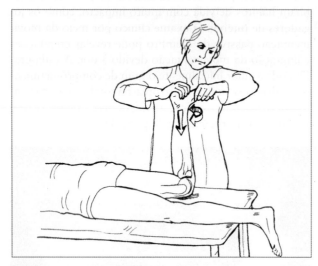

Figura 8.53 – Teste de Apley.

CISTO DE BAKER

Casos de dores difusas, mas principalmente posterior, deve-se pensar em cisto de Baker, comum na artrite reumatóide, mas que pode ocorrer em processos degenerativos dos joelhos; em situações de agudização da dor, deve-se pensar em rompimento do cisto, principalmente se ela irradiar para baixo e posteriormente. A investigação é feita pela ultra-sonografia e o tratamento pode ser cirúrgico, conforme a sintomatologia do paciente.

TORNOZELO

Os quadros de dor em tornozelos estão muito relacionados aos traumatismos (entorse) e também aos processos inflamatórios, comuns na gota, apresentando edema, calor, dor e imobilidade.

PÉS

Abordaremos a joanete, entidade pouco conhecida dos clínicos e que na população geriátrica pode ser uma das causas de quedas. A joanete, ou mais propriamente dita hálux valga, pode ser causa de quedas por alterar a base do equilíbrio – os pés. Os casos dolorosos ou com grande deformidade deverão ser encaminhados ao ortopedista para avaliar a necessidade ou não de correção cirúrgica, dependendo da avaliação clínica do estado geral e prognóstico do paciente.

Agradecimento
Alex Lederman, Cirurgião – Vascular do Hospital Universitário da USP.

REFERÊNCIAS BIBLIOGRÁFICAS

1. Cabral ALS. Insuficiência venosa crônica de membros inferiores: prevalência, sintomas e marcadores preditivos. Tese de Doutorado, 2000. ▪ 2. Swartz MN. Cellulitis. N Engl J Med 2004; 350:904. ▪ 3. Muijsers RB, Jarvis B. Moxifloxacin in uncomplicated skin and skin structure infections. Drugs 2002; 62:967. ▪ 4. Mekkes JR, Loots MAM et al. Causes, investigation and treatment of leg ulcertion. Br J Dermatol 2003; 148:388. ▪ 5. Tan JS, Joseph WS. Common fungal infections of the feet in patients with diabetes mellitus. Drugs Aging 2004; 21:101. ▪ 6. Elewisk BE. Onycomicosis: pathogenesis, diagnosis and management. Clin Microbiol Rev 1998; 11: 415. ▪ 7. Bell-Syer SE, Hart R, Crawford F et al. A systematic review of oral treatments for fungal infections of the skin of the feet. J Dermatol Treat 2001; 12:69. ▪ 8. Seebacher C, Nietsch KH, Ulbricht HM. A multicenter, openl label study of the efficacy and safety of ciclopirox nail lacquer solution 8% for the treatment of onycomicosis in patients with diabetes. Cutis 2001; 68(2 Suppl.):17. ▪ 9. SACHS MK. The optimum use of needle aspiration in the bacteriology diagnosis of cellulits in adults. Arch Intern Med 1991; 151:244. ▪ 10. Doyle JJ, Boyko WL, Ryu S et al. Onycomicosis among diabetic patients: prevalence and impact of nonfungal foot infections. American Diabetes Association 60th Annual Scientific Session; 2000 Jun 9-13; San Antonio (TX). Arlington(VA): American Diabetes Association, 2000. ▪ 11. Roberts DT, Taylor WD, Boyle J. Guidelines for treatment of onychomycosis. Br J Dermatol 2003; 148:402. ▪ 12. Robbins JM. Treatment of onycomicosis in the diabetic patient population. J Diabet Complications 2003; 17: 98. ▪ 13. Gupta AK, Konnikov N, Lynde CW. Single-blind, randomized, prospective study on terbinafine and itraconazole for treatment of dermatophyte toenail onycomicosis in the elderly. JAMA 2001; 44: 479. ▪ 14. Evans EGV, Sigurgeiirsson B, Billstein S. European multicentre study of continous terbinafine vs intermittent itraconazole in the treatment of toenail onycomicosis. Br Med Journal 1999; 318:1031.

MÓDULO 9

DOENÇAS E SINTOMAS GASTRINTESTINAIS

- Dispepsia
- Doença do refluxo gastroesofágico
- Dor abdominal
- Verminoses
- Constipação
- Doença diverticular dos cólons
- Diarréias infecciosas agudas
- Diarréias crônicas
- Síndrome do cólon irritável
- Doenças inflamatórias intestinais
- Sangramento gastrintestinal
- Doenças do reto e do ânus
- Hepatites virais
- Obstrução biliar

66. DISPEPSIA

Fernando Marcuz da Silva

A dispepsia é uma síndrome muito prevalente na população geral, podendo incidir em taxas de até 25% ao ano. Porém, menos da metade desses pacientes procura atendimento médico. Nos serviços de atenção primária de 2 a 5% dos casos apresentam como queixa principal sintomas dispépticos. Além da morbidade e da mortalidade que esta síndrome pode proporcionar, o impacto na qualidade de vida é muito grande, até porque grande parte dos pacientes, justificadamente ou não, apresenta dificuldades com o alimentar-se e em geral acaba fazendo restrições alimentares qualitativas e mesmo quantitativas[1,2] (Tabela 9.1).

Tabela 9.1 – Prevalência de dispepsia.

População em geral	25 – 40%
Serviços de atenção primária	2 – 5%

A abordagem desta síndrome é objeto de controvérsia e ainda não existe uma diretriz considerada ideal. Pior para nós no Brasil, onde as características da população, os recursos médicos disponíveis, a prevalência do *Helicobacter pylori*, a formação médica vigente e as questões culturais da nossa população não permitem tomar como adequadas as diretrizes de diversos consensos internacionais sobre a matéria[3] (Fig. 9.1).

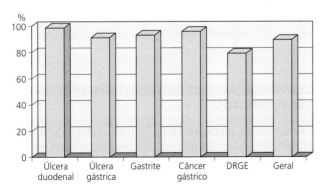

Figura 9.1 – Prevalência do *Helicobacter pylori* nas doenças digestiórias e em geral. DRGE = doença do refluxo gastroesofágico.

O *Helicobacter pylori* é uma bactéria gram-negativa, espiralada e flagelada, que consegue infectar cronicamente o estômago, tem especificidade em parasitar a mucosa gástrica e associa-se fortemente às doenças pépticas, ao câncer gástrico e ao linfoma gástrico. Diversas estratégias de abordagem da síndrome dispéptica estruturam-se na erradicação dessa bactéria[1-4] (Fig. 9.2).

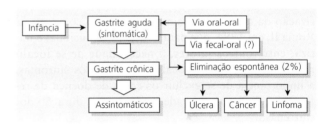

Figura 9.2 – História natural da infecção pelo *Helicobacter pylori*.

Apesar do prejuízo que a dispepsia pode impor à saúde, à qualidade de vida e à produtividade de seu portador, mais da metade dos casos são quadros de dispepsia funcional, síndrome benigna que não apresenta evidências de alterações estruturais orgânicas que justifiquem os sintomas e da qual ainda pouco se sabe sobre sua fisiopatologia (Fig. 9.3).

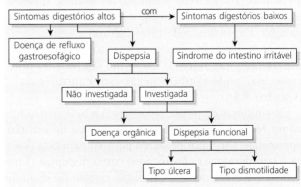

Figura 9.3 – Relação entre dispepsia e dispepsia funcional.

Duas grandes dificuldades são encontradas na abordagem da dispepsia: a caracterização da síndrome, principalmente na diferenciação da doença de refluxo gastroesofágico sem esofagite com dispepsia funcional e procedimento inicial diante da síndrome, em especial se a endoscopia digestória deve ser solicitada, se a instituição de um tratamento empírico deve ser aplicada ou ainda se o *Helicobacter pylori* deve ser erradicado[5,6].

Nem sempre estão explícitos (tanto em artigos científicos quanto em tratados) os critérios usados na caracterização da dispepsia, as características da população estudada, a prevalência do *Helicobacter pylori*, os custos dos exames, as especificidades culturais e de morbidade da localidade a que o autor se atém; por isso, encontram-se na literatura científica propostas bastante diversas e conclusões às vezes opostas com relação a abordagem, resultados de estudos e eficácia de tratamento desta síndrome[7,8].

A dispepsia é uma síndrome recidivante em grande parte dos casos e assim nem sempre é possível tratamento curativo e mais freqüentemente ele é sintomático.

Quadro 9.1 – Critérios diagnósticos para dispepsia.

No período de quatro semanas, pelo menos duas semanas de sintomas
Dor ou desconforto localizados no epigástrio

Associados ou não a
  Náuseas
  Vômitos
  Saciedade precoce
  Plenitude pós-prandial
  Eructação

Não estar associados a
  Sintomas digestórios baixos
  Pirose retrosternal
  Azia
  Regurgitação

CARACTERIZAÇÃO

Atualmente, os critérios mais aceitos para a caracterização da dispepsia foram delineados no consenso de Roma II, em 1994, que para a dispepsia funcional enfatiza, entre outros fatores, a necessidade de se localizar adequadamente o local anatômico dos sintomas, a importância de se excluir os casos de doença de refluxo e a de determinar adequadamente a duração dos sintomas.

De acordo com aqueles critérios, dispepsia é o sintoma de dor ou desconforto abdominal, centrado no abdome superior. "Centrado" deve ser entendido como localizado na linha média do abdome – o epigástrio –, tanto assim que dor no lado direito ou esquerdo do abdome (hipocôndrio direito ou esquerdo) não deve ser considerada como dispepsia. "Desconforto" pode ser caracterizado como uma sensação subjetiva de mal-estar que o paciente não refere como dor e que pode compreender diversos sintomas digestórios altos ou estar a ela associados, como: plenitude do abdome superior, saciedade precoce, eructação, náuseas, vômitos, regurgitação. Dependendo do nível cultural e educacional, quando perguntado especificamente sobre desconforto, o paciente pode referi-lo como um equivalente doloroso, mas pode também negar esta equivalência[9-11] (Quadro 9.1).

Os sintomas de pirose retrosternal e azia (entendida como regurgitação ácida) são de doença de refluxo, apresentam alto valor preditivo positivo para essa doença e não devem ser classificados como dispepsia. Também dores torácicas não-cardíacas entram no diagnóstico diferencial com doença de refluxo e não devem também ser consideradas como dispepsias[12].

Sintomas pépticos associados aos do aparelho digestório baixo, ou que melhoram com a eliminação de gases ou fezes, não devem sugerir o diagnóstico de dispepsia, até porque uma outra síndrome funcional muito freqüente contempla grande parte desses quadros: a síndrome do intestino irritável[13].

Os sintomas na dispepsia muitas vezes se associam e embora se recomende que a queixa predominante seja o indexador da síndrome (dispepsia ou refluxo), muitas vezes é difícil fazer essa caracterização. Mesmo quando se aplicam questionários específicos para seu diagnóstico, as causas mais freqüentes de dispepsia a diagnosticar são a dispepsia funcional, a doença de refluxo e a úlcera péptica.

Também por causas óbvias (principalmente o alto risco de morte) sintomas pépticos que melhorem com o repouso, ou seja, desencadeados com o esforço, devem ser preferencialmente abordados como doença coronária, em detrimento da hipótese péptica. Em alguns casos, pode ser muito difícil o diagnóstico diferencial entre a doença de refluxo e a síndrome coronária.

Para a maioria dos autores, a duração dos sintomas não faz parte da definição da síndrome, já que os pacientes podem procurar ajuda médica com intervalo de semanas, meses ou anos. Porém, principalmente para os trabalhos científicos, é importante caracterizar o tempo de sintomas. Existem autores que consideram 2, 4 ou 12 semanas, porém é recomendável para evitar mais dificuldades diagnósticas e maior prevalência de outras causas orgânicas não-pépticas, que seja considerada a duração de um tempo mínimo de quatro semanas, com pelo menos 25% do tempo tendo sintomas presentes. Para a dispepsia funcional, o consenso de Roma II recomenda 12 semanas (consecutivas ou não) de sintomas, em um período de 12 meses[14].

CLASSIFICAÇÃO DOS SINTOMAS DISPÉPTICOS EM SUBGRUPOS

Os sintomas dispépticos podem ser classificados em subgrupos, para efeitos de abordagem e tratamento. Assim, as queixas de dor ou desconforto epigástrico estão em um subgrupo denominado de *dispepsia tipo úlcera*; náuseas, vômitos, empachamento e saciedade precoce na *dispepsia tipo dismotilidade*; e os que não se encaixarem nestes grupos (eructação etc.) serão tidos como *dispepsia tipo inespecífica*. Para os sintomas de pirose retrosternal, azia e regurgitação, deve-se reservar a hipótese diagnóstica de *doença de refluxo gastroesofágico* e não a classificação como *dispepsia tipo refluxo*, porque cerca de 50% das doenças de refluxo podem ter endoscopia normal e levaria a um falso diagnóstico de dispepsia funcional. Também para efeitos de tratamento, a doença de refluxo responde muito bem à supressão ácida, o que não necessariamente acontece com a dispepsia funcional.

No entanto, a classificação dos sintomas em subgrupos não orienta uma possibilidade diagnóstica, nem necessariamente uma melhor resposta terapêutica, sendo assim, com exceção da caracterização da doença de refluxo, a utilização dessa estratégia apresenta benefício duvidoso[14] (Quadro 9.2).

Quadro 9.2 – Classificação de dispepsia em subgrupos.

Dispepsia tipo úlcera
Dor ou desconforto em epigástrio
Dispepsia tipo dismotilidade
Náuseas
Vômitos
Saciedade precoce
Plenitude gástrica
Dispepsia tipo inespecífica
Eructações
Aerofagia
Dispepsia tipo refluxo = doença de refluxo gastroesofágico
Pirose retroesternal
Azia (= regurgitação ácida)
Regurgitação

SINTOMAS DE ALARME

Somente com os sintomas dispépticos não é possível fazer o diagnóstico diferencial entre as causas de dispepsia, em especial entre a úlcera péptica e a dispepsia funcional. Mais importante do que verificar detalhes da sintomatologia (ritmo da dor, relação com alimentos, cafeína etc.) é caracterizar os sintomas que denotam gravidade em doença orgânica (os sintomas de alarme). A caracterização desses sintomas pode mudar o enfoque da síndrome, por exemplo, de dispepsia para sangramento digestório, de dispepsia para anemia, de dispepsia para hepatoesplenomegalia, ou então pode demandar uma propedêutica diagnóstica armada, inicialmente[13,14].

São considerados sintomas de alarme em dispepsia: perda de peso inexplicada, anemia, sangramento digestório, vômitos freqüentes, disfagia progressiva, odinofagia, icterícia, tumor abdominal, visceromegalia, linfadenopatia e cirurgia gástrica prévia. A idade pode ser considerada um sintoma de alarme, mas a idade de corte, acima da qual ela será considerada um sintoma de alarme, deve ser estabelecida em cada região, em função da morbidade associada à dispepsia e outras características populacionais. Sugere-se que em países de baixa prevalência de câncer gástrico possa ser até 55 anos, já em populações de alta prevalência daquela doença, tão baixa quanto 35 anos (por exemplo, o consenso norte-americano considera 45 anos, já o canadense considera 50 anos. No Brasil, ela ainda não foi definida) (Quadro 9.3).

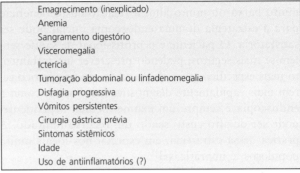

Quadro 9.3 – Sintomas de alarme em dispepsia.

Emagrecimento (inexplicado)
Anemia
Sangramento digestório
Visceromegalia
Icterícia
Tumoração abdominal ou linfadenomegalia
Disfagia progressiva
Vômitos persistentes
Cirurgia gástrica prévia
Sintomas sistêmicos
Idade
Uso de antiinflamatórios (?)

O uso de antiinflamatórios também é considerado um sinal de alarme por muitos autores, o que implicaria a abordagem inicial com exames subsidiários, porém, em locais com maior dificuldade para a realização de endoscopia digestória alta, sem outros sinais de alarme, poderiam ser condutas adequadas a suspensão do antiinflamatório, a prescrição de um supressor ácido potente e a reavaliação do paciente em um espaço curto de tempo (uma ou duas semanas).

ABORDAGEM INICIAL

A abordagem inicial da dispepsia é variável, dependendo da disponibilidade dos recursos locais, do tamanho da população considerada, da prevalência das diferentes doenças de sintomatologia péptica, da prevalência da infecção pelo *H. pylori*, da prevalência local do câncer gástrico, de aspectos culturais da população, de especificidades dos serviços de saúde envolvidos e do nível de atenção em saúde a que o serviço em questão está vinculado. O ideal é que em cada local esses aspectos sejam avaliados e então seja definida qual a melhor abordagem inicial a ser realizada. Três propostas aparecem como mais freqüentes nos consensos e revisões de literatura: endoscopia inicial para todos os casos, terapêutica empírica para os casos sem sinais de alarme e erradicação do *H. pylori* para essa mesma população. De maneira geral, para populações numerosas é impossível a proposta de endoscopia inicial, porque não há disponibilidade para isso, dada a alta prevalência da síndrome, e para populações com alta prevalência de infecção pelo *H. pylori* a estratégia de erradicar a bactéria inicialmente também é inaplicável[12-14].

ENDOSCOPIA INICIAL

Considerando que a grande maioria dos pacientes dispépticos apresenta como causa de seus sintomas uma doença funcional, portanto de baixa morbidade e como para a dispepsia funcional ainda não há um tratamento específico eficaz, dependendo da cultura local, o paciente pode ser, nesses casos, adequadamente orientado e passar a fazer tratamento sintomático sem seguimento médico, deixando de onerar o serviço de saúde. Se o exame endoscópico nesse serviço não for de alto custo e se a infecção pelo *H. pylori* não tiver uma prevalência muito baixa ou muito alta, a relação custo-benefício para a estratégia de uma endoscopia inicial pode ser satisfatória. O paciente e o profissional de saúde sentem-se mais seguros, podendo prescrever um tratamento mais específico, além de casos de câncer gástrico serem mais rapidamente diagnosticados. Porém, como a endoscopia é sempre um exame médico-dependente, pode ser de alto custo sendo um recurso limitado. A prática dessa estratégia, em especial nos locais muito populosos, é impraticável[15].

ERRADICAÇÃO DO *HELICOBACTER PYLORI*

Esta bactéria é um marcador da doença ulcerosa e muitas vezes com grande freqüência está associada à dispepsia funcional, duas doenças que se expressam como quadros dispépticos. Especificamente para a úlcera associada àquela bactéria, sua erradicação leva à cura da doença. Cerca de 30% dos casos de dispepsia funcional também podem tornar-se assintomáticos com o tratamento da bactéria. Assim, a identificação do *Helicobacter pylori* por métodos que não dependem da endoscopia e sua erradicação poderiam resolver casos de dispepsia não diagnosticada, sem necessidade daquele exame. Há trabalhos mostrando que essa estratégia, aplicada a pacientes dispépticos jovens e sem sinais de alarme, pode economizar até 30% de endoscopias na abordagem inicial daquela síndrome. Os exames mais utilizados para a detecção do *Helicobacter pylori* por métodos não-invasivos são reações de imunoensaio em sangue ou saliva, teste respiratório usando uréia com carbono marcado e mais recentemente exames de PCR nas fezes[16] (Fig. 9.4).

Essa estratégia é preconizada em diversos consensos para a abordagem inicial da dispepsia (consensos norte-americano, europeu, canadense e da Oceania), referida como *test and treat*. No entanto, ela não pode ser estendida para qualquer região indistintamente, porque pressupõe uma prevalência nem muito alta nem muito baixa da bactéria na população, custos relativamente baixos para o tratamento da infecção e para os exames de detecção, casos nos quais a estratégia deixaria de ter uma relação custo-benefício adequada. Por exemplo, no Brasil, a prevalência da bactéria é muito alta na população geral (em torno de 80% da população adulta), os custos de tratamento da infecção são inacessíveis para a maioria da população, além de a bactéria apresentar maior resistência aos antibióticos comumente usados no seu tratamento. Ainda, a endoscopia pode alcançar o mesmo custo do teste respiratório para a detecção não-invasiva da bactéria e nem sempre os exames não-invasivos de detecção estão disponíveis na prática clínica. Dessa maneira, para nós, a estratégia da abordagem inicial da dispepsia com a erradicação do *Helicobacter pylori* não é adequada. Alguns especialistas, baseando-se na impressão de que o *Helicobacter pylori* é sempre um mal e que sua erradicação previne o câncer gástrico (conhecimento ainda não totalmente definido e motivo de controvérsias), confundindo a prática médica de consultórios particulares com a de atendimento de grandes populações carentes em ambulatórios do serviço público e de certa maneira definindo uma prática médica de classes, propõem a erradicação da bactéria para todos os portadores sintomáticos, uma situação imponderável para uma população de 180 milhões de habitantes com índice de prevalência da infecção muito elevado. Para a diminuição da prevalência do câncer gástrico por meio da diminuição da infecção pelo *Helicobacter pylori*, uma postura por uma luta conseqüente, visando à melhoria das condições socioeconômicas e das condições sanitárias das populações carentes do nosso país, é muito mais lógica, científica e adequada, porque está bem definido que a prevalência da bactéria guarda relação direta com os níveis socioeconômicos das populações[17].

TRATAMENTO EMPÍRICO INICIAL

Cerca de 50% dos casos de dispepsia funcional podem tornar-se assintomáticos após um tratamento empírico inicial. Como essa síndrome é a principal causa (40 a 60%) da dispepsia a ser diagnosticada, essa abordagem pode ser adequada, especialmente para os serviços nos quais os recursos são escassos e a população numerosa[18].

É claro que o tratamento com supressores ácidos (em especial os de maior potência) e a magnitude do efeito placebo no tratamento das doenças pépticas podem mascarar a identificação precoce de doenças orgânicas passíveis de um tratamento definitivo ou de doenças não-pépticas que demandam outras abordagens específicas. Assim, é crucial identificar os sinais e os sintomas de alarme em dispepsia, para indicar nesses pacientes, uma endoscopia inicial, reservando o tratamento empírico

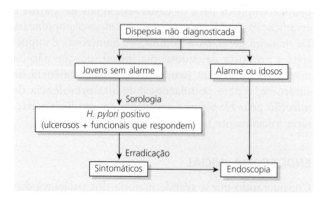

Figura 9.4 – Abordagem de dispepsia para população numerosa, com restrição de endoscopia digestória alta e prevalência de *H. pylori* nem muito baixa nem muito alta.

para os pacientes jovens e sem sinais de alarme, em que se espera um grande percentual de portadores de doença péptica funcional. Seria ideal que cada serviço determinasse por estudos específicos a idade de corte a partir da qual ela passa a ser um sinal de alarme, de maneira a determinar a relação custo-benefício ideal para essa abordagem[19].

A estratégia do tratamento empírico baseia-se no conhecimento de que os casos de dispepsia por úlcera e por doença de refluxo, embora possam tornar-se inicialmente assintomáticos com essa abordagem, vão em um período de tempo variável recidivar. Nessa situação, o paciente teria indicação de realizar uma endoscopia diagnóstica. Deve-se realizar endoscopia quando o paciente não responder ao tratamento inicial.

No tratamento empírico, diferentes medicamentos podem ser utilizados: procinéticos, antiácidos, bloqueadores H_2 e inibidores de bomba de prótons. Recomenda-se nos casos em que o sintoma preponderante seja a dor epigástrica, a utilização de supressores ácidos, e para os casos em que predominam sintomas de dismotilidade, o uso de procinéticos ou associação de supressores ácidos com os procinéticos. Para os supressores ácidos, os inibidores de bomba de prótons são os mais potentes, mas também de custo mais elevado. O tratamento empírico deve contemplar um mínimo e um máximo de duração. O tempo mínimo pode ser duas semanas, e o máximo, na dependência da potência do supressor ácido utilizado, de 4 a 12 semanas. Os pacientes que não apresentarem melhora com o tratamento em duas semanas devem ser indicados para endoscopia digestória alta. Os pacientes que apresentarem boa resposta devem ter suspenso o uso da medicação no tempo previamente preconizado (4 a 12 semanas) e, na eventualidade de recidiva sintomática, devem ser encaminhados para endoscopia digestória[20,21] (Fig. 9.5).

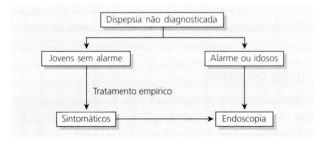

Figura 9.5 – Abordagem de dispepsia para população numerosa, com restrição de endoscopia digestória alta e prevalência de *H. pylori* alta.

Cerca de 50% das dispepsias funcionais podem recidivar. As úlceras pépticas e as doenças de refluxo também recidivam em sua quase totalidade, e a doença gástrica neoplásica não responde ao tratamento. É fácil verificar que a maioria dos casos de dispepsia pode acabar demandando uma endoscopia, mesmo na estratégia de tratamento empírico inicial[22-26].

CAUSAS

As causas de dispepsia podem ser digestórias ou não. É claro que dependendo do sintoma e da sua duração é fácil identificar essas situações e conduzir-se por uma abordagem específica. Aliás, é sempre recomendável que seja dada prioridade a uma hipótese diagnóstica mais específica, em detrimento de uma outra mais genérica. Por exemplo, é sempre mais adequado considerar que a hipótese diagnóstica para um paciente que refira sintomas dispépticos e possua antecedente de úlcera péptica seja úlcera péptica e não dispepsia a esclarecer. Similar ao raciocínio clínico que febre, tosse com expectoração hemoptóica e dor torácica tenham como hipótese diagnóstica pneumonia e não febre a esclarecer. De maneira geral, quanto mais específica a hipótese diagnóstica, mais bem definida é sua abordagem[23].

As causas digestórias de dispepsia podem ser pépticas ou não. As causas pépticas mais freqüentes são a dispepsia funcional, a doença de refluxo gastroesofágico e a úlcera péptica, lembrando que a gastropatia por medicamentos pode expressar-se somente como úlcera, mas normalmente se acompanha de pangastrite erosiva (inclusive com duodenite erosiva), muitas vezes exibindo evidências de sangramento. Os sintomas de refluxo (pirose retroesternal e azia) apresentam alta especificidade para a doença de refluxo e podem fazer o diagnóstico clínico da doença. Já o diferencial de úlcera com dispepsia funcional é impraticável tendo por base somente os sintomas[1-4] (Quadro 9.4).

Quadro 9.4 – Causas de dispepsia.

Digestórias pépticas
  Dispepsia funcional
  Doença de refluxo gastroesofágico
  Úlcera péptica

Digestórias não-pépticas
  Gastropatias específicas (tuberculose, citomegalovirose, sarcoidose, doença de Crohn)
  Neoplasias (gástrica, pancreática, de cólon)
  Síndromes de má absorção (doença celíaca)
  Colelitíase

Não-digestórias
  Doenças metabólicas (diabetes melito, doenças da tireóide, hiperparatiroidismo, distúrbios eletrolíticos)
  Doença coronariana
  Colagenoses
  Medicamentos (antiinflamatórios não-esteroidais, antibióticos, xantinas, alendronato)
  Doenças psiquiátricas (ansiedade, depressão, pânico, distúrbios alimentares)

As causas digestórias não-pépticas de dispepsia são mais freqüentemente a doença biliar, a pancreatite, as neoplasias gástricas, pancreáticas e intestinais, as gastropatias específicas (Crohn, tuberculose, citomegalovirus, sarcoidose etc.) e as síndromes de má absorção (em especial a doença celíaca). Uma interessante discussão que talvez no futuro venha a ser respondida é se a infecção pelo *Helicobacter pylori* pode ser considerada uma gastropatia específica ou não. Doenças metabólicas podem ser causa de dispepsia, mais freqüentemente o *diabetes mellitus*, doenças da tireóide, hiperpartireoidismo e os distúrbios hidroeletrolíticos. Na maioria das vezes, as evidências sistêmicas dessas doenças orientam com facilidade o diagnóstico. Outras doenças que podem apresentar sintomas dispépticos são as colagenoses e a doença coronária. Os medicamentos, em especial os antiinflamatórios, são conhecidas causas de dispepsia.

O câncer gástrico é uma causa infreqüente de dispepsia, em geral cerca de 1 a 2% dos casos de dispepsia. Mesmo no Japão (país de maior prevalência da doença) e mesmo considerando-se a faixa etária de maior incidência, essa doença não passa dos 5% dos casos de dispepsia a diagnosticar. No entanto, ele é levado muito em conta nas abordagens de dispepsia por pelo menos dois motivos: a possibilidade do diagnóstico do câncer precoce (menos de 15% dos casos de câncer diagnosticados como dispepsia a esclarecer), em que o tratamento pode apresentar diferença prognóstica expressiva quando comparado aos cânceres gástricos em forma avançada e o medo do que essa hipótese diagnóstica costuma representar para o paciente e principalmente para seus familiares. No entanto, são situações de risco a considerar na hipótese: pacientes idosos com dispepsia de início recente, sinais de alarme (principalmente perda de peso e anorexia) e história familiar para a doença. A prevalência da doença de maneira geral é maior nos países em desenvolvimento que nos desenvolvidos e está intimamente relacionada com a infecção pelo *Helicobacter pylori*. No Brasil, como em todo o mundo, sua prevalência vem caindo e atualmente na cidade de São Paulo é cerca de 19:100.000 habitantes. No Japão, é de cerca de 70:100.000 e nos Estados Unidos de 7:100.000 habitantes.

A colecistite calculosa apresenta dor mais intensa e de curta duração, é muito mais freqüente em mulheres de meia-idade que em homens, e sua localização no hipocôndrio direito, em especial se irradiada para o dorso ou ombro, tem alto valor preditivo positivo para a doença. A pancreatite, se aguda, correlaciona-se com a colecistopatia calculosa e, se crônica, com o consumo de álcool.

Também é de grande valor a identificação de pacientes usuários de antiinflamatórios, já que esses medicamentos têm ação lesiva à mucosa gastrintestinal. Pode-se admitir que atualmente aconteça uma epidemia de medicalização de doenças em que o uso de antiinflamatórios só tende a aumentar, elevando a prevalência das complicações gastrintestinais. O uso de aspirina em baixa dose na profilaxia de doenças cardiovasculares também deve ser considerado como causa de dispepsia e mesmo de resistência à melhora sintomática quando do tratamento da dispepsia. Grande parte dos pacientes apresenta dificuldade para caracterizar o uso de antiinflamatórios, às vezes até porque façam uso do medicamento sem orientação médica. Assim, é importante identificar as situações de risco para o uso dessas substâncias, como pacientes com dor osteomuscular, vítimas de contusões e traumatismos, portadores de cefaléia crônica, pacientes em tratamento de infecções etc[23].

FISIOPATOLOGIA

Embora o ácido gástrico e a pepsina sejam elementos comuns às doenças pépticas, a fisiopatologia das três causas digestórias mais comuns de dispepsia apresenta especificidades para cada uma delas.

DISPEPSIA FUNCIONAL

A causa mais freqüente de dispepsia não tem sua fisiopatologia conhecida e diversas hipóteses são propostas. Dentre elas, os distúrbios de motilidade e as alterações da percepção visceral são as mais consistentes. É importante lembrar que na dispepsia funcional não se encontra no trato digestório alto uma lesão orgânica que a caracterize e a sintomatologia é por isso atribuída a distúrbios funcionais do estômago. No que uma outra doença digestória guarda grande similaridade com ela: a síndrome do intestino irritável[6,15] (Quadro 9.5).

Quadro 9.5 – Mecanismos causais possíveis da dispepsia funcional.

Sensibilidade da mucosa à secreção cloridropéptica
Gastrite pelo *Helicobacter pylori*
Retardo do esvaziamento gástrico por hipomotilidade antral
Insuficiência de relaxamento do fundo gástrico à alimentação
Disritmias gástricas
Neuropatia vagal
Hipersensibilidade gástrica
Hipersensibilidade duodenal
Distúrbios psicológicos e do sistema nervoso central

Além disso, é importante considerar que o achado de gastrite, seja endoscópico (gastrite enantemática ou não-erosiva, mormente associada à infecção pelo *Helicobacter pylori* e a gastrite erosiva mormente associada à agressão pelos antiinflamatórios), seja histológico (superficial ou atrófica), não é considerado lesão orgânica associada à dispepsia funcional, porque a maioria dos seus portadores são assintomáticos e não há correlação dos sintomas com a gastrite ou sua intensidade.

TEORIA DO ÁCIDO

Assim como proposto para a úlcera péptica, a teoria de que os sintomas da dispepsia funcional se devam à hiperacidez gástrica (com conseqüente ativação da pepsina) é colocada em dúvida, porque a maioria dos pacientes não apresenta hiperacidez gástrica demonstrável e a resposta ao tratamento com bloqueadores ácidos não é melhor que o placebo. Embora alguns trabalhos mostrem melhora dos sintomas com o uso de supressores ácidos, em especial com os inibidores de bomba de prótons, a dificuldade de se excluir os pacientes com doença de refluxo gastroesofágico sem esofagite, dos pacientes com dispepsia funcional, fazem com que respostas significativas aparentes possam se dever mais a viés de seleção, que a uma eficácia medicamentosa efetiva.

TEORIA DO *HELICOBACTER PYLORI*

Está claramente definido que toda infecção por essa bactéria sempre determina uma gastrite inicialmente aguda e posteriormente crônica, de tal maneira que todo infectado apresenta a inflamação. Por outro lado, a infecção pela bactéria é muito prevalente (no ser humano, somente inferior à carie dental), sendo a gastrite crônica e a dispepsia funcional achados muito freqüentes. A partir desses dados surge a hipótese da associação causal entre a infecção pelo *Helicobacter pylori* e a dispepsia funcional. Entretanto, estudos bem conduzidos (multicêntricos, randomizados, duplamente cegos, com pelo menos um ano de duração, controlados com placebo) não conseguiram demonstrar que a erradicação da bactéria produzisse melhora dos sintomas maior que o placebo. Assim, entender que a infecção pela bactéria produz gastrite é inegável, mas afirmar que essa gastrite se correlaciona com os sintomas é contraproducente.

TEORIA DA DISMOTILIDADE

Trinta a setenta por cento dos pacientes com dispepsia funcional apresentam retardo do esvaziamento gástrico. Dificuldade de acomodação na porção proximal do estômago, disritmias gástricas (taquigastrias, bradigastrias e disritmias mistas) e alteração da motilidade duodenojejunal também são observadas em grande parte desses pacientes. O mecanismo pelo qual esses fenômenos se sucedem não está estabelecido. Para um pequeno número de pacientes com gastroparesia foram demonstradas alterações do tônus simpático e parassimpático no estômago. Mas outros trabalhos não conseguiram demonstrar alterações da função vagal do estômago de pacientes com dispepsia funcional. De maneira geral, na dispepsia funcional, principalmente a hipomotilidade do antro com o retardo do esvaziamento gástrico e a dificuldade de acomodação no estômago proximal estão bem documentados, porém nem sempre há correlação dos sintomas com esses achados e o uso de procinéticos nem sempre melhora os sintomas.

TEORIA DA ALTERAÇÃO NA PERCEPÇÃO VISCERAL

Foi verificado que pacientes com dispepsia funcional quando comparados a controles apresentam hipersensibilidade à percepção visceral, de tal maneira que a dilatação isobárica ou isovolumétrica de um balão no estômago de funcionais é mais precocemente percebida que em normais. Essa alteração parece ser altamente específica para a dispepsia funcional e pode correlacionar-se a sintomas dispépticos tipo dor ou desconforto abdominal, à semelhança da síndrome do intestino irritável, ou seja, um estômago irritável. Além disso, hipersensibilidade a estímulos secretórios, por exemplo, à infusão de ácido no duodeno ou à quimiossensibilidade aumentada, tem sido descrita para os pacientes com dispepsia funcional. Contudo, esses fenômenos não ocorrem em todos os pacientes com dispepsia funcional e é possível que essa hipersensibilidade aos estímulos físicos e químicos não seja restrita ao estômago, mas aconteça em todo o aparelho digestório.

TEORIA DAS ALTERAÇÕES PSICOLÓGICAS

Distúrbios psicológicos agudos podem modificar a função gástrica mesmo em voluntários normais. É clássico um estudo mostrando diminuição da contratilidade gástrica em voluntários submetidos a estímulo agudo de estresse. Porém, não está claro que os sintomas crônicos da dispepsia funcional possam ser explicados assim. Estudos que compararam a freqüência de situações de vida estressantes (por exemplo, divórcio) não mostraram mais eventos para os pacientes com dispepsia funcional que para os controles. No entanto, um trabalho na China usando um questionário específico para detectar eventos estressantes de vida mostrou um valor muito maior de experiências negativas de vida para os dispépticos funcionais. Embora os dispépticos funcionais não apresentem um perfil psicológico específico, maiores escores para neuroticismo, traço ansioso ou depressivo, hostilidade e tensão são contabilizados nesses pacientes. Assim, embora possa ser mais freqüente a detecção de distúrbios psicológicos em pacientes com dispepsia funcional, faltam estudos bem delineados para verificar se eles são uma simples associação ou possam correlacionar-se efetivamente com os sintomas dispépticos. De qualquer maneira, é muito importante a identificação e o tratamento de co-morbidades psicológicas na dispepsia funcional, para ajudar a melhora dos sintomas dispépticos do paciente[1-4].

ÚLCERA PÉPTICA

Atualmente, a fisiopatologia da úlcera péptica está associada a três condições mais freqüentes: à infecção pelo *Helicobacter pylori*, à gastropatia associada ao uso de antiinflamatórios e mais raramente a outras substâncias irritantes e situações raras de hiperprodução gástrica de ácido, como, por exemplo, a síndrome de Zollinger-Ellison (ocorrência de gastrinoma, levando à doença péptica ulcerosa) (Fig. 9.6).

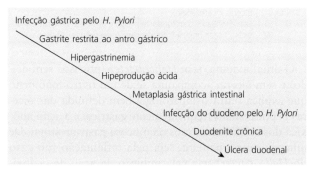

Figura 9.6 – Teoria fisiopatológica da úlcera duodenal pelo *Helicobacter pylori*.

A quase totalidade das úlceras duodenais e a grande maioria das úlceras gástricas estão associadas à infecção pelo *Helicobacter pylori*. Esta bactéria que infecta os ulcerosos, principalmente na infância, determina uma gastrite crônica (em geral assintomática) que com o passar dos anos pode levar ao surgimento da úlcera péptica. Sabe-se que em países subdesenvolvidos (com condições socioeconômicas e sanitárias muito precárias), a taxa da infecção pela bactéria pode alcançar até 90% da população adulta. A grande maioria vai permanecer assintomática, portando gastrite crônica. Mas o percentual que desenvolve úlcera (cerca de 70% deles) o faz por um mecanismo em que a infecção predominante do antro gástrico determina uma inflamação crônica local que leva à disfunção da célula D, prejudicando a secreção da somatostatina e inibindo a produção de gastrina pela célula G (em grande número no antro). A hipergastrinemia decorrente leva à acidificação acentuada da região pré-pilórica e do bulbo duodenal, induzindo uma metaplasia gástrica do duodeno. A infecção dessa mucosa pela bactéria e a conseqüente inflamação podem em determinadas situações, produzir disruptura da mucosa e abertura de uma úlcera no duodeno. Já para cerca de 15% dos ulcerosos, a bactéria pode determinar uma pangastrite crônica e o progredir da inflamação (normalmente cursando com hipocloridria) levar à formação de úlceras gástricas[17].

As evidências de que a erradicação da bactéria cura a úlcera estão bem definidas. No entanto, esse fato não esgota a dificuldade de se compreender a fisiopatologia da úlcera, porque, embora possa haver diferença significativa entre as taxas de infecção pela bactéria nas populações (por exemplo, 20% na Austrália e 80% no Brasil), a prevalência da doença péptica não difere significativamente entre os dois países (em torno de 1%). A diferença entre a patogenicidade das cepas e as características genéticas das populações poderia explicar esses enigmas aparentes e estão a exigir mais estudos (Quadro 9.6).

Quadro 9.6 – Classificação endoscópica dos estágios evolutivos da úlcera (critérios de Sakita).

Sakita A	– úlceras ativas
	A1 – úlcera circular sem atividade de cicatrização em bordas
	A2 – úlcera circular com atividade de cicatrização em bordas
Sakita H	– úlceras em cicatrização
	H1 – úlcera ovalada com atividade de cicatrização em borda
	H2 – úlcera em halteres ou quase linear
Sakita S	– úlceras cicatrizadas
	S1 – úlceras lineares com fundo vermelho e atividade de cicatrização
	S2 – úlcera linear branca (com ou sem convergência de pregas)

O atual axioma, sem *Helicobacter* (por isso sem ácido) e sem úlcera, acompanha-se de um outro fenômeno que explica outra fisiopatologia bem definida das úlceras pépticas (mais freqüentemente gástricas): a ação anóxica dos antiinflamatórios na mucosa gastrintestinal. De uma ou outra maneira, seja pela inflamação (no caso do *Helicobacter*) seja pela inibição da ação da cicloxigenase (enzima do ciclo de conversão do ácido araquidônico às prostaglandinas), a mucosa gastroduodenal acaba tendo sua integridade prejudicada, facilitando o surgimento das úlceras. Para a manutenção da integridade da mucosa, a produção das prostaglandinas em âmbito constitucional, garante a secreção de bicarbonato e de muco na mucosa, bem como o fluxo sangüíneo adequado que possibilita seu trofismo e reparação.

Muito mais raramente, situações de hiperprodução ácida representam uma situação agressiva que pode ser causa de úlceras gástricas e duodenais. Um exemplo é a ocorrência de gastrinomas (tumores produtores de gastrina). São raros (cerca de 1:1 a 3 milhões de habitantes) e fazem o diagnóstico com hipergastrinemia pela infecção do *H. pylori*, o uso dos inibidores de bomba de prótons (que proporcionam alcalinização acentuada), além de situação similar quando da ocorrência de atrofia gástrica ou gastrite atrófica[1-3].

DOENÇA DE REFLUXO GASTROESOFÁGICO

Também nessa doença a fisiopatologia não é totalmente conhecida e admite-se que se deva ao resultado de um balanço entre fatores agressivos e mecanismos de defesa contra o refluxo do estômago. Os fatores agressivos são representados pela acidez gástrica, o volume de secreção gástrica e a secreção duodenal (principalmente os ácidos biliares). Os mecanismos de proteção são: barreira anti-refluxo (representada pelo esfíncter inferior do esôfago, ângulo de His, ligamentos frenoesofágicos, localização intra-abdominal do esfíncter inferior do esôfago e pinçamento diafragmático), clareamento ácido do esôfago e resistência da mucosa esofágica. O esfíncter inferior do esôfago é o principal mecanismo da barreira anti-refluxo e representa uma área de hipertonicidade da musculatura do esôfago inferior, de 3 a 4cm de extensão, que normalmente se situa junto ao pinçamento diafragmático do esôfago. Quando competente, mesmo seu deslocamento (por exemplo, por uma hérnia de hiato) pode garantir o mecanismo anti-refluxo. Embora sem substrato anatômico, uma hipertonia, garantida por ação excitatória de neurônios colinérgicos, delimita na musculatura do esôfago, desde 1 a 2cm acima da junção esofagogástrica até 2cm na porção gástrica do esôfago, este esfíncter funcional. Durante a deglutição, uma diminuição na sua pressão permite a passagem do bolo alimentar para o estômago[4] (Quadro 9.7).

O principal mecanismo de refluxo é a ocorrência de um relaxamento transitório do tônus do esfíncter inferior do esôfago. Eles ocorrem associados com refluxo em pequeno grau no indivíduo sadio, porém são muito mais

Quadro 9.7 – Classificação endoscópica das esofagites erosivas de Los Angeles.

Grau	Achado
A	Uma ou mais erosões menores de que 5mm
B	Uma ou mais erosões maiores que 5mm não contínuas
C	Erosões contínuas envolvendo menos de 75% da circunferência esofágica
D	Erosões contínuas ocupando mais de 75% da circunferência esofágica

freqüentes no paciente com doença de refluxo. Hormônios como a secretina e a somatostatina e substâncias anticolinérgicas diminuem a pressão do esfíncter. Gastrina, motilina, agentes antagonistas beta-adrenérgicos, substâncias procinéticas, antiácidos e derivados histamínicos aumentam sua pressão. Embora seja possível cicatrizar as lesões da esofagite, é impossível prevenir totalmente os episódios de relaxamento transitório do esfíncter. A hérnia de hiato por deslocar a posição do esfíncter inferior do esôfago é uma causa freqüente de refluxo, e assim a hérnia irredutível costuma ser pior que a hérnia redutível. Porém, é possível observar-se hérnia hiatal sem refluxo. A causa da hérnia hiatal não está elucidada. É possível que uma fraqueza muscular adquirida nessa área seja sua causa. A obesidade e outras causas do aumento da pressão abdominal podem ser outros determinantes.

O clareamento do ácido do esôfago e o poder tamponante da saliva e da secreção esofágica são também mecanismos de defesa contra o refluxo gástrico. A prevalência e a gravidade das disfunções de peristaltismo esofágico correlacionam-se com a prevalência e a gravidade da doença de refluxo. O refluxo esôfago-salivar é muito ativo em indivíduos normais. A saliva dilui e neutraliza a acidez gástrica residual do esôfago, junto com a secreção de bicarbonato produzida pelas glândulas da mucosa esofágica.

A resistência da mucosa é determinada por fatores pré-epiteliais e pós-epiteliais. Os fatores pré são principalmente a produção do muco e a secreção de bicarbonato. Epiteliais são as junções intercelulares das membranas celulares e a disposição especializada das diferentes camadas celulares do epitélio (camada basal, intermediária e córnea). Pós-epitelial é o suprimento sangüíneo da mucosa esofágica, garantindo oxigênio, suprimento energético, nutrientes, bicarbonato e lavando o CO_2 produzido na mucosa (Quadro 9.8).

Quadro 9.8 – Substâncias que agem na pressão do esfíncter inferior do esôfago.

	Aumentam a pressão	Diminuem a pressão
Hormônios	Gastrina Motilina Substância P	Secretina Colecistoquinina Somatostatina Peptídeo vasoativo intestinal
Neuromediadores	Agonistas alfa-adrenérgicos Antagonistas beta-adrérgicos Agonistas colinérgicos	Antagonistas alfa-adrenérgicos Agonistas alfa-adrenérgicos Antagonistas colinérgicos
Alimentos	Proteínas	Gorduras Chocolates Menta
Outros	Histamina Antiácidos Procinéticos Prostaglandinas F_2	Teofilina Prostaglandinas E_2 Serotonina Morfina Meperidina Dopamina Bloqueadores de canais de cálcio Diazepínicos Barbitúricos

O volume e a qualidade do refluído gástrico são os principais fatores de agressão à mucosa esofágica. Há relação direta entre a intensidade da acidez gástrica e a gravidade da esofagite e mesmo a ocorrência do esôfago de Barret (o desenvolvimento de uma mucosa metaplásica intestinal no esôfago como defesa contra a acidez gástrica). A perfusão de soluções ácidas no esôfago produz sintomas de esofagite e em animais é possível documentar lesões na mucosa após a perfusão ácida. A infecção da mucosa gástrica por cepas Cag A+ pode reduzir, pelo processo inflamatório, a produção ácida e a erradicação da bactéria pode piorar temporariamente os sintomas de refluxo em pacientes com doença de refluxo gastroesofágico[4].

Os ácidos biliares presentes no suco gástrico também podem determinar agressão à mucosa esofágica. Assim o retardo do esvaziamento gástrico e o refluxo duodenogástrico podem representar situações de risco para a doença de refluxo gastroesofágico.

Algumas condições também são conhecidas, situações que favorecem o refluxo gastroesofágico: a gravidez, a esclerodermia, a síndrome de Zollinger-Ellison e o uso prolongado de sonda nasogástrica.

TRATAMENTO

O tratamento da dispepsia varia conforme a doença considerada. Sem dúvida, o tratamento mais difícil é o da dispepsia funcional.

DISPEPSIA FUNCIONAL

A dispepsia funcional, como uma síndrome com fisiopatologia não totalmente compreendida, apresenta um tratamento sintomático. Diversos autores consideram que por ser uma doença benigna deva ser tratada de maneira predominantemente não-medicamentosa, providenciando principalmente suporte psicológico ao paciente e eventualmente nas crises, medicação sintomática por curtos períodos. É possível, inicialmente, a utilização de medicamentos procinéticos para os casos com sintomas predominantes de dismotilidade e medicamentos supressores ácidos para o sintoma predominante de dor epigástrica, porém é possível que tanto não respondam, respectivamente, a esses medicamentos como possam responder inversamente a eles[25,27,28]. (Fig. 9.7).

Assim, preconiza-se que, de maneira geral, o tratamento seja iniciado com supressores ácidos, em especial antiácidos e bloqueadores H_2; no caso de não-resposta, substituir por procinéticos. Se o paciente não responder ao tratamento, é interessante que seja utilizado, por um período de tempo, tratamento com inibidores de bomba de prótons em dose alta, porque casos de doença de refluxo sem esofagite tidos como dispepsia funcional ou a ela associados respondem bem a essa terapêutica. Para portadores de infecção pelo *H. pylori*, que não respondam também a essa terapêutica, deve

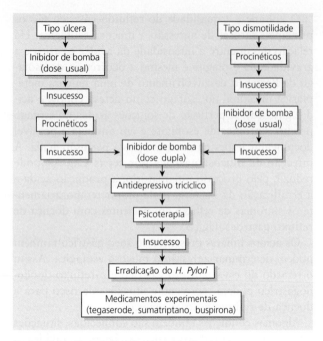

Figura 9.7 – Tratamento da dispepsia funcional.

ser considerada a possibilidade de erradicação da bactéria. Um subgrupo de pacientes com essas características pode responder ao tratamento da bactéria, ficando assintomáticos. Uma outra alternativa, recente no mercado, seria a utilização do tegaserode, tido como um modulador da atividade motora intestinal e como um inibidor da sensibilidade visceral. Embora seus efeitos tenham sido mais bem estudados na síndrome do intestino irritável, é possível que possa melhorar alguns casos de dispepsia funcional. Os pacientes que não apresentarem resposta a esses tratamentos são encaminhados para avaliação psicológica e se apresentarem evidências de ser portadores de ansiedade ou depressão podem alcançar benefício com o uso de antidepressivos. O mais classicamente utilizado tem sido a amitriptilina (antidepressivo tricíclico) em doses de 50 a 150mg/dia, com os efeitos adversos dessa classe de medicamentos: sono, sialosquese, obstipação intestinal, hipotensão postural, retenção urinária etc., mas que pode apresentar boa eficácia para muitos casos de dispepsia funcional rebelde. A utilização dos antidepressivos seletivos também pode ter papel nesses casos, porém seu uso é mais recente e os resultados ainda são questionáveis. O tratamento deve ser tentado quando o paciente apresenta muita intolerância ao uso dos antidepressivos tricíclicos.

De maneira geral, a benignidade da doença não implica a impossibilidade de graves prejuízos ao paciente por absenteísmo ao trabalho, sofrimento psíquico, má qualidade de vida etc. e é muito importante que o profissional de saúde estabeleça um bom vínculo com o paciente, estando preparado para as dificuldades que uma doença, embora funcional, pode proporcionar, em termos de controle dos sintomas[28-36].

ÚLCERA PÉPTICA

A úlcera péptica, uma solução de contigüidade, como resultado de um desbalanço entre os mecanismos de defesa e os de proteção da mucosa tem como tratamento principalmente o uso dos supressores ácidos, já que pouco se pode no momento fazer com a resistência da mucosa. Decorrente do conhecimento da agressão do *Helicobacter pylori* à mucosa gástrica, nos casos de úlcera associada a essa bactéria, é possível hoje um tratamento curativo dessa doença com a erradicação da bactéria, sendo o tratamento de supressão ácida considerado sintomático (Quadro 9.9).

Quadro 9.9 – Tratamento da úlcera péptica.

Curativo
  Erradicação do *Helicobacter pylori*
  Suspensão do uso de antiinflamatórios

Sintomático
  Supressão ácida
    Antiácidos (8 a 12 semanas)
    Bloqueadores H_2 (4 a 6 semanas)
    Inibidores de bomba de prótons (2 a 4 semanas)

Para o tratamento de supressão ácida, o uso de inibidores de bomba de prótons oferece a maior potência de ação, embora com mais custos. Em doses dobradas (omeprazol 40mg/dia, lansoprazol 60mg/dia etc.), esses agentes podem cicatrizar 87% das úlceras em 15 dias. Já os antiácidos podem levar até 12 semanas para alcançar o mesmo índice. Os bloqueadores H_2, com potência intermediária, podem levar até oito semanas para cicatrizar cerca de 100% das úlceras. Os antiinflamatórios significam também causa orgânica bem conhecida de ocorrência das úlceras, e a interrupção de seu uso também pode proporcionar a cura desses casos.

As úlceras decorrentes da manifestação de gastrinomas devem ser tratadas preferencialmente com a exérese do tumor, e se isto não for possível serão indicadas doses altas de inibidores de bomba de prótons por tempo indefinido.

Algumas úlceras aparentemente pépticas, na verdade, são outras gastropatias específicas, e seu tratamento pode demandar abordagens terapêuticas especializadas, por exemplo a úlcera no duodeno pela doença de Crohn ou a lesão gástrica ulcerada da neoplasia gástrica ou ainda a úlcera gástrica do citomegalovírus[37-41].

Para a úlcera hemorrágica, preconiza-se a esclerose por via endoscópica, seguida da administração de inibidor de bomba de prótons por via intravenosa nas primeiras 24 horas e após por via oral uma dose dobrada desses agentes pelo período de quatro semanas. Não há evidências para o tratamento de úlceras pépticas crônicas, que doses duas vezes maiores que a usual sejam mais favoráveis, mesmo no caso de úlceras hemorrágicas. Nessas úlceras, quando associadas à infecção pelo *Helicobacter pylori*, a erradicação deve ser instituída o mais precocemente possível, porque essa medida pode evitar ressangramentos (Quadro 9.10).

DISPEPSIA

Quadro 9.10 – Supressores ácidos.

Inibidores de bomba de prótons			
Substância	Dose usual	1/2 dose (mg)	Dose dupla
Omeprazol	20	10	40
Lansoprazol	30	15	
Pantoprazol	40	20	
Rabeprazol	20	10	
Esomeprazol	40	20	
Bloqueadores H2			
Cimetidina	800	200	
Ranitidina	300	150	
Nizatidina	300	150	
Famotidina	40	20	

Tabela 9.2 – Esquemas para primeiro tratamento do *Helicobacter pylori*.

Inibidores de bomba de prótons	2x vezes/dia	7 dias	
Amoxilina 1000mg	2x vezez/dia	7 dias	85%**
Claritromicina 500mg	2x vezez/dia	7 dias	
Bismuto-ranitidina 400mg	2x vezes/dia	7 dias	85%**
Claritromicina 500mg	2x vezes/dia	7 dias	
Inibidores de bomba de prótons	2x vezez/dia	7 dias	
Tinidazol 500mg	2x vezes/dia	7 dias	75%**
Claritromicina 500mg	2x vezes/dia	7 dias	

Heliclar*, PyloriPac*, HelicoPac*, Erradic* – produtos com o tratamento completo oferecidos no mercado.
** índices obtidos em tratamentos aplicados a pacientes do HC-FMUSP.

É interessante notar que diferentes populações podem apresentar várias massas de população de células parietais no estômago e por isso ter produção máxima de ácidos diferentes. Assim, os chineses (parece também que os brasileiros) seriam menores produtores de ácido que os norte-americanos e europeus. Em que isso possa pesar, para todas as populações é possível que o uso de antiácidos, mesmo em dose baixa, possa cicatrizar até 70% das úlceras em 12 semanas. Considera-se que eles possam apresentar outros mecanismos de ação além da neutralização do ácido, como, por exemplo, estimular a secreção de prostaglandina e bicarbonato ao nível da mucosa, estimular a produção do muco gástrico, exercer um efeito sitioprotetor na área da solução de contiguidade da mucosa gástrica impedindo a retrodifusão de íons ácido, estimular a regeneração celular da mucosa fortalecendo o efeito de paliçada das células da mucosa etc. Para pessoas com menor poder aquisitivo, é possível prescrever antiácidos para a cicatrização de úlceras, a despeito da disponibilidade de numerosos inibidores de bomba de prótons no mercado[37-41].

ERRADICAÇÃO DO *HELICOBACTER PYLORI*

Esta bactéria, gram-negativa, espiralada e flagelada, consegue infectar a mucosa gástrica e apresenta especificidade, determinando uma inflamação crônica que pode ser a gênese de úlceras, gastrite atrófica, linfoma tipo MALT (maltomas) do estômago e do câncer gástrico. A contaminação provavelmente ocorre na infância e pode perdurar na maioria dos casos por toda a vida. A inflamação crônica da mucosa gástrica que a infecção determina, na dependência da virulência das cepas e do perfil genético do indivíduo, pode proporcionar as diferentes evoluções do processo: uma imensa maioria de gastrites crônicas assintomáticas, a maioria das úlceras pépticas gástricas e duodenais, talvez a totalidade dos maltomas gástricos e a grande maioria das neoplasias gástricas[42] (Tabela 9.2).

Para as úlceras pépticas, é consenso bem estabelecido que a erradicação da bactéria possibilita a cura da doença, assim, hoje em dia, todos os casos de úlcera (cicatrizadas ou ativas, complicadas ou não, gástricas ou duodenais) apresentam indicação de erradicação da bactéria. Esse tratamento não é fácil. Exige a associação de dois ou mais antibióticos com supressores ácidos por tempo mínimo de sete dias, com tomadas múltiplas, e o fenômeno de resistência aos antimicrobianos pode ser significativo e determinar o insucesso do tratamento.

As associações mais usadas juntam inibidores de bomba de prótons, com macrolídeos e nitroimidazólicos ou amoxicilina ou tetraciclina e eventualmente compostos derivados do bismuto (Tabela 9.3).

Tabela 9.3 – Esquemas de re-tratamento do *Helicobacter pylori*.

Omeprazol 20mg	1 vez/dia	7 dias	
Furazolidona 200mg	3 vezes/dia	7 dias	77%*
Tetraciclina 500mg	3 vezes/dia	7 dias	
Subcitrato de bismuto 240mg	2 vezes/dia	7 dias	
Amoxicilina 500mg	2 vezes/dia	7 dias	67%*
Furazolidona 200mg	2 vezes/dia	7 dias	
Omeprazol 20mg	2 vezes/dia	7 dias	

* Índices obtidos em tratamentos aplicados a pacientes do HC-FMUSP.

Com eficácia comprovada atualmente, utilizam-se como primeira opção o lansoprazol 30mg (ou omeprazol 20mg), associado à claritromicina 500mg e amoxicilina 1.000mg ministrados duas vezes ao dia por sete dias. Em nosso meio, este esquema alcança 85% de erradicação. Um outro esquema que associa o bismuto-ranitidina 400mg e a claritromicina 500mg duas vezes ao dia por sete dias também tem eficácia semelhante. Comercialmente, existem diversas apresentações da primeira associação, acondicionadas em cartelas para uso diário e com indicação específica de uso, facilitando a aderência e uso adequado dos medicamentos, bem como barateando o custo do tratamento. Para o re-tratamento da infecção, quando da resistência ao tratamento inicial, recomenda-se não reutilizar os macrolídeos e os nitroimidazólicos, se estes foram usados inicialmente, porque podem determinar resistência secundária aos antibióticos e fazem a eficácia de um segundo tratamento diminuir em muito. Em nosso meio, onde a resistência aos nitroimidazólicos pode ser bastante expressiva, recomenda-se o uso da furazolidona como segunda opção. Apesar dos efeitos adversos, sua associação com o omeprazol e a tetraciclina pode proporcionar até 77% de erradicação em re-tratamento, a um baixo custo, e mantendo ainda o uso de um esquema tríplice contra a necessidade de um esquema quádruplo (normalmente associando bismuto, amoxicilina, metronidazol e omeprazol), que seria uma outra opção de re-tratamento. A furazolidona de 200mg deve ser associada à tetraciclina de 500mg e ministrada três vezes ao dia, associada ao omeprazol de 20mg, uma única vez por dia, preferencialmente pela manhã em jejum.

Para casos de multirresistência da bactéria, o paciente ulceroso deverá ser mantido em uso crônico de supressores ácidos, normalmente com metade da dose usual dos medicamentos ou então ser referenciado para um especialista.

TRATAMENTO CIRÚRGICO

O tratamento cirúrgico da úlcera péptica é hoje uma exceção e está reservado para casos selecionados de úlceras complicadas. Mesmo no caso de úlcera perfurada, prefere-se atualmente proceder-se à sutura simples, ministrar inibidores de bomba de prótons e realizar a erradicação do *Helicobacter pylori*.

É preocupação nos pacientes previamente operados, com mais de 10 anos de evolução, maior prevalência de câncer gástrico, que ocorre na zona de anastomose gastrojejunal nas cirurgias do tipo Billroth II. Assim, a ocorrência de gastrite por refluxo biliar, anemia crônica ferropriva e mesmo a associação com gastrite megaloblástica por deficiência de vitamina B12 nos casos em que a gastrectomia foi mais ampla, também são complicações tardias que devem ser averiguadas em pacientes operados.

Hoje em dia, provavelmente pelo uso mais intensivo dos bloqueadores H_2, inclusive sem prescrição médica, a ocorrência de subestenose pilórico-bulbar por úlcera péptica tem-se tornado muito rara[43-48].

Doença de refluxo gastroesofágico

O tratamento visa ao alívio dos sintomas, à cicatrização das lesões e à prevenção das complicações e recidivas. Ele pode ser comportamental, medicamentoso ou cirúrgico. O tratamento comportamental sempre está indicado, o tratamento medicamentoso ou cirúrgico levam em conta a gravidade da doença e a ocorrência de complicações.

Tratamento comportamental

O mais importante deles é a elevação da cabeceira da cama em 10 a 15cm, de tal maneira que ao deitar o tórax esteja sempre mais elevado que o abdome. É muito importante esse esclarecimento ao paciente, porque a tendência é de querer aumentar a elevação da cabeça com travesseiros, sem elevar o tórax e ainda sob o risco de desenvolver cervicalgias. Uma maneira prática é indicar a colocação de dois a três tijolos debaixo do pés da cabeceira da cama. Existem também no mercado almofadas de espuma de náilon que podem ser usadas sobre ou sob o colchão, garantido o decúbito elevado. Também é adequado evitar deitar-se pelo menos duas horas após as refeições, evitar refeições muito volumosas e, nas refeições, evitar ingestão concomitante de líquidos, em especial os gasosos. A suspensão do tabagismo e a redução do peso, quando for o caso, são de grande importância. Dependendo de correlação com os sintomas, deve-se moderar a ingestão de alimentos gordurosos, café, chocolate, álcool, cítricos e produtos com menta ou hortelã.

Medicamentos anticolinérgicos, teofilina, bloqueadores de canal de cálcio e alendronato devem ser evitados.

Tratamento medicamentoso

É indicado para a maioria dos casos e até mesmo pode ser usado como prova diagnóstica; nessa situação, o uso de inibidores de bomba de prótons em dose dobrada por quatro semanas, ao produzir melhora sintomática acentuada, sugere fortemente a doença de refluxo. Para os casos de sintomatologia intensa, presença de complicações ou de esofagite de maior gravidade, este deve ser o tratamento de eleição. Em que pese seu custo, quanto mais potente a supressão ácida, mais rápida é a melhora dos sintomas e a cicatrização das lesões. Assim, nesses casos, o uso de outros supressores ácidos demandará mais tempo e doses maiores para a mesma eficácia, aumentando então o custo do tratamento. Para os casos de sintomatologia mais leve e sem complicações, é interessante o uso de inibidores de bomba de prótons em dose usual por tempo maior (12 semanas) ou então doses dobradas de bloqueadores H_2, associados ou não aos procinéticos. Quando do uso de bloqueadores H_2, a associação de procinéticos pode ter um efeito aditivo de eficácia. Já com o uso de inibidores de bomba de prótons, esse efeito não foi demonstrado. Para a doença de refluxo leve, o uso isolado de procinético pode ter eficácia equivalente ao bloqueador H_2. O uso de antiácidos está reservado para os casos de doença de refluxo sem esofagite e sem complicações, porém a aderência ao tratamento costuma ser difícil, considerando a necessidade de um tratamento regular e prolongado. No uso de supressores ácidos menos potentes ou do uso de inibidores de bomba de prótons em dose usual, uma resposta insatisfatória exige o uso de inibidores de bomba de prótons em dose dobrada por 12 semanas, antes de se considerar o insucesso terapêutico. Também para os casos de doença extradigestiva, preconiza-se terapêutica semelhante. O insucesso do tratamento ou a presença de sinais de alarme pode ser indicação de endoscopia digestória. A evolução da doença de refluxo ainda não é bem determinada, porém uma grande maioria tende a ser não progressiva e no caso de recidiva de sintomas após tratamento de sucesso pode-se procurar a utilização da menor dose possível da supressão ácida que mantenha o paciente assintomático. Em cerca de 15% dos casos, a doença é mais grave e a suspensão dos medicamentos leva à recidiva dos sintomas em mais de 80% dos pacientes. A proposição então pode ser do uso continuado de supressão ácida potente ou então de intervenção cirúrgica[49-54] (Fig. 9.8).

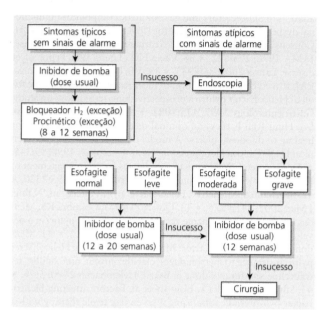

Figura 9.8 – Tratamento da doença de refluxo gastroesofágico.

Tratamento cirúrgico

Na doença do refluxo não complicado, a indicação cirúrgica é indicada para pacientes com insucesso para o tratamento medicamentoso, para pacientes jovens (idade inferior a 40 anos) com indicação de tratamento medicamentoso prolongado e para pacientes com impedimento para o tratamento medicamentoso prolongado (inclusive financeiro). Não está ainda definido se o tratamento cirúrgico pode ser um tratamento eficaz a longo prazo, e a presença de hérnia de hiato nem sempre é definidora de indicação cirúrgica, já que muitos pacientes com hérnia hiatal não apresentam doença de refluxo e a maioria dos casos de doença de refluxo cursam sem hérnia hiatal. Atualmente, a opção de cirurgia laparoscópica (com internação mais curta e procedimento cirúrgico menos extensivo) tem tornado mais atraente ao paciente essa indicação de tratamento. Mais freqüentemente, o procedimento cirúrgico consta de hiatoplastia e fundoplicatura gástrica.

ESÔFAGO DE BARRETT

A presença de esôfago de Barrett deve ser indicação de uso de inibidor de bomba de prótons indefinidamente e de ter-se sempre em mente que ainda não há um tratamento eficaz para a regressão do epitélio metaplásico, o que demandará independentemente do medicamento utilizado, vigilância constante para a detecção de adenocarcinoma de esôfago (Barrett com displasia moderada tem indicação de endoscopia de controle em seis meses e uso de inibidor de bomba de prótons em dose dupla).

DOENÇA GASTRINTESTINAL ASSOCIADA AO USO DE ANTIINFLAMATÓRIOS NÃO-HORMONAIS

A maioria dos casos de gastropatia por antiinflamatórios é assintomática. No entanto, a morbidade da doença é alta, por causa da eventual gravidade do caso (sangramento digestório, hipotensão por hipovolemia, anemia por sangramento etc.) e do potencial de risco pela população mais acometida: idosos, pacientes em uso de anticoagulantes, portadores de discrasias hematológicas etc.

Para lesões sem sinais de alarme, o ideal é usar inibidores de bomba de prótons, suspender a medicação antiinflamatória em uso e reavaliar precocemente o paciente, orientando-o para o reconhecimento de sintomas de alarme e persistência dos sintomas. Na impossibilidade do uso de inibidores de bomba de prótons, utilizar preferencialmente supressores ácidos potentes.

Os derivados da prostaglandina (o misoprostol, por exemplo), embora tenham a mesma equivalência dos inibidores de bomba de prótons na prevenção de úlceras por uso de antiinflamatórios, proporcionam muitos efeitos indesejáveis e raramente são utilizados para esse fim na prática clínica.

Para lesões com sinais de alarme, está indicada a observação do paciente, se possível com internação, a adoção das medidas de apoio para a garantia da conservação básica de vida: acesso venoso adequado, reposição volêmica e hematológica de perdas, manutenção do estado hemodinâmico do paciente e realização o mais precocemente possível de endoscopia digestória alta. Em serviços capacitados, é possível realizar procedimentos endoscópicos para controle de sangramento ativo e, em casos de sangramento ativo localizado não controlado com essas medidas, deve-se considerar eventual tratamento cirúrgico.

O tratamento medicamentoso de sangramento ativo deve ser realizado nas primeiras 24 horas com o uso de inibidores de bomba de prótons por via intravenosa, passando a seguir para o uso destes agentes por via oral, em geral utilizando dose dobrada do medicamento por mais 72 horas, reduzindo depois para a dose usual de inibidor de bomba de prótons, completando quatro a oito semanas de tratamento[55-58].

REFERÊNCIAS BIBLIOGRÁFICAS

1. Talley NJ, Stanghellini V, Heading R et al. Functional gastroduodenal disorders. In. Drossman DA. The Functional Gastrointestinal Disorders. 2nd ed, Lawrence, KS EUA, Allen Press, 2000, p 299. ▪ 2. Silva FM. Dispepsia. In: Bensenor IM, Atta JA, Martins MA. Semiologia Clínica, 1ª ed, São Paulo: Sarvier, 2002, p 335. ▪ 3. Moraes Filho JP, Chinzon D. Dispepsia funcional. In: Mincis M. Gastroenterologia e Hepatologia: Diagnóstico e Tratamento. 1ª ed, São Paulo: Lemos Editorial, 1997, p 261. ▪ 4. Ritcher JE. Gastroesophageal reflux disease. In: Yamada T, Alpers DH, Laine L et al. Textbook of Gastroenterology. 4th ed, Philadelphia PA USA: Lippincott Williams &Wilkins, 2003. ▪ 5. McQuaid KL. Dyspepsia & non ulcer dyspepsia. In: Friedman SL, McQuaid KL, Grendell JH. Current Diagnosis & Treatment in Gastroenterology. 2nd ed,

NewYork NY USA: McGraw-Hill, 2003. ▪ 6. Del Valle J. Peptic ulcer disease and related disorders. In: Braunwald E, Fauci D, Kasper et al. Harrison's Principles of Internal Medicine. 15th ed, NewYork NY USA: McGraw-Hill, 2001. ▪ 7. Talley NJ. Dyspepsia: management guidelines for the millennium. Gut 2002 50 (Suppl IV):iv72. ▪ 8. Talley NJ, Mcneil, D, Piper D. Discriminant value of dyspeptic symptons: a study of the clinical presentation of 221 patients with dyspepsia of unknown cause, peptic ulceration and cholelithiasis. Gut 1987; 28:40. ▪ 9. Agréus L. Natural history of dyspepsia. Gut, 50 2002; (Suppl IV):iv2. ▪ 10. Agreus L, Talley NJ. Challenges in manging dypepsia in general practice. BMJ 1997; 315:1284. ▪ 11. Chiba N. Definitions of dyspepsia: time for a reappraisal. Eur J Surg 1998; 583 (Suppl):14. ▪ 12. Levy M, Evans MF. Cost-effective management of patients with dyspepsia. Can Fam Physician 1998; 44:515. ▪ 13. Arents NLA, Thijs JC. A rational approach to uninvestigated dyspepsia in primary care: review of the literature. Postgrad Med J 2002; 78:707. ▪ 14. American Gastroenterological Association Medical Position Statement. Evaluation of dyspepsia. Gastroenterology 1998; 114:579. ▪ 15. Talley NJ, Axon A, Bytzer P et al. Management of uninvestigated and functional dyspepsia: a working party report for World Congress of Gastroenterology 1998. Aliment Pharmacol Ther 1999; 13:1135. ▪ 16. Moayyedi P, Soo S, Deeks J et al. Systematic review and economic evaluation of Helicobacter pylori eradication treatment for non-ulcer dyspepsia. BMJ 2000; 321:659. ▪ 17. Bazaldua OV, Schneider FD. Evaluation and management of dyspepsia. Am Fam Physician 1999; 60:1773. ▪ 18. National Institutes of Health Consensus Development Conference Statement. Helicobacter pylori in peptic ulcer disease. JAMA 1994; 272:65. ▪ 19. Coelho LGV, Barros CAS, Lima DCA et al. Consenso Nacional sobre H. pylori e afecções associadas. GED 1996; 15:53. ▪ 20. Current European concepts in management of Helicobacter pylori Infection. The Maastrich Consensus Report. European Helicobacter pylori Study Group. Gut 1997; 41:8. ▪ 21. Lam SK, Talley NJ. Report of the 1997 Asia Pacific Consensus Conference on the management of Helicobacter pylori infection. J Gastroenterol Hepatol 1998; 13:1. ▪ 22. Heaney A, Collins JSA, Watson RGP et al. A prospective randomized trial of a test and treat policy versus endoscopy based management in young Helicobacter pylori positive patients with ulcer-like dyspepsia, referred to a hospital clinic. Gut 1999; 45:186. ▪ 23. Heikkinen M, Pikkarainen P, Takala J et al. Etiology of dyspepsia: four hundred unselected consecutive patients in general practice. Scand J Gastroenterol 1995; 30:519. ▪ 24. Hunt RH, Fallone CA, Thomson AB. Canadian Helicobacter pylori Consensus Conference update: infections in adults. Canadian Helicobacter pylori Study Group. Can J Gastroenterol 1999; 13:213. ▪ 25. Bytzer P, Hansen JM, Muckadell OBS. Empirical H2-blocker therapy or prompt endoscopy in management of dyspepsia. Lancet 1994; 343:811. ▪ 26. Silverstein MD, Petterson T, Talley JN. Initial endoscopy or empirical therapy with or without testing for Helicobacter pylori for dyspepsia: a decision analysis. Gastroenterology 1996; 110:72. ▪ 27. Dooley CP, Cohen H, Fitzgibbons PL et al. Prevalence of Helicobacter pylori infection and histologic gastritis in asymptomatic persons. N Engl J Med 1989; 321:1562. ▪ 28. Hammer J, Talley JN. Nonulcer dyspepsia. Curr Opin Gastroenterol 1996; 15:492. ▪ 29. Thumshirn M. Pathophysiology of functional dyspepsia. Gut 2002; 51 (Suppl 1):i63. ▪ 30. Timmons S, Linston R, Moriarty KJ. Functional dyspepsia: motor abnormalities, sensory dysfunction and Therapeutic options. Am J Gastroenterol 2004; 99:739. ▪ 31. Talley NJ, Janssens J, Lauritsen K et al. Eradication of Helicobacter pylori in functional dyspepsia: randomized double blind placebo controlled trail with 12 months' follow up. BMJ 1999; 18:833. ▪ 32. Talley NJ, Vakil N, Ballard II D et al. Absence of benefit of eradicating Helicobacter pylori in patients with nonulcer dyspepsia. N Engl J Med 1999; 341:1106. ▪ 33. Fisher RS, Parkman HP. Management of non nulcer dyspepsia.

N Engl J Med 1998; 339:1376. ▪ 34. Stanghellini V, De Ponti F, De Giorgio R et al. News developments in the treatment of functional dyspepsia. Drugs 2003; 63:869. ▪ 35. Troncon LE. Novas drogas no tratamento da dispepsia funcional. Arq Gastroenterol 2001; 38:207. ▪ 36. Finney JS, Kinnersley N, Hughes M et al. Metaanalysis of antisecretory and gastrokinetic compounds in functional dyspepsia. J Clin Gastroenterol 1998; 26:312. ▪ 37. Soll, A.H. Consensus Statement: Medical treatment of peptic ulcer disease. JAMA 1996; 275:622. ▪ 38. Chan FKL, Leung WK. Peptic ulcer disease. Lancet 2002; 360:933. ▪ 39. Van Der Hulst RWN, Rauws EAJ, Koycu B et al. Prevention of ulcer recurrence after eradication of Helicobacter pylori: a prospective long-term folow-up study. Gastroenterology 1997; 113:1082. ▪ 40. Burget DW, Chiverton SG, Hunt RH. Is there an optimal degree of acid supression for healing of duodenal ulcers? A model of the relationship between ulcer healing and acid suppression. Gastroenterology 1990; 99:345. ▪ 41. Howden CW, Hunt RH. Guidelines for the management of Helicobacter pylori infection. Gastroenterology 1998; 93:2330. ▪ 42. Suerbaun S, Michetti P. Helicobacter pylori infections. N Engl J Med 2002; 347:1175. ▪ 43. Queiroz DMM, Coimbra RS, Mendes EN et al. Metronidazole-resistant Helicobacter pylori in a developing country. Am J Gastroenterol 1993; 88:322. ▪ 44. Mendonça S, Ecclissato C, Sartori MS et al. Prevalence of Helicobacter pylori resistance to metronidazol, clarithromycin, amoxicillin, tetracycline and furazolidone in Brazil. Helicobacter 2000; 5:79. ▪ 45. Silva FM, Zaterka S, Eisig JN et al. Factors affecting Helicobacter pylori eradication using a seven-day triple therapy with a proton pump inhibitor, tinidazole and clarithromycin, in brazilian patients with peptic ulcer. Rev Hosp Clin Fac Med S Paulo 2001; 56:11. ▪ 46. Silva FM, Eisig JN, Chehter EZ et al. Omprazole, furazolidone and tetracycline: an eradication treatment for resistant H. pylori in brazilian patients with peptic ulcer disease. Rev Hosp Clin Fac Med S Paulo 2002; 57:205. ▪ 47. Eisig JN, Silva FM, Hashimoto C et al. Therapeutic efficacy of ranitidine-bismuth citrate with clarithromycin for seven days in the eradication of Helicobacter pylori in brazilian peptic ulcer patients. São Paulo Med J. 2003; 121:15. ▪ 48. Eisig JN André SB, Silva FM et al. The impact of Helicobacter pylori resistance on the efficacy of a short course pantotrazole bases triple therapy. Arq Gastroenterol 2003; 40:55. 49. Dent J. Management of reflux disease. Gut 2002; 50 (suppl IV):iv67. ▪ 50. DeVault KR, Castell DO. Update guidelines for the diagnosis and treatment of gastroesophageal reflux disease. Am J Gastroenterol 1999; 94:1434. ▪ 51. Moraes-Filho JPP, Cecconello I, Gama-Rodrigues J et al. Brazilian consensus on gastroesophageal reflux disease: proposals for assessment, classification and management. Am J Gastroenterol 2002; 97:241. ▪ 52. Asia-Pacific consensus on gastroesophageal reflux disease. J Gastroenterol Hepatol 2004; 19:353. ▪ 53. Vigneri S, Termini R, Leandro G et al. A comparison of five maintenance therapies for reflux esophagitis. N Engl J Med 1995; 333:1106. ▪ 54. Ofman JJ, Dorn GH, Fennerty MB et al. The clinical and economic impact of competing management strategies for gastroesophageal reflux disease. Aliment Pharmacol Ther 2002; 16:261. ▪ 55. Hawkey CJ, Karrasch JA, Szczpanski L et al. Omeprazole compared with misoprostol for ulcers associated with nonsteroidal anti-inflammatory drugs. N Engl J Med 1998; 338:727. ▪ 56. Yeomans ND, Tulassay Z, Juhasz L et al. A comparison of omeprazole with ranitidine for ulcers associated with nonsteroidal anti-inflammatory drugs. N Engl J Med 1998; 338:719. ▪ 57. Lai KC, Lam SK, Chu KM, et al. H. pylori eradication versus combined proton pump inhibitor and H. pylori eradication in the prevention of recurrent peptic ulcer complications in high–risk patients receiving low-dose aspirin. Gastroenterology 2001; 120:A104. ▪ 58. Lau JY, Sung JJ, Lee KK et al. Effect of intravenous omeprazole on recurrent bleeding after endoscopic treatment of bleeding peptic ulcers. N Engl J Med 2002; 343:310.

67. DOENÇA DO REFLUXO GASTROESOFÁGICO

Tomás Navarro Rodriguez

A doença do refluxo gastroesofágico (DRGE) é afecção de grande importância médico-social pela elevada incidência e morbidade, levando a sintomas de diferentes intensidades que se manifestam por tempo prolongado, prejudicando a qualidade de vida do paciente.

O I Consenso Brasileiro da Doença do Refluxo Gastroesofágico (CB-DRGE) que se realizou em São Paulo, em junho de 2.000, definiu a DRGE como "afecção crônica decorrente do fluxo retrógrado de parte do conteúdo gastroduodenal para o esôfago e/ou órgãos adjacentes a ele, acarretando variável espectro de sintomas e/ou sinais esofágicas e/ou extra-esofágicos, associados ou não a lesões teciduais"[1,2].

É conveniente lembrar que a ocorrência do refluxo de material gástrico para o esôfago não significa necessariamente a presença de inflamação da mucosa (esofagite), já que o refluxo gastroesofágico ocorre também em condições fisiológicas, principalmente associado a deglutição. Assim, a DRGE não implica obrigatoriamente a presença de lesão da mucosa esofágica, ou seja, esofagite. De fato, em muitos pacientes o refluxo gastroesofágico está presente, existem sintomas sugestivos da DRGE, mas o exame endoscópico é normal: são os portadores de refluxo sintomático que devem ser considerados e tratados como casos de DRGE.

É difícil estimar qual a prevalência brasileira da DRGE, porém se avaliarmos que 44% da população adulta americana desenvolve sintomas, principalmente pirose, pelo menos uma vez por mês acreditamos que a DRGE seja também elevada em nosso meio.

É sabido que a junção esofagogástrica constitui-se de elementos anatômicos e funcionais. Dentre os elementos anatômicos podemos citar a entrada oblíqua do esôfago no estômago, a roseta da mucosa gástrica na cárdia, o pilar direito do diafragma, a prega de Gubaroff e os elementos de fixação do estômago. Os elementos funcionais são: o esfíncter inferior do esôfago, as ondas peristálticas esofágicas, a saliva (devido ao seu pH alcalino, potente neutralizador da acidez) e a resistência do epitélio esofágico.

A DRGE recebe também interferência da regulação endógena da motilidade esofágica por meio de hormônios como a gastrina e a motilina que elevam a pressão do esfíncter inferior do esôfago, a colecistocinina e a secretina que reduzem a pressão deste, entre outros.

A regulação motora do esôfago se dá por meio da inervação da musculatura e da regulação hormonal. Desse modo, as alterações na fisiologia do órgão poderão implicar disfunções motoras.

Em casos de DRGE grave, encontra-se hipotensão do esfíncter inferior do esôfago apenas em torno de 25% dos pacientes; na grande maioria dos casos, por outro lado, ocorre o denominado relaxamento transitório do esfíncter inferior do esôfago, definido como relaxamento não relacionado à deglutição. Sabemos também que a pressão do esfíncter inferior do esôfago em pacientes com úlcera duodenal não difere da do grupo controle; porém, cerca de 60% dos pacientes evidenciam esofagite de refluxo, enfatizando a importância do relaxamento transitório do esfíncter inferior do esôfago nesse grupo de pacientes.

Dentre as alterações fisiopatológicas da DRGE, sabemos que pode ocorrer insuficiência do clareamento esofágico (promovido pela peristalse) e defeito na resistência epitelial esofágica devido à agressividade dos constituintes do material refluído (H$^+$, pepsina, sais biliares e/ou tripsina). Este último pode ser precipitado pelo retardo do esvaziamento gástrico que acarretaria um volume maior de secreção ácida.

Dentre as alterações motoras da DRGE podemos, didaticamente, dividi-las em:

– decorrentes do esfíncter inferior do esôfago = pressão reduzida e aberturas intermitentes;
– corpo esofágico = redução da atividade peristáltica; e
– estômago = esvaziamento retardado.

Recentemente, alguns autores relataram que as alterações motoras esofágicas apresentam relação direta com a gravidade da esofagite diagnosticada ao exame de endoscopia digestória. Essas alterações foram mais proeminentes no esôfago distal quando comparado ao esôfago proximal ao exame de manometria esofágica.

QUADRO CLÍNICO

A pirose, também referida como "azia", é a manifestação clínica da DRGE mais freqüente, estando presente em 100% dos casos com esofagite histopatologicamente comprovada. Consiste em episódios de queimação retroesternal que se irradia do manúbrio do esterno à base do pescoço, podendo atingir a garganta, muitas vezes de caráter intermitente. Quando a pirose é muito incomodativa para o paciente e ocorre em freqüência superior a dois episódios por semana, costuma-se classificá-la como intensa.

A disfagia é um sintoma que pode indicar a presença de subestenose esofágica em graus variáveis, sugerindo comprometimento maior do órgão.

Dor torácica merece atenção especial pela necessidade de estabelecer-se o diagnóstico diferencial com a dor proveniente de processos isquêmicos coronários, uma vez que a apresentação clínica é muito semelhante. Acredita-se que 50% dos casos de dor torácica não-coronária tenham no esôfago sua sede. No caso da DRGE, a dor pode ser causada pela estimulação dos receptores dolorosos pelo ácido ou alterações motoras do órgão.

A hipersalivação acha-se presente em muitos pacientes com DRGE, provavelmente mediada por um reflexo desencadeado pela presença de ácido na mucosa esofágica.

Regurgitação ácida de conteúdo gástrico para a boca, muitas vezes com gosto ácido, pode estar presente. Nesses casos deve-se ter atenção, pois pode ocorrer a aspiração do conteúdo gástrico refluído, principalmente durante o sono, o que, em parte, explica os sintomas respiratórios desses pacientes.

A duração e a freqüência dos sintomas devem ser pesquisados. Foi recomendado pelo CB-DRGE que pacientes com sintomas com freqüência mínima de duas vezes por semana, com história de quatro a oito semanas, devem ser considerados como possíveis portadores de DRGE. A intensidade e a freqüência dos sintomas da DRGE são fracos preditores da presença ou gravidade da esofagite, mas a duração da doença está associada a aumento do risco para o desenvolvimento do esôfago de Barrett.

São descritas várias outras manifestações relacionadas ao refluxo gastroesofágico, sendo descritas como atípicas. Desse modo, nas manifestações esofágicas temos: dor torácica não-cardíaca, *globus hystericus*; nas manifestações pulmonares temos: asma, tosse crônica, hemoptise, bronquite, bronquiectasias, pneumonias de repetição; nas manifestações otorrinolaringológicas temos: rouquidão, pigarro, "clareamento da garganta", laringite posterior crônica, sinusite crônica, otalgia; e nas manifestações orais: desgaste no esmalte dentário, halitose e aftas.

A inflamação da mucosa esofágica pode constituir-se em importante causa de perda crônica de sangue e, conseqüentemente, anemia de início insidioso. Em portadores de anemia ferropriva de causa a esclarecer é sempre importante pesquisar a presença de DRGE. É extremamente infreqüente a ocorrência de hemorragia maciça nesses pacientes.

DIAGNÓSTICO

A DRGE tem em seu quadro clínico importante elemento diagnóstico, sendo a pirose a queixa mais freqüente. A história clínica bem feita, enfatizando e questionando os principais sintomas descritos no quadro clínico descrito anteriormente, associada a um exame clínico completo apresenta boa possibilidade de acerto diagnóstico de DRGE.

A seguir apresentamos os exames subsidiários para auxiliar na confirmação do diagnóstico.

EXAME RADIOLÓGICO CONTRASTADO DE ESÔFAGO

É procedimento de baixo custo e disponível em qualquer centro. Infelizmente, contudo, apresenta baixa sensibilidade, demonstrando a presença de refluxo em menos de 40% dos casos. Em relação às alterações de mucosa esofágica, a sensibilidade é ainda menor, inferior a 20%. As principais informações obtidas dizem respeito à anatomia do esôfago (por exemplo, estenoses) na detecção de hérnia hiatal e à presença de alterações motoras como ondas terciárias ou espasmos.

CINTILOGRAFIA ESOFÁGICA

Além de identificar o refluxo, permite sua quantificação, com especificidade próxima de 90%. Apresenta porém custo elevado e está disponível em poucos centros, além de possuir baixa sensibilidade (45 a 60%). É mais utilizada em pediatria.

MANOMETRIA ESOFÁGICA

As principais indicações são:
a) avaliar a peristalse do esôfago em pacientes com indicação de tratamento cirúrgico, com o objetivo de permitir ao cirurgião considerar a possibilidade de fundoplicatura parcial;
b) investigar a presença de doença motora associada como doenças do colágeno ou espasmo difuso do esôfago;

c) determinar a localização precisa do esfíncter inferior do esôfago para a instalação correta do eletrodo de pHmetria esofágica;
d) avaliar o peristaltismo esofágico e as alterações do tônus do esfíncter inferior do esôfago em pacientes com falta de resposta adequada ao tratamento clínico ou cirúrgico.

pHMETRIA INTRA-ESOFÁGICA DE 24 HORAS (pHMETRIA PROLONGADA)

É tido como o método mais sensível e específico na detecção do refluxo gastroesofágico, tendo sido considerado por alguns autores como "padrão-ouro" para o estabelecimento do diagnóstico de DRGE. A pHmetria permite correlacionar o episódio de refluxo com presença efetiva de sintomas. O padrão do refluxo também é de extrema importância, pois pode orientar em relação ao tratamento, informando se há ocorrência de refluxo nas posições ortostática e supina, pós-prandial ou misto.

A pHmetria prolongada está indicada em três situações:

1. Sintomas típicos de DRGE sem resposta satisfatória ao inibidor de bomba de prótons e quando ao exame de endoscopia digestória alta não houve evidência de lesão esofágica, devendo a pHmetria ser realizada em vigência de medicação.
2. Pacientes com manifestações atípicas sem evidências de esofagite, sendo recomendada pHmetria com dois canais sensores de pH para a caracterização simultânea do refluxo nas regiões distal e proximal do esôfago.
3. Como exame pré-operatório quando o exame endoscópico não demonstrou esofagite.

Deve-se enfatizar que a pHmetria não tem valor para realizar o diagnóstico de refluxo alcalino (isto é, refluxo duodenogástrico).

EXAME ENDOSCÓPICO/HISTOLOGIA

A facilidade de realização e a grande disponibilidade têm feito do exame endoscópico o mais amplamente utilizado no diagnóstico da manifestação mais comum da DRGE, que é a esofagite, embora o diagnóstico macroscópico endoscópico se faça em cerca de 50% dos casos. Quando estiver indicada, a biópsia (com macrofragmento) deve ser efetuada a 5cm da transição esofagogástrica, determinada pelo exame endoscópico. Devemos enfatizar que a biópsia esofágica está indicada somente em pacientes com endoscopia sugestiva de esôfago de Barrett ou com presença de úlcera, estenose ou suspeita de metaplasia.

A realização de endoscopia digestória alta é importante nos pacientes com mais de 40 anos de idade, assim como naqueles que apresentam manifestações clínicas de alarme como disfagia, odinofagia, anemia, hemorragia digestória, emagrecimento etc. Deve também ser considerada a presença de câncer na história familiar. Também, a presença de náuseas, vômitos e sintomas de grande intensidade ou de ocorrência noturna devem ser considerados como possíveis indicações da realização do exame.

TESTE TERAPÊUTICO

O teste terapêutico é a possibilidade a ser considerada em certos casos como em pacientes com idade inferior a 40 anos que apresentam sintomas típicos (pirose e regurgitação ácida), sem manifestações clínicas de alarme. Nesses pacientes, devemos iniciar com dose plena diária de inibidores de bomba de prótons (omeprazol 20mg, lansoprazol 30mg, pantoprazol 40mg, rabeprazol 20mg) por quatro a oito semanas como conduta inicial. Em algumas condições, em que inibidores de bomba de prótons não pode ser utilizado, podemos prescrever os bloqueadores dos receptores H_2 em dose plena diária (cimetidina 800mg, ranitidina 300mg, famotidina 40mg, nizatidina 300mg) ou antiácidos, sempre associado com as medidas comportamentais. Quando o paciente apresenta uma resposta satisfatória, devemos inferir o diagnóstico de DRGE. Deve ser ressaltado, entretanto, que o CB-DRGE recomenda sempre a realização de exame endoscópico prévio, antes de qualquer medida terapêutica.

TRATAMENTO

O tratamento clínico da DRGE tem como objetivo o alívio dos sintomas, a cicatrização das lesões e a prevenção de recidivas e complicações[1].

A terapêutica fundamenta-se na correção dos defeitos anatomofuncionais que levam à ocorrência do refluxo gastroesofágico. Busca-se, assim[2]:

– melhorar a função motora esofágica, intensificando a peristalse esofágica e elevando a pressão basal do esfíncter inferior do esôfago;
– aumentar a salivação, estimulando o clareamento e elevando o pH esofágico;
– acelerar o esvaziamento gástrico, que muitas vezes está retardado;
– reduzir o potencial agressivo do suco gástrico, neutralizando ou suprimindo o ácido clorídrico.

As medidas comportamentais do tratamento da DRGE encontram-se no quadro 9.11.

Quadro 9.11 – Medidas comportamentais no tratamento da DRGE[3].

Elevação da cabeceira da cama (15cm)
Moderar a ingestão dos seguintes alimentos, na dependência da correlação com sintomas: gordurosos, cítricos, café, bebidas alcoólicas, bebidas gasosas, menta, hortelã, produtos à base de tomate, chocolate
Cuidados especiais com medicamentos potencialmente "de risco", como colinérgicos, teofilina, bloqueadores de canal de cálcio, alendronato
Evitar deitar-se nas duas horas posteriores às refeições
Evitar refeições copiosas
Suspensão do fumo
Redução do peso corpóreo em obesos

A redução de peso corpóreo em pacientes obesos é um dos fatores mais importantes para o sucesso terapêutico da DRGE. Avaliamos, por meio de exame de pHmetria esofágica de 24 horas e manometria esofágica, pacientes portadores de ascite. Observamos que a redução da pressão intra-abdominal leva à diminuição do refluxo gastroesofágico. Os dados permitem concluir que há necessidade da diminuição da pressão intra-abdominal para melhor resposta terapêutica final[4].

MANIFESTAÇÕES TÍPICAS

Pacientes com manifestações típicas (pirose, regurgitação) com freqüência inferior a duas vezes por semana, com tempo de história inferior a quatro semanas, podem ser considerados para o teste terapêutico.

O teste terapêutico deve ser realizado em pacientes com idade inferior a 40 anos que apresentam manifestações típicas (pirose e regurgitação), sem manifestações de alarme (disfagia, odinofagia, anemia, hemorragia digestória, emagrecimento – a presença de história familiar de câncer, náuseas e vômitos, sintomas de grande intensidade ou de ocorrência noturna também deve ser considerado)[2,5]. Esses pacientes podem ser considerados para receber o teste terapêutico, podendo ser a terapêutica com inibidores de bomba de prótons em dose plena diária (omeprazol 20mg, lansoprazol 30mg, pantoprazol 40mg, rabeprazol 20mg ou esomeprazol 40mg) por quatro a oito semanas como conduta inicial. Em condições excepcionais, em que os inibidores de bomba de prótons não podem ser utilizados, devem ser empregados os bloqueadores dos receptores H_2 da histamina (BH_2) em dose plena diária (cimetidina 800mg, ranitidina 300mg, famotidina 40mg ou nizatidina 300mg) e/ou antiácidos[2]. Devem ser também promovidas as denominadas medidas comportamentais (ver quadro 9.11). Nesse caso, a resposta satisfatória permite inferir o diagnóstico de DRGE[6]. O tratamento só deve ser instituído após a realização do exame endoscópico[6] para o estabelecimento de diagnóstico diferencial com outras afecções (úlcera péptica, dispepsia funcional, neoplasia). Ainda assim, nos casos em que a endoscopia não revelar alterações, a depender de cada caso, a conduta poderá basear-se em teste terapêutico ou na realização de outros exames, particularmente a pHmetria de 24 horas.

O teste terapêutico tem sido considerado opção sensível e específica também para o diagnóstico das manifestações atípicas da DRGE. Como pequena quantidade de ácido é suficiente para desencadear manifestações da doença, o bloqueio da secreção ácida deve ser intenso.

A identificação endoscópica da esofagite indica a utilização de inibidores de bomba de prótons, embora não haja consenso quanto à dose a ser empregada, já que alguns autores[7,8] propõem a duplicação da dose para as esofagites intensas, reservando as doses plenas para os casos de pequena ou média intensidade. De qualquer forma, nos casos de esofagite leve, quando não houver possibilidade da utilização de inibidores de bomba de prótons por razões financeiras ou de outra natureza, pode ser considerado o emprego de BH_2 ou cisaprida em doses plenas. O insucesso terapêutico nesses casos remete o paciente para ser tratado com inibidores de bomba de prótons, inicialmente em dose plena[2]. Nos casos que requerem aumento da dose de inibidores de bomba de prótons, esta deve ser duplicada com a administração duas vezes ao dia[2].

O tempo mínimo de administração é de seis semanas, embora quatro semanas também possa ser utilizado. O prazo de administração para reavaliação nesses casos é de 12 semanas[2]. Em princípio, apenas os pacientes cujo diagnóstico inicial é de esofagite moderada ou grave devem ser considerados para a realização de exame endoscópico de controle[2].

Os pacientes que não apresentaram resposta totalmente satisfatória após o tratamento com inibidores de bomba de prótons por 12 semanas devem ter a dose dobrada por mais 12 semanas antes de serem considerados como insucesso terapêutico[2].

A adição de um procinético em associação aos inibidores de bomba de prótons não aumenta os índices de cicatrização ou remissão de sintomas, pelo que deve ser descartado. Por outro lado, a indicação de associação de BH_2 em dose plena noturna aos pacientes que, em tratamento com inibidores de bomba de prótons, apresentam sintomas noturnos, embora encontre suporte na literatura[9], não está totalmente estabelecida.

Nos casos em que é requerido o tratamento de manutenção, este deve ser considerado caso a caso. A possibilidade, por exemplo, da redução da dose de anti-secretor para a mínima eficaz e a tentativa sucessiva da supressão do uso de fármacos com a manutenção das medidas comportamentais devem ser consideradas[10].

MANIFESTAÇÕES ATÍPICAS

Apesar de poucos estudos epidemiológicos, a resposta terapêutica dos pacientes com manifestações atípicas da DRGE (asma, tosse crônica, laringite, rouquidão, pigarro, dor torácica não-cardíaca, entre outras) é mais demorada e não determinada.

Há explicações para esse achado[11]:

- desenvolvimento do espessamento do epitélio laríngeo resultante do refluxo gastroesofágico e exacerbado por pigarro crônico. Os sintomas melhoram após a terapêutica anti-secretória e após cessar o hábito do pigarro;
- a natureza multifatorial da laringite em alguns pacientes nos quais o refluxo gastroesofágico é apenas um fator menor;
- supressão ácida incompleta necessitando de doses mais elevadas de medicação por tempo mais prolongado.

Recomenda-se terapia anti-secretora mais potente por três meses no manejo inicial. O quadro 9.12 mostra os inibidores de bomba de prótons disponíveis no mercado.

Quadro 9.12 – Inibidores da bomba de prótons disponíveis.

Substância	Dose plena diária (mg)
Omeprazol	20
Lansoprazol	30
Pantoprazol	40
Rabeprazol	20
Esomeprazol	40

O tratamento inicial nos pacientes com manifestações atípicas deve ser feito com doses dobradas de inibidores de bomba de prótons (omeprazol 40 a 80mg, lansoprazol 60 a 120mg, rabeprazol 40 a 80mg, pantoprazol 40 a 80mg ou esomeprazol 40 a 80mg diários)[12]. Porém não há consenso quanto à dose indicada para cada manifestação atípica[2,11].

Quando não houver possibilidade da utilização de inibidores de bomba de prótons por razões financeiras ou de outra natureza, pode ser considerado o emprego de bloqueador de receptor H_2 da histamina (BH_2) ou cisaprida em doses plenas. O insucesso terapêutico remete o paciente a ser tratado com inibidores de bomba de prótons, inicialmente em dose plena. Nos casos que requerem aumento da dose de inibidores de bomba de prótons, ela deve ser duplicada, com administração de duas tomadas ao dia.

Convém mencionar que a adição de um procinético aos inibidores de bomba de prótons não aumenta os índices de cicatrização ou remissão de sintomas, e seu emprego não deve ser considerado. A indicação de associação dos BH_2 em dose plena noturna aos pacientes em uso de inibidores de bomba de prótons e que apresentam sintomas noturnos também não encontra suporte na literatura[9].

A maioria dos pacientes com manifestações atípicas da DRGE respondem à terapia com inibidor de bomba de prótons. Cerca de 38% deles não apresentam recidiva dos sintomas após parar a medicação, enquanto 67% necessitam de terapia contínua[13].

O prognóstico do que poderá suceder após o fim do tratamento farmacológico não é claro. A necessidade de tratamento de manutenção deve ser considerada de forma individualizada. Existem estudos que dão suporte à utilização de dose plena de inibidores de bomba de prótons, mas não há consenso. Deve-se considerar a possibilidade, por exemplo, de redução da dose de medicação anti-secretora gástrica para a mínima eficaz e inclusive a tentativa sucessiva de supressão do uso de fármacos com manutenção das medidas comportamentais.

TRATAMENTO CIRÚRGICO

Quando existe indicação para o procedimento cirúrgico, esta deve ser decidida conjuntamente pelo médico e pelo paciente. São indicações:

- quando não ocorrer resposta satisfatória ao tratamento clínico;
- quando houver exigência de tratamento contínuo de manutenção com inibidores de bomba de prótons, especialmente em pacientes com idade inferior a 40 anos;
- quando houver impossibilidade financeira de arcar com os custos do tratamento clínico a longo prazo;
- quando houver esofagite hemorrágica com insucesso terapêutico clínico ou endoscópico;
- quando houver estenose péptica ou úlcera associadas ou não ao esôfago de Barrett;
- quando houver esôfago de Barrett com neoplasia.

No tratamento cirúrgico, ambas as formas de acesso se equivalem em termos de baixa morbidade ou mortalidade: a via laparoscópica ou a tradicional (aberta).

Sempre devemos enfatizar e abordar a DRGE como uma doença multifatorial, na qual não existem determinantes fixos para sua abordagem. Esta deve ser individualizada de acordo com o modo em que a doença se apresenta em cada paciente.

REFERÊNCIAS BIBLIOGRÁFICAS

1. Navarro-Rodriguez T, Eisig JN, Moraes-Filho JPP. Doença do refluxo gastroesofágico. Rev Bras Med 1999; 56:67. ▪ 2. Moraes-Filho J, Cecconello I, Gama-Rodrigues J et al. Brazilian consensus on gastroesophageal reflux disease: proposals for assessment, classification, and management. Am J Gastroenterol 2002; 97:241. ▪ 3. Lazarchik DA, Filler SJ. Dental erosion: predominat oral lesion in gastroesophageal reflux disease. Am J Gastroenterol 2000; 95:S33. ▪ 4. Navarro-Rodriguez T, Hashimoto CL, Carrilho FJ et al. Reduction of abdominal pressure in patients with ascites reduces gastroesophageal reflux. Dis Esoph 2003; 16:77. ▪ 5. Dent J, Brun J, Frendrick AM et al. Am evidence based appraisal of reflux disease management. The Genval Workshop Report. Gut 1999; 44(Suppl):S1. ▪ 6. Navarro-Rodriguez T, Moraes-Filho JPP. Doença do refluxo gastroesofágico. In: Prado FC, Ramos JA, Valle JR. Atualização Terapêutica. São Paulo: Editora Artes Médicas Ltda. 2001. p 413. ▪ 7. Bardham KD. Reflux rising – a burning issue! A personal overview of treatment. Res Clin Forums 1998; 20:27. ▪ 8. Orlando RC. Why is the high-grade inhibition of gastric acid secretion affored by proton pump inhibitors often required for healing of reflux esophagitis? An epitelial perspective. Am J Gastroenterol 1996; 91:1692. ▪ 9. Peghini PL, Katz PO, Castell DO. Ranitidine controls nocturnal gastric acid breakthrough on omeprazole: A controlled study in normal subjects. Gastroenterology 1998; 115:1335. ▪ 10. Hetzel DT, Dent J, Reed WD et al. Healing and relapse of severe peptic esophagitis after treatment with omeprazole. Gastroenterology 1988; 95:903. ▪ 11. Wong RKH, Hanson DG, Waring PJ, Shaw G. ENT manifestations of gastroesophageal reflux. Am J Gastroenterol 2000; 95:S15. ▪ 12. Moss SF, Arnold R, Tytgat GNJ et al. Consensus statement for management of gastroesophageal reflux disease. Result of workshop meeting at Yale University School of Medicine, Department of Surgery, November 16 and 17, 1997. J Clin Gastroenterol 1998; 27:6. ▪ 13. De Vault KR. Overview of therapy for the extraesophageal manifestations of gastroesophageal reflux disease. Am J Gastroenterol 2000; 95:S39.

68. DOR ABDOMINAL

Itamar de Souza Santos

Dor abdominal é um sintoma extremamente freqüente. No Reino Unido, 25% da população apresenta, em algum momento da vida, queixa de dor abdominal e 30% de dispepsia[1]. Além disso, esse sintoma é muitas vezes recorrente e/ou prolongado, podendo causar, inclusive, alto grau de incapacitação ao paciente[2]. Dados americanos estimam que aproximadamente 8% das 100 milhões de consultas anuais realizadas em serviços de emergência daquele país sejam motivadas por esse sintoma. Desses pacientes, 20 a 25% irão requerer hospitalização ou alguma intervenção[3]. Esses dados tornam a missão, muitas vezes difícil, do diagnóstico adequado da causa da dor abdominal um assunto de grande relevância na prática clínica.

FISIOPATOLOGIA

A dor abdominal pode ser caracterizada como parietal, visceral ou referida[4] e a compreensão dessas apresentações demanda uma breve recordação da fisiopatologia da dor abdominal. Os nociceptores encontrados no abdome apresentam dois tipos de fibras: as mielinizadas A, distribuídas em regiões como a pele e o peritônio parietal, em que a dor é uma resposta rápida e localizada à lesão tecidual (dor parietal), e as não-mielinizadas C, encontradas primariamente no mesentério, peritônio visceral, periósteo e vísceras abdominais, cujo estímulo tende a produzir sensação dolorosa vaga e imprecisa (dor visceral). Estas vias aferentes de dor se dirigem então ao corno posterior da medula e ali estabelecem conexões com neurônios que transmitirão o sinal doloroso até o centro somatossensorial cortical. Estes neurônios espinhais recebem, portanto, informações sensoriais provenientes da pele, estruturas musculoesqueléticas e das vísceras. Algumas vezes, o mesmo conjunto de neurônios recebe estímulos de pontos diferentes, e assim pode ser entendida a dor referida: um estímulo de dor, proveniente do sistema musculoesquelético ou das estruturas viscerais cuja via de transmissão até o córtex cerebral passa por neurônios que transmitem também informações provenientes da pele, cuja freqüência de estimulação é muito maior, ocasionando uma "confusão" de interpretação e, portanto, localizando a dor em um segmento de pele[3-5].

ETIOLOGIA

As possíveis causas para dor abdominal são extremamente numerosas. Algumas, com base na localização da dor, estão listadas nos quadros 9.13 e 9.14[3]. Não

Quadro 9.13 – Causas de dor abdominal de acordo com a localização.

Epigástrio	QSE	QSD	QID	QIE
Doença péptica	Pneumonia	Pneumonia	Apendicite	Diverticulite
Gastrite	Empiema	Empiema	Pielonefrite	Pielonefrite
DRGE	Abscesso subfrênico	Abscesso hepático	Abscesso tubovariano (salpingite)	Abscesso tubovariano (salpingite)
Colecistite	Ruptura esplênica	Hepatomegalia	Torção ovariana	Torção ovariana
Pericardite	Esplenomegalia	Hepatite	Endometriose	Endometriose
Pancreatite	Pancreatite	Pancreatite	Nefrolitíase	Nefrolitíase
Gastroenterite	Gastroenterite	Doença péptica	Abscesso de psoas	Abscesso de psoas
Hérnia hiatal estrangulada	Aneurisma de artéria esplênica	Abscesso subdiafragmático	Doença inflamatória intestinal	Doença inflamatória intestinal
Obstrução pilórica	Isquemia miocárdica	Isquemia miocárdica	Cisto ovariano com ou sem ruptura	Cisto ovariano com ou sem rotura
Duodenite	Pericardite	Pericardite	Volvo de ceco	Volvo de sigmóide
Costocondrite	Costocondrite	Costocondrite	Colite	Colite
Colite	Colite	Colite	Intussuscepção	Obstrução por neoplasia
Hérnia epigástrica	Fratura de costela	Fratura de costela	Hérnia com ou sem obstrução	Hérnia com ou sem obstrução
	Pleurite	Pleurite	Obstrução intestinal	Obstrução intestinal
	Infarto pulmonar	Infarto pulmonar	Adenite mesentérica	Adenite mesentérica
	Trombose de veia esplênica	Trombose de veia hepática	Diverticulite de Meckel	Gravidez ectópica
		Metástase hepática	Gravidez ectópica	Infecção por *Yersinia*
	Herpes zóster	Cólica biliar	Infecção por *Yersinia*	
		Cisto de colédoco		

Adaptado de O'Toole, 2002[3].
QSE = quadrante superior esquerdo; QSD = quadrante superior direito; QID = quadrante inferior direito; QIE = quadrante inferior esquerdo; DRGE = doença do refluxo gastroesofágico.

Quadro 9.14 – Dor hipogástrica e dor abdominal difusa: etiologias mais comuns.

Hipogástrio	Difusa / pouco localizada
Cistite	Gastroenterite
Peritonite	Pancreatite
Proctite	Adenite mesentérica
Descolamento prematuro de placenta	Crise álgica falciforme
Gravidez	Isquemia ou trombose mesentérica
Apendicite rota	Obstrução (início ou fase tardia)
Hérnia	Aneurisma de aorta abdominal
Prostatite	Crise adrenal
Hematoma de parede	

Adaptado de O'Toole, 2002[3].

Tabela 9.4 – Sensibilidade e especificidade da avaliação clínica inicial para o estabelecimento do diagnóstico da dor abdominal.

Medida	Diagnóstico preliminar	
	Certeza (n = 40)	Provável (n = 72)
Sensibilidade	100	57
Especificidade	100	86
Acurácia	100	68
Razão de chances	Infinito	3,97 (1,55-10,21)

Adaptado de Martina et al.[6]

basta, entretanto, apenas se pautar na localização da dor. O início da busca pela etiologia correta está na caracterização minuciosa e o mais precisa possível da dor abdominal, abordando questões como duração e qualidade da dor, se é contínua ou intermitente, fatores de melhora ou piora, relação com a alimentação e com o ciclo menstrual, doenças associadas e cirurgias prévias a que o paciente foi submetido.

Após a caracterização detalhada da dor, proceder ao exame clínico também fornece informações importantes. A observação cuidadosa do paciente, seus maneirismos, como se posiciona para ser examinado, o aparente nível de desconforto, o padrão respiratório e a observação dos sinais vitais podem dar pistas sobre qual a gravidade da situação clínica e auxiliar na elaboração de hipóteses diagnósticas[3]. O exame clínico abdominal, obviamente, é fundamental na avaliação desse paciente, e todos os passos devem ser feitos meticulosamente, incluindo toque retal e avaliação geniturinária.

A partir das hipóteses diagnósticas suspeitadas de acordo com a história e o exame clínico poderemos lançar mão de alguns exames subsidiários para melhor estabelecimento da etiologia.

DIAGNÓSTICO E EXAMES SUBSIDIÁRIOS

Uma estratégia do tipo "tentativa-e-erro" na solicitação de exames subsidiários é irracional e completamente inútil nesta era de recursos médicos limitados[3]. Além disso, existem evidências de que a anamnese e o exame clínico têm elevada acurácia e bons níveis de sensibilidade e especificidade para determinar se a dor abdominal é de origem orgânica ou não. Martina et al.[6], estudando 112 pacientes com dor abdominal em atenção primária, comparou a capacidade do médico que prestou o primeiro atendimento em estabelecer o diagnóstico como orgânico ou não na primeira consulta (estratificado para o grau de certeza quanto ao diagnóstico, dividindo-os em diagnósticos de "certeza" ou "prováveis") com a avaliação feita por outros dois médicos, de posse da evolução do paciente e dos exames subsidiários. Os dados encontrados estão sumarizados na tabela 9.4.

Exames laboratoriais são solicitados na avaliação de alguns pacientes com dor abdominal, sobretudo nos atendimentos de urgência, para auxiliar no estabelecimento do diagnóstico ou, ainda, no dimensionamento da gravidade do quadro. O hemograma completo (com atenção especial à leucometria) é solicitado na suspeita de processo inflamatório agudo (apendicite, salpingite, colecistite) como causador da dor abdominal do paciente em avaliação. Esse exame, entretanto, parece não se provar sensível o suficiente nessas situações para descartar esses processos na ausência de alteração. Dessa forma, apesar de um exame positivo aumentar a probabilidade de realmente estar ocorrendo inflamação aguda, a suspeita levantada pela história e exame clínico não deve sucumbir apenas pela falta de leucocitose. A realização de provas de fase inflamatória aguda (velocidade de hemossedimentação, proteína C reativa) também não se mostrou muito mais eficaz na identificação de alguns processos inflamatórios, mantendo sensibilidade e especificidade intermediárias (50-80%). Enzimas hepáticas (ALT, AST, fosfatase alcalina, gama-glutamiltransferase) podem ser solicitadas na suspeita de colecistite aguda; esse exame apresenta 50% de especificidade e certa falta de sensibilidade, também, para o diagnóstico dessa doença. A dosagem de enzimas pancreáticas (amilase e lipase) pode ajudar no diagnóstico de pancreatite aguda. Amilase tem 80% de sensibilidade e 90% de especificidade para o diagnóstico de pancreatite. Caso utilizemos um corte para o exame de três vezes o valor normal, sua especificidade aumenta para cerca de 100% à custa de uma queda da sensibilidade para 72%. A lipase tem alta sensibilidade, de 97 a 100%, e especificidade de 83 a 98%[7].

O exame radiográfico simples de abdome é um procedimento simples e útil na avaliação do trato gastrintestinal, cavidade peritoneal, trato urinário, retroperitônio e parede abdominal. É utilizado na avaliação da dor abdominal, em especial na dor aguda ou subaguda ou quando associado a sintomas de obstrução do trato gastrintestinal (em especial em pacientes com fatores de risco para este último, incluindo pós-operatório), doença inflamatória conhecida ou suspeita de litíase renal[8]. Radiografias contrastadas de abdome podem ser solicitadas na suspeita de algumas doenças (enema opaco e/ou trânsito intestinal na suspeita de doença inflamatória intestinal, por exemplo). A ultra-sonografia de abdome é talvez o exame radiológico mais solicitado na avaliação da dor abdominal. Não tem contra-indicações absolutas à sua realização, porém, o fato de ser um exame dependente da habilidade do radiologista que o executa, deve ser levado em consideração. É um exame capaz de avaliar visceromegalias ou outras massas abdominais, doenças das vias biliares e vias urinárias, vasos sangüíneos (em especial com o auxílio do Doppler) e, em alguns exames, pode ser possível (apesar de ser mais difícil por este método) a avaliação do pâncreas, supra-renais e intestino[9]. A tomografia computadorizada de abdome e pelve é um exame bastante útil na avaliação de dor abdominal e capaz de fornecer dados extremamente relevantes. Fatores como custo, risco de alergia e de lesão renal induzida pelo contraste e efeitos da radiação em gestantes, entretanto, devem ser avaliados antes da sua indicação[10]. Imagens de ressonância magnética são raramente utilizadas na avaliação de dor abdominal e geralmente são solicitadas apenas quando a investigação anterior aponta para determinadas doenças. A ressonância magnética aplica-se principalmente ao estudo de órgãos abdominais sólidos (por exemplo, na investigação de lesões hepáticas ou massas adrenais), no estadiamento de tumores, em especial os primários de órgãos pélvicos (prostático, cervicouterino, vaginal ou vulvar) e no estudo das vias biliares (colangiopancreatografia por ressonância magnética)[11]. Não deve ser realizada em portadores de marcapassos cardíacos, clipes de aneurisma ferromagnéticos em sistema nervoso central, alguns neuroestimuladores, implantes cocleares e outros componentes eletrônicos ou ferromagnéticos implantáveis[12]. A cintilografia do trato gastrintestinal pode ser utilizada na avaliação de pacientes que apresentem, além da dor, sangramento do trato digestório com o objetivo de determinar o local da perda sangüínea[13]. A laparoscopia pode ser útil para a investigação do paciente com dor abdominal crônica, cuja causa não foi esclarecida com os exames não-invasivos. Em 1996, Miller et al. publicaram uma série de 59 pacientes submetidos a laparoscopia diagnóstica por dor abdominal recorrente de mais de três meses de duração e sem etiologia definida após exames clínico, laboratorial e radiológico. O achado mais freqüentemente encontrado, que possa estar envolvido na gênese da dor abdominal, foi a presença de bridas (26 pacientes). Nesses casos, o procedimento, além de diagnóstico, também pode ter efeito terapêutico, já que tais bridas podem ser desfeitas por via laparoscópica[14].

TRATAMENTO

O tratamento da dor abdominal depende, obviamente, da sua causa, e os tratamentos específicos incluem medicações, dependendo de cada situação, tão diferentes como antiespasmódicos, opióides e antidepressivos[15], bem como tratamento cirúrgico[16]. Em certo número de casos, entretanto, o diagnóstico continuará obscuro por algum tempo, a despeito dos esforços para seu estabelecimento. O tratamento é iniciado muitas vezes com observação, acompanhamento clínico, conforto do paciente, com alívio adequado da dor, seja em ambiente ambulatorial, seja de enfermaria ou de emergência. A investigação, dentre estes três, deve ser indicada em função da gravidade do caso a partir das principais hipóteses diagnósticas e do potencial de complicações[3].

Recomenda-se a administração de medicamentos para controle da dor abdominal na emergência. Embora, haja muita discussão sobre esse assunto, deve-se assumir que o paciente com dor precisa ser medicado, já que isso não dificulta nem impede o diagnóstico ao contrário do que se pensa[17]. Desde a década de 1920 tem sido prática corrente evitar analgesia com opióides no paciente com dor abdominal de causa desconhecida pelo medo de serem mascarados sintomas associados com condições subjacentes graves[3]. Na verdade, as evidências da literatura apontam para o estabelecimento precoce da analgesia[17]. Estudos existentes não mostraram a associação da analgesia correta, feita com opióides, com efeitos clínicos adversos ou maior índice de complicações[18,19], o que levou o *American College of Emergency Physicians* a concluir, em revisão de 2000, que a administração de narcóticos a pacientes com dor abdominal para facilitar a avaliação diagnóstica é segura, humana e, em alguns casos, melhora a acurácia diagnóstica, pois analgésicos têm o potencial de aliviar a ansiedade e promover relaxamento da musculatura abdominal e, portanto, potencialmente melhorar a informação que pode ser obtida com o exame abdominal[7].

CONCLUSÃO

A dor abdominal é um sintoma extremamente freqüente na prática clínica e uma abordagem cuidadosa faz-se necessária para salvar vidas e poupar recursos. A história e o exame clínicos são, na maioria das vezes, suficientes para o estabelecimento do diagnóstico na prática ambulatorial e, quando não, têm papel fundamental no direcionamento dos exames complementares necessários. A busca pela causa da dor abdominal deve, sem dúvida, ocupar papel de destaque no acompanhamento desses pacientes, porém, o alívio adequado da dor não pode ser esquecido jamais em detrimento disso, por se tratar de conduta médica, ética e humanitária.

REFERÊNCIAS BIBLIOGRÁFICAS

1. Halder SLS, McBeth J, Silman AJ et al. Psychosocial risk factors for the onset of abdominal pain. Results from a large prospective population-based study. Int J Epidemiol 2002; 31:1219. ▪ 2 Sandler RS, Stewart WF, Liberman JN et al. Abdominal pain, bloating, and diarrhea in the United States: prevalence and impact. Dig Dis Sci 2000; 45:1166. ▪ 3. O'Toole JP. Abdominal pain: pathophysiology, etiology, diagnosis and therapy. Top Emerg Med 2002; 24:46. ▪ 4. Silva FM. Dor abdominal In: Benseñor IM, Atta JA, Martins MA. Semiologia Clínica. São Paulo: Sarvier, 2002. ▪ 5. Tomic ER. Dor – Conceitos gerais. In: Benseñor IM, Atta JA, Martins MA. Semiologia Clínica. São Paulo: Sarvier, 2002. ▪ 6. Martina B, Buchele B, Stotz M, Battegary E, Gyr N. First clinical judgement

by primary care physicians distinguishes well between monogarnic and organic causes of abdominal or chest pain. J Gen Intern Med 1997, 12:459. ▪ 7. ACEP Clinical Policies Subcommittee on Abdominal Pain and the ACEP Clinical Policies Committee. Clinial policy: critical issues for the initial evaluation and management of patients presenting with a chief complaint of nontraumatic acute abdominal pain. Ann Emerg Med 2000; 36:406. ▪ 8. ACR Practice Guideline for the Performance of Abdominal Radiography. ACR Practice Guideline 2002; 149. ▪ 9. ACR Practice Guideline for the Performance of an Ultrasound Examination of the Abdomen or Retroperitoneum. ACR Practice Guideline 2002; 611. ▪ 10. ACR Practice Guideline for the Performance of Computed Tomography (CT) of the abdomen and computed tomography (CT) of the pelvis. ACR Practice Guideline 2002; 197. ▪ 11. Techniques and Indications MRI of the Abdomen and Pelvis. In ACR Practice Guidelines and Technical Standards. http://www.acr.org/departments/stand_accred/standards/pdf/monograph_ab_pelvis.pdf. ▪ 12. ACR Practice Guideline for Performing and Interpreting Magnetic Ressonance Imaging (MRI). ACR Practice Guideline 2002; 29. ▪ 13. ACR Practice Guideline for the Performance of Gastrointestinal Scintigraphy. ACR Practice Guideline 2001; 463. ▪ 14. Miller K, Mayer E, Moritz E. The role of laparoscopy in chronic and recurrent abdominal pain. Am J Surg 1996; 172:353. ▪ 15. Guthrie E, Thompson D. Abdominal pain and functional gastrointestinal disorders. BMJ 2002; 325:701. ▪ 16. American Gastroenterological Association. American Gastroenterological Association Medical Position Statement: Treatment of pain in chronic pancreatitis. Gastroenterology 1998; 115:763. ▪ 17. Thomas SH, Silen W. Effect on diagnostic efficiency of analgesia for underdifferentiated abdominal pain. Br J Surg 2003; 90:5. ▪ 18. Attard AR, Corlett MJ, Kidner NJ et al. Safety of early pain relief for acute abdominal pain. BMJ 1992; 305:554. ▪ 19. Pace S, Burke TF. Intravenous morphine for early pain relief in patients with acute abdominal pain. Acad Emerg Med 1996; 3:1086.

69. VERMINOSES

Joel Tedesco

AMEBÍASE

Agente causador – várias espécies de protozoários do gênero *Entamoeba* infectam o homem, porém, nem todas estão associadas a doenças. A *Entamoeba histolytica* é bem conhecida como uma ameba patogênica, associada a infecções intestinais e extra-intestinais. As outras espécies de amebas são importantes porque podem ser confundidas com a *E. histolytica* nas investigações diagnósticas.

Distribuição geográfica – distribui-se em todo o mundo com maior incidência nos países em desenvolvimento. Nos países industrializados, apenas aparece nos grupos de risco que incluem os homens homossexuais, viajantes e imigrantes recentes e as populações institucionalizadas.

Clínica – a clínica das amebas apresenta-se de formas variadas: a) infecção assintomática (chamada de amebíase luminal); b) amebíase intestinal invasiva com disenteria, colite, apendicite, megacólon tóxico e amebomas; c) amebíase extra-intestinal invasiva que pode acometer o fígado, causando abscesso desse órgão, peritonite, abscesso pulmonar e lesões amébicas cutâneas e genitais.

Diagnóstico laboratorial – a *E. histolytica* deve ser diferenciada de outros protozoários intestinais incluindo: *E. coli, E. hartmanni, E. gingivalis, Endolimax nana, Iodamoeba bütschlii* (as amebas patogênicas); *Dientamoeba fragilis* (que é um flagelado e não uma ameba); e a potencialmente patogênica *Entamoeba polecki*. A diferenciação baseada nas características morfológicas dos cistos e dos trofozoítos é possível, mas nem sempre é fácil. A *Entamoeba dispar*, que não é patogênica, no entanto, é morfologicamente idêntica à *E. histolytica*, e a diferenciação deve ser feita com base em análises isoenzimáticas ou imunológicas (Fig. 9.9).

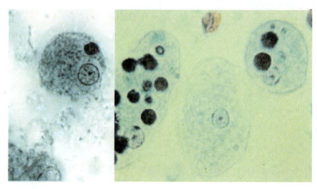

Figura 9.9 – Trofozoítos da *Entamoeba histolytica* com eritrócitos ingeridos (coloração por tricrômio). Os eritrócitos ingeridos aparecem como inclusões escuras. A eritrofagocitose é a única característica morfológica que pode ser usada para diferenciar a *E. histolytica* da *E. dispar*, que não é patogênica.

Existem métodos moleculares que ajudam a diferenciar a *E. histolytica* da *E. dispar* e também podem ser úteis na identificação da *E. polecki*. A identificação de cistos e trofozoítos nas fezes é o método mais comum para o diagnóstico da *E. histolytica*. Isto pode ser feito com:

1. fezes frescas, amostras frescas coradas permanentemente (por exemplo, tricrômio);
2. concentrado de fezes frescas, amostras com ou sem coloração pelo iodo e permanentemente coradas (por exemplo, tricrômio).

Os procedimentos de concentração, no entanto, não são úteis para demonstrar os trofozoítos. Além disso, os trofozoítos da *E. histolytica* podem também ser identificados nos aspirados de amostras de biópsias obtidas durante a colonoscopia ou cirurgias.

Tratamento – existem várias medicações para o tratamento da amebíase. Para as infecções assintomáticas, o iodoquinol ou a paromomicina são as medicações de escolha, tendo o furoato de diloxanida como alternativa. Para os casos leves, moderados ou graves da doença intestinal e para as formas das infecções extra-intestinais (abscesso hepático), a medicação de escolha é o metronidazol ou o tinidazol, seguido imediatamente pelo tratamento com iodoquinol, paromomicina ou o furoato de diloxanida[1-3].

No quadro 9.15 apresentamos as doses e os detalhes para a administração desses medicamentos.

Quadro 9.15 – Doses e adminstração de medicamentos para o tratamento da amebíase.

Infecção	Medicação	Dose adulto	Dose pediátrica
Assintomático De escolha	Iodoquinol ou paromomicina	650mg 3 vezes ao dia por 20 dias 25-35mg/kg/dia (em 3 doses) por sete dias	30-40mg/kg/dia (máximo 2g) em 3 doses por 20 dias 25-35mg/kg/dia em 3 doses por sete dias
Alternativa	Furoato de diloxanida	500mg 3 vezes ao dia por 10 dias	20 mg/kg/dia em 3 doses por 10 dias
Doença intestinal leve a moderada De escolha	Metronidazol ou tinidazol	500-700mg 3 vezes ao dia por 7 a 10 dias 2g por dia (em 3 doses) por três dias	35-50mg/kg/dia em 3 doses por 7 a 10 dias 50mg/kg (máximo 2g) uma vez ao dia por três dias
Doença intestinal grave ou extra-intestinal De escolha	Metronidazol ou tinidazol	750mg 3 vezes ao dia por 7 a 10 dias 800mg 3 vezes ao dia por 5 dias	35-50mg/kg/dia em 3 doses por 7 a 10 dias 60mg/kg (máximo 2g) 1 vez ao dia por 5 dias

Ciclo biológico da amebíase – na figura 9.10 apresentamos o ciclo biológico da amebíase.

ASCARIDÍASE

Agente causador – o *Ascaris lumbricoides* é o maior nematódeo que parasita o intestino do ser humano (a fêmea adulta mede 20 a 35cm, e o macho adulto, 15 a 30cm).

Distribuição geográfica – é a infecção helmíntica mais comum no homem. Tem distribuição universal. A maior prevalência ocorre nas regiões tropicais e subtropicais e nas áreas sem estrutura sanitária.

Clínica – os vermes adultos habitualmente não causam sintomas agudos, embora possam atrasar o crescimento infantil. Grande número de vermes adultos na luz intestinal pode causar dor abdominal e mesmo obstrução intestinal. Alguns vermes podem migrar e causar oclusões sintomáticas do trato biliar. Alguns vermes podem mesmo ser eliminados pela boca. Durante a fase de migração pulmonar, podem aparecer sintomas pulmonares (tosse, dispnéia, hemoptise, pneumonia eosinofílica conhecida como a síndrome de Loeffler).

Diagnóstico laboratorial – a identificação dos ovos nas fezes é o método mais comum para o diagnóstico da ascaridíase intestinal. O procedimento recomendado é o que se segue (Figs. 9.11 e 9.12).

1. Coletar uma amostra de fezes.
2. Fixar a amostra em formalina a 10%.
3. Concentrar usando a técnica de sedimentação da formalina-etilacetato.
4. Examinar o sedimento em lâmina a fresco.

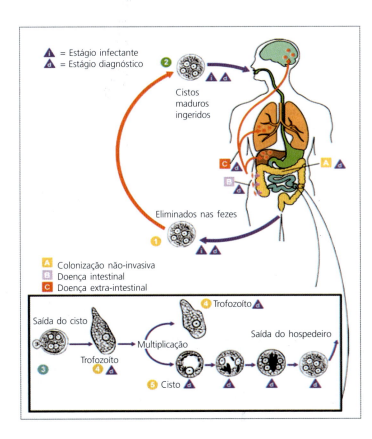

Figura 9.10 – Os cistos são eliminados nas fezes ❶. A Infecção pela *Entamoeba histolytica* ocorre pela ingestão dos cistos maduros ❷ no alimento contaminado pelas fezes, água ou mãos. A saída do cisto ❸ ocorre no intestino delgado e os trofozoítos ❹ são liberados, os quais migram para o intestino grosso. Os trofozoítos multiplicam-se por divisão binária e produzem os cistos ❺, que são eliminados nas fezes ❶. Por causa da proteção conferida por sua parede, eles podem sobreviver dias ou semanas no ambiente externo e são os responsáveis pela transmissão. (Os trofozoítos também podem ser eliminados nas fezes diarréicas, porém, são rapidamente destruídos uma vez fora do corpo, e uma vez ingeridos não resistiriam ao ambiente ácido do estômago). Em muitos casos, os trofozoítos permanecem confinados na luz intestinal (A infecção não-invasiva) dos pacientes que permanecem como portadores assintomáticos, eliminando cistos nas fezes. Em alguns pacientes os trofozoítos invadem a mucosa intestinal (B: doença intestinal) ou, pelo sangue, invadem locais extra-intestinais como fígado, cérebro e pulmões (C: doença extra-intestinal), com as manifestações patológicas resultantes. A transmissão pode ocorrer pela exposição durante contato sexual (nesses casos, não somente os cistos, mas também os trofozoítos podem ser infectantes).

755

DOENÇAS E SINTOMAS GASTRINTESTINAIS

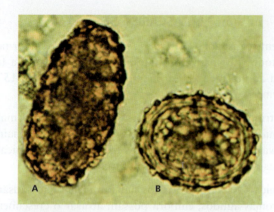

Figura 9.11 – **A**) Ovo não-fertilizado. **B**) Ovo fertilizado.

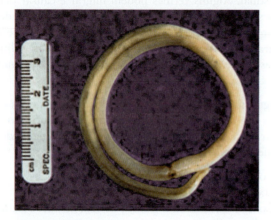

Figura 9.12 – Verme adulto.

Onde não for possível realizar a concentração, o exame direto da amostra já é adequado para detectar infecções moderadas a intensas. Para a análise quantitativa da infecção, vários métodos, como o de Kato-Katz, podem ser utilizados. Na fase de migração pulmonar, a larva pode ser identificada no escarro e no aspirado do suco gástrico (a morfologia da larva pode ser examinada com o método da fixação por formalina). Os vermes adultos podem ser ocasionalmente eliminados pela boca ou nariz e serão reconhecidos por suas características morfológicas[1,2,3-5].

Tratamento – no quadro 9.16 apresentamos o tratamento da ascaridíase.

Quadro 9.16 – Tratamento da ascaridíase.

Medicação	Dose adulto	Dose pediátrica
Albendazol (escolha)	400mg dose única	400mg dose única
Mebendazol	100mg 3 vezes ao dia por 3 dias ou 500mg 1 dose	100mg 3 vezes ao dia por 3 dias ou 500mg 1 dose
Pamoato de pirantel	11mg/kg 1 dose (máximo 1g)	11mg/kg 1 dose (máximo 1g)

Ciclo biológico da ascaridíase – para mais detalhes do ciclo biológico ver figura 9.13.

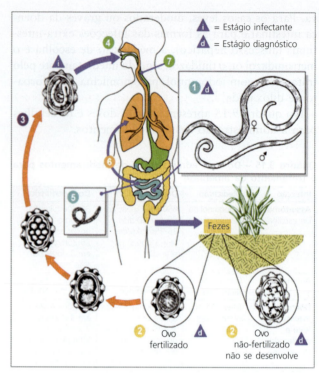

Figura 9.13 – O verme adulto ❶ vive no lúmen do intestino delgado. A fêmea pode produzir aproximadamente 200.000 ovos por dia, que são eliminados nas fezes ❷. Os ovos não-fertilizados podem ser ingeridos, mas não são infectantes. Os embriões formam-se nos ovos férteis e tornam-se infectantes depois de 18 dias a várias semanas ❸, dependendo das condições ambientais (umidade, calor, sombra sobre o solo). Depois que os ovos infectantes são ingeridos ❹, nasce a larva ❺, que invade a mucosa intestinal, e é levada pela via portal, atingindo a circulação sistêmica e os pulmões. A larva amadurece nos pulmões (10 a 14 dias), penetra nas paredes alveolares, sobe pela árvore brônquica até a orofaringe, e é deglutida ❼. Atingindo o intestino, transforma-se no verme adulto ❶. Entre 2 e 3 meses são necessários para que comece a oviposição pela fêmea desde a ingestão dos ovos. Um verme adulto pode viver 1 a 2 anos.

ANCILOSTOMÍASE

Agente causador – existem duas espécies de nematódeos que parasitam o homem: *Ancylostoma duodenale* e *Necator americanus*. A fêmea adulta do *A. duodenale* mede 10 a 13mm, e a fêmea adulta do *N. americanus*, 9 a 11mm. O macho adulto do *A. duodenale* mede 8 a 11mm, e o macho adulto do *N. americanus*, mede 7 a 9mm. Um outro grupo menor de ancilostomídeos infecta animais e pode ocasionalmente parasitar o homem (*A. ceylanicum*) ou penetrar na pele humana causando a lesão conhecida como *larva migrans* cutânea, porém, ela não se desenvolve além desse estágio (*A. braziliense, Uncinaria stenocephala*).

Distribuição geográfica – é a segunda infecção helmíntica mais freqüente no homem (depois da ascaridíase). Tem distribuição em todo o planeta, especialmente nas áreas com umidade e clima quente. Tanto o *N. americanus* como o *A. duodenale* são encontrados na África, Ásia e Américas. O *N. americanus* predomina nas Américas e na Austrália, enquanto o *A. duodenale* é encontrado no médio Ocidente, África do Norte e sul da Europa.

Clínica – o sintoma mais comum da infecção pelos ancilostomídeos é a anemia do tipo ferropriva causada pela perda de sangue no intestino no local onde o verme se fixa à parede da luz intestinal. A anemia pode ser tão intensa a ponto de causar complicações cardíacas. Sintomas nutricionais, metabólicos e gastrintestinais também podem ocorrer. Além disso, podem ocorrer prurido no local da pele por onde a larva filariforme penetra. Podem ocorrer também sintomas pulmonares durante a migração da larva pelo pulmão.

Diagnóstico laboratorial – o método mais comum de diagnóstico é a demonstração da presença de ovos de ancilostomídeo nas fezes. O procedimento recomendado é o que se segue:

1. Coletar a amostra das fezes.
2. Fixar o material em formalina a 10%.
3. Concentrar usando a técnica de sedimentação da formalina-etilacetato.
4. Examinar a fresco.

Quando os procedimentos de concentração não estão disponíveis, o exame a fresco da amostra é adequado para detectar infestações moderadas a intensas. Para a análise quantitativa, vários métodos podem ser utilizados (como o de Kato-Katz).

O exame das fezes não distingue entre *N. americanus* e *A. duodenale*. O aspecto da larva pode ser usado para diferenciar essas duas espécies. As larvas podem ser cultivadas em um pedaço de papel de filtro úmido durante cinco a sete dias. Ocasionalmente, pode haver a necessidade de se diferenciar a larva rabdiforme do ancilostomídeo da larva do *Strongyloides stercoralis*[1,2,4,5] (Figs. 9.14 a 9.16).

Tratamento – nos locais onde a reinfestação é comum, as infestações leves geralmente não são tratadas. O tratamento, quando indicado, é realizado com as medicações especificadas no quadro 9.17.

Quadro 9.17 – Medicações para o tratamento da ancilostomíase.

Medicação	Dose adulto	Dose pediátrica
Albendazol (escolha)	400mg em dose única	400mg em dose única
Mebendazol	100mg 3 vezes ao dia por 3 dias ou 500mg 1 dose	100mg 3 vezes ao dia por 3 dias ou 500mg 1 dose
Pamoato de pirantel	11mg/kg 1 dose (máximo 1g)	11mg/kg 1 dose (máximo 1g)

Ciclo biológico – na figura 9.17 mostramos o ciclo biológico dos ancilostomídeos.

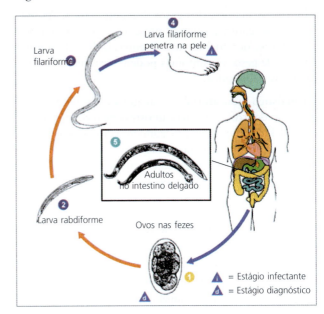

Figura 9.17 – Ovos são eliminados nas fezes ❶ e, em condições favoráveis (umidade, calor, sombra), as larvas aparecem em 1 a 2 dias. As larvas rabdiformes crescem nas fezes e no solo ❷, e depois de 5 a 10 dias (e duas metamorfoses) transformam-se em larvas filariformes (terceiro estágio), que são as formas infestantes ❸. As larvas infestantes podem sobreviver 3 a 4 semanas em condições ambientais favoráveis. Em contato com o hospedeiro humano, as larvas penetram na pele e são levadas pelo sangue até o coração e o pulmão. Elas penetram nos alvéolos pulmonares, sobem pela árvore brônquica até a faringe e são deglutidas ❹. Atingem o intestino delgado, onde se fixam e chegam à maturidade. Os vermes adultos vivem na luz no intestino delgado, onde se fixam à parede intestinal com a resultante perda de sangue pelo hospedeiro ❺. A maioria dos vermes adultos é eliminada em 1 a 2 anos, mas pode ter longevidades recordes de vários anos. Algumas larvas de *A. duodenale*, depois da penetração na pele do hospedeiro, podem ficar em estado dormente (nos músculos intestinais). Além disso, a infestação com *A. duodenale* pode também ocorrer pela via oral e pela via transmamária. *N. americanus*, entretanto, necessita da fase de migração pulmonar.

BALANTIDÍASE

Agente causador – o *Balantidium coli* é um grande protozoário ciliado.

Distribuição geográfica – tem distribuição no mundo todo. Como o hospedeiro natural é o porco, as infecções humanas ocorrem com mais freqüência nas áreas onde

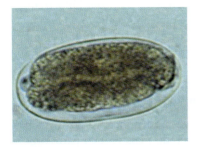

Figura 9.14 – Ovo de ancilostomídeo.

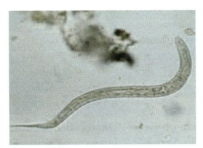

Figura 9.15 – Larva rabdiforme.

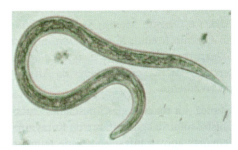

Figura 9.16 – Larva filariforme.

existe a criação de porcos. Outros hospedeiros naturais são os roedores e os primatas.

Clínica – a maioria dos casos é assintomática. As manifestações clínicas, quando presentes, incluem diarréia persistente, ocasionalmente disenteria, dor abdominal e perda de peso. Os sintomas podem ser intensos em indivíduos debilitados.

Diagnóstico laboratorial – o diagnóstico é feito com a detecção de trofosoítos nas amostras de fezes e dos tecidos coletados durante o procedimento de endoscopia. Os cistos raramente são encontrados. O *Balantidium coli* é eliminado intermitentemente e, uma vez fora do ambiente da luz do cólon, é rapidamente destruído. Assim, as amostras de fezes devem ser colhidas repetidamente e examinadas imediatamente ou então preservadas para aumentar a probabilidade de encontrar o parasita[1,2].

Tratamento – a medicação de escolha é a tetraciclina. O iodoquinol e o metronidazol são medicações alternativas. As tetraciclinas são contra-indicadas na gravidez e em crianças com idade inferior a 8 anos (Quadro 9.18).

Quadro 9.18 – Tratamento da balontidíase.

Medicação	Dose adulto	Dose pediátrica
Tetraciclina	500mg 4 vezes ao dia por 10 dias	40mg/kg/dia (máximo 2g) 4 vezes ao dia por 10 dias
Metronidazol	750mg 3 vezes ao dia por 5 dias	35-50mg/kg/dia em 3 doses por 5 dias
Iodoquinol	650mg 3 vezes ao dia por 20 dias	40mg/kg/dia em 3 doses por 20 dias

Ciclo biológico – na figura 9.18 é mostrado o ciclo biológico da balantidíase.

ESQUISTOSSOMOSE

Agente causador – a esquistossomose é causada por trematódeos digenéticos sangüíneos. As três principais espécies que infestam o homem são: *Schistosoma haematobium*, *S. japonicum* e *S. mansoni*. Duas outras espécies, *S. mekongi* e *S. intercalatum*, mais raramente infestam o homem e são prevalentes em pequenas áreas geográficas. Além dessas, existem outras espécies que parasitam pássaros e outros mamíferos e que podem causar dermatite quando ocorre a infestação pelas cercárias na pele.

Distribuição geográfica – o *Schistosoma mansoni* é encontrado em regiões da América do Sul e do Caribe, África e Oriente Médio; *S. haematobium*, na África e no Oriente Médio; *S. japonicum*, no Extremo Oriente; *Schistosoma mekongi* e *S. intercalatum*, em focos no Sudeste Asiático e em regiões da África Ocidental, respectivamente.

Clínica – a maioria das infestações é assintomática. Esquistossomose aguda (febre de Katayama) pode ocorrer semanas após a infestação, especialmente pelo *S. mansoni* e *S. japonicum*.

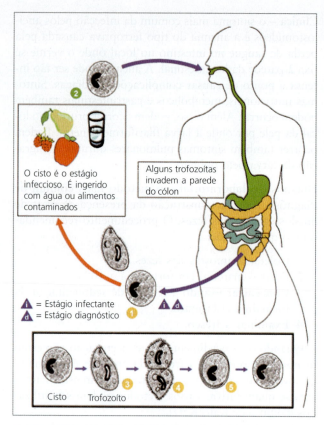

Figura 9.18 – Os cistos são os responsáveis pela transmissão da balantidíase ❶. O hospedeiro geralmente ingere os cistos com água ou alimentos contaminados ❷. Depois da ingestão, ocorre a germinação dos cistos no intestino delgado, e os trofozoítos colonizam o intestino grosso ❸. Os trofozoítos residem na luz do intestino grosso dos seres humanos e dos animais, onde eles se replicam por divisão binária, quando podem ocorrer as conjugações de DNA ❹. Os trofozoítos produzem os cistos infectantes ❺. Alguns trofozoítos invadem a parede do cólon e multiplicam-se. Outros retornam ao lúmen e desintegram-se. Os cistos maduros são eliminados nas fezes ❶.

As manifestações incluem febre, tosse, dor abdominal, diarréia, hepatoesplenomegalia e eosinofilia. Ocasionalmente, pode ocorrer lesão do sistema nervoso central: a doença granulomatosa cerebral pode ser causada por ovos ectópicos do *S. japonicum* no cérebro. Pode também ocorrer lesão granulomatosa na medula espinhal ao redor dos ovos de *S. mansoni* e *S. haematobium* causando mielite transversa e paraplegia flácida.

A repetição de infestações pode causar reações granulomatosas e fibrose nos órgãos afetados, cujas manifestações incluem: polipose colônica com diarréia sanguinolenta (especialmente *Schistosoma mansoni*); hipertensão portal com hematêmese e esplenomegalia (*S. mansoni*, *S. japonicum*); cistite e uretrite (*S. haematobium*) com hematúria, que pode progredir para câncer de bexiga; hipertensão pulmonar (*S. mansoni*, *S. japonicum* e, mais raramente, *S. haematobium*); glomerulonefrite e lesões no sistema nervoso central.

Diagnóstico laboratorial – a identificação dos ovos nas fezes ou na urina é o método mais prático para fazer o diagnóstico.

A pesquisa de ovos nas fezes deve sempre ser feita quando existir a suspeita de infestação por *S. mansoni* ou *S. japonicum* e o exame da urina deve ser realizado quando houver suspeita de infestação por *S. haematobium*.

Todas as espécies de *Schistosoma* podem revelar ovos nas fezes. O exame pode ser feito em um simples esfregaço (1 a 2mg de material fecal). Como os ovos podem ser eliminados intermitentemente ou em pequenas quantidades, sua detecção será mais provável com exames repetidos ou procedimentos de concentração (como a técnica de formalina-etilacetato). Além disso, para inquéritos epidemiológicos e fins investigacionais, pode-se realizar a quantificação dos ovos nas fezes pela técnica de Kato-Katz (20 a 50mg de material fecal) ou a técnica de Ritchie.

Podem-se encontrar ovos na urina nas infestações por *S. haematobium* (o melhor momento para coletar a amostra de urina é entre o meio-dia e as 15 horas) e também nas infestações por *S. japonicum*. A detecção será melhorada pela centrifugação e análise do sedimento centrifugado. A quantificação dos ovos pode ser feita com o emprego do filtro de membrana Nucleopore® filtrando-se um volume padronizado de urina seguido da contagem dos ovos na membrana.

A biópsia de tecido (biópsia de reto ou de bexiga para o *S. haematobium*) pode demonstrar os ovos quando as fezes ou a urina não revelarem a presença dos ovos (Fig. 9.19).

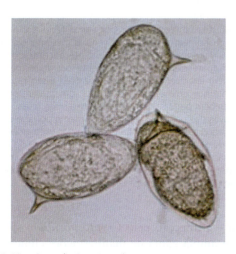

Figura 9.19 – Ovos de *S. mansoni*.

A detecção de anticorpos também pode ser utilizada com o emprego de testes descritos pelo *Center for Disease Control* (em Atlanta nos Estados Unidos). Esses testes utilizam vários antígenos purificados do verme adulto. Todas as amostras de sangue são examinadas pelo FAST-ELISA usando antígenos microssômicos do *Schistosoma mansoni* adulto.

Uma reação positiva (maior que 8 unidades/μl do soro) indica infestação com espécies de *Schistosoma*. A sensibilidade para a detecção de infestação por *S. mansoni* é de 99%, por *Schistosoma haematobium* de 95% e menor que 50% por *Schistosoma japonicum*. A especificidade desse teste para detectar a infestação por *Schistosoma* é de 99%.

A sensibilidade do FAST-ELISA é baixa para outras espécies de *Schistosoma* que não seja o *S. mansoni*. Por esse motivo, existem testes com *immunoblots* específicos para as suspeitas de infestações por *S. haematobium* e *S. japonicum*.

Os testes com *immunoblots* são preparados com antígenos microssômicos dos vermes e, portanto, espécie-específicos, dessa maneira, uma reação positiva indica com segurança a espécie infestante.

A positividade do teste, indicando a presença de anticorpo específico, revela apenas que houve a infestação pelo *Schistosoma* em algum momento e não pode ser correlacionado com o quadro clínico, a carga de vermes infestantes, a produção de ovos ou o prognóstico.

Quando se investiga a possibilidade de esquistossomose, deve-se lembrar de relacionar a história de viagens realizadas pelo paciente para que, se necessário, seja realizado o teste de *immunoblot* adequado[1,2].

Tratamento – para a esquistossomose, o tratamento é efetivo e seguro. Para as infestações pelo *S. mansoni* a medicação mais eficaz é a oxamniquina pois, em algumas áreas, o praziquantel é menos eficaz. A medicação de escolha para infestações causadas pelas demais espécies é o praziquantel (Quadro 9.19).

Quadro 9.19 – Medicações para o tratamento da esquistossomose.

Verme	Medicação	Dose adulto	Dose pediátrica
S. haematobium	Praziquantel	40mg/kg/dia em 2 doses por 1 dia	40mg/kg/dia em 2 doses por 1 dia
S. japonicum	Praziquantel	60mg/kg/dia em 3 doses por 1 dia	60mg/kg/d em 3 doses por 1 dia
S. mansoni	Oxamniquina	15mg/kg em dose única	15 a 20mg/Kg em dose única
	Praziquantel	40mg/kg/dia em 2 doses por 1 dia	40mg/kg/dia em 2 doses por 1dia
S. mekongi	Praziquantel	60mg/kg/dia em 3 doses por 1dia	60mg/kg/dia em 3 doses por 1 dia

A detenção de anticorpos pode ser útil para indicar infecção pelo schistosoma em pacientes que viajaram para áreas endêmicas em que ovos não podem ser demonstrados em amostras de fezes ou urina. A sensibilidade e a especificidade variam muito entre os muitos testes descritos para o diagnóstico sorológico da esquistossomíase e são dependentes tanto do tipo de preparação antigênica utilizada (ao natural, purificada, verme adulto, ovos, cercárias) quanto pela metodologia do teste.

Ciclo biológico – na figura 9.20 está descrito o ciclo biológico da esquistossomose.

O contato humano com a água é necessário para que haja a infestação pelos esquistossomos. Vários animais, como cão, gato, roedores, porcos, cavalo e ovelhas, podem servir de reservatório para o *S. japonicum*, e os cães, para o *S. mekongi*.

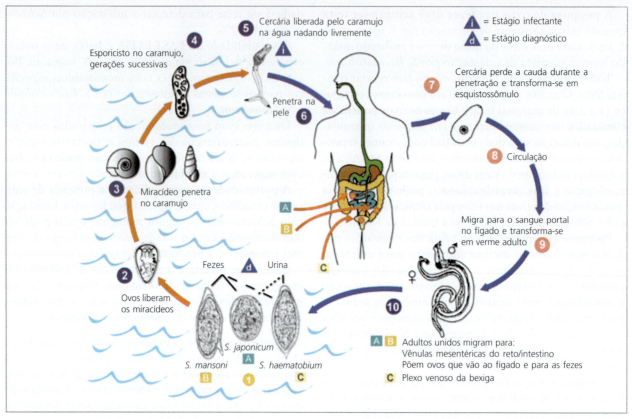

Figura 9.20 – Os ovos são eliminados com as fezes ou urina ❶. Em condições ideais, os ovos liberam os miracídeos ❷, que nadam e penetram no caramujo específico que se configura como o hospedeiro intermediário ❸. Os estágios no caramujo incluem duas gerações de esporocistos ❹ e a produção das cercárias ❺. Saindo do caramujo, as cercárias infestantes nadam, penetram na pele do hospedeiro humano ❻ e perdem a sua cauda, tornando-se esquistossômulos ❼. Os esquistossômulos migram por vários tecidos e passam por diferentes estágios até se estabelecerem nas veias (❽, ❾). Os vermes adultos no homem residirão nas vênulas mesentéricas em várias localizações, que às vezes parece ser espécie-específico ❿. Por exemplo, o *S. japonicum* é mais comumente encontrado nas veias mesentéricas superiores que drenam o intestino delgado Ⓐ, e o *S. mansoni* aparece mais freqüentemente nas veias mesentéricas superiores que drenam o intestino grosso Ⓑ. No entanto, as duas espécies podem aparecer em ambas localizações e são capazes de se deslocar de uma região para outra, assim, não é possível afirmar inequivocamente que uma espécie se localiza somente em uma região. O *S. haematobium* comumente se localiza no plexo venoso da bexiga Ⓒ, mas também pode ser encontrado nas vênulas retais. As fêmeas (que medem 7 a 20mm; os machos são discretamente menores) depositam os ovos nas pequenas vênulas do sistema portal e perivesical. Os ovos movem-se progressivamente para o lúmen do intestino (*S. mansoni* e *S. japonicum*) e da bexiga e ureteres (*S. haematobium*) e são eliminados com as fezes ou urina, respectivamente ❶. A doença do *S. mansoni* e do *S. japonicum schistosomiasis* inclui: febre de Katayama, granulomas hepáticos perissinusoidais, fibrose periportal de Symmers, hipertensão portal e ocasionalmente êmbulos granulomatosos de ovos no cérebro e na medula espinhal. A doença do *S. haematobium schistosomiasis* inclui: hematúria, tecido cicatricial, calcificação, carcinoma de células escamosas e ocasionalmente, êmbulos granulomatosos de ovos no cérebro e medula espinhal.

CRIPTOSPORIDÍASE

Agente causador – muitas espécies de *Cryptosporidium* existem que infectam o homem e várias espécies de animais. Embora o *Cryptosporidium parvum* e o *Cryptosporidium hominis* (antigamente conhecido como *C. parvum* genotipo ou genotipo 1) sejam as espécies mais prevalentes que causam doenças no homem, infecções pelo *C. felis*, *C. meleagridis*, *C. canis* e *C. muris* também têm sido relatadas.

Distribuição geográfica – desde o primeiro relato de caso em 1976, o *Cryptosporidium* tem sido encontrado em todo o mundo. Epidemias de criptosporidiose têm sido relatadas em vários países e a mais marcante ocorreu em Milwaukee (Wisconsin) em 1993, onde mais de 400.000 pessoas foram infectadas.

Clínica – a infecção pelo *Cryptosporidium* sp. resulta em uma ampla gama de manifestações clínicas, desde os casos assintomáticos até a doença com risco de morte. O sintoma mais comum é a diarréia aquosa, que pode ser acompanhada por desidratação, perda de peso, dor abdominal, febre, náuseas e vômitos. Em pessoas imunocompetentes, os sintomas duram pouco tempo (uma duas semanas). Os sintomas podem tornar-se crônicos e mais intensos nos pacientes imunocomprometidos, especialmente naqueles com contagem de CD4 menor que 200/µl. Embora o intestino delgado seja o local mais comumente afetado, as infecções sintomáticas podem acometer outros órgãos, incluindo o do trato digestivo, pulmões e possivelmente a conjuntiva.

Diagnóstico laboratorial – os métodos de coloração ácido-rápido com ou sem concentração das fezes são os mais freqüentemente utilizados. Para a maior sensibilidade e especificidade, a microscopia com imunofluorescência é o método de escolha (seguido pelos métodos de imunoensaio enzimático). Os métodos moleculares ainda são ferramentas de pesquisa (Fig. 9.21).

- **Segurança** – os oocistos nas amostras de fezes (frescas ou armazenadas em meios especiais) permanecem infectantes por longos períodos. Assim, as amostras de fezes devem ser preservadas em formalina a 10% ou acetato acético de sódio ácido-formalina para que os ovos sejam inativados (o tempo de contado do oocisto com a formalina para a sua inativação não é conhecido, sugere-se 18 a 24 horas). Além disso, as medidas de segurança para se trabalhar com material potencialmente infeccioso devem ser adotadas. Para mais informações a respeito de segurança, visite o site do *Center for Disease Control and Prevention* (www.cdc.gov/) para ver as diretrizes de biossegurança, ou o site da *Occupational Safety and Health Administration* (OSHA) (www.osha.gov/).

- **Processamento da amostra** – as amostras de fezes devem ser recebidas frescas, preservadas em formalina alcalinizada a 10%, ou suspensas em meio de armazenamento composto de dicromato de potássio aquoso (2,5% peso/volume, na concentração final). O número de oocistos pode variar muito, mesmo nas fezes líquidas. Várias amostras de fezes devem ser examinadas antes que um resultado negativo seja dado. Para maximizar o encontro de oocistos, as amostras de fezes devem ser concentradas antes do exame microscópico. A sedimentação com acetato de formalina-etil é o método recomendado para concentrar as amostras de fezes.

- **Detecção de anticorpo** – não existe atualmente nenhum ensaio sorológico comercialmente disponível para a detecção de anticorpos específicos para as espécies de *Cryptosporidium*. No entanto, existem métodos de *immunoblots* para a detecção de antígenos de esporozoítas na faixa de 17 e 27kDa que estão associados com infecção recente e podem ser utilizados para inquéritos epidemiológicos e investigacionais. Existem pelo menos quatro testes de enzimas imunoensaios para a detecção de antígenos de *Cryptosporidium* nas amostras de fezes. Esses testes têm sido cotados como melhores o exame convencional microscópico das fezes (especialmente os métodos ácidos-rápidos) e apresentam boa correlação com os métodos de imunofluorescência por anticorpos monoclonais. A sensibilidade e a especificidade variaram de 66,3% a 100% e de 93% a 100%, respectivamente.

Tratamento – não existe um tratamento específico estabelecido para a criptosporidiose humana. A perda de líquidos por causa da diarréia pode ser compensada pela administração de fluidos e eletrólitos. A infecção em indivíduos sadios e imunocompetentes é autolimitada. A nitazoxanida mostrou resultados promissores quando administrada para pacientes imunocompetentes acometidos de diarréia por criptosporídeo. Indivíduos imunocomprometidos e naqueles com precárias condições de saúde os riscos de doença mais grave são maiores. Para as pessoas com aids, os anti-retrovirais, que melhoram o estado imunitário, também reduzem a eliminação de oocistos e diminuem a diarréia associada com a criptosporidiose.

Três dias de tratamento com nitazoxanida podem ser úteis no tratamento da diarréia em pacientes imunocompetentes. A dose recomendada para adulto é de 500mg duas vezes ao dia (em crianças de 4 a 11 anos a dose é de 200mg duas vezes ao dia e em crianças de 1 a 3 anos a dose é de 100mg duas vezes ao dia). Um estudo duplo-cego, em pacientes sintomáticos infectados pelo HIV mostrou que a paromomicina não foi diferente do resultado obtido com placebo[1,2,6,7].

Prevenindo exposição em pacientes com aids – os pacientes com aids devem ser educados e aconselhados sobre as diferentes maneiras pelas quais a criptosporidiose pode ser transmitida. Os modos de transmissão incluem o contato com fezes de adultos contaminadas, contato com fraldas de crianças, animais infectados, água contaminada, contato com água de piscina e de recreação contaminada e a ingestão de alimentos con-

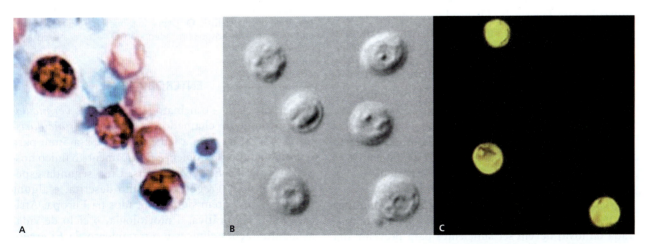

Figura 9.21 – Imagens dos oocistos de *Cryptosporidium parvum*. **A**) Coloração ácido-álcool. **B**) Microscopia de fase. **C**) Método fluorescente.

taminados. Eles devem evitar o contato com fezes animais e humanas. Devem ser orientados a lavar as mãos após o contato com fezes humanas (por exemplo, ao trocar fraldas de adultos ou crianças), depois de manipular animais de estimação e depois de atividades de jardinagem ou de contato com o solo. Os indivíduos infectados pelo vírus da aids devem evitar práticas sexuais que possam resultar na exposição oral a fezes (por exemplo, contato oral-anal). Também devem ser avisados que os filhotes recém-nascidos e os de animais de estimação têm risco baixo de transmitir a infecção pelo *Cryptosporidium,* mas não há necessidade de se livrar deles. Aqueles que desejam adquirir um animal de estimação devem evitar trazer para dentro de casa animais que estejam com diarréia, cão ou gato com menos de 6 meses de idade, assim como adotar animais sem dono ou perdidos.

Os infectados pelo vírus da aids que desejam assumir o risco limitado de adquirir a criptosporidiose adotando um animal de estimação devem solicitar para que o veterinário examine suas fezes e pesquise a presença de *Cryptosporidium* antes de entrar em contato com ele. Também devem evitar o contato com bezerros e carneiros e com os locais onde esses animais são criados. Não devem tomar água diretamente de lagos ou rios. A infecção pode resultar também da ingestão de água em atividades recreacionais. Devem saber que lagos, rios, água da praia e algumas piscinas, parques recreacionais e fontes de água ornamental podem estar contaminadas com detritos humanos ou de animais e podem conter *Cryptosporidium.* Devem evitar nadar em água que eventualmente possa estar contaminada, assim como não engolir água enquanto nadam ou participam de atividades recreacionais em parques aquáticos.

Surtos de criptosporidiose têm sido relatados e atribuídos a reservatórios de água. Durante esses surtos, a fervura da água durante 1 minuto elimina o risco de criptosporidiose. O uso de filtros especiais de água e água engarrafada pode ajudar a diminuir o risco de adquirir criptosporidiose. O risco de adquirir a doença em um surto não é conhecido. Deve ser lembrado também que existe risco de transmissão por meio da água utilizada para fazer gelo. Os produtos comerciais vendidos engarrafados ou enlatados são seguros para o consumo. Sucos pré-fabricados devem estar pasteurizados para diminuir o risco. Não se têm estudos sobre a sobrevida do *Cryptosporidium* no vinho.

Portadores do vírus da aids devem ser orientados a não comer ostras cruas, pois os oocistos dos criptosporídios podem sobreviver por mais de dois meses nesses produtos. Pacientes infectados por *Cryptosporidium* não devem trabalhar como manipuladores de alimentos. A maioria dos surtos de criptosporidiose em alimentos foi causada por manipuladores desses produtos.

No ambiente hospitalar, as precauções padronizadas (isto é, uso de luvas e lavagem das mãos depois da retirada da luva) devem ser suficientes para prevenir sua transmissão. Alguns especialistas recomendam que pessoas infectadas pelo vírus da aids, especialmente aqueles com importante grau de acometimento do sistema imunológico, não dividam o quarto com outros pacientes sabidamente portadores de criptosporidiose.

A rifabutina e a claritromicina, quando tomadas para a profilaxia de *Micobacterium avium complex,* também previnem a criptosporidiose. No entanto, faltam informações para garantir a recomendação de seu uso na quimioprofilaxia da criptosporidiose.

Não se conhece nenhum esquema terapêutico eficaz para prevenir a recorrência da criptosporidiose.

Ciclo biológico – para mais detalhes sobre o ciclo biológico da criptosporidíase, ver as figuras 9.22 e 9.23.

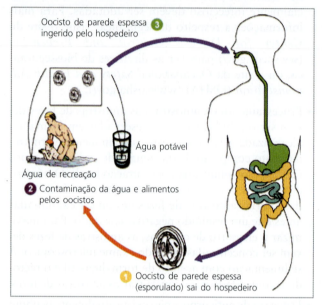

Figura 9.22 – Oocistos esporulados, contendo 4 esporozoítos, são excretados pelo hospedeiro infectado pelas fezes e possivelmente por outras vias como as secreções respiratórias ❶. A transmissão do *Cryptosporidium parvum* e do *C. hominis* ocorre prinicipalmente pelo contato com água contaminada (por exemplo, ingestão de água em parques recreacionais). Ocasionalmente, alimentos como salada podem transmitir a doença. Muitos surtos nos Estados Unidos ocorreram em parques aquáticos, em piscinas de clubes e em Instituições coletivas. As transmissões zoonóticas e antroponóticas do *C. parvum* e as transmissões antroponóticas do *C. hominis* ocorrem pela exposição a animais infectados ou a água contaminada por fezes desses animais ❷. Depois da ingestão (e possivelmente inalação) por um hospedeiro adequado ❸, ocorre a excistação (saída do cisto).

ENTEROBÍASE

Agente causador – o nematodo *Enterobius vermicularis* (previamente chamado de *Oxyuris vermicularis*) mede 8 a 13mm para a fêmea adulta e 2 a 5mm para o macho adulto. O homem é praticamente o único hospedeiro para o *E. vermicularis.* Uma segunda espécie, *Enterobius gregorii,* tem sido descrita, e alguns relatos de casos têm sido publicados na Europa, África e Ásia. Na prática, a morfologia, o ciclo de vida, as manifestações clínicas e o tratamento da *E. gregorii* são os mesmos do *E. vermicularis.*

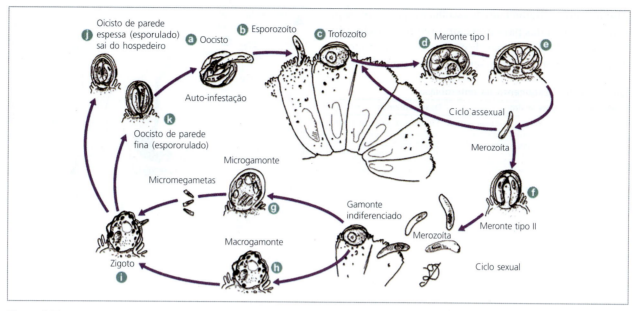

Figura 9.23 – **a**) Os esporozoítos são liberados e vão parasitar as células epiteliais (**b**, **c**) do trato gastrintestinal ou os tecidos do trato respiratório. Nessas células, o parasita passa pela multiplicação assexual (esquizogonia ou merogonia) (**d**, **e**, **f**) e, em seguida, pela multiplicação sexual (gametogonia) produzindo os microgamontes (masculino) **g** e os macrogamontes (feminino) **h**. Depois da fertilização dos macrogamontes pelos microgametas (**i**), os oocistos (**j**, **k**) formam-se e esporulam no hospedeiro infestado. São produzidos dois tipos diferentes de oocistos: os de parede espessa, que são comumente excretados pelos hospedeiros **j**, e os de parede fina **k**, que estão primariamente envolvidos na auto-infestação. Os oocistos são infectantes logo após sua excreção, permitindo assim a transmissão direta e imediata via fecal-oral. Deve-se notar que os oocistos da *Cyclospora cayetanensis*, outro coccídeo importante, não é esporulado no momento da excreção e só se torna infectante depois de completar a esporulação.

Distribuição geográfica – a distribuição é mundial, com infestações mais freqüentes em crianças na pré-escola, escola ou nas que vivem em condições de aglomeração. A enterobiose parece ser mais comum nos continentes de regiões temperadas que nas tropicais. É a infestação helmíntica mais comum nos Estados Unidos (estima-se que existam em torno de 40 milhões de pessoas infestadas).

Clínica – a enterobiose é freqüentemente assintomática. O sintoma mais comum é o prurido anal, especialmente à noite, que pode levar a escoriações e superinfecções por bactérias. Ocasionalmente, pode ocorrer a invasão do trato genital feminino com vulvovaginite e a possibilidade de ocorrer granulomas pélvicos ou peritoneais. Outros sintomas incluem anorexia, irritabilidade e dor abdominal.

Diagnóstico laboratorial – o método de escolha para realizar o diagnóstico da enterobiose é a identificação dos ovos coletados da região perianal. Isso deve ser feito pela manhã, antes de defecar e tomar banho, com o uso de fita adesiva transparente (teste de Scotch, teste da lâmina da fita de celulose) pressionada sobre a pele perianal e, em seguida, examiná-la ao microscópio em uma lâmina. Outra maneira é a realização do *swab* anal (*swube tubes*) e uma palheta envolvida com material adesivo também pode ser utilizada. Os ovos também podem ser encotrados nas fezes, porém, menos freqüente e ocasionalmente encontrados na vagina ou no raspado vaginal. Os vermes adultos também podem ser encontrados na região perianal quando a região anorretal ou vaginal é examinada (Fig. 9.24)[1,2,4].

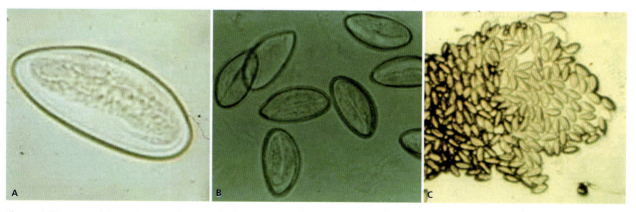

Figura 9.24 – **A** e **B**) Ovos de *Enterobius*. **C**) Ovos de *Enterobius* como visto na fita adesiva.

Tratamento – o tratamento de escolha é o pamoato de pirantel. As medidas para prevenir a reinfecção são a higiene pessoal e das roupas de cama e íntimas e todos os membros da família devem ser orientados (Quadro 9.20).

Quadro 9.20 – Tratamento da enterobíase.

Medicação	Dose adulto	Dose pediátrica
Pamoato de pirantel	11mg/Kg do sal base 1 vez ao dia (máximo de 1g), repetir em 2 semanas	11mg/Kg do sal base 1 vez ao dia (máximo de 1g), repetir em 2 semanas
Mebendazol	100mg em uma só vez, repetir em 2 semanas	100mg em uma só vez, repetir em 2 semanas
Albendazol	400mg em uma só vez, repetir em 2 semanas	400mg em uma só vez, repetir em 2 semanas

Ciclo biológico – na figura 9.25 apresentamos o ciclo biológico da enterobíase.

GIARDÍASE

Agente causador – *Giardia intestinalis* é um protozoário flagelado (*Diplomonadida*). Esse protozoário recebeu inicialmente o nome de *Cercomonas intestinalis*, dado por Lambl em 1859, e foi renomeado para *Giardia lamblia* por Stiles em 1915, em honra ao Professor A. Giard de Paris e Dr. F. Lambl de Pragua. No entanto, muitos consideram o nome de *Giardia intestinalis* como mais correto para esse protozoário. O *International Commission on Zoological Nomenclature* está revisando essa questão.

Distribuição geográfica – distribui-se pelo mundo todo e é mais prevalente em climas quentes e em crianças.

Clínica – o espectro clínico varia desde os portadores assintomáticos até as diarréias graves com má absorção. A giardíase aguda tem início após um período de incubação de cinco a seis dias e comumente dura de uma a três semanas. Os sintomas incluem diarréia, dores abdominais, gases, náuseas e vômitos. Na giardíase crônica, os sintomas são recorrentes e podem ocorrer má absorção e debilitação.

Diagnóstico laboratorial – a giardíase é diagnosticada pela identificação dos cistos ou trofozoítos nas fezes usando-se montagens diretas, assim como procedimentos de concentração. Exames repetidos podem ser necessários. Além disso, amostras do suco duodenal (por exemplo, enteroteste) ou a biópsia duodenal podem demonstrar o trofozoíto. Métodos alternativos para o diagnóstico incluem a detecção de antígenos pelo método imunoenzimático e a do parasita por técnica de imunofluorescência. Ambos os testes estão disponíveis em *kits* comerciais (Fig. 9.26).

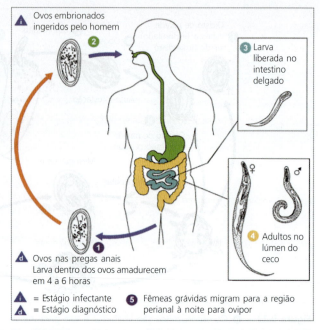

Figura 9.25 – Os ovos são depositados nas pregas perianais ❶. Auto-infestação ocorre pela transferência dos ovos infectados para a boca com as mãos que coçaram a região perianal ❷. A transmissão de pessoa a pessoa também pode ocorrer pela manipulação de roupas pessoais ou roupas de cama. A enterobiose também pode ser adquirida pelo contato com superfícies no ambiente que estejam contaminadas com ovos (por exemplo, cortinas, carpete). Um pequeno número de ovos pode ficar suspenso no ar e ser inalado. Esses ovos inalados podem ser deglutidos e seguir o mesmo caminho dos ovos ingeridos. Depois da ingestão dos ovos, a larva é liberada no intestino delgado ❸ e os vermes adultos fixam-se no cólon ❹. O intervalo de tempo desde a ingestão dos ovos infectantes até a oviposição pelas fêmeas adultas é de aproximadamente 1 mês. O verme adulto vive aproximadamente 2 meses. As fêmeas grávidas migram à noite para fora do ânus e a oviposição ocorre enquanto elas se arrastam pela pele da região perianal ❺. As larvas contidas dentro dos ovos desenvolvem-se (os ovos tornam-se infectantes) em 4 a 6 horas em condições ótimas ❶. A retroinfestação, ou a migração das larvas recém-nascidas na pele anal para o reto, pode ocorrer, mas a freqüência não é conhecida.

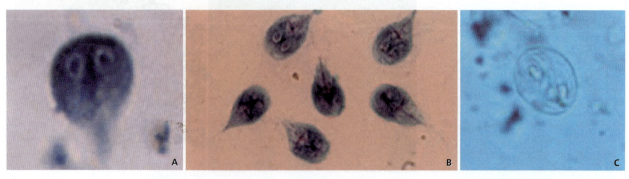

Figura 9.26 – **A**) Trofozoíto de *Giardia intestinalis*. **B**) *Giardia intestinalis* em cultura. **C**) Cisto de *Giardia intestinalis*.

Tratamento – vários esquemas de tratamento existem para a giardíase; o metronidazol é a medicação de escolha. A nitazoxanida tem dado resultados encorajadores no tratamento da giardíase (Quadro 9.21).

Quadro 9.21 – Tratamento da giardíase.

Medicação	Dose adulto	Dose pediátrica
Metronidazol	250mg 3 vezes ao dia por 5 dias	15mg/kg/dia em 3 doses por 5 dias
Quinacrina	100mg 3 vezes ao dia por 5 dias (máximo 300mg/dia)	2mg/Kg 3 vezes ao dia por 5 dias (máximo 300mg/dia)
Tinidazol	2g em dose única	50mg/Kg dose única (máximo 2g)
Furazolidona	100mg 4 vezes ao dia por 7 a 10 dias	6mg/kg/dia em 4 doses por 7 a 10 dias
Paromomicina	25 a 35mg/Kg/dia em 3 doses por 7 dias	25-35mg/Kg/dia em 3 doses por 7 dias

Ciclo biológico – na figura 9.27 está descrito o ciclo biológico da giardíase.

ISOSPORÍASE

Agente causador – o parasita coccídeo, *Isospora belli*, infecta as células epiteliais do intestino delgado e é o menos comum dentre os três coccídeos que infectam o homem.

Distribuição geográfica – a distribuição é em todo o globo, especialmente nas áreas tropicais e subtropicais. A infecção ocorre em indivíduos imunodeprimidos e vários surtos têm sido descritos em grupos institucionalizados.

Clínica – a infecção aguda causa diarréia sanguinolenta com dores abdominais em cólica que podem durar por semanas e que resulta em má absorção e perda de peso. Em pacientes imunodeprimidos e em crianças, a diarréia pode ser grave. Pode ocorrer eosinofilia (diferentemente das demais infecções por protozoários).

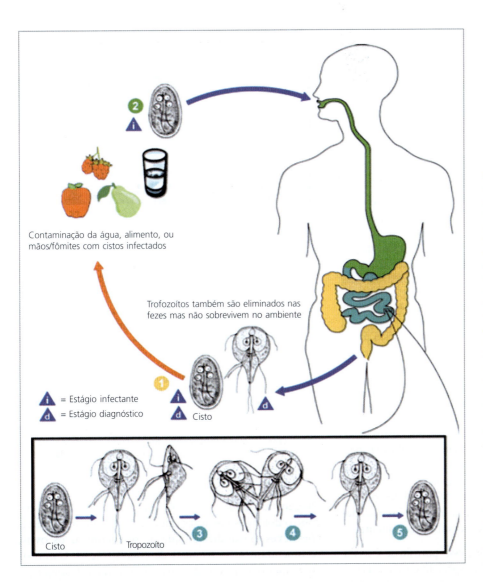

Figura 9.27 – Os cistos são as formas resistentes e os responsáveis pela transmissão da giardíase. Tanto os cistos quanto os trofozoítos podem ser encontrados nas fezes (estágio diagnóstico) ❶. Os cistos são duros, podem sobreviver muitos meses na água fria. A infecção ocorre pela ingestão dos cistos em água contaminada, alimento, ou pela via fecal-oral (mãos e fômites) ❷. No intestino delgado, a excistação libera os trofozoítos (cada cisto produz dois trofozoítos) ❸. Os trofozoítos multiplicam-se por divisão binária longitudinal e permanecem no lúmen proximal do intestino onde eles podem ficar soltos ou presos à mucosa por ventosas em forma de discos existentes na parte ventral ❹. A excistação ocorre à medida que o parasita vai em direção ao cólon. O cisto constitui o estágio onde comumente não existem fezes diarréicas ❺. Como os cistos são infectantes assim que eliminados das fezes, pode ocorrer a transmissão de pessoa para pessoa. Embora a *Giardia* possa infectar animais, o papel desses como reservatórios do parasita é desconhecido.

Diagnóstico laboratorial – a demonstração microscópica dos oocistos tipicamente bem delimitados e grandes é a base para o diagnóstico (Fig. 9.28). Como os oocistos podem ser eliminados em pequena quantidade e intermitentemente, há necessidade da realização de exames repetidos das fezes e usar as técnicas de concentração.

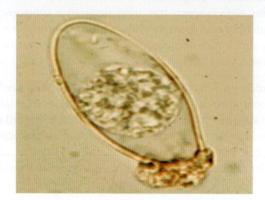

Figura 9.28 – Oocisto de *Isospora belli*.

Se o exame das fezes for negativo, o exame de amostras do duodeno obtidas por biópsia ou o teste de *sting* (Enterotest®) podem ser necessários.

Os oocistos podem ser visualizados em montagens a fresco à microscopia com luz clara, com imunofluorescência ou com a interferência contrastada diferencial. Eles também podem ser corados pela técnica de álcool-ácido resistente.

Tratamento – o tratamento de escolha é a trimetoprima-sulfametoxazol na dose de 160mg de trimetoprima, 800mg de sulfametoxazol duas vezes ao dia durante 10 dias. Para crianças a dose é de 5mg/kg de trimetoprima e 25mg/kg de sulfametoxazol, duas vezes ao dia durante 10 dias[1,2,4,5].

Ciclo biológico – na figura 9.29 apresentamos o ciclo biológico da isosporíase.

TRICURÍASE

Agente causado – o nematódeo *Trichuris trichiura* é o causador da tricuríase.

Distribuição geográfica – é a terceira parasitose mais comum por nematódeo no homem. Distribui-se pelo mundo todo, com maior freqüência em áreas de clima tropical e com práticas sanitárias precárias e especialmente em crianças. Estima-se que 800 milhões de pessoas estejam infestadas no mundo todo. Nos Estados Unidos, essa parasitose ocorre no sul do continente.

Clínica – na maioria das vezes, essa parasitose é assintomática. Infestações intensas, especialmente em crianças, podem causar problemas gastrintestinais (dor abdominal, diarréia e prolapso retal) e possivelmente atraso do crescimento.

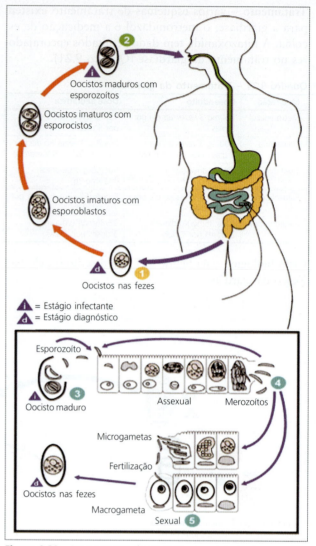

Figura 9.29 – No momento da excreção, o oocisto imaturo contém habitualmente um esporoblasto (mais raramente dois) ❶. Nas maturações posteriores à excreção, o esporoblasto divide-se em dois (o oocisto agora contém dois esporoblastos); os esporoblastos secretam a parede do cisto, tornando-se assim esporocistos, os esporocistos dividem-se em duas vezes para produzir quatro esporozoítos cada ❷. A infecção ocorre pela ingestão dos oocistos contendo esporocistos: os esporocistos saem do cisto no intestino delgado e liberam seus esporozoítos, que invadem as células epiteliais e iniciam a esquizogonia ❸. Com a ruptura dos esquizontes, os merozoítos são liberados, invadem novas células epiteliais e continuam o ciclo da multiplicação assexual ❹. Os trofozoítos transformam-se em esquizontes, que contêm múltiplos merozoítos. Após no mínimo uma semana, começa o estágio sexual com o desenvolvimento dos gametócitos feminino e masculino ❺. A fertilização resulta no desenvolvimento dos oocistos que são eliminados nas fezes ❶. *Isospora belli* infecta tanto seres humanos quanto animais.

Diagnóstico laboratorial – o diagnóstico é feito pelo encontro dos ovos nas fezes (Fig. 9.30). Como nas infestações leves existe dificuldade de se encontrar os ovos, recomendam-se as técnicas de concentração. Como os sintomas dependem da intensidade da infestação, a quantificação dos ovos nas fezes pode ser útil para determinar a gravidade. A contagem dos ovos nas fezes pode ser feita pelo método de Kato-Katz, por exemplo.

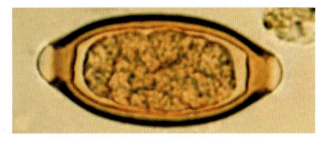

Figura 9.30 – Ovo de *Trichuris trichiura*.

Tratamento – o mebendazol, com a mesma dosagem tanto para adultos quanto para crianças (100mg duas vezes ao dia durante três dias, ou 500mg em dose única) é a medicação de escolha. O albendazol também, com a mesma dosagem para adultos e crianças (400mg uma vez ao dia durante três dias), é a medicação alternativa[1,2].

Ciclo biológico – para mais detalhes sobre o ciclo biológico da tricuríase, veja a figura 9.31.

TENÍASE

Agente causador – são os cestóides (verme achatado) *Taenia saginata* (parasita o gado) e *T. solium* (parasita o porco). *Taenia solium* também pode causar a cisticercose.

Distribuição geográfica – ambas as espécies têm distribuição em todo o mundo. *Taenia solium* é mais prevalente em comunidades pobres onde as pessoas vivem em contato mais próximo com porco e ingerem carne de porco malcozidas e é muito rara nos continentes muçulmanos.

Clínica – a teníase por *Taenia saginata* produz apenas leves dores abdominais. A situação mais marcante é a eliminação (passagem ativa e passiva) dos proglótides. Ocasionalmente, pode ocorrer apendicite ou colangite pela migração dos proglótides. A teníase por *Taenia solium* menos freqüentemente que a teníase por *T. saginata* apresenta sintomas. O sintoma mais comum é a eliminação (passiva) dos proglótides. A característica mais importante da *Taenia solium* é o risco de desenvolvimento de cisticercose.

Diagnóstico laboratorial – a identificação microscópica dos ovos ou das proglótides nas fezes é o método de fazer-se o diagnóstico de teníase. Porém, não é possível nos primeiros três meses seguintes à infestação até que os vermes adultos se desenvolvam. Exames repetidos e técnicas de concentração aumentam a probabilidade da detecção de infestações leves. No entanto, a identificação da espécie de *Taenia* não é possível quando se examinam os ovos nas fezes porque todas as tênias produzem ovos morfologicamente idênticos. Os ovos de *Taenia* sp. também são indistinguíveis dos ovos de cestóides do gênero *Echinococcus* (vermes achatados de cães e outros canídeos). A identificação microscópica das proglótides grávidas (ou, mais raramente, o exame do escólex) permite a determinação da espécie[1,2,4] (Fig. 9.32).

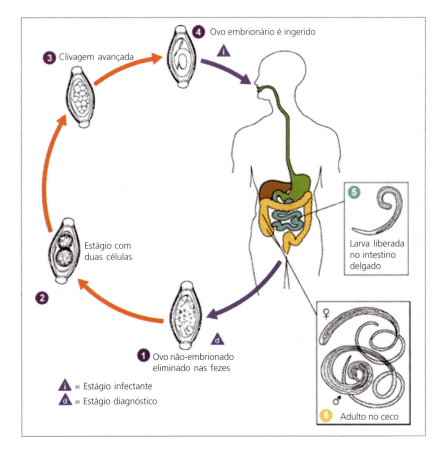

Figura 9.31 – Os ovos não-embrionados são eliminados nas fezes ❶. No solo, os ovos evoluem para o estágio de 2 células ❷, e estágio de clivagem avançada ❸, a seguir formam o embrião ❹; os ovos tornam-se infectantes em 15 a 30 dias. Após a ingestão (mãos contaminadas pelo solo ou alimento), os ovos liberam as larvas no intestino delgado ❺, as quais amadurecem e estabelecem-se como adultos no cólon ❻. O verme adulto (aproximadamente com 4cm de comprimento) vive no ceco e cólon ascendente. O verme adulto fixa-se nessa localização, com as porções anteriores aderidas na mucosa. A fêmea começa a ovipor depois de 60 a 70 dias após a infecção. As fêmeas no ceco depositam entre 3.000 e 20.000 ovos por dia. A vida de um verme adulto é de aproximadamente 1 ano.

DOENÇAS E SINTOMAS GASTRINTESTINAIS

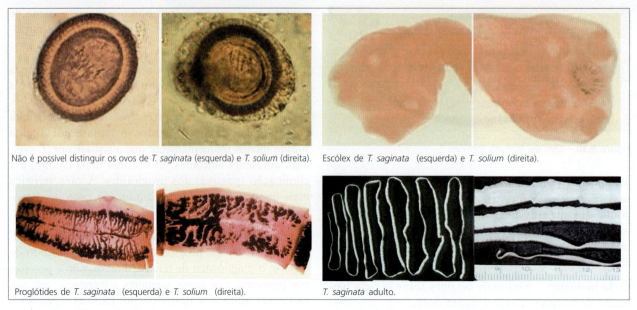

Não é possível distinguir os ovos de *T. saginata* (esquerda) e *T. solium* (direita). Escólex de *T. saginata* (esquerda) e *T. solium* (direita).

Proglótides de *T. saginata* (esquerda) e *T. solium* (direita). *T. saginata* adulto.

Figura 9.32 – Diagnóstico de teníase.

Deve-se tomar um cuidado extremo ao processar as amostras. A ingestão dos ovos pode resultar em cisticercose.

Tratamento – o tratamento é simples e muito eficaz com a medicação de escolha, o praziquantel na dose 7,5 a 10mg/kg em uma única dose. A dose é a mesma para adultos e para crianças.

Ciclo biológico – na figura 9.33 citamos o ciclo biológico da teníase.

REFERÊNCIAS BIBLIOGRÁFICAS

1. Ravdin II. Introduction to Protozoal Diseases. In: Mandell, Douglas and Bennett's Principles and Practice of Infections Diseases. 5th ed, Philadelphia: Churchill Linvingstone, 2000 p 2796. ▪ 2. www.dpd.cdc.gov/dpdx/acessado em janeiro 2005. ▪ 3. Ravdin II. Ent amoeba histolytica. In: Mandell, Douglas and Bennett's Principles and Practice of Infections Diseases. 5th ed, Philadelphia: Churchill Linvingstone, 2000 p 2798. ▪ 4. www.cdc.gov/acessado em janeiro 2005. ▪ 5. www.osha.gov/acessado em janeiro 2005. ▪ 6. Rossegnol et al. J Infect Dis 2001; 184:103. ▪ 7. Hewitt RG et al. Clin Infect Dis 2000; 3:1084.

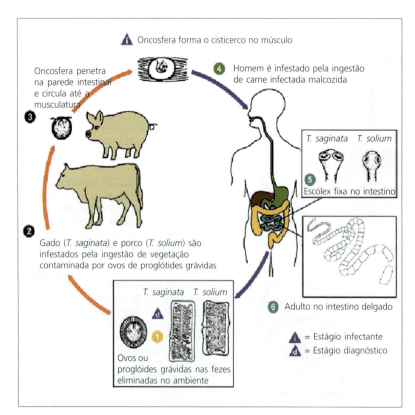

Figura 9.33 – Os seres humanos são os únicos hospedeiros conhecidos da *Taenia saginata* e da *Taenia solium*. Os ovos das proglótides grávidas são eliminados nas fezes ❶; os ovos podem sobreviver por dias a meses no ambiente. Gado (*T. saginata*) e porco (*T. solium*) ficam infestados pela ingestão de vegetação contaminada com ovos ou proglótides grávidas ❷. No intestino do animal, as oncosferas são liberadas, invadem a parede intestinal e migram para a musculatura estriada, onde formam os cisticercos. Um cisticerco pode sobreviver por vários anos no animal. Os seres humanos infestam-se pela ingestão de carne infectada malcozida ❹. No intestino humano, o cisticerco desenvolve-se em um período de dois meses e transforma-se no verme adulto que pode viver por anos. O verme adulto fixa-se no intestino delgado pelo escólex ❺ e fica residindo no intestino delgado ❻. O comprimento do verme adulto é geralmente de 5m para a *T. saginata* (podendo chegar até 25m) e 2 a 7m para a *T. solium*. O verme adulto produz as proglótides que amadurecem, tornam-se grávidas, separam-se dos vermes e migram para o ânus ou são eliminados nas fezes (aproximadamente seis por dia). A *T. saginata* adulta, tem habitualmente 1.000 a 20.000 proglótides, enquanto a *T. solium* tem em média 1.000 proglótides. Os ovos das proglótides gravidas são liberados depois que as proglótides saem nas fezes. A *T. saginata* pode produzir até 100.000 e a *T. solium* 50.000 ovos por proglótide, respectivamente.

70. CONSTIPAÇÃO

Ethel Zimberg Chehter

Nas consultas ao clínico geral, a constipação é uma das queixas mais freqüentes. Chega a ser responsável pela consulta de quase 2,5 milhões de pacientes nos Estados Unidos, e mais da metade delas ao clínico geral. A prevalência exata da constipação não é conhecida, entretanto estima-se que varie entre 2 e 13%[1] da população.

A prevalência da constipação está relacionada ao gênero e à idade. Em todas as faixas etárias existe predomínio significativo do gênero feminino, sendo que o risco aumenta com a idade, piorando sobremaneira após os 65 anos de idade. Parece ser mais prevalente em indivíduos com pouca atividade física (sedentarismo), baixa ingestão alimentar e poucos anos na escola (pouca instrução)[2].

A constipação é, na verdade, mais um sintoma que propriamente uma doença. Representa uma interpretação subjetiva de um distúrbio real ou imaginário da função intestinal. Embora a constipação seja definida como um ritmo intestinal de duas ou menos evacuações semanais, a freqüência não deve ser o único critério. Muitos indivíduos que se classificam como constipados queixam-se de esforço excessivo ou desconforto à evacuação, fezes endurecidas ou em cíbalos, embora o ritmo intestinal esteja normal.

Existem tanto causas orgânicas como funcionais para a constipação crônica. Dentre as constipações funcionais existe um consenso nos critérios de Roma II para a constipação crônica funcional[2]:

Ao menos 12 semanas, nos últimos 12 meses, dois ou mais dos seguintes:

1. Esforço excessivo em até 25% das defecações.
2. Fezes endurecidas ou em cíbalos em até 25% das evacuações.
3. Sensação de defecação incompleta em até 25% das dejeções.
4. Manobras manuais para facilitar as evacuações em até 25% das vezes.
5. Ritmo intestinal menor que três vezes na semana.

CAUSAS

O processo de defecação envolve a propulsão das fezes através do cólon e reto, reconhecimento da presença de fezes no reto e posterior ato consciente de defecação.

O sintoma de constipação pode resultar da alteração da consistência das fezes, da motilidade, do calibre ou do processo de evacuação retal. Para fins didáticos dividiremos as causas de constipação crônica em: extracolônicas, mecânica e funcional[1] (Quadro 9.22).

Quadro 9.22 – Causas de constipação crônica.

Extracolônicas	Distúrbios metabólicos, endócrinos e do tecido conjuntivo	Doença de Von Recklinghausen
Hábitos alimentares		Tumores intracranianos
Dieta pobre em fibras	Hipercalcemia	Lesões de medula espinhal
Consumo inadequado de líquidos	Hipocalemia	Sífilis terciária
Anorexia	Insuficiência renal	**Mecânicas**
Medicamentos constipantes	Hipotireoidismo	Estreitamento do cólon, reto ou ânus
Antagonistas 5-HT3: ondansetron, granisentron	Hiperparatireoidismo	Câncer cólon/reto
Antiácidos: alumínio ou cálcio	Hipopituitarismo	Radioterapia
Anticolinérgicos	*Diabetes mellitus*	Colite isquêmica
Anticonvulsivantes	Porfiria	Doença diverticular
Antidepressivos	Gravidez	Complicações cirúrgicas
Anti-hipertensivos: bloqueadores de canal de cálcio e diuréticos	Amiloidose	Estenose anal
	Intoxicação pelo chumbo	Prolapso retal ou retocele
Antiparkinsonianos	Distúrbios neurológicos	Doença de Hirschsprung (aganglionose segmentar congênita)
Metais e minerais: arsênico, ferro, chumbo	Esclerose múltipla	
Narcóticos	Neuropatia autonômica	**Constipação funcional**
Psicotrópicos	Doença de Parkinson	Constipação por trânsito lento
Resinas de troca iônica	Doença de Chagas	Disfunção do assoalho pélvico
Uso abusivo de laxativos	Acidente vascular cerebral	Síndrome do intestino irritável

Adaptado de Browning, 1999[1].

Constipação extracolônica

Refere-se a causas que afetam a função do cólon ou reto, mas não são intrínsecas deste. Esta categoria inclui dieta pobre em fibras, medicamentos constipantes, doenças crônicas e distúrbios neurológicos.

Dieta pobre em fibras – a consistência fecal é um importante fator determinante da função intestinal. Diminuição da ingestão de fibras, típico da civilização ocidental, produz menor quantidade de fezes, com consistência endurecida, que têm um trânsito mais lento. Da mesma forma, consumo diminuído de líquidos, diminuição da quantidade de alimentos, como, por exemplo, na anorexia, contribuem para a constipação.

Medicamentos constipantes – alguns medicamentos podem afetar o trânsito colônico e ocasionar a constipação, dentre eles: opiáceos, anticolinérgicos, antidepressivos tricíclicos, bloqueadores de canal de cálcio. A consistência fecal também pode ser alterada pelo estado crônico de desidratação produzido por diuréticos e antiácidos à base de cálcio ou alumínio, além de certos metais e minerais. O uso abusivo crônico de laxativos leva à dependência, resultando em constipação quando da sua redução ou retirada.

Doenças crônicas – distúrbios eletrolíticos como hipercalcemia e hipocalemia alteram o ritmo intestinal por interferência com condução neural intramural. Pacientes diabéticos com neuropatia autonômica podem cursar com alternância de diarréia ou constipação ou, eventualmente, com constipação grave. A constipação relacionada com a gravidez pode ser induzida pelo relaxamento da musculatura lisa, secundária aos altos níveis de progesterona. O hipotireoidismo é outro fator muito freqüente na gênese da constipação.

Distúrbios neurológicos – qualquer lesão neurológica desde o cérebro até o plexo nervoso intestinal pode causar constipação. A constipação decorrente da doença de Parkinson tende a flutuar com a função motora geral. No acidente vascular cerebral, esclerose múltipla e em lesões da medula espinhal a constipação é extremamente comum[1,2].

Constipação de causas mecânicas

A constipação de causa mecânica implica anormalidades físicas do cólon, reto ou ânus, macro ou microscópicas, que impeçam a saída das fezes.

Estreitamento do cólon, reto ou ânus – neoplasias do cólon distal ou reto podem obstruir a passagem das fezes pelo reto, sendo referida pelo paciente como constipação. Estenoses benignas causadas por doença diverticular do cólon, colite isquêmica ou por radiação produzem o mesmo efeito. Estenose anal pós-cirúrgica, neoplasia anal ou doença de Crohn podem apresentar-se como constipação.

Prolapso retal ou retocele – a constipação é uma queixa comum em pacientes com prolapso retal e melhoram após sua correção. Uma grande retocele pode dificultar a evacuação e alguns pacientes têm que fazer o esvaziamento manual do reto.

Doença de Hirschsprung – é comum em crianças, mas pacientes com segmento curto da aganglionose podem necessitar de cuidados quando adultos. Nesta doença existe um segmento curto com aganglionose no reto distal, assim há falha no relaxamento, produzindo obstrução à defecação[1,2].

Constipação funcional

Existem três categorias de constipação funcional: trânsito lento, disfunção do assoalho pélvico e síndrome do intestino irritável.

Trânsito lento – trata-se de uma disfunção idiopática da motilidade colônica, levando a aumento do tempo de trânsito das fezes muito importante. Embora não tenha se identificado a causa desse distúrbio, estudos morfológicos de materiais de colectomia nesses pacientes demonstraram várias anormalidades no plexo mioentérico. Esta doença é também referida como inércia colônica e demonstrada por lentificação do trânsito colônico, sem anormalidades anatômicas.

Disfunção do assoalho pélvico – refere-se a uma incoordenação da musculatura do assoalho pélvico resultando em dificuldade na evacuação e, por vezes, constipação. Durante a defecação normal, os músculos do assoalho pélvico relaxam, permitindo a evacuação do reto, porém, em pacientes com disfunção, existe falha no relaxamento ou contração paradoxal, resultando em obstrução à defecação. A fisiopatologia dessa disfunção é pouco desconhecida; também é chamada de síndrome puborretal, contração puborretal paradoxal, síndrome do assoalho pélvico espástico ou síndrome do não-relaxamento puborretal.

Síndrome do intestino irritável – é um distúrbio funcional caracterizado por hábito intestinal anormal com dor abdominal, na ausência de doença orgânica demonstrada. Embora a fisiopatologia do intestino irritável seja pouco conhecida, alguns estudos sugerem ser uma disfunção da regulação neuroentérica. Por não existir um marcador para a síndrome do intestino irritável, este é um diagnóstico de exclusão[1,2].

DIAGNÓSTICO

História

A avaliação do paciente com constipação crônica, com duas ou menos evacuações semanais, fezes endurecidas ou em cíbalos em mais de 25% das evacuações, precisa de uma história detalhada, incluindo questões específicas tais como duração dos sintomas, ritmo intestinal, consistência das fezes, dor, prolapso, presença de sangue e muco, sensação de evacuação incompleta, necessidade de enemas ou auxílio manual para esvaziamento retal.

A pesquisa também inclui identificação de possíveis causas: hábitos alimentares, com especial ênfase às fibras e ao consumo de líquidos, verificar uso de medicamentos constipantes ou doenças neurológicas.

É também muito útil a elaboração de um diário pelos pacientes, no qual fica registrado o hábito intestinal com todas as suas características e a ingestão diária de alimentos e líquidos[2].

Exame clínico

O exame clínico detalhado permite diagnosticar algumas causas extracolônicas de constipação, assim como o exame anorretal identifica prolapsos, estenoses, retocele ou, eventualmente, tumores.

Exames laboratoriais

É obrigatório afastar causas orgânicas para a constipação. Pesquisa de eletrólitos séricos permite identificar hipercalcemia, hipocalemia, disfunção renal ou *diabetes mellitus*. Testes para a avaliação da função tireoidiana devem ser feitos de rotina, para verificar hipotireoidismo.

Estudos diagnósticos

Sigmoidoscopia flexível – permite avaliar tumores, estenoses, melanose cólica (representando uso abusivo de laxantes) ou achado de úlcera retal solitária sugestivo de prolapso retal.

Colonoscopia – é utilizada em pacientes com idade superior a 50 anos, apresentando anemia ou pesquisa de sangue oculto positivo, por sua capacidade em identificar pólipos, neoplasias e outras alterações anatômicas.

Enema opaco – a radiografia simples de abdome pode identificar retenção de fezes, além de volvo ou obstrução, entre outros. O enema opaco tem um custo menor que a colonoscopia e é indicado em pacientes mais jovens. A radiografia baritada pode identificar a aganglionose do intestino distal na doença de Hirschsprung, megacólon e megarreto.

Marcadores radiopacos – os exames com marcadores radiopacos são indicados na constipação crônica com pouca resposta ao tratamento. Para a realização do exame, o paciente consome dieta rica em fibras (20 a 30g/dia), sem utilizar laxantes, enemas ou medicamentos que afetem o ritmo intestinal. Daí, então, marcadores radiopacos são ingeridos e sua passagem através do cólon é monitorizada em diferentes pontos por radiografias abdominais. Os marcadores podem indicar categorias de trânsito intestinal lento, tais como lentificação proximal ou distal. Eventualmente, podemos encontrar pacientes que referem constipação e que apresentem trânsito intestinal normal, inclusive com número de evacuações dentro dos padrões da normalidade.

Manometria anorretal – é um exame pouco invasivo e pode evidenciar muitas informações em pacientes com constipação grave. A manometria anorretal indica o relaxamento do esfíncter anal interno após distensão retal, afastando a doença de Hirschsprung. A medida da pressão intra-retal mostra as indicações sobre as forças intra-abdominais geradas na evacuação, e a medida da pressão do esfíncter anal, o relaxamento ou contração paradoxal do esfíncter anal externo. Este último reflete a resposta ineficaz do músculo puborretal e da musculatura externa esfincteriana no ato da defecação.

Outros – na investigação da integridade da fisiologia pélvica, são também utilizados: defecografia – preenchimento do reto com contraste e visualização da defecação; e eletromiografia – estudo da musculatura puborretal e do esfíncter anal interno/externo.

TRATAMENTO NA CONSTIPAÇÃO NÃO-COMPLICADA

O primeiro passo no tratamento da constipação não-complicada consiste na educação do paciente em relação aos hábitos intestinais. São necessários: 1. conscientização na redução ou abolição do uso de laxativos e catárticos; 2. aumento da ingestão de fibras alimentares e líquidos; 3. incentivar a prática de exercícios moderados; 4. orientar quanto ao horário de defecação (pós-prandial, por aumento do reflexo gastrocólico).

Fibras alimentares e laxativos de volume, como *psyllium*, metilcelulose e policarbofil, associados ao aumento significativo de ingestão de líquidos são o tratamento mais adequado e fisiológico nos pacientes com constipação. Em caso de falha dessa abordagem inicial, o uso de laxativos estimulantes faz-se necessário.

Fibras alimentares

É a porção do alimento não digerido pelo trato gastrintestinal e constituído por componentes solúveis e insolúveis. Em geral, as fibras de cereais possuem paredes que resistem à digestão e retêm água, enquanto fibras encontradas em frutas cítricas e legumes estimulam o crescimento da flora colônica, as quais aumentam a massa fecal.

Pacientes com dieta pobre em fibras podem adicionar farelo de trigo, entre duas a seis colheradas de sopa em cada refeição, seguida por um copo ou mais de líquido. Um efeito laxativo importante pode demorar várias semanas. Os vegetais e as frutas podem não ser bons substitutos para o farelo. O paciente deve ser alertado para possível aparecimento de distensão e flatulência, sendo adequado o aumento gradual das fibras.

Laxativos com ação de um a três dias

Psyllium, policarbofil e metilcelulose – são fibras mais refinadas e concentradas que o farelo de trigo, porém mais dispendiosas (Quadro 9.23). Esses agentes têm que ser diluídos em água ou alimentos e geralmente são consumidos antes das refeições ou ao deitar-se. Têm como principal efeito o aumento do conteúdo aquoso e do volume fecal, aumentando o peso e a consistência fecais, melhorando o trânsito intestinal.

Quadro 9.23 – Laxativos no tratamento da constipação.

Laxativo	Dose
Laxativos de volume	
Natural (*psyllium*)	7g/dia
Sintéticos (metilcelulose, policarbofil)	4-6g/dia
Laxativo emoliente	
Óleo mineral	15-45ml/dia
Laxativos hiperosmolares	
Polietileno glicol	8-25g/dia
Lactulose	15-30ml/dia
Sorbitol (70%)	15-30ml/dia
Glicerina	3g supositório
Laxativos salinos	
Hidróxido de magnésio	2.400mg (30ml)
Citrato de magnésio	200ml
Laxativos estimulantes	
Difenilmetanos	30mg
Bisacodil	10mg supositório
Antraquinonas	
Aloe	30-60mg
Cáscara sagrada	2-5ml
Senna	17-34mg

Adaptado Wald, 2000[2].

Sorbitol e lactulose – são açúcares pouco absorvidos e, em parte, hidrolisados em ácido láctico, acético e fórmico pelas bactérias coliformes. O acúmulo de fluido no cólon é estimulado pelo efeito osmótico dos metabólitos ácidos, que usualmente produzem fezes bem formadas e de consistência macia. Em estudos controlados, ficou demonstrado que a lactulose e o sorbitol têm efeitos semelhantes. Apesar da elevada eficácia, esses medicamentos podem ocasionar flatulência, empachamento e distensão abdominal, o que limitaria seu uso em alguns casos. Recentemente aprovado nos Estados Unidos, o agente osmótico polietilenoglicol, em doses diárias entre 8 a 25g, pode ser outra alternativa terapêutica. A dose inicial é de 17g, que pode ser diluída em qualquer fluido e em seguida haver um ajuste da dose. Como essa substância não é hidrolisada pelas bactérias colônicas, os pacientes não apresentam flatulência ou empachamento, além de ser indicado em pacientes renais e cardiopatas por não interferir com os eletrólitos. Já o óleo mineral funciona como emoliente das fezes e é particularmente eficiente em casos de impactação fecal.

Laxativos com ação imediata em 2 a 8 horas

Na falha dos medicamentos osmóticos ou de volume, os laxativos estimulantes são então utilizados. A ação desses laxantes inclui a alteração de transporte de água e eletrólitos, motilidade gastrintestinal ou ambos. Por seu efeito imediato, esses laxantes são utilizados com muita freqüência e devem ser prescritos por apenas algumas semanas. O uso contínuo desses agentes pode levar à diarréia, por vezes grave o suficiente para ocasionar desidratação, hiponatremia e hipocalemia e até o cólon catártico, diagnosticado por exame radiológico. O uso controlado desses agentes, duas a três vezes por semana, pode ser utilizado com sucesso e por longos períodos.

Dentre os laxativos estimulantes encontramos a família das antraquinonas que inclui *senna*, cáscara sagrada e *aloe*. A cáscara é a mais moderada do grupo e produz fezes formadas e consistência normal, com pouca cólica ou dor abdominal. *Senna* é indicada em pacientes com constipação grave e é segura, mesmo em altas doses, no entanto, pode ser associada a agentes de volume (*psyllium*), podendo então ser reduzida sua dose. Já as preparações contendo *aloe* são as mais potentes e podem produzir cólicas e dores abdominais. Esse grupo induz à melanose colônica, que é inócua e reversível.

O bisacodil e a fenoftaleína são estimulantes da peristalse e alteram o transporte ativo de eletrólitos e o movimento de fluidos. O bisacodil produz fezes formadas e de consistência normal e ocasiona flatulência e borborigmos, enquanto a fenoftaleína tende a produzir fezes líquidas. Alguns estudos em animais observaram potencial carcinogênico da fenoftaleína, o que limita sobremaneira seu uso.

A não-resposta aos agentes laxantes orais permite a utilização de enemas de bifosfato de sódio a cada três ou quatro dias. Esses enemas já vêm preparados em blísters e seus *kits* permitem a auto-aplicação. Água quente, peróxido, detergentes de uso doméstico ou soluções hipertônicas de sal causam irritação na mucosa e devem ser evitadas.

Agentes farmacológicos

O uso de medicamentos na constipação crônica tem sido desanimador. Foram utilizados inúmeros agentes, entre eles os colinérgicos sem sucesso, e os procinéticos metoclopramida e cisaprida apresentam-se pouco eficazes em pacientes com constipação grave. Atualmente, os receptores 5-HT4 vêm sendo utilizados e seus resultados parecem ser promissores.

Tratamento cirúrgico

Embora controverso, a colectomia subtotal com anastomose ileorretal melhora a constipação incapacitante verificada na constipação de trânsito lento. Na indicação cirúrgica, quatro critérios devem ser respeitados; 1. paciente apresenta constipação crônica grave, incapacitante e não-responsiva à terapêutica medicamentosa; 2. o paciente apresenta trânsito lento no cólon proximal; 3. sem obstrução; 4. função anorretal normal.

A cirurgia é o tratamento de escolha na doença de Hirschsprung e varia quanto ao segmento aganglionar acometido.

Na retocele e nas intussuscepções retais, a correção cirúrgica também se impõe.

COMPLICAÇÕES

É quase certo o aparecimento de alterações anatômicas e funcionais secundárias à constipação crônica: alongamento dos segmentos colônicos, o dolicocólon.

Fecalomas com impactação fecal também surgem em formas graves da constipação. Podem ocorrer em segmentos anorretais e sigmóide. É mais freqüente nos casos de megarreto e megacólon adquiridos pelo grande volume fecal no cólon distal. Dentre outras complicações, temos o volvo intestinal, úlceras estercorais, abscessos, peritonite fecal e fístulas estercorais e o cólon catártico[3].

CONCLUSÕES

A maioria dos pacientes com constipação crônica responde favoravelmente a medidas dietéticas, suplementos de fibras ou laxativos. Nos casos de resposta ineficaz, alguns exames diagnósticos colônicos e anorretais se impõe. A cirurgia apresenta algumas indicações precisas e é controversa na constipação crônica funcional.

REFERÊNCIAS BIBLIOGRÁFICAS

1. Browning SM. Constipation, diarrhea and irritable bowel syndrome. Prim Care 1999; 26:113. ▪ 2. Wald A. Constipation. Med Clin North Am 2000; 84:1231. ▪ 3. Ambrogini Jr, O, Mizputen SJ. Constipação intestinal crônica. In: do Prado FC, Ramos J, do Valle JR, eds. Atualização Terapêutica, 20ª ed, São Paulo: Artes Médicas, 2001, p 411.

71. DOENÇA DIVERTICULAR DOS CÓLONS

Ethel Zimberg Chehter

Diverticulum (plural *diverticula*) é uma protrusão saculiforme de mucosa através da parede muscular colônica. Diverticulose indica a presença de divertículos e geralmente é assintomática. A doença diverticular é um termo que engloba todo o espectro de manifestações clínicas decorrentes da presença dos divertículos, incluindo sangramento, inflamação (diverticulite) e suas complicações, tais como obstrução, fístula e perfuração[1].

A doença diverticular dos cólons é muito comum em países desenvolvidos e sua prevalência aumenta com a idade, chegando a acometer cerca de dois terços da população dos idosos. No entanto, as manifestações clínicas ocorrem em apenas 20% dos casos[2].

INCIDÊNCIA

A incidência da doença diverticular vem aumentando no decorrer do tempo. O primeiro relato data do início do século, quando Mayo et al. descreveram uma cirurgia de diverticulite complicada em 1907. A prevalência aumentou de 5-10% em 1920 e para 45-50% na década de 1960[1]. Atualmente, aceita-se que acometa até 10% da população com idade inferior a 40 anos e 50-66% dos pacientes com idade superior a 80 anos. Não existe preferência por gênero[2].

Em relação à geografia, a doença diverticular é chamada de "doença da civilização ocidental" por ser comum nos Estados Unidos, Europa e Austrália e rara na região da África e Ásia (prevalência de 0,2%)[2].

ANATOMIA PATOLÓGICA

Divertículos, tipicamente, ocorrem em duas ou quatro fileiras paralelas. Esse padrão é relativo ao local de penetração de pequenas artérias que suprem a mucosa colônica (*vasa recta*), sendo que com a fragilização progressiva da parede muscular esse local permite a herniação da mucosa e submucosa (Fig. 9.34). Os divertículos colônicos são, na verdade, pseudodivertículos, pois existe uma herniação da mucosa e submucosa através

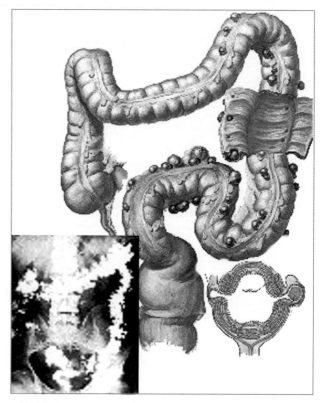

Figura 9.34 – Doença diverticular dos cólons.

de pontos de fragilidade da camada muscular, mas sem suporte de musculatura.

No mundo ocidental, os divertículos ocorrem no cólon distal, e em mais de 90% dos pacientes têm envolvimento do sigmóide, sendo que em apenas 15% no cólon direito. Em contraste, nos países asiáticos o envolvimento colônico direito é o predominante. A quantidade de divertículos é muito variável, podendo ser desde único até centenas. Caracteristicamente, têm 5 a 10mm de diâmetro, mas eventualmente podem exceder os 2cm. Podem ser assintomáticos, detectados incidentalmente ou apresentar-se por suas complicações: infecção, obstrução ou perfuração[1].

ETIOLOGIA/PATOGÊNESE

A etiologia da doença diverticular pode ser dividida em três direções, que podem elucidar e melhorar o tratamento. Destacamos: a resistência da parede colônica, alterações motoras e fibras alimentares.

Resistência da parede colônica

Como já mencionado anteriormente, o local onde os *vasa recta* penetram na parede muscular é o mesmo local de formação dos divertículos. Foi sugerido que alterações ateroscleróticas em pacientes idosos poderiam ocasionar tal fragilidade, porém não existe comprovação científica. As descrições iniciais dos divertículos colônicos verificaram espessamento da parede muscular e encurtamento da tênia, resultando em efeito sanfona ou agrupamento das dobras. No entanto, a histologia não demonstra hipertrofia muscular. Mais recentemente, estudos de microscopia eletrônica confirmam a estrutura da célula muscular normal, mas demonstram aumento no depósito de elastina entre as células musculares e a tênia. Essa elastina encontra-se depositada em forma compactada causando encurtamento da tênia, resultando em pregueamento da musculatura circular. É possível que as alterações do envelhecimento possam causar modificações da composição do colágeno, podendo contribuir para o enfraquecimento da parede do cólon[2].

Alterações motoras

A possibilidade de alterações motoras como etiologia da doença diverticular vem sendo aventada há anos. Já em 1964 trabalhos demonstraram aumento de pressão intraluminal em repouso e quando estimulada por neostigmina em pacientes com doença diverticular. No mesmo ano, Painter e Burkitt foram incapazes de demonstrar a hipertensão intraluminal de repouso, mas fizeram estudos com manometria e cinerradiografia simultâneas e postularam a clássica teoria da segmentação. Essa teoria advoga que as haustrações colônicas contrairiam como uma série de compartimentos individuais (vesículas) e não como um tubo contínuo, retardando assim o esvaziamento, aumentando a absorção de água, gerando elevação de pressões em cada vesícula, o que forçaria a mucosa para a herniação. Também propõem que a dieta do ocidente poderia alterar a motilidade colônica, facilitando a hipersegmentação, o que propiciaria a formação de divertículos[3].

Fibras alimentares

A grande variabilidade geográfica e a estreita correlação com a dieta ocidental há muito sugere que as fibras alimentares têm importante participação na patogênese da doença diverticular. Outra evidência da importância das fibras na doença diverticular está no fato de sua incidência aumentar no decorrer do tempo, concomitantemente com a introdução da farinha industrializada e com o reduzido teor de fibras na alimentação. Outro fato curioso é ser o homem o único animal portador dessa doença[2].

Estudos de Painter e Burkitt mediram o trânsito intestinal e o peso fecal de 1.200 indivíduos do Reino Unido e da zona rural de Uganda. No grupo do Reino Unido, o trânsito intestinal foi de 80 horas e o peso fecal de 110g/dia, contrastando com o trânsito dos indivíduos de Uganda, com dieta rica em fibra, o trânsito foi de 34 horas e o peso fecal de 450g/dia. Parece que o trânsito lento e o baixo volume das fezes poderiam aumentar a pressão intraluminal e desencadear a herniação diverticular[3]. Existem algumas controvérsias, pois existem falhas na comprovação desse postulado em seres humanos; no entanto, estudos experimentais confirmam tal teoria[3].

Prevenção da doença diverticular

A observação de que dietas ricas em fibras estão associadas à menor incidência de doença diverticular poderia inferir que esse tipo de dieta poderia prevenir a doença?

Embora trabalhos prospectivos e randomizados em seres humanos sejam impraticáveis, essa teoria de profilaxia é sustentada pela análise de grande estudo americano envolvendo 51.529 profissionais de saúde do gênero masculino, acompanhados, prospectivamente, por um período de seis anos. Foi observado o aparecimento de 385 (0,75%) casos novos de doença diverticular e ficou estabelecida uma relação inversa entre a quantidade de fibras insolúveis ingeridas e o aparecimento de doença diverticular sintomática (risco relativo, 0,63; 95% intervalo de confiança, 0,44-0,91)[4]. As fibras mais efetivas na prevenção da doença foram as provenientes de frutas e vegetais ricos em celulose, mais que as derivadas de cereais, sendo que o alto consumo de gorduras e carne vermelha anulou o efeito protetor das fibras. Análise adicional desse estudo observou que a atividade física também pode funcionar como protetor do aparecimento da doença diverticular. Além disso, não se constatou nenhuma diferença em relação ao consumo de cafeína, álcool ou tabagismo. Apesar de esse estudo conter alguns vieses, fica a recomendação de dieta rica em fibras, prática de exercícios e redução de consumo de gorduras e carnes vermelhas[2].

MANIFESTAÇÕES CLÍNICAS

DOENÇA DIVERTICULAR NÃO-COMPLICADA

Na verdade, a grande maioria dos pacientes com diverticulose colônica permanece assintomática por toda a vida. Esporadicamente, podem apresentar sintomas inespecíficos tais como dor abdominal, empachamento ou alteração do hábito intestinal.

Alguns pacientes podem apresentar doença diverticular não-complicada sintomática. A dor abdominal em abdome inferior e, predominantemente, do lado esquerdo e sem sinais de inflamação é a manifestação mais comum. Caracteristicamente, a dor piora com a alimentação e melhora com a defecação ou eliminação de flatos. Podem também ocorrer empachamento, constipação, diarréia e até eliminação de muco. O exame clínico é praticamente normal e, raramente, com dor discreta à palpação do quadrante inferior esquerdo. Habitualmente, não são encontradas alterações em exames laboratoriais[2].

Diagnóstico

Por muitos anos o enema opaco foi utilizado como investigação *standard* da doença diverticular. Estudos com bário podem evidenciar o número e a localização dos divertículos, sem discernir sobre sua repercussão clínica. Este exame, no entanto, pode permitir interpretação incorreta e não exclui neoplasia[2,5].

A colonoscopia, que inicialmente era contra-indicada, por ser temida a perfuração dos divertículos, recentemente vem sendo cada vez mais utilizada, pois uma série de estudos vem comprovando sua eficácia e segurança. Existem, no entanto, alguns problemas: doença diverticular não diagnosticada e com microperfurações, espasmos, irregularidades colônicas, fixação por processos inflamatórios anteriores, fibrose pericólica e confusão entre a luz diverticular e a colônica. Eventualmente, a doença diverticular pode ser diagnosticada incidentalmente por tomografia computadorizada de abdome ou sigmoidoscopia[2,4].

Diagnóstico diferencial

Em pacientes com sintomas inespecíficos de disfunção colônica, a demonstração de divertículos seja pelo enema opaco seja pela colonoscopia pode elucidar o problema. No entanto, alguns sintomas inespecíficos da doença diverticular podem confundir-se com a síndrome do intestino irritável, sendo que alguns autores acreditam ser a doença diverticular como a fase final do intestino irritável. Da mesma forma, têm bom prognóstico e são tratadas apenas sintomaticamente.

Tratamento

Dieta rica em fibras – embora o possível efeito protetor da dieta rica em fibras em pacientes assintomáticos seja amplamente divulgado, estudos bem controlados ainda não foram feitos, entretanto, os que já existem comprovam que o aumento do uso de fibras, de uma forma gradativa, traz melhora da sintomatologia também gradual e muito importante para os pacientes, como? Consulte Anexo 1.

Medicamentos – a conhecida hipermotilidade colônica nessa doença nos leva a crer que, possivelmente, o uso de antiespasmódicos ou anticolinérgicos seriam indicados nesses casos, no entanto, nenhum estudo comprovou tal benefício, sendo então abandonados. Não existe, também, nenhuma indicação para o uso de antibióticos ou analgésicos narcóticos[2,4].

DOENÇA DIVERTICULAR COMPLICADA (DIVERTICULITE)

A diverticulite é definida como uma inflamação e/ou infecção associada ao divertículo, e provavelmente é a complicação mais freqüente dessa afecção, afetando aproximadamente 10 a 25% dos pacientes com doença diverticular colônica. De forma geral, resulta da perfuração de um único divertículo.

Esse processo tem início com a obstrução do divertículo por um fecalito, o qual lesaria a mucosa diverticular causando uma pequena inflamação, bloqueando a drenagem ulterior. Essa obstrução poderia causar supercrescimento da flora normal, diminuir o fluxo venoso levando à isquemia localizada e dessa forma, alterar os mecanismos de defesa da mucosa, permitindo que bactérias penetrem e estendam o processo através de toda a parede, culminando com a perfuração[2,4].

A extensão e a localização da perfuração são o que determinam o tipo e a intensidade da manifestação clínica. Assim, microperfurações podem ficar bem localizadas e contidas na gordura pericólica e mesentérica, culminando em pequenos abscessos pericólicos. Perfurações maiores podem resultar em abscessos volumosos, podendo formar grandes massas e até fístulas. As perfurações em peritônio livre podem causar peritonite bacteriana franca, porém, é muito incomum. Há uma graduação da perfuração classificada como a seguir:

Grau I – abscesso pericólico confinado.
Grau II – abscesso a distância (retroperitoneal ou pélvico).
Grau III – peritonite generalizada decorrente de ruptura de um abscesso pericólico ou pélvico.
Grau IV – peritonite fecal, secundária à perfuração de um divertículo[2,4].

Quadro clínico

Pacientes com diverticulite aguda, classicamente, apresentam dor abdominal em quadrante inferior esquerdo. A dor pode ser constante ou intermitente, associada à alteração do hábito intestinal, variando da diarréia para a obstipação, sendo a hematoquezia rara. Eventualmente, pode-se acompanhar por anorexia, náuseas e vômitos. A disúria e o aumento da freqüência urinária podem ser secundários à irritação da bexiga pelo cólon inflamado.

Ao exame clínico o paciente apresenta palpação dolorosa, localizada em fossa ilíaca esquerda, com descompressão brusca positiva, e à palpação de massa cilíndrica, com diminuição dos ruídos hidroaéreos, podendo estar aumentado na vigência de obstrução. Exame retal pode evidenciar massa e maior sensibilidade. Pode ocorrer febre, mas hipotensão e choque são raros. Laboratorialmente, podemos verificar apenas uma leucocitose[2,4].

Diagnóstico diferencial

O diagnóstico diferencial da doença diverticular é amplo. Dentre eles a apendicite aguda seria a mais difícil, com diagnóstico errôneo muito freqüente. Além da apendicite aguda temos: doença de Crohn, carcinoma colônico, colite isquêmica, colite pseudomembranosa, amebíase, além de doenças extradigestórias, tais como rotura de cisto ovariano, torção ovariana, gravidez ectópica e doenças inflamatórias pélvicas.

Diagnóstico

Na diverticulite aguda, a história clínica, assim como os sinais e os sintomas muitas vezes já fazem o diagnóstico e são suficientes para o início da terapia. Os exames subsidiários são necessários quando o diagnóstico é incerto, no diagnóstico diferencial ou na má resposta ao tratamento empírico.

Radiografia – é preconizado que sistematicamente sejam solicitadas radiografias de abdome e tórax em pé. A radiografia de tórax tem o propósito de avaliar o pneumoperitônio (11%) e para a avaliação de co-morbidades. A radiografia abdominal apresenta anormalidades em 30 a 50% dos pacientes e inclui dilatação do delgado ou cólon, íleo paralítico, obstrução ou abscessos[2,4].

Enema opaco – historicamente, foi amplamente utilizado com o *gold standard* da diverticulite aguda. No entanto, o contraste com bário tem sido evitado e substituído por contrastes hidrossolúveis, para prevenir a peritonite. Esse exame tem o objetivo de evidenciar a diverticulite e deve ser interrompido assim que o diagnóstico for alcançado, deixando-se o exame do cólon completo e duplo contraste realizado após a crise aguda[2,4]. Os achados mais freqüentes são extravasamento de contraste, fístulas, espasmos, diverticulose extensa e abscesso. A ausência de divertículos leva à reconsideração diagnóstica. A sensibilidade do método é estimada em 62 a 94%, e os resultados falso-negativos ocorrem em 2 a 15% dos casos[2,4].

Tomografia computadorizada – por ser uma doença predominantemente extraluminal, muitos advogam a ineficácia dos exames contrastados. Para muitos, a tomografia abdominal é o exame de eleição para o diagnóstico de diverticulite aguda tanto pela habilidade de diagnosticar imagens transmurais/extraluminais quanto pelo potencial terapêutico de drenagem percutânea de abscessos. Este exame é feito com o uso de contraste hidrossolúvel administrado por via oral e, se não houver contra-indicação, também com o contraste administrado por via intravenosa. Os achados tomográficos sugestivos de diverticulite aguda incluem a presença do divertículo com infiltração da gordura pericólica, adelgaçamento da parede colônica e formação de abscessos. A sensibilidade do método é estimada em 69 a 98%, e a especificidade, em 75 a 100%, geralmente superior aos exames baritados. É também indicada na vigência da doença em sua forma mais grave, na qual define o local dos abscessos, localiza as complicações e pode ser prognóstica na avaliação do tratamento. Portanto, a tomografia computadorizada parece ser o exame inicial de eleição[2,4].

Ultra-sonografia – dado seu baixo custo e sua natureza não-invasiva, a ultra-sonografia abdominal tem sido preconizada como modalidade muito útil no diagnóstico de diverticulite aguda. Os achados sugestivos incluem parede colônica hipoecóica, presença de divertículos, abscessos, cólon com sombra hiperecogênica. A sensibilidade do método é de 84% e a especificidade de 93%. Dois estudos recentes compararam a tomografia abdominal com a ultra-sonografia no diagnóstico da diverticulite aguda, sendo um favorável à tomografia e o outro à ultra-sonografia. A ultra-sonografia também pode excluir doenças ginecológicas nas pacientes do gênero feminino. No entanto, esse exame é operador-dependente e, na falta de grandes estudos comparativos com tomografia e enemas, a ultra-sonografia fica para a segunda linha diagnóstica.

Endoscopia – pelo risco de perfuração, tanto pela passagem do aparelho quanto pela insuflação de ar, esse exame é contra-indicado como diagnóstico inicial de diverticulite aguda. Tem indicação muito limitada no diagnóstico diferencial entre diverticulite aguda, neoplasia e colite isquêmica. Recomenda-se sua realização somente após seis a oito semanas do surto agudo de diverticulite e apenas na suspeita de neoplasia colônica[2,4].

Tratamento

Inicialmente, devemos decidir se o paciente necessita de hospitalização ou não. No caso de tratamento ambulatorial, o paciente deve apresentar sintomas de fraca intensidade, sem comprometimento do estado geral, sem sinais de irritação peritoneal, e capacidade conservada para a ingestão de líquidos. Nesse caso, serão instituídas dieta líquida e antibioticoterapia. Esses deverão ser de largo espectro, para gram-negativos e anaeróbios (especialmente *Escherichia coli* e *Bacteroides fragilis*). São sugeridos: associação de amoxicilina com ácido clavulâmico, sulfametoxazol-trimetoprima com metronidazol ou ainda quinolona com metronidazol são os mais utilizados. Em geral, a sintomatologia melhora em dois a três dias, quando então a dieta deve ser reintroduzida, voltando lentamente ao padrão normal do paciente. Os antibióticos devem ser administrados por 7 a 10 dias[2,4].

Para pacientes muito idosos, imunocomprometidos, com co-morbidades, febris e com leucocitose importante, é necessário tratamento hospitalar. Nesses casos, o intestino fica "em repouso" com dieta líquida ou jejum. Inicia-se tratamento de suporte, com reposição intravenosa de volume e eletrólitos, controle rigoroso de diurese e antibioticoterapia parenteral, com foco nos agentes anaeróbios e gram-negativos. As combinações recomendadas são: associação de metronidazol ou clindamicina com aminoglicosídeo (gentamicina ou tobramicina), monobactam (aztreonam) ou cefalosporina de terceira geração (ceftazidima, cefotaxima e ceftriaxona). A melhora clínica começa a ser verificada em dois a quatro dias, quando a dieta pode ser reintroduzida progressivamente, porém a antibioticoterapia deve ser mantida por 7 a 10 dias. Na falta de resposta ao tratamento clínico, cabe pesquisar complicações e é necessária avaliação do cirurgião.

A maioria dos pacientes hospitalizados com diverticulite aguda responde satisfatoriamente ao tratamento clínico, porém 10 a 30% vão necessitar de intervenção cirúrgica e nesses existe uma alta taxa de mortalidade de 18%, sendo a perfuração em peritônio livre com peritonite generalizada a maior causa de mortalidade (35%) no grupo operado[2,4].

Outros aspectos a serem comentados são a recorrência e a cirurgia eletiva. O risco de recorrência de diverticulite aguda gira em torno de um terço dos casos, sendo que a segunda crise ocorre em 50% deles no primeiro ano e 90% dos pacientes terão uma recaída em cinco anos. Geralmente, a recaída tende a responder pior e existem consensos que preconizam ressecção cirúrgica eletiva após a segunda recaída, no entanto ainda não é uma conduta uniforme. Atualmente, têm sido realizados estudos avaliando a cirurgia laparoscópica como tratamento eletivo após a segunda recaída[2,4].

Complicações

Abscesso – quando a perfuração do divertículo colônico ocorre, a capacidade do tecido pericólico em controlar o processo inflamatório determinará a evolução do quadro, podendo ocorrer desde flegmão até grandes abscessos localizados ou até a distância. A febre e/ou leucocitose persistentes, a massa abdominal palpável, a manutenção do estado clínico do paciente, apesar da vigência do tratamento, sugerem a formação de abscesso. Uma vez suspeitado, o exame de escolha é a tomografia abdominal, pela qual pode ser definido o diagnóstico, a gravidade, a localização e o tratamento, além de permitir a drenagem percutânea. Pequenos abscessos pericólicos podem ser tratados clinicamente, como na crise de diverticulite aguda. Em pacientes com abscessos a distância, multilobulados ou clinicamente intratáveis, a drenagem cirúrgica está indicada. Caso haja condição do preparo adequado do cólon, a ressecção com reanastomose (cirurgia em um tempo) é recomendada, no entanto, quando não for possível, a cirurgia de Hartman é indicada (dois tempos). Mais recentemente, a drenagem percutânea, guiada pela tomografia tem sido utilizada, com a vantagem de controle imediato da sepse, com estabilização do paciente, sem o risco da anestesia geral. Em alguns casos, até elimina a necessidade de cirurgia a dois tempos, retardando o procedimento por três a quatro semanas. Estudos mostram sucesso na estabilização dos pacientes em 74% dos casos, e posterior cirurgia em um tempo, em 80%. Em 20 a 25% dos casos uma abordagem cirúrgica inicial é preconizada: abscessos multilobulados, inacessibilidade e má resposta à drenagem inicial. Alguns casos de drenagem laparoscópica têm sido descritos[2,4].

Fístulas – quando o flegmão ou o abscesso rompe em órgãos vizinhos, a formação de fístulas pode ocorrer. Em termos de freqüência destacamos: cólon-bexiga (65%), cólon-vagina (25%) e raramente encontramos fístulas coloentérica, colouterina e coloureteral[2,4].

Obstrução – pode ocorrer na doença diverticular tanto na fase aguda como na crônica. A obstrução parcial tanto por inflamação (crise aguda), quanto por compressão de um abscesso é a causa mais comum, no entanto a obstrução total é rara[2,4]. Crises recorrentes de diverticulite também podem levar à fibrose, com redução da luz do cólon, que pioram na vigência de um processo inflamatório, evoluindo até a obstrução total. A colonoscopia tem grande importância nessas ocasiões, em que se faz o diagnóstico em dois terços dos pacientes e a possibilita o diagnóstico diferencial com neoplasia.

Hemorragia – hemorragia grave pode ocorrer em 3 a 5% dos pacientes com doença diverticular. A hemorragia diverticular é responsável por 24 a 42% dos sangramentos do trato digestório baixo e, geralmente, o divertículo sangrante está situado no cólon proximal[2,4].

Cabe aqui destacar a importância dos antiinflamatórios não-esteroides (AINE) no sangramento diverticular: um estudo recente reportou que o risco de sangramento colônico diverticular em pacientes em uso de antiinflamatórios não-esteróides é o mesmo que o referido para o sangramento da doença péptica, estando seriamente envolvido com o aumento de sangramento colônico diverticular.

O sangramento tem início abrupto e geralmente indolor, tendo natureza arterial, manifesta-se por sangramento vivo, sendo a melena muito rara. O sangramento cessa espontaneamente em 70 a 80% dos casos, com recidiva em 22 a 38%. O risco de um terceiro sangramento é de 50%, sendo considerada então terapêutica cirúrgica[2,4].

O diagnóstico do divertículo sangrante entra nas causas de todos os sangramentos digestórios baixos. A sigmoidoscopia flexível de urgência é a melhor conduta para a localização do sangramento, e caso o local não seja identificado outros procedimentos devem ser feitos tais como angiografia, colonoscopia ou se possível cintilografia. Em alguns casos, a colonoscopia serve tanto para o diagnóstico do local do sangramento quanto para procedimentos hemostáticos com calor, agentes químicos, selantes, entre outros. A cirurgia de sangramento é apenas reservada para casos extremos[2,4].

REFERÊNCIAS BIBLIOGRÁFICAS

1. Young-Fadok TM, Roberts PL, Spencer MP et al. Colonic diverticular disease. Curr Probl Surg 2000; 37:457. ▪ 2. Stollman NH, Raskin JB. Diverticular disease of the colon. J Clin Gastroenterol 1999; 29:241. ▪ 3. Painter NS, Burkitt DP. Diverticular disease of the colon: a deficiency disease of Western civilization. BMJ 1971; 2:450. ▪ 4. Stollman NH, Raskin JB. Diagnosis and management of diverticular disease of the colon in adults. Am J Gastroenterol 1999; 94:3110. ▪ 5. Simmang CL, Tom-Shires III G. Diverticular disease of the colon. In: Feldman M, Sleisenger MH, Scharschmidt B, eds. Sleisenger & Fordtran's – Gastrointestinal and liver disease, 6th ed. Philadelphia: W.B. Saunders Company, 1998, p1788.

ANEXO 1 – DICAS NAS DIETAS RICAS EM FIBRAS

1. Tente ao menos dobrar a sua ingestão de fibras ao dia
   a) O recomendado é de 20 a 35 gramas ao dia
   b) Fibras insolúveis
      Cereais
      Trigo/farelo de trigo
      Grãos
   c) Fibras solúveis
      Farelos
      Frutas
      Aveia/farelo de aveia
      Psyllium
      Verduras
2. Aumente a quantidade de fibras gradualmente
3. O aumento da ingestão de líquidos é imprescindível
4. Adicione tanto fibras solúveis como insolúveis
5. Compare a quantidade de fibras em gramas:

1 xícara de flocos com arroz	1
1/3 xícara de farelo de trigo	9
1 fatia de pão branco	0,5
1 fatia de pão integral	1,4
½ xícara de arroz branco	0,5
½ xícara de arroz integral	1,5
1 prato de sopa de caldo de galinha	0
1 prato de sopa de verduras	1

6. Escolha alimentos ricos em fibras
   Os alimentos ricos em fibras estão incluídos em uma das seguintes categorias: a) folhas; b) talos; c) cascas; d) sementes; e e) bagaços. Exemplo: couve, alface, brócolis, couve-flor, repolho, almeirão, rúcula, agrião, mandioca, salsão, casca de feijão, bagaço de frutas em geral. Existe no mercado pronto para a venda e a baixo custo o farelo e o germe de trigo, ambos ricos em fibras.

72. DIARRÉIAS INFECCIOSAS AGUDAS

Joel Tedesco

As diarréias infecciosas representam uma causa freqüente de morbidade em todo o mundo. Além da morbidade, algumas diarréias infecciosas causam ainda seqüelas crônicas, como a síndrome urêmico-hemolítica (associada à falência renal quando o agente etiológico for a *Escherichia coli* produtora da toxina *Shiga* – também conhecida como *E. coli* êntero-hemorrágica), a síndrome de Guillain-Barré (após a infecção pelo *Campylobacter jejuni*) ou a desnutrição (provocada por infecções com *E. coli* enteroagregante, por espécies de *Cryptosporidium* e por outras infecções entéricas).

As infecções entéricas repetidas nas crianças dos países pobres também podem causar grande impacto no seu desenvolvimento físico e intelectual.

O custo financeiro das diarréias infecciosas no sistema de saúde também é enorme. Os gastos com o tratamento dos pacientes internados são muito grandes.

Apesar de as diarréias infecciosas representarem um grande problema no mundo todo e terem várias características em comum, existe uma grande variação, nas diferentes regiões do mundo, em seus aspectos etiológicos, clínicos, epidemiológicos e no tratamento. O modo de transmissão e as condições ambientais tornam cada região com determinantes específicos. Além disso, existem poucas normas, orientações homogêneas e diretrizes para o diagnóstico correto e o tratamento dos pacientes com diarréias infecciosas[1].

Uma análise epidemiológica completa das diarréias deve incluir informações sobre:

- A gravidade e o tipo de doença (por exemplo: diarréia com febre, hemorrágica, hospitalar, persistente ou inflamatória).
- A exposição (por exemplo: viagem, ingestão de carne crua ou malcozida, alimento de origem marinha, leite e seus derivados, contato com pessoas doentes, creches, berçários, instituições de abrigo coletivo, uso recente de antibiótico).
- O estado imunitário do paciente.

ALGUNS DADOS EPIDEMIOLÓGICOS

A incidência aproximada das diarréias infecciosas nos últimos 50 anos tem sido de aproximadamente 1,2 a 1,9 episódio por pessoa por ano na população geral. A incidência para crianças é um pouco mais alta, estando em torno de 2,46 episódios por criança por ano para idades inferiores a 3 anos. Nessa faixa, as diarréias infecciosas predominam no inverno e os agentes etiológicos mais comuns são os rotavírus e outros vírus entéricos. A incidência para essa mesma faixa etária (menor que 3 anos) ainda é maior, estando em torno de cinco episódios por ano, para as crianças que freqüentam creches e berçários. Nos países menos desenvolvidos, a incidência de diarréias infecciosas em crianças um pouco maiores (acima de 3 anos de idade) pode ser bem maior, situando-se em torno de 6 a 10 episódios por criança por ano[1]. Em virtude de esse período representar um momento importante no desenvolvimento dessas crianças, as diarréias infecciosas repetidas podem ter conseqüências graves para a sua saúde física e cognitiva futura.

O tamanho do inóculo bacteriano necessário para causar a infecção define as características da transmissão e da epidemiologia de algumas diarréias infecciosas. Para alguns microrganismos, o tamanho do inóculo necessário para causar a doença é muito baixo, como é o caso das infecções por *Shigella* e ameba. Apenas 100 bacilos de *Shigella* ou 10 cistos de *E. coli*, ou 10 protozoários de *Giardia lamblia,* são suficientes para causar a infecção em adultos voluntários. Conseqüentemente, existe um risco substancial de transmissão da infecção de pessoa para pessoa, especialmente em instituições de abrigo coletivo ou em regiões onde as práticas higiênicas não são adequadas para bloquear a via fecal-oral de transmissão.

O tipo de exposição pode orientar a provável causa da diarréia infecciosa. A exposição à água do mar ou a ingestão de produtos de origem marinha deve levantar a suspeita de infecção por *Vibrio parahaemolyticus* como causa de colite inflamatória. A exposição a animais domésticos ou a animais de fazenda deve levantar a suspeita de infecções por espécies não-tifóide de *Salmonella*, *Campylobacter jejuni* ou *Yersinia enterocolitica*.

O quadro 9.24 mostra algumas das características epidemiológicas de alguns agentes causadores de diarréias infecciosas agudas invasivas da mucosa.

DEFINIÇÕES

Neste capítulo, é importante definir alguns termos. Define-se como "diarréia" a mudança do hábito intestinal caracterizada por uma ou mais das seguintes alterações:

- aumento do conteúdo aquoso das fezes;
- aumento do volume das fezes;
- aumento do número de evacuações.

Do ponto de vista epidemiológico, outras definições também podem ser consideradas. Por exemplo, pode-se definir a "diarréia" como uma diminuição na consistência das fezes associada a um aumento do número de evacuações. Geralmente, do ponto de vista epidemiológico, três ou mais evacuações por dia caracterizam um "aumento do número de evacuações". A "diarréia infecciosa" é definida como a diarréia devida a um agente infeccioso e que freqüentemente está acompanhada dos sintomas de náuseas, vômitos e/ou cólicas abdominais. "Disenteria" refere-se à síndrome de evacuações freqüentes (diarréia) com presença de sangue e muco nas fezes (sinais de inflamação intestinal) acompanhada de sintomas sistêmicos como febre, tenesmo, dor abdominal, anorexia e emagrecimento. Essa síndrome implica invasão inflamatória e destruição da mucosa colônica causada por bactérias, parasitas ou substâncias citotóxicas. A "diarréia aguda" é definida como a diarréia que dura 14 dias ou menos. A "diarréia persistente" é definida como a diarréia com mais de 14, porém, com menos de 30 dias. A "diarréia crônica" é aquela com mais de 30 dias de duração[2].

ASPECTOS FISIOPATOLÓGICOS

As alterações patológicas das diarréias infecciosas agudas variam desde um processo inflamatório exsudativo intenso superficial, envolvendo a mucosa colônica, como acontece com as infecções por *Shigella* ou cepas invasivas de *Escherichia coli*, até processos mais graves como úlceras penetrantes, profundas e com bordas infiltradas, como é visto na disenteria amebiana.

Algumas espécies de *Shigella*, algumas cepas de *E. coli*, alguns clostrídios e outros organismos podem produzir uma citotoxina que é a responsável pela reação inflamatória das mucosas.

AGENTES ETIOLÓGICOS

Uma relação dos principais agentes etiológicos pode ser ser observada no quadro 9.25.

DIAGNÓSTICO

Ainda não se dispõe de diretrizes apropriadas para a padronização de métodos diagnósticos na identificação das infecções entéricas que requerem tratamento específico e são passíveis de controle por medidas preventivas. Embora existam muitas informações sobre o diagnóstico das diarréias infecciosas agudas específicas citadas em artigos médicos e livros-textos, não existem orientações que levem em consideração tanto os aspectos clínicos quanto os aspectos epidemiológicos conjuntamente, levando a condutas diversas. As informações clínicas e epidemiológicas orientarão a realização de exames laboratoriais específicos como culturas, pesquisa de toxina, estudos parasitários e administração racional de antibióticos[1-3].

Pelo menos dois fatores evidenciam a crescente necessidade de se estabelecer diretrizes para o diagnóstico das diarréias infecciosas. O primeiro é o crescente número de agentes patogênicos associados com doenças do trato grastrintestinal que causam aproxima-

Quadro 9.24 – Aspectos epidemiológicos das enterites bacterianas invasivas.

Patógeno	Fonte de infecção	Período de incubação (I) Duração se não tratada (D)	Características
Campylobacter	Água ou alimento contaminado, água de lagoa, aves e animais	I: 2 a 5 dias D: 5 a 14 dias	Pode causar diarréia sanguinolenta
Salmonella	Casca de ovo, produtos avículas, leite não-pasteurizado, animais de estimação domésticos	I: 8 a 24 horas D: 2 a 5 dias	Surtos familiares, surtos em cafeterias, incidência aumentada em pacientes com câncer ou imunodeficientes
Shigella	Pessoa a pessoa, populações confinadas, falta de higiene, água contaminada	I: 24 a 48 horas D: 4 a 7 dias	Diarréia aquosa toxigênica, seguida de quadro invasivo; pode ocasionar disenteria grave
Yersinia	Alimentos, água, leite, pessoa a pessoa, cão, gato e porco	I: 12 a 48 horas D: 5 a 14 dias	Apendicite, síndrome semelhante à ileíte terminal; poliartrite pós-infecciosa; período prolongado de eliminação do organismo nas fezes
Vibrio parahaemolyticus	Alimentos de origem marinha malcozidos, especialmente camarão	I: 8 a 24 horas D: 1 a 2 dias	Alta taxa de ataque, meses de verão, autolimitado
E. coli 0127:H7	Carne moída malcozida, leite não-pasteurizado, carnes em geral, água e viagem	I: 3 a 8 dias D: 5 a 10 dias	Diarréia sanguinolenta, colite hemorrágica; síndrome hemolítica-urêmica ou púrpura trombocitopênica trombótica
Plesiomonas	Ostras cruas, viagens	I: 1 a 2 dias D: 5 a 20 dias	Fortes câimbras abdominais, vômitos e desidratação

Quadro 9.25 – Agentes etiológicos das diarréias infecciosas (incidência).

Virais (60%)			
Astrovírus	Clostridium difficile	Clostridium perfringens	Entamoeba polecki
Calicivírus	E. coli enteroinvasiva	E. coli êntero-hemorrágica O157:H7	Enteromonas hominis
Coronavírus	Mycobacterium sp.	E. coli enterotoxigênica	Giardia lamblia
Citomegalovírus	Plesiomonas shigelloides	Klebsiella pneumoniae	Isospora belli
Adenovírus entéricos	Salmonella sp.	Shigella sp.	Microsporidia
Hepatite A-G	Shigella sp.	Vibrio cholerae	Sarcocystis hominis
Vírus Herpes simplex	Vibrio fluvialis	**Outras bactérias**	**Helmintos**
Enteropatia pelo vírus HIV	Vibrio parahaemolyticus	Listeria monocytogenes	Angiostrongylus costaricense
Vírus Norwalk e vírus semelhante ao Norwalk	Vibrio vulnificus	Neisseria gonorhoeae	Anisakiasis
	Yersinia enterocolitica	Treponema pallidum	Ascaris lumbricoides
Pararotavírus	Yersinia pseudotuberculosis	**Parasitárias (5%)**	Diphyllobothrium latum
Picornavírus	**Toxigênicas com toxinas pré-formadas**	**Protozoários**	Enterobius vermicularis
Rotavírus	Bacillus cereus	Balantidium coli	**Platelmintos**
Bacterianas (20%)	Clostridium botulinum	Blastocystis hominis	Schistosoma sp.
Invasivas	Staphylococcus aureus	Cryptosporidium	Strongyloides stercoralis
Aeromonas sp.	**Toxigênicas com toxinas formadas após colonização**	Cyclospora	Taenia sp.
Campylobacter sp.		Dientamoeba fragilis	Trichinella spiralis
	Aeromonas hydrophila	Entamoeba histolytica	Trichuris trichiura

mente 200 milhões de casos de diarréia por ano nos Estados Unidos como *Escherichia coli* êntero-hemorrágica (também conhecida como *E. coli* produtora da toxina *Shiga*), *Salmonella*, *Shigella*, *Cyclospora*, *Cryptosporidium*, *Giardia*, *Campylobacter jejuni*, *Clostridium difficile*, calicivírus e outros vírus entéricos. Muitos desses organismos são transmitidos pelos alimentos, pela água ou de pessoa a pessoa. Muitos deles são devastadores para pacientes com imunodeficiência ou anormalidades estruturais no trato gastrintestinal. Com a rápida globalização e a industrialização dos alimentos associada à existência de grande quantidade de agentes patogênicos e a disponibilidade de inúmeros métodos de diagnóstico desses agentes, os desafios para se determinar os métodos mais econômicos e racionais para o diagnóstico, o tratamento e o controle em saúde pública são enormes.

As características mais importantes e comuns associadas às diarréias infecciosas mais freqüentes estão relacionadas na tabela 9.5[1-3]. Com algumas exceções, o valor preditivo de cada uma dessas características é muito baixo para um agente específico. No entanto, algumas dessas doenças que são diagnosticas por cultura das fezes (shiguelose, salmonelose e campilobacteriose) têm características inflamatórias como febre, dor abdominal, fezes sanguinolentas e presença de leucócitos nas fezes (ou reação positiva para lactoferrina nas fezes ou ainda reação positiva para a pesquisa de sangue oculto nas fezes).

O segundo fator de importância no contexto das diarréias infecciosas é a questão financeira. Cada vez mais são procurados métodos de diagnóstico que não sejam muito dispendiosos. Isso é ainda mais importante para os países em desenvolvimento. Tentam-se otimizar os recursos direcionando-os para um uso seletivo tanto no diagnóstico quanto no tratamento e nas implementações de medidas preventivas.

Dessa forma, as seguintes informações clínicas e epidemiológicas são fundamentais para que se possam otimizar os métodos diagnósticos e os recursos financeiros: a) história médica detalhada do paciente; b) dados sobre o modo de exposição a que o paciente sofreu; c) estado imunitário do paciente; d) natureza da doença (infecciosa ou não-infecciosa); e) gravidade e duração; f) se a diarréia em questão é um processo inflamatório ou hemorrágico.

O diagnóstico das diarréias varia muito entre os médicos. Por exemplo, a solicitação de cultura das fezes para o isolamento do agente etiológico não é muito valorizada por muitos profissionais da saúde. Isso ocorre, segundo eles, porque o resultado de uma cultura de fezes demora alguns dias e o tratamento do paciente deve ser feito antes desse tempo. No entanto, a informação fornecida pelo resultado da cultura das fezes tem grande importância em saúde pública e nos inquéritos epidemiológicos.

Embora o diagnóstico etiológico das diarréias tenha bastante importância, raras vezes o tratamento é feito

Tabela 9.5 – Porcentagem de pacientes que apresentam o sintoma ou alteração laboratorial.

	Salmonella sp.	*Shigella* sp.	*Campylobacter* sp.	STEC O157	*Clostridium difficile*	*Yersinia* sp.	*Entamoeba hystolitica*	*Cryptosporidium parvum*	*Cyclospora* sp.
Febre	71-91	58-100	53-83	16-45	28	68	8	57-85	54
Dor abdominal	5-74	75-100	48-100	84-92	22	65		50-84	75-84
Tenesmo		55-96		Raro					
Sangue nas fezes	5-34	25-51	1-37	21-97		26		< 15	
Vômitos e/ou náuseas	52-55	62-100	0-50	37-49		38		48-69	27-71
Sangue nas fezes	5-15	77	8	63					
Leucócitos nas fezes	11-82	60-95	25-80	42-65	28-40	48	28		

Cryptosporidium e *Cyclospora* também se caracterizam por grande perda de peso e a *Cyclospora* ainda causa uma grande fadiga.
STEC O157 = *E. coli* O157 produtora da toxina *Shiga*.

direcionado especificamente para o agente etiológico. Muitas vezes, a história, os sinais e os sintomas podem ajudar muito na identificação de um provável agente etiológico. No entanto, alguns agentes só podem ser identificados pela cultura das fezes.

Um exame para o diagnóstico etiológico com resultado negativo, em que não se isola nenhum agente infeccioso, também tem o seu valor. Especialmente nos diagnósticos diferenciais das diarréias não-infecciosas, como, por exemplo, na retocolite ulcerativa ou na doença de Chron[1-3].

Algumas informações são muito úteis e importantes, como as enumeradas a seguir, no auxílio da orientação diagnóstica do provável agente etiológico:

1. Se existir a suspeita de ingestão de produtos de origem marinha contaminados ou se houver exposição a produtos da orla marítima, deve-se realizar a cultura para espécies de *Vibrio*.
2. A diarréia do viajante que não responde favoravelmente ao tratamento empírico com quinolona ou sulfametoxazol-trimetoprima deve ser avaliada conforme a figura 9.35.
3. Dor abdominal e febre persistentes devem ser avaliadas com cultura para *Yersinia enterocolitica*.
4. Dor abdominal do lado direito, sem febre elevada, com ou sem sangue nas fezes deve ser avaliada com a cultura para *E. coli* produtora de enterotoxina (*Shiga*).
5. A protactite (inflamação do reto) em homem homossexual pode ser investigada com a sigmoidoscopia. O envolvimento dos 15cm distais é mais sugestivo de: a) herpesvírus; b) infecção por gonococo; c) sífilis ou d) clamídia. A colite que se estende mais proximalmente é mais sugestiva de *Campylobacter*, *Shigella*, *Clostridium difficile*, sorotipo LGV de clamídia. A diarréia não-infecciosa é mais sugestiva de *Giardia*.
6. Deve-se tentar, se for o caso, guardar uma amostra de fezes em uma placa de cultura, ou isoladamente em uma temperatura abaixo de 70°C.
7. O teste de lactoferrina nas fezes, ou a pesquisa de leucócitos, geralmente está presente na colite invasiva por *Salmonella*, *Shigela* ou *Campylobacter*, na colite mais grave por *C. difficile* e nas doenças inflamatórias.
8. Os exames mais freqüentes para a pesquisa de causas parasitárias nas amostras de fezes das diarréias incluem: fluorescência e imunofluorescência para *Giardia* e *Clostridium*; coloração álcool-ácido para *Clostridium*, *Ciclospora*, *Isospora* ou espécies de micobactérias (assim como cultura para o complexo *Mycobacterium avium*).

O diagnóstico específico das diarréias infecciosas permite ao clínico um uso mais racional dos antimicrobianos. Um exame das fezes que seja negativo, ou seja, que não tenha isolado nenhum agente patogênico também tem seu valor. É o caso por exemplo das causas não-infecciosas das diarréias agudas quando a causa pode ser um processo inflamatório.

A cultura de fezes, realizada de forma não-orientada e não-seletiva, pode ter um custo muito elevado para cada resultado positivo, tornando esse exame, quando solicitado de maneira indiscriminada, extremamente oneroso. Porém, quando a cultura das fezes é realizada com mais seletividade para casos de pacientes com maior probabilidade de ter um agente cultivável, seu custo para cada resultado positivo diminui muito. Por esse raciocínio, a recomendação de se realizar a cultura das fezes na tentativa de isolar a *E. coli* O157 em

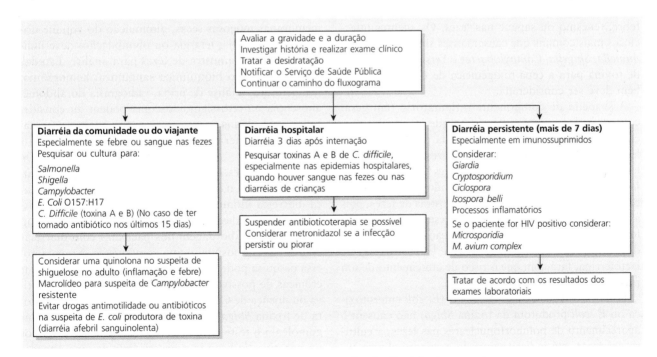

Figura 9.35 – Fluxograma para orientação diagnóstica no tratamento das diarréias infecciosas agudas.

um paciente com diarréia sanguinolenta é muito recomendável. O mesmo acontece quando o paciente apresenta um quadro sugestivo de síndrome hemorrágica urêmica (característica da *E. coli* O157 produtora da toxina *Shiga*).

Outro exemplo de indicação seletiva para a realização de cultura de fezes para espécies de *Vibrio* é o caso do paciente com diarréia e história de ingestão de alimentos marinhos nos últimos três dias ou então a realização de cultura de fezes para *Yersinia enterocolitica* em pacientes de regiões endêmicas para esse agente.

A figura 9.35 mostra um fluxograma que pode ser útil na orientação diagnóstica e na sugestão de tratamento das diarréias infecciosas agudas.

Outra situação importante que pode restringir ainda mais a indicação da cultura de fezes é o caso dos pacientes internados. Sabe-se que a cultura das fezes para agentes comuns (*Campylobacter, Salmonella, Shigella* etc.) em pacientes internados há mais de três dias e que desenvolvem diarréia não é indicada, pois a probabilidade de esses agentes serem os responsáveis pela diarréia atual é muito pequena. Nem mesmo a pesquisa de parasitas intestinais está indicada. Para esses pacientes, a cultura das fezes deve ser direcionada para outros agentes e orientada pelo quadro clínico (por exemplo, a pesquisa de *C. difficile* em pacientes que tomam antibióticos), especialmente em pacientes em estado grave. Outra indicação para a cultura das fezes é quando há um surto de diarréia infecciosa no hospital.

Da mesma maneira, o exame de fezes para a pesquisa de parasitas, muitas vezes repetido em três ou mais amostras, não está indicado quando o paciente está internado.

A cultura das fezes está indicada quando existe um componente inflamatório manifestado clinicamente por febre, tenesmo ou sangue nas fezes. Os agentes infecciosos mais comuns que causam esses sintomas são *Salmonella, Shigella, Campylobacter* e *Yersinia*. A pesquisa de toxina para a cepa toxigênicica de *C. difficile* também deve ser considerada.

A suspeita de componente inflamatório (em geral causado pelos agentes infecciosos que invadem a mucosa intestinal) pode ser comprovada pela pesquisa de leucócitos polimorfonucleares nas fezes. A presença de leucócitos polimorfonucleares nas fezes também pode ser feita de maneira indireta pelo método de imunensaio para a lactoferrina, realizado em amostras de fezes, pois a lactoferrina é um marcador da presença de neutrófilos nas fezes. Dessa maneira, a indicação de realização de cultura das fezes na presença de leucócitos, ou de lactoferrina, fará com que o risco de crescimento de um provável agente infeccioso aumente.

Embora os agentes não-invasivos (*E. coli* enterotóxica ou *E. coli* produtora da toxina *Shiga*) não causem o aparecimento de polimorfonucleares nas fezes, a cultura das fezes está indicada quando o quadro clínico sugerir a possibilidade dessas etiologias.

O quadro 9.26 mostra os agentes infecciosos causadores de diarréias agudas que costumam evidenciar leucócitos polimorfonucleares nas fezes.

Quadro 9.26 – Leucócitos nas fezes das diarréias agudas.

Leucócitos comumente presentes
Campylobacter
Salmonella
Shigella
Yersinia
Vibrio vulnificus
E. coli sorotipo O157:H7
Plesiomonas shigelloides
Disenteria amebiana
Colite ulcerativa
Doença do cólon de Crohn
Clostridium difficile (freqüentemente)
Stongyloides stercoralis (especialmente em imunodeprimidos)
Aeromonas hydrophila (ocasionalmente)
Leucócitos geralmente ausentes
Vírus
E. coli enterotoxigênica
Cryptosporidium
Isospora belli
Giardia lamblia
Enteromonas hominis
Aeromonas hydrophila (habitualmente)
Clostridium difficile (ocasionalmente)
Todas as toxinas bacterianas
Staphylococcus aureus
Bacillus cereus
Clostridium perfringens
Vibrios não-cholerae
Vibrio cholerae

O desenvolvimento de algoritmos que combinem características epidemiológicas e clínicas para o diagnóstico das diarréias infecciosas ainda é um campo para futuros estudos. Por exemplo, qualquer diarréia que dure mais de um dia, especialmente se acompanhada de febre, sangue nas fezes, sinais e sintomas sistêmicos, uso recente de antibióticos, convívio em instituições de abrigo coletivo, hospitalização ou desidratação (definida por membranas mucosas secas, diminuição do volume urinário, taquicardia, letargia ou obnubilação) deve indicar a coleta de amostra de fezes para análise. Estudos adicionais como bioquímica sangüínea, hemograma, hemocultura, análise de urina, radiografia do abdome, anoscopia ou retossigmoidoscopia podem ser considerados para alguns casos especiais nos quais a gravidade ou as caracterísiticas epidemiológicas sugiram tais investigações.

Embora a presença de leucócitos ou o teste de lactoferrina positivo nas fezes indiquem a suspeita de doença diarréica inflamatória infecciosa, alguns especialistas discordam desse exame feito rotineiramente como uma primeira abordagem nos pacientes com diarréias adquiridas em hospital ou na comunidade. No entanto, essa pesquisa pode ser importante nos casos de diarréias crônicas de possível causa inflamatória (colite ulcerativa ou doença de Crohn). Pacientes com *E. coli* produtora de toxina *Shiga* geralmente apresentam diarréia sanguinolenta e teste para a lactoferrina em níveis baixos ou negativo, indicando a necessidade de uma abordagem mais especializada para esses pacientes.

Alguns pacientes hospitalizados, especialmente aqueles com dor abdominal, devem fazer a pesquisa da toxina do *C. difficile*. Qualquer diarréia que persista por mais de 17 dias deve ser avaliada como se o paciente fosse imunocomprometido.

Nos casos de epidemias, a cultura das fezes permanece sendo o exame mais importante na orientação de antibioticoterapia quando indicada ou na determinação de perfil de resistência antimicrobiana. Além disso, é de fundamental importância a determinação do sorotipo e dos subtipos. Os rotavírus são os principais causadores de diarréias em crianças (especialmente nos meses de inverno nos países de clima temperado) e podem ser diagnosticados com exames disponíveis comercialmente e realizados em ambulatório. Os vírus Norwalk símiles são diagnosticados com exames mais sofisticados, mas em geral não são necessários para o tratamento dos pacientes. As causas de diarréias não-infecciosas ou extra-intestinais devem ser consideradas quando não se conseguiu isolar um agente responsável. Essas causas incluem síndrome do cólon irritável, doenças intestinais inflamatórias (especialmente se recorrentes, com leucócitos nas fezes ou com a presença de lactoferrina), doença intestinal isquêmica (se o paciente tem mais de 50 anos de idade ou doença vascular periférica), abuso de laxativos, obstrução parcial, abscesso de retossigmóide, doença de Whipple (síndrome de má absorção causada pelo *Tropheryma whippelii*), anemia perniciosa, diabetes, má absorção, diverticulose de intestino delgado, escleroderma ou espru intestinal (também chamada de enteropatia glúten sensível).

TRATAMENTO

Por causa da ameaça crescente das infecções com agentes resistentes a antibióticos, dos efeitos colaterais dos tratamentos com antimicrobianos, das superinfecções quando a flora intestinal normal é erradicada pelos agentes antimicrobianos e da possibilidade de induzir cepas com plasmídeos resistentes (como foi o caso da *E. coli* produtora da toxina *Shiga* induzida pelos antibióticos do grupo das quinolonas), qualquer consideração sobre o uso de antibióticos deve ser cuidadosamente analisada em vista das conseqüências potencialmente perigosas.

Novos antibióticos com capacidade para bloquear a secreção ou neutralizar as toxinas inflamatórias ou ainda para melhorar a absorção intestinal de eletrólitos e a recuperação intestinal geralmente não são necessários e estão ainda em estudo.

Uma situação na qual o uso de antibióticos é geralmente utilizado sem a coleta anterior de amostra de fezes é o caso da diarréia do viajante na qual a *E. coli* enterotoxigênica, ou outra bactéria, é a mais provável. Habitualmente, usa-se fluoroquinolona ou, em criança, trimetoprima-sulfametoxazol que pode reduzir a duração da doença de três a cinco dias para um a dois dias. Alguns médicos também consideram o uso de antibióticos para as diarréias que duram mais do que 10 a 14 dias. Isso por causa da suspeita de giardíase quando as outras investigações não revelarem o agente etiológico e, especialmente, se a história de viagem ou de ingestão de água for sugestiva. De outra forma, para pacientes com doença diarréica febril, especialmente aquelas em que se suspeita de um agente moderada ou intensamente invasivo, o tratamento empírico deve ser considerado (depois de ter sido colhida a amostra de fezes para a tentativa de isolar o agente). Esse tratamento empírico pode ser realizado com agentes pertencentes ao grupo das quinolonas ou, para crianças, com sulfametoxazol-trimetoprima que pode reduzir o tempo de eliminação dos organismos infecciosos no caso de espécies de *Shigella* suscetíveis e possivelmente em infecções com espécies suscetíveis de *Campylobacter*.

No entanto, há uma preocupação crescente no mundo todo com o aumento do número de cepas de *Campylobacter* resistentes às quinolonas. Outra preocupação recente é que essas infecções podem até mesmo piorar quando as quinolonas erradicam a flora intestinal normal. Já foi descrita uma recorrência da infecção por *Campylobacter* e o aparecimento de resistência quando se usou a quinolona nessa infecção. A eritromicina pode reduzir a duração e a eliminação do *C. jejuni*, especialmente quando administrada no início da doença. A quinolona está indicada quando houver a suspeita de infecção por *Salmonella*. No entanto, como acontece com qualquer outro antibiótico, as quinolonas também podem prolongar a eliminação de espécies de *Salmonella*.

Uma grande preocupação é o aparecimento de *Salmonella* resistente a múltiplos antibióticos. Os antibióticos não devem ser prescritos com o propósito de reduzir a probabilidade de transmissão secundária. Outros procedimentos, como lavar as mãos, conseguem a mesma finalidade sem introduzir o risco de causar resistência antimicrobiana.

Na suspeita de infecção por *E. coli* produtora de toxina *Shiga*, não devem ser utilizados os agentes antimotilidade. Isso faria com que diminuísse o trânsito intestinal e a eliminação de produtos tóxicos que seriam mais facilmente absorvidos, além de retardar a eliminação do próprio agente infeccioso. A decisão de usar um antibiótico em uma diarréia que possa ser causada por *E. coli* O157 deve ser considerada com muito cuidado porque poderá aumentar o risco de ocorrer a síndrome hemolítico-urêmica. Vários estudos têm mostrado que o uso de antibióticos nas diarréias causadas por essa cepa (*E. coli* O157) não melhoram a doença e, pior, aumentam o risco da síndrome hemolítico-urêmica. Outros estudos têm demonstrado ainda que certos antibióticos podem aumentar a produção da toxina *Shiga* e, ainda, mostraram que o tratamento da *E. coli* produtora de toxina *Shiga* pode piorar o quadro infeccioso.

Uma crescente quantidade de informações sugere que as espécies de *Aeromonas* podem ser patógenos entéricos no hospedeiro sadio e estariam associadas geralmente à diarréia leve, embora, às vezes, possam causar diarréia crônica e sanguinolenta. O sulfametoxazol-trimetoprima é o antibiótico de escolha se a terapia for recomendada.

A patogenicidade da *Plesiomonas* ainda não foi demonstrada. No entanto, quando não se encontra nenhum outro agente infeccioso que explique uma diarréia em paciente que ingeriu molusco ou crustáceo, esse agente deve fazer parte do diagnóstico diferencial. E, quando o tratamento for indicado, parece que o sulfametoxazol-trimetoprima pode diminuir a duração dos sintomas.

Geralmente o tratamento das diarréias é feito de forma empírica sem a realização do diagnóstico etiológico, que seria de grande importância para o serviço de saúde pública.

A determinação do agente etiológico pode auxiliar muito no uso racional de antibióticos e evitar que se use antibioticoterapia desnecessariamente. Algumas diarréias podem ser fatais se não forem tratadas com os antibióticos apropriados, outras apresentam sua gravidade e morbidade diminuídas pelo uso precoce e adequado de antibióticos. Muitas diarréias necessitam apenas de tratamento de suporte e não requerem terapias específicas. Atualmente, há crescente preocupação com o número de microrganismos resistentes aos antimicrobianos, como é o caso da *Escherichia coli* O157:H7 produtora da toxina *Shiga*.

Além disso, o uso desnecessário de antibióticos pode fazer com que outro agente possa se instalar e causar novo quadro diarréico ou agravar o já existente. É o caso da *Salmonella*. A *Salmonella* resistente a vários antibióticos pode estar presente na luz intestinal, em equilíbrio com o hospedeiro, ou seja, o paciente é portador sadio, sem doença. A condição de portador sadio depende da pressão inibitória da flora bacteriana intestinal existente que não permite a multiplicação da *Salmonella*. Se essa flora bacteriana for eliminada pelo uso de antibiótico empírico, a *Salmonella* resistente pode se multiplicar passando da condição de equilíbrio para a condição de agressora. Nesse caso, o paciente deixa de ser portador sadio para desenvolver a doença por *Salmonella*.

Na impossibilidade de se realizar um diagnóstico etiológico mais preciso e for decidido o tratamento empírico, vários cuidados devem ser tomados. O uso de antibióticos de amplo espectro deve ser evitado. Essa prática facilita a emergência e a seleção de bactérias entéricas resistentes que podem propagar-se de pessoa para pessoa, como ocorre com algumas cepas de *Shigella*. O uso empírico de antibióticos também pode resultar na tomada desnecessária de antibiótico. Isso ocorre quando o agente etiológico for um vírus ou uma bactéria que cause doença autolimitada, sem a necessidade do emprego de antibióticos. Além disso, algumas diarréias podem ter seu curso agravado pelo uso de antibóticos. O tratamento da salmonelose com antibióticos (incluindo as quinolonas) pode prolongar o estado de portador e favorecer a ocorrência de recaídas. O uso de antibióticos também destrói a flora nativa do intestino e retira a defesa natural contra várias outras infecções intestinais. O uso de metronidazol ou vancomicina em hospitais, na suspeita de infecção por *C. difficile*, é uma das práticas mais danosas e uma das grandes responsáveis pelo aparecimento de cepas de estafilococos resistentes à vancomicina.

As recomendações a seguir para o tratamento das diarréias infecciosas agudas são as atualmente aceitas[1-3]:

1. Iniciar a reidratação oral.
2. Iniciar uma avaliação clínica e epidemiológica abrangente para qualquer doença diarréica de importância médica (desidratação importante, diarréia sanguinolenta ou febril, diarréia em criança, diarréia em idoso ou em imunocomprometido). Pesquisar como a doença começou, as características das fezes (freqüência e quantidade); sinais e sintomas de hipovolemia; história de viajens; internação em creches ou instituições; história de ingestão de carne crua ou malcozida, ingestão de frutos do mar sem preparo ou ingestão de leite não-pasteurizado; se houve contato com alguma pessoa doente; história sexual do paciente; uso de medicações e outras condições médicas se existirem.
3. Realizar exames das fezes.
4. Instituir tratamento seletivo para diarréia do viajante, shiguelose e infecção por *Campylobacter*.
5. Evitar o uso de agentes antimotilidade (antiespasmódicos) na diarréia sanguinolenta ou quando houver suspeita de infecção por *E. coli* produtora da toxina *Shiga*.
6. Administrar as vacinas específicas disponíveis (cólera) e, nas regiões endêmicas de febre tifóide, a vacina contra esse agente (por via parenteral ou por via oral).

A figura 9.36 orienta no tratamento das diarréias infecciosas agudas.

AVALIAÇÃO DO PACIENTE

É fundamental a obtenção de dados de história clínica e epidemiológica, consistindo em uma das primeiras preocupações no atendimento ao paciente com diarréia importante (isto é, no paciente com diarréia abundante, febril, com desidratação ou com sangue nas fezes, especialmente em crianças ou idosos ou em pacientes imunocomprometidos).

Dados clínicos relevantes incluem:

1. Quando e como a doença começou – início gradual ou brusco, começo e duração dos sintomas.
2. Características das fezes – líquidas ou pastosas, presença de sangue ou muco, presença de gordura ou pus.
3. Freqüência das evacuações e estimativa da quantidade ou volume de fezes eliminadas.
4. Presença de sintomas disentéricos – febre, tenesmo, muco ou pus nas fezes.
5. Sintomas de depleção de volume – febre, taquicardia, ortostase, diminuição da urina, letargia diminuição no turgor da pele.

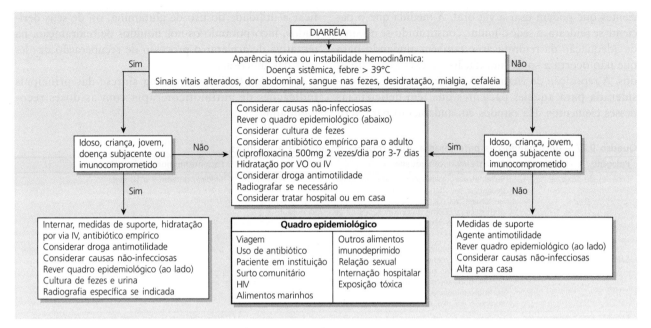

Figura 9.36 – Fluxodiagnóstico e de tratamento das diarréias agudas.

6. Sintomas associados e sua freqüência e intensidade – náuseas, vômitos, dores abdominais, câimbras, cefaléia, mialgia e alterações do sensório.

Além disso, o paciente deve ser interrogado sobre potenciais fatores de risco epidemiológico para doenças específicas, bem como para sua transmissão:

1. Viagem para uma região suspeita.
2. Internação ou convívio em instituição coletiva.
3. Consumo de alimentos suspeitos – carne malcozida, ovos, ostras, mariscos, suco ou leite não-pasteurizado, beber ou nadar em água não tratada.
4. Visitar fazenda ou zoológico ou ter contato com animais domésticos com diarréia.
5. Conhecer outras pessoas com diarréia que estejam no mesmo domicílio, lugar de trabalho ou outro ambiente de convívio próximo.
6. Uso recente de medicações rotineiras – antibióticos, antiácidos, agentes antimotilidade.
7. Ser portador de condições médicas predisponentes a diarréias infecciosas – aids, medicações imunossupressoras, gastrectomias prévias, extremos de idade (jovens ou idosos).

Quando aplicável:

1. História de relação sexual anal ou relação anal-oral.
2. Profissão de manipulador de alimentos ou trabalho na saúde em contato com outros pacientes.

O exame físico também é de grande utilidade na avaliação do paciente com suspeita de diarréia infecciosa. Devem-se avaliar os sinais vitais, incluindo temperatura, pulso, pressão arterial e outros sinais de depleção volumétrica como turgor das membranas mucosas, turgor da pele, ausência das pulsações das veias jugulares, dor abdominal ou alteração do sensório.

REIDRATAÇÃO INICIAL

O risco mais comum nas diarréias infecciosas é a desidratação e, nos países em desenvolvimento, acrescenta-se a má nutrição. Portanto, a primeira providência é a reidratação. Isso é feito geralmente com uma solução de eletrólitos e glicose. Muitos pacientes não se desidratam porque passam a ter sede e começam a ingerir uma quantidade maior de líquidos sob várias formas (sucos, refrigerantes, água etc.). Outros pacientes podem ter perda líquida maior e necessitam de suprimento extra de líquido bastante acima do habitual. Existem vários produtos já preparados que têm a composição recomendada pela Organização Mundial da Saúde (Pedialite, Ceralite ou produtos genéricos). A solução também pode ser preparada adicionando-se 3,5g de NaCl, 2,5g de $NaHCO_3$ (ou 2,9g de citrato de Na), 1,5g de KCl e 20g de glicose ou de polímero de glicose em 1 litro de água limpa. Essa solução pode ser preparada em casa, de forma mais grosseira, adicionando-se 40g (ou 4 colheres das de sopa) de açúcar e 50 a 60g de farinha de arroz, cereal, batata, milho, maisena ou soja por litro de água limpa. Isso produzirá uma solução de aproximadamente 90mM (mM = milimolar, 1 molar = mol/litro, 1 mol = 1 equivalente grama) de sódio, 20mM de potássio, 80mM de cloro, 30mM de HCO_3 e 111mM de glicose[1].

Como a hidratação oral é muito fácil de ser feita em qualquer lugar do mundo, em 1978 ela foi considerada como o maior avanço médico do século. A administração dessas soluções hidratantes por via oral são salvadoras em casos graves e também de grande utilidade nas regiões onde o uso de hidratação intravenosa não é tão fácil ou disponível. Ela é indolor, segura, de baixo custo e melhor que a hidratação intravenosa para os pacientes que podem usar a via oral. À medida que o paciente se reidrata, a sede diminui, constituindo-se no sinal de adequação da reidratação e também ajudando para que não ocorra a super-hidratação e o excesso de líquidos. A reposição de vitamina A e de zinco deve ser considerada para aqueles pacientes que têm deficiências desses elementos. Há estudos em andamento para verificar a utilidade do uso de glutamina, ou de seus derivados, incorporando-os aos líquidos de reidratação, na tentativa de acelerar o processo de recuperação das lesões das mucosas.

O quadro 9.27 mostra uma síntese das principais indicações de antibioticoterapia com as doses recomendadas[1-3].

Quadro 9.27 – Recomendações para terapia atimicrobiana de agentes específicos.

Patógeno	Paciente imunocompetente	Paciente imunocomprometido
Espécies de *Shigella*	Sulfametoxazol-trimetoprima, 160 e 800mg, respectivamente (dose pediátrica: 5 e 25mg/kg, respectivamente) 2 vezes/dia durante 3 dias (se for sensível). Ou fluoroquinolona (300mg ofloxacino, 400mg de norfloxacino, 500mg de ciprofloxacino) 2 vezes/dia durante 3 dias; ácido nalidíxico 55mg/kg/dia (dose pediátrica) ou 1g/dia para adultos durante 5 dias ou ceftriaxona ou azitromicina	Medicar durante 7 a 10 dias
Espécies não-*typhi* de *Salmonella*	Não se recomendam antibióticos. Se houver gravidade ou se o paciente tiver: menos de 6 meses ou mais de 50 anos, doença cardíaca valvular, prótese valvular, aterosclerose grave, neoplasia ou uremia, pode-se usar sulfametoxazol-trimetoprima (se for sensível) ou fluoroquinolona, nas mesmas doses para *Shigella*, 2 vezes/dia durante 5 a 7 dias, ceftriaxona 100mg/kg/dia dividido em 1 ou 2 doses	Medicar durante 14 dias (ou mais se for recorrente)
Espécies de *Campylobacter*	Eritromicina 500mg 4 vezes/dia durante 5 a 7 dias. Ciprofloxacino 500mg 2 vezes/dia durante 7 dias	Idem anterior, porém pode requerer mais dias de tratamento
Espécies de *Escherichia coli* Enterotoxigênica	Sulfametoxazol-trimetoprima, 160 e 800mg, respectivamente 2vezes/dia durante 3 dias (se for sensível). Ou fluoroquinolona (300mg de ofloxacino, 400mg de norfloxacino, 500mg de ciprofloxacino) 2 vezes/dia durante 3 dias	Idem anterior
Enteropatogênica	Idem ao tratamento acima	Idem anterior
Enteroinvasiva	Idem ao tratamento acima	Idem anterior
Enteroagregativa	Desconhecido	Considerar uma fluoroquinolona da mesma forma como no tratamento da enterotoxigênica
Êntero-emorrágica (STEC) (produtora da toxina *Shiga*)	Evitar drogas antimotilidade. Desconhecido o papel de antibióticos e seu uso deve ser evitado	Idem anterior
Aeromonas e *Plesiomonas*	Sulfametoxazol-trimetoprima, 160 e 800mg, respectivamente 2 vezes/dia durante 3 dias (se for sensível). Ou fluoroquinolona (300mg de ofloxacino, 400mg de norfloxacino, 500mg de ciprofloxacino) 2 vezes/dia durante 3 dias	Idem anterior
Espécies de *Yersinia*	Não há necessidade de antibióticos. A terapia com defuroxamina deve ser suspensa. Para pacientes com infecções graves ou com bacteriemia associada usar o mesmo tratamento indicado a pacientes imunodeprimidos usando terapia combinada com doxaciclina, aminoglicosídeo, sulfametoxazol-trimetoprima ou fluoroquinolona	Doxaciclina, aminoglicosídeo (em combinação) ou sulfametoxazol-trimetoprima ou fluoroquinolona
Vibrio cholerae O1 ou O139	Doxaciclina, 300mg em dose única; ou tetraciclina 500mg 4 vezes/dia durante 3 dias; ou sulfametoxazol-trimetoprima, 160 e 800mg, respectivamente 2 vezes/dia durante 3 dias; ou dose única de fluoroquinolona	Idem anterior
Clostridium difficile toxigênico	O antibiótico causador da superinfecção deve ser retirado se possível. Metronidazol 250mg 4 vezes/dia ou 500mg 3 vezes/dia durante 10 dias	Idem anterior
Parasitas Giardia	Metronidazol 250 a 750mg 3 vezes/dia durante 7 a 10 dias	Idem anterior
Espécies de *Cryptosporidium*	Se grave, considerar paromomicina 500mg 3 vezes/dia durante 7 dias, da mesma maneira como no imunodeprimido	Paromomicina 500mg 3 vezes/dia por 14 a 28 dias, a seguir 2 vezes/dia por 21 dias. A terapêutica com anti-retroviral deve ser administrada no paciente com aids
Espécies de *Isospora*	Sulfametoxazol-trimetoprima, 160 e 800mg, respectivamente, 2 vezes/dia durante 7 a 10 dias	Sulfametoxazol-trimetoprima, 160 e 800mg, respectivamente, 4 vezes/dia durante 10 dias seguido de sulfametoxazol-trimetoprima 3 vezes/semana ou sulfadoxina 500mg e pirimetamina 25mg/semana indefinidamente para pacientes com aids
Espécies de *Cyclospora*	Sulfametoxazol-trimetoprima, 160 e 800mg, respectivamente, 2 vezes/dia durante 7 dias	Sulfametoxazol-trimetoprima, 160 e 800mg, respectivamente, 4 vezes/dia durante 10 dias e depois 3 vezes/semana, indefinidamente
Espécies de *Microsporidium*	Não determinado	Albendazol 400mg 2 vezes/dia durante 3 semanas Terapia anti-retroviral com inibidor da protease para aids
Entamoeba histolytica	Metronidazol 3 vezes/dia durante 5 a 10 dias mais diiodoidroxiquinina 650mg 3 vezes/dia durante 20 dias (ou paromomicina 500mg 3 vezes/dia durante 7 dias)	Idem anterior

PREVENÇÃO

A prevenção das diarréias pode ser melhorada com as seguintes providências:

- Evitar carne crua ou malcozida.
- Evitar alimentos de origem marinha crus.
- Evitar o consumo de leite não-pasteurizado.
- Evitar o consumo de queijos pastosos.

PREVENÇÃO PELA EDUCAÇÃO

Muitas diarréias infecciosas podem ser prevenidas seguindo-se regras simples de higiene pessoal e técnicas adequadas de preparo e manuseio dos alimentos. A lavagem das mãos com água e sabão é um método eficiente para prevenir a disseminação e deve ser enfatizada para os profissionais da saúde e especialmente para os pacientes com diarréia. As fezes humanas devem ser sempre consideradas como potencialmente perigosas, mesmo que não se tenha identificado nenhum agente patogênico. Dessa maneira, os resultados negativos das análises laboratoriais das fezes não devem ser usados como desculpa para a falta de cuidado e de atenção com a higiene. Os pacientes com deficiência imunitária (por exemplo, pacientes com HIV, que recebem quimioterapia, que tomam corticosteróides por longos períodos ou que tomam medicações imunossupressoras) são mais suscetíveis a diarréias infecciosas causadas por uma grande variedade de agentes e sua doença tende a ser mais grave e com mais complicações. Esse grupo de pessoas pode reduzir seu risco de ter diarréia infecciosa seguindo as orientações de higiene saudáveis e apropriadas tanto no asseio pessoal como no preparo de alimentos.

Os alcoólatras e as pessoas com doença hepática crônica (hemocromatose ou cirrose) apresentam risco aumentado para infecções causadas por *Vibrio vulnificus*, encontrado em crustáceos e moluscos crus, e, portanto, devem evitar esse tipo de alimento. Os indivíduos com defesas imunes diminuídas estão com risco aumentado de adquirir infecção por *Listeria monocytogenes* encontrada nos queijos moles, produtos pré-preparados feitos com carne, derivados de leite não-pasteurizados e, portanto, devem ser evitados.

Entre as crianças e os idosos, as diarréias causadas por *Salmonella* ou *E. coli* podem ser devastadoras, porém, são facilmente preveníveis pelas práticas sadias de higiene e preparo dos alimentos. Metanálise recente de vários ensaios clínico com boa qualidade metodológica mostra que o ato de lavar as mãos diminui em 47% o risco de diarréia[4].

Dentre outros métodos de prevenção das diarréias infecciosas, as vacinas ainda estão em um estágio inicial de evolução. A vacina para febre tifóide, embora não seja ideal, poderá ser de grande auxílio quando o indivíduo for para regiões endêmicas dessa doença. Especialmente a vacina oral Ty21, ou a vacina parenteral com o antígeno polissacáride V1 capsular. A vacina para cólera também pode ser empregada nas viagens para as regiões onde o risco é alto de adquirir essa doença. A vacina para rotavírus apresenta inúmeros efeitos colaterais ainda não solucionados.

CARACTERÍSTICAS DAS PRINCIPAIS DIARRÉIAS INFECCIOSAS

SHIGELLA

Estima-se que *Shigella* spp. infectam aproximadamente 200 milhões de pessoas e causam 650.000 mortes por ano em todo o mundo. As quatro espécies mais importantes de *Shigella* spp. (*Shigella dysenteriae, Shigella flexneri, Shigella sonnei* e *Shigella boydii*) são ainda subclassificadas em subgrupos de A a D. As *Shigellas* são patógenos intracelulares facultativos e podem causar disenteria com febre alta e manifestações sistêmicas de mal-estar, cefaléia e dor abdominal. O período de incubação varia de 6 horas a 9 dias, mas geralmente é inferior a 72 horas. A *Shigella* spp. é a causa mais comum de diarréia sanguinolenta em crianças e a doença pode ser especialmente grave em crianças malnutridas. Apesar do processo destrutivo superficial e intenso do epitélio mucoso colônico, que é típico da shiguelose aguda, a bacteriemia e a infecção sistêmica são relativamente raras. A infecção por *Shigella* spp. (especialmente por *Shigella dysenteriae* tipo 1) está associada com perda protéica, o que contribui para favorecer o aparecimento de infecção secundária ou atrasar o processo de crescimento e desenvolvimento da criança. Uma complicação muito grave da shiguelose em crianças é a **síndrome hemolítico-urêmica**. Essa síndrome representa uma falência do rim com aumento de uréia no sangue e hemólise importante. Também pode aparecer com outros quadros diarréicos, como a colite pseudomembranosa, e provocar uma reação leucemóide ou estar associada a imunocomplexos e toxinas circulantes na ausência de bacteriemia. A obstrução intestinal, que ocorre em 3% dos pacientes, representa um sinal de mau prognóstico e não raramente está associada à morte. Outras manifestações extra-intestinais da shiguelose são cefaléia, meningismo e convulsões, especialmente em crianças. Esses sintomas podem ser atribuídos a uma neurotoxina que foi demonstrada na *Shigella dysenteriae* tipo 1. Uma artrite grave semelhante a que é vista na síndrome de Reiter (artrite, uretrite e conjuntivite) foi descrita em até 10% dos casos e aparece em duas a cinco semanas após a doença disentérica. Caracteristicamente, essa artrite ocorre em portadores de antígenos de histocompatibilidade HLA-B27. Síndromes artríticas também têm sido demonstradas em colites inflamatórias causadas por *Y. enterocolitica*, *Salmonella enteritidis* ou *C. difficile* associada ao antígeno de histocompatibilidade HLA-B27[5,6].

ESCHERICHIA COLI ENTEROINVASIVA

Algumas cepas de E. coli produzem uma síndrome idêntica à vista na shiguelose aguda. O período de incubação é de aproximadamente dois a três dias após a ingestão. Nem todos os sorotipos de E. coli são invasivos. Sua capacidade de invasão tecidual geralmente é pesquisada por um exame realizado com conjuntiva de guinea pig (chamado de "teste de Sereny") ou em exame com células Hela. Essa capacidade invasiva pode ser identificada de outra maneira um pouco mais sofisticada com a pesquisa de plasmídeos. Esses plasmídeos estão associados com a capacidade de invasão das Shigellas spp. ou da E. coli.

ESCHERICHIA COLI ÊNTERO-HEMORRÁGICA

Embora não se conheça muito bem a freqüência desse tipo de infecção, uma porcentagem importante das diarréias sanguinolentas e potencialmente fatais como decorrência da síndrome hemolítico-urêmica é atribuída à E. coli êntero-hemorrágica, que produz relativamente grandes quantidades de toxinas parecidas com a toxina Shiga (Vero citotoxina) sob duas formas: SLT I e SLT II. Essa bactéria chamou a atenção por causar surtos em redes de restaurantes populares que comercializavam hambúrguer. A maioria das cepas de E. coli êntero-hemorrágica pertencem ao sorotipo O157. A patogenia dessa bactéria envolve sua capacidade de aderência e erosão do epitélio intestinal e a liberação da toxina semelhante à Shiga. A toxina Shiga-semelhante inibe a síntese protéica, destrói as células epiteliais e causa necrose vascular e edema do trato intestinal. Alguns pacientes podem desenvolver a síndrome urêmica-hemolítica[8].

ENTERITE POR CAMPYLOBACTER

A infecção sistêmica por Campylobacter jejuni (antigamente Campylobacter fetus ou Vibrio fetus) já é conhecida há muitos anos. C. jejuni causa infecção entérica em todas as faixas etárias. Há muitos anos esse organismo foi reconhecido como o causador de muitas disenterias em suínos. Hoje, existem técnicas que permitem a realização de cultura específica para C. jejuni em meios altamente seletivos a 42°C em amostra de fezes de pacientes com diarréia. Esses organismos causam uma síndrome de dor abdominal intensa, febre e enterite inflamatória aguda que pode variar da diarréia líquida a uma disenteria grave com sangue e pus nas fezes. Essa infecção também tem sido associada a artrites reativas e à síndrome de Guillain-Barré. Surtos de enterites por Campylobacter têm sido associados à ingestão de água contaminada, leite não-pasteurizado ou carne de origem bovina ou de aves malcozidas[8].

DISENTERIA AMEBIANA

Existem duas espécies morfologicamente idênticas de Entamoeba: E. histolytica e E. dispar. A E. histolytica é patogênica e responsável pela amebíase invasiva, a E. dispar é um comensal do intestino. Os cistos de E. histolytica são ingeridos, ultrapassam a acidez gástrica, sofrem digestão da cápsula no intestino delgado. Os trofozoítos assim liberados invadem a mucosa colônica e produzem úlceras rasas, com bases alargadas e erodidas. A capacidade desses parasitas em invadir tecidos é atribuída a enzimas histolíticas, porém, a invasão também envolve a citólise dependente do contato com leucócitos polimorfonucleares que, então, descarregam seu conteúdo citolítico. Depois da invasão do intestino, a ameba pode semear o fígado via circulação portal, de onde a infecção pode estender-se para a pele, diafragma, pulmão ou pericárdio. Embora a amebíase extra-intestinal ocorra com uma freqüência de 1/10 com relação à disenteria amebiana intestinal sintomática, a disseminação extra-intestinal é mais comum em pacientes desnutridos, que recebem medicações citotóxicas ou esteróides, no final da gravidez, em pacientes com câncer ou outra doença sistêmica consumptiva. Existem portadores de cistos assintomáticos em 1 a 5% da população (dados americanos). A freqüência de amebíase é maior nas áreas rurais e nos grupos socioeconômicos mais baixos, onde a transmissão fecal-oral do parasita pode ocorrer. A colite amebiana fulminante é muito rara, mas pode estar associada a diabetes mellitus e alcoolismo crônico[2,3].

VIBRIOSE

Além da cepa clássica El Tor Vibrio cholerae O1, reconhece-se hoje outras cepas não-O1 de Vibrio cholerae. Além disso, muitas outras espécies de Vibrio, também conhecidas como halofílicas, podem causar diarréia e, às vezes, infecções sangüíneas e contaminação de feridas. A espécie mais comum é o V. parahaemolyticus. Essa espécie foi reconhecida em 1950 no Japão e, em 1963, constatou-se sua patogenicidade como causa de intoxicação alimentar em produtos marinhos. Os sintomas da infecção geralmente começam entre 9 e 25 horas após a ingestão de peixe ou ostras inadequadamente cozidos. A diarréia causada por esse agente costuma ser explosiva, aquosa e pode carcaterizar-se por sangue e muco. Ao exame proctoscópico, podem-se observar ulcerações superficiais. Pode estar associada a câimbras, náuseas, vômitos, cefaléia e febre. A doença é geralmente autolimitada, durando entre três a quatro dias. Outros víbrios halofílicos são: Vibrio alginolyticus, Vibrio fluvialis, Vibrio hollisae, Vibrio damsela e Vibrio vulnificus que têm sido associados a infecções entéricas, contaminação de feridas e infecções sistêmicas em seres humanos. O V. vulnificus tem sido associado a sepses gravíssimas que ocorrem 24 horas após a ingestão de ostras cruas[1-3].

SALMONELOSE

As salmonelas são bacilos gram-negativos que causam infecção especialmente nos meses de verão atacando todas as faixas etárias, mas especialmente as crianças.

A infecção geralmente é adquirida pela ingestão de água ou alimento contaminado, porém, a transmissão de pessoa para pessoa também pode ocorrer.

A fonte principal de infecção são as aves e seus produtos (carne e ovos). Outra fonte são os animais domésticos e o leite não-pasteurizado. Répteis domésticos como tartarugas, cobras e iguanas já foram responsáveis por surtos de salmonela.

A enterocolite por *Salmonella* é caracterizada por febre, câimbras, dor abdominal e diarréia que começam 8 a 48 horas após a ingestão de uma dose infectante, habitualmente com alimento, e dura em geral três a cinco dias. As fezes diarréicas dos pacientes com salmonelose contêm, com freqüência, um número moderado de leucócitos polimorfonucleares, habitualmente em menor número que o encontrado na shiguelose. Embora a enterite por *Salmonella* envolva predominantemente a lâmina própria do intestino delgado, existem muitos relatos de que *Salmonella typhimurium* causa colite com abscessos de criptas, erosão e ulceração da mucosa colônica, resultando em pus e sangue nas fezes. Algumas outras espécies de salmonelas (*Salmonella choleraesuis* e *Salmonella paratyphi*), assim como a *Salmonella typhi* tendem a causar resposta mononuclear e bacteriemia característica da febre entérica (febre tifóide)[8].

YERSINOSE

Y. enterocolitica tem sido reconhecida com maior freqüência como patógeno entérico que pode ser responsabilizado por quadros clínicos parecidos às doenças entéricas febris, podendo causar adenite mesentérica (e mimetizar apendicite aguda), ileíte inflamatória ou síndrome de colite ulcerativa com neutrófilos e células mononucleares nas fezes. A infecção por *Yersinia enterocolitica* também pode estar associada a poliartrite migratória, síndrome de Reiter ou eritema nodoso. Um quadro de diarréia aguda e vômitos é especialmente comum em crianças pequenas. Esse organismo pode causar abscessos disseminados no fígado e no baço ou ainda colite inflamatória[1-3].

ENTEROCOLITE PSEUDOMEMBRANOSA (*CLOSTRIDIUM DIFFICILE*)

A síndrome da colite pseudomembranosa tem recebido crescente atenção em virtude da descoberta de diferentes agentes etiológicos e de diferenças entre os pacientes acometidos. Foi relatada inicialmente em 1883 por Coast e descrita posteriormente por Finney em 1893. Mais tarde, a colite pseudomembranosa foi caracterizada como uma enterocolite que ocorria tipicamente quatro a cinco dias depois de cirurgias abdominais e especialmente após cirurgia para a desobstrução colônica cancerosa. A associação entre enterocolite pseudomembranosa e antibióticos foi primeiramente notada por Reiner et al. em 1952. Embora essa doença ocorresse em uma era pré-antibiótica, associada então a obstrução intestinal, cirurgias, uremia, pneumonia, infarto do miocárdio e sepse, a maioria dos relatos, nas últimas duas décadas, tem observado associação com a administração de agentes antimicrobianos, especialmente os de amplo espectro e os antianaeróbios. A diarréia é o efeito colateral mais importante de muitos antibióticos. Aproximadamente 40 a 50% dos pacientes que tomam tetraciclinas, cloranfenicol, penicilina, ampicilina, lincomicina ou clindamicina apresentam diarréia. Além disso, cada um desses antibióticos pode causar enterocolite pseudomembranosa potencialmente fatal. A enterocolite pseudomembranosa é definida pela aparência à proctoscopia. São evidenciadas placas branco-amareladas, elevadas, pequenas, medindo de 1 a 5mm constituindo as "pseudomembranas" que podem confluir cobrindo uma mucosa colônica eritematosa e ligeiramente friável. Freqüentemente, é necessário remover uma espessa camada de muco para identificar a pseudomembrana característica. As úlceras e as erosões comuns na amebíase e na colite ulcerativa estão ausentes na enterocolite pseudomembranosa. A pseudomembrana é composta microscopicamente por restos epiteliais, fibrina e leucócitos polimorfonucleares e pode ser analisada em biópsias se toda a placa for retirada.

A infecção por *C. difficile* é conseqüente à alteração da flora indígena do cólon pelo antibiótico, ou pela quimioterapia anticâncer, e a posterior ingestão de esporos e colonização por *C. difficile*. Em seguida, ocorre a liberação de enterotoxina (a toxina A é a principal causadora dos efeitos intestinais do *C. difficile*). Estudos recentes mostram que a toxina B também pode ter um papel citotóxico e contribuir na fisiopatologia da colite pseudomembranosa. A característica marcante da infecção pelo *C. difficile* é o efeito inflamatório e secretório dramático associado ao uso de antibiótico. Alguns estudos sugerem ainda a participação de células imunes na patogênese do processo inflamatório.

As manifestações clínicas geralmente começam súbita e freqüentemente com febre e dor abdominal. Embora a maioria dos pacientes desenvolva os sintomas depois de receber antibioticoterapia por quatro a nove dias, muitos casos têm sido relatados com início dos sintomas de duas a quatro semanas após a interrupção da terapia com clindamicina. Quando o diagnóstico é feito rapidamente, a suspensão do antibiótico faz com que os sintomas desapareçam em uma semana. No entanto, a continuação da administração do antibiótico, ou quando a colite aparece após o tratamento completo com o antibiótico, pode fazer com que a diarréia persista por 6 a 10 semanas e cause distúrbios hidroeletrolíticos e perda protéica importante com alta taxa de mortalidade. O tratamento, além da interrupção da antibioticoterapia, é apenas de suporte. A maioria dos pacientes recupera-se após uma semana. As drogas antimotilidade podem ser usadas (somente estão contra-indicadas quando o antibiótico causador for a lincomicina. Isso porque se observou piora da diarréia quando se usa medicação antimotilidade para a colite pseudomembranosa causada pela lincomicina). O metronidazol geralmente é utilizado para o tratamento da enterocolite pseudomembranosa. A vancomicina deve ser reservada apenas quando os sintomas persistem ou pioram. O fator mais importante responsável pelos casos de colonização e infecção pelo C. *difficile* é a terapia com antibióticos. Assim, o cuidado mais importante na prevenção da infecção por esse organismo é a **restrição do uso de antibióticos**[9].

DIARRÉIA EM PACIENTES COM AIDS

EPIDEMIOLOGIA

A diarréia é a manifestação mais comum em doentes com aids e pode ser o sintoma inicial da aids ou uma complicação muito grave da doença. A taxa de ocorrência de diarréia em pacientes com aids nos países em desenvolvimento é superior a 90% e em torno de 50 a 60% nos Estados Unidos.

Tanto os pacientes soropositivos para aids quanto aqueles com a doença ativa estão mais suscetíveis aos agentes patogênicos entéricos e aos agentes oportunistas que a população sadia. A diarréia é muito mais problemática nos pacientes com aids por causa da diminuição da imunidade e por causa do mau estado nutricional.

Em comparação com indivíduos imunocompetentes, um perfil amplo e diferente de patógenos é responsável pela diarréia nos pacientes com aids. Além disso, as diarréias nesse grupo de pacientes são muito mais graves, necessitando de procedimentos diagnósticos mais agressivos e de tratamentos mais complexos[1,2].

ETIOLOGIA

O agente etiológico das diarréias nos pacientes com aids pode ser identificado em aproximadamente 80 a 85% dos casos. Em 20 a 25% dos casos existem agentes etiológicos múltiplos.

O quadro 9.28 mostra os principais organismos e suas relativas freqüências responsáveis pelas diarréias nos pacientes com aids.

Quadro 9.28 – Ajustes etiológicos causadas de diarréia em pacientes com aids.

Freqüência	Microrganismo
Freqüente	Cryptosporidium Citomegalovírus
Comum	Entamoeba histolytica Giardia lamblia Mycobacterium avium-intracellulare Salmonella sp., especialmente typhimurium Aeromonas hydrophila Microsporidia Astrovírus/picornavírus Clostridium difficile Campylobacter jejuni
Menos comum	Vírus – Herpes simplex, rotavírus, adenovírus, agente Norwalk Cyclospora Isospora belli Enteromonas hominis Strongyloides stercoralis Blastocystis hominis Shigella species Yersinia enterocolitica

As infecções por *Cryptosporidium* e citomegalovírus são as mais freqüentes. A incidência de cada uma delas é de 15 e 40% respectivamente. A diarréia crônica persistente geralmente é causada por uma das seguintes coccídeas: *Cryptosporidium* ou *Isospora belli*. Citomegalovírus e *Mycobacterium avium-intracellulare* também causam doença crônica, embora a maioria dos pacientes morra dentro de seis meses após seu diagnóstico. Nos países em desenvolvimento, os coccídeos são, de longe, os agentes mais comuns causadores de diarréia nos pacientes com aids.

As infecções por *Salmonellas*, especialmente a *S. typhimurium*, são muito mais comuns nos imunocomprometidos. A *E. histolytica*, embora seja comumente responsável por um grande número de diarréias em imunocompetentes, geralmente é considerada um organismo comensal nos pacientes com aids. É extremamente raro que a ameba cause doença invasiva no paciente com aids. Igualmente, por razões desconhecidas, as infecções por *Campylobacter, Shigella, Yersinia, V. parahaemolyticus*, vírus não-citomegalovírus, astrovírus e picornavírus não são comuns nos pacientes com aids. O protozoário *Microsporidia* pode ser o responsável por até 50% das diarréias aquosas, não-sanguinolentas e crônicas de origem deconhecida na infecção pelo HIV[10].

QUADRO CLÍNICO

Nos pacientes com aids, a diarréia pode aparecer em vários momentos. Primeiramente, pode acometer o paciente quando da sua soroconversão. A diarréia surge com náuseas, anorexia e mal-estar em associação com uma síndrome infecciosa aguda parecida com a mononucleose. Em segundo lugar, a diarréia pode aparecer também como uma doença de apresentação, ou de abertura da aids doença. Geralmente ela está associada a febre, mal-estar, anorexia e grande perda de peso. Em terceiro lugar, caracterizando a apresentação mais comum, ela pode apresentar-se quando a doença pelo HIV já está bastante avançada e grave. Esses pacientes têm tipicamente infecção crônica, debilitante, que raramente cura espontaneamente. Está quase sempre acompanhada de grande perda de peso, com impacto nutricional e sensação de mal-estar. Muitos casos são refratários ao tratamento e persistem até a morte do paciente ou podem mesmo ser a causa da morte. No paciente com aids, os sintomas de apresentação das diarréias não permitem uma orientação diagnóstica do agente etiológico, como acontece nos imunocompetentes. Isso ocorre porque nos imunocomprometidos as infecções entéricas geralmente são múltiplas e concomitantes. A estrongiloidíase deve ser considerada em todos os imunocomprometidos que têm súbita piora e apresentam sepse polimicrobiana, meningite ou íleo adinâmico[1].

COMPLICAÇÕES

As complicações mais freqüentes das diarréias infecciosas nos pacientes com aids são a desidratação e a má nutrição resultante da perda de fluidos e da má absorção. O citomegalovírus pode causar hemorragia gastrintestinal, perfuração ou megacólon tóxico. O *M. avium-intracellulare* geralmente causa anemia grave, perda de peso e piora rápida do estado geral, com fraqueza progressiva, mal-estar e má absorção. Quando os agentes etiológicos forem *M. avium-intracellulare* ou espécies de *Salmonella*, a bacteriemia pode ser observada em 40 a 50% dos pacientes.

DIAGNÓSTICO

Os procedimentos diagnósticos para os pacientes com aids e diarréia infecciosa são bastante diferentes daqueles realizados nos imunocompetentes. Em 80 a 90% dos casos, existe um ou mais agentes entéricos patogênicos causadores de infecção. Dos agentes patogênicos identificados, 55 a 75% são tratáveis. Os agentes patogênicos nos pacientes com aids que recebem medicações anti-retrovirais (embora possam ser os mesmos agentes encontrados em imunocompetentes) são mais difíceis de ser detectados. Ao contrário dos imunocompetentes, a diarréia nos pacientes com aids geralmente não é auto-limitada. Os pacientes com aids e diarréia devem colher uma ou mais amostras de fezes para cultura voltada para bactérias entéricas, além de realizar vários exames parasitológicos tentando encontrar micobactérias e ovos de parasitas. As bactérias patogênicas entéricas são facilmente identificáveis, mas os protozoários podem ser de identificação muito difícil. Exames de fezes repetidos são necessários para efetuar o diagnóstico de *Giardia lamblia* e *Isospora belli*. Em parte porque os oocistos desses microrganismos geralmente são eliminados intermitentemente e em pequeno número. Nos pacientes com diarréia intensa causada por *Cryptosporidium*, o primeiro exame de fezes costuma evidenciar esse agente, mas em casos mais leves são necessárias várias amostras. O isolamento de vírus das fezes requer técnicas mais especializadas. As hemoculturas são muito importantes. A bacteriemia pode ser observada em 40% dos pacientes. Quando o exame e a cultura das fezes não revelarem o agente etiológico, uma hemocultura positiva pode revelar o agente em 20% dos casos. Os agentes etiológicos que mais freqüentemente produzem bacteriemia são o *M. avium-intracellulare*, *Salmonella* e, ocasionalmente, *Shigella* ou *Campylobacter*. A maioria dos casos de *M. avium-intracellulare* ocorre em usuários de drogas injetáveis que são heterossexuais. O quadro 9.29 mostra um roteiro para se realizar o diagnóstico etiológico na diarréia infecciosa do paciente com aids[2,3].

Além disso, se o hemograma demonstrar eosinofilia existe a possibilidade de infecção por *Strongyloides stercoralis*. Se os exames anteriores não revelarem o agente etiológico, deve-se proceder à coleta de material pela biópsia via endoscópica das mucosas do reto ou do cólon. A biópsia do reto, que pode ser realizada muito facilmente, é indispensável para o diagnóstico de infecção

Quadro 9.29 – Protocolo de avaliação de diarréia em pacientes com aids.

A) Avaliação inicial (indicada em todos os pacientes)
1. Cultura de fezes para bactérias entéricas – *Salmonella*, *Shigella*, *Campylobacter*, *Yersinia*
2. Exame das fezes com vários métodos de coloração, incluindo coloração para organismos álcool-ácido resistentes, ovos, parasitas e micobactérias; pesquisa de toxina para *C. difficile*
3. Hemocultura
4. Proctossigmoidoscopia em pacientes com colite intensa ou com quadro de proctocolite, especialmente homens homossexuais

B) Outras avaliações (indicadas se os estudos iniciais forem negativos ou para a pesquisa de múltiplos organismos no caso de o paciente não responder à terapia apropriada para o agente patogênico identificado)
1. Repetir culturas de fezes, incluir cultura para vírus
2. Proctossigmoidoscopia ou gastroduodenoscopia para obter fluido duodenal e biópsias de intestino delgado ou cólon que devem ser examinados para:
   a) Exame de fluido duodenal para ovos e parasitas
   b) Cultura de biópsias de duodeno e cólon para micobactérias, citomegalovírus e *Herpes simplex*. As biópsias de cólon também devem ser cultivadas para patógenos entéricos (acrescentar gonorréia e clamídia em pacientes com proctite aguda)
   c) O material obtido das biópsias deve ser corado por vários métodos (hematoxilina-eosina, Giemsa, prata, ácido periódico de Schiff e álcool-ácido) para protozoários, micobactérias e células contendo corpúsculos de inclusão virais

por citomegalovírus. Os corpos de inclusão virais com halos claros são típicos da infecção por citomegalovírus. As colorações do material obtido das biópsias pode diagnosticar as infecções por *M. avium-intracellulare*, *Cryptosporidium* ou *Giardia* que não foram detectadas no exame das fezes. O vírus *Herpes simplex* pode ser identificado microscopicamente detectando-se as células gigantes multinucleadas ou pelas culturas obtidas no momento da endoscopia. As biópsias de intestino delgado e o aspirado duodenal devem ser colhidos e examinados quando os exames de fezes, as culturas e a sigmoidoscopia não esclarecerem o diagnóstico. Os exames do intestino delgado são especialmente indicados para o diagnóstico de *Cryptosporidium*, citomegalovírus, *M. avium-intracellulare*, *Giardia* ou *Isospora belli*.

TRATAMENTO

O tratamento das diarréias infecciosas no paciente com aids inclui cuidados com a dieta, agentes antimotilidade e antimicrobianos. As dietas pobres em lactose e gordura geralmente diminuem a diarréia causada por má absorção. Os pacientes devem evitar os estimulantes do intestino como cafeína, produtos marinhos crus ou malcozidos e água não tratada. Os agentes antimotilidade têm dado resultados variados e os medicamentos dessa classe mais utilizados têm sido o difenoxilato e a loperamida. Nos pacientes com cripstoporidiose, esses agentes costumam aumentar as cólicas abdominais. Os derivados do sulfato de morfina de ação longa têm mostrado melhores resultados no alívio da sintomatologia clínica nesse grupo de pacientes.

O uso de antibióticos específicos leva a uma grande melhoria dos sintomas em 55 a 75% dos pacientes, nos quais o agente patológico é identificado. Muitos pacientes mostram melhora importante mesmo quando o organismo não foi totalmente eliminado. O uso empírico de antibióticos não deve ser realizado. A antibioticoterapia deve ser guiada pelos resultados dos exames laboratoriais.

O quadro 9.30 mostra os principais antimicrobianos utilizados, com os respectivos esquemas de tratamento, nos pacientes com aids e diarréia infecciosa[1-3].

DIARRÉIA DO VIAJANTE

EPIDEMIOLOGIA

Um aforisma que cada vez mais se torna uma constatação diz que "as viagens expandem a mente mas amolecem as fezes". A diarréia é, de longe, o problema de saúde mais comum que acomete 12 milhões de pessoas a cada ano que

Quadro 9.30 – Tratamento da diarréia infecciosa em pacientes com aids.

Organismo/tratamento	Comentários
Citomegalovírus	
Foscarnet 90mg/kg, IV, a cada12h por 14-21 dias (diluir em 100ml D5 W, infundir durante pelo menos 1h)	
Ganciclovir 5mg/kg, IV, a cada12h por 14 dias (diluir em 100ml D5 W, infundir durante pelo menos 1h)	Efetivo, porém com 75% de taxa de recorrência em 8 a 9 semanas; a terapia de manutenção parece ser satisfatória
Cryptosporidium	
Paromomycin 1g, VO, 2 vezes/dia por 12 semanas mais azitromicina 600mg 1 vez/dia por 4 semanas	A doença é geralmente crônica apesar do tratamento
Análogos da somatostatina?	
Terapias antivirais	
Indometacina 50mg, VO, a cada 8h	
Cyclospora cayetanensis	
Sulfametoxazol-trimetoprima 160mg/800mg, VO, 4 vezes/dia por 10 dias, e depois 1 comprimido, VO, por 3 vezes/semana	
Entamoeba histolytica	
	Não é recomendado tratamento, a não ser que apareça disenteria
Giardia lamblia	
Metronidazol 250-750mg, VO, 3 vezes/dia por 5 a 10 dias	Os sintomas podem desaparecer apesar da persistência da *Giardia*
Mycobacterium avium-intracellulare	
Claritromicina 500mg, VO, 2 vezes/dia *mais* etambutol, VO, 15mg/kg/dia	
Esquema antituberculoso ou ciprofloxacino 500-750mg, VO, 2 vezes/dias por 10 a 14 dias	Resultados conflitantes com as drogas antituberculosas, maior chance de resistência que as cepas de micobactéria tuberculosa; sem evidência de que o tratamento prolongue o tempo de vida
Espécies de ***Salmonella***	
Ciprofloxacino 500-750mg, VO, 2 vezes/dia por 10 a 14 dias	Comum à bacteriemia, sempre necessária a terapia de manutenção
Ceftriaxona 1-2g, IV a cada12h por 7 a 10 dias	
Vírus **Herpes simplex**	
Aciclovir 5mg/kg, VO, ou IV, 3 vezes/dia por 7 a 10 dias	Especialmente em homossexuais masculinos é muito comum a proctites
Campylobactcr jejuni	
Ciprofloxacino 500mg, 2 vezes/dia por 7 a 10 dias	Taxa de recorrência de 40%; a eritromicina é uma alternativa aceitável
Isospora belli	
SMX-TMP 160mg/800mg, VO, 4 vezes/dia por 10 dias, depois 2 vezes/dia por 3 semanas	Recorrência de 50%; terapia supressora crônica geralmente recomendada
Aeromonas hydrophila	
Ciprofloxacino 500mg, VO, 2 vezes/dia por 14 dias ou SMX-TMP 160mg/800mg, VO, 2 vezes/dia por 14 dias	Associado com a ingestão de água contaminada
Enteromonas hominis	
Metronidazol 250-750mg, VO, 3 vezes/dia por 10 dias	Estranhamente prevalente em homossexuais masculinos, possivelmente comensal; o tratamento está indicado quando não se encontra nenhum outro patógeno na presença de sintomas
Blastocystis hominis	
Metronidazol 750mg, VO, 3 vezes/dia ou furazolidona 100mg, VO, 4 vezes/dia por 7 a 10 dias	Possivelmente mais comum em crianças
Espécies de ***Shigella***	
Ciprofloxacino 500mg, VO, 2 vezes/dia por 7 dias	A maioria das espécies é resistente a ampicilina e observa-se uma aumento da resistência ao SMX-TMP
Yersinia	
Ciprofloxacino 500mg, VO, 2 vezes/dia por 7 dias	Quadro parecido com apendicite aguda; possibilidade de bacteriemia
Strongyloides stercoralis	
Ivermectina 200mcg/kg/dia por 1 a 2 dias	A migração da larva através da parede intestinal pode ser acompanhada por bactérias gram-negativas e pode ocorrer a síndrome de hiperinfecção em pacientes com aids; na estrongiloidíase disseminada a terapia deve ser continuada por pelo menos 5 dias

SMX-TMP = sulfametaxazol-trimetoprima.

viajam de nações industrializadas para nações em desenvolvimento. Viagens para regiões de alto risco como México, América Latina, África, Oriente Médio ou Ásia têm um risco de que o viajante tenha diarréia em torno de 30 a 50%. No entanto, poucos viajantes que vêm para os países industrializados desenvolvem diarréia. Entre os visitantes dos Estados Unidos, a taxa de diarréia é menor do que 4%. A diarréia do viajante é mais comum em adultos jovens que em indivíduos de mais idade.

AGENTES ETIOLÓGICOS

A *E. coli* enterotoxigênica é responsável por 40 a 50% de todos os casos de diarréia dos viajantes e pode ser adquirida em qualquer parte do mundo. Esse microrganismo adere à parede do intestino delgado onde se multiplica e produz uma enterotoxina que causa secreção fluida e diarréia propriamente dita. Os demais agentes infecciosos, especialmente *Shigella*, *Salmonella* e *Campylobacter*, são responsáveis por 20 a 30% dos casos. *Shigella*, *Salmonella* e *Campylobacter* representam uma causa cada vez mais comum devido à associação com a ingestão de alimentos de origem marinha crus ou malcozidos. Esses microrganismos comumente causam diarréia em pessoas que viajam para o Japão ou Ásia ou naqueles que passam férias em cruzeiros marítimos.

A *Plesiomonas shigelloides* está tipicamente associada aos moluscos crus, especialmente as ostras. Também está associada a viajens para o México. A *Plesiomonas* causa enterite invasiva típica. A *E. coli* O157:H7 e a *E. coli* enteroinvasiva são responsáveis, cada uma delas, por até 5% dos casos de diarréia do viajante.

Os vírus Norwalk e os rotavírus podem causar até 10% de casos de diarréia do viajante no México. A *Giardia* é o parasita que mais comumente acomete os viajantes e é responsável por 3 a 5% de todos os casos. Os viajantes que se destinam para a antiga União Soviética, especialmente Leningrado e Moscou, têm risco muito elevado de adquirir giardíase. A amebíase como causa de diarréia do viajante é rara.

A tabela 9.6 mostra a relação dos principais agentes etiológicos das diarréias do viajante.

QUADRO CLÍNICO

A diarréia do viajante tipicamente começa subitamente e apresenta quatro a cinco episódios de fezes amolecidas ou aquosas por dia durante um a três dias. Aproximadamente um terço dos pacientes deve permanecer acamado. Em 10% dos casos, os sintomas podem persistir por 10 ou mais dias. Muitas vezes, os pacientes não associam a diarréia com a viagem recente realizada porque o período de incubação da infecção, especialmente se for um parasita, pode ser prolongado e dar tempo para que o paciente retorne de viagem antes que os sintomas comecem.

Os sintomas associados incluem cólicas abdominais, náuseas, gases, tenesmos e, ocasionalmente, vômitos,

Tabela 9.6 – Agentes etiológicos mais comuns nas diarréias dos viajantes.

Agente (% total dos casos)	Incidência estimada (%)
Bacterias (aproximadamente 80-85%)	
E. coli enterotoxigênica	45-50
Shigella	8-12
Campylobacter	7-9
E. coli enteroinvasiva (cepa hemorrágica O157:H7)	5-6
Salmonella	3-5
Outros, como *Vibrio*, *Aeromonas*, *Plesiomonas*, *Shigellas*, *Yersinia*, outros tipos de *E. coli*	1-5
Vírus (aproximadamente 5-10%)	
Rotavírus	5-10
Agentes Norwalk e outros	0-5
Parasitas (aproximadamente 5-6%)	
Giardia lamblia	4-5
Cryptosporidium	3-4
Entamoeba histolytica	0-1
Strongyloides stercoralis	0-1
Desconhecido	5-10

febre, calafrios, cefaléia, mal-estar e fezes sanguinolentas. Os sintomas dependerão do agente etiológico. A diarréia do viajante raramente é grave.

PREVENÇÃO

Tradicionalmente, o viajante é orientado a tomar cuidado com alimentos, água e bebidas ingeridos. A maioria dos viajantes no entanto não segue essas recomendações. Corretamente, o viajante deveria ingerir alimentos preparados na hora e que fossem servidos quentes o bastante para serem ingeridos. O viajante deve dar preferência à água fervida e aos alimentos preparados com água fervida. Deve preferir também produtos engarrafados como água, refrigerantes, vinhos etc. Deve-se usar água fervida para beber e escovar os dentes. A fervura destrói praticamente todas as bactérias, vírus e cistos de parasitas. Uma pitada de sal para cada 250ml melhora o sabor da água. Quando a fervura não pode ser feita, a água pode ser desinfetada quimicamente usando-se tintura de iodo a 2% ou comprimidos de tetraciclina hidroperiódica (como Clobalina ou Potable-Aqua).

Pode-se recorrer também ao uso de agentes não-antimicrobianos como os antidiarréicos. O antidiarréico mais estudado é o subsalicilato de bismuto. Duas cápsulas, tomadas quatro vezes ao dia, diminui a incidência da diarréia do viajante em 65%. Essa dose, no entanto, contém uma quantidade muito elevada de salicilato. Esse medicamento não deve ser usado em pacientes alérgicos ao salicilato, naqueles que já tomam salicilatos por causa de artrite e em pacientes tomando anticoagulantes orais, drogas uricosúricas ou metrotexato. O subsalicilato de bismuto provoca uma coloração escura na língua e nas fezes e pode causar zumbido e interferir com a biodisponibilidade da doxaciclina.

Os agentes antiperistálticos como o difenoxilato e a loperamida não são efetivos. Alguns estudos têm demonstrado, pelo contrário, que o difenoxilato pode aumentar a incidência de diarréia do viajante porque causa diminuição no trânsito intestinal e, conseqüentemente, proporciona condições mais favoráveis para a colonização da mucosa enteral, facilitando a elaboração de toxina e instalação da infecção.

Em 90% dos viajantes, uma dose única de um dos antibióticos relacionados a seguir pode prevenir a diarréia.

- Doxaciclina (100mg).
- Sulfametoxazol-trimetoprima em dose dupla (160mg/800mg).
- Ciprofloxacina (500mg) ou norfloxacino (400mg).

O tratamento é iniciado um dia antes da viagem e continua até dois dias após o retorno. Os riscos do tratamento profilático incluem reações alérgicas, erupções da pele, reações de fotossensibilidade, reações hematológicas mais sérias, síndrome de Stevens-Johnson e outras infecções que podem ser favorecidas por esses antibióticos, como a colite associada a antibiótico ou a vaginite por *Candida*. O maior argumento, no entanto, contra o uso indiscriminado de antibióticos profiláticos em milhões de viajantes a cada ano é o risco da emergência de organismos resistentes aos antibióticos usados. A resistência à doxaciclina é encontrada atualmente em muitas partes do mundo. A resistência ao sulfametoxazol-trimetoprima é muito comum nas áreas tropicais. As quinolonas são os agentes mais eficazes na prevenção da diarréia do viajante.

No tratamento da diarréia do viajante, a dieta por via oral com líquidos e eletrólitos usando-se água potável, bebidas engarrafadas, refrigerantes sem cafeína e sucos de frutas são suficientes para recuperar o bem-estar.

As medicações não-antibióticas como o caolim ou a pectina não são eficazes na diarréia do viajante, mas aumentam a consistência das fezes sem diminuir a cólica ou a freqüência das evacuações, nem encurtar o curso da diarréia. O subsalicilato de bismuto, o elixir paregórico, a codeína, o difenoxilato ou a loperamida podem trazer alívio temporário. A loperamida, na dose inicial de 4mg, seguida de 2mg depois de cada episódio de evacuação pastosa ou líquida, durante dois dias, na dose total não superior a 8 cápsulas de 2mg por dia, demonstrou alívio significativo dos sintomas, parecendo ser superior ao subsalicilato de bismuto (administrado na dose de 30ml por via oral a cada 30 minutos, durante 3 a 5 horas, em dois dias, na dose total de até 240ml/dia). Os agentes antimotilidade, no entanto, não devem ser administrados isoladamente aos pacientes com suspeita de infecção bacteriana invasiva e também devem ser interrompidos se os sintomas persistirem por mais de 48 horas. Quando há suspeita de infecção bacteriana invasiva, o uso judicioso de antibióticos apropriados deve ser considerado.

O tratamento com antibióticos pode proporcionar alívio rápido dos sintomas e redução na freqüência das evacuações, além de diminuir o curso da doença, que em geral dura de um a três dias, para apenas algumas horas. Na diarréia tóxica, não-disentérica do viajante, três dias de tratamento com uma combinação de loperamida e sulfametoxazol-trimetoprima são muito eficazes (com resposta de 98%; metade das pessoas assim tratadas não apresenta mais fezes pastosas ou líquidas em 1 hora após o tratamento). Em pacientes com febre alta, fezes sanguinolentas ou com um quadro típico bacteriano-invasivo, o tratamento de escolha é o norfloxacino na dose de 400mg duas vezes ao dia, ou a ciprofloxacino na dose de 500mg duas vezes ao dia. A duração do tratamento é de, em média, três a cinco dias, embora, muitas vezes, somente duas doses sejam suficientes. Quando a loperamida é adicionada à terapia com a quinolona, parece haver resolução mais rápida dos sintomas. As quinolonas também são preferidas ao sulfametoxazol-trimetoprima para viajantes que vão para áreas onde existe uma taxa alta de resistência ao sulfametoxazol-trimetoprima ou onde o *Campylobacter* é comum. No mundo todo, observa-se crescente aumento da resistência à doxaciclina e ao sulfametoxazol-trimetoprima entre os agentes bacterianos causadores de diarréia dos viajantes. Em alguns continentes, a resistência bacteriana da *Salmonella* e da *Shigella* pode chegar a 50% das cepas. Felizmente, há poucos relatos de resistência às quinolonas especialmente ao norfloxacino ou ao ciprofloxacina. Além disso, naquelas pessoas com disenteria que não respondem bem ao tratamento com sulfametoxazol-trimetoprima, esse antibiótico deve ser substituído rapidamente por uma quinolona. As quinolonas não são recomendadas para crianças e grávidas em virtude dos efeitos colaterais para esses grupos populacionais[1-3].

REFERÊNCIAS BIBLIOGRÁFICAS

1. Guerrant RL, Van Gilder T, Steiner TS. Practice Guidelines for the Management of Infectious Diarrhea. Clin Infect Dis 2001; 32:331. ▪ 2. Centers for Disease Control. Diagnosis and management of food borne illness, a primer for physicians. MMWR 2001; 50:RR-2. ▪ 3. Tauxe RV, Swerdlow DL, Hughes JM. Foodborne Disease. Mandell: Principles and Practice of Infectious Diseases, 5th ed., Churchill Livingstone, Inc., 2000. ▪ 4. Curtis V, Caincross S. Effect of washing hands with soap on diarrhoea risk in the community: a systematic review. Lancet Infec Dis 2003; 5:275. ▪ 5. Bhattachaja SK, Sur D. An evaluation of current shiegllosis treatment. Expert Opin Pharmacother 2003; 4:1315. ▪ 6. Cordell RL. The risk of infectious microbes and microbialtoxins: paradigms for microbial-mucosal interactions III. Shigellosis from symptoms to molecular pathogenesis. Am J Physiol Gastrointest Inv 2001; 280:6319. ▪ 7. Locht H, Krogfelt KA. Comparison of rheumatological and gastrointestinal symptoms after infection with Campilobacter jejuni /coli and enterotoxigenic Escherichia coli. Ann Rheum Dis 2002; 61:448. ▪ 8. Martin IJ et al. Multi Provincial Salmonella Typhimurium case-control study Steeering Committee. Increased burden of illness associated with antimicrobial resistant Salmonella enterica serotype typhymurium. J Infect Dis 2004; 189:377. ▪ 9. Gregg CR, Nassar NN. Infectious enteritis. Curr Treat Options Gastroenterol 1999; 2:119. ▪ 10. Hayes C, Elliot E, Krales E, Downer G. Food and water safety for person infected with human immunodeficiency virus. Clin Infect Dis 2003; 36:S106.

73. DIARRÉIAS CRÔNICAS

Ethel Zimberg Chehter

A definição de diarréia nem sempre é fácil. A maioria dos pacientes considera o aumento do teor líquido das fezes a característica essencial da diarréia, porém é um parâmetro bastante subjetivo. Assim três ou mais evacuações ao dia com fezes no limite de peso máximo em torno de 200g/dia são critérios quantitativos adotados e, geralmente, bem aceitos entre os pesquisadores[1,2].

CLASSIFICAÇÃO

Vários esquemas têm sido propostos na classificação de diarréia, com base em fatores como duração da doença (aguda e crônica), população de risco (aids e não-aids), gravidade (grandes e pequenos volumes), mecanismos fisiopatológicos (osmóticos, secretor etc.), características das fezes (líquida, com sangue etc.). Cada uma destas classificações tem seus méritos e defeitos[1,2].

Inicialmente, adotaremos o critério de duração, sendo então a diarréia crônica definida como presente por quatro semanas ou mais[3].

FISIOPATOLOGIA

Existem quatro mecanismos básicos na gênese da diarréia: osmótico, secretor, motor e mistos[1-3].

Diarréia osmótica – é causada pela presença de solutos pouco absorvíveis e osmoticamente ativos na luz intestinal. Têm como principais características a regressão com o jejum ou suspensão do agente osmótico e o pH das fezes é ácido. Pode ser causada por má absorção de carboidratos, induzida por sais de magnésio ou por laxativos à base de sódio inabsorvível.

Diarréia secretora – é determinada por transporte iônico anormal pelas células do epitélio intestinal, principalmente por secreção ativa de íons e água. Quatro mecanismos determinam a diarréia secretora: defeitos congênitos de absorção iônica, ressecção intestinal, doença difusa de mucosa e mediadores anormais. As principais causas de diarréia secretora são: infecciosas (virais e bacterianas), uso de laxativos (antraquinonas etc.), ressecção intestinal, doença inflamatória intestinal, má absorção de sais biliares e ácidos graxos, doenças associadas à atrofia mucosa, tumores, hipertireoidismo, doenças do colágeno, cólera pancreática e defeitos congênitos.

Diarréia motora – a comprovação de distúrbio motor intestinal é pouco conclusiva, no entanto, a comunidade científica aceita a noção de que motilidade intestinal anormal pode gerar diarréia, a qual pode ser leve a moderada. Acredita-se que um trânsito acelerado faça a propulsão rápida do bolo fecal, diminuindo o tempo de contato com as células absortivas. Dentre as causas mais freqüentes destacamos síndrome carcinóide maligna, carcinoma medular da tireóide, pós-cirúrgica (pós-vagotomia, gastrectomia), neuropatia diabética, hipertireoidismo e má absorção de ácidos biliares.

Por outro lado, a lentificação do trânsito intestinal pode ocasionar diarréia por promover o supercrescimento bacteriano no intestino delgado. São as causas: suboclusão intestinal, doença difusa do tecido conjuntivo (esclerodermia e outras), divertículos duodenais, lesões do sistema nervoso autônomo (*diabetes mellitus*) e algumas drogas como opiáceos, loperamida, difenoxilato e anticolinérgicos.

Diarréia exsudativa – a ruptura da integridade da mucosa intestinal, como ulceração/inflamação, pode ocasionar a eliminação de muco, sangue e proteínas no lúmen intestinal. Causas: infecções bacterianas (*Shigella* sp., *Salmonella* sp.), infecções virais, protozoários (*Entamoeba hystolitica*), helmintos (*Strongyloides stercoralis*), assim como doenças inflamatórias intestinais, colite isquêmica e neoplasias de cólon e reto[1-4].

DIAGNÓSTICO DIFERENCIAL

A diarréia crônica envolve um grande número de doenças, portanto, ter em mente seu diagnóstico diferencial é de muita utilidade. No quadro 9.31 apresentamos as principais causas de diarréia crônica[1,2].

Quadro 9.31 – Diagnóstico diferencial das diarréias crônicas.

Diarréias aquosas	Diarréia inflamatória crônica

Diarréia osmótica
  Laxantes osmóticos (magnésio, fosfato, sulfato),
  Má absorção de carboidratos
Diarréia secretora
  Congênitas (cloridrorréia congênita)
  Toxinas bacterianas
  Má absorção ileal de sais biliares
  Doenças inflamatórias intestinais
Vasculites
  Drogas e envenenamentos
  Abuso de laxativo estimulante
  Distúrbios de motilidade/regulação
    Pós-vagotomia, pós-simpatectomia
    Neuropatia diabética autonômica
    Síndrome do intestino irritável
Diarréias endócrinas
  Hipertireoidismo, carcinoma medular da tireóide
  Doença de Addison
  Gastrinoma, VIPoma, somatostatinoma
  Carcinóide
  Mastocitose
Outros tumores
  Carcinoma de cólon, linfoma, adenoma viloso
Idiopáticas – diarréia secretora epidêmica e esporádica
	Doença inflamatória intestinal
	  Colite ulcerativa
	  Doença de Crohn
	  Diverticulite
	  Jejunoileíte ulcerativa
	Infecciosas
	  Colite pseudomembranosa
	  Infecção bacteriana invasiva (tuberculose, *Yersinia* sp.)
	  Infecções virais ulcerativas (citomegalovírus, *Herpes simplex*)
	  Infecções parasitárias invasivas (amebíase, estrongiloidíase)
	Colite isquêmica
	Colite pós-radiação
	Neoplasias de cólon/linfoma
	Esteatorréia
	Síndrome de má absorção
	  Doença da mucosa (doença celíaca, Whipple)
	  Síndrome do intestino curto
	  Supercrescimento bacteriano em intestino delgado
	  Isquemia mesentérica
	Má digestão
	  Insuficiência pancreática exócrina
	  Alterações de ácidos biliares luminais

Adaptado de Schiller, 2000.

AVALIAÇÃO DO PACIENTE COM DIARRÉIA CRÔNICA

HISTÓRIA

Por tratar-se de um sintoma de várias doenças, a história detalhada fornece as diretrizes do diagnóstico, assim, duração maior que quatro semanas, freqüência, quantidade, comprometimento do estado geral, entre outros podem indicar a chave para o diagnóstico. No quadro 9.32 indicamos a sistematização da anamnese, sendo muito útil[4]:

Quadro 9.32 – Sistematização da anamnese.

Início e duração do quadro
Número de evacuações
Quantidade de fezes
Aspecto das fezes: consistência, coloração, esteatorréia, restos alimentares, odor, muco, pus ou sangue
Dor abdominal
Febre
Emagrecimento
Sintomas constitucionais (por exemplo, cansaço)
Uso de medicamentos/laxativos/drogas
Hábitos alimentares/alimentos suspeitos
Viagens
Antecedentes familiares e sociais

Um roteiro detalhado está apresentado no quadro 9.33.
Após anamnese detalhada, a localização da diarréia, isto é, se em intestino delgado ou cólon, impõe-se. As principais características diferenciais estão citadas no quadro 9.34[5].

EXAME CLÍNICO

O exame clínico é determinante na avaliação da gravidade da diarréia. O comprometimento da volemia, determinado pelas modificações ortostáticas da pressão e pulso, a temperatura (febre) e os sinais de toxemia podem ser observados. O exame abdominal pode identificar qualidade e quantidade dos ruídos hidroaéreos, distensão

Quadro 9.33 – Roteiro na história da diarréia crônica.

Geral
  Início – congênitas, abrupto, gradual
  Evolutivo – contínua, intermitente
  Duração > 4 semanas
  Epidemiologia – viagem, alimentos, água

Fezes
  Aquosa
  Disentérica
  Esteatorréia
  Incontinência fecal

Dor abdominal
  Doença inflamatória intestinal
  Síndrome de intestino irritável
  Isquemia

Emagrecimento
  Má absorção
  Neoplasia

Fatores agravantes   Dieta, estresse, medicamentos
Iatrogenia   Drogas, radiação, cirurgia, laxativos, diarréia fictícia
Doenças sistêmicas   Hipertireoidismo, *diabetes mellitus*, doenças do colágeno – vascular, síndromes tumorais, aids, deficiências de imunoglobulinas

Adaptado de Fine e Schiller, 1999.

Quadro 9.34 – Características clínicas diferenciais das diarréias crônicas.

Evacuações/sintomas	Intestino delgado	Intestino grosso
Número	Pequeno	Grande
Volume	Grande	Pequeno
Consistência das fezes	Normal/pastosa	Desfeita/liquefeita
Cor	Normal/brilhante	Normal
Odor	Característico/rançoso	Característico/pútrido
Puxo/tenesmo	Não	Sim
Urgência fecal	Rara	Freqüente
Dor abdominal	Periumbilical/QID	QIE
Alívio com evacuação	Não	Sim
Muco	Não	Sim
Sangue visível	Incomum	Comum
Restos alimentares	Freqüentes	Incomuns
Desnutrição	Freqüente	Pouco freqüente

QID = quadrante inferior direito; QIE = quadrante inferior esquerdo.
Adaptado Mizputen e Ambrogini Jr, 2001.

e dor à palpação. Sinais de desnutrição, tais como emagrecimento, cabelos quebradiços, queilite, anemia, indicarão perda nutricional importante, assim como sinais de desidratação e distúrbios hidroeletrolíticos (por exemplo, hiponatremia) podem evidenciar a gravidade da diarréia. Até sinais de deficiência na coagulação, como hematomas, podem evidenciar presença de má absorção[1,2,4].

Raramente a causa da diarréia pode ser evidenciada pelo exame clínico. Alterações de pele podem sugerir mastocitose, glucagonoma, doença de Addison, amiloidose, síndrome carcinóide e doença celíaca. Hepatoesplenomegalia e hipertensão ortostática podem sugerir amiloidose. Nódulos em tireóide ou evidências de hipertireoidismo podem ser os únicos sinais de adenoma ou até carcinoma medular de tireóide. Artrites podem ser notadas com doenças inflamatórias intestinais, na doença de Whipple e em algumas infecções entéricas. Linfadenopatia pode sugerir infecção pelo HIV ou linfoma. Sinais periféricos de doença vascular podem sugerir doenças do sistema mesentérico.

O exame proctológico pode revelar disfunção esfincteriana ou muscular da pelve, que pode produzir incontinência fecal. Um roteiro para o exame clínico encontra-se no quadro 9.35[3].

Quadro 9.35 – Roteiro para o exame clínico em pacientes com diarréia crônica.

Geral
Balanço hídrico, estado nutricional
Pele
Rush cutâneo, *flushing*, dermatografismo
Exame da tireóide
Abdome
Hepatomegalia, massas, ascite, dor à palpação
Anorretal
Competência do esfíncter, pesquisa de sangramento
Membros inferiores
Edema

Adaptado Fine e Schiller, 1999.

EXAMES LABORATORIAIS

A etiologia da diarréia crônica é muito variada, de modo que sugerimos um roteiro na pesquisa de sua etiologia. Inicialmente, tentar identificar se é intestinal ou extra-intestinal, de delgado ou cólon e se funcional ou orgânica.

Exames gerais são de alguma utilidade: hemograma completo (anemia e leucocitose), perfil hidroeletrolítico, estado nutricional e proteínas séricas, além de afastar causas endócrinas de diarréia (por exemplo, hipertireoidismo).

Além do exame protoparasitológico, para afastar verminoses e/ou protozoários, a coprocultura é feita na possível identificação de agentes bacterianos. A análise das fezes é de extrema importância: peso, eletrólitos (osmolaridade), pH, sangue oculto, leucócitos e gordura. Com base na história, no exame clínico e nas características das fezes, podemos então optar pelas categorias: aquosa, que engloba a forma osmótica e secretora, a inflamatória ou a esteatorréia[1,2].

INVESTIGAÇÃO DAS DIARRÉIAS AQUOSAS

Diarréia secretora – envolve basicamente a diminuição de absorção de água e eletrólitos. Este mecanismo pode ser desencadeado por fatores como toxinas bacterianas, aumento de secretagogos, liberação de imunomediadores ou defeitos no transporte de proteínas. O quadro 9.36 indica o fluxo diagnóstico da diarréia secretora[1].

Quadro 9.36 – Investigação da diarréia secretora[1].

Passo 1	
Excluir infecção	Bacteriana (*standard* + *Aeromonas* + *Plesiomonas*)
	Helmintos + protozoários
	Coccídeos, microsporídeos, giárdia
Passo 2	
Excluir doenças estruturais	Radiografia
	Sigmoidoscopia/colonoscopia + biópsia
	Tomografia
	Biópsia de delgado + aspirado para cultura
Passo 3	
Testes seletivos (se disponíveis)	Gastrina, calcitonina, somatostatina séricas, metanefrinas urinárias, TSH, eletroforese de proteínas e imunoglobulina
Passo 4	
Teste terapêutico com colestiramina (afastar malabsorção de sais biliares)	

Diarréias osmóticas – o diagnóstico diferencial da diarréia osmótica é bastante limitado. Se as fezes apresentam baixa concentração de eletrólitos (elevado *gap* osmótico), significa que alguma substância está retendo água no lúmen colônico, e essa situação ocorre na má absorção de carboidrato ou na ingestão de magnésio[1].

Na figura 9.37 apresentamos o diagnóstico da diarréia osmótica.

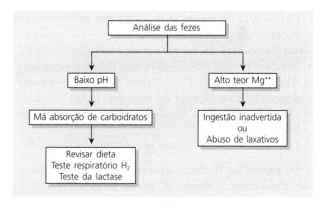

Figura 9.37 – Diagnóstico da diarréia osmótica.

INVESTIGAÇÃO DIARRÉIA INFLAMATÓRIA

Pacientes com evidência de lesão da mucosa e/ou sua inflamação são classificados como portadores de diarréia inflamatória. A maior evidência é pelo aparecimento de leucócitos e/ou sangue nas fezes[1].

As considerações diagnósticas são devidas às doenças inflamatórias intestinais, como doença de Crohn, colite ulcerativa, isquemia, enterite actínica e neoplasia.

Na avaliação inicial desses pacientes: 1. o exame proctológico se faz primordial para a verificação de lesões locais; 2. segue-se a sigmoidoscopia flexível; 3. diagnóstico de problemas anatômicos por meio de exames contrastados do intestino delgado e cólon ou pela colonoscopia[1-3].

É necessário excluir infecções bacterianas, parasitas e vírus que possam ocasionar diarréia inflamatória.

DIARRÉIAS COM PERDA DE GORDURAS (ESTEATORRÉIA)

A presença de esteatorréia implica o comprometimento da solubilização da gordura ou da absorção no intestino delgado. Esta pode ser definida pela perda de 7g ou mais de gordura nas fezes[1,2].

Em termos gerais, o processo absortivo dos alimentos pode ser dividido em uma fase de digestão propriamente dita (fase luminal) em que os alimentos são processados fisicamente (particulados) e depois quimicamente (ação enzimática), com ulterior remoção dos produtos para a corrente sangüínea e linfática. Assim a má absorção pode ser dividida em dois mecanismos básicos a saber: 1. alteração da digestão; e 2. alteração na absorção[6].

Dentre as causas de deficiência de digestão destacamos:
a) Deficiência enzimática – pancreatite crônica.
b) Inativação enzimática – síndrome de Zollinger-Ellison (gastrinoma).
c) Trânsito acelerado – gastrectomia à Billroth.
d) Alteração da solubilização das gorduras – colestase, drogas, supercrescimento bacteriano, ileíte de Crohn (aumento da perda dos sais biliares).
e) Deficiência de vitamina B_{12} – anemia perniciosa ou supercrescimento bacteriano.

Dentre as causas da deficiência de absorção citamos:
a) Deficiência enzimática – deficiência de dissacaridases.
b) Alterações epiteliais – síndrome do intestino curto, doença celíaca, doença de Whipple, espru tropical.
c) Obstrução linfática – linfomas, linfangiectasias, tuberculose.
d) Doença vascular – isquemia intestinal, vasculites.

Os principais sintomas são: diarréia, cólicas, distensão abdominal, flatulência, perda de peso, fraqueza, parestesias, "fezes brilhantes e densas que não afundam no caso sanitário" (esteatorréia)[6].

Ao exame clínico podemos encontrar sinais das deficiências vitamínicas, má nutrição, e das doenças crônicas, como anemias, queda de pêlos e cabelo, câimbras, entre outros.

Na suspeita diagnóstica de esteatorréia, existem exames específicos:

a) **Pesquisa de gordura fecal ou teste de Sudan** – é um teste qualitativo e o mais simples para a avaliação inicial da esteatorréia. Baseia-se na detecção microscópica de gordura nas fezes coradas com Sudan III, em que a gordura se cora de alaranjado e os resultados são expressos na forma semiquantitativa de uma a quatro cruzes. Esse teste é de alta sensibilidade e especificidade, especialmente em esteatorréias moderadas e intensas.

b) **Pesquisa quantitativa de gordura fecal** – é um teste quantitativo que fornece o diagnóstico de certeza. Realizam-se coleta de fezes por três dias consecutivos, após dieta com 100g de gordura elementar rica em triglicérides (manteiga), e feita pesquisa quantitativa, após homogeneização, pelo método de Kamer. Em pacientes normais, a excreção fecal de gorduras não excede 6g/dia. Uma vez confirmada a esteatorréia é necessário localizar a doença, isto é, se é por alteração digestória ou absortiva. Segue-se o teste da d-xilose.

c) **D-xilose** – a d-xilose é uma pentose absorvida no intestino delgado por difusão passiva, sem a participação de enzimas digestórias, sendo excretada por via urinária, assim mede a integridade da mucosa intestinal. É administrada por via oral na dose de 25g e pode ser dosada no plasma a cada 30 minutos ou na urina de 5 horas. Valores normais são considerados quando a xilosemia aumenta 20% aos 60 minutos ou quando a xilosúria é maior que 20% da dose ingerida, e valores inferiores a esses indicam alteração da superfície absortiva intestinal. Dessa forma, verificam-se as causas de esteatorréia por deficiências de absorção e indica-se exame radiológico do intestino delgado (trânsito) e a seguir estudo histológico de fragmento de mucosa duodenal.

d) **Trânsito de delgado** – detecta a presença de anomalias congênitas, divertículos, fístulas, neoplasias, doença de Whipple, doença de Crohn, doença celíaca, entre outras.

e) **Biópsia intestinal** – é o método de excelência para o diagnóstico específico das doenças da mucosa intestinal. A acurácia do método é variável e depende da extensão da doença, do tamanho da biópsia e da fase evolutiva da doença. Habitualmente, é feita com a cápsula de Crosby ou de Cruggler, que é deglutida pelo paciente na noite anterior e, após controle radioscópico da posição (jejuno proximal), o material é colhido e pode ser processado para histologia em microscopia óptica ou eletrônica. Caso o teste da d-xilose não apresente alterações, deveremos investigar as causas por deficiência de digestão. Assim, indicaremos:

f) **Ultra-sonografia e tomografia computadorizada** – são exames importantes para o diagnóstico de pancreatite crônica, neoplasia de pâncreas, fibrose cística pancreática, linfadenomegalias, massas, entre outras.

g) **Testes respiratórios** – permitem avaliar se há decomposição bacteriana excessiva. Na suspeita de supercrescimento bacteriano, é utilizada d-xilose ou trioleína marcadas com carbono-14. Este elemento é administrado ao paciente e após 15 minutos é realizada a quantificação do carbono-14 expirado.

h) **Teste de Schilling** – baseia-se na fisiologia da absorção da vitamina B_{12}. A má absorção da vitamina B_{12} pode ser decorrente de quatro fatores: 1. deficiência de fator intrínseco (anemia perniciosa); 2. deficiência de proteases pancreáticas para a liberação da vitamina B_{12} do complexo fator intrínseco – proteína R; 3. ligação excessiva de bactérias – vitamina B_{12}; ou 4. perda ou diminuição do local do receptor complexo B_{12} intrínseco por ressecção ileal. O teste consiste na administração por via oral de vitamina B_{12} marcada e simultaneamente doses elevadas da não-marcada, que satura os receptores hepáticos, reduzindo a retenção hepática da vitamina marcada. Se a radioatividade urinária for menor que 8% nas 24 horas, está confirmada a má absorção da vitamina B_{12}. Se a má absorção ficar corrigida em um teste posterior após a administração de fator intrínseco, o diagnóstico de deficiência de fator intrínseco está confirmado.

i) **Colangiopancreatografia retrógrada endoscópica** – caso a suspeita de pancreatite crônica não se confirme pelos métodos habituais, pode ser realizado estudo endoscópico da via pancreática, que também pode fornecer dados úteis sobre a via biliar intra e extra-hepática[6].

Outros testes – quando definido o tipo de mecanismo da esteatorréia, alguns testes específicos podem ser realizados, como a gastrinemia na suspeita da síndrome de Zollinger-Ellison, pesquisa de anticorpo antigliadina, anti-reticulina e antiendomísio na possibilidade de doença celíaca, parasitológico na possibilidade de giardíase, estrongiloidíase ou ancilostomíase. O algoritmo sugerido para o estudo do diagnóstico da síndrome de má absorção está apresentado na figura 9.38[6].

DIARRÉIA NA AIDS

A diarréia é o sintoma mais freqüente em pacientes com aids. Nos países desenvolvidos, ela é descrita em 50% dos casos; no entanto, nos países em desenvolvimento, essa incidência atinge cerca de 90% dos pacientes[7.]

A presença da diarréia representa um fator importante para as condições nutricionais desses pacientes, sendo que a preservação do estado nutricional implica melhoria subseqüente da função imunológica. Além disso, a diarréia constitui importante fator na morbidade e mortalidade em pacientes infectados pelo HIV.

A diarréia na aids envolve inúmeros fatores:

a) Agentes infecciosos oportunistas e não-oportunistas.
b) Relacionados ao HIV propriamente dito.
c) Alterações funcionais: hipossecreção gástrica e conseqüente supercrescimento bacteriano; diminuição da área da superfície da mucosa; disfunção ileal; mediadores inflamatórios; e endotoxinas secretoras.
d) Alterações motoras: autonômicas e relacionadas a motilidade do delgado.
e) Medicamentosa: cotrimoxazol, didanosídeo e dapsona.

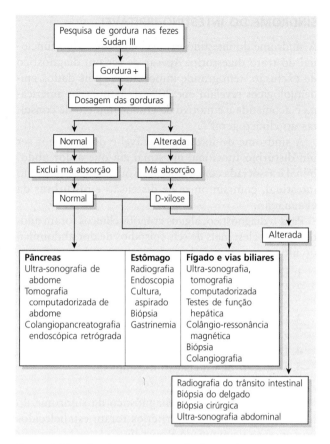

Figura 9.38 – Algoritmo para o estudo da má absorção.

Em até 50 a 85% dos casos, o patógeno pode ser identificado. Os agentes etiológicos mais encontrados estão citados no quadro 9.37[7].

Quadro 9.37 – Etiologia da diarréia em pacientes infectados pelo HIV.

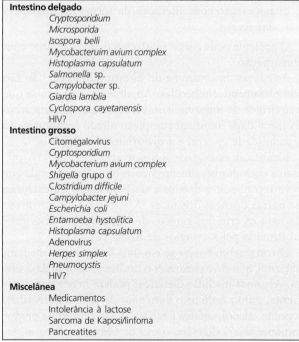

Adaptado Nunez et al., 2002.

SÍNDROME DO INTESTINO IRRITÁVEL

A síndrome do intestino irritável é um distúrbio funcional do trato digestório. Apesar de ser um diagnóstico de exclusão, tem grande importância, pois dados epidemiológicos revelam que 20% da população americana é acometida e é motivo de grande número de consultas ao clínico geral[8,9].

A síndrome do intestino irritável é definida por ser um distúrbio funcional intestinal em que a dor abdominal é associada com a defecação ou alteração do ritmo intestinal, com sintomas de distensão e distúrbios da evacuação.

Para o diagnóstico, alguns critérios clínicos foram adotados. São eles: mais de seis episódios de dor abdominal no último ano associados a duas ou mais das seguintes:

1. Dor aliviada pela defecação.
2. Dor associada à alteração da freqüência das evacuações.
3. Dor associada à alteração da consistência das fezes.
4. Distensão abdominal visível.
5. Sensação de evacuação incompleta.
6. Presença de muco nas fezes.

Mais recentemente, no diagnóstico da síndrome do intestino irritável alguns critérios foram estabelecidos no consenso denominado Roma II:

"Dor e/ou desconforto abdominal, contínua ou recorrente, com pelo menos 12 semanas de evolução, que não necessitam ser consecutivos, nos últimos 12 meses, e que apresentem no mínimo duas das três características a seguir":

a) alívio com a evacuação; e/ou
b) associação com alteração da freqüência das evacuações; e/ou
c) associação com alteração da forma ou aparência das fezes.

O paciente pode cursar tanto com diarréia quanto com constipação.

As causas da síndrome do intestino irritável não são completamente conhecidas. Atualmente, acredita-se que a síndrome do intestino irritável represente um distúrbio da motilidade intestinal complexo aliado à alteração da sensibilidade visceral e a distúrbios psicológicos[8,9].

Identificar esses pacientes nem sempre é fácil. A primeira consulta geralmente ocorre no clínico geral, que deve reconhecer a doença e ter bom senso na exclusão de outras doenças orgânicas. A história deve ser dirigida para os critérios clínicos de Manning e o diagnóstico firmado pelos critérios de Roma II[8,9].

O tratamento baseia-se em uma boa relação médico-paciente, que deve esclarecer o caráter funcional da doença. Algumas medidas dietéticas podem beneficiar o paciente, como reduzir o consumo de leite e derivados, repolho, álcool, cafeína e tabaco. Caso o sintoma predominante seja a diarréia, o uso de fibras e menos ingestão de líquidos são recomendados. Alguns antidiarréicos podem ser administrados, tais como loperamida e outros sintomáticos como a hioscina, sendo que em algumas situações o uso de antidepressivos, como a amitriptilina, pode trazer algum benefício ao paciente. Recentemente, estudos com antagonistas da serotonina como o 5-HT3 (ondansetrona e alonsetrona), que diminuem a sensibilidade visceral, retardam o trânsito e induzem à constipação dose-dependente, têm-se mostrado promissores no tratamento de síndrome do intestino irritável – diarréia. Caso o sintoma predominante seja a constipação, o uso de fibras é altamente recomendado na dose de 20 a 30g/dia. Outra droga utilizada com bons resultados é a cisaprida. Estudos com antagonistas dos receptores 5-HT4 (maleato de tegaserode e prucaloprida) demonstraram que eles liberam a acetilcolina e aceleram o trânsito intestinal. Porém, podem aumentar o intervalo QT, promovendo arritmias ventriculares.

TRATAMENTO

O tratamento da diarréia crônica visa especialmente dois aspectos: o primeiro é o de reposição hídrica, eletrolítica e correção de deficiências nutricionais, isto é, tratamento de suporte, e o segundo é o tratamento específico, isto é, da causa da diarréia propriamente dita[1-3].

SUPORTE

Dieta – na diarréia osmótica, a supressão do agente osmótico deve ser feita, ou até mesmo o jejum. Há benefício para os pacientes com a supressão da lactose e seus derivados, mesmo que temporária. A redução da ingestão de alimentos gordurosos beneficia temporariamente o paciente, e caso haja má absorção essa restrição é permanente, sendo então utilizados triglicérides de cadeia média. É sempre útil orientar o paciente quanto aos alimentos produtores de gases, como pêra, uva, ameixas, gelatina de frutas e chocolate, pois contêm sorbitol. Já os grãos como ervilha, lentilha, grão-de-bico e feijão contêm rafinose e devem ser evitados, assim como repolho, nabo, rabanete, gorduras, álcool e refrigerantes. Existe vantagem na dieta rica em fibras, tanto do tipo solúvel quanto insolúvel. Nos pacientes com doença celíaca, os derivados com glúten devem ser abolidos da dieta.

Reposição hídrica – é fundamental a reposição hídrica, para manter a volemia e todas as funções vitais do paciente. Caso necessário, a reposição deve ser por via parenteral.

Reposição eletrolítica – após a verificação dos níveis séricos, o potássio, o sódio e outros íons devem ser repostos.

Anemia – de forma geral, não há necessidade de reposição de glóbulos vermelhos. Deve-se tratar a doença de base para cura da anemia e, eventualmente, suplementos hematínicos devem ser administrados.

Nutricional – as deficiências vitamínicas específicas devem ser corrigidas com suplementação oral ou parenteral, em especial na síndrome de má absorção, quando as vitaminas lipossolúveis devem ser repostas. Suplementação de vitamina B_{12} também deve ser indicada nos casos de anemia perniciosa e/ou supercrescimento bacteriano[1-3].

Sintomático – na vigência de excesso de gases, é utilizada dimeticona. Na cólica, administrar anticolinérgicos como a hioscina, entre outros, e, eventualmente, drogas procinéticas, como domperidona, bromoprida ou cisaprida. Raramente os antidiarréicos são utilizados, sendo a loperamida a mais indicada quando o paciente evacua mais de cinco vezes ao dia. Os antidepressivos e os ansiolíticos são indicados para pacientes com síndrome do intestino irritável ou em casos selecionados[10].

ETIOLÓGICO

Nas diarréias aquosas osmóticas, o tratamento é fundamentalmente suspender o agente nocivo, enquanto nas secretoras identificar o agente e a antibioticoterapia se faz necessário. Nas diarréias inflamatórias, o tratamento específico da doença de Crohn ou da colite ulcerativa faz-se necessário.

Na esteatorréia, caso exista a pancreatite crônica fazer reposição enzimática com preparações de liberação entérica (Panzytrat® e Pancrease®) equivalentes 20.000-75.000 unidades de lipase às refeições, associada à inibição ácida com inibidores de bomba de prótons. Na síndrome de Zollinger-Ellison, a supressão da secreção ácida com inibidores da bomba de prótons é importante, enquanto o tumor é localizado. Nas deficiências de dissacaridases e supressão da lactose, impõe-se suplementação com beta-galactosidases de origem fúngica (Lactaid® e Lactrase®). No supercrescimento bacteriano, administrar antibióticos (amoxicilina 1g 3 vezes/dia, cefalexina/metronidazol associados 500mg 3 vezes/dia, tetraciclinas 500mg 3 vezes/dia ou cloranfenicol 500mg de 6/6h. Na doença celíaca, a suspensão de glúten dietético é indicada, além da supressão da lactose no início do tratamento e de complementação vitamínica com ácido fólico (5-10mg/dia), hidroxicobalamina (1mg por via IM a cada 2-3 meses) e cálcio (500-1.000mg/dia). Em casos de osteomalacia, administrar vitamina D (50.000U/dia). No espru tropical, a terapêutica indicada é a tetraciclina 2g/dia por 30 dias e 1g/dia por 12 meses, além do tratamento da anemia megaloblástica com ácido fólico e vitamina B_{12}. O tratamento da doença de Whipple baseia-se no uso de antibióticos por 6 a 12 meses, entre eles sulfametoxazol-trimetoprima, penicilina, estreptomicina, além da tetraciclina. Nas parasitoses, o agente etiológico determinará o tratamento. Na síndrome do intestino curto, a terapêutica é analisada caso a caso e inclui suplementação das vitaminas lipossolúveis, complexo B, vitamina C, ácido fólico e minerais como cálcio, ferro, magnésio e zinco; drogas antidiarréicas, antiespasmódicos, antibióticos, enzimas pancreáticas, lactase, entre outros[6,10].

REFERÊNCIAS BIBLIOGRÁFICAS

1. Schiller LR. Diarrhea. Med Clin North Am 2000; 84:1259. ▪ 2. Fine KD. Diarrhea. In: Feldman M, Sleisenger MH, Scharschmidt B, eds. Sleisenger & Fordtran's – Gastrointestinal and Liver Disease. 6th ed, Philadelphia: W.B. Saunders Company, 1998 p 128. ▪ 3. Fine KD, Schiller LR. AGA technical review on the evaluation and management of chronic diarrhea. Gastroenterology 1999; 116:1464. ▪ 4. Chehter EZ. Diarréia. In: Benseñor IM, Atta JA, Martins MA, eds. Semiologia Clínica, 1ª ed, São Paulo: Sarvier, 2002, p 343. ▪ 5. Ambrogini Jr, O, Mizputen SJ. Diarréia. In: do Prado FC, Ramos J, do Valle JR, eds. Atualização Terapêutica, 20ª ed, São Paulo: Artes Médicas, 2001, p 423. ▪ 6. Sanches LN, Mincis M, Mincis M et al. Síndrome de má-absorção. In: Mincis M, ed. Gastroenterologia e Hepatologia. 1ª ed, São Paulo: Lemos Editorial, 1997, p 379. ▪ 7. Nunez MRZ, Chehter EZ, Laudanna AA. Manifestações digestórias da síndrome de imunodeficiência adquirida. In: Mincis M, ed. Gastronterologia e Hepatologia, 1ª ed, São Paulo: Lemos Editorial 2002, p 959. ▪ 8. Quilici FA, André SB. Introdução e Epidemiologia. In: Quilici FA, André SB. eds. Consenso Nacional da Síndrome do Intestino Irritável (SII), 1ª ed. São Paulo, Lemos editorial, 2000, p 9. ▪ 9. Quilici FA, Cordeiro F, Rezende-Filho J et al. Tratamento. In: Quilici FA, André SB. eds. Consenso Nacional da Síndrome do Intestino Irritável (SII), 1ª ed. São Paulo: Lemos editorial, 2000, p 55. ▪ 10. Browning SM. Constipation, diarrhea and irritable bowel syndrome. Prim Care 1999; 26:113.

74. SÍNDROME DO CÓLON IRRITÁVEL

Dahir Ramos de Andrade Júnior

A síndrome do cólon irritável é caracterizada pela presença de alterações do hábito intestinal e desconforto abdominal, de caráter crônico e recorrente, na ausência de doença orgânica demonstrável. O termo "intestino irritável" foi utilizado pela primeira vez por Peters e Bargen em 1944[1], e hoje a síndrome do cólon irritável é a doença mais comum da prática do gastroenterologista e responde também por porcentagem considerável do atendimento dos ambulatórios de clínica médica. Muitos autores localizam a síndrome do cólon irritável dentro do espectro de doenças funcionais do trato gastrintestinal, que abrangem, em visão mais ampla, distúrbios em vários órgãos com musculatura lisa como esôfago, estômago, vesícula biliar e intestino delgado. Outra hipótese existente especula que a síndrome do cólon irritável, a dispepsia funcional, a síndrome da fadiga crônica, a fibromialgia e o conjunto de sintomas crônicos inexplicáveis representam pólos de uma "síndrome somática funcional"[2]. Somente a futura descoberta de marcadores moleculares e químicos característicos das várias entidades funcionais resolverá esta dúvida.

EPIDEMIOLOGIA

A prevalência de síndrome do cólon irritável nos EUA varia de 6 a 20%, de acordo com vários estudos epidemiológicos[3]. Esta mesma porcentagem foi encontrada em vários países do mundo como Austrália, Alemanha e Suécia[4]. Em estudo realizado com população urbana e rural na Inglaterra, encontrou-se prevalência de síndrome do cólon irritável na faixa de 22%[5]. Sua prevalência é similar entre pacientes idosos e jovens. Em estudo com 1.119 idosos na Dinamarca foi encontrada prevalência de síndrome do cólon irritável entre 6 e 18%, de acordo com o critério diagnóstico utilizado[6]. Taxa similar de síndrome do cólon irritável, entre 6 e 14%, foi verificada entre 507 estudantes jovens[7]. A maioria das casuísticas indica maior prevalência de síndrome do cólon irritável entre as mulheres que entre os homens (2-3:1)[8]. É considerada a doença digestória mais prevalente, representando 12% das visitas às unidades básicas (primárias) de saúde e cerca de 28% das consultas ao gastroenterologista[9]. Apesar desses estudos, especula-se que apenas de 9 a 33% dos pacientes acometidos com a síndrome do cólon irritável procuram atendimento médico, o que reduz os números da prevalência real da doença na população geral[8].

DIAGNÓSTICO

A síndrome do cólon irritável é uma doença funcional caracterizada pela ausência de marcadores anatômicos, sorológicos, químicos ou moleculares. Dessa maneira, os critérios diagnósticos existentes são baseados nos sintomas da doença[10]. Os "critérios de Manning" foram os primeiros a ser propostos, em 1978[11]. Eles foram seguidos pelos "critérios Roma I", painel de especialistas realizado na cidade de Roma em 1988 e publicado em 1999. Os critérios Roma I foram revisados em 1999, dando origem aos "critérios Roma II" (Quadro 9.38).

Quadro 9.38 – Critérios diagnósticos mais utilizados para a síndrome do cólon irritável.

Manning	Roma I	Roma II

1. Dor abdominal aliviada pela defecação
2. Dor associada com evacuação mais freqüente
3. Dor associada com fezes amolecidas
4. Sensação de evacuação incompleta
5. Eliminação de muco
6. Distensão abdominal
	Presença de pelo menos 12 semanas de sintomas contínuos ou recorrentes de:
	• Dor abdominal ou desconforto:
	  1. aliviada com defecação ou
	  2. associada com alteração na freqüência das fezes ou
	  3. associada com alteração na consistência das fezes
	• Dois ou mais dos sinais seguintes (pelo menos em um quarto das ocasiões ou dias):
	  1. freqüência das fezes alterada ou
	  2. forma das fezes alterada (duras, amolecidas/aquosas) ou
	  3. passagem das fezes alterada (esforço, urgência, sensação de evacuação incompleta) ou
	  4. passagem de muco ou
	  5. sensação de distensão ou inchaço abdominal
		Presença de pelo menos 12 semanas ou mais, não necessariamente consecutivas, nos últimos 12 meses de desconforto abdominal que tenham 2 de 3 características:
		• Alívio com defecação ou
		• Ataque associado com alteração na freqüência das fezes ou
		• Ataque associado com alteração na forma das fezes
		Sintomas que cumulativamente suportam o diagnóstico de síndrome do cólon irritável:
		• Freqüência anormal das fezes (mais que 3 evacuações por dia ou menos de 3 por semana)
		• Forma anormal das fezes (duras/cíbalos ou moles/aquosas)
		• Passagem anormal das fezes (esforço, urgência ou sensação de evacuação incompleta)
		• Passagem de muco
		• Sensação de distensão abdominal

Na aplicação dos critérios de Manning surgiram dúvidas sobre sua confiabilidade para homens e mulheres. Smith et al. estudaram 97 pacientes, 61 mulheres e 36 homens, e encontraram correlação significativa de síndrome do cólon irritável com os critérios apenas para as mulheres[12]. Recentes estudos indicaram que os critérios de Manning têm sensibilidade de 58 a 90% e especificidade de 74 a 87%[13]. O valor preditivo positivo dos critérios de Manning varia de 65 a 75%[10].

Os critérios Roma I aplicados na ausência de sinais de alarme mostraram sensibilidade de 65%, especificidade de 100% e valor preditivo positivo de 98% na distinção entre síndrome do cólon irritável e doença orgânica[14]. Os critérios Roma II ainda não foram formalmente validados, mas mostram-se comparáveis ao Roma I. Apesar disso, especula-se que os critérios Roma II sejam menos sensíveis que o Roma I[15]. Como pode ser observado no quadro 9.38, uma das principais diferenças entre o Roma I e Roma II é a restrição ao período de um ano prévio à consulta, na consideração dos sintomas no Roma II. Como a síndrome do cólon irritável é uma doença dinâmica que se modifica com o tempo (nas características, duração e freqüência dos sintomas), um período restrito para análise dos sintomas (um ano) pode reduzir a taxa de prevalência populacional, quando são aplicados os critérios Roma II. Os critérios Roma II, por outro lado, são ótimos para detectar síndrome do cólon irritável ativa ou recentemente ativa[15]. Boyce et al.[16], ao estudarem 4.500 indivíduos, encontraram prevalência de 13,6% da síndrome do cólon irritável com aplicação dos critérios de Manning, 4,4% com Roma I e 6,9% com Roma II. Como regra geral, podemos afirmar que os critérios Roma I e Roma II são comparáveis e são mais restritivos do que os critérios de Manning[3].

Com o uso desses conceitos podemos considerar que o diagnóstico da síndrome do cólon irritável exige uma boa história, o uso atento dos critérios Roma I ou Roma II, e a exclusão dos chamados "sinais de alarme" que levam à pesquisa de doenças estruturais e inflamatórias (Quadro 9.39).

Quadro 9.39 – Sinais de alarme na abordagem diagnóstica de síndrome do cólon irritável.

Perda de peso
Febre
Anemia
Sintomas noturnos
Novo ataque de sintomas após a idade de 50 anos
História familiar de câncer de cólon ou doença inflamatória intestinal
História de viagem a locais com endemia de doenças parasitárias
Sinais de má absorção
Sinais de disfunção da tireóide
Artrite ou dermatite ao exame clínico
Massa palpável no abdome
Pesquisa de sangue oculto positivo nas fezes

Uma possível abordagem diagnóstica para a síndrome do cólon irritável sugere que os "sinais de alarme" sejam questionados inicialmente. Se eles não estiverem presentes, devemos aplicar os critérios Roma para o diagnóstico. Se o caso suspeito preencher os critérios diagnósticos para a síndrome do cólon irritável, o tratamento empírico deve ser instituído. Se o paciente não melhorar entre um a quatro semanas ou se surgir um "sinal de alarme", o diagnóstico da síndrome do cólon irritável deveria ser reavaliado.

Para a avaliação diagnóstica de uma doença funcional intestinal de alta prevalência populacional como a síndrome do cólon irritável, uma pergunta sempre se coloca: Que exames subsidiários deveriam ser solicitados para que seja afastada doença orgânica? A seguir veremos as evidências existentes para a solicitação de exames complementares na síndrome do cólon irritável.

SIGMOIDOSCOPIA/COLONOSCOPIA

Vários estudos ajudam a decidir sobre a solicitação de sigmoidoscopia ou colonoscopia na síndrome do cólon irritável. Hamm et al., por exemplo, estudaram 1.452 pacientes com síndrome do cólon irritável aplicando os critérios Roma I[17]. Em todos os pacientes com mais de 50 anos de idade foi realizada colonoscopia, e nos pacientes com menos de 50 anos foi feita avaliação com sigmoidoscopia flexível. Anormalidades da mucosa colônica foram encontradas em 2% dos casos apenas (sete pacientes, dos quais três apresentaram colite e um obstrução colônica). Tolliver et al. realizaram exame endoscópico do cólon em 196 pacientes com síndrome do cólon irritável (Roma I)[18]. Encontraram anormalidades do cólon em 21,9% (34/196), sendo pólipos em 4,5%, diverticulose em 8,6% e hemorróidas em 5,6%. Houve um caso de câncer de cólon e um de colite nesse estudo. MacIntosh et al. avaliaram 89 pacientes com síndrome do cólon irritável (Roma I ou Manning) que sofreram sigmoidoscopia com biópsia retal[19]. Nenhum paciente teve achados histológicos alterados.

ULTRA-SONOGRAFIA ABDOMINAL

Francis et al. avaliaram a utilidade da ultra-sonografia abdominal em 125 pacientes com síndrome do cólon irritável (Roma I)[20]. Os autores encontraram anormalidades ultra-sonográficas em 20% das mulheres e 8% dos homens, mas nenhum dos achados tinha relação com os sintomas[3].

TESTE RESPIRATÓRIO PARA MÁ-ABSORÇÃO DE LACTOSE

Em um estudo foram testados 161 pacientes com síndrome do cólon irritável para a presença de má absorção de lactose, por meio do teste respiratório com hidrogênio (H_2)[21]. Os pesquisadores encontraram que 47/167 apresentaram o distúrbio, mas apenas 49% destes tinham percebido a associação da ingestão de leite com os sintomas. Apesar disso, 83% dos casos melhoraram quando passaram a evitar o leite e outros alimentos contendo lactose. Em outros estudos também foi verificada alta incidência de má absorção de lactose, com taxas variando de 23%[17] a 25,8%[18] entre pacientes com suspeita de síndrome do cólon irritável. Entretanto, a má-absorção de lactose é comum na população geral, e a probabilidade pré-teste desse distúrbio entre pacientes com síndrome do cólon irritável é similar à prevalência na população.

EXAMES DE SANGUE

No estudo de Tolliver et al. foram avaliados os exames: hemograma completo, enzimas hepáticas e sangue oculto nas fezes em 196 pacientes com síndrome do cólon irritável[18]. Em nenhum paciente desse estudo o hemograma apontou um diagnóstico alternativo. Cerca de 1% dos pacientes apresentaram enzimas hepáticas anormais, e 8,2% (15/183), sangue oculto positivo nas fezes. Foi realizada colonoscopia em todos os pacientes com sangue oculto positivo, e 4/15 apresentavam alguma anormalidade estrutural do cólon que, entretanto, não explicava os sintomas do paciente. Em outro estudo o hemograma apresentou alteração em 1,67% dos pacientes com suspeita de síndrome do cólon irritável, as enzimas hepáticas mostravam-se alteradas em 0,66% e a proteína C reativa era elevada na mesma porcentagem[22]. Outros trabalhos indicam a importância dos exames de sangue normais para excluir o diagnóstico de síndrome do cólon irritável. Na ausência dos "sinais de alarme", o hemograma normal e a velocidade de hemossedimentação normal excluem síndrome do cólon irritável com 83% de sensibilidade e 97% de especificidade[8].

O valor da pesquisa dos hormônios tireoideanos foi avaliado no estudo de Hamm et al.[17]. A dosagem do TSH entre 1.200 pacientes com síndrome do cólon irritável revelou anormalidade da tireóide (hiper ou hipotireoidismo) em 6% dos casos.

EXAME DE FEZES

A utilidade dos exames de fezes para a pesquisa de ovos e parasitas também foi avaliada em uma série de casos de síndrome do cólon irritável. Hamm et al.[17] encontraram evidência de patógeno intestinal em 1,7% dos pacientes com suspeita de síndrome do cólon irritável. Porém, em nenhum dos casos os patógenos encontrados eram responsáveis pelos sintomas.

TESTES PARA DOENÇA CELÍACA

O valor dos testes diagnósticos para a doença celíaca foram avaliados por Sanders et al.[22]. Esses autores pesquisaram a presença do anticorpo antigliadina (IgA e IgG) e do anticorpo antiendomísio em 300 pacientes com suspeita de síndrome do cólon irritável e 300 controles. No grupo com síndrome do cólon irritável, 22% tinham os anticorpos positivos para a doença celíaca. Desse total, 4,67% tiveram evidência histológica de doença celíaca em comparação com 0,67% no grupo controle.

Devemos lembrar que o quadro clínico mais comum da doença celíaca é representado por diarréia crônica, com pouca sensação de dor abdominal e presença freqüente dos sinais de alarme (perda de peso, anemia e má absorção). Um pequeno grupo dos pacientes com doença celíaca, entretanto, pode confundir o médico no diagnóstico diferencial com síndrome do cólon irritável, por apresentar sintomas insidiosos, com diarréia, sensação de distensão abdominal e dores em cólica.

ABORDAGEM DIAGNÓSTICA – QUAL O MELHOR CAMINHO?

Diante dos conceitos expostos anteriormente, podemos refletir sobre qual o melhor caminho a seguir em relação aos exames complementares solicitados nos casos suspeitos de síndrome do cólon irritável. A *American Gastroenterological Association* (AGA), por exemplo, recomenda que sejam solicitados os seguintes exames na suspeita de síndrome do cólon irritável: hemograma completo, velocidade de hemossedimentação, química do sangue, exame de fezes para ovos e parasitas e pesquisa de sangue oculto nas fezes[23]. A visualização do cólon é recomendada para pacientes com mais de 50 anos de idade. Em relação à posição da AGA, concordamos com a solicitação do hemograma completo e da velocidade de hemossedimentação. Em nossa experiência, estes dois exames são fiéis indicadores do "alarme clínico" e apresentam grande valor para a exclusão de doenças orgânicas, caso sejam normais. Além dos exames gerais sugeridos pela AGA, julgamos conveniente acrescentar T_4 livre e TSH para avaliação da função tireoidiana. Com as evidências dos estudos referidos anteriormente, entretanto, consideramos que a visualização do cólon, com sigmoidoscopia ou colonoscopia, deva ser restrita a pacientes em que os sintomas de síndrome do cólon irritável se iniciaram acima dos 50 anos e que apresentem história de câncer na família. A ultra-sonografia de abdome não deve ser solicitada na abordagem diagnóstica inicial, pois não há evidências de sua utilidade.

O teste respiratório do H_2 para a pesquisa de má absorção de lactose deveria ser solicitado para pacientes com menos de 50 anos de idade, com predomínio de diarréia, e com história de piora dos sintomas com a ingestão de leite. Se o teste não for disponível, o médico pode recomendar a restrição empírica de lactose na dieta como prova diagnóstica. Os testes para a doença celíaca poderiam ser solicitados para os pacientes com suspeita de síndrome do cólon irritável e predomínio de diarréia, quando não houver resultado das primeiras medidas terapêuticas.

QUADRO CLÍNICO

A síndrome do cólon irritável é uma doença de apresentação clínica heterogênea com várias manifestações possíveis. Em um estudo, pacientes com síndrome do cólon irritável referiam dor ou desconforto abdominal em 33% dos dias, inchaço ou distensão abdominal em 28%, alteração nas fezes em 25%, freqüência alterada de eliminação das fezes em 18% e passagem de muco em 7% dos dias[24]. Estes números mostram que os pacientes com síndrome do cólon irritável convivem com os sintomas da doença na maior parte da sua vida.

A queixa de dor abdominal é uma das mais freqüentes, podendo ser tipo cólica, espástica ou mal definida. É usualmente sentida em intensidade moderada, não-progressiva e sempre no período diurno para o paciente com hábitos diurnos. A dor progressiva e noturna deve alertar o médico para a pesquisa de doença orgânica. A localização da dor no hipogástrio é referida por 25% dos pacientes com síndrome do cólon irritável, enquanto 20% se queixam de dor no flanco esquerdo e 20% no flanco direito[8]. Menos freqüentemente pode haver queixa de dor epigástrica na síndrome do cólon irritável. Os pacientes podem referir exacerbação da dor abdominal após as refeições, com o estresse e com os distúrbios emocionais.

A alteração do hábito intestinal é outra queixa comum entre pacientes com síndrome do cólon irritável. Basicamente, são observados três padrões de apresentação: pacientes com predomínio de constipação, com predomínio de diarréia ou alternando constipação e diarréia. O grupo com predomínio de constipação costuma referir eliminação de fezes endurecidas ou em cíbalos, e o grupo com predomínio de diarréia elimina fezes amolecidas, pastosas, com sensação de urgência. Os dois grupos podem referir sensação de evacuação incompleta. A diarréia é sempre diurna em indivíduos com hábitos diurnos, principalmente pela manhã, podendo chegar ao meio da tarde. A diarréia noturna deve alertar o médico para excluir doença orgânica. É interessante observar que no grupo com síndrome do cólon irritável e predomínio de diarréia o emagrecimento, a desnutrição ou a desidratação não ocorrem, pois o volume total das evacuações é pequeno e as fezes são pastosas. Outro fato importante é que os pacientes com síndrome do cólon irritável apresentam freqüentemente o reflexo gastrocólico exacerbado (um reflexo que está muito presente no recém-nascido e progressivamente inibido pelo ser humano até a idade adulta). As evacuações diarréicas podem ocorrer imediatamente após as refeições devido a esse fenômeno.

Outros sintomas como pirose, dispepsia, saciedade precoce e náuseas ocorrem duas vezes mais entre pacientes com síndrome do cólon irritável que na população geral[8]. A queixa de produção de gás em excesso e distensão abdominal é comum na síndrome do cólon irritável, apesar da constatação de que não ocorre produção excessiva de gás nessa doença. As mulheres com síndrome do cólon irritável apresentam mais as queixas de distensão abdominal (ou inchaço abdominal) e náuseas que os homens. Nos pacientes com esse tipo de queixa, é comum o registro de que a distensão abdominal pelos gases ocorre no final da tarde.

Ao exame clínico os achados são inespecíficos em pacientes com síndrome do cólon irritável. Apesar de o examinador não encontrar alterações significativas na palpação superficial e profunda do abdome, é comum o paciente referir dor difusa à palpação, comentando que "o meu intestino está dolorido". Nos pacientes com queixa de diarréia podemos constatar o aumento da freqüência e do timbre dos ruídos hidroaéreos. O sigmóide pode ser palpável e doloroso em alguns pacientes.

Queixas extra-intestinais, como dor pélvica, dismenorréia, dispareunia, polaciúria, sensação de esvaziamento incompleto da bexiga, lombalgia, cefaléia, fadiga crônica e fibromialgia são observadas mais freqüentemente no grupo com síndrome do cólon irritável. Prejuízo da função sexual pode ser referido por até 83% dos pacientes com a síndrome. A tríade composta por síndrome do cólon irritável, refluxo gastroesofágico e asma ocorre três vezes mais freqüentemente entre pacientes com síndrome do cólon irritável que na população geral[25]. Há também maior incidência de úlcera péptica, hipertensão arterial, exantemas e síndrome *sicca* entre pacientes com síndrome do cólon irritável.

É importante salientar que muitos pacientes com síndrome do cólon irritável se encontram aborrecidos e contrariados ao procurar auxílio médico. Esse sentimento surge pela cronicidade dos sintomas, pela não resolução ou cura com vários tratamentos já tentados anteriormente, pelo grande volume de exames que já fizeram ao longo da vida e pelo receio de apresentarem doenças graves, como o câncer. Os pacientes podem ser enfáticos em suas queixas e até agressivos. O médico deve estar atento na abordagem diagnóstica e no uso dos critérios diagnósticos para não ser induzido ao erro nessa delicada relação médico-paciente. Uma constatação interessante é que os pacientes com síndrome do cólon irritável sofrem mais apendicectomias, colecistectomias e histerectomias que a população geral[8].

Outra observação freqüente mostra que os pacientes com síndrome do cólon irritável apresentam maior prevalência de ansiedade, depressão, hipocondria, pânico, fobias e distúrbios somatoformes[2,26,27]. Vários estudos também indicam que pacientes com síndrome do cólon irritável têm mais histórias de abuso físico ou sexual no passado que pacientes com doença orgânica do trato gastrintestinal[27,28]. Pacientes com distúrbios funcionais do trato gastrintestinal apresentam maior probabilidade de ter tido relação sexual forçada (razão de chances = 2,08) ou abuso físico (razão de chances = 11,39) que pacientes com doença orgânica[29]. O estresse psicológico vivido pelo paciente no dia ou nos últimos dois dias pode engatilhar os sintomas da síndrome do cólon irritável em muitos casos. Outra ocorrência comum são os distúrbios do sono, que podem ocorrer em 72% dos casos. Os pacientes queixam-se, com mais freqüência, de acordar repetidamente à noite ou acordar pela manhã com sensação de cansaço. Apesar do aumento do conhecimento nesse campo, ainda não há evidências disponíveis para a afirmação de que a síndrome do cólon irritável seja causada por alterações psicológicas.

FISIOPATOLOGIA

O conhecimento sobre a fisiopatologia da síndrome do cólon irritável talvez seja o que mais tenha avançado nos últimos anos. As múltiplas descobertas sobre essa doença reforçam a visão de que sua fisiopatologia é multifatorial. Mencionaremos a seguir as principais hipóteses existentes até o momento.

ANORMALIDADES MOTORAS

Os pacientes com síndrome do cólon irritável e predomínio de constipação exibem número aumentado de ondas peristálticas curtas no cólon, que têm duração de 5 a 15 segundos. Essas ondas de curta duração normalmente servem para misturar os conteúdos colônicos. Entretanto, o aumento de sua freqüência pode dificultar a progressão distal do bolo fecal. Ao contrário, os pacientes com predomínio de diarréia apresentam menor número das ondas curtas e maior número de contrações colônicas propagadas de alta amplitude. Estas últimas têm a função de produzir movimento propulsivo da massa fecal, ocorrendo em pessoas normais apenas duas a três vezes por dia[8]. Outra alteração motora do cólon observada entre os pacientes com síndrome do cólon irritável é o aumento da resposta gastrocolônica (aumento da atividade motora e mioelétrica do cólon após a refeição) que pode durar até três horas[31]. Na avaliação da resposta motora do intestino delgado, encontramos atraso do trânsito entre os pacientes com síndrome do cólon irritável e predomínio de constipação, e aceleração do trânsito naqueles em que predomina a diarréia. As chamadas contrações rápidas fásicas do duodeno e do jejuno ocorrem mais freqüentemente entre pacientes com síndrome do cólon irritável, bem como as contrações propagadas prolongadas[32].

Ao lado das alterações motoras intestinais, podem ser encontradas alterações motoras em outros setores do trato gastrintestinal em pacientes com síndrome do cólon irritável. Nesses pacientes, já foram encontradas as seguintes alterações: diminuição na pressão do esfíncter inferior do esôfago, movimento peristáltico anormal do corpo do esôfago, disritmia de ondas lentas gástricas (taqui e bradigastria), atraso no esvaziamento gástrico, esvaziamento prejudicado da vesícula biliar, disfunção do esfíncter de Oddi em resposta à colecistocinina, entre outros[8].

HIPERSENSIBILIDADE VISCERAL

O aumento da sensibilidade visceral ocorre em cerca de 60% dos pacientes com síndrome do cólon irritável. A principal alteração seria uma detecção aferente aumentada de estímulos viscerais[33]. Acredita-se que os pacientes com síndrome do cólon irritável percebam com mais intensidade a presença de gás no interior do cólon, julgando erroneamente que a sua produção está aumentada. Pela maior sensibilidade visceral aferente, vários eventos fisiológicos seriam percebidos como dor. Em apoio a essa idéia, alguns estudos mostram que pacientes com síndrome do cólon irritável podem perceber diferentes fases do complexo motor migrante do delgado, podem sentir dor na passagem do bolo alimentar do íleo ao ceco, bem como referir dor com as contrações propagadas prolongadas do cólon[32]. Na prática do atendimento ambulatorial aos pacientes com síndrome do cólon irritável, é comum o registro da queixa de dor abdominal por distensão intestinal, que de forma atípica se espalha para as costas, o tórax ou os ombros. Provavelmente, a hipersensibilidade visceral é responsável por esse tipo de queixa.

PROPULSÃO ANORMAL DE GÁS

Enquanto o aumento da produção de gás nunca foi mostrado em pacientes com síndrome do cólon irritável, há indícios de que a propulsão do gás seria anormal em alguns pacientes[34]. A retenção de gás é muito mais comum entre pacientes com síndrome do cólon irritável que em indivíduos sadios[35]. Como referido anteriormente, a percepção anormal do gás presente em quantidade normal pode ocorrer na síndrome do cólon irritável.

DISTÚRBIO DE MEDIADORES NERVOSOS INTESTINAIS

Um grande progresso nesse campo tem ocorrido com a descoberta do papel da serotonina ou 5-hidroxitriptamina (5-HT) no desencadeamento de distúrbios de motilidade intestinal na síndrome do cólon irritável. Parece haver aumento de serotonina na mucosa de pacientes com síndrome do cólon irritável e predomínio de diarréia. Outras evidências indicam que pacientes com síndrome do cólon irritável e diarréia liberam serotonina na mucosa intestinal de forma exagerada após uma refeição. Haveria também mais células enteroendócrinas contendo serotonina no grupo de pacientes com síndrome do cólon irritável e diarréia[2]. Essas descobertas abriram caminho para a elaboração terapêutica dos antagonistas do receptor de serotonina tipo 3 (5-HT$_3$), que são capazes de atrasar o trânsito, relaxar o cólon e melhorar os sintomas de pacientes com síndrome do cólon irritável e predomínio de diarréia[36]. Esse tipo de medicação (alosetrona) está em fase de testes. Os agonistas do receptor de serotonina tipo 4 (5-HT$_4$), como o tegaserode, apresentam resultados promissores em pacientes com síndrome do cólon irritável e predomínio de constipação.

FATORES GENÉTICOS E DO MEIO AMBIENTE

Há muitos indícios de predisposição genética para a síndrome do cólon irritável. A doença é duas vezes mais comum entre gêmeos monozigóticos que entre dizigóticos[37]. É freqüente o registro de história familiar entre os portadores da doença. Os fatores genéticos poderiam exercer um papel tanto na sinalização da dor a partir do intestino, quanto na percepção cerebral dos estímulos aferentes recebidos.

As dificuldades na interação do paciente com o meio ambiente, causadoras de estresse, contribuem para a exacerbação dos sintomas na síndrome do cólon irritável. Alguns estudos experimentais fornecem sustentação para essa hipótese. Em ratos, o estresse grave induz à produção do fator liberador de corticotrofina, atrasando o esvaziamento gástrico e acelerando o trânsito colônico[38]. Outro estudo realizado com roedores mostra que a separação materna dos filhotes, no período perinatal, causa ansiedade e hipersensibilidade visceral[39].

OUTRAS CAUSAS

Em estudo recente foram encontradas algumas relações entre alimentos e síndrome do cólon irritável, especialmente no grupo com diarréia predominante[40]. O leite, o amido, os ovos e os nutrientes ricos em salicilatos e aminas foram os que produziram mais sintomas. A má absorção de frutose e sorbitol, encontrados em frutas e em algumas bebidas, podem causar sintomas parecidos com síndrome do cólon irritável. Cerca de 40% desses pacientes melhoram com a restrição alimentar desses componentes. Até o momento, é duvidosa a relação popular feita pelos pacientes de "alergia a alimentos e síndrome do cólon irritável". Estudos que tentaram excluir alimentos da dieta, com base nos testes de pele com antígenos alimentares, não produziram melhora significativa dos pacientes[41]. Outro alimento pesquisado com possível influência na síndrome do cólon irritável é o trigo. Cerca de 10 a 15% do trigo consumido se apresenta em forma que não pode ser digerida pelas enzimas humanas[42]. Uma dieta baseada na ingestão exagerada de grandes quantidades de trigo pode causar problemas intestinais crônicos, especialmente quando o trigo é fermentado no cólon.

TRATAMENTO

Como referimos anteriormente, o paciente com síndrome do cólon irritável pode assumir um comportamento em que predomina a desconfiança, o desânimo e a revolta. Nesse contexto, o desenvolvimento de uma boa relação médico-paciente é absolutamente essencial para a condução ambulatorial desse tipo de paciente. Os sintomas da síndrome do cólon irritável persistem por mais de cinco anos em mais de 75% dos casos, apesar da terapêutica apropriada[49]. O médico tem o papel de tranqüilizar progressivamente o paciente quanto ao diagnóstico, esclarecendo a diferença entre uma doença funcional e uma doença orgânica que possa pôr em risco sua vida. O médico deve também convencer o paciente de que uma investigação ampla com muitos exames complementares não é necessária, mas que uma investigação restrita e objetiva deve ser feita para auxiliar o diagnóstico. As opções existentes para a abordagem terapêutica serão comentadas a seguir.

ALTERAÇÕES NA DIETA

Recomenda-se para os pacientes com síndrome do cólon irritável a retirada dos alimentos gordurosos da dieta, pois as gorduras potenciam reflexos motores como o gastrocolônico, já exacerbado nessa doença. Pacientes com sensação de distensão (ou inchaço) abdominal e diarréia devem diminuir a ingestão de açúcares pouco digeridos como a frutose e o sorbitol. Frutas como pêssego, maçã, pêra, uva, ameixa e os chocolates contêm sorbitol e podem ser restringidos. Outros alimentos que geram gases podem ter sua ingestão reduzida no grupo com distensão abdominal e queixa de meteorismos. São eles: ervilha, lentilha, feijão, grão-de-bico, repolho, nabo, rabanete, cebola, brócolis, couve-flor, bebidas com gás, entre outros. Orientações simples também podem contribuir para que os pacientes engulam menos ar enquanto comem: evitar tomar muito líquido às refeições, evitar falar muito enquanto se alimenta, evitar fumar nas refeições. O gás deglutido que pode incomodar é o nitrogênio (N_2), pois é leve, pouco absorvido pelo trato gastrintestinal, sendo eliminado como flatos, com pouco cheiro.

O grupo de pacientes com síndrome do cólon irritável e predomínio de constipação pode beneficiar-se do aumento de fibras na dieta. Há dois tipos de fibra disponíveis: as solúveis, como a pectina, o *psyllium* (Metamucil®) e o *oat-bran* que aumentam o conteúdo de água nas fezes; e as insolúveis, como a celulose ou a lignina (ricas em alimentos como os cereais e o farelo de trigo) que aumentam o volume das fezes.

LAXANTES

São opções terapêuticas para o grupo com síndrome do cólon irritável e predomínio de constipação quando as fibras falham em corrigir a alteração. Apesar de o seu uso ser muito popular, há poucos estudos amplos avaliando seu emprego terapêutico. Produtos fitoterápicos como o sena, o plantago e a cáscara-sagrada produzem bons resultados em nossa experiência, com tempo médio de resposta de 6 a 8 horas. Substâncias como o óleo mineral (Nujol®) e a lactulose são boas opções, com tempo médio de resposta de um a três dias. As substâncias catárticas como fosfato de sódio, sulfato de magnésio ou leite de magnésia devem ser reservadas aos casos resistentes, pois podem produzir evacuação aquosa em maior porcentagem. A mesma crítica se aplica às soluções de polietileno glicol. Os produtos à base de fenolftaleína não devem ser utilizados pelos seus potenciais efeitos adversos, como lesão de enterócitos, lesão dos plexos mioentéricos e indução de inflamação colônica.

MEDICAMENTOS ANTIESPASMÓDICOS

São os mais comumente prescritos e recomendados para os pacientes com síndrome do cólon irritável e dor abdominal. Os agentes anticolinérgicos são os mais empregados e estão nessa categoria a diciclomina, o pirifínio e o cimetrópio. A diciclomina (Bentyl®), representante desse grupo, pode ser iniciada na dose de 80mg/dia (20mg de 6/6h), podendo chegar a 160mg/dia (40mg de 6/6h). Todos podem produzir alívio sintomático. O uso de bloqueadores de canal de cálcio como antiespasmódicos está sendo avaliado em vários estudos. Estão incluídos nessa categoria o diltiazem, o pinavério e o octilônio. O brometo de pinavério (Dicetel®) é o mais utilizado desse grupo, podendo ser usado na dose de 50mg 3 vezes/dia antes das refeições. Na categoria de antiespasmódicos que agem por outros mecanismos encontramos a mebeverina e a trimebutina (Debridat®). A mebeverina é um relaxante direto do músculo liso similar à papaverina, inibindo a motilidade ileal e colônica em pacientes com síndrome do cólon irritável, porém não se encontra disponível em nosso meio. A trimebutina age em receptores opiáceos periféricos, estimulando a motilidade do intestino delgado. Essa droga inibe a motilidade colônica por via desconhecida. A trimebutina é empregada na dose de 300 a 600mg/dia divididos em três tomadas. Em metanálise com 26 estudos duplo-cego com antiespasmódicos foi encontrada melhora global comparados ao placebo (62% versus 35%) e redução da dor na mesma comparação (64% versus 45%). Foram reunidos estudos com cimetrópio, pinavério, trimebutina, octilônio e mebeverina.

MEDICAMENTOS ANTIDIARRÉICOS

As medicações opiáceas como a loperamida (Imosec®) são as mais indicadas em pacientes com síndrome do cólon irritável e predomínio de diarréia. Seus principais efeitos são o de aumentar as contrações colônicas segmentares, atrasar o trânsito fecal e reduzir a percepção retal. Além de reduzir a freqüência de eliminação das fezes, a loperamida reduz a sensação de urgência que é muito desagradável para o grupo com síndrome do cólon irritável e diarréia predominante. Pode ser empregada na dose de 4 a 8mg/dia. O difenoxilato (Lomotil®) é opção na dose de 5 a 20mg/dia. As drogas que seqüestram os ácidos biliares são reservadas para o grupo com diarréia que têm problemas com a loperamida ou o difenoxilato.

ANTIDEPRESSIVOS

Os antidepressivos estão entre as opções que mais beneficiam os pacientes com síndrome do cólon irritável, em nossa experiência pessoal e em vários estudos da literatura. Os antidepressivos tricíclicos são os mais utilizados e agem atrasando o trânsito intestinal e diminuindo a percepção da distensão visceral. A amitriptilina, em particular, melhorou o estado geral, a dor abdominal e os hábitos intestinais em um estudo controlado[44]. A dose inicial deve ser de 25mg antes de deitar, com aumento progressivo de acordo com o benefício observado, com intervalo mínimo entre nova dose de 21 dias. Os resultados podem ser vistos com doses baixas de amitriptilina na maioria dos casos. No grupo com constipação, a paroxetina (inibidor seletivo da recaptação de serotonina) é opção, pois aumenta o trânsito orocecal. Em uma metanálise envolvendo todos os estudos com antidepressivos, foi encontrado razão de chances de 8,0 para a melhora da dor abdominal e 4,4 para a melhora do estado geral[45].

OUTRAS OPÇÕES

Novas opções terapêuticas para a síndrome do cólon irritável estão sendo avaliadas na pesquisa médica. Os antagonistas do receptor de serotonina 5-HT$_3$ exemplificam essas novas alternativas ainda em estudos. A ação da serotonina nesse receptor aumenta a sensibilidade aferente sensorial do intestino. Os antagonistas, como ondansetrona, granisetrona e alosetrona reduzem a percepção do estímulo visceral doloroso na síndrome do cólon irritável[46]. Esse grupo de medicamentos atrasa o trânsito colônico, sendo benéfico para o grupo de pacientes com síndrome do cólon irritável e predomínio de diarréia. Entretanto, os casos reportados de grave constipação ou colite isquêmica com alosetrona, incluindo 10 casos que necessitaram de cirurgia e 3 óbitos, forçaram o laboratório fabricante a retirar a droga do mercado até melhores conclusões.

Drogas agonistas do receptor de serotonina 5-HT$_4$ (que também modula a percepção intestinal) apresentam atividade pró-cinética, e têm sido avaliadas para o grupo com síndrome do cólon irritável e predomínio de constipação. A droga tegaserode (Zelmac®) desse grupo é a mais pesquisada, provocando aceleração do trânsito do delgado e do cólon ascendente[47]. Essa droga está sendo comercializada e é opção para o grupo de pacientes com síndrome do cólon irritável e constipação. Em nossa opinião, o uso de tegaserode deve ser reservado para pacientes resistentes ao emprego de dietas ricas em fibras e drogas laxantes, aguardando estudos mais completos.

As terapias psicológicas são reservadas para pacientes com síndrome do cólon irritável que não respondem à terapêutica médica convencional. Nesse campo, com freqüência, surgem informações interessantes. A hipnose, por exemplo, em pacientes com síndrome do cólon irritável e idade inferior a 50 anos produz redução da dor abdominal, da flatulência, da sensação de distensão e náuseas. Além disso, normaliza o hábito intestinal e melhora a sensação de bem-estar por até 18 meses[48]. A utilização de abordagem multidisplinar em clínicas para tratamento de síndrome do cólon irritável grave têm registrado também bons resultados[49].

REFERÊNCIAS BIBLIOGRÁFICAS

1. Peters GA, Bargen JA. The irritable bowel syndrome. Gastroenterology 1944; 3:K399. ▪ 2. Talley NJ, Spiller R. Irritable bowel syndrome: a little understood organic bowel disease? Lancet 2002; 360:555. ▪ 3. Olden KW. Diagnosis of irritable bowel syndrome. Gastroenterology 2002; 122:1701. ▪ 4. Talley NJ, Holtmann G, Agreus L, Jones M. Gastrointestinal symptoms and subjects cluster into distinct upper and lower groupings in the community: a four nations study. Am J Gastroenterol 2000; 95:1439. ▪ 5. Jones R, Lydeard S. Irritable bowel syndrome in the general population. Br Med J 1992; 304:87. ▪ 6. Kay L. Prevalence, incidence and prognosis of gastrointestinal symptoms in a random sample of an elderly population. Age Ageing 1994; 23:146. ▪ 7. Hyams JS, Burke G, Davis PM et al. Abdominal pain and irritable bowel syndrome in adolescents: a community-based study. J Pediatr 1996; 129:220. ▪ 8. Hasler WL. The irritable bowel syndrome. Med Clin North Am 2002; 86:1525. ▪ 9. Mitchell CM, Drossman DA. Survey of the AGA membership relating to patients with functional gastrointestinal disorders. Gastroenterology 1987; 92:1282. ▪ 10. Cash BD, Schoenfeld P, Chey WD. The utility of diagnostic tests in irritable bowel syndrome patients: a systematic review. Am J Gastroenterol 2002; 97:2812. ▪ 11. Manning AP, Thompson WG, Heaton KW. Towards positive diagnosis of the irritable bowel. Br Med J 1978; 2:654. ▪ 12. Smith RC, Greenbaum DS, Vancouver JB et al. Gender differences in Manning criteria in irritable bowel syndrome. Gastroenterology 1991; 100:591. ▪ 13. Talley NJ, Phillips SF, Melton LJ et al. Diagnostic value of the Manning criteria in irritable bowel syndrome. Gut 1990; 31:77. ▪ 14. Vanner SJ, Depew WT, Paterson WG et al. Predicitive value of the Rome criteria for diagnosing in the irritable bowel syndrome. Am J Gastroenterol 1999; 94:2912. ▪ 15. Chey WD, Olden K, Carter E, Boyle J, Drossman D. Utility od the Rome I and Rome II criteria for irritable bowel syndrome in US women. Am J Gastroenterol 2002; 97:2803. ▪ 16. Boyce PM, Koloski NA, Talley NJ. Irritable bowel syndrome according to varying diagnostic criteria: are the new Rome II criteria unnecessarily restrictive for research and practice? Am J Gastroenterol 2000; 95:3176. ▪ 17. Hamm LR, Sorrells SC, Harding JP et al. Additional investigations fail to after the diagnosis of irritable bowel syndrome in subjects fulfilling the Rome criteria. Am J Gastroenterol 1999; 94:1279. ▪ 18. Tolliver BA, Herrera JL, DiPalma JA. Evaluation of patients who meet clinical criteria for irritable bowel syndrome. Am J Gastroenterol 1994; 89:176. ▪ 19. MacIntosh DG, Thompson WG, Patel DG et al. Is rectal biopsy necessary in irritable bowel syndrome? Am J Gastroenterol 1992; 87:1407. ▪ 20. Francis CY, Duffy JN, Whorwell PJ, Martin DF. Does routine abdominal ultrasound enhance diagnostic accuracy in irritable bowel syndrome? Am J Gastroenterol 1996; 91:1348. ▪ 21. Tolliver BA, Jackson MS, Jackson KL et al. Does lactose maldigestion really play a role in irritable bowel ? J Clin Gastroenterol 1966; 23:15. ▪ 22. Sanders DS, Carter MJ, Hurlstone DP et al. Association of adult coeliac disease with irritable bowel syndrome: a case-control study in patients fulfilling the Rome II criteria referred to secondary care. Lancet 2001; 358:1504. ▪ 23. American Gastroenterological Association Medical Position Statement. Irritable bowel syndrome. Gastroenterology 1997; 112:2118. ▪ 24. Hahn B, Watson M, Yan S. Irritable bowel syndrome symptom patterns: frequency, duration and severity. Dig Dis Sci, 1998; 43:2715. ▪ 25. Kennedy TM, Jones RH, Hungin AP. Irritable bowel syndrome, gastro-esophageal reflux, and bronchial hyper-responsiveness in the general population. Gut 1998; 43:770. ▪ 26. Creed F, Guthrie E. Psycological factors in the irritable bowel syndrome. Gut 1987; 28:1307. ▪ 27. Drossman DA, Creed FH, Olden KW et al. Psychosocial aspects of the functional gastrointestinal disorders. Gut 1999; 45(Suppl 2):II25. ▪ 28. McCauley J, Kern DE, Kolodner K et al. Clinical characteristics of women with a history of childhood abuse. JAMA 1997; 277:1362. ▪ 29. Drossman DA, Leserman J, Nachman G et al. Sexual and physical abuse in women with functional or organic gastrointestinal disorders. Ann Intern Med 1990; 113:828. ▪ 30. Levy RL, Cain KC, Jarrett M, Heitkemper MM. The relationship between daily life estresse and gastrointestinal symptoms in women with irritable bowel syndrome. J Behav Med 1997; 20:177. ▪ 31. Rogers J, Henry MM, Misiewicz JJ. Increased segmental activity and intraluminal pressures in the sigmoid colon of patients with the irritable bowel syndrome. Gut 1989; 30:634. ▪ 32. Kellow JE, Gill RC, Wingate DL. Prolonged ambulant recordings of small bowel motility demonstrate abnormalities in the irritable bowel syndrome. Gastroenterology 1990; 98:1208. ▪ 33. Naliboff BD, Munaka J, Fullerton S et al. Evidence for two distinct perceptual alterations in irritable bowel syndrome. Gut 1997; 41:505. ▪ 34. Serra J, Azpiroz F, Malagelada JR. Intestinal gas dynamics and tolerance in humans. Gastroenterology 1998; 115:542. ▪ 35. Serra J, Azpiroz F, Malagelada JR. Impaired transit and tolerance of intestinal gás in the irritable bowel syndrome. Gut 2001; 48:14. ▪ 36. Camilleri M, Northcutt AR, Kong S. Efficacy and safety of alosetron in women with irritable bowel syndrome: a randomised, placebo-controlled trial. Lancet 2000; 355:1035. ▪ 37. Levy RL, Jones KR, Whitehead WE et al. Irritable bowel syndrome in twins: hereditary and social learning both contribute to etiology. Gastroenterology 2001; 121:799. ▪ 38. Tache Y, Martinez V, Million M, Wang L. Estresse and the gastrointestinal tract III: estresse-related alterations of gut motor function – role of brain corticotropin – releasing factor receptors. Am J Physiol 2001; 280:G173. ▪ 39. Coutinho SV, Plotsky PM, Sablad M. Neonatal maternal separation alters estresse-induced responses to viscerosomatic nociceptive stimuli in rat. Am J Physiol 2002; 282:G307. ▪ 40. Niec AM, Frankum B, Talley NJ. Are adverse food reactions linked to irritable bowel syndrome? Am J Gastroenterol 1998; 93:2184. ▪ 41. Dainese R, Galliani EA, De Lazzari F et al. Discrepancies between reported food intolerance and sensitization test findings in irritable bowel syndrome patients. Am J Gastroenterol 1999; 94:1892. ▪ 42. Anderson IH, Levine AS, Levitt MD. Incomplete absorption of the carbohydrate in all-purpose wheat flour. N Engl J Med 1981; 304:891. ▪ 43. Harvey RF, Mauad EC, Brown AM. Prognosis in the irritable bowel syndrome: a 5-year prospective study. Lancet 1987; 1:963. ▪ 44. Rajagopalan M, Kurian G, John J. Symptom relief with amitriptyline in the irritable bowel syndrome. J Gastroenterol Hepatol 1998; 13:738. ▪ 45. Clouse RE, Prakash C, Anderson RJ, Lustman PJ. Antidepressants for functional gastrointestinal symptoms and syndromes: a meta-analysis [abstract]. Gastroenterology 2001; 120:3252. ▪ 46. Delvaux M, Louvel D, Mamet JP et al. Effect of alosetron on responses to colonic distension in patients with irritable bowel syndrome. Aliment Pharmacol Ther 1998; 12:849. ▪ 47. Prather C, Camilleri M, Zinsmeister AR et al.Tegaserod accelerates orocecal transit in patients with constipation-predominant irritable bowel syndrome. Gastroenterology 2000; 118:463. ▪ 48. Houghton LA, Heyman DJ, Whorwell PJ. Symptomatology, quality of life and economic features of irritable bowel syndrome: the effect of hypnotherapy. Aliment. Pharmacol Ther 1996; 10:91. ▪ 49. Kames LD, Rapkin AJ, Naliboff BD. Effectiveness of an interdisciplinary pain management program for the treatment of chronic pelvic pain. Pain 1990; 41:41.

75. DOENÇAS INFLAMATÓRIAS INTESTINAIS

Itamar de Souza Santos
Leonardo Borges de Barros e Silva

A retocolite ulcerativa inespecífica e a doença de Crohn são doenças inflamatórias intestinais crônicas que apresentam uma série de características clínicas (intestinais e extra-intestinais), laboratoriais e histopatológicas típicas. A resposta inflamatória na retocolite ulcerativa inespecífica está geralmente restrita à mucosa e submucosa, enquanto na doença de Crohn é transmural, podendo atingir até mesmo a serosa do trato digestório. Na retocolite ulcerativa inespecífica ainda, o processo está limitado ao cólon (o que faz da colectomia um procedimento curativo), enquanto na doença de Crohn este, potencialmente, pode acometer todo o trato gastrintestinal. Muitas vezes o diagnóstico diferencial entre essas duas formas é difícil, e em 5 a 15% dos pacientes não é possível de ser feito, aos quais classificamos como portadores de colite indeterminada[1].

A incidência das doenças inflamatórias intestinais parece vir aumentando nos últimos anos e isso provavelmente se deve, ao menos em parte, a uma melhora na capacidade diagnóstica[2]. O pico de incidência da doença ocorre entre os 15 e os 25 anos de idade. Os números absolutos variam de acordo com a região geográfica e são em geral mais altos nos países desenvolvidos. Nas populações caucasianas dos EUA e norte da Europa, estão em torno de 1 a 6/100.000 para a doença de Crohn e 2 a 10/100.000 para a retocolite[1].

A fisiopatologia das doenças inflamatórias intestinais parece estar vinculada à ativação inadequada e contínua do sistema imune da mucosa intestinal desencadeada pela presença da flora bacteriana luminal normal. Essa resposta aberrante parece ser mediada tanto por fatores genéticos quanto por fatores ambientais.

Algumas evidências indicam a existência de um fator determinante genético para o desenvolvimento dessas doenças. Familiares de primeiro grau de pacientes com doenças inflamatórias intestinais apresentam risco de serem acometidos pela doença de 4 a 20 vezes maior que a população geral. Além disso, há concordância substancialmente maior entre gêmeos monozigóticos quando comparados a dizigóticos, em especial para a doença de Crohn. Com base nessas evidências, nos últimos 15 anos a busca pelo gene possivelmente causador da doença tem sido intensa e até mesmo alguns candidatos surgiram (por exemplo, um gene denominado NOD2, situado no cromossomo 16, que tem por função regular a ativação do fator nuclear κ-B e a apoptose de macrófagos). Parece que a presença de alguns desses genes aumenta bastante o risco de desenvolvimento da doença, porém não foi encontrada nenhuma alteração cuja presença seja universal nos pacientes com doença inflamatória intestinal.

Uma miríade de fatores ambientais que pudessem ter um papel no desencadeamento das doenças inflamatórias intestinais foram estudadas. Dentre estes, os mais consistentes são o uso de antiinflamatórios não-esteróides (que podem levar à reativação da doença, provavelmente relacionada à alteração da barreira intestinal), apendicectomia (que parece ser protetora para o desenvolvimento de retocolite ulcerativa inespecífica) e tabagismo (que parece proteger para retocolite ulcerativa inespecífica e aumentar o risco de doença de Crohn). Há acúmulo de evidências de que a flora bacteriana normal tenha um papel central na fisiopatologia da doença e, até mesmo, que sua modificação possa eventualmente ser um alvo terapêutico potencial no futuro.

A resposta imune desencadeada por esses fatores genéticos e ambientais parece ser diferente nas duas formas de doença inflamatória intestinal conhecidas. Há certo consenso de que a mucosa de pacientes com doença de Crohn é dominada por linfócitos T CD4 com um fenótipo de resposta Th1, caracterizada pela produção de interferon-gama e interleucina-2. Em contraste, a mucosa de pacientes com retocolite ulcerativa inespecífica pode ser dominada por linfócitos T CD4 com fenótipo Th2, caracterizada pela produção de TGF-beta e interleucina-5. A atividade inflamatória, uma vez deflagrada, parece ter alguns mecanismos de auto-alimentação, que perpetuam a cascata inflamatória e a ativação celular[3].

QUADRO CLÍNICO

A suspeita clínica de doença inflamatória intestinal geralmente ocorre quando estamos diante de um paciente em cuja anamnese encontramos um quadro de diarréia crônica, em especial quando acompanhada de sinais inflamatórios (como presença de sangue nas fezes), bem como de sintomas sistêmicos (febre, cansaço, adinamia). O quadro clínico de ambas as formas principais de doença inflamatória intestinal pode ser extremamente típico, incluindo manifestações extra-intestinais, mas também pode ser discreto, tornando não raramente difícil a tarefa de estabelecer seu diagnóstico. Vale lembrar ainda que existe uma série de diagnósticos diferenciais a serem levados em consideração quando está sendo levantada essa hipótese.

A retocolite ulcerativa ocorre, na maioria dos pacientes, como uma doença recorrente, com vários episódios ao longo do seu curso, com períodos intercrises assintomáticos ou oligossintomáticos. Entretanto, em alguns pacientes os episódios podem cronificar-se, inclusive levando à resistência ao tratamento ou impossibilitando a retirada das medicações utilizadas no tratamento da fase aguda. Esse subgrupo de pacientes requer terapêutica diferenciada. Alguns poucos pacientes, ainda, apresentam um único episódio sem recorrências da doença. A idade de início avançada parece estar relacionada com períodos intercrises assintomáticos mais extensos[1].

O quadro clínico de cada episódio depende do local de acometimento da doença e da sua gravidade. Episódios fulminantes de início abrupto podem ocorrer, mas, tipicamente, mesmo nos episódios mais graves, o aparecimento dos sintomas é progressivo, com instalação do quadro ao longo de semanas. Nos quadros iniciais, geralmente a doença está limitada ao sigmóide, mas em 20% dos pacientes pode ocorrer pancolite já nos primeiros episódios.

Os pacientes com retocolite ulcerativa costumam apresentar evacuações de pequeno volume. Além disso, é muito freqüente ainda esses pacientes se queixarem de urgência para defecar e tenesmo. Essas características são devidas à inflamação presente no reto, que está quase sempre, se não universalmente, presente nos pacientes com essa doença. A presença de sangue nas fezes é também uma característica marcante, seja apenas na sua superfície (geralmente em pacientes com doença restrita ao reto, o que pode levantar a falsa impressão clínica de sangramento hemorroidário), seja misturado às fezes (em pacientes com acometimento do cólon).

Pacientes com episódio leve de retocolite ulcerativa apresentam poucos ou nenhum sintoma sistêmico, e as alterações de exame clínico são raras. Dor abdominal, quando presente, é geralmente de leve intensidade. O número de episódios de diarréia é geralmente inferior a quatro. Ao exame clínico pode ser encontrada maior sensibilidade à palpação sobre os locais acometidos e o toque retal pode revelar dor e presença de sangramento. Esses pacientes muitas vezes têm doença restrita ao reto (proctite ulcerativa). Este não deve, entretanto, ser encarado como uma doença distinta da retocolite ulcerativa, dado o fato que em 10 anos cerca de 15% desses pacientes terão acometimento mais proximal do cólon[1].

Pacientes com retocolite grave apresentam episódios freqüentes de diarréia sanguinolenta; seu estado geral está comprometido e podem inclusive estar restritos ao leito. Taquicardia e febre são comuns ao exame clínico; o descoramento de mucosas evidencia anemia que nesses pacientes pode ser de origem ferropriva ou pela inflamação crônica. Episódios duradouros não tratados ou resistentes ao tratamento podem levar o paciente a apresentar sinais de desnutrição. Ao exame abdominal, a sensibilidade ao toque é evidente; a ausência ou a diminuição importante dos sons abdominais também podem ocorrer nos episódios graves da doença. Um paciente com abdome distendido deve levantar a suspeita de megacólon tóxico, complicação grave da retocolite ulcerativa.

A apresentação inicial da doença de Crohn é geralmente insidiosa e este é um dos fatores que explicam o fato de muitos pacientes permanecerem sintomáticos por anos até que o diagnóstico seja feito. Sintomas constitucionais como fraqueza e adinamia são comuns. Febre e calafrios podem acompanhar a doença em atividade. Diarréia ocorre em quase todos os pacientes, porém seu padrão depende do local de acometimento da doença. Em pacientes com doença colônica, a diarréia pode assemelhar-se ao padrão daquela encontrada na retocolite ulcerativa. Nos pacientes com doença limitada ao intestino delgado, a diarréia é geralmente de grande volume e sem urgência ou tenesmo. Síndrome de má absorção pode ocorrer, secundária à ressecção ou à lesão de íleo terminal, ou ainda à superproliferação bacteriana secundária a estreitamentos luminais. Outro sintoma comum na doença de Crohn é a dor abdominal, e sua localização e padrão geralmente estão relacionados à localização das lesões. A perda de peso ocorre freqüentemente e cerca de 10 a 20% dos pacientes perdem mais de 20% do peso. Sangramento retal é mais comum em pacientes com acometimento colônico. A inflamação e o conseqüente estreitamento luminal podem levar a um quadro clínico de obstrução intestinal, e à presença de distensão e dor em cólicas abdominais, náuseas, vômitos (principalmente se houver aspecto fecalóide), não necessariamente com parada de eliminação de gases e fezes, devem levantar a suspeita diagnóstica. A extensão transmural da inflamação colônica pode levar ainda à fistulização; a translocação bacteriana através desses defeitos da parede intestinal pode gerar abscessos. Ao exame clínico dos pacientes podemos encontrar palidez cutânea, úlceras orais dolorosas (em especial quando a doença está em atividade), sinais de desnutrição, fistulizações cutâneas, anais e massas abdominais palpáveis (representadas por alças intestinais aderidas pela formação de fístulas).

MANIFESTAÇÕES EXTRA-INTESTINAIS E NEOPLASIAS

As manifestações extra-intestinais das doenças inflamatórias intestinais podem, por vezes, comprometer mais a qualidade de vida ou a sobrevida que os seus sintomas digestórios. Parecem estar mais associadas à retocolite ulcerativa e à doença de Crohn com acometimento colônico que à doença de Crohn limitada ao intestino delgado.

As manifestações são as artropatias, acometendo de 10 a 35% dos pacientes. As artropatias podem ser axiais (espondiloartropatias) ou periféricas. As espondiloartropatias apresentam acometimento articular semelhante à espondilite anquilosante, porém a associação com HLA-B27 é um pouco menos intensa (50 a 70% dos acometidos). Dois padrões de artropatia periférica têm sido descritos e suas características estão expressas no quadro 9.40.

Quadro 9.40 – Classificação das artropatias enteropáticas periféricas[4].

Tipo 1 (pauciarticular)
Menos de cinco articulações
Aguda, autolimitada (< 10 semanas)
Geralmente coincide com recaídas de doença inflamtória intestinal
Altamente associada com outras manifestações extra-intestinais
Tipo 2 (poliarticular)
Cinco ou mais articulações
Sintomas geralmente persistem por meses a anos
Curso independente da atividade da doença intestinal
Associado a uveíte mas não com outras manifestações extra-intestinais

Osteopenia e osteoporose são comuns nas doenças inflamatórias intestinais, ocorrendo em cerca de metade dos pacientes. O uso de corticosteróides no tratamento pode piorar o curso dessa complicação, porém parece que ela pode acontecer independente do uso dessas medicações. Outras doenças ósseas associadas com doença inflamatória intestinal são osteomalacia (nos pacientes com doença de Crohn em grandes extensões de intestino delgado) e necrose avascular (pelo uso de esteróides).

A incidência de nefrolitíase é várias vezes maior que na população normal. Cálculos de oxalato de cálcio são encontrados em pacientes com doença de Crohn com lesão ileal. A presença de ileostomia predispõe à formação de cálculos de urato. Pacientes com doença de Crohn ainda podem estar sujeitos a outras lesões do trato urinário, como obstrução e hidronefrose (caso a inflamação intestinal se extenda ao retroperitônio), formação de fístulas enterovesicais e insuficiência renal por amiloidose.

Pacientes com doença inflamatória intestinal têm maior risco para eventos tromboembólicos e isto parece estar associado à maior freqüência de hiper-homocisteinemia. Trabalhos com desfechos não-clínicos mostraram que a suplementação de ácido fólico pode diminuir os níveis de homocisteína nos pacientes com doenças inflamatórias intestinais; caso essa estratégia se prove eficaz na redução de eventos tromboembólicos, pode ser adotada como medida para todos esses pacientes.

A colangite esclerosante primária é a forma mais comum de doenças hepatobiliares clinicamente significativa associada à doença inflamatória intestinal; em geral progride insidiosamente. Sua incidência é estimada nos diversos estudos em 2,5 a 7,5% dos pacientes com doença inflamatória intestinal (associação mais forte com a retocolite ulcerativa) e, reciprocamente, 50 a 75% dos pacientes com colangite esclerosante primária apresentam doença inflamatória intestinal[4]. A alta incidência de doença inflamatória intestinal nesses pacientes leva à recomendação da realização de colonoscopia mesmo naqueles com colangite esclerosante primária que não apresentem sintomas intestinais[1]. Pacientes com doença inflamatória intestinal e colangite esclerosante primária associadas ainda apresentam maior incidência de neoplasia de cólon quando comparados aos pacientes com doença inflamatória intestinal isolada. O diagnóstico geralmente é suspeitado no paciente com doença inflamatória intestinal que se apresenta com elevação de enzimas hepáticas (em especial fosfatase alcalina) e/ou hiperbilirrubinemia. A confirmação é feita por meio de colangiopancreatografia endoscópica retrógrada ou colangiografia transparieto-hepática. O tratamento da doença inflamatória intestinal não melhora o curso da colangite esclerosante primária, que leva muitas vezes ao desenvolvimento de cirrose e insuficiência hepática, além do aparecimento de colangiocarcinoma em 10 a 15% dos pacientes. Outras complicações hepatobiliares das doenças inflamatórias intestinais incluem esteatose hepática, pericolangite, hepatite crônica ativa e colecistite calculosa (que ocorre em pacientes com doença ou ressecção ileal levando à má absorção de sais biliares)[1].

As duas complicações dermatológicas mais comuns associadas à doença inflamatória intestinal são o pioderma gangrenoso e o eritema nodoso. A típica lesão do pioderma gangrenoso é uma úlcera de fundo necrótico, geralmente em membros inferiores (podendo acometer outros locais), que podem drenar secreções purulentas. A atividade do pioderma gangrenoso pode acompanhar ou não a atividade da doença intestinal. O eritema nodoso são lesões dolorosas, elevadas, usualmente na face anterior da tíbia. Sua atividade geralmente acompanha a atividade intestinal.

Pacientes com doença inflamatória intestinal apresentam risco aumentado de desenvolver neoplasias do trato gastrintestinal ao longo da vida. Pacientes com doença de Crohn apresentam risco relativo muito aumentado para desenvolver neoplasias malignas de intestino delgado, porém, por se tratar de câncer muito raro, esse acaba não se tornando um problema maior. Pacientes com retocolite ulcerativa (principalmente) e com doença de Crohn com atividade colônica (em especial aqueles com doença extensa de cólon) têm maior risco de desenvolver câncer de cólon. As taxas de prevalência de câncer de cólon na retocolite ulcerativa giram em torno de 1 a 10% dos pacientes. O risco aumenta com a duração e com a extensão da doença, aparecendo geralmente após oito anos de sintomas. O desenvolvimento dessas lesões se dá proporcionalmente em todas as partes do intestino grosso, em contraste com a neoplasia de cólon esporádica, que ocorre em dois terços dos casos no reto ou sigmóide[5]. Não há até o momento estudos randomizados controlados de colonoscopia para o rastreamento de câncer de cólon em pacientes com doença inflamatória intestinal. A *American Gastroenterological Association* sugere, a partir de painel de opinião de especialistas, que esse rastreamento seja feito a cada um a dois anos a partir de oito anos de doença nos pacientes com pancolite (tanto nos pacientes com retocolite ulcerativa inespecífica como nos com doença de Crohn) e após 15 anos de doença nos pacientes com acometimento de cólon esquerdo.

Outras manifestações extra-intestinais associadas às doenças inflamatórias intestinais incluem manifestações oculares (uveíte e episclerite), pancreatite, endocardite, pleuropericardite, miocardite e doença intersticial pulmonar.

DIAGNÓSTICO DIFERENCIAL

As doenças inflamatórias intestinais apresentam vários diagnósticos diferenciais e os principais estão expressos no quadro 9.41.

Quadro 9.41 – Diagnóstico diferencial das doenças inflamatórias intestinais.

Apendicite aguda
Amebíase
Colite colagenosa ou linfocítica
Colite infecciosa
Colite isquêmica
Colite pseudomembranosa
Diverticulite
Diverticulose
Doenças orificiais
Giardíase
Ileíte aguda por *Yersinia*
Linfoma intestinal
Proctite infecciosa
Síndrome de Behçet
Síndrome do cólon irritável
Tuberculose intestinal
Vasculites sistêmicas

EXAMES COMPLEMENTARES

EXAMES ENDOSCÓPICOS

Devido a sua capacidade de visualizar diretamente a mucosa intestinal e obter tecido para estudo anatomopatológico, a endoscopia é considerada o exame diagnóstico de importância ímpar nas doenças inflamatórias intestinais. Exames endoscópicos são úteis no diagnóstico, na diferenciação entre retocolite ulcerativa inespecífica e doença de Crohn, na determinação da extensão da doença, resposta ao tratamento e no rastreamento de neoplasias.

A diferenciação entre colites infecciosas agudas e episódio inicial de doença inflamatória intestinal por meio de achados endoscópicos pode ser difícil. *Yersinia*, *Campylobacter*, *Shigella* e citomegalovírus podem apresentar quadro endoscópico indistinguível da retocolite ulcerativa inespecífica[6]. Amebíase é a doença infecciosa que mais comumente se assemelha à doença de Crohn. Com a evolução do quadro, o diagnóstico endoscópico de doenças inflamatórias intestinais pode ser realizado com maior certeza e a diferenciação entre retocolite ulcerativa inespecífica e doença de Crohn pode ser feita na maioria dos casos[1].

A manifestação colonoscópica mais precoce da retocolite ulcerativa inespecífica é a perda do padrão vascular visto na mucosa retal normal e o desenvolvimento de eritema difuso e edema. A inflamação está associada à presença de exsudato amarelado (mucopus) que se relaciona com a atividade da doença, atingindo maior área de mucosa na doença mais ativa. A mucosa torna-se friável, ou seja, sangra fácil ao toque do colonoscópio. Nos casos mais graves a mucosa apresenta-se edematosa, hemorrágica e ulcerada. Outro aspecto endoscópico a ser observado na retocolite ulcerativa inespecífica é sua distribuição. A inflamação tem, quase universalmente, início no reto, progride proximalmente a uma certa distância e pára; toda a mucosa proximal a esse ponto é normal e a distal é anormal[1]. Contudo, inflamação cecal pode ser notada na retocolite ulcerativa inespecífica, principalmente ao redor do orifício do apêndice, não significando lesão segmentar ou sugerindo doença de Crohn[7]. Na doença de longa duração, podem estar presentes edema residual, ausência de vasos e pólipos inflamatórios (pseudopólipos), dando um aspecto atrófico à mucosa. Cerca de 40 a 50% dos pacientes apresentam doença limitada ao reto e ao sigmóide; em 30 a 40%, a doença estende-se além do sigmóide, mas não compromete todo o cólon; 20% podem apresentar colite total. Em 10 a 20% dos pacientes com pancolite, o íleo terminal pode estar envolvido, achado denominado de ileíte retrógrada.

O achado endoscópico mais precoce na doença de Crohn é a úlcera aftosa, uma úlcera pequena, com poucos milímetros de diâmetro, envolta por um halo vermelho de tecido edematoso. Essas úlceras são geralmente múltiplas. Com a doença mais ativa, essas ulcerações estreladas confluem transversal e longitudinalmente para demarcar ilhas de mucosa que, com freqüência, são histologicamente normais, aspecto segmentar característico da doença, com áreas preservadas no meio do intestino enfermo. A aparência em pedras de calçamento é típica da doença de Crohn, endoscopicamente e nas radiografias baritadas. Trinta a 40% dos pacientes apresentam doença isolada do intestino delgado, 40 a 55%, doença comprometendo ambos os intestinos, e 15 a 25%, colite isolada. O íleo terminal está acometido em 90% dos pacientes cuja doença acomete o intestino delgado[1]. O reto é freqüentemente poupado na doença de Crohn. Fístulas perirretais, fissuras, abscessos e estenose anal estão presentes em um terço dos pacientes. Na doença de Crohn, a endoscopia digestória alta pode ser útil no diagnóstico de comprometimento gastroduodenal nos pacientes com sintomas relacionados ao trato digestório superior. A colonoscopia permite o exame e a biópsia do íleo terminal.

Apesar de o estudo endoscópico avaliar bem a extensão e gravidade nas doenças inflamatórias intestinais, por vezes o quadro colonoscópico é diferente daquele previsto pela sintomatologia do paciente. As decisões terapêuticas devem ser baseadas primordialmente no quadro clínico do paciente e não nos achados endoscópicos, conforme discutido adiante[8].

Os cuidados necessários na realização de colonoscopia em pacientes com doenças inflamatórias intestinais são semelhantes àqueles da população geral, porém, algumas considerações são importantes. O risco de perfuração é maior, pois a parede do intestino está inflamada e sua integridade comprometida por úlceras e fístulas, particularmente na doença de Crohn. Inflamação grave conhecida ou suspeitada com úlceras profundas é contra-indicação relativa à colonoscopia. Megacólon tóxico é contra-indicação absoluta. Cicatrizes e fibroses estão freqüentemente presentes, tornando o cólon menos elástico e distensível, dessa forma mais suscetível à perfuração. O risco de perfuração nos casos de retocolite ulcerativa inespecífica grave torna arriscada a tentativa de colonoscopia completa, sendo o exame do reto e sigmóide – por meio da retossigmoidoscopia – suficientes, na maioria dos casos, para confirmar o diagnóstico[1,9].

EXAMES RADIOLÓGICOS

A radiografia simples de abdome possui duas funções nas doenças inflamatórias intestinais: avaliação de dilatação colônica na suspeita de megacólon tóxico e avaliação inicial de pacientes com obstrução intestinal[1]. Radiografia contrastada e tomografia computadorizada são úteis para o diagnóstico e o seguimento das doenças inflamatórias intestinais, em especial na doença de Crohn. A decisão de que modalidade radiológica usar depende da questão a ser respondida, pois a radiografia e a tomografia compuadorizada complementam-se e apresentam vantagens e desvantagens inerentes ao método. A radiografia contrastada é melhor para avaliar detalhes da mucosa, distensibilidade colônica e a presença de estenose. Já em um doente agudamente enfermo com doença de Crohn, a tomografia computadorizada é freqüentemente o método diagnóstico inicialmente preferido, a fim de responder questões clínicas urgentes como presença de abscesso ou obstrução, e guiar a terapêutica. Ambas as técnicas são úteis para detectar a presença de fístulas. De maneira geral, os estudos com contraste duplo (ar e bário) são preferidos aos estudos com contraste simples (apenas bário), pois mostram com bem mais detalhes a mucosa intestinal[10]. Os exames com contraste simples são mais utilizados para a definição de fístulas, estenoses e tumores[11]. Geralmente, esses exames baritados são bem tolerados, mas algumas precauções devem ser tomadas. O enema baritado é contra-indicado nos casos de colite grave (retocolite ulcerativa inespecífica ou doença de Crohn), pois a injeção de ar e bário no cólon inflamado pode precipitar o aparecimento de megacólon tóxico. Em ambas as formas de doenças inflamatórias intestinais os achados radiológicos não se correlacionam bem com a atividade da doença[1].

A alteração radiológica mais precoce da retocolite ulcerativa inespecífica é a granulação fina e irregular da mucosa. Na doença mais grave, a mucosa torna-se espessada e úlceras superficiais são vistas. As haustrações, geralmente normais na doença leve, tornam-se edematosas e espessadas. Ulcerações profundas podem aparecer (ulcerações em botão de colarinho). Com doença de longa duração, pode haver perda das haustrações e o cólon torna-se encurtado e espessado. Podem aparecer massas (pseudopólipos, pólipos adenomatosos ou carcinoma). Em 15 a 20% dos pacientes com retocolite ulcerativa inespecífica e pancolite, o íleo terminal mostra alterações radiológicas. A válvula ileocecal encontra-se deformada e aberta, o íleo terminal dilatado, e a mucosa é irregular mas sem ulcerações (ileíte retrógrada). Esse processo deve ser diferenciado do acometimento do íleo terminal na doença de Crohn, o qual é marcado por estreitamento luminal, espessamento da parede, ulcerações e fístulas. O carcinoma na retocolite ulcerativa inespecífica mais freqüentemente se apresenta como processo infiltrante, sob a forma de estenoses nos casos mais avançados, porém pode ser uma massa intraluminal[11].

Os achados precoces no intestino delgado na doença de Crohn, incluem pregas espessadas e ulcerações aftóides. Uma aparência em pedra de calçamento típica envolve mais freqüentemente o intestino delgado. Na doença mais avançada, podem ser detectados estenoses, massas inflamatórias, fístulas e abscessos[1]. O trânsito intestinal parece ser o exame de escolha na suspeita de doença de Crohn, quando comparado ao enema opaco[12].

ULTRA-SONOGRAFIA E RESSONÂNCIA MAGNÉTICA

O papel da ultra-sonografia e da ressonância magnética de abdome na avaliação de pacientes com doença inflamatória intestinal tem sido objeto de vários estudos. Em estudo recente, a acurácia da ultra-sonografia e ressonância magnética de abdome em identificar doença inflamatória intestinal ativa foi de 89% e 73%, respectivamente, sendo melhor nos pacientes com retocolite ulcerativa inespecífica. Devido ao número pequeno de pacientes avaliados na maioria dos estudos e à impossibilidade de visualização direta da mucosa e com posterior biópsia, são opções que podem ser utilizadas na avaliação de pacientes selecionados com doença inflamatória intestinal[13]. Atualmente, a ressonância magnética é o método de escolha para avaliação de fístulas perianais complexas em pacientes com doença de Crohn[1,13].

EXAMES LABORATORIAIS

As anormalidades laboratoriais nas doenças inflamatórias intestinais incluem velocidade de hemossedimentação e proteína C reativa aumentadas, e nos casos mais graves, hipoalbuminemia, anemia e leucocitose. Tratam-se de alterações inespecíficas que não remetem diretamente ao diagnóstico, mas por vezes podem auxiliar na avaliação de gravidade e atividade da doença.

Como foi dito, na maioria dos casos a diferenciação entre doença de Crohn e retocolite ulcerativa inespecífica pode ser feita com base nos achados radiológicos, endoscópicos e histológos. Contudo, em cerca de 10% dos casos, nos quais apenas o cólon é acometido, essa diferenciação não pode ser feita e a colite é classificada como indeterminada. Descobriu-se, recentemente, dois marcadores sorológicos úteis – o P-ANCA (*perinuclear antineutrophil cytoplasmatic antibody*) e o ASCA (anti-*Saccharomyces cerevisiae antibody*). A combinação dos testes não é sensível o suficiente para que sejam utilizados na investigação de diarréia crônica, porém, sua alta especificidade sugere que possam ser usados para diferenciar as duas formas de doenças inflamatórias intestinais. Na tabela 9.7 estão resumidas a sensibilidade e a especificidade dos ensaios combinados. Alguns ensaios clínicos também têm tentado correlacionar a positividade para esses anticorpos e a forma de apresentação das doenças inflamatórias intestinais. Apesar de promissores, mais estudos são necessários para determinar o real valor clínico desses testes no diagnóstico da doença de Crohn e retocolite ulcerativa inespecífica[14-16].

Tabela 9.7 – Sensibilidade/especificidade dos marcadores sorológicos no diagnóstico das doenças inflamatórias intestinais.

	Quinton et al.[14]	Ruemmele et al.[15]	Peeters et al.[16]
Doença de Crohn ASCA+/P-ANCA– Diagnóstico Diferenciação de retocolite ulcerativa inespecífica	49/98 49/97	— 55/95	56/94 56/92
Retocolite ulcerativa P-ANCA+/ASCA– Diagnóstico Diferenciação de doença de Crohn	57/97 57/99	— 57/92	44/97 44/98

Adaptado de Rutgeerts e Vermeire, 2000.

DIAGNÓSTICO ANATOMOPATOLÓGICO

Na retocolite ulcerativa inespecífica os achados histológicos correlacionam-se bem com o aspecto endoscópico da mucosa e o curso clínico da doença. O processo é limitado à mucosa e à submucosa, exceto na doença fulminate, que pode acometer as camadas mais profundas. Duas características principais são indicativas de cronicidade e ajudam na distinção entre a colite infecciosa. Primeiro, a arquitetura das criptas é distorcida, sendo bífidas e reduzidas em quantidade. Segundo, a presença de plasmócitos e de múltiplos agregados linfóides basais é característica, estando presente em alguns pacientes. Congestão vascular com edema e hemorragia focal podem estar presentes. O infiltrado inflamatório é formado por neutrófilos, linfócitos, plasmócitos e macrófagos. Pode haver criptite e abscesso das criptas, levando à depleção de células caliciformes. Pode haver ainda hipertrofia neuronal e hiperplasia fibromuscular das mucosas[1].

Na doença de Crohn, as lesões iniciais são ulcerações aftóides e abscessos focais das criptas com agregados soltos de macrófagos, que formam granulomas nãocaseosos atingindo todas as camadas da parede intestinal. Embora patognomônicos da doença de Crohn, esses granulomas estão presentes em apenas metade dos pacientes à biópsia cirúrgica ou endoscópica. Outras características histológicas incluem agregados linfóides submucosos e subserosos, e inflamação transmural com fissuras, trajetos fistulosos ou abscessos locais. O infiltrado contém plasmócitos na lâmina própria e freqüentemente eosinófilos. Pode haver também neutrófilos, indicando atividade, porém sua presença isolada é de pouca ajuda diagnóstica, já que podem estar presentes em uma variedade de doenças. Como o íleo terminal é freqüentemente acometido na doença de Crohn, dois achados são importantes na biópsia desse local. Um é o de mucosa normal e o outro o de inflamação crônica sugestiva de doença de Crohn. O achado de mucosa normal é importante porque ajuda a excluir doença de Crohn em alguns pacientes, principalmente naqueles em que estudos de imagem sugerem espessamento do íleo terminal[1,18].

O conjunto de achados que pode auxiliar na diferenciação diagnóstica das formas de doença inflamatória intestinal está resumido no quadro 9.42.

TRATAMENTO

O tratamento a longo prazo das doenças inflamatórias intestinais baseia-se, fundamentalmente, em agentes que diminuam a atividade inflamatória instalada. Entretanto, terapias adjuvantes como agentes antidiarréicos, direcionados principalmente para o alívio dos sintomas e não para o controle da própria inflamação, podem ser úteis[3].

Quadro 9.42 – Comparação das principais formas de doença inflamatória intestinal[3].

Características clínicas	Retocolite ulcerativa inespecífica	Doença de Crohn
Febre	Razoavelmente comum	Comum
Dor abdominal	Variável	Comum
Diarréia	Muito comum	Razoavelmente comum
Sangramento retal	Muito comum	Razoavelmente comum
Perda de peso	Razoavelmente comum	Comum
Sinais de desnutrição	Razoavelmente comum	Comum
Doença perianal	Ausente	Razoavelmente comum
Massa abdominal	Ausente	Comum
Atraso de crescimento	Ocasional	Comum
Local de acometimento		
Cólon	Exclusivo	Dois terços dos pacientes
Íleo	Nunca	Dois terços dos pacientes
Jejuno	Nunca	Infreqüente
Estômago ou duodeno	Nunca	Infreqüente
Esôfago	Nunca	Infreqüente
Complicações intestinais		
Estreitamentos	Desconhecidos	Comuns
Fístulas	Ausentes	Razoavelmente comuns
Megacólon tóxico	Desconhecido	Ausente
Perfuração	Desconhecida	Incomum
Câncer	Comum	Razoavelmente comum
Achados endoscópicos		
Friabilidade	Muito comum	Razoavelmente comum
Úlceras aftóides e lineares	Ausentes	Comuns
Pseudopólipos	Comuns	Razoavelmente comuns
Envolvimento retal	Muito comum	Razoavelmente comum
Achados radiológicos		
Distribuição	Contínua	Segmentada
Ulceração	Superficial	Profunda
Fissuras	Ausentes	Comuns
Estreitamentos ou fístulas	Raros	Comuns
Envolvimento ileal	Dilatado	Estreitado, nodular
Achados laboratoriais		
P-ANCA	70% dos pacientes	Ocasional
Anticorpos anti-*Saccharomyces cerevisiae*	Ocasionais	> 50% dos pacientes

Adaptado de Podolsky, 2002.

Alguns tipos de dieta baseados na administração de aminoácidos elementares e não em proteínas poliméricas parecem estar associadas com melhora do controle da doença e do estado nutricional desses pacientes. Entretanto, a má aceitabilidade dessas dietas pelo fato de serem líquidas e de paladar desagradável limita muito sua aplicação na prática clínica[18]. A suplementação de ácidos graxos essenciais (como ômega-3) foi sugerida por alguns autores a partir da constatação de que várias doenças inflamatórias crônicas (como artrite reumatóide e eczema) são menos freqüentes em áreas onde o consumo de peixes (alimento rico nesse tipo de substância) é maior e também a partir de pequenos estudos, de metodologia limitada, que mostraram benefício no uso desses suplementos para o controle da atividade da doença. Mais estudos, porém, falharam em mostrar esse benefício e, atualmente, essa não é uma terapêutica de eficácia comprovada[19]. Discutiremos a seguir as principais classes de medicações utilizadas no tratamento das doenças inflamatórias intestinais.

AMINOSSALICILATOS

Os aminossalicilatos permanecem como a terapia principal para o tratamento das doenças inflamatórias intestinais leves e moderadas, bem como para a manutenção de remissão. A partir do composto original (sulfassalazina), foram realizados estudos até a conclusão final de que o principal princípio ativo é, na verdade, o produto de sua clivagem no trato gastrintestinal, o ácido 5-aminossalicílico (5-ASA). Atualmente, vários compostos foram desenvolvidos a partir desse princípio ativo e os elementos aos quais essa substância é conjugada, bem como sua via de administração, determinam seu local de atuação[21]. As doses habituais giram em torno de 3,2 a 4g/dia de mesalazina e 3 a 6g/dia de sulfassalazina, em doses divididas. O tratamento de manutenção com aminossalicilatos pode ser efetivo na retocolite ulcerativa, mas é de valor questionável na doença de Crohn[3].

As principais formulações de aminossalicilatos e suas características peculiares estão expressas no quadro 9.43.

Quadro 9.43 – Ácido 5-aminossalicílico e seus derivados[21].

Agente	Formulação	Ação	Comentários
Sulfassalazina	Ligado a sulfapiridina, deve ser clivado pela azorredutase bacteriana	Cólon	Intolerância e hipersensibilidade freqüentes
Olsalazina	Ligado a outra molécula de 5-ASA, deve ser clivado pela azorredutase bacteriana	Cólon	Diarréia secretora relativamente comum
Mesalazina	Microesferas recobertas com etilcelulose, de liberação lenta	Estômago distal e intestino delgado	Apenas 5-ASA para a atuação em intestino delgado, com ou sem envolvimento de cólon
Mesalazina	Coberto com acrílico, liberado em pH alcalino	Íleo distal e cólon	Eficiente para doença de Crohn com envolvimento de íleo terminal, bem como doença colônica
Enema de mesalazina	Em diluente	Reto e cólon esquerdo	Útil na doença distal
Supositório de mesalazina	Com carreador inerte	Reto	Útil na doença distal
Balsalazida	Ligado a 4-aminobenzil-beta-alanina, deve ser clivado pela azorredutase bacteriana	Cólon	Bem tolerado para doença colônica

Adaptado de Podolsky, 2002.

ANTIBIÓTICOS

Alguns antibióticos (particularmente metronidazol e ciprofloxacino) são freqüentemente utilizados no tratamento da doença de Crohn. Em contraste, os antibióticos são muito limitados no tratamento da retocolite ulcerativa, o que pode sugerir um papel diferente da flora intestinal no desenvolvimento das duas formas de doença inflamatória intestinal[3]. A dose de metronidazol utilizada é de 10 a 20mg/kg/dia. Um estudo comparou a eficácia do uso de metronidazol com o de sulfassalazina, mostrando índices de remissão semelhantes (25% nos dois grupos). Entretanto, estudo placebo-controlado em doença de Crohn ativa foi publicado, em que houve benefício com o uso de metronidazol nas doses preconizadas apenas em pacientes com ileocolite ou com colite. Quando considerados no geral (incluindo pacientes sem manifestação colônica), não se conseguiu provar benefício superior ao placebo, com significância estatística, no uso dessa medicação[22]. Ciprofloxacino 1g/dia foi avaliado em estudo curto, de seis semanas de duração, em comparação com a mesalazina 4g/dia, obtendo resultados semelhantes entre os grupos. Estudos não-controlados, de menor valor científico, levantam a hipótese de que a associação dos dois antibióticos citados pode ser melhor que o uso de cada um deles isolado, mas esse fato carece de melhor comprovação[21]. Não há evidências do benefício dessas medicações no tratamento a longo prazo.

CORTICOSTERÓIDES

O uso de corticosteróides é geralmente empregado em pacientes com doença de Crohn em atividade moderada a grave, ou quando o uso de aminossalicilatos não surte o efeito desejado[3]. Corticosteróides tópicos (enemas de hidrocortisona) podem ser utilizados como alternativa aos aminossalicilatos nos pacientes com retocolite ulcerativa distal. Não há estudos comparando doses de corticosteróides na doença de Crohn ativa de forma adequada. A Academia Americana de Gastroenterologia sugere o uso de doses de 0,5 a 0,75mg/kg/dia de prednisona (aproximadamente 40mg/dia no indivíduo adulto, podendo chegar até a 60mg nos quadros mais intensos[3]) ou equivalente, até atingir a remissão clínica dos sintomas. Quando essa resposta clínica é alcançada, as doses devem ser diminuídas progressivamente; o protocolo sugerido é diminuir 5-10mg da dose diária a cada semana até atingir 20mg, e a partir disto diminuir 2,5-5mg da dose diária a cada semana até sua retirada completa.

Além do uso de corticosteróides orais, outras vias de administração alternativas podem ser úteis em alguns pacientes. Corticosteróides tópicos (enemas de hidrocortisona) podem ser utilizados como uma alternativa aos aminossalicilatos nos pacientes com retocolite ulcerativa distal[3]. Nos pacientes com atividade da doença mais intensa, particularmente aqueles com mais de seis evacuações por dia, perda de sangue nas fezes, febre, taquicardia ou anemia, que necessitarem de internação, o uso de corticosteróides intravenosos deve ser considerado[3,23].

Vem ganhando corpo na literatura médica o uso da budesonida no controle da doença de Crohn ativa, a partir de estudos publicados comparando sua ação contra placebo[24] e aminossalicilatos[25]. A budesonida é um corticosteróide com alto poder antiinflamatório tópico e potencialmente com menos efeitos sistêmicos que os demais corticosteróides, pelo fato de que cerca de 90% dessa substância é metabolizada na sua primeira passagem no fígado a formas com atividade esteróide mínima. Em alguns países, formulações de budesonida de liberação controlada são utilizadas para o tratamento da doença de Crohn leve a moderada que envolva o cólon direito e o íleo distal. Alguns problemas, entretanto, ainda persistem com o uso dessa droga. Aparentemente, esse medicamento parece ser algo menos potente que os corticosteróides orais convencionais na obtenção da remissão clínica[3]. Além disso, apesar do suporte teórico à maior segurança com o uso dessa medicação, existe ainda preocupação que pacientes que utilizem budesonida por períodos prolongados também estejam expostos aos efeitos sistêmicos dos corticosteróides.

Não há evidências de que o uso de corticosteróides traga benefício no tratamento das doenças inflamatórias intestinais durante a fase de remissão. Além disso, é bem conhecido o rol de efeitos colaterais graves da corticoterapia a longo prazo. Dessa forma, seu uso deve ser limitado apenas à fase de atividade dessas doenças e sua retirada gradual deve ser planejada tão logo se obtenha remissão clínica, conforme descrito anteriormente[26].

IMUNOSSUPRESSORES E IMUNOMODULADORES

Encontrar-se-á um número não desprezível de pacientes tratados agudamente com corticosteróides que se mostrarão resistentes (sem resposta clínica à instituição da terapêutica) ou dependentes (com recorrência dos sintomas durante a fase de retirada da medicação) da corticoterapia, particularmente tabagistas ou aqueles com acometimento de cólon. Nesses pacientes, podemos utilizar alguns medicamentos imunossupressores ou imunomoduladores, tanto na fase de atividade quanto durante a remissão da doença, para evitar recidivas. Apesar de não haver firmes diretrizes sobre quando esses agentes devem ser iniciados, alguns autores sugerem considerar seu uso se não for possível fazer a retirada dos corticosteróides após seis semanas. A indicação dessas drogas deve ser bem ponderada, pois, tal qual os corticosteróides, podem aumentar o risco de o paciente adquirir infecções[3,27].

Azatioprina e mercaptopurina – têm sido os agentes imunossupressores mais comumente utilizados no tratamento das doenças inflamatórias intestinais, a despeito de uma hesitação inicial movida pela preocupação quanto a risco aumentado de desenvolvimento de linfoma (ainda não bem estabelecido na literatura sua existência) e outros efeitos colaterais[3]. Estas medicações, entretanto, levam até seis meses para que seu efeito seja notado na prática clínica[3]. Não há consenso na literatura sobre qual seria a dose de azatioprina de melhor risco-benefício no tratamento das doenças inflamatórias intestinais. Doses de 2 a 2,5mg/kg/dia parecem adequadas, e acima desse valor parece não haver ganho em eficácia e há aumento nos efeitos colaterais. Além do aumento do risco de infecções, pode haver supressão da medula óssea, que deve ser monitorizada freqüentemente no início do tratamento e periodicamente depois (a cada dois ou três meses). Outros efeitos colaterais como pancreatite e hepatotoxicidade não podem ser preditos a partir de dosagens séricas nem tampouco a partir dos efeitos mielotóxicos. Os efeitos colaterais inicialmente assintomáticos são geralmente reversíveis com a interrupção do tratamento, mas rapidamente recorrem, de forma mais grave, se a terapêutica é reiniciada[3].

Estudo com 34 pacientes com retocolite ulcerativa corticosteróide-dependente foi realizado para determinar a eficácia e a segurança do uso de azatioprina 2 a 2,5mg/kg/dia neste contexto. Dos pacientes, 70,6% puderam cessar o uso de corticosteróides após um ano de tratamento. Efeitos colaterais ocorreram em 38% dos pacientes e os mais comuns foram hepatotoxicidade (14,6%), neutropenia (11,7%) e infecções (herpes 5,8% e endocardite 2,9%). Não houve descrição de desenvolvimento de linfoma, porém devemos lembrar que a amostra de pacientes é limitada[26].

Metotrexato – é efetivo no tratamento de pacientes com doença de Crohn corticosteróide-dependentes em atividade e durante a fase de remissão. A droga é tipicamente administrada como uma injeção semanal (15 a 25mg por via intramuscular ou 25mg por via subcutânea)[3]. A resposta clínica aparece após várias semanas. Além dos riscos genéricos da imunossupressão, o metotrexato pode causar pneumonite intersticial, fibrose hepática e alterações megaloblásticas[3].

Ciclosporina – pode ser eficaz no tratamento de pacientes com retocolite ulcerativa grave, em especial os hospitalizados com possível indicação de colectomia de urgência[3]. Existe apenas um estudo controlado com placebo avaliando a eficácia da ciclosporina nessa situação, que encontrou taxa de remissão de 82% (contra 0% no grupo placebo). Devido à gravidade do quadro, é de se esperar que outros estudos incluindo grupos placebo não sejam realizados por questões éticas. Os dados obtidos provêm também de estudos não-controlados posteriores que encontraram taxa de remissão próxima do trabalho original nesses pacientes[28]. A dose utilizada de ciclosporina é de 4mg/kg/dia, em infusão endovenosa contínua, ao longo de uma a duas semanas. A droga é geralmente adicionada ao esquema terapêutico em pacientes que não apresentaram melhora após um curso de 7 a 10 dias de corticosteróides por via intravenosa em altas doses. Apesar de em uma proporção significativa de pacientes a colectomia de urgência poder ser evitada com o uso de ciclosporina, estima-se que cerca de 50% desses pacientes necessitarão realizar a cirurgia no período de um ano, seja por incapacidade de desmame das medicações, seja por atividade recorrente[3]. A ciclosporina em geral não é utilizada em pacientes com doença de Crohn, exceto, eventualmente, naqueles com fístulas perianais ou cutâneas sintomáticas graves.

Terapias biológicas – vêm ganhando um terreno importante no tratamento da doença de Crohn nos últimos anos. A substância protótipo dessas terapêuticas é o infliximab, um anticorpo monoclonal quimérico anti-TNF-alfa. Seu mecanismo de ação ainda não é totalmente conhecido. Seu uso foi avaliado em dois estudos placebo-controlados para indução e um estudo placebo-controlado para manutenção (por 30 semanas, nos pacientes que responderam inicialmente a um curso de infliximab) da remissão da doença, com número necessário para tratar (NNT) de 3 e 5, respectivamente, para esses dois desfechos[29]. A terapia com infliximab é utilizada em especial nos pacientes que não obtiveram resposta ao uso de aminossalicilatos, antibióticos, corticosteróides ou imunomoduladores ou ainda naqueles com doença fistulizante, em que parece haver benefício na indução de remissão e na diminuição de recorrência das fístulas, em trabalhos com seguimento por até um ano. Vale ressaltar que os trabalhos que estudaram a manutenção da remissão continuaram apenas com pacientes que haviam respondido à dose inicial de infliximab. A dose e a freqüência de administração precisam ser mais bem estudadas, mas parece não haver benefício com doses superiores a 5mg/kg. Alguns estudos utilizaram uma única infusão de infliximab para a indução, enquanto outros repetiram a dose após duas a seis semanas. Para a manutenção da remissão, as doses eram repetidas a cada oito semanas aproximadamente[29]. Efeitos colaterais incluem reações de hipersensibilidade tardia, desencadeamento da produção de auto-anticorpos (apesar de ainda não estar bem definido se há aumento da incidência de doença auto-imune), de anticorpos antiquiméricos e provável risco de ativação de infecções latentes como tuberculose. Este último deve causar ainda mais preocupação em populações de alta prevalência dessa moléstia, como o Brasil, sobretudo pela falta de estudos nos países com esse perfil epidemiológico[30]. No tratamento da retocolite ulcerativa, seu papel ainda não está claro, com trabalhos apresentando resultados conflitantes. Aparentemente, não parece ser tão efetiva como no tratamento da doença de Crohn (Quadro 9.44)[26].

Quadro 9.44 – Opções terapêuticas para retocolite ulcerativa e doença de Crohn[3].

	Retocolite ulcerativa inespecífica distal	Retocolite ulcerativa inespecífica extensa	Doença de Crohn
Atividade leve	Aminossalicilato por via oral ou retal Corticosteróide por via retal	Aminossalicilato por via oral	Aminossalicilato por via oral Metronidazol por via oral Possivelmente budesonida por via oral ou ciprofloxacino
Atividade moderada	Aminossalicilato por via oral ou retal Corticosteróide por via retal	Aminossalicilato por via oral	Corticosteróide por via oral (budesonida para atividade ileal ou cólon direito) Azatioprina ou mercaptopurina por via oral
Atividade grave	Corticosteróide por via oral, retal ou parenteral	Costicosteróide por via oral ou parenteral Ciclosporina por via intravenosa Infliximab por via intravenosa	Costicosteróide por via oral ou parenteral Metotrexato por via subcutânea ou intravenosa
Doença refratária	Corticosteróide por via oral ou intravenosa associado a azatioprina ou mercaptopurina	Corticosteróide por via oral ou intravenosa associado a azatioprina ou mercaptopurina	Infliximab por via intravenosa
Doença perianal		Metronidazol ou ciprofloxacino por via oral Infliximab por via intravenosa Azatioprina ou mercaptopurina por via oral	
Remissão	Aminossalicilato por via oral ou retal Azatioprina ou mercaptopurina por via oral	Aminossalicilato por via oral Azatioprina ou mercaptopurina por via oral	Azatioprina ou mercaptopurina por via oral Possivelmente mesalazina metronidazol

Adaptado de Podolsky, 2002[3].

TRATAMENTO CIRÚRGICO

É difícil predizer quais pacientes com retocolite ulcerativa necessitarão de cirurgia. Aproximadamente 85% dos pacientes com episódios graves da doença vão requerer cirurgia no intervalo de um ano; esse grupo, entretanto, representa apenas uma pequena proporção dos pacientes (10-20%). A maioria tem um curso da doença imprevisível. Estima-se que a probabilidade cumulativa de necessitar de colectomia gire em torno de 30%. As indicações mais comuns de colectomia são a incapacidade do desmame de corticosteróides após seis a nove meses e/ou má qualidade de vida. Os episódios fulminantes da doença (que podem levar à perfuração) ou o desenvolvimento de megacólon tóxico são indicações de colectomia de emergência. O desenvolvimento de displasia ou câncer é uma indicação absoluta de cirurgia[1,23]. A cirurgia, entretanto, quando realizada a colectomia total, tem grande potencial curativo, já que é característica dessa doença poupar outros segmentos do aparelho digestivo.

Na doença de Crohn, as terapias cirúrgicas podem ser utilizadas para o tratamento dos pacientes refratários às medicações utilizadas ou ainda para a resolução de complicações como fístulas e suboclusões intestinais por estreitamento luminal. A ressecção cirúrgica (com a possível exceção da colectomia total nos pacientes com doença de Crohn restrita ao cólon) raramente é curativa. De qualquer forma, algum tipo de intervenção cirúrgica é feita ao longo do curso da doença em cerca de 66% dos pacientes. Pacientes esteróide-dependentes ou sem melhora após 7 a 10 dias de tratamento hospitalar intensivo devem ser considerados candidatos à cirurgia[21].

TRATAMENTOS ALTERNATIVOS E SOB INVESTIGAÇÃO

Várias estratégias têm sido advogadas como potenciais alvos terapêuticos no tratamento das doenças inflamatórias intestinais. O maior conhecimento da fisiopatologia dessas doenças, embora ainda incompleto, vem abrindo espaço para a investigação de diversos agentes. Damos destaque às novas terapias biológicas e os agentes imunomoduladores, que vêm aparecendo cada vez em maior número.

A terapia probiótica é uma nova estratégia terapêutica em desenvolvimento que parece interessante e pode tornar-se parte do arsenal terapêutico de várias doenças no futuro. Probióticos são agentes de controle biológico definidos como "microrganismos vivos que, quando consumidos em quantidades adequadas, conferem um benefício terapêutico ao hospedeiro"[31]. Essa terapêutica parece uma estratégia promissora e, aparentemente, com poucos efeitos colaterais[21]. Entretanto, como dissemos, ainda é um modelo terapêutico em desenvolvimento e são necessários mais estudos para definir seu papel no tratamento das doenças inflamatórias intestinais, bem como no de outras doenças.

REFERÊNCIAS BIBLIOGRÁFICAS

1. Stenson WF, Korzenik J. Inflammatory bowel disease. In Yamada T, Alpers DH, Kaplowitz N, et al. Textbook of Gastroenterology. Baltimore: Lippincott Williams & Wilkins, 2003. ▪ 2. Montgomery SM, Ekbom A. Epidemiology of inflamatory bowel disease. Curr Opin Gastroenterol 2002; 18:416. ▪ 3. Podolsky DK. Inflammatory bowel disease. N Engl J Med 2002; 347:417. ▪ 4. Allez M, Modigliani R. Clinical features of inflammatory bowel disease. Curr Opin Gastroenterol 2000; 16:329. ▪ 5. Provenzale D, Onken J. Surveillance Issues in Inflammatory Bowel Disease. J Clin Gastroenterol 2001; 32:99. ▪ 6. Tedesco F, Hardin R, Harper R, Edwards B. Infectious colitis endoscopically simulating inflammatory bowel disease: a prospective evaluation. Gastrointest Endosc 1983; 29:195. ▪ 7. D'Haens G, Geboes K, Peeters M et al. Patchy cecal inflammation associated with distal ulcerative colitis: a prospective endoscopic study. Am J Gastroenterol 1997; 92:1275. ▪ 8. Modigliani R, Mary J, Simon J et al. Clinical, biological, and endoscopic picture of attacks of Crohn's disease: evolution on prednisone. Gastroenterology 1990; 98:811. ▪ 9. Waye JD. Endoscopy in inflammatory bowel disease: indications and differential diagnosis. Med Clin North Am 1990; 74:51. ▪ 10. Almer S, Bodemar

G, Franzen L et al. Use of air enema radiography to assess depth of ulceration during acute attacks of ulcerative colitis. Lancet 1996; 347:1731. ▪ 11. Johnson CD, Carlson HC, Taylor WF, Weiland LP. Barium enemas of carcinoma of the colon: sensitivity of double- and single-contrast studies. Am J Radiol 1983; 140:1143. ▪ 12. Bernstein CN, Boult IF, Greenberg HM et al. A prospective randomized comparison between small bowel enteroclysis and small bowel follow-through in Crohn's disease. Gastroenterology 1997; 113:390. ▪ 13. Pascu M, Roznowski AB, Müller H-P et al. Clinical relevance of transabdominal ultrasonography and magnetic resonance imaging in patients with inflammatory bowel disesse of the terminal ileum and large bowel. Inflamm Bowel Dis 2004; 10:373. ▪ 14. Quinton JF, Sendid B, Reumaux D et al. Anti-saccharomyces cerevisiae mannan antibodies combined with anti-neutrophil cytoplasmatic autoantibodies in inflammatory bowel disease: prevalence and diagnostic role. Gut 1998; 42:788. ▪ 15. Ruemmele FM, Targan SR, Levy G et al. Diagnostic accuracy of serological assays in pediatric inflammatory bowel disesse. Gastroenterology 1998; 115:822. ▪ 16. Peeters M, Joossens S, Vermeire et al. Diagnostic value of anti-saccharomyces cerevisiae and antineutrophil cytoplasmatic autoantibodies in inflammatory bowel disease. Am F Gastroenterol 2001; 126:233. ▪ 17. Rutgeerts P, Vermeire. Serological diagnosis of inflamatory bowel disease. Lancet 2000; 356:2118. ▪ 18. Appelman HD. Biopsies of the terminal ileum in inflammatory bowel diseases: do they help? Pathol Case Rev 2004; 9:115. ▪ 19. Zoli G, Carè M, Parazza M et al. A randomized controlled study comparing elemental diet and steroid treatment in Crohn's disease. Aliment Pharmacol Ther 1997; 11:735. ▪ 20. Middleton SJ, Naylor S, Woolner J, Hunter JO. A double-blind, randomized, placebo-controlled trial of essential fatty acid supplementation in the maintenance of remission of ulcerative colitis. Aliment Pharmacol Ther 2002; 16:1131. ▪ 21. Supplement to Podolsky DK. Inflammatory Bowel Disease. N Engl J Med 2002; 347:417 in NEJM site www.nejm.org. ▪ 22. Bebb JR, Scott BB. Systematic review: how effective are the usual treatments for Crohn's disease? Aliment Pharmacol Ther 2004; 20:151. ▪ 23. Society for Surgery of the Alimentary Tract Patient Care Guidelines. Management of Ulcerative Colitis (2001). In SSAT site: http://www.ssat.com/cgi-bin/guidelines.cgi. ▪ 24. Greenberg GR, Feagan BG, Francois Martin F et al. The Canadian Inflammatory Bowel Disease Study Group Oral Budesonide for Active Crohn's Disease. NEJM 1994; 331:834. ▪ 25. Thomsen OO, Cortot A, Jewell D et al. A comparison of budesonide and mesalamine for active Crohn's disease. NEJM 1998; 339:370. ▪ 26. Rutgeerts P. Modern therapy for inflammatory bowel disease. Scand J Gastroenterol 2003; 38 (Suppl 237):30. ▪ 27. Keane J, Gershon S, Wise RP et al. Tuberculosis associated with infliximab, a tumor necrosis factor alfa-neutralizing agent. NEJM 2001; 345:1098. ▪ 28. Bebb JR, Scott BB. Systematic review: how effective are the usual treatments for ulcerative colitis? Aliment Pharmacol Ther 2004; 20:143. ▪ 29. Bebb JR, Scott BB. Systematic review: how effective are the usual treatments for Crohn's disease? Aliment Pharmacol Ther 2004; 20:151. ▪ 30. Keane J, Gershon S, Wise RP et al. Tuberculosis associated with infliximab, a tumor necrosis factor (alfa)-neutralizing agent. NEJM. 2003; 345:1098. ▪ 31. Shanahan F. Probiotics: a perspective on problems and pitfalls. Scand J Gastroenterol 2003; 38(Suppl 237):34.

76. SANGRAMENTO GASTRINTESTINAL

Jaime Natan Eisig
João Mapurunga

O sangramento gastrintestinal é uma síndrome de grande importância na prática clínica pela grande morbimortalidade e pelos altos custos para a saúde pública dele advindos. Estudos recentes na Inglaterra e Estados Unidos da América (EUA) mostram que sua incidência é de aproximadamente 100 hospitalizações por 100.000 adultos por ano, sendo apenas o de origem alta responsável por mais de 350.000 internações anuais nos EUA, com letalidade de cerca de 10%[1,2]. É importante observar que raramente os pacientes morrem do sangramento em si, mas sim das complicações que se seguem (insuficiência renal aguda, insuficiência hepática etc.) e que a grande maioria dos que evoluem para óbito são de idade mais avançada e apresentam outras co-morbidades.

As apresentações clínicas do sangramento variam de acordo com sua localização. *Hematêmese*, isto é, a presença de sangue vivo ou líquido escurecido como borra de café no vômito, e *melena*, isto é, a presença de fezes escurecidas semelhantes a "graxa preta" e de extremo malcheiro, caracterizam o sangramento gastrintestinal alto. Anatomicamente, a fonte desse sangramento localiza-se acima do ângulo de Treitz, contudo, existe a possibilidade de a melena ter origem em um ponto inferior, especialmente nos pacientes constipados, pois o fundamental para o desenvolvimento de melena não é a origem do sangramento, mas sim que o sangue fique pelo menos 14 horas sendo digerido no trato gastrintestinal. *Hematoquezia* ou *enterorragia*, isto é, a presença de sangue vivo nas fezes, caracteriza o sangramento gastrintestinal baixo. Sangramento digestório alto muito volumoso (maior que 1.000ml) pode apresentar-se como hematoquezia, pois o sangue é um excelente laxante. Em cerca de 11% dos pacientes inicialmente avaliados como tendo sangramento baixo revelou-se uma fonte de sangramento alto[3]. O objetivo deste livro é a abordagem do paciente ambulatorial e apesar de também nos depararmos nos consultórios com as queixas anteriormente relatadas veremos que essas apresentações geralmente são agudas e portanto objeto de estudo na medicina de urgência. As apresentações mais comuns em ambulatório são sangramentos gastrintestinais baixos de pequeno volume e o paciente que necessita de avaliação por anemia ferropriva. Podemos então dividir nossos pacientes naqueles que vêm à unidade de pronto socorro com queixas de sangramento agudo e naqueles que nos procuram no consultório com queixas de sangramento crônico, episódico, de pequena monta ou com queixas de anemia (Quadro 9.45).

Quadro 9.45 – Principais etiologias do sangramento gastrintestinal.

Alto	Baixo
Úlcera péptica	Diverticulose
Varizes de esôfago	Angiodisplasias
Lesões agudas da mucosa gastroduodenal	Neoplasias
Síndrome de Mallory-Weiss	Doença inflamatória intestinal
Anomalias vasculares	Doenças anorretais
Gastrite e esofagite erosivas	Colite isquêmica
Neoplasia gástrica	

ABORDAGEM NA EMERGÊNCIA

O paciente que chega ao pronto-socorro com queixas de sangramento gastrintestinal deve passar necessariamente por quatro etapas: avaliação e estabilização hemodinâmicas, identificação do local do sangramento por métodos diagnósticos, terapêutica efetiva da causa do sangramento e prevenção de novo episódio.

A avaliação inicial consiste basicamente de aferir o estado volêmico do paciente. Para isso é fundamental quantificar freqüência cardíaca e pressão arterial em decúbito e ortostase. Pacientes com freqüência cardíaca maior que 100bpm e pressão sistólica menor que 100mmHg perderam grande volume de sangue e, portanto, necessitam de tratamento mais urgente com reposição de cristalóides rápida e adequada. É fundamental a obtenção de dois acessos venosos calibrosos, mas na fase inicial não se deve tentar acesso venoso central, o que poderia levar à demora na reposição volêmica para a rápida infusão de líquidos e medicação. No caso de hematêmese ou melena deve passar-se uma sonda nasogástrica calibrosa a fim de se lavar o estômago do paciente com soro fisiológico a 0,9% (ao contrário do que se acreditava, a temperatura dessa solução não tem correlação com a diminuição do sangramento). O aspirado que retorna dessa lavagem deve ser observado, pois, segundo estudo realizado pela Sociedade Americana de Endoscopia Gastrintestinal, pacientes apenas com melena e aspirado claro têm mortalidade de 5%; aqueles com melena e aspirado em borra de café, de 8%; e os com melena e sangramento ativo no aspirado, de 12%[4]. A presença de aspirado claro em vigência de melena, contudo, não exclui uma fonte de sangramento alto, pois até 16% dos pacientes podem apresentar-se dessa forma, especialmente em úlceras duodenais[5]. O paciente precisa ser avaliado quanto à necessidade de entubação orotraqueal, a qual é feita rotineiramente nos pacientes com hematêmese ativa que serão submetidos à endoscopia, pois o risco de aspiração broncopulmonar é grande. Devem ser solicitados exames como hemoglobina/hematócrito, uréia/creatinina, eletrólitos, enzimas hepáticas, coagulograma e tipagem sangüínea. Não devemos esquecer o fato de que o hematócrito não se altera com o sangramento agudo, podendo levar até 72 horas para atingir seu valor real após a redistribuição de líquido entre os compartimentos intra e extravasculares, portanto hematócrito normal não exclui sangramento ativo. A real importância do hematócrito é que a queda contínua indica persistência ou novo sangramento.

A história e o exame clínico, mesmo que rigorosos, só conseguem identificar a fonte do sangramento em 40% dos casos[6]. Mesmo assim, é importante obter dados dos pacientes como história anterior de sangramento, cirurgias prévias, histórico de problemas gastrintestinais, diáteses hemorrágicas, uso de álcool, uso de anticoagulantes e antiinflamatórios. Ao exame clínico devem-se procurar sinais de insuficiência hepática, telangiectasias (síndrome de Osler-Rendu-Weber e CREST) e sinais de irritação peritoneal. Nunca esquecer de realizar o toque retal, que pode detectar a presença de melena, hemorróidas ou até mesmo massa no reto.

A identificação do local do sangramento é feita por exames. Atualmente, o exame de escolha para pacientes com sangramento alto é a esofagogastroduodenoscopia ou endoscopia digestória alta, que tanto é diagnóstica como pode ser terapêutica. Nos pacientes que perderam grande quantidade de sangue, idosos ou com grandes comorbidades é consenso que o exame deve ser feito de urgência, isto é, imediatamente ou em até 6 horas, assim que o paciente estiver estável hemodinamicamente. Nos outros casos, existem controvérsias, mas estudos realizados recentemente mostraram vantagens econômicas com diminuição do tempo de internação com realização precoce, isto é, em menos de 24 horas da endoscopia, mesmo em pacientes de baixo risco, sendo que grande parte desses pacientes pode ser liberada do pronto-socorro para casa sem necessidade de internação[7]. Na impossibilidade de realização de esofagogastroduodenoscopia, pode-se tentar a realização de angiografia mesentérica seletiva, que pode detectar a origem do sangramento em até 75% dos pacientes, mas só é positiva em vigência de sangramento (pelo menos 0,4ml/min)[8].

O exame de escolha para o sangramento gastrintestinal baixo depende de algumas variáveis, sendo as principais a idade do paciente e o volume do sangramento. Esse tipo de sangramento também tende a ser menos volumoso que o alto e cerca de 80% dos pacientes que chegam ao pronto-socorro com essas queixas já pararam de sangrar. Como já citado anteriormente, esses pacientes podem ter uma fonte de sangramento alto, portanto deve ser passada uma sonda nasogástrica calibrosa naqueles com hematoquezia e choque. Em pacientes jovens com sangramento pouco volumoso, sigmoidoscopia flexível é o exame de escolha. Em sangramentos mais importantes, o exame necessita ser feito com aparelho rígido, que possui canais de sucção mais calibrosos facilitando a visualização da lesão. Em pacientes com mais de 45 anos de idade, é necessária a realização de colonoscopia. Alguns defendem a realização de colonoscopia mesmo em pacientes jovens mas não há estudos confirmando a validade custo-benefício dessa prática. A colonoscopia apresenta grandes dificuldades técnicas para ser realizada no pronto-socorro especialmente pela dificuldade no preparo, contudo em mãos experientes pode detectar a fonte do sangramento em até 74% dos casos[5]. Nos pacientes com hematoquezia e colonoscopia normal, deve ser realizada a esofagogastroduodenoscopia. Outros exames que podem detectar a lesão na impossibilidade da realização da colonoscopia ou mesmo para auxiliar na localização da lesão são a arteriografia mesentérica seletiva e a cintilografia com hemácias marcadas com tecnécio. A cintilografia pode detectar sangramentos de até 0,1ml/min[9,10]. A escolha inicial deve ser a arteriografia, pois esta pode ser até mesmo terapêutica.

A terapêutica do sangramento atualmente é realizada em boa parte dos casos durante o próprio procedimento diagnóstico. A terapêutica endoscópica depende do tipo de lesão. Os métodos mais utilizados são a injeção de substâncias esclerosantes para provocar uma reação inflamatória e a subseqüente hemostasia; térmico com o uso de eletrocoagulação; mecânico por meio de hemoclipe ou de ligadura de hemorróidas ou varizes sangrantes; laser por meio de argônio ou Nd:YAG ou uma combinação dos métodos. As complicações mais comuns são estenose da luz do órgão e perfuração. A arteriografia também pode ser terapêutica por meio da injeção de substâncias vasoconstritoras, especialmente vasopressina, na luz do vaso sangrante ou por embolização desse mesmo vaso. As complicações mais freqüentes são infarto mesentérico e dor abdominal.

Existem algumas terapias coadjuvantes que podem ser eficazes na vigência de sangramento agudo alto. O omeprazol por via intravenosa ou oral mostrou diminuição do risco de ressangramento, da necessidade de transfusões e de tratamento cirúrgico. A melhor resposta é com o uso de omeprazol 80mg por via intravenosa em bolo seguido da infusão de 8mg/h[11]. Os análogos da somatostatina já têm papel bem definido na terapêutica do sangramento de varizes esofágicas, contudo uma metanálise mostrou que essas medicações são eficazes mesmo no sangramento de origem não-varicosa diminuindo o risco de ressangramento em até 47% dos casos[12]. A dose de octreotídio é de 25-100mcg por via intravenosa em bolo, seguido da infusão de 25-50mcg por 48 a 72 horas. O uso dessas medicações, contudo, deve ser concomitante ou após a terapêutica endoscópica. Não há consenso entre os especialistas sobre o uso dos derivados da somatostatina no sangramento de origem não-varicosa.

A prevenção de novo episódio de sangramento depende basicamente da etiologia da lesão. Os pacientes com úlceras pépticas em sua grande maioria são infectados por *Helicobacter pylori* e a erradicação desta bactéria com esquemas antibióticos diminui em muito o risco de ressangramento. Os pacientes com varizes de esôfago necessitam de novas sessões de esclerose ou ligadura de varizes associadas a propranolol, o que comprovadamente diminui o risco de novo episódio.

ABORDAGEM AMBULATORIAL

Como já citado anteriormente, o paciente geralmente vem ao consultório com queixas de sangramento retal de pequeno a médio volume ou durante investigação é detectada a presença de anemia ferropriva.

Sangramento visível – manifesta-se com sangue visível nas fezes ou com hematêmese.

Sangramento oculto – apresenta-se com anemia ferropriva ou com pesquisa de sangue oculto nas fezes positiva e sem sangue visível.

Sangramento obscuro – manifesta-se como anemia ferropriva recorrente ou persistente ou com sangramento visível, mas com avaliação endoscópica inicial tanto alta como baixa normal.

Nas sociedades ocidentais, a anemia ferropriva no adulto deve obrigatoriamente ser encarada como oriunda da perda de sangue em algum local no organismo, sendo a fonte mais comum o trato digestório. A perda de sangue para causar anemia tem que ser maior que 5ml/dia. Esta perda, na grande maioria das vezes, é invisível ao paciente. O padrão-ouro para o diagnóstico é a biópsia de medula óssea, sendo então o tecido analisado com coloração especial para ferro, todavia um estudo da cinética sérica do ferro (ferritina baixa, saturação de ferro baixa e capacidade total de ligação do ferro aumentada), além de anemia microcítica e hipocrômica geralmente são suficientes para o diagnóstico.

Diante do paciente com anemia ferropriva, são necessários boa anamnese e exame clínico na tentativa de localizar a perda no trato digestório alto ou baixo. Dados como história familiar são importantes. O paciente deve ser inquirido especialmente sobre uso de antiinflamatórios ou outras drogas que possam levar à perda sangüínea como anticoagulantes.

O uso de antiinflamatórios não-esteróides merece algumas considerações especiais. Mais de 1% da população norte-americana usa essas drogas diariamente[13]. Estudos endoscópicos mostram que até 20% dos pacientes que usam cronicamente antiinflamatórios não-esteróides desenvolverão doença ulcerosa péptica[14] e que o risco se eleva com o aumento da dose, sendo maior no primeiro mês de tratamento[15]. Outros fatores de risco são idade, história prévia de úlcera péptica, dispepsia e intolerância prévia aos antiinflamatórios não-esteróides. O custo anual de tratamento das complicações gastrintestinais do uso de antiinflamórios não-esteróides supera os 4 bilhões de dólares[16] e mais pacientes morrem anualmente de efeitos colaterais devido a seu uso que somando as mortes por câncer de fígado, esôfago e estômago[17]. Erosões gástricas e úlceras são as causas mais freqüentes de sangramento gastrintestinal nos pacientes que usam essas drogas. As úlceras induzidas por antiinflamórios não-esteróides provocam hematêmese em 15% dos pacientes e melena em aproximadamente 50%[18]. Não podemos esquecer que muitas medicações vendidas em nosso país possuem antiinflamórios não-esteróides na sua composição e por isso é importante verificar a bula de todos os medicamentos que o paciente usa (Quadro 9.46).

Quadro 9.46 – Antiinflamórios não-esteróides mais associados a sangramento gastrintestinal.

Piroxicam	Cetoprofeno
Indometacina	Naproxeno
AAS	Diclofenaco

Se o paciente tiver sinais ou sintomas localizatórios do sangramento, o exame deve ser dirigido para esta área do trato gastrintestinal, isto é, realizar esofagoduodenoscopia para sintomas altos e colonoscopia para sintomas baixos. Existem autores contudo que defendem que sempre deve-se realizar esofagoduodenoscopia e colonoscopia (endoscopia bidirecional). Esta é uma prática que, ao nosso ver, deve encontrar respaldo em nosso país pela alta incidência de neoplasia de estômago. Se o paciente, especialmente idoso, não tiver queixas, o primeiro exame a ser realizado é a colonoscopia. É importante salientar que nos casos de anemia ferropriva não podemos nos contentar com o diagnóstico de lesões anorretais, especialmente hemorróidas, como causa da anemia. Mesmo nos pacientes com essas lesões, que são muito prevalentes na população geral, ou em outras palavras não é improvável que o paciente tenha hemorróidas e ao mesmo tempo uma neoplasia de cólon ou qualquer outra lesão, é fundamental a realização da colonoscopia. Se estes exames iniciais estiverem normais, partiremos para uma investigação mais aprofundada. Um dos primeiros passos é solicitar biópsia de duodeno, pois a doença celíaca pode ser causa de anemia ferropriva. Um estudo detectou 5,7% de biópsias compatíveis com doença celíaca em pacientes sem diagnóstico prévio e que estavam em investigação para a perda oculta de sangue[19]. A arteriografia e a cintilografia podem ser solicitadas, mas estes exames têm sensibilidade muito baixa se não houver sangramento ativo. A enteroscopia pode ser solicitada a seguir, mas faltam mais estudos para definir o real papel desse exame. Os resultados são muito variáveis, com a identificação da origem do sangramento em 24 a 75% dos casos[20]. Atualmente, reservamos a enteroscopia para aqueles pacientes com esofagogastroduodenoscopia e colonoscopia normais e por via oral. Em último caso, podemos mesmo solicitar enteroscopia intra-operatória, sendo que alguns estudos relatam até 100% de diagnóstico das lesões (Quadro 9.47)[21].

Quadro 9.47 – Diagnóstico diferencial no sangramento gastrintestinal oculto.

Adenomas	Estômago em melancia
Carcinomas	Varizes em qualquer ponto do trato
Esofagite erosiva	gastrintestinal
Úlcera péptica	Verminoses
Gastrite erosiva	Hemoptise
Doença celíaca	Sangramento orofaríngeo
Doença inflamatória intestinal	Transtorno factício
Úlcera retal solitária	Hemobilia
Colite inespecífica	Hemosuccus pancreaticus
Angiodisplasias	Colite actínica
Úlcera de Dieulafoy	Amiloidose

Existem várias lesões de difícil visualização mesmo para o profissional mais experiente e às vezes é necessário repetir o exame diversas vezes até que seja detectada a lesão[22]. Isso é especialmente válido para lesões vasculares como angiodisplasias e úlcera de Dieulafoy. Cerca de 30 a 50% dos pacientes com sangramento oculto apresentam-se normais à esofagogastroduodenoscopia e à colonoscopia. A real necessidade de uma investigação minuciosa desses pacientes ainda não tem resposta na literatura. Um estudo de pacientes com anemia ferropriva, em que as avaliações endoscópicas foram normais e se optou então por tratar o quadro com sulfato ferroso por via oral, não houve recorrência da anemia em 83% dos casos, com seguimento médio de 20 meses[23].

A terapêutica das lesões varia muito e geralmente é específica e inclui terapêuticas farmacológicas, cirúrgicas e endoscópicas, a depender da lesão. Da mesma forma, a profilaxia de novo sangramento depende basicamente do tratamento da lesão, mas pode incluir também alteração do estilo de vida como abstinência alcoólica. Os pacientes que desenvolveram sangramento gastrintestinal por uso de antiinflamórios não-esteróides devem ser alertados sobre o risco do uso dessas medicações, as quais só devem ser prescritas por médico e idealmente usadas junto com protetores gástricos como misoprostol ou inibidores de bomba de prótons.

CONCLUSÃO

A abordagem diagnóstica inicial do sangramento gastrintestinal tanto agudo como crônico encontra-se bem definida na literatura, contudo diversas dúvidas ainda persistem quando há necessidade de investigação mais aprofundada. Na prática clínica diária, conseguimos resolver a maior parte dos casos com exames simples, principalmente os endoscópicos, pois podemos pelo menos afastar doenças graves como neoplasias do trato gastrintestinal. Os casos mais complexos devem ser acompanhados conjuntamente por clínicos gerais, endoscopistas, gastroenterologistas e cirurgiões com experiência no assunto.

REFERÊNCIAS BIBLIOGRÁFICAS

1. Longstreet GF. Epidemiology of hospitalization for acute upper gastrintestinal hemorrhage: a population-based study. Am J Gastroenterol 1995; 90:206. ▪ 2. Rocktall TF, Logan RF, Devlin HB, Northfield TC. Incidence of and mortality from acute upper gastrintestinal haemorrhage in the United Kingdom. BMJ 1995; 311:222. ▪ 3. Jensen DM, Machicado GA. Diagnosis and treatment of severe hematochezia: the role of urgent colonoscopy after purge. Gastroenterology 1988; 95:1569. ▪ 4. Silverstein FE, Gilbert DA, Tedesco FJ et al. The national ASGE survey on upper gastrintestinal bleeding: II. Clinical prognostic factors. Gastrointest Endosc 1981; 27:80. ▪ 5. Silverstein FE, Gilbert DA, Tedesco FJ et al. The national ASGE survey on upper gastrintestinal bleeding: III. Endoscopy in upper gastrintestinal bleeding. Gastrointest Endosc 1981; 27:94. ▪ 6. Gregory PB, Knauer M, Fogel MR et al. Upper gastrintestinal bleeding: Accuracy of clinical diagnosis and prognosis. Dig Dis Sci 1981; 26:65S. ▪ 7. Eisen GM. An annotated algorithmic approach to upper gastrintestinal bleeding. Gastrointest Endosc 2001; 83:859. ▪ 8. Zuckerman DA, Bocchini TP, Birbaum EH. Massive hemorrhage in the lower gastrintestinal tract in adults: diagnostic imaging and intervention. Am J Roentgenol 1993; 161:703. ▪ 9. McKusick KA, Froelich J, Callahan RJ et al. Tc-99m red blood cells for detection of gastrintestinal bleeding: experience with 80 patients. Am J Roentgenol 1981; 137:1113. ▪ 10. Rantis PC, Harford FJ, Wagner RH et al. Technetium-labelled red blood cell scintigraphy: is it useful in acute lower gastrintestinal bleeding? Int J Colorectal Dis 1995; 10:210. ▪ 11. Lind T, Aadland E, Eriksson S et al. Beneficial effects of i.v. omeprazol in patients with peptic ulcer bleeding. Gastroenterology 1995; 108:A150. ▪ 12. Imperiale TF, Birgisson S. Somatostatin or octreotídeo compared with H2 antagonists and placebo in the management of acute nonvariceal upper gastrintestinal hemorrhage: a meta-analysis. Ann Intern Med 1997; 127:1062. ▪ 13. McCarthy DM. Non-steroidal anti-inflammatory drug-induced ulcers: management by traditional therapies. Gastroenterology 1989; 96:662. ▪ 14. Roth SH. NSAID and gastropathy: a rheumatologist's view. J Rheumatol 1988; 15:912. ▪ 15. Griffin MR, Piper JM, Daugherty JR et al. Non-steroidal anti-inflammatory drug use and increase risk for peptic ulcer disease in elderly persons. Ann Intern Med 1991; 114:257. ▪ 16. Bloom BS. Direct costs of disease and gastrintestinal side effects during treatment for arthritis. Am J Med 1988; 84:20. ▪ 17. Landis SH, Murray T, Bolden S et al. Cancer statistics, 1998. Cancer J Clin 1998; 48:6. ▪ 18. Laszlo A, Kelly JP, Kaufman DE et al. Clinical aspects of upper gastrintestinal bleeding associated with the use of nonsteroidal anti-inflammatory drugs. Am J Gastroenterol 1998; 73:721. ▪ 19. Kepczyk T, Kadakia SC. Prospective evaluation of gastrintestinal tract in patients with iron-deficiency anemia. Dig Dis Sci 1995; 40:1283. ▪ 20. Landi B, Tkoub M, Gaudric M et al. Diagnostic yield of push-type enteroscopy in relation to indication. Gut 1998; 42:421. ▪ 21. Ress AM, Benacci JC, Sarr MG. Efficacy of intraoperative enteroscopy in diagnosis and prevention of recurrent, occult gastrintestinal bleeding. Am J Surg 1992; 163:94. ▪ 22. Spiller RC, Parkins RA. Recurrent gastrintestinal bleeding of obscure origin: report of 17 cases and a guide to logical management. Br J Surg 1983; 70:489. ▪ 23. Rockey DC, Cello JP. Evaluation of the gastrintestinal tract in patients with iron deficiency anemia. N Engl J Med 1993; 329:1691.

77. DOENÇAS DO RETO E DO ÂNUS

Raul Cutait
Marcon Censoni A Lima

Nas últimas duas décadas, acentuou-se a tendência de se executar cirurgias em caráter ambulatorial, fato esse devido a dois fatores principais: custos hospitalares altos e crescentes e comodidade do paciente em retornar a sua casa o mais precocemente possível. O conceito de cirurgia ambulatorial aplica-se de maneira abrangente no trato das afecções anorretais, conforme será exposto a seguir.

As cirurgias anorretais podem ser ditas eletivas ou de urgência, podendo ser executadas tanto em consultório (ou ambulatório) quanto em centro cirúrgico. Como rotina, é possível a alta hospitalar para a maioria delas em menos de 24 horas. Vários são os critérios utilizados para essa decisão, destacando-se: as condições gerais do paciente; a extensão do procedimento; o controle medicamentoso da dor pós-operatória; a preferência do paciente; a experiência e preferência do cirurgião; as condições locais do atendimento (consultório ou ambulatório); a autorização da fonte pagadora para custear as despesas do tratamento.

CIRURGIAS AMBULATORIAIS (OU EM CONSULTÓRIO)

As cirurgias, quando em consultório ou ambulatório, são realizadas, de modo geral, sem nenhum preparo. Nos casos de a ampola retal conter resíduos fecais, é conveniente efetuar clíster com enema Fleet® antes do procedimento. A anestesia é local, com cloridrato de lidocaína ou de bupivacaína. Contudo, caso o paciente refira história pregressa de alergias, torna-se prudente realizar a cirurgia em ambiente hospitalar[1,2].

CIRURGIAS EM HOSPITAL

As cirurgias executadas em hospital, quando eletivas, são precedidas de preparo intestinal com enema Fleet® ou de acordo com a preferência do cirurgião, sem preparo. Já as cirurgias de urgência são conduzidas sem preparo intestinal. A anestesia pode ser geral (com entubação endotraqueal ou máscara laríngea) ou por bloqueio (peridural ou raquianestesia). Nos últimos anos, tem sido nossa preferência conduzir a cirurgia com o paciente submetido a anestesia geral com máscara laríngea, complementada por anestesia local com cloridrato de bupivacaína, uma vez que essa combinação permite rápida recuperação após a cirurgia e melhor controle local da dor nas horas subseqüentes à cirurgia.

A seguir, serão apresentados, de forma objetiva, prática e concisa, alguns aspectos clínicos e terapêuticos das afecções anorretais mais importantes.

INDICAÇÕES

No quadro 9.48 estão referidos os procedimentos sobre a região anorretal habitualmente realizados em caráter ambulatorial.

Quadro 9.48 – Indicações para cirurgias anorretais em ambulatório.

Cirurgia	Ambulatório	Hospital
Eletiva	Plicoma anal Condiloma anal Cisto pilonidal*	Hemorróidas Fissura anal Fístula anal Condiloma anal Cisto pilonidal
De urgência	Trombose hemorroidária Abscesso anal Cisto pilonidal infectado	Trombose hemorroidária Abscesso anal Fístula anal com abscesso Cisto pilonidal infectado

* Embora o cisto pilonidal não faça parte das cirurgias anorretais, ele é rotineiramente tratado por cirurgiões gerais ou colorretais e, por esse motivo, será abordado neste capítulo.

TRATAMENTO

Hemorróidas

As hemorróidas correspondem ao descenso de plexos venosos anorretais dilatados pela falta de contenção do tecido conjuntivo que sustenta esses plexos. O sangramento é o principal sintoma dessa afecção, seguido do prolapso e da sensação de incômodo na região. A dor, quando presente, indica complicação da doença hemorroidária, como a trombose, ou entidade associada, como a fissura anal. De modo geral, as hemorróidas são classificadas:

a) **Quanto à localização** – em internas (relacionadas com o prolapso de mucosa retal), externas (relacionadas com o plexo venoso externo) e mistas.
b) **Quanto ao prolapso** – primeiro grau (sem prolapso); segundo grau (prolapso de redução espontânea); terceiro grau (prolapso de redução digital); quarto grau (prolapso irredutível).

Tratamento não-cirúrgico

A tendência mundial é de se tratar as hemorróidas de maneira conservadora. Dessa forma, hemorróidas de primeiro e segundo graus, que são a maioria dos casos, são abordadas por métodos conservadores, em particular por meio de ligaduras elásticas (estrangulamento do mamilo interno por meio de uma ligadura realizada por aparelho introduzido pelo anuscópio, sem anestesia, durante o próprio exame proctológico). Mamilos de terceiro grau são eventualmente tratados por esse método. Uma alternativa à ligadura elástica, ainda bastante empregada, é a esclerose dos mamilos internos com substância hipertônica, principalmente para hemorróidas de primeiro grau. Outros métodos são pouco empregados e não serão aqui referidos[3].

Tratamento cirúrgico

Cirurgia eletiva – é indicada para portadores de hemorróidas de terceiro e quarto graus e consiste na ressecção dos mamilos hemorroidários, por meio de diversas técnicas, dentre elas a aberta (de Milligan-Morgan), a fechada e a semifechada. A diferença entre elas é a condição local e a preferência do cirurgião. Em nosso grupo, o procedimento de escolha é fechar duas das feridas e deixar uma terceira aberta, para evitar o aparecimento de fissura residual. Um outro procedimento que ganha espaço é o do grampeamento das hemorróidas, que permite a ressecção interna dos mamilos sem seccionar a pele, o que gera um pós-operatório menos desconfortável. Esse método, todavia, não tem indicação indiscriminada.

O tempo de internação hospitalar pode ser inferior a 24 horas, na dependência da técnica operatória, do desconforto do paciente e da preferência do cirurgião. É comum a alta hospitalar ser dada após a primeira evacuação, em geral por solicitação dos próprios pacientes[4].

Cuidados pós-operatórios – o objetivo é minimizar a dor e o desconforto do paciente operado, o que é feito de três maneiras: associação de analgésicos (dipirona) e antiinflamatórios não-esteróides, desde que não estejam contra-indicados; dieta rica em fibras, suplementada por preparados de fibras, para favorecer evacuações menos traumáticas; pomadas na região operada, para maior conforto local. Algumas vezes, a dor é devido ao espasmo esfincteriano e amenizada com o uso de antiespasmódicos, como a n-butil-escopolamina. Quando necessário, empregam-se opiáceos, tais como cloridrato de tramadol, de buprenorfina ou de oxicodona para melhor controle da dor mais intensa. Sangramento intenso é uma intercorrência pouco comum e pode requerer revisão da hemostasia do leito cirúrgico.

Cirurgia de urgência – é indicada para tromboses, que são protrusões endurecidas, muitas vezes com edema presente, e que costumam ser bastante dolorosas. As tromboses aparecem em prolapso hemorroidário interno (trombose interna) ou, então, no plexo hemorroidário externo (trombose externa ou hematoma perianal). Mais comumente, são únicas e aparecem após algum esforço evacuatório maior ou, então, durante ou após atividade física. As tromboses internas tendem a ser volumosas e, habitualmente, o tratamento não-hospitalar não é recomendado. Dessa forma, valem as considerações feitas para situações eletivas.

Os trombos externos, por sua vez, podem ser tratados em consultório, sob anestesia local, desde que não comprometam mais que um terço da circunferência anal. A melhor conduta é sua ressecção, embora alguns cirurgiões, especialmente os menos afeitos a essa afecção, apenas esvaziam o hematoma para aliviar a dor do paciente.

Cuidados pós-operatórios – o controle da dor da ressecção de trombos em ambulatório é obtido com a associação de analgésicos e antiinflamatórios não-esteróides por um a dois dias. Eventualmente, o paciente pode apresentar sangramento, que se controla apenas com compressão local.

Fístulas e abscessos

As fístulas perianais correspondem à comunicação entre o canal anal e a derme da região perianal, sendo decorrentes de processo infeccioso originado em cripta anal. A exteriorização do trajeto fistuloso comumente se dá em só ponto, podendo, no entanto, haver mais de um orifício de drenagem. Já os abscessos são caracterizados pela formação de coleção purulenta na região anorretal e, em geral, são decorrentes de fístulas.

As fístulas perianais são classificadas de acordo com seu trajeto em relação aos esfíncteres:

Interesfincterianas – o trajeto fistuloso está no plano interesfincteriano; este é o tipo mais comum de fístula.

Transesfincterianas – iniciam-se no espaço entre os dois esfíncteres e atravessa o esfíncter externo; nesse grupo estão as fístulas "em ferradura", isto é, com mais de um trajeto fistuloso; conforme tipo e freqüência.

Supra-esfincterianas – iniciam-se no espaço interesfincteriano e ultrapassam o músculo puborretal; pouco freqüentes.

Extra-esfincterianas – atingem a fossa isquiorretal e os músculos elevadores, chegando até a parede retal; muito pouco freqüentes.

Diagnóstico – os portadores de fístulas ou abscessos apresentam como principal sintoma a dor local. Entumescimento perianal, com sinais flogísticos, saída de pus pelo orifício anal ou pela pele, assim como febre, podem ser comemorativos adicionais. Com freqüência, identifica-se um cordão endurecido entre a pele e o ânus, que corresponde ao trajeto fistuloso. Ao toque retal, é possível identificar-se a cripta correspondente à fístula em mais da metade dos casos, bem como alguma elevação quando existe abscesso concomitante. Devido à dor, o exame com anuscópio geralmente não é realizado. O diagnóstico diferencial das fístulas inespecíficas deve ser feito com doença de Crohn, tuberculose ou hidroadenite supurativa, por meio de exame anatomopatológico de material ressecado.

Tratamento – o tratamento das fístulas anais é eminentemente cirúrgico e depende da forma de apresentação. No entanto, a regra básica é lesar o mínimo possível o mecanismo esfincteriano, a fim de se evitar incontinência. É importante salientar que, em muitos casos, o tipo de fístula só é definido no intra-operatório. Nos casos de abscesso associado, administram-se antibióticos e, eventualmente, antimicrobianos contra germes gram-negativos e anaeróbios. Uma das opções mais utilizadas é o ciprofloxacino, associado ou não ao metronidazol. Por questão de custos e disponibilidade, há quem empregue, em nosso meio, a quemicetina, mesmo não sendo essa a melhor opção. O período de administração é variado, desde dois dias até uma semana, e depende da extensão e da intensidade da infecção.

A cirurgia consiste na abertura ampla do trajeto fistuloso (fistulotomia), preferencialmente sem sua ressecção (fistulectomia). Aceita-se a secção de fibras esfincterianas no procedimento, desde que de forma limitada, em especial se na região anterior, onde o esfíncter é menos volumoso. A opção é reparar o esfíncter com fio de algodão e deixar sua secção para um segundo tempo, um mês depois, a fim de se evitar incontinência anal. Quando o trajeto fistuloso não é bem identificado, deve-se proceder apenas à ampla drenagem.

Tratamento dos abscessos – abscessos de modo geral devem ser imediatamente drenados. Entretanto, em alguns casos, quando não existe flutuação, flegmão ou dor intensa, pode-se optar pela administração de antibióticos e esperar por alguns dias antes de se efetuar a drenagem, a qual é realizada por meio de incisão na pele. Quando se reconhece a concomitância de fístula, deve-se tratá-la simultaneamente, exceto quando a abordagem do abscesso é feita por cirurgião não afeto à cirurgia das fístulas anais.

Alguns pacientes evoluem com extensa infecção pélvica, caracterizando a denominada síndrome de Fournier, de alta letalidade. Nesses casos, a drenagem imediata impõe-se, com desbridamento da região e, em algumas situações, inclusive com confecção de colostomia de proteção. A antibioticoterapia deve ser dirigida contra germes gram-negativos e anaeróbios. Devido à gravidade do caso, são empregadas associações de ciprofloxacino, ampicilina e metronidazol ou, então, imipenem.

Fissura anal

A fissura anal é definida como uma solução de continuidade na região do anoderma, geralmente causada por traumatismo à evacuação. Comumente, é posterior e assenta-se sobre o esfíncter interno, causando hipertonia esfincteriana.

Diagnóstico – o quadro clínico é, em geral, bastante indicativo dessa afecção. Os sintomas mais comuns são: dor e sangramento vivo de pequena monta às evacuações; sensação de "ânus fechado", dificultando a exoneração fecal; sensação de ardor na região após o ato evacuatório. O diagnóstico diferencial deve ser feito com moléstia de Crohn, tuberculose ou infecção pelo HIV[5].

Classificação – as fissuras são classificadas em agudas e crônicas. São consideradas agudas aquelas com até cerca de duas semanas de evolução e que não apresentam modificações morfológicas no seu leito, enquanto as crônicas apresentam caráter recidivante, com as bordas do leito em geral elevadas, podendo ter concomitantemente papila hipertrófica e plicoma anal-sentinela.

Tratamento – o tratamento depende das características da fissura.

Úlceras agudas – o tratamento preferencial é o clínico, consistindo de pomadas de uso local, antiinflamatórios, dieta rica em fibras vegetais e preparados de fibras para amaciar o bolo fecal.

Úlceras crônicas – o tratamento tradicional das fissuras anais crônicas é o cirúrgico e consiste na esfincterotomia lateral parcial, em geral associada à ressecção do leito da fissura. Entretanto, existem atualmente algumas opções terapêuticas não-cirúrgicas, tais como toxina botulínica, pomadas à base de nitrato, trinitrato de glicerol e bloqueadores dos canais de cálcio. Os resultados são satisfatórios em relação ao alívio dos sintomas, mas temporários, e resta cirurgia como tratamento definitivo. O diagnóstico diferencial de úlceras crônicas deve ser feito com doença de Crohn, tuberculose, neoplasia e infecção por HIV.

Condiloma anal

Os condilomas constituem-se em lesões verrucosas localizadas na pele perianal, conduto anorretal e na genitália, sendo uma das doenças sexualmente transmissíveis mais freqüentes. Os condilomas constituem-se em lesões verrucosas localizadas na pele perianal, anoderma conduto anorretal e na genitália, sendo uma das doenças sexualmente transmissíveis mais freqüentes na atualidade.

O condiloma é causado pelo papiloma vírus humano (HPV) e transmitido exclusivamente por contato sexual, localizando-se nos núcleos das células na derme; apresenta quatro cepas, sendo as cepas 16 e 18 do HPV as mais relacionadas ao surgimento de displasia e carcinomas invasivos.

Diagnóstico – o diagnóstico de condiloma anal é visual. Devido à possibilidade de apresentação concomitante, deve-se sempre inspecionar a pele perianal, o conduto anorretal (por meio de anuscopia) e a genitália externa.

Tratamento – a base do tratamento é a extirpação de todas as lesões, de preferência atingindo até a derme superficial, onde também são encontrados vírus em núcleos celulares. As principais opções terapêuticas são:

Uso de substâncias tópicas – a podofilina ou o ácido tricloroacético a 20 ou 30%, bastante empregados no passado, caíram em desuso, devido aos altos índices de recidiva e às lesões cáusticas provocadas na pele acompanhadas de dor intensa.

Laser – a aplicação local de laser de argônio ou de CO_2 possibilita tratar as lesões com a devida profundidade, sem provocar lesão tecidual adjacente. Sua limitação está na disponibilidade do aparelho e nos seus custos.

Excisão local – a excisão das lesões é talvez a melhor opção quando estas apresentam mais que 3mm de diâmetro, podendo ser complementada com cauterização da base com eletrocautério utilizando-se baixa voltagem, apresentando baixa taxa de recidiva (cerca de 28% dos casos) e alta taxa de sucesso terapêutico, que chega a 70-80% dos casos.

Tanto a aplicação de laser quanto a excisão local podem ser realizadas sob anestesia local, em especial quando não existem lesões anorretais. Nesses casos, sedação profunda, anestesia geral ou epidural são recomendáveis.

Imunoterapia – nos últimos anos, drogas imunoterápicas como o interferon-alfa, interferon-beta, retinóides e mais atualmente o imiquimod têm sido empregadas para tratar o condiloma e/ou prevenir recidivas. No caso do imiquimod, creme tópico a 5%, mostra uma resposta em mais de 80% dos casos, podendo ser alternativa diante das outras terapêuticas ou complementar à exérese cirúrgica.

Recidiva – em torno de 40 a 60% dos pacientes ocorre recidiva dos condilomas, o que pode ser explicado pela latência do HPV, pela presença de lesões não identificadas inicialmente pelo seu tamanho diminuto ou pela escolha deste ou daquele metodo terapêutico. Alguns autores recomendam a aplicação tópica do ácido tricloroacético a 5 ou 10% antes dos procedimentos locais, uma vez que permite a identificação de lesões menores não visualizáveis, bem como o auxílio de uma lupa.

Plicomas

Os plicomas constituem-se em excrescências de pele na região anal. Comumente, aparecem após a gravidez ou, então, pelo desenvolvimento de algum mamilo hemorroidário. Podem ser localizados ou comprometer toda a circunferência da região anal. Embora para a grande maioria das pessoas os plicomas sejam assintomáticos, há quem se queixe que sua presença interfere na higiene local ou incomoda pelo lado estético. Os pequenos plicomas podem ser ressecados sob anestesia local em ambulatório (consultório), enquanto os plicomas circunferenciais só são retirados por meio de procedimentos mais extensos, em geral em associação à hemorroidectomia[5].

Cuidados pós-operatórios – nas pequenas ressecções, a dor e o desconforto pós-operatórios são facilmente controlados com analgésicos e, eventualmente, com anti-inflamatórios, por um a dois dias. Nos casos de hemorroidectomia, valem as considerações anteriormente expostas.

Cisto pilonidal

O cisto pilonidal assesta-se na região sacrococcígea, ainda de origem discutível (congênita ou adquirida). Clinicamente, ele pode ser percebido pela presença de um ou mais orifícios na linha sacrococcígea ou, então, com prolongamento lateral. Sua extensão é variável, desde alguns poucos centímetros até lesões bastante extensas, em geral no sentido cranial. Eventualmente, pêlos inclusos podem ser visualizados através dos orifícios. Não raro, a primeira manifestação clínica é quando ocorre abscesso local.

Tratamento – nos casos sem infecção, a cirurgia consiste em se abrir amplamente o(s) trajeto(s) do cisto, ressecar e curetar todo o tecido alterado e deixar a cicatrização acontecer por segunda intenção. Alguns cirurgiões preferem fechar o trajeto principal, mas essa conduta se relaciona com maior índice de recidiva local. Quando da presença de abscesso sem flutuação, é preferível administrar antimicrobianos por dois a três dias (ciprofloxacino é uma boa opção) e, então, operar. Quando houver flutuação, faz-se inicialmente a drenagem, administra-se antimicrobiano e opera-se depois de alguns dias com menor processo inflamatório local. A cirurgia é semelhante à eletiva e, nesses casos, a ferida deve ser obrigatoriamente mantida aberta[1,2].

Cuidados pós-operatórios – a incisão aberta requer curativos diários e observação constante até que a cicatrização se finalize, uma vez que existe o risco de ocorrer a plena cicatrização da superfície antes da finalização interna da ferida operatória.

COMENTÁRIOS FINAIS

1. A diminuição dos custos do atendimento em ambulatório e o conforto dos pacientes justificam estimular o atendimento ambulatorial dos portadores de afecções anorretais.

2. A realização de qualquer cirurgia sobre a região anorretal deve ser precedida dos devidos esclarecimentos sobre a doença, o tratamento e o pós-operatório. Algumas vezes, é necessário mudar-se a conduta em função das preferências do paciente.

3. A decisão quanto ao atendimento ser realizado com anestesia local ou geral ou epidural deve ser feita levando-se em conta o risco do paciente.

4. Devido às características do pós-operatório, é importante que o paciente tenha sempre acesso a algum membro da equipe, para mais segurança e melhor controle do desconforto ou sofrimento.

REFERÊNCIAS BIBLIOGRÁFICAS

1. De Parades V, Bauer P, Villet P, Atienza P. Value and limits of clinical examination to functional anorectal disorders. Gastroenterol Clin Biol 2003; 27(5 Suppl):B87. ▪ 2. Gladman MA, Scott SM, Williams NS, Lunniss PJ. Clinical and physiological findings, and possible aetiological factors of rectal hyposensitivity. Br J Surg 2003; 90:860. ▪ 3. Su MY, Chiu CT, Wu CS et al. Endoscopic hemorrhoidal ligation of symptomatic internal hemorrhoids. Gastrointest Endosc 2003; 58:871. ▪ 4. Dixon MR, Stamos MJ, Grant SR. Stapled hemorrhoidectomy: a review of our early experience. Am Surg 2003; 69:862. ▪ 5. Buchanan GN, Owen HA, Torkington J et al. Long-term outcome following loose-seton technique for external sphincter preservation in complex anal fistula. Br J Surg 2004; 91:476.

78. HEPATITES VIRAIS

Dahir Ramos de Andrade Júnior

O fígado pode ser alvo de um grande número de agressões inflamatórias, chamadas hepatites. A inflamação pode ser localizada no fígado ou fazer parte de processo sistêmico envolvendo-o. Na lista de agentes causadores da inflamação hepática, os vírus têm papel de destaque e os principais são: vírus A, vírus B, vírus C, vírus delta (D) e vírus E. Estes vírus somados respondem por 90% dos casos de hepatites agudas. Outros podem causar hepatites com menor freqüência, como: vírus G, citomegalovírus, vírus Epstein-Barr, vírus da febre amarela, vírus *Herpes simplex*, vírus da rubéola, adenovírus, enterovírus e vírus varicela-zóster.

O atendimento ambulatorial do paciente com suspeita de hepatite viral exige do médico um conhecimento amplo sobre os principais conceitos envolvidos nesse tipo de doença. Este capítulo procura auxiliar o médico na tarefa de assistir, de forma correta, a um paciente que o procura com suspeita de hepatite viral.

AGENTES ETIOLÓGICOS E PATOGÊNESE

Vírus A

O vírus A é um vírus RNA classificado como hepatovírus, da família Picornaviridae, com diâmetro entre 27 e 32nm. Foi identificado por microscopia eletrônica em amostra de fezes pela primeira vez em 1973[1,2].

Os seres humanos são os únicos hospedeiros do vírus A na natureza. Por meio de vários estudos realizados, sabe-se que sua via de penetração no organismo é a oral, devido à capacidade desse vírus de resistir ao pH ácido do estômago. Em modelos experimentais com animais, verificou-se que os antígenos do vírus A foram detectados nos enterócitos do jejuno superior e do íleo. Apesar de estes antígenos serem também detectados em linfonodos, no baço e o rim, o vírus A parece replicar-se apenas nos hepatócitos pelas evidências atuais[3]. A partir dos hepatócitos, ele é liberado para a via biliar, atingindo as fezes, de onde será eliminado do organismo. A patogênese da lesão celular associada ao vírus A parece ser mediada pela resposta imune e não por seu efeito citopático. A ação dos anticorpos anti-VHA (vírus da hepatite A) e mais provavelmente a citotoxicidade mediada por linfócitos CD8+ responderiam pela lise dos hepatócitos infectados. A atividade das células NK (*natural killer*) pode ser importante em estágios iniciais, antecedendo a ativação dos linfócitos CD8+[4,5].

Vírus B

O vírus B é um vírus DNA da família Hepadnaviridae. O vírion infectante (chamado partícula de Dane) possui diâmetro de 42nm. Esse vírus foi descoberto em aborígenes australianos na década de 1960 e visualizado pela primeira vez por Dane em 1970[1].

O vírus da hepatite B é considerado também não-citopático. O espectro das manifestações clínicas da infecção pelo vírus B depende da resposta imune do hospedeiro ao vírus. A capacidade da resposta imune do hospedeiro em reduzir a replicação viral na fase aguda da infecção pelo VHB (vírus da hepatite B) constitui elemento decisivo para determinar se um paciente infectado desenvolverá o quadro crônico da doença. Se a replicação viral não for suprimida, o paciente evoluirá para a hepatite crônica. No combate ao vírus B entram em ação dois tipos de imunidade: a) a imunidade inata (natural e inespecífica), constituída pelos fagócitos e células NK; b) a imunidade adaptativa (adquirida e específica) formada por anticorpos e linfócitos T. Na fase inicial da resposta adaptativa, antígenos do vírus são apresentados (pelas células apresentadoras de antígenos ou dendríticas) para os linfócitos T CD4 + (*helper*). Estas células controlam a reação imune efetora, subdividida em dois grupos: células T *helper* 1 (Th1) e células T *helper* 2 (Th2). As células Th1 produzem interferon-gama, IL-2 e promovem atividade do linfócito T citotóxico. As células Th2 produzem interleucina-4, IL-5, IL-10 e induzem resposta com os anticorpos. Se houver predomínio da resposta imune do tipo Th1 haverá maior probabilidade de clareamento viral, enquanto o predomínio da resposta a Th2 será associado com a persistência viral[6,7]. Os motivos pelos quais uma ou outra reação prevalece ainda são desconhecidos.

Para eliminar hepatócitos infectados pelo vírus, os linfócitos T citotóxicos devem reconhecer a combinação do epitopo viral e antígenos do complexo HLA da classe I (HLA-A, B e C) co-expressos na superfície dos hepatócitos. As células dos linfócitos T citotóxicos ativadas induzem a morte dos hepatócitos por apoptose por meio da interação do ligante FasL (ou CD95L) com o Fas/APO-1 (ou CD95) presente nos hepatócitos infectados com o vírus B. O CD95 conecta-se com a proteína adaptadora FADD, e por meio desta, com a caspase 8 (iniciadora da apoptose), diretamente ou por via mitocondrial[8]. Os hepatócitos podem morrer por apoptose também por outras vias, como a ligação de CD40 expresso na superfície destas células com CD40L presente nos linfócitos e macrófagos ativados do fígado.

Recentemente, o papel das citocinas interferon-gama e alfa, agindo como inibidores não citolíticos do vírus B, têm ganho destaque na inativação deste vírus e no controle da replicação viral. A ação das citocinas ocorre por meio de seus receptores na superfície da célula infectada, determinando a produção de grande número de proteínas intracelulares. Entre estas encontram-se os fatores reguladores de interferon (IFR) que constituem o poder antiviral intracelular[8].

Vírus C

O vírus C é um vírus RNA da família Flaviviridae. Seu tamanho é calculado entre 30 e 80nm. Foi identificado em 1989 por método molecular aplicado a um chimpanzé infectado, com soro de hepatite não-A, não-B humana[1].

Os mecanismos responsáveis pela lesão dos hepatócitos na infecção aguda e crônica pelo VHC estão relacionados com a resposta imune, pois o vírus C parece não ser citopático para o hepatócito. De forma geral, a resposta humoral é desencadeada por antígenos extracelulares não processados pela célula, enquanto a resposta celular (via linfócitos T) é engatilhada por antígenos processados dentro do citoplasma e expressos na membrana celular em conjunto com moléculas MHC-HLA. A resposta humoral tem papel limitado contra o vírus no ambiente intracelular, ao contrário da resposta celular exercida principalmente pelos linfócitos T citotóxicos CD8+[8]. As células T CD8+ representam a maior proporção de células ativadas no fígado de pacientes com hepatite C crônica e podem também ser encontradas no sangue periférico. Apresentam ampla gama de funções no combate ao vírus por via citolítica, como: a) produção de citocinas como interferon-gama e alfa; b) indução da morte por apoptose da célula-hospedeira do vírus por várias vias (como Fas/APO-1); c) efeito citolítico direto por meio da secreção de perforinas (proteínas formadoras de poros) e de granzimas (grânulos serina-proteinases) implicadas na fragmentação do DNA das células-alvo. É importante lembrar que as células T CD8+ são estimuladas a agir pela ativação prévia dos linfócitos T CD4+ que regulam e modulam a resposta imune. Estes, por sua vez, são ativados pelas células apresentadoras de antígenos (células dendríticas) por meio das moléculas MHC da classe II. Como já foi comentado para o vírus B, a qualidade da resposta desencadeada pelos linfócitos T CD4+ ativados será fundamental para determinar o curso clínico do paciente infectado pelo vírus C. Se predominar o clone de células com perfil Th1 (produção de IL-2, interferon-gama e indução de linfócitos T citotóxicos, haverá maior probabilidade de clareamento viral e cura. O predomínio das células com perfil Th2 (IL-4, IL-10 e resposta anticórpica) levará à persistência viral e à hepatite crônica.

VÍRUS DELTA D

É um vírus RNA incompleto (ou defeituoso) da família Deltaviridae, que só sobrevive na presença do vírus B, pois depende de seu invólucro externo para sua propagação. A partícula completa (vírion) tem tamanho entre 35 e 41nm. Este vírus foi descoberto por Rizzetto et al. em 1977[9,10].

O papel da resposta imune na infecção pelo vírus delta ainda não é bem conhecido. Há evidências de que as respostas humoral (IgM e IgG) e celular (linfócitos T) são desencadeadas pela infecção com o vírus delta.

Vírus E

É um vírus RNA não-envelopado, da família Caliciviridae. As partículas virais foram identificadas pela primeira vez em 1983, nas fezes de um paciente infectado através de microscopia eletrônica. Seu tamanho varia entre 32 e 34nm de diâmetro.

A lesão hepática desencadeada pelo vírus E é imunomediada. Os linfócitos que infiltram o fígado na hepatite E têm fenótipo citotóxico.

Vírus G

É um vírus RNA da família Flaviviridae. É também conhecido como GB vírus C (GBV-C). Este vírus foi identificado no plasma de um paciente com hepatite crônica e descrito pela primeira vez em 1995[10]. Apesar de estar aumentando o conhecimento sobre o vírus G nos últimos anos, não há total certeza que ele seja causador de hepatite aguda ou crônica, que se replique ativamente no fígado, ou mesmo que seja um vírus primariamente hepatotrópico[11].

Vírus Epstein-Barr

Este vírus é um herpesvírus humano que causa várias doenças, como mononucleose infecciosa, carcinoma da nasofaringe, linfoma de Burkitt etc. A hepatite acompanha eventualmente alguma dessas doenças sistêmicas. Seu genoma é constituído por DNA de dupla hélice, e o vírus apresenta 180 a 200nm de diâmetro.

Achados histológicos sugerem que a imunidade celular tem papel de destaque na patogênese da lesão hepática pelo vírus Epstein-Barr. O patologista encontra, com freqüência, infiltrado mononuclear nos espaços porta, invasão dos sinusóides hepáticos por monócitos e proliferação das células de Kupffer[12].

Vírus da febre amarela

Este perigoso vírus é um arbovírus hepatotrópico da família Flaviviridae. Apresenta de 40 a 50nm de diâmetro e seu genoma é formado por RNA de fita simples.

Em análises de biópsia hepática, o vírus é encontrado nas células de Kupffer e nos hepatócitos. O vírus da febre amarela pode ter efeito citopático direto, pois pouca reação inflamatória é encontrada nas análises histológicas dos pacientes acometidos pela doença. Um achado peculiar característico é o encontro de necrose dos hepatócitos da região mediozonal, bem como o encontro dos corpúsculos de Councilman (indicativos da morte celular por apoptose).

Citomegalovírus

É um vírus DNA da família Herpesviridae. Pode causar doença hepática mais comumente em recém-nascidos. A resposta inflamatória apresenta papel de destaque na indução da lesão hepática por este vírus.

Herpesvirus hominis tipos 1 e 2

São vírus com genoma contido em DNA de dupla fita, da família Herpesviridae, que também acometem mais recém-nascidos. Especula-se sobre a existência de efeito citopático do vírus, pois o infiltrado inflamatório é pobre nos pacientes que desenvolvem hepatite por este agente, apesar de serem observadas extensas áreas de necrose hepatocelular.

Miscelânea

Neste grupo, estão incluídos os vírus em que o acometimento hepático é mais ocasional, como: vírus da rubéola, adenovírus, enterovírus, vírus varicela-zóster etc. Não há muitos dados sobre a patogênese destes vírus, embora todos sejam recuperados ou identificados no fígado nos casos com hepatite, e ocorra infiltrado inflamatório com todos eles.

EPIDEMIOLOGIA

VÍRUS A

Sua via de transmissão é a fecal-oral, pois este vírus é eliminado nas fezes de pacientes contaminados. Desse modo, o contato pessoa a pessoa e a ingestão de comida ou água contaminada são as principais fontes de contaminação para o VHA. Devido a essa característica do vírus, grandes surtos da doença podem ocorrer em regiões de pobre saneamento básico. Em crianças de países com condições sanitárias precárias, o grau de contaminação das crianças na faixa pré-escolar chega a atingir 100%. Na cidade de São Paulo, a prevalência encontrada de anticorpos anti-VHA foi de 66,59% entre 1.059 indivíduos pesquisados[13]. O vírus A é detectado nas fezes durante o período de incubação, e até várias semanas depois da apresentação clínica da doença. O RNA do vírus A nas fezes chega a ser identificado por até quatro a cinco meses, por meio da técnica PCR. Outro fator que contribui para o potencial epidêmico do vírus A é sua resistência a fatores físicos do meio ambiente. Este vírus é capaz de sobreviver em meio ácido (pH = 3,0), à temperatura de 60°C por 60 minutos, à água do mar (4% de sobrevida), em fezes secas à temperatura ambiente (17% de sobrevida) por até quatro semanas e em ostras vivas (12% de sobrevida) por até cinco dias. A ingestão de mariscos, ostras e mexilhões provenientes de águas contaminadas, na forma crua ou malcozida, pode ser uma fonte de transmissão do VHA. Esses moluscos bivalves podem concentrar o VHA da água contaminada com esgoto, e devem ser completamente cozidos para evitar a contaminação.

Convém salientar que o vírus A pode ser transmitido, com menos freqüência, por via parenteral através de transfusões ou do uso de produtos do sangue. Esse fato pode ocorrer devido à viremia do vírus A, observada durante o período de incubação da doença. Se o sangue do doador contaminado por VHA for coletado no período de 3 a 11 dias antes do início dos sintomas, pode haver transmissão do VHA ao receptor. A transmissão sexual também é admitida principalmente entre homossexuais, pela existência de viremia do vírus A.

Vírus B

Este vírus é transmitido apenas por via parenteral, o que inclui um leque amplo de possibilidades de transmissão: transfusão sangüínea, uso de drogas ilícitas por via intravenosa, acidente com ferimento percutâneo, via sexual, via perinatal e transplante de órgãos.

Na década de 1960, o risco de transmissão por transfusão sangüínea atingia as taxas de 50 a 60% dos casos. Com a instituição dos testes de rastreamento nos bancos de sangue (AgHBs e anti-HBc) e a abolição da remuneração aos doadores, esses números caíram drasticamente. Atualmente, ainda são registrados cerca de 80 casos/ano de transmissão de VHB por transfusão nos EUA[14]. Segundo a Organização Mundial da Saúde, o Brasil é um País de prevalência intermediária do VHB. No Sul e Sudeste os portadores variam de 0,5 a 1%. Em recente estudo soroepidemiológico na cidade de São Paulo, foi encontrada prevalência de hepatite B na faixa de 5,94%[13]. Já na Amazônia ocidental a prevalência é bem mais alta, atingindo a taxa de 15% de infectados[15]. Apesar da queda mundial na freqüência de aparecimento de novos casos de hepatite B, estima-se que existam cerca de 350 milhões de portadores crônicos do VHB em todo o mundo.

A contaminação por via percutânea ainda exerce grande papel na transmissão do vírus B, pela inoculação de sangue ou outros fluidos corpóreos. Essa via de infecção também inclui várias possibilidades de transmissão como: acidentes com profissionais da saúde na coleta de sangue de pacientes infectados, cirurgiões na mesma condição, funcionários da saúde em salas de hemodiálise, uso de agulhas contaminadas para tatuagens, acupuntura, colocação de adornos tipo *piercing*, entre outros.

A transmissão sexual talvez seja a principal via de transmissão atual do vírus B, com a queda das taxas de transmissão por transfusões. Nos EUA, a via sexual responde por 30% das infecções agudas pelo VHB[16]. A prevalência de infecção crônica é alta tanto entre homossexuais quanto entre heterossexuais com múltiplas parceiras.

A transmissão perinatal do vírus B é possível através da passagem mãe-feto no momento do parto, ou no período pós-natal pelo íntimo contato mãe-recém-nascido. A possibilidade de transmissão é maior em mães contaminadas, com perfil AgHBe positivo e VHB-DNA positivo. A transmissão intra-uterina é incomum. É interessante mencionar que o parto cesárea praticamente elimina o risco de transmissão perinatal do vírus B. Não há evidências de que o vírus B possa ser transmitido pelo leite materno.

Vírus C

O vírus C apresenta o mesmo perfil de transmissão do vírus B, sendo a contaminação parenteral a única possível. Acredita-se que existam em todo mundo cerca de 170 milhões de pessoas infectadas pelo vírus C, distribuídas em mais de 130 países[17], sendo que aproximadamente 90% destas irão evoluir para hepatite crônica. Esses números traduzem a dimensão atual que essa infecção assumiu na hepatologia.

Nos últimos 10 anos, a contaminação em grupos de usuários de drogas tem assumido papel de destaque. Estudos mostram que cerca de 50 a 80% dos viciados em drogas injetáveis tornam-se anti-VHC positivos dentro de 12 meses do início das injeções[18]. A proporção de pacientes com infecção pelo VHC atinge 83% dos pacientes com história de uso de drogas injetáveis, taxa muito maior que os pacientes com história de transfusão (21%) ou de hábitos homossexuais (21%). Funcionários da saúde possuem soroprevalência para o vírus C da ordem de 0,6 a 4,5%. Na cidade de São Paulo, em estudo recente, foi encontrada soroprevalência de 1,42% do VHC[8]. No Brasil, em casuística de 570 pacientes do Hospital Emílio Ribas, a freqüência do relato de transfusões e uso de drogas ilícitas entre pacientes com vírus C foi de 15,6% e 17,2%, respectivamente[19].

Antes da sua identificação em 1989, o vírus C era responsável por 85% dos casos de hepatite pós-transfusional. Atualmente, essa via de transmissão responde por 4% dos casos de infecção aguda[20], graças à aplicação dos testes de rastreamento para vírus C (anticorpo anti-VHC) nos bancos de sangue de todo o mundo. No Brasil, a taxa de infecção em doadores de sangue varia entre as regiões, sendo de 1,3% em São Paulo, 1,7% no Rio Grande do Sul, 3,1% no Rio de Janeiro e 6,1% no Acre[20].

Como acontece com o vírus B, a contaminação com o vírus C também é comum em pacientes submetidos à hemodiálise crônica. O risco atual nos EUA é de 0,15% por ano para pacientes sob hemodiálise, e 0,03% para pacientes sob diálise peritoneal contínua ambulatorial, com risco relativo de 5,7[21]. Receptores de transplante, principalmente de doador cadáver, podem ser vítimas da doença. Também são lembradas as transmissões de vírus C por tatuagens, uso de agulhas não-esterilizadas em práticas como a acupuntura e na colocação de adornos tipo *piercing*.

Embora o vírus C não seja identificado no sêmen, a transmissão sexual parece ser responsável por 20% dos casos, quando não há outra via aparente de transmissão. Em levantamentos populacionais, a prevalência do anticorpo anti-VHC é seis vezes maior entre homossexuais que entre heterossexuais[22]. Apesar de a transmissão sexual ser possível, o risco é extremamente baixo quando comparado ao vírus B, ao HIV e a outras doenças de transmissão sexual[22].

A transmissão perinatal também é uma via possível de contaminação, embora não se saiba como acontece exatamente (se por via transplacentária ou perinatal). O risco de transmissão vertical, entretanto, parece ser baixo, com taxas de contaminação inferiores a 6% das crianças[19]. O anticorpo contra o vírus C passa de forma passiva da mãe infectada para o feto. Em média, 5% das crianças nascidas de mães anti-VHC positivas soroconvertem e permanecem anti-VHC positivas. A amamentação não transmite o vírus C.

Apesar das vias conhecidas de transmissão do VHC comentadas anteriormente em grandes estudos populacionais cerca de 30 a 40% dos pacientes com hepatite C aguda não apresentam fator de risco identificável para a contaminação pelo vírus C. Esses casos recebem denominação de "hepatite esporádica" ou "hepatite adquirida na comunidade". Artigos de higiene compartilhados com pessoas infectadas, como pentes, navalha/aparelho de barbear, escovas de dente e tesouras de unha, podem exercer um papel na transmissão de um subgrupo desses pacientes ditos "esporádicos".

Vírus delta (D)

A transmissão do vírus delta é idêntica à do vírus B. Entretanto, por características próprias, o vírus delta não pode ser transmitido a uma pessoa, a menos que o vírus B já esteja presente no hospedeiro, ou haja co-infecção entre vírus B e delta. A transmissão vertical do vírus delta é considerada excepcional. A via sexual tem papel de destaque na transmissão desse vírus, como sugerem estudos feitos com prostitutas[23]. Os toxicômanos, em todo mundo, são o grupo de risco mais expostos ao vírus delta.

O vírus delta tem ampla distribuição mundial, embora haja diferenças geográficas. A prevalência da infecção por esse vírus é baixa na América do Norte, Norte da Europa, Japão, Alasca e África do Sul. A incidência no Sul da Europa já foi alta, mas vem caindo nos últimos anos. O vírus delta predomina em países tropicais e subtropicais onde o vírus B é endêmico também. A bacia amazônica tem alta prevalência, com predomínio do genótipo III. O caráter epidêmico do vírus delta na Amazônia ocidental pode produzir forma muito grave da hepatite delta, conhecida como "hepatite fulminante de Lábrea". Há algumas curiosidades na distribuição do vírus delta no Brasil ainda não bem explicadas. Este vírus praticamente não é encontrado em indígenas da Amazônia ocidental, apesar da alta prevalência de vírus B nessa população. Outra observação interessante é que a distribuição do vírus delta é muito diferente nas diversas regiões do Brasil, sendo sua prevalência baixíssima nas regiões Sul, Sudeste, Nordeste e na Amazônia oriental.

Na Amazônia brasileira, a maior prevalência da infecção pelo VHD é observada entre crianças e jovens, provavelmente devido à precocidade da infecção pelo VHB nessa região[24]. Já na Itália o quadro é diferente e a maior prevalência de infecção pelo VHD ocorre entre a terceira e a quarta década da vida[25].

Vírus E

A via de transmissão do vírus E é a mesma do vírus A, ou seja, a via fecal-oral. Este vírus também é eliminado nas fezes e a água contaminada é o principal veículo de contaminação. Entretanto, ao contrário do vírus A, o vírus E tem distribuição mundial muito mais restrita, sendo encontrado apenas em algumas regiões do mundo como: Ásia Central e do Sul, Oriente Médio, partes da África e no México. Uma história obtida de viagem do paciente a essas regiões é essencial para a suspeita do diagnóstico de hepatite E. No Brasil, especula-se que o vírus E seja endêmico em certas regiões. Em um estudo em São Paulo, encontrou-se prevalência do anticorpo anti-VHE de 5,3% entre pacientes sob hemodiálise e de 4,4% entre funcionários hospitalares. Na cidade de São Paulo, a soroprevalência do anti-VHE encontrada recentemente foi de 1,68%[9].

Pelo tipo de transmissão do VHE, grandes epidemias de hepatite E já foram registradas no mundo, embora nunca tenham ocorrido no Brasil. Uma das mais famosas foi a que aconteceu em 1955 em Nova Delhi, Índia, quando cerca de 29.000 indivíduos foram acometidos[26]. Os adultos na faixa de 15 a 40 anos são aparentemente mais suscetíveis ao VHE que as crianças. A transmissão pessoa a pessoa parece ser insignificante, e não há evidências da transmissão sexual ou parenteral. A taxa de mortalidade da hepatite E é mais alta entre mulheres grávidas (15 a 25%). A transmissão vertical mãe-feto por via transplacentária pode ocorrer.

Vírus G

É um vírus também de transmissão parenteral, com possibilidade de transmissão sexual e perinatal. O vírus G parece ter distribuição mundial. Em um estudo, 3/79 pacientes com hepatite pós-transfusional apresentaram infecção aguda pelo vírus G[27]. Entretanto, sua transmissão para receptores de sangue é menos eficiente que a do vírus C. Ao contrário, a taxa de transmissão perinatal do vírus G é muito maior que a do vírus C. Entre 34 mães portadoras do vírus G, 20 tiveram seus recém-nascidos contaminados, segundo um estudo[28]. A transmissão sexual também está bem documentada, por meio de estudos com prostitutas. Nesses casos, a prevalência da positividade para o vírus G aumenta em paralelo com o tempo de prostituição. No Brasil, o RNA do vírus G foi encontrado em 13 de 137 pacientes (9,5%) com hepatite não A-E e em 8 de 44 (18,2%) pacientes com hepatite C[29].

Vírus Epstein-Barr

É um vírus transmissível pelo ar, acometendo comunidades que se agrupam em um recinto específico, como escolas, universidades, hospitais e quartéis. O vírus Epstein-Barr é encontrado na orofaringe em 15% dos adultos soropositivos, sendo presente na saliva dos pacientes com mononucleose infecciosa. A transmissão do vírus Epstein-Barr entre crianças provavelmente resulta do contato pessoal próximo com pessoa infectada, e entre adultos o íntimo contato oral é importante. As vias de transmissão por transfusão sangüínea e por contato sexual já foram documentadas. No Brasil, cerca de 80% da população já apresenta anticorpos para o vírus Epstein-Barr aos 12 anos de idade[30].

Vírus da Febre Amarela

Há dois modelos epidemiológicos da doença: o tipo urbano transmitido de pessoa a pessoa pelo mosquito *Aedes aegypti*, em que o homem é o reservatório da doença, e o tipo silvestre, em que animais como os macacos servem como reservatório e mosquitos da floresta do gênero *Haemagogos* servem de vetores para o homem. Atualmente, a febre amarela é enzoótica em grandes áreas da América Central, América do Sul e África. No Brasil, a febre amarela silvestre ocorre na região amazônica e no planalto central. A febre amarela urbana não tem sido registrada no Brasil há décadas. A última grande epidemia aconteceu no Acre, em 1942[31].

Citomegalovírus

É um vírus presente no mundo todo. Estima-se que cerca de 5 a 10% das crianças já adquirem o anticorpo ao citomegalovírus aos 2 anos e 20% aos 15 anos de idade. Em São Paulo, o citomegalovírus é também muito prevalente (taxas de soroprevalência de 65 a 85%), com maior incidência da infecção quanto menor o nível socioeconômico da população estudada. Este vírus já foi encontrado em praticamente todos os líquidos e secreções do organismo como: sangue, urina, saliva, sêmen, cérvix uterina etc. Portanto, além da transmissão pelo ar, o citomegalovírus pode ser transmitido pelas seguintes vias: intra-uterina, perinatal, sexual, transfusão de sangue e transplante de órgãos. Na infância, a contaminação ocorre pelo contato com a urina e secreções da orofaringe de outras crianças. Por isso, quanto mais próximas convivem as pessoas, tanto maior o risco de transmissão do citomegalovírus.

Herpesvirus hominis tipos 1 e 2

A infecção por este vírus é muito comum entre os seres humanos, estimando-se que 80% dos adultos apresentam anticorpo contra o vírus. O herpesvírus tipo 1 produz lesões acima da cintura, e o tipo 2, abaixo da cintura e no recém-nascido. A infecção primária é subclínica em 99% das vezes. A transmissão ocorre por contato íntimo com pessoa contaminada, a partir da superfície mucosa ou de lesão infectante. Os herpesvírus apresentam baixa resistência ao meio ambiente, tornando muito difícil sua transmissão pelo ar.

Miscelânea

Vírus da rubéola – embora o vírus da rubéola seja menos infectante que o do sarampo, ele tem ampla disseminação na natureza, com pico de incidência da doença nas crianças de 5 a 9 anos de idade. Para haver transmissão eficaz é necessário contato longo e repetido com uma pessoa infectada. A transmissão ocorre por meio do contato com secreções respiratórias. Embora os pacientes sejam mais contagiosos no início do exantema, pode haver transmissão entre 10 dias antes e 15 dias após seu surgimento[32]. A transmissão vertical entre mãe e feto é muito alta (80%) entre mães infectadas nas primeiras 12 semanas de gestação.

Adenovírus – acometem especialmente pacientes imunocomprometidos e os receptores de transplantes. Em grandes séries de transplante hepático, as infecções por adenovírus foram encontradas em 27% dos casos, incluindo hepatite[33].

Enterovírus – inclui os vírus da poliomielite, os Coxsackie vírus A e B e os enterovírus tipos 68 a 71 (como curiosidade, o tipo 72 é o vírus A). Estes vírus ocorrem em todas as faixas etárias e apresentam transmissão direta pela via fecal-oral, embora possam também ser transmitidos por via respiratória. A transmissão pela água e por alimentos contaminados também é possível. As crianças constituem o subgrupo mais suscetível para contaminação pelos enterovírus.

Vírus varicela-zóster – a transmissão deste vírus ocorre por meio do contato com as vesículas, principalmente na fase exsudativa do herpes-zóster. O mesmo vírus, quando causa a varicela (infecção primária), penetra nos indivíduos principalmente pela via respiratória. O herpes-zóster surge pela reativação e replicação dos vírus que ficam latentes após a infecção primária (varicela), nos gânglios dos nervos espinhais ou cranianos, com transporte retrógrado para a pele.

CLÍNICA

Vírus A

O período de incubação do vírus A vai de duas a quatro semanas em média, podendo chegar a seis semanas. São descritos cinco modelos clínicos: 1. assintomático; 2. sintomático com icterícia de duração de até oito semanas; 3. sintomático com icterícia de duração mais prolongada (10 semanas ou mais); 4. recidivante, com vários surtos de hepatite aguda em período de 6 a 10 semanas; 5. hepatite fulminante. Na hepatite A, a faixa etária influencia o tipo de manifestação clínica. Crianças com idade inferior a 2 anos são assintomáticas em até 80% das vezes. Ao contrário, 80% das crianças com idade superior a 5 anos e dos adultos apresentam sintomas de hepatite aguda. O tipo recidivante chega a atingir 10% dos casos e a hepatite fulminante é muito rara, acometendo cerca de 0,1% dos pacientes infectados.

Os sintomas mais referidos na hepatite aguda A em ordem decrescente são: colúria, fadiga, anorexia, náuseas, febre, cefaléia, dor abdominal e mialgias. Todos os pacientes com hepatite A se recuperam, não sendo registrados casos de hepatite crônica. A única seqüela relatada é a anemia aplástica em 1 a 5% dos casos[10].

Vírus B

O período de incubação deste vírus varia entre um e quatro meses. Na apresentação da infecção aguda, 70% dos casos são subclínicos ou anictéricos e apenas 30% apresentam hepatite com icterícia. Nos pacientes sintomáticos, durante o chamado período prodrômico (pré-ictérico), pode ocorrer inicialmente uma síndrome tipo doença do soro (com febre, linfadenopatia, artralgias ou artrites, leucopenia, proteinúria e exantema cutâneo), seguida do aparecimento insidioso de sintomas constitucionais como mal-estar, anorexia, náuseas, vômitos, mialgias e intensa fadiga. Tanto o paladar como a acuidade olfativa podem alterar-se. É comum também a queixa de dor no hipocôndrio direito ou epigástrio. Esse conjunto de sintomas tem duração média de 10 dias, sendo seguido pela icterícia que traz consigo a diminuição gradual dos sintomas constitucionais. Todos os sintomas da hepatite B aguda (constitucionais + icterícia) terão duração máxima de um a três meses. Em alguns pacientes, a fadiga pode estender-se mais tempo. Ao exame clínico, na fase aguda, podem ser encontrados: hepatomegalia dolorosa e esplenomegalia em 5 a 15%. Linfonodomegalia periférica discreta pode estar presente.

De todos os pacientes acometidos pelo vírus B, cerca de 90 a 95% evoluem bem e curam-se, cerca de 5 a 10% serão portadores crônicos de vírus B e 1% terão hepatite fulminante. Em torno de 50% dos portadores crônicos do VHB manterão as alterações laboratoriais e a inflamação hepática por mais de seis meses do início dos sintomas, evoluindo para hepatite crônica (persistente ou ativa) e eventualmente para cirrose hepática. Essa determinação temporal é arbitrária, sendo aceita pela maioria dos hepatologistas. Na fase crônica da doença, há um espectro clínico que vai desde o estado de portador são (assintomático), até hepatite crônica com evolução para cirrose hepática e suas complicações (hipertensão portal, ascite, peritonite bacteriana espontânea, hemorragia de varizes gastroesofágicas, encefalopatia hepática e síndrome hepatorrenal). Estima-se que cerca de 2% dos pacientes com infecção crônica por vírus B desenvolvem cirrose a cada ano. O carcinoma hepatocelular também é uma complicação possível no cirrótico pelo vírus B. O risco anual de surgimento do carcinoma hepatocelular atinge a taxa de 2 a 5% dos pacientes com replicação viral ativa e cirrose[34].

Antes do aparecimento das complicações da cirrose, muitos pacientes são assintomáticos ou têm queixas inespecíficas como fadiga ou dor no hipocôndrio direito (raramente). Essa característica atrasa o diagnóstico, somada ao fato que 50 a 70% dos pacientes com hepatite crônica não referem história prévia de hepatite aguda. O período pouco sintomático, desfavorável ao diagnóstico, é modificado na fase replicativa do vírus B, quando exacerbações mimetizando hepatite aguda podem ocorrer. Ao exame clínico do paciente com hepatite B crônica, o examinador deve estar atento para os sinais de hepatopatia crônica, como as aranhas vasculares (spiders), o eritema palmar, a ginecomastia e a presença de discreta hepatomegalia. Nos cirróticos, pequena icterícia e discreta esplenomegalia podem ocorrer. Com a progressão da doença hepática surge a ascite, marcando a transição clínica de cirrose compensada para cirrose descompensada. O sangramento de varizes gastroesofágicas é um risco presente a partir da instalação da hipertensão portal, atingindo taxas de 10 a 30% por ano[35]. A encefalopatia hepática e a síndrome hepatorrenal marcam os estágios terminais da doença.

As manifestações extra-hepáticas acontecem em cerca de 10 a 20% dos pacientes com hepatite B crônica, havendo sintomas próprios para cada uma delas. As principais manifestações são:

Doença do soro – síndrome clínica manifestada com febre, linfadenopatia, exantema, artralgia e artrite. Esses sintomas cedem com o aparecimento da icterícia.

Poliarterite nodosa – é uma vasculite que pode afetar vasos de tamanho pequeno, médio e grande, com manifestações em órgãos múltiplos e sintomas muito variados: pericardite, hipertensão, insuficiência cardíaca, hematúria, proteinúria, dor abdominal, vasculite mesentérica, artralgia, artrite, mononeurite, envolvimento do sistema nervoso central e exantema. Cerca de 10 a 50% dos pacientes com poliarterite são AgHBs positivos, e imunocomplexos com antígenos do vírus B parecem desencadear essa vasculite.

Glomerulonefrite – os tipos membranosa, membranoproliferativa e nefropatia por IgA podem ocorrer associadas ao vírus B. O prognóstico é pior para adultos e pacientes asiáticos, com taxa de 30% de progressão para insuficiência renal.

Vírus C

O período de incubação do vírus C situa-se entre 7 e 8 semanas (com variação de 5 a 12 semanas). A grande maioria dos pacientes com hepatite C aguda segue um curso assintomático. Cerca de 5 a 10% dos casos podem apresentar sintomas muito leves, que não interferem com a rotina do paciente e dificultam sobremaneira o diagnóstico. Os sintomas mais comuns são: anorexia, perda de peso, dor abdominal, mialgias, artralgia, fadiga, febre e exantema. Icterícia ocorre em menos de um terço dos casos. Os sintomas da fase aguda duram no máximo três meses e, pelo fato de serem pouco expressivos, tornam o diagnóstico da hepatite aguda pelo vírus C muito pouco comum. O quadro de insuficiência hepática fulminante pelo vírus C é extremamente raro.

A taxa de evolução da hepatite C para a cronicidade é alta, atingindo 60 a 70% dos casos. Somente cerca de 6% dos pacientes com hepatite crônica pelo vírus C são sintomáticos, sendo a fadiga o sintoma mais comum. Dor surda no quadrante superior direito pode ser referida. Outros sintomas podem acontecer, como anorexia, náuseas, prurido, artralgia e mialgia. O intervalo entre a infecção aguda e o desenvolvimento de cirrose pode chegar a 30 anos. Quando o paciente desenvolve cirrose, o exame clínico apresenta achados mais consistentes, como hepatomegalia em 79%, esplenomegalia em 34% e sinais de doença hepática crônica em 31%. Entre os pacientes com cirrose compensada, o risco anual de descompensação é de 3,9%. A descompensação é marcada pelo desenvolvimento de ascite (48%) ou hemorragia por varizes de esôfago (22%). A sobrevivência de pacientes com cirrose por vírus C na fase descompensada é reduzida, ficando ao redor de 50% para mais de cinco anos[36].

Alguns fatores aceleram a progressão da doença pelo vírus C, como viremia alta, genótipo tipo 1, contaminação por transfusão sangüínea, deficiência imune concomitante, excesso de álcool e co-infecção com VHB ou HIV. Outro problema presente na infecção crônica pelo vírus C é o aumento da incidência de carcinoma hepatocelular. A relação entre este tumor e o vírus C é alta, podendo atingir 50 a 75% em países da Europa e do Japão. O carcinoma hepatocelular pode surgir como conseqüência da cirrose e dos fenômenos necroinflamatórios crônicos, mas não por efeito carcinogênico do vírus C. É importante lembrar que o vírus C, ao contrário do vírus B, não se integra no DNA do hepatócito, o que praticamente impossibilita que este vírus possa induzir a transformação neoplásica da célula hepática. De forma geral, são necessários 20 a 30 anos de infecção pelo vírus C para o surgimento do carcinoma hepatocelular. Com o advento da cirrose pelo vírus C, o risco de aparecimento desse carcinoma é de 1 a 4% por ano.

Os pacientes com hepatite C podem apresentar várias manifestações extra-hepáticas, que são acompanhadas por sintomas próprios. Os principais acometimentos extra-hepáticos ligados ao vírus C são:

Doenças da tireóide – os anticorpos antitireóide estão presentes entre 5,2 e 12,5% dos pacientes com hepatite

C crônica, e o hipotireoidismo primário está presente entre 3,1 e 5,5% dos pacientes com os seus sintomas correspondentes.

Síndrome *sicca* (olhos secos e boca seca) – essa síndrome ocorre devido a uma sialadenite linfocítica que está presente em 57% dos pacientes com hepatite C crônica.

Crioglobulinemia mista – é uma doença linfoproliferativa que leva à produção de crioglobulinas (proteínas que precipitam com baixa temperatura), com depósito de imunocomplexos em vasos pequenos e médios. O anti-VHC e o VHC-RNA são encontrados nos crioprecipitados e na parede dos vasos. Essa doença apresenta-se com a tríade clínica de púrpura palpável, artralgia e fraqueza, mas pode envolver órgãos múltiplos e o sistema nervoso. Embora as crioglobulinas sejam encontradas em 19 a 54% dos pacientes com hepatite C, especialmente naqueles com cirrose, os sintomas só ocorrem em 25% dos pacientes.

Glomerulonefrite – as formas mais associadas ao vírus C são a membranosa e a membranoproliferativa acompanhada de síndrome nefrótica. As crioglobulinas apresentam alta associação com a forma membranoproliferativa.

Linfomas – observa-se alta prevalência do anticorpo anti-VHC (20 a 40%) em pacientes com linfoma não-Hodgkin de células B. Há também associação do vírus C com o linfoma MALT (*mucosa associated lymphoid tissue*) também chamados maltomas. Especula-se que a correlação do vírus C com as doenças linfoproliferativas tenha por base o fato de ele ser linfotrópico, além de hepatotrópico. Complexos do vírus C com substâncias lipídicas possivelmente funcionam como antígenos que induzem à proliferação de linfócitos B.

Líquen plano e porfiria cutânea *tarda* – são doenças mais raramente associadas ao vírus C.

Vírus delta (D)

Com o vírus D duas situações clínicas podem acontecer, dependendo do vírus B: a co-infecção B e D (os dois vírus são adquiridos ao mesmo tempo pelo paciente) ou a superinfecção B e D (o vírus D é adquirido depois do vírus B). A possibilidade de evolução para a cronicidade atinge 90% dos casos de superinfecção e apenas 10% dos casos de co-infecção. A co-infecção resulta em hepatite intensa acompanhada de icterícia. A doença pode apresentar-se de modo bifásico, com dois picos de elevação de aminotransferases, com algumas semanas de intervalo. Nesse caso, o primeiro pico é relacionado à replicação do vírus B e o segundo pico é devido à replicação do vírus D. Outra forma de apresentação clínica da hepatite D aguda, na co-infecção com o vírus B, é a de hepatite leve devido à repressão da síntese do VHB induzida pelo vírus delta. A superinfecção do vírus D em paciente com hepatite B crônica preexistente tem maior gravidade que a co-infecção. Pode haver rápido curso clínico para insuficiência hepática, e a hepatite fulminante é freqüente. Na evolução crônica, cerca de 80% dos casos de hepatite D crônica progridem para cirrose em 5 a 10 anos.

Vírus E

O período de incubação do vírus E vai de duas a nove semanas. Como ocorre com as outras hepatites virais, há amplo espectro clínico na hepatite E. A apresentação clínica mais comum é a hepatite ictérica aguda. Hepatite fulminante seguida por insuficiência hepática pode ocorrer em pequena porcentagem dos pacientes acometidos. Outra forma clínica conhecida é a hepatite anictérica, apresentando-se como quadro de febre a esclarecer. A faixa etária mais atingida é a dos adultos jovens, entre 15 e 40 anos de idade.

Na hepatite ictérica aguda pelo vírus E, o início tende a ser insidioso com pródromos que duram até 14 dias, destacando os sintomas febre, calafrios, dor abdominal, anorexia, náuseas, vômitos, diarréia, artralgia, astenia e exantema macular transitório. Anorexia com aversão por alimentos e pelo fumo precedem em dias o surgimento da icterícia. Como acontece com as outras hepatites virais, o surgimento da icterícia é acompanhado pelo desaparecimento progressivo dos demais sintomas. Ao exame clínico, além da icterícia, é comum o encontro de hepatomegalia discreta dolorosa e leve esplenomegalia (em 25%).

A hepatite E apresenta comportamento evolutivo muito semelhante à hepatite A e curso autolimitado, com duração média de uma a quatro semanas. Não há relatos de hepatite crônica ou evolução para cirrose com o vírus da hepatite E. Entretanto, casos de hepatite colestática com duração prolongada de até quatro a seis meses podem ocorrer. A freqüência de formas assintomáticas e de hepatites anictéricas não é conhecida pelas dificuldades óbvias de diagnóstico.

Um aspecto peculiar dos subgrupos de pacientes acometidos, em surtos ou epidemias de hepatite E, é verificado entre as pacientes grávidas que estão no segundo e terceiro trimestres da gestação. A taxa de mortalidade nessas pacientes é muito alta, atingindo de 5 a 25% dos casos. A freqüência de hepatite fulminante também é maior entre as gestantes acometidas, chegando a 22,2% dos casos.

Vírus G

Embora haja poucos casos clínicos relatados de infecção pelo vírus G, em comparação com os vírus hepatotrópicos mais tradicionais, este vírus já foi observado em casos de hepatites agudas (não A-E), hepatites crônicas e até hepatites fulminantes. Casos de anemia aplástica e co-infecção com os vírus B e C também foram relatados. Há pelo menos três casos de cirrose hepática relatados no Brasil em que o único vírus encontrado foi o vírus G[37]. Entretanto, estudos com maior casuística, organizados de forma prospectiva, são necessários para o pleno conhecimento das formas evolutivas do vírus G.

Vírus Epstein-Barr

O período de incubação deste vírus está entre quatro e sete semanas. O vírus Epstein-Barr causa, mais comumente, o quadro de mononucleose infecciosa, caracterizado por faringite exsudativa intensa, linfadenopatia principalmente cervical e axilar, febre alta, cefaléia e mal-estar. A doença se manifesta principalmente entre adolescentes e adultos jovens, sendo assintomática na maioria das crianças. O quadro de hepatite aparece nesse contexto e é de intensidade variável. Ao exame clínico, hepatoesplenomegalia é encontrada em 17% e icterícia em 11%. Apesar dessa estatística, acredita-se que a hepatite pelo vírus Epstein-Barr ocorra em 90% dos casos acometidos, sendo assintomática na grande maioria. Não há relatos consistentes de evolução crônica da hepatite por vírus Epstein-Barr, nem tampouco para cirrose hepática. Outros sinais que podem ser encontrados são: enantema no palato (com petéquias) em 50%, edema periorbital em 35% e exantema maculopapular em 5%. As complicações da mononucleose infecciosa, embora raras, podem acrescentar outros sintomas. As principais complicações são: ruptura esplênica, meningite asséptica, encefalite, polineuropatia, púrpura trombocitopênica e pericardite.

Vírus da febre amarela

O período de incubação deste vírus é curto, ao redor de três a seis dias. O início dos sintomas é abrupto no quadro clássico, com febre, cefaléia intensa, tontura, mialgia generalizada, náuseas e vômitos. Embora o paciente apresente febre alta, pode haver bradicardia concomitante (sinal de Faget) (desproporção frequência cardíaca/temperatura). Uma breve recuperação dos sintomas é usual, seguida de uma fase tóxica com febre alta, taquicardia, icterícia, vômitos e manifestações hemorrágicas como hematêmese, entre outras. Fazem ainda parte do quadro da doença: anemia, oligúria, hipotensão, delírio e coma nos casos graves. Com o vírus da febre amarela só há descrição de casos agudos, não se conhecendo evolução para a cronicidade.

Citomegalovírus

O espectro clínico da infecção por citomegalovírus varia com a faixa etária. Os recém-nascidos podem ter uma infecção muito grave, por vezes fatal. Na criança jovem, a infecção pelo citomegalovírus pode produzir um quadro crônico com hepatomegalia. Os sintomas são pouco expressivos, podendo incluir febre de baixo grau e discreta icterícia. Em crianças de mais idade e nos adultos, o quadro é assintomático na maioria dos casos. Entretanto, pode haver um quadro similar à mononucleose infecciosa, com febre de três a seis semanas de duração, acompanhada de mal-estar, anorexia, náuseas e vômitos. O envolvimento hepático ocorre nesse contexto e a icterícia pode acontecer. Ao exame clínico, a hepatoesplenomegalia é encontrada em 50% dos casos. Nas crianças acometidas, é freqüente o encontro de linfonodomegalia cervical e exsudato nas tonsilas.

Os pacientes imunossuprimidos e os transplantados são especialmente vulneráveis a infecções sistêmicas graves pelo citomegalovírus, em que a disfunção hepática está incluída. Tanto a infecção primária quanto a reativação de uma infecção latente por citomegalovírus podem ocorrer.

Herpesvirus hominis tipos 1 e 2

A exposição ao herpesvírus na natureza é grande e a infecção primária tende a ocorrer muito cedo na vida dos indivíduos, sendo subclínica em 99% das vezes. O envolvimento hepático pelo herpesvírus ocorre em algumas situações específicas como: infecção neonatal, gravidez, desnutrição, alcoolismo e imunossupressão. Entre os recém-nascidos, dentro de um quadro de infecção herpética generalizada, o acometimento hepático pode ser muito grave. A infecção herpética e a doença hepática também são graves na criança com kwashiorkor, na grávida e nos pacientes imunossuprimidos.

Miscelânea

Vírus da rubéola – o período de incubação vai de duas a três semanas. O quadro clínico clássico é o de exantema maculopapular com três dias de duração (que se inicia no rosto), linfadenopatia cervical, occipital e auricular posterior, além de febre baixa. Os adultos acometidos podem ter quadro articular, com artralgia e artrite. A doença hepática surge nesse contexto. Os recém-nascidos podem ter hepatite aguda grave pelo vírus da rubéola.

Adenovírus – o quadro clínico mais freqüente produzido pelos adenovírus é o de infecção do trato respiratório superior e inferior, acompanhada por linfadenopatia, conjuntivite, gastroenterite e hepatite. A hepatite ocorre mais nos pacientes imunossuprimidos e nos transplantados, apresentando-se com quadro clínico grave, com freqüência de caráter fulminante.

Enterovírus – os recém-nascidos apresentam um quadro clínico muito grave que inclui a hepatite. Nos outros grupos etários, há poucos dados, com volume tão pequeno de casos relatados que se torna difícil formar um padrão clínico para a hepatite por enterovírus. Há descrições em crianças jovens, grávidas, mulheres jovens, entre outros grupos.

Varicela-zóster – é associado com hepatite em imunossuprimidos e grávidas. Além da hepatite, esses pacientes podem apresentar quadro grave generalizado, com exantema, febre, pneumonite e dor abdominal.

DIAGNÓSTICO E ALTERAÇÕES LABORATORIAIS

Vírus A

O diagnóstico de hepatite aguda pelo VHA requer a presença no soro do anticorpo anti-VHA IgM. Ele é positivo desde o início dos sintomas até cerca de quatro meses após na maioria dos casos. Apesar desse padrão ser o mais comum, há relatos de positividade do anti-VHA IgM até por um ano, em baixos títulos. O anticorpo anti-VHA IgG também aparece com o início dos sintomas de hepatite A, mas permanece positivo por toda a vida, sendo marcador apenas de infecção prévia pelo VHA, em época não determinada. A pesquisa do RNA do vírus A não é necessária para o diagnóstico de hepatite aguda, sendo apenas empregada por laboratórios de pesquisa.

Os níveis das aminotransferases AST e ALT oscilam de 600UI/l a 2.000UI/l, com predomínio de ALT sobre AST. Níveis mais elevados, entre 3.000 e 5.000UI/l podem ser encontrados menos freqüentemente. As bilirrubinas variam de 5 a 15mg/dl na maioria dos casos. As alterações, tanto de aminotransferases quanto de bilirrubina nos valores referidos, indicam destruição hepatocitária intensa, com ruptura das membranas e escape de enzimas intracelulares (aminotransferases), bem como deficiência energética (transporte ativo prejudicado de bilirrubinas para o canalículo biliar).

Vírus B

A hepatite B é a mais rica em marcadores sorológicos, o que facilita para o médico o diagnóstico dos quadros agudos e crônicos, bem como a definição da presença de replicação viral, do estado portador do vírus e da condição de cura com clareamento viral. Por todos esses detalhes, os marcadores sorológicos da hepatite B merecem comentários específicos.

AgHBs – é o antígeno de superfície do vírus B e foi o primeiro marcador a ser descrito por Blumberg et al. em 1965[38]. Ele é considerado o marcador sorológico da infecção pelo vírus B, embora não seja capaz de distinguir entre infecção aguda e crônica pelo VHB. O AgHBs surge bem cedo na infecção pelo vírus B, cerca de 1 a 10 semanas após a contaminação, tornando-se indetectável após quatro a seis meses nos pacientes que se recuperam.

Anti-HBs – este anticorpo só surge após o desaparecimento do AgHBs. Sua importância é muito grande, pois marca a cura do paciente e o estado de proteção imune contra o vírus B. É o marcador que se pesquisa nos vacinados para o vírus B (que recebem vacinas com AgHBs recombinante) para a constatação do estado de proteção imune. O anti-HBs tende a persistir por toda a vida, conferindo proteção a longo prazo contra o VHB. Embora exista essa regra geral, pode haver coexistência de AgHBs e anti-HBs em cerca de 24% dos pacientes AgHBs positivos. O motivo desse fenômeno está no fato de existirem seis genótipos do vírus B e quatro subtipos maiores, denominados pelas letras adr, ayr, adw e ayw. Apenas o anti-HBs voltado contra o determinante "a", que está presente em todos os subtipos, é completamente protetor contra todos os tipos de vírus B. Esses anticorpos anti-HBs surgem em pelo menos 50% dos pacientes após hepatite aguda ou vacinação contra o VHB.

Anti-HBc – o anticorpo anti-HBc que surge por estímulo do AgHBc (antígeno do vírus B que é estritamente intracelular e não aparece no soro) é muito útil na avaliação diagnóstica. O anti-HBc IgM é o primeiro anticorpo a ser detectado na infecção pelo vírus B, sendo o melhor marcador da hepatite aguda por esse vírus. Ele surge dentro de um mês do aparecimento do AgHBs, e entre uma e duas semanas antes do aumento das aminotransferases. A importância desse anticorpo é ainda maior se levarmos em conta que é o único marcador que permanece positivo durante o chamado "período de janela imunológica" do vírus B, ou seja, o período compreendido entre a queda do AgHBs e a subida do anti-HBs. O anticorpo anti-HBc IgG surge na convalescença e substitui progressivamente o anti-HBc IgM, indicando infecção pelo vírus B no passado (tempo indeterminado). Este é um anticorpo também de longa permanência no sangue, acompanhando o anti-HBs na recuperação do paciente, e o AgHBs nos casos que evoluem para a cronicidade. Outro fato peculiar é que o anti-HBc IgG pode permanecer no sangue mesmo quando declinam os títulos do anti-HBs, ou mesmo do AgHBs, após muitos anos do quadro de hepatite B aguda. Ainda é incerto o significado do achado de anti-HBc IgG isolado no soro, com referência ao estado da infecção pelo vírus B e o grau de transmissibilidade do paciente. Apesar desses conceitos gerais, os médicos podem deparar-se com exceções que, como sempre, atrapalham seu raciocínio. Cerca de 20% dos pacientes podem apresentar o anti-HBc IgM positivo por até dois anos[39]. Além disso, o anti-HBc IgM pode permanecer em baixos títulos nos casos de hepatite crônica e ressurgir em exacerbações dos casos crônicos (levando a diagnósticos equivocados de hepatite aguda em casos já crônicos).

AgHBe e anti-HBe – o AgHBe é uma proteína secretora do vírus B considerada marcadora de replicação e infectividade deste vírus. Quase sempre surge no sangue em associação com VHB-DNA polimerase ou VHB-DNA. O AgHBe aparece logo após o AgHBs na infecção aguda, e o anticorpo anti-HBe surge antes do anti-HBs na recuperação dos pacientes. Nos pacientes que evoluem para a cronicidade, o AgHBe pode permanecer positivo por anos ou décadas, acompanhado pelo VHB-DNA, indicando replicação viral e doença hepática ativa. A soroconversão AgHBe/anti-HBe é sempre um sinal positivo, pois sinaliza para provável remissão da doença hepática. Como sempre, as exceções existem, havendo casos de pacientes anti-HBe positivos que mantêm VHB-DNA detectável e doença hepática ativa. Pacientes AgHBe negativos, com aminotransferases normais, não necessitam de nenhuma avaliação complementar. Ao contrário, os pacientes que apresentam altas aminotransferases devem ser testados para VHB-DNA, por técnica de hibridização ou bDNA. Há possibilidade de um vírus B *wild* ou mutante estar se multiplicando nesses casos.

VHB-DNA – há vários tipos de testes capazes de detectar o VHB-DNA do vírus B, a saber: hibridização molecular, teste *branched* DNA (bDNA) e PCR. Empregando a técnica PCR (a mais sensível), verifica-se que o VHB-

DNA surge no soro cerca de duas a três semanas antes do AgHBs. Como referido anteriormente, a soroconversão espontânea ou induzida AgHBe/anti-HBe é seguida pelo desaparecimento do VHB-DNA, principalmente quando se utilizam as técnicas de detecção menos sensíveis (hibridização e bDNA). Entretanto, pelo emprego da técnica PCR, verificamos que o VHB-DNA permanece positivo em títulos baixos por muitos anos, mesmo após a soroconversão AgHBe/anti-HBe, vindo a desaparecer apenas na soroconversão AgHBs/anti-HBs. A determinação sérica de VHB-DNA é muito útil em pacientes com hepatite B crônica para a avaliação sobre a possibilidade de tratamento. Pacientes com valores de HBV-DNA altos no soro (maiores do que 200pg/ml) têm menos probabilidade de resposta ao interferon. Outra utilidade do VHB-DNA, para o médico que acompanha o paciente, ocorre no diagnóstico de hepatite fulminante pelo vírus B. Nesses casos, pode haver rápido desaparecimento do AgHBs, com persistência apenas do VHB-DNA por mais tempo. É interessante salientar que devemos solicitar a pesquisa do VHB-DNA pelas técnicas menos sensíveis como hibridização e bDNA, pois as quantidades maiores de VHB-DNA, detectadas por esses testes, são mais úteis para o médico em suas interpretações clínicas. Há dúvidas sobre o significado da presença de quantidades séricas pequenas de VHB-DNA, que podem ser detectadas apenas por PCR. Esta técnica deve ser reservada para fins de pesquisa.

Um algoritmo-diagnóstico possível para a hepatite B aguda e crônica pode ser visto nas figuras 9.39 e 9.40.

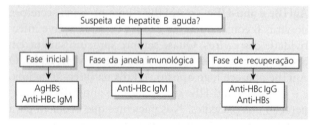

Figura 9.39 – Algoritmo-diagnóstico para hepatite B aguda.

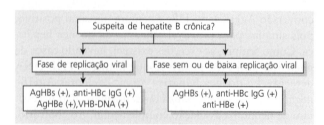

Figura 9.40 – Algoritmo-diagnóstico para hepatite B crônica.

O hemograma na hepatite B aguda pode apresentar linfocitose com presença de linfócitos atípicos. As aminotransferases AST e ALT aumentam significativamente no soro, atingindo com freqüência valores maiores de 1.000UI/l. Entre as duas aminotransferases, a ALT apresenta-se mais elevada que a AST na maioria dos casos. É importante salientar que o médico deve solicitar nova dosagem das aminotransferases dentro de três a quatro dias da primeira, pois uma queda abrupta dos níveis dessas enzimas, a partir de um valor alto, pode indicar evolução para hepatite fulminante. Nas formas ictéricas da hepatite B aguda, o aumento de bilirrubina ocorre à custa da bilirrubina direta ou conjugada, ficando em média ao redor de 10 a 15mg/dl. As enzimas colestáticas, gamaglutamiltranspeptidase (gama-GT ou GGT) e fosfatase alcalina, também sobem nas formas ictéricas em níveis moderados.

Nos pacientes com hepatite crônica pelo VHB com indicação terapêutica, a biópsia hepática é preconizada para o estadiamento da doença e avaliação do seu grau de atividade. Nos pacientes cirróticos por vírus B, recomenda-se a realização de ultra-sonografia de abdome de seis em seis meses e de alfafetoproteína sérica, ambas para rastreamento do hepatocarcinoma.

Vírus C

Nos últimos anos, muitos ensaios surgiram para a detecção do anticorpo anti-VHC, baseados no imunodiagnóstico contra vários peptídeos do vírus C. A primeira geração de testes com enzima imunoensaio (ELISA-1) tem hoje importância apenas histórica. Como o teste utilizava apenas um antígeno-alvo (C100-3 ou NS3-4), apresentava baixa sensibilidade, com nível de detecção dos pacientes infectados ao redor de 80%. Nesse contexto, surgiram os ensaios com a técnica recombinante-*immunoblot*, conhecidos pela sigla RIBA, que traziam os peptídeos-alvo do VHC fixados em fase sólida, facilitando a visualização da reação antígeno-anticorpo. Os testes RIBA permitiram verificar os resultados dos testes ELISA e mostraram-se particularmente úteis nos subgrupos com baixa prevalência de vírus C, como os doadores de bancos de sangue. Com a introdução dos testes RIBA, verificou-se que 50 a 70% dos testes ELISA-1 positivos em bancos de sangue, eram na verdade falso-positivos. Enquanto os testes RIBA ganham em especificidade, perdem em sensibilidade diante dos testes ELISA e, portanto, não devem ser usados como rastreamento. Sua maior utilidade está na confirmação de testes ELISA positivos em subgrupos de baixa prevalência do vírus e nos pacientes anti-VHC positivos com aminotransferases normais.

Os testes ELISA-2 substituíram os ELISA-1, ampliando os peptídeos-alvo do vírus C para 2, o C200 (fusão do C100 com C33) e o C22-3 (combinação de antígenos do core do vírus com antígenos não-estruturais). Com esta alteração, a sensibilidade para a detecção do anti-VHC subiu para 95% dos pacientes infectados, e a taxa de falso-positivos em populações de baixa prevalência caiu para 40 a 50%[40]. O teste ELISA-3 com 3 antígenos-alvo do VHC (C200, C22-3 e NS5) surgiu em 1997 e, embora não tenha melhorado os índices de sensibilidade, trouxe aumento da especificidade em relação ao teste ELISA-2. O teste ELISA-3 tem sido o mais empregado no mundo para rastreamento do VHC. Convém mencionar, também, a existência, até o momento, dos testes RIBA-2 com quatro antígenos-alvo (5-1-1, C100-3, C33-C e C22-3) e RIBA-3 com quatro antígenos-alvo diferentes (C100-3, C33-C, C22-3 e NS5). O teste RIBA-3 parece ser mais específico que o RIBA-2. Os testes RIBA funcionam como ensaios confirmatórios nos casos em que se suspeita de resultado falso-positivo com o teste ELISA, principalmente em populações sem fatores de risco identificáveis como os doadores de sangue. Os resultados são considerados positivos quando houver anticorpos contra dois ou mais antígenos e indeterminados na presença de anticorpos contra um antígeno apenas. O RIBA-2 e o RIBA-3 correlacionam-se com a viremia do VHC em alta porcentagem, com vantagem para o RIBA-3.

Atualmente, há também o teste para a detecção de VHC-RNA no soro dos pacientes por meio da técnica PCR. As principais utilidades desse teste são: detectar a presença do vírus C em pacientes imunossuprimidos com sorologia negativa e confirmar o diagnóstico de soropositivos com ALT normal, bem como dos pacientes com perfil de anticorpos indeterminado (por ELISA ou RIBA). Outra utilidade da medida do VHC-RNA está no acompanhamento do tratamento dos pacientes com drogas antivirais. Especula-se que a persistência da viremia durante a terapia prevê a recaída após a descontinuação do tratamento. Por outro lado, a determinação de VHC-RNA pela técnica PCR carece da falta de padronização e apresenta grande variabilidade entre laboratórios.

Com os elementos citados anteriormente podemos sugerir a seqüência diagnóstica para os suspeitos de infecção pelo vírus C apresentada na figura 9.41.

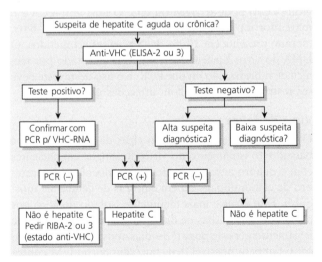

Figura 9.41 – Algoritmo diagnóstico para infecção pelo vírus C.

O grau de elevação das aminotransferases ALT e AST e das bilirrubinas são menos proeminentes na hepatite C aguda que nas A e B. A ALT em média atinge 5,2 vezes o limite da normalidade, em geral superior à AST que pode atingir 1,2 vez o limite normal. As bilirrubinas ficam, em média, ao redor de 4 a 5mg/dl. Nos casos com evolução para hepatite crônica ativa e cirrose, as aminotransferases apresentam, com freqüência, curso flutuante ao longo dos meses, com predomínio da ALT sobre a AST[41]. O emprego das aminotransferases para rastreamento na busca de infecção crônica pelo VHC tem valor limitado, pois 50% dos pacientes VHC positivos (anti-VHC positivos e PCR positivos) apresentam valores séricos normais de ALT e AST.

A necessidade de verificar a histologia hepática por meio da biópsia hepática é indicada nos pacientes com infecção crônica pelo vírus C que tenham aminotransferases elevadas e estejam sendo triados para o tratamento antiviral. A biópsia hepática também pode ser útil nos pacientes com alcoolismo crônico associado. Alguns autores preconizam a biópsia sempre que os pacientes apresentem viremia (detectada por PCR) independente dos níveis das aminotransferases. Em nossa experiência, preferimos indicar a biópsia hepática apenas para os casos que tenham perspectiva de tratamento antiviral.

Recentemente foi sugerido que o anticorpo anti-VHC seja solicitado de rotina nos seguintes subgrupos de risco.

1. Indivíduos com história de uso de drogas ilícitas injetáveis.
2. Indivíduos que receberam concentrados de fatores de coagulação produzidos antes de 1987.
3. Indivíduos tratados com hemodiálise crônica.
4. Indivíduos com níveis de ALT persistentemente elevados.
5. Indivíduos que receberam transfusão de sangue ou de produtos do sangue antes de julho de 1992.
6. Indivíduos que receberam transplante de órgão antes de julho de 1992.
7. Funcionários da saúde em geral após exposição a picadas de agulha ou outros objetos cortantes, ou com exposição de suas mucosas a sangue VHC-positivo.
8. Crianças nascidas de mães VHC-positivas.

O teste anti-VHC não é recomendado de rotina para os seguintes subgrupos:

1. Funcionários da saúde sem história de exposição de risco a sangue VHC-positivo.
2. Grávidas sem história de risco.
3. Habitantes da mesma casa com contato não-sexual com pessoas VHC-positivas.
4. População geral em atendimentos médicos preventivos tipo rastreamento.

O teste anti-VHC tem indicação duvidosa para os seguintes subgrupos:

1. Receptores de transplante de tecidos como córnea, tecido musculoesquelético, pele, sêmen etc.
2. Usuários de cocaína intranasal ou outras drogas não-injetáveis.
3. Indivíduos com história de tatuagens ou com uso de adornos tipo *piercing*.

4. Indivíduos com história de múltiplos parceiros sexuais ou doenças sexualmente transmissíveis.
5. Parceiros sexuais de longa data de indivíduos infectados pelo VHC.

Entre os exames de imagem merece comentário a ultra-sonografia abdominal. Pacientes com infecção crônica pelo VHC apresentam freqüentemente achados ultra-sonográficos normais na área hepática (quadrante abdominal superior direito). O achado de ecotextura hepática difusamente heterogênea é inespecífico, podendo representar a presença de inflamação, infiltração gordurosa ou fibrose. Já o encontro de contornos hepáticos anormais, veia porta aumentada ou esplenomegalia sugerem cirrose hepática[42].

Vírus delta (D)

O diagnóstico inicial da hepatite delta baseia-se na detecção dos anticorpos IgM e IgG contra o AgHD, o antígeno do vírus delta. O AgHD só é encontrado nas formas agudas da hepatite delta, em 35%. A detecção do AgHD no soro não é feita de rotina, pela dificuldade da sua detecção pelos métodos ELISA ou RIA, devido aos altos títulos de anticorpos concomitantes. O IgM anti-HD é o primeiro a surgir na fase aguda da infecção pelo vírus D, persistindo curiosamente também na fase crônica da doença. O anticorpo IgG anti-HD surge na fase aguda algumas semanas depois do IgM anti-HD, e persiste também na fase crônica. A presença do IgG anti-HD em altos títulos (> 1/100.000) sugere infecção crônica ativa do vírus delta. Sua presença isolada, em baixos títulos, indica infecção passada. Estes anticorpos (IgM e IgG) não conferem proteção imune para o vírus delta.

A detecção do VHD-RNA no soro é outra estratégia diagnóstica possível por meio da técnica PCR com transcriptase reversa. Esse teste pode detectar entre 10 e 100 cópias do genoma viral no soro. A positividade atinge 93% dos co-infectados VHB/VHD e 100% dos casos de superinfecção VHB/VHD. É particularmente útil no diagnóstico precoce e no seguimento dos pacientes já tratados. Alguns estudos sugerem que sua presença persistente na fase aguda da hepatite delta pode ter valor preditivo para evolução crônica[43].

A co-infecção com o vírus B (os vírus B e delta infectam o paciente ao mesmo tempo) é caracterizada pela presença de IgM anti-HBc e IgM anti-HD. Na superinfecção com o vírus B (o vírus B já existe e o paciente adquire o vírus delta) encontramos IgG anti-HBc e anti-HBe em conjunto com IgM anti-HD.

Vírus E

Como o vírus E apresenta distribuição mundial restrita, dificilmente abriremos uma investigação diagnóstica no Brasil para a hepatite E. Essa possibilidade seria aplicada a pacientes que retornaram de viagem recentemente, vindos de países em que a doença já foi descrita (ver item Epidemiologia). Os testes baseados na detecção de anticorpos anti-VHE são os mais usados para o diagnóstico da hepatite E. Durante a infecção aguda, surgem os anticorpos IgM e IgG anti-VHE com intervalo de poucos dias. Como acontece com as demais hepatites virais, o anticorpo IgM anti-VHE é o marcador da fase aguda, desaparecendo após quatro a cinco meses do quadro agudo. Em epidemias, forma comum de apresentação da hepatite E, o anticorpo IgM anti-VHE detecta mais de 90% dos pacientes dentro de uma a duas semanas do início dos sintomas.

Entre os exames gerais verifica-se grande aumento das aminotransferases e bilirrubinas nas formas agudas da hepatite E[44].

Vírus G

O VHG-RNA pode ser detectado no soro por técnica de transcrição reversa, seguida pela reação em cadeia da polimerase (RT-PCR). Existe também a possibilidade de detectar anticorpos contra a proteína E2 do envelope viral, por imunoensaio. É interessante notar que, na maioria dos casos, o anticorpo anti-VHG surge apenas após o desaparecimento do VHG-RNA no soro. Esse anticorpo confere proteção imune ao paciente contra o vírus G.

Vírus Epstein-Barr

Os testes para a detecção de anticorpos heterófilos não-específicos (teste de Paul-Bunnell ou teste *Monospot*), ainda são muito empregados para o diagnóstico de mononucleose infecciosa em adolescentes e adultos, chegando a identificar 90% dos casos. Estes anticorpos reagem contra antígenos de superfície de eritrócitos de carneiro e cavalo, mas não com células renais de cobaia. Já os testes mais específicos são os que identificam os anticorpos contra os antígenos do próprio vírus Epstein-Barr. O anticorpo contra o antígeno capsídeo viral (VCA) pode ser IgM ou IgG. O IgM anti-VCA é o marcador da infecção aguda pelo vírus Epstein-Barr, estando presente em 100% dos pacientes acometidos. O DNA do vírus Epstein-Barr pode ser detectado por técnica de hibridização ou por PCR, e o uso deste teste deve ser restrito a pacientes com infecções graves.

Vírus da febre amarela

O diagnóstico laboratorial do vírus da febre amarela é baseado no isolamento do vírus do sangue em pacientes com o quadro agudo, por técnica de inoculação no cérebro de camundongos ou em culturas de células de mosquito. Este vírus é mais facilmente isolado do soro nos primeiros quatro dias de doença, mas a possibilidade de isolamento persiste por até 14 dias após o início da doença. É também possível detectar o anticorpo IgM contra o vírus da febre amarela no sangue, ou constatar o aumento do título de anticorpos em dosagens seriadas.

Citomegalovírus

O diagnóstico de hepatite por citomegalovírus depende da biópsia hepática, do encontro de anticorpos IgM contra o vírus ou do aumento de quatro vezes do título dos anticorpos IgG entre a fase aguda e a convalescença. O padrão-ouro para o diagnóstico do citomegalovírus, entretanto, consiste no seu isolamento do soro ou tecidos de pacientes infectados, por meio da cultura *in vitro* com fibroblastos humanos.

Herpesvirus hominis tipos 1 e 2
O diagnóstico laboratorial é baseado no cultivo do vírus de lesões ou do soro em sistema de cultura de tecido, detecção de antígenos virais com várias técnicas (anticorpo monoclonal e PCR), bem como por meio da constatação de aumento de quatro vezes nos títulos de anticorpos séricos entre a fase aguda e a convalescença.

Miscelânea
Vírus da rubéola – o diagnóstico laboratorial pode ser feito pelo encontro de anticorpos específicos IgM contra o vírus, pela viragem sorológica (negativo para positivo), ou ainda pelo aumento de quatro vezes do título de anticorpos IgG contra o vírus entre a fase aguda e a quarta semana da doença.

Adenovírus – o diagnóstico é feito tanto pelo isolamento do vírus do soro e tecidos quanto pelo aumento significativo do título de anticorpos entre a fase aguda e a convalescença.

Enterovírus e varicela-zóster – os testes sorológicos para a detecção de enterovírus existem, mas são de custo elevado. Há também a possibilidade do encontro do RNA viral pela técnica PCR. O diagnóstico da infecção pelo vírus herpes-zóster é essencialmente clínico, por meio do reconhecimento das lesões típicas na pele. Entretanto, em casos de dúvida clínica, o médico encontra sorologia disponível para o diagnóstico, com testes para anticorpos por fixação de complemento, neutralização, imunofluorescência e teste imunoenzimático.

TRATAMENTO E PROFILAXIA

Vírus A
Não há evidências de nenhuma terapêutica específica que possa ser aplicada ao paciente acometido por hepatite A. Deve-se administrar tratamento sintomático para as queixas do período prodrômico, e recomenda-se repouso quase absoluto para pacientes com hepatite sintomática.

A profilaxia da hepatite A pode ser feita por meio da vacinação de populações de alto risco, como de baixo nível socioeconômico vivendo em áreas sem saneamento básico, viajantes internacionais, pessoas vivendo em locais de alta endemicidade da hepatite A, homossexuais ativos, viciados em drogas ilícitas, empregados de creches etc. Para indivíduos que necessitam de imediata proteção, como na profilaxia pós-exposição, pode-se empregar a vacina contra o vírus A, acrescida da administração de imunoglobulina humana na dose de 0,02ml/kg por via intramuscular. O benefício da imunoglobulina humana é maior dentro de duas semanas da exposição. A vacina tem utilidade no período de três semanas antes da exposição.

A vacinação para hepatite A é indicada para os seguintes grupos de risco[45].

1. Indivíduos que viajam para países com endemicidade elevada para infecção pelo vírus A.
2. Usuários de drogas intravenosas.
3. Homossexuais ou bissexuais.
4. Trabalhadores com risco ocupacional: área de saneamento básico, laboratórios de pesquisa do vírus A etc.
5. Indivíduos suscetíveis em áreas com surto da doença.
6. Pacientes com doenças hepáticas crônicas.
7. Pacientes que façam uso regular de fatores de coagulação, como fatores VIII e IX, preparados pelo método solvente/detergente.

Vírus B
O tratamento específico para o vírus B só deve ser administrado nas formas crônicas da hepatite B, não havendo tratamento específico para a hepatite aguda. Pelos detalhes e pela complexidade desse tipo de terapêutica, julgamos conveniente recomendar que o clínico geral encaminhe o paciente para um médico acostumado a esse tratamento (hepatologista). As metas iniciais do tratamento específico são: suprimir a replicação viral e induzir a remissão da doença hepática. A meta final do tratamento é a eliminação do vírus B, impedindo a progressão para cirrose e o surgimento do hepatocarcinoma. A supressão mantida da replicação viral é alcançada quando o VHB-DNA se torna indetectável no soro (medido por técnica não-PCR), e ocorre a soroconversão AgHBe/anti-HBe, bem como a soroconversão AgHBs/anti-HBs. A remissão da doença hepática é percebida pela normalização das aminotransferases, principalmente da ALT, além da redução do conteúdo necroinflamatório à biópsia hepática. Tanto a supressão da replicação viral quanto a remissão da doença hepática são esperadas dentro de 12 meses do início da terapêutica. O tratamento específico é baseado no uso do interferon-alfa, embora outras opções tenham surgido nos últimos anos.

Os interferons são drogas que apresentam efeitos antivirais e imunomodulatórios. Embora exista esse conhecimento geral, não está claro até o presente como os interferons suprimem a replicação do vírus B. A resposta adequada quanto à replicação viral ocorre em 30 a 40% dos pacientes dentro de 12 meses do início da terapêutica. O desaparecimento do AgHBs é menos freqüente, atingindo 5 a 10% dos casos. O tratamento com interferon-alfa é indicado para pacientes com infecção crônica pelo vírus B (AgHBs positivo por mais de seis meses), com evidência de replicação viral (AgHBe positivo e VHB-DNA positivo) e com doença hepática ativa (níveis elevados de ALT e hepatite crônica à biópsia hepática). Os esquemas mais empregados de interferon-alfa são: 5 milhões de UI, três vezes por semana por seis meses; 5 milhões UI/dia por quatro meses e 10 milhões UI, três vezes por semana, por quatro meses.

Há alguns fatores preditivos pré-tratamento para uma boa resposta ao interferon-alfa: altos níveis de ALT (acima de 100UI/l), baixos títulos de VHB-DNA sérico (< 200pg/ml), infecção adquirida na idade adulta, histologia hepática com hepatite crônica moderada a intensa (ativa), gênero feminino, ausência de HIV, pacientes ocidentais, entre outros. Algumas explicações para esses elementos preditivos são facilmente compreendidas: a elevação prévia das aminotransferases, por exemplo, sinaliza que o sistema imunológico do paciente está atacando o hepatócito infectado com o vírus B, fato fundamental para o possível clareamento do vírus, com a ajuda do interferon. A histologia hepática indicando forte atividade inflamatória aponta também nessa direção. Os pacientes com infecção crônica pelo vírus B com AgHBe e VHB-DNA positivos, mas com valores séricos normais de ALT, apresentam taxas de resposta muito baixas ao interferon. Esse tipo de comportamento imune, referido como imune tolerante é comum em pacientes asiáticos e em crianças infectadas no período perinatal. Nesses subgrupos, menos de 10% dos pacientes respondem ao tratamento.

Como sempre, em doenças complexas como a hepatite B crônica, há situações especiais que dificultam a decisão do médico que acompanha os pacientes quanto ao tratamento. Uma delas se refere aos pacientes anti-HBe positivos que mantêm VHB-DNA no soro. Esses pacientes provavelmente apresentam o vírus B mutante na região pré-core e não produzem AgHBe. Nesses casos, o tratamento pode ser realizado, contrariando a norma geral de não tratar os pacientes anti-HBe positivos. Outro grupo que gera polêmica é formado pelos pacientes cirróticos. O tratamento com interferon é possível nos pacientes cirróticos sem evidência de descompensação hepática, o que na prática se refere à ausência de ascite, icterícia, encefalopatia ou hemorragia digestória. Nessas condições, os cirróticos toleram o tratamento com interferon e respondem tão bem quanto os pré-cirróticos.

É importante lembrar que o interferon-alfa é uma medicação de alto custo e associada com um amplo leque de efeitos colaterais. Os mais comuns são os sintomas tipo influenza como: fadiga, febre, calafrios, cefaléia, mialgia e mal-estar. Além disso, pode ocorrer perda de peso, anorexia e queda de cabelos. Entre os efeitos mais graves estão os mielossupressivos, com neutropenia (< 1.000/mm^3) ou plaquetopenia (< 60.000/mm^3). Anemia hemolítica é outro problema referido na área hematológica. Efeitos colaterais adicionais que causam muitos problemas dizem respeito à labilidade emocional, que pode manifestar-se como ansiedade, irritabilidade e depressão grave com tendências suicidas. O surgimento de auto-anticorpos contra a tireóide, resultando em hiper ou hipotireoidismo, também pode acontecer. Entre os efeitos adversos possíveis com o uso dos interferons podem ainda ser mencionados: glomerulonefrite de lesões mínimas, miocardiopatia, poliartropatia simétrica, entre outros.

O tratamento futuro do vírus B provavelmente sofrerá mudanças, pois a monoterapia com interferon não é suficiente para a erradicação da infecção pelo VHB na maioria dos pacientes acometidos. Como se aprendeu com o vírus HIV, a terapia de combinação com vários antivirais parece melhorar a taxa de erradicação e diminuir o surgimento de mutantes do vírus B. Nesse sentido, a combinação de lamivudina ou famciclovir com o interferon apresenta bons resultados, já que estas duas drogas agem em pontos diferentes do ciclo de replicação do vírus B. A lamivudina (100mg/dia) por via oral é uma das alternativas mais estudadas e pode ser usada na cirrose descompensada, em pacientes imunossuprimidos e na prevenção de infecção recorrente pelo vírus B após transplante de fígado[46]. A duração da terapia com lamivudina ainda não está bem definida, mas sabe-se que dois *end points* devem ser alcançados: soroconversão AgHBe/anti-HBe e negativação do VHB-DNA. O período médio de uso dessa droga é de um ano. No momento, a lamivudina é considerada uma alternativa para os pacientes que não toleram ou não respondem ao interferon. Como a lamivudina não é uma droga com propriedades imunorreguladoras, tem a potencial vantagem de poder ser empregada em pacientes com cirrose, pois não precipita a descompensação hepática (ao contrário do interferon). Apesar dos conhecimentos existentes, novos estudos são necessários para que os tratamentos com combinação de drogas sejam preconizados, assim como para o uso da combinação de antivirais com imunomoduladores.

As vacinas existentes contra a hepatite B são constituídas pelo antígeno AgHBs purificado. Esse antígeno é imunogênico o suficiente para induzir a produção do anticorpo anti-HBs pelo vacinado, conferindo proteção contra o vírus B. As vacinas com DNA recombinante contra o VHB são preferidas na atualidade, pela sua maior segurança e pelo seu menor custo. A vacina deve ser administrada em três doses, sendo que 90% dos vacinados até 40 anos de idade desenvolvem níveis protetores de anti-HBs (acima de 10mUI/ml). As taxas de soroconversão diminuem com a idade, atingindo 70% aos 60 anos em média. Os títulos de anticorpos protetores diminuem com os anos, e 30 a 60% dos vacinados apresentam níveis não-protetores de anti-HBs após cinco anos da vacinação, o que pode justificar doses de reforço da vacina. Entretanto, a necessidade de doses de reforço para indivíduos saudáveis que soroconvertem não é apoiada por muitos autores[46-48].

Os grupos de risco nos quais a vacinação para hepatite B é mais indicada na atualidade são[49,50]:

1. Comunicantes sexuais e domiciliares de pacientes AgHBs positivos.
2. Profissionais com risco elevado de contato com sangue e hemoderivados: profissionais da saúde, bombeiros, policiais etc.
3. Pacientes em programa de hemodiálise.
4. Pacientes com doenças hematológicas que os levam a receber transfusões de sangue ou de hemoderivados com freqüência.

5. Pacientes com aids.
6. Pacientes com infecção pelo vírus da hepatite C.
7. Pacientes homo ou bissexuais com múltiplos parceiros.
8. Profissionais do sexo.
9. Pacientes com deficiências mentais e profissionais que lidam com esses pacientes.
10. Crianças nascidas de mães portadoras.
11. Pacientes candidatos a transplantes de órgãos.

Para os acidentes com sangue contaminado com o vírus B, atingindo indivíduos não vacinados, vacinados com resposta inadequada ou com vacinação incompleta, preconiza-se o uso de imunoglobulina hiperimune contra a hepatite B (0,06ml/kg), seguida de uma dose da vacina para hepatite B. O uso de imunoglobulina hiperimune contra a hepatite B é mais efetivo dentro de poucas horas da exposição ao sangue contaminado.

Vírus C

As metas para o tratamento da hepatite pelo vírus C são semelhantes àquelas referidas para o vírus B. Elas incluem a erradicação ou supressão prolongada da replicação viral, a redução da inflamação hepática e a diminuição da taxa de progressão da lesão hepática. O tratamento específico é indicado basicamente para a hepatite crônica pelo vírus C. Embora já tenham sido feitas tentativas de tratamento da hepatite aguda pelo VHC com interferon, esse procedimento esbarra na raridade do diagnóstico da infecção aguda, pelo pequeno número de casos sintomáticos. Como referimos para o vírus B, consideramos que o acompanhamento da hepatite C crônica sob tratamento deve ser feito por médico especializado (hepatologista), acostumado ao uso e efeitos das drogas antivirais.

Nos últimos anos, vários estudos têm sugerido esquemas terapêuticos com o emprego de interferon-alfa para o tratamento da hepatite C crônica. Uma metanálise de vários estudos mostrou que a maior proporção de pacientes que normalizavam a ALT (41,5%), ao final do tratamento, era obtida com interferon-alfa na dose de 3 milhões de UI, três vezes por semana por seis meses, em comparação com 2,6% de queda da ALT entre os controles. A normalização bioquímica deve acompanhar-se da queda do VHC-RNA até níveis indetectáveis (em geral dentro de 4 a 12 semanas). Em média, apenas cerca de 10% dos pacientes tratados alcançam uma resposta prolongada ao final do tratamento com interferon. As taxas de recaída após o tratamento são altas e atingem 50 a 90%. Esses números forçaram a pesquisa de esquemas alternativos com o emprego de interferon por período mais prolongado. Estudos com duração de 12 meses, empregando a dose de 3 milhões de UI, três vezes por semana, têm mostrado uma taxa de resposta mantida ao final do tratamento de cerca de 14 a 35%, passando a ser considerado o tratamento-padrão. É importante lembrar que há quatro tipos de interferon-alfa: alfa-2b, alfa-2a, alfa-n1 e interferon *consensus*. Até o momento, não existem evidências sugerindo que qualquer tipo de interferon-alfa seja superior ao outro. Um novo tipo de interferon, denominado peguilado, tem sido testado na literatura. Esse interferon apresenta a molécula de polietileno glicol, um polímero hidrossolúvel ligado co-valentemente a ele. Essa combinação traz como resultado um grande aumento da meia-vida do interferon, permitindo uma dose semanal da droga. Seu alto custo e os dados ainda insuficientes sobre as vantagens do interferon peguilado diante do interferon convencional, recomendam cautela e não nos permitem ainda defini-lo como droga de escolha para o tratamento do vírus C.

No acompanhamento de pacientes com hepatite C crônica em uso de interferon, alguns termos estão consagrados pelo uso, como: a) resposta completa sustentada = normalização da ALT ao final do tratamento, mantida por seis meses; b) resposta parcial = queda de 50% ou mais da ALT ao final do tratamento (comparado com os três meses pré-tratamento); c) ausência de resposta = ALT inalterada no período de tratamento; d) recidiva = nova elevação da ALT ao final do tratamento após a suspensão do interferon, em pacientes que haviam tido resposta completa; e) escape = elevação da ALT durante o período de utilização do interferon após ter normalizado.

Fatores preditivos pré-tratamento de boa resposta ao interferon incluem: pacientes jovens, gênero feminino, magros, com níveis baixos de VHC-RNA, VHC-RNA indetectável durante o primeiro mês de tratamento, genótipo não-1 do vírus C, ausência de fibrose ou cirrose na histologia hepática, aumento dos níveis de ALT acima de 1,5 vez o normal (média dos três meses anteriores), baixa ferritina sérica ou níveis de ferro hepáticos[51]. A queda da ALT sérica a níveis normais, nas primeiras 12 semanas de tratamento, é um elemento preditivo utilizado após o início da terapêutica. Pacientes com níveis de VHC-RNA séricos pré-tratamento menores do que 1 a 2 x 10^6 cópias/ml apresentam menor taxa de recaída. A biópsia hepática é considerada como essencial por muitos autores para pacientes candidatos ao tratamento, pois não há correlação dos níveis de ALT séricos, do VHC-RNA ou dos sintomas com a atividade histológica. Pacientes com atividade histológica moderada a grave têm a melhor indicação para o tratamento. Já pacientes com níveis séricos normais de ALT, com cirrose descompensada e com idade < 18 anos ou > 60 anos não deveriam ser tratados. As contra-indicações para o uso do interferon são as mesmas já comentadas com o vírus B.

Entre as outras opções terapêuticas para a hepatite C crônica, a ribavirina tem merecido destaque, principalmente com referência ao seu efeito sinérgico em relação ao interferon. A ribavirina é um análogo nucleosídeo, sendo as doses de 1.000mg/dia (pacientes com peso ≤ 75kg) e 1.200mg/dia (pacientes com peso > 75kg) as mais empregadas. Atualmente, muitos trabalhos recomendam a associação ribavirina + interferon por 24 ou 48 semanas como tratamento-padrão da hepatite crônica C. A duração escolhida para o tratamento depende do genótipo do vírus C e do nível de viremia (Fig. 9.42). A redução da taxa de recaída com essa combinação é expressiva, passando de 63 para 18%[52]. As taxas de resposta virológica mantida aumentam de 16 para 40% com a combinação interferon + ribavirina[53]. São previsores úteis para a boa resposta ao tratamento os seguintes elementos: presença do genótipo 2 ou 3 do VHC, carga viral menor que 3,5 milhões de cópias/ml, ausência de fibrose portal, gênero feminino, e idade menor que 40 anos[54]. A ribavirina é contra-indicada nas seguintes situações: insuficiência renal dialítica, anemia, hemoglobinopatia, insuficiência cardíaca grave, hipertensão descontrolada, gestantes (ou que não se comprometam com a contracepção). O pior efeito colateral da ribavirina é a hemólise, e o nível de hemoglobina deve ser monitorizado com freqüência nos pacientes recebendo a droga. A hemólise por ribavirina é reversível com a retirada da droga.

A duração da terapia com a combinação interferon + ribavirina pode ser definida pelo teste diagnóstico com PCR e pelo tipo de genótipo do vírus C da seguinte maneira: a) pacientes com PCR positivo para o RNA do vírus C, após 24 semanas de tratamento, devem ter o esquema interrompido; b) pacientes com PCR negativo para o VHC-RNA após 24 semanas, possuindo genótipo viral 2 ou 3, podem também ter o tratamento interrompido com sucesso; c) pacientes com PCR negativo após 24 semanas, mas com outros genótipos virais (não-2 ou 3) devem receber tratamento adicional por mais 24 semanas.

Uma sugestão de algoritmo-diagnóstico e terapêutico para hepatite C pode ser visto na figura 9.42.

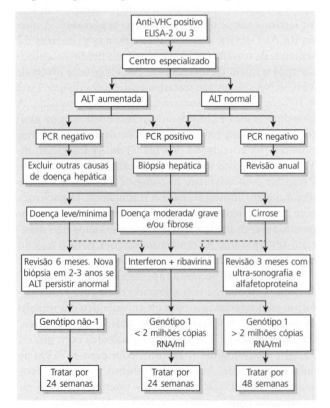

Figura 9.42 – Algoritmo-diagnóstico e terapêutico para hepatite C.

Para os pacientes que não apresentam indicação do uso de antivirais, várias drogas têm sido testadas no seguimento dos pacientes a longo prazo. Entre elas, o ácido ursodeoxicólico (Ursacol®) e a N-acetilcisteína merecem atenção, embora ainda faltem evidências contundentes de seu efeito benéfico.

Para a prevenção da hepatite C, ainda não são disponíveis vacinas comerciais de eficácia comprovada. A imunização passiva também não é eficiente. Na orientação de transmissão a outras pessoas, é importante lembrar que todos os pacientes anti-VHC positivos são considerados transmissores. Para esses pacientes, é expressamente proibida a doação de sangue, órgãos, tecidos ou sêmen. Eles devem ser orientados a não compartilhar escovas de dente e aparelhos de barba com outras pessoas. A transmissão sexual do vírus C é baixa, mas os parceiros devem ser informados de que essa possibilidade existe. Outras recomendações que fazem parte de recente consensos[55] incluem: vacinação contra hepatites A e B e evitar o consumo de álcool.

Vírus delta (D)

O tratamento da hepatite D também é mais voltado para os casos de hepatite crônica, embora existam tentativas de tratamento da superinfecção aguda do vírus delta com o vírus B após a melhora da fase aguda. O interferon-alfa é novamente o medicamento mais utilizado para o tratamento da hepatite D crônica. Um dos esquemas mais empregados consiste do interferon-alfa nas doses de 5 a 10 milhões UI, três vezes por semana, durante 12 meses, contados a partir da normalização das aminotransferases. Infelizmente, essas doses altas de interferon são acompanhadas de vários efeitos colaterais, alguns muito graves. As alterações psiquiátricas podem acontecer em maior escala, mormente as depressões graves com tentativas de suicídio. No caso da hepatite delta, nenhuma característica clínica pode prever a resposta, que pode demorar muito (até 10 meses do início da terapêutica).

A melhor profilaxia para a hepatite delta é a vacinação contra hepatite B, pois o vírus D não se estabelece no organismo sem a presença do vírus B. Até o momento, não há vacina disponível para o vírus delta. Para os que já são portadores do vírus B, recomenda-se cuidado com as vias de contaminação que levam ao vírus delta (ver item Epidemiologia).

Vírus E

Não há tratamento específico para o vírus E, sendo aplicadas no tratamento medidas gerais semelhantes às comentadas para o vírus A. Para a prevenção de hepatite E em regiões onde ela é endêmica, ou em epidemias da doença, deve-se ter grande atenção com a possibilidade de contaminação da água (pela característica fecal-oral de transmissão do vírus). A fervura da água antes do consumo é uma das principais medidas preventivas. O uso da imunoglobulina convencional para os contatantes não tem valor pela distribuição geográfica peculiar do vírus, e a conseqüente baixa presença de anticorpos contra o VHE nas imunoglobulinas de uso comum. As vacinas para hepatite E ainda se encontram em plano experimental.

Vírus G

Ainda não foram reunidos elementos suficientes para indicar o tratamento específico do vírus G. A co-infecção do vírus G com o vírus C aparentemente não atrapalha a resposta do vírus C ao interferon-alfa. Pacientes com co-infecção G e C que foram tratados apresentaram queda nos níveis séricos de VHG-RNA. Entretanto, mais estudos são necessários para futura indicação terapêutica do antiviral nessa situação.

Vírus Epstein-Barr

O tratamento específico para o vírus Epstein-Barr não está disponível no momento. Apenas medidas de suporte e drogas sintomáticas devem ser utilizadas. Há tentativas do uso de corticóide em alguns casos, em baixa dose, com melhora importante de alguns sintomas como a faringite. O corticóide ainda pode ser útil na trombocitopenia grave e na anemia hemolítica associada ao vírus Epstein-Barr. Não há vacinas disponíveis para esse vírus. O paciente com mononucleose infecciosa não precisa tecnicamente ser isolado de outras pessoas, pois a transmissão do vírus Epstein-Barr requer contato íntimo[56].

Vírus da febre amarela

O tratamento específico para o vírus da febre amarela também não está disponível. Ainda não foi encontrada uma droga antiviral que tenha ação efetiva sobre o vírus da febre amarela. Entre as medidas profiláticas, destacam-se a vacina contra a febre amarela e o combate aos mosquitos do gênero *Aedes* nas zonas urbanas. A crítica feita à vacina da febre amarela (YF-17D) diz respeito ao emprego do vírus vivo atenuado, pois o vírus da febre amarela é fatal na maioria dos casos se for ativado novamente. Entretanto, a vacina é altamente imunogênica e efetiva. Recomenda-se não vacinar os seguintes subgrupos: gestantes (até um ano após o parto), pacientes com infecção pelo HIV, pacientes com drogas imunossupressoras e imunodeficientes de forma geral. Os anticorpos contra o vírus surgem cerca de 10 dias após a imunização. O período de proteção médio da vacina é de 10 anos.

Citomegalovírus

O tratamento do citomegalovírus também é de suporte, com exceção para a retinite por citomegalovírus em que podem-se utilizar drogas como o ganciclovir e o foscarnet. Esses medicamentos apresentam ação inibidora sobre a replicação viral, mas não destroem os vírus. Essas drogas podem também ser utilizadas em imunossuprimidos e em pacientes submetidos a transplante de órgãos em casos selecionados. Vacinas contra o citomegalovírus ainda estão em fase experimental.

Herpesvirus hominis tipos 1 e 2

A droga específica para o tratamento dos herpesvírus é o aciclovir, um análogo nucleosídeo. A droga pode ser usada nos episódios agudos do herpes anogenital e orolabial em indivíduos hígidos (por via oral ou tópica). Novamente, os imunossuprimidos com infecção sistêmica poderão receber a droga por via intravenosa. As vacinas para este vírus estão em fase adiantada de pesquisa.

Miscelânea

Vírus da rubéola – não há tratamento específico. Para a profilaxia podem ser usadas as vacinas existentes com vírus atenuado, que se mostram efetivas.

Adenovírus – também não há tratamento específico. Apenas medidas de suporte são utilizadas. Não há ainda vacinas disponíveis para o uso na população geral.

Enterovírus – o tratamento é basicamente sintomático e não há vacinas disponíveis.

Varicela-zóster – o tratamento, quando indicado, consiste no emprego de aciclovir. As principais indicações de uso da droga incluem os casos graves com infecção disseminada e imunossuprimidos em geral (por doença ou com uso de imunossupressores). Pela baixa absorção da droga por via oral (20%), a administração por via intravenosa é sempre recomendada nesses casos.

REFERÊNCIAS BIBLIOGRÁFICAS

1. Doo EC, Liang TJ. The hepatitis viruses. In: Schiff ER, Sorrell MF, Maddrey WC. Schiff's Diseases of the Liver. 8th ed, Philadelphia: Lippincott-Raven, 1999, p 725. ■ 2. Feinstone SM, Kapikian AZ, Purcell RH. Hepatitis A: detection by immune electron microscopy of a viruslike antigen associated with acute illness. Science 1973; 182:1026. ■ 3. Sjogren MH. Hepatitis A. In: Schiff ER, Sorrell MF e Maddrey WC. Schiff's Diseases of the Liver. 8th ed, Philadelphia: Lippincott-Raven, 1999, p 745. ■ 4. Baba M, Hasegawa H, Nakayabu M et al. Cytolitic activity of natural killer cells against hepatitis A virus infected fibroblasts. J Clin Lab Immunol 1993; 40:47-60. ■ 5. Conceição OJG, Siciliano RF. Patogenia. In: Focaccia R. Tratado de Hepatites Virais. São Paulo: Atheneu, 2002, p 97. ■ 6. Conceição OJG, Siciliano RF. Patogenia. In: Focaccia R. Tratado de Hepatites Virais. São Paulo: Atheneu, 2002, p 97. ■ 7. Andrade DR, Andrade Jr DR. Interações imunológicas e genéticas. Imunidade. HLA. Hepatite crônica e o genoma humano. In: Focaccia R. Tratado de Hepatites Virais. São Paulo: Atheneu, 2002, p 425. ■ 8. Andrade DR, Andrade Jr DR. Hepatite viral crônica: contribuição ao estudo da imunopatogenia. In: Focaccia R. Tratado de Hepatites Virais. São Paulo: Atheneu, 2002, p 483. ■ 9. Rizzetto M, Canese MG, Arico S et al. Immunofluorescence detection of a new antigen-antibody system (delta/anti-delta) associated to hepatitis B virus in liver and serum of HBsAg carriers. Gut 1977; 18:997. ■ 10. Poynard T, McHutchinson J, Goodman Z et al. Is an 'a la carte' combination interferon alfa-2b plus ribavirin regimen possible for the first line treatment in patients with chronic hepatitis C? Hepatology 2000; 31:211. ■ 11. Ferreira JLP, Pinho JRR. Hepatite G. In: Focaccia R. Tratado de Hepatites Virais. São Paulo: Atheneu, 2002, p 365. ■ 12. Schiff GM. Hepatitis caused by other viruses. In: Schiff ER, Sorrell MF, Maddrey WC. Schiff's Diseases of the Liver. 8th ed, Philadelphia: Lippincott-Raven, 1999, p. 869. ■ 13. Focaccia R, Conceição OJG, Santos EB. Prevalência das hepatites virais em

São Paulo. In: Focaccia R. Tratado de Hepatites Virais. São Paulo: Atheneu, 2002, p 3. ▪ 14. Dodd RY. The risk of transfusion-transmitted infection (editorial). N Engl J Med 1992; 327:419. ▪ 15. Gonçales Jr FL. Hepatite B. In: Veronesi R, Focaccia R. Tratado de Infectologia. São Paulo: Atheneu, 1997, p 299. ▪ 16. Alter MJ, Hadler SC, Margolis HS et al. The changing epidemiology of hepatitis B in the United States. Need for alternative vaccination strategies. JAMA 1990; 263:1218. ▪ 17. Booth JCL, O'Grady J, Neuberger J. Clinical guidelines on the management of hepatitis C. Gut 2001; 49(Suppl I):i1. ▪ 18. Bell J, Batey RG, Farrell GC et al. Hepatitis C virus in intravenous drug users. Med J Aust 1990; 153:274. ▪ 19. Focaccia R, Souza FV. Hepatite C. In: Veronesi R, Focaccia R. Tratado de Infectologia. São Paulo: Atheneu, 1997, p 314. ▪ 20. Alter MJ, Mast EE. The epidemiology of viral hepatitis in the United States. Gastroenterol Clin North Am 1994; 23:437. ▪ 21. Davis GL. Hepatitis C. In: Schiff ER, Sorrell MF, Maddrey WC. Schiff's Diseases of the Liver. 8th ed, Philadelphia: Lippincott-Raven, 1999, p 793. ▪ 22. Tedder RS, Gilson RJ, Briggs M et al. Hepatitis C virus: evidence for sexual transmission. BMJ 1991; 302:1299. ▪ 23. Liaw VF, Chin KW, Chen CM et al. Heterosexual transmission of hepatitis delta virus in the general population of na area endemic for hepatitis delta virus infection: a prospective study. J Infect Dis 1990; 162:1170. ▪ 24. Fonseca JCF, Simonetti JP. Epidemiology of the delta hepatitis virus (HDV) in Brazil. Prog Clin Biol Res 1987; 234:507. ▪ 25. Fonseca JCF. Hepatite D. In: Veronesi R, Focaccia R. Tratado de Infectologia. São Paulo: Atheneu, 1997, p 322. ▪ 26. Lopes Neto EPA, Sette Júnior H. Hepatite E. In: Veronesi R, Focaccia R. Tratado de Infectologia. São Paulo: Atheneu, 1997, p 330. ▪ 27. Schiff ER, Medina MD. Hepatitis G. In: Schiff ER, Sorrell MF, Maddrey WC. Schiff's Diseases of the Liver. 8th ed, Philadelphia: Lippincott-Raven, 1999, p 861. ▪ 28. Viazov S, Riffelmann M, Sarr S et al. Transmission of GVBV-C/HGV from drug addicted mothers to their babies. J Hepatol 1997; 27:85. ▪ 29. Pinho JRR, Zanotto PMA, Ferreira JL et al. High prevalence of GB virus C in Brazil and molecular evidence for intrafamilial transmission. J Clin Microbiol 1999; 37:1634. ▪ 30. Candeias JAN, Pereira MS. A survey for EB virus antibody in adults and children of different ages. Rev Inst Med Trop S Paulo 1970; 12:333. ▪ 31. Fonseca BAL, Figueiredo LTM. Febre amarela. In: Veronesi R, Focaccia R. Tratado de Infectologia. São Paulo: Atheneu, 1997, p 251. ▪ 32. Hinrichsen SL, Arraes, Alves JGB. Rubéola. In: Veronesi R, Focaccia R. Tratado de Infectologia. São Paulo: Atheneu, 1997, p 489. ▪ 33. Cames B, Rahier J, Burtomboy G et al. Acute adenovirus hepatitis in liver transplant recipients. J Pediatr 1992; 120:33. ▪ 34. Chu CM. Natural history of chronic hepatitis B virus infection in adults with emphasis on the occurrence of cirrhosis and hepatocellular carcinoma. J Gastroenterol Hepatol 2000; 15:E25. ▪ 35. Garcia-Tsao G. Current management of the complications of cirrhosis and portal hypertension: variceal hemorrhage, ascites, and spontaneous bacterial peritonitis. Gastroenterology 2001; 120:726. ▪ 36. Fattovich G, Giustina G, Degos F et al. Morbidity and mortality in compensated cirrhosis type C: a retrospective follow-up study of 384 patients. Gastroenterology 1997; 112:463. ▪ 37. Pinho JRR, Bernardini AP. Vírus GB-C ou vírus da hepatite G. In: Silva AO, D'Albuquerque LAC. Doenças do Fígado. Rio de Janeiro: Revinter, 2001, p 492. ▪ 38. Blumberg BS, Alter HJ, Visnich S. A new antigen in leukemia sera. JAMA 1965; 191:541. ▪ 39. Gerlich WH, Luer W, Thomssen R. Diagnosis of acute and inapparent hepatitis B virus infections by measurement of IgM antibody to hepatitis B core antigens. J Infect Dis 1980; 142:95. ▪ 40. Gretch DR, Lee W, Corey L. Use of aminotransferase, hepatitis C antibody, and hepatitis C polymerase chain reaction RNA assays to establish the diagnosis of hepatitis C virus infection in a diagnostic virology laboratory. J Clin Microbiol 1992; 30:2145. ▪ 41. Andrade Jr DR, Lopes LHC, Souza FC, Andrade DR. Evolução clínico-bioquímica e histopatológica de hepatite não-A, não-B pós-transfusional, do quadro agudo até a cronicidade, com duração de 13,3 anos. Arq. Gastroenterol São Paulo 1989; 26:105. ▪ 42. Herrine, SK. Approach to the patient with chronic hepatitis C virus infection [Review]. Ann Intern Med 2002; 136:747. ▪ 43. Weltman MD, Brotodihardjo A, Crewe EB et al. Coinfection with hepatitis B and C or B, C and delta viruses results in severe chronic liver disease and responds poorly to interferon alfa treatment. JV Hepatitis 1995; 2: 39. ▪ 44. Uchida T. Hepatitis E: review. Gastroenterol Jpn 1992; 27:687. ▪ 45. Velasco. Profilaxia vacinal. In: Focaccia R. Tratado de Hepatites Virais. São Paulo: Atheneu, 2002, p 101. ▪ 46. Villeneuve JP, Condreay LD, Willems B et al. Lamivudine treatment for decompensated cirrhosis resulting from chronic hepatitis B. Hepatology 2000; 31:207. ▪ 47. Banatvala J, Van Damme P, Oehen S. Life long protection against hepatitis B: the role of vaccine immunogenicity in immune memory. Vaccine 2000; 19:877. ▪ 48. Hadler SC, Francis DP, Maynard JE et al. Long term immunogenicity and efficacy of hepatitis B vaccine in homosexual men. N Engl J Med 1986; 315:209. ▪ 49. Gutirrez EB, Lopes MH. Profilaxia vacinal. In: Focaccia R. Tratado de Hepatites Virais. São Paulo: Atheneu, 2002, p 189. ▪ 50. Silva, LC, Pinho, JRR – Hepatite B. In: Gayotto LCC, Alves VAF. Doenças do Fígado e Vias Biliares. São Paulo: Atheneu, 2001, p 441. ▪ 51. Davis GL, Lau JYN. Factors predictive of a beneficial response to therapy of hepatitis C. Hepatology 1997; 26:122S. ▪ 52. Davis GL. Hepatitis C. In: Schiff ER, Sorrell MF, Maddrey WC. Schiff's Diseases of the Liver. 8th ed, Philadelphia: Lippincott-Raven, 1999, p 793. ▪ 53. McHutchison JG, Gordon SC, Schiff ER et al. Interferon alfa-2b alone or in combination with ribavirin as initital treatment for chronic hepatitis C. N Engl J Med 1998; 339:1485. ▪ 54. Poynard T, McHutchinson J, Goodman Z et al. Is an 'a la carte' combination interferon alfa-2b plus ribavirin regimen possible for the first line treatment in patients with chronic hepatitis C? Hepatology 2000; 31:211. ▪ 55. Management of hepatitis C. NIH Consensus Statement 1997; 15:1. ▪ 56. Wolff MA. Mononucleose infecciosa (Infecção pelo vírus Epstein-Barr). In: Veronesi R, Focaccia R. Tratado de Infectologia. São Paulo: Atheneu, 1997, p 424.

79. OBSTRUÇÃO BILIAR

Dahir Ramos de Andrade Júnior

O médico trabalhando em atendimento ambulatorial começará a pensar em obstrução biliar, quando estiver diante de um paciente com relato de icterícia progressiva. Estarão presentes, nesse momento, as características clínicas da colestase, acompanhando o quadro as queixas de prurido generalizado e de colúria. Ao ser interrogado, o paciente poderá referir também dor no andar superior do abdome com irradiação para as costas. A investigação laboratorial da icterícia mostrará que está ocorrendo aumento predominante da bilirrubina direta (ou conjugada) no sangue. Neste cenário clínico, se a dosagem sérica da enzima fosfatase alcalina mostrar aumento da ordem de quatro vezes o limite superior da normalidade, a suspeita de obstrução biliar aumentará consideravelmente, e um exame de imagem deverá ser solicitado a seguir. O diagnóstico sindrômico de obstrução biliar provavelmente se firmará nesse momento.

Este roteiro aparentemente simples e linear esconde vários detalhes que buscaremos esclarecer neste texto e que podem auxiliar o médico na compreensão dos fenômenos envolvidos, desde a apresentação clínico-laboratorial até que seja alcançado o diagnóstico correto pelos métodos de imagem.

FISIOPATOLOGIA

Como em todos os setores da medicina, o conhecimento da fisiopatologia dos fenômenos clínicos ajuda a compreender as manifestações das doenças. Nas obstruções biliares, quando a pressão do sistema biliar sobe em níveis superiores a 35mmHg, o fluxo biliar cessa e a bile passa a refluir, gerando profundas alterações em vários tecidos do organismo, iniciando pelo tecido hepático.

Um modelo de obstrução biliar em animais pode ser construído facilmente com a ligação do colédoco de ratos. Quando essa alteração é induzida, notamos dilatação imediata do canalículo biliar, seguida da perda de microvilo e modificações da junção intercelular. Estas, por sua vez, levam a aumento da permeabilidade capilar com regurgitação de bile (e da bilirrubina conjugada nela existente) para o sangue. A ligação do colédoco também produz alterações nos hepatócitos. Várias enzimas e carregadores saem do pólo apical (ou canalicular) dessa célula e são distribuídos para os outros pólos (sinusoidal e lateral). O hepatócito também passa a produzir mais fosfatase alcalina e colesterol. Embora a função precisa da fosfatase alcalina seja ainda desconhecida nos dias de hoje, essa enzima está presente em vários pontos do organismo como: osteoblastos ósseos, membrana canalicular dos hepatócitos, paredes das células mucosas do intestino, túbulos renais, placenta e leucócitos. A fosfatase alcalina originária do fígado e dos ossos representa 80 a 90% da enzima que circula no sangue. A fosfatase alcalina aumenta no soro nas doenças colestáticas, principalmente por regurgitação, a partir dos hepatócitos, que produzem mais essa enzima estimulados pelos ácidos biliares. Os ácidos biliares induzem à síntese da fosfatase alcalina ao atingirem os hepatócitos vindos dos ductos biliares. A magnitude do aumento dessa enzima, entretanto, não distingue com precisão as doenças obstrutivas biliares intra-hepáticas das extra-hepáticas. Dessa forma, não se verificam diferenças significativas nos níveis de fosfatase alcalina entre doenças como câncer, coledocolitíase, colangite esclerosante primária ou estenose do ducto biliar. A dosagem concomitante da enzima gamaglutamiltranspeptidase, que se expressa nas membranas celulares, confere maior especificidade ao aumento da fosfatase alcalina, pois essa enzima não aumenta nas doenças ósseas (outra fonte importante da enzima) e eleva-se nas colestases. Nos quadros obstrutivos biliares, seu aumento parece relacionado com a proliferação dos ductos biliares. As aminotransferases AST e ALT também podem aumentar nos quadros colestáticos, em geral atingindo 2 a 10 vezes o seu limite superior.

Quando a obstrução biliar é total, os ácidos biliares não atingem o intestino, seguindo-se má digestão dos lípides e má absorção das vitaminas lipossolúveis (D, E, K e A). Os ácidos biliares, além de não conseguirem atingir o intestino, passam a se acumular nos hepatócitos, induzindo sua morte por apoptose. Ao atingirem o sangue por regurgitação a partir dos hepatócitos, os ácidos biliares circulam, podendo acarretar sintomas como o prurido generalizado, além de contribuir para a lesão de células endoteliais dos pulmões e dos rins pelo seu efeito detergente.

Quando a colestase se prolonga, o metabolismo dos ácidos biliares e da bilirrubina altera-se. O ácido deoxicólico, um ácido biliar secundário, desaparece e há mais sulfatação do ácido quenodeoxicólico. Fosfolípides e colesterol, que deveriam sair na bile, também se acumulam no plasma. Eles passam a formar agregados com a albumina e a apolipoproteína B, recebendo a denominação de lipoproteína X[1]. A deficiência de ácidos biliares no intestino dificulta a absorção de ácidos graxos com cadeia superior a 16 átomos de carbono[2], além de favorecer fenômenos como a proliferação bacteriana, a translocação de bactérias para linfonodos e a endotoxemia sérica[3-5].

É conceito estabelecido que o aumento da concentração de ácidos biliares no sangue induz o prurido visto na colestase. Esse conceito surgiu a partir de dois tipos de observações: a) a administração de ácido biliar induz o prurido; e b) a remoção de ácido biliar elimina o prurido, tanto por hemoperfusão quanto pela cirurgia de desvio ileal que impede a reabsorção ativa dos ácidos biliares no íleo. Apesar dessas evidências, os mecanismos envolvidos na indução de prurido pelos ácidos biliares não são completamente conhecidos. Outros estudos mostram que tanto os opióides endógenos quanto a neurotransmissão por opióides no cérebro estão aumentados e podem contribuir para o prurido da colestase[6]. O fígado é provavelmente a maior fonte de opióides endógenos[7]. Entretanto, a relação entre ácidos biliares e opióides endógenos não é clara.

Além dos ácidos biliares, outras substâncias podem acumular-se nos hepatócitos nos quadros colestáticos, como cobre, hormônios esteróides e xenobióticos. Essas substâncias isoladas ou em conjunto podem induzir a morte da célula por apoptose ou necrose. Há muita pesquisa nesse campo para esclarecer os mecanismos envolvidos nesses tipos de morte celular[8].

A osteopenia e a osteoporose são também complicações clássicas da colestase crônica. A osteopenia colestática parece resultar de uma combinação de formação óssea diminuída e aumento da reabsorção[9]. A causa da osteoporose é multifatorial.

Na análise histológica de casos de colestase, o sinal mais típico é o trombo biliar, observado dentro do canalículo dilatado.

CAUSAS

As causas de obstrução biliar, em pacientes adultos, podem ser divididas em dois grandes grupos de doenças: as intra-hepáticas (abrangendo dos ductos biliares microscópicos até a bifurcação do ducto hepático comum) (Quadro 9.49), e as extra-hepáticas (da bifurcação do ducto hepático comum até a papila de Vater) (Quadro 9.50).

Quadro 9.49 – Causas de obstrução biliar intra-hepática.

Cirrose biliar primária
Colangite esclerosante primária
Câncer hepático primário ou metastático
Linfoma hepático
Amiloidose
Síndrome do desaparecimento dos ductos biliares
Colangite esclerosante primária
Fibrose cística

Quadro 9.50 – Causas de obstrução biliar extra-hepática.

Cálculo no colédoco (coledocolitíase)
Doenças do pâncreas
Câncer de pâncreas
Pancreatite crônica
Cisto de pâncreas
Carcinoma da ampola de Vater
Colangiocarcinoma
Estenoses benignas do colédoco
Parasitas (*Ascaris lumbricoides* etc.)
Colangite esclerosante primária
Colangiopatia da aids
Compressão extrínseca do colédoco por linfonodos
Cisto de colédoco

OBSTRUÇÃO BILIAR INTRA-HEPÁTICA

Cirrose biliar primária

A cirrose biliar primária é uma doença colestática crônica de origem auto-imune, com marcador bem conhecido: o anticorpo antimitocôndria presente em 90% dos casos. Estudos recentes revelaram qual é o antígeno-alvo dos anticorpos antimitocôndria. Os pacientes com cirrose biliar primária produzem resposta específica de células B e T a um único auto-epitopo imunodominante do complexo E2 da piruvato desidrogenase seu maior auto-antígeno[10]. A doença atinge de forma predominante as mulheres de média idade, e apenas 10% dos casos ocorrem em homens. Na cirrose biliar primária há destruição inflamatória seletiva dos ductos biliares septais e interlobulares. Também são características da doença a inflamação portal e a periportal, seguida por fibrose e eventualmente cirrose.

Quadro clínico-laboratorial – no período sintomático da doença, a fadiga é o sintoma mais freqüente, atingindo 65% dos casos. Esse sintoma é seguido por prurido em 55% e icterícia em 10%. Cerca de 25% dos pacientes apresentam hepatomegalia, e a esplenomegalia é encontrada em 15%. O prurido pode preceder a icterícia por período de meses ou anos. Somente 10% dos pacientes mostram icterícia na abertura do quadro clínico. A icterícia pode ser progressiva com a evolução da doença.

Entre os exames complementares, o aumento da fosfatase alcalina é a anormalidade mais característica, podendo ser vista com ou sem aumento das aminotransferases. A fosfatase alcalina atinge usualmente valores de três a quatro vezes o limite superior da normalidade. O anticorpo antimitocôndria do subtipo M2 é positivo (na diluição maior 1:40) em 90 a 95% dos pacientes.

Colangite esclerosante primária

A colangite esclerosante primária é doença colestática progressiva crônica de etiologia desconhecida. Pode afetar toda a árvore biliar, tanto intra como extra-hepática.

Câncer hepático primário ou metastático

O câncer hepatocelular é um dos tumores malignos mais comuns e ocorre mais freqüentemente em pacientes cirróticos por hepatite viral crônica (principalmente pelos vírus B e C). Doenças metabólicas que evoluem para cirrose como hemocromatose, deficiência de alfa-1-antitripsina, porfiria cutânea *tarda*, doença de Wilson e tirosinemia também são associadas ao carcinoma hepatocelular. Ele também pode surgir acompanhando doenças metabólicas raras que não evoluem para cirrose como glicogenoses tipos I e III, porfiria intermitente aguda, hipercitrulinemia, entre outras. Outros fatores etiológicos que têm sido associados ao carcinoma hepatocelular são: álcool, fumo, uso de estrógenos ou andrógenos e intoxicação com aflatoxina. É um tumor multicêntrico na maioria dos casos, mesmo em seu estágio mais inicial.

O fígado é atingido por metástases de outros tumores em freqüência muito alta. Cerca de 50% dos pacientes com neoplasia maligna podem ter metástases hepáticas em algum momento de sua evolução. Nesta lista destacam-se os tumores em órgãos irrigados por veias tributárias da veia porta como câncer colorretal, de estômago e pâncreas, entre outros.

Quadro clínico-laboratorial – a apresentação clínica mais clássica do carcinoma hepatocelular inclui dor no quadrante abdominal superior direito, ascite e perda de peso. Se o tumor romper na cavidade abdominal, o quadro inicial pode ser de choque hemodinâmico e ascite hemorrágica. Ao exame clínico, o fígado mostra-se aumentado de tamanho, endurecido e com a superfície irregular. Manifestações paraneoplásicas podem acompanhar o câncer do fígado[11]. Entre elas merecem destaque a eritrocitose (por provável excesso de produção de eritropoetina) e a hipoglicemia (de fisiopatologia não bem conhecida).

À ultra-sonografia de abdome, um examinador experiente é capaz de detectar tumores a partir de 0,5cm de diâmetro. O carcinoma hepatocelular, enquanto lesão pequena, apresenta-se como imagem hipoecóica. Com seu crescimento, passa a ser hiperecóico. A tomografia computadorizada trifásica e espiral é capaz de identificar lesões a partir de 1cm de diâmetro. Por esse método de imagem as lesões são hipodensas. Nos fígados cirróticos pode haver dificuldade na identificação do carcinoma hepatocelular. O examinador deve observar a fase arterial do exame, quando o tumor fica mais evidente por ser muito vascular. A ressonância magnética, nesses casos, não acrescenta mais poder diagnóstico que a tomografia computadorizada.

A dosagem da alfafetoproteína sérica é outra medida útil para o diagnóstico de carcinoma hepatocelular. Trata-se de uma proteína fetal, ausente em indivíduos adultos normais, mas encontrada em níveis elevados no sangue na maioria dos pacientes com essa doença. Infelizmente, a alfafetoproteína não é totalmente específica, podendo ser encontrada em outras doenças como hepatite crônica, cirrose e gravidez. Por esse motivo, utiliza-se um nível de corte acima de 400ng/ml como mais sugestivo de carcinoma hepatocelular.

A biópsia hepática guiada por ultra-soonografia ou tomografia computadorizada, ou por outras vias, é exigida na maioria dos casos para o diagnóstico.

Os tumores metastáticos no fígado podem permanecer assintomáticos por muito tempo. Os pacientes acometidos começarão a apresentar sintomas quando um efeito de massa for produzido. Nessa ocasião, são sintomas comuns a dor na área hepática (por distensão da cápsula de Glisson), icterícia por colestase, prurido generalizado e massa palpável no hipocôndrio direito. O diagnóstico de metástases hepáticas é feito por métodos de imagem, com destaque também para a ultra-sonografia e a tomografia computadorizada. Após o diagnóstico de metástases hepáticas, inicia-se a pesquisa do foco primário com a solicitação dos seguintes exames: pesquisa de sangue oculto nas fezes, dosagem sérica do antígeno carcinoembriônico, colonoscopia e endoscopia digestória alta.

Linfoma hepático

Embora não seja comum, os linfomas podem começar dentro do tecido hepático, recebendo a denominação de linfoma hepático primário. O grupo mais comum é o linfoma não-Hodgkin, com predomínio do tipo difuso com grandes células. Muitos pacientes com linfoma hepático primário são portadores de outras doenças, como a infecção pelo HIV, pelos vírus das hepatites B e C, entre outros. Apesar da maior freqüência do linfoma não-Hodgkin entre os linfomas hepáticos primários, os linfomas Hodgkin também podem atingir o órgão (em 3 a 13% dos portadores desse linfoma). O linfoma Hodgkin associa-se com granulomas hepáticos encontrados principalmente no trato portal.

Amiloidose

A amiloidose é dividida em dois grandes grupos: primária e secundária. Na forma primária da doença (AL) há acúmulo anormal de porções variáveis da cadeia leve de imunoglobulinas de origem monoclonal (*kappa* ou *lâmbda*). Na amiloidose secundária acumulam-se fibrilas de proteína A, não originária da imunoglobulina.

Outras fibrilas podem ser encontradas em outras formas de amiloidose.

Quadro clínico-laboratorial – na amiloidose primária o quadro de icterícia colestática ocorre em cerca de 5% dos casos[12], e sua presença é sinal de mau prognóstico quanto à sobrevida do paciente[13]. A substância tipo amilóide pode depositar-se também nos ductos biliares extra-hepáticos. O fígado cresce de tamanho e pode ser palpável a mais de 5cm do rebordo costal direito. Entre as manifestações extra-hepáticas da amiloidose primária, a síndrome nefrótica é vista em 36% e a insuficiência cardíaca congestiva em 20%. Petéquias e equimoses podem surgir, bem como o prolongamento do tempo de trombina (visto em 40%). O diagnóstico depende da demonstração histológica do amilóide em algum tecido. A pesquisa no aspirado da gordura abdominal é a forma diagnóstica preconizada, sendo positiva em 80% dos casos.

Síndrome do desaparecimento dos ductos biliares

Esta síndrome, pouco comum, pode ser vista no curso de várias doenças. Uma delas é a sarcoidose, que pode apresentar-se como doença hepática colestática prolongada, com clínica de icterícia, prurido e hipercolesterolemia. O dano aos ductos biliares nessa forma da sarcoidose pode ser muito intenso, levando à destruição ampla desses ductos causando ductopenia intensa. Em outras doenças, pode haver ataque imunológico muito intenso contra os ductos biliares, levando ao seu desaparecimento. Nesse grupo, incluem-se a cirrose biliar primária e a rejeição pós-transplante. O uso crônico de certas drogas também pode causar a síndrome, bem como o quadro colestático crônico. Nesse grupo merecem destaque: barbitúricos, carbamazepina, clorpromazina, haloperidol, imipramina, amitriptilina, fenitoína, entre outros.

Fibrose cística

A fibrose cística é uma doença genética autossômica recessiva que afeta muitos órgãos do organismo. Há um defeito localizado no cromossomo 7, em região responsável pela codificação de uma proteína, denominada regulador de condutância transmembrana. O resultado desse defeito é a produção de secreção aberrante das glândulas endócrinas com grande volume e composição alta de sódio. Doença hepática sintomática ocorre em 20% dos casos. Obstrução dos ductos biliares pode acontecer entre os sintomas da doença.

OBSTRUÇÃO BILIAR EXTRA-HEPÁTICA

Coledocolitíase

A coledocolitíase é a causa mais comum de icterícia obstrutiva. Os cálculos no colédoco podem ter basicamente duas origens: a) formados no próprio colédoco; b) secundários à migração das pedras da vesícula biliar. Cerca de 15% dos pacientes que apresentam cálculos na vesícula biliar terão cálculos migrados para o colédoco na sua evolução. Os cálculos primários do colédoco geralmente se originam de defeitos anatômicos que levam à estase biliar e à colonização bacteriana crônica da bile, como os cistos de colédoco ou as estenoses biliares. É importante acrescentar a esse grupo os pacientes submetidos à papilotomia endoscópica no passado. Neste subgrupo de pacientes, os problemas biliares recorrentes, incluindo a coledocolitíase, podem ocorrer em 5 a 24% dos casos[14].

Quadro clínico-laboratorial – a coledocolitíase produz um espectro clínico que vai desde a ausência total de sintomas (achado incidental) até a obstrução completa da via biliar, com conseqüente colangite supurativa aguda. A cólica biliar típica pode ocorrer na forma de dor forte, sentida no epigástrio ou no quadrante superior direito do abdome, com freqüente irradiação para as costas (em geral pelo lado direito), podendo associar-se com náuseas e vômitos. No quadro mais clássico, os ataques de dor em cólica duram de 30 minutos a várias horas, e não há relação direta com a ingestão de alimentos. Se o quadro for complicado com colangite supurativa, cerca de 50 a 75% dos pacientes apresentarão a conhecida "tríade de Charcot", composta por: cólica biliar, febre ou calafrios e icterícia. Alguns estudos mostram que na presença destes três sintomas são encontradas pedras no colédoco em 95% das vezes. A piora desse quadro pode levar à "pêntade de Reynold", composta pela tríade de Charcot + hipotensão + confusão mental. A mortalidade dessa forma evolutiva atinge 30 a 50% dos pacientes, mas felizmente acontece apenas em 10% das colangites supurativas. Em geral, a pêntade de Reynold acontece pela existência de pus retido no colédoco, e sinaliza para a emergência de solução cirúrgica ou endoscópica. Se o cálculo estiver presente em posição mais baixa, após a intersecção do ducto de Wirsung do pâncreas, o quadro clínico da pancreatite biliar irá se somar aos sintomas já descritos: dor abdominal de forte intensidade no andar superior do abdome, geralmente em faixa para o lado esquerdo, em direção para as costas, acompanhada de náuseas, vômitos e distensão abdominal.

Embora mais rara que a coledocolitíase como causa de obstrução biliar por cálculos, merece registro a "síndrome de Mirizzi". Nessa síndrome, um cálculo impacta no ducto cístico ou no pescoço da vesícula, levando à compressão do ducto biliar adjacente com obstrução do colédoco completa ou parcial.

O aumento da fosfatase alcalina é característico, podendo não ser acompanhado de icterícia nas obstruções parciais da via biliar. As aminotransferases podem aumentar de três a cinco vezes na maioria dos casos, raramente chegando a 50 vezes o normal por pouco tempo, diminuindo na evolução. Na colangite supurativa há leucocitose de 15.000 a 18.000/mm³, podendo haver leucopenia com a presença de sepse.

Doenças do pâncreas

Na pancreatite crônica, a estenose do colédoco, em sua porção intrapancreática, é observada em um terço dos pacientes. É a causa mais freqüente de estreitamento pós-inflamatório do ducto biliar. A icterícia tende a ser fugaz e leve, geralmente acompanhando as crises dolorosas da pancreatite crônica. A etiologia alcoólica é a mais comum. O quadro mais clássico envolve homens alcoólatras na faixa de 40 anos, com ataques dolorosos que duram dois a três dias ou mais, às vezes seguidos por curtos períodos de icterícia. A perda de peso pode advir com a presença de esteatorréia. O *diabetes mellitus* é outra conseqüência freqüente da pancreatite crônica.

A formação do pseudocisto de pâncreas é uma das complicações possíveis na evolução da pancreatite crônica. Essas formações podem crescer e comprimir o colédoco, causando icterícia antes mesmo de serem palpáveis.

O câncer de pâncreas pode surgir como uma complicação da pancreatite crônica ou ter origem independente. No primeiro caso, a suspeita clínica ocorre com o surgimento de icterícia com duração maior que duas semanas em paciente com diagnóstico de pancreatite crônica, acompanhado por vesícula biliar grande, palpável e não-dolorosa (sinal de Courvoisier). Outro sinal de alarme é o aumento da freqüência e intensidade dos ataques dolorosos. O adenocarcinoma de pâncreas ocorre mais freqüentemente na cabeça do órgão (59,1%), seguido pelo corpo (18%) e pela cauda (7%). A cabeça e o processo uncinado do pâncreas respondem por 60% do volume do órgão. Com a obstrução do colédoco distal, a icterícia pode surgir subitamente, fenômeno presente em cerca de 50% dos casos, sendo geralmente progressiva. O prurido generalizado pode acompanhar ou preceder a icterícia. Outro sintoma comum é a dor epigástrica, que pode irradiar-se para todo o abdome e também para a região lombar.

A obstrução biliar é menos freqüente nas pancreatites agudas, mas leve hiperbilirrubinemia é observada em até 40% dos pacientes acometidos. Na pancreatite aguda biliar, provocada pela migração de cálculos da vesícula biliar para o colédoco, pode haver icterícia de maior intensidade se o cálculo ficar impactado na ampola de Vater. Cerca de 30 a 75% de todas as pancreatites agudas são causadas pela migração de cálculos vindos da vesícula biliar. A presença concomitante da dor clássica da pancreatite, que se inicia no andar superior do abdome, mais freqüentemente no epigástrio, e se irradia em faixa para as costas, ajuda o examinador a pensar no diagnóstico, na presença de discreta icterícia. A dor tende a ser de forte intensidade, e cresce até atingir um clímax em 15 a 20 minutos. A maioria dos pacientes refere piora na posição supina, e alívio ao se inclinar para a frente na posição sentada.

Carcinoma da ampola de Vater

Os tumores da papila podem surgir na porção esfinctérica do colédoco distal, no canal biliopancreático comum ou na papila de Vater. Eles podem surgir, portanto, a partir de qualquer um dos três epitélios da região: do ducto pancreático, do ducto biliar ou da mucosa duodenal. Pela sua localização peculiar, a icterícia obstrutiva é o sinal mais constante, estando presente em 80% dos casos. O nível de bilirrubina pode flutuar dependendo da morte de células no centro do tumor (o que diminui a icterícia). A dor abdominal está presente em 40 a 60% dos casos, acompanhada, em menor freqüência, de outros sintomas como mal-estar, anorexia, perda de peso, náuseas e vômitos. A massa pode proporcionar perda de sangue para o trato digestório, que se exterioriza como melena ou sangue oculto nas fezes, podendo causar anemia.

Colangiocarcinoma

Como o nome sugere, o colangiocarcinoma é o tumor maligno que surge do epitélio do ducto biliar. É usualmente classificado em três tipos: 1. periférico ou intra-hepático, surgindo dentro de pequenos ductos do parênquima hepático; 2. central ou peri-hilar, também conhecido como tumor de Klatskin, que surge dentro dos grandes ductos biliares, na bifurcação da árvore biliar; 3. distal, que se desenvolve no colédoco. Entre os fatores predisponentes para o colangiocarcinoma destaca-se a retocolite ulcerativa, acompanhada de colangite esclerosante primária. O risco de colangiocarcinoma em pacientes com retocolite ulcerativa extensa é cerca de 10 vezes maior que na população geral. As doenças fibropolicísticas do fígado como os cistos de colédoco e a doença de Caroli também predispõem ao colangiocarcinoma a longo prazo. O risco pode aumentar 14,2% a partir de 20 anos de evolução da doença.

Quadro clínico-laboratorial – o quadro de obstrução biliar com conseqüente icterícia ocorre com os tipos 2 e 3 do colangiocarcinoma, sendo incomum no tipo 1. Em mais de 90% dos casos a icterícia é progressiva e manifesta-se como o primeiro sinal clínico. Acompanham a icterícia nos quadros obstrutivos os seguintes sintomas: perda de peso, dor abdominal no quadrante superior direito com irradiação para as costas, fadiga, náuseas, vômitos, febre e calafrios. O encontro de hepatomegalia dolorosa ao exame clínico é usual. O colangiocarcinoma incide mais na faixa etária de 50 a 70 anos, com leve predomínio em homens (1,3:1,0). O sangramento da massa pode produzir hemobilia, além de hematêmese ou melena. Em muitos pacientes com o colangiocarcinoma tipo 3 está presente o sinal de Courvoisier: vesícula grande, palpável e indolor em paciente com icterícia.

Infelizmente, não há um teste diagnóstico para o colangiocarcinoma, comparável à alfafetoproteína para o adenocarcinoma hepático. O CA 19.9 pode estar aumentado em dois terços dos casos, mas eleva-se também em outras doenças da árvore biliar, como na colangite esclerosante primária, bem como no câncer de pâncreas. A bilirrubina total varia de 5 a 30mg/dl, com predomínio da fração conjugada. Há aumento significativo da fosfatase alcalina e do colesterol. As aminotransferases são normais ou pouco elevadas.

Estenoses benignas do colédoco

Em 95% das vezes, a estenose benigna do colédoco é devida a traumatismo cirúrgico prévio. É um evento raro, ocorrendo em 0,25 a 1% das colecistectomias. Outras causas mais infreqüentes são: traumatismo fechado do abdome, pancreatite crônica e erosão do colédoco por cálculo.

Quadro clínico-laboratorial – o diagnóstico é suspeitado principalmente em pacientes que sofreram colecistectomia prévia (semanas a meses) e que passam a apresentar episódios recorrentes de dor no quadrante superior direito do abdome, febre, calafrios e icterícia. O aumento de bilirrubina fica na faixa de 5 a 10mg/dl, e a fosfatase alcalina mostra-se muito elevada (acima de quatro vezes o normal).

Obstrução por parasitas

No Brasil merece destaque a ascaridíase biliar. A ascaridíase biliar é provocada pela migração do verme *Ascaris lumbricoides* do intestino (seu hábitat natural) para a árvore biliar. O paciente apresenta geralmente cólica biliar intensa, colangite grave e abscessos hepáticos na evolução. É mais freqüente em crianças ou adultos após esfincterotomia endoscópica ou cirúrgica. O número de vermes presente na árvore biliar é variável, havendo relato de número recorde de 60 vermes[15].

Colangite esclerosante primária

A colangite esclerosante primária é uma doença colestática crônica de etiologia desconhecida, caracterizada por inflamação difusa e fibrose dos ductos biliares intra e extra-hepáticos. Como conseqüência dessas lesões, ocorre obliteração progressiva da árvore biliar que termina na cirrose biliar. O soro de pacientes com colangite esclerosante primária em 63% dos casos contém auto-anticorpos contra colangiócitos ativados por citocinas[8].

Quadro clínico-laboratorial – embora a colangite esclerosante primária possa afetar qualquer grupo etário, ocorre de forma predominante em homens jovens, na faixa etária de 20 a 40 anos. Na fase pré-sintomática, o único achado pode ser o aumento da fosfatase alcalina sérica, descoberta em exames tipo *check-up*. Na fase sintomática, destacam-se: icterícia flutuante, prurido, dor abdominal, fadiga, febre e perda de peso. A presença de hepatomegalia é comum e ocorre em 55% dos casos. Há freqüente associação com doença inflamatória intestinal, principalmente retocolite ulcerativa, que chega a estar presente em dois terços dos casos. Apesar dessa correlação, somente de 1 a 4% dos pacientes com retocolite ulcerativa desenvolvem colangite esclerosante primária. A colite por doença de Crohn ocorre em cerca de 13% dos casos. Além das doenças inflamatórias intestinais, a colangite esclerosante primária pode ser acompanhada por cerca de 30 tipos de doenças diferentes, a maioria delas de origem imune[16]. Vários estudos demonstraram que a colangite esclerosante primária de pequenos ductos intra-hepáticos apresenta curso clínico benigno e prognóstico favorável, com sobrevida similar à população geral[17,18]. Já os pacientes com colangite esclerosante primária de grandes ductos biliares (extra-hepáticos) apresentam risco 14 vezes maior de desenvolver câncer pancreático, bem como risco aumentado de colangiocarcinoma e câncer colorretal[19].

As aminotransferases são aumentadas em 92% dos casos, na faixa de menos de 5% do limite superior. A fosfatase alcalina é aumentada na maioria dos pacientes. Hipergamaglobulinemia policlonal está presente em 30% dos casos, e anticorpos como o P-ANCA, em até 80%.

Colangiopatia da aids

Sintomas de doença hepatobiliar ocorrem na maioria dos pacientes acometidos com o vírus da imunodeficiência humana (HIV). Os principais problemas ocorrem nos pacientes com contagem de CD4 abaixo de $100/mm^3$. A infecção por citomegalovírus, *Criptosporidium*, *Microsporidium* ou *Mycobacterium avium* pode levar à colangite esclerosante ou à estenose do colédoco. Não se descarta também a infecção do próprio HIV no epitélio do ducto biliar. O grupo de pacientes mais acometidos são os homens de média idade, que tenham aids há pelo menos um ano. A dor no quadrante superior direito do abdome é o primeiro sintoma em 90% dos casos. Nesse momento, os exames de imagem mostram dilatação das vias biliares intra e extra-hepáticas.

Entre os achados bioquímicos destaca-se o grande aumento da fosfatase alcalina (valores médios de 800UI/l), acompanhada de pequenos aumentos das aminotransferases e da bilirrubina.

Compressão extrínseca do colédoco por linfonodos

A obstrução extrínseca do colédoco por linfonodos é causada pelo aumento de gânglios do hilo hepático, geralmente acometidos por metástases de tumores do trato gastrintestinal ou por linfomas. Em nosso meio, merecem destaque também doenças infecciosas como a tuberculose e a paracoccidioidomicose. Em pacientes com tuberculose e aids, a linfadenopatia abdominal extensa é freqüente, e o aumento ganglionar pode causar, além da obstrução biliar, obstrução dos ureteres e até do próprio intestino. Caracteristicamente, os nódulos apresentam baixa densidade ou um centro de baixa densidade aos métodos de imagem. O acometimento dos gânglios linfáticos abdominais na paracoccidioidomicose é descrito com freqüência no Centro-Oeste do Brasil. A icterícia obstrutiva acontece quando os gânglios do hilo hepático são acometidos pela doença[20].

Doença cística do colédoco

O cisto de colédoco é uma doença incomum, havendo na literatura mundial cerca de 3.000 casos registrados até os dias de hoje. Na maioria das vezes, os sintomas iniciam-se na infância, mas cerca de 20% dos casos só terão sintomas na idade adulta. Quando os sintomas surgem, são semelhantes aos da coledocolitíase. Nesse quadro, destacam-se dor abdominal do tipo cólica no quadrante superior direito, febre, icterícia colestática, náuseas, vômitos e anorexia. A colangite é uma complicação possível, quase sempre acompanhada de rápida piora da icterícia. Os cistos de colédoco podem estar associados com a fibrose hepática congênita ou com a doença de Caroli (dilatações saculares congênitas, segmentares, dos ductos biliares intra-hepáticos).

DIAGNÓSTICO

No diagnóstico por imagem das obstruções biliares, alguns conceitos gerais merecem ser enfatizados. A presença de ductos biliares dilatados à ultra-sonografia é sempre indicativa de obstrução biliar. Quando a ultra-sonografia mostra ductos biliares não dilatados, a colestase é intra-hepática em 90% dos casos, mas pode ser extra-hepática em 5 a 10% das vezes. Isso acontece, principalmente, quando a obstrução é recente ou intermitente (em geral causada por um cálculo).

Recente estudo propôs uma priorização dos principais exames de imagem a serem solicitados diante de quatro cenários clínicos específicos envolvendo a obstrução biliar[21].

Cenário 1 – paciente ictérico, com dor abdominal aguda e pelo menos um dos sinais seguintes: febre e/ou história de cirurgia biliar e/ou conhecida colelitíase. Nessa situação, a ultra-sonografia de abdome e a colangiografia retrógrada endoscópica teriam a prioridade de solicitação. A tomografia computadorizada abdominal viria a seguir, se não houvesse esclarecimento diagnóstico. A colangiografia percutânea só se justificaria na impossibilidade de fazer a retrógrada endoscópica. A ressonância e a colangiopancreatografia magnéticas também não seriam justificadas.

Cenário 2 – icterícia indolor + um ou mais dos seguintes sintomas: perda de peso, fadiga, anorexia, duração dos sintomas maior que três meses. Nessa condição, a tomografia computadorizada de abdome e pelve, com técnica helicoidal, teria prioridade de solicitação, mas estaria no mesmo nível da colangiografia retrógrada endoscópica e da ultra-sonografia abdominal padrão. A ressonância e a colangiopancreatografia magnéticas teriam seu lugar apenas se não houvesse esclarecimento diagnóstico.

Cenário 3 – paciente ictérico, com exames clínico e laboratorial tornando a possibilidade de obstrução mecânica improvável. Os exames de imagem seriam bem mais restritos nessa condição. Deveria ser solicitada a ultra-sonografia abdominal primeiro, seguida pela tomografia computadorizada de abdome.

Cenário 4 – paciente ictérico, com quadro clínico confuso. Novamente a ultra-sonografia abdominal e a tomografia computadorizada atingem a prioridade de solicitação. A colangiografia retrógrada endoscópica fica como opção na ausência de esclarecimento diagnóstico.

Outro tipo de enfoque leva em consideração a probabilidade clínica pré-exame de imagem, da existência de obstrução biliar benigna ou maligna.

Paciente com alta probabilidade de obstrução biliar benigna – nesse grupo, a história de cirurgia hepatobiliar prévia, bem como fatores de risco para colangite esclerosante definem os melhores exames a solicitar. Se não houver história de cirurgia biliar prévia, nem fatores de risco para colangite esclerosante (principalmente doença intestinal inflamatória), a preferência é pelos exames de imagem não-invasivos (ultra-sonografia, tomografia computadorizada, ressonância magnética). Ao contrário, quando a história de cirurgia biliar prévia existir e houver sintomas agudos como dor e febre, ou a suspeita de coledocolitíase for alta, a colangiografia retrógrada endoscópica é a preferida. Nesse caso, durante o exame há possibilidade de realizar papilotomia com retirada endoscópica do cálculo. A colangiografia trans-hepática percutânea é alternativa na impossibilidade de realização da colangiografia retrógrada endoscópica. No grupo com coledocolitíase, cerca de 30% não apresenta dilatação da via biliar, tornando os métodos de imagem não-invasivos menos confiáveis. Nessa condição, a colangiografia retrógrada endoscópica tem preferência, e a colangiopancreatografia por ressonância magnética é a alternativa, por ser o método não-invasivo mais sensível para detecção de cálculo biliar. Quando a colangite esclerosante é a doença suspeitada, a colangiografia retrógrada endoscópica é o exame de escolha.

Pacientes com alta probabilidade de obstrução biliar maligna – a decisão sobre a solicitação dos métodos de imagem nesse grupo depende da perspectiva da realização de uma cirurgia radical ou curativa, diante das condições clínicas do paciente. Se a solução cirúrgica for improvável, a colangiografia retrógrada endoscópica é o exame de primeira escolha, servindo tanto para o diagnóstico quanto para os procedimentos paliativos. Nos candidatos à cirurgia, com finalidade de estadiamento, exames não-invasivos como tomografia computadorizada, ressonância magnética, colangiopancreatografia magnética e ultra-sonografia endoscópica são exames preferidos. Esses exames trarão informações importantes sobre o estado do fígado, da veia porta e dos grupos linfonodais extra-hepáticos. Mesmo neste grupo a colangiografia retrógrada endoscópica é indicada, podendo ser realizada a seguir, para definir a anatomia biliar.

A utilização da ultra-sonografia endoscópica vem aumentando, tanto para o diagnóstico de câncer, quanto para as doenças císticas do pâncreas, para a qual está sendo considerada o teste diagnóstico ideal[22]. A possibilidade de realização de biópsia por agulha fina acoplada ao ultra-som endoscópico tem aumentado a capacidade desse exame para distinguir entre lesões benignas e malignas, tanto do pâncreas como da via biliar.

Pacientes com baixa probabilidade de obstrução biliar mecânica – quando a probabilidade pré-exame de obstrução biliar mecânica é baixa, a ultra-sonografia e a tomografia computadorizada de abdome são os exames de primeira escolha.

Pacientes com probabilidade de obstrução biliar indeterminada – se a apresentação clínica do paciente é confusa e não há certeza sobre a existência da obstrução biliar, a ultra-sonografia abdominal é o exame preferido para responder a essa dúvida, principalmente pelo seu baixo custo. Caso seja necessária uma visão mais ampla dos órgãos intra-abdominais, a tomografia computadorizada de abdome tem preferência. Em pacientes com contra-indicação para a tomografia computadorizada pelo uso do contraste iodado, a colangiopancreatografia magnética é uma alternativa.

TRATAMENTO – RECOMENDAÇÕES GERAIS

Comentaremos aqui principalmente as opções de tratamento clínico para as situações de obstrução biliar. Entre as drogas utilizadas para o alívio sintomático dos pacientes com colestase crônica, está a colestiramina, uma resina trocadora de ânions. Ela adsorve os ácidos biliares conjugados no intestino. A dose diária é de 12 a 16g/dia (diluir o pó em água e tomar lentamente). Devemos oferecer uma dose antes e outra após o café da manhã, com a finalidade de adsorver o ácido biliar que foi estocado pela vesícula biliar durante a noite, e que chega ao duodeno pela manhã. As outras doses são divididas entre o almoço e o jantar. A náusea é o efeito colateral mais comum, e a dose da colestiramina deve ser a menor capaz de controlar o prurido. A droga é inefetiva quando a colestase é total em pacientes com acolia fecal, pois os ácidos biliares não chegam ao intestino. Outros efeitos adversos com o uso da colestiramina são esteatorréia, hipoprotrombinemia, hipocalcemia e depleção de vitaminas lipossolúveis. Quando o ácido ursodeoxicólico também está sendo administrado, as duas drogas devem ser tomadas com um intervalo de 8 horas. Uma nova resina trocadora de ânions, o colesevalam, foi introduzida recentemente no mercado[23] e tem sido colocada como opção para pacientes que não respondem à colestiramina. A rifampicina também alivia o prurido da colestase por mecanismo desconhecido. A dose mais empregada é de 10mg/kg de peso. Seu uso prolongado não é recomendável, pela possibilidade de efeitos tóxicos (hepatite por droga, distúrbios gastrintestinais etc.).

O ácido ursodeoxicólico (Ursacol®) também é muito utilizado em doenças colestáticas crônicas. O mecanismo de ação dessa droga ainda não é totalmente conhecido. Ele pode melhorar o fluxo biliar, a secreção de ácido biliar, ter efeito citoprotetor ou enriquecer o "*pool*" de ácidos biliares com o ácido ursodeoxicólico, que é menos detergente que os ácidos fisiológicos.

O uso de antagonistas opióides para o alívio do prurido está sendo avaliado, principalmente as drogas desse grupo que podem ser administradas por via oral. Enquanto a obstrução biliar persistir, a gordura da dieta deve ser limitada a 30 ou 40g/dia, rica em triglicérides de cadeia média (que não necessitam de sais biliares para a absorção intestinal). O cálcio deve ser suplementado, e a vitamina K administrada (10mg) se o tempo de protrombina for prolongado. A suplementação de vitaminas A e D só deve ser cogitada se a obstrução biliar perdurar por vários meses.

CÁLCULO NA VESÍCULA BILIAR OU NO COLÉDOCO

A presença de cálculos na vesícula biliar, na ausência de sintomas do paciente, não tem indicação cirúrgica a princípio. A exceção a essa regra se verifica em pacientes com predisposição à transformação maligna da vesícula, como na presença de paredes calcificadas ou com diâmetro dos cálculos maior que 3cm. Se o paciente com cálculos for sintomático (dor no quadrante superior direito do abdome, típica ou atípica), a colecistectomia eletiva está indicada. A colecistectomia de urgência é indicada em casos de colecistite aguda por impactação de cálculo no ducto cístico, bem como para os casos de colecistite acalculosa. Os casos de pancreatite por migração de cálculo biliar, coledocolitíase e colangite exigem sempre a avaliação de um cirurgião.

O uso de tratamentos alternativos, não-cirúrgicos, para os cálculos em vesícula biliar ou na via biliar aguardam estudos mais amplos para melhor definição.

O tratamento de cálculos no colédoco pode ser cirúrgico ou endoscópico, dependendo da experiência da equipe consultada. São riscos do tratamento endoscópico a colangite, o sangramento e a perfuração. A colecistectomia aberta com a exploração do colédoco é um tratamento seguro e efetivo, especialmente no paciente grave com colangite supurativa. A drenagem da via biliar, quer por via cirúrgica quer endoscópica, é considerada urgente se o paciente não melhora em 24 horas com o tratamento clínico à base de fluidos e antibióticos.

OBSTRUÇÕES MALIGNAS

Pacientes com colangiocarcinoma ou carcinoma pancreático como causa de obstrução biliar usualmente apresentam tumores irressecáveis quando de seu diagnóstico, exigindo cuidados paliativos. Em obstruções biliares malignas distais, as endopróteses metálicas parecem reproduzir resultados melhores quanto a patência do ducto biliar, custos e taxas de colangite pós-procedimento[24,25].

Na impossibilidade técnica da colocação de prótese endoscópica, ou pela falta de experiência da equipe de endoscopia, o procedimento paliativo por via cirúrgica é indicado. Nesse caso, anastomose bilioentérica é a cirurgia mais realizada.

CIRROSE BILIAR PRIMÁRIA

O tratamento é essencialmente clínico. A única droga com benefício comprovado para essa doença é o ácido ursodeoxicólico na dose de 13 a 15mg/kg/dia. Apesar de metanálise recente não ter mostrado influência do Ursacol® na sobrevida, qualidade de vida, histologia hepática, hipertensão portal e sintomas, essa droga reduz a ascite, a icterícia e o nível das enzimas hepáticas[26]. A cirrose biliar primária na sua forma mais avançada exige o transplante hepático. Esse momento pode ser identificado pelo aumento da bilirrubina acima de 8,5mg/dl e pela presença de doença hepática descompensada (ascite, encefalopatia hepática, síndrome hepatorrenal).

COLANGITE ESCLEROSANTE PRIMÁRIA

Nenhuma droga até hoje mostrou eficácia em atrasar a progressão da colangite esclerosante primária. O transplante de fígado permanece como único tratamento curativo disponível[27]. Entretanto, há um problema ainda não bem explicado: o transplante hepático e a concomitante imunossupressão aceleram a progressão da doença intestinal inflamatória quando esta existir.

REFERÊNCIAS BIBLIOGRÁFICAS

1. Elferink RP, Ottenhoff R, Van Marle J. Class III P-glycoproteins mediate the formation of lipoprotein X in the mouse. J Clin Invest 1998; 102:1749. ▪ 2. Hofmann AF. Conjugated bile acid replacement therapy for enhanced lipid absorption in bile acid deficiency states. In: Christophe AB, Devriese S, eds. Fat Digestion and Absorption. Champaign, IL: AOCS Press 2000, p 341. ▪ 3. Ding JW, Andersson R, Soltesz V et al. The role of bile and bile acids in bacterial translocation in obstructive jaundice in rats. Eur Surg Res 1993; 25:11. ▪ 4. Parks RW, Clements WD, Pope C et al. Bacterial translocation and gut microflora in obstructive jaundice. J Anat 1996; 189:561. ▪ 5. Reynolds JV, Murchan P, Leonard N et al. Gut barrier failure in experimental obstructive jaundice. J Surg Res 1996; 62:11. ▪ 6. Jones EA, Bergasa NV. Evolving concepts of the pathogenesis and treatment of the pruritus of cholestasis. Can J Gastroenterol 2000; 14:33. ▪ 7. Bergasa NV, Liau S, Homel P, Ghali V. Hepatic Met-enkephalin immunoreactivity is enhanced in primary biliary cirrhosis. Liver 2002; 22:107. ▪ 8. Yerushalmi B, Dahl R, Devereaux MW et al. Bile acid-induced rat hepatocyte apoptosis is inhibited by antioxidants and blockers of the mitochondrial permeability transition. Hepatology 2001; 33:616. ▪ 9. Guichelaar MM, Malinchoc M, Sibonga J et al. Bone metabolism in advanced cholestatic liver disease: analysis by bone histomorphometry. Hepatology 2002; 36:895. ▪ 10. Sutton I, Neuberger J. Primary biliary cirrhosis: seeking the silent partner of autoimmunity. Gut 2002; 50:743. ▪ 11. Di Bisceglie AM. Malignant neoplasms of the liver. In: Schiff ER, Sorrell MF, Maddrey WC, Diseases of the Liver, 8th ed, Philadelphia: Lippincott-Raven 1999, p. 1281. ▪ 12. Rubinow A, Koff RS, Cohen AS. Severe intrahepatic cholestasis in primary amyloidosis: a report of four cases and a review of the literature. Am J Med 1978; 64:937. ▪ 13. Peters RA, Koukolis G, Gimson A et al. Primary amyloidosis and severe intrahepatic cholestatic jaundice. Gut 1994; 35:1322. ▪ 14. Frimberger E. Long-term sequelae of endoscopic papillotomy. Endoscopy, 1998; 30:A221. ▪ 15. Andrade Jr DR, Karam JA, Warth MPTN et al. Massive infestation by ascaris lumbricoides of the biliary tract: report of a successfully treated case. Rev Inst Med Trop São Paulo 1992; 34:71. ▪ 16. Lazaridis KN, Wiesner RH, Porayko MK et al. Primary sclerosing cholangitis. In: Schiff ER, Sorrell MF, Maddrey WC, eds. Diseases of the Liver, Philadelphia: Lippincott-Raven, 1999, p 649. ▪ 17. Angulo P, Maor-Kendler Y, Lindor K. Small-duct primary sclerosing cholangitis: a long-term follow-up study. Hepatology 2002; 35:1494. ▪ 18. Broome U, Glaumann H, Lindstom E et al. Natural history and outcome in 32 Swedish patients with small duct primary sclerosing cholangitis (PSC). J Hepatol 2002; 36:586. ▪ 19. Stiehl A. Primary sclerosing cholangitis: neoplastic potential in bile ducts, colon and the pancreas? J Hepatol 2002; 36:433. ▪ 20. Colombo AL, Hadad DJ, Camargo ZP, Mendes RP. Icterícia obstrutiva como apresentação da paracoccidioidomicose. Arq Bras Ped 1994; 1:109. ▪ 21. Balfe DM, Ralls PW, Bree RL et al. Imaging strategies in the initial evaluation of the jaundiced patient. American College of Radiology. ACR Appropriateness Criteria. Radiology 2000; 215 (Suppl):125. ▪ 22. Brugge WR. The role of EUS in the diagnosis of cystic lesions of the pancreas. Gastrointest Endosc 2000; 52 (Suppl):18.22. ▪ 23. Berg CI. Use of colesevelam hydrochloride (Welchol™) as a novel therapeutic agent for the management of refractory pruritus in chronic liver disease. Hepatology 2001; 34:541. ▪ 24. Davids PH, Groen AK, Rauws EA et al. Randomized trial of self-expanding metal stents versus polyethylene stents for distal malignant biliary obstruction. Lancet 1992; 340:1488. ▪ 25. Peters RA, Williams SG, Lombard M et al. The management of high-grade hilar strictures by endoscopic insertion of self-expanding metal endoprostheses. Endoscopy 1997; 29:10. ▪ 26. Gluud C, Christensen E. Ursodeoxycholic acid for primary biliary cirrhosis. Cochrane. Database Syst Rev 2002; 1:CD000551. ▪ 27. Lee YM, Kaplan MM. Management of primary sclerosing cholangitis. Am J Gastroenterol 2002; 97:528.

MÓDULO 10

TRANSTORNOS PSIQUIÁTRICOS

- Relação médico-paciente e suas dificuldades
- Transtornos ansiosos na prática médica
- Tratamento dos transtornos depressivos
- Somatização
- Demência
- Uso, abuso e dependência de álcool, tabaco e outras substâncias psicotrópicas

80. RELAÇÃO MÉDICO-PACIENTE E SUAS DIFICULDADES

Luís Fernando Farah de Tófoli

POR QUE DISCUTIR SOBRE RELAÇÃO MÉDICO-PACIENTE?

De forma explícita e sistemática, como a que se iniciou no século XX, a relação médico-paciente tornou-se objeto de estudo muito recentemente, especialmente se considerarmos que ela existe desde que o primeiro doente procurou a ajuda do primeiro médico. Além disso, a relação entre quem busca ajuda e quem cuida pode estender-se no tempo e no espaço até a interação entre fiel e sacerdote, paciente e curandeiro, cliente e psicoterapeuta – e todos esses tipos de relacionamento têm algo a ensinar sobre a relação específica entre aquele que pratica a Medicina (um misto de arte, técnica e embasamento científico) e aquele que se submete a ela.

É válido, dessa forma, perguntar: tem sentido estudar relação médico-paciente se durante séculos isso jamais foi necessário? Será que não bastaria aprender por meio da prática clínica, exercida com cuidados éticos e técnicos, preconizada desde os mais antigos mestres?

Sem dúvida, o bom médico é capaz de estar atento, de forma muitas vezes instintiva e não-racional, aos caminhos onde a relação com seu paciente o leva. Entretanto, como em qualquer área do conhecimento, nesta também as evidências foram sendo acumuladas ao longo do tempo. Esses conhecimentos, às vezes claros por invocar o dia-a-dia do clínico, por vezes inusitados, podem ser usados como parte do arsenal do médico e, idealmente, devem ser transformadores da sua relação com seus pacientes, uma vez que no complexo campo das interações humanas o conhecimento precisa ser transformado em inspiração e ser dialogado com a vivência do caso particular, já que praticamente nada sobre os seres humanos pode ser definido sem exceções.

É a esse corpo de evidências que convidamos os leitores a conhecer neste capítulo, de forma necessariamente introdutória, junto da sugestão de que esse conhecimento seja relativizado – pois ele nunca será aplicável a 100% dos casos –, tornado vivo por meio da rememoração da prática, pois a relação médico-paciente é, por definição, segundo Londres, irredutível[1].

DEFINIÇÕES

Antes de começarmos a examinar o relacionamento entre os médicos e seus pacientes, serão necessárias algumas reflexões sobre o sentido das palavras que serão usadas ao longo deste capítulo. Para podermos usar o termo relação médico-paciente com propriedade, precisamos entender seus pressupostos. O primeiro é a existência de *relações*, "vinculações de alguma ordem"[2], entre seres humanos. Segundo, este tipo específico de relação, a do doente e seu médico, tem um *status* particular e que merece atenção. Esperamos poder explicar ao longo deste texto o que, de fato, torna a relação médico-paciente um pouco diferente da maioria das relações do cotidiano. Em terceiro lugar, embora todos nós, cedo ou tarde, tornemo-nos um dia pacientes, é difícil exigir daquele que busca ajuda uma compreensão sistemática ou refletida sobre esta relação. Dessa forma, cabe ao médico, que sempre estará envolvido em um ou outro tipo de interação com seu cliente, estar atento a ela, estudá-la e, sempre que viável, torná-la o menos conflituosa possível.

Ainda no campo das definições, existe uma disputa conceitual e ideológica sobre a forma pela qual se deveria nomear as pessoas que buscam os cuidados médicos. Há quem advogue que o termo *paciente*, palavra cuja origem latina significa "aquele que suporta"[2] e que está aparentado etimologicamente ao vocábulo *patético*, seria por demais degradante e incompatível com a posição que se esperaria daquele que deve exigir seus direitos e participar da construção sanitária de sua comunidade[3]. Propor-se-ia, como alternativa, os termos *cliente* ou *usuário*. Ambos aproximariam a relação entre cuidador e doente da idéia de uma prestação de serviço, dando poder àquele que se submete aos cuidados[4]. Por outro lado, pode-se dizer também que aproximar médicos e pacientes de relações como a de bancário-correntista ou advogado-cliente haveria de ter prejuízos na imagem clássica, quase mítica, do instante clínico.

Neste capítulo não optamos estritamente por nenhuma dessas definições, e usamos livremente os três termos para representar a pessoa que sofre de mal físico, psicológico ou social, e que procura livrar-se de seus problemas por meio dos sistemas de saúde contemporâneos, institucionalizados ou não.

TIPOS DE RELAÇÃO MÉDICO-PACIENTE

Há três principais modelos de relacionamento médico-paciente identificáveis. Todos os três coexistem na contemporaneidade, e todos têm, a depender da situação clínica, algo para contribuir em prol de um desfecho bem-sucedido do encontro clínico[5].

O primeiro modelo, e o mais criticado, é chamado *paternalista*. Como o próprio nome diz, ao exercer esse tipo de ligação com seu paciente, o doutor assume a função de um pai, aquele que, supostamente, sabe o que é melhor para aquele que está sob seus cuidados. Sob este tipo de cuidado, o cliente deveria ser subordinado à vontade do médico, em resposta ao peso de seu saber. Ocorre que, muitas vezes, ou o paciente não está disposto a se submeter a vontades alheias sem argumentar; ou o médico pode simplesmente não saber o que é melhor para o usuário, e necessitar de sua participação ativa. O próprio código de ética médica impõe limites ao paternalismo médico, ao mencionar, em seu artigo 56: "É vedado ao médico desrespeitar o direito do paciente de decidir livremente sobre a execução de práticas diagnósticas ou terapêuticas" – mas acrescenta a importante ressalva: "salvo em caso de iminente perigo de vida"[6]. Ninguém espera, ao menos na contemporaneidade, que em uma unidade de terapia intensiva, em um pronto-socorro, ou durante uma cirurgia o médico tenha que perguntar ao paciente se pode salvar ou não sua vida. A importância dessa restrição reside no fato que, embora se espere que um clínico seja capaz de ouvir e respeitar a vontade de seu paciente, haverá situações-limite em que uma conduta do tipo paternalista não só é tolerável, mas desejável.

O outro lado dessa moeda é o segundo modelo de relação médico-paciente, chamado *informativo*. Este, muito inspirado nos preceitos americanos de liberdade individual e o temor de processos médicos, preconiza que a decisão final sobre cada procedimento diagnóstico ou terapêutico cabe ao cliente, e não ao médico. Ao médico caberia trazer as informações necessárias – subentendam-se evidências científicas – sobre a doença, para que o paciente, dono do corpo a ser examinado e tratado, decida, por fim, o que deva ser feito. Ocorre que, muitas vezes, o paciente não deseja decidir. Fragilizado pelo mal que o acomete, ele procura no médico alguém que possa não só informá-lo e esperar sua resposta, mas também que, com sua experiência, possa ao menos formular o que lhe parece ser a melhor opção. Podemos imaginar cenas caricatas, porém reais, de médicos mostrando curvas de sobrevida e taxas de efeitos colaterais de um ou outro tratamento para neoplasias malignas ao seu cliente, simplesmente, esperando que ele opte por um deles. Não se pode esquecer que, embora a medicina tenha como um de seus pilares principais a evidência científica, e que isso proporcionou notável avanço à terapêutica, dados científicos dizem respeito a probabilidades coletivas, enquanto o contato médico-paciente é um-a-um. Assim como a postura paternalista é criticável na maioria dos encontros clínicos, a posição "informacionista" falha por reduzir a figura do médico a um lacônico enumerador de procedimentos[1].

O terceiro modelo tenta equacionar o peso das duas posturas anteriores de uma forma equilibrada, e é chamado de modelo *comunicacional*. Nele, o usuário não é mero depositário das condutas do doutor, mas tampouco tem que, uma vez informado, decidir tudo por si. Aqui a informação científica deve ser valorizada e repassada ao paciente, mas diante da sensibilidade do clínico e pontuada pela sua experiência pessoal, e mesmo por suas impressões subjetivas, com as devidas ressalvas. A possível crítica a esse modelo é a dificuldade de se delimitar objetivamente até onde intervir e até onde solicitar a decisão do cliente, além do fato de que exigiria que o clínico estivesse atento para o "estilo" de seu paciente, pois diferentes pacientes demandam tipos de atenção mais ou menos paternalistas ou informativos. Mas, como na prática, o que irá possibilitar um encontro clínico que minimize mal-entendidos é a experiência aliada a um certo cuidado e reflexão, não há aqui padrões-ouro ou *guidelines* a serem seguidos à risca.

TRANSFERÊNCIA, CONTRATRANSFERÊNCIA E INCONSCIENTE

Alguns conceitos utilizados em psicologia médica foram derivados diretamente das reflexões realizadas pelas psicoterapias – mais especificamente a primeira delas a ser criada, a psicanálise. Quando foi desenvolvida por Sigmund Freud e seus seguidores, na primeira metade do século XX, ela foi a primeira ferramenta usada para avaliar o relacionamento entre pacientes e cuidadores – neste caso, psicanalistas.

Posto de forma simplificada, durante o processo analítico, o cliente começaria a direcionar ao analista sentimentos que estariam destinados primariamente a seus pais ou pessoas importantes em sua infância, principalmente aqueles mal-resolvidos. Assim, reações de ódio, amor, persecutoriedade, ambigüidade e assim por diante, porventura destinadas ao analista, precisariam ser interpretadas (ou seja, expostas pelo analista verbalmente a seu analisando) não como sentimentos primários, mas como transferências de sentimentos anteriores. A associação do psicanalista (e, por extensão, do médico) com os pais se dá pelo fato de os dois tipos de relação serem hierárquicas e desiguais, onde um detém um suposto "poder" (a paternidade ou o conhecimento) e o outro, não[4].

O conceito original, freudiano, de *transferência* sofreu diversas reelaborações da posteridade psicanalítica. Ao mesmo tempo, outras escolas de psicoterapia criticam a idéia de que o paciente não possa vivenciar um sentimento legítimo diante daquele que o trata (obviamente que influenciado por sentimentos que já vivera anteriormente, mesmo com os pais) e consideram o conceito de transferência como um anteparo, uma defesa para que o psicanalista possa suportar o investimento emocional do paciente[7].

Independente da conceituação inicial, o termo transferência continua a ser usado na contemporaneidade em praticamente todas as teorias psicoterapêuticas, e também na psicologia médica. Aqui, no entanto, e esse será o sentido usado neste capítulo, transferência quer dizer o sentimento do paciente pelo médico ou psicoterapeuta, independente da explicação de sua origem. Entretanto, vale a pena dizer que este sentimento pode e deve basear-se em circunstâncias anteriores da vida desse paciente, importantes para que o clínico possa intuir a forma aparentemente incompreensível com que lhe devotam amor, desconfiança ou ódio.

Alguns tipos de transferência estão listados no quadro 10.1. A forma mais famosa de transferência é a amorosa, que é relativamente comum, e incômoda aos clínicos. Nesses casos, o que é mais importante se lembrar é de que o paciente pode estar apaixonado não pelo médico, ser humano em si, mas pela sua figura social, onipotente, magistral – e pouco ligada ao dia-a-dia de qualquer profissão.

A contrapartida da transferência é a *contratransferência*, sentimentos do médico ou terapeuta diante de seu cliente. Exemplos típicos de contratransferência são irritação, sonolência ou cuidados e preocupações exagerados. O médico se vê, às vezes sabendo a razão, às vezes não, enfrentando um turbilhão de sentimentos direcionados a uma pessoa a quem – ditam os cânones médicos – ele deve se portar de forma neutra. No entanto, nunca é demais lembrar, o médico não passa de ser humano, e não pode evitar ter sentimentos.

É importante neste momento que nós apreciemos brevemente um conceito, também originalmente psicanalítico[8], cuja semente já estava nos escritos de Nietzsche[9], e que hoje já faz parte praticamente do senso comum: o *inconsciente*. De forma simples, o inconsciente seria a parte de nosso psiquismo responsável por diversas atitudes humanas que fugiriam à explicação consciente, e muitas vezes racional. A influência do inconsciente se manifestaria de diversas formas, como sonhos, lapsos verbais, atos cuja lógica escapa-nos a explicação, gostos enigmáticos, tendências mal-esclarecidas. Há, obviamente, críticas a este conceito, entre elas, a noção de que onde, na sociedade contemporânea, se usa a palavra inconsciente, poder-se-ia completar no passado com o termo Deus ("Só Deus sabe porque eu fiz aquilo")[7]. Independente da polêmica, o termo já é universalmente aceito, e é útil, em nosso caso, para que o clínico se dê conta de que muitas das coisas que o paciente faz, diz ou procura não é maquinado conscientemente. Com isso, fica mais fácil de tratar aquele paciente que "insiste" em sentir dor sem causa física, ou em oferecer presentes comprometedores, por mais que se lhe explique que isso não é desejável. Da mesma maneira, compreender a transferência – ou quando não for possível compreender-lhe a suposta "causa", aceitar sua existência – e a contratransferência como processos inerentes a qualquer relacionamento médico-paciente, e perceber que eles estão imbuídos de mecanismos inconscientes, pode facilitar, a longo prazo, que se minimizem os problemas na relação médico-paciente.

CONCEITOS DE MICHAEL BALINT

Um dos grandes nomes da psicologia médica é Michael Balint. Psiquiatra e psicanalista, ganhou interesse no tema ao iniciar supervisões de clínicos em meados do século XX. Sem recorrer a termos excessivamente rebuscados e confessadamente alguém de pouco conhecimento livresco sobre o tema, mas portador de muita observação, ele criou, de forma praticamente autodidata, termos e conceitos inovadores, sobre a problemática do relacionamento entre pacientes e médicos[10]. Estes conceitos, resumidos no quadro 10.2, serão expostos a seguir, por servirem de eixo para discussões sobre tópicos importantes da problemática médico-paciente.

Quadro 10.1 – Alguns tipos comuns de transferência "problemática", com sugestões de resolução.

Erótica	Paciente deposita no médico(a) sentimentos amorosos, freqüentemente como conseqüência de uma vida afetiva pobre; bastante comum em paciente com estilos de personalidade teatral (histriônica). Tentar manter-se absolutamente neutro, dispensando educadamente insinuações e presentes, explicitando o tipo de relação, que não pode envolver relacionamento amoroso; se necessário, efetuar consultas acompanhado(a)
Paranóica-querelante	Cliente centraliza na figura do(a) médico(a) ódios e frustrações não resolvidas, colocando nele a "culpa" por seus problemas; pode levar a processo médico. Tentar permitir ao paciente espaço para manifestar as questões que estão direcionadas ao(à) médico(a); evitar ar arrogante ou superior (ser "parceiro"); não usar palavras indiretas ou mentiras
Projeções de onipotência no médico	Paciente eleva o(a) médico(a) a uma figura semidivina, creditando-lhe poderes que não tem; pode levar a intensas frustrações quando o cliente se apercebe da realidade. Tentar dissuadir cliente dessa visão exagerada, deixando clara a necessidade de um relacionamento o menos desigual possível, para bem de ambos
Intimidade	Quase sempre para tentar espantar o medo da doença que lhe leva a procurar o(a) médico(a), paciente tenta criar um ar de "intimidade" artificial e forçada. Tentar deixar o cliente à vontade, deixando espaço para que possa manifestar seus verdadeiros sentimentos e temores
Desconfiança	Muitos usuários procuram serviços de saúde forçados ou contra a sua vontade; em geral falam o mínimo possível e não permitem uma anamnese adequada, o que pode gerar erro no diagnóstico e agravar a desconfiança. Tentar abrir espaço para o cliente; em geral, este tipo de consulta terá que durar um pouco mais que as demais; esclarecer ao cliente o seu vínculo e obrigação de sigilo; se perceber que será benéfico, pedir para possível acompanhante sair
Indiferença	Normalmente acompanha clientes com reações de negação à doença, à qual não consegue aceitar; não segue prescrições e trata o(a) médico(a) com indiferença ou mesmo condescendência, como se estivesse na consulta à-toa; em geral esconder um grande medo de adoecer. Tentar, cuidadosamente, lidar com esse medo, negociando a terapêutica; trazer a responsabilidade também ao paciente

865

Quadro 10.2 – Conceitos de Michael Balint.

Função apostólica do médico	Tendência médica de idealizar um tipo correto de consulta clínica e de paciente. Ao se confrontar com uma situação que não condiz com esse ideal, a tendência a tentar "converter" o paciente a se comportar da forma idealmente considerada certa
Ofertas do paciente	Sintomas simples ou múltiplos, muitas vezes sem explicação clínica ou que não levariam à busca de ajuda na maior parte dos pacientes, que o paciente "oferece" a um ou mais médicos, de forma a receber a "resposta" do que o aflige, que muitas vezes pode ser uma questão psicossocial
Conluio do anonimato	Tendência a manter pacientes problemáticos e/ou com questões psicossociais em uma rede de referências e contra-referências que acaba por colocá-los em situação onde nenhum médico se responsabiliza, de fato, por eles
Negação do auto-exame psicológico	Conduta que leva o médico a evitar e/ou encaminhar qualquer paciente que lhe leve a ter que refletir sobre suas condutas, seus valores, seus temores e seus desejos. Negação por parte do médico da necessidade de refletir sobre o seu próprio psiquismo

Função apostólica do médico – segundo Balint, todo médico se acostuma a aceitar um determinado credo, instruído de forma quase canônica nas faculdades de medicina, ou na prática médica. Mais do que isso, há a tendência em se tornar um verdadeiro propagador dessa doutrina, um, por assim dizer, *apóstolo médico*. Rezaria esta fé que o paciente deveria ser obediente, colaborativo, capaz de entender suas perguntas, prescrições e recomendações, respondendo a elas conforme esperado, isto é, de forma "adequada". Mais do que isso, faria parte desse credo médico inconfesso a estranha idéia de que somente clientes com doenças físicas deveriam ir ao encontro dos clínicos. No momento em que o usuário for desobediente; ou pouco cooperar com a consulta; ou não entender o linguajar usado pelo médico, ou o médico não for capaz de entender o dialeto da cultura do paciente, à qual não pertence; ou o cliente, por alguma razão particular discordar ou não seguir aquilo que o médico vaticina como correto; enfim, quando o paciente agir de forma "inadequada", o movimento principal do médico é se aborrecer com isso, e tentar "consertar" a posição "equivocada" do paciente – usando as palavras de Balint, ele tenta "converter" o paciente ao que se canonicamente espera dele: anamnese possível, doença física, aquiescência às receitas, e resultados terapêuticos esperados (independente de bons ou ruins). "Era como se o médico possuísse o conhecimento revelado do que os pacientes deviam e não deviam esperar e suportar, e, além disso, como se tivesse o sagrado dever de converter à fé todos os incrédulos e ignorantes entre seus pacientes"[10]. Os pacientes de "conversão" difícil são, na maioria das vezes, rotulados ou vivenciados como "pacientes difíceis". No entanto, conhecer a função apostólica não se presta para simplesmente demonizá-la e proscrevê-la – o que importa aqui é que o clínico se dê conta, e tente controlar, às vezes em que faz uso dela de forma abusiva ou demasiada.

Ofertas do paciente – após várias supervisões de médicos generalistas, Balint começou a observar casos de pacientes que voltavam repetidas vezes a seus clínicos devido a alterações de saúde banais ou aparentemente inexistentes. Com a ajuda de clínicos com a perspicácia necessária, começou a ficar claro que esses clientes retornavam insistentemente a seus médicos em busca de atenção para questões que não seriam exatamente médicas, mas sim de uma natureza que aqui chamaremos de *psicossocial*. Esses casos pareciam, na maioria das vezes, resolver-se quando o médico era capaz de identificar, tratar e encaminhar, de alguma maneira (e que por vezes não passava de uma simples conversa), a essa demanda psicossocial. A esse fenômeno Balint nomeou *ofertas dos pacientes*. Isto é, na esperança de receber alguma atenção, que, na verdade, seria para sua problemática emocional, ou social, os pacientes, de forma inconsciente, "ofertariam" ao médico aquilo a que ele tem a obrigação profissional de responder: suas mazelas físicas (reais ou imaginárias). Em troca, esperariam uma resposta: um nome para a sua "doença". Ora, a rejeição a essa oferta sem ao menos a resposta de um nome, nem que fosse a descrição de uma situação vivencial ou psicológica, levaria o paciente a uma nova investida, seja a um novo médico, seja ao antigo, com a mesma queixa ou outra levemente diferente. Isso pode tanto causar desgaste da relação quanto condutas imediatistas, como, por exemplo, exagero na prescrição de medicamentos sintomáticos ou de benzodiazepínicos, provocando dependência. O clínico deve estar pronto para poder reconhecer essas demandas ocultas de seus clientes e, se possível, conversar com ele sobre elas, nomeando-as. Isso em si pode ser terapêutico.

Conluio do anonimato – Balint aponta para a existência de um pacto tácito, isto é, não explícito, entre médicos de família ou clínicos gerais e os especialistas que leva, em muitos casos de pacientes com queixas psicossociais, a que eles acabem por não ter médico algum de referência, sendo sucessivamente empurrados do clínico para o especialista, que os devolve com diagnósticos inconclusivos ou menores, para que depois sejam encaminhados novamente a outro especialista. Essa prática, nomeada *conluio do anonimato*, serve aos médicos como uma forma de se ver livre rapidamente de "pacientes-problema", tendo como efeito colateral uma dificultosa anomia por parte do cliente em poder saber quem é o médico que está cuidando de seu problema. Há casos, inclusive, em que o paciente acaba por se habituar à sucessão de médicos, e isso lhe serve para manter inconsciente a questão dificultosa de que ele precisaria se dar conta. Balint descreve um caso extremo em que uma paciente chegou a ser submetida a uma intervenção cirúrgica, sem que ninguém, do "corpo médico" que lhe atendia, pudesse reivindicar responsabilidade pelo procedimento[10]. Este tipo de acontecimento ainda ocorre em nossos dias[11].

Negação do auto-exame psicológico – a essa altura parece estar claro a importância de um médico, – generalista ou não, estar atento para aspectos psicológicos da vida de seus pacientes. Um pouco mais adiante, neste capítulo, iremos nos ater a técnicas de como abordar estes aspectos. No entanto, só isso não é suficiente. Há evidências de que um paciente com queixas psicossociais tem maior probabilidade de ser classificado como "difícil" – mas esta probabilidade também aumenta se o médico tiver menor disposição para essas questões[12]. Parece óbvio o fato de que a relação médico-paciente é bilateral. Assim, fatores psicológicos dos médicos suscitados por seus pacientes devem passar o mínimo possível despercebidos. Muitas vezes, a reação de um médico diante de seus pacientes tem um componente pessoal e muitas vezes inconsciente que pode prejudicar o relacionamento. Como dificilmente os médicos são treinados a perceber e encaminhar esse tipo de fenômeno de forma eficiente, é muito comum que isso leve a desgaste na relação e exagero no encaminhamento de pacientes que levantam sentimentos incômodos. A esse fato Balint batizou de negação do auto-exame psicológico.

Crítica – apesar de todos essas reflexões trazidas por Michael Balint, não podemos esquecer que elas foram elaboradas em 1956, ou seja, há quase meio século. Isso não quer dizer que não tenham sentido, mas, e isso é uma "boa" crítica, que, ao menos em parte, a própria obra de Balint ajudou a chamar a atenção das escolas médicas e dos profissionais formadores para toda essa problemática, e algo tenha começado a mudar. No entanto, infelizmente ainda há um grande número de clínicos que lançam mão desses vícios ancestrais da profissão médica, em detrimento de um relacionamento médico-paciente mais indolor, para eles e para seus pacientes.

O PACIENTE DIFÍCIL

Pergunte a qualquer médico – ele sempre será capaz de enumerar alguns pacientes "difíceis", cuja lida leva a desgaste e resultados insatisfatórios. A literatura já permite delimitar com alguma precisão o que faz um clínico considerar o seu paciente difícil. Como se verá um pouco mais adiante, também há linhas de atuação que ajudam o médico a minimizar o "sofrimento" (seu e do paciente) em casos desse tipo. Abordaremos, na definição de um paciente difícil, fatores ligados ao cliente e ao médico, resumidos no quadro 10.3. É importante lembrar, entretanto, que muitas vezes os fatores do paciente e do médico se misturam, e uma separação nesses casos é meramente didática.

Quadro 10.3 – O paciente difícil. Fatores definidores por parte do cliente e do clínico.

Fatores do cliente	Questões psicossociais Síndromes funcionais ou transtornos somatiformes Sintomas depressivos ou ansiosos Universo cultural diverso do médico Dificuldades de comunicação (prolixos e lacônicos)
Fatores do clínico	Baixa sensibilidade psicossocial Fuga do auto-exame psicológico Dificuldade em compreender modelos explicativos do cliente Dificuldade em abordar a diferença de expectativa do cliente em relação ao tratamento

Fatores do paciente – em geral, os pacientes que vêm a ser considerados como "difíceis" ou "problemáticos" por médicos tendem a apresentar quadros que não fazem parte do arsenal diagnóstico e terapêutico ao qual o doutor está treinado a usar. Esses clientes tendem a apresentar maior número de questões de natureza social ou emocional, diagnósticos psiquiátricos, quadros somatiformes ou síndromes funcionais (síndrome da fadiga crônica, fibromialgia, síndrome do intestino irritável, cefaléia tensional etc.)[12-14]. Em todos esses casos o médico é forçado a se confrontar com situações nas quais o treinamento exclusivo no modelo biomédico é deficitário. Outro aspecto importante, ligado ao paciente, que pode defini-lo como "difícil" é a questão da comunicação. Pacientes que falam demais ou de menos, ou que, por não pertencerem ao meio cultural do médico, podem ser considerados difíceis por problemas de comunicação.

Fatores do médico – aqui entramos em um âmbito de maiores sutilezas. Identificar fatores que levam o outro a ser visto como problemático é relativamente fácil, assim como é mais fácil de se abordar, ao menos teoricamente, esse tipo de obstáculo. Já a situação oposta, e que nunca deve ser ignorada, dado o aspecto bidirecional da relação médico-paciente, é um pouco mais complexa, seja no "diagnóstico" da situação, seja no seu "tratamento". A percepção do paciente como "problemático" pode estar ligada, em alguns casos, mais a fatores psicológicos do clínico que do doente. Nesse âmbito, há muitos pacientes difíceis, tantos quantos tipos de médicos houver: aqueles que forçam o médico a admitir sua impotência, os que lhe trazem medo, os que lhe remetem a alguma instância difícil de sua vida, os que confrontam a sua suposta figura de "autoridade", os que lhe invadem a intimidade, e assim por diante. Todo médico, desde a faculdade, vai criando defesas para estas situações para os pacientes que as provocam[10]. Isso, em si, não é reprovável. O problema surge quando, por medo de mudança, ou de ver ameaçado o seu *status quo*, o clínico simplesmente rechaça os pacientes como "difíceis" quando eles lhe "tocam na ferida". Para que isso não ocorra, portanto, são necessários auto-reflexão e grande humildade por parte do médico, quando este se der conta de que se trata do momento de mudar. Nesse caso, não há orientação específica: e é por isso importante que o médico exerça alguma atividade que possa lhe trazer desenvolvimento pessoal e autoconhecimento, seja ela qual for. Outro fator que torna um paciente "difícil" e que diz respeito ao médico (na verdade, à interação com seu cliente) é a diferença de expectativa entre ambos em relação ao tratamento – mais um problema que pode ser resolvido com um diálogo adequado[14].

Aspectos éticos – do ponto de vista ético, não é reprovável que um médico encaminhe seu paciente difícil a outrem, embora lhe esteja vedado simplesmente recusar o cliente. É, no entanto, necessário assegurar-se da continuidade de cuidados por outro médico e fornecendo-lhe todas as informações precisas[6]. Porém, apesar do respaldo do código de ética, mais importante que simplesmente desistir do caso – o que por certas ocasiões, mesmo com total sensibilidade psicossocial, será inevitável –, deve-se entender a razão dessa incompatibilidade para se aprender com ela.

CONSTRUINDO UM BOM RELACIONAMENTO MÉDICO-PACIENTE

Como já mencionamos anteriormente, não existem regras exatas de como tornar a relação médico paciente 100% segura. Como aqui se trata do comportamento humano, as exceções sempre surgirão, não importa o quanto as tentemos evitar. Não temos como princípio normas infalíveis, e é por isso que não vemos problema algum em mencionar algumas "dicas" que podem facilitar a vida de médicos e pacientes. Para alguns, elas podem parecer apenas senso comum. Outros diriam que os recursos aqui descritos não são mais o que os princípios da boa clínica, que se perdeu com a tecnificação excessiva. Poderíamos também frisar que alguns estudos com planos de treinamento sistemático nas técnicas de abordagem ao paciente podem aumentar de forma significativa a satisfação de generalistas e pacientes e melhorar a evolução dos casos[15,16]. Mas basta aqui sugerir uma leitura cuidadosa ao texto, aliada a uma certa atenção à forma como você se relaciona com seus pacientes, e uma adaptação livre desses conselhos, mantendo a preocupação em não aceitá-los como regras absolutas. Essas dicas estarão resumidas nos quadros 10.4 e 10.5 e estarão divididas em dois temas: *fazendo a consulta* e *estabelecendo a conduta*[15, 17-19].

Fazendo a consulta – há duas funções principais na consulta médica, além de acordar sobre o tratamento: *construir o relacionamento* e *coletar dados*. Há algumas dicas específicas para cada um deles, embora, na maioria das vezes, estes dois processos sejam simultâneos e indissociáveis, pois estão ligados ao aspecto emocional e informacional de um mesmo contexto.

Para um bom relacionamento, é importante cumprimentar o usuário pelo nome; ouvi-lo atentamente; detectar e responder a questões emocionais que possam aparecer. As duas primeiras regras são evidentes, e na verdade não passam de boa educação, tantas vezes esquecida na correria do cotidiano médico. Quanto à detecção e à resposta de queixas emocionais, além de facilitar o estabelecimento de cumplicidade, pode permitir a obtenção de dados importantes. No início da entrevista, mantenha o contato que seja adequado para o paciente: há pacientes que preferem o "olho-no-olho", outros ficam mais à vontade sem o olhar direto. Procure ser empático, isto é, colocar-se no lugar do paciente, encorajando-o a continuar a falar de suas questões por meio de comentários do tipo "deve ser difícil estar nessa situação, não é?" Não leia suas notas durante a anamnese, a menos que seja estritamente necessário. Muitas vezes, anotar durante a entrevista será inevitável, devido à pressão do tempo. Isso pode ser contornável com uma explicação de que você estará atento, apesar de ter que tomar notas durante a conversa. Dê espaço na sua entrevista para que o paciente possa se sentir à vontade o suficiente para colocar "deixas" de seus problemas emocionais. Por outro lado, é muito importante que se respeite o modelo explicativo da doença trazido pelo cliente. Ele quase sempre existirá, independente da origem social do doente. Aqui, não importa o quanto esse modelo é real ou "autorizado" pelo conhecimento médico – ele serve para que você conheça melhor de onde vem a pessoa a quem você está tratando.

Em alguns momentos, o paciente deixará escapar "deixas" de seus problemas emocionais, que podem tê-lo levado até seu consultório, e dos quais ele pode ter uma idéia vaga. Diante de "deixas" verbais, isto é, momentos em que ele deixa escapar possíveis causas para seu estado emocional, o clínico pode "pegá-las" e as utilizar para devolver ao paciente, de diversas formas. Você pode, por exemplo, repetir ou parafrasear (isto é, dizê-lo novamente em outras palavras) o que o paciente disse. Pode também, à guisa de clarear uma dúvida, trazer novamente atenção para a questão, perguntando sobre ela. Essa técnica também serve para "deixas" não-verbais: reações emocionais, olhares significativos, pausas na conversação. O médico pode também, cuidadosamente, comentar o que observou, para ver se o paciente traz esse assunto à expressão verbal.

Assim como os sentidos precisam ser treinados para identificar a sutileza dos frêmitos, sopros, hálitos e colorações, as habilidades de *escuta ativa* do médico também precisam ser refinadas. Existe uma série de recursos que podem ser utilizados para isso. Uma deles é o emprego habilidoso de questões fechadas, usadas principalmente para caracterizar sintomas e queixas físicos, e questões abertas, que dão mais espaço para que o paciente apresente seus componentes psicossociais. Um bom recurso é a entrevista em "cone", partindo de questões abertas ("como se sente hoje?") para especificações posteriores por meio de perguntas fechadas, do tipo sim ou não. De vez em quando, tomando cuidado de não induzir o paciente, verifique se está entendendo o que ele está dizendo. Isso, ao fim da consulta, pode ser apresentado na forma de um resumo do que você captou, para que o paciente não só confirme se você o compreendeu, mas também, acima de tudo, se sinta compreendido. Um outro ponto importante na escuta ativa é a habilidade de se negociar o que será discutido. Em alguns momentos, e principalmente no caso de um paciente logorréico, é necessário que o clínico possa interrompê-lo para verificar algumas dúvidas por meio de perguntas fechadas ou do exame clínico que se seguirá. É importante, antes de fazer isso, acordar alguns minutos para que o paciente possa expressar suas angústias e idéias.

Nos casos em que o paciente está em busca de um "nome médico" para sua aflição, é importante que o médico esteja preparado para responder a ela, trazendo de volta ao paciente, no lugar de uma mera nomeação, algumas palavras sobre a "causa" emocional de suas queixas. Na maioria das vezes isso ajudará o paciente a se sentir compreendido e ao médico a compreender melhor seu paciente. Para isso, no entanto, é necessário que o doutor tenha espaço em seu diálogo para cobrir questões físicas, psicológicas e sociais. Muitas vezes, explicações simples sobre a ação do nervoso ou da ansiedade sobre as sensações corpóreas são extremamente eficientes.

Quadro 10.4 – Fazendo a consulta.

Cumprimentar usuário pelo nome
Ouvi-lo atentamente
Detectar deixas de questões emocionais:
Ser empático
Manter o contato adequado para cada paciente
Evitar ler notas
Ao anotar, alertar a necessidade de fazê-lo, explicando que está atento
Trazer as "deixas" verbais de volta ao cliente, citando-o, parafraseando, perguntando para esclarecer uma dúvida
Apontar "deixas" não-verbais
Respeitar os modelos explicativos do paciente
Usar de escuta ativa:
Usar questões abertas ou fechadas, dependendo da ocasião e do tipo de informação que se está buscando
Confirmar entendimento do que o cliente disse, apresentando um resumo ao fim da consulta
Negociar o tempo e o tema da consulta (importante para pacientes logorréicos)

Estabelecendo a conduta – assim como estabelecer uma cumplicidade com o paciente e obter os dados importantes para diagnosticá-lo corretamente fazem parte de um processo que pode e deve ocorrer simultaneamente, a conduta já começa a se estabelecer no primeiro contato entre médico e paciente. É ali que se forma a aliança para o tratamento – ou não. O primeiro passo para um bom relacionamento nesse quesito é manter em mente dois princípios: a terapêutica deve ser um acordo entre médico e paciente (e não simplesmente uma lista de imposições, por mais cientificamente embasadas que estas estejam); o foco do clínico deve ser em seu cliente (e não no diagnóstico ou na doença).

Informação é fundamental – o paciente tem o direito de saber o que lhe acomete, e isto está claro no código de ética médica[6]. Entretanto, a ressalva que permite ao médico esconder do paciente sua condição clínica "para seu próprio bem" é usada, tradicionalmente, de forma exageradamente paternalista. É claro que, em algumas situações excepcionais, um diagnóstico pode ser oculto, mas, na maioria das situações, isso faz mais mal que bem. A contrapartida é o fornecimento "seco", exageradamente técnico, do tipo "sua patologia tem 25% de chance de sobrevida em cinco anos". Não podemos nos esquecer que um dos requisitos da boa comunicação é adequar o código ao seu interlocutor. Nesse caso, quase sempre se trata de um interlocutor em situação frágil (mesmo que tente não demonstrar), em busca de informação que alivie sua preocupação, indagando a causa de seu sofrimento, e desejoso de se sentir atendido, assegurado e compreendido. É importante também notar, principalmente nos casos somatiformes, funcionais ou de forte componente psicossocial, que dizer "o senhor não tem nada" é quase tão ineficiente como não dar informação alguma. O paciente precisa, nesses casos, ser informado de que os sintomas físicos têm causas múltiplas, físicas ou psicológicas (ver o capítulo 83), e que o que ele provavelmente apresenta são sintomas de ordem emocional.

Além de informação, o médico deve estar preparado para trazer segurança a seu paciente. Isso não significa "maquiar" a gravidade do problema, ou oferecer perspectivas irrealistas, mas simplesmente deixar transparecer que você estará ao lado dele, não importando como essa história for se desenrolar. É claro que o médico precisa, ao assim se manifestar, estar preparado emocionalmente para fazê-lo, especialmente nos casos nos quais o prognóstico for sombrio. No outro lado do espectro, nos casos tão leves de ansiedade somática cujo primeiro impulso é se desvencilhar do paciente que "nada tem", o médico pode ser terapêutico com suas palavras, fornecer aconselhamento e suporte e até se surpreender, ao perceber, três consultas depois, a grande melhora sintomatológica do paciente.

Quanto a exames e encaminhamentos, antes de solicitá-los, o clínico da atenção primária deve-se perguntar: "Preciso mesmo fazer isso, ou estou agindo reflexamente para resolver *meu* problema, e não o *do paciente*?" É bom lembrar que tanto um quanto outro podem ser deletérios para o paciente. No caso dos exames, é sabido que usá-los como prova de sanidade física para casos de somatização é desnecessário nos casos leves e freqüentes; e inútil nos casos graves e raros. Quanto a encaminhamentos, de modo a evitar o "conluio do anonimato", deve sempre ficar claro quem irá se responsabilizar pelo tratamento do paciente, além da utilização de textos de referência claros, não preconceituosos e, quando possível, curtos. Não se pode esquecer que o telefone, quando disponível, pode ser um recurso bastante valioso em casos complicados.

O passo final da consulta (e que por muitas vezes só se definirá após várias consultas) é estabelecer um acordo sobre o plano de tratamento do cliente. Para isso, ele e, quando adequado, sua família precisam concordar. Esse é o grande momento do exercício do modelo comunicacional, co-participativo, da relação médico-paciente. Negociar quer dizer ceder. Muitos pacientes desistem de seu tratamento ao receber uma lista extensa de tudo que podem ou não fazer, e que envolve possivelmente muitos comportamentos a que ele pode estar habituado por toda a vida. Sendo assim, não é mais evidente partir para a negociação sobre quais coisas o cliente pode abrir mão em prol de reduzir seus riscos de morbidade? Não é melhor que o cliente se abstenha de alguns hábitos sob sua supervisão que simplesmente abandonar o tratamento e não se abster de nenhum?

Neste ponto, todos os tratamentos convergem em um aspecto: tratar significa consciência de uma mudança de estado e uma conseqüente mudança de comportamento. Exige que o doente se convença de que sua saúde está afetada – seja por um tumor, seja pela hipertensão ou por uma neurose – e mude alguns de seus hábitos: passe a tomar algumas pílulas, mude seus costumes alimentares, freqüente um grupo de terceira idade e não seja tão exigente quanto ao casamento de sua filha. Se nos voltarmos então para a área da prevenção e promoção à saúde, a mudança de comportamento passa a ser a chave fundamental para as cidades saudáveis dos anos por vir. Qualquer médico, generalista ou especialista, tem a sua parcela de responsabilidade nessas áreas. E um médico com sensibilidade psicossocial está muito mais preparado para negociar, nos casos individuais de seu consultório, as mudanças de comportamento que podem beneficiar seu cliente.

Quadro 10.5 – Estabelecendo a conduta.

Prezar um bom relacionamento com o cliente
Negociar um tratamento com o paciente
Perceber que tratar implica em mudança de comportamento
Centrar foco no cliente, e não no diagnóstico ou na doença
Manter o paciente bem-informado sobre a doença e o tratamento, adequando a linguagem ao interlocutor, confirmando se ele o entendeu
Apresentar quadros psiquiátricos, somatiformes ou funcionais não significa "não ter nada", e sim ter quadros não-orgânicos, sobre os quais o paciente deve ser informado e para os quais há conduta
Ter condutas que tragam segurança a seu paciente; certifique-se de que ele manifestou suas inseguranças
Não oferecer perspectivas irrealistas sobre o prognóstico, mas mostre que está do lado do cliente
Ofertar espaço para conversar com clientes com queixas psicossociais; muitas vezes, essa pode ser a única terapêutica de que eles necessitam
Refletir para não pedir exames desnecessários
Ao fazer um encaminhamento, certificar-se de que é necessário; ao fazê-lo, ser claro, evitar termos preconceituosos e procurar esclarecer quem será o assistente do paciente; o telefone pode ser um recurso útil em casos complicados

Administrando o tempo – um tópico adicional se faz necessário aqui. Na realidade dos ambulatórios públicos ou privados no Brasil, a questão tempo precisa ser brevemente discutida. É comum que clínicos, enquanto são instruídos sobre as técnicas de abordagem psicossocial do paciente, queixem-se de que é impossível fazer tudo isso devido ao tempo exíguo. Contra esse argumento, os estudos mostram que uma consulta psicossocial é mais eficiente e reduz o número de retornos desnecessários dos pacientes, melhorando sua satisfação[18]. Se considerarmos que a demanda de questões emocionais (com ou não doença física) na atenção primária é de cerca de um terço dos pacientes, pode-se imaginar quanto tempo pode ser economizado. Além disso, é importante notar que, na maioria das vezes, ter sensibilidade psicossocial, além de tornar a prática menos cansativa, não aumenta o tempo da consulta. Principalmente após ganhar alguma experiência, é mais uma questão de "jeito" que de tempo. Com um bom relacionamento, é muito mais fácil interromper o paciente prolixo, explicando que o que ele tem a dizer é importante, mas que você tem outras perguntas a fazer (e que tem outros pacientes esperando por sua ajuda), que simplesmente fingir que o ouve, para depois dispensá-lo sem respostas para o que lhe trouxe a você.

COMENTÁRIOS FINAIS

Um aspecto muito importante ao falarmos de comportamento humano – e isso já foi dito no início do capítulo – é que *sempre* haverá exceções. Os seres humanos são por demais complexos para que possamos abranger toda a gama de possibilidades que eles oferecem. No entanto, algumas generalizações são possíveis, e foi a ela que nos ativemos no percurso deste texto. Para os casos em que não foi possível receber ajuda por meio deste texto, não se esqueça do recurso mais antigo da Medicina no momento de dificuldade: discutir o caso com um colega. É também sempre bom ter de retaguarda um psiquiatra ou psicólogo que possa lhe dar uma ajuda nos casos com impasses psicossociais.

Para a solução dos problemas do relacionamento médico-paciente é necessário, acima de tudo, que abandonemos a postura "imaculada", acima do bem e do mal, que é constantemente bombardeada nos médicos desde o primeiro dia de aula. A profissão é nobre, a arte longa e a vida breve, certamente, mas não deixamos – para bem ou para mal – de ser seres humanos que irão tratar de outros seres humanos. Temos falhas, virtudes, defeitos, qualidades. Não somos semideuses, e quanto mais nos empenharmos em abandonar este papel, melhor será para nós e nossos pacientes, pois poderemos exercer a medicina da forma mais radicalmente humana possível.

REFERÊNCIAS BIBLIOGRÁFICAS

1. Londres LR. Iátrica – A Arte Clínica. Rio de Janeiro (RJ): Nova Fronteira, 1997. ▪ 2. Houaiss A, Villar MS. Dicionário Houaiss da Língua Portuguesa. Rio de Janeiro: Objetiva, 2001. ▪ 3. Associação Paulista de Medicina (APM). SUS – O que você precisa saber sobre o Sistema Único de Saúde. São Paulo: Atheneu, 2002. ▪ 4. Soar Filho EJ. A interação médico-cliente. Rev Ass Med Brasil 1998; 44:35. ▪ 5. Caprara A, Franco ALS. A relação paciente-médico: para uma humanização da prática médica. Cad Saúde Pública 1999; 15:647. ▪ 6. Conselho Regional de Medicina do Estado de São Paulo (CRM-SP). Ética Médica. São Paulo (SP): CRM-SP, 1996. ▪ 7. Tófoli LF, Ribeiro F. A Navalha de Guto Pompéia – Entrevista com João Augusto Pompéia. Revista Insight – Psicoterapia e Psicanálise 1999; 9:16. ▪ 8. Freud S. The interpretation of dreams. In: Adler MJ editor-chief. Great Books of the Western World – the Major Works of Sigmund Freud. Chicago (EUA): Encyclopædia Britannica, 1994. ▪ 9. Nietzsche F. Além do Bem e do Mal – Prelúdio a uma Filosofia do Futuro. São Paulo: Companhia das Letras, 1992. ▪ 10. Balint M. O Médico, seu Paciente e a Doença. Rio de Janeiro: Atheneu, 1975. ▪ 11. Bass C, May S. ABC of psychological medicine – chronic multiple functional somatic symptoms. BMJ 2002, 325:323. ▪ 12. Jackson JL, Kroenke K. Difficult Patient Encounters in the Ambulatory Clínic: Clinical Predictors and Ouctomes. Arch Intern Med 1999; 159:1069. ▪ 13. Hahn SR, Kroenke K, Sptizer RL et al. The difficult patient: prevalence psychopathology, and functional impairment. J Gen Intern Med. 1996; 11:1. ▪ 14. Hahn SR. Physical Symptons and Physician-Experienced Difficult in the Physician–Patiente Relationship Ann Intern Med 2001; 134:897. ▪ 15. Gask L, Usherwood T. ABC of psychological medicine – The consultation. BMJ 2002; 324:1567. ▪ 16. Jackson JL, Kroenke K, Chamberlin J, Effects of Physician Awarenes of Sympton-Related Expectations and Mental Disorders – A Controlled Trial. Arch Fam Med 1999; 8:135. ▪ 17. Price J, Leaver L. ABC of psychological medicine – Beginning treatment. BMJ 2002; 325:33. ▪ 18. Escola de Saúde Pública do Ceará. Urso Básico de Habilidades de Comunicação Profissional-Paciente. Fortaleza (CE): Escola de Saúde Pública do Ceará (mimeo), 2002. ▪ 19. Maguire P, Pitceathly C. Key communication skills and how to acquire them. BMJ 2002; 325:697.

81. TRANSTORNOS ANSIOSOS NA PRÁTICA MÉDICA

José Antonio Atta
Iolanda de Fátima Calvo Tibério

Transtornos ansiosos são bastante prevalentes na população geral e também em pacientes clínicos, sendo um diagnóstico diferencial muito importante a ser considerado em pacientes que procuram atendimento médico, quer em ambulatórios e consultórios quer em salas de emergência.

O desconhecimento das diferentes manifestações da ansiedade e outros transtornos ansiosos pode levar médicos e estudantes a investigarem exaustivamente doenças outras, atrasando o diagnóstico correto e conseqüentemente a introdução do tratamento recomendado, prolongando o sofrimento do paciente e aumentando os custos diretos e indiretos.

CLASSIFICAÇÃO

Classificam-se os transtornos ansiosos, segundo o DSM-IV (Manual Diagnóstico e Estatístico de Transtornos Mentais, 4ª edição, da Associação Psiquiátrica Americana)[1], em transtorno do pânico (com e sem agorafobia), transtorno de ansiedade generalizada, transtorno ansioso não-especificado (quando não preenche critérios diagnósticos para outros transtornos ansiosos), transtorno obsessivo-compulsivo, transtorno de estresse pós-traumático, fobias específicas, fobia social, transtorno de estresse agudo, transtorno ansioso secundário a condição médica geral e transtorno ansioso induzido por substâncias. Podemos incluir também o transtorno de ajustamento com ansiedade, que apresenta características em comum com os transtornos ansiosos.

Vamos nos concentrar na discussão de transtorno de pânico e suas características (agorafobia, crise de pânico), além de ansiedade generalizada, ansiedade não-especificada, ansiedades secundárias e transtorno de ajustamento, por serem as mais comuns e as que mais se apresentam a clínicos e outros médicos não-psiquiatras. Os outros transtornos serão vistos mais superficialmente.

INCIDÊNCIA E PREVALÊNCIA

Além de serem prevalentes, os transtornos ansiosos apresentam um custo social elevado, tanto pelo gasto direto para a realização do diagnóstico e tratamento como pelo custo indireto de diminuição de produtividade, dias sem trabalhar etc.

Transtornos de ansiedade generalizada são um pouco mais comuns em mulheres (60%) que em homens, geralmente aparecendo desde a infância e adolescência, com prevalência de até 5%.

Transtornos do pânico apresentam prevalência mundial entre 1,5 e 3,5%, sendo de duas a três vezes mais comuns em mulheres que em homens.

Fobias específicas também são mais comuns em mulheres, em todos os subtipos, com prevalência de até 10% em alguns estudos. Fobia social, ao contrário, apresenta uma distribuição parecida entre os gêneros, variando de 3 a 13% a prevalência, assim como transtorno obsessivo-compulsivo, com prevalência de 1,5 a 2,1%.

Transtorno de estresse pós-traumático atinge qualquer faixa etária, e pode ser bastante comum em áreas de conflitos e de guerras. Estudos em grupos de alto risco (vítimas de violência, veteranos de guerra) mostram prevalência de até 58%.

Transtornos de ajustamento são comuns, mas dados epidemiológicos são muito variados, dependendo da população estudada e dos métodos utilizados.

QUADRO CLÍNICO

Os transtornos ansiosos apresentam características em comum em todas as possibilidades clínicas de apresentação, principalmente a inquietação ou medo constantes (às vezes descrita como incapacidade de "desligar" das preocupações, ou então a certeza de que algo vai dar errado), associado a sintomas somáticos como dor torácica, dor ou desconforto abdominal, tensão muscular, dificuldades de sono ou apetite.

Esses sintomas somáticos fazem com que pacientes ansiosos procurem médicos não-psiquiatras para o diagnóstico de sua doença. Não podemos nos esquecer que doenças crônicas são eventos estressores, podendo desencadear quadros ansiosos e depressivos em pacientes acompanhados por médicos não-psiquiatras e, se o médico não estiver preparado para reconhecer esses quadros, os pacientes sofrerão por mais tempo e com um custo tanto direto (exames desnecessários solicitados) quanto indireto (dias perdidos de trabalho, prejuízo das relações sociais) mais alto que o necessário.

TRANSTORNO DE ANSIEDADE GENERALIZADA E ANSIEDADE SECUNDÁRIA

A presença de preocupação ou ansiedade excessiva por mais de seis meses, ocorrendo na maior parte dos dias, é a característica marcante do transtorno de ansiedade generalizada. Essa preocupação deve ser acompanhada de alguns sintomas físicos ou psíquicos (pelo menos três) como inquietação, cansaço fácil, dificuldade de concentração, irritabilidade, tensão muscular e alteração do sono, e o paciente relata dificuldade de controlar essa preocupação. Encontramos uma desproporcionalidade entre o evento preocupante e a intensidade ou freqüência dos sintomas apresentados pelo paciente. Por exemplo, um medo enorme de não conseguir pagar as contas, quando a situação financeira do paciente é bastante confortável, permitindo inclusive gastos extraordinários, ou então estar sempre temeroso de assaltos ou violência, morando em local de baixa criminalidade e raramente se expondo a situações que poderiam levar à violência[1,3].

No seu dia-a-dia esses pensamentos preocupantes interferem com as atividades rotineiras, preocupando-se excessivamente com circunstâncias habituais do dia-a-dia, como responsabilidades profissionais, saúde de familiares, chegar tarde a encontros marcados.

Além de tensão muscular, outros sintomas podem estar presentes, como tremores e dores musculares. Sintomas somáticos como mãos frias e úmidas, sudorese excessiva, náuseas ou diarréia, urgência urinária, dificuldade em engolir ou sensação de "bolo na garganta" também são comuns, assim como o aparecimento de alguns sintomas depressivos.

Importante para o diagnóstico de transtorno de ansiedade generalizada é a presença de comprometimento social, afetivo ou profissional associado a esse estado de tensão constante, para diferenciar transtorno de característica de personalidade. A intensidade e a desproporcionalidade dos sintomas podem ajudar a melhor caracterizar o quadro (Quadro 10.6).

Algumas situações clínicas podem levar a quadros ansiosos secundários, sendo os sintomas muito parecidos aos do transtorno de ansiedade generalizada. Dentre elas podemos citar o hipertireoidismo, a depressão e quadros de demência inicial.

Quadro 10.6 – Transtorno de ansiedade generalizada.

Ansiedade ou preocupação excessiva na maioria dos dias por pelo menos seis meses
Dificuldade de controlar a preocupação
A ansiedade ou preocupação está associada a três (pelo menos) dos sintomas: 1. Inquietação ou sensação de estar "ligado" ou no limite 2. Cansaço fácil 3. Dificuldade de concentração ou sensação da mente ficar vazia 4. Irritabilidade 5. Tensão muscular 6. Distúrbio do sono (dificuldade em iniciar ou permanecer dormindo, ou sono insatisfatório)
O foco da ansiedade e preocupação não é devido a outros transtornos ansiosos (fobia social, transtorno do pânico)
A ansiedade ou preocupação causa incômodo significativo ou dificuldades no funcionamento social, profissional ou em outras áreas importantes
O transtorno não é devido a efeitos de substâncias (drogas ou medicamentos) ou doenças (hipertireoidismo) e não ocorre durante um transtorno do humor ou transtorno psicótico, por exemplo

CRISES DE PÂNICO, AGORAFOBIA E TRANSTORNO DE PÂNICO

Crises de pânico – não são transtornos psiquiátricos *per se*, mas são cruciais para a definição diagnóstica de vários transtornos ansiosos. Define-se crise de pânico como um período limitado de medo intenso ou desconforto, acompanhado por sintomas cognitivos ou somáticos, de piora progressiva até atingir um pico em poucos minutos (geralmente menos de 10), estando também presente sensação de perigo ou de catástrofe iminente, com impulso do paciente de fugir dessa situação. Quatro de 13 sintomas somáticos ou cognitivos listados no quadro 10.7 devem estar presentes para o diagnóstico apropriado de crise de pânico. Caso tenha todos os outros critérios (medo, sensação de perigo iminente e impulso de fuga em tempo limitado), mas menos de quatro sintomas associados, o ataque será chamado de crise de sintomas limitados.

Quadro 10.7 – Lista de sintomas para o diagnóstico de crise de pânico.

1. Palpitações (ou taquicardia) 2. Sudorese 3. Tremores 4. Sensação de dispnéia 5. Sensação de engasgamento 6. Náuseas ou desconforto abdominal 7. Dor ou desconforto torácico 8. Sensação de tontura ("cabeça vazia", sensação de desmaio) 9. Desrealização (sensação de estar fora da realidade) ou despersonalização 10. Medo de perder o controle ou ficar louco 11. Medo de morrer 12. Parestesias (amortecimento ou sensação de "agulhadas") 13. Calafrios ou ondas de calor

É comum a descrição pelos pacientes de pensarem que iriam morrer da crise ou que estivessem tendo um infarto agudo do miocárdio ou um derrame cerebral, ou ainda que estivessem ficando loucos. Também é comum o relato de que queriam sair rapidamente do local onde a crise se iniciou. Com crises recorrentes, o medo intenso tende a diminuir.

Crises de pânico podem ser divididas em *inesperadas*, *ligadas a alguma situação* ou *predispostas por alguma situação*.

Crises inesperadas não são associadas a nenhum desencadeante, ou seja, aparecem do nada, e são fundamentais para o diagnóstico de transtorno do pânico (sem ou com agorafobia). Lembrar que quando as crises estão sempre ligadas a alguma situação os diagnósticos de fobias específicas ou fobia social ficam mais prováveis que transtorno do pânico.

Eventualmente podem aparecer crises relacionadas a algum desencadeante, mas sem uma relação linear, como por exemplo, ao entrar no ônibus, mas não em todas as vezes que está nele, ou então pode já estar no ônibus há um certo tempo e só então a crise aparecer. Embora para o diagnóstico de transtorno do pânico as crises precisam ser inesperadas, geralmente esses pacientes também apresentam crises ligadas a situações específicas, principalmente com a evolução da doença.

Agorafobia também não é considerada um transtorno psiquiátrico, mas parte integrante do diagnóstico de alguns transtornos ansiosos. Caracteriza-se por ansiedade em estar em situações ou lugares onde o escape possa ser difícil, ser embaraçoso ou onde auxílio externo pode não estar disponível na eventualidade de ter uma crise de pânico (ou sintomas assemelhados). Essa ansiedade caracteristicamente leva a evitar uma gama de situações, incluindo ficar desacompanhado fora de casa, ou ficar só em casa, estar em uma multidão, viajar de carro ou avião, estar em um elevador. Essas situações podem ser enfrentadas à custa de muito sofrimento por parte do indivíduo ou então ser minimizada com a presença de uma pessoa acompanhando.

Podemos caracterizar *transtorno do pânico* como crises de pânico recorrentes e inesperadas, com o paciente apresentando ao menos um mês de preocupação constante de ter outras crises, ou preocupação com as implicações ou conseqüências dos ataques ou ainda uma mudança significativa do comportamento relacionada às crises. Como a maioria dos transtornos psiquiátricos, esses sintomas não podem ser atribuíveis a uso de substâncias ou a qualquer outra doença. Os transtornos do pânico podem ser considerados *com agorafobia* ou *sem agorafobia*, dependendo se os critérios para agorafobia foram ou não preenchidos.

O paciente precisa apresentar pelo menos duas crises inesperadas para que possamos firmar o diagnóstico, mas habitualmente têm mais de duas e também as apresentam ligadas a ou predispostas por alguma situação. Podemos também encontrar crises de sintomas limitados (com menos de quatro critérios diagnósticos), além das crises plenas.

O curso da doença, a intensidade e a freqüência das crises podem ser extremamente variáveis de paciente para paciente, variando desde crises leves e esporádicas até freqüentes e com grande morbidade (diminuição do contato social, perda do emprego etc.).

Pacientes com transtorno do pânico apresentam, além das crises de pânico, um estado constante ou intermitente de ansiedade não voltada a nenhuma situação específica (Quadro 10.8). Além disso, apresentam também geralmente um medo antecipatório de sintomas físicos leves ou de efeitos colaterais de medicações, sendo habitualmente menos tolerantes a esses efeitos colaterais. Apesar de repetidos testes e exames, e mesmo após várias tranqüilizações pelos médicos, muitos pacientes acreditam na presença de uma doença potencialmente fatal ainda não diagnosticada, ou então que estão ficando loucos. Em pacientes ainda não diagnosticados e mesmo naqueles com dificuldades no tratamento, essa crença pode levar a procurar repetidas vezes auxílio médico, em salas de emergência e consultórios, implicando grande gasto, perda de dias de trabalho, desgaste em relações afetivas etc[2,4].

Quadro 10.8 – Transtorno do pânico.

A) Tanto uma quanto duas presentes:
 1. Crises de pânico inesperadas e recorrentes
 2. Pelo menos um dos ataques seguiu-se de ao menos um mês de uma (ou mais) das seguintes características:
  a) preocupação constante de ter outras crises
  b) apreensão sobre as implicações das crises ou suas conseqüências (por exemplo perda do controle, ter um ataque do coração, ficar louco)
  c) mudança significativa de comportamento relacionada às crises
B) Ausência de agorafobia
C) As crises de pânico não são devidas a efeitos de alguma substância ou doença
D) As crises não são mais bem explicadas por outro transtorno psíquico, como fobia social, fobias específicas, transtorno obsessivo-compulsivo ou transtorno de estresse pós-traumático

Para o diagnóstico de transtorno do pânico com agorafobia, o que varia é o item B, em que a presença se torna mandatória.

TRANSTORNO DE AJUSTAMENTO COM ANSIEDADE

Essa denominação é usada quando aparecem sintomas ansiosos excessivos em resposta a um estímulo estressor psicossocial, em um período de até três meses após o evento estressor. Característica importante para esse diagnóstico é que os sintomas sejam mais graves que o esperado em reação a esse estressor ou então que cause no paciente um prejuízo marcante de suas atividades sociais ou ocupacionais.

Para fazermos esse diagnóstico, os sintomas não devem durar mais que seis meses, a não ser nas situações nas quais o estressor tem duração longa (por exemplo, as conseqüências de uma doença crônica) ou então as conseqüências do estressor são mais duradouras que o estressor em si (por exemplo, as dificuldades financeiras que aparecem após a perda do emprego ou após separação conjugal). Caso o tempo de duração dos sintomas seja maior que seis meses, o diagnóstico mais correto é provavelmente de ansiedade não-especificada (Quadro 10.9).

Quadro 10.9 – Transtorno de ajustamento com ansiedade.

A) Sintomas ansiosos em resposta a um estressor (aparecendo até três meses após o evento)
B) Os sintomas são clinicamente significativos:
   1. sintomas mais marcantes que o esperado diante do estressor
   2. disfunção social ou ocupacional importante
C) As perturbações não preenchem critérios para outras alterações nem são exacerbações de alterações psíquicas preexistentes
D) Os sintomas não são devidos à reação de luto
E) Os sintomas não persistem por mais de seis meses após o fim do estressor (ou de suas conseqüências)

Lembrar que os transtornos de ajustamento podem ter outros sintomas que não os ansiosos, mudando então a denominação. Caso os sintomas sejam mais depressivos, o nome apropriado é de transtorno de ajustamento com humor deprimido, ou então, caso apresente sintomas tantos ansiosos quanto depressivos, o nome seria transtorno de ajustamento com ansiedade e humor deprimido.

TRANSTORNO DE ESTRESSE PÓS-TRAUMÁTICO E ESTRESSE AGUDO

Descrito inicialmente nos períodos após guerras e conflitos, hoje em dia se dá cada vez mais valor a esse diagnóstico devido, entre outros fatores, ao aumento da violência urbana, equiparável em alguns locais a guerras civis.

Caracteriza o transtorno de estresse pós-traumático a revivência do evento traumático, com lembranças recorrentes e perturbadoras do evento, incluindo imagens, pensamentos ou sensações, ou então sonhos repetitivos do evento. Também pode aparecer desconforto físico ou psíquico desencadeado por situações internas ou externas que simbolizam (ou lembram) o evento traumático, como, por exemplo, passar perto de local, ouvir sons que lembram a situação (estouros de escapamento de carro confundidos com tiros, por exemplo).

O evento traumático a que a pessoa foi exposta ou testemunhou deve ser suficientemente grave como apresentar mortes ou ameaças de morte ou então de lesões físicas graves, ou ainda ameaças à integridade física da vítima ou de outros. A resposta da vítima tem de envolver medo intenso, horror ou sensação de abandono.

Ainda na caracterização do transtorno, deve estar presente um constante evitar de estímulos associados ao trauma e uma diminuição global da responsividade geral, representados por três ou mais das seguintes características:

a) esforços para evitar pensamentos, sensações ou conversas associados ao trauma;
b) esforços para evitar atividades, lugares ou pessoas que tragam lembranças do trauma;
c) dificuldade em lembrar aspectos importantes da situação;
d) interesse ou participação nitidamente diminuídos em atividades significantes;
e) sensação de estranhamento ou distanciamento das outras pessoas;
f) diminuição da capacidade afetiva (por exemplo, incapacidade de sentir amor ou carinho por outros);
g) perda de perspectivas no futuro (não esperar ter uma carreira, casamento, filhos, expectativa normal de vida, por exemplo).

Sintomas persistentes de excitação, ausentes antes do trauma, também são necessários para o diagnóstico. Esses sintomas são dificuldades em iniciar ou manter o sono, irritabilidade ou explosões de raiva, dificuldade de concentração, hipervigilância e resposta exagerada de susto. Todos os sintomas anteriormente descritos devem estar presentes ao menos por um mês e devem estar causando impacto negativo nas atividades sociais, ocupacionais, afetivas ou em outras importantes áreas de funcionamento.

Os transtornos de estresse pós-traumático podem ser ainda classificados em agudos, quando duram menos de três meses, crônicos, se duram mais de três meses, ou ainda de aparecimento tardio, se eles se iniciam em seis ou mais meses após o trauma (Quadro 10.10).

Quadro 10.10 – Transtorno de estresse pós-traumático[1].

A) Exposição a evento traumático em que:
   1. houve ameaça à vida ou à integridade física
   2. a resposta envolveu medo intenso, horror ou sensação de falta de proteção
B) O trauma é revivido constantemente:
   1. lembranças recorrentes do evento
   2. sonhos recorrentes
   3. agindo ou sentindo como se o evento traumático estivesse acontecendo de novo
   4. desconforto psíquico intenso e devido a indicativos internos ou externos que lembrem o evento
   5. reatividade física a essas pistas
C) Estímulos associados ao trauma são evitados ou então diminuição da responsividade geral (três dos seguintes, pelo menos):
   1. esforços para evitar pensamentos, conversas ou sensações associados ao trauma
   2. esforços para evitar atividades, lugares ou pessoas que suscitem lembranças do evento
   3. dificuldade em lembrar aspectos importantes do trauma
   4. diminuição marcante do interesse ou da participação em atividades
   5. sensação de distanciamento ou estranhamento de outras pessoas
   6. diminuição da capacidade de afeto
   7. sensação de futuro incerto (por exemplo, não espera uma carreira, casamento, filhos etc.)
D) Sintomas persistentes de excitação aumentada (ao menos dois dos seguintes sintomas), ausentes antes do trauma:
   1. dificuldade em iniciar ou manter o sono
   2. irritabilidade ou explosões de raiva
   3. dificuldade em concentrar-se
   4. hipervigilância
   5. resposta ao susto exagerada
E) Duração de pelo menos um mês
F) Causando desconforto marcante ou disfunção social, afetiva ou em outras áreas de funcionamento

Diferentemente do transtorno de estresse pós-traumático, a característica principal do transtorno de estresse agudo é o aparecimento de sintomas ansiosos até um mês após a exposição a um evento traumático estressor. As outras características (sintomas dissociativos, revivência da experiência, esquiva de locais ou situações que lembrem a experiência, sintomas de excitação constante e comprometimento de funcionamento social ou afetivo) são semelhantes às do transtorno de estresse pós-traumático.

FOBIA SOCIAL E FOBIAS ESPECÍFICAS

Tanto na fobia social quanto nas fobias específicas, a característica marcante é a presença de medo marcante e persistente de aparecer em público ou em situações sociais (fobia social) ou então de entrar em contato com objetos ou situações específicas (fobias específicas). Eventualmente, esse medo pode apresentar característica de crise de pânico ligadas a alguma situação. A pessoa com fobia apresenta um medo da situação que é desproporcional ao estímulo, e ela tem ciência dessa desproporção. Na maioria das vezes, esse estímulo ou situação é evitado ou então suportado com muito sofrimento, e a esquiva, o medo ou antecipação ansiosa de encontrar o estímulo fóbico interferem de maneira significativa no funcionamento ocupacional, vida social ou rotina diária da pessoa ou então ela sofre marcadamente por causa desse medo[1,2].

No caso das fobias específicas, esse medo irracional pode ser do objeto em si ou então de algum aspecto ligado ao objeto ou à situação, por exemplo, o indivíduo pode ter um pavor de ser mordido por algum animal (cachorro, por exemplo) e assim apresentar medo irracional ao vê-lo ou então passar perto de locais onde sabe que cachorros podem estar presentes. Também pode acontecer de a pessoa ter medo de desmaiar, perder o controle ou entrar em pânico ao ver o objeto temido.

Ao confrontar o estímulo fóbico, o indivíduo apresentará imediatamente ansiedade, a qual poderá variar, dependendo, por exemplo, da distância do estímulo (a pessoa que tem fobia de aranhas pode apresentar pouca ansiedade se a aranha estiver longe e essa ansiedade ir aumentando conforme os dois se aproximam). A impossibilidade de fuga da situação pode piorar muito o quadro fóbico, por exemplo, se o indivíduo confrontar o objeto em um local aberto apresentará menos ansiedade que se estiver em um quarto com as portas e as janelas fechadas. Esse quadro ansioso pode apresentar intensidade variável ao mesmo estímulo, ou seja, por exemplo, um indivíduo que tem medo de altura pode apresentar, ao subir no mesmo prédio, vários graus de ansiedade em ocasiões diferentes[2,4].

Os casos de fobia específica podem ser classificados nos seguintes subtipos:

Fobia de animais – deve ser especificado se são insetos ou não. Geralmente aparece na infância.

Fobia de elementos da natureza – altura, água, tempestade, relâmpagos. Também costuma aparecer na infância.

Fobia de sangue, injeções ou machucados – devemos especificar se aparece ao ver sangue ou machucado ou se recebe injeções ou outros procedimentos médicos invasivos. Apresenta história familiar.

Fobia situacional – especificar se aparece em situações específicas (transporte público, túneis, pontes) ou locais fechados. Tem dois picos de aparecimento: infância e terceira década de vida.

Outros tipos – medo de vomitar, engasgar, adquirir doenças.

No caso de fobia de sangue, injeções ou machucados, o indivíduo pode apresentar síncope vasovagal ao entrar em contato com o estímulo fóbico (inicialmente taquicardia, seguida de bradicardia e hipotensão, às vezes com desmaio).

Na fobia social, ou transtorno de ansiedade social, a principal característica é a presença de medo persistente de situações sociais ou de atuação nas quais constrangimento pode ocorrer e a situação desencadeante provoca reação de ansiedade imediata, inclusive na forma de um ataque de pânico ligado a situações. Como nas outras fobias, a situação desencadeante é evitada ao máximo ou então é suportada com muito sofrimento e prejuízo das funções sociais ou das rotinas diárias que também devem estar presentes. Devemos prestar atenção a características culturais que podem alterar a apresentação. Por exemplo, pessoas com formação cultural oriental marcada (japoneses, coreanos, chineses e seus descendentes) podem apresentar medo persistente e excessivo de ofender outras pessoas em situações sociais, em vez de ficarem constrangidos (Quadro 10.11).

Quadro 10.11 – Tipos de fobias[1].

Específicas	Social
Medo marcante e persistente desencadeado pela presença ou antecipação de determinadas situações ou objetos (por exemplo, voar, altura, animais). Esse medo é excessivo ou desarrazoado	Medo marcante e persistente de uma ou mais situações sociais ou de atuação com exposição a pessoas desconhecidas ou a possível escrutínio, com medo de agir de forma humilhante ou embaraçosa
Exposição ao estímulo fóbico provoca resposta de ansiedade imediata (pode ser ataque de pânico desencadeado por situação)	Exposição à situação social provoca resposta de ansiedade imediata (pode ser ataque de pânico desencadeado por situação)
A pessoa reconhece que o medo é excessivo ou desarrazoado	A pessoa reconhece que o medo é excessivo ou desarrazoado
A situação fóbica é evitada ou suportada com muito sofrimento ou estresse	A situação social temida é evitada ou suportada com muito sofrimento ou estresse
A antecipação ansiosa ou a esquiva da situação fóbica interfere de maneira significativa com a rotina normal da pessoa, ou suas atividades sociais ou profissionais	A antecipação ansiosa ou a esquiva da situação social temida interfere de maneira significativa com a rotina normal da pessoa, ou suas atividades sociais ou profissionais
Duração de seis ou mais meses se a pessoa tiver menos de 18 anos	Duração de seis ou mais meses se a pessoa tiver menos de 18 anos
A ansiedade, os ataques de pânico e a esquiva social associados ao objeto específico não são mais bem explicados por outro transtorno mental (transtorno do pânico, transtorno obsessivo-compulsivo, fobia social)	A ansiedade, os ataques de pânico e a esquiva social associados ao objeto específico não são mais bem explicados por outro transtorno mental (transtorno do pânico, transtorno obsessivo-compulsivo) ou então efeitos de alguma substância ou doença

ACHADOS DE EXAME CLÍNICO E LABORATORIAIS

Taquicardia transitória e elevação moderada da pressão arterial podem ocorrer em crises de pânico e em situações de ansiedade. Embora alguns estudos mostrem prevalência maior de prolapso de valva mitral e doença tireoidiana em indivíduos com transtorno de pânico, outros não demonstram diferença.

Não existem alterações laboratoriais diagnósticas de transtorno do pânico ou de transtornos ansiosos. Crises de pânico em resposta à infusão de lactato ou inalação de gás carbônico são mais comuns em transtorno do pânico que em outros transtornos ansiosos, mas não podem ainda ser considerados exames diagnósticos.

DIAGNÓSTICO DIFERENCIAL

Entre os possíveis diagnósticos diferenciais de quadros ansiosos estão as disfunções tireoidianas, principalmente o hipertireoidismo, no qual a presença de ansiedade é característica marcante do quadro, às vezes até com características alucinatórias e delírio persecutório. Quadros recorrentes de sudorese, desconforto torácico e sensação de morte podem estar presentes na hipoglicemia e, eventualmente, no feocromocitoma[2,4].

Quadros depressivos podem apresentar muitos sintomas ansiosos, dificultando o diagnóstico diferencial entre esses dois quadros (aliás, a concomitância desses dois diagnósticos é tão grande que alguns autores propõem uma nova categoria diagnóstica, quadro misto depressão/ansiedade). Outros transtornos psiquiátricos também podem confundir-se com quadros ansiosos, dentre eles a apresentação inicial de quadros demenciais, transtornos somatoformes e quadros de hipocondria.

Certas drogas podem mostrar quadros semelhantes a reações de pânico ou a quadros de extrema ansiedade, dentre elas a cocaína e as anfetaminas. O uso continuado de determinadas medicações também pode provocar sintomas ansiosos, dentre elas moderadores de apetite, hormônios tireoidianos em dosagem alta, antidepressivos em doses excessivas e várias outras medicações[2,4].

A abstinência ao álcool e a drogas, principalmente benzodiazepínicos e cocaína, também causam sintomas ansiosos, às vezes muito graves, confundindo com ataques de pânico[2,4].

TRATAMENTO

TRATAMENTO FARMACOLÓGICO

Benzodiazepínicos – este grupo de drogas, classificadas como hipnótico-sedativas, é freqüentemente prescrito em ambulatório para o controle da ansiedade e da insônia. Os efeitos colaterais mais comuns são sedação excessiva, ataxia, diminuição das funções cognitivas e raramente depressão respiratória. Os efeitos ansiolíticos dependem da atividade do GABA, um neurotransmissor inibitório particularmente envolvido na modulação da ansiedade[2].

Dentre os benzodiazepínicos, o alprazolam parece ser o mais efetivo para prevenir as crises de pânico. Todos os benzodiazepínicos são bem absorvidos por via oral, embora o diazepam e o lorazepam possam ser utilizados por via intravenosa, o que raramente é necessário a nível ambulatorial. O tempo de início da ação das drogas, doses e meia-vida apresentam-se descritos na tabela 10.1.

Tabela 10.1 – Doses e farmacocinética dos principais benzodiazepínicos para o tratamento de transtornos ansiosos.

Nome	Início de ação após dose oral	Dose diária total (mg) (pode ser dividida)	Metabólitos ativos	Meia-vida (h)
Alprazolam	Intermediário	0,75-6	Não	8-16
Clordiazepóxido	Intermediário	15-100	Sim	5-30
Clonazepam	Intermediário	1,5-20	Sim	18-50
Clorazepato	Rápido	15-60	Sim	36-200
Diazepam	Rápido	4-40	Sim	20-50
Lorazepam	Intermediário	1-6	Não	10-20
Oxazepam	Lento a intermediário	30-120	Sim	5-10

Embora a tolerância aos efeitos hipnóticos dos benzodiazepínicos seja freqüentemente descrita, isso parece ocorrer em menor intensidade com os efeitos ansiolíticos. No entanto, pode ocorrer dependência física e psíquica quando altas doses são utilizadas por longos períodos de tempo. Quando se faz a retirada da droga nesses pacientes com dependência, podem ocorrer sintomas de abstinência como tensão, irritabilidade, distúrbios de sono, perda de apetite, tremores, parestesias, fotofobia e hiperacusia. Esses sintomas podem ocorrer em até 35% dos pacientes com distúrbio do pânico que usaram alprazolam por pelo menos dois meses. Raramente ocorrem *delirium* e convulsões. É importante separar os quadros de abstinência, que melhoram com a introdução da droga, dos quadros de rebote, nos quais os sintomas ansiosos pré-tratamento retornam e muitas vezes estão amplificados[2,4].

Para evitar esses quadros, é importante que as medicações sejam utilizadas nas menores doses possíveis e por tempo inferior a um ano, de preferência. O paciente deve ser orientado quanto à possibilidade de ocorrer esses quadros tanto de rebote quanto de abstinência, o que não significa que necessitará utilizar sempre a droga. As reduções devem ser feitas no período de 4 a 16 semanas, com diminuição de 10 a 20% da dose por semana. Pode ser adequado mudar um benzodiazepínico de meia-vida curta para um de meia vida longa, como o clonazepam, antes de iniciar a redução, para diminuir as flutuações no nível sérico e assim evitar os sintomas de abstinência.

O abuso de benzodiazepínicos não é freqüente entre pacientes com transtornos ansiosos. As pessoas que estão mais predispostas são aquelas que já abusavam de álcool, barbitúricos ou de drogas ilícitas[2,4].

Antidepressivos – os antidepressivos são as drogas de escolha para o tratamento dos casos graves de ansiedade e de transtorno do pânico, inclusive porque a maioria dos pacientes apresenta depressão como co-morbidade. Os tricíclicos, principalmente a imipramina e a clomipramina, foram classicamente as drogas de escolha para transtorno do pânico, com resultados positivos. Os inibidores de recaptação da serotonina também são efetivos para esse tratamento, sendo a paroxetina aprovada pelo FDA americano para esse uso e também para o tratamento de ansiedade generalizada. A venlafaxina, um inibidor da recaptação de serotonina e noradrenalina, também é aprovada pelo FDA para o uso em ansiedade generalizada[2,4].

Fobia social também pode ser tratada com antidepressivos, principalmente paroxetina e venlafaxina.

Buspirona – a efetividade ansiolítica da buspirona é semelhante à dos benzodiazepínicos, embora pareça ter menor ação nos sintomas somáticos. Não tem atividade anticonvulsivante ou de relaxamento muscular, não causa sedação, não altera as funções psicomotoras, não causa euforia e não amplifica os efeitos do álcool, além de não poder ser utilizada para o tratamento de abstinência alcoólica. Não há relatos de abstinência ou dependência. Os principais efeitos colaterais são nervosismo, cefaléia, tontura e náuseas. Não há descrição de tolerância ou dependência. O mecanismo de ação central não é conhecido, embora se considere que haja interação monoaminérgica, GABAérgica e dopaminérgica diferente do que ocorre com os benzodiazepínicos. Tem boa absorção oral e sua interferência com a ligação protéica de outras drogas como fenitoína, digoxina, propranolol ou warfarina parece ser pequena. A meia-vida é de 2 a 11 horas, embora possa estar aumentada nos idosos. A dose inicial é de 5mg três vezes ao dia. Após duas semanas, pode ser aumentada para 10mg três vezes ao dia, conforme a sintomatologia[2,4].

Betabloqueadores – o uso de propranolol (ou outros betabloqueadores) pode ser mais efetivo que os benzodiazepínicos na redução de sintomas autonômicos como palpitações. Por atuar nesses sintomas periféricos, pode diminuir o estado ansioso do paciente, mas não interfere diretamente na ansiedade. Podem ser de grande valia no controle desses sintomas em situações que agudamente podem causar ansiedade. Não são indicados para a profilaxia de ataques de pânico, embora alguns pacientes intolerantes às medicações mais adequadas para o tratamento, como o alprazolam e os antidepressivos, eventualmente possam se beneficiar do uso desse grupo de drogas[2,4].

Anti-histamínicos – podem ser uma alternativa para o uso de benzodiazepínicos no controle de sintomas ansiosos. Particularmente para pacientes com doenças pulmonares obstrutivas ou com grande tendência a abuso de drogas, o uso de anti-histamínicos pode ser uma alternativa. Um efeito colateral importante é a sedação. A hidroxizina (pode ser prescrita na dose de 10-25mg três vezes ao dia.) é preferível a difenidramina, visto que esta última pode causar aumento da tensão muscular e alterar o sistema nervoso autônomo[2,4].

PSICOTERAPIA

Várias formas de psicoterapia (comportamental, interpessoal, cognitiva, cognitivo-comportamental, *problem solving*) são usadas para o controle de sintomas ansiosos, com resultados equiparáveis a farmacoterapia em vários quadros. Dentre as técnicas, a terapia cognitivo-comportamental parece ser a mais eficaz, principalmente em transtorno de ansiedade generalizada.

A associação entre farmacoterapia e psicoterapia também apresenta bons resultados a longo prazo (o risco de recorrência diminui com a associação e a manutenção do tratamento com psicoterapia).

Relaxamento também parece ser benéfico para o controle de sintomas ansiosos, assim como atividade física regular e meditação. Os quadros fóbicos beneficiam-se de terapia de exposição, uma forma de terapia cognitivo-comportamental[2,4].

ESTRATÉGIAS

Transtorno de ansiedade generalizada – após ter realizado história e exame clínico adequados para excluir doenças que podem manifestar-se com sintomas de ansiedade generalizada (hipertireoidismo, hipoglicemia etc.), é importante também avaliar se há abuso de álcool, cafeína ou outras drogas estimulantes e orientar quanto a, pelo menos, reduzir sua ingestão. A orientação quanto a realizar atividade física regular e a utilização de técnicas de relaxamento podem ajudar muito o paciente.

Para os pacientes que apresentam predomínio de sintomas de hipervigilância (especialmente distúrbios do sono), tensão muscular, hiperatividade autonômica, a utilização de benzodiazepínicos por um curto período de tempo pode ser adequada e o paciente deve ser orientado a não fazer uso regular, mas sim apenas nos períodos de piora. Para alguns pacientes com risco de abuso de benzodiazepínicos, a utilização de anti-histamínicos pode ser uma alternativa.

Os pacientes que apresentam predomínio de sintomas de apreensão e preocupação, o uso de buspirona ou mesmo de antidepressivos é uma opção para o tratamento. É preciso lembrar que os sintomas de tensão muscular e hipervigilância não melhoram com o uso dessas medicações. A eficácia terapêutica só ocorre após semanas de uso, mas essas medicações não causam dependência. O tempo de tratamento adequado é de seis meses a um ano. Caso não haja melhora dos sintomas, é necessário reavaliar quanto ao diagnóstico inicial e à possibilidade de haver outra doença psiquiátrica ou clínica de base. Caso excluído, esses pacientes deveriam ser acompanhados por psiquiatras.

Transtorno de pânico – em primeiro lugar, é importante conscientizar o paciente de que se trata de uma doença freqüente e não de uma fraqueza e que há formas de tratamento. A leitura de livros informativos para leigos auxilia o paciente a compreender melhor o quadro e diminuir a sensação de isolamento, sugerindo técnicas para lidar melhor com os sintomas do pânico.

Além das orientações gerais descritas anteriormente, o tratamento farmacológico e a terapia cognitivo-comportamental são fundamentais para reduzir a freqüência e a intensidade das crises. Quanto ao tratamento farmacológico, tanto os antidepressivos tricíclicos quantos os IMAO e o triazolobenzodiazepínico (alprazolam) são efetivos para a profilaxia dos ataques de pânico. Outros benzodiazepínicos não são efetivos para prevenir os ataques, embora aliviem os sintomas antecipatórios. Várias estratégias podem ser utilizadas. O alprazolam pode ser iniciado na dose de 0,25mg três vezes ao dia e progressivamente aumentado até 6mg/dia. A redução da freqüência dos ataques de pânico e dos sintomas fóbicos pode ocorrer na primeira semana. Um aspecto a ser considerado é de que os benzodiazepínicos não são adequados para o tratamento de transtornos depressivos maiores, que podem associar-se nesses pacientes, em até 60% dos casos. Se houver preocupação quanto à possibilidade de abuso, pode ser iniciado um antidepressivo tricíclico como a imipramina ou mesmo um inibidor da MAO como a fenelzina. As doses necessárias para o controle dos sintomas normalmente são semelhantes às usadas para o tratamento de depressão (ver Capítulo 82). No entanto, os sintomas podem não melhorar inicialmente e mesmo piorar, principalmente nos pacientes em uso de imipramina, podendo em até um terço dos pacientes causar um quadro de hiperexcitação. Desse modo, sugere-se associar o alprazolam à imipramina inicialmente, e após aumentar progressivamente o primeiro. O tratamento adequado deve ser de seis meses a um ano, e após tenta-se reduzir e retirar as drogas. As recorrências são freqüentes, sinalizando a necessidade de tratamento crônico[2,4].

Existem evidências recentes que os inibidores de recaptação de serotonina podem também ser utilizados no tratamento do transtorno do pânico. Estudos controlados com fluvoxamina, paroxetina, sertralina e fluoxetina demonstraram eficácia de tratamento. A metanálise realizada por Boyer comparou antidepressivos inibidores de recaptação de serotonina (paroxetina, fluvoxamina, zimeldina) e a clomipramina à imipramina e alprazolam para o tratamento de pânico. Todas as drogas foram superiores ao placebo, à imipramina e ao alprazolam[2].

Em relação a doses, sabe-se que alguns inibidores de recaptação de serotonina devem ser utilizados em doses maiores que as usadas para o tratamento de depressão quando o objetivo é o controle de sintomas de pânico. Um exemplo é a paroxetina, que deve ser utilizada na dose de 40mg/dia em vez de 20mg/dia, como é preconizado para o tratamento de depressão. No entanto, fluoxetina e sertralina podem ser utilizadas nas mesmas doses que para o tratamento de depressão[2].

Transtorno de ajustamento com ansiedade – por definição, os transtornos de ajustamento com ansiedade devem melhorar após seis meses de retirada do estressor. Desse modo, orientações para reduzir a ingestão de cafeína ou de outros estimulantes, utilização de técnicas de relaxamento ou mesmo um curto período de uso de drogas ansiolíticas, particularmente os benzodiazepínicos, são estratégias de tratamento adequadas, assim como psicoterapia breve[4].

Transtorno de estresse pós-traumático – como formas de tratamento podemos utilizar a abordagem farmacológica, a psicoterapia e a terapia comportamental. Tanto os antidepressivos tricíclicos quanto os inibidores da MAO podem auxiliar na redução dos sintomas de hipervigilância e nos distúrbios do sono. Os benzodiazepínicos poderiam ser utilizados, mas devem ser evitados em pacientes com alto risco para desenvolver dependência à droga. Neurolépticos não devem ser usados. A utilização de terapia comportamental para dessensibilizar pode ser necessária para ajudar o paciente nas reações condicionadas de esquiva ao estímulo estressor traumático. Finalmente, a psicoterapia também pode auxiliar o paciente, particularmente a lidar melhor com os medos associados à situação traumática[4].

REFERÊNCIAS BIBLIOGRÁFICAS

1. American Psychiatric Association. Diagnostic and statistical manual of mental disorders. 4th ed, Washington DC: American Psychiatric Press, 1994. ▪ 2. Nagy LM, Krystal JH, Charney DS. Anxiety disorders. In: Clinical Psychiatry for Medical Students. 2nd ed, Philadelphia, Pennsylvania: J.B. Lippincott Company, 1994. ▪ 3. Gorman JM. Treatment of generalized anxiety disorder. J Clin Psychiatry 2002; 63(Suppl 8):17. ▪ 4. Roca RP. Anxiety. In: Principles of Ambulatory Medicine. 5th ed. Baltimore, Maryland: Williams & Wilkins, 1999.

82. TRATAMENTO DOS TRANSTORNOS DEPRESSIVOS

José Antonio Atta

A alta prevalência de depressão na população e a grande procura de locais de atendimento ambulatorial para pacientes com sintomas depressivos tornam o reconhecimento dessa doença e suas múltiplas facetas extremamente importantes para todos os médicos, mas principalmente para clínicos responsáveis por atendimento ambulatorial. É interessante ressaltar que os sintomas de depressão apresentados por um determinado paciente podem ter características múltiplas, dificultando em muito o diagnóstico preciso e a conseqüente terapêutica.

Queixas somáticas como alteração do apetite, fraqueza, dores difusas, dispnéia fazem parte da apresentação dos pacientes deprimidos e é habitual o aparecimento de pacientes em consultórios e ambulatórios com investigação exaustiva para diversas doenças, sem resultado positivo, em que o questionamento cuidadoso mostra sintomas e sinais de depressão, necessitando de tratamento adequado.

Somado ao anteriormente exposto temos também o preconceito difuso tanto por parte de profissionais de saúde como por parte dos próprios pacientes ao diagnóstico de depressão, dificultando ainda mais o diagnóstico e o tratamento adequados[1,2].

CLASSIFICAÇÕES DIAGNÓSTICAS

As definições mais utilizadas atualmente são do DSM-IV (classificação diagnóstica da Associação Psiquiátrica Americana, na sua quarta versão) e do CID-10 (Classificação Internacional de Doenças).

Segundo o DSM-IV, as alterações de humor podem ser classificadas em episódios de alteração do humor (episódio depressivo maior, maníaco, misto ou hipomaníaco) ou transtornos do humor (transtorno depressivo, bipolar, do humor devido à condição médica geral, do humor induzido por uso de substâncias, entre outros). Os critérios para a caracterização de episódio depressivo maior são a presença de cinco dos critérios mencionados no quadro 10.12, sendo que obrigatoriamente ao menos um dos sintomas deve ser o primeiro ou o segundo da lista.

Quadro 10.12 – Critérios diagnósticos para episódio depressivo maior, segundo o DSM-IV.

1. Humor deprimido a maior parte do tempo, quase diariamente, notada pelo próprio paciente ou por outros (em crianças e adolescentes pode ser humor irritável)
2. Diminuição marcante do interesse ou prazer em todas, ou quase todas atividades na maior parte do dia, quase todos os dias
3. Perda (ou ganho) significativa do peso sem estar fazendo dieta especial (por exemplo, variação de mais de 5% do peso corpóreo em um mês), ou aumento (ou diminuição) do apetite quase todos os dias
4. Insônia ou hipersônia quase todos os dias
5. Agitação ou atraso psicomotor quase todo dia (observado por outros, não meramente sentimentos subjetivos de inquietação ou de estar mais parado)
6. Fadiga ou perda de energia quase todos os dias
7. Sentimentos de menos-valia ou culpa excessiva ou inapropriada (pode ser delusional) quase todos os dias (não meramente auto-reprovação ou culpa por estar doente)
8. Habilidade diminuída de pensar ou se concentrar, ou indecisão, quase todos os dias (tanto por avaliação subjetiva quanto observado por outros)
9. Pensamentos recorrentes de morte (não apenas medo de morrer), ideação suicida recorrente sem um plano específico ou tentativa de suicídio ou ainda plano específico de cometer suicídio
A) Esses sintomas devem estar presentes ao menos por duas semanas e representam uma mudança do estado anterior de funcionamento
B) Esses sintomas causam desconforto clinicamente significativo ou dificuldades na área social, ocupacional ou outra área importante do funcionamento
C) Esses sintomas não são devidos à ação de substâncias (drogas ou medicações) ou à doença clínica (hipotireoidismo, por exemplo)
D) Se esses sintomas não forem devidos à reação de luto, ou seja, após a perda de um ente querido, ou então persistirem por mais de dois meses, ou caracterizados por importante dificuldade funcional, ou preocupação mórbida com menos-valia, ideação suicida, sintomas psicóticos ou atraso psicomotor

O quadro 10.13 mostra os critérios diagnósticos para episódio maníaco, devendo estar presente obrigatoriamente o primeiro e mais outros três critérios (quatro se o humor for irritável).

Quadro 10.13 – Critérios para a caracterização de episódio maníaco, segundo o DSM-IV.

1. Um período distinto de humor alterado e persistentemente exagerado ou expansivo, ou ainda humor irritável, durando ao menos uma semana
2. Grandiosidade ou auto-estima inflada
3. Diminuição da necessidade de sono (por exemplo 3 horas já são suficientes para descansar)
4. Mais falante que o habitual ou sentindo-se pressionado para continuar falando
5. Fuga de idéias ou experiência subjetiva de que os pensamentos estão correndo
6. Distraibilidade (atenção facilmente desviada para estímulos externos menores importantes ou irrelevantes)
7. Aumento em atividades dirigidas (socialmente, no trabalho, na escola ou sexualmente) ou agitação psicomotora
8. Envolvimento excessivo em atividades prazerosas que têm alto potencial de conseqüências dolorosas (indiscrições sexuais, comprar desgovernadamente, investimentos financeiros duvidosos)

A) Esses critérios não são devidos a efeitos fisiológicos diretos de substâncias (drogas, medicamentos ou outros tratamentos) ou a condição médica geral (por exemplo hipertireoidismo)

B) A alteração de humor é grave o suficiente para causar prejuízo marcante no funcionamento ocupacional ou nas atividades sociais habituais ou nos relacionamentos com outros, ou ainda necessitar de hospitalização para prevenir danos ao próprio paciente ou a outros, ou então se houver características psicóticas

C) Caso a alteração do humor não seja grave o suficiente para determinar internação, ou prejuízo importante no funcionamento social, profissional ou pessoal do indivíduo, e se não aparecerem características psicóticas, será considerado episódio hipomaníaco, devendo durar um mínimo de quatro dias

A presença de um episódio depressivo maior faz o diagnóstico de transtorno depressivo maior, desde que o paciente não tenha apresentado anteriormente episódios de mania ou hipomania, quando então receberá o diagnóstico de transtorno bipolar (I ou II, se for episódio de mania ou hipomania, respectivamente).

Para o diagnóstico de depressão menor, a presença de três ou quatro sintomas depressivos são necessários, mantendo as mesmas características de obrigatoriedade do primeiro ou segundo sintoma para diagnóstico. Os critérios para o diagnóstico de distimia são sintomas depressivos persistentes por ao menos dois anos, na maior parte dos dias, estando presente o humor deprimido e ao menos dois dos seguintes sintomas: alteração do apetite, alteração do sono, cansaço ou perda da energia, diminuição da auto-estima, dificuldade de concentração, sensação de desesperança. Não pode preencher critérios para depressão maior ou transtorno bipolar nesse período, nem ser devido a outras alterações (transtorno psicótico, uso de substâncias etc.).

Ainda, segundo o DSM-IV, esses distúrbios podem ser classificados em leve, moderado e grave, em função da intensidade dos sintomas e do desconforto que causa ao paciente. Atenção: não confunda depressão maior leve com depressão menor ou distimia. A distinção entre leve, moderada e grave faz-se na intensidade dos sintomas e a distinção entre depressão maior e depressão menor faz-se no número e duração de sintomas apresentados pelo paciente, assim como a distinção entre distimia e depressão menor faz-se pela duração dos sintomas.

O CID-10 apresenta pequenas diferenças em relação ao DSM-IV quanto aos diagnósticos e às subclassificações, mas na essência é muito parecido.

Todas essas categorias diagnósticas servem para auxiliar no diagnóstico, mas não é necessário memorizar todas as categorias e tentar encaixar os pacientes nesses critérios, desconsiderando o diagnóstico em pacientes que não se enquadrem nas categorias. Ou seja, não devemos considerar esses critérios diagnósticos como grilhões e sim como auxiliares para a melhor compreensão dos pacientes com alterações do humor, lembrando também que a classificação correta tem mais importância quanto ao prognóstico a longo prazo que quanto a terapêutica a ser proposta. Cuidado especial deve ser tomado para a caracterização de um possível episódio de mania ou hipomania, que aí sim vai alterar o tratamento proposto.

Uma fórmula mnemônica que podemos utilizar para lembrar dos sintomas que fazem os critérios diagnósticos está apresentada no quadro 10.14.

Quadro 10.14 – Fórmula mnemônica utilizada para o diagnóstico de depressão.

S	Alteração do **S**ono
A	Alteração do **A**petite
I	Culpa **I**napropriada ou excessiva
D	Humor **D**eprimido
A	**A**nedonia (diminuição ou falta de prazer)
C	Diminuição da **C**oncentração
A	**A**dinamia
S	Pensamento ou ideação **S**uicida
A	Agitação motora ou diminuição da **A**tividade motora

Lembrar sempre que, além da presença de sintomas, há necessidade de comprometimento social, afetivo ou profissional para que o diagnóstico seja feito, visando distinguir processos patológicos de adaptações a situações negativas ou então características da personalidade.

ASPECTOS EPIDEMIOLÓGICOS

Dependendo do método diagnóstico empregado, as estatísticas mostram prevalências variadas. Usando escalas de depressão (no caso a CES-D), estudo realizado na cidade de São Paulo, em diversas regiões, encontramos prevalência de 18,5% ao longo da vida, e 7,6% no ano anterior.

Em locais de atendimento primário encontramos prevalências altas, em todos os países onde foi estudado o assunto. Estudo japonês mostrou que 13% dos pacientes procurando um local de atendimento primário apresentavam o diagnóstico de depressão. Estudos norte-americanos mostram até 39% de diagnóstico de depressão nesses locais de atendimento, dados repetidos em estudos franceses (37,8% em clínicas de atendimento primário), ingleses (16,3%), finlandeses (25%) e chilenos (53%).

Estudo realizado no Serviço de Clínica Geral do Hospital das Clínicas da Universidade de São Paulo mostra que, utilizando o PRIME-MD como instrumento de detecção, 37,1% dos pacientes apresentavam diagnóstico de depressão maior, 16,7% de depressão menor e 2,7% de distimia, em um total de 56,5% de prevalência de distúrbios do humor (análise de 300 pacientes consecutivos).

Estima-se que o custo direto e indireto associado a essas doenças atinge 22 bilhões de dólares anuais nos EUA e 5,6 bilhões de libras esterlinas no Reino Unido (9,52 bilhões de reais) e as incapacitações conseqüentes igualam ou ultrapassam a de várias doenças crônicas. O custo anual de pacientes com depressão é até 2,5 vezes maior que outros pacientes crônicos (estudo feito em Puget Sound, Washington).

Em ambulatórios de clínica geral, além de pacientes se apresentarem com depressão como causa principal de procura ao médico, não podemos esquecer da concomitância de depressão com outras doenças que fazem esses pacientes procurarem o médico. Alguns trabalhos mostram concomitância de diagnóstico de depressão em várias situações clínicas, como por exemplo soropositividade ao HIV, neoplasias, insuficiência renal, insuficiência cardíaca, entre outras.

Os distúrbios de humor afetam mais as mulheres que os homens, em uma proporção de 2:1 na maioria dos estudos, não sendo essa diferença observada em distúrbios bipolares. A idade média é de 40 anos para a depressão maior (sendo que 50% dos pacientes começam entre os 20 e os 50 anos) e de 30 anos para os distúrbios bipolares. Não há diferença entre raças. Curiosamente, estudos americanos mostram que médicos tendem a fazer mais diagnósticos de esquizofrenia e menos de distúrbios do humor quando são de raças diferentes das dos pacientes.

Nos 15 primeiros meses após o diagnóstico de depressão, a taxa de mortalidade é quatro vezes maior que em controles, principalmente por suicídio.

QUADRO CLÍNICO E DIAGNÓSTICOS DIFERENCIAIS

Boa parte dos pacientes deprimidos procuram inicialmente serviços de clínica médica por vários motivos, dentre eles preponderância de sintomas ditos somáticos (dores, insônia, perda do apetite, indisposição geral), dificuldade de acesso a psiquiatras e preconceito quanto ao diagnóstico psiquiátrico. Além disso, a alta prevalência desses distúrbios na população geral e na população que procura atendimento médico obriga-nos a sermos bastante sensíveis à possibilidade desse diagnóstico quando entrevistamos pacientes.

Alguns dados de história ajudam a fazer o diagnóstico de distúrbios do humor, dentre eles tratamento psiquiátrico anterior, presença de história familiar, descrição por parte do paciente de uma maratona de médicos já procurados em diversos locais, sempre sem diagnóstico satisfatório, queixas desproporcionais aos achados de exame clínico e descrição bizarra de sintomas. Sempre que desconfiar, o médico deve fazer perguntas básicas que podem ajudar a direcionar o diagnóstico, dentre elas perguntar sobre tristeza, anedonia, irritabilidade e adinamia.

Como era de se esperar, esses pacientes ficam circulando pelo sistema de saúde, insatisfeitos com o atendimento, encarecendo o sistema, sendo importante o diagnóstico preciso do paciente para que se possa iniciar o tratamento adequado. Contrariamente ao imaginado anteriormente, o prognóstico a longo prazo de pacientes não tratados não é favorável. Na Inglaterra, nos casos de suicídios seguidos de morte, 66% havia consultado seu médico no mês anterior e 40% na semana anterior.

Outro dado que pode auxiliar no diagnóstico é o uso de medicação ansiolítica ou hipnótica-indutora de sono – muitas vezes prescrevem-se "calmantes" aos pacientes para diminuir a sintomatologia ou então trata-se o sintoma insônia, sem que seja feito diagnóstico mais preciso. Como disse Dr. Dunner, em uma discussão do *Journal of Clinical Psychiatry*, "*sempre que você estiver tentado a prescrever um ansiolítico ou um indutor de sono, reveja o seu diagnóstico, pois com grande chance esse paciente está deprimido e a droga de escolha pode ser um antidepressivo*".

Devemos nos lembrar também que, em pacientes acompanhados por qualquer doença, o fato de saber-se portador de doença crônica, com necessidade de acompanhamento constante e uso de medicação a longo prazo, torna-se um grande estímulo estressante, podendo causar depressão em pessoas com maior suscetibilidade, quer seja genética, quer seja psicodinâmica.

A concomitância de doenças crônicas com distúrbios depressivos pode ter muitos efeitos negativos no processo evolutivo desse paciente, diminuindo a aderência ao tratamento proposto e impossibilitando ou dificultando a mudança de hábitos. Poucos trabalhos bem conduzidos procuram associar prognóstico de doenças crônicas à concomitância de sintomas depressivos. Um deles em especial, realizado em clínica de hemodiálise, mostrou que o nível de depressão avaliado pelo inventário de Beck (um questionário usado para quantificar sintomas de depressão) a cada seis meses, correlacionava-se significativamente com a mortalidade desses pacientes, na mesma magnitude de alterações metabólicas.

Depressão pode ser devida a efeito colateral de medicações como betabloqueadores, outros anti-hipertensivos (reserpina e alfa-bloqueadores centrais), medicações antineoplásicas e hormônios[3,4].

Fazem parte do diagnóstico diferencial de depressão algumas doenças endócrinas, principalmente alterações tireoidianas (classicamente hipotireoidismo, mas também hipertireoidismo pode apresentar depressão como manifestação) e da adrenal (doenças de Addison e Cushing). Distúrbios neurológicos, principalmente doenças degenerativas como doença de Parkinson e processos demenciais, podem confundir-se com depressão, principalmente no início do quadro. Algumas neoplasias, principalmente de pâncreas, podem cursar com depressão.

Doenças psiquiátricas também fazem parte do diagnóstico diferencial, dentre elas distúrbio do pânico, distúrbios psicóticos, abuso de substâncias (álcool, drogas ilícitas).

Em pacientes com diagnóstico de depressão unipolar, é sempre pertinente o questionamento acerca de possíveis episódios hipomaníacos ou maníacos, o que mudaria o diagnóstico para distúrbio bipolar, com implicações prognósticas e terapêuticas.

O quadro 10.15 mostra dados de história que podem nos ajudar a pensar no diagnóstico de depressão.

Quadro 10.15 – Dados de anamnese que aumentam a possibilidade de diagnóstico de depressão.

1. Queixas de alterações do sono e do apetite
2. Cansaço fácil, às vezes comunicado como "necessidade de tomar vitaminas"
3. Perda da memória ou memória fraca, na verdade indicativa de diminuição da concentração
4. Descrição bizarra de sintomas ou vários sintomas sem dados de exame clínico que corroborem as hipóteses levantadas
5. Procura de vários serviços médicos previamente
6. História prévia de episódios depressivos ou tentativa de suicídio
7. Uso de medicação ansiolítica ou indutora do sono

No idoso, os sintomas de depressão podem não ser tão intensos, inclusive com desvalorização por parte dos pacientes ou familiares da sintomatologia, atribuindo a alterações próprias do envelhecimento, tornando o diagnóstico um pouco mais difícil. Lembrar que, embora a maioria dos pacientes deprimidos esteja entre os 30 e 50 anos, uma grande porcentagem da população idosa apresenta a doença.

Idosos sofrem habitualmente mais perdas, muitos são institucionalizados ou moram sós e apresentam dificuldades econômicas, tornando-os mais suscetíveis a transtornos do humor. Além disso, muitos são portadores de doenças crônicas ou incapacidades, tomando várias medicações, o que novamente pode predispor ao aparecimento de doenças afetivas.

Independente da faixa etária dos pacientes que estivermos atendendo, pela alta prevalência de depressão e transtornos do humor na população geral, é interessante incluir rotineiramente algumas perguntas no interrogatório de todos os pacientes, perguntando principalmente sobre alterações de sono ou apetite, cansaço, diminuição da capacidade de concentração e tristeza excessiva ou sensação de menos-valia.

SUICÍDIO

Sendo a maior causa de mortalidade e morbidade nos pacientes deprimidos, o suicídio e suas tentativas devem estar sempre presentes em nossas preocupações com pacientes deprimidos. Apesar de todos os cuidados que possamos ter no cuidado de pacientes deprimidos, essa possibilidade está sempre presente, algumas vezes sem dados que nos façam suspeitar ou que nos alertem para tomarmos medidas possíveis de diminuírem o risco.

A ideação suicida faz parte dos sintomas utilizados para o diagnóstico de transtornos depressivos, e deve sempre ser perguntado aos pacientes onde existe a suspeita diagnóstica. Ao contrário do que algumas pessoas imaginam, conversar sobre suicídio não faz com que pessoas que não imaginavam essa possibilidade comecem a fazê-lo. Por outro lado, muitos dos pacientes ao serem perguntados sobre pensamentos de morte ou ideação de terminar a vida demonstram alívio ao perceber que essa é uma manifestação de seu quadro e não uma aberração, e que seus médicos se preocupam com isso.

Alguns pacientes podem vocalizar que gostariam de desaparecer para diminuir o sofrimento, sem elaborar a morte ou então a intenção de dar fim na vida. Outros pacientes podem imaginar a morte como solução ou até contemplar a idéia de se matar, mas sem idealizar os meios para isso. Em outros pacientes ainda vemos a intenção de se matar, tendo inclusive os meios para isso (comprou revólver, fica planejando se jogar de viaduto ou sob trens, caminhões).

Devemos sempre perguntar a pacientes com pensamentos de morte sobre intenção e meios de se matar, inclusive para programar internação caso o risco de suicídio seja alto.

Estudos mostram que alguns subgrupos apresentam maior possibilidade de cometer suicídio. Entre os fatores de risco estão: gênero masculino, pessoas sem vínculo familiar ou afetivo grande (solteiros ou separados, morando sós), presença de doenças crônicas concomitantes (aproximadamente 70% dos suicídios ocorrem em pessoas com doenças crônicas), falta de esperança, raça branca, presença de sintomas psicóticos, história de tentativas prévias e uso de álcool.

MODALIDADES TERAPÊUTICAS

Após o estabelecimento do diagnóstico de depressão, várias possibilidades de tratamento tornam-se disponíveis, algumas com benefícios comprovados em ensaios clínicos bem conduzidos, outras não tão bem estabelecidas. Além de drogas, também são eficazes no tratamento de depressão psicoterapia (principalmente as formas breves de terapia), eletroconvulsoterapia, sessões de aconselhamento, atividades físicas programadas, entre outras.

A escolha da forma de tratamento deve ser feita levando em consideração a familiaridade do médico com as formas de tratamento, a disponibilidade no serviço de atendimento, preferência do paciente e indicação específica.

FARMACOTERAPIA

Na década de 1950 foram descobertas as características antidepressivas da imipramina (sintetizada na década de 1940 como um sedativo) e dos inibidores da monoaminoxidase, e na década de 1960 foram exaustivamente estudados, assim como os neurotransmissores e os papéis desses no equilíbrio das funções psíquicas. O estudo dos receptores e um melhor conhecimento dos neurotransmissores permitiram a criação de outras classes de drogas atuando em diversos mecanismos cerebrais. Três são os principais neurotransmissores envolvidos na depressão (e outras doenças psíquicas): noradrenalina, dopamina e serotonina (5-hidroxitriptamina). Acredita-se hoje que a diminuição do nível (ou da ação) desses neurotransmissores na fenda sináptica seja o mecanismo biológico responsável pelo quadro clínico da depressão.

Temos hoje à disposição no mercado as seguintes categorias de antidepressivos: tricíclicos, inibidores da monoaminoxidase, inibidores seletivos de recaptação de serotonina, inibidores da recaptação de serotonina e noradrenalina, inibidores da recaptação de noradrenalina, antagonistas de alfa-2-adrenoceptor e atípicos (Quadro 10.16).

Quadro 10.16 – Classes de antidepressivos e seus representantes.

Antidepressivos tricíclicos	Imipramina, amitriptilina, clomipramina, nortriptilina, doxepina, trimipramina, desipramina, protriptilina, amoxapina
Inibidores da monoaminoxidase	Tranilcipromina, moclobemida
Inibidores seletivos de recaptação de serotonina	Fluoxetina, fluvoxamina, paroxetina, sertralina, citalopram
Inibidores da recaptação de serotonina e noradrenalina	Venlafaxina, milnacipram, duloxetina
Inibidores da recaptação de noradrenalina	Reboxetina, maprotilina
Antagonistas de alfa-2-adrenoceptor	Mirtazapina, mianserina
Atípicos	Nefazodona, trazodona, tianeptina, bupropiona, aminoeptina

Antidepressivos tricíclicos

Assim chamados por apresentarem um núcleo central de três anéis, esses antidepressivos têm eficácia comprovada em vários estudos clínicos. Agem principalmente bloqueando a inativação de aminas (por inibição da recaptação). A imipramina bloqueia a recaptação principalmente da noradrenalina, mas também da serotonina e muito pouco da dopamina. A clomipramina bloqueia principalmente a recaptação de serotonina. A nortriptilina bloqueia principalmente a noradrenalina, com menores efeitos anticolinérgicos e autonômicos.

A administração em voluntários normais provoca sonolência, visão turva, boca seca e não apresenta propriedades estimulantes. Pode apresentar também efeitos ansiolíticos e sedativos. A ação no humor (em pessoas deprimidas) só se verifica após uso continuado da droga por um período de duas a três semanas.

Em doses adequadas, são bons antidepressivos, mas devido aos efeitos colaterais mais marcantes têm perdido sua posição como drogas de primeira escolha para drogas mais novas, principalmente os inibidores de recaptação da serotonina.

Os efeitos colaterais mais encontrados são do sistema nervoso autonômico (visão turva, boca seca, obstipação e retenção urinária), cardiovascular (hipotensão postural, taquicardia sinusal, inversão ou achatamento da onda T ao eletrocardiograma, prolongamento do tempo de condução intracardíaca, depressão miocárdica) e sistema nervoso central (sonolência). Aumento do apetite (com conseqüente ganho de peso) e atraso do orgasmo também são achados freqüentes e o primeiro pode ser tão proeminente a ponto de contra-indicar o uso em alguns pacientes. A nortriptilina tem menos efeitos anticolinérgicos que outros tricíclicos e pode ser mais bem tolerada, principalmente em idosos.

A dose terapêutica desses agentes é de 100 a 200mg/dia para a maioria deles. A nortriptilina é efetiva em doses de 75 a 150mg/dia. Deve-se iniciar o tratamento com doses baixas (25 a 50mg/dia) em uma ou duas tomadas, aumentando progressivamente conforme a tolerância do paciente até atingir a dose ideal. Lembrar que efeitos plenos só serão observados após duas ou três semanas de uso.

Com o uso continuado, desenvolve-se certa tolerância aos efeitos autonômicos e sedativos da imipramina e de outros tricíclicos. Alguns pacientes podem apresentar dependência física, apresentando moleza, calafrios e dores musculares com a parada abrupta de altas doses de tricíclicos, recomendando a descontinuação gradativa em pelo menos uma semana, principalmente em altas doses.

A ligação dos tricíclicos às proteínas plasmáticas pode ser reduzida por competição com várias drogas (aspirina, fenitoína, fenilbutazona), aumentando sua atividade. Contraceptivos orais e drogas neurolépticas interferem com o metabolismo hepático dos tricíclicos, também aumentando sua ação. Já o tabagismo e o uso de barbitúricos podem aumentar o metabolismo hepático dos tricíclicos, o que não se observa com o uso de benzodiazepínicos. A associação de tricíclicos com inibidores da recaptação de serotonina (que competem no metabolismo) pode elevar a concentração de tricíclicos a níveis tóxicos.

Antidepressivos tricíclicos podem ser usados com boa margem de segurança durante um curso de eletroconvulsoterapia, com omissão da dose imediatamente antes da sessão.

Inibidores da monoaminoxidase

Em 1951, desenvolveu-se isoniazida e iproniazida para o tratamento de tuberculose e observou-se o potencial de melhora do humor de pacientes tratados com a iproniazida e posteriormente melhora associada à sua capacidade de inibir a enzima monoaminoxidase. Posteriormente, drogas também capazes de inibi-la mas com estrutura diferente das hidrazinas (muito hepatotóxicas), foram sintetizadas, dentre elas a tranilcipromina.

Assim como os tricíclicos, os inibidores da monoaminoxidase também demoram de duas a três semanas para ter seu efeito máximo. A ligação dos inibidores à enzima pode ser muito ávida (como a tranilcipromina) ou reversível e de ação curta (como a moclobemida). No segundo caso, o uso fica mais facilitado, principalmente por apresentar maior facilidade de manipulação em associações ou em efeitos graves.

Dentre os efeitos colaterais mais encontrados estão sedação e excitação do comportamento, além de hipotensão postural. Eventualmente, sinais de estimulação central excessiva (com tremores, insônia e hiperidrose) podem ocorrer, assim como agitação e comportamento hipomaníaco. Raramente podem-se observar alucinações e confusão mental, assim como convulsões. Deficiência de piridoxina induzida por hidrazinas pode levar à neuropatia periférica.

Uma interação grave, mas felizmente rara, pode ocorrer com o uso concomitante de tricíclicos e inibidores da monoaminoxidase, caracterizada por intensa estimulação do sistema nervoso central, com hiperpirexia, convulsões e coma, contra-indicando o seu uso.

O uso de inibidores da monoaminoxidase dificulta o organismo na sua capacidade de manipular aminas endógenas e exógenas, podendo levar a respostas pressóricas extremas, com crises hipertensivas. Tiramina em doses suficientes para provocar aumento significativo da pressão arterial é encontrada em queijos, principalmente os maturados. Uma listagem com alimentos a serem evitados deve ser fornecida a todo paciente em uso de inibidores da monoaminoxidase.

A dose terapêutica da moclobemida é de 300 a 600mg por dia, divididos em duas ou três doses. Iniciar com doses de 300mg, podendo ser aumentadas após uma a duas semanas (não aumentar precocemente, pois o efeito máximo demora até mais de uma semana para ser atingido). A dose de tranilcipromina varia de 30 a 60mg por dia, divididos em duas doses. Iniciar com dose de 30mg, e se for necessário aumentar (após uma a duas semanas de uso), 10mg a cada semana até o efeito esperado.

Inibidores seletivos da recaptação de serotonina

Sintetizados na década de 1980, os inibidores seletivos da recaptação de serotonina rapidamente ganharam um importante papel no manejo farmacológico dos quadros depressivos, principalmente por seu perfil mais favorável de tolerabilidade. Age no receptor pré-sináptico de serotonina, inibindo-o e aumentando a quantidade de serotonina disponível na junção sináptica.

Apresentam como características comuns um menor número e intensidade de efeitos colaterais quando comparados aos atípicos. Dentre os efeitos, náuseas, ansiedade, insônia, anorexia, diarréia, nervosismo e cefaléia são os mais relatados. Além desses, disfunção sexual parece ser muito comum, incluindo atraso na ejaculação, diminuição da libido e disfunção erétil, mas é difícil precisar qual a real porcentagem, pois poucos trabalhos foram desenvolvidos especificamente para responder essa questão, e disfunção sexual é muito comum em pacientes deprimidos.

Dentre os inibidores seletivos da recaptação de serotonina, a fluoxetina tem meia-vida mais longa, inclusive porque um de seus metabólitos, a N-fluoxetina, é também ativo. Todos são metabolizados pelo citocromo P_{450}. A paroxetina (e a fluoxetina em menor grau) é um potente inibidor do CYP2D6, e a fluvoxamina, do CYP1A2 e CYP2C19, o que pode levar a várias interações medicamentosas, o que deve ser levado em consideração na escolha da terapia.

Comparados aos antidepressivos tricíclicos, vários trabalhos mostram similaridade de eficácia dos dois grupos, alguns trabalhos favorecendo os antidepressivos tricíclicos, mas, devido aos menores efeitos colaterais, os inibidores seletivos da recaptação de serotonina levam vantagem, pois menos pacientes abandonam o tratamento ou têm que trocar a terapêutica. Apesar de seus custos mais elevados, pacientes tratados com inibidores seletivos da recaptação de serotonina procuram menos os serviços médicos (por causa de efeitos indesejados, ou para a troca da medicação, por exemplo) e por isso seu custo total parece ser menor[5-7].

Inibidores da recaptação de serotonina e noradrenalina

A primeira droga dessa categoria, a venlafaxina, foi comercializada a partir da década de 1990. Por inibir tanto a recaptação de serotonina quanto a de noradrenalina, apresenta um perfil de efeitos colaterais mais brando, com poucos efeitos anticolinérgicos e no sistema nervoso central, além de não alterar significativamente a condução elétrica intracardíaca. Pode causar elevação da pressão arterial, principalmente em altas doses. Alguns estudos mostram que talvez tenha efeito mais rápido que os antidepressivos tricíclicos e inibidores seletivos da recaptação de serotonina[8].

Em pacientes internados, o uso de inibidores de recaptação de serotonina e noradrenalina pode diminuir custos totais, apesar do preço mais alto dessas medicações, por diminuir o período de internação e ter um perfil de tolerabilidade maior, diminuindo trocas de medicação e tratamento de efeitos colaterais.

O milnacipram apresenta uma vantagem adicional sobre outras drogas por ter biodisponibilidade alta, com baixa ligação a proteínas plasmáticas e eliminação urinária na maior parte como droga original, levando a menos interações medicamentosas e pouca dependência da função hepática[9,10].

A duloxetina é a última droga dessa categoria a ser lançada no mercado. Alguns estudos mostram possível vantagem da duloxetina na diminuição dos sintomas somáticos associados aos quadros depressivos em comparação a outros antidepressivos[11,12].

Outras classes de antidepressivos

A reboxetina foi o primeiro inibidor da recaptação de noradrenalina em operação comercial. Trabalhos mostraram sua superioridade sobre os placebos comparável em eficácia a outros antidepressivos. Apresenta poucos efeitos sedativos ou cardiovasculares. Também apresenta menos disfunção sexual e menos efeitos gastrintestinais se comparada aos inibidores seletivos da recaptação de serotonina.

A mirtazapina é classificada como um antagonista do alfa-2-adrenoceptor. Age em duas vias diferentes, a adrenérgica e a serotoninérgica (antagoniza os alfa-2-receptores adrenérgicos e bloqueia os receptores de serotonina – 5-HT2 e 5-HT3), aumentando a liberação de noradrenalina e a transmissão mediada por serotonina. Talvez por isso seu início de ação é mais rápido que outros antidepressivos. Vários trabalhos mostram sua eficácia comparada a outros tratamentos antidepressivos (tricíclicos, inibidores seletivos da recaptação de serotonina) e também sua eficácia em pacientes com sintomas ansiosos e alterações do sono, e pode ser usado em tratamentos prolongados. É metabolizado no fígado por várias isoenzimas do citocromo P_{450}. Não parece apresentar interações medicamentosas importantes, e boca seca, sedação e aumento do apetite são os efeitos adversos mais comuns[14].

Dentre os chamados atípicos, duas drogas merecem mais atenção, a nefazodona e a bupropiona. A nefazodona age por bloqueio pós-sináptico dos receptores 5-HT2A de serotonina, além de inibir moderadamente a recaptação de serotonina e noradrenalina. Em estudos clínicos, mostrou ser mais efetiva que o placebo e similar a antidepressivos tricíclicos e inibidores seletivos da recaptação de serotonina, inclusive em sintomas ansiosos. Apresenta também menos efeitos colaterais anticolinérgicos e anti-histaminérgicos que a imipramina, e menos efeitos gastrintestinais que os inibidores seletivos da recaptação de serotonina. Ainda comparada aos inibidores seletivos da recaptação de serotonina, afeta pouco a função sexual, mas apresenta mais tonturas, boca seca e confusão. Por inibir a isoenzima 3A4 do citocromo P_{450}, pode apresentar interações medicamentosas[15,16].

A bupropiona tem mecanismo de ação distinto dos tricíclicos, inibidores seletivos da recaptação de serotonina, recaptação de serotonina e noradrenalina e da monoaminoxidase. Causa um bloqueio fraco da captação de serotonina e noradrenalina, além de inibir a recaptação de dopamina. Em estudo comparativo com inibidores seletivos da recaptação de serotonina mostra eficácia semelhante, com menos efeitos colaterais, principalmente na libido. Pode apresentar convulsões como efeito colateral, por isso doses devem ser divididas em duas a três tomadas diárias[17].

Outros medicamentos

Além dos antidepressivos, outros medicamentos também são usados para o tratamento de quadros depressivos como coadjuvantes.

Em depressão de difícil tratamento ou resistente, sais de lítio, anticonvulsivantes (valproato e topiramato, principalmente), antipsicóticos (olanzapina e risperidona), ansiolíticos (buspirona), betabloqueadores (pindolol) e hormônios tireoidianos são opções válidas. Vários ensaios clínicos mostram a eficácia de lítio e levotiroxina[18] no tratamento de DRT (depressão resistente ao tratamento) e também na prevenção de suicídio em casos graves. Resultados promissores também têm sido obtidos com a associação de inibidores seletivos da recaptação de serotonina e olanzapina[19,20].

Principalmente no início do tratamento, quando alterações do sono, irritabilidade, inquietação e sintomas ansiosos estão mais presentes, podem-se usar benzodiazepínicos, com respostas adequadas.

Medicamentos fitoterápicos têm sido pesquisados, com resultados controversos. Dentre eles, destaca-se o hipérico (extraído de *St. John's worth* – erva-de-são joão). Alguns trabalhos mostram eficácia em depressão leve a moderada, mas ainda não foi aprovado pelo *Federal Drug Administration* americano e uma metanálise do *National Institute of Health* mostra ineficácia da droga.

PSICOTERAPIA

Em casos de depressão leve e moderada, as formas de psicoterapia mais breves mostraram-se tão eficazes quanto a farmacoterapia e, em casos graves, a associação entre drogas e psicoterapia é a modalidade de escolha.

ELETROCONVULSOTERAPIA

Em uso há mais de 60 anos, a eletroconvulsoterapia tem-se aperfeiçoado cada vez mais, ficando mais segura e tolerável. Vários ensaios clínicos mostram sua superioridade sobre outras formas de tratamento. Além disso, o início de ação é mais rápido. Por isso, a eletroconvulsoterapia é o tratamento de escolha em pacientes com depressão grave e com risco suicida[21].

Apresenta como efeitos adversos a perda de memória, que a maioria dos trabalhos mostra ser transitória, além de náuseas, cefaléia e dores musculares.

Devido à necessidade de anestesia durante o procedimento, cuidados especiais devem ser tomados em pacientes com doenças cardíacas, pulmonares e do sistema nervoso. Mesmo assim, continua sendo um procedimento eficaz e relativamente seguro. Mesmo subgrupos especiais (idosos, crianças e adolescentes, grávidas e lactantes) mostraram segurança no seu uso[22].

OUTRAS FORMAS DE TRATAMENTO

Devido ao grande número de efeitos colaterais das medicações antidepressivas, pesquisa-se constantemente outras formas de tratamento, mais seguras e que de preferência se mostrem eficazes.

Atividade física regular pode diminuir sintomas depressivos e, aparentemente, mostram efeito mais duradouro a longo prazo (comparado à droga ativa, após um ano de tratamento o grupo tratado com atividade física regular apresentava menos sintomas depressivos).

Sessões de aconselhamento também podem ser tão eficazes quanto drogas ou psicoterapia em pacientes com sintomatologia leve a moderada.

Privação do sono também se mostrou eficaz em trabalhos comparativos, com efeito quase imediato (a melhora da sintomatologia dá-se logo no primeiro dia após a privação do sono).

PLANOS DE TRATAMENTO

O tratamento de crises depressivas visa ao restabelecimento completo da funcionalidade do indivíduo a ser tratado. Resultados parciais não devem satisfazer o médico, devendo sempre ser buscada a remissão completa dos sintomas. Pacientes em remissão parcial apresentam mais co-morbidades, maior procura dos sistemas de saúde, mais dias sem trabalhar, com grandes custos sociais e econômicos[23].

Ao se escolher a droga para o tratamento, deve-se iniciar com uma dosagem baixa e aumenta-se progressivamente até a melhora completa da sintomatologia.

No caso de tricíclicos, a dose inicial é de 25 a 50mg para a amitriptilina, aumentando-se a cada três a cinco dias 25mg, atingindo a dose de 150mg em duas semanas. Caso os efeitos colaterais sejam importantes e desagradáveis, diminuir a velocidade de aumento da dosagem. Ao atingir a dose preconizada, avaliar o paciente em duas semanas. Caso a melhora seja satisfatória (desaparecimento dos sintomas ou melhora importante), manter a dose até o final do tratamento. Se a melhora for parcial, aumentar a dose até 200 a 250mg por dia e reavaliar. Caso apresente boa resposta, manter a dose até o final do tratamento. Caso não, devemos trocar de droga ou associar droga de outra classe.

Quando a droga de escolha for um inibidor da recaptação da serotonina, a dose inicial deve ser de 20mg (fluoxetina ou paroxetina) ou 50mg (sertralina) e aumentar em até uma semana (para 40 e 100mg, respectivamente) se os efeitos colaterais forem bem tolerados. Em duas semanas reavaliar. Se a resposta for satisfatória, manter a dose até o final do tratamento. Caso não, aumentar a dose (até 80mg para a fluoxetina, até 200mg para a sertralina) até o efeito ideal. Em casos com resposta inadequada, trocar a droga ou associar.

Com outras categorias de drogas a estratégia é a mesma, ou seja, aumento progressivo da dose até a dose mínima terapêutica e reavaliação para a manutenção da dose ou aumentos progressivos, até a remissão dos sintomas.

Ao se atingir a fase de manutenção do tratamento (quando os sintomas remitem) deve-se manter a dose por três a seis meses. Nesse período, se não houver recaídas, podemos iniciar a redução da dose até sua retirada.

Em pacientes com quadros graves, com muito tempo de sintomas antes do início do tratamento ou com dificuldades para atingir-se a remissão de sintomas, pode-se manter a medicação por mais tempo na fase de continuação, às vezes até por anos.

Pessoas com episódio depressivo, mesmo adequadamente tratadas, têm probabilidade maior de apresentar novo episódio, quando comparadas a indivíduos sem depressão. As probabilidades aumentam com um segundo episódio depressivo e, a partir do terceiro, ficam em torno de 90%, sendo recomendada a manutenção de tratamento medicamentoso para sempre.

Devido aos efeitos colaterais quase sempre presentes no tratamento antidepressivo, algumas estratégias devem ser pensadas para aumentar a aderência e evitar interrupções no tratamento, principalmente no início (primeiro mês), quando os efeitos é mais presentes. Quando o paciente está bem informado sobre os possíveis efeitos, fica mais fácil tolerá-los. Outra maneira de melhorar é estar à disposição do paciente para responder dúvidas sobre sintomas que apareçam no decorrer do tratamento (nem sempre possível). Obviamente, uma boa relação médico-paciente também é um fator determinante. O uso de medicações de liberação lenta também pode ajudar, pois têm menor pico (parte dos efeitos colaterais são dependentes do pico sérico, menor nas formulações de liberação lenta)[24].

Em pacientes com sintomas leves ou moderados e que tenham resistência ao uso de medicação ou nítida preferência por tratamento psicoterápico, as psicoterapias breves, principalmente a terapia cognitivo-comportamental, são ótimas alternativas, com eficácia comparável ao uso de drogas.

Em todos os pacientes depressivos, a combinação de psicoterapia e farmacoterapia parece ser a forma mais eficaz de tratamento. Vários ensaios clínicos mostram a superioridade da combinação sobre qualquer dos tratamentos isolados.

Para algumas categorias de pacientes, inclusive, as psicoterapias são fundamentais para o sucesso. Em um ensaio clínico com 681 pacientes tratados com nefazodona, terapia cognitivo-comportamental ou combinação dos dois, observou-se que a combinação foi superior a qualquer das formas isoladas e que, em pacientes com história de traumas de infância (abandono, abuso físico ou sexual), a psicoterapia foi superior à farmacoterapia e que a combinação foi marginalmente superior à psicoterapia isolada[25].

Diversas estratégias podem ser usadas para assegurar a remissão completa dos sintomas. Considera-se falha terapêutica quando após quatro semanas de tratamento a melhora dos sintomas, medida em qualquer escala (por exemplo, a de Hamilton ou Montgomery-Asberg), for inferior a 25%, e chamamos de depressão resistente ao tratamento[26]. Considera-se sucesso parcial quando a melhora dos sintomas após seis a oito semanas de tratamento em dose adequada resultar em diminuição do escore de sintomas entre 25 e 50%.

Poucos trabalhos consistentes e bem feitos tratam desse assunto, por isso não existem ainda planos estabelecidos de tratamento, mas algumas estratégias podem ser apontadas. Em caso de resposta parcial, inicialmente devemos aumentar a dose e, se ainda insuficiente, associar outras medicações, de preferência atingindo os sistemas serotoninérgico e noradrenérgico. Nos pacientes considerados como depressão resistente ao tratamento, a troca de medicação é a estratégia mais lógica e recomendada. A associação de diferentes antidepressivos, apesar de racionalmente lógica, apresenta respaldo insuficiente na literatura, com alguns trabalhos mostrando resultados positivos, mas com falhas metodológicas, principalmente pela ausência de ensaios clínicos adequadamente controlados[27].

REFERÊNCIAS BIBLIOGRÁFICAS

1. American Psychiatric Association. Diagnostic and statistical manual of mental disorders. 4th ed, Washington DC: American Psychiatric Press, 1994. ▪ 2. Lloyd K, Jenkins R. The Economics of Depression in Primary Care Department of Health Initiatives. Br J Psychiatry 1995; 166(Suppl 27):60. ▪ 3. Montano CB. Recognition and treatment of depression in a primary care setting. J Clin Psychiatry 1994; 55(Suppl 12):18. ▪ 4. Kuzel R. Management of depression. Current trends in primary care. Postgrad Med 1996; 99:179. ▪ 5. Panzarino PJ Jr, Nash DB. Cost-effective treatment of depression with selective serotonin reuptake inhibitors. Am J Manag Care 2001; 7:173. ▪ 6. Barbui C, Hotopf M. Amitriptyline versus the rest: still the leading antidepressant after 40 years of randomised controlled trials. Br J Psychiatry 2001; 178:129. ▪ 7. Geddes JR, Freemantle N, Mason J et al. SSRIs versus other antidepressants for depressive disorder. Cochrane Database Syst Rev. 2000; CD001851. ▪ 8. Holliday SM, Benfield P. Venlafaxine. A review of its pharmacology and therapeutic potential in depression. Drugs 1995; 49:280. ▪ 9. Puozzo C, Leonard BE. Pharmacokinetics of milnacipran in comparison with other antidepressants. Int Clin Psychopharmacol 1996; 4(Suppl):15. ▪ 10. Kasper S, Pletan Y, Solles A, Tournoux A. Comparative studies with milnacipran and tricyclic antidepressants in the treatment of patients with major depression: a summary of clinical trial results. Int Clin Psychopharmacol 1996; 4(Suppl11):35. ▪ 11. Schatzberg AF. Efficacy and tolerability of duloxetine, a novel dual reuptake inhibitor, in the treatment of major depressive disorder. J Clin Psychiatry 2003; 13(Suppl 64):30. ▪ 12. Stewart DE. Physical symptoms of depression: unmet needs in special populations. J Clin Psychiatry 2003; 7(Suppl 64):12. ▪ 13. Hajos M, Fleishaker JC, Filipiak-Reisner JK et al. The selective norepinephrine reuptake inhibitor antidepressant reboxetine: pharmacological and clinical profile. CNS Drug Rev. 2004; 10:23. ▪ 14. Anttila SA, Leinonen EV. A review of the pharmacological and clinical profile of mirtazapine. CNS Drug Rev. 2001; 7:249. ▪ 15. Davis R, Whittington R, Bryson HM. Nefazodone. A review of its pharmacology and clinical efficacy in the management of major depression. Drugs 1997; 53:608. ▪ 16. Preskorn SH. Comparison of the tolerability of bupropion, fluoxetine, imipramine, nefazodone, paroxetine, sertraline, and venlafaxine. J Clin Psychiatry 1995; 6(Suppl 56):12. ▪ 17. Nieuwstraten CE, Dolovich LR. Bupropion versus selective serotonin-reuptake inhibitors for treatment of depression. Ann Pharmacother 2001; 35:1608. ▪ 18. Marangell LB. Augmentation of standard depression therapy. Clin Ther. 2000; 22(Suppl A):A25. ▪ 19. Shelton RC. Treatment options for refractory depression. J Clin Psychiatry 1999; 4(Suppl 60):57; discussion 62-3. ▪ 20. Thase ME. What role do atypical antipsychotic drugs have in treatment-resistant depression? J Clin Psychiatry. 2002; 63:95. ▪ 21. UK ECT Review Group. Efficacy and safety of electroconvulsive therapy in depressive disorders: a systematic review and meta-analysis. Lancet 2003; 361:799. ▪ 22. Rabheru K. The use of electroconvulsive therapy in special patient populations. Can J Psychiatry 2001; 46:710. ▪ 23. McIntyre RS, O'Donovan C.The human cost of not achieving full remission in depression. Can J Psychiatry. 2004 Mar;49(3 Suppl 1):10S-16S. ▪ 24. Nemeroff CB. Improving antidepressant adherence. J Clin Psychiatry. 2003;64 Suppl 18:25-30. ▪ 25. Nemeroff CB, Heim CM, Thase ME et al. Differential responses to psychotherapy versus pharmacotherapy in patients with chronic forms of major depression and childhood trauma. Proc Natl Acad Sci USA 2003; 100:14293. ▪ 26. Hirschfeld RM, Montgomery SA, Aguglia E et al. Partial response and nonresponse to antidepressant therapy: current approaches and treatment options. J Clin Psychiatry 2002; 63:826. ▪ 27. Lam RW, Wan DD, Cohen NL, Kennedy SH. Combining antidepressants for treatment-resistant depression: a review. J Clin Psychiatry 2002; 63:685.

83. SOMATIZAÇÃO

Luís Fernando Farah de Tófoli

O termo *somatização* passou por diversas alterações desde que foi cunhado por Stekel[1] na primeira metade do século XX. Por isso, é necessário que explicitemos já no início do capítulo o que queremos dizer quando utilizamos esta palavra. Definiremos pragmaticamente somatização como a *tendência a apresentar sintomas físicos sem explicação clínica e a tendência de buscar auxílio médico devido a estes sintomas*. A expressão *sintomas físicos sem explicação médica*[2] será utilizada neste capítulo como sinônimo de somatização. Na maior parte das vezes – mas não sempre – a somatização é um processo ligado a sofrimento psíquico e seus determinantes estão associados mais a variáveis sociais e de estilo de vida, personalidade e psicopatologia do que às condições biológicas.

Infelizmente, todas as definições de fenômenos de somatização são necessariamente falhas, principalmente por estarem vinculadas a determinações sobre as quais não temos domínio completo. Um problema intrínseco a todas elas é o fato de fazerem algum julgamento etiológico, seja afirmando uma causação psicossocial (como a definição clássica de Lipowski[3]), seja negando causas biológicas (como o termo sintomas sem explicação médica). Mesmo a definição escolhida operacionalmente neste capítulo termina por incluir possíveis doenças orgânicas desconhecidas para as quais não existem formas de diagnóstico na propedêutica clássica ou instrumental.

Esta problemática não existe, entretanto, em sistemas não-biomédicos de saúde e doença, como, por exemplo, as medicinas tradicionais chinesa e védica. Na realidade, como estes sistemas curativos não incorporam a separação entre mente e corpo, o próprio conceito de somatização não tem sentido[4].

Não obstante, é constante e relevante a presença na clínica, e em especial na atenção primária, de pessoas com queixas físicas sobre as quais a perspectiva biológica – na qual são treinados os médicos – é insuficiente para abordar de forma satisfatória. Dessa maneira, para que o profissional médico possa assumir inteiramente seu papel de alívio nos processos de adoecimento, é necessário que ele se prepare para responder de forma adequada a este tipo de demanda. É este o escopo principal deste capítulo.

"ADOECIMENTO SEM DOENÇA ORGÂNICA"

Antes de prosseguirmos na identificação dos principais quadros somatoformes – conforme eles são contemporaneamente identificados na psiquiatria, na medicina não-psiquiátrica e na pesquisa sobre o tema – é necessário que façamos um breve preâmbulo, falando de conceitos da antropologia médica.

É muito importante no campo da saúde levar-se em consideração que o paciente não tem, na maioria das vezes, noção organizada sobre os sistemas físicos e os sinais e sintomas das doenças humanas. Essa declaração, que chega a ser ridiculamente óbvia quando colocada em um livro-texto, muitas vezes é emocionalmente esquecida diante do contato diário entre médico e paciente.

Quando alguém está acometido por algum tipo de sofrimento físico, costuma-se utilizar, em português, dos termos "passar mal" ou "mal-estar": o fenômeno é expresso mais claramente por meio de expressões de ação. Diante desse passar mal, o indivíduo pode ou não procurar auxílio médico. Uma vez diante de um profissional médico, ele poderá ter seu mal-estar nomeado por uma categoria médica – desta vez, uma expressão nominal, categorial e quase sempre bem definida. Embora muitas vezes a certeza se o mal-estar do doente pertence a uma ou outra categoria possa ser questionada, a categoria em si, na Medicina, costuma ser considerada como válida *a priori*.

Em inglês, dois termos substantivos são utilizados distintamente para descrever o mal-estar e a categorização médica: respectivamente, *illness* e *disease*. Os teóricos da antropologia médica da segunda metade do século XX aprofundaram essa diferença do falar comum dessa língua e transformaram estes termos em dois conceitos: o adoecer na perspectiva do doente e o adoecer na perspectiva do médico[5]. Em outro trabalho, propusemos o uso das palavras "adoecimento" para nos referirmos a *illness*, e "doença" quando quisermos nos referir a *disease*[6]. Mantemos essa definição – embora haja outras – também neste capítulo.

Partindo desse ponto, podemos perceber onde se encaixa o conceito de somatização de uma forma mais abrangente e que pode proporcionar ao clínico uma compreensão mais receptiva do paciente somatizador: a somatização é o *adoecimento sem doença orgânica detectável*. Esse adoecimento, diferente do que muitos livros-texto de medicina apregoam, não necessariamente precisa ser sempre um diagnóstico de exclusão. Existem padrões de somatização que o clínico experiente deve estar sempre atento para reconhecer, que envolvem não apenas *quais* os sintomas relatados, mas também *como* eles são relatados. Dessa maneira, com esses esforços, o médico deve deixar de considerar erroneamente os quadros de somatização como "fenômenos não-orgânicos" e percebê-los como quadros que têm padrões identificáveis como entidades em si.

TIPOS DE SOMATIZAÇÃO

O fenômeno da somatização é extremamente variável em sua apresentação. Seu extremo não-patológico inclui pelo menos dois exemplos extremamente cotidianos. O primeiro é a representação cotidiana das emoções no corpo: o enrubescimento de vergonha, a palidez do sobressalto, a taquicardia dos apaixonados. O segundo é a manifestação somática indesejável, quase sempre ligada a situações sofridas no dia-a-dia, mas que não levam à busca de auxílio: a diarréia na véspera de prova, a sudorese excessiva antes de uma entrevista para emprego, a cefaléia no fim de um dia de trabalho intenso. A rigor, nenhum dos casos, a partir de nossa definição, poderia ser chamado de somatização, pois não estão ligados à busca de serviços de saúde. No entanto, é inegável que estes fenômenos têm alguma contigüidade com a somatização dentro de seu espectro patológico. Parte das hipóteses[7] que tentam explicar o fenômeno focará justamente na pergunta: por que algumas pessoas procuram auxílio de forma mais sistemática para sintomas sem explicação médica?

A partir do momento em que um indivíduo procura os serviços de saúde, seu quadro de somatização pode receber diversas categorizações do tipo doença, chamadas conjuntamente de *síndromes funcionais*. Estas variam conforme cada tipo de serviço, especialidade médica envolvida, gravidade e grau de preparo do profissional clínico. Existe evidência na literatura de uma considerável falta de clareza da diferenciação desses quadros[8,9]. Acresça-se a isso o fato de que algumas das categorias-doença criadas passaram a ser ardorosamente defendidas por entidades representativas desses doentes (que em geral recusam aceitar o rótulo de "sofredores psíquicos"[10]), além da própria confusão conceitual entre especialistas, e teremos um cenário extremamente emaranhado. Não obstante, o estudo esmiuçado do tema pode clarear um pouco melhor o estado do conhecimento atual.

SÍNDROMES FUNCIONAIS

Classicamente, nomeiam-se de *quadros funcionais* as síndromes apresentadas por pacientes que se queixam de sintomas físicos cuja origem biológica não foi explicitada e que não envolvam marcadores biológicos de doença[11]. Por exemplo, não se usa o termo *funcional*, mas sim *idiopático*, a uma púrpura trombocitopênica de etiologia desconhecida. Embora a causa não tenha sido identificada, a presença de um marcador biológico – no caso, a queda no número de plaquetas circulantes – é claramente demonstrável.

No quadro 10.17 apresenta-se uma lista propositalmente extensa e controversa de síndromes funcionais[10,12]. Estas variam desde as mais corriqueiras, como a *dispepsia funcional* ou a *cefaléia tensional*, passando por quadros sindrômicos mais ou menos complexos, como a *síndrome da fadiga crônica*[13], a *síndrome do intestino irritável*[14] e a *fibromialgia*[15], até quadros extremamente específicos e um tanto peculiares, como a *síndrome do edifício doente* e a *síndrome da Guerra do Golfo*.

Quadro 10.17 – Síndromes e sintomas funcionais da atualidade.

Alergias alimentares	Exposição a terminais de vídeo
Cefaléia tensional	Fibromialgia (dor musculoarticular)
Síndrome do chicoteamento crônico	Hipersensibilidade à candidíase
Dispepsia não-ulcerosa	Hipoglicemia
Doença de Lyme crônica	Insônia
Dor facial atípica	Lesão por esforços repetitivos
Dor lombar	Mononucleose crônica
Dor torácica não-cardíaca	Palpitação
Efeitos colaterais de implante de mama de silicone	Prolapso da válvula mitral
	Sensibilidade química crônica
Envenamento crônico por monóxido de carbono	Síndrome da fadiga crônica (ou encefalomielite miálgica)
Exposição a campos eletromagnéticos fracos	Síndrome da Guerra do Golfo
	Síndrome do intestino irritável
Exposição a papel de cópia não-carbonado	Síndrome do edifício doente
	Tontura

Adaptado das referências 10 e 12.

Praticamente todas as especialidades médicas clínicas têm "suas" síndromes funcionais. Isso ocorre por uma razão aparentemente simples: as pessoas procuram os médicos com tais queixas. Diante do modelo utilizado pela medicina contemporânea, torna-se necessário "batizar" esses quadros de adoecimento com algum nome de doença. Já houve – e ainda há[16] – defesas contundentes quanto à validade intrínseca de alguns desses quadros, em especial a síndrome da fadiga crônica, a síndrome do intestino irritável e a fibromialgia. No entanto, os dados parecem apontar na direção de pequena especificidade e grande sobreposição entre os quadros funcionais, além de extensa co-morbidade com a presença de transtornos mentais. Os estudos na população geral não corroboram sua existência individual[11,17], além de haver, na população geral, pessoas com perfil sintomatológico indistinguível daquelas com síndromes funcionais, porém que não procuram o auxílio de serviços de saúde, e que, conseqüentemente, não recebem diagnóstico como tal[11].

Quanto aos diagnósticos das formas mais estudadas de síndromes funcionais, resumimos os critérios de pesquisa para a definição de síndrome da fadiga crônica, síndrome do intestino irritável e fibromialgia no quadro 10.18. É importante lembrar que tais critérios não necessariamente são úteis no ambiente clínico, especialmente porque não levam em consideração aspectos psicossociais dos doentes – que são, como já mencionamos, pontos fundamentais desses quadros. É provavelmente mais conveniente entender o paciente de forma global e perceber, como veremos adiante no item Terapêutica, a relevância de seus sintomas em sua vida.

Quadro 10.18 – Critérios diagnósticos atuais de três síndromes funcionais de relevância clínica e teórica: síndrome da fadiga crônica, fibromialgia e síndrome do intestino irritável.

Síndrome da fadiga crônica
Centers for Disease Control (Fukuda et al., 1994)
Critérios diagnósticos maiores (ambos necessários): A) Fadiga persistente ou recorrente por 6 meses, sem melhora com repouso no leito e com redução significante da atividade diária B) Outras condições clínicas excluídas
Critérios diagnósticos menores (4 presentes por 6 meses): A) Garganta inflamada B) Linfonodos cervicais ou axilares dolorosos C) Esquecimento ou dificuldade de memória D) Mialgias ou desconforto muscular E) Artralgia migratória não-inflamatória (sem edema ou eritema) F) Cefaléias novas e generalizadas G) Sono insatisfatório (não-revigorante) H) Cansaço generalizado após exercício persistindo por 24 horas
Fibromialgia
American College of Rheumatology (Wolfe et al., 1990)
A) Dor generalizada nos quatro quadrantes do corpo por no mínimo 3 meses B) Macicez ao exame clínico de pelo menos 11 de 18 pontos dolorosos (*tender points*) à digitopressão em músculo, junção tendão-músculo, coxim gorduroso ou bursa, distribuídos em todo o corpo (testar cada ponto bilateralmente): • 2 em cada braço (1. tendão supra-espinhoso; 2. ponto 2cm distal do epicôndilo lateral do cotovelo) • 1 em cada lado do tórax (junção costocondral da segunda costela) • 2 em cada perna (1. posterior à bursa trocantérica do fêmur; 2. coxim gorduroso medial do joelho) • 2 em cada lado da cabeça e do pescoço (1. inserção do músculo suboccipital; 2. coluna cervical baixa, no espaço intertransverso anterior C5-C7) • 1 em cada ombro (ponto medial da borda superior do músculo trapézio) • 1 em cada nádega (região lateral superior, no músculo)
Síndrome do intestino irritável
Critérios de Roma II (Thompson et al., 1999)
12 semanas, consecutivas ou não, nos 12 meses anteriores, de desconforto ou dor abdominal com pelo menos 2 das seguintes características: 1. Melhora com a evacuação; e/ou 2. Início associado com mudança do hábito intestinal; e/ou 3. Início associado com mudança na consistência das fezes
Sintomas não-essenciais, mas que reforçam o diagnóstico: • Hábito intestinal anormal (> 3 evacuações/dia ou < 3/semana) • Consistência fecal anormal (seca ou aquosa em demasia) • Processo anormal de evacuação (esforço, urgência ou tenesmo) • Fezes com muco • Inchaço ou distensão abdominal

Adaptado das referências 13, 14, 15.

TRANSTORNOS MENTAIS

Devido à ausência de marcadores biológicos nos quadros de somatização e a influência da psicanálise, a psiquiatria e a psicologia tiveram papel relevante na classificação e, principalmente, na teorização dos fenômenos afins. No entanto, é fundamental notar-se que os serviços "psi" não lidam, em termos epidemiológicos, com o maior volume de quadros de somatização. É no ambiente não-psiquiátrico que eles se apresentam com maior intensidade, em especial no ambulatorial, sendo particularmente freqüentes nas unidades básicas de saúde.

Não abordaremos, neste capítulo, a nomenclatura psicológica da somatização, que é marcada principalmente pela referência psicanalítica, focada no conceito de *histeria*. Este termo, apesar de ter sido oficialmente extinto da nomenclatura médica, mantém sua herança na psiquiatria em determinadas categorias psiquiátricas, como veremos adiante[18].

Em geral, os casos que terminam por receber uma referência ao psiquiatra são os mais graves. Dentro da perspectiva psiquiátrica[19], esses quadros podem ser classificados entre os *transtornos somatoformes*, os *transtornos conversivos (dissociativos)*[*] e como manifestações físicas de quadros de transtornos depressivos e ansiosos, que recebem coletivamente o nome de *transtornos mentais comuns*[20] (também chamados de *transtornos mentais menores*).

Certamente, os quadros mais usuais de somatização que preencham critérios para uma classificação psiquiátrica são os transtornos mentais comuns. Diversos sintomas físicos fazem parte do repertório diagnóstico desses quadros, como, por exemplo, insônia e inapetência ou taquicardia e tremores. Exceto isso, queixas somáticas menos específicas como dores, tonturas ou parestesias são extremamente freqüentes nessas amostras clínicas. É por isso importante que o clínico esteja ciente da necessidade de investigar a presença de um transtorno mental comum em um paciente identificado como somatizador.

Os quadros específicos de somatização oficialmente reconhecidos pela psiquiatria podem ser divididos, em primeiro lugar, por uma característica: serem de natureza pseudoneurológica ou não. Isso cria uma divisão maior entre os transtornos dissociativos (conversivos) e os somatoformes.

Embora na 10ª edição da CID da Organização Mundial da Saúde (OMS) tenha se optado por agrupar os quadros pseudonerológicos sob uma classe única[19] (Quadro 10.19), estes são tradicionalmente divididos entre *conversivos* – ligados a sintomas motores e sensitivos como paralisia, anestesia e surdez conversivas – e *dissociativos* – associados a sintomas usualmente presentes em quadros do sistema nervoso central – como na

---

[*] Utilizaremos neste capítulo a 10ª edição da classificação internacional de doenças (CID-10) da Organização Mundial da Saúde para classificar os transtornos mentais[19]. A CID-10 é a classificação utilizada oficialmente no Brasil, além de ter uma perspectiva internacional.

Quadro 10.19 – Transtornos dissociativos (conversivos) segundo a CID-10 ou dissociativos segundo o DSM-IV-TR.

Amnésia dissociativa. Perda de memória não decorrente de transtorno mental orgânico, em geral de eventos estressantes.	F44.0
Fuga dissociativa. Jornada aparentemente propositada para longe de casa, com amnésia parcial ou total, não decorrente de transtorno orgânico (epilepsia temporal, por exemplo).	F44.1
Estupor dissociativo. Estupor sem transtorno físico ou psiquiátrico que possa explicá-lo, com evidência de eventos estressantes.	F44.2
Transtornos de transe e possessão. Perda não-psicótica e temporária do senso de identidade pessoal, em alguns casos sendo tomado por uma "força" (possessão) fora de contexto cultural justificável, contra a vontade do indivíduo.	F44.3
Transtornos motores dissociativos. Qualquer tipo de ataxia, apraxia, acinesia, afonia, disartria, discinesia ou paralisia sem explicação médica com provável etiologia psicossocial.	F44.4
Convulsões dissociativas. Pseudoconvulsões com provável etiologia psicossocial.	F44.5
Anestesia e perda sensorial dissociativas. Anestesia, parestesia, cegueira, anosmia, surdez ou outra perda sensorial sem explicação médica com provável etiologia psicossocial.	F44.6
Transtornos dissociativos (ou conversivos) mistos	F44.7
Transtorno dissociativo (ou conversivo) não especificado Sintomas dissociativos (ou conversivos) que causem comprometimento na vida diária sem preencher critérios para nenhum dos outros diagnósticos	F44.9

Adaptado da referência 20.
Nota: não foram incluídos "outros transtornos dissociativos" – CID, F44.8.

Quadro 10.20 – Transtornos somatoformes segundo a CID-10.

Transtorno de somatização (TS). Queixas sem explicação médica de sintomas físicos múltiplos, recorrentes e variáveis no tempo, persistindo ao menos por dois anos. A maioria dos pacientes tem uma longa e complicada história de contato com a assistência médica.	F45.0
Transtorno somatoforme indiferenciado. Queixas sem explicação médica de sintomas físicos múltiplos, recorrentes e variáveis no tempo, com razoável comprometimento da vida diária, porém sem preencher critérios para TS.	F45.1
Transtorno hipocondríaco. Preocupação somática excessiva, não-delirante, com perturbação da vida diária, que não cede diante de reasseguramento médico.	F45.2
Transtorno neurovegetativo somatoforme. Sintomas de excitação autonômica em determinado órgão ou sintoma, sem evidência de lesão estrutural	F45.3
Transtorno doloroso somatoforme persistente. Dor persistente, grave e angustiante que não pode ser explicada por processos fisiológicos ou transtorno físico, e é o foco da atenção do paciente.	F45.4
Outros transtornos somatoformes. Transtorno ligado às sensações físicas que não preenchem critérios para nenhum dos diagnósticos anteriores	F45.8
Transtorno somatoforme, sem outra especificação. A CID-10 não explica a diferença clara entre F45.9 e F45.8.	F45.9

Adaptado da referência 20.

amnésia, na convulsão e na afasia dissociativas. Esses quadros são freqüentemente chamados na neurologia de *histeria*, termo tradicional que foi retirado na nosografia psiquiátrica oficial, mas é utilizado, com razoável amplitude conceitual, na psicanálise e pela psicologia. Em geral, sintomas pseudoneurológicos costumam ser únicos, porém causam forte impacto no desempenho psicossocial dos indivíduos acometidos. Habitualmente estressores psicossociais são identificados como deflagradores do quadro. Embora não exclusivamente, a maioria dos casos ocorre em mulheres. Sua manifestação em homens costuma ocorrer, particularmente, em ambientes confinados e/ou estressantes, como nas prisões e nas forças armadas. São quadros de gravidade e comprometimento psíquico variável, e na maioria das vezes o contato inicial com o sistema de saúde é por meio de neurologistas e médicos de emergência. Não é incomum a manifestação isolada, benigna e sem recaída, de sintomas conversivos ou dissociativos em situações de grande expressão emocional.

Um outro agrupamento importante é o dos transtornos somatoformes, termo criado com este nome no DSM-III (3ª edição do *Manual Diagnóstico e Estatístico* da Associação Psiquiátrica Americana – (APA)[21] e adotado pela CID-10 (Quadro 10.20). Assim como no caso dos transtornos dissociativos (conversivos), esses quadros são de maior comprometimento que aqueles que se apresentam, usualmente, aos médicos não-psiquiatras. Entretanto, não é incomum, especialmente na atenção básica, o contato com alguns indivíduos com essas sintomatologias, que são considerados pacientes "difíceis" e que demandam tempo e paciência da equipe do serviço de saúde desproporcionais ao seu comprometimento orgânico[22,23].

O *transtorno hipocondríaco* encontra-se classificado como somatoforme. No entanto, este quadro, também conhecido tradicionalmente como *hipocondria* (pela freqüência em que esses doentes, no passado, referiam queixas nessa região do abdome), apresenta características que o aproximam mais do transtorno obsessivo-compulsivo que da somatização em geral. Embora possam estar presentes sintomas físicos sem explicação médica, em geral o maior comprometimento é devido a uma excessiva ansiedade ligada à idéia recorrente de se estar doente ou de se poder adoecer. Estudos demonstram que características psicológicas distinguem os hipocondríacos dos outros somatizadores, aproximando-os da idéia de que estejam acometidos por idéias obsessivas de adoecimento, cuja compulsão é a busca de serviço médico[24,25].

Outros quadros incluídos entre os transtornos somatoformes são o *transtorno neurovegetativo somatoforme* e o *transtorno doloroso somatoforme persistente*. Considera-se que os portadores de ambos os transtornos apresentam, usualmente, sintomas únicos ou em pequeno número e com razoável estabilidade ao longo do tempo, porém com comprometimento da vida normal devido a esses sintomas.

O transtorno neurovegetativo somatoforme inclui os diagnósticos que eram tradicionalmente nomeados na psiquiatria – e ainda o são em outras disciplinas – de *distúrbios psicossomáticos*[26]. Ou seja, são alterações autonômicas em órgãos e sistemas sem explicação médica, teoricamente causadas por situações psicossociais adversas. Note-se que a maioria das já mencionadas *síndromes funcionais* se encontram, na psiquiatria, classificadas dentro dos transtornos neurovegetativos. Entre os quadros funcionais assim incluídos na CID-10 estão os seguintes exemplos: aerofagia, cólon irritável, diarréia, dispepsia, disúria, flatulência, hiperventilação, piloroespasmo, polaciúria, soluço, tosse, neuroses cardíaca e gástrica e síndrome de Da Costa[19]. Quadros como esses são extremamente comuns na prática médica, e não é à-toa que as diversas especialidades tenham criado categorias específicas para as descrever.

O transtorno doloroso somatoforme persistente serve para dar conta de quadros de comprometimento do funcionamento psicossocial causados por sensações dolorosas, quase sempre específicas, únicas e persistentes. Segundo a CID-10, haveria evidências de causação psíquica para essas dores. Como o diagnóstico orgânico de dores físicas é matéria relativamente complexa, e não raro os portadores de dores claramente somatoformes recusam a hipótese causal psicossocial, este é mais uma vez um campo em que vicejam diagnósticos e um potencial campo de divergência entre neurologistas, psiquiatras e especialistas em dor. Não raro, é impossível determinar se a dor tem causa orgânica, psicológica ou ambas.

Por fim, está também incluído entre os transtornos somatoformes o *transtorno de somatização*. Esse quadro, no passado, também recebeu os nomes de *síndrome de Briquet* e *histeria* (como definida operacionalmente pela chamada Escola de Saint Louis[27,28]). Trata-se de um transtorno de alta especificidade, grande estabilidade diagnóstica e validade conceitual aparente, porém com baixíssima representatividade populacional (a prevalência na população geral é algo em torno de 0,1%)[29]. Por outro lado, é provavelmente o transtorno somatoforme mais grave, com evolução crônica e grande co-morbidade com outros transtornos mentais, inclusive transtornos de personalidade. São muitíssimo mais freqüentes em indivíduos do gênero feminino[27]. Pacientes com esse transtorno costumam ser bastante notados nos serviços onde procuram auxílio e causam freqüente reação de rejeição por parte dos profissionais de saúde. Não raro, são submetidos a procedimentos médicos desnecessários, incluindo métodos diagnósticos invasivos e intervenções cirúrgicas[30]. Infelizmente, por portar o termo *somatização* em seu nome, esse transtorno termina por causar certa confusão indesejável com o fenômeno da somatização, que, como vimos, é um fenômeno mais amplo em prevalência e gravidade – e que inclui a normalidade.

Existe ainda uma grande lacuna no campo do diagnóstico psiquiátrico dos transtornos somatoformes, que é o dos quadros multissintomáticos que não preencham os critérios de gravidade ou tempo de evolução para o transtorno de somatização. Para estes há uma categoria "operacional", chamada *trantorno somatoforme indiferenciado*. Pouco ou nada se sabe das pessoas cujos agravos estão classificados sob esse diagnóstico, por ser praticamente de exclusão e acerca do qual não se realizam estudos. Não obstante essa já indesejável indiferenciação, a CID-10 ainda comporta duas categoria não específicas de transtornos somatoformes, *outro transtorno somatoforme* e *transtorno somatoforme sem outra especificação*. A diferenciação entre ambos não fica clara na classificação internacional de doenças. Há dificuldades evidentes em se classificar os sintomas somatoformes, causadas por vários fatores, como a falsa divisão entre sintomas "físicos" e "psicológicos" (todo sintoma mental é baseado em um substrato físico vivo e todo sintoma orgânico apresenta componentes afetivos e psíquicos) e o precário de diálogo entre psiquiatras e os outros especialistas. Embora algumas das barreiras estejam ligadas intrinsecamente ao método atual da medicina, há esforços possíveis para se reformular essa classificação de forma que faça maior sentido clínico. No quadro 10.21 está exposta uma nova proposta nosográfica[8,9] (não considerada no DSM-IV-TR, edição mais recente do manual da APA[31]).

Quadro 10.21 – Proposta para a classificação psiquiátrica das categorias de somatização (*transtornos somatoformes*).

Diagnóstico caracterizado por sintomas somatoformes múltiplos (termo sugerido: *transtorno somatoforme polissintomático*)
- Subgrupo mais importante para o sistema de saúde
- Incluiria o subtipo **transtorno de somatização**
- Necessidade de um critério de corte (número de sintomas) empiricamente definido se este continuar a ser o critério para inclusão (ver item a seguir), em uma lista considerando os sintomas de forma multicultural
- Considerar critérios de inclusão que incorporem comportamento de adoecimento (padrão de busca de auxílio ao passar mal)

Diagnóstico caracterizado por poucos sintomas somatoformes, porém com grande impacto na vida do indivíduo (termo sugerido: *transtorno somatoforme específico*)
- O conceito principal é o impacto e a incapacidade causada pelos sintomas, e não o número deles
- Incluiria subgrupos, que abrigariam subtipos como de **conversão, fadiga crônica, intestino irritável, dor somatoforme**

Transtorno de ansiedade com a saúde
- Mecanismos psicológicos algo diferenciados justificariam a manutenção da categoria de **transtorno hipocondríaco**, com nome alterado para minimizar o estigma social, e permitir o diagnóstico mesmo na presença de doença física

Categoria residual única (*transtorno somatoforme não especificado*)
- Extinção do termo **transtorno somatoforme indiferenciado**
- Extinção do termo **neurastenia** (apesar do uso freqüente no Oriente, para evitar que quadros iguais recebam nomes diferentes em vários países, como acontece atualmente)
- Extinção do conceito de **transtorno autonômico/neurovegetativo somatoforme**, por considerar que todos os transtornos somatoformes envolvem algum tipo de reação autonômica

Adaptado das referências 8 e 9.

Embora fuja ao escopo deste capítulo investigar os aspectos históricos da nomenclatura psiquiátrica da somatização, é lícito que se mencione que estes são extremamente importantes para a definição dos quadros nosológicos atuais, muitas vezes mais influentes que evidências empíricas – e também uma das fontes freqüentes de confusão. Termos como histeria e hipocondria são extremamente antigos, sofreram mutações ao longo do tempo e influenciaram variadamente os critérios atuais[32,33]. Ainda vale mencionar o conceito de *neurastenia*, por ser um diagnóstico da CID-10 com queixas somatoformes proeminentes[34] (porém não incluído entre os transtornos somatoformes e também não reconhecido pelo DSM[21,31]). O diagnóstico foi criado no século XIX para incluir as queixas crônicas de fraqueza física e mental sem explicação médica. Atualmente – não sem alguma polêmica – considera-se que o conceito se sobrepõe ao diagnóstico de síndrome da fadiga crônica.

Um roteiro simplificado de diagnóstico dos fenômenos de somatização pela perspectiva psiquiátrica encontra-se esquematizado na figura 10.1.

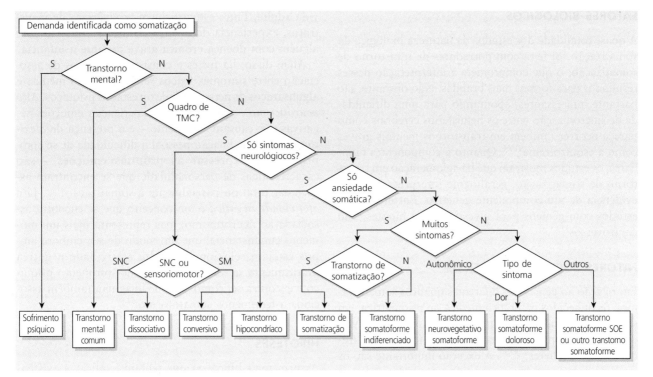

Figura 10.1 – Fluxograma de diagnósticos psiquiátricos para demandas sintomáticas identificadas como somatização.
TMC = transtorno mental comum (depressão e ansiedade); SNC = sistema nervoso central; SM = sensoriomotor; SOE = sem outra especificação.

SOFRIMENTO PSÍQUICO

Após esse percurso médico-psiquiátrico pelas formas de se subdividir os fenômenos de somatização, surge a impressão de que se está lidando sempre com situações de transtorno mental. Essa perspectiva vem influenciando, de fato, a percepção do fenômeno até praticamente a década de 1990. Desde então, pelo menos no ambiente dos especialistas, deu-se conta de que a somatização é extremamente freqüente, principalmente após estudos populacionais que abordaram o fenômeno na perspectiva de sintomas e não-síndromes[35-37]. Dentro do mesmo processo, aliado a uma colaboração progressiva da saúde mental com a atenção primária, pôde-se perceber que a maioria dos quadros de somatização observados é leve, auto-limitada, associada a estresse psicossocial e não-associada a diagnósticos de transtorno mental.

As pessoas que procuram os serviços de saúde em busca de aliviar sintomas físicos sem explicação médica não apresentam, na maioria das vezes, depressão ou ansiedade, mas sim *sofrimento psíquico em uma perspectiva somática*[38,39]. É extremamente importante, se desejamos evitar exames inúteis, o consumo desnecessário de remédios e até mesmo a dependência a medicamentos psicotrópicos, que estes casos não sejam nem "medicalizados", nem "psiquiatrizados".

Tais clientes freqüentemente recebem rótulos como "poliqueixosos", "transtorno neurovegetativo" ou "pitis", e são reconhecidos como "difíceis". Há estudos que demonstram que o atendimento a esses pacientes se torna menos dificultoso se o clínico dispuser de uma atitude psicossocial[23,40], esforçando-se para entender o modo de ser e de viver da pessoa a quem ele está atendendo. Embora se pudesse argumentar que está intrínseca na arte médica a capacidade de se lidar com pessoas, sabe-se que o treinamento com habilidades de comunicação e empatia nas instituições de ensino médico deixa muito a desejar. O médico, afeito a compreender as vicissitudes orgânicas de seu paciente, apresenta dificuldade de lidar com o arcabouço sociocultural-psicológico que se instala na fundação biológica do corpo. A capacidade de lidar sem sacrifício com pacientes somatizadores (de "sofredores psíquicos" a "transtornados mentais") e até mesmo de lhes tratar está diretamente interligada às habilidades e às atitudes de comunicação, empatia e visão psicossocial do médico, como veremos no item Terapêutica.

DETERMINANTES E HIPÓTESES DA SOMATIZAÇÃO

Em primeiro lugar, é impossível se falar de um razoável grau de certeza sobre mecanismos etiopatológicos do vasto fenômeno da somatização. Assim sendo, serão mencionados de forma resumida o que chamaremos livremente de fatores (oriundos de dados epidemiológicos, observações clínicas, estudos laboratoriais e psicológicos) e hipóteses (tentativas de explicar o fenômeno). Devido à vastidão do tema, é difícil extrapolar os resultados de um tipo de somatização para o outro. Portanto, é importante que o leitor atente para cada tipo de população, por meio da qual o estudo foi feito, e perceba o grande hiato ainda a ser preenchido com conhecimento sobre o assunto.

FATORES BIOLÓGICOS

A quase totalidade dos estudos da natureza biológica da somatização foi feita com portadores de transtorno de somatização, o que compromete a interpretação desses resultados para formas mais brandas. Não obstante, são bastante interessantes, apontando para uma dificuldade de sincronização entre os hemisférios cerebrais como parece ocorrer também em transtornos mentais graves como a esquizofrenia[41-44]. Quanto a componentes familiares, os estudos mostram que há aglomeração em transtorno de somatização, geralmente interpretada como evidência de um componente genético. Entretanto, os estudos com gêmeos para investigar essa hipótese são controversos[45-48].

FATORES SOCIODEMOGRÁFICOS

Em relação ao gênero, os diferentes quadros somatoformes, reconhecidos na prática médica ou psiquiátrica, em suas variadas medidas de gravidade e nos vários níveis de atenção, costumam apresentar-se de forma mais freqüente nas mulheres[27,49,50]. A exceção importante são os quadros de hipocondria – que exibem prevalências iguais entre os gêneros. Há tentativas de explicações para as prevalências diferentes entre homens e mulheres, ainda no campo das hipóteses, que incluem perspectivas biológicas e/ou sociais. Porém, é importante notar que essa diferença é menor no Brasil e nos países hispânicos – provavelmente por fatores culturais[6,51].

Em relação à faixa etária, há poucos estudos, infelizmente sujeitos a uma possível tendência dos indivíduos idosos e seus médicos a identificarem causas orgânicas para sintomas físicos somatoformes. Em uma amostra populacional americana, encontrou-se que os idosos somatizariam mais[37], o que não teve correspondência em um estudo brasileiro sobre o tema[6]. Nesse mesmo estudo, não foram encontradas grandes diferenças na prevalência de somatização entre indivíduos com maior ou menor escolaridade[6]. Isso pode indicar, ao menos nessa amostra nacional, um "apagamento" dos indicadores de risco, possivelmente por maior prevalência ligada a um traço cultural – também encontrada em outras populações hispânicas[52-55].

Em relação ao uso de serviços de saúde, é significativo o fato de que todos os tipos de somatização estudados apresentam aumento na utilização de médicos, serviços, medicamentos e recursos diagnósticos, além de maiores gastos com saúde pública ou privada[56-62]. Faltam estudos adequados sobre condições socioeconômicas e somatização.

FATORES CARACTEROLÓGICO-INDIVIDUAIS

Particularmente em relação ao transtorno de somatização, existem evidências variadas e consistentes assinalando que alguns fatores de risco ambientais na infância são fortes preditores do surgimento da doença na vida adulta. Entre estes, incluem-se vivências de maus-tratos, experiência de doença crônica e convívio com alguém com doença crônica grave durante a infância.

Além disso, há fortes e consistentes relatos de associação entre sintomas físicos sem explicação médica e alguns traços de personalidade ou estados psíquicos. Alto *neuroticismo* – tendência a se experienciar emoções negativas que causam sofrimento – e a presença de *alexitimia* – uma inclinação pessoal à dificuldade de se compreender e expressar as próprias emoções – são características de personalidade que se encontram associadas total ou parcialmente à somatização[63-67]. Já a *afetividade negativa* é um conceito que se encontra associada ao neuroticismo, mas representa mais um momento circunstancial que um modo de ser, embora ambos estejam relacionados. Alta afetividade negativa praticamente se sobrepõe à idéia de sofrimento psíquico e encontra-se, como se pode imaginar, também associada a fenômenos somatoformes[63,69].

HIPÓTESES

As principais hipóteses que tentam explicar a existência da somatização se encontram resumidas no quadro 10.22. Elas se dividem, *grosso modo*, em duas verten-

Quadro 10.22 – Diversas hipóteses etiológicas para a somatização.

Amplificação somatossensorial
Pressupõe que pessoas que somatizam apresentam sofrimento psicossocial, e nessas circunstâncias internalizam o foco de atenção, levando à percepção ou à valorização de um sintoma físico normal que antes não era percebido ou valorizado como patológico

Linguagem de sofrimento
A expressão de queixas corpóreas e a busca por seu tratamento serviriam como tradução de um pedido de auxílio devido a sofrimento psicossocial. Seria modulado por fatores culturais e o paciente não perceberia a natureza de seu problema não-orgânico subjacente

Fixação somática
Semelhante ao conceito anterior, só que engloba também a participação do médico. Pressupõe que médicos e clientes realizam um pacto não-declarado de evitar assuntos não-médicos ao se lidar com sintomas físicos, ignorando (obviamente de forma não deliberada) os aspectos psicossociais potencialmente envolvidos. Na ausência de causas biológicas, isso levaria a uma ênfase nos aspectos físicos que predisporia a quadros somatoformes

Repressão
Explicação psicanalítica e psicossomática clássica. Emoções e/ou pensamentos negativos e intoleráveis por parte do indivíduo seriam reprimidos por meio de mecanismos inconscientes ou pré-conscientes de repressão, para não atingirem a consciência. A energia psíquica retida causaria a percepção de um sintoma inexistente ou excitação autonômica de algum órgão

Integração cerebral
Enuncia que o processamento da informação corpórea responsável pelos sintomas físicos estaria funcionalmente comprometido no cérebro especialmente em relação à integração (em especial, a inter-hemisférica)

Sensibilização
Parte do princípio demonstrado em experimentos *in vivo* que determinados estímulos neurais, desde que aplicados de forma constante e regular, causam facilitação do mecanismo de transmissão destes mesmos estímulos. Esse princípio poderia ser aplicado em estímulos que sinalizem sintomas físicos e comporta mecanismos multicausais genéticos e ambientais (inclusive psicossociais, como, por exemplo, vivências de maus-tratos na infância)

Adaptado das referências 7,11,70,71,72,73.

tes principais: biológicas e psicossociais (embora se saiba que é impossível dissociar completamente ambas as perspectivas) e tentam resumir a literatura sobre o tema[7,11,70-73]. Provavelmente, nenhuma delas está totalmente correta ou incorreta, inclusive por terem se desenvolvido em ambientes de estudo diferentes (população geral, atenção primária, secundária ou terciária). Isso também pode variar muito de uma pessoa para outra, mesmo dentro de um mesmo contexto de assistência. Opta-se, portanto, por uma lista ampla, para que o clínico se recorde de mais de uma delas no momento do contato terapêutico com pessoas que apresentem somatização.

TERAPÊUTICA

O manejo terapêutico de um paciente somatizador deve-se centrar em dois eixos principais: a identificação de um possível quadro subjacente e a atenção à relação médico-paciente. Várias informações sobre ambas as temáticas podem ser encontradas em outro capítulo desta obra, *A relação médico-paciente e suas dificuldades*.

Quanto ao primeiro eixo, é importante que o clínico seja capaz de identificar o que é que está por trás de uma queixa de somatização. Pode ser um quadro depressivo de moderada gravidade e longa evolução. Pode ser um problema com o patrão ou com o esposo. Pode ser um quadro grave de transtorno somatoforme. Pode ser uma ansiedade hipocondríaca intensa. As opções são infinitas, de forma que é impossível delimitá-las a todas e com respectivas propostas de tratamento.

No entanto, além do "decálogo terapêutico" que resume 10 conselhos importantes ao se travar contato com um paciente somatizador (Quadro 10.23), vale a pena frisar alguns pontos. Em primeiro lugar, um clínico deve saber fazer uso de recursos não-médicos em prol de seus clientes com sofrimento psíquico. Esses dependerão muito das condições pessoais e socioeconômicas do paciente, mas podem incluir, por exemplo, exercício físico, medidas dietárias, atividades comunitárias, participação em organizações sociais (igrejas, associações, voluntariado). Serviços de saúde de atenção básica ou ambulatórios podem organizar grupos temáticos que incluam pessoas que necessitem de auto-expressão e que tenham características em comum (grupos de terceira idade, gestantes, adolescentes, mulheres dependentes de benzodiazepínicos etc.). É importante frisar que tais grupos se focam em convivência e não necessariamente em psicoterapia para os quais a presença de um psicólogo ou outro profissional habilitado em saúde mental não é indesejável, porém tampouco imprescindível.

No caso da identificação de transtornos mentais comuns, é conveniente notar que os casos mais leves também podem e devem ser tratados com medidas psicossociais. No caso da indicação de tratamento específico, há possibilidade de tratamento pelo próprio generalista ou médico não-psiquiatra, desde que com o conhecimento adequado. Se o caso for mais grave, o que inclui casos graves de ansiedade e depressão, e algumas apresentações dos transtornos dissociativos (conversivos) e dos transtornos somatoformes, um profissional ou equipe de saúde mental deve ser acionado. Idealmente, isso deverá ser feito por meio de interconsulta e no próprio ambiente onde o clínico está atendendo ao cliente.

Quanto ao segundo eixo, ligado à relação médico-paciente, é fundamental que o paciente com quadro de somatização deva continuar a ser atendido pelo seu médico não-psiquiatra o tanto quanto possível, mesmo após encaminhamento para tratamento específico na saúde mental. Isso lhe assegurará que as suas necessidades "orgânicas" não ficarão descobertas e reforçará o vínculo terapêutico, o que pode ser extremamente importante no cenário da atenção primária, após alta do serviço secundário de saúde mental. Se o cliente não deixar de ser visto, sua volta não será uma "contra-referência pós-alta", e sim o fim de um tratamento especializado, com manutenção do acompanhamento anterior, sem solução de continuidade e o sinal de uma vitória terapêutica.

Quadro 10.23 – Decálogo do manejo terapêutico de pacientes com quadros de somatização.

I – Vigiar-se para evitar pensamentos do tipo "esse paciente não tem nada" ou "esse paciente está aqui só para me aborrecer". Lembrar-se: somatizadores não são simuladores – eles não sabem que não têm doenças físicas

II – Não se referir ao paciente que somatiza como "poliqueixoso", "piti", "transtorno neurovegetativo" ou outros rótulos dessa natureza, que evitam a aproximação do clínico com experiência de vida de seu cliente

III – Ao explicar para um paciente que ele está apresentando uma somatização, usar com cuidado expressões psicológicas e psiquiátricas, pois pode haver rejeição. Tentar acolher o paciente, adaptando a visão que ele apresenta do problema para explicar o que está ocorrendo, sem ocultar o fato de que não há evidências de doença orgânica

IV – Não mentir para o paciente. Se for identificado um quadro de somatização, evitar de induzir a idéia de que o cliente esteja acometido de condição puramente orgânica, pois isso pode piorar o prognóstico futuro e reduzir a probabilidade de um tratamento efetivo

V – Evitar pedir exames desnecessários. Se já houver certeza de que não há doença física, exames não devem ser usados como "provas" de sanidade física. Casos leves de somatização tenderão a se assegurar apenas com uma palavra cuidadosa

VI – Manter-se alerta para os casos de sofrimento psíquico. Na maior parte das vezes, esses pacientes necessitarão apenas de um ambiente acolhedor, um ou dois retornos e medidas psicossociais. Controlar-se para não medicalizar o sofrimento humano normal

VII – Estar atento para apresentações somáticas de depressão e ansiedade (transtornos mentais comuns), encaminhando ou tratando os casos suspeitos. Lembrar-se que casos leves de transtornos mentais comuns também podem ser tratados sem medicamentos, por meio de medidas psicossociais

VIII – Avaliar seu paciente de forma abrangente, tentando entender com clareza qual é a sua demanda explícita e implícita. Quanto mais se compreender o universo do cliente, melhor será a atenção dispensada e menor será o sofrimento do clínico

IX – Ter conhecimento de técnicas de comunicação e empatia na relação médico-paciente (ver capítulo *Relação Médico-Paciente e Suas Dificuldades*) e exercitar o auto-conhecimento pessoal

X – Procurar agendar com pacientes que somatizam consultas mais prolongadas, porém com tempo rigorosamente delimitado, em vez de encontros fortuitos, rápidos e repetitivos, que não permitem abordagens psicossociais, cansam o clínico e não são efetivas para o cliente

No caso de alguns casos graves de somatização, há recusa quase absoluta em se aceitar um quadro psicossocial, e o encaminhamento ao psiquiatra pode levar tudo a perder, fazendo o cliente procurar um novo clínico e recomeçar o rosário de consultas e exames desnecessários novamente. Também nesses casos o foco do tratamento deve ser no consultório do médico não-psiquiatra, idealmente com a intervenção da saúde mental nesse mesmo cenário. Nos casos em que isso não for possível, há necessidade de se construir um vínculo de confiança com esses pacientes – o que nem sempre é fácil – para um posterior encaminhamento.

Uma recomendação final para o tratamento de pacientes com quadros de somatização, qualquer que seja a gravidade, é evitar o atendimento fortuito e não marcado causado por ansiedade somática. Tais pacientes devem, dentro do bom senso, ser instados a se utilizarem de horários marcados. Em casos onde a insistência pode abalar o vínculo e o clínico não pode se furtar a não atender, o cliente fora-de-dia deve aguardar os pacientes marcados serem atendidos antes. De preferência, especialmente nos casos mais graves, marcar consultas regulares (semanais, quinzenais) em horários que permitam maior tempo de expressão para o cliente, dentro de um tempo delimitado no início da consulta e que deve ser rigorosamente respeitado. Com isso, o cliente pára de ter ganhos secundários ao chegar fora-de-dia e é recompensado se vier na hora certa. Embora essa estratégia, em um primeiro momento, possa trazer aparente prejuízo de tempo ao médico, ela é mais eficiente e provavelmente ocupa menos tempo que os atendimentos breves não-programados. Com o tempo, o horário das consultas poderá ser reduzido, e sua duração, diminuída, sem prejuízo para o tratamento do paciente.

PALAVRAS FINAIS

Espera-se, ao fim deste capítulo, que o leitor tenha sido capaz de entender, apesar do emaranhado conceitual, as principais problemáticas ligadas aos quadros de somatização, e que possa conseguir delinear novas estratégias de identificação e manejo desses pacientes na prática médica ambulatorial não-psiquiátrica. Por fim, acrescento que a necessidade de diálogo entre as disciplinas médicas e não-médicas, no universo de informações técnicas em imponderável expansão, é o que poderá nos impedir de nos tornarmos progressivamente isolados pelo nosso próprio conhecimento. A integração, mais que uma vantagem profissional, torna-se um imperativo ético quando o material de trabalho é a vida humana.

REFERÊNCIAS BIBLIOGRÁFICAS

1. De Gucht V, Fischler B. Somatization: a critical review of conceptual and methodological issues. Psychosomatics 2002; 43:1. ■ 2. Escobar JI, Swartz M, Rubio-Stipec M, Manu P. Medically unexplained symptoms: distribution, risk factors and comorbidity. In: Kirmayer LJ, Robbins JM, eds. Current Concepts of Somatization. Washington, DC: American Psychiatric Press, 1991; p. 63. ■ 3. Lipowski ZJ. Somatization: the concept and its clinical application. Am J Psychiatry 1988; 145:1358. ■ 4. Fabrega H. Somatization in cultural and historical perspective. In: Kirmayer LJ, Robbins JM, eds. Current Concepts of Somatization. Washington, DC: American Psychiatric Press, 1991; p. 181. ■ 5. Eisenberg L. Disease and Illness. Distinctions between professional and popular ideas of sickness. Cult Med Psychiatr 1977; 1:9. ■ 6. Tófoli LFF. Investigação categorial e dimensional sobre sintomas físicos e síndromes somatoformes na população geral. São Paulo, 2004; 201p. Tese (Doutorado). Faculdade de Medicina, Universidade de São Paulo. ■ 7. Simon G. Somatization and psychiatric disorders. In: Kirmayer LJ, Robbins JM, eds. Current Concepts of Somatization. Washington, DC: American Psychiatric Press, 1991; p. 37. ■ 8. Rief W, Hiller W. Somatization – future perspectives on a common phenomenon. J Psychosom Res 1998; 44:529. ■ 9. Rief W, Hiller W. Toward empirically based criteria for the classification of somatoform disorders. J Psychosom Res 1999; 46:507. ■ 10. Barsky AJ, Borus JF. Functional somatic syndromes. Ann Intern Med 1999; 130:910. ■ 11. Kirmayer LJ, Robbins JM. Functional somatic syndromes. In: _____, ed. Current Concepts of Somatization. Washington, DC: American Psychiatric Press, 1991; p. 79. ■ 12. Mayou R, Farmer A. ABC of psychological medicine: functional somatic symptoms and syndromes. BMJ 2002; 325:65. ■ 13. Fukuda K, Straus SE, Hickie I et al. The chronic fatigue syndrome: a comprehensive approach to its definition and study. International Chronic Fatigue Syndrome Study Group. Ann Intern Med 1994; 121:953. ■ 14. Thompson WG, Longstreth GF, Drossman DA et al. Functional bowel disorders and functional abdominal pain. Gut 1999; 45(Suppl 2):43. ■ 15. Wolfe F, Smythe HA, Yunus MB et al. The American College of Rheumatology 1990 Criteria for the Classification of Fibromyalgia. Report of the Multicenter Criteria Committee. Arthritis Rheum 1990; 33:160. ■ 16. CFS/ME WORKING GROUP. A report of the CFS/ME Working Group: report to the chief medical officer of an independent working group. London: Department of Health, 2002; 82 p. ■ 17. Addington AM, Gallo JJ, Ford DE, Eaton WW. Epidemiology of unexplained fatigue and major depression in the community: the Baltimore ECA follow-up, 1981-1994. Psychol Med 2001; 31:1037. ■ 18. Hyler SE, Spitzer RL. Hysteria split asunder. Am J Psychiatry 1978; 135:1500. ■ 19. Organização Mundial da Saúde. Classificação de Transtornos Mentais e de Comportamento da CID-10. Porto Alegre: Artes Médicas, 1993; 351p. ■ 20. Goldberg D. A dimensional model for common mental disorders. Br J Psychiatry 1996; 30(Suppl):44. ■ 21. American Psychiatric Association. Diagnostic and statistical manual of mental disorders (DSM-III). 3rd ed, Washington, DC, 1980. ■ 22. Hahn SR, Kroenke K, Spitzer RL et al. The difficult patient: prevalence, psychopathology, and functional impairment. J Gen Intern Med 1996; 11:1. ■ 23. Hahn SR. Physical symptoms and physician-experienced difficulty in the physician-patient relationship. Ann Intern Med 2001; 134:897. ■ 24. Hollifield M, Paine S, Tuttle L, Kellner R. Hypochondriasis, somatization, and perceived health and utilization of health care services. Psychosomatics 1999; 40:380. ■ 25. Hollifield M, Tuttle L, Paine S, Kellner R. Hypochondriasis and somatization related to personality and attitudes toward self. Psychosomatics 1999; 40:387. ■ 26. Boss M. Introduction à la Médecine Psychosomatique. Paris: Presses Universitaires de France, 1959. 185p (Bibliothèque de psychanalyse et de psychologie clinique). ■ 27. Guze SB, Woodruff Jr RA, Clayton PJ. Sex, age, and the diagnosis of hysteria (Briquet's syndrome). Am J Psychiatry 1972; 129:745. ■ 28. Woodruff Jr RA, Clayton PJ, Guze SB. Hysteria. Studies of diagnosis, outcome, and prevalence. JAMA 1971; 215:425. ■ 29. Swartz M, Blazer D, George L, Landerman R. Somatization disorder in a community population. Am J Psychiatry 1986; 143:1403. ■ 30. Cohen M. E, Robins E, Purtell JJ et al. Excessive surgery in hysteria – study of surgical

procedures in 50 women with hysteria and 190 controls. JAMA 1953; 151:977. ▪ 31. American Psychiatric Association. DSM-IV-TR: Manual Estatístico Diagnóstico de Transtornos Mentais. 4ª ed. rev., Porto Alegre: Artes Médicas, 2002. ▪ 32. Veith I. Hysteria: The History of a Disease. Chicago & London: University of Chicago Press, 1965. ▪ 33. Shorter E. From Paralysis to Fatigue: A History of Psychosomatic Illness in the Modern Era. New York: Free Press, 1992; 419p. ▪ 34. Bankier B, Aigner M, Bach M. Clinical validity of ICD-10 neurasthenia. Psychopathology 2001; 34:134. ▪ 35. Escobar JI, Burnam MA, Karno M et al. Somatization in the community. Arch Gen Psychiatry 1987; 44:713. ▪ 36. Escobar JI, Golding JM Hough RL et al. Somatization in the community: relationship to disability and use of services. Am J Public Health 1987; 77:837. ▪ 37. Kroenke K, Price RK. Symptoms in the community. Prevalence, classification, and psychiatric comorbidity. Arch Intern Med 1993; 153:2474. ▪ 38. Gillespie N, Kirk KM, Heath AC et al. Somatic distress as a distinct psychological dimension. Soc Psychiatry Psychiatr Epidemiol 1999; 34:451. ▪ 39. Hickie I, Scott E, Davenport T. Somatic distress: developing more integrated concepts. Curr Opin Psychiatr 1998; 11:153. ▪ 40. Jackson JL, Kroenke K. Difficult patient encounters in the ambulatory clinic: clinical predictors and outcomes. Arch Intern Med 1999; 159:1069. ▪ 41. Flor-Henry P, Fromm-Auch D, Tapper M, Schopflocher D. A neuropsychological study of the stable syndrome of hysteria. Biol Psychiatry 1981; 16:601. ▪ 42. Miller L. Neuropsychological concepts of somatoform disorders. Int J Psychiatry Med 1984; 14:31. ▪ 43. Niemi PM, Portin R, Aalto S et al. Cognitive functioning in severe somatization – a pilot study. Acta Psychiatr Scand 2002; 106:461. ▪ 44. Garcia-Campayo J, Sanz-Carrillo C et al. SPECT scan in somatization disorder patients: an exploratory study of eleven cases. Aust N Z J Psychiatry 2001; 35:359. ▪ 45. Ljungberg L. Hysteria – a clinical, prognostic and genetic study. Acta Psychiatr Neurol Scand 1957; 32:11. ▪ 46. Guze SB. The validity and significance of the clinical diagnosis of hysteria (Briquet's syndrome). Am J Psychiatry 1975; 132:138. ▪ 47. Cloninger CR, Martin RL, Guze SB, Clayton PJ. A prospective follow-up and family study of somatization in men and women. Am J Psychiatry 1986; 143:873. ▪ 48. Torgersen S. Genetics of somatoform disorders. Arch Gen Psychiatry 1986; 43:502. ▪ 49. Chodoff P. Hysteria and women. Am J Psychiatry 1982; 139:545. ▪ 50. Kroenke K, Spitzer RL. Gender differences in the reporting of physical and somatoform symptoms. Psychosom Med 1998; 60:150. ▪ 51. Gureje O, Simon GE, Ustun TB, Goldberg DP. Somatization in cross-cultural perspective: a World Health Organization study in primary care. Am J Psychiatry 1997; 154:989. ▪ 52. Escobar JI. Cross-cultural aspects of the somatization trait. Hosp Community Psychiatry 1987; 38:174. ▪ 53. Angel R, Guarnaccia PJ. Mind, body, and culture: somatization among Hispanics. Soc Sci Med 1989; 28:1229. ▪ 54. Rubio-Stipec M, Shrout PE, Bird H et al. Symptom scales of the diagnostic interview schedule: factor results in Hispanic and Anglo samples. Psychological Assessment 1989; 1:30. ▪ 55. Escobar JI. Transcultural aspects of dissociative and somatoform disorders. Psychiatr Clin North Am 1995; 18:555. ▪ 56. Kroenke K. Depression screening is not enough. Ann Intern Med 2001; 134:418. ▪ 57. Fifer SK, Buesching DP, Henke CJ et al. Functional status and somatization as predictors of medical offset in anxious and depressed patients. Value Health 2003; 6:40. ▪ 58. Creed F, Ratcliffe J, Fernandez L et al. Health-related quality of life and health care costs in severe, refractory irritable bowel syndrome. Ann Intern Med 2001; 134:860. ▪ 59. Cohen LM, Shapiro E, Manson JE, Kondi ES. The high cost of treating a psychiatric disorder as a medical/surgical illness. Psychosomatics 1985; 26:453. ▪ 60. Morriss R, Gask L, Ronalds C et al. Cost-effectiveness of a new treatment for somatized mental disorder taught to GPs. Fam Pract 1998; 15:119. ▪ 61. Shaw J, Creed F. The cost of somatization. J Psychosom Res 1991; 35:307. ▪ 62. Valenstein M, Vijan S, Zeber J. E et al. The cost-utility of screening for depression in primary care. Ann Intern Med 2001; 134:345. ▪ 63. Larsen RJ. Neuroticism and selective encoding and recall of symptoms: evidence from a combined concurrent-retrospective study. J Pers Soc Psychol 1992; 62:480. ▪ 64. Cramer D. Psychological distress and neuroticism: a two-wave panel study. Br J Med Psychol 1994; 67:333. ▪ 65. Wise TN, Mann LS. The relationship between somatosensory amplification, alexithymia, and neuroticism. J Psychosom Res 1994; 38:515. ▪ 66. Bankier B, Aigner M, Bach M. Alexithymia in DSM-IV disorder: comparative evaluation of somatoform disorder, panic disorder, obsessive-compulsive disorder, and depression. Psychosomatics 2001; 42:235. ▪ 67. De Gucht V. Stability of neuroticism and alexithymia in somatization. Compr Psychiatry 2003; 44:466. ▪ 68. Watson D, Pennebaker J.W. Health complaints, stress, and distress: exploring the central role of negative affectivity. Psychol Rev 1989; 96:234. ▪ 69. De Gucht V, Fischler B, Heiser W. Neuroticism, alexithymia, negative affect, and positive affect as determinants of medically unexplained symptoms. Personality and Individual Differences 2003 (no prelo). ▪ 70. Pennebaker JW, Watson D. The psychology of somatic symptoms. In: Kirmayer LJ, Robbins JM, eds. Current Concepts of Somatization. Washington, DC: American Psychiatric Press, 1991; p. 21. ▪ 71. Biderman A, Yeheskel A, Herman J. Somatic fixation: the harm of healing. Soc Sci Med 2003; 56:1135. ▪ 72. Henningsen P. The body in the brain: towards a representational neurobiology of somatoform disorders. Acta Neuropsychiatrica 2003; 15:157. ▪ 73. Eriksen HR, Ursin H. Sensitization and subjective health complaints. Scand J Psychol 2002; 43:189.

84. DEMÊNCIA

Flávia Barros de Azevedo

Dados epidemiológicos mostram que o envelhecimento populacional é uma realidade com o conseqüente crescimento do número de indivíduos afetados por demências, em particular pela doença de Alzheimer, a forma mais comum de demência nos países ocidentais.

A incidência das demências varia de acordo com a idade, dobrando a cada cinco anos a partir dos 60 anos de idade. Estão presentes em cerca de 1,4% dos indivíduos entre 65 e 69 anos, 20,8% daqueles entre 85 e 89 anos e 38,6% entre 90 e 95 anos. No Brasil, de acordo com um estudo realizado em Catanduva (SP), observa-se o mesmo fenômeno. A prevalência é de 1,3% no grupo de 65 a 69 anos e de 37,8% naqueles com idade igual ou superior a 85 anos. Este é um estudo populacional, publicado em 1998, que avaliou 25% dos idosos urbanos da cidade de Catanduva (1.660 indivíduos com 60 anos ou mais de idade) e mostrou prevalência de 7,1% de pacientes com demências. Dessas, a mais freqüente foi a doença de Alzheimer, em mais de 50% dos indivíduos. Esses dados foram concordantes com aqueles da literatura internacional, em pesquisas realizadas nos Estados Unidos da América (EUA), Canadá e Europa, que também mostraram predomínio dos casos de doença de Alzheimer. Já em países como a China, Japão e Rússia, as demências de origem vascular são as mais comuns[1,3].

Nos EUA, a doença de Alzheimer é a quarta causa de óbito na faixa etária compreendida entre 75 e 84 anos de idade, e a terceira maior causa isolada de incapacidade e mortalidade. No Brasil, apesar das lacunas estatísticas, estima-se que cerca de 500.000 pessoas sejam acometidas pela doença.

Tem havido falha no diagnóstico por parte dos clínicos, principalmente na fase inicial da doença, em cerca de 21 a 72% dos casos. Nessa fase, as alterações cognitivas tendem a ser muito discretas e o paciente muitas vezes está alheio a elas ou tenta minimizá-las e disfarçá-las para não serem notadas. É comum o paciente, os familiares e os próprios médicos atribuírem os primeiros sintomas ao processo de envelhecimento, mas demência e envelhecimento não são sinônimos[1].

É importante que todos os profissionais da área de saúde que lidam com idosos, mesmo que não especialistas, estejam sempre alertas ao reconhecimento dos sintomas de demência, até mesmo em pacientes que procuram tratamento por outros motivos que não a deterioração cognitiva. Assim, os profissionais estando familiarizados com os princípios básicos e as repercussões dos quadros demenciais, realizarão diagnósticos mais precoces e tratamentos mais adequados.

Demência não é uma doença, e sim um termo utilizado para descrever um grupo de sintomas que podem acompanhar certas doenças ou condições. Trata-se de uma condição clínica produzida por diferentes e inúmeras causas, caracterizada por um declínio cognitivo a partir de determinado nível intelectual sustentado[2].

Este termo não pode ser aplicado à perda focal isolada de função, como ocorre na amnésia, na afasia, na agnosia ou na apraxia. O declínio geralmente envolve a memória e outras capacidades cognitivas. Assim, há alguns critérios para classificar as demências que exigem dificuldades em um ou mais componentes da cognição além da memória, e outros, em que o comprometimento seja global, envolvendo todos os componentes da função intelectual. Demência é uma conseqüência de disfunção cerebral, especialmente das regiões cerebrais conhecidas como áreas associativas, as quais integram percepção, pensamento e ação voluntária e pelas quais um indivíduo pode ajustar-se e sobreviver no meio ambiente.

FATORES DE RISCO E PROTETORES

O peso de cada um destes fatores, a melhor compreensão das bases biológicas de muitos deles e, principalmente, seu grau de efetividade em estudos prospectivos ainda devem ser determinados para que se possa estabelecer recomendações formais e cientificamente válidas. A grande maioria dos dados disponíveis provém de estudos transversais[4,6].

Podem ser divididos em modificáveis e não modificáveis:

Fatores não-modificáveis
- Idade – é um fator de risco independente.
- Fatores genéticos – alelo E4 da apolipoproteína E é considerado um fator de risco para o desenvolvimento da doença de Alzheimer. A presença do alelo E2 da apolipoproteína E têm efeito protetor contra o declínio cognitivo.

Fatores modificáveis
Fatores de risco
- Traumatismo craniano: a prática de boxe sem proteção adequada do crânio ou de esportes similares parece aumentar o risco de doença de Alzheimer.
- Condições mórbidas: *diabetes mellitus*, doença pulmonar obstrutiva crônica.
- Baixa escolaridade[7].
- Baixo nível socioeconômico[9,10].
- Uso prévio de alguns medicamentos, especialmente benzodiazepínicos, antes dos 50 anos, está relacionado à pior evolução cognitiva.

Fatores de proteção
- Altos níveis de satisfação pessoal e existência de maior rede de vínculos sociais.
- Atividade física regular.
- Ausência de tabagismo[8].
- Consumo moderado de bebida alcóolica (vinho) parece ter papel protetor.
- Uso prévio de antiinflamatórios não-hormonais.

TRANSTORNO COGNITIVO LEVE

Não necessariamente o envelhecimento normal cursa com deficiência de memória significativa. Mesmo levando em conta todas as limitações, investigadores têm apontado alterações aparentemente benignas em alguns aspectos da memória acompanhando o envelhecimento normal. Considera-se que 30% dos idosos, de maneira geral, apresentam queixas de alterações de memória. Naqueles institucionalizados, a proporção aumenta para 75%[6].

As perdas de memória, principalmente as que se refletem em dificuldade para recordar nomes, números de telefones e objetos guardados, são as que mais chamam a atenção das pessoas. Muitos idosos e familiares se assustam pela possibilidade real ou presumida de que essas perdas progridam para demência ou que sejam sinal de demência.

O declínio cognitivo que acompanha a idade tem início e progressão extremamente variáveis, dependendo de fatores educacionais, de saúde e de personalidade, bem como do nível intelectual global e capacidades mentais específicas dos indivíduos. Inteligência produtiva, hábitos bem organizados de trabalho, um modo de vida sadio compensam as deficiências progressivas do envelhecimento.

Privilegiar o envelhecimento bem-sucedido requer avaliar e antecipar fatores de risco para o declínio cognitivo, bem como diagnosticar precocemente desvios que possam resultar em envelhecimento cognitivo patológico[4,6].

Vários fatores podem interferir na memória dos que envelhecem: estados de ansiedade e expectativa, estresse, a desconfiança, isolamento social e psicofármacos, entre eles o álcool e os tranqüilizantes.

Alterações cognitivas que acompanham o envelhecimento: existe uma área situada entre a saúde e a doença

Alguns autores dividem os indivíduos idosos em três grupos: demenciados, não demenciados e que não podem ser classificados como normais ou demenciados, embora possuam prejuízo cognitivo. As alterações cognitivas que não se caracterizam como demência são comuns entre os idosos, mas só apresentam significado clínico quando acarretam prejuízos no desempenho das atividades diárias do indivíduo.

Diversos termos têm sido usados para descrever pacientes idosos com queixas importantes de memória e que não preenchem os critérios para demência: alteração cognitiva leve que é a denominação mais usada atualmente, transtorno cognitivo leve, alterações de memória associada à idade, declínio cognitivo associado ao envelhecimento, declínio cognitivo relacionado à idade, fase pré-clínica da demência de Alzheimer. Todos estes termos referem-se a condições intermediárias entre o normal e o patológico.

Critérios diagnósticos propostos para alteração cognitiva leve:

- Queixa de memória, de preferência confirmada por um informante.
- Deficiência de memória, indicada por testes (desempenho de aproximadamente 1,5 desvio-padrão abaixo da média de controles normais para a idade e escolaridade).
- Funções cognitivas gerais normais.
- Atividades funcionais (sociooupacionais) intactas.
- Ausência de demência.

Dados mostram que a prevalência de alteração cognitiva leve na população geral é de 3,2%.

Têm-se estudado o perfil cognitivo da população que envelhece, sobretudo daqueles que têm queixas de memória, na tentativa de verificar se existe uma continuidade entre alterações/queixas de memória e demência, ou se constituem dois processos separados. Diretrizes publicadas pela *American Academy of Neurology* indicam que indivíduos que não apresentam diagnóstico de demência, mas são caracterizados como cognitivamente comprometidos, apresentam risco aumentado de evolução para demência, com taxa de progressão entre 6 e 25% ao ano[4].

Fatores como idade mais avançada, desempenho inicial pior em testes de memória semântica, presença do alelo E4 da apolipropoteína E e alterações do volume (atrofia) hipocampal medido por ressonância magnética têm sido relacionados com risco maior de evolução para demência nos pacientes com alteração cognitiva leve.

Indivíduos com suspeita de alteração cognitiva leve deveriam ser encorajados a retornar, visto que observações feitas 6 a 12 meses depois de uma primeira avaliação podem ajudar a documentar declínios sucessivos. Os testes neuropsicológicos são úteis para uma detecção mais cuidadosa[6].

Com o surgimento de agentes terapêuticos para alteração cognitiva leve, maior ênfase têm sido dada à detecção precoce de alterações cognitivas e vários ensaios clínicos foram iniciados para testar o efeito destas drogas em pacientes com alteração cognitiva leve, com os objetivos de melhorar os parâmetros funcionais e principalmente atrasar ou impedir o aparecimento de demência.

DIAGNÓSTICO DE DEMÊNCIA

É uma síndrome caracterizada por alterações de memória, do pensamento, da orientação, da compreensão, da linguagem, do cálculo, da capacidade de aprendizagem, do pensamento abstrato e do julgamento. Esse quadro é acompanhado ou precedido por alterações psicológicas, do comportamento e da personalidade.

A queixa de memória é o que leva o paciente a procurar um médico. Esta queixa se correlaciona pouco com o desempenho cognitivo real avaliado por testes, tendendo a estar mais relacionada a traços de personalidade e depressão que propriamente com a deficiência. Geralmente o relato de um informante tem maior confiabilidade que o auto-relato do paciente ou mesmo a avaliação por testes cognitivos, principalmente nos casos em que, embora se queixe de problemas de memória, o indivíduo continua a desempenhar as atividades sociocupacionais.

Os testes cognitivos podem ser pouco discriminativos quando utilizados em indivíduos que possuem habilidade intelectual superior à média, já que eles podem apresentar um desempenho "normal", a despeito da deterioração cognitiva já existente. Assim, técnicas de avaliação baseadas em relatos de informante, obtidas por conversas informais, por questionários estruturados ou por escalas são mais precisas e sensíveis, até mesmo a leves e precoces mudanças nos níveis de funcionamento, nas atividades do dia-a-dia.

O diagnóstico de demência baseia-se na vigência de declínio cognitivo em grau suficiente para interferir nas atividades funcionais do indivíduo. Já a condição diagnóstica para alteração cognitiva leve é a ausência de comprometimento das atividades sociocupacionais.

É importante que a história seja obtida de forma bastante cautelosa, já que informações sobre o padrão de evolução das alterações são importantes para o diagnóstico diferencial. Devem-se estimar as habilidades preexistentes, levando em consideração não apenas o relato do próprio paciente ou de um familiar, mas também a posição socioeconômica, o nível educacional e sua história ocupacional.

Para o diagnóstico de demência é essencial que as alterações causem comprometimento significativo nas atividades profissionais, ocupacionais e sociais do indivíduo e representem declínio significativo em relação aos níveis prévios do funcionamento, na ausência de alterações de consciência. Nessa definição, estão excluídas as dificuldades intelectuais preexistentes (retardo mental), o *delirium* e as condições que possam impedir uma avaliação adequada (por exemplo: afasia grave, deficiências sensoriais)[9].

Na fase inicial, pode ocorrer perda de concentração, desatenção, depressão ou mesmo agitação e hiperatividade. Existem freqüentemente dificuldades no trabalho, para lidar com situações complexas e para o aprendizado de fatos novos. Os problemas espaciais e de percepção podem manifestar-se por dificuldades de reconhecer faces e locais familiares. Existe uma deterioração progressiva em relação ao tempo e ao espaço. Com a evolução da doença, a capacidade de aprendizado fica gravemente alterada e a memória remota pode ficar comprometida. O julgamento torna-se alterado, sendo que, com freqüência, o paciente está alheio ao próprio comportamento, tornando-se notório as dificuldades para a realização de tarefas complexas. A capacidade para realizar cálculos, fazer abstrações, resolver problemas, planejar tarefas em etapas tornam-se seriamente afetadas. É importante enfatizar que a perícia para o desempenho de funções específicas depende não somente das alterações eventualmente presentes, como também das habilidades prévias, do estímulo e do ambiente social. Assim sendo, é essencial avaliar a gravidade das alterações em função do contexto e da função prévia dos vários domínios.

Os distúrbios de linguagem, inicialmente caracterizados pela dificuldade de nomeação, progridem para anomia, as parafasias, os circunlóquios, a perda de conteúdo e a dificuldade de compreensão. A síndrome afásico-agnósico-apráxica é comum na fase intermediária da doença de Alzheimer. A perda funcional conseqüente às deficiências cognitivas é hierárquica: a dificuldade para executar atividades instrumentais (por exemplo: usar telefone, organizar lista de compras) precede a dificuldade para executar tarefas básicas (vestir-se, alimentar-se, tomar banho). Dentre as alterações não-cognitivas, a agitação, o vagueamento, a agressividade, os questionamentos repetidos e os distúrbios do sono são exemplos de alterações do comportamento que ocorrem com a evolução das demências[10].

Sintomas psicológicos como ansiedade, depressão, idéias delirantes, alucinações sobretudo visuais, erros de identificação (por exemplo: considera pessoas familiares desconhecidas e vice-versa) podem ocorrer. Outras alterações incluem as mudanças de personalidade, o embotamento, a labilidade emocional, a hiperoralidade e o comportamento social inadequado (por exemplo: desinibição, jocosidades impróprias, despir-se em público)[4,6].

As demências muitas vezes são acompanhadas de distúrbios motores que podem incluir anormalidade da marcha e uma grande variedade de movimentos anormais. Sinais neurológicos focais, rigidez, bradicinesia, mioclonias e convulsões podem também ser encontrados de acordo com a causa subjacente.

Na fase avançada das demências e no estágio terminal, todas as funções cognitivas estão gravemente comprometidas, havendo até mesmo dificuldades para reconhecer faces e espaços familiares. Ocorre perda total da capacidade para realizar atividades da vida diária e com isto os pacientes tornam-se totalmente dependentes e passam a comunicar-se somente por meio de sons incompreensíveis, até alcançarem o mutismo. Finalmente ficam acamados, com incontinência urinária e fecal. A morte geralmente é decorrente de complicações da síndrome de imobilidade, o que leva a sepse por infecção urinária, pneumonia e úlceras de decúbito.

INVESTIGAÇÃO

O diagnóstico de demência é usualmente clínico. Uma história clínica detalhada, a confirmação por parte dos familiares mais próximos e a avaliação cognitiva podem alcançar uma precisão de diagnóstico de até 90% dos casos. Apesar disso, é consenso que uma investigação propedêutica deva ser realizada rotineiramente para auxiliar no esclarecimento do diagnóstico. Os exames laboratoriais e de neuroimagem têm papel determinante para se alcançar o diagnóstico etiológico em muitas formas de demência.

A avaliação clínica dos pacientes inclui a anamnese detalhada, exame clínico e neurológico e avaliações dos estado mental, funcional e psicossocial[9,12].

HISTÓRIA

Na anamnese, é importante questionar a presença de alterações cognitivas, psicológicas, de comportamento e funcionais, explorando o histórico e a descrição detalhada dos acontecimentos, além de investigar sobre o desempenho para a realização das atividades instrumentais e básicas de vida diária. Assim utilizamos as seguintes escalas: atividades básicas de vida diária (Quadro 10.24) e atividades instrumentais de vida diária de Lawton (Quadro 10.25).

É importante questionar a cronologia dos fatos, porque o ritmo de progressão do declínio cognitivo e a presença de determinadas alterações não-cognitivas podem ser elucidativos para o diagnóstico. Sempre que possível, é interessante confrontar as informações obtidas junto ao paciente com o relato de um informante confiável.

Quadro 10.24 – Escala de atividades básicas de vida diária.

Atividade	Independente	Sim	Não
1. Banho	Não recebe ajuda, mas sim somente para uma parte do corpo		
2. Vestir-se	Pega as roupas e veste-se sem nenhuma ajuda, exceto para amarrar os sapatos		
3. Higiene pessoal	Vai ao banheiro, usa o banheiro, veste-se e retorna sem nenhuma ajuda (pode usar andador ou bengala)		
4. Transferência	Consegue deitar na cama, sentar na cadeira e levantar sem ajuda (pode usar andador ou bengala)		
5. Continência	Controla completamentea urina e as fezes		
6. Alimentação	Come sem ajuda (exceto para cortar carne ou passar manteiga no pão)		

O escore total é o somatório de respostas "sim". Total de 6 pontos significa independência para atividades básicas de vida diária; 4 pontos, dependência parcial; 2 pontos, dependência importante. Adaptado de Katz S, Downs TD, Cash HR et al. Gerontologist, 1970; 10:20-30.

Quadro 10.25 – Escala de atividades instrumentais de vida diária de Lawton.

1. O(a) Sr.(a) consegue usar o telefone?	Sem ajuda Com ajuda parcial Não consegue	3 2 1
2. O(a) Sr.(a) consegue ir a locais distantes, usando algum transporte, sem necessidade de planejamentos especiais?	Sem ajuda Com ajuda parcial Não consegue	3 2 1
3. O(a) Sr.(a) consegue fazer compras?	Sem ajuda Com ajuda parcial Não consegue	3 2 1
4. O(a) Sr.(a) consegue preparar suas próprias refeições?	Sem ajuda Com ajuda parcial Não consegue	3 2 3
5. O(a) Sr.(a) consegue arrumar a casa?	Sem ajuda Com ajuda parcial Não consegue	3 2 1
6. O(a) Sr.(a) consegue fazer os trabalhos manuais domésticos, como pequenos reparos?	Sem ajuda Com ajuda parcial Não consegue	3 2 1
7. O(a) Sr.(a) consegue lavar e passar sua roupa?	Sem ajuda Com ajuda parcial Não consegue	3 2 1
8. O(a) Sr.(a) consegue tomar seus remédios na dose certa e horário correto?	Sem ajuda Com ajuda parcial Não consegue	3 2 1
9. O(a) Sr. (a) consegue cuidar de suas finanças?	Sem ajuda Com ajuda parcial Não consegue	3 2 1

Para cada questão, a primeira resposta significa independência; a segunda, capacidade com ajuda; e a terceira, dependência. A pontuação máxima é de 27 pontos, e o escore tem um significado apenas para o paciente individual, servindo como base para comparação evolutiva. As questões 4 a 7 podem ter variações conforme o gênero, podendo ser adaptadas para atividades como subir escadas ou cuidar do jardim.

É importante questionar a relação dos medicamentos em uso, prescritos ou não, as doenças clínicas associadas, os hábitos dietéticos e a história de alcoolismo. A história familiar positiva para demências e a presença dos fatores de risco para doenças cerebrovasculares devem também ser explorados.

Deve-se avaliar a magnitude da interferência das alterações apresentadas nas atividades pessoais, sociais e ocupacionais do paciente. Informações sobre a personalidade prévia, o nível educacional e os históricos ocupacional e social podem servir como auxílio importante para o diagnóstico e principalmente para estimar o impacto da doença sobre o paciente e facilitar a elaboração do plano de reabilitação mais adequado.

O acompanhamento do curso clínico é também importante na diferenciação entre as várias demências. Um declínio insidioso, lento e progressivo é consistente com as demências degenerativas, enquanto um início agudo com progressão em etapas é comumente encontrado nas demências vasculares.

EXAME CLÍNICO

As alterações encontradas aos exames clínicos e neurológicos são freqüentemente insuficientes para o diagnóstico das demências. Por isso, é fundamental a correlação dessas alterações com os dados clínicos e os exames complementares.

AVALIAÇÃO DO ESTADO MENTAL

É imprescindível naqueles com suspeita de deficiências cognitivas relatadas pelo paciente, familiares ou da desconfiança durante a consulta médica.

Os testes cognitivos a serem incluídos na avaliação rotineira devem, idealmente, ser simples e rápidos, e obviamente propiciar o reconhecimento efetivo dos sinais e sintomas precoces das demências. Deve estar preferencialmente validado para o uso na população em questão, além de servirem como linha de base para avaliações subseqüentes.

Os casos iniciais geralmente passam despercebidos, principalmente em pacientes que mantêm habilidades suficientes para permitir entrevistas simples. Vale salientar, entretanto, que não existe teste perfeito e nenhum dos conhecidos, isoladamente, é capaz de determinar o diagnóstico etiológico das demências. Havendo dúvidas, é aconselhável avaliação seriada, pois somente por meio de acompanhamentos a longo prazo é possível se obter dados mais fidedignos para o diagnóstico correto. Há de se considerar também que o desempenho nos testes pode ser influenciado pelo gênero, nível socioeconômico, cultura e principalmente idade e escolaridade[9].

Não existem, entretanto, evidências favoráveis ou contrárias para a recomendação do rastreio da alteração cognitiva na ausência de sintomas de demência. Apesar de serem condições comuns no envelhecimento, proporcionando alto grau de sofrimento para aqueles acometidos, as triagens e a procura de casos somente serão justificáveis caso haja evidências de que a identificação precoce interfira na história natural da doença sem, todavia, acarretar os efeitos negativos da rotulação.

O miniexame do estado mental (MEEM) é um dos métodos de triagem mais utilizados em todo o mundo. Têm sensibilidade de cerca de 83% e especificidade 82% para a detecção de demência. Como vantagens incluem-se a facilidade e o tempo curto para a aplicação e a baixa variabilidade entre os examinadores. Dentre as limitações incluem-se a baixa sensibilidade para a detecção de declínio cognitivo leve, as falhas para a distinção entre indivíduos normais e com demência leve e as limitações para avaliação do declínio cognitivo em fases avançadas das demências. Além disso, seu uso é limitado em pessoas com afasia, baixa acuidade visual e auditiva e com distúrbios motores. A escolaridade e a cultura são outros fatores limitantes[10].

Assim sendo, vários autores questionam a utilidade clínica de um único valor de corte (escores menores que 24 são considerados anormais). Uma vez que os valores de corte foram obtidos a partir de populações medianas, é possível que pessoas com nível educacional elevado possam apresentar escores normais ao MEEM apesar da demência manifesta. Inversamente, idosos com baixa pontuação podem não estar dementes, particularmente aqueles com baixa escolaridade.

No Brasil, um estudo colaborativo da FMUSP e UNIFESP propôs a padronização do MEEM a partir de várias adaptações sugeridas ao teste. Bertolucci et al. também sugeriram o uso de diferentes valores de corte, de acordo com o grau de escolaridade, tendo em vista as influências do nível educacional. No entanto, até que novos estudos longitudinais possam confirmar esses achados com os devidos valores de corte a serem considerados, recomenda-se avaliar cada caso individualmente (Quadro 10.26)[11,12].

Quadro 10.26 – Versão do MEEM que deve ser utilizada no Brasil (Bertolucci et al., 1994). Miniexame do estado mental (Folstein, Folstein e McHugh, 1975).

Orientação	Pontos
Dia da semana	1
Dia do mês	1
Mês	1
Ano	1
Hora aproximada	1
Local específico (aposento ou setor)	1
Instituição (hospital, residência, clínica)	1
Bairro ou rua próxima	1
Cidade	1
Estado	1
Memória imediata	
Vaso, carro, tijolo	3
Atenção e Cálculo	
100-7 sucessivos	5
Evocação	
Recordar as 3 palavras	3
Linguagem	
Nomear um relógio e uma caneta	2
Repetir: "Nem aqui, nem ali, nem lá"	1
Comando: "Pegue este papel com sua mão direita, dobre-o ao meio e coloque-o no chão"	3
Ler e obedecer: "Feche os olhos"	1
Escrever uma frase	1
Copiar um desenho	1
Escore 30	30
Soletrar	
Soletrar a palavra "mundo"	5
Escore 35	35

Considerando-se que o diagnóstico de demência não pode ser baseado exclusivamente no resultado de um único teste como MEEM ou qualquer outro, é aconselhável a realização rotineira de testes complementares para aumentar a acurácia da avaliação cognitiva.

Resumidamente, destacamos algumas opções interessantes e úteis como instrumentos de rastreio a serem usadas em associação com o MEEM: o teste de fluência verbal (categorias animais), o teste do relógio, o teste de memória de figuras e o teste de lista de palavras ou figuras.

Teste do relógio

É de fácil aplicação. Reflete o funcionamento frontal e temporoparietal e avalia as habilidades visuoespaciais e construcionais. Existem três métodos descritos, o que acarreta uma variedade de formas de interpretação, além disso há influência do nível de escolaridade, o que limita seu uso. Sunderland et al. demonstraram que o teste com escala de pontuação de 10 pontos apresenta sensibilidade de 78% e especificidade de 96% de acordo com os critérios diagnósticos para doença de Alzheimer (Quadro 10.27)[10,26].

Quadro 10.27 – Teste do desenho do relógio de acordo com Sunderland et al., 1989. Orientações para aplicação e avaliação dos resultados.

Dê-lhe uma folha de papel em branco e diga-lhe: "Desenhe um relógio com todos os números. Coloque os ponteiros marcando 2h45min (guarde o desenho com a ficha)".
Avaliação – 10-6: relógio e número estão corretos
10: hora certa
9: leve distúrbio nos ponteiros (p. ex.: ponteiro das horas sobre o 2)
8: distúrbios mais intensos nos ponteiros (p. ex.: anotando 2h20min)
7: ponteiros completamente errados
6: uso inapropriado (p. ex.: uso de código digital ou de círculos envolvendo números)
Avaliação – 5-1: desenhos do relógio e dos números incorretos.
5: números em ordem inversa ou concentrados em alguma parte do relógio
4: números faltando ou situados fora dos limites do relógio
3: números e relógio não mais conectados. Ausência de ponteiros
2: alguma evidência de ter entendidos as instruções, mas o desenho apresenta vaga semelhança com um relógio
1: não tentou ou não conseguiu representar um relógio

Teste de fluência verbal

Avalia a produção espontânea do maior número possível de itens de uma determinada categoria semântica (animais, frutas, vegetais, lista de supermercado) ou fonêmica (palavras iniciadas com determinada letra) durante um período determinado de tempo (geralmente um minuto) e o escore se dá pelo número de respostas corretas obtidas. O teste correlaciona-se com a nomeação, solução de problemas, seqüenciamento, perseveração, capacidade de organização e auto-regulação. De acordo com alguns autores, a fluência semântica encontra-se mais precocemente afetada do que a fluência fonêmica nos casos de demência (Quadro 10.28).

Quadro 10.28 – Teste de fluência verbal. Orientações para a aplicação e avaliação dos resultados.

Diga: "Você deve dizer todos os nomes de animais de que se lembrar, no menor tempo possível. Qualquer animal: insetos, pássaros, peixes e animais de quatro patas. Quantos animais falar, melhor. Pode começar." (considere "boi" e "vaca" como dois animais, mas "gato" e "gata" como um só. Se disser "passarinho, cobra e lagarto" conte como três animais; se disser "passarinho, canário e peixe", conte como dois. Ou seja, a classe como nome se não houver outros nomes da mesma classe)
Anote o número de animais lembrados no período de 1 minuto
Solicita-se à pessoa que diga o maior número de itens da categoria durante um espaço definido de tempo (usualmente um minuto), e o escore se dá pelo número de respostas corretas obtidas. Para esta categoria semântica, indivíduos normais com escolaridade de oito anos ou mais são capazes de evocar pelo menos 13 animais, enquanto indivíduos normais com menos de oito anos de escolaridade não são capazes

A memória verbal pode ser testada por listas de palavras apresentadas, para a repetição imediata e a longo prazo. Na lista de palavras do *Consortium to Establish a Registry for Alzheimer's disease* (CERAD), 10 palavras são apresentadas, uma a uma, por três vezes para a repetição imediata e posterior evocação e reconhecimento. É esperada em pessoas normais uma melhora nas tentativas sucessivas. É importante sempre apresentar um distrator (preferencialmente material não-verbal) e para a seleção de palavras deve-se evitar associações semânticas ou fonêmicas. Os escores obtidos em três tentativas sucessivas, em um estudo realizado em nosso meio, foram 4, 6 e 7 (Quadro 10.29).

Quadro 10.29 – Teste de lista de palavras de CERAD de acordo com a proposta de padronização de palavras para a língua portuguesa, segundo Bertolucci et al. (1998).

Lista de palavras para fixação e recordação	Lista de palavras para reconhecimento	
Manteiga	Igreja	Rainha
Braço	Café	Cabana
Praia	Manteiga	Chinelo
Carta	Dólar	Poste
Rainha	Braço	Aldeia
Cabana	Praia	Corda
Poste	Cinco	Bilhete
Bilhete	Carta	Tropa
Erva	Hotel	Erva
Motor	Montanha	Motor

Alternativamente, a memória verbal pode ser testada por meio de testes de memória de figuras em que elas devem ser reconhecidas dentre uma série de distratores. Um dos testes mais conhecidos nesta categoria é o de memória de figuras da escala de memória de Wechsler. No Brasil foram propostas uma versão com 10 figuras para avaliação da percepção visual, nomeação, memória imediata e tardia, além de seu posterior reconhecimento junto a outras 10 figuras.

Além disso, existem vários questionários de avaliação dirigidos aos familiares e aos cuidadores. Esses questionários refletem de maneira objetiva as dificuldades apresentadas pelos pacientes no dia-a-dia para lidar com tarefas complexas e com as atividades da vida cotidiana que dificilmente seriam avaliadas durante uma avaliação formal. São também usados como recursos auxiliares na determinação dos lapsos de memória, da habilidade de compreensão e de produção de linguagem, da capacidade de julgamento, da aptidão para aprender e para reter informações novas bem como na identificação dos distúrbios de comportamento. Dentre eles dois instrumentos são amplamente utilizados: o "Questionário de atividades funcionais" e as "Principais alterações do comportamento e da memória".

Questionário de atividades funcionais

Leia com atenção as perguntas formuladas no quadro 10.30 e tente responder a elas de acordo com sua percepção sobre o nível de independência e autonomia que o seu (sua) acompanhante apresenta para a realização das tarefas cotidianas.

Quadro 10.30 – Questionário de atividades funcionais.

1. Ele (ela) manuseia seu próprio dinheiro?
2. Ele (ela) é capaz de comprar roupas, comida, coisas para a casa sozinho(a)?
3. Ele (ela) é capaz de esquentar a água para o café e apagar o fogo?
4. Ele (ela) é capaz de preparar uma refeição?
5. Ele (ela) é capaz de manter-se em dia com as atualidades, com os acontecimentos da comunidade ou da vizinhança?
6. Ele (ela) é capaz de prestar atenção, entender e discutir um programa de rádio ou televisão, um jornal ou uma revista?
7. Ele (ela) é capaz de lembra-se de compromissos, acontecimentos familiares, feriados?
8. Ele (ela) á capaz de manusear seus próprios remédios?
9. Ele (ela) é capaz de passear pela vizinhança e encontrar o caminho de volta para casa?
   0 = Normal
   1 = Faz com dificuldade
   2 = Necessita de ajuda
   3 = Não é capaz
10. Ele (ela) pode ser deixado(a) em casa sozinho(a) de forma segura?
    0 = Normal
    1 = Sim, mas com precauções
    2 = Sim, por períodos curtos
    3 = Não poderia

Principais alterações do comportamento da memória

O paciente às vezes pode apresentar alguns dos problemas listados no quadro 10.31. Se alguns deles ocorreram durante a última semana, avalie também quanto o problema, quando presente, tem interferido ou aborrecido você. Para isso, use as escalas e pontue de acordo com a freqüência que o problema se apresenta com sua reação. Antes, porém, leia atentamente a descrição de escores possíveis.

Exames complementares

Não existe consenso geral sobre qual lista de exames complementares deve ser rotineiramente solicitada para os pacientes ambulatoriais com suspeita de demência. Embora vários exames laboratoriais e de neuroimagem tenham papel determinante para o diagnóstico etiológico, a utilidade clínica da realização compulsória de alguns exames propedêuticos, como parte da bateria de testes de investigação das demências, é debatida por muitos autores[4,6].

Quadro 10.31 – Lista de principais alterações do comportamento da memória.

Freqüência	Reação
0 = nunca ocorreu	0 = nenhuma
1 = ausente na última semana	1 = pequena
2 = 1 a 2 vezes na última semana	2 = moderada
3 = 3 a 6 vezes na última semana	3 = grande
4 = diariamente ou mais freqüente	4 = intensa
9 = não sei/não-aplicável	9 = não sei/não-aplicável

Responda a todas as perguntas citadas no quadro a seguir circulando o número de 0 a 9 tanto para freqüência quanto para reação de acordo com a escala acima.

	Freqüência	Reação
1. Perguntar a mesma coisa repetidamente	0 1 2 3 4 9	0 1 2 3 4 9
2. Dificuldades para lembrar-se de fatos recentes (por exemplo itens da TV ou jornais)	0 1 2 3 4 9	0 1 2 3 4 9
3. Dificuldades para lembrar-se de fatos passados significativos	0 1 2 3 4 9	0 1 2 3 4 9
4. Perder ou trocar objetos de lugar	0 1 2 3 4 9	0 1 2 3 4 9
5. Esquecer que dia é hoje	0 1 2 3 4 9	0 1 2 3 4 9
6. Iniciar tarefas sem terminá-las	0 1 2 3 4 9	0 1 2 3 4 9
7. Dificuldades em concentrar-se nas tarefas	0 1 2 3 4 9	0 1 2 3 4 9
8. Destruir bens	0 1 2 3 4 9	0 1 2 3 4 9
9. Fazer coisas que o(a) constrangem	0 1 2 3 4 9	0 1 2 3 4 9
10. Despertar você ou outras pessoas durante a noite	0 1 2 3 4 9	0 1 2 3 4 9
11. Falar alto e rápido	0 1 2 3 4 9	0 1 2 3 4 9
12. Aparentar-se ansioso(a) ou preocupado(a)	0 1 2 3 4 9	0 1 2 3 4 9
13. Assumir comportamentos que são potencialmente perigosos para si ou para outros	0 1 2 3 4 9	0 1 2 3 4 9
14. Ameaçar machucar a si próprio	0 1 2 3 4 9	0 1 2 3 4 9
15. Ameaçar machucar os outros	0 1 2 3 4 9	0 1 2 3 4 9
16. Ser agressivo verbalmente com os outros	0 1 2 3 4 9	0 1 2 3 4 9
17. Aparentar-se triste ou deprimido(a)	0 1 2 3 4 9	0 1 2 3 4 9
18. Expressar sentimentos de desesperança ou tristeza com o futuro	0 1 2 3 4 9	0 1 2 3 4 9
19. Estar choroso(a), chorando	0 1 2 3 4 9	0 1 2 3 4 9
20. Ter pensamentos sobre a própria morte ou morte das pessoas próximas	0 1 2 3 4 9	0 1 2 3 4 9
21. Ter sentimentos de desvalia, considerando-se um "peso para os outros"	0 1 2 3 4 9	0 1 2 3 4 9
23. Fazer comentários sobre falta de sentido na vida	0 1 2 3 4 9	0 1 2 3 4 9
24. Argumentação, irritabilidade e/ou queixas constantes	0 1 2 3 4 9	0 1 2 3 4 9

A Academia Americana de Neurologia recomenda como rotina para a avaliação das demências os seguintes exames complementares: hemograma, velocidade de hemossedimentação, uréia, creatinina, sódio, potássio, cálcio, função tireoidiana e hepática, dosagem de vitamina B_{12}, urina tipo I, sorologia para sífilis, sorologia para o vírus da imunodeficiência humana (HIV) em casos selecionados e avaliação por método de neuroimagem (tomografia computadorizada ou, se possível, ressonância magnética (Quadro 10.32).

A Sociedade Brasileira de Geriatria exclui a velocidade de hemossedimentação e urina tipo I como exames de rotina.

Exames opcionais: avaliação neuropsicológica detalhada, tomografia por emissão de fóton único, líquor e eletroencefalograma.

Quadro 10.32 – Exames complementares que devem ser indicados de rotina para a avaliação das demências segundo a Academia Americana de Neurologia (Corey-Bloom et al. 1985).

Exames laboratoriais
Hemograma
Uréia, creatinina
Eletrólitos
Cálcio
Função tireoidiana
Velocidade de hemossedimentação
Sorologia para sífilis
Dosagem da vitamina B_{12}
Exame de rotina de urina
Função hepática
Sorologia para HIV

Neuroimagem
Tomografia computarizada
Ressonância magnética

Opcionais
Avaliação neuropsicológica
Tomografia por emissão de fóton único
Exame do líquido cefalorraquidiano
Eletroencefalograma

Há também evidências de que a presença do alelo E4 do gene da apolipoproteína E localizado no cromossomo 19 esteja relacionado com um risco elevado de doença de Alzheimer. Vale ressaltar, no entanto, que existem variações geográficas para a prevalência deste alelo E4 e que 35 a 50% dos pacientes com a doença de Alzheimer não o possuem. Desta forma apesar da sua importância em estudos longitudinais de populações de risco, a presença do alelo E4 não é determinante da doença de Alzheimer, sendo apenas considerado um gene de suscetibilidade, ou seja, ele implica apenas uma probabilidade aumentada de doença. Sendo assim, os testes genéticos para genotipagem da apoliproteína E não são recomendados na prática clínica para o diagnóstico da doença de Alzheimer em pacientes dementes nem como método de triagem para avaliar o risco de seu desenvolvimento em pessoas assintomáticas.

NEUROIMAGEM

São excelentes recursos para a investigação dos quadros demenciais. Seus achados propiciam, de forma segura, o diagnóstico de uma série de doenças responsáveis por quadros demenciais, particularmente os tumores cerebrais e as outras lesões expansivas.

A principal limitação para o uso dos exames de neuroimagem em muitos países é o custo.

A tomografia computarizada e/ou ressonância magnética do encéfalo são recomendadas como procedimento de rotina para o diagnóstico de demência pela Academia Americana de Neurologia. Segundo Katzman, os estudos de neuroimagem devem ser realizados pelo menos uma vez em todos os casos de demência.

A ressonância magnética é superior à tomografia computarizada para demonstração da maioria das lesões do sistema nervoso central, exceto para hemorragia subaracnóidea, lesões calcificadas e fraturas. Entretanto, o menor custo, a qualidade razoável dos resultados, a praticidade e a rapidez na realização são justificadas por razões que mantém a tomografia computarizada com o método de neuroimagem mais efetivamente usado para uma avaliação inicial.

A tomografia por emissão de fóton único e a tomografia por emissão de pósitrons são exames de neuroimagem funcionais que permitem a análise do metabolismo cerebral. Ambos têm sido usados com particular interesse para a investigação da doença de Alzheimer e de demências frontais (72-74). A tomografia por emissão de pósitrons é um exame de melhor resolução e sensibilidade do que a tomografia por emissão de fóton único, porém não é disponível em nossa prática clínica. Quanto à tomografia por emissão de fóton único, a despeito de ser disponível em nosso meio, não existe uma definição muito clara da sua utilidade clínica para o diagnóstico da maioria das demências, principalmente em se tratando de casos atípicos[4,6].

Exames especiais – o líquido cefalorraquidiano está indicado para os pacientes com suspeita de doenças infecciosas, de imunossupressão, de hidrocefalia, de vasculites e de neoplasias do sistema nervoso central e naqueles com reações sorológicas positivas para sífilis. Deve ser solicitado em todos os pacientes com demência iniciada com idade inferior a 55 anos e quando a apresentação do quadro demencial for atípica ou o curso rapidamente progressivo.

O eletroencefalograma tem valor bastante limitado na avaliação das demências. Pode ser útil como método auxiliar de diagnóstico, principalmente nos casos de encefalopatias toxicometabólicas e no diferencial entre depressão e demência. Usualmente, é normal na depressão e apresenta ondas lentas difusas ou focais de acordo com a forma da demência.

Finalmente, nos raros casos em que há suspeita da doença de Wilson, as dosagens séricas de ceruloplasmina e de cobre devem ser solicitadas.

TIPOS DE DEMÊNCIA

Enquanto a doença de Alzheimer continua sendo responsável por 50 a 60% dos casos de demência nas pessoas idosas, constituindo a causa mais freqüente, acredita-se atualmente que a demência de corpúsculos de Lewy seja a segunda forma mais comum entre idosos, talvez responsável por 15% a 25% de todos os casos. A demência vascular, previamente chamada de demência multiinfarto, é considerada atualmente a terceira forma mais freqüente nos países desenvolvidos, mas costumava ser a segunda forma mais freqüente de demência na população de idosos. Enquanto uma pessoa com demência pode preencher claramente critérios para uma dessas formas, também pode apresentar sintomas ou achados de mais de uma delas.

Existe também interesse crescente na doença de Pick, um tipo de demência frontotemporal. Isso provavelmente recai no fato de que a doença de Pick tipicamente tem idade de início bem mais precoce do que a doença de Alzheimer ou demência de corpos de Lewy e pode ser confundida com alguma condição psquiátrica. Esta é uma forma relativamente rara de demência, sendo responsável por menos de 1% de todas as demências.

O diagnóstico preciso de demência é extremamente importante porque a distinção entre doença de Alzheimer e demência de corpos de Lewy, por exemplo, pode afetar o tipo de medicação a ser utilizada.

Alguns autores consideram a existência de duas formas principais de demência, as corticais e as subcorticais, basicamente em função da localização das alterações anatomopatológicas e possíveis correlatos clínicos. (Whitehouse).

Os diversos processos patológicos que produzem a demência podem ser divididos em causas reversíveis ou interrompidas, como exemplo o hematoma subdural crônico ou o mixedema e os tipos não interrompíveis ou irreversíveis, como doença de Alzheimer e acidente vascular cerebral.

CAUSAS DE DEMÊNCIA QUE PODEM SER DETIDAS OU REVERTIDAS

INTOXICAÇÕES

Intoxicações podem ser produzidas por medicações ou por outras substâncias químicas ingeridas de forma deliberada ou acidental. Dentre as medicações capazes de produzir demência temos os agentes neurolépticos e pscicoativos, como os analgésicos opiáceos e os esteróides adrenocorticais. É importante relatar que todas as medicações podem levar a um quadro de demência, mesmo aquelas ditas inócuas pois há uma grande gama de interações medicamentosas, principalmente onde a polifarmácia está presente.

INFECÇÕES

Qualquer infecção capaz de envolver o parênquima cerebral é capaz de produzir demência.

Temos alguns processos crônicos infecciosos, como os que podem ser causados por bactérias (doença de Whiple), protozoários (sífilis), ou fungos (criptococo).

Certas doenças virais crônicas, como no caso da imunodeficiência humana, são doenças freqüentes que produzem a demência, como o complexo aids-demência.

Outras causas são as doenças causadas por deposição de material amilóide no sistema nervoso central, denominadas encefalopatias espongiformes transmissíveis, que são Kuru, doença de Creutzfeldt-Jacob nas três versões-esporádicas, familiar e nova versão – doença de Gerstmann-Sträussler-Scheinker (GSS) e insônia familiar fatal[4].

TRANSTORNOS METABÓLICOS

Algumas doenças da tireóide, paratireóide, adrenais e hipófise (tumorais ou não) são de fácil identificação e podem levar a quadro de demência. As encefalopatias da insuficiência renal ou hepática respondem às medidas direcionadas às causas subjacentes. A desidratação é uma das causas comuns de anormalidade metabólica nos indivíduos idosos.

Outras, como a doença de Wilson e leucodistrofia metacromática, as adrenoleucodistrofias e as doenças neuronais de depósito não possuem tratamento.

TRANSTORNOS NUTRICIONAIS

Dentre estes destacamos a deficiência de tiamina, que leva à encefalopatia de Wernicke-Korsakoff, podendo evoluir para demência.

A deficiência de folato é potencialmente reversível quando reconhecida precocemente.

LESÕES EXPANSIVAS

O hematoma subdural crônico é um dos exemplos típicos de quadros demenciais agudos. Certos tumores cerebrais benignos produzem demência, dependendo do seu tamanho e localização.

HIDROCEFALIA DE PRESSÃO NORMAL

Esta doença produz demência associada com transtorno da marcha, incontinência urinária e fecal.

TRANSTORNOS AFETIVOS

É interessante lembrar da depressão, que pode ser grave, produzindo alteração cognitiva, mas geralmente reversível com o tratamento adequado.

A depressão comumente está presente junto com outras causas de demência, como a doença de Alzheimer.

CAUSA DE DEMÊNCIA QUE NÃO PODEM SER INTERROMPÍVEIS OU IRREVERSÍVEIS

Demência de Alzheimer

Estima-se que supere 15 milhões o número de indivíduos acometidos pela doença de Alzheimer e a sua prevalência vêm aumentando de forma significativa nas diversas faixas etárias. Nos EUA, a doença de Alzheimer é a quarta causa de óbito na faixa etária compreendida entre 75 e 84 anos de idade, e a terceira maior causa isolada de incapacidade e mortalidade. No Brasil, apesar das grandes lacunas estatísticas, estima-se que cerca de 500.000 pessoas sejam acometidas pela doença[1].

A doença de Alzheimer é reconhecida como um importante problema de saúde pública em todo o mundo, visto que as projeções mais conservadoras de despesa/ano para 2030, para os EUA, somente com o cuidado direto desses pacientes, atingem cifras alarmantes de cerca de 30 bilhões de dólares. Assim, nesse quadro, a doença de Alzheimer custará sozinha o equivalente ao custo atual de todos os cuidados de saúde somados, isto sem incluir os cuidados indiretos, tais como o tempo despendido por cuidadores, a perda de produtividade dos cuidadores e o impacto negativo na saúde do cuidador, criados durante o processo de assistência prestada[2].

É importante ressaltar as dificuldades para seu diagnóstico, principalmente na fase inicial do processo, quando, não raro o bastante, o paciente está alheio à suas alterações cognitivas ou tenta minimizá-las e disfarçá-las para não serem notadas. Dessa forma, é interessante ressaltar a necessidade de conscientização de todos os profissionais da área de saúde que lidam com idosos, mesmo que não-especialistas, para que estejam sempre alertas ao reconhecimento dos sintomas de demência até mesmo em pacientes que procuram tratamento por outros motivos que não a deterioração cognitiva.

Trata-se de uma doença neurodegenerativa progressiva, heterogênea nos seus aspectos etiológico, clínico e neuropatológico. A doença de Alzheimer faz parte do grupo das mais importantes doenças comuns aos idosos, já que estão relacionadas, desde os estágios precoces, com um declínio progressivo funcional e uma perda gradual da autonomia e dependência total das atividades diárias.

As evidências científicas sugerem etiologia multifatorial para doença de Alzheimer: fatores genéticos e ambientais. A identificação dos fatores de risco e, eventualmente, de fatores protetores relacionados com a doença é de fundamental importância devido às potenciais implicações para a prevenção da doença, possibilitando futuras intervenções naqueles passíveis de modificação. Até o presente, nos fatores de risco para doença de Alzheimer bem definidos temos: idade, apolipoproteína E$_4$, história familiar e síndrome de Down. Os outros fatores possíveis descritos são: traumatismo de crânio, grupo étnico, gênero feminino e masculino[4].

Dentre os fatores protetores destacamos: alelo 2 da apolipoproteína E, escolaridade alta, consumo de antiinflamatórias e reposição de estrógenos.

Na maioria das vezes, a demência de Alzheimer apresenta-se com início insidioso e curso com deterioração progressiva. Caracteriza-se por um diagnóstico clínico e patológico combinado, que só pode ser atingido quando o paciente satisfaz os critérios clínicos e apresenta à biópsia cerebral ou ao exame *post mortem* as alterações histológicas da doença, dentre elas inúmeras placas neuríticas e aos emaranhados neurofibrilares no hipocampo e neocórtex[6].

O sintoma inicial principal é a perda de memória, acompanhada de outros sintomas cognitivos. As alterações de personalidade, como perda de interesse e apatia, freqüentemente ocorrem em seguida. O prejuízo de memória piora gradualmente e aparecem alterações em outras capacidades cognitivas, como julgamento, raciocínio abstrato, cálculo e habilidades visuoespaciais.

A doença de Alzheimer se inicia, freqüentemente, após os 60 anos de idade, apesar de raros casos descritos em pessoas com até 30 anos. De forma simplificada, a sintomatologia da doença pode ser descrita em três estágios.

1. A fase inicial dura, em média, dois a três anos e é caracterizada por sintomas vagos e difusos. O comprometimento da memória é o sintoma mais precoce e preeminente. Há alguns casos em que os pacientes apresentam perda de concentração, desatenção, depressão ou mesmo agitação e hiperatividade. Apresentam dificuldades no trabalho, para lidar com situações mais complexas e para o aprendizado de fatos novos. Usualmente, perdem objetos pessoais, como chaves e carteiras, e esquecem-se dos alimentos em preparo no fogão. Os problemas espaciais e de percepção podem manifestar-se por dificuldades de reconhecer faces e locais familiares.

2. A fase intermediária, cuja duração varia entre 2 e 10 anos, é caracterizada por deterioração mais acentuada da memória e pelo aparecimento de sintomas focais, que incluem afasia, apraxia, agnosia e alterações visuoespaciais. Os distúrbios de linguagem, inicialmente caracterizados pela dificuldade para nomeação, progridem para a anomia, as parafasias, os circunlóquios, a dificuldade de compreensão. A apraxia é sobretudo constitucional, ideatória e ideomotora[4-6]. Todas essas deficiências contribuem para a perda das habilidades para realizar tarefas da vida diária, ocasionando não apenas um declínio cognitivo, mas também funcional. A perda funcional é hierárquica: a dificuldade para executar atividades instrumentais (por exemplo, lidar com finanças) precede a dificuldade para executar tarefas básicas (por exemplo, vestir-se, alimentar-se, banhar-se).

As deficiências não-cognitivas são conhecidas como sintomas psicológicos e de comportamento das demências e também pela sigla BPSD (*behavioral and psychological symptoms of dementia*). Entre eles, a agitação, a perambulação, a agressividade, os questionamentos repetidos, o distúrbio do sono são exemplos comuns de alteração do comportamento. Os sintomas psicológicos, tais como ansiedade, depressão, idéias delirantes, alucinações sobretudo visuais, erros de identificação, idéias paranóides, principalmente persecutórias (por exemplo, acreditar que foi roubado), também são freqüentes. Podem ocorrer sintomas extrapiramidais, com alteração da marcha e da postura, e aumento do tônus muscular.

3. Na fase avançada das demências, com duração média de 8 a 12 anos, e no estágio terminal, todas as funções cognitivas estão gravemente comprometidas, havendo, até mesmo, dificuldades para reconhecer faces e espaços familiares. Devido à perda total da capacidade para realizar atividades da vida diária, os pacientes tornam-se totalmente dependentes e passam a comunicar-se por meio de sons incompreensíveis e

jargões semânticos, até alcançar mutismo. Finalmente, ficam acamados, com incontinência urinária e fecal. A morte sobrevém usualmente como complicação da síndrome de imobilidade em decorrência de sepse causada por pneumonia, infecção urinária e úlceras de decúbito.

Em termos práticos para o estabelecimento do diagnóstico de doença de Alzheimer, o primeiro passo é a confirmação do diagnóstico de demência. Para tanto, é fundamental considerar os critérios propostos para o diagnóstico de demência e o diferencial com as demais condições clínicas, neurológicas e psiquiátricas que podem apresentar-se, de início, com quadro clínico semelhante às demências[4-6].

Considerando-se que o diagnóstico definitivo da doença de Alzheimer somente pode ser confirmado por meio de estudo histopatológico de tecido encefálico, ela recebeu diversas descrições clínicas e critérios operacionais para seu diagnóstico clínico, sendo os mais empregados os da quarta edição do Manual Estatístico e Diagnóstico de Desordens Mentais (DSM-IV) da Associação Americana de Psquiatria (APA, 1994), os da 10ª versão (CID-10) da Classificação Internacional de Doenças (WHO, 1993) e os desenvolvidos pelo Grupo de Trabalho do Instituto Nacional de Neurologia e da Associação da Doença de Alzheimer e Desordens relacionadas dos EUA (NINCDS-ADRDA), que classificam a doença como possível, provável ou definida de acordo com os achados clínicos, patológicos e de exames complementares para uso, principalmente, em investigação científica e em estudos epidemiológicos.

É importante salientar que temos outros critérios para diagnósticos anatamopatológicos da doença de Alzheimer que são: os do Instituto Nacional de Saúde dos EUA (critérios quantitativos para a densidade em três áreas do neocórtex nas diferentes faixas etárias), os do CERDA – Consórcio para o Estabelecimento de Registro da Doença de Alzheimer (critérios qualitativos para o diagnóstico de doença de Alzheimer provável, possível e definitivo mediante informações clínicas e dados neuropatológicos) e os do Instituto Nacional do Envelhecimento e Instituto Regan dos EUA (critérios semiquantitativos para a densidade em cinco áreas neocorticais, formação hipocampal, substância negra e *locus coeruleus*) (Quadros 10.33 e 10.34).

Demência com corpúsculos de Lewy

Esta demência não é uma forma rara de demência degenerativa, como se relatava antigamente, e pode ser tão freqüente quanto a demência frontotemporal ou demência vascular. Depois da doença de Alzheimer, ela é responsável por 15 a 36% dos casos de demência.

Os corpúsculos de Lewy, assim como os fusos neurofibrilares, são inclusões intracelulares anômalas. Idosos normais podem apresentar pequenos números deles na substância negra e no *locus coeruleus*.

Quadro 10.33 – Critérios para o diagnóstico da demência de tipo Alzheimer do DSM-IV.

A) Desenvolvimento de alterações cognitivas múltiplas manifestadas concomitantemente por:
   1. comprometimento da memória (incapacidade para apreender informações novas ou para lembrar-se de informações previamente apreendidas)
   2. um (ou mais) dos seguintes distúrbios cognitivos:
      a) afasia
      b) apraxia
      c) agnosia
      d) transtorno de funções executivas
B) As alterações dos critérios A1 e A2 separadamente causam comprometimento significativo nas funções social e ocupacional e representam declínio significativo com relação aos níveis prévios de funcionamento
C) O curso é caracterizado por início gradual e declínio cognitivo contínuo
D) As alterações cognitivas dos critérios A1 e A2 não são devidos a nenhum dos seguintes fatores:
   1. outra condição do sistema nervoso central que cause alteração cognitiva progressiva da memória e da cognição (por exemplo, doença de Huntington, hematoma subdural, hidrocefalia de pressão normal)
   2. condições sistêmicas que, sabidamente, causam demência (por exemplo, hipotireoidismo, deficiência de vitamina B_{12} e folato, deficiência de niacina, hipercalcemia)
   3. condições induzidas por substâncias
E) As alterações não ocorrem exclusivamente durante o curso de *delirium*
F) O transtorno não é mais bem explicado por outra alteração (por exemplo, depressão maior, esquizofrenia)

Quadro 10.34 – Critério para o diagnóstico de doença de Alzheimer, segundo NINCDS-ADRDA – Grupo de Trabalho do Instituto Nacional de Neurologia e da Associação da Doença de Alzheimer e transtornos relacionados dos EUA.

I – Provável
   Demência comprovada por meio de exame clínico e documentada pelo miniexame do estado mental, escala de alterações de Blessed, ou similar, e confirmada por testes neuropsicológicos
   Alterações cognitivas evidentes em duas ou mais áreas da cognição
   Piora progressiva das alterações de memória e demais funções cognitivas
   Ausência de rebaixamento de consciência
   Início dos sintomas entre 40 e 90 anos de idade, mais freqüentemente após os 65 anos
   Ausência de doenças sistêmicas ou cerebrais que possam explicar as alterações observadas
II – O diagnóstico de provável é reforçado por:
   Deterioração progressiva de funções cognitivas específicas (afasia, apraxia, agnosia)
   Comprometimento das atividades cotidianas, alteração do padrão comportamental
   História familiar de doenças semelhantes na família
   Exame de líquido cefalorraquidiano por intermédio de punção lombar é normal
   Alteração inespecífica do eletroencefalograma
   Evidência de atrofia cortical progressiva à tomografia cerebral
III – São consistentes com o diagnóstico provável
   Platô no curso de progressão da doença
   Associação com sintomas depressivos, insônia

Essas inclusões estão distribuídas de forma difusa no córtex hipocampal, tonsila, parte compacta da substância negra e núcleo *coeruleus*. A enzima colina-aceti-transferase, responsável pela síntese da acetilcolina, está significativamente depletada na demência com corpúsculos de Lewy.

Clinicamente, observam-se alucinações visuais, *delirium* episódico, deficiências cognitivas flutuantes, parkinsonismo e sintomas motores, como disartria e dificuldade de coordenação dos movimentos voluntários[4].

Diretrizes para o diagnóstico clínico e patológico da demência com corpúsculo de Lewy:

1. Declínio cognitivo progressivo que interfere na função social ou ocupacional normal.
2. Dois dos aspectos clínicos são essenciais para o diagnóstico de provável demência com corpúsculo de Lewy, sendo um aspecto essencial para possível demência:
   - Flutuação na cognição com variações na atenção ou alerta.
   - Alucinações visuais recorrentes, bem formadas e detalhadas.
   - Aspectos motores espontâneos de parkinsonismo.
3. Aspectos clínicos que dão suporte ao diagnóstico:
   - Quedas repetidas.
   - Síncope.
   - Perda transitória da consciência.
   - Sensibilidade aos neurolépticos.
   - Delírios sistematizados.
   - Alucinações de outras modalidades.

Nos estágios iniciais, o comprometimento da memória é leve e podem ocorrer períodos de função normal de maneira intermitente. Outras alterações cognitivas são o comprometimento da atenção, das funções visuoespaciais e de tarefas subcorticais frontais.

As alucinações visuais são bem formadas, detalhadas, recorrentes, tridimensionais na forma de objetos, animais ou pessoas.

O curso clínico geralmente é mais rápido, cerca de cinco a sete anos.

O manejo farmacológico dessa condição é semelhante ao da doença de Alzheimer. O manejo dos sintomas psicóticos, como alucinações e delírios, deve ser feito utilizando-se neurolépticos atípicos ou de segunda geração. Estudos recentes sugerem que agentes inibidores da acetilcolinesterase, como rivastigmina, podem reduzir os períodos de confusão e flutuações, sendo consideradas drogas de primeira linha.

As intervenções não-farmacológicas são essenciais e devem ser enfatizadas pela família e cuidadores.

Demência frontotemporal (doença de Pick)

Arnold Pick descreveu em 1982 uma forma de demência associada à perda progressiva da linguagem, observada em um homem de 71 anos. Quanto a sua incidência, a demência frontotemporal é menos freqüente que as outras citadas.

Esta doença tem início pré-senil, apresenta mudanças de personalidade, hiperoralidade, desinibição com perda do *insight*, comportamento de vagância, perseveração e estereotipias. Nos estágios iniciais, a doença de Pick pode ser confundida com outras doenças psiquiátricas, como depressão, ansiedade ou psicose[6].

A patologia da doença de Pick evidencia os corpos argentofílicos de inclusão intraneuronal (corpos de Pick), que são isoformas de tau-proteína, podendo acometer lobos frontais e temporais.

Os sintomas ocorrem de forma lenta e progressiva, envolvendo três áreas:

1. mudanças da personalidade e do comportamento: o portador perde suas inibições, podendo tornar-se introvertido ou extrovertido, desinibido ou apático;
2. alterações da linguagem; há redução progressiva na quantidade e qualidade falada (afasia progressiva) estereotipia da fala ou ecolalia;
3. A síndrome de Kluver-Bucy: caracterizada por comportamento sexual desinibido, hipersexualidade, hiperoralidade, hiperfagia com ganho de peso, obsessão em tocar e medir objetos.

Os portadores evoluem para apatia e abulia.

Ao exame clínico, pode-se observar presença de reflexos primitivos, como o de sucção e *grasp*. Nos estágios avançados, parkinsonismos, imobilidade, incontinência e mutismo.

O curso clínico da doença varia de 2 a 15 anos, com média entre 6 e 12 anos.

Os critérios diagnósticos são:

Alteração progressiva da personalidade e colapso na conduta social:

Agitação, distratibilidade, desinibição ou apatia
Hipocondria com queixas bizarras
Comportamento estereotipado
Pensamento concreto
Ecolalia e perseveração
Comprometimento da memória tardia

Exame neurológico normal, podendo apresentar sinais de liberação frontal.

Outras características:
História familiar de demência
Hipoperfusão frontal ou frontotemporal na imagem funcional
Eletroencefalograma normal

O diagnóstico definitivo só é possível por meio do exame anatomopatológico. Entretanto, a neuroimagem estrutural, como a tomografia computadorizada cerebral ou ressonância magnética, deve fazer parte da rotina inicial de avaliação das demências, podendo demonstrar atrofia cortical das regiões frontotemporais, com dilatação ventricular dos cornos anterior e temporal dos ventrículos laterais.

A neuroimagem funcional, como a tomografia por emissão de fóton único, pode ser útil na pesquisa.

Demência na doença de Huntington

Iniciando-se entre a terceira e a quinta década, a doença é herdada pelo gene autossômico dominante, localizado no cromossomo 4. Ela é causada pela atrofia do núcleo caudado, o que pode ser observado na tomografia computadorizada cerebral ou na ressonância magnética da cabeça.

Reconhecida clinicamente por movimentos coreiformes involuntários, rigidez e demência de curso lentamente progressivo. Observam-se, inicialmente, alterações do comportamento, sintomas depressivos ou psicóticos. Com a progressão da doença, deficiências de memória e funções visuoespaciais vão-se tornando graves; há deficiência no raciocínio seqüencial e na capacidade organizacional (funções executivas). A capacidade de linguagem mantém-se relativamente preservada[4].

Paralisia supranuclear progressiva

Transtorno neurológico subcortical raro que se manifesta geralmente em indivíduos com idade superior a 60 anos, evoluindo sempre para o óbito em tempo variável, de 1 a 17 anos.

Caracterizada por perda progressiva dos movimentos oculares voluntários, bradicinesia, rigidez muscular, instabilidade postural, paralisia pseudobulbar (manifestando-se como disfagia, disartria e labilidade emocional) e demência[6].

Demências vasculares

Estima-se que um fator vascular poderia ser a causa de até um terço das demências.

O conceito de demência vascular ainda é um dos mais difíceis de estabelecer, e não há consenso verdadeiro quanto à significação do termo. A palavra demência supõe uma deterioração cognitiva, e a palavra vascular sugere que existe um processo implicando os vasos sangüíneos de pequeno ou grande calibre e que os fatores hemodinâmicos, tais como a hipertensão e a hipotensão, teriam um papel primordial.

Dependendo dos critérios utilizados, a prevalência da síndrome demencial vascular pode variar entre 9 e 26%. Haveria mecanismos vasculares (doenças cerebrovasculares e fatores de risco vascular), mudanças cerebrais devidas ao envelhecimento (atrofia, lesões de substância branca) e fatores do indivíduo (idade, escolaridade) e cognição. Estudos *post-mortem* mostram que 10 a 20% dos casos de demências são devidos à demência por múltiplos infartos, enquanto cerca de 10 a 20% apresentam um componente vascular mais doença de Alzheimer (demência mista). Cerca de 45% de todos os idosos com 65 anos ou mais e aproximadamente 10% daqueles com 85 anos ou mais na comunidade apresentam demência vascular. Trata-se de uma síndrome cujas etiologias são múltiplas e as apresentações clínicas heterogêneas.

Dentre as etiologias podemos citar: infartos em vasos de grande calibre múltiplos, infartos lacunares múltiplos, hipodensidades subcorticais e demência de Binswanger, infarto único em localização estratégica, hemorragias cerebrais hipertensivas, seqüelas de hemorragia subaracnóidea e de hematomas subdurais, angiopatia cerebral, vasculites inflamatórias, síndrome dos anticorpos anticardiolipinas, vasculites infecciosas, vasculites tóxicas, hipoperfusão global grave, angiopatias hereditárias.

O paciente com demência vascular na maior parte das vezes apresenta alguns fatores de risco (hipertensão arterial sistêmica, *diabetes mellitus*, hiperlipedemia, tabagismo, fibrilação atrial); presença de cardiopatia isquêmica ou ateromatose periférica; antecedentes de isquemia cerebral transitória ou de acidente vascular cerebral; evolução em degraus e não progressivamente; a alteração cognitiva é menos homogênea e são encontrados sinais de comprometimento cortical ou subcortical de acordo com a localização das lesões cerebrovasculares.

Há duas escalas diagnósticas principais para o diagnóstico de demência vascular, que podemos visualizar nos quadros 10.35 e 10.36. Uma outra escala utilizada é a escala de Hachinski, que se trata de um instrumento simples, reconhecido e largamente utilizado na clínica e nos protocolos de pesquisa. No entanto, esse índice não inclui as alterações neurorradiológicas, e, ainda que a correlação anatomopatológica atinja 60 a 70% nos vários estudos, essa escala tende a superestimar os casos de demência vascular. Veja a seguir[4].

Quadro 10.35 – Diagnósticos de demência isquêmica provável (critérios do *State of California Alzheimer's disease diagnostics and Treatment Centers*).

Demência é a deterioração de magnitude conhecida ou estimada da função intelectual em grau suficiente para promover interferências significativas com a condução das atividades costumeiras da vida do paciente; esta não é isolada a uma categoria única de desempenho intelectual e é independente do nível de consciência
Evidência de dois ou mais acidentes vasculares isquêmicos pela anamnese, sinais neurológicos e/ou estudos de neuroimagem (tomografia computadorizada ou imagem de ressonância magnética pesadas em T1) ou a ocorrência de um acidente vascular cerebral único com relação temporal estabelecida com o início da demência
Evidência de pelo menos um infarto fora do cerebelo por tomografia computadorizada ou imagem de ressonância magnética pesada em T1

Quadro 10.36 – Diagnóstico de demência vascular provável (critérios do *NINDS-AIREN International Work Group*).

Demência
Definida pelo declínio cognitivo a partir de um nível mais elevado de funcionamento, manifestada pelo comprometimento da memória e de dois ou mais domínios cognitivos (orientação, atenção, linguagem, funções visuoespaciais, funções executivas, controle motor e praxia), estabelecida preferentemente pelo exame clínico e documentada por testes neuropscicológicos; as alterações devem ser de grau intenso o suficiente para interferir nas atividades da vida diária com comprometimento não sendo decorrente dos efeitos físicos do acidente vascular cerebral
Doença cerebrovascular
Definida pela presença de sinais focais ao exame neurológico como hemiparesia, paresia da região inferior da face, sinal de Babinski, alteração sensorial, hemianopsia, disartria etc., consistentes com o diagnóstico de acidente vascular cerebral (com ou sem história de acidente vascular) e evidências de doença cerebrovascular relevante em neuroimagem (tomografia computadorizada ou ressonância magnética), incluindo acidentes múltiplos de grandes vasos ou lacunas únicas ou múltiplas em gânglios da base e substância branca ou lesões extensas da substância branca periventricular ou combinação destas
Uma relação entre os dois transtornos citados
Início da demência durante os três meses subseqüentes a um acidente vascular reconhecido
Deterioração abrupta das funções cognitivas ou progressão flutuante e gradual das alterações cognitivas

TRATAMENTO

As demências são doenças crônicas e seu tratamento deve envolver estratégias farmacológicas e não-farmacológicas para atrasar ou impedir a evolução natural da doença, além de prover controle sintomático[7].

Até o momento, nenhuma droga se mostrou capaz de interferir na história natural das demências neurodegenerativas. Embora estudos preliminares com vitamina E, selegilina e Gingko biloba tenham colocado estas substâncias no centro das discussões sobre prevenção e tratamento de demências e deficiências de memória, os estudos atualmente disponíveis não permitem designar nenhum deles como neuroprotetor.

Por outro lado, sabemos que o tratamento dos fatores de risco modificáveis para a doença cardiovascular (hipertensão, diabetes, dislipidemia, tabagismo, sedentarismo) previne a instalação e a progressão de lesões cerebrovasculares e, por conseguinte, da demência vascular. Vale lembrar que os fatores de risco cardiovascular têm sido cada vez mais implicados como risco não só para demência vascular, mas também para a doença de Alzheimer. Diante dessas evidências, podemos considerar o tratamento de fatores de risco cardiovascular como uma forma de neuroproteção.

O tratamento sintomático, farmacológico ou não das demências visa ao alívio de dois grupos principais de sintomas: os cognitivos e os não-cognitivos, ou psicológicos e comportamentais.

SINTOMAS COGNITIVOS

Cabe considerar que, por ser a causa mais prevalente de demência, a doença de Alzheimer é a mais pesquisada, e a terapêutica para demências baseia-se em estudos com esta doença. Diversos "alvos" para drogas, selecionados a partir dos mecanismos fisiopatológicos da doença de Alzheimer têm sido testados e, atualmente, dois deles já têm lugar na prática clínica: a neurotransmissão colinérgica e a glutamatérgica.

Os **anticolinesterásicos** ou inibidores da colinesterase são agentes que bloqueiam a degradação enzimática da acetilcolina, aumentando sua disponibilidade na fenda sináptica. Promovem uma melhora clínica discreta no desempenho cognitivo e funcional dos pacientes tratados, sobretudo nas maiores doses toleradas, e apresentam eficácia razoável em desacelerar a progressão dos sintomas cognitivos e comportamentais da doença de Alzheimer, mantendo assim seus usuários em melhor padrão de desempenho funcional por mais tempo[14-18].

Atualmente temos três anticolinesterásicos disponíveis para uso clínico no mercado brasileiro: a rivastigmina (Exelon®, Prometax®), o donepezil (Eranz®), e a galantamina (Reminyl®). As doses iniciais e terapêuticas estão listadas na tabela 10.2.

Tabela 10.2 – Medicamentos utilizados no tratamento das alterações cognitivas.

Droga	Dose inicial	Dose terapêutica	Posologia
Rivastigmina	1,5mg; 2 vezes/dia	6-12mg/ dia	2 doses diárias
Donepezil	5mg; 1 vez/dia	5-10mg/dia	Dose única diária
Galantamina	4mg; 2 vezes/dia	16-24mg/dia	2 doses diárias

Os efeitos colaterais mais comuns desses agentes são: náuseas, vômitos, diarréia, anorexia e insônia. Para evitá-los, é importante iniciar o uso do anticolinesterásico na dosagem mais baixa e aumentar lentamente sua dose, a cada quatro semanas. O efeito clínico só poderá ser devidamente apreciado após o sexto mês de uso na maior dose tolerada. Os anticolinesterásicos devem ser utilizados com cautela em bradiarritmias não tratadas ou arritmias cardíacas graves, bem como em pacientes com transtornos pépticos, hipersecreção pulmonar ou no uso concomitante de relaxantes musculares ou outros colinérgicos.

Embora os estudos iniciais com os anticolinesterásicos fossem voltados para pacientes com doença de Alzheimer leve ou moderada, seu emprego em fases mais avançadas da doença de Alzheimer ou em outras como demência por corpúsculos de Lewy, demência vascular e de Parkinson tem sido cada vez mais respaldado pela pesquisa clínica. Já nas demências frontotemporais os anticolinesterásicos não demonstraram benefício.

A **memantina** é, até o momento, a única representante dos antagonistas do receptor N-metil-D-aspartato, que, por sua vez, mediam o influxo de glutamato nos neurônios. O glutamato é o principal neurotransmissor excitatório, nas áreas corticais e do hipocampo.

A estimulação glutamatérgica dos receptores (N-metil-D-aspartato) é fundamental para o aprendizado e memória. Entretanto, em doenças como a doença de Alzheimer observam-se, além do déficit colinérgico, níveis anormalmente altos de glutamato, que induzem a estimulação patológica e dano neuronal (excitotoxicidade). A memantina bloqueia a hiperestimulação dos receptores N-metil-D-aspartato, aproximando os níveis de glutamato dos fisiológicos, e portanto, melhorando a neurotransmissão (efeito comparado ao da eliminação de "ruído de fundo") e, eventualmente, pode ter um papel neuroprotetor ao inibir a excitotoxicidade.

A memantina foi estudada em portadores de doença de Alzheimer e demência vascular nos seus estágios moderados e avançados. Na dose de 20mg/dia, mostrou-se eficaz em promover discreta melhora e atraso na progressão do declínio cognitivo e funcional. Os efeitos colaterais mais comuns foram cefaléia, tontura e alucinações. Deve ser iniciada na dose de 5mg/dia e aumentada (dobrando-se a dose) semanalmente, até 20mg/dia, divididos em duas doses.

Alguns estudos têm mostrado que a associação de anticolinesterásicos + antagonista N-metil-D-aspartato é segura e mais eficaz que o uso isolado das drogas, entretanto, até o momento, há pouca experiência clínica com esse esquema.

Terapêuticas não-farmacológicas, como as técnicas de **reabilitação neuropsicológica** e de **terapia ocupacional**, são eficazes em melhorar o desempenho cognitivo. A reabilitação neuropsicológica inicia-se com a avaliação neuropsicológica e posterior emprego de técnicas de reabilitação dos domínios cognitivos, de acordo com os achados do exame. A terapia ocupacional baseia-se no emprego terapêutico de atividades recreativas ou artísticas, para preservar e aperfeiçoar as habilidades presentes e minimizar e recuperar as deficiências[20].

O tratamento cognitivo não-farmacológico é útil também na melhora do padrão de comportamento dos pacientes, tornando-os mais adequados no convívio social e familiar, além de aumentar sua auto-estima. O tratamento ideal do declínio cognitivo da demência deve incluir, portanto, estratégias farmacológicas e não-farmacológicas.

SINTOMAS PSICOLÓGICOS E COMPORTAMENTAIS

Os sintomas não-cognitivos, psicológicos e comportamentais são, em geral, a maior fonte de sofrimento e conflitos entre pacientes e cuidadores. A intensidade desses sintomas em geral, mas nem sempre, acompanha a gravidade da deficiência cognitiva.

O tratamento inicial desses sintomas é, preferencialmente, **não-farmacológico**. Sempre deve ser procurada a causa de um comportamento inadequado, que, por vezes, pode ser manifestação de dor, desconforto, abandono afetivo, efeito colateral de medicação ou até *delirium*.

Os sintomas e os comportamentos problemáticos mais freqüentes são: tristeza, apatia, inquietação, perseveração, perambulação, desconfiança, agressão, hipersexualidade, delírios e alucinações.

Sintomas psicóticos (delírios e alucinações) em geral respondem bem a antipsicóticos e pouco a estratégias não-farmacológicas. Ambientes muito "poluídos" (estimulação visual excessiva) podem facilitar ilusões e alucinações visuais, devendo, portanto, ser evitados. Sintomas depressivos podem melhorar com antidepressivos. Para episódios de agressão, impulsividade e hipersexualidade, podem ser usadas drogas. Outros sintomas respondem menos a fármacos.

Os familiares e os cuidadores devem conhecer as intervenções que minimizam esses problemas. O ambiente deve ser calmo e com poucos estímulos e o dia-a-dia, rotineiro. O contato com o paciente deve sempre ser feito de maneira direta, calma e segura, preferencialmente expressando afeto positivo. É fundamental que o familiar ou cuidador saiba que alterações de comportamento são inerentes à doença, e em geral não ocorrem por desleixo voluntário, teimosia ou "birra". Repreensões comumente aumentam o desconforto do paciente, em vez de educá-lo. Sua colaboração será conseguida com afeto, respeito às suas capacidades preservadas, ajudando-o a manter-se orientado, comandos calmos em vez de opções (por exemplo: "São 10 horas, está na hora do banho" é mais eficaz do que "Vamos tomar banho?"). Discussões devem ser evitadas, pois são improdutivas, entretanto, os pacientes costumam ser facilmente distraíveis, o que pode ser útil nas situações de conflito.

A melhora dos sintomas cognitivos reduz os sintomas não-cognitivos. Atualmente, a estratégia farmacológica inicial de escolha para os sintomas não-cognitivos recai sobre os **anticolinesterásicos**. Estas drogas têm sido úteis inclusive para reduzir a incidência de sintomas psicóticos.

Sempre que houver suspeita de depressão e dada a dificuldade do seu diagnóstico em demencia dos (até pela falta de critérios), os **antidepressivos** devem ser tentados. Preferem-se aí os inibidores da recaptação de serotonina e inibidores duplos/serotoninérgicos e noradrenérgicos. Os tricíclicos devem ser evitados, por sua ação anticolinérgica[21].

Os **neurolépticos** têm sido empregados no controle de vários sintomas comportamentais das demências. São as drogas de escolha para sintomas psicóticos e também úteis no controle de impulsividade, agressividade e insônia. Tanto os neurolépticos "típicos" como os "atípicos" (Quadro 10.37) podem ser usados para esse fim, exceto na demência por corpúsculos de Lewy, nos quais os agentes típicos são muito mal tolerados.

Quadro 10.37 – Medicamentos utilizados nas alterações psicológicas e comportamentais.

Neuroléptico	Dose habitual (mg/dia)	Efeitos colaterais
Típicos		
Clorpromazina	10-50	Os derivados fenotiazínicos têm em comum maior potencial sedativo e anticolinérgico, além de efeitos extrapiramidais (EEP)
Tioridazina	10-100	
Levomepromazina	5-100	
Periciazina	5-50	
Haloperidol	0,5-15	Menos sedativo, com mais EEP
Atípicos		
Risperidona	0,5-4	Pouco sedativo, EEP em doses altas
Olanzapina	5-20	Sedação, ganho de peso, efeitos anticolinérgicos
Quetiapina	25-200	

EEP = tremor, rigidez, parkinsonismo, discinesias, acatisia, discinesia tardia.

Embora recentes estudos tenham demonstrado associação entre o uso de neurolépticos atípicos e maior incidência de acidente vascular cerebral em demencia dos, a escolha preferencial da droga ainda recai sobre essa subclasse, devido à menor taxa de eventos adversos, sobretudo extrapiramidais[22-24].

Os **benzodiazepínicos** devem, em princípio, ser evitados em demência. Podem ser usados, com cautela, nos casos de ansiedade evidente ou insônia incontrolável, preferindo-se aí os agentes de meia-vida curta.

Sintomas como agressividade e impulsividade podem responder bem a **anticonvulsivantes**, como a carbamazepina (300-800mg/dia) e o ácido valpróico (400-1.000mg/dia).

A associação de fármacos no controle dos sintomas psicológicos e comportamentais da demência é plausível e costuma ser segura, desde que respeitadas as interações dos fármacos entre si, com outras drogas porventura usadas pelo paciente, e considerando sempre todo o horizonte clínico do paciente.

REFERÊNCIAS BIBLIOGRÁFICAS

1. Jorm A, Jolley D. The incidence of dementia: a meta-analysis. Neurology 1998; 51:728. ▪ 2. Jorm AF, Van Duijn CM, Chandra V et al. The prevalence of dementia; a quantitative survey of the literature. Acta Psychiat Scand 1987; 76:465. ▪ 3. Herrera Jr E, Caramelli P, Nitrini R. Estudo epidemiológico populacional de demência na cidade de Catanduva, Estado de São Paulo, Brasil. Revista de Psiquiatria Clínica 1998; 25:70. ▪ 4. Forlenza OV, Caramelli P. Neuropsiquiatria Geriátrica. São Paulo: Atheneu, 2000. ▪ 5. Hazzard WR et al. Principles of geriatric Medicine and Gerontology. McGraw-Hill, 1999. ▪ 6. Practice guidelines for the treatment of patients with Alzheimer's Disease and other dementias of late life. Am J Psychiatry 1997; 154 (Suppl):1. ▪ 7. Letenneur L, Gilleron V, Commenges D et al. Are sex and educational level independent predictors of dementia and Alzheimer disease? Incidence data from the PAQUID project. Journal of Neurology, Neurosurgery and Psychiatry 1999; 66:177. ▪ 8. Berkman LF, Seeman TE, Albert M et al. High, usual and impaired functioning in community-dwelling elderly men and women: findings from the MacArthur foundation Research Network on Successful aging. J Clin Epidemiol 1993; 46:1129. ▪ 9. Screening for dementia. In: Diguiseppi C, Atkins D, Woolf SH, eds. Us preventive services task force: quide to clinical preventive services. 2nd ed, Baltimore: Williams & Wilkins, 1996; p.531. ▪ 10. Folstein MF, Folstein SE, McHugh PR. The mini-mental state: a practical method of grading the cognitive of patients for the clinician. J Psychiatr Res 1975; 12:189. ▪ 11. Bertolucci PHF, Mathias SC, Bruski et al. Proposta de padronização do miniexame do estado mental (MEEM): estudo piloto cooperativo (FMUSP/EPM). Arquivos de Neuropsiquiatria 1994; 52: p225. ▪ 12. Sunderland T, Hill JL, Mellow AM et al. Clock drawing in Alzheimer's disease. J Am Geriatr Soc 1989; 37:725. ▪ 13. Teri L, Logsdon RG, McCurry SM. Nonpharmacologic treatment of behavioral disturbance in dementia. Medical Clinics of North America 2002; 86:641. ▪ 14. Parnetti L, Amici S, Lanari A, Gallai V. Pharmacological treatment of non-cognitive disturbances in dementia disorders. Mechanisms of Ageing and Development 2001; 122:2063. ▪ 15. Trinh NH, Hoblyn J, Mohanty S, Yaffe K. Efficacy of cholinesterase inhibitors in the treatment of neuropsychiatric symptoms and functional impairment in Alzheimer disease: a meta-analysis. J Am Med Assoc. 2003; 289:210. ▪ 16. Lanctot KL, Herrmann N, Yau KK et al. Efficacy and safety of cholinesterase inhibitors in Alzheimer's disease: a meta-analysis. Canadian Medical Association Journal 2003; 169:557. ▪ 17. Deffilippi JL, Crismon ML. Drug Interactions with cholinesterase inhibitors. Drugs Aging 2003; 20:437. ▪ 18. Gurvich T, Cunningham JA. Appropiate use of psychotropic drugs in nursing homes. Am Family Physician 2000; 61:1437. ▪ 19. Reisberg B, Doody R, Stöffler A et al. Memantine in moderate to severe Alzheimer's disease. N Engl Med 2003; 348:1333. ▪ 20. Hartmann S, Möbius HJ. Tolerability of memantine in combination with cholinesterase inhibitors in dementia therapy. Intern Clin Psychopharmacol 2003; 18:81. ▪ 21. Tamai S. Tratamento dos transtornos do comportamento de pacientes com demência. Revista Brasileira de Psiquiatria 2002; 24(Supl 1):15. ▪ 22. Smith DA, Beier MT. Association between risperidone treatment and cerebrovascular adverse events: examing the evidence and postulating hypothesis for an uderlying mechanism. Am Med Directors Association 2004; 129-32 (editorial). ▪ 23. Wooltorton E. Olanzapine (Zyprexa): increased cerebrovascular events in dementia trials. Canad Medical Association Journal, 2004; 170(9) p139. ▪ 24. Madhusoodanan M, Brenner R, Cohen CI. Role of atypical antipsychotics in the treatment of psychosis and agitation associated with dementia. CNS Drugs 1999; 12:135.

85. USO, ABUSO E DEPENDÊNCIA DE ÁLCOOL, TABACO E OUTRAS SUBSTÂNCIAS PSICOTRÓPICAS

Sérgio Dario Seibel
Ana Cecilia Petta Roselli Marques

AVALIAÇÃO INICIAL

Qualquer avaliação inicial em saúde tem como objetivo coletar dados do indivíduo para o planejamento do seu cuidado e faz parte de um protocolo de identificação geral do usuário no serviço. Investiga, além das queixas ou alterações do estado de saúde, sua condição social e econômica, fornecendo informações para o diagnóstico, e também avaliação e adequação dos programas.

Com o objetivo de detectar usuários de risco para álcool, tabaco e outras substâncias, a entrevista inicial deve ser conduzida do investigador para o paciente, de forma clara, simples, breve, flexível, ampla, inicialmente com foco amplo e, a seguir, centrada no seu uso de substâncias. Segundo o Instituto de Medicina (1990[1]), devem ser utilizados questionários e escalas que corroborem o diagnóstico clínico, pois essas escalas são muito úteis quando o diagnóstico ainda está em uma fase inicial e existe a superposição de sintomas. Elas podem ser aplicadas nas unidades básicas, por agentes de saúde, enfermeiros, assistentes sociais e médicos, profissionais com uma demanda grande de atendimentos diários, e não exigem um treinamento dispendioso. Essa intervenção inicial estruturada é breve, pouco custosa, facilita o diagnóstico e detecta indivíduos no início dos problemas.

Existem três níveis de *avaliação inicial* relacionadas ao uso de álcool, tabaco e outras substâncias:

1º nível: quando o indivíduo vem voluntariamente em busca de cuidados ou foi encaminhado por outro serviço de saúde, sem nenhuma especificidade, no qual a triagem acontece de forma aleatória. Nesse momento, pode ser feita uma investigação dirigida para o uso de álcool, tabaco e outras substâncias, quando se realiza a anamnese geral;

2º nível: o indivíduo veio voluntariamente em busca do tratamento ou foi encaminhado por outro serviço, já com problemas evidenciados decorrentes do uso de álcool, tabaco e outras substâncias. Nesse nível, aplica-se uma avaliação mais detalhada e direcionada, com critérios para seguimento e reavaliação da intervenção, do consumo e dos problemas;

3º nível: o paciente chega ao especialista e, portanto, a avaliação é feita com maior profundidade *(specialist in depth assessment).*

Alguns sintomas mais freqüentes podem ser mais bem investigados, considerados sinalizadores de uso de álcool, tabaco e outras substâncias, como os descritos na quadro 10.38.

Quadro 10.38 – Sinalizadores de problemas decorrentes do uso de álcool, tabaco e outras substâncias.

Faltas freqüentes no trabalho e na escola
História de traumatismo e acidente freqüentes
Depressão
Ansiedade
Hipertensão arterial
Sintomas gastrintestinais
Disfunção sexual
Distúrbio do sono

Após a anamnese geral e específica, processa-se o exame clínico. Devem-se observar também alguns sinais mais comuns do uso de álcool, tabaco e outras substâncias (Quadro 10.39).

Quadro 10.39 – Sinais físicos sugestivos do uso de álcool, tabaco e outras substâncias.

Tremor leve
Odor de álcool
Aumento do fígado
Irritação nasal (sugestiva de inalação de cocaína)
Irritação das conjuntivas (sugestiva de uso de maconha)
Pressão arterial lábil (sugestiva de síndrome de abstinência de álcool)
Taquicardia e/ou arritmia cardíaca
"Síndrome da higiene bucal" (mascarando o odor de álcool)
Odor de maconha nas roupas

Uma investigação ampla do indivíduo que busca atendimento em serviço de saúde pode ser exemplificada pelo formulário descrito no quadro 10.40, no qual é avaliado o uso de algumas substâncias de forma contextualizada[2].

Quadro 10.40 – Formulário de avaliação do risco para uso de álcool, tabaco e outras substâncias.

Data: Nome: Idade: Por que você está aqui hoje? O que está errado com você?
Outros problemas Desde seus 18 anos (Sim, Não) Teve fratura? Teve um acidente no trânsito? Teve traumatismo na cabeça? Teve problemas decorrentes de brigas? Teve problemas após beber álcool?
Exercícios físicos Você se exercita regularmente? (Sim, Não)
Estresse Você se sente estressado? (constantemente, freqüentemente, eventualmente ou infreqüentemente) Com quem vive? (Só, com o cônjuge, outros parentes, amigos)
Tabaco Você fuma? (Sim, Não) Quantos cigarros por dia? _____
Dieta Você cuida de sua dieta para:
Colesterol? (Sim, Não)
Sal? (Sim, Não)
Calorias totais /dia ou gorduras? (Sim, Não)
Uso de álcool
Você tem observado algum problema com seu consumo de bebida alcoólica? (Sim, Não)
Alguém de sua família tem problemas com a bebida? (Sim, Não)
Você já sentiu que deveria diminuir a bebida? (Sim, Não)
As pessoas que convivem com você se incomodam com sua bebida? (Sim, Não)
Você já se sentiu mal por ter bebido? (Sim, Não)
Você tem bebido logo pela manhã para poder iniciar seu dia ou para melhorar da ressaca? (Sim, Não)
Quantas doses você consome em um dia típico de beber? _____ (1 dose = 1 lata de cerveja = 1 copo de vinho = 1 medidor de destilado) Quantos dias por semana você bebe? _____

MOTIVAÇÃO

Apenas 25% dos dependentes de álcool, tabaco e outras substâncias estão em tratamento. Pensando em como aumentar a motivação para mudanças[3], alguns concluíram que era preciso avaliar os estágios de mudança do indivíduo para posteriormente encaminhá-lo para os diferentes tipos de intervenção. Esse modelo de *prontidão para mudança*, acontece em seis fases: pré-contemplação, contemplação, determinação, ação, manutenção e recaída. Cada usuário pode estar em diferentes estágios de prontidão e para eles se recomendam a intervenção e o seguimento (Quadro 10.41).

Não existem análises bioquímicas específicas, patognomônicas para o uso de álcool, tabaco e outras substâncias. A avaliação da função hepática pode sinalizar alguns problemas com o álcool e direcionar o próximo passo na elaboração diagnóstica e planejamento do tratamento subseqüente. Para cada indivíduo, cabe orientações específicas e atitudes médicas compatíveis com o grau de problema[4]. Assim, a avaliação inicial deve incluir[1,5]: triagem breve e efetiva, descrição detalhada do problema, avaliação da motivação, diagnóstico precoce com investigação de co-morbidades e plano de tratamento.

AVALIAÇÃO DE PROCESSO E RESULTADOS

O diagnóstico pode ser:

Uso sem problemas – quando mensagens de prevenção podem ser aplicadas por meio de um aconselhamento para a escolha de uma vida mais saudável. Nesses casos, recomenda-se investigar a história familiar.

Uso com problemas, mas sem dependência – quando se avalia a meta de moderação ou abstinência, dependendo de cada caso. Para substâncias ilícitas a meta é a abstinência. Nesses usuários, deve-se desenvolver a evidência de que não existe uso seguro de substâncias e que eles devem assumir esta responsabilidade em mudar o comportamento[6].

Uso dependente – quando se suspeita do quadro já instalado da doença, e assim proceder a uma investigação mais profunda ou encaminhar para um especialista.

Utiliza-se a Classificação Internacional de Doenças da Organização Mundial da Saúde[7] para classificar o abuso ou dependência de substâncias (Quadros 10.43 e 10.44).

Para apresentar o diagnóstico para o usuário, oito etapas devem ser seguidas[8]:

1. definir claramente o diagnóstico;
2. explicar sobre o modelo de doença;
3. afirmar que estar com este problema não é culpa do indivíduo;
4. definir que a partir de agora ele/ela será responsável pela etapa subseqüente;

Quadro 10.41 – Estágios de prontidão para mudança.

	Estágio do paciente	Postura do profissional	Freqüência e seguimento
Pré-contemplação	Sem idéia sobre o problema e sem planos	Flexibilizar sobre a evidência de dependência	Visitas periódicas para avaliação
Contemplação	Percebe um problema, mas está ambivalente para promover mudança	Triagem e avaliação positiva, deve ser sensibilizado objetivamente	Agendar outras visitas, no máximo a cada três meses, e sugerir uma entrevista familiar
Determinação	Percebe que tem um problema e que precisa promover mudanças	Ofereça soluções e retire barreiras. Negocie um plano de abordagem	Consultas freqüentes a cada duas semanas no máximo e seguimento
Ação	Pronto para começar a mudança	Prover o suporte; definir a assistência; convidar a família; considerar a farmacoterapia e outros recursos	Semanal por meses
Manutenção	Incorporação da mudança na rotina de vida	Reforçar o sucesso; encaminhar para grupos de auto-ajuda; reavaliar a farmacoterapia; aplicar a prevenção de recaída e avaliação de situações de risco; avaliação bioquímica	Inicialmente mensal e antecipar se necessário
Recaída	Volta para a contemplação ou pré-contemplação	Otimismo, reforço para retomar e continuar o tratamento, solicitar a participação da família	Inicialmente mais freqüente e voltar para a fase anterior

5. encorajar sobre a meta de abstinência;
6. sugerir um plano de tratamento;
7. sugerir um encontro com um familiar ou amigo;
8. planejar o retorno.

CRITÉRIOS DIAGNÓSTICOS DE USO NOCIVO OU ABUSO

A Organização Mundial da Saúde[7] define *uso nocivo* como "um padrão de uso de substâncias psicoativas que está causando dano à saúde", podendo ser de natureza física ou mental. A intoxicação aguda ou ressaca, por si só, não é considerada dano à saúde. A presença da síndrome de abstinência ou de transtornos mentais relacionados ao consumo (por exemplo, demência alcoólica) exclui esse diagnóstico. Os critérios diagnósticos estão relacionados no quadro 10.42.

Quadro 10.42 – Critérios do CID-10 para uso nocivo (abuso) de substância.

> O diagnóstico requer que um dano real deva ter sido causado à saúde física e mental do usuário.
>
> Padrões nocivos de uso são freqüentemente criticados por outras pessoas e estão associados a conseqüências sociais diversas de vários tipos. O fato de que um padrão de uso ou uma substância em particular não seja aprovado por outra pessoa, pela cultura ou possa ter levado a conseqüências socialmente negativas, tais como prisão ou brigas conjugais, não é por si mesmo evidência de uso nocivo.
>
> A intoxicação aguda ou a "ressaca" não é por si mesma evidência suficiente do dano à saúde requerido para codificar uso nocivo.
>
> O uso nocivo não deve ser diagnosticado se a síndrome de dependência, um transtorno psicótico ou outra forma específica de transtorno relacionado ao uso de drogas ou álcool estiver presente.

CRITÉRIOS DIAGNÓSTICOS DE DEPENDÊNCIA

A *dependência* traduz-se em uma relação disfuncional entre um indivíduo e seu modo de consumir determinada substância psicotrópica. A avaliação inicial começa pela identificação dos sinais e sintomas que caracterizam tal situação. São eles:

Compulsão para o consumo – a experiência de um desejo incontrolável de consumir uma substância. O indivíduo imagina-se incapaz de colocar barreiras a tal desejo e sempre acaba consumindo.

Aumento da tolerância – a necessidade de doses crescentes de uma determinada substância psicoativa para alcançar efeitos originalmente obtidos com doses mais baixas.

Síndrome de abstinência – o surgimento de sinais e sintomas de intensidade variável quando o consumo de substância psicoativa cessou ou foi reduzido.

Alívio da abstinência pelo aumento do consumo – o consumo de substâncias psicoativas visando ao alívio dos sintomas de abstinência. Como o indivíduo aprende a detectar os intervalos que separam a manifestação de tais sintomas, passa a consumir a substância preventivamente, a fim de evitá-los.

Relevância do consumo – o consumo de uma substância torna-se prioridade, mais importante do que coisas que outrora eram valorizadas pelo indivíduo.

Estreitamento ou empobrecimento do repertório – a perda das referências internas e externas que norteiam o consumo. À medida que a dependência avança, as referências voltam-se exclusivamente para o alívio dos sintomas de abstinência, em detrimento do consumo ligado a eventos sociais. Além disso, passa a ocorrer em locais onde sua presença é incompatível, como por exemplo o local de trabalho.

Reinstalação da síndrome de dependência – o ressurgimento dos comportamentos relacionados ao consumo e dos sintomas de abstinência após um período de abstinência. Uma síndrome que levou anos para se desenvolver pode-se reinstalar em poucos dias, mesmo o indivíduo tendo atravessado um longo período de abstinência.

A Organização Mundial da Saúde[7] utilizou esses critérios para elaborar suas diretrizes diagnósticas para a síndrome de dependência de substância (Quadro 10.43).

Quadro 10.43 – Critérios do CID-10 para dependência de substâncias.

> Um diagnóstico definitivo de dependência deve usualmente ser feito somente se três ou mais dos seguintes requisitos tenham sido experenciados ou exibidos em algum momento do ano anterior:
>
> a) Um forte desejo ou senso de compulsão para consumir a substância
>
> b) Dificuldades em controlar o comportamento de consumir a substância em termos de seu início, término e níveis de consumo
>
> c) Estado de abstinência fisiológico quando o uso da substância cessou ou foi reduzido, como evidenciado por síndrome de abstinência para a substância ou o uso da mesma substância (ou de uma intimamente relacionada) com a intenção de aliviar ou evitar sintomas de abstinência
>
> d) Evidência de tolerância, de tal forma que doses crescentes da substância psicoativa sejam requeridas para alcançar efeitos originalmente produzidos por doses mais baixas
>
> e) Abandono progressivo de prazeres e interesses alternativos em favor do uso da substância psicoativa, aumento da quantidade de tempo necessária para se recuperar de seus efeitos
>
> f) Persistência no uso da substância, a despeito de evidência clara de conseqüências manifestamente nocivas. Devem-se fazer esforços claros para determinar se o usuário estava realmente consciente da natureza e extensão do dano

TRATAMENTO

Dos pacientes que procuram tratamento com o médico generalista, 11 a 20% têm problemas relacionados ao consumo de substâncias psicotrópicas, principalmente de álcool[9-12]. Essa mesma freqüência aparece como causas de internações decorrentes da dependência de álcool[13].

Os profissionais não identificam, não intervêm e não encaminham adequadamente[14]. A atitude do profissional e a falta de formação são as barreiras mais freqüentes[15-17]. Se treinados, melhoram essa avaliação[18,19].

Quando um usuário é identificado como usuário com problemas ou de risco, em torno de 20% da população, uma intervenção, mesmo que mínima, deve ser aplicada, pois pode reduzir de 20 a 50% o consumo de substâncias e os efeitos adversos[18,20-22].

Há pelo menos 20 anos os estudos têm demonstrado que um aconselhamento simples produz o mesmo resultado que um tratamento com mais recursos[23,24].

Esse resultado também tem sido obtido para bebedores pesados e com muitos problemas[18,20,21,25-27].

ACONSELHAMENTO

O aconselhamento para que o paciente interrompa ou diminua o consumo de qualquer substância deve ser claro e objetivo, com base em informações personalizadas, obtidas durante a anamnese, sobre a relevância que a substância apresenta na vida do indivíduo e as complicações atuais e potenciais relacionadas a ela[20,28]. Um aconselhamento rápido feito por um generalista é capaz de induzir uma porcentagem de pacientes a interromper completamente o consumo de substâncias psicoativas[29].

Para aplicar esse recurso, é preciso seguir quatro etapas na avaliação: a pergunta sobre o consumo; o aconselhamento para interromper ou reduzir; o oferecimento de assistência para fazê-lo; e o seguimento da meta. Isto pode ser aplicado em 3 minutos, 15 ou até mesmo durante uma sessão inteira (Quadro 10.44).

Quadro 10.44 – Etapas do aconselhamento.

Mínimo: 3 minutos
Breve: 3 a 10 minutos
Intensivo: maior que 10 minutos
Consta de:
Avaliação (identificação)
Aconselhamento (estratégia motivacional mínima)
Assistência
Acompanhamento

INTERVENÇÃO BREVE

A intervenção breve é uma técnica mais estruturada que o aconselhamento, mas não mais complexa. Apresenta um formato também claro e simples, pode ser utilizada por qualquer profissional da saúde sem a necessidade de longos e custosos treinamentos e em qualquer local de tratamento, o *setting*[30,31].

A intervenção breve, comprovadamente, tem sido indicada até para pacientes gravemente comprometidos, pois mesmo intervir minimamente é melhor que não o fazer[32]. Quando tais intervenções são estruturadas em uma a quatro sessões, produzem um impacto igual ou maior que tratamentos mais extensivos para a dependência de álcool[2].

Terapias fundamentadas na entrevista motivacional produzem bons resultados no tratamento e podem ser utilizadas na forma de intervenções breves[33]. Motivar o paciente melhora suas chances de procurar e aderir ao tratamento especializado[34].

As intervenções breves utilizam técnicas comportamentais para alcançar a abstinência ou a moderação por meio de informações e recomendações objetivas, como número de doses seguras, complicações que podem ocorrer com o uso, escalas que corroboram a avaliação, exames complementares e outros recursos. Após estabelecida a meta, desenvolve-se a auto-monitorização, identificação das situações de risco e estratégias para evitar o retorno ao padrão de beber problemático[35].

Em função da heterogeneidade e gravidade dos pacientes e dos problemas, a intervenção breve pode ser ampliada para a terapia breve com até seis sessões[36]. O espectro de problemas também determina que se aplique intervenções mais especializadas para pacientes com problemas graves, além de adicionais terapêuticos, como manuais de auto-ajuda, aumentando a efetividade dos tratamentos[37,38].

A entrevista motivacional é um dos recursos que ampliam a efetividade da intervenção breve, pois determinar a prontidão para mudança e desenvolvê-la pode ser necessário na maioria dos usuários antes de aplicar qualquer tratamento. Essa percepção do problema de alguns indivíduos tem sido definida como a explicação para os diferentes resultados nos tratamentos[3,39-44].

Assim, a intervenção breve pode ser usada como a única intervenção para os usuários de risco e como um desencadeador de mudanças para os indivíduos potencialmente dependentes, quando se desenvolve a motivação para um encaminhamento a um tratamento especializado (Quadro 10.45)[2].

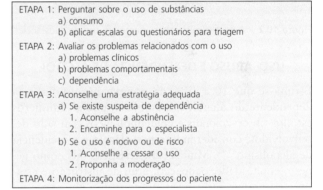

Quadro 10.45 – Resumo das etapas de triagem, diagnóstico e intervenção breve.

Em um serviço de maior complexidade, como os especializados para usuários de álcool, tabaco e outras substâncias, o diagnóstico mais detalhado pode ser realizado avaliando-se a gravidade da dependência, assim como o pareamento com o tipo de tratamento subseqüente mais adequado.

Recomendações

- Todo médico deve investigar o uso de álcool, tabaco e outras substâncias em seus pacientes, com atenção especial aos adolescentes.
- Os pacientes com problemas que usam álcool, tabaco e outras substâncias devem receber orientação básica sobre os conceitos de abuso, dependência, abstinência, *fissura* e tratamento.

- Intervenções comportamentais breves, com uso de técnicas motivacionais, podem ser eficazes. Técnicas de confronto devem ser evitadas.
- A combinação de psicoterapia e farmacoterapia é mais efetiva. De acordo com a gravidade da síndrome de abstinência, a farmacoterapia deve ser administrada.
- A família do paciente deve receber orientações e participar do tratamento.
- Caso o médico generalista não se sinta apto a intervir, ele deve motivar o paciente a procurar ajuda especializada, realizando o encaminhamento. A seguir, deve estabelecer um sistema de referência e contra-referência para cada caso.

A figura 10.2 resume a avaliação inicial até o encaminhamento para a intervenção em serviços gerais de saúde.

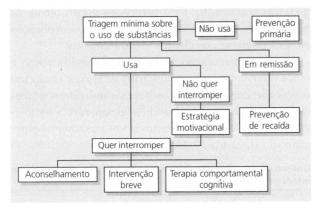

Figura 10.2 – Avaliação inicial do paciente em uso de substâncias.

USO, ABUSO E DEPENDÊNCIA DE ÁLCOOL

Estima-se que 10 a 12% da população mundial seja dependente do álcool. Em âmbito mundial, inúmeros estudos observacionais e epidemiológicos têm sido desenvolvidos, considerando a prevalência e a incidência de alcoolismo[45,46]. Muitas características tais como gênero, etnia, idade, ocupação, grau de instrução e estado civil podem influenciar no consumo abusivo e no desenvolvimento da dependência ao álcool[47]. Muitos trabalhos evidenciam que a incidência de alcoolismo é maior entre os homens que entre as mulheres[48], e entre os mais jovens, especialmente na faixa etária dos 18 aos 29 anos, declinando com a idade[49].

Os dados citados acima estão em consonância com pesquisas conduzidas no Brasil: o álcool é responsável por cerca de 60% dos acidentes de trânsito e aparece em 70% dos laudos cadavéricos das mortes violentas. De acordo com a última pesquisa realizada pelo Centro Brasileiro de Informações sobre Drogas Psicotrópicas (CEBRID) entre estudantes de 1º e 2º graus de 10 capitais brasileiras, as bebidas alcoólicas são consumidas por mais de 65% dos entrevistados, estando bem à frente do tabaco como a droga mais consumida, sendo que 50% iniciaram o uso entre os 10 e 12 anos de idade[50].

AVALIAÇÃO INICIAL, TRIAGEM E DIAGNÓSTICO

Algumas justificativa devem ser consideradas para a implementação de procedimentos de avaliação e triagem quanto a uso, abuso e dependência de álcool nas *avaliações realizadas por profissionais de saúde*:

- Não existe uso seguro de álcool[51].
- O uso nocivo e a dependência de álcool são *pouco diagnosticados*.
- O que ocorre é a abordagem das *complicações clínicas*[52].
- A demora em fazer o diagnóstico piora o *prognóstico*[1].

Existem aspectos relevantes na avaliação inicial do usuário de bebidas alcoólicas em relação ao consumo. Ele deve ser mais bem detalhado para que se possa observar seu ritual e estabelecer mudanças. O quadro 10.46 possibilita esta avaliação.

A relação entre os diferentes tipos de bebidas alcoólicas, a concentração alcoólica e o número de unidades presentes encontradas em bebidas brasileiras descritas na tabela 10.3 auxiliam o profissional de saúde e o paciente na avaliação da intensidade do beber. Cada dose considerada contém 2U.

Tabela 10.3 – Unidades de álcool em cada dose.

Bebida	Concentração (%)	Quantidade
Vinho tinto	12	90ml = 10g = 1U
Cerveja	5	350ml = 17g = 1,7U
Destilado	40	50ml = 20g = 2U

Quadro 10.46 – Equivalência de doses.

O que cada dose de álcool significa			
Uma lata de cerveja em torno de 355ml Um copo de vinho tinto 80-140ml Uma dose de uísque 40-50ml	0,27g de álcool (para uma pessoa de 60 quilos)	0,22g de álcool (para uma pessoa de 70 quilos)	0,19g de álcool (para uma pessoa de 80 quilos)
Duas latas de cerveja Dois copos de vinho Duas doses de uísque	0,54g de álcool (para uma pessoa de 60 quilos)	0,44g de álcool (para uma pessoa de 70 quilos)	0,38g de álcool (para uma pessoa de 80 quilos)
Três latas de cerveja Três copos de vinho Três doses de uísque	0,81g de álcool (para uma pessoa de 60 quilos)	0,66g de álcool* (para uma pessoa de 70 quilos)	0,57g de álcool (para uma pessoa de 80 quilos)
Concentração de álcool no sangue meia hora após a ingestão da bebida alcoólica. *Dosagem já superior ao limite permitido por lei (0,57g de álcool por litro de sangue). A intervenção breve na dependência de drogas. Formigoni et al., 1992, adaptado do Manual de triagem e avaliação inicial do Addiction Research Foundation, Toronto, Canadá.			

Uso de baixo risco, uso nocivo e dependência de álcool em unidades de álcool para homens e mulheres por semana estão descritos no quadro 10.47.

Quadro 10.47 – Uso e risco.

	Beber de baixo risco	Uso nocivo	Dependência
Homens	0	21U	28
Mulheres	0	14U	21

TRIAGEM OU RASTREAMENTO

Em serviços de atenção primária à saúde, recomenda-se a aplicação de questionários de triagem para a determinação de uso nocivo ou problemático ou de risco. O CAGE é um dos mais indicados, pois é de fácil aplicação[53] (Quadro 10.48). Ele não faz diagnóstico, mas aponta os prováveis casos de dependência, pois detecta os bebedores de risco, para os quais se deve propor uma intervenção. Apresenta boa sensibilidade e especificidade para as duas respostas positivas[54]. Acrescentando-se perguntas simples, como: 1. você já teve problemas relacionados ao uso de álcool; e 2. você bebeu nas últimas 24 horas, aumenta-se sua sensibilidade para 92%[10].

Quadro 10.48 – Cut down/ Annoyed/ Guilty/ Eye-opener Questionnaire.

Códigos: 0 = Não 1 = Sim
1. Alguma vez o(a) Sr.(a) sentiu que deveria diminuir a quantidade de bebida ou parar de beber? ☐
2. As pessoas se aborrecem porque criticam seu modo de beber? ☐
3. O(a) Sr.(a) se sente culpado(a) chateado(a) consigo mesmo, pela maneira como costuma beber? ☐
4. O(a) Sr.(a) costuma beber pela manhã para diminuir o nervosismo ou a ressaca? ☐

A partir dessa avaliação inicial, os critérios da Classificação Internacional das Doenças, a CID-10, podem ser aplicados para o diagnóstico diferencial entre abuso e dependência de álcool.

A dosagem das enzimas hepáticas GGT, TGO e TGP, o volume corpuscular médio e a transferrina foram propostos como possíveis "marcadores biológicos" da dependência de álcool. Todas essas estratégias de avaliação fazem parte da fase mais importante do tratamento, em que o diagnóstico multidimensional deve ser buscado. Dele depende o planejamento do tratamento e a intervenção mais imediata[55].

RECOMENDAÇÕES ESPECIAIS

- A síndrome de abstinência de álcool é um quadro bastante importante no tratamento do dependente. A determinação de sua gravidade define a tratamento a ser aplicado.
- Profissionais com treinamento na área podem aplicar protocolos de desintoxicação e administrar medicação para a "fissura" ou para o controle do desejo de beber.

USO, ABUSO E DEPENDÊNCIA DE NICOTINA

O uso diário de cigarros entre adultos, constatado no levantamento domiciliar do Estado de São Paulo, foi de 20,3%, o que corresponde a uma população estimada de 3.019.000 pessoas[56]. Estima-se que 60% daqueles que venham a fumar por mais de seis semanas irão continuar fumando por mais 30 anos e que 30 a 50% das pessoas que começam a fumar desenvolvem dependência[57]. A expectativa de vida de um indivíduo que fume muito é 25% menor que a de um não-fumante[58].

A idade média de início de consumo está entre 13 e 14 anos, mas a vulnerabilidade para dependência não está relacionada apenas à idade[59]. O uso das demais substâncias nessa população declina com a idade, mas isso não acontece com o tabaco[60]. O consumo de tabaco geralmente começa na adolescência e quanto mais precoce esse início maiores serão a gravidade da dependência e os problemas a ela associados[61]. Entre 12 e 17 anos, 9% são dependentes de nicotina[62].

Embora o primeiro uso do cigarro seja tipicamente marcado por efeitos desagradáveis como dor de cabeça, tonturas, nervosismo, insônia, tosse e náuseas, estes efeitos diminuem rapidamente[63]. Isto possibilita novas tentativas, até que se desenvolva tolerância à droga, estabelecendo um padrão típico de consumo diário. Em um período que pode ser de apenas alguns meses, alguns fumantes já começam a apresentar os primeiros sintomas de uma síndrome de abstinência[64]. Os sintomas e a magnitude da síndrome de abstinência podem persistir por meses e, dependendo de sua gravidade, são pouco tolerados[65].

AVALIAÇÃO INICIAL

Assim, todos os indivíduos que chegam aos serviços de saúde devem ser questionados quanto ao hábito de fumar[66]. Isso pode ser feito a partir de algumas questões a serem incluídas entre os dados do paciente sobre o uso do tabaco (nunca, eventual, freqüente), quantidade de cigarros fumado por unidade de tempo e tentativas anteriores para interromper com o hábito (número de vezes, tempo de abstinência).

DIAGNÓSTICO

Recomenda-se a utilização da CID-10 para o diagnóstico da síndrome de dependência de nicotina[7]. O "Questionário de Tolerância de Fagerström" pode ser aplicado para a avaliação da gravidade da dependência à nicotina[67]. Se fumam, eles devem ser aconselhados a interromper o uso de tabaco[68]. Caso não seja possível aconselhar adequadamente, é melhor encaminhar o fumante para um serviço especializado[69] (Quadro 10.49).

Quadro 10.49 – Questionário de tolerância de Fagerström.

Tabagista? Sim ☐ Não ☐

1. Quanto tempo depois de acordar você fuma o seu primeiro cigarro? 0 Após 60 minutos 1 31-60 minutos 2 6-30 minutos 3 Nos primeiros 5 minutos	5. Você fuma mais freqüentemente nas primeiras horas do dia que durante o resto do dia? 0 Não 1 Sim
2. Você encontra dificuldades em evitar o fumar em lugares onde é proibido, como por exemplo: igrejas, local de trabalho, cinemas, shoppings etc.? 0 Não 1 Sim	6. Você fuma mesmo estando doente ao ponto de ficar acamado a maior parte do dia? 0 Não 1 Sim
3. Qual é o cigarro mais difícil de largar ou de não fumar? 0 Qualquer um 1 O primeiro da manhã	**Pontuação** 1 Leve ☐ 0 a 4 2 Médio ☐ 5 a 7 3 Alto ☐ 8 a 10
4. Quantos cigarros você fuma por dia? 0 10 ou menos 1 11 a 20 2 21 a 30 3 31 ou mais	

TRATAMENTO

A escolha da *intervenção* mais adequada ao paciente depende de uma boa avaliação inicial, em que fatores extrínsecos (do modelo disponível, das condições socioeconômicas) e intrínsecos (da motivação do paciente e do diagnóstico) devem ser levados em consideração[70].

Em todos os tratamentos, a abstinência é a meta mais importante e a mais difícil de ser mantida[71]. A maioria dos fumantes que tentam manter-se abstinentes recai em poucos dias[72]. A abordagem de um dos sintomas mais proeminente da síndrome de abstinência, o *craving* ou "fissura", deve ser cuidadosamente considerada, já que este é o maior obstáculo para parar de fumar[73].

O tratamento pode ser definido a partir do consumo de cigarros e dos problemas associados, levando-se em consideração a disponibilidade de intervir de cada local[74]. Os métodos de tratamento de primeira linha são a terapia de reposição de nicotina e a terapia comportamental breve em grupo[75].

Os grupos de auto-ajuda e outros medicamentos são considerados de segunda linha e podem ser coadjuvantes efetivos, pois a associação de mais de um recurso melhora a efetividade do tratamento[76].

Nos serviços de atendimento primário, um aconselhamento mínimo pode ser aplicado com dois objetivos: orientar aqueles que desejam parar de fumar ou motivar aqueles que não quiserem largar o cigarro. As sessões de aconselhamento podem ser mínimas (3 minutos), de baixa intensidade (de 3 a 10 minutos) e intensivas (de 10 a 30 minutos)[77].

Essa intervenção consiste em: 1. perguntar sobre o consumo diário de tabaco e problemas associados a este consumo, investigando sobre o desejo de interrompê-lo; 2. aconselhar a cessação do uso; 3. oferecer assistência durante o processo, e 4. efetuar o seguimento[78].

No Brasil, estão disponíveis apenas a goma de mascar de 2mg e o adesivo de nicotina com 7, 14, 21mg de nicotina ativa, com utilização pelo prazo médio de oito semanas, trocados diariamente[79]. Para qualquer nível de consumo de tabaco, o uso de 15mg de nicotina por dia é preconizado como dose inicial[80]. Para fumantes pesados (25 cigarros ou mais por dia) a dose inicial pode ser maior[81]. Essa forma de reposição de nicotina é a mais indicada, pois tem menos efeitos colaterais. A redução da dose é progressiva por até 1 ano[82].

A associação da psicoterapia e de farmacoterapia tem-se mostrado a intervenção mais efetiva[83]. Como associação mais indicada nos estudos sobre efetividade entre diferentes tratamentos para a dependência de nicotina, os resultados apontam para a terapia comportamental e a reposição de nicotina[84] (Quadro 10.50).

Quadro 10.50 – Produtos utilizados na terapia de reposição de nicotina.

Farmacoterapia de primeira linha

Adesivo de nicotina: 6 a 8 semanas
Adesivos com 14 e 21mg
  Tabagista de < 20 cigarros/dia = 14-21mg/dia
  Tabagista de 20-40 cigarros/dia = 21-35mg/dia
  Tabagista de > 40 cigarros/dia = 42-44mg/dia
Contra-indicações (*ver grupos especiais*)
Adolescente (< 18 anos), grávidas e idosos com doenças cardiovasculares ativas

Goma de mascar: 8 a 12 semanas Tabletes com 2mg cada Uso inicial de 10 a 15 tabletes/dia
Bupropiona: Dose incial de 150mg por 3 dias E a seguir, 300mg/dia (com intervalo de 8 horas entre cada dose), por 7 semanas **Contra-indicações** Histórico anterior de crises epilépticas, bulimia, anorexia nervosa, uso concomitante de inibidores da monoaminoxidase
Farmacoterapia de segunda linha
Clonidina Dose inicial entre 0,1 e 0,4mg/dia por 2-6 semanas **Nortriptilina** Dose inicial de 75mg/dia **Indicações** Para aqueles que não se beneficiaram da terapia de reposição ou da bupropiona

RECOMENDAÇÕES ESPECIAIS

- A terapia de reposição da nicotina deve ser indicada para os pacientes que consomem mais de 10 cigarros/dia e não deve ser usada em idosos com doenças cardiovasculares e em adolescentes.
- Profissionais de saúde treinados podem aplicar essa intervenção.

REFERÊNCIAS BIBLIOGRÁFICAS

1. Institute of Medicine. Broadening the base of treatment for alcohol problems. Washington, DC: National Academy Press, 1990. ▪ 2. Grahan AW, Fleming, MS. Brief Interventions in Principles of Addiction Medicine In: Graham A, Schultz T. From American Society of Addiction Medicine (ASAM), 1998; p 615. ▪ 3. Prochaska JO, DiClemente CC. Stages and processes of self-change in

smoking: Towards an integrative model of change. *J Consult Clin Psychol* 1983; 5:390. ▪ 4. Schulz JE, Parran TJ. Principles of Identification and Intervention. Amercian Society of Addiction Medicine, 1998; p 249. ▪ 5. Allen JP, Columbus M, Fertig JB. Assessment in alcoholism treatment: an overview. In: Allen JP, Columbus M. eds, Assessing Alcohol Problems: A Guide for Clinicians and Researchers, Treatment Handbook Series, Bethesda MD: National Institute on Alcohol Abuse and Alcoholism, 1995. ▪ 6. National Institute on Alcohol Abuse and Alcoholism (NIAAA). How to Cut Down on Your Drinking. Rockville, MD: The Institute, 1996. ▪ 7. World Health Organization. The ICD-10 Classification of Mental and Behavioural Disorders. Clinical Descriptions and Diagnostic Guidelines, 1992. ▪ 8. Whitfield CL, Barker LR. Alcoholism. In: Barker LR, Burton JR, Zieve PD, eds. Principles of Ambulatory Medicine. Baltimore, MD: Williams & Wilkins, 1995; P 204. ▪ 9. Cleary P, Miller M, Bush B et al. Prevalence and recognition of alcohol abuse in a primary care population. Am J Med 1988; 85:466. ▪ 10. Cyr MG, Wartman SA. The effectiveness of routine screening questions in the detection of alcoholism. J Am Med Soc 1988; 259:51. ▪ 11. Adams EH, Gfroerer J. Risk of cocaine abuse and dependence. In: Schober S, Schade C, eds. The Epidemiology of Cocaine Use and Abuse (NIDA Research Monograph 110). Rockville, MD: National Institute on Drug Abuse, 1991; p 253. ▪ 12. Fleming MF, Barry KL, Manwell LB et al. Brief physician advice for problem alcohol drinkers. J Am Med Assoc 1997; 277:1039. ▪ 13. Moore R, Bone L, Geller G et al. Prevalence, detection, and treatment of alcoholism in hospitalized patients. J Am Med Assoc 1989; 261:403. ▪ 14. Goldberg HI, Mullen M, Richard KR et al. Alcohol conunseling in a general medicine clinic. Med Care, 1991; 7:JS49. ▪ 15. Roche A, Guray C, Saunders J. General practitioners experiences of patients with drug and alcohol problems. Br J Addic 1991; 86:263. ▪ 16. Clark WD. Alcoholism: blocks to diagnosis and treatment. Am J Med 1981; 71:285. ▪ 17. Delbanco TL. Patients who drink too much: Where are their doctors? J Am Med Assoc 1992b; 267:702. ▪ 18. Wallace P, Cutler S, Haines A. Randomized controlled trial of general practitioner intervention in patients with excessive alcohol consumption. Br Med J 1988; 297:663. ▪ 19. Grahan AW. Screening for alcoholism by life-style risk assessment in a community hospital. Arch Inter Med 1991; 151:958. ▪ 20. Chick J, Lloyd C, Crombie E. Counseling problem drinkers in medical wards: a controlled study. Br Med J 1985; 290:965. ▪ 21. Babor T, Grant M. Project on identification and management of alcohol related problems. Report on phase II: A Randomized Clinical Trial of Brief Internetions in Primary health Care. Geneva, Switzerland: World Health Organization, 1992. ▪ 22. Fleming MF, Barry KL, Manwell LB et al. Brief physician advice for problem alcohol drinkers. J Am Med Assoc 1997; 277:1039. ▪ 23. Edwards G, Orford J, Eggert S at al. Alcoholism: controlled trial of treatment and advice. J Stud Alcohol 1977; 38:1004. ▪ 24. Edwards G, Oppenheimer E, Duckitt A et al. What happens to alcoholics? Lancet 1983; 2:269. ▪ 25. Kristenson H, Ohlin H, Hulten-Nosslin M et al. Identification and intervention of heavy drinking in midle-aged men. Results and follow-up of 24-60 months of long-term study with randomized controls. Alcoholism: Clin Exp Res 1983; 7:203. ▪ 26. Persson J, Magnusson P. Early intervention in patients with excessive consumption of alcohol; a controlled study. Alcohol 1989; 6:403. ▪ 27. Nilssen O. The tronso study: identification of and a controlled intervention on a population of early-stage risk drinkers. Prev Med 1991; 20:518. ▪ 28. Anderson P, Scott E. The effect of general practitioner's advice to heavy drinking men. Br J Addict, 1992; 87:891. ▪ 29. Russell MAH, Wilson C, Taylor C, Baker CD. Effect of general practitioner's advice against smoking. Br Med J 1979; 2:231. ▪ 30. Bien TH, Miller WR, Tongan JS. Brief intervention for alcohol problems: a review. Addiction 1993; 88:97. ▪ 31. Israel Y, Hollander O et al. Screening for problem drinking & counseling by the primary care physician-nurse team. Alcohol Clin Exp Res 1996; 20:1443. ▪ 32. Sanchez-Craig M, Wilkinson DA. Brief treatments for alcohol and drug problems: practical and methodological issues. In: Leberg T, Miller WR, Nathan PE, Marlatt GA, eds. Addictive Behaviour: Prevention and Early Intervention. Amsterdam: Swets & Zeitlinger, 1989; p 233. ▪ 33. Miller WR. Motivational interviewing with problem drinkers. Behav Psychotherapy 1983; 1:147. ▪ 34. Miller MM. Traditional approaches to the treatment of addiction. In: Graham AW, Schultz TK eds. Principles of Addiction Medicine, 2nd ed, Washington, DC: American Society of Addiction Medicine, 1998. ▪ 35. Babor TF, Stephens RS, Marllatt, GA. Verbal reporter methods in clinical research on alcoholism: response bias and its minimization. J Stud Alcohol 1987; 12:101. ▪ 36. Sanchez-Craig M. Brief didactic treatment for alcohol and drug-related problems: an approach based on client choice. Br J Addic 1990; 85:169. ▪ 37. Miller WR, Taylor CA. Relative effectiveness of bibliotherapy, individual and group self-control training in the treatment of problem drinkers. Addic Behav 1980; 5:13. ▪ 38. Heather N, Whitton B, Robertson I. Evaluation of a self-help manual for media-recruited problem drinkers: six-month follow-up results. Br J Clin Psychol 1986; 25:19. ▪ 39. Ockene J, Quirk M, Goldberg R et al. A residents' training program for the development of smoking intervention skills. Arch Intern Med 1988; 148:1039. ▪ 40. DiClementi CC, Hughes SO. Stages of change profiles in outpatient alcoholism treatment. J Subst Abuse Treat 1990; 2:2172. ▪ 41. DiClementi C, Fairhurst S, Velasquez M et al. The process of smoking cessation: an analysis of pre-contemplation, contemplation, and preparation stages of change. J Consult Clin Psychol 1991; 59:295. ▪ 42. Miller W, Rollnick S. Motivational Interviewing: Preparing People to Change Addictive Behavior. New York: Guilford Press, 1991. ▪ 43. Rollnick S, Heather N, Gold R, Hall W. Development of a short readiness to change questionnaire for use in brief, opportunistic interventions among excessive drinkers. Br J Addict 1992; 87:743. ▪ 44. Heather N, Rollnick S, Bell A. Predictive validity of the readiness to change questionnaire. Addiction 1993; 88:1667. ▪ 45. Regier DA, Farmer ME, Rae DS et al. Comorbidity of medicine alcohol and other drug abuse – Results from the Epidemiologic Catchment Area (ECA) study. J Am 1990; 264:2511. ▪ 46. Crum RM, Ensminger ME, Ro M, McCord J. The association of educational achievement and school dropout with risk of alcoholism: a twenty-five-year prospective study of inner-city children. J Stud Alcohol 1998; 59:318. ▪ 47. Garman DM. Employment, stressfull life events and the development of alcohol dependence. Drug Alcohol Depend 1988; 22:151. ▪ 48. Fillmore KM. Prevalence, incidence and chronicity of drinking patterns and problems among men as a function age: a longitudinal and cohort analysis. Br J Addict 1987; 82:801. ▪ 49. Eaton WW, Kramer M, Anthony JC et al. The incidence of specific DIS/DSM III mental disordres: data from the the NIMH Epidemiologic Catchment Area Program. Acta Psychiatri Scand 1989; 79:163. ▪ 50. Galduróz JC, Noto AR, Carlini EA. Tendências do Uso de Drogas no Brasil: Síntese dos resultados obtidos sobre o uso de drogas entre estudantes de 1º e 2º graus em 10 capitais brasileiras. Universidade Federal de São Paulo – Escola Paulista de Medicina – Departamento de Psicobiologia. Centro Brasileiro de Informações Sobre Drogas Psicotrópicas – CEBRID, 1997. ▪ 51. National Institute on Drug Abuse. Drug Abuse and Drug Abuse Research: The Fourth Triennial Report to Congress From the Secretary, Department of Health and Human Services. Bethesda, MD: National Institutes of Health, 1996. ▪ 52. Lubin B, Brady K, Woodward L, Thomas EA. Graduate professional training in alcoholism and substance abuse: 1984. Professional Psychol Res Practic 1986; 17:151. ▪ 53. Mayfield D, McLeod G, Hall P. The CAGE questionnaire: Validation of a new alcoholism screening instrument. Am J Psychiatry 1971; 127:1121. ▪ 54. Beresford TP, Blow FC, Hill E et al. Comparison of CAGE questionnaire and computer-assisted laboratory profiles in screening for convert alcoholism. Lancet 1990; 336:482. ▪ 55. Anton R, Moak DH. Carbohydarte-deficient transferrin and y-glutamyltransferase as markers of heavy alcohol consumption: gender differences. Alcohol Clin Exp Res 1994; 18:747. ▪ 56. Galduróz JCF, Noto AR, Nappo AS, Carlini EA. I Levantamento Domiciliar Nacional Sobre o Uso de Drogas Psicotrópicas. Parte A: Estudo envolvendo as 24 maiores cidades do Estado de São Paulo. Centro Brasileiro de Informações sobre Drogas Psicotrópicas da Universidade Federal de São Paulo (CEBRID/UNIFESP),1999. ▪ 57. McNeill A. The development of dependence on smoking in children. Br J Addict 1991; 86:589. ▪ 58. American Thoracic Society. Cigarette smoking and health. Am J Respir Crit Care Med 1996; 153:861. ▪ 59. Everett SA, Warren CW, Sharp D et al. Initiation of cigarette smoking and subsequent smoking behavior among US high school students. Prevent Med 1999; 29:327. ▪ 60. Barton J. Young teenagers and smoking in 1997. A report of the key findings from the Teenage Smoking Attitudes Survey carried out in England in 1997. London: Office for National Statistics, 1998. ▪ 61. Lando HA, Thai DT, Murray DM et al. Age of initiation, smoking patterns, and risk in a population of working adults. Prevent Med 1999; 29:590. ▪ 62. Carlini EA, Galduroz JC, Noto AR, Nappo S. I Levantamento Domiciliar sobre o Uso de Drogas Psicotrópicas no Brasil. Estudo envolvendo as 107 maiores cidades do país. Rsultados Preliminares. Centro Brasileiro de Informações sobre Drogas Psicotrópicas da Universidade Federal de São Paulo (CEBRID/UNIFESP), 2001. ▪ 63. Perkins KA. Metabolic effects of cigarette smoking. J Appl Physiol 1992; 72:401. ▪ 64. Hughes JR, Gust SW, Skoog, K et al. Symptoms of tobacco with drawal. A replication and extension. Arch Gen Psychiatry 1991; 48:52. ▪ 65. Heatherton TF, Kozlowski LT, Frecker RC, Fagerström KO. The Fagerstrom Test for nicotine dependence: a revision of the Fagerstrom Tolerance Questionnaire. Br J Addict 1991; 86:1119. ▪ 66. Fiore MC, Novotny TE, Pierce JP et al. Methods used to quit smoking in the United States. JAMA 1990; 263:2760. ▪ 67. Fagerström KO, Schneider NG. Measuring nicotine dependence: a review of the Fagerstrom Tolerance Questionnaire. J Behav Med 1989; 12:159. ▪ 68. US Department of Health and Human Services. Public Health Service Treating Tobacco Use and Dependence. Clinical Practice Guideline. Rockville, MD, 2000. ▪ 69. Foulds J. Strategies for smoking cessation. In: Doll R, Crofton J. Tobacco and Health. Br Med Bull 1996; 52:157. ▪ 70. Haxby DG. Treatment of nicotine dependence. Am Health System Pharmacol 1995; 52:265. ▪ 71. Cinciripini PM, Lapitsky L, Seay S et al. The effects on smoking schedules on cessation outcome: can we improve on common methods of gradual and abrupt nicotine withdrawal. J Consult Clin Psychol 1995; 63:388. ▪ 72. Kottke TE, Battista RN, DeFriese GH, Brekke ML. Attributes of successful smoking cessation interventions in medical practice: a meta-analysis of 39 controlled trials. JAMA 1988; 259:2882. ▪ 73. Tiffany ST, Drobes DJ. The development and initial validation of a questionnaire of smoking urges. Br J Addict 1991; 86:1467. ▪ 74. Jarvik ME, Henningfield JE. Pharmacological adjuncts for for the treatment of tobacco dependence. In: Orleans CT, Slade J. Nicotine Addiction: Principles and Management. New York: Oxford University Press, 1993, p 245. ▪ 75. Foulds J, Stapleton J, Hayward M et al. Transdermal nicotine patches with low-intensity support to aid smoking cessation in outpatients in a general hospital. Arch Fam Med 1993; 2:417. ▪ 76. Raw M, McNeill A, West R. Smoking Cessation Guidelines and their Cost Effectiveness. Thorax. J Br Thoracic Soc 1998; 531:S1. ▪ 77. Hurt RD. Treat tobacco dependence and bend the trend. Bull World Health Organ 1999; 77:367. ▪ 78. Silagy C, Ketteridge S. Physician advice for smoking cessation (Cochrane review). In: The Cochrane Library. Issue 2, Oxford: Update Software, 1999. ▪ 79. Stapleton J, Russell M, Feyrabend C et al. Dose effects and predictors of outcome in a randomized trial of transdermal nicotine patches in general practice. Addiction 1995; 90:31. ▪ 80. Fiore MC, Jorenby DE, Baker TB, Kenford SL. Tobacco dependence and the nicotine patch: clinical guidelines for effective use. JAMA 1992; 268:2687. ▪ 81. Dale L, Hurt R, Offord K, Lawson G. High dose nicotine patch therapy percentage of replacement and smoking cessation. JAMA 1995; 274:1353. ▪ 82. Henningfield JE. Do nicotine replacement medications work? A unique standard for nicotine. Addiction 1994; 89:434. ▪ 83. Cinciripini, P. M.; Cinciripini, L. G.; Wallfisch, A et al. Behavior therapy and the transdermal nicotine patch: effects on cessation outcome, affect, and coping. J Consult Clin Psychol 1996; 64:314. ▪ 84. Hughes JR. Combining behavioral therapy and pharmacotherapy for smoking cessation: an update, in Integrating Behavior Therapy with Medication in the Treatment of Drug Dependence: NIDA Research Monograph 150. In: Onken LS, Blaine JD, Boren JJ, Rockville MD. National Institute on Drug Abuse 1995, p 92.

MÓDULO 11

DOENÇAS DERMATOLÓGICAS

- Infecções da pele e zoodermatoses
- Lesões de pele mais freqüentes na prática clínica
- Urticária e angioedema
- Lesões bucais de interesse clínico
- Doenças venéreas

86. INFECÇÕES DA PELE E ZOODERMATOSES

Celina Wakisaka Maruta
José Antonio Sanches Júnior
Cyro Festa Neto

INFECÇÕES DA PELE

As infecções da pele podem, assim como outros órgãos, apresentar como agentes etiológicos bactérias, vírus ou fungos.

As infecções bacterianas da pele podem ser primárias, pela ação direta da bactéria na pele, ou secundárias à ação da bactéria em outros órgãos. Serão abordadas as infecções bacterianas cutâneas primárias mais freqüentes.

ERISIPELA

Erisipela é uma infecção cutânea, com envolvimento de vasos linfáticos, causada por estreptococos e, raramente, por estafilococos. Ocorre geralmente no local de traumatismo, queimadura ou cirurgia, sobre doença prévia, por exemplo, tinha do pé ou outras doenças cutâneas.

A erupção cutânea manifesta-se freqüentemente na face ou membros, sendo característica sua distribuição unilateral[1,2].

Celulite representa a infecção cutânea que se estende na derme profunda e no tecido subcutâneo.

Os agentes etiológicos da erisipela e celulite são estreptococos beta-hemolíticos do grupo A e raramente *Staphylococcus aureus*.

A pele normal apresenta papel de defesa contra vários patógenos. Defeitos de integridade da epiderme podem ocorrer, decorrentes de dermatoses prévias, traumatismos, picadas de insetos, cirurgias ou queimaduras. A infecção ocorre quando o agente infeccioso invade a derme ou tecido subcutâneo, iniciando resposta inflamatória.

Os fatores determinantes da resposta do hospedeiro ao agente infeccioso são a fisiologia circulatória local e o estado imunológico do doente. Linfedema associado à drenagem linfática anormal, como aquela que ocorre pós-mastectomia radical ou pós-safenectomia, linfedema após erisipelas de repetição ou insuficiência venosa crônica podem presdispor à erisipela e à celulite. Várias doenças que alteram o sistema imune do indivíduo podem aumentar a suscetibilidade ao desenvolvimento de erisipela e celulite[1,2].

Quadro clínico – na erisipela geralmente há história de lesão cutânea prévia como úlcera de estase, tinha do pé, picada de inseto ou ferimento perfurante. O paciente apresenta febre alta, 39°-40° C, de início abrupto, com sintomas sistêmicos de mal-estar e calafrios. Outros sinais e sintomas podem ocorrer após algumas horas. Observa-se sensibilidade ou dor, eritema, edema e calor na área afetada, que habitualmente é unilateral. A face (Fig. 11.1) ou um membro é mais comumente acometido. Apresenta-se como uma lesão cutânea eritematosa, edematosa, dolorosa, com borda elevada que progride em algumas horas, bem delimitada em relação à pele normal. Podem ocorrer vesículas ou bolhas, com exsudação e formação de úlceras recobertas por crostas, de difícil cicatrização.

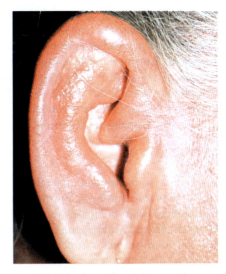

Figura 11.1 – Erisipela de orelha. Eritema, edema, calor e dor locais.

A celulite diferencia-se da erisipela por não apresentar lesões elevadas nem borda distinguível em relação à pele normal. Ocorre induração à palpação local e há dor intensa.

Diagnóstico diferencial – a erisipela e a celulite devem ser diferenciadas da dermatite eczematosa de contato, que pode evoluir com eritema e edema, com presença de calor e prurido locais, porém sem febre ou sintomas sistêmicos associados.

Diagnóstico – na erisipela e na celulite é clínico, sendo raramente solicitados exames auxiliares.

Exames laboratoriais – o isolamento do agente infeccioso não é possível na maioria dos casos, ocorrendo em cerca de um quarto dos pacientes nas culturas de biópsias de pele, de aspirado ou do sangue dos portadores de erisipela ou celulite. A identificação por meio de coloração pelo método de Gram e cultura para bactérias pode ser útil quando há exsudação da lesão. Injeção na borda da lesão de 1 a 2ml de solução salina não-bacteriostática e aspiração do líquido para exames podem ser realizadas nas lesões em que não se detecta a porta de entrada ou nas lesões não-exsudativas. Os pacientes podem apresentar leucocitose acima de 10.000/ml ou aumento da velocidade de hemossedimentação.

Tratamento – a medida inicial é o repouso e elevação do membro se houver acometimento. O tratamento de escolha é a penicilina, sendo indicada penicilina procaína 400.000U de 12 em 12 horas por via intramuscular nos casos leves e penicilina cristalina por via intravenosa 8 a 12 milhões de unidades por dia, durante 14 dias. Os pacientes alérgicos à penicilina podem ser tratados com eritromicina 500mg por via oral a cada 6 horas, durante 14 dias. A profilaxia é indicada nos portadores de erisipelas de repetição com penicilina benzatina 1.200.000UI por via intramuscular a cada 21 dias. Nas lesões exsudativas, indica-se permanganato de potássio diluído a 1:40.000 de 12 em 12 horas na forma de banhos ou compressas locais.

Orientações – os prognósticos da erisipela e da celulite, quando tratadas, são bons, com involução das manifestações sistêmicas dois a três dias após o início do tratamento. Raramente podem ocorrer complicações como sepse, trombose de seio cavernoso (particularmente nas erisipelas do maciço central da face) e óbito. Pode ser observado como seqüela, linfedema residual, fator predisponente para as erisipelas de repetição.

IMPETIGO

O impetigo é infecção bacteriana contagiosa, de ocorrência mais freqüente na infância. Apresenta duas formas clínicas: bolhosa e não-bolhosa. O impetigo bolhoso é causado por *S. aureus*. Atualmente, nos países industrializados, considera-se que o impetigo não-bolhoso seja mais comumente causado por *S. aureus* e, mais raramente, por estreptococos do grupo A ou por ambos os microrganismos. Nos países em desenvolvimento, considera-se que os estreptococos do grupo A sejam os principais agentes etiológicos do impetigo não-bolhoso[1,2].

Traumatismos e picadas de insetos representam a porta de entrada para os agentes infecciosos, sendo a falta de higiene e a manipulação da lesão os fatores predisponentes.

Quadro clínico – o impetigo não-bolhoso é o tipo mais freqüente. Caracteriza-se clinicamente pela presença inicial de mancha eritematosa, que evolui para pápula e vesícula, com formação de pústula de duração efêmera. O dessecamento da secreção purulenta leva à formação da lesão característica do impetigo, a crosta melicérica (Fig. 11.2). As lesões podem iniciar na face, particularmente próximo às narinas, ou extremidades, e disseminar-se. Pode haver linfonodomegalia regional. Apesar do acometimento ser extenso, o estado geral do paciente geralmente é preservado. A infecção pode ocorrer em crianças de qualquer idade e nos adultos.

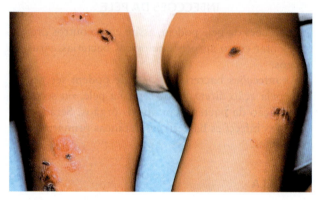

Figura 11.2 – Impetigo na infância. Pústulas e crostas melicéricas nos membros inferiores.

No impetigo bolhoso as lesões são vesículas e pústulas mais duradouras. Formam-se áreas erodidas, com presença de crostas e vesículas rotas, com descamação e eritema na periferia das lesões.

Complicações como celulite, linfangite, bacteriemia, osteomielite, artrite séptica, pneumonite e sepse podem ocorrer nos portadores de impetigo. Síndrome da pele escaldada estafilocócica pode ocorrer pelas toxinas esfoliativas estafilocócicas.

Diagnóstico diferencial – no impetigo faz-se com herpes simples, dermatofitoses e erupções medicamentosas como idoderma e bromoderma.

Diagnóstico – é clínico, sendo característica no impetigo a presença da crosta melicérica.

Exames laboratoriais – raramente são realizados exame bacterioscópico e cultura para bactérias nas lesões.

Tratamento – é realizado com orientações de limpeza e remoção das crostas melicéricas. Indica-se o uso de água boricada a 3% sob a forma de compressas duas vezes ao dia após a limpeza e aplicação de antibióticos tópicos como neomicina ou mupirocina. Nos casos extensos, evita-se o uso tópico de antibióticos, preferindo-se o uso sistêmico com penicilina, cefalosporina ou eritromicina (estearato).

Orientações – cuidados com higiene pessoal são importantes na prevenção do impetigo.

ECTIMA

Ectima é a infecção causada por *S. aureus* e/ou estreptococos do grupo A, resultante de impetigo não tratado adequadamente.

Quadro clínico – a infecção estende-se mais profundamente, produzindo lesão ulcerocrostosa, com borda indurada, elevada e violácea, de 2 a 3cm de diâmetro. A cicatrização é prolongada, necessitando de antibioticoterapia. Ocorre mais freqüentemente nos membros inferiores nas crianças, nos idosos ou nos diabéticos, podendo ocorrer auto-inoculação[1,2].

Diagnóstico diferencial – impetigo, herpes simples e leishmaniose tegumentar americana são os diagnósticos diferenciais do ectima.

Diagnóstico – é clínico. Raramente são utilizados exames laboratoriais.

Exames laboratoriais – exame bacterioscópico e cultura para bactérias das lesões não são realizados de rotina.

Tratamento – o tratamento é semelhante ao do impetigo.

Orientações – glomerulonefrite pode ocorrer como complicação do ectima.

FURÚNCULO

O furúnculo é infecção estafilocócica da pele que afeta o folículo piloso e a glândula sebácea anexa, levando à formação de cicatriz no local na sua resolução. A maioria dos pacientes não apresenta fatores predisponentes, porém nos casos graves ou recorrentes deve-se pesquisar *diabetes mellitus*, desnutrição, doenças hematológicas, alterações de quimiotaxia de neutrófilos, deficiência de imunoglobulinas ou imunocomprometimento.

Quadro clínico – o quadro inicia-se como foliculite superficial com pústula folicular ou como nódulo eritematoso, com calor e dor local. A lesão é única, podendo raramente ocorrer furunculose, com múltiplas lesões. As localizações mais freqüentes são pescoço, face, axilas, nádegas, podendo, no entanto, ocorrer em qualquer área pilosa. Após dois ou quatro dias, ocorre flutuação da lesão, com drenagem espontânea no orifício do folículo piloso de secreção hematicopurulenta, com restos necróticos.

Diagnóstico diferencial – deve ser feito com miíase furunculóide e cisto sebáceo infectado.

Diagnóstico – é clínico. O exame laboratorial pode facilitar a opção terapêutica.

Exame laboratorial – cultura para bactérias e antibiograma da lesão cutânea podem ser indicados.

Tratamento – são indicados limpeza, curativos, aplicação de água boricada a 3% e compressas com antibióticos tópicos como mupirocina e, por vezes, antibióticos sistêmicos. Drenagem precoce e expressão vigorosa do furúnculo são contra-indicadas.

Orientações – na furunculose recorrente indica-se a realização de exames como bacterioscópico e cultura para bactérias com antibiograma, para indicação de tratamento sistêmico. Cuidados de higiene são fundamentais, com higiene rigorosa e manutenção da pele seca. Tratamento de familiares acometidos também deve ser indicado. Tratamento da área nasal com antibióticos tópicos pode evitar a recorrência.

Infecções virais – as cutâneas mais freqüentes são: herpes simples, varicela, herpes zóster, verruga vulgar, verruga plana, condiloma acuminado e molusco contagioso.

HERPES SIMPLES

Causado pelo vírus herpes simples, *Herpesvirus hominis*, que apresenta dois tipos: tipo 1, habitual agente causal das lesões de face e tronco, e tipo 2, responsável pelas lesões genitais e de transmissão sexual. A transmissão ocorre pelo contato pessoal.

A primoinfecção herpética normalmente é assintomática, incidindo na infância na faixa etária de 1 a 5 anos. O indivíduo torna-se portador assintomático, o que ocorre em cerca de 70 a 90% da população.

Em uma pequena porcentagem de casos, a primoinfecção é grave, com manifestações cutâneo-mucosas e acometimento sistêmico. A infecção é mais freqüente na criança, com variabilidade de apresentação clínica. São observados quadros leves, com vesículas e exulcerações na mucosa bucal, após o período de incubação de 3 a 10 dias, acompanhadas de estado subfebril. Os casos mais graves apresentam febre elevada, linfonodomegalia, comprometimento de estado geral e aparecimento de lesões vesiculosas, extensas, com exulcerações e placas esbranquiçadas na mucosa bucal e dificuldade para a deglutição. O quadro persiste por duas a seis semanas, com cura sem seqüelas.

Quadro clínico – herpes simples recidivante caracteriza-se pelo aparecimento de vesículas agrupadas sobre a base eritematosa, não-coalescentes, de localização, mais freqüente nos lábios, podendo, no entanto, ocorrer em outras localizações (Fig. 11.3). Na evolução, essas lesões tornam-se pustulosas e ulceram-se. Ocorre mais comumente nos adultos e pode ser precedido em algumas horas ou dias de prurido ou ardor local. As lesões podem ser precedidas por exposição solar, traumatismo, tensão emocional, menstruação ou infecção respiratória. A duração habitual é de 7 a 10 dias, evoluindo sem seqüelas. As lesões podem ser recorrentes, em semanas ou meses, e a característica da doença é a recorrência na mesma localização[1,2].

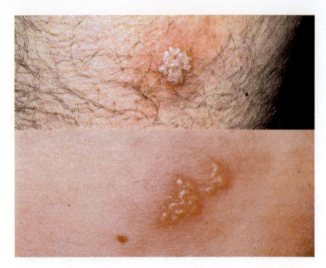

Figuras 11.3 – Herpes simples. Pústulas agrupadas não-coalescentes sobre base eritematosa.

Diagnóstico diferencial – o herpes simples apresenta como diagnósticos diferenciais impetigo, candidíase, eritema multiforme, síndrome de Stevens-Johnson, aftose e herpes zóster, dependendo de suas manifestações clínicas e localizações.

Diagnóstico – clínico. Exames laboratoriais podem ser indicados.

Exames laboratoriais – o exame citológico de Tzanck, realizado por meio da coleta de material da vesícula ou erosão recente, corado pelo método de Leishman, Giemsa ou hematoxilina-eosina, mostra a presença de células gigantes multinucleadas. Não diferencia herpes simples da varicela ou do herpes zóster.

A identificação do vírus por meio de cultura e sorologias não é realizada na rotina clínica.

Tratamento – sua primoinfecção do herpes simples dependerá da gravidade da manifestação. Casos leves são tratados com limpeza das lesões. Nos casos graves, indica-se tratamento com aciclovir por via intravenosa. Herpes simples recidivante pode ser tratado com aciclovir ou fanciclovir via oral.

Orientações – a primoinfecção herpética pode ser assintomática ou, quando presente, autolimitada. As infecções herpéticas recorrentes podem ser de difícil manejo clínico pela ausência de tratamento curativo.

VARICELA

Representa a primoinfecção do vírus varicela-zóster. A transmissão é aérea, com período de incubação de duas a três semanas.

Quadro clínico – no início, o paciente apresenta febre, mal-estar, e as lesões podem surgir rapidamente. As lesões características são pápulas eritematosas, vesículas, pústulas e crostas, observando-se lesões em vários estágios. As lesões são múltiplas e mais freqüentes no tronco. Lesões mucosas estão presentes, principalmente na mucosa bucal, assim como no couro cabeludo. Varicela no primeiro trimestre de gestação pode levar a alterações: microftalmia, catarata e de sistema nervoso central no feto.

Diagnóstico diferencial – a varicela deve ser diferenciada do estrófulo.

Diagnóstico – é clínico.

Exames laboratoriais – o exame citológico mostra células gigantes multinucleadas. O exame histopatológico mostra vesícula epidérmica com células balonizantes. Sorologia pode demonstrar anticorpos para o vírus varicela-zóster, porém raramente é utilizada.

Tratamento – a varicela é, na maioria das vezes, autolimitada. Nos casos graves, indica-se internação com medicação com aciclovir por via intravenosa. É contraindicado o uso de ácido acetilsalicílico nas crianças.

Orientações – repouso e isolamento são necessários, evitando-se o contato do paciente com crianças não-imunizadas e gestantes.

HERPES ZÓSTER

Representa a reativação do vírus varicela-zóster pós-varicela ou pós-infecção subclínica de varicela.

Quadro clínico – o paciente apresenta dor ou parestesia no local das lesões, precedendo seu aparecimento. As lesões são vesículas de conteúdo seroso sobre base eritematosa. As lesões tornam-se hemorrágicas e purulentas na evolução, com formação de crostas (Fig. 11.4). A característica da doença é sua distribuição em dermátomo, acompanhando o trajeto de um nervo, sendo unilateral, geralmente não ultrapassando a linha mediana. Podem ocorrer na face, particularmente comprometendo o nervo trigêmeo. Pode afetar a córnea quando acompanha o ramo oftálmico. Podem ocorrer lesões no tronco ou membro isolado. A doença evolui com melhora em um período médio de três semanas. Como complicação, pode-se observar neuralgia pós-herpética[1,2].

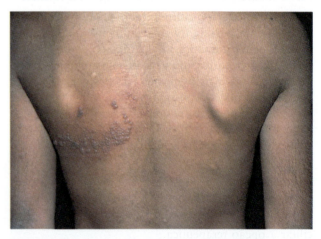

Figura 11.4 – Herpes zóster. Vesículas agrupadas de conteúdo hemorrágico sobre área eritematosa, acometendo dermátomo no dorso.

Pacientes imunocomprometidos por linfomas, aids e transplantados podem apresentar manifestações mais exuberantes da doença, com lesões necróticas e mais disseminadas, por vezes ultrapassando o dermátomo afetado.

Diagnóstico diferencial – o herpes zóster deve ser diferenciado do herpes simples e infecções bacterianas no seu início. Quando há presença de dor, sem aparecimento das lesões, deve ser diferenciado das diversas condições clínicas dolorosas, muitas vezes mimetizando quadros de abdome agudo, cálculo renal e infarto agudo do miocárdio.

Diagnóstico – dor e vesículas agrupadas no dermátomo correspondente são características do herpes zóster.

Exames laboratoriais – são semelhantes aos da varicela. O tratamento indicado é aciclovir 800mg por via oral, cinco vezes ao dia por sete dias. Fanciclovir por via oral 250mg três vezes ao dia por sete dias também é indicado. Analgésicos são indicados para dor.

Orientações – o herpes zóster é autolimitado, com desaparecimento das lesões após duas a três semanas, com a presença de cicatrizes ou manchas residuais. Neuralgia pós-herpética é umas das complicações do herpes zóster. Não é habitualmente recorrente.

VERRUGA VULGAR

As verrugas vulgares, assim como as planas e o condiloma acuminado são causados por papovavírus.

Quadro clínico – apresentam-se como pápulas verrucosas, sendo característica a presença de pontos enegrecidos, que correspondem a capilares trombosados. Podem ocorrer em qualquer localização (Fig. 11.5).

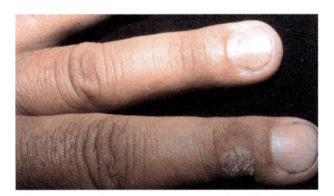

Figura 11.5 – Verruga vulgar. Lesão verrucosa no quirodáctilo.

VERRUGA PLANA

Quadro clínico – as lesões de verruga plana são pápulas discretamente elevadas, milimétricas, da cor da pele, sendo mais freqüentes nas crianças e nos adolescentes. Ocorrem mais freqüentemente na face, nas mãos e nos antebraços, sendo, por vezes, numerosas.

MOLUSCO CONTAGIOSO

O molusco contagioso é infecção causada pelo vírus do molusco contagioso, sendo mais freqüente nas crianças. A transmissão ocorre pelo contato pessoal. Pode representar doença sexualmente transmissível nos adultos quando as lesões ocorrem na região genital. Nos imunocomprometidos, particularmente na aids, as lesões são maiores e disseminadas, sendo comuns lesões na face. É freqüente a ocorrência de molusco contagioso nos indivíduos atópicos[1,2].

Quadro clínico – as lesões características são pápulas da cor da pele ou eritematosas, com depressão ou umbilicação central, podendo ocorrer em qualquer localização (Fig. 11.6). As lesões podem ocorrer em pequeno número ou ser múltiplas e disseminadas. Nos indivíduos atópicos, pode-se observar eczematização em volta das lesões de molusco contagioso.

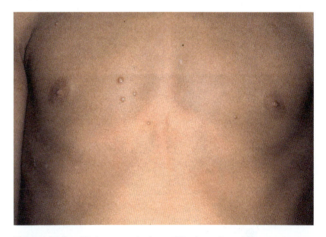

Figura 11.6 – Molusco contagioso. Pápulas eritematosas no tronco.

Diagnóstico diferencial – as lesões do molusco contagioso são características. Devem, no entanto, ser diferenciadas do estrófulo, verrugas vulgares, verrugas planas e da acrodermatite papulosa infantil.

Diagnóstico – é clínico.

Exames laboratoriais – raramente é indicado exame histopatológico, que demonstra a presença de material viral róseo eosinofílico no citoplasma dos queratinócitos.

Tratamento – curetagem e aplicação de tintura de iodo nas lesões, sendo o procedimento precedido de 2 horas da aplicação de creme anestésico com xilocaína e prilocaína. Outro método de tratamento é a aplicação de nitrogênio líquido, particularmente nos pacientes com aids.

Orientações – a infecção apresenta duração limitada, podendo, no entanto, ocorrer recorrências após a curetagem.

Infecções fúngicas – as superficiais cutâneas mais freqüentes são as dermatofitoses, as candidíases e a pitiríase versicolor.

DERMATOFITOSES

As dermatofitoses mais freqüentes são as que ocorrem no couro cabeludo (tinha do couro cabeludo), no corpo (tinha do corpo), no pé (tinha do pé) e na unha (onicomicose).

Tinha do couro cabeludo

A tinha do couro cabeludo é mais comumente causada por *Microsporum canis* e *Trichophyton tonsurans*. É mais freqüente nas crianças, sendo rara nos adultos.

Quadro clínico – a apresentação clínica mais comum é o tipo não-inflamatório, com lesão eritematosa, descamativa, com alopecia e pêlos tonsurados (pelos cortados a pique). Pode ocorrer lesão única (Fig. 11.7) ou várias lesões no couro cabeludo. Após o tratamento ocorre repilificação total das lesões. A forma inflamatória (quérion) apresenta lesão alopécica, com pústula folicular, que pode evoluir com massa (escutelo) aderida aos cabelos e orifícios foliculares, com drenagem de secreção purulenta. O tipo inflamatório pode evoluir com alopecia cicatricial[1,2].

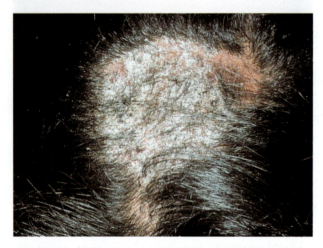

Figura 11.7 – Tinha do couro cabeludo. Lesão alopécica, eritêmato-escamosa, extensa, no couro cabeludo.

Diagnóstico diferencial – dermatite seborréica e psoríase apresentam descamação no couro cabeludo, porém habitualmente sem alopecia. *Alopecia areata* e tricotilomania devem ser diferenciadas da tinha do couro cabeludo.

Diagnóstico – lesões alopécicas com descamação no couro cabeludo nas crianças são características.

Exames laboratoriais – diagnóstico é realizado por meio de exame micológico direto dos pêlos da área afetada, podendo ser também realizada a cultura para fungos em meio de Sabouraud.

Tratamento – o de escolha são antifúngicos sistêmicos: griseofulvina 15-20mg/kg/dia após a refeição; terbinafina 3-6mg/kg/dia; fluconazol 6mg/kg/dia. Os tratamentos indicados devem ser administrados até a cura clínico-micológica.

Orientações – crianças contatantes com tinha do couro cabeludo, animais domésticos e contato com solo são fontes de contaminação. Na maioria das vezes, as tinhas do couro cabeludo, quando tratadas, evoluem com repilação total, sem alopecia cicatricial.

Tinha do corpo

Os agentes etiológicos mais comuns são *Trichophyton mentagrophytes*, *Trichophyton rubrum* e *Microsporum canis*.

Quadro clínico – a manifestação característica da tinha do corpo é lesão anular, com escama em toda a borda eritematosa. O centro da lesão pode ser descamativo, porém pode haver clareamento central[1,2].

Diagnóstico diferencial – pitiríase alba eczematizada, pitiríase versicolor, pitiríase rósea e psoríase podem ser os diagnósticos diferenciais da tinha do corpo.

Diagnóstico – a presença de lesões eritematosas, descamativas, anulares, em placas ou vesiculosas, com acentuação das bordas é típica da tinha do corpo.

Exames laboratoriais – o exame micológico direto da lesão é o de escolha para o diagnostico, podendo-se, eventualmente, recorrer à cultura para fungos em meio de Sabouraud.

Tratamento – é realizado com antifúngicos tópicos (alquilaminas, tolnaftato, ciclopirox, imidazólicos), com duas aplicações diárias durante quatro semanas. Nas lesões muito inflamatórias ou na presença de lesões disseminadas, indica-se tratamento antifúngico sistêmico com itraconazol 100mg/dia, terbinafina 250mg/dia, fluconazol 150mg/semana ou griseofulvina 500mg/dia nos adultos. Nas crianças, indica-se griseofulvina 5-10mg/kg/dia, itraconazol 5mg/kg/dia ou terbinafina 3-6mg/kg/dia até a cura clínico-micológica.

Orientações – nas formas extensas de tinha do corpo devem ser investigados imunocomprometimento geral ou específico para a dermatofitose.

Tinha do pé

É causada por *Trichophyton rubrum*, *Trichophyton mentagrophytes* e *Epidermophyton floccosum*.

Quadro clínico – as lesões típicas são eritematosas e descamativas nos interdígitos e porções subdigitais dos pés. As lesões podem estender-se para as regiões plantares, dorso e faces laterais dos pés. Podem ocorrer lesões vesiculosas.

Diagnóstico diferencial – candidíase, eritrasma e calos interdigitais são os principais diagnósticos diferenciais das tinhas dos pés.

Tratamento – é semelhante ao da tinha do corpo.

Orientações – a prevenção indicada é a secagem cuidadosa dos pés.

ONICOMICOSE

É infecção superficial fúngica freqüente, particularmente nos idosos. Os principais agentes etiológicos são: *Trichophyton rubrum*, *Trichophyton mentagrophytes*, *Trichophyton tonsurans* e *Epidermophyton floccosum*.

Quadro clínico – a apresentação característica é a opacificação branco-amarelada da porção distal da unha ou face lateral da prega ungueal. Queratose subungueal ocorre com unha espessa e friável.

Diagnóstico diferencial – candidíase ungueal, psoríase ungueal e distrofias ungueais traumáticas são os principais diagnósticos diferenciais da onicomicose.

Diagnóstico – é clínico, sendo indicado o recurso laboratorial para a confirmação diagnóstica.

Exames laboratoriais – são indicados exames micológico direto e cultura para fungos das unhas afetadas.

Tratamento – são indicados esmaltes (ciclopirox) ou tratamento sistêmico com os mesmos medicamentos indicados para as tinhas do corpo.

Orientações – o tratamento da onicomicose é longo, devendo-se levar em consideração condições sistêmicas que podem influenciar na terapêutica, como alterações hepáticas, renais e a idade do paciente.

CANDIDÍASES

Candidíase é mais freqüentemente causada pela *Candida albicans*, que é levedura saprófita e universal, habitante da pele, mucosa bucal, intestino e mucosa vaginal, tornando-se patogênica diante de alguns fatores como alterações de imunidade próprias da idade, como na criança e no idoso, gestação, *diabetes mellitus*, uso de antibióticos, corticosteróides e imunossupressores, linfomas, aids e condições locais como umidade e maceração.

Quadro clínico – candidíase bucal é uma de suas apresentações, com placas cremosas e esbranquiçadas isoladas e confluentes na mucosa bucal, particularmente nos lactentes, idosos com próteses e na aids.

Candidíase intertriginosa ocorre na área de dobras como axilas, regiões inframamárias e regiões inguinais, com lesões eritematosas úmidas e maceradas, com erosões e fissuras. Há lesões satélites papulosas ou vesiculosas. Nos interdígitos das mãos ou pés, observam-se lesões eritematosas, erodidas e maceradas. Na área das fraldas nas crianças observam-se eritema, maceração, erosões e fissuras, com a presença de lesões satélites, presentes também nas pregas inguinais[1,2]. Nas unhas, a candidíase manifesta-se com paroníquia, inflamação do tecido periungueal, com eritema, edema e saída de secreção à expressão. Ocorre distrofia ungueal e onicólise.

Diagnóstico diferencial – candidíase bucal deve ser diferenciada do líquen plano e sífilis. Candidíase intertriginosa deve ser diferenciada das dermatofitoses, eritrasma e dermatite seborréica. Na área das fraldas, a candidíase deve ser diferenciada da dermatite de contato por irritação primária.

Onicomicose, psoríase ungueal e distrofia ungueal traumática são os principais diagnósticos diferenciais da candidíase ungueal.

Diagnóstico – o dignóstico da candidíase é clínico.

Exames laboratoriais – são indicados nas candidíases o exame micológico direto, que evidencia a presença de blastosporos de leveduras e pseudofilamentos, e a cultura para fungos em meio de Sabouraud.

Tratamento – depende do tipo de lesão, extensão e localização. Como tratamentos tópicos indica-se nistatina creme, cetoconazol creme ou imidazólicos tópicos. Os tratamentos sistêmicos preconizados são: cetoconazol 200-400mg/dia, itraconazol 200mg/dia e fluconazol 150mg/semana, sendo o tempo de tratamento variável em relação à localização e à extensão.

Orientações – crianças, idosos, gestantes, terapia com antibióticos, corticosteróides, citostáticos ou contraceptivos, obesidade, *diabetes mellitus*, linfomas, aids, endocrinopatias, fatores locais como umidade e maceração são condições clínicas que podem favorecer o aparecimento de candidíase mucocutânea.

PITIRÍASE VERSICOLOR

A pitiríase versicolor é micose superficial causada pelo fungo *Malassezia furfur*, de ocorrência freqüente, principalmente nos adultos. Fatores próprios da pele como alteração nos lípides, aumento da umidade no ambiente e exposição ao fungo podem levar ao desenvolvimento da infecção fúngica.

Quadro clínico – as manifestações clínicas caracterizam-se por manchas hipocrômicas, eritematosas ou acastanhadas, ovaladas, com descamação furfurácea (Fig. 11.8). As lesões são isoladas ou confluentes, acometendo, por vezes, grandes áreas no tronco anterior, dorso, pescoço, couro cabeludo e raiz de membros superiores. Lesões na face e membros inferiores são pouco freqüentes.

Diagnóstico diferencial – pitiríase alba, pitiríase rósea e tinha do corpo são os principais diagnósticos diferenciais da pitiríase versicolor. Para as lesões hipocrômicas da pitiríase versicolor, deve-se afastar a possibilidade de hanseníase, ressaltando-se que as lesões da hanseníase são anestésicas.

Diagnóstico – é clínico, podendo ser confirmado por meio de métodos laboratoriais.

Exame laboratorial – diagnóstico é realizado pela lâmpada de Wood, que ressalta as lesões com fluorescência róseo-dourada. O exame micológico direto da lesão demonstra a presença da *M. furfur*, com a levedura apresentando esporos em cacho de uva e pseudofilamentos característicos.

DOENÇAS DERMATOLÓGICAS

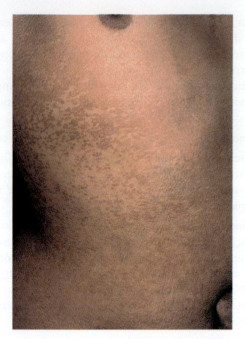

Figura 11.8 – Pitiríase versicolor. Manchas acastanhadas lenticulares no tronco.

Tratamento – nas lesões isoladas, o tratamento indicado é o tópico, com cremes de imidazólicos (isoconazol, tioconazol, oxiconazol, miconazol, cetoconazol e outros), xampu de cetoconazol e sabonete de enxofre e ácido salicílico, utilizados durante 30 dias. Sulfeto de selênio xampu a 2,5% aplicado nas lesões, antes do banho, durante quatro semanas também pode ser indicado. Outra medicação tópica é o hipossulfito de sódio a 40% em solução aquosa uma vez ao dia durante 30 dias. Nas formas extensas, indica-se o uso por via oral de itraconazol 200mg/dia durante cinco dias, fluconazol 150mg/semana por três semanas ou cetoconazol 200mg/dia durante 10 dias. Deve-se levar em consideração o potencial efeito hepatotóxico de medicações sistêmicas.

Orientações – após o tratamento permanecem manchas hipocrômicas residuais, sendo indicada a exposição solar para o desaparecimento da discromia residual.

ZOODERMATOSES

Zoodermatoses são afecções que ocorrem na pele causadas por animais. Podem ocorrer no homem de forma acidental, ocasional ou por animais que parasitam a pele humana. Dentre as zoodermatoses de importância, principalmente na criança, destacamos a escabiose, a pediculose, a *larva migrans*, a tungíase e as miíases.

ESCABIOSE

A escabiose ou sarna é causada pelo ácaro *Sarcoptes scabiei*. Acomete indivíduos em qualquer faixa etária, sem predileção por gênero e idade, sendo afecção contagiosa.

Quadro clínico – após contato com o portador de escabiose, pode haver um período de incubação variável, de poucos dias a um mês. Caracteriza-se por início lento e insidioso, com aparecimento de lesões papulosas ou nodulares, eritematosas, encimadas por vesículas ou crostas hemáticas. As localizações preferenciais axilas (Fig. 11.9), mamas nas mulheres (Fig. 11.10), punhos, interdígitos de mãos, nádegas, genitais, regiões periumbilicais e abdome inferior, raiz de coxas, faces laterais dos pés, ou podem haver lesões generalizadas. O sintoma principal é o prurido noturno. A presença do túnel, lesão eritematosa, discretamente elevada, descamativa, linear, de 0,5 a 1cm é característica dessa afecção, porém sua visualização é pouco freqüente. A presença de casos familiares ou entre os contatantes é comum. As lesões apresentam-se freqüentemente escoriadas[3]. A sarna crostosa ocorre como manifestação rara, altamente contagiosa, em pacientes acamados, imunocomprometidos, deficientes mentais e neurológicos. A complicação da escabiose é a impetiginização secundária das lesões. Presença de pústulas, secreção purulenta, crostas meliceéricas, febre e linfadenomegalia são indicativas dessa complicação.

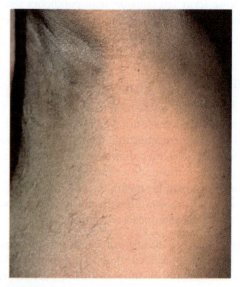

Figura 11.9 – Escabiose. Lesões nas axilas.

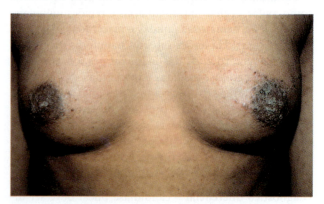

Figura 11.10 – Escabiose. Lesões nas mamas.

Diagnóstico diferencial – estrófulo e prurigo são os principais diagnósticos diferenciais da escabiose.

Diagnóstico – pode ser estabelecido pela presença das lesões nas localizações características, pelo prurido noturno, pela visualização do túnel e pela existência de familiares ou contatantes com lesões semelhantes[4].

Exames laboratoriais – pode ser confirmado por meio de pesquisa direta do ácaro, escarificando-se a lesão com lâmina de bisturi, colocando-se sobre lâmina de vidro com óleo mineral e visualizando-se ao microscópio óptico comum. Observa-se a presença do ácaro, ovos ou restos fecais[5].

Tratamento – no lactente, nas gestantes e nos pacientes com lesões infectadas o tratamento de escolha é o enxofre precipitado a 6% em vaselina semi-sólida, aplicado topicamente durante três a cinco noites. Permetrina a 5%, de uso tópico, pode ser utilizada em aplicação única em crianças com idade superior a 2 meses. Eventualmente, um segundo tratamento pode ser necessário. Benzoato de benzila a 25% pode ser utilizado localmente, durante três noites, podendo ser repetido após uma semana. Pode ocorrer dermatite por irritação primária após seu uso. Não deve ser utilizado nas lesões infectadas.

A deltametrina a 0,02%, associada ao butóxido de piperonila, é utilizada localmente durante duas noites, repetindo-se o tratamento após uma semana. Monossulfiram a 25% deve ser diluído em uma medida da medicação para duas medidas de água nos adultos e três medidas de água nas crianças. É utilizado topicamente durante três noites, repetindo-se após uma semana. A diluição deve ser realizada imediatamente antes da aplicação, pois a suspensão é instável. Pode ser utilizado nas lesões infectadas. Deve-se orientar os pacientes adultos em relação à não ingestão de bebida alcoólica durante o tratamento[6,7].

O tratamento sistêmico da escabiose tem sido descrito com o uso de ivermectina em dose única de 200mg/kg em adultos e em crianças com idade superior a 5 anos.

Prurido de intensidade variável pode persistir após o tratamento adequado da escabiose, persistindo por alguns dias a semanas. Lesões nodulares e pruriginosas podem ocorrer como complicação após o tratamento adequado da escabiose. Ocorrem nas axilas, genitais, períneo e regiões crurais[8].

Orientações – o tratamento da escabiose deve incluir o paciente e todos seus contatantes, mesmo assintomáticos. Os cuidados com roupas de uso pessoal, de cama e de banho incluem a lavagem simples, após o término de cada tratamento. Fervura das roupas é desnecessária.

PEDICULOSE

Três espécies de piolhos infestam o homem: *Pediculus humanus humanus*, *Pediculus humanus capitis* e *Pthirus pubis*, responsáveis, respectivamente, pela pediculose do corpo, da cabeça e ftiríase púbica.

Pediculose do corpo

Na pediculose do corpo ocorre infestação do paciente e suas roupas. É a pediculose mais rara. Os indivíduos desabrigados, refugiados, vítimas de guerras e de desastres naturais são os mais acometidos[9].

Quadro clínico – habitualmente, há prurido, com liquenificação e hiperpigmentação da pele.

Diagnóstico diferencial – pulíase, estrófulo e prurigo são os principais diagnósticos diferenciais da pediculose do corpo.

Diagnóstico – são observados piolhos nas dobras das roupas.

Orientações – pode haver transmissão, através do *Pediculus humanus humanus*, de febre tifóide, bartolenose e febre recorrente por *Borrelia recurrentis*.

Pediculose da cabeça

É observada em qualquer faixa etária, particularmente nas crianças de 3 a 11 anos de idade.

Quadro clínico – os piolhos geralmente não são observados. É comum a presença das lêndeas ou ovos, estruturas esbranquiçadas firmemente aderidas às hastes dos cabelos. São mais facilmente visualizadas na região próxima à nuca e nas regiões retroauriculares. A presença de escoriações na face posterior do pescoço seria um indicador da pediculose.

Diagnóstico diferencial – dermatite seborréica apresenta escama não-aderente à haste do cabelo, podendo ser facilmente diferenciada da pediculose da cabeça[10,11].

Diagnóstico – a pediculose da cabeça apresenta como sintoma principal prurido local, devendo-se suspeitar dessa afecção diante do sintoma.

Exame laboratorial – a pesquisa de lêndeas e piolhos no couro cabeludo pode ser confirmada pelo exame microscópico.

Ftiríase púbica

Ocorre infestação das regiões púbicas e perianais. Raramente há acometimento dos pêlos da barba, bigode, axilas, cílios, supercílios ou couro cabeludo. É considerada doença sexualmente transmissível. No entanto, pode ocorrer no couro cabeludo e cílios de adultos e crianças sem história de contato sexual.

Quadro clínico – ocorre prurido e, raramente, são observadas manchas acinzentadas ou azuladas, de 0,5 a 1cm, de formas irregulares, conhecidas como manchas cerúleas.

Diagnóstico diferencial – os piolhos nessas áreas podem ser confundidos com lesões névicas pigmentadas.

Exame laboratorial – os piolhos podem ser visualizados ao exame microscópico.

Tratamento – na pediculose do corpo também deve ser considerada a troca das roupas. Podem ser tratados topicamente com permetrina a 5% ou monossulfiram a 25% diluído e reaplicados após uma semana.

O tratamento da pediculose da cabeça inclui a remoção mecânica das lêndeas. São indicados topicamente permetrina a 1% ou monossulfiram a 25% diluído nas mesmas concentrações do tratamento da escabiose, reaplicados após uma semana[10,11]. Na ftiríase púbica indica-se tratamento tópico com permetrina a 5% ou monossulfiram a 25% diluído, repetindo-se após uma semana. Para a pediculose das pálpebras, recomenda-se o uso de vaselina tópica cinco vezes ao dia durante 10 dias. Podem também ser indicados tratamentos sistêmicos com sulfametoxazol-trimetoprima ou tetraciclina durante 10 dias.

Orientações – quando se realiza o diagnóstico de ftiríase púbica, outras doenças sexualmente transmissíveis, inclusive aids, devem ser afastadas.

LARVA MIGRANS

A *larva migrans*, também conhecida popularmente como bicho-geográfico, é causada por larvas dos gêneros *Ancylostoma* e *Toxocara*, sendo o *Ancylostoma braziliensis* seu principal agente etiológico. É doença comum nas regiões tropicais e subtropicais, sendo descrita raramente em outras áreas nos indivíduos que viajaram para essas regiões. Não há predileção para genêro, cor, raça ou idade.

A infestação no homem ocorre pelo contato acidental com larvas no solo ou areia. Cães e gatos ao defecarem eliminam ovos do parasita, que evoluem para a forma larvária rabdóide em 24 horas após sete dias, atinge-se a forma larvária filariforme, que representa a forma infectante. A infestação fica restrita à epiderme, não atingindo a derme nem a circulação sangüínea. É autolimitada e evolui para a cura espontânea em um período de semanas a meses[1,2].

Quadro clínico – os aspectos clínicos são característicos, com a presença de pápula eritêmato-edematosa, inicialmente pruriginosa no local de penetração da larva. Pode permanecer como lesão papulosa ou apresentar seu aspecto mais freqüente, a presença de lesões papulosas e eritematosas de aspecto serpiginoso, que representam o túnel de progressão da larva. Na extremidade distal da lesão, pode haver vesícula, com regressão parcial da extremidade proximal. As localizações mais freqüentes são os membros inferiores, particularmente os pés, podendo ser observadas lesões extensas no dorso, nádegas ou membros superiores, dependendo da área de contato.

Diagnóstico diferencial – a forma inflamatória da tinha do pé e os prurigos são os principais diagnósticos diferenciais da *larva migrans*.

Diagnóstico – é clínico, pela presença de erupção cutânea pápulo-eritematosa de aspecto serpiginoso localizada nas áreas de contato com o solo. A característica da afecção é o prurido, de grande intensidade.

Exames laboratoriais – exames laboratoriais são inespecíficos, podendo ser observados eosinofilia ao hemograma ou aumento sérico de IgE.

Tratamento – a utilização de pomada de tiabendazol a 5% duas a três vezes ao dia durante 15 dias é o tratamento mais indicado. Crioterapia com CO_2 sólido (neve carbônica) ou nitrogênio líquido pode ser utilizada na extremidade distal da lesão para impedir a progressão da larva. Se as lesões forem muito extensas, indica-se o uso sistêmico de tiabenzadazol 25-50mg/kg/dia por via oral divididos em duas doses durante três dias, ressaltando-se que essa medicação é potencialmente hepatotóxica. Não ultrapassar a dose total de 3g/dia. Albendazol representa outra opção terapêutica nos casos extensos, com dose única de 400mg por via oral. O cambendazol também é indicado na dose de 5mg/kg em dose única.

Mais recentemente, têm-se preconizado o uso de ivermectina com dose única de 200mcg/kg por via oral.

Orientações – as complicações mais freqüentes são infecção secundária das lesões, com aparecimento de pústulas e secreção purulenta, representando impetiginização secundária das lesões ou erisipela.

TUNGÍASE

A tungíase, ou bicho-de-pé, é causada pela pulga *Tunga penetrans*. Ocorre em áreas quentes, de solo arenoso, seco e na sombra. Os pés, principalmente nos artelhos, interdígitos e áreas periungueais, e as pernas são os locais mais freqüentes de acometimento. Ocorrem em indivíduos que andam descalços.

Quadro clínico – a lesão característica apresenta pápula amarelada com ponto central enegrecido. Podem ocorrer prurido e lesões múltiplas. Infecção secundária pode ocorrer.

Diagnóstico diferencial – verruga plantar é o diagnóstico diferencial da tungíase.

Diagnóstico – é clínico, não sendo indicado diagnóstico laboratorial.

Tratamento – consiste na remoção cirúrgica da pulga com agulha ou lâmina de bisturi e aplicação de tintura de iodo topicamente. Existem relatos de tratamento com tiabendazol 25mg/kg/dose por via oral duas vezes ao dia durante três a cinco dias, ressaltando-se seu potencial hepatotóxico. O tratamento com antibiótico sistêmico deve ser indicado na infecção secundária. A vacinação antitetânica deve ser observada.

Orientações – uso de calçados é indicado na prevenção da tungíase.

MIÍASE

As miíases são doenças causadas pelas moscas que depositam seus ovos na pele humana sã (miíase primária) ou lesada (miíase secundária).

Miíase primária

Na América Central e do Sul, a miíase primária é representada pela miíase furunculóide, causada pela mosca *Dermatobia hominis*. Animais selvagens, domésticos ou pássaros são os hospedeiros habituais, mas o homem pode ser infestado. A mosca *Dermatobia hominis* deposita seus ovos em outro inseto, geralmente um mosquito ou carrapato. Os ovos requerem diversos dias para a maturação.

Quadro clínico – quando o mosquito se alimenta, a temperatura do hospedeiro acelera a maturação da larva da mosca e esta penetra na pele, geralmente de forma assintomática. Após um dia, forma-se uma pápula eritematosa, semelhante à picada de inseto. Em poucos dias, essa lesão torna-se indurada e maior, com saída de secreção serosa, com orifício puntiforme central. Assemelha-se ao furúnculo. A lesão apresenta-se pruriginosa ou o indivíduo refere episódios de dor em ferroada. A maturação da larva ocorre em sete semanas. O ciclo da mosca, desde o ovo até a fase adulta, ocorre em três a quatro meses.

Diagnóstico diferencial – furúnculo e abscesso são os diagnósticos diferenciais da miíase furunculóide.

Diagnóstico – é clínico, observando-se a presença de lesão nodular, eritematosa e com orifício puntiforme central que drena a secreção serosa; o indivíduo refere dor local. Apesar da dor e da duração da lesão, não se observa saída de secreção purulenta à expressão, o que afasta a possibilidade de furúnculo ou abscesso.

Tratamento – consiste na remoção cirúrgica, sob anestesia local com lidocaína, da larva. Realiza-se pequena incisão sobre o orifício puntiforme central com a lâmina de bisturi 11 ou 15 e retira-se a larva com o auxílio da pinça de Kelly, e de pressão digital. Tratamentos caseiros consistem na oclusão, por 24 horas, da lesão com banha de porco ou curativo de gaze com vaselina, na tentativa de oclusão do pertuito central onde a larva, através de seu tubo respiratório, tenta expor-se ao ar, atingindo a superfície da pele.

Orientações – após a eliminação da larva, a lesão apresenta involução rápida.

Miíases secundárias

As miíases secundárias ocorrem pelo depósito de ovos de moscas em tecidos lesados ou necrosados da pele, de cavidades ou do intestino. Várias espécies de moscas são responsáveis por essas infestações: *Chrysomyia bezziana*, *Cochliomyia hominovorax* e *Cochliomyia macellaria* (mosca varejeira), sendo as primeiras parasitas obrigatórios e a última parasita facultativo. Os ovos são depositados rapidamente e a oviposição leva às larvas, que se alimentam de tecidos necróticos na superfície.

Quadro clínico – a visualização de larvas sobre áreas ulceradas é característica da miíase secundária.

Diagnóstico – é clínico, sendo desnecessários os recursos laboratoriais. Exames das espécies de moscas, apesar de possíveis, não são realizados de rotina.

Tratamento – indica-se a retirada mecânica das larvas, sob anestesia local, após a aplicação de éter.

REFERÊNCIAS BIBLIOGRÁFICAS

1. Sampaio SAP, Rivitti EAR. Dermatologia. 2ª ed,. Artes Médicas, São Paulo: 2001. ▪ 2. Freedberg IM, Eisen AZ, Wolff K et al. Fitzpatrick's Dermatology in General Medicine. 6th ed, New York: McGraw-Hill, 2003, p 2594. ▪ 3. Cernea SS, Martins CR, Maruta CW. Como diagnosticar e tratar escabiose. Rev Bras Med 1986; 43:11. ▪ 4. Estes SA, Estes J. Scabies research: another dimension. Semin Dermatol 1993; 12:34. ▪ 5. Estes SA. The Diagnosis and Management of Scabies. New York: Reed & Carnrick, 1981. ▪ 6. Boffa MJ, Brough PA, Ead RD. Lindane neurotoxicity. Br J Dermatol 1995; 133:1013. ▪ 7. Franz TJ, Lehman PA, Franz SF, Guin JD. Comparative percutaneous absorption of lindane and permethrin. Arch Dermatol 1996; 132:901. ▪ 8. Orkin M, Maibach HI. Scabies therapy - 1993. Semin Dermatol 1993; 12:22. ▪ 9. Buntin DM. The 1993 sexually transmitted disease treatment guideline. Semin Dermatol 1994; 13:269. ▪ 10. Routh HB, Mirensky YM, Parish LC, Witkowski JA. Ectoparasites as sexually transmitted diseases. Semin Dermatol 1994; 13:243. ▪ 11. Buntin DM, Rosen T, Lesher JL et al. Committee on Sexually Transmitted Diseaes of the American Academy of Dermatology - Sexually transmitted diseases: viruse and ectoparasites. J Am Acad Dermatol 1991; 25:527. ▪ 12. Brown S, Becher J, Brady W. Treatment of ectoparasitic infections: review of the English-language literature, 1982-1992. Clin Infect Dis 1995; 20(Suppl 1):S104. ▪ 13. Ramos-e-Silva M, Jacques CMC. Leishmaniasis and other dermatozoonoses in Brazil. Clin Dermatol 2002; 122:122. ▪ 14. Pruksachatkunakorn P, Damrongsak M, Sinthupuan S. Sulfur for scabies outbreaks in orphanages. Pediatric Dermatol 2002; 19:448. ▪ 15. Chouela E, Abeldano A, Pellerano G, Hernandez MI. Diagnosis and treatment of scabies. A practical guide. Am J Clin Dermatol 2002; 3:9. ▪ 15. Vaidhyanathan U. Review of ivermectin in scabies. J Cutan Med Surg 2001; 5:4296. ▪ 16. Buffet M, Dupin N. Current treatment for scabies. Fundam Clin Pharmacol 2003; 17:217.

87. LESÕES DE PELE MAIS FREQÜENTES NA PRÁTICA CLÍNICA

Cyro Festa Neto
Celina Wakisaka Maruta
José Antonio Sanches Júnior

ECZEMAS

Os eczemas são dermatites caracterizadas pela presença de eritema, edema, infiltração, vesiculação, secreção, formação de crostas, escamas, liquenificação acompanhados por prurido. Essas lesões sucedem-se ou associam-se, formando os aspectos multiformes dos eczemas.

Quadro clínico

A síndrome eczematosa pode ser classificada em aguda, subaguda ou crônica, de acordo com o aspecto que apresenta.

Quando predominam eritema, edema, vesiculação e secreção, o eczema é agudo; se o eritema e o edema são menos intensos e predominam as manifestações de secreção com formação de crostas, é chamado subagudo. O eczema de evolução prolongada, em que surge liquenificação pela hiperplasia epidérmica, é a forma crônica (Fig. 11.11)

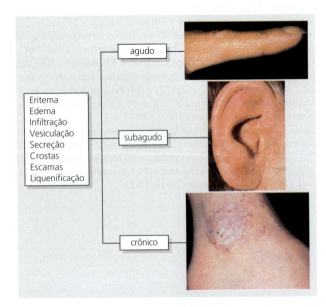

Figura 11.11 – Eczemas: morfologia e classificação.

A síndrome eczematosa é a das mais freqüentes afecções cutâneas, sendo causadas por agentes exógenos (contatantes) ou endógenos (endotantes), que atuam com mecanismos patogenéticos diversos.

Classificação

Por critério clínico e etiopatogenético, podem-se agrupar as seguintes formas de eczemas ou dermatites eczematosas: eczema ou dermatite eczematosa de contato, eczema ou dermatite eczematosa atópica, eczema ou dermatite eczematosa numular, eczema ou dermatite eczematosa de estase e eczema disidrótico ou disidrose.

As principais características e diferenças entre estas formas de eczema resumem-se na figura 11.12.

ECZEMA OU DERMATITE DE CONTATO

É uma dermatite eczematosa exógena que pode manifestar-se por quadro agudo, subagudo ou crônico decorrentes de dois mecanismos etiopatogenéticos: por irritação primária ou por sensibilização.

Eczema ou dermatite de contato por irritação primária

É causado pela exposição a agentes com propriedades de provocar dano tecidual. As alterações dos queratinócitos epidérmicos decorrem da ação cáustica, não existindo mecanismo imunológico da reação inflamatória.

Nas lesões agudas, a pele entra em contato com irritantes primários absolutos, em geral ácidos ou bases fortes, e apresenta quadro clínico de eczema agudo, e nas crônicas o contato contínuo com o irritante primário provoca dano cumulativo à pele. O aparecimento das lesões depende da duração, da intensidade e da freqüência da exposição. O quadro clínico é de um eczema crônico e o exemplo clássico é o da dermatite de contato por sabões e detergentes de uso doméstico ou profissionais e a dermatite de fraldas[1,2].

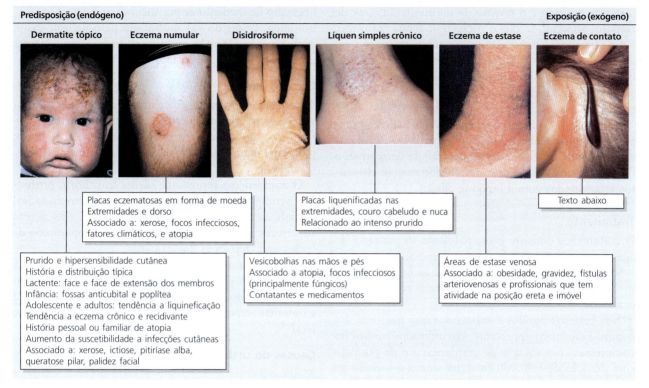

Figura 11.12 – Síndromes eczematosas.

Os principais agentes irritantes primários são solventes, detergentes, sabões, urina e fezes.

A dermatite de contato fototóxica tem o mesmo mecanismo etiopatogênico que a de contato por irritante primário, a diferença é que se torna irritante quando sua estrutura química é modificada pelo sol. O exemplo mais característico é a fitofotodermatose provocada por furocumarinas existentes no limão. Outras substâncias fotoirritantes são os componentes de frutas como as rutáceas (limão, tangerina e lima) e as moráceas (figo).

Eczema ou dermatite de contato por sensibilização ou alérgica

É devida ao aparecimento de sensibilidade à substância em contato com a pele. É uma reação do tipo celular-mediada. Os vários eventos que ocorrem permitem dividir a dermatite de contato alérgica em duas vias: fase de indução, em que o indivíduo é sensibilizado pela substância, e a fase de elicitação, na qual a reexposição leva a um processo inflamatório no local do contato.

O quadro clínico caracteriza-se por lesões eczematosas que variam de agudas a crônicas, dependendo do tempo de evolução[1,2].

A dermatite de contato fotoalérgica tem o mesmo mecanismo etiopatogênico, porém o alérgeno adquire propriedades antigênicas quando apresenta modificações estruturais desencadeadas pela luz solar. Clinicamente, as lesões dispõem-se predominantemente nas áreas fotoexpostas. Um exemplo comum em nosso meio é a dermatite de contato fotoalérgica desencadeada por anti-histamínico, a prometazina, usada topicamente[4].

Diagnóstico

Enquanto o diagnóstico da dermatite de contato por irritação primária se faz pela história e exame clínico, a dermatite de contato por sensibilização pode ser auxiliada pelos testes de contato ou *patch test*. O exame anatomopatológico elucida no achado do agente causal, já que o quadro histológico é similar em todas as erupções eczematosas, variando consoante ao aspecto da erupção (aguda, subaguda ou crônica).

Na história clínica, são importantes dados como tempo de evolução, atividades ocupacionais, profissionais, *hobbies*, outras atividades que permitem o contato com produtos químicos, como, por exemplo, medicações tópicas que vêm sendo utilizadas, contato com plantas, uso de cosméticos ou metais, entre outras.

A localização das lesões e a ocupação do indivíduo estão em constante associação, levando à elaboração de tabelas que permitem suspeitar dos contatantes ocupacionais mais freqüentes. Na face é comum o contato por cosméticos e aerossóis; na região perioral, batons, esmaltes e frutas cítricas; na orelha, perfumes e bijuterias; no pescoço, esmalte, perfumes e bijuterias; no tronco, sabonetes, óleos e roupas; na genitália, substâncias utilizadas na higiene íntima; nas axilas, anti-sudorais, desodorantes e depilatórios; nas mãos, sabonetes, detergentes e luvas; nos pés, couro, sapatos e anti-sépticos[1,2].

Os testes de contato são utilizados para confirmar o diagnóstico e investigar a causa da dermatite de contato por sensibilização. Os resultados dependem da indicação técnica correta de aplicação e da interpretação da leitura do teste. O mecanismo etiopatogênico dos testes de contato é o mesmo da dermatite alérgica de contato. Supondo-se que o paciente já tenha realizado, a via aferente da dermatite de contato, a colocação em uma parte da pele da substância suspeita induz à formação da via eferente por linfócitos T previamente sensibilizados, produzindo, no local da aplicação da substância, lesão clínica do tipo eczematoso.

Os testes de contato possuem baterias-padrões compostas de substâncias sensibilizantes mais comuns e, de acordo com a profissão e a localização da dermatose, é necessária a realização de testes adicionais com elementos relacionados com a hipótese clínica.

Tratamento

O tratamento consiste principalmente na retirada do agente causal com proibição da reexposição.

Sintomaticamente, são utilizadas medidas gerais e medicamentosas, dependendo da fase evolutiva dos eczemas.

Nos eczemas agudos e subagudos que possuem um quadro exsudativo importante, são utilizados banhos ou compressas com solução de permanganato de potássio com diluição de 1:40.000 em água morna associado ao uso de cremes à base de corticóide. Nos eczemas subagudos, podem ser utilizados cremes ou pomadas de corticóide e nos crônicos corticóides de maneira oclusiva ou infiltração.

Lembrar que corticóides de uso tópico de alta potência (fluorados) não devem ser utilizados em grandes áreas de pele, nas dobras e na face, devendo ser substituídos nestas localizações pela hidrocortisona a 1%.

Nos casos graves ou de difícil controle, a prednisona por via oral deve ser utilizada na dose inicial de 0,5mg/kg/dia, até melhora do quadr, com redução gradual. A administração de anti-histamínicos associados com os corticóides é útil para aliviar o prurido[3-5].

URTICÁRIA

Erupção eritêmato-edematosa, pruriginosa, de evolução aguda (menor que seis semanas) ou crônica (maior que seis semanas), de etiologia variável, que, quando atinge a derme superficial e profunda e subcutâneo, é chamada de angioedema (urticária gigante ou edema angioneurótico).

Etiopatogenia

A patogenia da urticária é explicada pelo aumento de permeabilidade de capilares e vênulas com infiltrados celulares e passagem de macromoléculas ao espaço extracelular, alteração do equilíbrio osmótico e edema decorrentes de mecanismos imunológicos e não-imunológicos.

Fazem parte destes eventos a ativação de mastócitos na pele, a liberação de mediadores, principalmente a histamina, a presença de resposta mediada por IgE e a liberação de mediadores por meio de resposta não-imunológica, podendo ser modulada pelo álcool, calor, exercícios, frio, tensão emocional, hormônios e fatores genéticos (deficiência do fator inibidor C1-esterase)[6-8].

Quadro clínico

As lesões são eritêmato-edematosas, de tamanhos variáveis, com poucos milímetros a vários centímetros, pruriginosas, podendo ocorrer inúmeras lesões. A lesão, individualmente, tem duração de 1 a 2 horas, desaparecendo se a mancha é residual.

O angioedema representa edema transitório profundo, acometendo mais freqüentemente extremidades, pálpebras, lábios, língua, e mucosas das vias aéreas superiores e gastrintestinal. Pode ser acompanhado de lesões características da urticária[9].

Anafilaxia ou reação anafilática raramente ocorre na urticária, com quadro agudo de lesões cutâneas, angioedema, prurido, hipotensão arterial, arritmia cardíaca e sintomas respiratórios. É quadro grave, potencialmente letal[6-8].

Causas de urticária

Medicamentos:

- Por provável ação imunológica: antibióticos como penicilina, cefalosporina, sulfas, analgésicos, barbitúricos, insulina.
- Por mecanismos não-imunológicos: ácido acetilsalicílico, antiinflamatórios não-hormonais, polimixina, contrastes radiológicos, expansores de plasma e anestésicos.

Alimentos – corantes e conservantes utilizados nos alimentos, crustáceos, chocolate, ovo, leite entre outros.

Inalantes – polens, aerossóis, perfumes, inseticidas, desinfetantes, tintas.

Agentes infecciosos e parasitários.

Agentes físicos – sol, calor, frio e pressão.

Doenças sistêmicas – colagenoses, neoplasias, doenças hematológicas.

Outras causas – vacinas, picada de himenópteros, produtos de sangue[6].

Diagnóstico

A facilidade diagnóstica contrasta com a dificuldade de se encontrar o agente etiológico. As lesões urticadas são características e comportam poucos diagnósticos diferenciais, entre eles o eritema polimorfo, a mastocitose e o estrófulo.

Uma vez feito o diagnóstico de urticária, impõe-se primeiramente análise morfológica das lesões. Muitas vezes, tamanho, espessura, distribuição e duração podem auxiliar a possível etiologia. Lesões papulosas são mais freqüentes nas urticárias colinérgicas, enquanto as placas maiores em todas as outras. Quando profundas, são rotuladas como angioedema. As formas generalizadas indicam inalantes ou doenças internas, e as formas localizadas, urticária física ou de contato. Lesões que perduram por mais de 24 horas sugerem urticária-vasculite. As formas agudas estão mais ligadas a medicamentos, corantes e conservantes, e as crônicas, a urticárias físicas ou ligadas a doenças sistêmicas.

A história clínica tem de ser completa e minuciosa destacando a possível ingestão de medicamentos, alimentos, a relação temporal do aparecimento, o meio ambiente e se a lesão melhora no trabalho em casa ou nas férias. Se é desencadeada por estímulo físico como pressão, exercício, exposição solar ou frio. Associação com artralgia e febre pode levar ao diagnóstico de doenças sistêmicas como artrite reumatóide juvenil, febre reumática, doença do soro, lúpus eritematoso, urticária-vasculite ou hepatite viral.

O exame clínico do indivíduo com urticária tem de ser completo. Procuram-se focos infecciosos como sinusite, infecção de vias aéreas superiores, cistites, vaginites, prostatites, hepatites, focos odontológicos e possíveis doenças internas como colagenopatias ou doenças da tireóide[6-8].

Diante de suspeitas, deve-se proceder à pesquisa laboratorial para confirmar alterações encontradas na história e exame clínico. Biópsia de pele está indicada nos casos de lesões urticadas que durem mais que 24 horas.

Diagnósticos diferenciais

Dificilmente haverá dificuldade no diagnóstico da urticária e raramente pode haver necessidade da realização de exame histológico para diferenciá-la de eritema polimorfo, estrófulo ou mastocitose.

Tratamento

A expectativa é a de aliar o tratamento etiológico e sintomático. A busca do possível agente causal e seu afastamento levam ao desaparecimento dos sintomas. Isto nem sempre é possível, devendo ser evitados medicamentos, corantes, conservantes, inalantes e alimentos suspeitos. No caso de dúvidas, podem ser utilizados testes de eliminação e reexposição e dietas alimentares. Nas urticárias por agentes físicos, devem ser tomadas medidas contra sol, calor, frio, pressão e água.

Sintomaticamente, são utilizadas drogas que dependem da gravidade do quadro. Nos casos agudos e intensos ou com suspeita de edema de glote, utiliza-se adrenalina por via subcutânea associada ou não aos corticóides e anti-histamínicos sistêmicos[9].

A droga de escolha nos casos agudos ou crônicos de urticária são os anti-histamínicos e, dependendo da gravidade, associados aos corticosteróides. Os mais freqüentemente indicados são os agentes bloqueadores H_1, como prometazina, clorfeniramina e hidroxizina. Atualmente, preferem-se os bloqueadores H_1 de nova geração, como a terfenadina e o astemizol, por não apresentarem a desvantagem de ter como efeito colateral a sedação[10].

Agentes antidepressivos tricíclicos, imipramina, doxepina e amitriptilina atuam em alguns casos de urticária crônica como bloqueadores H_1 e H_2.

Na forma hereditária de angioedema, são empregados alguns andrógenos, como a metiltestosterona ou danazol (derivado da etiltestosterona), que seriam capazes de atuar profilaticamente.

ERUPÇÕES POR DROGAS

As farmacodermias ou erupções medicamentosas são afecções cutâneas causadas por reações indesejáveis à administração de drogas. A incidência vem crescendo ultimamente devido ao uso abusivo e indiscriminado de medicamentos ou ao aumento do uso de drogas principalmente nos idosos. Outros fatores podem contribuir para o aparecimento das reações, além dos princípios ativos medicamentosos, como os corantes, conservantes e outros aditivos.

Mecanismo de ação

O polimorfismo clínico extremo das erupções por drogas demonstra que são vários os mecanismos responsáveis pelo seu desencadeamento. Os mais freqüentes são os efeitos farmacológicos esperados das drogas, de etiologia não-imunológica, sempre descritos nas bulas ou dicionários farmacêuticos. São eles: **superdosagem**, quando ocorre uma quantidade excessiva da droga por abuso de ingestão ou defeito na absorção, metabolização ou excreção; **efeitos colaterais**, previsíveis porém não-terapêuticos das drogas; **intolerância**, toxicidade da droga em doses não-tóxicas por defeito do metabolismo; **idiossincrasia**, semelhante à intolerância, porém por ordem qualitativa, ou seja, o efeito é diverso da ação da droga; **alterações ecológicas**, com distúrbio da flora normal cutânea ou indução de crescimento de alguns microrganismos (**biotropismo**); **reações fototóxicas** produzidas por droga, que são alteradas pela luz; **reação de Jarisch-Herxheimer**, em que existe uma reação à liberação maciça de produtos bacterianos pós-antibioticoterapia; **efeito cumulativo** por uso prolongado de certas drogas.

As reações imunológicas são menos freqüentes, imprevisíveis, e ocorrem em indivíduos suscetíveis. Ocorrem após sensibilização com determinado medicamento ou por reação cruzada com substâncias quimicamente relacionadas. Requerem um período de latência para a sensibilização diferentemente das reações não-alérgicas, mas após isso se tornam imediatas. Não dependem de doses mínimas para eclodir, repete-se a cada exposição. Uma mesma droga pode induzir diferentes tipos de reações cutâneas e várias drogas podem induzir ao mesmo tipo de reação.

Todos os mecanismos imunológicos podem estar envolvidos nestas reações: tipo I ou mediada por IgE (reação anafilática), tipo II ou citotóxica, tipo III ou por imunocomplexos e tipo IV ou de imunidade tardia[11].

Diagnóstico

O diagnóstico é realizado eminentemente pela clínica. História minuciosa de possíveis agentes medicamentosos, como corantes e conservantes, tem de ser realizada com a finalidade de eliminar as drogas suspeitas, já que não existem testes *in vivo* ou *in vitro* que auxiliem no diagnóstico. Evita-se o teste de provocação, já que, mesmo em doses menores, podem induzir a reações graves. O exame histológico pode auxilar no tipo de erupção, porém, não auxilia no achado do agente etiológico.

As drogas são consideradas hoje como as grandes simuladoras, pois, além de se apresentarem com várias formas clínicas, podem mimetizar outras doenças. As reações têm intensidade variável, de leve a fatal, sintomatologia variável, acometendo parte ou todo o tegumento, com ou sem envolvimento sistêmico.

ERITEMA FIXO MEDICAMENTOSO

Trata-se de erupção cutâneo-mucosa causada exclusivamente por medicamentos. Caracteriza-se pelo aparecimento de lesões nas mesmas localizações a cada reexposição ao agente causador da dermatose. Pode ocorrer aumento do número de lesões a cada reexposição. Geralmente, uma única droga induz ao eritema fixo medicamentoso.

Quadro clínico

Clinicamente, as lesões surgem minutos ou horas após a administração do medicamento. Ocorrem como lesão única ou poucas. São pruriginosas, ovaladas ou arredondadas, margens bem definidas, ertitêmato-edematosas, que se tornam violáceas ou acastanhadas, algumas vezes acompanhadas de vesículas e bolhas. Evoluem com hiperpigmentação residual, que pode ser permanente após exposições sucessivas[11]. Tem predileção pelos membros, mãos, pés, genitais, região perianal e mucosa bucal.

Drogas desencadeantes

Os medicamentos desencadeantes podem ser: antibacterianos (sulfonamidas, tetraciclina, penicilina, ampicilina, amoxacilina, eritromicina, griseofulvina, barbitúricos e tranqüilizantes, anticonvulsivantes, antiinflamatórios não-hormonais, fenoftaleína e outros medicamentos.

Diagnóstico

O diagnóstico é realizado por meio do quadro clínico, história de ingestão medicamentosa e a exacerbação das lesões a cada reexposição à droga. O exame histológico corrobora com o diagnóstico clínico, porém não é patognomônico da doença.

Tratamento

O tratamento consiste em suspender o medicamento suspeito, anti-histamínicos por via oral, compressas com água boricada ou permanganato de potássio diluído 1:40.000 em água e aplicação tópica de creme de corticosteróides.

ERITEMA POLIMORFO, SÍNDROME DE STEVENS-JOHNSON E NECRÓLISE EPIDÉRMICA TÓXICA

A necrólise epidérmica tóxica ou síndrome de Lyell foi utilizada para designar necrose e desprendimento da epiderme em toda sua espessura (necrólise) e a presença de sintomas constitucionais e complicações (tóxica).

O eritema polimorfo é doença leve, autolimitada, caracterizada por lesões cutâneas simétricas, localizadas primariamente nas extremidades e tendência à recidiva. As lesões primárias são pápulas que evoluem com alteração de cor concêntrica (eritema-íris) e formação de bolhas (herpes-íris).

Quando essas erupções se acompanham de doença aguda, febril e erosões graves de todas membranas mucosas, é chamada de síndrome de Stevens-Johnson,[11,12].

Classificação

Existe, ainda hoje, na literatura controvérsia sobre a classificação e o conceito das doenças bolhosas agudas graves atribuídas a medicamentos ou infecções.

Há discordância se o eritema polimorfo, a síndrome de Stevens-Johnson e a necrólise epidérmica tóxica são doenças distintas ou variantes dentro de um espectro clínico. Formas graves da síndrome de Stevens-Johnson poderiam evoluir para necrólise epidérmica tóxica e os mesmos medicamentos poderiam causar a síndrome de Stevens-Johnson e a necrólise epidérmica tóxica. As lesões da necrólise epidérmica tóxica diferem das lesões em alvo típicas do eritema polimorfo. A interpretação da literatura médica sobre eritema polimorfo, síndrome de Stevens-Johnson e necrólise epidérmica tóxica é difícil, pela ausência de critérios claros e pela falta de aceitação universal das definições propostas[11,12].

Etiopatogenia

O eritema polimorfo e a síndrome de Stevens-Johnson são doenças de etiologia variada, sendo os agentes mais freqüentes as drogas, como hidantoinatos, sulfas, penicilina, fenilbutazona, clorpropamida, tiazídicos, barbitúricos, carbamazepina, pirazolona[11].

São também desencadeadas por infecções, como herpes simples, micoplasmas, tuberculose, hanseníase ou doenças inflamatórias como lúpus eritematoso e sarcoidose.

A necrólise epidérmica tóxica na infância é freqüentemente associada a infecções pelo *Staphylococcus aureus* grupo H, fagotipo 71, e nos adultos, as drogas na ordem de freqüência: sulfonamidas, antiinflamatórios não-hormonais (butazonas, oxicans, diclofenaco e derivados do ácido propiônico), barbitúricos, nitrofurantoína, sulfametoxazol-trimetoprima, ampicilina, amoxicilina.

Quadro clínico

O eritema polimorfo caracteriza-se por início abrupto, geralmente com pródromos como febre, artralgias, mal-estar geral acompanhados ou sucedidos de lesões com morfologia variável, daí, o nome polimorfo. As lesões podem ser eritematosas, eritêmato-papulosas, urticariformes, vesicobolhosas, purpúricas. A lesão mais característica e diagnóstica da doença é arredondada, com centro purpúrico, com ou sem vesículas ou bolhas seguida de um halo claro e outro eritematoso formando um alvo. Tem preferência pelos membros, comprometendo as palmas das mãos e a planta dos pés.

As mucosas podem ser acometidas ou não nas formas menos graves, enquanto nas formas mais graves (síndrome de Stevens-Johnson) acometem várias mucosas (ocular, oral, genital, anal, tratos gastrintestinal e respiratório). Trata-se de quadro cutâneo e sistêmico grave que nas formas extremas afetam os rins, pulmões e sistema nervoso central. O comprometimento ocular leva freqüentemente a lesões na córnea, úvea, conjuntiva com complicações graves como simbléfaro e cegueira.

A necrólise epidérmica tóxica geralmente inicia com sintomas inespecíficos como febre, tosse, dor de garganta e sensação de queimação nos olhos. Após um a três dias, desenvolvem-se as lesões de pele e mucosas. Um *rash* doloroso inicia-se simetricamente na face e nas porções superiores do tronco, com rápida extensão. Freqüentemente, as lesões cutâneas individuais formam máculas pouco definidas, com centro purpúrico, acometendo progressivamente o dorso e tronco. A extensão máxima ocorre, geralmente, em dois a cinco dias, algumas vezes em poucas horas. O achado mais característico da necrólise epidérmica tóxica é o descolamento em retalhos epidérmicos nas regiões acometidas por eritema confluente. O descolamento de toda a espessura da epiderme nas áreas de pressão, como ombros, nádegas ou áreas traumatizadas, mostra a derme exsudativa, de coloração eritêmato-violácea. Toda a superfície cutânea pode estar acometida, podendo ocorrer 100% de descolamento epidérmico. As áreas pilosas do couro cabeludo nunca estão afetadas. A extensão de descolamento epidérmico é expressa em porcentagem de área de superfície corpórea, utilizando-se tabelas de queimados.

O envolvimento mucoso está presente em quase todos os pacientes (85 a 95%) e, geralmente, precede o envolvimento da pele em um a dois dias. Diversas mucosas podem estar acometidas, sendo, em ordem de maior freqüência, observadas as mucosas de orofaringe, olhos, genitais e ânus. Erosões extensas e dolorosas levam a crostas nos lábios, aumento de salivação, dificuldade de alimentação, fotofobia e dificuldade de micção. As alterações oftalmológicas ocorrem, na fase aguda, com eritema e dor nos olhos, erosões conjuntivais pseudomembranosas, com tendência à formação de sinéquias entre as pálpebras e a conjuntiva na fase de cicatrização. Febre alta é comum e pode persistir até a completa cicatrização das lesões, mesmo na ausência de infecção. Uma queda abrupta no padrão febril pode indicar sepse.

Astenia, dor cutânea, ansiedade estão presentes. Agitação e confusão mental não são incomuns, podendo indicar sepse ou alterações hemodinâmicas. Envolvimento sistêmico na necrólise epidérmica tóxica é comum, sendo acometidos os tratos gastrintestinal, respiratório e renal. Acompanham-se alterações hematológicas e infecciosas.

Diagnóstico

O diagnóstico é clínico e o exame histológico é bastante sugestivo, podendo auxiliar no diagnóstico diferencial com outras doenças. Conforme o tempo e o período de realização da biópsia da lesão cutânea, pode-se observar desde uma dermatite de interface leve no início do quadro até necrose de toda a epiderme nos mais avançados.

Não há testes para comprovar a ligação entre as doenças e o medicamento suspeito. Reexposição não deve ser indicada. Sugere-se que, apesar de os períodos maiores ou menores não excluírem determinados medicamentos, os primeiros suspeitos são aqueles utilizados entre uma e três semanas antes do início do quadro[11,12].

Diagnóstico diferencial

O diagnóstico diferencial do eritema polimorfo e síndrome de Stevens-Johnson é feito nas formas leves com urticária e doença do soro e nas graves com as doenças bolhosas de natureza imunológica como pênfigos, penfigóide bolhoso e dermatite herpetiforme.

A necrólise epidérmica tóxica é bem característica clinicamente e deve ser diferenciadas suas duas formas: a por drogas e a por toxina estafilocócica.

Tratamento

O tratamento varia com a gravidade do quadro; nas formas leves, simplesmente se excluem as drogas suspeitas. Nas graves utilizam-se medidas gerais, os pacientes devem ser internados em unidades de tratamento intensivo ou unidades de queimados. Os princípios de tratamento são semelhantes aos dos pacientes queimados. Infusão intravenosa para hidratação deve ser realizada nos primeiros dias. Quando possível, opta-se por utilizar veias periféricas, distantes das áreas afetadas. O volume preditivo de fluido a ser reposto é proporcional à área de acometimento cutâneo, sendo geralmente dois terços a três quartos daquele utilizado nos queimados que apresentam a mesma extensão corpórea de lesão.

Suporte nutricional precoce, por sonda enteral, posicionada no estômago, minimiza a perda protéica.

Controle dos níveis glicêmicos, por vezes com utilização de insulina, é necessário.

Infecção pode ocorrer em qualquer fase da evolução da síndrome de Stevens-Johnson e da necrólise epidérmica tóxica. Ambientes estéreis, com isolamento reverso, são preconizados para diminuir a incidência de infecção hospitalar. Alguns autores preconizam a utilização de nitrato de prata a 0,5% e clorexidina a 0,05% para aplicação tópica. Sulfadiazina argêntica deve ser evitada, pela possível participação de sulfonamidas como agente causal da doença.

Antibioticoterapia profilática não é recomendada. O diagnóstico de sepse é difícil nesses pacientes e a decisão de administração de antibióticos sistêmicos deve ser cuidadosamente considerada.

A temperatura ambiental deve ser de 30° a 32°C, para reduzir perdas calóricas através da pele. Perda térmica pode ser também limitada pela elevação de banhos anti-sépticos para temperaturas de 35° a 38°C, lâmpadas infravermelhas e outros métodos[13].

Medicação anticoagulante profilática com heparina deve ser administrada para evitar tromboembolismo. Geralmente podem ocorrer pequenos sangramentos através da pele, sem necessidade transfusional.

Antiácidos podem prevenir sangramentos gástricos. Fisioterapia respiratória e aspiração de vias aéreas devem ser realizadas. Curativos biológicos como pele de porco podem ser utilizados nas áreas dérmicas expostas ou após desbridamentos cirúrgicos extensos. A utilização desses xenoenxertos reduziria a perda de fluidos, eletrólitos e proteínas, diminuiria o crescimento bacteriano local e auxiliaria a reepitelização. Acompanhamento oftalmológico diário é necessário para prevenir seqüelas oculares, com uso de anti-sépitcos e antibióticos tópicos e limpeza local[11-13].

Não há tratamento específico para a síndrome de Stevens-Johnson e necrólise epidérmica tóxica. O uso de corticosteróides não previne a ocorrência e a extensão das doenças. Além disso, os corticosteróides parecem levar a pior prognóstico desses pacientes.

Prognóstico

A mortalidade nos casos de síndrome de Stevens-Johnson e necrólise epidérmica tóxica é alta. A causa de óbito é a septicemia em 50% dos casos, pode ocorrer também por sangramento gastrintestinal, embolia pulmonar, infarto do miocárdio e perfuração intestinal[11-13].

REFERÊNCIAS BIBLIOGRÁFICAS

1. Leung DYM, Rhodes AR, Geha RS et al. Atopic dermatitis (atopic eczema). In: Fitzpatrick TB, Eisen AZ, Wolff K et al. Dermatology in General Medicine. 4th ed, New York: McGrow-Hill, Inc., 1993, p 1543. ▪ 2. Allam JP, Bieber T, Novak N. Recent highlights in the pathophysiology of atopic eczema. Int Arch Allergy Immunol 2005;136:191. ▪ 3. Green C, Colquitt JL, Kirby J, Davidson P. Topical corticosteroids for atopic eczema: clinical and cost effectiveness of once-daily vs. more frequent use. Br J Dermatol 2005; 152:130. ▪ 4. Roos TC, Geuer S, Roos S, Brost H. Recent advances in treatment strategies for atopic dermatitis. Drugs. 2004; 64:2639. ▪ 5. Green C, Colquitt JL, Kirby J, Davidson P, Payne E. Clinical and cost-effectiveness of once-daily versus more frequent use of same potency topical corticosteroids for atopic eczema: a systematic review and economic evaluation. Health Technol Assess 2004; 8:1. ▪ 6. Nicholas SA. Urticaria and angiedema. In: Fitzpatrick TB, Eisen AZ, Wolff K et al. Dermatology in General Medicine. 4th ed, New York: McGrow-Hill, Inc., 1993, p 1483. ▪ 7. Klemens JC, Tripathi A. Urticaria and angioedema. Allergy Asthma Proc 2004; 25(Suppl 1):S44. ▪ 8. Davis AE 3rd. The pathophysiology of hereditary angioedema. Clin Immunol 2005; 114:3. ▪ 9. Kozel MM, Sabroe RA. Chronic urticaria: aetiology, management and current and future treatment options. Drugs 2004; 64:2515. ▪ 10. Kaplan AP. Chronic urticaria: pathogenesis and treatment. J Allergy Clin Immunol 2004; 114:465. ▪ 11. Drug eruptions: approaching the diagnosis of drug-induced skin diseases. ▪ 12. Orion E, Matz H, Wolf R. The life-threatening complications of dermatologic therapies. Clin Dermatol 2005; 23:182. ▪ 13. Paquet P, Pierard GE, Quatresooz P. Novel treatments for drug-induced toxic epidermal necrolysis (Lyell's syndrome). Int Arch Allergy Immunol 2005; 136:205.

88. URTICÁRIA E ANGIOEDEMA

Arlene de Maria Perez

Urticária pode ser definida como o aparecimento transitório de lesões cutâneas elevadas pruriginosas, eritematosas, usualmente circundadas por área de eritema, que desaparecem com a pressão. Comumente, acomete tronco e extremidades, poupando palmas das mãos e plantas dos pés, mas pode acometer qualquer superfície mucosa ou epidérmica. Essas áreas elevadas resultam da passagem transitória de plasma nas vênulas pós-capilares e as áreas eritematosas ao redor resultam de um aumento no fluxo sangüíneo (esta descrição não engloba todas as formas de urticária, mas contém as características necessárias para o diagnóstico na maioria das situações clínicas).

Angiodema consiste de um extravasamento de fluidos semelhante à urticária, porém localizado em níveis dérmicos mais profundos. Nessa localização mais profunda, há menor número de mastócitos e terminações nervosas, sendo as lesões pouco pruriginosas e o edema descrito como uma sensação de queimação ou dor. Trata-se de um edema de distribuição assimétrica não depressível sem margens definidas, acometendo qualquer área do corpo, porém mais freqüente nas regiões perioral, periorbital, lingua, genitália, mãos e pés.

Em 50% dos pacientes, a urticária e o angiodema ocorrem simultaneamente, em 40% apenas urticária e em 10% somente angiodema. A natureza transitória é importante na definição tanto da urticária quanto do angiodema. São manifestações que atingem um pico em minutos a horas e desaparecem em horas a dias[1].

INCIDÊNCIA E PREVALÊNCIA

Episódios agudos de urticária ou angiodema são definidos pela duração inferior a seis semanas. Acima desse período são definidos como crônicos.

A urticária e/ou angiodema agudo é uma ocorrência clínica comum, apresentando-se em 10 a 20% da população em algum momento da vida. Geralmente ocorre em adultos jovens, sem preferência de gênero, raça, ocupação ou época do ano. Freqüentemente, é autolimitado, sendo desencadeado por uma reação alérgica a comidas ou drogas.

A urticária e/ou angiodema crônico podem também ocorrer em indivíduo de qualquer idade (apresenta freqüência discretamente aumentada na meia-idade). Nesse caso, a probabilidade de descobrir o agente precipitante é baixa, em torno de 30%, diferente do quadro agudo, em que é mais fácil. Alguns pacientes chegam a ter lesões por períodos prolongados, sendo que em 75% dos casos os sintomas duram pelo menos um ano, 50% em torno de cinco anos e 20% até uma década[2].

PATOGÊNESE

Urticária e angiodema resultam de uma dilatação de pequenos vasos com saída de plasma das vênulas pós-capilares. Experimentalmente, esse "vazamento" pode ser induzido por múltiplos estímulos. A desgranulação de mastócitos parece ser a causa mais freqüente da doença. Ativados por vários estímulos, os mastócitos desgranulam liberando mediadores pré-formados como a histamina, que induz aumento da permeabilidade capilar, e também sintetizando outros mediadores como prostaglandinas, leucotrienos C, D, e E e o fator ativador de plaquetas.

Dos estímulos que levam os mastócitos a desgranular, o mais importante, é a interação de anticorpos IgE de superfície de mastócitos com os antígenos específicos. Os mastócitos apresentam na sua superfície um receptor de alta afinidade para IgE. A interação de anticorpos IgE com o antígeno ativa a desgranulação dos mastócitos e qualquer mecanismo que promova a interação IgE com os antígenos como os anticorpos IgG contra o receptor IgE, peptídeos derivados de mediadores plasmáticos como as proteínas do complemento, peptídeos derivados do sistema gerador de cininas, neuropeptídeos, produtos tóxicos derivados de neutrófilos e monócitos podem desencadear a desgranulação. Algumas drogas como vancomicina, polimixina B, opiáceos e contrastes iodados causam desgranulação direta dos mastócitos.

Embora todos esses fatores possam contribuir para a formação das lesões na pele, a liberação da histamina parece ser o mais importante. A liberação da histamina é responsável pela tríplice reação de Lewis: eritema (dilatação capilar), pápula (dilatação arteriolar) e edema.

Na biopsia da uriticária ou angiodedema encontra-se edema subcutâneo proeminente com papilas dermais alargadas e edema de fibras colágenas. Há aumento na quantidade de histamina na pele e no número de mastócitos quando comparada à biópsia de indivíduos normais.

A desgranulação de mastócitos pode ser vista à biópsia. Na urticária crônica, há infiltrado mononuclear em volta dos vasos contendo linfócitos (predominantemente CD4), sendo observados poucos monócitos e macrófagos. Aumento do número de eosinófilos também pode ser observado. Em uma minoria de casos, em pacientes com lesões sugestivas de urticária, pode-se observar vasculite leucocitoclástica, indicando outro tipo de diagnóstico e exigindo uma abordagem diferente[1].

ETIOLOGIA

O quadro 11.1 resume as principais causas de urticária ou angioedema[1].

Quadro 11.1 – Principais causas de urticária e angioedema.

Reação a drogas
Alergia a alimentos ou aditivos/preservativos alimentares como derivados do ácido benzóico e corantes, principalmente tartrazina
Inalação, ingestão ou contato com antígenos
Reações transfusionais
Infecções: bacterianas, fúngicas, virais, helmínticas
Picadas de insetos (urticária papular)
Doenças do colágeno: lupus eritematoso sistêmico, artrite reumatóide, síndrome de Sjögren, outras vasculites e doença do soro
Doenças malignas: linfomas, tumores sólidos e doenças mieloproliferativas

Urticária física:
    urticária ao frio
    urticária colinérgica
    dermografismo
    urticária de pressão (angioedema)
    angioedema vibratório
    urticária solar
    urticária aquagênica

Urticária pigmentosa (mastocitose sistêmica)

Doenças hereditárias:
    angioedema hereditário
    urticária ao frio familiar
    deficiência do inativador de C3B
    amiloidose com surdez e urticária

Urticária e angioedema idiopáticos

AVALIAÇÃO INICIAL DO PACIENTE COM URTICÁRIA E/OU ANGIOEDEMA

A avaliação inicial do paciente com urticária e/ou angioedema inclui história, exame clínico, radiografia de tórax e testes laboratoriais. Entre os testes laboratoriais estão incluídos o hemograma, a velocidade de hemossedimentação, a dosagem dos fatores antinúcleo, o protoparasitológico de fezes e a biópsia de pele. Outros testes poderão estar indicados em função dos resultados dos testes iniciais[1].

Como abordar o paciente com urticária e/ou angioedema

Questões-chaves na história:

a) Quando começaram os sintomas? A que horas do dia? Apresentou alguma relação com ingestão de alguns alimentos, medicação, contato com produtos químicos (cosméticos, inseticidas etc.), contato com animais, insetos ou plantas?

b) Como era o meio ambiente? Frio, calor, presença de luz solar, presença de água.

c) O que estava fazendo quando a reação apareceu? Exercício? Em qual ambiente? Ficou muito tempo em alguma posição?

Deve-se realizar o exame clínico completo com pesquisa de dermografismo e testes específicos de acordo com cada caso.

Tratamento

Na ausência de identificação da causa, resta o tratamento com anti-histamínico H_1, que são usualmente os medicamentos de primeira escolha. Podemos começar com a hidroxizina 75 a 200mg/dia divididos em três a quatro doses. A dose é baseada na gravidade da urticária e na tolerância do paciente à sonolência (que geralmente melhora em uma semana). A medicação deve ser tomada como prescrita, não apenas se necessário. Uma combinação de cipro-heptadina (Periatin®) e hidroxizina é melhor que a hidroxizina sozinha. Um esquema típico seria associar 25mg de hidroxizina e 4mg de cipro-heptadina quatro vezes ao dia, na dose total de 100mg e 16mg respectivamente, podendo chegar à dose máxima de 200mg de hidroxizina e 32mg de cipro-heptadina.

Algumas vezes, o paciente pode tolerar melhor um anti-histamínico no lugar de outro. A difenidramina (Benadryl®) pode substituir a hidroxizina, e a azatidina, a cipro-heptadina. Os anti-histamínicos mais modernos (menos sedativos) podem ser usados nas dosagens recomendadas.

Inibidores H_2 podem ser associados aos inibidores H_1 se a resposta clínica não for adequada. O uso de bloqueadores H_2 isolados não tem efeito na urticária sem o bloqueio H_1. Pode-se usar cimetidina 300mg quatro vezes ao dia ou ranitidina 150mg duas vezes ao dia. O uso de bloqueadores H_2 deve ser descontinuado após três semanas se não ocorrer melhora do quadro (o uso de bloqueadores H_2 é baseado na existência de receptores H_2 na vasculatura cutânea; 85% dos receptores são do subtipo H_1 e 15% do subtipo H_2).

O uso da doxepina (antidepressivo tricíclico) bloqueia tanto os receptores H_1 como os H_2. Entretanto, ele é particularmente sedativo, sendo prescrito à noite na dose de 25 a 50mg, para suplementar os anti-histamínicos.

Os antagonistas de leucotrienos (Zafirlucaste® e Montelucaste®) têm-se mostrado superiores ao placebo no tratamento de pacientes com urticária crônica, indicando que também podem contribuir na patogênese das lesões.

Agentes simpatomiméticos como a terbutalina foram usados em alguns pacientes na tentativa de diminuir o eritema e o edema. Entretanto, os efeitos colaterais dificultam o uso, e a eficácia é pequena, geralmente não sendo recomentados.

Alguns outros agentes têm sido relatados como benéficos em alguns casos: nifedipina, bloqueadores de canais de cálcio e cetotifeno. Se esses agentes falham, um curso de corticosteróides pode ser tentado, iniciando-se com prednisona 40mg por três dias e, então, diminuindo a dose em 5mg/dia até 25mg/dia, quando a dose passa a ser diminuída em 5mg em dias alternados. A partir de então, a dosagem deve ser diminuída 5mg a cada duas a três semanas. Geralmente, após três meses, o corticóide é descontinuado, e algumas vezes é difícil diminuir a dose abaixo de um certo nível. Nesses casos, a dose é mantida por um a dois meses, podendo novamente ser tentado o desmame. Ocasionalmente, a urticária é tão grave que não responde ao esquema acima. Nesse caso, a dose pode ser aumentada para 40mg em dias alternados e depois tenta-se diminuí-la. Os corticosteróides não devem ser administrados diariamente, exceto na primeira semana ou por no máximo 10 dias. Uma dificuldade comum é o bom controle durante o dia sim e a exacerbação no dia não. Pode-se contornar essa situação administrando-se prednisona em duas doses (30mg de manhã e 10mg à noite) em dias alternados. Uma vez conseguido o controle da urticária, a dose da tarde é diminuída e a da manhã aumentada, até ficar novamente uma única dose por dia, e após, o desmame ocorre, como já discutido.

Algumas vezes não há resposta à prednisona, independentemente da dosagem. Nesse caso, doses equivalentes de metilprednisolona podem ser tentadas.

Algumas terapias experimentais estão sendo estudadas, como o uso de imunossupressores como a ciclosporina. Outros estudos sugerem o uso de sulfassalazina, hidroxicloroquina e dapsona, porém ensaios clínicos randomizados e controlados são necessários. Plasmaférese e imunoglobulina por via intravenosa foram outros tratamentos sugeridos em pequenos estudos[1,3,4].

Os tipos de tratamento específicos serão discutidos para cada tipo de urticária e/ou angioedema.

TIPOS DE URTICÁRIA

Urticárias causadas por reações a droga, alimentos ou aditivos alimentares

Urticária devido a reações a droga, alimentos e/ou aditivos alimentares geralmente são reações alérgicas IgE mediadas, autolimitadas, em que a história é soberana. A alergia à penicilina é uma das alergias à droga mais bem estudadas, e sua apresentação mais comum é a urticária, que pode começar desde minutos até 10 dias mais tarde ou eventualmente ainda podendo aparecer reações mais tardias associadas a um quadro de doença do soro. A alergia pode ser devido ao determinante peniciloil ou a qualquer determinante menor. Devemos sempre lembrar que podemos ter contaminantes de penicilina na comida, na bebida, nos medicamentos ou vacinas. Reações cruzadas ocorrem entre todas as penicilinas e também com as cefalosporinas. Outras drogas que podem causar urticária e/ou angiodema incluem sulfonamidas, analgésicos, antiinflamatórios não-hormonais (AINH), medicações prescritas sem necessidade de receita como as vitaminas e as fórmulas para resfriado. Entre os medicamentos controlados estão os psicotrópicos, alguns hipotensores (inibidores de enzima de conversão de angiotensina, betabloqueadores e diuréticos), contrastes radiológicos e hormônios.

Em reação suspeita, deve-se eliminar o agente. Se o diagnóstico for correto, ocorre resolução gradual da urticária. Todas as medicações devem ser consideradas potencial causa para urticária e/ou angiodema e qualquer medicação desnecessária deve ser eliminada. No caso de medicações necessárias, outro medicamento pode ser tentado, sempre se tendo em mente que muitos medicamentos são estruturalmente relacionados às sulfonamidas, como, por exemplo, hipoglicemiantes (sulfoniluréias), diuréticos tiazídicos, furosemida e inibidores de anidrase carbônica. Embora alguns testes *in vitro* tenham sido reportados para uso na detecção de reação a drogas, a maioria apresenta pouca correlação com o quadro clínico. Exceto para a penicilina, nenhum teste de rotina está disponível para confirmar ou descartar o diagnóstico de urticária/angioedema induzido por drogas e uma conduta empírica deve ser indicada. Lembrar que os episódios de hipotensão secundários à administração de anestésicos locais são geralmente reações vasovagais e não reações mediadas por IgE. A presença de urticária/angioedema certamente indicará que nesse caso é uma reação à droga. Lembrar também que quando nos confrontamos com pacientes que apresentam história de urticária e/ou angioedema associado a uma longa lista de medicações, devemos procurar uma explicação alternativa como outros ingredientes encontrados em comprimidos ou cápsulas e eventualmente a presença de corantes (dentre eles destacamos o corante amarelo tartrazina).

Em relação aos alimentos (especialmente ovos, frutos do mar e nozes), podemos dizer que eles costumam causar urticária aguda, mas raramente crônica. Quando se pensa em alergia alimentar, são realizados os testes cutâneos. Entretanto, eles possuem alta incidência de positividade, mesmo quando o alimento testado não é o responsável pelo quadro clínico. As reações negativas indicam ausência de mecanismos IgE mediados. Dadas essas características, a utilidade desse tipo de teste é controversa e novamente a abordagem empírica estará indicada. Os pacientes com urticária crônica com lesões diárias ou pelo menos várias vezes na semana devem receber uma dieta de exclusão composta por arroz, água e carne de carneiro por cinco dias, e se não apresentar efeito na urticária (particularmente com novas lesões entre os dias três e cinco) é improvável que alimentos ou aditivos alimentares sejam a causa. Se a urticária desaparecer, novos alimentos são introduzidos gradualmente, a cada dois ou três dias; se a urticária recorre após o último alimento adicionado, ele é eliminado e novas adições continuam.

Testes cutâneos podem ser usados para confirmar reações IgE medidas, porém pacientes com dermografismo ou *rashes* generalizados como dermatite atópica graves não podem ser testados. Nesses, casos o uso do RAST é indicado[1,5].

Urticária e/ou angioedema relacionados à presença de outras doenças

Urticária ou angioedema podem ser sintomas de apresentação de uma doença sistêmica como lúpus eritematoso sistêmico ou alguns tipos de câncer. Vasculites sistêmicas podem causar lesões que visivelmente são difíceis de distinguir da urticária. Aumento de incidência de urticária em associação com doenças da tireóide tem sido observado.

Infecções são sempre consideradas causa de urticária crônica. Entretanto, infecções virais como a hepatite e a mononucleose geralmente se associam com episódios agudos e autolimitados em vez de urticária crônica.

Infecções por parasitas (áscaris, esquistossoma, *trichinella*, toxoplasmose, equinococo, ancilostoma, estrongilóide, filária e fascíola) são claramente associadas com urticária.

Embora a urticária e o angioedema tenham sido associados a várias infecções fúngicas e bacterianas, na maioria dos casos isso não fica claro. Eles também podem ocorrer simultaneamente influenciados por medicações que o paciente esteja usando. Alguns relatos esporádicos associam a resolução de um abscesso dentário ou vesícula gangrenosa com resolução de urticária crônica[1,4].

Urticária papular

É usualmente vista em crianças pequenas, geralmente nas extremidades e outras partes expostas. As lesões parecem ocorrer no local de picadas de insetos (mosquitos e pulgas). É caracterizada por lesões de vários tamanhos, papulosas, eritematosas e muito pruriginosas. O mecanismo é desconhecido, mas o *rash* parece ser causado pelas picadas de insetos. O tratamento é sintomático e inclui anti-histamínicos para diminuir o prurido e cuidados com a pele para evitar infecção após o ato de coçar. Deve-se identificar a fonte de picadas.

Urticária pigmentosa

Ocorre tipicamente na infância e apresenta um quadro clínico distinto da urticária papular. É caracterizada por lesões maculopapulares, pigmentadas, persistentes, que são pruriginosas quando esfregadas (sinal de Darier). À biópsia pode-se observar presença de aglomerados de mastócitos. O diagnóstico pode ser estabelecido pelo sinal de Darier e pela biópsia.

Na mastocitose sistêmica ocorre infiltração de mastócitos generalizada em ossos, fígado, linfonodos e baço, além da presença das lesões cutâneas.

Urticária física

É uma forma de urticária que resulta de estímulo externo na pele ou de atividade física. A urticária pode ser reproduzida por um fator ambiental como mudança de temperatura, pressão, vibração ou luz.

Urticária ao frio

Pode ser caracterizada pelo aparecimento de prurido, eritema e edema após exposição ao frio. A localização das lesões ocorre nas porções do corpo que tiveram contato com o frio, embora os sintomas freqüentemente se tornem mais intensos depois do aquecimento da área. O paciente tipicamente experimenta sintomas em dias frios e com vento, mas muitas vezes segurar objetos frios pode causar edema de mãos e comer comidas frias pode causar edema de lábios (edema de língua, faringe e laringe são raros). A exposição total ao frio, como ocorre quando se nada, pode resultar em liberação maciça de mediadores, acarretando hipotensão.

Pode acometer qualquer idade ou gênero. Quando se suspeita do diagnóstico, pode-se realizar um teste simples: colocar um cubo de gelo no antebraço do paciente por 4 minutos e observar a área por 10 minutos. Se o paciente apresentar urticária ao frio, a área se tornará pruriginosa mais ou menos 2 minutos após a remoção do cubo de gelo e aos 10 minutos um grande vergão na forma do cubo estará formado.

Tem sido sugerido que durante a exposição ao frio alguns antígenos dérmicos sofrem uma mudança de conformação que permite a um auto-anticorpo IgE específico ligar iniciando a desgranulação de mastócitos. Embora o quadro responda bem aos anti-histamínicos, a cipro-heptadina parece ser particularmente efetiva na dose de 8 a 16mg/dia em doses divididas. Tentativas de dessensibilizar o paciente com banhos gelados têm sido relatadas, porém com cuidado devido às reações graves que podem ocorrer. O prognóstico e a gravidade variam muito. Ocasionalmente, o problema resolve-se espontaneamente em poucos meses, podendo, no entanto, durar anos e apresentar um curso imprevisível. A urticária ao frio tem sido relatada em associação com várias doenças caracterizadas por imunoglobulinas alteradas que apresentam algumas propriedades dependentes do frio. Pode ser vista na crioglobulinemia, na doença de aglutinina fria, na criofibrinogenemia e na hemoglobinúria fria paroxística (o mecanismo de produção de urticária nessas doenças é desconhecido). A terapia deve ser direcionada para as doenças de base[1,4].

Urticária colinérgica (ou urticária generalizada ao calor)

É responsável por aproximadamente 4% de todos os pacientes com urticária crônica. A urticária colinérgica é caracterizada pelo aparecimento de elevações (vergões) pequenas, puntiformes, cercadas por área eritematosa associada com exercícios, chuveiro quente, sudorese e ansiedade. O aumento na temperatura corpórea é essencial para o aparecimento das lesões, que tendem a surgir, primeiro, na parte superior do tórax e pescoço, podendo depois se espalhar distalmente e envolver, eventualmente, todo o corpo.

Em alguns pacientes, os vergões tendem a confluir e podem lembrar um angioedema, enquanto outros podem apresentar sintomas característicos de estimulação colinérgica como lacrimejamento, salivação e diarréia. Estes vários estímulos apresentam a característica comum de ser mediados por fibras colinérgicas.

A lesão característica de urticária colinérgica pode ser reproduzida com uma injeção intradérmica de 0,01mg de metacolina em 0,1ml de solução salina, aparecendo um vergão localizado cercado por lesões menores satélites, que é diagnóstico. Entretanto, somente um terço dos pacientes apresentam o teste significativamente positivo, e esses, geralmente, são casos mais graves da doença.

O desencadeamento do quadro pelo exercício ocorre em ambientes quentes (29,4ºC) ou usando uma bicicleta ergométrica por 10 a 15 minutos. A doença provavelmente envolve uma anormalidade celular que leva à liberação de mediadores na presença de agentes colinérgicos. A droga de escolha é a hidroxizina e a maioria responde a uma dose de 100 a 200mg/24 horas. A atropina pode inibir o teste cutâneo, mas não trata a doença.

A urticária ao calor pode ocorrer em forma local ou generalizada. A local é observada quando um estímulo quente entra em contato com a pele e quando suspeitada pode ser testada com um tubo de água quente (44ºC) no braço por 4 a 5 minutos. Poucos minutos após a retirada do tubo, aparecerá um vergão. A forma localizada é rara. A patogênese é desconhecida; entretanto, o controle parcial da doença pode ocorrer com a administração de anti-histamínicos por via oral.

Anafilaxia induzida pelo exercício

Esses pacientes apresentam urticária 5 a 30 minutos após exercícios, com duração de 1 a 3 horas. Em casos graves, pode ocorrer reação anafilática. Algumas vezes, os sintomas são difíceis de distinguir daqueles da urticária colinérgica. Entretanto, esses pacientes não desenvolvem urticária com o aumento da temperatura ou em outras situações como banho quente e ansiedade. Os vergões induzidos são maiores ± 10 a 15mm em vez de puntiformes, e o quadro responde pouco aos anti-histamínicos. Beta-agonistas ou estabilizadores de mastócitos como ocromoglicato antes do exercício podem prevenir o ataque.

Urticária de pressão

A urticária de pressão diferencia-se de outras, pois, tipicamente, seus sintomas ocorrem 4 a 6 horas após a pressão ter sido aplicada. São comuns em pontos de pressão como nos locais onde a roupa aperta ou nas nádegas após ficar sentado por muito tempo. Também pode ocorrer edema ou urticária nos pés após longa permanência em pé. O teste pode ser feito usando uma fita com largura de 2,5cm sobre os ombros ou nos antebraços com pesos de 7g por 20 minutos, o que desencadeará o quadro. Há poucos estudos sobre a patogênese desse tipo de urticária. Entretanto, mediadores que causam dor em vez de prurido têm sido considerados porque as lesões são tipicamente descritas como em queimação ou dolorosas. Anti-histamínicos apresentam pouco efeito na doença, e pacientes com manifestações graves freqüentemente têm que ser tratados com corticosteróides na menor dose possível, administrados em dias alternados, com diminuição dos sintomas. A dose usualmente é de 15 a 30mg de prednisona em dias alternados.

Dermografismo

Pode ser definido como a habilidade de "escrever na pele" A condição está presente em 2 a 5% da população. Ele pode ser diagnosticado observando-se a pele depois de atritá-la com espátula ou unha. Nesses pacientes, uma linha branca secundária à vasoconstrição reflexa é seguida por prurido, eritema e edema linear. Somente em uma pequena minoria a condição é grave o suficiente para indicar tratamento. Em aproximadamente 50% dos pacientes, estudos de transferência passiva sugerem uma reação IgE mediada, mas nenhum antígeno específico foi identificado. Outros estudos sugerem que ocorre liberação de histamina no sangue.

Quando questionada com cuidado, a maior parte dos pacientes refere sensação de prurido precedendo o *rash*, fazendo com que eles se cocem, piorando o quadro.

A droga de escolha é a difenidramina (Benadryl®), embora alguns pacientes possam preferir outros anti-histamínicos. O objetivo inicial é diminuir o prurido; assim, o estímulo para coçar diminui. O dermografismo também pode ser visto em pacientes com urticária crônica de diferentes causas.

Dermografismo grave associa-se com urticária pigmentosa ou mastocitose sistêmica, com as lesões durando horas[1,3,4].

Urticária aquagênica

É uma forma rara de urticária física. As lesões aparecem 2 a 30 minutos após exposição à água, independentemente da temperatura. As lesões são distintas da urticária ao frio ou da colinérgica. Em muitos casos, os indivíduos são sensíveis aos aditivos da água (como, por exemplo, cloro), mas em outros casos a urticária ocorre com água pura. O diagnóstico é feito com aplicação de uma compressa com água de torneira ou água destilada na pele.

Urticária solar

É uma forma rara de urticária que ocorre 1 a 3 minutos após exposição solar. Tipicamente, o prurido ocorre antes e após ± 30 segundos e é seguido pelo eritema e edema confinados na área exposta e circundados por uma zona eritematosa causada por reflexo axônico. As lesões usualmente desaparecem dentro de 1 a 3 horas. Quando grandes áreas do corpo são expostas, sintomas sistêmicos como hipotensão e asma podem ocorrer. Pode ocorrer em qualquer idade, embora a maioria dos pacientes descritos se encontra entre a terceira e quarta décadas e não há associação com outras doenças alérgicas. A urticária solar é classificada em seis tipos, dependendo do comprimento de onda de luz que induz as lesões e à habilidade ou incapacidade de ser transferida passivamente com o soro:

Tipo I   – 2.850-3.200Å (angström)
Tipo II – 3.200-4.000Å
Tipo III – 4.000-5.000Å
Tipo IV – 4.000-5.000Å
Tipo V   – 2.800-5.000Å
Tipo VI – 4.000Å

Os tipos I e IV podem ser transferidos passivamente e devem ser anticorpo mediado.

Os mecanismos nos tipos II, III e V não são conhecidos nem transferidos passivamente com o soro. O tipo VI é uma alteração metabólica na qual a protoporfirina IX age como um fotossensibilizador (é sinônimo de protoporfirina eritropoética). É causada pela deficiência de ferro quelatase.

O diagnóstico pode ser estabelecido usando uma luz de amplo espectro com vários filtros.

O tratamento inclui: evitar a luz do sol, usar roupas protetoras e creme bloqueador, dependendo do tipo de onda. O vidro comum de janela de 3mm de espessura absorverá a maior parte da radiação abaixo de 3.200Å (protegendo o paciente com o tipo I). Uma solução de ácido paraminobenzóico a 5% ajuda na faixa de 2.800-3.200Å.

Preparados contendo óxido de zinco ou dióxido de titânio bloqueiam toda a luz, mas como são brancos podem não ser cosmeticamente adequados.

O anti-histamínico ingerido 1 hora antes da exposição pode ser efetivo em alguns casos.

Urticária e angioedema crônicos idiopáticos

Relatos de identificação do agente etiológico na urticária crônica e angioedema variam de 10 a 80%. Entretanto, se eliminarmos rigorosamente os pacientes com urticárias aguda e física, o sucesso do diagnóstico não será maior que 2%. É claro que os estudos avaliam diferentes populações, o que em parte pode explicar também a grande variação encontrada. Um estudo avaliou 400 pacientes com urticária crônica, sem que nenhum agente etiológico havia sido identificado. A incidência de uma subseqüente identificação de fatores causais foi menor que 1%. Os pacientes não eram atópicos, não apresentavam maior incidência de eczema, rinite ou asma comparada com a incidência daqueles na ausência de urticária. Os exames eram normais e com ausência de evidência de doenças sistêmicas[1,5].

FORMAS HEREDITÁRIAS DE URTICÁRIA E/OU ANGIOEDEMA

Urticária ao frio familiar

É uma forma rara de intolerância ao frio herdada como um traço autossômico dominante. Histologicamente, não se trata realmente de urticária. O quadro clínico consiste de reação isquêmica 30 minutos após a exposição ao frio, consistindo de lesões cutâneas papulares acompanhadas por febre, calafrios, artralgias, mialgias, dor de cabeça e leucocitose.

Angioedema hereditário vibratório

Foi descrito como traço dominante e em alguns esporádicos casos não-familiares. Os pacientes queixam-se de prurido e edema dentro de minutos após o estímulo vibratório. Os pacientes não apresentam dermografismo ou urticária de pressão. As lesões podem ser reproduzidas estimulando-se o antebraço do paciente com um vibrador por 4 minutos, com aparecimento rápido de edema do antebraço e eventualmente no braço. Eles devem evitar o estímulo vibratório e eventualmente podem obter alívio com difenidramina.

Angioedema hereditário e deficiência adquirida de inibidor de C1

Angioedema hereditário é uma doença autossômica dominante causada pela ausência do inibidor de C1, em que os pacientes podem ter episódios de edemas envolvendo qualquer parte do corpo sem fatores desencadeantes evidentes. Eventualmente, um episódio traumático ou o estresse emocional podem ser os desencadeantes. As extremidades são afetadas, podendo ocorrer edema nas genitálias. As mucosas também são afetadas, e o paciente pode ter ataques de dores abdominais devido ao edema do trato gastrintestinal. Mais raramente, a doença pode acometer as vias aéreas, causando obstrução respiratória. A gravidade do ataque é progressiva nas 36 horas e o ataque regride em tempo semelhante. Esse tipo de angioedema não está associado com a urticária. Embora rara (incidência 1:10.000), essa doença tem recebido grande atenção devido à alta incidência de complicações letais.

A doença caracteriza-se por níveis baixos ou função alterada da proteína regulatória plasmática inibidor de C1 (esta proteína controla a ativação do complemento, a via intrínseca de coagulação, a fibrinolítica e as geradoras de cininas).

Há dois tipos de deficiência de inibidor de C1: tipos 1 e 2. O tipo 1 (85% dos pacientes) apresenta níveis baixos de inibidor de C1, e o tipo 2 (15% dos pacientes), níveis normais de inibidor de C1, porém não-funcional (assim, é importante solicitar ensaio funcional de inibidor de C1). O diagnóstico é estabelecido pelo achado de níveis diminuídos de inibidores de C1 (tipo 1) e níveis também diminuídos de proteínas do complemento C4 ou C2 (tipos 1 e 2). A determinação de C4 é o teste mais simples usado para o diagnóstico de angioedema hereditário. O inibidor de C1 inibe o C1 ativado. Na sua falta, o C1 quebra as próximas proteínas C4 e C2. Os pacientes apresentam baixos níveis de C4 e C2 durante o ataque e, entre os ataques, o C4 é baixo e o C2 pode estar no limite de normalidade.

Esse tipo de angioedema (diferentemente dos angioedemas causados por reações de hipersensibilidade) não responde muito bem ao uso de epinefrina, anti-histamínicos e corticosteróides. Entretanto, ataques agudos podem ser tratados com epinefrina em nebulização (na diluição de 1:1.000 em nebulização) e injeções subcutâneas (0,2 a 0,3ml de epinefrina 1:1.000 repetida a cada 20-30 minutos por três vezes). A epinefrina administrada logo no início do ataque geralmente produz alguma melhora. Alguns autores relatam que a administração por via intravenosa de plasma fresco congelado para suprir a proteína inibidora controla a crise. Entretanto, alguns pacientes podem apresentar piora do edema provalvelmente pelo aumento de substrato. O plasma fresco congelado não deve ser administrado em situações de emergências, e sim para prevenir ataques, principalmente no pré-operatório de alguns procedimentos. A dose preconizada de duas unidades foi arbitrariamente determinada[5].

Evidências sugerem que infusões de inibidor de C1 purificado controlam a crise. É provável que esse seja o tratamento dentro de alguns anos. Embora o tratamento agudo não seja satisfatório, a longo prazo é bem-sucedido com administração de andrógenos. Nas mulheres, geralmente, são usados o danazol (200 a 600mg/dia) ou o estanozolol (2-6mg/dia), devido ao menor efeito masculinizante. Os homens podem ser tratados com andrógenos de menor custo como a metiltestosterona (10 a 30mg/dia). Os andrógenos aumentam a produção do inibidor e em alguns casos normalizam os níveis de C4 e C2. Nos pacientes que não respondem ou que apresentam efeitos colaterais, podem ser utilizados os inibidores de plasmina como o ácido ε-aminocapróico e o ácido tranexâmico em altas doses (sua ação não é bem entendida, mas parece agir inibindo a plasmina e a ativação de C1). Algumas drogas como estrógenos e inibidores de ECA podem agravar o quadro clínico nos pacientes com a doença.

Deficiência adquirida do inibidor de C1

Um grande número de doenças está associado com sintomas típicos de angioedema hereditário, mas são reflexos de doenças adquiridas. Certos pacientes com neoplasias como linfossarcomas, leucemias, linfomas e paraproteinemias desenvolvem fatores (celulares ou circulantes) que ativam o C1 e depletam seu inibidor. Algumas outras doenças apresentam imunocomplexos circulantes que induzem ativação maciça da cascata. Clinicamente, o quadro é semelhante ao do angioedema hereditário. Entretanto, na deficiência adquirida, os pacientes apresentam níveis diminuídos de C1, C4 e C2, enquanto no angioedema hereditário os níveis de C1 são normais. O tratamento será o da doença de base, embora alguns pacientes possam responder aos andrógenos[1,3,5].

REFERÊNCIAS BIBLIOGRÁFICAS

1. Muller BA. Urticaria and angioedema: a clinical approach. Am J Fam Phys 2004; 69:1123. ▪ 2. Peng MM, Jick H. A population-based study of the incidence, cause, and severity of anaphylaxis in the United Kingdom. Arch Intern Med 2004; 164:317. ▪ 3. Bouillet-Claveyrolas L, Ponard D, Drouet C, Massot C. Clinical and biological distinctions between type I and type 2 adquired angioedema. Am J Med 2003; 115:420. ▪ 4. Ortonne GP. Chronic idiopathic urticaria for the generalist. Eur J Intern Med 2003; 14:148. ▪ 5. Cicardi M, Zingale LC, Pappalardo C et al. Autoantibodies and lymphoproliferative diseases in acquired C1-inhibitor deficiencies. Medicine 2003; 82:274.

89. LESÕES BUCAIS DE INTERESSE CLÍNICO

Mônica Andrade Lotufo
Celso Augusto Lemos Júnior

O exame clínico intrabucal deve sempre fazer parte da metodologia de um bom exame clínico geral. As manifestações clínicas das doenças bucais podem ocorrer em tecidos moles ou duros da cavidade bucal, estas muitas vezes se apresentam assintomáticas, por isso sua importância na identificação clínica para posterior diagnóstico diferencial.

Antes de se iniciar um exame intrabucal, devemos sempre que possível solicitar ao paciente que enxágüe a boca com água para a eliminação de qualquer resíduo alimentar, dispormos de uma boa fonte de luz, espátulas de madeira e gaze para facilitar a visualização de todas as estruturas. Esse exame deve manter uma ordem metodológica e coerente, iniciando-se pelos lábios, mucosas, gengivas, palato duro, mole e dentes. O exame dentário visa à observação da presença e do estado geral dos dentes; estes podem apresentar alterações de cores, cavidades ou ainda só a presença de raízes residuais.

Ao examinarmos a mucosa devemos procurar por alterações de cor, forma, textura ou volume. Como em todo exame semiológico as lesões bucais são didaticamente separadas nas chamadas "lesões fundamentais", esse vocabulário é muito importante para o raciocínio investigativo de diagnóstico, além de ser primordial seu pleno conhecimento na descrição de cada lesão[1].

Mancha ou mácula – área focal de mudança de coloração, não-elevada ou deprimida em relação aos tecidos circunjacentes.

Placa – lesão ligeiramente elevada, mais extensa que elevada, de superfície delimitada, sua superfície pode ser lisa, rugosa ou papulosa.

Pápula – lesão sólida e elevada, com até 3mm de diâmetro, pode ser séssil ou pediculada.

Nódulo – lesão sólida e elevada com mais de 3mm de diâmetro. A expressão *tumor* ou *tumoração* atualmente não é recomendada para a descrição de lesões bucais, pela sua forte conotação associada a neoplasias malignas, por isso diversos autores hoje em dia preferem descrever essas lesões como nódulos, indicando em centímetros o tamanho da lesão. A expressão *séssil* descreve uma lesão sólida em que a base é a região mais larga, e a *pediculada,* uma lesão em que a base é a região mais estreita.

Vesícula – lesão elevada contendo líquido em seu interior com até 3mm de diâmetro.

Bolha – lesão elevada contendo líquido em seu interior com mais de 3mm de diâmetro. A expressão *pústula* é indicada quando no seu interior existir pus.

Erosão – lesão caracterizada pela perda superficial incompleta do epitélio.

Úlcera – lesão caracterizada pela perda superficial completa do epitélio e freqüentemente de parte do tecido conjuntivo subjacente.

Fissura – ulceração linear semelhante a uma fenda ou sulco.

Petéquia – área de hemorragia puntiforme e circular.

Equimose – área de hemorragia não-elevada, maior que uma petéquia.

Telangiecatasia – lesão vascular causada pela dilatação de vasos superficiais.

ALTERAÇÕES BUCAIS NORMAIS NÃO-PATOLÓGICAS

Durante o exame clínico intrabucal muitas vezes podemos defrontar com alterações de algumas estruturas da boca que não se traduzem necessariamente por doença, tratando-se muitas vezes de desvio de normalidade, mas não doenças propriamente ditas. Podemos citar algumas mais relevantes[1,2].

Língua geográfica – ou glossite migratória benigna, é uma condição benigna de etiologia desconhecida, geralmente detectada no exame clínico de rotina e as mulheres são mais afetadas que os homens, em uma proporção de 2:1. Alguns autores têm sugerido a maior ocorrência dessa condição em pacientes atópicos, fato esse que aumenta a probabilidade de a lesão representar um tipo de hipersensibilidade a algum fator do meio ambiente. A piora da manifestação clínica pode muitas vezes estar associada ao estresse.

Acomete o dorso da língua e caracteriza-se pela atrofia ou perda parcial das papilas filiformes em um padrão circular e irregular. A porção central da lesão algumas vezes dá a impressão de inflamada, enquanto a margem pode ser demarcada por uma faixa branco-amarelada. As áreas de descamação permanecem durante um curto período em um local e então cicatrizam e aparecem em outro lugar, dando assim a idéia de migração. As lesões menores podem coalescer e persistir semanas ou meses, e depois regridem espontaneamente, recidivando algum tempo depois. Geralmente os pacientes com língua geográfica podem apresentar concomitantemente a língua fissurada.

A língua geográfica na maioria das vezes é assintomática, porém os pacientes podem relatar sintomatologia principalmente com alimentos ácidos, condimentados ou bebidas alcoólicas. Em geral, não há necessidade de tratamento, mas quando necessário, o uso tópico de corticóide pode trazer algum alívio (Fig. 11.13).

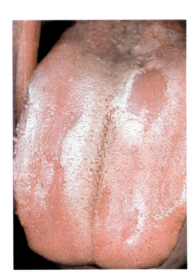

Figura 11.13 – Língua geográfica.

Língua fissurada – ou língua escrotal, é um distúrbio de desenvolvimento relativamente comum. Sua etiopatogenia ainda não está definida, acometendo a região dorsal e as bordas laterais da língua, com múltiplas fissuras, recoberta por mucosa normal e seguindo trajetos variados. Pode apresentar uma fissura única na porção central mediana com múltiplas dobras transversais menores. O número, a direção e a profundidade das fissuras variam consideravelmente. Em geral, o paciente é assintomático, embora restos alimentares possam se alojar entre as fissuras, causando inflamação leve e sensação de queimação. Não há necessidade de tratamento, mas é importante ressaltar a orientação ao paciente quanto à higienização com escova ou raspadores de língua para a remoção de restos de alimentos e acúmulo de células mortas (Fig. 11.14).

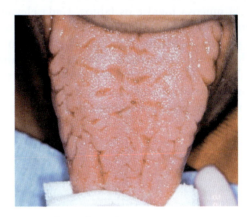

Figura 11.14 – Língua fissurada.

Língua pilosa negra – é caracterizada por acúmulo acentuado de queratina nas papilas filiformes da superfície dorsal da língua, que acabam resultando em uma aparência clínica de cabelos. As papilas alongadas são acastanhadas, amarelas ou negras. É devido a um aumento da produção ou a uma diminuição da descamação normal de queratina. Indiscutivelmente, é mais encontrada em fumantes inveterados, apesar de poder estar associada à higiene bucal inadequada e à xerostomia. Localiza-se na linha média anterior às papilas circunvaladas, espalhando-se para as bordas laterais e anteriores.

O paciente apresenta-se assintomático, porém, também pode referir sensação de náuseas ou gosto ruim na boca e halitose. Nunca deve ser confundida com a leucoplasia pilosa, que ocorre na borda lateral da língua, de cor branca e induzida pela infecção causada pelo vírus Epstein-Barr e associada a situações clínicas de imunossupressão. O tratamento passa obrigatoriamente pela interrupção de qualquer fator predisponente, especialmente o tabaco. A higiene bucal correta e a escovação bem orientada da língua melhoram consideravelmente o quadro (Fig. 11.15).

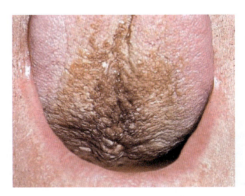

Figura 11.15 – Língua pilosa.

DOENÇAS DERMATOLÓGICAS

Grânulos de Fordyce – glândulas sebáceas ectópicas, pois são estruturas anexas da pele e não da mucosa bucal. Trata-se de pequenas elevações papulosas amareladas reunidas em grande número para formar uma superfície granulosa, revestida por mucosa normal. Manifesta-se por toda a mucosa da boca, com especial predileção pela mucosa jugal e os lábios. Cada elevação é constituída por uma glândula sebácea ectópica, normalmente em funcionamento. Pacientes idosos podem apresentá-la em maior intensidade. Não requer tratamento de nenhuma espécie, mas freqüentemente sua presença traz ansiedade ao paciente, que deverá ser esclarecido adequadamente pelos profissionais de saúde envolvidos (Fig.11.16).

Toro mandibular – também é uma exostose comum que se desenvolve na área lingual da mandíbula sobre a linha miloidéia, principalmente entre os pré-molares. Etiologia multifatorial semelhante ao toro palatino. O envolvimento bilateral ocorre em 90% dos casos. O paciente só percebe sua presença quando do acometimento de algum traumatismo sobre a região. Parece ser mais freqüente em adultos jovens, diminuindo ligeiramente nos últimos anos. Sua prevalência tem sido relacionada com hábitos parafuncionais como o bruxismo (ranger dos dentes). O tratamento só é necessário se houver necessidade de instalação de próteses dentárias no local. A permanência dos dentes pode fazer que ocorra a recidiva (Fig.11.18).

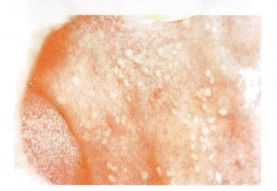

Figura 11.16 – Grânulos de Fordyce.

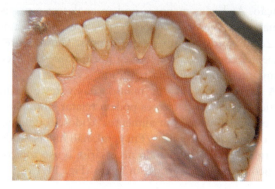

Figura 11.18 – Toro mandibular.

Toro palatino – é uma exostose formada por osso comum, assintomática, recoberta por mucosa normal que ocorre na linha média do palato duro. A etiologia dessa manifestação continua pouco conhecida Existem hipóteses de origem genética ou fatores ambientais relacionados à oclusão dentária e o mais provável é que seja de causa multifatorial. Em geral, é pequena com até 2cm de diâmetro, entretanto pode aumentar com o passar do tempo. Normalmente apresenta imagens radiográficas características em posições convencionais. Raramente pode aparecer radiopacidade nas radiografias periapicais. Não apresenta sintomas, sendo muitas vezes imperceptível para o paciente. Qualquer intervenção cirúrgica de remoção está contra-indicada, a não ser diante da necessidade de colocação de próteses dentárias (Fig.11.17).

Varicosidades linguais – são múltiplas veias anormalmente dilatadas e tortuosas encontradas no ventre lingual; quando sofrem algum tipo de trombo podem ser encontradas solitariamente na mucosa jugal e nos lábios. O avançar da idade parece ser um fator etiológico importante. São raramente encontradas em crianças e muito freqüentes em pacientes idosos. Esse aparecimento é explicado pela perda do tecido conjuntivo que suporta os vasos. Pacientes com veias varicosas nas pernas estão mais propensos a apresentar as lesões na língua também. São totalmente assintomáticas e não necessitam de tratamento, a não ser quando acometem os lábios e comprometam a estética de alguma forma. Podendo ser removidas por cirurgia convencional ou pela criocirurgia (Fig.11.19).

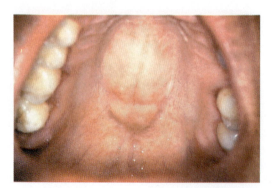

Figura 11.17 – Toro palatino.

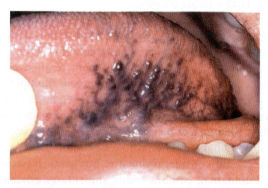

Figura 11.19 – Varicosidades linguais.

ÚLCERAS BUCAIS

As úlceras ou ulcerações são mais freqüentemente encontradas na mucosa bucal pelos cirurgiões-dentistas e médicos. É quase sempre dolorosa. Uma importante exceção a essa generalização é a ocorrência do câncer bucal, que com freqüência é indolor nos estágios iniciais, dificultando e retardando em muito seu diagnóstico precoce. O diagnóstico diferencial envolvendo biópsia da mucosa é essencial para qualquer área de ulceração bucal persistente por mais de 15 dias sem sinal clínico de melhora.

A idade do paciente é importante, pois as úlceras traumáticas, as aftas (ulcerações aftosas recorrentes) ou infecções por vírus são relativamente mais comuns em crianças e pacientes jovens; por outro lado o câncer de boca atinge mais homens, com idade superior a 40 anos, fumantes e etilistas. História prévia à queixa do paciente, de surtos das lesões, relação com o fator causador e efeito, tempo de duração, número de lesões, localização e tempo de duração são importantes para tecermos uma linha de raciocínio em relação ao diagnóstico diferencial.

Úlcera traumática – é uma lesão causada por alguma forma de traumatismo. Pode resultar de uma mordida, irritação por próteses, escovação dos dentes, restaurações com bordas cortantes, traumatismos durante a mastigação etc. Na maioria das vezes, a reparação do traumatismo sobre a mucosa é rápida, em torno de até 20 dias, sendo importante à remoção do fator traumático e o acompanhamento clínico do paciente. Devemos ressaltar em particular as úlceras traumáticas crônicas que ocorrem na borda lateral da língua, que podem apresentar considerável semelhança clínica com o carcinoma epidermóide, entretanto a história evolutiva da lesão e o exame clínico local em geral são suficientes para definir o diagnóstico. Eventualmente, em alguns casos aconselha-se a biópsia na tentativa de se estabelecer um diagnóstico definitivo, principalmente se a lesão persistir por mais de 14 dias sem mostrar sinais de reparação[3] (Fig.11.20).

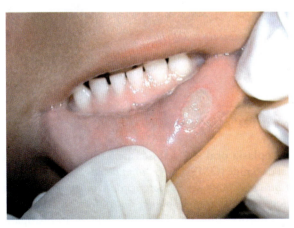

Figura 11.20 – Úlcera traumática.

Úlcera aftosa recorrente, afta, estomatite aftosa recorrente – as úlceras aftosas recorrentes, aftas ou estomatite aftosa recorrente são lesões comuns na mucosa bucal que se caracterizam por apresentar sintomatologia variável e história de numerosas recorrências. Ainda de etiopatogenia desconhecida, demonstra que não há um único fator ou agente causal responsável, mas sim uma interação de co-fatores, quer de ordem sistêmica quer local, podendo, portanto, ser até considerada uma doença multifatorial. A hipótese mais provável acarreta desequilíbrio imunológico. Causas idiopáticas podem associar-se aos fatores predisponentes, representados por alergias, estresse, ansiedade, alimentos principalmente cítricos, entre outros.

Até o momento resultados conclusivos não foram obtidos da relação das aftas e bactérias, sendo o *Helicobacter pylori* o microrganismo mais estudado. Entretanto, com relação aos aspectos hereditários, é observada uma correlação importante com a doença e sua maior freqüência, assim como as deficiências de folato e vitamina B_{12}, principalmente nos pacientes de faixa etária mais avançada.

Sua prevalência na população geral varia entre 5 e 66%, dependendo do grupo estudado, sendo os não-fumantes os mais acometidos.

As úlceras aftosas podem ser únicas ou múltiplas, sendo geralmente sintomáticas, apresentando-se clinicamente sob os três aspectos conhecidos como *minor*, *major* ou herpetiforme. O diagnóstico é realizado pela história do paciente e pelas suas características clínicas.

O tipo *minor* é o mais comum, ocorre em aproximadamente 80 a 90% dos pacientes com aftas, caracterizado por lesões pequenas, únicas ou múltiplas, ovóides ou arredondadas com base crateriforme, contorno bem definido e halo eritematoso, apresentando um exsudato amarelado e centro deprimido. Mede, em geral, menos de 10 milímetros de diâmetro, com duração média de 7 a 14 dias. Afeta predominantemente a mucosa não-queratinizada, representada pelo assoalho bucal, mucosa jugal e labial, sendo menos comum na mucosa palatina, gengival e dorso da língua.

A mais grave é a afta *major*, ou "afta de Sutton", que ocorre em aproximadamente 10% dos pacientes. Apresenta-se, em geral, com diâmetro aproximado de 10mm ou mais, que ao se repararem deixam cicatriz. Seu período de duração é mais longo, podendo chegar até seis semanas, localizando-se preferencialmente no palato mole e na mucosa labial.

O tipo menos comum é o herpetiforme, representado por numerosas e múltiplas úlceras. Estas são pequenas, variando de 1 a 3mm de diâmetro, atingindo, por vezes, cerca de 100 ulcerações em uma única recorrência, as quais podem fusionar-se formando lesões mais extensas, persistindo até 10 dias.

Até o momento não há tratamento específico para as aftas, embora muitas drogas tenham sido sugeridas e nenhuma forma terapêutica cura ou erradica a lesão, devido ao fato de não haver ainda se estabelecido sua verdadeira etiopatogenia.

Os tratamentos de uso tópico têm sido empregados, embora nenhuma resposta efetiva tenha sido conseguida, quer diminuindo a sintomatologia quer a recorrência tão comum. Vários agentes tópicos, como esteróides, não-esteróides, antimicrobianos, imunomoduladores, analgésicos, entre outros, têm sido pesquisados para tentar sucesso terapêutico. Não recomendamos o uso de agentes cáusticos, como formol, Albocresil®, pois não traz nenhum efeito benéfico ao paciente. As drogas cáusticas transformam a úlcera aftosa recorrente em úlcera traumática indolor devido à lesão química sobre as terminações nervosas que atrasam a cicatrização.

O uso dos corticóides tópicos tem sido um recurso empregado para o tratamento das aftas, como a betametasona em colutórios, ou pomadas como a triancinolona em orabase (Omcilon-A em Orabase®). Os corticóides tópicos apresentam alguma eficácia, diminuindo as recorrências, o número de lesões, o tempo de duração e a sintomatologia. Medicações em forma de enxaquatórios, com ação antimicrobiana à base de clorexidina, ou cápsulas de tetraciclinas diluídas em água morna, podem ser indicadas, proporcionando uma diminuição bacteriana na superfície das úlceras. Associações de corticóides, como a triancinolona, e antimicrobianos em um mesmo medicamento são também recomendadas, assim como o uso de adesivos à base de cianocrilato, proporcionando uma barreira mecânica benéfica ao tratamento. Antiinflamatórios de uso colutório, como a benzidamina, apresentam efeito benéfico. Recentes estudos com uma solução de própolis a 5% em propilenoglicol também mostraram bons resultados, principalmente quanto à sintomatologia e à duração das lesões[4,6] (Fig.11.21).

trabalhadores ao ar livre com a ocorrência dessa doença. Raramente ocorre em pessoas com menos de 45 anos de idade, possui forte predileção pelo gênero masculino. A lesão desenvolve-se vagarosamente, ao ponto de os pacientes não perceberem sua presença e evolução.

O aspecto clínico inicial é representado pela atrofia do vermelhão do lábio, caracterizada por uma superfície lisa permeada por áreas esbranquiçadas e o início de um edema crônico que persiste por vários meses. À medida que a lesão progride, desenvolvem-se áreas ásperas e escamosas nas porções mais ressecadas do vermelhão; essas áreas tornam-se espessadas e podem assemelhar-se a lesões leucoplásicas. É comum o relato pelos pacientes da descamação recorrente desse material mais espesso que se refaz em poucos dias. Em estágios avançados, pode ocorrer o aparecimento de uma úlcera crônica em um ou mais locais, podendo permanecer por meses antes da evolução para neoplasia maligna propriamente dita. Áreas endurecidas, espessas, com ulceração ou leucoplasias devem ser biopsiadas para descartar a possibilidade de carcinomas.

Quanto mais cedo a identificação da doença, maiores os riscos dos sinais e sintomas serem totalmente reversíveis com a orientação do uso de bastões labiais com fatores de proteção solar de no mínimo 15 tanto em ambiente externo quanto interno. O uso de bonés e chapéus devem ser bastante encorajados, principalmente ao se andar ao ar livre. Em casos graves, a vermelhectomia pode ser executada. Tratamentos alternativos como ablação a laser e eletrodissecação também são utilizados.

O acompanhamento por longos períodos é obrigatório. A transformação maligna raramente ocorre antes dos 60 anos de idade, o carcinoma resultante apresenta crescimento lento e as metástases costumam ocorrer em casos avançados (Fig.11.22).

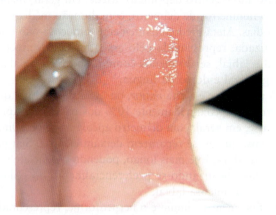

Figura 11.21 – Úlcera aftosa recorrente.

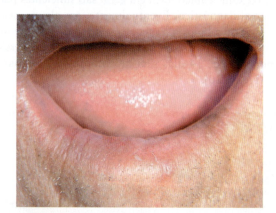

Figura 11.22 – Queilite actínica.

LESÕES PRÉ-MALIGNAS

Queilite actínica – é uma lesão pré-maligna do vermelhão do lábio inferior, que resulta da exposição excessiva ao sol. Pessoas de pele clara são mais suscetíveis a essa manifestação. Existe uma relação significativa de

Leucoplasia oral – é definida pela Organização Mundial da Saúde (OMS) como *"uma placa ou mancha branca que não pode ser caracterizada clinicamente ou patologicamente como qualquer outra doença"*, o termo é estritamente clínico e não implica alteração histopatológica específica do tecido. Seu diagnóstico ocorre por exclusão de outras doenças da boca que se manifestam por lesões brancas como líquen plano, mucosa mordiscada, candidíase pseudomembranosa, queratose irritativa, estomatite nicotínica, leucoedema e nevo branco esponjoso.

Como na maioria das lesões brancas, seu aspecto ocorre devido ao espessamento da camada de queratina. Assim como a queilite actínica, a leucoplasia é considerada a doença pré-maligna mais prevalente. Estudos mais recentes sugerem um potencial de transformação maligna de 4%, mas outros aumentam esse risco para até 15%. Há forte predileção pelo gênero masculino.

A causa da leucoplasia permanece desconhecida, mas fatores associados a ela são bastante conhecidos e estudados como o tabaco, o álcool e a radiação ultravioleta. A presença de microrganismos como a *Candida albicans* já foi citada como fator associado, pois em determinadas lesões o tratamento com antifúngicos melhora ou até mesmo desaparece a manifestação clínica da leucoplasia.

O papilomavírus humano (HPV), particularmente o 16 e o 18, foram identificados em algumas leucoplasias, estes são os mesmos associados ao carcinoma cervical uterino e um subgrupo de carcinomas epidermóides orais, porém tais vírus são encontrados em biópsias de mucosa normal também.

A irritação mecânica crônica pode produzir lesão branca semelhante à leucoplasia, com uma superfície queratótica rugosa denominada de queratose irritativa ou friccional. Atualmente, acredita-se que ela seja uma lesão reacional hiperplástica. Essas queratoses são prontamente reversíveis quando da remoção do agente traumático. Lesões traumáticas como a linha de mordida, mucosa mordiscada e leões reacionais causadas pela escova de dentes em gengiva nunca tiveram uma transformação maligna documentada. Estudos sérios modernos não demonstraram que a presença de dentadura ou dentes quebrados aumentam o risco para o câncer bucal, ao contrário do conceito classicamente enraizado que traumatismos crônicos aumentam a incidência do câncer bucal.

A leucoplasia ocorre mais freqüentemente em pessoas com mais de 40 anos com uma de idade média de 60 anos. Aproximadamente 70% das lesões são encontradas no vermelhão do lábio, na mucosa jugal e na gengiva. Entretanto as lesões na língua, vermelhão dos lábios e assoalho da boca somam mais de 90% daquelas que indicam displasia ou carcinoma. Quando individuais, podem ter uma aparência clínica variada e tendem a mudar com o tempo, apresentam-se como placas cinzas ou branco-acinzentadas levemente elevadas que podem aparecer translúcidas, fissuradas ou enrrugadas, são tipicamente moles e planas, as bordas em geral são fortemente demarcadas, mas o contrário também pode ocorrer.

Como discutimos anteriormente a leucoplasia é um termo clínico, por isso nossa primeira preocupação deve ser obter um diagnóstico histopatológico definitivo, portanto a biópsia é primordial para o bom encaminhamento do tratamento. Áreas mais espessas e homogêneas tendem a ter um comportamento mais benigno, porém, áreas heterogêneas, com regiões entremeadas por áreas vermelhas e brancas, tendem a ser mais perigosas e merecem um atendimento mais meticuloso.

Quando a leucoplasia ocorre em pacientes fumantes, após o diagnóstico, a primeira conduta é a conscientização dos riscos que esse hábito pode causar ao paciente e sempre que possível insistir na cessação desse hábito. Quando o resultado histológico da leucoplasia não apresenta displasia, sua remoção não é indicada, porém a avaliação clínica e a orientação do paciente quanto à importância desse controle devem ser sempre executadas.

Biópsia que resultam em atipia moderada ou pior devem ser removidas sempre que possível, seja pela excisão cirúrgica, seja pelo eletrocautério, criocirurgia ou ablação a laser. O acompanhamento por longos períodos é obrigatório nesses tipos de lesões, porque as recorrências são freqüentes, além do risco de surgimento de novas lesões (Fig. 11.23).

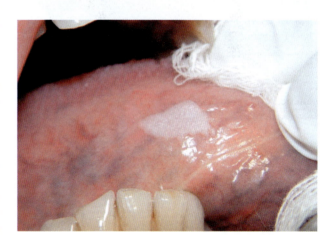

Figura 11.23 – Leucoplasia homogênea em língua.

Eritroplasia – é definida pela Organização Mundial da Saúde (OMS) como *"uma placa ou mancha vermelha que não pode ser caracterizada clínica ou patologicamente como qualquer outra doença"*. Quase todas as eritroplasias verdadeiras mostram histologicamente uma atipia epitelial grave ou já a presença de carcinoma *in situ*. Sua etiologia é desconhecida, mas acredita-se que seja a mesma do carcinoma epidermóide. Apresenta, portanto, um potencial de malignização muito maior quando comparada as leucoplasias, é comum em homens com mais de 65 anos, ocorrem mais freqüentemente em assoalho, língua e palato mole.

A mucosa alterada apresenta-se como uma placa ou mancha eritematosa bem demarcada com textura aveludada e macia. Muitas vezes, pode estar associada à leucoplasia. Sempre que se suspeitar de uma eritroplasia, a biópsia deve ser executada o mais breve possível.

O tratamento dependerá do resultado do exame anatomopatológico, porém após sua remoção deve-se manter a maior parte da peça para avaliação da possível presença de carcinoma[7-9] (Figs.11.24 e 11.25).

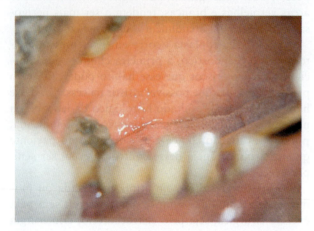

Figura 11.24 – Eritroplasia em palato.

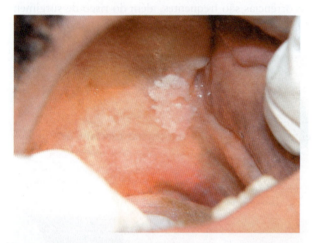

Figura 11.25 – Leucoeritoplasia em palato. Após biópsia constatou-se tratar de carcinoma espinocelular.

CÂNCER BUCAL

Carcinoma epidermóide, espinocelular ou de células escamosas – para 2003, o Instituto Nacional do Câncer (INCA) estimou para o Brasil cerca de 7.750 novos casos de câncer de boca em homens e 2.285 em mulheres, totalizando mais de 10.600 novos casos.

Acima de 95% dos pacientes com câncer de boca têm sua doença originada do epitélio que reveste a cavidade oral, decorrente da ação de carcinógenos e de alterações genéticas. No Brasil, aproximadamente 80% dos casos são diagnosticados tardiamente, dificultando a sobrevida e principalmente a qualidade de vida pós-tratamento desses pacientes. A sobrevida nos últimos 30 anos mantém-se estável, com pouca melhora alcançada, em torno de 53%.

A localização preferencial do carcinoma epidermóide é o lábio inferior seguida pela borda lateral, assoalho bucal, ventre da língua, rebordo alveolar, gengiva e palato duro. Acomete pouco mais de 2,3 homens para cada mulher. Tendências hereditárias de aumento de risco não estão bem estabelecidas para o câncer bucal. Em 80% dos casos, há uma história importante de tabagismo e álcool.

Há um grupo de lesões que, com maior freqüência, são arroladas como potencialmente malignas, como a queilite actínica, a leucoplasia e a eritroplasia. Por isso, torna-se necessário que se tenha em mente não só as considerações clínicas para propor uma hipótese diagnóstica, mas também devem-se utilizar os meios diagnósticos adequados para confirmá-la.

Para a elaboração da hipótese diagnóstica, deve-se associar o aspecto clínico da lesão a uma anamnese cuidadosa, observando-se todos os sinais e sintomas, hábitos presentes e passados, além da utilização de recursos como a citologia esfoliativa, coloração pelo azul-de-toluidina, biópsia e exames imagenológicos. Muitas vezes, apenas a análise do conjunto de dados clínicos, laboratoriais e radiológicos permite um diagnóstico definitivo.

O carcinoma espinocelular na cavidade bucal pode manifestar-se como lesão infiltrativa, ulcerada, exofítica ou, mais comumente, adquirir mais de um padrão de apresentação clínica. Usualmente, são lesões friáveis e sangrantes à manipulação, apresentando grande poder de infiltração, com desenvolvimento de metástases ganglionares.

Nos estágios iniciais, o câncer pode ser assintomático, em geral o paciente começa a apresentar algum sintoma somente nos estágios mais avançados quando a lesão assume dimensões consideráveis.

O tratamento do câncer bucal dependerá do estágio da sua evolução, mas preferencialmente deve ser cirúrgico, a radioterapia em geral atua de forma complementar ao tratamento oncológico, apesar de existirem protocolos de tratamento exclusivamente com a radioterapia.

A quimioterapia é pouco efetiva em relação ao câncer bucal, reservada para os casos mais graves, muitas vezes inoperáveis, ou para a diminuição do tumor primário para posterior tratamento cirúrgico. Nos últimos anos, com o surgimento de novas drogas, sua eficácia vem sendo mais eficiente que no passado.

É importante salientar nesse momento que o tratamento do câncer bucal deve, obrigatoriamente, ser executado por médico especialista na área, seja ele cirurgião de cabeça e pescoço, seja oncologista. O cirurgião-dentista possui um importante papel na prevenção, diagnóstico, preparo da boca, minimização de dano e reabilitação do paciente oncológico, atuando em equipes multidisciplinares de atendimento a esses pacientes.

Idealmente, o portador de câncer bucal deve passar por uma consulta, de preferência com um estomatologista, que é a especialidade odontológica mais bem preparada para lidar com esses pacientes.

O preparo de boca pré-tratamento oncológico seja cirúrgico, seja radioterápico ou quimioterápico traz inúmeros benefícios ao tratamento médico bem como a qualidade de vida pós-tratamento[10,11] Figs. 11.26 e 11.27).

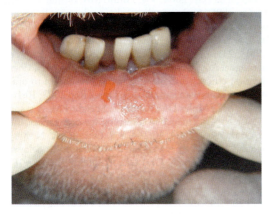

Figura 11.26 – Carcinoma espinocelular em lábio.

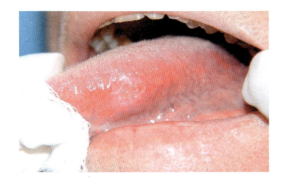

Figura 11.27 – Carcinoma espinocelular em língua.

CANDIDÍASE OU CANDIDOSE

É uma infecção fúngica causada pela *Candida albicans* chamada de candidíase ou candidose. A área médica costuma referir-se a essa infecção como moniliíase, termo utilizado no passado, porém atualmente deve ser eliminado porque deriva de um nome arcaico da *Monilia albicans*. Outros microrganismos do mesmo gênero *Candida*, como a *C. tropicalis*, *C. krusei*, *C. parapsilosis* e *C. guilhermondi* também são encontradas na boca, mas raramente causam doença.

A *C. albicans* manifesta-se de duas formas (dimorfismo); a de levedura, que se acredita ser inócua, e a de hifa, que está relacionada à invasão tecidual. A candidíase é a infecção fúngica mais comum no homem, e pode ser habitante normal da microbiota humana encontrada na boca de 30 a 50% dos pacientes, sem porém causar doença. Sua manifestação patológica deve-se a três fatores principais: estado imunológico do hospedeiro, meio ambiente da mucosa bucal e resistência da *C. albicans*. No passado, era conhecida principalmente por ser uma infecção oportunista, afetando pacientes imunossuprimidos, mas hoje reconhecemos que a candidíase bucal pode manifestar-se em pacientes saudáveis.

Clinicamente, a candidíase pode apresentar-se de várias maneiras.

Candidíase pseudomembranosa – também reconhecida popularmente de "sapinho" é caracterizada pelo aparecimento de uma placa branca aderida à mucosa que cede quando raspada com gaze deixando um leito eritematoso. Essas placas brancas são compostas por um emaranhado de hifas, leveduras, células epiteliais descamadas e restos de tecido necrótico. Essa candidíase pode iniciar-se pela exposição do paciente a antibióticos de largo espectro e pelas imunossupressões. Em geral, os sintomas são bastante discretos com uma leve ardência ou queimação da mucosa afetada. As placas distribuem-se pela mucosa jugal, palato e superfície dorsal da língua.

Candidíase eritematosa – clinicamente, a candidíase eritematosa manifesta-se com a presença de placas vermelhas com sintomatologia pouco mais intensa que a pseudomembranosa. O paciente pode referir como se tivesse tomado uma bebida quente e queimado a boca. Essa sensação de queimação pode estar acompanhada pela perda difusa das papilas filiformes da superfície dorsal da língua, resultando em língua avermelhada e "careca".

Outra forma semelhante a descrita é a glossite mediana rômbica ou mais modernamente a atrofia papilar central. No passado, foi considerada como um distúrbio de desenvolvimento, ocorrendo em até 1% da população adulta. Pesquisas mostraram uma relação consistente entre a presença da atrofia papilar central e de *Candida albicans*. Clinicamente, apresenta-se como uma zona eritematosa bem demarcada, localizada na linha média da superfície dorsal da língua. Em sua região mais posterior, freqüentemente assintomática, o eritema é devido à perda das papilas filiformes dessa área. A lesão costuma ser simétrica, com uma superfície variando de plana a lobulada. Quando em placas, a terapia antifúngica regride quase a totalidade das lesões, diferentemente da forma lobulada, que regride só parcialmente.

A estomatite protética ou estomatite por dentadura é freqüentemente classificada como uma forma de candidíase eritematosa. Caracteriza-se por vários graus de eritema, podendo estar acompanhada de petéquias hemorrágicas. Normalmente, acompanha toda a área de contato com a prótese total. Embora de coloração bastante intensa, raramente é sintomática. Tal ocorrência se deve ao fato de muitos pacientes utilizarem a prótese de maneira ininterrupta sem a devida higiene. Apesar de as biópsias da área raramente apresentarem hifas da *Candida albicans*, acredita-se que esse processo seria uma resposta do tecido do hospedeiro aos vários organismos que se colonizam por baixo da dentadura.

O uso correto da prótese total pode minimizar ou eliminar tal ocorrência. O paciente deve retirar diariamente a prótese durante o sono, mantê-la em meio copo de água com uma colher de chá de hipoclorito de sódio a 3,5% (água sanitária) e pela manhã ser lavada com água e sabão. O uso de dentifrício deve ser evitado pela alta abrasividade contida nele. O uso de antifúngicos também pode ser útil, porém eventualmente a resolução total do caso só será alcançada com a confecção de nova prótese total.

Casos pouco sintomáticos podem ser tratados com medicações antifúngicas tópicas como a nistatina suspensão. Medicações como o miconazol gel (Daktarin® gel oral) são bastante úteis, principalmente nos portadores de próteses totais, pois acabam servindo de base para a aplicação da medicação. Infecções mais graves podem demandar medicações sistêmicas, dentre elas as mais recomendadas atualmente são as drogas triazólicas como o fluconazol[1,12].

REFERÊNCIAS BIBLIOGRÁFICAS

1. Neville BW, Damm, DD, Allen CM, Bouquot JE. Patologia Oral & Maxilofacial. 2ª ed. Trad. de Luiz Carlos Moreira. Rio de Janeiro: Guanabara-Koogan, 2004. ▪ 2. Crispim ASS, Sampaio MCC, Geographic tongue: evaluation clinical and micology, ABO 1999; 7:86. ▪ 3. Lemos Jr CA. Análise da cicatrização de lesões traumáticas em dorso de língua de ratos, frente a três propostas terapêuticas – solução de própolis em propilenoglicol, Omcilon-a em orabase e orabase (Tese de Doutorado). São Paulo: Faculdade de Odontologia da USP; 2004. ▪ 4. Lotufo MA, Birman EG, Schimizu MT, Capel PE. Avaliação clínica do uso de própolis em pacientes com úlceras aftosas recorrentes do tipo minor. J Dent Res 2000; 79:1143. ▪ 5. Zunt SL. Recurrent aphthous stomatitis. Dermatol Clin 2003; 21:33. ▪ 6. Flaitz CM. Persistent white lesion of the lateral tongue. Am J Dent 2001; 14:402. ▪ 7. Shiu MN, Chen TH. Intervention efficacy and malignant transformation to oral cancer among patients with leukoplakia. Oncol Rep 2003; 10:1683. ▪ 8. Downer MC, Moles DR, Palmer S, Speight PM. A systematic review of test performance in screening for oral cancer and precancer. Oral Oncol. 2004; 40:264. ▪ 9. Onizawa K, Nishihara K, Yamagata K Yusa. Factors associated with diagnostic delay of oral squamous cell carcinoma. Oral Oncol. 2003; 39:781. ▪ 10. Macpherson LM, McCann MF, Gibson J et al. The role of primary healthcare professionals in oral cancer prevention and detection. Br Dent J 2003; 195:277. ▪ 11. Fotos PG, Vicent SD, Hellstein JW. Oral candidosis: clinical, historical and therapeutic features of 100 cases. Oral Surg Oral Med Oral Pathol 1992; 74:41.

90. DOENÇAS VENÉREAS

José Antonio Sanches Júnior
Cyro Festa Neto
Celina Wakisaka Maruta

Doenças venéreas constituem um grupo de doenças infecciosas adquiridas predominantemente por contato sexual. Originalmente engloba cinco infecções: a sífilis (ou lues), a gonorréia (ou blenorragia), o cancróide (ou cancro mole), o linfogranuloma venéreo e a donovanose. Atualmente, este termo vem sendo substituído por doenças sexualmente transmissíveis, por compreender-se que quaisquer doenças em que o relacionamento sexual possa representar um dos meios de propagação devam ser englobadas sob esta denominação mais atual. Incluem-se, portanto, neste capítulo, o herpes genital e o condiloma acuminado. O fato de a transmissão não ocorrer exclusivamente pelo coito, mas também por via orogenital e sodomia, determina que as lesões primárias possam surgir em áreas além da genitália. Vários patógenos são reconhecidos como passíveis de transmissão pelo relacionamento sexual. A despeito do advento de terapêutica adequada para essas doenças, não houve erradicação e periodicamente uma ou outra recrudesce mais intensivamente, constituindo importante problema de saúde pública, causando freqüentemente outros transtornos como doença inflamatória pélvica, gravidez ectópica, infertilidade, dor pélvica crônica, neoplasia genital, eventos gestacionais adversos e até mesmo morte. Períodos epidêmicos podem ser explicados pelo elevado número de portadores assintomáticos e a conseqüente proteção inadequada dos preservativos na prevenção da transmissão[1,2].

SÍFILIS

O agente etiológico da sífilis (ou lues) é uma espiroqueta microaerofílica patogênica apenas para humanos, denominada *Treponema pallidum*. É doença sistêmica que acomete especialmente pele, sistema nervoso e cardiovascular. Com o advento da penicilina, houve declínio de sua incidência, entretanto, vem recrudescendo a partir da década de 1960 com a liberalização sexual e a partir dos anos 80 com o surgimento da aids. A transmissão não-sexual da sífilis é excepcional, referindo-se raros casos de infecção acidental e por transfusão de sangue. O treponema é muito frágil para ser transmitido por meio de assentos de vasos sanitários. É de ocorrência mais freqüente em adultos jovens seguida por adolescentes. Na *sífilis adquirida* o contágio se dá quase exclusivamente por meio do contato anogenital, com surgimento do cancro de inoculação. Na *sífilis congênita*, a transmissão faz-se por via transplacentária, em qualquer momento da gestação, ou na ocasião do parto através do contato com lesão genital materna específica[1,3].

A sífilis adquirida é dividida em *adquirida recente* (até um ano de evolução após o contágio e corresponde ao período de desenvolvimento imunitário da doença não tratada) e *adquirida tardia* (após o primeiro ano de evolução, nos casos não tratados ou tratados indevidamente). A sífilis adquirida recente pode apresentar lesões clínicas e ser subclassificada em *primária* e *secundária* ou ser assintomática e classificada[5] como *latente*. A doença adquirida tardia é denominada *sífilis terciária*, quando apresenta lesões clínicas cutâneas, ósseas, cardiovasculares, nervosas ou outras, e denominada *latente* quando assintomática[4].

QUADRO CLÍNICO

Sífilis adquirida recente primária – cerca de um terço de contatantes com lesão precoce de sífilis se torna infectado. No local da inoculação surge, após uma semana a três meses (em média três semanas), mácula eritematosa que rapidamente se torna pápula e erode ou ulcera (Fig. 11.28). Essa lesão é denominada protossifiloma ou cancro duro. Habitualmente indolor e única, pode ser múltipla em até 50% dos casos (inoculação em erosões múltiplas de herpes genital?), medindo de 0,5 a 2cm de diâmetro. A borda da lesão é infiltrada, endurecida e com fundo limpo. Após uma a duas semanas surge adenite satélite não-inflamatória, pouco dolorosa. O cancro pode desaparecer espontaneamente em quatro semanas, sem deixar cicatriz[1,3].

DOENÇAS DERMATOLÓGICAS

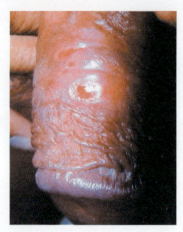

Figura 11.28 – Úlcera com borda bem delimitada e fundo limpo, correspondendo a um cancro duro.

Sífilis adquirida recente secundária – a disseminação hematogênica dos treponemas leva a manifestações clínicas que surgem cerca de quatro a oito semanas após o aparecimento do cancro duro que é denominado de secundarismo sifilítico ou luético. Podem ocorrer sintomas constitucionais com mal-estar, febre, anorexia, cefaléia, mialgias e artralgias. A erupção cutânea pode ser eritematomaculosa (roséola sifilítica), maculopapulosa ou papulosa (Fig. 11.29). Habitualmente é simétrica e não-pruriginosa, acometendo palmas das plantas dos pés. (Fig. 11.30). A presença de colarete descamativo na periferia das lesões (colarete de Biette) é sugestiva de lesão sifilítica. Observam-se, com freqüência, lesões mucosas, placas vegetantes perianais (condilomas planos), alopecia em clareira e linfadenopatia generalizada. Como as lesões são ricas em treponemas, torna-se importante ressaltar a contagiosidade dessa fase. Normalmente, ocorre regressão espontânea após 2 a 10 semanas[4,5].

Sífilis adquirida recente latente – não ocorrem manifestações dermatológicas visíveis ou sintomas nessa fase. O diagnóstico é feito apenas pelas reações sorológicas.

Sífilis adquirida tardia latente – não apresenta sinais clínicos e tampouco sintomas. O diagnóstico é feito pelas reações sorológicas positivas e pela história. Como nem sempre é possível o diagnóstico de sífilis tardia latente, rotula-se muitos casos como sífilis latente indeterminada. O estado de latência pode permanecer indefinido, seguir-se por uma reativação de sífilis secundária ou progredir para o estágio terciário.

Sífilis adquirida tardia cutânea (sífilis terciária) – a pele e a mucosa são os locais mais comumente envolvidos pela sífilis terciária (80% dos casos), seguido pelos ossos (9,6%). Entretanto, gomas podem aparecer em qualquer órgão. Na pele apresentam-se como lesões nodulares granulomatosas, placas psoriasiformes e lesões gomosas localizadas. Habitualmente, cicatrizam-se no centro, evoluindo com atividade na periferia das lesões, formando placas anulares ou arciformes. As gomas são muito destrutivas, formando cicatrizes importantes. Podem ocorrer perfurações da cartilagem nasal. Quanto maior o intervalo entre a infecção e o desenvolvimento das lesões terciárias mais solitário e mais destrutivo é o processo.

Sífilis adquirida tardia óssea – apresenta-se com periostite, osteíte gomosa, osteíte esclerosante e nódulos justarticulares. Os ossos mais comumente afetados são a tíbia, as clavículas, o crânio, a fíbula, o fêmur e o úmero.

Sífilis adquirida tardia cardiovascular – atualmente é muito rara. É extremamente tardia, raramente ocorre antes de cinco anos da infecção. O quadro mais freqüente é a aortite, que pode determinar insuficiência aórtica, aneurisma e estenose orificial das coronárias. Os treponemas têm predileção pela *vasa vasorum* da aorta e produzem inflamação crônica indolente que culmina em endarterite obliterante.

Sífilis adquirida tardia nervosa – após a resolução da sífilis secundária, as espiroquetas provavelmente permanecem dormentes no sistema nervoso central dos casos não tratados e possivelmente até mesmo dos casos tratados. A neurossífilis ocorre muito tardiamente, geralmente entre 5 e 35 anos após a infecção. A neurossífilis

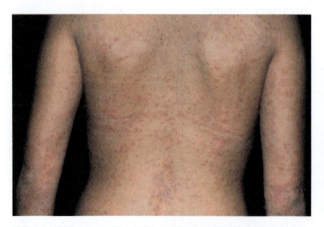

Figura 11.29 – Erupção eritematopapulosa da sífilis secundária.

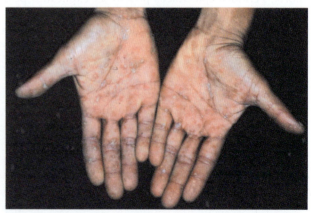

Figura 11.30 – Lesões eritematopapulosas, por vezes descamativas, características da sífilis secundária.

é classificada em: assintomática, meníngea, meningovascular, parenquimatosa, gomosa e formas mistas. A paralisia geral é uma meningoencefalite crônica caracterizada por quadro de demência e paralisia. A *tabes dorsalis* apresenta-se com perturbações da marcha, alterações dos reflexos, sinal de Romberg, sinal da pupila de Argyll-Robertson (pupilas que se acomodam para objetos, mas não reagem à luz), junta de Charcot e mau perfurante plantar (traumatismos repetidos por alteração da sensibilidade)[5,6].

Sífilis congênita – a passagem do *T. pallidum* através da placenta normalmente ocorre em qualquer fase da gestação. Dependendo da ocasião e da quantidade de espiroquetas que atravessa a barreira placentária, poderão ocorrer abortos, natimortos ou recém-nascidos com sífilis. A maioria das crianças é assintomática. Divide-se em sífilis congênita recente (as lesões clínicas aparecem ao nascimento ou até os dois primeiros anos de vida) e tardia (após o segundo ano de vida). Ambas podem apresentar-se com ou sem sinais clínicos.

Sífilis congênita recente – mais freqüentemente são observados baixo peso, hepatoesplenomegalia, anemia, icterícia, irritabilidade, choro débil e rinorréia sanguinolenta. As lesões cutâneas são placas mucosas orais e anogenitais (condilomas planos), pápulo-vesículas palmoplantares e fissuras periorais (rágades periorais). Ocorrem osteocondrites, com a característica pseudoparalisia de Parrot, que consiste na imobilização espontânea, pela dor intensa, do membro afetado, e choro ao toque.

Sífilis congênita tardia – aparecimento da tríade de Hutchinson (ceratite parenquimatosa, surdez labiríntica e dentes com entalhes nas bordas cortantes dos incisivos centrais superiores), das ranhuras de Parrot (cicatrizes lineares radiadas perilabiais e perianais), osteítes e periostites com tíbia em lâmina de sabre, nariz em sela e fronte olímpica. Pode haver comprometimento de estruturas nervosas com desenvolvimento de tabes e paralisia geral.

Sífilis e infecção pelo HIV/aids – na dependência da fase clínica, as lesões, nesses pacientes, podem ser mais numerosas ou extensas, com tempo mais prolongado para a cura em relação aos não co-infectados. Os títulos sorológicos são, em média, mais baixos ou até mesmo negativos devido ao fenômeno de prozona. Esses indivíduos são mais susceptíveis ao desenvolvimento de neurossífilis, e falhas no tratamento podem ocorrer[1,3].

DIAGNÓSTICO DIFERENCIAL

O diagnóstico diferencial da sífilis primária faz-se com o cancróide, a donovanose, o linfogranuloma venéreo, o herpes simples e as infecções bacterianas não-venéreas da pele. Raramente com o carcinoma espinocelular. Na sífilis secundária, faz-se com os exantemas infecciosos, farmacodermias e com a pitiríase rósea (erupção benigna, autolimitada, de etiologia desconhecida, que se manifesta com máculas eritematodescamativas disseminadas). Os diagnósticos diferenciais da sífilis cutânea terciária compreendem a tuberculose cutânea, a leishmaniose, a sarcoidose e os carcinomas.

DIAGNÓSTICO

O diagnóstico é feito pela clínica, pelos dados epidemiológicos e confirmado laboratorialmente.

EXAMES LABORATORIAIS

Pesquisa direta em campo escuro – o encontro de microrganismos espiralados com características do *T. pallidum* confirma o diagnóstico de cancro duro.

Reações sorológicas, não-treponêmicas, inespecíficas antilipídicas – VDRL *(venereal disease research laboratory)* e RPR *(rapid plasma reagin)* são de fácil execução, tituláveis, porém inespecíficas. Podem ser positivas em outras doenças (síndrome antifosfolipídica, lúpus eritematoso sistêmico, colagenoses, hepatite crônica, infecções, vacinações, medicamentos e transfusões). Necessitam de confirmação por meio das provas específicas antitreponêmicas. Entretanto, títulos altos costumam dever-se à sífilis. Tornam-se positivas em torno da segunda a quarta semanas do aparecimento do cancro. São indispensáveis no seguimento sorológico dos pacientes, por serem quantificáveis. A cura é evidenciada pela redução gradativa dos títulos. Elevação dos títulos significa reinfecção.

Reações antitreponêmicas – FTA-Abs *(fluorescent treponemal antibody absorption)*, TPHA *(Teponema pallidum haemagglutination)* e ELISA (teste imunoenzimático) são reações específicas que detectam anticorpos da classe IgG. Positivam-se a partir da terceira semana do aparecimento do cancro. As reações específicas com anticorpos anti-IgM fração 19-S podem ser úteis no diagnóstico da sífilis congênita, porém a sensibilidade do teste não é suficientemente satisfatória, podendo resultar em elevado percentual de resultados falso-positivos e falso-negativos. A positividade com IgM permite fazer o diagnóstico de infecção aguda no recém-nascido, e não a simples transferência passiva transplacentária de anticorpos maternos.

Liquor – na sífilis recente, primária e secundária, podem ocorrer, em cerca de 40% dos pacientes, pleiocitose e alteração das proteínas liquóricas, e em 25% dos indivíduos o VDRL ou o FTA-Abs tornam-se positivos, associados ou não à elevação nas proteínas e/ou celularidade. Positividade para o VDRL indica neurossífilis.

Radiografia de ossos longos – pode auxiliar o diagnóstico de sífilis congênita.

TRATAMENTO

- Sífilis recente primária (cancro duro) – penicilina G benzatina 2.400.000UI, por via intramuscular, dose única.
- Sífilis secundária e sífilis recente latente – penicilina G benzatina 2.400.000UI, por via intramuscular. Repetir a mesma dose após sete dias. Dose total: 4.800.000UI.
- Sífilis terciária ou sífilis latente tardia ou com duração ignorada – Penicilina G benzatina 2.400.000UI, por via intramuscular, em três aplicações, com intervalo de sete dias. Dose total: 7.200.000UI.
- Neurossífilis – penicilina G cristalina 18-24 milhões de UI, por via intravenosa, de 4/4 horas, 10 a 14 dias.
- Sífilis congênita no recém nascido – penicilina G cristaliana aquosa 50.000UI/kg, por via intravenosa, de 12/12 horas nos primeiros sete dias de vida e de 8/8 horas pelos próximos três dias, ou
- Penicilina G procaína 50.000UI/kg, por via intramuscular, uma vez ao dia por 10 a 14 dias.
- Sífilis congênita pós período neonatal – penicilina G benzatina 50.000UI/kg (até 2,4 milhões de unidades), por via intramuscular, se liquor negativo. Se neurossífilis: penicilina G cristalina aquosa 50.000UI/kg, por via intravenosa, de 4/4 horas por 10 a 14 dias.

Pacientes alérgicos à penicilina – a droga de primeira escolha para o tratamento de todas as formas de sífilis é a penicilina. O relato de alergia deve ser cuidadosamente avaliado para que se evite o uso de drogas menos eficazes ou com maiores possibilidades de efeitos colaterais ou adversos.

Tetraciclina ou eritromicina (estearato ou etilsuccinato): para a sífilis recente, 500mg de 6/6 horas, por via oral, durante 15 dias; para a sífilis tardia, 500mg 6/6 horas, por via oral, durante 30 dias.

Doxiciclina: 100mg de 12/12 horas, pode substituir a tetraciclina. Crianças com idade inferior a 12 anos devem usar eritromicina com dose ajustada para a idade.

Em gestantes, não utilizar o estolato de eritromicina. As tetraciclinas estão formalmente contra-indicadas. Gestantes com história comprovada de alergia à penicilina, confirmada por testes de sensibilidade padronizados, devem ser dessensibilizadas e imediatamente tratadas com penicilina. Na impossibilidade, podem ser tratadas com eritromicina (estearato) 500mg, por via oral, de 6/6 horas, durante 15 dias (sífilis recente) e 30 dias (sífilis tardia). Entretanto, essa gestante não será adequadamente tratada para fins de transmissão fetal, uma vez que não houve tratamento do feto – até o momento se reconhece apenas a penicilina como passível de transferência por via placentária, atingindo a circulação fetal –, sendo obrigatória à investigação e o tratamento adequado da criança logo após seu nascimento. É considerado tratamento inadequado para sífilis materna todo aquele realizado com qualquer medicamento que não seja penicilina G; ou tratamento incompleto (dose/tempo), mesmo tendo sido feito com penicilina G; ou instituição do tratamento dentro de 30 dias imediatamente anterior ao parto; ou quando o parceiro não foi tratado ou foi tratado inadequadamente (tratamento inconcluso, dose ou freqüência de aplicações de penicilina incorretas, uso de drogas alternativas à penicilina, relação sexual desprotegida com parceira infectada durante o tratamento) e manteve contato sexual com a gestante após o tratamento dela[1,6].

Reação ao tratamento – reação de Jarisch-Herxheimer é síndrome clínica com exacerbação das lesões cutâneas, mal-estar geral e febre que pode ocorrer após algumas horas da administração da primeira dose de tratamento. Trata-se com ácido acetilsalicílico (AAS). Pode ser prevenida ou diminuída com a administração de corticóide (20 a 40mg de prednisona, por via oral, dose única) – 1 a 12 horas antes do tratamento antimicrobiano. É importante ressaltar que a ocorrência dessa reação não se deve à alergia medicamentosa e que não contra-indica ou implica suspensão do tratamento[6].

Seguimento pós-tratamento – reações sorológicas a cada três meses por dois anos. Na sífilis recente, habitualmente, a negativação sorológica faz-se em seis a nove meses e na sífilis tardia em torno do segundo ano. As reações sorológicas lipídicas ou inespecíficas (VDRL/RPR) são as primeiras a apresentar quedas dos títulos e a se negativar. Pacientes com a persistência de anticorpos em títulos baixos após dois anos e exame de líquido céfalo-raquidiano normal são considerados curados, representando cicatriz sorológica. Elevação de quatro vezes ou mais nos títulos de anticorpos em relação ao último exame significa reinfecção, indicando necessidade de tratamento.

ORIENTAÇÕES

Sífilis congênita é doença de notificação compulsória. Notifique os casos de sífilis adquirida à Vigilância Epidemiológica do Município ou Estado, pois somente com a informação adequada podem-se planejar ações de controle eficazes. Devem ser encaminhados aos respectivos especialistas os casos de sífilis terciária.

CANCRÓIDE (CANCRO MOLE)

Doença infecciosa causada pelo bacilo gram-negativo *Haemophilus ducreyi*, transmitido diretamente através do contato sexual. É freqüente nos trópicos, com incidência muito maior nos homens, provavelmente pelo fato de as mulheres tornarem-se portadoras assintomáticas. O tempo de incubação é de dois a quatro dias.

QUADRO CLÍNICO

Seguida à transmissão do *H. ducreyi*, surge rapidamente pápulo-pústula que se torna úlcera de bordas descoladas da base e cortadas a pique, com fundo purulento e habitualmente dolorosa. Tem base mole, dado semiótico importante no diagnóstico diferencial do cancro sifilítico. Pode acontecer de a lesão típica de cancróide tornar-se endurecida, fato que deve levar à suspeita de co-infecção treponêmica. A localização é preferencialmente anogenital. As lesões são auto-inoculáveis e com freqüência múltiplas (Fig. 11.31). Em cerca de 25 a 50% dos casos os linfonodos regionais, mais freqüentemente unilaterais, tornam-se inflamados, liquefazem-se e fistulizam-se por orifício único[1,2,6].

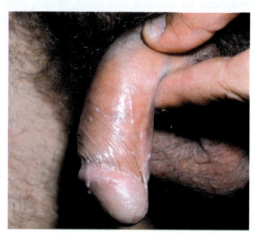

Figura 11.31 – Pápulas róseas, achatadas ou vegetantes, de condilomas acuminados no folheto interno do prepúcio e glande.

DIAGNÓSTICOS DIFERENCIAIS

Os diagnósticos diferenciais das úlceras genitais são cancro da sífilis primária, herpes genital, donovanose, carcinoma espinocelular, leishmaniose.

DIAGNÓSTICO

Faz-se pelo exame clínico, história de relação sexual recente suspeita e pelo exame bacterioscópico do esfregaço.

EXAMES LABORATORIAIS

Bacterioscopia: o encontro de bacilos gram-negativos, intra ou extracelulares, aos pares ou formando cadeias em esfregaço da ulceração confirma o diagnóstico.

TRATAMENTO

- Azitromicina: 1g por via oral, – dose única; ou
- Ceftriaxona 250mg, por via intramuscular, dose única; ou
- Tianfenicol 5g, por via oral, dose única; ou
- Ciprofloxacina 500mg, por via oral, de 12/12 horas, durante três dias (contra-indicado para gestantes, nutrizes e menores de 12 anos); ou
- Doxiciclina 100mg, por via oral, de 12/12 horas, durante 10 dias ou até a cura clínica (contra-indicado para gestantes, nutrizes); ou
- Tetraciclina 500mg, de 6/6 horas, durante 15 dias (contra-indicado para gestantes, nutrizes e menores de 12 anos); ou
- Sulfametoxazol/trimetoprima (800mg/160mg), por via oral, de 12/12 horas, durante 10 dias, ou até cura clínica; ou
- Eritromicina (estearato) 500mg, por via oral, de 6/6 horas, durante 7 dias.

ORIENTAÇÕES

Recomenda-se a higienização adequada da(s) lesão(ões) com água e sabão, podendo-se fazer uso de creme com antibiótico. A drenagem da linfadenite é contra-indicada. Se necessário, esvaziá-la por punção. É importante afastar sífilis e co-infecção pelo HIV. Não é doença de notificação compulsória, entretanto é relevante a comunicação dos casos à Vigilância Sanitária do Município ou Estado.

GONORRÉIA

É infecção da mucosa genital pela *Neisseria gonorrhoeae*. Eventualmente, acomete mucosa anal, orofaringe e olhos. É mais comum nos homens entre 15 e 25 anos de idade. Após coito infectante, o quadro clínico desenvolve-se, em geral, em dois a três dias.

QUADRO CLÍNICO

Após sintomas de ardor e prurido uretral, surge edema e hiperemia de meato com secreção purulenta abundante, principalmente pela manhã. Podem ocorrer disúria e polaciúria, sensação de mal-estar, febre e mais raramente adenomegalia. Embora a infecção acometa a uretra anterior, quando não tratada ou inadequadamente tratada pode envolver as glândulas parauretrais, próstata, epidídimo e testículos. Cerca de 10% dos homens infectados desenvolvem infecção assintomática, constituindo importante fator na disseminação da doença. Na mulher, a doença uretral é rara. Mais comumente, não há sintomatologia. Cerca de 60% das endocervicites gonocócicas são assintomáticas. Podem surgir sintomas não-específicos com secreção vaginal, disúria, sangramentos e bartolinites. Na progressão da doença, ocorre endometrite e salpingite, constituindo quadro de doença inflamatória pélvica, da qual o gonococo é das causas freqüentes. Infecção gonocócica disseminada é rara, sendo mais comum no gênero feminino durante o período menstrual, culminando com lesões cutâneas purpúricas e necróticas, em geral nas extremidades, febre e tenossinovite. Pode ocorrer artrite séptica[1,2,6].

EXAMES LABORATORIAIS

O diagnóstico é confirmado pelo encontro de diplococos gram-negativos nos núcleos dos leucócitos polimorfonucleares, em esfregaço da secreção purulenta corado pelo método de Gram. Pode-se confirmar o diagnóstico pela cultura em meio de Thayer-Martin, com crescimento do gonococo em dois a cinco dias.

TRATAMENTO

- Ofloxacino 400mg, por via oral, dose única (não indicada para pacientes menores de 18 anos); ou
- Cefixima 400mg, por via oral, dose única; ou
- Ciprofloxacino 500mg, por via oral, dose única (não indicado para menores de 18 anos); ou
- Ceftriaxona 250mg, por via intramuscular, dose única; ou
- Tianfenicol 2,5g por via oral, dose única.

ORIENTAÇÕES

Casos com possíveis complicações da gonorréia devem ser encaminhados ao urologista ou ginecologista. Notifique os casos de gonorréia à Vigilância Epidemiológica do Município/Estado, pois somente com informações adequadas podem-se planejar ações eficazes de controle.

URETRITES NÃO-GONOCÓCICAS

São as infecções uretrais mais comuns.

QUADRO CLÍNICO

São pouco sintomáticas, com secreção mucóide clara e escassa. É mais visível quando se comprime a uretra pela manhã. Na metade dos casos, é causada pela *Chlamydia trachomatis*. No homem, pode evoluir para prostatite e epididimite, e na mulher, para doença inflamatória pélvica. Outros agentes causais são *Ureaplasma urealyticum* (micoplasma T), *Trichomonas vaginalis*, *Corynebacterium genitalium*, *Candida albicans*, vírus do herpes simples e citomegalovírus[1,2,5].

DIAGNÓSTICO LABORATORIAL

A confirmação da infecção pela clamídia é pelo achado, em esfregaços, de pequeno número de células inflamatórias e ausência de gonococos e outros microrganismos. Tricomonas e *Candida* são evidenciados pelo exame direto. *Candida* e micoplasma crescem em culturas com meios adequados. O vírus do herpes e citomegálico são considerados como agentes etiológicos em face dos exames negativos e outros comemorativos, como, por exemplo, história prévia de infecção pelo *Herpervirus hominis*.

TRATAMENTO

Azitromicina 1g, por via oral, dose única; ou
Doxiciclina 100mg, por via oral, de 12/12 horas, durante sete dias; ou

- Eritromicina (estearato) 500mg, por via oral, de 6/6 horas, durante sete dias.

Em caso de persistência do corrimento, ou recidiva, tratar com eritromicina como recomendado acima, acrescentando-se metronidazol 2g, dose única.

ORIENTAÇÕES

O diagnóstico de uretrite não-gonocócica e sua etiologia são difíceis na maioria dos casos, sendo, com freqüência, necessário o encaminhamento ao urologista. Notifique os casos à Vigilância Epidemiológica do Município/Estado.

LINFOGRANULOMA VENÉREO

É infecção causada pela *Chlamydia trachomatis*, sorotipos L1, L2 e L3. Embora de distribuição universal e mais freqüente em regiões tropicais e subtropicais, sua freqüência está progressivamente diminuindo no Brasil, sendo raramente observada[1,2].

QUADRO CLÍNICO

As lesões cutâneas freqüentemente não são notadas. Quando observadas, na genitália externa, apresentam-se como lesões papulovesiculosas ou erosões. A manifestação mais característica é a polilinfadenopatia inguinal uni ou bilateral observada quase exclusivamente em homens, que surge cerca de duas a quatro semanas após a inoculação do agente etiológico. Os linfonodos comprometidos apresentam-se como massa volumosa com depressão central representada pelo ligamento de Poupard. Denomina-se bubão e abscede e fistuliza em vários pontos, com aspecto de crivos de chuveiro. Freqüentemente, os pacientes apresentam sintomas constitucionais, febre, dores articulares, mialgias durante o período de bacteriemia entre a inoculação e o aparecimento do bubão. Na mulher, pela diferença de drenagem linfática da região genital, raramente se observa bubão; entretanto, pode ocorrer a retite estenosante pelo comprometimento linfonodal perirretal. No homem, a retite estenosante pode ocorrer por variações anatômicas da drenagem da genitália externa ou por implantação direta na região anorretal. A fibrose com estase linfática leva à elefantíase da genitália. Pode ocorrer, além do linfedema crônico da genitália, ulcerações, fístulas e anoproctites[3].

DIAGNÓSTICO DIFERENCIAL

Sífilis primária, cancróide, herpes genital, linfogranuloma venéreo e carcinoma espinocelular. As lesões anorretais e perianais devem ser diferenciadas dos carcinomas, da hidradenite e da doença de Crohn. As linfadenites devem ser diferenciadas de processos inflamatórios e neoplásicos.

DIAGNÓSTICO LABORATORIAL

O diagnóstico é feito pelo encontro de clamídias, por meio de colorações com anticorpos monoclonais fluorescentes e métodos imunoenzimáticos. As reações de fixação de complemento e microimunofluorescência positivam-se habitualmente após 15 dias da inoculação. Cultura para clamídia pode estar indicada.

TRATAMENTO

- Doxiciclina 100mg, por via oral, de 12/12 horas, durante 21 dias; ou
- Eritromicina 500mg, por via oral, de 6/6 horas, durante, por 21 dias; ou
- Tetraciclina 500mg, por via oral, de 6/6 horas, durante 21 dias; ou
- Tianfenicol 500mg, por via oral, de 8/8 horas, durante 15 dias.

ORIENTAÇÕES

Não está indicada a drenagem cirúrgica da linfadenopatia. As seqüelas devem ser tratadas cirurgicamente. A despeito de não ser compulsória sua notificação, é recomendável que sejam relatados às agências de vigilância sanitária os casos diagnosticados. As complicações devem ser acompanhadas por coloproctologistas, urologistas e/ou ginecologistas[3].

DONOVANOSE

É doença de regiões tropicais e subtropicais, mais freqüente em negros, coincidindo com a faixa etária de maior atividade sexual. Também é relatada em crianças e em indivíduos sem história de vida sexual ativa. O agente etiológico é a *Calymatobacterium granulomatis (Klebisiella granulomatis, Donovania granulomatis)*, microrganismo gram-negativo, de crescimento intracitoplasmático. Nas lesões, os microrganismos são encontrados dentro de macrófagos e denominados de corpúsculos de Donovan. A questão da transmissão sexual da doença ainda é controversa, e deve-se ao fato de a maior parte das lesões localizar-se na genitália. A doença poderia ser de transmissão não-sexual por meio de fezes, do próprio paciente, contaminadas pelo microrganismo[1,2].

QUADRO CLÍNICO

Após o período de incubação, entre um e três meses surge(m) nódulo(s) subcutâneo(s) que ulcera(m) e sangra(m). A partir desse comprometimento inicial, as lesões podem tornar-se ulcerosas, vegetantes ou elefantiásicas. São descritas manifestações sistêmicas da doença, com acometimento osteoarticular, pulmonar, hepático, esplênico, entre outros[3].

DIAGNÓSTICOS DIFERENCIAIS

Infecções sexualmente transmissíveis mais comuns como cancro duro, cancróide, herpes genital. Os principais diagnósticos diferenciais não-venéreos são: carcinoma espinocelular, leishmaniose, histiocitose, tuberculose, doença de Behçet e farmacodermias.

DIAGNÓSTICO LABORATORIAL

A demonstração dos corpúsculos de Donovan em esfregaço de material proveniente das lesões sela o diagnóstico. O exame histopatológico pode ser bastante útil nos casos duvidosos.

TRATAMENTO

- Tianfenicol 2,5g (sob a forma de grânulos) dose única inicial, seguida de 500mg de 12/12 horas, durante duas semanas; ou
- Estreptomicina 1g, por via untramuscular, diária, durante 20-30 dias; ou
- Tetraciclina 500mg de 6/6 horas, durante 30-40 dias; ou
- Cloranfenicol 2-3g, por 3-4 semanas.

ORIENTAÇÕES

A despeito de não ser compulsória, sua notificação é recomendável às agências de vigilância sanitária. As complicações devem ser acompanhadas por coloproctologistas, urologistas e/ou ginecologistas.

HERPES GENITAL

Infecção causada pelo *Herpesvirus hominis* (HSV) tipo 2 e esporadicamente pelo tipo 1. Hospedeiros suscetíveis (sem anticorpos específicos contra o HSV), entrando em contato direto com lesões ativas de herpes simples, infectam-se com o HSV e desenvolvem, em mais de 90% das vezes, infecção subclínica, assintomática, tornando-se portadores sãos. Menos de 1% dos indivíduos infectados manifestam clinicamente a doença na ocasião do contágio. Diante de estímulos diversos, poderão desenvolver o herpes recidivante[3].

QUADRO CLÍNICO

Vesículas agrupadas sobre base eritematosa que evoluem para pústulas que se rompem, estendem-se perifericamente, cobrem-se de crostas para, então, cicatrizarem completamente em torno de 15 dias. A primoinfecção genitourinária, além da dor, leva, por vezes, à disúria e à dificuldade miccional importante. Freqüentemente, há adenopatia satélite. O herpes recidivante é clinicamente menos importante e cicatriza em 7 a 10 dias. Pode ser precipitado por febre, traumatismo local, estresse emocional ou físico e menstruação, além de outros fatores. De acordo com a extensão das lesões, a freqüência das recidivas e os tratamentos inadequados, podem ocorrer cicatrizes deprimidas. Nas mucosas, as vesículas rompem-se precocemente, dando lugar a lesões erodidas, aftóides. As lesões herpéticas nos imunossuprimidos, principalmente pela aids, costumam evoluir com úlceras extensas e tórpidas que não se curam espontaneamente. As lesões, inicialmente, são pruriginosas surgindo, subseqüentemente, ardor e dor[1,3].

DIAGNÓSTICOS DIFERENCIAIS

Todas as úlceras genitais estudadas anteriormente, doença de Behçet e farmacodermias.

EXAMES LABORATORIAIS

O diagnóstico é clínico. O exame citológico de esfregaços de lesão, corados habitualmente pelo Leishman ou Giemsa (método de Tzanck), pode elucidar casos difíceis, demonstrando-se células gigantes multinucleadas características do efeito citopático desse grupo de vírus. A demonstração do vírus por meio da microscopia eletrônica e cultura raramente faz-se necessária. Estudos sorológicos estão indicados nos casos suspeitos de primoinfecção e em inquéritos epidemiológicos.

TRATAMENTO

– Primoinfecção herpética importante

- Aciclovir, 400mg por via oral, com intervalos de 4 horas, omitindo-se tomadas noturnas, durante 7 a 10 dias; ou
- Valaciclovir 1g, por via oral, de 12/12 horas, durante 7 a 10 dias; ou
- Fanciclovir 250mg, por via oral, de 8/8 horas, durante 7 a 10 dias.

– Herpes dos imunossuprimidos

- Aciclovir, 400mg por via oral, com intervalos de 4 horas, omitindo-se tomadas noturnas, durante 7 a 10 dias; ou
- Aciclovir, 5 a 10mg/kg de peso, por via intravenosa, a cada 8 horas, por 7 a 10 dias ou até regressão das lesões.

– Herpes genital recorrente

Iniciar o tratamento com o aparecimento dos pródromos (artralgias, aumento da sensibilidade, pruridos).

- Aciclovir a 5% em creme, uso tópico, cinco vezes ao dia, durante sete dias; ou
- Aciclovir 400mg, por via oral, de 8/8 horas, durante cinco dias; ou
- Valaciclovir 500mg, por via oral, de 12/12 horas, durante cinco dias; ou
- Fanciclovir 125mg, por via oral, de 12/12 horas, durante cinco dias.

ORIENTAÇÕES

É importante o esclarecimento quanto à recidiva do processo e sua contagiosidade.

CONDILOMA ACUMINADO

Doença causada por papilomavírus humano (HPV), mais comumente HPV 6 e 11. Adquirido sexualmente, é mais comum em homens e mulheres na segunda e terceira décadas da vida.

QUADRO CLÍNICO

Apresenta-se como pápulas moles vegetantes de superfícies avermelhadas ou brancacentas, maceradas. Localiza-se, nos homens, mais comumente na glande e folheto interno do prepúcio (Fig. 11.32). Nas mulheres pode atingir toda a vulva até o intróito e a vagina.

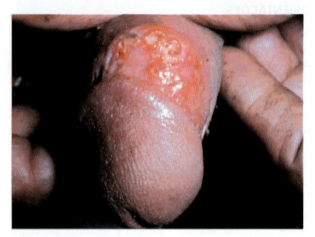

Figura 11.32 – Múltiplas úlceras, com fundo purulento, no folheto interno do prepúcio, de cancróide.

DIAGNÓSTICOS DIFERENCIAIS

Como diagnóstico diferencial lembrar: condilomas planos da sífilis, papulose bowenóide (condição histologicamente maligna, envolvendo papilomavírus humano, mas de evolução clínica benigna) e carcinoma espinocelular.

EXAMES LABORATORIAIS

O diagnóstico é clínico. Por vezes pode ser necessário o exame histopatológico para a confirmação diagnóstica[1,3].

TRATAMENTO

É feito na dependência do tipo clínico, número de lesões e local acometido. Recomenda-se abstinência sexual durante o período de tratamento.

- Podofilotoxina a 0,5% em solução ou gel: aplicar duas vezes ao dia durante três dias seguidos, semanalmente. Total de quatro a seis ciclos.
- Imiquimod: aplicar ao deitar, retirando pela manhã, três vezes por semana, no máximo por 16 semanas.
- 5-Fluorouracil a 5% em creme: aplicar uma vez ao dia, retirar após quatro a dez horas, conforme a tolerância, três vezes por semana, por várias semanas.
- Podofilina a 10 e 25% em tintura de benjoim: usada apenas em consultório por profissional experimentado.
- Ácido tricloroacético a 90%: usado apenas em consultório por profissional experimentado.
- Eletrocoagulação, fulguração ou crioterapia: usados apenas em consultório por profissional experimentado.
- Excisão cirúrgica com sutura: não está indicada pela possibilidade de implantação de novas verrugas nos pontos de sutura.

ORIENTAÇÕES

Realização, em casos suspeitos, de peniscopia por profissional capacitado, com ou sem biópsia. Notifique os casos para a Vigilância Epidemiológica do Município/Estado.

REFERÊNCIAS BIBLIOGRÁFICAS

1. Fitzpatrick TB, Eisen AZ, Wolff K et al. Dermatology in General Medicine. 5th ed. New York: McGraw Hill 1999. ▪ 2. Sampaio S. Rivitti, Dermatologia. São Paulo, Artes Médicas, 2ª edição, 2001. ▪ 3. Sexually transmitted diseases treatment guidelines 2002. Center for Disease Control and Prevention. MMWR Recomm Rep 2002; 51:1. ▪ 4. Lynn WA, Lightman S. Syphilis and HIV: a dangerous combination. Lancet Infect Dis 2004; 4:456. ▪ 5. Sulak PJ. Sexually transmitted diseases. Semin Reprod Med 2003; 21:399. ▪ 6. Sífilis, Cancro mole, Gonorréia, Herpes simples e Infecção pelo papilomavírus humano in Ministério da Saúde. Fundação Nacional de Saúde. Centro Nacional de Epidemiologia editores, Doenças infecciosas e parasitárias. Guia de bolso, 1ª ed, 1999.

MÓDULO 12

DOENÇAS DO SISTEMA NERVOSO

- Epilepsia
- Doença de Parkinson
- Acidente vascular cerebral
- Neuropatias periféricas
- Distúrbios do sono – abordagem ambulatorial
- Paralisia facial periférica

91. EPILEPSIA

Eduardo Genaro Mutarelli
Luís Otávio Sales Ferreira Caboclo

Epilepsia é a condição neurológica crônica mais comum. Com prevalência estimada em torno de 1% da população geral[1,2], seu impacto é ainda maior se considerarmos que a epilepsia afeta muitos pacientes jovens, em sua idade mais produtiva.

O diagnóstico de epilepsia é clínico. O relato das crises pelo paciente e pela testemunha desta é o pilar principal desse diagnóstico. Exames complementares como eletroencefalograma, a tomografia computadorizada de crânio e ressonância magnética de encéfalo podem sustentar e complementar o diagnóstico, mas nenhum desses exames possui sensibilidade ou especificidade que permitam sua utilização como principal instrumento diagnóstico.

Atualmente, diversas drogas antiepilépticas estão disponíveis no Brasil. Aliadas a medidas não-farmacológicas, essas drogas podem trazer um controle adequado das crises em 70 a 90% dos indivíduos com epilepsia[3,4]. Parte dos pacientes refratários ao tratamento clínico pode beneficiar-se de tratamento cirúrgico ou de outras modalidades terapêuticas, como dieta cetogênica ou estimulação vagal. A escolha do tratamento adequado depende do diagnóstico correto do tipo de epilepsia de cada paciente.

Neste capítulo abordaremos conceitos gerais sobre epilepsia, incluindo definição e dados epidemiológicos. Em seguida, discutiremos os aspectos relacionados ao diagnóstico das epilepsias, para passar então à abordagem do paciente com epilepsia, incluindo as medidas gerais e o tratamento farmacológico. Em seguida, apresentaremos um resumo das informações mais importantes das drogas antiepilépticas mais usadas na prática clínica. Por fim discutiremos o conceito de refratariedade ao tratamento clínico, sem, entretanto, discutirmos em detalhes as alternativas terapêuticas para pacientes com epilepsia refratária ao tratamento clínico, uma vez que o tratamento desses pacientes requer medidas e recursos disponíveis apenas em centros especializados no tratamento das epilepsias, e foge do escopo deste capítulo.

DEFINIÇÃO E PREVALÊNCIA

Epilepsia é definida como a ocorrência de duas ou mais crises epilépticas não provocadas. Por crise epiléptica entende-se manifestação de atividade epiléptica (excessiva ou hipersincrônica) de neurônios no cérebro, geralmente com caráter autolimitado[5]. Esta definição é neurofisiológica e nem sempre responde às questões diagnósticas na prática clínica. Do ponto de vista clínico, crise epiléptica é a manifestação clínica paroxística da hiperexcitabilidade neuronal. O diagnóstico de epilepsia é baseado fundamentalmente em dados clínicos. Alguns exames podem auxiliar no diagnóstico, mas a história contada pelo paciente e pela testemunha da crise define, em última instância, o diagnóstico.

A prevalência de epilepsia na população geral varia muito entre diferentes estudos, desde 3/1.000[6] até 57/1.000[7]. No Brasil, há poucos estudos sobre sua prevalência, mas é estimada entre 10,8 e 16,5/1.000[8]. De maneira geral, podemos considerar que as taxas de prevalência se situam em torno de 1% da população geral.

Epilepsia ativa é definida como aquela com crises nos últimos 12 meses ou, usando um conceito mais amplo, nos últimos 24 meses. A prevalência de epilepsia ativa é mais alta em duas faixas etárias distintas: as crianças e os idosos[9,10]. Em crianças, a prevalência pode chegar a 4%[11] e em pacientes com mais de 65 anos é de aproximadamente 1,5%.

DIAGNÓSTICO

A primeira questão a ser abordada diante de um paciente com suspeita de epilepsia ou crises epilépticas é se ele tem realmente epilepsia. A diferenciação entre crises epilépticas e outros eventos paroxísticos não-epilépticos, como síncopes, hipoglicemia e crises psicogênicas, por vezes é clara. Porém, em casos particulares, o diagnóstico é muito difícil, mesmo para especialistas em epilepsia, uma vez que síncopes podem ser acompanhadas de abalos mioclônicos, postura tônica em extensão ou automatismos[11], e crises psicogênicas podem assemelhar-se muito a crises verdadeiramente epilépticas, principalmente àquelas originadas nos lobos frontais[12]. Como orientação geral, o quadro 12.1 apresenta as principais características dos eventos paroxísticos para o diagnóstico diferencial.

Classicamente, a síncope é caracterizada por perda súbita da consciência de curta duração, em geral, o paciente não apresenta pródromo ou aura, ou seja, ele não tem um aviso que irá perder a consciência. Quando o paciente se lembra dos momentos que predeceram a síncope, ele descreve fenômenos negativos como escurecimento da visão ou como olha-se em um túnel, sensação de desfalecimento que escuta cada vez mais longe e, dependendo do quadro clínico, batedeira no coração, mas, em geral, não é claro o pródromo, e por isso as queixas que precedem a perda da consciência são mal definidas.

O paciente com epilepsia muitas vezes tem pródromo produtivo como, por exemplo, alucinação visual, formigamento, movimento involuntário, alteração no comportamento e, em geral, vem associada a movimentos involuntários: tônicos, clônicos ou tônico-clônicos, algumas vezes mioclônicos. Durante a crise epiléptica, o paciente pode sofrer traumatismo como mordedura de língua ou queda ao solo com traumatismo cranioencefálico ou dos membros. Em geral, ele se apresenta com a pele quente, cianótica ou ruborosa. Pelo esforço muscular, apresenta também após a crise um quadro de sonolência excessiva, confusão mental, desorientação que vai recuperando progressivamente, mas, mesmo após a recuperação da consciência, ele se queixa muitas vezes de dores no corpo pelo exercício excessivo, sonolência mantida que pode durar de 24 a 48 horas.

O quadro clínico da hipoglicemia é variável, dependente de quão baixa é a taxa de glicemia e o tempo que o paciente foi exposto a ela, mas de maneira geral os sintomas são muito parecidos com os da síncope, isto é, os fenômenos são negativos, o paciente vai ficando cada vez mais confuso, com sudorese fria, hipoacusia, tontura e alterações visuais.

Para essa regra, existem várias exceções. Por exemplo, a síncope convulsiva em que, pela hipoperfusão cerebral, o paciente assume postura em descerebração pela liberação de centros que facilitam o tônus muscular extensor e a crise de ausência que é de curta duração (poucos segundos), com perídodo pós-crítico extremamente curto, sem confusão mental ou sonolência, traumatismo ou perda urinária. É importante prestar muita atenção nas fases mais precoces da crise, quando ela ainda se apresenta em sua verdadeira essência, isto é, sem a contaminação de outros fenômenos que aparecem na evolução.

Uma vez que o diagnóstico de epilepsia tenha sido estabelecido, o próximo passo consiste em se definir o tipo de crise e a síndrome epiléptica. O tipo de crise e a síndrome epiléptica vão definir a abordagem diagnóstica e terapêutica, bem como trazer informações relativas ao prognóstico do paciente. Diante de um paciente com crises epilépticas, fazer o diagnóstico simplesmente de "crise epiléptica" é não ir além de fazer o diagnóstico de "febre" em paciente que pode ter gripe, meningite bacteriana ou linfoma.

O médico que atende e trata pacientes com epilepsia, seja ele epileptologista, seja neurologista ou clínico, deve estar familiarizado com a classificação diagnóstica das epilepsias. Em 1981, a ILAE (*International League Against Epilepsy*) publicou um esquema diagnóstico para as crises epilépticas (Quadro 12.2). Em 1989, foi publicado outro esquema para o diagnóstico das síndromes epilépticas (Quadro 12-3).

O tratamento adequado de um paciente com epilepsia só é possível após o diagnóstico correto. No início da era do tratamento medicamentoso das epilepsias, quando poucas drogas eram disponíveis, a opção do tratamento baseava-se no tipo de crise apresentado pelo paciente. Atualmente, o tratamento deve ser guiado não só pelo tipo de crise, mas também pela síndrome epiléptica do paciente.

Para o diagnóstico da síndrome epiléptica, além do tipo ou dos tipos de crise apresentados pelo paciente, outros dados devem ser considerados: idade de início das crises, etiologia da epilepsia, condição neurológica do paciente (presença de alteração cognitiva e/ou deficiências neurológicas, evolução do paciente com relação à epilepsia propriamente dita e com relação à sua condição neurológica, alterações encontradas no eletroencefalograma e resultados dos exames de neuroimagem.

Quadro 12.1 – Diagnóstico diferencial de crise de perda da consciência.

	Epilepsia	Síncope	Hipoglicemia
Consciência	Com/sem perda	Com/sem perda	Com/sem perda
Duração	Prolongada (minutos)	Curta (segundos)	Variável
Pródromo	Fenômenos positivos, alucinações, formigamentos	Fenômenos negativos (escurecimento de visão)	Fenômenos negativos (semelhantes à síncope)
Liberação do esfíncter	Mais comum	Menos comum	Ausente
Movimentos involuntários	Presentes	Ausentes	Ausentes
Traumatismo	Mordedura de língua	Raramente	Raramente
Pele	Quente, cianótica/rubor	Fria e pálida	Fria com sudorese
Pós-crítico	Prolongado, confusão	Curto	Variável
Postura	Qualquer	Ereta	Qualquer
Outros fenômenos		Náuseas, vontade de evacuar	
Eletrocardiograma	Normal	Normal/alterado	Normal
Eletroencefalograma, intercrítico	Alterado (90%)	Normal (98%)	Normal (98%)

Quadro 12.2 – Classificação das crises parciais e generalizadas.

Crises Parciais (focais)	

A) Crises parciais simples (sem comprometimento da consciência)
1. Com sinais motores
    focal motor sem marcha
    focal motora com marcha (jacksoniana)
    versiva
    postural
    fonatória
2. Com sintomas somatossensitivos ou sensitivos especiais
    somatossensitiva
    visual
    auditiva
    olfatória
    gustative
    vertiginosa
3. Com sinais ou sintomas autonômicos (incluindo sensação epigátrica, palidez, sudorese, rubor facial, piloereção e dilatação pupilar)
4. Com sintomas psíquicos (distúrbios das funções cerebrais superiores). Esses sintomas raramente ocorrem sem comprometimento da consciência e são muito mais comumente observados com crises parciais complexas
    disfásica
    dismnéstica (por exemplo: *déjà-vu*)
    cognitiva (por exemplo: estado onírico, distorções do sentido de tempo)
    afetiva (medo, raiva etc.)
    ilusões (por exemplo: macropsia)
    alucinações estruturadas (por exemplo: músicas, cenas)
	B) Crises parciais complexas (com comprometimento da consciência, pode começar como crise parcial simples)
	1. Início parcial simples seguido de comprometimento da consciência
	    com crise parcial simples (A1 a A4) seguida de comprometimento da consciência
	    com automatismos
	2. Com comprometimento da consciência desde o início
	    só com comprometimento da consciência
	    com automatismos
	C) Crises parciais evoluindo para crises secundariamente generalizadas
	1. Crises parciais simples (A) evoluindo para crises generalizadas
	2. Crises parciais complexas (B) evoluindo para crises generalizadas
	3. Crises parciais simples evoluindo para parciais complexas e depois para crises generalizadas

	Crises generalizadas (convulsivas ou não-convulsivas)
	A) Ausência
	1. Ausência típica
	    comprometimento da consciência isoladamente
	    com componentes clônicos leves
	    com componentes atônicos
	    com componentes tônicos
	    com automatismos
	    com componentes autonômicos
	2. Ausência atípica
	B) Crises mioclônicas: abalos mioclônicos (simples ou múltiplos)
	C) Crises clônicas
	D) Crises tônicas
	E) Crises tônico-clônicas
	F) Crises atônicas

	Crises epilépticas não-classificadas

Adaptado de: Commission, 1981.

Quadro 12.3 – Classificação das epilepsias e síndromes relacionadas à localização.

Epilepsias e síndromes relacionadas à localização (focais, locais, parciais)	2. Criptogênicas ou sintomáticas (em ordem de idade)

1. Idiopáticas (com início relacionado à idade)
• epilepsia benigna da infância com espículas centrotemporais
• epilepsia da infância com paroxismos occipitais
• epilepsia da leitura primária
2. Sintomáticas
• epilepsia parcial contínua progressiva crônica da infância (síndrome de Kojewnikow)
• síndromes caracterizadas por crises com modos específicos de precipitação
3. Criptogênicas
Epilepsias criptogênicas são presumidamente sintomáticas e a etiologia é desconhecida. Essa categoria difere da anterior pela falta de evidência de etiologia
	• síndrome de West (espasmos infantis)
	• síndrome de Lennox-Gastaut
	• epilepsia com crises mioclônico-astáticas
	• epilepsia com ausências mioclônicas
	3. Sintomáticas
	a) Etiologia não-específica
	    • encefalopatia mioclônica precoce
	    • encefalopatia epiléptica infantil precoce com surto-supressão
	    • outras epilepsias generalizadas sintomáticas não definidas acima
	b) Síndromes específicas
	    Crises epilépticas podem complicar muitas doenças. Nesse tópico estão incluídas doenças em que as crises são elemento de apresentação ou predominantes

Epilepsias e síndromes generalizadas	**Epilepsias e síndromes indeterminadas com relação a se focais ou generalizadas**
1. Idiopáticas (com início relacionado à idade – listadas em ordem de idade) • convulsões neonatais familiares benignas • convulsões neonatais benignas • epilepsia mioclônica benigna da infância • epilepsia-ausência da infância • epilepsia-ausência da juventude • epilepsia mioclônica juvenil • epilepsia com crises de grande mal do despertar • outras epilepsias generalizadas idiopáticas não definidas acima • epilepsias com crises precipitadas por modos específicos de ativação	1. Com crises generalizadas e focais • crises neonatais • epilepsia mioclônica grave da infância • epilepsia com ponta-onda contínua durante o sono de ondas lentas • afasia epiléptica adquirida (síndrome de Landau-Kleffner) • outras epilepsias indeterminadas não definidas acima 2. Sem crises inequívocas generalizadas ou focais
	Síndromes especiais Crises relacionadas a situações especiais • convulsões febris • crises isoladas ou estado de mal epiléptico isolado • crises ocorrendo apenas quando há um evento metabólico ou tóxico devido a fatores como consumo de álcool, drogas, eclâmpsia, hiperglicemia não-cetótica

Adaptada de: Commission, 1989.

Somente com a integração de todos esses dados é possível definir a síndrome epiléptica. Além de orientar o tratamento, o diagnóstico sindrômico é importante para a definição do prognóstico. Tomemos como exemplo dois casos comuns na prática clínica:

Caso 1 – criança de 7 anos, do gênero masculino, previamente hígida, sem antecedentes familiares de epilepsia ou de outra doença neurológica. Há cerca de um mês, os pais começaram a notar que ela apresenta episódios de parada comportamental súbita, perda de contato com o meio e piscamento bilateral. Esses episódios duram poucos segundos, após os quais a criança retoma a atividade em curso. Os pais acreditam que a criança apresenta esses episódios uma ou duas vezes ao dia. Eles relatam ainda que a criança vem apresentando dificuldades na escola nos últimos três meses. Não há relato de outros tipos de crise. Na primeira consulta, a criança apresenta exames clínico e neurológico normais. Realizada prova de hiperpnéia, ela apresenta crise de ausência típica com duração aproximada de 10 segundos. É realizado um eletroencefalograma, que mostra descargas epileptiformes freqüentes, com morfologia de complexos espícula-onda a 3/segundo, de projeção generalizada. Durante o exame, que durou 30 minutos, a criança apresentou quatro crises de ausência típica, sendo uma durante a sonolência e três durante a prova de ativação com hiperpnéia. O registro eletrográfico das crises evidencia complexos espícula-onda a 3/segundo de projeção generalizada, bilaterais, síncronos e simétricos, com início e fim abruptos, com duração de 8 a 20 segundos. Após o eletroencefalograma, é orientado o tratamento.

Caso 2 – mulher de 22 anos, com história de crises epilépticas há seis anos. Antecedente de crise febril aos 18 meses de idade; na época, teve crise tônico-clônica generalizada com duração de 15 minutos e que, segundo a mãe, teve abalos mais intensos no dimídio direito. Refere antecedente familiar de crise febril. Aos 16 anos, voltou a ter crises. Atualmente as crises iniciam-se sem febre, com aura descrita como sensação de desconforto epigástrico de caráter ascendente, seguida de parada comportamental, *staring* (olhar parado), automatismos mastigatórios, postura distônica de membro superior direito e automatismos do esquerdo. Depois de 1 a 2 minutos a crise termina, mas a paciente permanece confusa por 20 a 30 minutos; durante esse período, apresenta muita dificuldade de fala e de compreensão. No início do quadro, teve alguns episódios de generalização secundária, que se tornaram muito raros após o início do tratamento. A paciente foi inicialmente tratada com carbamazepina. Teve boa resposta ao tratamento, e ficou dos 16 aos 20 anos sem crises. Aos 20 anos de idade voltou a ter crises. Valproato foi adicionado à carbamazepina, mas ela continuou tendo crises, que se tornaram progressivamente mais freqüentes. Na consulta inicial, a paciente refere estar tendo aproximadamente uma crise com perda de consciência por semana, além de auras isoladas com freqüência variável. O exame clínico geral é normal, e ao exame neurológico ela apresenta discreta deficiência de memória verbal. É realizado eletroencefalograma, que mostra surtos de ondas lentas em região temporal esquerda e raras ondas agudas na mesma região. Após o eletroencefalograma, é solicitada ressonância magnética de encéfalo, que mostra esclerose hipocampal esquerda.

Discussão dos casos

No **caso 1**, uma criança previamente hígida começa a apresentar crises de ausência freqüentes. Embora os pais só percebam uma ou duas crises por dia, é possível que a criança tenha mais de 10 crises diárias. O eletroencefalograma apresenta-se bastante alterado, com descargas freqüentes e registro de quatro crises. Os dados clínicos e eletroencefalográficos apontam para o diagnóstico sindrômico de epilepsia-ausência da infância. Nessa síndrome epiléptica bem definida, as crises apresentam comportamento espanioléptico, ou seja, crises muito freqüentes. A resposta ao tratamento – com valproato de sódio ou com etossuximida (não disponível no Brasil) – é favorável na maioria das vezes. O prognóstico, a longo prazo, também é bom, com a significativa maioria dos pacientes ficando livre de crises e sem medicação na adolescência ou quando adultos jovens.

No **caso 2**, a paciente apresenta menor freqüência de crises e alterações menos evidentes ao eletroencefalograma. Porém, nesse caso os dados clínicos e eletroencefalográficos sugerem o diagnóstico de epilepsia do lobo temporal mesial. A ressonância magnética mostrou esclerose hipocampal como etiologia da epilepsia. Diferente do primeiro caso, o prognóstico dessa paciente não pode ser considerado favorável[45]. A probabilidade de a crise melhorar com o tratamento clínico é baixa. E, se esse tratamento for eficaz, a paciente deverá mantê-lo indefinidamente.

Esses dois casos ilustram a importância do diagnóstico sindrômico para a definição do tratamento e do prognóstico. Após esse diagnóstico, pacientes e familiares podem ser orientados com relação à possibilidade de resposta ao tratamento clínico, indicação de outras alternativas terapêuticas (como cirurgia) e prognóstico a longo prazo.

Além da história e dos exames clínico e neurológico, o eletroencefalograma e os exames de neuroimagem são usados no diagnóstico das síndromes epilépticas e em determinados casos a análise do líquido cefalorraquidiano faz-se necessária.

ELETROENCEFALOGRAMA

Nos últimos anos, exames complementares de alta tecnologia, como ressonância magnética, magnetoencefalografia e tomografia por emissão de pósitron (PET scan), tornaram-se disponíveis em vários centros. Porém, na investigação de pacientes com epilepsia, o eletroencefalograma continua o exame complementar mais importante.

Em grande parte desses pacientes, o exame pode detectar alterações específicas da atividade elétrica cerebral, chamadas de descargas epileptiformes. Essas descargas são muitas vezes influenciadas pelo sono e pelo despertar. Assim, todas as pessoas com suspeita de epilepsia devem realizar o registro eletroencefalográfico em vigília e sono. Mais de 40% dos pacientes com epilepsia podem apresentar o eletroencefalograma normal; porém, se exames seriados forem realizados, com o uso de métodos apropriados de ativação, principalmente com registro durante o sono, o número de exames falso-negativos cai para 8%[8]. Outras técnicas de ativação, como a hiperventilação e a fotoestimulação intermitente, também devem ser empregadas rotineiramente.

Por se tratar de exame não-invasivo e de baixo custo, o eletroencefalograma é usado no diagnóstico da epilepsia e, em alguns casos, no acompanhamento do tratamento; algumas drogas antiepilépticas, como o valproato de sódio, possuem a propriedade de normalizar o eletroencefalograma, e esse dado pode ser utilizado para se verificar a resposta à terapêutica medicamentosa.

NEUROIMAGEM

A tomografia computadorizada de crânio e a ressonância magnética de encéfalo são as modalidades de neuroimagem estrutural mais utilizadas no diagnóstico de pacientes com epilepsia. A ressonância magnética é superior à tomografia computadorizada na investigação diagnóstica de epilepsia e na avaliação de pacientes com epilepsia refratária, candidatos a tratamento cirúrgico[14,15] e só deve ser substituída pela tomografia em caso de contra-indicação para sua realização.

Nem todos os pacientes com epilepsia necessitam de investigação complementar com exames de neuroimagem estrutural. Os pacientes com quadro clínico compatível com uma das síndromes epilépticas idiopáticas, seja generalizada (como, por exemplo, epilepsia-ausência da infância) seja parcial (por exemplo epilepsia parcial benigna da infância com paroxismos centrotemporais), prescindem dessa investigação[14,15]. Os indivíduos que apresentam crises refratárias ao tratamento devem ser investigados. Da mesma forma, naqueles em que se suspeita de epilepsia sintomática (secundária a outra doença), a investigação com neuroimagem deve ser conduzida.

A sensibilidade dos exames de neuroimagem é variável. Mesmo pacientes com quadro clínico de epilepsia focal sintomática podem apresentar exame de ressonância magnética de encéfalo normal.

TRATAMENTO

Em 1857, um obstetra inglês, Sir Charles Locock, introduziu o brometo de potássio como tratamento eficaz para a epilepsia em mulheres. Essa foi a primeira droga eficaz no tratamento das epilepsias. Desde então, pacientes, médicos e a indústria farmacêutica ansiaram por drogas que viessem a tratar de forma segura e eficaz a absoluta maioria dos epilépticos. A descoberta do efeito de drogas como o fenobarbital e o valproato e o desenvolvimento de drogas com mecanismos de ação especificamente voltados para o tratamento da epilepsia, como a vigabatrina e a lamotrigina, trouxeram novas esperanças para médicos e pacientes. As drogas atualmente disponíveis, aliadas a medidas não-farmacológicas, podem ser eficazes em até 90% dos pacientes com epilepsia[4].

A partir do diagnóstico do tipo de crise e da síndrome epiléptica, podemos então responder a questões que determinarão a abordagem do paciente:

1. O tratamento farmacológico é necessário?
2. Qual droga deve ser usada?
3. Além do tratamento farmacológico, quais as outras medidas indicadas?
4. Por quanto tempo o paciente deve ser tratado?

Partindo do diagnóstico das crises e síndromes epilépticas mais comuns em adultos, responderemos a essas questões.

INDICAÇÃO DE TRATAMENTO

Seizures beget seizures – o aforisma de Gowers, de 1881, de que crises "atraem" crises, lançou as bases para a idéia de que toda crise epiléptica deve ser tratada, devido ao risco de precipitar ou facilitar a ocorrência de novas crises. Porém, nem todo paciente que apresenta uma crise epiléptica inequívoca necessita de tratamento farmacológico. A decisão de instituir ou não um tratamento com drogas antiepilépticas deve basear-se no risco de recorrência de crises no futuro, uma vez que, se iniciado, o tratamento deve ser mantido por no mínimo dois ou três anos.

O risco de recorrência de ataques após uma crise única é pequeno. Porém, algumas situações trazem prognóstico diferente. Por exemplo: um adulto jovem que apresenta uma crise tônico-clônica generalizada ao despertar, após privação de sono, e que apresenta eletroencefalograma evidenciando atividade irritativa generalizada, possivelmente possui epilepsia generalizada idiopática. Nesses pacientes, a ocorrência de mioclonias é freqüentemente subvalorizada, e o diagnóstico de epilepsia mioclônica juvenil não é firmado. Pacientes com epilepsia mioclônica juvenil precisam, na absoluta maioria dos casos, de tratamento a longo prazo. Assim, esse paciente poderia iniciar tratamento com drogas antiepilépticas após a primeira crise.

De maneira geral, devemos considerar os fatores envolvidos na probabilidade de recorrência de ataques após a primeira crise para indicar o início do tratamento. São fatores que aumentam a probabilidade de recorrência de crise: crise parcial; alterações em exames de eletroencefalograma e ressonância magnética; idade de ocorrência da crise, isto é, muito jovem ou idosos; alteração no exame neurológico; doenças associadas e história familiar são, portanto, fatores que influenciam na decisão a favor de se iniciar o tratamento. A probabilidade de recorrência é de 50 a 90% nos pacientes com eletroencefalograma ou ressonância magnética alterados[16], assim a etiologia da crise e o eletroencefalograma são os fatores preditores mais importantes para a eventual recorrência de crises[17,18] e, portanto, na decisão de se iniciar tratamento.

DROGAS ANTIEPILÉPTICAS

A escolha da droga antiepiléptica em cada caso se baseia no tipo de crise e na síndrome epiléptica de cada paciente. A definição das síndromes epilépticas teve grande impacto no manejo dos pacientes com epilepsia[13].

Alguns conceitos básicos referentes a qualquer droga antiepiléptica devem ser conhecidos para que o manuseio dessas drogas na prática clínica seja adequado.

Biodisponibilidade é a fração da dose administrada que alcança a corrente sangüínea e depende da via de administração empregada. Por definição, após o uso por via intravenosa, é igual a 100%. Após a administração por via oral, há variações dependendo da droga e de sua formulação. Uma mesma droga antiepiléptica pode ter biodisponibilidades variadas em preparações de diferentes laboratórios. Essa diferença é pequena, mas em pacientes que apresentam níveis séricos próximos do nível de intoxicação, por um lado, ou próximos do limiar inferior de eficácia da droga, isso pode ter como conseqüência intoxicação pela droga ou ocorrência de crise relacionada a baixo nível sérico.

Após sua administração, o nível sérico da droga atinge um pico sérico máximo, e em seguida diminui progressivamente. Essa diminuição se dá em duas fases: uma fase rápida, devida à distribuição da drogas nos vários compartimentos corporais; e uma fase lenta, decorrente da metabolização da droga e de sua eliminação do organismo. As drogas antiepilépticas que atingem mais rapidamente picos séricos mais altos têm maior potencial de causar efeitos colaterais após sua administração. Por isso, o uso de preparações com liberação lenta pode minimizar esses efeitos.

As drogas antiepilépticas são eliminadas por via hepática e/ou renal. Algumas sofrem metabolização hepática, e outras são excretadas sem ser metabolizadas. A metabolização hepática pode gerar metabólitos ativos (como no caso da carbamazepina, por exemplo) que podem contribuir para os efeitos colaterais do medicamento.

A meia-vida da droga é o tempo necessário para a redução em 50% do nível sérico após o término da absorção e da distribuição, depende da metabolização e de sua excreção e é o principal fator determinante do intervalo das administrações diárias. Drogas com meia-vida curta requerem mais tomadas por dia, o que pode ser um inconveniente para pacientes que farão uso crônico desses medicamentos. A meia-vida determina também quanto tempo é necessário para que níveis séricos estáveis sejam alcançados após o início do uso do medicamento. De maneira geral, isso ocorre após um período de cinco meias-vidas da droga em questão.

Uma das questões farmacocinéticas mais importantes com relação às drogas antiepilépticas é a que se refere à interação entre esses medicamentos. Pacientes com epilepsia de difícil controle freqüentemente fazem uso de mais de uma droga antiepiléptica. Muitas dessas drogas são metabolizadas pelos mesmos sistemas enzimáticos, e seu uso concomitante leva a alterações de metabolização, excreção e meia-vida que podem ter impacto significativo na prática clínica. As interações mais importantes serão citadas no apêndice.

Orientação geral

As características farmacocinéticas das diferentes drogas antiepilépticas devem ser consideradas na escolha do medicamento em cada caso. Porém, o que define em última análise o medicamento a ser utilizado é sua eficácia nos diferentes tipos de crises e síndromes epilépticas. Sempre que possível, deve-se optar pela monoterapia. Caso não se obtenha o controle adequado das crises faz-se a substituição da primeira droga antiepiléptica por outra. Se a segunda droga controlar as crises, deve-se descontinuar a primeira. Caso não se obtenha sucesso, deve-se encaminhar o paciente ao especialista, pois a probabilidade de controle é menor que 11% e a possibilidade de cirurgia para epilepsia deve ser considerada.

Escolha nas crises parciais – para o tratamento das crises parciais, são consideradas drogas de primeira escolha a oxcarbazepina, a carbamazepina e a fenitoína. A escolha entre as drogas é feita a partir de fatores clínicos e das características farmacocinéticas desses medicamentos. O fenobarbital também é eficaz para crises parciais, mas seu uso é limitado pelos efeitos colaterais, principalmente sedação e sonolência. O valproato de sódio, droga com amplo espectro de eficácia, tem efeito também sobre as crises parciais, porém geralmente em doses maiores que as utilizadas para o tratamento de crises generalizadas[19]; por isso, seu uso no tratamento das crises parciais é limitado, em geral sendo restrito a situações em que o paciente apresenta co-morbidade que pode ser tratada com valproato, como, por exemplo, a enxaqueca.

Entre os medicamentos novos, a lamotrigina e o topiramato podem ser eficazes nas crises parciais, mas em geral não são considerados de primeira linha, sendo usados nos casos refratários[20-22]. A gabapentina apresenta eficácia limitada, em geral inferior à carbamazepina e à fenitoína; é usada freqüentemente em pacientes idosos, pois tem baixo potencial de interação com outras drogas e é excretada inalterada por via renal, apresentando por isso características farmacocinéticas favoráveis para uso nessa faixa etária.

Escolha nas crises generalizadas – o valproato de sódio é a droga de primeira escolha para o tratamento das crises primariamente generalizadas – ausências, mioclônicas, tônico-clônicas, tônicas, clônicas e atônicas. Por isso, é muito usado em pacientes com síndromes epilépticas generalizadas, como a epilepsia mioclônica juvenil, epilepsia-ausência da infância e epilepsia-ausência da juventude. É disponível em diferentes formas. A mais usada é o sal valproato. A droga é disponível também como ácido valpróico, que, entretanto, causa mais efeitos colaterais gastrintestinais, principalmente epigastralgia, náuseas e vômitos. Assim, seu uso é preferível sempre que possível (atualmente, muitas das unidades de saúde da rede pública possuem apenas ácido valpróico para distribuição para a população carente).

Na década de 1990, foi lançado o divalproato de sódio, composto oligomérico contendo uma molécula de ácido valpróico ligada a uma molécula de valproato de sódio. Essa preparação apresenta melhor perfil de efeitos colaterais, principalmente gastrintestinais. O divalproato é disponível em preparação *sprinkle*-microgrânulos que são administrados junto com a comida, levando a uma absorção mais lenta e diminuindo assim os efeitos colaterais decorrentes do pico de dose (principalmente o tremor).

Os pacientes com epilepsia generalizada idiopática (principalmente crianças), exclusivamente com crises de ausência, podem ser tratados com etossuximida, considerado o medicamento de primeira escolha para o tratamento de crises de ausência típica. Esse medicamento, entretanto, não é disponível comercialmente no Brasil, podendo ser importado da Argentina com custo razoável e acessível.

Os pacientes com crises generalizadas que não toleram o tratamento com valproato de sódio ou que não obtém controle adequado das crises com essa droga podem beneficiar-se do uso de topiramato ou de lamotrigina[23,24]. Essas novas drogas, entretanto, parecem ter eficácia menor que o valproato de sódio[25].

Outros fatores que influenciam na escolha da droga antiepiléptica

Gravidez – um terço das grávidas com epilepsia terão aumento das crises quando comparado ao período anterior ao da gravidez, possivelmente por diminuição do nível sérico da droga antiepiléptica[26]. Sabemos que a crise convulsiva pode ser prejudicial ao feto e que algumas drogas antiepilépticas têm mais efeitos colaterais que podem causar malformação no feto; dessa maneira, devemos equilibrar os riscos aos benefícios.

Quando a gravidez é programada e a paciente está bem controlada, isto é, não tem tido crises há pelo menos dois anos, é possível propor a retirada da medicação[27]. Caso o uso da droga antiepiléptica esteja indicado, deve-se dar preferência ao medicamento com melhor controle de crise, uma vez que todas as drogas antiepilépticas estão associadas a algum grau de malformação e, portanto, não se deve trocá-las com base na redução do risco de malformação. Entretanto, em grávidas que tenham história familiar de defeito em tubo neural, deve-se evitar a carbamazepina e o valproato[27].

É recomendada a suplementação com ácido fólico durante toda a gravidez e de vitamina K no último mês de gravidez. Também é recomendável a realização de ultra-sonografia morfológica (ultra-som anatômico) na 12ª, 16ª e 20ª semanas de gestação[27].

Doenças associadas – conhecendo a farmacocinética, a farmacodinâmica e as reações adversas das drogas antiepilépticas, pode-se prescrevê-las adequadamente diante de várias doenças. Estas informações estão fornecidas ao final do capítulo (no apêndice), mas, como regra prática, podemos dizer que:

- Em pacientes com doença hepática deve-se, de maneira geral, dar preferência à gabapentina e ao levetiracetam e evitar-se carbamazepina, valproato e fenitoína.
- Pacientes com doença renal não devem receber fenobarbital, gabapentina, levetiracetam e topiramato.
- Em pacientes com lesões de pele deve-se dar preferência a gabapentina, valproato e levetiraceam, e utilizar, em último caso, lamotigina, carbamazepina, fenitoína e oxcarbazepina.
- Em relação a outros efeitos colaterais, em pacientes em que o ganho de peso é considerado problema pode-se introduzir o topiramato e evitar o valproato e a gabapentina.
- Naqueles em que a produção intelectual, a cognição e a concentração são importantes, deve-se evitar o topiramato e o fenobarbital e dar preferência ao levetiracetam e à lamotrigina, e lembrar que à carbamazepina e a oxcarbazepina podem causar hiponatremia[28,29].

MEDIDAS NÃO-FARMACOLÓGICAS

Além do tratamento com drogas antiepilépticas, algumas medidas gerais podem contribuir para o controle de crises em pacientes com epilepsia. Essas vão depender da síndrome epiléptica em questão em cada caso.

No tratamento da epilepisia mioclônica juvenil, tão importante quanto o tratamento medicamentoso, é evitar os fatores precipitantes de crises como a privação de sono[30]. Pacientes com epilepsia mioclônica juvenil que não têm higiene de sono adequado podem não obter controle adequado de suas crises, principalmente das mioclonais; nesse caso, a resistência ao tratamento é definida como pseudo-refratariedade, uma vez que não decorre da refratariedade às drogas antiepilépticas propriamente ditas.

Pacientes com epilepsias fotossensíveis podem ter suas crises controladas simplesmente evitando expor-se a situações de estímulo, como luzes estroboscópicas.

Outros fatores precipitantes importantes são o estresse, o uso de álcool e os fatores hormonais. Muitas mulheres com epilepsia apresentam piora das crises no período perimenstrual; sendo que o tratamento pode ser reorientado nessa fase do ciclo menstrual, por exemplo com o uso de benzodiazepínicos por poucos dias.

TEMPO DE TRATAMENTO

Assim como a decisão de se iniciar ou não o tratamento com drogas antiepilépticas, bem como qual droga usar, a decisão de quando interromper o tratamento medicamentoso também depende diretamente do tipo de epilepsia que está sendo tratado.

Há uma regra comum na prática clínica indicando que após dois anos (ou cinco anos, em análises mais conservadoras) sem crises a interrupção do tratamento pode ser considerada. Novamente, isso varia em cada caso e em cada paciente. Algumas síndromes epilépticas são idade-dependentes, e o tratamento só é necessário até a adolescência ou até o final da segunda década. Esse é o caso, por exemplo, dos pacientes com epilepsia-ausência da infância (epilepsia generalizada idiopática) ou com epilepsia parcial benigna da infância com paroxismos centrotemporais (epilepsia rolândica). Por outro lado, algumas síndromes epilépticas apresentam prognóstico reservado com relação à possibilidade de retirada da medicação. Pacientes com epilepsia mioclônica juvenil, por exemplo, têm probabilidade maior que 90% de recorrência de crises se a medicação for interrompida. Da mesma forma, pacientes com epilepsia do lobo temporal com esclerose hipocampal evidenciada pela ressonância magnética de encéfalo não devem ter seu tratamento interrompido, devido à alta probabilidade de recorrência de crises.

Outros fatores importantes que devem ser levados em consideração na decisão de descontinuar a droga antiepiléptica são: uso de baixas dose com bom controle, rápido controle das crises, epilepsia idiopática, e exames de imagem, eletroencefalograma e neurológico normais. Já os fatores que influenciam na decisão de prosseguir com a medicação são: controle inicial difícil, uso de mais de um medicamento para o controle das crises, eletroencefalograma anormal ou que piore na retirada, alteração no exame neurológico ou no de imagem[31].

Refratariedade – a despeito de todas as drogas antiepilépticas disponíveis, uma parcela significativa dos pacientes não responde ao tratamento clínico. Embora haja controvérsias na definição do que seria epilepsia refratária[32,33], na maioria dos centros de epilepsia os pacientes são considerados como intratáveis clinicamente quando continuam a ter crises, a despeito do tratamento adequado em monoterapia com pelo menos dois medicamentos de primeira linha[34,35]. Estima-se que de 10 a 30% dos pacientes com epilepsia não obtêm controle adequado de suas crises com tratamento medicamentoso[3,4].

A resposta ao tratamento medicamentoso depende de uma série de fatores, que incluem a idade do paciente, o tipo de crise epiléptica, a freqüência de crises e o tempo de evolução da epilepsia antes do início do tratamento. Alguns fatores são relacionados a mau prognóstico com relação ao controle dos ataques, como idade de início precoce das crises[36,37], crises freqüentes, crises com generalização secundária, ausência de controle das crises com a primeira droga antiepiléptica em regime adequado[38,39], uso de mais de duas drogas antiepilépticas[38], presença de lesão estrutural nos exames de neuroimagem, retardo mental e anormalidades do exame neurológico[40].

Provavelmente, o fator preditivo mais importante para a resposta ao tratamento clínico é a síndrome epiléptica a ser tratada. As síndromes epilépticas com crises parciais tendem a ser mais difíceis de tratar que as epilepsias generalizadas[41]. Por exemplo, a epilepsia do lobo temporal associada à esclerose hipocampal é claramente associada a uma má resposta ao tratamento com drogas antiepilépticas[42].

APÊNDICE

DROGAS ANTIEPILÉPTICAS

- Drogas tradicionais – fenobarbital/primidona, fenitoína, carbamazepina, valproato de sódio, benzodiazepínicos.
- Novas drogas – oxcarbazepina, vigabatrina, gabapentina, topiramato, lamotrigina, levetiracetam: não disponível no Brasil.

DROGAS TRADICIONAIS

Carbamazepina

– Indicação: é uma das drogas de primeira escolha para o tratamento de crises parciais e generalizadas (excluindo ausências e mioclonias) e das crises secundariamente generalizadas. É eficaz nas epilepsias localizadas idiopáticas e nas sintomáticas. Não deve ser usada em crises de ausência e crises mioclônicas, pois tem o potencial de agravá-las[43]. Portanto, não deve ser indicada em pacientes com epilepsias generalizadas idiopáticas.

– Farmacocinética:
Absorção lenta e errática.
Biodisponibilidade: 75-85%.
Meia-vida: 12-16 horas.

A carbamazepina é metabolizada no fígado, pelo sistema microssomal P_{450}, com formação do metabólito ativo epóxido- carbamazepina, responsável por parte dos sintomas de toxicidade. É auto-indutora de seu metabolismo: após os primeiros 30 dias de tratamento, tende a haver redução da meia-vida e do nível sérico, com necessidade de ajuste da dosagem.

– Efeitos colaterais comuns: tontura, ataxia, sonolência, turvação visual, diplopia, hiponatremia, leucopenia. Efeitos colaterais cardíacos (distúrbios de condução, bradicardia, prolongamento do intervalo QT) são raros, mas já foram descritos. *Rash* cutâneo e síndrome de Stevens-Johnson são efeitos idiossincrásicos raros, porém graves.

– Interações medicamentosas: por ser indutora do sistema microssômico hepático, pode reduzir o nível sérico de outras drogas antiepilépticas, como o fenobarbitol, o valproato de sódio, o topiramato e a lamotrigina. Tem efeito variável sobre a fenitoína, podendo aumentar ou diminuir seu nível sérico. Diminui a eficácia de anticoncepcionais orais.

– Dose:
400 a 2.400mg/dia (8 a 20mg/kg/dia).
Três a quatro doses diárias. A formulação de liberação controlada (Tegretol CR®) pode ser administrada

em 2 doses diárias. A dose máxima em adultos é determinada pela eficácia clínica (controle das crises) ou por sinais de intoxicação.
- Apresentações disponíveis:
  - Tegretol®: comprimidos de 200 e 400mg; suspensão oral a 2% (20mg/ml).
  - Tegretol CR® (liberação lenta): comprimidos de 200 e 400mg.
  - Tegretard®: comprimidos de 200 e 400mg.
  - Carbamazepina: comprimidos de 200 e 400mg.

Fenitoína
- Indicação: a fenitoína é droga de primeira escolha no tratamento de crises parciais e de crises secundariamente generalizadas. É o medicamento mais usado no tratamento do *status epilepticus*, quando por via intravenosa.
- Farmacocinética: a fenitoína é rapidamente absorvida no intestino. A meia-vida é de 22 horas em média quando usada por via oral. Mais de 95% da droga sofre metabolização hepática, no sistema microssômico P_{450}. Possui farmacocinética não-linear: pequenos aumentos da dose podem causar elevação significativa do nível sérico, levando a sinais e sintomas de intoxicação pela droga. A fenitoína é a droga antiepiléptica que apresenta maior correlação entre o nível sérico e os efeitos terapêuticos e/ou tóxicos. Por isso, aumentos ou reduções de dose, principalmente em pacientes em politerapia, devem ser monitorizados com medida do nível sérico. O nível terapêutico é de 10-20mg/ml.
- Efeitos colaterais:
  - Efeitos dose-dependentes: nistagmo, ataxia, diplopia. Disartria, letargia e confusão mental (com nível sérico entre 30 e 40mg/ml). Com níveis acima de 40mcg/ml, pode haver piora paradoxal das crises. Pacientes submetidos a doses tóxicas de fenitoína por tempo prolongado podem cursar com encefalopatia irreversível.
  - Efeitos idiossincrásicos: *rash* cutâneo, febre, insuficiência hepática, linfadenopatia e mais raramente síndrome de Stevens-Johnson e de Lyell. Esses efeitos colaterais são raros, mas devido à sua gravidade devem ser conhecidos.
  - Efeitos estéticos: hiperplasia gengival, acne, hirsutismo.
  - Efeitos do uso por via intravenosa: quando usada por via intravenosa (como no tratamento de *status epilepticus*), a fenitoína pode causar flebite e efeitos cardíacos (incluindo arritmias graves).
- Interações medicamentosas: pode diminuir o nível sérico da carbamazepina, do valproato de sódio. aumenta o metabolismo dos anticoagulantes orais e dos anticoncepcionais orais; esses medicamentos devem ter seu efeito monitorado ou suas doses reajustadas quando usados em conjunto com a fenitoína.
- Apresentações disponíveis:
  - Hidantal®: comprimidos de 100mg.
  - Epelin®: comprimidos de 100mg; suspensão oral de 20mg/ml.
  - Fenitoína: comprimidos de 100mg.
- Dose:
  300 a 600mg/dia (4 a 7mg/kg/dia).
  Duas a três doses diárias. A dose deve ser monitorizada com nível sérico, principalmente em pacientes usando doses mais altas (> 300mg/dia) e em politerapia.

Fenobarbital
- Indicação: o fenobarbitol apresenta boa eficácia no controle das crises tônico-clônicas primária ou secundariamente generalizadas. Tem eficácia razoável nas crises parciais e nas mioclônicas. Seu uso é limitado pelo perfil de efeitos colaterais. Atualmente é considerada a droga de primeira linha para o tratamento de crises neonatais. É usado também no tratamento de *status epilepticus* refratário a benzodiazepínicos e a fenitoína. O uso de fenobarbital apresenta duas grandes vantagens: a primeira é que pode ser usado em dose única diária, o que facilita a aderência ao tratamento; a segunda, muito importante em nosso país, é o custo: o tratamento com fenobarbital é muito mais barato que o com carbamazepina ou valproato de sódio. Assim, apesar de seus efeitos colaterais indesejáveis, ele ainda é bastante usado em nosso meio, pelo menos na população carente.
- Farmacocinética: o fenobarbitol apresenta boa absorção por via oral, com biodisponibilidade superior a 90%.
- Meia-vida: 80 a 100 horas. Em recém-nascidos, a meia-vida é maior que 100 horas, mas na infância é menor, de 35 a 75 horas.
- Efeitos colaterais comuns: sedação, alteração de humor, alterações cognitivas, osteomalacia, contratura de Dupuytren, diminuição da libido.
- Interações medicamentosas: o fenobarbital é indutor do metabolismo hepático. Pode aumentar ou diminuir o nível sérico da fenitoína. Pacientes em uso de fenitoína que começam a receber fenobarbital devem ter o nível sérico monitorizado. Em geral, o fenobarbital reduz o nível de carbamazepina, valproato de sódio, lamotrigina e topiramato.
- Interação clinicamente significativa: o valproato de sódio pode aumentar o nível sérico do fenobarbital, elevando o risco de toxicidade. Ele induz o metabolismo de anticoagulantes e anticoncepcionais orais.
- Apresentações disponíveis:
  - Gardenal®: comprimidos de 50 e 100mg; solução oral a 4% (40mg/ml: 1mg/gota).
  - Edhanol®: comprimidos de 100mg.
  - Fenobarbital: comprimidos de 100mg.

– Dose:
50 a 250mg/dia (1 a 3mg/kg/dia).
Uma dose diária.

Valproato de sódio/ácido valpróico

– Indicação: droga de primeira linha no tratamento das síndromes epilépticas generalizadas, como a epilepsia-ausência da infância e epilepsia mioclônica juvenil, epilepsias generalizadas sintomáticas, e epilepsias generalizadas fotossensíveis. Pode ser usado no tratamento de crises parciais.
– Farmacocinética: absorvido rapidamente no trato gastrintestinal.
– Meia-vida: 9 a 20 horas.
– Metabolização hepática: a droga é metabolizada preferencialmente por beta-oxidação mitocondrial. Medicamentos que atuam na atividade do sistema microssômico P_{450} desviam o metabolismo do valproato de sódio para o citocromo P_{450} e aumentam o risco de hepatotoxicidade associada a ele. Há pouca correlação entre a medida dos seus níveis séricos e efeito farmacológico. A medida do nível sérico tem uso limitado na prática clínica.
– Efeitos colaterais: o valproato de sódio apresenta ampla gama de efeitos colaterais. Efeitos gastrintestinais são comuns: anorexia, náuseas e vômitos. Também são efeitos comuns: tremor, ganho de peso, alterações do cabelo. Os efeitos sobre o cabelo podem ser minimizados com a suplementação de zinco.
– Efeitos mais raros e mais graves: pancreatite, hepatotoxicidade (mais comum em crianças com idade inferior a 2 anos e em politerapia). O uso de valproato de sódio deve ser evitado durante a gravidez, devido aos riscos de teratogenicidade (principalmente defeitos de fechamento de tubo neural). Mulheres em idade fértil que o usam devem receber suplementação de ácido fólico. Mulheres que freqüentemente o usam apresentam alterações hormonais, podendo evoluir com hiperandrogenismo e síndrome dos ovários policísticos[44].
– Interações medicamentosas: o valproato de sódio pode aumentar o nível sérico de fenobarbital e de carbamazepina. Também aumenta a meia-vida da lamotrigina e o risco de *rash* cutâneo. A associação de valproato de sódio e lamotrigina deve ser feita de forma lenta e progressiva, com doses mais baixas que as habituais.
– Apresentações disponíveis:
  • Depakene®: comprimidos de 250mg (ácido valpróico), 300 e 500mg (valproato); xarope de 250mg/5ml (valproato).
  • Valpakine®: comprimidos de 200 e 500mg (valproato); solução oral de 200mg/ml (valproato).
  • Valproato de sódio: xarope com 250mg/5ml.
  • Divalproato:
  • Depakote®: comprimidos de 250 e 500mg. Cápsulas *sprinkle* de 125mg.

– Dose:
750 a 4.000mg/dia (15 a 60mg/kg/dia).
Duas a quatro doses diárias. Alguns pacientes com síndromes epilépticas, particularmente sensíveis ao valproato de sódio, como epilepsia mioclônica juvenil e algumas epilepsias fotossensíveis, podem ser tratados com dose baixa em uma única dose diária.

Benzodiazepínicos

– Indicação: os benzodiazepínicos são usados como drogas adjuvantes no tratamento da epilepsia, mas não em monoterapia. Os mais utilizados são o clobazam (Frisium®, Urbanil®) e o clonazepam (Rivotril®). O diazepam é usado por via intravenosa para abortar crises. Seu uso é limitado devido ao efeito colateral de sedação e sonolência. O clobazam tem maior efeito antiepiléptico com menor efeito sedativo[45].

NOVAS DROGAS

Oxcarbazepina

– Indicações: é indicada no tratamento de crises parciais e síndromes epilépticas parciais. Com eficácia semelhante à carbamazepina, a oxcarbazepina é por vezes preferida devido ao seu perfil de efeitos colaterais e por sua farmacocinética[46].
– Farmacocinética: é uma pró-droga que, logo após a absorção, é rapidamente metabolizada no derivado monoidróxido, seu metabólito ativo. A absorção por via oral é alta e rápida. Mais de 95% do metabólito ativo derivado monidróxido é excretado pelos rins.
– Meia-vida: 8 a 10 horas. A meia-vida permanece estável com o uso prolongado do medicamento. A grande vantagem farmacocinética da oxcarbazepina sobre a carbamazepina é que ela não induz o sistema microssomal P_{450}. Dessa forma, apresenta menor potencial de interação com outros medicamentos, inclusive drogas antiepilépticas.
– Dose: 600 a 2.400mg/dia (12 a 30mg/kg/dia).
Duas a três doses diárias.
– Efeitos colaterais: efeitos comuns: sonolência, fadiga, tontura, náuseas e vômitos, ataxia, diplopia. Esses efeitos são mais comumente observados no início do tratamento.
– Interações medicamentosas: a oxcarbazepina pode aumentar o nível sérico de fenobarbital e fenitoína. Reduz os níveis de anticoncepcionais orais e bloqueadores de canal de cálcio.
– Apresentações disponíveis:
  • Trileptal®: comprimidos de 300 e 600mg; suspensão oral a 6% (60mg/ml).
  • Auram®: comprimidos de 300 e 600mg.

Vigabatrina

– Indicações: devido ao perfil de efeitos adversos, a vigabatrina atualmente é considerada a droga de primeira escolha apenas para o tratamento da síndrome de West, secundária a esclerose tuberosa. Em alguns casos de crises parciais refratárias a outras drogas, seu uso pode ser considerado após avaliação rigorosa dos riscos e dos eventuais benefícios.

- Farmacocinética: boa absorção por via oral. É rapidamente absorvida. Não é metabolizada no organismo e não induz o sistema microssômico hepático. É excretada inalterada pelos rins.
- Meia-vida: 5 a 8 horas.
- Dose: 1.000 a 3.000mg/dia (50 a 100mg/kg/dia). Duas a três doses diárias.
- Efeitos colaterais: efeitos comuns: sonolência, tontura e fadiga. O efeito colateral mais temido da vigabatrina é a constrição periférica, bilateral e simétrica do campo visual. Esse efeito colateral limita seu uso, que é utilizada apenas em casos selecionados.
- Interações medicamentosas: não apresenta interações significativas com outras drogas.
- Apresentações disponíveis:
  • Sabril®: comprimidos de 500mg.

Gabapentina

- Indicações: a gabapentina é indicada no tratamento de crises parciais com ou sem generalização secundária. Sua eficácia, entretanto, parece ser menor que da carbamazepina e da fenitoína, drogas de primeira escolha no tratamento de crises parciais. Atualmente, a gabapentina é usada mais freqüentemente no tratamento de síndromes dolorosas crônicas.
- Farmacocinética: a biodisponibilidade é baixa, em torno de 55%, e diminui com o aumento da dose. Não é metabolizada no organismo, sendo excretada inalterada pelos rins.
- Meia-vida: 5 a 8 horas.
- Dose:
  900 a 4.800mg/dia (30 a 60mg/kg/dia).
  Três a quatro doses diárias.
- Efeitos colaterais: apresenta perfil favorável de efeitos colaterais. Os efeitos mais comuns são tontura, nistagmo e ataxia.
- Interações medicamentosas: como não é metabolizada no organismo, a gabapentina não apresenta interações clinicamente significativas com outros medicamentos. Essa característica, aliada ao perfil de efeitos colaterais, a torna uma boa droga para o tratamento de epilepsia em idosos.
- Apresentações disponíveis:
  • Neurontin®: comprimidos de 300 e 400mg.
  • Progresse®: comprimidos de 300 e 400mg.
  • Gabapentina: comprimidos de 300 e 400mg.

Topiramato

- Indicações: droga com amplo espectro de ação, eficaz no tratamento de crises parciais e generalizadas.
- Farmacocinética: absorção rápida por via oral. Eliminação hepática (30%) e renal (70%).
- Meia-vida: de 18 a 30 horas. Em pacientes com insuficiência renal, a meia-vida pode chegar a 60 horas.
- Efeitos colaterais: vertigem, sonolência, dificuldade de concentração, lentificação psicomotora (o paciente pode queixar-se de "dificuldade para achar palavras"), nefrolitíase, tosse seca. Recentemente, foram descritos casos de glaucoma associados ao uso de topiramato. Pacientes em uso desse medicamento devem ser orientados a ingerir quantidades adequadas de líquidos, para minimizar o risco de nefrolitíase. Um dos seus efeitos colaterais mais comuns, principalmente no início do tratamento, são parestesias de extremidades; as quais podem ter melhora com suplementação de potássio.
- Interações medicamentosas: drogas indutoras enzimáticas como a carbamazepina e fenitoína reduzem as concentrações plasmáticas do topiramato. Pacientes em uso dessas drogas indutoras necessitam de doses maiores de topiramato, o que pode elevar significativamente o custo do tratamento. Pode aumentar o nível sérico da fenitoína. Reduz o nível de estradiol, diminuindo a eficácia de anticoncepcionais orais.
- Apresentações disponíveis:
  • Topamax®: comprimidos de 25, 50 e 100mg; cápsulas *sprinkle* de 15mg.
- Dose:
  200 a 600mg/dia.
  Crianças: 1 a 9mg/kg/dia. Doses maiores podem ser usadas no tratamento de *status epilepticus*[47].
  Duas doses diárias. A dose de topiramato deve ser titulada lentamente: aumentar 25mg/dia a cada duas semanas.

Lamotrigina

- Indicações: a lamotrigina é uma droga com amplo espectro de ação, sendo eficaz em crises parciais, crises tônico-clônicas primária ou secundariamente generalizadas, de ausência típica ou atípica, tônicas e atônicas. Embora haja relatos de piora de crises mioclônicas com seu uso[48], em alguns pacientes com epilepsias generalizadas resistentes ao valproato de sódio ou com a impossibilidade ou restrição ao tratamento com seu uso, a lamotrigina pode ser uma boa opção terapêutica[23].
- Farmacocinética: bem absorvida por via oral. Biodisponibilidade próxima de 100%. Sofre metabolização hepática, mas não é metabolizada pelo sistema microssômico P_{450}.
- Meia-vida: 24 a 40 horas. A meia-vida é reduzida para 15 horas quando a lamotrigina é usada em associação com drogas indutoras do metabolismo hepático. O uso associado de valproato de sódio aumenta a meia-vida para 60-70 horas.

- Efeitos colaterais comuns: vertigem, ataxia, diplopia, sonolência, náuseas.
- Efeitos idiossincrásicos: erupção cutânea, hepatotoxicidade. O risco de erupções cutâneas, incluindo síndrome de Stevens-Johnson, é maior em pacientes que usam lamotrigina e valproato de sódio.
- Interações medicamentosas: drogas indutoras do metabolismo hepático, como carbamazepina, fenitoína e fenobarbital, reduzem a meia-vida da lamotrigina. A lamotrigina pode aumentar os efeitos neurotóxicos da carbamazepina. A interação mais importante é com o valproato de sódio. Paciéntes em uso de valproato de sódio devem receber doses menores de lamotrigina, que deve ser introduzida mais lentamente que o habitual.
- Apresentações disponíveis:
  - Lamictal®: comprimidos de 25, 50 e 100mg.
  - Neurium®: comprimidos de 50 e 100mg.
  - Lamitor®: comprimidos de 25mg.
- Doses:
  Sem valproato de sódio: 200 a 400mg/dia (5 a 15mg/kg/dia).
  Com valproato de sódio: 100 a 200mg/dia (1 a 5mg/kg/dia).
  Duas doses diárias.

REFERÊNCIAS BIBLIOGRÁFICAS

1. Shorvon SD. Epidemiology, classification, natural history and genetics of epilepsy. Lancet 1990; 336:93. ▪ 2. Fernandes JG, Sander JWAS. Epidemiologia e história natural das epilepsias. In: Costa el al., eds. Fundamentos Neurobiológicos das Epilepsias: Aspectos Clínicos e Cirúrgicos. São Paulo: Lemos-Editorial, 1998 p 3. ▪ 3. National Institutes of Health Consensus Conference. Surgery for epilepsy. JAMA 1990; 264:729. ▪ 4. Sander JWAS. Some aspects of prognosis in the epilepsies: a review. Epilepsia 1993; 34:1007. ▪ 5. Blume WT, Lüders HO, Mizrahi E et al. Glossary of descriptive terminology for ictal semiology: report of the ILAE task force on classification and terminology. Epilepsia 2001; 42:1212. ▪ 6. Senanayake N, Román GC. Epidemiology of epilepsy in developing countries. Bull World Health Organ 1993; 71:247. ▪ 7. Gracia F, Loo de Lao S, Castillo L et al. Epidemiology of epilepsy in Guaymi Indians from Bocas del Toro Province, Republic of Panama. Epilepsia 1990; 31:718. ▪ 8. Fernandes JG, Schimdt MI, Tozzi S et al. Prevalence of epilepsy: the Porto Alegre study. Epilepsia 1992; 33(Suppl 3):132. ▪ 9. Annegers JF, Rocca WA, Hauser WA. Causes of epilepsy-contributions of the Rochester epidemiology project. Mayo Clin Proc 1996; 71:570. ▪ 10. Hauser WA. Epidemiology of epilepsy in children. Neurosurg Clin North Am 1995;6:419. ▪ 11. Hauser WA, Annegers JF, Rocca WA. Descriptive epidemiology of epilepsy-contributions of population-based studies form Rochester, Minnesota. Mayo Clin Proc 1996; 71:576. ▪ 12. Kapoor WN. Syncope. N Engl J Med 2000; 343:1856. ▪ 13. Panayiotopoulos CP. General aspects on the diagnosis of epileptic seizures and epileptic syndromes. In: Panayiotopoulos CP ed. A Clinical Guide of Epileptic Syndromes and their Treatment. Oxford: Bladon Medical Publishing, 2002, p 1. ▪ 14. Comission on Neuroimaging of the International League Against Epilepsy. Recommendations for neuroimaging of patients with epilepsy. Epilepsia 1997; 38:1255. ▪ 15. Comission on Neuroimaging of the International League Against Epilepsy. Guidelines for neuroimaging evaluation of patients with uncontrolled epilepsy considered for surgery. Epilepsia 1998; 39:1375. ▪ 16. Camfield PR, Camfield CS, Dooley JM et al. Epilepsy after a first unprovoked seizure in childhood. Neurology 1985; 35:1657. ▪ 17. Hauser WA, Anderson VE, Loewenson RB et al. Seizure recurrence after a first unprovoked seizure. N Engl J Med 1982; 307:522. ▪ 18. Shinnar S, Berg AT, Moshé SL et al. The risk of seizure recurrence after a first unprovoked seizure in childhood: an extended follow-up. Pediatrics 1996; 98:216. ▪ 19. Mattson RH, Cramer JA, Collins JF, Department of Veterans Affair Epilepsy Cooperative Study n° 246 Group. A comparison of valproate with carbamazepine for the treatment of complex partial seizures and secondarily generalized tonic-clonic seizures in adults. N Engl J Med 1992; 327:765. ▪ 20. Brodie MJ, Richens A, Yen AWC. Double-blind comparison of lamotrigine and carbamazepina in newly diagnosed epilepsy. Lancet 1995; 345:476. ▪ 21. Steiner TJ, Dellaportas C, Findley L et al. Lamotrigine monotherapy in newly diagnosed untreated epilepsy: a double-blind comparison with phenytoin. Epilepsia 1999; 40:601. ▪ 22. Faught E, Wilder BJ, Ramsay RE et al. Topiramate placebo-controlled dose-ranging trial in refractory partial epilepsy using 200-, 400-, and 600-mg daily dosages. Neurology 1996; 46:1684. ▪ 23. Beran RG, Berkovic SF, Dunagan FM et al. Double-blind, placebo-controlled, crossover study of lamotrigine in treatment-resistant generalized epilepsy. Epilepsia 1998; 39:1329. ▪ 24. Sullivan JE, Dlugos DJ. Idiopathic generalized epilepsy. Curr Treat Options Neurol 2004; 6:231. ▪ 25. Nicolson A, Appleton ER, Chadwick DW et al. The relationship between treatment with valproate, lamotrigine, and topiramate and the prognosis of the idiopathic generalized epilepsies. J Neurol Neurosurg Psychiatry 2004; 75:75. ▪ 26. Thomson T, Lindborm U, Ekqvist B, Sundqvist A. Epilepsy and pregnancy: a prospective study of seizure control in relation to free and total plasma concentration of carbamazepine and phenytoin. Epilepsia 1994; 35:122. ▪ 27. Morrell MJ. Guidelines for the care of women with epilepsy. Neurology 1998; 51(Suppl 4):S21. ▪ 28. Patasalos PN, Froscher W, Pisani F, van Rijn CM. The importance of drug interaction in epilepsy therapy. Epilepsia 2002; 43:365. ▪ 29. Privitera MD. Approach to refractory epilepsy: non surgical. In Americam Academy of Neuroogy 54th Annual Meeting Syllabus, 2002. ▪ 30. Gelisse P, Genton P, Thomas P et al. Clinical factors of drug resistance in juvenile myoclonic epilepsy. J Neurol Neurosurg Psychiatry 2001; 70:240. ▪ 31. Sirven JI. When to start and stop antiepileptic medications. 56th American Academy of Neurology Annual Meeting Syllabus, 2004. ▪ 32. Perucca E. Pharmacoresistance in epilepsy: how should it be defined? CNS Drugs 1998; 10:171. ▪ 33. Bourgeois BFD. General concepts of medical intractability. In: Lüders HO, Comair YG eds. Epilepsy Surgery. 2nd ed, Philadelphia: Lippincott Williams & Wilkins, 2001, p 63. ▪ 34. Devinsky O, Pacia S. Epilepsy surgery. Neurol Clin 1993; 11:951. ▪ 35. Wilensky A. History of focal epilepsy and criteria for medical intractability. Neurosurg Clin North Am 1993; 4:193. ▪ 36. Berg AT, Levy SR, Novotny EJ et al. Predictors of intractable epilepsy in childhood: a case-control study. Epilepsia 1996; 37:24. ▪ 37. Casetta I, Granieri E, Monetti VC et al. Early predictors of intractability in childhood epilepsy: a community-based case-control study in Copparo, Italy. Acta Neurol Scand 1999; 99: 329. ▪ 38. Kwan P, Brodie MJ. Early identification of refractory epilepsy. N Engl J Med 2000; 342:314. ▪ 39. Dlugos DJ, Sammel MD, Strom BL et al. Response to first drug trial predicts outcome in childhood temporal lobe epilepsy. Neurology 2001; 57:2259. ▪ 40. Arroyo S, Brodie MJ, Avanzini G et al. Is refractory epilepsy preventable? Epilepsia 2002; 43:434. ▪ 41. Semah F, Picot M-C, Adam C et al. Is the underlying

cause of epilepsy a major prognostic factor for recurrence? Neurology 1998; 51:1256. ▪ 42. Stephen LJ, Kwan P, Brodie MJ. Does the cause of localisation-related epilepsy influence the response to antiepileptic drug treatment? Epilepsia 2001; 42:357. ▪ 43. Genton P, Gelisse P, Thomas P et al. Do carbamazepine and phenytoin aggravate juvenile myoclonie epilepsy? Neurology 2000; 55:1106. ▪ 44. Bauer J, Isojarvi JI, Herzog AG et al. Reproductive dysfunction in women with epilepsy: recommendations for evaluation and management. J Neurol Neurosurg Psychiatry 2002; 73:121. ▪ 45. Montenegro MA, Cendes F, Noronha AL, et al. Efficacy of clobazam as add-on therapy in patients with refractory partial epilepsy. Epilepsia 2001; 42:539. ▪ 46. Wellington K, Goa KL. Oxcarbazepine: an update on its efficacy in the management of epilepsy. CNS Drugs 2001; 15:137. ▪ 47. Towne AR, Garnett LK, Waterhouse EJ et al. The use of topiramate in refractory status epilepticus. Neurology 2003; 60:332. ▪ 48. Carrazana, EJ, Wheeler SD. Exacerbation of juvenile myoclonic epilepsy with lamotrigine. Neurology 2001; 56:1424. ▪ 49. Comission on Classification and Terminology of the International League Against Epilepsy: Proposal for revised clinical and electrographic classification of epileptic seizures. Epilepsia 1981; 22:498. ▪ 50. Comission on Classification and Terminology of the International League Against Epilepsy: Proposal for revised classification of epilepsies and epileptic syndromes. Epilepsia 1989; 30:389.

92. DOENÇA DE PARKINSON

Angelina Maria Martins Lino

Parkinsonismo representa uma síndrome neurológica caracterizada pela combinação, em graus variáveis, de tremor de repouso, bradicinesia, rigidez e distúrbios posturais. Há inúmeras causas de parkinsonismo. A doença de Parkinson é responsável por cerca de 75% dos casos[1]. Em nossa casuística, 94% dos pacientes tiveram o diagnóstico de parkinsonismo primário, enquanto parkinsonismo secundário e Parkinson-*plus* ocorreram em 4% e 2%, respectivamente[2].

A maioria dos autores aceita que o termo doença de Parkinson corresponde aos casos idiopáticos ou primários, nos quais as manifestações estereotipadas ocorrem sob influência genética e/ou tóxica ambiental não esclarecida e é geralmente responsiva à terapia com levodopa.

Em termos epidemiológicos, a doença de Parkinson é a segunda mais freqüente doença neurodegenerativa. A prevalência é estimada entre 150 e 200 por 100.000 habitantes, afeta 1% das pessoas com idade superior a 65 anos e 2% daqueles com idade superior a 85 anos[1,3].

CARACTERÍSTICAS CLÍNICAS

A doença de Parkinson é um distúrbio caracterizado por bradicinesia, tremor de repouso, rigidez e, anormalidades dos reflexos posturais. Estes sinais são considerados cardinais para o diagnóstico clínico e, apesar de inespecíficos, estão presentes em graus variáveis e podem vir acompanhados de anormalidades cognitivas. A exatidão do diagnóstico clínico, que pode ser quantificada por meio da confirmação patológica do diagnóstico, varia de 76 a 98,6%[4,5].

Recomenda-se que a presença de pelo menos dois entre os quatro sinais cardinais seja o critério para diagnóstico clínico de doença de Parkinson[6]. Em nossos pacientes, esses sinais inauguraram as manifestações clínicas com as seguintes freqüências aproximadas: tremor em 65%, bradicinesia em 13%, rigidez em 11%, instabilidade postural em 0,6% e diferentes combinações dos sinais cardinais ocorreram em 10,4% dos pacientes[2].

Algumas características destes sinais cardinais devem ser lembradas.

Tremor

O tremor pode ser definido como movimentos oscilatórios, involuntários e rítmicos de uma parte do corpo. Esse sinal ocorre em 79 a 90% dos pacientes e caracteristicamente é dito de repouso e mais freqüentemente verificado nas mãos. Tem uma freqüência de 4-6Hz. Aparece de forma intermitente, desaparece durante o sono e aumenta em intensidade sob situações de estresse emocional. Embora seja mais freqüente na doença de Parkinson, ele está presente em menor freqüência nas outras formas de parkinsonismo.

Rigidez

A rigidez involuntária dos músculos esqueléticos é um achado clínico comum na doença de Parkinson. A rigidez pode ser sentida ao se realizar o movimento passivo do membro ou pela procura do sinal da roda denteada (sensação sentida pelo examinador que corresponde a períodos alternados de resistência e relaxamento). A exemplo do que acontece com o tremor, esse sinal pode estar presente em todas as síndromes parkinsonianas.

Bradicinesia

Bradicinesia é um termo que representa o decréscimo na velocidade e amplitude dos movimentos, não só no movimento ativo, mas também na sua iniciação. Pode ser facilmente pesquisada observando-se a presença da perda do balanço dos membros durante a marcha (marcha em bloco) e a velocidade dos movimentos nas manobras de rodar as mãos, percussão seqüenciada dos dedos das mãos e por movimentos repetidos de pinçar. A freqüência desse sinal varia de 70% nas fases iniciais a 98% nas fases avançadas da doença.

Instabilidade postural

A instabilidade postural expressa-se por tendências à queda e pela inclinação do tronco para a frente. É considerada por muitos autores como sinal cardinal, entretanto, as alterações dos reflexos posturais no idoso não são específicas da síndrome parkinsoniana e esse sinal, quando presente, é usualmente tardio no curso da doença de Parkinson. Em resumo, a instabilidade postural resulta de uma variedade de afecções no sistema nervoso central e periférico e por isso são de especificidade limitada para o diagnóstico de parkinsonismo.

As informações descritas a seguir são importantes para a caracterização do parkinsonismo idiopático ou doença de Parkinson.

1. Os sintomas em 72 a 75% dos pacientes começam assimetricamente, entretanto, não é específico, uma vez que isto pode ocorrer, por exemplo, na paralisia supranuclear progressiva ou na degeneração corticobasal.
2. A resposta terapêutica à levodopa é importante para a caracterização do Parkinson idiopático, porém, é inespecífica, já que boa resposta à levodopa não exclui a presença de síndromes parkinsonianas combinadas.
3. Sintomas e sinais não-motores podem ocorrer, tais como depressão, distúrbios do sono, alterações cognitivas e autonômicas. O comprometimento cognitivo e a demência podem desenvolver-se na doença de Parkinson. A demência é descrita em 25 a 40% dos pacientes. As alterações cognitivas aparecem na maioria das vezes tardiamente e são menos proeminentes que as anormalidades motoras. A depressão pode estar presente em até 40% dos casos.

A presença de importante instabilidade postural nos primeiros três anos de início dos sintomas, alucinações não relacionadas às medicações nos primeiros três anos, demência precedendo os sintomas motores no primeiro ano de doença, fenômeno de *freezing* nos primeiros três anos, paralisia do olhar conjugado ou disfunções autonômicas graves são alterações clínicas incomuns no parkinsonismo idiopático[7].

INVESTIGAÇÃO LABORATORIAL

Testes laboratoriais e estudos de imagem convencionais não são úteis, por isso o exame neurológico é a base para o diagnóstico inicial da doença de Parkinson.

Na ressonância magnética, as imagens pesadas em T2 podem mostrar redução da parte compacta da substância negra nos pacientes com síndrome parkinsoniana quando comparados aos controles normais, já as técnicas de neuroimagem funcional geralmente mostram diminuição da recaptura estriatal do radiofármaco nos pacientes com doença de Parkinson em relação aos controles normais[8,9].

Exames sangüíneos e do líquido cefalorraquidiano estão indicados na suspeita de doenças endocrinológicas, infecciosas e auto-imunes, que podem exibir sinais parkinsonianos (Quadro 12.4).

Quadro 12.4 – Classificação da síndrome parkinsoniana.

Parkinsonismo primário
  Doença de Parkinson (idiopática, geneticamente determinada ou juvenil)
Parkinsonismo secundário
  Drogas e toxinas
  Doenças cerebrovasculares
  Infecções
  Traumatismo craniano
Parkinsonismo-*plus*
  Paralisia supranuclear progressiva
  Atrofia de múltiplos sistemas
  Demência por corpúsculos de Lewy
  Complexo Parkinson-demência-amiotrofia
Parkinsonismo associado com doenças heredodegenerativas
  Doença de Wilson
  Doença de Hallervorden-Spatz
  Doença de Huntington
  Neuroacantocitose
  Calcificação ganglionar basal familiar

ETIOPATOGENIA

A causa da neurodegeneração na doença de Parkinson provavelmente depende de múltiplos fatores que provocam a perda preferencial dos neurônios dopaminérgicos da parte compacta da substância negra com formação de inclusões protéicas (corpúsculos de Lewy) e redução da dopamina estriatal.

De maneira simplista, temos que fatores genéticos e/ou ambientais levariam ao estresse oxidativo e/ou disfunção mitocondrial e/ou excitotoxicidade e/ou inflamação que culminariam na disfunção da manipulação protéica com formação dos corpúsculos de Lewy. Estes diferentes fatores bioquímicos parecem estar envolvidos na cascata de eventos que leva à disfunção e à morte neuronal, predominantemente por apoptose[1].

Os fatores genéticos são causa de doença de Parkinson em pequeno número de pacientes. O padrão de herança é autossômico, dominante ou recessivo, sendo identificados oito *loci* em diferentes cromossomos[7]. A doença de Parkinson geneticamente determinada mostra heterogeneidade clínica inter e intrafamiliar e responde à terapia com levodopa.

Nos casos de doença de Parkinson esporádica, os fatores ambientais incluem exposição à água de poço, herbicidas, substâncias químicas industriais e morar em ambiente rural. Entre as toxinas industriais, são citados metais, solventes orgânicos, monóxido de carbono, dissulfeto de carbono, entre outros, apesar de nenhuma toxina ter sido isolada dos cérebros de pacientes com doença de Parkinson. A evidência de participação dos fatores ambientais surgiu da observação de que o 1-metil-4-fenil-1-2-3-6-tetraidropiridina (MPTP), subproduto da manufatura ilícita de derivados sintéticos da meperidina, induziu nos usuários uma síndrome com alterações clínicas e patológicas similares à doença de Parkinson.

TRATAMENTO

A doença de Parkinson é responsável por morbidade e mortalidade significativa entre seus portadores, além de ser causa de importante sofrimento social e econômico para pacientes, cuidadores e sociedade.

Por mais de 30 anos de uso clínico, a levodopa tem sido a substância que melhor controla os sintomas da doença de Parkinson. Durante o uso crônico da levodopa, as complicações motoras são conseqüências de modificações na farmacocinética e farmacodinâmica da resposta central à levodopa e não por modificações na farmacocinética periférica[10]. A ativação pulsátil ou intermitente dos receptores dopaminérgicos leva ao desenvolvimento das complicações motoras, assim, agentes dopaminérgicos de ação longa permitiriam a estimulação mais contínua desses receptores com menor risco de complicações motoras[11]. Além desses efeitos colaterais, associam-se as flutuações entre mobilidade e imobilidade, inerentes à própria doença, que, com seu progredir, tornam-se mais freqüentes e abruptas com o aumento da incapacidade.

O tratamento da doença de Parkinson é complexo devido ao seu caráter progressivo e pelo surgimento de complicações motoras e não-motoras da terapêutica[12]. De modo geral, o tratamento da doença de Parkinson pode ser dividido em medidas para prevenção da progressão da doença, controle dos sintomas motores, manipulação das complicações motoras da terapêutica e tratamento dos sintomas não-motores da própria doença. As estratégias terapêuticas visam aumentar a estimulação dopaminérgica e reduzir a estimulação colinérgica ou glutamatérgica.

MEDICAMENTOSO

Prevenção da progressão da doença – a prevenção primária, na ausência de sinais e sintomas, não é possível pela inexistência de um marcador biológico, exceto nos casos confirmados geneticamente. Os objetivos da prevenção secundária, quando sinais e sintomas estão presentes, são parar, diminuir ou mesmo reverter a morte neuronal. Nesse aspecto, as pesquisas têm focalizado os inibidores da monoaminoxidase B (selegelina), agonistas dopaminérgicos (bromocriptina, pergolida, pramipexol, ropinirol), antagonistas do receptor de N-metil-D-aspartato (amantadina) e terapia antiapoptótica (inibidores das caspases). Apesar de o uso dessas substâncias estar fundamentado nas vias bioquímicas, a neuroproteção na doença de Parkinson é controversa[13,14].

Alterações nas concentrações de moléculas pró e antioxidantes têm sido descritas no tecido cerebral de pacientes com doença de Parkinson. Nesse aspecto, um estudo mostrou que altas doses de α-tocoferol e ácido ascórbico atrasaram por cerca de dois anos a introdução de levodopa no pequeno número de pacientes alocados[15].

Terapêutica sintomática – a incapacidade motora da doença de Parkinson decorre da presença de tremor, bradicinesia, rigidez e distúrbios posturais. A levodopa é o precursor dopaminérgico mais eficaz no tratamento dos sintomas e sinais parkinsonianos e está disponível comercialmente em associação a inibidores periféricos da dopa-descarboxilase (carbidopa ou benzerazida).

Debate-se se essa droga deve ser introduzida ou não precocemente no curso da doença, já que os movimentos involuntários associados à terapia com levodopa podem surgir rapidamente e contribuir para aumentar a incapacidade neurológica. Estima-se que 10% dos pacientes com doença de Parkinson desenvolvem flutuações motoras por ano de tratamento e que 50% deles estarão afetados após dois ou três anos de terapia com levodopa[16,17].

Os agonistas dopaminérgicos promovem uma estimulação mais contínua dos receptores dopaminérgicos e induzem menos complicações motoras. Desse grupo fazem parte: diidroergotamina, pergolida, pramipexol, ropinirol, selegelina, lisurida, bromocriptina, amantadina e anticolinérgicos. Todas as drogas dopaminérgicas compartilham o mesmo perfil de efeitos colaterais que refletem a estimulação dopaminérgica: náuseas, vômitos, hipotensão postural, confusão mental e alucinações, e discinesias com o uso crônico. Os efeitos colaterais dos anticolinérgicos são retenção urinária, obstipação, boca seca, aumento da pressão intra-ocular, confusão mental e alucinações.

Tratamento das complicações motoras – as complicações motoras associadas à levodopa expressam-se como flutuações motoras decorrentes das respostas erráticas ou instáveis à medicação e como movimentos involuntários. Essa flutuação motora resulta do encurtamento do tempo de ação da levodopa que inicialmente é previsível (*wearing-on*, *wearing-off*) e depois passa a ser imprevisível (fenômeno *on-off*). Quando a flutuação motora está presente, pode ser necessário aumentar a freqüência da administração da medicação, associar inibidores enzimáticos ou usar preparações de ação rápida (apomorfina).

Os movimentos involuntários ou discinesias ocorrem inicialmente em associação a elevadas doses de levodopa e, portanto, prevenidas ou minimizadas por redução da dose. Progressivamente, a discinesia torna-se mais freqüente, indicando a substituição por outro agonista dopaminérgico (amantadina, pergolida, pramipexol, entre outros).

A manutenção de uma estimulação dopaminérgica contínua ou a neuroproteção teoricamente reduzem o risco de complicações motoras. Grandes estudos, controlados e com alocação aleatória, compararam o uso de agonistas dopaminérgicos (cabergolina, ropinirol e pramipexol) e levodopa e demonstraram que os agonistas dopaminérgicos são eficazes em diminuir o risco de discinesia, porém, nenhum se mostrou superior ao outro nessa função. O uso precoce de formulações de liberação contínua de levodopa induziu taxas de complicações motoras similares às formulações-padrão de levodopa[18].

É consenso que os agonistas dopaminérgicos devam ser usados precocemente, especialmente nos pacientes jovens. É sabido que o controle adequado do parkinsonismo é conseguido por vários anos com baixas doses de levodopa combinadas a outros agonistas dopaminérgicos.

Tratamento sintomático das alterações não-motoras – os distúrbios não-motores da doença de Parkinson incluem disfunção autonômica, depressão, declínio cognitivo, demência, distúrbios do sono, dores e parestesias.

Distúrbios vesical (urgência ou incontinência) e sexual, perspiração, temperatura corpórea e hipotensão postural sintomática são as alterações autonômicas mais comuns que ocorrem na doença de Parkinson. Apesar de não existirem estudos específicos para a doença de Parkinson, as opções terapêuticas podem incluir midodrina, diidroergotamina, etilefrina, fludrocortisona para hipotensão postural; oxibutinina ou tolterodina para disfunção vesical; silderafil ou apomorfina para a disfunção erétil.

Psicose droga-induzida ocorre em aproximadamente 22% dos pacientes com doença de Parkinson avançada e com declínio cognitivo. Geralmente, não é possível reduzir as drogas dopaminérgicas para o controle das manifestações psíquicas sem que haja piora da função motora. A terapêutica antipsicótica pode ser utilizada e idealmente não deve agravar os sintomas parkinsonianos. Nesse aspecto, é sugerido o uso de drogas antipsicóticas atípicas como a clozapina, que apresenta eficácia sobre as alucinações sem piora motora significante (o risco de agranulocitose limita seu uso), e a olanzapina, que mostrou inaceitável piora dos sintomas motores.

A depressão acomete cerca de 40% dos pacientes[19]. Como há falta de estudos controlados, o tratamento da depressão na doença de Parkinson não difere do empregado para pessoas sem esta doença, porém, deve-se julgar o perfil dos efeitos colaterais dos antidepressivos quando administrados em conjunto às drogas antiparkinsonianas. Os possivelmente úteis são antidepressivos tricíclicos, inibidores da monoaminoxidase B, inibidores da recaptura de serotonina e até eletroconvulsoterapia se for necessário.

A demência pode afetar até 33% dos pacientes, particularmente os mais idosos, ao início da doença de Parkinson. O uso de rivastigmina, donepezil, tacrina e galantamina no declínio cognitivo e demência da doença de Parkinson necessita de ensaios clínicos controlados.

INTERVENÇÃO CIRÚRGICA

A neurocirurgia para doença de Parkinson tenta restaurar o equilíbrio funcional das vias ganglionares. O tálamo, o segmento interno do globo pálido e o núcleo subtalâmico são os alvos das técnicas de ablação estereotáxica e das técnicas de estimulação com eletrodos. A cirurgia pode ser uma opção para o paciente que está funcionalmente muito incapacitado, apesar de ótima terapia medicamentosa.

A cirurgia restaurativa baseia-se no transplante celular iniciado há cerca de 15 anos com células mesencefálicas ventrais embrionárias e atualmente se estuda o transplante de linhagens celulares modificadas geneticamente e de células-tronco. Estas terapias experimentais necessitam de pesquisas clínicas mais amplas para ser validadas como tratamento para doença de Parkinson[20].

TÉCNICAS DE REABILITAÇÃO

Esse grupo de técnicas inclui terapias físicas, ocupacionais e da fala e linguagem. Para esse grupo de intervenções, as evidências clínicas são insuficientes para confirmar ou refutar a eficácia dessas medidas paramédicas no tratamento da doença de Parkinson[21,22].

As manipulações terapêuticas nas fases tardias da doença de Parkinson são múltiplas, pois estão presentes as complicações motoras inerentes à doença (cinesia paradoxal, festinação, *freezing*, distonias) ou secundárias à terapia com levodopa (*wearing-on*, *wearing-off*, fenômeno *on-off*, discinesias). Essas manipulações incluem a otimização da absorção da levodopa (facilitação do esvaziamento gástrico, dieta com baixo teor protéico, formulações hidrossolúveis), estabelecimento da dose ideal de levodopa (mobilidade adequada com a menor incidência de discinesia), associação de substâncias que diminuam a degradação periférica da levodopa (inibidores da catecol-O-metil-transferase), associação de outro agonista dopaminérgico. As injeções subcutâneas de apomorfina podem ser utilizadas quando se deseja melhora motora rápida para situações específicas e que não foi conseguida com outras condutas terapêuticas.

A figura 12.1 mostra de forma resumida a conduta terapêutica utilizada no curso da doença de Parkinson[23].

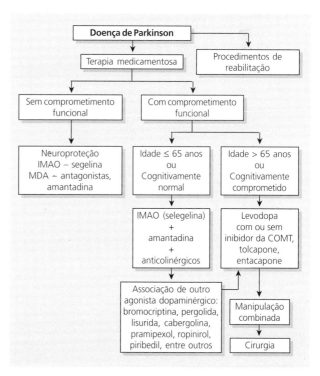

Figura 12.1 – Princípios terapêuticos na doença de Parkinson. IMAO = inibidor da monoaminoxidase, NMDA = receptor de N-metil-D-aspartato, COMT = catecol-O-metiltransferase.

REFERÊNCIAS BIBLIOGRÁFICAS

1. Barbosa ER, Limongi JCP, Cummings JL. Parkinson's disease. Psychiatry Clin North Am 1997; 20:769. ▪ 2. Lino AMM, Haddad MS, Carrilho PM et al. Parkinsonismo: caracterização de uma população de 757 casos. Arq Neuropsiquiatria 1992; 50:65. ▪ 3. Ben-Shlomo Y. The epidemiology of Parkinson's disease. Baillers Clin Neurol 1997; 6:55. ▪ 4. Rajput AH, Rozdilsky B, Rajput A. Accuracy of clinical diagnosis in parkinsonism: a prospective study. Can J Neurol Sci 1991; 18:275. ▪ 5. Hughes AJ, Daniel SE, Ben-Shlomo Y, Lees AJ. The accuracy of diagnosis of parkinsonian syndromes in a specialist movement disorder service. Brain 2002; 125:861. ▪ 6. Rijk MC, Rocca WA, Anderson DW et al. A population perspective on diagnostic criteria for Parkinson's disease. Neurology 1997; 48:1277. ▪ 7. Benecke R. Clinical features and laboratory findings for differentiating parkinsonian syndromes. J Neurol 2002; 249 (Suppl 3):III/6. ▪ 8. Olanow CW. Magnetic resonance imaging in parkinsonism. Neurol Clin 1992; 10:405. ▪ 9. Kim YJ, Ichise M, Ballinger JR et al. Combination of dopamine transporter and D2 receptor SPECT in diagnostic evaluation of PD, MSA, and PSP. Mov Disord 2002; 2:303. ▪ 10. Bravi D, Mouradian MM, Roberts JW et al. Wearing-off fluctuations in Parkinson's disease: contribution of postsynaptic mechanisms. Ann Neurol 1994; 36:27. ▪ 11. Olanow CW, Schapira AHV, Rascol O. Continuous dopaminergic stimulation in the early treatment of Parkinson's disease. Trends Neurosci 2000; 23:117. ▪ 12. Rascol O, Goetz C, Koller W et al. Treatment interventions for Parkinson's disease: an evidence based assessment. Lancet 2002; 359:1589. ▪ 13. Chan PLS, Holford NHG. Drug treatment effects on disease progression. Annu Rev Pharmacol Toxicol 2001; 41:625. ▪ 14. Inzelberg R, Schechtman E, Nisipeanu P. Cabergoline, pramipexole and ropinirole used as monotherapy in early Parkinson's disease. Drugs Aging 2003; 20: 847. ▪ 15. Fahn S. An open trial of high-dosage antioxidants in early Parkinson's disease. Am J Clin Nutr 1991; 53:380S. ▪ 16. Marsden CD. Parkinson's disease. J Neurol Neurosurg Psychiatry 1994; 57:672. ▪ 17. Blanchet PJ, Gregoire L, Tardif F, Bedard PJ. Risk factors for peak dose dyskinesia in 100 levodopa-treated parkinsonian patients. Can J Neurol Sci 1996; 23:189. ▪ 18. Block G, Liss C, Scott R et al. Comparison of immediate-release and controlled release carbidopa/levodopa in Parkinson's disease: a multicenter 5-year study. Eur Neurol 1997; 37:23. ▪ 19. Oertel WH, Höglinger GU, Geracheni T et al. Depression in Parkinson's disease: an update. Adv Neurol 2001; 86:373. ▪ 20. Betchen AS, Kaplitt M. Future and current surgical therapies in Parkinson's disease. Curr Opin Neurol 2003; 16:487. ▪ 21. Deane KH, Jones D, Ellis-Hill C et al. A comparison of physiotherapy techniques for patients with Parkinson's disease. Cochrane Database Syst Rev 2001; 1: CD002815. ▪ 22. Deane KH, Ellis-Hill C, Jones D et al. Systematic review of paramedical therapies for Parkinson's disease. Mov Disord 2002; 17:984. ▪ 23. Simpkins N, Jankovic J. Neuroprotection in Parkinson's disease. Arch Intern Med 2003; 163:1650.

93. ACIDENTE VASCULAR CEREBRAL

Leonardo Borges de Barros e Silva
Itamar de Souza Santos
Eli Faria Evaristo
Herlon Saraiva Martins

O acidente vascular cerebral é definido classicamente como uma deficiência neurológica, geralmente focal, de instalação súbita ou com rápida evolução, sem outra causa aparente que não vascular, com duração maior que 24 horas (ou menor, mas levando à morte). Neste conceito, causas vasculares abrangem não somente aspectos estruturais do vaso, mas também funcionais, como o próprio fluxo sangüíneo e o sistema de coagulação.

Os tipos de acidente vascular cerebral são geralmente divididos com base no aspecto patológico que determinam, ou seja, isquêmicos e hemorrágicos. Algumas estatísticas apontam o acidente vascular cerebral isquêmico como responsável por aproximadamente 80% e o acidente vascular cerebral hemorrágico por aproximadamente 20% dos casos. Estes dois grupos, por sua vez, podem ser divididos a partir dos mecanismos determinantes da lesão isquêmica ou da topografia predominante da lesão hemorrágica.

Os mecanismos do acidente vascular cerebral isquêmico mais comuns são a trombose de grandes vasos, o cardioembolismo e a trombose de pequenos vasos.

Ainda em relação às deficiências neurológicas isquêmicas temos o ataque isquêmico transitório. Neste, conforme um conceito clássico, a lesão isquêmica é transitória e reversível e os sinais e sintomas regridem totalmente em menos de 24 horas. No entanto, estes conceitos têm sido alvos de algumas críticas que serão consideradas posteriormente.

O acidente vascular cerebral hemorrágico pode apresentar-se na forma de hemorragia com topografia intra-parenquimatosa ou subaracnóidea. Tais formas de apresentação devem ser analisadas separadamente devido às suas diferenças clínicas, etiológicas e terapêuticas.

O acidente vascular cerebral foi por muito tempo tratado de forma niilista. Não se reconhecia a importância de medidas terapêuticas rápidas. Nos últimos anos, os avanços no conhecimento fisiopatológico e a introdução de novos tratamentos têm mudado esse enfoque. A evolução tecnológica trouxe contribuições à neuroimagem por meio da tomografia computadorizada e da ressonância magnética, permitindo a confirmação diagnóstica da lesão cerebrovascular ou, muitas vezes, a demonstração de importantes diagnósticos diferenciais, outrora não reconhecidos agudamente. Além disso, muitos dos distúrbios que acarretam essas doenças são preveníveis, e a morbimortalidade das doenças cerebrovasculares tem diminuído nos últimos anos graças ao melhor reconhecimento e tratamento da hipertensão arterial sistêmica.

O acidente vascular cerebral é a terceira causa de morte no mundo, atrás apenas das doenças isquêmicas do coração e câncer. Cerca de dois terços das mortes por acidente vascular cerebral ocorrem em países subdesenvolvidos. Além disso, é causa importante de incapacidade, tendo sido responsável por 3% dos gastos com incapacidade no mundo em 1990. Estimativas indicam que em 2020 as mortes por acidente vascular cerebral terão duplicado, principalmente devido à maior proporção de pessoas idosas[1].

FISIOPATOLOGIA

ACIDENTE VASCULAR CEREBRAL ISQUÊMICO

Alterações estruturais e funcionais começam a ocorrer após a agressão isquêmica. Surge uma região de infarto cerebral propriamente dito, em que o dano funcional e estrutural é irreversível, e uma outra região funcionalmente comprometida, porém estruturalmente viável, denominada zona de penumbra isquêmica. O conceito de zona de penumbra é básico para o entendimento das medidas terapêuticas na fase aguda do acidente vascular cerebral isquêmico. Fundamentalmente, esta região recebe um fluxo sangüíneo reduzido, porém temporariamente suficiente para manter a viabilidade celular.

Características da circulação colateral, variações do fluxo sangüíneo cerebral, oxigenação, temperatura corpórea, equilíbrio hidroeletrolítico e metabólico são fatores de fundamental importância na definição da área de infarto cerebral.

Trombose de grandes vasos – está especialmente relacionada à doença aterosclerótica, daí o eventual uso da expressão "mecanismo aterotrombótico". Isso ocorre principalmente em indivíduos com fatores de risco para aterosclerose, como a hipertensão arterial, o *diabetes mellitus*, as dislipidemias e o tabagismo. Pode determinar lesão isquêmica por trombose *in situ* (no local da placa aterosclerótica) com hipofluxo distal ou tromboembolismo arterioarterial com oclusão vascular distalmente ao local do trombo arterial. Pode ser precedida por ataques isquêmicos transitórios na mesma região vascular[2].

Cardioembolismo – relacionado às várias doenças cardíacas como miocardiopatias, valvopatias e arritmias, causando oclusão vascular súbita por embolia. De todas estas, a mais freqüente é a fibrilação atrial. Alguns autores classificam os fatores de risco para mecanismo cardioembólico em alto e médio riscos (Quadro 12.5)[3].

Quadro 12.5 – Estratificação para o risco de acidente vascular cerebral isquêmico cardioembólico[3].

Condições de alto risco	Condições de médio risco
Prótese valvar mecânica	Infarto agudo do miocárdio há mais de 6 meses
Doença cardíaca com fibrilação atrial	Aneurisma de ventrículo esquerdo
Infarto agudo do miocárdio há menos de quatro semanas	Hipocinesia do ventrículo esquerdo
Acinesia do ventrículo esquerdo	Estenose mitral sem fibrilação atrial
Endocardite infecciosa	Calcificação do anel mitral
Doença do nó sinusal	Endocardite trombótica não-bacteriana
Miocardiopatia dilatada	Defeito do septo atrial
Trombo em ventrículo esquerdo	"Contraste espontâneo" em átrio esquerdo
Trombo em auriculeta esquerda	Insuficiência cardíaca congestiva
Mixoma de átrio esquerdo	*Flutter* atrial
	Fibrilação atrial isolada
	Prótese valvar biológica
	Aneurisma de septo atrial
	Forame oval patente
	Trombo em átrio esquerdo

Pode ser precedido por ataques isquêmicos transitórios em diferentes regiões vasculares. Em alguns casos ocorre recanalização vascular espontânea, porém tardia, determinando extravasamento de sangue na área infartada, ao que chamamos de transformação hemorrágica.

Trombose de pequenas artérias – relaciona-se a pequenos infartos na profundidade dos hemisférios cerebrais ou do tronco cerebral, causados por oclusão de uma pequena artéria perfurante. Ocorre mais comumente em pacientes hipertensos e diabéticos. Nesses, a cavitação resultante do infarto profundo recebe o nome de lacuna.

Outros mecanismos – nesse grupo, encontram-se causas menos freqüentes como arterites, estados hipercoaguláveis, dissecções arteriais cervicais e outras.

ATAQUE ISQUÊMICO TRANSITÓRIO

O conceito tradicional de ataque isquêmico transitório adotado há mais de 30 anos, baseia-se na idéia fisiopatológica de que, pelo fato de a deficiência neurológica apresentar regressão total, não houve lesão tecidual permanente. Posteriormente, no entanto, estudos de neuroimagem, avaliando pacientes com diagnóstico clínico de ataque isquêmico transitório, revelaram, por meio de tomografia de crânio, achados compatíveis com infarto cerebral em topografia relacionada à deficiência neurológica em até 15 a 20% dos casos. Porcentagens maiores de achados compatíveis com lesão cerebral permanente em pacientes com diagnóstico de ataque isquêmico transitório têm sido observadas em estudos utilizando ressonância magnética. Estes achados têm suscitado, atualmente, propostas para uma redefinição do termo "ataque isquêmico transitório", pois, de fato, a maioria deles é, na verdade, um acidente vascular cerebral isquêmico. Isso pode ter implicações quanto à sua abordagem diagnóstica e terapêutica. Por uma variedade de razões, além das expostas anteriormente, tem sido sugerido recentemente a redefinição do ataque isquêmico transitório. A seguir encontra-se a proposta para a redefinição sugerida pelo *TIA Working Group*, ainda não completamente aceita, publicada em 2002 no *New England Journal of Medicine*:

"Ataque isquêmico transitório é um episódio breve de disfunção neurológica causada por isquemia focal cerebral ou retiniana, com sintomas clínicos tipicamente durando menos de 1 hora, e sem evidência de infarto agudo"[4].

HEMORRAGIA INTRAPARENQUIMATOSA

A hipertensão arterial é sua causa mais comum[5]. Classicamente, aceita-se que a hipertensão arterial leva a lesões patológicas crônicas na parede de pequenas artérias e arteríolas com espiralamento excessivo destas e formação de microaneurismas conhecidos como aneurismas de Charcot-Bouchard. A ruptura destes determina o aparecimento da hemorragia intraparenquimatosa.

Nos pacientes hipertensos a hemorragia intraparenquimatosa ocorre principalmente em[6]:

- região dos núcleos da base (principalmente ao nível do putâmen e tálamo);
- ponte;
- cerebelo;
- substância branca dos diversos lobos cerebrais (hemorragia lobar).

Após a hemorragia, ocorre edema em torno da lesão, organização do coágulo e compressão dos tecidos adjacentes. Quando é próxima dos ventrículos cerebrais, pode haver rompimento para o seu interior, determinando dilatação ventricular. Quando mais próxima do córtex, maior a probabilidade de aflorar ao espaço subaracnóide.

Outras causas de hemorragia intraparenquimatosa incluem malformações vasculares, aneurismas rotos, distúrbios da coagulação, sangramento de tumores cerebrais, arterites e drogas. Tais causas devem ser suspeitadas principalmente nos pacientes com hemorragia lobar e sem hipertensão arterial. Em idosos, com idade superior 70 anos, a angiopatia amilóide é causa de hemorragia lobar. Esta costuma ocorrer bem próxima ao córtex cerebral.

HEMORRAGIA SUBARACNÓIDEA

A ruptura de aneurismas saculares intracranianos é a principal causa dos quadros espontâneos de hemorragia subaracnóidea[7]. É uma situação extremamente grave, levando à morte 32 a 67% dos casos. Estes aneurismas ocorrem principalmente em bifurcações arteriais próximas ao polígono de Willis, como nas artérias comunicante anterior, comunicante posterior e cerebral média.

DIAGNÓSTICO

ACIDENTE VASCULAR CEREBRAL ISQUÊMICO E ATAQUE ISQUÊMICO TRANSITÓRIO

Acidente vascular cerebral deve ser suspeitado nos casos em que ocorra deficiência neurológica, principalmente focal, de instalação súbita ou de rápida progressão (minutos a horas). A apresentação clínica depende da região cerebral comprometida. O tempo de evolução da deficiência neurológica é informação fundamental para algumas decisões terapêuticas. Esse dado deve ser o mais preciso e confiável possível, sendo obtido a partir de informações do próprio paciente ou de um acompanhante que tenha observado o início do quadro. Quando o momento do início do acidente vascular cerebral não pode ser determinado, este deve ser considerado como o último no qual o paciente foi visto em condições normais.

O reconhecimento de fatores de risco para acidente vascular cerebral é importante na determinação do provável mecanismo que determinou sua ocorrência. É necessário perguntar pela existência de hipertensão arterial, *diabetes mellitus*, dislipidemias, cardiopatias, tabagismo, uso de anticoncepcionais orais, uso de drogas como cocaína e anfetaminas. Outras doenças e medicações podem ter implicação na conduta terapêutica, como a ocorrência recente de outro acidente vascular cerebral, traumatismo craniano ou cirurgias recentes, sangramentos, doenças hepáticas e renais, uso de anticoagulantes e ocorrência de neoplasias.

Fatores que influenciam na evolução de um ataque isquêmico transitório para um acidente vascular cerebral isquêmico são: duração do ataque, presença de estenose de carótida, placa ulcerada, fonte cardíaca de êmbolos de alto risco, gênero masculino, idade avançada (> 65 anos); todos contribuindo para um risco aumentado de acidente vascular cerebral isquêmico após episódio de ataque isquêmico transitório. Além desses, diabetes, hipertensão, e acidente vascular cerebral prévio aumentam também o risco de novo acidente vascular cerebral e morte[8] (Quadro 12.6).

Quadro 12.6 – Prognóstico após ataque isquêmico transitório[8].

Condições de alto risco	Condições de baixo risco
Estenose de carótida > 70-99%	Estenose de carótida < 50%
Placa ulcerada ipsilateral	Ausência de placa ulcerada
Fonte embólica cardíaca de alto risco	Ausência ou fonte embólica cardíaca de baixo risco
Ataque isquêmico transitório hemisférico	Ataque isquêmico transitório não-hemisférico, amaurose monocular
Idade > 65 anos	Idade < 65 anos
Gênero masculino	Sexo feminino
Último ataque isquêmico transitório < 24 horas	Último taque isquêmico transitório > 6 meses
Outros fatores de risco	Poucos ou nenhum fator de risco

Adaptado de Sherman.

As deficiências neurológicas, tanto no ataque isquêmico transitório como no acidente vascular cerebral isquêmico, dependem da região vascular acometida, podendo variar na sua forma de instalação. Assim, pode haver instalação com posterior estabilidade nas situações de hipoperfusão secundária à trombose *in situ* ou ocorrer progressão, quando a deficiência vai aumentando com o passar do tempo. Já nos quadros embólicos, a instalação da deficiência costuma ser mais abrupta, atingindo rapidamente seu ápice.

As manifestações neurológicas, como já dito, correlacionam-se com a região vascular acometida, determinando sinais e sintomas que permitem essa caracterização topográfica (Quadro 12.7). Os dois grandes territórios são:

Quadro 12.7 – Deficiência neurológica conforme região vascular acometida.

Região carotídea		
Artéria oftálmica	Lesão visual monocular	
Artéria cerebral média	Lesão motora	Predomínio braquiofacial
	Lesão sensitiva	
	Afasia	Hemisfério dominante
	Negligência	Hemisfério não-dominante
Artéria cerebral anterior	Lesão motora	Predomínio crural
	Lesão sensitiva	
	Sinais de frontalização	
Região vertebrobasilar		
Artéria vertebral	Náuseas, vômitos e tonturas	
	Acometimento de nervos cranianos baixos	
	Lesões cerebelares	
Artéria cerebral posterior	Lesões de campo visual	
	Rebaixamento do nível de consciência	
	Lesão sensitiva	
	Lesão de funções nervosas superiores	
Artéria basilar	Lesão motora	Freqüentemente bilateral
	Lesão sensitiva	
	Rebaixamento do nível de consciência	
	Lesão de nervos cranianos	

- **Carotídeo** (relacionado às artérias carótidas internas, cerebrais médias e cerebrais anteriores) – pode ocorrer lesão motora e sensitiva, dificuldade na articulação da palavra, lesão de linguagem, outros distúrbios de função nervosa superior e alterações visuais.
- **Vertebrobasilar** (relacionado às artérias vertebral, basilar, cerebelares e cerebrais posteriores) – pode ocorrer lesão motora e sensitiva, dificuldade na articulação da palavra, alterações visuais e de coordenação e de nervos cranianos localizados no tronco cerebral (diplopia, ptose palpebral, anisocoria, paralisia facial periférica, nistagmo, vertigem, disartria e disfagia).

O rebaixamento do nível de consciência pode ocorrer em lesões isquêmicas do tronco cerebral, mesmo que pequenas, por acometimento de núcleos da formação reticular do tronco cerebral que se relacionem ao sistema ativador reticular ascendente (SARA). Já nas lesões isquêmicas dos hemisférios cerebrais, o rebaixamento de nível de consciência costuma ocorrer naquelas de maior extensão. Exceção a isto pode ocorrer em certas lesões talâmicas que, mesmo pequenas, podem determinar rebaixamento do nível de consciência.

Apesar de por definição o ataque isquêmico transitório regredir em até 24 horas, a maioria deles duram menos de 1 hora, sendo a média de 14 minutos na região carotídea e 8 minutos na vertebrobasilar. Em um estudo, alterações com duração superior a 1 hora e reversão completa em até 24 horas ocorreram em apenas 14% dos casos. Em outro estudo, deficiências neurológicas isquêmicas focais não resolvidas completamente em 1 hora ou sem melhora significativa em até 3 horas apresentaram reversão completa em 24 horas em apenas 2% dos casos[9-12]. Isso significa que, um paciente com alteração focal isquêmica estável há mais de 1 hora apresenta maior probabilidade de estar apresentando um acidente vascular cerebral isquêmico.

Também se entende, diante desses dados, que o diagnóstico diferencial entre ataque isquêmico transitório e acidente vascular cerebral isquêmico não pode ser feito com base apenas em uma definição de cunho temporal, mas sim com a ajuda de recursos que possam demonstrar a existência ou não de lesão tecidual permanente e assim auxiliar na decisão terapêutica imediata.

Quase metade dos pacientes com episódio de ataque isquêmico transitório não procuraram atendimento médico em uma série de casos. Mais que uma redefinição do termo, algumas de suas características colocam o paciente em risco iminente de acidente vascular cerebral, sendo razoável a admissão hospitalar com rápido diagnóstico e tratamento agressivo nesses pacientes.

ACIDENTE VASCULAR CEREBRAL HEMORRÁGICO (HEMORRAGIA INTRAPAREQUIMATOSA E SUBARACNÓIDEA)

A hemorragia intraparenquimatosa caracteriza-se por deficiência neurológica focal súbita, dependente da topografia da hemorragia, muitas vezes acompanhada de cefaléia, náuseas, vômitos, redução do nível de consciência e níveis pressóricos bastante elevados. Crises convulsivas podem ocorrer principalmente nas hemorragias lobares.

Na hemorragia subaracnóidea, cefaléia súbita, geralmente intensa e holocraniana, é o sintoma inicial mais freqüente. Outros sintomas são: náuseas e vômitos, tonturas e sinais de irritação meníngea. Pode ocorrer perda de consciência e outras manifestações neurológicas como alterações motoras sensitivas, distúrbios de linguagem, crises convulsivas e alterações de nervos cranianos. Distúrbios autonômicos como bradicardia, taquicardia, alterações eletrocardiográficas como intervalo QT prolongado e onda T alargada, alterações da pressão arterial, sudorese profusa, hipertermia e alterações do ritmo respiratório também podem ocorrer[13]. Da mesma forma, em decorrência da ruptura do aneurisma, podem ocorrer complicações, tais como ressangramento, vasoespasmo, hidrocefalia e crises convulsivas.

ACHADOS ADICIONAIS AO EXAME CLÍNICO

Um exame clínico detalhado é importante: estado de hidratação, oxigenação, freqüência, ritmo e ausculta cardíaca e freqüência respiratória.

O nível de consciência deve ser observado e reavaliado periodicamente. Caso esteja bastante diminuído, pode, além de sugerir hemorragias, infartos hemisféricos extensos ou de tronco cerebral, sinalizar a necessidade de medidas de suporte mais agressivas (entubação orotraqueal para proteger as vias aéreas, por exemplo).

A pressão arterial deve ser periodicamente avaliada, pois seus níveis podem variar de forma rápida e espontânea. Um estudo mostrou que a grande maioria dos pacientes com acidente vascular cerebral isquêmico, cuja pressão arterial medida inicialmente na admissão estava elevada, teve redução espontânea dos níveis pressóricos após 90 minutos[14]. Assim, uma avaliação seriada desse parâmetro clínico pode evitar tratamentos anti-hipertensivos desnecessários e por vezes danosos. Além disso, seu manejo deve basear-se em objetivos diferenciados para cada uma das formas de acidente vascular cerebral.

O exame de fundo de olho deve sempre ser feito. Ele pode auxiliar no diagnóstico de quadros hemorrágicos, como a presença de hemorragia sub-hialóide em casos de hemorragia subaracnóidea. Palidez retiniana pode ser observada em alguns casos de perda visual monocular de causa isquêmica secundária a doença aterosclerótica carotídea. Palpação de pulsos carotídeos, temporais e periféricos e ausculta da carótida podem ajudar no diagnóstico de estenoses arteriais, comumente associadas à doença aterosclerótica.

DIAGNÓSTICO DIFERENCIAL

O diagnóstico diferencial do acidente vascular cerebral, na maioria das vezes, é suspeitado durante a anamnese clínica e inclui:

Crises epilépticas – devido às deficiências neurológicas pós-críticas.

Alterações metabólicas – hipoglicemia, hiperglicemia, hiponatremia, hipóxia, encefalopatia hepática.

Infecções sistêmicas – particularmente nos idosos, podem levar à piora neurológica relacionada ao prejuízo funcional de regiões encefálicas previamente lesadas, mesmo que até então assintomáticas.

Neoplasias e infecções do sistema nervoso central – (primárias ou metastáticas). Um estudo[15] avaliou 411 pacientes com diagnóstico inicial de acidente vascular cerebral na emergência e verificou que em 78 (19%) um diagnóstico alternativo era responsável pelo quadro neurológico observado. O percentual relativo desses diagnósticos diferenciais estão listados no quadro 12.8.

Quadro 12.8 – Diagnósticos diferenciais de acidente vascular cerebral.

Diagnósticos diferenciais	Freqüência (%)
Epilepsia	16,7
Infecções sistêmicas	16,7
Tumores cerebrais	15,4
Distúrbios toxicometabólicos	12,8
Vertigem posicional benigna	6,4
Cardiopatia isquêmica	5,1
Síncope	5,1
Traumatismo	3,8
Hematoma subdural	2,6
Encefalite herpética	2,6
Amnésia global transitória	2,6
Demência	2,6
Doença desmielinizante	1,3
Fratura de coluna cervical	1,3
Miastenia gravis	1,3
Parkinsonismo	1,3
Encefalopatia hipertensiva	1,3
Transtornos psiquiátricos	1,3

Em certas situações, nas quais a deficiência neurológica já regrediu, crises epilépticas focais e enxaqueca podem ser possíveis diagnósticos diferenciais. Em crises epilépticas focais, a progressão e a evolução dos sinais neurológicos ocorrem em poucos minutos (2 a 3), geralmente com fenômenos positivos. Na enxaqueca, a progressão dos sinais neurológicos ocorre geralmente em alguns minutos (15 a 20), com fenômenos positivos ou negativos. É comum o aparecimento posterior de cefaléia.

Ainda nos idosos o hematoma subdural crônico, mesmo na ausência de história de trauma, deve ser lembrado.

EXAMES COMPLEMENTARES

Exames complementares gerais são úteis na investigação de certos diagnósticos diferenciais, como hipoglicemia e hiperglicemia; podem revelar potenciais fatores de risco para acidente vascular cerebral como policitemia, anemia falciforme e trombocitose; auxiliam na decisão terapêutica por meio de informações sobre a taxa de hemoglobina, o número de plaquetas e a coagulação. Eles também podem revelar lesões metabólicas e eletrolíticas, potenciais agravantes da lesão (Quadro 12.9).

Quadro 12.9 – Exames complementares na fase aguda do acidente vascular cerebral.

Hemograma
Glicemia
Uréia e creatinina
Sódio e potássio
Exames de coagulação (TP e TTPA)
Eletrocardiograma
Radiografia de tórax
Tomografia de crânio

TOMOGRAFIA DE CRÂNIO

Ainda é o exame de neuroimagem mais utilizado, devido à sua alta disponibilidade e menor custo. Nele, o acidente vascular cerebral isquêmico aparece como uma área hipoatenuante. Contudo, na admissão do paciente com diagnóstico clínico de acidente vascular cerebral isquêmico, a tomografia é negativa em aproximadamente 30%, permanecendo negativa nas primeiras 24 horas em até 50% dos casos.

Discretas lesões tomográficas como leve apagamento de sulcos cerebrais, tênue hipoatenuação nos núcleos da base e sinal da artéria cerebral média hiperdensa podem ser observadas nas primeiras horas. Áreas hipoatenuantes maiores que um terço da região de irrigação da artéria cerebral média observadas nas primeiras 6 horas do acidente vascular cerebral isquêmico podem estar relacionadas a infartos extensos e devem ser consideradas no momento da decisão terapêutica[16].

Exames tomográficos mais avançados, como a angiotomografia e o estudo de perfusão por tomografia, são métodos que podem, em alguns casos, trazer informações úteis para a decisão terapêutica ou para a avaliação prognóstica após o tratamento[17].

A hemorragia intraparenquimatosa apresenta-se como uma imagem hiperatenuante dentro do parênquima encefálico, geralmente com boa definição de seus limites, localização e eventuais complicações estruturais, como inundação ventricular, hidrocefalia, edema cerebral, desvios hemisféricos e herniação. Em alguns casos, a fase contrastada possibilita o encontro do diagnóstico etiológico, revelando malformações arteriovenosas, aneurismas e tumores.

A hemorragia subaracnóidea hemorrágica apresenta-se como uma imagem hiperatenuante ocupando as cisternas e os sulcos cerebrais. Aproximadamente 90% dos casos agudos podem ser diagnosticados pela tomografia de crânio. A sensibilidade desse exame relaciona-se diretamente à quantidade de sangue presente no espaço subaracnóideo, o que determina aumento da densidade do líquido cefalorraquidiano hemorrágico em relação ao normal. Após aproximadamente uma semana do sangramento, a sensibilidade desse método cai para cerca de 50% (Fig. 12.2).

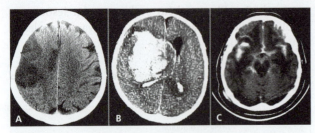

Figura 12.2 – Tomografias. **A)** Acidente vascular cerebral isquêmico. **B)** Hemorragia intraparenquimatosa. **C)** Hemorragia subaracnóidea.

RESSONÂNCIA MAGNÉTICA (RMN)

A ressonância magnética tem maior sensibilidade que a tomografia na detecção do acidente vascular cerebral isquêmico, principalmente na região da fossa posterior e nos infartos de pequena extensão, como aqueles relacionados a artérias perfurantes. Seqüências convencionais permitem a detecção da área infartada após 4 a 12 horas do icto. Novas seqüências, baseadas em difusão e perfusão, permitem o diagnóstico de lesões isquêmicas após 15 a 30 minutos do seu início (Fig. 12.3).

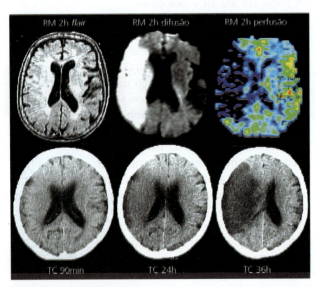

Figura 12.3 – Diagnóstico de acidente vascular cerebral por meio da ressonância magnética (RM) versus tomografia computadorizada (TC).

Seqüências baseadas em difusão são particularmente úteis em pacientes com ataque isquêmico transitório. Estudos clínicos têm demonstrado melhor avaliação da lesão isquêmica com esse método que com tomografia e ressonância magnética tradicional. A significância prognóstica associada a anormalidades nas seqüências baseadas em difusão nos pacientes com ataque isquêmico transitório permanece desconhecida[18].

Quanto à hemorragia intraparenquimatosa e subaracnóidea agudas, as seqüências convencionais da ressonância magnética têm baixa sensibilidade. Seqüências específicas (gradiente echo e *flair*) apresentam maior sensibilidade.

LÍQUIDO CEFALORRAQUIANO

No diagnóstico do acidente vascular cerebral, sua indicação restringe-se às suspeitas clínicas de hemorragia subaracnóidea, quando a tomografia de crânio é normal. Nesses casos, costuma ser fortemente hemorrágico e hipertenso, mostrando xantocromia após a centrifugação. A taxa protéica encontra-se geralmente elevada e a glicorraquia normal. O exame citológico revela número elevado de hemácias, com um número de leucócitos inicialmente na mesma proporção do sangue (um a dois leucócitos para cada 1.000 hemácias). Essa proporção pode alterar-se após 24 a 48 horas devido ao aparecimento de intensa resposta inflamatória com aumento do número de leucócitos, por vezes de predomínio polimorfonuclear. Tal fato pode, eventualmente, levantar uma hipótese de hemorragia subaracnóidea relacionada a aneurismas infecciosos secundários à endocardite bacteriana.

Em casos suspeitos de hemorragia subaracnóidea a ocorrência de acidente de punção pode trazer dificuldades à confirmação diagnóstica. A "prova dos três tubos" pode, nesses casos, ser de alguma ajuda. Em caso de acidente de punção, a colheita seqüencial de aproximadamente 1ml de líquido cefalorraquidiano em três tubos consecutivos pode revelar um clareamento gradativo do líquido, reforçando a probabilidade de acidente de punção. Na verdadeira hemorragia subaracnóidea não é esperado tal clareamento.

OUTROS EXAMES

Após o diagnóstico do acidente vascular cerebral, investigação diagnóstica complementar pode ser necessária para definição do mecanismo e da etiologia. Esta deve levar em consideração aspectos da história clínica e dos exames complementares já realizados.

Exames laboratoriais, ultra-sonográficos e de ressonância magnética podem ser solicitados com o objetivo de diagnosticar o provável mecanismo do acidente vascular cerebral[19]. Na suspeita de um mecanismo cardioembólico, o ecodopplercardiograma transtorácico e, particularmente, o transesofágico podem revelar alterações significativas. Ainda nesses casos, o eletrocardiograma de 24 horas (Holter) pode demonstrar a presença de arritmias paroxísticas. Na suspeita de um mecanismo aterotrombótico, o ecodoppler de artérias carótidas e vertebrais, o Doppler transcraniano e a angiorressonância podem indicar possíveis estenoses arteriais extra e intracranianas. A angiografia cerebral digital pode trazer informações importantes em casos selecionados. Obviamente, por se tratar de método invasivo, deve ser indicada com critério. O exame de liquor pode contribuir para o diagnóstico de algumas causas menos freqüentes de acidente vascular cerebral isquêmico, como as arterites infecciosas e não-infecciosas.

Nos casos de hemorragia subaracnóidea, a angiografia cerebral digital é ainda o exame padrão-ouro, permitindo com maior sensibilidade e especificidade o diagnóstico de aneurismas cerebrais saculares, dando informações precisas quanto à sua localização, morfologia e tamanho. Nesses casos, o exame deve ser sistematicamente realizado por meio dos quatro vasos cervicais que nutrem a circulação intracraniana, possibilitando o diagnóstico de aneurismas cerebrais múltiplos que ocorrem em aproximadamente 20% dos casos. Outros exames, em certas situações de emergência, podem trazer grande contribuição, permitindo a confirmação da hemorragia e evidenciando a presença de aneurismas saculares, particularmente aqueles próximos ao polígono de Willis. Nessa situação, tomografia não-contrastada de crânio e angiotomografia podem ser úteis nos casos de cirurgia urgente para a drenagem de hematoma cerebral em que a etiologia aneurismática é altamente provável e não há tempo ou condições para a realização pré-operatória de angiografia cerebral digital.

TRATAMENTO AMBULATORIAL DO ACIDENTE VASCULAR CEREBRAL ISQUÊMICO E ATAQUE ISQUÊMICO TRANSITÓRIO

Deve-se ter em mente que o risco de acidente vascular cerebral isquêmico após um ataque isquêmico transitório é muito mais alto que o risco de acidente vascular cerebral isquêmico na população geral. Assim, após um ataque isquêmico transitório, o risco de acidente vascular cerebral isquêmico é de quase 30% em cinco anos[20,21]. Outros estudos demonstram que, após um ataque isquêmico transitório, o risco de acidente vascular cerebral isquêmico é de 10 a 20% em 90 dias, sendo 50% destes nas primeiras 48 horas após o ataque isquêmico transitório[22,23]. Portanto, mesmo após um diagnóstico definitivo de ataque isquêmico transitório, condutas imediatas devem ser tomadas com o objetivo de estabelecer prevenção secundária de outro evento isquêmico agudo, seja um novo ataque isquêmico transitório ou acidente vascular cerebral isquêmico. Estas incluem o controle dos fatores de risco encontrados, o uso de antiagregantes plaquetários (aspirina) em casos de mecanismo aterotrombótico, e o uso de anticoagulantes, como a warfarina sódica, nos casos de mecanismo cardioembólico. Alguns casos de estenose arterial crítica podem beneficiar-se de tratamento cirúrgico (endarterectomia carotídea) ou endovascular (angioplastia e colocação de *stents*).

O controle dos fatores de risco incluem tratamento do *diabetes mellitus*, hemorragia subaracnóidea, cessação do tabagismo, tratamento de doenças cardíacas conhecidas, diminuição da ingestão excessiva de bebidas alcoólicas e atividade física regular. Os detalhes visando ao tratamento das doenças citadas não serão aqui abordados. Tais aspectos serão abordados em seus respectivos capítulos[24].

O uso de antiagregantes plaquetários é recomendado em todos os pacientes que tiveram um episódio de ataque isquêmico transitório secundário a mecanismo não cardioembólico e acidente vascular cerebral isquêmico, e que não apresentem contra-indicações a essas drogas (nível de evidência I, grau de recomendação A)[25-27].

A aspirina continua a droga mais freqüentemente escolhida para a prevenção secundária pelo seu perfil de segurança e custo. Após episódio de ataque isquêmico transitório ou acidente vascular cerebral isquêmico diminui o risco relativo de acidente vascular cerebral em cerca de 20%; infarto agudo do miocárdio em 25%; e acidente vascular cerebral, infarto agudo do miocárdio e morte vascular em 20%. Muita controvérsia existe com relação à melhor dose. As recomendações do último consenso publicado pela *American Heart Association* (AHA) são de doses entre 50 a 325mg. Essas doses apresentam menores efeitos adversos e não existem evidências que suportem o uso de doses maiores (entre 650 e 1300mg). Um obstáculo para a determinação da melhor dose é a ausência de estudos comparando diferentes doses de aspirina. Dois estudos randomizados bem executados compararam diferentes doses de aspirina em pacientes com ataque isquêmico transitório e acidente vascular cerebral isquêmico (1.200mg/dia *versus* 300mg/dia e 283mg/dia *versus* 30mg/dia) e não encontraram diferenças estatísticas significativas. Mais ainda, o ACE (*Aspirin Carotid Endarterectomy Trial*) comparou o uso de baixas doses (81 ou 325mg/dia) *versus* altas doses de aspirina (650 ou 1.300mg/dia) em 2.804 pacientes submetidos a endarterectomia de carótida com resultados demonstrando um pequeno benefício com baixas doses para a prevenção do desfecho combinado de acidente vascular cerebral, infarto agudo do miocárdio e morte em três meses[2,27-38]. A toxicidade gastrintestinal da aspirina é relacionada à dose, porém mesmo doses baixas aumentam um pouco o risco de hemorragia, particularmente gastrintestinal. Para pacientes que não toleram a aspirina por dispepsia, opções são diminuir a dose, tomar junto com as refeições, preparações de liberação entérica ou mudança do antiagregante. Para pacientes que têm um primeiro episódio ou recidiva de ataque isquêmico transitório enquanto em uso de aspirina, não há evidência mostrando que o aumento da dose em vez de sua continuação original reduzirá o risco de um acidente vascular cerebral subseqüente[2,27-29].

A ticlopidina é outro antiagregante que pode ser usado na prevenção secundária após ataque isquêmico transitório ou acidente vascular cerebral isquêmico. No TASS (*Ticlopidine Aspirin Stroke Study*) a eficácia da ticlopidina (250mg duas vezes ao dia) foi comparada à da aspirina (650mg/dia) em reduzir a incidência de acidente vascular cerebral e morte por todas as causas em 3.069 pacientes com episódio de ataque isquêmico transitório ou acidente vascular cerebral isquêmico nos três meses anteriores à randomização. Análise mostrou redução de 21% no risco de acidente vascular cerebral após três anos com a ticlopidina. Ela também reduziu o risco de acidente vascular cerebral e morte por todas as causas em 12% dos casos, quando comparada à aspirina. Em análise de subgrupos, a ticlopidina foi particularmente eficaz no grupo de pacientes que estavam em uso de aspirina ou terapia anticoagulante no momento do evento-índice (aquele que o qualificou para a entrada no estudo). Diarréia ocorreu em 12,5% dos pacientes. Neutropenia foi mais comum no grupo que usou ticlopidina (2,4% dos pacientes), sendo grave em alguns (0,8%) e reversível em todos. Após o início de sua comercialização, têm sido relatados casos de púrpura trombocitopênica trombótica com seu uso. Apesar de eficaz, o uso da ticlopidina é limitado pelos seus efeitos colaterais. É tipicamente usada em pacientes intolerantes à aspirina ou naqueles que apresentaram evento isquêmico na sua vigência[2, 27,38].

O clopidogrel é uma droga semelhante à ticlopidina, que atua da mesma forma, inibindo a agregação plaquetária induzida pela adenosina difosfato. Tem melhor perfil de efeitos adversos. O CAPRIE (*Clopidogrel versus Aspirin in Patients at Risk of Ischemic Events Trial*) comparou a eficácia do clopidogrel (75mg/dia) *versus* aspirina (325mg/dia) em pacientes com acidente vascular cerebral isquêmico recente ou infarto agudo do miocárdio ou doença arterial periférica sintomática. No grupo acidente vascular cerebral, os pacientes com ataque isquêmico transitório foram excluídos do estudo, sendo que dos 6.431 pacientes a redução do risco relativo foi favorável ao clopidogrel com uma diminuição de 7,5% quando comparado à aspirina não estatisticamente significativo (p = 0,26). O perfil de segurança foi semelhante ao da aspirina, ocorrendo mais diarréia e *rash* cutâneo no grupo do clopidogrel e mais toxicidade gastrintestinal e hemorragia no grupo da aspirina. Não há comparações entre clopidogrel e ticlopidina, assim como também não há estudos com clopidogrel em pacientes com ataque isquêmico transitório[42-44].

A combinação aspirina e dipiridamol também foi avaliada em alguns estudos. O ESPS (*European Stroke Prevention Study*) comparou placebo *versus* aspirina (950mg/dia) e dipiridamol (225mg/dia) em pacientes com ataque isquêmico transitório e acidente vascular cerebral isquêmico, mostrando redução de 33% no risco de acidente vascular cerebral e morte, e de 38% no risco de acidente vascular cerebral quando comparado ao placebo. Esse estudo não permitiu comparação da combinação contra a aspirina sozinha[39,40]. O ESPS-2, entretanto, comparou a eficácia da combinação contra o uso de ambas as medicações sozinhas. Nesse estudo, os pacientes foram randomizados para quatro grupos: aspirina 25mg 2 vezes ao dia, dipiridamol 200mg 2 vezes ao dia, ambas as drogas e placebo. Comparado ao placebo, o risco de acidente vascular cerebral foi reduzido significativamente em 18% no grupo da aspirina, 16% no grupo do dipiridamol e 38% com terapia combinada. Efeitos colaterais comuns do dipiridamol foram cefaléia e distúrbios gastrintestinais. A combinação com a aspirina produziu episódios mais freqüentes de sangramento[27,38]. Não há estudos comparando a combinação aspirina e dipiridamol *versus* clopidogrel. Combinações da aspirina com ticlopidina ou clopidogrel não foram ainda testadas; sendo assim, a segurança e a eficácia dessas combinações em pacientes com risco de acidente vascular cerebral são desconhecidas.

A eficácia da anticoagulação oral comparada com o uso de agentes antiagregantes em pacientes com ataque isquêmico transitório e acidente vascular cerebral de origem aterotrombótica não foi adequadamente estudada. Recentemente, os resultados do WARSS (*Warfarin Aspirin Recurrent Stroke Study*) foram publicados e não houve diferença entre warfarina (razão normalizada internacional – RNI 1,4-2,8) e aspirina 325mg/dia para a prevenção de acidente vascular cerebral e morte em pacientes com acidente vascular cerebral não-cardioembólico. Outro grande estudo randomizado comparou a anticoagulação oral (RNI 3-4,5) com aspirina 30mg/dia em pacientes com ataque isquêmico transitório e acidente vascular cerebral aterotrombótico, e foi prematuramente encerrado devido à alta taxa de sangramento maior no grupo da anticoagulação oral[27-29].

A anticoagulação oral com warfarina continua a terapia de escolha para a prevenção de acidente vascular cerebral em pacientes com fibrilação atrial. A eficácia da aspirina é comprovadamente menor para prevenção de acidente vascular cerebral por mecanismo cadioembólico. Múltiplos estudos randomizados têm mostrado que a anticoagulação oral é o tratamento de escolha para prevenção primária desta doença em pacientes com fibrilação atrial de alto risco, ou seja, aqueles com história de hemorragia subaracnóidea, disfunção ventricular esquerda, doença mitral reumática, próteses valvares, acidente vascular cerebral ou ataque isquêmico transitório prévios, embolia sistêmica, ou idade > 75 anos. Anticoagulação oral também é apropriada para pacientes com outras doenças cardíacas com alto risco de embolização e episódio de ataque isquêmico transitório, contudo, estudos randomizados não foram realizados nessas populações específicas. A intensidade da anticoagulação oral também é tema de discussões. Resultados de grandes estudos randomizados e caso-controle sugerem que a eficácia da anticoagulação oral é significativamente reduzida com RNI < 2[27-29].

Recomendações atuais de consensos mantêm a aspirina como primeira escolha para a terapia inicial para prevenção de acidentes vasculares cerebrais isquêmicos aterotrombóticos, com as demais três drogas podendo ser usadas como opções para terapêutica de primeira linha (nível de evidência II, grau de recomendação A). A anticoagulação de rotina não é recomendada (nível de evidência II, grau de recomendação B) e pode ser uma opção em pacientes com ataque isquêmico transitório que persistem sintomáticos apesar dos antiagregantes (nível de evidência II, grau de recomendação C). Anticoagulação oral com RNI entre 3 e 4,5 deve ser evitada nesse grupo de pacientes, pois os riscos de hemorragia cerebral superam os possíveis banefícios (nível de evidência I, grau de recomendação A). Para pacientes com acidente vascular cerebral e ataque isquêmico transitório cardioembólico a recomendação é anticoagulação oral com RNI de 2,5 (RNI 2-3), para fibrilação atrial (nível de evidência I, grau de recomendação A) e provavelmente também para as outras causas (Quadro 12.10)[27].

Quadro 12.10 – Uso dos antiagregantes em pacientes com ataque isquêmico transitório segundo consenso da AHA[27].

Evento	Recomendações	Opções
Ataque isquêmico transitório aterotrombótico	Aspirina 50-32mg/dia	Dipiridamol 200mg + aspirina 25mg 2 vezes/dia Clopidogrel 75mg/dia Ticlopidina 250mg 2 vezes/dia Aspirina 50- 1.300mg/dia
Ataque isquêmico Transitório aterotrombótico e intolerância à aspirina ou ataque isquêmico transitório na vigência de aspirina	Dipiridamol 200mg + aspirina 25mg 2 vezes/dia Clopidogrel 75mg/dia	Ticlopidina 250mg 2 vezes/dia Warfarina (RNI 2-3) Aspirina 50-1.300mg/dia
Ataque isquêmico transitório cardioembólico	Warfarina (INR 2-3)	Aspirina 50-325mg/dia (se contra-indicação à warfarina)

Adaptado de Albers et al.

Com base em numerosos estudos randomizados de larga escala, a maioria dos pacientes com história de acidente vascular cerebral isquêmico ou ataque isquêmico transitório beneficiam-se do uso de estatinas, e esse benefício parece ser independente do valor do colesterol. O HPS (*Heart Protection Study*) mostrou que a sinvastatina 40mg/dia reduziu em 25% o risco de acidente vascular cerebral em pacientes com doença coronária, doença arterial periférica ou diabéticos. No subgrupo de pacientes incluídos no HPS com acidente vascular cerebral isquêmico prévio ou ataque isquêmico transitório, mas sem doença coronária, o risco de eventos vasculares maiores (eventos coronários, acidente vascular cerebral, ou revascularização) foi reduzido em 21% (redução do risco absoluto de 1% ao ano, número necessário para tratar de 102 para prevenir 1 evento/ano). Pelo exposto, o início da estatina durante a hospitalização pelo primeiro acidente vascular cerebral isquêmico aterotrombótico, estaria justificado[27].

Como a doença arterial carotídea é causa comum de ataque isquêmico transitório e acidente vascular cerebral, a endarterectomia como tratamento para a doença arterial carotídea tem sido foco de recentes estudos. Há três grandes estudos randomizados e prospectivos que avaliaram o papel da endarterectomia na prevenção do acidente vascular cerebral – o NASCET (*North American Symptomatic Carotid Endarterectomy Trial*), o ECST (*European Carotid Surgery Trial*) e o VACSP309 (*Veterans Affairs Cooperative Study Program 309*). Entre pacientes com estenose sintomática de carótida grave (> 70%), cada estudo demonstrou reduções expressivas no risco relativo e absoluto para os pacientes randomizados para o grupo da endarterectomia quando comparados ao grupo da terapia medicamentosa. No NASCET, a taxa de acidente vascular cerebral ipsilateral no grupo submetido à terapia antiagregante foi de 26%, contra 9%, no grupo endarterectomia em dois anos, com 65% de redução no risco relativo e 17% de redução no risco absoluto. Tanto o NASCET quanto o ECST mostraram que apenas oito ou nove pacientes necessitam ser submetidos a endarterectomia para prevenir um acidente vascular cerebral em cinco anos. É consenso que em pacientes com estenoses, a endarterectomia carotídea é a melhor opção terapêutica para prevenir acidentes vasculares cerebrais em sintomáticos com estenose de carótida ipsilateral maior que 70%[26-28,30].

No caso de estenoses sintomáticas de grau moderado (entre 50 e 69%), o benefício é bem menos claro. No ECST, não houve benefício significativo para esses pacientes. Já no NASCET, o risco de acidente vascular cerebral ipsilateral nesses pacientes foi de 22,2% no grupo antiagregante e de 15,7% no grupo endarterectomia (p = 0,045) em cinco anos. A redução do risco absoluto foi de 6,5% – em outras palavras, a cada 15 pacientes tratados cirurgicamente, um ataque isquêmico transitório foi prevenido em cinco anos. Os benefícios da endarterectomia nesse grupo de pacientes foi maior para aqueles com estenose mais importante, idade > 75 anos, homens, acidente vascular cerebral prévio até três meses (comparado ao ataque isquêmico transitório) como critério de inclusão no estudo e ataques isquêmicos transitórios hemisférico (comparado aos retinianos). É importante considerar que o grau de estenose de carótida foi medido de forma diferente nesses dois estudos e significativamente maior quando calculado pelo método utilizado no NASCET[26,27,31-42].

Em pacientes assintomáticos e com estenose de carótida – fator de risco significativo para acidente vascular cerebral – o papel da endarterectomia ainda é controverso. O maior estudo radomizado realizado (ACAS – *Asymptomatic Atherosclerosis Study*) alocou pacientes com idade inferior a 80 anos com estenose de carótida maior que 60%, determinada por ultra-sonografia Doppler, e doença cardíaca estável, para tratamento medicamentoso ou endarterectomia, e após seguimento de 2,7 anos foi suspenso por encontrar benefício significativo no grupo submetido a cirurgia. Mostrou redução do risco absoluto de acidente vascular cerebral de 6% em cinco anos, com maior benefício em homens que mulheres (redução do risco relativo de 66% *versus* 17%). A taxa de complicações perioperatórias também foi maior em mulheres que em homens (3,6% *versus* 1,7%). O benefício não se correlacionou com o grau da estenose de carótida. Fica evidente, com base na redução do risco absoluto de acidente vascular cerebral, que uma taxa de complicações perioperatórias (acidente vascular cerebral ou morte) de mais de 3% eliminariam o potencial benefício da cirurgia, e que taxas de complicações tão baixas quanto as encontradas no ACAS não são usuais fora do ambiente de pesquisa – nos hospitais comunitários[27,28,32-42].

Já a angioplastia e a colocação de *stent* também ainda não têm papéis definidos no tratamento das lesões de carótida e mais estudos são necessários para definir suas indicações. Alta taxa de sucesso e baixa taxa de complicações têm sido relatadas em estudos pequenos. Cirurgia de *bypass* extra-intracraniana parece não ter vantagens com relação à terapia antiagregante. Para a circulação vertebrobasilar, tratamentos cirúrgicos e endovasculares têm sido realizados em pacientes com ataque isquêmico transitório ou acidente vascular cerebral aterotrombóticos com resultados favoráveis em pequenas séries. Não há estudos comparando esses procedimentos com terapia medicamentosa.

O quadro 12.11 resume as recomendações do AHA para o tratamento dos pacientes com doença carotídea.

Quadro 12.11 – Recomendações para o tratamento de pacientes com lesões carotídeas segundo o AHA[27].

Terapia	Recomendações
Estenoses sintomáticas	
Antiagregantes plaquetários	Todos os pacientes
	Aspirina, clopidogrel e combinação aspirina + dipiradamol são aceitáveis como terapia inicial
	Anticoagulação de rotina não é recomendada
Terapia endovascular	Não recomendada de rotina
Endarterectomia	Indicada para pacientes com estenoses entre 70 e 99%, bons candidatos cirúrgicos e com sintomas nos dois anos anteriores
	Deve ser considerada em pacientes com estenoses entre 50 e 69%, com base nas características clínicas que influenciam o risco de acidente vascular cerebral e morbidade cirúrgica
	Não indicada em pacientes com estenoses < 50%
Estenoses assintomáticas	
Endarterectomia	Deve ser considerada em pacientes < 80 anos com estenoses > 60% se cirurgião experiente se encontra disponível
	Fatores como presença de co-morbidades, expectativa de vida e preferência individual devem ser considerados
Isquemia vertebrobasilar	Cirurgia ou terapia endovascular pode ser apropriada para pacientes com estenose significativa do sistema vertebrobasilar que persistam com sintomas relacionados à circulação posterior apesar do tratamento medicamentoso

Adaptado de Sacco.

REFERÊNCIAS BIBLIOGRÁFICAS

1. Ad Hoc Committee on Guidelines for the Management of Transient Ischemic Attacks of the Stroke Council of the American Heart Association. Guidelines for the management of transient ischemic attacks. Stroke 1994; 25:1320. ▪ 2. Adams PH, Bendixen B, Kappelle J et al. TOAST Investigators: Classification of subtypes of acute ischemic stroke. Stroke 1993; 24:35. ▪ 3. Broderick JP, Adams HPJr, Barsan et al. Guidelines for the Management of Spontaneous Intracerebral Hemorrhage. A Statement for Healthcare Professionals From a Special Writing Group of the Stroke Council, American Heart Association. Stroke 1999; 30:905. ▪ 4. Galvão ACR. Conduta terapêutica nas hemorragias cerebelares espontâneas. In: Doenças Cerebrovasculares: Condutas. Vol I, São Paulo: GeoGráfica e Editora, 1996, p 259 ▪ 5. Bederson JB, Awad IA, Wiebers DO Piepgras et al. Recommendations for the management of patients with unruptured intracranial aneurysms: a statement for healthcare professionals from the Stroke Council of the American Heart Association. Stroke 2000; 31:2742. ▪ 6. Dyken ML, Conneally M, Haerer AF et al. Cooperative study of hospital frequency and character of transient ischemic attacks, I: background, organization, and clinical survey. JAMA 1977; 237:882. ▪ 7. Levy DE. How transient are transient ischemic attacks? Neurology 1988; 38:674. ▪ 8. Werdlin L, Juhler M. The course of transient ischemic attacks. Neurology 1988; 38:674. ▪ 9. Marler JR, Tilley BC, Lu M et al. Early stroke treatment associated with better outcome: the NINDS rTPA stroke study. Neurology 2000; 55:1649. ▪ 10. Pastore CA, Nishioka SADO, Martinelli Filho M, Pedrosa AAA. Lesões eletrocardiográficas no acidente vascular cerebral agudo. Rev Soc Cardiol Estado de São Paulo 1999; 4:642. ▪ 11. Broderick J, Brott T, Barsan W et al. Blood pressure during the first minutes of focal cerebral ischemia. Ann Emerg Med 1993; 22:1438. ▪ 12. Libman RB, Wirkowski E, Alvir J, Rao TH. Conditions That Mimic Stroke in the Emergency Department: Implications for Acute Stroke Trials. Arch Neurol 1995; 52:1119. ▪ 13. Von Kummer R, Allen KL, Holle R et al. Acute stroke: usefulness of early CT findings before thrombolytic therapy. Radiology 1997; 205:327. ▪ 14. Latchaw RE, Yonas H, Hunter GJ et al. Guidelines and Recommendations for Perfusion Imaging in Cerebral Ischemia: a scientific statement for healthcare professionals by the writing group on perfusion imaging, from the council on cardiovascular radiology of the American Heart Association. Stroke 2003; 34:1082. ▪ 15. Culebras A, Kase CS, Masdeu JC et al. practice guidelines for the use of imaging in transient ischemic attacks and acute stroke: a report of the stroke council, American Heart Association. Stroke 1997; 28:1480. ▪ 16. Albers GW, Caplan LR, Easton JD et al. Transient ischemic attack – proposal for a new definition. N Engl J Med 2002; 347:1713. ▪ 17. Heyman A, Wilkinson WE, Hurwitz BJ et al. Risk of ischemic heart disease in patients with TIA. Neurology 1984; 34:626. ▪ 18. Dennis M, Bamford J, Sandercock P, Warlow C. Prognosis of transient ischemic attacks in the Oxfordshire Community Stroke Project. Stroke 1990; 21:848. ▪ 19. Johnston SC, Gress DR, Browner WS, Sidney S. Short-term prognosis after emergency department diagnosis of TIA. JAMA 2000; 284:2901. ▪ 20. Conneally PM, Dyken ML, Futty DE et al. Cooperative study of hospital frequency and character of transient ischemic attacks. Risk factors. JAMA 1978; 240:742. ▪ 21. Adams HPJr, Brott TG, Crowell RM et al. Guidelines for the management of patients with acute ischemic stroke. A statement for healthcare professionals from a special writing group of the Stroke Council, American Heart Association. Stroke 1994; 25:1901. ▪ 22. Oliveira-Filho J, Silva SCS, Trabuco CC et al. Detrimental effect of blood pressure reduction in the first 24 hours of acute stroke onset. Neurology 2003;61:1047. ▪ 23. Adams HP, Brott TG, Furlan AJ et al. Guidelines for thrombolytic therapy for acute stroke: a supplement to the guidelines for the management of patients with acute ischemic stroke: a statement for healthcare professionals from a special writing group of the Stroke Council, American Heart Association Circulation 1996; 94:1167. ▪ 24. Sociedade Brasileira de Doenças Cerebrovasculares (SBDCV). Primeiro Consenso Brasileiro para Trombólise no Acidente Vascular Cerebral Isquêmico Agudo. Arq. Neuro-Psiquiatria 2002; 60:675. ▪ 25. The National Institute of Neurological Disorders and Stroke rTPA Stroke Study Group. Tissue Plasminogen Activator for Acute Ischemic Stroke. N Engl J Med 1995; 333:1581. ▪ 26. Adams HPJr, Brott TG, Furlan AJ et al. Guidelines for thrombolytic therapy for acute stroke: a supplement to the guidelines for the management of patients with acute ischemic stroke: a statement for healthcare professionals from a special writing group of the Stroke Council, American Heart Association. Stroke 1996; 27:711. ▪ 27. Albers GW, Amarenco P, Easton JD Teal P et al. Antithrombo-

tic and thrombolytic therapy for ischemic stroke. Sixth ACCP Consensus Conference on Antithrombotic Therapy. Chest 2001; 119:300S. ▪ 28. European Stroke Initiative Recommendations for Stroke Management - Update 2003: The European Stroke Initiative Executive Committee and the EUSI Writing Committee. Cerebrovas Dis 2003; 16:311. ▪ 29. Adams HPJr, Adams RJ, Brott T et al. Stroke Council of the American Stroke Association: Guidelines for the early management of patients with ischemic stroke: A scientific statement from the Stroke Council of the American Stroke Association. Stroke 2003; 34:1056. ▪ 30. Schwab S, Schwarz S, Spranger M et al. Efficacy and safety of moderate hypothermia in the therapy of patients with acute MCA stroke. Stroke 1998; 29:2461. ▪ 31. Schwab S, Steiner T, Aschoff A et al. W. Hemicraniectomy in malignant MCA infarction. A prospective trial in 63 patients in support of early intervention. Stroke 1998; 29:1888. ▪ 32. Broderick JP, Adams HPJr, Barsan W et al. Guidelines for the management of spontaneous intracerebral hemorrhage: a statement for healthcare professionals from a special writing group of the Stroke Council, American Heart Association. Stroke 1999; 30:905. ▪ 33. Kopitnik TA, Samson DS. Management of subarachnoid hemorrhage. J Neurol Neurosurg Psychiatry 1993; 56:947. ▪ 34. International Subarachnoid Aneurysm Trial (ISAT) collaborative group. International Subarachnoid Aneurysm Trial (ISAT) of neurosurgical clipping versus endovascular coiling in 2143 patients with ruptured intracranial aneurysms: A randomized trial. Lancet 2002; 360:1267. ▪ 35. Johnston SC, Higashida RT, Barrow DL et al. Recommendations for the endovascular treatment of intracranial aneurysms: a statement for healthcare professionals from the Committee on Cerebrovascular Imaging of the American Heart Association Council on Cardiovascular Radiology. Stroke 2002; 33:2536. ▪ 36. Origitano TC, Wascher TM, Reichman H et al. Sustained increased cerebral blood flow with prophylactic hypertensive hypervolemic hemodilution ("Triple H therapy") after subarachnoid hemorrhage. Neurosurgery 1990; 27:729. ▪ 37. Pickard JD, Murray GD, Illingworth R et al. Effect of oral nimodipine on cerebral infarction and outcome after subarachnoid hemorrhage. British aneurysm nimodipine trial. Br Med J 1989; 298:636. ▪ 38. Mayberg MR, Batjer HH, Dacey R et al. Guidelines for the management of aneurysmal subarachnoid hemorrhage. A statement for healthcare professionals from a special writing group of the Stroke Council. American Heart Association. Stroke 1994; 25:2315. ▪ 39. Worrall BB, Johnston KC. Antiplatelet therapy in secondary stroke prevention. Curr Atheroscler Rep 2000; 2:104. ▪ 40. Taylor DW, Barnett HJ, Haynes RB et al. Low-dose and high-dose acetylsalicylic acid for patients undergoing carotid endarterectomy: a randomised controlled trial. ASA and Carotid Endarterectomy (ACE) Trial Collaborators. Lancet 1999; 353:2179. ▪ 41. Marissal JP, Selke B, Amarenco P. Economic Assessment of the Secondary Prevention of Ischaemic Stroke with Dipyridamole plus Aspirin (Aggrenox((R))/Asasantin((R))) in France. Pharmacoeconomics. 2004; 22:661. ▪ 42. Hart RG, Pearce LA, Koudstaal PJ. Transient ischemic attacks in patients with atrial fibrillation: implications for secondary prevention: the European Atrial Fibrillation Trial and Stroke Prevention in Atrial Fibrillation III trial. Stroke. 2004; 35:948.

94. NEUROPATIAS PERIFÉRICAS

Angelina Maria Martins Lino

O sistema nervoso periférico representa o conjunto de estruturas formado por neurônios (no corno anterior da medula, gânglio autonômico e gânglio sensitivo da raiz dorsal), axônios mielinizados ou não, cuja célula satélite é representada pela célula de Schwann. Essas diferentes estruturas são mantidas por tecido conjuntivo de suporte (epi, peri e endoneuro) e de suprimento vascular[1].

Anatomicamente, organizam-se em raízes, plexos e nervos periféricos que se distribuem aos vários tecidos do organismo. Em geral, cada nervo periférico contém proporções variadas, determinadas pelo tecido-alvo, de fibras nervosas motoras, sensitivas e autonômicas[1]. Neuropatia periférica é um termo genérico utilizado para caracterizar o acometimento do nervo periférico propriamente dito. O diagnóstico etiológico depende da interpretação conjunta de história clínica, de exames clínico geral e específico e laboratoriais sistêmicos. O estudo eletroneuromiográfico permite a confirmação do processo neuropático, acrescentando informações quanto à localização e ao tipo de lesão (axonal ou desmielinizante). A biópsia de nervo periférico pode ser indicada em algumas situações.

Este capítulo abordará resumidamente as manifestações clínicas, as formas de classificar a neuropatia periférica e alguns critérios para a indicação da biópsia de nervo periférico. As neuropatias que acometem mais freqüentemente o paciente ambulatorial receberão mais detalhamento, bem como seu tratamento específico, quando houver. O tratamento sintomático será abordado separadamente, pelo fato de este ser independente da etiologia.

MANIFESTAÇÕES CLÍNICAS

Os sintomas e os sinais da neuropatia periférica refletem o tipo de fibra nervosa acometida, ou seja, motora, sensitiva e autonômica, associados ou não a distúrbios tróficos. A expressão clínica da neuropatia compreende:

Sintomas motores – a queixa clínica será de fraqueza muscular ou fadiga, que será confirmada e quantificada com o exame neurológico. Em associação, há hipotonia muscular.

Sintomas sensitivos – os sintomas são descritos de formas diferentes como formigamentos, queimação, dores, dormência, entre outros, e são denominados de parestesias ou, simplesmente, descritos como anestesiados ou dormentes. O exame neurológico poderá revelar hipoestesia (diminuição das modalidades sensitivas), hiperestesia (percepção aumentada), hiperpatia (resposta dolorosa a estímulo de natureza não-nociceptiva) ou disestesia (percepção diferente do tipo de estímulo aplicado).

Alterações do reflexo – os reflexos profundos geralmente estão diminuídos ou abolidos.

Sintomas autonômicos – freqüentemente, manifestam-se como hipotensão postural, anidrose, impotência sexual, xerostomia, incontinência fecal e urinária, acalasia, megacólon, entre outros.

Alterações tróficas – a atrofia muscular ocorre por desnervação e é acentuada nas neuropatias por lesão axonal. As articulações podem apresentar-se aumentadas e/ou deformadas como na osteoartropatia neurogênica (juntas de Charcot). O tegumento e os fâneros podem ser acometidos, sendo comum a formação de úlceras plantares e escaras de decúbito.

SEMIOLOGIA

Em neuropatia periférica, há necessidade de se estabelecer o grau de incapacidade neurológica, decidir se as alterações observadas são realmente de neuropatia periférica e se pertencem à etiologia presumida, avaliar se a terapêutica utilizada é eficaz ou necessita ser modificada.

O método de avaliação deve ter reprodutibilidade, sensibilidade, especificidade e ser exato para ser empregado em ensaios clínicos controlados e levantamentos epidemiológicos. Há grande variedade de neuropatias com características distintas e isso influencia o tipo de avaliação, por exemplo, na polineuropatia distal associada ao *diabetes mellitus* a escolha recai sobre um método que priorize a função sensitiva.

SINTOMAS

As queixas do paciente são experiências subjetivas e não menos importantes, pois são desagradáveis, muitas vezes incapacitantes, representam o motivo pela procura do auxílio médico e não podem ser adequadamente inferidas.

Os sintomas neuropáticos podem ser classificados como positivos (hiperatividade neural) ou negativos (hipoatividade neural). A hiperatividade neural surge de focos ectópicos na fibra nervosa lesada ou nos brotamentos axonais regenerativos; a hipoatividade neural é conseqüente ao bloqueio de condução ou mais comumente à perda de fibras nervosas. Os sintomas positivos podem ser motores (fasciculações, espasmos, câimbras), sensitivos (queimação, picada, formigamentos e várias manifestações dolorosas) ou autonômicos (sudorese, lacrimejamento ou rubor excessivos). Os sintomas negativos motores são fraqueza e atrofia muscular; os sensitivos resumem-se à perda sensitiva e os autonômicos expressam-se como impotência sexual, hipotensão postural, como exemplos.

Uma forma de avaliar os sintomas é fazer um inquérito sistemático sobre sintomas motores, sensitivos e autonômicos. Há diversas maneiras de quantificá-los, uma forma simples é a estabelecida por Dyck et al.[2]. Estes autores desenvolveram uma escala pela qual é dada pontuação 1 para a presença do sintoma, e pontuação zero para a ausência, seja ele positivo seja negativo. Esta escala é quase completa, entretanto, não possui questões sobre sintomas positivos motores e sintomas negativos autonômicos.

Outra maneira de avaliação é fornecer uma lista de palavras ou frases que representam hiperatividade, hipoatividade ou inatividade dos axônios periféricos; a quantificação é feita pelo percentual de respostas dadas pelo paciente, porém, isso na prática clínica é inadequado.

SINAIS

A semiologia da neuropatia periférica não difere das técnicas clássicas de propedêutica neurológica, que consiste na graduação de força muscular, na pesquisa de reflexos, na avaliação da sensibilidade superficial (tato, temperatura e dor) e da sensibilidade profunda (artrestesia e vibração)[3]. As alterações de hipo ou anestesia (com padrão de distribuição característico) associadas, geralmente, a hipo ou arreflexia definirão a alteração neurológica como decorrente do acometimento do sistema nervoso periférico.

A quantificação da lesão neurológica em neuropatia periférica é importante para diversos propósitos clínicos, em especial acompanhar a resposta terapêutica. Existem três formas principais de quantificação. Uma forma simples é selecionar itens do exame neurológico e pontuá-los, sendo a incapacidade o resultado de um somatório; neste exemplo temos o grau de incapacidade neurológica desenvolvido por Dyck et al.[2]. Outra escala coloca o paciente em uma classe funcional estabelecida pela capacidade de desempenhar certas atividades, como a desenvolvida por Hughes et al.[4], entretanto, esta forma de quantificação é adequada apenas para as neuropatias cujo principal acometimento é motor. A terceira maneira emprega testes específicos de função motora, sensitiva e autonômica, por exemplo, eletroneuromiografia ou dados morfométricos de biópsia de nervo.

AVALIAÇÃO DA LESÃO

A seguir, algumas formas de avaliação da lesão neurológica em neuropatia periférica.

AVALIAÇÃO DE FORÇA E CONTRAÇÃO MUSCULAR

O músculo transforma energia química em trabalho e calor. O controle da produção de força depende de influências descendentes centrais e informações periféricas oriundas dos receptores (fusos musculares, órgãos tendíneos) e de mecanismos proprioceptivos, visuais e vestibulares que modulam o recrutamento e a taxa de disparo dos neurônios motores. Assim, os sintomas de fraqueza ou fadiga ocorrem em uma variedade de doenças do sistema nervoso central, ossos, articulações, músculo e nervo periférico.

Exame clínico – a quantificação da força de grupamentos musculares individuais é estimada pela contraforça feita pelo examinador quando o paciente executa um movimento ou, se isso não for possível, por vencer a resistência da gravidade ou por apresentar esboço de contração muscular no segmento examinado. Na prática, utilizamos a seguinte graduação: zero (ausência completa de contração muscular), I (esboço de contração muscular), II (movimento executado sem a ação da gravidade), III (movimento executado completamente contra a ação da gravidade, porém, não vencendo a resistência do examinador), IV (movimento executado completamente contra a ação da gravidade e vencendo parcialmente a resistência do examinador) e V (força muscular normal)[3]. Esta técnica permite a um examinador experiente determinar rapidamente a distribuição e a gravidade da lesão motora, porém, pode não detectar fraqueza leve a moderada nos grandes grupamentos musculares. Padrões similares de lesão motora são vistos na fraqueza de origem central ou periférica.

Dinamometria – o uso de dispositivos que medem força ou trabalho permite que o desempenho do músculo seja expresso em uma escala contínua. Há diversos equipamentos para isso, porém, os dinamômetros são os mais comumente utilizados na prática clínica.

Convém lembrar que há escalas funcionais (capacidade de sentar, levantar do chão, entre outras), porém, há grande disparidade entre elas e a avaliação de força muscular. Há testes para grupamentos musculares específicos e também que avaliam a contratilidade muscular e que podem ser usados em situações especiais.

AVALIAÇÃO DA SENSIBILIDADE

A anormalidade na função sensitiva pode representar distúrbios na função dos receptores sensitivos, axônios aferentes, tratos centrais, tálamo ou córtex. A distribuição cutânea dessa anormalidade sensitiva pode auxiliar na localização da lesão.

Alguns fatos devem ser conhecidos antes de se afirmar que há anormalidade na sensibilidade ou interpretação de seu significado. Assim, o limiar de detecção em indivíduos saudáveis varia com a região corpórea, idade e gênero; estados alterados de consciência ou de atenção e a não colaboração do paciente também interferem na avaliação da sensibilidade. As doenças que afetam o sistema sensitivo podem elevar o limiar de percepção, o qual é percebido pelo paciente como diminuição e/ou distorções na percepção do estímulo.

Exame clínico – emprega instrumentos facilmente disponíveis, como, por exemplo, chumaço de algodão, agulha, tampa de uma caneta, ou outro dispositivo simples; o examinador explora as regiões corpóreas e o paciente informa se percebe ou não o estímulo. São comparadas regiões idênticas em ambos os lados do corpo, e regiões proximais e distais no mesmo segmento. Esse método clínico fornece informação satisfatória sobre alterações grosseiras da sensibilidade, não é mensurável e sofre interferências dos fatores anteriormente citados e da experiência do examinador.

Método psicofísico – tem utilidade em situações clínicas específicas e de pesquisa, pois permite: 1. estabelecer limiares de percepção que variam com a região do corpo, idade e gênero; 2. estudar a fisiologia da sensação, ou seja, a somação temporal e espacial do estímulo, e a distribuição cutânea dos diferentes tipos de receptores; 3. caracterizar a anormalidade sensitiva em uma variedade de doenças; 4. inferir sobre o tipo de fibra nervosa envolvida; 5. detectar o acometimento subclínico. 6. acompanhar a resposta terapêutica; 7. relacionar a anormalidade sensitiva aos atributos de condução nervosa, fluxo axonal e densidade de fibras nervosas.

Existem diversos sistemas computadorizados para avaliar tato, pressão, vibração, temperatura e dor. Esses equipamentos mostram consideráveis vantagens sobre os manuais, entretanto, são dispendiosos para a prática clínica geral.

Os monofilamentos utilizados atualmente são adaptações dos filamentos de Von Frey. Consistem de hastes flexíveis de diferentes espessuras usadas para testar mecanorreceptores cutâneos, permitindo a determinação dos valores de limiar por comparação em uma escala relativa; os limiares obtidos são expressos em g/mm^2. Por meio desse método, um estímulo de força constante pode ser aplicado e o limiar de sensação de pressão é estabelecido pelo filamento que está sendo utilizado. Esse método apresenta algumas dificuldades, como por exemplo, o limiar deve ser estabelecido para uma mesma área, o estímulo repetido leva a um decremento da sensação (por adaptação do receptor ou porque a sensação inicial excede em duração ao tempo de aplicação do estímulo), com isso o paciente pode não perceber um novo filamento ou relatar contato sem que haja estímulo real. Os monofilamentos dão informações sobre pressão e não permitem inferir sobre outras modalidades sensitivas.

AVALIAÇÃO DA FUNÇÃO AUTONÔMICA

O envolvimento do sistema nervoso neurovegetativo pode manifestar-se como disfunção lacrimal e pupilar, comprometimento da sudorese e dos reflexos vasculares, diarréia noturna, atonia do trato gastrintestinal e vesical e impotência sexual. O exame clínico consiste na avaliação das reações pupilares e anormalidades da cor da pele e sudorese. Existem alguns testes que podem ser executados como exemplificados a seguir.

Respostas da pressão arterial e freqüência cardíaca – as variações da pressão arterial e da freqüência cardíaca com mudanças na postura e respiração são os mais simples e importantes testes da função autonômica. Queda ≥ 30mmHg da pressão arterial sitólica e ≥ 15mmHg da diastólica com a mudança postural reflete atividade simpática inadequada[5]. A freqüência cardíaca, sob controle vagal, aumenta em resposta à queda da pressão induzida. A falência em elevar a freqüência cardíaca é o mais simples indicador de disfunção do nervo vago. O *tilt test* pode detectar disfunção grosseira vasopressora e de barorreceptores ou sutil falência simpática (central ou periférica).

O intervalo RR ao eletrocardiograma (razão 30ª/15ª batidas) é uma medida sensível da integridade da inibição vagal sobre o nó sinusal; uma razão < 1,05 é considerada anormal em adulto jovem.

A variação da freqüência cardíaca durante a respiração profunda também reflete a função vagal; o eletrocardiograma é registrado com o paciente em respiração regular de 6 a 12 incursões/min, a variação normal é de 15 ou mais bpm; diferenças menores que 10bpm podem ser anormais.

A integridade do arco reflexo simpático pode ser avaliada pela interpretação das respostas obtidas com os testes da baixa temperatura, contração isométrica, manobra de Valsalva e teste aritmético. A combinação destes métodos permite dizer se a lesão está localizada nos barorreceptores, vias aferentes primárias, eferentes simpáticas ou vias centrais.

Reação vasomotora – a temperatura da pele é um índice útil da função vasomotora. Mede-se a temperatura da pele nas áreas afetadas e normais. Em condições-padrão com temperatura ambiente de 26° a 27°C, a temperatura normal da pele é de 31° a 33°C. A paralisia vasomotora provoca elevação da temperatura, enquanto a hiperatividade simpática baixa a temperatura da pele.

Função sudomotora – existem inúmeros testes para avaliar e quantificar a função sudomotora. O suor pode ser pesado após ser absorvido por pequenos fragmentos de papel de filtro; o carvão vegetal jogado sobre a pele aderirá às áreas úmidas e não às secas; pode-se também fazer o teste do amido. A resistência galvânica da pele pode ser empregada como método quantitativo; a resistência da pele baixa com a sudorese e eleva-se na anidrose.

O QSART (*Quantitative Sudomotor Axon Reflex Test*) é um método quantitativo e reprodutível que avalia a integridade axonal simpática distal. Por iontoforese, a acetilcolina a 10% é introduzida na pele e a produção de suor é medida por detectores de água. Este método permite definir o atraso ou ausência de sudorese.

Função lacrimal – o teste de Schirmer pode grosseiramente estimar a produção de lágrimas. Este teste consiste da introdução de um fragmento de papel de filtro, de tamanho padronizado, no saco conjuntival inferior. Em condições normais, após 5 minutos, a umidade prolonga-se por 15mm; extensões inferiores a 10mm são sugestivas de hipolacrimia. Testes cardiovasculares diretos, farmacológicos da função pupilar, de rubor cutâneo das funções vesical, gastrintestinal e erétil também são indicadores da função autônomica.

CLASSIFICAÇÃO

A forma de apresentação clínica da neuropatia periférica é estereotipada, pois ocorrem graus variados dos sinais e sintomas descritos anteriormente. É importante frisar que cada um dos sinais pode ocorrer de maneira isolada, e isso pode sugerir etiologia específica, já que algumas doenças mostram predileção por um tipo particular de fibra nervosa.

Existem diferentes parâmetros pelos quais uma neuropatia pode ser classificada. Do ponto de vista prático, é útil distinguir o padrão de envolvimento dos nervos periféricos e o tipo de fibra nervosa preferencialmente acometida.

QUANTO AO PADRÃO DE ENVOLVIMENTO DOS NERVOS PERIFÉRICOS

A neuropatia periférica pode ser classificada em polineuropatia (padrão de afecção simultâneo e simétrico da função) ou mononeuropatia. Esta segunda categoria clínica apresenta instalação assimétrica das lesões, podendo ser focal (quando um nervo é afetado) ou múltipla (quando dois ou mais nervos são acometidos).

Quando diante de uma polineuropatia, devemos caracterizar a lesão neurológica em distal ou proximal. No caso de lesão distal, as manifestações motoras e/ou sensitivas iniciam-se nas porções mais distais dos membros, relacionadas com a extensão das fibras nervosas[6]. Esta é a expressão clínica mais comum das neuropatias de diferentes etiologias, por exemplo, metabólicas, carenciais e tóxicas.

A polineuropatia com padrão de distribuição proximal é menos freqüente, porém, nessa situação predominam os sinais motores. Como exemplos podem ser citadas algumas formas variantes da síndrome de Guillain-Barré e ocasionalmente a porfiria aguda intermitente. A explicação para esse predomínio proximal não está esclarecida; entretanto, alguns autores sugerem a participação de diferenças na anatomia, na taxa de disparo neuronal e no padrão de ramificação[7].

Nas mononeuropatias focais ou multifocais, as lesões resultam de agressão localizada como, por exemplo, lesões mecânicas, térmicas, radiação, processos granulomatosos, entre outros. O acometimento focal ou multifocal de nervos cranianos pode ocorrer isoladamente ou em combinação com polineuropatia. Como exemplos podem ser citados sarcoidose, *diabetes mellitus*, doença de Lyme, invasão neoplásica das meninges e variantes da síndrome de Guillain-Barré.

QUANTO AO TIPO DE FIBRA NERVOSA

A maioria das neuropatias é predominantemente sensitiva, com leve acometimento motor, entretanto, algumas doenças apresentam certa seletividade quanto ao tipo de fibra nervosa. Afecção predominantemente motora ocorre nas neuropatias de etiologia imune (polirradiculoneuropatias aguda e crônica), porfiria aguda intermitente, intoxicação pelo chumbo, certas neuropatias hereditárias. Alterações predominantemente autônomicas no início das manifestações neurológicas são encontradas na amiloidose hereditária e em algumas das formas de neuropatia associada ao *diabetes mellitus*. O acometimento preferencial das fibras sensitivas é visto em várias etiologias, como diabetes, deficiências carenciais, hanseníase, uremia e certas neuropatias hereditárias.

INVESTIGAÇÃO LABORATORIAL

A investigação para o esclarecimento etiológico de neuropatia periférica pode ser muito ampla, já que na maioria das vezes a neuropatia periférica é o reflexo de doença sistêmica. Assim, os exames devem incluir bioquímica sangüínea, hemograma, índice de segmentação de neutrófilos, sorologias para HIV, VHB, VHC, imunoeletroforese de proteínas séricas, entre outros.

O estudo do líquido cefalorraquidiano é importante quando há acometimento multirradicular, como ocorre nas polirradiculoneuropatias. Nessa eventualidade demonstrará aumento da proteinorraquia e raramente pleiocitose. Na grande maioria das neuropatias metabólicas, carenciais e tóxicas, esse exame apresenta-se normal.

O exame eletroneuromiográfico permite o estudo da velocidade de condução nervosa, motora e sensitiva, do potencial de ação evocado pelo estímulo elétrico, do tempo de latência entre o estímulo e a resposta, e o registro da atividade elétrica no músculo, em repouso e em contração voluntária. De maneira simplista, a velocidade de condução está diminuída nas lesões desmielinizantes periféricas, enquanto as lesões axonais apresentam velocidades praticamente normais com diminuição da amplitude dos potenciais de ação e presença de fibrilações[8].

A biópsia de nervo periférico é um procedimento invasivo que deixa seqüelas, e na maioria das vezes confirma o diagnóstico clínico previamente estabelecido. A primeira condição a ser observada é que o nervo a ser submetido à biópsia esteja acometido pela doença. Do ponto de vista prático, o nervo sural é o mais freqüentemente estudado, já que deixa seqüelas puramente sensitivas. Apesar das inúmeras causas de neuropatias periféricas, o nervo periférico apresenta resposta patológica limitada à agressão, por isso, a biópsia de nervo periférico é de maior auxílio quando as hipóteses clínicas incluem vasculites (infecciosas, auto-imunes ou neoplásicas), doenças de depósito (amiloidose, leucodistrofia metacromática) ou infecções (hanseníase). Assim, a biópsia de nervo está indicada em poucos pacientes com neuropatia periférica e deve ser realizada após cuidadosa investigação clínica, laboratorial e eletrofisiológica[1].

CLASSIFICAÇÃO ETIOLÓGICA

A neuropatia periférica tem apresentação clínica monótona e independe da etiologia. A seguir são citadas as mais freqüentes na prática clínica ambulatorial. Convém ressaltar que apesar da ampla investigação laboratorial, cerca de 11% das neuropatias periféricas permanecem com causa indeterminada[9].

NEUROPATIAS METABÓLICAS

Neste grupo estão incluídas as neuropatias causadas direta ou indiretamente pela falência de órgãos ou glândulas. Os mecanismos fisiopatogênicos permanecem pouco conhecidos, porém, acredita-se que o metabólito, isso se aplica também a agentes tóxicos ou à deficiência nutricional, atue de maneira difusa sobre o corpo celular do neurônio e em conseqüência são alteradas diferentes vias de síntese protéica, do trofismo celular ou do transporte axonal, justificando as manifestações dependentes do comprimento do axônio, ou seja, sintomas e sinais que se iniciam pelas extremidades mais distais dos membros inferiores. Com a constante atuação do agente agressor, a perda do axônio ocorre por um mecanismo de *dying back*[1].

As duas principais causas de neuropatia metabólica são, em ordem decrescente, diabetes e insuficiência renal crônica[10,11].

NEUROPATIA DIABÉTICA

É a neuropatia metabólica mais freqüente nos países desenvolvidos. Além da alteração metabólica propriamente dita, há contribuição de fatores vasculares e imunológicos, e assim é difícil classificá-la como distúrbio puramente metabólico[12,13]. A duração do diabetes e os valores de hemoglobina glicosilada são preditores positivos independentes da neuropatia[14]. Com critérios clínicos e testes objetivos, a neuropatia pode ocorrer em até 61% dos pacientes diabéticos (tipos 1 e 2)[15].

A apresentação clínica pode ser como polineuropatia, que denota o acometimento simétrico e simultâneo dos nervos periféricos, ou como mononeuropatia, focal ou múltipla.

Polineuropatia – a forma de apresentação clínica mais comum é a polineuropatia distal, predominantemente sensitiva, o acometimento motor ocorre e é de grau leve, à qual podem-se associar diferentes graus de lesão autonômica[1]. A conseqüência mais séria da polineuropatia sensitivomotora do diabetes é a úlcera plantar, que pode acometer até 25% dos pacientes, como resultado da combinação de alterações sensitivas, autonômicas e vasculares[16]. A polineuropatia autonômica sintomática ocorre em até 30% dos pacientes, com falência autonômica franca em 5%[17]. As manifestações clínicas mais precoces estão associadas ao sistema nervoso parassimpático. Seu reconhecimento é importante, pois está associada à maior taxa de morbidade e mortalidade[18,19].

Mononeuropatia – o diabetes pode também se apresentar com o envolvimento focal ou multifocal de nervos periféricos. Os nervos mais freqüentemente acometidos são os da motricidade ocular extrínseca que se inicia de maneira abrupta, geralmente com dor, sendo o nervo oculomotor (III) o mais comumente afetado. Os nervos dos membros (radial, mediano, ulnar, femoral, ciático e peroneiro) podem ser envolvidos de forma isolada ou associada. A radiculopatia truncal, ou ganglionopatia dolorosa, na qual há hiperestesia e/ou hipoestesia na região das raízes torácicas acometidas, e a neuropatia diabética proximal, antigamente denominada de amiotrofia diabética, são outros exemplos de mononeuropatias que ocorrem no diabetes. O paciente diabético é mais propenso às neuropatias de *entrapment*, particularmente o nervo mediano, o que dificulta a decisão cirúrgica caso ele apresente a síndrome do túnel do carpo, por exemplo[1,20].

Avaliação laboratorial – a investigação sistêmica deve ser feita em todo paciente diabético com neuropatia, já que 10% deles apresentam outras causas alternativas para ela. O líquido cefalorraquidiano geralmente é normal, porém, pode apresentar elevação discreta da concentração protéica em alguns casos. O estudo eletrofisiológico reflete os achados clínicos, demonstrando acometimento mais pronunciado nos membros inferiores quando há polineuropatia distal, que é a mais freqüente. A biópsia de nervo periférico revela alterações inespecíficas, estando indicada nas situações em que possa haver outra condição associada, como, por exemplo, vasculite, amiloidose, entre outras.

Fisiopatogênese – a teoria vascular e a conseqüente isquemia tecidual surgiram das observações feitas em biópsias e necropsias, nas quais se encontrou duplicação da membrana basal, aumento da espessura da parede vascular, com redução ou oclusão de sua luz. Em modelos experimentais, demonstrou-se o acúmulo de poliióis, secundariamente à hiperglicemia, e alterações na tubulina e neurofilamentos, por glicozilação não-enzimática de proteínas, comprometendo o transporte axonal; essas são as bases para o distúrbio metabólico primário. Há evidências que suportam a contribuição de fatores imunológicos em alguns pacientes, tanto tipo 1 quanto tipo 2[12,13].

Tratamento – a prevenção das complicações secundárias do diabetes é o principal objetivo e para isso preconiza-se controle glicêmico precoce rigoroso. Isso reduz em 60% o risco de neuropatia clínica[21]. O emprego dos inibidores da aldose redutase mostrou resultados conflitantes e efeitos colaterais inaceitáveis[22, 23]. Fatores neurotróficos têm sido testados, porém, os resultados obtidos não são reprodutíveis ou dose-dependentes[24]. O transplante combinado pâncreas-rim permite a normoglicemia e impede a progressão da neuropatia e em alguns casos se observa melhora clínica[25,26]. Geralmente, os candidatos são os pacientes com doença renal terminal. A terapia imunossupressora e/ou imunomoduladora tem sido utilizada nos casos com suspeita de processo imunomediado superajuntado[27-29].

O tratamento para as manifestações autonômicas inclui aumento dietético do sal e água, uso de meias elásticas e fludrocortisona para a hipotensão postural; para a gastroparesia é orientado o fracionamento de refeições com baixo teor de gorduras e fibras, além do emprego de metoclopramida; quando a diarréia está presente, pode-se utilizar tetraciclina ou eritromicina, para impedir a proliferação da flora bacteriana intestinal, colestiramina ou clonidina[30].

Para as úlceras plantares, os cuidados não diferem daqueles utilizados para as úlceras de pressão[31].

Medicações sintomáticas são utilizadas quando há parestesias e disestesias, sendo a dor o sintoma de mais difícil manipulação no paciente diabético. Entre as drogas mais empregadas estão os antidepressivos e anticonvulsivantes, como abordado no final deste capítulo.

Outros exemplos de etiologia metabólica incluem distúrbios da tireóide e uremia. A polineuropatia urêmica ocorre em aproximadamente metade dos pacientes com doença renal crônica; a diálise não melhora a sintomatologia, ao contrário, em alguns casos, a neuropatia pode piorar pela ocorrência de amiloidose secundária; o transplante renal pode melhorar o quadro clínico[11,32]. Tanto no hipo quanto no hipertireoidismo, o acometimento dos nervos periféricos manifesta-se como polineuropatia predominantemente sensitiva com maior facilidade ao *entrapment*; a correção dos níveis hormonais melhora a disfunção nervosa[1].

NEUROPATIA TÓXICA

Nesta categoria enquadram-se as exposições profissionais, intoxicações acidentais e terapia medicamentosa. A expressão clínica mais comum é a polineuropatia predominantemente sensitiva, geralmente por lesão axonal[33].

A história clínica é fundamental para o diagnóstico etiológico. Nas exposições profissionais e acidentais, a cessação da exposição é a conduta[1]. Quando a neuropatia ocorre em conseqüência de tratamento medicamentoso, devem-se pesar os efeitos tóxicos da neuropatia periférica contra os benefícios da terapêutica; como exemplos, temos algumas drogas anti-retrovirais, antineoplásicas, anticonvulsivantes, alguns antiarrítmicos e antibióticos[34].

A neuropatia alcoólica ocorre em cerca de 10% dos indivíduos alcoólatras; a apresentação clínica comum é a neuropatia predominantemente sensitiva, porém, o álcool também é uma das causas de acrodistrofia[35]. O desenvolvimento da neuropatia está relacionado ao efeito tóxico direto do álcool, possivelmente associado à deficiência nutricional múltipla e interação com sistemas enzimáticos[1,36]. O tratamento engloba cessação da ingestão alcoólica, reposição vitamínica e medicações sintomáticas para neuropatia apenas quando há queixas de disestesias e parestesias.

A polineuropatia da doença crítica é uma das expressões clínicas da síndrome da resposta inflamatória sistêmica e por ser uma condição aguda não será abordada neste capítulo[37-39].

NEUROPATIA CARENCIAL

O exemplo mais importante é a deficiência de vitamina B_{12} secundária à deficiência na ingestão, produção do fator intrínseco e absorção ou por condições associadas, como gravidez, alcoolismo ou hipertireoidismo. O envolvimento do sistema nervoso periférico novamente se expressa como polineuropatia predominantemente sensitiva. A neuropatia pode ocorrer isoladamente ou em associação com afecção medular (mielose funicular e degeneração combinada subaguda) ou encefálica, nestas duas últimas condições a instalação é aguda ou subaguda. Laboratorialmente, o diagnóstico baseia-se na constatação de baixas concentrações séricas dessa vitamina ou na confirmação dos marcadores teciduais de sua deficiência (aumento do volume corpuscular médio e do índice de segmentação de neutrófilos). A investigação sistêmica tem por objetivo estabelecer a causa da deficiência. O tratamento consiste na reposição intramuscular (50 a 100mcg/dia/ durante 7 a 10 dias, seguida por aplicações mensais)[1,40,41].

É importante lembrar que a deficiência de folato gera quadro clínico-laboratorial semelhante. Carências de outras vitaminas têm sido associadas à neuropatia periférica, como tiamina, piridoxina, ácido pantotênico, entre outras.

NEUROPATIAS INFECCIOSAS

Hanseníase – é causa freqüente de neuropatia nos países tropicais. Nessa doença, o nervo periférico é agredido no curso da infecção, devido ao tropismo do bacilo pelas células de Schwann, e durante as reações reversas[1,42]. Em decorrência do perfil imunológico do hospedeiro, existem duas formas de apresentação da neuropatia. A polineuropatia sensitiva ocorre na forma lepromatosa ou virshowiana devido à proliferação disseminada do bacilo. Na forma tuberculóide, os granulomas são bem formados e por isso a mononeuropatia, focal ou multifocal, é expressão clínica freqüente.

O tratamento específico é antimicrobiano. A duração da terapêutica depende da forma da hanseníase; pela OMS, a duração é de dois anos para a virshowiana e de seis meses para a tuberculóide. Alguns pacientes podem necessitar de descompressão cirúrgica pela ocorrência de granulomas. As queixas de disestesia e parestesias são tratadas com sintomáticos associados ou não a corticosteróides. Outras bactérias podem causar neuropatia[1].

Vírus da imunodeficiência humana adquirida – o envolvimento do sistema nervoso periférico ocorre em qualquer fase da infecção pelo HIV. A neuropatia periférica causada pelo próprio HIV geralmente ocorre nas fases mais tardias da infecção, na forma de polineuropatia de predomínio sensitivo. Quando sintomas motores estão presentes, geralmente são localizados distalmente nos pés; a lesão é axonal e pode ser demonstrada por estudo eletrofisiológico[43,44].

O paciente infectado pelo HIV pode apresentar polineuropatias carenciais e tóxicas em associação à neuropatia do HIV. Pode ainda ser alvo das agressões imunomediadas, em qualquer fase da doença, representadas pelas polirradiculoneuropatias aguda e crônica. Nas fases tardias da doença, ocorrem infecções oportunistas, entre elas a infecção pelo citomegalovírus, que pode se expressar como mononeuropatia ou polirradiculopatia[45].

Em relação ao tratamento, este varia em função da etiologia mais provável em cada paciente. Assim, se o agente causal for o próprio HIV, o tratamento é a manutenção da medicação anti-retroviral. Se for de causa tóxica pelas medicações anti-retrovirais (a suspeita ocorre quando há relação temporal entre a introdução da medicação e o surgimento dos sintomas e sinais, já que clínica e eletrofisiologicamente é indistinguível da provocada pelo próprio HIV), a troca por substâncias com menor potencial neurotóxico deve ser efetuada. A infecção concomitante pelo citomegalovírus é suspeitada quando o CD4 se apresenta baixo, com manifestação de mononeuropatia ou polirradiculopatia, na qual se demonstra a presença de neutrófilos no líquido cefalorraquidiano. Nesta eventualidade, o tratamento específico para esse vírus deve ser iniciado. Caso ocorra polirradiculoneuropatia, aguda ou crônica, o tratamento não difere do empregado para indivíduos imunocompetentes e inclui plasmaférese ou imunoglobulina para a forma aguda, ou corticosteróides para a forma crônica[46,47].

Outros agentes virais podem afetar o nervo periférico, como exemplos citamos os vírus da hepatite B e C, cuja apresentação clínica pode ser polineuropatia ou mononeuropatia e o tratamento é direcionado para a infecção viral (interferon α associado a ribavirina ou lamivudina). Em nosso serviço, esperamos em média 30 dias com essa terapêutica e se não houver melhora neurológica iniciamos pulsoterapia com metilprednisolona.

NEUROPATIAS AUTO-IMUNES E INFLAMATÓRIAS

As neuropatias imunomediadas podem compartilhar mecanismos imunológicos comuns.

Polirradiculoneuropatias – a apresentação pode ser aguda ou crônica. Ambas são freqüentemente desmielinizantes por agressão imunológica a certos componentes da bainha de mielina. A forma aguda, ou síndrome de Guillain-Barré, devido à rapidez de sua progressão, é uma situação de emergência clínica e, portanto, foge às características deste livro.

A polirradiculoneuropatia inflamatória crônica é caracterizada por lesão predominantemente motora e progressiva (por definição acima de oito semanas). A maioria é por lesão desmielinizante, por isso um dos critérios diagnósticos é sua demonstração eletroneuromiográfica. Outro critério diagnóstico é a demonstração da dissociação proteíno-citológica no líquido cefalorraquidiano. É importante salientar que a polirradiculoneuropatia inflamatória pode ser expressão clínica de infecções, neoplasias ou como manifestação paraneoplásica, entre elas as paraproteinemias. Convém ressaltar que existem variantes puramente sensitivas ou autonômicas, ou formas cujo mecanismo de lesão é axonal[1,48,49].

O tratamento é feito com corticosteróides associados ou não a imunossupressores[1,50].

Vasculites – a neuropatia periférica é uma manifestação freqüente das vasculites sistêmicas, mas pode representar a única manifestação da vasculite[51,52]. Mononeuropatia múltipla, plexopatia, polirradiculoneuropatia e polineuropatia podem ocorrer na neuropatia vasculítica[1]. O tratamento inclui corticosteróides isolados ou em associação a imunossupressores[1,53,54].

Paraneoplásica – as síndromes paraneoplásicas são distúrbios que ocorrem em locais distantes na neoplasia primária ou metástases. O envolvimento do sistema nervoso periférico pode expressar-se como polineuropatia predominantemente sensitiva, polirradiculoneuropatia ou mononeuropatia múltipla. Um grupo heterogêneo de neuropatias paraneoplásicas foi descrito em 6% de uma série consecutiva de pacientes com neuropatia periférica[55]. Essa entidade deve ser suspeitada quando o paciente apresenta síndrome consumptiva, adenomegalias ou outras síndromes neurológicas concomitantes, por exemplo, síndrome miastênica ou encefálica[56]. As alterações histológicas no nervo periférico variam desde inespecíficas até vasculíticas. O tratamento da neoplasia com cirurgia, quimioterapia ou radioterapia é importante; a neuropatia paraneoplásica poderá ser manipulada com terapia imunossupressora[57].

NEUROPATIA HEREDITÁRIA

Esse grupo geralmente se caracteriza por envolvimento insidioso e simétrico dos nervos periféricos. Freqüentemente, é sensitivomotora, mas há formas sensitivas puras ou associadas a comprometimento autonômico[1]. A classificação dessa doença é baseada nas manifestações clínicas, características de herança e alterações genéticas. A denominação mais aceita é doença de Charcot-Marie-Tooth, que é subclassificada em função do padrão de lesão, desmielinizante ou axonal, à qual se acrescenta a classificação genética. A doença de Charcot-Marie-Tooth é um grupo heterogêneo de doenças hereditárias do nervo periférico, porém, a mais freqüente é a 1A, que denota desmielinização associada à duplicação ou mutação no gene da proteína PMP22 no cromossomo 17. O início da neuropatia é precoce, primeira ou segunda década, de dificuldade progressiva à marcha associada a distúrbios tróficos (pé cavo, atrofia peroneira, escoliose)[1,58,59].

Não há tratamento específico; o sintomático é utilizado quando há parestesias, disestesias ou dores. Para os distúrbios tróficos, pode ser necessária a correção cirúrgica.

Outro exemplo de neuropatia hereditária é a polineuropatia amiloidótica familiar. A amiloidose transtirretiana é a mais comum das amiloidoses familiares. A neuropatia periférica é a principal apresentação clínica e os sintomas neurológicos iniciam-se na terceira ou quarta décadas com manifestações autonômicas e sensitivas nos membros inferiores. A progressão ocorre em ritmo variável para as porções proximais e para os membros superiores. A incapacidade neurológica é progressiva e grave, e ao final de 10 anos o paciente pode ficar restrito ao leito; o óbito advém com 15 ou 20 anos de doença[60]. O tratamento específico preconizado atualmente é o transplante hepático precoce[61]; o tratamento sintomático não difere dos citados anteriormente, com especial ênfase para os sintomas autonômicos, que são conduzidos como citado para a neuropatia diabética.

A causa mais freqüente de neuropatia porfírica é a porfiria aguda intermitente, que é uma condição rara e o quadro neurológico é agudo e, portanto, foge ao âmbito deste capítulo.

NEUROPATIA CRIPTOGÊNICA

A neuropatia criptogênica é essencialmente um diagnóstico de exclusão. Essa denominação é aplicada para neuropatia adquirida sem causa identificada após exaustiva investigação familiar, pessoal e laboratorial. É sensitiva, ocorrendo nas porções distais das extremidades e sem manifestações motoras; o mecanismo lesivo é axonal e a progressão é lenta e discreta; sua freqüência varia de 10 a 35%, predomina na sexta e sétima décadas. Nessa condição, devem ocorrer reavaliações clínicas e laboratoriais periódicas, pois uma causa pode ser descoberta em cerca de 76% dos casos[62,63].

A terapêutica consiste nas medicações sintomáticas para parestesias, disestesias e dores.

TRATAMENTO SINTOMÁTICO

Os medicamentos para o tratamento sintomático são utilizados quando há parestesias, disestesias ou dores, independentemente da etiologia da neuropatia. As substâncias empregadas são de diferentes classes químicas.

Antidepressivos

Os tricíclicos (amitriptilina, imipramina, doxepina) são as drogas mais utilizadas. As doses iniciais variam de 10 a 25mg e podem ser aumentadas gradualmente até 150mg/dia. Os efeitos colaterais variam com a substância, mas os efeitos anticolinérgicos e miocárdicos são os mais importantes[64,65].

Anticonvulsivantes

A depressão da transmissão sináptica e subseqüente elevação do limiar para disparo repetitivo dos nociceptores são mecanismos importantes para sua ação[66]. A mais utilizada é a carbamazepina (200 a 800mg/dia) e, mais recentemente, a gabapentina[1]. A difenil-hidantoína também é utilizada, entretanto, convém lembrar que é uma substância que pode induzir neuropatia periférica. Os efeitos colaterais mais graves desta classe são depressão da medula óssea, disfunção hepática e sinais de intoxicação (ataxia, nistagmo, diplopia, linfadenopatia).

Neurolépticos

As classes usadas são fenotiazínicos, tioxantenos e butirofenonas. O mecanismo de ação não está esclarecido. Devido à toxicidade e aos efeitos colaterais (discinesia tardia e outras síndromes extrapiramidais, síndrome neuroléptica maligna, entre outras), essas substâncias devem ser empregadas nos casos refratários. Geralmente são utilizados em associação às substâncias antes mencionadas[67,68].

Outros agentes farmacológicos

Baclofeno – é um análogo do GABA usado no tratamento da espasticidade e possui propriedades analgésicas. Pode ser recomendado em alguns estados dolorosos paroxísticos[69]. A dose inicial é 5mg, três vezes ao dia, com aumentos graduais de 5mg. Os efeitos colaterais incluem sonolência, urgência miccional, confusão, hipotensão postural.

Clonidina – é um agonista alfa-2-adrenérgico, que pode ser útil em certas dores neuropáticas e para as câimbras noturnas do diabetes[70]. A dose inicial é de 0,1mg e pode ser titulada até 0,4mg/dia.

Antagonistas alfa-adrenérgicos – a indicação da prazosina vem de relatos de casos; a dose inicial é de 1mg/dia, e a usual de 4 a 12mg/dia. A guanetidina também pode ser indicada em dosagens crescentes semanais, até 10 a 30mg/dia.

Analgésicos locais – lidocaína e tocainida têm sido utilizadas no controle de dores lancinantes[71,72].

Alcalóides da vinca – colchicina e vimblastina têm sido aplicadas em lesões de nervo periférico, entretanto, sua utilização na prática clínica é debatida por serem drogas indutoras de neuropatia periférica[1,73].

Capsaicina tópica – é um alcalóide que depleta a substância P dos receptores cutâneos e reduz o extravasamento neurogênico de plasma[74]. Essa substância aplicada topicamente em concentração a 0,025% reduziu significativamente a dor em 75% dos pacientes com neuralgia pós-herpética[75].

REFERÊNCIAS BIBLIOGRÁFICAS

1. Dyck PJ, Thomas PK, Griffin JW et al. Peripheral neuropathy. 3rd ed, Philadelphia: WB Saunders, 1993, 1720p. ▪ 2. Dyck PJ, Sherman WR, Hallcher LM et al. Human diabetic endoneurial sorbitol, fructose, and myo-inositol related to sural nerve morphometry. Ann Neurol 1980; 8:590. ▪ 3. Julião OF. O exame neurológico do adulto. In: Tolosa APM, Canelas HM, eds. Propedêutica Neurológica: Temas Essenciais. São Paulo: Fundo Editorial Procienx, 1969, p. 335. ▪ 4. Hughes RAC, Newson-Davis JM, Perkin GD, Pierce JM. Controlled trial of prednisolone in acute polyneuropathy. Lancet 1978; 2:750. ▪ 5. McLeod JG, Tuck RR. Disorders of the autonomic nervous system. Part I. Pathophysiology and clinical features. Part II. Investigation and treatment. Ann Neurol 1987; 21:419, 519. ▪ 6. Guiheneuc P, Bathin N. Two patterns of results in polyneuropathies investigated with the H reflex. J Neurol Sci 1976; 30:83. ▪ 7. Meadows JC, Marsden CD, Harriman DGF. Chronic spinal muscular atrophy in adults. J Neurol Sci 1969; 9:527. ▪ 8. Kimura J. Electrodiagnosis in diseases of nerve and muscle: principles and practice. 2nd ed, Philadelphia: FA Davis Company, 1989. ▪ 9. Argov Z, Steiner I, Soffer D. The yield of sural nerve biopsy in the evaluation of peripheral neuropathies. Acta Neurol Scand 1989; 79:243. ▪ 10. Lagueny A. Neuropathies métaboliques et carentielles. Rev Prat 2000; 50:731. ▪ 11. Comi G, Corbo M. Metabolic neuropathies. Curr Opin Neurol 1998; 11:523. ▪ 12. Feldman EL, Russel JW, Sullivan KA, Golovoy D. New insights into the pathogenesis of diabetic neuropathy. Curr Opin Neurol 1999; 12:553. ▪ 13. Zochodne DW. Diabetic neuropathies: features and mechanisms. Brain Pathol 1999; 9:369. ▪ 14. Tesfaye S, Stevens LK, Stephenson JM et al. Prevalence of diabetic peripheral neuropathy and its relation to glycaemic control and potential risk factors: the EURODIAB IDDM complications study. Diabetologia 1996; 39:1377. ▪ 15. Dyck PJ, Kratz KM, Karnes JL et al. The prevalence by staged severity of various types of diabetic neuropathy 1993; 43:1115. ▪ 16. Most RS, Sinnock P. The epidemiology of lower extremity amputations in diabetic individuals. Diabetic Care 1983; 6:87. ▪ 17. Dyck PJ, Oviatt KF, Lambert EH. Intensive evaluation of referred undiagnosed neuropathies yields improved diagnosis. Ann Neurol 1981; 10:222. ▪ 18. Chen HS, Hwu CM, Kuo BI et al. Abnormal cardiovascular reflex tests are predictors of mortality in type 2 diabetes mellitus. Diabetic Med 2001; 18:268. ▪ 19. Gerritsen J, Dekker JM, TenVoorde BJ et al. Impaired autonomic function is associated with increased mortality, especially in subjects with diabetes, hypertension, or a history of cardiovascular disease: the Hoorn study. Diabetes Care 2001; 24:1793. ▪ 20. Younger DS, Rosoklija G, Hays A. Diabetic peripheral neuropathy. Semin Neurol 1998; 18:95. ▪ 21. Diabetes Control and Complications Trial Research Group. The effect of intensive treatment of diabetes on the development and progression of long-term complications in insulin-dependent diabetes mellitus. N Engl J Med 1993; 329:977. ▪ 22. Pfeifer MA, Schumer MP, Gelber DA. Aldose reductase inhibitors: the end of an era or the need for different trial designs? Diabetes 1997; 46(Suppl 2):S82. ▪ 23. Nicolucci A, Carinci F, Cavaliere D et al. A meta-analysis of trials on aldose reductase inhibitors in diabetic peripheral neuropathy. Diabetic Med 1996; 13:1017. ▪ 24. Apfel SC, Schwartz S, Adornato BT et al. Efficacy and safety of recombinant human nerve growth factor in patients with diabetic polyneuropathy: a randomized controlled trial. JAMA 2000; 284:2215. ▪ 25. Kennedy WR, Navarro X, Goetz FC et al. Effects of pancreatic transplantation on diabetic neuropathy. N Engl J Med 1990; 322:103. ▪ 26. Navarro X, Sutherland DER, Kenedy W. Long-term effects of pancreatic transplantation on diabetic neuropathy. Ann Neurol 1997; 42:727. ▪ 27. Hummel M, Durínovic-Bello I, Bonifácio E et al. Humoral and cellular immune parameters before and during immunosupressive therapy of patient with stiff-man syndrome and insulin dependent diabetes mellitus. J Neurol Neurosurg Psychiatry 1998; 65:204. ▪ 28. Uncini A, De Angelis MV, Di Muzio A et al. Chronic inflammatory demyelinating polyneuropathy in diabetics: motor conductions are important in the differential diagnosis with diabetic polyneuropathy. Clin Neurophysiol 1999; 110:705. ▪ 29. Jaradeh SS, Prieto TE, Lobeck LJ. Progressive polyradiculoneuropathy in diabetes: correlation of variables and clinical outcome after immunotherapy. J Neurol Neurosurg Psychiatry 1999; 67:607. ▪ 30. Low P. Autonomic neuropathies. Curr Opin Neurol 2002; 15:605. ▪ 31. Smith D. Pressure ulcers in the nursing home: diagnosis and treatment. Ann Int Med 1995; 123:433. ▪ 32. Pirzada NA, Morgenlander JC. Peripheral neuropathy in patients with chronic renal failure: a treatable source of discomfort and disability. Postgrad Med 1997; 102:249. ▪ 33. Jortner BS. Mechanisms of toxic injury in the peripheral nervous system: neuropathologic considerations. Toxicol Pathol 2000; 28:54. ▪ 34. Peltier AC, Russel JW. Recent advances in drug-induced neuropathies. Curr Opin Neurol 2002; 15:633. ▪ 35. Virevialle MH, Brouzes F, Lamaury I

et al. Acropathie ulcéromutilante d'origine alcoolique aux Antilles. Rev Med Intern 1996; 17:727. ▪ 36. Lieber CS. Medical disorders of alcoholism. N Engl J Med 1995; 333:1058. ▪ 37. Bolton CF. Sepsis and the systemic inflammatory response syndrome: neuromuscular manifestations. Crit Care Med 1996; 24:1408. ▪ 38. Wijdicks EF, Litchy WJ, Harrison BA et al. The clinical spectrum of critical illness polyneuropathy. Mayo Clin Proc 1994; 70:198. ▪ 39. Hund E. Critical illness polyneuropathy. Curr Opin Neurol 2001; 14:649. ▪ 40. Toh B-T, van Driel I, Gleeson PA. Pernicious anemia. N Engl J Med 1997; 337:1441. ▪ 41. Willett WC, Stampfer MJ. What vitamins should I be taking, doctor? N Engl J Med 2001; 345:1819. ▪ 42. Khanolkar-Young S, Rayment N, Brickell PM et al. Tumour necrosis factor-alpha (TNF-α) synthesis is associated with the skin and peripheral nerve pathology of leprosy reversal reactions. Clin Exp Immunol 1995; 99:196. ▪ 43. Schifitto G, McDermott MP, McArthur JC et al. Incidence of and risk factors for HIV-associated distal sensory polyneuropathy. Neurology 2002; 58:1764. ▪ 44. Barohn RJ, Gronseth GS, Leforce BR et al. Peripheral nervous system involvement in a large cohort of human immunodeficiency virus-infected individuals. Arch Neurol 1993; 50:167. ▪ 45. Ansers HJ, Goebel FD. Neurological manifestations of cytomegalovirus infection in the acquired immunodeficiency syndrome. Int J STD AIDS 1999; 10:151. ▪ 46. Berger JR, Nath A. Remedies for HIV-associated peripheral neuropathy. Neurology 2000; 54:2037. ▪ 47. Wulff E, Wang AK, Simpson DM. HIV-associated peripheral neuropathy: epidemiology, pathophysiology and treatment. Drugs 2000; 59:1251. ▪ 48. Rotta FT, Sussman AT, Bradley W et al. The spectrum of chronic inflammatory demyelinating polyneuropathy. J Neurol Sci 2000; 173:129. ▪ 49. Vedeler CA. Inflammatory neuropathies: update. Curr Opin Neurol 2000; 13:305. ▪ 50. van Doorn PA, Garssen MPJ. Treatment of immune neuropathies. Curr Opin Neurol 2002; 15:623. ▪ 51. Kissel JT, Mendell JR. Vasculitic neuropathy. Neurol Clin 1992; 10:761. ▪ 52. Dyck PJ, Benstead TJ, Conn DL et al. Nonsystemic vasculitic neuropathy. Brain 1987; 110:843. ▪ 53. Kissel JT, Rammohan KW. Pathogenesis and therapy of nervous system vasculitis. Clin Neuropharmacol 1991; 14:28. ▪ 54. Lino AMM, Hirata MTA, Baêta AM et al. Terapêutica intravenosa com metilprednisolona e ciclofosfamida na vasculite do sistema nervoso periférico. Arq Neuropsiquiatr 1998; 56:274. ▪ 55. Antoine J-C, Mosnier J-F, Absi L et al. Carcinoma associated paraneoplastic peripheral neuropathies in patients with and without anti-onconeural antibodies. J Neurol Neurosurg Psychiatry 1999; 67:7. ▪ 56. Dalmau J, Gultekin HS, Posner JB. Paraneoplastic neurologic syndromes: pathogenesis and physiopathology. Brain Pathol 1999; 9:275. ▪ 57. Das A, Hochberg FH, McNelis S. A review of the therapy of paraneoplastic neurologic syndromes. J Neuro-Oncol 1999; 41:181. ▪ 58. Harding AE, Thomas PK. The clinical features of hereditary motor and sensory neuropathy types I and II. Brain 1980; 103:259. ▪ 59. Gabreëls-Festen A, Gabreëls F. Hereditary demyelinating motor and sensory neuropathy. Brain Pathol 1993; 3:135. ▪ 60. Adams D, Said G. Neuropathies amyloïdes. In: Grateau G, Benson MD, Delpech M, ed. Les amyloses. Paris: Flammarion Médicine-Sciences, 2000, p 179. ▪ 61. Adams D, Samuel D, Goulon-Goeau C et al. The course and prognostic factors of familial amyloid polyneuropathy after liver transplantation. Brain 2000; 123:1495. ▪ 62. Wolfe GI, Barohn RJ. Cryptogenic sensory and sensorymotor polyneuropathies. Sem Neurol 1998; 18:105. ▪ 63. Wolfe GI, Baker N, Amato AA et al. Chronic cryptogenic sensory polyneuropathy: clinical and laboratory characteristics. Arch Neurol 1999; 56:540. ▪ 64. Spiegel K, Kalb R, Pasternak GW. Analgesic activity of the tricyclic antidepressants. Ann Neurol 1983; 13:462. ▪ 65. Burckhardt D, Raeder E, Muller V et al. Cardiovascular effects of tricyclic and tatracyclic antidepressants. JAMA 1978; 239:213. ▪ 66. Weinberger J, Nicklas WJ, Berl S. Mechanism of action of anticonvulsants. Neurology 1976; 26:162. ▪ 67. Taub A. Relief of postherpetic neuralgia with psychotropic drugs. J Neurosurg 1973; 39:235. ▪ 68. Davis JL. Lewis SB, Gerich J et al. Peripheral diabetic neuropathy treated with amitriptiline and fluphenazine. JAMA 1977; 238:2291. ▪ 69. Fromm GH, Terrence CF, Chattha AS. Baclofen in the treatment of trigeminal neuralgia: a double-bind study and long term follow-up. Ann Neurol 1984; 15:240. ▪ 70. Tan Y-M, Croese J. Clonidine and diabetic patients with leg pains. Ann Intern Med 1986; 105:633. ▪ 71. Kastrup J, Peterson P, Dejgard A et al. Intravenous lidocaine infusion – a new treatment of chronici painful diabetic neuropathy? Pain 1987; 28:69. ▪ 72. Lindstrom P, Lindblom U. The analgesic effect of tocainide in trigeminal neuralgia. Pain 1987; 28:45. ▪ 73. Knyihar-Csillik E, Szucs A, Csillik B. Iontophoretically applied microtubule inhibitors induce tranganglionic degenerative atrophy of primary central nociceptive terminals and abolish chronic autochtonous pain. Acta Neutol Scand 1982; 66:401. ▪ 74. Buck SH, Burks TF. The neuropharmacology of capsaicin: review of some recent observations. Pharmaol Rev 1986; 38:179. ▪ 75. Bernstein JE, Bickers DR, Dahl MV et al. Treatment of chronic postherpetic neuralgia with topical capsaicin: a preliminary study. J Am Acad Dermatol 1987; 17:93.

95. DISTÚRBIOS DO SONO – ABORDAGEM AMBULATORIAL

Geraldo Lorenzi-Filho
Rosana S. Cardoso Alves

Passamos cerca de um terço de nossas vidas dormindo. Doenças presentes durante o dia não desaparecem durante a noite e freqüentemente influenciam o sono. Por outro lado, o sono, uma vez alterado, pode ter grande influência sobre a doença de base. Adicionalmente, distúrbios do sono, como por exemplo a apnéia obstrutiva, são comuns e manifestam-se primariamente durante o sono. Queixas são freqüentes no dia-a-dia de um consultório médico, porém, em geral, pouco valorizadas. O clínico tem importante papel diagnóstico e terapêutico para a maior parte dos casos e até mesmo profilático. Portanto, é necessário que o clínico esteja atento para as variações qualitativas e quantitativas do sono e seus reflexos sobre a vigília. Alguns casos podem decorrer de graves doenças do sistema nervoso central, das vias aéreas ou ainda de outras doenças sistêmicas.

Dentre as queixas mais freqüentes destacam-se a insônia e a sonolência excessiva diurna. Essas queixas podem decorrer de um distúrbio primário de sono, de doenças clínicas ou psiquiátricas, do próprio envelhecimento ou até representar variações do sono normal. Diante de queixa de alteração do sono, é imprescindível a avaliação do seu significado para que sejam adotadas as medidas terapêuticas corretas. Neste capítulo enfocaremos conceitos básicos de sono normal e polissonografia, que é o exame considerado padrão para o diagnóstico de alguns distúrbios do sono. Destacaremos a anamnese que deve ser feita para detectar as alterações mais freqüentes. Por fim, os dois quadros clínicos mais prevalentes, insônia e apnéia obstrutiva do sono, serão abordados[1,2].

SONO NORMAL E POLISSONOGRAFIA

Inicialmente, vale a pena destacarmos alguns aspectos do sono normal para melhor compreendermos suas alterações. Podemos considerar o sono como uma fase de repouso para todos os sistemas, incluindo o sistema nervoso central, o respiratório e o cardiovascular. Sem dúvida, o sistema nervoso central é o maior beneficiário do período de sono. Nessa fase, há recomposição do estoque de neurotransmissores e remodelagem de sinapses e receptores do sistema nervoso central. Durante o sono, ocorre a consolidação da memória, a partir da síntese protéica neuronal.

Polissonografia é a denominação de um conjunto de registros de diferentes variáveis biológicas durante o sono. Ressaltamos que para muitos casos de doenças de sono (em especial insônia) o diagnóstico é fundamentalmente clínico. A polissonografia é aqui exposta porque auxilia no entendimento da fisiologia normal e alterada do sono. Os registros da polissonografia incluem: 1. eletroencefalograma – para a identificação e classificação dos estágios de sono; 2. eletroculograma – registra a diferença de potencial existente entre a córnea e a retina. Funciona como um auxiliar ao eletroencefalograma na identificação dos estágios de sono; 3. eletromiografia de superfície da região submentoniana (queixo) – registra o tônus muscular. Também auxilia no estadiamento de sono. Permite o diagnóstico de bruxismo; 4. eletromiografia de superfície dos músculos e dos membros para a monitoração dos movimentos – identifica movimentos anômalos como os periódicos dos membros; 5. sensor de fluxo oronasal – por meio de termistor ou cânula registra o ritmo e a intensidade do fluxo aéreo. Detecta apnéias e hipopnéias; 6. sensor de esforço respiratório – por meio de cinta torácica e abdominal monitoriza o esforço respiratório. Permite a diferenciação da apnéia central da obstrutiva. No caso da apnéia obstrutiva, existe esforço respiratório durante a parada respiratória; 7. sensor de áudio – registra por meio de sensor e microfone o ronco; 8. eletrocardiograma permite a detecção de arritmias durante o sono; 9. oxímetro de pulso, registra as taxas de oxigênio ao longo da noite. A polissonografia registra uma série de canais adicionais, incluindo capnometria (taxa de CO_2)

arterial, sensor de posição e esforço respiratório por meio de balão esofágico.

Os registros de eletroencefalograma, eletromiograma submentoniano e movimentos oculares são necessários e suficientes para o registro e a detecção das diversas fases do sono. O sono pode ser dividido em duas fases diferentes que se alternavam durante a noite. Em uma das fases, o aspecto eletroencefalográfico assemelhado ao do estado de vigília, com ondas de pequena amplitude e rápida freqüência. Nessa fase, ocorrem freqüentemente movimentos oculares rápidos, achado este que originou a denominação de fase REM (do inglês *rapid eye movements*). Na outra fase do sono, a atividade elétrica cerebral era lenta e sincronizada, sendo denominada por oposição como não-REM (NREM) ou de sono lento ou ainda de sono sincronizado. O sono NREM, por sua vez, é dividido em quatro estágios. Ao adormecer, o sono inicia-se pelo estágio 1 e progressivamente alcança os estágios 2, 3 e 4, cada vez mais profundos. Os estágios 3 e 4 são denominados de sono delta pelo aspecto do eletroencefalograma. Durante o sono NREM, há aumento na liberação do hormônio de crescimento pela hipófise. Os sonhos ocorrem predominantemente na fase de sono REM, o que indica ser esta a fase de maior atividade mental. Adicionalmente, há evidências experimentais de que o sono REM esteja relacionado à estruturação cerebral de mecanismos de aprendizado e memória. Ao longo da noite, os períodos REM vão-se tornando mais prolongados, especialmente os estágios mais profundos, enquanto os NREM encurtam. Dessa forma, o sono delta predomina no terço inicial da noite e o sono REM na segunda metade[3,4].

Desde o momento em que o indivíduo adormece até o despertar pela manhã, o sono passa por quatro a seis ciclos sucessivos, cada qual em torno dos 90 minutos. Cada um destes ciclos consiste da alternância entre dois estados fisiológicos distintos: o sono NREM e sono REM. Em um adulto jovem sadio, o sono inicia-se com a sucessão de estágios NREM de 1 a 4, demorando cerca de 60 a 80 minutos para a ocorrência do primeiro período REM, o qual normalmente é de curta duração. Ao longo da noite, os períodos REM vão-se se tornando mais prolongados, sendo que o sono delta (estágios 3 e 4) quase não ocorre no final do período de sono. Assim, o sono delta predomina no terço inicial da noite, e o REM, na segunda metade. Os sonos NREM e o REM repetem-se a cada 70 -110 minutos, com 4 a 6 ciclos por noite em adulto jovem, sendo o tempo total de sono constituído por cerca de 2-5% de estágio 1, 45-55% de estágio 2, 3-8% de estágio 3, 10-15 de estágio 4 e 20-25% de sono REM. Os ciclos do sono são habitualmente representados por meio de gráficos ou hipnograma (Fig. 12.4). A distribuição dos estágios de sono durante a noite pode ser alterada por vários fatores como idade, história prévia de sono, ritmos circadianos, temperatura ambiente, ingestão de drogas e diversas doenças.

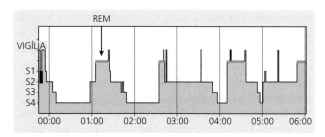

Figura 12.4 – Hipnograma – adulto normal.

ANAMNESE

A anamnese deve ser direcionada para alterações da quantidade e qualidade do sono. Devemos inicialmente caracterizar de forma objetiva a principal conseqüência de sono alterado: presença de sonolência excessiva diurna.

A sonolência excessiva deve ser investigada ativamente, pois, além de ser um sinal de alerta para uma doença letal como a apnéia do sono, pode acarretar sérios problemas para o paciente, como por exemplo, acidentes. Deve-se levar em consideração que o paciente pode queixar-se de cansaço, falta de energia, dificuldade de concentração, indisposição, em vez de usar o termo sonolência; o contrário também pode ocorrer, com o paciente descrevendo fraqueza ou cansaço como sonolência excessiva. Além disso, o sintoma pode até ser ativamente negado pelo paciente devido à imagem de "preguiça" ou "indolência" ou porque já incorporou o sintoma como hábito (por exemplo, "eu não tenho problemas com sono pois onde eu encosto, eu durmo"). Sonolência pode apresentar-se também como uma dificuldade para sustentar atenção e vigília em tarefas monótonas. O médico deve pesquisar se o paciente apresenta cochilos inadvertidos em situações sedentárias como assistindo televisão, lendo jornal. Outros sintomas que possam estar associados com sonolência, como ronco, comportamentos automáticos, cataplexia, paralisia do sono, alucinações hipnagógicas, também devem ser investigados[5].

Para avaliação do grau de sonolência diurna subjetiva sugerimos a escala de sonolência de Epworth, que é questionário que gradua (de 0 a 3) a probabilidade de cochilar em oito situações diferentes. A pontuação pode variar entre 0 e 24, sendo considerado que o paciente apresenta sonolência excessiva quando tiver pontuação maior ou igual a 10.

São causas de sonolência excessiva: a síndrome da apnéia obstrutiva do sono (mais comum), narcolepsia, insônia, doenças sistêmicas como hipotireoidismo e em alguns casos de doenças psiquiátricas ou em uso de medicação com efeito sedativo. Também sempre deve ser lembrado um possível efeito da privação de sono, que é muito comum atualmente e necessita de um destaque. Vivemos em uma sociedade cronicamente privada de sono. Com os inúmeros atrativos da vida moderna, em especial televisão e computador, dormimos cada vez mais tarde. Por outro lado, raramente temos a liberdade de dormir algumas horas a mais pela manhã. Toda a sociedade ativa, em especial em centros urbanos, quer estude quer trabalhe, pode ter privação de sono. Os adolescentes necessitam de muitas horas de sono e apresentam tendência a dormir mais tarde (atraso de fase) e são importante grupo de risco para a privação crônica de sono. O quadro é ainda mais dramático nos adolecentes que estudam e trabalham. Existem evidências crescentes de que a privação crônica do sono não é inócua, podendo estar associada com dificuldade de aprendizado e memória, risco aumentado para doenças gastrintestinais, cardiovasculares, obesidade e depressão.

A quantidade de sono ideal para cada indivíduo adulto é em média de 8 horas, porém tem grande variabilidade. Alguns necessitam de 7, 6 ou até menos, enquanto outros de mais de 10 horas de sono. A melhor forma de estimarmos a quantidade de sono de um indivíduo é perguntarmos quantas horas dorme em média na segunda semana de férias. A privação crônica de sono é sugerida quando o número de horas dormidas nos finais de semana é muito maior que durante a semana. Sugerimos perguntas simples e diretas: 1. Quantas horas você dorme (em média) durante os dias de semana e nos finais de semana (quando pode dormir mais). 2. Quantas horas de sono você acha que é o ideal para você.

Muitos indivíduos sofrem de problema inverso do citado anteriormente. Nos casos de insônia, apesar de quererem dormir, os pacientes não conseguem pegar no sono ou mantê-lo. Nesses casos, o preenchimento de um diário pode ser um instrumento importante para a avaliação de um distúrbio de sono. Durante três semanas o paciente anota o horário de dormir, o tempo que demora para adormecer, o número de despertares durante a noite, o horário de acordar, cochilos diurnos, para se avaliar seu padrão usual de sono[1-5].

INSÔNIA

A insônia pode ser tanto a dificuldade de iniciar o sono como de mantê-lo ou mesmo a percepção de sono não-reparador. A insônia pode ser causada por doenças médicas, psiquiátricas, distúrbios do ritmo circadiano e primários do sono. As causas mais comuns de insônia são estresse, ansiedade e depressão. Sua prevalência varia de 21 a 42%, dependendo da população avaliada e do método de avaliação. Trata-se de uma doença crônica debilitante que acomete mais mulheres, idosos e indivíduos de segmentos socioeconômicos menos favorecidos[3].

A maioria dos insones sente fadiga, cansaço fácil, ardência nos olhos, irritabilidade, ansiedade, fobias, incapacidade de concentrar-se, dificuldades de atenção e memória, mal-estar e sonolência. Assim, a insônia é um diistúrbio de sono com queixas noturnas e diurnas. Dificuldades para iniciar ou manter o sono, sono não-reparador e sintomas diurnos de fadiga e cansaço são característicos.

A insônia geralmente se associa a menor rendimento profissional. O custo anual da insônia nos EUA de acordo com o *US Commission on Sleep Disorders Research* é de cerca de 15 bilhões de dolares. Estudos sugerem que queixas de insônia aumentam significativamente o risco de depressão. Cerca de 40% dos pacientes com insônia usam álcool como hipnótico e abuso de hipnóticos e múltiplas avaliações médicas.

Geralmente, o diagnóstico é clínico, a partir de uma anamnese detalhada. Em geral, solicita-se que o paciente faça um diário de sono, anotando horários e hábitos, em alguns casos, o exame polissonográfico. As indicações de polissonografia na insônia são: 1. dúvida diagnóstica e diagnóstico diferencial com percepção inadequada do estado de sono, distimia, depressão e síndrome do pânico; 2. presença de outro distúrbio do sono associado; 3. presença de sonolência diurna; 4. ausência de resposta ao tratamento.

Uma vez que a insônia é um distúrbio complexo e multifacetado, seu tratamento pode exigir múltiplas abordagens. De forma geral, consideramos que as insônias relacionadas ao início do sono (insônia inicial) estão associadas à ansiedade, enquanto a dificuldade de manter o sono (insônia terminal) à depressão[1-5].

Vamos abordar principalmente o tratamento da insônia psicofisiológica. O diagnóstico de insônia psicofisiológica é firmado na ausência de distúrbio psiquiátrico (por exemplo, depressão), embora possa coexistir com outros distúrbios de sono. Também chamada de "insônia aprendida", "insônia condicionada" ou "insônia comportamental" caracteriza-se principalmente por dificuldade em iniciar o sono, má qualidade e diminuição do tempo total de sono, aumento do tempo de sono superficial, fadiga, irritabilidade, ansiedade e sintomas leves de depressão. O paciente com insônia apresenta um estado de ativação fisiológica do SNC com elevação da atividade do sistema nervoso autonômico simpático. O estado de hiperatividade gera hiperalerta durante o dia e durante a noite que interfere na neurofisiologia e percepção de sono normal e causa os sintomas diurnos. Alguns autores acreditam que o mesmo mecanismo que causa o estado de ativação fisiológica do sistema nervoso central provoca ativação do sistema nervoso autônomo, hiperalerta e insônia. Apesar de terem sono de má qualidade, pacientes com insônia em geral não apresentam sonolência diurna mesmo após a privação de sono. Isso confirma a ativação do sistema nervoso central e elevação da atividade do sistema nervoso central. Em testes psicológicos, os pacientes com insônia apresentam maiores níveis de ansiedade, estresse, tensão, redução de vigor e sintomas depressivos.

A insônia pode ter-se iniciado devido a um estresse identificável, tornando-se crônica quando o paciente desenvolve preocupação intensa com o sono devido a inúmeras tentativas sem sucesso para dormir. O paciente, caracteristicamente, fica tentando dormir gerando um ciclo vicioso: quanto mais tenta dormir, fica mais agitado e desperto, aumentando assim a dificuldade para adormecer. Uma outra característica é a facilidade para adormecer longe do ambiente habitual, como em hotéis, assistindo à televisão, no laboratório de sono. Incomum em crianças e adolescentes, mais freqüente no adulto jovem e mulheres idosas e se não tratada adequadamente pode persistir por décadas, levando a abuso de hipnóticos e/ou álcool e com impacto no bem-estar geral do paciente.

Quanto ao tratamento, sempre deve-se tentar uma abordagem comportamental no tratamento da insônia. As intervenções não-farmacológicas mais usadas no tratamento são: correção de maus hábitos de sono, técnicas de relaxamento, psicoterapia, controle de estímulos negativos e restrição de sono. Esta última (redução do número de horas na cama) é uma importante medida comportamental. Dentre os maus hábitos, que podem contribuir para insônia, destacamos: horários irregulares para dormir; ir para a cama cedo ou permanecer na cama pela manhã para tentar compensar o sono de má qualidade; atividades estimulantes durante a noite; televisão e computador no quarto; ver televisão na cama. A cafeína é um poderoso estimulante e a eliminação do seu consumo é intervenção simples que pode ter grande impacto. O preenchimento de diário de sono por três semanas é essencial nos casos de insônia. É util não somente para melhor caracterizar a insônia do paciente, mas também pode auxiliar no próprio tratamento. Freqüentemente, detectamos hábitos equivocados, como por exemplo pacientes frustrados que permanecem várias horas na cama tentando dormir. Outro erro comum é o hábito de cochilar em horários irregulares para compensar o sono noturno insuficiente[1-5].

O tratamento farmacológico abrange o uso de hipnóticos benzodiazepínicos e não-benzodiazepínicos e antidepressivos. Quando as medidas não-farmacológicas não trazem benefício evidente, o uso de benzodiazepínicos de ação curta por menos que quatro semanas deve ser tentada. Contudo, o tratamento farmacológico é limitado por efeitos colaterais mais intensos e freqüentes nos idosos e dependência e tolerância. Benzodiazepínicos de meia-vida curta é preferível para evitar efeitos residuais no dia seguinte. Zolpidem e zoplicona, drogas não-benzodiazepínicas, aparentemente apresentam menos tolerância e dependência.

Com o uso de hipnóticos, os idosos em geral podem desenvolver sintomas residuais com sedação, sonolência, ressaca no dia seguinte e risco de quedas. Os benzodiazepínicos podem causar efeitos colaterais como dependência, tolerância e abuso. A combinação de tratamento farmacológico com intervenções comportamentais produz melhora de cerca de 55% dos sintomas iniciais, mantendo índices de melhora por seis meses.

Os antidepressivos tricíclicos (amitriptilina, imipramina, clomipramina e trimipramina) têm efeito sedativo e são muito úteis nos casos de dificuldade para manter o sono na segunda metade da noite. Os inibidores seletivos da recaptação da serotonina, fluoxetina, sertralina, zimelidina, fluvoxamina, talopram, paroxetina não são indicados por causar fragmentação do sono. Nefazodona e trazodona, antagonistas da serotonina, possuem mais efeitos sedativos importantes, sendo também indicados no tratamento da insônia.

A melatonina é um hormônio secretado pela glândula pineal durante o período de escuro e está relacionada com o ciclo circadiano de mamíferos e funciona como um marcador biológico do ciclo circadiano. A melatonina por via oral causa sedação em adultos normais quando administrada em doses farmacológicas suprafisiológicas. Voluntários normais também apresentam efeitos positivos com baixas doses de melatonina. Contudo, faltam dados definitivos para comprovação da eficácia clínica de que melatonina não deve ser utilizada na terapêutica[1].

APNÉIA OBSTRUTIVA DO SONO

Durante o sono existe um relaxamento fisiológico da musculatura esquelética, assim como da musculatura das vias aéreas superiores. Nesse momento, a região da faringe fica propensa ao colapso. A obstrução parcial da via aérea pode levar à vibração das paredes da faringe durante à ventilação. Chamamos ao som típico dessa vibração de ronco. Roncar durante o sono é muito comum e depende da posição (maior probabilidade em posição supina, quando a força da gravidade contribui para o colapso da faringe), uso de álcool ou sedativos (maior relaxamento da musculatura), fase do sono (maior relaxamento na fase REM). É fundamental lembrar que o ronco é sempre um relato de uma terceira pessoa, pois o indivíduo dormindo não tem consciência do seu próprio ronco. A prevalência de apnéia do sono na população geral gira em torno de 40%. Os efeitos do ronco apenas (ronco primário) sobre a saúde ainda são controversos. O mais importante é que o ronco pode ser um sinalizador de que uma doença mais grave do sono pode estar presente[2].

Alguns indivíduos apresentam ronco alto, diário, que freqüentemente incomoda os outros. Adicionalmente, muitas vezes são observadas paradas respiratórias. Esse é um quadro típico de apnéia obstrutiva do sono. Nesse caso, o relaxamento fisiológico da musculatura durante o sono não causa apenas a vibração das paredes da faringe, mas também seu completo fechamento. O indivíduo tenta respirar e faz esforço respiratório, porém o esforço é inútil. O quadro obstrutivo só termina com um microdespertar, quando o tônus da musculatura se restabelece, a via aérea se abre e o paciente volta a respirar. O microdespertar tipicamente é de curta duração e o paciente não lembra no dia seguinte das inúmeras paradas respiratórias. Conforme já citado, existem situações em que não há parada completa da respiração (apnéia), mas redução importante do volume corrente (hipopnéia). As hiponéias são muito semelhantes às apnéias, pois só terminam com um microdespertar, quando o calibre da via se restabelece e o indivíduo volta a ventilar de forma adequada. Esse quadro de apnéias e/ou hipopnéias (que passaremos a definir como eventos respiratórios) muitas vezes se repete centenas de vezes durante a noite. O sono é tipicamente fragmentado e não reparador, levando a sonolência excessiva diurna (Fig. 12.5). A síndrome da apnéia obstrutiva do sono é definida por apnéias e ou hipopnéias obstrutivas freqüentes (mais que cinco vezes por hora de sono) associadas a sonolência excessiva diurna[1,5].

SITUAÇÃO	CHANCE DE COCHILAR
• Sentado e lendo	0[ ] 1[ ] 2[ ] 3[ ]
• Assistindo à TV	0[ ] 1[ ] 2[ ] 3[ ]
• Sentado em um lugar público	0[ ] 1[ ] 2[ ] 3[ ]
• Como passageiro de trem, carro ou ônibus	0[ ] 1[ ] 2[ ] 3[ ]
• Deitando-se para descansar à tarde	0[ ] 1[ ] 2[ ] 3[ ]
• Sentado e conversando com alguém	0[ ] 1[ ] 2[ ] 3[ ]
• Sentado calmamente após o almoço	0[ ] 1[ ] 2[ ] 3[ ]
• Dirigindo um carro, com trânsito intenso	0[ ] 1[ ] 2[ ] 3[ ]

Weaver TE, 1997

Figura 12.5 – Avaliação da sonolência – escala de Epworth.

Estima-se que 2 a 4% da população adulta tenha a síndrome da apnéia obstrutiva do sono. Essa prevalência pode chegar a 30% em pacientes com hipertensão arterial sistêmica. Fatores de risco para a síndrome da apnéia obstrutiva do sono incluem obesidade (diminuindo o diâmetro das vias aéreas), gênero masculino (os homens apresentam depósito de gordura central que se acumula na barriga e na garganta), retrognatia (com diminuição da via aérea em região retrolingual), idade (quanto mais idoso, maior o relaxamento da musculatura e maior o risco de apnéia).

As conseqüências da síndrome da apnéia obstrutiva do sono são múltiplas e muitas vezes devastadoras. As conseqüências mais óbvias são as neurocognitivas, com sonolência excessiva diurna e que podem levar a graves problemas, com queda importante da qualidade de vida, produtividade e graves prejuizos no trabalho e sociais. Os pacientes têm risco aumentado de acidentes automobilísticos. O sono superficial, fragmentado e de má qualidade contribui para a perda de memória e é importante fator de risco para depressão. Em alguns pacientes (particularmente importante para as crianças), a principal manifestação é irritabilidade e dificuldade para concentração. Os problemas cardiovasculares são sérios e provavelmente contribuem para a mortalidade nesse grupo de pacientes. As paradas respiratórias sucessivas determinam quedas cíclicas da oxigenação e são acompanhadas de grandes oscilações da freqüência cardíaca, pressão arterial. Os eventos respiratórios com quedas do O_2, subidas do CO_2 e microdespertares são todos fatores que contribuem para o aumento da atividade simpática. A atividade simpática aumentada não ocorre somente durante a noite, mas também se perpetua durante o dia. Inúmeros outros mecanismos são ativados durante o sono em pacientes com apnéia do sono e incluem ativação da cascata inflamatória e da coagulação associada a alterações endoteliais. Os pacientes com a síndrome da apnéia obstrutiva do sono apresentam risco aumentado de desenvolver hipertensão arterial sistêmica, isquemia coronária, insuficiência cardíaca congestiva e acidente vascular cerebral.

O diagnóstico da síndrome da apnéia obstrutiva do sono é feito por meio da polissonografia noturna. Dependendo do número de eventos respiratórios (apnéias + hipopnéias) por hora do sono, ela pode ser classificada em leve (5 a 15), moderada (16 a 30) e grave (> 30 eventos por hora de sono)[1-5].

O tratamento da síndrome da apnéia obstrutiva do sono pode ser:

Perda de peso – 70% dos pacientes apresentam obesidade ou sobrepeso, e a perda de peso pode diminuir significativamente os eventos respiratórios em vários pacientes.

Prótese dentária com avanço mandibular – colocadas durante a noite, avançam a mandíbula e em muitos modelos também seguram a língua, aumentando o espaço retrolingual. Mais efetivo nos casos de ronco primário e apnéia leve a moderada.

Cirurgias – várias cirurgias que visam aumentar as vias aéreas superiores foram propostas nos últimos 20 anos. A mais conhecida é a uvalopalatofaringoplastia que, por meio da retirada da úvula e plastia no palato e faringe, visa impedir o colapso das vias aéreas. A maior parte das obstruções ocorre no espaço retrolingual, e a efetividade da cirurgia é limitada na maioria dos casos. Exceção feita às crianças, nas quais a causa da obstrução é em geral devida a aumento de tonsilas e adenóides, e sua retirada é na maioria dos casos efetiva.

Pressão positiva contínua nas vias aéreas – o mecanismo de ação é semelhante a uma tala pneumática que impede o colabamento da via aérea superior. O paciente deve usar a máscara (em geral nasal) conectada ao gerador de pressão sempre que for dormir. A pressão utilizada varia na maior parte dos casos entre 6 e 12cmH$_2$O. A pressão positiva contínua nas vias aéreas elimina completamente os eventos respiratórios, sendo indicada nos casos de pacientes com apnéia moderada a grave.

REFERÊNCIAS BIBLIOGRÁFICAS

1. Tepas DI, Carvalhais AB. Sleep patterns of shiftworkers. Occup Med 1990; 5:199. ▪ 2. Montgomery P, Dennis J. A systematic review of non-pharmacological therapies for sleep problems in later life. Sleep Med Rev 2004; 8:47. ▪ 3. Montgomery P, Dennis J. Cognitive behavioural interventions for sleep problems in adults aged 60+. Cochrane Database Syst Rev 2002; CD003161. ▪ 4. Benca RM, Ancoli-Israel S, Moldofsky H. Special considerations in insomnia diagnosis and management: depressed, elderly, and chronic pain populations. J Clin Psychiatry 2004; 65(Suppl 8):26. ▪ 5. Morin CM, Colecchi C, Stone J, Sood R, Brink D. Behavioral and pharmacological therapies for late-life insomnia: a randomized controlled trial. JAMA 1999; 17:281:991.

96. PARALISIA FACIAL PERIFÉRICA

Angelina Maria Martins Lino

O nervo facial é um nervo motor visceral especial ao qual se agregam fibras sensitivas e parassimpáticas do nervo intermédio.

A paralisia facial periférica é um distúrbio comum na prática clínica e não oferece risco à vida na grande maioria das vezes, entretanto, cursa com alterações estéticas que para o paciente são importantes. A etiologia freqüentemente permanece não identificável e o tratamento é controverso.

ANATOMIA DO NERVO FACIAL

O nervo facial, melhor denominado de intermédio-facial[1], é misto. As fibras motoras são o maior contingente e a porção menor, nervo intermédio, é representada por fibras aferentes (somáticas e viscerais) e eferentes (viscerais).

A anatomia do nervo facial será abordada resumidamente e descrições pormenorizadas podem ser consultadas em livros-texto[1,2]. O núcleo motor do nervo facial encontra-se na porção caudal da ponte e suas fibras saem desse núcleo contornando o núcleo do nervo abducente (VI nervo) e retornam para a superfície ventral da ponte de onde emergem do sulco bulbopontino. A porção dorsal desse núcleo é responsável pela inervação dos músculos frontal, orbicular do olho e superciliar, e a porção ventral inerva os músculos do estapédio, do platisma, da boca e da bochecha. Os comandos supranucleares para as duas porções do núcleo motor do facial são distintos; a porção dorsal, responsável pelo andar superior da face, recebe inervação concomitante dos tratos corticonucleares ipso e contralateral. A porção ventral, responsável pelo andar inferior da face, recebe exclusivamente inervação pelo trato corticoespinal contralateral. Esse controle supranuclear diferenciado explica a preservação da motricidade dos músculos frontal e orbicular do olho nas paralisias faciais centrais, e a lesão motora em toda a hemiface nas paralisias faciais periféricas.

As raízes motora e sensitiva do nervo facial e o nervo vestibulococlear (VIII nervo) emergem do tronco encefálico e penetram no meato acústico interno. Nesse meato, as raízes motora e sensitiva do nervo facial perdem a individualidade. O trajeto periférico do nervo facial está esquematizado na figura 12.6.

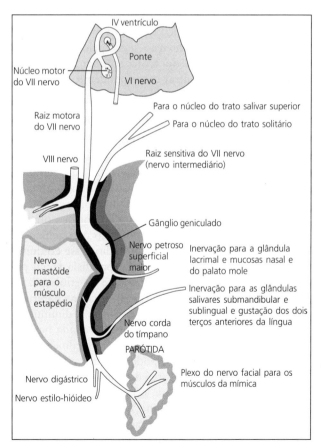

Figura 12.6 – Diagrama do trajeto do nervo facial. Acima, o diagrama ilustra o trajeto intrapontino e a relação com o VI nervo craniano. Os núcleos salivar superior e do trato solitário não estão representados no desenho. Abaixo, o diagrama mostra o trajeto do nervo facial desde sua entrada no meato acústico interno até suas ramificações distais no interior da glândula parótida.

O VII nervo penetra no canal do facial, no interior do qual está localizado o gânglio sensitivo e o geniculado. Nesse canal ósseo, o tronco motor dá origem ao ramo nervoso para o músculo estapédio e sai do crânio pelo forame estilomastóideo. Logo após a passagem por esse forame, o tronco motor dá origem aos ramos nervosos para os músculos estilo-hióideo e digástrico. O tronco continua até a glândula parótida, quando se divide para inervar os músculos da mímica.

Os trajetos periféricos dos componentes sensitivo e autonômico são complexos, por isso serão citadas apenas as relações mais importantes que têm aplicabilidade clínica. As principais ramificações são os nervos petroso superficial maior e corda do tímpano, pois por eles trafegam informações autonômicas e de sensibilidade visceral relacionadas às glândulas lacrimal e salivar (submandibular e sublingual) e parte das mucosas do palato mole e nariz. As fibras da sensibilidade somática (superficial e profunda) acompanham o trajeto do tronco motor do facial e correspondem a uma pequena área representada pelo pavilhão auditivo, meato acústico externo e, algumas vezes, a área atrás da orelha.

A sensibilidade gustativa é importante para o diagnóstico topográfico da lesão. As informações de gustação dos dois terços anteriores da língua seguem, de modo ascendente, pelo nervo lingual, nervo corda do tímpano que se agrega ao tronco do nervo facial até o gânglio geniculado. A informação segue pelo nervo intermédio para o núcleo do trato solitário, tálamo e finalmente giro pós-central correspondente.

SEMIOLOGIA

A propedêutica do componente motor do nervo facial é relativamente simples.[3] Devemos observar presença de assimetrias em repouso e a seguir orientar que sejam feitos os movimentos da mímica facial. No lado afetado observaremos diminuição do piscamento, presença de lagoftalmo, diminuição das rugas ao redor dos olhos e na região frontal, apagamento do sulco nasogeniano e desvio da rima bucal para o lado sadio. Esse conjunto de alterações motoras caracteriza a paralisia facial periférica e repete-se independentemente da etiologia.

As manifestações autonômicas e gustativas habitualmente não são percebidas pelos pacientes. A diminuição da sudorese e salivação é dificilmente avaliada na prática clínica, mas a gustação pode ser mais facilmente descoberta. Como regras gerais podemos citar que a gustação dos dois terços anteriores da língua é perdida nas lesões situadas entre a ponte, no tronco encefálico, e a saída do nervo corda do tímpano, e que uma lesão abaixo da sua saída não provoca alterações na gustação.

Um paciente que se apresenta com paralisia facial periférica como única queixa deve ser submetido ao exame neurológico completo. Como este capítulo destina-se ao médico generalista que não está habituado a executá-lo na sua totalidade, orienta-se que no mínimo sejam examinadas as estruturas topograficamente relacionadas com o nervo facial. Assim, cuidado especial deverá ser dado à avaliação da força muscular do hemicorpo contralateral ao facial acometido, da coordenação e dos nervos trigêmeo, abducente e vestibulococlear.

ETIOLOGIAS RELACIONADAS COM A TOPOGRAFIA DA LESÃO

Afecção do órgão efetor

Representada pelas miopatias como distrofia muscular progressiva, principalmente na forma fascioescapulumeral, ou hemiatrofia facial progressiva. São condições herdadas e de evolução crônica[4,5].

Distúrbios da junção mioneural

O exemplo mais comum é a miastenia grave, na qual a lesão motora sofre flutuação e é fatigável. Freqüentemente, associa-se à diplopia em função do acometimento da musculatura ocular extrínseca[5,6].

Lesão do nervo facial e do corpo celular

Ramúsculos do facial – representam as terminações mais periféricas e clinicamente se expressam como paralisias isoladas dos músculos da face. A causa mais importante nos países tropicais é a hanseníase, que geralmente acomete mais o andar superior da face e está associada a áreas insulares de alteração de sensibilidade por lesão associada do nervo trigêmeo[7]. Seqüelas de procedimentos cirúrgicos, tais como biópsias dos linfonodos submandibulares, devem ser lembradas.

Glândula parótida – os processos inflamatórios e os tumores são exemplos citados[8].

Forame estilomastóideo – é o local mais freqüente de paralisia facial periférica. Por representar a região de lesão mais comumente associada à paralisia facial idiopática, ou a frigore ou de Bell, que, pela sua importância clínica, será abordada separadamente.

Canal do facial, abaixo do gânglio geniculado – o canal ósseo é inextensível e, anatomicamente, mantém contigüidade com a orelha, interna e externa, e a mastóide. Essa proximidade explica a ocorrência da paralisia facial periférica nas otites, mastoidites, cirurgias otológicas e traumatismos cranianos. Clinicamente, além da paralisia facial, há hiperacusia (fonofobia), perda da gustação nos dois terços anteriores da língua e sensação de secura na boca.

A paralisia facial periférica ocorre em 0,5 a 1% dos casos de otite média aguda; geralmente tem prognóstico favorável sem intervenção cirúrgica. A otite média crônica apresenta incidência semelhante à aguda, porém, com evolução não tão favorável[9,10].

Os traumatismos cranianos fechados ou com fraturas do osso temporal podem cursar com paralisia facial periférica[11,12]. Alguns trabalhos demonstram que o tratamento com corticosteróides ou a exploração cirúrgica não alteram o curso natural da paralisia[13,14].

Gânglio geniculado – a lesão a esse nível geralmente é secundária a infecção pelo herpesvírus varicela-zóster. Além da lesão do gânglio e nervo intermédio, há acometimento de todos os nervos incorporados a esse nível (síndrome de Ramsay-Hunt). Clinicamente, poderão ser encontradas vesículas na membrana timpânica, paredes do conduto auditivo externo, e eventualmente na língua, véu do palato e região posterior da orelha. Paralisia facial periférica, alteração da gustação nos dois terços anteriores da língua, fonofobia, hipo ou anacusia e fenômenos de irritabilidade vestibular podem ocorrer associadamente. A infecção pelo herpesvírus varicela-zóster é responsável por 14 a 30% dos casos de paralisia facial periférica[15,16]. É interessante notar que 27% dos pacientes com paralisia facial periférica apresentam títulos elevados de anticorpos para o herpesvírus varicela-zóster sem a ocorrência clínica de vesículas. No caso de infecção por essa doença, a recuperação motora é geralmente boa, porém menos favorável que na paralisia de Bell[16-18]. Aciclovir (800mg, cinco vezes ao dia) ou fanciclovir (500mg, três vezes ao dia) são utilizados por 7 a 10 dias associados à prednisona (60 a 80mg/dia/ três a cinco dias)[17,19].

Da emergência no tronco encefálico até o gânglio geniculado – nesta topografia, a paralisia facial periférica é idêntica à de Bell e o diagnóstico diferencial só é possível se existirem lesões de outros nervos cranianos anatomicamente relacionados (V, VI, VIII) e sinais de afecção cerebelar, que no conjunto recebem a denominação de síndrome do ângulo pontocerebelar. As meningites bacterianas agudas, tuberculose, sífilis, tumores, aneurismas da artéria basilar, neurinoma de acústico são exemplos de doenças que podem acometer o nervo facial a esse nível. A paralisia facial periférica é comum na doença de Lyme e pode ser bilateral; o líquido cefalorraquidiano acusa aumento da concentração protéica, com bandas de imunoglobulinas oligoclonais e pleiocitose linfocitária[20,21]. As doenças granulomatosas devem ser lembradas, tais como granulomatose de Wegener e sarcoidose[22-24].

Tronco encefálico – a lesão pode estar localizada no núcleo motor do facial ou no percurso de suas fibras intratronco. Do ponto de vista clínico, geralmente há manifestações motoras no hemicorpo contralateral, associadas ou não a distúrbios sensitivos contralaterais; poderá também ocorrer paralisia do músculo abducente por lesão do núcleo ou das fibras do VI nervo ipsolateral à paralisia facial periférica. As causas geralmente são vasculares, porém, devem ser lembrados os tumores, as doenças desmielinizantes, degenerativas ou infecciosas que podem afetar o tronco encefálico. Ocasionalmente, as paralisias faciais periféricas podem ser congênitas por aplasia ou hipoplasia do núcleo motor do VII nervo ou por alterações cromossômicas[25-27].

Aqui não serão abordadas as paralisias faciais centrais que representam a lesão do trato corticonuclear que se destina ao núcleo motor do facial.

SEQÜELAS DA PARALISIA FACIAL PERIFÉRICA

Dependendo da intensidade e tipo de agressão, poderão permanecer graus variados de lesão motora na musculatura da mímica facial e gustação associados ou não à função aberrante por transmissão efática ou atividade espontânea.

Os sintomas e os sinais associados a essa função aberrante são as "lágrimas de crocodilo" (lacrimejamento unilateral e inadequado durante a alimentação), contraturas, espasmo hemifacial, neuralgia geniculada (paroxismos de dor no interior ou ao redor da orelha), miocimias (movimentos finos e ondulantes dos músculos faciais) e as sincinesias que representam a sincronização anormal dos movimentos que ocorrem com a atividade reflexa ou voluntária dos músculos faciais e que, em condições normais, não se contraem simultaneamente, por exemplo, contração do nariz ou do queixo durante o piscamento ou o fechamento ocular durante o sorriso[18,28-30].

Apesar de toda a investigação laboratorial e das técnicas para melhorar o diagnóstico topográfico, a maioria dos casos de paralisia facial periférica permanece sob a designação "idiopática" em 74% dos casos; outras etiologias são infecção pelo vírus varicela-zóster (14 a 30%), traumatismos (5%), outros vírus com exceção do varicela-zóster (2%), otite média (2%) e sarcoidose (1%)[15,16,31]. Paralisia facial bilateral simultânea ocorre em 0,7 a 1,2% dos casos e deve alertar para a existência de condição clínica associada como polirradiculoneuropatia aguda, amiloidose, sarcoidose, entre outros[32].

PARALISIA FACIAL PERIFÉRICA IDIOPÁTICA OU PARALISIA DE BELL

Em 1821, Sir Charles Bell fez a distinção funcional e anatômica entre os sétimo e quinto nervos cranianos e modificou a conduta cirúrgica para a neuralgia do trigêmeo que na época consistia na secção do VII nervo[33]. No final do século IX, a denominação "paralisia de Bell" era aplicada a qualquer caso de paralisia facial. Atualmente, essa denominação é restrita aos casos cuja etiologia não foi esclarecida.

Essa condição é uma mononeurite benigna e de etiologia desconhecida. A instalação dos sintomas é aguda, quase sempre é unilateral e tem elevada taxa de recuperação espontânea. A paralisia facial periférica idiopática pode ser recorrente em 7% dos casos[18,31,34].

EPIDEMIOLOGIA

A incidência anual varia de 22,8 a 25/100.000 habitantes[31,35]. Essa taxa é menor na faixa etária pediátrica. A incidência aumenta com a idade até a quarta década de vida, permanece estável até a oitava, quando volta a elevar-se. Não foi observada variação sazonal[35].

A ocorrência de paralisia de Bell e diabetes varia de 6 a 66%; esta ampla variação dos resultados possivelmente decorre de diferentes critérios para a definição de diabetes e de tendências na seleção dos casos[36,37]. A taxa de hipertensão arterial sistêmica nos casos de paralisia de Bell oscila entre 8 e 14% e é menor que a incidência observada na população de Framingham; na faixa etária pediátrica, a associação de hipertensão arterial sistêmica e paralisia de Bell chega a 20%[38-42].

ACHADOS CLÍNICOS

Os critérios propostos para o diagnóstico de paralisia de Bell são[18,31]:

1. surgimento súbito da paralisia facial periférica, geralmente unilateral;
2. ausência de sintomas ou sinais de lesões no sistema nervoso central, inclusive os de fossa posterior; e
3. ausência de sintomas ou sinais de doença da orelha ou da mastóide.

A lesão motora pode ser total na primeira avaliação ou progredir em alguns dias para paralisia parcial ou total. Nos primeiros dias, a metade dos pacientes queixa-se de dor na região mastóidea; muitos deles queixam-se de excesso de lágrimas e poucos da sua ausência. Um terço dos pacientes pode apresentar alteração da gustação quando questionados especificamente sobre essa função. Alguns indivíduos podem relatar hiperacusia, e, em raros casos, vertigens. Muitos referem dormência de um lado da face, porém, parece que utilizam esse termo mais para descrever a falta de movimentação que a presença de alteração de sensibilidade, no qual pela definição deve estar obrigatoriamente normal[18,31]. O sinal clínico mais expressivo é a fraqueza da musculatura facial que é total em 70% dos casos e parcial em 30%[18,31,43].

Outras alterações são relatadas como disfunção do fluxo lacrimal, diminuição do fluxo salivar submandimular e diminuição ou abolição da prova calórica[18,44-49]. Pleocitose e aumento da concentração protéica do líquido espinhal são relatados na paralisia de Bell, porém, uma etiologia específica deve ser investigada nesses casos[50,51].

FISIOPATOLOGIA

Duas teorias são aceitas para a explicação da paralisia de Bell. A teoria vascular apresenta duas vertentes. Pela primeira, a lesão primária provoca disfunção autonômica com vasoespasmo e, seqüencialmente, isquemia com lesão capilar, edema e compressão do nervo. Para a segunda vertente, a lesão primária provoca inflamação seguida dos mesmos eventos anteriormente descritos[52-55]. A teoria da infecção viral foi proposta em 1919 por Antoni e a participação do herpesvírus simples foi aventada por McCormick e Adour em 1972 e 1975, respectivamente[13,56]. O papel do herpesvírus simples foi explorado em modelos animais e sua presença no nervo foi confirmada em alguns casos[57-61]. Convém ressaltar que os genomas do herpesvírus simples e varicela-zóster foram detectados em 42% e 44%, respectivamente, dos gânglios sensitivos cranianos obtidos por necropsia em uma população aleatória[62].

Historicamente, o forame estilomastóideo foi por muito tempo considerado o local primário da lesão na paralisia de Bell e, posteriormente, a lesão foi localizada na porção descendente do nervo facial no canal ósseo. Desmielinização foi descrita em toda a extensão do nervo facial e, após isso, é aceito que na paralisia de Bell o nervo pode ser acometido em qualquer ponto de seu trajeto[63].

EVOLUÇÃO CLÍNICA

A recuperação pode ser rápida e total ou lenta e parcial com sinais de função aberrante, como citado anteriormente. Sincinesias ocorrem em 50 a 75% dos casos; também são descritas contraturas (10 a 35%) e "lágrimas de crocodilo" (6%)[18,38,64].

Nos casos com recuperação total, a melhora clínica geralmente começa após 10 dias e a normalidade da função motora é alcançada em cerca de 45 dias. Aqueles com recuperação parcial, a melhora inicia em cerca de dois meses e a estabilização da lesão motora ocorre em nove meses[18].

INDICADORES DE PROGNÓSTICO

Idade – a paralisia de Bell iniciada em faixa etária mais avançada apresenta maior risco de evoluir com anormalidades residuais. Estas anormalidades foram permanentes em pacientes com média de idade de 44,8 anos[18,38,65,66].

Grau de fraqueza muscular – é aceito que a paralisia facial com lesão motora parcial tem prognóstico mais favorável[67,68].

Dor – a presença desse sintoma tem aceitação controversa quanto a indicar prognóstico evolutivo. Alguns autores não encontram correlação, enquanto outros demonstram ser esse sintoma indicador de evolução desfavorável[18,38,66-68].

Gustação – demonstra-se que anormalidades precoces na eletrogustometria apresenta forte correlação com a recuperação parcial[67].

Fluxo salivar submandibular – é descrito que a recuperação parcial se correlaciona à redução do fluxo quando este cai abaixo de 45% do valor normal[47,69].

Testes eletroneurográficos – alguns autores relatam que as medidas de latência de condução nervosa e do limiar de excitabilidade nervosa podem ser utilizadas como marcadores evolutivos por se alterarem ao redor do quinto dia de afecção, entretanto, convém ressaltar que esses parâmetros refletem, mais que predizem, a degeneração axonal[70].

TRATAMENTO

As modalidades terapêuticas variam desde conduta conservadora até descompressão cirúrgica e, entre esses dois extremos, há numerosas propostas terapêuticas. A caracterização da melhor conduta é prejudicada pela dificuldade de comparação entre os diversos trabalhos, pois esses diferem quanto aos critérios de seleção dos pacientes, protocolos de tratamento e seguimento, parâmetros de gravidade e objetivos primários e secundários.

A conduta conservadora é justificada pela história natural da paralisia de Bell pela qual mais de 80% dos pacientes apresentam recuperação da função motora[18,31,71,72].

Cuidados gerais – os cuidados locais devem ser orientados à paralisia facial periférica de qualquer etiologia. Consistem da proteção ocular com lubrificantes (colírio de acetato de metilcelulose) e oclusão da córnea no período noturno (pomadas oftálmicas)[73]. Em relação a esses procedimentos, não há controvérsia na literatura.

Na prática clínica, é comum que sejam orientados exercícios de mímica facial e massagens, entretanto, não foi encontrada evidência de que aplicação de calor, massagens, estimulação elétrica, exercícios ou bloqueio simpático alterem o curso da recuperação[74,75].

Medicamentoso – a etiologia da paralisia de Bell permanece indeterminada, entretanto aceita-se que resulte da inflamação, possivelmente iniciada por infecção ou reativação do herpesvírus simples e subseqüente compressão do nervo facial edemaciado no canal do osso temporal[13,56,76]. Com base nessas hipóteses, o corticosteróide reduziria o processo inflamatório e o edema, o aciclovir trataria a infecção e a cirurgia aliviaria a pressão sobre o nervo.

Desde os trabalhos de Taverner, diversos estudos prospectivos e retrospectivos demonstram o benefício do corticosteróide na paralisia de Bell, porém, nenhum deles apresenta importância do ponto de vista estatístico[77-79]. Há grande variabilidade no tipo e dosagem do corticosteróide, isoladamente ou em associação a outra substância, e na época de início e duração do tratamento.

Em relação ao corticosteróide, prednisona e prednisolona têm sido os medicamentos mais empregados. O esquema terapêutico mais comum preconiza a introdução precoce de prednisona 1mg/kg/dia, com dose máxima de 70mg/dia, durante 5 a 10 dias, seguido pela retirada gradual[78-82]. Alguns trabalhos sugerem que a recuperação é melhor quando o tratamento começa até três dias do início dos sintomas[31,81]. A terapêutica de infusão antiflogística e reológica (corticosteróide em doses altas associado a pentoxifilina e dextrana) não mostrou diferença importante em relação ao uso isolado de corticosteróide[83,84].

Atenção tem sido dada à possível participação do herpesvírurs simples na etiologia da paralisia de Bell. Em conseqüência desses estudos, o aciclovir tem sido a droga mais utilizada, isoladamente ou associado ao corticosteróide, em doses que variam de 1mg/kg/dia a 2.400mg/dia (800mg em três doses diárias) por 7 a 10 dias[85-88].

Alguns autores publicam revisões nas quais consideram a qualidade estatística dos diferentes trabalhos que citam a utilização do corticosteróide e/ou aciclovir para o tratamento dessa doença. Esses autores concluem que o benefício de ambos os medicamentos não está definitivamente estabelecido para o tratamento da paralisia de Bell[89-91].

Cirúrgico – o tratamento cirúrgico para a paralisia facial periférica foi proposto em 1932 por Ballance e Duel e revisões têm sido publicadas a esse respeito[92,93]. Dificuldades persistem em se reconhecer precocemente aqueles pacientes que terão pior prognóstico. A descompressão cirúrgica do nervo facial é reservada aos pacientes que apresentam redução acima de 90% do potencial de ação composto nos primeiros 14 dias da doença, ausência de atividade voluntária ao exame eletrofisiológico e idade inferior a 60 anos[94].

A esse respeito, Grogan e Gronseth concluem que as evidências são insuficientes para que se faça uma recomendação quanto à utilização da descompressão cirúrgica para a melhora funcional da paralisia de Bell[89].

REFERÊNCIAS BIBLIOGRÁFICAS

1. Brodal A. Anatomia Neurológica com Correlações Clínicas. 3ª ed., São Paulo: Livraria Roca, 1984. ■ 2. Machado A. Neuroanatomia Funcional. Rio de Janeiro: Livraria Atheneu, 1988. ■ 3. Melaragno Filho R. Nervo facial. In: Tolosa APM, Canelas HM, eds. Propedêutica Neurológica: Temas Essenciais. São Paulo: Fundo Editorial Procienx, 1969. ■ 4. Schmalbruch H. The muscular dystrophies. In: Mastaglia FL, Walton JN, eds. Skeletal Muscle Pathology. 2nd ed, Edinburgh: Churchill Livingstone, 1992. ■ 5. Adams RD, Vitor M, Rooper AH. Principles of Neurology. 6th ed, New York: McGraw-Hill, 1997. ■ 6. Chia LG. Facial weakness without ocular weakness in myasthenia gravis. Muscle Nerve 1988; 11:185. ■ 7. Sabin TD, Swift TR, Jacobson RR. Leprosy. In: Dyck PJ, Thomas PK, Griffin JW et al, eds. Peripheral Neuropathy. 3rd ed, Philadelphia: WB Saunders Company, 1993. ■ 8. Witten J, Hybert F, Hansen HS. Treatment of malignant tumours in the parotid glands. Cancer 1990; 65:2515. ■ 9. Gilain L, Labroue M, Aidan D et al. Intérêt de l'oxygénothérapie hyperbare dans le traitement de l'otite externe maligne. A propos d'un cas. Ann Otolaryngol Chir Cervicofac 1993; 110:50. ■ 10. Grundafast KM, Guarisco JL, Thomsen JR et al. Diverse etiologies of facial paralysis in children. Int J Pediatr Otorhinolaryngol 1990; 19:223. ■ 11. Goertzen W, Christ P. Diagnostic et traitment des lésions du nerf facial après du rocher temporal. Rev Laryngol Otol Rhinol (Bord) 1990; 111:33. ■ 12. Darrouzet V, Duclos JY, Liguoro D et al. Management of facial paralysis resulting from temporal bone fractures: our experience in 115 cases. Otolaryngol Head Neck Surg 2001; 125:77. ■ 13. Adour KK, Bell DN, Hilsinger Jr RL. Herpes simplex virus in idiopathic facial paralysis (Bell palsy). JAMA 1975; 233:527. ■ 14. Krekorian EA. The repair of combat-injured facial nerves. Laryngoscope 1971; 81:1926. ■ 15. Furuta Y, Ohtani F, Kawabata H et al. High prevalence of varicella-zoster virus reactivation in herpes simplex virus-seronegative patients with acute peripheral facial palsy. Clin Infect Dis 2000; 30:529. ■ 16. Robillard RB, Hilsinger RJJr, Adour KK. Ramsay Hunt facial paralysis: clinical analysis of 185 patients. Otolaryngol Head Neck Surg 1986;

95:292. ▪ 17. Sweeney CJ, Gilden DH. Ramsay Hunt syndrome. J Neurol Neurosurg Psychiatry 2001; 71:149. ▪ 18. May M, Hardin WB, Sullivan J et al. Natural history of Bell's palsy: the salivary flow test and other prognostic indicators. Laryngoscope 1976; 86:704. ▪ 19. Ko JY, Sheen TS, Hsu MM. Herpes zoster oticus treated with acyclovir and prednisolone: clinical manifestations and analysis of prognostic factors. Clin Otolaryngol 2000; 25:139. ▪ 20. Smouha EE, Coyle PK, Shukri S. Facial nerve palsy in Lyme disease: evaluation of clinical diagnostic criteria. Am J Otol 1997; 18:257. ▪ 21. Dupuis MJ. Les multiples manifestations neurologiques des infections à Borrelia burgdorferi. Rev Neurol (Paris) 1988; 144:765. ▪ 22. Scarrow AM, Segal R, Medsger TA et al. Communicating hydrocephalus secondary to diffuse meningeal spread of Wegener's granulomatosis: case report and literature review. Neurosurgery 1998; 43:1470. ▪ 23. Lower EE, Broderick JP, Brott TG, et al. Diagnosis and management of neurological sarcoidosis. Arch Intern Med 1997; 157:1864. ▪ 24. Sharma SK. Mohan A, Guleria JS. Clinical characteristics, pulmonary function abnormalities and outcome of prednisolone treatment in 106 patients with sarcoidosis. J Assoc Physicians India 2001; 49:697. ▪ 25. Jemec B, Grobbelaar AO, Harrison DH. The abnormal nucleus as a cause of congenital facial palsy. Arch Dis Child 2000; 83:256. ▪ 26. Jervis PN, Bull PD. Congenital facial nerve agenesis. J Laryngol Otol 2001; 115:53. ▪ 27. Puñal JE, Siebert MF, Angueira FB et al. Three new patients with congenital nerve palsy due to chromosome 22q11 deletion. J Child Neurol 2001; 16:450. ▪ 28. de Bisschop G. Stratégie de la prévencion et du traitement des syncinésies faciales post-paralytiques. Ann Otolaryngol Chir Cervicofac 1983; 100:581. ▪ 29. Valença MM, Valença LP, Lima MC. Paralisia facial periférica idiopática de Bell: a propósito de 180 pacientes. Arq Neuropsiquiatr 2001; 59:733. ▪ 30. Adour KK. Mona Lisa syndrome: solving the enigma of the Giconda smile. Ann Otol Rhinol Laryngol 1989; 98:196. ▪ 31. Adour KK, Byl FM, Hilsinger Jr RL et al. The true nature of Bell's palsy: analysis of 1,000 consecutive patients. Laryngoscope 1978; 88:787. ▪ 32. Yanagihara N, Mori H, Kozawa T et al. Bell's palsy. Norecurrent v. recurrent and unilateral v. bilateral. Arch Otolaryngol 1984; 110:374. ▪ 33. Bell C. On the nerves: giving an account of some experiments on their structure and functions, which lead to a new arrangement of the system. Philos Trans R Soc Lond 1821; 111:398. ▪ 34. Pitts DB, Adour KK, Hilsinger Jr RL. Recurrent Bell's palsy: analysis of 140 patients. Laryngoscope 1988; 98:535. ▪ 35. Katusic SK, Beard SM, Wiederholt WC et al. Incidence, clinical features, and prognosis in Bell's palsy. Rochester: Minnesota, 1968, p 82. ▪ 36. Aminoff MJ, Miller AL. The prevalence of diabetes mellitus in patients with Bell's palsy. Acta Neurol Scand 1972; 48:381. ▪ 37. Korczyn AD. Bell's palsy and diabetes mellitus. Lancet 1971; 1:108. ▪ 38. Hauser WA, Karnes WE, Annis J et al. Incidence and prognosis of Bell's palsy in the population of Rochester, Minnesota. Mayo Clin Proc 1971; 46:258. ▪ 39. Yanagihara N, Hyodo M. Association of diabetes mellitus and hypertension with Bell's palsy and Ramsay Hunt syndrome. Ann Otol Rhinol Laryngol Suppl 1988; 137:5. ▪ 40. Kannel WB, Schwartz MJ, McNamara PM. Blood pressure and risk of coronary heart disease. The Framinghan study. Dis Chest 1969; 56:43. ▪ 41. Lloyd AVC, Jewitt DE, Still JDL. Facial paralysis in children with hypertension. Arch Dis Child 1966; 41:292. ▪ 42. Harms MM, Rotteveel JJ, Kar NC et al. Recurrent alternating facial paralysis and malignant hypertension. Neuropediatrics 2000; 31:318. ▪ 43. Jabor MA, Gianoli G. Management of Bell's palsy. J La State Med Soc 1996; 148:279. ▪ 44. Renou G, Pausame T. Diagnostic topographique de la paralysie faciale a frigore. Ann Otollaryngol Chir Cervicofac 1978; 95:769. ▪ 45. Fisch U, Esslen E. Total intratemporal exposure of the facial nerve: pathologic findings in Bell's palsy. Arch Otolaryngol 1972; 95:335. ▪ 46. May M, Blumenthal F, Taylor FH. Bell's palsy: surgery based upon prognostic indicators and results. Laryngoscope 1981; 91:2092. ▪ 47. Blatt IM. Bell's palsy. I. Diagnosis and prognosis of idiopathic peripheral facial paralysis by submaxillary salivary flow-chorda tympani nerve testing: a study of 102 patients. Trans Am Laryngol Rhinol Otol Soc 1965; 147. ▪ 48. Uri N, Schuchman G. Vestibular abnormalities in patients with Bell's palsy. J Laryngol Otol 1986; 100:1125. ▪ 49. Yagi T, Yamaguchi J, Nonaka M. Neurological fingings in Bell's palsy and Hunt's syndrome. Acta Otolaryngol Suppl 1988; 446:97. ▪ 50. Kohler A, Choffon M, Sztajzel R et al. Cerebrospinal fluid in acute peripheral facial palsy. J Neurol 1999; 246:165. ▪ 51. Birkmann C, Bamborschke S, Halber M et al. Bell's palsy: electrodiagnostics are not indicative of cerebrospinal fluid abnormalities. Ann Otol Rhinol Laryngol 2001; 110:581. ▪ 52. McGovern FH, Hansel JS. Decompression of the facial nerve in experimental Bell's palsy. Laryngoscope 1955; 71:1090. ▪ 53. Kettel K. Pathology and surgey of Bell's palsy. Laryngoscope 1963; 73:837. ▪ 54. Jongkees LBW. Bell's palsy: a surgical emergency? Arch Otolaryngol 1965; 81:497. ▪ 55. McGovern FH, Konigsmark BW, Sydnor JB. An immunological concept for Bell's palsy: experimental study. Laryngoscope 1972; 82:1594. ▪ 56. McCormick DP. Herpes-simplex virus as cause of Bell's palsy. Lancet 1972; 1:937. ▪ 57. Ishii K, Kurata T, Sata T et al. An animal model of type-1 herpes simplex virus infection of facial nerve. Acta Otolaryngol (Stockh) Suppl 1988; 446:157. ▪ 58. Paun L, Parvu C, Ceausu EM. Detection by immunofluorescence of possible viral implications in "idiopathic" peripheral facial paralysis. Virologie 1985; 36:285. ▪ 59. Burges RC, Michaels L, Bale JF et al. Polymerase chain reaction amplification of herpes simplex viral DNA from geniculate ganglion of a patient with Bell's palsy. Ann Otol Rhinol Laryngol 1994; 103:775. ▪ 60. Murakami S, Mizobuchi M, Nakashiro Y et al. Bell's palsy and herpes simplex virus: identification of viral DNA in endoneurial fluid and muscle. Ann Intern Med 1996; 124:27. ▪ 61. Steiner I, Mattan Y. Bell's palsy and herpes viruses: to (acyclo)vir or not to (acyclo)vir? J Neurol Sci 1999; 170:19. ▪ 62. Vrabec JT, Payne DA. Prevalence of herpes viruses in cranial nerve ganglia. Acta Otolaryngol 2001; 121:831. ▪ 63. Proctor B, Corgill DA, Proud G. The pathology of Bell's palsy. Trans Am Acad Ophthalmol Otolaryngol 1976; 82:70. ▪ 64. Billue JS. Bell1s palsy: an update on idiopathic facial paralysis. Nurse Pract 1997; 22:97. ▪ 65. Kerbavaz RJ, Hilsinger RLJr, Adour KK. The facial paralysis prognostic index. Otolaryngol Head Neck Surg 1983; 91:284. ▪ 66. Smith IM, Heath JP, Murray JA et al. Idiopathic facial (Bell's palsy): a clinical survey of prognostic factors. Clin Otolaryngol 1988; 13:17. ▪ 67. Hydén D, Sandstedt P, Odkvist LM. Prognosis in Bell's palsy based on symptoms, signs and laboratory data. Acta Otolaryngol (Stockh) 1982; 93:407. ▪ 68. Gavilan C, Gavilan J, Rashad M et al. Discriminant analysis in predicting prognosis of Bell's palsy. Acta Otolaryngol (Stockh) 1988; 106:276. ▪ 69. Blom S, Ekstrand T. Electromyography (EMG) and sialometry in the prognosis of Bell's palsy. A methodological study of early investigated, untreated patients. Acta Otolaryngol (Stockh) 1981; 91:289. ▪ 70. Laumans EPJ. Nerve excitability test in facial paralysis. Arch Otolaryngol 1965; 68:74. ▪ 71. Peitersen E. Natural history of Bell's palsy. Am J Otol 1982; 4:107. ▪ 72. Peitersen E. Natural history of Bell's palsy. Acta Otolaryngol (Stockh) Suppl 1992; 492:122. ▪ 73. Hughes GB. Practical management of Bell's palsy. Otolaryngol Head Neck Surg 1990; 102:658. ▪ 74. Wolferman A. The present status of therapy of Bell's palsy: a critical evaluation. Ann Otol Rhinol Laryngol 1974; 83 (Suppl 12):1. ▪ 75. Sharma AN, Sardana DS. Stellate ganglion block in Bell's palsy. Eye Ear Nose Mon 1965; 44:84. ▪ 76. Gussen R. Pathogenesis of Bell's palsy. Retrograde epineural edema and postedematous fribrous compression neuropathy of the facial nerve. Ann Otol Rhinol Laryngol 1977; 86:549. ▪ 77. Taverner D, Fearnley ME, Kemble F et al. Prevention of denervation in Bell's palsy. Br Med J 1966; 5484:391. ▪ 78. Adour KK, Wingerd J, Bell DN et al. Prednisone treatment for idiopathic facial paralysis (Bell's palsy). N Engl J Med 1972; 287:1268. ▪ 79. Wolf SM, Wagner Jr JH, Davidson S et al. Treatment of Bell's palsy with prednisone: a prospective, randomized study. Neurology 1978; 28:158. ▪ 80. Austin JR, Peskind SP, Austin SG et al. Idiopathic facial nerve paralysis: a randomized, double blind, controlled study of placebo versus prednisone. Laryngoscope 1993; 103:1326. ▪ 81. Shafshak TS, Essa AY, Bakey FA. The possible contributing factors for the success of steroid therapy in Bell's palsy: a clinical and electrophysiological study. J Laryngol Otol 1994; 108:940. ▪ 82. Unuvar E, Oguz F, Sidal M et al. Corticosteroid treatment of childhood Bell's palsy. Pediatr Neurol 1999; 21:814. ▪ 83. Stennert E. Bell's palsy – a new concept of treatment. Arch Otorhinolaryngol 1979; 225:265. ▪ 84. Sittel C, Sittel A, Guntinas-Lichius O et al. Bell's palsy: a 10-year experience with antiphlogistic-rheologic infusion therapy. Am J Otol 2000; 21:425. ▪ 85. Ramos MA, De Miguel Martinez I et al. Incorporacion del aciclovir en el tratamiento de la parálisis periférica. Un estudio en 45 casos. Acta Otorrinolaringol Esp 1992; 43:117. ▪ 86. Adour KK, Ruboyianes JM, von Doersten PG et al. Bell's palsy treatment with acyclovir and prednisone compared with prednisone alone: a double blind, randomized, controlled trial. Ann Otol Rhinol Laryngol 1996; 105:371. ▪ 87. De Diego JI, Prim MP, De Sarria MJ et al. Idiopathic facial paralysis: a randomized, prospective, and controlled study using single-dose prednisone versus acyclovir three times daily. Laryngoscope 1998; 108:573. ▪ 88. Darrouzet V, Lacher-Fougère S, Duclos JY et al. Paralyses faciales a frigore: traitment par l'association aciclovir-methylprednisolone, résultats préliminaires. Rev Laryngol Otol Rhinol (Bord) 2000; 121:199. ▪ 89. Grogan PM, Gronseth GS. Practice parameter: steroids, acyclovir, and surgery for Bell's palsy (an evidence-based review). Neurology 2001; 56:830. ▪ 90. Salinas RA, Alvarez G, Alvarez MI et al. Corticosteroids for Bell's palsy (idiopathic facial parálisis). Cochrane Database Sist Rev 2002; 1:CD 001942. ▪ 91. Sipe J, Dunn L. Aciclovir for Bell's palsy (idiopathic facial paralysis). Cochrane Database Syst Rev 2001; 2:CD 001869. ▪ 92. Balance C, Duel AB. The operative treatment of facial palsy: by the introduction of nerve grafts into the fallopian canal and by other intratemporal methods. Arch Otolaryngol 1932; 15:1. ▪ 93. Friedman RA. The surgical management of Bell's palsy: a review. Am J Otol 2000; 21:139. ▪ 94. Gantz BJ, Rubenstein JT, Gidley P et al. Surgical management of Bell's palsy. Laryngoscope 1999; 109:1177.

MÓDULO 13

ALTERAÇÕES VASCULARES MAIS COMUNS NO AMBULATÓRIO

- Varizes
- Insuficiência arterial crônica periférica

97. VARIZES

Nelson Wolosker
Marco Antonio Munia
Walter Campos Junior

Veias varicosas ou varizes são caracterizadas por uma série de alterações das veias dos membros inferiores, tornando-as permanentemente dilatadas, com alteração da parede, de suas válvulas e por fim de sua função (Fig. 13.1). Dividem-se basicamente em dois grupos: as primárias e as secundárias. As varizes primárias, idiopáticas ou essenciais, não têm etiologia conhecida e seu aparecimento está relacionado à predisposição hereditária e a fatores desencadeantes. As varizes secundárias são aquelas que têm uma causa conhecida, como fístula arteriovenosa ou trombose venosa profunda[1,3].

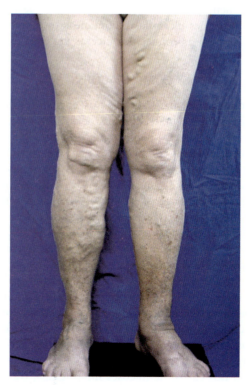

Figura 13.1 – Varizes de membros inferiores com hiperpigmentação.

A primeira descrição dessa doença foi feita por Hipócrates (460-377 a.C.). Ocorrem com grande freqüência na população geral, em 20% das mulheres e 10% dos homens, e constituem as alterações vasculares mais comuns.

ETIOPATOGENIA

As varizes primárias, idiopáticas ou essenciais, não têm etiologia conhecida e seu aparecimento está relacionado à predisposição hereditária e a fatores desencadeantes.

As veias do sistema venoso superficial apresentam alterações estruturais das suas válvulas e paredes e, nesses casos, podem ser freqüentemente observadas associadas à presença de alterações em outros tecidos mesodérmicos, especialmente os de sustentação, resultando em vícios plantares, hérnias, hemorróidas e varicocele. Além disso, verifica-se elevada incidência de defeitos de implantação da válvula ostial da veia safena interna e casos de persistência anormal de comunicações arteriovenosas embrionárias em indivíduos de uma mesma família, o que reforça a teoria hereditária[4,5].

Como fatores desencadeantes são considerados idade, número de gestações, obesidade, ciclo gravídico-puerperal e profissão. Com o envelhecimento, pode ocorrer perda do tônus da parede e das válvulas das veias superficiais. Na gestação, ocorrem alterações hormonais e distúrbios hemodinâmicos e mecânicos da circulação de retorno das extremidades inferiores que promovem hipertensão venosa e dilatação das veias. Certas profissões, exigindo a permanência prolongada na posição ereta (balconistas) ou a contração constante da prensa abdominal (estivadores), favorecem a estase nas veias superficiais dos membros inferiores.

Quando um indivíduo que não tem tendência hereditária a ter varizes se submete a cargas que elevam a pressão venosa, ocorre hipertrofia do vaso e na ausência dessa predisposição genética o vaso volta ao seu normal. Em um paciente com carga hereditária para varizes, os vasos não voltam ao calibre anterior; tornam-se permanentemente dilatados.

FISIOPATOLOGIA

O sistema venoso superficial dos membros inferiores tem por funções ser a via de drenagem dos tecidos cutâneo e subcutâneo, complementar o retorno venoso profundo e servir como reservatório sangüíneo. Por ele flui cerca de 15% do volume sangüíneo total contido nos membros inferiores. Os sistemas venosos profundo e perfurante comunicante completam as vias de retorno e respondem pela drenagem de 85% do sangue das extremidades restantes.

No ser humano em decúbito horizontal, o componente pressórico no leito arteriolocapilar é, por si só, suficiente para impulsionar a corrente venosa das pernas até o átrio direito. Quando em posição ortostática, a força da gravidade gera uma dificuldade para o retorno venoso, levando ao aumento da pressão venosa distal. Assim, alguns mecanismos são utilizados para auxiliar o retorno venoso dos membros nessa situação: o "coração venoso periférico", as válvulas venosas, a aspiração torácica, a pressão *vis-a-tergo* no leito arteriolocapilar, a viscosidade sangüínea e finalmente a pulsatilidade das artérias[6].

O "coração venoso periférico" consiste na ação da massa muscular da panturrilha sob todas as veias dos membros inferiores com o auxílio das válvulas venosas. Todos os segmentos venosos possuem essas válvulas que, quando íntegras, permitem a passagem do sangue da superfície para a profundidade e desta para o coração. Na marcha, esses músculos se contraem, comprimem as veias profundas e as válvulas íntegras orientam a coluna sangüínea centripetamente. Na "diástole" desse movimento muscular (relaxamento dos músculos da panturrilha), o sangue é aspirado da periferia para a profundidade, porém as válvulas impedem o refluxo[4,6].

Experimentalmente, observa-se que a pressão venosa em indivíduos normais reduz-se durante a deambulação, a cada movimento, e cerca de 120ml do sangue venoso total do membro é propelido em direção ao coração.

Outros fatores coadjuvantes na circulação de retorno, de menor importância, são: aspiração torácica, pressão *vis-a-tergo* no leito arteriolocapilar, pulsatilidade das artérias e esvaziamento das veias plantares quando do apoio total do pé sobre o solo.

A aspiração torácica ocorre pelo efeito causado pela inspiração, gerando a pressão intratorácica negativa. Essa situação gera a "aspiração" do sangue que se encontra no sistema venoso para o átrio direito.

A pulsatilidade das artérias comprime as veias adjacentes a cada batimento cardíaco impulsionando o sangue em direção centrípeta.

A esponja plantar é um dos principais mecanismos responsáveis pelo retorno venoso dos membros inferiores. Durante a deambulação, o sangue é impulsionado pela compressão da planta do pé e impedido de retornar pela ação das válvulas venosas.

Nas varizes primárias, os defeitos localizam-se nas válvulas e/ou paredes venosas. As alterações valvulares variam em número, intensidade e localização. A insuficiência ao nível da croça ou das perfurantes comunicantes permite o refluxo durante os esforços ou deambulação com conseqüente dilatação dos troncos venosos adjacentes. As tortuosidades e as alterações no calibre geradas pela ruptura dos feixes elásticos e musculares da camada média, com subseqüente fibrose, comprometem não só a função condutora das veias superficiais, como também sua capacidade de reservatório sangüíneo. Não há resposta de contração quando das solicitações orgânicas hipovolêmicas, e a drenagem das regiões cutânea e subcutânea torna-se prejudicada pela estase venosa superficial que se transmite ao leito arteriolocapilar[6].

A hemoglobina das hemácias que extravasam do leito capilar é transformada em hemossiderina, que confere à pele a pigmentação ocre típica da estase venosa crônica. O eczema é desencadeado pela histamina endógena aumentada em virtude da acidose tecidual ou por alérgenos contatantes que têm sua ação potencializada pelas condições locais. Tais condições, principalmente o edema, favorecem intensas e extensas infecções estreptocócicas, que caracterizam os surtos de erisipela de alguns portadores de varizes. Na regressão da infecção, instala-se o linfedema secundário por fibrose dos vasos linfáticos.

Finalmente, tais condições favorecem o desenvolvimento de lesões ulceradas espontâneas ou traumáticas, dando origem às conhecidas úlceras varicosas.

COMPLICAÇÕES

As complicações mais comuns nos portadores de varizes são: edema, celulite, eczema, dermatofibrose, hiperpigmentação, úlcera, hemorragia e flebite superficial. A incidência dessas complicações está sempre na dependência de maior ou menor grau de estase venosa e do estado trófico dos tecidos. Nos casos de varizes primárias, essas complicações são tardias, enquanto nos de varizes secundárias são precoces e mais graves.

A primeira complicação que costuma aparecer é o edema, de consistência mole e depressível. Inicia-se no tornozelo para depois, lenta e progressivamente, ir ascendendo até o joelho. É ausente ou discreto pela manhã e acentua-se à tarde, principalmente nos indivíduos que permanecem muito tempo em pé ou sentados.

Celulite e erisipela ocorrem em surtos e são freqüentes nos pacientes que já apresentam edema. São quase sempre causadas por estreptococo e originam-se, na maioria dos casos, de micoses interdigitais, traumatismos ou de lesões tróficas (úlceras varicosas) (Fig. 13.2).

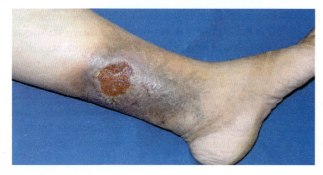

Figura 13.2 – Úlcera maleolar sem infecção.

O eczema pode ser circunscrito ou difuso, pruriginoso e geralmente é rebelde ao tratamento. Trata-se de outra complicação comum das varizes dos membros inferiores. Geralmente está associado a celulite, úlcera e micoses interdigitais ou ao uso indevido de pomadas e outras medicações tópicas utilizadas de forma inadequada[1,6].

A dermatofibrose é complicação grave que propicia o aparecimento de úlcera e dificulta sobremaneira o tratamento das varizes, pois provoca alterações irreversíveis da troficidade dos tecidos superficiais da perna.

A hiperpigmentação é uma alteração que ocorre comumente devida a depósito de hemossiderina no terço inferior da perna, na face medial, ou ao longo dos trajetos varicosos. Não dá sintomas próprios, mas interfere definitivamente no aspecto estético dos membros.

A úlcera é uma das complicações mais graves da estase venosa crônica. Quase sempre é localizada no terço inferior da perna, pouco acima do maléolo medial. Instala-se após comprometimento intenso dos tecidos, pele e derme e, por isso, muitas vezes, aparece após leve traumatismo que não teria nenhuma conseqüência em um indivíduo normal. A úlcera é atônica, com bordas pouco elevadas, fundo plano e cianótico, secretante, geralmente única e circunscrita por halo de celulite *indurata* e hiperpigmentada. É sede freqüente de infecção secundária e eczema tópico medicamentoso. Trata-se freqüentemente de porta de entrada para bactérias que vão gerar as celulites e as erisipelas (Fig. 13.3).

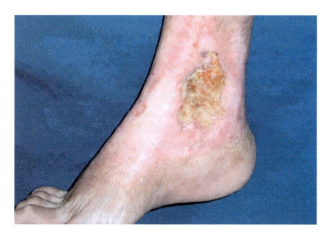

Figura 13.3 – Úlcera maleolar infectada.

QUADRO CLÍNICO

Nas varizes primárias, as manifestações clínicas são muito variáveis. Há indivíduos com grande comprometimento do sistema venoso superficial e sintomatologia escassa e outros com varizes discretas mas com sintomatologia intensa[4,5].

A dor, quando presente, tem caráter e intensidade variáveis. O paciente pode apresentar sensação de distensão, plenitude ou ardor ao nível das varizes. Com a progressão da doença, muitos indivíduos, quando em pé e parados, referem sensação de peso e cansaço na perna. Quando andam ou repousam na posição deitada, ocorre alívio ou desaparecimento da dor. O peso e o cansaço pioram com o decorrer do dia, só se atenuando com o repouso prolongado e com os membros inferiores elevados. Esses sintomas intensificam-se na posição ortostática prolongada e, nas mulheres, durante o período menstrual e gestação. Com o passar do tempo, pode aparecer edema, hiperpigmentação e fibrose.

Na presença de complicações, tais como tromboflebite superficial, celulite e úlcera, a dor torna-se contínua, mesmo em repouso, e surgem os sintomas locais inflamatórios próprios dessas condições.

As varizes podem não ser visíveis na fase inicial, sendo perceptíveis somente à palpação. Com a progressão da doença, os trajetos venosos tornam-se mais dilatados, alongados e tortuosos, fazendo saliência na pele. Nos casos em que existe edema pronunciado ou alterações tróficas cutâneas, tais como fibrose e pigmentação, as veias varicosas podem estar mascaradas, não sendo visíveis ou palpáveis.

DIAGNÓSTICO

O exame clínico geral e o local dos membros inferiores devem ser precedidos por anamnese completa, na qual o examinador deverá procurar conhecer as ocorrências pregressas para que haja interpretação adequada dos achados clínicos, principalmente daqueles que dizem respeito às extremidades inferiores, tais como início e duração da doença, traumatismos dos membros, flebites superficiais e profundas, edema, dermatites, úlceras, intercorrências em ciclos gravídico-puerperais, uso de meias elásticas e tratamentos médicos ou cirúrgicos anteriores.

O exame local é realizado para auxiliar no diagnóstico etiológico diferencial, avaliar o grau evolutivo da doença e orientar o tratamento[3,5,6].

Ao exame clínico observamos que as varizes primárias apresentam distribuição sistematizada, com comprometimento dos troncos principais e suas colaterais. Nas varizes secundárias, ao contrário, o varicosamento é anárquico, comprometendo difusamente o sistema venoso superficial e o perfurante comunicante. Nas varizes primárias as alterações tróficas são mais tardias e menos extensas. A presença de vícios plantares, posturais ou seqüelas de lesões ortopédicas, tais como atrofias musculares, rigidez articular, existência de sopro e frêmito contínuo com reforço sistólico são sinais importantes para o diagnóstico de varizes secundárias.

O exame local deve ser praticado sob boa iluminação, com o paciente em posição ereta, após exposição ampla dos membros inferiores para a inspeção, palpação e percussão das veias.

A inspeção fornece idéia geral das alterações básicas do sistema venoso. Observam-se também a forma e o volume dos membros e as alterações tróficas eventualmente existentes.

A palpação e a percussão das veias superficiais permitem a demarcação dos trajetos e suas relações. São examinados sucessivamente os troncos, as colaterais e as perfurantes.

Um grande número de testes clínicos foi descrito e empregado durante longo tempo para a determinação dos pontos de refluxo venoso (croças das veias safena interna e externa e de perfurantes comunicantes insuficientes) e para o estudo da permeabilidade do sistema venoso profundo; entretanto, são complexos e de interpretação imprecisa, motivo pelo qual foram sendo abandonados à medida que melhoraram os conhecimentos da anatomia cirúrgica das veias superficiais dos membros inferiores e os métodos diagnósticos não-invasivos.

Em relação ao estudo da permeabilidade do sistema venoso profundo e superficial, a ultra-sonografia Doppler é o método ideal por sua inocuidade, segurança e precisão de informações que fornece. O Doppler também nos fornece informações sobre a competência das válvulas venosas estudadas ou a presença e o grau de refluxo. O exame do sistema venoso profundo à ultra-sonografia nos fornece dados quanto a sua potência ou não, recanalização e espessamento potencial, que são sinais da síndrome pós-trombótica. A presença de fístulas arteriovenosas de alto débito são facilmente diagnosticadas à ultra-sonografia Doppler[3,4].

A flebografia ascendente é um estudo invasivo em que se injeta, através de uma veia superficial do pé, contraste iodado. Durante a injeção de contraste, o tornozelo do paciente deverá estar garroteado para que o contraste migre para o sistema venoso profundo. A finalidade desse exame é verificar obstruções, recanalizações e presença de válvulas no sistema venoso profundo e pontos de refluxo para o sistema venoso superficial. A flebografia retrógrada consiste na injeção de contraste iodado na veia femoral com o paciente deitado em próclive e em ângulo de 60 graus. Esse exame permite verificar o grau de incompetência das válvulas do sistema venoso profundo.

A pressão venosa ambulatorial que, por meio de medida da pressão de veia superficial puncionada do pé e garrote na panturrilha, fornece dados quanto à queda de pressão e tempos de enchimento após movimentos padronizados dos dedos dos pés é um exame quantitativo que demonstra o grau de alteração hemodinâmica do retorno venoso. Recentemente, a pletismografia a ar tem sido utilizada para o estudo quantitativo na estase venosa e apresenta a vantagem de ser um método não-invasivo. Baseia-se na insuflação de volume de um manguito posicionado na panturrilha do paciente, o que possibilita estudar o volume venoso total, a fração de ejeção, o tempo de enchimento venoso e o volume residual. Com estes dados mencionados, há a possibilidade de se avaliar a hemodinâmica venosa dos membros inferiores.

TRATAMENTO

O tratamento das varizes dos membros inferiores tem como objetivo a diminuição da estase venosa e melhora funcional do retorno venoso, evitando assim as complicações das varizes. Outro objetivo é a melhoria estética dos membros inferiores, motivo de grande procura ambulatorial.

As duas opções de tratamento são a cirurgia de ressecção das veias varicosas e o tratamento clínico, pela compressão elástica do membro[7,10]. A cirurgia das varizes tem por objetivo a ressecção das varizes e a eliminação de todos os pontos de refluxo entre os sistemas venosos profundo e superficial, ou seja, croças das veias safenas e comunicantes insuficientes.

Os membros a serem operados devem apresentar um bom trofismo cutâneo e ausência de infecção local. Os casos com edema, eczema, dermatofibrose, flebite superficial ou úlcera devem ser tratados clinicamente por meio de medidas conservadoras para depois serem operados.

Embora os princípios gerais da orientação cirúrgica sejam sempre os mesmos, o tamanho e a extensão das varizes e a presença de complicações dérmicas cicatrizadas obrigam que se adote para cada paciente uma manipulação específica para se obter não só um bom resultado funcional, como também estético.

O tratamento esclerosante é uma forma de tratamento para as telangiectasias. Com a utilização de substâncias esclerosantes e não-tóxicas, sendo a glicose hipertônica sua principal representante e, finalmente, com o aprimoramento da técnica de injeção, podem-se obter bons resultados nesses casos, que consistem no desaparecimento das telangiectasias[7].

O tratamento clínico é representado por medidas que visam ao combate às complicações. O repouso em posição de Trendelenburg é útil para o desaparecimento do edema, diminuindo a hipertensão venosa superficial. Deve ser adotado de forma contínua, até que o edema desapareça, por tempo prolongado e indeterminado, em função da intensidade do edema e do próprio resultado (desaparecimento do edema).

Como a atividade dos músculos da panturrilha é o fator mais importante no retorno venoso dos membros inferiores, o paciente deve ser estimulado a andar e não permanecer sentado ou em pé parado por longos períodos de tempo.

O uso de meia ou enfaixamento elástico diminui a capacidade da rede venosa superficial e opõe-se ao refluxo do sangue do sistema venoso profundo. O paciente deve ser orientado a adotá-lo, constantemente, durante o dia, a partir do momento que inicia a deambulação.

O edema no tecido celular subcutâneo e as alterações tróficas da pele propiciam condições favoráveis à proliferação de germes e à disseminação dos processos inflamatórios. O paciente deve ser esclarecido da necessidade de manter perfeitas condições higiênicas das extremidades inferiores e orientado a lavá-las diariamente com sabão anti-séptico, evitar traumatismos e prevenir micoses interdigitais.

A celulite e a erisipela representam infecções cutâneas cujo tratamento se baseia no emprego de antibióticos e quimioterápicos por via sistêmica e anti-sépticos locais.

Os germes que mais freqüentemente ocasionam celulite ou erisipela, os estreptococos beta-hemolíticos, são geralmente sensíveis a antibióticos específicos, que devem ser usados em doses eficientes.

O tratamento local é realizado com banhos e compressas úmidas de soluções anti-sépticas. Podem ser utilizados, como coadjuvantes do tratamento, medicamentos antiinflamatórios, analgésicos e diuréticos. Para o eczema, ao lado das medidas gerais de combate à hipertensão venosa, são usadas soluções anti-sépticas locais como as de permanganato de potássio na fase aguda ou secretante e pomadas de corticosteróides no eczema seco. Por via sistêmica, em ambos os casos, são prescritos anti-histamínicos e corticosteróides[8,9].

Toda a medicação tópica à base de antibióticos deve ser evitada devido à grande freqüência com que desencadeiam dermatite de contato, agravando as lesões eczematosas preexistentes.

O tratamento das flebites superficiais segmentares pouco extensas consiste em repouso com os membros inferiores elevados, uso de antiinflamatórios, analgésicos e uso tópico de pomadas antiinflamatórias e fibrinolíticas. As flebites superficiais muito extensas, afetando as veias safenas, são tratadas com anticoagulantes da mesma maneira que as tromboses venosas profundas, em virtude da grande intensidade dos sintomas e risco de propagação para as veias profundas e até embolia pulmonar. Outra alternativa nesses casos é a ligadura da croça da veia safena associada ou não à ressecção da veia trombosada.

Nas úlceras varicosas, as primeiras medidas terapêuticas objetivam remover o edema e combater a infecção secundária, a celulite e o eczema comumente associados à úlcera, adotando-se as medidas anteriormente descritas de acordo com as necessidades.

Para a cicatrização da úlcera são empregadas botas de Unna sucessivas, ou qualquer outro tipo de enfaixamento rígido, inelástico, com substituição a cada 10 a 15 dias, até a cura completa. Quando ela é utilizada em condições ideais (ausência de edema, infecção ou eczema úmido), a cicatrização da úlcera é rápida. Às vezes, é necessário intercalar um período de repouso entre a colocação de uma bota e de outra[10].

REFERÊNCIAS BIBLIOGRÁFICAS

1. Biegeleisen HI. Telangectasias associated with varicose veins. JAMA 1994; 102:2092. ▪ 2. Braverman IM. Ultrastructure and organization of the cutaneous microvasculature in normal and pathologyc states. J Invest Dermatol 1989; 93:28. ▪ 3. Cotton LT. Varicose veins: gross anatomy and development. Br J Surg 1961; 48:589. ▪ 4. Goldman MP, Fronek A. Anatomy and pathophysiology of varicose veins. J Dermatol Surg Oncol 1989; 15:138. ▪ 5. Goren G, Yellin AE. Primary varicose veins: Topographic and hemodymamic correlations. J Cardiovasc Surg 1990; 31:672. ▪ 6. Labropoulos N, Touloupakis E, Giannoukas AD et al. Recurrent varicose veins: investigation of the pattern and extent of reflux with color-flow duplex scanning. Surgery 1996; 119:406. ▪ 7. Miyake H, Kauffman P, Wolosker M et al. Mechanisms of cutaneous necrosis provoked by sclerosing injections in the treatment of microvarices and telangectasis. Experimental study. Rev Med Bras 1976; 22:115. ▪ 8. Puec-Leao LE, Bueno Neto J Wolosker M et al. Radical surgery of varices for cosmetic purposes. Rev Paul Med 1966; 68:273. ▪ 9. Sales CM: Correction of lower extremity deep venous incompetence by ablation of superficial reflux. Ann Vasc Surg 1996; 10:186. ▪ 10. Stonebridge PA, Chalmers N, Beggs I et al. Recurrent varicose veins: a varicographic analysis leading to a new practical classification. Br J Surg 1995; 82:60.

98. INSUFICIÊNCIA ARTERIAL CRÔNICA PERIFÉRICA

Nelson Wolosker
Marco Antonio Munia
Ruben A. Rosoky

A insuficiência arterial crônica periférica consiste em um conjunto de sintomas e sinais causados pela oclusão crônica das artérias que irrigam os membros por diversas causas.

Trata-se de assunto de grande interesse devido a sua elevada freqüência e por gerar grande morbidade, que varia desde incapacitação funcional relativa à marcha (claudicação intermitente) até a perda do membro comprometido.

ETIOPATOGENIA

Existem diversas doenças ou alterações que levam à diminuição progressiva da luz dos vasos e conseqüentemente à isquemia tecidual.

A aterosclerose obliterante periférica é a mais freqüente, representando mais de 90% desses casos. As arterites podem ser causa de obstrução arterial, sendo a tromboangeíte obliterante a principal delas. As outras causas, com incidências muito menores, são os traumatismos arteriais e as compressões extrínsecas, representados pelos cistos adventiciais e pelas inserções anormais de grupos musculares, que quando assumem determinadas posições podem ocluir parcial ou totalmente as artérias, especialmente a poplítea[1,2].

A aterosclerose obliterante periférica é uma doença sistêmica degenerativa que leva à diminuição progressiva da luz arterial, cujo evento final é a oclusão segmentar do vaso associada à trombose secundária adjacente à lesão. Essa oclusão leva à isquemia tecidual aguda, que ocorre em diferentes graus, dependendo da quantidade de circulação colateral.

O processo de diminuição da luz arterial é causado por depósito de lípides na camada subendotelial. A presença indevida desses lípides na parede provoca uma série de alterações representadas por processo inflamatório com macrófagos englobando os lípides (células espumosas) e proliferação de músculo liso. Com isso, ocorre aumento da parede do vaso e conseqüente diminuição da luz arterial.

O depósito dos lípides na camada subendotelial pode ocorrer de duas formas: ou por depósito direto em regiões de lesão endotelial ou por insudação de lípides, que seriam transportados da luz arterial para a parede da artéria pelas proteínas plasmáticas de transporte lipídico de baixo peso molecular (LDL-colesterol e VLDL-colesterol).

As placas de ateroma, embora difusas, localizam-se em áreas de predileção, afetando principalmente as bifurcações arteriais ou junto à origem de colaterais importantes. As regiões mais afetadas são a parte terminal da aorta abdominal, as artérias ilíacas e a artéria femoral superficial na altura do canal dos adutores. Nesses locais, as alterações ateroscleróticas têm caráter segmentar, o que as torna passíveis de correção cirúrgica ou endovascular, procedimentos cada vez mais utilizados na prática médica. São executadas anualmente cerca de 100.000 operações para o tratamento de isquemia de membros inferiores nos Estados Unidos. No Hospital das Clínicas da Faculdade de Medicina da Universidade de São Paulo realizam-se em média 450 procedimentos por ano para a correção de insuficiência arterial crônica.

Os principais fatores de risco da aterosclerose obliterante periférica são o tabagismo, a hipertensão arterial, o *diabetes mellitus* e os estados de hiperlipidemia.

O tabagismo leva ao desenvolvimento das obstruções arteriais devido à inalação de monóxido de carbono e da nicotina. O monóxido de carbono está diretamente relacionado ao espasmo arterial e conseqüente isquemia tecidual e ao aumento da permeabilidade endotelial à LDL-colesterol e à VLDL-colesterol. A nicotina leva a um aumento de adesividade plaquetária, aumento nas concentrações de LDL-colesterol e VLDL-colesterol além da diminuição das proteínas de alto peso molecular (HDL-colesterol) responsáveis pela retirada de lípides da parede arterial[3].

A hipertensão arterial é fator de risco, uma vez que aumenta a probabilidade de lesão endotelial. Está relacionada ao risco de doença arterial oclusiva prematura.

O diabetes leva a alterações na função endotelial por aumento da permeabilidade e diminuição dos ativadores do plasminogênio, que é um fator trombogênico, além de lesão endotelial, observada pelo aumento do fator de Von Willebrand (marcador de lesão endotelial). Esses pacientes apresentam ainda aumento da agregação plaquetária e das proteínas de baixo peso molecular.

A hiperlipidemia também é considerada fator de risco. Indivíduos com doenças hereditárias que levam a aumento de proteínas de baixo peso molecular em níveis críticos apresentam doença arterial obstrutiva disseminada e grave em idades precoces. Macacos submetidos a dietas ricas em lípides apresentam aumento da permeabilidade endotelial. A retirada dessa dieta leva à diminuição da permeabilidade. A manutenção de dieta hiperlipídica provoca a médio prazo, obstruções arteriais nesses animais.

A tromboangeíte obliterante passou a ser reconhecida como entidade clínica definida a partir das publicações de Buerger e Mahorner no início do século passado. Trata-se de doença sistêmica caracterizada por processo inflamatório crônico das artérias e veias de médio e pequeno calibres dos membros superiores e inferiores, com proliferação da íntima, trombose com organização e recanalização e, finalmente, fibrose da adventícia. Em 20 a 30% dos pacientes pode ocorrer tromboflebite superficial migratória. Sua evolução é insidiosa, com surtos de exacerbação e agravamento progressivo.

Existe relação direta entre as crises inflamatórias que levam à obstrução dos vasos na tromboangeíte obliterante e o hábito de fumar. A cessação do tabagismo geralmente leva à estabilidade do quadro[4,5].

FISIOPATOLOGIA

O grau de isquemia nas obstruções arteriais crônicas depende do tempo de progressão das estenoses arteriais e também do tempo de desenvolvimento de circulação colateral. Em alguns casos, as lesões arteriais oclusivas podem ser tão intensas que manifestações clínicas não são notadas. Basta que o tempo de desenvolvimento de circulação colateral seja maior que o da progressão das estenoses arteriais. Quando o tempo de progressão das estenoses arteriais é mais rápido que o de desenvolvimento de circulação colateral, o fluxo sangüíneo tecidual torna-se insuficiente para sustentar as necessidades dos tecidos, ocorrendo então isquemia em diferentes graus.

As manifestações clínicas podem ser ausentes quando as estenoses são pequenas ou quando a circulação colateral é intensa. Com o aumento da estenose ou na vigência de um acidente intraplaca, podem aparecer os sintomas nos membros inferiores.

A isquemia leve é representada pela claudicação intermitente, que representa uma situação em que a quantidade de oxigênio é inadequada em face do aumento das necessidades metabólicas resultantes do exercício muscular[6].

Com a progressão da estenose não adequadamente acompanhada pelo desenvolvimento da circulação colateral pode ocorrer piora da claudicação intermitente, isto é, diminuição das distâncias de marcha e aumento no tempo de recuperação do estado clínico sem dor.

Em algumas ocasiões, pode haver desprendimento de uma placa de ateroma ou trombo que vai seguir pela árvore arterial até segmentos distais, geralmente digitais, levando à isquemia de dedos, o ateroembolismo.

De forma não infreqüente, a progressão da estenose vai levar à instalação do estado de isquemia grave, na qual o fluxo de oxigênio e alimentos aos tecidos apresenta-se menor. Nessa situação, ocorre metabolismo anaeróbio e produção de metabólitos, que vão acarretar lesão tecidual e sensibilização de neurônios sensitivos, gerando dor contínua: a dor isquêmica de repouso.

QUADRO CLÍNICO

A dor localizada nos membros inferiores é um dos sintomas mais comuns das doenças vasculares. Sua exata caracterização é fundamental para o diagnóstico etiológico e, por conseguinte, para o tratamento adequado.

Doenças arteriais e venosas podem provocar diversos tipos de dor. O estreitamento da luz arterial produzido pela doença arterial obstrutiva pode gerar redução da capacidade de aumento de fluxo para grupos musculares dos membros inferiores; no exercício, o paciente passa a apresentar dor característica, a claudicação intermitente.

A claudicação intermitente é definida como a dor muscular de membro inferior que aparece após uma determinada distância de marcha (exercício físico) e que cessa com o repouso. A dor surge em grupos musculares submetidos à atividade; apresenta intensidade crescente, diretamente proporcional ao tempo de marcha, obrigando o paciente a suspender temporariamente tal atividade quando atinge intensidade máxima. Com o repouso, a alteração metabólica causada pela isquemia é progressivamente compensada; a dor vai diminuindo até desaparecer completamente. Nesse momento, ele pode voltar a andar e, ao fazê-lo, reinicia o ciclo de dor da mesma forma, caracterizando a intermitência[7,8].

A claudicação intermitente tem intensidade variável, dependendo da extensão do segmento arterial acometido e do desenvolvimento da circulação colateral. As distâncias percorridas sem dor e com dor, bem como seu tempo de dissipação (que ocorre durante a interrupção da marcha) dependem da intensidade da isquemia. A claudicação intermitente mais branda só se manifesta após longos percursos de caminhada, não impedindo que o paciente continue a andar por mais tempo, mesmo sentindo dor. Com a progressão da doença arterial obstrutiva, a claudicação intermitente torna-se mais intensa e, por isso, mais restritiva. A claudicação intermitente impeditiva é aquela em que a dor surge aos primeiros passos, demora para ceder e impossibilita o paciente de ter alguma autonomia para suas atividades profissionais ou sociais. De maneira geral, ela é considerada isquemia de grau leve ou funcional, em que o membro com deficiência circulatória não apresenta iminência de lesão trófica e por isso não há risco imediato ou a curto prazo de instalação de gangrena.

A claudicação é sempre reprodutível após esforço com tempo e intensidade repetidos nos grupos musculares isquêmicos. Ela ocorre quase que somente em casos de obstruções arteriais crônicas. Trata-se de um dos sintomas mais específicos observados na medicina. Nunca ocorre com o paciente em repouso ou quando ele assume determinadas posições. Aparece apenas com o exercício contínuo e desaparece com o repouso. Alterações na posição corpórea não levam à melhora da dor. Com tais características, a claudicação intermitente é facilmente diferenciada de dores causadas por defeitos estruturais em ossos e ligamentos, neurites, osteoporose, artrite, hérnia de disco e outras doenças que possam causar dor nas extremidades.

Entretanto, os pacientes com doença arterial obstrutiva encontram-se na maioria dos casos entre a sexta e oitava décadas de vida, apresentando limitações físicas associadas a outras doenças, como as ortopédicas, as neurológicas e as cardiopulmonares. Em muitas oportunidades, essas outras alterações podem ser a verdadeira causa da limitação física e não a lesão arterial.

O nível muscular no qual se manifesta a dor tipo claudicação intermitente depende do segmento arterial acometido. Nas obstruções aortoilíacas e nas femoropoplíteas, a localização mais freqüente da dor é na musculatura posterior da perna. Se a obstrução arterial estiver localizada no segmento aortoilíaco, além de ocorrer na musculatura posterior da perna, a dor pode manifestar-se na coxa e na região glútea. Nas obstruções distais de artérias da perna, a claudicação pode manifestar-se na região plantar. Apesar de a dor sugerir o nível de obstrução, variações podem ser encontradas devido à presença de circulação colateral[9].

Em muitos casos, podem ser referidas nas fases iniciais da arteriopatia parestesias discretas caracterizadas como sensações de adormecimento, formigamento e fenômenos vasomotores acompanhados por alterações da cor e da temperatura da pele (palidez, cianose, eritrocianose, hipotermia) relacionadas à prática de exercícios intensos ou marcha prolongada e à exposição ao frio. Esses sintomas são comuns a vários estados patológicos e, como não alteram a atividade habitual dos pacientes, não são valorizados e raramente são a causa de elucidação diagnóstica por parte dos pacientes.

Com a progressão da doença, os sintomas passam a ocorrer após exercícios físicos de menor intensidade. As distâncias de marcha vão diminuindo progressivamente, havendo necessidade de um período de repouso cada vez maior, após o qual o paciente pode reiniciar a marcha.

Em uma fase tardia da evolução da arteriopatia obstrutiva, a dor passa a ser contínua e persiste mesmo ao repouso. A dor é intensa, contínua, localizada na região isquêmica da extremidade, geralmente nos dedos ou porções distais do pé, que aumenta durante a noite. Embora apresente caráter variável, na maioria dos casos é descrita como sensação de queimação intensa e insuportável. O uso de sedativos e analgésicos, mesmo em doses altas e repetidas, geralmente não interrompe a dor. Os pacientes passam a perder peso e a apresentar alterações psíquicas devido ao desaparecimento do sono e à perda de apetite conseqüentes à dor isquêmica de repouso[10].

A dor exacerba-se ao toque e à baixa da temperatura ambiental, tornando-se lancinante quando surgem lesões tróficas. Pequenos traumatismos, infecções cutâneas e escaras posturais desencadeiam necroses cutâneas e úlceras que aumentam ainda mais a intensidade da dor.

Para diminuir a dor, o paciente adota posições características. Passa a deixar o membro afetado pendente na borda da cama, a dormir sentado ou fletir a perna sobre a coxa e esta sobre a bacia. Nessas condições surgem, freqüentemente, estase venosa e edema, que constituem fatores agravantes da isquemia e rigidez, ou mesmo anquilose de articulações do membro.

Muitos pacientes referem extremidades permanentemente frias e úmidas, e que à noite, notadamente no inverno, demoram a se aquecer no leito. O reaquecimento do membro, após exposição a baixas temperaturas, é lento e difícil.

Além das modificações da temperatura cutânea, dependendo da fase evolutiva da arteriopatia, podem-se observar alterações da cor da pele, permanentes ou provocadas por determinadas posições. Quando se eleva o membro afetado, a pele vai-se tornando lívida, até assumir aspecto cadavérico. O ângulo de elevação, a rapidez, a intensidade e a extensão da palidez dependem diretamente da intensidade da isquemia. Na posição pendente, a pele do membro adquire rubor intenso, podendo chegar à eritrocianose. Tais modificações podem ser observadas elevando-se previamente o membro até o aparecimento da lividez isquêmica e abaixando-se em seguida, até a posição pendente. A rapidez do aparecimento da hiperemia, sua extensão e intensidade são, até certo ponto, dependentes do desenvolvimento da circulação colateral e indicativos do grau de compensação clínica da isquemia provocada pela obstrução arterial troncular: eritrocianose intensa e de rápida instalação sugere boa compensação, e reação hiperêmica lenta e pouco acentuada indica compensação deficiente[11].

Pode-se observar cianose difusa ou em placas, que se intensifica com o frio e na posição pendente nos diferentes estágios da enfermidade.

Na evolução da insuficiência arterial crônica, surgem alterações tróficas. A atrofia da pele é mais intensa nos pés e nas pernas, a qual se torna fina e pouco resistente aos traumatismos e infecções. Pode-se observar também queda de pêlos das pernas e dorso dos pés, além de atrofia muscular.

As gangrenas cutâneas constituem a fase mais grave das arteriopatias obliterantes crônicas periféricas. As necroses cutâneas e as úlceras arteriais residuais aparecem espontaneamente ou são provocadas por traumatismos ou infecções. As úlceras são do tipo atônico, profundas, circundadas por halo de pele isquêmica e cobertas por crostas necróticas. São muito dolorosas e atingem grandes tamanhos. A gangrena limita-se, nesses casos, aos dedos do pé e região metatársica e raramente atinge as partes mais proximais dos membros inferiores. Pode ser seca ou úmida, quando existir edema ou infecção secundária.

DIAGNÓSTICO

A avaliação clínica oferece dados que permitem um diagnóstico sensível e específico. Consiste nas inspeções estática e dinâmica, sendo a palpação e ausculta dos trajetos arteriais os mais importantes.

Verificam-se, na maioria dos casos, evidências de doença arterial obstrutiva ao exame clínico. A redução da amplitude dos batimentos arteriais indica a presença de estenose ou oclusão completa da artéria proximal associada à presença de circulação colateral bastante desenvolvida. A ausência de batimentos arteriais geralmente indica oclusão completa do vaso. A presença de sopro sistólico à ausculta ou de frêmito na palpação do trajeto arterial também são indicativos de estenose arterial.

Nos membros inferiores, as artérias acessíveis à palpação são aorta abdominal, femoral comum, poplítea, tibial anterior, dorsal do pé e tibial posterior e nos membros superiores: subclávia, axilar, umeral, radial e cubital.

Em casos de claudicação intermitente leve, os sinais clínicos podem ser pouco evidentes ou ausentes. Nessa situação, o exame clínico ao repouso pode ser normal, entretanto os sinais de doença arterial obstrutiva (diminuição na intensidade de batimentos arteriais, frêmito à palpação ou sopro à ausculta) podem aparecer imediatamente após a realização do exercício físico.

EXAMES COMPLEMENTARES

Embora a avaliação clínica seja bem específica e sensível para o diagnóstico de doença arterial obstrutiva, não é suficiente para revelar a extensão da lesão oclusiva e, objetivamente, o grau de limitação às atividades físicas; além disso, não permite avaliar e quantificar lesões multissegmentares.

As distâncias de marcha referidas pelos pacientes quase nunca são comparáveis com aquelas obtidas em testes objetivos. Em um estudo retrospectivo, em 1998, verificamos que apenas 11% dos 212 pacientes estudados apresentavam distância máxima de marcha referida por eles mesmos, similares àquela obtida em teste de esforço de carga progressiva.

Os exames complementares visam oferecer tais dados, além de dirimir dúvidas diagnósticas. Atualmente, com o grande desenvolvimento tecnológico, a maioria deles não oferece risco à saúde dos pacientes por serem pouco invasivos, além de fornecerem dados que permitem melhor avaliação da doença e de sua evolução durante o tratamento.

Atualmente, a única técnica invasiva empregada é a angiografia, que, com sua qualidade superior de imagem, tem como finalidade oferecer minuciosamente dados anatômicos da doença. Entretanto, devido ao risco de complicações que ocorrem em até 7% dos pacientes e mortalidade de até 0,7%, só é justificável nos casos de claudicação intermitente apenas quando um procedimento cirúrgico é aventado ou mesmo durante os atos cirúrgicos.

DETECTOR ULTRA-SÔNICO DE FLUXO PARA MENSURAÇÃO DE ÍNDICE PRESSÓRICO TORNOZELO-BRAÇO

As técnicas de ultra-som na doença arterial obstrutiva passaram a ser utilizadas a partir da década de 1950, quando foi relatado o uso do sinal de Doppler para a detecção de fluxo sangüíneo. No início, o ultra-som era utilizado para auscultar o fluxo sangüíneo, oferecendo apenas dados qualitativos. Utilizando-se de um manguito de pressão, este método passou a ser adotado para a medida da pressão sistólica das artérias da perna.

Trata-se de um método objetivo, simples, de baixo custo e não-invasivo que pode identificar o paciente com claudicação intermitente e permite quantificar a gravidade da doença por meio de um aparelho portátil. Para se obter tal medida, utiliza-se um detector ultra-sônico de fluxo e um manguito de pressão.

O índice pressórico tornozelo-braço consiste na medida da pressão sistólica nas artérias da perna e sua comparação com a medida no membro superior (tendo como premissa que este último não apresenta obstrução arterial), aferida com o detector ultra-sônico de fluxo. Os pacientes com obstruções arteriais crônicas geralmente apresentam índices inferiores a 0,92, exceto nos casos em que há calcificação intensa da parede da artéria, pois elas se tornam não compressíveis, impedindo a obtenção de valores reais para esse índice: a pressão sistólica aferida nesses membros pode ser, falsamente, até maior que a dos membros superiores, mesmo havendo diminuição do fluxo sangüíneo.

Apenas com esse procedimento é possível dirimir a grande maioria das dúvidas em casos de claudicação intermitente cujo diagnóstico não tenha sido possível apenas com o exame clínico. Entretanto, em pequeno percentual dos pacientes a dúvida persiste, sendo necessária a realização de outras provas diagnósticas[12].

O índice pressórico tornozelo-braço também tem sido bastante utilizado como fator preditivo da evolução clínica de pacientes portadores de claudicação intermitente, mas seus resultados são controversos. Existem dúvidas quanto à validade do índice e também quanto ao valor mais adequado para desempenhar essa função. Em 1997, estudando 611 pacientes portadores de claudicação intermitente, analisamos a evolução clínica conforme o índice pressórico tornozelo-braço aferido no início do tratamento. Concluímos que o valor de índice pressórico tornozelo-braço com a menor margem de erro para predição de evolução vascular dos portadores de claudicação intermitente de membros inferiores é 0,30. Entretanto, devido à sua especificidade reduzida, seu valor nessa função é questionável, o que torna sua utilização de forma isolada ineficiente para a definição de conduta em claudicação intermitente. Talvez a associação do índice pressórico tornozelo-braço a outras variáveis apresente maior eficiência.

ÍNDICE PRESSÓRICO TORNOZELO-BRAÇO EM TESTE DE ESFORÇO

Com o auxílio de um aparelho detector ultra-sônico de fluxo, realizamos a medida do índice pressórico tornozelo-braço após esforço físico de intensidade controlada. O exercício físico provoca vasodilatação muscular, gerando aumento proporcional de fluxo para os membros inferiores. Quando existe estenose arterial, ocorre aumento do fluxo nessa região e também pela circulação colateral; porém, a perda de energia leva à diminuição da pressão sistólica nos segmentos arteriais distais à lesão.

Esse efeito permite ao médico avaliar a importância das obstruções arteriais no quadro geral do paciente. Os pacientes com doença arterial obstrutiva, por apresentarem uma faixa etária avançada (sexta e oitava décadas de vida), podem apresentar limitações físicas associadas a outras doenças. Em muitas oportunidades, essas outras alterações podem ser a verdadeira causa da limitação e não a lesão arterial. Este exame permite, portanto, elucidar esse tipo de dúvida.

ECOGRAFIA-DOPPLER

O estudo ultra-sônico de imagens associado ao estudo simultâneo do fluxo em vasos sangüíneos teve seu início na década de 1970, quando se combinou ambos em um único aparelho. O exame une o ultra-som modo B em tempo real com o Doppler pulsado. Permite analisar características morfológicas da parede arterial, do lúmen e das estruturas adjacentes ao vaso, além de revelar o padrão de fluxo sangüíneo. Com esses dados podemos diferenciar as lesões arteriais segmentares das mais extensas.

Na década de 1980 a ecografia-Doppler passou a ser utilizada na prática diária do cirurgião vascular, a tecnologia evoluiu e os resultados passaram a apresentar boa sensibilidade e especificidade[13].

Atualmente, com examinadores experientes, a precisão deste método é muito grande, podendo ser comparável à da angiografia. Na avaliação de rotina dos portadores de claudicação intermitente, lesões arteriais podem ser identificadas e quantificadas, sendo possível estudar sua evolução durante o acompanhamento clínico.

Embora se trate de um exame útil, a alteração evolutiva dos seus resultados não implica necessariamente modificações dos sintomas. Há indivíduos que apresentam estenoses arteriais cada vez mais intensas, mas, apesar disso, andam distâncias cada vez maiores, enquanto outros, apesar de terem estabilidade da lesão, têm diminuição nas distâncias de marcha[14].

ANGIORRESSONÂNCIA MAGNÉTICA

A angiorressonância magnética é um exame pouco invasivo, desenvolvido no final da década de 1980, que fornece informações a respeito da morfologia da parede arterial, das estruturas adjacentes e da fisiologia do fluxo arterial, não apresentando os efeitos adversos da radiação, dos contrastes radiopacos e das punções dos cateterismos arteriais.

Com a evolução tecnológica, diferentes técnicas de angiorressonância magnética passaram a ser utilizadas. Atualmente, a injeção intravenosa de dose dupla de contraste paramagnético, que consiste na angiorressonância magnética contrastada, é empregada. Baseia-se na capacidade do gadolíneo (contraste paramagnético) de aumentar o sinal emitido pelo fluxo sangüíneo, proporcionando imagens melhores que no exame sem contraste, em longos segmentos de vasos (50cm) em períodos curtos de tempo (menos de 1 minuto).

Wolosker e cols., em 2003, estudando 30 pacientes portadores de claudicação intermitente, comparando a angiorressonância magnética contrastada com arteriografia no segmento aortoilíaco observaram concordância absoluta entre os resultados obtidos em ambos os exames. A qualidade das imagens obtidas foi comparável às da arteriografia. Assim, é possível em algumas circunstâncias programar procedimentos cirúrgicos apenas com base em seus resultados[15].

ARTERIOGRAFIA

A arteriografia é um exame radiológico invasivo que permite visibilizar as características da luz das artérias tronculares e de pequenos ramos musculares e colaterais, tornando possível constatar alterações parietais mínimas por meio da injeção intravascular de contraste.

O uso de contrastes radiopacos para a visibilização do sistema vascular é quase tão antigo quanto os raios X. Em 1886, apenas três meses após Roentgen descobrir os raios X, Hashek e Lindenthal injetaram contraste em um braço amputado e puderam estudar o sistema arterial desse membro. A partir de então, estudos em cadáveres passaram a ser executados.

Em 1923, Sicard e cols., após estudos experimentais em animais, injetaram lipiodol (contraste oleoso iodado) na veia antecubital de um ser humano, realizando a primeira venografia. Devido aos efeitos colaterais do contraste oleoso, o método não pôde ser utilizado na prática clínica. Em 1927, Moniz apresentou a visibilização da circulação cerebral por arteriografia com injeção de contraste não-oleoso de dióxido de tório. Em 1929, Dos Santos foi o primeiro a injetar contraste na aorta.

Outro avanço importante ocorreu no mesmo ano, quando Forssman, após treinamento inicial em cadáveres, introduziu um cateter em sua própria veia antecubital, progredindo-a até o coração, onde injetou contraste diretamente em sua câmara cardíaca. Em suma, os avanços tecnológicos do século XX foram imensos. Os equipamentos e as técnicas de angiografia evoluíram da mesma forma.

A arteriografia não é um exame realizado para se estabelecer o diagnóstico da doença arterial obstrutiva, visto que a anamnese e os exames não-invasivos são suficientes para tal. Ela é utilizada nos casos em que a operação esteja indicada, para um planejamento cirúrgico prévio.

Por oferecer as melhores imagens da luz arterial, a arteriografia continua sendo o padrão de comparação (padrão-ouro) para as outras modalidades de imagem.

Nos dias de hoje, a arteriografia passou a ser utilizada com grande freqüência durante os procedimentos endovasculares. Essas técnicas baseiam-se na correção de lesões vasculares por meio de manipulação de cateteres sob visibilização através de aparelhos de fluoroscopia e injeções freqüentes de contraste intravascular. É realizada no mínimo em duas oportunidades durante tais procedimentos: antes da correção e logo após, para a análise de resultado[16].

MEDIDAS DE AVALIAÇÃO DE DISTÂNCIA DE MARCHA

A avaliação objetiva das distâncias de marcha é um dos pontos mais importantes no estudo da claudicação intermitente. Os dados subjetivos oferecidos pelo paciente quase nunca coincidem com aqueles obtidos em testes objetivos, motivo pelo qual não devem ser utilizados como parâmetro de avaliação de tratamento em trabalhos científicos. Para investigar objetivamente a eficiência do tratamento do paciente com claudicação intermitente devemos utilizar algum método que possa avaliar as distâncias de marcha percorridas pelo paciente. Para esse fim, são utilizados os testes de marcha[14].

Existem duas modalidades de teste de marcha: os de pista e os de esteira.

Testes de pista – são quantificados por algum profissional que acompanha o exercício. Nestes métodos, o paciente caminha com velocidade constante, em terreno plano. As distâncias são medidas objetivamente. São métodos adequados, com bons índices de reprodutibilidade. Entretanto, dependem totalmente de um examinador especializado e de local apropriado, o que os torna pouco práticos.

Testes de esteira – os pacientes andam em velocidades e tempo predeterminados sobre uma esteira motorizada até que a dor máxima ocorra, quando então é medida a distância máxima de marcha. Dois tipos de testes em esteira vêm sendo utilizados em pacientes com claudicação intermitente: os (testes de esteira) de carga fixa e os de carga progressiva. O teste de carga fixa mais utilizado atualmente é o preconizado pela Sociedade Americana de Cirurgia Vascular. É realizado com inclinação de 12 graus a uma velocidade de duas milhas por hora. Apesar de ser mais prático que os testes de marcha de pista, não apresenta reprodutibilidade adequada, com índices de variação de distância em exames subseqüentes de 30 a 45%. Os testes com carga progressiva são realizados em esteira com velocidade fixa, porém com elevação progressiva da sua inclinação. Apresentam a mesma praticidade dos de carga fixa, porém com coeficientes de variação menores, ao redor de 13%. Como os valores numéricos para avaliar a melhora e a piora ainda não foram estabelecidos objetivamente, eles são arbitrários e definidos por cada investigador.

CLASSIFICAÇÃO DA ISQUEMIA DE MEMBROS INFERIORES

Diversos critérios já foram propostos para classificar os graus de isquemia com o objetivo de uniformizar os estudos e facilitar o acompanhamento dos pacientes. Em 1986, a Sociedade Internacional de Cirurgia Cardiovascular e a Sociedade de Cirurgia Vascular dos Estados Unidos da América formularam uma classificação para isquemia crônica em membros inferiores, que foi atualizada em 1997 e vem sendo utilizada pela maioria dos cirurgiões vasculares. Foram definidos quatro graus para as diferentes manifestações clínicas, a saber:

Grau 0 – paciente assintomático, que apresenta doença oclusiva hemodinamicamente não-significativa, realizando teste de esforço com carga fixa (5 minutos a 2 milhas por hora em uma inclinação de 12 graus) sem nenhuma restrição.

Grau 1 – subdividido em três categorias conforme a gravidade da claudicação intermitente:

Leve: o paciente completa o exercício na esteira; o valor da pressão obtida após o esforço em membro inferior é maior do que 50mmHg, embora pelo menos 20mmHg menor em relação ao repouso.

Moderada: faixa intermediária entre a leve e grave.

Grave: o paciente não completa o teste de esforço (menos que 5 minutos). A pressão sistólica em tornozelo ou metatarso cai para níveis inferiores a 50mmHg.

Grau 2 – paciente com dor isquêmica de repouso; pressão arterial medida no tornozelo menor que 40mmHg e em pododáctilo menor que 30mmHg; com ondas de pulso achatadas ou fracamente pulsáteis.

Grau 3 – subdividido em duas categorias:

Perda tecidual pequena: úlcera que não cicatriza ou gangrena focal com isquemia difusa do pé. Na situação de repouso, a pressão do tornozelo é inferior a 60mmHg e a do pododáctilo, menor que 40mmHg.

Perda tecidual maior: lesão de tecidos que se estendem proximalmente aos metatarsos.

OBJETIVO DO TRATAMENTO

Quando falamos no tratamento da insuficiência arterial crônica periférica devemos ter em mente que seu objetivo e métodos são dependentes das manifestações clínicas.

Diante de um paciente com claudicação intermitente, existem duas modalidades terapêuticas que podem diminuir ou mesmo eliminar a limitação da marcha, levando o paciente a um nível satisfatório de desempenho social e profissional: o tratamento clínico representado pelo treinamento físico e o uso de fármacos; e o tratamento cirúrgico, que pode ser subdividido em convencional e endovascular[17].

A abordagem clínica tem a seu favor o caráter não-invasivo, com baixa incidência de complicações, além de ação sistêmica, trazendo benefícios a todo o sistema cardiovascular ao interromper ou, pelo menos, atrasar a progressão da doença aterosclerótica.

A abordagem cirúrgica é defendida pela rapidez com que seus benefícios surgem e podem ser aproveitados, embora tenha uma maior incidência de complicações.

Do ponto de vista socioeconômico, a rápida reintegração do paciente às suas atividades habituais, inclusive ao trabalho, principalmente nas faixas etárias mais jovens, justificaria a adoção desse tipo de terapêutica com maior freqüência[18].

Diante de um paciente com isquemia grave (lesão trófica ou dor isquêmica de repouso), o tratamento cirúrgico torna-se mandatório, visto que a evolução natural para perda de membro é inexorável.

Em suma, nos pacientes com claudicação intermitente o objetivo do tratamento é o aumento das distâncias de marcha e nos com isquemia grave o salvamento de membro.

No Hospital das Clínicas da Faculdade de Medicina da Universidade de São Paulo utilizamos até 2002 a seqüência de alternativas terapêuticas apresentadas na figura 13.4.

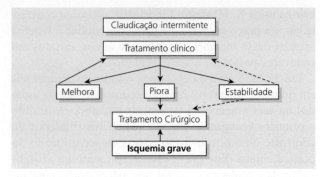

Figura 13.4 – Esquema de tratamento da isquemia crônica de membros inferiores no Hospital das Clínicas da Faculdade de Medicina da Universidade de São Paulo. As retas cheias representam a seqüência natural (consagrada) do tratamento, e as retas pontilhadas, as seqüências alternativas que podem ou não ser utilizadas.

TRATAMENTO DA ISQUEMIA GRAVE

TRATAMENTO LOCAL DAS FERIDAS

Quando houver isquemia grave (dor isquêmica de repouso), recomenda-se que o paciente permaneça em repouso absoluto em ambiente aquecido, com o leito em discreto proclive para melhorar a perfusão tecidual distal e para não produzir edema significativo.

A manipulação das úlceras e gangrenas e a ressecção dos tecidos necrosados devem ser feitas com extremo cuidado, evitando-se traumatizar as áreas de pele sã, para evitar a progressão da necrose.

Medicação tópica deve ser aplicada com cuidado, reduzindo-se ao mínimo o uso de pomadas, particularmente as que contêm antibióticos ou sulfas que, com freqüência, provocam sensibilização local, e aquelas com anestésicos locais, que são fagedênicas.

As lesões devem ser tratadas preferentemente com curativos oclusivos úmidos com soro fisiológico ou solução de Dakin diluída.

TRATAMENTO CIRÚRGICO

A reconstrução anatômica do trânsito arterial, dificultado ou interrompido, tem constituído constante preocupação dos cirurgiões vasculares.

As técnicas foram inicialmente padronizadas por Carrel e Guthrie em 1902 e vêm sendo aprimoradas com o passar dos anos pela melhoria dos materiais (substitutos arteriais, endopróteses, *stents*), utilização adequada de anticoagulantes e aperfeiçoamento de técnicas operatórias e anestésicas[19,20].

A correção da oclusão ou suboclusão arterial responsável pela diminuição do fluxo sangüíneo para a extremidade deve ser utilizada para o tratamento dos pacientes com isquemia grave. Uma vez corrigida a lesão, o fluxo sangüíneo aumenta e o paciente passa a graus de isquemia menores ou mesmo ausência de sintomas. Existem duas formas de tratamento cirúrgico para a correção dessas lesões: o convencional e o endovascular.

Podemos ainda subdividir a cirurgia convencional, didaticamente, em duas técnicas consagradas: a endarterectomia e a substituição arterial.

A endarterectomia consiste na retirada da túnica íntima da artéria, isoladamente, deixando-se apenas a limitante elástica externa e adventícia. É realizada de forma aberta por meio de arteriotomia longitudinal e exposição de todo o segmento arterial a ser endarterectomizado, ou com incisões arteriais transversais quando utilizada a técnica de eversão ou anel. Constitui um método aplicável somente em casos de doença aterosclerótica, oferecendo resultados mais adequados por empregar a própria artéria do paciente. Evita-se, assim, o uso de substituto arterial sintético, reduzindo a possibilidade de ocorrência de pseudo-aneurismas anastomóticos e de infecção comprometendo a prótese arterial[21].

Os estudos experimentais sobre o emprego dos substitutos arteriais datam do início do século. Entretanto, somente em 1945 essa técnica veio a ser bem-sucedida no homem. Blakemore e Lord foram os precursores da cirurgia vascular por substituição e também da cirurgia endovascular, uma vez que eles implantaram tubos de Vitálio revestidos internamente por veias (precursores das próteses e endopróteses) como substitutos arteriais[22].

A partir de então, materiais e técnicas vêm sendo aprimorados. Os resultados têm sido cada vez mais satisfatórios quando a indicação cirúrgica é adequada e o procedimento é tecnicamente bem realizado.

A derivação com prótese arterial é o procedimento cirúrgico mais freqüentemente utilizado nos pacientes com lesões arteriais obstrutivas extensas no segmento aortoilíaco. De modo geral, o substituto sintético é colocado em posição aorto bifemoral ou aortobiilíaca. Os resultados imediatos costumam ser satisfatórios. Do ponto de vista evolutivo, deve-se ficar atento para complicações tardias obstrutivas (trombose) e não-obstrutivas (infecção e pseudo-aneurisma).

Tanto a endarterectomia como a cirurgia de substituição de aorta são operações de grande porte e, por isso, implicam condições clínicas necessariamente favoráveis por parte do paciente.

Na doença arterial obstrutiva femoropoplítea, a derivação arterial implica duas anastomoses: a proximal, geralmente feita na artéria femoral comum, e a distal, na artéria poplítea acima ou abaixo do joelho.

Tem-se demonstrado que enxertos femoropoplíteos acima do joelho feitos com veia safena invertida ou não-invertida, prótese de dacron ou politetrafluoretileno e endarterectomia de artéria femoral superficial têm resultados semelhantes. Já o enxerto femoropoplíteo até abaixo do joelho apresenta resultados evidentemente melhores, com substituto arterial autógeno[23-25].

Desde que Dotter et al., em 1964, utilizando cateteres metálicos rígidos, realizaram as primeiras angioplastias em região femoropoplítea, desenvolveu-se uma nova linha de procedimentos alternativos à cirurgia arterial convencional para o tratamento das obstruções arteriais: os procedimentos endovasculares.

A primeira forma de tratamento endovascular utilizado foi a angioplastia. Apesar de idealizada na década 1960, somente passou a ser uma técnica aplicável a partir da década de 1970 com a introdução dos cateteres-balão idealizados por Gruntzig. Um balão é inserido na artéria e posicionado precisamente sobre a placa aterosclerótica; por insuflação do balão, a placa estenótica é rompida e parcialmente separada da parede vascular, resultando em aumento significativo do lúmen arterial. Embora a técnica seja muito versátil e possa ser utilizada em várias situações, é mais efetiva em casos de estenose da artéria ilíaca. Nessa região, a angioplastia por balão oferece melhora inquestionável e pode ser considerada tratamento de escolha[24].

Com o grande avanço tecnológico alcançado nas últimas décadas, houve melhora na aquisição de imagens vasculares, desenvolvimento de novos cateteres, drogas e acessórios complementares às angioplastias: agentes trombolíticos, aterectomia, e atualmente os *stents* e as endopróteses.

Agentes trombolíticos podem dissolver trombos recentes, transformando oclusões longas em curtas, tratáveis pela angioplastia e pelos *stents*. Aterótomos podem ser utilizados para criar pertuitos em oclusões totais, permitindo a transposição por fios-guia e posterior angioplastia. Finalmente, os *stents* e as endopróteses podem ser utilizados para melhorar os resultados da angioplastia.

Apesar de a angioplastia ser a técnica mais popular e mais utilizada, todos aprimoramentos, aparelhos e técnicas adjuvantes levaram à criação de um complemento da cirurgia vascular, que nos dias de hoje chamamos de "cirurgia endovascular"[25,27].

TRATAMENTO DA CLAUDICAÇÃO INTERMITENTE

TRATAMENTO CLÍNICO

O objetivo do tratamento clínico na claudicação intermitente é melhorar o desempenho da marcha (aumentar a distância de marcha) com a utilização de exercícios físicos, cujos benefícios não são apenas de ordem local, ocorrendo também de forma sistêmica, ao melhorar o desempenho do sistema cardiovascular como um todo. Além disso, deve-se cuidar bem dos pés para a profilaxia da isquemia grave, visto que se trata de membros com diminuição global de fluxo sangüíneo para o membro e traumatismos podem gerar descompensação do quadro e progressão da doença para a isquemia grave.

Treinamento físico

Foley, na década de 1950, foi o pioneiro na utilização do treinamento físico para a claudicação intermitente[1]. Desde então, muitos autores vêm testando diferentes formas de treinamento físico elucidando seus benefícios.

Os mecanismos que determinam a melhora no desempenho de marcha ainda não estão bem elucidados. Várias teorias têm sido relatadas para tentar explicá-la. Alterações musculares ultra-estruturais e bioquímicas foram descritas em claudicantes; adaptações morfofuncionais à isquemia correlacionaram-se com a melhoria clínica. Alterações hemodinâmicas gerando aumento do calibre das artérias comprometidas pelo processo aterosclerótico são consideradas mecanismo compensatório da progressão da estenose luminal. O desenvolvimento da circulação colateral como fruto do treinamento físico proporciona melhora da claudicação. A redistribuição de fluxo sangüíneo dentro da musculatura isquêmica foi uma hipótese aventada como um dos mecanismos para explicar a melhora de claudicantes sem alteração significativa da circulação colateral dos grandes vasos de condução. Alterações biomecânicas da marcha poderiam auxiliar na melhora da claudicação intermitente. Maior eficiência no ato de caminhar (efeito de aprendizado) ou aumento na tolerância à dor, permitindo desempenho mais eficaz, podem ser as principais causas da melhora da claudicação intermitente.

Embora existam divergências com relação ao tipo de exercício físico mais eficaz, a caminhada parece ser superior aos calistênicos e ao treinamento em esteira motorizada. A caminhada deve ser realizada na forma de sessões diárias, com duração mínima de 40 minutos. Nessas sessões, o paciente anda até atingir dor de intensidade submáxima, quando o exercício deve ser interrompido. Ocorre, então, alívio progressivo da dor até que a caminhada possa ser reiniciada. Os protocolos de treinamento em que a marcha é realizada até ou além do ponto em que a dor surge oferecem melhores resultados.

O treinamento físico pode ser realizado pelo paciente com base apenas na orientação médica (sem supervisão) ou sob a orientação de um profissional paramédico (fisioterapeuta ou educador físico).

O treinamento físico não-supervisionado é uma alternativa boa e de baixo custo. Uma sessão de instrução detalhada e o controle dos resultados são fundamentais para o sucesso do treinamento. Feito dessa maneira é uma alternativa àquele realizado em nível ambulatorial, em grandes grupos de claudicantes. Apesar de efetivo para a grande maioria dos pacientes, em alguns casos o sucesso não é obtido, o que pode refletir insucesso do tratamento ou treinamento físico inadequado; alguns pacientes param de andar muito precocemente após o surgimento da dor, o que não ocorre com a supervisão do fisioterapeuta ou do educador físico; outros, que requeiram alterações profundas no estilo de vida, necessitam de supervisão, visto que um programa baseado apenas na iniciativa do próprio paciente raramente obtém sucesso.

Profilaxia das lesões tróficas

O paciente deve ser orientado para manter os pés e as pernas em boas condições de higiene, prevenir ou tratar precocemente infecções cutâneas e micoses interdigitais e evitar traumatismos.

Nesse sentido, recomenda-se cuidado com as unhas, que devem ser cortadas retas, rentes à pele, aconselhando-se o uso de calçados suficientemente folgados a fim de não exercerem compressão sobre a pele isquêmica dos pés.

Aconselha-se ao paciente proteger-se contra as baixas temperaturas, pois o frio determina vasoconstrição que agrava as condições circulatórias periféricas, agasalhando não só as extremidades, como toda a superfície corpórea.

Tratamento farmacológico

Têm sido usados empiricamente dois tipos de tratamento farmacológico para claudicação intermitente: os vasodilatadores arteriais periféricos e os agentes hemorreológicos.

Os vasodilatadores vêm sendo utilizados por muitos anos, entretanto, até o momento, pode-se afirmar que essas drogas, com ampla gama de representantes e diversos mecanismos de ação, não tiveram sua real eficácia confirmada no tratamento da claudicação intermitente. Isso se deve ao fato de que não existe vasoconstrição nos tecidos isquêmicos, não havendo, então, justificativa para a utilização dessas drogas. Provavelmente, os vasodilatadores ainda desviam sangue para os tecidos normais, que têm a capacidade de se vasodilatar, o que poderia ocasionar diminuição ainda maior do fluxo arterial para os tecidos isquêmicos.

O resultado de estudos controlados em grandes populações usando vasodilatadores no tratamento da claudicação intermitente sempre falhou em encontrar efeitos benéficos; seu uso, portanto, permanece bastante controverso.

Os agentes hemorreológicos atuam na redução da viscosidade sangüínea, reduzindo sua influência no fluxo arterial. Sua eficácia tem sido comprovada, em maior ou menor grau, em diversos estudos. A droga mais representativa desse grupo é a pentoxifilina. Entretanto, os dados disponíveis para consagrar seu uso ainda não são suficientemente sólidos, o que justifica investigações a esse respeito.

Tratamento cirúrgico

Restauração arterial – está indicada em todos os casos em que o fluxo sangüíneo possa ser restaurado por meio de desobstrução ou substituição arterial para o salvamento do membro. Para tal, as observações feitas no tratamento cirúrgico da isquemia grave são iguais.

REFERÊNCIAS BIBLIOGRAFICAS

1. Wolosker N. Evolução temporal da distância máxima de marcha em pacientes com claudicação intermitente submetidos ao tratamento clínico com treinamento físico não-supervisionado. São Paulo, 2000. 116p. Tese (Livre-docência) – Faculdade de Medicina, Universidade de São Paulo. • 2. Wolosker N, Rosoky RMA, Nishinari K et al. Predictive value of the ankle-brachial index in the evaluation of intermittent claudication. Rev Hosp Clin Fac Med

Sao Paulo 2000; 55:61. ▪ 3. Machado AGG, Morales MM, Rosoky R et al. Tratamento clínico em pacientes com claudicação intermitente por obstrução aterosclerótica crônica de aorta abdominal. Rev Med São Paulo 1996; 75:108. ▪ 4. Ekroth R, Dahllof AG, Gundevall B et al. Physical training of patients with intermittent claudication: indications, methods, and results. Surgery 1978; 84:640. ▪ 5. Ernst E, Fialka V. A review of the clinical effectiveness of exercise therapy for intermittent claudication. Arch Intern Med 1993; 153:2357. ▪ 6. Rosoky RMA, Wolosker N, Muraco Netto B, Puech-Leão P. Ground reaction force pattern in limbs with functional ischemia. Eur J Vasc Endovasc Surg 2000; 20:254. ▪ 7. Gardner AW, Poehlman ET. Exercise rehabilitation programs for the treatment of claudication pain. A meta-analysis. JAMA 1995; 274:975. ▪ 8. Hiatt WR. The evaluation of exercise performance in patients with peripheral vascular disease. J Cardiopulmonary Rehabil 1988; 12:525. ▪ 9. Hiatt WR, Regensteiner JG, Hargarten ME. Benefit of exercise conditioning for patients with peripheral arterial disease. Circulation 1990; 81:602. ▪ 10. Jonason T, Ringqvist I, Oman-Rydberg A. Home-training of patients with intermittent claudication. Scand J Rehabil Med 1981; 13:137. ▪ 11. Rutherford RB, Flanigan DP, Gupta SK. Suggested standards for reports dealing with lower extremity ischemia. J Vasc Surg 1986; 4:80. ▪ 12. Leng GC, Fowkes FG, Allan PL, Ruckley CV. Doppler colour flow imaging in peripheral arterial disease. Br J Hosp Med 1991; 45:204. ▪ 13. Wolosker N, Azevedo FC, Muraco Neto B et al. A utilização do duplex scan em doença aorto-ilíaca. Cir Vasc Angiol 1995; 3:97. ▪ 14. Wolosker N, Rosoky RA, Nakano L, Puech-Leão P. Evaluation of walking capacity over time in 500 patients with intermitent claudication submited to clinical treatment. Arch Int Med, MS # IOI20621, in press. ▪ 15. Wolosker N, D'Ippolito G, Rosoky RA et al. Gadolinium magnetic angioresonance in the study of aorto-iliac disease. Angiology 2003; 54:163. ▪ 16. Wolosker N, Kihara EN, Langer B et al. Estudo da circulação periférica em pacientes portadores de lesões obstrutivas distais de membros inferiores através de angiografia digital. Rev Arq Med 1985; 22:9. ▪ 17. AbuRahma AF, Robinson PA, Boland JP et. lal. Complications of arteriography in a recent series of 707 cases: factors affecting outcome. Ann Vasc Surg 1993; 7:122. ▪ 18. Lundgren F, Dahllof AG, Lundholm K et al. Intermittent claudication-surgical reconstruction or physical training? A prospective randomized trial of treatment efficiency. Ann Surg 1989; 209:346. ▪ 19. Presti C, Puech-Leao P, Albers M. Superficial femoral eversion endarterectomy combined with a vein segment as a composite artery-vein bypass graft for infrainguinal arterial reconstruction. J Vasc Surg 1999; 29:413. ▪ 20. Puech-Leão P, Kaufmann P, Wolosker N, Anacleto AM. Endovascular grafting of a popliteal aneurysm using the saphenous vein. J Endovasc Surg 1998; 5:64. ▪ 21. Rosoky RAM. Baropodometria plantar em pacientes portadores de claudicação intermitente unilateral de membros inferiores. São Paulo, 1999. 92p. Tese (Doutorado) – Faculdade de Medicina, Universidade de São Paulo. ▪ 22. Sitrangulo Jr C, Langer B et al. Arterial reconstruction of the iliofemoral segment by eversion endarterectomy. Rev Hosp Clin Fac Med Sao Paulo 1991; 46:63. ▪ 23. Veith FJ, Marin ML. Up Endovascular technology and its impact on the relationships among vascular surgeons, interventional radiologists, and other specialists. World J Surg 1996; 20:687. ▪ 24. Wolosker N, Kihara EN, Manastersky J, Langer B. A angiografia digital no estudo das doenças vasculares periférica. Arq B Med Hosp Fac C Med Santa Casa de S. Paulo 1984; 4:15. ▪ 25. Wolosker N, Rosoky RA, Anacleto AM et al. A utilização das endopróteses (Stents) no Hospital das Clínicas da Faculdade de Medicina da Universidade de São Paulo. Cir Vasc Angiol 1995; 11:53. ▪ 26. Wolosker N, Rosoky RA, Nishinari K, Nakano L. Use of arteriography for the initial evaluation of patients with intermittent lower limb claudication. Sao Paulo Med J. 2001; 119:59. ▪ 27. Wolosker N, Nakano L, Morales MM: Cirurgia endovascular em território fêmoro-poplíteo. In: Collectanea Symposium. Cirurgia cardíaca e vascular. 1ª ed, São Paulo: Frôntis Editorial, 1998, p 75.

MÓDULO 14

ALTERAÇÕES DO APARELHO VISUAL E AUDITIVO

- Síndrome do olho vermelho
- Prevenção da cegueira
- Perdas auditivas
- Zumbido

99. SÍNDROME DO OLHO VERMELHO

Marcelo Hatanaka

O olho vermelho é o distúrbio ocular mais freqüentemente encontrado em um serviço de pronto atendimento não-oftalmológico. Embora suas causas mais comuns sejam relativamente benignas, existem situações graves com elevado risco de perda de visão. Nesse contexto, cabe ao médico generalista reconhecer os principais diferenciais dessa síndrome, bem como iniciar o tratamento adequado ou encaminhar o paciente para uma avaliação especializada quando necessário[1].

O passo inicial no cuidado primário do paciente com olho vermelho é a obtenção de seu histórico. Buscam-se, nesse momento excluir situações consideradas de maior risco como dor ocular, diminuição da acuidade visual, traumatismo, exposição a substâncias químicas, cirurgia intra-ocular recente e olho cronicamente vermelho.

Embora um leve desconforto ocular freqüentemente referido como sensação de "areia nos olhos" esteja normalmente associada a condições menos graves, a presença de dor em olho vermelho sugere uma situação de alerta devido à maior gravidade dos diferenciais relacionados a esse sintoma. Da mesma forma, queda súbita de acuidade visual também é sinal de maior gravidade[2].

O relato de traumatismo ocular necessita de avaliação rápida por um médico oftalmologista devido ao risco de lesão de estruturas intra-oculares. Nesse caso, recomenda-se que não seja utilizado nenhum colírio prévio à avaliação especializada. A retirada de corpo estranho ou coágulos também é contra-indicada durante a avaliação inicial, uma vez que o tecido uveal, quando herniado através de lesão perfurante ocular, tem um aspecto semelhante a coágulo. O paciente deve ser orientado a não coçar ou pressionar os olhos. Se possível, um curativo não-oclusivo deve ser feito para se evitar a manipulação dos olhos. Esse curativo pode ser confeccionado utilizando-se um copo plástico com as bordas protegidas por esparadrapo e afixado à pele ao redor do olho acometido também com esparadrapos.

Exposição a substâncias químicas associada a dor e olho vermelho sugerem queimadura química, sendo necessário realizar com urgência irrigação e lavagem copiosa com soro fisiológico ou, na falta deste, água corrente em abundância, para então submeter-se o paciente a uma avaliação oftalmológica cuidadosa[1-3].

Pacientes no período pós-operatório recente merecem maior atenção para que um processo inflamatório normal dessa fase seja diferenciado de endoftalmite, infecção intra-ocular com elevada taxa de evolução para a perda de visão. Quanto ao olho vermelho crônico, a avaliação oftalmológica especializada é essencial para a identificação e o tratamento da doença ocular de base. O quadro 14.1 lista dez sinais de alerta na síndrome do olho vermelho a serem obrigatoriamente pesquisados à primeira avaliação do paciente.

Quadro 14.1 – Sinais de alerta: encaminhar para avaliação oftalmológica.

1. Dor ocular intensa	6. Secreção purulenta
2. Perda visual súbita	7. Anormalidades corneanas
3. Exposição química	8. Anormalidades da pupila
4. Traumatismo ocular	9. Cirurgia recente
5. Presença de corpo estranho	10. Olho cronicamente vermelho

O quadro 14.2 lista os principais diferenciais da síndrome do olho vermelho com suas características e que serão descritos e discutidos com mais detalhes a seguir.

HEMORRAGIA SUBCONJUNTIVAL

Trata-se de um quadro benigno caracterizado pelo acúmulo de sangue sob a conjuntiva. Observa-se uma área bem delimitada de coloração vermelho-vivo, sem associação com baixa da acuidade visual, secreção ou dor, embora seu aspecto hemorrágico possa assustar o paciente.

Suas causas incluem traumatismo ocular às vezes tão discreto a ponto de não ser lembrado, hipertensão arterial sistêmica, manobra de Valsalva intensa (como tosse prolongada e vômitos), fragilidade de vasos conjuntivais, coagulopatias ou, na exclusão destes, idiopática.

Quadro 14.2 – Diagnóstico diferencial das causas mais comuns de olho vermelho.

	Hemorragia subconjuntival	Conjuntivite aguda viral	Conjuntivite aguda bacteriana	Úlcera de córnea	Glaucoma agudo primário	Uveíte anterior aguda	Episclerite	Esclerite
Secreção	Ausente	Hialina	Purulenta	Aquosa ou purulenta	Ausente	Ausente	Ausente	Ausente
Visão	Conservada	Conservada ou levemente diminuída	Conservada ou levemente diminuída	Diminuída	Baixa importante de acuidade visual	Baixa visual moderada	Conservada	Conservada
Dor	Ausente	Sensação de corpo estranho	Sensação de corpo estranho	Moderada	Intensa	Moderada a intensa	Moderada	Moderada a intensa
Hiperemia	Setorial, vermelho-vivo	Difusa	Difusa	Pericerática	Pericerática	Pericerática	Localizada	Localizada
Córnea	Normal	Normal ou infiltrados	Normal	Áreas opacificadas	Turva (edema de córnea)	Transparente	Normal	Normal
Pupila	Normal	Normal	Normal	Normal	Médio-midríase	Miose	Normal	Normal
Reflexo fotomotor	Normal	Normal	Normal	Normal	Ausente	Normal ou diminuído	Normal	Normal

Quadros recorrentes necessitam de investigação sistêmica, principalmente com relação a distúrbios de coagulação. Quando associados a traumatismo intenso, uma atenção especial deve ser conferida e a avaliação oftalmológica faz-se necessária para se descartar a hipótese de ruptura do globo ocular, perfuração ocular ou hemorragia retrobulbar.

A resolução ocorre espontaneamente ao longo de duas a quatro semanas, podendo haver um leve aumento no setor avermelhado nos dias subseqüentes ao aparecimento do quadro. Lágrimas artificiais podem ser utilizadas caso o paciente refira algum desconforto (normalmente sensação de corpo estranho ao piscar devido à discreta elevação da conjuntiva)[1].

CONJUNTIVITE

Considerada a causa mais comum de olho vermelho, caracteriza-se por uma vasodilatação conjuntival difusa, que gera o aspecto hiperêmico do olho, edema da conjuntiva e lacrimejamento. Sensação de corpo estranho (como se houvesse areia nos olhos), prurido, queimação, ardor, dificuldade em abrir os olhos pela manhã pelo acúmulo de secreção são algumas das principais queixas apresentadas. A acuidade visual normalmente está preservada ou discretamente diminuída[2].

CONJUNTIVITE VIRAL

Principal causa de conjuntivite, resulta de uma infecção viral, geralmente adenovírus. Um histórico de contato prévio com algum portador de olho vermelho ou quadro gripal prévio é comum. Normalmente, inicia-se com um olho, tornando-se bilateral após alguns dias.

Observa-se um quadro de hiperemia ocular difusa associada a edema da conjuntiva (quemose) e secreção hialina. Em alguns casos, podem-se encontrar edema palpebral e linfonodos à palpação da região pré-auricular, embora a ausência desta última não descarte a hipótese diagnóstica de conjuntivite viral.

O quadro normalmente é autolimitado, com melhora progressiva ao longo de uma a três semanas. O tratamento baseia-se no uso de compressas geladas várias vezes ao dia para alívio dos sintomas e limpeza local com lenços sempre descartáveis. O uso de colírios contendo antibióticos ou corticosteróides tópicos não é recomendado. Lágrimas artificiais podem ser utilizadas, mas o paciente deve ser esclarecido sobre o risco de contaminação do colírio caso encoste a ponta do frasco nos olhos ou na ausência de higiene adequada das mãos. Deve-se, ainda, esclarecê-lo sobre o alto risco de contágio, normalmente por 10 a 12 dias a partir do início do quadro, sendo recomendado o uso de toalhas e travesseiros separados, lenços descartáveis e limpeza constante das mãos.

Em alguns casos pode haver queda da acuidade visual pelo desenvolvimento de infiltrados subepiteliais corneanos. Neste caso, o paciente deve ser prontamente encaminhado ao oftalmologista para acompanhamento[1-4].

CONJUNTIVITE BACTERIANA

Causada principalmente por microrganismos gram-positivos (*Staphylococcus aureus* e *Streptococcus pneumoniae*) e por *Haemophilus influenzae* (principalmente em crianças), este tipo de conjuntivite caracteriza-se pela secreção mucopurulenta, formando-se crostas branco-amareladas nos cílios e dificuldade para abrir os olhos pela manhã devido à união das pálpebras pela secreção. Assim como na conjuntivite viral, a acuidade visual está preservada ou discretamente diminuída. Observa-se, ainda, hiperemia conjuntival difusa, desconforto com sensação de corpo estranho e lacrimejamento.

Estudos laboratoriais (método de Gram, cultura, determinação do antibiograma) são utilizados em casos graves, não responsivos ao tratamento inicial, com base em colírios de antibióticos de amplo espectro, uma gota quatro vezes ao dia ou em doses de até 3 em 3 horas em casos mais graves. O uso de corticosteróides é expressamente proibido devido ao risco de evolução para úlcera de córnea. Os cuidados locais e as orientações sobre riscos de contaminação são os mesmos para a conjuntivite viral. Caso não haja melhora em uma semana, a avaliação oftalmológica faz-se necessária[1-4].

Uma forma mais grave de conjuntivite bacteriana a ser descartada ao exame inicial ocorre de forma hiperaguda e secundária à infecção gonocócica sexualmente transmitida. Neste caso, uma secreção purulenta copiosa surge de forma abrupta associada à hiperemia intensa com formação de membrana inflamatória (leucócitos e fibrina) sobre a superfície da conjuntiva tarsal com edema e desconforto palpebral. Linfonodos podem ser palpados na região pré-auricular. Este quadro pode evoluir rapidamente para a formação de úlcera de córnea com posterior perfuração ocular, sendo necessária internação para antibioticoterapia sistêmica e uso agressivo de colírios antibióticos. Neste caso, o encaminhamento a um oftalmologista é obrigatório.

ÚLCERA DE CÓRNEA

Úlceras de córnea causadas por infecções bacterianas exigem tratamento imediato devido à rápida progressão em extensão e profundidade, levando ao desenvolvimento de endoftalmite ou até mesmo à perfuração ocular pelo afilamento corneano. Normalmente, associam-se a lesões epiteliais corneanas prévias, o que permite a contaminação secundária. Dessa forma, ocorrem com maior freqüência em usuários de lentes de contato, traumatismo com corpo estranho corneano, traumatismo com simples desepitelização da córnea ou situações como defeitos na oclusão palpebral com exposição demasiada, conjuntivites infecciosas e uso crônico de colírios corticosteróides e anestésicos. Pacientes sob sedação em ambiente hospitalar merecem especial atenção quanto ao risco de exposição corneana devido ao fechamento palpebral incompleto. Caso isso ocorra, sugere-se a aplicação regular de lubrificantes na forma de colírios ou gel oftálmico[1].

O paciente apresenta olho vermelho doloroso com queda de acuidade visual. O padrão da hiperemia geralmente é pericerático, ou seja, ao redor da córnea. O aspecto da úlcera é importante, uma vez que pode denunciar o agente responsável pelo quadro. Contudo, o formato da lesão somente poderá ser apreciado por meio do exame com lâmpada de fenda após instilação de fluoresceína, substância que cora a área desepitelizada com um tom amarelo-esverdeado. Úlceras dendríticas ocorrem pela infecção por herpes simples. Úlceras com lesões satélites normalmente são causadas por fungos, enquanto as bacterianas normalmente têm configuração arredondada.

O tratamento deve ser iniciado imediatamente. Aconselha-se a coleta de raspado para análise laboratorial antes do início da instilação de antibióticos. O colírio é preparado em concentrações bem maiores em relação ao normalmente utilizado em conjuntivites comuns. Uma prática comum é a associação de colírios para uma cobertura de amplo espectro e instilação de uma gota a cada hora no olho acometido. Caso não haja melhora, pode-se realizar um procedimento cirúrgico em que a úlcera é recoberta por tecido conjuntival (recobrimento conjuntival). Nesse caso, o objetivo principal é interromper o processo pela nova oferta de um tecido ricamente vascularizado sobre a lesão isolada na córnea, que é avascular. A opacificação secundária da córnea é resolvida em um segundo tempo cirúrgico, após melhora do quadro[2].

CRISE AGUDA DE GLAUCOMA

Essa emergência oftalmológica é caracterizada por súbita e importante elevação da pressão intra-ocular com risco de perda permanente da visão pela lesão do nervo óptico. Ocorre em situações em que a íris permanece em um estado de médio-midríase (ambientes pouco iluminados ou ao sair para um ambiente claro após permanência em um ambiente escuro). Nesse momento, olhos predisponentes com a câmara anterior rasa apresentam um contato entre a íris e o cristalino, levando ao bloqueio da passagem do humor aquoso da câmara posterior para a anterior. O acúmulo progressivo desse líquido na câmara posterior leva a um abaulamento da íris com fechamento do ângulo (também chamado seio camerular), onde se encontram estruturas de drenagem. O bloqueio do escoamento do líquido causa aumento da pressão intra-ocular[3].

A apresentação clássica é de dor unilateral muito grave associada a náuseas e/ou vômitos, olho vermelho – normalmente hiperemia pericerática – e queda de acuidade visual. A córnea perde sua transparência por estar edemaciada e a pupila apresenta-se em médio-midríase fixa, ou seja, não-responsiva ao reflexo fotomotor. A palpação bidigital do olho realizada sobre a pálpebra fechada apresenta assimetria significativa na tensão ocular entre o olho normal e olho em crise, este com uma sensação pétrea[4].

O tratamento inclui administração de substâncias hiperosmóticas por via intravenosa e uso de colírios hipotensores e mióticos. Ao término da crise, a realização de iridotomia com laser, inclusive no olho normal, previne a ocorrência de novos episódios. Este procedimento ambulatorial consiste na realização de uma pequena abertura na íris com o uso de laser para comunicar a câmara posterior com a anterior, evitando-se o mecanismo responsável pela crise de fechamento angular agudo[1,4].

UVEÍTE ANTERIOR AGUDA

A principal característica da uveíte anterior é a presença de células e proteínas no humor aquoso devido a processo inflamatório que ocorre na íris, corpo ciliar e/ou porção anterior do trato uveal. Essa alteração poderá ser observada somente com o auxílio de uma lâmpada de fenda em consulta oftalmológica. Os sintomas incluem fotofobia, dor e turvação visual. A hiperemia associada ocorre tipicamente ao redor da córnea (hiperemia pericerática). Alterações pupilares como miose ou deformidades são achados comuns que podem ser facilmente identificados ao testar-se o reflexo fotomotor.

Embora quase 50% dos casos de uveíte anterior seja idiopática, algumas doenças sistêmicas, principalmente as auto-imunes, estão relacionadas. Dentre elas, doenças reumatológicas (principalmente as síndromes relacionadas ao antígeno HLA-B27), sífilis, doença de Lyme, tuberculose, sarcoidose e doença de Behçet. Importa lembrar que estas doenças sistêmicas podem ter o quadro ocular como primeira manifestação, sendo investigadas nos casos de uveíte recorrente ou de maior gravidade[1,2].

EPISCLERITE E ESCLERITE

A esclera é um tecido que se encontra abaixo da conjuntiva, recobrindo a esclera. Apenas 33 a 50% dos casos de episclerite têm sua causa elucidada, já que a maioria dos casos é idiopática. As etiologias mais conhecidas são as mesmas da uveíte. As queixas principais são fotofobia, lacrimejamento e dor sobre a área afetada. Não há perda de acuidade visual. A maior incidência ocorre em adultos jovens, população com maior risco de recidivas. Nota-se hiperemia localizada (setorial) pelo ingurgitamento dos vasos esclerais. Este vasos são mais calibrosos, assumem uma direção radial a partir da área hiperemiada, são móveis e podem ser observados com o auxílio da lâmpada de fenda através da conjuntiva. A presença de um nódulo móvel pode ser observada em alguns casos[1,3].

O tratamento da episclerite inicia-se com uso de lágrimas artificiais. Os casos mais intensos requerem uso de antiinflamatórios tópicos não-hormonais ou corticosteróides tópicos. Nesse caso, devem-se antes descartar todas as causas infecciosas de hiperemia conjuntival, necessitando-se, portanto, de avaliação oftalmológica.

O principal diferencial de episclerite é a esclerite, que tem como principal característica dor mais intensa irradiada para a hemiface ipsilateral e piorando com a movimentação do olho acometido. O início desse quadro é gradual, evoluindo para olho vermelho setorial tipicamente descrito como de coloração mais violácea ou azulada e associada à fotofobia e ao lacrimejamento. Os vasos hiperemiados não são móveis como na episclerite[4].

Um exame classicamente descrito para a diferenciação dessas duas entidades é a instilação de 1 gota de fenilefrina a 2,5% no olho vermelho. Após alguns minutos, os vasos ingurgitados na episclerite tornam-se constritos, reduzindo-se a hiperemia. Na esclerite, por se tratar de vasos mais profundos, a hiperemia é mantida.

Essa doença ocular é preocupante, uma vez que sua forma mais grave pode evoluir para necrose escleral com perfuração ocular. Cinqüenta por cento dos casos de esclerite associam-se a doenças sistêmicas, principalmente doenças do tecido conjuntivo. Outras causas como tuberculose, sífilis, sarcoidose e doença de Lyme foram descritas.

O tratamento envolve o uso de antiinflamatórios não-hormonais e/ou corticosteróides sistêmicos. Quadros mais intensos requerem o uso de imunossupressores[1-4].

REFERÊNCIAS BIBLIOGRÁFICAS

1. Alves MR, Kara-José N. O Olho e a Visão. São Paulo: Ed. Vozes, 1986. ▪ 2. Beaver HA, Lee AG. The management of the red eye for the generalist. Comp Ther 2001; 27:218. ▪ 3. Leibowitz HM. The red eye. N Engl J Med 2000; 343:345. ▪ 4. Whitman J, Cunningham RD. The red eye. Why it happens, what to do, when to refer. Postgrad Med 1983; 74:65.

100. PREVENÇÃO DA CEGUEIRA

Marcelo Hatanaka

A Organização Mundial da Saúde (OMS) estima em 45 milhões de habitantes o número mundial de pessoas cegas. Há duas décadas, havia 30 milhões. Considerando a tendência de aumento e as atividades de prevenção de cegueira realizadas atualmente, espera-se que esse número chegue a 75 milhões em 2020. Isso decorre, em parte, do próprio processo de envelhecimento da população. Contudo, grande proporção das causas de cegueira é reversível e pode ser prevenida, de forma que a atuação para a prevenção da cegueira é de responsabilidade de todos os profissionais relacionados à área de saúde[1-4].

O QUE É CEGUEIRA E QUAIS AS PRINCIPAIS CAUSAS MUNDIAIS?

O primeiro passo para a prevenção da cegueira é conhecer a magnitude desse problema. Para tanto, é necessário que o profissional da área de saúde esteja familiarizado com o conceito de cegueira. A OMS classifica deficiência visual e cegueira em diferentes estágios, levando-se em conta a acuidade visual no melhor olho do paciente. Visão equivalente a 6/6 até 6/18 é considerada normal. Na notação 6/6, o numerador da fração refere-se à distância em metros (seis metros) que o objeto a ser lido se encontra do olho que está tendo sua visão testada. O denominador refere-se ao tamanho da letra. Assim, em relação à acuidade visual de 6/6, a visão de 6/18 significa que a 6 metros as letras da escala anterior para serem vistas devem ter seu tamanho triplicado (de 6 para 18).

Segundo o relatório de 2000 da OMS, além de 50 milhões de pessoas cegas no mundo, estimou-se também que 25 milhões eram portadoras de deficiência visual grave e 125 milhões, deficientes visuais[1-5].

Considera-se "deficiência visual" a acuidade visual menor que 6/18 até 6/60, "deficiência visual grave" aquela que varia entre menor que 6/60 até 3/60, e cegueira, visão menor que 3/60 até sem percepção luminosa (Tabela 14.1). Este grupo, por definição, não consegue deambular sem auxílio e geralmente necessita de suporte vocacional e/ou social, o que se traduz em pro-

Tabela 14.1 – Classificação de deficiência visual segundo a Organização Mundial da Saúde*.

De	Até	Categoria
6/6	6/18	Normal
< 6/18	6/60	Deficiência visual
6/60	3/60	Deficiência visual grave
< 3/60	SPL	Cegueira

* Medidas do melhor olho: campo visual menor que 10° é considerado cegueira; o termo "baixa visão" inclui os grupos "deficiência visual" e "deficiência visual grave".
SPL = sem percepção luminosa.

blemas socioeconômicos, uma vez que 9 em cada 10 pacientes considerados cegos vivem em países em desenvolvimento. Cerca de 60% destes pacientes encontram-se na África sub-Saara, China e Índia.

Ainda de acordo com a OMS, cerca de 80% da cegueira global pode ser evitada, seja por meio de atividades preventivas ou de controle (como o tracoma e a oncocercose), seja por meio de tratamentos efetivos com recuperação adequada da visão, como no caso da catarata.

As principais causas de cegueira no mundo são catarata, tracoma, oncocercose, cegueira na infância (inclui deficiência de vitamina A, catarata congênita e retinopatia da prematuridade) e erros refracionais (Fig. 14.1). As causas, no entanto, podem variar de acordo com os diferentes países e regiões devido às diversas situações econômicas e recursos de saúde disponíveis. Dessa for-

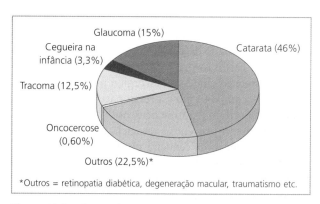

Figura 14.1 – Causas de cegueira no mundo (OMS, 2000).

ma, países desenvolvidos apresentam como principais causas de cegueira catarata, glaucoma e retinopatia diabética, sendo estas duas últimas irreversíveis, necessitando de supervisão e controle constantes[6-25].

Com o objetivo de eliminar as causas preveníveis de baixa visual no mundo até 2020, a OMS, em colaboração com o *International Agency for the Prevention of Blindness* (Agência Internacional para Prevenção da Cegueira), lançou a iniciativa Visão 2020: O Direito à Visão. Comitês foram criados em mais de 100 países, sendo as prioridades adequadas a cada local de atuação (Quadro 14.3)[4,17].

Quadro 14.3 – Doenças prioritárias de acordo com as regiões.

Regiões	Doenças prioritárias
África	Catarata, tracoma, oncocercose, erro refracional, cegueira na infância
Mediterrâneo Oriental	Catarata, tracoma, cegueira na infância, erro refracional
Europa	Retinopatia diabética, glaucoma, erro refracional e visão subnormal, catarata
América do Norte	Retinopatia diabética, glaucoma, catarata, visão subnormal
América do Sul	Catarata, retinopatia diabética, cegueira na infância, glaucoma, erro refracional
Sudeste Asiático	Catarata, cegueira na infância, erro refracional e visão subnormal, retinopatia diabética, infecções corneanas, glaucoma
Oeste do Pacífico	Catarata, erro refracional e visão subnormal, retinopatia diabética

MEDIDAS PREVENTIVAS

Medidas para a prevenção da cegueira envolvem avaliação e planejamento detalhados para que um serviço preventivo seja fornecido à comunidade e a cada indivíduo. Deve-se levar em conta a necessidade de uma ampla cobertura, partindo desde a prevenção primária, envolvendo agentes de saúde, até cuidados especializados na área de oftalmologia. Assim, a prevenção pode ser classificada de acordo com o nível necessário de especialização.

A prevenção primária tem como alvo as doenças gerais. Por exemplo, a deficiência de vitamina A pode ser evitada por meio de nutrição correta e educação populacional. Saneamento básico e fornecimento de água tratada à população são fundamentais para a prevenção de tracoma[6-8,25]. Como prevenção secundária, subentende-se a necessidade de preservar a visão em doenças já manifestas. Dessa forma, indica-se cirurgia para a catarata, tratamento clínico ou cirúrgico para o glaucoma, tratamento com laser para a retinopatia diabética e tratamento específico para oncocercose[9,12,20-22].

Finalmente, a prevenção terciária pode ser definida como a prevenção da cegueira por meio do restabelecimento da visão ao cego. Isso pode ser feito pela cirurgia de catarata, ceratoplastia para cicatriz corneana e uso de auxílios ópticos especiais para a visão subnormal nas causas de importante baixa visual[17,24].

Considerando-se que o acesso aos recursos de saúde freqüentemente se iniciam por meio de um médico generalista, é de fundamental importância que todo médico conheça as principais causas de cegueira para que utilize esse primeiro contato com o paciente como forma de prevenção, seja pela educação, orientação, detecção precoce, conduta inicial, seja pelo encaminhamento ao médico oftalmologista. O simples conhecimento destas causas, por si só, já representa importante iniciativa em termos de prevenção da cegueira. Assim, segue sua descrição, bem como medidas preventivas específicas[17].

CATARATA

A catarata é responsável por baixa acuidade visual devido à opacidade progressiva do cristalino, uma lente biconvexa e transparente localizada atrás da íris e capaz de formar imagens nítidas na retina por meio de mudanças em seu diâmetro pela contração e relaxamento do músculo ciliar. A indicação para a cirurgia de catarata varia de acordo com as necessidades de cada paciente. Contudo, considera-se cego por catarata o paciente que apresenta acuidade visual menor que 3/60 no melhor olho com correção. Importa ressaltar que a expectativa média de vida para uma pessoa cega por catarata senil é de cinco anos.

Catarata não é visível ao exame externo, exceto em condições muito avançadas, quando se torna causa de leucocoria (pupila branca). No entanto, não raramente, os pacientes a confundem com pterígio, um espessamento hiperemiado da conjuntiva, freqüentemente localizado no setor nasal e muitas vezes com crescimento sobre a córnea.

A cirurgia de catarata apresenta elevada taxa de sucesso em termos de restabelecimento da visão. Contudo, ainda é alto o número de pacientes sem acesso ao procedimento cirúrgico. Isto, em parte, pode ser explicado pelo seu custo. Além disso, no caso do sistema público de saúde, distância, falta de motivação, falta de confiança no centro de referência são alguns dos obstáculos relatados. Progressivamente, todos estes fatores estão sendo vencidos com as atuais campanhas de catarata.

Cabe aos profissionais da área de saúde identificar em sua comunidade de atuação prováveis portadores de catarata pela simples entrevista e avaliação da acuidade visual, bem como atuar como fonte de disseminação de informações para educar a população e motivá-la a procurar auxílio especializado. Ao serviço de oftalmologia cabe a responsabilidade de elaborar e manter um serviço de catarata com estrutura eficiente e capaz de atender à demanda populacional[22,24].

GLAUCOMA

Ao contrário do que ocorre com a catarata, a cegueira causada pelo glaucoma é irreversível. Atualmente, define-se o glaucoma como uma neuropatia óptica multifatorial com padrão específico de progressão e conseqüente lesão do campo de visão. A perda progressiva do campo visual ocorre pela morte das células ganglionares da retina, cujos axônios formam o nervo óptico.

O principal fator de risco conhecido para a lesão glaucomatosa é a pressão intra-ocular, sendo que as formas de tratamento clínico ou cirúrgico atualmente disponíveis visam reduzi-la para neutralizar o caráter progressivo da doença. Contudo, a pressão intra-ocular elevada não é sinônimo de glaucoma como proposto por conceitos mais antigos. Existem situações em que o glaucoma pode ser diagnosticado mesmo em vigência de pressão intra-ocular normal ou abaixo da média populacional. Em contrapartida, alguns pacientes com níveis elevados de pressão intra-ocular podem apresentar nervo óptico e campo visual íntegros, sendo considerados suspeitos de glaucoma ou hipertensos oculares, o que demonstra a presença de outros mecanismos fisiopatológicos ainda desconhecidos[20].

Estimativas sugeriam, para 2000, 66,8 milhões de pessoas com glaucoma crônico simples, um número semelhante para glaucoma congestivo primário, e cerca de 6 milhões de pessoas com glaucoma secundário. Dentre todos estes indivíduos, aproximadamente 6,7 milhões são bilateralmente cegos.

Apesar de inquestionáveis avanços envolvendo diagnóstico e tratamento do glaucoma, a cegueira ainda tem um forte impacto na doença. Alguns autores verificaram que, de 93 casos de pacientes cegos bilateralmente por glaucoma, 27% já chegaram cegos, 73% ficaram cegos sob tratamento, dos quais 42,5% por falta de aderência ao tratamento, e 57,5% por tratamento considerado insuficiente. Portanto, podemos inferir que quase 70% dos pacientes apresentaram deficiência visual por falta de conhecimento sobre o glaucoma[21].

A idade é reconhecidamente um fator de risco, sendo o glaucoma mais prevalente em indivíduos com idade superior a 40 anos. O aumento da pressão intra-ocular relaciona-se a maior risco para o desenvolvimento da doença. A prevalência de glaucoma primário de ângulo aberto é três a quatro vezes maior em negros que em caucasianos. Além disso, indivíduos negros apresentam suscetibilidade quase seis vezes maior de lesão glaucomatosa do disco do nervo óptico em relação a caucasianos. A miopia é também descrita como fator de risco para glaucoma primário de ângulo aberto. Por outro lado, indivíduos hipermétropes têm maior risco de desenvolver glaucoma por fechamento angular. Antecedente familiar positivo para glaucoma também deve ser investigado, embora a relação genética ainda não esteja completamente esclarecida para a grande maioria dos tipos de glaucoma.

O grande problema relacionado à cegueira causada pelo glaucoma é o fato de que, devido à progressão lenta da doença, os pacientes percebem a redução da visão apenas quando esta já se encontra bastante comprometida. Ao mesmo tempo, programas de triagem populacional não são custo-efetivos. Define-se triagem em saúde pública como uma forma de identificar determinada doença por meio de testes de baixo custo, fácil realização e relativamente rápidos, o que permite sua extensão a um maior número possível de pessoas dentro de uma população de risco. A medida isolada da pressão intra-ocular estaria, portanto, indicada como forma de triagem. Contudo, somente é capaz de identificar menos que 50% dos casos. Por outro lado, para que haja defeito reprodutível de campo visual, cerca de 30 a 50% das células ganglionares já foram perdidas, além do fato de que o teste é complexo, consome tempo e apresenta efeito aprendizado, necessitando de retestes. As alterações mais precoces ocorrem na camada de fibras nervosas e no aspecto do disco óptico, necessitando de oftalmologistas treinados para sua identificação por meio de oftalmoscopia sob midríase, inviabilizando a utilização de agentes comunitários de saúde em sua detecção. O diagnóstico somente se torna fácil nas fases mais tardias da doença[20,21].

Dessa forma, recomenda-se que a pressão intra-ocular seja aferida anualmente a partir de 40 anos de idade, momento em que geralmente os pacientes percebem a baixa visual para perto (presbiopia) e procuram o médico oftalmologista. Nessa consulta, também é obrigatória a realização de fundoscopia para a pesquisa de sinais precoces de glaucoma. Uma vez feito o diagnóstico, a aderência ao tratamento tem papel fundamental no controle da doença e prevenção da cegueira. Novamente, profissionais da área de saúde têm participação ativa como difusores de conhecimento, orientação e educação da população, de forma a identificar e encaminhar pacientes com risco elevado de cegueira.

RETINOPATIA DIABÉTICA

A retinopatia diabética é responsável por 5 a 10% dos casos de cegueira nos países em desenvolvimento. A prevalência de cegueira em pacientes diabéticos é cerca de 5%. Consideram-se fatores de risco: duração da doença, presença de nefropatia e/ou neuropatia, hipertensão, gravidez, controle glicêmico e tabagismo[12].

A retinopatia diabética pode ser classificada em proliferativa e não-proliferativa. Esta última forma subdivide-se em leve, moderada e grave, de acordo com a intensidade e a disposição dos microaneurismas, hemorragias e exsudatos. Na fase proliferativa, formam-se neovasos na retina, responsáveis por hemorragia vítrea e proliferação de tecido fibrovascular cuja contração leva, em última instância, ao descolamento tracional da retina.

Além do controle glicêmico rígido, faz-se necessária a avaliação contínua dos pacientes, sendo a freqüência determinada de acordo com a gravidade do quadro. Recomenda-se que pacientes com *diabetes mellitus* tipo 1 sejam submetidos à primeira avaliação oftalmológica anualmente, a partir de cinco anos do diagnóstico. No caso de *diabetes mellitus* tipo 2, recomenda-se que esta avaliação seja feita no momento do diagnóstico e posteriormente a cada ano.

Uma vez detectada a retinopatia diabética, se não-proliferativa leve, a avaliação deverá ocorrer a cada ano. Se não-proliferativa moderada, a cada seis meses e, no caso de não-proliferativa grave, a cada três meses. Até essa fase, realiza-se laser focal ou em *grid* no caso de maculopatia decorrente de edema macular clinicamente significativo. A forma proliferativa deverá ser avaliada a cada três meses, sendo necessária a realização de panfotocoagulação (1.500 a 2.000 disparos de laser na retina). Caso haja hemorragia vítrea com duração maior que três meses ou já associada à retinopatia grave, descolamento de retina ou retinopatia diabética proliferativa não-responsiva, indica-se o procedimento cirúrgico conhecido por vitrectomia.

Segundo o *Diabetic Retinopathy Study* (Estudo em Retinopatia Diabética), o tratamento com laser reduz a perda visual em 50 a 75%[12].

CEGUEIRA NA INFÂNCIA

Define-se cegueira infantil como acuidade visual corrigida menor que 3/60 no melhor olho em paciente com idade inferior a 16 anos. As causas variam de acordo com as diversas regiões do mundo. Contudo, a relação estreita com a disponibilidade de recursos torna-se clara quando observamos que a prevalência varia de 0,3/1.000 crianças em países industrializados, até 1,2/1.000 crianças em países pobres. Dentre as causas de cegueira na infância, citamos erro refracional em escolares, catarata em crianças, glaucoma infantil, retinopatia da prematuridade e oftalmia do recém-nascido[13,23].

É importante que o profissional da área de saúde esteja familiarizado com o conceito de ambliopia, popularmente conhecida como "olho preguiçoso", que é a baixa acuidade visual em um ou ambos os olhos com todas as estruturas oculares normais, mesmo com o uso de óculos. A função visual desenvolve-se normalmente até os 7 a 9 anos de idade. Caso ocorra qualquer distúrbio funcional que impeça a formação de imagens adequadas na retina durante essa fase, o desenvolvimento visual estará prejudicado, ocorrendo a ambliopia. As principais causas incluem estrabismo (cerca de 50% dos casos), erros refracionais, catarata congênita e qualquer outro fator que prejudique a formação de imagens nítidas na retina. A prevalência de ambliopia em escolares é de cerca de 4%. O diagnóstico precoce é fundamental para que medidas eficazes sejam tomadas de forma a estimular o desenvolvimento visual do olho acometido enquanto ainda há tempo. O ideal seria que toda criança fosse submetida a exame oftalmológico completo a partir de 4 anos de idade e antes de seu ingresso na escola. Dados epidemiológicos demonstram que 20 a 25% das crianças em idade escolar apresentam algum tipo de problema ocular. Contudo, em termos populacionais, a cobertura de toda a população pediátrica é praticamente inviável. Dessa forma, cabe aos pais, pediatras e professores auxiliar na avaliação inicial da acuidade visual das crianças.

Erro refracional refere-se à incapacidade do sistema óptico do olho de formar uma imagem nítida na retina, o que impede que a criança veja nitidamente os objetos ou, quando consegue, o faz à custa de esforço visual excessivo. A miopia faz com que os objetos distantes fiquem borrados, sendo a visão melhor para perto. Hipermetropia causa dificuldade em focalizar objetos próximos. Já o astigmatismo pode causar sintomas para perto e para longe. Geralmente, preconiza-se a prescrição de óculos para miopia acima de 1 dioptria esférica (1 grau de miopia), hipermetropia acima de 3 dioptrias esféricas ou astigmatismo maior que 1,5 dioptria. Importa que professores ou profissionais de saúde relacionados à puericultura estejam atentos aos sinais e sintomas desencadeados por cada tipo de erro refracional. As crianças hipermétropes geralmente realizam constante esforço de acomodação. Isso também pode ocorrer com o astigmatismo. Sintomas conhecidos como astenopia são comuns: cefaléia, sensação de peso nos olhos, ardor e lacrimejamento, principalmente durante a leitura para perto. A criança tende, então, a tornar-se dispersa durante a aula ou queixa-se de cefaléia na sala de aula. A miopia, por sua vez, não pode ser compensada por mecanismos de contração ou relaxamento do músculo ciliar. Dessa forma, a criança tende a aproximar-se do objeto que deseja enxergar, franzindo instintivamente a testa. Também pode apresentar desinteresse durante a aula, embora tenha maior tendência à leitura, evitando brincadeiras que necessitem de visão para longe[13].

A catarata infantil pode ser classificada em traumática (geralmente unilateral) e não-traumática. Dentre as formas não-traumáticas, estima-se que 25% das causas sejam hereditárias, 20% decorrentes de rubéola, 50% por causas desconhecidas e 5% por outras causas de menor freqüência. Trata-se de um dos diferenciais de leucocoria (pupila branca) em crianças que inclui, por sua vez, retinoblastoma e retinopatia da prematuridade. Preconiza-se, portanto, a imunização contra rubéola como forma de prevenção primária. Muitas vezes, devido à precocidade da cirurgia, não se realiza o implante de lente intra-ocular, procedimento reservado para um segundo tempo cirúrgico. Neste caso, o paciente deve ser acompanhado devido ao risco de desenvolvimento de ambliopia.

O glaucoma congênito responde por cerca de 10% das cegueiras na infância. O quadro é geralmente bilateral e manifesta-se nos primeiros anos de vida, sendo diagnosticado já ao nascimento em quase 50% dos casos. Crianças que apresentem lacrimejamento, fotofobia (aversão à luz), megalocórnea, córnea branca, buftalmo (olhos grandes) e limbo azulado devem ser prontamente encaminhadas a um médico oftalmologista, uma vez que esses sinais são os classicamente relacionados à doença.

A retinopatia da prematuridade (antigamente conhecida por fibroplasia retrolental) é uma doença vasoproliferativa da retina que ocorre em recém-nascidos prematuros e/ou de baixo peso e que necessitam ser mantidos em incubadora com concentração de oxigênio acima de 40%. A incidência varia de 16 a 56% na população de risco, formada por recém-nascidos com peso inferior a 1.500g ou idade gestacional de 32 semanas ou menos. Recém-nascidos com idade gestacional de 23 a 27 semanas apresentam maior risco. Na fase aguda, o desenvolvimento normal vascular da retina sofre alterações que culminam com a proliferação de vasos anormais ocasionalmente associados à proliferação fibrosa. Posteriormente, a contração do tecido fibrovascular leva ao descolamento de retina e/ou à ectopia macular com conseqüente baixa acuidade visual grave. Contudo, 80 a 90% dos casos regridem espontaneamente. Indica-se triagem para a doença em fetos a partir de 32 a 36 semanas gestacionais. O exame é, então, repetido a cada duas semanas, até que se complete a formação vascular normal ou até que seja detectada uma alteração que necessite de intervenção. O tratamento específico é capaz de regredir a taxa de progressão para os estágios mais graves de 50 para 25%.

A conjuntivite do recém-nascido, ou oftalmia, também merece especial atenção. Basicamente, quatro agentes são descritos como causais, sendo que a época de aparecimento auxilia no diagnóstico diferencial. Quando ocorre no primeiro dia de vida, o agente etiológico mais comum é o nitrato de prata a 1% (método de Credé), instilado logo ao nascimento para a profilaxia da conjuntivite gonocócica. Essa irritação química tende a resolver espontaneamente em 24 a 36 horas. Do segundo ao terceiro dias de vida, deve-se considerar a possibilidade de conjuntivite gonocócica, atualmente rara devido à profilaxia realizada. Trata-se de uma conjuntivite bastante grave, causada por infecção durante a passagem pelo canal de parto ou por infecção intra-útero após rotura da bolsa amniótica. Apresenta secreção purulenta bilateral intensa associada a edema de pálpebras. Sua rápida evolução pode causar úlcera de córnea e perfuração ocular em menos de 24 horas, sendo o tratamento realizado por meio de antibioticoterapia tópica e sistêmica. Do terceiro ao quinto dias de vida, a conjuntivite mais comum é a bacteriana não-gonocócica. Normalmente bilateral, associa-se à hiperemia conjuntival e à secreção mucopurulenta (fazendo com que as pálpebras fiquem grudadas pela manhã). Os agentes mais comuns são os estafilococos, os estreptococos e alguns agentes gram-negativos. O tratamento geralmente é feito com o uso de antibioticoterapia tópica por pelo menos sete dias. Finalmente, do 5º ao 12º dias de vida, suspeita-se de conjuntivite de inclusão, uma forma subaguda de conjuntivite que pode tornar-se crônica. O quadro clínico assemelha-se ao da conjuntivite não-gonocócica, sendo o diferencial realizado por meio da pesquisa de corpúsculos de inclusão intracitoplasmáticos nas células epiteliais obtidas por meio de raspado conjuntival e teste positivo para clamídia. O tratamento envolve antibioticoterapia específica sistêmica e tópica, bem como tratamento da mãe e parceiro sexual[23].

HIPOVITAMINOSE A

A hipovitaminose A como causa de doença ocular é rara no Brasil. As principais complicações oculares são cegueira noturna, ressecamento conjuntival ou corneano (xerose), ulceração corneana (ceratomalacia) e alterações retinianas.

Exemplos de alimentos ricos em vitamina A incluem leite, ovos e fígado. Além disso, o caroteno, principalmente betacaroteno, presente em legumes e frutas amarelas e alaranjadas e em vegetais verdes é convertido em vitamina A. Exemplos incluem cenoura, abóbora, espinafre, tomate e brócolis. Condições que interferem com ingestão, absorção, armazenamento ou transporte da vitamina A podem levar a repercussões sistêmicas e/ou oculares. Dessa forma, as principais causas de hipovitaminose A são dieta deficiente, alcoolismo crônico, obstrução dos ductos biliares com conseqüente falha em sua absorção e diarréia grave[7,8].

Medidas preventivas dependem do país em que serão aplicadas e da população-alvo. Suplementação de vitamina deverá ser considerada em casos específicos, bem como tratamento direcionado para cada causa. Contudo, de forma populacional, destacam-se a educação materna, aleitamento materno e melhora nutricional.

TRACOMA

O tracoma pode ser definido como uma ceratoconjuntivite granulomatosa crônica causada pela *Chlamydia trachomatis*. Caracteriza-se pelo desenvolvimento de uma conjuntivite folicular associada à ceratite superficial que, na forma mais grave, pode evoluir para vascularização corneana e cicatrização da conjuntiva tarsal. Essa cicatrização causa distorção da pálpebra o que, por sua vez, faz com que os cílios constantemente toquem e arranhem a córnea (triquíase), causando sua opacificação. A gravidade da doença relaciona-se com a repetição das infecções. A principal forma de transmissão é por meio de moscas e contato direto a partir de secreções oculares. Dessa forma, condições desfavoráveis de higiene relacionam-se diretamente à freqüência das infecções de repetição. O tracoma já foi muito comum no Brasil, restando atualmente apenas casos esporádicos de uma forma atenuada da doença[6,19,20].

O acrônimo "SAFE" resume as principais condutas na prevenção da cegueira pelo tracoma: cirurgia para correção da triquíase (*Surgery*); uso de antibióticos para a fase ativa da doença (*Antibiotics*); educação sanitária com limpeza da face, principalmente em crianças (*Facial cleanliness*); e atuação para melhorar o saneamento básico (*Enviromental improvement*).

TRAUMATISMO

Prevenção da cegueira por traumatismo significa proteção dos olhos e atenção especial quanto a objetos ou situações de maior risco. Em crianças, os objetos mais freqüentemente relacionados a traumatismo grave são tesouras e facas pontiagudas, agulhas, brinquedos pontiagudos, fogos de artifício. Ainda nessa faixa etária, causas freqüentes de traumatismo são mordedura de animais e queimaduras por produtos químicos (álcalis, ácidos, material de limpeza, seiva de plantas). Os óculos utilizados pelas crianças devem ser confeccionados com lentes endurecidas ou material plástico. O mesmo se aplica durante a realização de atividades esportivas e determinadas profissões. O uso de cinto de segurança nos veículos reduz de forma significativa a incidência de traumatismo ocular relacionado a acidentes automobilísticos[11].

Cabe aos profissionais da área de saúde alertar sobre situações de risco em potencial. Além disso, devem conhecer procedimentos iniciais no caso de traumatismo ocular. Sinais de alerta incluem olho vermelho, dor ocular e redução da acuidade visual e indicam a necessidade de rápida avaliação por um médico oftalmologista. Deve-se evitar a administração de colírios antes da avaliação especializada. Também está contra-indicada a retirada de corpo estranho ou coágulos durante a avaliação inicial, uma vez que a úvea, quando herniada pela lesão perfurante ocular, tem um aspecto semelhante a coágulo. O paciente não deve coçar ou pressionar os olhos. Dessa forma, um curativo não-oclusivo deve ser feito para se evitar a manipulação dos olhos. Esse curativo é confeccionado utilizando-se um copo plástico com as bordas protegidas por esparadrapo afixado à pele ao redor do olho acometido também com esparadrapos.

No caso de queimadura química, deve-se realizar a irrigação e lavagem com soro fisiológico em abundância ou, na falta deste, água corrente para só a seguir encaminhar o paciente para uma avaliação oftalmológica.

CERATOPATIA SUPERFICIAL EM UNIDADES DE TERAPIA INTENSIVA

Sob condições habituais, o olho dispõe de diversos mecanismos para a proteção de sua superfície. Pálpebras constituem-se em uma barreira física contra traumatismo ocular e ressecamento, além de impedirem a aderência de microrganismos à superfície ocular. O filme lacrimal auxilia na manutenção da integridade da córnea, é responsável por lubrificá-la e fornece oxigênio e nutrientes a seu epitélio. Além disso, remove resíduos e contém substâncias antimicrobianas como imunoglobulinas, lactoferrina, interferon e lisozima[14,15,25].

Pacientes internados em unidades de terapia intensiva são potencialmente vulneráveis a distúrbios oculares superficiais, sendo a ceratopatia epitelial punctata um dos mais freqüentes. Esses defeitos podem evoluir para lesões macroepiteliais e contaminação por bactérias, com eventual formação de úlceras de córnea, endoftalmite e perda da visão.

O nível de sedação, administração de relaxantes musculares, entubação e duração da hospitalização estão diretamente relacionados a maior risco de desenvolvimento de lesões. Vale ressaltar que a oclusão prolongada também se associa a risco para o desenvolvimento de doenças corneanas. Dessa forma, recomenda-se o uso de gel ou colírios lubrificantes durante o dia e oclusão durante a noite e durante a realização de aspiração orotraqueal.

REFERÊNCIAS BIBLIOGRÁFICAS

1. World Health Organization. Resolution of the World Health Assembly: Elimination of Avoidable Blindness. Geneva. Switzerland: World Health Organization; 2003. Publication WHA56-26. ▪ 2. Thylefors B. Global data on blindness. Bull World Health Org, 1995; 73:115. ▪ 3. World Health Organization. Programme for the prevention of blindness and deafness. Global Initiative for the elimination of available blindness. (WHO/PBL/97.61). Geneva: WHO, 1998, p 1. ▪ 4. World Health Organization. Blindness: Vision 2020 – The Global Initiative for the Elimination of Avoidable Blindness. Geneva: WHO, 2000: Fact Sheet No. 213, p 1. ▪ 5. Alves MR, Kara-José N. O Olho e a Visão. São Paulo: Ed. Vozes, 1986. ▪ 6. Luna RJA, Medina NH, Oliveira MB Barros et al. Epidemiology of trachoma in Bebedouro State of São Paulo, Brazil: prevalence and risk factors. Int J Epidemiol 1992; 21:169. ▪ 7. Santos LM, Batista Filho M, Diniz AD. Epidemiology of vitamin A deficiency in northeastern Brazil. Bol Oficina Sanit Panam 1996; 120:525. ▪ 8. Santos LM, Assis AM, Martins MC et al. Nutritional status of pré-school children of the semi-arid region of Bahia (Brazil): vitamin A deficiency. Rev Saude Publica 1996; 30:67. ▪ 9. Shields MB. Textbook of Glaucoma. 4th ed, Baltimore: Williams & Wilkins, 1998. ▪ 10. Mercieca F, Suresh P, Morton A, Tullo A. Ocular surface disease in intensive care unit patients. Eye 1999; 13:231. ▪ 11. Pashby T. Saving sight in sports. Can J Ophthalmol 2000; 35:181. ▪ 12. Hoskins HD. How often should patients with diabetes be screened for retinopathy? JAMA 2000; 284:569. ▪ 13. LeAnn WM, VanNewkirk MR, McCarty CA, Tayler HR. Age-specific causes of bilateral visual impairment. Arch Ophthalmol 2000; 118:264. ▪ 14. Parkin B, Cook S. A clear view: the way forward for eye care on ICU. Intensive care units. Intensive Care Med 2000; 26:155. ▪ 15. Suresh P, Mercieca F, Morton A, Tullo AB. Eye care for the critically ill. Intensive Care Med 2000; 26:162. ▪ 16. Tan D. Who's afraid of prevention of blindness? Br J Ophthalmol 2000; 84:943. ▪ 17. HO VH, Schwab IR. Social economic development in the prevention of global blindness. Br J Ophthalmol 2001; 85:653. ▪ 18. Tabbara, KF. Blindness in the eastern Mediterranean countries. Br J Ophthalmol 2001; 85:771. ▪ 19. Tabbara KF. Blinding trachoma: the forgotten problem. Br J Ophthalmol 2001; 85:1397. ▪ 20. Foster PJ, Johnson GJ. Glaucoma in China: how big is the problem? Br J Ophthalmol 2001; 85:1277. ▪ 21. Leal BC, Medeiros FA, Oliveira BFT et al. Fatores associados ao conhecimento de glaucoma numa população de hospital terciário. Rev Bras Oftal 2001; 60:556. ▪ 22. De Senne FM, Cardillo JA, Rocha EM, Kara-José N. Long-term visual outcomes in the Cataract-Free Zone Project in Brazil. Acta OPhthalmol Scand 2002; 80:262. ▪ 23. Reynolds JR, Dobson V, Quinn GE, CRYO-ROP and LIGHT-ROP Cooperative Groups. Evidence-based screening criteria for retinopathy of prematurity. Arch Ophthalmol 2002; 120:1470. ▪ 24. Pizarello L, Abiose A, Flytche T et al. Vision 2020: the right to sight. A global initiative to eliminate avoidable blindness. Arch Ophthalmol 2004; 122:615. ▪ 25. Favaro RM, de Souza NV, Batistal SM et al. Vitamin A status of Young children in Southern Brazil. Am J Clin Nutr 1986; 43:852.

101. PERDAS AUDITIVAS

Richard Louis Voegels
Marcus Miranda Lessa

As perdas auditivas, mais bem denominadas de disacusias, podem ser em maior ou menor grau de intensidade, em caráter transitório ou definitivo, estacionárias ou progressivas. Quanto à intensidade, podem ser classificadas de discretas a profundas (Quadro 14.4). São freqüentemente acompanhadas de zumbidos e, mais raramente, de sensação vertiginosa. Podem ser congênitas ou adquiridas, sendo os fatores etiológicos bastante variados: medicamentos, traumatismo acústico, infecções etc.

Quadro 14.4 – Classificação da intensidade da perda auditiva por meio da audiometria tonal limiar.

Normal	–10 a 26dB
Perda discreta	27 a 40dB
Perda moderada	41 a 55dB
Perda moderada grave	56 a 70dB
Perda grave	71 a 90dB
Perda profunda	> 90dB

Conforme a localização do fator etiológico responsável pelo aparecimento das disacusias, estas podem ser divididas em:
Disacusia de transmissão – lesão situada no aparelho transmissor da onda sonora (orelha externa e média).
Disacusia neurossensorial – lesão situada no órgão de Corti (disacusia sensorial) e/ou no nervo acústico (disacusia neural).
Disacusia mista – lesão acometendo simultaneamente as orelhas média e interna.

As principais afecções responsáveis pelas disacusias de transmissão e neurossensorial serão tratadas ao final deste capítulo.

ANATOMIA E FISIOLOGIA DA AUDIÇÃO

A audição depende do bom funcionamento de várias estruturas (Quadro 14.5).

Quadro 14.5 – Estruturas necessárias para o bom funcionamento da audição.

Orelha externa
Orelha média
Orelha interna
Sistema nervoso central
   Nervo auditivo
   Núcleos cocleares (ponte)
   Complexo olivar superior (ponte)
   Núcleos do lemnisco lateral
   Colículo inferior (mesencéfalo)
   Corpo geniculado medial (tálamo)
   Córtex auditivo

ORELHA EXTERNA

A orelha externa compreende o pavilhão auricular e o meato acústico externo. Possui a função de coletar e encaminhar as ondas sonoras até a orelha média, amplificar o som, auxiliar na localização da fonte sonora e proteger a orelha média.

A função do pavilhão como captador das ondas sonoras é discutível, pois sua ausência é compatível com boa acuidade auditiva. O meato acústico externo transfere e amplifica o som para a orelha média, principalmente em freqüências de 2.000 a 5.500Hz, sendo máxima entre 2.000 e 3.000Hz (aproximadamente 20dB).

A principal função é a proteção da membrana do tímpano na profundidade e manter certo equilíbrio de temperatura e umidade necessário à preservação da elasticidade da membrana timpânica. Contribuem as glândulas ceruminosas que produzem o cerúmen, formando uma película sobre a pele, impedindo a invasão de microrganismos[1].

ORELHA MÉDIA

Sob o impacto de ondas sonoras sucessivas a membrana timpânica vibra no seu todo, deslocando-se para dentro e para fora (fases de compressão e de rarefação), como um pistão, juntamente com o cabo do martelo, ao qual está intimamente fixado. O deslocamento da membrana timpânica apresenta a capacidade de variar de amplitude em cada zona da membrana timpânica de acordo com a freqüência sonora, porém o deslocamento máximo sempre ocorre na região póstero-superior. À medida que a freqüência aumenta, o deslocamento da membrana é cada vez mais complexo.

A cadeia ossicular transmite a vibração acústica desde a membrana até a base do estribo, passando pelo martelo e bigorna. A base do estribo está articulada na janela oval.

A tuba auditiva tem a função de manter o arejamento das cavidades da orelha média, o que é assegurado pela sua abertura intermitente. O equilíbrio entre a pressão atmosférica e a do ar contido na cavidade timpânica é indispensável para que a unidade tímpano-ossicular vibre sem obstáculos[2].

ORELHA INTERNA (CÓCLEA)

Responsável pela transdução de energia acústica (mecânica) em estímulos específicos para o nervo acústico, que leva os impulsos aos centros corticais da audição.

DIAGNÓSTICO DAS PERDAS AUDITIVAS

As provas auditivas utilizadas para o diagnóstico das disacusias são: acumetria (testes de diapasão), audiometria tonal limiar, imitanciometria, audiometria vocal, testes supralimiares, audiometria das respostas elétricas (eletrococleografia, BERA) e emissões otoacústicas. Neste capítulo iremos enfocar a acumetria e a audiometria tonal limiar.

ACUMETRIA

O método mais básico, rápido e de baixo custo que existe para a avaliação subjetiva da audição é o teste de diapasão. Deve fazer parte, sistematicamente, do exame físico otorrinolaringológico do paciente com queixa auditiva ou vestibular, independentemente de outros exames[1-3]. Foi introduzido no início do século passado e seus testes específicos levaram o nome dos médicos que os descreveram.

Os diapasões mais utilizados são os de freqüências de 512 e 1.024Hz (Fig. 14.2), por serem freqüências médias do espectro humano e sofrerem menor interferência do som ambiente. Os diapasões de freqüência grave são mais sensíveis para detectar perdas condutivas. Até o advento dos atuais audiômetros, com os diapasões os especialistas do início do século eram capazes de realizar, além do diagnóstico topográfico, uma mensuração quantitativa quase perfeita do limiar auditivo[4]. Estes testes oferecem uma avaliação qualitativa da audição, discriminando perdas condutivas e neurossensoriais com certa segurança, enquanto a discriminação da perda mista já é mais difícil. A avaliação quantitativa é grosseira.

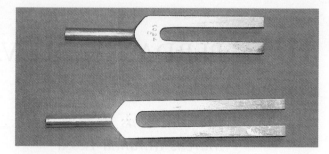

Figura 14.2 – Diapasões de 512 e 1.024Hz.

As aplicações dos testes de diapasão são: comparar a audição entre as vias óssea e aérea, determinar qual orelha apresenta melhor audição, determinar se a perda auditiva é neurossensorial ou condutiva, comparar a audição do examinador (considerada normal) com a audição do paciente e suspeitar de otosclerose.

Os testes mais utilizados são:

Teste de Weber – o diapasão é colocado na linha média da fronte, da calota craniana ou dos dentes. Se o som for ouvido igualmente em ambas as orelhas a audição é normal ou a perda auditiva é similar bilateralmente. Se o som se lateralizar para a orelha de melhor audição, a perda é neurossensorial no lado afetado; se som se lateralizar para a orelha mais comprometida, a perda é condutiva nesta última[1,2].

Teste de Rinne – o diapasão é colocado sobre a mastóide até que o paciente refira que não está mais escutando o som, momento este em que o diapasão é colocado próximo ao meato acústico externo, cerca de 2cm. O teste de Rinne é positivo quando o som é escutado por via aérea após não ser mais escutado por via óssea. Isto ocorre na audição normal e nas perdas neurossensoriais. É negativo quando o som não é escutado por via aérea, após não ser mais escutado por via óssea. Isto ocorre nas perdas condutivas, em que a audição por via óssea é mais prolongada, sendo necessário um *gap* aereósseo maior que 20dB[5].

AUDIOMETRIA TONAL LIMIAR

A audiometria tonal é a pesquisa dos limiares de audição para tons puros em diferentes freqüências, tanto por via aérea, através de fones de orelha, quanto por via óssea, através de vibradores. O limiar auditivo corresponde à intensidade do som para dada freqüência na qual o paciente percebe 50% das apresentações fornecidas[3].

O som fornecido pelos fones pode ser percebido pela orelha contralateral à testada. Isso pode ocorrer se houver uma diferença de audição de pelo menos 40dB entre ambas as orelhas, sendo o som percebido pela orelha de melhor audição quando a de pior audição estiver sendo testada. Tal fato levará a uma avaliação errônea da orelha testada. Já o som fornecido pelo vibrador sempre pode ser percebido por ambas as orelhas. Por causa dos fatos supracitados, na pesquisa da via aérea utili-

PERDAS AUDITIVAS

za-se o mascaramento da orelha de melhor audição quando a diferença entre esta e a outra for maior que 40dB. Na pesquisa da via óssea, sempre se faz o mascaramento da orelha contralateral à testada[4,5].

O mascaramento é a elevação do limiar da orelha não testada para que esta não interfira na resposta da orelha testada, utilizando um som denominado ruído, que pode conter todo o espectro de freqüência audível ou parte dele (compreendendo a freqüência testada)[4].

Realização do exame – na pesquisa da via aérea, deve-se testar inicialmente o lado mais comprometido, na freqüência de 1.000Hz. A seguir, são testadas as freqüências de 2.000, 4.000, 500 e 250Hz. Inicia-se com intensidades maiores, reduzindo-se até que se encontre o limiar. Pesquisa-se então o outro lado. Se houver diferença maior que 40dB, repete-se o exame do lado mais afetado, utilizando-se o mascaramento na orelha melhor. Na suspeita de ototoxicidade, pesquisa-se o limiar na freqüência de 8.000Hz, uma vez que as freqüências altas são as primeiras a serem atingidas[1,2]. Depois, pesquisa-se a via óssea com o vibrador sobre a mastóide, utilizando-se sempre do mascaramento. Pesquisam-se as freqüências de 250, 500, 1.000, 2.000 e 4.000Hz. A intensidade máxima do vibrador é de 70dB[5].

Audiograma – é a representação gráfica da audiometria tonal (Figs. 14.3 e 14.4). Na abscissa, representam-se as freqüências em Hz, e na ordenada, as intensidades em dB HL. Os símbolos da orelha direita são desenhados em vermelho e unidos por linha contínua, sendo o "zero" para a via aérea e o "<" para a via óssea. Já a orelha esquerda, os símbolos são desenhados em azul e unidos por linha tracejada, sendo o "X" para a via aérea e o ">" para a via óssea[1,4]. O zero dB é o limiar mínimo de audibilidade média normal para cada freqüência. É o zero audiométrico que corresponde não à ausência de som, mas à média dos limiares de audição de indivíduos normais. A faixa de normalidade varia de –10 a 26dB HL[5].

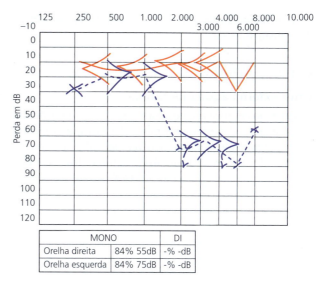

Figura 14.4 – Audiometria tonal limiar evidenciando disacusia neurossensorial moderadamente grave em freqüências agudas à esquerda/paciente com diagnóstico de neuroma do acústico.

Curvas de audiograma:

- Curva condutiva – apresenta curva óssea normal e curva aérea rebaixada, com o aparecimento do chamado *gap* aereoósseo (diferença maior ou igual a 10dB entre curva aérea e óssea).
- Curva neurossensorial – apresenta curvas óssea e aérea rebaixadas, sem a existência de *gap* aereósseo.
- Curva mista – apresenta curvas aérea e óssea rebaixadas, com a existência de *gap* entre elas[2].

DISACUSIAS DE TRANSMISSÃO

Nas disacusias de transmissão o teste de Weber encontra-se "lateralizado" para a orelha mais comprometida e o teste de Rinne encontra-se negativo.

Na curva audiométrica verifica-se um *gap* ou intervalo aereoósseo, ou seja, curva óssea normal e curva aérea rebaixada.

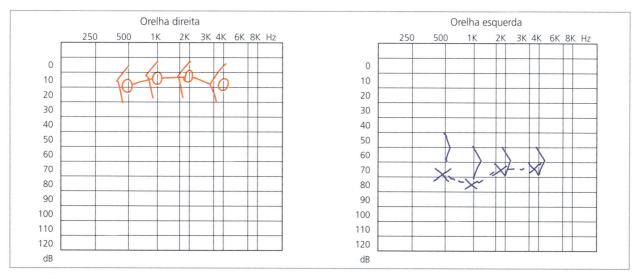

Figura 14.3 – Audiometria tonal limiar evidenciando curva audiométrica normal à direita e disacusia mista grave à esquerda.

As principais afecções responsáveis pelas disacusias de transmissão são:

ORELHA EXTERNA

Otite externa aguda localizada

Inflamação cutânea do meato acústico externo resultante da obstrução das unidades pilossebáceas que infectam secundariamente. Podem envolver um folículo sebáceo (furúnculo) ou mais folículos (carbúnculo) em fases iguais ou diferentes de evolução. O *S. aureus* é o agente bacteriano mais comum.

A otalgia freqüentemente é intensa e aguda. A hipoacusia decorre da obstrução do meato acústico externo.

A inspeção evidencia tumefação à entrada do meato acústico externo, acompanhada de hiperemia da pele. A otoscopia mostra tumefação circunscrita com edema, eritema e possível ponto de flutuação. Durante o período de maturação, observa-se um ponto branco característico e a presença de massa coletada mais ou menos flutuante, recoberta por pele aparentemente sem alterações. Membrana timpânica normal[3]. O quadro melhora com a drenagem espontânea da coleção purulenta.

Otite externa aguda difusa

Trata-se de uma dermoepidermite de parte ou de todo o meato acústico externo. O *S. aureus* e a *Pseudomonas aeruginosa* são os germes mais comumente isolados.

O prurido é o precursor da dor e vem acompanhado de sensação de plenitude e desconforto. Marca o estágio pré-inflamatório da otite. A dor varia de leve a intensa, às vezes com desconforto não proporcional ao grau de inflamação. A hipoacusia depende da intensidade do edema inflamatório e da quantidade de secreção, restos epiteliais, cerúmen e resíduos medicamentosos introduzidos no meato. Pode haver otorréia.

A inspeção evidencia dor e sensibilidade à palpação e manipulação da orelha. A otoscopia mostra eritema e edema de pele, secreção serosa ou purulenta e até esverdeada, algumas vezes fétida, restos epiteliais com obstrução total ou parcial do lúmen do meato acústico externo.

O tratamento consiste na administração tópica de antibióticos três vezes por dia associado ou não ao corticóide. Com o paciente deitado sobre a orelha sadia, traciona-se a orelha infectada para cima e para trás e instila-se o medicamento. O paciente deve manter-se nessa posição por 2 minutos[1-4].

Rolha de cerúmen

É o acúmulo de cerúmen no meato acústico externo formando um tampão, de consistência e coloração variáveis. Não se conhece o mecanismo que leva certos indivíduos a formarem tampões repetidamente, enquanto outros nunca o formam. Sabe-se que indivíduos que têm alimentação rica em alimentos gordurosos formam cera com mais frequência e abundância.

A otoscopia mostra tampão de cerúmen enegrecido e duro, principalmente em idosos, lembrando um corpo estranho, ou amarelado e mole nos casos de obliteração recente. O tratamento é realizado com a lavagem com seringa cheia de água morna.

Otomicose

Os termos otite externa micótica e otomicose são usados para descrever uma inflamação crônica ou aguda causada primária ou secundariamente por fungos. Está associada ao aumento da umidade e calor no meato acústico externo e ao uso prévio de tratamento antibacteriano de longa data, que levam à perda da camada protetora de cerúmen, maceração da pele do meato acústico externo, aumento do pH e alterações da flora bacteriana normal, selecionando agentes resistentes. História de *diabetes melitus* ou imunossupressão pode estar presente.

A otoscopia mostra presença de fungos de coloração negra, acinzentada, verde-escuro, amarelada ou branca, com restos celulares no meato acústico externo. Em casos mais graves de otomicose associada à celulite, pode haver envolvimento de tecidos moles e pericôndrio do meato, de estruturas periauriculares e até de pele cervical[2].

Malformações congênitas do pavilhão auricular ou do meato acústico externo

Representa qualquer falha no desenvolvimento normal do pavilhão auricular e meato acústico externo ou localização atípica das estruturas citadas. Pode ser decorrente de ausência da proliferação mesenquimal ou bloqueio embrionário.

O diagnóstico é realizado conforme anamnese, exames clínico e de imagem (tomografia computadorizada de ossos temporais)[3].

ORELHA MÉDIA

Otite média aguda

É uma entidade clínica que se caracteriza por alterações anatomopatológicas inflamatórias agudas do revestimento conjuntivo epitelial das cavidades da orelha média. *Streptococcus pneumoniae* (30-35%) e *Haemophilus influenza* (20-25%) são responsáveis pela maioria dos casos.

A otoscopia mostra hiperemia, abaulamento e opacificação da membrana timpânica, sendo que eventualmente presença de nível líquido ou perfuração de membrana com supuração podem ser encontrados[4].

O tratamento é realizado com antibióticos por via sistêmica, podendo-se começar com amoxacilina 500mg três vezes por dia. Embora, em alguns casos, haja resolução espontânea da infecção, algumas metanálises mostram que a antibioticoterapia aumenta discretamente a resolução do quadro e previne a grande maioria das complicações. Em caso de *H. influenzae* ou *M. catarrhalis* resistentes à amoxacilina podem-se associar drogas resistentes à betalactamase como a amoxacilina (dose de 500mg três vezes por dia) associada ao clavulanato de potássio (125mg três vezes por dia). Em pacientes resistentes à penicilina, pode-se administrar o estearato de eritromicina na dose de 500mg quatro vezes por dia. Outra opção é a claritromicina 250mg duas vezes por dia por sete dias[1-4].

Otite média crônica

A otite média crônica é definida como uma perfuração timpânica permanente com duração maior que dois meses. É classificada em três grupos: simples, supurativa e colesteatomatosa.

Simples – esta é forma mais comum de otite média crônica e definida como uma condição em que há perfuração timpânica permanente de qualquer etiologia. Apresenta também alterações inflamatórias inespecíficas e reversíveis em orelha média e mastóide[3-5].

Supurativa – é caracterizada pela inflamação crônica e persistente da orelha média, só escasseada sob antibioticoterapia, mas retornando logo após seu término. É uma entidade na qual os fatores envolvidos predispõem a um quadro de infecção constante ou quase constante.

Colesteatomatosa – o colesteatoma é uma formação de epitélio escamoso estratificado, usualmente em forma de saco que segue a arquitetura da caixa timpânica, ático e mastóide, com produção exacerbada de queratina e presença de granulomas de colesterol. Seu crescimento ocorre graças à ação das enzimas osteolíticas que produz e apresenta tendência à recidiva. Não se trata rigorosamente de um tumor, mas de um crescimento de tecido ectópico com todas as suas camadas, sendo o termo queratoma mais adequado. Porém, à semelhança dos tumores, apresenta potencial para evoluir com complicações[1-4].

Otite média secretora

A otite média secretora é uma entidade clínica que se caracteriza pela presença de secreção do tipo serosa ou mucosa em orelha média, sem perfuração da membrana timpânica. Apresenta como sinônimos os termos otite média serosa, otite média mucóide, otite catarral e *glue ear*.

A otite média secretora resulta basicamente de quatro fatores:

1. Disfunções tubárias que causam hipoventilação e distúrbio de drenagem da orelha média (hipertrofia adenoideana, tumores de rinofaringe, hipertrofia de conchas nasais, pólipos nasais, desvios septais, quadros alérgicos, fenda palatina e malformações craniofaciais).
2. Inflamação pós-infecciosa da orelha média.
3. Tuba auditiva patente causando refluxo de secreção da rinofaringe para a orelha média e conseqüente infecção recorrente.
4. Barotrauma e mudança de altitude (viagem de avião, descida de serra).

Em crianças em idade pré-escolar e escolar (3 a 9 anos), falta de atenção e hipoacusia são referidas por pais e professores. Nos adultos, a queixa mais comum é a hipoacusia associada à plenitude auricular. Pode haver também desconforto otológico, autofonia, zumbido e alteração da audição com a mudança da posição da cabeça.

A otoscopia pode mostrar:

- membrana timpânica opacificada, retraída, atrófica e com diminuição de sua espessura;
- aumento da trama vascular;
- nível líquido de coloração amarelada ou azulada (sugerindo presença de secreção na orelha média) e bolhas.

O tratamento da otite média serosa permanece problemático. Podem ser utilizados antibióticos e seguimento nas primeiras duas a quatro semanas. Em casos de não melhora, pode-se optar por conduta cirúrgica. O uso de anti-histamínicos e descongestionantes não está indicado. O paciente deve ser encaminhado para um especialista caso não haja melhora[1-4].

Otospongiose

Também conhecida como otosclerose, é uma displasia óssea encontrada apenas no osso temporal humano que consiste em áreas de reabsorção únicas ou múltiplas seguidas de cicatrização com neoformação óssea. A etiologia permanece incerta.

Com início mais freqüente entre 17 e 30 anos (rara na puberdade), a doença acomete geralmente apenas um lado, mas pode progredir para o outro. É comum surgir ou piorar com a gravidez. A hipoacusia tem caráter progressivo. A otoscopia na maioria das vezes apresenta-se normal.

A doença pode ser considerada estável quando a perda auditiva permanecer inalterada em três audiometrias consecutivas, obtidas com seis meses de intervalo. Entretanto, é importante orientar o paciente quanto à evolução imprevisível da doença. As mulheres devem ser orientadas a suspender o uso de anovulatórios orais.

Malformações congênitas

Membrana timpânica rudimentar, malformações dos ossículos, ausência de pneumatização da mastóide etc. Podem ser independentes, mas é comum estarem associadas a outras malformações que decorrem de distúrbios de desenvolvimento do primeiro e segundo arcos branquiais[5].

DISACUSIAS NEUROSSENSORIAIS

DISACUSIA NEUROSSENSORIAL NA INFÂNCIA

Estudos mostram que 10% da população apresenta perda auditiva e entre as crianças 50% dos casos se devem a fatores genéticos. A perda de audição pode ser congênita ou de início tardio, progressiva ou estável, uni ou bilateral e ser monossintomática ou fazer parte de uma síndrome (envolvendo outras anomalias em outros órgãos). As não-sindrômicas são a maioria e mais difíceis de ser diagnosticadas.

As malformações podem, muitas vezes, ser suspeitadas por meio da anamnese, exame clínico, teste audiométrico e pesquisa radiológica. Entretanto, a avaliação do geneticista é de fundamental importância para se esclarecer definitivamente o diagnóstico e oferecer à família o aconselhamento genético[1].

Nenhum tratamento previne a perda auditiva progressiva associada a malformações de orelha interna. Deve-se evitar traumatismos cranioencefálicos e alterações da pressão barométrica devido à maior possibilidade de surdez súbita por fístula liquórica. Estão indicados reabilitação fonoaudiológica, aparelho de amplificação sonora individual e em alguns casos implante coclear a critério clínico[2].

As disacusias congênitas também podem não ter origem genética, tais como:

Rubéola materna – ocorre em geral no primeiro trimestre da gestação. Pode estar associada a catarata congênita, retardo mental e malformações cardíacas. É a infecção viral pré-natal mais comum (18% das disacusias profundas na infância)[3].

Herpes – disacusia neurossensorial associada a herpes vulvar (tipo II). A contaminação fetal ocorre pelo líquido amniótico.

Icterícia – a disacusia decorre geralmente do kernicterus (acúmulo de bilirrubina no sistema nervoso central). Podemos encontrar também retardo mental e paralisia cerebral. A lesão da via auditiva localiza-se no tronco cerebral.

Parto prematuro, hipóxia perinatal e trabalho de parto prolongado – a disacusia provavelmente é de causa central, simétrica, bilateral e mais grave nas freqüências agudas.

Ototóxicos – seu uso durante a gestação pode resultar na disacusia neurossensorial do feto. A alteração básica reside no atraso da maturação das células ciliadas externas. As principais drogas envolvidas são: talidomida, antibióticos, anestésicos e antidepressivos.

Radiação – ocorre em mães que se submetem a exames radiográficos repetidos.

DISACUSIA TARDIA DE ORIGEM NÃO-GENÉTICA

Causas infecciosas

Causas virais:
- Parotidite epidêmica (caxumba): a surdez é geralmente súbita, profunda e unilateral.
- Sarampo: a surdez tende a ser bilateral, simétrica, moderada e em freqüências altas.
- Influenza e varicela: causas raras de surdez[4].

Causas bacterianas:
- Meningite bacteriana: causa surdez quando associada à labirintite. Pode haver calcificação secundária da cóclea.
- Sífilis congênita: a manifestação da disacusia pode aparecer até os 20 anos de vida (sífilis terciária).

Ototoxicidade

Aminoglicosídeos – os principais exemplos são gentamicina, amicacina, neomicina e estreptomicina. São drogas que causam ototoxicidade irreversível e freqüentemente são nefrotóxicos. A monitorização audiométrica dos pacientes deve ser realizada em indivíduos considerados de alto risco:

- função renal anormal;
- doses diárias maiores que as recomendadas ou dose acumulada alta;
- níveis sangüíneos altos;
- indivíduos idosos ou crianças;
- pacientes com exposição a ruídos;
- perda neurossensorial anterior;
- vertigem e/ou desequilíbrio anteriores;
- administração de outro ototóxico[1-4].

Cisplatina – é um medicamento derivado de metal pesado utilizado como antineoplásico para o tratamento quimioterápico de tumores. O aparecimento do efeito ototóxico é dose-dependente e a perda auditiva costuma ser irreversível.

Medicações com ototoxicidade geralmente reversível – a perda auditiva pode diminuir ou mesmo desaparecer com a interrupção do tratamento. Exemplos: diuréticos de alça, salicilatos, antiinflamatórios não-hormonais.

Preparações tópicas – muitas medicações utilizadas em preparações tópicas podem penetrar na cápsula óptica e ter efeito tóxico, sobretudo se administradas em pacientes com mucosa da orelha média normal. Esta é uma causa relativamente rara de ototoxicidade. Exemplos: antibióticos como aminoglicosídeos, polimixina B, cloranfenicol, e veículos com propilenoglicol e etanol.

Doenças imunológicas

Doenças auto-imunes primárias – perda auditiva neurossensorial inexplicada, usualmente sem componente retrococlear ou condutivo. Pode ser flutuante, estabilizar-se ou ser progressiva. Em geral é bilateral, mas pode ser unilateral no início do quadro. Ocorre geralmente entre 20 e 50 anos, predominando no gênero feminino[1-4].

Doenças auto-imunes secundárias – resultam dos efeitos diretos ou indiretos de doença sistêmica imunológica. Pode ocorrer lesão da orelha interna em uma grande variedade de doenças. Entre elas, síndrome de Cogan, poliarterite nodosa, lúpus eritematoso sistêmico, granulomatose de Wegener, doença de Behçet, doenças hematológicas imunomediadas e artrite reumatóide.

O tratamento é realizado com a administração de corticosteróides como a prednisona na dose de 1mg/kg. Os pacientes devem ser referenciados para especialista[1-4].

PRESBIACUSIA

É a perda auditiva associada ao envelhecimento e tem como características a perda neurossensorial simétrica, bilateral, lentamente progressiva e em freqüências acima de 2.000Hz, embora outros padrões possam ocorrer. Tem origem multifatorial, resultante de fatores ambientais e genéticos.

A melhora com o uso do aparelho de amplificação sonora individual usualmente é mais pronunciada em pacientes com boa discriminação da fala. O aparelho capta o som ambiente, amplifica-o e o oferece amplificado à orelha. São de vários tipos, de acordo com sua localização. Reabilitação fonoaudiológica e psicoterapia estão indicadas, sobretudo quando o paciente não se adaptar ao aparelho de amplificação sonora individual[1].

SURDEZ SÚBITA

O termo surdez súbita pode ser definido como a perda auditiva de instalação súbita ou rapidamente progressiva, variando desde minutos até três dias. A disacusia deve ser neurossensorial e apresentar limiares iguais ou maiores que 30dB em três freqüências audiométricas contíguas. A incidência da doença na população geral é de um caso novo em 10.000 habitantes por ano. Não há predomínio entre os gêneros e o acometimento em geral é unilateral[2].

Atualmente a surdez súbita tem sido considerada um sintoma de um grupo de doenças, entretanto permanece idiopática em 90% dos casos investigados. A seguir serão descritas as etiologias principais relacionadas com a perda súbita da audição:

Viral – pode manifestar-se com quadro sistêmico (sintomas gripais) ou de forma isolada. Os principais agentes envolvidos são os vírus da caxumba, sarampo, mononucleose, rubéola e citomegalovírus.

Bacteriana – a meningite é responsável pela maioria dos casos e pode apresentar um quadro bilateral.

Auto-imune – pode acometer a orelha interna isoladamente ou estar associada a doenças sistêmicas.

Alérgica – em geral surge após injeção de soros, vacinas ou picada de abelhas.

Vascular – ocorre em condições clínicas em que há hemorragia, espasmo ou trombose.

Tumoral – o tipo principal é o neurinoma do nervo acústico. Representa 2% dos casos de surdez súbita (Fig. 14.5).

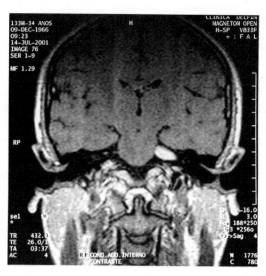

Figura 14.5 – Corte coronal de ressonância magnética em T1 com contraste mostrando lesão com hiperintensidade de sinal no meato acústico interno e ângulo pontocerebelar/paciente com diagnóstico de neuroma do acústico.

Afecções neurológicas degenerativas – esclerose múltipla.

Traumatismo craniano e cirurgia.

Ototóxica – o quadro em geral é progressivo e bilateral, mas pode ser súbito.

Fístula perilinfática – ocorre em pacientes com hipertensão intracraniana ou em barotrauma.

A audiometria tonal mostra perda neurossensorial de pelo menos 30dB em três freqüências consecutivas. A audiometria de tronco cerebral pode diagnosticar esclerose múltipla ou neurinoma do acústico. A ressonância magnética de crânio deve ser realizada para pesquisa de neurinoma do acústico[3].

Observa-se que 25% dos pacientes se recuperam espontaneamente sem tratamento; no entanto, alguns fatores estão relacionados a uma melhor recuperação: perda auditiva discreta ou moderada (até 45db), curva audiométrica plana (perda semelhante em graves e agudos), audição contralateral preservada, ausência de vertigem, paciente jovem, início precoce do tratamento (até 10 dias) e início precoce da recuperação do quadro (até duas semanas).

TRAUMATISMO ACÚSTICO

Traumatismo acústico diz respeito à lesão coclear induzida por exposição aguda a som de alta intensidade. Estímulos acima de 120dB podem originar lesões abruptas da membrana basilar e desorganização de células ciliadas. Estão envolvidas na gênese da entidade clínica do traumatismo acústico.

O diagnóstico é clínico e audiométrico. Perda auditiva neurossensorial intensa ou profunda, geralmente unilateral, abrupta e permanente. Zumbido é freqüente, contudo sintomas vestibulares são eventuais. Em alguns casos, pode haver melhora da audição durante a evolução[4].

PERDA AUDITIVA INDUZIDA POR RUÍDO

Perda auditiva induzida por ruído diz respeito à lesão coclear induzida por exposição prolongada a sons acima de 85dB. É uma perda auditiva de caráter insidioso.

Estímulos sonoros acima de 85dB podem ser lesivos às células ciliadas externas e eventualmente às células ciliadas internas. Estímulos entre 85 e 110dB podem, a depender do tempo de exposição, gerar dois tipos de perda auditiva:

1. Temporária: quando retirado o estímulo, a fisiologia coclear volta ao normal.
2. Permanente: quando ocorrem lesões irreversíveis. A probabilidade de lesão permanente é diretamente proporcional à intensidade e duração do estímulo e, portanto, com efeito cumulativo.

O zumbido é o primeiro sintoma, em geral, aparecendo anteriormente à hipoacusia. Geralmente, a perda auditiva é bilateral e simétrica. A perda é neurossensorial, inicialmente na freqüência de 4.000Hz e, em seguida, caso perdure o estímulo patológico, acomete freqüências adjacentes, de 3.000 e 6.000Hz. Com a progressão da doença, à medida que aumenta o limiar tonal para freqüências agudas, as freqüências graves (2.000, 1.000, 500Hz, nesta ordem) podem começar a ser afetadas[1-4].

DOENÇA DE MÉNIÈRE

Doença do labirinto membranoso caracterizada por disacusia, vertigem, zumbido e plenitude auricular, geralmente ocorrendo em crises devido à hidropisia endolinfática.

Os sintomas descritos por Ménière são didaticamente divididos em síndrome e doença. Assim, a síndrome de Ménière refere-se a casos em que a etiologia dos sintomas é conhecida (sífilis, traumatismo acústico), enquanto a doença de Ménière refere-se a casos de origem idiopática.

Acredita-se que a doença de Ménière se deva a uma etiologia hereditária multifatorial, dado o grande número de fatores envolvidos (alterações de estria vascular, alterações do fluxo de endolinfa, fatores imunológicos) somado à presença de alterações extrínsecas associadas, como alterações hormonais (insuficiência de estrógenos, hipotireoidismo), estresse e disfunção no metabolismo da glicose (intolerância).

A hipoacusia é caracteristicamente neurossensorial e flutuante, podendo persistir como seqüela após o término da crise. Eventualmente, pode ser condutiva, devida à rigidez da platina do estribo secundária à distensão do sáculo. Zumbido geralmente ocorre durante as crises, sendo normalmente do tipo agudo.

O tratamento é realizado com a prescrição de diuréticos como a hidroclorotiaziada 25mg por dia. O paciente, quando possível, deve ser referenciado para especialista[1-4].

REFERÊNCIAS BIBLIOGRÁFICAS

1. Bento R.F, Lessa MM, Chung D et al. Condutas Práticas em Otologia. São Paulo: Fundação Otorrinolaringologia, 2002. ▪ 2. Bento RF, Miniti A, Marone SAM. Tratado de Otologia. São Paulo: Editora da Universidade de São Paulo/Fundação Otorrinolaringologia / FAPESP, 1998. ▪ 3. Hungria H. Otorrinolaringologia. 8ª ed, Rio de Janeiro: Editora Guanabara Koogan SA, 2000. ▪ 4. Miniti A, Bento RF, Butugan O. Otorrinolaringologia Clínica e Cirúrgica. São Paulo: Livraria Atheneu Editora, 1993. ▪ 5. Seminários do Programa de Residência Médica da Divisão de Clínica Otorrinolaringológica do Hospital das Clínicas da Faculdade de Medicina da Universidade de São Paulo, 2001/www.forl.org.br.

102. ZUMBIDO

Richard Louis Voegels
Marcus Miranda Lessa
Francini G.M. Pádua

O zumbido pode ser definido como ilusão auditiva, ou seja, sensação sonora não relacionada com uma fonte externa de estimulação[1]. Em 1982, foi definido como a percepção consciente de um som que se origina nas orelhas ou na cabeça do paciente, sem a presença de uma fonte externa geradora de som[2].

Também denominado de tinitos ou acúfeno, trata-se de um fenômeno muito freqüente. Segundo estimativas da *American Tinnitus Association*, 36 milhões de americanos sofrem de acúfenos[3]. Destes, 7,2 milhões têm o zumbido na sua forma grave[1]. Em cerca de 80% dos casos, o zumbido é leve ou intermitente, não trazendo maiores conseqüências à vida do indivíduo e nem mesmo levando-o a procurar ajuda médica[4]. Quando se manifesta de maneira importante, pode prejudicar a qualidade de vida, afetando o sono, a concentração, o equilíbrio emocional e atividades diárias[5,6]. São esses os pacientes que procuram um médico[5]. Em sua forma grave, que corresponde a 20% dos casos, o zumbido só perde para a dor e a tontura intensas e intratáveis, segundo pesquisa realizada pela *Public Health Agency of America*, em 1984/1985[1,7]. Neste contexto, é importante saber que 2% dos pacientes com acúfenos especialmente graves e sem solução estão tentados a cometer suicídio[3]. Johnston e Walker[8] em 1996, estudaram pacientes suicidas de clínicas psiquiátricas e identificaram entre seus fatores de risco o prejuízo na comunicação, o zumbido intratável e a falta de esperança como características em comum.

O zumbido pode ser o único ou o principal sintoma envolvido em várias doenças[1], sejam elas próprias do aparelho auditivo, sejam como conseqüência de doenças sistêmicas, contudo, em alguns casos permanecem idiopáticas[6]. Apesar de ainda não existir cura para os casos mais graves de zumbido, algumas medidas terapêuticas (específicas e inespecíficas) podem e devem ser utilizadas a fim de promover sua diminuição[4]. Neste capítulo, os autores pretendem discutir a classificação, os métodos diagnósticos e terapêuticos do zumbido, mostrando algumas atitudes que podem ser tomadas, excluindo de uma vez por todas as velhas frases: "não há nada que possa ser feito" ou "você precisa conviver com isso"[1], que só tende a prejudicar mais ainda o paciente, como veremos adiante.

CLASSIFICAÇÃO

Muitas classificações de zumbidos já foram propostas. A mais usada na literatura divide o zumbido em dois tipos[1,3].

CLASSIFICAÇÃO DE ACORDO COM O TIPO DO ZUMBIDO

1. **Zumbido objetivo** – quando podem ser captados do exterior como fenômenos acústicos fisicamente medíveis (ruídos)[3]; podem ser identificados também pelo examinador[1]; podem ser de origem vascular, muscular ou anatômica (como é o caso da tuba auditiva patente)[3].
2. **Zumbido subjetivo** – quando não podem ser captados do exterior como ruídos fisicamente medíveis[3]; são percebidos apenas pelo paciente[1]; podem ser divididos em *tinnitus aurium*, audiometricamente definível, que o paciente descreve localizado na própria orelha ou *tinnitus cranii sive cerebri*, inespecífico, sem localização precisa, geralmente relacionado com alterações vasculares intracranianas[3].

Essa classificação, no entanto, tem utilidade limitada, uma vez que uma mesma doença pode provocar zumbido subjetivo em alguns pacientes e objetivo em outros[1]. Segundo Sanchez[1] pelo fato de considerar a classificação essencial para o diagnóstico preciso e a escolha do tratamento adequado, a classificação do zumbido de acordo com sua fonte de origem é preferida.

CLASSIFICAÇÃO DE ACORDO COM A ORIGEM DO ZUMBIDO

Zumbidos gerados pelo sistema auditivo[3]

O zumbido gerado pelo sistema auditivo é prevalente na população[1,9]. Embora às vezes não seja possível definir o processo patológico com exatidão, a maioria dos pacientes refere uma determinada etiologia, a saber:

Causas otológicas – são consideradas as mais freqüentes de zumbido. Qualquer etiologia que possa comprometer desde a orelha externa, como o cerúmen, até as vias auditivas centrais, como no acidente vascular cerebral, podem gerar o zumbido. São exemplos disacusias neurossensoriais, perdas auditivas induzidas por ruído, doença de Ménière, otospongiose, otites crônicas, labirintites recorrentes entre outras várias condições. O tratamento ou controle da condição primária pode atenuar ou abolir o zumbido.

Causas cardiovasculares – são consideradas a segunda causa mais comum de zumbido. A hipertensão arterial sistêmica é o distúrbio mais encontrado e, muitas vezes, o zumbido melhora apenas com o retorno dos níveis pressóricos para o limite de normalidade. Outras condições, que alguns autores[10] consideram dilemas etiológicos, que devem ser feitas por exclusão, são os distúrbios que geram o aumento do débito cardíaco (anemia, tireotoxicose, gravidez). A arteriosclerose extensa também pode ser um fator causal.

Causas metabólicas – apesar de não serem tão comuns como as citadas anteriormente, podem ser facilmente revertidas, quando reconhecidas. Distúrbios da tireóide podem gerar zumbido tanto pelo aumento do débito cardíaco, no caso de hipertireoidismo, como por aumento da pressão na orelha interna, no caso de hipotireoidismo. A hiperlipidemia pode ser outra causa de zumbido associada à tontura e perda auditiva flutuante, que, quando revertida, pode trazer benefícios ao paciente com zumbido. Sabe-se que a orelha interna, particularmente a cóclea, é a região do organismo humano onde mais se encontra o íon zinco. Embora controversa, a deficiência desse íon também é tida como fator causal[4], assim como a deficiência das vitaminas A e B. Outras causas metabólicas são a hipo e a hiperglicemia, assim como o excesso de ingestão de cafeína.

Causas neurológicas – traumatismos cranianos fechados com fratura ou não de crânio, levando à disacusia neurossensorial em altas freqüências ou a uma hipoacusia condutiva, são causas de zumbido, assim como o traumatismo em chicote (*whiplash*), comum em acidentes automobilísticos. A esclerose múltipla e a meningite são outras causas.

Causas farmacológicas – muitos medicamentos podem ser ototóxicos gerando disacusia neurossensorial que muitas vezes pode ser revertida com a interrupção da medicação precocemente. Os mais conhecidos são: a) aspirina e seus derivados; b) antibióticos aminoglicosídeos (amicacina, neomicina, gentamicina, estreptomicina); c) antiinflamatórios não-hormonais (naproxeno, ibuprofeno, fenilbutazona, indometacina, cetoprofeno); d) antidepressivos (amitriptilina, imipramina, desipramina, nortriptilina); e) quimioterápicos (cisplatina). Quando o paciente está em uso de apenas uma única medicação, o encontro do ototóxico pode ser mais fácil que na utilização de várias medicações associadas. Deve-se suspender a medicação assim que detectado o sintoma.

Causas odontogênicas – cerca de 45% dos pacientes com zumbidos graves apresentam sintomas de disfunção da articulação temporomandibular.

Causas psicogênicas – tanto a depressão como a ansiedade são manifestações psicogênicas mais comuns associadas ao zumbido. Podem tanto ser a causa primária como sua conseqüência. Enquanto a ansiedade pode acentuar a percepção do zumbido, a depressão faz com que o zumbido tenha maior importância ao paciente.

Zumbidos gerados por estruturas parauditivas[2]

Apesar de incomuns, os zumbidos gerados por estruturas vasculares, musculares ou alterações anatômicas como tuba auditiva patente, quando identificados, podem representar uma etiologia tratável pelo otorrinolaringologista. Podem apresentar-se subjetivamente, entretanto, são mais comumente objetivos. No caso de alterações vasculares, geralmente apresentam ritimicidade e são caracterizados pelo paciente como pulsáteis, correlacionando-se com os batimentos cardíacos do indivíduo. Originam-se em conseqüência da turbulência sangüínea gerada tanto pelo aumento do fluxo sangüíneo quanto pela estenose do lúmen vascular. De acordo com o vaso de origem podem ser arteriais ou venosos. Já nas alterações musculares como na mioclonia, o zumbido é caracterizado como um clique, sincrônico com a fase de relaxamento da mioclonia e com o fechamento da tuba auditiva[1,10,11].

Alterações vasculares

Dentre as alterações vasculares, as etiologias mais identificadas de zumbido são as neoplasias vasculares (paragangliomas, hemangiomas), malformações arteriovenosas e hum venoso. As malformações arteriovenosas durais são as mais prevalentes, freqüentemente envolvendo a artéria carótida externa (artéria occipital e auricular maior) e o seio transverso, enquanto os paragangliomas são a etiologia do zumbido pulsátil mais conhecida pelos otorrinolaringologistas.

Neoplasias vasculares – os exemplos mais comuns são os tumores glômicos timpânicos ou jugulares. O zumbido é pulsátil e sua intensidade depende do leito vascular nutriente, da pressão e fluxo sangüíneo do tumor, assim como da proximidade em relação à orelha. Apresenta freqüência semelhante ao pulso do paciente e não tem suas características alteradas pela compressão da veia jugular, posição da cabeça ou manobra de Valsalva. Quando grande, o tumor pode levar ao comprometimento do IX, X e XII pares cranianos, com alteração também auditiva. O diagnóstico é realizado pela otoscopia (tumoração avermelhada em orelha média ou protruindo pelo meato acústico externo), timpanometria mostrando oscilações do traçado conforme batimentos cardíacos e tomografia computadorizada de ossos temporais. A conduta geralmente é cirúrgica. A conduta expectante fica reservada aos pacientes idosos com tumores de crescimento lento ou aqueles que não apresentam condições clínicas para a cirurgia.

Malformações vasculares – geralmente são mais extensas do que os sintomas sugerem, são geradas por canalículos microscópicos que se formam e passam a comunicar os vasos adjacentes resultando em rápido crescimento do fluxo, com aumento do zumbido. Podem ser arteriais, principalmente de trajeto aberrante de carótida, estenose ou aneurisma da artéria braquiocefálica, da carótida e outras, assim como persistência da artéria estapediana. A de origem venosa mais freqüente é o bulbo da jugular deiscente, enquanto as malformações arteriovenosas mais comuns são as da fossa posterior, que comunicam a artéria occipital com o seio transverso. As malformações da cabeça e pescoço podem provocar distorções em face e/ou pescoço. Quando intracranianas, podem gerar cefaléia, com papiledema em exame de fundo de olho caso haja hipertensão intracraniana. Podem provocar um sopro e diminuir os batimentos cardíacos ao serem comprimidas (quando no pescoço). O diagnóstico é realizado por ressonância magnética de crânio ou angiografia. Geralmente os sintomas não são graves e não requerem tratamento. Quando necessário, pode-se fazer ligadura da artéria nutriente (nos casos de suprimento arterial único) ou embolização.

Hum venoso – os murmúrios venosos cervicais são resultantes de um fluxo turbulento na veia jugular, podendo ou não ser percebido como zumbido pulsátil. É considerado um som corpóreo normal que pode ser auscultado na maioria das crianças ou em adultos com condições circulatórias hiperdinâmicas. Cerca de 52% dos adultos normais apresentam murmúrio venoso cervical auscultável. Sua etiologia parece derivar da pressão do processo transverso da segunda vértebra cervical sobre a veia jugular. O diagnóstico é clínico. Geralmente, o zumbido é unilateral, melhora com suave pressão no pescoço sobre a veia jugular, sem ocluir a carótida, assim como com a rotação da cabeça para o lado ipsilateral do zumbido ou manobra de Valsalva. Piora com a rotação contralateral (pois haverá compressão da veia jugular contralateral ao zumbido pelo músculo esternocleidomastóideo com conseqüente aumento do fluxo sangüíneo na veia jugular testada) e inspiração profunda. O tratamento consiste na orientação do paciente em relação a esse sintoma. Nos casos de zumbido grave, pode-se tentar a ligadura alta da veia jugular interna, sempre realizando angiografia pré-operatória para constatar a permeabilidade da veia jugular contralateral.

Alterações musculares

A mioclonia pode ser causada pela contração sincrônica voluntária ou involuntária de um ou vários músculos da orelha média ou do palato (Fig. 14.6).

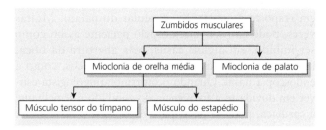

Figura 14.6 – Tipos de zumbido de origem muscular.

Mioclonia dos músculos da orelha média (Quadro 14.6) – geralmente, apresentam-se como zumbido unilateral, com cliques rápidos e intermitentes que podem cessar espontaneamente. Os zumbidos não acompanham a freqüência cardíaca do paciente e geralmente são descritos pelo indivíduo como "batimentos de asa de borboleta" em sua orelha. Os fatores desencadeantes são diferentes às duas entidades. Enquanto a ansiedade pode levar à mioclonia do músculo tensor do tímpano, sons de freqüências específicas desencadeiam a mioclonia do estapédio. Assim, o paciente pode referir que toda vez que ouve determinada campainha, por exemplo, apresenta o zumbido, ou ainda ao escutar a voz de determinada pessoa. O tratamento baseia-se na orientação, introdução de relaxantes musculares como os tiocolquicósidos (Coltrax®), 4mg por dia, por via oral, podendo ser aumentado a cada três dias, caso não haja melhora, até a dose máxima de 16mg por dia. Podem ainda ser utilizados ansiolíticos como os benzodiazepínicos ou anticonvulsivantes como a carbamazepina. No caso de mioclonia do músculo do estapédio, pode-se abordar cirurgicamente com sua secção.

Quadro 14.6 – Mioclonia dos músculos da orelha média.

	Músculo tensor do tímpano	Músculo do estapédio
Lado acometido	Unilateral	Unilateral
Características do zumbido	Cliques rápidos e intermitentes	Cliques rápidos e intermitentes
Fatores desencadeantes	Ansiedade	Sons de freqüência específica
Tratamento	Orientação Relaxantes musculares Ansiolíticos Anticonvulsivantes	Orientação Relaxantes musculares Ansiolíticos Anticonvulsivantes Secção do músculo do estapédio em centro cirúrgico

Mioclonia palatal – o tremor palatal geralmente acomete indivíduos jovens, que podem apresentar algum distúrbio neurológico associado como infartos cerebrais, esclerose múltipla ou disfunção cerebelar. São rápidas e repetidas contrações (de 60 a 200/minuto) dos músculos tensor ou elevador do véu palatino, tensor do tímpano, salpingofaríngeo ou constritor superior da faringe. O zumbido é caracterizado como cliques objetivos no ritmo da contração muscular, sincrônicos com a fase de fechamento da tuba auditiva. É provocado pelo contato das membranas mucosas das paredes da tuba auditiva em resposta à contração muscular do palato. Muitas vezes, pode não ser referido pelo paciente assim como ser inibido, em alguns casos, pela abertura da boca, necessitando de outros métodos diagnósticos, como a endoscopia nasal. Quando o otorrinolaringologista estiver em dúvida se a freqüência do zumbido é semelhante à cardíaca, pode-se pedir para o paciente fazer alguma atividade física leve que aumente sua própria freqüência e observar se o zumbido teve sua taxa de cliques alterada. O diagnóstico diferencial faz-se com as doenças neurológicas como acidente vascular cerebral de ponte, traumatismo cranioencefálico, esclerose múltipla, tumores de cerebelo e tronco. O tratamento consiste na utilização de relaxantes musculares, ansiolíticos, anticonvulsivantes. Podem-se utilizar também aplicações da toxina botulínica em palato mole ou na tuba auditiva, com melhor resposta que com a terapia medicamentosa.

Tuba patente

Na maior parte das vezes está associada à rápida perda de peso, seja por dieta, seja por pós-parto ou doenças consumptivas. O zumbido geralmente é unilateral e caracterizado como "barulho de mar", sincrônico com a respiração nasal e que melhora ao deitar-se. O diagnóstico pode ser auxiliado com a timpanometria que mostra flutuações na posição da membrana timpânica com o ritmo alterado da respiração do paciente. O tratamento consiste no ganho de peso, e em casos sem fatores aparentes, pode-se indicar a colocação de tubo de ventilação.

DIAGNÓSTICO

Uma vez tendo em mente que o zumbido pode ser multifatorial, devem-se pesquisar os possíveis fatores etiológicos para o seu tratamento específico. Para tanto, uma anamnese detalhada assim como exame clínico e alguns exames complementares são necessários.

ANAMNESE

É importante questionar todas as características do zumbido, por exemplo:

1. Tempo de aparecimento (agudo ou crônico).
2. Sua localização (unilateral, bilateral ou se é referido como uma sensação sonora na cabeça), se existe um lado pior.
3. Qual seu tipo (pulsátil ou clique, objetivo ou subjetivo, único ou múltiplo).
4. Sua evolução (se surgiu súbita ou progressivamente), quais os fatores de piora (manhã/noite, barulho/silêncio, álcool/cigarro, exercícios, jejum).
5. Quais os fatores de melhora (rádio/televisão/ruídos de fundo, medicamentos, rotação cervical, manobra de Valsalva).
6. Qual sua interferência na vida do paciente em relação ao seu sono, concentração, privação de vida social e emocionalmente.
7. A preocupação maior do paciente em relação a ele, averiguando se o paciente acha que é doença grave, se acha que pode ficar surdo ou se tem medo que piore.
8. Perguntar sobre alterações auditivas, e neste tópico incluem-se hipoacusia, presença de hipersensibilidade auditiva, presença de otalgia ou otorréia e concomitância de tonturas. Quanto à hipoacusia, questionar o lado, se é progressiva, súbita ou flutuante (a presbiacusia ou a otospongiose, por exemplo, apresentam-se como hipoacusias progressivas, enquanto doenças auto-imunes ou doença de Menière podem apresentar hipoacusia flutuante; já a surdez súbita ou traumatismo cranioencefálico podem levar à perda auditiva súbita), se há plenitude auricular (sensação de "ouvido cheio", a qual pode sugerir hidropisia endolinfática), se o paciente trabalha ou trabalhou em ambientes ruidosos com a utilização ou não de aparelho de proteção individual (de maneira que possa levantar a hipótese de perdas auditivas induzidas por ruídos). A hipersensibilidade auditiva é um sintoma subjetivo em que o paciente não tolera sons de fraca ou média intensidade[12,13]. Pode ser dividida em hiperacusia, misofonia e fonofobia:

Hiperacusia – ocorre em indivíduos com audição normal, com intolerância a diversos sons do meio ambiente, de baixa ou moderada intensidade, independente da freqüência que os compõe, como por exemplo água corrente, ventilador, telefone, carro, portas fechando etc.

Misofonia – reações desproporcionais do sistema límbico e do sistema nervoso autônomo à exposição a sons em situações específicas, enquanto sons agradáveis como música podem ser tolerados em intensidades muito mais altas.

Fonofobia – é o "medo" de determinado som, que o paciente pode associar a condições específicas.

A otalgia e a otorréia podem sugerir afecções otológicas que quando tratadas adequadamente podem amenizar o zumbido. Quanto à tontura, investigar se é tipo instabilidade ou rotatória, quanto tempo apresenta de duração (segundos, minutos, horas, dias), quais os fatores de piora e melhora. Segundo Órfão et al.[18], o zumbido pode ser a primeira manifestação de uma doença labiríntica, estando presente antes da

provável instalação de sintomas vestibulares e/ou auditivos. Os mesmos autores observaram que 45% dos pacientes com zumbido, sem sintomas em relação ao equilíbrio, apresentaram alterações ao exame otoneurológico, com predomínio de alterações sugestiva de síndrome vestibular periférica irritativa.
9. Quantificar a gravidade dos sintomas otológicos para guiar o tratamento.
10. Questionar sobre a presença de cefaléia, cervicalgia e alterações que sugiram disfunção de articulação temporomandibular.

Quanto aos hábitos do paciente, deve-se investigar tabagismo, etilismo, abuso de cafeína (encontrada no café, chá preto, mate e chimarrão, refrigerantes tipo cola, chocolates) e compulsões por doce que possam sugerir hipoglicemia. A utilização de medicamentos deve ser averiguada a fim de descartar possíveis efeitos ototóxicos. Além disso, questionar quais medicações já utilizou para o tratamento de seu zumbido.

Sobre o interrogatório de diversos aparelhos, o otorrinolaringologista deve ter em mente que o zumbido muitas vezes é uma manifestação clínica de uma doença sistêmica e, uma vez controlada, pode levar a seu alívio. Assim, deve-se questionar sobre alterações cardiovasculares, particularmente a hipertensão arterial sistêmica, psicológicas que possam sugerir ansiedade ou depressão, do sistema nervoso central, metabólicas como distúrbios da glicemia (hipoglicemia, *diabetes mellitus*), do colesterol e triglicérides, tireoidianos, entre outros.

Dentre os antecedentes pessoais, questionar se o paciente já apresentou traumatismos cranianos, cirurgias otológicas ou tumores que necessitaram de quimioterapia.

EXAME CLÍNICO

Todos os pacientes devem ser submetidos ao exame otorrinolaringológico completo, incluindo a palpação da articulação temporomandibular e exame de cabeça e pescoço. Deve-se procurar por alterações à otoscopia que possam justificar o zumbido, como rolha de cerúmen, sinais de otites agudas ou crônicas, massas avermelhadas em orelha média ou protruindo para o meato acústico externo, ou mesmo otoscopia normal. Do exame nasal, procurar alterações que podem causar disfunção de tuba auditiva e conseqüente disfunção de orelha média e zumbido (sinais de rinite, tumores em rinofaringe). À otoscopia, observar movimentos musculares palatais involuntários, que sugiram mioclonia, observar arcada dentária e sua oclusão que sugiram disfunção de articulação temporomandibular. À palpação cervical, ficar atento à modulação do zumbido quanto às rotações de pescoço, auscultar possíveis sopros cervicais. A palpação de tireóide deve ser realizada a fim de detectar alguma possível alteração. O exame de pares cranianos também é importante à medida que se descarta acometimento central. A medida da pressão arterial do paciente também deve ser realizada.

EXAMES COMPLEMENTARES

- Todos os pacientes devem ser submetidos a pelo menos uma audiometria tonal e vocal e a uma timpanometria. Nos casos de audiometria normal, quatro hipóteses diagnósticas devem ser feitas: abuso de cafeína, distúrbio do colesterol, disfunção de articulação temporomandibular ou distúrbios psicológicos.
- Todos os pacientes devem ser submetidos a exames laboratoriais como hemograma completo (observar possível anemia), glicemia de jejum (quando pela anamnese a suspeita de hipoglicemia for grande, solicitar curva glicêmica e insulinêmica de 3 horas – será comentada adiante), colesterol total e frações, triglicérides, hormônios tireoidianos, zinco sérico, teste para sífilis. Nos casos em que haja suspeita de doença auto-imune, solicitar fator reumatóide, anticorpo antinuclear, complemento total e frações, CH_{50}. Com esses exames associados à anamnese e ao exame clínico, várias hipóteses diagnósticas podem ser feitas. Desse modo, pode-se ou não solicitar outros exames.
- **Curva glicêmica-insulinêmica de 3 horas** – pacientes do gênero feminino, jovens, com compulsão a doces, zumbido que piora no jejum, fazendo dietas, devem ser submetidas a esse exame. Em regiões em que não são realizadas as curvas insulinêmicas, pode-se realizar a curva glicêmica de 4-5 horas. Interpretação:
  – qualquer valor menor que 55mg na curva glicêmica é considerado hipoglicemia;
  – valor de segunda hora da curva glicêmica entre 145-200 é considerada intolerância glicêmica;
  – a soma dos valores da segunda e terceira horas na curva insulinêmica maiores que 75 são considerados como diabetes oculto, sendo que o valor de 60-75 é considerado limite;
  – todos os valores da curva insulinêmica menores que 50 sugerem insulinopenia.
- **Endoscopia nasal** – pacientes com queixa de zumbido tipo clique, sem alterações no exame de rotina, devem ser submetidos à endoscopia nasal a fim de verificar a possível mioclonia palatal.
- **EcoG** – pacientes em que se suspeita de hidropisia endolinfática apresentam relação do potencial de somação/potencial de ação aumentado ao EcoG. Este exame apresenta 60% de sensibilidade, podendo passar para 70% quando acrescido de glicerol.
- **Audiometria de tronco cerebral (BERA)** – pacientes com disacusia neurossensorial unilateral assimétrica devem ser pesquisados quanto à existência de neurinoma do acústico. Se presente, haverá aumento das latências das ondas I-V. Como pode apresentar alguns resultados falso-negativos, o exame de escolha nesses

casos é a ressonância magnética de crânio, que pode mostrar pequenos tumores no ângulo pontocerebelar, assim como outras alterações centrais.

- **Tomografia computadorizada de ossos temporais** – zumbidos pulsáteis primeiramente são estudados com tomografia de ossos temporais que pode mostrar, por exemplo, bulbo alto da jugular. Quando inconclusivo, pode ser complementado com angiorressonância. A tomografia é considerada *gold standard* no diagnóstico de otospongiose coclear.
- **Angiografia cerebral** – anormalidades vasculares podem ser mais bem estudadas com angiografia, com visualização de aneurismas (Fig. 14.7)[10,11].

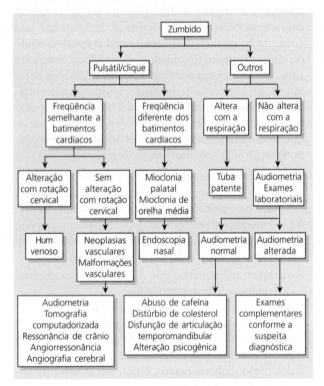

Figura 14.7 – Fluxo diagnóstico para investigação de zumbido.

TRATAMENTO

Apesar de ainda não existir um tratamento 100% eficaz no controle do zumbido, várias medidas podem ser tomadas para diminuir e, ao menos, amenizá-lo. Estas medidas podem ser divididas em inespecíficas (que podem ser usadas em qualquer paciente) e específicas (que devem ser usadas de acordo com cada caso)[1,4-6,15].

MEDIDAS INESPECÍFICAS

- Orientar o paciente quanto à pequena probabilidade de doença grave. Mesmo que haja suspeita por parte do médico, ele não deve, nesse momento, informar ao paciente. Desmistificar a preocupação do paciente quanto ao zumbido é de extrema importância além de evitar frases como "não há nada a ser feito".
- Evitar ambientes excessivamente barulhentos.
- Evitar o excesso de cafeína. Lembrar que muitos produtos descafeinados apresentam apenas redução de 50% de cafeína na sua composição. O consumo sugerido é de até três xícaras de café caseiro por dia.
- Atenção à utilização de possíveis ototóxicos e sua suspensão.
- Evitar o tabagismo e o etilismo nos pacientes que referem piora de seus sintomas com sua utilização.
- Encaminhar o paciente para uma avaliação psiquiátrica, caso haja suspeita de transtorno depressivo ou ansioso.

MEDIDAS ESPECÍFICAS

O especialista deve ter em mente que um dos princípios do tratamento do zumbido é identificar e reverter sua causa de base. Assim, cada caso é um caso, e não se pode esquecer que a etiologia pode ser multifatorial. Desse modo, quando se detecta hipoglicemia, hipercolesterolemia ou distúrbio da tireóide, é prudente encaminhar o paciente ao endocrinologista para melhor avaliação e acompanhamento. Quando não se consegue identificar a doença de base, ou quando ela já foi controlada e o zumbido permanece, então o otorrinolaringologista deve tratar o **sintoma zumbido**. Várias modalidades terapêuticas já foram testadas e serão descritas a seguir.

TRATAMENTO MEDICAMENTOSO

De modo geral, o uso de medicamentos apresenta melhora em 60% dos casos de zumbido. Existem várias medicações e, de forma geral, é preferida a monoterapia com drogas com menos efeitos colaterais no início do tratamento, para depois de aproximadamente 30-60 dias reavaliar sua eficácia naquele paciente. Exceções à regra está a utilização da nicopaverina sempre associada à vitamina A e o extrato de Egb-761, que é utilizado por no mínimo 3 meses para posterior reavaliação.

Complexos vitamínicos e minerais

A reposição de zinco pode ser realizada juntamente com a vitamina B:

Ácido pangâmico (vitamina B_{15}) – 100mg.
Sulfato de zinco – 80mg.
Piridoxina – 300mg.

A fórmula deve ser prescrita em cápsulas e administrada 2 vezes ao dia, via oral, por aproximadamente 1 mês.

Antiagregantes e moduladores de fluxo na microcirculação

Pentoxifilina – diminui a viscosidade sangüínea e aumenta a deformabilidade eritrocitária. Utilizada na dose de 400mg três vezes ao dia ou 600mg duas vezes ao dia, por via oral.

Ginkgo biloba – o extrato de Egb-761 aumenta o fluxo sangüíneo e acelera o suprimento de oxigênio, aumentando a captação de radicais livres. Utilizado na dose de 80 ou 120mg duas vezes ao dia, por via oral.

Vasodilatadores diretos

Ácido nicotínico (vitamina B_1) associado à papaverina – atuam diretamente na musculatura lisa das arteríolas, principalmente na microcirculação da orelha. A Nicopaverina® pode ser utilizada por via oral de 8 em 8 horas, e a Nicopaverina AP®, de 12 em 12 horas.

Bloqueadores dos canais de cálcio

Atuam na homeostase do cálcio e causam vasodilatação secundária. A cinarizina de 25mg pode ser utilizada por via oral, três vezes ao dia, enquanto a flunarizina de 10mg pode ser utilizada uma vez ao dia.

Estabilizadores de membrana

Diminuem a hiperexcitabilidade das células nervosas por meio do bloqueio de canais de sódio, reduzindo a propagação sináptica dos impulsos excitatórios.
Lidocaína – por via intravenosa pode melhorar o zumbido em 76% dos pacientes e até aboli-lo temporariamente.

Anticonvulsivantes

Bloqueiam os canais de sódio e potencializam o GABA.
Carbamazepina – pode-se iniciar em baixas doses e aumentar progressivamente com monitorização da função hepática, renal e hematológica periodicamente. Pode-se utilizar por via oral, 50mg inicialmente, com aumento até no máximo de 600mg por dia. O desmame deve ser feito na retirada.
Gabapentina – anticonvulsivante de segunda geração, apresenta menos efeitos colaterais que a carbamazepina. Atua diminuindo a ação dos agonistas do glutamato. Pode ser utilizada por via oral na dose de 300mg três vezes ao dia. Fazer desmame na retirada.

Ansiolíticos

Passiflora incarnata – trata-se de um fitoterápico com poucos efeitos colaterais. Pode ser utilizado por via oral um comprimido duas vezes ao dia.
Benzodiazepínicos – como podem levar à dependência, devem ser utilizados por pouco tempo e em forma de retirada. Por exemplo, alprazolan 0,25mg à noite, por via oral, até no máximo de 1,5mg/dia. Fazer desmame na retirada.

Antidepressivos

Reduzem a resposta auditiva por diminuir o componente de estresse do zumbido. Podem, no entanto, ocasionar ou piorar o zumbido como efeito colateral.

OUTROS TRATAMENTOS

Acupuntura – pontos estimulados com as agulhas promovem a liberação de opiáceos endógenos localmente ou a distância. É considerado por Chami et al.[6] um aliado terapêutico para o zumbido, uma vez que gera equilíbrio emocional e bem-estar ao paciente.

Estimulação elétrica – vem sendo estudada por meio do efeito proporcionado pelo implante coclear, com melhora do zumbido em até 50% dos casos.

Biofeedback – paciente aprende técnicas de relaxamento para a diminuição do estresse.

Mascaramento – utilização de aparelhos auditivos com ruídos na freqüência do zumbido a fim de encobrir sua percepção. Atualmente, está caindo em desuso pelo sucesso da terapia de habituação.

Terapia de habituação (retreinamento do zumbido ou TRT) – a habituação é definida como o desaparecimento de reações a estímulos sensoriais pela exposição repetida a esse estímulo e pela perda de sentimentos negativos associados. É baseada no modelo neurofisiológico de geração do zumbido desenvolvido por Jastreboff: o zumbido seria gerado na cóclea; detectado na área subcortical; percebido no córtex auditivo; poderia gerar associações com sistema límbico levando a reações emocionais; e ativar o sistema nervoso autônomo, podendo então gerar o incômodo ao paciente.

A TRT desativa as alças de associação com o sistema nervoso autônomo e com o sistema límbico, habituando a reação do paciente ao zumbido (que continua existindo sem gerar preocupação) e também a percepção do zumbido (a percepção da ilusão sonora deixa de existir, apesar de a alteração na orelha interna manter-se).

Atua, portanto, na via central, e não na via periférica. A TRT pode desativar essas alças do sistema nervoso central por meio da habituação do zumbido utilizando a orientação e o enriquecimento sonoro pelos sons neutros competidores.

Trata-se de sons baixos, contínuos, que não despertam a atenção do paciente e, principalmente, *não* são mais altos que o zumbido, logo, *não o mascaram*. Podem ser utilizados sons ambientais (como o chiado do rádio que está fora de estação, gravações de ruídos de chuva, cachoeira) ou aparelhos sonoros individuais (utilizados nas duas orelhas, semelhantes a uma pequena prótese auditiva, com função apenas de gerar sons neutros à orelha).

Devem ser utilizados por pelo menos 6 horas por dia, por um período de 12 a 18 meses, podendo-se estender até 24 meses.

As vantagens da TRT são:
- É baseada num modelo científico.
- Tem eficácia de 80% (portanto, o melhor resultado terapêutico).
- Pode tratar o zumbido e a hiperacusia.
- Pode ser feita em qualquer paciente, desde que se tenha excluído causas tratáveis do zumbido.
- Seu uso é por tempo limitado.

- Não interfere com a audição.
- Não apresenta efeitos colaterais.

As desvantagens da TRT são:

- Tempo de tratamento prolongado.
- Requer treinamento específico (pacientes muito ansiosos ou deprimidos não respondem muito bem ao tratamento).

COMENTÁRIOS FINAIS

O zumbido ainda continua um desafio para o otorrinolaringologista, no entanto, muito tem sido pesquisado para a reverssão desse quadro. É certo que não existe, ainda, terapêutica 100% eficaz, mas há muitas medidas que podem ser tomadas a fim de aliviar o desconforto do paciente. Um bom relacionamento médico-paciente é essencial para um resultado satisfatório do tratamento. Saber, sobretudo, orientar, diminuindo a reação negativa do paciente ao sintoma, e nunca dizer que não há nada a ser feito por ele são medidas simples e essenciais para a boa condução do caso.

REFERÊNCIAS BIBLIOGRÁFICAS

1. Sanches TG. Zumbido. In: Bento, RF, Miniti A, Marone SAM. 1ª ed, São Paulo: Edusp, Fundação Otorrinolaringologia, FAPESP, 1998, p 321. ▪ 2. Mc Fadden, D. Tinnitus: facts, theories and treatments. Washington DC: National Acad. Press, 1982. ▪ 3. Claussen, C Seabra R. Moderno diagnóstico neuro-otométrico combinado na vertigem e acúfenos. Acta Awho 2001; 20:10. ▪ 4. Sanchez TG Reabilitação do paciente com zumbido. In: Tratado de Otorrinolaringologia da Sociedade Brasileira de Otorrinolaringologia, 2002. ▪ 5. Sanchez, TG, Pedalini MEB, Bento RF. Aplicação da terapia de retreinamento do zumbido (TRT) em hospital público. Arq Otorrinolaringol 2002; 6:29. ▪ 6. Chami FAI et al. Altereações das emissões otoacústicas por produto de distorção em pacientes portadores de zumbido submetidos a acupuntura. Estudo preliminar. Arq Fund Otorrinolaringol 2001; 5:78. ▪ 7. Sanchez TG et al. Controvérsias sobre a fisiologia do zumbido. Arq Fund Otorrinolaringol 1997; 1:2. ▪ 8. Johnston M, Walker M. Suicide in the elderly. Recognizing the signs. Gen Hosp Psychiatry 1996; 18:257. ▪ 9. Sanchez TG. Zumbido: estudo da relação entre limiar tonal e eletrofisiológico e das respostas elétricas do tronco cerebral. São Paulo, 1997 (Tese de Doutorado, Faculdade de Medicina da USP). ▪ 10. Kauffman EA, Nadaf LC, Souza RT. Diagnóstico diferencial e conduta no zumbido pulsátil a propósito de quatro casos clínicos. Rev Bras Otorrinolaringol 2001; 67:253. ▪ 11. Sanchez TG et al. Uma nova alternativa terapêutica para o tratamento do zumbido pulsátil objetivo de origem venosa. Arq Fund Otorrinolaringol 2001; 5:18. ▪ 12. Jastreboff PJ, Gray WC, Mattox DE. Tinnitus and hyperacusis. In: Cummings et al. Otolaryngology Head & Neck Surgery, volume four, 3rd ed, St. Louis: Mosby, 1998. ▪ 13. Sanchez TG, Pedalini MEB, Bento, RF. Hiperacusia: artigo de revisão. Arq Fund Otorrinolaringol 1999; 3:184. ▪ 14. Orfão CAS et al. Achados vestibulares em portadores de zumbido. Arq Fund Otorrinolaringol 2001; 5:213. ▪ 15. Sanchez TG et al. Experiência Clínica com Egb 761 no tratamento do zumbido. Arq Otorrinolaringol 2002; 6:200.

MÓDULO 15

ALTERAÇÕES GINECOLÓGICAS E UROLÓGICAS MAIS FREQÜENTES EM AMBULATÓRIO

- Vulvovaginites
- Incontinência urinária
- Sangramento uterino disfuncional
- Dismenorréia
- Síndrome pré-menstrual
- Climatério
- Planejamento familiar
- Medicamentos contra-indicados na lactação
- Nódulos mamários
- Doenças do sistema reprodutor

103. VULVOVAGINITES

Ana Maria Sampaio Moreira Grell

Vulvovaginite é um termo utilizado para todo o processo inflamatório conjunto da vulva e da vagina.

Os sintomas mais comumente encontrados são corrimento vaginal, prurido e queimação acompanhados de sinais de irritação vulvar, como eritema e escoriações da pele e mucosa vulvares.

Sua importância deve-se ao fato de se tratar de uma das queixas mais freqüentes entre as mulheres que procuram o ginecologista.

Tradicionalmente, as três entidades clássicas que compõem o quadro de vulvovaginite são a vaginose bacteriana, a candidose vulvovaginal e a tricomoníase. No entanto, há outras doenças inflamatórias que afetam a região vulvovaginal que serão abordadas neste capítulo por também se enquadrarem nesta entidade[1].

FISIOPATOLOGIA

Durante o menacme, a vagina da mulher apresenta um verdadeiro ecossistema com características peculiares nas quais, em situações normais, predominam os lactobacilos que, juntamente com bactérias aeróbias e anaeróbias comensais com potencial para causarem infecções, compõem a flora vaginal residente (Quadro 15.1)[2]. Os fatores que interferem na flora vaginal normal, comprometendo-a são listados no quadro 15.2. O quadro 15.3 apresenta os diagnósticos mais freqüentes entre as vulvovaginites.

Quadro 15.1 – Componentes da flora vaginal normal.

Lactobacilos e corinebactérias
Cocos gram-positivos: *Staphylococcus epidermidis* (60%)
Enterococos (30-40%)
Ureaplasma urealiticum (55%)
Gardnerella vaginalis; mobiluncus, bacteróides (15-40%)
Mycoplasma hominis (15-20%)
Candida sp. (15-20%)

Quadro 15.2 – Fatores que comprometem a flora vaginal normal.

Conteúdo de glicogênio das células vaginais
Hormônios: idade, ciclo menstrual, gravidez
Secreções do trato genital superior: sangue menstrual e lóquios
Alterações metabólicas: diabetes, uremia e neoplasia
Corpo estranho: tampões, DIU, diafragma e cremes vaginais
Coito (devido ao estresse mecânico e químico, pois o sêmen é alcalino e o pH vaginal leva cerca de 8 horas para retornar ao normal)
Drogas: imunossupressoras, anticoncepcionais, antibióticos
Físicos: radioterapia
Biológicos: aderência bacteriana às células vaginais

Quadro 15.3 – Diagnóstico diferencial.

Vaginose bacteriana	Líquen simples crônico
Candidose vaginal	Leucorréia psicológica
Tricomoníase	Vulvovaginite pediátrica
Reação alérgica	Vestibulite vulvar
Dermatite atópica	Vaginite atrófica
Líquen escleroatrófico	

VAGINOSE BACTERIANA

Em nosso meio, a vaginose bacteriana representa grande parte das queixas de corrimento vaginal, sendo o coito responsável pelos altos índices de recidiva.

O agente etiológico responsável é a *Gardnerella vaginalis*, inicialmente conhecida por *Haemophilus vaginalis*. A *Gardnerella vaginalis* é um microrganismo constituinte comum da flora vaginal e apenas um reduzido número de mulheres que a abrigam tem queixa de corrimento e outros sintomas. A expressão clínica da *Gardnerella vaginalis* deve-se à magnitude da replicação da bactéria[2].

Atualmente, considera-se que a vaginose bacteriana ocorra como resultante da proliferação maciça de uma flora mista, incluindo *Peptostreptococcus* sp., *Bacteroides* sp., *Gardnerella vaginalis*, *Mobiluncus* sp. e micoplasma, associada à perda da flora de lactobacilos[3].

Na vaginose bacteriana, a proliferação da *Gardnerella vaginalis* e dos anaeróbios é acompanhada por aumento na produção de aminas (putrescina, cadaverina e trimitilamina), derivadas do metabolismo das bactérias. Devido ao aumento do pH vaginal, essas aminas volatilizam-se e produzem odor anormal, semelhante ao de peixe ou amônia. Ocorre, também, alteração dos ácidos orgânicos. Parece que as aminas e os ácidos orgânicos presentes na vagina de mulheres com vaginose bacteriana têm ação citolítica, resultando em esfoliação celular que, por sua vez, origina a descarga vaginal. Acredita-se, ainda, que ocorram alterações na disponibilidade dos receptores celulares de maneira que as bactérias se liguem avidamente às células epiteliais esfoliadas, originando as *clue cells* (células-guia).

Quadro clínico

A queixa mais freqüente é o odor desagradável que piora após o coito e durante a menstruação, já que o sêmen e o sangue menstrual são alcalinos, o que possibilita a volatilização das aminas presentes no conteúdo vaginal, liberando o mau cheiro pela vagina.

O corrimento vaginal está presente em 50 a 70% dos casos, sendo homogêneo, esbranquiçado, acinzentado ou amarelado, em pequena a moderada quantidade, às vezes percebido pelo médico durante o exame ginecológico. Raramente correm disúria, dispareunia e prurido. A vulva, a vagina e a cérvix geralmente se encontram com aspecto normal ao exame ginecológico.

Diagnóstico

É baseado nos seguintes critérios:

1. Corrimento vaginal.
2. pH vaginal maior ou igual a 5.
3. Teste do hidróxido de potássio (KOH) ou da amina positivo (1 gota de KOH a 10% em uma gota de conteúdo vaginal, levando à alcalinização do pH com conseqüente liberação de odor fétido, devido à volatilização das aminas).
4. Diagnóstico definitivo – exames de secreção vaginal: a fresco, bacterioscópico e cultura para a *Gardnerella vaginalis*.

Na prática clínica diária, os critérios 3 e 4 fazem o diagnóstico.

Tratamento

O tratamento de primeira escolha são os derivados imidazólicos que são de menor custo e boa eficácia. Podem ser utilizados em dose única ou fracionada. A dose única é de 2g por via oral, e a fracionada, de 400mg de 8/8 horas durante sete dias. A dose fracionada deve ser empregada nas recidivas e nos insucessos terapêuticos. As drogas mais efetivas são o metronidazol, o tinidazol e o secnidazol. Deve-se, também, tratar o parceiro com o mesmo esquema terapêutico. Ressalte-se que a dose única confere maior aderência ao tratamento.

Há outras opções de tratamento como o tianfenicol 2,5g por via oral em dose única ou 2,5g por via oral seguida de 500mg a cada 12 horas por cinco dias; doxiciclina 200mg por via oral a cada 12 horas por sete dias; ampicilina 500mg por via oral a cada 6 horas por sete dias (durante a gestação e naqueles casos em que há associação com *Mobiluncus*).

CANDIDOSE

Estima-se que aproximadamente 75% das mulheres apresentem pelo menos um episódio de infecção fúngica vulvovaginal ao longo de sua vida e que 40 a 50% destas apresentem recidiva[2].

Quando uma mulher apresenta quatro ou mais episódios comprovados dessa infecção durante o período de um ano, caracteriza-se a candidose de repetição. Apesar de não ser freqüente, requer medidas preventivas para evitar nova manifestação do quadro infeccioso.

Há mais de 30 cepas de *Candida*; porém, somente duas têm importância clínica: a *Candida albicans* (90%) e a *Candida glabrata* (10%). As várias espécies de *Candida* sp. podem apresentar-se sob a forma de esporos e de hifas, que se juntam e formam os micélios, os quais indicam a forma infectante da doença.

A *Candida albicans* é um microrganismo oportunista, isto é, pode ser encontrado na vagina de muitas mulheres assintomáticas, tornando-se patogênico na dependência de vários fatores, como baixa resistência imunológica (por provável deficiência na resposta de imunoglobulinas, particularmente a IgA secretora), uso de agentes antimicrobianos de largo espectro (altera a flora vaginal fisiológica), tipo de roupa, sobretudo a íntima (fios sintéticos como a *lycra*), uso de anticoncepcionais e alteração da flora vaginal normal. A gravidez por si só já representa um fator predisponente à candidose genital por possibilitar maior disponibilidade de glicogênio no meio vaginal (ação hormonal), tornando o pH mais ácido e, portanto, mais favorável à proliferação do fungo.

Quadro clínico

Em geral, as pacientes queixam-se de prurido vulvovaginal de intensidade variável acompanhado de corrimento branco ou amarelado, de aspecto grumoso (semelhante a leite talhado). É comum haver sinais e sintomas de ardor vulvar, disúria e dispareunia tipo em queimação.

Ao examinar a paciente, o ginecologista, em geral, evidencia sinais de inflamação genital, como edema e eritema vulvovaginais e, muitas vezes, fissuras na vulva e no períneo, além de corrimento vaginal aderente à parede vaginal e também na rima vulvar. O pH vaginal é ácido e inferior a 4,5 e os sintomas da infecção aparecem ou se acentuam no período pré-menstrual, quando a acidez vaginal se pronuncia. O parceiro sexual pode, também, apresentar sintomas que variam desde um leve prurido ou ardência genital até uma balanopostite.

Diagnóstico

O diagnóstico é basicamente clínico e fácil de ser feito. Quando não for possível o diagnóstico clínico por tratar-se de um quadro frusto ou em fase inicial oligossintomática, podem-se solicitar exames laboratoriais de secreção vaginal, ou seja, exame a fresco com KOH a 10% (positiva em 60% dos casos), bacterioscopia pelo método de Gram (positiva em 80 a 90% dos casos) e cultura em meio de Sabouraud e Nickerson (mais específica, devendo ser realizada em casos sintomáticos em que os outros exames se mostraram negativos).

Tratamento

O tratamento da candidose genital inclui o uso de antifúngicos sistêmico e tópico e medidas gerais, como cuidados com as vestimentas (evitar o uso de roupas justas e de tecidos muito grossos, como o *jeans*, e o uso de roupas íntimas de fio sintético como a *lycra*), abstinência sexual durante o tratamento e correção de fatores predisponentes (estresse, excesso de umidade genital (ao sair do banho, não deixar o genital muito úmido, enxugando-o o melhor possível) e uso de sabonetes muito ácidos, dar preferência aos de pH neutro).

Os antifúngicos atualmente utilizados são os derivados imidazólicos. Entre os esquemas terapêuticos utilizados, citam-se: cetoconazol (200mg/dia por cinco dias), itraconazol (200mg a cada 12 horas por um dia) e fluconazol (150mg em dose única). O esquema em dose única é o de preferência por apresentar melhor tolerabilidade, aderência e eficácia semelhantes aos demais. Em associação ao tratamento sistêmico, que erradica os reservatórios extragenitais e genitais, utilizam-se, também, os cremes vaginais à base de nistatina, miconazol, clotrimazol e/ou terconazol.

O tratamento do parceiro deve ser feito principalmente na candidose de repetição, pois cerca de 35 a 45% apresenta o fungo no ejaculado e na orofaringe. Para os parceiros infectados e sintomáticos, empregar o tratamento por via oral semelhante ao da mulher.

TRICOMONÍASE

A tricomoníase é infecção causada por um protozoário flagelado, oval, fusiforme e com membranas ondulantes denominado *Trichomonas vaginalis*. Este tem predileção pela vagina, podendo ser encontrado na bexiga, uretra, ureteres, canal cervical, glândulas de Skene e de Bartholin.

Sua importância deve-se ao fato de poder associar-se com outras doenças sexualmente transmissíveis e servir de carrreador para outros microrganismos ascenderem o trato genital superior, causando a doença inflamatória pélvica. Calcula-se que cerca de 10 a 20% das portadoras sejam assintomáticas.

O quadro clínico consiste na presença de corrimento vaginal fluido, amarelado ou esverdeado, com aspecto bolhoso e de odor fétido, como na infecção por *Gardnerella* sp. A mulher pode referir disúria, dispareunia, ardor vaginal e dor no baixo-ventre.

Ao exame clínico, podem-se observar hiperemia da vagina e da vulva, edema de colo uterino, que se encontra congesto e hiperemiado (colpite em framboesa ou colo em morango). Isto se deve às sufusões hemorrágicas e à distensão de vasos sangüíneos superficiais.

O diagnóstico é basicamente clínico, mas, em casos de dúvida, realiza-se o exame a fresco com soro fisiológico da secreção vaginal, na qual é observada a movimentação dos parasitas. A cultura é reservada para dúvidas no diagnóstico e quando o exame a fresco resulta negativo.

O tratamento deve ser feito com os derivados imidazólicos, por via oral, para erradicar focos extragenitais, em associação com creme vaginal. Os esquemas por via oral mais utilizados são o metronidazol 250mg de 8/8 horas por sete dias ou 2g dose única, sempre interessando o casal.

DERMATITE DE CONTATO

A pele da vulva é um local freqüente de dermatite de contato. A resposta cutânea pode ser induzida por um agente irritativo ou por um processo alérgico. Uma reação alérgica implica exposição prévia a um agente alergênico e à hipersensibilização. Trata-se de uma resposta imunológica do tipo IV mediada por células. Já a dermatite de contato induzida por agente irritativo pode ser classificada em aguda e crônica, dependendo ser o agente mais agressivo (processo agudo) ou menos (exposição repetitiva = processo crônico)[4].

Fatores predisponentes

Os fatores irritativos incluem umidade, urina, corrimento vaginal, medicamentos tópicos, agentes anticandidose, látex, agentes espermicidas, cosméticos, fragrâncias de perfumes, incluindo as usadas em sabões em pó, roupas íntimas de tecido sintético e duchas vaginais.

Quadro clínico

Os sintomas incluem sensibilidade local aumentada, dor, queimação e prurido e estes com variação de intensidade. A retenção urinária pode ocorrer em situações mais graves.

O prurido é o sintoma mais comum. Entretanto, uma reação alérgica aguda resultante da exposição a forte agente irritativo pode levar a uma sensação tópica de queimação e dor, além de eritema e edema locais, o que pode gerar infecção secundária se não diagnosticada e tratada a tempo. Podem ocorrer, ainda, erosão e ulceração, dependendo do agente irritativo.

A dermatite de contato crônica caracteriza-se pela exposição repetitiva de um ou mais agentes irritativos menos agressivos em que a regeneração da mucosa não é realizada por completo no intervalo de nova exposição. A dermatite de contato de longa duração pode levar a liquenificação, descamação e espessamento da pele, além de placas brancas.

Quando a dermatite é causada por um agente alergênico, os sintomas podem não aparecer até 24 a 48 horas após o contato, ao contrário do que ocorre quando o agente é um irritante.

Tratamento

O tratamento baseia-se na experiêncа clínica do médico, já que a literatura é limitada no que concerne às opções terapêuticas[4].

A primeira conduta é a remoção do agente irritativo ou alergênico. Testes para identificar o agente alergênico podem ser necessários. Deve-se aconselhar a paciente a evitar a relação sexual, o uso de duchas vaginais, sabonetes perfumados e produtos de limpeza não-neutros nas roupas íntimas, além do uso de perfumes no genital. Com o emprego dessas medidas apenas, já se obtém alguns resultados. A mulher deve ser orientada para deixar a vulva sempre seca.

Como opção terapêutica medicamentosa, pode-se prescrever creme à base de corticóide, como a triancinolona a 0,1% aplicada na vulva duas vezes ao dia. Lesões graves podem ser tratadas com compressas úmidas de solução de acetato de alumínio por 30 minutos várias vezes ao dia. Após cada aplicação, a pele da vulva deverá ser mantida limpa e seca.

A hidrocortisona (0,5 a 1%) e os corticóides fluoretados na forma de loções ou cremes são úteis na redução dos sintomas, sendo mais efetivos quando se trata de reação alérgica. Os anti-histamínicos e os banhos de assento com bicarbonato de sódio podem ser úteis como tratamento coadjuvante.

VAGINITE ATRÓFICA

Etiologia

Durante o período da perimenopausa, a secreção de estrógeno, principalmente o estradiol, mantém-se em níveis de aproximadamente 120ng/l. Após a menopausa, os níveis decrescem para aproximadamente 18ng/l. Esta redução causa atrofia do epitélio e diminuição do glicogênio que é necessário para a multiplicação celular e a manutenção da concentração de lactobacilos no ambiente vaginal. A diminuição do glicogênio contribui para a redução da secreção de ácido láctico, o que determina elevação no pH vaginal, acarretando o desenvolvimento de espécies não-acidofílicas e o desaparecimento dos lactobacilos. Em algumas pacientes, essa nova flora pode apresentar bactérias que levam a uma infecção genital superficial, alterando as secreções da vagina.

Com a diminuição dos níveis de estrógeno, as papilas vaginais tornam-se planas e a rugosidade das paredes praticamente desaparecem, deixando-as lisas. A mucosa torna-se progressivamente mais fina e com apenas algumas camadas de células.

Diagnóstico

O quadro clínico caracteriza-se por lesões vaginais, ardor vaginal pós-coito, dispareunia, corrimento e *spotting*, os quais resultam em ulcerações.

Ao exame ginecológico, em geral, observam-se petéquias e hiperemia difusa das paredes da vagina já quase sem rugosidades. Pode-se observar um corrimento serossanguinolento e pH em torno de 5,0 a 7,0. Ao exame da secreção vaginal, o número de glóbulos brancos está aumentado, e o de lactobacilos, diminuído.

Tratamento

O tratamento consiste no uso de estrógeno tópico por via vaginal, diariamente, à noite e por um período mínimo de uma a duas semanas, podendo estender-se por até três meses. Após a melhora dos sintomas, recomenda-se a aplicação do creme uma a duas vezes a cada 15 dias e por tempo não prolongado para a manutenção. Estrógenos por via oral podem também ser utilizados em associação com os tópicos.

Estudos demonstraram que os cremes vaginais à base de estrógenos produzem níveis séricos de estradiol equivalentes a 25% dos observados com os estrógenos orais. Os dados relativos à segurança de seu uso no que se refere à absorção, embora baixa, são limitados[5].

Existem várias opções de tratamento. Os cremes vaginais com estrógenos conjugados podem ser utilizados na dose de 0,5 a 2g aplicados três a sete vezes por semana por três semanas, seguidas de pausa de uma semana e por três a seis meses. Nesse mesmo esquema, podem ser utilizados os cremes à base de estriol ou promestrieno, sendo este último de absorção sérica mínima, porém de custo maior. Muitas pacientes, no entanto, demonstram resistência quanto ao uso de medicamentos em forma de creme por via vaginal. Por essa razão, foram desenvolvidos anel e óvulos vaginais, ainda não disponíveis no Brasil.

Estudos, embora limitados, têm demonstrado pequeno aumento na camada superficial de células vaginais com a utilização da isoflavona. No entanto, nenhum aumento significativo nas taxas de FSH e LH tem sido observado.

Para pacientes que não desejam usar nenhum medicamento, quer hormonal quer fitoterápico, resta-lhes o emprego de lubrificantes vaginais. Sua utilização deve restringir-se ao momento do ato sexual.

VESTIBULITE VULVAR

O vestíbulo vulvar é constituído por epitélio escamoso não-pigmentado e não-queratinizado, que contém glândulas vestibulares menores secretoras de muco, orifícios das glândulas de Bartholin, glândulas de Skene e meato uretral. É neste local que a vestibulite vulvar, uma entidade inflamatória, desenvolve-se.

A vestibulite vulvar é uma afecção conhecida há mais de um século, porém pouco estudada. Skene descreveu-a, em 1889, como uma condição de excessiva sensibilidade e hiperestesia.

A vestibulite vulvar passou a ser mais conhecida no meio científico, quando Woodruff e Parmley a descreveram na década de 1980. Eles admitiam que a etiologia se relacionasse com infecção das glândulas vestibulares e seu tratamento consistia em perineoplastia. Estudo de fragmentos do vestíbulo vulvar obtidos cirurgicamente de 41 pacientes que apresentavam vestibulite vulvar mostrou em 66% dos casos inflamação nas glândulas vestibulares menores.

Outros termos citados na literatura para vestibulite vulvar são vulvite focal, síndrome da glândula vestibular menor, vestibulite periglandular e vulvite eritematosa em placas. O conceito de vestibulite vulvar inclui os seguintes sinais e sintomas confinados ao vestíbulo vulvar: 1. dor intensa ao toque do vestíbulo ou do intróito vaginal; 2. maciez à pressão localizada no interior do vestíbulo vulvar; e 3. eritema vestibular de vários graus.

Há muitas teorias a respeito da sua etiologia. Estudos histopatológicos não são úteis, já que demonstram inflamação não-específica da região vestibular, interessando principalmente o estroma superficial e ocasionalmente o epitélio. Marinoff e Turner[6] consideram a *Candida* sp. como o agente causador. No entanto, a presença de levedura nessas pacientes não tem sido confirmada por outros estudos[7]. Alguns autores acreditam que a vestibulite vulvar seja secundária ao uso de vários tipos de medicamentos tópicos para o tratamento da candidose, os quais produziriam um processo alérgico local[6].

Mais recentemente, alguns estudos têm investigado o papel da infecção pelo papiloma vírus humano (HPV) na etiologia desta doença[8]. No entanto, não há evidências concretas que confirmem esta hipótese. Turner e Marinoff[8] observaram taxa de positividade de 100% para o HPV em biópsias vulvares de sete pacientes com vestibulite, porém Bergeron[9] cita 0% de positividade em todas as biópsias realizadas.

Muitos outros agentes têm sido implicados na gênese dessa afecção. Procedimentos terapêuticos utilizados no tratamento da infecção clínica e subclínica pelo HPV, como a criocirurgia, o ácido tricloroacético, a podofilina, o laser e o creme de 5-fluorouracila têm sido citados como causas da vestibulite vulvar. Químicos irritantes, como aqueles encontrados em produtos de higiene femininos, também têm sido aventados como possíveis agentes causadores.

Há relatos que indicam que o pH vaginal alcalino pode causar irritação do vestíbulo e, na sua persistência, favorecer o processo inflamatório. Finalmente, alguns autores têm associado a vestibulite vulvar a uma história de abuso sexual, abortos eletivos, conflitos familiares graves, depressão e ansiedade.

Outros relatos dão ênfase à presença de receptores específicos para a dor no tecido vulvar. A inervação sensorial da porção inferior da vulva é feita por ramos do nervo pudendo[10]. O nervo ilioinguinal e os ramos do genitofemoral são responsáveis pela inervação da porção superior. Estas fibras nervosas são de dois tipos: as responsáveis pelo toque e aquelas pela nocicepção. A hipótese aventada é a de que as fibras nociceptivas seriam inervadas primeiro em relação às de toque. Isso seria seguido por uma resposta prolongada das fibras nociceptivas, levando a uma resposta neurológica anormal por parte da porção dorsal da medula.

Westrom e Willen[10] avaliaram esta teoria por meio de biópsias vulvares de 47 mulheres com vestibulite clínica. Em 44 amostras, foi observado aumento na inervação local e correlação significativa entre a inflamação e a densidade de feixes nervosos. Os autores concluíram que a reação inflamatória crônica no vestíbulo vulvar poderia levar à proliferação dessas fibras nervosas. Portanto, o tratamento consistiria na sua remoção cirúrgica.

Diagnóstico

Os sintomas mais comuns são dor e queimação, agravados pelo estresse, exercícios físicos, roupas justas, relação sexual e uso de tampões vaginais. A dor normalmente não é constante, mas sempre surge com qualquer tentativa de relação sexual. Muitas pacientes queixam-se de corrimento vaginal irritante e de sensação de queimação vulvar. O exame clínico revela pequenos pontos de eritema ao redor das glândulas vestibulares com raras ulcerações. As lesões são predominantemente encontradas na porção inferior do vestíbulo. Uma leve pressão com cotonete, por exemplo, ao redor do anel himenal e da fúrcula vaginal freqüentemente desencadeia o processo doloroso.

Tratamento

Há muitas controvérsias em relação ao tratamento da vestibulite vulvar. Muitas terapêuticas já foram testadas, com resultados variáveis. A maioria não foi avaliada prospectivamente e é baseada em experiências clínicas encontradas em literatura[11].

Não há tratamento específico que leve à cura definitiva, mas em alguns casos ocorre a cura espontânea. A terapêutica objetiva o alívio dos sintomas. O tratamento ainda envolve terapia sexual, modificações de comportamento e acupuntura.

Algumas medicações têm sido empregadas com bons resultados, como a pomada de xilocaína a 5%, aplicada 15 a 30 minutos antes da relação sexual. Outras opções incluem o uso de uma camada protetora de vaselina sobre o vestíbulo para minimizar o contato, com as secreções vaginais irritantes, os corticóides tópicos, as compressas úmidas com acetato de alumínio e os anti-inflamatórios não-hormonais.

Alguns ensaios com alfa-interferon mostraram bons resultados[12]. No entanto, essa modalidade terapêutica deve ser indicada para as mulheres que apresentam infecção concomitante com o HPV[12].

Como última alternativa, a excisão cirúrgica deve ser indicada. Woodruff e Parmley[13] desenvolveram uma técnica que consiste da excisão do anel himenal posterior, em forma de "U", 0,5cm para cada lado do hímen e 0,5cm abaixo da uretra de cada lado. As taxas de sucesso foram de 80% em sua casuística, ao passo que outros estudos mostraram índice de 60%. Complicações pós-operatórias são raras, mas incluem deiscência, hematoma, infecção ou mesmo hipertrofia da cicatriz cirúrgica.

VULVOVAGINITE PEDIÁTRICA

A vulvovaginite é considerada o problema ginecológico mais comum entre as meninas na fase pré-menarca, apesar de a incidência não ser conhecida. Anatomicamente, as meninas pré-púberes são de risco para o desenvolvimento de vulvovaginites não-específicas devido à ausência de enchimento labial de tecido gorduroso e pêlos pubianos, com diminuição da proteção ao intróito vaginal. Crianças também apresentam lábios maiores em menor tamanho e que se expõem mais quando ficam em posição de cócoras. As crianças tendem a higienizar-se de forma inadequada e a proximidade da vagina com o ânus pode ser uma via de acesso de bactérias do trato intestinal.

As meninas pré-púberes apresentam concentração sérica de estrógeno diminuída, o que leva a mucosa genital a uma maior suscetibilidade à irritação e à inflamação. Ao contrário das mulheres adultas, as crianças não apresentam lactobacilos em sua flora vaginal normal, determinando a alcalinização do pH da vagina e assim mais propícia ao crescimento microbiano. A pele da vulva é traumatizada com certa facilidade por sabonetes, agentes químicos em geral e medicamentos.

Apesar de as causas não-infecciosas serem as mais freqüentes, infecções específicas podem estar implicadas na gênese das vulvovaginites pediátricas. Os patógenos mais comumente encontrados são os dos tratos respiratório (*Streptococcus pyogenes*, estreptococos do grupo A, *Haemophilus influenzae* e *Staphylococcus aureus*) e intestinal. As infecções estreptocócicas surgem quando as bactérias conseguem romper a barreira protetora da flora vaginal normal, observada principalmente após o tratamento da vaginose bacteriana com metronidazol, que não é eficaz para os estreptococos. A vaginose bacteriana conseqüente à interação sinérgica entre a *Gardnerella vaginalis*, os anaeróbios e o *Mycoplasma hominis* também deve ser considerada. Um fator adicional que deve ser considerado é o abuso sexual.

Doenças sexualmente transmissíveis como a clamídia ou a gonorréia podem exacerbar o quadro clínico.

Diagnóstico

Os sintomas incluem dor vulvovaginal difusa, queimação, prurido, disúria e mais raramente corrimento seropurulento. Ao exame clínico, a região vulvovaginal apresenta-se eritematosa. Em casos de infecção, o corrimento vaginal pode ser mais purulento e com mal cheiro, dependendo do agente etiológico.

A maioria dos autores considera importante uma investigação microbiológica caso haja corrimento vaginal evidente com processo inflamatório moderado a grave da vulva[14]. Os testes diagnósticos incluem exame a fresco, bacterioscópico e cultura da secreção vaginal. Em casos de suspeita de abuso sexual, as provas de detecção de clamídia e gonococo têm que ser solicitadas.

Tratamento

O tratamento das vulvovaginites infecciosas deve ser realizado com o emprego de antibióticos. Quando a causa for não-infecciosa, deve-se recomendar a melhoria da higienização dos genitais, além da orientação para a lavagem das mãos e o uso dos banhos de assento. O uso de sabonetes neutros deve ser indicado, mas sem fricção forte. A seguir, a criança deve se enxugar bem e delicadamente. As roupas devem ser lavadas com sabões neutros e sem a adição de amaciantes.

Pequenas porções de vaselina podem ser utilizadas para proteger a pele vulvar. Medicamentos tópicos, como o creme de clindamicina, podem ser, empiricamente, empregados.

REFERÊNCIAS BIBLIOGRÁFICAS

1. Jaquiery A, Stylianopoulos A, Hogg G. Vulvovaginitis: clinical features, etiology, andmicrobiology of the genital tract. Arch Dis Child 1999; 81:64. ▪ 2. Brito PL, Oliveira AF, Almeida KSPB. Leucorréias. GO Atual 1998; 28. ▪ 3. Kaufman RH, Faro S. Benign diseases of the vulva and vagina. St. Louis. CV Mosby, 1994, p. 301. ▪ 4. Karamarashev JA, Vassileva SG. Dermatologic diseases of the vulva. Clin Dermatol 1997; 15:53. ▪ 5. Pandit L, Ouslander JG. Postmenopausal vaginal atrophy and atrophic vaginitis. Am J Med Sci 1997; 314:228. ▪ 6. Marinoff SC, Turner ML. Hypersensitivity to vaginal candidiasis or treatment vehicles in the pathogenesis of minor vestibular gland syndrome. J Reprod Med 1986; 31:796. ▪ 7. Bergeron S, Binik YM, Khalife S: Vulvar vestibulitis syndrome: a critical review. Clin J Pain 1997; 13:27. ▪ 8. Turner ML, Marinoff SC. Association of human papillomavirus with vulvodinia and the vulvar vestibulitis syndrome. J Reprod Med 1998; 33:533. ▪ 9. Bergeron C, Moyal-Barracco M, Pelisse M. Vulvar vestibulitis. Lack of evidence for a human papillomavirus etiology. J Reprod Med 1994; 39:936. ▪ 10. Westrom LV, Willen R. Vestibular nerve fiber proliferation in vulvar vestibulitis syndrome. Obstet Gynecol 1998; 91:572. ▪ 11. Bergeron S, Binik YM, Khalife S. Vulvar vestibulitis syndrome: a critical review. Clin J Pain 1997; 13:27. ▪ 12. Horowitz BJ. Interferon therapy for condylomatous vulvitis. Obst Gynecol 1989; 73:446. ▪ 13. Woodruff JD, Parmley TH. Infection of the minor vestibular gland. Obstet Gynecol 1983; 62:609. ▪ 14. Jaquiery A, Stylianopoulos A, Hogg G. Vulvovaginitis: clinical features, aetiology, and microbiology of the genital tract. Arch Dis Child 1999; 81:64.

104. INCONTINÊNCIA URINÁRIA

Lucia Maria Costa Monteiro

Incontinência urinária é a perda involuntária de urina. É um sintoma que pode estar relacionado a várias causas. Qualquer que seja a causa, ou o volume de urina perdido, a incontinência é sempre um transtorno. Isso porque a continência urinária é, a *priori*, um conceito social. A sociedade moderna entende que o homem civilizado deve ser capaz de controlar e esconder a eliminação de urina e de fezes, e essa capacidade tem sido um marco de "conduta social" desde a infância. Para os pais, o controle miccional de seus filhos é a garantia de poder introduzi-los ao convívio público, como uma demarcação de etapas, levando a tentativas de antecipação da continência. Confunde-se esse controle com a qualidade da educação, e desde pequeno se aprende que as eliminações fisiológicas, incluindo a micção, são assunto privado, coberto de tabus, que precisa ser mantido em segredo e nunca deve ser trazido à discussão pública. Quando esse controle não é possível, há de se escondê-lo a todo custo. Situação semelhante ocorre no extremo oposto da vida, quando os idosos passam a se isolar, ou a serem isolados socialmente, à medida que perdem o controle sobre a micção. Qualquer que seja a idade, perder urina é vexatório para os padrões de educação social vigente e por isso nem sempre é um sintoma relatado. É importante perceber que nem sempre foi assim, e não é igualmente importante em todas as civilizações, em todas as regiões e até mesmo em todas as famílias. No passado, era comum aos reis a micção e a evacuação na presença de escravos ou em ambiente público, o mesmo ocorrendo nas populações indígenas, por exemplo. A noção da idade em que uma criança deve adquirir continência urinária também tem sido ponto de discussão até mesmo no espaço clínico. Outro ponto importante na discussão da (in)continência é a questão do gênero, já que em geral é mais fácil e aceitável que meninos urinem em ambientes públicos, em determinadas situações ou em certas regiões, ou mesmo durante jogos infantis, mas o mesmo não é permitido ao gênero feminino. Esse passa ser um fator limitante, uma vez que o acesso a banheiros públicos nem sempre é possível. Em 2003, a Unicef (Ms Carol Bellamy) ressalta como responsabilidade do Estado a garantia de saneamento básico nas escolas, incluindo ter banheiros separados e adequados para meninas e meninos. Importante estudo sobre condições de higiene e saneamento nas escolas do mundo, apresentado por Burgers[1], denuncia a precariedade dos banheiros em escolas públicas em vários países do mundo, com situações que dificultam ou impedem seu uso principalmente por meninas. Exemplos comuns em determinadas regiões são banheiros sem portas, ao ar livre ou isolados por cortinas, que não são suficientemente compridas para permitir a micção feminina de maneira privada. Todas essas situações acabam dificultando a ida das meninas ao banheiro e gerando hábitos perversos, como a retenção forçada de urina e a não-ingestão de líquidos durante o período escolar, forçando a aquisição de hábitos miccionais inadequados à saúde. Mesmo nas grandes cidades, nem sempre os banheiros públicos são física e higienicamente satisfatórios. A posição que a mulher adota para a micção obriga a um maior contato com a superfície do vaso sanitário, aumentando por isso os riscos de infecção nessas condições. Para evitá-la, a mulher adota posições que dificultam o fluxo normal urinário ou atrasa a micção até que um ambiente apropriado seja encontrado. A necessidade da busca de um ambiente apropriado para a micção, principalmente por parte das mulheres, em vigência do desejo miccional, pode ser um fator relevante no reconhecimento dos sintomas, já que o período de tempo entre a vontade e o ato da micção pode influenciar na percepção da perda urinária e da urgência miccional.

Todas essas variações são fatores importantes que devem ser conhecidas pelo profissional de saúde para que sejam observadas durante a anamnese. Em muitos casos, o problema da incontinência é resolvido a partir de uma anamnese bem realizada seguida de orientações adequadas para a reeducação miccional.

Assim, antes de tudo, é importante entender o conceito de incontinência urinária e que ela não é uma doença e sim um sintoma ou um sinal de descontrole por parte do paciente, embora isso não diminua a gravidade da questão. Pelo contrário, a única maneira de tratá-la é por meio do diagnóstico preciso, em tempo hábil para evitar as complicações associadas, clínicas e/ou psicossociais. Também é importante estar atento para o fato de que, muitas vezes, a incontinência urinária pode ser a ponta do iceberg de problemas muito mais sérios, como tumores no sistema urinário inferior ou na medula espinhal, por exemplo. Banalizar seu aparecimento é um erro grave que infelizmente ainda ocorre com muita freqüência.

É fácil perceber que a incontinência urinária é um problema comum, mas com diagnóstico complexo. Para entender a questão é preciso conhecer o funcionamento normal do sistema urinário e os fatores que mais comumente podem afetá-los. Esses fatores podem variar na criança, no adolescente, na mulher e no homem.

Buscando facilitar o reconhecimento dos sintomas e orientar a conduta para o clínico geral, neste capítulo propõe-se a discutir a fisiologia da micção e a incontinência urinária como problema de saúde e seus aspectos relacionados às diferentes faixas etárias e gênero, buscando discutir fundamentalmente como fazer o diagnóstico e como tratar as formas mais comuns de incontinência urinária. Assim, não temos a pretensão de esgotar o assunto, nem de preparar especialistas na questão, mas sim de orientar a prática para médicos generalistas, pediatras e médicos de família.

CONSIDERAÇÕES SOBRE A FISIOLOGIA DA MICÇÃO

Se a incontinência urinária é a perda involuntária de urina e é anormal, como se processa o controle da micção na população geral? Para responder a essa pergunta de forma adequada, é importante entender o processo fisiológico de armazenamento e expulsão da urina, que são as fases da micção. Todos sabemos que a urina é produzida pelo sistema urinário, o que nos faz lembrar imediatamente dos rins. No entanto, apesar de extremamente importantes para o organismo como um todo, na verdade, esses dois órgãos têm muito pouca função na aquisição da continência urinária. Para que ocorra a micção nos padrões considerados normais, é preciso que haja perfeita coordenação entre os órgãos do sistema urinário inferior, que são a bexiga, a uretra e o complexo esfincteriano uretral, e sua enervação. A bexiga tem papel essencial nos mecanismos de continência urinária devido às suas funções de armazenamento e expulsão periódica da urina. A função de armazenamento é facilitada pela constituição da parede vesical, misto de músculo liso e colágeno, que permite que a bexiga distenda acima do seu tamanho esperado. Dessa forma, a bexiga normal pode adaptar-se a volumes progressivos, com um mínimo aumento na pressão intravesical durante a fase de enchimento – essa propriedade é chamada de complacência vesical. Fatores externos, tais como enchimento rápido, obstrução na saída da urina, infecções crônicas e envelhecimento, podem interferir temporária ou cronicamente nessa propriedade. Outros fatores anatômicos importantes para que a função vesical se dê satisfatoriamente são o trígono e o colo vesical e o complexo esfincteriano. O trígono vesical, localizado na parede posterior da bexiga, é delimitado pela entrada dos dois orifícios ureterais na bexiga e pela junção vesicouretral e o colo vesical, formado pela convergência das fibras do detrusor (que é o músculo liso que compõe a parede da bexiga). A continência urinária é mantida pelo mecanismo esfincteriano que envolve o colo vesical, praticamente toda a extensão da uretra feminina e toda a uretra prostatomembranosa no homem, e o esfíncter uretral externo[2].

Durante a fase de armazenamento, a bexiga torna-se progressivamente distendida com o aumento do volume nela contido, sem, no entanto, apresentar aumento da pressão intravesical. Ao mesmo tempo, o mecanismo esfincteriano permanece ativo, fechando a luz uretral e evitando a perda urinária. Quando a capacidade vesical é alcançada, ocorre estímulo sensitivo, mediado pelas fibras aferentes do nervo hipogástrico e, em resposta a este, um estímulo motor, mediado pelas fibras eferentes do nervo pélvico para que o detrusor se contraia, com concomitante abertura do conduto uretral. Essa atividade é mediada pela integração neuromuscular entre os músculos lisos da bexiga e uretra, e as fibras aferentes e eferentes do sistema nervoso simpático e parassimpático. Embora ainda haja alguma discussão sobre a ação do sistema simpático no relaxamento vesical, está bem estabelecido que a contração vesical se apresenta relacionada às fibras parassimpáticas e à ação da acetilcolina. A enervação somática do esfíncter uretral externo permite sua contração voluntária, até que a micção seja socialmente possível[3]. A bexiga geralmente se esvazia sob baixa pressão, entre 30 e 40cmH$_2$O, devido ao relaxamento uretral, que diminui a resistência ao fluxo. No entanto, pressões elevadas durante o esvaziamento vesical podem ser observadas em situações específicas, quando se aplica um esforço abdominal voluntário, e devem ser observadas com cuidado. Como exemplo, muitas mulheres utilizam a manobra de Valsalva para acelerar a micção, aumentando temporariamente a pressão intravesical durante o esvaziamento vesical. Esse fato isolado não tem, geralmente, significado patológico.

Com o aumento da pressão intravesical, seria de se esperar que ocorresse refluxo vesicoureteral. Isso não acontece por ação da junção ureterovesical, que permanece fechada mesmo durante a fase de armazenamento, a menos que ondas peristálticas ureterais ocorram abrindo-a e forçando a urina para dentro da bexiga. Com o enchimento vesical, o trígono é progressivamente esticado, aumentando a resistência para o ureter intramural que se fecha firmemente, evitando o refluxo de urina para o rim, mesmo durante o esvaziamento vesical[4].

Como dito anteriormente, a continência urinária e a micção são controladas por uma integração complexa entre o sistema nervoso autônomo e o somático. O sistema nervoso autônomo envolve o sistema simpático e o parassimpático.

A enervação simpática mantém o detrusor relaxado e aumenta o tônus do colo vesical e uretra proximal, sendo importante durante o enchimento vesical. A estimulação parassimpática leva à contração do detrusor e ao relaxamento do colo vesical, sendo importante durante o esvaziamento vesical. Os nervos somáticos sacrais atuam na região do esfíncter uretral externo por meio do plexo pélvico e nervo pudendo e são importantes no controle esfincteriano voluntário[5].

O estímulo para o reflexo da micção é dado pela distensão da parede vesical. Quando sua capacidade é alcançada, os receptores mecânicos localizados na parede da bexiga são excitados. Seus sinais são transmitidos para o centro de micção por axônios aferentes do nervo hipogástrico. A partir do centro de micção sacroespinhal, vias aferentes e eferentes fazem a ligação com o tronco cerebral inferior, no qual existe o centro pontino da micção. Esse centro tem dois efeitos globais: inibir a micção e coordenar o esfíncter externo. O córtex cerebral tem o papel regulador final, atuando sobre o centro pontino facilitando ou inibindo estas vias medulares.

Portanto, para que a micção ocorra de maneira fisiológica, é importante que os órgãos do sistema urinário inferior, a junção neuromuscular, as fibras nervosas envolvidas e as conexões estejam funcionando normalmente. Qualquer alteração nesse processo pode levar à incontinência urinária.

INCONTINÊNCIA URINÁRIA COMO PROBLEMA DE SAÚDE

Incontinência urinária é um importante problema de saúde, nem sempre assim reconhecido. Em geral, sua prevalência é subestimada porque nem sempre é comunicada, provavelmente devido ao estigma social[6]. No mundo, estima-se que existam mais de 200 milhões de pessoas com incontinência urinária significativa e muitas mais se incluirmos incontinência menos grave[7]. Além do problema clínico, afeta a qualidade de vida dos indivíduos e é muito comum nas comunidades, com pelo menos duas vezes mais mulheres afetadas que homens, independentemente da idade[8]. De acordo com White e Getliffe[9], no Reino Unido existem em torno de 4 milhões de pessoas incontinentes, com 5.600 pessoas em média acompanhadas com esse problema nas organizações de atenção primária à saúde. Em 2000, o NHS previu gastos de 420 milhões de libras, e os gastos com compra de absorventes para incontinência foram da ordem de 80 milhões de libras por ano somente no Reino Unido. Nos Estados Unidos, a incontinência afeta quatro em cada 10 mulheres, um em cada 10 homens e cerca de 17% das crianças com menos de 15 anos de idade. A razão mais comum para a admissão em casas de repouso é a inabilidade de familiares para lidarem com pacientes incontinentes. Estima-se que a incontinência custe em torno de 26 bilhões de dólares por ano neste país[10].

De acordo com Abrams et al.[11], incontinência urinária é a perda involuntária de urina, sendo um problema social e de higiene, e que é objetivamente demonstrado. Essa classificação é atualmente adotada pela *International Continence Society* (ICS). Sendo o fato de ser involuntário um ponto importante na questão, e diante da necessidade de ser objetivamente demonstrado para que o diagnóstico se firme, fica clara a necessidade de investigação médica. O problema é que, em geral, os pacientes não procuram o médico logo no início dos sintomas. Hording et al.[12], em 1986, estudando um grupo de mulheres dinamarquesas na faixa etária de 45 anos, observaram que 22% apresentavam incontinência urinária, mas somente 3% procuraram atendimento médico por isso. Os tempos mudaram? Parece que não. Woolner[13] et al. entendem que a incontinência ainda é um grave problema de saúde pública, com custo estimado em 15 bilhões de dólares anualmente nos EUA, e que freqüentemente causa desespero silencioso e isolamento social. Atualmente, é um dos principais motivos de atendimento domiciliar na América. Além disso, a *National Association for Continence* (NAFC) relata que, embora apenas um em cada 12 pacientes incontinentes americanos procure tratamento médico, o índice de cura ou melhora dos sintomas é de 80%. Infelizmente, o tempo médio de espera para que mulheres admitam a incontinência urinária e procurem os serviços de saúde é de três anos.

Embora ainda estejam sendo desenvolvidos estudos epidemiológicos que retratem a situação atual do problema na população brasileira, sem dúvida este é um quadro que se repete mundialmente. E longe de ser um problema da especialidade, é preciso que o clínico geral, o médico de família e o pediatra com ele se familiarizem, pois é a partir de consultas ambulatoriais de rotina, com a ajuda de anamneses corretamente desenvolvidas, que se encontra a solução.

INCONTINÊNCIA URINÁRIA NA CRIANÇA E NO ADOLESCENTE

Existem muitos pontos comuns em relação à incontinência urinária que afeta homens e mulheres em qualquer idade. No entanto, particularidades referentes à faixa etária e ao gênero existem e precisam ser conhecidas e analisadas.

No paciente pediátrico e no adolescente, incontinência urinária está geralmente associada à disfunção miccional e a problemas relacionados à eliminação inadequada de urina e fezes, além das anomalias congênitas. Os transtornos miccionais vêm ocupando um papel importante na pediatria e têm constituído motivo freqüente de consulta médica. Uma atenção adequada desde o primeiro momento pode evitar conseqüências irreversíveis ao sistema urinário como um todo, assim como ao desenvolvimento de problemas psicossociais na criança e no adolescente, que podem permanecer até a vida adulta. Muitas síndromes podem manifestar-se apenas pela perturbação do ato miccional, e a apresentação clínica pode variar grandemente, desde a enurese noturna até a insuficiência renal[14]. A associação de disfunção miccional e infecção urinária pode resultar em escaras renais irreversíveis, principalmente em crianças mais jovens[15].

Diagnosticar incontinência urinária em pediatria não é tarefa simples, principalmente nos primeiros anos de vida. Os novos hábitos sociais afastam as mães, principais cuidadoras, do convívio mais íntimo com seus filhos, e perceber mudanças no hábito miccional só é possível nos casos mais graves. Mães que trabalham, crianças que freqüentam desde cedo creches e um pudor excessivo no que se refere à genitália e a tudo que a ela se relaciona interferem na percepção do problema, e conseqüentemente no seu relato ao pediatra. E mesmo quando isso acontece, nem sempre o médico está apto a reconhecer a ponto de intervir adequadamente[16].

A primeira grande questão que surge para pais e médicos é saber a partir de quando a criança passa a ser considerada incontinente. Existe uma grande discussão atualmente em relação à idade em que se deve esperar que a criança adquira continência urinária. Isto é parte do desenvolvimento infantil e está relacionado com o controle sobre as fases da micção (enchimento e esvaziamento vesical) e envolve várias etapas, incluindo o aumento progressivo da capacidade vesical com o crescimento, a capacidade de percepção de plenitude vesical durante a vigília e o sono e a capacidade de facilitação e inibição da micção, diante da necessidade de esvaziamento vesical em condições socialmente aceitáveis[17]. O esvaziamento vesical no lactente se dá por estímulo ao arco reflexo sacro e não há evidências de que o fato de a bexiga estar cheia ou a micção possa despertá-lo[17,18]. Com o aumento progressivo da capacidade vesical e maturação dos lobos frontal e parietal, a criança passa a ter maior controle sobre a micção. Por volta do segundo ano de vida, ela passa a ter consciência da plenitude vesical e reconhece que a micção é iminente, mas não é capaz de controlá-la. Aos 3 anos de idade, a maioria das crianças está continente durante o dia. Aos 4 anos e meio, a capacidade vesical dobra em relação ao que era aos 2 anos e a criança adquire a habilidade de iniciar e parar a micção quando deseja. Nessa idade, 85 a 88% das crianças já alcançaram o controle completo[19,20].

Em geral, a incontinência urinária que se apresenta desde a infância se inclui em uma das seguintes categorias: disfunções miccionais de origem anatômica, incluindo as malformações congênitas; disfunções miccionais de origem neurológica – a bexiga neurogênica; e disfunções miccionais com função neurológica normal.

Os sintomas são bastante parecidos, em geral com incontinência urinária como queixa principal. O diagnóstico diferencial é feito a partir de uma cuidadosa anamnese, acompanhada de mapa miccional buscando características específicas em relação à história miccional e um exame clínico minucioso, que obrigatoriamente inclui inspeção do períneo e do dorso. Características importantes na anamnese são freqüência urinária, urgência miccional, período em que a incontinência ocorre, se existem períodos em que o paciente é continente e história de constipação intestinal. Ao exame clínico são características importantes a presença de bexiga palpável e de fecalomas à palpação abdominal, alterações na região lombossacral como tufos de cabelo, tumorações, sino, cicatrizes etc. e a presença de gotejamento constante de urina vindo da uretra ou vagina, no exame da genitália, sugerindo a presença de ureter ectópico.

Em relação a exames laboratoriais, os mais importantes são a urina tipo I e a urocultura, buscando principalmente a infecção urinária. Outros exames para avaliar a função renal podem ser solicitados se a história ou o exame clínico for sugestivo de insuficiência renal.

Quanto aos exames de imagens, a investigação adequada inclui ultra-sonografia das vias urinárias, uretrocistografia miccional, cintilografia renal com DMSA e DTPA e avaliação urodinâmica. É importante ressaltar que a avaliação urodinâmica é o exame padrão-ouro para o diagnóstico da disfunção miccional porque é capaz de diagnosticar precocemente as alterações funcionais do sistema urinário inferior, antes mesmo que estas causem alterações anatômicas visíveis nos demais exames[21]. No entanto, não permite a visualização de causas anatômicas de disfunção, já que não oferece a imagem do sistema urinário – nesses casos em geral o melhor exame é a uretrocistografia miccional. Atualmente, é possível a realização da avaliação urodinâmica e uretrocistografia miccional ao mesmo tempo, com a metodologia da videourodinâmica. As vantagens são melhor avaliação do sistema urinário inferior com redução da manipulação uretral para o paciente.

O tratamento vai depender do tipo de disfunção diagnosticada.

Disfunções miccionais de origem anatômica, incluindo as malformações congênitas

Em geral, são tratadas cirurgicamente e por isso devem ser encaminhadas ao especialista o mais precocemente possível. É importante ressaltar que, mesmo após a desobstrução do sistema urinário, o paciente ainda pode apresentar incontinência urinária ou outros sintomas sugestivos de disfunção miccional. Esse problema em geral está relacionado ao espessamento da parede vesical, devido à hiperatividade da bexiga ou do complexo esfincteriano uretral. O uso de drogas anticolinérgicas e uma orientação correta para o esvaziamento vesical em geral resolvem o problema. Cabe lembrar que existe um quadro denominado "incontinência paradoxal" causado por hipoatividade vesical na fase tardia dos processos obstrutivos, levando à retenção urinária e à perda de urina por transbordamento. Nesse caso, está contra-indicado anticolinérgico.

Entre as causas de disfunções miccionais de origem anatômica, a obstrução infravesical é a mais comum em pediatria, podendo afetar tanto a dinâmica miccional quanto a estrutura do trato urinário e resultar em insuficiência renal nos casos mais graves[22]. A válvula de uretra posterior é a causa mais freqüente em pacientes do gênero masculino. Trata-se de uma anomalia congênita que causa obstrução parcial da uretra com repercussões para todo o sistema urinário desde a vida fetal. O diagnóstico é confirmado por meio da uretrocistografia miccional[23]. Idealmente diagnosticada e fulgurada cirurgicamente no período neonatal, a válvula de uretra posterior pode passar despercebida até que sintomas miccionais levem à investigação e ao diagnóstico.

A síndrome tríplice ou síndrome de Prune-Belly ocorre classicamente no gênero masculino e inclui flacidez ou ausência da musculatura da parede abdominal, criptorquia e dilatação do sistema urinário, envolvendo o terço distal do ureter, bexiga e uretra posterior.

Embora não muito freqüente, o ureter ectópico é causa importante de incontinência urinária em pediatria – consiste na implantação de pelo menos um dos orifícios ureterais distais fora do trígono vesical, o que leva ao característico gotejamento constante de urina – o paciente nunca fica seco. Outras malformações congênitas complexas como extrofia de bexiga e extrofia de cloaca, ureteroceles e presença de tumores variados podem levar também a incontinência urinária.

Disfunções miccionais de origem neurológica – a bexiga neurogênica

Os distúrbios miccionais causados por alterações neurológicas, conhecidos como bexiga neurogênica, têm sido a principal causa de lesão evitável do trato urinário no grupo etário pediátrico. Ocorrem em cerca de 90% das crianças com defeito do tubo neural[24]. Essas alterações acarretam disfunção neuromuscular vesical, que é secundária à alteração na condução normal de estímulos relacionados à micção. Produzem mudanças no padrão miccional e podem gerar alterações em todo o sistema urinário, causando desde infecção do trato urinário, aumento da pressão intravesical e incontinência urinária, até graus avançados de lesão do trato urinário superior, com piora do prognóstico quando não diagnosticado e tratado adequadamente. Em pediatria, a bexiga neurogênica acontece principalmente associada a lesões medulares congênitas, mais freqüentemente devido à mielomeningocele. O tratamento depende do fato de a bexiga neurogênica ser hiper ou hipoativa, dependendo da presença de contrações não inibidas do detrusor durante a fase de enchimento vesical, ou da ausência de sua atividade, parte do diagnóstico urodinâmico. Por isso, nos pacientes com mielomeningocele a avaliação urodinâmica é obrigatória e deve ser indicada o mais precocemente possível. O tratamento inclui drogas anticolinérgicas, nos casos das bexigas hiperativas, e o uso de cateterismo vesical intermitente sempre que o esvaziamento vesical for ineficaz.

Disfunções miccionais com função neurológica normal

A enurese, bastante comum nessa faixa etária, é em geral uma das principais condições encontradas. Fonseca[25] encontrou elevada prevalência de disfunção miccional confirmada pela avaliação urodinâmica em pacientes pediátricos e adolescentes enuréticos, com alto valor preditivo positivo em relação a sintomas diurnos detectados pela anamnese e pelo mapa miccional.

Hinman e Baunann[26] descreveram uma série de pacientes com importantes alterações vesicais e intestinais, associadas a problemas comportamentais, sem alteração anatômica ou neurogênica evidentes. Essa descrição originou o reconhecimento da síndrome de Hinman-Allen, caracterizada pela hiperatividade do esfíncter uretral externo na ausência de lesão neurológica identificável, e chamou a atenção para a possibilidade de disfunção miccional com função neurológica normal. Clinicamente, essas crianças apresentam incontinência e infecção urinárias de repetição, causadas em geral por problemas de esvaziamento vesical incompleto. Geralmente está associada a uma incoordenação entre o detrusor e o complexo esfincteriano uretral, que não relaxa adequadamente durante a fase de esvaziamento. Além do esvaziamento vesical incompleto, pode gerar aumento da pressão intravesical durante a micção, com possível repercussão para todo o sistema urinário. A uretrocistografia miccional revela a presença de imagem de uretra em peão, associada ou não com alterações como trabeculação da parede vesical e refluxo vesicoureteral. A avaliação urodinâmica confirma um padrão de comportamento dissinérgico entre a bexiga e o complexo esfincteriano uretral, com fluxo urinário intermitente, tempo de micção prolongado e volume reduzido, além de resíduo pós-miccional elevado. Caracteristicamente, observa-se aumento da atividade esfincteriana durante o esvaziamento vesical, com conseqüente elevação na pressão vesical e na atividade do detrusor. A ultra-sonografia das vias urinárias pode mostrar variados graus de hidronefrose, que deve ser reavaliada sempre após o esvaziamento vesical[27]. Depois de confirmado o diagnóstico, o tratamento com drogas anti-colinérgicas e/ou técnicas de reeducação miccional costuma ser efetivo. Entre as técnicas mais conhecidas está a micção em dois ou três tempos (ensinar a criança a tentar o esvaziamento vesical completo por meio de repetidas tentativas para micção), e o *biofeedback*, por meio do qual a criança é ensinada a relaxar o assoalho pélvico durante a micção. O uso de alfa-bloqueadores, buscando o relaxamento esfincteriano, ainda não apresenta resultados convincentes[28].

INCONTINÊNCIA URINÁRIA NA MULHER

Estima-se que a prevalência de incontinência urinária entre mulheres jovens e de meia-idade varie entre 12 e 42%[29]. Estimativas sugerem que cerca de 20% das mulheres adultas têm sua vida afetada por problemas relacionados à incontinência, que tendem a se agravar após o parto e com o envelhecimento. Estudos clínicos e epidemiológicos realizados em pacientes incontinentes indicam que essa condição exerce considerável impacto na qualidade de vida das mulheres, sendo classificada como umas das experiências mais estressantes e desagradáveis possíveis. Limita socialmente e interfere nas relações pessoais, apresenta associação freqüente com sintomas depressivos e restringe o rendimento profissional, entre outros fatores. Assim, é considerada uma condição mórbida, porque afeta a vida social, psicológica, ocupacional, doméstica, física e sexual das pessoas[30].

Entre as causas mais comuns de incontinência urinária na mulher estão a incontinência urinária de esforço e a instabilidade vesical, também conhecida como bexiga hiperativa ou urgeincontinência. Outras causas menos freqüentes incluem a bexiga neurogênica, a síndrome uretral e as fístulas uroginecológicas. É importante ter em mente que disfunções miccionais não tratadas na infância ou na adolescência podem persistir ou agravar-se na vida adulta. Estudo recente de 2005 mostrou piora de todos os tipos de incontinência urinária com a reposição hormonal de estrógeno e progesterona[31].

Assim como no paciente pediátrico, anamnese detalhada com diário miccional e exame clínico minucioso são fundamentais para o diagnóstico. A avaliação urodinâmica constitui-se no exame padrão-ouro para a confirmação da disfunção miccional, que poderá ser a causa da incontinência, e para o diagnóstico diferencial entre incontinência de esforço e urgeincontinência. No entanto, o fluxograma diagnóstico e o tratamento variam de acordo com cada caso.

White e Getliffe[9] publicaram um diagrama piramidal dividindo em quatro diferentes níveis o acesso a tratamento para pacientes com problemas relacionados à incontinência. Essa divisão baseia-se nos resultados obtidos em estudo para a formação de um guia de boa prática em serviços que tratam continência, desenvolvido no Reino Unido. O primeiro nível, na base da pirâmide, seria o contato inicial do paciente, realizado preferencialmente como atendimento primário, realizado por médicos generalistas ou do programa da saúde da família. O segundo nível de acesso inclui especialistas em continência, entre eles enfermeiros e fisioterapeutas e serviço de urodinâmica. O terceiro nível inclui o hospital local com médicos e cirurgiões especializados na área. O quarto nível seriam os centros regionais ou nacionais de excelência no assunto. Idealmente, os três primeiros níveis deverão ser integrados localmente e liderados por um diretor dos serviços de continência, com referência específica para um serviço do quarto nível. A resolutividade e a necessidade de encaminhamento dos pacientes aos diferentes níveis dependerão da complexidade de cada caso. A necessidade da existência de um programa de incontinência urinária nos serviços de atenção primária à saúde tem sido ressaltada e avaliada por outros autores[32,33], sempre com resultados promissores.

MacLean e Cardoso[33], com base no 42º Grupo de Estudo para Incontinência, dividem as recomendações para atenção à mulher incontinente em três categorias: recomendações para a prática clínica, recomendações para pesquisas futuras e recomendações relacionadas à educação em saúde e políticas de saúde.

Recomendações para a prática clínica

Entre as principais recomendações para a prática clínica está a anamnese, incluindo perguntas sobre todos os fatores relevantes relacionados a história miccional, comportamental, hormonal (menopausa?), uso de medicamentos ou substâncias que podem aumentar o fluxo de urina (por exemplo, cafeína), cirurgias pélvicas anteriores e problemas anorretais. A seguir, o exame clínico e, nesse caso, o pélvico/ginecológico, que é fundamental. A avaliação da função dos músculos pélvicos e do esfíncter anal, a avaliação da sensibilidade ao toque e ao pinçamento do períneo e a observação da resposta ao reflexo bulbocavernoso e anal são importantes. A investigação inicial tem que afastar infecção urinária, o que pode ser confirmado pela urina tipo I e urocultura, e avaliar ingestão hídrica e eliminações. A avaliação urodinâmica deve ser indicada sempre que houver suspeita de dificuldade de esvaziamento vesical, quando houver suspeita de bexiga neurogênica, nos casos de falha a tratamentos cirúrgicos prévios para a incontinência e obrigatoriamente antes de qualquer tratamento mais invasivo, incluindo cirurgias. Para que seja fidedigna, a urodinâmica deve ser realizada por profissional experiente, aproximando-se das condições normais de micção da paciente. Deve incluir estudo das fases de enchimento e esvaziamento vesical, incluindo obrigatoriamente a micção, o estudo da resistência uretral e a pressão de perda urinária, o estudo do padrão do fluxo urinário e a avaliação do resíduo pós-miccional. O estudo de imagens do sistema urinário inferior permite sua avaliação estrutural. A ultra-sonografia das vias urinárias pode ser útil na avaliação do espessamento da parede vesical, na avaliação do volume contido e resíduo pós-miccional. A existência de obstrução infravesical ou a constatação de colo vesical anormalmente aberto, assim como o posicionamento da bexiga podem ser avaliados por meio da uretrocistografia miccional. Nos casos de suspeita de fístulas uroginecológicas, o exame sob anestesia, incluindo cistouretroscopia e avaliação do trajeto fistuloso com contraste, é o método diagnóstico de escolha.

Tratamento

O tratamento varia de acordo com o diagnóstico. Embora o uso de estrógeno seja contra-indicado em pacientes com incontinência urinária de esforço, seu uso costuma ser eficaz para os casos de urgência, freqüência e infecção urinária de repetição em pacientes pós-menopausa. A coexistência de problemas urinários e fecais é conhecida, e é freqüente também na mulher em qualquer idade. Por isso, a avaliação e a orientação, incluindo a reeducação para as funções de eliminação, são importantes no controle da incontinência. Do mesmo modo, dificuldades miccionais após o parto e cirurgias pélvicas/perineais são comuns e devem ser previstas e orientadas. Algumas vezes, o uso de cateterismo de alívio é necessário nesses pacientes, já que não devem ficar mais de 6 horas sem urinar. O tratamento ideal para pacientes com incontinência urinária de esforço, urgeincontinência ou ambos deve incluir intervenções no estilo de vida, com orientação para micção apropriada e programada para intervalos de até 4 horas, redução no consumo de cafeína e fumo, perda ponderal se necessário, tratamento da constipação intestinal quando presente e ingestão hídrica adequada. Além disso, são muito importantes os exercícios para o fortalecimento da musculatura perineal e a reeducação vesical, obtida com o esvaziamento regular e completo da bexiga, relaxamento da musculatura perineal durante a micção e postura correta durante a utilização do vaso sanitário. É importante ressaltar que não existem complicações conhecidas decorrentes de exercícios perineais e toda mulher deveria ser incentivada a fazê-los periodicamente. O tratamento com drogas anticolinérgicas deve ser utilizado nos casos de instabilidade vesical. Os medicamentos mais utilizados são os anticolinérgicos. Pode-se usar a oxibutinina na dose de 5mg (1 comprimido) três vezes por dia ou a propantelina 15mg três vezes por dia. Também podem ser utilizados os antidepressivos tricíclicos, como a amitriptilina (25 a 75mg), a imipramina (25 a 75mg) ou a nortriptilina (25 a 75mg). Nos casos de pacientes com insuficiência urinária de esforço que não respondam satisfatoriamente ao tratamento dito conservador, o tratamento cirúrgico deverá ser indicado se a paciente concordar. O tempo entre o início do tratamento e o encaminhamento para a cirurgia depende da gravidade dos sintomas e da paciente, mas uma avaliação adequada da resposta à terapia nunca é obtida antes da 15ª a 20ª semanas[34].

Incontinência urinária de esforço

A incontinência urinária de esforço na mulher é definida como a perda involuntária de urina pela uretra, decorrente do aumento da pressão abdominal, na ausência de contração do detrusor, acarretando problemas sociais à paciente (*International Continence Society*). Ocorre porque existe uma desproporção entre a pressão vesical e a pressão de resistência uretral, quando a pressão vesical fica maior que a pressão de fechamento uretral. Os estudos de prevalência de incontinência urinária de esforço na mulher mostram grande variação, influenciadas por fatores como informação, acesso e cultura, mas essa prevalência encontra-se em torno de 50 a 70% entre mulheres atendidas em ambulatório[35]. Os mecanismos de continência na mulher compreendem quase a totalidade da uretra, excluindo-se apenas o terço distal. Incluem o colo vesical, o mecanismo esfincteriano parauretral, os mecanismos de continência intrínsecos e o ligamento uretropélvico. A permanência do colo vesical fechado durante a fase de enchimento vesical e seu relaxamento durante a micção auxiliam a continência. No entanto, os mais importantes atores serão os componentes do mecanismo de continência distal, que incluem o esfíncter uretral externo e o rabdomioesfíncter, a musculatura estriada periuretral e o músculo elevador do ânus. O mecanismo de continência intrínseca inclui a mucosa e a submucosa da uretra, o tecido elástico da parede uretral e o envoltório muscular liso da uretra. É importante para o fechamento de toda a uretra durante a fase de enchimento, evitando assim a perda urinária. Cabe ressaltar que a mucosa e a submucosa uretral sofrem influência estrogênica, o que justifica o agravamento dos sintomas urinários após a menopausa. O ligamento uretropélvico é formado por um conjunto de estruturas musculofasciais responsável pela sustentação do colo vesical e dos terços proximal e médio da uretra, importante para a manutenção da continência[36].

Além da contração da musculatura lisa e estriada uretral e do posicionamento adequado da bexiga e da uretra, mantido pelos ligamentos íntegros, a contração dos músculos do assoalho pélvico também contribui para o mecanismo de continência, ajudando no fechamento uretral durante a fase de enchimento vesical ou durante o aumento da pressão abdominal. A função ideal dos músculos do assoalho pélvico inclui dar apoio forte e firme para a vagina, proporcionar resposta rápida e efetiva durante os períodos de aumento da pressão abdominal, evitar o descenso da uretra durante o aumento da pressão abdominal, manter alta a pressão uretral em repouso e relaxar antes e durante a micção.

É fácil entender que a incontinência urinária de esforço ocorre quando esses mecanismos falham, e por isso seu diagnóstico e tratamento devem estar obrigatoriamente relacionados à perda e à recuperação dessa função. Mas é importante ressaltar que as causas da incontinência urinária de esforço nem sempre são conhecidas e nem sempre a falta de força ou de sincronia na contração automática da musculatura pélvica é a causa principal. Lesões nos músculos e nos nervos durante o parto vaginal podem ser fatores causadores. De qualquer modo, embora nem sempre a função da musculatura pélvica seja a causa, na maioria das mulheres esses músculos não são treinados e parece haver potencial para o desenvolvimento da sua força e função, e seu fortalecimento poderá compensar outros fatores, possibilitando o alcance de níveis mais elevados de cura e satisfação por parte da paciente. O objetivo do treinamento é uma combinação de dois pontos: ensinar a mulher a contrair os músculos do assoalho pélvico antes do aumento da pressão abdominal e desenvolver a função dos músculos do assoalho pélvico até um nível em que estes se contraiam automaticamente no momento correto e com força suficiente para evitar a perda de urina[37]. A orientação correta para esses exercícios, orientada por fisioterapeuta, tem trazido resultados surpreendentes[10]. A indicação do tratamento cirúrgico da infecção urinária de esforço tem sofrido variações históricas e em geral depende da experiência pessoal do especialista para o qual a paciente é encaminhada. Existem várias técnicas, cuja escolha em geral depende da existência ou não de alterações associadas como hipermobilidade uretral e insuficiência esfincteriana, da necessidade de cirurgias concomitantes como correção do prolapso genital, histerectomia e correção de fístulas, entre outras, da condição de vida da paciente e da atividade física pretendida após a cirurgia.

Embora a escolha correta da técnica seja importante, estudo de resultados, incluindo metanálise de quatro diferentes tratamentos cirúrgicos para incontinência urinária de esforço[38], demonstrou que não é possível estabelecer vantagens e melhores resultados. Na verdade, embora haja ampla escolha de tratamentos clínicos e cirúrgicos para a incontinência urinária de esforço, existem poucos trabalhos que avaliem e os comparem por meio de estudos clínicos randomizados, com definição de período de *follow-up* e medidas de grau de satisfação da paciente com o tratamento[39]. A validação para o português do *King´s Health Questionnaire* para a avaliação de incontinência urinária na mulher foi um importante passo nesse sentido[40].

Urgeincontinência ou instabilidade vesical

Bexiga hiperativa caracteriza-se pela presença de contrações não inibidas do detrusor durante a fase de enchimento vesical. É assim caracterizada por meio da avaliação urodinâmica. A condição clínica a ela associada, que causa a incontinência urinária, é denominada mais comumente de instabilidade vesical. A urgeincontinência é o sintoma provocado pela bexiga hiperativa e traduz-se em vontade urgente e em geral incontrolável de micção. Isso porque, durante as contrações do detrusor, a pressão intravesical aumenta e existe tendência de relaxamento do colo vesical e até mesmo do complexo esfincteriano, o que gera a incontinência. Pode ocorrer em qualquer idade e gênero. Quando ocorre na mulher, principalmente, os três termos se confundem, e as publicações utilizam instabilidade vesical, urgeincontinência ou bexiga hiperativa como se fossem sinônimos.

Estudos demonstram que a associação de incontinência urinária e a instabilidade vesical têm atuado muito negativamente na avaliação de qualidade de vida dos pacientes. Chiaffarino et al[41] relatam que mulheres com bexiga hiperativa sofrem interferências na qualidade mental e física, quando comparadas a pacientes sem o problema. A associação de incontinência e bexiga hiperativa afeta 17 milhões de americanos, na maioria das vezes mulheres, tem um custo estimado de 28 bilhões de dólares por ano nos Estados Unidos, mas tem sido observado que as mulheres ainda esperam até três anos para procurar ajuda médica, e, apesar de ser um problema tratável com índice de cura elevado, nem todo profissional de saúde está apto a indicar a terapia adequada.

Depois de confirmado o diagnóstico, o tratamento com drogas anticolinérgicas associado a técnicas de reeducação miccional costuma ser eficaz. Em geral, o uso do cateterismo intermitente para o esvaziamento vesical não é necessário, a não ser nos casos de pacientes com bexiga neurogênica (ver disfunção vesical de origem neurogênica em crianças e adolescentes, no início deste capítulo).

INCONTINÊNCIA URINÁRIA NO HOMEM

Embora a incontinência urinária em mulheres seja mais prevalente que em homens, ela tende a estar mais associada com condições médicas mais sérias na população masculina adulta[35]. Talvez por ser menos comum, encontram-se menos publicações disponíveis referentes à incontinência masculina. Existem fatores relacionados à incontinência que afetam de forma semelhante homens, mulheres e crianças e devem ser acessados da mesma maneira. A bexiga neurogênica é um exemplo. Também é igualmente problemático e vexatório conviver com os problemas relacionados à perda urinária. No entanto, existem particularidades na anatomia do sistema urogenital masculino que influenciam na continência e requerem diferentes perspectivas de tratamento. As diferenças são encontradas basicamente em três estruturas: a uretra, o assoalho pélvico e a presença da próstata.

A uretra masculina é mais longa e é sinuosa, quando comparada à curta e retilínea uretra feminina. Seu comprimento e sua forma em "S" explicam a menor incidência de infecção do trato urinário em homens. No entanto, a disposição anatômica da uretra masculina, com pontos de estreitamento, facilita a obstrução infravesical. A gravidez, o parto e o decréscimo no nível do estrógeno com a aproximação da menopausa são fatores que em geral enfraquecem o assoalho pélvico e o tônus uretral, o que obviamente não afeta os homens. Por outro lado, a próstata, glândula que se localiza logo abaixo da bexiga e envolve os primeiros 3 a 4cm da uretra masculina, tende a se hipertrofiar com a idade ou por causa de doenças inflamatórias ou degenerativas. Com isso, causa obstrução ao fluxo urinário e, com a evolução, um quadro de bexiga hiperativa que leva à incontinência urinária. No entanto, diferente da instabilidade vesical feminina, no homem ela costuma estar associada à bexiga de esforço e cursa com resíduo vesical elevado. O uso de anti-colinérgicos pode dificultar ainda mais o esvaziamento vesical e por isso deve ser prescrito com muita cautela antes da desobstrução uretral.

A causa mais comum de incontinência urinária masculina é a hipertrofia benigna da próstata ou problemas decorrentes da prostatectomia. Por isso, a investigação da incontinência no homem está relacionada ao diagnóstico prostático. As normas advindas do Consenso Internacional de Paris, em 1991, para avaliação de pacientes com suspeita de hipertrofia prostática foram homologadas pela Organização Mundial da Saúde e estabelecem a necessidade de uma história clínica cuidadosamente construída, com diário miccional, quantificação dos sintomas, exame clínico incluindo obrigatoriamente o toque retal para avaliação prostática, avaliação urinária por meio de urina tipo I e urocultura e a dosagem do PSA (antígeno específico prostático) como requisitos mínimos para diagnóstico[40]. Os estudos por imagem são opcionais e incluem a ultra-sonografia das vias urinárias, a urografia excretora, a endoscopia e a urodinâmica. A ultra-sonografia das vias urinárias e, às vezes, a urografia excretora devem ser solicitadas antes da cirurgia, para avaliar sangramentos, litíases e alterações associadas ao sistema urinário superior, para avaliar a forma e o volume prostático antes da cirurgia e como um bom método não-invasivo para avaliar resíduo pós-miccional. A endoscopia pode ser útil em determinadas situações cirúrgicas. Os sintomas são classificados como obstrutivos e irritativos. Entre os sintomas obstrutivos destacam-se redução na qualidade do jato urinário, hesitância, esforço miccional, sensação de esvaziamento vesical incompleto, gotejamento terminal e retenção urinária. Os sintomas irritativos são os que mais incomodam o paciente e incluem polaciúria, nictúria, urgência, incontinência urinária e dor suprapúbica. Nesses casos, está indicada a avaliação urodinâmica. O tratamento da obstrução prostática dependerá da sua gravidade e pode ser clínico, por meio do acompanhamento clínico e do uso de medicações como alfa-bloqueadores, ou cirúrgico, preferencialmente endoscópico[42].

Aproximadamente 66% dos homens investigados por problemas na próstata apresentam bexiga hiperativa nos estudos urodinâmicos realizados. A redução no calibre uretral causada pelo crescimento prostático dificulta a eliminação da urina e demanda maior esforço do detrusor para vencer o obstáculo e permitir a micção. Do ponto de vista urodinâmico, observa-se redução no fluxo, com achatamento da curva e aumento na pressão de esvaziamento vesical nos casos em que a obstrução é mais grave. Com o tempo, a bexiga torna-se hiperativa. Esse problema tende a permanecer mesmo após a cirurgia, em cerca de um terço dos casos, apesar da desobstrução uretral[43]. É importante lembrar que, quando a obstrução permanece por um período muito prolongado, a bexiga pode perder sua capacidade contrátil – fase tardia de bexiga de esforço, levando a um quadro urodinâmico de bexiga hipoativa e causando retenção vesical.

A incontinência urinária é uma complicação presente após prostatectomias radicais realizadas para o tratamento do câncer prostático e mais raramente nos casos de prostatectomia por hiperplasia benigna. Em geral, a causa é a lesão cirúrgica do esfíncter uretral, mas o comprometimento da enervação vesical pode levar ao desenvolvimento de bexiga neurogênica e incontinência, com hipoatividade da bexiga levando à dificuldade de esvaziamento e à incontinência paradoxal.

Embora a obstrução infravesical causada pela hipertrofia prostática seja a causa mais comum de incontinência urinária masculina, existem outros fatores que precisam ser discutidos. A bexiga neurogênica afeta igualmente homens de todas as idades e pode ser causada por traumatismos raquimedulares por acidentes de trânsito, mergulho ou lesões por projétil de arma de fogo, além de tumores e lesões congênitas como a mielomeningocele. O diagnóstico e o tratamento são semelhantes para todas as idades (ver disfunção miccional de origem neurogênica no início deste capítulo), incluindo a manutenção de esvaziamento vesical adequado e o controle da bexiga hiperativa com drogas anticolinérgicas.

INCONTINÊNCIA URINÁRIA NO PACIENTE IDOSO

A incontinência urinária é muito freqüente no paciente idoso, de ambos os gêneros. Segundo D'Ancona[44], para que uma pessoa apresente continência é necessária a combinação de consciência, controle, mobilidade e destreza manual e todos esses fatores estão afetados no idoso. O próprio envelhecimento natural leva a alterações nos tecidos e órgãos do sistema urinário, dificultando sua função. Na mulher, esse processo é acelerado pela redução nos níveis de estrógeno na menopausa.

A bexiga hiperativa, sem causa neurológica evidente, é um achado comum. As neuropatias crônicas como doença de Parkinson, diabetes e acidente vascular encefálico geram uma gama de alterações, desde a dificuldade de relaxamento do assoalho pélvico, gerando dificuldades para iniciar a micção, até hiper e hipoatividade vesical. Pacientes que apresentam bexiga neurogênica desde a juventude tendem a piorar quando envelhecem.

É importante ressaltar que o segmento da população na dita terceira-idade (acima dos 65 anos) está crescendo significativamente. Diferente do passado, esta população se mantém socialmente ativa, gerando uma demanda para a manutenção de qualidade de vida antes ignorada. Embora não represente na maioria das vezes risco de vida, a incontinência urinária permanece como um problema psicosocial, igual senão maior, que nos pacientes mais jovens. O uso de absorventes e o retiro social não podem ser encarados como soluções adequadas para essa população. As decisões médicas devem-se basear nos mesmos princípios utilizados para diagnosticar e tratar o problema em outras faixas etárias, já discutidas anteriormente.

Quando mentalmente capaz, o idoso responde satisfatoriamente ao tratamento clínico que inclui medicações e adequação miccional e comportamental, dependendo da causa da incontinência. Quanto ao tratamento cirúrgico, este dependerá de avaliações de risco e benefício (risco cirúrgico) mas em geral é bem suportado e deve ser discutido de maneira clara como uma opção viável.

SUMÁRIO

A incontinência urinária é um sintoma que pode ter várias causas. Em geral, está associada ao funcionamento inadequado do sistema urinário inferior. Deve ser sempre valorizada e investigada em qualquer faixa etária. O diagnóstico é feito a partir de uma boa anamnese, de preferência realizada nos centros de atendimento primário a saúde. O exame clínico cuidadoso e os complementares permitem que se confirme o diagnóstico e que se determine um tratamento adequado. A associação de incontinência urinária com má qualidade de vida, problemas psicossociais, custo elevado para a população e sistemas de saúde e possibilidade de gerar complicações para todo o sistema urinário justifica sua classificação como estado mórbido e problema de saúde pública. O desconhecimento das técnicas modernas de diagnóstico e tratamento por parte dos profissionais de saúde e a relutância por parte do paciente para relatar o problema e procurar ajuda em tempo hábil dificultam a cura.

REFERÊNCIAS BIBLIOGRÁFICAS

1. Burges L. Education and Water "Trying hard, but could do better". UNICEF. In 2003 Water & Sanitation Lecture Series, http://www.worldbank.org/watsan/lecture2003.html ▪ 2. Abrams P. Blaivais JG, Stanton SL, Andresen JT. The standardization of terminology of urinary tract function. Scand Urol Nephrol 1988; 114:5. ▪ 3. Costa Monteiro LM. Artificial control of the lower urinary tract by sacral root stimulation. Scotland: Thesis- University of Glasgow, 1995. ▪ 4. Tanagho EA. Anatomy of the lower urinary tract. In: Walsh, Retik, Stamey, Vaugham, eds. Campbell's Urology. 6th ed, Philadelphia: WB Saunders, 1992, p 40. ▪ 5. Elbadawi A. Neuromuscular mechanisms of micturition. In: Yalla, McGuire, Elbadawi, Blaivas, eds. Neurobiology and Urodynamics: Principles and Practice. New York: Macmillan Pub. Company, Inc, 1998, p 3. ▪ 6. Gray M. NYPD Blue got it right – the power of the mass media in promoting an understanding of incontinence as more than just a hygienic problem. Wound Ostomy Continence Nurs. 1998; 25:223. ▪ 7. Abrams P, Cardoso L, Khoury SE et al. Incontinence. Report of the second International Consultation on Incontinence. 2nd ed, Health Pub. Ltd, 2002. ▪ 8. Thom D. Variation in estimates of urinary incontinence prevalence in the ccommunity: effects of differences in definition, population, character and study type. J Geriatr Soc 1998; 46: 473. ▪ 9. White H, Getliffe K. Incontinence in perspective. In: Getliffe, Dolman eds. Promoting Continence: Clinical and Research Resource. 2nd ed. Elsevier:Science Ltd, , 2003, p 1. ▪ 10. Carrière, B. Fitness for the Pelvic Floor, 2002. ▪ 11. Abrams P, Blaivas, JG, Stanton SL et al. The standardization of terminology of urinary tract function. Scand Urol Nephrol 1998; 114:5. ▪ 12. Hording V, Pedersen K, Sidenius, K. Urinary incontinence in 45-year-old women. Scand Urol Nephrol 1986, 20:183. ▪ 13. Woolner B, Corcos J, Davis BM et al. The Use of Electromyographic Biofeedback for Training Pelvic Floor Musculature. ▪ 14. Bauer SB., Atala A. Bladder dysfunction. In: Barrat TM, Avner ED, Harmon WE eds. Pediatric Nephhrology. 4th ed, Baltimore: Lippincott Williams & Wilkins, 1998, p 913. ▪ 15. Cruz GNO Avaliação da lesão renal em crianças e adolescentes portadores de disfunção miccional. Dissertação de mestrado. Grupo de pesquisa CNPq – Avanços em Uropediatria. Instituto Fernandes Figueira/FIOCRUZ, 2003. ▪ 16. Soares MG. O reconhecimento da disfunção miccional pelo pediatra. Dissertação de mestrado. Grupo de pesquisa CNPq – Avanços em Uropediatria. Instituto Fernandes Figueira/FIOCRUZ, 2003. ▪ 17. Chandra M. Nocturnal enuresis in children. Curr Opin Pediatr 1998; 10:167. ▪ 18. Muellner SR. Development of urinary control in children – some aspects of the cause and treatment of primary enuresis. JAMA 1960; 172:1256. ▪ 19. Wan J, Greenfield S. Enurese e anormalidades comuns na micção. Clínicas Pediátricas da América do Norte, Rio de Janeiro 1997; 5:1123. ▪ 20. Swithinbank LV, Brookes ST, Shepherd AM et al. The natural history of urinary symptoms during adolescence. Br J Urol Edinburgh. 81:90. ▪ 21. Costa Monteiro LM, Antelo DVP. Avaliação urodinâmica comparada a outros métodos de investigação diagnóstica em pacientes com bexiga neurogênica. Grupo de pesquisa CNPq – Avanços em Uropediatria. Urodinâmica 1999; 2:156. ▪ 22. Joseph DB, Bauer SB. Obstrução infravesical na infância. In: D'Ancona CAL. Aplicações Clinicas da Urodinâmica. São Paulo: Ed Atheneu, 2001; p 105. ▪ 23. Macedo FN. A. Válvula de uretra posterior: estudo retrospectivo de 28 casos. Dissertação de mestrado. Grupo de pesquisa CNPq – Avanços em Uropediatria. Instituto Fernandes Figueira/Fiocruz, Rio de Janeiro – 2000. ▪ 24. Bauer S, Joseph DB. Management of the obstructed urinary tract associated with neurogenic bladder dysfunction. Urol Clin North Am 1990; 17:395. ▪ 25. Fonseca EMGO. Análise de fatores indicadores de disfunção miccional em crianças e adolescentes enuréticos. Tese. Grupo de pesquisa CNPq – Avanços em Uropediatria. IFF/FIOCRUZ, 2002. ▪ 26. Hinman Jr F, Baunann FW. Vesical and ureteral damage from voiding dysfunction in boys without neurological or obstructive diseases. Trans Am Assoc Genitourinary Surg 1972; 64:116. ▪ 27. Homsy YL, Austin P. Dysfunctional voiding disorders and noturnal enuresis In: Belman AB, King LR, Kramer SA, eds. Clinical Pediatric Urology. 4th ed, Martin Dunitz, Pub 2002, p 345. ▪ 28. Nijman RJ. Classification and treatment of functional incontinence in children. BJU Int. 2000; 85(Suppl 3):37. ▪ 29. Fant J, Newman D, Colling J et al. For the Urinary Incontinence in Adults Guidelines Update Panel. Urinary incontinence in adults: acute and chronic management. Clinical practice guideline. Rockville, MD. Agency for Health Care and Policy Research, 1996. ▪ 30. Newman DK. Managing and treating urinary incontinence. Baltimore. Pub Health Prof Press, 2002, p 18. ▪ 31. Hendrix SL, Cochrane BB, Nygaard IE et al. Effects of estrogen with and without progestin on urinary incontinence. JAMA 2005; 293:935. ▪ 32. Grupo Cordobes para el estudio de la incontinence urinaria Centro de Salud Córdoba, Córdoba Espana: Introduction of a urinary continence programme at a health centre. Aten Primaria 2003; 31:446. ▪ 33. Gray M. The importance of screening, assessing and managing urinary incontinence in primary care. J Am Acad Nurse Pract 2003; 15:102. ▪ 34. Recommendations arising from the 42nd Study Group: Incontinence in Women. In: MacLean AB, Cardoso, L eds. Incontinence in Women. London: Royal College of Obstetricians and Gynaecologists Press, pub, 2002. ▪ 35. Serels SC, Appell RA. Contemporary diagnosis and management of bladder control problems. Hardbook in Health Care Co, pubs, Pennsylvania USA, 2002. ▪ 36. Palma PCR, Riccetto CLZ. Incontinência urinária de esforço na mulher. In: Netto Jr NR ed. Urologia Prática. 4th ed, São Paulo: Ed Atheneu, 1999, p 107. ▪ 37. Bo K. O tratamento clínico da incontinência urinária de esforço. In: D'Ancona CAL. Aplicações Clínicas da Urodinâmica. São Paulo: Atheneu. 2001, p 145. ▪ 38. Stein SS. Meta-analysis of four different surgical treatments for stress urinary. Can J Urol 1997; 4:300. ▪ 39. Hawthorne G. The genito-urinary treatment satisfaction scale study. Centre for teh Health Program Evaluation, 2000, p 1. ▪ 40. Tamanini JTN, D'Ancona CAL, Botega NJ et al. Validação do "King's Health Questionnaire" para o português em mulheres com incontinência urinária. Rev. Saúde Pública 2003; 37:203. ▪ 41. Chiaddarino F, Parazzini F, Lavezzari M et al. Impact of urinary incontinence and overactive bladder on quality of life. Eur Urol 2003; 43:535. ▪ 42. Netto Jr NR. Fator obstrutivo infra-vesical: hiperplasia benigna da próstata. In: D'Ancona CAL. Aplicações Clínicas da Urodinâmica, 3ª ed, São Paulo: Atheneu, 2001, p 195. ▪ 43. Health T, Watson R. Mostly male. In: Getliffe and Dolman, eds. Promoting Continence: A Clinical and Research Resource. 2nd ed, Elsevier: Science Ltd, 2003, p 1. ▪ 44. D'Ancona CAL. Disfunção neurogênica da bexiga. In: Netto Jr NR, ed. Urologia Prática 4ª ed, São Paulo: Atheneu, 1999, p 107.

105. SANGRAMENTO UTERINO DISFUNCIONAL

Hamilton Horneaux Pompeu
Miriam Gonçalves Markos Kawabata

O sangramento uterino disfuncional é um diagnóstico fisiopatológico que traduz uma síndrome de alteração dos mecanismos de controle da menstruação. É importante ressaltar que pode ocorrer na adolescência, no menacme e na perimenopausa.

CONCEITO

Sangramento uterino disfuncional ou hemorragia uterina disfuncional é definido como um sangramento irregular na ausência de doenças pélvicas, sistêmicas ou gravidez.

INCIDÊNCIA

O sangramento uterino disfuncional corresponde a aproximadamente 5% dos casos atendidos em clínica ginecológica. Cerca de 5 a 7% dos pacientes são adolescentes e 50% encontram-se entre os 40 e 50 anos de idade[1]. Alguns autores atribuem 20% para adolescentes e cerca de 70% para as pacientes na perimenopausa. Como é uma síndrome relacionada a ciclos anovulatórios, incide mais nos extremos do menacme, quando há imaturidade no eixo hipotálamo-hipófise-ovariano (puberdade) ou falência ovariana (climatério).

FISIOPATOLOGIA

Embora o sangramento uterino disfuncional possa ocorrer por alteração nos mecanismos de vasoconstrição ou relaxamento das arteríolas miometriais, o termo é comumente empregado em situações que envolvam distúrbio hormonal, seja por alteração no eixo hipotálamo-hipófise-ovariano (produção), seja nos receptores endometriais.

No ciclo menstrual normal, o hormônio liberador das gonadotrofinas (GnRH), que é liberado em pulsos pelo hipotálamo, estimula a produção do hormônio folículo-estimulante e do hormônio luteinizante pela hipófise. O hormônio folículo-estimulante é responsável por estimular as células da granulosa no ovário a desenvolver o folículo e produzir o estradiol. Após a ovulação, o folículo maduro forma o corpo lúteo, produtor de progesterona; se não ocorrer a fecundação, os níveis plasmáticos de progesterona diminuem e o endométrio descama. A reepitelização do endométrio é devida à ação do estrógeno produzido no ciclo seguinte. A primeira fase do ciclo é a proliferativa, pois corresponde à proliferação endometrial. A segunda fase do ciclo é a secretora ou lútea, com duração em torno de 14 dias. As prostaglandinas medeiam a maioria das etapas da menstruação, também influindo na quantidade do sangue menstrual[1].

Há dois mecanismos distintos que podem levar ao sangramento uterino disfuncional: a súbita privação de estrogênio, que provoca descamação do endométrio até então estimulado, ou a predominância estrogênica, seja por hiperestrogenismo (exemplo, obesidade), seja por falta de progesterona (exemplo: ciclos anovulatórios).

DIAGNÓSTICO

Quadro clínico

Sangramento uterino anormal, dor pélvica e corrimento genital são as apresentações clínicas mais freqüentes das doenças do aparelho reprodutivo.

O sangramento uterino disfuncional recebe denominações específicas, a depender da intensidade, do intervalo e da duração. No quadro 15.4 lista-se a terminologia para os diversos padrões de sangramento, os quais podem assumir combinações quanto a um ou mais aspec-

Quadro 15.4 – Caracterização do sangramento uterino.

Parâmetro	Ciclo normal	Desvio menstrual
Intervalo	28 ± 7 dias	Aumento – *polimenorréia*
		Diminuição – *oligomenorréia*
Duração	4 ± 2 dias	Aumento – *menorragia*
Volume por ciclo	40 ± 20ml	Aumento – *menorragia*
		Diminuição – *hipomenorréia*
Periodicidade	cíclica	Irregular – *metrorragia*

tos (polimenorragia, poli-hipermenorragia, menometrorragia etc.). É importante lembrar que não há correlação entre determinado padrão de sangramento e uma causa específica[2], não sendo possível concluir ou descartar nenhum diagnóstico apenas por esse dado clínico.

A decisão do médico em tomar uma conduta expectante, ou prontamente iniciar a investigação diante da paciente com queixa de sangramento uterino anormal, deve levar em consideração não somente os parâmetros estabelecidos como "normais" para a população geral, mas também a alteração do padrão menstrual até então apresentado pela paciente que está sob sua avaliação. No entanto, salienta-se que a capacidade da paciente em auto-estimar a intensidade do seu sangramento é bastante subjetiva, uma vez que 15% das mulheres que sangram até 20ml a cada ciclo referem apresentar sangramento profuso, enquanto 30% daquelas que têm menorragia, não se dão conta disso[1].

A caracterização de um quadro de sangramento uterino anormal como de origem disfuncional depende da capacidade de o médico descartar o maior número de causas orgânicas que possam estar implicadas em sua etiologia. Para tanto, deve-se ter sempre em mente que sangramento uterino disfuncional é um diagnóstico de exclusão[1-4], de confrontação obrigatória com as doenças mais comuns de cada fase da vida da mulher – puberdade, menacme e climatério (Quadro 15.5).

Quadro 15.5 – Causas de sangramento genital anormal.

Em crianças	
Lesões genitais	Vaginites Corpo estranho Traumatismo Tumores
Alterações endócrinas	Ingestão de estrógeno Puberdade precoce Tumor ovariano produtor de estrógeno
Em adolescentes e adultos	
Disfunção hormonal	Sobrecarga estrogênica – anovulação Privação estrogênica Hiperprolactinemia
Doença benigna do trato genital	Miomas uterinos Pólipos cervicais Pólipos endometriais Hiperplasia endometrial Laceração genital
Doença maligna do trato genital	Carcinoma de colo uterino Carcinoma de endométrio Carcinoma de ovário Carcinoma de vagina
Doenças sistêmicas	Disfunção tireoidiana Doença de von Willebrand Leucemia Trombocitopenia Insuficiência renal Insuficiência hepática
Complicações gravídicas	Gravidez ectópica Ameaça de abortamento Abortamento retido Doença trofoblástica
Iatrogenia	Dispositivo intra-uterino (DIU) Hormônios sexuais Psicotrópicos Anticoagulantes Outros

A avaliação adequada das pacientes com sangramento uterino anormal fundamenta-se na anamnese, no exame clínico geral e no exame ginecológico propriamente dito.

É importante a caracterização do tipo de sangramento, o modo da sua instalação (súbita ou progressiva), freqüência, duração, intensidade, ocorrência cíclica ou irregular, mudança do padrão menstrual e associação com dor. Idade, história sexual, doenças ginecológicas prévias, uso de contraceptivos hormonais, dispositivo intra-uterino e medicamentos, tais como hormônios sexuais, psicotrópicos, anticoagulantes, digital, fenitoína, também são dados relevantes para auxiliar o raciocínio clínico[5].

Nos casos agudos, é fundamental avaliar o estado hemodinâmico da paciente. Mesmo nos quadros crônicos, a observação de palidez cutâneo-mucosa sugere que o sangramento possa ser significativo, elevando à anemia.

Deve-se verificar o peso, a altura, o padrão de pilificação, que dão indicações do estado hormonal, bem como presença de abaulamento abdominal, que pode sugerir gravidez ou tumor.

É raro o sangramento uterino anormal ser determinado por doença sistêmica, com exceção da disfunção tireoidiana. Geralmente, o hipotireoidismo cursa com aumento de peso, astenia, mãos e pés frios, além de bócio.

Distúrbios da coagulação podem manifestar-se inicialmente por sangramento uterino anormal, especialmente em adolescentes. São sinais e sintomas de coagulopatias: sangramento recorrente de múltiplas origens (útero, gengivas, nariz, trato gastrintestinal); história familiar de discrasia sangüínea; sangramento importante em lesões mínimas, como procedimentos odontológicos; presença de petéquias, equimoses, hematomas ou hemartroses.

Como sinais de hepatopatia crônica devem-se avaliar consumo excessivo de álcool, icterícia, hepatomegalia, eritema palmar, aranhas vasculares cutâneas e ascite.

Dor abdominal ou pélvica, febre, calafrios, tremores, associados a exame pélvico doloroso à palpação do útero e dos anexos, temperatura pélvica aumentada e conteúdo vaginal purulento sugerem infecção genital, atribuindo-se o sangramento à endometrite.

Galactorréia à expressão papilar sugere hiperprolactinemia ou gravidez.

A inspeção das mucosas vaginais (ou vaginoscopia, no caso de pacientes virgens) pode identificar lesões traumáticas, vaginites graves, vaginite atrófica, ou presença de corpo estranho na vagina. Na inspeção do colo uterino, podem-se observar pólipos, erosões, cervicites, mioma em processo de parturição, ou lesão suspeita de carcinoma.

O toque vaginal pode identificar útero globoso que, se de consistência amolecida, sugere gravidez. Se além do aumento de volume uterino houver irregularidade dos contornos e alteração da consistência, o diagnóstico provável é de mioma.

Propedêutica complementar

Na maioria dos casos, a avaliação laboratorial limita-se ao hemograma, para avaliar o grau de repercussão do quadro, e ao teste de gravidez, pois, até prova em contrário, em mulheres na idade reprodutiva qualquer sangramento uterino anormal deve ser encarado como possível complicação gravídica[1,2,4-6].

Os demais exames, como dosagens hormonais, devem ser realizados de acordo com uma linha de raciocínio lógico, voltada aos achados do exame clínico e à faixa etária de cada paciente.

Dada a alta prevalência do carcinoma de colo uterino em nosso meio, é importante a colpocitologia oncótica[5] para descartar esse diagnóstico.

Dentre as neoplasias malignas genitais, o carcinoma de endométrio é o que com mais freqüência se manifesta por sangramento[2]. Embora incida principalmente em mulheres em torno dos 60 anos de idade, em cerca de 5% dos casos ocorre em pacientes com 40 anos ou menos. Desse fato resulta a recomendação[1] de que toda mulher com sangramento uterino anormal com idade superior a 35 anos, especialmente as que apresentam história compatível com longos períodos de anovulação crônica, obesidade, nuliparidade, hipertensão e diabetes, ou uso de estrógeno sem oposição progestacional, necessitam ser rastreadas para a detecção de carcinoma de endométrio ou suas lesões precursoras (hiperplasias).

Particularmente nas pacientes na pós-menopausa que não fazem reposição hormonal, a investigação endometrial é obrigatória, pois, embora a maior causa de sangramento uterino anormal nesse grupo seja a atrofia endometrial, até 20% dessas mulheres apresentam carcinoma de endométrio[2]. Para tanto, o método de maior aplicabilidade é a ultra-sonografia transvaginal, por ser exame não-invasivo, de baixo custo e facilmente acessível, que fornece informações sobre a cavidade uterina, o miométrio, os anexos e as coleções pélvicas. É útil na avaliação de pacientes obesas, nas quais o toque ginecológico é limitado. Nas pacientes menopausadas que não fazem uso de reposição hormonal, está estabelecido que o eco endometrial com espessura de até 5mm exclui lesões malignas. Em casos duvidosos, com espessura discretamente acima do normal, a histerossonografia pode informar sobre detalhes do relevo cavitário, por meio da contrastação por infusão direta de solução salina, também por exame transvaginal. Os exames ultra-sonográficos são importantes, sobretudo por evidenciarem quais pacientes não necessitam de investigações adicionais quanto ao endométrio[7].

A vídeo-histeroscopia permite examinar diretamente o relevo, a espessura e a coloração do revestimento endometrial, com possibilidade de realização de biópsia dirigida. Embora seja o exame considerado como padrão-ouro na avaliação endometrial, tem como limitação o custo e o treinamento de pessoal[8].

Apesar de serem menos fidedignos quanto à quantidade e à qualidade do material obtido[7], tanto a curetagem uterina quanto a biópsia endometrial ambulatorial são recursos importantes para o diagnóstico de lesões endometriais.

Mais recentemente, surgiu a técnica de aspiração mecânica intra-uterina que, além da praticidade da coleta, pode ser realizada em ambulatório, sem anestesia, com obtenção de boa qualidade do material.

Por fim, é importante destacar que o anatomopatológico compatível com o "endométrio secretor", em amostra obtida por qualquer dos métodos descritos, impõe a continuidade da investigação[5]; esse diagnóstico pressupõe a ocorrência de atividade progestacional efetiva, o que reduz as possibilidades de que a origem do sangramento tenha sido disfuncional. Nessa situação, caso ainda não tenha sido realizada, está indicada histeroscopia, na tentativa de procurar lesões orgânicas. Se os achados forem compatíveis com cavidade normal, a investigação deve ser direcionada para a pesquisa de doenças sistêmicas.

TRATAMENTO

Uma vez estabelecido o diagnóstico de sangramento uterino disfuncional, os objetivos do tratamento são: controlar o sangramento, prevenir recidivas, preservar a fertilidade, corrigir doenças associadas (anemia) e induzir a ovulação nas mulheres que desejarem conceber. Assim, a idade da paciente, a gravidade do sangramento, o desejo de futura gravidez, o número de filhos, a presença de doença pélvica associada são fatores que influenciam a seleção da terapia[2].

Clínico-hormonal

Na vigência de sangramento profuso, acompanhado de sinais de instabilidade hemodinâmica e anemia aguda, além dos cuidados emergenciais de reposição volêmica e de hemoderivados, é necessário cessar imediatamente o quadro que originou tal descompensação. Nessa situação, a curetagem uterina é o método mais eficaz para interromper o sangramento[2].

Nos casos de sangramento profuso, em que está preservado o equilíbrio hemodinâmico, a administração de estrógenos em altas doses é o tratamento de escolha, pois promove rápida proliferação endometrial. Os estrógenos conjugados eqüinos devem ser administrados por via intravenosa, na dose de 25mg a cada 2 ou 4 horas, por 24 horas. Outra alternativa é a administração por via oral de 10mg de estrógeno, fracionado em quatro doses[3].

É esperada a redução acentuada do sangramento no período de 24 horas. Para que não ocorra novo sangramento pela súbita privação estrogênica, deve ser iniciada dose de manutenção, com 10mg de estrógeno por via oral ao dia, por 21 a 25 dias consecutivos, associado a 10mg de acetato de medroxiprogesterona nos últimos 7 a 10 dias. A paciente deve ser orientada de que, terminado o esquema com ambas as medicações, pode apresentar um sangramento de privação, a partir do qual se aguarda a regularização dos ciclos.

Uma segunda opção terapêutica no quadro agudo é a administração de contraceptivo oral combinado, em doses maiores que as usuais, por uma semana (três a quatro comprimidos ao dia), seguida da manutenção com a dose contraceptiva normalmente utilizada. Embora esse esquema também costume ser efetivo, a ação do componente progestagênico pode inibir o rápido crescimento endometrial.

No caso de mulheres na perimenopausa, ainda que passíveis do tratamento hormonal, deve ser considerada a curetagem uterina ou histeroscopia cirúrgica (ablação do endométrio).

Nas adolescentes com sangramento anovulatório, a melhor opção é a administração de 10mg de acetato de medroxiprogesterona por 12 dias a cada mês, até que seja atingida a maturidade do eixo hipotálamo-hipófise-ovariano. Contraceptivos orais de baixa dosagem são também alternativas válidas nesse grupo etário.

Para as pacientes na perimenopausa, nas quais podem ocorrer não somente ciclos anovulatórios, mas também produção de estrógeno e progesterona em níveis inadequados à manutenção do equilíbrio endometrial, é útil o uso de estrógenos conjugados eqüinos, na dose de 0,625 a 1,25mg, diariamente, por 25 dias consecutivos, associados a 10mg de acetato de medroxiprogesterona, do 15º ao 26º dia de administração.

O dispositivo intra-uterino contendo progesterona é uma alternativa útil nos quadros de menorragia, com redução do volume menstrual da ordem de 65 a 97%.

Tanto o danazol (androgênico com efeitos hipoestrogênicos) quanto os análogos do GnRH (bloqueador da produção hipofisária de gonadotrofinas) apresentam taxa de redução de volume menstrual em torno de 100%. Entretanto, o custo elevado e os efeitos colaterais significativos limitam seu emprego por longo prazo[2,7], sendo utilizados em situações especiais.

Clínico não-hormonal

Os antiinflamatórios não-hormonais são úteis no tratamento do sangramento uterino disfuncional, particularmente nos quadros de menorragia, por bloquearem a prostaciclina, um agente inibidor da atividade plaquetária. Podem ser utilizados nos primeiros três dias de fluxo menstrual, com redução esperada de até 30% do volume menstrual. Têm a vantagem adicional de diminuir a intensidade das cólicas. Podem ser associados a contraceptivos ou progesterona e são administrados nas seguintes doses: ácido mefenâmico, 500mg a cada 8 horas; ibuprofeno, 400mg a cada 8 horas; meclofenamato sódico, 100mg a cada 8 horas; naproxeno, dose de ataque de 550mg, seguida de manutenção com 275mg a cada 6 horas.

As drogas antifibrinolíticas, como o ácido tranexânico e o ácido aminocapróico, podem ser utilizadas para o tratamento do sangramento uterino disfuncional, porém têm custo elevado e estão relacionadas a efeitos colaterais importantes, como diarréia, náuseas e dor de cabeça. Sua efetividade descrita é acima de 50% na redução do volume menstrual.

Cirúrgico

O tratamento cirúrgico eletivo está indicado nas seguintes situações[3]:

- falha da terapêutica medicamentosa;
- pacientes com contra-indicações às drogas disponíveis; e
- quando existirem afecções orgânicas associadas, particularmente em mulheres sem interesse de futura gravidez.

Embora não seja a primeira opção no tratamento do sangramento uterino disfuncional, a histerectomia é freqüentemente empregada com essa finalidade. Dados do *Royal College of Obstetricians and Gynaecologists*, apontam que 42% das histerectomias realizadas no Reino Unido são por essa causa; levantamento americano demonstrou que 20% dos úteros extraídos nas 600.000 histerectomias realizadas nos EUA anualmente não apresentaram nenhum tipo de lesão orgânica.

A ablação endometrial, por laser ou eletrocauterização, produz redução substancial do volume menstrual ou amenorréia em 70 a 97% das pacientes[5], com menor custo e menos complicações que a histerectomia. Apesar disso, é procedimento menos realizado, talvez pela necessidade de equipes treinadas[5]. Deve ser sempre precedido de biópsia endometrial que descarte eventual lesão maligna, a qual seria ocultada pela destruição do endométrio.

REFERÊNCIAS BIBLIOGRÁFICAS

1. Brenner PF. Differential diagnosis of abnormal uterine bleeding. Am J Obstet Gynecol 1996; 175:766. ▪ 2. Kilbourn CL, Richards CS. Abnormal uterine bleeding. Postgrad Med 2001; 109:137. ▪ 3. Chuong CJ, Brenner PF. Management of abnormal uterine bleeding. Am J Obstet Gynecol 1996; 175:787. ▪ 4. Ferriani RA, Sá MFS. Ginecologia Endócrina: Manual de Orientação. Febrasgo, 1996, p 65. ▪ 5. Cowan BD, Morrison JC. Management of abnormal genital bleedind in girls and women. N Engl J Med 1991; 324:1710. ▪ 6. Long CA. Evaluation of patients with abnormal uterine bleeding. Am J Obstet Gynecol 1996; 175:784. ▪ 7. Goldstein SR, Zelter I, Horan CK. Ultrasonography based triage for perimenopausal patients with abnormal uterine bleeding. Am J Obstet Gynecol 1997; 177:102. ▪ 8. Wolman I, Sagi J. The sensivity and specifity of vaginal sonography in detecting endometrial abnormalities in women with post menopausal bleeding. J Clin Ultrasound 1996; 24:79.

CONCLUSÃO

A dismenorréia, apesar de ser queixa freqüente no atendimento diário de pronto-socorro, deve sempre ser valorizada, devendo o médico manter um diálogo adequado e bom relacionamento com a paciente. São subsídios importantes para a continuidade da investigação.

A dismenorréia é um dos importantes tópicos que abrange a algia pélvica. Entendimento dessa afecção, cuidado no diagnóstico e tratamento certamente auxiliarão na melhoria da qualidade de vida para grande número de mulheres.

REFERÊNCIAS BIBLIOGRÁFICAS

1. Coco AS. Primary dysmenorreia. Am Fam Physician 1999; 60:489. ▪ 2. Schroeder B, Sanfilippo JS. Dysmenorrhea and pelvic pain in adolescents. Pediatr Clin North Am 1999; 46:555. ▪ 3. Hillen TI, Grbavac SL, Johnston PJ et al. Primary dysmenorrhea in young Western Australian women: prevalence, impact and knowledge of treatment. J Adolesc Health 1999; 25:40. ▪ 4. Haidar MA, Albuquerque Neto LC, Baracat EC. Dismenorréia. In: Prado FC, Ramos J, Valle JR. Atualização Terapêutica. 20ª ed, São Paulo: Artes Médicas, 2001, p 568. ▪ 5. Wu D, Chen D, Liu X et al. Analysis on association of cytochrome P450 IAI-Hinc II and glutathion S-transferase-theta with primary dysmenorrhea. Zhonghua Yi Xue Yi Chuan Xue Za Zhi 2001; 18:47. ▪ 6. Piato S. Dismenorréia essencial. In: Piato S. Tratado de Ginecologia. São Paulo: Artes Médicas, 1997, p 145. ▪ 7. Mieli MPA, Yokochi K, Vilaça JR PR, Matsunaga P. Hímen imperfurado: diagnóstico diferencial, complicações e tratamento. Femina 1999; 27:175. ▪ 8. Benitez NJ, Casanueva LT, Laguna UG et al. Right hematocolpos and hematometra with left renal agenesis. A rare association. A propos a case. Arch-Esp-Urol 1993; 46:824. ▪ 9. Nisanian AC. Hematocolpometra presenting as urinary retention. A case report. J Reprod Med 1993; 38:57. ▪ 10. Yu TJ, Lin MC. Acute urinary retention in two patients with imperforate hymen. Scand J Urol Nephrol 1993; 27:543. ▪ 11. Mahmood T, Templeton A, Thomason L et al. Menstrual sympton in women with pelvic endometriosis. Br J Obstet Gynaecol 1991; 98:558. ▪ 12. Fedele L, Bianchi S, Bocciolone L et al. Pain symptoms associated with endometriosis. Obstet Gynecol 1992; 79:767. ▪ 13. Chen YL, Shepherd C, Spinelli W, Lai FM. Oxytocin and vasopressin constric rat isolated uterine resistance arteries by activating vasopressin V1A receptors, Eur J Pharmacol 1999; 376:45. ▪ 14. Gelbaya TA, EL-Hawagy HE. Focus on primary care: chronic pelvic pain in women. Obstet Gynecol Surv 2001; 56:757. ▪ 15. Shibata T, Nonomura K, Kakizaki H et al. A case of unique comunication between blind-ending ectopic ureter and ipsilateral hemi-hematocolpometra in uterus didelphys. J Urol 1995; 153:1208. ▪ 16. Meyer WR, McCoy MC, Fritz MA. Combined abdominal-perineal sonography to assist in diagnosis of transverse vaginal septum. Obstet Ginecol 1995; 85:882. ▪ 17. Dimitrovic R. Transvaginal color Doppler study of uterine blood flow in primary dismenorréia. Acta Obstet Gynecol Scand 2000; 79:1112. ▪ 18. Li YW, Sheih CP, Chen WJ. Unilateral oclusion of duplicated uterus with ipsilateral renal anomaly in young girls: a study with MRI. Pediatr Radiol 1995; 25(Suppl.1):54. ▪ 19. Creatsas G, Hassan E, Koumantakis E. Adolescent laparoscopy. Clin Exp Obstet Gynecol 1997; 24:147. ▪ 20. Proctor ML, Roberts H, Farquhar CM. Combined oral contraceptive pill (OCP) as treatment for primary dysmenorrhea. Cochrane Database Syst Rev 2001; 4:CD002120. ▪ 21. Davis AR, Westhoff CL. Primary dysmenorrhea in adolescent girls and treatment with oral contraceptive. J Pediatr Adolesc Gynecol 2001; 14:1.

107. SÍNDROME PRÉ-MENSTRUAL

Kaori Yokochi
Paula M. Awoki

Síndrome pré-menstrual é uma condição recorrente que ocorre somente na fase lútea do ciclo menstrual e caracterizada por mudanças físicas, psicológicas e comportamentais, que comprometem as atividades normais das mulheres[1].

FISIOPATOLOGIA

Não há uma teoria satisfatória que justifique a síndrome pré-menstrual[1].

Sistema limbo-hipotalâmico – a) deficiência de serotonina: a atividade serotoninérgica apresenta-se diminuída nas mulheres depressivas. Parece que o nível de serotonina no sangue total de mulheres com síndrome pré-menstrual é mais baixo nos 10 dias que antecedem a menstruação. Acrescentando triptofano (precursor de serotonina) à dieta dessas mulheres, observa-se melhora do humor. Os estrógenos têm capacidade de modular esse sistema, podendo, assim, aumentar a vulnerabilidade para doenças afetivas[1]; b) janela neuroendócrina do cérebro: a progesterona modula o quadro de síndrome pré-menstrual, pois influencia uma série de neurotransmissores (serotonina, opióides, catecolaminas e GABA – ácido gamaminobutírico). No cérebro, a progesterona é convertida em neuroesteróides que interagem com os receptores GABA, que agem como um sedativo, diminuindo assim a ansiedade e a suscetibilidade às convulsões[2].

Sistema hipotálamo-hipófise-supra-renal – tanto a hipo como a hiperatividade do sistema podem causar síndrome pré-menstrual e/ou depressão maior[1].

Teoria psicossocial e cultural (família e ambiente de trabalho) – justifica-se pela existência do conflito entre feminilidade e maternidade (desejo frustro inconsciente de gravidez), manifestação da mulher moderna, descontente com seu papel tradicional (maior responsabilidade doméstica associada a necessidade de trabalhar) e desenvolvimento de uma aversão psicológica relacionada à menstruação[1,2].

Influência da menstruação e da histerectomia – mulheres histerectomizadas apresentam redução de 50% da sintomatologia, tanto física como psíquica, talvez pelo fato de relacionar à sensação de cura saúde ou ausência de estresse[2].

Exercícios físicos – as praticantes têm menos sintomas, pois a atividade física traz alívio para o excesso de responsabilidade e ajuda a lidar com o estresse[2].

Deficiência de cálcio e magnésio – a deficiência de magnésio causa depleção específica de dopamina, sem afetar o nível de serotonina e noradrenalina, causando desejo por doces e fadiga. A suplementação de cálcio mostra melhora dos sintomas físicos e emocionais[1].

Cronobiologia – relógio biopsicossocial: em pacientes deprimidas, ocorre desregulação dos ritmos biológicos (do sono, temperatura, cortisol e melatonina), assim como nas pacientes com síndrome pré-menstrual[2,3].

CARACTERÍSTICAS EPIDEMIOLÓGICAS

- 80% das mulheres experimentam alguns sintomas pré-menstruais;
- 30% das mulheres apresentam síndrome pré-menstrual;
- 10% das mulheres apresentam síndrome pré-menstrual grave; e
- 3 a 5% das mulheres apresentam síndrome disfórica pré-menstrual, condição especial caracterizada por depressão, ansiedade, humor variável, irritabilidade e raiva (quarto manual diagnóstico e estatístico de transtornos mentais – DSM IV – da Associação Psiquiátrica Americana)[1].

A síndrome pré-menstrual ocorre principalmente nas mulheres com ciclos ovulatórios, com piora na quarta década, e desaparece na menopausa. A síndrome disfórica pré-menstrual incide mais no final da terceira década até meados da quarta[1].

QUADRO CLÍNICO

Afetivo – tristeza, ansiedade, raiva, irritabilidade, labilidade emocional, sentimento de desesperança e depressão.

Dor – cefaléia, sensibilidade mamária, artralgia, mialgia, desconforto pélvico e dismenorréia.

Cognitivo – baixa concentração, indecisão, paranóia, sentimento de rejeição e idéia de suicídio.

Neurovegetativo – insônia, hipersônia, anorexia, desejos alimentares, fadiga, letargia, agitação e alteração da libido.

Sistema nervoso autônomo – náuseas, diarréias, obstipação intestinal, palpitação e sudorese.

Sistema nervoso central – convulsões, vertigem, tontura, parestesia e tremores.

Comportamento – diminuição da motivação, aumento da impulsividade, diminuição da eficiência e isolamento social.

Fluidos e eletrólitos – sensação de inchaço, ganho de peso, oligúria e edema.

Dermatológico – acne, pele e cabelos oleosos, cabelo seco e hirsutismo.

DIAGNÓSTICO

Para o diagnóstico de síndrome pré-menstrual, a paciente deverá ser instruída a anotar a intensidade dos sintomas, diariamente, por dois ciclos menstruais consecutivos, classificando-os como leve, moderado ou grave[1].

No caso de disforia, avaliar fatores de risco como história pessoal e familiar de transtornos afetivos, depressão pré-menstrual, antecedente de abuso sexual e violência doméstica. Nota-se que cinco ou mais sintomas da classificação descrita a seguir estão presentes na maior parte da última semana de fase lútea, desaparecendo completamente na semana pós-menstrual, sendo que no mínimo um dos itens[1-3] deve estar presentes:

1. Humor deprimido, desânimo, pensamentos autodepreciativos.
2. Ansiedade acentuada, tensão ou sentimento de "estar no limite".
3. Labilidade afetiva (repentinamente triste ou chorosa) ou sentimentos de rejeição acentuados.
4. Sentimento persistente e marcante de raiva ou irritabilidade ou aumento de conflitos interpessoais.
5. Diminuição no interesse em atividades usuais (trabalho, escola, amigos, *hobbies*).
6. Sensação subjetiva ou dificuldade de concentração.
7. Letargia, fatigabilidade fácil ou perda de energia acentuada.
8. Importante mudança de apetite, comer demais ou desejos alimentares específicos.
9. Hipersonia ou insônia.
10. Outros sintomas físicos, tais como mastalgia, edema, cefaléia, artralgia ou mialgia, sensação de inchaço ou ganho de peso.
11. Sensação subjetiva de estar fora de controle.

Na figura 15.1 apresentamos um fluxograma para o diagnóstico de síndrome pré-menstrual.

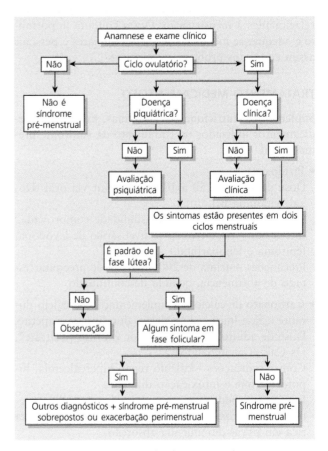

Figura 15.1 – Fluxograma do diagnóstico de síndrome pré-menstrual.

Diagnóstico laboratorial

Não existem parâmetros laboratoriais para o diagnóstico da síndrome pré-menstrual[1].

Métodos de imagem

Devem ser realizados para excluir afecções orgânicas que possam se relacionar com sintomas clínicos[1].

Tratamento

Deve-se direcionar para o alívio da sintomatologia, pois a etiologia da síndrome pré-menstrual é desconhecida. A conduta terapêutica consiste em medidas gerais, tratamento medicamentoso e cognitivo ou psicoterápico. Ao se descontinuar o tratamento, pode ocorrer a recorrência dos sintomas[1,2].

Medidas gerais

Dieta – a dieta rica em carboidratos e pobre em proteínas à noite, durante a fase lútea, melhora a depressão, a tensão, a irritabilidade, a fadiga e a ansiedade, pelo aumento da síntese de serotonina. Deve-se evitar a ingestão de cafeína, sal e álcool[1].

Atividade física – os exercícios aeróbicos regulares mostram diminuição dos sintomas[1].

Orientação geral – orientar a mulher e familiares para eliminar medos, expectativas e crenças inadequadas relacionadas à menstruação. Outra conduta importante é adequar-se melhor às relações familiares e pessoais assim como aos problemas cotidianos[1,4].

TRATAMENTO MEDICAMENTOSO

Suplementos nutricionais – vitaminas, minerais e medicamentos utilizados no tratamento da síndrome pré-menstrual.

- Piridoxina:
  Dose de adulto – 50 a 100mg/dia, por via oral (Doxal, vitamina B_6)
  Contra-indicações – hipersensibilidade comprovada.
  Interações – pode reduzir o nível sérico de levodopa, fenitoína e fenobarbital.
  Precauções – acima de 200mg/dia pode precipitar estado de abstinência, quando descontinuado.

- Carbonato de cálcio – a suplementação de cálcio durante a fase lútea reduz edema, dor, humor e apetite.
  Dose de adulto – 600mg/dia por via oral (Caltrate®, Os Cal®, Cálcio Sandoz®).
  Contra-indicações – cálculo renal, hipercalcemia, hipofosfatemia e intoxicação digitálica.
  Interações – pode diminuir o efeito da tetraciclina, atenolol, salicilatos, sais de ferro e fluoroquinolonas. Dieta rica em fibras diminui sua absorção.
  Precauções – uso cuidadoso em pacientes digitalizadas, com acidose respiratória ou insuficiência respiratória.

- Carbonato de magnésio – sua deficiência causa depleção seletiva de dopamina no cérebro, podendo alterar o humor. O efeito colateral mais comum é a diarréia, com hidróxido de magnésio.
  Dose de adulto – 27mg/dia por via oral (Magnésia bisurada®).
  Contra-indicações – hipersensibilidade, bloqueio cardíaco, doença de Addison, lesões do miocárdio e hepatite grave.
  Interações – com nifedipina causa hipotensão e bloqueio muscular, com aminoglicosídeos, curare e succinilcolina, pode ocasionar paralisia neuromuscular e determinar depressão do sistema nervoso central.
  Precaução – alteração na condução cardíaca levando a bloqueio cardíaco em paciente digitalizada. Hipotensão e assistolia.

- Ácido gamalinolênico – contém ácido gamalinolênico que alivia sintomas da síndrome pré-menstrual pelo aumento de produção de prostaglandina E_1 e melhora a mastalgia.
  Dose de adulto – 1 comprimido por via oral, durante a fase lútea do ciclo menstrual, após as refeições (Prímoris®, Gamaline V®, óleo de prímula).
  Contra-indicação – hipersensibilidade.
  Interação – não existem relatos.
  Precaução – ocasionalmente, pode determinar diarréia e indisposição gástrica.

- Progesterona – não há comprovação de melhora da síndrome pré-menstrual com sua complementação[2].

- Estradiol – pode ser útil na síndrome pré-menstrual intensa, sendo utilizado como adesivo transdérmico, mas não há dados em relação a sua eficácia[2].

Contraceptivos hormonais orais – considerado pouco eficaz para síndrome pré-menstrual[2].

- Danazol – esteróide análogo sintético, com grande atividade antigonadotrófica (inibe o hormônio luteinizante e o folículo-estimulante), suprimindo a ovulação; porém, seu uso é limitado pelos efeitos colaterais (aumento ponderal e ação androgênica). Sua eficácia é observada na mastalgia, irritabilidade e ansiedade.
  Dose de adulto – 400 a 600mg/dia por via oral (Ladogal®).
  Contra-indicações – hipersensibilidade, crises convulsivas, insuficiência hepática, renal, lactação, sangramento genital anormal e porfiria.
  Interações – diminui a necessidade de insulina e aumenta o efeito de anticoagulantes.

- Agonistas do hormônio liberador de gonadotrofinas (GnRH) – melhoram os sintomas físicos e comportamentais em 75% das pacientes, porém, há necessidade de acrescentar estrógenos e progesterona em baixa dose, para evitar osteoporose, quando usados por longo prazo; bloqueiam a esteroidogênese ovariana e testicular, diminuindo os níveis dos hormônios luteinizantes e folículo-estimulante.
  Dose de adulto – acetato de leuprolida, 3,75mg por via intramuscular, mensalmente, ou 11,25mg por via intramuscular a cada três meses, por seis meses; e acetato de nafarelina, 1 spray (200mcg) nasal de manhã e outra aplicação à tarde; iniciar o tratamento entre o segundo e o quarto dia do ciclo menstrual, durante seis meses (Lupron®, Synarel®).
  Contra-indicações – hipersensibilidade.
  Interações – não relatadas.

- Bromocriptina – é um agonista de dopamina e tem-se mostrado útil nos casos de mastalgia.
  Dose de adulto – 1,25 a 2,5mg/dia por via oral (Parlodel®, Bagren®).
  Contra-indicações – hipersensibilidade, cardiopatia isquêmica, vasculopatia periférica, hipertensão arterial grave e tumor hipofisário.

Interações – pode diminuir a tolerância ao álcool e o efeito hipotensor dos anti-hipertensivos. Pode ocorrer toxicidade com alcalóides do ergot, amitriptilina, butirofenonas, imipramina, metildopa, fenotiazinas e reserpina. O fenobarbital pode diminuir seu efeito. Os antibióticos macrolídeos, antifúngicos podem elevar os seus níveis.
Precauções – em casos de doença hepática ou renal.

- Espironolactona – é um diurético que compete com a aldosterona pelos receptores nos túbulos distais, aumentando a excreção de água, enquanto retém potássio e hidrogênio, reduzindo o peso e melhorando alguns sintomas psicológicos.
Dose de adulto – 25 a 200mg/dia por via oral (Aldactone®).
Contra-indicações – hipersensibilidade, anúria, insuficiência renal ou hipercalcemia.
Interações – pode aumentar a ação de anticoagulantes.
Precauções – controlar funções renal e hepática.

- Antiinflamatórios não-hormonais – melhoram fadiga, dores, humor, irritabilidade e cefaléia. Efeitos colaterais: sangramentos gastrintestinais, náuseas e vômitos.
Dose de adulto – 500mg/dia por via oral, seguido de 250mg a cada 6 a 8 horas, não excedendo 1,25g/dia (Naprozyn®, Ponstam®).
Contra-indicações – hipersensibilidade, úlcera péptica, sangramento gastrintestinal recente ou perfuração, insuficiência renal.
Interações – a aspirina pode potencializar a ação dos antiinflamatórios não-hormonais, os quais diminuem o efeito da hidralazina, captopril e betabloqueadores, furosemida e tiazida. O tempo de protrombina, quando do uso de anticoagulantes, pode aumentar o risco de toxicidade ao metotrexato e ocorrer elevação dos níveis de fenitoína quando administrados concomitantemente.
Precauções – insuficiência renal aguda, nefrite intersticial, hipercalcemia, hiponatremia e necrose papilar renal. Ocorrendo leucopenia, agranulocitopenia ou trombocitopenia, deve ser descontinuado o uso do medicamento e posterior avaliação.

- Bupropiona – inibe a recaptação da dopamina neuronal, e é fraco bloqueador da recaptação da serotonina e noradrenalina.
Dose de adulto – 100mg/dia, aumentando 100mg por vez, não excedendo o total de 450mg/dia (Zyban®).
Contra-indicações – hipersensibilidade, convulsões, anorexia nervosa.
Interações – carbamazepina, cimetidina, fenitoína e fenobarbital podem diminuir seu efeito; sua toxicidade aumenta com a administração concomitante de levodopa.
Precauções – uso criterioso na insuficiência renal ou hepática.

- Clomipramina – seu metabólito inibe a captação de serotonina e noradrenalina.

Dose de adulto – 25mg/dia, inicialmente, aumentando gradualmente até 100mg/dia, nas duas primeiras semanas, e não exceder 250mg/dia (Anafranil®).
Interações – barbitúricos, fenitoína, carbamazepina diminuem seu efeito. Aumenta os efeitos dos anticolinérgicos, simpatomiméticos, álcool e depressores do sistema nervoso central.
Precauções – doenças cardiopulmonares graves ou renais, e mulheres em dificuldade de metabolizar o sorbitol.

- Nortriptilina – inibe a recaptação de serotonina e/ou noradrenalina através da membrana neuronal pré-sináptica.
Dose de adulto – 25mg/dia por via oral até 150mg/dia (Pamelor®).
Contra-indicações – hipersensibilidade.
Interações – usada concomitantemente com cimetidina pode aumentar seus níveis, ela aumenta o tempo de protrombina em pacientes que usam warfarina.
Precauções – distúrbios cardíacos de condução e história de hipertireoidismo, insuficiência renal e hepática, devido aos seus pronunciados efeitos no sistema cardiovascular; evitar em pacientes idosos.

- Fluoxetina – inibe seletivamente a recaptação de serotonina pré-sináptica com o mínimo de recaptação de noradrenalina ou dopamina.
Dose de adulto – 10mg/dia, inicialmente, aumentando em 10mg/dia se necessário, com intervalo mínimo de uma semana; a dose usual varia de 10 a 60mg/dia (Prozac®)
Contra-indicações – hipersensibilidade.
Interações – aumenta a toxicidade do diazepam e alprazolam, de drogas ligadas às proteínas e o nível plasmático e a toxicidade da fenitoína e da carbamazepina.
Precauções – convulsões, doença hepática e cardíaca.

- Sertralina – inibe seletivamente a recaptação de serotonina pré-sináptica.
Dose de adulto – 50mg/dia por via oral, podendo aumentar após dois a três dias para 100mg/dia, se bem tolerado; não deve exceder 200mg/dia (Zoloft®).
Contra-indicações – hipersensibilidade.
Interações – toxicidade aumentada do diazepam, tolbutamida e warfarina.
Precauções – convulsões preexistentes, história recente de infarto do miocárdio, doenças renais e hepáticas.

- Buspirona – ansiolítico não relacionado aos benzodiazepínicos, barbitúricos ou outras drogas sedativas. É um agonista 5-HT1 com transmissão serotoninérgica com alguma ação dopaminérgica. O efeito ansiolítico é observado após duas a três semanas de uso.
Dose de adulto – 7,5mg/dia por via oral (Buspar®, Buspanil®).
Contra-indicações – hipersensibilidade.
Interações – co-administração com nefazodona, eritromicina ou itraconazol aumenta o nível sérico de bus-

pirona (portanto, a dose não deve exceder 2,5mg/dia). Pode causar crise hipertensiva; toxicidade aumenta com fenotiazinas e depressores do sistema nervoso central; e também da digoxina e haloperidol.
Precauções – interfere com o desempenho motor; cuidado nas doenças renais ou hepáticas.
- Alprazolam – agente benzodiazepínico ansiolítico, melhora a depressão, a irritabilidade e a ansiedade. Liga-se a receptores em vários locais do sistema nervoso central, incluindo sistema límbico e formação reticular. Seus efeitos são mediados por meio de receptores do sistema GABA.
Dose de adulto – 0,25mg/dia por via oral (Frontal®).
Contra-indicações – hipersensibilidade, depressão respiratória grave, glaucoma de ângulo agudo e hipotensão preexistente.
- Interações – carbamazepina e dissulfiram diminuem seu efeito; aumenta a toxicidade com o uso concomitante de cimetidina, lítio, contraceptivos orais e depressores do sistema nervoso central (incluindo o álcool).
Precauções – sintomas de abstinência, incluindo convulsões, podem ocorrer dentro de 18 horas a três dias após a interrupção abrupta.

Tratamento cognitivo

Auxilia a paciente a lidar com seus obstáculos, frustrações e desconfortos da vida diária.

A terapia cognitiva capacita o indivíduo a reconhecer e a desenvolver meios que transformam sentimentos autodepreciativos em atitudes construtivas, e assim, pode ajudar as mulheres em síndrome pré-menstrual a controlar melhor suas alterações de humor e a enfrentar pensamentos negativos.

Os eventos estressantes exacerbam os sintomas de síndrome pré-menstrual; as terapias comportamentais utilizam técnicas de exercícios aeróbicos regulares, técnicas de relaxamento e *role playing*, entre outras, e podem reduzir em até 58% dos sintomas[4,5].

Tratamento psicoterápico

Complementa o tratamento medicamentoso. Por meio da psicoterapia, a mulher toma conhecimento de si própria, da origem das emoções que afloram do inconsciente e, assim, pode conseguir trabalhar os seus problemas, enfrentar melhor as situações conflitantes e reduzir os sintomas da síndrome pré-menstrual.

REFERÊNCIAS BIBLIOGRÁFICAS

1. Clark LC. Premenstrual syndrome. Med J 2002; 3. Avaiable from: http://www.emedicine.com/ped/topic 1890.htm (29/04/2002). ▪ 2. Halbe HW, Sakamoto LC, Gonçalves MA. Síndrome pré-menstrual. In: Haube, Tratado de Ginecologia, 3ª ed, São Paulo: Roca; 2000, p 755. ▪ 3. Steiner M. Female-specific mood disorders. Clin Obstet Gynecol 1992; 35:599. ▪ 4. Johnson SR. Clinician´s approach to the diagnosis and management of premenstrual syndrome. Clin Obstet Gynecol 1992; 35:637. ▪ 7. Reading AE. Cognitive model of premenstrual syndrome. Clin Obstet Gynecol 1992; 35:693.

108. CLIMATÉRIO

Ricardo Muniz Ribeiro
Patrícia de Rossi
Simone dos Reis Brandão da Silveira

O climatério é um distúrbio endócrino que se caracteriza por deficiência dos hormônios esteróides ovarianos, em decorrência da falência funcional dos ovários. A menopausa é conceituada como o cessar da menstruação por um período mínimo de 12 meses. Ocorre por volta dos 45 anos, podendo ser acompanhada de sintomas. Pela Organização Mundial da Saúde, a senilidade é caracterizada a partir dos 65 anos. A perimenopausa é o período imediatamente antes e após a menopausa. O climatério indica o período pelo qual a mulher passa por uma transição do seu período reprodutivo na vida para os anos pós-menopausa, um período marcado pela diminuição gradual da função ovariana. Depreende-se que a mulher irá passar um longo período de sua vida sob deprivação hormonal[1,2].

A expectativa de vida mundial tem aumentado nos países desenvolvidos e em desenvolvimento, gerando uma preocupação com a qualidade de vida e com questões psicossociais. A alteração estética que traz o envelhecimento, a saída dos filhos de casa (síndrome do ninho vazio), a aposentadoria e o cessar da menstruação (é até mesmo considerada como perda da feminilidade) causam na mulher uma sensação de que a vida está prestes a terminar. Estes fatores justificam os vários estudos sobre a menopausa, a terapia de reposição hormonal, a prevenção de doenças do envelhecimento, como doença de Alzheimer e osteoporose[1,3].

FISIOPATOLOGIA

Na fase de perimenopausa, ocorre redução do número de folículos ovarianos. Após a menopausa, os ovários têm seu tamanho significativamente reduzido, em conseqüência do esgotamento folicular e das alterações involutivas, como esclerose arteriolar, fibrose cortical e redução do fluxo sangüíneo.

Alguns anos que antecedem a menopausa, ocorre queda gradual dos níveis de estrógenos e progesterona e conseqüentemente aumento dos níveis sangüíneos de hormônio folículo-estimulante. Assim como o estradiol, diminui os níveis de estrona, mas a relação entre esses hormônios modifica-se. Na fase pré-menopausa, a produção de estradiol em relação à estrona é de 90%, e após a menopausa, ela se inverte. A origem da estrona decorre principalmente da aromatização periférica da androstenediona da supra-renal. A androstenediona na pré-menopausa é produzida 50% no ovário e 50% na supra-renal, na pós-menopausa 70% é supra-renal. A testosterona na pré-menopausa advém 25% do ovário e supra-renal e 50% da conversão periférica, já a produção de testosterona na pós-menopausa passa a ser 50% no ovário e 50% na supra-renal. O metabolismo desses esteróides não sofre modificações após a menopausa. Ocorre aumento na aromatização periférica no tecido adiposo, no músculo e na pele dos andrógenos. Essa aromatização é responsável pela maior quantidade do estrógeno produzido pelo organismo na pós-menopausa. Nas mulheres obesas, observa-se maior nível de estrógenos, devido a essa aromatização periférica.

Os níveis do hormônio folículo-estimulante aumentam, decorrente da baixa produção de estrógeno, alterando seu *feed-back*. Por sua vez, os níveis do hormônio luteinizante podem estar normais ou aumentados, não ocorrendo seu aumento como do hormônio folículo-estimulante. A relação hormônio folículo-estimulante/luteinizante torna-se superior a um.

Os estrógenos têm grande importância na produção de neurotransmissores e opióides. Os opióides endógenos funcionam como neurotransmissores e neurorreguladores. Fazem parte da regulação do eixo hipotálamo-hipófise, comportamento sexual, influenciam na regulação térmica corpórea, funções cardiovasculares e respiratórias, extra-hipotalâmicas (dor, humor, atividade locomotora, ingestão de alimentos e água). Os neurônios produtores de opióides são ricos em receptores de estrógeno. O estrógeno estimula as enzimas monoaminoxidase, tirosina hidroxilase e catecol-o-metiltransferase a produzirem alguns neurotransmissores, como a serotonina, a noradrenalina e a adrenalina. Esses neurotransmissores estão envolvidos na regulação do ciclo sono-vigília, sono profundo, humor e alterações vasomotoras[2,3].

SISTEMA ÓSSEO

A produção hormonal ovariana é o principal determinante da omeostase do esqueleto na mulher. O hipoestrogenismo provoca grandes alterações na sua homeostase, aumentando o catabolismo ósseo. A osteoporose é uma doença metabólica caracterizada por baixa massa óssea e deterioração da microarquitetura do tecido ósseo, ocasionando maior fragilidade e maior suscetibilidade a fraturas.

Nos primeiros três a seis anos após a menopausa, as mulheres têm a perda de massa óssea aumentada para 2 a 5% ao ano. No mecanismo de remodelação óssea, os fatores mais importantes são a vitamina D (necessária para a absorção de cálcio no intestino), paratormônio (favorece a reabsorção óssea), calcitonina (atividade antiosteoclástica), fatores de crescimento (estimula osteoblastos e diminui a ação dos osteoclastos), interleucinas e prostaglandinas (reabsorção óssea), atividade física (aumento da resistência óssea em resposta à aplicação de cargas mecânicas – quanto maior a massa muscular, maior a possibilidade de ganho de massa óssea local) e estrógeno (inibe a reabsorção óssea, e receptores de estrógenos são descritos em culturas de células ósseas tanto em osteoblastos quanto em osteoclastos; além disso, o estrógeno atua nos precursores dos osteoblastos).

METABOLISMO

Lípides – na menopausa, ocorre modificação no perfil lipídico com elevação da lipoproteína de baixa densidade (LDL-colesterol) e diminuição da alta densidade (HDL-colesterol).

Metabolismo de carboidratos – com o avançar da idade ocorre alteração no metabolismo dos carboidratos, sendo também afetado pela menopausa. Ocorre resistência insulínica nos tecidos, havendo elevação dos níveis séricos de insulina.

Hemostasia – na menopausa, ocorre alteração de alguns fatores de coagulação e de fibrinólise. Geralmente ocorre elevação do fator VII, do fibrinogênio, do fator ativador de plasminogênio. Essas alterações podem contribuir para um aumento do risco de trombose[2,4].

SISTEMA CARDIOVASCULAR

O estrógeno tem ação no sistema cardiovascular. Este hormônio atua melhorando o perfil lipídico, diminuindo os níveis séricos de lipoproteína (a) e a insulinemia, por meio de ação fibrinolítica, estimulando a produção do óxido nítrico (causando vasodilatação), promove por ação direta o relaxamento da musculatura lisa da parede arterial, aumento de prostaciclinas e inibe a ação de substâncias vasoconstritoras (endotelina I, angiotensina II). Entretanto, os resultados obtidos pelo estudo HERS (*heart and estrogen/progestin replacement study*) indicaram que, em mulheres na pós-menopausa com doença cardiovascular estabelecida, o regime de estrógeno eqüino conjugado e acetato de medroxiprogesterona não reduz a mortalidade comparados a controles não tratados. Em 2002, um novo estudo, o WHI (*women's health initiative investigators*), concluiu que os riscos excedem os benefícios cardiovasculares de reposição hormonal com estrógeno eqüino conjugado e acetato de medroxiprogesterona e que este não deve ser utilizado na prevenção primária. Em 2004, o braço estrógeno isolado do WHI em mulheres histerectomizadas foi suspenso por um aumento do número de acidentes vasculares cerebrais nas mulheres que faziam reposição hormonal[1,2,5-7]. Além disso, há muito já se conhece o potencial tromboembólico do estrógeno recentemente confirmado no WHI, em que as mulheres submetidas à terapia de reposição hormonal apresentavam risco três vezes maior de ter eventos trombembólicos em relação às que não recebem reposição.

SISTEMA NERVOSO CENTRAL

O estrógeno tem efeito direto sobre a membrana do neurônio. Existem evidências do efeito desse esteróide na função, no crescimento e no reparo neuronal. Aumenta a síntese de fatores do crescimento neurotrófico, ligando-se ao ácido desoxirribonucléico. Modula a sinaptogênese e conetividade neuronal. Melhora o fluxo sangüíneo cerebral. Aumenta a utilização de glicose cerebral. Participa no mecanismo de regulação das enzimas específicas do cérebro (acetilcolina-transferase, monoaminoxidase, catecol-o-metiltransferase, hidroxilases, descarboxilases). Melhora os níveis de alguns neurotransmissores cerebrais (noradrenalina, adrenalina, serotonina, acetilcolina). Diminui a proteína precursora amilóide, a fração não-solúvel beta-4, os níveis de apolipoproteína E, a resposta inflamatória na placa neurítica e o estresse oxidativo[1,2,8]. Entretanto, dados recentes e definitivos do WHI mostraram risco aumentado de desenvolver demência (quase duas vezes maior) em mulheres que recebem reposição hormonal[9].

ALTERAÇÕES DO TRATO URINÁRIO BAIXO

Alguns mecanismos responsáveis pela continência urinária são estrogênio-dependentes, em particular o tônus e o trofismo do assoalho pélvico, o colágeno, a mucosa uretral, o coxim vascular periuretral e o número e a sensibilidade dos receptores alfa-adrenérgicos da uretra. Os ligamentos e as fáscias que compõem o diafragma pélvico e urogenital também apresentam receptores para estrógeno e progesterona. Assim, a deprivação hormonal observada nesse período compromete essas estruturas.

Os sintomas urinários, geralmente, manifestam-se nos primeiros 5 a 10 anos após a menopausa. A perda de urina é o sintoma mais comum nessa fase; nas mulheres previamente incontinentes, pode ocorrer piora do sintoma. O detrusor hipertrofia-se com o aparecimento de trabeculações, podendo resultar na formação de divertículos.

A flora vaginal diminui o conteúdo celular de glicogênio, predispondo a infecções do trato urinário baixo[2,10].

SEXUALIDADE

Algumas alterações na resposta sexual da mulher no climatério podem ocorrer, afetando sua qualidade de vida. Dentre elas citam-se[1,11]:

- Na fase de excitação, a resposta é mais lenta, ocorrendo diminuição da congestão vascular genital, menor expansão e lubrificação da vagina.
- Na fase orgásmica, há diminuição da duração do orgasmo, menos e mais fracas contrações vaginais.
- Na resolução, aumento do tempo de retorno ao estado pré-estimulatório, redução da capacidade multiorgásmica, sintoma de cistite ou uretrite após coito demorado ou repetido em curto intervalo de tempo.

A atrofia urogenital é um importante fator que interfere na função sexual, provocando:

- Secura vaginal, irritação e ardor.
- Pressão vaginal e sensação de peso na pelve.
- Corrimento vaginal, prurido vulvovaginal e distrofia.
- Dispareunia, vaginismo, sangramento e pressão pélvica pós-coito.
- Irritação pós-coital na genitália do parceiro.
- Freqüência urinária, urgência, disúria, uretrite e cistite.

OBESIDADE

Na fase de menacme, a distribuição de gordura na mulher é periférica (ginecóide), enquanto na pós-menopausa e no homem essa distribuição é central ou abdominal (andróide). A obesidade central correlaciona-se com o risco cardiovascular aumentado.

As alterações metabólicas que ocorrem nessa fase, juntamente com as condições adquiridas e a hereditariedade, podem favorecer algumas condições de aumento do risco cardíaco. São elas: resistência à insulina (hiperinsulinemia), hipertensão arterial, dislipidemia, angina microvascular, fibrinólise e distribuição da gordura corpórea.

CÂNCER

O WHI mostrou que após cinco anos de reposição hormonal houve aumento do número de carcinomas de mama invasivos nas mulheres que faziam reposição hormonal com estrógeno e progesterona. Em relação ao câncer de cólon, os resultados do WHI mostraram que a reposição hormonal tem efeito protetor, com queda da sua incidência em mulheres submetidas a reposição hormonal[6].

OSTEOPOROSE

Em relação à osteoporose, a reposição hormonal tem ação protetora, diminuindo sua incidência nas mulheres submetidas a reposição hormonal[6].

DEMÊNCIA

Dados do WHI mostraram incidência aumentada de demência em pacientes submetidas a reposição hormonal, as quais apresentaram risco de desenvolver demência quase duas vezes maior que as não-submetidas[9].

QUALIDADE VIDA

Dados do WHI não mostraram melhora da qualidade de vida em pacientes submetidas a reposição hormonal em relação às não-submetidas[12].

ALTERAÇÕES CLÍNICAS

Os sintomas e os sinais mais freqüentes estão apresentados no quadro 15.7.

Quadro 15.7 – Sinais e sintomas mais freqüentes.

Sangramento uterino anormal: pode ser considerado como primeiro sintoma do climatério. Os ciclos podem ser ovulatórios ou anovulatórios nessa fase, com tendência a aumento ou diminuição do sangramento
Fogachos (ondas de calor): é a queixa clínica mais freqüente. Esse sintoma se dá por alteração do centro termorregulador. A instabilidade vasomotora é caracterizada por aumento de temperatura da pele, vasodilatação periférica, aumento transitório dos batimentos cardíacos e mudanças na turgor da pele[1-3]
Suores noturnos
Palpitações
Enxaqueca
Insônia
Alteração de memória
Insegurança
Alteração do humor
Ansiedade
Diminuição da libido
Dificuldade de concentração
Dificuldade de tomar decisões
Perda de energia
Irritabilidade
Depressão
Labilidade emocional
Secura vaginal

ASSISTÊNCIA À MULHER NO CLIMATÉRIO

A assistência à mulher no climatério exige um profissional capacitado e uma equipe multidisciplinar. Os riscos e os benefícios da terapia de reposição hormonal devem ser estudados e discutidos com a paciente. Entretanto, com base nos dados mais recentes, conclui-se que a terapia de reposição hormonal só deve ser indicada por tempo curto em mulheres que apresentem sintomas devido aos risco aumentado de câncer de mama, doença cardiovascular e demência. Outras possíveis vantagens da reposição hormonal, como a melhora da qualidade de vida, não foram comprovadas em ensaios clínicos especialmente desenhados para testar essa hipótese. Dados os riscos da terapêutica de reposição hormonal, ela não deve ser empregada para o tratamento da osteoporose, devendo ser utilizados medicamentos específicos para o tratamento da doença. Além da terapia de reposição hormonal para a melhora dos sintomas, a hipertensão, o *diabetes mellitus*, as dislipidemias e outras doenças devem ser tratadas concomitantemente. A mulher deve ainda ser orientada à prática de exercícios físicos e adquirir hábito alimentar saudável[1-3,13].

PROPEDÊUTICA

Anamnese – idade da menopausa, antecedentes ginecológicos, mastopatias, sintomas do ponto de vista cronológico, surgimento de doenças cardiovasculares, tromboembólicas e osteoporose. Avaliar os sintomas neurovegetativos, geniturinários, osteoarticulares e sexuais. História alimentar, exercícios físicos. Antecedentes familiares.

Exame clínico – clínico e ginecológico.

Exames complementares – deve obedecer a critérios clínicos. As doenças degenerativas e neoplásicas devem ser investigadas.

- Dosagens hormonais devem ser realizadas em situações como hipotireoidismo, histerectomia ou suspeita de falência ovariana.
- Avaliar os fatores de risco para doença cardiovascular, bem como estabelecer um tratamento, se necessário. Sempre avaliar o perfil lipídico e a glicemia de jejum.
- Investigação de osteoporose (fatores de risco, exame clínico e densitometria óssea).
- Rastreamento de câncer de mama é obrigatório antes da instituição da terapia de reposição hormonal, por meio do exame clínico, mamografia e ultra-sonografia se for necessário. Investigar os fatores de risco para câncer de mama.
- Avaliação do eco endometrial poderá ser feita em ultra-sonografia endovaginal. Investigação histológica do endométrio por histeroscopia ou curetagem, se necessário.
- Colpocitologia oncótica.
- Investigar neoplasia de cólon e reto por meio dos fatores de risco, toque retal e pesquisa de sangue oculto nas fezes.

INDICAÇÕES DA TERAPIA DE REPOSIÇÃO HORMONAL

É indicada conforme a fase em que a mulher se encontra (pré, peri e/ou pós-menopausa). Na pré e perimenopausa, a terapia de reposição hormonal pode corrigir as disfunções menstruais e os sintomas vasomotores. Na pós-menopausa, ela é utilizada para aliviar os sintomas e os sinais do hipoestrogenismo, como vasomotores, neuropsíquicos, atrofia urogenital, alterações de pele e mucosas, sintomas osteoarticulares. Não deve ser utilizada para a prevenção ou tratamento da osteoporose devido à possibilidade de complicações como tromboses, doença cardiovascular, câncer de mama e demência. Em pacientes assintomáticas, não se deve prescrevê-la. Recomenda-se que a terapia de reposição hormonal não exceda 8 meses a um ano.

CONTRA-INDICAÇÕES DA TERAPIA DE REPOSIÇÃO HORMONAL

- Câncer de mama ou endométrio.
- Hepatopatia aguda.
- Tromboembolismo agudo.
- Infarto agudo do miocárdio.
- Sangramento genital anormal de causa desconhecida.

PRECAUÇÕES

Recomenda-se cautela no uso da terapia de reposição hormonal nas seguintes situações:
- História familiar de câncer de mama.
- Antecedentes pessoais de hiperplasia atípica de mama.
- Doenças auto-imunes ou meningioma.
- Calculose biliar.

ESTRÓGENOS

- Estrógeno eqüino conjugado (por via oral) 0,3-0,62-1,25mg, diariamente.
- Valerato de estradiol ou estradiol micronizado (por via oral) 1-2mg, diariamente.
- Estradiol transdérmico (adesivo) 25-50-100mcg, duas vezes por semana. Os que liberam 50mcg por dia equivalem a 0,625mg de estrógeno conjugado ou 2mg de estradiol micronizado.
- Estradiol percutâneo (gel) 1,5-3mg, diariamente.

PROGESTÁGENOS

Utilizados diariamente por 12 dias do calendário mensal (para a proteção endometrial):
- Noretisterona 0,7-1mg, diariamente.
- D-norgestrel 150mcg.
- Acetato de medroxiprogesterona 5-10mg.
- Acetato de ciproterona 1-2mg.
- Progesterona oral micronizada 300mg.

ANDRÓGENOS

- Tibolona 2,5mg/dia.
- Metiltestoterona 2,5-5mg/dia.
- Decanoato de nandrolona 25-50mg/15-20 dias.

ESQUEMAS DE TERAPIA DE REPOSIÇÃO HORMONAL

Quanto à via de administração, não há passagem hepática quando os esteróides sexuais são administrados por via parenteral. Qualquer esquema terapêutico deverá ser ajustado às necessidades individuais da paciente.

A via oral pode ser escolhida quando se deseja impacto positivo no perfil lipídico. A via transdérmica melhora os níveis de triglicéride e VLDL-colesterol.

Em mulher histerectomizada, não é necessário administrar progestágenos, salvo em situações especiais como endometriose, câncer de endométrio, tumor endometrióide de ovário e hipertrigliceridemia.

Os andrógenos podem ser adicionados à terapia de reposição hormonal quando se deseja melhorar a libido ou quando os sintomas persistem mesmo com doses adequadas de estrógeno.

O padrão de sangramento da paciente depende do esquema utilizado (cíclico, combinado).

É necessário avaliar sempre a resposta da hormonioterapia na mulher. O seguimento médico é essencial para as mulheres que fazem terapia de reposição hormonal.

A duração da hormonioterapia é curta e voltada à melhora dos sintomas.

ESQUEMAS TERAPÊUTICOS DISPONÍVEIS

- Estrógeno isolado cíclico ou contínuo – sem progestágeno, por 21 dias, com intervalo de 7 dias (cíclico) ou contínuo.
- Estrógeno cíclico e progestágeno cíclico – combinado com progestágeno diariamente por 21 dias e intervalo de sete dias.
- Estrógeno contínuo e progestágeno cíclico – estrógeno por 28 dias e progestágeno associado nos últimos 14 dias.
- Estrógeno contínuo e progestágeno cíclico trimestral ou quadrimestral – estrógeno contínuo com progestágeno por 14 dias a cada três a quatro meses.
- Estrógeno e progestágeno combinados contínuos – combinados por 28 dias.
- Estrógeno e andrógeno contínuos ou cíclicos – sais de estrógeno e andrógeno (1 ampola, durante três a quatro semanas).
- Tibolona contínua – tem atividade estrogênica, progestagênica e androgênica.
- Progestágeno isolado cíclico ou contínuo.
- Estrógeno por via vaginal – promestriena (10mg/dia), estriol (1-2mg/dia).

CONCLUSÃO

Devido ao grande número de complicações tromboembólicas, cardiovasculares e câncer de mama invasivo, a terapia de reposição hormonal não deve ser utilizada na prevenção primária nem na secundária de doenças crônicas. Em relação à osteoporose, devem ser utilizados outros tipos de medicamentos. A terapia da reposição hormonal deve ser prescrita somente para alívio dos sintomas, estando a paciente devidamente esclarecida sobre os riscos e os benefícios da sua utilização. Esquemas de administração de hormônios por outras vias em doses diferentes das utilizadas em ensaios clínicos disponíveis atualmente ainda não foram testados, devendo-se ter cautela na sua prescrição.

Os estudos com fitoestrógenos também não mostraram nenhum benefício da sua utilização na melhora dos sintomas de menopausa não devendo ser prescritos[14].

REFERÊNCIAS BIBLIOGRÁFICAS

1. Fernandes CE, Melo NR, Wehba S. Climatério Feminino: Fisiopatologia, Diagnóstico e Tratamento. São Paulo: Lemos editorial, 1999. ▪ 2. Marinho R. Climatério. 2ª ed, São Paulo: Medsi Editora, 2000. ▪ 3. Oliveira HC, Lemgruber I. Tratado de Ginecologia da Febrasgo. Rio de Janeiro: Editora Revinter, 2000. ▪ 4. Bonduki CE, Baracat EC, Haidar MA, Lima GR. Climatério e Hemostasia. Fascículos de Atualização em Climatério. ▪ 5. Bonduki CE, Baracat EC, Haidar MA, Lima GR. Climatério e Doenças Cardiovasculares. Fascículos de Atualização em Climatério. ▪ 6. Writing Group for the Women's Health Initiative Investigators. Risks and benefits of estrogen plus progestin in healthy postmenopausal women. JAMA, 2002; 288:321. ▪ 7. Anderson GL et al. Women's Health Initiative Steering Committee. Effects of conjugated equine estrogen in postmenopausal women with hysterectomy: The Women's Health Initiative randomized controlled trial. JAMA 2004; 291:1701. ▪ 8. Simões RD, Bortoletto CCR, Bonduki CE et al. Doença de Alzheimer e reposição hormonal. Fascículos de Atualização em Climatério. ▪ 9. The Women's Health Initiative Memmory Study: A Randomized Controlled Trial. Effect of estrogen plus progestin on global cognitive function in postmenopausal women. JAMA 2003; 289:2663. ▪ 10. Ribeiro RM, Rossi P, Pinotti JA. Uroginecologia e Cirurgia Vaginal. São Paulo: Editora Roca, 2001. ▪ 11. FEBRASGO, Climatério, Manual de orientação. ▪ 12. Hays et. al. Effects of estrogen and progestin on health-related quality of life. NEJM 2003; 348:1839. ▪ 13. Melo NR, Pompei LM, Melo AZ et al. Terapêutica de Reposição Hormonal. Saúde da Mulher – Fascículo 1. ▪ 14. The Isoflavone Clover Extract (ICE) Study: A Randomized Controlled Trial. Phytoestrogen supplements for the treatment of hot flashes. JAMA 2003; 290:207.

109. PLANEJAMENTO FAMILIAR

Patrícia de Rossi

Planejamento familiar é a possibilidade de ter filhos quando o casal desejar, por meio da utilização de métodos anticoncepcionais. Qualquer médico que atenda pacientes do gênero feminino deve conhecer e saber orientar sobre métodos contraceptivos, incluindo suas limitações e efeitos colaterais.

No Brasil, os métodos recomendados pelo Ministério da Saúde são:

- anticoncepcionais hormonais orais e injetáveis;
- dispositivo intra-uterino (DIU);
- métodos de barreira (camisinha, diafragma e espermicida);
- métodos comportamentais ou de abstinência periódica (tabelinha, muco cervical, temperatura);
- métodos cirúrgicos (laqueadura e vasectomia) para a esterilização definitiva.

Entretanto, a maior parte das mulheres só conhece três métodos: pílula, camisinha e laqueadura. Segundo dados de 1996, o método mais utilizado na população feminina em idade fértil no Brasil é a esterilização definitiva (Fig. 15.2).

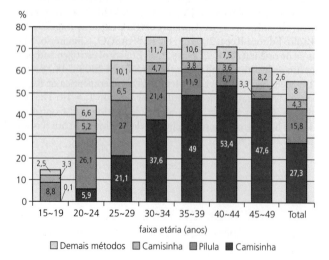

Figura 15.2 – Uso de métodos anticoncepcionais por mulheres em idade fértil no Brasil, 1996.[2]

A escolha do melhor método depende das necessidades da usuária e pode ser limitado por várias condições clínicas. Assim, a primeira etapa do aconselhamento e orientação depende de uma boa entrevista inicial e avaliação médica completa.

Os dados que devem ser pesquisados para a escolha de um método anticoncepcional são variáveis demográficas e sociais, antecedentes pessoais e familiares, hábitos, história reprodutiva e motivação para a contracepção. Deve ser considerado na escolha que os objetivos são diferentes nas várias fases de vida da mulher[1].

Comumente, a principal preocupação da mulher é quanto à eficácia de cada método. Longe de ser um número absoluto, o índice de falha depende da idade da usuária, de sua experiência com o método e da motivação para evitar a gravidez. Esse índice costuma diminuir com a idade devido à menor fecundidade e à redução da freqüência das relações sexuais.

A eficácia dos métodos anticoncepcionais depende das características intrínsecas bem como de seu uso consistente e correto. Conceitua-se eficácia teórica (índice de Pearl) como o número de gestações em 100 mulheres no primeiro ano de uso do método de forma consistente e correta. Já a eficácia prática ou habitual é aquela observada no uso típico do método. As taxas de eficácia de vários métodos anticoncepcionais podem ser observadas na Tabela 15.1.

CONTRACEPTIVOS ORAIS COMBINADOS

Os contraceptivos orais combinados, também conhecidos como pílulas combinadas, são formulações contendo estrógeno e progesterona sintéticos. Seu uso é o método anticoncepcional reversível mais utilizado no Brasil (15,8%).

Muitas das restrições que se aplicavam a esse método eram relacionadas às altas doses de estrógeno. Atualmente, as baixas doses utilizadas e o desenvolvimento de progestágenos com menos efeitos colaterais permitiram ampliação de suas indicações.

PLANEJAMENTO FAMILIAR

Tabela 15.1 – Eficácia dos métodos anticoncepcionais[3].

Grau de eficácia	Método	Gestações por 100 mulheres no primeiro ano de uso	
		Uso habitual	Eficácia teórica
Sempre muito eficaz	Vasectomia	0,1	0,1
	Injetáveis trimestrais	0,3	0,3
	Injetáveis mensais combinados	0,3	0,3
	Laqueadura tubária	0,5	0,5
	DIU de cobre TCu-380A	0,8	0,6
	Pílula de progesterona na lactação	1	0,5
	Amenorréia na lactação exclusiva (até sexto mês)	2	0,5
Média eficácia no uso habitual; muito eficaz no uso correto e constante	Pílula combinada	6-8	0,1
	Camisinha masculina	14	3
Eficácia baixa no uso rotineiro; média eficácia no uso correto e constante	Diafragma com espermicida	20	6
	Abstinência periódica	20	1-9
	Camisinha feminina	21	5
	Espermicidas	26	6
	Nenhum método	85	85

A potência das pílulas combinadas é medida pela dose de etinilestradiol, que nas apresentações disponíveis no mercado brasileiro em 2004 variam entre 15 e 50mcg. As pílulas com 50mcg de etinilestradiol só estão indicadas em casos especiais, como mulheres em uso de anticonvulsivantes. Para as demais formulações (entre 15 e 35mcg) devem ser considerados os dados a seguir[1].

Apresentação

As pílulas combinadas são compostas de doses variáveis de estrógeno e progestógeno. O levonorgestrel, progestágeno derivado da testosterona, é utilizado há mais tempo e tem efeitos mineralocorticóides, como retenção hídrica, mastalgia e aumento de peso. Foram desenvolvidos progestógenos com menor ação androgênica, o que confere um perfil de tolerância mais favorável. No Brasil, são disponíveis com esse tipo de progestógeno pílulas com gestodeno e desogestrel. Já o acetato de ciproterona e a drospirenona têm efeito antiandrogênico.

Há vários esquemas posológicos de pílulas combinadas (Quadro 15.8):

Monofásicas – é o esquema mais comum, em que todas as pílulas têm a mesma composição. São fornecidas em cartelas contendo 21 a 24 pílulas ativas, acrescentadas ou não de pílulas inertes para completar um ciclo de 28 dias.

Bifásicas – contêm duas composições diferentes na mesma cartela, sinalizadas por cores diferentes nas pílulas. No Brasil, há apenas uma apresentação comercial com 22 comprimidos em cada cartela.

Quadro 15.8 – Pílulas combinadas.

Composição	Nome comercial	Apresentação
Orais monofásicas		
EE2 15mcg + gestodeno 60mcg	Mirelle Minesse Siblima	24 pílulas ativas
	Adoless Mínima	24 pílulas ativas e 4 pílulas inertes
EE2 20mcg + gestodeno 75mcg	Allestra 20 Diminut Femiane Ginesse Harmonet Micropil R21 Tâmisa 20	21 pílulas ativas
	Micropil R28	21 pílulas ativas e 7 pílulas inertes
EE2 20mcg + desogestrel 150mcg	Femina Mercilon Minian Primera 20	21 pílulas ativas
EE2 20 mcg + levonorgestrel 100mcg	Level	21 pílulas ativas
EE2 30mcg + gestodeno 75mcg	Gynera Minulet Tâmisa 30	21 pílulas ativas
	Gestinol 28	28 pílulas ativas
EE2 30mcg + desogestrel 150mcg	Microdiol Primera 30	21 pílulas ativas
EE2 30mcg + levonorgestrel 150mcg	Ciclo 21 Ciclon Gestrelan Microvlar Nociclin Nordette	21 pílulas ativas
EE2 30mcg + drospirenona 3mg	Yasmin	21 pílulas ativas
EE2 35mcg + acetato de ciproterona 2mg	Diane 35 Selene	21 pílulas ativas
EE2 37,5mcg + linestrenol 0,75mg	Ovoresta	22 pílulas ativas
EE2 50mcg + linestrenol 1mg	Anacyclin	22 pílulas ativas e 6 pílulas inertes
EE2 50mcg + levonorgestrel 250mcg	Evanor Neovlar Normamor	21 pílulas ativas
EE2 50mcg + dl-norgestrel 500mcg	Anfertil	21 pílulas ativas
Orais bifásicas		
EE2 30-40mcg + desogestrel 25-125mcg	Gracial	22 pílulas ativas 7 pílulas com EE2 40mcg + desogestrel 25mcg 15 pílulas com EE2 30mcg + desogestrel 125mcg
Orais trifásicas		
EE2 30-40 mcg + levonorgestrel 50-125mcg	Trinordiol Triquilar	21 pílulas ativas 6 pílulas com EE2 30mcg + levonorgestrel 50mcg 5 pílulas com EE2 40mcg + levonorgestrel 75mcg 10 pílulas com EE2 30mcg + levonorgestrel 125mcg

EE2 = etinilestradiol

Trifásicas – bastante utilizadas nos Estados Unidos, têm três seqüências diferentes com variação na dose dos hormônios. Podem ter pílulas adicionais de placebo para completar o ciclo de 28 dias.

Contínuas – são tomadas sem pausa, com o objetivo de não apresentar menstruação.

Mecanismo de ação

Os contraceptivos orais combinados evitam a gravidez por meio da inibição da ovulação. Também tornam o muco cervical espesso e hostil à passagem dos espermatozóides, alteram o transporte do óvulo nas trompas e modificam o endométrio, dificultando a implantação do ovo.

Eficácia

É um método eficaz em uso habitual, com taxa de seis a oito gestações para cada 100 mulheres no primeiro ano de uso. Se usado de forma correta e constante, é muito eficaz (0,1 gestação/100 mulheres-ano). A eficácia depende fundamentalmente da ingestão correta das pílulas, em que a usuária deve ser adequadamente orientada.

Benefícios contraceptivos

Os contraceptivos orais combinados não interferem na relação sexual, são práticos e fáceis de usar, têm poucos efeitos colaterais e são bastante acessíveis. São eficazes desde o primeiro ciclo se forem tomados até o sétimo dia do ciclo menstrual.

Benefícios não-contraceptivos

As pílulas combinadas propiciam uma série de benefícios adicionais, que freqüentemente não são de conhecimento das usuárias ou dos médicos:

- regularizam os ciclos menstruais;
- reduzem a duração e a quantidade do fluxo menstrual;
- auxiliam na prevenção e controle de anemia ferropriva;
- diminuem a freqüência e intensidade das cólicas menstruais;
- reduzem o risco de prenhez ectópica, câncer de ovário e de endométrio, cistos de ovário, doenças benignas das mamas e moléstia inflamatória pélvica aguda.

Efeitos colaterais

Os efeitos colaterais dos contraceptivos orais combinados são mais comuns nos primeiros três meses de uso. São relatados sangramentos de intensidade variável fora do ciclo menstrual, náuseas, inchaço ou dor nas mamas, dor de cabeça, alterações do humor e redução da libido.

Limitações

O uso correto do método depende da motivação e orientação da usuária; esquecimento aumenta a taxa de falhas. A eficácia também pode ser prejudicada por interações medicamentosas, necessitando, por vezes, de método contraceptivo adicional por algum período. Raramente há efeitos adversos graves, como acidente vascular cerebral, tromboembolismo ou câncer de fígado. Apesar de reduzir a incidência de moléstia inflamatória pélvica aguda, a pílula combinada não protege contra doenças sexualmente transmissíveis (DST).

Indicações

A pílula combinada é um bom método para mulheres:

- de qualquer idade ou paridade que desejem um método altamente eficaz;
- com dismenorréia;
- com ciclos menstruais irregulares;
- com menstruações volumosas ou anemia;
- que estão amamentando (após o sexto mês);
- no puerpério que não estão amamentando (começar após a terceira semana);
- que tiveram um aborto (começar até sete dias após).

Contra-indicações: critérios médicos de elegibilidade

Os critérios médicos de elegibilidade para uso de métodos anticoncepcionais foram desenvolvidos pela Organização Mundial da Saúde (OMS) para a orientação das usuárias de métodos de planejamento familiar[1]. É uma lista de condições das usuárias que podem significar limitações para o uso de cada método, classificando-os em quatro categorias (Quadro 15.9)[1-3].

Quadro 15.9 – Critérios médicos de elegibilidade dos métodos anticoncepcionais (OMS).

Categoria OMS	Significado
Categoria 1	O método pode ser utilizado sem restrições
Categoria 2	O método pode ser usado. As vantagens geralmente superam riscos possíveis ou comprovados. Pode ser necessário um acompanhamento mais rigoroso
Categoria 3	O método não deve ser usado, pois os riscos superam os benefícios. Deve ser o método de última escolha e, caso seja escolhido, é necessário acompanhamento rigoroso
Categoria 4	O método não deve ser utilizado, pois apresenta um risco inaceitável

Contra-indicações absolutas (classe 4 da OMS) – os contraceptivos orais combinados **não devem** ser usados nas seguintes situações: gravidez confirmada ou suspeita, amamentação (até seis semanas pós-parto), fumante com mais de 35 anos, doença tromboembólica, doença hepática ativa ou tumores hepáticos, doença cardiovascular (insuficiência coronária, acidente vascular cerebral), hipertensão arterial com níveis >180/110mmHg, diabetes há mais de 20 anos, enxaqueca, cardiopatia valvar complicada, câncer de mama e no pré-operatório de cirurgia de grande porte com imobilização prolongada.

Situações que requerem precaução (classe 3 da OMS) – os contraceptivos orais combinados só devem ser utilizados como **última opção** nas seguintes situações: menos de três semanas após parto em mulheres que não estão amamentando, antecedente de câncer de mama, doença sintomática da vesícula biliar, hipertensão arterial com níveis entre 160/100 e 180/110mmHg e uso de anticonvulsivantes ou rifampicina.

Situações que requerem orientação ou acompanhamento especiais (classe 2 da OMS) – idade superior a 40 anos, fumante com menos de 35 anos, cardiopatia valvar não-complicada, antecedente familiar de doença tromboembólica, tromboflebite, neoplasia intraepitelial cervical ou câncer do colo do útero, diabetes sem vasculopatia, colecistopatia assintomática ou após colecistectomia, antecedente de colestase na gravidez e uso de terapia anti-retroviral ou de griseofulvina.

Situações sem contra-indicações (uso sem limitações – classe 1 da OMS) – idade até 40 anos, após aborto, no puerpério após 21 dias em mulheres que não estão amamentando, antecedente de prenhez ectópica ou de cirurgia pélvica, antes de cirurgia de pequeno porte, varizes, síndromes depressivas, doença mamária benigna, endometriose, antecedente familiar de câncer de mama, mioma uterino, infecções pélvicas agudas, neoplasia trofoblástica gestacional, tireoidopatias, talassemia ou anemia ferropriva e uso de outros antibióticos (podem ser necessárias medidas adicionais para garantir eficácia – Quadro 15.10)[1].

Quadro 15.10 – Medicamentos que reduzem a eficácia dos contraceptivos orais combinados.

Antibióticos	Amoxicilina, ampicilina, cloranfenicol, dapsona, doxiciclina, eritromicina, minociclina, oxacilina, oxitetraciclina, penicilina, tetraciclina
Antiepilépticos e anticonvulsivantes	Carbamazepina, fenitoína, fenobarbital, oxcarbazepina, primidona, topiramato
Outros	Metronidazol, nelfinavir, óleo mineral, ritonavir

Retorno à fertilidade

Teoricamente, a mulher volta a ser fértil imediatamente após a interrupção do método. Se há intenção de engravidar, sugere-se interromper o uso três meses antes e utilizar ácido fólico 5mg diariamente até 14 semanas de gestação para prevenir a ocorrência de defeitos do tubo neural, especialmente a anencefalia.

Modo de usar

Começar a primeira cartela no primeiro dia do ciclo menstrual e tomar uma pílula por dia, de preferência a mesma hora. Alguns fabricantes orientam iniciar o uso no quinto dia do ciclo, o que não altera a eficácia.

Quando as pílulas da cartela terminarem, deve ser feito um intervalo para iniciar a cartela seguinte.

Normalmente, ocorre a menstruação no segundo ao quinto dia desse intervalo. Nas cartelas com 21 pílulas, a pausa é de sete dias sem tomar o medicamento; nas com 22 pílulas, seis dias de intervalo. As formulações com 15mcg de etinilestradiol têm cartelas de 24 pílulas, quando deve ser feita a interrupção por quatro dias. Algumas cartelas têm 28 pílulas, que devem ser tomadas ininterruptamente, ou seja, sem intervalo entre as cartelas.

Se a mulher tiver vômito ou diarréia no prazo de até 4 horas depois de tomar a pílula, ela deve mudar para outra ou usar método de barreira por sete dias.

Conduta no esquecimento de uma ou mais pílulas:
Para pílulas contendo ≥ 30mcg de etinilestradiol:

- esquecimento de uma ou duas pílulas: tomar imediatamente uma pílula e continuar a cartela normalmente; não é necessário proteção adicional;
- esquecimento de três ou mais pílulas ou atraso de três ou mais dias para iniciar nova cartela: tomar uma pílula imediatamente e usar método de barreira por sete dias. Se o esquecimento ocorrer na terceira semana do ciclo (final da cartela), começar uma nova cartela no dia seguinte sem fazer pausa. Se o esquecimento ocorrer na primeira semana, considerar o uso de contracepção de emergência.

Para pílulas contendo ≤ 20mcg de etinilestradiol:

- esquecimento de uma pílula: tomar imediatamente a pílula esquecida e continuar normalmente a cartela;
- esquecimento de duas ou mais pílulas: tomar imediatamente a pílula esquecida e usar método de barreira por sete dias.

Mulheres que esquecem de tomar pílulas com freqüência devem considerar mudança para outro método anticoncepcional.

INJETÁVEIS COMBINADOS MENSAIS

Os injetáveis combinados são formulações contendo estrógeno e progestógeno que são aplicados por via intramuscular. Como são utilizados mensalmente, também são conhecidos como injetáveis mensais.

Apresentação

Os injetáveis mensais são compostos de estrógeno natural, o que diminui a incidência de efeitos colaterais estrógeno-relacionados. Em comparação às pílulas combinadas, os injetáveis mensais causam menos alterações na pressão arterial, hemostasia e coagulação, metabolismo lipídico e função hepática. Além disso, o uso parenteral evita o efeito de primeira passagem hepática.

As apresentações comerciais que contêm um dos seguintes estrógenos naturais: cipionato de estradiol, enantato de estradiol ou valerato de estradiol. Os progestógenos utilizados são: acetato de medroxiprogesterona, enantato de noretindrona e acetofenido de diidroprogesterona (Quadro 15.11).

Quadro 15.11 – Injetáveis mensais.

Composição	Nome comercial	Apresentação
Acetato de medroxiprogesterona 25mg + cipionato de estradiol 5mg	Cyclofemina	Ampola 0,5ml
Enantato de estradiol 10mg + acetofenido de diidroxiprogesterona 150mg	Perlutan Unociclo	Ampola 1ml
Valerato de estradiol 5mg + enantato de noretindrona 50mg	Mesigyna	Ampola 1ml

Mecanismo de ação
Inibição da ovulação e alteração do muco cervical.

Eficácia
Os injetáveis mensais são altamente eficazes, com 0,1 a 0,4 gestações por 100 mulheres no primeiro ano de uso. A eficácia é imediata se o método for iniciado até o sétimo dia do ciclo menstrual.

Benefícios contraceptivos
Além de não interferir na relação sexual, os injetáveis mensais são práticos porque são administrados uma vez ao mês. Outra vantagem é a baixa incidência de efeitos colaterais.

Benefícios não-contraceptivos
Semelhantes aos dos contraceptivos orais combinados.

Indicações
Além das indicações dos contraceptivos orais combinados, os injetáveis mensais são adequados para mulheres que não se lembram de tomar uma pílula todos os dias. O método é particularmente popular entre as adolescentes, porque alia alta eficácia à discrição – não precisam carregar uma cartela de anticoncepcionais na bolsa.

Contra-indicações
As contra-indicações absolutas (classe 4 da OMS) e as condições que requerem precaução (classe 3 da OMS) são idênticas às dos contraceptivos orais combinados. As situações que requerem acompanhamento ou orientação (classe 2 da OMS) também são iguais às das pílulas anticoncepcionais, acrescentando-se o seguinte: fumantes com mais de 35 anos que fumam até 15 cigarros por dia, colecistopatia sintomática, cirrose hepática compensada e uso de rifampicina, anticonvulsivantes ou terapia anti-retroviral. As condições em que o uso de injetáveis mensais pode ser feito sem restrições são as mesmas dos contraceptivos orais combinados, acrescentadas do uso de griseofulvina[1-3].

Limitações e efeitos colaterais
O método depende da usuária, que deve receber a injeção na data correta. Em geral, pode causar irregularidade menstrual, mastalgia e cefaléia.

Retorno à fertilidade
Um a três meses após a interrupção do método.

Modo de usar
Aplicar a primeira injeção no primeiro ao sétimo dia do ciclo menstrual. Após o parto, deve ser usada após três semanas se a mulher não estiver amamentando, ou após seis meses se estiver. Após aborto deve ser aplicada até o sétimo dia. A injeção também pode ser utilizada em qualquer dia do ciclo, se houver certeza de que a mulher não está grávida. As aplicações subseqüentes dependem do tipo do injetável mensal:
- Mesigyna/Cyclofemina: repetir a cada 30 ± 3 dias.
- Perlutan/Uno-ciclo: aplicar no 7º ao 10º dia do ciclo menstrual, conforme instruções do fabricante. Também pode ser utilizado em intervalo mensal.

Se a mulher não menstruar por dois ou mais meses, deve-se investigar a possibilidade de gravidez.

OUTROS MÉTODOS HORMONAIS COMBINADOS
PÍLULA VAGINAL

A pílula vaginal é um contraceptivo combinado composto de 50mcg de etinilestradiol e 250mcg de levonorgestrel (Lovelle®). Sua principal vantagem em relação aos contraceptivos orais combinados é a redução de efeitos colaterais gastrintestinais devido à mudança da via de administração.

A cartela tem 21 pílulas ativas que devem ser utilizadas por via vaginal. A usuária deve introduzir diariamente uma pílula na vagina até completar a cartela e fazer uma semana de intervalo para iniciar a cartela seguinte.

Os principais efeitos colaterais são aumento da secreção vaginal e irritabilidade local, além de mastalgia e cefaléia.

ADESIVO ANTICONCEPCIONAL TRANSDÉRMICO

O adesivo anticoncepcional transdérmico é uma modalidade de anticoncepcional hormonal reversível de alta eficácia contendo estrógeno e progestógeno que são absorvidos através da pele. A apresentação comercial (Evra®) contém um ciclo de 28 dias com três adesivos de 4,5 × 4,5cm, que são usados semanalmente, completando 21 dias com intervalo de uma semana. Cada adesivo contém 0,60mg de etinilestradiol e 6mg de norelgestromina, a qual é o metabólito ativo do norgestimato, um progestógeno sem ação androgênica. Seu mecanismo de ação inclui inibição da ovulação e alteração do muco cervical.

A eficácia do método em estudos clínicos controlados foi de 0,88 gestação/100 mulheres/ano em usuárias com peso inferior a 90kg. Em mulheres pesando mais de 90 kg, o aumento da falha torna aconselhável a escolha de outra opção contraceptiva.

A OMS considera que as indicações e as contra-indicações do adesivo sejam equivalentes às dos contraceptivos orais combinados.

Modo de usar – no primeiro dia do ciclo menstrual, aplicar o primeiro adesivo na pele limpa e seca das nádegas, abdome, parte superior externa do braço ou parte superior do dorso. Evitar local em que possa haver fricção por roupas justas ou em dobras; nunca aplicar o adesivo nas mamas. Usar o adesivo por sete dias. No oitavo dia, aplicar outro adesivo em local diferente e retirar o adesivo antigo. Repetir a troca no 15º dia. Após uma semana, remover o terceiro adesivo e não aplicar outro por sete dias. A menstruação deve ocorrer nesse intervalo. Começar novo ciclo no oitavo dia do intervalo com a utilização de um novo adesivo. Não é necessário retirar o adesivo para tomar banho. Caso perceba algum descolamento, a mulher deve tentar colá-lo ou colar um adesivo novo. Não é recomendado usar fitas adesivas para fixá-lo. Se o prazo sem adesivo for superior a um dia, deve ser iniciado uso de um novo ciclo de quatro semanas imediatamente e adotado método complementar de contracepção por sete dias. Os principais efeitos adversos observados foram: irritação no local da sua aplicação, mastalgia, náuseas e cefaléia.

ANEL VAGINAL

O anel vaginal (NuvaRing) é um anel plástico flexível medindo 4mm de espessura e 54mm de diâmetro, cujo núcleo contém etinilestradiol e o progestógeno etonogestrel. Por meio de contato com a mucosa vaginal, o anel libera para a corrente sangüínea 15mcg de etinilestradiol e 120mcg de etonogestrel por dia.

O mecanismo de ação do NuvaRing é semelhante ao dos contraceptivos orais combinados, com supressão da ovulação e alteração do muco cervical. Em estudo clínico europeu, observou-se índice de Pearl global de 0,65 gestação/100 mulheres/ano em uso típico. Com uso correto e consistente, o índice foi de 0,40.

Modo de usar

Cada anel é usado por um ciclo. O primeiro anel deve ser inserido pela própria mulher no primeiro ao quinto dia do ciclo menstrual. A inserção e retirada do NuvaRing é feito com facilidade pela própria usuária. Para inserir o anel, a mulher deve escolher uma posição confortável: agachada, deitada ou em pé com uma perna levantada. O anel é comprimido entre os dedos polegar e indicador e inserido na vagina; se estiver desconfortável, empurrar um pouco mais em direção ao fundo vaginal. Não há necessidade de o anel ficar ajustado ao redor do colo do útero, uma vez que a posição do anel na vagina é mantida pela flexibilidade do material e não altera sua eficácia. Deve ser utilizado um método de barreira nos primeiros sete dias de uso do anel. O anel é retirado após três semanas, no mesmo dia da semana em que foi inserido. Para remover o anel, a mulher pode puxar sua borda com o dedo indicador ou prendê-la entre os dedos médio e indicador e puxá-lo delicadamente. Faz-se então uma semana de intervalo, quando deve ocorrer a menstruação. Nos ciclos seguintes, um novo anel deve ser inserido no mesmo dia da semana em que foi colocado no primeiro ciclo, independente da presença de sangramento menstrual. Não é necessário retirar o anel para ter relações sexuais, tratamentos tópicos vaginais ou uso de absorvente interno. O uso de espermicida não altera a eficácia do anel.

Efeitos colaterais

Os efeitos hormônio-dependentes são menos freqüentes que os observados por usuárias de pílulas combinadas, devido à menor dose utilizada, à via parenteral e à ausência de efeito da primeira passagem hepática. Em estudos clínicos, os efeitos colaterais mais comuns foram eventos relacionados ao anel (sensação de corpo estranho, problemas de coito e expulsão), leucorréia, vaginite e cefaléia. Poucos parceiros perceberam a presença do anel durante as relações sexuais e a maioria foi indiferente à sua presença[1-3].

ANTICONCEPCIONAIS ORAIS DE PROGESTÓGENO

Os contraceptivos compostos exclusivamente de progestáogeno são também conhecidos como minipílulas. São formulações compostas de progesterona sintética em baixas doses (Quadro 15.12).

Quadro 15.12 – Contraceptivos orais de progestógeno.

Composição	Nome comercial	Apresentação
Levonorgestrel 30mcg	Nortrel Minipil	35 pílulas ativas
Noretindrona 35mcg	Micronor Norestin	35 pílulas ativas
Linestrenol 0,5mg	Exluton	28 pílulas ativas
Desogestrel 75mcg	Cerazette	28 pílulas ativas

Mecanismo de ação

A ação dos progestógenos é predominantemente local. O muco cervical fica espesso, dificultando a passagem dos espermatozóides. O endométrio sofre involução com o desenvolvimento irregular das glândulas, tornando-se hostil à implantação do ovo. A ovulação não é completamente suprimida, exceto no caso do desogestrel.

Eficácia

Durante a amamentação, as minipílulas têm índice de Pearl de 0,5 no uso correto e consistente; no uso habitual, a taxa de falha é de 1 gestação/100 mulheres/ano. Não há dados confiáveis sobre a eficácia das minipílulas em não-lactantes, mas supõe-se que a taxa de falha seja maior que as pílulas combinadas. A eficácia da minipílula de desogestrel (Cerazette®) é muito alta, mesmo em não-lactantes, com índice de Pearl global de 0,14.

Efeitos colaterais

O principal efeito adverso observado é a alteração do ciclo menstrual, que pode variar desde amenorréia ou sangramentos irregulares tipo *spotting* (manchas) até fluxo menstrual abundante ou prolongado. Outros efeitos menos comuns são: cefaléia, acne, mastalgia e náusea[1-3].

Benefícios

Os contraceptivos orais de progestógenos podem ser usados por lactantes, uma vez que não alteram a quantidade nem a composição do leite. As baixas doses utilizadas tornam esse método um dos mais seguros. Não há aumento do risco de eventos tromboembólicos relacionados ao uso de estrógenos. Há ainda um efeito protetor contra câncer de endométrio, doenças benignas da mama e moléstia inflamatória pélvica aguda.

Limitações
Excetuando-se o Cerazette®, a principal limitação é o risco de gravidez, principalmente em não-lactantes. O horário de tomada deve ser respeitado, com tolerância de apenas 3 horas. O desenvolvimento de amenorréia, comum em até 50% das usuárias, pode mascarar uma possível gravidez.

Indicações
Por ser um método anticoncepcional bastante seguro, a minipílula pode ser usada por mulheres de qualquer idade, incluindo fumantes, hipertensas, diabéticas, portadoras de cardiopatia valvar ou de distúrbios da coagulação.

Contra-indicações
A única contra-indicação absoluta (classe 4 da OMS) é câncer de mama, pois a neoplasia pode ser hormônio-dependente. As contra-indicações relativas (classe 3 OMS), em que o método deve ser usado somente em último caso, são: tromboembolismo, cardiopatia isquêmica, acidente vascular cerebral, antecedente de câncer de mama, hepatite aguda, cirrose hepática descompensada, tumores hepáticos, uso de medicamentos indutores de enzimas hepáticas (rifampicina, griseofulvina, anticonvulsivantes) e lactantes até seis semanas após o parto.

Modo de usar
Iniciar o uso seis semanas após o parto se estiver amamentando; caso contrário, iniciar imediatamente após o parto (ou aborto). Mulheres que menstruam devem começar no primeiro ao quinto dia do ciclo menstrual. O método pode também ser iniciado qualquer dia, desde que a mulher tenha certeza de não estar grávida. Tomar uma pílula diariamente no mesmo horário. Quando acabar a cartela, começar outra cartela no dia seguinte (não fazer pausa). Se esquecer de tomar uma pílula, a mulher deve tomá-la assim que possível e usar um método de barreira por dois dias. Tomar o mesmo cuidado se houver atraso de mais de 3 horas na tomada das pílulas (exceto lactantes que ainda não menstruaram).

INJETÁVEL TRIMESTRAL

O injetável trimestral é uma formulação de acetato de medroxiprogesterona de depósito para uso por via intramuscular. No Brasil, há apresentação de 150mg de medroxiprogesterona em seringa pré-enchida ou frasco-ampola (Depo-Provera®).

Mecanismo de ação
Inibição da ovulação por supressão das gonadotrofinas, alteração do muco cervical e do endométrio.

Eficácia
A eficácia do injetável trimestral é muito alta, com índice de Pearl de 0,3.

Efeitos colaterais
Os efeitos colaterais mais observados são: irregularidade menstrual, *spotting* e amenorréia (mais de 50% das usuárias após o primeiro ano de uso). Relata-se também ganho de peso (cerca de 2kg no primeiro ano), cefaléia, inchaço abdominal, mastalgia e redução da libido.

Benefícios
Alta eficácia, não interfere com o aleitamento materno, e pode ser utilizado por mulheres de qualquer idade (recomendável após os 16 anos) e fumantes. Protege contra gravidez ectópica, câncer de endométrio, moléstia inflamatória pélvica aguda, anemia e mioma; pode reduzir os sintomas da endometriose.

Limitações
Pode reduzir a massa óssea. Pode alterar o perfil lipídico de forma desfavorável, mas não se sabe o impacto clínico desse achado. O retorno à fertilidade é mais demorado em relação aos outros métodos, levando mais de seis meses após a última injeção. Há relatos de demora de até 18 meses para a concepção após a interrupção do método.

Indicações e contra-indicações
São as mesmas das minipílulas, com diferença apenas pela maior eficácia do injetável trimestral.

Modo de usar
Aplicar a primeira injeção até o quinto dia do ciclo menstrual ou até sétimo dia após o parto (não-lactantes) ou aborto. Lactantes devem receber a primeira injeção seis semanas após o parto. A injeção deve ser aplicada por via intramuscular profunda, preferencialmente nas nádegas, sem uso posterior de compressas ou massagens no local. Doses subseqüentes devem ser aplicadas a cada 90 dias, porém um intervalo de três meses é também adequado e facilita a lembrança da usuária. Caso haja atraso superior a duas semanas na data da injeção, a mulher deve excluir a presença de gravidez antes de receber a nova dose.

IMPLANTE SUBDÉRMICO DE PROGESTERONA

O implante de progesterona (Implanon®) é um bastonete plástico que mede 4cm por 2mm, que é inserido sob a pele na parte superior do braço. O implante contém

68mg de etonogestrel que é liberado continuamente na corrente sangüínea. A duração do efeito contraceptivo do implante é três anos.

Mecanismo de ação
O progestágeno contido no implante promove a inibição da ovulação, o aumento da viscosidade do muco cervical e a atrofia do endométrio.

Eficácia
Em estudos clínicos, a taxa de gravidez acumulada até três anos foi de zero, no total de 2.362 mulheres e 73.429 ciclos estudados.

Efeitos colaterais
Alterações no padrão das menstruações, incluindo sangramentos freqüentes de pequena intensidade, sangramento prolongado e amenorréia. Outros efeitos observados foram: dor no local da aplicação do implante, acne, náuseas, mastalgia, cefaléia, aumento de peso, dor abdominal, diminuição da libido e tontura.

Benefícios
O implante é um método de alta eficácia, longa duração, rápida reversibilidade, prático e não depende da usuária. Não interfere com a relação sexual e previne a gravidez ectópica.

Limitações
O implante deve ser inserido por um médico treinado, e a usuária não pode interromper o uso por conta própria (necessita de procedimento para a remoção). Há alterações significativas no ciclo menstrual.

Indicações
O implante é um método de longa duração, reversível e muito eficaz. É indicado para mulheres que desejam um método prático, que não necessita de lembrança diária, sem abrir mão da eficácia. Sendo composto somente de progestógenos, pode ser usado em todas as situações previstas para minipílula ou injetável trimestral.

Contra-indicações
Os critérios para o implante de desogestrel não foram determinados especificamente pela OMS, devendo ser seguidos os parâmetros indicados para os implantes de levonorgestrel (Norplant®). De forma geral, os critérios das minipílulas podem ser seguidos.

Modo de usar
O implante deve ser inserido até o sétimo dia do ciclo menstrual ou após o aborto. Após o parto, iniciar até seis semanas se não estiver amamentando; em caso de amamentação, pode ser iniciado após esse período. O implante também pode ser inserido em qualquer dia do ciclo, desde que a mulher tenha certeza de não estar grávida. O procedimento para a colocação do implante é realizado em ambulatório sob anestesia local, utilizando o aplicador que acompanha o produto. A remoção pode ser feita a qualquer momento, também em consultório, sob anestesia local.

CONTRACEPÇÃO ORAL DE EMERGÊNCIA

As pílulas usadas para a contracepção de emergência são também conhecidas como pílulas pós-coito ou pílula do dia seguinte. O esquema contém duas pílulas ativas de 750mcg de levonorgestrel, com os seguintes nomes comerciais: Postinor-2®, Pilem®, Pozato®, Minipil 2 Post®.

Mecanismo de ação
Não é bem conhecido, porém supõe-se que, dependendo da fase do ciclo menstrual, possa ocorrer uma alteração em vários mecanismos envolvidos na fertilização: inibição ou atraso da ovulação, alteração do transporte ovular na trompa, prejuízo da capacitação dos espermatozóides e interferência na fertilização. Não foi demonstrado efeito na implantação do ovo e não há interrupção de gestação após a nidação.

Eficácia
A eficácia da pílula do dia seguinte é proporcional à precocidade de início do método. Quando o esquema é iniciado até 24 horas da relação de risco, observa-se eficácia de 95% em prevenir a gravidez. No prazo de 24 a 48 horas, a eficácia é de 85%; entre 48 e 72 horas, são evitadas 58% das gestações. Obviamente, a mulher não deve ter novas relações desprotegidas após o uso da pílula pós-coito até a menstruação seguinte, sob risco de redução da eficácia.

Efeitos colaterais
Os principais efeitos adversos associados ao uso da pílula do dia seguinte são náuseas, cefaléia, dor no abdome ou nas mamas, tontura e fadiga. Observa-se também alteração da menstruação, que pode adiantar ou atrasar.

Benefícios
O principal benefício é a proteção contra a gravidez após a relação sexual desprotegida. Destaca-se também a praticidade no uso.

Limitações
A eficácia depende da precocidade de uso e é inferior a de outros métodos anticoncepcionais. Pode alterar significativamente o ciclo menstrual. Não protege contra DST e não deve ser usada como método habitual.

Indicações
A pílula pós-coito pode ser usada até 72 horas após a relação sexual desprotegida: ruptura da camisinha, estupro, esquecimento de duas ou mais pílulas combinadas, atraso na injeção (injetável mensal ou trimestral), ou não utilização de qualquer método contraceptivo.

Pode ser usada sem restrições por mulheres que estão amamentando, com antecedente de prenhez ectópica ou uso repetido de contracepção de emergência.

Contra-indicações
É necessário uso sob orientação ou acompanhamento (classe 2 da OMS) nas seguintes condições: doença cardiovascular grave, enxaqueca ou doença hepática grave.

Modo de usar
Tomar o primeiro comprimido o mais breve possível após a relação sexual desprotegida, respeitando o prazo máximo de 72 horas. Após 12 horas, tomar o outro comprimido. A menstruação poderá vir na data habitual, adiantar ou atrasar. Até lá, a mulher não deve ter relações sexuais sem camisinha e pode começar o uso de contraceptivos orais combinados imediatamente[1-3].

DISPOSITIVO INTRA-UTERINO

O dispositivo intra-uterino é o método anticoncepcional reversível mais usado no mundo. Destaca-se por não ter efeitos colaterais sistêmicos, não depender da usuária e ser altamente eficaz.

Há dois tipos de dispositivos intra-uterinos: os medicados com cobre e os liberadores de progesterona. No Brasil, o único modelo de dispositivo intra-uterino com progesterona é o sistema endoceptivo Mirena, que contém levonorgestrel.

DISPOSITIVOS INTRA-UTERINOS DE COBRE

A duração do uso e eficácia dos dispositivos intra-uterinos depende do modelo (Quadro 15.13).

Quadro 15.13 – Dispositivos intra-uterinos com cobre.

Tipo	Modelo	Duração	Eficácia (índice de Pearl)
T de cobre	TCu 380A	10 anos	0,3
	TCu 200	3 anos	2,3
	Nova T	5 anos	3,3
Multiload	MLCu 375 ST	5 anos	1,4
	MLCu 375 SL	5 anos	

Mecanismo de ação
O mecanismo de ação principal é reação inflamatória tipo corpo estranho no endométrio, além de alteração no transporte dos espermatozóides.

Efeitos colaterais
Os dispositivos intra-uterinos de cobre podem causar aumento do fluxo menstrual (quantidade e duração), dismenorréia, sangramento intermenstrual e desconforto no momento da inserção.

Benefícios
O dispositivo intra-uterino é um método de longa duração muito eficaz, que não depende da usuária e não interfere com a atividade sexual. Não há efeitos colaterais relacionados ao uso de hormônios nem interage com medicamentos. Pode ser usado por lactantes e é imediatamente reversível.

Limitações
Problemas durante a inserção: perfuração, cólica, reação vagal. Aumenta o risco de moléstia inflamatória pélvica aguda em mulheres com risco para DST, o que pode causar infertilidade. O dispositivo intra-uterino pode-se deslocar ou ser expulso sem que a mulher perceba. Nessa suspeita, deve ser realizado exame ginecológico para verificar a presença dos fios e complementar com ultra-sonografia, se necessário. A retirada só é necessária quando ele alcança o orifício interno do colo uterino ou está no canal cervical.

Indicações
O dispositivo intra-uterino é um bom método para mulheres que têm problemas clínicos ou apresentam reações adversas ao uso de métodos hormonais. Também é útil para mulheres que desejam um método de longa duração e alta eficácia.

Contra-indicações
As contra-indicações absolutas mais comuns são relacionadas a infecções locais: moléstia inflamatória pélvica aguda, tuberculose genital, após aborto séptico ou sepse puerperal. Outras condições dizem respeito a alterações da cavidade uterina como malformações genitais ou miomas com distorção da cavidade. Câncer genital também contra-indica o método, incluindo câncer de endométrio ou colo uterino e doença trofoblástica gestacional.

Modo de usar
O dispositivo intra-uterino é geralmente inserido nos dias da menstruação, porque o canal cervical está mais patente, facilitando a inserção. Além disso, é descartada a possibilidade de gravidez. Porém, pode ser inserido em qualquer dia do ciclo, desde que a mulher tenha certeza de não estar grávida.

O procedimento de inserção é realizado em consultório e não requer anestesia. A mulher pode tomar uma dose de antiespasmódico meia hora antes do procedimento para reduzir o desconforto da inserção.

A técnica de inserção é asséptica e depende do modelo utilizado; deve-se seguir as instruções do fabricante. Para o controle da localização do dispositivo, os fios devem ser cortados com tamanho padronizado pelo profissional (cerca de 2cm do orifício externo do colo uterino).

Não é necessário utilizar profilaxia com antibióticos, exceto em mulheres com risco de endocardite bacteriana. Os controles médicos são realizados com exame ginecológico, mas a mulher pode ser instruída a verificar a posição do dispositivo intra-uterino por meio de toque vaginal[1-3].

DISPOSITIVO INTRA-UTERINO COM PROGESTERONA – SISTEMA INTRA-UTERINO COM LEVONORGESTREL

O endoceptivo (contraceptivo com ação endometrial) é um dispositivo que contém 52mg de levonorgestrel e libera na cavidade uterina 20mcg por dia (Mirena®). A duração do efeito hormonal é de cinco anos.

Mecanismo de ação

O principal mecanismo de ação do Mirena® é local, com atrofia do endométrio, espessamento do muco cervical e inibição da passagem dos espermatozóides pela cavidade uterina.

Eficácia

Em estudos clínicos, observou-se alta eficácia com índice de Pearl 0,1.

Efeitos colaterais

A causa mais comum de abandono do método é a irregularidade menstrual com *spotting* nos primeiros meses e amenorréia em até 50% das mulheres. São ainda relatados: desenvolvimento de cistos ovarianos funcionais, cefaléia, dor pélvica, secreção vaginal, mastalgia, náuseas e edema.

Benefícios

O endoceptivo Mirena® é altamente eficaz, reversível e de longa duração. Os benefícios adicionais em comparação com os dispositivos intra-uterinos de cobre são relacionados ao componente hormonal. A principal diferença é a mudança do padrão de sangramento, que costuma ser bastante reduzido. Por conseqüência, previne a anemia e pode tratar quadros de sangramento uterino disfuncional. Também há alívio da dismenorréia. Não há aumento do risco de moléstia inflamatória pélvica aguda devido ao efeito no muco cervical. A baixa absorção sistêmica não causa alteração no perfil lipídico, função hepática, pressão arterial ou coagulação sangüínea.

Limitações

Eventos relacionados a inserção, como desconforto, risco de perfuração e infecção. Possibilidade de deslocamento ou expulsão da cavidade uterina.

Indicações

Mulheres que desejam um método muito eficaz, reversível e de longa duração, acompanhado de redução do fluxo menstrual e da dismenorréia.

Contra-indicações

Infecções genitais, neoplasias uterinas (colo e corpo), anomalias uterinas, incluindo malformações e miomas com distorção da cavidade uterina, hepatopatia aguda ou tumor hepático, doença tromboembólica, câncer de mama.

Modo de usar

O endoceptivo pode ser inserido do primeiro ao sétimo dia do ciclo menstrual. A principal diferença em relação aos dispositivos intra-uterinos de cobre é o aplicador, que necessita de treinamento específico para seu manejo. Devem-se seguir as instruções do fabricante.

Após controle inicial com um mês para verificar a localização correta do dispositivo, são realizados retornos anuais.

MÉTODOS DE BARREIRA

Os métodos contraceptivos de barreira são: camisinha masculina, camisinha feminina (Reality®), diafragma e espermicida. Suas principais características são ausência de efeitos colaterais sistêmicos e baixa eficácia em comparação com os demais métodos. Entretanto, são particularmente importantes na prevenção de doenças sexualmente transmissíveis. Atualmente, considera-se que a camisinha masculina é o único método anticoncepcional que previne a transmissão sexual do vírus HIV.

Mecanismo de ação

Os métodos de barreira evitam a gravidez por meio do impedimento da ascensão dos espermatozóides ao útero. Os espermicidas bloqueiam a movimentação dos espermatozóides ao lesar sua membrana celular.

Eficácia

A eficácia dos métodos de barreira é bastante variável, porque depende do uso correto e consistente do casal em todas as relações sexuais. Dessa forma, observa-se uma grande diferença entre as taxas de uso habitual e falha teórica, conforme descrito na tabela 15.1.

Efeitos colaterais

As camisinhas masculina e feminina têm poucos efeitos colaterais. Pode ocorrer reação alérgica ao látex (rara), ao lubrificante ou ao espermicida presente em alguns modelos. O diafragma aumenta o risco de infecções urinárias devido ao uso de espermicida e compressão extrínseca da uretra.

Benefícios

Os métodos de barreira são facilmente disponíveis, não dependem de prescrição médica e não causam efeitos colaterais sistêmicos. A camisinha protege contra DST e transmissão do vírus HIV. A proteção contra o vírus HPV reduz a incidência de neoplasia do colo uterino.

Limitações

Esses métodos requerem alto grau de motivação e interferem com a relação sexual. Há risco de ruptura da camisinha. Os espermicidas precisam ser reaplicados periodicamente e têm alto risco de falha no uso isolado. O diafragma precisa ser ajustado após o parto ou se a mulher alterar muito seu peso, pode-se deslocar durante a relação sexual e só pode ser retirado depois de 6 horas da relação.

Indicações

Os métodos de barreira são indicados para mulheres que não podem usar métodos hormonais ou têm alto risco de contágio por DST (múltiplos parceiros ou parceiro com múltiplas parceiras), casais com atividade sexual esporádica, período de amamentação ou associação com outros métodos para aumentar a eficácia.

Contra-indicações

A camisinha está contra-indicada em pessoas alérgicas ao látex ou parceiros com problemas de ereção. O diafragma não deve ser usado por mulheres com distopias ou malformações genitais, antes da sexta semana pósparto e incapacidade de aprendizagem do uso correto. Os espermicidas não podem ser usados por pessoas alérgicas. A última revisão dos critérios da OMS determina que espermicida associado ou não ao diafragma não deve ser usado por mulheres com alto risco de exposição ao HIV, infecção por HIV ou aids[1-3].

Modo de usar

Camisinha masculina – inserir no pênis ereto antes da penetração, deixando reservatório para o sêmen; retirar o pênis após a ejaculação pressionando as bordas da camisinha para evitar vazamento; não deve ser reutilizado. Armazenar ao abrigo do calor e da luz. Não usar com lubrificantes oleosos sob risco de ruptura do látex.

Camisinha feminina – inserir na vagina antes do coito; pode ser colocada horas antes. O anel interno deve estar encaixado ao redor do colo do útero e o anel externo deve recobrir os genitais. Não é necessário retirá-la imediatamente após a relação sexual. Não deve ser reaproveitada.

Diafragma – deve ser medido pelo ginecologista, pois deve ser encaixado entre o fundo de saco vaginal posterior e a borda da sínfise púbica. A inserção deve ser feita antes da relação sexual e sempre associada a espermicida, que deve ser reaplicado se necessário (intervalo superior a 1 ou 2 horas). É necessário treinamento da usuária para a utilização do método e para a verificação da posição correta do diafragma.

Espermicida – aplicar na vagina antes da relação sexual. A quantidade a ser usada e o tempo de espera para o início do efeito dependem do produto. Seguir as informações do fabricante.

MÉTODO DA AMENORRÉIA DA LACTAÇÃO

O método da amamentação para a contracepção implica em amamentação exclusiva, com intervalo máximo de 6 horas entre as mamadas. Há eficácia enquanto a mulher não menstruar ou até seis meses após o parto. Entretanto, mulheres com alto risco reprodutivo não devem usar a lactação como método anticoncepcional exclusivo devido ao alto índice de falhas no uso habitual.

Não há contra-indicação para o método da lactação, exceto em mulheres com infecção pelo HIV, uso de medicamentos incompatíveis com a lactação ou problemas relacionados ao recém-nascido (fenda palatina, prematuridade, baixo peso).

MÉTODOS COMPORTAMENTAIS

Os métodos comportamentais são baseados na abstinência sexual periódica no período fértil da mulher. A determinação dos dias férteis pode ser feita pela observação do muco cervical ou da temperatura basal, ou ainda pelo cálculo baseado no intervalo entre as menstruações (tabelinha).

Não há problemas de saúde que possam piorar pelo uso dos métodos comportamentais. Entretanto, algumas condições podem dificultar a utilização do método escolhido ou prejudicar sua eficácia.

TABELINHA

Fazer abstinência no período fértil, calculado de acordo com os ciclos menstruais. A mulher deve anotar os ciclos por ao menos seis meses; não é recomendável utilizar o método se a diferença entre o maior ciclo e o menor for superior a 10 dias, porque implicaria um período de abstinência muito longo.

Modo de calcular o período fértil:

- início do período fértil: tirar 18 dias do ciclo mais curto;
- final do período fértil: tirar 11 dias do ciclo mais longo.

Por exemplo, se os últimos seis ciclos duraram de 26 a 30 dias, a mulher não deve ter relações do 8º ao 19º dia do ciclo menstrual.

Mulheres com irregularidade menstrual, problemas endócrinos ou em uso de hormônios não devem usar esse método devido à baixa confiabilidade na determinação do período fértil. O início de uso da tabelinha também deve ser adiado no período pós-parto e pós-aborto, e cautela deve ser tomada na perimenopausa e logo após a menarca.

TEMPERATURA BASAL

A mulher deve medir diariamente a temperatura ao acordar, por pelo menos 5 minutos, e anotar o valor em um gráfico. A ovulação faz aumentar a temperatura; assim, não se deve ter relações sexuais do primeiro dia da menstruação até que a temperatura se eleve de 0,3 a 0,8°C por três dias consecutivos. O método não deve ser usado na presença de doenças que possam causar febre.

MUCO CERVICAL

A mulher deve observar as características do muco cervical, que é mais abundante e tem maior filância no período ovulatório. A abstinência deve ser feita do dia em que aparece o muco até três dias depois do muco mais "elástico". Incapacidade de verificar as secreções vaginais, irregularidade menstrual, período pós-parto imediato ou leucorréia são fatores que interferem na utilização correta do método.

COITO INTERROMPIDO

O coito interrompido baseia-se na retirada do pênis da vagina antes da ejaculação, impedindo a entrada de esperma no genital feminino e, portanto, o contato entre os espermatozóides e o óvulo.

É importante ressaltar que o líquido pré-ejaculatório pode conter espermatozóides vivos, o que aumenta o índice de falha. É comum a insatisfação sexual de um ou de ambos os parceiros. Homens jovens podem ter maior dificuldade de frear a ejaculação. Não há proteção contra DST.

O coito interrompido pode ser adequado para casais altamente motivados, ou que tenham razões religiosas que contra-indiquem outros métodos anticoncepcionais, ou que tenham vida sexual esporádica. Outras situações seriam a necessidade de contracepção imediata e a ausência de outros métodos disponíveis ou como alternativa enquanto aguardam o início de outro método.

Vantagens do método são: disponibilidade imediata, ausência de custo, não interferência com a amamentação e não alterar doenças sistêmicas.

ESTERILIZAÇÃO CIRÚRGICA

A esterilização cirúrgica feminina (laqueadura tubária) e masculina (vasectomia) são métodos definitivos de contracepção. Em 12 de janeiro de 1996 foi promulgada a Lei nº 9.263 que dispõe sobre o planejamento familiar, discriminando as condições para sua realização (Quadro 15.14).

ADENDO – SITES SOBRE PLANEJAMENTO FAMILIAR

Saúde Reprodutiva Online - Reproline
http://www.reproline.jhu.edu/portuguese/index.htm

WHO Family planning home page
http://www.who.int/reproductive-health/family_planning/index.html

Quadro 15.14 – Critérios de elegibilidade para esterilização voluntária (laqueadura e vasectomia) no Brasil[4].

Artigo 10
Somente é permitida a esterilização voluntária nas seguintes situações:
I. Em homens e mulheres com capacidade civil plena e maiores de vinte e cinco anos de idade ou, pelo menos, com dois filhos vivos, desde que observado o prazo mínimo de sessenta dias entre a manifestação da vontade e o ato cirúrgico, período no qual será propiciado à pessoa interessada acesso a serviço de regulação da fecundidade, incluindo aconselhamento por equipe multidisciplinar, visando desencorajar a esterilização precoce.
II. Risco à vida ou à saúde da mulher ou do futuro concepto, testemunhado em relatório escrito e assinado por dois médicos.
§ 1º – É condição para que se realize a esterilização o registro de expressa manifestação da vontade em documento escrito e firmado, após a informação a respeito dos riscos da cirurgia, possíveis efeitos colaterais, dificuldades de sua reversão e opções de contracepção reversíveis existentes.
§ 2º – É vedada a esterilização cirúrgica em mulher durante os períodos de parto ou aborto, exceto nos casos de comprovada necessidade, por cesarianas sucessivas anteriores.
§ 3º – Não será considerada a manifestação da vontade, na forma do § 1º, expressa durante ocorrência de alterações na capacidade de discernimento por influência de álcool, drogas, estados emocionais alterados ou incapacidade mental temporária ou permanente.
§ 4º – A esterilização cirúrgica como método contraceptivo somente será executada através da laqueadura tubária, vasectomia ou de outro método cientificamente aceito, sendo vedada através de histerectomia e ooforectomia.
§ 5º – Na vigência de sociedade conjugal, a esterilização depende do consentimento expresso de ambos os cônjuges.
§ 6º – A esterilização cirúrgica em pessoas absolutamente incapazes somente poderá ocorrer mediante autorização judicial, regulamentada na forma da lei.

Reproductive Health Outlook – Contraceptive Methods
http://www.rho.org/html/contraceptive_methods.htm

GO com.ponto – Departamento Planejamento Familiar
http://www.drcarlos.med.br/planfaindmat.html

Manual de Anticoncepção da FEBRASGO – Federação Brasileira das Associações de Ginecologia e Obstetrícia
http://www.sogesp.com.br/protocolos/manuais/anticoncepcao/

Anticoncepção on-line
http://www.anticoncepcao.org.br/html/default.asp

REFERÊNCIAS BIBLIOGRÁFICAS

1. World Health Organization (WHO). Improving access to quality care in family planning: Medical eligibility criteria for contraceptive use. Second edition. Disponível em: http://www.who.int/reproductive-health/publications/RHR_00_2_medical_eligibility_criteria_second_edition/index.htm ▪ 2. Percentual de mulheres em idade fértil que utilizam métodos anticonceptivos, por tipo de método e faixa etária, na população brasileira – prevalência dos 15 aos 49 anos de idade. Disponível em: http://portal.saude.gov.br/saude/aplicacoes/anuario2001/index.cfm.Acessado em 25/06/2004. ▪ 3. Hatcher RA, Rinehart W, Blackburn R et al. The essentials of contraceptive technology. Baltimore: Johns Hopkins University School of Public Health, Population Information Program, 1997. ▪ 4. Diário Oficial da União, nº 10, seção 1, 15 de janeiro de 1996.

110. MEDICAMENTOS CONTRA-INDICADOS NA LACTAÇÃO

Solange Aparecida T. de C. Brícola
Anderson Kiyoshi Kaga

Benefícios nutricionais, imunológicos, no crescimento, psicológicos e sociais atribuídos à amamentação elevam o leite humano à condição de alimento ideal para recém-nascidos, motivando iniciativas mundiais para promover a amamentação com sucesso, sobretudo em países em desenvolvimento.

Embora a maioria dos medicamentos administrados a mulheres durante o período em que amamentam não cause nenhum malefício ao lactente, profissionais de saúde acautelam-se aconselhando redução ou cessação do aleitamento durante o uso da medicação. Contribuindo para tal comportamento, as informações presentes nas bulas dos medicamentos não assumem posições claras acerca dos possíveis efeitos atrelados ao seu uso na amamentação e no lactente.

Os antibióticos constituem-se no grupo mais comum de medicamentos prescritos para mulheres no pós-parto. Na Dinamarca, cerca de um terço das mulheres recebia, no mínimo, um medicamento após a alta. Na Índia, um estudo revelou que 90% das mulheres que tiveram seus filhos em ambiente hospitalar receberam prescrição de um antibiótico, independente do tipo de parto. Dentre as mulheres cujos filhos nasceram em domicílio e foram, então, atendidas em hospitais, aproximadamente uma a oito receitas continham antibióticos em suas prescrições. Na Noruega, em 1985, 25% das mulheres amamentando crianças com idades entre 3 e 5 meses usaram pelo menos um medicamento nas duas semanas precedentes à pesquisa.

Embora o medicamento utilizado pela mulher possa influenciar no leite produzido, com aumento ou diminuição do seu volume, e em determinados casos ser transferido para o leite, com subseqüente exposição da criança, o número de drogas usualmente compatíveis com o aleitamento é muito maior que as associadas com efeitos adversos no lactente. Ainda, para determinados grupos de drogas, como ansiolíticos e antidepressivos, o conhecimento dos efeitos no lactente é limitado, exigindo atenção acerca de seu uso durante a lactação.

Ao lado dos efeitos colaterais imediatos óbvios no lactente, de medicações inadvertidamente iniciadas para mulheres durante o período da lactação, alguns medicamentos denotam efeitos a longo prazo no crescimento e desenvolvimento da criança[1].

FISIOLOGIA DA LACTAÇÃO

O tecido mamário compõe-se de agrupamentos de células alveolares produtoras de leite rodeando um lúmen central. Uma vez no sangue materno, os medicamentos podem ser transferidos parcialmente para a glândula mamária e, daí, excretados para o leite. Com isso, sua presença e/ou a concentração no leite dependerá, entre outros fatores, da via de administração do medicamento à mãe. Para ser transferida para o leite materno a droga precisa alcançar o tecido alveolar da glândula mamária.

O processo de transferência de medicamentos ocorre por meio de mecanismos envolvendo membranas fisiológicas, as quais se constituem de proteínas e fosfolípides. Assim, após atravessar o capilar endotelial, o medicamento passa para o interstício e atravessa a membrana basal das células alveolares do tecido mamário. Daí proteínas e lípides da membrana exercerem influência na velocidade da passagem e na concentração do medicamento no leite materno. Estima-se que a quantidade de um medicamento excretado no leite não ultrapasse a 2% da dose administrada à mãe.

O fator determinante da quantidade do medicamento no leite é sua concentração no sangue materno, exceto se for de aplicação tópica. Essa concentração sérica tende a ser menor com medicamentos com grande volume de distribuição e flutua mais com medicamentos de meia-vida mais curta. Difusão retrógrada do medicamento a partir do leite materno para o plasma pode removê-lo do leite se a mulher não esvazia suas mamas. Medicações com ligações de alta afinidade com proteínas, com pesos moleculares elevados ou que são pobremente lipossolúveis não entram no leite em quantidades clinicamente importantes.

Os mecanismos mais prováveis de excreção de medicamentos para o leite materno são:

Difusão transcelular – moléculas pequenas não-ionizadas e hidrossolúveis por difusão atravessam os poros da membrana celular.

Difusão passiva – pequenas moléculas ionizadas e proteínas menores atravessam a membrana celular basal através de canalículos de água, constituindo-se este no principal mecanismo envolvido na passagem de um fármaco para o leite materno.

Difusão intercelular – permite passagem de grandes moléculas para o leite humano, como imunoglobulinas, sem que penetre na célula alveolar.

Ligação com proteínas carreadoras – substâncias polares penetram nas membranas celulares ligadas a proteínas carreadoras.

No período pós-parto imediato, grandes intervalos entre as células alveolares mamárias permitem que muitas medicações incapazes de se apresentarem comumente no leite humano o façam no colostro. Esses intervalos fecham-se por volta da segunda semana de lactação[2].

Alguns fatores devem ser considerados ao se avaliar os efeitos dos medicamentos transferidos para o recém-nascido através do leite materno: fatores relacionados propriamente com a droga, com a nutriz e com o lactente.

Diretamente aplicada ao medicamento, sua farmacocinética (que varia tanto com alguns constituintes do leite, quanto com fatores maternos) exerce influência fundamental nos possíveis efeitos causados no lactente. Lipossolubilidade, baixa ligação com proteínas plasmáticas, compostos não-ionizados e baixo peso molecular (inferior a 100) favorecem a passagem para o leite. Ainda, após a quinta-sétima semanas de puerpério, há diminuição das proteínas plasmáticas maternas, aumentando a fração livre do medicamento, facilitando, subseqüentemente, sua excreção no leite. Outro destaque é seu pico sérico. Usualmente, o pico na corrente sangüínea da mãe coincide com o pico no leite materno em termos temporais. Portanto, conhecer o pico sérico do medicamento é útil para adequar os horários de sua administração ao de amamentação da criança.

Já os fatores relacionados à nutriz envolvem o fluxo sangüíneo para a mama e a quantidade do medicamento utilizado, ambos determinantes da concentração do medicamento no leite em concomitância com os fatores pertinentes a sua farmacocinética. Sua excreção e eliminação pela mãe, as funções renal e hepática materna são importantes ao influenciarem os níveis séricos do medicamento e, conseqüentemente, sua presença no leite materno.

O leite interfere no processo de transferência do medicamento através de seus constituintes, ou seja, proteínas e lípides. Assim, medicamentos com grande afinidade pelas proteínas plasmáticas maternas aparecem em pouca quantidade no leite. Os lipossolúveis, por sua vez, podem ter sua concentração no leite influenciada pela dieta materna, freqüência das mamadas, duração da lactação, entre outros. Além disso, há que se considerar as variações lipídicas no próprio leite. Sabe-se que o leite posterior (ou do final da mamada) tem maior quantidade de gordura (4,5 vezes) em comparação com o leite anterior, concentrando, portanto, maior quantidade de medicamentos que tenham afinidade pelos lípides. O pH do leite humano também têm seu papel, favorecendo a concentração de substâncias básicas através de mecanismos de ionização, já que é menor que o do plasma. Deve-se, ainda, lembrar que o leite de mães de recém-nascidos pré-termo apresentam baixo teor de gordura e alto teor de proteína, o que implica diferentes níveis do medicamento no leite materno.

Os efeitos dos medicamentos no lactente dependem também da sua taxa de absorção no trato gastrintestinal do lactente e de sua capacidade para metabolizá-los e eliminá-los, de forma que quanto mais imaturo o lactente, pior será sua tolerabilidade.

PRINCÍPIOS GERAIS PARA A PRESCRIÇÃO DE MEDICAMENTOS DURANTE A AMAMENTAÇÃO

Ao prescrever qualquer medicamento a uma mulher amamentando o médico deve, sempre, considerar a questão do risco *versus* benefício no contexto do binômio mãe e lactente. A seguir, aspectos práticos para a tomada de decisões antes de se prescrever medicamentos a mulheres que amamentam:

- Avaliar a real necessidade da terapia medicamentosa. Se esta se comprovar, consulta entre o pediatra e o médico da paciente pode ser útil para determinar as opções disponíveis.
- Preferir um medicamento já estudado e sabidamente seguro para a criança, com pouca penetração no leite materno, ou seja, prescrever acetaminofeno em vez de ácido acetilsalicílico, para analgesia.
- Preferir medicamentos já liberados para uso em recém-nascidos e lactentes.
- Preferir a terapia tópica à oral e parenteral sempre que possível e indicado.
- Programar o horário de administração do medicamento à mãe, evitando que seu pico no sangue e no leite materno coincida com o horário da mamada. Em geral a exposição do lactente é menor quando a mãe toma o medicamento imediatamente antes ou logo após a amamentação.
- Considerar a possibilidade de dosar o medicamento no sangue do lactente quando há risco reconhecido para a criança, como nos tratamentos maternos prolongados.
- Orientar a mãe para que observe a criança em relação a possíveis efeitos colaterais.
- Evitar medicamentos de ação prolongada, dada a dificuldade em serem excretados pelo lactente.
- Orientar a mãe a retirar o leite com antecedência e estocar em congelador para alimentar o bebê em caso de interrupção temporária da amamentação. Sugerir ordenhas periódicas que possibilitem manter a lactação.
- Lembrar que a segurança do medicamento durante a gravidez não necessariamente implica a segurança durante a amamentação, já que a criança deverá independentemente metabolizar e excretar a medicação[1-3].

CONDIÇÕES CLÍNICAS ESPECÍFICAS E A AMAMENTAÇÃO

DOENÇAS CARDIOVASCULARES

Diuréticos tiazídicos em doses baixas (por exemplo, hidroclorotiazida 25mg/dia ou menos) são excretados em pequenas quantidades no leite materno sem, no entanto, suprimir a lactação, daí a compatibilidade com ela.

Betabloqueadores variam amplamente quanto à presença no leite humano. Propranolol, metoprolol e labetalol são excretados em pequenas quantidades e compatíveis com o aleitamento materno. Atenolol, nadolol e sotalol são excretados em quantidades maiores, podendo guiar hipotensão, bradicardia e taquipnéia na criança.

Nifedipina de liberação sustentada e verapamil são excretados no leite materno em quantidades menores que as terapêuticas para crianças, diferentemente do diltiazem, que deve ser evitado.

Embora o captopril e o enalapril sejam excretados em pequenas quantidades no leite, a sensibilidade acentuada da criança aos efeitos dos inibidores da enzima conversora da angiotensina torna seu uso no primeiro mês de vida do lactente questionável. Já a hidralazina é excretada em dose compatível com a pediátrica, sendo segura para uso durante a amamentação[4,5].

DIABETES

A insulina, não excretada no leite materno, é considerada segura durante a amamentação.

Enquanto estudos de distribuição do medicamento indicam a tolbutamida como a sulfoniluréia de primeira geração aceitável, as informações disponíveis para outros hipoglicemiantes não são completas. Gliburida e glipizida, sulfoniluréias com alta afinidade protéica sofrem pouca transferência para o leite humano. Sempre que as sulfoniluréias forem a escolha para o tratamento do diabetes, a criança deverá ser monitorizada para sinais de hipoglicemia.

Inibidores da alfa-glicosidase, como acarbose, denotam baixa biodisponibilidade, grande tamanho molecular e hidrossolubilidade, características impeditivas para sua transferência em quantidades clinicamente significativas ao leite.

Até que se obtenham informações mais consistentes em relação à metformina, considerando-se os potenciais efeitos colaterais atrelados ao medicamento em adultos, deve-se evitar seu uso, assim como das tiazolidinedionas, durante a amamentação.

EPILEPSIA

Embora anticonvulsivantes sejam excretados no leite, a maioria das mulheres que requerem seu uso podem amamentar o lactente. Enquanto se mantém o uso da medicação, pode estar indicado monitorização do medicamento nos níveis séricos maternos para diminuir a exposição da criança.

Fenitoína e carbamazepina são compatíveis com a amamentação. Já em relação ao ácido valpróico e derivados, alguns recomendam evitá-los, visto potencial para hepatotoxicidade fatal em crianças de até 2 anos de idade.

Quanto ao fenobarbital e à primidona, são preteridos em decorrência da lenta metabolização responsável por sedação da criança. Se realmente imprescindíveis, os níveis séricos da criança devem ser dosados auxiliando na monitorização da toxicidade.

ASMA

Corticóides inalatórios atingem níveis séricos maternos baixos, daí sua indicação para mulheres amamentando. Dentre os disponíveis, a fluticasona denota os níveis mais baixos. No caso de esteróides orais como prednisona e prednisolona, há penetração pobre no leite, sendo seguros para uso por curtos períodos. Caso as doses diárias excedam 20mg, deve-se preferir a prednisolona à prednisona por apresentar apenas um pico de atividade comparativamente a dois da prednisona. A exposição da criança pode, ainda, ser minimizada segurando-se a amamentação por período de 4 horas após o uso da medicação.

TABAGISMO

A nicotina, considerada como droga de abuso, é contra-indicada durante a amamentação, e, assim, o tabagismo resulta na diminuição da produção de leite e na diminuição no ganho de peso pelo lactente de mãe fumante, denotando-se a presença da nicotina e de seu metabólito primário, a cotinina, no leite humano. Há inúmeros componentes na fumaça do cigarro, entretanto, apenas a nicotina e a cotinina são utilizados como marcadores da exposição ao cigarro. Não só a nicotina como também outros componentes da fumaça do cigarro são responsáveis pelas infecções de vias aéreas, incluindo otite média. As concentrações de nicotina no leite serão 1,5 a 3 vezes o valor da concentração simultânea plasmática materna, com meia-vida de eliminação similar – 60 a 90 minutos no leite e no plasma. Com tudo isso, ainda se orienta que mesmo a mãe incapaz de parar de fumar durante a amamentação preserve esse ato, já que sua ausência é mais deletéria para a criança[4,5].

GRUPOS FARMACOLÓGICOS MAIS UTILIZADOS DURANTE A AMAMENTAÇÃO

ANTIBIÓTICOS

Os antibióticos podem-se mover através de membranas biológicas somente quando não ionizados, o que dependerá ainda da pKa da molécula, do pH do plasma e do leite materno. Como o pH do leite é menor que do plasma (7,2, comparado com 7,4 do plasma), moléculas fracamente ácidas, como eritromicina, lincomicina e metronidazol, tendem a se concentrar no leite.

Como segundo fator em importância envolvido com a determinação da transferência ao leite denota-se a afinidade protéica das moléculas de antibiótico. A transferência é maior mediante baixos níveis de proteína plasmática materna e para moléculas sem afinidade com proteínas maternas e que se associam fortemente a proteínas do leite. Nesse caso, mesmo que tais moléculas atinjam o lactente, serão de pouca conseqüência. A meia-vida dos antibióticos é imperativa no que se refere a sua concentração plasmática: aqueles com meia-vida maior podem-se acumular e, então, ser rapidamente transferido ao leite. O peso molecular da droga e sua lipossolubilidade contribuem menos para o processo de transferência de antibióticos.

Teoricamente, é possível calcular a quantidade da droga que será transferida do plasma materno para o leite. Isso convencionalmente se expressa como a razão da concentração no leite para a concentração no plasma (razão L/P). Em geral, razões menores implicam menor quantidade da droga no leite. O valor será mais preciso se calculada a área sob a curva concentração-tempo da droga no leite e no plasma. A dose da droga recebida pela criança será, então, calculada a partir da concentração plasmática materna, área sob a curva razão L/P e o volume de leite ingerido. A dose da criança poderá ser expressa como uma porcentagem da dose materna. Convencionalmente, um ponto de corte de 10% tem sido usado como um indicador para guiar a prescrição do medicamento durante a lactação.

Tendo-se em vista que os antibióticos podem ocasionar nos lactentes problemas potenciais, como modificação da flora bacteriana e alteração dos mecanismos de defesa intestinais, efeitos colaterais relacionados ou não à dosagem que o atinge, além de interferir com o resultado de culturas microbiológicas em bebês investigados para sepse, pode-se categorizá-los conforme se segue:

- Antibióticos seguros para administração à mães que amamentam.
- Antibióticos cujos efeitos nas crianças são desconhecidos, devendo, portanto, ser usados com cautela.
- Antibióticos não recomendados para mães que amamentam.

Como regra geral, espera-se que medicamentos pertencentes à mesma classe comportem-se similarmente em crianças, embora a segurança de um agente nem sempre implique a segurança de outros membros das classe a qual pertence. Deve-se lembrar que a ausência de informações acerca do medicamento nem sempre significa ausência de efeitos colaterais, já que há subnotificação destes casos na literatura. Por outro lado, a ocorrência de efeitos colaterais isolados não necessariamente requer interrupção da amamentação ou substituição do antibiótico materno[6].

Penicilinas são freqüentemente prescritas às mulheres amamentando. No entanto, não há evidências significativas acerca de sua segurança durante o período da amamentação. Podem alterar a flora bacteriana da criança e produzir diarréia. Apesar disso, são consideradas compatíveis para uso segundo a *American Academy of Pediatrics*.

Dentre as classes de antibióticos disponíveis, as cefalosporinas parecem ser as mais seguras, estendendo-se essa generalização a todos os medicamentos pertencentes à classe das cefalosporinas, independentemente da via de administração. Embora a terceira geração de cefalosporinas tenha um potencial maior para modificar a flora intestinal e agentes individuais variem com respeito à razão L/P, como um grupo são medicamentos seguros. Da mesma maneira, macrolídeos são também considerados seguros, apesar da potencial interferência com a flora bacteriana da criança.

Por razões distintas, outra classe segura de medicamentos é a dos aminoglicosídeos. Embora transferidos ao leite, podem apresentar pobre biodisponibilidade oral, não sendo absorvidos pela criança. Entretanto, há risco potencial de alguns efeitos diretos como diarréia sanguinolenta na criança de mãe recebendo gentamicina e clindamicina. Ambas foram detectadas no leite e diarréia subsiste mesmo com a cessação temporária da amamentação.

Sulfonamidas são excretadas para o leite materno, porém sem risco para a saúde da criança. Porém, seu uso não é recomendado no caso de mãe com criança enferma, estressada ou pré-termo assim como com hiperbilirrubinemia ou deficiência de glicose-6-fosfato. Exceto essas restrições, a *American Academy of Pediatrics* considera as sulfonamidas compatíveis para uso durante a lactação. A combinação com trimetoprima também é segura.

Em contraste, o uso das quinolonas não é recomendado em mães amamentando visto risco de artropatia verificada em estudos animais. Além disso, fototoxicidade tem sido observada com algumas quinolonas na exposição à luz ultravioleta ou luz solar excessiva. Há apenas um registro de ciprofloxacino administrado à mãe amamentando sem nenhum efeito colateral para a criança, e dois registros de recém-nascidos com alterações dentárias associadas ao ciprofloxacino.

Apesar de as tetraciclinas serem excretadas em pequenas quantidades no leite humano (o que, em parte, decorre da presença de cálcio no leite), devem ser evitadas durante a lactação em decorrência dos possíveis riscos de marcação dentária e efeitos colaterais no crescimento ósseo. Novos derivados como doxiciclina ou minociclina também denotam uso limitado visto elevada absorção pelo feto e toxicidade similar à das tetraciclinas.

O metronidazol é listado pela *American Academy of Pediatrics* como medicamento cujo efeito em crianças é desconhecido, mas estudos antigos identificaram possível mutagenicidade quando utilizado durante a gravidez. Contudo, a quantidade transferida à criança através do leite materno é menor que as doses terapêuticas recomendadas para crianças, e nenhum efeito tem sido registrado após exposição ao leite. Após dosagem de 2g de metronidazol, recomenda-se a cessação da amamentação por período de 12 a 24 horas. Preparações tópicas produzem concentrações séricas muito baixas na mãe, não sendo contra-indicadas[7].

Fluconazol, droga indicada para infecções como as mamárias por *Candida*, apresenta-se no leite, sendo, no entanto, ingerida em dose equivalente a 5% da dose pediátrica habitual. O mesmo se observa para antifúngicos como clotrimazol ou miconazol, apesar das poucas informações disponíveis até o momento.

No que tange aos medicamentos utilizados na terapia antituberculosa, pouco se sabe quanto aos seus efeitos em crianças, apesar de que recebe recomendação pela *American Academy of Pediatrics* de compatíveis com a amamentação. A isoniazida tem potencial para interferir com o metabolismo do ácido nucléico e pode gerar hepatotoxicidade na criança. Assim, em mulheres tomando isoniazida sugere-se que a criança seja regularmente examinada para neurite e hepatotoxicidade. Estreptomicina não carrega risco de ototoxicidade devido à baixa absorção intestinal em lactentes. Há pouca informação quanto aos possíveis papéis do etambutol, da rifampicina e da pirazinamida, embora estejam liberados durante a lactação.

Entre os antibióticos antivirais, o aciclovir é transferido em quantidades significativas para o leite, mas sua pobre absorção pela via oral torna-o compatível com a amamentação. Quanto ao ganciclovir, não há nenhuma informação disponível. O mesmo se constata no caso do famciclovir e do foscarnet, ambos detectáveis em quantidades significativas no leite.

No caso de antimaláricos, cloroquina, hidroxicloroquina e quinina são detectáveis em quantidades variáveis no leite materno, sendo todos os três compatíveis com a amamentação. A quinina, porém, deve ser evitada em mãe cujo filho tem o diagnóstico de deficiência de glicose-6-fostato desidrogenase. Pirimetamina pode determinar efeitos colaterais graves, como supressão da medula e, no entanto, encontra-se listada como compatível com a amamentação.

Drogas anti-helmínticas como mebendazol, pamoato de pirantel, praziquantel, tiabendazol e piperazina carecem de informações quanto aos possíveis efeitos colaterais no lactente. Sabe-se que o mebendazol diminui a saída do leite em algumas mulheres[7,8].

ANALGÉSICOS

Dentre os antiinflamatórios não-hormonais, o ibuprofeno é a droga de escolha em virtude de sua pouca transferência para o leite e da presença de estudos quanto aos seus efeitos na criança.

Os antiinflamatórios não-hormonais com longa vida, como naproxeno e piroxicam, podem-se acumular na criança com o uso prolongado.

O uso epidural de bupivacaína, lidocaína e sufentanil é geralmente seguro em mulheres amamentando. Por sua vez, morfina, codeína e hidrocodona são consideradas compatíveis com a amamentação.

A meperidina não está indicada em mulheres amamentando visto a longa vida de seus metabólitos no lactente. Exposição repetida a agentes analgésicos, sobretudo meperidina, pode resultar no seu acúmulo e em efeitos tóxicos no lactente em decorrência de sua conjugação hepática pouco desenvolvida[1-4].

ANESTÉSICOS

Apesar de a literatura conter dados limitados acerca desses agentes no que se refere à amamentação, propofol, tiopental sódico e enflurano devem resultar em quantidades mínimas no leite.

ANTIDEPRESSIVOS

Estima-se que 10 a 20% das mulheres em idade reprodutiva sofram de depressão com necessidade de farmacoterapia. Na última década, houve mudança dramática no tratamento de pacientes com depressão com os inibidores da recaptação da serotonina substituindo os antidepressivos tricíclicos. Visto que, no mínimo, metade de todas as gestações não são programadas, freqüentemente há relutância do médico e da paciente em descontinuar a terapia medicamentosa, o que levou a estudos após lançamento no mercado acerca da segurança da fluoxetina na gestação. Além disso, tem-se documentado que a descontinuação dos inibidores da recaptação da serotonina e outros medicamentos psicotrópicos na gravidez pode induzir morbidade substancial entre as mulheres, incluindo ideação suicida, hospitalização e substituição das medicações por álcool. Ainda, estudo entre crianças de mulheres que tomaram fluoxetina durante a gravidez não mostrou nenhum efeito colateral quanto ao peso ao nascer, QI na pré-escola, desenvolvimento da linguagem ou comportamento. Esse estudo mostrou também que o nível de depressão materna (e não a fluoxetina) está negativamente associado com medidas de desenvolvimento da criança.

Quanto ao período da lactação, seguem-se dados disponíveis. Antidepressivos tricíclicos mostram pouco ou nenhum efeito no lactente e sua administração com uma única dose ao dia limita a exposição da criança. Dentre os inibidores seletivos da recaptação da serotonina, a sertralina é a droga mais segura atualmente disponível, dada vasta investigação e achados de quantidades mínimas do medicamento no leite materno.

O uso da fluoxetina durante a gravidez está bem estudado, porém durante a amamentação ainda soa controverso. Sua meia-vida longa e o potencial para acumular-se no leite contra-indicam seu uso na amamentação. Cólicas no lactente têm sido atribuídas a concentrações séricas elevadas de fluoxetina, assim como de seus metabólitos. Não há dados a longo prazo a respeito do desenvolvimento neurológico dessas crianças.

Assim, faz-se prudente escolher um inibidor seletivo da recaptação da serotonina com menores níveis plasmáticos na criança, como a sertralina ou a paroxetina. Outra opção está em se mensurar as concentrações séricas dos inibidores seletivos da recaptação da serotonina e os principais metabólitos na criança na segunda e sexta semanas pós-parto para verificar a possibilidade de acúmulo[1-8].

CONTRACEPTIVOS

Nos dois primeiros meses da amamentação deve-se, sempre que possível, evitar o uso de contraceptivos orais combinados, já que o estrógeno diminui o suprimento de leite mamário. Contraceptivos contendo apenas progesterona são preferíveis, embora também possam diminuir o suprimento de leite. Aconselha-se que o atraso de contraceptivos orais, incluindo minipílulas, até seis semanas após o início da amamentação, quando, então, as minipílulas podem ser utilizadas. Se a medicação for bem tolerada, pode-se utilizar reposição de medroxiprogesterona. O ideal está em se utilizar métodos contraceptivos intra-uterinos ou métodos de barreira.

CLASSIFCAÇÕES UTILIZADAS NO ADENDO

Este capítulo propõe-se a revisar dados concernentes a diversos grupos de drogas no que se refere ao papel exercido na produção do leite e na presença de possíveis interferências com o lactente, expondo recomendações na seleção das drogas, tendo-se em vista a idade da criança evitando-se, com isso, interrupção desnecessária da amamentação.

Dessa forma, adotaremos a apresentação citada nos quadros 15.5 a 15.39 dos grupos farmacológicos que comumente compõem as prescrições médicas, dispostos no Adendo 1, nos quais alguns medicamentos representantes destes grupos estarão relacionados com a informação de compatibilidade (C), uso criterioso (UC) ou contra-indicado (CI), quando prescritos durante a amamentação.

No Adendo 2 (Quadros 15.39 a 15.44) abordaremos com o mesmo critério do Adendo 1, os agentes não-farmacológicos mais prováveis de exposição durante a amamentação.

Várias bibliografias foram utilizadas para se obter consenso em relação à informação, sendo que a *American Academy of Pediatric* tornou-se a referência mais freqüente entre os artigos e tabelas consultados.

As recomendações obtidas nos artigos foram apresentadas nas colunas de compatível (C), uso criterioso (UC) e contra-indicado (CI) com a anotação (X) na lacuna correspondente, acrescida de uma justificativa quando apresentada.

Da mesma forma, com a anotação (♦), buscamos representar as informações do *Drug Information Handbook 2004/2005*, que referenda as recomendações da literatura de farmacologia, usando a mesma classificação já descrita.

Por vezes, não encontramos consenso entre as duas fontes bibliográficas eleitas em relação ao uso de determinado medicamento e a compatibilidade com o aleitamento materno, razão pela qual julgamos importante apresentar ambas as ponderações, para que o clínico decida no contexto da situação, a melhor alternativa para sua paciente[1-8].

ADENDO 1 – USO DE MEDICAMENTOS DURANTE A LACTAÇÃO

Quadro 15.15 – Analgésicos, antipiréticos, antiinflamatórios não-esteróides e medicamentos para tratar a gota[1].

Analgésicos não-opiáceos	C	UC	CI	Justificativa (Fonte: *American Academy of Pediatrics*)
Ácido acetilsalicílico	X	♦		Evitar tratamento prolongado. Observar o recém-nascido para efeitos colaterais como anemia hemolítica, tempo de sangramento prolongado e acidose metabólica
Ácido mefenâmico	X			É excretado no leite materno. Não há indícios de acumulação
Alopurinol	X	♦		É excretado no leite materno sem relato de efeitos adversos
Cetoprofeno	X♦			—
Colchicina	X	♦		É excretado no leite materno sem relato de efeitos adversos
Diclofenaco	X	♦		—
Dipirona	X			
Fenilbutazona	X			É excretado no leite materno, podendo acumular-se e causar discrasia sangüínea
Ibuprofeno	X♦			—
Indometacina		X♦		É excretado no leite materno em quantidades significativas. Foi relatado um caso de convulsão em recém-nascido
Naproxeno	X	♦		É excretado no leite materno em pequena quantidade
Paracetamol	X♦			—
Piroxicam	X	♦		Baixas concentrações no leite materno (1% da dose materna)
Sais de ouro			X	—
Analgésicos opiáceos				
Codeína	X	♦		Uso crônico pode levar à dependência do recém-nascido
Meperidina	X	♦		Para uso de curta duração. Os efeitos colaterais com seu uso são mais freqüentes que com a morfina
Morfina	X	♦		Para uso de curta duração. Nos casos de dependência materna, suspender a amamentação
Tramadol		X♦		Dados insuficientes
Detropropoxifeno		X		É excretado no leite materno em menos de 0,3% da dose terapêutica do lactente, o que pode gerar uma dose de 1mg/dia no lactente
Oxicodona		♦		Distribuída no leite, aparecendo em quantidades dose-dependente no leite

Quadro 15.16 – Anestésicos e miorrelaxantes[1].

Anestésicos	C	UC	CI	Justificativa (Fonte: *American Academy of Pediatrics*)
Éter	X			—
Halotano	X	♦		É excretado no leite
Ketamina	X♦			—
Lidocaína	X	♦		—
Marcaína	X	♦		—
Óxido nitroso	X♦			—
Xilocaína	X	♦		—
Relaxantes musculares e inibidores da colinesterase				
Brometo de pancurônio	X	♦		—
Brometo de vecurônio	X	♦		—
Carisoprodol		X	♦	É excretado no leite materno em quantidades significativas. Observar sonolência e dor abdominal
Cloreto de alcurônio	X			—
Cloreto de suxametônio	X			—
Neostigmina	♦	X		Evitar uso combinado com atropina
Piridastigmina	X			—

Quadro 15.17 – Anti-histamínicos[1].

	C	UC	CI	Justificativa (Fonte: *American Academy of Pediatrics*)
Aztemizol		X		Sem dados disponíveis. Evitar uso prolongado
Azatadina		X♦		Sem dados disponíveis. Evitar uso prolongado
Azelastina	X		♦	Baixa concentração sistêmica com uso de *spray* nasal. Sem dados disponíveis sobre a passagem para o leite materno. Evitar uso prolongado
Cetirizina		X	♦	Excretada em concentrações significativas no leite materno. Metabólito da hidroxizina
Cetotifeno		X♦		Sem dados disponíveis. Não tem efeito cumulativo
Cipro-heptadina		X	♦	Dados insuficientes. Observar sonolência, choro, irritabilidade
Clemastina		X	♦	É excretada no leite materno. Observar choro agudo, sonolência, irritabilidade, rigidez de nuca
Clorfeniramina		X♦		Observar sonolência, irritabilidade, choro. Pode inibir a lactação
Dextroclorfeniramina		X♦		Observar sonolência, irritabilidade, choro. Pode inibir a lactação
Difenidramina	X	♦		Evitar uso prolongado. Excretada no leite materno
Doxilamina		X♦		Sem dados disponíveis. Comercializada em associação com outros fármacos. Evitar uso prolongado
Epinastina		X		Sem dados disponíveis. Excretada no leite materno
Hidroxizina		X	♦	Sem dados disponíveis
Loratadina	X	♦		Excretada no leite materno em baixas concentrações (no máximo 1,1% da dose materna)
Mequitazina		X		Sem dados disponíveis
Prometazina	X		♦	Suposta passagem para o leite materno. Aumenta os níveis de prolactina. Evitar uso prolongado
Terfenadina	X	♦		Baixa concentração no plasma materno
Triprolidina	X	♦		Excretado em baixas concentrações no leite materno (cerca de 0,06 a 0,2% da dose materna). Comercializada em associação com pseudo-efedrina ou outros fármacos

Quadro 15.18 – Antibióticos e quimioterápicos[1].

Penicilinas	C	UC	CI	Justificativa (Fonte: *American Academy of Pediatrics*)
Amoxicilina	X	♦		—
Ampicilina	X	♦		—
Bacampicilina	X♦			—
Benzilpenicilina benzatina	X	♦		—
Benzilpenicilina procaína	X	♦		—
Benzilpenicilina-penicilina G cristalina	X	♦		—
Carbenicilina	X	♦		Não é absorvida no trato gastrintestinal
Cloxacilina	X♦			—
Dicloxacilina	X	♦		—
Fenoxietilpenicilina-penicilina V	X			—
Meticilina	X			—
Oxacilina	X	♦		—
Piperacilina	X	♦		—

Continua na página seguinte.

Quadro 15.18 – Antibióticos e quimioterápicos *(continuação)*[1].

Cefalosporinas	C	UC	CI	Justificativa (Fonte: *American Academy of Pediatrics*)
Cefaclor	X	♦		—
Cefadroxila	X	♦		Alcança nível máximo no leite em 4-6 horas após uma dose única
Cefalexina	X	♦		—
Cefalotina	X	♦		Atinge nível máximo no leite 2 horas após injeção por via intravenosa
Cefazolina	X	♦		—
Cefepima	X	♦		—
Cefixima	X	♦		—
Cefoperazona	X	♦		—
Cefotaxima	X			Atinge nível máximo no leite 2 horas após injeção por via intravenosa
Cefotetam	X			
Cefoxitina	X	♦		—
Cefpodoxima	X			Provavelmente segura
Cefprozil	X	♦		—
Cefradina	X	♦		—
Ceftamet pivoxila	X			
Ceftazidima	X	♦		—
Ceftibutem	X♦			—
Ceftizoxima	X♦			—
Ceftriazona	X	♦		A vida média no leite é três vezes maior que no plasma da mãe
Cefuroxima	X	♦		—
Aminoglicosídeos				
Amicacina	X♦			—
Espectinomicina		X♦		Não há dados suficientes
Estreptomicina	X♦			—
Gentamicina	X♦			—
Neomicina	X♦			Quando para uso tópico sob a forma de creme e pomada
Netilmicina	X♦			—
Tobramicina	X♦			—
Sulfonamidas				
Sulfacetamida		X♦		Ação curta e de uso tópico
Sulfadiazina		X	♦	Ação curta
Sulfadiazina de prata		X		Uso tópico
Sultadoxina		X		Ação ultralonga
Sulfametoxazol		X	♦	Ação intermediária
Sulfametoxipiridazina		X		Ação longa
Sulfassalazina		X	♦	Sulfonamida intestinal. O composto desdobra-se em sulfapiridina
Outros antiinfecciosos				
Ácido clavulânico	X	♦		—
Ácido nalidíxico		X♦		Monitorize o recém-nascido para icterícia e hemólise com deficiência de glicose-6-fostato desidrogenase
Azitromicina	X♦			—
Aztreonam	X	♦		—
Ciclosserina	X	♦		—
Ciprofloxacino		X♦		Elevada concentração no leite. Pode causar artropatia em animais imaturos. Teoricamente pode afetar o desenvolvimento da cartilagem de crescimento. Preferir norfloxacino
Claritromicina	X	♦		—
Clindamicina		X♦		Risco de diarréia e colite pseudomembranosa. A Academia Americana de Pediatria (1994) considera seu uso seguro durante a lactação
Clorafenicol		X	♦	Sobretudo em recém-nascidos. Monitorize a criança para hemólise e icterícia. Teoricamente há risco de depressão de medula óssea, mas nunca foi relatado
Clortetraciclina	X♦			—
Doxiciclina		X	♦	Ver tetraciclina
Eritromicina	X	♦		Alcança níveis maiores no leite que no plasma. Risco de icterícia. Preferir o estearato que o estolato de eritromicina
Espiramicina	X	♦		—
Gatifloxacino			♦	—
Imipenem		X♦		Não há dados disponíveis sobre a excreção no leite
Levofloxacino			♦	—

Continua na página seguinte.

Quadro 15.18 – Antibióticos e quimioterápicos *(continuação)*[1].

Outros antiinfecciosos	C	UC	CI	Justificativa (Fonte: *American Academy of Pediatrics*)
Lincomicina	X♦			—
Lomefloxacino		X♦		Teoricamente pode afetar a cartilagem de crescimento. Preferir norfloxacino
Metronidazol		X	♦	Níveis no leite materno semelhantes aos do soro. Pode dar gosto amargo no leite. Os sintomas no recém-nascido incluem perda de apetite, vômitos e ocasionalmente discrasias sangüíneas. A Academia Americana de Pediatria (1994) sugere descontinuar a amamentação por 12-24 horas para permitir a excreção do medicamento quando usado em dose única de 2g. Orientar a mãe a extrair seu leite com antecedência e estocá-lo em congelador para alimentar o recém-nascido com copinho nesse intervalo
Minociclina	X		♦	Ver tetraciclina
Nitrofurantoína		X♦		Uso criterioso em prematuros e crianças com deficiência de glicose-6-fosfato desidrogenase. Risco de icterícia e hemólise. Compatível com a amamentação em recém-nascido de termo
Norfloxacino		X♦		Baixa excreção no leite materno. Teoricamente pode afetar a cartilagem de crescimento
Novobiocina	X♦			—
Ofloxacino		X	♦	Baixa concentração no leite. Desloca a bilirrubina da albumina em recém-nascido, aumentando o risco de icterícia, e pode afetar o desenvolvimento da cartilagem de crescimento. Preferir norfloxacino
Oxitetraciclina	X♦			Absorção insignificante pelo lactente. Ver tetraciclina
Perfloxacino		X		Preferir norfloxacino
Teicoplanina	X♦			—
Tetraciclinas		X	♦	Atingem baixos níveis no leite materno. Apesar de serem contra-indicados para gestantes, recém-nascidos e crianças, devido à associação com manchas dentárias e inibição do crescimento ósseo, a Academia Americana de Pediatria considera seu uso seguro na lactação
Trimetoprima		X	♦	Excretada em baixas concentrações no leite materno
Vancomicina	X♦			Não é absorvida quando usada por via oral

Quadro 15.19 – Antifúngicos[1]

	C	UC	CI	Justificativa (Fonte: *American Academy of Pediatrics*)
Anfotericina B	X		♦	·
Cetoconazol		X	♦	Preferir fluconazol
Clortrimazol	X		♦	Compatível com a amamentação sob a forma de creme e pomada. Pequena quantidade é absorvida sistemicamente
Fluconazol	X♦			Em doses habituais
Fluocitosina		X		Não há dados disponíveis
Griseofulvina	X♦			Não é excretada no leite materno
Isoconazol		X		Não há dados disponíveis
Itraconazol		X	♦	Não há dados disponíveis
Miconazol	X		♦	Em doses usuais
Nistatina	X♦			Não é excretada no leite materno. É pouco absorvida no trato gastrintestinal
Oxiconazol	X		♦	Absorção insignificante
Terbinafina		X	♦	Excretada no leite
Terconazol		X	♦	Não há dados disponíveis
Tioconazol		X	♦	Baixa absorção sistêmica

Quadro 15.20 – Drogas antivirais.

	C	UC	CI	Justificativa (Fonte: *American Academy of Pediatrics*)
Aciclovir	X		♦	Concentrações siginificativas no leite materno após administração sistêmica
Amantadina		X	♦	—
Didanosina	♦	X		Não há dados disponíveis
Fanciclovir		X		—
Ganciclovir		X	♦	—
Idoxuridina	X			É possível que torne o gosto do leite materno desagradável
Lamivudina		X	♦	Não há dados disponíveis
Ribavirina		X	♦	—
Saquinavir		X	♦	Não há dados disponíveis
Vidarabina		X	♦	Não há dados disponíveis
Zidovudina		X	♦	Não há dados disponíveis

Quadro 15.21 – Antiparasitários[1].

Antiamebíase e antigiardíase	C	UC	CI	Justificativa (Fonte: *American Academy of Pediatrics*)
Etofamida		X		Não há dados disponíveis
Furazolidona		X		Não há dados disponíveis
Metronidazol		X♦		Níveis no leite materno semelhantes aos do soro. Pode dar gosto amargo no leite. Os sintomas no recém-nascido incluem perda de apetite, vômitos e ocasionalmente discrasias sangüíneas. A Academia Americana de Pediatria (1994) sugere descontinuar a amamentação por 12 a 24 horas para permitir a excreção do medicamento quando usado em dose única de 2g. Orientar a mãe a extrair seu leite com antecedência e estocá-lo em congelador para alimentar o recém-nascido com copinho nesse intervalo
Nimorazol		X		Não há dados disponíveis
Secnidazol		X		Não há dados disponíveis
Teclozana		X		Não há dados disponíveis
Tinidazol		X		Ver metronidazol
Antileishmaniose				
Anfotericina B	X		♦	—
Antimoniato de meglumina	X			O recém-nascido e o lactente não ficam expostos a níveis tóxicos de antimônio pentavalente, pois o nível absoluto máximo encontrado no leite materno foi de 3-5µm/ml
Pentamidina	X			Quantidades insignificantes no leite materno
Antimalária				
Amodiaquina		X		Excretada no leite materno
Artessunato		X		Sem dados disponíveis
Clindamicina		X♦		Ver outros antiinfecciosos
Cloroquina		X♦		Excretada no leite materno
Mefloquina		X	♦	Excretada no leite materno (3 a 4% da dose). Meia-vida longa (14 a 18 dias)
Pirimetamina		X	♦	Excretada no leite materno em quantidades significativas. Evite o uso concomitante no lactente de outro antagonista de folatos
Primaquina		X♦		Sem dados disponíveis
Proguamil		X♦		—
Quinina		X♦		Excretada no leite materno
Sulfonas e sulfonamidas		X		Ver antibióticos
Tetraciclinas	X		♦	Ver antibióticos
Antitripanossomo				
Benzonidazol		X		Não há dados disponíveis. É um derivado nitroimidazólico

Quadro 15.22 – Anti-helmínticos[1].

Anti-helmínticos intestinais	C	UC	CI	Justificativa (Fonte: *American Academy of Pediatrics*)
Albendazol	X			—
Cambendazol		X		Derivado do tiabendazol. Não há dados disponíveis
Levamisol	X			—
Mebendazol	X♦			—
Niclosamida	X			—
Pamoato de pirvínio	X			—
Pamoato de pirantel	X♦			Pode ser absorvido pelo trato gastrintestinal materno. Recomenda-se cautela
Piperazina	X			—
Praziquantel	X			—
Tiabendazol		X	♦	Não há dados disponíveis
Antifilária				
Dietilcarbamazina		X		Não há dados disponíveis. Entretanto, é um derivado da piperazina, medicamento compatível com a amamentação
Antiesquistossomose				
Oxamniquina	X			—
Praziquantel	X			—

Quadro 15.23 – Contra a tuberculose[1].

	C	UC	CI	Justificativa (Fonte: *American Academy of Pediatrics*)
Estreptomicina	X			Excretada no leite materno. Escassa absorção intestinal. Possibilidade de alteração da flora intestinal
Etambutol	X♦			Excretado no leite materno em baixas concentrações
Etionamida		X		Dados insuficientes
Isoniazida	X♦			Substancial excreção no leite materno, contudo sem relatos de efeitos adversos. Observar o recém-nascido para sinais e sintomas de neurite periférica e hepatite
Pirazinamida	X	♦		Concentrações muito baixas no leite materno. Concentração máxima no plasma da mãe em 2 horas
Rifampicina	X♦			Concentrações muito baixas no leite materno

Quadro 15.24 – Contra a hanseníase (antilepra)[1].

	C	UC	CI	Justificativa (Fonte: *American Academy of Pediatrics*)
Ciclosporina			X♦	Excretada no leite materno. Risco potencial de hipertensão, nefrotoxicidade e doenças malignas no lactente
Clofazimina		X	♦	Excretada no leite materno, podendo resultar em rubor e hiperpigmentação da pele do recém-nascido, que é reversível com a suspensão do medicamento
Dapsona		X	♦	Excreção pouco significativa no leite materno, mas observe o bebê para hemólise e icterícia
Pentoxifilina		X♦		É excretada no leite materno em pequenas quantidades. Dados insuficientes
Talidomida		X		Não há dados disponíveis sobre a passagem para o leite materno

Quadro 15.25 – Antineoplásicos e imunossupressores[1].

Imunossupressoras	C	UC	CI	Justificativa (Fonte: *American Academy of Pediatrics*)
Azatioprina			X♦	
Ciclosporina			X♦	
Citotóxicos				
Asparaginase			X♦	
Bleomicina			X♦	
Ciclofosfamida			X♦	
Cisplatina			X♦	
Citarabina			X♦	
Clorambucila			X♦	
Dacarbazina			X♦	
Dactinomicina			X♦	
Doxorrubicina			X♦	
Etoposida			X♦	
Fluoruracila			X♦	
Isofosfamida			X♦	
Lomustina			X♦	
Mercaptopurina			X♦	
Metotrexato			X♦	
Procarbazina			X♦	
Vimblastina			X♦	
Vincristina			X♦	

Quadro 15.26 – Medicamentos que atuam no sistema cardiovascular[1].

	C	UC	CI	Justificativa (Fonte: *American Academy of Pediatrics*)
Ácido acetilsalicílico	X♦			Em pequenas doses. Ver analgésicos
Ácido aminocapróico		X♦		Não há dados dispiníveis
Amiodarona			♦ X	Pelo risco de liberação de grande quantidade de iodo e pela eliminação lenta (meia-vida de 20 a 118 dias
Anlodipino			♦	Excretado no leite materno, não há estudos comprovados
Aprotinina		X		Não há dados disponíveis. Medicamento não absorvido pelo trato gastrintestinal
Atenolol		X	♦	Se o recém-nascido é prematuro ou tem menos de 1 mês de vida, monitore para efeitos colaterais
Captopril	X	♦		Excretado no leite materno
Carvedilol			♦	Excretado no leite materno, não há estudos comprovados

Continua na página seguinte.

MEDICAMENTOS CONTRA-INDICADOS NA LACTAÇÃO

Quadro 15.26 – Medicamentos que atuam no sistema cardiovascular *(continuação)*[1].

	C	UC	CI	Justificativa (Fonte: *American Academy of Pediatrics*)
Diazóxido		X	♦	Não há dados disponíveis
Digitoxina	X♦			—
Digoxina	X♦			—
Diltiazem	X♦			Excretado no leite materno em quantidades significativas, porém sem efeitos adversos conhecidos
Dinitrato de issosorbida	♦	X		Não há dados disponíveis
Dipiradamol	X	♦		Excretado no leite materno em baixas concentrações sem efeitos adversos conhecidos
Disopiramida	X	♦		Excretada no leite materno sem efeitos adversos conhecidos
Enalapril	X	♦		Não se detecta no leite materno
Estreptoquinase		X♦		Não há dados disponíveis
Flecainida	X	♦		Excretada na amamentação, sem efeitos adversos conhecidos
Hidralazina	X♦			Excretada na amamentação sem efeitos adversos conhecidos
Irbesartano			♦	Excretado no leite materno, não há estudos comprovados
Isoproterenol		X♦		Não há dados disponíveis
Labetalol	X	♦		Para uso prolongado e doses elevadas, monitorize o recém-nascido para efeitos colaterais
Lidocaína	X	♦		—
Losartano			♦	Excretado no leite materno, não há estudos comprovados
Metildopa	X♦			Excretada no leite materno em baixas concentrações
Metoprolol	X	♦		Excretado no leite materno em quantidades significativas, porém sem efeitos adversos conhecidos
Mexiletina	X	♦		Excretada na amamentação sem efeitos adversos conhecidos
Minoxidil	X♦			Excretado no leite materno em quantidades significativas, porém sem efeitos adversos conhecidos
Mononitrato de issosorbida	♦	X		Não há dados disponíveis
Nadolol		X♦		Especialmente se o recém-nascido é prematuro ou tem menos de 1 mês de vida, monitorize o recém-nascido para efeitos colaterais
Nifedipina	X	♦		Excretada no leite materno em baixas concentrações (menos de 5% da dose terapêutica)
Nitroglicerina		X♦		Não há dados disponíveis
Nitroprussiato de sódio		X		Não há dados disponíveis
Pindolol		X♦		Se o recém-nascido é prematuro ou tem menos de 1 mês de vida, monitorizá-lo para efeitos colaterais
Procainamida	X	♦		Entretanto, os dados sobre os efeitos do uso prolongado são insuficientes
Propranolol	X	♦		Para uso prolongado e doses elevadas, monitorizar o recém-nascido para efeitos colaterais como bradicardia, hipoglicemia e cianose
Propatilnitrato		X		Não há dados disponíveis
Quinidina	X	♦		Excretada no leite materno em quantidades significativas
Reserpina		X	♦	Excretada no leite materno. Pode causar congestão nasal no lactente
Sotalol		X♦		Se o recém-nascido é prematuro ou tem menos de 1 mês de vida, monitorizá-lo para efeitos colaterais
Uroquinase		X♦		Não há dados disponíveis
Verapamil	X♦			—

Quadro 15.27 – Diuréticos[1].

	C	UC	CI	Justificativa (Fonte: *American Academy of Pediatrics*)
Amilorida	X♦			—
Clortalidona		♦		—
Espironolactona	X	♦		—
Furosemida	X♦			—
Hidroclorotiazida	X	♦		Pode inibir a lactação
Manitol	X♦			—

Quadro 15.28 – Drogas que atuam no sistema gastrintestinal[1].

Antiácidos e antiulcerosos	C	UC	CI	Justificativa (Fonte: *American Academy of Pediatrics*)
Carbonato de cálcio	X♦			—
Cimetidina	X	♦		É excretada no leite materno, tendo sido observadas concentrações superiores às do plasma materno. Teoricamente, pode determinar estimulação do sistema nervoso central e suprimir a atividade gástrica do lactente. Esses efeitos não foram relatados. A Academia Americana de Pediatria (1994) a inclui na lista de medicamentos compatíveis com a amamentação

Continua na página seguinte.

Quadro 15.28 – Drogas que atuam no sistema gastrintestinal *(continuação)*[1].

Antiácidos e antiulcerosos	C	UC	CI	Justificativa (Fonte: *American Academy of Pediatrics*)
Famotidina	X	♦		—
Hidróxido de alumínio	X	♦		—
Hidróxido de magnésio	X	♦		—
Lansoprazol		X♦		Não há dados disponíveis
Omeprazol		X♦		Não há dados disponíveis
Pantoprazol		X♦		Não há dados disponíveis
Ranitidina	X	♦		Teoricamente pode diminuir a atividade gástrica do lactente, mas ainda não foi descrito
Trissilicato de magnésio	X			
Antieméticos				
Alizaprida	X			—
Bromoprida	X			Por curto período de tratamento
Cisaprida	X	♦		—
Dimenidrato	X	♦		—
Domperidona	X			—
Ganisetrona		X♦		Não há dados disponíveis
Metoclopramida	X	♦		Segura por curto período de tratamento. Evitar uso prolongado. Observar sedação e efeitos extrapiramidais no lactente. Aumenta a produção de leite
Ondansetrona		X♦		Não há dados disponíveis
Antiespasmódicos				
Atropina		♦		Passa para o leite materno. Observar o bebê para constipação, taquicardia, elevação da temperatura, distúrbios do sistema nervoso central e retenção urinária. Pode diminuir a produção de leite
Hioscina	X			—
Homatropina	X	♦		—
Laxantes vegetais (formadores de massa)				
Ágar	X			—
Carmelose (carboximetilcelulose)	X			—
Farelo	X			—
Fibra dietética	X			—
Mucilóide hidrófilo de psílio	X			—
Laxantes estimulantes				
Ácido desidrocólico		X		—
Bisacodil	♦	X		—
Cáscara sagrada	♦	X		Pode ser excretada no leite materno
Cássia		X		—
Dantrona		X		Pode ser excretada no leite materno
Docusato sódico		X		—
Óleo de rícino		X		—
Picossulfato de sódio		X		—
Laxantes lubrificantes				
Óleo mineral	X			—
Laxantes salinos				
Álcoois poliídricos (Sorbitol)		X		—
Compostos de magnésio		X♦		Podem ser excretados no leite materno
Sais de sódio		X		—

Quadro 15.29 – Medicamentos que atuam no sistema hematopoiético[1].

Antianêmicos	C	UC	CI	Justificativa (Fonte: *American Academy of Pediatrics*)
Ácido folínico	X♦			—
Ácido fólico	X♦			—
Ferromaltose	X			—
Fumarato ferroso	X	♦		—
Gluconato ferroso	X	♦		—
Hidroxicobalamina	X♦			—
Quelato de glicinato de ferro	X			—
Sacarato de óxido ferroso	X			—

Continua na página seguinte.

MEDICAMENTOS CONTRA-INDICADOS NA LACTAÇÃO

Quadro 15.29 – Medicamentos que atuam no sistema hematopoiético *(continuação)*[1].

Antianêmicos	C	UC	CI	Justificativa (Fonte: *American Academy of Pediatrics*)
Sulfato ferroso	X	♦		—
Drogas que afetam a coagulação				
Desmopressina	X ♦			—
Dicumarol	X ♦			Baixas concentrações no leite materno
Etil biscumacetato		X		Excretado no leite materno
Fenindiona			X	Risco de hemorragia no recém-nascido. A maior via de excreção é o leite materno
Fitomenadiona	X	♦		—
Heparina	X ♦			—
Sulfato de protamina		X ♦		Não há dados disponíveis
Warfarina	X	♦		Baixas concentrações no leite materno
Substitutos do plasma e frações plasmáticas				
Albumina humana	X ♦			—
Concentração de complexo de fator IX	X			—
Concentrado de fator VIII	X			—
Dextrano-70	X	♦		—
Poligelina	X			—

Quadro 15.30 – Hormônios adrenais, congêneres e sintéticos[1].

Corticosteróides	C	UC	CI	Justificativa (Fonte: *American Academy of Pediatrics*)
Beclometasona	X	♦		—
Betametasona	X		♦	—
Budesonida	X	♦		—
Cortisona	X	♦		—
Deflazacort	X			—
Dexametaxona	X	♦		—
Flunisolida	X	♦		—
Fluticasona	X	♦		—
Hidrocortisona	X		♦	—
Metilprednisolona	X		♦	—
Prednisolona	X	♦		—
Prednisona	X	♦		—
Triancinolona	X		♦	—
Androgênios				
Todos			X	Podem desencadear masculinização em meninas e desenvolvimento precoce em meninos. Altas doses podem suprimir a lactação

Quadro 15.31 – Hipoglicemiantes orais, insulinas e análogos.

Hipoglicemiantes orais	C	UC	CI	Justificativa (Fonte: *American Academy of Pediatrics*)
Clorpropramida		X ♦		Dados insuficientes
Glibenclamida		X ♦		Dados insuficientes
Glicazida		X		Dados insuficientes
Glipizida		X ♦		Dados insuficientes
Insulina				
Todas		X		Não passa para o leite materno

Quadro 15.32 – Antitireoidianos e hormônios tireoidianos.

	C	UC	CI	Justificativa (Fonte: *American Academy of Pediatrics*)
Carbamizol		X		As concentrações no leite materno podem ser suficientes para afetar a função tireoidiana do lactente. Monitorizá-lo para evitar hipotireoidismo
Levotiroxina sódica	X ♦			Não passa para o leite materno
Metimazol		X		Monitorizar o lactente para evitar hipotireoidismo
Propiltiouracil		X	♦	É considerar o medicamento mais seguro, pelas baixas concentrações no leite materno. Recomenda-se não exceder a dose de 150mg/dia. Monitorizar o lactente para evitar hipotireoidismo

Quadro 15.33 – Contraceptivos[1].

	C	UC	CI	Justificativa (Fonte: *American Academy of Pediatrics*)
Métodos de Barreira	X			A nutriz pode usar a camisinha feminina, os espermaticidas e o diafragma. A camisinha, o diafragma e os espermaticidas (nonoxinol-9 e octoxinol-9) podem ser usados em qualquer período do pós-parto, pois não interferem na lactação
Dispositivo intra-uterino	X			Inclusive o que contém progestógeno
Acetato de medroxiprogesterona	X	♦		Recomenda-se que seu uso seja postergado até a sexta semana de pós-parto, aguardando que o sistema hepático da criança esteja mais desenvolvido, principalmente em recém-nascidos prematuros
Levonorgestrel	X	♦		—
Linestrenol	X			—
Noretindrona	X	♦		—
Anticoncepcional hormonal combinado			X	O componente estrogênico diminui a produção de leite materno. Entretanto, a partir do sexto mês esse efeito é reduzido

Quadro 15.34 – Ocitócicos e anticitócicos[1].

Ocitócicos	C	UC	CI	Justificativa (Fonte: *American Academy of Pediatrics*)
Ergonovina		X♦		Pode causar ergotismo (vômitos, diarréia e convulsões)
Mefipristone ou RU 486			X♦	Dados insuficientes
Misoprostol			X♦	Dados insuficientes
Ocitocina	♦	X		O uso prolongado pode causar dependência quanto ao reflexo de ocitocina da mãe
Antiocitócicos				
Indometacina		X♦		Excretada no leite materno em quantidades significativas. Foi relatado um caso de convulsão no recém-nascido
Ritodrina	♦	X		Dados insuficientes. Monitorar o recém-nascido
Salbutamol	X	♦		Baixas concentrações no leite materno, sobretudo no caso de preparados para inalação
Sulfato de magnésio		X♦		Dados insuficientes. Monitorizar o recém-nascido

Quadro 15.35 – Outros antagonistas hormonais.

	C	UC	CI	Justificativa (Fonte: *American Academy of Pediatrics*)
Bromoergocriptina		X♦		—
Cabergolina		X♦		—
Lisurida		X		—
Tamoxifeno		X♦		—

Quadro 15.36 – Medicamentos que atuam no sistema nervoso central[1].

Anticonvulsivantes	C	UC	CI	Justificativa (Fonte: *American Academy of Pediatrics*)
Ácido valpróico	X	♦		Baixas concentrações no leite materno. Observar o recém-nascido para efeitos colaterais como icterícia
Carbamazepina	X	♦		Monitorizar o recém-nascido para efeitos colaterais como vômitos, icterícia e sonolência
Clonazepam	X		♦	Monitorizar o recém-nascido para efeitos colaterais como depressão do sistema nervoso central e apnéia
Diazepam	X	♦		Doses esporádicas
Fenitoína	X	♦		Monitorizar o recém-nascido para efeitos colaterais como vômitos, tremores, cianose e sonolência
Etosuximida		X♦		Concentrações significativas no leite materno. Monitorar o recém-nascido para efeitos colaterais como hiperexcitabilidade e sonolência. Evitar se possível
Fenobarbital	X	♦		Monitorizar o recém-nascido para efeitos colaterais
Primidona	X	♦		Concentrações significativas no leite materno. Monitorizar o recém-nascido para efeitos colaterais
Antidepressivos				
Amineptina		X		Não há dados sobre passagem para o leite materno. Risco de inibir a prolactina. Observar sonolência e efeitos anticolinérgicos, sobretudo em tratamentos prolongados
Amitriptilina	X	♦		Compatível até 150mg/dia. É excretada no leite materno, mas não foi detectada no soro do recém-nascido. Estima-se no leite cerca de 1% da dose materna. Observar sonolência e efeitos anticolinérgicos, sobretudo em tratamentos prolongados
Carbonato de lítio		X♦		Observar efeitos colaterais como inquietação, fraqueza e hipotermia
Citalopram	X	♦		Doses habituais. Baixas concentrações no leite materno

Continua na página seguinte.

MEDICAMENTOS CONTRA-INDICADOS NA LACTAÇÃO

Quadro 15.36 – Medicamentos que atuam no sistema nervoso central *(continuação)*[1].

Anticonvulsivantes	C	UC	CI	Justificativa (Fonte: *American Academy of Pediatrics*)
Clomipramina	X	♦		Excretada no leite materno em baixas concentrações. Até o momento nenhuma evidência de acúmulo em lactentes foi detectada em exposição prolongada
Desipramina		X♦		Metabólito de imipramina. Observar sonolência e efeitos anticolinérgicos, sobretudo em tratamentos prolongados
Doxepina		X♦		Deve ser evitada. O acúmulo de seus metabólitos pode causar sedação e depressão respiratória no lactente
Fluoxetina	X	♦		Doses habituais. Concentrações significativas no leite materno
Imipramina		X♦		Baixas concentrações no leite materno. Observar sonolência e efeitos anticolinérgicos, sobretudo em tratamentos prolongados
Maprotilina	X	♦		Doses habituais. Excretada no leite materno em baixas quantidades
Mianserina	X			Doses habituais. Baixas concentrações no leite materno
Minaprina		X		Sem dados sobre passagem para o leite materno
Moclobemida	X			Doses habituais. Baixas quantidades no leite materno. Pode estimular a produção de prolactina
Nefazodona		X	♦	Alta ligação protéica (99%). Excreção no leite materno em animais. Ainda não há dados seguros disponíveis
Nortriptilina	X	♦		Metabólito da amitriptilina. Excretada em baixas concentrações no leite materno. Até o momento nenhuma evidência de acúmulo em lactentes foi detectada, em exposição prolongada
Paroxetina		X♦		Concentrações no leite materno semelhantes às do plasma
Sertralina	X	♦		Doses habituais. Baixas concentrações no leite materno
Venlafaxina		X♦		Sem dados disponíveis sobre a passagem para o leite materno
Antipsicóticos				
Amissulprida		X		Estimula a produção de prolactina, podendo provocar galactorréia. Sem dados disponíveis sobre a passagem para o leite materno. Observar o recém-nascido
Haloperidol		♦	♦	Encontrado no leite materno
Antiparkinsonianos				
Amantadina		X♦		Evitar se possível. Pode inibir a lactação
Biperideno	♦	X		Evitar se possível. Pode inibir a lactação
Levodopoa + carbidopa		X	♦	Evitar se possível. Pode inibir a lactação
Contra enxaqueca				
Ergotamina		X	♦	Evite se possível. Pode causar ergotismo (vômitos, diarréia, convulsões) e suprimir a lactação. Nos preparados comerciais geralmente está associada com cafeína, analgésico e antiemético
Isomepteno		X♦		Evitar se possível
Sumatriptona		X♦		Excretada no leite materno. Evitar se possível. Se for utilizada suspenda o aleitamento por 24 horas
Sedativos e hipnóticos				
Alprazolam	X	♦		Meia-vida curta a intermediária. Em doses repetidas o acúmulo é mínimo. Observar o bebê para efeitos colaterais
Bromazepam	X			Observar o recém-nascido para efeitos colaterais
Clonazepan	X		♦	Ver anticonvulsivantes
Clordiazepóxido	X	♦		Monitorizar o recém-nascido para possíveis efeitos colaterais
Cloxazolam	X			Monitorizar o recém-nascido para possíveis efeitos colaterais
Diazepam	X	♦		Ver anticonvulsivantes
Flunitazepam	X♦			Monitorizar o recém-nascido para possíveis efeitos colaterais
Lorazepam	X♦			Preferível por ter vida curta. Monitorizar o recém-nascido para possíveis efeitos colaterais
Midazolam	X	♦		Monitorizar o recém-nascido para possíveis efeitos colaterais
Oxazepam	X	♦		Preferível por ter vida curta. Monitorizar o recém-nascido para possíveis efeitos colaterais
Drogas de vício/abuso				
Álcool				É uma substância de rápida absorção, atingindo níveis máximos em 15 minutos. Passa rapidamente do plasma para o leite materno (geralmente de 30 a 60 minutos, retardando até 90 minutos quando ingerido com alimentos). Em doses elevadas pode causar sonolência, letargia e alteração no ganho ponderal. A ingestão materna de 1g/kg diariamente reduz o reflexo de ejeção de leite por bloqueio na liberação da ocitocina. Aconselha-se que após ingestão de 1 a 2 doses a mãe evite amamentar nas próximas 2 horas, extraia o leite e despreze-o
Anfetamina				Concentrações significativas no leite materno. Pode causar irritabilidade e distúrbios do sono
Cocaína/cCrack		♦		Pode provocar intoxicação cocaínica
Fenciclidina				É um potente alucinógeno
Heroína				Pode causar tremores, letargia, vômitos e distúrbios do sono
Maconha (marijuana)				Apresenta riscos para a criança, sobretudo como fumante passiva
Nicotina		♦		É excretada no leite materno. Pode causar efeitos como vômitos, diarréia, taquicardia, sonolência e choque. Pode reduzir a produção de leite. O consumo de mais de 10 cigarros/dia é considerado tóxico para o lactente

Quadro 15.37 – Medicamentos que atuam no sistema respiratório[1].

Antiasmáticos	C	UC	CI	Justificativa (Fonte: *American Academy of Pediatrics*)
Acetonida de triancinolona	X		♦	Ver corticosteróides
Adrenalina ou epinefrina	X ♦			Destruída no aparelho digestório do recém-nascido
Aminofilina		X ♦		É compatível com a amamentação em doses habituais por curto período. Atinge concentrações no leite materno entre 6,7 e 20% da dose terapêutica do recém-nascido. Observar irritabilidade, náuseas e vômitos
Brometo de ipratrópio	X	♦		Pouco absorvido, atinge níveis sangüíneos muito baixos
Budesonida	X	♦		Ver corticosteróides
Cetotifeno	X	♦		Ver anti-histamínicos
Cromoglicato de sódio	X	♦		Atinge baixas concentrações no plasma materno (absorção de 10% ou menos na dose inalada)
Dipropionato de beclometasona	X	♦		Ver corticosteróides
Fenoterol	X			Baixas concentrações no leite materno, sobretudo no caso de preparados para inalação
Flunisolida	X	♦		Ver corticosteróides
Montelucaste		X	♦	Não há dados disponíveis
Nedocromil	X	♦		Quantidades desprezíveis no leite materno
Propionato de fluticasona	X	♦		Ver corticosteróides
Salbutamol	X	♦		Baixas concentrações no leite materno, sobretudo no caso de preparados para inalação
Salmeterol	♦	X		Dados insuficientes. Entretanto, atinge baixas concentrações no plasma materno
Teofilina		X ♦		É compatível com a amamentação em doses habituais por curto período. Atinge concentrações no leite materno entre 6,7 e 20% da dose terapêutica do recém-nascido. Observar irritabilidade, náuseas e vômitos
Terbutalina	X	♦		Baixas concentrações no leite materno, sobretudo no caso de preparados para inalação
Outros Medicamentos				
Acebrofilina ou teofilinato de ambroxol	X			Doses habituais
Butamirato		X		Não há dados disponíveis
Clobutinol		X		Não há dados disponíveis
Dextrometorfano	X	♦		Doses habituais. Monitorizar sedação
Dropopizina		X		Não há dados disponíveis
Efedrina		X ♦		Observar agitação, distúrbios do sono e irritabilidade
Expectorantes/mucolíticos	X			Exceto iodeto de potássio
Fedrilato		X		Dados insuficientes
Fenilefrina		X ♦		Não há dados disponíveis
Fenoxazolina		X		Não há dados disponíveis
Iodeto de potássio		X ♦		Pode levar a acúmulo de iodo no leite materno e afetar a função tireoidiana do recém-nascido
Nafazolina		X ♦		Não há dados disponíveis
Oximetazolina		X ♦		Não há dados disponíveis
Pipazetato		X		Não há dados disponíveis
Pseudo-efedrina	X	♦		Baixas concentrações no leite materno

Quadro 15.38 – Preparação para a pele e mucosas[1].

Escabicidas/pediulicidas	C	UC	CI	Justificativa (Fonte: *American Academy of Pediatrics*)
Benzoato de benzila	X			Praticamente não tem absorção sistêmica. É irritante primário
Deltramina	X			Praticamente não é absorvida
Enxofre	X			Não é absorvido
Ivermectina		X	♦	Não há dados disponíveis
Lindano		X ♦		É excretado no leite materno. Significativa absorção sistêmica. Há relatos de neurotoxicidade
Monossulfiram		X		Significativa absorção sistêmica. Pode ser usado em recém-nascidos
Permetrina	X	♦		Baixa absorção sistêmica
Tiabendazol	X	♦		O uso tópico não está relacionado a grandes efeitos colaterais
Medicamentos antifúngicas				
Ácido benzóico + ácido salicílico	X			—
Cetoconazol		X	♦	—
Clotrimazol	X	♦		—
Fluconazol	X ♦			—
Isoconazol		X		—

Continua na página seguinte.

MEDICAMENTOS CONTRA-INDICADOS NA LACTAÇÃO

Quadro 15.38 – Preparação para a pele e mucosas *(continuação)*[1].

Medicamentos antifúngicas	C	UC	CI	Justificativa (Fonte: *American Academy of Pediatrics*)
Itraconazol		X	♦	—
Miconazol	X	♦		—
Nistatina	X ♦			—
Sulfeto de selênio	X	♦		—
Terconazol		X ♦		—
Tiossulfato de sódio	X ♦			—
Medicamentos antiinfecciosos				
Iodopovidona		X		Pode aumentar os níveis de iodo no leite materno e alterar a concentração neonatal do hormônio tireoestimulante
Neomicina + bacitracina	X ♦			—
Sulfadiazona de prata	X	♦		—
Violeta de genciana	X ♦			—
Medicamentos antiinflamatórios e antipruriginosos				
Corticosteróides tópicos	X	♦		Preferir os de baixas dosagem, especialmente quando usados na mama
Loção de calamina	X ♦			—
Medicamentos adistringentes				
Diacetato de alumínio	X			—
Agentes queratoplásticos e queratolíticos				
Ácido salicílico	X ♦			—
Ácido tricloroacético	X ♦			—
Benzoil peróxido	X ♦			—
Alcatrão da hulha (coaltar)	X			—
Ditranol	X			—
Fluorouracila			X ♦	Ver medicamentos antineoplásicos
Resina de podofilina	X ♦			—
Agentes bloqueadores ultravioletas				
Ácido p-aminobenzóico; fator de proteção solar	X ♦			—
Benzofenonas (fator de proteção solar)	X			—
Óxido de zinco	X	♦		—

Quadro 15.39 – Vitaminas e alimentos[1].

Vitaminas e minerais	C	UC	CI	Justificativa (Fonte: *American Academy of Pediatrics*)
Ácido fólico	X ♦			—
Nicotinamida	X			—
Riboflavina	X ♦			—
Tiamina	X ♦			—
Vitamina A	X ♦			—
Vitamina B_{12}	X ♦			—
Vitamina B_6 (piridoxina)	X ♦			Doses elevadas podem inibir a lactação
Vitamina C	X ♦			—
Vitamina D	X	♦		Doses elevadas podem causar hipercalcemia no lactente
Vitamina E	X ♦			Excretada no leite. Risco teórico de toxicidade em lactentes cujas mães tomem altas doses
Vitamina K	X	♦		—
Alimentos				
Aspartame		X		Se a mãe ou o lactente apresentam fenilcetonúria
Cafeína	X	♦		A cafeína pode acumular-se no leite. A ingestão de 6 a 8 xícaras de qualquer bebida com cafeína (incluindo refrigerantes) pode acumular excesso de cafeína e causar insônia e hiperatividade nos lactentes. A nicotina potencializa os efeitos da cafeína
Chocolate (teobromina)	X			Baixas concentrações no leite materno. Entretanto em quantidades excessivas (mais de 450g/dia) pode causar irritabilidade ou aumento da peristalse intestinal do lactente. Efeito acumulativo quando tomado com café ou teofilina
Dieta vegetariana	X			Relato de sinais de deficiência de vitamina B_{12}. Sugere-se complementar a dieta do lactente com essa vitamina
Glutamato monossódico		X		Não há dados disponíveis

ADENDO 2 – EXPOSIÇÃO A OUTROS AGENTES NÃO-FARMACOLÓGICOS DURANTE A LACTAÇÃO

Quadro 15.40 – Agentes de diagnóstico[1].

Drogas oftálmicas	C	UC	CI	Justificativa (Fonte: *American Academy of Pediatrics*)
Ciclopentolato		X♦		—
Fenilefrina		X♦		—
Homatropina		X♦		—
Sulfato de atropina		X♦		—
Tropicamida		X♦		Não há dados disponíveis
Fluoresceína		X♦		Evitar se possível quando o recém-nascido for prematuro ou tiver menos de 1 mês de vida, especialmente se estiver recebendo fototerapia

Quadro 15.41 – Meios de contraste radiológico[1].

Compostos radioativos	C	UC	CI	Justificativa (Fonte: *American Academy of Pediatrics*)
Cobre-64			X♦	Temporariamente durante a amamentação. Radioatividade no leite presente por 50 horas
Gálio-67			X♦	Temporariamente durante a amamentação. Radioatividade no leite presente por duas semanas
Índio-111			X♦	Temporariamente durante a amamentação. Quantidades muito pequenas de radioatividade no leite presentes por 20 horas
Iodo-123			X♦	Temporariamente durante a amamentação. Radioatividade no leite presente até 36 horas
Iodo-125			X♦	Temporariamente durante a amamentação. Radioatividade no leite presente por 12 horas
Iodo131			X♦	Temporariamente durante a amamentação. Radioatividade no leite presente por 2 a 14 dias
Sódio radioativo			X♦	Temporariamente durante a amamentação. Radioatividade no leite presente por 96 horas
Tecnécio-99			X♦	Temporariamente durante a amamentação. Radioatividade no leite presente de 15 horas até 3 dias
Outros meio de contraste				
Ácido iapanóico	X			—
Amidotrizoato	X			—
Godopentato de meglumina		X		Excretado no leite materno. Não amamentar por 6 horas. Após o exame retirar o leite e desprezar
Iatroxato de meglumina	X			—
Propiliodona	X			Sem efeitos colaterais relatados. Entretanto, medicamentos que contêm iodo, para administração sistêmica, são causa de preocupação
Sulfato de bário	X♦			—

Quadro 15.42 – Agentes imunizantes[1].

Soros e Imunoglobulinas	C	UC	CI	Justificativa (Fonte: *American Academy of Pediatrics*)
Imunoglobulina anti-d (anti-RH)	X			—
Imunoglobulina anti-rábica	X			—
Imunoglobulina antitetânica	X			—
Imunoglobulina humana	X			—
Soro antiaracnídico	X			—
Soro antidiftérico	X			—
Soro antiescorpiânico	X			—
Soro antiofídico	X			—
Vacinas				
Antimeningocócica	X			—
Antitetânica	X			—
BCG	X	♦		—
Contra febre amarela	X♦			—
Contra febre tifóide	X♦			—
Contra gripe	X			—
Contra *Haemophilus influenzae*	X			—
Contra hepatite A	X	♦		—
Contra hepatite B	X	♦		—
Contra poliomelite	X♦			—
Contra raiva	X			—
Dupla DT	X			—
Tríplice DPT	X			—
Tríplice MMR	X			—

Quadro 15.43 – Antídotos[1].

Geral	C	UC	CI	Justificativa (Fonte: *American Academy of Pediatrics*)
Carvão ativado	X			—
Ipeca	X♦			—
Específicos				
Acetilcisteína		♦		—
Atropina	X	♦		Ver antiespasmódicos
Azul-de-metileno			X	Evitar especialmente em recém-nascidos menores de 1 mês e nos prematuros. Observar efeitos colaterais como hemólise e icterícia nos casos de deficiência de glicose-6-fosfato desidrogenase
Desferoxamina			X	Não há dados disponíveis
Dimecaprol			X	Não há dados disponíveis. Evitar se possível, principalmente em prematuros, menores de 1 mês de vida ou com deficiência de glicose-6-fosfato desidrogenase. Observar o recém-nascido para efeitos colaterais como hemólise e icterícia
Flumazenil		X♦		—
Metionina			X	Não há dados disponíveis
Naloxona			X	Não há dados disponíveis
Penicilamina			X	Não há dados disponíveis

Quadro 15.44 – Agentes ambientais[1].

	C	UC	CI	Justificativa (Fonte: *American Academy of Pediatrics*)
DDT (metabólitos dieldrina aldrina) e outros inseticidas	X			A contaminação do leite por inseticidas tem sido exaustivamente estudada, sem relato de efeitos adversos. Apenas em situações excepcionais de intensa exposição deve tornar-se motivo de preocupação
Hexaclorobenzeno		X		Há relato de *rash* cutâneo, diarréia, vômitos, urina escura e neurotoxicidade
Hexaclorofeno		X		É possível a contaminação de leite a partir da lavagem do mamilo
Metais pesados como mercúrio, cádmio, arsênico e chumbo	X			Os níveis desses metais no leite são sempre muito inferiores aos maternos e não há relato de efeitos adversos

REFERÊNCIAS BIBLIOGRÁFICAS

1. American Academy of Pediatrics. The transfer of drugs and other chemicals into human milk. Pediatrics 2001; 108:776. ▪ 2. Spencer JP, Gonzales III LS, Barnhart DJ. Medications in the breastfeeding mother. Am Fam Physician 2001; 64:119. ▪ 3. Ziska DS, Ziska SE. Drugs and breastfeeding: Na updated guide to pharmacotherapeutic options. Drugs Topics 2000; 17:107. ▪ 4. Anderson PO, Pochop SL, Monoguerra AS. Adverse drug reactions in breastfed infants: Less than imagined. Clin Ped 2003; 42:325. ▪ 5. Secretaria de Políticas de Saúde, Amamentação e uso de drogas. Ministério da Saúde 2000; 5. ▪ 6. Machado A. Antimicrobianos na gestante e na nutriz. In: Barros E, Bittencourt H, Caramori ML, Machado A. Antimicrobianos: Consulta Rápida. Porto Alegre: Artmed; 2001, p 72. ▪ 7. Lacy CF, Armstrong LL, Goldman MP, Lance LL. Drugs Information Handbook International. Bethesda: American Society of Healthsystem Perarmacists, Inc, 2004, 20. ▪ 8. Clinical Pharmacology [computer program]. VideoSoft: Gold Standard Multimedia; 2000.[1cd;1guide].

111. NÓDULOS MAMÁRIOS

Ana Luisa Torres Unzer dos Santos

Devido à localização superficial da glândula mamária, o que facilita sua palpação pela própria paciente, a queixa de nódulo mamário é freqüente na clínica diária, sendo o motivo mais comum de consulta ao especialista em mastologia[1]. Em 90% dos casos, o nódulo é encontrado pela própria paciente ou seu companheiro, fato que a leva ao consultório, sempre com grande angústia sobre o diagnóstico que ainda será firmado.

A depender da idade e características clínicas, segue-se o exame complementar mais adequado para cada caso em particular. A eficácia desses métodos e seu emprego serão discutidos no decorrer deste capítulo.

EXAME CLÍNICO

O exame clínico da mama é geralmente uma avaliação limitada e comprometida por uma variação acentuada das habilidades do clínico. O exame é freqüentemente impreciso devido à textura heterogênea dos tecidos mamários normais. Está bem estabelecido, entretanto, que há cânceres de mama que podem ser detectados pelo exame clínico da mama que não são identificados à mamografia. O *Health Insurance Plan of New York* (HIP) demonstrou a eficácia do rastreamento por exame clínico para reduzir a mortalidade do câncer de mama. As mulheres nesse estudo que tiveram diminuição de 20 a 30% na mortalidade foram rastreadas pela mamografia e pelo exame clínico da mama. Sugeriu-se que muito do benefício desse estudo era devido ao exame clínico da mama porque a mamografia não era de boa qualidade.

Foi estabelecido um apoio adicional para o rastreamento com a utilização do exame clínico da mama no Projeto de Demonstração da Detecção do Câncer de Mama (BCDDP), em que se detectou 9% de cânceres não-identificados pela mamografia[3].

O diagnóstico é um verdadeiro desafio para o profissional, o qual, após o exame clínico, defronta-se com três possíveis achados: espessamento, nódulo benigno e nódulo suspeito ou maligno.

Nódulos com consistência fibroelástica e móveis em relação ao parênquima adjacente sugerem benignidade, enquanto aqueles endurecidos e pouco móveis ou fixos alertam para a possibilidade de malignidade. Quanto aos espessamentos, percebe-se uma granulosidade que evidencia a mudança de textura em uma ou mais partes da mama, particularmente nos quadrantes súpero-laterais. Esse achado é mais freqüente no período pré-menstrual e geralmente se acompanha de aumento difuso da mama por edema, caracterizando sua natureza fisiológica[4].

DIAGNÓSTICO

Mamografia

A mamografia tem duas indicações fundamentais: nas pacientes com queixa de nódulo palpável (não havendo, nesses casos, limitação de idade para o método) ou como rastreamento populacional nas pacientes assintomáticas, conforme preconizado pelo *American College of Radiology* (Quadro 15.45).

Quadro 15.45 – Recomendação de rastreamento mamográfico para pacientes sem antecedente familiar*.

35-40 anos	Basal
41-50 anos	Anual ou bianual
Superior a 50 anos	Anual

* Nas pacientes com antecedente familiar de câncer de mama, o rastreamento deve ser iniciado 10 anos antes da idade de acometimento do familiar e repetido anualmente.

A sensibilidade do método é de 85 a 90% e está diretamente relacionada com o padrão radiológico da mama, ou seja, nas pacientes com altas concentrações de tecido glandular ocorre dificuldade na individualização de nódulos com queda da sensibilidade e, ao contrário, naquelas com grande substituição gordurosa os nódulos são prontamente diagnosticados, aumentando a sensibilidade do exame. O índice de falso-negativo para esse método (10 a 15%) é um dado que deve ser interpretado em conjunto com o exame clínico da mama e a avaliação global da paciente.

Apesar de alta sensibilidade, o fato de que a maioria das lesões detectadas pela mamografia que geram suspeita provem ser benigna é evidência da falta de especificidade diagnóstica do teste. Mesmo no estudo de rastreamento dos Dois Condados Suecos, que mantiveram o índice falso-positivo o mais baixo possível, 30% das biópsias de imagens suspeitas à mamografia foram processos benignos[5]. Estes fatos enfatizam a realidade de que a mamografia é uma técnica de rastreamento e não um teste diagnóstico. Com o objetivo de aumentar a especificidade do método, foi criado em 1992 um sistema de padronização de laudos intitulado BIRADS (*Breast Imaging Reporting and Data System*)[6], a fim de estratificar os diferentes achados e, dessa forma, estabelecer condutas uniformizadas diante dos diferentes tipos de nódulos mamários (Tabela 15.2).

Tabela 15.2 – Sistema *Breast Imaging Reporting and Data System*.

Classificação	Significado	Achado mamográfico	Índice de malignidade
BIRADS 0	Exame inconclusivo – necessita de complementação ultra-sonográfica	Duvidoso	–
BIRADS 1	Mamografia normal	Nódulos ausentes	0
BIRADS 2	Achados mamográficos benignos	Nódulos ausentes	0
BIRADS 3	Achados mamográficos provavelmente benignos	Nódulo circunscrito (bem delimitado)	2-3 %
BIRADS 4	Achados mamográficos suspeitos para malignidade	Nódulo obscurecido (mal delimitado)	20-30 %
BIRADS 5	Achados mamográficos altamente suspeitos para malignidade	Nódulo espiculado	Acima de 90%

* Classificação de BIRADS para nódulos mamários. Não estão expostos os aspectos relacionados aos outros achados mamográficos anormais tais como microcalcificações e densidades assimétricas.

A mamografia detecta a grande maioria dos cânceres, podendo fazê-lo de 1,5 a 4 anos antes de sua apresentação clínica[7]. Um câncer detectado somente pela mamografia geralmente apresenta um tamanho menor, com estadiamento mais precoce que um câncer clinicamente aparente, constituindo um benefício na sobrevida das pacientes.

Ultra-sonografia

Está indicada quando houver um nódulo mamário palpável ou detectado pela mamografia. Nas mulheres com idade inferior a 30 anos, nas quais a alta densidade do parênquima mamário prejudica o achado de nódulos, indica-se a ultra-sonografia como método propedêutico mais adequado.

Neste capítulo serão descritos os fenômenos acústicos que se associam aos nódulos mamários e os valores preditivos para a diferenciação benignidade/malignidade. Os critérios ultra-sonográficos para o diagnóstico diferencial estão apresentados no quadro 15.46.

Quadro 15.46 – Principais critérios ultra-sonográficos para a caracterização de um nódulo de mama.

Parâmetro	Lesões benignas	Lesões malignas
Ecogenicidade central	Hipoecóica	Hipoecóica
Ecos internos	Homogêneos	Heterogêneos
Orientação axial	Paralela (diâmetro transverso menor que o longitudinal)	Não paralela (diâmetro transverso igual ou maior que o longitudinal)
Bordas	Finas e regulares	Largos e irregulares
Sombras laterais	Sombras estreitas e bilaterais	Sombras largas e unilaterais
Fenômeno acústico posterior	Pequena atenuação ou reforço acústico posterior	Atenuação acústica ou sombra posterior
Compressibilidade	Compressível	Não-compressível
Distorção da arquitetura	Ausente	Presente

Um estudo conduzido no Departamento de Ginecologia e Obstetrícia do Hospital Charité, em Berlim, comparou a ultra-sonografia pré-operatória de 310 mulheres aos achados histológicos no pós-operatório[8]. Todos os achados ultra-sonográficos foram avaliados prospectivamente, com base nos critérios ultra-sonográficos conhecidos da literatura: ecogenicidade central, fenômeno acústico posterior, ecos internos, sombras laterais, bordas, orientação axial, compressividade, mobilidade e distorção arquitetural. A avaliação histológica pós-operatória foi empregada para classificar as lesões focais das 310 pacientes em dois grupos (malignas e benignas), cujas características são mostradas na tabela 15.3. Noventa e sete das 310 lesões eram carcinomas (prevalência de 31,3%), 22 das quais eram maiores de 2cm.

Tabela 15.3 – Diagnóstico citológico e histológico no pós-operatório.

Lesão Focal	Número de casos
Carcinoma ductal e lobular invasivos	94
Cacinoma mucinoso ou medular	3
Lesões benignas	213
Alterações fibrocísticas	148
Cistos	110
Fibrose	38
Fibroadenoma	65
Total	**310**

A freqüência com que cada parâmetro ocorreu foi determinada retrospectivamente para cada grupo de pacientes. A razão de chance entre os dois grupos é útil como medida de acurácia diagnóstica. Elas expressam o risco relativo da presença de um câncer de mama quando um certo achado ultra-sonográfico é observado.

Tabela 15.4 – Razão de chance dos parâmetros ultra-sonográficos dos nódulos mamários.

Parâmetro	Lesões benignas	Carcicoma mamário	Razão de chance (95% de intervalo de confiança)
Hipoecóico	193/213 (90,6)	79/97 (81,4%)	p < 0,05
Ecos internos	81/213 (38,0%)	29/97 (29,9%)	n.s
Orientação axial (vertical ou arredondada)	100/213 (47,0%)	77/97 (79,4)	p < 0,001
Bordas	7/213 (3,3%)	90/92 (92,8%)	p < 0,001
Sombras laterais ausentes	83/213 (39,9%)	94/97 (96,6%)	p < 0,001
Atenuação posterior	50/213 (23,5%)	74/79 (76,3%)	p < 0,001
Não-compressível (ausência de compromissibilidade)	63/213 (29,6%)	90/97 (92,8%)	p < 0,001
Distorção da arquitetura	7/213 (3,3%)	86/97 (88,7%)	p < 0,001

0,01   0,1   1   10   100   1.000
Risco reduzido   Risco aumentado

A tabela 15.4 mostra a freqüência de achados ultra-sonográficos positivos em ambos os grupos de pacientes e a de razão de chance calculada. Todos os parâmetros, exceto os ecos internos, mostram diferença estatisticamente significativa na freqüência de achados ultra-sonográficos positivos entre grupos benignos e malignos.

Punção aspirativa com agulha fina

A citologia aspirativa com agulha fina é um método realizado sob orientação ultra-sonográfica e consiste na aspiração de células da lesão, sob pressão negativa, com uma seringa conectada a uma agulha, cuja ponta é movida para a frente e para trás dentro do tumor após seu posicionamento adequado. É método seguro e alcança acurácia em torno de 90%[8,9].

Esse método pode reduzir o número de biópsias cirúrgicas de lesões benignas e proporcionar informações para o planejamento cirúrgico. Apesar de ter sido realizada com sucesso por alguns especialistas, ela não tem sido adotada amplamente devido a algumas desvantagens, como a necessidade de um patologista qualificado e altamente treinado e os problemas persistentes com relação à amostra insuficiente de tecido[10,11]. Em 20 a 30% dos casos, o material coletado é insuficiente para que se possa realizar o diagnóstico definitivo[11,12]. O procedimento posterior nesses casos depende dos achados radiológicos relacionados à lesão. Se houver evidência mamográfica ou ultra-sonográfica de malignidade, ou a "sensação" de lesão maligna durante a introdução da agulha[13], a excisão cirúrgica deverá ser realizada independentemente do resultado citológico. Dependendo dos estudos de imagem, a paciente deverá ser acompanhada.

A citologia aspirativa com agulha fina pode melhorar significativamente a acurácia do diagnóstico pré-operatório. Enquanto os estudos radiológicos apresentam valor preditivo postivo em torno de 25% para carcinomas mamários, a aspiração com agulha fina usualmente eleva essa taxa para mais de 50%[13] (Fig. 15.3).

Para que a citologia possa ser utilizada em sua total potencialidade no diagnóstico do câncer de mama, uma mútua cooperação é necessária entre o patologista e o mastologista. Os melhores resultados são obtidos quando a citologia é utilizada como parte de um estudo integrado da mama, que inclui os achados clínicos, mamográficos e ultra-sonográficos.

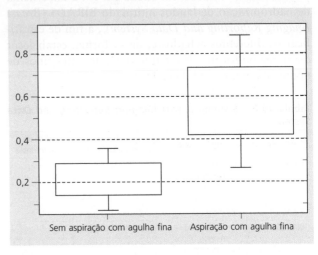

Figura 15.3 – Valor preditivo positivo de biópsia a céu aberto realizada sem (à esquerda) e com (à direita) aspiração com agulha fina previamente.

Biópsia de fragmento (ou biópsia percutânea com agulha grossa ou *core biopsy*)

A biópsia percutânea tem sido reconhecida como uma técnica capaz de reduzir o número de biópsias cirúrgicas, além de não determinar a distorção arquitetural do tecido glandular (que dificulta a análise mamográfica posterior), evitando ainda a deformidade estética para a paciente. Ressalte-se que é um procedimento de baixo custo quando comparada com a biópsia cirúrgica.

Esse tipo de procedimento minimamente invasivo da mama permite a obtenção de material para estudo histológico por meio do uso de agulha de 14 gauges (1 a 2mm) acoplada à pistola com excursão de 15 a 20mm. Sempre que possível, deve ser realizado sob orientação ultra-sonográfica, pois é mais simples e mais confortável para a paciente e o médico, que sob orientação estereotáxica (sistema de coordenadas em três planos que permite a localização da lesão pela mamografia). Mesmo nas pacientes que apresentam nodulação palpável, é preferível confirmar o posicionamento da agulha com o ultra-som, pois o tamanho da massa tumoral é geralmente menor que a palpável devido à reação inflamatória peritumoral.

A biópsia de fragmento exige mais treino técnico e é mais traumática que a biópsia de aspiração com agulha fina. Sua vantagem é proporcionar uma quantidade maior de tecido que permite ao patologista uma análise histológica mais detalhada, podendo inclusive demonstrar a presença de invasão tumoral, o que não é possível com o material citológico obtido por punçao aspirativa com agulha fina.

Recomenda-se a obtenção de vários fragmentos, no mínimo cinco, a partir de lesões circunscritas[14]. Quando essas recomendações são seguidas, uma taxa próxima a 100% de acurácia é possível, mesmo em lesões muito pequenas. Parker e cols., em 1994, em estudo multicêntrico com 19 instituições americanas e 1 sueca, avaliaram 6.152 lesões de mama por meio de biópsia percutânea. Demonstraram que esse método apresenta a mesma reprodutibilidade e fidedignidade da biópsia cirúrgica, podendo ser considerado como alternativa à técnica[15].

Diversos pesquisadores têm relatado taxas que variam de 87 a 96% de concordância entre os resultados desse método e a biópsia cirúrgica, com os melhores resultados obtidos por meio de múltiplos disparos e agulha de diâmetro 14 gauge.

Mamotomia

Também chamada de biópsia percutânea assistida a vácuo, consiste em um sistema de biópsia percutânea especialmente desenvolvido para a mama e que possibilita a retirada de bons fragmentos de tecido, por meio de uma única punção, com quantidades e dimensões bem superiores àquelas obtidas com a biópsia de fragmento convencional, reduzindo com isso a duração e o traumatismo do procedimento, com excelentes resultados para o diagnóstico definitivo da lesão.

Localização pré-operatória com fio-guia metálico

Consiste na introdução, guiada por ultra-som ou estereotaxia, de uma agulha contendo em seu interior um fio metálico que, transfixando o nódulo, servirá de guia para a abordagem precisa da área a ser retirada cirurgicamente. Trata-se, portanto, de método indicado nos casos de nódulos não-palpáveis que serão submetidos à biópsia cirúrgica.

CONDUTAS

Espessamento

Este grupo reúne a maioria dos casos sintomáticos. São mulheres no menacme, com maior incidência entre 35 e 40 anos de idade. Os sinais e os sintomas surgem durante o período pré-menstrual e desaparecem com o início da menstruação.

Em geral, as pacientes devem ser conscientizadas da associação dessas alterações (dor, ingurgitamento e alterações texturais do parênquima mamário) com a periodicidade do ciclo menstrual. Repete-se o exame clínico em diferentes fases do ciclo, motivando-as a se autopalpar, principalmente após a menstruação, quando essas alterações desaparecem. Ao se confirmar as oscilações fisiológicas, tem-se a certeza do caráter benigno. Na presença dessas nodularidades, em pacientes com idade superior a 35 anos, deve-se realizar mamografia, objetivando afastar neoplasias malignas.

Quando a ansiedade dessas mulheres é diminuída, a maior parte delas melhora sem necessidade de medicação[16].

O fluxograma de conduta diante do quadro de espessamento mamário está exposto na figura 15.4.

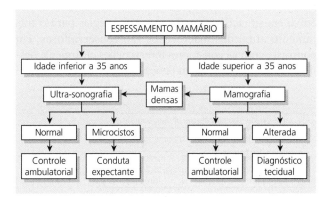

Figura 15.4 – Fluxograma de conduta no espessamento mamário.

Nódulos benignos

As duas condições patológicas, fibroadenoma e doença macrocística, mais usuais estão neste grupo.

Fibroadenoma

A remoção cirúrgica dos fibroadenomas, em determinados casos, é discutível por se tratar de lesões de natureza benigna e de baixo índice de malignização. Não obstante, o diagnóstico não deve ser baseado apenas no exame clínico, pois se comparado com o histopatológico, após a biópsia, apresenta margem de erro em 27 a 50% das lesões. Dessa forma, somente com a obtenção de amostra de tecidos para exame anatomopatológico de todas as massas dominantes é que se poderá ter um diagnóstico definitivo.

O tratamento adequado para o fibroadenoma é cirúrgico, considerando-se que a hormonioterapia e as outras formas alternativas de tratamento clínico são ineficazes.

Nos fibroadenomas múltiplos e nas mulheres com idade inferior a 25 anos, mesmo com tumor único, a conduta adotada pode ser expectante, desde que se tenha confirmação clínica, ultra-sonográfica e histológica de benignidade, pois sabe-se que raramente malignizam e tendem a se estabilizar com o passar do tempo. Por outro lado, os tumores que sofrem evolução durante o período de observação deverão ser removidos (Fig. 15.5).

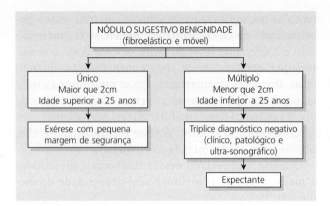

Figura 15.5 – Fluxograma de conduta no fibroadenoma.

Macrocistos

Salvo em situações específicas, as estratégias para o tratamento atual dos macrocistos são conservadoras, em contraste com as constantes intervenções cirúrgicas, desnecessárias, utilizadas em épocas pregressas (Fig. 15.6).

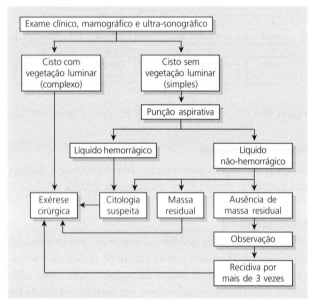

Figura 15.6 – Macrocistos da glândula mamária – condutas e estratégias terapêuticas.

Considerando que o cisto não é uma lesão proliferativa, porém representa uma manifestação involutiva de baixo potencial carcinogenético, a punção aspirativa com agulha fina é o tratamento de excelência. Consiste em um técnica simples, facilmente executada nas lesões mamárias, aprimorada na última década, sendo hoje universalmente utilizada, tanto para o esvaziamento dessas lesões císticas, como para seu diagnóstico.

Após a punção, deve-se realizar cuidadoso exame clínico da mama, para excluir a ocorrência de tumor residual.

A recorrência da lesão é vista em 40% dos casos, sendo mais suscetíveis as pacientes que apresentam cistos múltiplos e bilaterais. Este fato não deve estimular a excisão cirúrgica, visto que o desaparecimento do cisto ocorre, em geral, após a realização de duas a três punções posteriores.

A ressecção cirúrgica é uma conduta necessária nas seguintes situações: citologia suspeita, massa residual pós-punção, recidiva do cisto por mais de três vezes, vegetação intracística, cistos gigantes com volume aspirado superior a 50ml e achados mamográficos suspeitos após a aspiração.

Nódulos malignos

Com a difusão dos métodos diagnósticos nas últimas décadas, o câncer de mama tem sido diagnosticado cada vez mais precocemente, estimulando o desenvolvimento de técnicas cirúrgicas mais conservadoras e o início de grandes ensaios clínicos, comparando-as com a mastectomia radical.

Esses estudos demonstraram que a associação da cirurgia conservadora com a radioterapia é uma ótima opção de tratamento para a grande maioria das pacientes com câncer de mama nos estágios iniciais, tendo a vantagem de se associar a preservação da mama a um bom controle locorregional da doença e taxas de sobrevida semelhantes ao tratamento radical.

A seleção criteriosa de casos para o tratamento conservador, objetivando identificar corretamente a extensão da lesão, e o reconhecimento de fatores de risco para a recorrência da doença são de extrema importância para se alcançar os resultados desejados. Dentre estes, podemos citar: tamanho do tumor (até 3cm) e sua relação com o tamanho da mama, localização da lesão, possibilidade de realização da terapêutica complementar obrigatória (radioterapia) e desejo da paciente em relação à preservação da mama. A decisão final sobre a melhor forma terapêutica cabe a uma equipe multidisciplinar, envolvendo cirurgião, radioterapeuta, patologista e oncologista, entre outros. A paciente deverá ser informada sobre todas as possibilidades terapêuticas, como seus riscos e possíveis complicações, necessidade ou não de tratamentos complementares e seguimento ao qual deverá ser submetida após a cirurgia.

REFERÊNCIAS BIBLIOGRÁFICAS

1. Frykberd ER, Bland KY, Copeland EM. The detection and treatment of early breast cancer. Adv Surg 1990; 23:119. ▪ 2. Shapiro S, Venet W, Strax P, Venet L. Periodic Screening for Breast Cancer: The Health Insurance Plan Project and its Sequelae, 1963-1986. Baltimore: Jonhs Hoppkins University Press, 1988. ▪ 3. Baker LH. Breast cancer detection demonstration project: five year sumary report. Cancer J Clin 1982; 32:194. ▪ 4. Haagensen CD. Doenças da Mama. 3ª ed, São Paulo: Roca, 1989. ▪ 5. Kopans, DB. Anormalidades palpáveis e imagenologia da mama. In: Imagem da Mama. 2ª ed, 2000, p 747. ▪ 6. American College of Radiology (ACR). Breast Imaging Reporting and Data System (BI-RADS). 2nd ed, Reston (VA): American College of Radiology, 1995. ▪ 7. Moskowitz M. Breast cancer: age-especific growth rates and screening strategies. Radiology 1986; 161:37. ▪ 8. Blohmer JU,

Schmalisch G, Hruby B et al. Sonographische Kriterien In Diferentialdiagnose Von Herdbefunden Der Mamma. Ultraschall 1995; 16:525. ▪ 9. Fornage BD, Coan DJ, David LD. Ultrasound-guided needle biopsy of the breast and other interventional procedures. The radiologic clinics of north america. Philadelphia: Saunders Company, 1992, p 167. ▪ 10. Dowlatshaki K, Gent HJ, Schnidt R et al. Nonpalpable breast tumors: diagnosis with stereotaxie localization and fine needle aspiration. Radiology 1999; 170:427. ▪ 11. Ciatto S, Bravetti P, Cecchini S et al. The hole of fne needle aspiration cytology in the differential diagnosis of suspected breast cancer local recurrences. Tamori 1990; 76:225. ▪ 12. Löfgren M, Andersson I, Bondeson L et al. X-ray guided fine needle aspiraion for the cytologic diagosis of nonpalpable breast lesions. Cancer 1998; 61:1032. ▪ 13. Svane G, Potchen EJ, Sierra A et al. Screening mammography: breast cancer diagnosis in asymptomatic women. St. Louis: Mosby, 1993. ▪ 14. Liberman L, Dershaw DD, Rosen RP et al. Stereotaxic 14-gauge breast biopsy: how many core biopsy specimens are needed? Radiology 1994b; 192:793. ▪ 15. Parker SH, Burbank F, Jackman RJ et al. Percutaneous large-core breast biopsy: a multiinstitutional study. Radiology 1994; 193:359. ▪ 16. Fentiman IS. Detection and treatment of early breast cancer. London: Martin Dunitz, 1990, p 272.

112. DOENÇAS DO SISTEMA REPRODUTOR

Fábio Francisco Oliveira Rodrigues

Neste capítulo, conceituaremos como **doenças do sistema reprodutor** aquelas estritamente relacionadas à infertilidade, enfocando suas principais causas, os processos fisiopatológicos envolvidos, sua avaliação propedêutica básica e as orientações terapêuticas.

FISIOLOGIA DO CICLO MENSTRUAL

Esta breve revisão dos aspectos principais do ciclo menstrual tem a finalidade de estabelecer conceitos básicos de fisiologia necessários para a compreensão adequada das principais causas de infertilidade.

O ciclo menstrual é a expressão clínica mais fidedigna da integridade da relação dos hormônios sexuais femininos no eixo córtico-límbico-hipotalâmico-hipofisário-gonadal. A primeira fase do ciclo, denominada *fase folicular ou estrogênica* caracteriza-se inicialmente por doses pequenas de secreção do estradiol o que, por sua vez, diminui a amplitude dos pulsos de hormônio liberador de gonadotrofinas (GnRH) por mecanismo de *feedback* negativo[1,2]. Com o aumento progressivo e persistente dos níveis circulantes de estradiol (300 a 500pg/ml), desencadeia-se *feedback* positivo que aumenta a secreção do GnRH e, por conseguinte, a liberação do hormônio folículo-estimulante (FSH) e luteinizante (LH)[1].

Devido à elevação progressiva dos níveis de FSH e queda da produção ovariana de inibina[3,4], ocorre um fenômeno denominado recrutamento folicular, em que vários folículos ovarianos são estimulados a crescer, porém apenas um alcança a plena maturação e ruptura. Este mecanismo deve-se à capacidade de o folículo transformar o microambiente formado pelas células da granulosa e da teca convertendo-o de androgênico em estrogênico[5]. A ação de enzimas como a aromatase, associada à ação sinérgica do FSH e estradiol em receptores específicos, e outros fatores de crescimento como de crescimento epidérmico, insulinóide I, de crescimento e transformação, de crescimento derivado de plaquetas entre outros, são necessários para a maturação folicular completa[5,6]. Esta seleção é estabelecida durante os dias 5 e 7 do ciclo menstrual, sendo representada pela elevação dos níveis periféricos de estradiol.

O estradiol nessa fase tem efeito estimulante sobre o FSH no folículo em maturação, porém exerce *feedback* negativo sobre o FSH no sistema hipotalâmico-hipofisário, ocasionando queda em seus níveis séricos. Ocorre diminuição da atividade das aromatases nos folículos menos desenvolvidos, tornando o microambiente androgênico levando à sua atresia[5].

A elevação dos níveis de estradiol no meio da fase folicular promove o aumento da liberação do LH, que age no folículo induzindo a produção de progesterona com *feedback* positivo das gonadotrofinas, contribuindo também com o pico de LH e elevação do FSH[5].

Induzido pela elevação abrupta de LH e de FSH, o folículo termina seu crescimento, retornando à meiose, ocorrendo luteinização das células da granulosa. Com a ovulação, inicia-se a segunda fase do ciclo menstrual, denominada *fase lútea ou progestacional*.

A fase progestacional é caracterizada pela presença do corpo lúteo capaz de produzir estrógenos, progestógenos e andrógenos. Há também a secreção de inibina, responsável pelo bloqueio de FSH, que impede, nessa fase, o recrutamento folicular[5,7].

A ação persistente do LH é responsável pela manutenção e pela atividade funcional do corpo lúteo, que tem vida média de 10 a 12 dias, conferindo à fase progestacional duração relativamente constante de 11 a 14 dias. Caso não haja novo estímulo gonadotrófico exógeno ou endógeno (gravidez), o estradiol e a progesterona iniciam *feedback* negativo sobre FSH e LH, deprimindo sua secreção hipotalâmica e, associados a agentes luteolíticos reconhecidos, como a ocitocina e prostaglandina F_2-alfa, ocorre a atresia do corpo lúteo[4,8].

Com a atresia do corpo lúteo há queda da produção de estradiol e progesterona, o que determina o fluxo menstrual, também denominado catamênico.

INFERTILIDADE CONJUGAL

Infertilidade é definida como a redução da capacidade fértil, sem a ocorrência de gravidez em período mínimo de dois anos com atividade sexual regular e também sem a utilização de métodos contraceptivos. *Esterilidade* é a impossibilidade total e irreversível de engravidar.

A infertilidade pode ser dividida em *primária*, quando nunca foi precedida de gestação, e *secundária*, quando há este antecedente. Estima-se que cerca de 4% da população é portadora de esterilidade, e 3,6 a 14,3%, de infertilidade[9]. A abordagem atual dos casos de infertilidade deve contemplar o casal[10]. A primeira conduta é avaliar o fator masculino, por sua praticidade, evitando-se assim uma série de exames desnecessários na mulher.

Determinados fatores estão relacionados com o aumento do risco de infertilidade, dentre os quais: idade, dieta, prática de exercícios físicos, fumo, uso de álcool, fatores ambientais e ocupacionais, antecedente de doença inflamatória pélvica, endometriose, entre outros.

Devido à multiplicidade das causas de infertilidade, é imperativo o conhecimento adequado da anatomofisiologia dos aparelhos reprodutores masculino e feminino para o planejamento correto da investigação do casal infértil para individualizar a(s) causa(s) responsável(eis).

Para tanto, não há um protocolo universal para a avaliação do casal em todos os serviços, pois depende-se de determinadas características populacionais e de infra-estrutura disponível para a detecção dos principais fatores prevalentes na ocorrência da infertilidade.

Na tentativa de racionalizar a avaliação propedêutica do casal infértil, podemos dividí-la conforme o quadro 15.47.

Quadro 15.47 – Pesquisa propedêutica básica e avançada.

Pesquisa propedêutica básica
Anamnese
Exame clínico geral
Exame ginecológico
Exames complementares: hemograma, tipagem sangüínea, sorologias para sífilis, HIV e hepatites B e C para o casal, citologia oncológica cervical e sorologia para rubéola na mulher, espermograma, histerossalpingografia, escore cervical, testes pós-coito, dosagens de progesterona e prolactina, biópsia de endométrio, ultra-sonografia pélvica e transvaginal

Pesquisa propedêutica avançada
Teste de deprivação com progestógenos
Dosagens de FSH, LH
Laparoscopia/histeroscopia
Em casos especiais: perfil androgênico, dosagem de hormônios tireoidianos e tomografia computadorizada

PESQUISA PROPEDÊUTICA BÁSICA

Anamnese – segue os preceitos clássicos da anamnese clínica, com especial atenção a antecedentes de tuberculose, diabetes, malformações fetais, consangüinidade, doenças próprias da infância como rubéola e caxumba, doença inflamatória pélvica, cirurgias abdominopélvicas, fumo, uso de drogas e medicações.

A história menstrual deve ser bem detalhada, levando-se em consideração aspectos como idade de início (menarca), duração dos ciclos, periodicidade, detecção do muco ovulatório, dor ovulatória, dor ao fluxo menstrual (dismenorréia) e tensão pré-menstrual.

A história obstétrica deve levar em consideração número e tipos de parto, abortamentos, antecedente de prematuridade e malformações e intercorrências clínico-cirúrgicas do ciclo gravídico-puerperal.

Especial atenção deve ser dada ao detalhamento da vida sexual do casal, levando-se em consideração a idade do início das relações sexuais, número de parceiros, presença de libido, orgasmo, dor (dispareunia) ou sangramento (sinusorragia), número de relações sexuais por semana, presença de coito vaginal, ejaculação, higiene pós-coito e antecedente de gestação com outro parceiro.

Exame clínico geral – segue o padrão da avaliação clínica, devendo-se ressaltar detalhes como peso corpóreo, altura, distribuição de pêlos, presença de acne e alterações físicas sugestivas de tireoidopatias.

Exame ginecológico – é de fundamental importância, podendo identificar malformações do aparelho reprodutor, seguindo a normatização propedêutica clássica. Devemos utilizá-lo também para tratar alterações prévias antes de prosseguir com a investigação.

Exames complementares – exames gerais sorológicos são importantes para a detecção de alterações que demandem tratamento especializado.

Espermograma – deve ser coletado, por masturbação, em três amostras com intervalos de 30 dias com abstinência de três a cinco dias, ou por meio do uso de condons especiais, sem substâncias tóxicas. Os seguintes parâmetros são considerados normais[11]:

Volume: 1,5 a 6,0ml.
pH: 7 a 8.
Concentração: > 20.000.000/ml.
Motilidade: > 50% dos espermatozóides devem apresentar movimento progressivo.
Morfologia: > 50% de células ovais normais.
Vitalidade: > 50%.
Leucócitos: < 1.000.000/ml.
Aglutinação: < 10%.

Histerossalpingografia – permite avaliar, por meio da injeção de substância contrastada, o canal endocervical, a cavidade uterina, a permeabilidade tubária e a dispersão do contraste na cavidade pélvica. É útil na detecção de várias alterações canaliculares, como: incompetência istmocervical, pólipos, sinéquias, miomas submucosos e intramurais e obstruções tubárias.

Escore cervical – sua avaliação clínica permite demonstrar a ação estrogênica quando o somatório é máximo[10]. Assim, escore inferior a 10 representa secreção cervical desfavorável, e inferior a 5, muco hostil (Quadro 15.48).

Quadro 15.48 – Escore cervical.

Avaliação	Pontos			
	0	1	2	3
Volume	0ml	0,1ml	0,2ml	0,3ml
Consistência	Denso/muito viscoso	Viscoso	Pouco viscoso	Periovulatório
Filância	<1cm	1-4cm	5-8cm	>9 cm
Celularidade	≥ 11células	6-10 células	1-5 células	0 células
Cristalização	–	Ausência	Ramos típicos	Ramos primários e secundários

PESQUISA PROPEDÊUTICA AVANÇADA

Consiste na realização de exames em serviços terciários, que não serão abordados neste capítulo, exceção ao teste de deprivação com progestágenos. Administramos em pacientes com amenorréia 10mg de acetato de medroxiprogesterona (Provera®, Farlutal®, Cycrin®), por sete dias, aguardando sangramento por deprivação naqueles casos em que o endométrio sofreu ação estrogênica[5].

INFERTILIDADE MASCULINA

O fator masculino isoladamente é responsável por cerca de 20% dos casos de infertilidade e, se associado ao fator feminino, chega a 30%[12].

A pesquisa do fator masculino é relativamente simples e de baixo custo. Alguns aspectos clínicos devem ser levados em consideração como: tempo de tentativa de gravidez, antecedente de paternidade e/ou tratamentos pregressos, distúrbios de ereção, idade da puberdade, cirurgias genitais pregressas, traumatismo testiculares, infecções pregressas em particular as doenças sexualmente transmissíveis e uso de medicações.

O exame clínico minucioso dos órgãos genitais masculinos é fundamental e deve incluir: palpação da bolsa escrotal e testículos, reflexo cremastérico, haste peniana e meato uretral e palpação do epidídimo.

A avaliação laboratorial inclui, além do espermograma, a dosagem de FSH, LH e testosterona. Após essa etapa, realizam-se provas de interação mucoesperma, que serão posteriormente detalhadas.

O tratamento das diversas alterações do sêmen masculino dependerá dos achados de história clínica e da investigação laboratorial. Assim, alterações na quantidade (hipoespermia ou hiperespemia) demandam a realização de inseminação intra-uterina com beneficiamento do sêmen; alta viscosidade requer tratamento laboratorial enzimático com inseminação intra-uterina; alterações na motilidade (astenospermia) indica prescrição de corticóides, antiinflamatórios não-hormonais, antibióticos e fertilização *in vitro* (FIV).

Em situações nas quais se diagnostica a redução na quantidade de espermatozóides (oligospermia), necessita-se da sua concentração, capacitação ou ainda micromanipulação associadas à inseminação intra-uterina. Finalmente, na ausência completa dos espermatozóides (azoospermia), realiza-se microcirurgia para a abordagem do ducto deferente e biópsia de testículo/epidídimo ou a inseminação artificial heteróloga.

INFERTILIDADE FEMININA

A investigação da causa feminina de infertilidade pode ser dividida em fator cervical, fator corpóreo, fator tuboperitoneal e fator ovariano.

Estima-se que a prevalência de infertilidade de causa feminina em países industrializados varia de 3,6 a 14,3%[9].

FATOR CERVICAL

Sua incidência é de 5 a 10% dos casos[13]. Como causas citam-se:

• Anatômicas – pólipos endometriais e sinéquias traumáticas.
• Anormalidades no muco cervical de causa imunológica com produção de anticorpos antiespermatozóides.
• Anormalidades no muco cervical de causa não-imunológica – cervicites, baixas concentrações de estradiol, defeitos de receptores de estradiol e ação de fármacos.

A avaliação complementar do fator cervical é realizada por meio do teste pós-coito (Sims-Huhner), também chamado de interação muco-sêmem *in vivo*. A relação sexual deve ser programada próxima do período ovulatório estimado, em geral, pela curva de temperatura basal ou controle ultra-sonográfico da ovulação. Deve-se recomendar a relação sexual com dois dias de abstinência. Após o coito, deve-se permanecer em repouso por 30 minutos, e cerca de 4 a 10 horas depois é coletado material do fundo de saco vaginal. Observa-se, nesse teste, a quantidade e a mobilidade dos espermatozóides e a capacidade reservatória da cérvix uterina.

Considera-se o teste como normal quando se encontra mais de 25 espermatozóides móveis vigorosamente por campo de grande aumento, embora índices de 8 a 10 espermatozóides possam ser considerados[14]. Quando o teste é negativo, é necessário repetir-se no ciclo seguinte para a confirmação.

O tratamento baseia-se na melhora da ação estrogênica com o uso de estrógenos conjugados eqüinos na dosagem de 0,625mg do 9º ao 15º dia do ciclo, menotropinas, 500UI do 5º ao 10º dia, ou ainda a associação das duas drogas[15].

FATOR CORPÓREO

Deve-se principalmente às malformações uterinas, lesões em miométrio e endométrio.

Alterações na embriogênese dos órgãos genitais femininos são estimadas na ordem de 0,1 a 0,4%[16], podendo variar desde agenesias que causam esterilidade associada à amenorréia primária com diferenciação sexual normal, até anormalidades da fusão dos ductos de Müller que podem cursar com abortamentos tardios, porém com a capacidade reprodutiva preservada[18].

Anomalias como útero bicorno ou septado em geral são tratadas cirurgicamente pela técnica de Strassmann ou Bret-Palmer, ou por meio de abordagem histeroscópica. Várias lesões miometriais como leiomiomas, hipoplasias uterinas e adenomiose podem ser causa de infertilidade, sendo em geral, detectadas por meio da ultra-sonografia pélvica e transvaginal. O tratamento baseia-se no uso de análogos de GnRH e cirurgias conservadoras nos casos de leiomiomas e adenomiose. Em situações de hipoplasia uterina, está indicado estimulação hormonal cíclica em doses crescentes.

Nas lesões endometriais, o tratamento é cirúrgico, preferencialmente pela histeroscopia.

FATOR TUBOPERITONEAL

O fator tuboperitoneal relaciona-se com cerca de 30 a 40% dos casos de infertilidade conjugal[18]. Podem ser conseqüentes a processos infecciosos agudos ou crônicos, seqüelas de cirurgias ou de agentes químicos e alterações de desenvolvimento. Outro fator de grande importância é a endometriose pélvica[19]. Seu diagnóstico é baseado em antecedentes sugestivos de manipulação tubária prévia ou de processos infecciosos, dismenorréia incapacitante e dispareunia. À investigação complementar com a histerossalpingografia verifica-se a redução e/ou parada na progressão do contraste associada ou não à distorção do contorno da tuba uterina[20].

Como complementação diagnóstica recomenda-se a ultra-sonografia pélvica e transvaginal, histerossonografia e laparoscopia associadas ou não à salpingoscopia.

O tratamento baseia-se na abordagem cirúrgica, por via laparoscópica, com abertura ou ressecção da tuba uterina comprometida, ressecção de focos de enometriose e lise de aderências.

FATOR OVARIANO

O fator ovariano pode ser dividido em insuficiência lútea e anovulia.

Insuficiência lútea – a insuficiência lútea é responsável por 5% dos casos de infertilidade e 35% dos casos de abortamento precoce[21]. Envolve qualquer etapa da foliculogênese, quer na secreção de FSH, quer na de LH ou de ambos os hormônios secundários a alterações metabólicas da síntese de colesterol, da síntese de prostaglandinas e inibina, entre outras substâncias. Na hipersecreção de LH, o defeito torna-se mais importante com disovulia grave e formação do folículo luteinizado nãoroto, que pode evoluir para anovulação crônica ou abortamento[22]. Como efeito principal dessa alteração endócrina há deficiência na produção de progesterona.

O diagnóstico pode ser difícil de se realizar em razão da origem plurimetabólica do defeito. Baseia-se na avaliação da curva de temperatura basal, dosagem de progesterona plasmática, biópsia de endométrio e avaliação ultra-sonográfica.

A curva de temperatura basal é fundamentada na ação termogênica da progesterona no hipotálamo, elevando a temperatura corpórea em 0,2 a 0,4°C. Deve ser mensurada pela manhã em repouso; a curva apresentando-se com aspecto bifásico representa a secreção adequada da progesterona.

A dosagem de progesterona plasmática deve ser realizada em três dias alternados, contemplando a fase lútea compreendida entre o 18º e 23º dia do ciclo menstrual. O somatório dos resultados deve ser superior a 15ng/ml[23].

A biópsia do endométrio deve ser indicada entre o 25º ou 26º dia do ciclo menstrual, quando é máxima a atividade progestacional. A associação dos métodos à ultra-sonografia aumenta sobremaneira a possibilidade de realização do diagnóstico de insuficiência lútea.

O tratamento baseia-se na correção do defeito metabólico básico com o objetivo de incrementar o desenvolvimento folicular e a ovulação. Empregam-se indutores de ovulação, progesterona natural micronizada (Utrogestan®) 25mg duas vezes ao dia do terceiro ao décimo dia da elevação térmica[24] ou gonadotrofina coriônica humana (hCG- Profase®) na dose de 1.000 a 2.000UI na fase secretora. Pode-se também utilizar o acetato de medroxiprogesterona (Provera®, Farlutal®, Cicrin®) na dose de 2,5 a 5mg a partir do 18º dia do ciclo menstrual por 10 dias subseqüentes.

Os melhores resultados obtidos são com a associação de indutores de ovulação e hCG[25].

Anovulia – é conceituada como a ausência de ovulações de forma ocasional ou crônica, sendo responsável por cerca de 30 a 42,9% dos casos de infertilidade feminina[26]. Sua avaliação baseia-se no rastreamento próprio do eixo hipotalâmico-hipofisário-ovariano associada à de funções tireoidiana e supra-renal.

Procede-se à avaliação propedêutica com a curva de temperatura basal, escore cervical, biópsia de endométrio, dosagens hormonais, (FSH, LH, T_3, T_4, testosterona, androstenediona, prolactina, sulfato de deidroepiandrosterona, deidrotestosterona, cortisol, ACTH) e ultra-sonografia pélvica.

O tratamento baseia-se em:

- Citrato de clomifeno (Clomid®) – age como droga competitiva com os estrógenos no hipotálamo bloqueando seus receptores; inicia-se com a dosagem de 50mg/dia por cinco dias a partir do terceiro ou quinto dias do ciclo, aumentado-se para 100mg/dia caso não haja resposta por três ciclos até no máximo de 150mg/dia. Sua monitorização deve ser realizada por meio da ultra-sonografia. Pode ser associado com outros medicamentos como gonadotrofina coriônica (hCG), gonadotrofina menopáusica (hMG), estrógenos, progesterona natural, entre outros. O índice de sucesso é da ordem de 35%.

- Menotropinas (hMG, FSH, hCG) – o esquema deve ser individualizado devido à variabilidade da quantidade de princípio ativo. A monitorização por meio da ultra-sonografia é obrigatória pelo risco de hiperestimulação ovariana. Utiliza-se 75UI ao dia, no período do terceiro ao sexto dia do ciclo; no sétimo dia realiza-se ultra-sonografia e dosagem de estradiol. Com níveis de 600 a 1.000pg/ml de estradiol e a maioria dos folículos com diâmetro de 18 a 20mm, administra-se 10.000UI de hCG para promover a postura ovular. O índice de ovulação é de 55 a 90% e de gravidez de 20 a 30%.
- Hormônios liberadores de gonadotrofinas (GnRH) e análogos – são fármacos indicados nos protocolos de fertilização assistida, podendo ser administrados pelas vias nasal (900 a 1.200mcg/dia), intramuscular (3 a 3,5mg/mês) e subcutânea (1mg/dia ou 3,75mg/mês).
- Bromoergocriptina (Parlodel®, Bagren®) – indicada em casos de hiperprolactinemia responsável pela alteração na secreção pulsátil do GnRH, FSH e LH, interferindo na esteroidogênese ovariana com a fase lútea alterada. Utiliza-se na dosagem de 1,25mg/dia, aumentando-se a cada três dias até 5mg /dia. As taxas de gravidez, nas indicações precisas, chegam a 80%.

A fertilização assistida representa hoje uma opção terapêutica atraente para casais inférteis que não apresentam resultados satisfatórios com a utilização dessas terapias.

REFERÊNCIAS BIBLIOGRÁFICAS

1. Gougeon A. Dynamics of follicular results growth in human: a modelfrom preminary. Human Peprod 1986; 1:81. ▪ 2. Hillier SG, Reychert LE, van Hall EV. Controll of preovulatory follicuar estrogen biosynthesis in human ovary J Clin Endocrinolol Metab 1981; 52:847. ▪ 3. Battacharya NA, Dierschke DJ, Yamaji T et al. The pharmacologic blockade of the chirchoral moda of LH secretion in the ovariectomized rhesus monkey. Endocrinol 1972; 90:778. ▪ 4. Ferin M, Jewelewicz R, Warren M. The menstrual cycle. Physiology, reproductive disorders and infertility. New York: Oxford Univ. Press, 1993, p 25. ▪ 5. Speroff L, Glass RH, Kase NG. Clinical Gynecologic Endocrinology and Infertility. 4th ed, Baltimore: Williams & Wilkins, 1994. ▪ 6. Adashi EY, Resnick CED, Ecrole AJ et al. Insulin like growth factors as intraovarian regulators of granulosa cell growth and funtion. Endocr Rev 1985; 6:400. ▪ 7. Filcori M. Maintenance of the corpus luteum of the menstrual cycle: hypotalamo-pituitary-ovarian axis. Sem Reprod Endocrinol 1990; 2:115. ▪ 8. Auletta FJ, Schofield MJ, Abae M. The mechanisms controlling luteolysis in non-human primates and women. Sem Reprod Endocrinol 1990; 8:122. ▪ 9. Schmidt L, Mustner K Infertility, involuntary infecundity and the seeking of medical advice in industrialized countries 1970-1992: a review of concepts, measurements and results. Hum Reprod 1995; 10:1407. ▪ 10. European Society for Human Reproduction and Embryology (ESHRE) Capri Wokshop. Infertility revisited: The state of the art today and tomorrow. Hum Reprod 1996; 11:1779. ▪ 11. Organizacion Mundial de la Salud. In: Manual de laboratório de la OMS para el examen Del sêmen humano y de la interacion entre sêmen y el muco cervical. Buenos Aires: Editorial Medica Panamericana, 1987. ▪ 12. MacLeod J. Human male infertility. Obstet Gynecol Sur 1971; 26:335. ▪ 13. Abuzeid MI, Wiebe RH, Aksel S et al. Evidence for a possible cytosol estrogen receptor deficiency in endocervical glands of infertile women with poor cervical mucus. Fertil Steril 1986; 47:101. ▪ 14. Palmer R. Lês Explorations Fonctionelles Gynecologiques. Paris: Masson, 1975. ▪ 15. Corson SL, Batzer FR, Gocial B et al. Intrauterine insemination and ovulation stimulation as treatment of infertility. J Inf Med 1989; 34:397. ▪ 16. Halbe HW. Amenorréia de causa canalicular. In: Halbe HW. Ginecologia Endócrina, São Paulo: Roca, 1983, p 839. ▪ 17. Silveira GPG. Infertilidade conjugal-fator corporal. In: Halbe HW. Tratado de Ginecologia. São Paulo: Roca, 1987, p 1145. ▪ 18. Tozzini RI. Fator tuboperitoneal. In: Tozzini RI. Esterilidad e infertilidad Humanas. Buenos Aires: Panamericana, 1978, p 141. ▪ 19. Matson Pl, Yovich JL. The treatment of infertility associated with endometriosis by in vitro fertilization. Fertil Esteril 1986; 46:432. ▪ 20. De Cherney AH, Kort H, Barney JB et al. Increased pregnancy rates with oil-soluble hysterossalpingografy. Fertil Estéril 1980; 33:407. ▪ 21. Jones GS. Some newer aspects of the management of infertility. J Am Assoc 1949; 141:1123. ▪ 22. Shoham Z, Jacobs HS, Insler V. Luteininizing hormonal: its role mechanism of action and detrimental effects when hypersecreted during the folicular phase. Fetil Esteril 1993; 59:1153. ▪ 23. Corsam GH, Kemman E, Boher M et al. Use of urinary luteinizing hormone immunoassays in the assesstment of luteal function in infertile women. Am J Obstet Gynecol 1992; 166:41. ▪ 24. Freitas AS, Ferriani RA, Moura MD et al. A fase lútea nos ciclos hiperestimulados. Reprodução 1992; 7:83. ▪ 25. Rios PG, Ambe AK, Saragoza CS. Cuerpo lúteo deficiente: análisis de 30 casos com embarazo clínico. Ginecol Obstet Mex 1992; 8:136. ▪ 26. Halbe HW. Anovulação: indução da ovulação. In: Halbe HW. Ginecologia Endócrina. São Paulo: Roca, 1982, p 611.

MÓDULO 16

ATENDIMENTOS ESPECIAIS

- Aids
- Cuidados paliativos em ambulatório

113. AIDS

Luiz Pedro Meireles

A síndrome da imunodeficiência adquirida, mais conhecida como aids, é hoje um problema de saúde pública. Deixou de ser uma doença restrita ao âmbito do especialista em doenças infecciosas e está presente no dia-a-dia de praticamente todas as especialidades.

O conhecimento básico de suas características e de seu tratamento apresenta importância fundamental na abordagem do paciente nas suas mais diversas apresentações clínicas. A mudança rápida nos quadros clínicos induzida pela introdução de novos medicamentos mais eficazes, assim como pela alteração de suas características epidemiológicas, tornou ainda mais absurda a abordagem preconceituosa da doença.

No final de 2002, 42 milhões de pessoas apresentavam-se infectadas pelo vírus HIV ou já apresentavam a doença clínica. Cerca de 70% dessas pessoas vivem na África sub-saariana e outros 17% vivem na Ásia[1]. No Brasil, estima-se que 600.000 pessoas estejam infectadas, sendo que 67,3% dos casos notificados encontram-se na região Sudeste[2].

Hoje, no mundo, aproximadamente 12 a cada 1.000 adultos entre 15 e 49 anos estão infectados pelo HIV. Em algumas regiões da África, a prevalência entre adultos nessa faixa etária chega a 30%.

Aproximadamente 50% dos adultos infectados no mundo são mulheres, tendência também observada no Brasil, a partir de 1999.

Calcula-se que 2.000 crianças e 6.000 adultos entre 18 e 24 anos adquiriram o vírus HIV por dia em 2002.

No Brasil, com o melhor acesso dos pacientes aos serviços de saúde e à distribuição de drogas anti-retrovirais e preventivas contra as doenças oportunistas, houve redução significativa na mortalidade específica por aids.

ETIOLOGIA

A aids é causada por um vírus da classe dos retrovírus HIV-1 e HIV-2. São vírus com envelope com cerca de 100nm de diâmetro, esféricos, com membrana lipídica bilaminar e um centro contendo duas moléculas de RNA idênticas. Existem 72 projeções compostas de glicoproteínas (gp 120 e gp 41). Dispersas no envelope estão proteínas celulares principalmente relacionadas a antígenos de histocompatibilidade (MHC classe II)[3,4].

O ciclo da vida do vírus inicia-se com a ligação a receptores de alta afinidade CD4 e CCR5 localizados na superfície das células suscetíveis, primariamente linfócitos, monócitos e macrófagos. Após a interação entre os receptores CD4, CCR5 e SP[120], ocorre a incorporação do envelope viral à membrana citoplasmática com interiorização do core do vírus[5]. Uma vez no citoplasma, o RNA virótico é convertido em DNA pela ação da transcriptase reversa. O DNA forma moléculas circulares de DNA de dupla hélice que podem ou não ser incorporados ao DNA da célula hospedeira.

Após ser incorporado, o genoma virótico pode permanecer latente ou iniciar a produção de produtos virótico que, em última instância, vão levar à produção de novas partículas viróticas.

Uma vez iniciada a infecção, o vírus dissemina-se rapidamente, apresentando uma viremia muito alta (altas concentrações de antígeno P_{24} e do RNA virótico circulantes). Com o desenvolvimento de uma resposta imunológica celular e humoral, há rápida redução e às vezes negativação dos antígenos virais, relacionados temporalmente ao desenvolvimento de anticorpos contra constituintes do vírus. Os anticorpos são específicos para um tipo de vírus ou para, no máximo, um grupo específico. A maioria dos anticorpos neutralizantes reconhecem a região V_3 do SP[120] do envelope virótico, prevenindo a clivagem e as mudanças de conformação necessárias para a fusão celular[6-8]. A falta de desenvolvimento de uma resposta imune mais efetiva está relacionada a grupos de pacientes de progressão rápida da doença[4].

Da mesma forma, o desenvolvimento de uma resposta linfocitotóxica das células CD8 difusas está relacionado ao controle da viremia. No entanto, na maioria das vezes, o escape com cepas que enganam o sistema imunológico não permite que haja latência virótica real. Nesses casos, a despeito de uma latência clínica que pode variar de 8 a 11 anos, não ocorre latência virótica verdadeira. Lentamente, ocorre um escape com cepas que de uma forma direta ou indireta reduzem a função e o número de linfócitos CD4. Isso causa profundas alterações imunológicas que condicionam a uma maior suscetibilidade às infecções por agentes pouco patogênicos.

MODOS DE TRANSMISSÃO

O vírus HIV está presente em diversos fluidos corpóreos como sangue, secreções sexuais, líquido cefalorraquidiano, saliva e outros. Entretanto, a transmissibilidade está associada principalmente ao contato de mucosas ou pele não-íntegra com sangue e secreções sexuais. Com o desenvolvimento de testes diagnósticos mais seguros, a transmissão por transfusões de sangue e derivados tem caído vertiginosamente, permanecendo a transmissão por via sexual, associada a medicamentos injetáveis e a transmissão perinatal como as mais importantes[9,10].

TRANSMISSÃO SEXUAL

É a forma predominante de transmissão principalmente entre os homossexuais masculinos, tem afetado gradativamente os heterossexuais, com aumento importante das mulheres como contaminadas.

No Brasil, a transmissão por via sexual já afeta principalmente heterossexuais, com 50% dos casos afetando mulheres. Entre os homens, cerca de 22,3% dos casos ainda são homossexuais masculinos ou bissexuais[2].

A transmissão por via sexual é eficiente diante de contato sexual anal e de forma decrescente por via vaginal e oral. A coexistência de doença sexualmente transmissível aumenta a infectividade e a susceptibilidade dos indivíduos[11].

Há relação significativa entre o estágio da doença e o risco de transmissão, sendo maior a probabilidade nas fases finais da doença e durante a fase aguda das infecções. Existe uma relação inversamente proporcional quando se compara o número de linfócitos CD4 e a concentração virótica no sangue e nas secreções sexuais[11].

Com o desenvolvimento de técnicas de mensuração de carga viral, também se obervou um paralelo entre a transmissão sexual e os níveis de RNA plasmáticos e nas secreções. Entretanto, mesmo pacientes com carga viral negativa apresentam potencial de transmissibilidade. Isso pode ocorrer, em particular, em pacientes com doenças genitais ulcerativas que levam a aumento do processo inflamatório local, com migração e ativação de linfócitos e macrófagos, que levam à uma maior produção local de partículas virais[10,12].

Da mesma forma, porém em menor grau, as doenças sexualmente transmissíveis e não-ulcerativas (gonorréia e uretrite não-gonocócica) aumentam a transmissão[13].

Corroborando tal fato, pode-se citar estudo feito na Tanzânia, em que um programa de tratamento das doenças sexualmente transmissíveis reduziu em 42% a infecção pelo vírus HIV[14].

DROGAS INJETÁVEIS

A despeito de muitas políticas de educação e do fornecimento de seringas descartáveis, a transmissão por essa via não se reduziu como entre outros grupos de risco. Além disso, práticas sexuais sem proteção são mais freqüentes entre os usuários de drogas injetáveis, com aumento do risco de transmissão também pela via sexual[15].

TRANSMISSÃO POR SANGUE E DERIVADOS

Todo receptor de sangue ou seus derivados é submetido a risco de adquirir o vírus HIV. O risco de um indivíduo desenvolver a infecção após receber um produto contaminado é próximo de 100%[16]. No entanto, com os exames de triagem, o número de indivíduos infectados tem-se reduzido drasticamente.

Nos Estados Unidos da América, a probabilidade de desenvolver gradativamente aids a partir de uma transfusão é entre 1/200.000 e 1/2.000.0000. No Brasil, apenas 8% dos pacientes com aids tem epidemiologia de transfusão de sangue e derivados[2].

Produtos derivados do plasma como gamaglobulina humana, vacinas contra hepatite, imunoglobulina hiperimune contra o vírus varicela-zóster ou hepatite B são submetidos a um processo de fracionamento que inativa o vírus.

TRANSMISSÃO PERINATAL

A transmissão perinatal pode ocorrer durante a gestação ou no período de trabalho de parto. A ocorrência da transmissão intra-uterina pode ser comprovada pela detecção do vírus HIV em tecidos fetais e placenta. No entanto, a maioria dos dados indica que o período perinatal tem maior potencial de transmissão.

Estudos prospectivos feitos antes da utilização de agentes anti-retrovirais mostravam taxas de transmissão entre 13 e 40%[17]. Os riscos maiores estavam relacionados a estados mais avançados da doença e com a presença de ruptura da membrana amniótica por mais de 4 horas.

Com a administração de medicamentos anti-retrovirais, particularmente a zidovudina por via intravenosa durante o trabalho de parto, reduziu-se a transmissão a níveis inferiores a 2%. Além disso, a indicação eletiva de cesáreas antes do trabalho de parto também reduziu a transmissão perinatal[18].

A presença de vírus HIV no leite materno e relatos mostrando essa transmissão fizeram com que o aleitamento materno da mãe soropositiva seja desaconselhado[19].

TRANSMISSÃO EM PROFISSIONAIS DE SAÚDE

Exposições percutâneas, cutâneas e em membranas mucosas ocorrem com freqüência nos profissionais de saúde. Estima-se que após um contato percutâneo, a probabilidade de contaminação é de 0,03%[20].

São considerados de maior risco os ferimentos com agulhas contaminadas, biseladas e os de maior profundidade. A colocação de *piercing*, a acupuntura e as tatuagens possuem um risco bem mais reduzido que o associado à contaminação com agulhas biseladas.

Já a transmissão após exposição de mucosas e pele íntegra é muito menor, ficando muito difícil sua quantificação.

Por outro lado, a contaminação de pacientes a partir de contato com profissionais contaminados é extremamente rara, apesar de relatada[21].

HISTÓRIA NATURAL DA INFECÇÃO PELO VÍRUS HIV

Após um período de uma a seis semanas, com média de três semanas, o paciente que se contaminar desenvolve um quadro que se assemelha ao encontrado na mononucleose infecciosa[22]. Estudos mostram que 92% dos homossexuais que tiveram a soroconversão confirmada apresentavam sintomas compatíveis com a síndrome da mononucleose-símile[23]. Em um estudo prospectivo, 55% dos homossexuais apresentavam sinais e sintomas semelhantes quando comparados com 21% dos homossexuais sem a soroconversão[24].

Os sinais e os sintomas podem ser inespecíficos[24], não chamando a atenção e freqüentemente não necessitando de apoio médico. Febre, náuseas, anorexia, sudorese, dores de garganta, diarréia, cefaléia e mialgias são os sintomas mais comuns[25,26].

Cerca de dois terços dos pacientes evoluem com exantema maculopapular ou mais raramente urticariforme com distribuição predominante em tronco.

A cefaléia é muitas vezes intensa e acompanhada de meningismo com estudo quimiocitopatológico do liquor mostrando sinais de meningite asséptica. Outras manifestações mais raras são encefalite, polineuropatia aguda desmielinizante (síndrome de Guillan-Barré) e neuropatia periférica[27].

O exame clínico mostra linfadenomegalia cervical e occipital e mais raramente axilar. Hepatoesplenomegalia e exantema são mais raros. Ulcerações aftosas ocorrem e podem envolver toda a orofaringe e esôfago.

Os exames laboratoriais podem mostrar inicialmente linfopenia, seguida de aumento do número de linfócitos atípicos, elevação dos linfócitos CD8 HIV específicos. Todas as pesquisas de anticorpos heterófilos e a sorologia para o vírus Epstein-Barr são negativas.

A pesquisa do antígeno P_{24} do core virótico é positiva em cerca de 75% dos pacientes após duas semanas de exposição e permanece positiva por semanas a meses. A pesquisa do RNA virótico é positiva em altos títulos (geralmente acima de 100.000 cópias/ml), sendo geralmente falso-positivos quando presentes em títulos baixos.

O quadro clínico desaparece espontaneamente em 15 dias e os testes imunoenzimáticos tornam-se positivos em duas a seis semanas após o início dos sintomas.

A viremia diminui rapidamente com o desenvolvimento de anticorpos específicos, chegando a um equilíbrio após 6 a 12 meses[28]. Quanto menor o nível de estabilização da viremia, menor será a velocidade de queda dos linfócitos CD4[29]. Pacientes com sintomas de maior intensidade e/ou mais prolongados durante a infecção aguda tendem a apresentar níveis mais elevados de viremia e progridem mais rapidamente para doença que aqueles que fazem a soroconversão sem sintomas[30].

Cerca de 50 a 70% dos pacientes infectados pelo vírus HIV desenvolvem linfoadenoamegalia persistente generalizada. Tal síndrome se caracteriza pela presença de duas ou mais cadeias de linfonodos, geralmente simétricos, elásticos, móveis e não dolorosos. Os locais mais comuns são as cadeias cervicais anteriores e posteriores, axilares, femorais, epitrocleares e occipitais. Apesar de ser incomum a presença de adenomegalia hilar e mediastinal, a tomografia de abdome pode mostrar adenopatia mesentérica e retroperitoneal.

A presença de adenomegalia assimétrica ou de crescimento rápido sugere um processo infeccioso ou neoplásico. A biópsia do gânglio de pacientes com linfadenomegalia persistente generalizada ligada ao HIV mostra uma hiperplasia folicular com replicação virótica ocorrendo nas células foliculares e retenção dos vírus em cadeias dendríticas. À medida que o quadro avança, há degeneração dos folículos germinativos, redução da adenopatia e progressão do quadro clínico. Por outro lado, com a introdução de drogas antiretrovirais mais ativas, pode ocorrer recuperação do sistema imunológico, repopulação dos gânglios com linfócitos e aumento do volume dos gânglios.

Em alguns casos, a reconstituição do sistema imunológico após um a dois meses do início do esquema antiretroviral leva a uma linfadenite focal em pacientes com infecções previamente silentes.

A evolução de pacientes com linfadenomegalia generalizada não difere significativamente daqueles sem adenopatia, não caracterizando pior prognóstico[31].

Antes da disponibilidade da terapêutica anti-retroviral específica, a porcentagem para a doença variava de acordo com o grupo populacional. Estudos epidemiológicos mostraram um período médio de 7 anos para os contaminados por transfusão, 8 a 12 anos para os homossexuais masculinos e 10 anos para os hemofílicos e usuários de drogas[32].

Após o desenvolvimento da doença, na ausência de tratamento específico, a sobrevida média foi de nove meses, com a maioria dos pacientes falecendo após dois anos.

Numerosos estudos foram feitos visando estabelecer critérios clínicos e laboratoriais que pudessem prever a progressão da infecção para a doença e com repercussões para os critérios de tratamento específicos para o vírus HIV e na prevenção das doenças oportunistas. Nesse sentido, dosagens e marcadores virais e da resposta imunológica foram testados como fatores prognósticos. A beta-2-microglobulina, o interferon-alfa, a fração de CD8 solúvel, os anticorpos anti-P_{24} e as dosagens do antígeno P_{24} foram utilizados como marcadores de prognóstico. Entretanto, os melhores marcadores laboratoriais foram a contagem de linfócitos CD4 e a dosagem da carga viral (Tabela 16.1).

Tabela 16.1 – Risco de progressão para aids em uma coorte de homossexuais masculinos com base na carga viral e contagem de linfócitos.

CD4	N	AIDS (%)		
CD4 < 200/ml		3 anos	6 anos	9 anos
(RT-PCR)				
≤ 1.500	–	–	–	–
1.500-7.000	3	–	–	–
7001-20.000	7	14,3	28,6	64,3
20.001-55.000	20	50	75	90
≥ 55.000	70	85,5	97,9	100
CD4 entre 200 e 350/ml				
RT-PCR				
≤ 1.500	3	–	–	–
1.500-7.000	27	–	20	32
7001-20.000	44	6,9	44,4	66,2
20.001-55.000	53	36,4	72,2	84,5
≥ 55.000	104	64,4	89,3	92,9
CD > 350/ml				
RT-PCR				
≤ 1.500	119	1,7	5,5	12,7
1.500-7.000	227	2,2	16,4	30,0
7001-20.000	342	6,8	30,1	53,5
20.001-55.000	323	14,8	51,2	73,5
≥ 55.000	262	39,6	71,8	85

QUADRO CLÍNICO

Após o desenvolvimento da imunidade humoral e celular, a grande maioria dos pacientes apresenta-se assintomática. Alguns podem apresentar sintomas sistêmicos com adinamia, fraqueza, sudorese noturna, febre baixa (< 38°C) e diarréia intermitente. A persistência de sintomas sistêmicos e febre em pacientes HIV-positivos foi associada a uma etiologia específica em 83% dos casos[33]. Febre com duração superior a duas semanas associou-se à infecção que definia a síndrome da imunodeficiência adquirida (por exemplo, pneumonia por *P. carinii*).

Uma síndrome associada a perda de peso, febre, diarréia persistente e sudorese, sem que uma etiologia específica seja encontrada, tem sido descrita particularmente na África. Em estudo feito na Costa do Marfim, 37% desses pacientes submetidos à necropsia apresentaram tuberculose disseminada[34]. Corroborando tal achado, a prevalência de tal síndrome nos países desenvolvidos é muito menor.

MANIFESTAÇÕES GASTRINTESTINAIS

O trato gastrintestinal é local freqüente de acometimento por infecções e neoplasias na evolução dos pacientes com aids.

Úlceras orais são habituais mesmo em fases precoces. A estomatite aftosa recorrente pode manifestar-se por úlceras orais isoladas ou agrupadas, dolorosas, cuja biópsia não revela o agente causal. Acredita-se que fenômenos auto-imunes participem na sua fisiopatologia e melhorem com doses baixas de corticosteróides ou talidomida. Lesões herpéticas recorrentes e mais raramente lesões aftosas por citomegalovírus podem estender-se para a faringe posterior e esôfago, causando disfagia intensa. Outra causa importante são as freqüentes reações a medicamentos como os sulfonamídicos.

Gengivites e periodontites podem ocorrer na evolução, com edema e necrose da gengiva, mau hálito e até perda dentária.

Monilíase oral passa a ser freqüente quando os níveis de CD4 alcançam o patamar de 300/mm^3, acometendo palato, língua, faringe e esôfago[34].

Alguns pacientes desenvolvem uma lesão esbranquiçada elevada na borda da língua e que não se destaca com a escoriação mecânica. A análise patológica mostra replicação da camada queratinizada com a presença do vírus Epstein-Barr. Tais lesões são chamadas de leucoplaquia pilosa oral.

O acometimento gástrico pode apresentar sintomas como náuseas, vômitos, dores abdominais e hematêmese. Freqüentemente se associa a presença desses sintomas ao uso de medicamentos, porém sua persistência indica melhor investigação. Gastrite e úlceras por citomegalovírus e *M. avium* intracelular, além de processos neoplásicos como linfomas não-Hodgkin e sarcoma de Kaposi, podem manifestar-se com quadro semelhante[35,36].

Colecistite acalculosa, com febre, icterícia, hepatomegalia dolorosa e elevação de enzimas hepáticas têm-se associado à infecção pelo *Cryptosporidium* e/ou pelo citomegalovírus e *Isospora belli*[37].

Dores abdominais, diarréia, emagrecimento e flatulência são os sintomas mais comuns em pacientes com aids e a uma grande variedade de agentes infecciosos. O quadro 16.1 mostra os principais agentes infecciosos envolvidos nas gastroenterites.

Todo paciente com diarréia prolongada deve ser investigado, iniciando-se por protoparasitológico de fezes e coprocultura. Deve-se salientar que uma proporção significativa de agentes caracteristicamente restritos ao trato gastrintestinal pode ter disseminação hematogênica (por exemplo, *Shigella*). Entre 20 e 40% dos pacientes com tais sintomas podem não ter o diagnóstico etiológico assegurado e se a biópsia intestinal mostrar infiltração

Quadro 16.1 – Principais etiologias de gastroenterites em pacientes HIV-positivos.

Parasitas	*Cryptosporidium* sp.
	Isospora belli
	Entamoeba histolytica
	Giardia lamblia
	Microsporidium
Bactérias	*Salmonella* sp.
	Shigella sp.
	Campylobacter sp.
	Mycobacterium avium intracelular
	Escherichia coli
	Clostridium difficile
Vírus	Citomegalovírus
	Herpesvírus
	Adenovírus
	Picornavírus
	HIV
Fungos	*Histoplasma capsulatum*

neoplásica (sarcoma de Kaposi, por exemplo) ou sinais de enteropatia própria do HIV[38].

Em muitos casos, a presença de sangue ou muco nas fezes indica acometimento do cólon e reto e a análise colonoscópica traz benefícios na elucidação diagnóstica.

Pancreatite pode ocorrer em fases mais avançadas da doença e deve-se à infecção pelo citomegalovírus ou ao efeito colateral do medicamento[39,40].

MANIFESTAÇÕES RESPIRATÓRIAS

Sintomas respiratórios como tosse, coriza e obstrução nasal são comuns em fases iniciais da infecção pelo vírus HIV. Infecções dos seios paranasais por agentes habituais como *Moraxella catharralis*, *Streptococcus pneumoniae* e *Haemophilus influenzae* são freqüentes e, à medida que a doença progride, podem ocorrer infecções por *Staphilococcus aureus*, bactérias gram-negativas e fungos.

As pneumonias bacterianas também podem ocorrer precocemente no curso da infecção pelo vírus HIV, tendo incidência bem mais elevada que na população soronegativa[41]. A infecção pneumocócica é a principal etiologia, justificando a utilização de vacina antipneumocócica.

A tuberculose pulmonar também é mais prevalente na sua forma pulmonar clássica e, à medida que a imunodepressão se acentua, formas extrapulmonares ou formas atípicas se apresentam. Não são incomuns formas extrapulmonares isoladas como em meninges, gânglios, ossos, rins, pleura e pericárdio[42,43].

Até 1987, a pneumonia por *Pneumocystis carinii* era a doença definidora de aids em dois terços dos casos. Com a introdução da quimioprofilaxia primária e secundária, houve redução significativa da incidência da pneumonia por *Pneumocystis carinii*. Na grande maioria dos casos, o paciente apresenta tosse seca seguida por febre, perda ponderal, dispnéia aos esforços e dispnéia em repouso. Apesar de a pneumopatia intersticial ser o aspecto radiológico mais comum, a radiografia normal não afasta o diagnóstico[44].

Em pacientes com contagens de linfócitos CD4 abaixo de 200ml e em particular abaixo de 100ml, os quadros clínicos e radiológicos são atípicos, tornando o diagnóstico presuntivo mais difícil e arriscado. Além disso, crescem as possibilidades diagnósticas como citomegalovírus, herpesvírus, *Nocardia*, infecções fúngicas, toxoplasmose, sarcoma de Kaposi e linfoma de Hodgkin.

Nesses casos, o lavado brônquico e o exame anatomopatológico podem-se tornar fundamentais para o diagnóstico e o tratamento precoces[45].

MANIFESTAÇÕES HEMATOLÓGICAS

Plaquetopenia é a principal e mais precoce alteração hematológica observada em pacientes infectados pelo vírus HIV. Na maioria das vezes, é um achado isolado, assintomático, e que pode reverter com a introdução da terapêutica anti-retroviral. Ação medicamentosa e a co-infecção com os vírus das hepatites B e C devem ser excluídos[46].

A anemia ocorre à medida que a doença progride e é geralmente normocrômica normocítica. Pode estar associada à carência de vitaminas como ácido fólico e vitamina B_{12}, em particular quando há acometimento intestinal mais importante. Deve-se ressaltar que muitos medicamentos anti-retrovirais podem causar anemias graves (por exemplo, zidovudina). Neste último caso, a anemia costuma ser macrocítica.

A linfopenia ocorre na evolução da doença e tem valor prognóstico. Já a neutropenia é uma manifestação habitual entre os possíveis efeitos colaterais dos diversos medicamentos utilizados no tratamento do HIV.

A incidência de linfoma não-Hodgkin é maior que na população soronegativa. Tem como sua principal característica a representação extranodal (sistemas nervoso central, gástrico, pulmonar, biliar, entre outros), a rápida progressão e a relação com níveis baixos de linfócitos CD4[47].

O linfoma de Hodgkin também é relativamente comum nessa situação, porém sua incidência não é muito maior que na população soronegativa. Geralmente, tem seu diagnóstico feito em estágios mais avançados da doença e a forma histopatológica de celularidade mista é a mais comum.

MANIFESTAÇÕES OSTEOMUSCULARES

Mialgias, fraqueza muscular proximal, emagrecimento e fadiga podem estar associados ao vírus HIV. Parte desses pacientes apresentam níveis elevados de CD4 e o estudo eletrofisiológico compatível com miopatia. Alguns inibidores nucleotídeos da transcriptase reversa podem desenvolver quadro semelhante por uma inibição do DNA mitocondrial com acidose metabólica e rabdomiólise.

Pacientes com artralgias, artrites, úlceras genitais e sacroileíte preenchem critérios para síndrome de Reiter e freqüentemente apresentam o antígeno HLA-B27 positivo. A evolução costuma ser tormentosa com difícil controle com antiinflamatórios não-hormonais[48].

MANIFESTAÇÕES RENAIS

Proteinúria assintomática com pouca ou nenhuma alteração da função é geralmente encontrada na evolução de alguns pacientes. Pequena proporção pode evoluir com síndrome nefrótica com redução da função renal, cuja biópsia mostra glomerosclerose segmentar ou focal. Muitos desses pacientes apresentam outros fatores associados à disfunção renal, como o uso de drogas intravenosas, infecções sistêmicas (por exemplo, hepatites B e C) ou uso de medicamentos nefrotóxicos[49].

MANIFESTAÇÕES NEUROLÓGICAS

Durante a soroconversão, alguns pacientes apresentam quadro de meningite asséptica com poucos sinais de irritação meníngea acompanhada de pleocitose discreta à custa de linfomononucleares e elevação discreta da proteinorraquia. Tais sintomas podem reverter em 10 dias a meses. Raramente, pode-se encontrar um quadro de polineuropatia desmielinizante (síndrome de Guillain-Barré)[50].

Pacientes com agravamento da função imunológica podem apresentar quadro progressivo de redução da capacidade cognitiva associada a hiper-reflexia, tremores e distúrbios de comportamento. Os achados do líquido cefalorraquidiano mostram discreta pleocitose em uma minoria de pacientes e a ressonância magnética mostra atrofia cortical principalmente frontal e parietal. A instituição mais precoce da terapêutica anti-retroviral tem reduzido a incidência dessa síndrome.

Outra apresentação neurológica com sintomas e sinais focais de hemiparesia, disfasia, ataxia e disfunção de nervos cranianos, cefaléia e alterações do nível de consciência é freqüente. Os estudos de imagem freqüentemente revelam imagens múltiplas ou únicas com ou sem realce após injeção de contraste. Quando múltiplas, com realce após contraste e em região dos gânglios da base, são altamente sugestivas de toxoplasmose cerebral[51]. Lesões únicas e com pouco realce após contraste e em região de gânglios da base são altamente sugestivas de toxoplasmose cerebral[51]. Lesões únicas e com pouco realce após contraste são mais compatíveis com linfoma primário do sistema nervoso central.

Lesões periventriculares em substância branca, sem acentuação após contraste, são sugestivas de leucoencefalopatia multifocal progressiva, uma lesão associada à infecção pelo papovavírus. O exame quimiocitológico do líquido cefalorraquidiano apresenta alterações pouco específicas e o diagnóstico pode necessitar até de um exame anatomopatológico[52].

Sintomas isolados de cefaléia e alterações de sensório, associados ou não a sinais de irritação meníngea, são comuns na meningoencefalite criptocócica. Nesses casos, o encontro do agente pode ser feito em 50 a 90% dos casos e a presença do antígeno do *Criptococcus neoformans* em 95%[53].

MANIFESTAÇÕES OFTALMOLÓGICAS

Queixas de perda progressiva ou súbita da acuidade visual geralmente sem sinais de inflamação ocular, sem dor e eventualmente com borramentos transitórios da visão, são comuns em pacientes soropositivos para o HIV. A etiologia mais freqüente dessas alterações é a retinite pelo citomegalovírus. Caracteristicamente, o fundo de olho mostra exsudato esbranquiçado com área circunjacente com edema e hemorragia. Aproximadamente 90% dos pacientes com infecção pelo citomegalovírus apresentam retinite. Deve-se diferenciar tal retinite das alterações freqüentes atribuídas ao vírus HIV, que mostram exsudatos algodonosos sem edema ou hemorragia sem sintomas importantes.

Um quadro mais agudo com perda rápida de visão e associado a retinite necrotizante deve-se à infecção pelo vírus da varicela-zóster. Diferencia-se da retinite citomegalovirótica por ocorrer com níveis mais altos de linfócitos CD4, ser acompanhado de necrose periférica extensa, neuronite óptica e sinais inflamatórios em vítreo e esclera.

Outros acometimentos mais raros são encontrados nas infecções por *Pneumocystis carinii* e *Toxoplasma gondii*.

MANIFESTAÇÕES CUTÂNEAS

Nas fases iniciais da doença, algumas alterações são comuns como a dermatite seborréica, freqüentemente associada a superinfecção dermatofítica, onicomicoses, foliculites bacterianas localizadas e tíneas.

Com a piora imunológica, surtos de herpes zóster e herpes simples são comuns. Incidem geralmente em pacientes com linfócitos CD4 entre 200 e 500mm^3 e podem apresentar desde um quadro clínico típico até algumas formas extensas e de evolução protraída.

Lesões herpéticas genitais podem envolver a região perineal com acometimento freqüente da mucosa anal. Nesses casos, sintomas como febre, tenesmo, dor e sangramento podem ser observados.

Pacientes com linfócitos CD4 abaixo de 200/mm^3 apresentam acentuações das alterações cutâneas anteriormente observadas e pele seca descamativa com redução da produção de ácidos graxos livres que promovem ação bactericida e conseqüente aumento da suscetibilidade às dermatites.

Lesões nodulares características do molusco contagioso ou em placas purpúricas do sarcoma de Kaposi são facilmente diagnosticadas. Entretanto, muitas lesões nodulares ou vegetantes são incaracterísticas e necessitam de análise anatomopatológica. Elas podem ser compatíveis com as lesões causadas por *Criptococcus neoformans*, *Micobacterium avium* intracelular, granuloma piogênico ou carcinoma basocelular.

Algumas lesões purpúricas, em nódulos ou em placas, que evoluem com ulceração, podem mostrar proliferação vascular, hemorragia e necrose. A análise microscópica mais detalhada mostra células endoteliais aumentadas com citoplasma abundante e presença de bacilos à microscopia eletrônica ou sob coloração específica (Whartin-Starry). Tais achados podem ser acompanhados por sintomas sistêmicos como febre, emagrecimento, adenomegalia e hepatoesplenomegalia, configurando a angiomatose bacilar.

TERAPÊUTICA ANTI-RETROVIRAL

A terapêutica anti-retroviral é objeto de estudos contínuos e intensos que a tornam variável diante dos novos conhecimentos da doença e do desenvolvimento de novos medicamentos. Para tanto, normas são definidas visando à padronização do tratamento da aids, em âmbito mundial. No Brasil, o Ministério da Saúde nomeou um comitê assessor para a terapia anti-retroviral de adultos e adolescentes que fez a revisão periódica das recomendações para a terapia anti-retroviral e define a seleção, a aquisição e a indicação dos medicamentos.

Após o desenvolvimento de medicamentos anti-retrovirais mais potentes e seu uso combinado, o tratamento chegou a visar à erradicação do vírus. No entanto, com o avanço dos conhecimentos dos reservatórios anatômicos e celulares do HIV e o desenvolvimento de resistência aos anti-retrovirais, tornou-se impossível a eliminação dos vírus pelas atuais alternativas terapêuticas. Cerca de 10 a 20% dos pacientes não apresentam resposta ao tratamento, capazes de suprimir a viremia após alguns meses (falha virológica primária) e aproximadamente 20 a 50% dos que apresentam resposta satisfatória terão falha virológica subseqüente (falha virológica secundária)[54].

A falha terapêutica deve-se principalmente à não-aderência ao tratamento e ao desenvolvimento de cepas resistentes aos medicamentos. Soma-se a tal fato o desenvolvimento freqüente de efeitos colaterais importantes como hepatotoxicidade, pancreatite, neuropatia, diabetes, dislipidemia e lipodistrofia.

Tendo em vista tais considerações, observou-se que os benefícios são claros em pacientes que apresentam doença sintomática ou que são assintomáticos porém com contagem de linfócitos CD4 abaixo de 200/mm³. Nos pacientes assintomáticos e com linfócitos CD4 entre 200 e 300/mm³, a indicação depende da aderência do paciente ao tratamento e dos níveis de carga viral. Quando a carga viral é alta (acima de 55.000 e particularmente acima de 100.000/mm³) ou há queda rápida (maior que 25%) dos níveis de linfócitos CD4, o tratamento deve ser iniciado. Pacientes assintomáticos, com contagens de linfócitos acima de 350/mm³, não apresentam melhora do prognóstico quando medicados precocemente (Quadro 16.2).

Quadro 16.2 – Indicações para o tratamento anti-retroviral.

Sintomáticos	Iniciar
Assintomáticos com CD4 < 200/mm³	Iniciar
Assintomáticos com CD4 entre 200-350/mm³	Optativo
Assintomáticos com CD4 > 350/mm³	Não iniciar

Os pacientes assintomáticos com contagens de linfócitos CD4 entre 250 e 350/mm³ devem ser monitorados quanto à carga viral e à contagem de linfócitos CD4 no mínimo a cada quatro meses[55].

Os medicamentos anti-retrovirais podem ser divididos conforme o local de ação em três grandes grupos:

1. Inibidores nucleosídeos da transcriptase reversa

Agem por meio da inibição competitiva da transcriptase reversa após ativação por cinases, nucleotidases ou outras enzimas fosforilativas.

Fazem parte deste grupo zidovudina, estavudina, lamivudina, didanosídeo, zolcitasina, abacavir e o fenofovir.

Zidovudina – tem como principal efeito colateral a mielossupressão, em particular das séries vermelha e branca. Apresenta ainda astenia, náuseas e cefaléia. A hiperpigmentação cutânea e ungueal é comum. Raramente apresenta toxicidade mitocondrial com o desenvolvimento da acidose metabólica por produção de ácido láctico. A dosagem habitual é de 300mg, duas vezes ao dia ou 200mg três vezes ao dia.

Estavudina – o principal efeito colateral é a neuropatia periférica. Drogas que acentuam esse efeito colateral são: isoniazida, hidralazina, fenitoína, etambutol, vincristina e cisplatina. Outros efeitos colaterais: pancreatite, lipodistrofia e raramente acidose láctica. Não deve ser associada à zidovudina por antagonismo da atividade anti-retroviral. O uso associado do didanosídeo pode aumentar o risco de pancreatite, neuropatia periférica e lipodistrofia.

Lamivudina – pode apresentar erupções cutâneas raramente graves, que podem ser contornadas com o uso de anti-histamínicos. Raramente, observa-se acidose láctica com esteatose hepática. A associação com a zalcitabina deve ser evitada pelo antagonismo da atividade anti-retroviral. Dose habitual: 150mg duas vezes ao dia, junto ou separada da alimentação. Em pacientes com *clearance* de creatinina entre 10-50ml/min a dose deve ser de 50mg/dia.

Abacavir – sintomas de hipersensibilidade como febre, broncoespasmo, náuseas, vômitos e diarréia são comuns. A reexposição cursa com doenças graves. A dosagem habitual é de 300mg duas vezes ao dia, podendo ser administrado com ou sem alimentos. Não há correção da dosagem em disfunções renais ou hepáticas.

Didanosídeo – são comuns os sintomas gastrintestinais como náuseas e vômitos. Mais raramente, apresenta pancreatite, acidemia, neuropatia periférica e lipodistrofia. O uso concomitante com a zalcitabina e a estavudina pode causar aumento do risco no desenvolvimento da neuropatia periférica e pancreatite.

Os medicamentos que dependem da acidez gástrica (itraconazol, cetoconazol, dapsona, fluoroquinolonas) devem ser administrados 1 hora antes ou 2 horas após a preparação tamponada do didanosídeo.

Medicamentos com risco de pancreatite (pentamidina) ou neuropatia periférica (isoniazida, fenitoína, etambutol, vincristina e cisplatina) devem ser utilizados com precaução.

As formulações podem ser com comprimidos tamponados de 25 a 100mg com doses habituais de 200mg duas vezes ao dia ou em comprimidos de liberação entérica de 250-400mg com doses de 400mg, uma vez ao dia.

Os comprimidos tamponados devem ser diluídos em água ou mastigados e administrados 30 minutos antes ou 2 horas após a alimentação.

Os comprimidos de liberação entérica não necessitam ser diluídos ou mastigados, mas devem ser tomados 30 minutos antes ou 2 horas após as refeições.

Zalcitabina – menos utilizada atualmente, pode causar e agravar a neuropatia periférica associada ao uso concomitante da estavudina e do didanosídeo. Pode causar ulcerações orais e esofágicas e raramente acidose láctica com esteatose hepática. A dose habitual é de 0,75mg, três vezes ao dia, com ou sem alimentos.

Tenofovir – geralmente bem tolerado, com poucos efeitos colaterais gastrintestinais. Há raros relatos de acidose láctica. Não deve ser utilizado em pacientes com *clearance* de creatinina abaixo de 60ml/min. Pode reduzir as concentrações dos inibidores de proteases e quando usados em conjunto precisam do auxílio farmacológico do ritonavir. A dosagem habitual é de 300mg/dia.

2. Inibidores da transcriptase reversa não-nucleosídeos

Agem pela inibição não-competitiva da transcriptase reversa. As principais drogas desse grupo são a nevirapina, o efavirenz e a delavirdina.

Nevirapina – apresenta como principal efeito colateral o desenvolvimento de hipersensibilidade, variando desde formas leves até graves. São descritos casos de síndrome de Stevens-Johnson e hepatite tóxica. Reduz as concentrações do indinavir, do lopinavir, do ritonavir e do saquinavir. Aumenta a concentração do nelvinavir. Não deve ser utilizada com outros inibidores não-nucleosídeos da transcriptase reversa, com a rifampicina, o cetoconazol e o hipericum. Métodos contraceptivos que utilizem etinilestradiol devem ser reavaliados, pois reduzem sua concentração plasmática.

Efavirenz – tem como principais efeitos colaterais distúrbios do sono, vertigens, irritabilidade, dificuldade de concentração, depressão, alucinações e amnésia. Pode causar ainda elevação das transaminases, dislipidemia e síndrome de Stevens-Johnson. Reduz as concentrações plasmáticas de amprenavir, indinavir, lopinavir e saquinavir. Aumenta as concentrações plasmáticas do nelfinavir e do ritonavir. Assim como a nevirapina, não deve ser associado a outros inibidores da transcriptase reversa não-nucleosídeos. Não pode ser administrado com astemizol, triazolam, midazolam, cisaprida, claritromicina, derivados do ergot e hipericum. Reduz os níveis séricos dos anticonvulsivantes (carbamazepina, fenobarbital e fenitoína). Deve ser tomado em dose única de 600mg à noite, com ou sem alimentos.

Delavirdina – os efeitos colaterais mais comuns são exantema, cefaléia e alterações das transaminases. Não deve ser utilizada com outros inibidores da transcriptase reversa não-nucleosídeos como amprenavir, ritonavir, nelfinavir, lopinavir, ritonavir e saquinavir. Como aumenta os níveis séricos de indinavir, deve ser administrada na dose de 600mg a cada 8 horas.

Não pode ser administrada com rifampicina, zifabutina, sinvastatina, astemizol, bloqueadores H_2, inibidores da bomba de prótons, derivados do ergot, midazolam, triazolam e alprazolam.

3. Inibidores das proteases

Amprenavir – os efeitos colaterais mais comuns são náuseas, vômitos, parestesias orais, exantemas, alterações das transaminases, dislipidemia, hiperglicemia e lipodistrofia. Quando associado ao efavirenz, suas concentrações plasmáticas apresentam-se reduzidas. A associação com o zitonavir, aumenta sua concentração plasmática, devendo ser utilizados na seguinte posologia: 600mg duas vezes ao dia associado ao ritonavir 100mg duas vezes ao dia, ou 1.200mg uma vez ao dia, e ritonavir 200mg uma vez por dia. A dose habitual é de 1.200mg duas vezes ao dia. Não deve ser administrado junto com rifampicina, sinvastatina, lovastatina, astemizol, cisaprida, terfenedina, midazolam, tiazolam e ginseng.

Indinavir – os efeitos colaterais mais comuns são náuseas, vômitos, dor abdominal, nefrolitíase, astenia, hiperbilirrubinemia, hiperglicemia, aumento das transaminases, dislipidemia e lipodistrofia. O uso concomitante com efavirenz ou nevirapina reduz a concentração do indinavir, devendo ser administrado na dose de 1g a cada 8 horas. O uso concomitante de ritonavir eleva suas concentrações, devendo ser usado na dose de 800mg duas vezes ao dia, associado a 100 ou 200mg de ritonavir duas vezes ao dia. Quando associado ao sildenafil, provoca elevação das concentrações plasmáticas, que não deve exceder a dose de 25mg/dia.

Atazanavir – apresenta menos efeitos colaterais que os outros inibidores de proteases. Pode levar a hiperbilirrubinemia, aumento das transaminases e distúrbios da condução cardíaca. O uso concomitante de efavirenz, reduz as concentrações plasmáticas do atazanavir, devendo ser administrado somente em associação com o zitonavir. Não deve ser administrado com rifampicina, astemizol, terfenadina, sinvastatina, lovastatina, derivados do ergot e inibidores de bombas de prótons. O cetoconazol e o itraconazol aumentam a concentração do atazanavir. As doses habituais são de 400mg uma vez ao dia ou 300mg uma vez ao dia, mais ritonavir 100mg uma vez ao dia.

Saquinavir – os principais efeitos colaterais são náuseas, dor abdominal, cefaléia, aumento das transaminases, hiperglicemia, dislipidemia e lipodistrofia. A associação do efavirenz e da nevirapina reduz a concentração plasmática de efavirenz, devendo ser utilizado, nesse caso, junto com o ritonavir. O uso concomitante com o nelfinavir ou ritonavir eleva a concentração do saquinavir. Não deve ser associado a sinvastatina, lovastatina, derivados do ergot, astemizol, terfenadina, rifabutina, cisaprida, imidazolam, triazolam e ginseng. As doses habituais são de 1g duas vezes ao dia isoladamente ou associado a ritonavir 100mg duas vezes ao dia; ou saquinavir 400mg duas vezes por dia e ritonavir 400mg duas vezes ao dia; ou saquinavir, 1.200mg três vezes ao dia (cápsula mole); ou saquinavir 1g duas vezes ao dia e lopinavir/ritonavir 400/100mg duas vezes ao dia.

Lopinavir/ritonavir – os efeitos colaterais mais comuns são diarréia, náuseas, vômitos, parestesias, aumento das transaminases, hiperglicemia, dislipidemia e lipodistrofia. O efavirenz e a nevirapina reduzem o nível plasmático do lopinavir, que deve ser usado na dose de 533/133mg duas vezes ao dia. Não deve ser ser usado com rifampicina, atorvastatina, sinvastatina, lovastatina, cisaprida, midazolam, triazolam, ginseng, propafenona, derivados do ergot, nelfinavir, ritonavir e delavirdina. Seus níveis plasmáticos são reduzidos pela carbamazepina, fenitoína, fenobarbital e dexametasona. Também eleva as concentrações plasmáticas de sildenafil, cuja dose diária não deve exceder 25mg. As doses habituais são de 400/100mg duas vezes ao dia, ou associado ao efavirenz ou nevirapina 533/133mg duas vezes ao dia; ou associado ao saquinavir 400/100mg duas vezes ao dia; e saquinavir 1.000mg duas vezes ao dia.

Nelfinavir – os principais efeitos colaterais são diarréia, náuseas, aumento das transaminases, hiperglicemia, dislipidemia e lipodistrofia. O efavirenz ou a nevirapina elevam os níveis plasmáticos de nelfinavir, sem necessidade de ajuste das doses.

Aumenta os níveis plasmáticos do saquinavir quando associados, devendo-se ajustar as doses do saquinavir para 800mg três vezes ao dia ou 1.200mg duas vezes ao dia.

Não deve ser administrado junto com carbamazepina, fenitoína, fenobarbital, rifampicina, sinvastatina, lovastatina, astemizol, terfenadina, cisaprida, midazolam, triazolam, ginseng, hipericum e derivados do ergot. O uso do sildenafil associado não deve ultrapassar 25mg por dia. Reduz as concentrações plasmáticas da nozetindrona e do etinilestradiol. As doses habituais são de 750mg três vezes ao dia ou 1.250mg duas vezes ao dia.

Ritonavir – os efeitos colaterais mais freqüentes são diarréia, náuseas, vômitos, flatulência, anorexia e distúrbios do paladar, cefaléia, vertigens, astenia, parestesias, hepatite, dislipidemia, hiperglicemia e lipodistrofia. Aumenta os níveis séricos do amprenavir, do indinavir e do saquinavir, devendo-se ajustar suas doses. O uso concomitante com o efavirenz eleva as concentrações plasmáticas de ritonavir, podendo causar intolerância. Neste caso, o ritonavir deve ser reduzido para 500mg duas vezes ao dia. Não deve ser utilizado junto com meperidina, piroxicam, derivados do ergot, sinvastatina, lovastatina, amiodarona, propafenona, quinidina, flicanamida, astemizol, terfenadina, cisaprida, bupropiona, diazepam, zolpidem, flunazepam, hipericum e ginseng. O uso concomitante com a rifampicina reduz a dosagem do ritonavir, sem necessidade de ajuste da dose. Reduz as concentrações plasmáticas de etinilestradiol, fenobarbital, fenitoína e carbamazepina. A dose habitual isolada é de 600mg duas vezes ao dia (hoje raramente utilizada).

TRATAMENTO COMBINADO

Os esquemas iniciais devem conter sempre três medicamentos, preferencialmente com dois inibidores nucleosídeos da transcriptase reversa e um inibidor não-nucleosídeo da transcriptase reversa.

Os inibidores de proteases não devem ser utilizados como primeira escolha para o início do tratamento, pela maior incidência de efeitos colaterais, dificuldade posológica, interação medicamentosa e com alimentos e possibilidade de desenvolvimento de resistência cruzada.

Algumas associações não devem ser utilizadas pela presença de antagonismo da ação virótica ou pela potencialização dos efeitos colaterais, como indicado no quadro 16.3.

Quadro 16.3 – Associações proibidas na terapêutica anti-retroviral.

Zidovudina + estavudina
Zidivudina + didanosídeo
Estavudina + didanosídeo
Efavirenz na gestação
Indinavir + saquinavir
Saquinavir não associado ao ritonavir
Amprenavir não associado ao ritonavir
Dois ou mais inibidores não-nucleosídeos da transcriptase reversa
Tenofovir + lamivudina + abacavir

Uma vez iniciada a terapêutica, tem-se como objetivo a negativação da carga viral em seis meses. Quatro a seis semanas após o início da terapêutica anti-retroviral, deve-se observar redução de 90% dos valores iniciais.

A ocorrência de infecção oportunista ou a redução dos linfócitos CD4 em mais de 25% ou aumento da viremia acima de três vezes o valor inicial são critérios de falha terapêutica. Nesses casos, há necessidade de reavaliação de todo o esquema, preferencialmente com base em estudos de genotipagem. Deve-se ter em mente que as falhas terapêuticas se iniciam com aumento dos níveis de viremia, seguido por redução da contagem de linfócitos CD4 e, finalmente, pela ocorrência de sintomas clínicos.

A causa mais comum da falha terapêutica deve-se à não aderência do paciente ao esquema proposto, reforçando a necessidade de selecionar os pacientes e os medicamentos antes de iniciar a terapêutica anti-retroviral. Outras causas comuns de falha terapêutica são resistência viral, má absorção de medicamentos e interação de medicamentos.

TERAPÊUTICA DE RESGATE

A falha terapêutica em função da resistência viral deve ser precocemente detectada, evitando a seleção de novas mutações. Dessa maneira, o ideal é que o novo esquema anti-retroviral seja feito com a troca completa de todas as drogas utilizadas e se possível com o uso de medicamentos de classes terapêuticas não utilizadas anteriormente.

O teste de genotipagem pode auxiliar na seleção de drogas ativas contra o vírus, desde que a carga viral seja superior a 5.000 cópias/ml e que não se interrompa o esquema anti-retroviral anterior.

A resistência viral contra um dos medicamentos de determinada classe aumenta o risco de resistência contra os agentes da mesma classe (resistência viral cruzada). Tal fato é particularmente encontrado entre os inibidores de protease e os inibidores não-nucleosídeos da transcriptase reversa. Esquemas alternativos têm sido propostos em função do esquema inicial, com base ou não em genotipagem (para mais detalhes, consultar as recomendações para terapia anti-retroviral em adultos e adolescentes para o HIV – Ministério da Cultura).

GESTAÇÃO E TERAPÊUTICA ANTI-RETROVIRAL

O risco de transmissão perinatal de pacientes infectadas e não submetidas a nenhuma terapia anti-retroviral varia de 27 a 31%. Mulheres com viremia superior a 100.000 cópias de RNA do HIV apresentam maior risco de transmissibilidade. O período de maior transmissibilidade na gestação parece ser o intraparto, especialmente após o desencadeamento do trabalho de parto.

Com o desenvolvimento dos medicamentos anti-retrovirais, observou-se redução significativa da transmissão perinatal do HIV, chegando a taxas inferiores a 2%. Tendo em vista tais dados e a segurança no uso de alguns retrovirais durante a gestação, deve-se oferecer a terapêutica anti-retroviral a toda gestante. As indicações para o uso seguem as habitualmente utilizadas para a população não-gestante, exceto pelas pacientes gestantes com linfócitos acima de 350/mm³ que também devem receber a medicação. Pelo risco de efeitos teratogênicos, não devem ser utilizados o efavirenz e a delavirdina[56].

Os conhecimentos atuais sobre a combinação de zidovudina e nevirapina têm sido efetivos na redução do risco de transmissão perinatal, sem efeitos deletérios para o feto. A zidovudina por via intravenosa deve ser indicada antes do início do trabalho de parto até o clampeamento do funículo umbilical. A dose é de 2mg/kg na primeira hora e de 1mg/kg nas horas subseqüentes. Posteriormente, a zidovudina deve ser administrada para a criança até completar 6 anos.

Devido ao risco de transmissão durante o trabalho de parto e após a ruptura das membranas amnióticas, tem sido preconizado a cesárea antes do início do trabalho de parto, especialmente em gestantes com cargas virais acima de 100.000 cópias/mm³. O uso de terapêutica anti-retroviral eficaz no período gestacional tem propiciado a queda e a negativação da viremia, tornando menos óbvia a indicação de cesárea nesses casos.

QUIMIOPROFILAXIA DAS INFECÇÕES OPORTUNISTAS

O desenvolvimento da terapêutica anti-retroviral potente reduziu a utilização da quimioprofilaxia das infecções oportunistas, pela melhora dos padrões imunológicos permitindo até a descontinuação da quimioprofilaxia anteriormente utilizada. Além disso, com a administração da terapêutica anti-retroviral precoce, reduziu-se significativamente a progressão da doença até a fase em que as doenças oportunistas são mais prevalentes e conseqüentemente a utilização da quimioprofilaxia.

Hoje, a quimioprofilaxia é justificável para a prevenção primária (antes do evento infecção) e/ou secundária (após o evento da infecção) das seguintes doenças: pneumocistose, toxoplasmose, tuberculose, criptococose, micobacteriose *avium* intracelular e citomegalovirose.

Pneumocystis carinii – quimioprofilaxia primária: é indicada em todos os pacientes com linfócitos abaixo de 200/mm³. Deve ser mantida até que os efeitos da terapêutica anti-retroviral promovam a elevação dos níveis de linfócitos CD4 acima de 200/mm³ por três meses consecutivos. Quimioprofilaxia secundária: deve ser mantida até que os níveis de linfócitos CD4 se elevem acima de 200/mm³ por três meses consecutivos. Nos casos de ocorrência da pneumonia por *Pneumocystis carinii* com contagem de CD4 acima de 200/mm³, a quimioprofilaxia não deve ser suspensa. O esquema mais utilizado é o uso de sulfametoxazol e trimetoprima, 800/160mg uma vez ao dia. Outras possibilidades incluem o uso de dapsona e pirimetamina, pentamidina por via intravenosa ou inalatória ou atavaquona.

Toxoplasma gondii – a quimioprofilaxia é indicada para todo paciente com sorologia positiva para toxoplasmose e com linfócitos CD4 abaixo de 100/mm³. Sua suspensão deve ser feita quando os níveis de linfócitos CD4 forem superiores a 200/mm³ por três meses. O esquema mais utilizado é o mesmo para a profilaxia do *Pneumocystis carinii* (sulfametoxazol e trimetoprima 800/160mg uma vez ao dia). Opções são dapsona e pirimetamina, atavaquona, azitromicina e claritromicina. Quimioprofilaxia secundária: deve ser utilizada em pacientes com tratamento completo da toxoplasmose. O esquema com melhores resultados é feito com sulfadiazina e pirimetamina ou clindamicina e pirimetamina em pacientes sensíveis às sulfas. A descontinuação da quimioprofilaxia secundária deve ser feita em pacientes absolutamente assintomáticos com contagem de linfócitos acima de 200/mm³ por seis meses. Certos especialistas recomendam a utilização de ressonância magnética do encéfalo como pré-requisito para a suspensão da quimioprofilaxia[57].

Tuberculose – todo paciente soropositivo deve ser submetido a teste tuberculínico e caso tenha enduração acima de 5mm, mesmo sem sintomas, deve realizar radiografia de tórax. Em nosso meio, a positividade do teste tuberculínico pode ser conseqüência da administração da vacina BCG. Em pacientes forte-reatores ou aqueles que se tornaram reagentes podem ser submetidos a quimioprofilaxia, a qual pode ser feita em doses diárias de isoniazida por nove meses. Em pacientes expostos a formas resistentes de tuberculose, a quimioprofilaxia deve ser baseada no perfil de sensibilidade. Não existe indicação de quimioprofilaxia secundária.

Mycobacterium avium intracelular – quimioprofilaxia primária: deve ser feita em pacientes com linfócitos CD4 abaixo de 50/mm³ e descontinuada quando os linfócitos CD4 forem superiores a 100/mm³ por três meses. A quimioprofilaxia pode ser realizada com claritromicina ou azitromicina isolada ou associada a rifabutina. Quimioprofilaxia secundária: após o tratamento, deve ser por um período mínimo de 12 meses. Nos pacientes que após esse período permanecem sem sinais ou sintomas compatíveis com o *Mycobacterium avium* intracelular e com linfócitos CD4 acima de 100/mm³ por seis meses podem suspender a quimioprofilaxia.

Cryptococcus neoformans – quimioprofilaxia primária: dada a relativa raridade da infecção criptocócica, interações medicamentosas, desenvolvimento de drogas antifúngicas e falta de evidências de melhora da sobrevida com profilaxia, a quimioprofilaxia primária não está indicada. Quimioprofilaxia secundária: após ter completado o tratamento, a quimioprofilaxia deve ser feita preferencialmente com fluconazol até que a elevação dos linfócitos CD4 acima de 100/mm³ por seis meses aconteça.

Citomegalovírus – quimioprofilaxia primária: assim como para a criptococose, o desenvolvimento de cepas resistentes aos antivirais, a interação medicamentosa, os efeitos colaterais dos antivirais, o alto custo e a falta de evidências de melhora da sobrevida dos pacientes com quimioprofilaxia primária fazem com que esta seja desaconselhável na maioria das situações. Quimioprofilaxia secundária: pode ser feita com ganciclovir por via oral ou parenteral, foscarnet parenteral, cidofovit parenteral e para retinites isoladas com aplicações intravítreo de ganciclovir, foscarnet e cidofovir.

REFERÊNCIAS BIBLIOGRÁFICAS

1. UNAIDS/WHO-AIDS, Epidemic Update. http://www.unaids.org Acessado Fevereiro 2004. ▪ 2. Boletim Epidemiológico AIDS. Ministério da Saúde. http://wwwaids.gov.br/final/bbiblioteca/boletim ▪ 3. Ozel M, Pauli G, Gelderblom HR. The organization of envelope projections on the surface of HIV. Arch Vitol 1988; 100: 255. ▪ 4. Arthur LO, Bess Jr JW, Sander RC et al. Celular proteins bound to immunodeficiency virus. Implications for pathogenesis and vaccines. Science 1992; 258:1935. ▪ 5. Dalgleish AG, Beverly PC, Claphan PR et al. The CD4 (T4) antigen is essential component of the receptor for AIDS retrovirus. Nature 1985; 312:763. ▪ 6. Rusche JR, Javaherran K, Mc Danal C et al. Antibodies that inhibit fusion of human immunodeficiency virus infected cells bind a 24-aminoacid sequence of viral envelope, gp120. Proc Natl Acad Sci USA, 1988, p 3198. ▪ 7. Goudsmit J, Debarck C, Meloen RH et al. Human deficiency virus type 1 neutralization epitope with conservative architeture elicits early type-specific antibodies in experimentally infected chimpanzees. Proc Natl Acad Sci USA 1988; 85:4478. ▪ 8. Clements GJ, Price Jones MJ, Stephens PE et al. The V3 loops of the HIV-1 and HIV-2 surface glycoproteins contain proteolytic cleavage sites: a possible function in viral fusion? AIDS Res Hum Retrovirus 1991;7:3. ▪ 9. Sei Y, Tsang PH, Roboz JP et al. Neutralizing antibodies as a prognostic indicator in progression of acquired immune deficiency syndrome (AIDS) – related disorders: a double-blind study. J Clin Immunol 1988; 8:464. ▪ 10. Piot P, Laga M. Genital ulcers, other sexually transmitted diseases, and the sexual transmission of HIV. The first two may be important risk factor for the third. CBMJ 1989; 298;623. ▪ 11. Ho DD, Mougdil T, Alam M. Quantitation of human immunodeficiency virus type 1 in the blood of infected persons. N Engl J Med 1989; 321:1621. ▪ 12. Plummer FA, Simonsen JN, Cameron DW et al. Cofactors in male-female sexual transmission of human immunodeficiency virus type 1. J Infect Dis 1991; 163:233. ▪ 13. Atkins MC, Carlin EM, Emery VC et al. Fluctuations of HIV load in semen of HIV positive patients with newly acquired transmitted diseases. BMJ 1996; 313:341. ▪ 14. Grosskurt H, Mosha F, Todd J et al. Impact of improved treatment of sexually transmitted diseases on HIV infection in rural Tanzania: randomized controlled trial. Lancet 1995; 346:530. ▪ 15. Nelson KE, Vlahov D, Cohn S et al. Sexually transmitted diseases in a population of intravenous drug users. Association with seropositivity to the human immunodeficiency virus (HIV). J Infect Dis 1991; 164:457. ▪ 16. Donegan E, Stuart M, Niland JC et al. Infection with human immunodeficiency virus type 1 (HIV1) among recipients of antibody positive blood donations. Ann Intern Med 1990; 113:733. ▪ 17. Gabiano C, Tovo PA, de Martino M et al. Mother-to-child transmission of human immunodeficiency virus type 1: risk of infection and correlates of transmis-

sion. Pediatrics 1992; 90:369. ▪ 18. Watts DH. Drug therapy: management of human immunodeficiency virus infection in pregnancy. N Engl J Med 2002; 346:1879. ▪ 19. Oxfoby MJ. Human immunodeficiency vírus and other vírus in human milk. Placing the issues in broader perspective. Pediatr Infect Dis J 1988; 7:825. ▪ 20. Henderson DK, Fahey BJ, Willy M et al. Risk for occupational transmission of human immunodeficiency virus type 1 (HIV 1) associated with clinical exposures. A prospective evaluation. Ann Intern Med 1990; 113:740. ▪ 21. Lot F, Seguier JC, Fegueux S et al. Probable transmission of HIV an orthopedic surgeon to a patient in France. Ann Intern Med 1999; 130:1. ▪ 22. Kahn JO, Walker BD, Acute human immunodeficiency virus type 1 infection. N Engl J Med 1998; 229:33. ▪ 23. Tindall B, Barker S, Donavan B et al. Characteristics of acute clinical illness associated with human immunodeficiency virus infection. Arch Intern Med 1998; 148:945. ▪ 24. Fox R, Eldred LJ, Fuchs EJ et al. Clinical manifestations of acute infection with human immunodeficiency virus in a cohort of gay men. AIDS 1987; 1:35. ▪ 25. Niu MT, Stein DS, Schnittman SM. Primary human immunodeficiency virus type 1 infection: review of pathogenensis and early treatment intervention in human and animal retrovirus infections. J Infect Dis 1993; 168:1490. ▪ 26. Clark SV, Saag MS, Decker WD et al. High titers of cytopathic virus in plasma of patients with symptomatic primary HIV-1 infection. N Engl J Med 1991; 324:954. ▪ 27. Denning DW, Anderson J, Rudge P et al. Acute myelopathy associated with primary infection with human immunodeficiency virus. BMJ 1987; 294:143. ▪ 28. Henrard DR, Phillips JF, Muenz LR et al. Natural history of HIV-1 cell free viremia. JAMA 1995; 274:554. ▪ 29. Meilors JW, Munoz A, Giorgi JV et al. Plasma viral load and CD4 lymfocytes as prognostic markers of HIV-infection. Ann Intern Med 1997; 126:946. ▪ 30. Pedersen C, Katzenstein T, Nielsen C et al. Prognostic value of serum HIV-RNA levels at virology steady state after seroconversion: relation to CD4 cell count and clinical course of primary infection. J Acquir Immun Defic Syndr Hum Retrovirol 1997; 16:93. ▪ 31. Murray HW, Godbold JH, Jurica KB, Roberts RB. Progression to AIDS in patients with lymphoadenopathy or AIDS-related complex: reappraisal of risk and predictive factors. Am J Med 1989; 86:533. ▪ 32. Alcabes P, Munoz A, Vlahov D, Friedland GH. Incubation period of human immunodeficiency virus. AIDS 1993; 15:303. ▪ 33. Sepkowitz KA, Telzak EE, Carrow M et al. Fever among outpatients with advanced human immunodeficiency virus infection. Arch Intern Med 1993; 153:1900. ▪ 34. Lifson AR, Hilton JF, Westerhouse JL et al. Time form HIV seroconversion to oral candidiasis or hairy leukoplakia among homosexual and bisexual men enrolled in three prospectives cohorts. AIDS 1994; 8:73. ▪ 35. Friedman SL, Wright TL, Altman DF. Gastrointestinal Kaposi´s sarcoma in patients with acquired immunodeficiency syndrome. Endoscopy and autopsy findings. Gastroenterology 1985; 89:102. ▪ 36. Cappel MS, Botros N. Predominantly gastrointestinal symptoms and signs in 11 consecutive AIDS patients with gastrointestinal lymphoma: a multicenter multiyear study including 763 HIV seropositive patients. Am J Gastroenterol 1994; 89:545. ▪ 37. Ducreux M, Buffet C, Lamy P et al. Diagnosis and prognosis of AIDS related cholangitis. AIDS 1995; 9:875. ▪ 38. Sylkowski MS, Chaisson RE. Gastrointestinal and hepatobiliary manifestations of human immunodeficiency virus infection. Gastroenterology 1992; 265. ▪ 39. Wilcox CM, Forsmark CE, Grendell JH et al. Cytomegalovirus-associated acute pancreatic events with acquired immunodeficiency syndrome. Report of two patients. Gastroenterology 1990; 99:263. ▪ 40. Schindzielorz A, Pike J, Daniels M et al. Rates and risk factors for adverse effects associated with didanosine in the expanded acess program. Clin Infect Dis 1994; 19:1076. ▪ 41. Hirschtick RE, Glassroth J, Jordan MC et al. Bacterial pneumonia in persons infected with the human immunodeficiency virus. N Engl J Med 1995; 333:845. ▪ 42. Barnes PF, Blach AB, Davisdon PT et al. Tuberculosis in patients with human immunodeficiency virus infection. N Engl J Med 1991; 324:1644. ▪ 43. Perlman DC, El-Sadr WM, Nelson ET. Variation of chest radiographic patterns in pulmonary tuberculosis by degree of human immunodeficiency virus related immunossupression. Clin Infect Dis 1997; 25:242. ▪ 44. Satther F, Nichols L, Hirano L et al. Nonspecific interstitial pneumonitis mimicking Pneumocystis carinii pneumonia. Am J Respir Crit Care Med 1997; 156:912. ▪ 45. Baughman RP, Dohn MN, Frame PT. The continuing utility of bronchoalveolar lavage to diagnose opportunistic infection in AIDS patients. Am J Med 1994; 97:515. ▪ 46. Morris L, Distenfeld A, Amorosi E et al. Autoimimune thrombocytopenic purpura in homosexual men. Ann Intern Med 1982; 96:714. ▪ 47. Kaplan LD. AIDS-associated lymphomas. Infect Dis Clin North Am 1988; 2:525. ▪ 48. Winchester R, Bernstein DH, Fischer HD et al. The co-occurrence of Reiters´ syndrome and acquired immunodeficiency syndrome. Ann Intern Med 1987; 106:19. ▪ 49. Pardo V, Aldana M, Colton RM et al. Glomerular lesions in the acquired immunodeficiency syndrome. Ann Intern Med 1984; 101:429. ▪ 50. Hollander H, Stringari S. Human immunodeficiency virus-associated meningitis. Am J Med 1987; 83:813. ▪ 51. Luft BJ, Hafner R, Kozzun AH et al. Toxoplasmic encephalitis in patients with acquired immunodeficiency syndrome. N Engl J Med 1992; 327:1643. ▪ 52. Chaisson RE, Griffin DE. Progressive multifocal leukoencephalopathy and AIDS. JAMA 1990; 264:79. ▪ 53. Chuck SL, Sande MA. Infections with Cryptococcus neoformans in the acquired immunodeficiency syndrome. N Engl J Med 1989; 321:794. ▪ 54. Recomendações para terapia antiretroviral em adultos e adolescentes infectados pelo HIV. Ministério da Saúde, 2004. ▪ 55. Guidelines for the Use of Antiretroviral in HIV Infected Adults and Adolescents. Recommendations of the Panel on Clinical Practices for treatment of HIV. MMWR Recomm Rep 2002; 51(RR-7):1. ▪ 56. Watts DH. Drug therapy: mamagement of human immunodeficiency virus infection in pregnancy. N Engl J Med 2002; 346:1879. ▪ 57. Guidelines for Preventing Opportunistic Infections Among HIV- Infected Persons. 2002; 51(RR07):1.

114. CUIDADOS PALIATIVOS EM AMBULATÓRIO

Toshio Chiba

Como seres vivos, desde o início da nossa existência devemos, certamente, ter tentado aliviar de forma instintiva o sofrimento dos que se encontram em fase final da vida. Entretanto, a história dos cuidados voltados aos enfermos que se apresentavam fora das possibilidades de cura encontra-se bem registrada somente após a Idade Média. As estalagens nos tempos das Cruzadas chamadas de *hospices*, onde os monges abrigavam os viajantes enfermos que tentavam chegar à Terra-Santa, foram as primeiras do gênero a ser relatadas na literatura. Pelas situações e circunstâncias obviamente precárias da época, o que os doentes recebiam eram cuidados gerais, alimentos e conforto, principalmente espiritual, e o que fosse possível ser oferecido no local[1].

Obviamente, as medicações tinham sua eficácia limitada, mas as atenções e os cuidados dispensados para os necessitados fizeram o nome dessa hospedaria como símbolo e filosofia de cuidados que deveriam ser utilizados para pacientes que se encontravam fora das possibilidades de cura nos dias de hoje.

O desenvolvimento moderno dos cuidados aos enfermos fora de possibilidade de cura retomou seu rumo no final do século XIX e até o final do século XX[2], quando avançou a expansão global com o esforço notável da Dame Cicely Saunders, que fundou o St. Christopher's Hospice em Londres em 1967, data que se considera marco inicial dos cuidados paliativos da atualidade.

Os *hospices* modernos tiveram seu início na França, na cidade de Lyon, em 1842, quando Madame Jeanne Garnier fundou alguns *hospices* que eram chamados de *Calvaires*. A Irmandade da Caridade Irlandesa inaugurou o Hospice da Nossa Senhora (Our Lady's Hospice) em Dublin, em 1879. Na Inglaterra, em East London, nasceu St. Joseph Hospice, que foi a raiz do *hospice* moderno londrino em 1905. Estes dois últimos inspiraram o início nos Estados Unidos dos cuidados aos enfermos que necessitavam de cuidados paliativos, em Calvary Hospital em Nova Iorque em 1899. Três *hospices* de origem protestante surgiram neste período, estes eram Friedensheim Home of Rest (posterior St. Colomba's Hospital) em 1885, The Hostel of God (posterior Trinity Hospice) em 1891 e St. Luke's Home for the Dying Poor em 1893, que atualmente recebe o nome de hospital.

No início dos anos 50 do século XX, Marie Curie Memorial Foundation publicou um relatório detalhando a importância de dar assistência aos pacientes que sofrem de câncer e inaugurou uma série de casas que prestavam cuidados a eles.

Em 1967, St. Christopher's Hospice abriu suas portas trazendo alguns sistemas diferentes de cuidado, inaugurando uma nova era, a que foi denominada de Movimento Hospice. Esta instituição trazia uma série de conteúdos que a destacava na época e continua assim até os dias de hoje. Estes eram: 1. leitos de *hospice* integrados à comunidade com a participação e recursos dos voluntariados; 2. desenvolvimento e monitoramento de controle de sintomas dos pacientes que se encontravam fora das possibilidades de cura; 3. suporte aos familiares; 4. serviço de acompanhamento de luto; 5. assistência domiciliar; 6. pesquisa e avaliação; 7. educação e treinamento.

O movimento logo se disseminou não somente no Reino Unido, mas também conseguiu atingir, em 1974, os Estados Unidos e fundou o primeiro *hospice* em New Haven, Connecticut, oferecendo assistência domiciliar com uma equipe multiprofissional, porém ainda sem sua retaguarda de leitos. E, neste mesmo ano, St. Luke's Hospital criou uma equipe de interconsulta com a finalidade de proporcionar cuidados paliativos adequados dentro de um hospital. Em 1975, Mount instituiu o primeiro serviço canadense de cuidados paliativos junto a *The Royal Victoria Hospital em Montreal*, Canadá. Desde esta época, surgiram literalmente milhares de *hospices* nos Estados Unidos e Canadá, iniciando um movimento atual de cuidados paliativos. Dados recentes mostram que nos Estados Unidos já há cerca de 3.000 serviços e 450.000 pacientes inscritos no programa de cuidados paliativos.

CUIDADOS PALIATIVOS

A Organização Mundial da Saúde (OMS) apresenta uma definição clara e abrangente de "cuidados paliativos".

"O cuidado total e ativo de pacientes cuja doença não é mais responsiva a tratamento curativo. Controle da dor, de outros sintomas e de problemas psicológico, social e espiritual são as bases do tratamento. A meta do cuidado paliativo é atingir a melhor qualidade de vida para os pacientes e seus familiares. Muitos aspectos do cuidado paliativo são também aplicáveis no curso da doença em conjunto com o tratamento antineoplásico"[3].

Nesta definição, ficam claros os objetivos do que chamamos de cuidado paliativo. Sua atuação já é definida nesta como interdisciplinar para atingir sua meta: a qualidade de vida. Atentamos nesta definição para a quebra de um mito muito comum entre os leigos e de muitos dos profissionais de saúde, de que "a pessoa que necessita de cuidados paliativos é um paciente com neoplasia". Sabemos que pacientes que apresentam vários outros tipos de doenças crônicas degenerativas e progressivas que se encontram em necessidade de cuidados paliativos, tal como portadores de quadro demencial de várias etiologias, pneumopatas crônicos com quadro de hipoxemia grave, aqueles com seqüelas de vários episódios de isquemia cerebral, com esclerose lateral amiotrófica e outras doenças neurológicas degenerativas progressivas... enfim, uma lista de nomes das enfermidades quase que infindáveis de situações que requerem um tipo de atenção direcionada a qualidade de vida, individualidade e respeito à autonomia do paciente e dos familiares.

Elemento-chave para auxiliar os pacientes e familiares eficientemente durante uma doença gravíssima que ameaça a continuidade da vida inclui garantia de conforto físico, suporte psicossocial e espiritual assegurado e de prover um serviço coordenado de vários níveis de saúde.

Um aspecto distinto de cuidados paliativos caracterizado por Carney e Meier (2000) é reconhecer abertamente o processo de morrer e nem sempre considerar a morte como falha de profissionais de saúde ou um inimigo[4]. Ele não se caracteriza por menos cuidados ou por suspensão de cuidados. Cuidados paliativos podem necessitar de cuidados intensivos e de intervenções médicas altamente sofisticadas se houver necessidade de aliviar o sofrimento ou melhorar a qualidade de vida dos pacientes.

CONTEXTO DO ATENDIMENTO AMBULATORIAL NOS CUIDADOS PALIATIVOS

Atendimento aos pacientes fora das possibilidades de cura exige vários níveis de atenção. Não há uma situação chamada de "alta" nesse tipo de atendimento e sim um encaminhamento de determinado tipo de serviço que tem a densidade de atenção ou especificidade de cuidado diferente um do outro, visto que em geral um paciente em cuidados paliativos apresenta evolução em curva de descendência em relação a sua funcionalidade, aumentando cada vez mais o grau de dependência com uma tendência a necessitar grau de cuidado cada vez maior.

Em termos de estrutura dentro de uma instituição de saúde-padrão, podemos citar: atendimento ambulatorial, hospital-dia, assistência domiciliar, pronto atendimento, unidade de internação em enfermaria e unidade de terapia intensiva.

Dentro deste contexto, tentamos nos ater mais ao aspecto de atendimento ambulatorial em cuidados paliativos.

ASSISTÊNCIA AMBULATORIAL

Um ambulatório de cuidados paliativos poderia estar recebendo os pacientes encaminhados de outros setores ou de especialidades clínicas e cirúrgicas por meio de pedido de consulta ou de encaminhamento. É conveniente sempre ter critérios de inclusão e exclusão adequados para cada instituição que for constituir esse tipo de atendimento, para que a especificidade de atendimento não se perca. E por mais óbvio que seja para que esses pacientes sejam alocados sob recursos os mais adequados possíveis, estes critérios devem ser divulgados aos setores originários desses pacientes. Por exemplo, alguns itens a serem considerados como:

Proveniência do paciente – seria um programa intra-institucional ou dentro de um sistema de saúde com referência e contra-referência? Haveria alguma restrição por região, faixa etária? Infelizmente, após algum período de acompanhamento esses pacientes apresentarão restrição funcional, principalmente em relação à locomoção. Assim, se há algum serviço de assistência domiciliar à disposição, a regionalização da proveniência do paciente passa a ser um item a ser considerado para um bom planejamento de atendimento futuro. Atenderão apenas os adultos ou toda as faixas etárias, incluindo as crianças?

Estado funcional do paciente – parece um item óbvio, porém é essencial que um paciente a ser encaminhado para um ambulatório tenha capacidade de se locomover até o local de atendimento com ou sem auxílio. A alocação de recurso ambulatorial, a não ser que este seja o último recurso dentro de determinado sistema de saúde, deveria ser restrito para os que são funcionalmente capazes de se deslocar. Caso contrário, certamente é um paciente que merecerá modalidade de assistência mais avançada, a assistência domiciliar.

Ter uma doença ativa e progressiva e encontrar-se fora das possibilidades de cura – o serviço passa a atender apenas pacientes com diagnóstico de neoplasia? Ou com quaisquer doenças a serem consideradas como fora de possibilidade de terapêutica de cura, como demência, insuficiência cardíaca congestiva, doença pulmonar obstrutiva crônica e outras doenças em fase avançada? Os profissionais que atenderão esses pacientes estão aptos a atender estes diagnósticos variados?

Sobrevida – há tendência, dentro de literatura médica, de determinar algo como seis meses a sobrevida dos pacientes a serem encaminhados para os serviços de cuidados paliativos. Isso decorre, provavelmente, de o *Medicare* norte-americano possuir limite de cobertura até 180 dias para os cuidados paliativos. Incluir um critério tipo "sobrevida estimada de seis meses ou menos" parece inibir o encaminhamento em fase de doença menos dependente. A Organização Mundial da Saúde preconiza que o encaminhamento desse tipo de paciente para um serviço de cuidados paliativos seja feito assim que o diagnóstico for estabelecido, inicialmente com mínima alocação de recursos (Fig. 16.1), aumentando essa proporção ao longo da evolução da doença. E ainda que no século XXI, apesar de dados de sobrevida de muitas doenças estarem à disposição para tentar prever o prognóstico, esse dom de presciência ainda não nos pertence.

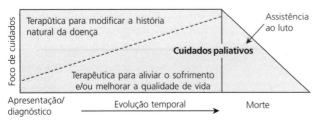

Figura 16.1 – Estrutura do atendente visando a cuidados paliativos (adaptado de Ferris et al., 2001)[10].

Haveria uma discussão certamente infindável sobre os critérios de inclusão e de exclusão para o tratamento ambulatorial, mas o importante é que cada serviço possua sua característica adequada para o bom andamento do atendimento. E a flexibilidade da equipe diante do paciente em questão, para cada caso, é um elemento importante, devendo-se avaliar toda a sua história de vida.

EQUIPE INTERDISCIPLINAR

Para abordar uma situação que requer cuidados paliativos, intervindo e resolvendo cada um dos problemas físico, espiritual ou da esfera psicossocial de maneira personalizada, necessita-se de um domínio de conhecimento específico de cada uma das áreas. Essa necessidade é mais bem suprida com a atuação de uma equipe interdisciplinar. Esta não somente assiste, mirando a meta comum (qualidade de vida), como também compartilha os problemas agindo de forma sinérgica entre um profissional e outro, facilitando sua solução.

Uma equipe é definida como um grupo de indivíduos com a proposta comum trabalhando em conjunto. Cada indivíduo terá sua especialidade e treinamento e será responsável por decisões individuais dentro de sua área de atuação específica. Assim, será fundamental cada componente do grupo subordinar seu trabalho pessoal para o bem de todos e estar aberto para aceitar a contribuição dos outros membros da equipe.

O envolvimento do paciente e dos familiares como integrantes do conjunto, não sendo vistos somente como peça central a serem trabalhados, é um posicionamento de atendimento necessário. Incorporar a família como participante da equipe requer aceitação e empatia em vários aspectos por parte de outros componentes da equipe, tal como diferença cultural, valor e visão do mundo. Espera-se, portanto, uma interação receptiva de ambas as partes, logo no início do trabalho. O paciente e a sua família devem participar ativamente para desenvolver um plano de cuidados, decidir o que será feito. Eles têm a liberdade de se expressar livremente, pois há problemas que somente ele ou a família conseguem dimensionar à medida que prossegue o tratamento. Os componentes da equipe de cuidados paliativos precisam exercer um esforço maior para incluir o paciente e a família no grupo de maneira efetiva, quando a situação em vista é intra-institucional, sendo que esta tende a afastar a família devido à localização física, à regulamentação rígida do hospital ou mesmo devido à instituição acabar dando a falsa impressão de que tudo correrá bem sem a presença da família.

Como componentes da equipe interdisciplinar nos cuidados paliativos, além da presença do próprio paciente e familiares, são integrantes: médico, enfermeira, assistente social, psicóloga, farmacêutico, capelão (religioso), fisioterapeuta, terapeuta ocupacional, nutricionista e voluntários. Ainda em serviços disponíveis, nota-se a presença de terapeuta artístico, terapeuta musical. Jacob[5] (1994), no seu relato de composição e organização do grupo no atendimento ao idoso, resume que o número de profissionais da equipe não deve exceder as necessidades, mesmo que haja disponibilidade justificando que o excesso geralmente causaria lentidão nas atividades. Ainda sugere que a equipe deve adaptar-se ao conteúdo pragmático e não o inverso, proporcionando a formação de um grupo "enxuto".

CONTROLE DE SINTOMAS EM CUIDADOS PALIATIVOS

DOR

Para assegurar a meta maior, a qualidade de vida, um dos itens de suma importância para a equipe médica é o controle de sintomas dos pacientes. A dor caracteriza-se, principalmente, como o primeiro sintoma, pela prevalência alta e impacto que causa.

No Brasil, 70% dos pacientes com câncer são diagnosticados na fase avançada. A grande maioria destes tem necessidade de algum cuidado paliativo, cuja atenção é centrada no controle da dor e de outras sintomatologias. Dor é presente em mais de dois terços dos pacientes em estágio avançado de câncer e é o sintoma que norteia a qualidade de vida desses pacientes. Mesmo em não-portadores de neoplasia, dor é um dos sintomas mais freqüentes. O fato é que, comumente, a dor nessa fase é subtratada, principalmente nos casos em que é necessário o uso de opióides, devido a diversos obstáculos relacionados a médicos, pacientes e sociedade.

Médicos têm falta de conhecimento do controle da dor, preconceito sobre seu controle, medo injustificado de fenômeno de tolerância de opióide e muitas vezes alegam obstáculos regulamentares para a prescrição que são impostos pela autoridade local.

Pacientes que se encontram em tal situação de dor apresentam relutância em reportá-la e, com freqüência, por querer ser um "bom" paciente e não incomodar o médico e também por ter medo de que a dor signifique piora da doença.

A sociedade, devido a preconceito, apresenta falha em distinguir entre uso legal e ilegal de analgésicos opióides, tem medo de criar vício (efeito de adição) e exerce pressão cultural de não prescrever opióides mais por prática habitual que por princípios farmacológicos bem estabelecidos, levando a uma prática irracional e detrimental de reservar opióide até a iminência da morte. A atitude dos médicos perante tal situação foi bem documentada nos anos 90[6].

Avaliação da dor – não caberia como objetivo deste capítulo esgotar o assunto sobre a avaliação de dor, mas sim nortear de alguma forma uma maneira de racionalizar a situação. Também em prática clínica cotidiana, o ideal seria tentarmos aplicar um protocolo de avaliação de dor mais completo, porém nem sempre isso seria possível dentro da realidade. Foley[7] (1993) sugere um princípio de avaliação de dor e como conduzir os pacientes com dor neoplásica em um roteiro de 15 itens a seguir, que por sua vez são perfeitamente transponíveis em cuidados paliativos:

1. Acreditar na queixa de dor do paciente.
2. Fazer anamnese cuidadosa da queixa da dor para colocá-lo temporalmente na história de câncer do paciente.
3. Avaliar a característica de cada dor, incluindo sua localização, padrão de referência, fatores de piora e melhora. Se possível quantificar.
4. Esclarecer o aspecto temporal da dor: aguda, subaguda, crônica, episódica, intermitente, progressiva ou incidente.
5. Listar e priorizar cada queixa de dor.
6. Avaliar a resposta com a terapia analgésica anterior e atual.
7. Avaliar o estado psicológico do paciente.
8. Perguntar se o paciente apresenta antecedente pessoal de etilismo ou dependência de droga.
9. Realizar exame clínico e neurológico cuidadoso.
10. Ordenar e rever individualmente o procedimento diagnóstico apropriado.
11. Tratar a dor do paciente para facilitar a estabilização necessária.
12. Planejar o diagnóstico e a terapêutica adequados para o indivíduo.
13. Proporcionar a continuidade de cuidado desde a avaliação até o tratamento, para assegurar a aderência do paciente e para diminuir sua ansiedade.
14. Reavaliar a resposta do paciente na terapia da dor.
15. Discutir planos futuros com o paciente e a família.

A praticidade do roteiro é um exemplo de real aplicabilidade em nosso dia-a-dia.

Especificamente em relação ao item 6 e 14, há um número considerável de escalas de dor. Na prática ambulatorial, três escalas aqui presentes são de uso fácil e de ampla aceitação (Figs. 16.2 e 16.3).

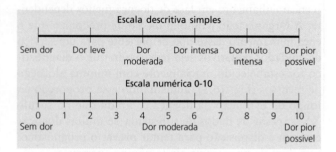

Figura 16.2 – Escalas de intensidade de dor.

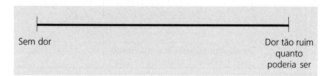

Figura 16.3 – Escala visual análoga. Para todas as escalas recomenda-se o comprimento de 10cm.

Tratamento medicamentoso – a OMS publicou uma linha mestra para o tratamento de dor oncológica com base em um algoritmo de 3 passos (Fig. 16.4). Este sugere uma abordagem terapêutica farmacológica seqüencial de acordo com a intensidade da dor referida pelo paciente. Medicações não-opióides como acetaminofen (paracetamol) ou antiinflamatórios não-hormonais (AINH) são sugeridas para dor de leve intensidade (Quadro 16.4). Analgésicos opióides são classificados de acordo com sua possibilidade para controlar a dor leve a moderada, tal como codeína, propoxifeno e tramadol (Quadro 16.5) e aqueles que são usados para dor moderada a intensa, sendo seu maior representante a morfina e outros como buprenorfina, oxicodona, metadona

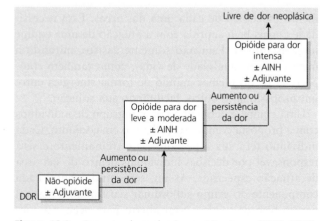

Figura 16.4 – Esquema de analgesia em três etapas (OMS, 1996).

Quadro 16.4 – Analgésicos antiinflamatórios não-hormonais.

Nome farmacológico	Formulação e apresentação usual	Potência	Início de ação	Pico de ação	Duração	Dosagem/ dia recomendada	Dose teto diária
Salicilatos							
Ácido acetilsalicílico	Compromidos de 100, 125, 325 e 500mg	1	5-30min	0,5-2h	3-7h	500-1.000mg	6.000mg
Diflunisal	Comprimidos de 500mg	3,5-1,3	< 60min	2-3h	3-7h	1.000mg inicial 500mg 2-3vezes	1.500mg
Derivados de ácido antranílico e femanatos							
Ácido mefenâmico Ácido tolfenâmico	Comprimidos de 500mg	3	30-60min	1-3h	3-7h	500mg inicial 250mg 4 vezes	1.000mg
Derivados de ácido enolicoxicanos							
Piroxicam	Comprimidos de 10 e 20mg Supositório de 30mg	3	30-60min	1-5h	48-72h	10-20mg	30mg
Tenoxicam	Cápsulas de 10 e 20mg Ampola de 20mg	3	30-60min	1-5h	48-72h	10-20mg	40mg
Meloxicam	Compromidos de 7,5 e15mg					7,5-15mg	15mg
Derivados pirazolônicos							
Metamizol (dipirona)	Comprimidos de 500mg Gotas de 500mg/ml Solução 50mg/ml Ampola de 500mg/ml			1-2h	6-8h	50mg, 4 vezes	3.000mg
Fenilbutazona	Drágea de 200mg	20	15-30min	1-5h	4-6h	Início, 100-200mg, 3-4vezes Manutenção 50-100mg, 3-4 vezes	600mg
Oxifenilbutazona	Drágea de 100mg		15-30min	1-2h	4-6h	Início, 100-200mg, 3-4vezes Manutenção 50-100mg, 3-4 vezes	400mg
Derivados indolacéticos							
Indometacina	Cápsulas, 25mg e 50mg Supositório de 100mg	20	15-30min	1-3h	4-6h	25-50mg, 2-4 vezes	200mg
Benzidamina	Drágea 50mg; gotas 30mg/ml					50mg, 3-4 vezes	
Derivados de ácido acético							
Diclofenaco	Comprimidos de 50mg Cápsulas de 75mg e 100mg Ampola de 75mg Supositório de 75mg	15	15-30min	1-3h	4-6h	50-100mg, 2-3 vezes	200mg
Derivados de ácido propiônico							
Ibuprofeno	Comprimidos de 200mg, 400mg e 600mg	1	15-20	2-4h	6-8h	200-600mg, 2-4 vezes	4.200mg
Cetoprofeno	Cápsula de 50mg Supositório de 100mg Ampola de100mg	20	15-30min	1-2h	3-4h	25-50mg, 2-4 vezes	300mg
Naproxeno	Cápsula de 100, 275 e 550mg Suspensão de 25mg/ml	3	30-60min	1-2h	3-7h	Início, 500mg 2 vezes Manutenção, 250mg, 3-4 vezes	1250mg
Derivados do aminofenol							
Paracetamol (acetaminofen)	Comprimidos de 500 e 750mg Gotas de 120 e 200mg/ml	1	5-30min	0,5-2h	3-7h	Início, 500mg 200-600mg, 4-6 vezes	4.000mg
Derivado sulfonanilídico							
Nimesulida	Cápsula de 50 e 100mg Gotas de 50mg/ml			1-2h		50-100mg, 2 vezes	200mg

Adaptado de Doyle et al. 1998; Pimenta e Teixeira, 2000; DEF (dicionário de especialidade farmacêutica) 2000/2001.

Quadro 16.5 – Analgésicos opióides.

Nome farmacológico	Formulação e apresentação usual	Início de ação	Pico de ação	Duração	Dose teto/dia	Dose eqüianalgésica Morfina 10mg/IM
Opióide para dor leve e moderada						
Cloridrato de tramadol	Cápsula de 50 e 100mg; Ampola de 50 e 100mg		0,5-1,5h	4-6h	400mg	100mg, VO 100mg, IM
Fosfato de codeína	Comprimido de 30mg Associação com acetaminofen 500mg-comprimido 7,5 e 30mg	VO, 15-30min	30-60min	4-6h	240mg	200mg, VO 130mg, IM
Napsilato de propoxifeno	Associação com ácido acetilsalicílico 325-77mg	VO, 15-60min	2-3h	4-6h	390mg	332mg, VO
Oxicodona	Comprimidos de 10, 20, 40 e 80mg	60min				
Opióide para dor moderada a intensa						
Sulfato de morfina	Cápsula de 10 e 30mg Comprimidos de 10 e 30mg Xarope de 0,2% Solução a 2% Ampola de 5mg/10ml, 2mg/2ml, 10mg/10ml	VO, 15-60min	30-60min	2-7h	Não há	30mg, VO contínuo 60mg, VO dose única 10mg, IM
Morfina de liberação prolongada	Cápsula de 10, 30, 60 e 100mg	VO, 60-90min	1-4h	6-12h	Não há	
Cloridrato de morfina	Ampola de 10mg/ml	IV, < 1min IM, 1-5min SC, 15-30min	IV, 5-20min IM, 30-60min SC, 50-90min	IV/IM/SC, 2-7h	Não há	
Meperidina	Ampolas de 50 e 100mg	IM, 1-5min IV, < 1min	IM, 30-50min IV, 5-20min	IV/IM, 2-4h	1.000mg	300mg, VO 75mg, IM Obs.: uso em dor aguda ou de poucos dias de utilização
Metadona	Cápsula de 5 e 10mg Ampola de 10mg	VO, 30-60min IV, < 1min IM, 1-5min	VO, 30-60min IV, 5-20min IM, 30-60min	VO, 22-48h IV/IM, 4-6h	Não há	20mg, VO 10mg, IM
Cloridrato de buprenorfina	Comprimido sublingual de 0,2mg Ampola de 0,3mg	IV, < 1min IM, 15min	IV, 5-20min IM, 1h	IV/IM/SL, 6h	1,8mg	0,2mg, VO 0,3mg, IM
Cloridrato de nalbufina	Ampola de 10mg/ml de 1ml e 2ml	IV, 2-3min IM/SC, <15min	IV, 5-15min	IV/IM/SC, 3-6h		120mg
Citrato de fentanila	Adesivo transdérmico, 25, 50, 75 e 100mcg/hora	Transdérmico 12-18h		Transdérmico 72h		Ver tabela 16.6

Adaptado de Doyle et al. 1998[1]; Pimenta e Teixeira, 2000[9]; DEF (Dicionário de Especialidade Farmacêutica) 2000/2001.

ou fentanil (Tabela 16.2 e Quadro 16.6). Em conjunto com o uso de uma das medicações, o esquema sugere associação de opióide com AINH, além de considerar o uso de medicações agrupadas como "adjuvantes" (Quadro 16.6).

Tabela 16.2 – Tabela de conversão de fentanil transdérmico.

Dose da morfina (mg/24h) por via oral	Dose de fentanil (mcg/h) por via transdérmico*
45-134	25
135-224	50
225-314	75
315-404	100
405-494	125
495-584	150
585-674	175
675-764	200

* Disponíveis em adesivos de 25, 50, 75, 100mcg/h-72h.

Quadro 16.6 – Medicamentos adjuvantes.

Antidepressivos tricíclicos	Psicoestimulantes
Anticonvulsivantes	Benzodiazepínicos
Neurolépticos	Anestésicos locais
Corticosteróides	Bifosfonatos
Anti-histamínicos	Miscelâneos

As medicações adjuvantes podem ser definidas como os fármacos cujo efeito primário não consiste em analgesia, mas que em conjunto com outras medicações melhoram o efeito analgésico.

Apesar de esse tipo de linha mestra existir para facilitar nossa prática em cuidados paliativos, é sempre importante lembrar que a dor é uma entidade subjetiva e multifacetada. Assim, muitas vezes mostra seu lado para dificultar a condução do caso. Sempre que houver oportunidade de conferência com sua equipe interdisciplinar, confronte as opiniões entre os profissionais, e, principalmente, quando tiver uma dificuldade na condução de analgesia, isto passa a ser imperativo em busca de uma melhor solução. É importante lembrar de, além de analgesia medicamentosa por via oral, sempre considerar outras vias de administração e de outras modalidades terapêuticas analgésicas, como terapia comportamental, acupuntura, radioterapia, quimioterapia, procedimento neurocirúrgico de vários tipos, para a secção neural mecânica ou química, entre outras. Nos casos de pacientes ainda em tratamento ambulatorial, em hospitais onde for disponível um "grupo de dor", deve ser considerado seu encaminhamento caso a analgesia for insuficiente no ambulatório de cuidados paliativos. Como este capítulo tem por finalidade mostrar o esboço de cuidados paliativos, em relação à analgesia o autor sugere uma leitura de artigos específicos e de livros-texto de referência bibliográfica[8,9].

OUTROS SINTOMAS NÃO-DOLOROSOS

Há uma gama de sintomatologia que literalmente atormenta os pacientes que se encontram fora das possibilidades de cura. Relato de 275 pacientes consecutivos em serviço de cuidados paliativos mostrou uma prevalência de queixas de astenia em 90%, anorexia em 85%, náuseas em 68%, constipação em 65%, sedação ou confusão em 60% e quadro de dispnéia em 12%. Ainda que esses sintomas sejam de difícil controle, certamente são os alvos de cuidado paliativo, por estarem ligados diretamente ao bem-estar do paciente gravemente enfermo.

Não tenho intenção de relacionar todos eles e solucioná-los, o que certamente requer um outro capítulo de um livro-texto. Gostaria de mencionar os mais freqüentes, a fim de levar ao seu geral conhecimento. Talvez, mesmo para os profissionais que não sejam da área de saúde, possa ser útil reconhecer alguns dos sintomas que possam surgir (Quadro 16.7). Em quaisquer dos sintomas citados sempre há algumas medidas a serem tomadas, assim, uma postura negativa em tais situações não é justificada com a desculpa clássica do tipo "não faço nada, porque ele está falecendo".

Quadro 16.7 – Outros sintomas que requerem intervenções em cuidados paliativos.

Sintomas gerais	Sintomas cutâneas
Astenia e fadiga	Pele seca ou úmida
Sintomas orais	Prurido
Xerostomia	Úlcera de pressão
Estomatite	Úlcera secundária a neoplasia
Paladar anormal	Lindefema
Sintomas gastrintestinais	**Sintoma neuropsicológico**
Náuseas e vômitos	Insônia
Disfagia, dispepsia e soluço	Depressão
Constirpação e diarréia	Agitação psicomotora
Caquexia e anorexia	Estado confusional agudo
Icterícia, ascite e encefalopatia hepática	**Sintomas urinários**
Sintomas respiratórias	Urgência miccional
Dispnéia	Incontinência e retenção urinária
Tosse	
"Estertores de moribundo"	

Adaptado de Twycross e Lack, 1991[4].

Um bom exemplo dessa situação é o "ruído do moribundo", conhecido como "sororoca" em jargão médico há muito tempo. O "ruído do moribundo" é o ruído originário de acúmulo de secreção na região faringolaringotraqueal, devido à falta de reflexo de tosse e conseqüentemente por falta de sua remoção nos pacientes já em momentos finais de vida. Este fenômeno, apesar de o próprio paciente não sentir, na maioria das vezes, por já se encontrar em coma, acaba causando um desconforto descomunal tanto para os familiares quanto para os profissionais de saúde que o cercam. Uma simples aspiração orotraqueal e de vias aéreas altas e de uso de medicações anticolinérgicas de horário literalmente "secam" a via aérea eliminando o ruído insuportável.

Por outro lado, é importante ressaltar que as medidas intempestivas não justificadas devem ser evitadas, tal como acontece freqüentemente com a oxigenoterapia em pacientes com dispnéia. Ao colocar uma máscara ou cateter nasal nesses pacientes, estaríamos causando alguma melhora objetiva (saturação de oxigênio, sensação de dispnéia) ou simplesmente aumentamos o desconforto sem melhora do quadro objetivo, tornando-nos responsáveis por piorar a qualidade de vida nos momentos cruciais da vida e da morte.

CONSIDERAÇÕES

Atividade ambulatorial em cuidados paliativos ocupa uma posição importante devido à maior duração de atendimento dentro da evolução de uma doença ativa e progressiva em relação a tempo de internação em unidade de internação ou de terapia intensiva. Isso confere à equipe um vínculo de relacionamento que, talvez, seja um alicerce de boa prática dessa modalidade de atendimento. A equipe, sempre que possível, quando houver internação ou encaminhamento a um programa de assistência domiciliar, deve manter um posicionamento de co-responsabilidade em relação ao paciente e extensivamente à família, principalmente em relação à informação do próprio paciente e sobre o desejo de direcionamento terapêutico avançado que ele, tenha manifestado durante o atendimento no ambulatório[10,11].

Em uma época em que Governo Federal desperta o interesse em Programa de Saúde da Família (PSF), e que caminha o seu esforço para o Programa de Atenção Domiciliar dirigido a pacientes com complexidade maior que os do PSF, a modalidade "cuidados paliativos" passa a ter densidade maior de atenção e de importância no cenário de Saúde Nacional. O que nos preocupa é a falta de estrutura de ensino e treinamento de profissionais da saúde nesse espaço que está sendo criado nos últimos tempos, que, certamente, será tarefa de suma importância de hospitais universitários e de centro de treinamentos de profissionais de redes públicas e privadas nas próximas décadas.

REFERÊNCIAS SUGERIDAS NA INTERNET

http://www.eperc.mcw.edu
Site do **End of life/ Palliative Educational Resource Center.** A proposta do EPERC é de auxiliar os médicos e outros educadores envolvido em todos os aspectos educacionais de educação em fim de vida através de material de instrução e de avaliação.

http://www.hospicecare.com
Site da **International Association for Hospice and Palliative Care** (Associação Internacional de Hospice e Cuidados Paliativos).

http://www.mdanderson.org/Departments/palliative/
Site do Departamento de Cuidados Paliativos e Reablitação do Hospital MD. Anderson.

http://www.abcd-caring.org/
Site do Association for Better Care of the Dying. Possui listagem de links para outros sites relacionados a assunto, mais organizada e rica.

REFERÊNCIAS BIBLIOGRÁFICAS

1. Doyle D, Hanks G, MacDonald N. Introduction. In: Doyle D, Hanks G, MacDonald N. Oxford Textbook of Palliative Medicine. 2nd ed, Oxford: Oxford University Press, 1998, p 3. ▪ 2. Saunders C. Foreword. In: Doyle D, Hanks G, MacDonald, N. Oxford Textbook of Palliative Medicine, 2nd ed, Oxford: Oxford University Press, 1998, p v-ix. ▪ 3. World Health Organization. Cancer pain relief and palliative care. Report of a WHO Expert Committee. In: World Health Organ Tech Rep Se; 1990; 804:1. ▪ 4. Twycross BG, Lack AS. Terapêutica em Câncer Terminal. Trad. Bolner, A. R. Porto Alegre: Artes Médicas, 1991, p 176. ▪ 4. Carney MT, Meier DE. Palliative care and end-of-life issues. *Anesth Clin North Am* 2000, p 18. ▪ 5. JACOB Fº W. Atendimento multidisciplinar. In: Carvalho Fº ET, Netto MP. Geriatria. Fundamentos, Clínica e Terapêutica. Atheneu: São Paulo,1994, p 250. ▪ 6. Von Roenn J H, Cleeland CS, Gonin R et al. Physician attitudes and practice in cancer pain management: a survey from the eastern cooperative oncology group. Anna Intern Med 1993; 119:121. ▪ 7. Foley KM. Management of cancer pain. In: De Vitta JrVT, Helmann S, Rosenberg SA. Cancer. Principles & Practice of Oncology. 4th ed, Philadelphia: JB Lippincott Company, 1993, p 2417. ▪ 8. World Health Organization. Cancer pain relief. 2nd ed, Geneva: WHO Office Publication, 1996. ▪ 9. Pimenta CAM, Teixeira MJ. Dor no idoso. In: Duarte YAO, Diogo MJE. Atendimento Domicliar, um Enfoque Gerontológico. São Paulo: Editora Atheneu, 2000, p 373. ▪ 10. Ferris FD, Balfour HM, Farley J. Et al. 2001 Proposed Norms of Practice for Hospice Palliative Care. Ottawa, ON: Canadian Hospice Palliative Care Association, 2001.

ÍNDICE REMISSIVO

A

Abscesso pulmonar, 247
   achados clínicos, 248
   tratamento, 248
Acidente vascular cerebral, 989
   diagnóstico, 991
      acidente vascular cerebral isquêmico, 991
      ataque isquêmico transitório, 991
      diferencial, 992
   exames complementares, 993
      líquido cefalorraquiano, 994
      ressonância magnética, 994
      tomografia de crânio, 993
   fisiopatologia, 989
      acidente vascular cerebral isquêmico, 989
         cardioembolismo, 990
         trombose de grandes vasos, 990
         trombose de pequenas artérias, 990
      ataque isquêmico transitório, 990
      hemorragia intraparenquimatosa, 990
      subaracnóidea, 991
   hemorrágico, 992
      achados adicionais ao exame clínico, 992
   tratamento ambulatorial, 995
      antiagregantes plaquetários, 995
      anticoagulação oral, 996
      aspirina, 995
      controle dos fatores de risco, 995
      dipiridamol, 996
      ticlopidina, 995
Addison, doença de, 497, ver Insuficiência adrenocortical primária
Aderência ao tratamento, 74
   estratégias para uma melhor aderência, 75
   fatores relacionados a
      medicação, 75
      paciente, 74
   identificação da não-aderência, 75
   prevenção primária da não-aderência, 76
   relação médico-paciente, 75
   tratamento da não-aderência, 76
      estratégias comportamentais, 76
      estratégias educacionais, 76
      estratégias para melhorias na relação médico-paciente, 76

Afecções otorrinolaringológicas durante a prática de esportes, 622
Agorafobia, 872
Aids, 1149
   e diarréia, 792
      complicações, 792
      crônica, 801
      diagnóstico, 793
      epidemiologia, 792
      etiologia, 792
      protocolo de avaliação, 793
      quadro clínico, 792
      tratamento, 793
   etiologia, 1149
   história natural da infecção pelo vírus HIV, 1151
   modos de transmissão, 1150
      drogas injetáveis, 1150
      em profissionais de saúde, 1151
      perinatal, 1150
      por sangue e derivados, 1150
      transmissão sexual, 1150
   quadro clínico, 1152
      manifestações
         cutâneas, 1154
         gastrintestinais, 1152
         hematológicas, 1153
         neurológicas, 1154
         oftalmológicas, 1154
         osteomusculares, 1153
         renais, 1154
         respiratórias, 1153
   terapêutica anti-retroviral, 1155
      inibidores da transcriptase reversa não-nucleosídeos, 1156
      inibidores das proteases, 1156
      inibidores nucleosídeos da transcriptase reversa, 1155
   terapêutica de resgate, 1158
      gestação e terapêutica anti-retroviral, 1158
      quimioprofilaxia das infecções oportunistas, 1158
   tratamento combinado, 1157
Álcool
   abuso de, 29
      AUDIT, 29
      CAGE, 29
      detecção, 29
   uso, abuso e dependência
      avaliação de processo e resultados, 915
      avaliação inicial, 914
         triagem e diagnóstico, 918
      critérios diagnósticos de

         dependência, 916
      critérios diagnósticos de uso nocivo ou abuso, 916
      motivação, 915
      recomendações especiais, 919
      tratamento, 916
         aconselhamento, 917
         intervenção breve, 917
         triagem ou rastreamento, 919
Alergia a veneno de insetos, 205
   diagnóstico, 205
   quadro clínico, 205
   tratamento, 206
Alport, síndrome de, 530
Alteração
   do sistema imunológico associada ao exercício físico, 623
   hematológica decorrentes de exercícios físicos, 619
Alterações bucais normais não-patológicas, 950
Alzheimer, demência de, 906, ver também Demência
Ambliopia, 1050
Amebíase, 754
   ciclo biológico, 755
   clínica, 754
   diagnóstico laboratorial, 754
   distribuição geográfica, 754
Amiloidose, 853
Ampola de Vater, carcinoma da, 855
Anamnese, 3
Ancilostomíase, 756
   ciclo biológico, 757
   clínica, 757
   diagnóstico laboratorial, 757
   tratamento, 757
Anemia, 277-300
   aplástica adquirida, 286
      apresentação clínica, 286
      diagnóstico diferencial, 286
      epidemiologia, 286
      parâmetros laboratoriais, 286
      tratamento, 287
   apresentação clínica, 279
   de doença crônica, 284
      apresentação clínica, 285
      diagnóstico diferencial, 286
      diagnóstico e parâmetros laboratoriais, 285
      epidemiologia, 284
      etiologia, 284

fisiopatogenia, 284
  tratamento, 286
 diagnóstico, 279
 epidemiologia, 279
 falciforme, 290
  diagnóstico laboratorial, 291
  epidemiologia, 290
  fisiopatologia, 290
  manifestações clínicas, 290
  sinais e sintomas, 291
  tratamento, 291
 ferropriva, 281
  apresentação clínica, 282
  epidemiologia, 282
  fisiopatologia, 284
  metabolismo do ferro, 281
  parâmetros laboratoriais, 283
  tratamento, 283
 hemolítica, 293
  apresentação clínica, 295
  diagnóstico diferencial, 294
  parâmetros laboratoriais, 295
 importância clínica, 280
 megaloblástica, 288
  deficiência de
   cobalamina, 288
   folato, 288
  diagnóstico, 289
   diferencial, 289
  etiologia, 288
  manifestações clínicas, 289
  tratamento, 289
 sideroblástica, 287
Angina estável, 323
 avaliação inicial, 323
 exames complementares, 324
  cinecoronarioangiografia, 326
  cintilografia de perfusão
   miocárdica, 325
  ecocardiografia, 325
   com estresse físico ou
    farmacológico e
    cintilografia de perfusão
    miocárdica, 325
  eletrocardiograma de esforço, 324
  eletrocardiograma de repouso,
   324
  laboratoriais, 324
  radiografia de tórax, 324
 tratamento, 326
  controle dos fatores de risco, 329
  dos fatores que desencadeiam ou
   exacerbam a, 326
  estatinas, 329
  inibidores da enzima conversora
   de angiotensina, 329
  medicamentoso, 326
   agentes antiplaquetários, 326
   agentes antitrombóticos, 326
  prevenção secundária, 329
  revascularização miocárdica (via
   cirúrgica ou angioplastia), 329
  terapia antianginosa, 327
  terapia antisquêmica, 327
Angioedema, ver Urticária
 hereditário e deficiência adquirida de
  inibidor de C1, 948
 hereditário vibratório, 948

Ansiedade, ver Transtorno de
 ansiedade
Anticoagulação, 317
 indicação, 317
 procedimentos cirúrgicos,
  manuseio da, 315
 warfarina, 317
  contra-indicação, 319
  controle da anticoagulação, 319
  dose, 318
  efeitos colaterais, 318
  metabolização, 318
  procedimentos cirúrgicos,
   suspensão durante o, 319
  razão normalizada
   internacional, 318
 ximelagatram, 320
Aplasia pura de células vermelhas,
 287
 diagnóstico, 287
  diferencial, 288
 tratamento, 288
Apnéia obstrutiva do sono, 1013
Arritmia cardíaca, 339-345
Arterite
 de células gigantes, 703
  dados clínicos, 703
  dados laboratoriais, 703
  diagnóstico, 703
  tratamento, 703
 de Takayasu, 703
  dados laboratoriais, 704
  diagnóstico, 704
  tratamento, 704
 do sistema nervoso central, 707
 temporal, ver Arterite de células
  gigantes
Articulação coxofemoral, 727
Artrite
 bacteriana, 716
 fisioterapia na, 155
  tratamento, 155
 gonocócica, 718
 infecciosa, 716
  artrite bacteriana, 716
   condições associadas à, 717
   fatores predisponentes, 717
   tratamento, 718
    artrite gonocócica, 718
    artrite por fungos, 720
    artrites por vírus, 720
   fisiopatologia, 716
   tuberculose
    osteoarticular, 719
 por fungos, 720
 por vírus, 720
 reumatóide, 633
  características clínicas, 635
   envolvimento articular, 636
   envolvimento sistêmico, 637
  diagnóstico, 639
   diferencial, 640
  epidemiologia, 633
  etiologia, 633
  exames complementares, 639
  fisiopatologia, 634

  genética, 633
  tratamento, 640
   associação de medicamentos,
    645
   cirúrgico, 645
   farmalógico, 641
    drogas anti-reumáticas
     modificadoras de
     doença, 642
    - antifator de necrose
     tecidual-alfa, 644
    - antimaláricos, 643
    - azatioprina, 644
    - ciclosporina, 645
    - D-penicilamina, 644
    - leflunomida, 644
    - metotrexato, 643
    - minociclina, 645
    - sais de ouro, 644
    - sulfassalazina, 643
   não-farmalógico, 641
  soronegativa, ver Espondiloartropatia
Artropatia psoriásica, 714
Artrose
 fisioterapia na, 155
  tratamento, 155
Ascaríase biliar, 856
Ascaridíase, 755
 ciclo biológico, 756
 clínica, 755
 diagnóstico laboratorial, 755
 distribuição geográfica, 755
 tratamento, 756
Asma brônquica, 190
 aspectos gerais fisiopatológicos, 190
 controle da, 197
 diagnóstico, 191
 doença do refluxo gastroesofágico
  e, 197
 e atividade física, 59
 epidemiologia, 191
 induzida pela aspirina, 198
 induzida pelo exercício, 197
 rinite, sinusite e, 197
 tratamento, 194
  medicamentoso, 194
  planejamento terapêutico, 194
Atendimento
 ambulatorial, 3
 qualidade do, 23
Atividade física, 21
 avaliação clínica pré-exercício, 51
 benefícios da, 47
 benefícios econômicos, 49
 e asma, 59
 e diabetes mellitus, 56
 e doença cardiovascular, 56
 e doença pulmonar, 59
 e gravidez, 58
 e hipertensão arterial sistêmica, 57
 e obesidade, 57
 e osteoartrite, 57
 na síndrome da fadiga crônica, 99
 no idoso, 60
 prescrição da, 50
  alongamento, 56

condicionamento muscular, 56
   duração do exercício, 54
   freqüência do exercício, 55
   intensidade do exercício, 53
   introdução ao paciente, 50
   progressão da atividade física, 55
   sessão de exercício, 55
   tipo de exercício, 52
recomendações atuais para a
   realização, 49
riscos da, 49
   distúrbios hematológicos, 49
   distúrbios metabólicos, 49
   morte súbita, 49
   musculoesqueléticos, 49
teste ergométrico, indicação, 52

B

Balantidíase, 757
   clínica, 758
   diagnóstico laboratorial, 758
   distribuição geográfica, 757
   tratamento, 758
Behçet, doença, 710
Bell, paralisia de, 1017
Bradiarritmia, 343
   arritmia sinusal, 343
   bloqueio atrioventricular e, 343
      atrioventricular de segundo
         grau, 343
            tipo Mobitz I, 344
            tipo Mobitz II, 344
      atrioventricular de terceiro
         grau, 344
      de primeiro grau, 343
      bradicardia sinusal, 343
Bronquite, 185
   pós-viral, 186
   tratamento, 186
Bursite, 616

C

Calcinose, 681
Canadian Task Force for Preventive Health Care, 27
Câncer
   bucal, 956
      carcinoma
         de células escamosas, 956
         epidermóide, 956
         espinocelular, 956
   colorretal, detecção precoce de, 35
   de mama, detecção precoce de, 34
      exame clínico periódico da
         mama, 35
      mamografia, 34
   de pele, rastreamento em massa
      para, 38
   de próstata
      detecção precoce de, 36

rastreamento do, 37
ultra-sonografia transretal, 37
   e atividade física, 48
   hepático
      metastático, 853
      primário, 853
Cancro mole, 962, ver também
   Cancróide
Cancróide, 962
   diagnóstico, 963
      diferencial, 963
   exames laboratoriais, 963
   orientações, 963
   quadro clínico, 962
   tratamento, 963
Candidíases, 931, 957
   diagnóstico diferencial, 931
   quadro clínico, 931
   tratamento, 931
Candidose, 957, 1072
Capsulite adesiva, 588
CARE, 5
Cartão de seguimento ambulatorial, 24
Catarata, 1048
Cefalalgias autonômicas trigeminais, 115
   tratamento, 119
Cefaléia de esforço, 622
Cefaléias primárias, 112-120
   cefalalgias autonômicas
      trigeminais, 115
         tratamento, 119
   do tipo tensional
      episódica crônica, 115
      episódica freqüente, 114
      episódica infreqüente, 114
      tratamento, 119
   em salvas, 115
      tratamento, 119
   enxaqueca, 112
      tratamento farmacológico
         da crise da, 118
         profilático, 117
   fisiopatologia, 114, 115
   migrânea com aura, 113
   migrânea sem aura, 112
   quadro clínico, 113
   tratamento, 116
Cegueira, 1047
   catarata, 1048
      cirurgia de catarata, 1048
   ceratopatia superficial em unidades
      de terapia intensiva, 1052
   oclusão prolongada, 1052
   classificação de deficiência visual, 1047
      doenças prioritárias de acordo
         com as regiões, 1048
   glaucoma, 1048
      fator de risco, 1049
      pressão intra-ocular, 1049
   hipovitaminose A, 1051
      medidas preventivas, 1051

medidas preventivas, 1048
   primária, 1048
   secundária, 1048
   terciária, 1048
na infância, 1050
   ambliopia, 1050
   glaucoma congênito, 1050
   leucocoria, 1050
   retinopatia da
      prematuridade, 1050
pincipais causas mundiais, 1047
retinopatia diabética, 1049
   não-proliferativa, 1049
   proliferativa, 1050
tracoma, 1051
traumatismo, 1051
   queimadura química, 1052
Celulite em membros inferiores, 723
   tratamento, 724
Ceratopatia superficial em unidades
   de terapia intensiva, 1052
Cervicalgia, 593
   anatomia, 593
   eletroneuromiografia, 597
   epidemiologia, 594
   etiologia, 594
   exame clínico, 596
   exames laboratoriais, 598
   fisiopatogenia, 594
   fisiopatologia, 595
      síndrome da artéria vertebral, 595
      síndrome mielopática, 595
      síndrome radicular, 595
   história, 596
   radiologia, 597
   tratamento, 598
      acupuntura, 599
      cirúrgico, 599
      ergonomia, 598
      farmacológico, 598
      infiltrações locais, 599
      manejo do paciente, 598
      postura, 598
      repouso e imobilização, 598
      terapia física, 599
      terapia manual, 599
Churg-Strauss, síndrome de, 706
Cirrose biliar primária, 852
   tratamento, 859
Cistites de repetição em mulheres,
   tratamento, 543
Cisto pilonidal, 829
Climatério, 1099
   assistência, 1101
   fisiopatologia, 1099
      alterações clínicas, 1101
      alterações do trato urinário
         baixo, 1100
      câncer, 1101
      demência, 1101
      metabolismo, 1100
      obesidade, 1101
      osteoporose, 1101
      qualidade vida, 1101
      sexualidade, 1101
      sistema cardiovascular, 1100

sistema nervoso central, 1100
sistema ósseo, 1100
propedêutica, 1102
   esquemas, 1103
      terapêuticos disponíveis, 1103
   terapia de reposição hormonal
      contra-indicações, 1102
      andrógenos, 1102
      progestágenos, 1102
      estrógenos, 1102
      precauções, 1102
      indicações, 1102
Clostridium difficile, 791
Coagulação, alterações da, 305-316
   anticoagulação para procedimentos cirúrgicos, manuseio da, 315
   novos modelos propostos para a coagulação e sua implicação no uso dos novos anticoagulantes, 315
Colangiocarcinoma, 855
Colangiopatia da aids, 856
Colangite esclerosante
   primária, 853, 856
   tratamento, 859
Colédoco
   cálculo, tratamento, 858
   compressão extrínseca linfonodos, 856
   doença cística do, 857
Coledocolitíase, 854
Compressão neurovascular, 616
Condiloma
   acuminado, 966
      diagnósticos diferenciais, 966
      exames laboratoriais, 966
      quadro clínico, 966
      tratamento, 966
   anal, 829
Conjuntivite, 1044, ver também Síndrome do olho vermelho
Constipação, 769
   causas, 769
      constipação funcional, 770
      extracolônicas, 770
      mecânicas, 770
   complicações, 773
   critérios de Roma II, 769
   diagnóstico, 770
      exame clínico, 771
      exames laboratoriais, 771
      história, 770
   não-complicada, tratamento, 771
      agentes farmacológicos, 772
      fibras alimentares, 771
      laxativos com ação de um a três dias, 772
      laxativos com ação imediata em 2 a 8 horas, 772
      tratamento cirúrgico, 772
   prevalência, 769
Contracepção
   adesivo anticoncepcional transdérmico, 1108

anel vaginal, 1109
anticoncepcionais orais de
   progestógeno, 1109
   benefícios, 1109
   contra-indicações, 1110
   efeitos colaterais, 1109
   eficácia, 1109
   indicações, 1110
   limitações, 1110
   mecanismo de ação, 1109
   modo de usar, 1110
coito interrompido, 1115
contracepção oral de emergência, 1111
   benefícios, 1111
   contra-indicações, 1112
   efeitos colaterais, 1111
   eficácia, 1111
   indicações, 1111
   limitações, 1111
   mecanismo de ação, 1111
   modo de usar, 1112
contraceptivos orais combinados, 1104
   apresentação, 1105
   benefícios contraceptivos, 1106
   benefícios não-contraceptivos, 1106
   contra-indicações: critérios médicos de elegibilidade, 1106
   efeitos colaterais, 1106
   eficácia, 1106
   indicações, 1106
   limitações, 1106
   mecanismo de ação, 1106
   modo de usar, 1107
   retorno à fertilidade, 1107
dispositivo intra-uterino com progesterona: sistema intra-uterino com levonorgestrel, 1113
   benefícios, 1113
   contra-indicações, 1113
   efeitos colaterais, 1113
   eficácia, 1113
   indicações, 1113
   limitações, 1113
   mecanismo de ação, 1113
   modo de usar, 1113
dispositivo intra-uterino, 1112
   benefícios, 1112
   contra-indicações, 1112
   dispositivos intra-uterinos de cobre, 1112
   efeitos colaterais, 1112
   indicações, 1112
   limitações, 1112
   mecanismo de ação, 1112
   modo de usar, 1112
esterilização cirúrgica, 1115
implante subdérmico de
   progesterona, 1110
   benefícios, 1111
   contra-indicações, 1111
   efeitos colaterais, 1111
   eficácia, 1111
   indicações, 1111
   limitações, 1111
   mecanismo de ação, 1111
   modo de usar, 1111

injetáveis combinados mensais, 1107
   apresentação, 1107
   benefícios contraceptivos, 1108
   benefícios não-contraceptivos, 1108
   contra-indicações, 1108
   eficácia, 1108
   indicações, 1108
   limitações e efeitos colaterais, 1108
   mecanismo de ação, 1108
   modo de usar, 1108
   retorno à fertilidade, 1108
injetável trimestral, 1110
   benefícios, 1110
   efeitos colaterais, 1110
   eficácia, 1110
   indicações e contra-indicações, 1110
   limitações, 1110
   mecanismo de ação, 1110
   modo de usar, 1110
método da amenorréia da lactação, 1114
métodos comportamentais, 1114
   muco cervical, 1115
   tabelinha, 1114
   temperatura basal, 1114
métodos de barreira, 1113
   benefícios, 1113
   contra-indicações, 1114
   efeitos colaterais, 1113
   eficácia, 1113
   indicações, 1114
   limitações, 1113
   mecanismo de ação, 1113
   modo de usar, 1114
pílula vaginal, 1108
CREST, 681
Crioglobulinemia mista, 709
   dados clínicos, 710
   dados laboratoriais, 710
   tratamento, 710
Criptosporidíase, 760
   aids, prevenindo exposição em portadores, 761
   ciclo biológico, 762
   clínica, 760
   diagnóstico laboratorial, 760
   distribuição geográfica, 760
   tratamento, 761
Crise
   addisoniana, 500
   adrenal, 498
Crises de pânico, ver Transtorno de ansiedade
Cuidados paliativos em ambulatório, 1161
   contexto do atendimento ambulatorial nos cuidados paliativos, 1162
      assistência ambulatorial, 1162
      equipe interdisciplinar, 1163
   controle de sintomas em cuidados paliativos, 1163
      analgésicos antiinflamatórios não-hormonais, 1165

analgésicos opióides, 1166
  dor, 1163
  medicamentos adjuvantes, 1166
  outros sintomas não-
    dolorosos, 1167
  tabela de conversão de fentanil
    transdérmico, 1166
Curva ROC, 8
Cushing, síndrome de, ver Síndrome
  de Cushing

D

Demência
  alterações cognitivas que
    acompanham o
    envelhecimento, 899
  causas, 906
    hidrocefalia de pressão normal,
      906
    infecções, 906
    intoxicações, 906
    lesões expansivas, 906
    transtornos afetivos, 906
    transtornos metabólicos, 906
    transtornos nutricionais, 906
  com corpúsculos de Lewy, 908
  de Alzheimer, 906
    critérios para o diagnóstico
      DSM-IV, 908
      Grupo de Trabalho do Instituto
        Nacional de Neurologia e
        da Associação da Doença
        de Alzheimer e Transtornos
        Relacionados dos EUA, 908
    etiologia, 907
    fase avançada, 907
    fase inicial, 907
    fase intermediária, 907
    sintoma inicial, 907
  de Pick, 909
  declínio cognitivo, 899
  diagnóstico, 900
    distúrbios de linguagem, 900
    distúrbios motores, 901
    fase inicial, 900
  exame clínico, 902
    avaliação do estado mental, 902
      exames complementares, 904
      principais alterações do
        comportamento da
        memória, 904
      questionário de atividades
        funcionais, 904
    neuroimagem, 905
  fatores
    de risco, 898
    protetores, 898
  frontotemporal, 909
  história, 901
    escala de atividades
      básicas de vida diária, 901
      instrumentais de vida diária
        de Lawton, 901
  incidência, 898
    no Brasil, 898

  investigação, 901
  na doença de Huntington, 909
  paralisia supranuclear
    progressiva, 910
  vascular, 910
    diagnóstico de demência
      isquêmica provável (critérios
        do *State of California
        Alzheimer's Disease
        Diagnostics and
        Treatment Centers*), 910
      vascular provável (critérios
        do *NINDS-AIREN
        International Work
        Group*), 910
  perdas de memória, 899
  sintomas psicológicos e
    comportamentais, 912
  tipos, 905
  tratamento, 911
    sintomas cognitivos, 911
      antagonistas do receptor
        N-metil-D-aspartato, 911
      anticolinesterásicos, 911
      memantina, 911
      reabilitação
        neuropsicológica, 912
      terapia ocupacional, 912
Densidade energética, 42
Depressão, ver Transtornos
  depressivos
Dermatite
  atópica, 206
    diagnóstico, 206
    tratamento, 206
  de contato, 1073, ver também
    Eczema
Dermatofitoses, 930
  tinha do corpo, 930
    quadro clínico, 930
    tratamento, 930
  tinha do couro cabeludo, 930
    quadro clínico, 930
  tinha do pé, 930
    quadro clínico, 930
    tratamento, 930
Dermatopolimiosite, 689
  acompanhamento de doença, 695
  diagnóstico, 690
    critérios diagnósticos, 691
    diferencial, 695
  evolução clínica, 695, 696
  exame clínico, 692
  exames de imagem, 694
  exames de laboratório, 692
    auto-anticorpos, 693
    biópsia de músculo, 694
    eletroneumiografia, 694
  exames de sangue inespecíficos, 694
  patogênese, 690
  prevalência, 689
  prognóstico, 696
  quadro clínico, 609
  tratamento, 696
    ciclofosfamida, 698
    ciclosporina A, 697

    condutas não-imunomoduladoras
      de doença, 698
    imunoglobulina por via
      intravenosa, 698
    miosite, 697
      azatioprina, 697
      corticóide, 697
      imunomoduladores, 697
      metotrexato, 697
Dermografismo, 947
Desequilíbrio, 135
  abordagem diagnóstica, 135
  abordagem terapêutica geral, 138
  anamnese, 136
  causas, principais
    álcool, uso de, 138
    deficiência sensorial múltipla, 137
    doenças neurológicas, 137
    fraqueza de membros inferiores e/
      ou musculatura postural, 138
    medicação, uso de, 138
  exame clínico, 136
  intervenção fisioterapêutica, 140
  intervenção psicológica, 140
  medicações sintomáticas, 139
  prevenção de acidentes, 139
Diabetes mellitus
  e infecções fúngicas em membros
    inferiores, 726
    onicomicose, 726
      diagnóstico, 726
      tratamento, 726
    tinha pedis, 726
  tipo 1, 401
    complicações
      agudas, 402
      crônicas, 403
        retinopatia diabética, 403
    cuidado no paciente, 419
    diagnóstico, 401
    hipertensão, 408
    hipoglicemia, 415
      complicações específicas,
        tratamento das, 417
      nefropatia diabética, 417
      neuropatia diabética, 418
      vasculopatia diabética, 418
      retinopatia diabética, 417
    exercícios, 415
      ajuste de doses de insulina
        antes dos, 416
      fatores de risco comuns, 415
      gestação e, 416
      quadro clínico, 415
      tratamento, 415
    monitorização no paciente,
      limitações a, 419
    nefropatia diabética, 406
    neuropatia autonômica, 405
    neuropatia diabética, 404
      diagnóstico, 404
      periférica, 404
        diagnóstico, 404
        - teste do
          monofilamento, 405
      dolorosa aguda, 404
      focal, 404

1175

multifocal, 404
polineuropatia
simétrica, 404
hiperglicêmica, 404
prevalência
brasileira, 402
mundial, 402
prognóstico, 420
quadro clínico, 401
transplante de ilhotas, 420
transplante de pâncreas, 420
tratamento, 408
bomba de insulina, 413
acarbose, 414
metformina, 414
contagem de carboidratos, 410
dieta, 408
objetivos da terapia
nutricional, 408
proporções dos
nutrientes, 409
- carboidratos, 409
- fibras, 409
- gorduras, 409
- índice glicêmico,
influência do, 409
- proteínas, 409
glicemias pré-prandiais,
correção das, 411
ideal do portador, 420
insulina
aplicação
- locais de, 413
- modo de, 413
mistura de, 413
tipos, 411
uso: abordagem
prática, 412
recomendações, resumos
das, 420
terapia insulínica intensiva,
problemas maiores com
a, 411
valores-alvo durante o
controle, 408
vasculopatia diabética, 407
doença arterial periférica, 408
doença isquêmica
coronária, 407
complicações,
rastreamento de, 407
testes utilizados para
rastreamento, 407
- cintilografia de perfusão
miocárdica, 407
- ECO estresse, 407
- teste de esforço, 407
tipo 2, 423
classificação, 423
diagnóstico, 423
glicemia de jejum alterada e
intolerância à glicose, 424
e atividade física, 48, 56
exercício físico, 426
nutrição, 426
prevenção, 438
quadro clínico, 425
rastreamento de, 33, 438

tratamento, 425
controle glicêmico, avaliação
do, 425
das co-morbidades, 434
das complicações crônicas, 434
dislipidemia, 434
hipertensão arterial
sistêmica, 434
nefropatia diabética, 436
pé diabético, 434
- monofilamento de
Semmes-Weinstein, 435
- teste do diapasão de
128Hz, 435
retinopatia diabética, 437
úlcera, 436
medicamentoso, 428
drogas que aumentam a
secreção de insulina, 429
- secretagogos
não-sulfoniluréias
(glinidinas), 430
- sulfoniluréias, 429
drogas que diminuem
a resistência à
insulina, 430
- inibidores da alfa-
glicosidase, 431
- metformina, 430
- peptídeo C, 433
*United Kingdom Prospective
Study*, implicações do, 428
Diagnóstico
diferencial, 4, 5
médico, 4
estratégias, 4
exaustão, 4
fluxograma, 4
reconhecimento de padrão, 4
técnica da arborização, 4
técnica hipotética-dedutiva, 5
raciocínio clínico, 5
causal, 5
determinístico ou categórico, 5
probabilístico, 5
presuntivo
preceitos éticos, 27
recomendações, classificação dos
níveis de, 27
testes para o, 27
especificidade, 27
razão de verossimilhança, 27
sensibilidade, 27
valor preditivo, 27
testes para o, 6
acurácia, 8
curva ROC, 8
especificidade, 8
padrão-ouro, 8
razão de verossimilhança, 10
chance, 11
probabilidade pós-teste, 10
probabilidade pré-teste, 10
resultado, 13
comparação cega, 13
precisão, 15
validade, 13

resultados diagnósticos, 7
falso-negativo, 7
falso-positivo, 7
verdadeiro-negativo, 7
verdadeiro-positivo, 7
sensibilidade, 7
valor preditivo
negativo, 10
positivo, 9
Diarréia
crônica
aids, em portadores de, 801
aquosas, investigação, 799
avaliação do paciente, 798
exame clínico, 799
exames laboratoriais, 799
história, 798
classificação, 797
com perda de gorduras
(esteatorréia),
investigação, 800
suspeita diagnóstica, 800
diagnóstico diferencial, 797
fisiopatologia, 797
inflamatória, investigação, 799
osmótica, investigação, 799
secretora, investigação, 799
síndrome do intestino
irritável, 802
tratamento, 802
etiológico, 803
suporte, 802
do viajante, 173, 794
agentes etiológicos, 795
mais comuns, 795
epidemiologia, 794
prevenção, 795
quadro clínico, 795
infecciosa aguda, 780
agentes etiológicos, 781
análise epidemiológica, 780
aspectos fisiopatológicos, 781
definições, 781
diagnóstico, 781
características mais
importantes, 782
específico, 783
orientação diagnóstica, 783
diarréia do viajante, 794
agentes etiológicos, 795
mais comuns, 795
epidemiologia, 794
prevenção, 795
quadro clínico, 795
disenteria amebiana, 790
em pacientes com aids, 792
complicações, 792
diagnóstico, 793
epidemiologia, 792
etiologia, 792
protocolo de avaliação de
diarréia em pacientes com
aids, 793
quadro clínico, 792
tratamento, 793
enterite por *Campylobacter*, 790
enterocolite pseudomembranosa
(*Clostridium difficile*), 791

ÍNDICE REMISSIVO

Escherichia coli
  êntero-hemorrágica, 790
  enteroinvasiva, 790
  incidência, 780
  prevenção, 789
    pela educação, 789
  salmonelose, 790
  Shigella, 789
  tratamento, 785
    antimicrobianos, efeitos colaterais, 785
    avaliação do paciente, 786
      dados clínicos relevantes, 786
    recomendações, 786
    reidratação inicial, 787
  vibriose, 790
  yersinose, 791
Dieta, 21
Disenteria amebiana, 790
Dislipidemias, 461
  e atividade física, 49
  mistas, tratamento, 472
  tratamento farmacológico, 461, 472
    objetivos, 464
      baseado no risco, estabelecimento, 467
      diagnóstico, 464
        diferencial, 464
      risco para desenvolvimento de doença isquêmica coronária, classificação, 464
  tratamento não-farmacológico, 468
    atividade física, 469
    cessação de tabagismo, 470
    nutricional, 468
Dismenorréia, 1091
  classificação, 1091
  diagnóstico, 1092
    diferencial, 1092
    exame ginecológico, 1092
    propedêutica complementar, 1092
    quadro clínico, 1092
  etiologia, 1091
  fisiopatologia, 1091
  incidência, 1091
  tratamento, 1092
Dismotilidade, teoria da, 737
Dispepsia, 731
  abordagem inicial, 733
    endoscopia inicial, 733
    erradicação do *Helicobacter pylori*, 734
    tratamento empírico inicial, 734
  caracterização, 732
  causas, 735
  doença gastrintestinal associada ao uso de antiinflamatórios não-hormonais, 742
  fisiopatologia, 736
    dispesia funcional, 736
      teoria
        da alteração na percepção visceral, 737
        da dismotilidade, 737
        das alterações psicológicas, 737
        do ácido, 736
        do *Helicobacter pylori*, 737
  doença de refluxo gastroesofágico, 738
    classificação endoscópica das esofagites erosivas de Los Angeles, 738
  úlcera péptica, 737
    classificação endoscópica dos estágios evolutivos, 738
  sintomas de alarme, 733
  sintomas dispépticos, classificação em subgrupos, 732
  tratamento, 739
    cirúrgico, 742
    dispepsia funcional, 739
    doença de refluxo gastroesofágico, 742
      comportamental, 742
      medicamentoso, 742
    erradicação do *Helicobacter pylori*, 741
    esôfago de Barrett, 742
    úlcera péptica, 740
Distúrbios do potássio, 572
  dosagem do potássio sérico
    eventual, 573
    falso resultado, 574
    periódica, 573
  hipercalemia
    causa de, 573
    quando encaminhar o paciente ao pronto-socorro, 574
    tratamento, 574
  hipocalemia
    causa de, 572
    quando encaminhar o paciente ao pronto-socorro, 574
    tratamento, 574
Distúrbios do sódio, 575
  dosagem do sódio sérico
    eventual, 576
    periódica, 576
  hipernatremia
    causa, 575
    quando encaminhar o paciente ao pronto-socorro, 576
    tratamento, 577
  hiponatremia
    causa, 575
    quando encaminhar o paciente ao pronto-socorro, 576
    tratamento, 576
Distúrbios hidroeletrolíticos, 572
  distúrbios do potássio, 572
  distúrbios do sódio, 575
Distúrbios plaquetários hereditários, 310
  doença de Von Willebrand, 310
  plaquetopenia e doenças sistêmicas, 310
Distúrbios visuais, rastreamento para, 31
Diverticulite, 776
Doença cardiovascular e atividade física, 48, 56

Doença cardiovascular, controle dos fatores de risco, 393
  estimativa de risco, 396
    Nova Zelândia, 396
  pacientes diabéticos, 397
  tabagismo, cessação do, 397
  tabelas de risco de Framingham, 393
Doença celíaca, testes para, 806
Doença cerebrovascular, 20
Doença de Behçet, 710
  dados clínicos, 710
  dados laboratorias, 711
  tratamento, 711
Doença de Parkinson, ver Parkinson, doença de
Doença de refluxo gastroesofágico, 738, 745
  diagnóstico, 746
    cintilografia esofágica, 746
    exame endoscópico/histologia, 747
    exame radiológico contrastado de esôfago, 746
    manometria esofágica, 746
    pHmetria intra-esofágica de 24 horas (pHmetria prolongada), 747
    teste terapêutico, 747
  e asma, 197
  quadro clínico, 746
  tratamento, 742, 747
    cirúrgico, 749
    manifestações atípicas, 748
    manifestações típicas, 748
    medidas comportamentais, 747
Doença diverticular dos cólons, 774
  anatomia patológica, 774
  complicada (diverticulite), 776
    complicações, 778
      abscesso, 788
      hemorragia, 788
      obstrução, 788
    diagnóstico, 777
      diferencial, 776
      endoscopia, 777
      enema opaco, 777
      radiografia, 777
      ultra-sonografia, 777
    quadro clínico, 776
    tratamento, 777
  etiologia/patogênese, 775
    alterações motoras, 775
    fibras alimentares, 775
    resistência da parede colônica, 775
  incidência, 774
  manifestações clínicas, 775
  não-complicada, 775
    diagnóstico, 776
      diferencial, 776
    tratamento, 776
      dieta rica em fibras, 776
      medicamentos, 776
  prevenção, 775
Doença inflamatória intestinal, 812
  desencadeamento, 812
  diagnóstico anatomopatológico, 817

1177

diagnóstico diferencial, 815
exames complementares, 815
  endoscópicos, 815
  laboratoriais, 817
  radiológicos, 816
  ressonância magnética, 816
  ultra-sonografia, 816
incidência, 812
manifestações extra-intestinais, 814
neoplasias, 814
quadro clínico, 813
tratamento, 817
  alternativo sob investigação, 821
  aminossalicilatos, 818
  antibióticos, 819
  cirúrgico, 821
  corticosteróides, 819
  imunossupressores e
    imunomoduladores, 819
    azatioprina e
      mercaptopurina, 820
    ciclosporina, 820
    metotrexato, 820
    terapias biológicas, 820

Doença isquêmica, 20

Doença nodular da tireóide, 447, ver também Tireóide, doença da

Doença pulmonar obstrutiva crônica
diagnóstico, 199
e atividade física, 59
estadiamento de gravidade, 200
fisiopatologia, 199
fisioterapia na, 160
  treinamento dos membros
    inferiores e superiores, 161
  treinamento muscular
    respiratório, 161
    orientações para casa, 162
    reeducação respiratória, 161
manejo da DPOC, 201
  estável, 201
  redução dos fatores de risco, 201
  tratamento ambulatorial de
    exacerbações, 202

Doenças alérgicas, 204-209

Doenças crônicas
aderência ao tratamento das, 23
epidemiologia das, 19-25

Doenças da adrenal, 496
feocromocitoma, 506
hiperplasia nodular, 506
insuficiência adrenal aguda por
  hemorragia, 498
insuficiência adrenal, tratamento
  da, 500
insuficiência adrenocortical primária:
  doença de Addison, 497
insuficiência adrenocortical
  secundária, 499
síndrome de Cushing, 501

Doenças da hemostasia
primária, 306-309
secundária e trombofilias, 311
  alterações nos fatores de
    coagulação dependentes da
    vitamina K, 311

hemofilias, 311
investigação das trombofilias, 313
tratamento das trombofilias, 313
tromboses e anticoagulação, 312

Doenças do reto e do ânus, 827
abscessos, 828
  tratamento, 829
cirurgias
  ambulatoriais, 827
  em hospital, 827
cisto pilonidal, 829
  tratamento, 829
condiloma anal, 829
  diagnóstico, 829
  recidiva, 829
  tratamento, 829
fissura anal, 829
  classificação, 829
  diagnóstico, 829
  tratamento, 829
fístulas, 828
  diagnóstico, 829
  tratamento, 829
hemorróidas, 827
  tratamento
    cirúrgico, 828
    não-cirúrgico, 828
plicomas, 829

Doenças do sistema reprodutor, 1142
fisiologia do ciclo menstrual, 1142
infertilidade conjugal, 1143
infertilidade feminina, 1144
  fator cervical, 1144
  fator corpóreo, 1144
  fator ovariano, 1145
  fator tuboperitoneal, 1145
infertilidade masculina, 1144
pesquisa propedêutica
  avançada, 1144
  básica, 1143

Doenças infecciosas durante a prática
  esportiva, 624

Doenças venéreas, 959

Donovanose, 965
diagnósticos
  diferenciais, 965
  laboratorial, 965
orientações, 965
quadro clínico, 965
tratamento, 965

Dor abdominal, 750
avaliação clínica inicial, sensibilidade
  e especificidade da, 751
diagnóstico, 751
etiologia, 750
exames subsidiários, 751
fisiopatologia, 750
tratamento, 752
  controle da dor abdominal na
    emergência, 752

Dor crônica, 142-155
aspectos fisiopatológicos, 143
avaliação do paciente, 144
  estado emocional, 144
  estado funcional em casa, 144
  percepção do paciente, 144

tratamento, 145
  acupuntura, 153
  biofeedback, 153
  cinesioterapia, 153
  estimulação elétrica, 153
    cerebral profunda, 153
    de medula espinhal, 153
    de nervo periférico, 153
    intracerebral, 153
    TENS, 153
  farmacológico, 145
    analgésicos adjuvantes, 150
    analgésicos não-opióides, 145
    analgésicos opióides, 146
      fracos, 147
      - codeína, 147
      - propoxifeno, 147
      - tramadol, 147
      potentes, 147
      - agonistas-
        antagonistas, 149
      -- nalorfina, 149
      - agonistas parciais, 149
      -- buprenorfina, 149
      - agonistas puros, 147
      - antagonistas, 150
      -- fentanil, 149
      -- meperidina, 149
      -- metadona, 149
      -- morfina, 147
      -- naloxona, 150
      -- oxicodona, 149
    anestésicos locais por via
      sistêmica, 153
    ansiolíticos, 152
    anticonvulsivantes, 150
    antidepressivos, 150
    bifosfonados, 152
    capsaicina, 152
    cetamina, 152
    clonidina e outros agonistas
      alfa-2-adrenérgicos, 151
    corticosteróides, 151
    neurolépticos, 151
    relaxantes musculares, 152
  terapia cognitivo-
    comportamental, 154
  termoterapia, 153

Dor lombar, ver Lombalgia

Dor torácica relacionada a exercício
  físico, 619

Drogas, reações adversas a, 206
diagnóstico, 207

E

Ectima, 927
diagnóstico, 927
quadro clínico, 927
tratamento, 927
Eczema, 936
classificação, 936
dermatite de contato por
  alérgica, 937
  diagnóstico, 937

ÍNDICE REMISSIVO

    irritação primária, 936
    sensibilização, 937
    tratamento, 938
  quadro clínico, 936
Emagrecimento, 105-111
  anamnese, 107
  avaliação laboratorial, 108
  avaliação nutricional, 107
  conceito, 105
  etiologia, 106
    orgânica, 106
    psicossocial, 107
  exame clínico, 108
  fisiopatologia, 106
  investigação diagnóstica, 107
  tratamento, 110
    exercício físico, 110
    glicocorticóides, 110
    medicações, 110
    nutrição, 110
Embolia pulmonar subaguda, 252
Encefalomielite miálgica, 97
Enterite por *Campylobacter,* 790
Enterobíase, 762
  clínica, 763
  diagnóstico laboratorial, 763
  distribuição geográfica, 763
  tratamento, 764
Enterocolite pseudomembranosa, *791*
Envelhecimento da população, 22
Enxaqueca, ver Cefaléias primárias
Epidemiologia das doenças crônicas e dos sintomas, 19-25
  transição demográfica, 19
Epilepsia, 971
  definição, 971
  diagnóstico, 971
    eletroencefalograma, 974
    neuroimagem, 975
    pródromo produtivo, 972
    síncope, 972
    tipo de crise, 972
  prevalência, 971
  tratamento, 975
    drogas antiepilépticas, 975, 978
      doenças associadas, 977
      gravidez, 977
      nas crises generalizadas, 976
      nas crises parciais, 976
      novas, 980
      orientação geral, 976
      tradicionais, 978
    indicação de, 975
    medidas não-farmacológicas, 977
    tempo de, 977
Episclerite, 1046
Erisipela, 925
  diagnóstico diferencial, 926
  em membros inferiores, 724
  quadro clínico, 925
  tratamento, 926
Eritema
  fixo medicamentoso, 940
    diagnóstico, 940

    drogas desencadeantes, 940
    quadro clínico, 940
    tratamento, 940
  polimorfo, 940
    classificação, 940
    diagnóstico, 941
      diferencial, 941
    etiopatogenia, 940
    prognóstico, 942
    quadro clínico, 940
    tratamento, 941
Eritroplasia, 955
Erupções medicamentosas, 939
  diagnóstico, 940
  mecanismo de ação, 939
Escabiose, 932
  diagnóstico diferencial, 933
  quadro clínico, 932
  tratamento, 933
Escherichia coli
  êntero-hemorrágica, 790
  enteroinvasiva, 790
Esclerite, 1046
Esclerodactilia, 681
Esclerodermia, 678
  diagnóstico, 683
    algoritmo, 685
    diferencial, 686
  exame clínico, 683
    cardíaco, 684
    pele, 683
    pulmonar, 684
    renal, 684
  exames de imagem, 684
    cintilografia pulmonar com gálio, 685
    ecodopplercardiograma, 685
    eletrocardiograma
      de esforço, 685
      de repouso, 685
    exames contrastados do aparelho digestório, 685
    Holter, 685
    lavado broncoalveolar, 685
    prova de função pulmonar, 685
    radiografia, 684
    ressonância magnética, 685
    tomografia computadorizada de tórax, 685
    ultra-sonografia de partes moles, 685
  exames de laboratório, 684
    específicos, 684
    inespecíficos, 684
  patogênese, 678
    agentes ambientais, 679
    agentes infecciosos, 679
    ambiental, 679
    celular, 680
    desregulação do sistema imune, 680
    genético, 679
    hormonal, 680
    humoral, 680
    microquimerismo, 679
  prevalência da doença/sintomas, 678

  terapêutica para ser validada, 688
  tipos clínicos, 680
    endocrinológico, 683
    esclerodermia difusa, 682
    esclerodermia limitada, 681
    esclerodermia localizada, 680
    esclerodermia sistêmica (ou esclerose sistêmica), 681
      calcinose, 681
      CREST, 681
      esclerodactilia, 681
      esôfago, 681
      fenômeno de Raynaud, 681
      telangiectasias, 681
    esclerose sistêmica, acometimento visceral da, 682
      cardíaco, 682
      critérios diagnósticos, 682
      pulmonar, 682
    renal, 682
    síndrome *sicca*, 683
    sine esclerodermia, 682
  tratamento, 687
    dos sintomas e sinais, 688
    medicamentoso, 687
    não-medicamentoso, 687
Esclerose sistêmica, 682
Esferocitose hereditária, 296
  apresentação clínica, 297
  diagnóstico, 297
    diferencial, 298
    e parâmetros laboratoriais, 297
  epidemiologia, 296
  etiologia, 296
  fisiopatogenia, 296
  tratamento, 298
Esôfago de Barrett, 742
Espondilite anquilosante, 713
Espondiloartropatia, 713
  artropatia psoriásica, 714
  critérios diagnósticos, 712
  espondilite anquilosante, 713
  espondiloartropatias das doenças inflamatórias do intestino, 714
  espondiloartropatias reativas e síndrome de Reiter, 714
  patogenia, 713
  tratamento, 714
    medicamentoso, 714
    não-medicamentoso, 714
Esquistossomose, 758
  ciclo biológico, 759
  clínica, 758
  diagnóstico laboratorial, 758
  distribuição geográfica, 758
  tratamento, 759
Esteatorréia, 800
Estenoses benignas do colédoco, 856
Estresse, ver Transtorno de ansiedade
Exame clínico, 3
  em cardiologia, 371
    ausculta cardíaca, 385
    exame da pele e anexos, 374
      alterações cutâneas, 365
      quando investigar, 377

baqueteamento digital, 375
    quando investigar, 375
olhos, 378
    quando investigar, 378
pescoço, 379
    pressão venosa jugular, 379
    pulso venoso, 379
    refluxo
        abdominojugular, 379
pressão arterial, 382
pulso arterial, 380
inspeção geral, 371
    biótipo, 373
    fácies, 371
percussão cardíaca, 385
precórdio, inspeção e
    palpação, 384
Exercícios físicos
    e a mulher, 625
        a tríade: distúrbios alimentares,
            amenorréia e osteoporose, 625
        durante a gravidez, 625
        identificação de riscos para a prática
            de, 618
        lesões causadas
            afecções
                otorrinolaringológicas, 622
            alterações do sistema
                imunológico, 623
            alterações hematológicas, 619
            cefaléia de esforço, 622
            doença de Osgood-Schlatter, 619
            doenças infecciosas, 624
            dores torácicas, 619
            entorse do tornozelo, 621
            hiperuricemia, 622
            lesão muscular, 621
            lesões de joelho, 621
            lesões oculares, 623
            osteoartrose, 621
            tendinites, 620

F

Fadiga, 94-103
    causas, 95
    condições médicas que podem
        apresentar-se com fadiga
        aparentemente inexplicada, 96
    diagnósticos psiquiátricos, 96
    dimensionar o sintoma de, 95
    escalas, 95
    epidemiologia, 95
    testes de rastreamento para, 96
Fagan, nomograma de, 12
Faringite, 184
    complicações, 185
    diagnóstico, 184
    tratamento, 185
Farmacodermias, ver Erupções
    medicamentosas
Fatores de coagulação dependentes da
    vitamina K, alterações nos, 311

Febre
    abordagem do paciente, 88
    benefícios causados pela, 85
    de origem indeterminada, 89
        abordagem, 91
    diagnóstico, estratégias para, 90
    exame clínico especial, 87
    exame clínico geral, 87
    exames de laboratório, 88
    moléstia atual, queixa, duração e
        história, 86
    no viajante, 175-178
    tratamento, 92
Feocromocitoma, 506
    diagnóstico, 508
    localização dos tumores, 510
    patologia, 509
    quadro clínico, 507
    tratamento, 510
Fibrilação atrial, 340
Fibromialgia, 611
    avaliação laboratorial, 614
    características epidemiológicas, 612
    classificação, critérios de, 611
    conceito, 611
    diagnóstico, 613
        diferencial, 614
    etiologia, 612
    patogênese, 612
    quadro clínico, 613
    tratamento, 614
        educação do paciente, 614
        terapêuticas farmacológicas, 614
Fibrose cística, 854
Fissura anal, 829
Flutter atrial, 341
Fobias, ver Transtorno de ansiedade
Fordyce, grânulos de, 952
Framingham, tabelas de risco de, 393
Furúnculo, 927
    tratamento, 927

G

Giardíase, 764
    ciclo biológico, 765
    clínica, 764
    diagnóstico laboratorial, 764
    distribuição geográfica, 764
Glaucoma, 1048
    congênito, 1050
    crise aguda de, 1045
Glomeruloesclerose segmentar e
    focal, 530
Glomerulonefrite
    difusa aguda pós-estreptocócica, 524
        avaliação laboratorial, 525
        diagnóstico diferencial, 525
        manifestações clínicas, 525
        tratamento, 526
    lúpica, 528
    membranoproliferativa, 530
    rapidamente progressiva, 528

Gonorréia, 963
    exames laboratoriais, 963
    orientações, 964
    quadro clínico, 963
    tratamento, 964
Gota, 626
    classificação, 627
        gota aguda, 627
        gota tofácea crônica, 627
        hiperuricemia assintomática, 627
    complicações, 628
    diagnóstico, 628
        diferencial, 628
        exames complementares, 628
    em idosos, 631
    em transplantados, 632
    epidemiologia, 626
    etiopatogenia, 626
    tratamento, 629
        da crise aguda, 629
        da gota intercrítica, 630
        da gota tofácea, 631
        medicamentoso, 629
        medidas gerais, 629
Granulomatose de Wegener, 707
    dados clínicos, 707
    dados laboratoriais, 707
    tratamento, 707
Gravidez e atividade física, 58
Grupos de alimentos, tabela de
    calorias, 492

H

Helicobacter pylori
    erradicação do, 734, 741
        tratamento empírico inicial, 734
    teoria do, 737
Hematúria, 548
    abordagem do paciente, 551
    macroscópica, 550
        causas, 550
    microscópica, 548
        causas, 549
Hemofilias, 311
Hemoglobinúria paroxística noturna,
    295
Hemorragia adrenal, 498, ver
    também Insuficiência adrenal
    aguda por hemorragia
Hemorróida, 827
Hemostasia, 305
    e remodelação tecidual, 305
Henoch-Schönlein, púrpura de, 527,
    708
Hepatites virais, 832
    citomegalovírus
        agentes etiológicos e
            patogênese, 834
        clínica, 840
        diagnóstico e alterações
            laboratoriais, 844
        epidemiologia, 836
        tratamento e profilaxia, 849

Herpesvirus hominis tipos 1 e 2
  agentes etiológicos e
    patogênese, 834
  clínica, 840
  diagnóstico e alterações
    laboratoriais, 845
  epidemiologia, 837
  tratamento e profilaxia, 849
  miscelânea
    agentes etiológicos e
      patogênese, 834
    clínica, 840
    diagnóstico e alterações
      laboratoriais, 845
    epidemiologia, 837
    tratamento e profilaxia, 849
  vírus A
    agentes etiológicos e
      patogênese, 832
    clínica, 837
    diagnóstico e alterações
      laboratoriais, 840
    epidemiologia, 834
    tratamento e profilaxia, 845
  vírus B
    agentes etiológicos e
      patogênese, 832
    clínica, 837
    diagnóstico e alterações
      laboratoriais, 841
    epidemiologia, 834
    tratamento e profilaxia, 845
  vírus C
    agentes etiológicos e
      patogênese, 833
    clínica, 838
    diagnóstico e alterações
      laboratoriais, 841
    epidemiologia, 835
    tratamento e profilaxia, 847
  vírus delta (D)
    agentes etiológicos e
      patogênese, 833
    clínica, 839
    diagnóstico e alterações
      laboratoriais, 844
    epidemiologia, 835
    tratamento e profilaxia, 848
  vírus da febre amarela
    agentes etiológicos e
      patogênese, 834
    clínica, 840
    diagnóstico e alterações
      laboratoriais, 844
    epidemiologia, 836
    tratamento e profilaxia, 849
  vírus E
    agentes etiológicos e
      patogênese, 833
    clínica, 839
    diagnóstico e alterações
      laboratoriais, 844
    epidemiologia, 836
    tratamento e profilaxia, 848
  vírus Epstein-Barr
    agentes etiológicos e
      patogênese, 833
    clínica, 840

  diagnóstico e alterações
    laboratoriais, 844
  epidemiologia, 836
  tratamento e profilaxia, 849
vírus G
  agentes etiológicos e
    patogênese, 833
  clínica, 839
  diagnóstico e alterações
    laboratoriais, 844
  epidemiologia, 836
  tratamento e profilaxia, 849
Herpes
  genital, 965
    diagnósticos diferenciais, 966
    exames laboratoriais, 966
    quadro clínico, 965
    tratamento, 966
  simples, 927
    diagnóstico diferencial, 928
    quadro clínico, 927
    tratamento, 928
  zóster, 928
    diagnóstico diferencial, 929
    quadro clínico, 928
Hipercalemia, ver Distúrbios do
  potássio
Hipercolesterolemia, rastreamento
  de, 32
Hipernatremia, ver Distúrbios do
  sódio
Hipertensão arterial, 357
  diagnóstico, 357
  e atividade física, 57
  fisiopatologia, 357
  rastreamento para, 30
  resistente ao tratamento
    farmacológico, 367
  sistólica isolada do idoso, tratamento
    farmacológico, 367
  tratamento, 361
    combinações de drogas, 368
    farmacológico, 364, 367
      diabetes mellitus e, 367
      doença cardíaca isquêmica e,
        366
      hipertensão refratária ou
        resistente, 367
      hipertensão sistólica isolada do
        idoso, 367
      insuficiência cardíaca e, 366
    não-farmacológico, 362
    objetivos, 361
Hipertireoidismo, 442
  epidemiologia, 442
  etiologia, 442
  fisiopatologia, 442
  quadro clínico, 443
  subclínico, 446
  tratamento, 444
Hiperuricemia, 622
  assintomática, 627
Hipocalemia, ver Distúrbios do
  potássio

Hipoglicemia, 415, 512
  aspectos clínicos, 513
  auto-imune, 517
  classificação dos distúrbios
    hipoglicêmicos, 514
  fictícia, 517
  fisiologia da contra-regulação da
    glicose, 512
    fisiologia do metabolismo da
      glicose, 512
    metabolismo cerebral, 512
    sistema contra-regulador da
      glicose, 513
  induzida por drogas, 515
    biguanidas, 516
    bloqueadores adrenorreceptores,
      516
    disopiramida, 516
    quinino, 516
    sulfoniluréias, 516
  métodos diagnósticos para pacientes
    adultos, 515
    pacientes aparentemente doentes,
      515
    pacientes aparentemente
      saudáveis, 515
      anticorpos para insulina, 515
      hemoglobina glicosilada, 515
      jejum prolongado, 515
      resposta da insulina à injeção
        seletiva de cálcio
        arterial, 515
      teste da refeição mista, 515
      teste da supressão do
        peptídeo C, 515
  morte decorrente de, 518
Hiponatremia, ver Distúrbios do
  sódio
Hipotireoidismo, 440
  diagnóstico, 441
  epidemiologia, 440
  etiologia, 440
  fisiopatologia, 440
  quadro clínico, 440
  subclínico, 445
  tratamento, 442
Hipovitaminose A, 1051

I

ICM, 30
Impetigo, 926
  diagnóstico diferencial, 926
  quadro clínico, 926
  tratamento, 926
Imunização de adultos, 78-82
  alcoolismo, 80
  asplenia, 80
  cirrose hepática, 80
  diabetes mellitus, 80
  doenças cardíacas, 80
  doenças pulmonares crônicas, 80
  exposição ambiental, 82
  gestação, 82
  imunossupressão, 80
  insuficiência renal, 81

risco comportamental, 81
  asilos, 82
  casa de repouso, 82
  contatos domiciliares de pacientes cronicamente infectados com o vírus da hepatite B, 81
  promiscuidade sexual, 81
  residentes em instituições para deficientes mentais, 82
  usuários de drogas, 81
risco profissional, 81
  profissionais de saúde, 81
  profissionais em contato com animais, 81
  veterinários, 81
vacinas, 78
  aderências à vacinação, 79
  indicação em adultos, 78
  recomendadas no idoso, 79
  varicela zóster, 79
Incontinência urinária, 1077
  como problema de saúde, 1079
  fisiologia da micção, 1078
  na criança e no adolescente, 1079
    disfunções miccionais com função neurológica normal, 1081
    disfunções miccionais de origem anatômica, incluindo as malformações congênitas, 1080
    disfunções miccionais de origem neurológica: a bexiga neurogênica, 1081
  na mulher, 1081
    recomendações para a prática clínica, 1082
    tratamento, 1082
      incontinência urinária de esforço, 1083
      urgeincontinência ou instabilidade vesical, 1084
  no homem, 1084
  no paciente idoso, 1085
Índice glicêmico, 42
Infecção de vias aéreas superiores, 183-191
  etiologia, 181
  não-específica, 187
  vacinação
    influenza, 187
    pneumocócica, 188
Infecções da pele, 925
Infecções urinárias de repetição, 541
  abordagem, 543
  fatores de risco, 542
    mulheres pós-menopausa, 543
    mulheres pré-menopausa, 542
  fisiopatologia, 541
  prevenção, 546
  tratamento, 543
    cistites de repetição em mulheres, 543
    pacientes com calculose, 545
    pacientes cronicamente sondados, 545
    pielonefrites de repetição, 545

Infertilidade
  conjugal, 1143
  feminina, 1144
  masculina, 1144
Insônia, 1012
Insuficiência adrenal aguda por hemorragia, 498
  achados aos exames laboratoriais, eletrocardiográficos e iconológicos, 499
Insuficiência adrenocortical primária, 497
  achados aos exames laboratoriais, eletrocardiográficos e iconológicos, 498
  aguda (crise adrenal), 498
  crônica, 497
  epidemiologia, 497
  etiologia, 497
  quadro clínico, 497
  tratamento, 500
Insuficiência adrenocortical secundária, 499
  diagnóstico, 499
  quadro clínico, 499
Insuficiência arterial crônica
  de membros inferiores, 723
  periférica, 1030
    classificação da isquemia de membros inferiores, 1035
    claudicação intermitente, tratamento, 1037
      cirúrgico, 1038
        restauração arterial, 1038
      clínico, 1037
      farmacológico, 1038
      físico, 1037
      profilaxia das lesões tróficas, 1038
    diagnóstico, 1033
    etiopatogenia, 1030
      diabetes mellitus, 1030
      hiperlipidemia, 1031
      hipertensão arterial, 1030
      tabagismo, 1030
      tromboangeíte obliterante, 1031
    exames complementares, 1033
      angiorressonância magnética, 1034
      arteriografia, 1034
      detector ultra-sônico de fluxo para mensuração de índice pressórico tornozelo-braço, 1033
      índice pressórico tornozelo-braço, 1033
      ecografia-Doppler, 1034
      índice pressórico tornozelo-braço em teste de esforço, 1034
      medidas de avaliação de distância de marcha, 1035
      testes de esteira, 1035
      testes de pista, 1035
    fisiopatologia, 1031

isquemia grave, tratamento, 1036
  cirúrgico, 1036
  local das feridas, 1036
  quadro clínico, 1031
    claudicação intermitente, 1031
    dor, 1032
  tratamento, objetivos, 1036
Insuficiência cardíaca, 346
  classificação, 350
  diagnóstico, 348
    da causa da disfunção ventricular, 350
    exames laboratoriais, 348
      cardiologia nuclear, 349
      ecodopplercardiograma, 349
      eletrocardiograma, 348
      estudo eletrofisiológico, 349
      Holter, 348
      peptídeo natriurético cerebral, 349
      radiografia de tórax, 348
      ressonância magnética, 349
    fluxograma de diagnóstico, 349
    quadro clínico, 348
      exame clínico, 348
      história, 348
  diastólica, 355
    diagnóstico, 355
    tratamento, 356
  epidemiologia, 346
  fisiopatologia, 347
  tratamento, 350
    cirúrgico, 354
    farmacológico, 351
      antagonistas de cálcio, 353
      antagonistas do receptor de angiotensina II, 352
      digitais, 353
      inotrópicos positivos, 353
      vasodilatadores diretos, 353
    medidas gerais, 350
Insuficiência renal crônica, 562
  classificação, 564
  dados epidemiológicos, 562
  diálise, 570
  e doença cardiovascular, 569
  e osteodistrofia renal, 568
  fisiopatologia, 563
  marcadores laboratoriais de função renal, 564
  prevenção na fase pré-dialítica, 565
  quadro
    clínico, 564
    laboratorial, 564
  transplante renal, 570
  tratamento na fase pré-dialítica, 565
Insuficiência venosa crônica de membros inferiores, 722
  diagnóstico, 723
  etiologia, 722
  sintomatologia, 723
Isosporíase, 765
  ciclo biológico, 766
  clínica, 765
  diagnóstico laboratorial, 766
  distribuição geográfica, 765
  tratamento, 766

J
Joelhos, 727

L
Lactação, 1116
  condições clínicas específicas e a amamentação, 1118
    asma, 1118
    diabetes, 1118
    doenças cardiovasculares, 1118
    epilepsia, 1118
    tabagismo, 1118
  exposição a outros agentes não-farmacológicos durante a lactação, 1134
    agentes ambientais, 1135
    agentes de diagnóstico, 1134
    agentes imunizantes, 1134
    antídotos, 1135
    meios de contraste radiológico, 1134
  fisiologia, 1116
  grupos farmacológicos mais utilizados durante a amamentação, 1118
    analgésicos, 1120, 1121
    anestésicos, 1120, 1122
    antibióticos, 1118, 1122
    antidepressivos, 1120
    antifúngicos, 1124
    anti-helmínticos, 1125
    anti-histamínicos, 1122
    antiinflamatórios não-esteróides, 1121
    antineoplásicos e imunossupressores, 1126
    antiparasitários, 1125
    antipiréticos, 1121
    antitireoidianos e hormônios tireoidianos, 1129
    contra a hanseníase (antilepra), 1126
    contra a tuberculose, 1126
    contraceptivos, 1121, 1130
    diuréticos, 1127
    drogas antivirais, 1124
    drogas que atuam no sistema gastrintestinal, 1127
    hipoglicemiantes orais, insulinas e análogos, 1129
    hormônios adrenais, congêneres e sintéticos, 1129
    medicamentos para tratar a gota, 1121
    medicamentos que atuam no sistema cardiovascular, 1126, 1127
      sistema hematopoiético, 1128
      sistema nervoso central, 1130
      sistema respiratório, 1132
    miorrelaxantes, 1122
    ocitócicos e anticitócicos, 1130
    outros antagonistas hormonais, 1130
    preparação para a pele e mucosas, 1132
    quimioterápicos, 1122
    vitaminas e alimentos, 1133
  princípios gerais para a prescrição de medicamentos durante a amamentação, 1117
Larva migrans, 934
  quadro clínico, 934
  tratamento, 934
Lesões
  oculares durante a prática de exercícios, 623
  pré-malignas bucais, 954
Leucocoria, 1050
Leucoplasia oral, 954
Likelihood ratio, 10
Linfoadenomegalia, 299-304
  definições, 300
  diagnóstico, 301
    exame clínico, 301
    exames complementares, 303
    história, 301
  epidemiologia, 300
Linfogranuloma venéreo, 964
  diagnóstico
    diferencial, 964
    laboratorial, 965
  orientações, 965
  quadro clínico, 964
  tratamento, 965
Linfoma hepático, 853
Língua
  fissurada, 951
  geográfica, 950
  pilosa negra, 951
  varicosidades linguais, 952
Litíase urinária, 553
  alterações anatômicas, 558
  avaliação
    laboratorial, 559
    radiológica, 559
  fatores dietéticos, 553
  infecções, 558
  inibidores da litogênese, 557
    citrato, 557
    glicosaminoglicanos, 557
    magnésio, 558
  promotores da litogênese, 554
    cistinúria, 557
    estados hipercalcêmicos, 555
    hipercalciúria, 554
    hiperoxalúria, 556
    hiperuricosúria, 556
      fatores associados ao aumento da excreção de urato, 556
  quadro clínico, 558
  tratamento, 559
    cistinúria, 561
    hipercalciúria, 560
    hiperoxalúria, 560
    hiperuricosúria, 560
    hipocitratúria, 561
    medidas gerais, 559
Lombalgias, 601
  anatomia da região lombar, 601
  diagnóstico, dificuldades do, 602
  dor
    causas, 603
    investigação, 605
      exame clínico, 606
      exames complementares, 609
      história, 605
      semiotécnica específica, 607
    tipos, 602
  fisioterapia nas, 159
  história natural, 602
  incidência, 602
  prevenção, 610
  tratamento, 609
Lúpus eritematoso sistêmico, 559
  acometimento cardiovascular, 673
    lesão valvar, 674
    miocardite, 674
    pericardite, 674
  acompanhamento do paciente em ambulatório, 666
    alterações hematológicas, 667
    artrite, 666
    comprometimento neurológico, 667
    febre, 666
    rash cutâneo, 666
    serosite, 666
  anticoagulante lúpico, 667
  atividade lúpica, 661
  desencadeado por drogas, 661
  diagnóstico, critério, 659
  e gravidez, 668
  fator antinúcleo, 662
  histórico, 659
  incidência, 659
  manifestações hematológicas, 671
    anemia, 672
    leucopenia, 672
    plaquetopenia, 671
  manifestações neuropsiquiátricas, 672
  mortalidade, 676
  nefrite lúpica, 669
    tratamento, 670
  patogênese, 660
  pulmão e lúpus, 674
  tratamento, 663
    acompanhamento do paciente em ambulatório, 663
    antiinflamatórios não-hormonais, 665
    antimaláricos, 665
    imunossupressores, 666

M
Manguito rotador, 587
  ruptura do, 587
  tendinite do, 587
Medicina do viajante, 172-179
  dermatites, 177
  diarréia dos viajantes, 173
  doenças de transmissão orofecal, 172
    água, 172
    alimentos, 172
    imunizações, 172

encefalite japonesa, 173
febre amarela, 173
febre tifóide, 173
hepatite A, 173
hepatite B, 173
influenza, 173
meningocócicas A, C e
conjugada C, 173
pneumocócica, 173
poliomielite, 173
raiva, 173
sarampo, 173
picadas de insetos, 172
doenças sexualmente
transmissíveis, 177
febre no viajante, 175
dengue, 176
febre paratifóide, 177
febre tifóide, 177
malária, 175
orientação
altitude, 172
pressão de ar nas aeronaves, 172
pré-viagem, 171
Ménière, doença de, 128, 1060
Microangiopatia trombótica, 309
Miíase, 935
primária, 935
quadro clínico, 935
tratamento, 935
secundária, 935
tratamento, 935
Molusco contagioso, 929
quadro clínico, 929
Morbidade ambulatorial, 22
Mortalidade
e atividade física, 48
infantil no Brasil, 19

N

Necrólise epidérmica tóxica, 940
classificação, 940
diagnóstico, 941
diferencial, 941
etiopatogenia, 940
prognóstico, 942
quadro clínico, 940
tratamento, 941
Nefrite
hereditária, 530
lúpica, 669
Nefropatia
diabética, 406
tratamento, 417, 436
por IgA, 526
manifestações clínicas, 526
tratamento, 527
Neuropatia diabética, 404
tratamento, 418
Neuropatias periféricas, 1000
avaliação da lesão, 1001
avaliação da função autonômica, 1002

função lacrimal, 1003
função sudomotora, 1003
QSART, 1003
reação vasomotora, 1003
respostas da pressão arterial e
freqüência cardíaca, 1002
avaliação da sensibilidade, 1002
exame clínico, 1002
método psicofísico, 1002
avaliação de força e contração
muscular, 1001
classificação etiológica, 1004
neuropatia carencial, 1005
neuropatia criptogênica, 1007
neuropatia diabética, 1004
avaliação laboratorial, 1005
fisiopatogênese, 1005
mononeuropatia, 1004
polineuropatia, 1004
tratamento, 1005
neuropatia hereditária, 1007
neuropatia tóxica, 1005
neuropatias auto-imunes e
inflamatórias, 1006
paraneoplásica, 1007
polirradiculoneuropatias, 1006
neuropatias infecciosas, 1006
hanseníase, 1006
vírus da imunodeficiência
humana adquirida, 1006
neuropatias metabólicas, 1004
classificação, 1003
padrão de envolvimento dos
nervos periféricos, 1003
tipo de fibra nervosa, 1003
investigação laboratorial, 1003
manifestações clínicas, 1000
alterações do reflexo, 1000
alterações tróficas, 1000
sintomas autonômicos, 1000
sintomas motores, 1000
sintomas sensitivos, 1000
semiologia, 1000
sinais, 1001
sintomas, 1001
tratamento sintomático, 1007
anticonvulsivantes, 1007
antidepressivos, 1007
neurolépticos, 1008
Nódulos mamários, 1136
condutas, 1139
espessamento, 1139
fibroadenoma, 1139
nódulos benignos, 1139
nódulos malignos, 1140
diagnóstico, 1136
biópsia de fragmento (ou biópsia
percutânea com agulha grossa
ou *core biopsy*), 1138
localização pré-operatória com
fio-guia metálico, 1139
mamografia, 1136
mamotomia, 1139
punção aspirativa com agulha
fina, 1138
ultra-sonografia, 1137
exame clínico, 1136

O

Obesidade, 30, 475
avaliação clínica e
laboratorial, 482
classificação, 477
conseqüências do excesso de peso, 478
anormalidades no sistema
endócrino, 482
reprodutivo, 482
diabetes mellitus tipo 2, 479
doenças musculoesqueléticas, 482
função tireoidiana, 482
hipertensão arterial sistêmica, 479
refluxo gastroesofágico, 481
definição, 475
diagnóstico, 477
relação cintura-quadril, 478
e atividade física, 49, 59
epidemiologia, 475
fatores etiológicos, 476
taxa metabólica basal, 476
prevalência da, 21
tabela de calorias de grupos de
alimentos, 492
tratamento
cirúrgico, 489
farmacológico, 488
não-farmacológico, 484
atividade física, 487
nutricional, 484
técnicas de modificação de
comportamento, 484
Ombro congelado, 588
Ombro doloroso, 581
anatomia, 581
doenças mais prevalentes, 585
após acidente vascular
cerebral, 592
capsulite adesiva (ombro
congelado), 588
exames complementares, 589
tratamento, 589
exames complementares, 592
osteoartrose glenoumeral, 591
exames complementares, 591
tratamento, 591
ruptura do manguito rotador, 587
exames complementares, 588
tratamento, 588
síndrome do impacto, 585
exames complementares, 586
tratamento, 586
tendinite calcárea, 591
tendinite do manguito
rotador, 587
exames complementares e
tratamento, 587
tendinite e ruptura do tendão da
cabeça longa do músculo
bíceps, 589
exames complementares, 590
tratamento, 590
tratamento, 592
exame clínico, 583
história clínica, 582

Onicomicose, 931
    diagnóstico diferencial, 931
    quadro clínico, 931
    tratamento, 931
Osgood-Schlatter, doença de, 619
Osteoartrites, 646
    classificação, 650
        espondiloartrose, 651
        osteoartrite axial, 651
        osteoartrite central, 651
        osteoartrite periférica, 650
    diagnóstico, 651
        achados laboratoriais, 653
        diferencial, 653
        erros, principais, 653
        métodos de imagem, 653
    dor, avaliação, 658
    e atividade física, 57
    epidemiologia, 648
    fisiopatologia, 648
        esportes, 650
        fatores biomecânicos locais
            carga da cartilagem
                articular, 649
            dano articular e
                deformidade, 649
            obesidade, 649
        fatores de risco, 648
            estado hormonal e
                densidade óssea, 648
            etnia, 648
            genéticos, 648
            marcadores bioquímicos do
                metabolismo ósseo e
                cartilaginoso, 648
            nutricionais, 648
        fraqueza no sistema de
            sustentação, 650
        ocupacionais musculares, 650
    manifestações clínicas, 651
    prognóstico, 658
    tratamento, 654
        alteração da biomecânica
            articular, 656
            diminuição de peso, 657
            isioterapia, 656
            órteses, 657
        cirúrgico, 657
        intervenção comportamental, 654
            medidas ambientais, 654
            programas de grupo, 654
        intra-articular, 656
        medicamentoso sistêmico, 654
            analgésicos comuns, 654
            antiinflamatórios não-
                hormonais, 654
            condroprotetores, 655
            drogas adjuvantes, 655
            opióides, 655
        medicamentoso tópico, 656
        terapias não-convencionais, 657
            acupuntura, 657
            homeopatia, 658
            quiropraxia, 658
Osteoartrose
    causada por esportes, 621
    glenoumeral, 591

Osteoporose, 452
    classificação, 453
    definição, 452
    densidade mineral óssea,
        quantificação, 454
    e atividade física, 49
    epidemiologia, 452
    induzida por corticosteróides, 459
        prevenção, 459
        tratamento, 459
    marcadores bioquímicos do
        metabolismo ósseo, 454
    medicamentos e doenças relacionadas
        à, 452
    pacientes de risco, identificação, 453
    tratamento, 455
        acompanhamento do, 460
        bisfosfonatos, 458
        cálcio e vitamina D, 456
        calcitonina, 458
        exercícios, 456
        moduladores seletivos dos
            receptores de estrógeno, 457
        na mulher na pós-menopausa,
            escolha do, 459
        reposição hormonal, 457
        terapia combinada, 459
        teriparatide, 458

P
Pâncreas, doenças do, 855
Paralisia facial periférica, 1015
    anatomia do nervo facial, 1015
    etiologias relacionadas com a
        topografia da lesão, 1016
        afecção do órgão efetor, 1016
        canal do facial, abaixo do gânglio
            geniculado, 1016
        distúrbios da junção mioneural,
            1016
        forame estilomastóideo, 1016
        glândula parótida, 1016
        lesão do nervo facial e do corpo
            celular, 1016
        ramúsculos do facial, 1016
    idiopática ou paralisia de Bell, 1017
        achados clínicos, 1018
        epidemiologia, 1017
        evolução clínica, 1018
        fisiopatologia, 1018
        indicadores de prognóstico, 1018
    semiologia, 1016
    seqüelas, 1017
    tratamento, 1019
        cirúrgico, 1019
        cuidados gerais, 1019
        medicamentoso, 1019
Paraneoplásica, 709
Parkinson, doença de
    características clínicas, 984
        bradicinesia, 984
        instabilidade postural, 984
        rigidez, 984
        tremor, 984

    etiopatogenia, 985
    investigação laboratorial, 985
    tratamento, 985
        intervenção cirúrgica, 987
        medicamentoso, 986
            das complicações motoras, 986
            prevenção da progressão da
                doença, 986
            sintomático das alterações não-
                motoras, 987
            terapêutica sintomática, 986
        técnicas de reabilitação, 987
Pé diabético, tratamento, 434
Pediculose, 933
    da cabeça, 933
    do corpo, 933
    ftiríase púbica, 933
    tratamento, 934
Perda de peso, 43
Perdas auditivas, 1053
    anatomia e fisiologia da audição,
        1053
        orelha externa, 1053
        orelha interna (cóclea), 1054
        orelha média, 1053
    classificação da, 1053
    diagnóstico, 1054
        acumetria, 1054
            teste de Rinne, 1054
            teste de Weber, 1054
        audiometria tonal limiar, 1054
            audiograma, 1055
            curvas de audiograma, 1055
            realização do exame, 1055
        disacusias de transmissão, 1055
    disacusia neurossensorial, 1057
        na infância, 1057
        tardia de origem
            não-genética, 1058
            causas infecciosas, 1058
            doenças imunológicas, 1058
            ototoxicidade, 1058
        doença de Ménière, 1060
            tratamento, 1060
        induzida por ruído, 1060
    orelha externa, 1056
        malformações congênitas do
            pavilhão auricular ou do meato
            acústico externo, 1056
        otite externa aguda
            difusa, 1056
            localizada, 1056
        otomicose, 1056
        rolha de cerúmen, 1056
    orelha média, 1056
        otite média
            aguda, 1056
            crônica, 1057
                colesteatomatosa, 1057
                secretora, 1057
                simples, 1057
                supurativa, 1057
        otospongiose, 1057
        malformações congênitas, 1057
    presbiacusia, 1059
    surdez súbita, 1059
    traumatismo acústico, 1059

Perioperatório em operações não-
		cardíacas
	avaliação cardiovascular
		específica, 164
			distúrbios do ritmo cardíaco e da
				condução átrio e
				intraventricular, 166
			doença isquêmica das artérias
				coronárias, 164
			doença orovalvar, 166
			hipertensão arterial sistêmica, 165
			insuficiência cardíaca
				congestiva, 165
	risco, definição de, 167
		avaliação perioperatória
			complementar, 168
		preditores preexistentes, 167
		uso racional dos exames
			subsidiários, 168
	riscos relacionados à
		anestesia, 167
		operação, 167
	terapia perioperatória no período
		intra-operatório, 169
		pós-operatório, 169
		pré-operatório, 169
Pick, doença de, 909
Pielonefrites de repetição,
	tratamento, 545
Pirâmide alimentar
	da Universidade de Harvard, 41
	do Departamento de Agricultura dos
		Estados Unidos, 40
		alimentos com baixo índice
			glicêmico, 41
		carboidratos, 41
		gorduras saturadas, 41
		laticínios, 41
		proteínas, 41
Pitiríase versicolor, 931
	quadro clínico, 931
	tratamento, 932
Planejamento familiar, 1104
Plicomas, 829
Pneumonia, 238-250
	adquirida no hospital, 245
		achados clínicos, 246
		anaeróbias, 247
			achados clínicos, 248
			tratamento, 248
		definição, 245
		diagnóstico, essencial para o, 245
		patogênese, 245
		tratamento, 247
	adquiridas na comunidade, 238
		achados clínicos, 241
		definição, 240
		diagnóstico, 238
		patogenia, 240
		prevenção, 244
		tratamento, 245
Poliangiíte microscópica, 708
	dados clínicos, 708
	dados laboratoriais, 708
	tratamento, 708

Poliarterite nodosa clássica, 704
	dados clínicos, 704
	dados laboratoriais, 705
	diagnóstico, 705
	tratamento, 705
Pós-infarto agudo do miocárdio, 332
	estratificação de risco, 332
		arritmia ventricular
			complexa, 334
		avaliação de miocárdio viável, 334
		cinecoronariografia, 334
		eletrocardiograma, 333
		exame clínico, 332
		função ventricular medida pela
			fração de ejeção de ventrículo
			esquerdo, 333
		quadro clínico, 332
		teste de esforço, 334
	orientações
		comportamentais, 337
		dietéticas, 337
	tratamento medicamentoso
		ambulatorial, 335
		medicações que alteram o
			prognóstico, 335
		medicações sintomáticas, 336
Pré-síncope, 132
	abordagem diagnóstica, 132
	anamnese, 132
	causas, principais, 133
	exame clínico, 132
	prevenção de acidentes, 135
	terapêutica, 135
Prevenção
	aconselhamento, 26
	práticas de, 26
		fatores de risco à saúde, 26
		raciocínio clínico, 26
	quimioprofilaxia, 26
	rastreamento, 26
Púrpura
	de Henoch-Schönlein, 527, 708
		dados laboratoriais, 708
		tratamento, 709
	trombocitopênica idiopática, 309

Q

Queilite actínica, 954
Quimioprofilaxia, 26

R

Raynaud, fenômeno de, 681
Razão de verossimilhança, 10
Reabilitação vestibular, 140
	fisioterapia, 140
	indicações, 140
	mecanismos da reabilitação, 141
	precauções, 140
Reiter, síndrome de, 714
Relação cintura-quadril, 30

Relação médico-paciente
	bom relacionamento médico-paciente,
		construindo um, 868
		administrando o tempo, 870
		estabelecendo a conduta, 869
		fazendo a consulta, 868
		informação é fundamental, 869
	contratransferência, 865
	definições, 863
	inconsciente, 865
	Michael Balint, conceitos de, 865
		conluio do anonimato, 866
		crítica, 867
		função apostólica do médico, 866
		negação do auto-exame
			psicológico, 866
		ofertas do paciente, 866
	paciente difícil, 867
		aspectos éticos, 867
		fatores do médico, 867
		fatores do paciente, 867
	por que discutir sobre, 863
	tipos, 864
		modelo comunicacional, 864
		modelo informativo, 864
		modelo paternalista, 864
	transferência, 864
Retinopatia
	da prematuridade, 1050
	diabética, 1049
	no diabético tipo 1, 403
	tratamento, 417, 437
Reumatismo de partes moles, 611
	bursite, 616
	compressão neurovascular, 616
	fibromialgia, 611
	síndromes miofasciais, 615
	tendinite, 616
Rinite alérgica, 181, 204
	diagnóstico, 204
	quadro clínico, 204
	tratamento, 205
Ritmos de escape, 343

S

Salmonelose, 790
Sangramento gastrintestinal, 823
	abordagem ambulatorial, 825
		antiinflamatórios não-esteróides,
			uso de, 825
		diagnóstico diferencial, 826
		sinais ou sintomas
			localizatórios, 825
		terapêutica das lesões, 826
	abordagem na emergência, 823
		avaliação inicial, 823
		exame clínico, 824
		história, 824
		identificação do local, 824
		prevenção de novo episódio, 825
		terapêutica, 824
	apresentações clínicas, 823
	etiologias: principais, 823
	hospitalizações, 823

Sangramento uterino disfuncional, 1087
    conceito, 1087
    diagnóstico, 1087
        propedêutica complementar, 1089
        quadro clínico, 1087
    fisiopatologia, 1087
    incidência, 1087
    tratamento, 1089
        cirúrgico, 1090
        clínico hormonal, 1089
        clínico não-hormonal, 1090
Sangue oculto nas fezes, pesquisa periódica de, 35
    colonoscopia, 36
    retossigmoidoscopia, 36
Saúde mental e atividade física, 49
Shigella, 789
Sífilis, 959
    diagnóstico diferencial, 961
    exames laboratoriais, 961
        liquor, 961
        pesquisa direta em campo escuro, 961
        radiografia de ossos longos, 961
        reações sorológicas, 961
        reações antitreponêmicas, 961
    orientações, 962
    quadro clínico, 959
        adquirida recente
            latente, 960
            primária, 959
            secundária, 960
        adquirida tardia
            cutânea (sífilis terciária), 960
            latente, 960
            nervosa, 960
            óssea, 960
            cardiovascular, 960
        congênita, 961
            recente, 961
            tardia, 961
        e infecção pelo HIV/aids, 961
    tratamento, 962
        pacientes alérgicos à penicilina, 962
        reação ao, 962
        seguimento pós-tratamento, 962
Sinais, 4
Síncope, 132, 972
    abordagem diagnóstica, 132
    anamnese, 132
    causas, principais, 133
        arritmias, 133
        doenças cardiocirculatórias, 134
        doenças intracranianas, 134
        doenças psiquiátricas, 134
        episódio vasovagal, 133
        hipocapnia, 134
        hipoglicemia, 134
        hipotensão postural, 133
        hipóxia, 134
        síncope da micção, 134
        síncope tussiva, 134
    exame clínico, 132
    prevenção de acidentes, 135
    terapêutica, 135

Síndrome da apnéia obstrutiva do sono, 1014
Síndrome da artéria vertebral, 595
Síndrome da fadiga crônica, 96
    apresentação clínica, 97
    definição, 96
    epidemiologia, 96
    fisiopatologia, 98
        agentes infecciosos, 99
        distúrbios do sono, 99
        estudos de atividade autonômica, 99
        estudos de neuroimagem, 98
        estudos genéticos, 98
        estudos neuroendócrinos, 98
        exercícios na, 99
        sistema imunológico, anormalidades do, 99
        transtornos psiquiátricos, 99
    tratamento, 100
        farmacológico, 102
        intervenções comportamentais, 100
        intervenções não-farmacológicas, 100
Síndrome de Alport, 530
Síndrome de Churg-Strauss, 706
    dados clínicos, 706
    dados laboratoriais, 706
    diagnóstico, 706
    tratamento, 706
Síndrome de Cushing, 501
    classificação, 501
    diagnóstico, 503
        diferencial, 504
        problemas no, 504
    epidemiologia, 501
    etiologia, 501
    quadro clínico, 502
        alterações metabólicas, 502
        cálculos renais, 503
        disfunção gonadal, 503
        fraqueza muscular, 503
        hipertensão arterial, 503
        hirsutismo, 502
        osteoporose, 503
        poliúria, 503
        transtornos psiquiátricos, 503
    tratamento, 505
Síndrome do desaparecimento dos ductos biliares, 854
Síndrome do intestino irritável, 802, 804
    abordagem diagnóstica, 806
    diagnóstico, 804
        exame de fezes, 806
        exames de sangue, 806
        sigmoidoscopia/colonoscopia, 805
        teste respiratório para má absorção de lactose, 805
        testes para doença celíaca, 806
        ultra-sonografia abdominal, 805
    epidemiologia, 804
    fisiopatologia, 808
        anormalidades motoras, 808

distúrbio de mediadores nervosos intestinais, 808
fatores do meio ambiente, 809
fatores genéticos, 809
hipersensibilidade visceral, 808
propulsão anormal de gás, 808
quadro clínico, 806
tratamento, 809
    alterações na dieta, 809
    antidepressivos, 810
    laxantes, 809
    medicamentos antidiarréicos, 810
    medicamentos anti-espasmódicos, 810
Síndrome do olho vermelho, 1043
    conjuntivite, 1044
        bacteriana, 1044
            tratamento, 1044
        viral, 1044
            tratamento, 1044
    crise aguda de glaucoma, 1045
        tratamento, 1045
    episclerite, 1046
    esclerite, 1046
    hemorragia subconjuntival, 1043
    necrose escleral com perfuração ocular, 1046
    sinais de alerta, 1043
    úlcera de córnea, 1045
        tratamento, 1045
    uveíte anterior
        aguda, 1045
        anterior idiopática, 1046
Síndrome epiléptica, 972
Síndrome mielopática, 595
Síndrome nefrítica, 521
    abordagem, 522
    avaliação laboratorial para diagnóstico diferencial, 523
    biópsia renal, quando indicar, 530
    definição, 522
    hipóteses diagnósticas baseadas no sedimento urinário, função renal e idade dos pacientes, 524
    na prática clínica, 524
        glomeruloesclerose segmentar e focal, 53
        glomerulonefrite difusa aguda pós-estreptocócica, 524
        glomerulonefrite lúpica, 528
        glomerulonefrite membranoproliferativa, 530
        glomerulonefrite rapidamente progressiva, 528
        nefrite hereditária (síndrome de Alport), 530
        nefropatia por IgA, 526
        púrpura de Henoch-Schönlein, 527
        vasculites sistêmicas, 529
Síndrome nefrótica, 533
    causas, 536
    diagnóstico, 537
    fisiopatologia, 533
        complicações tromboembólicas, 535
        disfunção endócrina, 536
        edema, 533

1187

hiperlipidemia, 534
hipoalbuminemia, 536
infecção, 535
lipidúria, 534
tratamento, 538
complicações
tromboembólicas, 538
da proteinúria, 538
da síndrome nefrótica
primária, 539
da síndrome nefrótica
secundária, 539
diuréticos, 538
hipertensão, 538
Síndrome pré-menstrual, 1094
características epidemiológicas, 1094
diagnóstico, 1095
laboratorial, 1095
métodos de imagem, 1095
fisiopatologia, 1094
quadro clínico, 1095
tratamento, 1095
cognitivo, 1098
medicamentoso, 1096
medidas gerais, 1096
psicoterápico, 1098
Síndrome radicular, 595
Síndrome *sicca*, 683
Síndromes funcionais, 4
somáticas, 4
Síndromes miofasciais, 615
apresentação clínica, 615
diagnóstico, 615
tratamento, 616
Sine esclerodermia, 682
Sintomas, 4
Sinusite, 182
crônica, 183
Snellen, tabela de, 31
Sobrepeso, 30
Somatização, 888
adoecimento sem doença
orgânica, 888
disease, 888
illness, 888
definições, 888
terapêutica, 895
decálogo do manejo terapêutico de
pacientes com quadros de
somatização, 895
recomendação final, 896
tipos, 889
fatores biológicos, 894
fatores caracterológico-
individuais, 894
fatores sociodemográficos, 894
hipóteses, 894
hipóteses etiológicas, 894
amplificação
somatossensorial, 894
fixação somática, 894
integração cerebral, 894
linguagem de
sofrimento, 894
repressão, 894

sensibilização, 894
síndromes funcionais, 889
transtornos mentais, 890
critérios diagnósticos, 890
fibromialgia, 809
síndrome da fadiga
crônica, 809
síndrome do intestino
irritável, 890
e sintomas, 889
transtornos dissociativos, 891
segundo CID-10
- outros transtornos
somatoformes, 891
- transtorno de
somatização, 891
- transtorno doloroso
somatoforme
persistente, 891
- transtorno
hipocondríaco, 891
- transtorno
neurovegetativo
somatoforme, 891
- transtorno somatoforme
indiferenciado, 891
- transtorno somatoforme,
sem outra
especificação, 891
segundo DSM-IV-TR, 891
- amnésia dissociativa, 891
- anestesia e perda sensorial
dissociativas, 891
- convulsões
dissociativas, 891
- estupor dissociativo, 891
- fuga dissociativa, 891
- transtorno dissociativo
(ou conversivo) não
especificado, 89
- transtornos de transe e
possessão, 891
- transtornos dissociativos
(ou conversivos)
mistos, 891
- transtornos motores
dissociativos, 891
Sono
distúrbios do, 1010
apnéia obstrutiva do sono, 1013
cirurgias, 1014
hiponéias, 1013
microdespertar, 1013
perda de peso, 1014
pressão positiva contínua nas
vias aéreas, 1014
prótese dentária com avanço
mandibular, 1014
síndrome da apnéia obstrutiva
do sono, 1014
escala de Epworth, 1014
tratamento, 1014
insônia, 1012
psicofisiológica, tratamento,
1012
tratamento, 1013
farmacológico, 1013

normal
anamnese, 1011
polissonografia, 1010
sono NREM, 1011
sono REM, 1011
Stevens-Johnson, síndrome de, 940
classificação, 940
diagnóstico, 941
diferencial, 941
etiopatogenia, 940
prognóstico, 942
quadro clínico, 940
tratamento, 941
Substâncias psicotrópicas, ver Álcool,
tabaco e outras substâncias
psicotrópicas: uso, abuso e
dependência
Suicídio, ver Transtornos depressivos

T

Tabagismo
abstinência, sinais, sintomas e
características da, 69
malefícios do tabaco, 63
prevalência do, 62
processo de abandono, 66
processo de adição, 65
processo de intervenção, 70
processo de mudança de
comportamento baseado em
aspectos cognitivos e
motivacionais, 66
uso, abuso e dependência, 918
avaliação inicial, 919
diagnóstico, 919
recomendações especiais, 920
tratamento, 920
tratamento, 916
aconselhamento, 917
intervenção breve, 917
Takayasu, arterite de, 703
Talassemias, 292-293
diagnóstico, 293
diferencial, 293
epidemiologia, 292
fisiopatologia, 292
manifestações clínicas, 292
tratamento, 293
Taquiarritmia, 339
extra-sístole, 339
ventricular, 339
fibrilação atrial, 340
flutter atrial, 341
taquicardia paroxística
supraventricular, 342
taquicardia sinusal, 340
taquicardia ventricular, 342
Telangiectasia, 681
Temperatura corpórea, 85
Tendão da cabeça longa do músculo
bíceps
ruptura do, 589
tendinite do, 589

ÍNDICE REMISSIVO

Tendinite, 616, 620
   calcárea, 591
   tendão da cabeça longa do músculo bíceps, 589
Teníase, 767
   ciclo biológico, 768
   clínica, 767
   diagnóstico laboratorial, 767
   distribuição geográfica, 767
   tratamento, 768
Teste ergométrico, indicação do, 52
The Rational Examination, 6
Tinhas, ver Dermatofitoses
Tireóide, doença da, 440
   hipertireoidismo, 442
      subclínico, 446
   hipotireoidismo, 440
      subclínico, 445
   nodular, 447
      avaliação, 447
      epidemiologia, 447
      etiologia, 447
      tratamento e seguimento dos diversos nódulos, 448
         bócio multinodular não-funcionante, 449
         carcinoma folicular, 449
         carcinoma papilífero, 449
         nódulo único benigno e bócio multinodular funcionante, 448
         nódulo único benigno não-funcionante, 448
   subclínicas, 445
   tireoidite linfocítica subaguda, 445
Tireoidite linfocítica subaguda, 445
   diagnóstico, 445
   epidemiologia, 445
   quadro clínico, 445
   tratamento, 445
Tontura, 121
   diagnóstico, raciocínio, 122
   epidemiologia, 121
   fisiologia do equilíbrio, 121
   queixa de, caracterização, 122
Toro
   mandibular, 952
   palatino, 952
Tosse crônica, 228-239
   diagnóstico, 230
      exame clínico, 231
      exames subsidiários, 231
      história, 230
   diagnóstico, 232
   etiologia, 228
   fisiopatologia, 228
   tratamento, 235
      medicamentoso, 235
      orientações gerais, 235
Tracoma, 1051
Transtorno de ansiedade
   achados de
      exame clínico, 875
      laboratoriais, 875
   agorafobia, 872

ansiedade generalizada, 872
ansiedade secundária, 872
classificação, 871
crises de pânico, 872
   sintomas para o diagnóstico, 872
diagnóstico diferencial, 876
estresse agudo, 874
fobia
   de animais, 875
   de elementos da natureza, 875
   de injeções, 875
   de machucados, 875
   de sangue, 975
   específica, 875
   situacional, 875
   social, 875
incidência, 871
prevalência, 871
quadro clínico, 871
transtorno de ajustamento com ansiedade, 873
transtorno de estresse pós-traumático, 874
transtorno de pânico, 872
tratamento, 876
   estratégias, 877
      transtorno de ajustamento com ansiedade, 878
      transtorno de ansiedade generalizada, 877
      transtorno de estresse pós-traumático, 878
      transtorno de pânico, 877
   farmacológico, 876
      antidepressivos, 876
      anti-histamínicos, 877
      benzodiazepínicos, 876
         doses e farmacocinética dos principais, 876
      betabloqueadores, 877
      buspirona, 877
   psicoterapia, 877
Transtorno de pânico, ver Transtorno de ansiedade
Transtornos depressivos
   aspectos epidemiológicos, 880
   classificações diagnósticas, 879
      episódio depressivo maior, critérios diagnósticos segundo o DSM-IV, 879
   diagnósticos diferenciais, 881
      dados de anamnese que aumentam a possibilidade de diagnóstico de depressão, 882
   modalidades terapêuticas, 882
      eletroconvulsoterapia, 885
      farmacoterapia, 882
         antidepressivos
            classes e seus representantes, 883
            tricíclicos, 883
         inibidores da monoaminoxidase, 883
         inibidores da recaptação de serotonina e noradrenalina, 884
         inibidores seletivos da recaptação de serotonina, 884

      psicoterapia, 885
   planos de tratamento, 886
   quadro clínico, 881
   suicídio, 882
Transtornos psiquiátricos, 4
Tratamento: aderência, ver Aderência ao tratamento
Tricomoníase, 1073
Tricuríase, 766
   ciclo biológico, 767
   clínica, 766
   diagnóstico laboratorial, 766
   distribuição geográfica, 766
   tratamento, 767
Tromboembolia pulmonar, 249
   apresentação clínica, 252
   crônica, 270
      etiologia da hipertensão pulmonar, 270
   diagnóstico, 253
      arteriografia, 257
      cintilografia pulmonar, 256
      D-dímero, 254
      ECG, 254
      ecocardiograma, 256
      radiografia de tórax, 254
      ressonância magnética, 258
      tomografia helicoidal, 257
      ultra-sonografia, 255
   estratégias diagnósticas, 258
      pacientes com instabilidade hemodinâmica, 261
   fatores de risco, 249
   fisiopatologia, 250
      doença cardíaca prévia, 252
      embolia pulmonar subaguda, 252
   marcadores prognósticos, 262
   tratamento, 262
      filtro de veia cava, 269
      pacientes hemodinamicamente estáveis, 266
         anticoagulação oral, 267
         trombólise, 268
Trombofilia, 311
   investigação, 313
   tratamento, 313
Tromboses e anticoagulação, 312
Tuberculose
   abdominal, 215
   disseminada, 214
   do sistema nervoso central, 215
   em linfonodos, 214
   extrapulmonar, 213-217
   geniturinária, 214
   óssea, 215
   osteoarticular, 719
   pericárdica, 215
   pleural, 214
   pulmonar, 208-229
      diagnóstico, 216
         anatomopatológico, 218
         biologia molecular, 219
         bioquímica na tuberculose, 219
         exame específico, 216
            baciloscopia, 216
            cultura, 216

marcadores biológicos, 216
prova tuberculínica, 217
sorológico, 218
epidemiologia, 20
incidência, 208
mortalidade, 209
multirresistente, tratamento, 226
patogenia, 209
agente etiológico, 209
fatores de risco, 210
resposta inflamatória, 211
quadros possíveis, 211
transmissão da doença, 210
quadro clínico, 212
freqüências de sintomas, 213
populações de risco, 213
tratamento, 219
alterações hematológicas, 223
da gestante, 227
esquemas e posologia, 220
HIV-positivos com tuberculose, recomendações para o, 225
interações medicamentosas, 223
prevenção, 223
quimioprofilaxia, 224
- indicações de, 224
reações adversas, 221
hepatotoxicidade, 222
hiperuricemia e artralgia, 222
irritação gástrica, 221
nefrotoxicidade, 223
reações cutâneas, 223
Tungíase, 934
tratamento, 934

U

Úlcera
de córnea, 1045
péptica, 737
tratamento, 740
Úlceras
bucais, 953
aftosa recorrente, 953
tratamentos, 954
traumática, 953
em membros inferiores, 724
diagnóstico, 726
Uretrites não-gonocócicas, 964
diagnóstico laboratorial, 964
orientações, 964
quadro clínico, 964
tratamento, 964
Urticária, 938
anafilaxia induzida pelo exercício, 947
ao frio familiar, 948
ao frio, 946
aquagênica, 947
avaliação inicial, 944
como abordar o paciente, 944
tratamento, 944
causada por reações a droga, alimentos ou aditivos alimentares, 945

causas, 938
colinérgica, 946
de pressão, 947
dermografismo, 947
diagnóstico, 938
diferencial, 939
etiologia, 944
etiopatogenia, 938
física, 946
hereditária, 948
incidência, 943
papular, 946
patogênese, 943
pigmentosa, 946
prevalência, 943
quadro clínico, 938
relacionada à presença de outras doenças, 946
solar, 947
tratamento, 939
US Preventive Services Task Force, 27
Uveíte anterior aguda, 1045

V

Vaginite atrófica, 1074
Vaginose bacteriana, 1071
Valor preditivo, 9
Varicela, 928
diagnóstico diferencial, 928
quadro clínico, 928
tratamento, 928
Varizes, 1025
complicações, 1026
dermatofibrose, 1027
eczema, 1027
hiperpigmentação, 1027
diagnóstico, 1027
exame local, 1027
testes clínicos, 1028
ultra-sonografia Doppler, 1028
etiopatogenia, 1025
fisiopatologia, 1026
coração venoso periférico, 1026
erisipela, 1026
varizes primárias, 1026
quadro clínico, 1027
tratamento, 1028
Vasculite
por hipersensibilidade, 709
relacionada à neoplasia, 709
tratamento, 709
sistêmica, 529, 701
arterite de células gigantes (arterite temporal), 703
arterite de Takayasu, 703
arterite do sistema nervoso central, 707
classificação, 700
critério para diagnóstico 701
crioglobulinemia mista, 709
diagnóstico laboratorial, 701
doença de Behçet, 710
fisiopatologia, 701
granulomatose de Wegener, 707

poliangiíte microscópica, 708
poliarterite nodosa clássica, 704
púrpura de Henoch-Schönlein, 708
síndrome de Churg-Strauss, 706
vasculite por hipersensibilidade, 709
vasculite relacionada à neoplasia (paraneoplásica), 709
Vasculopatia diabética, 407
tratamento, 418
Verminoses, 754
amebíase, 754
ancilostomíase, 756
ascaridíase, 755
balantidíase, 757
criptosporidíase, 760
enterobíase, 762
esquistossomose, 758
giardíase, 764
isosporíase, 765
teníase, 767
tricuríase, 766
Verruga
plana, 929
quadro clínico, 929
vulgar, 929
quadro clínico, 929
Vertigem, 123
abordagem diagnóstica, 123
anamnese, 123
causas centrais, 129
insuficiência vertebrobasilar, 129
neuroma do acústico, 129
causas periféricas, 124
espontânea prolongada, 127
medicamentosa, 128
posicional paroxística benigna, 124
recorrente, 128
tontura cervical, 129
exame clínico, 124
exames complementares, 124
medicações antieméticas, 130
medicações antivertiginosas, 130
prevenção de acidentes, 130
tratamento cirúrgico, 131
tratamento não-farmacológico, 130
Vesícula biliar
cálculo, tratamento, 858
maligna, tratamento, 858
obstrução, 851
causas, 852
diagnóstico, 857
benigna, 857
indeterminada, 858
maligna, 857
mecânica, 858
extra-hepática, 854
fisiopatologia, 851
intra-hepática, 852
tratamento, recomendações gerais, 858
Vestibulite vulvar, 1074
Vibriose, 790
Vírus
A, 832-845

B, 832-845
C, 833-847
delta (D), 833-848
da febre amarela, 834-849
E, 833-848
Epstein-Barr, 833-849
G, 833-849

Von Willebrand, doença de, 310

Vulvovaginite, 1071
  candidose, 1072
    diagnóstico, 1073
    quadro clínico, 1072
    tratamento, 1073
  dermatite de contato, 1073
    fatores predisponentes, 1073
    quadro clínico, 1073
    tratamento, 1074
  fisiopatologia, 1071
  pediátrica, 1076
    diagnóstico, 1076
    tratamento, 1076
  tricomoníase, 1073
  vaginite atrófica, 1074
    diagnóstico, 1074
    etiologia, 1074
    tratamento, 1074
  vaginose bacteriana, 1071
    diagnóstico, 1072
    quadro clínico, 1072
    tratamento, 1072
  vestibulite vulvar, 1074
    diagnóstico, 1075
    tratamento, 1075

W/Y/Z

Wegener, granulomatose de, 707
Yersinose, 791
Zoodermatoses, 932
Zumbido, 1061
  classificação, 1061
    origem do zumbido, 1062
      gerado pelo sistema auditivo, 1062
      gerado por estruturas parauditivas, 1062
      alterações musculares, 1063
    tipo do zumbido, 1061
      objetivo, 1061
      subjetivo, 1061
  diagnóstico, 1064
    anamnese, 1064
    exame clínico, 1065
    exames complementares, 1065
  tratamento, 1066
    medicamentoso, 1066
    medidas específicas, 1066
    medidas inespecíficas, 1066